Azulay

DERMATOLOGIA

O GEN | Grupo Editorial Nacional – maior plataforma editorial brasileira no segmento científico, técnico e profissional – publica conteúdos nas áreas de ciências da saúde, exatas, humanas, jurídicas e sociais aplicadas, além de prover serviços direcionados à educação continuada e à preparação para concursos.

As editoras que integram o GEN, das mais respeitadas no mercado editorial, construíram catálogos inigualáveis, com obras decisivas para a formação acadêmica e o aperfeiçoamento de várias gerações de profissionais e estudantes, tendo se tornado sinônimo de qualidade e seriedade.

A missão do GEN e dos núcleos de conteúdo que o compõem é prover a melhor informação científica e distribuí-la de maneira flexível e conveniente, a preços justos, gerando benefícios e servindo a autores, docentes, livreiros, funcionários, colaboradores e acionistas.

Nosso comportamento ético incondicional e nossa responsabilidade social e ambiental são reforçados pela natureza educacional de nossa atividade e dão sustentabilidade ao crescimento contínuo e à rentabilidade do grupo.

Azulay
DERMATOLOGIA

Rubem David Azulay (*in memoriam*)

Professor Emérito da Universidade Federal do Rio de Janeiro (UFRJ) e da Universidade Federal Fluminense (UFF). Chefe Emérito do Instituto de Dermatologia Professor Rubem David Azulay da Santa Casa de Misericórdia do Rio de Janeiro (IDPRDA/SCMRJ). Titular da Academia Nacional de Medicina. Ex-Professor Titular de Dermatologia da Universidade Federal do Pará (UFPA), da Universidade do Estado do Rio de Janeiro (UERJ), da Universidade Gama Filho e da Fundação Técnico-Educacional Souza Marques (FTESM).

David Rubem Azulay

Chefe de Serviço do Instituto de Dermatologia Professor Rubem David Azulay da Santa Casa de Misericórdia do Rio de Janeiro (IDPRDA/SCMRJ). Professor Titular do Curso de Pós-Graduação em Dermatologia da Pontifícia Universidade Católica do Rio de Janeiro (PUC-RJ). Chefe do Departamento de Especialidades e Professor Adjunto de Dermatologia da Fundação Técnico-Educacional Souza Marques (FTESM) e da Universidade Federal do Rio de Janeiro (UFRJ). Mestre e Doutor pela UFRJ. Pós-Graduado no Serviço de Dermatologia do Mount Sinai Hospital, em Nova York, e no Serviço de Dermatologia do Hôpital Saint-Louis, em Paris. Especialista em Dermatologia pela Sociedade Brasileira de Dermatologia (SBD).

Luna Azulay-Abulafia

Professora Titular da Universidade do Estado do Rio de Janeiro (UERJ) e Professora Associada do Curso de Pós-Graduação em Dermatologia do Instituto de Dermatologia Professor Rubem David Azulay da Santa Casa de Misericórdia do Rio de Janeiro (IDPRDA/SCMRJ). Doutora e Mestre em Dermatologia pela Universidade Federal do Rio de Janeiro (UFRJ). Especialista em Dermatologia pela Sociedade Brasileira de Dermatologia (SBD). Especialista em Hansenologia pela Sociedade Brasileira de Hanseníase (SBH).

Nona edição

gen | GUANABARA KOOGAN

- Data do fechamento do livro: 25/07/2025.

- 1ª edição: 1985 – 1ª edição revisada e atualizada: 1992; 1ª reimpressão: 1995; 2ª reimpressão: 1996.
  2ª edição: 1997 – 1ª reimpressão: 1997; 2ª edição revisada e atualizada: 1999.
  3ª edição: 2004.
  4ª edição: 2006; 4ª edição revisada e atualizada em espanhol: 2007; 1ª reimpressão: 2008.
  5ª edição – 2008; 5ª edição revisada e atualizada: 2011; 1ª reimpressão: 2013.
  6ª edição: 2013 – 6ª edição revisada e atualizada: 2015.
  7ª edição: 2017.
  8ª edição: 2022.

- **Atendimento ao cliente: (11) 5080-0751 | faleconosco@grupogen.com.br**

- Adaptação da capa: Bruno Gomes

- Editoração eletrônica: R.O. Moura

- Ficha catalográfica

CIP-BRASIL. CATALOGAÇÃO NA PUBLICAÇÃO
SINDICATO NACIONAL DOS EDITORES DE LIVROS, RJ

A994d
9. ed.

Azulay, Rubem David, 1917-2013
Dermatologia / Rubem David Azulay, David Rubem Azulay, Luna Azulay-Abulafia. - 9. ed. - Rio de Janeiro : Guanabara Koogan, 2025.
: il. ; 28 cm.

Apêndice
Inclui bibliografia e índice
ISBN 978-85-277-4120-0

1. Dermatologia. I. Azulay, David Rubem. II. Azulay-Abulafia, Luna. III. Título.

25-98934.0 CDD: 616.5
CDU: 616.5

Carla Rosa Martins Gonçalves - Bibliotecária - CRB-7/4782

Colaboradores

Absalom Filgueira
Médico e Professor Titular Livre-Docente da UFRJ. Graduação em Medicina pela UFRJ. Especialização em Dermatologia e Leprologia pela ENSP)/UFRJ. Mestrado e Doutorado em Dermatologia pela UFRJ. Membro da SBD, da European Academy of Dermatology and Venereology e da International Society of Dermatology. Responsável pela Implantação da Pós-Graduação em Dermatologia. Introdutor da Fototerapia no Brasil.

Adebal de Andrade Filho
Médico. Graduação em Medicina pela UFMG. Especialização em Clínica Médica pelo Hospital João XXIII. Mestrado em Infectologia e Medicina Tropical pela UFMG e, com área de atuação em Toxicologia Médica, pela AMB.

Aguinaldo Bonalumi Filho
Médico. Graduação em Medicina pela Faculdade de Medicina de Teresópolis. Especialização em Dermatologia pelo Instituto de Dermatologia Prof. Rubem David Azulay da Santa Casa de Misericórdia do Rio de Janeiro. Membro da SBD.

Airá Novello Vilar
Médica Dermatologista, Patologista e Citopatologista. Professora de Dermatologia pela Universidade Federal da Fronteira Sul. Cirurgiã Dermatológica e Micrográfica Certificada pela SBD. Graduação em Medicina pela FURB. Especialização em Dermatologia e Patologia pelo IDPRDA/SCMRJ e pela USP. Membro da SBD e da SBCD.

Alcidarta dos Reis Gadelha
Doutor em Dermatologia. Membro da Academia Amazonense de Medicina. Ex-Professor Titular de Dermatologia da Faculdade de Ciências da Saúde da Universidade do Amazonas. Especialista em Dermatologia pela SBD.

Alexandre Spiandorello Ricciardi
Pós-graduado pelo IDPRDA da SCMRJ. Mestre em Dermatologia pela UFRJ. Especialista em Dermatologia pela SBD. Cirurgião Geral pela SCMRJ e Membro Adjunto do CBC. Residente do Serviço de Cirurgia Plástica Prof. Dr. Oswaldo de Castro-SP. Certificado de área de atuação em Cirurgia Dermatológica registrado no CREMERJ.

Alvaro Andrés Luque Acevedo
Médico Dermatologista no Instituto de Dermatologia Prof. Rubem David Azulay da Santa Casa de Misericórdia do Rio de Janeiro. Graduação em Medicina pela Pontifícia Universidade Católica do Rio de Janeiro. Especialização em Cirurgia Dermatológica pela Fundação do ABC, Santo André, SP, e em Docência Universitária pela Universidad El Bosque, Bogotá, Colômbia. Membro da Asociación Colombiana de Dermatología y Cirugía Dermatológica (AsoColDerma), da SBD, da American Academy of Dermatology, da European Academy of Dermatology and Venereology, da American Society for Laser Medicine and Surgery e do Colegio Ibero-Latinoamericano de Dermatología.

Ana Carolina Igreja
Médica. Graduação em Medicina pela UnB. Especialização em Dermatologia pela UnB. Membro da SBD e da SBCD.

Ana Guiomar Matos Santiago Reis
Especialista e Mestre em Veterinária Equina pela USP.

Analia Viana
Médica Dermatologista e Professora do Instituto de Dermatologia Prof. Rubem David Azulay. Graduação em Medicina pela UFRJ. Especialização em Dermatologia pela UFRJ. Membro da SBD.

André R. Adriano
Médico Dermatologista. Graduação em Medicina pela FURB. Especialização em Dermatologia pelo Instituto de Dermatologia Prof. Rubem David Azulay da Santa Casa de Misericórdia do Rio de Janeiro. Membro da SBD.

Antonio Carlos Martins Guedes
Médico e Professor Titular da UFMG. Graduação em Medicina pela UFMG. Especialização em Dermatologia pela USP. Mestrado em Dermatologia pela UFMG. Doutorado em Dermatologia pela UNIFESP. Membro da SBD.

Arival Cardoso de Brito
Médico. Doutor e Livre-Docente da UFPA. Preceptor do Serviço de Dermatologia da UFPA. Graduação em Medicina pela UFPA. Especialização em Dermatologia pela UFPA. Membro da SBD e da AMP.

Beatrice Martinez Zugaib Abdalla
Médica. Graduação em Medicina pela FMABC. Especialização em Dermatologia pelo Centro Universitário FMABC. Membro da SBD.

Beatriz Reis
Médica Dermatologista e Supervisora do Ambulatório de Doenças Cutâneo-Articulares do HUCFF/UFRJ. Graduação em Medicina pela UFRJ. Especialização em Dermatologia pelo HUCFF/UFRJ. Mestranda em Clínica Médica pela UFRJ com ênfase em Dermatologia (Psoríase). Membro Titular da SBD. Membro da SBCD e do GBM. *International Fellow* da AAD.

Bogdana Victoria Kadunc
Médica. Graduação em Medicina pela FMUSP. Especialização em Dermatologia pela FMUSP. Doutorado em Dermatologia pela FMUSP. Membro da SBD.

Bruna Ducker Bastos Amorim
Médica. Graduação em Medicina pela Unisul. Especialização em Dermatologia pela UFRJ. Membro da SBD.

Bruna Duque Estrada
Preceptora do Centro de Estudos do Cabelo do IDPRDA/SCMRJ. Pós-graduada pelo IDPRDA/SCMRJ. Especialista em Dermatologia pela SBD.

Bruna Souza Felix Bravo
Mestre em Dermatologia pela UFRJ. Pós-graduada pelo IDPRDA/SCMRJ. Especialista em Dermatologia pela SBD.

Carlos Barcaui
Médico. Graduação em Medicina pela FTESM. Especialização em Dermatologia pela UFRJ. Mestrado em Dermatologia pela UNIFESP. Doutorado em Dermatologia pela USP. Professor Titular da UERJ. Membro da SBD.

Carlos Eduardo Freire Estellita-Lins
Mestre e Doutor pela UFRJ. Professor Pesquisador do Instituto Fernandes Figueira-Fundação Oswaldo Cruz.

Carlos Gustavo Carneiro de Castro
Médico. Graduação em Medicina pela FTESM. Especialização em Dermatologia pela SBD.

Carmelia Matos Santiago Reis
Médica e Professora Permanente da Instituição Fundação de Ensino e Pesquisa da Escola Superior em Ciências da Saúde/Universidade do Distrito Federal/Escola de Saúde Pública do Distrito Federal. Graduação em Medicina pela UFBA. Especialização em Dermatologia pela UERJ. Mestrado em Dermatologia pela UFF. Doutorado em Dermatologia pela UFRJ. Membro da SBD, da AAD e da SBCD.

Carolina Talhari
Médica e Professora Associada da UEA. Graduação em Medicina pela UFAM. Especialização em Dermatologia pela SBD. Doutorado em Medicina Tropical pela UEA.

Cássio Martins Villaça Neto
Médico. Graduação em Medicina pelo Centro Universitário FMABC. Especialização em Dermatologia pelo Centro Universitário FMABC. Doutorado em Dermatologia pela USP.

Celso Tavares Sodré
Médico e Auxiliar de Ensino da UFRJ. Graduação em Medicina pela UFRJ. Especialização em Dermatologia pela UFRJ. Membro da SBD.

Ciro Martins Gomes
Professor Adjunto de Dermatologia da UnB. Graduação em Medicina pela UnB. Especialização em Dermatologia pela UnB. Doutorado em Ciências Médicas pela UnB. Membro da SBD. Pós-doutorado pela USP.

Corina Isabel Salas-Callo
Preceptora do Centro de Estudos do Cabelo do IDPRDA/SCMRJ. Mestre em Tricologia pela Universidade de Alcalá de Henares, Espanha. Pós-graduada em Dermatologia pelo IDPRDA/SCMRJ.

Danielle Carvalho Quintella
Médica e Professora Adjunta da UFRJ. Graduação em Medicina pela UFRJ. Especialização, Mestrado e Doutorado em Medicina (Anatomia Patológica) pela UFRJ.

Denise Steiner
Professora Titular de Dermatologia da Faculdade de Medicina de Mogi das Cruzes. Doutora em Medicina pela Unicamp. Especialista em Dermatologia pela SBD.

Edilbert Pellegrini Nahn Jr.
Médico, Professor e Auxiliar IV da FMC. Graduação em Medicina pela UFF. Especialização e Mestrado em Dermatologia pela UFF. Membro da SBDST. Título de Especialista em Hanseníase.

Eduardo Bornhausen-Demarch
Médico e Cirurgião Capilar com Especialização em Transplante Capilar. Graduação em Medicina pela PUC-PR. Especialização em Dermatologia pelo IDPRDA/SCMRJ e em Cirurgia Dermatológica pelo HFB. Pós-Graduação pelo IDPRDA/SCMRJ/PUC-RJ. *Observer Fellow* da Yale School of Medicine. Membro da SBD.

Elisa de Oliveira Barcaui
Professora Adjunta da UNIRIO. Graduação em Medicina pela UNIRIO. Especialização em Dermatologia pela UNIRIO. Mestrado e Doutorado em Medicina (Área de Concentração em Radiologia) pela UFRJ. Membro da SBD.

Elisa Fontenelle
Médica. Graduação em Medicina pela UERJ. Especialização em Dermatologia pela UERJ. Mestrado em Ciências Médicas pela UERJ. Membro da SBD.

Emmanuel França
Doutor e Livre-Docente em Dermatologia. Professor Adjunto e Chefe do Serviço de Dermatologia da Faculdade de Ciências Médicas de Pernambuco, Universidade de Pernambuco. Especialista em Dermatologia pela SBD.

Enio Ribeiro Maynard Barreto
Professor Titular de Dermatologia da Escola Bahiana de Medicina e Saúde Pública. Professor Assistente de Dermatologia da Faculdade de Medicina da UFBA. Especialização em Dermatologia pela SBD.

Everton Carlos Siviero do Vale
Médico e Professor Aposentado pela UFMG. Graduação em Medicina pela UFJF. Especialização e Mestrado em Dermatologia pela UFMG. Membro da SBD.

Fabiano Leal
Médico e Professor Adjunto do Instituto de Dermatologia Prof. Rubem David Azulay da Santa Casa de Misericórdia do Rio de Janeiro (IDPRDA/SCMRJ). Graduação em Medicina pela FTESM. Pós-Graduação em Dermatologia pelo IDPRDA/SCMRJ. Membro da SBD.

Felipe Aguinaga
Professor Assistente do IDPRDA. Graduação em Medicina pela UFRJ. Especialização em Dermatologia pela UFRJ e pela SBD.

Fernanda Sales Luiz Vianna
Bióloga, Professora Adjunta da UFRGS, Chefe do Centro de Pesquisa Experimental do HCPA e Coordenadora do Programa de Medicina Genômica e de Precisão do HCPA. Graduação em Ciências Biológicas pela PUC-RS. Especialização e Doutorado em Genética e Biologia Molecular pela UFRGS. Membro da UFRGS.

Flavia de Freire Cassia
Médica, Professora Adjunta da Faculdade de Ciências Médicas da UERJ e responsável pelo Ambulatório de Linfomas Cutâneos do

Instituto de Dermatologia Prof. Rubem David Azulay da Santa Casa de Misericórdia do Rio de Janeiro. Graduação em Medicina pela UFRJ. Especialização, Mestrado e Doutorado em Dermatologia pela UFRJ. Membro da SBD.

Flávia N. Ravelli
Preceptora do Departamento de Dermatologia da Unisa. Pós-graduação na UNIFESP. Especialista em Dermatologia pela SBD.

Francisco Burnier Pereira
Médico. Graduação em Medicina pela UFRJ. Especialização em Dermatologia pela SBD. Doutorado em Medicina pela UFRJ. *Former Fellow* do Royal Victoria Hospital, McGill University, Montreal, Canadá.

Fred Bernardes Filho
Dermatologista pela SBD/AMB. Especialização em Hanseníase pela SBH/AMB. Doutorado em Clínica Médica pela FMRP-USP.

Gisele Viana
Médica Dermatologista Titular da SBD, *International Fellow* na AAD, Consultora para o Gerson Lehrman Group, Professora Adjunta da FCM-MG e Docente do Corpo Permanente do Programa de Pós-Graduação em Ciências da Saúde da FCM-MG e da Avaliação de Propostas para Cursos Novos (APCN) de Doutorado submetidas à CAPES. Graduação em Medicina pela UFMG. Especialização em Dermatologia pela AMB e pela SBD. Mestrado em Cirurgia pela UFMG. Doutorado em Biologia Celular pela UFMG. *Post Doctoral Fellowship* pela University of Texas Medical Branch em *Trauma and Burn*. Experiência na área de Medicina, com ênfase em Dermatologia e Morfologia (tratamento de cicatrizes, feridas, queimaduras e queloides). Consultas dermatológicas, doenças, tratamentos com *laser*, microagulhamento, luz pulsada, crioterapias, cauterizações, tratamentos de queloides, queimaduras, feridas e cicatrizes. Eleita Presidente da SBD (gestão 2023-2024). Membro da SBD/MG.

Giulia Jardim Criado
Acadêmica do 4º ano de Medicina pela FCMS-UNILUS.

Gustavo Moreira Amorim
Médico, Professor da Unisul, Coordenador e Preceptor do Programa de Residência Médica em Dermatologia do Hospital Santa Teresa – Secretaria de Estado de Saúde de Santa Catarina. Graduação em Medicina pela Unisul. Especialização em Dermatologista pela UFRJ. Mestrado e Doutorado em Anatomia Patológica pela UFRJ. Membro da Diretoria da SBD – Regional de Santa Catarina.

Hernan E. Duque R.
Médico. Graduação em Medicina e Cirurgia pela Universidad Libre Cali. Especialização em Dermatologia pela PUC-RJ.

Ignez Muri Mendonça
Médica Dermatologista. Graduação em Medicina pela Univassouras. Especialização em Dermatologia pela PUC-RJ. Mestrado em Microbiologia e Parasitologia Aplicadas pela UFF.

Izelda Costa
Médica e Professora Associada da UnB. Graduação em Medicina pela UnB. Especialização em Dermatologia pela UnB. Mestrado em Dermatologia pela UFMG. Doutorado em Medicina pela EPM/UNIFESP. Membro da SBD, da SBCD, da AAD e da EADV.

Jackson Machado Pinto
Médico e Professor Emérito da Faculdade de Ciências Médicas de Minas Gerais. Graduação em Medicina pela UFMG. Especialização e Mestrado em Dermatologia pela UFMG. Doutorado em Medicina pela Santa Casa de Belo Horizonte. Membro da SBD, da SBCD e da AAD. *Ex-fellow* em Dermatopatologia da University of Colorado, EUA.

Jane Neffá
Professor Titular da UFF. Especialização e Mestrado em Dermatologista pela UFF. Doutorado em Dermatologia pela UFRJ. Membro da SBD e da AAD.

Jayme de Oliveira Filho
Médico Dermatologista e Ex-professor Titular de Dermatologia pela Unisa. Graduação em Medicina pela Unisa. Especialização em Dermatologia pelo HC-FMUSP. Mestrado em Dermatologia pela EPM/UNIFESP. Doutorado em Dermatologia pelo HC-FMUSP. Membro da SBD, da SBCD, da AAD e da APM.

João Avelleira
Médico. Graduação em Medicina pela UFRJ. Especialização em Dermatologia pela SBD. Doutorado em Dermatologia pela UFRJ.

Joaquim Mesquita Filho
Chefe do Setor de Cirurgia Dermatológica do IDPRDA/SCMRJ. Especialista em Dermatologia pela SBD.

José Marcos Cunha
Médico e Professor Adjunto da Faculdade de Medicina da UFRJ. Graduação em Medicina pela UFRJ. Especialização em Alergia e Imunologia pela ASBAI e pela AMB. Doutorado em Ciências (Química Biológica) pela UFRJ. Membro da SBD.

José Wilson Accioly Filho
Médico Dermatologista e Professor Adjunto da UFC. Graduação em Medicina pela UFC. Especialização em Dermatologia pela PUC-Rio (Santa Casa de Misericórdia do Rio de Janeiro). Mestrado e Doutorado em Dermatologia pela UFRJ. Membro da Faculdade de Medicina da UFC.

Juan Piñeiro-Maceira
Médico e Professor Adjunto do Departamento de Patologia da UFRJ. Graduação em Medicina pela UERJ. Especialização em Dermatopatologia pela Armed Forces Institute of Pathology, Washington, D.C., EUA. Mestrado em Anatomia Patológica pela UFRJ. Doutorado em Dermatologia pela UFRJ. Membro da SBD.

Karin Krause Boneti
Médica Dermatologista. Graduação em Medicina pela UNIG. Especialização em Dermatologia pela PUC-Rio. Mestrado pelo Instituto de Dermatologia Prof. Rubem David Azulay. Membro da SBD.

Kleiser Aparecida Pereira Mendes
Médica. Graduação pela FTESM. Especialização em Alergia e Imunologia Clínica pela ASBAI.

Larissa Hanauer
Dermatologista. Graduação em Medicina pela Universidade Severino Sombra. Especialização em Dermatologia pelo Instituto de Dermatologia Prof. Rubem David Azulay.

Leandra d'Orsi Metsavaht
Dermatologista e Professora de Dermatologia do Instituto de Dermatologia Prof. Rubem David Azulay. Graduação em Medicina pela UERJ. Especialização em Dermatologia pela UERJ. Membro da SBD.

Leonardo Spagnol Abraham
Médico Dermatologista e Coordenador do Ambulatório de Tricologia do Hospital Regional da Asa Norte, Brasília, DF. Graduação em Medicina pela FTESM. Especialização em Dermatologia pelo Instituto de Dermatologia Prof. Rubem David Azulay. Mestrado em Anatomia Patológica pela UFRJ. Doutorando do Programa de Pós-graduação em Ciências Médicas pela UnB. Membro da SBD.

Leonardo Zacharias Gonçalves
Médico Dermatologista. Graduação em Medicina pela Faculdade de Medicina de Petrópolis. Especialização em Dermatologista pela Policlínica Geral do Rio de Janeiro. Membro da SBD e da SBCD.

Lucia Maria Soares de Azevedo
Professora Adjunta de Dermatologia da UFRJ. Mestre e Doutora em Dermatologia pela UFRJ. Especialista em Dermatologia pela SBD.

Luciana E. S. Saraiva
Médica. Graduação em Medicina pela FCM-MG. Especialização em Dermatologia pela UFRJ. Membro da SBD e da SBCD.

Ludmila Miranda X. V. de Assis
Residente de Dermatologia do HUB-UnB.

Luiza Campos
Médica. Graduação em Medicina pela UNIRIO.

Luiza Laborne Kalil
Médica e Professora Assistente da Yale University School of Medicine, New Haven, EUA. Graduação em Medicina pela FCM-MG. Especialização em Dermatologia pela Santa Casa de Misericórdia de Belo Horizonte. Mestrado em Ciências da Saúde pela FCM-MG. Membro da SBD e da AAD.

Malba Bertino
Médica. Graduação em Medicina pela UFPB. Especialização em Dermatologia pela Unisa. Mestrado em Dermatologia pela USP.

Marcela da Costa Pereira Cestari
Médica. Graduação em Medicina pela UMC. Especialização em Dermatologia pela Unisa. Mestrado em Ciências da Saúde pelo Hospital Sírio-Libanês.

Marcia Ramos-e-Silva
Médica e Professora Titular de Dermatologia da UFRJ. Graduação em Medicina pela UFRJ. Especialização em Dermatologia pela SBD e pela AMB. Mestrado e Doutorado em Dermatologia pela UFRJ. Pós-Doutorado pela Tulane University, New Orleans, Louisiana, EUA. Membro das instituições SBD, SBCD, AAD, ISD, EADV, IACD, HDS, ADA, entre outras. Sócia Honorária das seguintes Sociedades de Dermatologia: Sociedade Inter-Americana Cubana de Dermatologia, Maltese Association of Dermatology and Venereology, American Dermatological Association, Canadian Dermatology Association, Slovak Society of Aesthetic and Cosmetic Dermatology, Philippines Dermatological Society e American Academy of Dermatology.

Marcio Soares Serra
Médico. Graduação em Medicina pela UNIRIO. Especialização em Dermatologia pela UNIRIO. Mestrado em Dermatologia pela UFRJ. Membro da SBD.

Maria Claudia Almeida Issa
Médica e Professora Associada da UFF. Graduação em Medicina pela UNIRIO. Especialização e Mestrado em Dermatologia pela UFF. Doutorado em Dermatologia pela UFRJ.

Maria Cristina do V. F. Serra
Médica. Graduação em Medicina pela UNIRIO. Especialização em Pediatria pela SBP e pela AMIB. Mestrado em Pediatria pela UFF. Membro da SBQ.

Maria Fernanda Reis Gavazzoni Dias
Médica, Professora Adjunta da UFF e Coordenadora do Ambulatório de Alopecias do Hospital Universitário Antônio Pedro. Graduação em Medicina pela UFRJ. Especialização, Mestrado e Doutorado em Dermatologia pela UFRJ. Membro da SBD, da AAD, da American Hair Research Society e da European Hair Research Society.

Maria Victória Quaresma
Professora Titular da Faculdade de Medicina da Universidade de Ribeirão Preto (Unaerp-Guarujá) e Médica Assistente do Serviço de Dermatologia do HC-USP. Pós-Graduação pelo IDPRDA/SCMRJ. Especialização em Dermatologia pela SBD.

Maria Vitória Meller Milioli
Pós-Graduação em andamento pelo IDPRDA/SCMRJ. Especialização em Dermatologia pela SBD.

Mariana Carvalho Costa
Médica. Graduação em Medicina pela Escola Superior em Ciências da Saúde. Especialização em Dermatologia pelo Instituto de Dermatologia Prof. Rubem David Azulay. Doutorado em Ciências Médicas pela UnB. Membro da SBD.

Mariana Oliveira Barbosa Alves
Pós-Graduação pela PGRJ. Especialização em Dermatologia pela SBD.

Marina Luiza Dalla Costa Favero
Pós-Graduação pelo HUCFF/UFRJ. Especialização em Dermatologia pela SBD.

Mario Geller
Médico e Professor Visitante em Alergia e Imunologia da Northwestern University, Chicago, EUA. Graduação em Medicina pela UFRJ. Especialização em Alergia e Imunologia pela ASBAI e pela AMB. Membro da ASBAI, da AMRJ, da American Academy of Allergy, Asthma and Immunology, da American College of Allergy, Asthma and Immunology e do American College of Physicians.

Michelle Botelho Caarls
Professora Adjunta da UFRJ e Médica Dermatologista. Graduação em Medicina pela UFRJ. Especialização em Dermatologia pela UFRJ. Doutorado em Química Biológica pela UFRJ. Membro da SBD.

Mônica Manela Azulay
Médica, Professora Associada da UFRJ e de Dermatologia da FTESM e Chefe da Pós-graduação em Dermatologia Cosmética do Instituto de Dermatologia Prof. Rubem David Azulay. Graduação em Medicina pela UFRJ. Especialização, Mestrado e Doutorado em Dermatologia pela UFRJ. Membro da SBD, da SBCD e AAD.

Omar Lupi
Médico do Serviço de Imunologia do HUCFF/UFRJ, Professor Associado da UFRJ e da UNIRIO, Docente Permanente do curso de Pós-Graduação em Clínica Médica da UFRJ, Professor Titular e Chefe do Serviço de Dermatologia – curso de Pós-Graduação em Medicina do Instituto de Pós-Graduação Médica Carlos Chagas da Policlínica Geral do Rio de Janeiro (IPGMCC-PGRJ). Especialização em Dermatologia pela SBD. Mestrado e Doutorado em Dermatologia pela UFRJ. Professor Adjunto de Dermatologia da Unirio. Professor Titular e Chefe do Serviço de Dermatologia da PGRJ. Médico do Serviço de Imunologia e Alergia do HUCFF/ UFRJ. Especialista em Dermatologia pela SBD. Membro Titular da Academia Nacional de Medicina.

Pablo Cirino
Médico Dermatologista e Cirurgião de Transplante Capilar. Graduação em Medicina pela Escola Bahiana de Medicina e Saúde Pública. Especialização em Dermatologia pela UFRJ. Doutorado em Dermatologia pela USP. Membro da SBD.

Paula Dadalti Granja
Médica, Professora Adjunta da UFF e Professora Titular do Unifeso. Graduação em Medicina pela UFRJ. Especialização, Mestrado e Doutorado em Dermatologia pela UFRJ. Membro da SBD.

Paulo Feijó Barroso
Professor Associado da UFRJ. Graduação e Mestrado em Medicina pela UFRJ. Doutorado em Medicina (Doenças Infecciosas e Parasitárias) pela Johns Hopkins University, EUA.

Paulo Notaroberto
Médico e Professor Associado do Instituto de Dermatologia Prof. Rubem David Azulay. Graduação em Ciências Médicas pela UERJ. Especialização em Dermatologia pela AMB e pela SBD. Membro da SBD e da SBCD.

Paulo Ricardo Criado
Médico, Professor de Dermatologia da Faculdade de Ciências Médicas de Santos (Centro Universitário Lusíada), Pesquisador Pleno do Centro Universitário FMABC e Professor Livre-Docente em Dermatologia pela FMUSP. Graduação em Medicina pelo Centro Universitário FMABC. Especialização em Dermatologia pelo Hospital do Servidor Público Estadual de São Paulo. Mestrado em Medicina pelo Instituto de Assistência ao Servidor Público Estadual de São Paulo. Doutorado em Dermatologia pelo Departamento de Dermatologia da FMUSP. Membro da SBD.

Pedro Bezerra da Trindade Neto
Médico e Professor Titular da UFRN. Graduação em Medicina pela UFRN. Especialização em Dermatologia pela SBD. Mestrado em Dermatologia pela UFF. Doutorado em Dermatologia pela UFRJ. Membro da SBD.

Pedro Freitas Ribeiro
Professor Assistente de Dermatologia da Universidade Estácio de Sá. Mestre em Dermatologia pela UFRJ. Especialista em Dermatologia pela SBD.

Raul Cartagena Rossi
Médico e Professor Universitário da Fundação Universitária Vida Cristã. Graduação em Medicina pela Universidade de Taubaté. Especialização em Dermatologia pela Santa Casa de São José dos Campos. Membro da SBD.

Regina C. Schechtman
Professora Adjunta de Dermatologia pela UERJ. Graduação em Medicina pela UERJ. Especialização em Dermatologia pela SBD. Doutorado em Dermatologia pela UERJ, pelo Instituto Dermatológico Prof. Rubem David Azulay, pela Universidade de Londres e pela UFRJ. Pós-doutoramento pela Fundação Oswaldo Cruz (Fiocruz). Membro da SBD.

Roberta Fachini Jardim Criado
Doutoranda em Ciências da Saúde pela Faculdade de Medicina do ABC. Mestre em Medicina pelo IAMSPE. Alergologista da Disciplina de Dermatologia da Faculdade de Medicina do ABC. Alergologista pela ASBAI.

Robertha Carvalho de Nakamura
Professora Assistente do Curso de Pós-Graduação do IDPRDA/ SCMRJ e da EMPG-PUC-RJ. Mestre em Dermatologia pela UFRJ. Pós-Graduação pelo IDPRDA/SCMRJ. Especialista em Dermatologia pela SBD.

Rodrigo Pirmez
Médico Dermatologista. Graduação em Medicina pela UFRJ. Especialização em Dermatologia pela UFRJ.

Ronán Paulo Veizaga
Pós-graduado pelo IDPRDA e especialista pela SBD/AMB.

Sabrina Rodrigues Talarico
Médica colaboradora do Setor de Cirurgia da Unidade de Cirurgia, Cosmiatria e Oncologia do Departamento de Dermatologia da UNIFESP. Preceptora do Programa de Residência em Dermatologia do Departamento de Dermatologia da EPM-UNIFESP. Especialista em Dermatologia pela SBD.

Samantha Rodrigues Talarico
Médica Dermatologista. Especialização em Dermatologia pela SBD. Pós-graduação em Dermatologia pelo Instituto de Dermatologia Prof. Rubem David Azulay. Membro da SBD.

Sergio Talarico
Médico, Ex-professor Adjunto do Departamento de Dermatologia da EPM e Assistente Estrangeiro da Universidade de Paris. Graduação em Medicina pela EPM. Especialização em Dermatologia pela EPM. Mestrado em Dermatologia pela Escola Paulista de Dermatologia. Membro da EPM. Membro Honorário da Sociedade de Cirurgia Dermatológica da Flórida.

Silmara da Costa Pereira Cestari
Mestre em Dermatologia. Doutora em Medicina e Professora Associada de Dermatologia pela EPM-UNIFESP. Coordenadora e Supervisora da Residência Médica em Dermatologia do Hospital Sírio-Libanês. Médica do Corpo Clínico do Hospital Sírio-Libanês. Especialista em Dermatologia pela SBD.

Sinesio Talhari
Professor Titular da UFAM. Graduação em Ciências Médicas pela UFF. Especialização e Mestrado em Dermatologia pela UFF. Doutorado em Dermatologia pela EPM. Membro da SBD.

Sueli Carneiro
Professora Titular da FCM-UERJ. Graduada pela UNIRIO. Especialização em Dermatologia/Reumatologia pela AMB, pela SBD e pela SBR. Mestrado em Reumatologia pela UFRJ. Doutorado em

Dermatologia pela UFRJ. Membro da SBD, da SBR, da AAD, da EADV, do Group for Research and Assessment of Psoriasis and Psoriatic Arthritis, da International Dermatology Outcome Measures e da Panamerican League of Associations for Rheumatology.

Tania Ferreira Cestari
Médica e Professora Titular da UFRGS. Graduação em Medicina pela UFRGS. Especialização, Mestrado e Doutorado em Dermatologia pela UFRGS. Membro da SBD.

Tatiana Steiner
Médica Assistente do Serviço de Dermatologia da Universidade de Mogi das Cruzes. Pós-graduada em Dermatologia no IDPRDA/SCMRJ. Pós-graduada em Cirurgia Dermatológica na Faculdade de Medicina do ABC. Especialista em Dermatologia pela SBD.

Taynara de Mattos Barreto
Médica. Graduação em Medicina pela UFRJ. Especialização em Dermatologia pelo IDPRDA/SCMRJ/PUC-Rio. Membro da SBD.

Thomás de Aquino Paulo Filho
Médico Professor de Dermatologia e Professor Assistente IV – aposentado. Graduação em Medicina pela UFRN. Especialização em Dermatologia pela USP e em Hansenologia pelo Instituto Lauro de Souza Lima. Membro do Comitê Internacional de Dermatopatologia. Sócio Efetivo da SBD.

Thomás Nóvoa G. Jaeger
Médico Dermatologista. Graduação em Medicina pela USP. Especialização em Dermatologia pelo Instituto de Dermatologia Prof. Rubem David Azulay da Santa Casa de Misericórdia do Rio de Janeiro. Membro da SBD e da SBCD. *One-Year Research Fellow* pela Harvard University, EUA. *Medical Clerkships* pela University of Michigan, EUA. *Medical Observership* pela University of Massachusetts, EUA.

Tiago Silveira lima
Médico Dermatologista. Graduação em Medicina pela UFJF. Especialização em Dermatologia pela UFRJ. Membro da SBD.

Tullia Cuzzi
Médica e Professora Associada da UFRJ. Graduação em Medicina pela UERJ. Especialização e Mestrado em Anatomia Patológica pela UERJ. Doutorado em Dermatologia pela UFRJ.

Vitoria Azulay
Médica. Graduação em Medicina pela FTESM. Especialização em Dermatologia pelo Instituto de Dermatologia Prof. Rubem David Azulay.

Zarrir Abede Jr.
Médico Assistente do Departamento de Anestesiologia do Hospital das Clínicas da Faculdade de Medicina da USP.

Homenagens

Rubem David Azulay (*in memoriam*)

Aos meus mestres Paulo Figueiredo Parreiras Horta, Hildebrando Portugal e Francisco Eduardo Rabello, pelos ensinamentos científicos, profissionais e éticos.

Aos meus pais, pelos sacrifícios inauditos para minha formação profissional.

À minha esposa, pela assistência afetiva e moral.

Aos meus filhos, dentre os quais dois dermatologistas, pelo estímulo das coisas boas da vida.

Aos netos e bisnetos, pela esperança no porvir.

"A melhor forma de aprender é ensinando."

David Rubem Azulay

Aos nossos pacientes, pela missão de ajudar.

Aos alunos e colegas, pela troca constante.

A Mônica, Rubem David e Vitória, que engrandecem com a participação na realização da obra, não só o conteúdo deste livro, mas também no sentido da palavra *família*, e aí incluímos o Leonardo, que está junto espiritualmente nesta jornada.

"O trabalho dignifica e o exemplo é a melhor forma de educar, eu que o diga."

Luna Azulay-Abulafia

À minha mãe, que nos transmitiu o quanto é bom deixar que as emoções fluam e o encantamento pela vida.

Ao meu pai, por seu exemplo, ainda que difícil de igualar.

Aos meus filhos, que me estimulam a percorrer o caminho do trabalho com ética e seriedade, para poder deixar-lhes bons exemplos, como os que recebi.

A toda a nossa família, pelo carinho nutridor e constante.

Aos amigos, pela solidariedade.

Aos alunos e colegas, fonte constante de aprendizagem.

Aos pacientes, os quais busco compreender e que me fazem cada vez mais sentir a responsabilidade de nossa tarefa.

Agradecimentos

A todos os colegas que, direta ou indiretamente, contribuíram para a realização desta obra:

Alberto Eduardo Cox Cardoso, Alberto Fernandes Cartaxo, Aldy Barbosa Lima, Alessandra Krykhtine Peres, Alexandra Casanovas Dauhajre, Alice de Oliveira Avelar Alchorne, Aline de Souza Busnardo, Aline Tanus, Aloysio Argollo Nobre, Ana Carolina de Carvalho Sangalli Lucas, Ana Carolina Lourenço Araujo Gorenstein, Ana Glória Bucar Brito, Ana Isis Gouveia Ramos, Ana Letícia Gonçalves, Ana Luiza Parente Cavalcanti, Andréa Cabral de Menezes Gurfinkel, Andréa de Carvalho Petrosemolo, Andreia Munck, Anette C. Talhari, Ângela de Paiva Ansorge, Anna Carolina Barcellos Coutinho do Nascimento, Anna Maíra Massad Conte, Antonio Augusto Claudio Pereira, Antonio Carlos Pereira Junior, Antonio Macedo D'Acri, Ariane Aimée Abrego Broce, Arnaldo Nolasco, Barbara Varanda Tkotz, Beatriz Guidi, Bruna SabatovichVillarejo Iosifovich, Caio Cesar Silva de Castro, Camila Caberlon Cruz Oliveira, Candido da Costa Pereira, Carla Araújo de Oliveira Siqueira, Carla Tamler, Carlos Alberto de Queiroz Carvalho, Carlos Eduardo de Vasconcellos Serpa, Carolina A. Molina, Ciro David Ibarra Enríquez, Cleide Eiko Ishida, Daniel Dal'Asta Coimbra, Daniel Restom Corrales, Daniela Kampel Stolnicki, Daniela Troncoso Coronado, Danilo Vicente Filgueira, Déborah Brazuna Soares, Divino Miguel Rassi, Douglas Puppin, Edgar Effren Ollague Córdova, Egon Daxbacher, Érika Araújo Machado, Douglas Puppin Jr., Fabiana Palmieri Zarur, Fabrício Lamy, Felipe Cupertino de Andrade, Fernando Augusto Carneiro, Flávio Mileo Bacelar Guerreiro, Macedo Paschoal, Gabriel Tavares, Gabriela Campos de Almeida, Gabriela Lowy, Gabriela Maia Chade, Gerson Carakushansky, Giullia Cerqueira, Gisele Baião Fernando, Graciela Chica Marcolino, Guilherme Cappato, Haroldo Souza e Silva, Heloísa Soares de Oliveira, Hernando Daniel Vega Eljaiek, Hugo Juliani Segreto, Izamar Milidiú, Jane Mara Schmidt, Jennifer Taveras, Jéssika Damas, Jesus Rodrigues Santamaria, João Batista Gontijo Assunção, Jordana Cezar Vaz, José Trindade Filho, Julia M. P. Neugebauer, Júlia Gomes Côrtes Juliana Robert Teixeira Lopes, Juliana M. Paiva Viana Carvalho, Júlio César de Carvalho Ricart, Karla Diniz Pacheco, Kleber Danilo Ollague Córdova, Laert Rodrigues Goulart, Lara Grazziotti Ceolin, Larissa de Almeida Chaves Faria, Laura Cristina Ramirez Olaya, Letícia Dal Bosco Garda, Lisabeth Braum, Lívia Carla Ribeiro, Livia Cortizo Reis, Livia Rodrigues Pinheiro Melon, Lorivaldo Minelli, Luana Andrade, Luciana de Abreu, Luana Souza de Aguiar, Lucila D'Amico Póvoa, Luciano José F. Guimarães, Luisa Mueller Linhares, Luiz Eduardo Garcia Galvão, Luiz Henrique Camargo Pascoal, Luiz Perez Quevedo, Luiza Tereza Oliveira Lina, Maluf Gabbay Belicha, Marcela Saddi Menezes Costa, Marcius Archimé Peryassu, Marcos José Sumrell Miranda, Marcos Paulo Godinho, Marcos Studart Frota, Maria Augusta Farias Japiassu, Maria Beatriz Nanni, Maria Clara França Figueira Leite Marques, Maria Clara Galhardo, Maria Clara Brito Pontes, Maria das Graças Mota Melo, Maria das Graças Souza Cunha, Maria Eduarda Rinaldi Beltrão, Maria Lúcia Paysano, Maria Isabel de Oliveira Dimenstein, Maria Leide Wan-del-Rey de Oliveira, Maria de Lourdes Viégas, Mariette Simon de Albuquerque Marinho, Mayara Brito do Nascimento, Marli Maria de Freitas, Mariana Del Rei, Maurício Mota de Avelar Alchorne, Marina da Cunha Carrer, Marina Fernandes Binimeliz, Mercedes Pockstaller, Milena Afradique, Nanashara Valgas da Silva, Natália Carvalheira Santos, Natalia Regina Pinto Guedes Martins, Nathalia David de Almeida, Nelson Guimarães Proença, Neusa Lima Dillon, Newton Sales Guimarães, Paulina Ávila Jaramillo, Paulo Luzio, Paulo Sérgio Emerich Nogueira, Raúl Charlín, Raquel Chicre Bandeira de Melo Cavalcante, René Garrido Neves, Roberto Maués, Rogério Ribeiro Estrela, Sarah Riffel Fadel, Sérgio Santiago D'Almeida, Sérgio Schrader Serpa, Sérgio Zuneda Serafini, Solange Maria da Rocha, Sonia Cristina Jorge Dias, Thage Cardoso Vecchi Mancini, Thainá Hermes, Thales Pereira de Azevedo, Thamires Silva Cavalcante de Almeida, Thiago Jeunon de Souza Vargas, Thiago Sebold, Ubirajara I. Salgado, Veronica Scholl de Amesti, Vitor Azulay, Yasmin Sab.

Ao Projeto de Iniciação Científica *Livro Dermatologia 9ª edição*, da Faculdade de Medicina Souza Marques (FTESM), que contou com a participação das alunas Júlia Freire Moraes, Juliana Robert Teixeira Lopes, Maria Clara França Figueira Leite Marques, Natália Carvalheira Santos e Nathalia David de Almeida.

Prefácio à Nona Edição

Há 40 anos, o Prof. Rubem David Azulay lançou a primeira edição do livro *Dermatologia*, coroando uma carreira vitoriosa, produtiva e geradora de progresso e bem-estar pessoal, familiar e social. Seus inúmeros ex-alunos, muitos dos quais professores espalhados pelo mundo, são a confirmação dessa bonita história de vida.

Na página de homenagens da primeira edição, está escrito: "Aos netos, a esperança no porvir." E o porvir o presenteou com três netos dermatologistas, dois filhos da nora também dermatologista, além de uma bisneta ainda indefinida quanto às escolhas na Medicina.

O empolgante na história do nosso *Dermatologia* é que tudo começou como uma expressão de amor e se tornou pura paixão. Em nosso entendimento, este livro é como se fosse uma pessoa de boa índole, longe de ser perfeita e sempre pronta a melhorar.

De fato, o conhecimento científico nunca se tornou tão rapidamente ultrapassado em função do avanço tecnológico. Diante disso, a importância didática da obra reside em criar para o leitor um raciocínio lógico a fim de melhorar o entendimento da especialidade. Assim, recomendamos que os leitores desfrutem a obra, consultando também as remissivas a outros capítulos mencionadas ao longo do texto.

Em contrapartida, é essa mesma tecnologia que permite incluir artigos de 2025 na atual edição. Não por acaso, o último capítulo é *Inteligência Artificial Aplicada à Dermatologia*; afinal, as transformações não param de ocorrer.

A atual e recorrente pergunta sobre a inteligência artificial substituir o homem se estende à Medicina e, por conseguinte, à Dermatologia. Seguramente, o médico não será substituído; no entanto, alcançará resultados mais expressivos aquele que souber melhor empregar no seu dia a dia os ilimitados recursos que toda essa tecnologia tem a proporcionar.

Em nossa visão, também é certo que os médicos farão a diferença se desenvolverem um sentimento de real humanidade, tiverem empatia e souberem acolher seus pacientes no momento de vida em que precisarem ser apoiados e ajudados em suas dores. O calor da mão e o olhar do profissional são também terapêuticos, e a inteligência artificial jamais superará a simples e difícil qualidade de SER HUMANO.

Aos caros leitores, votos de proveitosa leitura!

David Rubem Azulay
Luna Azulay-Abulafia

Prefácio à Primeira Edição

Creio ser chegado o momento de transmitir aos estudantes de Medicina, aos médicos generalistas e aos colegas da especialidade a experiência adquirida, nos últimos 46 anos, no ensino e na vivência da prática dermatológica.

De 1938, quando interno em Dermatologia, até o presente, com a experiência em quatro universidades, o aprendizado em clínicas dos Estados Unidos e de vários países da Europa e a frequência constante e dedicada aos congressos médicos, pude acompanhar o acelerado desenvolvimento dos conhecimentos dermatológicos nas últimas décadas.

A Dermatologia – uma das mais antigas especialidades –, de eminentemente morfológica e parcialmente separada do ambiente hospitalar, torna-se, depois da II Guerra Mundial, uma especialidade complexa pela velocidade na aquisição de novos, múltiplos e constantes conhecimentos médicos.

Na fase do relativo isolacionismo, foram construídos seus alicerces fundamentais, bem como descritas e descobertas numerosas entidades clínicas em bases morfológicas, etiológicas e patogênicas.

A integração da Dermatologia ao âmbito hospitalar, o que se processou nas três últimas décadas, trouxe à especialidade uma dimensão nova; esta decorreu da interfertilização de conhecimentos com as demais especialidades médicas.

Ao dermatólogo atual, não cabe apenas fazer o diagnóstico e a terapêutica das doenças cutâneas, mas também saber manuseá-las, levando em consideração as inter-relações e as repercussões com os demais órgãos do ser humano. Neste sentido, ao dermatólogo moderno cabe:

- conhecer os mecanismos básicos das doenças
- atualizar-se nos recentes progressos da imunologia com finalidade etiopatogênica e diagnóstica
- manusear, com precisão e adequadamente, todos os meios auxiliares do diagnóstico
- familiarizar-se com os fundamentos e as aquisições recentes da fotobiologia de modo a utilizar racionalmente os diversos métodos fisioterápicos, bem como compreender os intrincados mecanismos da etiopatogenia das fotodermatoses
- aprofundar-se no manejo dos grandes métodos terapêuticos que utilizam drogas tão potentes como perigosas
- exercitar-se no treinamento de todos os procedimentos cirúrgicos utilizáveis para a solução dos problemas dermatológicos; praticar e desenvolver a arte de formular de modo a obter o melhor rendimento terapêutico dos princípios ativos, ao lado de indispensáveis efeitos cosméticos
- compreender a importância das relações *psyché* e *soma* de modo a obter o melhor rendimento nas relações médico-paciente, bem como procurar soluções adequadas aos problemas psíquicos como geradores e/ou agravadores de doenças cutâneas
- praticar com precisão a metodologia científica e a bioestatística para que seus trabalhos tenham a segurança de uma contribuição útil ao desenvolvimento da Medicina
- conhecer e exercer (para os que se dedicam às funções do magistério) os atuais métodos da Pedagogia
- conscientizar-se das implicações sociológicas pertinentes a determinadas dermatoses
- assenhorear-se dos conhecimentos epidemiológicos e genéticos necessários à profilaxia de determinadas dermatoses
- compreender o seu importante papel na preservação da saúde comunitária, o que se revela nas estatísticas: 10 a 20% das consultas em um hospital geral são do âmbito da Dermatologia; no sistema de saúde da Inglaterra, 20% das consultas primárias são de afecções cutâneas; nos Estados Unidos, um terço da população apresenta, anualmente, problemas dermatológicos.

Assim preparado, o dermatologista moderno estará em condições de disputar, com vantagem e eficiência, os inúmeros problemas médicos comuns a outras especialidades, tanto médicas como cirúrgicas. Menor restrição e maior abrangência, respeitadas a segurança e a ética médicas: deverá ser esta a meta do dermatologista atual.

Este é o objetivo deste livro.

Fevereiro de 1985

Rubem David Azulay

Sumário

Acesse os Apêndices 1 a 3:

https://uqr.to/217et

Fundamentos da Dermatologia

PARTE 1

1

A Pele: Função, Estrutura, Fisiologia e Embriologia

Celso Tavares Sodré ◆ David Rubem Azulay ◆ Rubem David Azulay

Abreviaturas usadas no capítulo

Akt	Proteinoquinase antiapoptótica	KGF	Fator de crescimento queratinocítico
Bcl-2	Família de genes reguladores da apoptose	KiM8	Antígeno monócito/macrófago-específico
C3	Proteína do sistema complemento	LTB4	Leucotrieno B4
CD	*Cluster of differentiation*. Denomina um conjunto de moléculas marcadoras de superfície celular	M-CSF	Fator estimulador de colônia de macrófago
		ME	Microscopia eletrônica
Células NK	Células *natural killer*	MEK/ERK	Via de sinalização proteinoquinase ativada por mitógeno/quinase regulada por sinal extracelular ativada por antígeno
CGRP	Peptídio relacionado com o gene da calcitonina		
CK	Citoqueratinas	MHC	Complexo principal de histocompatibilidade
CLA	Antígeno linfocitário cutâneo	MSH	Hormônio estimulante de melanócitos
DHEA-S	Sulfato de deidroepiandrosterona	NF-κB	Fator nuclear kappa beta
DHT	Di-hidrotestosterona	NGF	Fator de crescimento neural
EGF	Fator de crescimento epidérmico	PAS	Ácido periódico de Schiff
*Fas*L	*Fas ligand*. Proteína transmembrana da família do TNF que se liga ao receptor *Fas* e desencadeia o processo de apoptose	PDGF	Fator de crescimento derivado de plaquetas
		PDZ	Domínio estrutural de proteínas sinalizadoras
		PGE2	Prostaglandina E2
Fc	*Fragment crystallizable*. Porção responsável pela atividade biológica dos anticorpos	PI-3K/Akt	Via de sinalização fosfoinositol 3-quinase/serina/treonina quinase
		POMC	Pró-opiomelanocortina
FGF-β	Fator de crescimento fibroblástico beta	PPAR-β	Receptor beta ativado por proliferador de peroxissomo
GM-CSF	Fator estimulador de colônia de granulócito-macrófago	S-100	Família de proteínas de ligação de cálcio
HE	Hematoxilina-eosina	SCF	Fator de células-tronco
HLA	Antígeno leucocitário humano	TAC	*Transit amplifyng cells*
HPV	Papilomavírus humano	TGF	Fator transformador do crescimento
Ig	Imunoglobulina	TNF	Fator de necrose tumoral
IL	Interleucina	VEGF	Fator de crescimento endotelial vascular

Função da pele

A pele do ser humano, que corresponde a 15% de seu peso corporal, é um órgão que reveste e delimita o organismo, protegendo-o e interagindo com o meio exterior. Sua resistência e flexibilidade determinam a sua plasticidade. Essencialmente dinâmica, a pele apresenta alterações constantes, sendo dotada de grande capacidade renovadora e de reparação e de elevado grau de impermeabilidade.

Em toda a escala animal, a pele exerce funções diversas que se modificam filogeneticamente; exerce funções respiratórias em determinados animais, do mesmo modo que oferece proteção física a outros (escamas, nos peixes), assim como é capaz de despertar atração sexual pelo cheiro das secreções glandulares. No que diz respeito ao ser humano, a pele é um órgão de grande importância, pois visa a manter um equilíbrio com o meio exterior no sentido da manutenção vital do meio interior. Sua mais importante e vital função é a conservação da *homeostasia* (termorregulação, controle hemodinâmico e produção e excreção de metabólitos). Desempenha, ainda, *função sensorial*, por intermédio dos elementos do sistema nervoso situado na derme, e *função de defesa* contra agressões físicas, químicas e biológicas, para a qual se destacam, pela sua importância, a queratinização, o manto lipídico e o sistema imunológico. A pele e seus anexos sofrem um grande impacto como resultado da ação hormonal por possuírem receptores tanto para estrógenos quanto para andrógenos. O declínio hormonal que acompanha a idade afeta a estrutura e a função da pele e de seus fâneros. Embora participe de maneira absolutamente interativa e interdependente do organismo como um todo, não raras vezes manifestando alterações de órgãos internos, por motivos didáticos a pele será abordada de modo particular neste capítulo. Vale lembrar que, muitas vezes, condições psíquicas do indivíduo manisfestam-se na pele, que tem, ainda, conotações de ordem racial, social e sexual.

Proteção

É exercida das mais diversas maneiras contra as agressões do meio exterior. A pele tem uma resistência relativa aos agentes mecânicos por sua capacidade moldável e elástica (fibras colágenas, elásticas e hipoderme). No sentido físico, essa proteção se realiza pela capacidade de, por meio de seu sistema melânico, neutralizar as radiações lumínicas ultravioleta (RUV) e, até mesmo, ionizantes, ao menos parcialmente. Cabe salientar que a produção de melanina, além do controle genético e ambiental, sofre interferência da porção intermediária da hipófise por meio do hormônio intermedina, ou MSH. Por outro lado, a melatonina, produzida pela hipófise por meio da ação da norepinefrina, clareia a pele ao induzir a agregação dos grânulos de melanina em torno do núcleo das células. Por sua relativa impermeabilidade à água e aos eletrólitos, a pele mantém o equilíbrio hidreletrolítico. Outros tipos de proteção são: físico-química, no sentido da manutenção do pH ácido (5,4 a 5,6) da camada córnea; química, por meio do manto lipídico com atividade antimicrobiana; e imunológica, presente, na epiderme, pelas células de Langerhans e, na derme, à custa de macrófagos, linfócitos e mastócitos.

Percepção

Os elementos nervosos que existem, sobretudo na derme, possibilitam o reconhecimento de sensações especiais, como calor, frio, dor e tato, o que conduz a um mecanismo de defesa no sentido de sobrevivência (ver item *Inervação*).

Hemorregulação e termorregulação

A pele, com seus extensos plexos vasculares e corações periféricos (os *glomos*), colabora na manutenção e na regulação do fluxo circulatório. Em determinadas ocasiões, o aumento do débito sanguíneo periférico é compensado pela constrição dos glomos, com desvio da circulação para a rede capilar, e pela utilização plena da capacidade total de enchimento de outros vasos; já no choque, a dilatação dos glomos e a constrição das arteríolas provocam a palidez característica, que denuncia a elevada função hemorreguladora da pele. A *homeotermia* ou *termorregulação* é mantida por um mecanismo comandado pelo centro termorregulador por meio das vias do sistema nervoso autônomo, levando a vasoconstrição ou vasodilatação. Além disso, os vasos são sensíveis a duas substâncias químicas circulantes: a *norepinefrina* e a *acetilcolina*. No mecanismo de termorregulação, exercem uma ação especial as glândulas sudoríparas écrinas, que, sob estímulo colinérgico, aumentam a sudorese, causando a perda de calor.

Secreção

Como elementos produzidos pela pele, destacam-se a citoqueratina, a melanina, o sebo e o suor, todos com funções definidas e harmônicas.

Excreção

A função excretora das glândulas écrinas é a eliminação do suor composto basicamente por água, eletrólitos e bicarbonato. Outros componentes são ureia, glicose, metais pesados, medicamentos, dentre outros, à semelhança do rim.

Metabolização

A pele também sintetiza hormônios, entre eles a *testosterona* e *di-hidrotestosterona*, que têm papel muito relevante na alopecia androgenética, na acne e no hirsutismo. A pele tem também uma ação decisiva na síntese e na metabolização da vitamina D (ver Capítulo 62, item *Alopecia androgenética*, e Capítulo 76, item *Fotoproteção e vitamina D*).

Estrutura e fisiologia

A pele é constituída, basicamente, por três camadas interdependentes: a *epiderme*, mais externa; a *derme*, intermediária; e a *hipoderme*, mais profunda. A transição entre a epiderme e a derme é denominada *junção dermoepidérmica* ou *zona da membrana basal* (Figuras 1.1 e 1.2).

Epiderme

É, basicamente, um tecido epitelial estratificado queratinizado, com variações estruturais e funcionais significativas dependendo da localização anatômica. É constituída por: *sistema queratinocítico*, composto por células epiteliais denominadas *queratinócitos*, responsáveis pelo corpo da epiderme e de seus anexos (pelos, unhas e glândulas); *sistema melânico*, formado pelos *melanócitos*; *células de Langerhans*, com função imunológica; *células de Merkel*, integradas ao sistema nervoso; e *células dendríticas indeterminadas*, com função mal definida. A derme desempenha uma influência reguladora sobre a morfogênese e diferenciação epidérmica, sendo fundamental para a determinação de sua espessura, arquitetura, tipo de diferenciação e padrão dos seus anexos. O pH da pele situa-se entre 4,6 e 5,8.

Sistema queratinocítico

Responsável por, pelo menos, 80% das células epidérmicas, é caracterizado pela disposição lado a lado de suas células e por sua constante renovação. O alto índice de multiplicação celular

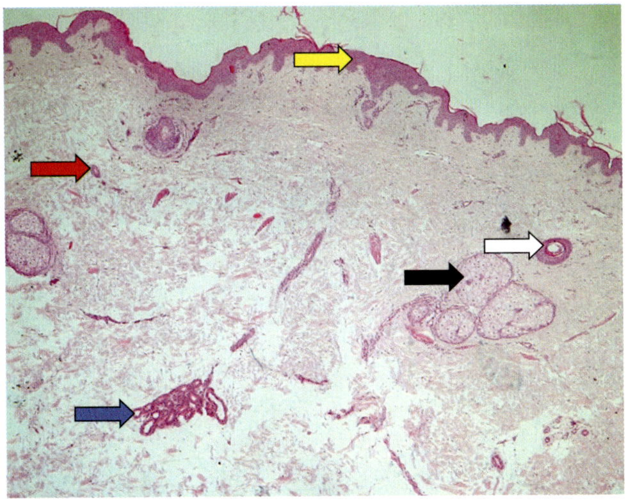

Figura 1.1 Histologia normal da pele. *Seta amarela* = epiderme; *seta branca* = folículo piloso; *seta preta* = glândula sebácea; *seta vermelha* = vaso sanguíneo; *seta azul* = glândulas sudoríparas écrinas. HE, 100 ×. (Cortesia da Dra. Airá Novello Vilar.)

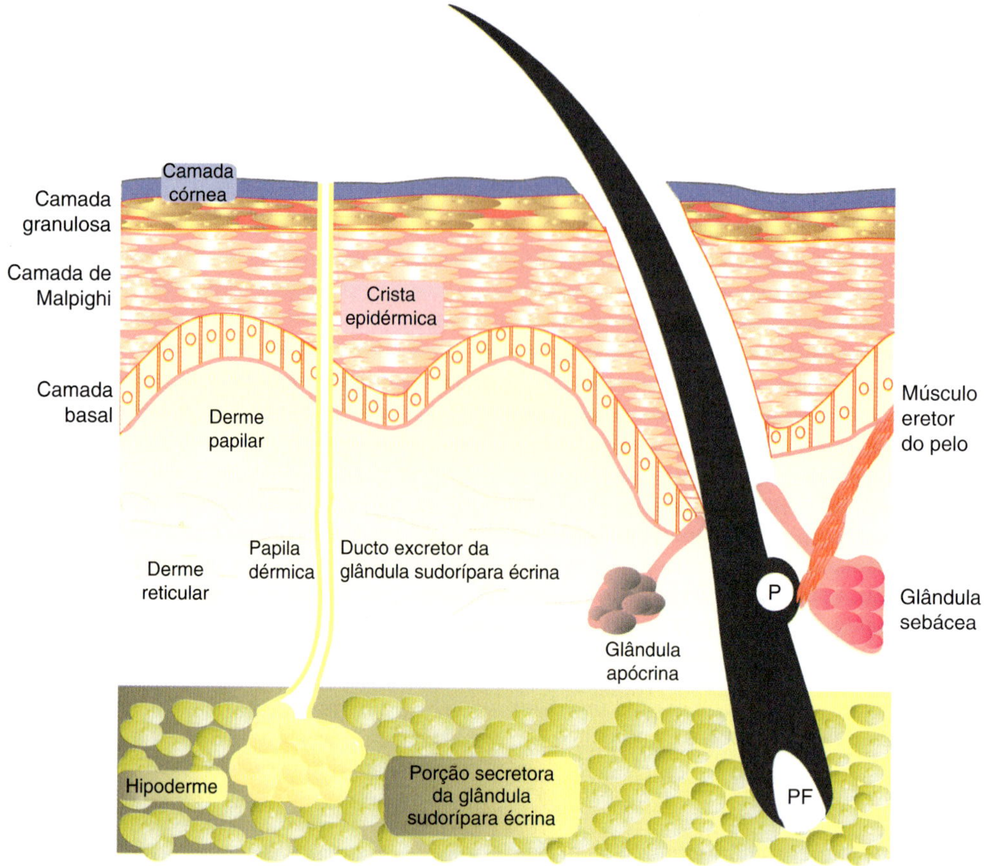

Figura 1.2 Componentes da pele. P = protuberância folicular ou *bulge*; PF = papila folicular.

dos queratinócitos da sua camada mais profunda, a camada basal, fornece as células que, a seguir, gradativamente se modificam (diferenciação) e migram para a superfície, formando a *camada espinhosa* ou *de Malpighi*; essas células, após passarem por um rápido estágio em que se apresentam com o citoplasma mais basofílico e granuloso, a *camada granulosa*, transformam-se subitamente em células anucleadas, os *corneócitos*, sendo então eliminadas para o meio ambiente na camada mais externa da epiderme, a *camada córnea*, que é constituída por queratina (Figura 1.3).

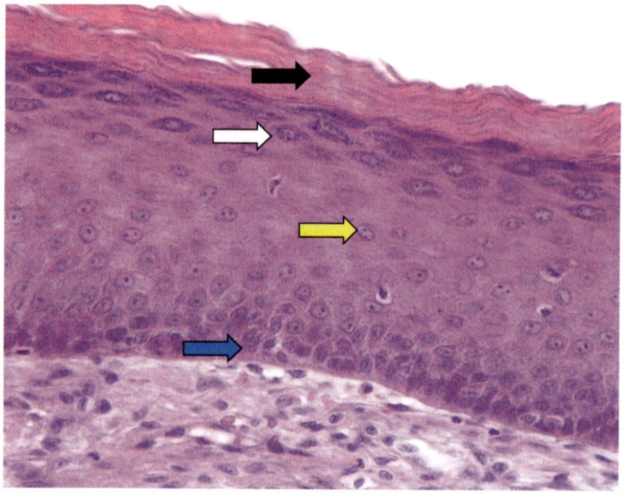

Figura 1.3 Camadas da epiderme. *Seta preta* = camada córnea; *seta branca* = camada granulosa; *seta amarela* = camada espinhosa ou de Malpighi; *seta azul* = camada basal. HE, 250 ×. (Cortesia da Dra. Airá Novello Vilar.)

O citoesqueleto de todas as células eucarióticas é composto por uma complexa rede de proteínas estruturais com diferentes diâmetros de espessura, incluindo os *microfilamentos de actina* (6 nm), os *filamentos intermediários* (10 nm) e os *microtúbulos* (25 nm). No queratinócito e nas demais células epiteliais, os filamentos intermediários ou tonofilamentos são compostos por *citoqueratinas* (CK); eles se dispõem em torno do núcleo e conectam-se até alcançarem as *placas desmossômicas* e se inserirem nelas, ajudando a compor o citoesqueleto dessas células. São conhecidos mais de 30 tipos de CK, sendo 20 epidérmicas e 10 do pelo; as epidérmicas são divididas em *tipo I* (ácido: CK de 9 a 20) e *tipo II* (básico: CK de 1 a 8). Para formar um filamento intermediário, é necessária a combinação de uma CK do grupo I com outra do grupo II. A expressão de determinado par de citoqueratina varia segundo o tipo celular e seu grau de diferenciação, podendo ser adotado como marcador dessas situações, assim como de algumas condições patológicas (ver adiante o item *Citoqueratinas*).

Além de sua função estrutural, os queratinócitos participam ativamente dos processos inflamatórios e imunológicos, seja como células-alvo (p. ex., psoríase, lúpus eritematoso, líquen plano, entre outras), seja como secretores de citocinas, neuropeptídios e outros mediadores. O queratinócito é capaz de produzir substâncias com ação autócrina (agem sobre si mesmas), parácrina (ação sobre as células vizinhas) e, em situações muito especiais, endócrinas (ação a distância). Fazem parte desse painel de substâncias: *mediadores inflamatórios* (IL-1; antagonista da IL-1, IL-6, IL-7, IL-8 e outras quimiocinas; IL-10, IL-12, IL-15, IL-18; TNF-α; GM-CSF; e M-CSF), *reguladores do crescimento ou da diferenciação celular* (TGF-α e β, PDGF, FGF-β, VEGF e SCF), *neuropeptídios* (CGRP, substância P e somatostatina), *neuro-hormônios* (POMC) e *outros mediadores* (PGE2, LTB4 etc.).

Gap junctions são canais proteicos transmembranas especializados que permitem a comunicação entre células vizinhas ao possibilitarem uma comunicação rápida de sinalizações, transportes de íons, água e nutrientes que permitem coordenação e sincronização das respostas celulares a estímulos externos e internos; é um processo extremamente dinâmico de formação e destruição com duração de poucas horas. Elas são formadas por conexinas e estão presentes nas células de todos os órgãos ou tecidos. Há diversas doenças de queratinização (Capítulos 68 e 70) decorrentes de mutações de uma mesma ou de diferentes conexinas compartilhadas também por cóclea (surdez), nervos, dentes e anexos cutâneos, o que explica suas eventuais associações.

Camada basal

A *camada basal* é a camada celular mais profunda da epiderme, e sua participação é vital na formação e manutenção da junção dermoepidérmica. Na pele normal, ela é composta por uma única fileira de queratinócitos justapostos, a maioria com capacidade de multiplicação (chamados *células germinativas*), que apresentam morfologia colunar, citoplasma basófilo e núcleo grande e oval. O par de CK característico é o 5 e 14, podendo ser encontrada a CK 19 nos epitélios de transição. A população dessas células basais é heterogênea: um pequeno percentual é composto de células-tronco caracterizadas por uma velocidade baixa de mitose durante toda a sua existência, que talvez supere o tempo de vida do próprio indivíduo, gerando clones de queratinócitos denominados *células amplificadoras transitórias* (TAC – *transit amplifying cells*), que se dividem muito mais rapidamente, mas são programadas para um número limitado de mitoses (ver adiante o item *Células-tronco e pele*). A mitose das TAC dá origem a duas células com características diferentes: uma nova célula amplificadora transitória, que permanece na camada basal, e outra, denominada *pós-mitótica* ou *diferenciada*, que perde a capacidade de mitose e inicia o processo de diferenciação queratinocítica e de migração em direção à superfície. A renovação completa, desde a divisão da célula basal até a eliminação das lâminas córneas, ocorre em 52 a 75 dias, assim distribuídos: o tempo de duração da divisão celular é de aproximadamente 19 dias; o trânsito pela camada de Malpighi dura 26 a 42 dias; e o trânsito pelo estrato córneo é de 19 dias. No rato, os percentuais de células-tronco, amplificadoras transitórias e pós-mitóticas corresponderiam, respectivamente, a 10, 50 e 40% das células da camada basal. O processo de reparação tecidual e algumas doenças hiperproliferativas (p. ex., psoríase) podem provocar, por meio da produção de diversas citocinas e fatores de crescimento, o aumento na velocidade de mitose das células da camada germinativa. TGF-α, EGF e KGF estimulam a mitose, enquanto o TGF-β inibe a mitose e promove a diferenciação dos queratinócitos, assim como os retinoides e a vitamina D_3.

Camada espinhosa ou de Malpighi

Ao deixarem a camada basal rumo à superfície, os queratinócitos sofrem contínuas e importantes modificações morfológicas, moleculares e histoquímicas, passando a ser poligonais, de citoplasma acidófilo e ricos em desmossomos, denominadas *células espinhosas* ou *células de Malpighi*. Essas células são numerosas e dispostas em várias fileiras, cujo número varia de acordo com a localização anatômica e com fatores endógenos (p. ex., hormônios, vascularização) e exógenos (p. ex., RUV, traumatismo). Ao progredirem na sua migração, as células achatam-se e tornam-se cada vez mais acidófilas. Apesar de os filamentos de citoqueratina produzidos na camada basal (CK 5 e 14) deixarem de ser sintetizados, eles persistem nessas células, agora acompanhados do par CK 1 e 10 aí produzido. Em situações hiperproliferativas fisiológicas (reparação) ou patológicas (psoríase), há a diminuição da produção do par CK 1 e 10 e o surgimento do par CK 6 e 16. Embora os desmossomos (*nódulos de Bizzozero*) estejam presentes em toda a epiderme, é na camada espinhosa que se mostram mais numerosos. O *desmossomo* é uma modificação da superfície celular, cálcio-dependente, responsável pela *adesão intercelular*; está presente entre os queratinócitos de toda a epiderme e é formado por uma placa desmossômica na parte interna da membrana celular composta por seis polipeptídios: *placoglobina*, *desmoplaquinas I e II*, *desmoioquina*, *proteína banda 6* e *queratocalmina*, esta última responsável pela manutenção da inserção dos tonofilamentos na placa desmossômica. Da placa desmossômica partem cinco glicoproteínas transmembrânicas: as *desmogleínas 1 e 3* e as *desmocolinas I, II e III*, cujos domínios extracelulares interagem com os das glicoproteínas transmembrânicas do desmossomo da célula adjacente, garantindo a adesão intercelular (Figuras 1.4 a 1.6). Há ainda os tonofilamentos compostos por citoqueratinas que se inserem nos desmossomos e, assim, ajudam a estruturar o citoesqueleto dessas células. As *gap junctions* são verdadeiros canais de comunicação intercelular por onde fluem diversos elementos, dando um caráter quase sincicial à epiderme e assumindo importante papel na regulação do metabolismo celular das células vizinhas. Além dessas importantes estruturas de união, existe, entre as células epidérmicas, o *cimento intercelular*, também chamado *glicocálice*. Este é constituído de glicoproteínas que auxiliam na coesão intercelular, enquanto viabiliza a circulação de substâncias solúveis em água.

Camada granulosa

Ao deixarem a camada espinhosa em direção à superfície, as células formam algumas fileiras em que se apresentam repletas de *grânulos basofílicos de cerato-hialina no citoplasma*, constituindo a *camada granulosa*. O par de citoqueratina característico é o 2 e 11, derivado do metabolismo do par 1 e 10. Essa camada caracteriza-se por grande atividade metabólica, objetivando a síntese dos elementos necessários ao processo final da cornificação, que resulta no súbito surgimento da camada córnea. Esses elementos são armazenados, em grande quantidade, na sua forma pré-ativada, tanto no interior de organelas como livremente.

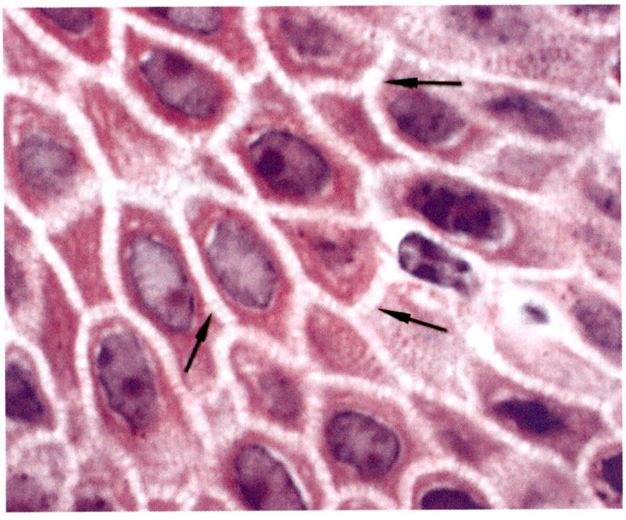

Figura 1.4 Partes intercelulares dos desmossomos (*setas*). HE, 400 ×.

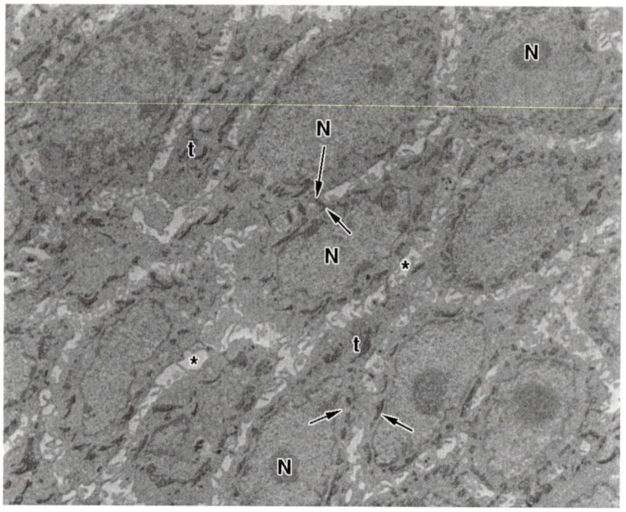

Figura 1.5 Pele – camada espinhosa da epiderme. N = núcleos de queratinócitos da espinhosa; *setas* = desmossomos; t = tonofilamentos citoplasmáticos; * = espaço intercelular. ME, 5.700 ×. (Cortesia da Dra. Mirian N. Sotto.)

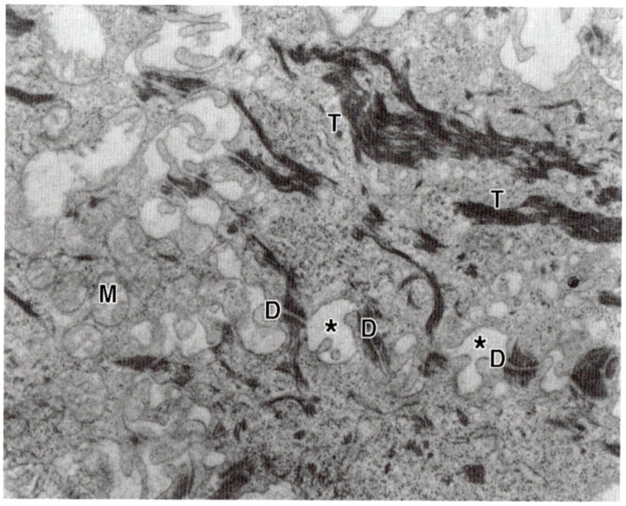

Figura 1.6 Pele – camada espinhosa da epiderme. D = desmossomos; T = tonofilamentos citoplasmáticos agrupados formando tonofibrilas; M = mitocôndria; * = espaço intercelular. ME, 28.500 ×. (Cortesia da Dra. Mirian N. Sotto.)

Os grânulos de cerato-hialina são constituídos por *pró-filagrina*, filamentos de *citoqueratina* e *loricrina*. A pró-filagrina converte-se em filagrina (***fil**ament **agg**regation **pr**otein*), promovendo a agregação e compactação lado a lado dos filamentos de queratina, uma característica dos corneócitos. As proteínas (involucrina, ceratolinina, loricrina, envoplaquina etc.) do envelope celular dos corneócitos (camada proteica densa na parte interna da membrana celular) já estão presentes no interior das células granulosas, embora somente formem o envelope depois de ativadas pelas transglutaminases da membrana celular. Finalmente, os *grânulos lamelares* (*corpos de Odland* ou *queratinossomos*), morfologicamente semelhantes a lipossomos, contendo no seu interior glicoproteínas, ácidos graxos, fosfolipídios, glicosilceramidas e colesterol, são inicialmente vistos nas células das porções superiores da camada espinhosa, mas é na camada granulosa que se apresentam em grande número. O conteúdo desses grânulos é liberado no espaço intercelular durante a transição súbita da camada granulosa para a córnea, quando, sob a ação de suas hidrolases, é remodelado, e seus lipídios transformados em ceramida (45%), colesterol (25%), ácidos graxos (15%), esfingosina livre, sulfato de colesterol, ésteres do colesterol e triglicerídios. Todos esses se depositam em forma de bainha dupla em torno de cada corneócito, originando a grande barreira lipídica à passagem de água e substâncias polares da epiderme, principal responsável por sua relativa impermeabilidade, e, quando chegam à superfície, compõem, com o sebo, o *manto lipídico da pele*.

Camada córnea

Por ser camada mais externa da epiderme, a camada córnea constitui o verdadeiro limite entre o indivíduo e o meio ambiente. As células são acidófilas e extremamente planas; são as células mais largas do organismo, o que torna possível a sua descamação e a mobilidade da região sem provocar dano à integridade do tecido. A *camada córnea* surge subitamente pela ocorrência simultânea e muito rápida de vários eventos na célula da camada granulosa, dos quais se destacam: *apoptose*, com destruição do núcleo e organelas, cujos componentes podem ser reaproveitados pela própria epiderme; *liberação e ativação da filagrina contida nos grânulos de cerato-hialina*, com consequente organização dos filamentos de queratina em feixes paralelos compactos; *extrusão do conteúdo dos grânulos lamelares*, especialmente colesterol, ceramida e ácido graxo livre, seguida pela formação da barreira lipídica extracelular hidrofóbica; *formação do envelope celular do corneócito*; e *destruição gradativa dos desmossomos*, que leva à descamação final de células isoladas na porção mais externa da camada córnea. Além da proteção mecânica, a camada córnea previne o trânsito de água e substâncias solúveis pelas duplas lamelas lipídicas intercelulares presentes nas suas porções média e baixa, mantendo a homeostasia do indivíduo frente ao ambiente. Em que pese a ausência de núcleo e organelas, os corneócitos retêm alguma atividade metabólica, não sendo completamente inertes.

Antes da transformação da camada granulosa em córnea, especialmente nas regiões palmoplantares, pode ser observada a *camada lúcida*, de aspecto homogêneo e constituída por células achatadas, anucleadas, que não se coram pelos métodos de rotina, mas que são osmiófilas.

O processo de transição que ocorre das células basais até a formação do corneócito, com seu posterior destacamento, é metabolicamente bastante rico devido à participação de numerosas hidrolases e proteases. Da integridade da formação do corneócito é que se obtém o grau de hidratação da epiderme (Capítulos 82 e 94, itens *Hidratantes* e *Hidratação*, respectivamente).

Junção dermoepidérmica

A epiderme e a derme unem-se de maneira sinuosa e interpenetrante, isto é, a epiderme penetra na derme por meio dos *cones interpapilares* (*cristas epidérmicas*), e a derme projeta-se na epiderme pelas *papilas dérmicas*. A interface entre a epiderme e a derme é conhecida como *junção dermoepidérmica* ou *zona da membrana basal*, que, por ser rica em mucopolissacarídios neutros, torna-se bastante evidente em cortes corados pelo PAS ao assumir uma cor avermelhada; entretanto, é mais bem estudada pela microscopia eletrônica (Figura 1.7). É uma estrutura complexa e seus componentes são quase todos de origem epidérmica. Além de ser responsável pela adesão dermoepidérmica, funciona como suporte para a epiderme, determina a polaridade do seu crescimento, fornece sinais para seu desenvolvimento, dirige a organização do citoesqueleto das células basais e serve como barreira semipermeável. Sumariamente, essa união é composta pelo polo inferior da membrana da célula basal e seus hemidesmossomos, lâmina lúcida, lâmina densa e sublâmina densa (Figura 1.8).

Embora o *hemidesmossomo* se assemelhe funcionalmente ao desmossomo, difere dele em diversos aspectos, sendo, talvez, mais bem designado como *complexo hemidesmossomo-filamentos de ancoragem*. Como no desmossomo, os filamentos de citoqueratina do citoesqueleto da célula basal inserem-se na placa hemidesmossômica, que, diferentemente da desmossômica, é composta por *plectina* e pelo antígeno penfigoide bolhoso 1 ($PBAg_1$) de 230 kDa. As proteínas transmembrânicas são o antígeno penfigoide bolhoso 2 ($PBAg_2$) de 180 kDa, classificado como colágeno tipo XVII, cujo domínio extracelular fica embebido na lâmina lúcida, e a *integrina* $\alpha_6\beta_4$. Os filamentos de ancoragem originam-se nos hemidesmossomos, atravessam a lâmina lúcida e inserem-se na lâmina densa.

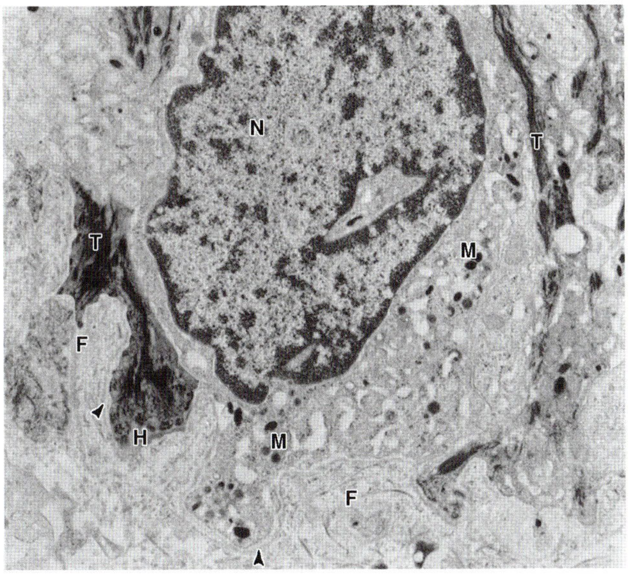

Figura 1.7 Pele – junção dermoepidérmica. N = núcleo de melanócito; M = melanossomos; T = tonofilamentos citoplasmáticos de queratinócito basal; *pontas de setas* = lâmina basal; F = fibrilas colágenas; H = hemidesmossomo. ME, 14.700 ×. (Cortesia da Dra. Mirian N. Sotto.)

A *lâmina lúcida* é composta por diversas glicoproteínas não colágenas, lamininas, fibronectinas, entactina/nidogene, com grande capacidade para se ligarem entre si e a outras moléculas e células, colaborando para a adesão entre a membrana da célula basal e a lâmina densa, embora seja a estrutura de adesão mais frágil da junção dermoepidérmica.

A *lâmina densa* é formada primariamente por colágeno tipo IV, contendo, ainda, laminina, proteoglicanos sulfatados, antígeno da epidermólise bolhosa adquirida e outros elementos. Por sua característica fibrilar, com espessura de 35 a 40 nm, assume função de barreira à passagem de macromoléculas. Dela partem as fibrilas de ancoragem grossas (20 a 60 nm) e longas (200 a 800 nm), constituídas por colágeno tipo VII, que mergulham na derme (sublâmina densa), onde podem apresentar terminações livres, inserir-se nas placas de ancoragem ou formar uma alça, incluindo fibras colágenas e elásticas da derme, e retornar para a lâmina basal (ver Figura 21.15, no Capítulo 21).

Outras células epidérmicas

Melanócito

Os *melanócitos* são *células dendríticas* derivadas da crista neural e produtoras do pigmento intrínseco da pele, a melanina, que, por sua vez, é responsável pela absorção e difusão da RUV. São vistos predominantemente na camada basal (Figura 1.9), na proporção de 1 melanócito para 10 queratinócitos basais. Por meio de seus dendritos, cada melanócito relaciona-se com, aproximadamente, 36 queratinócitos, em sua maioria situados nas camadas basal e suprabasal, para os quais transfere o seu pigmento, constituindo, assim, a *unidade epidermomelânica* (Figura 1.10).

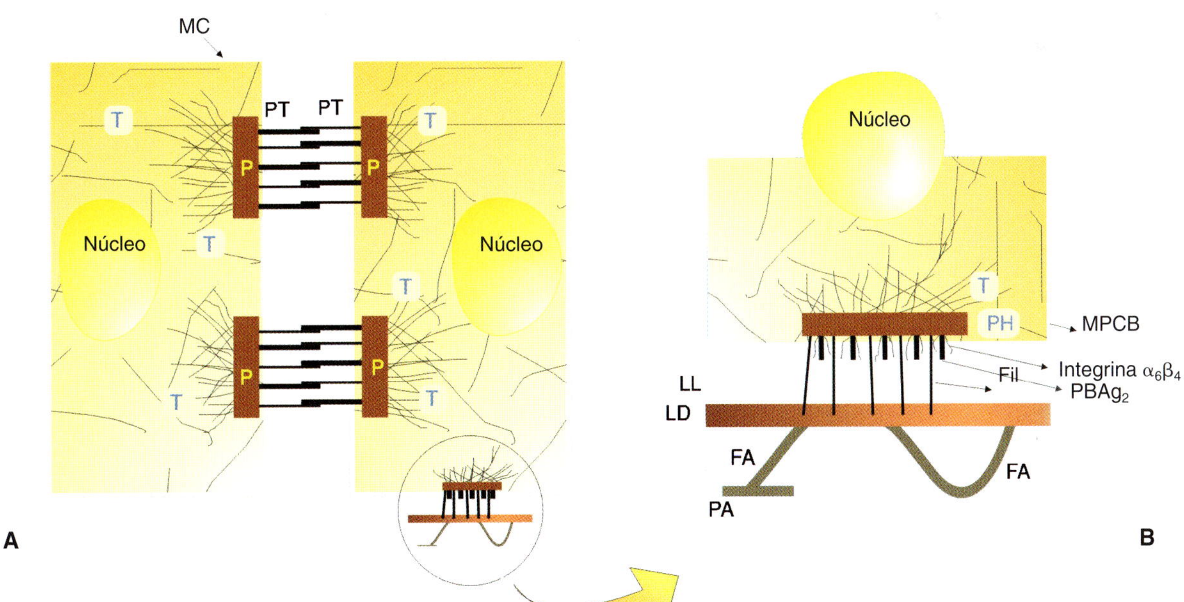

Figura 1.8 **A.** Células basais. **B.** Junção dermoepidérmica. MC = membrana celular; T = tonofilamento (citoqueratina); P = placa desmossômica; PT = proteínas transmembrânicas (desmogleínas I e III e desmocolinas I, II e III; a desmogleína é um neologismo resultante da associação de desmossomo com *glue*, cola); MPCB = membrana plasmática da célula basal; PH = placa hemidesmossômica constituída por $PBAg_1$ (230 kDa) e plectina, $PBAg_2$ (180 kDa ou colágeno XVII)* e integrina $\alpha_6\beta_4$;* Fil = filamento de ancoragem; LL = lâmina lúcida; LD = lâmina densa; FA = fibrilas de ancoragem (colágeno VII); PA = placa de ancoragem. *Componentes transmembrana.

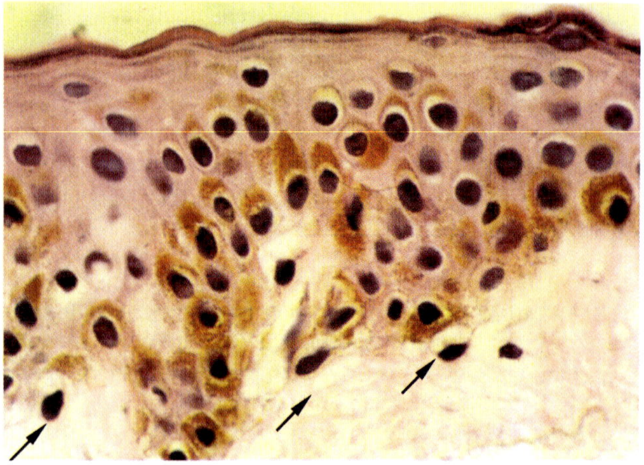

Figura 1.9 Epiderme: observar os melanócitos (*setas*). HE, 300 ×.

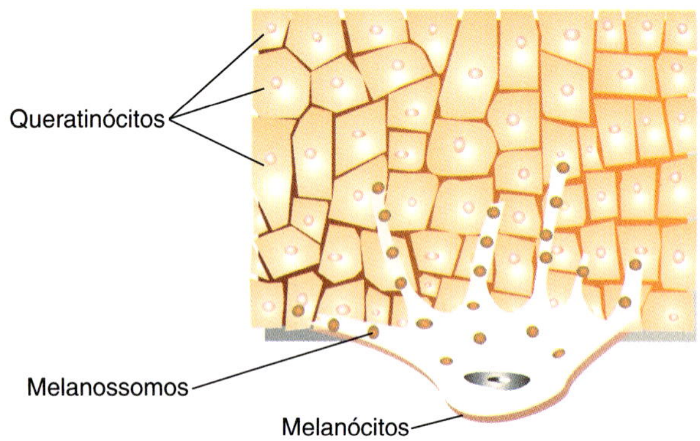

Figura 1.10 Unidade epidermomelânica.

Os melanócitos não formam desmossomos nem nenhum mecanismo especial de adesão com os queratinócitos e, em condições basais, não proliferam nem migram; para que haja multiplicação, é necessário um estímulo específico, em geral, RUV. Na microscopia óptica, utilizando a HE, são visualizados como células claras com pequeno núcleo hipercromático.

Embora o número de melanócitos varie de acordo com a região anatômica, na cabeça há duas a três vezes mais melanócitos do que nas demais regiões, excetuando-se o saco escrotal, e é aproximadamente o mesmo em todas as etnias; o que varia por determinação genética é o número, a morfologia, o tamanho e a disposição dos seus *melanossomos*, que são elípticos quando produzem *eumelanina* (marrom ou negra) e esferoides se produzem *feomelanina* (amarelo-vermelha), além de serem maiores na pele negra. Os melanossomos são produzidos continuamente no complexo de Golgi, como organelas membranosas ovoides dentro das quais ocorre a síntese e o armazenamento da melanina pela ação da *tirosinase*. Por sofrerem melanização progressiva, os melanossomos são encontrados em quatro estágios (I a IV), sendo transferidos aos queratinócitos, onde desempenham sua ação protetora e são degradados na medida em que essas células se diferenciam.

Tem sido demonstrado, *in vitro*, que os queratinócitos exercem controle sobre a proliferação, a diferenciação e a atividade dos melanócitos por fatores mitogênicos, FGF-β e TGF-α, e inibidores de mitose, IL-1, IL-6 e TGF-β. Os melanócitos também sofrem a ação de hormônios (MSH e hormônios sexuais), mediadores inflamatórios e vitamina D_3 produzida na epiderme. O bronzeamento produzido pelo sol se deve a uma excitação da tirosinase pela RUV, levando à formação de melanossomos maiores e mais numerosos (Capítulo 76, item *Efeitos da radiação ultravioleta sobre a pele*).

Células de Langerhans e células indeterminadas

Há, ainda, na epiderme, duas outras células dendríticas: as *células de Langerhans*, que se coram pelos sais de ouro, e as *células dendríticas indeterminadas*, que são percebidas apenas pela microscopia eletrônica.

A *célula de Langerhans* é um dos principais componentes do sistema imunológico da pele, responsável pelo reconhecimento, pela internalização, pelo processamento e pela apresentação de antígenos solúveis e haptenos presentes na epiderme. Originada na medula óssea, corresponde a 2 a 8% das células epidérmicas e distribui-se da camada basal à granulosa, tendo preferência pela posição suprabasal. Não estabelece adesão por meio de desmossomos com os queratinócitos. Na microscopia óptica de rotina, pode ser visualizada como uma célula de núcleo convoluto e citoplasma claro; na microscopia eletrônica são encontradas pequenas estruturas assemelhadas a raquetes, denominadas *grânulos de Birbeck*, que funcionariam como *fagolisossomos* (Figura 1.11). A célula de Langerhans é uma célula processadora-apresentadora de antígenos. Em seu estágio não ativado, tem significativa ação fagocítica, internalizando antígenos e processando-os, o que provoca transformações que a fazem perder o potencial fagocítico, mas aumentam sua capacidade como antígeno para os linfócitos T e, desse modo, produz uma resposta imunológica. As células de Langerhans encontram-se reduzidas em número em algumas condições, como psoríase, sarcoidose, dermatite de contato e após irradiação com luz UV; neste último caso, também estão prejudicadas funcionalmente. Alguns de seus marcadores histoquímicos de superfície são: ATPase, CD1a, CD4, CD45, S-100, HLA-DR/DQ/DP e receptores da fração Fc da IgG e da IgE e C_3. Além da epiderme, as células de Langerhans podem ser encontradas em outros epitélios (mucosas), órgãos linfoides (baço, timo e linfonodos) e na derme normal.

As *células dendríticas indeterminadas* não têm melanossomos nem grânulos de Birbeck, porém há autores que julgam que essas células possam dar origem a melanócitos ou a células de Langerhans.

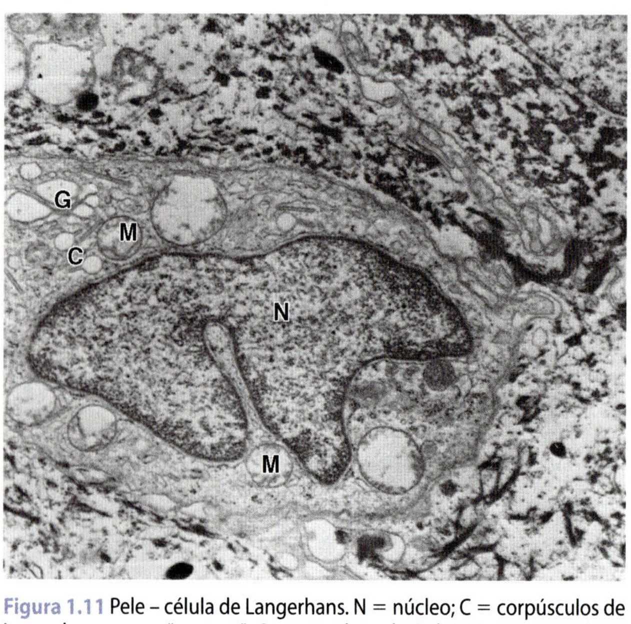

Figura 1.11 Pele – célula de Langerhans. N = núcleo; C = corpúsculos de Langerhans ou em "raquete"; G = complexo de Golgi; M = mitocôndrias. ME, 28.500 ×. (Cortesia da Dra. Mirian N. Sotto.)

Célula de Merkel

A *célula de Merkel*, relativamente rara e aparentemente derivada de uma célula-tronco epidérmica, localiza-se entre as células basais, às quais está aderida por desmossomos. Funciona como um tipo de *mecanorreceptor* de adaptação lenta em locais de alta sensibilidade tátil, proprioceptiva e pressão. Parece ser estimulada pela deformação nos queratinócitos adjacentes provocada por contatos externos, respondendo com a secreção de transmissores químicos nas sinapses estabelecidas com as terminações nervosas livres da junção dermoepidérmica. Em determinadas localizações, organiza-se em estruturas especializadas denominadas *discos táteis*. A célula de Merkel tem núcleo lobulado ou oval e citoplasma claro, no qual são encontrados grânulos osmiófilos produzidos no complexo de Golgi, que contêm neurotransmissores. Seus marcadores imuno-histoquímicos são os filamentos de CK 8, 18, 19 e 20, este último quase exclusivo dessa célula na dermatologia (ver Capítulo 6, item *Carcinoma de células de Merkel*). Na microscopia óptica, a impregnação pela prata revela os discos de Merkel, que nada mais são que a porção inferior da célula.

Anexos cutâneos

São estruturas que surgem de modificações da epiderme ainda na vida embrionária; são elas: *folículo pilossebáceo*, *glândulas sudoríparas* e *unhas*.

Folículo pilossebáceo

Composto de *folículo piloso*, *glândula sebácea* (ver Figuras 1.1 e 1.12) e *músculo eretor do pelo* (ver Figura 1.12), é sempre provido de terminações nervosas; em algumas regiões (axilas, púbis, mama etc.) desembocam no folículo as glândulas apócrinas.

Folículo piloso. Forma-se na vida embrionária como uma projeção de queratinócitos modificados (*tricócitos*) para dentro da derme; isso ocorre por influência de células mesenquimais que, mais tarde, constituem a papila folicular, localizada na sua porção mais inferior. Funcionalmente, o folículo e sua papila estabelecem uma relação tão estreita e interdependente que podem ser entendidos como uma unidade. Histologicamente, é dividido em *infundíbulo*, que se estende de sua abertura (óstio) à inserção do ducto da glândula sebácea; *istmo*, da inserção da glândula sebácea à região da inserção do *músculo eretor do pelo* e da *protuberância* (área de concentração de células-tronco – Figura 1.19); e *bulbo*, ou porção inferior do folículo, que, na sua extremidade mais inferior, tem a matriz, responsável pela produção do pelo e que abraça a papila folicular (Figura 1.12). Os melanócitos dispõem-se entre as células da matriz. Transversalmente, observa-se que o folículo piloso é circundado por uma membrana vítrea, acelular, seguida pelas: *bainha externa do pelo*, também denominada *triquilema*; *bainha interna do pelo*, constituída por *camada de Henle*, *camada de Huxley* e *cutícula*; e, finalmente, a *haste do pelo*, composta por *cutícula*, *córtex* e *medula* (Figura 1.13). A *linha de Auber* é uma linha imaginária que atravessa a região de maior diâmetro do bulbo, abaixo da qual está a área de maior atividade mitótica, que dá origem à haste e à bainha interna do pelo. Os folículos pilossebáceos existem em toda a pele, exceto nas regiões palmoplantares e em determinadas regiões da genitália, denominadas de *pele glabra*. Apresentam variações regionais, assim, no couro cabeludo e púbis, os pelos são terminais (grossos), com glândulas sebáceas também bem desenvolvidas; na face, predomina o *pelo tipo velo* ou *lanugo* (fino), com glândulas muito desenvolvidas; e, nas extremidades, o predomínio é do pelo tipo velo e glândulas sebáceas muito pequenas.

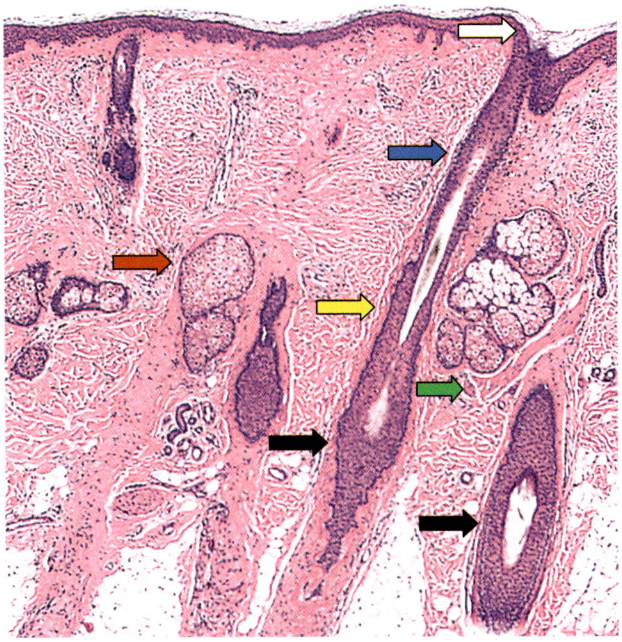

Figura 1.12 Histologia normal do couro cabeludo. *Seta branca* = acrotríquio; *seta azul* = infundíbulo; *seta vermelha* = glândula sebácea; *seta amarela* = istmo; *seta verde* = músculo eretor do pelo; *setas pretas* = bulbo. HE, 150 ×. (Cortesia da Dra. Airá Novello Vilar.)

O folículo piloso passa, cíclica e permanentemente, por três fases caracterizadas por modificações na sua porção inferior, o bulbo, que sofre processo de retração e expansão, e, por isso, é considerado a porção transitória do folículo, enquanto a porção superior é permanente. A *fase anágena* caracteriza-se por ter o bulbo e a papila foliculares bem desenvolvidos, com sua extremidade situada na derme profunda ou hipoderme; a matriz, composta apenas de células amplificadoras transitórias, portanto, com número limitado de possíveis mitoses, encontra-se em plena atividade mitótica, dando origem a uma haste de pelo terminal, em geral grossa e pigmentada. A próxima fase, a *catágena*, é quando, aparentemente por sinalização da papila, as células da matriz e da bainha interna iniciam processo de apoptose e interrompem suas mitoses, provocando a retração da porção inferior do folículo até o nível da protuberância e da inserção do músculo eretor. A terceira fase é a *fase telógena* ou de repouso, quando as células da papila, agora bastante diminuída de volume, parecem emitir sinais capazes de aumentar a atividade mitótica das células-tronco, presentes na protuberância do folículo, fazendo surgir novo contingente de TAC, responsáveis pela expansão do bulbo e pelo estabelecimento de uma nova fase anágena (Figura 1.14). No couro cabeludo do ser humano existem, em média, 100 mil folículos pilosos, que crescem, em média, 0,3 mm por dia; as fases anágena, catágena e telógena duram, em média, respectivamente, 3 a 6 anos, 2 semanas e 3 meses, o que pode ocasionar uma queda de até 70 a 100 fios por dia. Na histologia, é possível encontrar 85 a 90% de pelos anágenos, em torno de 13% de telógenos e menos de 1% de catágenos. Além da função sensorial, da colaboração na homeostasia térmica, da proteção aos raios UV e dos aspectos estéticos, os folículos pilosos têm importância capital no processo de reparação tecidual, funcionando como reservatório de células-tronco epidérmicas, presentes na sua protuberância. Em relação aos *hormônios andrógenos*, os folículos podem ser *indiferentes* (supercílio, região occipital), *estimulados positivamente* (barba, axilas, púbis) ou *estimulados negativamente* (área frontoparietal do couro cabeludo).

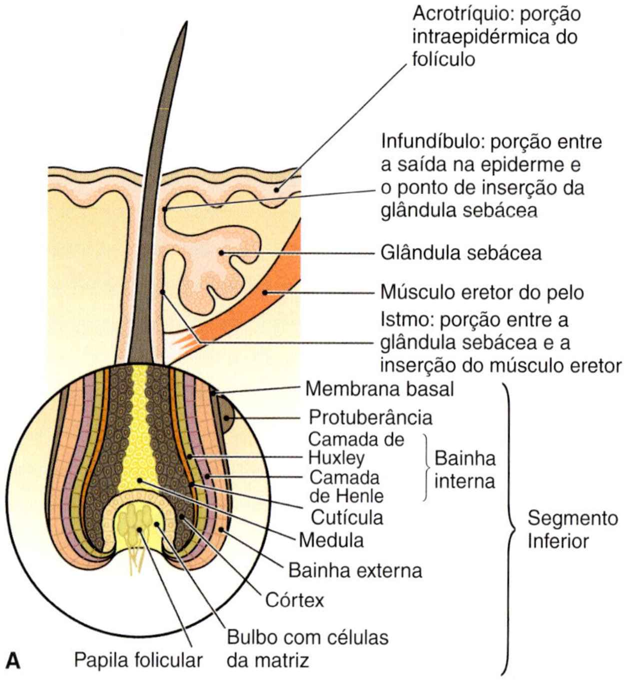

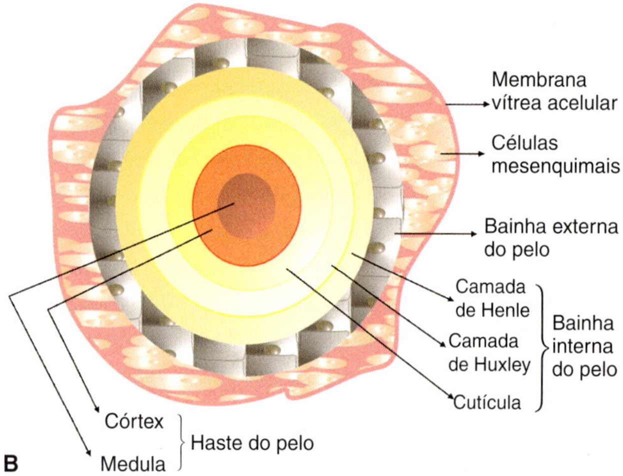

Figura 1.13 Folículo piloso. **A.** Corte longitudinal. **B.** Corte transversal.

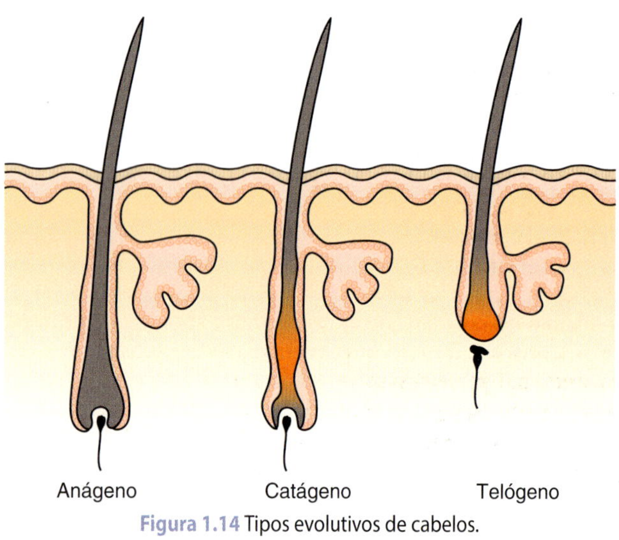

Figura 1.14 Tipos evolutivos de cabelos.

Glândula sebácea. Origina-se de uma modificação, ainda na fase embrionária, das células-fonte da protuberância do folículo piloso. Sua porção secretória é mais frequentemente polilobular, constituída, na área central, por células claras, cujo citoplasma é espumoso e rico em lipídios, enquanto a parte periférica é formada por células basais germinativas. Trata-se de uma *glândula holócrina*, na qual as células se rompem, liberando todo o seu conteúdo; deste, o componente lipídico é secretado, enquanto as outras estruturas celulares podem ser recicladas. O *sebo* é constituído principalmente por *esqualeno*, *colesterol*, *ésteres do colesterol*, *ésteres graxos* e *triglicerídios*; estes últimos, ao sofrerem ação enzimática das bactérias do folículo, dão origem aos *ácidos graxos livres*. O sebo colabora na formação do manto lipídico com atividade antimicrobiana, emulsificadora de substâncias e de barreira protetora. As glândulas sebáceas estão sob controle de hormônios andrógenos; sua atividade está presente ao nascimento, praticamente desaparece durante a infância, torna-se plena na puberdade e diminui gradativamente pelo resto da vida, paralelamente ao que ocorre com os níveis séricos do DHEA-S (andrógeno suprarrenal), que parece ser seu regulador. Eventualmente, as glândulas podem desembocar diretamente na superfície da pele ou apresentar-se em localizações atípicas, como na mucosa oral, onde são identificadas como pequenos pontos amarelados conhecidos pelo nome de *grânulos de Fordyce*.

Músculo eretor do pelo. O músculo eretor do pelo é um músculo liso que emerge da porção superior da derme, logo abaixo da epiderme, e se insere obliquamente no folículo piloso. Sua extremidade distal é composta por várias fibras musculares que se projetam em ramificações ao nível da derme papilar. Acredita-se que na zona de inserção do músculo eretor do pelo, chamada *bulge*, haja células-tronco epiteliais responsáveis pela regeneração dos folículos, desempenhando um papel crítico no ciclo de crescimento dos folículos pilosos (ver adiante, item *Células-tronco e pele*). Classicamente, acreditava-se que cada músculo eretor do pelo se relacionasse com um folículo piloso. No entanto, alguns estudos sugerem que, na verdade, a unidade muscular mantém relação com uma unidade folicular inteira, o que gera possíveis evidências quanto à participação do músculo eretor do pelo na secreção do sebo.

Glândula apócrina cutânea

Deriva do germe epitelial primário, assim como o folículo piloso e a glândula sebácea. Durante a vida embrionária, está, de modo incipiente, amplamente distribuída; entretanto, só se desenvolve nas regiões axilar, genital e periareolar. As glândulas mamárias e ceruminosas do conduto auditivo externo e as *glândulas de Moll* (pálpebras) são glândulas apócrinas modificadas. Na puberdade, sob a ação dos hormônios andrógenos, por ter, assim como a glândula sebácea, grande atividade da enzima 5α-redutase 1, responsável pela síntese de DHT, aumenta de volume e entra em atividade, sendo, portanto andrógeno-dependente. É composta por uma porção secretória, localizada entre a derme e o subcutâneo, constituída por uma camada simples de células cuboidais ou cilíndricas que diminuem de tamanho ao secretarem parte do seu citoplasma, que é eliminado em conjunto com a membrana plasmática, constituindo a característica *secreção por decapitação*. Esta é pouco abundante, constituída por grânulos PAS+ de tamanho e densidade variáveis (ao contrário da secreção écrina), de aspecto oleoso, inodoro, mas rica em material orgânico, que é decomposto sob a ação das bactérias da flora cutânea, originando o odor característico dessas regiões. Sua porção ductal é mais retificada e desemboca no folículo piloso logo acima do ducto da glândula sebácea, sendo constituído por uma dupla fileira de células cuboidais, envolvidas por células mioepiteliais. Responde a estímulo adrenérgico nervoso ou sérico. Na imuno-histoquímica são consideradas *marcadores apócrinas* as enzimas *fosfatase ácida*, *β-glucuronidase* e *esterase indoxil* e a *proteína da doença fibrocística mamária*.

Glândula sudorípara écrina

Origina-se, na vida embrionária, de brotamentos epidérmicos. Principal responsável pela termorregulação do corpo humano em decorrência da perda evaporativa de calor, está distribuída por toda a pele, com maior densidade nas regiões palmoplantares; são entre 2 e 4 milhões de glândulas e sua massa total equivale à de um rim. Sua porção secretória localiza-se na junção dermo-hipodérmica e é composta por *células claras* ou *secretórias*, dispostas na periferia sobre a membrana basal; *células escuras* ou *mucoides*, que recobrem a superfície dos túbulos secretórios; e *células mioepiteliais*, localizadas sobre a membrana basal e entre as células claras. O ducto tem uma porção dérmica e outra epidérmica (*acrossiríngio*); desemboca diretamente na superfície da pele; e é composto por uma camada externa de células basais e, internamente, pela camada de células cuticulares. Essas glândulas estão sob controle hipotalâmico por meio de terminações simpáticas de característica única, por utilizarem a acetilcolina, e não norepinefrina como neurotransmissor: a acetilcolina estimula a secreção do suor e a contração das células mioepiteliais, promovendo a sudorese, que atinge, em média, 100 mL/dia em uma pessoa bem aclimatizada; durante exercícios intensos ou em dias de extremo calor pode chegar a 1 a 2 L/h. O suor, que inicialmente é semelhante a um ultrafiltrado isotônico do plasma, composto por NaCl, K, HCO_3^-, lactato, ureia, amônia e traços de aminoácidos e proteínas, após a reabsorção de NaCl e HCO_3^- pelas células ductais, dá origem à secreção hipotônica que chega na superfície.

Glândula sudorípara apoécrina

Recentemente reconhecida, de localização axilar exclusivamente de adultos, compartilha características tanto de glândulas écrinas quanto apócrinas.

Unhas

As unhas são lâminas de citoqueratina que recobrem as últimas falanges, e originam-se na *matriz ungueal*. Além da matriz, devem ser considerados os seguintes componentes: *lúnula*, *eponíquio*, *lâmina ungueal*, *leito ungueal* e *hiponíquio*, bem representados na Figura 1.15. Crescem de maneira contínua, em média 0,5 a 1,2 mm por semana (Quadro 1.1; ver também Capítulo 61).

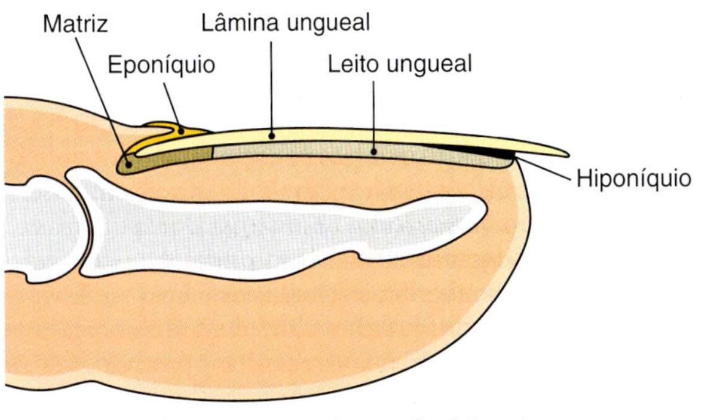

Figura 1.15 Corte longitudinal da unha.

Quadro 1.1 Velocidade de crescimento de pelos e unhas.

Pelos da cabeça	0,35 mm/dia
Pelos da face	2,1 a 3,5 mm/semana
Sobrancelhas	0,16 mm/dia
Pelos axilares	0,3 mm/dia
Pelos dos braços	1,5 mm/semana
Pelos das coxas	0,2 mm/dia
Unha dos quirodáctilos	0,086 mm/dia
Unha do polegar	0,095 mm/dia
Unha dos pododáctilos	0,004 mm/dia
Unha do hálux	0,006 mm/dia

Citoqueratinas

José Wilson Accioly Filho

As *citoqueratinas* (CK), as maiores proteínas estruturais das células epiteliais, incluindo queratinócitos, exibem também a maior heterogeneidade dentre todas as proteínas de filamentos intermediários. Elas formam uma família complexa de, pelo menos, 30 polipeptídios divididos quase igualmente entre duas subfamílias de genes-filamentos do *tipo I* (*citoqueratinas ácidas*) e do *tipo II* (*citoqueratinas básicas*). Esses polipeptídios distinguem-se uns dos outros pelos pontos isoelétricos e pelo peso molecular, sendo classificados numericamente. Assim como outros filamentos intermediários, as CK geralmente são conservadas durante transformação neoplásica quando todos os outros critérios de identificação da célula já foram perdidos, de modo que, em tumores pobremente diferenciados, sua presença pode ajudar no reconhecimento da origem epitelial da malignidade. Uma íntima relação pode ser estabelecida entre a categoria histológica de um epitélio e seu padrão de CK. As CK primárias 8 e 18, por exemplo, caracterizam epitélio simples, e as CK 5 e 14, epitélio estratificado. Isso facilita uma classificação mais apurada dos tumores epiteliais indiferenciados em adenocarcinoma (derivado de epitélio simples) ou carcinoma espinocelular (derivado de epitélio estratificado). É típica a presença aumentada da CK 20 no carcinoma das células de Merkel.

No epitélio escamoso estratificado, as CK são sempre expressas formando pares (um do tipo I com outro do tipo II): um par maior (CK 5 e 14) e quatro pares secundários, dos quais o par CK 1 e 10 na epiderme é um marcador de diferenciação visto somente nos queratinócitos suprabasais. Em epitélio simples, o par CK 8 e 18 é universal e, em epitélios glandulares mistos ou "complexos" (p. ex., glândulas écrinas), as células basais expressam o par CK 5 e 14, com as células luminais expressando citoqueratinas de epitélio simples. Já o par CK 6 e 16 não costuma ser expresso na epiderme, porém pode fazê-lo transitoriamente em um padrão suprabasal em uma pele caracterizada por regeneração e/ou hiperproliferação (borda livre de úlceras e cicatrizes, ceratose solar, verruga vulgar, dentre outros).

Com o advento dos anticorpos monoclonais, é possível localizar as CK *in situ* no epitélio normal e alterado por processos como os neoplásicos e distúrbios de queratinização. Anticorpos monoclonais monoespecíficos (para cada CK individual) têm-nos possibilitado efetuar estudos de histogênese de numerosas neoplasias. Merecem destaque especial os tumores de anexos cutâneos (de origem folicular e glandular) que assim têm sido mais bem caracterizados nos últimos anos. Na patologia tumoral, anticorpos anticitoqueratinas de grupo, poliespecíficos, têm sido empregados como auxílio diagnóstico de neoplasias malignas indiferenciadas (p. ex., tumores indiferenciados de células fusiformes). Em dermatologia, têm despertado grande interesse as alterações no padrão de qualidade das CK na epidermólise bolhosa simples e na hiperceratose epidermolítica. Tais afecções parecem ser decorrentes, pelo menos em parte, de alterações das propriedades dos pares CK 5 e 14 e CK 1 e 10, respectivamente.

Derme

A *derme* é uma camada de tecido conjuntivo composta por um sistema integrado de estruturas fibrosas, filamentosas e amorfas, na qual são acomodados vasos, nervos e anexos epidérmicos. *Fibroblastos, histiócitos, células dendríticas* e *mastócitos* são suas células residentes, enquanto linfócitos, plasmócitos e outros elementos celulares do sangue são encontrados em número variável e de forma transitória. Sua interação com a epiderme é fundamental para a manutenção dos dois tecidos; ambos colaboram na formação da junção dermoepidérmica e dos anexos epidérmicos, assim como no processo de reparação da pele. A derme pode ser dividida em três partes distintas:

- superficial ou papilar: com grande celularidade e onde predominam finos feixes fibrilares de colágeno dispostos mais verticalmente
- profunda ou reticular: constituída por feixes mais grossos de colágeno, ondulados e dispostos horizontalmente
- adventicial: disposta em torno dos anexos e vasos e constituída de feixes finos de colágeno, como na derme papilar (Figura 1.16).

Os diferentes tecidos conjuntivos são os principais responsáveis pelo estabelecimento e pela manutenção da forma do corpo. Essa função mecânica é determinada pela matriz extracelular (MEC), que conecta as células e os órgãos entre si. Diferentemente dos demais tecidos em que as células são o principal componente, nos tecidos conjuntivos a MEC assume esse papel.

A MEC é constituída por proteínas fibrosas (colágeno e elastina) e pela substância fundamental, que, em conjunto com algumas poucas células (moléculas de adesão), constituem a derme; a diferir dos demais tecidos conjuntivos, temos a proporção da concentração dessas moléculas.

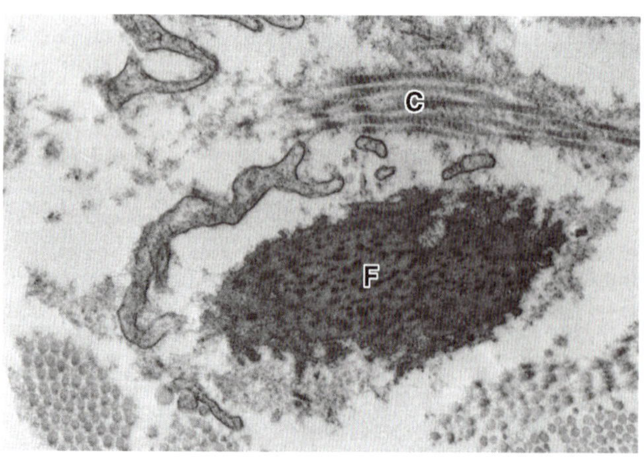

Figura 1.16 Pele, derme. C = fibras colágenas; F = fibra elástica. ME, 28.500 ×. (Cortesia da Dra. Mirian N. Sotto.)

Colágeno

É a proteína mais abundante do organismo, sendo distribuída amplamente pelos tecidos conjuntivos; corresponde a aproximadamente 75% do peso seco da derme e provê resistência e elasticidade ao tecido; cora-se bem pela eosina; e suas fibras variam em diâmetro entre 2 e 15 nm e apresentam-se em rede ondulada fina, na derme papilar, ou espessa, na derme reticular. Os diversos tipos de colágeno têm em comum o fato de serem compostos por *três cadeias polipeptídicas* (cadeias alfa), com uma sequência fixa de glicina a cada 3ª posição, intercaladas por dois outros aminoácidos, que, muito frequentemente, são a prolina e a hidroxiprolina; essa composição faz as três cadeias se entrelaçarem de modo helicoidal, à semelhança de uma corda, aumentando a resistência da molécula à tração. O colágeno é secretado para o espaço extracelular como pró-colágeno, que sofre a ação de enzimas (proteases), levando à formação de fibrilas, que se organizam para constituir, muitas vezes, fibras e, por vezes, feixes. A unidade básica das fibrilas é o tropocolágeno, que sofre polimerização; cada unidade tem 280 nm de comprimento. No ser humano são descritos 28 tipos de colágeno, designados de I a XXVIII, no entanto, na derme apenas 11. O *colágeno tipo I* responde por 80% do colágeno dérmico do adulto, enquanto o *tipo III*, que predomina na vida embrionária, representa 10% do colágeno da vida adulta. O *tipo IV* compõe as membranas basais, inclusive a lâmina densa da junção dermoepidérmica; forma uma rede, e não fibrilas. Os *tipos V* e *VI* são ubíquos, estando presentes na derme em quantidade relativamente pequena. O *tipo VII* é o principal componente das fibrilas de ancoragem da junção dermoepidérmica, tendo sido identificado como o *antígeno da epidermólise bolhosa adquirida* e do *lúpus eritematoso bolhoso*. O *tipo XVII* localiza-se na porção extracelular dos hemidesmossomos e corresponde ao *antígeno penfigoide 2* de 180 kDa.

A homeostase do tecido colágeno em situações fisiológicas e de reparação depende do equilíbrio dinâmico da síntese e degradação do colágeno. As enzimas responsáveis por tal controle são denominadas *metaloproteinases*, por conterem um metal. Elas são sintetizadas na forma inativa, como proenzimas, e dependem de um cátion, em geral zinco (Zn), para adquirir atividade proteolítica. Suas ações são controladas pelos "inibidores teciduais de metaloproteinases" (TIMPs, *tecidual inhibitors MMP* – existem quatro, sendo a 1 com maior atividade). As MMP têm importante papel na remodelação do tecido conjuntivo (*turnover* e crescimento), assim como na patogenia de várias doenças. As enzimas envolvidas nesse processo degradam os componentes da matriz extracelular e ativam fatores de crescimento, contribuindo para eventos fisiológicos de remodelação tecidual como ocorre nos processos de cicatrização, angiogênese, gravidez e instalação de metástases (Capítulo 3). Há 26 MMPs descritas, até o momento em que diferem, muitas vezes, quanto à especificidade do substrato. Podem ser divididas em cinco subclasses: colagenases específicas, estromelisinas, estromelisinas-símiles (matrilisinas), gelatinase e tipo membranar.

Fibras elásticas

As *fibras elásticas* não se coram pelas técnicas rotineiras, mas são reveladas pela *orceína* ou *resorcina-fucsina*, entre outras. Estão presentes em quase todos os órgãos em proporções variáveis. Na pele, essas fibras formam uma rede que se estende da junção dermoepidérmica ao tecido conjuntivo da hipoderme, estando presentes também na parede dos vasos e em torno do folículo piloso; correspondem apenas a 1 a 2% do peso seco da derme e entremeiam-se com as fibras colágenas. O sistema elástico é composto por três tipos de fibra: as finas *fibras oxitalânicas eulanínicas* e as *fibras elásticas maduras*, que são mais espessas. As *fibras oxitalânicas* são encontradas na derme papilar, dispostas verticalmente a partir da junção dermoepidérmica, e estão conectadas a uma rede horizontal de fibras eulanínicas na interface entre derme papilar e reticular; essas fibras relacionam-se com a rede de fibras elásticas maduras, também disposta horizontalmente, que atravessa toda a derme reticular. Os três tipos de fibra formam uma trama com funções de ancoragem e de oposição às forças de distensão e compressão. Embora sejam sintetizadas por diversos tipos de célula, inclusive queratinócitos, na pele a principal fonte de fibras elásticas é o *fibroblasto*, sendo sua renovação muito lenta. Pela microscopia eletrônica, verifica-se que as fibras elásticas maduras são constituídas de microfibrilas com 10 a 12 nm de diâmetro que se dispõem perifericamente e de uma substância proteica amorfa central que é o principal componente, denominada *elastina*. As fibras oxitalânicas são formadas por microfibrilas e não contêm elastina, enquanto as eulanínicas contêm pouca quantidade. A *elastina* é extremamente insolúvel graças às ligações covalentes complexas dependentes de cobre, denominadas *desmosinas*; especula-se que, durante a distensão da fibra, os grupos hidrofóbicos da elastina sejam expostos ao meio aquoso, e que a energia para a contração da fibra seja derivada do retorno desses grupos à sua situação não polar. Tem sido observada atividade de elastase nas bolhas da dermatite herpetiforme e do penfigoide bolhoso, possivelmente responsável pela dissolução das fibras elásticas e de outras estruturas da junção dermoepidérmica. As microfibrilas são constituídas por fibrilinas e têm como função aderir as fibras elásticas às estruturas adjacentes. As duas fibrilinas existentes são sintetizadas por diferentes genes. Mutações no cromossomo 15 (fibrilina 1, predominante) causam a síndrome de Marfan, e no cromossomo 5 (fibrilina 2), a aracnodactilia contratural congênita.

Substância fundamental | Proteoglicanos, glicosaminoglicanos e moléculas de adesão

A substância fundamental (mucopolissacarídios) é constituída por *proteoglicanos*. A sua capacidade de inter-relação a múltiplos componentes do meio extracelular promove a aderência necessária entre diversas estruturas (células, fibras, fatores de crescimento, integrinas, água etc.), desempenhando papel fundamental na organização e na viabilidade dos tecidos. Embora correspondam apenas a 0,2% do peso seco da derme, são capazes de ligar até mil vezes o seu volume em água, influenciando o conteúdo de água da derme, a sua compressibilidade e o seu volume. Os *proteoglicanos* caracterizam-se por terem em sua composição um eixo proteico ao qual uma ou mais diferentes cadeias de carboidratos, os *glicosaminoglicanos*, se ligam. Os principais glicosaminoglicanos são *ácido hialurônico*, *sulfato de heparana*, *sulfato de condroitina*, *sulfato de queratano* e *sulfato de dermatan* (condroitina sulfato B). O ácido hialurônico é o único capaz de se apresentar sem estar associado ao eixo proteico; é o mais simples deles e nunca é sulfatado; predomina na pele fetal e nos processos de reparação quando é necessário facilitar a migração celular; cora-se pelo *alcian blue* e apresenta metacromasia quando submetido ao azul de toluidina em pH 3,0; os outros glicosaminoglicanos são sulfatados em maior ou menor proporção e têm as mesmas propriedades tintoriais que o ácido hialurônico em pH 3,0 ou 0,5.

As glicoproteínas multiadesivas fazem parte do tecido colágeno e são compostas predominantemente de proteínas ligados a cadeias de glicídios dos mucopolissacarídios. Por serem extremamente ramificadas, é possível o exercício dessa função. Há várias glicoproteínas, sendo a fibronectina a mais abundante. A laminina é outra molécula que participa da adesão das células da camada basal com a lâmina basal. As integrinas são outro exemplo.

As *metaloproteinases da matriz extracelular* (colagenases, gelatinases, estromelisinas, matrilisina, metaloelastase e metaloproteinase da matriz da membrana) são as enzimas responsáveis pela degradação das macromoléculas da matriz extracelular. Elas são sintetizadas e secretadas sob a forma proativada por diversos tipos de células, de especial interesse o fibroblasto; são cálcio-dependentes e sua produção está sob controle de *fatores estimuladores* (IL-1, EGF, PDGF, TNF-α, RUV) e *inibidores* (corticosteroide, TGF-β e ácido retinoico).

Células da derme

As células da derme são representadas por *células mesenquimais primitivas*, *fibroblastos*, *macrófagos/histiócitos* e *mastócitos*.

Células mesenquimais

As *células mesenquimais primitivas* são as únicas existentes ao início da vida fetal, diferenciando-se em outras células posteriormente. Em certas condições patológicas, essas células, de morfologia dendrítica, são ativadas, dando origem às células das linhagens: *histiocítica*, *linfocítica* e *granulocítica*.

Fibroblastos

Os *fibroblastos* são células fusiformes e estreladas, com núcleo volumoso e citoplasma claro, com retículo endoplasmático nítido e granular; têm grande ação enzimática, sendo os principais responsáveis pela síntese e degradação das proteínas do tecido conjuntivo e de vários fatores solúveis que funcionam como mensageiros para a epiderme, os vasos e outras células. Formam uma grande família de células que, embora provenientes da mesma célula-tronco mesenquimal, diferenciam-se em tipos especializados, por suas diferentes funções. Fibroblastos respondem a vários mediadores imunológicos, incluindo IL-1 α e β, que estimulam a síntese de KGF, IL-1 α e β e IL-8.

Células do sistema reticuloendotelial

Os *histiócitos/macrófagos* e *dendrócitos dérmicos* são os representantes dérmicos do *sistema reticuloendotelial*, derivados de células precursoras da medula óssea. Os *histiócitos/macrófagos* têm capacidade de fagocitar; apresentar antígeno microbicida e tumoricida; secretar moléculas imunomoduladoras, citocinas e fatores de crescimento; além de dispor de propriedades hematopoiéticas. Morfologicamente semelhantes ao fibroblasto, são diferenciados por apresentarem, na sua superfície, os antígenos CD11c, CD6 e KiM8. Em algumas condições patológicas, originam as células epitelioides e gigantes dos granulomas. Os *dendrócitos dérmicos* são macrófagos apresentadores de antígeno, localizados em maior número nas porções superiores da derme, principalmente ao redor dos vasos.

Mastócitos

Os *mastócitos* podem ser identificados por seu núcleo arredondado e pelos abundantes grânulos escuros do seu citoplasma, que, corados pelo Giemsa e outros métodos, apresentam metacromasia, isto é, cor diferente do padrão original da coloração; essa capacidade está atrelada à presença de *mucopolissacarídios ácidos* (Figura 1.17). Os grânulos são de dois tipos: *secretórios* e *lisossomais*; os primeiros contêm heparina, histamina, triptase, quimase, carboxipeptidase, fator quimiotático para neutrófilos

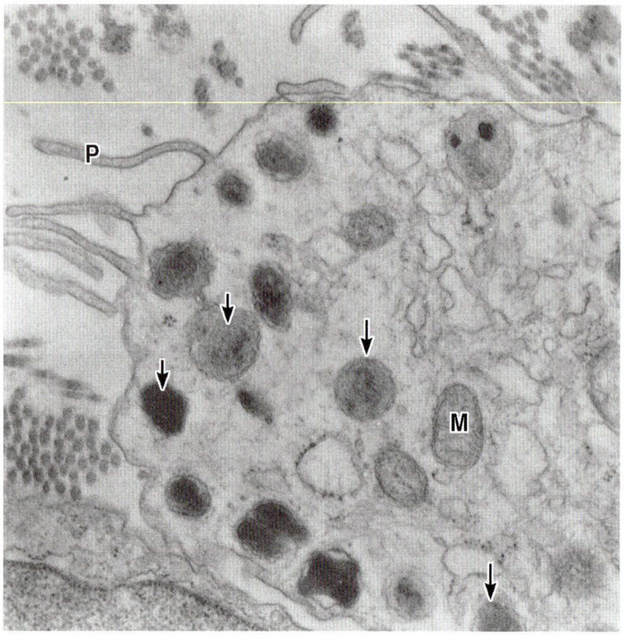

Figura 1.17 Pele – mastócito. P = processos citoplasmáticos; M = mitocôndrias; *setas* = grânulos citoplasmáticos envoltos por membrana única, alguns com estrutura interna lamelar e outros com material elétron-denso. ME, 45.000 ×. (Cortesia da Dra. Mirian N. Sotto.)

e fator quimiotático para eosinófilo, enquanto os demais contêm hidrolases ácidas que digerem no meio intracelular glicosaminoglicanos, proteoglicanos e complexos glicolipídicos. Os mastócitos também são capazes de secretar alguns fatores de crescimento, citocinas, leucotrienos e fator ativador de plaqueta. Com esse painel tão eclético de produtos, os mastócitos desempenham importante papel na reparação do tecido, reação de hipersensibilidade do tipo I, defesa contra parasitas, quimiotaxia, na ativação e proliferação de eosinófilos, promoção da fagocitose, permeabilidade vascular, ação antitumoral (TNF-α) e angiogênese. Originam-se das células-tronco $CD34^+$ da medula óssea e diferenciam-se em mastócito quando, no tecido, sofrem ação de fatores produzidos por outras células, como a IL-3. O mastócito é encontrado em maior quantidade na derme papilar, em torno dos anexos e nos vasos e nervos do plexo subpapilar. Em condições patológicas, é possível encontrar na derme células da série mieloblástica (mielócitos, neutrófilos, eosinófilos) e da linforreticular (linfócitos T e B).

Vascularização

A rica *vascularização sanguínea* da pele supera o necessário ao seu suprimento metabólico, fato justificado pelo papel que desempenha na regulação da temperatura e da pressão arterial, na cicatrização e nos fenômenos imunológicos. Os vasos sanguíneos da derme (arteríolas, capilares arteriais e venosos e vênulas) estão distribuídos em duas redes horizontais ligadas por vasos comunicantes; os vasos perfurantes dos músculos subjacentes dão origem ao *plexo inferior*, no limite com a hipoderme, e deste derivam vasos que ascendem até o plexo superior e outros que suprem os anexos; o *plexo superior ou subpapilar*, entre a derme papilar e a reticular, dá origem aos capilares das papilas dérmicas. Cabe destacar, na derme, certos *corpos vasculomusculares* que unem, facultativamente, arteríolas a vênulas diretamente; os *glomos*, que se localizam na derme reticular, sobretudo nos dígitos, são ricos em células musculares e têm por finalidade manter a termorregulação e a homeostasia.

A *rede linfática*, exclusivamente coletora, inicia-se nos capilares linfáticos com fundo cego, presentes na derme papilar, que drenam para o plexo subpapilar; estes confluem para vasos coletores verticais que atravessam a derme reticular e desembocam no *plexo linfático profundo*, no limite entre derme e hipoderme. A rede linfática é responsável pela reabsorção intersticial do fluido extracelular, de células e moléculas maiores (proteínas, lipídios etc.). O fluxo da linfa depende de fatores extrínsecos, como pulsação arterial, gravidade e contração da musculatura estriada.

Inervação

A pele é ricamente inervada, contando com milhões de terminações nervosas sensoriais livres que possibilitam a identificação de diferentes estímulos do ambiente, além de fibras simpáticas autônomas responsáveis pela inervação das glândulas sudoríparas, dos músculos lisos dos vasos sanguíneos e do músculo eretor do pelo. A distribuição dos nervos segue a dos vasos sanguíneos, com um *plexo profundo* e outro *superficial*; todos provêm da medula espinhal e são mistos, formados por fibras sensoriais que procedem das raízes dorsais e por fibras simpáticas provenientes dos gânglios simpáticos. Os nervos sensitivos são mielínicos e terminam em delicadas arborizações na papila dérmica ou em torno dos anexos e, às vezes, em conexão direta com a célula de Merkel, menos frequentemente nos corpúsculos nervosos. Os nervos autônomos simpáticos são amielínicos e colinérgicos ao inervarem as glândulas sudoríparas écrinas, mas adrenérgicos e colinérgicos quando inervam o músculo eretor do pelo. As sensações táteis, dolorosas e térmicas ocorrem principalmente ao nível das terminações livres. A *sensibilidade tátil* tem distribuição ponteada e apresenta diferenças regionais, sendo mais sensíveis o nariz, os lábios e as extremidades digitais, e menos sensíveis o tronco e as regiões plantares; é um sentido de adaptação rápida, ou seja, os estímulos repetidos tornam-se ineficazes, como ocorre com o vestuário, cuja percepção deixa de ser identificada. A *sensibilidade térmica* é também ponteada, com pontos para o frio e para o calor, que, porém, não são específicos; também se adapta facilmente aos estímulos. A *sensibilidade dolorosa* é representada pelas sensações de queimadura e de frio; na primeira, a sensação transmite-se por delicadas fibras amedulares, enquanto, na segunda, a sensação é transmitida por fibras sensitivas medulares. A *dor reflexa* é aquela que

A pele humana em números	
Superfície	1,8 m^2
Espessura	Até 9 mm
Peso	9 a 10 kg
Nº de células	110 bilhões
Nº de glândulas sudoríparas	2 a 2,5 milhões (cerca de 120/cm^2)
Nº de glândulas sebáceas	250.000 (cerca de 15/cm^2)
Nº de corpúsculos de Ruffini (r. de calor)	10.000 a 40.000
Nº de bulbos terminais de Krause (r. de frio)	100.000 a 240.000
Nº de corpúsculos de Vater-Paccini (r. de pressão)	40.000 a 50.000
Nº de corpúsculos de Meissner (r. de tato)	350.000
Nº de terminações de Merkel (r. de tato)	60.000
Nº de terminações nervosas livres	3 a 4 milhões

Nº = número; r. = receptores.

procede dos órgãos internos, transmite-se à medula e é percebida no córtex cerebral como se fosse originária na pele do mesmo metâmero.

Os *corpúsculos nervosos* são estruturas sensoriais organizadas: *corpúsculos de Vater-Paccini*, constituídos por lamínulas dispostas concentricamente em torno de um nervo mielínico ramificado, medindo aproximadamente 0,5 mm, sendo órgãos táteis (pressão e vibração de alta frequência) localizados na hipoderme das regiões palmoplantares; *corpúsculos de Meissner*, estruturas neuroconectivas formadas por uma cápsula conectiva e células nervosas em conexão com algumas fibras mielínicas, são espiralados e cônicos, dispostos ao longo das papilas dérmicas, sobretudo nas pontas dos dedos, detectando sensações táteis e vibração de baixa frequência; *corpúsculos de Krause*, representados apenas por espirais de fibras nervosas destinadas à percepção da sensibilidade ao frio, localizados nas áreas transicionais da pele com mucosas (lábios, clitóris, glande); *corpúsculos de Ruffini*, particularmente numerosos na superfície plantar, consistem em uma grande fibra que se ramifica difusamente, entremeando-se com colágeno; e estão relacionados com o calor, pressão e posicionamento articular.

O *prurido*, que é o principal sintoma dermatológico, é percebido por cerca de 5% das fibras nervosas não mielinizadas, denominadas *C* e delicadas fibras mielinizadas Aδ. Ramificações destas penetram entre os queratinócitos e atuam como terminações nervosas livres específicas que se coram para neuropeptídios. Além disso, os queratinócitos expressam vários mediadores neurais e receptores como proteases, fator de crescimento neural, substância P, opioides e seus respectivos receptores que são responsáveis pelo envio a determinadas regiões do córtex do estímulo que leva à sensação do prurido.

Os nervos sensitivos também desempenham funções eferentes por meio da secreção de neuropeptídios que atuam sobre outras células da pele; dentre estes, destacam-se o peptídio relacionado com o gene da calcitonina, a somatostatina, a substância P, a neurocinina A, o peptídio intestinal vasoativo (VIP) e o MSH gama.

Hipoderme

O panículo adiposo é constituído por *lóbulos de adipócitos* delimitados por *septos de colágeno* com vasos sanguíneos, linfáticos e nervos. Os *adipócitos*, ou células adiposas, que se originam da célula mesenquimal são arredondados e grandes, contendo em seu citoplasma uma grande quantidade de lipídios; nas colorações usuais que levam xilol, as células apresentam-se com grandes vacúolos (o xilol dissolve a gordura), com núcleo pequeno e rechaçado para a periferia, sob a forma de uma sela. Os lipídios são fundamentalmente *triglicerídios*; também fazem parte dessa gordura um pigmento – o *lipocrômio* –, colesterol, vitaminas e água. O panículo adiposo, além de ser fonte de calorias, protege o organismo de traumas e de variações de temperatura (é um isolante térmico), modela o corpo e permite a mobilidade da pele em relação às estruturas subjacentes.

Embriologia

A pele origina-se dos folhetos *ectodérmico* e *mesodérmico*. Do *ectoderma* derivam as estruturas *epiteliais* (epiderme, glândulas, pelos e unhas) e *neurais* (melanócitos e nervos), enquanto do *mesoderma* derivam a *derme* e a *hipoderme*. Para maior precisão, os melanócitos derivam da crista neural, que é ectodérmica, fato de interesse para a patologia.

Existe uma intensa e permanente comunicação entre os diversos componentes da pele, de tal modo que um sinaliza e interfere na diferenciação dos outros, recebendo deles respostas que interferem no seu próprio desenvolvimento.

No embrião de 5 a 6 semanas, a epiderme está representada apenas por uma única camada de células justapostas. Mais tarde, a multiplicação dessas células leva à formação de duas camadas, a basal e a periderme; esta última é constituída por apenas uma fileira de células que, embora detenham várias características dos queratinócitos, nunca se queratinizam e apresentam microvilosidades em sua superfície, aparentemente para aumentar a superfície de troca com o líquido amniótico; ao fim de 6 meses, a periderme se desprende da epiderme propriamente dita. A proliferação celular leva ao aumento do número das fileiras de células de Malpighi, e, em torno do 6º mês, instala-se o processo de queratinização. Independentemente dessa evolução queratinocítica, a partir da camada basal originam-se, em determinados pontos, respondendo a estímulos de células mesenquimais, brotos ou germes epiteliais primários, isto é, amontoados de células que começam a invadir o mesênquima; esses brotos dão origem aos folículos pilosos (3º e 4º meses), às glândulas sebáceas e apócrinas (4º mês) e às glândulas écrinas (3º mês). As unhas e os dentes surgem no 3º mês. Os melanócitos, que se originam de melanoblastos (não formam melanina) provenientes da crista neural, alcançam a epiderme entre o 1º e o 2º mês, assim como as células de Langerhans. Os mastócitos surgem entre o 3º e o 4º mês.

A derme e a hipoderme diferenciam-se a partir do mesoderma, inicialmente representadas por um tecido afibrilar e amorfo, a substância fundamental, nesse momento constituído quase exclusivamente por ácido hialurônico e por células mesenquimais primitivas de morfologia dendrítica. No 3º mês de vida surgem as primeiras fibras argentafins; são as fibras reticulares ou colágeno II, que podem proliferar no adulto em determinadas condições patológicas em função da hiperatividade dos fibroblastos (sarcoidose, dermatofibromas, sarcomas, linfomas etc.); com o passar do tempo, a argirofilia tende a desaparecer e surgem os feixes de fibras colágenas. Ao mesmo tempo, as células mesenquimais assumem o aspecto fusiforme dos fibroblastos, que presidem todas as alterações histoquímicas. Só mais tarde, em torno da 22ª semana, aparecem as fibras que se impregnam pela orceína – as elásticas. No 5º mês, começa a formar-se a hipoderme, em decorrência do acúmulo cada vez maior de lipídios no interior de células, que passam, então, a ter uma morfologia arredondada, com o núcleo rebatido para a periferia – os adipócitos.

Os vasos surgem no mesênquima em torno do 3º mês de vida, e, inicialmente, são do tipo capilar; mais tarde, diferenciam-se em artérias e veias.

As estruturas nervosas começam a aparecer em torno da 5ª semana e têm diversas origens: as células de Schwann originam-se da crista neural, enquanto os axônios provêm da medula e dos gânglios posteriores. Aos 4 meses, já estão esboçados os nervos, que, inicialmente, são amielínicos; só mais tarde surge a mielina.

Células-tronco e pele

Carlos Barcaui

As *células-tronco* são um tipo especial de células encontradas no embrião, no feto e no adulto, capazes de se autorrenovar perpetuamente (enquanto durar a vida do organismo) e, sob determinadas circunstâncias ou estímulos, de se diferenciar nos diversos tipos de células especializadas dos tecidos.

Diferentemente das células-tronco encontradas no adulto, estudadas desde a década de 1960, as *células-tronco embrionárias* encontradas na massa celular interna do blastocisto (40 a 50 dias pós-fecundação – pré-implantação) foram isoladas e cultivadas pela primeira vez em 1998. Elas são *pluripotentes*, ou seja, capazes de dar origem aos mais de 200 tipos de células especializadas do organismo, oriundas dos três germes embrionários (endoderma, mesoderma e ectoderma).

As *células-tronco adultas* são células raras, altamente indiferenciadas, encontradas em tecidos diferenciados (especializados). São responsáveis pela manutenção da homeostase de qualquer tecido com poder de autorrenovação. Já foram isoladas em diferentes tecidos originários dos três folhetos embrionários, como medula óssea, sangue periférico, córnea, retina, cérebro, músculo esquelético, polpa dentária, fígado, epitélio do trato gastrintestinal, pâncreas e pele. Até o momento, não existem evidências de que as células-tronco adultas sejam pluripotentes; no entanto, são capazes de dar origem a todos os elementos de um determinado tecido e, por isso, são chamadas *multipotentes*. Elas apresentam ciclo celular longo e lento, provavelmente para conservar seu potencial proliferativo e minimizar as chances de erros de DNA passíveis de ocorrer durante a replicação. Podem ser estimuladas a proliferar em resposta à cicatrização e a fatores de crescimento e, frequentemente, estão localizadas em áreas bem protegidas, bem vascularizadas e inervadas.

Sob determinadas circunstâncias induzidas laboratorialmente, as células-tronco adultas de um determinado tecido podem dar origem a linhagens celulares de outros tecidos, o que já foi demonstrado em células-tronco da medula óssea que se diferenciaram em células neuronais e em células-tronco da córnea que se diferenciaram em queratinócitos. A essa capacidade das células-tronco de se "reprogramar geneticamente" de acordo com o ambiente em que se encontram, para dar origem a tipos celulares especializados de outro tecido, dá-se o nome de *plasticidade*, *transdiferenciação* ou *diferenciação não ortodoxa*.

Cinética tecidual

Por ter um ciclo celular lento, a divisão das células-tronco é um evento relativamente raro e muito bem regulado. Em média, uma das duas células-filhas derivadas de sua divisão deixa o nicho no qual está situada sua progenitora e se transforma em uma célula amplificadora, com potencial proliferativo limitado, fadada à diferenciação terminal. As outras células-filhas permanecem indiferenciadas, mantendo, assim, a fonte para renovação celular do tecido. A multiplicação mitótica das células derivadas da célula-mãe, situadas nos estágios intermediários de maturação, é suficiente para manter o equilíbrio da cinética tecidual normal (crescimento × diferenciação × morte celular), o que justifica o pequeno número de células-tronco encontrado, por exemplo, na medula óssea.

As células oriundas das células-tronco, ao deixarem o nicho onde se encontram, tornam-se células amplificadoras transitórias (TAC – *transit amplifying cells*). As TAC apresentam potencial proliferativo limitado e, quando esse potencial esgota-se, elas se tornam pós-mitóticas. Existe uma hierarquia entre as TAC, variando da célula jovem, capaz de várias divisões, até as células mais maduras, com pouca capacidade de divisão. Pela dificuldade em se estabelecer um marcador específico para células-tronco, vários pesquisadores lançaram mão da cinética celular para distinguir as células de ciclo lento (tronco) das TAC, que se proliferam mais frequentemente. Essa marcação geralmente é feita com radioisótopos, como a timidina tritiada (3HT) ou a bromodeoxiuridina (BrdU), de modo que as células com ciclo lento retêm a marcação por um período maior (4 a 8 semanas).

Células-tronco da pele

Atualmente, existem evidências de populações residentes distintas de células-tronco adultas da epiderme interfolicular, glândula sebácea, folículo piloso, mesenquimais e melanócito.

Na epiderme interfolicular, sua localização está relacionada com a arquitetura da epiderme, na qual colunas de células hexagonais situam-se justapostas às células basais das quais elas se originam – unidade proliferativa epidérmica (Figura 1.18). O início da diferenciação terminal dessas células está relacionado com a migração para cima a partir da camada basal e é caracterizado pela diminuição da expressão de receptores de integrinas pela matriz extracelular. As células-tronco da camada basal expressam níveis mais altos de integrina do que as outras células basais. A renovação completa da epiderme leva 40 a 56 dias.

Diferentemente da epiderme interfolicular, que permanece em constante estado de autorrenovação, o folículo piloso apresenta um comportamento cíclico. Períodos de alta atividade mitótica e de diferenciação celular (fase anágena) são interrompidos por uma fase de remodelação (catágena), seguidos por um período de quiescência (fase telógena), para, em seguida, iniciar novamente seu crescimento.

Um grupamento de células epiteliais relativamente indiferenciadas, denominadas *células matriciais*, situadas na base do bulbo folicular, foi considerado, durante muito tempo, como sendo as células-tronco foliculares. A natureza pluripotencial dessa população celular foi atribuída à sua capacidade de originar linhagens celulares distintas (medula, córtex, cutículas, camadas de Huxley e Henle), de acordo com sua diferenciação durante a fase anágena. O papel das células matriciais como células-tronco foliculares começou a ser questionado quando foi demonstrado que o bulbo pode ser gerado a partir das células da *bainha radicular externa* (BRE) folicular, após as células matriciais terem sido totalmente destruídas por raios X ou excisão cirúrgica.

A pesquisa da cinética celular com radioisótopos aplicada ao folículo pilossebáceo levou, em 1990, à descoberta de que as células retentoras de marcação estão restritas à BRE ao nível da inserção do músculo eretor do pelo em uma região denominada

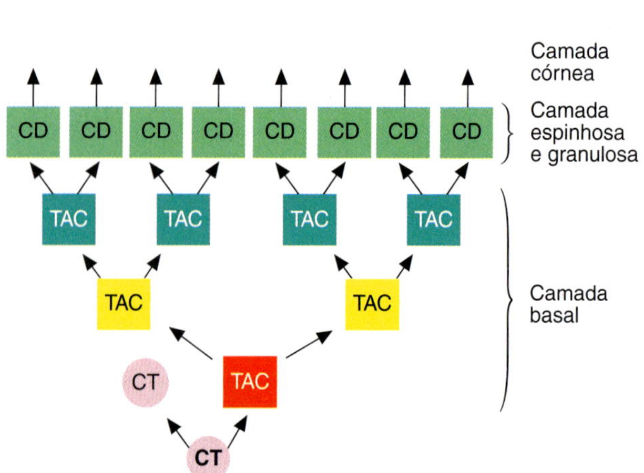

Figura 1.18 Unidade proliferativa epidérmica. CT = célula-tronco; TAC = célula amplificadora transitória (progenitora); CD = célula diferenciada.

protuberância ou *bojo folicular*. As células indiferenciadas da protuberância folicular apresentam atributos importantes que as caracterizam como células-tronco:

- as células das porções superiores do folículo pilossebáceo, incluindo a protuberância, apresentam maior capacidade de crescimento *in vitro* quando comparadas a células de outras porções do folículo pilossebáceo e da epiderme
- as células, normalmente quiescentes da protuberância, atravessam um período transitório de proliferação celular durante o início da fase anágena ou após serem estimuladas (p. ex., por arrancamento da haste pilosa, pela ação de ácido retinoico e forbol éster), dando origem às TAC, de ciclo celular rápido
- as células da protuberância são relativamente indiferenciadas
- a aplicação tópica de um agente iniciador tumoral na pele de murinos, durante o início da fase anágena (quando as células da protuberância folicular estão se dividindo), produz um número maior de tumores do que a mesma aplicação durante a fase telógena (quando as células da protuberância folicular estão quiescentes).

Partindo-se do princípio de que as células-tronco estão envolvidas na formação de tumores, esse fato não pode ser considerado mera coincidência, e indica que as células-tronco foliculares podem originar cânceres cutâneos, induzidos experimentalmente.

O reconhecimento da localização exata das células-tronco no epitélio folicular levantou a possibilidade de que interações específicas entre as células-tronco da protuberância e as células mesenquimais da papila folicular durante o início da fase anágena pudessem levar à "ativação" das células quiescentes da protuberância – conhecida como *teoria da ativação das células da protuberância*. De acordo com essa teoria, o folículo pilossebáceo reinicia sua fase anágena quando "sinais" da papila folicular ativam, de maneira transitória, as células quiescentes da protuberância de folículos telógenos, resultando na geração das TAC. As TAC formam um novo germe secundário que, em conjunto com a papila, formam o novo bulbo folicular. Conforme a papila é empurrada para baixo pela projeção epitelial, as células-tronco da protuberância retornam ao seu estado normal de quiescência. Após um período de intensa proliferação, as TAC, de ciclo celular rápido, esgotam seu potencial proliferativo e sofrem diferenciação terminal. Isso resulta na degeneração (catágena) dos dois terços inferiores do folículo pilossebáceo. Durante a fase catágena, a papila folicular migra para cima e posiciona-se na base do folículo telógeno. Essa localização ao lado da protuberância é essencial para o reinício de outro ciclo. De todas as teorias até então propostas para explicar a cinética do ciclo folicular, esta é considerada a mais abrangente e amplamente aceita até o momento.

A protuberância folicular, considerada anteriormente um mero acidente anatômico, em que se dá a inserção do músculo eretor do pelo, foi originalmente descrita por Unna (1876) e Sthor (1904) com o nome de *Der Wulst* e, posteriormente, foi chamada *bulge* por autores de origem anglo-saxônica. Essa área protrusa está situada abaixo da abertura do ducto da glândula sebácea e delimita o final da porção permanente do folículo piloso. Durante o período embrionário (16 a 18 semanas), apresenta-se como uma estrutura proeminente, hemisférica, composta por queratinócitos indiferenciados, podendo ultrapassar até mesmo o tamanho do bulbo. Representa o brotamento mais inferior encontrado na face posterior do germe epitelial primário. Em folículos terminais de adultos, apresenta-se como uma zona levemente saliente da bainha radicular externa, na qual podem ser evidenciadas células epiteliais com núcleos grandes e claros (Figura 1.19). A protuberância folicular pode apresentar variações morfológicas normais, como projeções epiteliais em forma de vilosidades ou brotamentos, de tamanho e formato variáveis. Em determinadas condições, como na psoríase e durante a regeneração epidérmica, também podem ocorrer alterações em sua morfologia.

As células epiteliais da BRE ao nível da protuberância folicular expressam citoqueratinas, moléculas de adesão celular, citocinas e receptores de fatores de crescimento, distintos daqueles encontrados em outras células epidérmicas. Outra característica dessa região é o baixo nível da enzima *telomerase*, o que indica baixo índice de atividade mitótica. Na sua ultraestrutura, as células encontradas nessa região apresentam achados característicos de células indiferenciadas, como ribossomos abundantes, partículas de glicogênio e organelas citoplasmáticas esparsas.

Em murinos, foi demonstrado que as células derivadas das células-tronco da protuberância podem dar origem a vários compartimentos do folículo pilossebáceo, incluindo a parte inferior da BRE, matriz e medula. Esses achados deixam claro que as células da protuberância dão origem às células multipotentes indiferenciadas da matriz, que são capazes de gerar a haste pilosa. Recentemente, foi demonstrado que as células da protuberância expressam o gene da *nestina* e são capazes de gerar ou fornecer as células endoteliais que constituem os vasos sanguíneos da pele.

As células derivadas das células-tronco da protuberância folicular dão origem à haste pilosa e também à epiderme, à glândula sebácea (unidade epidermopilossebácea) e a todo o epitélio cutâneo (Figura 1.20).

Em 2001, as células-tronco mesenquimais da pele foram isoladas pela primeira vez. Elas têm a capacidade de se diferenciar em células da musculatura lisa, adipócitos, condrócitos, osteócitos, células neuronais e hematopoiéticas. Estão situadas principalmente na bainha de tecido conjuntivo perifolicular e na papila e representam o maior reservatório de células-tronco da pele. Devido a sua localização e abundância na derme, apresentam um grande potencial como fonte autóloga para transplantes.

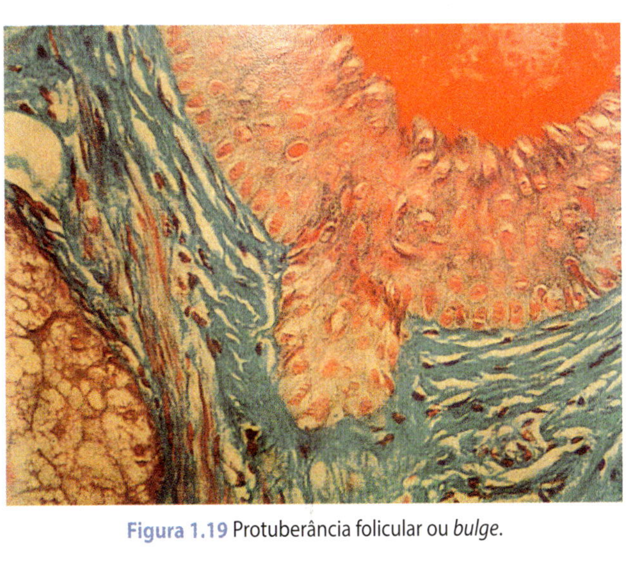

Figura 1.19 Protuberância folicular ou *bulge*.

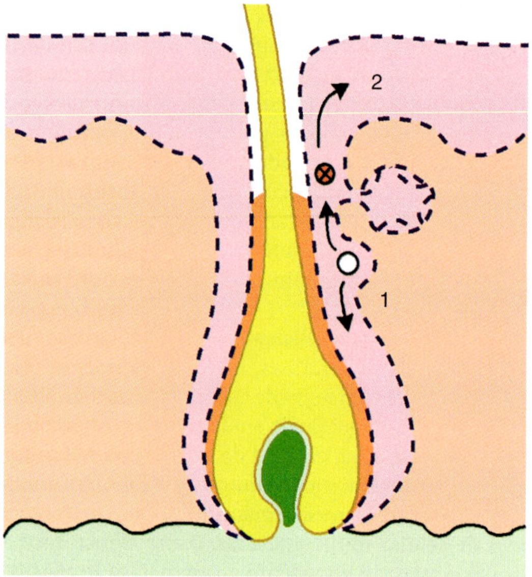

Figura 1.20 Unidade epidermopilossebácea.

Possíveis aplicações das células-tronco

Até o momento, o uso de células-tronco para fins terapêuticos permanece hipotético. Sua utilização ainda é restrita à área de pesquisa. Em breve, suas aplicações serão inúmeras.

Transplantes terapêuticos | Restauração tecidual

Por seu enorme potencial proliferativo, os transplantes terapêuticos, com a finalidade de restaurar a função vital de um órgão por meio da reposição de suas células, constituem uma evidente aplicação das células-tronco. Apesar de parecer óbvio, essa aplicação impõe dificuldades técnicas para sua realização. Tanto as células-tronco embrionárias quanto as adultas (exceção das hematopoiéticas) não podem ser utilizadas diretamente em pacientes. Elas precisam ser diferenciadas ou modificadas antes de serem clinicamente aplicáveis, sobretudo para sua utilização em transplantes terapêuticos. O grande desafio atual é como direcionar essa diferenciação e como controlar a proliferação dessas células após terem sido implantadas no corpo humano, uma vez que elas têm enorme propensão à formação de tumores (p. ex., teratomas). Além disso, a possibilidade de rejeição desse tipo de célula pelo organismo receptor é muito grande, o que torna necessária uma modulação do sistema imune do receptor e/ou das próprias células-tronco (antígenos MHC classe I). Na dermatologia, os transplantes terapêuticos viabilizariam de forma geral a reparação tecidual. Algumas de suas aplicações práticas seriam o tratamento de grandes queimados, de doenças degenerativas e de distúrbios estéticos, como a calvície.

O transplante de células-tronco hematopoiéticas é um modo eficaz de imunoterapia para o tratamento de diversas doenças graves, como deficiências imunológicas congênitas, leucemias, mieloma múltiplo e outras. Um trabalho recente demonstrou a remissão completa em pacientes com psoríase grave submetidos a transplante alogênico de células-tronco hematopoiéticas acompanhados por um período de até 49 meses.

Pesquisa em ciência básica

As células-tronco embrionárias são a chave para o melhor entendimento de eventos fundamentais que ocorrem durante o desenvolvimento do embrião. Possibilitam uma melhor compreensão dos mecanismos que levam à formação de defeitos congênitos (p. ex., angiomas) e sua possível prevenção. Por meio da biologia molecular, genes e moléculas, como fatores de crescimento, envolvidos no desenvolvimento do embrião, podem ser isolados e utilizados posteriormente para induzir a diferenciação de células-tronco em laboratório. Isso viabilizaria a obtenção de diversos tipos de células especializadas, que poderiam ser cultivadas.

Terapia genética | Sistemas de carreamento terapêutico

As células-tronco podem ser utilizadas como veículos para carrear genes terapêuticos para determinados tecidos específicos. Diferentemente das substâncias terapêuticas que são administradas tradicionalmente, a terapia genética induz as células do próprio organismo a produzirem o agente terapêutico desejado por meio de engenharia genética. O *transgene terapêutico* (novo material genético introduzido no paciente) é elaborado a partir de técnicas de biologia molecular com a finalidade de alterar ou corrigir a função de um gene defeituoso ou de criar um gene com capacidade de regular a atividade de outros genes. O sucesso potencial da terapia genética depende basicamente de dois fatores: da liberação do transgene terapêutico no tecido-alvo e da habilidade de funcionamento correto desse gene dentro da célula. A liberação do transgene terapêutico pode ser realizada de maneira direta no organismo, principalmente pela utilização de vírus (p. ex., lentivírus utilizados para transferência de genes para epiderme). Esse método mostrou-se impreciso e de potencial limitado, uma vez que fica restrito a determinados tipos celulares passíveis de serem infectados pelo vírus. Outro modo de administração dos transgenes terapêuticos é pela utilização de células vivas (células-tronco, fibroblastos ou linfócitos). Essas células são retiradas do organismo, e o transgene é introduzido nelas de maneira direta, conforme descrito anteriormente, só que fora do organismo. As células geneticamente modificadas são testadas, cultivadas e, só então, reintroduzidas no indivíduo. As possíveis aplicações na dermatologia desse tipo de terapia são ilimitadas: vão desde a correção de distúrbios eminentemente estéticos, como a alopecia androgenética, à cura de neoplasias, colagenoses e genodermatoses. Em particular, alguns trabalhos vêm demonstrando bons resultados com a utilização de células-tronco adultas derivadas da medula óssea no tratamento da forma recessiva distrófica da epidermólise bolhosa.

Pesquisa com fármacos e toxinas

Outra aplicação das células-tronco é a pesquisa farmacológica (medicamentos e toxinas). Atualmente, para que uma medicação seja comercializada, ela passa por diversos testes pré-clínicos que envolvem a utilização de modelos animais (testes *in vitro* com células animais ou *in vivo* com o próprio animal). Nem sempre os resultados obtidos podem ser extrapolados para humanos. Por isso, culturas de células humanas são frequentemente utilizadas. Essas culturas celulares são mantidas *in vitro* por longos períodos e, portanto, apresentam características diferentes das células *in vivo*. Essas diferenças podem tornar difícil predizer a ação de um fármaco *in vivo*. A utilização das células-tronco embrionárias após terem sido diferenciadas em determinado tecido específico apresenta-se como um modelo muito mais fidedigno das respostas *in vivo* a determinada substância em teste, além de ser mais barato e seguro.

Aspectos ético-legais das pesquisas que envolvem células-tronco

Trabalhos envolvendo o uso de células-tronco embrionárias invariavelmente suscitam questões de ordem moral, ética, filosófica e religiosa. O questionamento de quando se dá o início da vida é motivo de polêmica. Para alguns, seria durante a fecundação. Para outros, apenas na implantação. Contudo, apesar das divergências, existe um consenso de que a vida termina quando cessa a atividade cerebral. Assim, considerando que o tubo neural é formado 14 dias após a fecundação, é lícito considerar que não existe vida antes desse período. Fundamentada nessa teoria, a maioria dos países que permitem as pesquisas com células-tronco embrionárias estabelece um limite de até 14 dias para sua manipulação, pois até essa fase não há vestígio da formação do sistema nervoso no embrião.

No Brasil, a Lei de Biossegurança, de 2 de março de 2005, determina a possibilidade de realização de pesquisas com células-tronco embrionárias desde que sejam realizadas com embriões excedentes, que não tenham a capacidade de gerar um feto e que estejam congelados há mais de 3 anos em clínicas de fertilização assistida. Os embriões só podem ser obtidos por meio de doações e com o consentimento dos pais. Não é permitido o comércio dos embriões nem sua produção e manipulação genética. É vedada a clonagem terapêutica para aplicação em pesquisa reprodutiva.

Apoptose e pele

Lucia Maria Soares de Azevedo

O fenômeno de apoptose, descrito em 1972, tipicamente afeta células individuais. Há ativação de enzimas que degradam o DNA e proteínas nucleares e citoplasmáticas da própria célula, fundamentando a analogia "suicídio celular". Embora a expressão "morte celular programada" seja usada como sinônimo de apoptose, a rigor se aplicaria mais ao seu emprego original, para descrever o fenômeno de morte celular que ocorre em tempos definidos, programados, durante a embriogênese e em etapas fisiológicas ao longo da vida de um organismo. Em contrapartida, durante um processo patológico esta morte celular não teria sido "programada".

Apoptose e necrose são tipos distintos de morte celular, tanto em relação à morfologia quanto nos mecanismos e funções. Na necrose, o dano às membranas é acentuado, levando ao extravasamento de enzimas lisossômicas para o citoplasma e digestão da célula, com eliminação do conteúdo celular. Em contraste, a apoptose ocorre quando há um dano irreparável ao DNA ou às proteínas celulares, que resulta na dissolução nuclear e fragmentação da célula; embora as organelas e as membranas plasmáticas permaneçam intactas, as células tornam-se inviáveis e são rapidamente fagocitadas sem extravasamento dos seus conteúdos. Depreende-se daí uma distinção importante em relação à indução de resposta inflamatória no hospedeiro, presente na necrose e ausente na apoptose. A necrose é sempre um processo patológico, enquanto a apoptose participa também de inúmeros processos fisiológicos. Algumas vezes, a apoptose e a necrose podem ser induzidas pelos mesmos estímulos patológicos e podem coexistir.

Em tecidos corados com hematoxilina-eosina, este fenômeno é observado como massas ovais ou arredondadas de citoplasma intensamente eosinofílico com fragmentos de cromatina densa, os "corpos apoptóticos", anteriormente conhecidos como corpúsculos de Civatte, corpos coloides, necrobiose de célula única, células *sunburn* e células disceratóticas. As células apoptóticas, além de secretarem fatores solúveis que recrutam fagócitos, passam a expressar numerosos ligantes reconhecidos por receptores nos macrófagos, garantindo que sejam fagocitadas em minutos e degradadas em poucas horas por enzimas lisossomais, inclusive de células epiteliais. Como é um processo muito rápido e não provoca resposta inflamatória, muitas vezes a apoptose não é detectada histologicamente. Entretanto, pode ser detectada por outros métodos: à imunofluorescência, a presença de caspases clivadas é um marcador de apoptose; a eletroforese em gel de agarose detecta facilmente o aspecto "em escada", característico da clivagem internucleossômica; a coloração com a proteína anexina V identifica células apoptóticas.

Mediadores pró e antiapoptóticos controlam rigorosamente etapas cruciais do programa de morte celular, regulando complexas cascatas de sinalização originadas na membrana celular, núcleo e citoplasma, tanto em situações fisiológicas quanto patológicas. Há duas vias que levam ativamente à apoptose: a via do TNF-α e a via do *Fas*. O TNF tem uma via de ação apoptótica, a do FADD (domínio de morte associado ao *Fas*), que ativa a caspase 8, e uma antiapoptótica, a do TRAF2 (fator 2 associado ao receptor do TNF), que libera NF-κB para o núcleo. A via apoptótica do TNF-α é proeminente nos linfócitos, porém é consideravelmente suprimida nos queratinócitos pela ativação do NF-κB. A via do *Fas*, mediada pelo FADD, ativa a caspase 8 e é muito rara na epiderme normal.

Situações fisiológicas

A apoptose é fundamental durante a embriogênese, abrangendo a implantação, a organogênese, a deleção de vestígios filogenéticos durante o desenvolvimento e a metamorfose. Ao longo da vida, é crucial para a formação, o desenvolvimento e a homeostase do organismo, atuando em diversos processos, como a involução de tecidos hormônio-dependentes quando privados dos respectivos estímulos hormonais (células endometriais durante a menstruação, atresia folicular após a menopausa, involução da mama após o desmame, atrofia prostática após castração); eliminação de células que não são mais necessárias (neutrófilos na resposta inflamatória aguda, linfócitos ao fim da resposta imune pela privação de citocinas); eliminação de células potencialmente nocivas (linfócitos autorreativos, células transformadas); e manutenção constante das diversas populações celulares proliferativas (epitélio das criptas intestinais, epitélio folicular, entre outros).

Apoptose e fisiologia cutânea

Nos tecidos que se renovam continuamente, como a pele, há um estreito equilíbrio entre a proliferação, a diferenciação e a morte celular. A apoptose desempenha papel crítico na homeostase da cinética cutânea, mantendo a morfologia e a espessura normais da epiderme, além de prevenir a carcinogênese e outras doenças. A diferenciação terminal dos queratinócitos para alguns autores seria uma forma de apoptose, enquanto para outros seria um processo distinto. A apoptose é intrínseca ao processo de renovação dos queratinócitos normais, mas pouco se conhece sobre os mecanismos com os quais essa população celular utiliza o programa de morte celular para manter a homeostase cutânea. Fatores de crescimento (fator de crescimento neural [NGF], fator de crescimento epidérmico [EGF] e integrinas) estimulam a expressão dos proto-oncogenes Bcl-2 e Bcl-XL, protegendo os queratinócitos contra a apoptose prematura durante o processo de migração na epiderme e diferenciação. O processo apoptótico participa da fase catágena do ciclo de crescimento do pelo, assim como na regulação entre distintas populações celulares do folículo piloso. Além das funções de barreira mecânica e de permeabilidade da camada córnea epidérmica, foi proposta uma nova função protetora, a de barreira antioxidante, que reduz os estímulos apoptóticos.

O envelhecimento da epiderme humana, caracterizado pela redução da espessura e proliferação epiteliais, parece estar relacionado com a apoptose mediada pelo *Fas/Fas*L.

Situações patológicas

A ausência ou o excesso de apoptose estão envolvidos em várias doenças. A apoptose é fundamental para a eliminação de células com danos irreparáveis do DNA, diretos ou pela produção de radicais livres (radiação, substâncias citotóxicas, hipoxia), como as células danificadas pela radiação ultravioleta e células neoplásicas, mas também no infarto do miocárdio e acidente vascular encefálico. Em várias doenças degenerativas, como a doença de Alzheimer, doença de Parkinson, esclerose lateral amiotrófica e retinite pigmentosa, o acúmulo de proteínas alteradas leva à apoptose pelo "estresse do retículo endoplasmático". Em algumas infecções, especialmente virais, a apoptose pode ser induzida pelo próprio vírus, como os adenovírus e o HIV, ou pela resposta imune do hospedeiro, mediada por linfócitos T citotóxicos, como na hepatite viral. Em tumores e na rejeição a transplantes, a apoptose é mediada por linfócitos T citotóxicos específicos. A atrofia do parênquima de órgãos, como pâncreas, parótidas e rins, após a obstrução de ductos é relacionada com a apoptose.

Apoptose e doenças tegumentares

Falhas na apoptose estão associadas a alterações da barreira cutânea em doenças genéticas, como as ictioses e a eritroceratodermia simétrica progressiva. Durante a diferenciação dos queratinócitos, é necessário que eles migrem individualmente, e para isso, os desmossomos precisam acoplar-se e desacoplar-se dinamicamente. Além disso, as células proliferadas em excesso ou aquelas danificadas frequentemente sofrem apoptose e, para que sejam eliminadas, os contatos intercelulares também devem ser desfeitos; proteínas desmossômicas são detectadas nas células apoptóticas. A obstrução do ducto pilossebáceo, um dos eventos primordiais na patogenia da acne, está relacionada com a separação incompleta entre os corneócitos ductais devido à redução da apoptose. A psoríase é a doença cutânea em que mais se demonstraram falhas na regulação da apoptose, em diversas etapas da sua complexa patogenia. A IL-15, uma citocina da resposta imune inata, está suprarregulada na pele e sinóvia de pacientes com psoríase. Ela estimula células T de memória e mantém a ativação local de células T, em parte por meio da inibição da apoptose. Os queratinócitos na psoríase, além da proliferação e diferenciação anormais, mostram uma resistência à apoptose relacionada com os níveis aumentados de EGF, NGF e aumento da expressão de integrinas, Bcl-XL e NF-κB. A alteração arquitetural da camada basal hiperproliferada na psoríase interfere na aderência à matriz extracelular dérmica e resulta em um tipo especial de apoptose – *anoikis* –, caracterizado pelo afastamento entre as células, levando a uma redução acentuada do tempo de renovação epidérmica. Embora ainda não esteja esclarecida a patogenia dos queloides, constataram-se diversas anormalidades na expressão de fatores de crescimento e proteínas da matriz extracelular, assim como em funções celulares, como proliferação e apoptose. Na esclerodermia sistêmica, demonstrou-se uma resistência dos fibroblastos à apoptose mediada pelo *Fas* e ativação da Akt (proteinoquinase antiapoptótica). Há evidências de que a deposição excessiva de matriz extracelular na pele, pulmão e outros órgãos, característica da esclerodermia sistêmica, esteja ligada a várias citocinas, entre as quais o TGF-β, que regula diversas atividades biológicas, como crescimento e diferenciação celular, síntese de matriz extracelular e apoptose.

Em ratos, verificou-se que a ação antiapoptótica do PPAR-β contribui para a cicatrização de feridas cutâneas. Células T efetoras e macrófagos expressando *Fas*L podem induzir à apoptose de queratinócitos e à formação da úlcera leishmaniótica. A apoptose de queratinócitos induzida pelo interferon-γ derivado de linfócitos T CLA+ parece ser um importante mecanismo para a indução e manutenção do eczema atópico. Em pacientes com insuficiência renal cronicamente submetidos à diálise demonstraram-se células apoptóticas nas camadas inferiores da epiderme atrófica e predomínio da expressão de proteínas apoptóticas Bax sobre as Bcl-2 de sobrevivência; especulou-se que a alteração do meio celular epidérmico poderia afetar as terminações nervosas intraepidérmicas, desencadeando prurido. Em pacientes com vitiligo, demonstrou-se que os queratinócitos da epiderme despigmentada, quando submetidos a trauma por sucção, são mais vulneráveis à apoptose do que os da epiderme pigmentada. Em casos de vitiligo induzido pelo contato com derivados fenólicos/catecólicos, os melanócitos de indivíduos geneticamente predispostos parecem ser mais vulneráveis à apoptose. Lesões cutâneas de pênfigo vulgar estão associadas à apoptose mediada pelo *Fas*. Na necrólise tóxica epidérmica, observa-se apoptose maciça de queratinócitos e postulam-se três mecanismos indutores: (1) via receptores de domínio de morte, pela expressão de *Fas* e *Fas*L na superfície dos queratinócitos, com ou sem *Fas* solúvel liberado por linfócitos do sangue periférico; (2) pela liberação de perforina e granzima B por células T $CD8^+$ farmacoinduzidas, em contato íntimo com queratinócitos que expressam MHC-classe I; (3) pela secreção de granulisina por células T $CD8^+$, *natural killer* (NK) e NKT farmacoinduzidas sem contato do imunócito com o queratinócito. Nas lesões cutâneas da reação enxerto contra hospedeiro, no lúpus eritematoso discoide e no líquen plano, a presença de corpos apoptóticos é característica, e estes constantemente são recobertos por imunoglobulinas, principalmente IgM. O processo apoptótico mediado por linfócitos T citotóxicos $CD8^+$ e células NK envolve duas vias principais distintas: a perforina/granzima e a *Fas/Fas*L. Há indícios de que a perforina desempenhe um papel na apoptose dos queratinócitos basais no líquen plano. Em um subgrupo de pacientes com lúpus eritematoso sistêmico observa-se uma falha na eliminação de células apoptóticas nos linfonodos e na pele, que poderia contribuir para a inflamação crônica, participando tanto da gênese quanto da manutenção dessa doença autoimune. A regulação da apoptose é evidente em diversas situações relacionadas com a exposição à radiação ultravioleta (RUV). A imunossupressão induzida pela RUVB envolve a apoptose das células de Langerhans e de células T, mediada pelo sistema *Fas/Fas*L. A talidomida parece impedir a apoptose de queratinócitos induzida pela RUVB por outros mecanismos além da inibição do TNF-α. A 1,25-di-hidroxivitamina D_3 protege os queratinócitos humanos da apoptose induzida pela RUVB, ativando as vias de sobrevivência MEK/ERK e PI-3K/Akt e aumentando a relação Bcl-2/Bax e Bad. A ação terapêutica da RUVA em diversas doenças do tecido conjuntivo baseia-se na imunomodulação da inflamação e na indução de colagenases e de apoptose. A exposição excessiva à RUV, além de alterar o DNA das células epidérmicas, pode desencadear mutações no gene p53, impedindo a eliminação, por apoptose, de clones de células aberrantes. Esse seria um mecanismo de indução do carcinoma espinocelular. Uma via adicional foi identificada no carcinoma basocelular: mutações de genes da via de sinalização Hedgehog provocam uma inibição de genes apoptóticos e uma ativação de genes antiapoptóticos, impedindo a eliminação das células danificadas. Além disso, tanto o carcinoma basocelular como o espinocelular expressam fortemente o *Fas*L indutor de apoptose, que pode contribuir para que o tumor escape ao ataque das células imunes efetoras. O desequilíbrio entre mediadores pró-apoptóticos e antiapoptóticos constitui um fator-chave na formação e progressão de tumores e resistência a medicamentos. Vários genes, entre os quais a survivina, a família Bcl-2 e p53 estão envolvidos nesses mecanismos. Na senescência, a eliminação de queratinócitos danificados pela RUV está comprometida pela inibição da apoptose mediada pela p53. Recentemente, verificou-se que a p53 regula diretamente a expressão de Edn1 (endotelina1) nos queratinócitos, que por sua vez, por mecanismo parácrino, atua na biologia dos melanócitos, controlando proliferação, migração, reparo de danos ao DNA e apoptose melanocítica após o dano induzido pela radiação ultravioleta B. Demonstrou-se que o Apaf-1 (*apoptosis protease-activating factor*-1), um regulador da via mitocondrial da apoptose, está envolvido na progressão do melanoma e na resistência à quimioterapia. A restauração da resposta apoptótica representa um alvo crucial para o tratamento do câncer; porém, ainda há muito a ser desvendado sobre a via molecular da resistência à apoptose. A infecção por tipos oncogênicos de HPV é crítica na patogenia da maioria dos carcinomas cervicais e de outras neoplasias dos tratos anogenital e respiratório. A oncoproteína E6 dos HPV contribui para a imortalização e transformação das células por múltiplos mecanismos: ativa a via antiapoptótica do NF-κB, por meio da ligação a proteínas PDZ, degrada a p53, além de impedir a apoptose induzida pelo TNF-α, mecanismo normalmente utilizado para a eliminação das células do hospedeiro infectadas pelos vírus. A ação do imiquimode nas verrugas genitais, ceratose actínica e carcinoma basocelular superficial é mediada pela estimulação da resposta imune inata e adquirida, levando a uma reação inflamatória no local da aplicação, seguida pela apoptose das células alteradas. A indução da apoptose pelo imiquimode parece ser independente dos receptores de morte celular ligados à membrana, mas pelo menos em parte presume-se a mediação via Bcl-2 e subsequente ativação da caspase 9.

À medida que avança o conhecimento das vias moleculares da apoptose em processos fisiológicos e patológicos, ampliam-se as expectativas terapêuticas, tanto para suprimi-la como para restaurá-la.

Bibliografia

Função da pele/Estrutura e fisiologia/Citoqueratinas

Accioly-Filho JW. *Expressão das citoqueratinas em lesões pré-malignas e malignas dos queratinócitos.* Tese de Mestrado, área de concentração: Dermatologia. Faculdade de Medicina da Universidade Federal do Rio de Janeiro. Rio de Janeiro, 1995.

Accioly-Filho JW. *Siringocistadenoma papilífero: um estudo imuno-histoquímico.* Tese de Doutorado, área de concentração: Dermatologia. Faculdade de Medicina da Universidade Federal do Rio de Janeiro. Rio de Janeiro, 1999.

Avshalumova L, Fabrikant J, Koriakos A. Overview of skin diseases linked to connexin gene mutations. *Int J Dermatol.* 2014 Feb;53(2):192-205.

Champion RH, Burton JL, Burns DA, Breathnach SM. *Rook/Wilkinson/Ebling Textbook of Dermatology.* 6th edition. Boston: Blackwell Science; 1998.

Cribier B, Grosshans E. Les cytokératines dans la peau et les muqueuses malpighiennes. *Ann Dermatol Venereol.* 1993;120(4):327-35.

Freedberg IM, Katz SI, Wolff K, Eisen AZ. *Fitzpatrick's Dermatology in General Medicine.* 5th edition. New York: McGraw-Hill, 1999.

Griffin JE, Wilson JD. The syndromes of androgenic resistence. *N Engl J Med.* 1980 Jan 24;302(4):198-209.

Millar SE. Molecular mechanisms regulating hair follicle development. *J Invest Dermatol.* 2002 Feb;118(2):216-25.

Moll R, Frank WW, Schiller DL *et al.* The catalog of human cytokeratins: patterns of expression in normal epithelia, tumors and cultured cells. *Cell.* 1982 Nov;31(1):11-24.

Murphy GF, Elder DE. *Atlas of Tumor Pathology Non-melanocytic Tumors.* Washington: American Registry of Pathology; 1991.

Poblet E, Jiménez F, Ortega F. The contribution of the arrector pili muscle and sebaceous glands to the follicular unit structure. *J Am Acad Dermatol.* 2004 Aug;51(2):217-22.

Thigpen AE, Silver RI, Guileyardo JM *et al.* Tissue distribution and ontogeny of steroid 5 alpha-reductase isozyme expression. *J Clin Invest.* 1993 Aug;92(2):903-10.

Tobin DJ, Gunin A, Magerl M *et al.* Plasticity and cytokinetic dynamics of the hair follicle mesenchyme: implications for hair growth control. *J Invest Dermatol.* 2003 Jun;120(6):895-904.

Toyoda M, Morohashi M. New aspects in acne inflammation. *Dermatology.* 2003;206(1):17-23.

Células-tronco e pele

Amoh Y, Li L, Yang M *et al.* Nascent blood vessels in the skin arise from nestin-expressing hair follicle cells. *Proc Nat Acad Sci USA.* 2004 Sep 7;101(36):13291-5.

Barcaui CB. *Análise histológica e imuno-histoquímica das células-tronco foliculares na alopecia androgenética.* [Dissertação de Mestrado.] São Paulo: Escola Paulista de Medicina, 2001.

Barcaui CB, Piñeiro-Maceira J. Estudo de microanatomia transversal do couro cabeludo – técnica e indicações. *An Bras Dermatol.* 2001 Mar-Apr; 76(3): 261-8.

Barcaui CB, Piñeiro-Maceira J, de Avelar Alchorne MM. Arrector pili muscle: evidence of proximal attachment variant in terminal follicles of the scalp. *Br J Dermatol.* 2002 Apr;146(4):657-8.

Blanpain C, Lowry WE, Geoghegan A *et al.* Self-renewal, multipotency, and existence of two cell populations within an epithelial stem cell niche. *Cell.* 2004 Sep 3;118(5):635-48.

Cotsarelis G, Kaur P, Dhouailly D *et al.* Epithelial stem cells in the skin: definition, markers, localization and functions. *Exp Dermatol.* 1999 Feb;8(1):80-8.

Cotsarelis G, Sun TT, Lavker RM. Label retaining cells reside in the bulge area of pilosebaceous unit: implications for follicular stem cells, hair cycle and skin carcinogenesis. *Cell.* 1990 Jun 29;61(7):1329-37.

Ghazizadeh S, Katz AB, Harrington R, Taichman LB. Lentivirus-mediated gene transfer to human epidermis. *J Investig Dermatol Symp Proc.* 2004 Sep;9(3):269-75.

Kaffenberger BH, Wong HK, Jarjour W, Andritsos LA. Remission of psoriasis after allogeneic, but not autologous, hematopoietic stem-cell transplantation. *J Am Acad Dermatol.* 2013;68:489-92.

Lavker RM, Miller S, Wilson C *et al.* Hair follicle stem cells: their location, role in hair cycle, and involvement in skin tumor formation. *J Invest Dermatol.* 1993 Jul;101(1 Suppl):16S-26S.

Lavker RM, Sun TT. Epidermal stem cells: properties, markers, and location. *Proc Nat Acad Sci USA.* 2000 Dec 5;97(25):13473-5.

Lyle S, Christufidou-Solomidou M, Liu Y *et al.* The C8/144B monoclonal antibody recognizes cytokeratin 15 and defines the location of hair follicle stem cells. *J Cell Sci.* 1998 Nov;111(Pt 21):3179-88.

Morris RJ, Liu Y, Marles L *et al.* Capturing and profiling adult hair follicle stem cells. *Nat Biotechnol.* 2004 Apr;22(4):411-7.

Morris RJ, Tryson KA, Wu KQ. Evidence that the epidermal targets of carcinogen action are found in the interfollicular epidermis or infundibulum as well as in the hair follicles. *Cancer Res.* 2000 Jan 15;60(2):226-9.

Oshima H, Rochat A, Kedzia C *et al.* Morphogenesis and renewal of hair follicles from adult multipotent stem cells. *Cell.* 2001 Jan 26;104(2):233-45.

Ramirez RD, Wright WE, Shay JW, Taylor RS. Telomerase activity concentrates in the mitotically active segments of human hair follicles. *J Invest Dermatol.* 1997 Jan;108(1):113-7.

Sellheyer K, Krahl D. Mesenchymal stem cells: Prospects for clinical dermatology. *J Am Acad Dermatol.* 2010;63:859-65.

Sun TT, Cotsarelis G, Lavker RM. Hair follicular stem cells: the bulge-activation hypothesis. *J Invest Dermatol.* 1991 May;96(5):77S-78S.

Taylor G, Lehrer MS, Jensen PJ *et al.* Involvement of follicular stem cells in forming not only the follicle but also the epidermis. *Cell.* 2000 18;102(4):451-61.

Wagner JE, Ishida-Yamamoto A, McGrath JA *et al.* Bone marrow transplantation for recessive dystrophic epidermolysis bullosa. *N Eng J Med.* 2010;363:629-39.

Apoptose e pele

Botchkareva NV, Ahluwalia G, Shander D. Apoptosis in the hair follicle. *J Invest Dermatol.* 2006 Feb;126(2):258-64.

Candi E, Schmidt R, Melino G. The cornified envelope: a model of cell death in the skin. *Nat Rev Mol Cell Biol.* 2005 Apr;6(4):328-40.

Chaturvedi V, Qin JZ, Stennett L *et al.* Resistance to UV-induced apoptosis in human keratinocytes during accelerated senescence is associated with functional inactivation of p53. *J Cell Physiol.* 2004 Jan;198(1):100-9.

Erb P, Ji J, Wernli M *et al.* Role of apoptosis in basal cell and squamous cell carcinoma formation. *Immunol Lett.* 2005 Aug 15;100(1):68-72.

Giannetti L, Consolo U, Magnoni C, Lo Muzio L. Apoptosis: escaping strategies in human skin cancer. *Oncol Rep.* 2004 Feb;11(2):401-5.

Gilhar A, Ullmann Y, Karry R *et al.* Ageing of human epidermis: the role of apoptosis, Fas and telomerase. *Br J Dermatol.* 2004 Jan;150(1):56-63.

Haake AR, Polakowska RR. Cell death by apoptosis in epidermal biology. *J Invest Dermatol.* 1993 Aug;101(2):107-12.

Hyter S, Coleman DJ, Ganguli-Indra G *et al.* Endothelin-1 is a transcriptional target of p53 in epidermal keratinocytes and regulates ultraviolet-induced melanocyte homeostasis. *Pigment Cell Melanoma Res.* 2013 Mar;26(2):247-58.

Ishida-Yamamoto A, Tanaka H, Nakane H *et al.* Programmed cell death in normal epidermis and loricrin keratoderma. Multiple functions of profilaggrin in keratinization. *J Investig Dermatol Symp Proc.* 1999 Sep;4(2):145-9.

Jun JB, Kuechle M, Harlan JM, Elkon KB. Fibroblast and endothelial apoptosis in systemic sclerosis. *Curr Opin Rheumatol.* 2003 Nov;15(6): 756-60.

Kovačević LM, Puizina-Ivić N, Ljutić D *et al.* Differences in epidermal thickness and expression of apoptosis regulatory proteins in the skin of patients with chronic renal failure and pruritus. *Acta Histochem.* 2013 Mar;115(2):144-50.

Kumar V, Abbas AK, Fausto N, Aster JC. Respostas celulares ao estresse e aos estímulos tóxicos: adaptação, lesão e morte. In: Kumar V, Abbas AK, Fausto N, Aster JC. *Robbins & Cotran. Patologia. Bases Patológicas da Doença.* 8ª edição. Rio de Janeiro: Elsevier, 2012.

Nagy N, McGrath JA. Blistering skin diseases: a bridge between dermatopathology and molecular biology. *Histopathology.* 2010 Jan;56(1):91-9.

Schäfer M, Werner S. The cornified envelope: a first line of defense against reactive oxygen species. *J Invest Dermatol.* 2011 Jul;131(7):1409-11.

Schön MP, Schön M. Immune modulation and apoptosis induction: two sides of the antitumoral activity of imiquimod. *Apoptosis.* 2004 May;9(3):291-8.

Van Laethem A, Claerhout S, Garmyn M, Agostinis P. The sunburn cell: regulation of death and survival of the keratinocyte. *Int J Biochem Cell Biol.* 2005;37(8):1547-53.

Weedon D, Searle J, Kerr JF. Apoptosis. Its nature and implications for dermatopathology. *Am J Dermatopathol.* 1979;1(2):133-44.

Weisfelner ME, Gottlieb AB. The role of apoptosis in human epidermal keratinocytes. *J Drugs Dermatol.* 2003 Aug;2(4):385-91.

Weiske J, Huber O. Fate of desmosomal proteins in apoptotic epidermal cells. *Methods Mol Biol.* 2005;289:175-92.

2

Noções Básicas de Imunologia Cutânea

Mario Geller ◆ David Rubem Azulay ◆ Rubem David Azulay

Introdução

O sistema imunológico é composto por órgãos, tecidos, células especializadas ou não e estruturas moleculares que visam defender a integridade do organismo, reconhecendo e eliminando qualquer agente estranho a ele; discrimina o que lhe é ou não intrinsecamente próprio, isto é, reconhece que determinada substância ou célula não faz parte do organismo e, portanto, deve ser rejeitada. Estamos vivos pela integridade do sistema imunológico.

O sistema imunológico é constituído por órgãos linfoides primários (medula óssea e timo) e secundários (baço, linfonodos e tecido linfoide associado a mucosas – MALT, *mucosa-associated lymphoid tissue* –, como a do trato gastrintestinal e a do trato respiratório). Conta, ainda, com a participação de elementos inespecíficos como barreiras físicas (pele e mucosas), fatores solúveis (citocinas, quimiocinas e enzimas) e células (macrófagos, mastócitos, basófilos, eosinófilos, neutrófilos etc.) que atuam conferindo a *imunidade inata ou natural*, que é própria, não específica, antiga e vital. As doenças autoinflamatórias são decorrentes de erros genéticos da imunidade inata.

A *imunidade adaptativa ou adquirida* requer a participação de células especializadas, os linfócitos (a maioria), capazes de reconhecer com grande especificidade uma infinidade de antígenos estranhos, graças às moléculas na superfície celular resultantes do rearranjo de genes (receptores nos linfócitos T e imunoglobulinas nos linfócitos B). Ela é potencialmente progressiva.

O objetivo desse mecanismo de defesa é evitar que o organismo seja agredido por substâncias vivas (microrganismos, vírus, fungos, protozoários etc.) ou inanimadas (proteínas estranhas e outros). No rechaço a essas substâncias, pode ocorrer, por mecanismos de hipersensibilidade, de modo paradoxal, agressão ao próprio ser; é um exagero da defesa que passa a fazer parte da etiopatogenia de várias doenças (autoimunidade e reações alérgicas). A um desses efeitos adversos do sistema imunológico cabe o termo *alergia*, enquanto o termo *imunidade* reserva-se ao efeito benéfico de defesa, impedindo a agressão. Por outro lado, quando o sistema imunológico é hipoativo, o organismo é suscetível a infecções frequentes (deficiência imunológica). Outros aspectos devem ser considerados no sistema imunológico: homeostasia e vigilância imunológicas.

A homeostasia imunológica visa à remoção, por mecanismo imunológico, de células alteradas por qualquer mecanismo; quando essa atividade passa a ser hiperativa, surge a autoagressão, processo cada vez mais importante em patologia. A vigilância imunológica visa a reconhecer e eliminar células mutantes (espontâneas ou induzidas por vírus ou agentes físicos e químicos); quando esse mecanismo é hipoativo, podem surgir as neoplasias. Também devem ser consideradas a apoptose e a morte celular não inflamatória, de programação genética individual, que faz parte do processo natural do envelhecimento biológico. A apoptose permite a reutilização molecular nos processos de regeneração biológica.

No estudo do sistema imunológico, é preciso pesquisar as causas (imunógenos e/ou antígenos), as células reatoras (linfócitos, macrófagos, células de Langerhans e outras), a especificidade do processo e a memória imunológica celular. Várias substâncias produzidas por essas células imunorreatoras participam de processos imunoinflamatórios complexos: citocinas, quimiocinas, leucotrienos, prostaglandinas, moléculas de adesão, imunoglobulinas, complementos, entre outras. Para melhor desempenho de suas funções, o sistema imune funciona integrado aos sistemas do complemento, das cininas e da coagulação. A configuração genética determina eficácia ou deficiência das respostas imunes. Mutações podem estar presentes.

Antígenos são substâncias dotadas de imunogenicidade, geralmente glicoproteínas, capazes de provocar uma resposta imunoespecífica, quer pela indução e elaboração de anticorpos circulantes específicos, quer pela atividade do sistema imunológico mediado por células com a conversão de linfócitos T em linfócitos especificamente sensibilizados (ativados). O controle imunológico é feito pelos linfócitos T reguladores $CD24^+$, $CD25^+$ (Treg) e o fator de transcrição é o Fox P3. Os imunógenos correspondem aos antígenos completos, isto é, *per se*, estimulam a formação e produção de anticorpos. Os haptenos (antígenos incompletos) dispõem apenas de antigenicidade potencial e necessitam unir-se a uma proteína para induzir a formação de anticorpos, ou seja, necessitam do acoplamento com suporte proteico para adquirir imunogenicidade. Está implícito, pois, que a estimulação imunológica requer estrutura molecular complexa, ou seja, a molécula proteica; as substâncias de moléculas menos complexas (lipídios, glicídios, substâncias simples ou compostas) não têm capacidade antigênica, a não ser que se acoplem a uma estrutura proteica, e, nesse caso, a resposta específica ocorre em relação a essas moléculas pouco complexas, e não à proteína que serviu de suporte. As glicoproteínas são, portanto, os antígenos mais prevalentes e importantes.

Epítopo, ou determinante antigênico, é a parte do antígeno à qual o anticorpo ou linfócitos T se ligam; desse modo, os anticorpos e as células T são específicos para os epítopos. Os denominados "anticorpos anti-idiotípicos" são modalidades de autoanticorpos voltadas contra as sequências de aminoácidos presentes nas porções variáveis das imunoglobulinas.

Epitope spreading, ou *expansão ou disseminação de epítopos*, é o fenômeno no qual linfócitos T ou B passam a reconhecer epítopos endógenos diferentes e, em geral, não relacionados com aqueles que induziram a doença. Dessa maneira, ocorre migração do alvo dos autoanticorpos que se estenderiam para outros epítopos na mesma proteína (intramolecular; domínio EC5 para EC1 e EC2 no fogo selvagem) ou em proteínas diversas (intermolecular; transformação de pênfigo foliáceo em vulgar; concomitância de LES e diversas buloses de penfigoide bolhoso e dermatite herpetiforme). É uma diversidade na atividade da resposta imune.

Por *superantígenos* entende-se um grupo de proteínas (exotoxinas) produzidas, sobretudo, por várias bactérias (*Streptococcus*, *Staphylococcus aureus*, *Mycoplasma* etc.) e até por vírus. Ao contrário dos antígenos comuns, não necessitam obrigatoriamente de células apresentadoras de antígenos para serem capazes de ativar linfócitos T, sendo capazes de ativá-los de maneira inespecífica. Superantígenos são potentes ativadores policlonais de linfócitos T (Figura 2.1). A patogenia de algumas doenças está intimamente relacionada com superantígenos (dermatite atópica, síndrome do choque tóxico, escarlatina, psoríase gutata, doença de Kawasaki etc.). Recentemente, verificou-se a capacidade de ativação também de forma policlonal, por meio da ligação com as regiões de VH3 ou VH4 das imunoglobulinas de superfície dos linfócitos B. A fototerapia promove uma redução destes (ver Capítulo 78, item *Fototerapia*).

Para que o organismo se sensibilize imunologicamente, é necessário um contato prévio com o antígeno e um período mínimo de latência de dias (para antígenos com grande capacidade de sensibilização), a partir do qual ocorre, a cada nova exposição, uma resposta imunológica; isso acontece graças à memória celular, que possibilita o seu reconhecimento, e é antígeno-específica.

A explicação recente desse reconhecimento é decorrente da *teoria clonal de Burnet*, pois, desde o nascimento, um ser tem linfócitos com receptores para cada espécie de antígeno, que, ao penetrar no organismo, liga-se à superfície da célula de Langerhans ou do macrófago (*células apresentadoras de antígenos* – APC), na qual é interiorizado, processado, exteriorizado e apresentado como peptídio antigênico, através do MHC, o que possibilita a ativação do linfócito T mais adequado. Esta ativação pode ocorrer no local, em menor escala, ou por meio da migração, por via linfática, das células de Langerhans, dos macrófagos e dos linfócitos T já sensibilizados para o linfonodo regional, podendo ser processada de duas maneiras:

- proliferação, que compreende as divisões celulares sucessivas no sentido da produção de células com as mesmas características imunológicas
- diferenciação, isto é, o citoplasma, que era mínimo no linfócito inativo, torna-se exuberante graças à elaboração de um abundante retículo endoplasmático, em conjunto com certas alterações nucleares (imunoblasto).

Essa diferenciação corresponde à transformação blástica e ocorre na zona paracortical do linfonodo. Alguns desses linfócitos tornam-se linfócitos efetores e migram, via corrente sanguínea, para os locais que contêm o antígeno. As células T ativadas passam a apresentar uma proteína de superfície denominada *cutaneous lymphocyte antigen* (CLA) que, por sua vez, participa do processo de localização das células na busca do antígeno-alvo. Moléculas de adesão como VLA-4 e ICAM-1 atuam como moléculas sinalizadoras que atraem os leucócitos para o local em que se encontra o antígeno. Pequenos linfócitos permanecem nos linfonodos, tornando-se células de memória. Os linfócitos T sensibilizados, ou seja, aqueles que sofreram transformações blásticas, elaboram citocinas que induzem a resposta inflamatória. É digno de nota que, no processo inflamatório, apenas 2% dos linfócitos estão sensibilizados; as demais células foram recrutadas por meio das citocinas e não interagem de maneira específica com o antígeno. Há também a participação, nas dermatoses imunoinflamatórias (como a dermatite atópica), de células epidérmicas dendríticas inflamatórias (IDEC – *inflammatory dendritic epidermal cells*), de linhagem monocitária, que promovem e perpetuam esse quadro inflamatório. Os leucotrienos cisteinil B4 e C4 também participam de respostas imunoinflamatórias (desgranulação citoplasmática dos mastócitos).

O mecanismo descrito pode corresponder ao da hipersensibilidade tardia, cujo melhor exemplo na prática dermatológica é o eczema de contato (dermatite alérgica de contato), em virtude de sua frequência.

Segundo os conceitos atuais, a resposta imune é mediada pelos linfócitos T (imunidade celular) e B (imunidade humoral), que interagem em diversos níveis, visando à proteção do organismo. Esses linfócitos *naïve* reconhecem os antígenos por meio de receptores específicos em suas membranas, que atuam em sincronia com os antígenos de histocompatibilidade (MHC).

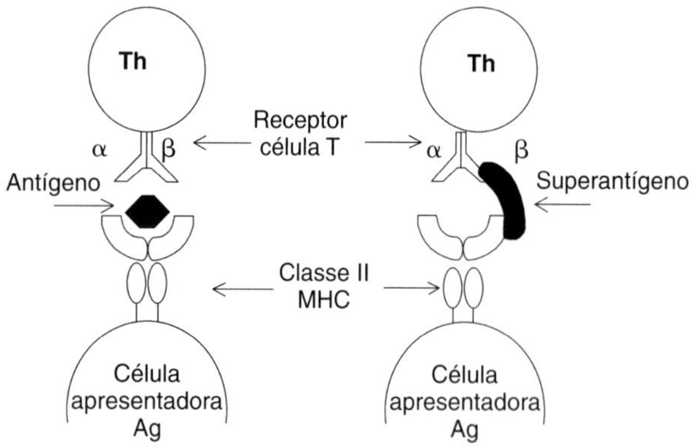

Figura 2.1 Ativação das células T na presença de antígeno (peptídio) e de superantígeno. O peptídio antigênico liga-se na depressão antigênica da molécula de MHC II e ativa células T *naïve* por meio de seus receptores. Já o superantígeno liga-se com a molécula de MHC II por fora da depressão antigênica e com determinadas cadeias β do receptor de célula T, levando à ativação policlonal dos linfócitos T. Th = linfócitos T auxiliares; Ag = antígenos.

Imunidade celular

É representada pelas células descritas a seguir.

Linfócitos T

São timodependentes; originam-se na medula óssea e migram para o timo, no qual ocorre a elaboração de substâncias hormônio-símiles (timosina, timopoetina etc.) que, ao agir sobre os linfócitos, os tornam imunocompetentes.

Existem várias subpopulações de linfócitos atuando de maneira distinta e reconhecidas por suas diferentes moléculas de superfície, que são de natureza proteica. Os antígenos CD (*cluster of differentiation*) são reconhecidos por anticorpos monoclonais e designados por números.

A porcentagem de linfócitos T ($CD3^+$) no sangue de um adulto normal é de aproximadamente 75%, enquanto a de linfócitos B ($CD19^+$, $CD20^+$) é de aproximadamente 20%, com algumas variações frequentemente observadas. O restante é constituído por linfócitos que não apresentam marcadores de superfície (*null cells, non T, non B cells*). A relação entre as subpopulações de linfócitos T *helper* ($CD4^+$) e supressor ($CD8^+$) é de aproximadamente 1 a 3 e está alterada ou mesmo invertida na AIDS e nas doenças autoimunes.

Os linfócitos atuam sobretudo por intermédio de citocinas, que são moléculas de peso molecular entre 12.000 e 80.000 kDa, encarregadas de manter a homeostase imunológica, quer produzindo inflamação, quer destruindo células tumorais/linfócitos NK (ver item *Citocinas e quimiocinas*, adiante).

Linfócitos T auxiliares

Os linfócitos T auxiliares (*helper*, Th, $CD4^+$) interagem com os linfócitos B, estimulando a produção de anticorpos (imunoglobulinas), e auxiliam os linfócitos citotóxicos ($CD8^+$) a destruir células infectadas por vírus e enxertos alogênicos. Quando estimulados por antígenos, liberam citocinas, que atraem e ativam outras células inflamatórias. Os Th são subdivididos em Th1 (CMI, imunidade mediada por células) e Th2 (associado à imunidade humoral, principalmente alérgica, e à modulação da resposta imune mediada por células), em função das diferentes citocinas por eles produzidas. Originam-se de células primordiais (*naïve T cells*), atualmente denominadas "Th0". Recentemente, foram descritas as células Th17, que participam de processos imunoinflamatórios de natureza neutrofílica (Quadro 2.1). Th33/IL-33 podem participar de reações de natureza alérgica, junto com a TSLP (*thymic stromal lymphopoietin*). Os linfócitos Th1, estimulados pela interleucina (IL)-12 das células APC, produzem as citocinas gamainterferon e TNF-α (com fator de transcrição T-bet). Os linfócitos Th2, estimulados pela própria IL-4, produzem as citocinas IL-4, IL-5 e IL-13 (com fator de transcrição GATA3).

Quadro 2.1 Subpopulações de células Th (*helper*).

Th1	IFN-γ TNF-β IL-12 IL-18 IL-21 IL-22
Th2	IL-4 IL-5 IL-13 IL-33 IL-25 TSLP
Th1 e Th2	TNF-α GM-CSF IL-2 IL-3 IL-10
Treg ($CD4^+$ e $CD25^+$)	IL-10 TGF-β

IL-4 e IL-13 induzem a síntese de IgE. IL-5 ativa e estimula a produção e a liberação de eosinófilos pela medula óssea. As citocinas dos linfócitos Th2 também desempenham, além de sua participação nas reações alérgicas, ação antiparasitária, principalmente contra helmintos (IgE e eosinófilos).

A imunidade inata com as células ILC-1 (do inglês, *innate lymphoyd cell 1*) – antiviral com a produção de interferons alfa e beta; ILC-2 – inflamação alérgica tipo 2; e ILC-3 – antimicótica e ação neutrofílica – é muito importante na coparticipação imunoinflamatória de defesa da imunidade adaptativa.

Linfócitos T de hipersensibilidade tardia

Constituem um subgrupo do Th com função de memória e que, ao reconhecerem o antígeno que previamente os sensibilizou, atraem macrófagos (células apresentadoras de antígenos) e outras células inflamatórias por meio de citocinas.

Linfócitos T supressores

Os linfócitos T supressores (supressor, $CD8^+$) têm a capacidade de suprimir e até mesmo antagonizar a atividade imunológica de células B ou T. Inibem a síntese das várias imunoglobulinas. Têm também ação citotóxica.

Linfócitos T citotóxicos

Outros linfócitos T citotóxicos (*natural killer*, células NK/CD56 e CD16) são capazes de destruir enxertos alogênicos e células infectadas por vírus via antígenos da classe MHC I (*major histocompatibility complex* I) (ver item *Imunogenética*, adiante).

Há reações de ADCC (*antibody-dependent cell-mediated cytotoxicity*) em que células-alvo (infectadas por vírus, helmintos ou células tumorais) são destruídas pelo acoplamento de uma imunoglobulina específica a um receptor de linfócito T efetor.

Os receptores de linfócitos (*T cell receptors*, TCR) são heterodímeros constituídos por duas cadeias de glicoproteínas unidas por pontes sulfidrílicas. Cada uma delas é formada por duas regiões extracelulares aminoterminais variáveis (que conferem a especificidade contra os antígenos e são recombináveis – variáveis –, propiciando, portanto, todas as possibilidades em termos de especificidade) e duas regiões carboxiterminais constantes. Há dois tipos de receptores: um formado por duas subunidades com cadeias alfa e beta (TCR-2), expressas nos linfócitos CD4 e CD8; e outro formado por cadeias gama e delta (TCR-1), expressas pela maioria dos linfócitos circulantes $CD3^+$, $CD4^+$ e $CD8^+$ com atividade citotóxica.

Células fagocitárias

Incluem os macrófagos, os monócitos, as células dendríticas e os neutrófilos. Essas células APC fagocitam microrganismos patogênicos e utilizam vacúolos citoplasmáticos contendo óxido nítrico, superóxidos e enzimas proteolíticas para destruir esses elementos estranhos. As células fagocitárias, que fazem parte do sistema imunológico inato e de adaptação, apresentam receptores tanto Fc quanto do sistema do complemento, o que torna esse processo destrutivo bastante eficaz.

O macrófago é uma célula importante no mecanismo imunológico, porém seus mecanismos intrínsecos não são de todo conhecidos. O macrófago, ao contrário dos linfócitos, não tem especificidade imunológica nem memória previamente definida; é, entretanto, uma célula que também elabora produtos importantes, como o RNAm (RNA mensageiro) e vários fatores imunorreguladores, além de apresentar receptores de superfície para a porção Fc das imunoglobulinas G, E (FCεRII, de baixa afinidade) e do terceiro componente do complemento (C_3).

Por outro lado, o macrófago colabora como célula acessória no ramo aferente do braço imune humoral e em ambos os ramos, aferente e eferente, do braço imune celular. Origina-se na medula óssea, penetra no sangue (monócito) e segue para os tecidos. Sua principal função é a fagocitose, por meio da qual apreende e engolfa as substâncias animadas ou inanimadas e as destrói; daí seu relevante papel na inflamação, quando ativado por determinadas citocinas. Deve-se enfatizar que, em um infiltrado resultante da imunidade mediada por células, há 95% de macrófagos para 5% de linfócitos T. A fagocitose pode ser potencializada pela opsonização, isto é, anticorpos específicos (opsoninas/bacteriotropinas) que recobrem o antígeno, facilitando a fagocitose. É o macrófago que apresenta o antígeno ao receptor do linfócito T, de modo a provocar e/ou aumentar a resposta imune celular. Sabe-se que o linfócito T por si só interage inexpressivamente com antígeno livre, mas é estimulado e exaltado na sua função quando esse antígeno é elaborado e apresentado pelo macrófago (*antigen presenting cell* [APC]). O macrófago também colabora com o linfócito T *helper* na estimulação da produção de anticorpos pelo linfócito B (IgG, IgA, IgM e IgE). Para a realização dessas funções imunológicas, o macrófago expõe peptídios antigênicos aos receptores dos linfócitos T *naïve* na presença de moléculas MHC II. Experiências *in vitro* evidenciam que efeitos idênticos são obtidos apenas com extratos de macrófagos ou líquidos sobrenadantes de cultura de macrófagos. Sob ativação extrema e peculiar, os macrófagos podem fundir-se e constituir as células gigantes multinucleadas, tipicamente presentes nos granulomas. A maioria dos monócitos é $CD14^+$.

Os macrófagos também sintetizam leucotrienos, prostaglandinas, fator de ativação plaquetária e lipoxinas, contribuindo para o estabelecimento de diversos processos imunoinflamatórios. As interações ligantes são primordiais nos processos de apresentação antigênica. As células fagocíticas também estão ativamente envolvidas na patogênese das várias manifestações alérgicas cutâneas. Há receptores em linfócitos B que são ativados pelo peptídio antigênico elaborado nas APC.

Células de Langerhans

Têm origem na medula óssea e apresentam características imunológicas semelhantes às dos macrófagos, só que de localização predominantemente epidérmica (células APC residentes). Apresentam, como os macrófagos, receptores de superfície para a fração Fc da imunoglobulina E, FCεRII, do C_3 e Ia antígenos (MHC II), geneticamente determinados por genes localizados próximo ao *locus* D, e, no rato, em uma região do cromossomo chamado "I". As células de Langerhans desempenham um papel importante em vários processos patológicos (micose fungoide, histiocitoses, dermatite de contato alérgica etc.). São vitais para a imunovigilância cutânea; participam também dos processos imunopatológicos na dermatite atópica e na dermatite alérgica de contato.

Imunidade humoral

Linfócitos B

A célula fundamental é o linfócito B, que, nas aves, origina-se na bursa de Fabricius (daí o B) e, no ser humano, na medula óssea e, provavelmente, nas amígdalas (anel de Waldeyer), nas placas de Peyer (mucosa intestinal) e no apêndice. Esses linfócitos B da medula migram para os órgãos linfoides periféricos (gânglios linfáticos), nos quais completam sua maturação. Normalmente, esses linfócitos B são encontrados no sangue, nas áreas cortical e medular dos gânglios linfáticos, e nos folículos esplênicos.

Os linfócitos B, células imunocompetentes, mesmo antes da estimulação antigênica específica, são facilmente reconhecidos por apresentarem as imunoglobulinas D e M em sua superfície. Após exposição ao antígeno, certo número de células B sofre proliferação clonal e diferenciação (transformação blástica), adquirindo, então, as características do plasmócito, que tem retículo plasmático muito desenvolvido ao lado de numerosos ribossomos, produzindo as imunoglobulinas específicas, voltadas contra o antígeno estimulador, que pode ser um alérgeno.

Para que haja produção máxima de anticorpos, deve haver interação entre o macrófago, a célula de Langerhans e os linfócitos T e B, o que ocorre por intermédio da subpopulação T *helper*, enquanto a subpopulação T supressora tende a limitar tal processo. A perda do equilíbrio entre essas subpopulações é a origem de inúmeras doenças. Alguns antígenos, no entanto, são capazes de induzir a transformação blástica dos linfócitos T sem a necessidade dessa interação. São os denominados "superantígenos", e um exemplo típico são as exotoxinas do *Staphylococcus aureus*, capazes de promover e estimular a síntese de IgE específica, contribuindo para a imunopatogênese da dermatite atópica. (Ver descrição de *superantígenos*, no item *Introdução*, anteriormente.)

Os anticorpos produzidos pelos linfócitos B são as imunoglobulinas, que se agrupam em cinco classes: IgG (IgG1, 2, 3, 4), IgA (IgA1, 2), IgM, IgD e IgE. Ao longo da vida, os níveis plasmáticos das imunoglobulinas variam em função da idade. A IgE pode estar mais elevada em populações localizadas em áreas tropicais, talvez por uma maior exposição a parasitas (helmintos).

As imunoglobulinas são constituídas por quatro grupos peptídicos: dois de cadeias pesadas, com peso molecular (PM) de 50.000 kDa, e dois de cadeias leves, com PM de 25.000 kDa; as cadeias pesadas diferem de acordo com a classe das imunoglobulinas (G, A, M, D, E) ligadas entre si por pontes de bissulfeto. Apresentam dois fragmentos Fab (*ab* = *antigen binding*, variáveis) e um Fc, que viabiliza fixação à superfície de certas células (receptores celulares). As cadeias leves podem ser do tipo κ (kappa) e do tipo λ (lambda).

A IgG está presente predominantemente no plasma e no transudato intersticial, representando cerca de 75% das imunoglobulinas do soro e a maioria dos anticorpos, sobretudo antibacterianos. A IgG é a de menor PM (150.000 kDa) e, por isso, capaz de atravessar a placenta, responsável, portanto, pela imunidade transferida passivamente ao recém-nato. É capaz de fixar o complemento, e sua concentração no soro é de 552 a 1.631 mg/dL. Inúmeros anticorpos pertencem às IgG: antivirais, antitoxinas, hemoaglutininas e antimicrobianos. Há quatro subclasses de IgG; as IgG1 e IgG3 fixam-se aos macrófagos e exercem ação citotóxica.

As IgA são os anticorpos que predominam na saliva, nas secreções intestinal, broncopulmonar e geniturinária, na lágrima e no colostro, bem como no soro (63 a 484 mg/dL); têm função de defesa nas superfícies das mucosas, com PM maior que a IgG (400.000 kDa); não fixam complemento pela via clássica, mas podem fixá-lo pela via alternada; não atravessam a barreira placentária nem se fixam em macrófagos e mastócitos. A IgA pode ser encontrada nas apresentações monomérica e polimérica. A forma polimérica mais prevalente é a dimérica, que contém a cadeia J unindo as duas subunidades. A forma dimérica contém um componente secretório encontrado nas secreções exócrinas, o que indica sua origem mucosa, diferentemente da monomérica.

As IgM são anticorpos que surgem sobretudo ao início da resposta imune (fase aguda) e englobam as crioglobulinas, o fator reumatoide e os inúmeros anticorpos antibactérias e do sistema ABO. São os anticorpos de maior PM (900.000 kDa) e, portanto, não passam através da circulação transplacentária. Quando presentes no feto ou no recém-nascido, indicam que a infecção é própria deles. Estão presentes no sangue na concentração de 33 a 293 mg/mL; fixam o complemento, porém não se fixam em macrófagos e mastócitos.

As IgD são infrequentes e foram descobertas no mieloma múltiplo específico; é extremamente discutível se representam alguns anticorpos anti-insulina, antipenicilina e autoanticorpos; têm PM de 185.000 kDa e sua concentração sérica é inferior a 15,27 mg/mL. Constituem a imunoglobulina mais encontrada na superfície do linfócito B.

As IgE são os anticorpos reagínicos que se encontram na atopia e participam da anafilaxia; provocam reações alérgicas imediatas (nas quais ocorre a clássica liberação de histamina), fixam-se aos mastócitos e basófilos (receptores de alta afinidade, FCεRI), às células dendríticas, aos linfócitos B e eosinófilos (receptores de baixa afinidade, FCεRII); têm PM de 200.000 kDa e sua concentração sérica é pequena (menor que 80 kU/L). As IgE estão acentuadamente elevadas nas parasitoses por helmintos, porém não naquelas por protozoários, e também aumentadas nos processos alérgicos (reações do tipo 1 na classificação de Gell-Combs). A hiperimunoglobulinemia E é comum na dermatite atópica, frequentemente associada à hipereosinofilia sanguínea, refletindo um excesso de atividade Th2 por meio da maior liberação de IL-4, IL-5 e IL-13.

As células B podem mudar sua programação de síntese das imunoglobulinas por meio de várias citocinas (*isotype switching*). IL-10 induz *switching* para IgG1 e IgG3; IL-4 e IL-13 promovem *switching* para IgE; TGF-β causa *switching* para IgA; IFN-γ promove *switching* para IgG2.

Outras células

Null cells

Null cells (*non-B, non-T cells*) são leucócitos com propriedades tanto de linfócitos quanto de células monocíticas. Representam a terceira linhagem de células linfoides. Originam-se da medula óssea sob a influência de IL-2 e IL-15. A maioria contém receptores para Fc IgG. Nessa subpopulação, são encontradas as células NK e K.

Células NK

As células NK (*natural killer*) são linfócitos com grânulos citoplasmáticos grandes e que têm capacidade de destruir células tumorais ou infectadas por vírus sem estarem previamente sensibilizados com anticorpo.

Células K

As células K (*killer*) são células como linfócitos T, NK ou monócitos cuja função é destruir células previamente sensibilizadas por anticorpo, ou seja, ligam-se a este e destroem o alvo.

As células *killer* participam ativamente da citotoxicidade mediada por células dependente dos anticorpos (ADCC), presente nas ações de defesa imunológica antivirais e antitumorais.

É possível, portanto, afirmar que a principal função do sistema imunológico é defender o organismo *self* do *nonself*. Esse sofisticado sistema de defesa biológico é operado principalmente pelos linfócitos T. As células T citotóxicas são operacionais na eliminação de patógenos intracelulares (vírus, micobactérias e fungos). As células B são responsáveis pela proteção contra os patógenos extracelulares, incluindo as principais bactérias, por meio da síntese das diferentes imunoglobulinas, principalmente da IgG. As células *natural killer* são componentes importantes da imunidade inata (*innate immunity*). As células dendríticas iniciam a resposta imune por meio da apresentação dos antígenos estranhos para as células T. Os componentes dessa complexa rede de células T, B, dendríticas e *natural killer* interagem constantemente e constituem a principal defesa da integridade biológica do hospedeiro. A falha de qualquer componente dessa rede imunológica integrada compromete a integridade da homeostase imunológica e, consequentemente, debilita a capacidade de expressar as necessárias reações imunológicas protetoras. A manutenção dessa memória imunológica é realizada pelos diferentes mecanismos de recombinação genética. O sistema imunológico é, portanto, versátil, adaptável e sofisticado, apresentando características únicas e extremamente diferenciadas. A imunogenética é o seu modulador inicial. A epigenética decorre da interação com o meio ambiente.

Citocinas e quimiocinas

Estão associadas ao crescimento, à diferenciação e às funções ativadoras, responsáveis pelas respostas imunes, pelo tráfego e pela organização celular presentes nas estruturas que integram o sistema imunológico.

As *citocinas* (Quadro 2.2) são pequenas moléculas (polipeptídios) secretadas por células como linfócitos, macrófagos, queratinócitos, plaquetas etc. As linfocinas são as citocinas produzidas pelos linfócitos que regulam a atividade imunológica de outras células com receptores específicos na membrana citoplasmática,

Quadro 2.2 Citocinas.

I. Citocinas pró-hematopoiéticas GM-CSF G-CSF M-CSF Eritropoetina Trombopoetina C-KIT ligante FLt-3 IL-3 IL-7
II. Citocinas pró-inflamatórias IL-1b TNF-α IL-6 IFN-α IFN-γ Quimiocinas: IL-8, RANTES, MIP-1α, MIP-1β
III. Citocinas imunorregulatórias IL-2 IL-4 IL-5 IL-9 IL-10 IL-12 IL-13 IL-15 IL-16 IL-17 IL-18 IFN-γ TGF-β

embora, ocasionalmente, possam ser compartilhadas por mais de um tipo de citocina. Durante a inflamação, ocorre uma interação complexa entre elas, cujos efeitos variam em função da natureza, da intensidade e da duração do processo. As citocinas costumam ter ações sobrepostas e podem agir sinérgica ou antagonicamente; uma determinada citocina pode atuar em diferentes células. São exemplos de citocinas as interleucinas (IL), que podem ser classificadas pela ação de mais de 100 genes; interferons (alfa, beta, gama), fatores estimulantes de colônia para granulócitos, macrófagos, plaquetas etc.; fatores de crescimento (epidérmico, fibroblástico, plaquetário etc.); e fatores de necrose tumoral (TNF-α e β). As citocinas são produzidas em resposta a uma agressão imune, e sua atuação-resposta pode ser citotóxica, humoral, celular, alérgica ou, ainda, uma resposta em cascata sinergística. As funções das citocinas podem variar de acordo com suas fontes celulares, alvos direcionados e fases específicas das respostas imunes presentes. Consequentemente, as citocinas podem apresentar tanto potenciais pró-inflamatórios (IL-1β, por exemplo) quanto anti-inflamatórios. As citocinas podem ter origem mononuclear fagocítica ou linfocítica T; ação imunológica citotóxica (antiviral e antitumoral), humoral, celular e na hipersensibilidade alérgica. Podem, entretanto, ser imunossupressoras.

As *quimiocinas* são essencialmente proteínas de baixo peso molecular (8 a 15 kDa) agrupadas em famílias e induzem a quimiotaxia de neutrófilos, monócitos, linfócitos, eosinófilos, fibroblastos e queratinócitos. Há mais de 47 quimiocinas e 18 receptores de quimiocinas já identificados. Elas participam ativamente dos quadros imunoinflamatórios e dos processos de cicatrização subsequentes. São igualmente importantes na manutenção da homeostasia imune e da imunovigilância. Elas contribuem significativamente para o estabelecimento da inflamação alérgica, principalmente do tipo 2. Exemplos são a eotaxina e o RANTES (*regulated upon activation, normal T-cell expressed and secreted*), fatores quimiotáxicos para eosinófilos.

Vai muito além do objetivo deste compêndio discutir as citocinas individualmente, de maneira que para melhor situar o leitor e demonstrar a magnitude dessas interações, será abordado especificamente o TNF-α, atualmente muito discutido na dermatologia e na autoimunidade.

TNF-α

O TNF-α é sintetizado a partir de queratinócitos, fagócitos epidérmicos, mastócitos, células NK e linfócitos T ativados nos locais de inflamação. Trata-se de polipeptídio de 17 kDa, composto por 150 aminoácidos, capaz de induzir a necrose hemorrágica em células tumorais, o que justifica sua designação. Entre suas ações, podem ser citadas: sobre fibroblastos (induzindo a proliferação e produção de prostaglandinas e colagenases); sobre macrófagos (ampliando a produção de citocinas e a citotoxicidade antibacteriana); sobre células endoteliais (ativando a coagulação e o plasminogênio); e sobre granulócitos, neutrófilos e eosinófilos (aumentando a quimiotaxia, aderência e fagocitose). Nos vasos, exerce uma função essencial: estimula a expressão das moléculas de adesão ICAM-1, VCAM-1 e E-selectina na superfície de células endoteliais, fator fundamental para atrair leucócitos circulantes para os locais em que está ocorrendo a inflamação.

Os lipopolissacarídios (LPS) bacterianos são os principais indutores de TNF por meio de TLR2 e TLR4 (*toll-like receptors*), que estão associados à imunidade inata. Em relação às ações gerais sobre o organismo, o TNF-α produz febre, caquexia e choque, sendo considerado o principal mediador no choque endógeno provocado por endotoxinas bacterianas. Promove a transudação vascular e tem efeito inotrópico negativo, principalmente na vigência do choque séptico. É liberado nas infecções crônicas, doenças autoimunes e no câncer. A talidomida, os corticosteroides e a pentoxifilina antagonizam a produção de TNF-α. Existem imunobiológicos antagonistas específicos anti-TNF-α, como o etanercepte, o infliximabe e o adalimumabe. Na psoríase também são empregados, mais modernamente, numerosos imunobiológicos anti-diversas interleucinas (IL-12, 17, 23, entre outras; ver Capítulo 90).

Toll-like receptors

Os *toll-like receptors* (TLR) compõem uma família de receptores transmembrânicos caracterizados por um domínio extracelular rico em leucina, e os citoplasmáticos (domínio intracelular) apresentam homologia com o domínio intracitoplasmático de IL-1 e são relacionados com a imunidade inata. Estão presentes em células sanguíneas como monócitos, macrófagos e granulócitos, assim como na superfície de mastócitos, na pele e no epitélio respiratório; são proteínas transmembrana que conectam a imunidade inata com a adquirida.

Funcionalmente, os TLR têm a capacidade de reconhecer grupos moleculares comuns a classes de patógenos e, assim, de gerar uma sequência de citocinas a ser produzida pela célula apresentadora de antígeno, determinando o padrão de resposta em Th1 ou Th2.

Atualmente, são conhecidos dez tipos de TLR e seus respectivos ligantes microbianos. Cinco deles têm sua codificação proteica localizada no cromossomo 4. Apresentam ligantes endógenos, como proteína do choque térmico e fibronectina, e exógenos, como peptidoglicanos de bactérias gram-positivas, fosfatidilinositol das micobactérias, imiquimode, entre outros.

Moléculas de adesão celular

As moléculas de adesão celular (*cellular adhesion molecules* – CAMS) são glicoproteínas de superfície expressas em numerosas células, cuja principal função, como já visto, é promover a interação e a adesão entre células e entre células e matriz. Atualmente, as CAMS são classificadas em famílias: selectinas, integrinas e superfamília de imunoglobulinas. Há outras moléculas de adesão identificadas, porém, cujo papel na inflamação alérgica ainda não foi adequadamente determinado. A melhor compreensão da função das moléculas de adesão pode futuramente levar a novas estratégias imunoterapêuticas dos variados processos inflamatórios existentes (Quadros 2.3 e 2.4).

Sistema complemento

Há muito é conhecido como elemento básico para a citólise imunológica. Na realidade, é um conjunto complexo de proteínas plasmáticas que interagem entre si, sempre em determinada sequência (reação em cascata) que induz e influencia reações imunológicas (lise celular, fagocitose, liberação de substâncias etc.). Tem ação importante na reação imunológica tipo III (imunocomplexos), porém não participa na reação tipo IV (hipersensibilidade tardia). O sistema do complemento compreende um total de 25 proteínas, e a ativação proteolítica sequencial ocorre por meio das proteinases e da sua consequente ação sobre os precursores (zimogênios).

A ativação do complemento pode ocorrer de acordo com o estímulo desencadeante ou por meio da via clássica, na qual todos os componentes participam (C_1 a C_9) ou, ainda, pela via

Quadro 2.3 Algumas CAMS importantes para a pele.

Famílias	Natureza	Exemplos	Locais
Caderinas	Glicoproteína dependente de Ca^{++}	Desmogleína	Desmossomo na epiderme
Superfamília das imunoglobulinas	Numerosas moléculas semelhantes a imunoglobulinas	Molécula de adesão intercelular (ICAM-1) Antígeno de diferenciação 2 (CD2) Molécula 1 de adesão de células vasculares (VCAM-1)	Células endoteliais, queratinócitos, células de Langerhans Linfócitos T, algumas células NK Célula endotelial
Integrinas	Proteína de superfície com duas ligações covalentes nas cadeias α e β	Antígeno 1 de função leucocitária (LFA-1) Antígeno 1 de ativação macrofágica (Mac-1)	Linfócito T Macrófago, monócito, granulócito
Selectinas	Moléculas com região lecitina-símile que liga carboidrato	Selectina E (antiga ELAM1)	Célula endotelial

Células NK = células *natural killer*.

Quadro 2.4 Moléculas de adesão.

Famílias	Receptores	Ligantes
Selectinas	E-selectina L-selectina P-selectina	Glicoproteínas sialilatadas e glicolipídios Tetrassacarídios Glicoproteínas fucosiladas
Integrinas	VLA-4, $\beta1\alpha4$ LFA-1, $\beta2\alpha1$ Mac-1, $\beta2\alpha M$	VCAM-1, fibronectina ICAM-1, ICAM-2, ICAM-3 ICAM-1, fibrinogênio, C3bi
Imunoglobinas-símile	ICAM-1 ICAM-2 VCAM-1 MAdCAM-1 PECAM-1	LFA-1, Mac-1 LFA-1 VLA-4 L-selectina PECAM-1

alternada, em que não ocorre a participação de C_1, C_2 e C_4. O resultado final é o mesmo: lise celular. Os complexos Ag-Ac ativam a cascata clássica do complemento. A cascata alternativa ocorre sem a participação de anticorpos via C_3.

Estados de hipocomplementemia podem ser decorrentes de sua utilização excessiva em doenças nas quais ocorrem reações tipo III (lúpus eritematoso sistêmico, glomerulonefrite pós-estreptocócica, doença do soro, entre outras). Há, ainda, doenças geneticamente herdadas em que ocorrem deficiências seletivas de determinado componente; o angioedema hereditário, antigamente denominado "angioneurótico", é o exemplo mais comum (deficiência quantitativa e/ou funcional do inibidor de C_1 esterase), ou raramente em certas doenças adquiridas (doenças linfoproliferativas e o câncer). O lúpus eritematoso sistêmico também é outro exemplo de doença desencadeada por deficiência, inclusive de vários dos diferentes componentes do complemento, levando à ativação de C_3. No angioedema hereditário adquirido ocorre diminuição de C_{1q}. Há uma modalidade de angioedema hereditário em que o inibidor de C_1 esterase é normal, podendo haver mutações que ativam o fator XII da coagulação, e, consequentemente, a liberação significativa da bradicinina. Na superfície dos mastócitos há receptores das anafilatoxinas (C_{3a} e C_{5a}) importantes em certos casos de anafilaxia.

Mecanismos imunopatológicos

A saúde depende muito do bom funcionamento do sistema imunológico, de maneira que se ele estiver alterado, quer no sentido hiper, quer no sentido hipo, surgem várias doenças, algumas com predominância de manifestações dermatológicas. As doenças ocorrem, em sua maioria, pelo aumento, pela diminuição ou pela disfunção mais ampla na síntese de proteínas.

As condições incluídas sob a designação de alergia referem-se às alterações imunológicas específicas no sentido da hiperatividade humoral e/ou celular. No entanto, quando o sistema imune está hipofuncionante, há tendência ao desenvolvimento de diversas infecções, oportunistas ou não, neoplasias malignas etc. Vale lembrar aqui o conceito de imunotolerância, que é a perda da resposta imunoespecífica a um antígeno em função de repetidas exposições ao mesmo. É de grande valor, pois tem aplicação prática no tratamento de diversas condições alérgicas (imunotolerância induzida, dessensibilização e imunoterapia).

Os mecanismos das reações imunológicas que levam às doenças são complexos; entretanto, podem ser sintetizados em quatro tipos fundamentais: I, II, III e IV – os três primeiros relacionados com a imunidade humoral, e o último, com a imunidade celular. Esta classificação clássica de Gell-Coombs pode, na verdade, ser ampliada, uma vez que combinações entre essas reações são ocasionalmente observadas (*antibody-dependent cell-mediated cytotoxicity* e hipersensibilidade cutânea basofílica) (Quadro 2.5).

Resposta tipo I | Imediata

Este mecanismo refere-se à anafilaxia e depende de anticorpos da classe IgE (reaginas) que estão aderidos, por meio da fração Fc, aos receptores de alta afinidade (FCεRI) na membrana dos mastócitos (tecidos) e basófilos (sangue). O antígeno (alérgeno), ao penetrar, liga-se à imunoglobulina E, promovendo a desgranulação citoplasmática dessas células, com a consequente liberação de inúmeras substâncias vasoativas, de histamina, bradicinina e da antiga SRS-A (*slow reacting substance of anaphylaxis*), hoje identificada como o conjunto de vários leucotrienos, fator quimiotático para eosinófilos e neutrófilos, fator de ativação plaquetária, triptase, quimase, carboxipeptidase e as prostaglandinas (PGD2), citocinas e quimiocinas. É um mecanismo imediato que pode, por vezes, ser desencadeado em poucos minutos, quando

Quadro 2.5 Mecanismos das reações imunológicas.

Reações mediadas por anticorpos (ativação/inibição)
Reações citotóxicas ou citolíticas
Reações por imunocomplexos
Reações alérgicas
Reações citotóxicas mediadas por células T
Reações de hipersensibilidade tardia
Reações granulomatosas

aparece, então, a sintomatologia anafilática, potencialmente fatal. O *cross linking* dos FCεRI de IgE leva à desgranulação citoplasmática dos mastócitos. A mutação de KIT (fator de estimulação das células-tronco) no códon D816V pode estar associada à hiperreatividade mastocitária (mastocitose sistêmica e as várias síndromes de ativação mastocitária).

A histamina tem capacidade de contrair as fibras musculares lisas dos brônquios, do intestino e dos esfíncteres pré-capilares, além de causar vasodilatação e aumentar a permeabilidade capilar; é esse o mecanismo que leva à instalação de vasodilatação capilar cutânea e das mucosas (ruborização, urticária, angioedema, rinoconjuntivite alérgica), de espasmos da musculatura lisa brônquica (asma alérgica, hiper-responsividade brônquica) e intestinal (cólicas e diarreias). A bradicinina tem efeitos semelhantes aos da histamina, porém sua ação é mais lenta, causando angioedema. Os leucotrienos, provenientes da ação da 5-lipo-oxigenase sobre o ácido araquidônico (AA), originam intensa contratura da musculatura lisa brônquica, causam vasodilatação, aumentam a permeabilidade capilar, são quimiotáxicos para os eosinófilos e neutrófilos e não são bloqueados pelos anti-histamínicos; há inibidores de sua síntese e antagonistas ao nível dos seus receptores cisteínicos (montelucaste é um exemplo deste tipo de medicamento). O AA é produto da ação da fosfolipase A_2 sobre os fosfolipídios da membrana celular. As prostaglandinas, dependendo do tipo, promovem vasodilatação ou vasoconstrição, contração (PGF) ou relaxamento (PGE) das fibras musculares; as prostaglandinas podem participar no mecanismo da anafilaxia, porém não são bloqueadas pelos anti-histamínicos, mas sim pelo ácido acetilsalicílico e por outros anti-inflamatórios clássicos não esteroides inibidores da ciclo-oxigenase 1 e 2 (COX1 e 2). A serotonina intervém na anafilaxia experimental em animais (murinos), porém todos os indícios sugerem que ela não atua na anafilaxia humana. Dentre as doenças incluídas no tipo I, são encontradas: eczema atópico (dermatite atópica), asma, rinite e conjuntivite alérgicas, e alguns casos de urticária e angioedema, rinossinusite alérgica, reações anafiláticas, inclusive o choque anafilático decorrente de picadas de insetos (venenos dos insetos da classe Himenoptera), alimentos e fármacos (penicilinas, cefalosporinas etc.).

As reações antes denominadas "anafilactoides" (contrastes radiológicos iodados, bloqueadores neuromusculares, polimixina B, entre outros), atualmente também classificadas como anafiláticas, não são mediadas por IgE, embora também ocorra a desgranulação mastocitária/basofílica, porém não IgE-específica, com consequente liberação dos usuais mediadores de anafilaxia. Os bloqueadores neuromusculares, o icatibanto e as quinolonas podem ativar os receptores de membrana dos mastócitos MRGPRX2 e causar anafilaxia em pessoas suscetíveis (mecanismo IgE independente).

Na anafilaxia idiopática, os mecanismos imunológicos ainda não são conhecidos, mas provavelmente são dependentes das células T/CD3, e respondem bem à corticoterapia (cerca de 6 semanas). A anafilaxia idiopática é a única que pode ser "curada" com a corticoterapia (remissão em mais de 80% dos casos). Seu diagnóstico diferencial inclui a mastocitose sistêmica e as síndromes de ativação mastocitária. Atualmente, a anafilaxia idiopática é considerada uma síndrome de ativação mastocitária não clonal idiopática.

Resposta tipo II | Citotóxica ou citolítica

Nesse tipo de reação imunológica, tem-se o determinante antigênico ligado, na maioria das vezes, à superfície celular, e o anticorpo livre circulante é da classe IgG ou IgM. Após sua união (antígeno-anticorpo), ocorre a destruição da célula-alvo; na dependência desta, surgem as manifestações próprias de determinada doença. Além das incompatibilidades sanguíneas incluídas nesse tipo reacional (o antígeno situa-se na membrana das hemácias), é possível catalogar as seguintes doenças: pênfigos e penfigoide, reações a substâncias que aderem às paredes celulares de hemácias (anemias hemolíticas), leucócitos (leucopenias adquiridas) e plaquetas (púrpuras trombocitopênicas), síndrome de Goodpasture (anticorpo antimembrana basal renal e pulmonar), doença de Graves (tireotoxicose), certos aspectos das doenças de autoagressão, certos eritemas paraneoplásicos, entre outros. Medicamentos como penicilinas podem causar anemia hemolítica e, como a quinidina, podem provocar a púrpura trombocitopênica por intermédio da clássica reação citolítica tipo II.

Resposta tipo III | Imunocomplexos

Após o acoplamento antígeno-anticorpo, forma-se um complexo imune que, para ser patogênico, necessita, primeiro, alojar-se na parede do vaso ou no tecido. Ele pode ser formado localmente, quando então já está estrategicamente situado, ou, com mais frequência, no sangue, quando então é circulante e ainda precisa ser depositado; é interessante ressaltar que os imunocomplexos circulantes não têm relação imunológica com os órgãos e locais em que eventualmente se assentam; sua localização é dependente sobretudo do seu tamanho. Os complexos imunes, após se depositarem, ativam o complemento, com consequente formação de potentes mediadores da inflamação, resultando, então, na destruição tecidual local. Complexos imunes grandes, insolúveis e, por isso, facilmente removidos da circulação pelo SRE (sistema reticuloendotelial) de localização hepatoesplênica, são formados quando há uma concentração ótima de antígeno-anticorpo, ou ainda quando há excesso, mesmo que discreto, de anticorpo. Complexos formados quando há grande excesso de antígeno, ou mesmo moderado excesso, são de tamanho pequeno, solúveis e de difícil remoção pelo SRE. Há dois tipos básicos de mecanismos imunes por imunocomplexos:

- o fenômeno de Arthus decorre da formação de antígeno-anticorpo, quando há excesso de anticorpo no local em que o antígeno foi injetado em um indivíduo já previamente sensibilizado. Esses complexos Ag-Ac precipitam na parede dos vasos; ao serem precipitados, acoplam-se ao complemento; participam também o sistema de cininas plasmáticas e a ativação das plaquetas com liberação de aminas vasoativas. Histopatologicamente, observa-se uma vasculite leucocitoclásica com infiltrado de polimorfonucleares neutrófilos; esse processo pode ocorrer na pele (testes intradérmicos) ou em qualquer outro órgão (alveolites hiperérgicas por antígenos inaláveis). O fenômeno de Arthus na pele caracteriza-se por reação inflamatória com eritema, edema e até mesmo necrose, ocorrendo de 4 a 8 h após a inoculação do antígeno, acompanhado do substrato histopatológico já descrito; esse fato pode ocorrer, por exemplo, no teste intradérmico com o ácido peniciloico ou com antígenos proteicos em indivíduos previamente sensibilizados
- outra situação é o excesso de antígeno circulante, e não de anticorpo, como no fenômeno de Arthus. Na circulação, os complexos Ag-Ac são insolúveis; no entanto, quando há antígenos em excesso, tornam-se solúveis, sendo mais difícil e demorada a fagocitose pelo SRE, com consequente deposição desses complexos na parede dos capilares de glomérulos renais, pele, articulações, endocárdio etc., causando inúmeras manifestações clínicas, como urticária, eritemas polimorfo e nodoso, exantemas das doenças infecciosas agudas, vasculite cutânea, púrpura de Henoch-Schönlein, doenças autoimunes (lúpus eritematoso, poliarterite nodosa), entre outros.

Outro aspecto interessante e histórico é o da doença do soro, observada em pessoas nas quais se injetava soro antidiftérico ou antitetânico; o soro do cavalo, por ser heterólogo, provoca no ser humano a formação de anticorpos específicos contra o mesmo; esses anticorpos podem ser IgG e IgM (formadores de imunocomplexos), mas também IgE, originando fenômenos anafiláticos. A doença do soro pode exibir uma associação de reações dos tipos I e III, podendo, no entanto, haver predominância de uma sobre a outra.

A doença do soro pode ser primária ou secundária: na primeira, o ser é virgem e recebe a primeira inoculação do antígeno (soro, penicilina e outros), formando-se, então, anticorpos que, ao fim de 8 a 12 dias, estão em concentração capaz de acoplar-se ao antígeno ainda presente, podendo ocorrer, então, a sintomatologia mista dos tipos I e III; no segundo caso (secundário), o indivíduo já está previamente sensibilizado por inoculação anterior do antígeno, e, assim, com a formação prévia de anticorpos, a segunda inoculação do antígeno desencadeia o processo tipo I (anafilático/IgE mediado) em minutos e o tipo III (imunocomplexos) em 1 a 3 dias. Ainda no tipo reacional III, devem-se considerar as crioglobulinas e o fator reumatoide, que são imunocomplexos contendo IgM. Há doenças nas quais aparecem as crioglobulinas (crioproteínas) que podem, por exemplo, causar urticária ao frio secundária. O fator reumatoide (IgM anti-IgG) ocorre na artrite reumatoide.

Resposta tipo IV | Hipersensibilidade mediada por células

É o mecanismo imunológico que ocorre por intermédio da sensibilização de linfócitos T diante de um antígeno proteico ou um hapteno acoplado a uma proteína. Do encontro entre o linfócito T previamente sensibilizado e o antígeno resulta a formação de mediadores especiais – as citocinas/interleucinas – que provocam o processo inflamatório final; estas linfocinas já foram mencionadas anteriormente (item *Citocinas e quimiocinas*). Ressalta-se aqui que provocam, além da transformação blástica dos linfócitos, uma ativação dos macrófagos, e, assim, histopatologicamente, o que se encontra é um infiltrado de células com núcleo arredondado (linfócitos e macrófagos), e não de neutrófilos, como na reação tipo III. Ao contrário das reações I, II e III, aqui não há anticorpos livres; trata-se de uma reação imunológica celular (imunidade mediada por células).

A reação tipo IV também é chamada "hipersensibilidade tardia," pois o máximo da reação ocorre em 48 a 72 h. A transferência prévia da hipersensibilidade tipo IV não ocorre com soro (como nas reações imediatas), mas, sim, com linfócitos T sensibilizados produtores de citocinas pró-inflamatórias. O tipo reacional IV é responsável pela imunidade celular voltada tanto contra microrganismos quanto relativamente contra neoplasias (vigilância imunológica), e também pela hipersensibilidade tardia característica de vários estados patológicos, como dermatite alérgica de contato, determinadas reações de hipersensibilidade a certas substâncias, hipersensibilidade a microrganismos, rejeição de enxertos. É, ainda, responsável pelos testes intradérmicos tardios, PPD, Montenegro, candidina, tricofitina, DNCB e outros. Esse tipo reacional também responde pelos granulomas tuberculoide e outros. O linfócito T ativa os macrófagos contra os microrganismos (antígenos microbianos), transformando-os em células epitelioides e células gigantes, com destruição quase total desses microrganismos. As imunidades celular e humoral são induzidas também por vacinações como, por exemplo, contra a covid-19.

Cooperação entre as imunidades celular e humoral

A esquematização dos fenômenos imunológicos em quatro tipos reacionais é lógica e didática, mas não significa que sejam mecanismos estanques e específicos para cada patologia (é a tradicional e já ultrapassada classificação de Gell e Coombs); ao contrário, os vários tipos reacionais inter-reagem, ora no sentido da colaboração, ora do antagonismo.

Nas doenças autoagressivas, é possível explicar certos sintomas por reações tipos II, III e/ou IV.

Outro exemplo ocorre na hipersensibilidade à penicilina, que pode abranger os quatro tipos reacionais, apresentando manifestações clínicas correspondentes: choque anafilático (tipo I), anemia hemolítica (tipo II), doença do soro-símile (tipo III) e dermatite alérgica de contato (tipo IV).

Atualmente, sabe-se que há antígenos que ativam tanto células T quanto células B, havendo auxílio de linfócitos T para o processo de maturação dos linfócitos B. Essas células B também podem funcionar como APC, ativando as células T por meio da apresentação antigênica acoplada às moléculas de MHC II. O desenvolvimento da memória imunológica das células B pode perpetuar muitas síndromes autoimunes e alérgicas (atópicas).

Há, portanto, cooperação entre as imunidades inata e adaptativa e entre as respostas humorais e celulares.

Homeostase imunológica

As células T regulatórias (*Treg cells*) $CD4^+$ e $CD25^+$ são responsáveis pela homeostasia imunológica, inibindo de modo controlador a expressão de Th1 e de Th2 e, consequentemente, impedindo o aparecimento de doenças autoimunes e alérgicas, respectivamente. Estas células T reguladoras produzem as citocinas IL-10 e TGF-β, tendo o fator de transcrição FoxP3 (Quadro 2.1 e Figura 2.2).

Imunogenética

A genética fornece as bases para as respostas do ser humano a uma variedade de estímulos ambientais que podem gerar doenças genéticas complexas, nas quais se enquadram as manifestações atópicas. A decodificação do genoma humano cria, também, o potencial para tratamentos inovativos e curativos, nos quais se destaca a farmacogeneterapia. Decifrar os genes das alergias, por exemplo, constitui um grande avanço no campo da genética aplicada. Os polimorfismos genéticos contribuem para o desenvolvimento da atopia, e o tratamento futuro em medicina será individualizado de acordo com o genótipo apresentado. A inteligência artificial já está sendo aplicada com sucesso.

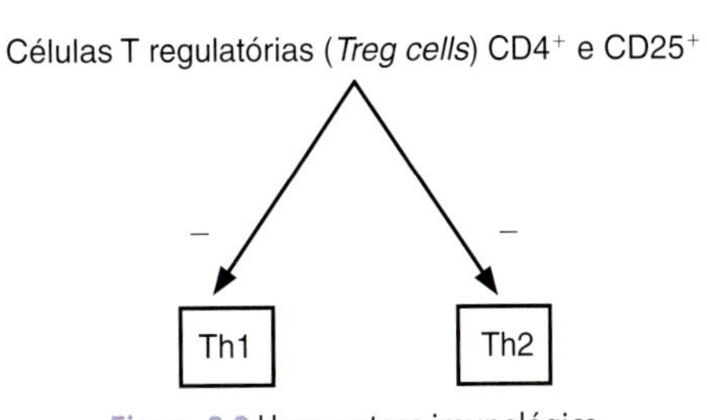

Figura 2.2 Homeostase imunológica.

Nas várias espécies de vertebrados, têm sido estudados sistemas de histocompatibilidade. No ser humano, o principal é o sistema HLA (*human leukocyte antigens*), localizado no braço curto do cromossomo 6. O sistema HLA representa a região gênica que codifica as moléculas de histocompatibilidade responsáveis pela apresentação de antígenos ao sistema imune; didaticamente, esses genes têm sido agrupados em três regiões: classes I, II e III, constituídas por quatro *loci* (A, B, C, D), que formam os MHC. Em cada *locus* há genes alelos determinantes da antigenia da proteína da membrana celular.

Antes do surgimento das técnicas de biologia molecular, a tipificação do HLA era feita sorologicamente pela identificação apenas do antígeno. Quando esse método é empregado, o resultado é apresentado pela sigla HLA seguida por uma ou duas letras maiúsculas indicando o *locus* gênico e por um ou dois algarismos representando o gene (p. ex., HLA-A1, HLA-DR4, HLA-B2). Com a evolução para tipificação por métodos de biologia molecular, foi possível detectar o alelo específico e não apenas do antígeno, que pode representar uma grande variedade de alelos. O antígeno HLA-B27, por exemplo, passou a ser denominado "HLA-B*27", englobando pelo menos 23 variantes da molécula HLA-B27 (HLA-*2701 a -B*2723). Os alelos são representados pela letra do *locus*, seguida por um asterisco e por dois a oito dígitos (p. ex., HLA-DRB1*1501, -DQA1*0102, -A*0101). Os dois dígitos iniciais definem a família sorológica à qual pertence o alelo; o terceiro e o quarto são o código de variação, ou seja, especificam o alelo dentro da família; o quinto e o sexto dígitos descrevem variações daquele alelo; e o sétimo e o oitavo descrevem variações nos íntrons (regiões 39 ou 59 do gene).

A nomenclatura de alelos HLA de classe II dos *loci* -DQ e DP ainda expressa o tipo de cadeia de heterodímeros de suas moléculas (alfa ou beta), designadas pelas letras "A" ou "B", respectivamente (p. ex., HLA-DQB1*1101, -DQA*0102). Em moléculas HLA-DR, o polimorfismo ocorre apenas no domínio β1 das cadeias beta, sendo a cadeia alfa não polimórfica. Por isso, no HLA-DR só se acrescenta a letra B. A nomenclatura empregada para alelos HLA de classe I não contém essa especificação, pois só apresentam polimorfismo na cadeia alfa, sendo, então, designados apenas por HLA-A, HLA-B e HLA-C. Normas de padronização prévias introduziram o sufixo opcional "N" ou "L" para indicar expressão nula (*null*) ou baixa (*low*) de um alelo.

Os antígenos de superfície sintetizados pelos genes dos *loci* A, B e C constituem os chamados "antígenos classe I (MHC I)", expressos em todas as células nucleadas, inclusive as da pele, sendo os responsáveis pelo desencadeamento das reações citotóxicas mediadas por células, como células infectadas por vírus e rejeição a enxertos. Os MHC I apresentam polimorfismo estrutural e incluem 250 alelos no *locus* HLA-A, 488 alelos no *locus* HLA-B e 118 alelos no *locus* HLA-C.

Já os sintetizados em HLA-DR, -DP e -DQ constituem os chamados "antígenos classe II (MHC II)" e são expressos na superfície das células apresentadoras de antígenos apenas em algumas células. Elas são essenciais para a estimulação antigênica diferenciada e seletiva dos linfócitos T *helper*. Queratinócitos os expressam precariamente, a não ser que estejam participando de reações como dermatite alérgica de contato imunológica, líquen plano e outras. Os linfócitos *helper* são capazes de reconhecer antígenos apenas na presença de células portadoras de antígenos classe II, importantes também para certas interações célula-célula.

A região de classe III não codifica moléculas de histocompatibilidade, e sim outras moléculas, como fatores de necrose tumoral, proteínas C_4, C_2 e de choque térmico, fator B do complemento etc.

As várias composições antigênicas expressas dessa maneira podem revelar suscetibilidade a determinadas doenças. Não se deve esquecer também que há certa correlação entre o sistema e a etnia; assim, o HLA-A1 está presente em 31% dos europeus, e em apenas 2% dos ameríndios. Há estudos do risco do aparecimento de uma doença em relação ao tipo de HLA. Em dermatologia, têm sido realizados estudos interessantes quanto ao risco de contrair determinada dermatose na dependência do HLA do indivíduo. Esse risco relativo (RR) é determinado matematicamente; como exemplo, são citados:

- artrite reativa: HLA-B27 com RR 37
- síndrome de Behçet: HLA-B5 com RR 6
- pênfigo vulgar: HLA-A10 com RR 5
- vitiligo: HLA-B12 com RR 2
- lúpus eritematoso sistêmico: HLA-B5 com RR 2; HLA-B8 com RR 2
- psoríase vulgar: em japoneses – HLA-A1 com RR 11, HLA-CW6 com RR 25, HLA-B37 com RR 20; em caucasianos – HLA-B3 e B17 com RR 5, HLA-DW11 com RR 66, HLA-CW6 com RR 13
- dermatite herpetiforme: HLA-DW3 com RR 15
- pênfigo foliáceo: HLA-BW16 com RR 4
- na DRESS (*drug reaction with eosinophilia and systemic symptoms*) existie uma associação com HLA.

Esses aspectos de imunogenética são importantes, mas devem ser interpretados adequadamente e com certa relatividade. Deve-se sempre considerar o binômio genética-meio ambiente (expressão fenotípica do genótipo existente), chamada "epigenética".

Imunodeficiências

Ver Capítulo 66.

Diagnóstico imunológico

Há vários exames que viabilizam o diagnóstico imunológico.

A imunidade humoral pode ser detectada por intermédio das seguintes técnicas:

- técnicas de precipitação: imunodifusão radial simples, imunoeletroforese, precipitação em gel e outros
- técnicas de acoplamento ao antígeno: radioimunoensaios, imunoabsorção quantitativa, CAP-RAST
- técnicas de imunofluorescência: direta (utilizando-se o tecido – no caso, pele do paciente), indireta (utilizando-se o soro do doente) e com anticorpos marcados (peroxidase)
- técnicas de reações com antígenos de superfície celular (aglutinação, aderência opsônica, reações autotóxicas etc.)
- dosagem das imunoglobulinas séricas: IgG (subclasses 1, 2, 3 e 4), IgA (subclasses 1 e 2), IgM e IgE total e IgE específica, e dos vários componentes do complemento e de seus inibidores
- mutação de c-kit (códon D816V) e a dosagem da triptase sérica e da PGD2, leucotrieno E4 e N-metil-histamina urinários (disfunções mastocitárias)
- contagem de linfócitos B ($CD19^+$ e $CD20^+$)
- técnicas de fixação de complemento e de dosagem dos seus componentes
- liberação basofílica da histamina (*in vitro basophil histamine release*)
- citometria de fluxo/imuno-histoquímica.

A imunidade celular pode ser avaliada por intermédio das seguintes provas:

- testes alérgicos de contato (*patch tests*)
- testes intradérmicos específicos e não específicos; dentre os mais usados estão: PPD, tricofitina, candidina, estreptoquinase-estreptodornase (SK-SD), vírus da caxumba, toxoides tetânico e diftérico e vaccínia (leitura *in vivo* de 48 h)

Testes de indução de sensibilidade com DNCB, DNFB e outros:

- testes *in vitro*: transformação blástica dos linfócitos T, MIF, MAF com antígenos específicos ou com substâncias mitógenas (fito-hemaglutinina, concavalina A)
- determinação de linfócitos T com suas respectivas subpopulações no sangue e tecidos, por meio do uso de anticorpos monoclonais ($CD3^+$, $CD4^+$, $CD8^+$)
- determinação de linfócitos NK ($CD56^+$ e $CD16^+$)
- determinação das diferentes citocinas, quimiocinas, moléculas de adesão e proteínas citoplasmáticas eosinofílicas e neutrofílicas
- determinação de células mononucleares ($CD14^+$)
- determinação de mastócitos atípicos CD25 e CD2, e também CD30, por citometria de fluxo, na mastocitose sistêmica.

Terapêutica imunológica

Nos casos de hipersensibilidade (alergia), o afastamento do antígeno é a medida principal; técnicas de dessensibilização (imunoterapia) têm sido usadas com resultados favoráveis. Os métodos imunossupressores apresentam-se em primeira linha na prática médica, destacando-se: radiações ionizantes, fototerapia, corticosteroides, inibidores da síntese do RNA, alquilantes e outros. De grande valor e de uso corrente são os inibidores farmacológicos (antagonistas) da histamina, prostaglandinas, leucotrienos e outros. Na prática atual da terapêutica imunológica a anti-IgE (omalizumabe), vêm também surgindo os anticorpos monoclonais humanizados e humanos anticitocinas e seus receptores, as vacinas de DNA, a farmacogeneterapia, as novas modalidades imunoterapêuticas, as novas técnicas para o equilíbrio por *switching* entre os sistemas Th1 e Th2 (ITN) e as manipulações genéticas, inclusive voltadas para a correção precoce das várias imunodeficiências primárias (congênitas). Os rotineiros transplantes celulares e de medula óssea apresentam-se atualmente como métodos eficazes. A imunomodulação empregando ativação das células Treg, inibição ou estimulação dos fatores de transcrição para Th2 e Th1 e também para células Treg, os anticorpos monoclonais ou antagonistas para a síntese de citocinas ou para bloqueio de seus receptores, moléculas coestimuladoras, moléculas e inibidores de sinalização, inibidores de moléculas de adesão, de receptores celulares, de quimiocinas etc. sugere um futuro promissor para o controle das doenças em que ocorrem disfunções imunológicas (ver Capítulo 90). A imunogenética e a caracterização de biomarcadores orientam atualmente a terapia alvo ou personalizada. Há uma enorme quantidade de medicamentos com esse fim e que mudaram completamente a abordagem terapêutica de muitas doenças. A inteligência artificial será fundamental para o contínuo sucesso da Imunologia.

Bibliografia

Introdução

Aoki V, Lago F, Yamazaki MH *et al*. The Cooperative Group on Fogo Selvagem. Significado do *epitope spreading* na patogênese dos pênfigos vulgar e foliáceo. *An Bras Dermatol*. 2008 Apr;83(2):157-61.

Blauvelt A, Hwang ST, Udey MC. Allergic and immunologic diseases of the skin. *J Allergy Clin Immunol*. 2003 Feb;111(2 Suppl):S560-70.

Cork MJ. The role of *Staphylococcus aureus* in atopic eczema: treatment strategies. *JEADV*. 1996 Jul;7(Suppl. 1):S31-S37.

Schulze F, van Beek N, Terheyden P *et al*. Concomitant bullous pemphigoid and dermatitis herpetiformis. *Dermatology*. 2013;226(3):217-21.

Skov L, Baadsgaard EL. The potential role of *Staphylococcus aureus* superantigens in atopic eczema. *JEAVD*. 1996 Jul;7(Suppl. 1):S8-S11.

Steinke JW, Borish L, Rosenwaser LJ. Genetics of hypersensitivity. *J Allergy Clin Immunol*. 2003 Feb;111(2 Suppl):S495-501.

Tchernev G, Orfanos CE. Antigen mimicry, epitope spreading and the pathogenesis of pemphigus. *Tissue Antigens*. 2006 Oct;68(4):280-6.

Imunidade celular

Alam R, Gorska M. Lymphocytes. *J Allergy Clin Immunol*. 2003 Feb;111(2 Suppl):S476-85.

Cardona V, Ansotegui IJ, Ebisawa M *et al*. World Allergy Organization Anaphylaxis Guidance 2020. *World Allergy Organ J*. 2020;13(10):100472.

Chaplin DD. Overview of the immune response. *J Allergy Clin Immunol*. 2003 Feb;111(2 Suppl):S442-59.

Geller M. Uma visão atualizada da anafilaxia idiopática: a ausência de evidência não é a evidência de ausência. *Arq Asma Alerg Imunol*. 2019;3(4): 401-5.

Middleton Y Jr., Reed CE, Ellis EF *et al*. Allergy principles & practice. 5th ed. St. Louis: Mosby-Year Book, 1998. Vol. I, p. 1-365.

Turner PJ, Worm M, Ansotegui IJ *et al*. Time to revisit the definition and clinical criteria for anaphylaxis? *The World Allergy Organ J*. 2019; 12(10):100066.

Imunidade humoral

Alam R, Gorska M. Lymphocytes. *J Allergy Clin Immunol*. 2003 Feb;111(2 Suppl):S476-85.

Chaplin DD. Overview of the immune response. *J Allergy Clin Immunol*. 2003 Feb;111(2 Suppl):S442-59.

Middleton Y Jr., Reed CE, Ellis EF *et al*. *Allergy principles & practice*. 5th ed. St. Louis: Mosby-Year Book, 1998. Vol. I, p. 1-365.

Prusin C, Metcalfe DD. IgE, mast cells, basophils, and eosinophils. *J Allergy Clin Immunol*. 2003 Feb;111(2 Suppl):S486-94.

Citocinas e quimiocinas

Borish LC, Steinke JW. Cytokines and chemokines. *J Allergy Clin Immunol*. 2003 Feb;111(2 Suppl):S460-75.

Kang SSW, Kauls LS, Gaspari AA. Toll-like receptors: applications to dermatologic disease. *J Am Acad Dermatol*. 2006 Jun;54(6):951-83.

Ono SJ, Nakamura T, Miyazaki D *et al*. Chemokines: roles in leukocyte development, trafficking, and effector function. *J Allergy Clin Immunol*. 2003 Jun;111(6):1185-99.

Petry V, Gaspari AA. Toll-like receptors and dermatology. *Int J Dermatol*. 2009 Jun;48(6):558-70.

Proença NG. Emprego de talidomida em dermatologia. *An Bras Dermatol*. 1995;70:61-7.

Sampaio EP, Sarno EN, Galelly R, Cohn ZA. Thalidomide selectively inhibits tumor necrosis factor alpha production by stimulated human monocytes. *J Exp Med*. 1991 Mar 1;173(3):699-703.

Moléculas de adesão celular

Chaplin DD. Overview of the immune response. *J Allergy Clin Immunol*. 2003 Feb;111(2 Suppl):S442-59.

Lima HC. *Tópicos em imunodermatologia clínica*. São Paulo: Editora Segmento Farma; 2004.

Sistema complemento

Chaplin DD. Overview of the immune response. *J Allergy Clin Immunol*. 2003 Feb;111(2 Suppl):S442-59.

Lima HC. *Tópicos em imunodermatologia clínica*. São Paulo: Editora Segmento Farma; 2004.

Mecanismos imunopatológicos

Chaplin DD. Overview of the immune response. *J Allergy Clin Immunol.* 2003 Feb;111(2 Suppl):S442-59.

Kimber I, Dearman RJ. What makes a chemical an allergen? *Ann Allergy Asthma Immunol.* 2003;90(Suppl. 2):28-31.

Cooperação entre as imunidades celular e humoral

Chaplin DD. Overview of the immune response. *J Allergy Clin Immunol.* 2003 Feb;111(2 Suppl):S442-59.

Lima HC. *Tópicos em imunodermatologia clínica.* São Paulo: Editora Segmento Farma; 2004.

Middleton Y Jr., Reed CE, Ellis EF *et al. Allergy principles & practice.* 5th ed. St. Louis: Mosby-Year Book; 1998. Vol. I. p. 1-365.

Homeostase imunológica

Akids M, Akids C. T regulatory cells in allergy: novel concepts in the pathogenesis, prevention, and treatment of allergic diseases. *J Allergy Clin Immunol.* 2005 Nov;116(5):961-8.

Alves C, Vieira N, Meyer I *et al.* Antígenos de histocompatibilidade humanos e dermatologia: da pesquisa para a prática clínica. *An Bras Dermatol.* 2006;81:65-73.

Bonamigo RR, Carvalho AVE, Sebastiani VRZ *et al.* HLA e câncer de pele. *An Bras Dermatol.* 2012;87:9-18.

Bonilla FA, Geha RS. Primary immunodeficiency diseases. *J Allergy Clin Immunol.* 2003 Feb;111(2 Suppl):S571-81.

Chatila TA. Role of regulatory T cells in human diseases. *J Allergy Clin Immunol.* 2005 Nov;116(5):949-59.

Goleva Y, Cardona ID, Oer LS, Leung DYM. Factors that regulate naturally occurring T regulatory cell-mediated suppresion. *J Allergy Clin Immunol.* 2005 Nov;116(5):1094-100.

Seroogy CM, Gern JE. The role of T regulatory cells in asthma. *J Allergy Clin Immunol.* 2005 Nov;116(5):996-9.

Diagnóstico imunológico

Geller M, Scheinberg M. *Diagnóstico e tratamento das doenças imunológicas.* 1. ed. Rio de Janeiro: Editora Elsevier; 2005. Vol. I. p. 1-497.

Geller M, Scheinberg M. *Diagnóstico e tratamento das doenças imunológicas.* 2. ed. Rio de Janeiro: Editora Elsevier; 2015. Vol. I. p. 14-18.

Terapêutica imunológica

Geller M, Scheinberg M. *Diagnóstico e tratamento das doenças imunológicas.* 1. ed. Rio de Janeiro: Editora Elsevier; 2005. Vol. I. p. 1-497.

Geller M, Scheinberg M. *Diagnóstico e tratamento das doenças imunológicas.* 2. ed. Rio de Janeiro: Editora Elsevier; 2015. Vol. I. p. 14-18.

3

Reparação de Feridas e Implicações Terapêuticas

Paula Dadalti Granja ◆ Jane Neffá

Fisiologia da reparação tecidual

A cicatrização de feridas é um processo complexo e que intriga a humanidade desde períodos muito remotos. Os avanços recentes da biotecnologia, aliados a uma oferta em larga escala de uma série de produtos ditos "cicatrizantes" pela indústria, têm tornado esse tema motivo de atenção crescente pela classe médica. Muito além de um processo linear desencadeado por fatores de crescimento sobre células inflamatórias, a reparação representa uma interação entre mediadores solúveis, matriz extracelular e células do parênquima. As moléculas da matriz extracelular podem fornecer sinais para expressão genética por meio de receptores de integrinas, e a relação das células teciduais com a matriz pode alterar tanto o fenótipo quanto as funções celulares.

O trauma tecidual é seguido por uma série de eventos que podem ser didaticamente divididos em três fases: *inflamatória*, *formação tecidual* ou *fase proliferativa* e *remodelação da ferida*. Contudo, essas fases não são mutuamente excludentes, podendo haver superposições temporais (ver Quadro 32.1).

Fase inflamatória

A agressão tecidual, com consequente rompimento de vasos sanguíneos, desencadeia uma sequência inicial de eventos que culmina na formação do coágulo. Esse coágulo sanguíneo serve para manter a homeostase, além de fornecer uma matriz provisória para a migração celular.

As plaquetas aderem ao tecido conjuntivo intersticial e, posteriormente, agregam-se. No processo de agregação, liberam uma série de mediadores e expressam fatores de coagulação. O coágulo de fibrina e a trombina formada localmente agem como um "ninho" para a adesão e agregação plaquetárias adicionais. O fibrinogênio plaquetário, uma vez convertido em fibrina pela trombina, contribui para o coágulo de fibrina.

Destacam-se nesse momento as plaquetas, não apenas por seu importante papel na formação do tampão homeostático como também pela liberação de citocinas e fatores de crescimento, exemplificados pelo fator de crescimento derivado de plaquetas (PDGF) e os fatores transformadores de crescimento alfa e beta (TGF-α e TGF-β).

O PDGF é quimiotático para outras células inflamatórias e estimula a primeira fase da proliferação de células epidérmicas, fibroblastos e células endoteliais.

Além disso, a própria cascata da coagulação, componentes do complemento e células lesadas geram uma série de fatores quimiotáticos que, associados, atraem leucócitos para o local da lesão. A ativação endotelial por quimiotáticos também estimula a liberação endotelial de moléculas de elastase e colagenase, que, por sua vez, facilitam a penetração celular através das membranas basais de vasos sanguíneos.

A fase inflamatória é caracterizada pelo influxo de leucócitos ao local da ferida. Tal resposta é rápida e coincide com os sinais clássicos da inflamação, normalmente ocorrendo nas primeiras 24 h, e pode durar até 2 dias.

Os leucócitos agem na remoção de corpos estranhos e bactérias. A persistência de corpos estranhos ou bactérias por meio da liberação de enzimas lisossomais e espécies reativas de oxigênio pode perpetuar a fase inflamatória e dificultar a reparação normal. Por outro lado, a geração de agentes quimiotáticos da ferida geralmente é reduzida à medida que esta estiver "limpa". Os neutrófilos residuais são progressivamente expelidos com a crosta ou fagocitados por macrófagos ou fibroblastos.

Moléculas de adesão parecem ser fundamentais na movimentação e diapedese de leucócitos através das células endoteliais para a ferida, à medida que estas funções estão gravemente comprometidas em camundongos desprovidos (*knockout*) de P seletinas.

Como resposta a fatores quimiotáticos específicos, como fragmentos de colágeno, elastina, fibronectina e TGF-β, monócitos do sangue periférico continuam a ser recrutados pela ferida, onde são ativados e exibem o fenótipo de macrófagos. Tais células, assim como as plaquetas, iniciam a formação de tecido de granulação. Os macrófagos são capacitados a desbridar o tecido, digerindo organismos patogênicos, *debris* teciduais, tecidos desvitalizados e neutrófilos desgastados. Os macrófagos parecem desempenhar um papel fundamental na transição entre inflamação e reparação, já que secretam fatores de crescimento para fibroblastos, necessários para a iniciação e propagação da neoformação tecidual em feridas.

As citocinas e os fatores de crescimento produzidos pelos macrófagos são: interleucina 1 (IL-1), fator de necrose tumoral alfa (TNF-α), fator de crescimento de fibroblastos (FGF), TGF-α e TGF-β, que, por sua vez, amplificam as vias mediadas por receptores de fatores de crescimento e os sinais proliferativos precoces induzidos por neutrófilos e plaquetas.

Formação tecidual ou fase proliferativa

Essa fase tem como objetivo primordial reduzir a área de tecido lesionado por contração e fibroplasia, além de estabelecer uma barreira epitelial viável para a atividade dos queratinócitos. Nessa etapa ocorre o fechamento da lesão que depende basicamente de reepitelização, angiogênese e fibroplasia (Figura 3.1).

Reepitelização

Algumas horas após a agressão, os queratinócitos das estruturas epiteliais residuais movem-se através da ferida. São observadas transformações fenotípicas importantes nas células epiteliais, como retração dos tonofilamentos intracelulares, dissolução da maioria dos desmossomos intercelulares, formação de filamentos de actina citoplasmáticos periféricos e perda de ligações firmes entre epiderme e derme, o que torna possível que as células epidérmicas apresentem mobilidade lateral.

As células epiteliais das margens da ferida começam a migrar 1 a 2 dias após a agressão. As células germinativas epidérmicas do folículo piloso servem de reservatório para os queratinócitos no processo de cicatrização. Os queratinócitos que migram sobre a ferida não transitam indiscriminadamente sobre uma área de matriz provisória, mas de fato "separam" o tecido viável do não viável. Essa verdadeira rota de dissecção é mediada pelas integrinas que as células epidérmicas expressam em suas membranas. Os queratinócitos, por exemplo, não expressam receptores para fibrinogênio, fibrina, colágeno desnaturado ou fibronectina. Dessa maneira, as células epidérmicas migratórias evitam o coágulo rico em fibrina/fibronectina e migram sobre o colágeno tipo I. Finalmente, a migração dos queratinócitos resulta no descarte da crosta.

Concomitantemente à reepitelização, proteínas da membrana basal reaparecem da margem da ferida para o centro. As células epidérmicas retornam ao seu fenótipo normal, prendendo-se firmemente à membrana basal por meio de hemidesmossomos e à neoderme, por meio de fibrilas de colágeno do tipo VII.

Tecido de granulação

Aproximadamente 4 dias após a agressão, o tecido de granulação começa a se formar. Essa denominação está relacionada com a aparência granular observada ao ser incisado, graças aos numerosos capilares neoformados.

A angiogênese é, em poucas palavras, um processo mediado por fenômenos correlatos: alteração do fenótipo celular, migração induzida por quimiotáticos, estimulação mitogênica e matriz extracelular apropriada. Envolve proliferação celular endotelial, ruptura e reorganização da membrana basal, migração e associação em estruturas tubulares, além do recrutamento de células perivasculares, os pericitos. Alguns pericitos são provenientes de linhagens mesenquimais de células musculares lisas que podem apresentar características de células pluripotentes, havendo evidências de que possam dar origem a fibroblastos e células musculares lisas.

Além da proliferação vascular, a fibroplasia é um elemento característico do tecido de granulação. Plaquetas e macrófagos liberam uma série de citocinas com atividades proliferativas e migratórias para fibroblastos. Aproximadamente 1 semana após a agressão, o coágulo é infiltrado por fibroblastos ativados, estimulados pelo TGF-β. Esse fator de crescimento é quimiotático para fibroblastos e estimula a proliferação dessas células, aumentando a síntese de colágeno pelos fibroblastos ativados. Mais tarde, os próprios fibroblastos produzirão citocinas e responderão às mesmas de forma autócrina.

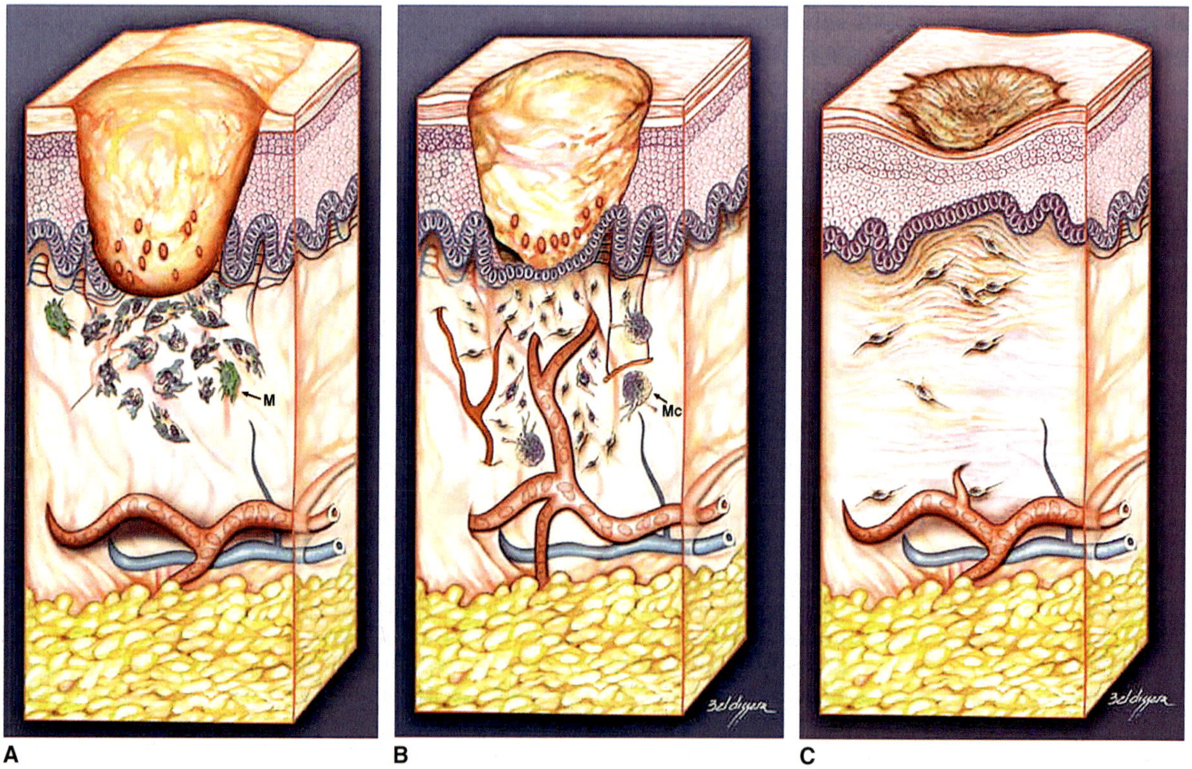

Figura 3.1 **A.** Fase inflamatória do processo de reparação tecidual. Infiltrado inflamatório com predomínio de neutrófilos; presença de alguns mastócitos (M). **B.** Fase de formação do tecido de granulação, com início da reepitelização. Observam-se proliferação vascular e predomínio de fibroblastos. Presença de alguns macrófagos (Mc). **C.** Fase de remodelação da ferida. Observam-se regressão dos vasos neoformados e redução do número de fibroblastos por apoptose.

Para que os fibroblastos migrem, é necessário um sistema proteolítico ativo capaz de clivar uma via para a migração. Diversas enzimas derivadas de fibroblastos, em conjunto com a plasmina proveniente do soro, parecem desempenhar esse papel, incluindo o ativador de plasminogênio, colagenase intersticial (metaloproteinase de matriz 1, MMP-1), gelatinase (MMP-2) e estromelisina (MMP-3), assim como plasminogênio derivado do soro.

As metaloproteinases de matriz (MMP) são uma família de proteinases extracelulares que regulam eventos fisiológicos, não apenas o remodelamento da matriz extracelular, mas também influenciam outras funções celulares, como a proliferação e a apoptose. Sua ação é delicadamente regulada pelos inibidores teciduais de metaloproteinases (TIMP) e fatores de crescimento. O fator quimiotático PDGF, por exemplo, estimula a liberação dessas enzimas pelo fibroblasto, enquanto o TGF induz a secreção de inibidores de proteinase, demonstrando um controle minucioso da degradação da matriz extracelular durante a migração de fibroblastos.

Fibroblastos, assim como macrófagos e vasos sanguíneos recém-formados, clivam o coágulo de fibrina à medida que migram para o espaço da ferida e depositam uma nova matriz provisória, composta de ácido hialurônico e fibronectina. A matriz extracelular, por sua vez, afeta os fibroblastos nas suas funções de síntese e remodelamento da própria matriz, interação conhecida como reciprocidade dinâmica.

A etapa seguinte caracteriza-se pela produção de uma matriz de colágeno. Resumidamente, durante a reparação cutânea, a deposição da matriz de tecido conjuntivo ocorre em uma sequência ordenada de fibronectina, colágeno do tipo III e, posteriormente, do tipo I. A produção desse último coincide com o aumento da resistência da ferida. O colágeno tipo V também aumenta durante o desenvolvimento do tecido de granulação em paralelo com a vascularização do tecido. Além de fornecer suporte estrutural para a resistência do novo tecido, o colágeno tem efeito sobre as células imersas na matriz e sobre a matriz, alterando o fenótipo celular ou agindo como quimiotático, por exemplo.

Após a deposição da matriz de colágeno, os fibroblastos remodelam-na e provocam a contração da ferida. Essas células assumem o fenótipo de células musculares lisas conhecidas como miofibroblastos, que, por meio da ligação à matriz extracelular (fibronectina e colágeno) e de uns aos outros, levam à compactação do tecido conjuntivo e à contração da ferida. A transmissão das forças de tração depende basicamente da conexão de fibroblastos à matriz de colágeno por meio dos receptores de integrinas e ligações cruzadas entre os feixes de colágeno individuais.

A transição entre um tecido de granulação rico em fibroblastos e uma matriz relativamente acelular é acompanhada, do ponto de vista celular, pela apoptose de fibroblastos em torno do 10º dia da reparação. A regressão dos capilares acontece 1 a 2 dias após a remoção do estímulo angiogênico, por outra via de apoptose.

Remodelação da ferida

Essa fase é caracterizada pela remodelação da matriz extracelular e a diferenciação celular ou apoptose. A composição e a estrutura do tecido de granulação da matriz extracelular dependem do intervalo de tempo e da distância entre as margens da ferida, ou seja, nas feridas maiores, a remodelação da matriz extracelular e a maturação da neoepiderme, fibroplasia e neovascularização começam a partir da margem da ferida, enquanto a formação do tecido de granulação continua a invadir o espaço mais central da lesão. Isso faz com que a matriz extracelular das margens da ferida seja diferente, do ponto de vista qualitativo e quantitativo, da matriz extracelular situada centralmente.

O primeiro tipo celular a sofrer apoptose são as células endoteliais, com diminuição do número de capilares. Posteriormente, isso ocorre com os miofibroblastos e macrófagos, levando a uma cicatriz mais acelular. A matriz extracelular continua modificando-se nos meses e anos seguintes, embora lentamente.

Fatores que influenciam a reparação cutânea

O termo "regeneração" designa um processo no qual toda a arquitetura e a função são integralmente recuperadas, incluindo os anexos cutâneos. Todavia, em seres humanos, o fenótipo regenerativo só é alcançado até o segundo trimestre de gestação. Depois desse período, adquirimos um fenótipo de substituição da área perdida por uma cicatriz, na qual recuperamos a função de barreira, mas cuja arquitetura é perdida em maior ou menor grau. A ciência tem buscado definir as características bioquímicas e celulares do ambiente que favorece a regeneração, especialmente para melhorar a aparência estética de cicatrizes. Resumidamente, a reparação fetal tem por características uma deposição mais precoce de colágeno tipo III, um maior conteúdo de ácido hialurônico e uma relativa falta de inflamação.

Diversos fatores, tanto locais quanto sistêmicos, podem influenciar o processo de reparação tecidual, provocando desfechos desfavoráveis, como cicatrizes hipertróficas e queloides, ou mesmo úlceras crônicas, como úlceras de perna, úlceras de pressão e mal perfurante plantar.

Sabe-se, por exemplo, que, pela riqueza de anexos cutâneos, as lesões da face cicatrizam mais rapidamente que lesões localizadas nos pés. Postula-se que os remanescentes dos folículos pilosos e das glândulas sebáceas funcionem como fonte de queratinócitos e células-tronco que serão recrutadas durante a reparação. Baixas temperaturas ou deficiências no suprimento sanguíneo também podem comprometer o processo de cicatrização.

Adicionalmente, outros fatores locais, como anóxia, pH anormal, necrose, infecção, hematomas e corpos estranhos podem comprometer a reparação tecidual. A hipóxia favorece a migração tecidual e a angiogênese, enquanto compromete a proliferação celular, a síntese de colágeno e a resistência a bactérias. Lesões com acometimento dos vasos sanguíneos subjacentes e expostas ao oxigênio (como acontece com feridas profundas) tendem a induzir cicatrizes hipertróficas. Aumento da expressão de TGF-β, particularmente TGF-β_1 e β_2, tem sido implicado na patogênese de queloides. Acredita-se que o TGF-β também possa estar relacionado com cicatrizes hipertróficas de queimaduras.

Nas feridas que evoluem normalmente com a cicatrização, há um equilíbrio entre a expressão de MMP e TIMP; por outro lado, nas lesões ulceradas crônicas, como no caso das úlceras de membros inferiores, há evidências crescentes de um aumento local da proteólise. Além das MMP humanas, proteases bacterianas parecem influenciar a degradação tecidual e talvez também possam comprometer a cicatrização de feridas infectadas.

Estudos demonstram que uma classe de RNAs não codificados em proteínas (ncRNA) funciona como reguladora genética de grande importância para a fisiologia e patologia celulares, representando candidatos promissores para o desenvolvimento de novas abordagens diagnósticas e terapêuticas. Os micro-ncRNAs parecem ser indispensáveis em todas as fases da cicatrização, desempenhando um papel crítico na patogênese de complicações desse processo. Mais recentemente, estudos também implicaram os RNAs não codificados de cadeia longa em diferenciação epidérmica e resposta ao estresse, indicando sua importância potencial para o processo de reparação cutânea.

A infecção é uma causa importante de retardo na reparação. Embora quase todas as feridas cutâneas estejam contaminadas pela flora residente, organismos patogênicos necessitam representar um valor acima de 100.000 bactérias/g de tecido para que a infecção clínica ocorra. A colonização bacteriana considerada crítica pode provocar prolongamento da fase inflamatória e comprometer a reparação. Por outro lado, as interações entre a microbiota cutânea comensal e as células envolvidas no processo de reparação tecidual regulam a resposta imune inata e promovem proteção contra patógenos intercelulares via modulação da perforina-2, uma molécula antimicrobiana.

Para que ocorra a cicatrização em tempo ótimo, deve-se também drenar hematomas e evitar fármacos que facilitem sua formação, como anticoagulantes e agentes antiplaquetários. Corpos estranhos representam um local propício para aderência bacteriana e reduzem a tensão de oxigênio e pH da ferida, devendo ser removidos.

Em relação aos fatores sistêmicos, aspectos tanto nutricionais quanto do estilo de vida (tabagismo, etilismo), uso de alguns medicamentos (como corticosteroides) ou doenças sistêmicas, como diabetes melito, podem comprometer o processo de reparação.

Há evidências de que o controle glicêmico desempenhe impacto crescente na taxa de cicatrização dos pacientes diabéticos, embora no contexto dessa doença o comprometimento do processo de reparação seja multifatorial.

Pacientes tabagistas apresentam maior taxa de complicação de feridas cirúrgicas. Os efeitos do tabaco sobre a cicatrização são vários: redução da produção de colágeno, comprometimento da taxa de renovação da matriz extracelular pelo aumento dos níveis de metaloproteinases (MMP-8), além de inibição da migração de fibroblastos para o leito da ferida.

Idosos apresentam redução na síntese de proteínas, migração linfocitária tardia e fase inflamatória persistente, além de estarem mais sujeitos ao risco de desnutrição, de doenças concomitantes e do uso de medicamentos.

Por fim, diferentemente do que se pensava no passado, hoje há evidências claras de que uma ferida seca não cicatriza tão bem quanto em ambiente úmido. Os benefícios de um ambiente úmido incluem a promoção da reepitelização, do reparo dérmico e da angiogênese. Medicamentos tópicos e curativos oclusivos proveem um ambiente úmido que auxilia a cicatrização. Por outro lado, é muito importante buscar o controle do exsudato em lesões muito úmidas, já que o excesso de umidade pode causar maceração de bordas e estimular um tecido de granulação mais exuberante, retardando assim a cicatrização.

Modalidades de feridas

Uma úlcera crônica pode ser definida como um rompimento na barreira cutânea de longa duração (mais que 6 semanas) ou recorrência frequente. Na sociedade atual, feridas crônicas representam um verdadeiro problema de saúde pública e estima-se que 1 a 2% da população será acometida por ulceração de membros inferiores durante a vida, número que tende a aumentar com o crescimento da população de idosos.

Entre as causas comuns de úlceras crônicas podem-se citar: úlceras de estase venosas, úlceras arteriais, lesões ulceradas dos pés de pacientes diabéticos (pés diabéticos), úlceras por pressão, vasculites e pioderma gangrenoso. Outras causas de grande importância e que devem ser sempre lembradas pelos dermatologistas como relevantes diagnósticos diferenciais, especialmente no Brasil (e que serão escopo de outros capítulos) são: leishmaniose tegumentar, ectima, micobacterioses atípicas, úlcera tropical, esporotricose, paracoccidiodomicose, úlceras por animais peçonhentos (loxocelismo, ofidismo) e úlcera por anemia falciforme (ver Capítulo 38).

Úlceras venosas

As úlceras de estase venosas correspondem a mais da metade de todas as feridas das extremidades inferiores. São mais comuns em mulheres e sua incidência aumenta com a idade. Sua fisiopatologia está relacionada com a hipertensão venosa, como consequência de trombose venosa e/ou refluxo através de válvulas incompetentes. Pacientes com insuficiência venosa crônica comumente queixam-se de edema e dor nas pernas que pioram no final do dia e melhoram com elevação dos membros inferiores. A localização mais comum é o maléolo medial (Figura 3.2). As bordas das úlceras são tipicamente irregulares e o leito, raso. As úlceras venosas tendem a ser maiores que as úlceras de outras causas, podendo envolver toda a circunferência do tornozelo. A pele circunjacente pode exibir edema, enduração, hemossiderose, varicosidades, lipodermatoesclerose, atrofia branca e/ou dermatite de estase.

Úlceras arteriais

As úlceras arteriais são consequência de fluxo sanguíneo inadequado para a pele. A causa mais comum é a doença arterioesclerótica. O risco de ulceração arterial de extremidades inferiores é aumentado em fumantes, diabéticos, idosos e indivíduos com evidência de doença arterial em outros locais. Um sintoma clássico da doença arterial é a claudicação intermitente e dor em repouso (aliviada quando as pernas são colocadas em posição pendente). Ao exame físico, observam-se: pés frios, pulsos pediosos fracos ou ausentes, enchimento capilar alentecido. As úlceras arteriais são pálidas, arredondadas e com bordas "talhadas a pique". Ocorrem com localizações mais distais, frequentemente sobre proeminências ósseas. A pele em torno é fina, atrófica, com pelos ralos. A dor geralmente exacerba-se após elevação do membro. Ver Capítulo 38, itens *Úlcera isquêmica* e *Úlcera hipertensiva de Martorell*.

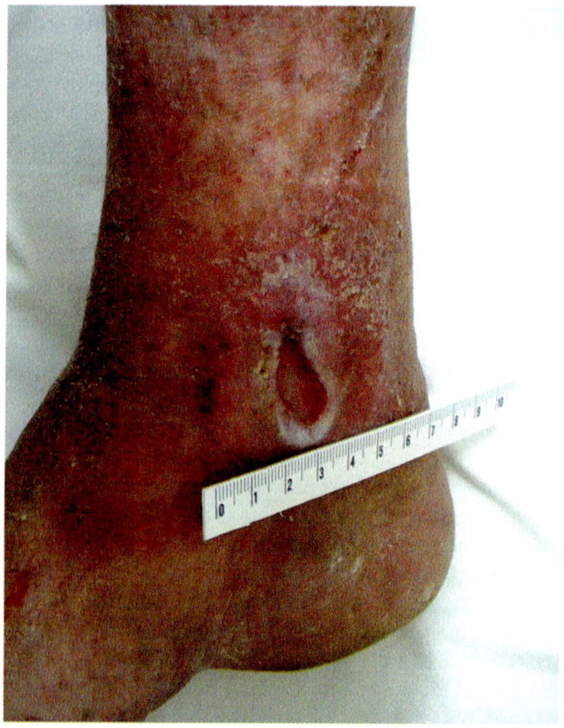

Figura 3.2 Úlcera de estase venosa – bordas irregulares e leito raso, com eczema de estase na pele circundante. Típica localização no maléolo medial.

Úlceras nos pés diabéticos

Os diabéticos têm risco de 15 a 25% de desenvolver úlcera nos pés em algum momento da vida, geralmente como consequência de neuropatia periférica ou doença vascular associada ao diabetes. A neuropatia motora periférica enfraquece os músculos intrínsecos dos pés, produzindo anormalidades estruturais que, quando acompanhadas pela neuropatia sensitiva, aumentam o risco de feridas pelo estresse mecânico contínuo. Tipicamente, um calo espesso forma-se na área de pressão repetida e finalmente se rompe, levando a uma ulceração, constituindo o típico mal perfurante plantar, atualmente designado como "úlcera neurotrófica" (Figuras 3.3, 57.6 e 57.7). Ver Capítulo 57, item *Mal perfurante plantar (úlcera neurotrófica plantar)*.

A dificuldade de cicatrização nas úlceras dos pés de pacientes diabéticos deve-se a glicemia elevada, baixa oxigenação tecidual e comprometimento da resposta imunológica à lesão. As úlceras dos pés de pacientes diabéticos têm risco maior de amputação, uma vez que a osteomielite subjacente não é incomum. Para cicatrizar e impedir a recorrência, pacientes com neuropatia sensitiva devem usar calçados protetores a fim de evitar o trauma. Alguns pacientes requerem, inclusive, calçados especiais feitos sob medida com o objetivo de reduzir a carga sobre a área da úlcera.

Úlceras por pressão

As úlceras por pressão, também conhecidas como úlceras de decúbito, são causadas por fluxo sanguíneo inadequado como resultado de pressão prolongada ou fricção. Uma compressão tecidual acima da pressão de enchimento capilar de 32 mmHg que dure mais de 2 h pode provocar isquemia local e necrose. A pele sobre proeminências ósseas (sacro, maléolo, quadris) é especialmente vulnerável, podendo também acometer a região occipital, hélices, cotovelos e extremidades inferiores, incluindo calcanhares e tornozelos.

As úlceras por pressão iniciam-se com um eritema persistente da pele intacta e podem progredir para perda cutânea de espessura total com extensa destruição do tecido subjacente. Em pacientes com sensibilidade, mobilidade e faculdades mentais normais, em geral não ocorrem úlceras de decúbito. Indivíduos imóveis, inconscientes, paralisados, idosos ou desnutridos têm maior risco. A suscetibilidade ao desenvolvimento de úlceras de decúbito está vinculada a fatores externos (como pressão, fricção, umidade) e internos (febre, desnutrição, anemia, disfunção endotelial).

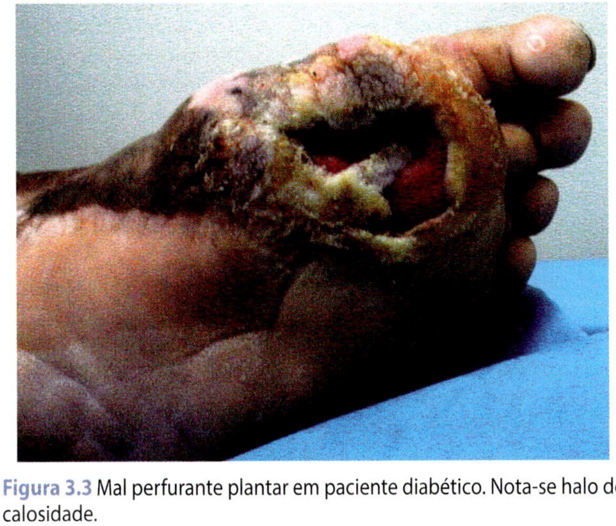

Figura 3.3 Mal perfurante plantar em paciente diabético. Nota-se halo de calosidade.

A apresentação das úlceras pode não representar, a rigor, a extensão do dano. Diversas classificações têm sido propostas, embora a mais aceita seja a adotada pelo National Pressure Ulcer Advisory Panel (NPUAP).

Esta classificação em quatro estágios é designada apenas para descrever a profundidade de uma úlcera visível no momento do exame. Não deve ser utilizada para acompanhamento de progressão/regressão ou documentar cicatrização. Nos casos em que houver necrose ou lesão de tecidos profundos também não é útil, à medida que depende de achados visíveis (Figura 3.4).

O estágio I representa a pele intacta com eritema, calor e infiltração. Reconhecimento e tratamento efetivo neste estágio são especialmente importantes porque, quando cuidado adequadamente, o caso pode ser resolvido em 5 a 10 dias.

O estágio II corresponde a uma úlcera rasa (envolvendo epiderme e possivelmente a derme) com alterações pigmentares. A lesão pode apresentar-se como erosão, bolha ou úlcera superficial.

O estágio III caracteriza-se por uma perda da pele de espessura total envolvendo o subcutâneo, porém poupando a fáscia subjacente. A lesão apresenta-se como úlcera necrótica.

O estágio IV é representado por úlceras de espessura total, com perda de pele e tecido subcutâneo, penetrando profundamente na fáscia, resultando em envolvimento de músculo, osso, tendão ou cápsula articular. Osteomielite e fraturas podem estar presentes, assim como fístulas.

Mudança frequente de decúbito e redução de carga com camas e colchões especiais são componentes-chave na prevenção e no tratamento.

O tratamento atual baseia-se em quatro pontos cruciais: (1) redução da pressão e prevenção de novas úlceras; (2) tratamento da ferida; (3) intervenção cirúrgica; e (4) nutrição.

Curativos e substitutos biológicos de pele

Papiros egípcios já descreviam curativos compostos por linho, gordura animal e mel. Atualmente, existem mais de 200 curativos ditos avançados destinados ao tratamento de feridas, embora haja pouca evidência científica de eficácia do ponto de vista da redução do tempo de cicatrização. Por outro lado, pacientes com úlceras crônicas também enfrentam importante morbidade relacionada com o processo, representada por dor, exsudação e odor provocados pelas lesões. Portanto, o simples fato de poder fazer curativos com menos frequência, além de um controle mais efetivo do exsudato e da dor, pode trazer conforto significativo a esses pacientes.

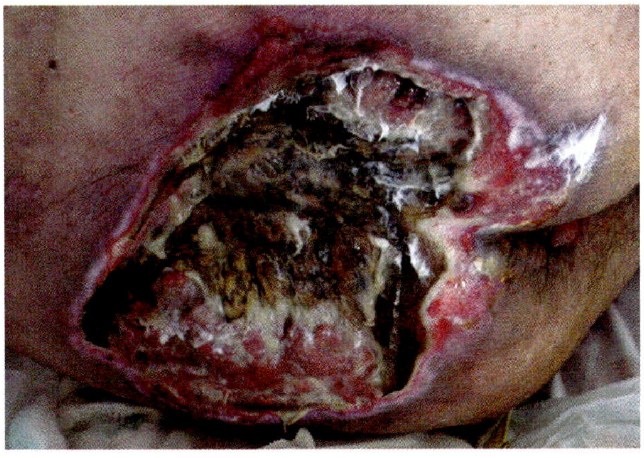

Figura 3.4 Úlcera por pressão na região sacral (estágio IV).

O conceito de "curativo ideal" teria como princípios: remover o excesso de exsudato, manter o ambiente úmido, proteger contra contaminantes, não provocar trauma ao ser removido, não deixar *debris* no leito da ferida, aliviar a dor, manter isolamento térmico e não induzir reações alérgicas. Dada a complexidade biológica das úlceras crônicas, é improvável que um único curativo seja perfeito para cada tipo de lesão. Outra questão importante é o custo, às vezes limitante no meio dermatológico, pelo fato de muitos curativos serem importados.

Um conceito importante no tratamento de feridas é o papel do desbridamento ou a remoção do tecido não viável, que serve como combustível para a infecção e dificulta o processo de cicatrização. Existem vários mecanismos conhecidos de desbridamento, como o mecânico, o cirúrgico, o autolítico e o enzimático, tendo em comum a exposição do tecido saudável bem perfundido, facilitando a migração e a proliferação celulares. O desbridamento autolítico refere-se à autoativação de enzimas endógenas envolvidas na degradação da fibrina, como o encontrado no ambiente úmido e observado com alguns curativos. O desbridamento enzimático refere-se à aplicação de agentes exógenos na ferida. São boas opções quando o paciente não pode ser submetido à cirurgia, destacando-se a colagenase e a papaína. A literatura científica tem mostrado interesse crescente em uma forma intrigante de desbridamento, que combina a forma mecânica com a enzimática simultaneamente, o que pode ser obtido com a aplicação de larvas (*maggots*) sobre as feridas.

Proteção em torno das úlceras

A inflamação relacionada com as úlceras pode comprometer a integridade da barreira da pele perilesional, que ficará particularmente vulnerável ao dano por umidade, proteases do fluido e adesivos dos curativos. Essa área também é particularmente vulnerável à alergia de contato por agentes tópicos. Pode-se proteger a pele ao redor das úlceras com vaselina, pasta de óxido de zinco ou vários outros produtos disponíveis comercialmente, conhecidos popularmente como "cremes barreira".

Gazes

A gaze seca é historicamente o curativo mais popular; contudo, geralmente adere ao leito da ferida e a sua remoção provoca dor e trauma na região durante as trocas de curativos. Muitas gazes modernas impregnadas com algumas substâncias tendem a favorecer o ambiente da cicatrização. Gaze impregnada com petrolato, por exemplo, resseca menos e adere menos que gaze seca, embora também seja menos absorvente, sendo indicadas para lesões superficiais, pouco exsudativas e em fase de reepitelização. Gazes impregnadas com cloreto de sódio têm o benefício de absorver bem, criar um ambiente hipertônico e hostil às bactérias e prevenir a formação de tecido de granulação em excesso, embora possam aderir e causar dissecção da superfície das feridas, sendo preferíveis para feridas úmidas que requerem ambiente absortivo e em situações em que houver um tecido de granulação exuberante, ou seja, mais elevado que as bordas da ferida.

Filmes

Os filmes são curativos transparentes, conformáveis e adesivos que podem ser utilizados como curativos primários diretamente sobre as feridas ou secundários, com o objetivo de manter curativos não aderentes na localização desejada.

Estas membranas finas são semioclusivas, possibilitando a troca de oxigênio e vapor entre o leito da ferida e o ambiente, enquanto são impermeáveis a líquidos e contaminantes bacterianos.

Os filmes não são absorventes e controlam umidade apenas pela transmissão de vapor. Por essa razão, os filmes devem ser reservados para lesões com exsudato mínimo, por exemplo, em cicatrização por primeira intenção no pós-operatório imediato. Outra indicação dos filmes seria utilizá-los para fixar o curativo secundário de úlceras por pressão. Caso sejam utilizados diretamente em lesões muito exsudativas, podem levar à maceração. Por serem transparentes, trazem a vantagem de permitir a observação das feridas sem a necessidade de remoção.

Hidrogéis

Hidrogéis são produtos com base em água utilizados para manter um ambiente de cicatrização úmido. São mais bem indicados para feridas secas ou com baixos níveis de exsudato e devem ser evitados em feridas muito exsudativas pelo risco de maceração perilesional. Hidrogéis também promovem o desbridamento autolítico do tecido necrótico, sendo escolhidos em situações em que o desbridamento cirúrgico esteja contraindicado.

Além de promoverem alívio da dor, esses curativos podem ser aplicados e removidos com mínimo de dor e trauma. Estão disponíveis na forma de géis amorfos ou folhas. Podem ser manipulados com baixo custo, por exemplo, hidrogel a 2%.

Hidrocoloides

Os hidrocoloides têm propriedades absortivas. São curativos adesivos, oclusivos, conformáveis que absorvem o exsudato das feridas, formando um gel hidrofílico que ajuda a manter o ambiente úmido. Podem ter diferentes espessuras, com os mais finos reservados para lesões mais superficiais e pouco exsudativas.

São indicados para feridas com exsudato leve a moderado. São menos adequados para feridas com grande quantidade de exsudato pelo risco de maceração e pelo fato de o grau de umidade poder levar à separação do curativo do leito da ferida.

Uma vantagem importante dos hidrocoloides é a necessidade de troca pouco frequente, reduzindo custo e traumatismo local relacionados.

Adicionalmente, os curativos hidrocoloides podem proteger contra a força de cisalhamento sobre a superfície da pele, que, por sua vez, contribui para o desenvolvimento de úlceras por pressão.

São desvantagens dos hidrocoloides a aderência do adesivo à área seca perilesional, podendo provocar lesões durante a mudança de curativos, e a tendência a produzir exsudato marrom de odor fétido que pode ser confundido com infecção.

Alginatos

Alginatos são curativos derivados de algas marrons, contendo sais de cálcio e sódio do ácido algínico (Figura 3.5). Quando colocados sobre ambiente úmido, uma reação de troca de íons ocorre entre o cálcio do alginato e o sódio do leito da ferida, produzindo cálcio solúvel e alginato de sódio, formando uma massa gelatinosa. Esse gel resultante ajuda a manter o ambiente úmido.

São altamente absorventes, capazes de manter mais que 20 vezes o seu peso em fluidos. São, portanto, indicados no tratamento de feridas com exsudato moderado a intenso. Existem em placas, fitas e gel (combinados com hidrogel), e as fitas são particularmente úteis nas feridas cavitárias, como úlceras por pressão profundas, com o objetivo de absorver exsudato e preencher o "espaço morto".

Não são aderentes e geralmente requerem um curativo secundário. Devem ser cortados e colocados apenas sobre o leito das feridas. Também têm propriedades hemostáticas, com particular indicação em pós-operatório de lesões em que se tenha optado por cicatrização por segunda intenção. Não devem ser aplicados em feridas secas.

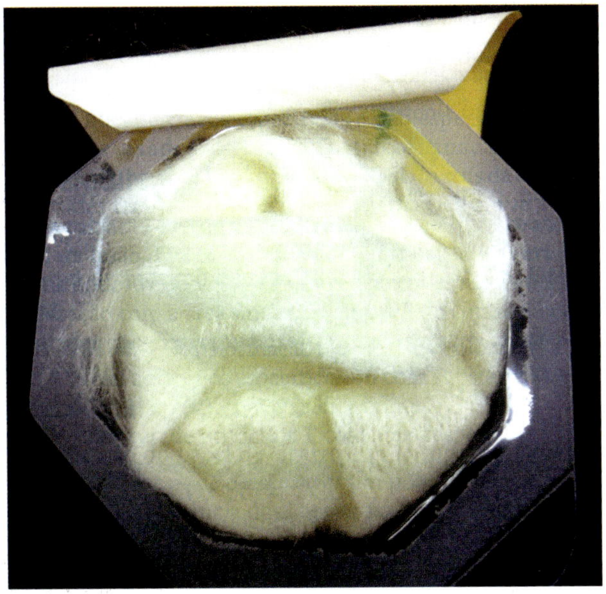

Figura 3.5 Curativo composto de alginato de cálcio e carboximetilcelulose sódica (CMC) com alta capacidade de absorção (Seasorb®). (Cortesia da Enfa. Virgínia Januário.)

Espumas

Espumas são curativos semioclusivos, moderadamente absorventes, que podem ser aplicados em feridas com exsudação leve a moderada. Esses curativos promovem isolamento térmico, protegem contra atrito, enquanto a camada não adesiva que fica sobre a ferida torna possível a realização de trocas de curativos menos traumáticas (Figura 3.6).

O efeito de amortecimento também é descrito, embora não deva ser utilizado para substituir produtos e outras medidas indicadas no alívio da pressão.

Existem espumas em uma variedade de formas e tamanhos, com ou sem bordas adesivas. A capacidade de absorção de fluidos varia em função da espessura. Algumas têm um filme na sua porção posterior para prevenir a saída de exsudato. Podem ter drenagem excessiva de odor fétido, necessitando de trocas frequentes.

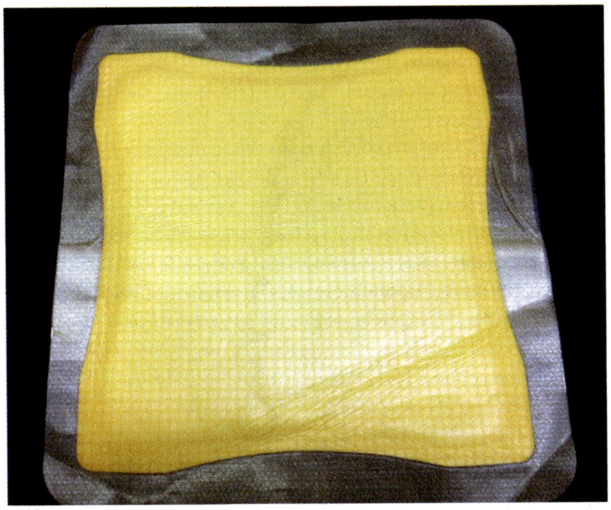

Figura 3.6 Curativo em espuma com estrutura trilaminada composta por camada externa impermeável, camada central macia e absorvente e camada não aderente em contato com a ferida, que absorve o excesso de fluido (Allevyn®). (Cortesia da Enfa. Virgínia Januário.)

Colágenos

Úlceras recalcitrantes são ocasionalmente tratadas com derivados de colágenos por estabelecerem a matriz que favorece a deposição do tecido novo e atrai tipos celulares necessários à cicatrização. A eficácia de produtos à base de colágeno pode ser atribuída à sua capacidade de esgotar ou inativar fatores que comprometem a cicatrização, como proteases e radicais livres. Os curativos com colágeno têm alto custo, sendo portanto reservados para feridas complexas e que não tenham respondido a coberturas menos elaboradas.

Antimicrobianos

Antibióticos sistêmicos devem ser reservados para feridas clinicamente infectadas, ou seja, com drenagem purulenta, eritema, calor, dor ou edema.

Mesmo na ausência de infecção clinicamente aparente, a reparação pode estar comprometida quando a colonização bacteriana exceder 10^5 bactérias/g de tecido. Muitos patógenos são capazes de aderir às lesões na forma de biofilmes, massas coesas circundando uma matriz polimérica, o que dificulta a destruição pelos antibióticos. Isso cria uma barreira física para a cicatrização e prolonga a fase inflamatória do processo. Alguns curativos com ação antimicrobiana podem ser úteis em feridas e estão presentes em biofilmes.

Antissépticos são agentes químicos amplamente tóxicos para bactérias, enquanto antibióticos têm um estreito espectro antimicrobiano, com alvos intracelulares específicos. Em geral, resistência bacteriana é mais provável de acontecer aos antibióticos, enquanto antissépticos são mais frequentemente tóxicos aos tecidos humanos.

Antibióticos tópicos podem ser muito efetivos contra microrganismos sensíveis. Mupirocina é particularmente útil contra gram-positivos, enquanto metronidazol tópico fornece uma boa cobertura contra anaeróbios.

Antissépticos incluem peróxido de hidrogênio, preparações à base de iodo, solução de Dakin (solução de hipoclorito de sódio a 0,5%) e agentes à base de prata. Destaca-se também a biguanida de poli-hexametileno (PHMB), presente na forma de solução, gel ou associada a coberturas, podendo ser aplicada sobre a gaze durante 10 minutos antes da colocação de coberturas, buscando-se reduzir o biofilme em úlceras crônicas. Tanto o peróxido de hidrogênio quanto a iodopovidona (PVPI) são tóxicos aos tecidos humanos e não devem ser aplicados cronicamente sobre feridas.

Um complexo de iodo com cadexômero (cadexomeriodineodo) promove a absorção de fluido, exsudato, *debris* e bactérias do leito das feridas enquanto facilita a liberação controlada do iodo a níveis não tóxicos às células humanas.

Os íons prata têm eficácia comprovada contra os patógenos mais frequentemente encontrados nas feridas, incluindo gram-negativos, *Staphylococcus aureus* resistente à meticilina (MRSA) e enterococos resistentes à vancomicina. A prata nanocristalina foi incorporada a vários produtos destinados ao tratamento de feridas (gazes, hidrocoloides, alginatos, espumas, cremes e géis). As desvantagens são a possibilidade de descoloração da pele (argiria) e eventual irritação. Estudos *in vitro* sugerem que a prata seja tóxica a queratinócitos e fibroblastos, embora estudos *in vivo* mostrem aceleração da cicatrização com curativos à base de prata.

Coberturas associadas ao cloreto de dialquil carbamoil (DACC) também têm a proposta de reduzir a carga bacteriana das feridas, considerado um antimicrobiano tópico com proposta de "sequestrar" por ligações químicas os agentes microbianos da úlcera para o curativo.

Tratamentos adjuvantes

Compressão

A terapia de compressão é considerada a primeira linha no tratamento de úlceras de estase venosa. A compressão alivia a estase e o edema, reduzindo a distensão das veias superficiais e favorecendo a bomba da musculatura da panturrilha.

Antes que a compressão seja efetuada, devem ser excluídas doença arterial e insuficiência respiratória e cardíaca. Como muitos pacientes com doença venosa podem ter doença arterial associada, e nesses casos a compressão pode levar a piora da úlcera, gangrena e amputação do membro, a doença arterial deve ser sempre descartada antes de se iniciar a terapia compressiva.

Além disso, a base da úlcera deve estar limpa e sem sinais de infecção. A compressão deve ser iniciada antes de se levantar da cama e ser mantida até o momento de deitar-se. O nível compressivo recomendado gira em torno de 30 a 40 mmHg para pacientes com úlceras de estase venosa.

Existem diversas formas de compressão, desde bandagens, como a bota de Unna e sistemas de multicamadas, até meias elásticas ou produtos de compressão pneumática.

A *bota de Unna* é uma bandagem semirrígida impregnada com óxido de zinco, desenvolvida em 1883 por Paul Gerson Unna, dermatologista alemão. Deve ser aplicada por médico ou enfermeiro com o pé a um ângulo de 90° com o tornozelo. Deve ser trocada semanalmente ou mais frequentemente, se a úlcera for muito exsudativa. Caso contrário, pode ficar saturada com o exsudato da ferida e produzir odor extremamente desagradável. Além disso, se a aplicação não for feita de maneira correta, pressões anormais podem ser exercidas e prejudicar a circulação, levando à necrose da pele, a novas ulcerações e até mesmo à gangrena. Embora possa ser colocada diretamente sobre a ferida, a aplicação de coberturas primárias, por exemplo, uma espuma absorvente com prata, pode ajudar a controlar a exsudação e a colonização da lesão, permitindo a troca semanal.

As meias elásticas têm a vantagem de não requererem treinamento específico para utilização, embora possam ser difíceis de ser colocadas, especialmente para pacientes com artrite ou idosos. Atualmente estão disponíveis meias elásticas com um zíper lateral, o que facilita sua colocação em pacientes que tenham úlceras.

Há vários tipos de bandagens compressivas; as mais simples trazem o inconveniente de perderem a elasticidade após lavagens, além de muitas vezes os pacientes não imprimirem compressão adequada. As bandagens de compressão devem ser colocadas desde acima do hálux até imediatamente abaixo do joelho.

Mais recentemente, foram desenvolvidas bandagens de quatro camadas, compostas por quatro diferentes materiais: algodão ortopédico, camada de crepom e duas camadas compressivas. As vantagens desse sistema são a distribuição da pressão por todo o membro, além da alta capacidade de absorção de exsudato.

Dispositivos de "pressão negativa" ou pressão subatmosférica

Aparelhos que levam a uma pressão negativa no leito das feridas, também conhecidos como fechamento assistido por vácuo (p. ex., *vacuum assisted closure* – VAC), são compostos por um tubo de evacuação fenestrado embebido em um curativo (espuma) e ligado a uma fonte de vácuo, de maneira que uma pressão subatmosférica é aplicada à ferida de forma contínua ou intermitente. Esses curativos aceleram a cicatrização por manterem o ambiente úmido, removerem os exsudatos da ferida, reduzirem a carga bacteriana, aumentarem o fluxo sanguíneo local e a formação de tecido de granulação, e aplicarem pressão mecânica para promover o fechamento da ferida.

Podem ser utilizados em úlceras por pressão, úlceras de estase venosas e úlceras diabéticas. Não devem ser utilizados em úlceras isquêmicas, porque podem provocar necrose das bordas das feridas. Em alguns pacientes, a troca de curativos pode ser dolorosa ou causar trauma ao leito da ferida pelo crescimento do tecido de granulação.

Os equipamentos variam de unidades portáteis para uso domiciliar até máquinas mais complexas, como as utilizadas em centros de tratamento de queimados. Desde 1997, diversos estudos vêm demonstrando que esse método reduz as taxas de infecção e acelera a cicatrização de várias formas de feridas complexas, inclusive feridas cirúrgicas complicadas.

Fatores de crescimento

Fatores de crescimento controlam muitas das atividades celulares envolvidas no processo de reparação fisiológico, incluindo divisão celular, migração, angiogênese e síntese de componentes da matriz extracelular.

O PDGF, por exemplo, é quimiotático para células inflamatórias e estimula fibroblastos. TGF-β e o fator de crescimento epidérmico (EGF) são fundamentais para a migração celular e formação de matriz. O TGF-β também promove a angiogênese, regula a síntese de colágeno e estimula a produção de citocinas por fibroblastos e queratinócitos.

Em feridas crônicas costumam ser observados níveis reduzidos de EGF, fator de crescimento de fibroblastos (FGF), TGF-β, PDGF e fator de crescimento vascular e endotelial (VEGF), além de quantidades baixas de IL-1 e 6 e de TGF-α. Em um ambiente em que tantos fatores são deficientes ou desregulados, a simples reposição de um deles não parece ser capaz de recuperar o fenótipo de úlcera crônica, a menos que seja definido um "regulador máster" para o processo de reparação.

Foi demonstrado que o PDGF acelera o fechamento de úlceras de pressão, e sua forma tópica foi aprovada pela Food and Drug Administration (FDA) para tratamento de feridas crônicas, indicado para úlceras neuropáticas diabéticas (becaplermina gel [Regranex®]).

Posteriormente à sua comercialização, foi emitido pela FDA um aviso de aumento da mortalidade secundária à malignidade em pacientes tratados com mais de três tubos do gel, o que foi detectado em um estudo retrospectivo.

Depois de 25 anos da aprovação desse produto, questiona-se o porquê da dificuldade de se encontrar novos agentes tópicos que tenham efeitos cicatrizantes em comparação com a aprovação de 250 produtos indicados para o tratamento de mais variados cânceres. Os autores de um artigo de revisão refletem sobre essa questão e concluem que "destruir é muito mais fácil que reconstruir", já que as terapias antineoplásicas têm como principal papel danificar uma molécula, enquanto a cicatrização representa o reparo de múltiplas camadas celulares com muitas vias de sinalização envolvidas.

A insulina, assim como os fatores de crescimento semelhantes à insulina (IGF-1 e IGF-2), está envolvida não apenas no crescimento das células como na migração e proliferação celular, indicando seu potencial como agente cicatrizante. Estudos clínicos demonstraram que a ação local da insulina reduziu o tamanho das feridas e aumentou a velocidade de reparação em úlceras agudas e crônicas sem efeitos adversos significativos.

Substitutos de pele

Em pacientes com úlceras graves, de difícil tratamento, enxertos cirúrgicos podem ser uma opção terapêutica. O enxerto de pele autóloga de espessura parcial é um método estabelecido para tratamento de úlceras venosas crônicas graves. Contudo, tais procedimentos têm como fator limitante a disponibilidade de área doadora de tecido saudável. O uso de pele obtida por doação de órgãos também pode ser utilizado, como no caso de queimaduras, porém há risco potencial de infecção e rejeição. A membrana amniótica coletada a partir da placenta de doadoras selecionadas pode ser armazenada e utilizada, por exemplo, em áreas doadoras de enxertia, reduzindo a dor e a necessidade de analgésicos e acelerando a cicatrização. Esses resultados são atribuídos à riqueza de colágeno e fatores de crescimento nesse tecido, além de propriedades antibacterianas e ausência de marcadores imunológicos.

Substitutos biológicos de pele estão disponíveis atualmente para o tratamento de feridas de difícil resolução. Tais produtos trazem a vantagem de eliminar a necessidade de um local doador de enxertia. Esses substitutos podem ser sintéticos ou biológicos, temporários ou permanentes. Diversos materiais têm sido empregados como substitutos para epiderme ou derme separadamente, assim como combinadas. Podem ser compostos de produtos naturais ou completamente sintetizados em laboratório. Os produtos produzidos em laboratório podem, por sua vez, ser derivados de materiais naturais, causando confusão de nomenclatura.

O substituto ideal para a epiderme, apesar de todo o avanço da biotecnologia, continua sendo a epiderme do próprio paciente. As células epidérmicas humanas podem ser cultivadas para produzir folhetos e, assim, serem transferidas como enxerto. Desde que Green *et al.* desenvolveram uma técnica de cultura de queratinócitos humanos, os implantes dessas células autólogas têm sido utilizados para uma série de indicações clínicas, como queimaduras, epidermólise bolhosa e úlceras de diversas etiologias.

Um fator limitante para a utilização de cultura de queratinócitos autólogos é o tempo, já que os folhetos epidérmicos cultivados geralmente requerem no mínimo 3 semanas para estarem disponíveis para a utilização. Outros fatores limitantes são o custo, a dificuldade do manuseio e a não aderência, com tendência à formação de bolhas após estresse mecânico. As dificuldades de aderência parecem ser decorrentes de ausência de algumas proteínas da matriz extracelular, de fibrilas de ancoragem neoformadas com estrutura anormal e de alteração na expressão de receptores de adesão nos queratinócitos cultivados.

A interação da epiderme transplantada com o tecido conjuntivo em áreas recém-descobertas, como em queimaduras de 2º grau, ou com tecido de granulação jovem, é razoável, contudo essa interação é muito fraca no tecido de granulação crônico encontrado nas úlceras de membros inferiores. Nesses casos, a solução é o preparo de próteses com a estrutura dermoepidérmica. A proposta mais simples seria o plaqueamento de queratinócitos sobre um suporte acelular orgânico biocompatível, como placas de acetato de ácido hialurônico, polímeros glicídicos ou colágeno, que possa ser associado ou não a outros componentes da derme, como glicosaminoglicanos, elastina ou fibronectina. Uma variante desse método seria a utilização de derme cadavérica acelular.

Alloderm® é um produto comercialmente disponível obtido de pele cadavérica humana processada, sendo removidos a epiderme e todos os componentes celulares da derme antes da criopreservação, com o objetivo de evitar uma resposta imune específica. Funciona como um enxerto dérmico e desempenha pouca função de barreira. Após a aplicação sobre o leito da ferida, este é repovoado por células do hospedeiro, revascularizado e incorporado ao tecido. Seu papel é basicamente de regeneração dérmica.

A combinação de um gel de colágeno bovino do tipo I com fibroblastos homólogos neonatais, cobertos por uma camada epidérmica queratinizada formada por queratinócitos homólogos de prepúcio neonatal, é disponibilizada comercialmente com o nome de Apligraf®. Contendo dois tipos celulares diferentes, esse composto é um dos mais sofisticados do mercado, porém com custos elevados. Funciona como um material que pode ser reabsorvido como um enxerto e gera um ambiente similar ao processo de reparação normal; embora não contenha apêndices dérmicos ou vasos sanguíneos, esse material mostrou um aumento de fluxo sanguíneo maior que 70% na base de úlceras de pé diabético. Algumas indicações em que há relatos de sucesso terapêutico com o Apligraf® foram úlceras venosas, epidermólise bolhosa e mal perfurante plantar.

Matrizes tendo como base ácido hialurônico (p. ex., Hyalomatrix® PA, Hyalograft 3D®) têm demonstrado efeitos positivos na taxa de cicatrização em úlceras crônicas.

Atualmente, substitutos de pele disponíveis são compostos por fibroblastos e queratinócitos, todavia não são capazes de fazer estruturas diferenciadas como folículos pilosos e glândulas sudoríparas. Adicionalmente, ainda há a necessidade de inclusão de outros tipos celulares, como as células endoteliais, nesses materiais.

Outros substitutos de pele que têm demonstrado eficácia serão brevemente comentados a seguir.

Biobrane®

Curativo temporário composto por rede de náilon protegida por uma fina membrana de silicone. A rede de náilon é coberta por polipeptídios derivados de colágeno I suíno, com o objetivo de facilitar a aderência ao leito da ferida e o crescimento fibrovascular. É usado em queimaduras ou como cobertura para locais doadores de enxertia de espessura parcial.

Transcyte®

Malha de náilon coberta por fina camada de silicone e semeada com fibroblastos neonatais, com o objetivo de melhorar suas propriedades cicatrizantes. Como o náilon não é biodegradável, essa malha não pode ser utilizada como substituto dérmico. Os fibroblastos neonatais crescem por alguns dias e produzem fibronectina, colágeno I, proteoglicanos e fatores de crescimento. O material é congelado a –70°C para armazenamento, processo que não mantém as atividades metabólicas dos fibroblastos.

A aplicação do Transcyte® parece ser basicamente nas queimaduras de espessura parcial, onde adere rapidamente à superfície viável da ferida e estimula a reepitelização. Além disso, é mais facilmente removível que o enxerto homólogo, resultando em menor sangramento.

Dermagraft®

Fibroblastos neonatais em uma rede bioabsorvível de poliglactina (Vicryl®). Os fibroblastos produzem colágeno dérmico, glicosaminoglicanos, fatores de crescimento e fibronectina. Pode ser usado como cobertura temporária ou permanente para queimaduras, úlceras venosas e úlceras por pressão.

Diversos estudos demonstraram sua eficácia, especialmente para queimaduras e úlceras (venosas/por pressão).

Integra® Dermal Regeneration Template (Omnigraft®)

Trata-se de uma estrutura bilaminar composta por colágeno bovino e glicosaminoglicanos (condroitino sulfato) coberta por uma camada de silicone. Dispõe de poros da ordem de 70 a 200 μm que promovem a migração das células endoteliais e dos fibroblastos do próprio paciente. Poros menores retardam ou até mesmo previnem a biointegração, enquanto os maiores levam a uma área de adesão insuficiente para as células hospedeiras invasoras. Após aplicação sobre o leito da ferida, a camada de colágeno é biointegrada à ferida, formando a "neoderme" vascular, um processo que dura de 3 a 6 semanas. Assim que se alcança esse estágio, a camada de silicone pode ser removida e um enxerto de espessura parcial, fino ou ultrafino, pode ser aplicado. É indicado no tratamento de queimaduras profundas, na reconstrução de tecidos moles após exposição de tendões, articulações e ossos, assim como úlceras vasculares e úlceras por pressão. Em 2016, recebeu indicação da FDA para tratamento do pé diabético.

Foi demonstrado que o Omnigraft® aumentou a taxa de cicatrização em 50% quando comparado ao tratamento padrão, reduzindo o tempo até a cicatrização em 5 semanas. Um grande benefício desse substituto é que em 72% dos casos uma única aplicação foi suficiente para que ocorresse a cicatrização completa, e mais de 90% das feridas requerendo duas ou menos aplicações.

Oxigenoterapia hiperbárica

A *oxigenoterapia hiperbárica* (HBOT) é ocasionalmente utilizada como adjuvante ao tratamento de feridas. Trata-se da administração de oxigênio a 100% a pressões supra-atmosféricas dentro de uma câmara de compressão, fundamentada no racional de que a hipoxia tecidual contribui para a falência de cicatrização de muitas feridas. São descritos ainda efeitos como promoção da proliferação de fibroblastos, aumento na função imune e estímulo à angiogênese. Seus benefícios no tratamento de úlceras são controversos, embora pareça reduzir a taxa de amputação relacionada com as úlceras dos pés diabéticos, além de aumentar a chance de essas úlceras cicatrizarem em 1 ano. Não há evidências suficientes que comprovem os benefícios para úlceras venosas, arteriais ou por pressão.

A HBOT é associada a efeitos adversos como toxicidade ao cérebro (convulsões) e aos pulmões (pneumotórax), barotrauma nos ouvidos, além de miopia temporária.

Para minimizar os riscos e custos associados, os clínicos devem estar atentos a confirmar a hipoxia perilesional (por via transcutânea) em pacientes diabéticos com feridas nos pés antes de iniciar a terapia, buscando selecionar feridas com maior chance de resposta satisfatória.

Tratamento medicamentoso

Em pacientes com úlceras de estase venosa que persistam apesar da terapia compressiva, pentoxifilina oral pode ser um tratamento adjuvante viável. Os benefícios podem estar relacionados com suas propriedades fibrinolíticas, efeitos antitrombóticos e/ou inibição da síntese de citocinas pró-inflamatórias. Efeitos gastrintestinais como náusea, indigestão e diarreia são relativamente comuns (ver Capítulo 91, item *Pentoxifilina*). Outros medicamentos sistêmicos descritos como benéficos no tratamento das úlceras de estase venosas são: ácido acetilsalicílico, análogo sintético das prostaciclinas (iloprosta), flavonoides e estanozolol.

Perspectivas

Impulsionado pelos impactos econômicos e relacionados ao cuidado dos pacientes com feridas crônicas, o campo de pesquisa ligado à cicatrização cresce exponencialmente. Parte desses esforços tem sido direcionada ao estudo de novas moléculas de interesse na reparação, como o óxido nítrico. O intrigante fato de que a reparação fetal evolui com verdadeira regeneração, sem a formação de cicatrizes até o terceiro trimestre, é muito motivador, levando à pesquisa de fatores como TGF e metaloproteinases da matriz ou mesmo de seus inibidores, embora a maior promessa pareça estar na terapia com células-tronco.

Bibliografia

Fisiologia da reparação tecidual

Armstong DG, Jude EB. The role of matrix metalloproteinases in wound healing. *J Am Podiatr Med Assoc.* 2002;92(1):12-8.

Choucair M, Phillips TJ. Wound dressings. *In*: Freedberg IM. *Fitzpatrick's Dermatology in General Medicine*. International Edition. New York: McGraw-Hill; 1999.

Christman AL, Selvin E, Margolis DJ *et al.* Hemoglobin A1c predicts healing rate in diabetic wounds. *J Invest Dermatol.* 2011;131(10):2121-7.

Clark RAF. Mechanisms of cutaneous wound repair. *In*: Freedberg IM. *Fitzpatrick's Dermatology in General Medicine*. International Edition. New York: McGraw-Hill; 1999.

Dadalti-Granja P. *Úlceras de estase venosa: fatores prognósticos e estudo piloto do uso de epiderme cultivada em derme acelular.* [Tese de Doutorado]. Rio de Janeiro; 2004.

Gonzalez AC, Costa TG, Andrade ZA, Medrado ARAP. Cicatrização cutânea – revisão da literatura. *An Bras Dermatol.* 2016;91(5):614-20.

Heng MC. Wound healing in adult skin: aiming for perfect regeneration. *Int J Dermatol.* 2011 Sep;50(9):1058-66.

Herter EK, Landèn NX. Non-coding RNAs: new players in skin wound healing. *Adv Wound Care.* 2016;6(3):93-107.

Hughes MA. The science of wound healing. *In*: *The Oxford European Wound Healing Course Handbook*. Oxford: Positif Press; 2002.

Karukonda SRK, Flynn TC, Boh EE *et al.* The effects of drugs on wound healing: part I. *Int J Dermatol.* 2000 Apr;39(4):250-7.

McCarty SM, Cochrane CA, Clegg PD, Percival SL. The role of endogenous and exogenous enzymes in chronic wounds: a focus on the implications of aberrant levels of both hosts and bacterial proteases in wound healing. *Wound Repair Regen.* 2012 Mar-Apr;20(2):125-36.

Mendez MV, Raffetto JD, Phillips T, Menzoian JO, Park HY. The proliferative capacity of neonatal skin fibroblasts is reduced after exposure to venous ulcer fluid: a potential mechanism for senescence in venous ulcer. *J Vasc Surg.* 1999 Oct;30(4):734-43.

Ortiz A, Grando SA. Smoking and the skin. *Int J Dermatol.* 2012 Mar;51(3):250-62.

Toriseva M, Kähäri VM. Proteinases in cutaneous wound healing. *Cell Mol Life Sci.* 2009 Jan;66(2):203-24.

Vu TH, Werb Z. Matrix metalloproteinases: effectors of development and normal physiology. *Genes Dev.* 2000 Sep 1;14(17):2123-33.

Modalidades de feridas

Alguire PC, Mathes BM. Medical management of lower extremity chronic vemous disease. *UpToDate*; 2016.

Bansal C, Scott R, Stewart D, Cockerell CJ. Decubitus ulcers: a review of the literature. *Int J Dermatol.* 2005 Oct;44(10):805-10.

Cox Cardoso AE. Úlceras de origem não vascular. *In*: Pitta GBB, Castro AA, Burihan E. *Angiologia e cirurgia vascular: guia ilustrado.* Maceió: UNCISAL/ECMAL & LAVA; 2003.

Fonder MA, Lazarus GS, Cowan DA *et al.* Treating the chronic wound: a practical aproach to the care of nonhealing wounds and wound care dressings. *J Am Acad Dermatol.* 2008 Feb;58(2):185-206.

Curativos e substitutos biológicos de pele

Abbade LPF, Frade MAC, Pegas JRP *et al.* Consensus on the diagnosis and management of chronic leg ulcers – Brazilian Society of Dermatology. *An Bras Dermatol.* 2020;95 Suppl 1(Suppl 1):1-18.

Armstrong DG, Meyr AJ. Basic principles of wound management. *UpToDate.* 2016;1-13.

Banta MN, Kirsner RS. Modulating diseased skin with tissue engineering: actinic purpura treated with Apligraft. *Dermatol Surg*. 2002 Dec;28(12):1103-6.

Borojevic R, Serricella P. Próteses vivas de pele humana. *Biotecn Ciência & Desenv*. 1998 Jan-Fev;7:16-8.

Brem H, Balledux J, Sukkarieh T *et al*. Healing of venous ulcers of long duration with a bilayered living skin substitute: results from a general surgery and dermatology department. *Dermatol Surg*. 2001 Nov;27(11):915-9.

Castro LND, Serricella P, Campos DM *et al*. The use of human squamous mucosa in the treatment of extensive buccal premalignant lesions. *Rev Col Bras Cir*. 2002 Nov-Dec;29(6):330-5.

Chen M, Chang C, Levian B *et al*. Why are so few FDA-approved therapeutics for wound healing? *Int J Mol ScSci*. 2023;24(20):15109.

Dadalti-Granja P. *Úlceras de estase venosa: fatores prognósticos e estudo piloto do uso de epiderme cultivada em derme acelular*. [Tese de Doutorado]. Rio de Janeiro, UFRJ; 2004.

Falabella AF, Valencia IC, Eaglstein WH, Schachner LA. Tissue-engineered skin (Apligraft) in the healing of patients with epidermolysis bullosa wounds. *Arch Dermatol*. 2000 Oct;136(10):1225-30.

Falanga V, Margolis D, Alvarez O *et al*. Rapid healing of venous ulcers and lack of clinical rejection with an allogeneic cultured human skin equivalent. Human Skin Equivalent Investigators Group. *Arch Dermatol*. 1998 Mar;134(3):293-300.

Fonder MA, Lazarus GS, Cowan DA *et al*. Treating the chronic wound: a practical aproach to the care of nonhealing wounds and wound care dressings. *J Am Acad Dermatol*. 2008 Feb;58(2):185-206.

Franco D. *Autoenxertia de queratinócitos cultivados: sistematização e uso no HUCFF-UFRJ*. Tese. Rio de Janeiro; 2003.

Franco T, Serricella Branco P, Franco D *et al*. Autologous graft of cultivated epidermis. *Rev Soc Bras Cir Plast*. 2000;15(2):63-78.

Freitas PSS, Rezende LDA, Silva KEJ *et al*. Use of dialkyl carbamoyl chloride in the prevention and treatment of biofilm in wounds. ESTIMA, *Braz J Enterostomal Ther*. 2021;19:e162.

Gallico GG 3rd. Biologic skin substitutes. *Clin Plast Surg*. 1990;17(3):519-26.

Gaspar NK, Gaspar APA. Difficult to heal wounds intralesional insulin therapy trial. *J Surg*. 2020;8(6):184-9.

Gestring M. Negative pressure wound therapy. *UpToDate*. 2016;1-7:1-13.

Han G, Ceilley R. Chronic wound healing: a review of current management and treatments. *Adv Ther*. 2017;34:599-610.

Jones I, Currie L, Martin R. A guide to biological skin substitutes. *Br J Plast Surg*. 2002 Apr;55(3):185-93.

Kanitakis J, Mauduit G, Faure M *et al*. Ultrastructural studies of cultured human epithelial sheets used as skin allografts. *Virchows Arch A Pathol Anat Histopathol*. 1987;410(6):523-30.

Kinder K, Zawrzykraj M, Czerwiec *et al*. Bioengineering skin substitutes for wound management-perspectives and challenges. *Int J Mol Sci*. 2024 Mar 26;25(7):3702.

Murphy PS, Evans RD. Advances in wound healing: a review of current wound healing products. *Plast Surg Int*. 2012;2012:190436.

Phillips TJ, Kehinde O, Green H, Gilchrest BA. Treatment of skin ulcers with cultured epidermal allografts. *J Am Acad Dermatol*. 1989 Aug;21(2 Pt 1):191-9.

Ramirez-GarciaLuna JL, Rangel-Breeidi K, Bergeron A *et al*. Local insulin improves wound healing: a systematic review and Bayesian network meta-analysis. *Plast Reconstr Surg*. 2023 Dec 1;152-6:1114e-30e.

Rennekampf HO, Kiessig V, Hansbrough JF. Current concepts in the development of cultured skin replacements. *J Surg Res*. 1996 May;62(2):288-95.

Sams HH, Chen J, King LE. Graftskin treatment to difficult to heal diabetic foot ulcers: one center's experience. *Dermatol Surg*. 2002 Aug;28(8):698-703.

Slonkova V, Kino-oka M, Mazza S *et al*. Cultured epithelial autografts for the management of a chronic pretibial leg ulcer due to congenital valvular aplasia. *Dermatology*. 1999;198(1):101-3.

Tomic-Canic M, Burgess JL, O'Neill KE *et al*. Skin microbiota and its interplay with wound healing. *Am J Clin Dermatol*. 2020 Sep;21(Suppl 1):36-43.

Vig K, Chaudhari A, Tripathi S *et al*. Advances in skin regeneration using tissue engineering. *Int J Mol Sci*. 2017;18(4):789.

4

Queimaduras

Bruna Souza Felix Bravo ◆ Everton Carlos Siviero do Vale ◆ Maria Cristina do V. F. Serra

As queimaduras são feridas traumáticas causadas, na maioria das vezes, por agentes térmicos, químicos, elétricos ou radioativos. Atuam nos tecidos de revestimento do corpo humano, determinando destruição parcial ou total da pele e de seus anexos, podendo acometer camadas mais profundas, como tecido celular subcutâneo, músculos, tendões e ossos.

Histologicamente, a lesão da queimadura é uma necrose de coagulação da epiderme e em profundidade variável da derme e de tecidos subjacentes.

A pele humana pode tolerar temperaturas abaixo de 44°C; temperaturas acima desse valor podem produzir lesões por queimaduras de diferentes profundidades diretamente relacionadas com a temperatura, com o tempo de exposição e com a espessura da pele.

Os principais agentes causais de queimaduras são:

- líquidos superaquecidos
- combustível
- chama direta
- superfície superaquecida
- eletricidade
- agentes químicos
- agentes radioativos
- radiação solar
- frio
- fogos de artifícios.

Clinicamente, as queimaduras podem variar de uma pequena flictena até formas graves capazes de desencadear um grande número de respostas sistêmicas proporcionais à extensão e à profundidade da lesão.

Classificação das queimaduras

Conhecer dados sobre o grau e a extensão da queimadura é fundamental para a correta estratégia terapêutica.

Determinar o grau da queimadura significa definir a profundidade da lesão térmica na pele. Classicamente, pode ser enquadrada em três diferentes graus (Quadro 4.1).

Queimadura de 1º grau ou queimadura de espessura parcial

Acomete a camada mais externa da pele, a epiderme. Não provoca alterações hemodinâmicas. A lesão é eritematosa, quente e dolorosa (p. ex., queimadura solar) (Figura 4.1).

Queimadura de 2º grau ou queimadura de espessura parcial superficial e queimadura profunda

Pode ser diferenciada em parcial superficial e profunda, como apresentado a seguir.

Quadro 4.1 Classificação das queimaduras de acordo com a profundidade e o prognóstico.

Graus	Sinais clínicos	Patologia	Prognóstico
1º grau (epidérmica)	Dor Eritema	Epiderme destruída Membrana basal intacta	Cura em 5 a 7 dias
2º grau superficial (dérmica superficial)	Flictena Dor	Membrana basal destruída	Cura em 10 a 15 dias
2º grau profunda (dérmica profunda)	Pouca dor Esbranquiçada	Derme superficial destruída Restos epidérmicos em anexos	Cura com cicatriz hipertrófica em 3 semanas ou não cura
3º grau (dermoepidérmica)	Anestesia – sem flictena Marrom ou negra	Epiderme e derme totalmente destruídas	Só cura nas bordas Necessita de enxerto

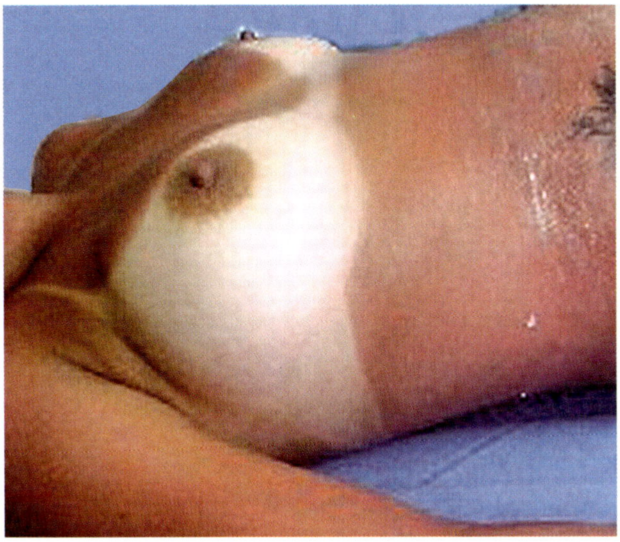

Figura 4.1 Queimadura de 1º grau.

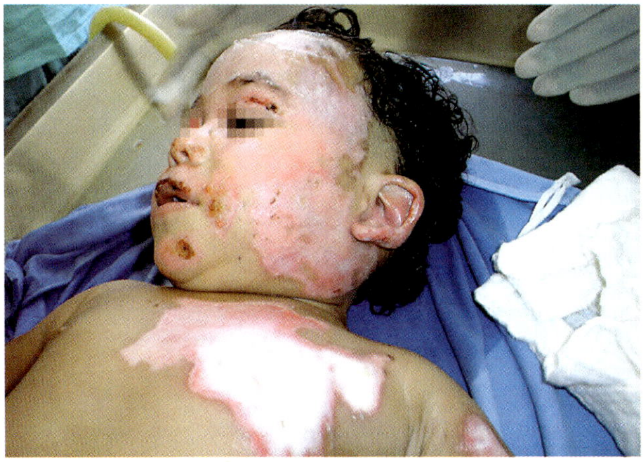

Figura 4.3 Queimadura de 2º grau profunda.

Queimadura de 2º grau superficial

É também chamada "queimadura de espessura parcial superficial", por acometer toda a epiderme e parte da derme, conservando razoável quantidade de folículos pilosos e glândulas sudoríparas. Clinicamente, caracteriza-se por bolhas, eritema, exsudação e dor intensa (Figura 4.2). Quando se rompem, as bolhas deixam à mostra uma superfície rósea e úmida de erosão ou ulceração. Há reconstituição total da pele em 14 a 21 dias, com mínima formação de cicatrizes (p. ex., queimadura por líquido superaquecido).

Queimadura de 2º grau profunda

É também denominada "queimadura de espessura parcial profunda". Destrói quase toda a derme, comprometendo os anexos (Figura 4.3). Tem coloração mais pálida, é menos dolorosa e acarreta maior repercussão sistêmica. Embora possa evoluir com restauração após 3 semanas, o epitélio neoformado é muito friável, apresentando, por isso, ulceração recorrente e forte tendência à cicatrização hipertrófica e à formação de contraturas (Figura 4.4). O tratamento usual das áreas de 2º grau profundo pode exigir excisão tangencial e enxertia de pele (p. ex., lesão por líquido superaquecido, por imersão ou por chama direta).

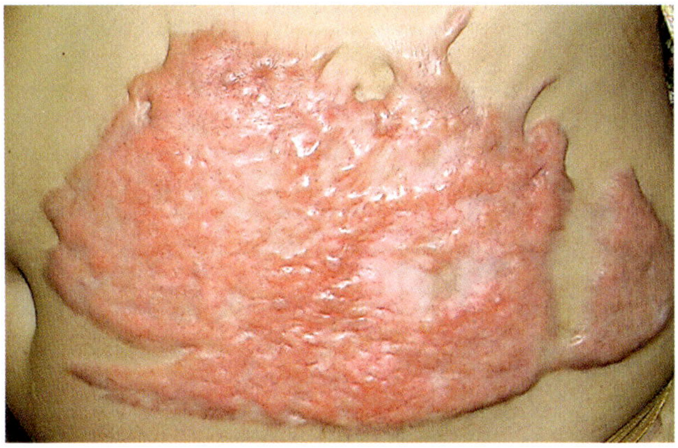

Figura 4.4 Cicatriz queloidiana.

Queimadura de 3º grau ou queimadura de espessura total

Acomete a totalidade da pele. Clinicamente a lesão é seca, branca nacarada, havendo redução da elasticidade tecidual, tornando-se rígida (Figura 4.5). Pode apresentar vasos sanguíneos trombosados visíveis, causando deformidades. É tão profunda que destrói as terminações nervosas, sendo indolor. Em alguns casos, como nas

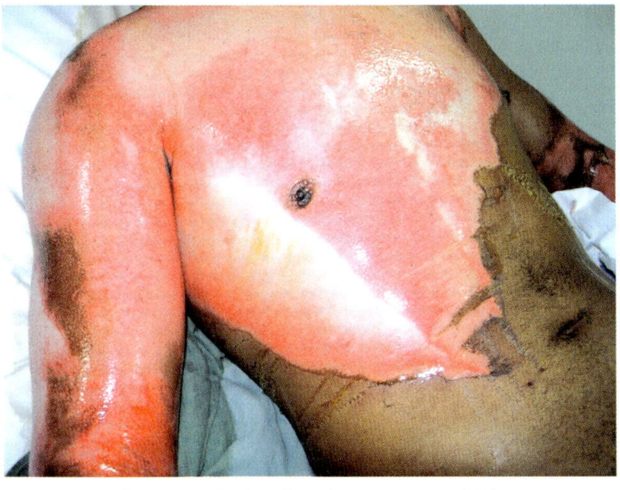

Figura 4.2 Queimadura de 2º grau superficial.

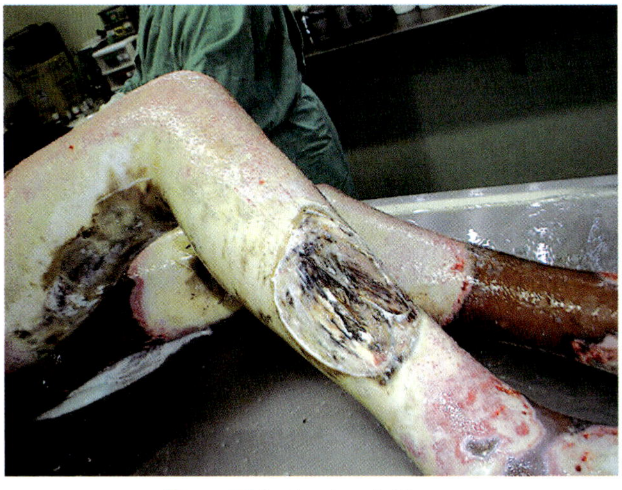

Figura 4.5 Queimadura de 3º grau.

lesões elétricas, acomete o tecido celular subcutâneo, tendões, ligamentos e músculos, podendo chegar aos ossos. As lesões elétricas podem levar a mutilações, principalmente de membros superiores, sendo classificadas por alguns autores como lesão de "4º grau" assim como as áreas carbonizadas.

Cálculo da extensão das queimaduras

Para efeito de cálculo da extensão da área queimada são consideradas apenas as queimaduras de 2º e 3º graus.

"Regra dos nove"

A clássica "regra dos nove" de Wallace constitui o método mais rápido para avaliação da extensão da queimadura. Por ser método prático, rápido e de fácil memorização, é o mais usado nas salas de emergência. Embora não seja muito preciso, pode ser utilizado na primeira determinação da extensão da área queimada. Consiste na divisão do corpo em múltiplos de nove (Figura 4.6). A cabeça equivale a 9%; cada membro superior, a 9%; a parte anterior do tronco, a 18%; a parte posterior do tronco, a 18%; cada membro inferior, a 18%; e o períneo, a 1%. Como as superfícies corporais parciais de crianças são proporcionalmente diferentes das dos adultos, utiliza-se nelas a "regra dos nove modificada para crianças" (Quadro 4.2). A partir da puberdade, considera-se a superfície corporal da criança semelhante à do adulto.

Quadro 4.2 Regra dos nove modificada para crianças de até 10 anos.

	Segmento corporal	% SC
Até 1 ano	Cabeça e pescoço	19
	Cada membro inferior	13
	Demais segmentos	= adulto
1 a 10 anos	Cabeça e pescoço	19 – idade
	Cada membro inferior	13 – (idade ÷ 2)
	Demais segmentos	= adulto

SC = segmento corporal.

Estimativa das queimaduras dispersas

A superfície da região palmar do paciente corresponde a, aproximadamente, 1% de sua superfície corporal total. Pode-se, portanto, usar a superfície palmar como parâmetro na estimativa da extensão de queimaduras irregularmente distribuídas.

Esquema de Lund-Browder

É o método mais apurado para cálculo da área corporal porque leva em consideração as proporções do corpo de acordo com a idade (Quadro 4.3).

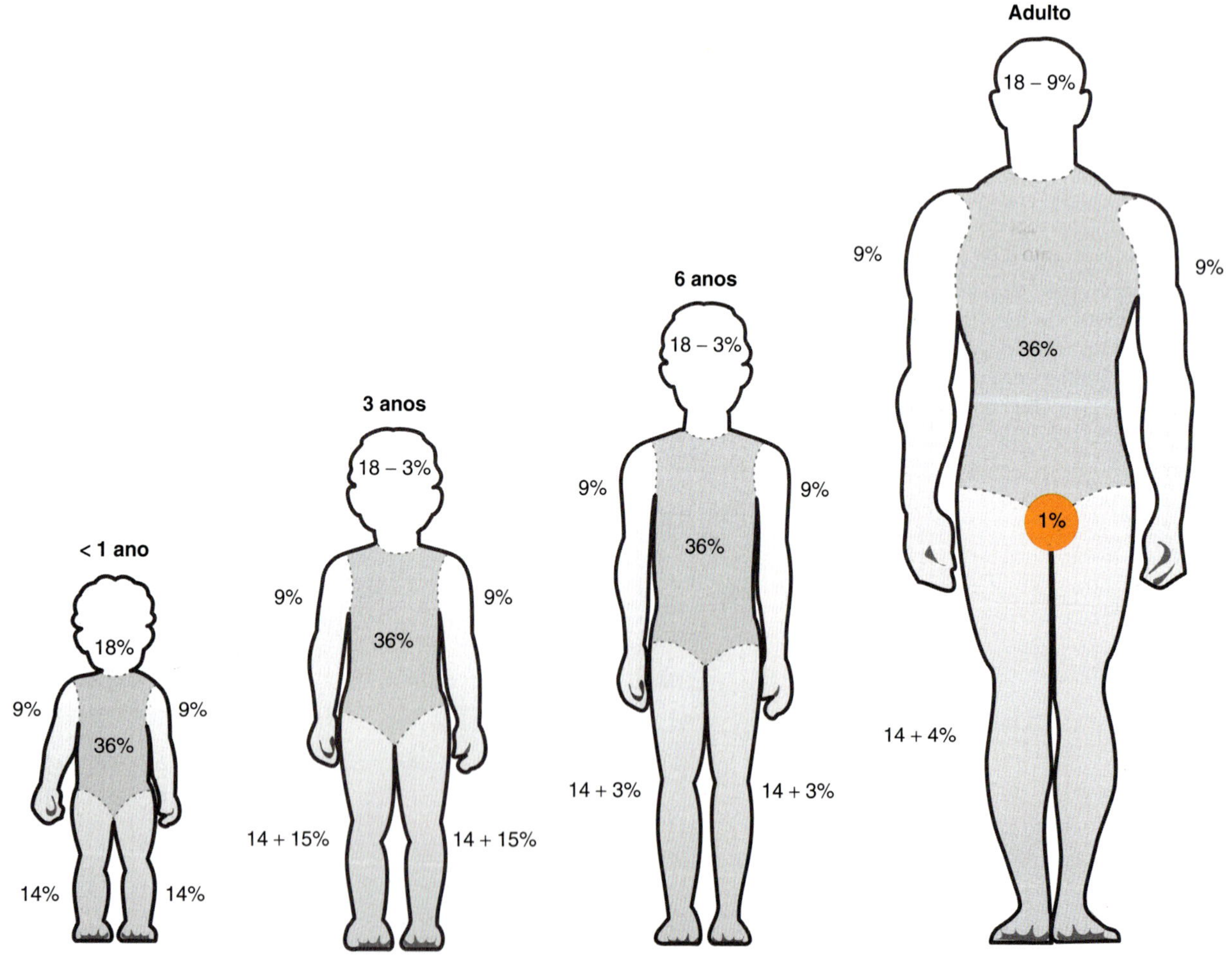

Figura 4.6 Modelo esquemático para cálculo da área queimada pela "regra dos nove" (% de superfície corporal). A cabeça da criança é proporcionalmente maior que a do adulto, ocupando maior extensão.

Quadro 4.3 Esquema de Lund-Browder para cálculo da área corporal (%).

Área total	1 ano	1 a 4 anos	5 a 9 anos	10 a 16 anos	Adulto	Total 2º grau	Total 3º grau
Cabeça	19	17	13	11	7		
Pescoço	2	2	2	2	2		
Tronco anterior	13	13	13	13	13		
Tronco posterior	13	13	13	13	13		
Nádega direita	2,5	2,5	2,5	2,5	2,5		
Nádega esquerda	2,5	2,5	2,5	2,5	2,5		
Genitália	1	1	1	1	1		
Braço direito	4	4	4	4	4		
Braço esquerdo	4	4	4	4	4		
Antebraço direito	3	3	3	3	3		
Antebraço esquerdo	3	3	3	3	3		
Mão direita	2,5	2,5	2,5	2,5	2,5		
Mão esquerda	2,5	2,5	2,5	2,5	2,5		
Coxa direita	5,5	6,5	8	8,5	9,5		
Coxa esquerda	5,5	6,5	8	8,5	9,5		
Perna direita	5	5	5,5	6	7		
Perna esquerda	5	5	5,5	6	7		
Pé direito	3,5	3,5	3,5	3,5	3,5		
Pé esquerdo	3,5	3,5	3,5	3,5	3,5		
Total							

Tratamento

Critérios de internação

A American Burn Association e o Curso Nacional de Normatização de Atendimento ao Queimado (CNNAQ) recomendam encaminhar a um Centro de Tratamento de Queimados (CTQ) as crianças que apresentem os seguintes critérios:

- 10% de superfície comprometida em crianças menores de 10 anos
- 20% ou mais de superfície comprometida em crianças maiores de 10 anos
- queimaduras em zonas especiais (face, mãos, pés, genitais e articulações)
- inalação
- queimaduras químicas, elétricas
- qualquer outro trauma em que a queimadura seja a lesão mais grave
- abuso
- comorbidade.

Cuidados pré-hospitalares

Aproximação segura

O paciente deve ser afastado da fonte de emissão de calor, evitando o contato com possíveis cabos com eletricidade ou fontes com calor residual.

Interrupção do processo de queimadura

O resfriamento da área queimada (medida importante, porém que só tem valor quando aplicada imediatamente após o acidente) pode ser feito envolvendo-se a vítima com um lençol embebido em água, bloqueando a onda de calor que continua agindo no tecido queimado por alguns minutos. A água não precisa estar gelada, pois pode provocar hipotermia e a temperatura ambiente já se encontra bem abaixo da temperatura do tecido queimado. Esse procedimento tem duração de alguns minutos e imediatamente após o paciente deve ser coberto com um *lençol seco* para evitar hipotermia e para aliviar a dor.

Atendimento do paciente com pequena queimadura na emergência

O tratamento do paciente queimado sempre foi um desafio para o profissional que busca melhores resultados com maior velocidade de restauração tecidual, redução da dor e da infecção, além de melhor aspecto estético final da ferida. É importante não menosprezar as lesões de queimadura, mesmo que leves. Deve-se proteger a ferida, evitando infecção, com limpeza e curativo adequados. Deve ser sempre oferecido conforto ao queimado, e, sempre que possível, aconselha-se conversar para explicar como será o curativo e prescrever analgésico, como dipirona oral, tramadol ou Nubain® SC antes de realizar o curativo.

Terapia tópica

O objetivo principal do tratamento da lesão por queimadura é a cicatrização em tempo oportuno, com o mínimo de complicações. Para o alcance desses resultados, entre outros procedimentos, são necessárias a limpeza e a realização de curativos.

Para uma boa cicatrização, a terapia tópica deve favorecer a manutenção da perfusão tecidual e a preservação dos tecidos viáveis, protegendo contra traumas. Além disso, deve manter a lesão limpa e úmida, prevenindo infecções e promovendo a manutenção da mobilidade. O tratamento tópico ideal das queimaduras seria aquele que, ao mesmo tempo, pudesse controlar o crescimento bacteriano, remover o tecido desvitalizado, aliviar a dor, prover um ambiente úmido, ter baixa toxicidade, não provocar irritação, não promover aderências, estimular o crescimento dos queratinócitos, ser efetivo mesmo na presença de grande quantidade de exsudato e ser transparente para facilitar a visualização da lesão.

Todavia, ainda não foi encontrado um único curativo com todas essas funções. É o médico que deve alternar os diferentes tópicos com limpeza e desbridamentos, de acordo com a fase da queimadura. Outrossim, existem fatores que interferem no processo de cicatrização da queimadura, como extremos de idade, estado nutricional, presença de infecção, traumas associados, doenças como diabetes melito e insuficiência vascular, além de tratamentos com citotóxicos, o que dificulta a escolha do melhor método terapêutico.

A prata tem sido utilizada como antimicrobiano tópico há mais de um século em diferentes apresentações por apresentar espectro de ação sobre Gram+, Gram− e fungos.

Entretanto, a necessidade de aplicações frequentes e a inativação tecidual desse agente levaram ao desenvolvimento de curativos não aderentes impregnados com prata, cuja capacidade de manutenção dos níveis teciduais dos íons prata é superior a 72 h.

No entanto, o creme de sulfadiazina de prata a 1% é o antimicrobiano tópico mais utilizado em virtude de seu baixo custo, quando comparado aos curativos impregnados com prata. Apesar de sua indiscutível relevância terapêutica, a sulfadiazina tem como desvantagem a necessidade de troca diária, o que torna os curativos dolorosos e estressantes tanto para os pacientes quanto para a equipe interdisciplinar dos centros de queimaduras. No mercado, também há outros tópicos desbridantes que vêm sendo testados há muitos anos, primeiro com a papaína, depois com a colagenase e, mais recentemente, com a bromelina, extraída do abacaxi.

Curativos

Na escolha do curativo, é muito importante a aceitação do tratamento pelo paciente; assim, deve-se dar preferência aos menos dolorosos e de mais fácil manuseio.

As feridas de 1º grau necessitam apenas de hidratação e analgesia obtidos com cremes hidratantes e hidrogéis. O paciente é orientado a lavar diariamente a área queimada com sabonete neutro. Até que a epiderme descame, a aplicação de óleo mineral 2 vezes/dia agiliza a descamação e auxilia no alívio do prurido. Após a descamação, deve-se aplicar creme hidratante neutro e filtro solar FPS 20 a 30 até que a cor natural retorne, evitando a hiperpigmentação.

Nas feridas de 2º grau, os curativos desempenham papel preponderante na evolução da cicatrização das lesões. De modo geral, nas queimaduras de 2º grau superficiais é utilizada a sulfadiazina de prata a 1% nas primeiras 48 a 72 h após a queimadura, objetivando evitar infecção e facilitar a observação da lesão; em seguida, são utilizados curativos que proporcionem o meio úmido ideal para cicatrização.

A escolha do curativo também deve levar em consideração o grau de exsudação e a colonização das feridas (Quadro 4.4). Se a lesão for superficial e sem crostas, podem ser utilizados hidrogéis que aceleram a reparação tecidual da queimadura e aliviam a dor, pois fornecem um ambiente úmido, favorecendo a cicatrização e promovendo alívio da dor. Se a lesão apresentar esfacelos, crostas ou tecido desvitalizado, são utilizados os curativos impregnados com prata, pois, além de auxiliarem na epitelização, promovem ação antimicrobiana importante no tratamento das queimaduras; nesse caso, também deve-se considerar o desbridamento mecânico ou a aplicação de um segundo tipo de curativo desbridante, dentre os disponíveis no mercado, para limpeza da queimadura até remoção do tecido desvitalizado.

Quadro 4.4 Curativos indicados para cada tipo de queimadura.

Profundidade		Curativo	Troca
1º grau	–	Curativo exposto com hidrogel, vaselina estéril ou hidratantes	12 h/12 h
		Hidrogel de melaleuca	
2º grau superficial	Flictena íntegra	Drenar	72 h/72 h
		Curativo oclusivo não aderente com vaselina estéril	
	Flictena rota	Desbridar	72 h/72 h
		Curativo oclusivo não aderente com vaselina estéril ou neomicina pomada	
		Membrana de poliuretano	
		Hidrogel	
		Hidrocoloide	
		Curativo não aderente com prata	
2º grau profundo	–	Alginato	Quando saturar
		Colágeno + alginato	
		Hidrofibra	
		Hidropolímero	
		Hidrofibra + prata	
		Hidropolímero + prata	
		Curativo não aderente com prata	

Por fim, após a limpeza e o curativo, é necessário aplicar um tópico que estimule a epitelização. Embora já existam tópicos com fatores capazes de reduzir à metade o tempo para reepitelização, ainda não são amplamente difundidos no mercado por seu elevado custo.

As de 3º grau requerem tratamento especializado por cirurgião plástico, com desbridamentos e fechamento das feridas por autoenxertia cutânea ou rotação de retalhos cutâneos.

Tratamento hospitalar

O fluxograma representado na Figura 4.7 resume a abordagem das queimaduras no contexto do atendimento hospitalar.

Condutas imediatas

A avaliação inicial do paciente queimado corresponde à de qualquer paciente com trauma. O roteiro inicial baseia-se nos princípios do Advanced Trauma Life Support (ATLS) do American College of Surgeons, que estabelece como norma de conduta para o politraumatizado a metodologia ABCDE:

- A (*airway with cervical spine control*): é fundamental que a permeabilidade das vias respiratórias seja garantida desde o primeiro atendimento, sendo obrigatório o seu exame. Lesão de coluna vertebral deve ser presumida, e por isso todo paciente com história de trauma associado deve ser imobilizado até que fraturas ou luxações sejam excluídas por exames radiográficos

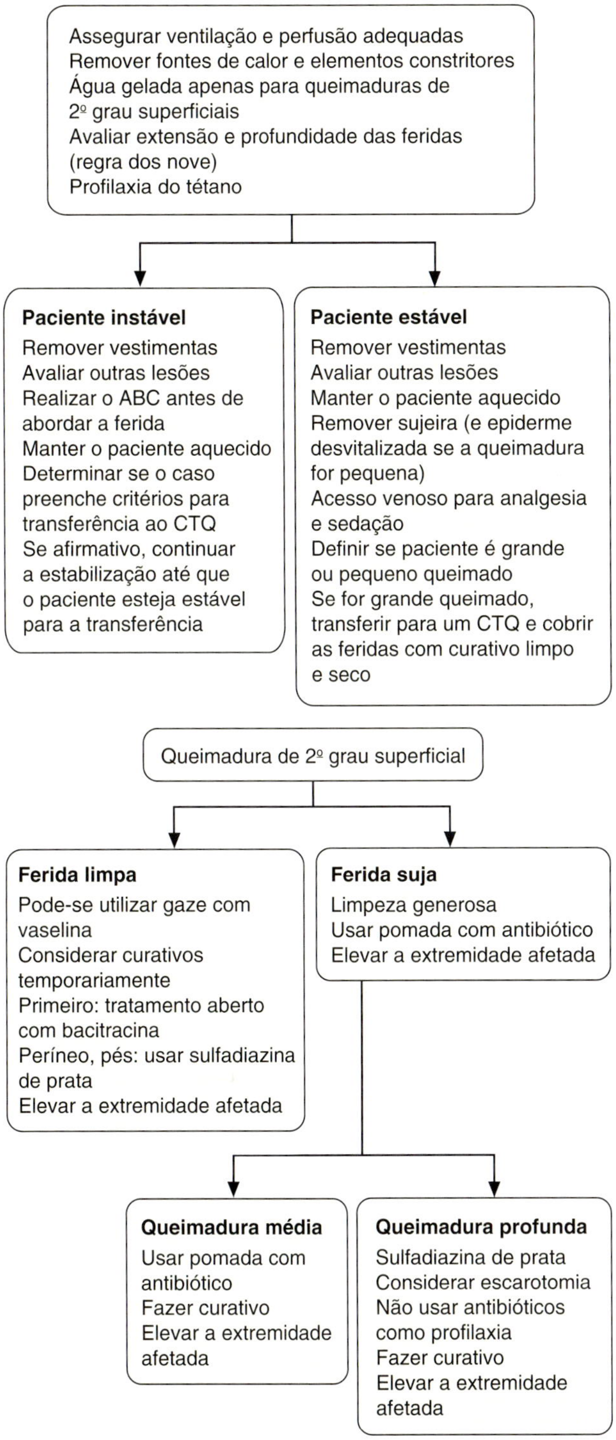

Figura 4.7 Abordagem inicial das queimaduras. CTQ = Centro de Tratamento de Queimados.

- B (*breathing*): deve-se auscultar o tórax, verificar a qualidade e a profundidade da respiração. Verifica-se se há lesão por inalação. Oferta de oxigênio 100%. Avalia-se a necessidade de intubação
- C (*circulation*): é preciso instalar acesso venoso, preferencialmente periférico, com jelco de grande calibre, em área não queimada. Se o único acesso venoso disponível estiver dentro da área queimada, não se deve hesitar em usá-lo. A reposição com lactato de Ringer, 2.000 mL em *bolus* para adultos e 20 mL/kg em 20 min para crianças deve ser iniciada
- D (*neurological disability*): classicamente, o paciente queimado está lúcido e orientado; é necessário verificar o nível de consciência e avaliar se houve traumatismo craniano concomitante. A desorientação também pode ser causada por hipoxia
- E (*exposure*): as roupas e os acessórios devem ser removidos. As queimaduras químicas devem ser lavadas abundantemente. Para evitar hipotermia, logo que for completamente examinado, o paciente deve ser coberto com pano limpo e seco.

Reposição volêmica

Após um trauma térmico, várias substâncias são liberadas pelo tecido queimado, por intermédio de um conjunto de mediadores que desencadeia uma resposta inflamatória, levando temporariamente ao aumento da permeabilidade capilar, tornando possível o extravasamento de proteínas e fluidos do compartimento intravascular para o extravascular, provocando grave edema intersticial.

O conhecimento da fisiopatologia do choque no queimado e a adequada reposição da volemia têm proporcionado redução considerável na mortalidade relacionada com a perda líquida.

A maioria dos autores é unânime em preferir o lactato de Ringer no volume necessário para manter o débito urinário em torno de 30 e 50 mL/h no adulto e 1 mL/kg/h na criança.

Pode-se utilizar como base de cálculo a fórmula de Parkland: 3 a 4 mL × peso × superfície corporal queimada; metade desse volume é infundido nas primeiras 8 h e a outra metade, nas 16 h seguintes.

Os coloides são iniciados após 24 h, quando a superfície corporal queimada for maior que 20% e seguindo o valor da albumina sérica.

Curativo

Os curativos do paciente queimado servem para reduzir o edema, evitar ou combater infecções, proteger os tecidos viáveis, fortalecer as defesas e prover substratos essenciais para acelerar a cicatrização.

A prata é, sem dúvida, o medicamento-chave no tratamento da queimadura. Em todos os estudos pesquisados, nacionais e internacionais, foi relevante investigar comparativamente a prata em todas as suas variações. Resumidamente, considerando que as infecções são frequentes e há graves complicações nos pacientes queimados, a sulfadiazina de prata a 1% se tornou o medicamento mais utilizado por sua ação antimicrobiana. Não obstante, como desvantagem, é necessário trocar o curativo com frequência, o que ocasiona dor ao paciente e aumento do valor do tratamento no centro médico.

Com as pesquisas e inovações, outros medicamentos associados à prata foram surgindo. A prata nanocristalina e os curativos associados à interface não traumática da ferida e de espuma absorvente, por exemplo, apresentaram tempo de reepitelização menor que o da sulfadiazina de prata. Além disso, de acordo com resultados obtidos em pesquisa, os curativos de prata nanocristalina, em comparação à sulfadiazina, diminuem os custos médicos e não médicos, proporcionando economia substancial à instituição. A prata associada ao gel de quitosana, por sua vez, melhora a cicatrização da ferida. Do mesmo modo, a associação da sulfadiazina ao ácido hialurônico também se apresentou promissora. O hidroalginato associado à prata também apresentou resultados positivos, com a vantagem de ser de fácil manuseio, possibilitando a troca pelo próprio paciente, o que evita o deslocamento até a unidade de saúde e, consequentemente, diminui os custos.

O curativo da queimadura profunda deve ser planejado e integrado entre equipe médica e de enfermagem. Por sua abrangência, o cirurgião plástico deve estar presente com apoio de outros especialistas.

Os procedimentos para resolução da ferida podem incluir:

- curativos especiais
- desbridamento cirúrgico de tecidos necróticos
- utilização de aparelhos que providenciem estado de pressão subatmosférica na ferida (aparelho a vácuo) para controle do edema, drenagem de exsudato e preparo do leito da ferida para a reconstrução
- uso de substitutos cutâneos naturais (pele de doador cadáver ou âmnio), matrizes de regeneração dérmica e outros
- reconstrução dos tecidos perdidos com enxertos de pele ou com transplantes pediculados locais (retalhos), ou por transplante de áreas doadoras distantes com microcirurgia vascular
- aplicação de princípios de engenharia de tecidos (cultura de células – queratinócitos, fibroblastos e células-tronco derivadas de adipócitos) na reconstrução.

Antibiótico

Não se preconiza a profilaxia antibiótica para a prevenção de infecção em queimados. A única condição em que a antibioticoterapia sistêmica profilática está indicada é no ato cirúrgico agudo de queimados (autoenxerto e desbridamento), pois o tecido queimado é considerado potencialmente infectado para efeitos operatórios. Atualmente se recomenda cefalosporina de primeira geração.

Abordagens específicas

Queimadura elétrica

A corrente elétrica, ao atravessar o organismo, pode causar extensos danos internos. As lesões são extremamente difíceis de serem avaliadas clinicamente na fase inicial, necessitando de repetidas reavaliações, uma vez que, com frequência, evoluem com aprofundamento, levando às vezes à exposição de músculos, tendões e ossos. Além disso, podem apresentar significativas repercussões clínicas, dependendo da intensidade, da duração e das características da corrente a que o paciente foi exposto. Pode haver sérios danos a tecidos profundos em um membro em que a pele se mostra intacta, excetuando o ponto de contato com a corrente elétrica.

Há risco de rabdomiólise, com insuficiência renal por mioglobinúria ou hemoglobinúria. A cor escura da urina indica mioglobinúria. A administração de grandes volumes de solução salina é crucial para garantir um débito urinário de 50 a 100 mL/h. O uso de manitol pode ser necessário. A acidose metabólica deve ser corrigida, mantendo-se perfusão adequada, e bicarbonato de sódio deve ser adicionado para aumentar a solubilidade da mioglobina, caso necessário.

A maior preocupação é o efeito na atividade elétrica cardíaca. Arritmias sérias podem sobrevir mesmo depois de constatado um ritmo cardíaco estável. É necessário monitoramento cardíaco contínuo durante as primeiras 24 h após o acidente elétrico.

Os membros, quando acometidos, quase sempre necessitam de escarotomias e fasciotomias para a liberação de vasos, nervos e musculatura edemaciada, confinados aos espaços fasciais.

Queimadura química

Como costuma ocorrer na avaliação das queimaduras elétricas, há tendência a se subestimar o aspecto das lesões de queimadura química em uma abordagem inicial. Torna-se necessário avaliar a extensão e a profundidade das lesões a intervalos frequentes. Os ácidos, por seu mecanismo de ação, tendem a cessar o processo de queimadura cerca de 48 a 72 h após o acidente, quando o paciente costuma deixar de referir dor. Já as lesões causadas por álcalis, em função de sua grande capacidade de penetração, tendem à cronicidade, pela dificuldade de eliminação do agente, geralmente exigindo várias escarectomias. Além disso, o meio alcalino favorece o desenvolvimento de infecções.

No local do acidente, deve-se fazer a remoção total das vestes e irrigação copiosa com água durante 20 a 30 min. O atraso na instituição dessa medida pode causar a continuação do dano ao tecido. Produtos químicos em pó devem ser retirados da pele antes de se lavar a área queimada. Nenhum outro agente se mostrou superior à água.

Esforços para neutralizar agentes químicos são contraindicados, pela possível reação exotérmica, que contribui ainda mais para a destruição do tecido.

Queimadura da face

É considerada lesão grave e, em geral, requer tratamento em hospital. Em decorrência do rico suprimento sanguíneo e tecido frouxo, as queimaduras faciais costumam acompanhar-se da formação de grande edema, com compressão de importantes estruturas anatômicas, levando a dificuldade respiratória e de ingestão de alimentos.

Geralmente são tratadas com curativos abertos. Nas queimaduras profundas utiliza-se a sulfadiazina de prata a 1%. Para minimizar o desenvolvimento de edema, o tronco superior e a cabeça do paciente devem ser elevados em ângulo de 30°.

Queimadura dos olhos

Deve-se suspeitar de comprometimento ocular na vigência de queimadura da face quando o paciente referir visão embaçada, apresentar intensa fotofobia ou conjuntiva hiperemiada. Na suspeita de queimadura ocular, o oftalmologista deve ser imediatamente solicitado.

Queimadura de mãos e pés

As mãos e os pés são áreas de grande importância funcional e, por serem extremidades, estão propensas a maior comprometimento circulatório pelo pequeno calibre dos vasos. O mais importante da avaliação física é determinar a situação vascular e a possível necessidade de uma escarotomia. O pulso radial não exclui a síndrome compartimental. O monitoramento dos pulsos digitais e palmares com o medidor ultrassônico é o meio mais preciso de avaliar a perfusão dos tecidos da mão. Deve-se elevar a extremidade acima do nível do coração para minimizar a formação de edema. A movimentação dos membros envolvidos por 5 min a cada hora diminuirá o edema. Curativos podem prejudicar o monitoramento da circulação e, por isso, devem ser evitados.

Queimadura da genitália

Apresenta maior risco de contaminação. A queimadura do pênis requer a inserção imediata de cateter de Foley para manter a abertura da uretra.

Bibliografia

Ahuja RB, Gibran N, Greenhalgh D *et al.*; ISBI Practice Guidelines Committee; Steering Subcommittee; Advisory Subcommittee. ISBI Practice Guidelines for Burn Care. *Burns*. 2016 Aug;42 (5):953-1021.

Barret JP, Herndon DN. *Tratamento das queimaduras: atlas em cores*. 1. ed. Rio de Janeiro: Di Livros; 2002.

Berry MG, Evison D, Roberts AH. The influence of body mass index on burn surface area estimated from the area of hand. *Burns*. 2001 Sep;27(6):591-4.
Bezuhly M, Gomez M, Fish J. Emergency department management of minor burn injuries in Ontario, Canada. *Burns*. 2004 Mar;30(2):160-4.
Bolgiani A, Serra MC. Atualização no tratamento local das queimaduras. *RBQ*. 2010;9(2):38-44.
Diretrizes do Curso Nacional de Atendimento ao Paciente Queimado (CNNAQ) da Sociedade Brasileira de Queimaduras (CNNAQ), 2019.
Fox CL, Monafo WW, Ayvazian VH *et al*. Topical chemotherapy for burns using cerium salts and silver sulfadiazine. *Surg Gynecol Obstet*. 1977;144(5):668-72.
Gomes D, Serra MC. Conhecendo o paciente queimado. *In*: Gomes D, Serra MC, Macieira L. *Condutas Atuais em Queimaduras*. 1. ed. Rio de Janeiro: Revinter; 2001.
Gomes D, Serra MC. Fisiologia e fisiopatologia. *In*: Serra MC, Gomes D. *A Criança Queimada*. 1. ed. Rio de Janeiro: Eventos; 1999.
Gomes D, Serra MC. Moderna terapia tópica. *In*: Gomes D, Serra MC, Macieira L. *Condutas Atuais em Queimaduras*. 1. ed. Rio de Janeiro: Revinter; 2001.
Linares H. Piel normal y piel quemada; classificación. *In*: Bendlin A, Linares HA, Benaim F. *Tratado de Quemaduras*. 1. ed. Cidade do México: Interamericana McGraw Hill; 1993.
Lund CC, Browder NC. The estimation of areas of burns. *Surg Gynaecol Obstet*. 1944;79:352-8.
Meaume S, Vallet D, Morere MN, Téot L. Evaluation of a silver-releasing hydroalginate dressing in chronic wounds with signs of local infection. *J Wound Care*. 2005 Oct;14(9):411-9.
Morgan ED, Bledsoe SC, Baker J. Ambulatory management of burns. *Am Fam Physician*. 2000 Nov 1;62(9):2015-26.
Nischwitz S, Luze H, Popp D *et al*. Global burn care and the ideal burn dressing reloaded – A survey of global experts. *Burns*. 2021;47(7):1665-74.
Pinto DC, Marques AD. Antimicrobianos tópicos. *In*: Maciel E, Serra MC. *Tratado de Queimaduras*. 1. ed. Rio de Janeiro: Atheneu; 2004.
Prestes MA. Tratamento ambulatorial das queimaduras. *In*: Maciel E, Serra MC. *Tratado de Queimaduras*. 1. ed. Rio de Janeiro: Atheneu; 2004.
Serra MC, Gomes D. Fisiologia e fisiopatologia. *In*: Serra MC, Gomes D. *A Criança Queimada*. 1. ed. Rio de Janeiro: Eventos; 1999.
Serra MC, Gomes DR, Crisóstomo MR. Cálculo da área queimada e indicadores para internação hospitalar. *In*: Maciel E, Serra MC. *Tratado de Queimaduras*. 1. ed. Rio de Janeiro: Atheneu; 2004.
Sparkes GB. Eventos fisiopatológicos em queimados e sua prevenção. *In*: Serra MC, Gomes D. *A Criança Queimada*. 1. ed. Rio de Janeiro: Eventos; 1999.

Semiologia e Métodos Diagnósticos em Dermatologia

PARTE 2

5

Semiologia Dermatológica

David Rubem Azulay ◆ Luna Azulay-Abulafia ◆ Rubem David Azulay

A semiologia dermatológica tem sua máxima expressão na *inspeção*, isto é, ver e reconhecer as alterações que ocorrem ao nível da pele e mucosas externas. Segue-se, em alguns casos, a *palpação*, método pelo qual se constata a consistência do elemento eruptivo, se amolecida, endurecida ou pétrea, bem como temperatura, mobilidade, extensão e profundidade de seus limites e se é doloroso ou não.

Lesões elementares

Definem-se as lesões elementares como padrões de alteração no tegumento cujo reconhecimento possibilita a construção de hipóteses diagnósticas. Em algumas situações deve ser considerado não apenas o aspecto morfológico clínico, mas também o processo patológico subjacente. As causas desencadeantes podem ser físicas, químicas, biológicas, genéticas, imunológicas, psíquicas, e mesmo desconhecidas que induzem à formação de alterações na superfície do tegumento, constituindo a lesão elementar, o elemento eruptivo ou a eflorescência. Os mecanismos indutores podem ser de natureza circulatória, inflamatória, metabólica, degenerativa ou hiperplásica.

Robert William (1808) já compreendera a importância semiológica do elemento eruptivo e procurou, consequentemente, metodizar o problema; agrupou as eflorescências em oito itens: pápula, escama, exantema, bolha, pústula, vesícula, tubérculo e mácula. Outras classificações e agrupamentos seguiram-se a essa sistematização. A classificação de Schulmann serviu de base e, após tantas modificações, é possível apresentar a atual (Quadro 5.1) como própria dos autores.

Quadro 5.1 Classificação de Azulay das lesões elementares.

Lesões por modificações da cor (manchas ou máculas) Relacionadas à melanina Hipercrômica Hipocrômica Acrômica Relacionadas com pigmentos orgânicos aumentados (bilirrubina, alcaptona, carotenos etc.) Relacionadas com pigmentos exógenos (tatuagem, prata, clofazimina, asfalto, corantes, amiodarona etc.)	**Eflorescências elementares de conteúdo líquido** Acúmulo circunscrito Vesícula Bolha Pústula Acúmulo não circunscrito Urtica Edema (não mediado por histamina)
Púrpura Petéquia Víbice Equimose	**Eflorescências elementares caducas** Escama Crosta Escara
Lesões por alterações vasculares Transitórias (funcionais, sempre planas, máculas) Eritema e enantema Cianose e cianema Permanentes (hiperplásticas; muitas vezes com relevo) Angioma Telangiectasia	**Eflorescências elementares por solução de continuidade** Erosão Exulceração Úlcera/ulceração Fissura (rágade) Fístula
Eflorescências elementares de conteúdo sólido Pápula — Ceratose Tubérculo — Esclerose Nódulo — Liquenificação Nodosidade (tumoração) — Infiltração Vegetação (verrucosa ou condilomatosa)	**Sequelas** Atrofia Cicatriz

Lesões por modificações da cor: manchas ou máculas

Mancha ou *mácula* é toda e qualquer alteração da cor da pele, sem relevo, independentemente de sua natureza, causa ou mecanismo. A cor da pele decorre basicamente de sua riqueza em melanina. Entretanto, há outros fatores a considerar, como maior ou menor número de vasos em determinada região, maior ou menor afluxo de sangue, conteúdo de hemoglobina, espessura da pele, riqueza de seu panículo adiposo, e outros de menor importância que contribuem para as nuanças da cor da pele. A existência de tantas variáveis justifica afirmar que não existem peles de cor absolutamente igual dentro de uma mesma etnia.

Manchas pigmentares

Estão relacionadas, primariamente, com a concentração de melanina. São três tipos fundamentais:

- mancha acrômica: ausência de melanina (Figura 5.1)
- mancha hipocrômica: diminuição de melanina (Figura 5.2)
- mancha hipercrômica: excesso de melanina (Figura 5.3).

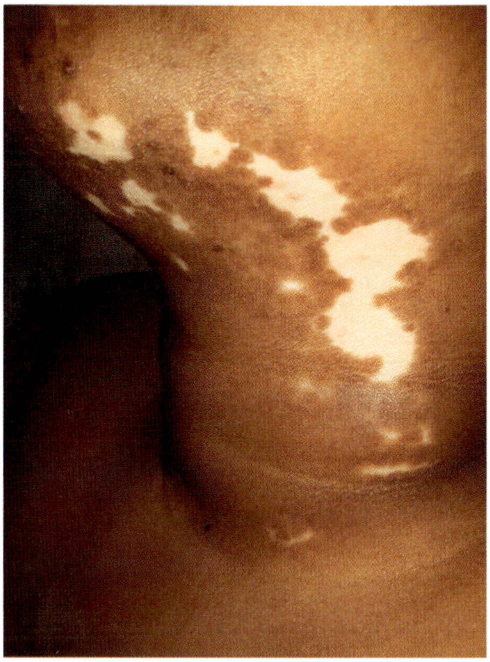

Figura 5.1 Mancha acrômica. (Vitiligo segmentar.)*

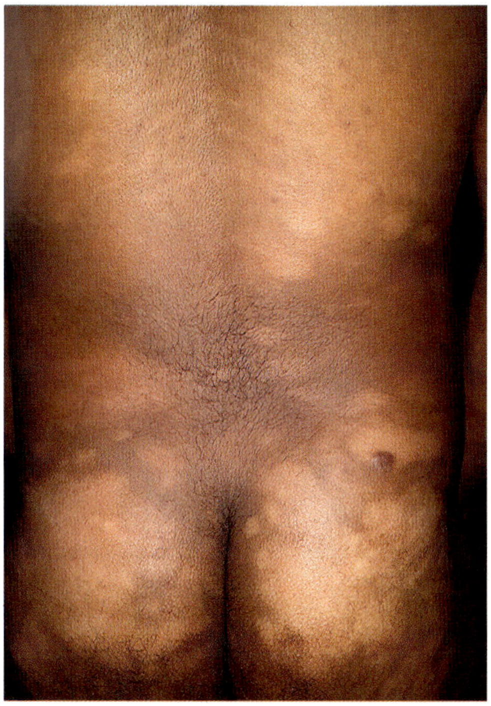

Figura 5.2 Mancha hipocrômica. (Micose fungoide hipocrômica.)

Outros pigmentos endógenos ou exógenos também modificam a cor da pele. Dentre os pigmentos endógenos, figuram a bilirrubina na icterícia, e a alcaptona na ocronose (cor escura). Entre os pigmentos exógenos, há os de natureza alimentar, como o caroteno, que pode imprimir à pele uma tonalidade amarelada (xantocromia – Figura 5.4) quando ingerido em excesso, sobretudo em diabéticos, que não metabolizam bem a vitamina A.

*Esta e todas as fotografias deste capítulo, exceto as assinaladas, são cortesia do Dr. Roberto Maués.

Exemplos de pigmento exógeno de natureza medicamentosa são a clofazimina (cor escura – Figura 5.5), os antimaláricos (cor amarelada) e a amiodarona (tonalidade azul-acinzentada). As tatuagens, em geral ricas pelo colorido, também merecem referência, assim como o asfalto, em casos de acidente (ver Figuras 14.24 a 14.26, no Capítulo 14).

Púrpura

Ocorre nos casos de extravasamento sanguíneo, em geral dérmico e, menos frequentemente, hipodérmico, levando a uma modificação da cor da pele, do vermelho ao amarelado e castanho, nuança que depende da evolução decorrente do tempo do evento. As hemácias infiltradas no interstício tecidual são fagocitadas e metabolizadas pelos macrófagos, transformando a hemoglobina em hemossiderina. A lesão elementar é, pois, a púrpura, que, como lesão, pode ser classificada em quatro tipos:

- petéquia: lesão purpúrica puntiforme; em geral múltipla (Figura 5.6)
- víbice: lesão purpúrica linear; sempre de natureza traumática (Figura 5.7)
- equimose: lesão purpúrica em lençol e, portanto, de dimensões maiores que as duas primeiras (ver Figura 5.7; ver também Figura 36.5 no Capítulo 36)
- hematoma: muitas vezes pode ter a mesma expressão clínica da equimose; é um termo empregado, sobretudo, nos casos de grandes coleções, quando ocorre abaulamento local. É, em geral, de origem traumática, sendo foco frequente de infecção, se não drenado. Quando profundo, o aspecto purpúrico pode não ser visível.

Excepcionalmente as púrpuras podem ser palpáveis como em muitas apresentações clínicas das vasculites leucocitoclásticas, assim como nas púrpuras dermatopáticas (ver Capítulos 37 e 36, respectivamente).

Lesões por alterações vasculares

Estão relacionadas com alterações dos vasos sanguíneos e podem ser subdivididas em dois grupos: o *transitório* e o *permanente*.

As *lesões vasculares transitórias* são de ordem funcional e, por isso, seu aparecimento e duração variam de acordo com o elemento causal e a natureza do processo; não apresentam relevo e são agrupadas nos dois tipos apresentados a seguir.

Eritema (na pele) e *enantema* (nas mucosas) são caracterizados pela cor avermelhada, mais ou menos intensa, em decorrência de afluxo maior de sangue arterial consequente à hiperemia ativa (dilatação de arteríolas). O eritema em áreas extensas recebe o nome de exantema quando súbito (Figura 5.8), podendo ser morbiliforme (sarampo, rubéola) ou escarlatiniforme (escarlatina). Ver o eritema vivo das lesões de psoríase (ver Figura 5.35, mais adiante). Há também lesões eritematopurpúricas (Figura 5.9; ver item *Diascopia, vitropressão e digitopressão*).

Cianose (na pele) e *cianema* (nas mucosas) são identificados pela coloração azulada da pele que se manifesta quando a concentração de hemoglobina reduzida no sangue está aumentada e com valores superiores a 5 g%, sendo mais bem observada nas extremidades digitais, no leito ungueal, nas orelhas e nas conjuntivas. É dita central quando a insaturação arterial está relacionada com alterações de natureza cardiopulmonar; é dita periférica quando há consumo aumentado em decorrência de perturbação de natureza circulatória, e também pode ser decorrente de alterações na hemoglobina, como na metemoglobinemia.

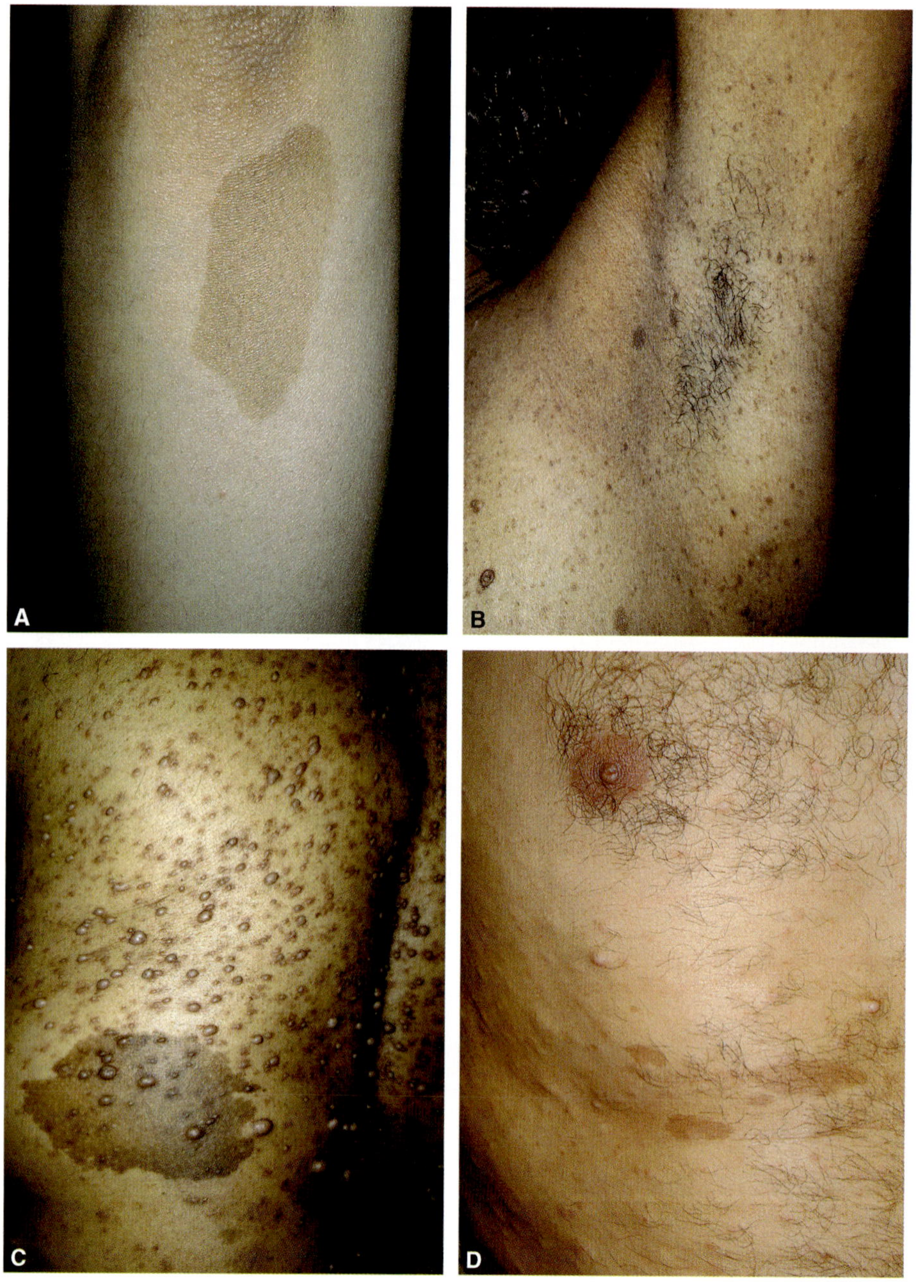

Figura 5.3 **A** e **B.** Manchas hipercrômicas. (Lentigo [**A**] e sinal de Crowe [**B**].) **C** e **D.** Manchas hipercrômicas. (Neurofibromatose, manchas *café-au-lait* e *neurofibromas*.)

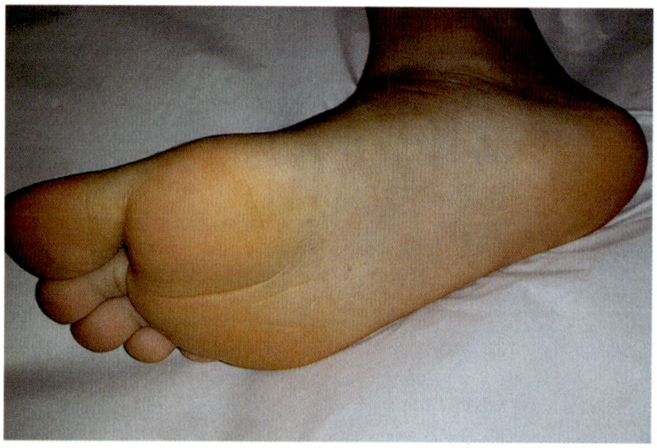

Figura 5.4 Hipercarotenemia.

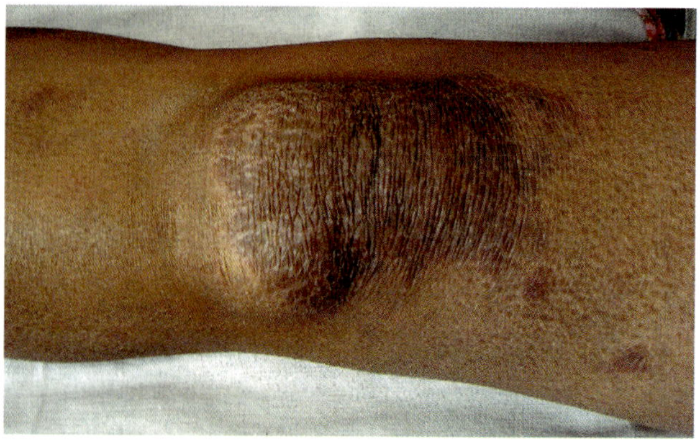

Figura 5.5 Pigmentação por clofazimina castanho-escura, especialmente na lesão.

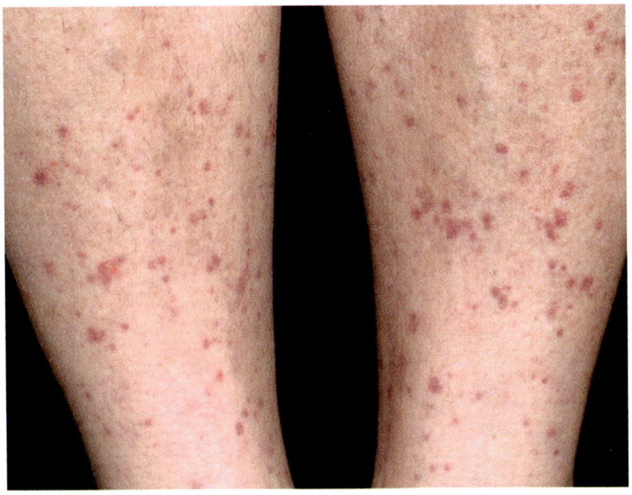

Figura 5.6 Petéquias. (Púrpura de Waldeström.)

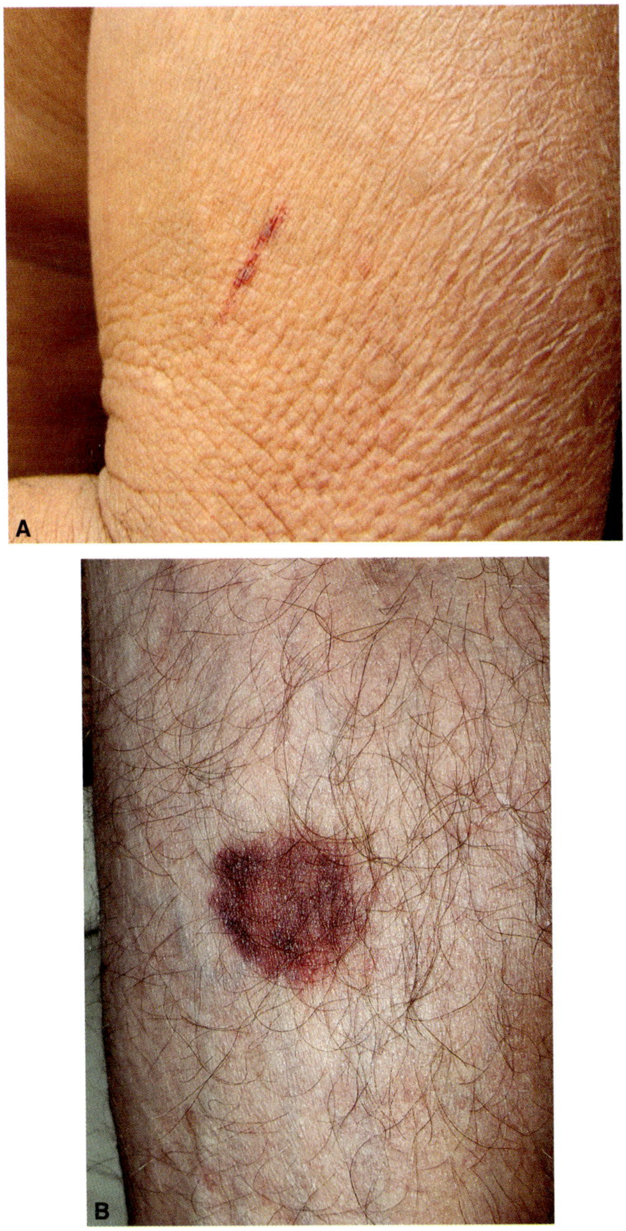

Figura 5.7 Víbice (**A**) e equimose (**B**).

Figura 5.8 Eritema. (Exantema.)

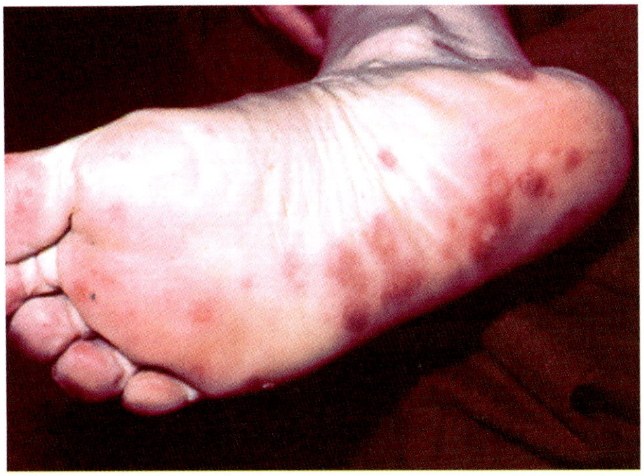

Figura 5.9 Lesões eritematopurpúricas (vasculite).

As *lesões vasculares permanentes* são de três tipos:

- relacionadas com a proliferação vascular: caracterizam-se pelo aumento do número de vasos; podem ser planas ou elevadas; dependendo do aspecto ou da cor ganham sua especificação. Exemplos: angioma em vinho do Porto (mancha), angioma rubi (pápula), hemangioma (tumoração) (Figura 5.10)
- relacionadas com a dilatação vascular: a telangiectasia é uma dilatação permanente do calibre de pequenos vasos (Figura 5.11; ver também Figura 66.2 no Capítulo 66)
- relacionadas com a constrição vascular funcional: o nevo anêmico é caracterizado clinicamente por mancha hipocrômica que não se torna eritematosa depois de ser friccionada; é consequência de reatividade vascular alterada em decorrência da ação local das catecolaminas. Faz diagnóstico diferencial com o nevo acrômico (ausência de melanina), que se torna eritematoso à fricção.

Lesões elementares sólidas

São as alterações circunscritas decorrentes de acúmulo de células em determinado local ou por espessamento cutâneo.

Por acúmulo de células

Pápula

Eflorescência de consistência aumentada, superficial, que mede, em geral, menos de 5 mm. Provoca certa elevação e, ao involuir, não deixa cicatriz; à palpação, não tem representação

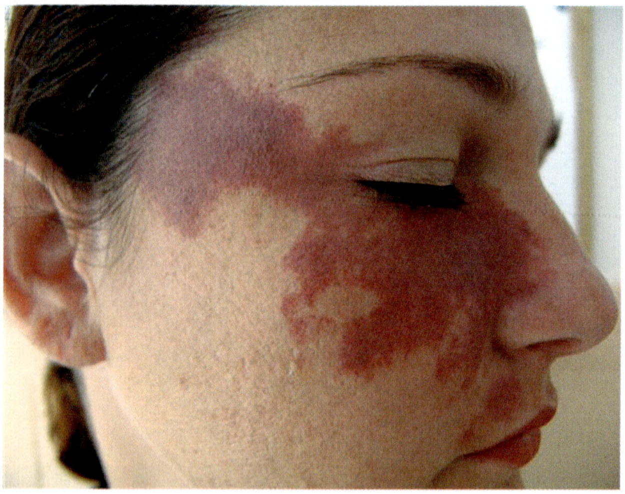

Figura 5.10 Angioma.

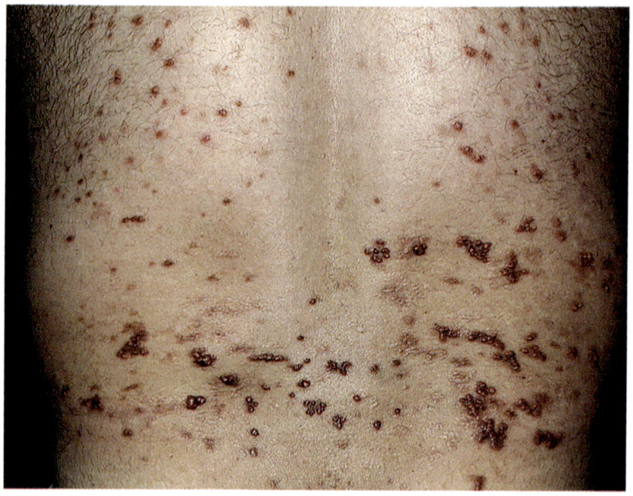

Figura 5.12 Pápulas. (Xantoma eruptivo.)

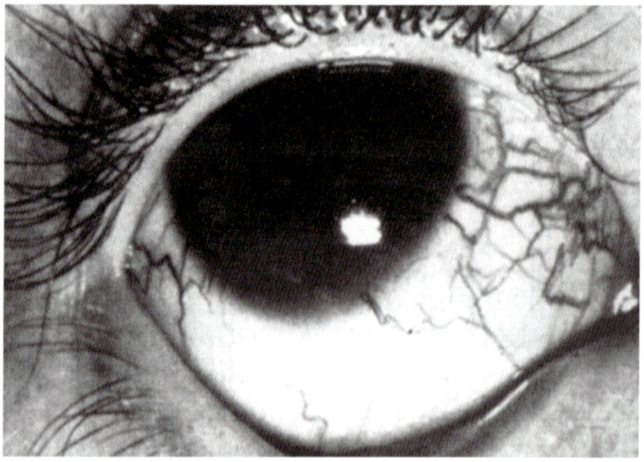

Figura 5.11 Telangiectasia. (Doença de Louis-Bar, ataxia-telangiectasia.)

dérmica significativa, pois as alterações estão limitadas à derme papilar, ao contrário do tubérculo (Figuras 5.12 e 5.13). As pápulas podem ser:

- epidérmicas: ocorrem pelo aumento de células de uma ou das várias camadas da epiderme
- dérmicas: consequentes ao aumento de células mesenquimais ao nível da derme papilar
- mistas: decorrem da concomitância das duas anteriores.

A *placa* é uma lesão elevada, em platô, que surge como consequência da confluência de numerosas pápulas.

Tubérculo

Eflorescência de consistência endurecida, elevada, medindo, em geral, mais de 5 mm. Resulta da infiltração de células mesenquimais na derme e, consequentemente, deixando, muitas vezes, cicatriz ao sofrer involução (espontânea ou terapêutica). Na sua descrição tem embutida a conotação de que será encontrado na patologia da doença um processo de natureza granulomatosa (Figura 5.14).

Nódulo

Eflorescência de consistência endurecida, de dimensões variáveis, por vezes visível à simples inspeção, outras vezes reconhecida exclusivamente pela palpação, decorrente do aumento

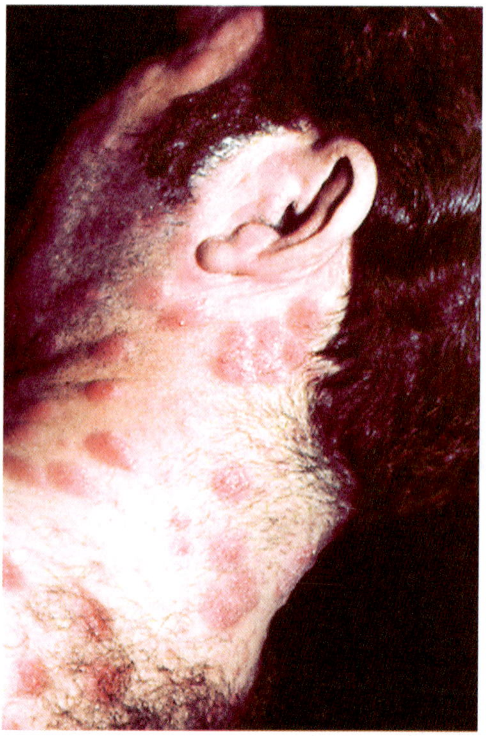

Figura 5.13 Pápulas eritematosas. (Sífilis secundária.)

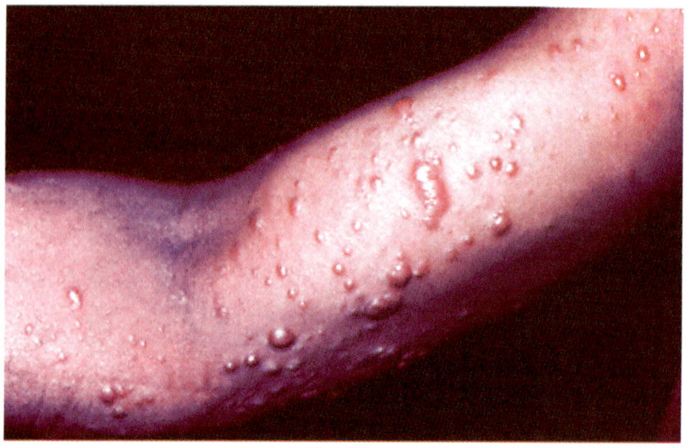

Figura 5.14 Tubérculo. (Hanseníase virchowiana.)

do número de células na derme, em geral profunda e/ou ao nível da hipoderme (Figuras 5.15 e 5.16; ver também Figuras 20.17, 34.3 e 34.4 nos Capítulos 20 e 34).

Cistos são nódulos de superfície lisa, de consistência não endurecida e, em geral, circundados por cápsula epitelial (ver Capítulo 56).

Goma (Figura 5.17) é um tipo peculiar de nódulo por ter evolução dinâmica em quatro fases bem definidas:

- endurecimento: corresponde à infiltração celular da hipoderme; é o nódulo propriamente dito
- amolecimento: corresponde à necrose central
- esvaziamento: corresponde à fistulização, isto é, o processo necrótico invade a epiderme, acabando por abrir-se para o exterior, através de úlceras ou fístulas, pelas quais se elimina
- reparação: corresponde à fibrose que se forma para ocupar o vazio deixado pelo material necrótico eliminado, constituindo-se, assim, uma cicatriz.

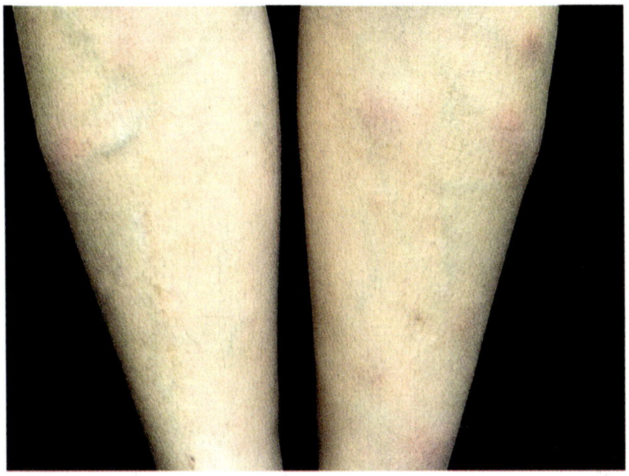

Figura 5.15 Nódulos. (Eritema nodoso, esporotricose.)

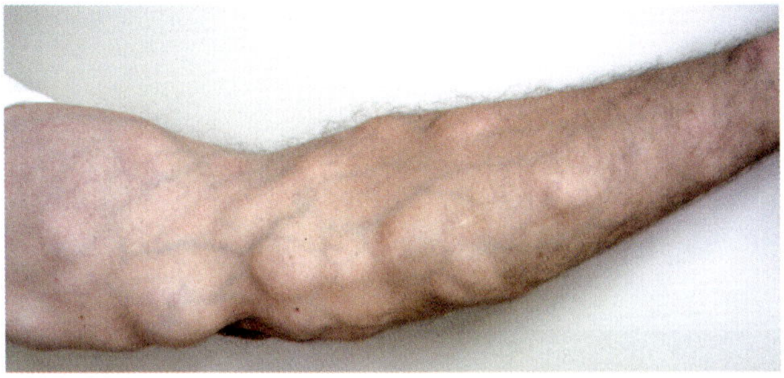

Figura 5.16 Nódulos. (Lipomatose.)

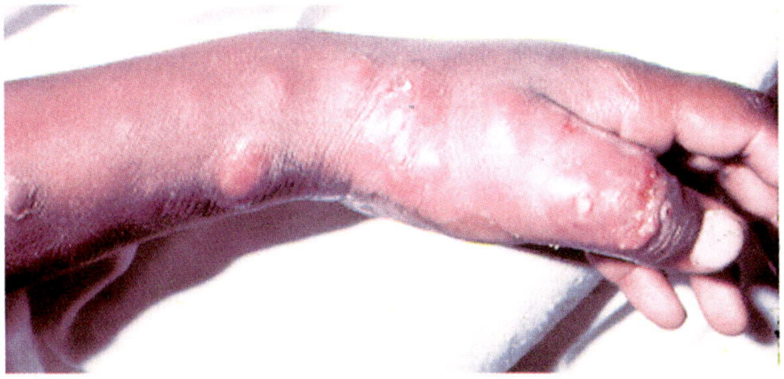

Figura 5.17 Goma. (Esporotricose.)

Nodosidade ou tumoração

São empregados como sinônimos e servem para descrever lesões maiores que 3 cm. Nodosidade é o termo mais adequado, pois não necessariamente a lesão é de natureza neoplásica, tumoral.

Vegetação

Eflorescência que cresce para o exterior em função da hipertrofia de algumas papilas dérmicas (papilomatose); está claro que os cones interpapilares também se apresentam hipertróficos. Existem dois tipos de lesões vegetantes:

- verrucosa: é seca, pois a epiderme que a recobre está íntegra, inclusive com grande aumento da camada córnea (Figura 5.18)
- condilomatosa: é úmida, porque a epiderme apresenta-se com a camada córnea normal ou diminuída, tornando possível, assim, que haja exosserose; ocorre nas mucosas ou nas dobras (Figura 5.19).

Por espessamento cutâneo

Ceratose (ou queratose)

Trata-se de um espessamento superficial da epiderme decorrente da proliferação exclusiva da camada córnea; suas dimensões são variáveis – ora alguns milímetros, como nas ceratoses actínicas, ora extensas, como nas ceratodermias palmares e plantares. A superfície das ceratoses costuma ser áspera e esbranquiçada (Figura 5.20). O corno cutâneo é um caso particular de lesão ceratósica em que a altura é maior que a base.

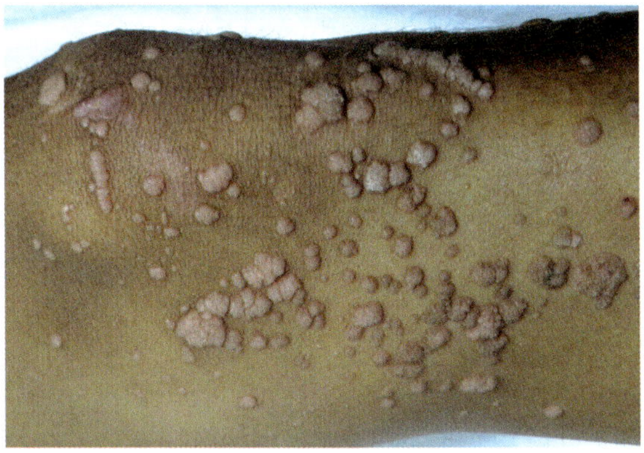

Figura 5.18 Verruga vulgar. Múltiplas lesões, inclusive com lesões lineares por autoinoculação.

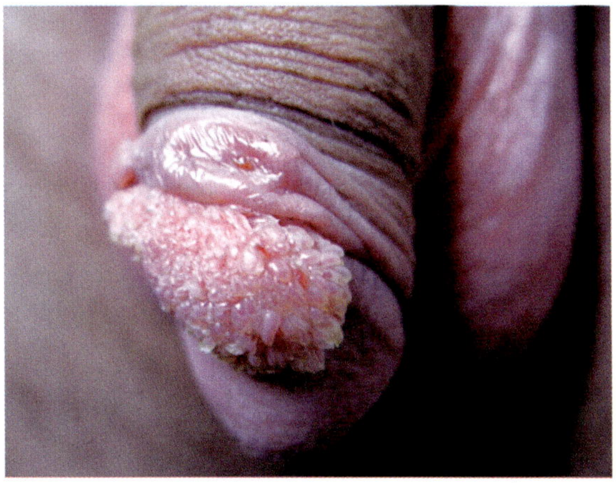

Figura 5.19 Vegetação. (Condiloma acuminado.)

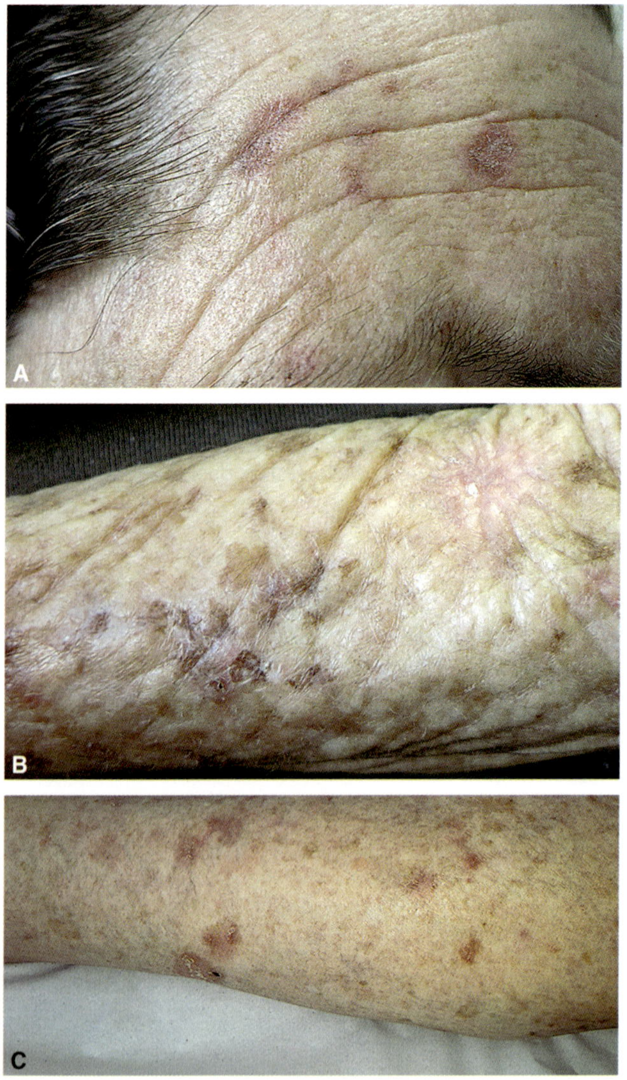

Figura 5.20 **A.** Ceratose actínica: (face). **B.** Actinossenescência no membro superior. **C.** Ceratoses actínicas no membro inferior.

Esclerose

É o endurecimento da pele consequente à proliferação de tecido colágeno que dificulta o pregueamento (Figura 5.21).

Liquenificação

É uma lesão, em geral circunscrita, produzida por espessamento da pele, que passa a evidenciar com maior nitidez todos os seus sulcos e saliências (Figuras 5.22 e 5.23). É consequente ao ato de coçar prolongado e frequente.

Infiltração

Corresponde a um espessamento circunscrito ou difuso da pele. Quando decorrente do aumento do número de células, pode ser de natureza tumoral (neoplásica) ou inflamatória infecciosa (p. ex., hanseníase e leishmaniose); algumas doenças ditas de depósito caracterizam-se pelo acúmulo de substância na pele (mucina, amiloide, lipídios).

Lesões elementares de conteúdo líquido

As lesões de conteúdo líquido podem ser decorrentes de *acúmulo circunscrito* ou *não circunscrito*.

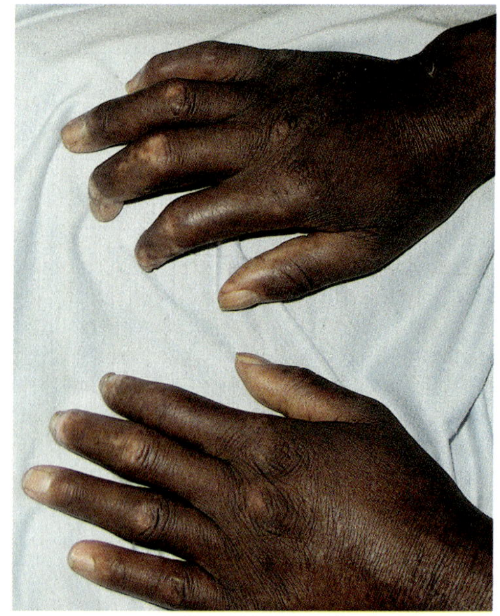

Figura 5.21 Esclerose. Esclerodermia sistêmica.

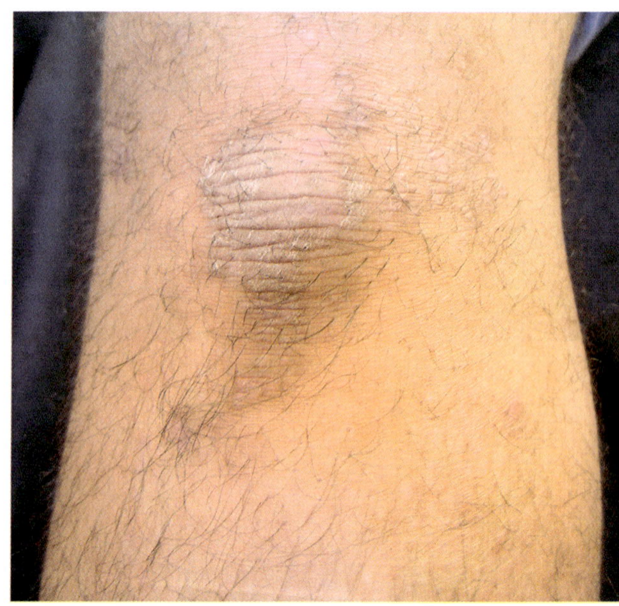

Figura 5.22 Liquenificação. (Dermatite atópica.)

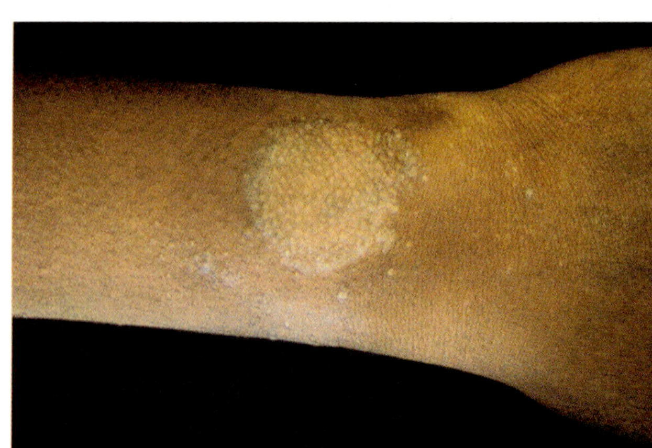

Figura 5.23 Liquenificação. (Eczema de contato crônico.)

Lesões formadas pelo acúmulo circunscrito de líquido

Vesícula

Corresponde a um elemento circunscrito de pequenas dimensões (alguns milímetros), com conteúdo seroso citrino fazendo uma pequena saliência cônica ao nível da pele (Figura 5.24). Quando de localização intraepidérmica, pode ser formada por um dos dois seguintes mecanismos: espongiose, isto é, edema intercelular na camada de Malpighi, como nos eczemas; ou por edema e degeneração intracelular malpighiana (balonização), como nas viroses.

Bolha (flictena)

Corresponde a um elemento líquido (seroso) de dimensões bem maiores (centímetros) e costuma ser maior que a vesícula, fazendo saliência em abóbada. A bolha pode ser intraepidérmica (acantólise), como nos pênfigos, quando é efêmera; ou subepidérmica, como nos penfigoides (bolhas tensas e maiores – Figura 5.25).

Pústula

Corresponde a um elemento de conteúdo líquido purulento de dimensões variáveis (Figura 5.26). As pústulas podem ser foliculares (foliculite) ou interfoliculares (impetigo). Em geral, o pus é causado por bactérias, mas também pode ser absolutamente estéril (pustulose subcórnea), sendo decorrente, sobretudo, do acúmulo de neutrófilos. Abscesso é a coleção de pus na profundidade dos tecidos.

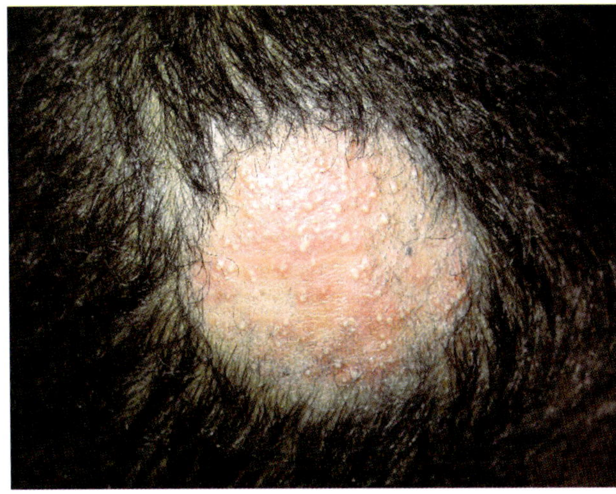

Figura 5.26 Pústulas. (*Tinea capitis*.) (Cortesia do Dr. Paulo S. Emerich.)

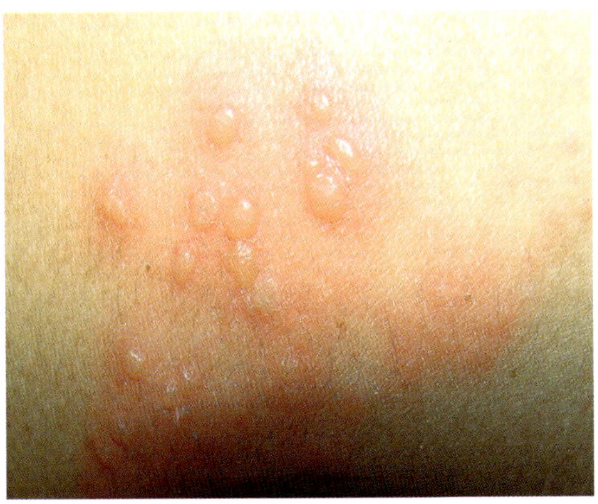

Figura 5.24 Vesículas agrupadas em base eritematosa. (Herpes simples.) (Cortesia do Dr. Rafael Ramos.)

Lesões formadas por acúmulo não circunscrito de líquido

Urtica

Tem na urticária a sua melhor expressão. É de tamanho variável (alguns milímetros a centímetros), fazendo saliência na pele, com coloração que varia do eritematoso ao anêmico, decorrente, em maior grau, de exosserose e, em menor grau, de exocitose. A fisiopatogenia dessa lesão é decorrente da liberação de histamina e das demais aminas vasoativas que promovem vasodilatação e aumento da permeabilidade do endotélio vascular, viabilizando, essencialmente, a saída de plasma. Quando a reação é muito intensa, a exosserose comprime os vasos, provocando diminuição do eritema central. O prurido tipicamente está presente. Quando o processo for na derme profunda/hipoderme, recebe o diagnóstico de angioedema (Figura 5.27). A *seropápula* é uma pápula encimada por uma vesícula ou bolha. É a lesão característica do prurigo estrófulo ou simplesmente estrófulo, ou seja, causada por picada de inseto.

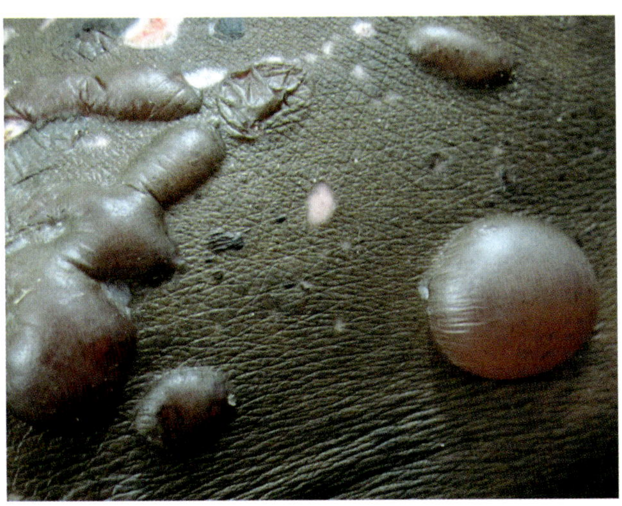

Figura 5.25 Bolha tensa. (Penfigoide bolhoso.) (Cortesia do Dr. Eduardo Bornhausen-Demarch.)

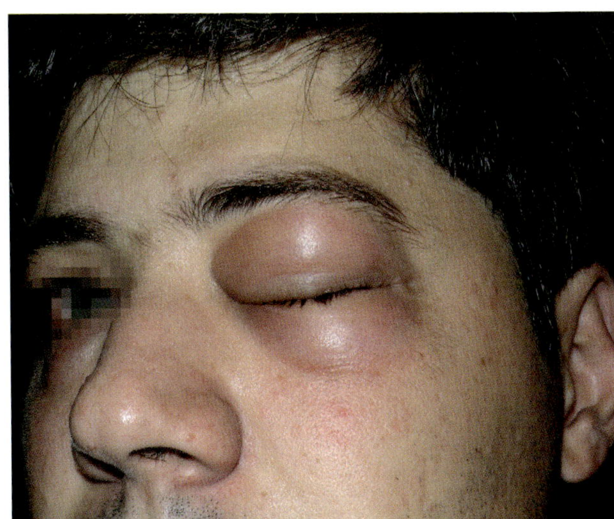

Figura 5.27 Angioedema.

Edema (quando não mediado por aminas vasoativas)

Os edemas podem ser decorrentes de:

- distúrbios onco-hidrostáticos: nesse tipo, a pele apresenta-se lisa, normotérmica, indolor, deixando fóvea. Por exemplo: insuficiência cardíaca congestiva, hipoproteinemias, insuficiência renal
- insuficiência na rede linfática (linfedema): nesse caso, o edema é duro, e, portanto, não deixa fóvea. Quando crônico, a pele pode ter aspecto verrucoso ou musgoso. Ocorre por ausência (doença de Milroy), por obstrução (filariose), por compressão (tumores) ou por destruição (cirurgias oncológicas, erisipela de repetição) dos vasos linfáticos
- inflamação: nesse caso, a pele apresenta-se com calor, rubor e dor. Pode acompanhar inúmeros processos infecciosos.

Em geral, todos os elementos de conteúdo líquido, ao involuírem, não deixam cicatriz, a não ser no caso de abscesso.

Lesões por solução de continuidade

Erosão

Trata-se de uma solução de continuidade do tegumento, por mecanismo patológico superficial que compromete apenas a epiderme (Figura 5.28). Já a escoriação é a ruptura da continuidade por mecanismo traumático (corte com objetos, arranhão etc.).

Exulceração

Corresponde a uma erosão mais profunda, acometendo a derme papilar (Figura 5.29).

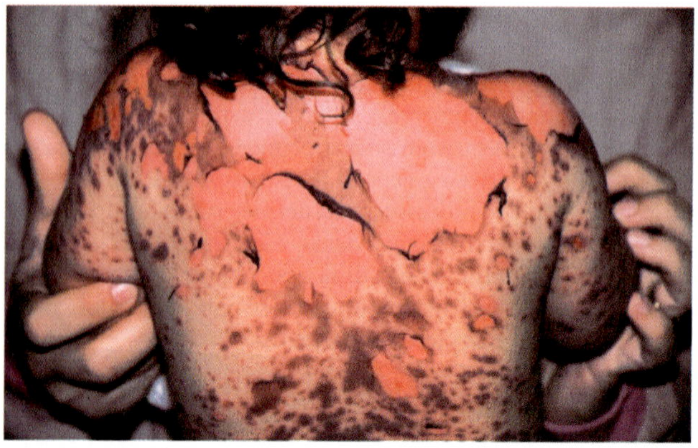

Figura 5.28 Erosão. (Necrólise epidérmica tóxica.) (Cortesia do Dr. Paulo S. Emerich.)

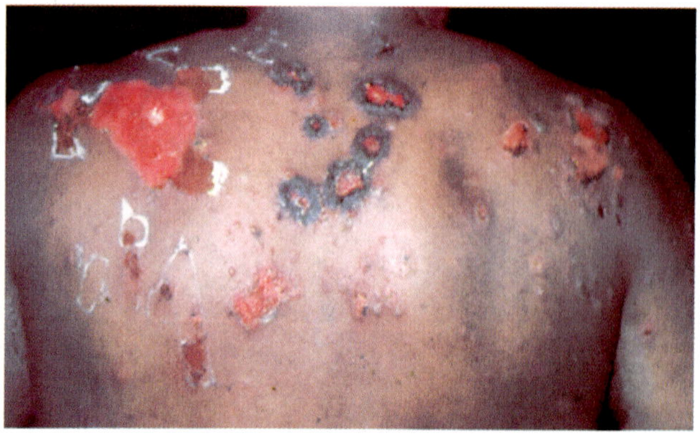

Figura 5.29 Exulceração. (Pênfigo vulgar.)

Úlcera ou ulceração

É um processo da mesma natureza que o anterior, porém com maior profundidade, pois pode atingir toda a derme, até mesmo a hipoderme, o músculo e o osso (Figuras 5.30 a 5.32).

Fissura ou rágade

É uma solução de continuidade linear e estreita (Figura 5.33).

Fístula cutânea

É uma solução de continuidade de trajeto linear, em geral sinuoso, que muitas vezes se inicia a partir de estruturas profundas ou mesmo da hipoderme, através da qual há eliminação de material necrótico e de outros elementos (Figura 5.34).

Lesões elementares caducas

Correspondem às lesões que tendem à eliminação espontânea. São de três tipos: escama, crosta e escara.

Escama

Corresponde a lamínulas epidérmicas, de dimensões variáveis, desprendendo-se fácil e continuamente. Essas lamínulas podem ser pequeníssimas, recebendo então o adjetivo de pitiriásicas, ou em grandes retalhos (escamas lamelares ou laminares) (Figura 5.35). Na psoríase as escamas são argênticas, pois lembram a prata (ver Capítulo 68, item *Conceitos*).

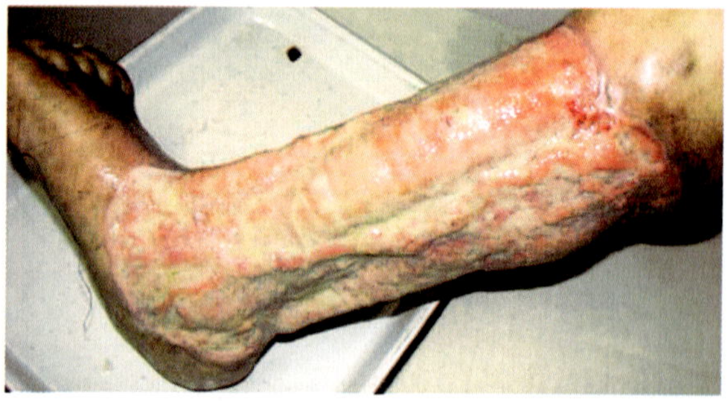

Figura 5.30 Ulceração.

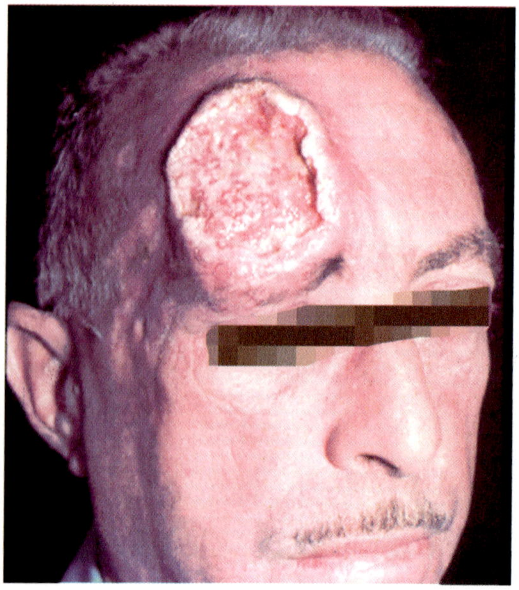

Figura 5.31 Úlcera. (Carcinoma basocelular terebrante.)

O processo patológico que conduz à formação das escamas é um distúrbio de ceratinização cujo epílogo é a permanência de núcleos achatados (paraceratose) ao nível da camada córnea (lamínulas de citoqueratina, normalmente anucleadas).

Crosta

Decorre do ressecamento de exsudato, seja seroso, purulento (crosta melicérica) ou hemático (crosta hemática), facilmente destacável, dependendo do seu tempo de evolução (Figura 5.36).

Escara

Trata-se de uma lesão por necrose do tecido, de cor negra em seu estágio final (Figuras 5.37 e 5.38). Apresenta graus variáveis de espessura, chegando a planos profundos (osso).

Sequelas

São eflorescências indeléveis, ora primárias, ora secundárias a outra lesão. São de dois tipos: atrofia e cicatriz.

Atrofia

Redução da espessura da pele em decorrência da diminuição do número ou do tamanho das células, ao nível de qualquer camada da pele.

Cicatriz

É uma sequela, de dimensões variadas decorrente da proliferação de tecido fibroso, e não deve ser confundida com reparação, pois nesta a pele volta a apresentar suas características

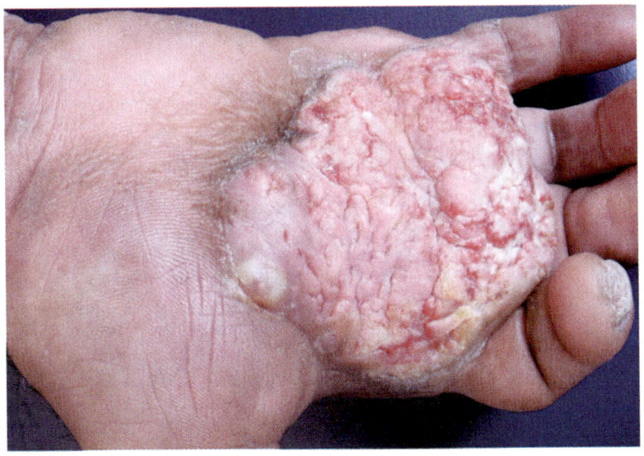

Figura 5.32 Lesão ulcerovegetante. (Carcinoma espinocelular.) (Cortesia da Dra. Maria Isabel Cárdenas.)

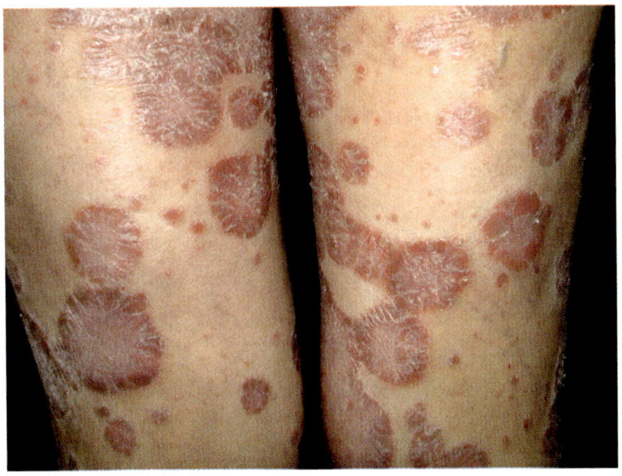

Figura 5.35 Placas eritematodescamativas bem delimitadas. (Psoríase.)

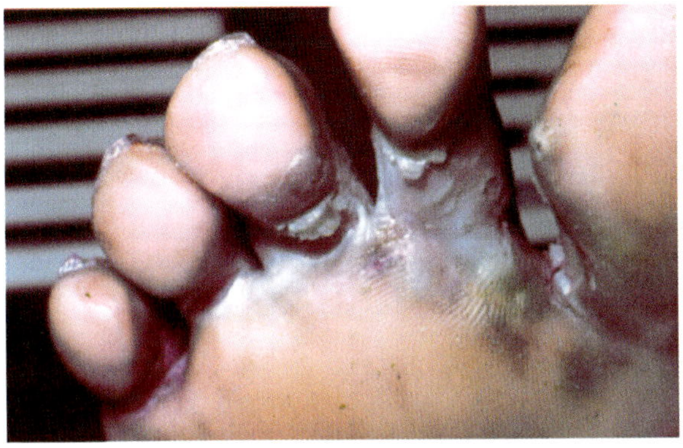

Figura 5.33 Fissura. (Dermatofitose.)

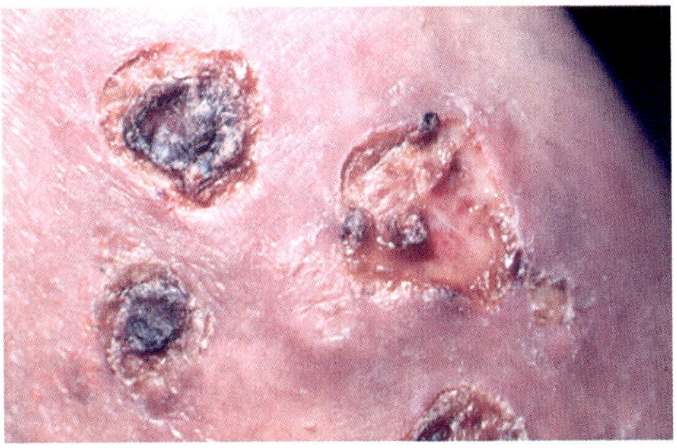

Figura 5.36 Crosta. (Ectima.)

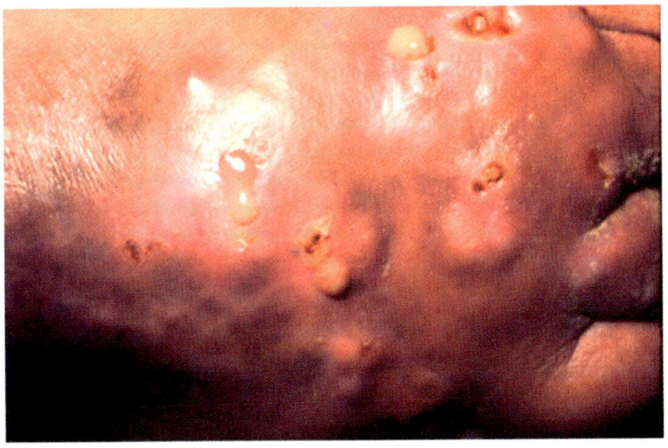

Figura 5.34 Fístula. (Micetoma.)

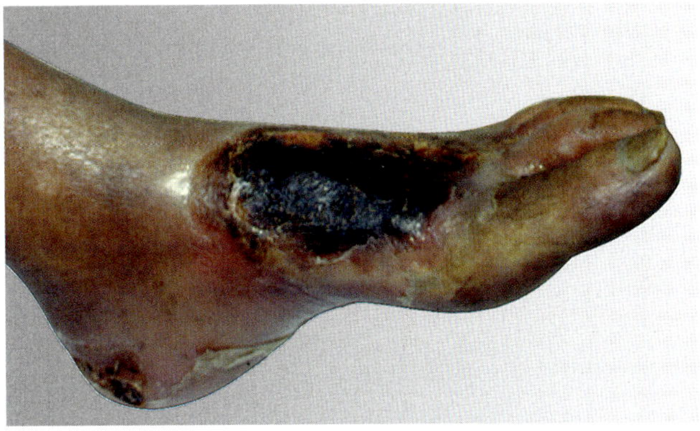

Figura 5.37 Escara. (Pé diabético.)

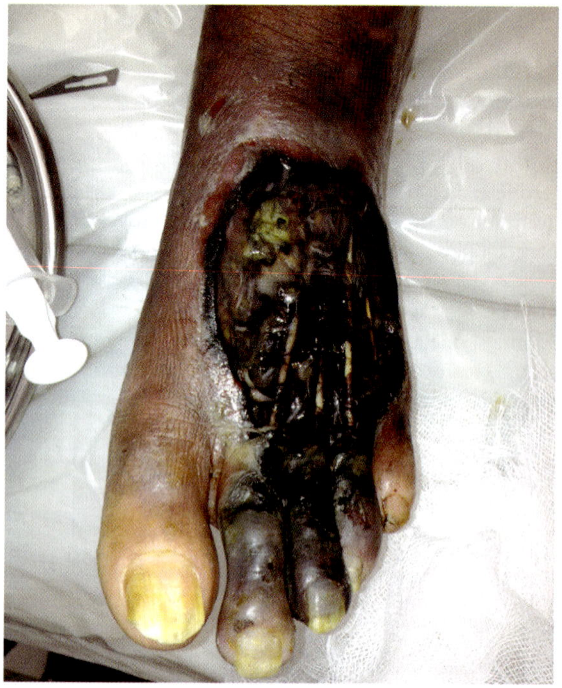

Figura 5.38 Escara com exposição dos tendões da musculatura extensora do pé. (Cortesia da Dra. Natália Cordeiro.)

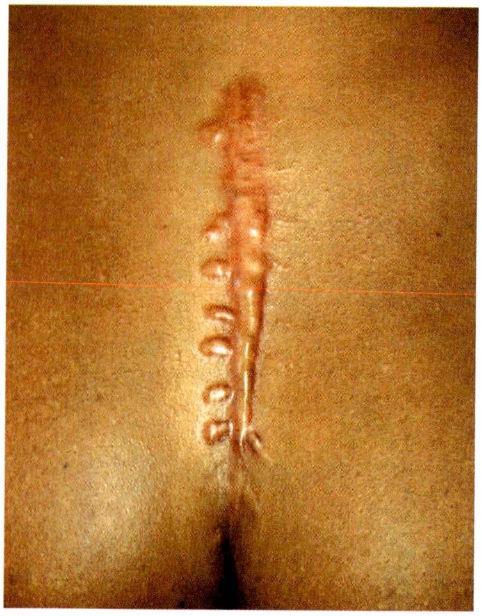

Figura 5.40 Cicatriz hipertrófica (pós-cirurgia). (Arquivo do Serviço de Dermatologia do HUCFF/UFRJ.)

originais. As cicatrizes podem ser *atróficas*, *hipertróficas* ou *queloidianas* (Figuras 5.39 a 5.41). A diferenciação entre hipertrófica e queloide é que nesta a proliferação fibroblástica ultrapassa os limites do trauma desencadeante e, portanto, atinge maior dimensão, podendo chegar a grandes dimensões. Dentre as atróficas, figura a cribriforme, que tipicamente ocorre no pioderma gangrenoso e se caracteriza por alternância de depressões e elevações.

O objetivo da descrição precisa das lesões elementares, o que nem sempre é fácil, é possibilitar um diagnóstico clínico correto.

Atualmente, a escola dermatológica dominante é a norte-americana, que não reconhece o tubérculo como lesão elementar, portanto, apenas o nódulo é considerado. A escola francesa entende que o tubérculo tem, por excelência, uma conotação histopatológica de granuloma. Não são muitas as doenças que o têm como lesão primordial, contudo, são muito importantes. Alguns exemplos são: hanseníase, sífilis terciária, tuberculose, leishmaniose, sarcoidose, micoses profundas etc.

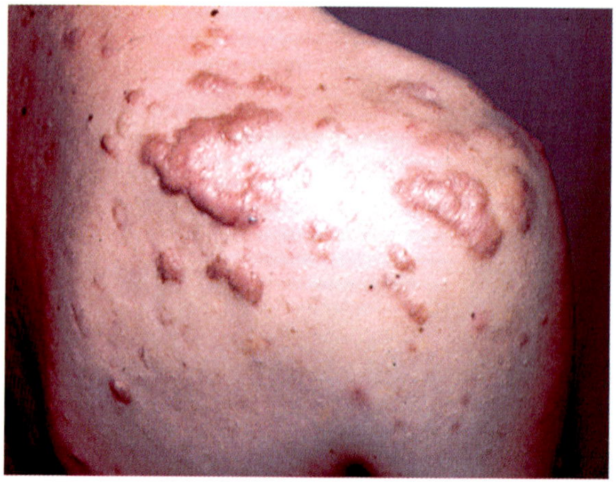

Figura 5.41 Queloide (pós-acne).

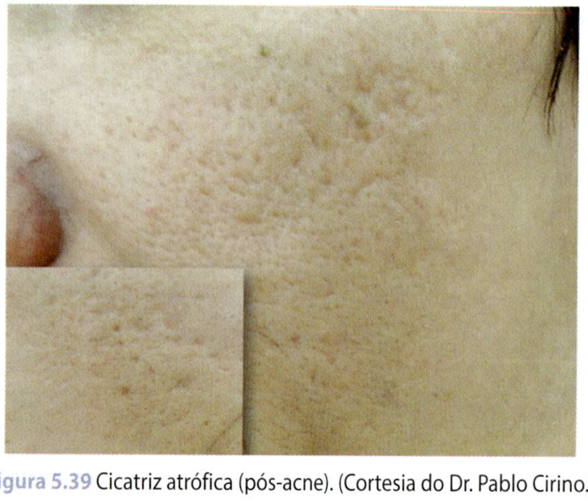

Figura 5.39 Cicatriz atrófica (pós-acne). (Cortesia do Dr. Pablo Cirino.)

Aspectos clínicos de interesse semiológico

A semiologia dermatológica implica a verificação de diferentes parâmetros: tipo de erupção, tempo de evolução e época de surgimento, bem como distribuição, organização, morfologia lesional, maneira de progressão e fenômenos envolvidos na fisiopatogenia da lesão. As alterações dos anexos cutâneos tanto em estrutura quanto em seu funcionamento também devem ser consideradas (*morfofisiologia anexial*).

Tipos de erupção, tempo de evolução e época de surgimento

O termo *erupção*, em sentido estrito, estaria relacionado com o aparecimento mais ou menos abrupto de uma quantidade razoável de lesões disseminadas, ou em grandes áreas do tegumento. Em sentido amplo, está associado a toda e qualquer aparição de um ou mais elementos eruptivos (lesões elementares), independentemente da modalidade de seu aparecimento. É possível, então, ter uma erupção de um único ou de inúmeros elementos eruptivos.

Tipos de erupções

As erupções podem ser classificadas em:

- monomorfas: constituídas por um único elemento eruptivo. Por exemplo: o herpes simples é uma erupção monomórfica vesicular localizada
- polimorfas: constituídas por vários tipos de elementos eruptivos. Por exemplo: o lúpus eritematoso sistêmico pode ser uma erupção polimórfica, pois eritema, púrpura, bolha, atrofia, escara, úlcera etc. podem estar presentes ao mesmo tempo.

Tempo de evolução

A evolução pode ser aguda, subaguda ou crônica.

Época de surgimento

Há dermatoses cujo aparecimento ocorre conforme a estação do ano: disidrose, miliária e fotodermatoses no verão; eritema pérnio e prurido *hiemalis* no inverno. Outras predominam em determinada faixa etária (congênita, senil).

Distribuição

Pode ser simétrica ou assimétrica, regional, folicular, segmentar, localizada, universal (toda a pele está comprometida), generalizada (lesões extensas, porém intercaladas por pele sã), em áreas expostas, confluentes ou seguindo as linhas de Blaschko.

Organização

A organização pode ser linear, zosteriforme (linear, mas seguindo um dermátomo); herpetiforme (lesões de conteúdo líquido agrupadas); *agminata* (agrupadas); reticulada ou retiforme (em rede).

Arranjo e aspecto lesional

Os arranjos lesionais são: *anular* (em anel) – granuloma anular, sarcoidose, lúpus vulgar; *circinada* (em círculos, mas formada por arcos) – dermatofitose; *policíclica* (confluência de vários círculos) – urticária, dermatofitose, eritema multiforme; *numular* (arredondada, formato de moeda) – eczema numular; *serpiginosa* (lembra o movimento da serpente) – larva *migrans*; *em íris* ou *em alvo* (lesão com centro eritematovioláceo, circundado por halo mais claro e borda externa mais eritematosa) – eritema multiforme; *gutata* (em gotas) – psoríase; em *placa* (elevada e plana) – psoríase, neurodermite; *puntiforme* (em pontos); *lenticular* (lembra lentilhas); *corimbiforme* (lesão central maior com outras satélites, lembra uma explosão) – verruga vulgar, sífilis; *foliácea* (descamação em folhas) – pênfigo foliáceo; *discoide* (em disco) – lúpus eritematoso; *fungoide* (lembra cogumelo) – fase tumoral da micose fungoide; *miliar* (lembra grânulos) – tuberculose; *reniforme ou arciforme* (lembra rim ou arco) – sífilis terciária, sarcoidose; *girata* (curva ou giros) – *eritema gyratum repens*; *poligonal* – líquen plano; *umbilicada* (deprimida no centro) – molusco contagioso assim como em outras viroses e, mais raramente, em micoses subcutâneas ou sistêmicas; *pedunculada* (quando lembra um saco, é mole e tem base pequena) – neurofibroma, molusco pêndulo; *séssil* (lesão não pedunculada, ou seja, firmemente fixada à pele) – neurofibroma; *acuminada* (pontiaguda) – condiloma acuminado; *cribriforme* (furado como peneira) – pioderma gangrenoso e atrofodermias foliculares (Figura 5.42).

Poiquilodermia combina atrofia, telangiectasia e hipo-hiperpigmentação; pode ocorrer na dermatomiosite, no lúpus, na porfiria cutânea *tarda*, na radiodermite crônica e em algumas raras genodermatoses.

Ainda com relação às lesões elementares, é preciso considerar seu relevo (arredondado, séssil verrucoso, pedunculado, plano, acuminado – Figura 5.43), as características da superfície (rugosa, áspera, lisa – Figura 5.44), a nitidez das bordas (bem ou mal definidas), se são regulares ou irregulares (geográficas). O tipo de exsudato (seroso, hemático, purulento) também deve ser analisado.

Forma de progressão das lesões

A progressão das lesões pode ser fagedênica (com destruição do tecido), terebrante (perfurante), centrífuga, serpiginosa (sinuosa, lembra o rastro da cobra).

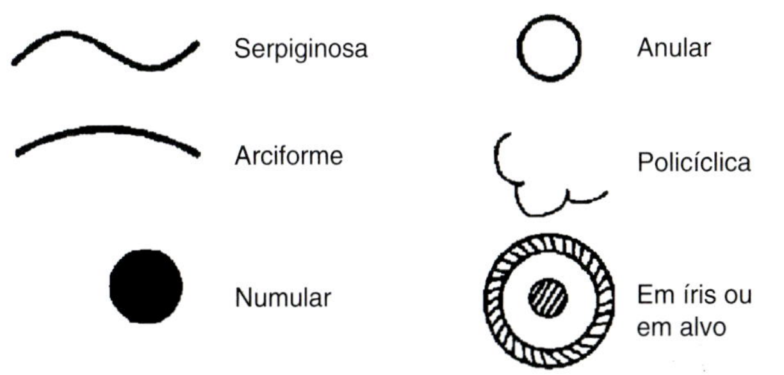

Figura 5.42 Diferentes arranjos das lesões.

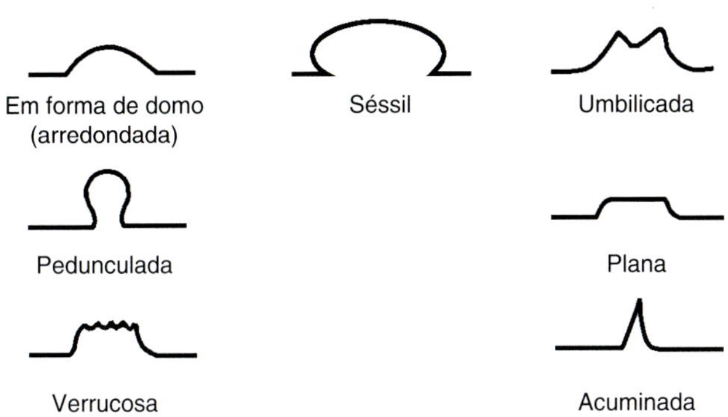

Figura 5.43 Diferentes relevos nas lesões sólidas.

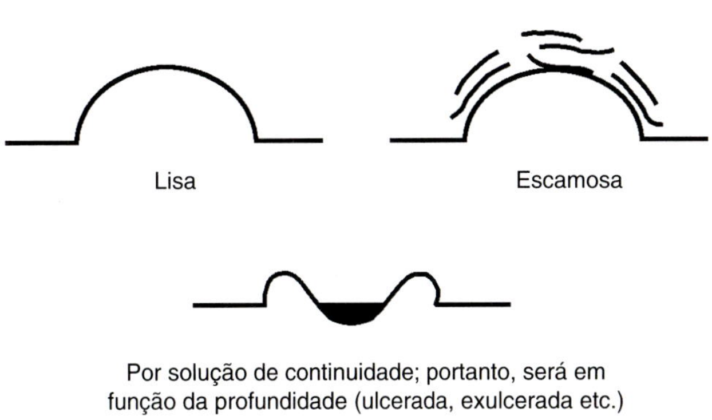

Figura 5.44 Superfície das lesões.

Fenômenos

Fenômeno de Köbner ou fenômeno isomórfico

Trata-se da reprodução de lesões típicas de determinada doença no local e com a morfologia do agente traumatizante. Ocorre, com certa frequência, na psoríase, líquen plano, líquen nítido, vitiligo, pênfigo vulgar, vasculite leucocitoclástica, necrobiose lipoídica, doença de Kyrle, doença de Darier, sarcoma de Kaposi, entre outras (Figura 5.45). Na verruga vulgar, assim como em outras viroses, ocorrem lesões, em geral lineares, por inoculação direta do vírus em local previamente traumatizado. Isso não corresponde ao fenômeno de Köbner propriamente dito (Figura 5.46).

Fenômeno isotópico ou isotópico de Wolf e resposta isotópica reversa ou não resposta isotópica

O fenômeno de Wolf caracteriza-se pelo aparecimento de uma nova doença dermatológica no local da ocorrência de doença cutânea prévia, já curada e com a qual não guarda nenhuma relação (Figura 5.47). Por exemplo: lesões das placas e pápulas urticariformes e pruriginosas da gravidez sobre estrias; e sarcoidose sobre cicatriz. A doença prévia mais frequente é o herpes-zóster. Outras entidades já descritas são: líquen plano, granuloma anular, metástase, infiltrações específicas de doenças linfoproliferativas, leucemia mieloide, síndrome mielodisplásica, pseudolinfoma, sarcoma de Kaposi, líquen escleroso, foliculite etc. (ver Capítulo 51, item *Carcinogênese*).

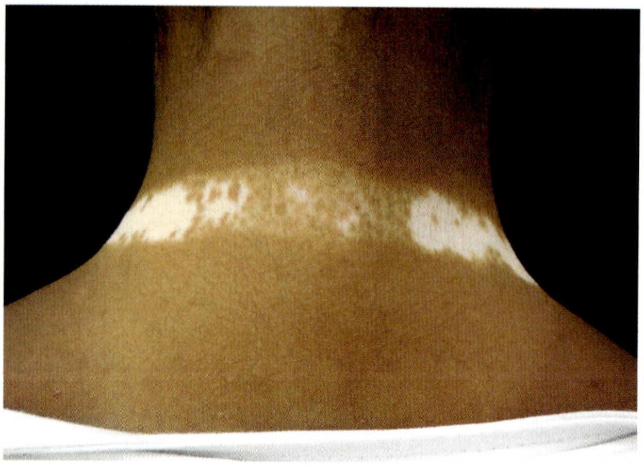

Figura 5.45 Fenômeno de Köbner. Vitiligo desencadeado por roupa.

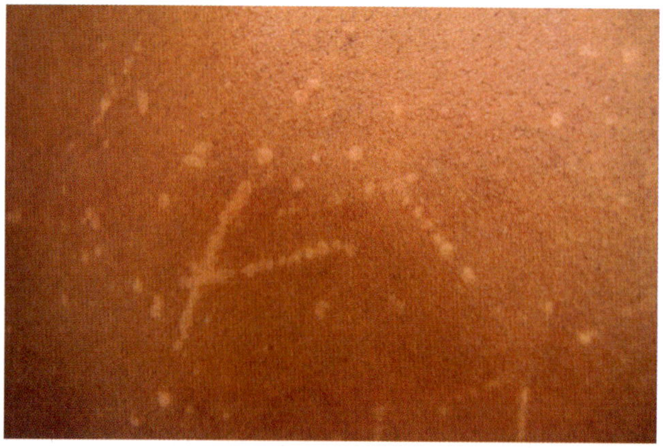

Figura 5.46 Inoculação viral linear na epidermodisplasia verruciforme.

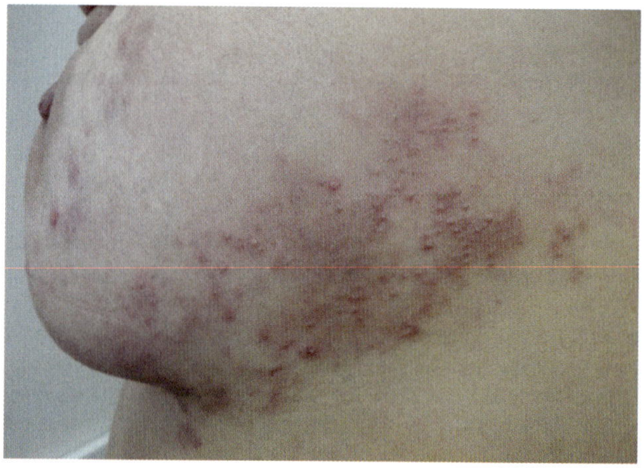

Figura 5.47 Fenômeno isotópico de Wolf. Paciente com foliculite granulomatosa restrita às áreas acometidas anteriormente por herpes-zóster. (Cortesia da Dra. Erica Barros.)

A *resposta isotópica reversa* ou *não resposta isotópica* corresponde ao contrário do descrito anteriormente, ou seja, a ausência de lesão de uma nova doença exatamente sobre o local de uma dermatose prévia, Exemplos: farmacodermia e herpes-zóster, dermatose reumatoide neutrofílica e hanseníase, entre outras (ver Figura 24.17 no Capítulo 24).

Patergia ou fenômeno da patergia

É o desenvolvimento de pústulas ou piora de lesões preexistentes secundárias a mínimos traumas (biopsia por *punch*, testes cutâneos, uso de iodo, radioterapia, injeção de salina). O ***teste de patergia*** consiste na formação de pústula em 24 a 48 h após injeção de 0,1 mL de solução salina ou mesmo após algumas puncturas com agulha 20G ou menor. Ocorre no pioderma gangrenoso, na síndrome de Behçet e na síndrome de Sweet.

Alterações dos anexos

Existe uma nomenclatura própria para as alterações anexiais a serem estudadas, conforme demonstrado a seguir.

Em relação às glândulas sudoríparas

Anidrose, *hipoidrose* e *hiperidrose*, respectivamente, ausência, diminuição e aumento de secreção sudorípara. *Cromidrose*, suor colorido, devido à ingestão de fármacos; *bromidrose*, odor desagradável acompanhando a secreção sudoral.

Em relação às glândulas sebáceas

Asteatose, falta de secreção sebácea; e *esteatorreia* ou *seborreia*, secreção sebácea exagerada.

Em relação aos pelos

Atricose, *hipotricose* e *hipertricose*, quando há ausência, diminuição ou aumento de pelos em determinada área, respectivamente. *Canície* é o embranquecimento generalizado dos pelos, enquanto *poliose* consiste em ausência segmentar ou diminuição da melanina dos pelos (vitiligo, nevo, piebaldismo). *Tricorrexe* corresponde à fratura dos pelos. O termo *alopecia* reserva-se à queda de cabelo por mecanismos variados; podem ser encontradas alopecia traumática, alopecia em clareira (sífilis recente), alopecia areata, alopecia ofiásica e alopecia universal. *Madarose* é o termo usado para a queda dos pelos superciliares e ciliares no seu terço externo (hanseníase, sífilis, hipotireoidismo e alopecia areata).

Em relação às unhas

Anoniquia, ausência das unhas; *paquioníquia*, espessamento das unhas; *coiloníquia*, unha côncava; *platoníquia*, unha aplainada; *onicogrifose*, unha em forma de garra; *hepaloníquia*, duas ou mais lâminas; *leuconiquia*, embranquecimento da unha; *onicomadese*, descolamento da unha a partir da matriz; *onicólise*, descolamento da lâmina ungueal a partir da borda livre; *onicorrexe*, unhas excessivamente estriadas em sentido longitudinal; *unha hipocrática*, unha em baqueta de tambor; *linhas de Beau*, linhas ou sulcos transversais; *distrofia mediana canaliforme*, sulco mediano longitudinal; *fragilitas unguium*, unhas frágeis. Denomina-se *onicofagia* o ato de roer as unhas (ver glossário completo no Capítulo 61).

Abordagem ao paciente

Primeiro contato com o paciente

O primeiro contato é de fundamental importância para ambos, médico e paciente, pois o estabelecimento de uma boa relação facilitará a futura conduta do profissional, bem como inspirará no paciente a confiança necessária que, certamente, de maneira direta ou indireta, influenciará na evolução do caso. Acredita-se que a pele seja o órgão que, por sua fronteira com o exterior, melhor se presta aos estímulos psicogênicos nos dois sentidos, isto é, a lesão cutânea causa influxos psicogênicos, ou o estado mental projeta na pele a somatização de sua neurose. Se não é tão fácil demonstrar cientificamente essa inter-relação dentro do conceito ortodoxo de causa e efeito, a prática diária demonstra o agravamento ou a melhora da sintomatologia por interferência da esfera emocional do indivíduo. A abordagem adequada de cada caso já implica benefício do paciente. Uma semiologia bem feita pode resolver, com o diagnóstico e a terapêutica corretos, um número razoável de casos, mas é insuficiente em outros. Foi catalogado, em dermatologia, um número elevado de entidades mórbidas de causa desconhecida e carentes de tratamento efetivo; isso, por si só, é expressivo e exige, pois, uma boa relação médico-paciente.

A ortodoxia semiológica exigiria determinada sequência: dados da identificação, histórias fisiopatológicas pregressas familial e pessoal, anamnese da doença atual, exame objetivo do paciente, possíveis conexões com estados patológicos internos, exames laboratoriais adequados e, finalmente, o raciocínio que leva ao diagnóstico final, com a consequente indicação terapêutica. Na prática profissional, não é o que ocorre; a facilidade de acesso ao elemento eruptivo faz muitos doentes desejarem mostrá-lo, de início, para concomitantemente apresentarem suas queixas, o que leva o profissional a uma conduta realística não ortodoxa, de inverter a sequência técnica já referida aqui. Especialidade essencialmente objetiva, com exigência instrumental mínima para o diagnóstico, a dermatologia promove essa conduta com proveito de tempo, que deve ser aplicado no desenvolvimento de uma boa relação médico-paciente. O dermatologista deve, portanto, adaptar seu exame às condições personalizadas de cada caso no devido tempo. Assim, o exame objetivo pode preceder a anamnese; em outros casos, o inverso é o que ocorre; outras vezes, parte da anamnese se faz concomitantemente ao exame do doente; esta, em geral, é uma boa conduta. Posto isso, os diversos itens de grande significado propedêutico passam a ser valorizados.

Não se recomenda a realização de procedimentos a não ser com indicação óbvia na primeira consulta. Procedimentos estéticos devem ser evitados, pois do ponto de vista legal, o médico pode, inclusive, ser acusado de indução à realização do mesmo.

Identificação do paciente

As exatidões gráfica e oral são importantes; desde o primeiro momento, o dermatologista deve passar a dirigir-se ao paciente pronunciando seu nome para iniciar o contato com a valorização do indivíduo, para evitar que este se sinta em condição de inferioridade.

Sexo

Há doenças com predileção por determinado sexo: febrícula, dores articulares, lesões eritematosas fugazes acometendo mulheres sugerem, com grande probabilidade, o diagnóstico de lúpus eritematoso sistêmico; estrias atróficas, melasma, síndrome de Plummer-Vinson são mais comuns no sexo feminino; dermatoses das pernas de origem vascular, sarcoma de Kaposi, sicose, alopecia androgênica, rinofima, ictiose do varão e outros incidem com maior frequência no homem.

Idade

Esse elemento é realmente importante. Exemplificando: congenitalidade em certas genodermatoses, formações névicas e sífilis congênita; candidíase, necrose da hipoderme (adipo-esclerema e adiponecrose) surgindo nas primeiras semanas de vida; eczema seborreico que pode estar presente já ao nascimento ou surgir nos primeiros dias de vida, enquanto o atópico não se inicia antes dos 3 primeiros meses. Na primeira infância (2 a 5 anos): estrófulo, certas ictioses, síndrome de Rothmund-Thompson, epidermólise bolhosa, piodermites, síndrome de Wiskott-Aldrich. Na idade escolar: larva *migrans*, impetigo, *tinea* (ou tinha) do couro cabeludo, granuloma anular, eczemátide. Na puberdade: acne, dermatofitose marginada, hidradenite, doenças de transmissão sexual. No adulto: líquen, pruridermias, liquenificações, seborreia, pênfigos, micoses superficiais, psoríase, eritrodermias. No idoso: carcinomas, linfomas, penfigoide bolhoso.

Etnia

A frequência de epiteliomas e psoríase em negros é baixíssima em contraposição à apresentada em brancos; as fotodermatoses e o vitiligo são mais frequentes em brancos, e o queloide e a sarcoidose, em negros.

Profissão

As dermatoses profissionais representam um vasto campo; o lavrador pode apresentar certas dermatozoonoses e micoses profundas; o pedreiro, eczema ao cimento; elaiconiose, também chamada "acne ocupacional", induzida por hidrocarburetos; trabalhores expostos a certas substâncias químicas (fenol, hidroquinona) podem apresentar hipopigmentação; profissionais da área médica podem ter hipersensibilidade ao látex.

Procedência

Sobretudo na zona intertropical, a procedência auxilia no esclarecimento do diagnóstico, sabendo-se que o enfermo procede de uma região endêmica. Exemplos: micose de Jorge Lobo (Amazônia), pênfigo foliáceo (zona rural de certos estados como Goiás, Mato Grosso, Minas Gerais, Rio de Janeiro); paracoccidioidomicose (exclusiva de zona rural), pinta (Amazônia), bouba (Nordeste).

Comorbidades

Conhecer o paciente como um todo é fundamental na compreensão do aparecimento de certas doenças e na limitação de proposição de alguns procedimentos ou terapêuticas. Exemplos: associação da necrobiose lipoídica ao diabetes melito, etilismo com uso de monossulfiram no tratamento da escabiose, procedimentos cirúrgicos de maior porte em pacientes que fazem uso de antiagregantes plaquetários.

Tratamento prévio

Por vezes, o aspecto clínico da lesão causa dúvidas no médico. Saber sobre os tratamentos prévios e as respostas obtidas pode esclarecer o diagnóstico. Exemplo: o diagnóstico diferencial entre *tinea pedis* e psoríase plantar. É importante também, na anamnese, indagar sobre reações alérgicas prévias, sobretudo a medicamentos, para não os prescrever em hipótese alguma, destacando esta informação na ficha clínica.

Sintomatologia subjetiva

O prurido é um elemento de grande valor quando bem pesquisado, pois há dermatoses sem prurido algum (sífilis, hanseníase, sarcoidose, leishmaniose), enquanto em outras há sempre prurido de intensidade variável (dermatofitose, prurigos, eczemas). O momento do aparecimento do prurido serve como indicador semiológico de importância (noturno, na escabiose; coincidência com a ingestão de determinado medicamento, nas farmacodermias; após exposição solar, nas fotodermatites; após o banho, na urticária colinérgica e nos linfomas; uso de determinadas roupas, no eczema de contato às anilinas ou a substâncias sintéticas). Não se deve esquecer que há doentes neuróticos que se queixam de prurido, mesmo quando se trata de uma erupção não pruriginosa. As perturbações da sensibilidade devem ser investigadas (parestesias no diabetes e em doenças do colágeno; hipo ou anestesia na hanseníase; dor nas úlceras de natureza vascular).

Outros sintomas subjetivos, como ardência, calor e frio, devem ser pesquisados. A febre, raramente presente nas dermatoses, tem grande valor diagnóstico no lúpus eritematoso sistêmico, na doença autoagressiva hansênica, na erisipela, nas doenças exantemáticas, entre outras.

Acometimento extracutâneo

Todos os sinais que ocorrem em outros sistemas que não o cutâneo podem ter correlação com a doença em apreço. Os itens de maior importância são destacados a seguir.

Adenopatia. Discreta, generalizada e assintomática na sífilis recente; mais evidente, regional e/ou generalizada nos linfomas; aguda e regional na erisipela; subaguda e inguinal no linfogranuloma venéreo; crônica e pétrea nas metástases; aguda ou subaguda na paracoccidioidomicose; com fístula ou ulceração no escrofuloderma.

Amiotrofia e/ou dor muscular. Nas partes distais dos membros, na hanseníase; nos músculos das cinturas pélvica e escapular, acompanhada de dor, na dermatomiosite.

Anemia. Úlcera falciforme, pelagra.

Artropatia. Psoríase, sífilis, doenças do colágeno e doença autoagressiva hansênica.

Catarata. Eczema atópico, síndrome de Rothmund-Thomson e pênfigo foliáceo.

Distúrbios gastrintestinais. Pelagra, dermatite de Duhring, pioderma gangrenoso, acrodermatite enteropática, eritema nodoso.

Espessamento de nervo. Na hanseníase, vários nervos (cubital, auricular, ciático-poplíteo externo) podem apresentar maior ou menor espessamento. É importante fazer a palpação por comparação ao nervo contralateral.

Esplenomegalia e hepatomegalia. Paracoccidioidomicose, linfomas, leishmaniose.

Fenômeno de Raynaud. Colagenoses.

Linfangite. Partindo da lesão em direção ao interior do organismo, às vezes apenas em cordão, outras vezes com nódulos ao nível do cordão, a linfangite é sempre centrípeta, podendo ser ascendente (membro) ou mesmo descendente (cabeça). Em caso de grande linfangite a partir de pequena lesão ulcerada, deve-se considerar esporotricose; em caso de linfangite pequena a partir de lesão ulcerada de maiores dimensões, deve-se pensar em leishmaniose (*sinal de Azulay*).

Sialorreia. Paracoccidioidomicose.

Distúrbios do sistema nervoso central. Pode haver manifestações neurológicas em várias genodermatoses, na sífilis terciária e na pelagra.

Semiologia armada

Além da inspeção e palpação, que possibilitam a classificação precisa dos elementos eruptivos, o dermatologista dispõe de uma série de técnicas clássicas de grande valor semiológico apresentadas a seguir.

Biopsia

É de uso corrente em dermatologia, sendo necessária para a confirmação de hipóteses diagnósticas. Nos tumores é indispensável para um diagnóstico patológico conclusivo (ver Capítulo 6).

Curetagem metódica de Brocq

Com uma cureta, procura-se atritar a superfície de uma lesão eritematoescamosa de maneira lenta e pouco agressiva, objetivando-se o diagnóstico de psoríase. Nesse caso, destacam-se, inicialmente e sem esforço, escamas micáceas esbranquiçadas, como o espermacete – é o sinal da vela. Prosseguindo a curetagem, chega-se a um ponto em que a cureta levanta uma película, pondo a descoberto os ápices papilares (membrana de Duncan); com novos golpes da cureta, fere-se o ápice das papilas e, assim, brota o orvalho sanguíneo – sinal de Auspitz. Este ocorre por ser a psoríase uma doença com papilomatose e vasos dilatados em seu topo. Essa curetagem é feita sem que o paciente acuse dor.

A curetagem (apenas um ou dois golpes de cureta) pode também evidenciar descamação fina, farinácea, e que ocorre na pitiríase versicolor. Essa manobra também pode ser feita com a unha (sinal da unha) ou por meio do estiramento da pele (*sinal de Zireli* ou do estiramento).

Luz de Wood

A emissão da radiação ultravioleta de onda longa da lâmpada de Wood é gerada por um arco de mercúrio de alta pressão através de um filtro feito de silicato de bário, com 9% de óxido de níquel, denominado "filtro de Wood".

Esse filtro é opaco a todas as luzes, exceto para as que se situam na faixa entre 320 e 400 nm, com o pico em 365 nm. A fluorescência do tecido ocorre quando o menor comprimento de onda, nesse caso entre 340 e 400 nm, inicialmente emitido pela luz de Wood (LW), é absorvido e apenas as radiações de comprimento de onda mais longas, geralmente no espectro da luz visível, são emitidas. Esse exame deve ser feito em ambiente escuro.

É útil no diagnóstico presuntivo de vários microrganismos e na detecção de porfirinas. No couro cabeludo, torna possível o diagnóstico de dermatofitose; identificando-se por fluorescência verde os cabelos infectados pelo *Microsporum canis* ou *M. audouini* e, por verde-palha, os infectados pelo *Trichophyton schoenleinii* (ver Figura 46.19, no Capítulo 46). O método serve ainda para o diagnóstico da pitiríase versicolor: a *Malassezia furfur* apresenta fluorescência amarelo-esbranquiçada (ver Figura 9.1, no Capítulo 9); e o eritrasma, vermelho-coral (Figura 5.48). A infecção por *Pseudomonas pyocyanea* produz uma fluorescência verde-amarelada em função da piocianina produzida pela bactéria.

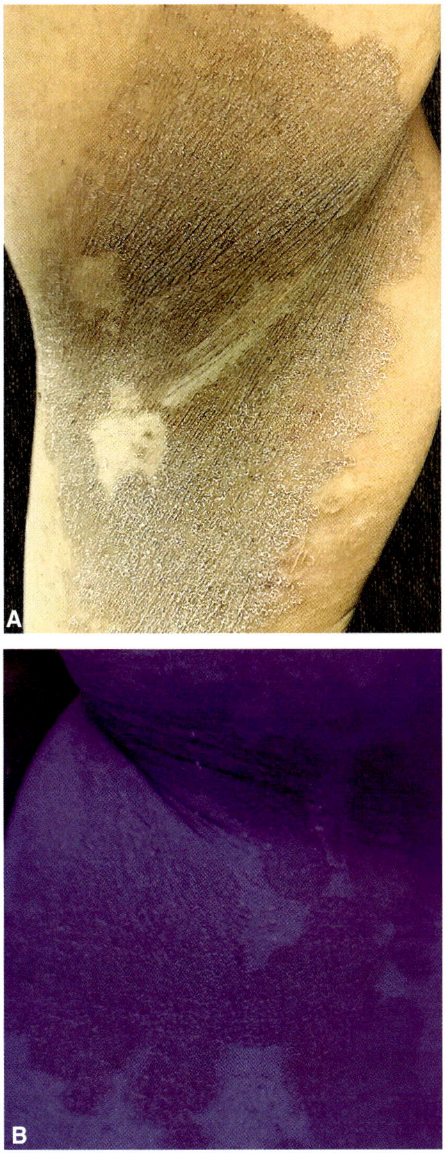

Figura 5.48 Eritrasma. **A.** Lesão característica. **B.** Fluorescência vermelho-coral da lesão. (Cortesia do Dr. Kleber Ollague.)

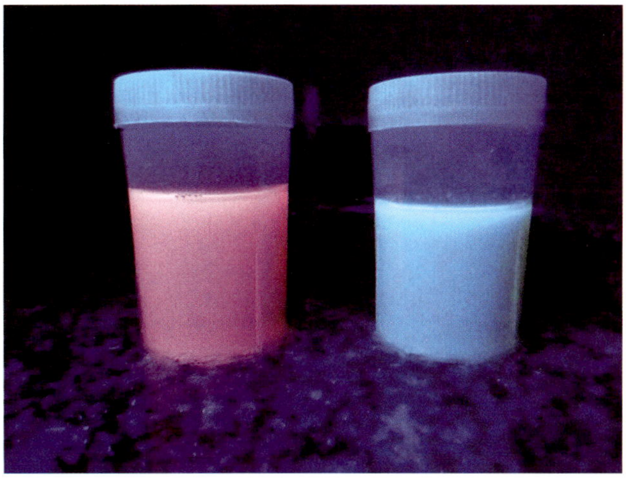

Figura 5.49 Porfiria. Fluorescência na urina detectada à luz de Wood. (Cortesia do Dr. Felipe Aguinaga.)

A LW serve também para detectar porfirina (róseo-avermelhada ou amarelo-avermelhada) nas fezes, na urina, no líquido de bolha, nos dentes (porfiria eritropoética) e no sangue (protoporfirina) (Figura 5.49). O carcinoma espinocelular apresenta fluorescência vermelho-brilhante (aspecto em brasa), provavelmente, em função das proto e coproporfirinas, o que não ocorre no carcinoma basocelular. Tal aspecto serve para orientar o local de escolha da biopsia.

Dermatoscopia, microscopia de superfície e microscopia de epiluminescência

Ver Capítulo 9.

Capilaroscopia periungueal

Técnica de exploração não invasiva da microcirculação cutânea digital. Sua metodologia é semelhante à descrita para a dermatoscopia. As anomalias da morfologia da densidade capilar e das vênulas pós-capilares visualizadas nas pregas periungueais, bem como os extravasamentos de sangue desses vasos, são consideradas características de determinadas doenças cutâneas ou sistêmicas, como as acrossíndromes vasculares e as colagenoses, principalmente a esclerodermia.

Diascopia, vitropressão e digitopressão

Consiste na pressão de uma lesão por meio de uma lâmina de vidro e, até mesmo, pelo dígito; torna possível distinguir um eritema (a lesão desaparece) de uma púrpura (a cor permanece); em certos casos, há diminuição da intensidade da cor – trata-se de lesão mista, eritematopurpúrica, o que não é infrequente. A vitropressão é usada, ainda, em lesões tuberosas – pequenos pontos com aspecto de geleia de maçã, observados em casos de lúpus vulgar ou outras estruturas tuberculoides. Também serve para distinguir uma lesão hipocrômica de um nevo anêmico, que desaparece pela vitropressão.

Sinal de Darier

Pelo simples atrito de uma pápula ou mácula (em caso de mastocitose), ocorre a formação de uma lesão ponfosa, decorrente da liberação de histamina e demais aminas vasoativas pela

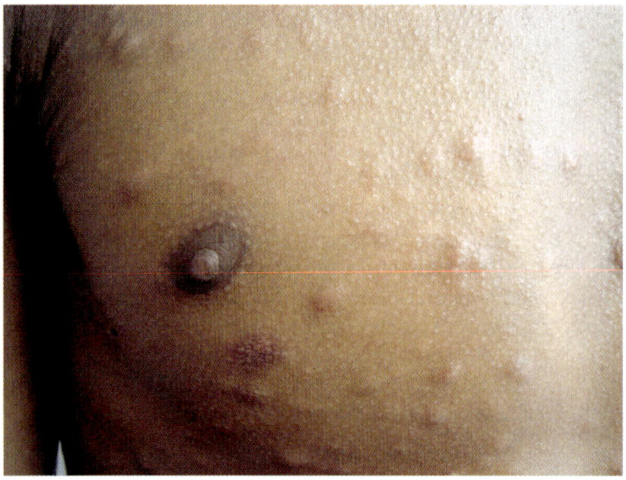

Figura 5.50 Sinal de Darier. Paciente melanodérmico com urticária pigmentosa. Observe discreto eritema e edema. (Cortesia da Dra. Fabiane Consendey.)

degranulação dos mastócitos com o atrito: é o *sinal de Darier*. Embora reconhecido como patognomônico da mastocitose (Figura 5.50), pode ocorrer eventualmente no xantogranuloma juvenil e na leucemia linfoide aguda.

Dermografismo. Pelo atrito linear com um objeto rombo, ou mesmo com a unha, provoca-se uma lesão ponfosa linear eritematosa, com ou sem prurido; é característico da urticária colinérgica (ver Figura 19.5 no Capítulo 19). O *dermografismo branco*, cuja resposta é paradoxal, pois surge resposta esbranquiçada, ou seja, anemiada e sem urticação, ao contrário do eritema leve esperado, decorre de constrição arteriolar. É observado caracteristicamente na dermatite atópica (ver Figura 17.6, no Capítulo 17).

Sinal de Nikolsky

Pela pressão com um dedo ou mesmo com um objeto rombo, em pele perilesional, pode-se provocar descolamento parcial ou total da epiderme – o sinal de Nikolsky. É classicamente encontrado nos pênfigos, porém pode ocorrer também em outras buloses, assim como na necrólise epidérmica tóxica. É de grande valor semiológico, pois torna possível, até certo ponto, pressupor o nível da lesão. Quando o descolamento é intraepidérmico, como no caso de pênfigo resultante de acantólise, o soalho fica discretamente seroso e de tonalidade róseo-amarelada. Quando a clivagem ocorre ao nível da junção dermoepidérmica (penfigoide bolhoso, herpes *gestationis* etc.), toda a epiderme descola-se, deixando o soalho hemorrágico e de tonalidade róseo-avermelhada. Por outro lado, quanto mais superficial for o processo acantolítico (pênfigo foliáceo), mais facilmente será obtido o sinal de Nikolsky. Uma variante desse sinal é o sinal de Asboe-Hansen, que consiste na aplicação vertical de pressão sobre a bolha, e é positivo se ela aumentar perifericamente.

Pesquisa da sensibilidade superficial

É de grande valor no diagnóstico da hanseníase, quando ocorre alteração da sensibilidade. A ordem de instalação da hipo ou anestesia é a seguinte: térmica, dolorosa e tátil. A térmica é obtida pela comparação com tubo de água fria e água quente (em torno de 45°, pois acima desse limite passa a ser dolorosa); pode-se fazê-la, ainda, com um algodão embebido com água e outro com éter. A dolorosa se faz comparativamente com a ponta de um lápis e a ponta de uma agulha. A tátil, fazendo-se passar levemente o algodão sobre a pele. Para evitar erros de interpretação bilateral (médico e paciente), convém realizar as provas repetidamente na área comprometida e em área contralateral sã.

Provas farmacológicas

Em determinados casos, são utilizadas como valiosos testes semiológicos.

Prova da histamina

É feita colocando-se uma gota de solução de cloridrato de histamina a 1:1.000. Com uma agulha fina, atravessa-se essa gota e punciona-se a pele discreta e superficialmente, evitando-se o sangramento. Normalmente, ocorre a tríplice resposta de Lewis: (1) *eritema inicial* no local da picada, no máximo com 10 mm, 20 a 40 s após a picada; decorrente da ação direta do trauma; (2) *eritema pseudopódico* com 30 a 50 mm, surgindo no espaço de 30 a 60 s; decorrente da vasodilatação arteriolar por ato reflexo axônico; (3) *seropápula*, 2 a 3 min após a picada; resultante da ação direta da histamina sobre a parede capilar, dilatando-a e viabilizando a exosserose. É muito útil no diagnóstico de manchas hipocrômicas hansênicas iniciais, pois nelas falta o eritema pseudopódico. Nesse caso, a resposta é dita *incompleta*, e não negativa. Na ausência de histamina, essa prova pode ser provocada apenas por uma ou mais picadas; nesse caso, o trauma leva à liberação da histamina, e o resultado é praticamente o mesmo. A prova da histamina pode ser processada no interior de uma mancha ou na pele sadia perilesional; nesse caso, o halo eritematoso pseudopódico ocorre na pele normal contígua, porém é decapitado nos limites da lesão.

Prova da pilocarpina

É provocada pela injeção intradérmica de 0,1 mL de solução de cloridrato de pilocarpina a 1%; normalmente, ocorre, em 2 min, desencadeando sudorese na área da picada. Para a evidenciação da sudorese, utiliza-se um artifício de grande valor: pincela-se a área, antes da picada, com tintura de iodo; deixa-se secar, injeta-se a pilocarpina e, em seguida, polvilha-se com amido; se houver resposta fisiológica, o suor molha o amido que, em presença de iodo, passa pela reação do amido, gerando um pontilhado de coloração azulada. Nas lesões hansênicas, a prova é incompleta por comprometimento da inervação glandular écrina. Essa prova tem grande valor, sobretudo em melanodérmicos, nos quais é difícil a observação do componente eritematoso da tríplice resposta de Lewis à histamina. Ambas as provas devem ser feitas em áreas sadia e doente, preferentemente simétricas; ambas são, ainda, de grande utilidade no diagnóstico diferencial entre o quadro neurológico da hanseníase e o de outras afecções neurológicas centrais e periféricas, pois nestas a resposta é completa (normal).

Prova da metacolina

Consiste na injeção intradérmica de 0,1 mL de solução de acetil-betametilcolina a 1:5.000. Na urticária colinérgica e em outras doenças nas quais haja um componente colinérgico, ocorre eritema imediato, com diâmetro superior a 20 mm.

Prova do ácido nicotínico

Aplica-se ácido nicotínico, em creme ou solução, sobre a pele. Normalmente, ocorre eritema; na dermatite atópica, a pele não se torna eritematosa ou fica esbranquiçada (dermografismo branco químico).

Prova da acetilcolina

Consiste na injeção intradérmica de acetilcolina. A resposta normal é ponfoeritematosa; na dermatite atópica, desenvolve-se, de 3 a 30 min, uma zona anemiada persistente (por até 1 h).

Temperatura das lesões

Pela palpação leve, com o dorso dos dedos, verifica-se a temperatura da lesão. Em certos estados flogísticos, como erisipela, eritema nodoso e abscessos, a lesão encontra-se mais quente em comparação com a área simétrica, enquanto o contrário ocorre em estados com hiperemia passiva, como na acrocianose.

Prova do papel de cigarro

A aposição do papel de cigarro a uma superfície discretamente exsudante pode demonstrar um pontilhado na mesma, o que traduz a existência dos "poços eczemáticos de Divergie". Tem valor semiológico no diagnóstico do eczema.

Prova do laço (teste de Rumpel-Leede)

Consiste em provocar petéquias na face flexora do antebraço, após o represamento da circulação por um garrote ou, melhor ainda, pelo manguito do aparelho de pressão (mediana entre a sistólica e a diastólica) durante 5 min. Em um círculo de 2,5 mm de diâmetro, ocorrem, normalmente, menos de dez petéquias; quando há nítida fragilidade capilar, o número de petéquias é superior a 20.

Diagnóstico regional

Além dos vários aspectos já descritos, a regionalidade lesional é de importante ajuda no raciocínio diagnóstico. Determinadas dermatoses incidem mais ou quase exclusivamente em determinadas regiões. Na listagem proposta, procurou-se seguir a frequência, de maior para menor, dentro de certa relatividade.

Couro cabeludo. Dermatite seborreica, psoríase, pediculose de cabeça, ceratose seborreica, foliculite queloidiforme da nuca, cistos, tumores dos anexos, esclerodermia linear, alopecias, *tinea* e lúpus eritematoso discoide.

Conduto auditivo externo. Dermatite seborreica, psoríase, lúpus eritematoso discoide, condrodermatite e furúnculo.

Face. Acne rosácea, dermatite seborreica, dermatite atópica, ceratose actínica, lúpus eritematoso, melasma, herpes simples e zóster, impetigo, nevos de vários tipos, xeroderma pigmentar, hanseníase, carcinoma basocelular, cistos, verruga plana, pênfigo foliáceo, fotodermatoses, vitiligo, tricoepitelioma, siringoma, doença de Pringle e leishmaniose.

Pálpebra. Eczemas, dermatomiosite, xantelasma, carcinoma basocelular, siringoma e alopecias.

Lábios. Queilites de várias naturezas, herpes simples, candidíase, leucoplasia, carcinoma espinocelular, edema angioneurótico, cisto mucoso, lúpus eritematoso discoide, paracoccidioidomicose, síndrome de Peutz-Jeghers, doença de Fordyce e cancro sifilítico.

Boca. Língua geográfica, glossite mediana romboidal, aftas, angiomas, candidíase, paracoccidioidomicose, leishmaniose, pelagra, difteria, placas mucosas (sífilis), língua escrotal, leucoplasia, epúlide, pênfigo vulgar, estomatite traumática, macroglossia, rânula, gengivite hipertrófica, língua negra pilosa, eritema fixo por fármaco, eczema de contato, amigdalite, síndrome de Behçet.

Tronco. Pitiríase versicolor, psoríase, dermatite seborreica, acne, ceratose seborreica, herpes-zóster e simples; nevos, epiteliomas, melanomas, esclerodermia, pediculoses, eczema de contato, vitiligo, lúpus eritematoso discoide, líquen, parapsoríase, candidíase, urticária, urticária pigmentosa, doença de Darier, neurofibromatose, linfomas e doença de Paget.

Axilas. Dermatite seborreica, candidíase, psoríase invertida, eczema de contato, eritrasma, hidrosadenite, pseudoxantoma elástico, tricomicose e vitiligo.

Genitália e circunvizinhanças. Pruridermias, candidíase, dermatofitose, herpes simples, eczema de contato, balanites e vulvites de várias naturezas; escabiose, pediculose, sífilis recente, epitelioma espinocelular, angioceratoma, linfogranuloma inguinal, granuloma venéreo e eritroplasia de Queyrat.

Mãos e braços. Eczema de contato, verruga, nevo, ceratoses senil e seborreica, líquen, disidrose, púrpura senil, fotodermatose, porfiria, ceratodermia palmar, granuloma anular, epitelioma espinocelular, melanoma, esporotricose, leishmaniose, erisipeloide e granuloma piogênico.

Pernas. Angiodermatites pigmentar e purpúrica; úlceras vasculares, úlcera tropical, psoríase, ictiose, púrpura, dermatofibroma, foliculite, esporotricose, leishmaniose, amiloidose, eritema nodoso, necrobiose lipoídica, poliarterite nodosa, vasculite, carcinoma espinocelular, melanoma e mixedema pré-tibial.

Pés. Dermatofitose, candidíase, tilose, ceratodermia, disidrose, eczema de contato, psoríase, verruga, larva *migrans*, sarcoma de Kaposi, epidermólise bolhosa e granuloma anular.

Unhas. Onixites e perionixites; onicomicose, unha azul, síndrome da unha amarela, psoríase, melanoma, tumor glômico e fibroma subungueal.

Erupções generalizadas. Psoríase, pitiríase rósea, eritema polimorfo, eczemas, sífilis secundária, líquen, parapsoríase, micose fungoide, hemossiderose, hemocromatose, dermatite esfoliativa e doenças exantemáticas.

Sinopse do diagnóstico dermatológico

Todos os parâmetros já descritos, quando reunidos com lógica, promovem um diagnóstico muito acurado em bases clínicas. Em alguns casos, como nas dermatoses de etiologia desconhecida e que não apresentam característica laboratorial importante, o diagnóstico fica restrito exatamente a essas bases clínicas (p. ex., rosácea, liquenificação, dermatite seborreica). Nos casos em que a etiologia é conhecida ou há alguma outra prova laboratorial peculiar, o diagnóstico clínico deve ser completado pela busca da etiologia, como: pesquisa de cocos (piodermites), *M. leprae* (hanseníase), *Leishmania* (leishmaniose) ou por exames de real valor diagnóstico como: sorologia na sífilis e nas colagenoses, imunofluorescência nas buloses, histopatologia nos processos hiperplásicos benignos ou malignos, buloses, líquen, pseudoxantoma elástico e vasculites.

O reconhecimento adequado das lesões cutâneas pode revelar numerosas manifestações de doenças sistêmicas.

Correlação morfológica

A seguir são listados alguns exemplos de dermatoses cujo diagnóstico é facilitado pelo reconhecimento clínico das lesões elementares. O ponto de partida é o reconhecimento do elemento eruptivo.

Quando o elemento eruptivo é uma *mancha*:

- **Hipocrômica ou acrômica**
  - *Congênita*
    - localizada – nevo anêmico ou acrômico
    - total ou parcial – albinismo
    - com comprometimento ocular e propensão a infecções – síndrome de Chédiak-Higashi
    - com hipoacusia, alopecia e uveíte – síndrome de Vogt-Koyanagi
  - *Adquirida*
    - localizada ou generalizada, porém com predileção por face, genitália, mãos e pés – vitiligo
    - com alterações da sensibilidade superficial – hanseníase
    - lenticulares e em torno do pescoço (colar de Vênus) – sífilis recente
    - em torno de nevos – nevo Sutton ou nevo halo
    - com morfotopografia *sui generis* (sandálias japonesas, sutiãs) – leucodermia por borracha
- **Hipercrômica**
  - *Congênita ou hereditária*
    - castanho-azulada na região lombossacra – mancha mongólica
    - na região orbital – nevo de Ota
    - castanho-claras e lenticulares em áreas expostas ao sol – efélides
    - várias, de tamanho em torno de 1,5 a 12 cm – neurofibromatose de Recklinghausen
    - com pelos – nevo melanócito congênito
    - manchas tendendo ao preto e com pigmentação na urina – ocronose
  - *Adquirida*
    - na face, em mulheres – melasma
    - no pescoço e reticulada – melanose de Riehl
    - com morfotopografia *sui generis* e após exposição solar – fitofotodermatite
    - com sintomatologia própria – doença de Addison
    - com tendência à universalização – hemocromatose
    - após uso de certos remédios – argiria (prata), criíase (ouro), arsenical.

Quando o elemento eruptivo é o *eritema*:

- lenticular no tronco, sem prurido – sífilis secundária (roséolas)
- com morfologia variada – eritema polimorfo
- com morfologia variada, bolhas e comprometimento oral, ocular e genital – síndrome de Behçet
- com comprometimento uretral e articular – artrite reativa
- com nódulos – eritema nodoso
- com púrpura, arredondada, recidivante no mesmo ponto – eritema fixo ao fármaco
- acompanhado de alteração de sensibilidade – hanseníase.

Quando o elemento eruptivo é *eritematoescamoso*:

- *Congênito ou hereditário*
  - atingindo parcial ou totalmente o tegumento – bebê colódio
  - com comprometimento do sistema nervoso – neuroictioses
- *Adquirido*
  - universal, com prurido intenso – eritrodermia esfoliativa
  - generalizado ou localizado e simétrico sem prurido – psoríase
  - com preferência pelas áreas seborreicas e com prurido – eczema seborreico
  - lenticulares disseminados no tronco, com discreto prurido – pitiríase rósea
  - em placas grandes, pouco numerosos – parapsoríase
  - disseminados com discreta vasculite – doença de Mucha-Habermann
  - com espículas córneas no dorso dos dedos – pitiríase rubra pilar.

Quando o elemento eruptivo é a *púrpura*:

- com deficiência plaquetária – púrpuras trombocitopênicas
- sem alteração plaquetária, porém com sintomatologia reumatoide – púrpura anafilactoide (Henoch-Schönlein)
- com hiperglobulinemia – púrpura hiperglobulinêmica
- dos membros inferiores de evolução lenta – angiodermite de Favre
- nos membros inferiores anulares – púrpura de Majocchi
- nos membros inferiores, progressivamente ascendente – púrpura de Schamberg
- nos membros inferiores com elementos liquenoides – púrpura de Gougerot-Blum
- nos membros inferiores com aspecto eczematoide – púrpura de Doukas-Kapetanakis.

Quando o elemento eruptivo é o *ponfo* e/ou *urtica*:

- seropápulas pequenas (alguns milímetros), pruriginosas, em adolescentes e adultos – prurigo simples
- em crianças (2 a 6 anos) – prurigo estrófulo
- seropápulas grandes (alguns centímetros) ou placas urticadas; sem prurido e herança autossômica dominante – edema angioneurótico familiar
- com prurido e em áreas de pressão – dermografismo
- com prurido – urticárias.

Quando o elemento eruptivo é a *pápula*:

- *Com prurido*
  - pápulas eritematovioláceas poligonais mais frequentes nos punhos, podendo ser disseminadas – líquen plano
  - pápulas acastanhadas chatas que originam ponfo, quando atritadas – mastocitose (urticária pigmentar)
- *Sem prurido*
  - disseminadas pelo tronco com adenopatia discreta generalizada – sífilis secundária
  - pequenas e brilhantes, em pequenos grupos, sobretudo no pênis e no dorso da mão – líquen nítido
  - dispostas linearmente – líquen estriado
  - foliculares, em grupos, em tuberculosos e no tronco – líquen escrofuloso
  - pequenas, eritematosas, na face – tubercúlides micropapuloides
  - com necrose central (papuloide), em face extensora dos membros com cicatrizes deprimidas – tubercúlide papuloide necrótica
  - foliculares disseminadas após uso de óleo – elaioconiose
  - planas, pequenas, 1 a 3 mm, sobretudo na face e no dorso das mãos, quase imperceptíveis – verruga plana.

Quando o elemento eruptivo é o *tubérculo*:

- isolado, geralmente face de crianças em contato de hanseníase multibacilar – hanseníase tuberculoide infantil
- isolado, em geral após trauma em piscina – granuloma da piscina

- agrupado em placas anulares ou circinadas com anestesia – hanseníase tuberculoide
- em disposição arciforme, sem anestesia, em geral com lesões pouco numerosas ou lesão única – sífilis tardia
- disseminado e/ou agrupado, em geral com adenopatia hilar frequente – sarcoidose
- em placa, com inoculação central, em geral na face anterior da perna – necrobiose lipoídica.

Quando o elemento eruptivo é o *nódulo*:

- eritematosos e múltiplos – eritema nodoso
- na panturrilha, em geral de mulheres, podendo ulcerar – eritema endurado de Bazin ou vasculite nodular de Montgomery
- grandes, justarticulares, face extensora – nodosidade justarticular (Jeanselme, na sífilis)
- pequenas, evanescentes e recidivantes, acompanhadas de quadro reumático – nódulo reumatoide
- dolorosa e na borda da hélice – condrodermatite nodular da hélice
- após injeção de alguns medicamentos – oleoma
- com consistência pétrea – calcinose cutânea (depósito de cálcio), osteose cutânea (formação de osso)
- mais palpáveis que visíveis, eventualmente constituindo placas – paniculites.

Quando o elemento eruptivo é a *infiltração*:

- difusa e de bordas pouco nítidas – hanseníase virchowiana
- em placa, mais ou menos circunscrita – linfomas.

Quando o elemento eruptivo é a *esclerose*:

- em placa, arredondada ou oval – esclerodermia em placa
- em disposição linear – esclerodermia em golpe de sabre
- em disposição segmentar – esclerodermia segmentar
- forma lentamente progressiva até se universalizar – esclerodermia difusa
- em geral, com sintomatologia vasospástica, iniciando-se pelas extremidades e com comprometimento visceral – esclerodermia sistêmica.

Quando o elemento eruptivo é a *vesícula*:

- pruriginosas e inúmeras, confluentes, acompanhadas de eritema – eczema
- com prurido discreto ou sensação de queimação, reunidas em pequenos aglomerados (cerca de dez elementos) – herpes simples
- sem prurido, com hiperestesia e com disposição metamérica – herpes-zóster
- erupção generalizada assestando-se para outra dermatose preexistente – erupção variceliforme de Kaposi
- erupção aguda ao nível das regiões palmares e plantares – disidrose
- erupção vesiculopustulosa acompanhada, em geral, de lesões eritematoescamosas sem prurido – psoríase pustulosa.

Quando o elemento eruptivo é a *bolha*:

- *Hereditária*
  - bolhas tensas, sanguinolentas, em áreas de traumatismo – epidermólise bolhosa simples
  - idem, com involução atrófica e cistos epidérmicos – epidermólise bolhosa distrófica
  - idem, com êxito letal *in utero* ou até 4 meses de idade – epidermólise bolhosa letal
  - em bebês do sexo feminino, precedendo o aparecimento de lesões verrucosas ou hipercrômicas – incontinência pigmentar
- *Adquirida*
  - bolhas não tensas (acantolíticas) com lesões de mucosa oral – pênfigo vulgar
  - bolhas rasas (acantolíticas), sem lesões orais e tendência ao estado foliáceo – pênfigo foliáceo
  - bolhas praticamente inaparentes; lesões eritematoescamosas em região centrofacial, esternal e/ou interescapular – pênfigo eritematoso (Senear-Usher)
  - início por bolhas (acantolíticas) orais, com evolução para lesões vegetantes – pênfigo vegetante
  - vesículas, bolhas, placas urticadas e prurido – dermatite de Duhring-Brocq
  - bolhas tensas subepidérmicas, às vezes comprometendo a mucosa oral, em pessoas idosas – penfigoide bolhoso
  - vesículas, bolhas, lesões urticadas e prurido em gestantes – herpes *gestationis*
  - bolhas tensas com formação sinequiante de mucosas (ocular, oral) – penfigoide cicatricial
  - lesões eritematopapulosas e vesiculobolhosas de morfologia variada, algumas em íris ou alvo – eritema multiforme
  - lesões eritematopapulosas e vesiculobolhosas, com intenso comprometimento de mucosas e estado geral grave – síndrome de Stevens-Johnson
  - bulose generalizada com intenso descolamento epidérmico (como grande queimado) – necrólise epidérmica tóxica.

Quando o elemento eruptivo é a *ceratose*:

- *Hereditária*
  - localização palmoplantar – ceratodermias
  - palmoplantar e ceratodermia em outras localizações com periodontose – síndrome de Papillon-Lefèvre
  - pápulas ceratósicas, em geral no dorso das mãos e dos pés – acroceratose verruciforme
  - pápulas ceratósicas foliculares simétricas nas áreas seborreicas com aspecto de pele suja – doença de Darier
  - anulares e ceratósicas, com "muralha" – poroceratose de Mibelli
  - lesões eritematoceratósicas; as lesões eritematosas são variáveis, mas as ceratósicas são fixas, com tendência à progressão – eritroceratodermia *variabilis*
- *Adquirida*
  - palmoplantar, em mulheres na menopausa – ceratodermia climatérica
  - pápulas córneas foliculares – ceratose pilar
  - ceratose sobre eritema ou sobre lesões acastanhadas, em áreas expostas à luz, medindo alguns milímetros – ceratose actínica
  - pápulas ceratósicas, serpiginosas, com perfuração epidérmica – elastose perfurante
  - palmoplantar, surgindo na idade madura, associada a câncer de esôfago ou brônquico – ceratodermia palmoplantar paraneoplásica.

Quando o elemento eruptivo é a *vegetação*:

- seca e ceratósica, papuloverrucosa, mais ou menos vegetante, dependendo do tipo – verruga
- úmida, na região genital, acuminada – condiloma acuminado
- úmida na região genital, achatada – condiloma plano (sífilis recente)
- nos membros inferiores, unilaterais, isoladas ou confluentes – cromomicose ou leishmaniose verrucosa

- em geral na face, única – esporotricose verrucosa, paracoccidioidomicose verrucosa
- nas mãos, em geral em portadores de tuberculose ou de trato com material tuberculoso – tuberculose verrucosa
- membros inferiores com surtos de repetição de erisipela – elefantíase
- membros inferiores, crônica, em lavradores – cromomicose.

Quando o elemento eruptivo é a *liquenificação*:

- área circunscrita, alguns centímetros, rugosa e pigmentada – liquenificação vulgar circunscrita
- difusa na zona de extensão dos membros ou troncos – liquenificação vulgar
- placas confluentes verrucosas na face anterior das pernas – liquenificação verrucosa
- localizada nas dobras – dermatite atópica do adulto.

Quando o elemento eruptivo é a *pústula*:

- lesões bulopustulosas em crianças, em geral circunscritas – impetigo
- pústula centrada por pelo – foliculite estafilocócica (impetigo de Bockhart)
- pústula centrada por pelo, na nuca, com formações queloidiformes – foliculite queloidiana
- pústula centrada por pelo, na região da barba – sicose
- pústula centrada por pelo, com desenvolvimento centrífugo e depilação definitiva dos folículos afetados – foliculite decalvante
- foliculite e perifoliculite com túneis intercomunicantes, couro cabeludo – *foliculitis capitis abscedens et suffodiens*
- foliculite profunda com necrose do folículo – furúnculo
- foliculite profunda com necrose de vários folículos contíguos – carbúnculo (chamado "antraz" na literatura francesa)
- pústulas com abscedação ao nível dos poros sudoríferos, em criança – periporite
- pústulas com nódulos e abscedação nas axilas e na genitália – hidrosadenite
- pústulas com comedões na face – acne
- vesicopústulas recidivantes (estéreis), axilas, tronco e abdome – pustulose subcórnea (Seneddon-Wilkinson)
- vesicopústulas palmares e/ou plantares com lesões eritematodescamativas, às vezes generalizadas – psoríase pustulosa.

Quando o elemento eruptivo é a *escoriação*:

- após trauma – escoriação traumática
- produzida pelo doente em áreas alcançáveis – escoriação neurótica ou psicogênica.

Quando o elemento eruptivo é a *erosão*:

- áreas pequenas, com lesões-satélite pustulosas, com escama, em áreas de umidade – candidíase
- em dobras naturais da pele – intertrigo.

Quando o elemento eruptivo é a *exulceração*:

- na genitália, bordas nítidas, fundo cor de presunto, única, com adenopatia-satélite – cancro sifilítico
- na cavidade oral, com odor e material necrótico, única ou poucas – afta vulgar
- oral e/ou genital, com febre, lesões de eritema multiforme, comprometimento articular e ocular – síndrome de Behçet
- oral, pouco ou nada dolorosa, em pessoas idosas, com aparecimento posterior de bolhas cutâneas – pênfigo vulgar
- oral, faringiana e/ou laringiana, indolor, com pontilhado hemorrágico, em lavrador – paracoccidioidomicose
- oral, faringiana e/ou laringiana, sem pontilhado hemorrágico, porém com certo grau de infiltração, em lavrador, ou pessoas que vivem perto de zonas de selva – leishmaniose tegumentar
- lábio inferior, com infiltração, em pessoa de idade, em geral fumante – carcinoma espinocelular
- genitália masculina, com aspecto vermelho velvético – eritroplasia de Queyrat.

Quando o elemento eruptivo é a *ulceração*:

- na genitália, uma ou mais, com exsudato purulento, 5 a 10 mm com borda talhada a pique – cancro mole
- em mucosa orificial, em tuberculoses da região correspondente – tuberculose ulcerosa
- lábio inferior ou mucosa oral, com infiltração e tendência a adenopatia regional – carcinoma espinocelular
- membro inferior, em geral única, aguda, dolorosa, com necrose – úlcera tropical
- membro inferior, com crosta e exsudato seropurulento – ectima
- terço inferior, face interna da perna em ambiência eritematopurpuricopigmentar – úlcera angiodérmica
- poucas ou numerosas no tronco e/ou nas pernas – leishmaniose
- maciço central da face, aguda e necrosante – granulomatose de Wegener
- maciço central da face, crônica – leishmaniose ou bouba
- com necrose e bordas descoladas em extremidades – úlcera por *M. ulcerans*.

Quando o elemento eruptivo é a *escama*:

- este assunto será tratado em lesões eritematoescamosas, no Capítulo 15.

Quando o elemento eruptivo é a *crosta*:

- em geral, resultante da vesicopústula – impetigo
- recobrindo lesão ulcerada de membro inferior – ectima.

Quando o elemento eruptivo é a *escara*:

- em extremidade distal, evolução lenta e progressiva – afecções vasculares trombosantes, diabetes
- no maciço central da face – linfoma NK/células T (granulomatose de Wegener)
- nos membros e, menos frequentemente, no tronco – vasculites necrosantes e poliarterite nodosa.

Quando o elemento eruptivo é a *atrofia*:

- *Hereditária*
    - brilhante, hipocrômica, tronco e membros superiores – atrofia muscular hereditária
    - com depressão, podendo ir até a hipoderme, azulada ou ardosiada, tronco e membros – atrofia nevoide (Kogoj-Farkas)
- *Adquirida*
    - arredondada (1 a 2 cm), deprimida em saco de hérnia, sem inflamação prévia – anetodermia tipo Schweninger-Buzzi
    - arredondada (1 a 2 cm), deprimida em saco de hérnia precedida de inflamação – anetodermia tipo Jadassohn-Pellizari
    - arredondada (1 a 2 cm), deprimida em saco de hérnia precedida de outra patologia – anetodermia secundária
    - irregular de cor branco-perolada, na extremidade inferior da perna, em ambiência de angiodermite; em geral mulheres – atrofia branca (Milian)

- linear, múltipla, regional, com outros estados (gravidez, obesidade, Cushing) ou após corticosteroide local e/ou geral – estria atrófica
- lenticular, hipocrômica, face extensora de membros – leucodermia actínica
- branco-porcelânica, diâmetro de milímetros, em geral confluente com localizações preferenciais (pescoço, nuca, lombossacra e genitália) – líquen escleroatrófico
- precedida de eritema e edema, dorso dos membros, extensa e difusa – acrodermatite crônica e atrofiante
- precedida de quadro de eritema multiforme, em criança – eritema multiforme atrofiante infantil
- com prurido, escleroatrófico, vulvar – craurose vulvar.

Bibliografia

Ackerman AB, Cockerell CJ. Cutaneous lesions: correlations from microscopic to gross morphologic features. *Cutis.* 1986 Feb;37(2):137-8.

Affo C, Mortier E, Mahe E, Mahe I. Use of the tourniquet test in diagnosing dengue-like syndrome. *Bull Soc Pathol Exot.* 2012 Dec;105(5):361-3.

Behm B, Schreml S, Landthaler M, Babilas P. Skin signs in diabetes mellitus. *J Eur Acad Dermatol Venereol.* 2012 Oct;26(10):1203-11.

Boyd AS, Neldner KH. The isomorphic response of Koebner. *Int J Dermatol.* 1990 Jul-Aug;29(6):401-10.

Brue C. Elementary lesions in dermatology. *Rev Infirm.* 1991 Apr;41(7):31-3.

Caplan RM. Medical uses of the Wood's lamp. *JAMA.* 1967 Dec 11;202(11): 1035-8.

Cardili RN, Roselino AM. Lesões elementares na semiologia dermatológica: revisão da literatura. *An Bras Dermatol.* 2016 Set-Out;91(5):649-51.

Carr TF, Saltoun CA. Chapter 2: skin testing in allergy. *Allergy Asthma Proc.* 2012 May-Jun;33 Suppl 1:S6-8.

Charous BL, Hamilton RG, Yunginger JW. Occupational latex exposure: characteristics of contact and systemic reactions in 47 workers. *J Allergy Clin Immunol.* 1994 Jul;94(1):12-8.

Chattopadhyay SP, Borua PC, Rathore BS. Value of pilocarpine test in early diagnosis of leprosy. *Indian J Lepr.* 1984 Oct-Dec;56(4):877-83.

Chen YC, Wu CS, Chen GS, Khor GT, Chen CH, Huang P *et al.* Identification of subgroups of acquired idiopathic generalized anhidrosis. *Neurologist.* 2008 Sep;14(5):318-20.

Cheshire WP, Fealey RD. Drug-induced hyperhidrosis and hypohidrosis: incidence, prevention and management. *Drug Saf.* 2008;31(2):109-26.

Farhi D. History of Nikolsky's sign. *Rev Prat.* 2006 Sep 30;56(14):1618-21.

Haxthausen H. How are dermatological diagnosis made? *Trans St Johns Hosp Dermatol Soc* 1951;30:3-6.

Hewitt DJ. Interpretation of the "positive" methacholine challenge. *Am J Ind Med.* 2008 Oct;51(10):769-81.

Jackson R. The importance of being visually literate. Observations on the art and science of making a morphological diagnosis in dermatology. *Arch Dermatol.* 1975 May;111(5):632-6.

Jaka-Moreno A, López-Pestaña A, López-Núñez M *et al.* Wolf's isotopic response: a series of 9 cases. *Actas Dermosifiliogr.* 2012 Nov;103(9):798-805.

Jeon YS, Kim YS, Lee JA *et al.* Rumpel-Leede phenomenon associated with noninvasive blood pressure monitoring: a case report. *Korean J Anesthesiol.* 2010 Sep;59(3):203-5.

Kim MB, Jwa SW, Ko HC *et al.* A case of secondary cutaneous mucinosis following herpes zoster: Wolf's isotopic response. *Int J Dermatol.* 2009 Feb;48(2):212-4.

Kuner N, Hartschuh W, Khan-Durani B. Heinrich Köbner and the "isomorphic phenomenon". History and review of the literature. Hautarzt. 2003 Mar;54(3):274-8.

Madke B, Doshi B, Pande S, Khopkar U. Phenomena in dermatology. *Indian J Dermatol Venereol Leprol.* 2011 May-Jun;77(3):264-75.

Manela-Azulay M, Cuzzi T, Pinheiro JC *et al.* Objective methods for analyzing outcomes in research studies on cosmetic dermatology. *An Bras Dermatol.* 2010 Jan-Feb;85(1):65-71.

Na CR, Wang S, Kirsner RS, Federman DG. Elderly adults and skin disorders: common problems for nondermatologists. *South Med J.* 2012 Nov; 105(11):600-6.

Normand P. Elementary lesions in dermatology in white skin and black skin. *Soins Pathol Trop.* 1985 Mar-Apr;(52):5-9.

Orsini O. Histamine test in the diagnosis of leprosy. *Arq Min Leprol.* 1952 Apr; 12(2):124-6.

Paschoal FM. Early diagnosis of melanoma by surface microscopy (dermatoscopy). *Sao Paulo Med J.* 1996 Jul-Aug;114(4):1220-1.

Phan A, Dalle S, Balme B, Thomas L. Scabies with clinical features and positive darier sign mimicking mastocytosis. *Pediatr Dermatol.* 2009 May-Jun;26(3):363-4.

Ruocco V, Ruocco E, Ghersetich I *et al.* Isotopic response after herpesvirus infection: an update. *J Am Acad Dermatol.* 2002 Jan;46(1):90-4.

Sartwell PE. Racial differences in sarcoidosis. *Ann NY Acad Sci.* 1976;278:368-70.

Sequeira FF, Daryani D. The oral and skin pathergy test. *Indian J Dermatol Venereol Leprol.* 2011 Jul-Aug;77(4):526-30.

Skrabs CC. Darier sign: a historical note. *Arch Dermatol.* 2002 Sep;138(9):1253-4.

Tenea D. Carbamazepine-induced Stevens-Johnson syndrome sparing the skin previously affected by herpes zoster infection in a patient with systemic lupus erythematosus: a reverse isotopic phenomenon. *Case Rep Dermatol.* 2010;(2)140-5.

Varol A, Seifert O, Anderson CD. The skin pathergy test: innately useful? *Arch Dermatol Res.* 2010 Apr;302(3):155-68.

Weismann K, Lorentzen HF, Larsen FG. Diagnostic pearl: bright field globe magnifier diascopy for large pigmented skin lesions: a practical approach to epiluminescence microscopy. *J Am Acad Dermatol.* 2002 Aug; 47(2):304-6.

Weiss G, Shemer A, Trau H. The Köebner phenomenon: review of the literature. *J Eur Acad Dermatol Venereol.* 2002 May;16(3):241-8.

Wiliam R. *On cutaneous diseases.* London: J Johnson, 1808. p. IX.

Winkelmann RK. Glossary of basic dermatology lesions. The International League of Dermatological Societies Committee on Nomenclature. *Acta Derm Venereol Suppl (Stockh).* 1987;130:1-16.

Wolf R, Brenner S, Ruocco V, Filioli FG. Isotopic response. *Int J Dermatol.* 1995 May;34(5):341-8.

Zireli OV, Cardoso AS, Cardoso AC, Ferreira F. *Nova manobra para o diagnóstico da pitiríase versicolor.* XXXV Congresso Brasileiro de Dermatologia e II Jornada Brasileira de Dermatologia Sanitária. Poços de Caldas, 13-15 de setembro de 1979.

Zhu Y, Wu M. An unusual Wolf's isotopic response: myelodysplastic syndrome with acute myeloid leukemia developed on the herpes zoster lesions. *An Bras Dermatol.* 2024 Mai-Jun;99(3):465-7.

6

Dermatopatologia

Airá Novello Vilar ◆ Danielle Carvalho Quintella ◆ Tullia Cuzzi ◆ David Rubem Azulay

É de suma importância o conhecimento, pelo menos básico, de patologia por parte do dermatologista para que ele exerça a especialidade com consciência. Existe uma correlação bastante estreita, na maioria das vezes, entre o aspecto clínico da lesão e seus achados histopatológicos. Esse conhecimento possibilita ao profissional saber escolher o melhor local e a profundidade necessária para a realização da biopsia – quando esta deve ser incisional ou excisional; se deve ser feita com *punch*, *shaving* ou bisturi; e mesmo o método cirúrgico, incluindo a distância das margens nas cirurgias. Exemplificando, nas buloses e nas hipodermites (processo profundo), deve-se fazer a biopsia preferencialmente com bisturi. Nas buloses, é preciso sempre escolher uma lesão inicial, para que alterações secundárias ou evolutivas não mascarem o diagnóstico. Em pacientes com lesões foveolares (típicas da hanseníase dimorfa), se a biopsia não incluir a borda interna, que é bem delimitada, e a externa, mal delimitada, isso pode gerar um diagnóstico histopatológico, dependendo do local, respectivamente, da forma tuberculoide ou da forma virchowiana. *Para se ter êxito no que se busca é fundamental saber o que se busca.*

Dermatose invisível é termo aplicado a doenças que, apesar da expressão clínica, apresentam quadro histopatológico frustro ou inaparente na coloração de rotina pela hematoxilina-eosina (H-E) (p. ex., urticária, mastocitose, micoses superficiais, anetodermia, granuloma anular, hanseníase indeterminada, poroceratose, amiloidose macular e atrofodermia). Assim, a correlação anatomoclínica é imprescindível para guiar o patologista, muitas vezes determinando procedimentos adicionais, como solicitação de colorações especiais ou cortes seriados, possibilitando um diagnóstico nosológico.

Na solicitação do exame anatomopatológico, é preciso informar dados clínicos e epidemiológicos, assim como a região em que foi feita a biopsia, tendo em vista que há diferenças anatômicas importantíssimas que podem levar a interpretações equivocadas do exame.

É importante estar familiarizado com a nomenclatura histopatológica para, inclusive, poder interpretar a descrição da patologia correlacionando à clínica. Nesse sentido, o ideal é que o dermatologista tenha um canal fácil e fluente com o dermatopatologista, interagindo com uma linguagem comum cuja prática proporcionará, com o tempo e a experiência adquirida, um aprendizado fundamental que tornará possível a interpretação adequada da correlação clinicopatológica.

Glossário de dermatopatologia

Acantólise: perda da adesão entre queratinócitos por dano aos elementos que compõem o desmossomo. As células acantolíticas, avulsas ou em pequenos grupamentos, têm morfologia arredondada. Pode ser causada por: depósito de imunoglobulinas e complemento (p. ex., pênfigo foliáceo e pênfigo vulgar); enzimas proteolíticas produzidas por neutrófilos e/ou eosinófilos (p. ex., impetigo); síntese imperfeita dos componentes proteicos (p. ex., neoplasias, carcinoma espinocelular pseudoglandular; e algumas genodermatoses, como doença de Darier e de Hailey-Hailey). É dita primária quando ocorre em queratinócitos íntegros, e secundária quando estes estão previamente alterados.

Acantose: espessamento da camada espinhosa ou do estrato de Malpighi (camadas basal e espinhosa). Pode ser resultante tanto do aumento do número de células (hiperplasia) como do tamanho (hipertrofia).

Anaplasia: termo que diz respeito à perda da diferenciação celular, acarretando alterações morfológicas nucleares e citoplasmáticas, em geral observada nas neoplasias malignas.

Apoptose: morte celular por ativação de enzimas proteolíticas (caspases) e não incita resposta inflamatória, ao contrário da necrose. Pode ser fisiológica (morte celular programada/processos de modelação) ou patológica (por dano ao DNA, infeções virais etc.) (ver Capítulo 1, item *Apoptose e pele*).

Bolha: cavidade intraepidérmica e/ou subepidérmica, em geral maior do que 1 cm de diâmetro, podendo conter plasma, hemácias, células inflamatórias e células epiteliais. As vesículas têm diâmetro inferior a 0,5 cm, ao passo que as lacunas são pequenas fendas intraepidérmicas vistas caracteristicamente na doença de Darier, entre outras.

Cariorrexe: fragmentação nuclear. Ao ocorrer em neutrófilos, dá origem à "poeira nuclear" (leucocitoclasia), tal como observado nas vasculites agudas e na síndrome de Sweet, por exemplo.

Célula epitelioide: macrófago ativado em geral com núcleo e citoplasma alongados. As células tendem a se agregar e caracterizam o processo inflamatório crônico granulomatoso (granuloma imunogênico) associado a agentes pouco degradáveis, como alguns microrganismos (ver *granuloma*).

Célula gigante multinucleada: formada pela fusão de macrófagos. Os três principais tipos são: *célula gigante multinucleada tipo corpo estranho*, com núcleos aleatoriamente distribuídos no citoplasma e células de diferentes tamanhos; *célula gigante multinucleada do tipo Langhans*, que apresenta um anel de núcleos em sua periferia (aspecto em ferradura), sendo, em geral, menor que a do tipo corpo estranho; e ainda a chamada *célula gigante multinucleada tipo Touton*, que se caracteriza por uma coroa central de núcleos em torno de um citoplasma não xantomizado, ao passo que na periferia há xantomização, sendo própria dos xantomas e das histiocitoses (Figura 6.1) (ver *granuloma*).

Cerato-hialina: grânulos intensamente basofílicos existentes no citoplasma dos queratinócitos da camada granulosa.

Coloide: material homogêneo, eosinofílico, de composição variável. O coloide do *milium* coloide é de origem epidérmica, o encontrado no *milium* coloide do adulto é sintetizado por fibroblastos.

Corpos coloides (corpúsculo de Civatte, corpo hialino ou citoide): em geral encontrados na porção inferior da epiderme ou superior da derme. São estruturas arredondadas e eosinofílicas que têm origem em queratinócitos apoptóticos; ocorrem no líquen plano e no lúpus eritematoso, entre muitas outras entidades.

Degeneração balonizante: as células epiteliais tornam-se volumosas, com citoplasma palidamente eosinofílico; ocorre principalmente na base da vesícula viral, determinando a dissolução da parte mais inferior da epiderme; isso faz com que a vesícula tenha uma localização subepidérmica em vários locais. É própria das infecções virais (ver *Degeneração reticular*).

Degeneração basofílica do colágeno: pela H-E, nas áreas da derme superficial muito fotolesadas, o colágeno, por síntese defeituosa, torna-se amorfo, cinza-azulado e se cora assemelhando-se a tecido elástico; por isso, também é conhecido como degeneração elastótica do colágeno, quando utilizada coloração para fibras elásticas (ver Figura 77.6 no Capítulo 77).

Degeneração fibrinoide: deposição de material semelhante à fibrina entre as fibras colágenas, no lúmen ou na parede de vasos caracterizada por cor fortemente eosinofílica e homogênea. É encontrada na vasculite leucocitoclástica, no nódulo reumatoide e no lúpus eritematoso.

Degeneração hidrópica da camada basal: ver *vacuolização da camada basal.*

Degeneração reticular: o intenso edema intracelular leva a ruptura das células epidérmicas e formação de bolha multilocular. Nos eczemas agudos, é acompanhado de espongiose, ao passo que, nas bolhas virais, acompanha a degeneração balonizante.

Desmoplasia: reação estromal a uma neoplasia maligna como resposta à invasão celular.

Disceratose: cornificação prematura e defeituosa de queratinócitos da epiderme e de estruturas anexiais. Há dois tipos: em determinadas doenças acantolíticas ou em determinadas neoplasias epidérmicas. Na disceratose acantolítica, ocorre como corpos redondos constituídos de núcleo picnótico, basofílico, homogêneo, circundado por um halo claro. São caracteristicamente encontrados na doença de Darier e no disceratoma verrucoso, ocasionalmente na dermatose acantolítica transitória e raramente na doença de Hailey-Hailey. Na disceratose tumoral, é possível encontrar corpos eosinofílicos e homogêneos que, ocasionalmente, mostram remanescentes do núcleo. É encontrada na doença de Bowen, na ceratose actínica, no carcinoma espinocelular e no ceratoacantoma.

Emperipolese (linfofagocitose): fagocitose de leucócitos, sobretudo linfócitos, promovida por macrófagos. É encontrada na doença de Rosai-Dorfman (ver Capítulo 27).

Epidermotropismo: permeação da epiderme por linfócitos fora do contexto inflamatório. É próprio dos linfomas cutâneos primários de linfócitos T (epidermotrópicos).

Erosão: ausência da epiderme, permanecendo intacta a derme.

Espongiose: edema entre queratinócitos, que ficam afastados uns dos outros, deixando facilmente visíveis as pontes intercelulares (desmossomos). Quando intensa, dá origem a vesículas espongióticas próprias dos eczemas agudos e subagudos.

Exocitose: permeação da epiderme por células inflamatórias vista em numerosas condições.

Faixa de Unna (zona Grenz): faixa estreita de colágeno na derme superficial que separa o processo patológico da epiderme. É inespecífica e pode ser encontrada na hanseníase virchowiana e no granuloma facial.

Fibroplasia: formação de tecido fibroso que ocorre fisiologicamente na reparação de feridas ou sob certos tumores.

Fibrose: espessamento das fibras colágenas compactadas e hialinizadas. É própria das cicatrizes e ocorre também como resposta tardia a eventos inflamatórios; é mais intensa nas cicatrizes queloideanas.

Granuloma: grupamento mais ou menos coeso ou ordenado de células epitelioides. O achado qualifica o processo inflamatório crônico como granulomatoso. Seu reconhecimento é importante porque restringe as opções diagnósticas. Granulomas podem ser acompanhados ou não de células gigantes multinucleadas e necrose. Há dois tipos principais. Um, o *granuloma tipo corpo estranho*, é um padrão que surge em resposta a substâncias estranhas ao organismo (amido, pós, silicone etc.) ou formado por material endógeno (queratina de cisto roto, urato etc.). Em geral, caracteriza-se por numerosos macrófagos, poucas

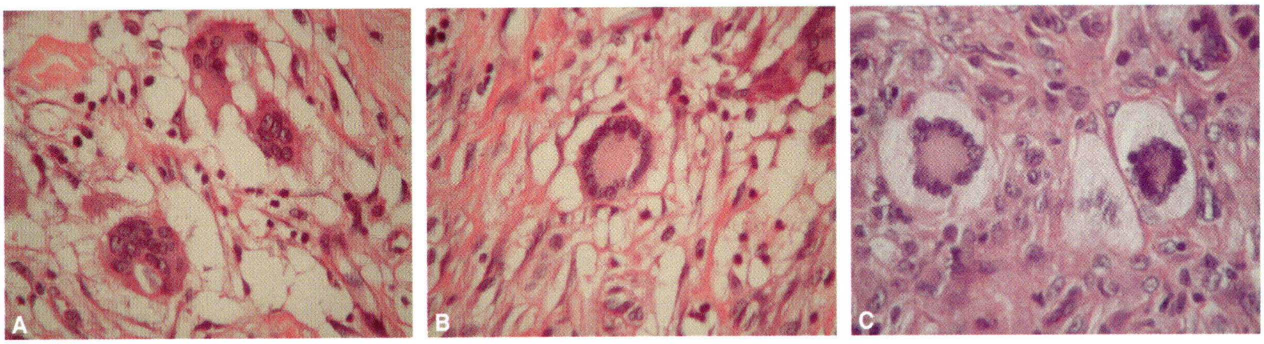

Figura 6.1 Células gigantes multinucleadas. **A.** Tipo corpo estranho (núcleos aleatoriamente distribuídos no citoplasma e células de diferentes tamanhos). **B.** Tipo Langhans (anel de núcleos na periferia com aspecto em ferradura). **C.** Tipo Touton (coroa central de núcleos com xantomização periférica do citoplasma). (Cortesia do Dr. Leonardo Quintella.)

células epitelioides e células gigantes tipo corpo estranho. Estas são constituídas por numerosos núcleos dispostos irregularmente no citoplasma e apresentam tamanho variado. Outro, o *granuloma alérgico*, ocorre quando o organismo apresenta hipersensibilidade retardada a algum microrganismo ou material estranho. Caracteriza-se por numerosas células epitelioides e células gigantes multinucleadas tipo Langhans. A presença de coroa linfocitária periférica qualifica o granuloma como *granuloma tuberculoide*. Granulomas bem-formados, com células epitelioides coesas e desprovidos de coroa linfocitária (granulomas "nus") são designados *sarcoídicos* (ver Capítulo 29). Embora típicos da sarcoidose, podem ser desencadeados por substâncias como berílio, certas tintas etc. Granulomas alongados, seguindo o trajeto dos feixes vasculonervosos, são bastante sugestivos de hanseníase. Granulomas supurativos, com centro representado por agregado de neutrófilos, fazem suspeitar de etiologia fúngica, tal como observado nas micoses subcutâneas e sistêmicas. Técnicas apropriadas (colorações especiais) devem ser solicitadas para tentar visualizar o agente etiológico toda vez que uma resposta inflamatória granulomatosa é observada (ver item *Colorações*, adiante).

Hialino (depósito): material eosinofílico amorfo e homogêneo que é positivo à coloração por ácido periódico de Schiff (PAS) e diástase-resistente, sendo composto primordialmente de glicoproteína. É encontrado na lipoidoproteinose, nas porfirias etc.

Hiperceratose: espessamento da camada córnea da epiderme ou do infundíbulo folicular.

Hiperceratose epidermolítica (degeneração granular): caracteriza-se por espaços claros perinucleares na porção superior da camada de Malpighi, perda dos contornos celulares, espessamento notável da camada granulosa com aumento do número de grânulos de cerato-hialina e hiperceratose (Figura 6.2). É o achado histológico na eritrodermia ictiosiforme congênita bolhosa e pode ser vista no acantoma epidermolítico, em algumas formas de ceratodermia palmoplantar e em alguns nevos epidérmicos verrucosos.

Hiperplasia pseudocarcinomatosa: hiperplasia epitelial exuberante e irregular que lembra a proliferação de um carcinoma espinocelular bem diferenciado.

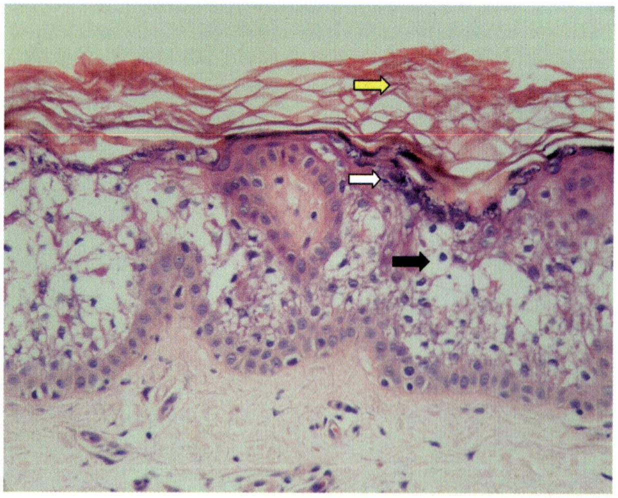

Figura 6.2 Hiperceratose epidermolítica, caracterizada por espaços claros perinucleares (*seta preta*) e aumento do número de grânulos de cerato-hialina (*seta branca*), além de hiperceratose (*seta amarela*). (Cortesia da Dra. Tullia Cuzzi.)

Incontinência pigmentar: "queda" de melanina das células da camada basal em decorrência da agressão à junção dermoepidérmica, resultando em acúmulo desse pigmento na derme papilar, dentro de macrófagos (melanófagos) ou no interstício. Ocorre no líquen plano, no lúpus eritematoso, no eritema pigmentar fixo, na poiquilodermia atrófica vascular etc.

Infiltrado inflamatório agudo: polimorfonucleares com vasodilatação e edema, como eventos inflamatórios concomitantes.

Infiltrado inflamatório crônico: infiltrado constituído de mononucleares (principalmente linfócitos e macrófagos); quando é primordialmente em faixa, em paralelo e próximo à epiderme, é denominado "infiltrado liquenoide".

Infiltrado inflamatório granulomatoso: ver *granuloma*.

Leucocitoclasia: ver *cariorrexe*.

Linfócito: caracteriza-se por ter núcleo intensamente basofílico, pequeno, redondo, e citoplasma escasso, não evidente.

Liquefação da camada basal (vacuolização, degeneração hidrópica): ver *vacuolização da camada basal*.

Macrófago ou histiócito: surge a partir dos monócitos; ao contrário dos linfócitos, tem núcleo relativamente grande, redondo ou oval, com cromatina clara e exibe pelo menos certa quantidade de citoplasma. Pode dar origem à célula epitelioide ou à célula gigante multinucleada.

Melanócito: célula dendrítica produtora de melanina presente na camada basal da epiderme e na matriz pilosa. Sua morfologia dendrítica é pouco evidente na H-E, em que são observadas como núcleo redondo ou levemente estrelado circundado por halo claro.

Melanófago: macrófago que fagocitou melanina.

Membrana basal: ver *zona da membrana basal*.

Metacromasia: quando o tecido ou a célula adquire tonalidade diferente da coloração *in natura* do corante utilizado. Exemplos clássicos são o vermelho Congo na amiloidose (esverdeado na luz polarizada) e o azul de toluidina que cora de violeta os grânulos dos mastócitos (Figura 6.3).

Microabscesso: constituído de pequenos acúmulos de neutrófilos e/ou eosinófilos na epiderme, nos anexos epiteliais e no ápice das papilas dérmicas. O microabscesso de Munro é constituído de neutrófilos degenerados na camada córnea paraceratótica na psoríase. O microabscesso de Piérard localiza-se no topo das papilas dérmicas; é constituído predominantemente por neutrófilos na dermatite herpetiforme e por eosinófilos nas lesões inflamadas do penfigoide bolhoso.

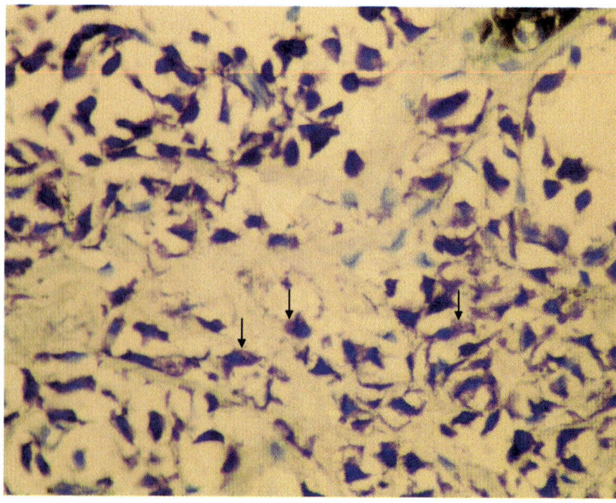

Figura 6.3 Mastócitos (coloração pelo azul de toluidina). Presença de grânulos metacromáticos no citoplasma, de cor violeta.

O microabscesso de Pautrier-Darier, termo erroneamente consagrado, pois não é constituído de neutrófilos e, sim, de coleções de linfócitos atípicos na camada de Malpighi, é característico da micose fungoide.

Mucina: constituída por mucopolissacarídeos (MPS). Em geral, está presente na derme em pequenas quantidades, especialmente na derme papilar e na derme adventicial perivascular e perianexial. Em condições patológicas, pode ser vista entre queratinócitos do epitélio folicular (mucinose folicular).

Necrobiose: alteração inespecífica do tecido conjuntivo associada ou não a depósito de mucina e granulomas em paliçada na periferia.

Necrose: morte celular que ocorre em processos patológicos, resulta em inflamação e costuma acometer um conjunto de células. As células tendem a apresentar acentuação da eosinofilia citoplasmática e os núcleos se retraem (picnose), fragmentam-se (cariorrexe) e se dissolvem (cariólise).

Papilomatose: alongamento das papilas dérmicas com projeção para cima da superfície cutânea, com consequente extensão dos cones interpapilares; sempre vem acompanhada de hiperceratose.

Paraceratose: ceratinização incompleta com retenção de núcleos na camada córnea e frequentemente associada à ausência ou à diminuição da camada granulosa. É vista em inúmeras dermatoses inflamatórias, como psoríase, eczemas etc.

Pérolas córneas: estruturas ovaladas eosinofílicas características compostas de camadas concêntricas de queratinócitos que apresentam aumento gradativo de ceratinização em direção ao centro. Podem ocorrer nos carcinomas espinocelulares bem diferenciados (ver Figuras 52.40 e 52.41 no Capítulo 52).

Picnose: núcleo pequeno e retraído.

Pleomorfismo: variação na forma e no tamanho dos núcleos ou das células. Costuma haver pleomorfismo acentuado nas neoplasias malignas anaplásicas (ver *anaplasia*).

Pústula espongiforme de Kogoj: agregado de neutrófilos localizado na porção superior da camada de Malpighi. É encontrada em todas as formas de psoríase pustulosa, artrite reativa, candidíase e língua geográfica. Na psoríase vulgar, são pequenas; ao migrarem para cima, para a camada córnea, acabam por constituir os microabscessos de Munro.

Queratinócito: todas as células epiteliais que sintetizam a proteína fibrosa queratina.

Tecido de granulação: tecido conjuntivo frouxo, edematoso, mostrando fibras colágenas jovens, numerosos fibroblastos, vasos neoformados e infiltrado inflamatório com neutrófilos, plasmócitos, linfócitos e macrófagos. Ocorre nos processos de reparação (úlceras e cicatrizes).

Úlcera ou ulceração: ausência da epiderme e parte da derme cuja reparação resulta em cicatriz.

Vacuolização da camada basal: processo no qual há tumefação (lesão reversível) das células da camada basal, eventual morte celular e ruptura, que leva à incontinência pigmentar. Se muito intensa, pode haver formação de bolha subepidérmica. Ocorre no lúpus eritematoso, no líquen plano, no líquen escleroso e atrófico, em algumas farmacodermias cujo protótipo seria o eritema pigmentar fixo, entre outros (ver "Eritema pigmentar fixo" no Capítulo 20).

Vilosidade: manutenção da arquitetura ondulante da derme papilar que, recoberta por uma ou algumas camadas de células epiteliais, constitui imagem assim designada. É encontrada na doença de Darier, no pênfigo vulgar e, em especial, no vegetante, Hailey-Hailey etc. Difere do *festonamento*, em que as papilas não são revestidas por uma camada de células e a estrutura papilar da derme permanece preservada; é própria das porfirias.

Zona da membrana basal: a membrana basal tem 35 a 45 nm de espessura e só é visível à microscopia eletrônica. É uma faixa homogênea constituída de componentes da matriz extracelular como laminina e colágeno. A zona da membrana basal só é visível à microscopia óptica quando corada pelo PAS (ver Capítulos 1 e 21).

Padrões histopatológicos

Com o passar dos anos, a dermatopatologia deixou de ser uma especialidade meramente descritiva para se tornar um campo fascinante da ciência algorítmica, com destaque para os nove padrões descritos e burilados pelo Prof. A. B. Ackerman desde 1978 em seus livros:

- dermatite perivascular superficial
- dermatite perivascular superficial e profunda
- dermatite nodular ou difusa
- vasculite
- dermatite bolhosa intraepidérmica
- dermatite bolhosa subepidérmica
- foliculite e/ou perifoliculite
- dermatite fibrosante
- paniculite.

A pele tem capacidade de resposta limitada aos mais diversos estímulos e agentes. A experiência, aliada à repetição dos padrões citados, torna possível que o dermatopatologista sugira ou afaste diagnósticos mais específicos ou, pelo menos, limite o espectro de entidades hipoteticamente diagnosticáveis.

Colorações e impregnação pela prata

A coloração de rotina é feita com a H-E, que é suficiente na maioria das vezes. Colorações especiais são solicitadas quando é necessário demonstrar alguma estrutura particular, substâncias ou microrganismos em determinado fragmento de pele. As colorações especiais os tornam muito mais evidentes, devendo ser solicitadas rotineiramente nas suspeitas de infecção (hanseníase, micoses, leishmaniose etc.).

A coloração pelo PAS serve para se estudarem a membrana basal, a degeneração fibrinoide, os MPS neutros e a parede de fungos constituída de celulose, quitina e polissacarídeos. Para distinguir esses dois últimos de depósitos de glicogênio, é necessário preparar, para poder comparar, duas lâminas: uma exposta à diástase, antes de corar, e a outra não. Como o glicogênio é digerido pela diástase, deixa de se corar em vermelho pelo PAS, ficando fácil diferenciá-lo dos outros MPS neutros e dos fungos resistentes à diástase.

A coloração para lipídios (Sudão IV ou vermelho-escarlate) deve ser aplicada em cortes congelados de tecido porque, no processamento habitual das amostras, essas substâncias são dissolvidas pelo xilol.

A prata, na verdade, não é uma coloração, e sim uma impregnação. Os métodos de Grocott-metenamina e Fontana-Masson são exemplos das diversas técnicas que têm a prata como principal componente. São empregados para melhor visualização de fungos, espiroquetas, assim como da melanina.

No Quadro 6.1 são apresentados os métodos de coloração mais empregados em dermatopatologia.

Quadro 6.1 Métodos de coloração mais empregados na dermatopatologia.

Coloração	Objetivo	Resultados
H-E	Rotina	Núcleo azul-escuro; citoplasma, colágeno, músculo e nervos: vermelho
Alcian blue	MPS ácidos	Azul
Azul de toluidina	MPS ácidos	Metacromasia: roxo
Dopa	Tirosinase em melanócitos	Tirosinase presente em melanócitos oxida a dopa-melanina, resultando na coloração preta
Ferrocianeto potássico de Perl	Hemossiderina	Azul
Fite, Wade-Wide, Ziehl-Neelsen	Bacilos álcool-ácido-resistentes	Vermelho
Fontana-Masson	Melanina	Preto
Giemsa	Grânulos de mastócitos, MPS ácidos, eosinófilos e *Leishmania*	Grânulos de mastócitos e MPS ácidos: roxo; grânulos de eosinófilos e *Leishmania*: vermelho
Orceína	Fibras elásticas	Marrom-escuro
PAS	Glicogênio, MPS neutro, fungos	Glicogênio, diástase-lábil: MPS neutro e parede de fungo diástase-resistente
Prata metenamina	Fungos, corpúsculos de Donovan	Preto
Tricrômico de Masson	Colágeno	Colágeno: verde; núcleos, músculo e nervos: vermelho-escuro; fibra elástica: preto; colágeno: vermelho; núcleos, músculos e nervos: amarelo
Verhoeff-Van Gieson	Fibra elástica	
Vermelho Congo	Amiloide	Vermelho alaranjado; verde com refringência esverdeada à luz polarizada
Vermelho-escarlate	Lipídios	Vermelho
Von Kossa	Cálcio	Preto

H-E: hematoxilina-eosina; MPS: mucopolissacarídeos; PAS: ácido periódico de Schiff.

Imunofluorescência na dermatologia

Juan Piñeiro-Maceira

As técnicas de imunofluorescência (IF) têm sido utilizadas com finalidade diagnóstica e como método investigativo em etiopatogenia de mecanismos imunológicos. Os trabalhos básicos se devem a: (1) Heidelberg *et al.* (1933), ao demonstrarem que um antígeno poderia ser marcado (conjugado) com um corante sem perder a sua qualidade de antígeno; (2) Coons, Cheech e Jones (1941), que demonstraram o mesmo fato, utilizando na conjugação com o antígeno uma substância fluorescente visível à microscopia com fonte de luz ultravioleta B (UVB).

A IF vem sendo usada, com resultados variáveis, em leishmaniose, hanseníase, viroses e micoses, com objetivos de diagnóstico, detecção de infecção subclínica e patogenia. Além disso, as técnicas de IF têm sido muito úteis no diagnóstico de certas dermatoses, como no grupo das doenças autoagressivas, líquen plano e outras.

Duas são as técnicas usadas na prática médica: direta (IFD) e indireta (IFI). Na IFD, coloca-se o anticorpo marcado sobre o material (cortes, esfregaços, culturas) onde se deseja revelar o antígeno específico relacionado àquele anticorpo; por essa técnica, é necessário um anticorpo marcado para cada antígeno.

Na IFI, realiza-se a pesquisa de vários antígenos com apenas um anticorpo marcado: a antiglobulina humana; porém a técnica é feita em duas etapas: na primeira, junta-se o anticorpo específico – em geral umunoglobulina G (IgG) – ao antígeno, formando-se um complexo antígeno-anticorpo que não é visível; na segunda etapa, junta-se um anticorpo marcado anti-IgG humana, que deve acoplar-se ao complexo antígeno-anticorpo da primeira fase e, como está marcado, torna-se visível à microscopia com fonte de luz UVB.

A conjugação do anticorpo se faz com fluorocromos que emitam o espectro visível e apresentem um bom contraste de cor com o fundo da preparação; os fluorocromos usados podem ser classificados em três grupos: cloretos ácidos, isocianatos e isotiocianatos e compostos diazônicos.

Na IFI, a especificidade e a sensibilidade dependem, em parte, do substrato utilizado. Sua maior aplicação é no diagnóstico das buloses, da sífilis e na pesquisa de anticorpos antinucleares nas diferentes formas de doenças do colágeno.

Padrões de imunofluorescência

Os padrões encontrados podem ser resumidos nos seguintes tipos:

- anticorpos intercelulares (Ic)
- faixa na membrana basal (MB)
- fatores antinucleares (FAN)
- anticorpos antigrupos A e/ou B sanguíneos (AA e AB)
- corpos de Civatte (CC)
- imunocomplexos vasculares e glomerulares
- anticorpos antimitocondriais
- anticorpos antimúsculos estriados.

Aplicação da imunofluorescência no diagnóstico da sífilis

A técnica de IFI para diagnóstico da sífilis é feita em dois tempos:

1. Primeiro tempo: suspensão de *Treponema pallidum* (Ag) + soro de doente sifilítico (Ac) = complexo Ag-Ac.
2. Segundo tempo: complexo Ag-Ac + soro de coelho anti-humano marcado.

A leitura se faz ao microscópio, com fonte de luz UVB; os treponemas tornam-se fluorescentes. A explicação do fenômeno é que, no primeiro tempo, o *T. pallidum*, que representa o antígeno (Ag), fixará o anticorpo (Ac) específico contido na gamaglobulina do soro sifilítico, formando-se, assim, um complexo antígeno-anticorpo (Ag-Ac). Já no segundo tempo, procura-se juntar ao complexo Ag-Ac um anticorpo antigamaglobulina humana marcada com fluoresceína, existente no soro de coelho que foi injetado com globulina humana. Esse anticorpo anti-humano se fixará sobre o componente Ac do complexo Ag-Ac e, como está marcado com fluoresceína, produzirá fluorescência à microscopia com luz ultravioleta.

Nos casos de soro não sifilítico, não haverá anticorpo contra o *T. pallidum* e, portanto, não se formará o complexo Ag-Ac. Como consequência, não haverá a fixação da antigamaglobulina humana marcada e, portanto, não haverá fluorescência; o resultado é, pois, negativo (Figura 6.4).

Inicialmente, usou-se a diluição do soro na proporção 1:5; com essa diluição, havia reações positivas inespecíficas (anticorpos antitreponemas saprófitos do homem). Idealizou-se, então, a diluição do soro 1:200, o que diluiria os anticorpos antitreponêmicos inespecíficos a uma concentração tão baixa que não se daria a reação. Essa técnica tornou-se mais específica, porém menos sensível, pois, com essa diluição, alguns soros sifilíticos (concentração baixa de anticorpos) dariam resultados negativos. Surgiu, então, a técnica de absorção dos anticorpos inespecíficos por um sonicato de treponema de Reiter. Feito isso, previamente com o soro do doente, seria reduzida a zero a concentração dos anticorpos inespecíficos e mantida a concentração de anticorpos específicos pela não diluição do soro. Essa técnica tem o nome de *FTA-ABS* (do inglês, *fluorescent treponemal antibody-absorption*); ela é duas vezes mais sensível que a FTA-200.

A técnica de FTA-ABS é considerada hoje a de maior valor no diagnóstico de sífilis, porque é:

- tão específica quanto o TPI (do inglês, *T. pallidum immobilization test*)
- mais sensível que o TPI e qualquer outra reação com essa finalidade
- de reatividade mais precoce que as demais reações; ou seja, na sífilis primária, é a primeira a tornar-se positiva.

A reação FTA-ABS não serve, entretanto, como controle de terapêutica, visto que não se torna negativa após tratamento

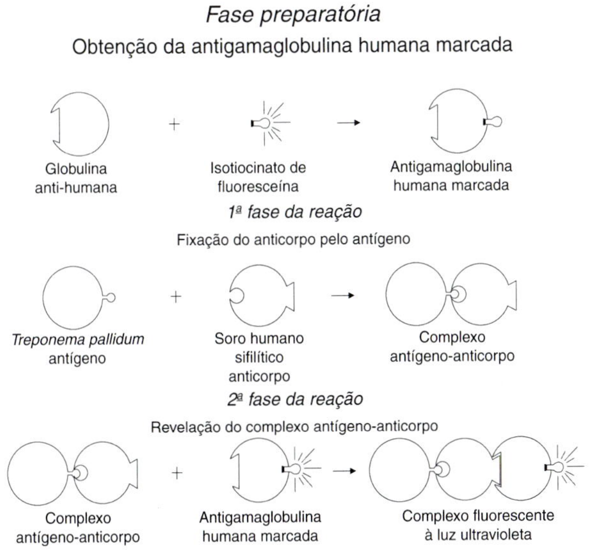

Figura 6.4 Esquema imunológico da reação FTA.

adequado. Essa é a vantagem das imunorreações lipídicas (VDRL, Kahn e outros), que se negativam, em média, 6 meses após tratamento.

Atualmente, existe ainda a FTA-ABS-IgM, com a finalidade de diagnosticar a doença recente e a atividade da doença. Sabe-se que, em qualquer doença, os primeiros anticorpos a surgir são os de classe IgM. FTA-ABS-IgM é de valor no diagnóstico de sífilis congênita, pois sua positividade indica que há infecção do recém-nato, uma vez que anticorpos da classe IgM não atravessam a barreira placentária.

A IFD tem servido também para o achado de *T. pallidum* no cancro duro, no humor aquoso e em outros órgãos. A propósito, cabe ressaltar que pacientes curados e negativados sorologicamente ainda podem apresentar *T. pallidum* no humor aquoso (ver Capítulo 43, item *Sífilis*, subitem *Diagnóstico*).

Imunofluorescência nas buloses

Ambas as técnicas, mas principalmente a IFD, têm sido usadas com resultados muito consistentes no diagnóstico das dermatoses bolhosas de evolução crônica, definindo três grupos de doenças com padrões distintos e níveis elevados de sensibilidade e especificidade: grupo pênfigo, grupo penfigoide e grupo dermatite herpetiforme.

É importante ressaltar que a biopsia para IFD nesses casos não deve ser feita nas lesões bolhosas, mas sim em área de pele eritematosa na vizinhança de lesão recente. A amostragem da vesícula é fundamental para o diagnóstico histopatológico, porém no caso da IFD ela prejudica sensivelmente o processamento.

Grupo pênfigo

As diferentes formas clínicas de pênfigo (foliáceo, vulgar, eritematoso) apresentam, como padrão característico à IFD, a marcação do espaço intercelular da epiderme com IgG (Figura 6.5 A) e, menos frequentemente, também com outras imunoglobulinas. Pode ser observado C_3 em padrão semelhante em menor número de casos. Aspecto idêntico é visto em lesões localizadas nas mucosas oral ou vulvar. Nos pacientes com apresentação clínica do tipo pênfigo eritematoso, nota-se, em geral, imunomarcação na zona da membrana basal, em padrão linear ou granular, simultaneamente com o padrão intercelular, ou, de forma mais sofisticada, por meio de *immunoblotting*.

Acredita-se que a distribuição da imunorreatividade na epiderme (toda a epiderme *versus* apenas a sua metade inferior) não seja critério fidedigno para distinguir pênfigo foliáceo e vulgar, sendo mais apropriada a distinção com base em critérios clínicos e histopatológicos.

Duas variantes raras têm padrão de IF distinto: o pênfigo paraneoplásico (síndrome paraneoplásica autoimune de múltiplos órgãos), que, diferentemente das outras formas da doença, apresenta positividade na IFI utilizando como substrato o epitélio da bexiga de ratos; e o pênfigo por IgA, no qual a imunoglobulina presente é a IgA e não a IgG, como nos demais subtipos.

Grupo penfigoide

A imunomarcação em padrão linear na zona da membrana basal da pele ou da mucosa oral (ver Figura 6.5 B), com IgG e/ou C_3, caracteriza o grupo penfigoide, constituído das seguintes formas clínicas: bolhoso, cicatricial, da mucosa oral, gestacional e dermolítico (epidermólise bolhosa adquirida).

No penfigoide gestacional, C_3 costuma ser observado isoladamente, o que também ocorre com IgG no penfigoide dermolítico (epidermólise bolhosa adquirida).

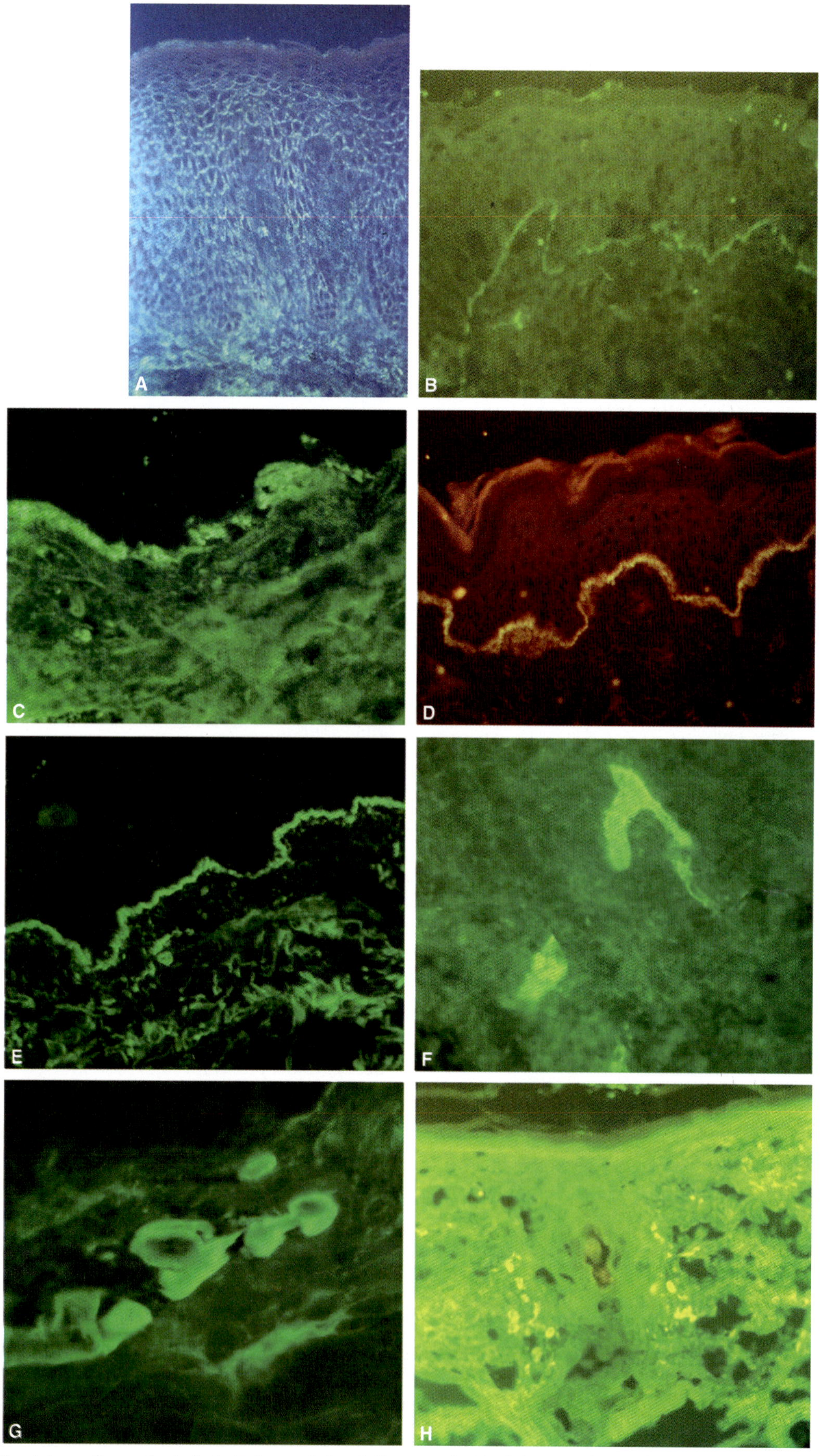

Figura 6.5 Padrões de imunofluorescência direta. **A.** Grupo pênfigo. **B.** Grupo penfigoide. **C.** Dermatite herpetiforme clássica. **D.** Dermatose por imunoglobulina A (IgA) linear. **E.** Lúpus eritematoso. **F.** Vasculite cutânea. **G.** Porfiria. **H.** Líquen plano.

A técnica denominada *salt-split-skin* consiste na realização da IFD em fragmento de pele com epiderme previamente destacada parcialmente da derme por meio da incubação *in vitro* com solução salina; presta-se ao diagnóstico diferencial entre penfigoide bolhoso (IF no teto da área de separação) e epidermólise bolhosa adquirida (IF no assoalho da área destacada).

Grupo dermatite herpetiforme

A imunorreatividade com IgA é a marca registrada deste grupo. Na forma clássica da doença, o padrão é granular e, embora presente ao longo da zona da membrana basal epidérmica, é muito mais exuberante nas papilas dérmicas (ver Figura 6.5 C). Já a deposição linear dessa imunoglobulina na junção dermoepidérmica caracteriza a dermatose bolhosa por IgA linear, com ocorrência significativa em pacientes pediátricos, nos quais também é conhecida como bulose crônica benigna da infância (ver Figura 6.5 D).

Imunofluorescência nas colagenoses

Dentre as doenças do colágeno, aquela que foi objeto dos primeiros trabalhos de investigação sobre a aplicação diagnóstica da IFD às doenças da pele, o *lúpus eritematoso*, é a única que apresenta padrão diagnóstico altamente característico. Esse padrão é classicamente conhecido como *banda lúpica* e consiste na imunomarcação na zona da membrana basal sob forma de grânulos grosseiros com IgG (ver Figura 6.5 E). A imunoglobulina M e a fração C_3 do complemento podem ser detectadas com o mesmo padrão de deposição. Imunomarcação com aspecto linear na junção dermoepidérmica, com IgG, IgM e C_3, também pode ser observada em casos de lúpus eritematoso, com valor diagnóstico menos consistente.

A biopsia nesse caso deve ser obtida de lesão plenamente estabelecida, com pelo menos 30 dias de evolução, evitando-se lesões muito recentes ou muito antigas (com sinais de atrofia), nas quais achados falso-negativos são muito frequentes.

Vale ressaltar que a IFD também pode ser realizada no lúpus eritematoso em pele clinicamente sã e não exposta à luz solar. Imunomarcação nessa situação é um forte indicativo de forma sistêmica da doença.

Em pacientes com doença mista do tecido conjuntivo, a IFD pode revelar imunomarcação com IgG em núcleos de células da epiderme, o que é conhecido como "FAN *in vivo*". Contudo, esse achado também pode ocorrer em síndromes de superposição, lúpus eritematoso sistêmico e esclerose sistêmica (ver Quadro 64.2 no Capítulo 64).

Imunofluorescência em outras dermatoses

Vasculites

A investigação por meio da IFD pode auxiliar na confirmação do diagnóstico de vasculites cutâneas. O padrão observado é, em geral, finamente granular e corresponde a depósitos de IgM e C_3 em paredes de pequenos vasos dérmicos (ver Figura 6.5 F). Vasculites associadas ao lúpus eritematoso sistêmico apresentam imunomarcação também com IgG, e IgA costuma ser detectada nos casos de púrpura de Henoch-Schönlein.

É de fundamental importância que a biopsia seja obtida em lesão com menos de 24 h de evolução, caso contrário os achados são frequentemente negativos.

Porfiria

Os diferentes tipos de porfiria evidenciam, na IFD, imunomarcação em padrão homogêneo com IgG nas paredes vasculares na derme superior (ver Figura 6.5 G), correspondendo à imagem PAS-positiva observada na histopatologia. Eventualmente essa mesma imunoglobulina pode ser detectada, de maneira simultânea, em padrão linear na zona da membrana basal.

Líquen plano

Depósitos globulares, conhecidos como corpúsculos citoides ou coloides, preferencialmente imunomarcados com IgM, são observados formando grupamentos na derme papilar em lesões cutâneas de líquen plano (ver Figura 6.5 H) e na derme adventícia perifolicular no líquen plano pilar.

No líquen plano da mucosa oral, o padrão mais frequentemente observado é linear-fibrilar, com fibrinogênio ao longo da zona da membrana basal epitelial. Imunomarcação em padrão linear com esse mesmo imunorreagente também pode ser detectada. Os corpúsculos citoides costumam ser menos exuberantes em comparação aos das lesões cutâneas.

Psoríase

As lesões cutâneas da psoríase caracterizam-se por apresentar, na IFD, depósitos focais de imunoglobulinas e complemento em localização intracórnea nas áreas de maior acúmulo celular. Esse padrão de imunomarcação pode ser útil no diagnóstico diferencial de dermatoses psoriasiformes.

Aplicação das técnicas imuno-histoquímicas na dermatologia

Danielle Carvalho Quintella ◆ Tullia Cuzzi

Como a técnica da IF, a imuno-histoquímica (IHQ) com enzimas (técnica de imunoenzima) tem como reagente principal um anticorpo primário. Essa molécula se ligará com especificidade ao seu antígeno, situado no tecido. Ao contrário da IF que, de rotina, requer que as reações ocorram em cortes congelados, as técnicas de imunoenzima, em sua grande maioria, podem ser aplicadas sobre cortes parafinados, aumentando consideravelmente o valor prático do método que, ainda, permite análise morfológica mais precisa por não trabalhar em campo escuro.

Há grande disponibilidade de anticorpos primários dirigidos aos mais distintos antígenos, incluindo-se aí moléculas habitualmente ou anormalmente expressas por células normais ou anormais e parasitas. Os anticorpos primários podem ser qualificados como: policlonais, que derivam de clones diversos de células B e são dirigidos contra diferentes epítopos de um antígeno; ou monoclonais, que têm origem em um único clone de células B, sendo dirigidos contra um único epítopo do antígeno pesquisado e, por isso, mais específicos.

Os protocolos utilizados para realização das técnicas de imunoenzima foram aprimorados ao longo dos anos, desde os métodos direto, indireto, peroxidase antiperoxidase e avidina-biotina até o desenvolvimento dos polímeros, que permitiram a amplificação das reações. Os polímeros são amplamente utilizados na atualidade e incluem uma cadeia de dextrano conjugada a dezenas de anticorpos secundários e enzimas, que revelarão a reação após a aplicação de um cromógeno.

A técnica envolve múltiplas etapas, requerendo cuidado e tempo para que sejam obtidas boas reações. A interpretação de uma reação pressupõe não apenas o conhecimento da natureza do anticorpo primário utilizado, mas também o padrão de positividade esperado para as células lesionais. Assim, a positividade citoplasmática para a proteína p63 nos queratinócitos não deve ser valorizada, posto que seu padrão de marcação é nuclear. Ainda, há que se considerar a expressão de diversos marcadores em células normais, que funciona inclusive como controle interno da reação: na pesquisa da histogênese de uma neoplasia de células fusiformes, haverá positividade para actina de músculo liso no músculo eretor do pelo normal, da mesma forma que o anticorpo antiproteína S100 será positivo em melanócitos e células de Langerhans da epiderme, entre outros exemplos (Figura 6.6).

O estudo imuno-histoquímico é empregado na dermatopatologia tanto para as neoplasias quanto para os processos inflamatórios. Sua principal aplicabilidade reside no diagnóstico das neoplasias, uma vez que: auxilia na determinação da histogênese no caso de neoplasias pouco diferenciadas; confirma uma suspeita diagnóstica, como ocorre quando há a identificação do herpes-vírus humano 8 (HHV-8) presente em todos os casos de sarcoma de Kaposi; ou ainda define se a neoplasia é primária da pele ou metastática. Estudo imuno-histoquímico também pode ser realizado no contexto de processos inflamatórios, por exemplo, para a identificação de agentes infecciosos como vírus (anticitomegalovírus [CMV] anti-herpes-vírus simples 1 e 2 [HSV-1 e 2] e antipapilomavírus humano [HPV]), bactérias (antitreponema) e protozoários (anti-*Leishmania*).

A seguir, descreveremos algumas possíveis aplicações das técnicas de imunoenzima.

Carcinomas

Nos carcinomas pouco diferenciados que infiltram a pele, o método pode ser realizado para determinar a histogênese das células neoplásicas. São anticorpos primários clássicos da diferenciação escamosa o anti-CK5 e anti-p63; da diferenciação basaloide, o Ber EP4; da glandular, o anti-CEA. No caso das neoplasias malignas epiteliais com diferenciação glandular (adenocarcinomas), pode ser possível determinar o sítio primário das neoplasias metastáticas com o anti-PSA (sítio primário prostático), anti-GATA-3 (primário mamário) ou anti-TTF-1 (primário pulmonar ou da tireoide).

Os carcinomas neuroendócrinos são neoplasias de células pequenas redondas e azuis cuja histogênese pode ser definida pela expressão de cromogranina, sinaptofisina e CD56. O carcinoma de células de Merkel, carcinoma neuroendócrino primário cutâneo, costuma ser positivo para anti-CK20 em padrão descrito como *dot* paranuclear, ao passo que os carcinomas neuroendócrinos de pequenas células primários do pulmão metastáticos para a pele expressam TTF-1.

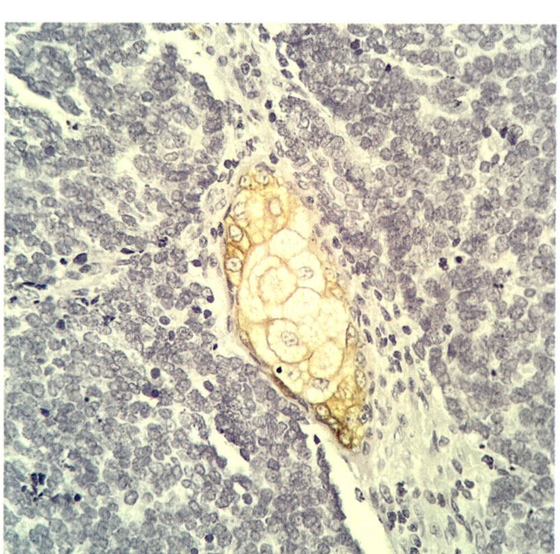

Figura 6.6 Expressão normal de CK7 em lóbulo sebáceo e reação negativa para este marcador nas células neoplásicas adjacentes (CK7, 400×).

Linfomas

A micose fungoide, desordem linfoproliferativa de linfócitos T, é o linfoma primário cutâneo mais frequente. Nesse contexto, estudos imuno-histoquímicos utilizando os anticorpos primários anti-CD2, anti-CD3, anti-CD5 e anti-CD7, conhecidos marcadores de linfócitos T, podem ser utilizados para auxiliar no diagnóstico das formas iniciais de micose fungoide. Linfoma/leucemia de linfócitos T do adulto é diagnóstico diferencial histopatológico de micose fungoide que classicamente revela positividade para anti-CD25, sem que essa positividade dispense confirmação por investigação sorológica para a pesquisa e demonstração da infecção pelo vírus linfotrópico de células T humanas tipo 1 (HTLV-1).

O diagnóstico dos linfomas de células B (anti-CD20 positivos) envolve a utilização de uma combinação de anticorpos primários para a sua classificação e estabelecimento, se primários cutâneos ou resultantes de comprometimento secundário da pele. O linfoma de células B do centro folicular cutâneo primário se caracteriza pela expressão de Bcl6 e positividade variável das células neoplásicas para CD10, desacompanhada da expressão de Bcl2 e MUM1; no linfoma folicular primário nodal, por sua vez, há expressão de Bcl2 e CD10. Por outro lado, o linfoma difuso de grandes células B tipo perna é classicamente positivo para anti-MUM1.

Desordens linfoproliferativas de células CD30

A identificação de linfócitos grandes que expressem CD30 pode ocorrer nos casos de linfomas anaplásicos primários cutâneos, que não costumam expressar quinase de linfoma anaplásico (ALK), ou papulose linfomatoide, que cursa com número variável de células anti-CD30 positivas, na dependência do subtipo.

Melanoma

Anticorpos habitualmente utilizados para identificar melanócitos, antiproteína S100, anti-HMB-45, anti-Melan-A e anti-SOX-10, são mais frequentemente empregados para investigar a presença de células neoplásicas avulsas na derme em meio a infiltrado inflamatório, quando há dúvida a respeito da invasão em um melanoma ou rotineiramente na pesquisa de células neoplásicas em linfonodos sentinela. O anticorpo designado PRAME (do inglês *PReferentially expressed Antigen in MElanoma*), mais recentemente desenvolvido, parece promissor na distinção entre lesões melanocíticas benignas e malignas.

Neoplasias de células fusiformes

Classicamente, os dermatofibromas são positivos para antifator XIIIa e negativos para anti-CD34, ao contrário do dermatofibrossarcoma *protuberans*, que expressa CD34 e não expressa fator XIIIa.

Histiocitoses

São anticorpos utilizados no diagnóstico das histiocitoses: anti-CD1a (Figura 6.7) e anti-CD207, para a histiocitose de células de Langerhans; e o anti-CD68 é comum a todas as histiocitoses. Na doença de Rosai-Dorffman, que caracteristicamente apresenta emperipolese, as células multinucleadas expressam a proteína S-100 (ver anteriormente no Glossário, item *emperipolese*).

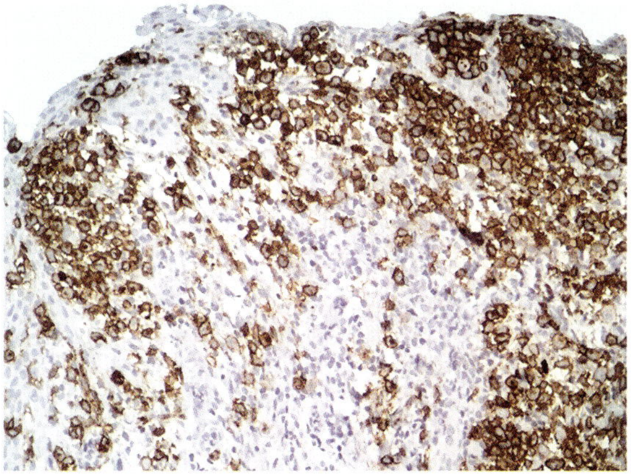

Figura 6.7 Histiocitose de células de Langerhans. Infiltrado dérmico, que permeia a epiderme, constituído de células positivas para CD1a (400×).

Bibliografia

Chatterjee D, Bhattacharjee R. Immunohistochemistry in dermatopathology and its relevance in clinical practice. *Indian Dermatol Online J*. 2018;9(4): 234-44.

Chen YP, Zhang WW, Qiu YT *et al.* PRAME is a useful marker for the differential diagnosis of melanocytic tumours and histological mimics. *Histopathology*. 2023;82(2):285-95.

Jordan RE. *Atlas of bullous disease*. Edinburgh: Churchill Livingstone, 2000.

Kalaaji NA, Nicolas MEO. *Mayo Clinic Atlas of immunofluorescence in Dermatology*. Rochester, MN: Mayo Clinic Scientific Press, 2006.

Palit A, Inamadar AC. Immunohistochemistry: relevance in dermatology. *Indian J Dermatol.* 2011;56(6):629-40.

Pimpinelli N, Olsen EA, Santucci M *et al.* International Society for Cutaneous Lymphoma. Defining early mycosis fungoides. *J Am Acad Dermatol.* 2005;53(6):1053-63.

Willemze R, Cerroni L, Kempf W *et al*. The 2018 update of the WHO-EORTC classification for primary cutaneous lymphomas. *Blood*. 2019;133(16): 1703-14.

7

Métodos Complementares em Microbiologia

Carlos Gustavo Carneiro de Castro ◆ Regina C. Schechtman ◆ David Rubem Azulay

A evolução da Medicina é constante e acelerada. Novos métodos moleculares, como a reação em cadeia da polimerase (PCR), mudaram completamente os paradigmas de identificação dos agentes infecciosos com a descrição de numerosas espécies ou subespécies. Com isso, esta já é ou se tornará uma prática rotineira em muitos centros dos países desenvolvidos. Tais métodos são mais precisos, muito mais rápidos, mais simples e menos sujeitos a erros do que os tradicionais; porém, são bem mais dispendiosos. A título de exemplificação, a cultura para o *Mycobacterium tuberculosis*, que leva até 8 semanas para crescer no tradicional meio de Löwenstein, foi substituída pelo exame GeneXpert® MTB/RIF, que não só identifica o agente em 2 h como também informa se ele é ou não resistente à rifampicina. Esse método existe também para numerosos microrganismos.

Os métodos tradicionais mantêm o seu valor e continuam importantes na identificação etiológica de uma variedade enorme de doenças que afligem a humanidade.

A dermatoscopia também contribui de forma consistente para a identificação de diversas doenças infecciosas, muitas vezes de modo presuntivo, mas também de modo mais específico. São exemplos as tíneas do couro cabeludo (ver Capítulos 9 e 46, item *Dermatofitose do couro cabeludo (Tinea capitis)*. Achados dermatoscópicos podem ser encontrados também na onicomicose (sinal da aurora boreal, ceratose subungueal com aspecto em ruínas, espículas nas margens proximais das áreas de onicólise etc.).

Métodos diagnósticos em micologia

Métodos básicos para o diagnóstico micológico podem ser realizados com os mesmos equipamentos utilizados para bacteriologia, porém é aconselhável organizar uma área específica dentro do laboratório para trabalhar com fungos. Em serviços universitários especializados em dermatologia ou em grandes hospitais, o ideal é separar os dois laboratórios por causa do grande volume de exames realizados e, sobretudo, pelo risco de contaminação cruzada.

Os principais métodos laboratoriais empregados em micologia são o exame direto e a cultura, muito mais raramente, as provas sorológicas que servem, sobretudo, para o acompanhamento ideal do tratamento, em especial, da paracoccidioidomicose; provas bioquímicas são excepcionalmente utilizadas para a identificação de espécies. O antifungigrama é utilizado rotineiramente, para determinados casos nos principais laboratórios.

A técnica do MALDI-TOF MS é extremamente efetiva na identificação, inclusive das espécies dos fungos. É de fácil realização, com resultados precisos em cerca de 30 minutos. Tem baixo custo, no entanto o custo do equipamento e a sua manutenção são elevados (ver introdução do Capítulo 46).

Para a obtenção de resultados fidedignos, deve-se proceder de maneira adequada do momento da coleta ao momento da semeadura nos meios de cultura.

Coleta do material

A coleta do material de modo correto é fundamental, e deve ser feita de preferência em local apropriado para este propósito dentro do próprio laboratório ou ser transportada o mais rapidamente possível a fim de não prejudicar a viabilidade de crescimento do fungo na cultura e minimizar a contaminação bacteriana. Como exceção, podem-se citar as dermatofitoses, em que os espécimes coletados podem ser armazenados em local apropriado por cerca de 2 semanas sem perda da viabilidade. Os espécimes a serem examinados e/ou cultivados devem ser separados de acordo com o local de infecção e a suspeita diagnóstica elaborada pelo médico.

Os equipamentos recomendados para a coleta são: lâminas cegas de bisturi, pequenos fórceps com a ponta plana, curetas ginecológicas pequenas, pequenas tesouras de ponta fina, cortadores de unhas, lâminas de vidro para microscopia óptica, fitas adesivas, pinças e lâmpada de Wood.

Micoses superficiais

Pele

Deve-se coletar o material na periferia da lesão utilizando-se uma lâmina cega de bisturi, ou mesmo uma lâmina de vidro para microscopia, e colocar o espécime em lâmina de vidro devidamente limpa. O bisturi com lâmina cortante é colocado sobre as chamas do bico de Bunsen para torná-lo sem corte. Em lesões com vesículas e/ou bolhas, deve-se coletar o teto da bolha cortando-a com uma tesourinha de ponta fina, limpa e esterilizada corretamente. Fitas adesivas gomadas são úteis quando há pouca descamação na área a ser coletada e quando a suspeita clínica é de pitiríase versicolor. A fita adesiva deve ser pressionada contra a lesão suspeita indicada a ser coletada, descolada da pele e imediatamente colocada de forma linear sobre lâmina de vidro para microscopia com o lado colante virado para baixo.

Pelos

Devem-se incluir no material a ser coletado os pelos contendo o bulbo como também as escamas do couro cabeludo provenientes do local suspeito, devidamente raspadas com bisturi de lâmina cega. Os melhores espécimes de pelo são aqueles que, quando coletados, se apresentam envolvidos por escamas, pois o bulbo do pelo provavelmente está preservado e intacto.

A lâmpada de Wood (fonte de radiação ultravioleta de ondas longas – 365 nm) pode auxiliar na coleta de pelos infectados pelos fungos dermatófitos do gênero *Microsporum* ou pelo dermatófito *Trichophyton schoenleinii*. Os pelos infectados emitem uma fluorescência esverdeada. A lâmpada de Wood pode também auxiliar no diagnóstico de outras micoses superficiais, como a pitiríase versicolor, pois a pele afetada emite uma fluorescência de cor amarelada assim como no de bactérias (ver Capítulo 5, item *Luz de Wood*).

Unha

Para uma coleta eficiente de material, é necessário o uso de alicates bem afiados para remoção devida da porção afetada da unha e para a retirada do material o mais distal possível. Isto é, o índice de positividade no exame direto e cultura são maiores quando se coleta o *debris* ungueal no limite entre a parte sã e a parte afetada da unha. Se a suspeita clínica for muito forte, deve-se repetir o exame por até três vezes para considerá-lo, de fato, negativo (Figura 7.1).

Membranas mucosas

O material retirado de raspados da mucosa oral ou vaginal apresenta melhores resultados quando retirado com uma espátula de madeira ou lâminas cegas de bisturi se comparados aos *swabs*. Entretanto, o *swab* torna-se uma opção melhor se o material necessitar ser transportado.

Micoses subcutâneas

Pele

Raspados de crostas ou áreas descamativas podem não ser satisfatórios para maior positividade do exame direto e, por consequência, crescimento ao cultivo. Portanto, é preferível utilizar aspirados das lesões, coletar o exsudato purulento ou examinar o material retirado por biopsia profunda. Quando a lesão suspeita é de aspecto flutuante, recomenda-se obter o aspirado do material por punção com agulha e seringa estéril. No caso de suspeita de micetoma, os grãos podem ser coletados com uma agulha estéril colocada no local da fístula para produzir maior abertura e facilitar a saída do material.

Material de biopsia

Deve-se coletar e manter rigorosamente o material em condições assépticas para evitar contaminações de fungos provenientes do ar e bactérias que colonizam a superfície cutânea. Após realizada a biopsia a ser encaminhada para o exame micológico, o material deve ser transportado em frasco contendo soro fisiológico estéril. É importante enfatizar que a biopsia deve ser realizada o mais profundamente possível e examinada, de preferência, logo após a coleta. A solução de formol a 10% deve ser utilizada para fixar o material a ser enviado para o exame histopatológico (Figura 7.2).

Micoses sistêmicas

Para aumentar as chances de melhor diagnóstico de micoses sistêmicas, é recomendável obter-se mais de um tipo de espécime, coletado de diferentes sítios, e processá-los o mais rapidamente possível.

Raspados de pele, abscessos e lesões ulceradas

Em certas micoses sistêmicas, a pele pode ser acometida precocemente e, porventura, fornecer o material para diagnosticar acuradamente ou excluir a patologia suspeita. O exsudato purulento deve ser coletado com agulha e seringa estéril de abscessos não drenados previamente. Entretanto, se a lesão apresentar-se como uma ulceração, é melhor excisá-la totalmente para biopsia, se for pequena, ou realizar uma biopsia generosa e profunda, incluindo a parte afetada e a pele sã adjacente à lesão.

Biopsia de pele

Ao se realizar uma única biopsia para os exames micológico e histopatológico, deve-se proceder a uma biopsia generosa em "fuso" e seccionar o espécime longitudinalmente com lâmina afiada para ser dividido em duas partes: uma para cultivo e outra para coloração por hematoxilina-eosina (HE) e outras colorações específicas para o achado de fungos ao exame histopatológico. O material a ser enviado para cultivo deve ser colocado em frasco com soro fisiológico estéril. O material a ser enviado para exame micológico não pode ser colocado em frasco contendo solução de formol. A solução de formol a 10% deve ser utilizada para fixar o material a ser enviado para o exame histopatológico.

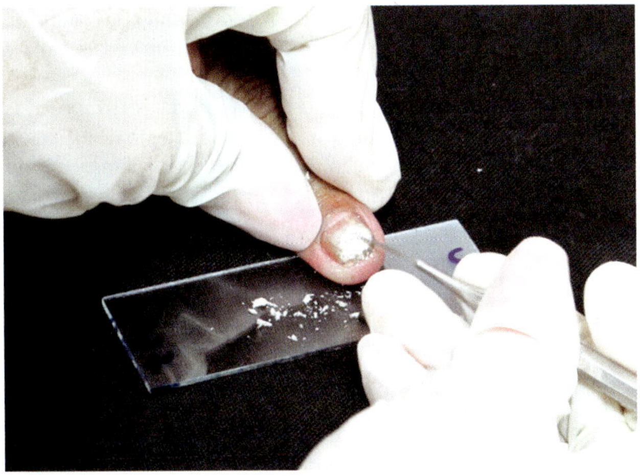

Figura 7.1 Exame micológico. Coleta de material. (Cortesia do Dr. Eduardo Bornhausen-Demarch.)

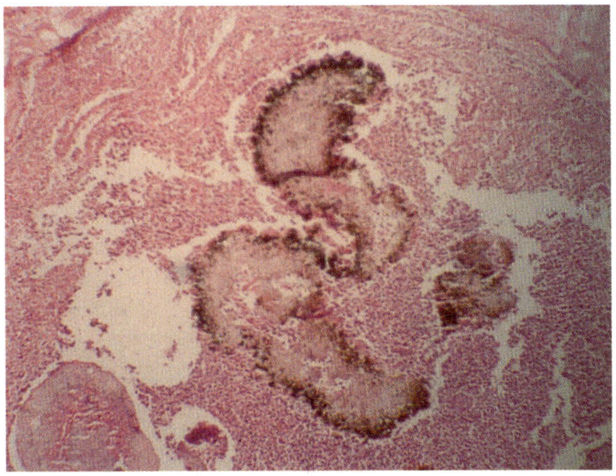

Figura 7.2 Exame anatomopatológico de micetoma eumicótico – grãos marrons.

Exames laboratoriais

Microscopia óptica

A microscopia óptica torna-se um método bastante recompensador quando é possível encontrar estruturas fúngicas, realizar o diagnóstico específico e auxiliar no manejo do paciente. Esses dados tão precisos em alguns casos podem ser de importância vital, como em pacientes imunocomprometidos. Ao examinar o material, deve-se ter sempre em mente a possibilidade da escassez da amostra e de estruturas fúngicas. Sendo assim, todo cuidado é pouco no manuseio dos espécimes coletados e enviados ao laboratório de micologia. É necessário que um profissional experiente e bem treinado seja responsável pela interpretação dos espécimes. O preparo do material para executar o exame direto é relativamente simples e leva somente alguns minutos. Basta colocar uma pequena quantidade de material (raspado de pele, unha etc.) em lâmina de vidro e adicionar uma gota de KOH. O material deve ser coberto com lamínula de vidro e mantido em temperatura ambiente por 5 a 10 min para realização da leitura da lâmina (Figuras 7.3 a 7.6).

Cultura de espécimes

Placas de Petri são mais facilmente semeadas e, portanto, mais convenientes. Todavia, tubos de cultura de vidro reciclável tampados com tufos de algodão industrial são amplamente utilizados por seu baixo custo e pelo menor gasto de material para o meio de cultura. No caso de suspeita de infecção fúngica por espécies altamente contaminantes, como o *Coccidioides immitis*, deve-se semear o material coletado em tubos de rosca.

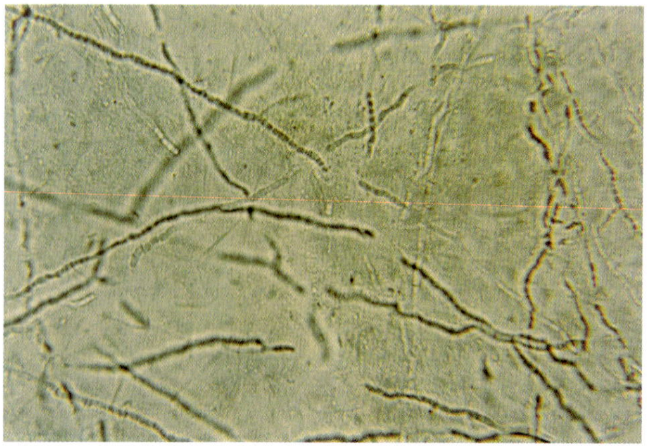

Figura 7.3 Exame micológico direto. Hifas septadas e artroconídios, típicos dos dermatófitos.

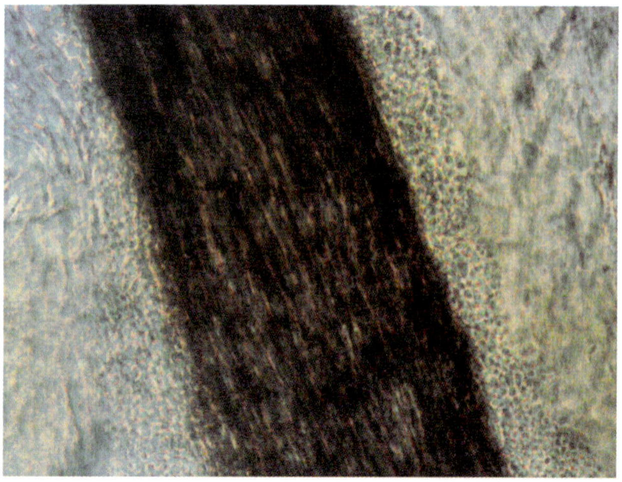

Figura 7.4 Exame micológico direto do pelo. *Tinea capitis* – *ectothrix*.

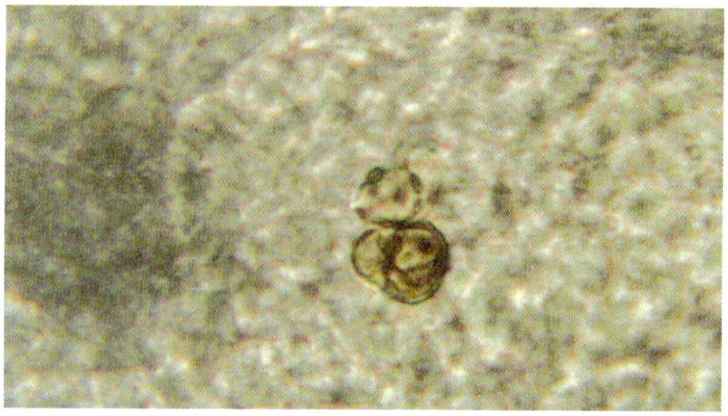

Figura 7.5 Exame micológico direto. Cromomicose – corpos fumagoides.

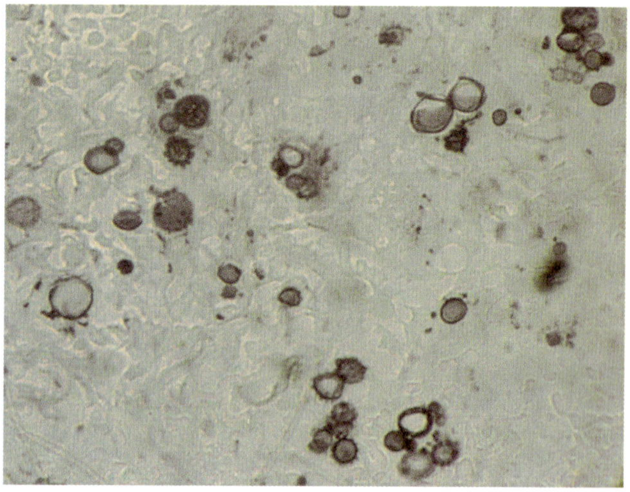

Figura 7.6 Exame micológico direto com impregnação pela prata. Paracocci dioidomicose – criptoesporulação.

Ágar Sabouraud-dextrose é o meio de rotina mais utilizado, sendo composto por peptona a 1%, dextrose de 2 a 4%, e ágar-ágar a 1,5%. O meio de Mycosel®, adquirido comercialmente, é utilizado principalmente quando há suspeita de infecções por fungos dermatófitos. No caso de suspeita de infecções por patógenos que causam doenças subcutâneas e sistêmicas, pode-se semear o material em meio de ágar Sabouraud. Todavia, o meio de cultivo com ágar-sangue (*brain-heart infusion*) é bem mais específico e mais complexo.

De maneira complementar, podem-se, ainda, realizar provas bioquímicas seletivas, que auxiliam a identificação de espécies. Um exemplo é a identificação de espécies de *Cryptococcus* no meio ureia-ágar-base. O fungo produz urease, gerando hidrólise da ureia com produção de amônia e alcalinização do meio, evidenciada por um indicador químico (o meio passa a apresentar coloração de tom rosa intenso) (Figura 7.7).

Identificação de fungos isolados em meio de cultivo

Características microscópicas, como a textura das colônias, a coloração do anverso e a produção de pigmentos no reverso do tubo de cultura ou placa de Petri (Figura 7.8), podem ser decisivas para o diagnóstico. Para finalizar a identificação, uma pequena porção da cultura deve ser examinada sob microscópio óptico para se observarem as características à micromorfologia (Figura 7.9).

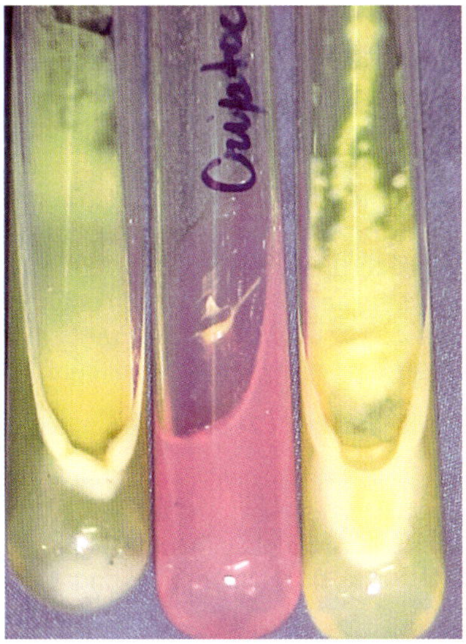

Figura 7.7 Prova bioquímica com ureia para identificação de espécies de *Cryptococcus neoformans*. (Cortesia da Dra. Carmelia M. S. Reis.)

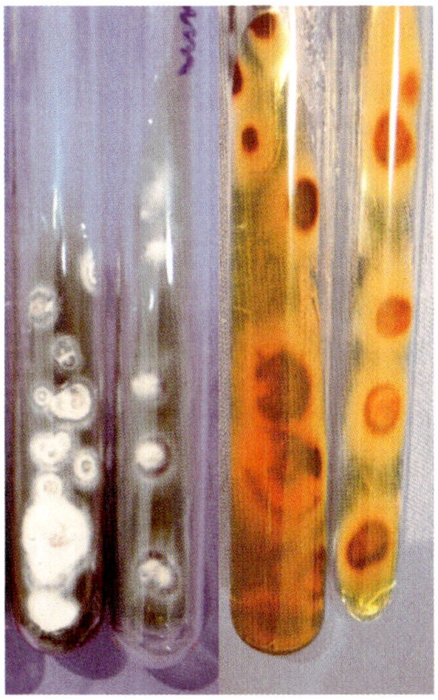

Figura 7.8 *Trichophyton rubrum*: no anverso da cultura, observam-se colônias filamentosas de aspecto algodonoso e coloração branca, com halo violáceo, e, no reverso, o típico pigmento de coloração violácea.

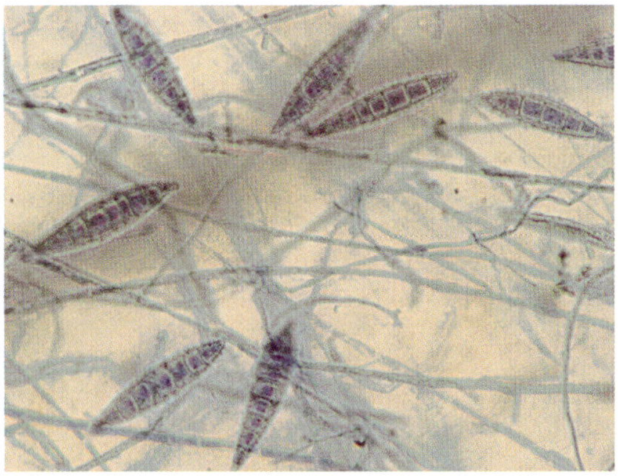

Figura 7.9 Exame microscópico da cultura do *Microsporum canis*. Observe suas características: macroconídios em naveta ou fusiformes com paredes espessadas e seis ou mais divisões celulares.

O aprendizado necessário para se reconhecer corretamente a morfologia das estruturas pertinentes aos fungos patogênicos e não patogênicos somente pode ser alcançado por meio da vivência diária em um laboratório de micologia.

Antifungigrama

É um recurso fundamental na avaliação da sensibilidade do fungo aos medicamentos. A sua aplicação possibilitaria a redução do uso indiscriminado de antifúngicos de largo espectro para doenças comuns, como as onicomicoses (diminuindo os custos), assim como em determinadas situações clínicas, por vezes potencialmente fatais, em que não se observa resposta ao tratamento. Apesar de, no momento, ainda não estar bem desenvolvido para uso em larga escala, certamente em um futuro próximo o antifungigrama terá grande aplicação na prática médica.

Sorologia

É um recurso cada vez mais disponível; no entanto, na maioria das vezes, apenas nos centros de referência (ver Capítulo 47, item *Paracoccidioidomicose* [*blastomicose sul-americana, micose de Lutz*]).

Métodos diagnósticos em bacteriologia

Flora normal da pele

A flora cutânea é composta por bactérias e fungos residentes permanentes da pele. A maioria das bactérias está localizada superficialmente na camada córnea; algumas, no entanto, estão localizadas nos folículos pilosos. Essas acabam por servir de reservatório para a flora superficial por estarem protegidas em uma região não vulnerável à ação de agentes antissépticos. Bactérias que normalmente não são consideradas membros residentes da flora cutânea podem algumas vezes se estabelecer em pequeno número por períodos relativamente longos após colonizarem a pele e são conhecidas como residentes transitórias.

O grupo de microrganismos presentes na flora cutânea normal é representado por cocos gram-positivos aeróbicos (*Staphylococcus* spp. e *Micrococcus* spp.), por uma variedade de bastonetes gram-positivos (Gram+) aeróbicos (difteroides), por bactérias gram-negativas (Gram−) aeróbicas (*Acinetobacter* spp., principalmente), por bactérias anaeróbicas corineformes e, finalmente, por fungos do gênero *Malassezia* (*Pityrosporum*). O *Propionibacterium acnes* participa da patogênese da acne e é considerado a principal bactéria anaeróbica residente da pele. Na maioria dos indivíduos com pele normal, o *Staphylococcus aureus* não deve ser considerado membro da flora normal (Figura 7.10). Já o *S. hominis* e o *S. epidermidis* são coagulase-negativos e numericamente os mais importantes *Staphylococcus* spp. residentes. Quanto maior a umidade da pele, maior a colonização estafilocócica. O *Streptococcus* não é considerado membro da flora cutânea normal apesar de poder ser encontrado na pele da região perioral ou em outros lugares, como bactérias transitórias antes do início do impetigo.

Bactérias patogênicas podem crescer e causar doenças, sobretudo quando a flora cutânea normal está alterada. A flora cutânea normal tem um papel importante na defesa contra infecções, já que dificulta a colonização da pele por bactérias patogênicas por meio de um mecanismo de competição ecológica. Outra função de defesa contra infecção desempenhada pelas bactérias da flora cutânea normal é a produção de ácidos graxos livres a partir da hidrólise de lipídios do sebo. Esses ácidos graxos são tóxicos para muitas bactérias e fungos.

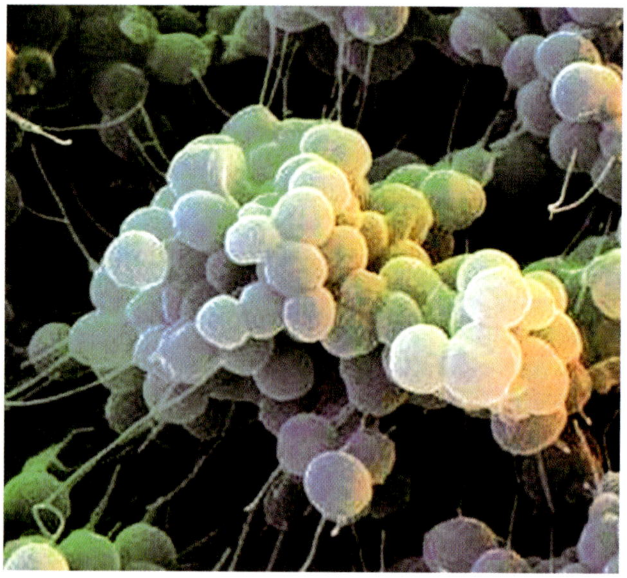

Figura 7.10 *Staphylococcus aureus*. Microscopia eletrônica, com a típica formação em "cachos de uva".

Exames laboratoriais

Os principais métodos empregados para identificação bacteriológica são coloração, cultura, imunofluorescência direta, sorologia e PCR.

Colorações

Servem como método direto para identificação etiológica quer seja no esfregaço, quer seja na cultura. As principais colorações empregadas são discutidas a seguir.

Método de Gram

Foi desenvolvido, em 1884, pelo médico dinamarquês Christian Gram e consiste em quatro etapas. Na primeira, um corante conhecido como cristal violeta cora todas as células da amostra em azul. Na etapa seguinte, uma solução contendo iodo é adicionada para formar um complexo cristal violeta-iodo e todas as células continuam com a cor azul. Durante a terceira etapa, um solvente orgânico (como acetona ou etanol) retira o corante azul das bactérias Gram− (de parede celular fina e rica em lipídios) em um grau maior do que das bactérias Gram+ (de parede celular grossa e pobre em lipídios). Ao fim da terceira etapa, as bactérias Gram− ficam sem cor e as Gram+ continuam a ter a cor azul. Finalmente, na quarta e última etapa, o corante vermelho conhecido como safranina cora as bactérias Gram− em vermelho e as Gram+ continuam azuis.

Apesar de o Gram ser um método de extrema importância em microbiologia para identificação de inúmeras bactérias, nem todas podem ser adequadamente visualizadas. Alguns exemplos são as micobactérias (por possuírem muita quantidade de lipídios na parede celular), a *Treponema pallidum* (muito fina para ser visualizada) e a *Chlamydia trachomatis* (porque, além de ser um microrganismo muito pequeno, é intracelular). Em contrapartida, um exemplo da utilidade do Gram durante o exame microscópico direto é no diagnóstico de lesões de pele causadas pelos *Streptococci*, visualizados como cocos esféricos Gram+ dispostos em cadeias ou em pares. Outro exemplo é na demonstração dos *Staphylococci* vistos durante o exame microscópico direto como cocos Gram+ esféricos dispostos em grupamentos irregulares com formato em "cachos de uva".

Método de Ziehl-Neelsen

É um método de coloração a quente usado na pesquisa direta de micobactérias, particularmente o *Mycobacterium tuberculosis*. A parede celular das micobactérias apresenta alto teor de lipídios, e, quando tratada com fucsina, se cora em vermelho e se mostra resistente ao descoramento subsequente feito com uma solução de álcool-ácido forte. Por isso, essas bactérias são chamadas "bacilos álcool-ácido-resistentes" (BAAR). Nas outras bactérias (sem a parede rica em lipídios) ocorre o descoramento da fucsina promovido pela solução de álcool-ácido. Em seguida, as mesmas são coradas em azul pelo azul de metileno (contracorante).

Método de Wade-Fite

A identificação do *Mycobacterium leprae* é mais apropriadamente realizada com esse método de coloração (ou com uma modificação deste) do que com o método de Ziehl-Neelsen. No método de Wade-Fite, o tratamento da amostra com álcool e ácido é mínimo.

Método de Giemsa

Utiliza uma mistura de azul de metileno com eosina. O Giemsa cora diferentemente as células humanas e bacterianas em rosa e em roxo, respectivamente, e pode ser utilizado para identificação da *Chlamydia trachomatis*, do *Calymmatobacterium granulomatis* (agente etiológico da donovanose) e de outros microrganismos, como o *Plasmodium* spp. e, metacromaticamente, em roxo, os grânulos dos mastócitos. Uma coloração similar, chamada "Leishman", pode ser usada na pesquisa de leishmaniose, que também é causada por protozoário.

Método de Fontana-Tribondeau

É um método de impregnação (e não de coloração) pela prata que pode ser usado na pesquisa do *T. pallidum*. Neste método, a cor característica das espiroquetas é obtida por causa da deposição nas mesmas da prata reduzida. O método possibilita, então, a visualização do agente na cor castanho-escura sobre um fundo de cor castanho-clara.

Cultura

É um método importante que viabiliza o estudo das colônias, sendo, portanto, muito útil para a identificação das bactérias. Alguns exemplos importantes de meios de cultura são apresentados a seguir.

Ágar-sangue

É um dos meios de cultura mais empregados, sendo utilizado na pesquisa do *Streptococcus* e do *Staphylococcus*. O tipo de hemólise é um parâmetro importante na identificação do *Streptococcus*. Os *Streptococci* beta-hemolíticos, por exemplo, promovem lise completa das hemácias no ágar, de maneira que é formada uma zona clara em torno das colônias, ao passo que os *Streptococci* alfa-hemolíticos produzem uma hemólise apenas parcial. O *Streptococcus* não dispõe da enzima conhecida como catalase, o que o caracteriza, portanto, como uma bactéria catalase-negativa. O *Streptococcus pyogenes* é sensível à bacitracina, sendo esse um importante critério diagnóstico.

O *Staphylococcus* é uma bactéria catalase-positiva, característica útil na diferenciação dessa bactéria quando comparada ao *Streptococcus*. A cultura para o *S. aureus* (bactéria coagulase-positiva) tipicamente gera colônias amarelo-ouro que geralmente são beta-hemolíticas, ao passo que a cultura para o *S. epidermidis* tipicamente gera colônias brancas não hemolíticas.

Culturas celulares

A *Chlamydia trachomatis* cresce em culturas celulares, como a que utiliza as células de McCoy (fibroblastos de ratos). A cultura fica positiva em 3 dias e nela podem ser observadas inclusões citoplasmáticas. O estudo das culturas também pode ser feito por meio de anticorpos monoclonais marcados com fluoresceína (ver Capítulo 44, item *Linfogranuloma venéreo*).

Meio de Thayer-Martin

Este consiste em ágar-chocolate contendo antibióticos (vancomicina, colistina, trimetoprima e nistatina) com o objetivo de suprimir a flora normal e é incubado a 37°C em uma atmosfera contendo 5% de CO_2. A presença de uma colônia oxidase-positiva formada por diplococos Gram– estabelece o diagnóstico de *Neisseria*. A determinação do diagnóstico do gonococo (*N. gonorrhoeae*) é feita quando se observa a fermentação da glicose (mas não da maltose) ou por coloração com anticorpo fluorescente. Na coloração pelo Gram, é possível identificar diplococos Gram– assim como na *N. meningitidis*.

Meio de Löwenstein-Jensen

Este contém nutrientes complexos e corantes e é usado para a pesquisa de micobactérias, sobretudo o *Mycobacterium tuberculosis*. A bactéria cresce lentamente, de maneira que é necessário esperar até 6 a 8 semanas para que a cultura de uma amostra seja considerada negativa. Esse meio não é útil para a visualização do *Mycobacterium leprae* (agente etiológico da hanseníase) porque esta bactéria não cresce meios de cultura.

Meios automatizados de cultura

São meios que possibilitam a identificação do crescimento em poucas horas para bactérias comuns e em poucos dias para micobactérias; utilizam como tecnologia métodos de radiometria, fluorescência ou densidade óptica (p. ex., Bactec®, BacT/Alert® etc.).

Imunofluorescência

É um método importante que pode ser utilizado para detecção de antígenos, anticorpos e componentes celulares. Um exemplo do uso deste método é na pesquisa direta do *T. pallidum* (ver Capítulo 6, item *Imunofluorescência na dermatologia*).

Sorologia

É um método que se baseia, fundamentalmente, na pesquisa de anticorpos no sangue. Tem utilidade no diagnóstico de inúmeras doenças, como na sífilis (ver Capítulo 43), na doença da arranhadura do gato (imunofluorescência indireta), no linfogranuloma venéreo (fixação de complemento), na febre maculosa etc. Convém salientar que muitas vezes a relevância desses exames está relacionada com a elevação dos títulos, por pareamento.

Reação em cadeia da polimerase

A PCR é um método de biologia molecular moderno e importante que se baseia, fundamentalmente, na amplificação de material genético do agente pesquisado. Pode ser usado, por exemplo, no diagnóstico da neurossífilis e na pesquisa de DNA de micobactérias (ver item *Reação em cadeia da polimerase* mais adiante neste capítulo).

Exames bacteriológicos importantes em dermatologia sanitária

Exames bacteriológicos são muito usados na pesquisa do agente etiológico em diversas doenças infecciosas do tegumento, tendo grande importância nas doenças sexualmente transmissíveis e nas micobacterioses. Exemplos importantes de bactérias de interesse em dermatologia sanitária e os respectivos métodos de pesquisa das mesmas são listados a seguir.

Mycobacterium leprae

Para se obter uma amostra da linfa para o exame de baciloscopia, deve-se comprimir a lesão ou a área de maior atividade da linfa com pinça ou entre os dedos. Em seguida, utiliza-se um bisturi realizando-se punturas, mantendo-se o local comprimido entre os dedos, de maneira a impedir o sangramento e viabilizar o brotamento da linfa. O material é, então, colocado em uma lâmina e, em seguida, é fixado pelo calor. Posteriormente, cora-se o material. Os bacilos podem estar dispostos em globias, característica própria do *M. leprae* que é diagnóstica. O exame de baciloscopia, quando positivo, confirma o diagnóstico de hanseníase; a recíproca não é verdadeira. O *M. leprae* não cresce em meios artificiais, mas pode ser inoculado no coxim plantar de camundongo.

Mycobacterium tuberculosis

Este microrganismo cresce em até 8 semanas quando cultivado no meio de Löwenstein-Jensen. Outra opção mais atual e rápida é o meio líquido Bactec®, em que o crescimento é detectado em cerca de 2 semanas. O *M. tuberculosis* pode ser identificado por testes bioquímicos após ter crescido em cultura. Testes de identificação mais rápidos, com base em biologia molecular, estão disponíveis.

Treponema pallidum

A microscopia de campo escuro é o método usado para a demonstração dos espiroquetas em lesões de sífilis primária e secundária, como o cancro e o condiloma plano, respectivamente. A imunofluorescência direta com anticorpos é um exame que também pode ser feito, na impossibilidade de realização da microscopia de campo escuro (Figura 7.11). Outra opção é o exame microscópico direto do esfregaço com impregnação pela prata. A sorologia é o método mais importante no diagnóstico e acompanhamento de tratamento no secundarismo da sífilis (ver Capítulo 43).

Chlamydia trachomatis

As inclusões citoplasmáticas típicas, quando presentes nesse microrganismo, podem ser observadas com o uso de colorações especiais (p. ex., Giemsa) ou por imunofluorescência. Esse achado estabelece o diagnóstico. A *C. trachomatis* não cresce em meio artificial e precisa ser cultivada em meio contendo células vivas. A sorologia é um método importante no diagnóstico do linfogranuloma venéreo (ver Capítulo 44).

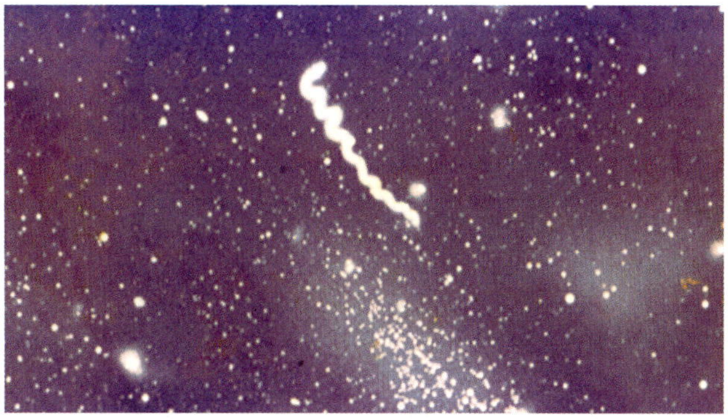

Figura 7.11 *Treponema pallidum*. Imunofluorescência direta.

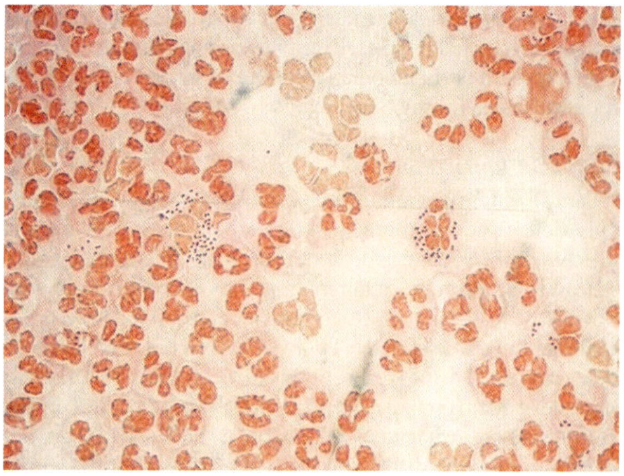

Figura 7.12 *Neisseria gonorrhoeae*. Diplococo Gram–, aos pares, no interior de neutrófilos.

Neisseria gonorrhoeae

O diagnóstico laboratorial de infecções localizadas depende da coloração pelo Gram e da cultura da secreção uretral. A identificação de diplococos Gram– no interior de polimorfonucleares em uma amostra de secreção uretral de homens é suficiente para o diagnóstico (Figura 7.12). Nas mulheres, a cultura deve ser feita já que o uso somente do exame direto com coloração pelo Gram pode ser difícil de interpretar e pode não elucidar o diagnóstico. O cultivo de *Neisseria gonorrhoeae* pode ser feito em meio de cultura contendo agentes antimicrobianos que inibam o crescimento de outras bactérias e fungos, como o meio de Thayer-Martin modificado, Martin-Lewis, New-York City ou CG-Lect, em combinação com meios sem inibidores, como ágar-chocolate. Testes de amplificação genética (NAAT, do inglês *nucleic acid amplification test*) são úteis na detecção da *N. gonorrhoeae*.

Haemophilus ducreyi

Este cocobacilo Gram– pode ser isolado de uma úlcera ou do pus aspirado de um linfonodo. O *H. ducreyi* cresce em meio de cultura ágar-chocolate e ágar-sangue em cerca de 48 h (ver Capítulo 44).

Klebsiella granulomatis

Este bacilo Gram– é o agente causal da donovanose, cujo diagnóstico pode ser feito a partir da visualização dos microrganismos no interior de macrófagos (corpúsculos de Donovan) da lesão. A coloração pelo Giemsa pode ser usada para visualização da bactéria no exame direto. Geralmente, a cultura não é utilizada no diagnóstico de donovanose (ver Capítulo 44).

Ureaplasma urealyticum

Pode crescer em meio sólido ou líquido A3 de Shepard. A observação desses microrganismos à microscopia óptica é difícil em função de seu tamanho (ver Capítulo 44).

Métodos diagnósticos em parasitologia

Exames parasitológicos para fins diagnósticos em dermatologia nem sempre são necessários, pois a clínica pode ser suficiente, como no caso das infestações por ácaros. Por outro lado, por vezes, é de fundamental importância a comprovação etiológica, e isso pode ser alcançado por meio de diferentes métodos complementares a serem solicitados em função da suspeita clínica, conforme se demonstra a seguir.

O parasita é um ser vivo que retira do hospedeiro sua nutrição, vivendo obrigatoriamente ou não nos tecidos. Os parasitas podem ser exclusivos do homem ou não. São exemplos de parasitas: protozoários, helmintos, acarinos, pulgas, percevejos, piolhos e larvas de vermes e de moscas.

Os *protozoários* são parasitas unicelulares que podem causar alteração no tegumento direta ou indiretamente. Uma maneira de agrupar os protozoários é pelo local do organismo no qual eles mais frequentemente causam doenças. Desse modo, é possível citar três grupos principais: os protozoários que causam doença principalmente no trato gastrintestinal (p. ex., *Entamoeba histolytica*), no trato urogenital (*Trichomonas vaginalis*) e no sangue e tecidos (p. ex., *Leishmania*, *Toxoplasma*, *Trypanosoma*, *Acanthamoeba* e *Plasmodium*). Destes, o único que causa, com frequência, acometimento tegumentar é a *Leishmania*. Outros protozoários também podem causar manifestações no tegumento como a ameba, que é capaz de produzir lesão ulcerada na pele; o *Toxoplasma gondii*, que pode causar exantema, eritema polimorfo e eritema nodoso; e o *Trichomonas*, que pode causar vaginite.

Os *helmintos* são parasitas multicelulares. Alguns são membros do filo dos nematelmintos e outros, do filo dos platelmintos. Os platelmintos podem ser subdivididos em duas classes: Cestoda e Trematoda. Um exemplo de doença causada por céstodos, mais precisamente por suas larvas, é a cisticercose cutânea; de dermatose causada por trematódeos é a dermatite papulourticariforme causada pelas cercárias; e são exemplos de dermatoses causadas por nematódeos o intertrigo perianal causado pelo *Enterobius vermicularis*, o prurido e os nódulos desencadeados pela *Onchocerca volvulus*, a *larva migrans* causada pelo *Ancylostoma braziliensis*, assim como a infestação pelo *Ascaris lumbricoides* que pode estar associada à urticária.

No filo dos *artrópodes* (seres vivos com patas articuladas) as classes Insecta e Aracnida são de interesse em dermatologia. Piolhos, pulgas, percevejos e moscas fazem parte da classe *Insecta*. Aranhas, carrapatos, escorpiões e ácaros são membros da classe Aracnida. São exemplos de dermatoses causadas por membros da classe Insecta ou por suas larvas a pediculose (Figuras 7.13 a 7.15) e a miíase. São exemplos de dermatoses causadas por representantes da classe Aracnida a escabiose e a demodecidose, causadas por ácaros.

Exames laboratoriais

Os principais tipos de exames que podem ser empregados no diagnóstico de dermatozoonoses são o exame microscópico direto, o exame histopatológico, a cultura, a intradermorreação, a PCR, a sorologia e a pesquisa de microrganismo no sangue (ver definição de *dermatozoonose* no Capítulo 49).

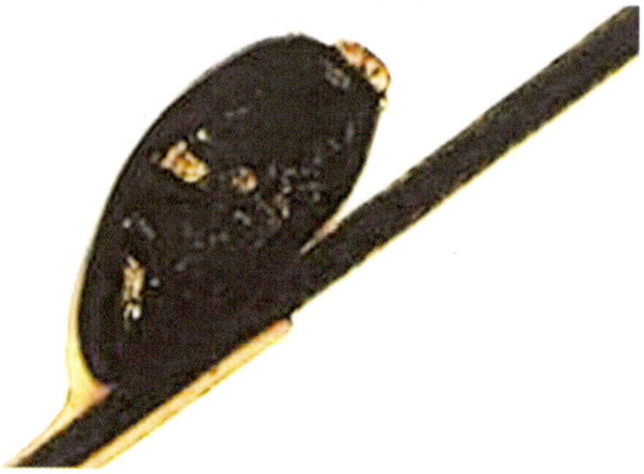

Figura 7.13 Exame microscópico do pelo. Presença de lêndea.

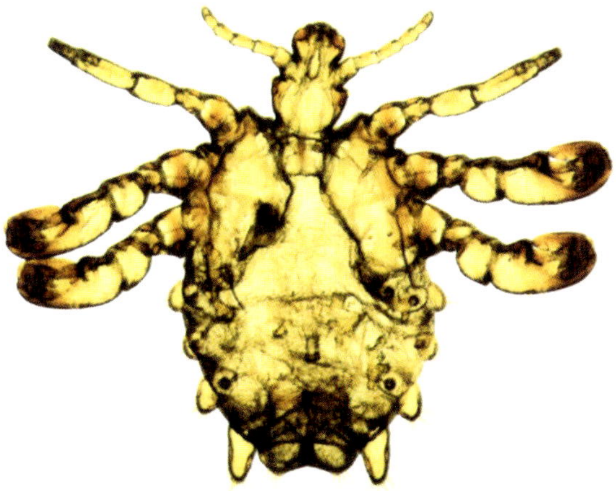

Figura 7.14 *Phthirus pubis*. Observe três pares de pernas curtas e desenvolvidas e corpo achatado.

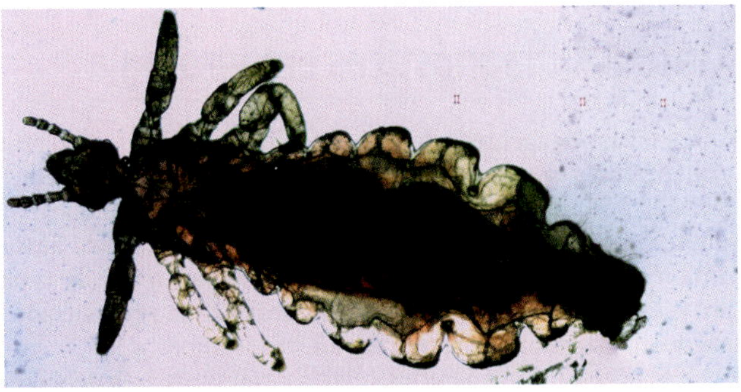

Figura 7.15 *Pediculus humanus capitis*. Corpo alongado com extremidade anterior estreita. (Cortesia do Dr. Eduardo Bornhausen-Demarch.)

Microscópico direto

É muito útil no diagnóstico por possibilitar a observação do parasita e/ou de seus ovos. Alguns exemplos são a visualização da *Leishmania* após coloração pelo Giemsa (Figura 7.16), Leishman ou Wright; a pesquisa direta do *T. cruzi* na fase aguda da doença de Chagas; a visualização do *Trichomonas* em exame direto a fresco e observação de ácaros e/ou seus ovos, sendo facilitada pela colocação de uma gota de potassa ou óleo mineral na lâmina; o material deve ser coletado a partir dos túneis, em

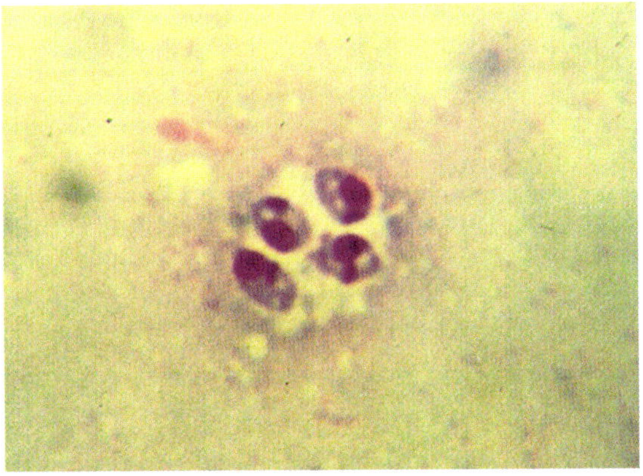

Figura 7.16 Esfregaço de lesão corado pelo Giemsa. Presença de formas amastigotas. (Cortesia do Dr. Manoel Paes de Oliveira.)

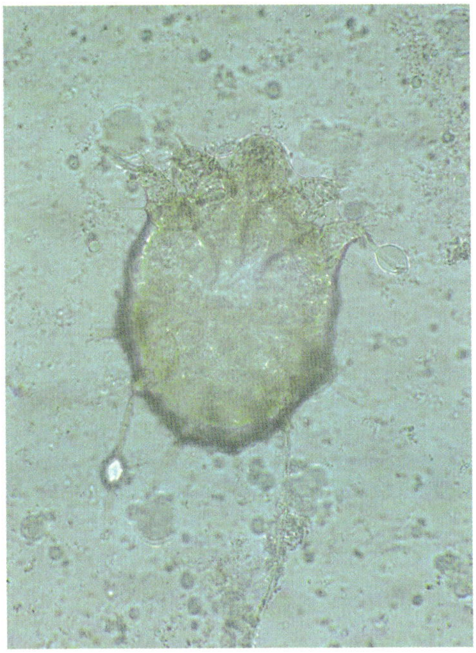

Figura 7.17 Exame direto de escama em que se observa o *Sarcoptes scabiei*. Paciente com sarna crostosa. (Cortesia da Dra. Patrícia Azevedo.)

uma proeminência denominada "eminência acarina" (Figura 7.17). A microscopia por epiluminescência pode ser utilizada também nesse tipo de pesquisa. Outro exemplo da importância diagnóstica do exame microscópico direto é na visualização de ovos do *Enterobius vermicularis*, por meio da coleta matinal pela técnica da fita gomada. Nesta técnica, os ovos podem ser obtidos da pele da região perianal. Já os exames parasitológicos de fezes são muito importantes no diagnóstico de diversas helmintíases e assim como no de certas protozooses; no entanto, seu estudo está fora do escopo deste livro.

Exame histopatológico

O achado do agente etiológico pelo exame histopatológico é, na maioria das vezes, fortuito. Geralmente, a lesão recente da leishmaniose é habitada por um número grande de *Leishmania*. Pode ter importância no diagnóstico da ameba, que pode ser visualizada após coloração pelo ácido periódico de Schiff (PAS) em tecido proveniente da borda de uma ulceração. Outro exemplo de utilidade do exame histopatológico é no diagnóstico da esquistossomose cutânea ectópica. A patologia do eritema crônico *migrans* é bastante característica e constituída por infiltrado inflamatório linfo-histiocitário superficial e profundo perivascular e intersticial. A impregnação pela prata por meio do método de Warthin-Starry muitas vezes torna possível a visualização desse agente, que é a *Borrelia burgdorferi*.

Cultura

Um exemplo é o meio Novy-MacNeal-Nicolle (NNN) para cultivo de *Leishmania*. O meio STS (sorotripticase-simplificado) pode ser utilizado para o cultivo de *Trichomonas vaginalis*. É um método pouco útil como meio diagnóstico.

Intradermorreação

Torna possível identificar se o hospedeiro já foi infectado pelo microrganismo em questão; é um teste de avaliação da imunidade celular. Esse método pode ter certo valor no diagnóstico da leishmaniose por ser bastante específico e sensível (ver Capítulo 48).

Reação em cadeia da polimerase

É um método de biologia molecular no qual é feita uma amplificação de material genético encontrado em uma amostra. Um exemplo da utilização desse método é no diagnóstico da fase aguda da doença de Chagas, que pode ter manifestações cutâneas, como o chagoma de inoculação. Pode ser útil na pesquisa da *Leishmania* nas lesões antigas de mucosa. Outro exemplo da utilidade da PCR é o diagnóstico do *Toxoplasma gondii*.

Sorologia

Baseia-se na pesquisa de anticorpos. A imunofluorescência direta e o ELISA podem ser usados no diagnóstico da doença de Lyme. O *enzyme-linked immunosorbent assay* (ELISA), a imunofluorescência indireta (IFI) e a hemaglutinação indireta podem ser usados no diagnóstico da fase crônica da doença de Chagas, ao passo que a pesquisa de IgM anti-*T. cruzi* pelo método de IFI tem utilidade no diagnóstico da fase aguda da doença de Chagas. Provas sorológicas também são úteis no diagnóstico da toxoplasmose.

Pesquisa de microrganismos no sangue

É importante no diagnóstico da filariose, em que microfilárias podem ser detectadas no sangue obtido à noite por meio da gota espessa. Outro exemplo da utilidade desse método é no diagnóstico do *Trypanosoma cruzi*.

Dermatoscopia

É um método de observação que possibilita a identificação de diferentes artrópodes, como o ácaro *Sarcoptes scabiei* e o carrapato *Amblyomma cajennense*, transmissor da febre maculosa no Brasil; as lêndeas na pediculose e, claro, a própria identificação do *Pediculus capitis* ou *Phthirus pubis* (Figuras 7.18 e 7.19); e possibilita ainda a visualização do *Tunga penetrans*, ajudando no diagnóstico da tunguíase.

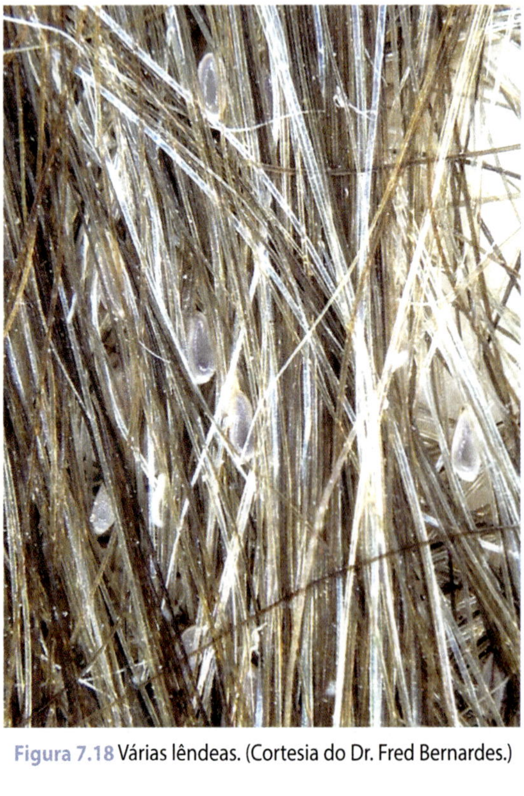

Figura 7.18 Várias lêndeas. (Cortesia do Dr. Fred Bernardes.)

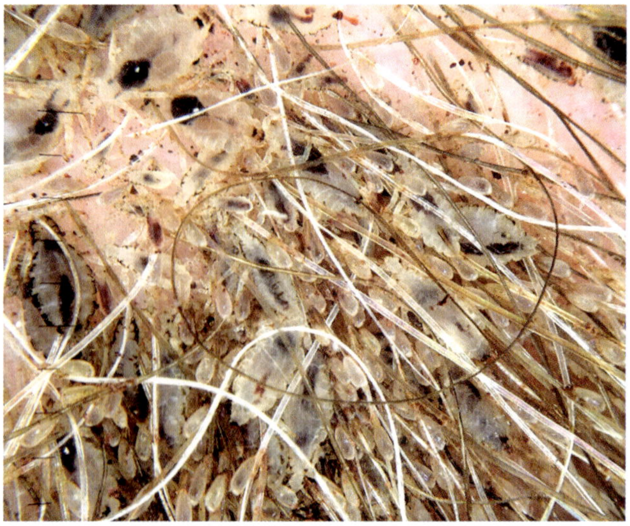

Figura 7.19 Dermatoscopia mostrando inúmeras lêndeas e piolhos. (Cortesia da Dr. Fred Bernardes.)

Métodos diagnósticos em virologia

Os vírus são agentes infecciosos muito pequenos para serem visualizados à microscopia óptica. A estrutura dos vírus é caracterizada por uma parte central interna contendo DNA ou RNA (mas não os dois) envolta por uma capa proteica. Pode haver uma membrana de lipoproteína (envelope) ao redor da capa proteica em alguns vírus; e no seu interior não são encontrados mitocôndria, citoplasma, núcleo ou ribossomos.

Eles não são considerados células e são incapazes de sintetizar suas próprias proteínas ou sua própria energia. Além disso, não conseguem se replicar independentemente, não são capazes de se replicarem por mitose ou fissão binária; essa replicação é feita no interior das células do hospedeiro.

Os vírus são classificados de acordo com critérios morfológicos e químicos. Com relação aos componentes dos vírus, os dois mais importantes para fins de classificação são o ácido nucleico (sua estrutura e peso molecular) e o capsídio viral (sua simetria e seu tamanho e se o capsídio é envelopado ou não). Algumas famílias de vírus DNA de interesse em dermatologia e exemplos de doenças relacionadas são: Poxvírus (molusco contagioso), Herpes-vírus (varicela, herpes-zóster, herpes labial e herpes genital) e Parvovírus (eritema infeccioso). Algumas famílias de vírus RNA também têm importância em dermatologia. Como exemplos dessas famílias, e de doenças relacionadas com elas, podem-se citar: Flavivírus (dengue e febre amarela), Togavírus (rubéola), Retrovírus (AIDS e linfoma/leucemia de células T) e Paramyxovírus (sarampo).

Exames laboratoriais

Os principais métodos para o diagnóstico de doenças virais são: exame microscópico, cultura, sorologia, pesquisa de ácido nucleico viral no sangue ou em células e pesquisa de antígenos virais no sangue ou em fluidos corporais.

Exame microscópico

O diagnóstico de doenças causadas por vírus por intermédio desse método pode ser feito pela microscopia convencional, pela microscopia com luz ultravioleta (UV) e pela microscopia eletrônica; sendo esta última usada, sobretudo, para fins de pesquisa.

Como já mencionado, os vírus são muito pequenos para serem visualizados individualmente à microscopia óptica; no entanto, seu efeito citopático é, muitas vezes, diagnóstico e pode ser constatado pela citologia (ver Capítulo 8) ou pela patologia. Como exemplos desse efeito, há os corpúsculos de inclusão que podem ser nucleares ou citoplasmáticos (citomegalovírus e poxvírus), as células gigantes multinucleadas (herpes simples e varicela-zóster), os coilócitos e a degeneração balonizante (papilomavírus humano).

Vírus corados com anticorpos fluorescentes no interior de células infectadas (imunofluorescência direta) podem ser visualizados na microscopia óptica com luz UV.

Já a microscopia eletrônica viabiliza a observação da morfologia e do tamanho das partículas virais, que podem ser, portanto, estudadas em detalhe, possibilitando, muitas vezes, o diagnóstico.

Cultura

A identificação dos vírus pode ser feita por meios de cultura contendo células vivas, já que a replicação dos vírus necessita delas para sua replicação. Um determinado efeito citopático é frequentemente produzido nessas culturas, o que possibilita uma identificação etiológica. Outras formas de identificação dos vírus nas culturas são a hemadsorção (pela anexação de hemácias à superfície das células infectadas pelo vírus), a interferência (por um segundo vírus na formação do efeito citopático) e a mensuração do pH (pela diminuição da produção de ácido realizada pelas células infectadas que estão morrendo).

Vários tipos de testes que utilizam anticorpos conhecidos podem ser empregados para se fazer a detecção definitiva do vírus em cultura celular. Os principais exemplos são fixação de complemento, inibição da hemaglutinação e neutralização do efeito citopático.

Sorologia

Infecções podem ser diagnosticadas por meio de um aumento no título de anticorpo. Durante a fase aguda de uma infecção viral, é obtida uma amostra de sangue para sorologia, e uma segunda amostra é obtida durante a fase de convalescença (10 a 14 dias após). Se houver um aumento de pelo menos quatro vezes do título de anticorpo sérico na segunda amostra, considera-se que o paciente está infectado. Outra maneira de se pesquisar infecção recente é pela pesquisa de IgM em uma única amostra de sangue.

Técnicas moleculares para a pesquisa de material genético viral

Métodos como a PCR e a hibridização podem ser usados para a detecção de ácidos nucleicos virais (ver Capítulo 8).

Técnicas imunológicas para a pesquisa de antígenos virais

Alguns testes podem ser usados para a pesquisa de antígenos virais, como os testes usando anticorpos fluorescentes ou anticorpos monoclonais (ver Capítulo 6, item *Imunofluorescência na dermatologia*).

Exames virológicos

As lesões cutâneas causadas por vírus podem ser exclusivas do tegumento ou podem representar manifestação cutânea de uma infecção sistêmica. Os principais vírus de interesse em dermatologia e os métodos virológicos para diagnosticá-los serão discutidos a seguir.

Papilomavírus humano

O diagnóstico das verrugas é, essencialmente, feito em bases clínicas. No entanto, a confirmação laboratorial pode ser necessária em lesões atípicas, subclínicas e displásicas. Imunocitoquímica e imuno-histoquímica usando anticorpos podem ser utilizadas. Outros métodos disponíveis são PCR, exame microscópico de amostra de tecido (histopatologia), microscopia eletrônica e hibridização em amostras de tecido ou *in situ*.

Herpes simples vírus tipos 1 e 2

O método virológico mais importante é o isolamento do vírus em cultura celular. Um efeito citopático típico pode ser visualizado entre 24 e 72 h e o vírus pode ser identificado pelo uso do método ELISA para detecção de glicoproteínas virais específicas, corando-se as células infectadas com anticorpo fluorescente, ou por imunoperoxidase. Já o teste de Tzanck serve para um diagnóstico rápido. O diagnóstico de infecção pelo herpes-vírus é sugerido pela observação de células gigantes multinucleadas (Figura 7.20) (ver Capítulo 8, *Outros Exames Complementares de Valor na Dermatologia*, item *Exame citológico: teste de Tzanck*).

Como muitos adultos já têm anticorpos circulantes e recorrências raramente causam uma elevação significativa no título de anticorpo, testes sorológicos não são úteis no diagnóstico de infecções recorrentes de herpes. No entanto, no diagnóstico de infecções primárias, testes sorológicos, como o teste de neutralização, podem ser utilizados. A microscopia eletrônica torna possível demonstrar o que é conhecido como a imagem negativa do vírus.

Vírus varicela-zóster ou herpes-vírus humano tipo 3

Apesar de exames laboratoriais estarem disponíveis, o diagnóstico é feito clinicamente. Células gigantes multinucleadas podem ser visualizadas no teste de Tzanck, possibilitando um diagnóstico presuntivo. A cultura celular com identificação do vírus pode ser usada para diagnóstico definitivo. A varicela pode ser diagnosticada por sorologia (por meio do aumento do título de anticorpos); essa, porém, tem pouco valor no diagnóstico do herpes-zóster.

Epstein-Barr vírus ou herpes-vírus humano tipo 4

O Epstein-Barr vírus (EBV) pode causar a síndrome da mononucleose infecciosa e produzir um exantema na fase aguda dessa doença. A pesquisa dos anticorpos heterófilos (monoteste e reação de Paul-Bunnell-Davidsohn) pode ser utilizada no diagnóstico.

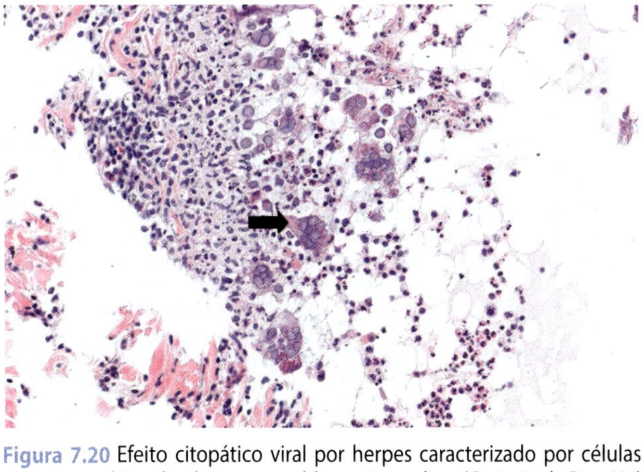

Figura 7.20 Efeito citopático viral por herpes caracterizado por células gigantes multinucleadas com amoldamento nuclear. (Cortesia da Dra. Airá Novello Vilar.)

Podem ser pesquisados também anticorpos contra o antígeno do capsídio viral do EBV (ver outras doenças causadas pelo EBV no Capítulo 45).

Citomegalovírus ou herpes-vírus humano tipo 5

A diagnose laboratorial é feita pela histopatologia, na qual podem ser encontradas inclusões virais.

Herpes-vírus tipo 6

Este vírus é o agente etiológico do exantema súbito (*roseola infantum*). A pesquisa de anticorpos HHV-IgG pela sorologia e a pesquisa de vírus em tecido por meio de técnicas de imuno-histoquímica podem ser utilizadas no diagnóstico.

Herpes-vírus tipo 8

Este vírus está relacionado com o sarcoma de Kaposi. Apesar de o DNA do vírus poder ser detectado nas células do sarcoma, o diagnóstico dessa doença é feito pelo estudo histopatológico.

Vírus do molluscum contagiosum

O diagnóstico do molusco contagioso é feito em bases clínicas. A histopatologia é muito característica por apresentar no interior das células epiteliais infectadas a formação de corpúsculos de inclusão citoplasmáticos que são glóbulos de proteína viral (corpúsculos de Henderson-Patterson) (Figura 7.21). O método de Tzanck é útil (ver Capítulo 8, item *Exame citológico: teste de Tzanck*).

Vírus da varíola

A citodiagnose e a identificação do vírus eram os métodos usados no diagnóstico da varíola na época em que a doença ainda não havia sido extinta.

Parvovírus B19

Este vírus é o agente causador do eritema infeccioso. A pesquisa de anticorpos da classe IgM pode ser feita para o diagnóstico da doença quando o exantema aparece. A detecção do anticorpo IgG pode ser feita por até 2 a 3 meses após a fase aguda.

Vírus da hepatite B

Pode causar a acrodermatite papulosa infantil (síndrome de Gianotti-Crosti); no entanto, outros vírus também podem desencadear essa síndrome. O quadro clínico é bastante característico. A pesquisa do HbsAg pode ajudar no diagnóstico. Pode-se fazer o estudo histopatológico das lesões.

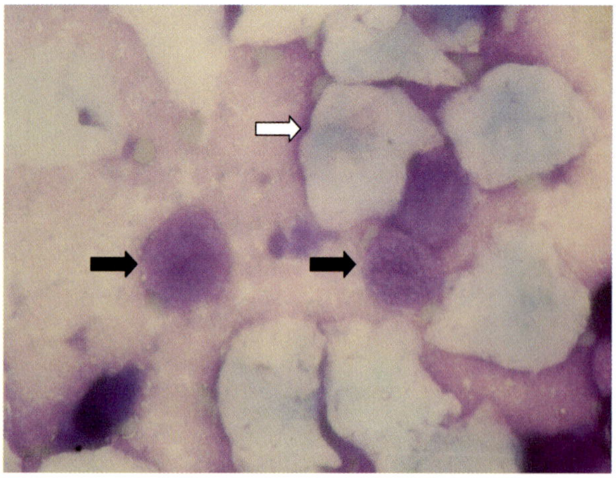

Figura 7.21 Inclusões citoplasmáticas de molusco contagioso (corpúsculos de Henderson-Patterson), coloração por pan-óptico. *Seta branca* = queratinócito com citoplasma claro; *setas pretas* = corpúsculos de Henderson-Patterson. (Cortesia da Dra. Airá Novello Vilar.)

Vírus do sarampo

Apesar de este vírus poder ser isolado em cultura celular, o diagnóstico do sarampo geralmente é feito clinicamente. Casos difíceis podem ser diagnosticados por pareamento sorológico com elevação no título de anticorpo de, pelo menos, quatro vezes. Outra maneira de se fazer o diagnóstico sorológico é pela pesquisa de IgM em uma amostra de soro obtido durante a fase aguda ou durante a fase de convalescença.

Vírus da rubéola

O diagnóstico pode ser feito pelo pareamento sorológico por meio do teste de inibição da hemaglutinação ou do teste de ELISA. O diagnóstico sorológico pode ser feito, ainda, por meio da pesquisa do anticorpo IgM em uma amostra sorológica obtida na fase aguda da infecção. Este vírus produz pouco efeito citopático na cultura celular, mas pode ser identificado por seu mecanismo de interferência no efeito citopático do *vírus ECHO*.

Vírus Coxsackie tipo A

É o agente etiológico da doença mão-pé-boca. O pareamento sorológico com a demonstração do aumento do título de anticorpos neutralizantes é útil no diagnóstico. Outra maneira de se fazer o diagnóstico é pelo isolamento do vírus em cultura.

Vírus da febre amarela

O isolamento do vírus ou o pareamento sorológico podem ser usados para o diagnóstico dessa doença.

Vírus da dengue

Apesar de não ser necessário fazer a confirmação etiológica para o início das medidas terapêuticas na dengue, essa é muito importante para o estudo epidemiológico da doença. Para fins de amostragem populacional em epidemias, deve-se proceder ao isolamento do vírus, geralmente realizado em células de *Aedes albopictus*. Anticorpos monoclonais podem ser usados para identificar os antígenos virais (portanto o sorotipo) após o isolamento do vírus. Na prática clínica, testes sorológicos (tanto o pareamento sorológico quanto a detecção do anticorpo IgM) podem ser usados no diagnóstico da dengue. Pelo fato de existir reação cruzada entre os anticorpos que surgem após a infecção por um flavivírus, deve-se ressaltar que o isolamento do vírus em cultura é o único método seguro para se fazer o diagnóstico de um sorotipo ou espécie do vírus da dengue. Outro inconveniente da sorologia é que a IgM só passa a ser positiva após o 6º dia de doença, e a IgG, após o 15º dia. Assim, para o diagnóstico na fase aguda pode-se lançar mão da pesquisa sanguínea do genoma viral durante o período de viremia, a reação em cadeia de polimerase utilizando transcriptase reversa (RT-PCR), ou do teste rápido, recentemente aprovado para uso no Brasil. Este se baseia na pesquisa do antígeno proteico não estrutural (NS1), que se encontra elevado do 1º ao 7º dia de doença, pelo método ELISA. Como vantagens, apresenta custo relativamente baixo (inferior ao da RT-PCR e cultura viral), fácil execução, resultado imediato e alta sensibilidade e especificidade.

HIV

No curso da infecção pelo HIV, a pele é um dos órgãos mais acometidos. O diagnóstico da infecção por este vírus é confirmado por sorologia (ver Capítulo 66, item *Imunodeficiências secundárias*).

O teste ELISA é usado para pesquisa de anticorpos plasmáticos, podendo dar resultado falso-positivo. Por isso, a confirmação do diagnóstico é feita por outro teste, o *Western blot*, em que uma amostra plasmática do paciente reage contra determinadas proteínas virais presentes em um papel de nitrocelulose. Em seguida, para a pesquisa de anticorpos contra HIV, é realizada a adição de anticorpos marcados enzimaticamente contra IgG humana. Em caso de resultado positivo, ocorre uma reação. Outro teste, a PCR, pode demonstrar a infecção pelo HIV mesmo em pacientes que não apresentam anticorpos detectáveis contra o vírus. O teste rápido HIV 1/2 Bio-Manguinhos é um teste de triagem que se baseia na tecnologia de imunocromatografia e utiliza plataforma de fluxo lateral.

HTLV-1

Este vírus é associado a linfoma/leucemia de células T e à paraparesia espástica tropical. O diagnóstico da infecção é confirmado pela sorologia (ver Capítulo 66, item *Dermatite infecciosa*).

Bibliografia

Métodos diagnósticos em micologia

Baran R, Hay R, Haneke E, Tosti A. Imunodeficiências e Imunizações na Prática Dermatológica. London: Martin Dunitz Publishers, 1999.

Carvalho MHGF, Barbedo LS, Santos MV. Diagnóstico laboratorial das micoses. In: Schechtman RC, Azulay DR, editores. *Micologia médica*. 1. ed. Rio de Janeiro: Guanabara Koogan, 2022. p. 17-29.

Dekker SK, Hogewoning AA, de Haan M, Staats CGC (eds). *Atlas of Dermatomycoses*. 1. ed. Utrecht: Academical Pharmaceutical Productions BV, 1998.

Evans EGV, Gentles JC (eds). *Essentials of medical mycology*. Edinburgh: Churchill Livingstone, 1985.

Evans EGV, Richardson MD (eds). *Medical Mycology: a practical approach*. 1. ed. Oxford: IRL Press, 1989.

Kern ME, Blevins K. *Medical Mycology. A self-instructional text*. 2. ed. Philadelphia: F.A. Davis Company, 1997.

Kwon-Chung KJ, Bennett JE (eds). *Medical Mycology*. London: Lea & Febiger, 1992.

Lacaz CS, Porto E, Martins JEC *et al.* (eds). *Tratado de micologia médica Lacaz*. 9. ed. São Paulo: Sarvier, 2002.

McGinnis MR (ed). *Laboratory handbook of medical mycology*. New York: Academic Press, 1980.

Midgley G, Clayton YM, Hay RJ. *Diagnosis in color. Medical Mycology*. London, 1997.

Roberts DT, Evans EGV, Allen BR. *Fungal Nail Infection*. 2. ed. London: Gower Medical Publishing, 1991.

Schechtman RC, Midgley G, Bingham JS, Hay RJ. Adherence of Malassezia isolates to human keratinocytes in vitro: a study with HIV positive patients presenting with seborrhoeic dermatitis. *Br J Dermatol.* 1995 Oct;133(4):537-41.

Schechtman RC, Midgley G, Hay RJ. HIV disease and Malassezia yeasts: a quantitative study of patients presenting seborrhoeic dermatitis. *Br J Dermatol.* 1995 Nov;133(5):694-8.

Métodos diagnósticos em bacteriologia

Gemmell CG. Coagulase-negative staphylococci. *J Med Microbiol.* 1986;22:285-95.

Kellum RE, Strangfeld K, Ray LF. Acne vulgaris. Studies in pathogenesis: triglyceride hydrolysis by Corynebacterium acnes *in vitro*. *Arch Dermatol.* 1970 Jan;101(1):41-7.

Kloos WE, Schleifer KH. Simplified scheme for routine identification of human *Staphylococcus* species. *J Clin Microbiol.* 1975 Jan;1(1):82-8.

Maddox JS, Ware JC, Dillon HC. The natural history of streptococcal skin infection: prevention with topical antibiotics. *J Am Acad Dermatol.* 1985 Aug;13(2 Pt 1):207-12.

Noble WC. Dispersal of skin microorganisms. *Br J Dermatol.* 1975 Oct;93(4):477-85.

Noble WC, Davies RR. Studies on the dispersal of staphylococci. *J Clin Pathol.* 1965 Jan;18:16-9.

Skerlev M, Čulav-Košćak I. Gonorrhea: New challenges. *Clin Dermatol.* 2014 Mar-Apr;32(2): 275-81.

Métodos diagnósticos em parasitologia

Argenziano G, Fabbrocini G, Delfino M. Epiluminescence microscopy: a new approach to in vivo detection of Sarcoptes scabiei. *Arch Dermatol.* Jun;133(6):751-3.

Bakos RM, Reineh C, Escobar GF, Leite LL. Dermoscopy of skin infestations and infections (entodermoscopy) – Part I: dermatozoonoses and bacterial infections. *An Bras Dermatol.* 2021;96:735-45.

Fouts AC, Kraus SJ. Trichomonas vaginalis. Reevaluation of its clinical presentation and laboratory diagnosis. *J Infect Dis.* 1980 Feb;141(2):137-143.

Leewenber DM, Morrison DA. Cutaneous ectopic schistosomiasis. *BMJ.* 1976;2:619-20.

Scott JA, Davidson RN, Moody AH *et al.* Diagnosing multiple parasitic infections: trypanosomiasis, loiasis and schistosomiasis in a single case. *Scand J Infect Dis.* 1991;23(6):777-80.

Veja-Lópes F. Diagnosis of cutaneous leishmaniasis. *Curr Opin Infect Dis.* 2003;16:97-101.

Métodos diagnósticos em virologia

Chang Y, Cesarman E, Pessin MS *et al.* Identification of herpesvirus-like DNA sequences in AIDS-associated Kaposi's sarcoma. *Science.* 1994 Dec 16;266(5192):1865-9.

Croissant O, Breitburd F, Orth G. Specificity of cytopathic effect of cutaneous human papillomaviruses. *Clin Dermatol.* 1985 Oct-Dec;3(4):43-55.

Hitchcock G, Randell PL, Wishart MM. Herpes simplex lesions of the skin diagnosed by the immunofluorescence technique. *Med J Aust.* 1974 Aug 24;2(8):280-4.

Irving WL, Cunningham AL. Serological diagnosis of infection with human herpesvirus type 6. *BMJ.* 1990 Jan 20;300(6718):156-9.

Muller DA, Young PR. The flavivirus NS1 protein: Molecular and structural biology, immunology, role in pathogenesis and application as a diagnostic biomarker. *Antiviral Res.* 2013 May;98(2):192-208.

Thompson CH. Identification and typing of molluscum contagiosum virus in clinical specimens by polymerase chain reaction. *J Med Virol.* 1997 Nov;53(3):205-11.

8

Outros Exames Complementares de Valor na Dermatologia

Thomás de Aquino Paulo Filho ◆ Pedro Freitas Ribeiro ◆ Ciro Martins Gomes

Exame citológico: teste de Tzanck

Thomás de Aquino Paulo Filho

Por ser um método de diagnóstico eficaz, simples e de baixo custo, a técnica citológica alcança na atualidade um lugar de destaque dentre os meios de diagnósticos complementares úteis na prática médica. A descoberta da técnica ocorreu em 1870 com a análise dos elementos celulares na Hematologia feita por Paul Ehrlich. Posteriormente, em 1928, Papanicolaou aplicou o método ao utilizar na visualização das células esfoliativas para o diagnóstico do câncer do colo uterino. Foi Arnault Tzanck, em 1947, na França, que inegavelmente iniciou a aplicação desse exame complementar na Dermatologia com a descrição das células acantolíticas no diagnóstico dos pênfigos. No nosso meio, a citologia cutânea teve o seu desenvolvimento pioneiro em 1963 com a tese "Dermograma na Lepra" por Estevam de Almeida Neto no Hospital das Clínicas da USP.

Aplicação do citodiagnóstico

A utilização da citologia cutânea oferece numerosas vantagens para o dermatologista, por ser capaz de identificar não só doenças com lesões inflamatórias bolhosas ou sólidas, como também ser aplicada nos casos de tumores cutâneos benignos e malignos. Ressalta-se, inclusive, que em alguns casos pode superar o exame histopatológico pela melhor visualização das células do que no tecido e pelo carácter prático na coleta do material (esfregaço) a ser examinado. É muito útil na aplicação nos pacientes pediátricos, idosos e nas lesões localizadas na cavidade oral ou na genitália. Essa técnica também pode ser utilizada para análise molecular, imunofluorescência direta, citoquímica e imunocitoquímica.

Técnica de coleta e coloração

Podem ser utilizados os métodos esfoliativos, por punção com agulha fina, *imprint* ou de forma abrasiva, fazendo-se um esfregaço epidérmico e dérmico da lesão a ser examinada. O método abrasivo é preferido pois oferece uma maior riqueza de elementos celulares a serem analisados. Coleta-se o material das lesões da pele e/ou mucosas com um leve raspado utilizando-se a lâmina do bisturi nº 15, fazendo-se um esfregaço sobre uma lâmina de vidro com fixação a seco ao ar ambiente ou usando-se como fixador o álcool a 70%, álcool absoluto ou uma solução álcool-éter. A coloração pode ser feita rapidamente com os corantes Pan-óptico, Leishman, Wright ou Giemsa (corantes monocromáticos) ou de forma mais demorada e mais elucidativa com a bateria de corantes como o Papanicolaou ou hematoxifilina/eosina (corantes policromáticos).

O citodiagnóstico pode ser classificado em dois tipos: tipo 1, de forma extremamente imediata, ou tipo 2, mais tardio ou científico, que possibilita melhor visualização do aspecto do núcleo e do citoplasma das células. Esse último requer uma bateria laboratorial mais completa e, por isso, o material a ser examinado deve ser encaminhado a um laboratório de citopatologia.

Indicações do teste de Tzanck

Há muitos anos, o citodiagnóstico vem sendo utilizado pelos dermatologistas na diagnose das lesões vesicobolhosas virais, como no herpes simples, no herpes-zóster e na varicela, na identificação das chamadas "células gigante-virais multinucleadas". Atualmente, porém, pode ser aplicado no diagnóstico de numerosas outras dermatoses, a saber:

- **doenças virais:** herpes simples, herpes simples (ver Figura 7.20, no Capítulo 7), herpes-zóster, varicela, molusco contagioso, condiloma acuminado e citomegalovirose
- **doenças bolhosas:** pênfigo vulgar, pênfigo foliáceo (Figura 8.1), dermatite herpetiforme, penfigoide bolhoso, mastocitose bolhosa, incontinência pigmentar, eczemas de contato, eczema numular (para diagnóstico diferencial com bolhas virais) e impetigo bolhoso

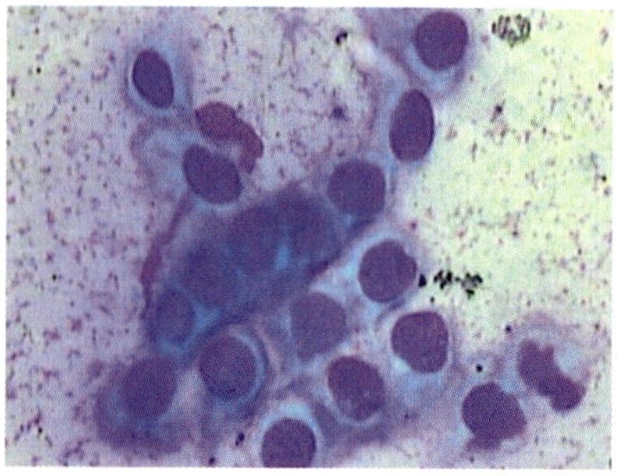

Figura 8.1 Células acantolíticas com citoplasma amplo: pênfigo foliáceo – 400× – Pan-óptico.

- **tumores cutâneos:** carcinoma basocelular (Figura 8.2), carcinoma espinocelular, melanoma (Figura 8.3), linfomas cutâneos primários, sarcoma de Kaposi, ceratoacantoma, angiossarcoma e outros tumores de anexo ou de partes moles
- **outras indicações:** doença de Darier, doença de Hailey-Hailey, doença de Grover, hanseníase virchowiana, paracoccidioidomicose, donovanose, eritema multiforme, síndrome da pele escaldada estafilocócica, síndrome de Stevens-Johnson/Lyell.

Observação: quando o exame citológico não oferece um diagnóstico de certeza, ele se presta também a fazer o diagnóstico diferencial. Por exemplo: em caso de penfigoide bolhoso, embora seja um resultado inespecífico, não são observadas células acantolíticas como no grupo dos pênfigos.

A citologia cutânea, embora ainda muito pouco conhecida e aplicada rotineiramente na prática ambulatorial da Dermatologia, pode ser bastante útil em várias situações como no diagnóstico diferencial entre uma dermatite de contato aguda com o herpes simples ou em um caso de impetigo bolhoso, sem haver necessidade de uma biopsia cutânea. Pode-se fazer um diagnóstico definitivo em um pré-operatório imediato entre o carcinoma basocelular pigmentado e um melanoma nodular.

Aplicação da citopatologia cutânea na cirurgia dermatológica oncológica convencional e na cirurgia micrográfica de Mohs

Recentemente os autores deste capítulo têm utilizado essa técnica de exame complementar no transoperatório de cirurgia dermatológica convencional, com a análise da margem profunda e das margens laterais, fazendo esfregaços do leito da ferida cirúrgica. Isso permite uma maior segurança ao cirurgião dermatológico antes da confecção de um retalho ou de um enxerto para o fechamento. De forma semelhante, temos acompanhado a técnica da cirurgia de Mohs (Figuras 8.4 e 8.5) e realizado um estudo comparativo entre os achados do tecido corado pelo azul de toluidina e o esfregaço cutâneo corado imediatamente pelo Pan-óptico, com a posterior comparação como laudo histopatológico tardio pela parafina. Os resultados comparativos têm sido idênticos, inovadores e de grande utilidade prospectiva.

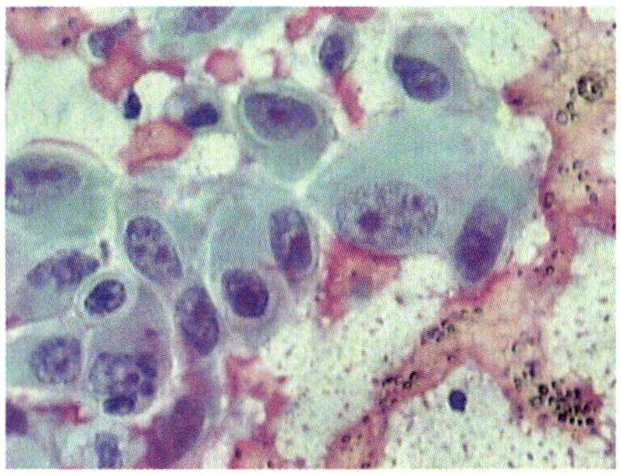

Figura 8.2 Células basaloides atípicas com arranjo em paliçada: carcinoma basocelular – 400× – Pan-óptico.

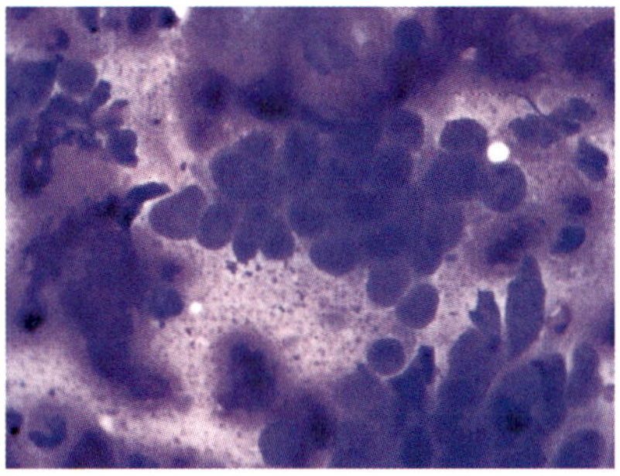

Figura 8.3 Melanócitos atípicos e pleomórficos com macronucléolos eosinofílicos: melanoma nodular – 400× – Papanicolaou.

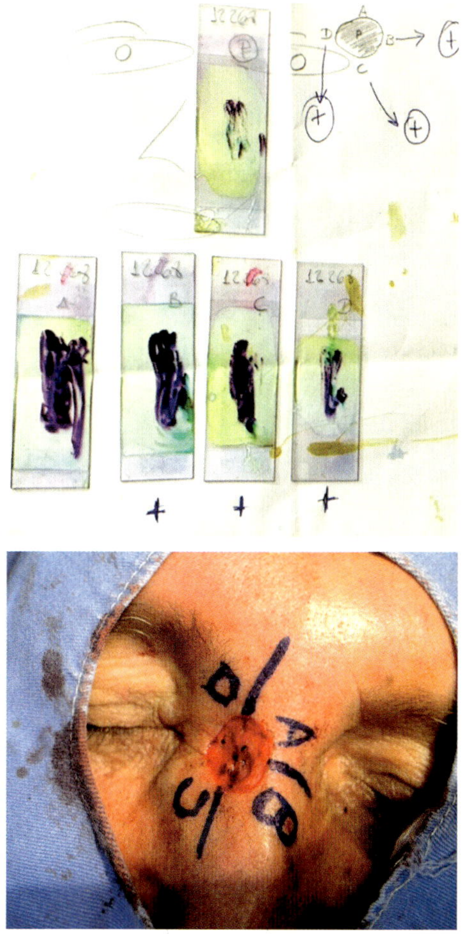

Figura 8.4 Confecção de cinco lâminas de esfregaço da ferida cirúrgica das margens profundas e laterais divididas por quadrantes durante a cirurgia de Mohs. Resultado positivo em três margens – coloração pelo Pan-óptico.

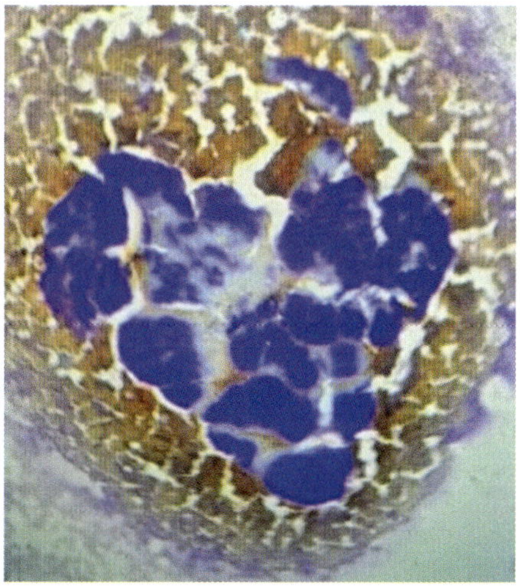

Figura 8.5 Positividade para células basaloides atípicas em esfregaço da margem profunda no transoperatório da cirurgia micrográfica de Mohs – 400× – Pan-óptico.

Biologia molecular

Pedro F. Ribeiro ◆ Ciro Martins Gomes

A biologia molecular possibilita a realização de uma análise precisa das macromoléculas biológicas (DNA e RNA). Sua aplicação em medicina tem ultrapassado o âmbito dos laboratórios de investigação, fazendo parte do cotidiano da prática clínica. Neste capítulo será dada especial atenção à reação em cadeia da polimerase (PCR, do inglês *polymerase chain reaction*), técnica básica e primordial em laboratórios de biologia molecular. A PCR consiste na produção de cópias de um fragmento genético específico em um curto espaço de tempo. A técnica simula a replicação fisiológica do DNA por meio da variação de temperatura capaz de separar e unir as fitas complementares. Com esse sistema de amplificação do material genético e a repetição destes ciclos, estruturas ou parasitas até então indetectáveis pelos métodos diagnósticos convencionais podem ser identificados. Algumas das variações e associações das técnicas mais utilizadas são apresentadas a seguir.

Técnicas de amplificação

Reação em cadeia da polimerase

Reação de amplificação em cadeia pela enzima DNA-polimerase. A técnica foi descrita inicialmente por dois bioquímicos, o norueguês Kjell Kleppe e o indiano Har Gobind Khorana, e aperfeiçoada na década seguinte pelo norte-americano Kary Mullis, o que lhe rendeu o prêmio Nobel de Química em 1993. A reação se dá em três etapas básicas repetidas inúmeras vezes, em ciclos:

- a amostra coletada contém material genético. Após sua extração, o DNA será o molde para a reação em cadeia. De 30 s a 1 min sob uma temperatura de 92 a 96°C, a dupla fita de DNA separa-se, processo conhecido como desnaturação térmica
- na segunda etapa, as fitas moldes separadas anteriormente ligam-se a oligonucleotídios sintéticos adicionados (*primers* ou iniciadores) a uma temperatura que varia de 58 a 65°C. A ligação da fita molde com os *primers* obedece à complementaridade das bases adenosina-timina (A/T) e citosina-guanina (C/G)
- após a ligação dos *primers* com seus seguimentos complementares, por meio de uma reação mediada por uma enzima polimerase, os nucleotídios restantes sofrem novas ligações, completando as fitas simples previamente desnaturadas, tornando-as duplas (extensão).

A cada ciclo, além do DNA inicial, as novas moléculas produzidas também são reconhecidas como molde, de modo que a massa total de DNA contida no sistema cresça exponencialmente, o que explica a alta sensibilidade do método (Figura 8.6).

Reação em cadeia da polimerase e polimorfismo de tamanho de fragmento de restrição

Este método (conhecido em inglês como *PCR-restriction fragment length* – PCR-RFLP) é utilizado para confirmar fragmentos amplificados pela PCR. Adicionam-se, ao amplificado pela PCR, enzimas digestivas que cortarão o DNA em determinados locais. Desse modo, compara-se o DNA encontrado com outros perfis moleculares já conhecidos.

Reação em cadeia da polimerase via transcriptase reversa

Método (conhecido em inglês como *reverse transcriptase chain reaction* – RT-PCR) que consiste na reação de transcriptase reversa acoplada à PCR. Nessa técnica, será extraído o RNA dos tecidos ou células. O RNA é difícil de ser manipulado experimentalmente. Por isso, utiliza-se a transcriptase reversa para converter o RNA em DNA complementar que, por sua vez, é submetido à PCR previamente descrita. Trata-se de um exame de alta sensibilidade e torna possível a identificação de

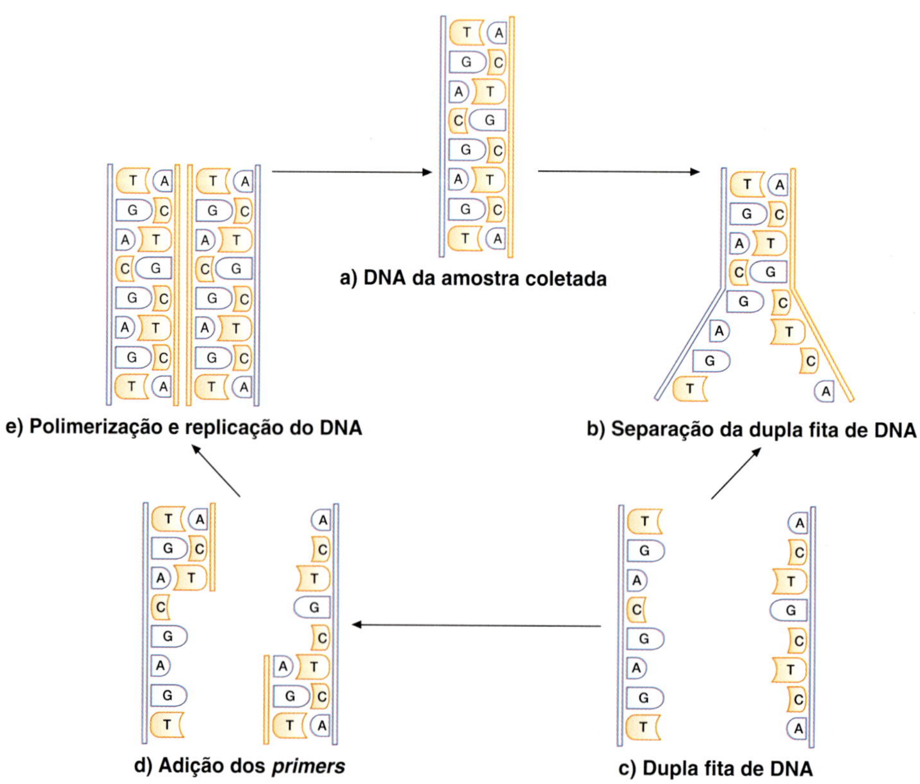

Figura 8.6 Reação em cadeia da polimerase: amplificação do DNA.

RNA-mensageiro. Trata-se da técnica de escolha para detecção de vírus de RNA, amplamente utilizada na pandemia de covid-19 em amostra de *swab* nasal.

Nested-PCR (PCR interna)

O método é realizado em duas reações de PCR consecutivas. Os produtos amplificados no primeiro turno do ensaio são abrangentes, compreendendo até mesmo sequências localizadas fora da área desejada. A sequência é submetida a uma segunda amplificação com *primers* específicos para uma fração interna do DNA-alvo. Esse método possibilita um aumento de sensibilidade e especificidade (Figura 8.7).

Reação em cadeia da polimerase em tempo real (real-time PCR)

Trata-se de uma técnica idêntica à mencionada, porém o progresso da PCR é monitorado em tempo real. Adiciona-se à reação uma sonda fluorescente complementar ao gene estudado. A sonda liga-se ao DNA replicado e a fluorescência aumenta com o número de cópias. Isso possibilita a análise quantitativa do DNA.

Técnicas de identificação

O DNA amplificado por meio da PCR deve ser identificado para interpretação dos resultados obtidos. O material genético resultante pode ser detectado simplesmente por eletroforese em gel de agarose, seguido de coloração com brometo de etídio e visualização em transiluminador com luz ultravioleta. Alternativamente, os produtos amplificados podem ser submetidos à eletroforese em gel de poliacrilamida e revelados por coloração com prata.

Objetivando o aumento de especificidade do método, um fragmento de ácido nucleico previamente amplificado pode ser identificado mediante hibridização (Figura 8.8) com uma sonda molecular específica marcada radioativamente ou com biotina. Esta sucede a migração eletroforética da amostra estudada, seguida de transferência para uma membrana de nitrocelulose.

Sequenciamento genético

O sequenciamento genético utiliza fragmentos de ácido nucleico amplificados após técnicas de PCR já descritas. Com reagentes e aparelhos específicos a sequência amplificada será codificada. Com toda a sequência de bases nitrogenadas que representam o código genético em mãos, o especialista pode detectar espécies de patógenos ou mutações. Trata-se do método de escolha, definido pela Organização Mundial da Saúde (OMS), para detecção de cepas resistentes de *Mycobacterium leprae*. Trata-se também de um método útil para a detecção de variantes e mutações do SARS-CoV-2.

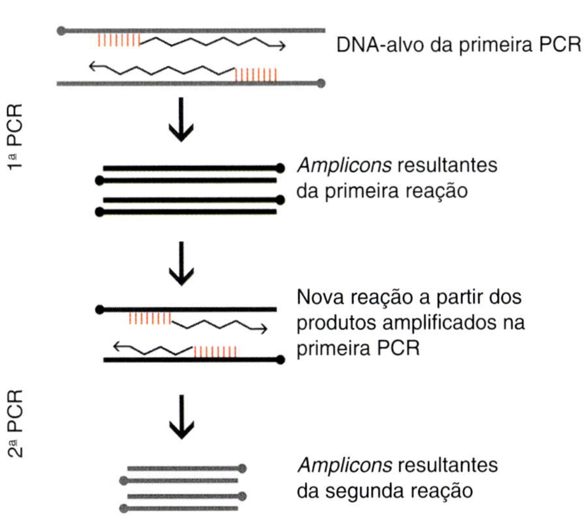

Figura 8.7 Reação em cadeia da polimerase (PCR) interna.

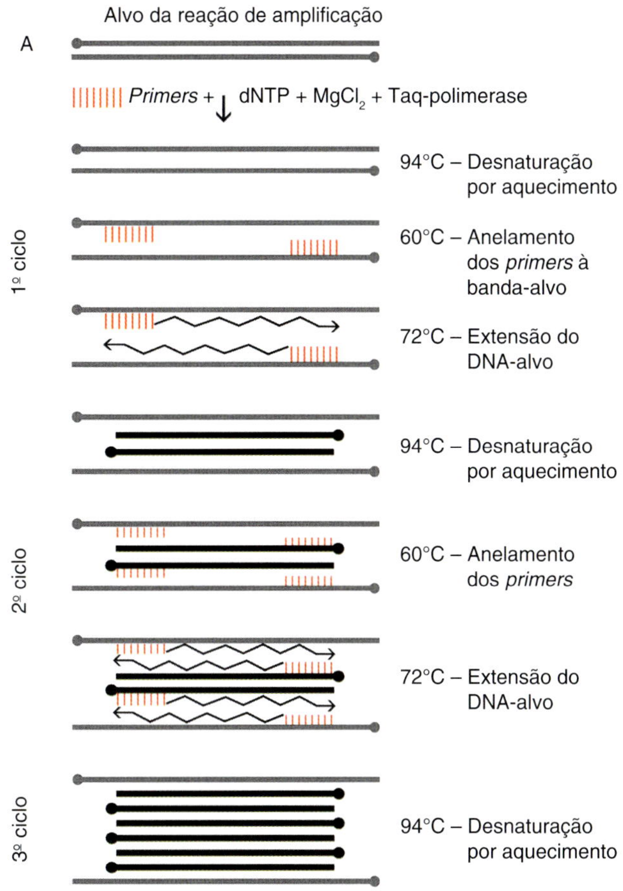

Figura 8.8 Técnica de hibridização.

Metagenômica

A metagenômica consiste no uso de técnicas moleculares de amplificação por PCR e do sequenciamento genético para identificação de populações que habitem os tecidos. Trata-se da ciência que estuda a microbiota da pele e mucosas. Essas técnicas permitem a identificação de fungos e bactérias não patogênicas e a quantidade que habita determinado tecido. O estudo da microbiota (população de microrganismos habitantes) vem ganhando grande espaço em patologias como a dermatite atópica e a psoríase.

Principais indicações da biologia molecular na dermatologia

Doenças infecciosas

Oferece várias vantagens em relação às técnicas convencionais: rapidez, especificidade, sensibilidade e análise da carga do agente infeccioso (por meio de RT-PCR). É importante salientar o risco de falso-positivos por contaminantes ou por hibridização inespecífica de *primers* mal selecionados.

Doenças bacterianas

Especialmente para as micobactérias; no eritema indurado de Bazin o *Mycobacterium tuberculosis* é encontrado por PCR em 50 a 70% dos casos. Na hanseníase, o exame clínico isolado pode ser insuficiente para detectar casos precoces da doença. A biologia molecular é considerada uma ferramenta promissora para o diagnóstico e a avaliação das formas paucibacilares e dos contatos. Trata-se também de método imprescindível para o estudo da microbiota.

Doenças virais

Para diagnóstico da infecção latente e subclínica pelo papilomavírus humano (HPV) com possibilidade, quando hibridizados com sondas específicas, de subtipagem viral, separando em grupos de baixo e alto risco para malignidade.

O estudo da biologia molecular é indicado para a pesquisa do herpes-vírus humano 8 no sarcoma de Kaposi, para a avaliação da carga viral para controle de tratamento na hepatite C e HIV e para a identificação de HTLV-1 nos linfomas cutâneos.

Doenças parasitárias

Identificação de leishmânia em biopsia cutânea, com possibilidade de diferenciar a cepa e com resultado muito mais rápido e mais sensível do que a cultura.

Doenças tumorais

O estudo da biologia molecular é útil para a pesquisa de HPV (6 e 11) no tumor Buschke-Löwenstein ou HPV (16 e 18) – carcinomas invasivos da região genital – e especialmente em situações de imunossupressão na doença de Bowen ou em carcinomas das extremidades, sobretudo em regiões subungueais de pacientes transplantados renais.

Também demonstra colaborar para a pesquisa de expressão de citoqueratinas epiteliais nos gânglios que, quando positivas, indicam a existência de invasão ganglionar, mesmo com exame histopatológico negativo.

Recomenda-se, ainda, para a pesquisa de mRNA específicos das células melanocíticas mediante RT-PCR a partir do sangue periférico ou de amostras teciduais (especialmente nódulo sentinela) para diagnóstico de micrometástases de melanoma, incapazes de serem detectados por técnicas convencionais.

Por fim, alterações genéticas específicas são requisitos para a prescrição de fármacos com alvo molecular, a exemplo das mutações do *BRAF*, que acompanham casos de melanoma.

Diagnóstico de linfomas cutâneos

Pesquisa nas lesões cutâneas ou no sangue periférico de um reordenamento clonal dominante, no linfoma de células B (gene das cadeias pesadas das imunoglobulina G) e no linfoma de células T (gene da cadeia beta ou gama dos receptores de antígenos dos linfócitos T). Essa busca de clone dominante é possível em consequência do reordenamento dos fragmentos V, J e D desses genes durante a maturação dos linfócitos. Este gene reordenado pode ser analisado mediante PCR em uma região cujos tamanho e sequência variam em função do reordenamento utilizado pelo linfócito. O material amplificado corresponde a um clone de linfócitos, podendo ser analisado mediante migração em gel de agarose.

Resistência microbiana

É um método atualmente empregado para demonstrar desenvolvimento de resistência de microrganismos à terapêutica antimicrobiana.

Genodermatoses

Atualmente, a PCR é um dos primeiros passos para a identificação de inúmeras genodermatoses. Outras técnicas complementares, como o sequenciamento genético e a genotipagem, são ferramentas úteis para a detecção de genes defeituosos e polimorfismos genéticos. Estudos sobre a análise molecular de amostras sanguíneas ou de biopsia cutânea visam a estabelecer o prognóstico e a relação entre genótipo e fenótipo das doenças genéticas.

Terapia gênica

Pesquisas atuais buscam o desenvolvimento de técnicas para tratamento por meio da biologia molecular. Com estes métodos, genes defeituosos poderiam ser substituídos por genes sadios, regulando a função celular afetada.

Bibliografia

Exame citológico: teste de Tzanck

Almeida Neto E. *Dermograma na lepra*. Tese: Faculdade de Medicina da Univ. de São Paulo, 1963.

Almeida Neto E, Paschoal LH, Cucê LC, Sampaio SAP. Contribuição ao estudo do citodiagnóstico em Dermatologia. *An Bras Dermatol*. 1972;47(4):327.

Barr RJ. Cutaneous cytology. *J Am Acad Dermatol*. 1984 Feb;10(2 Pt 1):163-80.

Coelho CC. *Importância do citodiagnóstico na prática dermatológica*. Monografia de conclusão de pós-graduação em Dermatologia da Santa Casa de Misericórdia-Rio de Janeiro, RJ; 1974.

Durdu M. *Cutaneous cytology and Tzanck smear test*. Switzerland: Springer Nature; 2019.

Eryılmaz A, Durdu M, Baba M, Yıldırım FE. Diagnostic reliability of the Tzanck smear in dermatologic diseases. *Int J Dermatol*. 2014 Feb;53(2):178-86.

Kelly B, Shimoni T. Reintroducing the Tzanck smear. *Am J Clin Dermatol*. 2009;10(3):141-52.

Papanicolau GN, Traut HF. *Diagnosis of uterine cancer by vaginal smear*. New York: Oxford University Press; 1943.

Paulo Filho TA. Citodiagnóstico prático em Dermatologia. *A Pele*. 2006;37:6.

Ruocco E, Brunetti G, Del Vecchio M, Ruocco V. The practical use of cytology for diagnosis in dermatology. *J Eur Acad Dermatol Venereol*. 2011 Feb;25(2):125-9.

Tzanck A, Bourgeois-Cabardin G, Aron-Brunetiere R. Le cytodiagnostic immédiat en dermatologie. *Ann Derm Syph*. 1948;8:205.

Biologia molecular

Barbagallo J, Tager P, Ingleton R *et al*. Cutaneous tuberculosis: diagnosis and treatment. *Am J Clin Dermatol*. 2002;3(5):319-28.

Cardona-Castro N, Beltrán-Alzate JC, Romero-Montoya M. Clinical, bacteriological and immunological follow-up of household contacts of leprosy patients from a post-elimination area – Antioquia, Colombia. *Mem Inst Oswaldo Cruz*. 2009 Sep;104(6):935-6.

Clavel CE, Huu VP, Durlach AP *et al*. Mucosal oncogenic human papilomaviruses and extragenital Bowen disease. *Cancer*. 1999 Jul 15;86(2):282-7.

Collina G, Morandi L, Lanzoni A, Reggianei M. Atypical cutaneous mycobacteriosis diagnosed by polymerase chain reaction. *Br J Dermatol*. 2002; 147(4):781-4.

de Oliveira CI, Báfica A, Oliveira F *et al*. Clinical utility of polymerase chain reaction-based detection of Leishmania in the diagnosis of American cutaneous leishmaniasis. *Clin Infect Dis*. 2003 Dec 1;37(11):e149-53.

Enk CD, Lotem M, Gimon Z, Hochberg M. Molecular detection of MART-1, tyrosinase and MIA in peripheral blood, lymph nodes and metastatic sites of stage III/IV melanoma patients. *Melanoma Res*. 2004 Oct;14(5):361-5.

Hiremagalore RN, Nizamabad N, Kamasamudram V. Molecular diagnostics in genodermatoses – simplified. *Indian J Dermatol Venereol Leprol*. 2008; Jan-Feb;74(1):8-14.

Holm N, Flaig MJ, Yazdi AS, Sander CA. The value of molecular analyses by PCR in the diagnosis of cutaneous lymphocytic infiltrates. *J Cutan Pathol*. 2002 Sep;29(8):447-52.

Kammula US, Ghossein R, Bhattacharya S, Coit DG. Serial follow-up and the prognostic significance of reverse transcriptase-polymerase chain reaction-staged sentinel lymph nodes from melanoma patients. *J Clin Oncol*. 2004 Oct 1;22(19):3989-96.

Kemeny L, Gyulai R, Kiss M *et al*. Kaposi's sarcoma-associated herpesvirus/ human herpesvirus-8: a new virus in human pathology. *J Am Acad Dermatol*. 1997 Jul;37(1):107-13.

Nuovo M, Nuovo G. Utility of HHV8 RNA detection for differentiating Kaposi's sarcoma from its mimics. *J Cutan Pathol*. 2001 May;28(5):248-55.

Parisi MA, Sybert VP. Molecular genetics in pediatric dermatology. *Curr Opin Pediatr*. 2000 Aug;12(4):347-53.

Roselino AM. Biologia molecular aplicada às dermatoses tropicais. *An Bras Dermatol*. 2008;83(3):187-203.

9

Dermatoscopia

Carlos Barcaui

O *videodermatoscópio* é uma ferramenta que permite ampliações de até 40×, embora sua resolução geralmente seja inferior à do dermatoscópio manual. Sua principal vantagem é a possibilidade de observação simultânea por múltiplos examinadores, característica especialmente valiosa em ambientes acadêmicos e de ensino. Uma versão mais avançada dessa tecnologia é representada pelos videodermatoscópios digitais acoplados a computadores, equipados com *softwares* de análise de imagens. Esses sistemas não apenas possibilitam o armazenamento de dados, mas também permitem a comparação e o monitoramento preciso de lesões em intervalos regulares. Atualmente, diversos softwares disponíveis no mercado oferecem suporte para a análise comparativa de imagens clínicas e dermatoscópicas, contribuindo para uma abordagem mais precisa e sistemática.

A dermatoscopia, também conhecida como microscopia de superfície *in vivo*, microscopia de epiluminescência ou dermoscopia, é um método diagnóstico não invasivo que atua como ferramenta auxiliar ao exame clínico. Utilizando um sistema óptico de ampliação, permite a avaliação detalhada de lesões cutâneas pigmentadas e não pigmentadas, possibilitando determinar sua natureza melanocítica ou não melanocítica. Além disso, as lesões melanocíticas podem ser classificadas em benignas ou suspeitas, conferindo maior precisão na decisão entre o acompanhamento clínico ou a realização de biopsia para diagnóstico definitivo e posterior tratamento.

Introduzida há quase quatro décadas, a dermatoscopia tem se expandido significativamente para além da avaliação de lesões tumorais, sendo aplicada em diversas condições clínicas, com destaque para: lesões inflamatórias (*inflamoscopia*); infestações e infecções cutâneas (*entomodermatoscopia*); doenças ungueais (*onicoscopia*); e doenças do couro cabeludo e cabelos (*tricoscopia*). Essas aplicações ampliaram o papel da dermatoscopia como ferramenta diagnóstica, favorecendo a obtenção de diagnósticos mais específicos e assertivos.

Atualmente, o dermatoscópio tornou-se um instrumento indispensável na prática dermatológica, sendo considerado essencial para a condução de uma abordagem diagnóstica moderna e eficaz. Sua incorporação na rotina clínica não é apenas recomendada, mas indispensável para o exercício pleno da dermatologia contemporânea.

Equipamento

Diversos equipamentos podem ser empregados na prática dermatoscópica, sendo o dermatoscópio manual o mais amplamente utilizado. Esse dispositivo, que geralmente oferece uma ampliação de 10×, pode operar com luz polarizada, não polarizada ou ambas, dependendo de suas especificações técnicas. Atualmente, a maioria dos dermatoscópios disponíveis no mercado são híbridos, permitindo a alternância entre os dois tipos de iluminação. As diferenças fundamentais entre a luz polarizada e a não polarizada estão detalhadas no Quadro 9.1, com implicações práticas relevantes para o diagnóstico dermatológico.

Mais recentemente, foi incorporada aos dermatoscópios híbridos manuais a tecnologia de luz de Wood (radiação ultravioleta com comprimento de onda de 365 nm), originando a chamada *dermatoscopia-UV*. Essa modalidade tem se mostrado particularmente útil no diagnóstico de *infecções fúngicas* (p. ex., pitiríase versicolor [Figura 9.1] e *tinea capitis*), infecções bacterianas (p. ex., eritrasma) e distúrbios pigmentares (p. ex., vitiligo). Essa inovação amplia o espectro de aplicações da dermatoscopia, reafirmando seu papel central na prática clínica dermatológica (ver Capítulo 5, item *Luz de Wood*).

Mais recentemente, a inteligência artificial (IA) tem emergido como uma ferramenta promissora na dermatologia. Redes neurais convolucionais demonstraram desempenho superior ao de um grupo de 58 dermatologistas, incluindo 30 especialistas

Quadro 9.1 Diferenças entre dermatoscópios com luz polarizada e não polarizada.

Características	Polarizada	Não polarizada
Uso de líquido para interface	Pode ou não ser utilizado	Requer necessariamente
Cores	Mais nítidas	Menos nítidas
Observação de estruturas superficiais (p. ex., pseudocistos, pseudocomedões, véu cinza-azulado)	Ruim	Excelente
Observação de estruturas profundas	Excelente	Bom
Observação de estrias brancas brilhosas (crisálides) e rosetas	Sim	Não

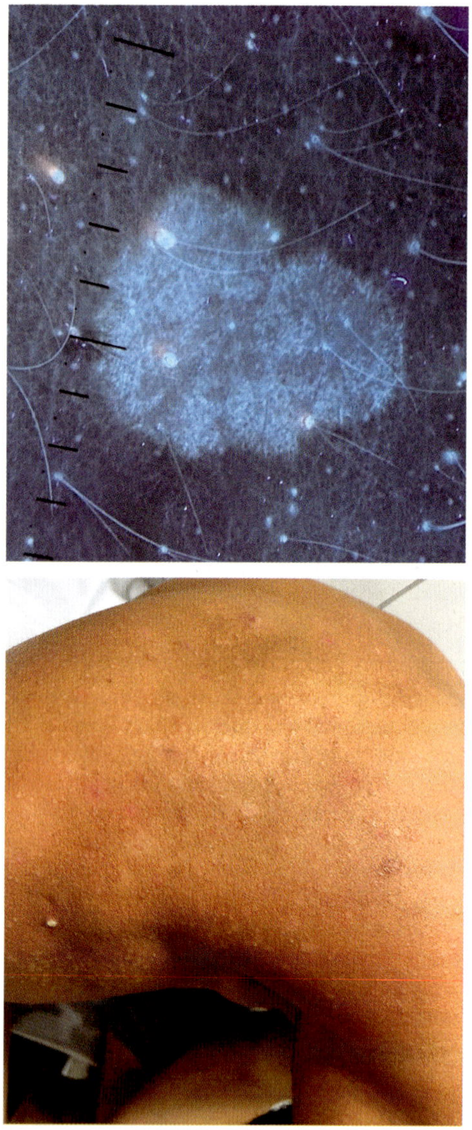

Figura 9.1 Pitiríase versicolor observada com dermatoscópio DermLite DL 5® com luz de Wood (365 nm). Observa-se um padrão espiculado com coloração esbranquiçada.

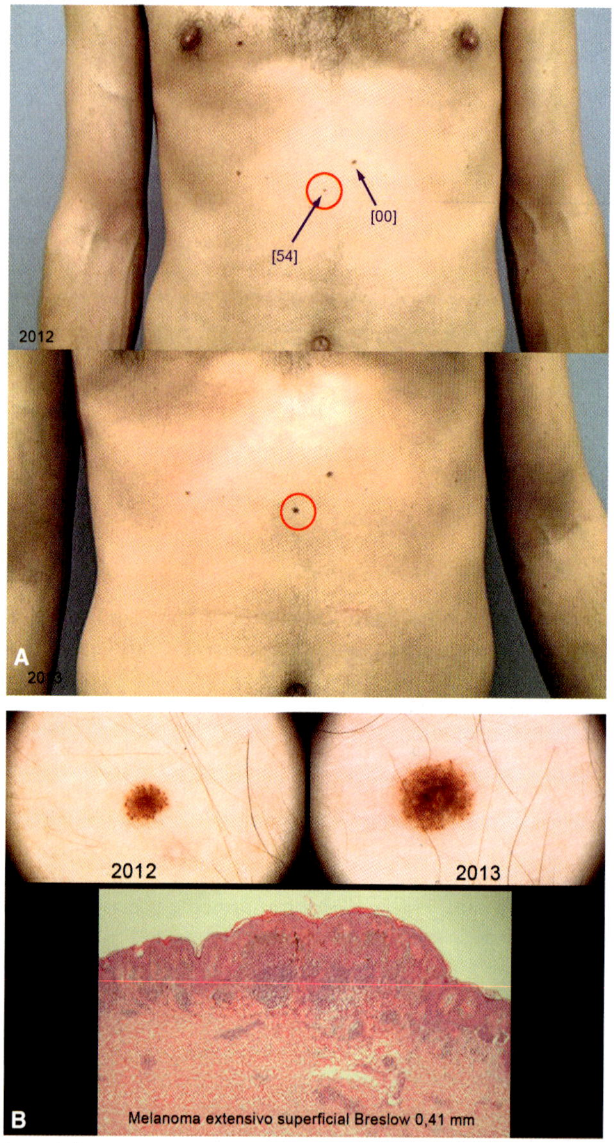

Figura 9.2 **A.** Paciente de 33 anos em acompanhamento por meio do mapeamento corporal total devido à história familiar de melanoma, apresentando, no intervalo de 1 ano, o aumento de tamanho de nevo melanocítico no abdome. **B.** Dermatoscopia evidenciando, à esquerda, lesão com glóbulos periféricos sugestivos de crescimento, porém sem sinais de malignidade. Um ano depois, a lesão teve um grande aumento de tamanho e alteração das estruturas dermatoscópicas, como a irregularidade da rede pigmentada.

em dermatoscopia, no reconhecimento dermatoscópico de melanomas. Esse avanço tecnológico, embora inovador, deve ser visto como um recurso complementar ao trabalho do especialista, com o objetivo de aprimorar o diagnóstico em benefício do paciente, e não como um substituto para a *expertise* clínica.

O mapeamento corporal total é outra estratégia diagnóstica importante, consistindo na documentação fotográfica sistemática de toda a superfície corporal do paciente, acompanhada do registro dermatoscópico de lesões selecionadas para acompanhamento. Seus objetivos principais incluem o diagnóstico precoce do melanoma e a redução de biopsias desnecessárias por meio da análise comparativa de imagens clínicas e dermatoscópicas seriadas. Conforme as recomendações da Sociedade Brasileira de Dermatologia (SBD), o mapeamento é indicado para pacientes com história familiar ou pessoal de melanoma, síndrome do nevo atípico, mais de 100 nevos melanocíticos ou aqueles com mutações genéticas associadas ao melanoma, como nos genes *CDKN2A* ou *CDK4*.

O princípio fundamental do mapeamento corporal total é: lesões malignas tendem a apresentar modificações ao longo do tempo, ao passo que as benignas permanecem mais estáveis (Figura 9.2). O intervalo entre os registros pode ser de curto prazo (aproximadamente 3 meses) ou longo prazo (6 a 12 meses). O seguimento de curto prazo é indicado para monitorar uma ou poucas lesões suspeitas, sendo que qualquer alteração dermatoscópica observada durante esse período é indicativa de biopsia. Já no seguimento de longo prazo, critérios como aumento assimétrico do tamanho, alterações estruturais dermatoscópicas, aumento no número de cores, surgimento de estruturas de regressão em mais de 50% da lesão ou modificações focais da pigmentação são indicativos para a realização de biopsia.

A introdução do *mapeamento corporal total em 3D (3D-TBP)* representa um avanço significativo na documentação e no monitoramento de lesões cutâneas. Essa tecnologia combina imagens tridimensionais com dermatoscopia, permitindo uma avaliação abrangente de toda a superfície da pele no contexto anatômico do paciente. O 3D-TBP oferece uma visualização holística, sendo particularmente útil para indivíduos com múltiplos nevos ou nevos atípicos, em que o rastreamento manual pode ser desafiador. Entre suas principais vantagens, destacam-se a capacidade de capturar toda a superfície cutânea de maneira rápida e precisa, reduzindo o risco de omissões comuns aos métodos bidimensionais tradicionais; e a maior eficiência no monitoramento de pacientes de alto risco para melanoma.

A dermatoscopia de superalta ampliação (D400) é uma técnica avançada que utiliza ampliação de 400×, o que permite a observação de estruturas cutâneas com resolução muito superior à dermatoscopia convencional (10 a 20×). Essa ampliação possibilita identificar detalhes finos, como melanócitos individuais, invisíveis na dermatoscopia tradicional. A principal aplicação do D400 é no diagnóstico diferencial de lesões melanocíticas, como na distinção entre melanoma e nevos atípicos. Estudos mostram que a D400 identifica características específicas de melanomas, incluindo células pigmentadas grandes e irregulares, áreas azuladas desfocadas e vasos, que aparecem mais frequentemente nesses tumores. Quando comparada à microscopia confocal por reflectância (RCM), em lesões pigmentadas como máculas melanóticas de mucosas, a D400 é uma alternativa mais acessível, com boa correlação nos achados celulares entre ambas as técnicas. Essa técnica representa um avanço significativo na imagem dermatológica não invasiva, ampliando a capacidade diagnóstica para lesões pigmentadas da pele.

Critérios dermatoscópicos

Diferentemente de uma simples lupa, o dermatoscópio permite a observação de estruturas cutâneas invisíveis a olho nu, as quais apresentam correlação direta com os achados histopatológicos das lesões examinadas. Essa característica justifica a denominação "microscopia de superfície" atribuída à técnica. O reconhecimento dessas estruturas e sua interpretação com base na representatividade histopatológica constituem uma condição *sine qua non* para a análise e interpretação adequadas do exame dermatoscópico (Quadro 9.2).

Quadro 9.2 Critérios dermatoscópicos e sua correlação histopatológica.

Critérios	Aspecto dermatoscópico	Correlação histopatológica
Cores	Preto, marrom-escuro, marrom-claro, cinza, azul	Preto (melanina na camada da córnea ou trombose vascular); marrom (melanina nas camadas inferiores da epiderme); cinza (melanina na derme papilar); azul (melanina na derme reticular)
	Branco	Branco (fibrose – fibras de colágeno ou degeneração balonizante)
	Vermelho e roxo	Vermelho (hemoglobina na derme papilar); roxo (hemoglobina na derme reticular)
	Amarelo e laranja	Amarelo e laranja (queratina ou lipídeos)
Rede pigmentada	A pele normal, principalmente nas pessoas morenas, pode ter o aspecto de uma tênue rede pigmentada. A rede pigmentada propriamente dita, descrita nas lesões melanocíticas, é a exacerbação de um fenômeno normal. Constitui a principal característica das lesões melanocíticas. Apesar disso, sua ausência não exclui lesão melanocítica. Pode ser classificada como típica ou atípica. Também pode ser observada em algumas lesões não melanocíticas, como dermatofibroma, mamilo acessório e, eventualmente, em ceratoses seborreicas e no carcinoma basocelular	É formada pela presença de pigmento na camada basal da epiderme, nos melanócitos ou nos queratinócitos basais. As cristas epidérmicas, observadas verticalmente, produzem áreas de pigmentação densa; as áreas sobre as papilas, por sua vez, têm relativamente menor quantidade de pigmento, formando os "furos" da rede, como os favos ou alvéolos de uma colmeia. Sua aparência é determinada, portanto, pelo tamanho e pela configuração das cristas interpapilares
Pontos e glóbulos	São estruturas ovais, arredondadas ou anguladas, de tamanho variável e de coloração preta, marrom ou azul-acinzentada. De acordo com seu formato e distribuição pela lesão, podem ser classificados em regulares ou irregulares. São encontrados em lesões pigmentadas melanocíticas benignas e no melanoma. Nos nevos melanocíticos, são regulares em tamanho e distribuição e, geralmente, são mais encontrados no centro da lesão. O contrário ocorre nos nevos de Clark e no melanoma. Em alguns nevos de Clark e no nevo de Spitz, podem ser encontrados múltiplos glóbulos pigmentados periféricos em várias camadas ou níveis	Representam agregados de melanócitos pigmentados, melanófagos ou melanina livre na camada córnea, epiderme, junção dermoepidérmica ou derme papilar
Estrias ramificadas/ radiadas	São estruturas lineares, de espessura variável, de coloração marrom-enegrecida, que não apresentam relação com a rede pigmentada. Podem estar distribuídas de forma regular ou irregular em toda lesão, mas geralmente são mais aparentes quando situadas na periferia. São exclusivas das lesões melanocíticas benignas ou malignas. No melanoma, geralmente estão distribuídas de maneira irregular e apresentam projeções nodulares na periferia, os chamados "pseudópodos". No nevo de Reed, estão distribuídas por toda lesão com um arranjo radial, o que caracteriza o padrão global de "explosão de estrelas"	Representam ninhos de melanócitos juncionais que, agregados, assumem uma conformação linear-tubular em relação à superfície da pele
Pseudópodos	São projeções nodulares encontradas nas margens da lesão, diretamente conectadas ao corpo tumoral ou à rede pigmentada. Não podem ser vistos distribuídos regular ou simetricamente ao redor da lesão. Quando conectados diretamente ao corpo tumoral, formam um ângulo agudo com as margens tumorais ou nascem de extensões lineares ou curvilíneas. Quando conectados à rede pigmentar, a espessura da terminação bulbar tem de ser maior do que a espessura de qualquer parte da rede pigmentar circunjacente e, pelo menos, o dobro da espessura da projeção da rede com a qual ela está conectada	Histopatologicamente, têm a mesma representação que as estrias

(*continua*)

Quadro 9.2 Critérios dermatoscópicos e sua correlação histopatológica. (*Continuação*)

Critérios	Aspecto dermatoscópico	Correlação histopatológica
Áreas amorfas (sem estrutura ou rede-negativas)	Áreas sombreadas de coloração variável, marrom, cinza ou preta, nas quais não é possível o reconhecimento de nenhum outro critério dermatoscópico. Podem ser classificadas em localizadas regulares, localizadas irregulares, difusas regulares ou difusas irregulares. Quando regulares, sugerem lesão benigna; quando irregulares, sugerem malignidade	Histopatologicamente, são resultantes da ocupação da epiderme ou derme papilar pelo pigmento melânico
Área azul homogênea	Área amorfa homogênea bem delimitada, de coloração azul-acinzentada, na qual não são observados outros elementos estruturais como rede, glóbulos/pontos ou estrias. É a principal característica dermatoscópica do nevo azul, porém também pode ser vista em hemangiomas, carcinomas basocelulares e metástases intradérmicas de melanoma	Histopatologicamente, são resultantes da ocupação da derme reticular pelo pigmento melânico ou hemoglobina reduzida
Hipopigmentação	Área hipopigmentada difusa ou localizada vista em uma lesão pigmentada. Pode ser focal ou multifocal. Sua significação diagnóstica é limitada. Pode ser vista em nevos melanocíticos, nevos de Clark e melanomas	Representa área epidérmica e/ou dérmica com menor quantidade de melanina
Véu cinza-azulado	Pigmentação opaca difusa, com aspecto de "fundo de garrafa", de cor azul-acinzentada ou azul-esbranquiçada, associada a alterações da rede pigmentar, pontos/glóbulos e/ou estrias. É uma estrutura exclusivamente observada no melanoma e nos nevos de Spitz/Reed	Histopatologicamente, representa acantose epidérmica com ortoceratose compacta e hipergranulose focal, geralmente sobre uma área rica em pigmento melânico, como ninhos confluentes de melanócitos na derme papilar
Áreas brancas cicatriciais	São áreas delimitadas de coloração branca encontradas mais frequentemente no melanoma, mas que também podem ocorrer em lesões melanocíticas benignas	Correspondem, histopatologicamente, à fibrose encontrada no fenômeno de regressão das lesões melanocíticas
Múltiplos pontos cinza-azulados	Área difusa pequena ou salpicada de coloração azul-acinzentada ou cinza, encontrada mais frequentemente no melanoma. Podem ser observados também em ceratoses liquenoides benignas e doenças inflamatórias caracterizadas pela liquefação da camada basal da epiderme	Representam, histopatologicamente, melanófagos na derme papilar, encontrados no fenômeno de regressão das lesões melanocíticas
Pseudocistos	Estruturas arredondadas ou ovais de coloração branco-amarelada, com superfície lisa e brilhante e tamanho variável	Representam acúmulos de queratina intraepidérmica vistos principalmente nas ceratoses seborreicas. Eventualmente também podem estar presentes em alguns nevos papilomatosos (nevo de Unna) e raramente nos melanomas
Pseudocomedões ou pseudoaberturas foliculares	Estruturas arredondadas, ovais ou de formato irregular (criptas) de coloração marrom-amarelada ou marrom-enegrecida. Por vezes, podem estar entremeadas por fendas confluentes e ramificadas denominadas "fissuras". Em função da melanina e das bactérias, assumem uma coloração acastanhada. São encontrados nas ceratoses seborreicas e nos nevos intradérmicos papilomatosos	Representam as rolhas córneas situadas nas aberturas foliculares dilatadas
Estruturas papilares exofíticas	Estruturas de formato globoso, geralmente circundadas por pseudocomedões irregulares ou criptas irregulares	Correspondem às projeções digitiformes, que refletem a papilomatose e a acantose vistas nas ceratoses seborreicas e nos nevos intradérmicos papilomatosos. Raramente são observadas no melanoma
Lagos vermelhos	Áreas arredondadas ou ovais bem delimitadas, de coloração vermelha, vermelho-azulada ou vermelho-enegrecida. Podem assumir uma tonalidade mais enegrecida de acordo com a trombose no interior do vaso. Variantes dessas estruturas podem ser vistas em hematomas subungueais e subcórneo	Correspondem às dilatações vasculares vistas na derme superior em hemangiomas e angioceratomas
Estruturas vasculares	Vasos "em vírgula" são vistos principalmente em nevos melanocíticos, especialmente em nevos intradérmicos; raramente em melanomas Vasos "em coroa" são vistos exclusivamente na hiperplasia sebácea Vasos arboriformes são mais frequentemente vistos em carcinomas basocelulares. Vasos "em grampo" geralmente são vistos em melanomas e ceratoses seborreicas, eventualmente em carcinomas basocelulares, ceratoacantomas e nevos melanocíticos Vasos puntiformes são vistos de maneira relativamente comum em todos os tumores melanocíticos finos, eventualmente em ceratoses seborreicas e raramente em carcinomas basocelulares Vasos glomerulares são mais frequentemente encontrados na doença de Bowen Vasos lineares irregulares são relativamente comuns no melanoma, especialmente nos que apresentam Breslow $>$ 0,75 mm	Representam as estruturas vasculares encontradas em diversas lesões. Sua exuberância está diretamente relacionada com o volume tumoral

(*continua*)

Quadro 9.2 Critérios dermatoscópicos e sua correlação histopatológica. (*Continuação*)

Critérios	Aspecto dermatoscópico	Correlação histopatológica
Ninhos ovoides	Estruturas nodulares bem delimitadas, de coloração marrom-acinzentada ou cinza-enegrecida, de tamanho variável, que tendem a crescer em direção à pele normal formando estruturas semelhantes ao formato dos dedos da mão ou da folha do bordo (*mapple leaf*), as chamadas "estruturas em folha". São caracteristicamente encontradas na periferia de carcinomas basocelulares	Correspondem às massas de células basaloides na derme papilar
Placa branca central	Área bem delimitada, de formato oval, arredondado ou irregular, de coloração esbranquiçada, situada no centro de uma lesão pigmentada acastanhada. Eventualmente, pontos/glóbulos acastanhados podem ser vistos na sua parte central	Ocasionada por uma diminuição da pigmentação melânica na parte central dos dermatofibromas, sendo um achado exclusivo desse tipo de tumor
Estrias brancas brilhosas ou crisálidas	Estruturas brancas brilhosas dispostas de maneira entremeada e perpendiculares entre si, que só podem ser observadas com a luz polarizada. Podem estar presentes em melanoma, carcinomas basocelulares, dermatofibroma e outros tumores. Quando observadas em uma lesão melanocítica, sugerem melanoma	Representam feixes de colágenos birrefringentes observados apenas com a luz polarizada

Abordagem dermatoscópica em duas etapas revisada

O exame dermatoscópico, especialmente para profissionais em fase inicial de aprendizado, deve seguir uma sequência lógica e sistemática, conhecida como abordagem em duas etapas revisada. Na primeira etapa, o objetivo é estabelecer, sempre que possível, um diagnóstico específico por meio da identificação de padrões ou estruturas dermatoscópicas clássicas associadas a condições como: nevos melanocíticos, nevos intradérmicos, carcinoma basocelular, ceratose actínica/carcinoma espinocelular, lentigo solar/ceratose seborreica, angiomas/angioqueratomas, hiperplasia sebácea e acantoma de células claras.

A segunda etapa foca no reconhecimento de padrões associados aos nevos melanocíticos que dependem de contexto clínico para interpretação, bem como na identificação de estruturas compatíveis com melanoma. Assim, na primeira etapa, busca-se estabelecer um diagnóstico específico; na segunda etapa, o objetivo é excluir a possibilidade de melanoma.

A aplicação adequada dessa abordagem exige um conhecimento prévio sólido dos critérios dermatoscópicos associados a cada diagnóstico. Na ausência de critérios dermatoscópicos específicos, as lesões pigmentadas devem ser classificadas como melanocíticas por exclusão, sendo consideradas de potencial natureza maligna até prova em contrário (Figura 9.3).

Primeira etapa

Para que uma lesão seja considerada melanocítica, é necessário que apresente pelo menos um dos critérios dermatoscópicos característicos, tais como: rede pigmentada (Figura 9.4), estrias ramificadas (Figura 9.5), glóbulos agregados (Figura 9.6), padrão paralelo (característico de regiões palmoplantares) (Figura 9.7) ou áreas azuis homogêneas (indicativas de nevo azul) (Figura 9.8).

Contudo, algumas lesões não melanocíticas, como dermatofibromas, mamilos acessórios, determinados tipos de ceratoses seborreicas planas e carcinomas basocelulares, também podem exibir rede pigmentada, constituindo exceções a essa regra.

Os padrões dermatoscópicos mais frequentemente observados em nevos melanocíticos são:

- padrão reticular
- reticular em placas
- reticular periférico com hipopigmentação central
- reticular periférico com hiperpigmentação central
- reticular periférico com glóbulos marrons centrais
- globular
- globular em pedras de calçamento
- reticular com glóbulos periféricos
- homogêneo azul
- homogêneo acastanhado.

A seguir, estão descritas as características dermatoscópicas específicas de lesões frequentes em dermatologia.

Dermatofibroma. Placa branca central, rede pigmentada periférica, estruturas glóbulo-símiles, vasos e estrias brancas brilhosas observáveis à luz polarizada (Figura 9.9).

Nevo intradérmico. Vasos em vírgula, halo marrom, glóbulos, áreas amorfas focais de pigmentação acastanhada e áreas amorfas hipopigmentadas.

Carcinoma basocelular. Ninhos ovoides (Figura 9.10), múltiplos pontos ou glóbulos cinza-azulados dispersos, telangiectasias arboriformes, ulceração, áreas em raio de roda e estruturas em folha (Figura 9.11).

Ceratose actínica/carcinoma espinocelular. Escamas, vasos glomerulares (Figura 9.12), círculos brancos, círculos castanhos, rosetas visíveis à luz polarizada (Figura 9.13), pontos castanhos em distribuição linear, padrão em morango (ceratose actínica), vasos em grampo de cabelo com halo claro (ceratoacantomas) (Figura 9.14), e padrão vascular atípico.

Lentigo solar/ceratose seborreica. Múltiplos pseudocistos, pseudocomedões (Figura 9.15), sulcos e giros com aspecto cerebriforme, bordas bem delimitadas, estruturas com formato de impressão digital e vasos em grampo de cabelo circundados por halo claro (Figura 9.16).

Angiomas/angioqueratomas. Lagos vermelhos ou vermelho-enegrecidos, véu azul-esbranquiçado e halo eritematoso, especialmente em angioqueratomas (Figura 9.17).

Hiperplasia sebácea. Glóbulos branco-amarelados intercalados por vasos em coroa, localizados na periferia dos glóbulos e direcionados para o centro da lesão, sem cruzá-lo (Figura 9.18).

Acantoma de células claras. Vasos puntiformes ou glomerulares dispostos em um padrão que lembra um colar de pérolas.

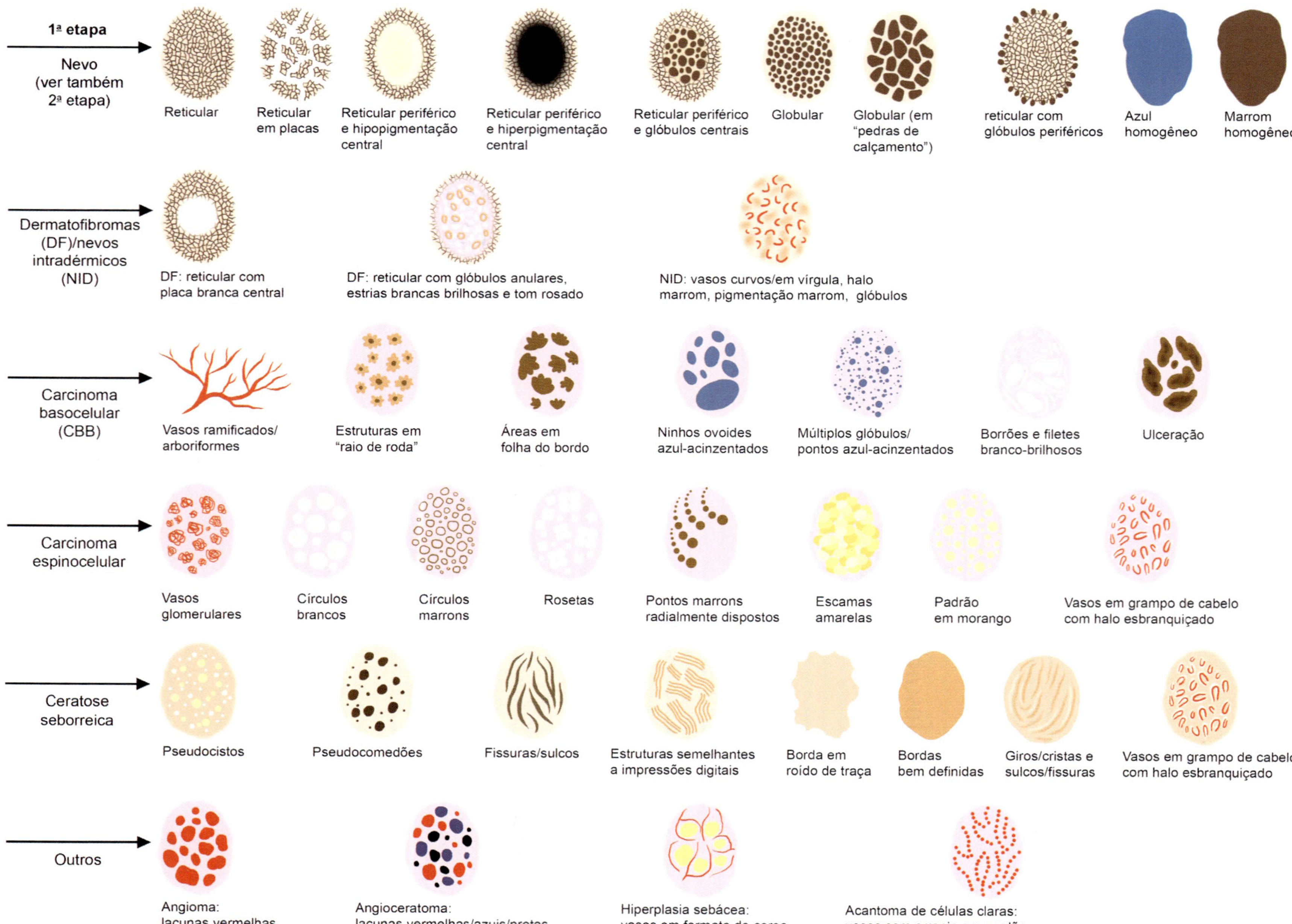

Figura 9.3 Abordagem dermatoscópica.

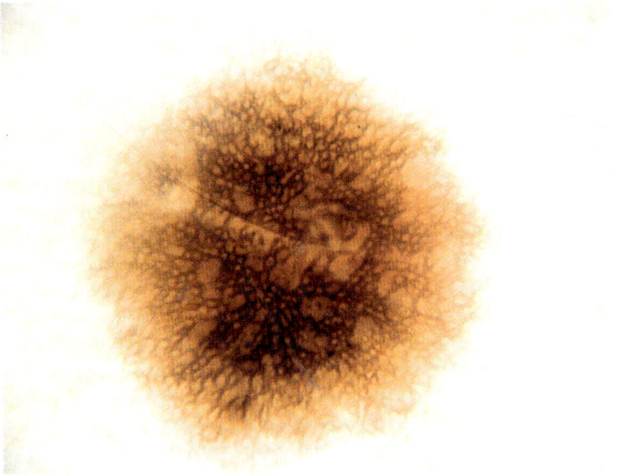

Figura 9.4 Lesão simétrica, com duas cores (marrom-claro e escuro) exibindo rede pigmentada regular. Nevo melanocítico juncional.

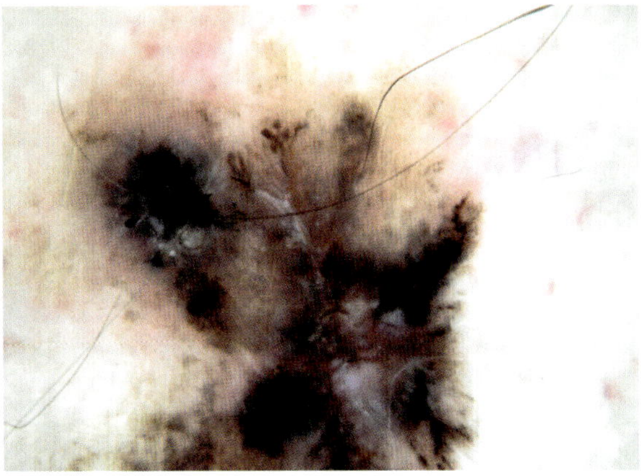

Figura 9.5 Lesão assimétrica, multicolorida, na qual são observados véu cinza-azulado, áreas amorfas e estrias periféricas (pseudópodos), que indicam o crescimento radial da lesão. Melanoma extensivo superficial, Breslow 0,85 mm.

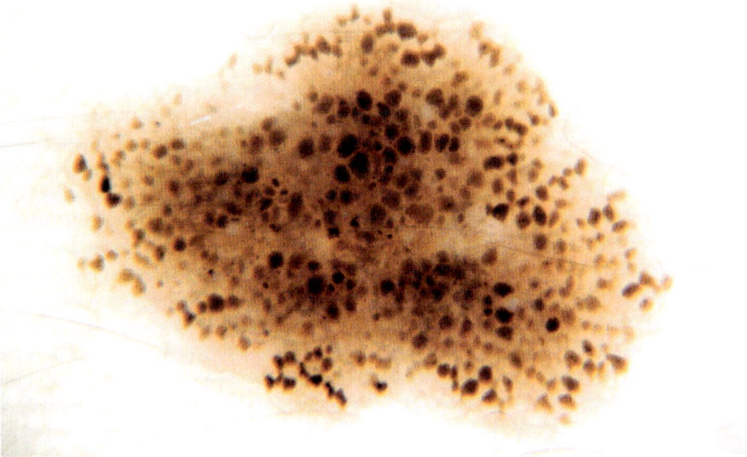

Figura 9.6 Padrão global globular. Notam-se glóbulos ovalados agrupados em toda lesão, com diâmetro maior no centro e menor na periferia, o que indica benignidade. Nevo melanocítico composto.

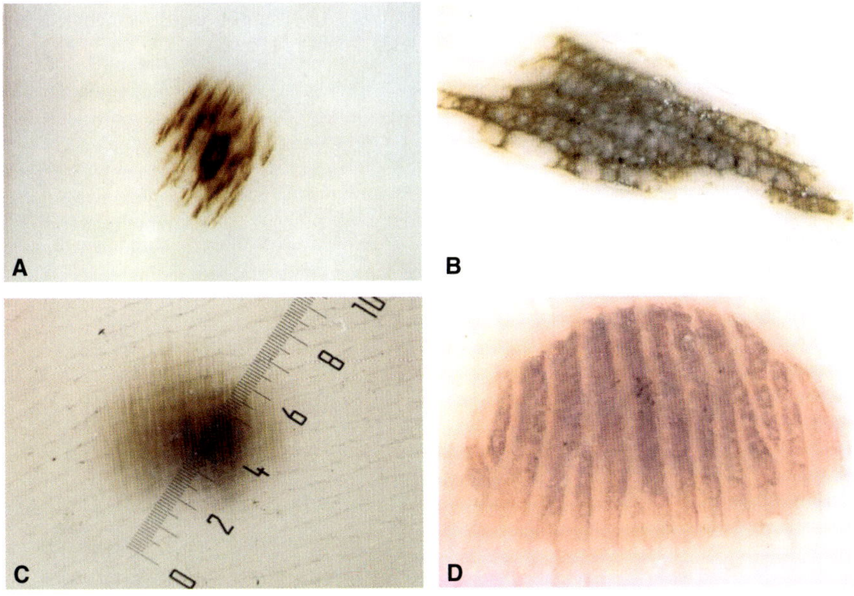

Figura 9.7 Padrões de rede pigmentada mais frequentes na região palmoplantar: paralelo sulcado (**A**); treliça (**B**); fibrilar (**C**); cristas paralelas (**D**). O único sugestivo de malignidade é o em cristas paralelas.

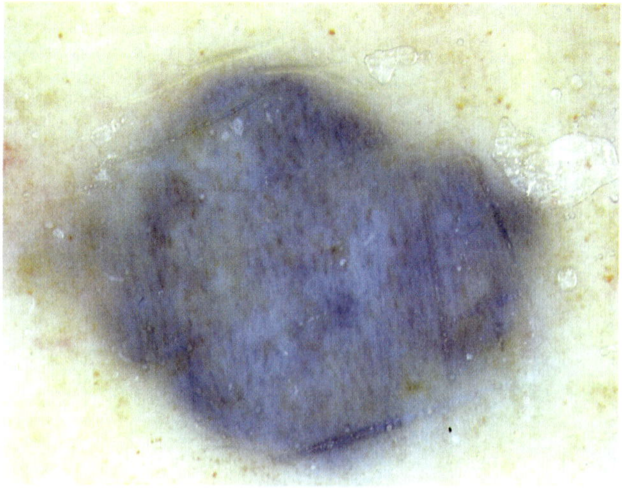

Figura 9.8 Padrão global homogêneo. Notam-se áreas amorfas cinza-azuladas e áreas hipocrômicas. Nevo azul.

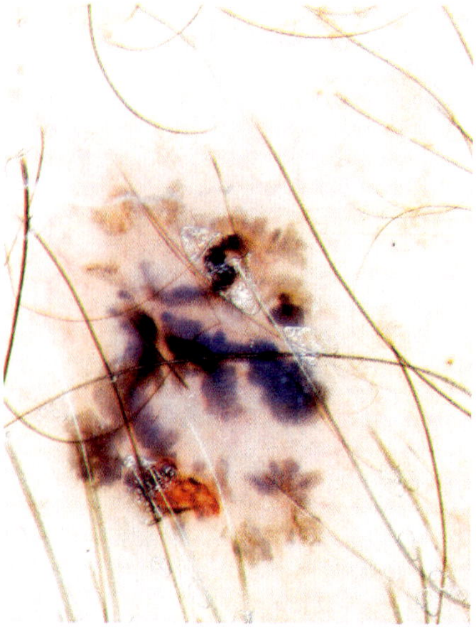

Figura 9.11 Carcinoma basocelular (10×). Ninhos ovoides com aspecto digitiforme (estruturas "em folha"), representando os maciços de células basaloides pigmentadas na derme.

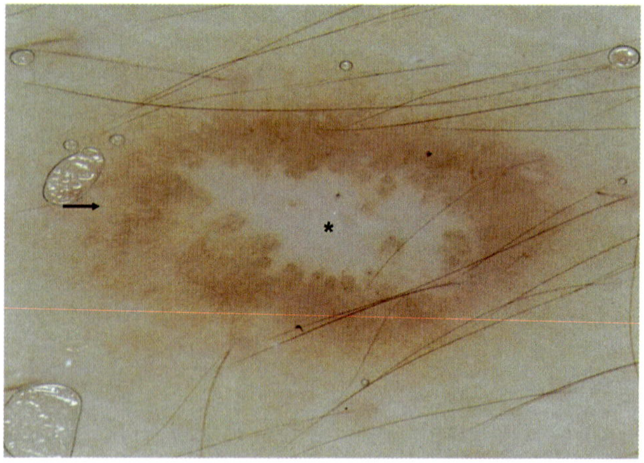

Figura 9.9 Dermatofibroma exibindo a característica placa branca central (*asterisco*) e rede pigmentada periférica (*seta*) (10×).

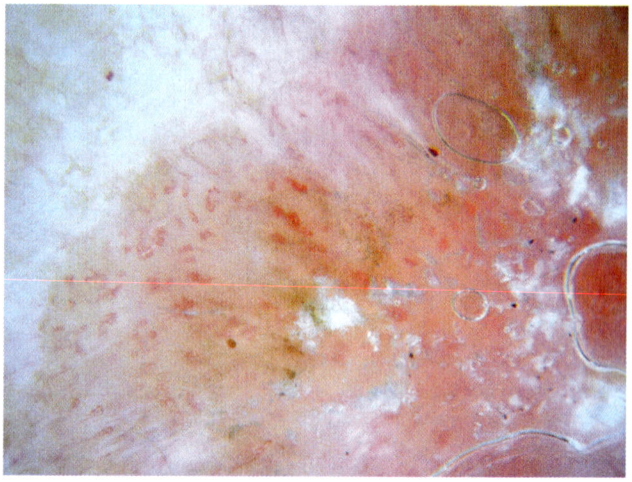

Figura 9.12 Notam-se vasos glomerulares agrupados na periferia da lesão. Doença de Bowen.

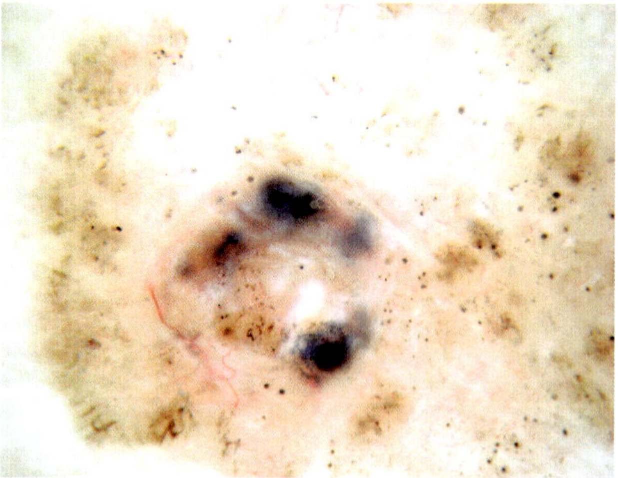

Figura 9.10 Notam-se ninhos ovoides, pontos acastanhados e cinza-azulados e telangiectasias arboriformes. Carcinoma basocelular.

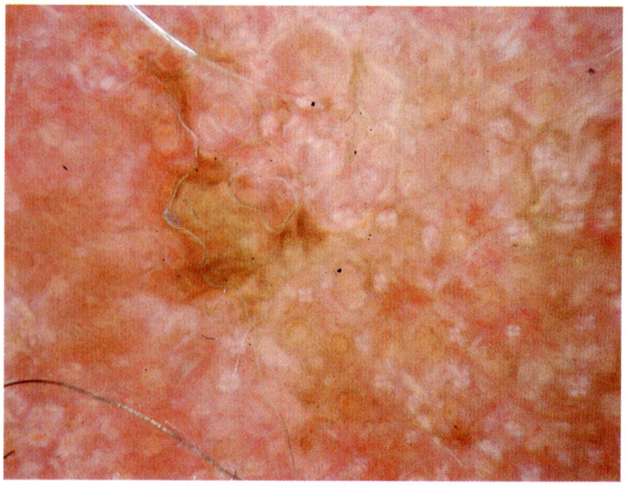

Figura 9.13 Múltiplas rosetas (quatro pontos brancos) associadas à ceratose actínica na face.

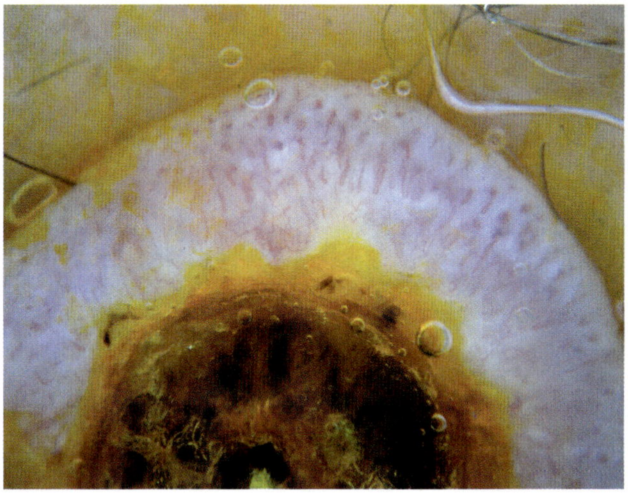

Figura 9.14 Notam-se vasos em grampo de cabelo envoltos por halo claro, indicativos da diferenciação queratinocítica da lesão. Ceratoacantoma.

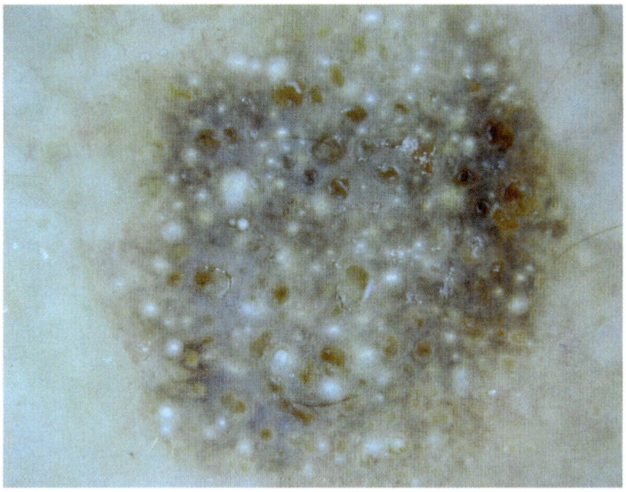

Figura 9.15 Notam-se ausência de critérios para lesão melanocítica, múltiplos pseudocistos e múltiplos pseudocomedões. Ceratose seborreica.

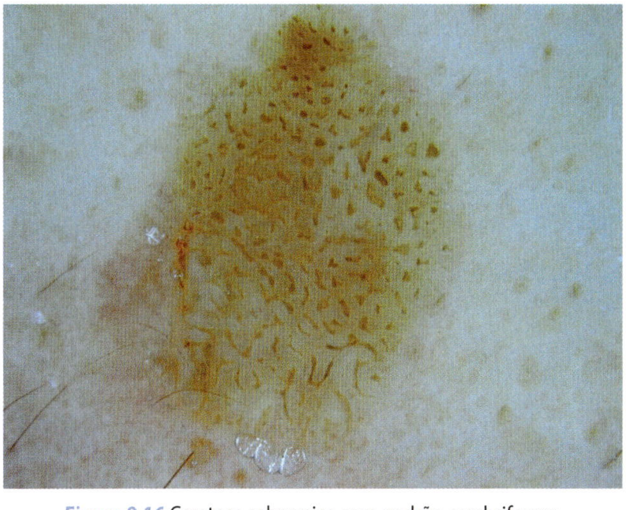

Figura 9.16 Ceratose seborreica com padrão cerebriforme.

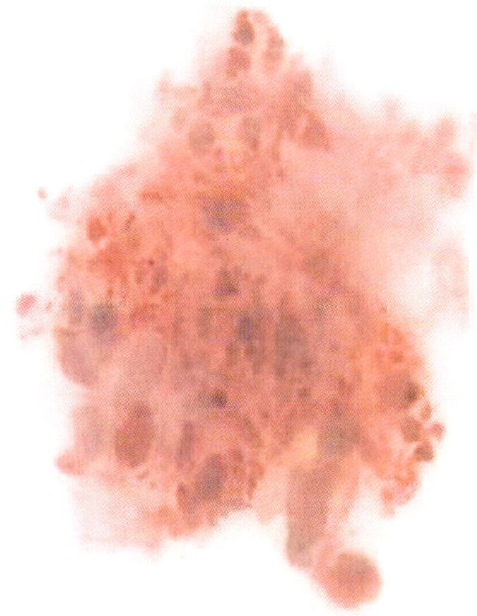

Figura 9.17 Angioma rubi (10×). Estruturas vasculares ectasiadas e congestas presentes na derme papilar – lagos vermelhos.

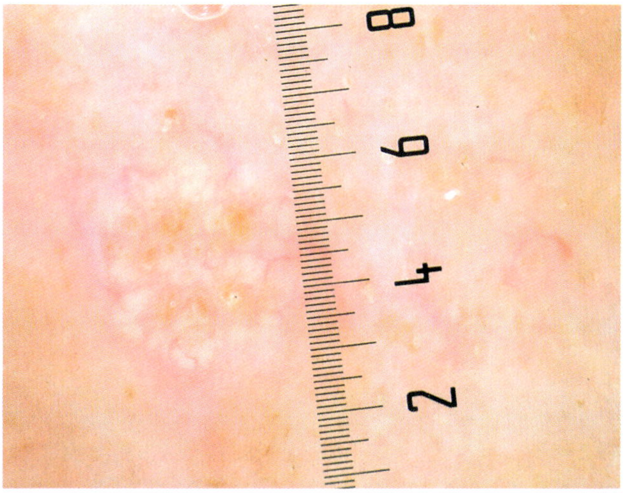

Figura 9.18 Áreas amareladas e vasos em coroa dispostos na periferia e que não cruzam a lesão. Hiperplasia sebácea.

Segunda etapa

Nevos que exigem consideração especial

Certos tipos de nevos apresentam características que demandam avaliação cuidadosa no contexto clínico, incluindo: *nevos com dois componentes*, *nevos com padrão multicomponente simétrico*, *nevos com padrão homogêneo castanho* ou *róseo*, *nevos com glóbulos periféricos* e *nevos com padrão em explosão de estrelas*. A interpretação dessas lesões deve considerar fatores como a idade do paciente e o padrão observado nas demais lesões cutâneas, a chamada "identidade névica do paciente".

Padrões e estruturas associados ao melanoma cutâneo

O melanoma pode ser classificado em diversos subtipos com base em características clínicas, histológicas e moleculares. De acordo com a classificação da Organização Mundial da Saúde

(OMS) de 2018, os melanomas podem ser divididos em dois grupos principais: aqueles relacionados com a exposição solar e os não relacionados com a exposição solar.

Melanomas relacionados com a exposição solar. Incluem os seguintes subtipos: melanoma extensivo superficial, melanoma nodular, lentigo maligno e melanoma desmoplásico.

Melanomas não relacionados com a exposição solar. Incluem os subtipos acral lentiginoso, mucoso, uveal, associados a nevos congênitos, associados a nevos azuis e tumor de Spitz.

Devido à grande diversidade nas apresentações clínicas, as características dermatoscópicas do melanoma variam significativamente conforme o subtipo e a localização da lesão.

Melanoma extensivo superficial

O melanoma extensivo superficial (Figuras 9.19 a 9.23) apresenta os seguintes padrões globais:

- multicomponentes
- reticular atípico
- globular atípico
- explosão de estrelas (estrias periféricas)
- inespecífico.

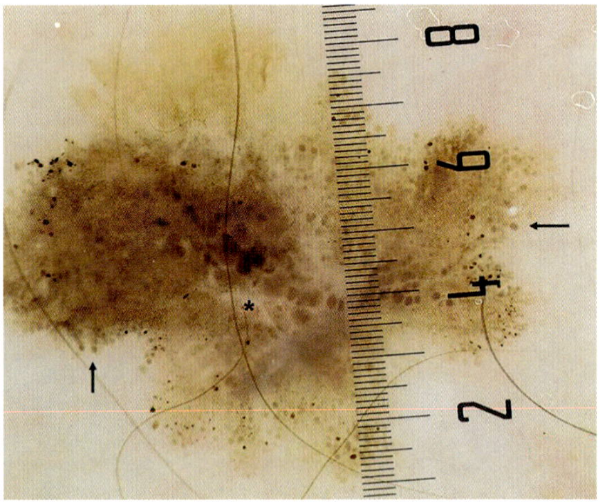

Figura 9.19 Melanoma tipo extensivo superficial. Clark II, Breslow 0,65 mm. Lesão totalmente assimétrica, apresentando área branca cicatricial em sua porção central sugestiva de área de regressão (*asterisco*) e diversas estrias e pseudópodos (*setas*) na periferia.

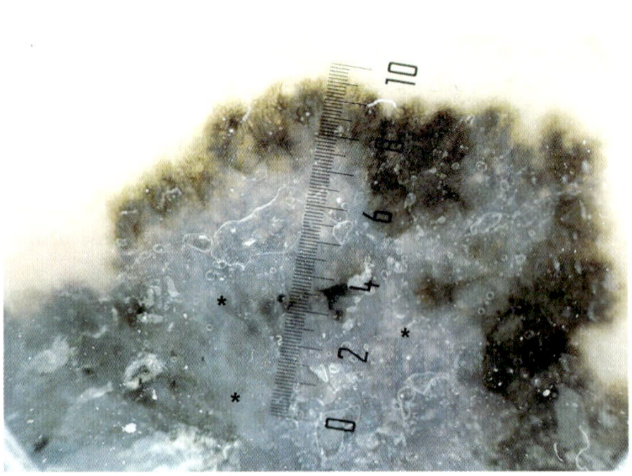

Figura 9.20 Melanoma extensivo superficial. Clark III, Breslow 1,2 mm. Nota-se a interrupção abrupta das bordas e extensa área (*asteriscos*) de coloração fosca cinza-azulada – véu cinza-azulado, indicativo de malignidade.

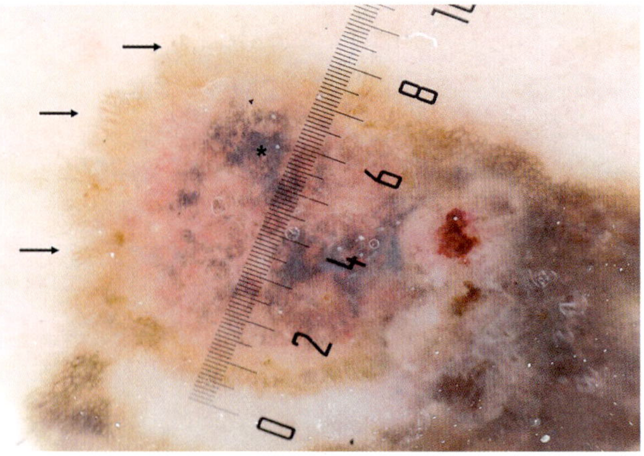

Figura 9.21 Melanoma extensivo superficial. Clark II, Breslow 0,70 mm. Notam-se diversas estrias radiadas na periferia (*setas*) da lesão e área de coloração avermelhada com múltiplos pontos cinza-azulados (*asterisco*), *peppering*, frequentemente encontrados em áreas de regressão.

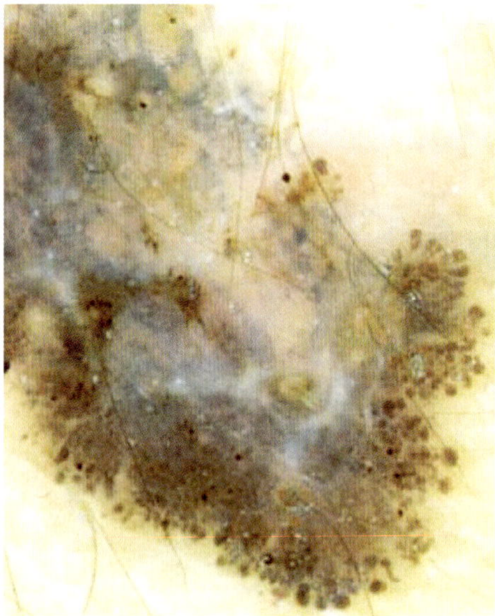

Figura 9.22 Melanoma extensivo superficial apresentando véu cinza-azulado e inúmeros pseudópodos na periferia (10×).

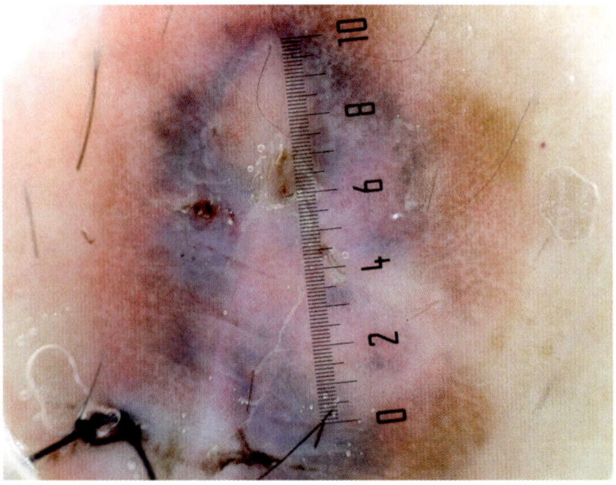

Figura 9.23 Padrão global multicomponentes. Notam-se vasos lineares irregulares na porção central da lesão e vasos puntiformes na periferia, o que compõe o chamado "padrão vascular atípico característico do melanoma hipo/amelanótico".

As estruturas dermatoscópicas observadas no melanoma extensivo superficial são:

- rede pigmentada atípica
- rede pigmentada negativa
- estrias irregulares
- pontos e glóbulos irregulares
- véu azul esbranquiçado
- estruturas de regressão (áreas brancas, cinza e azuis)
- pigmentação irregular
- padrão vascular polimórfico
- estrias brancas brilhosas (crisálidas).

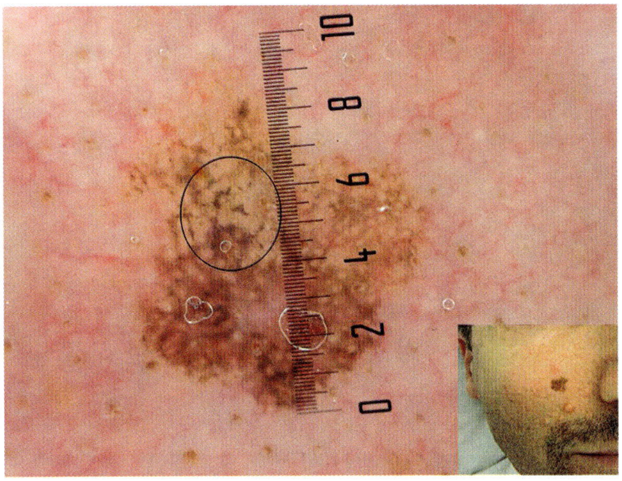

Figura 9.24 Melanoma tipo lentiginoso *in situ*. Observa-se a pseudorrede característica da face. Na porção demarcada, é possível notar padrão anular granuloso e a formação de estruturas romboidais.

Melanoma nodular

Caracteriza-se pela fase precoce de crescimento vertical, o que faz com que as lesões sejam frequentemente palpáveis e não apresentem os critérios de crescimento radial nem a disseminação pagetoide típicos dos melanomas extensivos superficiais, como as estrias irregulares e a rede atípica.

As estruturas dermatoscópicas observadas no melanoma nodular são:

- múltiplas cores, com predominância de azul e vermelho
- véu cinza-azulado
- padrão vascular atípico, com vasos puntiformes irregulares, lineares irregulares e glóbulos vermelho-leitosos
- glóbulos irregulares
- áreas amorfas irregulares.

Melanoma tipo lentigo maligno

O lentigo maligno (LM) caracteriza-se pela proliferação lentiginosa de melanócitos atípicos na epiderme, frequentemente em áreas de pele danificada pelo sol, como a face, especialmente em indivíduos idosos. Quando o LM invade a derme, é classificado como melanoma tipo lentigo maligno invasivo.

Em decorrência da retificação da epiderme na face, a formação da rede pigmentada não ocorre. Em seu lugar, desenvolve-se uma pseudorrede, cujos "furos" correspondem aos óstios foliculares e às glândulas sudoríparas. Vale ressaltar que essa pseudorrede não é exclusiva de lesões melanocíticas, podendo também ser observada em ceratoses actínicas, seborreicas e no lentigo solar.

Segundo o modelo de progressão do lentigo maligno proposto por Schiffner *et al.* (2000), os critérios indicativos de malignidade incluem:

- pontos cinza-azulados ao redor dos folículos (padrão anular granular)
- aberturas foliculares assimetricamente pigmentadas (círculos cinza)
- pigmentação em círculo dentro de outro círculo
- linhas anguladas e estruturas romboidais (Figura 9.24)
- áreas amorfas homogêneas azul-acinzentadas
- áreas vermelho-leitosas e brancas cicatriciais.

Um dos maiores desafios no diagnóstico diferencial de lesões situadas na face é a distinção entre o lentigo maligno, a ceratose actínica pigmentada (com pseudorrede rósea e escamas) e o lentigo solar.

Melanoma acral

As lesões melanocíticas benignas frequentemente exibem o padrão em sulcos paralelos ou suas variantes, como o padrão em treliça e o padrão fibrilar. Em crianças, é comum o padrão globular. O melanoma palmoplantar está frequentemente associado ao padrão em cristas paralelas, embora esse padrão também possa ser observado em hematomas subcórneos, hiperpigmentação induzida por fármacos, pigmentos exógenos e melanose racial.

Os critérios dermatoscópicos para identificação do melanoma acral são:

- padrão em cristas paralelas
- áreas amorfas difusas
- pontos e glóbulos periféricos irregulares
- interrupção abrupta da pigmentação nas bordas.

O algoritmo BRAAF, que inclui seis variáveis (quatro positivas e duas negativas), pode ser uma ferramenta útil no diagnóstico do melanoma acral.

Os critérios positivos do algoritmo BRAAF são:

- áreas amorfas irregulares
- padrão em cristas paralelas
- assimetria de estruturas
- assimetria de cores.

Os critérios negativos do algoritmo BRAAF são:

- padrão em sulcos paralelos
- padrão fibrilar.

Melanoma do aparelho ungueal

A dermatoscopia do aparelho ungueal auxilia na diferenciação entre lesões não melanocíticas (como hematomas subungueais e infecções) e melanocíticas. Lesões melanocíticas apresentam pigmento em faixas paralelas, que se estendem da prega ungueal proximal até a borda livre da unha. Indicativos de malignidade incluem:

- banda de pigmento com mais de 6 mm de largura
- pigmentação da prega ungueal proximal (sinal de Hutchinson)
- irregularidade na coloração, espaçamento e paralelismo das faixas (Figura 9.25).

A pigmentação marrom é sugestiva de origem melanocítica, já a cinza está associada à ativação melanocítica induzida por fármacos ou racial. Após a retirada da lâmina, o exame do leito ungueal permite melhor dimensionamento da lesão e facilita a escolha do local para biopsia.

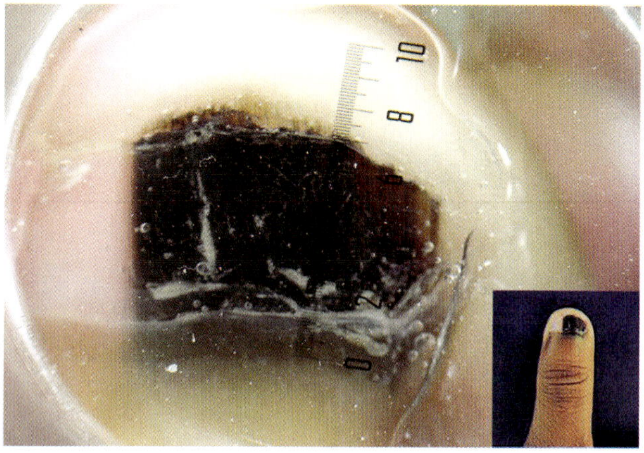

Figura 9.25 Melanoma subungueal. Banda de pigmento com mais de 6 mm de espessura e irregularidade em coloração, espessamento, paralelismo e espessura das faixas de pigmento.

Melanoma de mucosas

Em lesões melanocíticas benignas das regiões labial e genital, o pigmento distribui-se ao longo dos sulcos naturais da mucosa (Figura 9.26). Apesar de critérios específicos para melanoma em mucosas não estarem estabelecidos, sugerem malignidade a presença de *pigmentação cinza, branca ou azul* associada a áreas amorfas e *irregularidade na distribuição do pigmento*, auxiliando na decisão do local a ser biopsiado.

Métodos analíticos em dermatoscopia

Análise de padrões

A análise de padrões, descrita por Pehamberger em 1987, destaca-se por refletir a forma como o cérebro processa e categoriza imagens morfológicas. Esse método é amplamente reconhecido como o mais confiável para ensino em ambientes acadêmicos, apresentando sensibilidade de 91% e especificidade de 90% no diagnóstico do melanoma.

O método baseia-se na identificação de estruturas dermatoscópicas observadas e na sua correlação a achados histopatológicos.

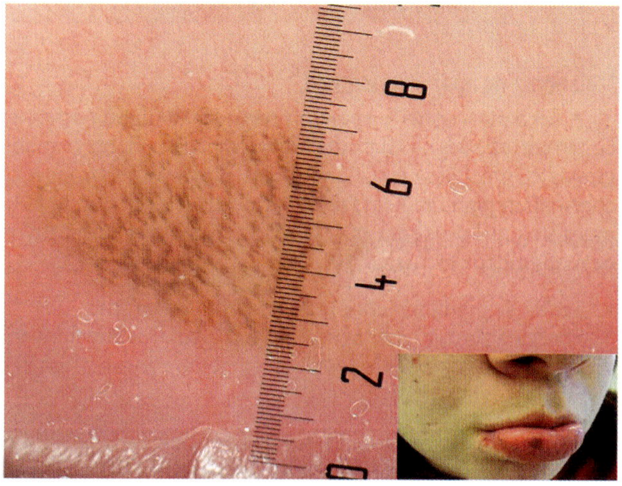

Figura 9.26 Mácula melanótica das mucosas. O pigmento encontra-se distribuído de maneira regular ao longo dos sulcos naturais da mucosa labial.

Inicialmente, avalia-se o *padrão global* da lesão, definido pela estrutura dermatoscópica predominante (p. ex., padrão reticular, globular, homogêneo, multicomponentes, inespecífico, pedras de calçamento). Em seguida, cada critério local é analisado de maneira semelhante ao exame histopatológico realizado pelo patologista.

Embora eficaz, a análise de padrões depende diretamente da experiência do examinador, o que constitui sua principal limitação.

Regra do ABCD

Desenvolvida por Stolz em 1994, a regra do ABCD é um método semiquantitativo aplicável exclusivamente a lesões de origem melanocítica. Esse método considera os seguintes parâmetros:

1. **Assimetria (0-2)**: avaliada dividindo-se a lesão em dois eixos perpendiculares que produzam a menor assimetria possível, considerando forma, cores e estruturas presentes.
2. **Interrupção abrupta das bordas (0-8)**: determinada pela divisão da lesão em oito eixos e pela análise da ocorrência de interrupções abruptas.
3. **Número de cores (1-6)**: inclui marrom-claro, marrom-escuro, preto, cinza-azulado, vermelho e branco.
4. **Número de estruturas diferenciadas (1-5)**: como rede pigmentada, estrias radiadas (>2), pontos (>2), glóbulos agregados (>1) e áreas amorfas (>10% da lesão).

A pontuação total da regra do ABCD é calculada por meio de pesos atribuídos a cada parâmetro: 1,3; 0,1; 0,5; e 0,5, respectivamente. Os valores obtidos são somados, resultando na *pontuação dermatoscópica total (TPD)*, com as seguintes interpretações:

- 1 a 4,75: lesão benigna
- 4,76 a 5,45: lesão suspeita
- > 5,45: lesão altamente suspeita de melanoma.

Posteriormente, foi sugerido o acréscimo de um quinto parâmetro, a letra *E*, que contempla alterações estruturais de tamanho, forma, cor, sangramento e ulceração relatadas pelo paciente. Quando positivo, adiciona-se 1,2 ao TPD; quando negativo, subtrai-se 0,8 ponto. Esse acréscimo aumenta a especificidade do método para 90%.

É importante observar que resultados falso-positivos são comuns em nevos globulares, papilomatosos, lentiginosos, congênitos, de Reed e em nevos recorrentes.

Método de Menzies

Descrito por Menzies *et al.* em 1996, é um método qualitativo com sensibilidade de 92% e especificidade de 71%. Para que uma lesão melanocítica seja diagnosticada como melanoma, deve apresentar assimetria, múltiplas cores ou atender a pelo menos um dos nove critérios a seguir:

- véu azul-esbranquiçado
- múltiplos pontos marrons
- pseudópodos
- estrias radiais
- despigmentação tipo cicatricial
- glóbulos/pontos pretos periféricos
- múltiplas cores
- múltiplos pontos cinza-azulados
- rede alargada.

Regra dos sete pontos

Proposta por Argenziano *et al.* em 1998, essa abordagem se baseia em um número reduzido de critérios dermatoscópicos, divididos em *maiores* (peso 2) e *menores* (peso 1):

- critérios maiores: rede pigmentar atípica, véu azul-esbranquiçado e padrão vascular atípico
- critérios menores: estrias irregulares (radiadas/pseudópodos), pigmentação irregular, pontos e/ou glóbulos irregulares, áreas de regressão.

A pontuação total determina o diagnóstico:

- ≥ 3: lesão maligna
- < 3: lesão benigna.

Esse método apresenta sensibilidade de 95% e especificidade de 75%, sendo vantajoso pela simplicidade na identificação dos critérios.

A dermatoscopia é uma ferramenta diagnóstica valiosa, que amplia a capacidade do dermatologista de avaliar lesões cutâneas com maiores precisão e detalhamento. Seu uso contribui significativamente para a detecção precoce do melanoma e para o manejo adequado de diversas lesões melanocíticas e não melanocíticas. Embora demande aprendizado inicial e prática, a técnica tem se mostrado acessível e altamente eficaz na rotina clínica.

Bibliografia

Argenziano G, Favvrocini G, Carli P *et al.* Epiluminescence microscopy for the diagnosis of doubtful melanocytic skin lesions. *Arch Dermatol.* 1998;134(12):1563-70.

Argenziano G, Soyer P, Chimenti S *et al.* Dermoscopy of pigmented skin lesions: results of a consensus meeting via the internet. *J Am Acad Dermatol.* 2003;48(5):679-93.

Barcaui C, Bakos RM, Paschoal FM *et al.* Total body mapping in the follow-up of melanocytic lesions: recommendations of the Brazilian Society of Dermatology. *An Bras Dermatol.* 2021;96(4):472-6.

Barcaui CB, Miot HA. Profile of the use of dermoscopy among dermatologists in Brazil (2018). *An Bras Dermatol.* 2020;95(5):602-8.

Blum A, Simionescu O, Argenziano G. Dermoscopy of pigmented lesions of the mucosa and the mucocutaneous junction: results of a multicenter study by the International Dermoscopy Society (IDS). *Arch Dermatol.* 2011;147(10):1181-7.

Carli P, Quercioli E, Sestini S *et al.* Pattern analysis, not simplified algorithms, is the most reliable method for teaching dermoscopy for melanoma diagnosis to residents in dermatology. *Br J Dermatol.* 2003;148(5):981-4.

Cinotti E, Tognetti L, Campoli M *et al.* Super-high magnification dermoscopy can aid the differential diagnosis between melanoma and atypical naevi. *Clin Exp Dermatol.* 2021;46(7):1216-22.

Cohen DE, Sangueza OP, Fass E, Stiller MJ. In vivo cutaneous surface microscopy: revised nomenclature. *Int J Dermatol.* 1993;32(4):257-8.

Ferreira CMM, Barcaui CB, Piñeiro-Maceira J. *Atlas de dermatoscopia.* 1. ed. Rio de Janeiro: Dilivros, 2010. 224 p.

Ferreira CMM, Barcaui CB, Piñeiro-Maceira J. *Dermatoscopia. Aplicação clínica e correlação histopatológica.* 1. ed. Rio de Janeiro: Atheneu, 2004. 173 p.

Fracaroli TS, Lavorato FG, Piñeiro-Maceira J, Barcaui CB. Paralell ridge pattern on dermoscopy: observation in non melanoma cases. *An Bras Dermatol.* 2013;88(4):646-8.

Grochulska K, Betz-Stablein B, Rutjes C *et al.* The additive value of 3D total body imaging for sequential monitoring of skin lesions: a case series. *Dermatology.* 2022;238(1):12-7.

Haenssle HA, Fink C, Schneiderbauer R *et al.* Man against machine: diagnostic performance of a deep learning convolutional neural network for dermoscopic melanoma recognition in comparison to 58 dermatologists. *Ann Oncol.* 2018 Aug 1;29(8):1836-42.

Haenssle HA, Fink C, Schneiderbauer R *et al.* Man against machine: diagnostic performance of a deep learning convolutional neural network for dermoscopic melanoma recognition in comparison to 58 dermatologists. *Ann Oncol.* 2018;29(8):1836-42.

Hirata SH, Yamada S, Almeida FA *et al.* Dermoscopic examination of the nail bed and matrix. *Int J Dermatol.* 2006;45(1):28-30.

Hirata SH, Yamada S, Almeida FA *et al.* Dermoscopy of the nail bed and matrix to assess melanonychia striata. *J Am Acad Dermatol.* 2005;53(5):884-6.

Kittler H, Marghoob AA, Argenziano G *et al.* Standardization of terminology in dermoscopy/dermatoscopy: Results of the third consensus conference of the International Society of Dermoscopy. *J Am Acad Dermatol.* 2016;74:1093-106.

Kittler H, Seltenheim M, Dawid M *et al.* Morphologic changes of pigmented skin lesions: a useful extension ABCD rule for dermatoscopy. *J Am Acad Dermatol.* 1999;40(4):558-62.

Lallas A, Kygridis A, Koga H *et al.* The BRAAF checklist: a new dermoscopic algorithm for diagnosing acral melanoma. *Br J Dermatol.* 2015;173:1041-9.

Marghoob AA, Braun R. Proposal for a revised 2-step algorithm for the classification of lesions of the skin using dermoscopy. *Arch Dermatol.* 2010;146:426-8.

Menzies SW, Ingvar C, Crotty KA, McCarthy WH. Frequency and morphologic characteristics of invasive melanomas specific surface microscopic features. *Arch Dermatol.* 1996;132(10):1178-82.

Puig S, Malvehy J. Monitoring patients with multiple nevi. *Dermatol Clin.* 2013;(31):565-77.

Ravni E, Skowron F, David C *et al.* Correlation between super-high magnification (400x) dermoscopy and reflectance confocal microscopy for the diagnosis of melanosis and other pigmented genital lesions. *Eur J Dermatol.* 2024;34(2):131-8.

Rayner JE, Laino AM, Nufer KL *et al.* Clinical perspective of 3D *Total Body Photography for Early Detection and Screening of Melanoma. Front Med.* 2018;5:152.

Schiffner R, Schiffner-Rhoe J, Vogt T *et al.* Improvement of early recognition of lentigo maligna using dermatoscopy. *J Am Acad Dermatol.* 2000;42(1Pt1):25-32.

Seidenari S, Pellacani G, Pepe P. Digital videomicroscopy improves diagnostic accuracy for melanoma. *J Am Acad Dermatol.* 1998;39(2 Pt 1):175-81.

10

Técnicas de Imagem na Dermatologia: Ultrassonografia de Alta Frequência e Microscopia Confocal Reflectante

Elisa de Oliveira Barcaui

A ultrassonografia (USG) é um método de diagnóstico por imagem não invasivo, indolor, não radioativo e amplamente utilizado em diversas áreas da medicina. Contudo, sua utilização para análise da superfície cutânea é relativamente recente. Comparada aos aparelhos de USG convencionais, a ultrassonografia de alta frequência (USAF) utiliza frequências sonoras maiores para obter imagens com melhor resolução e menor penetração (focalização superficial), excelentes para visualização das diferentes estruturas cutâneas. Assim, ampliou-se significativamente sua utilidade no campo dermatológico, tornando-se uma técnica útil para avaliar processos tumorais, doenças cutâneas inflamatórias e degenerativas, condutas terapêuticas clínicas ou cirúrgicas e procedimentos cosméticos. A técnica fornece informações adicionais não detectáveis ao exame clínico, como a exata localização anatômica de uma lesão e sua extensão, natureza (cística ou sólida) e grau de vascularização.

Princípios e equipamento

A USG utiliza ondas sonoras com frequências superiores ao limite da audição humana, denominadas "ultrassom". Som é uma forma de energia que requer um meio (sólido, líquido ou gasoso) para se propagar. Como os tecidos do corpo humano são compostos de diferentes tipos de matéria, eles fornecem o meio adequado que permite a propagação do som.

O principal componente de um aparelho de USG é o transdutor. Os transdutores têm materiais, geralmente cristais piezoelétricos, que geram ondas acústicas quando submetidos a uma tensão elétrica (voltagem). Essas ondas propagam-se aos fluidos ou tecidos adjacentes, e os ecos (ondas de retorno) refletidos por estas estruturas retornam ao transdutor, que os transforma em energia elétrica. Assim, o transdutor desempenha a função de transformar energia elétrica em ondas acústicas mecânicas e realizar o processo inverso, sendo responsável tanto pela transmissão quanto pela recepção das ondas sonoras.

A energia elétrica, após ser processada pelo computador, é convertida em uma imagem exibida no monitor. Essa imagem é representada na tela por pontos luminosos que variam de intensidade de acordo com o grau de reflexão das diferentes estruturas atravessadas pelo feixe sonoro. Tal variação é que torna a USG um método altamente eficaz para avaliar bordas e interface entre diferentes regiões.

Na USG bidimensional (modo B), o brilho de cada *pixel* corresponde à amplitude do eco. Denomina-se "ecogenicidade" a intensidade dos ecos na imagem. Estruturas que refletem ecos de alta intensidade são classificadas como ecogênicas ou hiperecoicas; aquelas com ecos de baixa intensidade são hipoecoicas; e as que não apresentam ecos são chamadas "anecoicas" ou "ecolucentes". A ecogenicidade de cada tecido é determinada pela velocidade de propagação da onda sonora através dele e pela quantidade e a intensidade dos ecos retornados ao transdutor. Na pele normal, a ecogenicidade de cada camada está relacionada com seu principal componente que, na epiderme, é a queratina; na derme, o colágeno; e no subcutâneo, os lóbulos de gordura. O intervalo de tempo entre a emissão e a recepção das ondas sonoras permite calcular a distância entre as estruturas refletidas, fornecendo informações detalhadas sobre a anatomia cutânea.

As imagens ultrassonográficas são obtidas em seções verticais. Tanto a resolução quanto a penetração variam conforme a frequência, que é inversamente proporcional ao comprimento de onda. Assim, quanto maior a frequência, menor a penetração e melhor a avaliação de estruturas superficiais. Na dermatologia, utilizam-se equipamentos de alta resolução com transdutores lineares de alta frequência (> 15 MHz) ou ultra-alta frequência (> 30 MHz). A escolha da frequência a ser empregada depende da indicação clínica.

O modo Doppler baseia-se no princípio de que as ondas sonoras emitidas pelo transdutor e refletidas por estruturas móveis sofrem alterações de frequência. O estudo Doppler é, portanto, empregado para avaliar estruturas em movimento, como o fluxo sanguíneo. No Doppler colorido, o fluxo sanguíneo (arterial ou venoso) é identificado por diferentes cores; o *power* Doppler, mais sensível, é utilizado para demonstrar o volume do fluxo. Avanços tecnológicos aumentaram a sensibilidade do Doppler colorido, dispensando o uso do meio de contraste e diminuindo o risco de potenciais efeitos adversos. Essa modalidade tem indicações, como a diferenciação entre lesões vasculares e não vasculares, a avaliação do nível de inflamação e da atividade da doença, além de auxiliar na predição do comportamento evolutivo das neoplasias cutâneas, indicando se apresentam baixa ou alta agressividade.

Exame ultrassonográfico cutâneo

Um exame clínico minucioso é fundamental para posterior condução do exame de imagem.

Na análise ultrassonográfica cutânea, preconiza-se a aplicação de uma espessa camada de gel ou o uso de um coxim gelatinoso. É importante utilizar um transdutor delicado, capaz de se acoplar aos contornos anatômicos de diferentes segmentos corporais, como a face e a falange distal. Para as regiões pilosas, é necessário realizar tricotomia, assim como remover crostas ou queratinização acentuada, pois essas condições provocam atenuação do feixe sonoro, diminuindo a acurácia do exame.

As imagens devem ser obtidas com a curva de ganho ajustada para garantir o contraste adequado entre a lesão e os tecidos adjacentes. A zona focal deve ser configurada de acordo com a localização (profundidade) da estrutura a ser avaliada.

Uma avaliação dermatológica adequada utilizando a USAF deve incluir a determinação precisa da topografia a ser estudada, a diferenciação das camadas cutâneas, a medição da espessura e vascularização, além de possíveis achados patológicos associados. As lesões, quando presentes, podem ser analisadas quanto a características como:

- ecogenicidade: hipoecoica, hiperecoica ou anecoica
- textura: homogênea ou heterogênea
- formato: oval, fusiforme ou irregular
- margem: bem circunscrita ou não
- conteúdo: cístico, sólido ou misto
- localização anatômica exata
- dimensões anatômicas tridimensionais: comprimento, largura e espessura
- padrão de vascularização.

Na pele normal, a epiderme apresenta-se como uma linha hiperecoica, a derme como uma banda hiperecoica menos brilhosa que a epiderme, e o subcutâneo como uma camada hipoecoica com a presença de estruturas hiperecoicas longitudinais, que correspondem aos septos fibrosos no seu interior (Figura 10.1 A). Entretanto, a ecogenicidade e a espessura de cada camada variam conforme a idade, localização anatômica e grau de fotoenvelhecimento do indivíduo. Em neonatos, a derme é levemente hipoecoica. Em indivíduos idosos ou com dano actínico intenso, observa-se, entre a epiderme e a derme, uma linha hipoecoica denominada "banda subepidérmica de baixa ecogenicidade" (BSBE), que representa, na ultrassonografia, a elastose e a frouxidão da derme papilar.

Na análise da unidade ungueal, a lâmina ungueal é subdividida em placas dorsal e ventral, apresentando-se como uma estrutura bilaminar, hiperecoica, separada por estreita linha hipoecoica. Abaixo da lâmina ungueal, encontra-se o leito ungueal, que é hipoecoico. A matriz, estrutura delgada e ecogênica, pode ser observada na porção proximal do leito ungueal. Abaixo do leito ungueal, localiza-se uma estrutura linear hiperecoica que corresponde ao osso da falange distal (Figura 10.1 B). Devido às múltiplas anastomoses arteriovenosas, o leito ungueal é densamente vascularizado ao estudo Doppler.

Aplicações

Atualmente, inúmeros trabalhos científicos destacam a aplicação da USAF nas diversas áreas da dermatologia. Neste capítulo, serão abordadas apenas as indicações consagradas e reconhecidas do método.

Neoplasias cutâneas

Tumores benignos ou malignos geralmente se apresentam como lesões hipoecogênicas em contraste com o tecido adjacente. Dependendo do tipo e do subtipo histológico, podem apresentar bordas bem ou mal delimitadas, conteúdo cístico ou sólido, textura homogênea ou heterogênea e formato oval, fusiforme ou irregular. Tumores malignos costumam ser vascularizados ao mapeamento Doppler, ao passo que os tumores benignos geralmente são hipo ou avasculares.

Caracteristicamente, tanto o melanoma quanto os carcinomas basocelular (CBC) e espinocelular (CEC) são visualizados, à USAF, como lesões hipoecogênicas. Algumas características ultrassonográficas permitem pressupor o comportamento evolutivo desses tumores e auxiliar seu diagnóstico sem, no entanto, substituir a confirmação histopatológica.

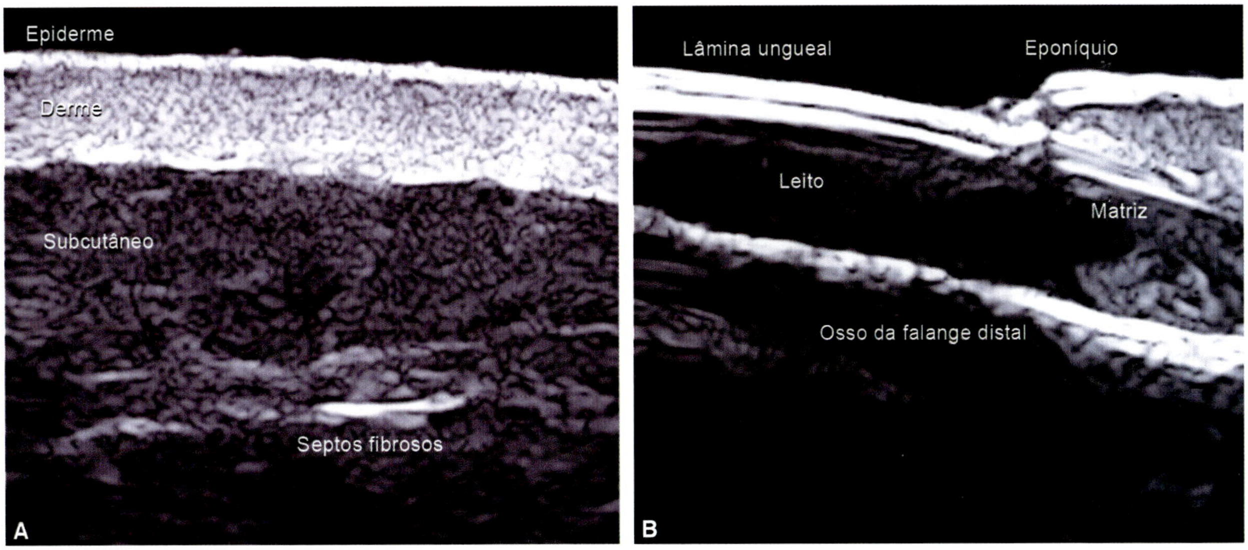

Figura 10.1 Ultrassonografia de alta frequência, 22 MHz, visão longitudinal. Exame ultrassonográfico normal. **A.** Braço. **B.** Unidade ungueal, 2º quirodáctilo direito.

O CBC apresenta-se como uma área hipoecogênica, com textura geralmente heterogênea e margens que podem ser bem ou mal delimitadas, dependendo do seu subtipo histopatológico. Pontos hiperecoicos frequentemente observados no interior do CBC podem corresponder a cistos córneos, microcalcificações, aglomerados de células apoptóticas ou necrose tumoral (Figura 10.2). A presença de múltiplos pontos hiperecoicos pode estar associada a subtipos histopatológicos mais agressivos. O melanoma é hipoecoico, homogêneo ou heterogêneo, podendo apresentar formato variado, sendo frequentemente irregular (Figura 10.3). O CEC geralmente se apresenta como uma lesão hipoecogênica heterogênea, com margens não circunscritas.

A USAF é de grande utilidade na detecção das margens tumorais profundas, permitindo uma avaliação mais precisa para o planejamento terapêutico. No CBC, a acurácia da USAF para detectar a margem tumoral profunda é de 91%. No melanoma, existe uma elevada e significativa correlação entre a medida da espessura do tumor à USAF e a espessura de Breslow obtida no exame histopatológico. Contudo, fatores como a presença de glândulas e folículos pilosos, fibrose, infiltrado inflamatório denso e degeneração basofílica do tecido colágeno (elastose solar) podem interferir na acurácia dessas medições.

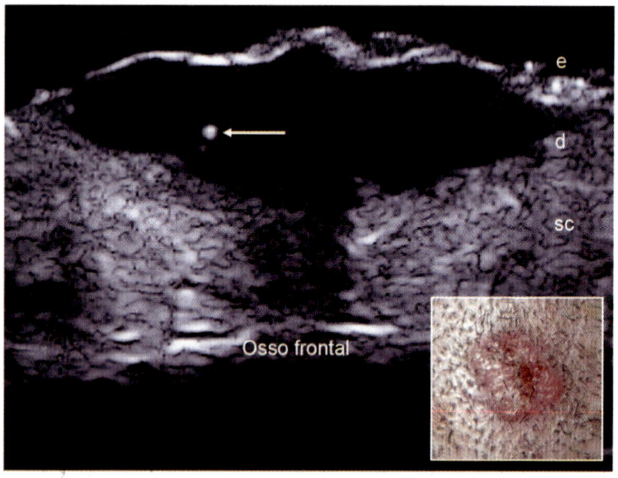

Figura 10.2 Ultrassonografia de alta frequência, 22 MHz. Carcinoma basocelular. Presença de ponto hiperecogênico no interior da lesão hipoecoica (*seta*). e = epiderme; d = derme; sc = subcutâneo.

Em lesões nodulares e císticas, a USAF é útil para diferenciá-las. As lesões císticas frequentemente apresentam reforço acústico posterior, um artefato ultrassonográfico que auxilia na distinção das estruturas sólidas. Pseudocistos são caracteristicamente anecoicos; os cistos, por sua vez, apresentam graus variados de ecogenicidade, dependendo do seu conteúdo (Figura 10.4). Os cistos epidérmicos podem exibir um trajeto que conecta a superfície cutânea à sua estrutura, denominado *punctum*. O aspecto ultrassonográfico dos cistos epidérmicos varia conforme o seu estado: intactos (contorno bem definido, oval ou arredondado), com ruptura parcial (contornos parcialmente indefinidos e reforço acústico posterior) ou com ruptura total (contornos indefinidos e hipervascularização periférica).

Lipomas aparecem como estruturas ovais bem delimitadas, localizadas no subcutâneo, que seguem o eixo axial das camadas cutâneas, podendo ser vascularizados. Na região frontal, a USAF auxilia na determinação exata da sua localização e no planejamento cirúrgico, pois esses tumores podem situar-se entre a fáscia superficial e o músculo frontal, entre o músculo frontal e a fáscia profunda ou entre a fáscia profunda e a cortical do osso do crânio.

Metástases cutâneas apresentam-se como lesões hipoecogênicas, de formato oval ou irregular, com margens não circunscritas, localizadas na derme e, muitas vezes, estendendo-se a planos profundos. Geralmente, são recobertas por epiderme normal. No estudo Doppler, metástases cutâneas são intensamente vascularizadas.

No que diz respeito à vascularização, o fluxo sanguíneo dos tumores cutâneos pode ser misto (intra e peritumoral), periférico (peritumoral) ou ausente. O padrão vascular correlaciona-se diretamente à agressividade da neoplasia: lesões pouco ou não vascularizadas apresentam crescimento mais lento; ao passo que lesões hipervascularizadas têm maior potencial invasivo e/ou metastático.

Alterações vasculares

O Doppler colorido permite definir o padrão vascular de uma lesão. Quanto à localização do fluxo sanguíneo, o padrão vascular pode ser subdividido em central, periférico ou misto (central e periférico). Em relação à densidade vascular, utiliza-se o método semiquantitativo de Dubois, no qual a área mais vascularizada é delimitada em 1 cm^2 e o número de vasos presentes define a densidade vascular como baixa ($\leq$ 2 vasos/cm^2), moderada (2 a 4 vasos/cm^2) ou alta ($\geq$ 5 vasos/cm^2) (Figura 10.5).

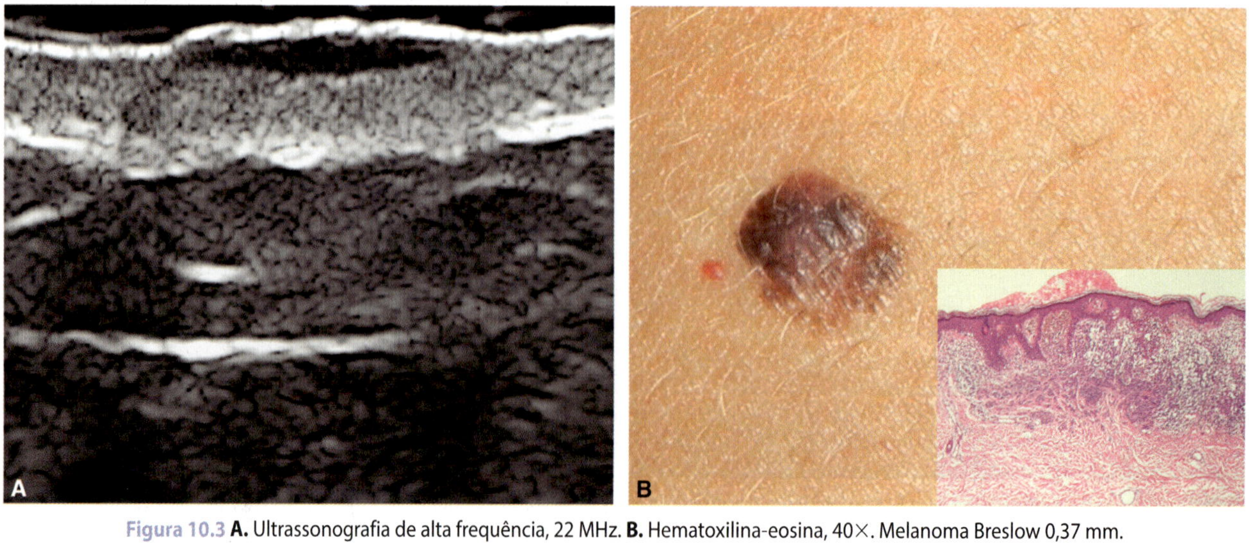

Figura 10.3 **A.** Ultrassonografia de alta frequência, 22 MHz. **B.** Hematoxilina-eosina, 40×. Melanoma Breslow 0,37 mm.

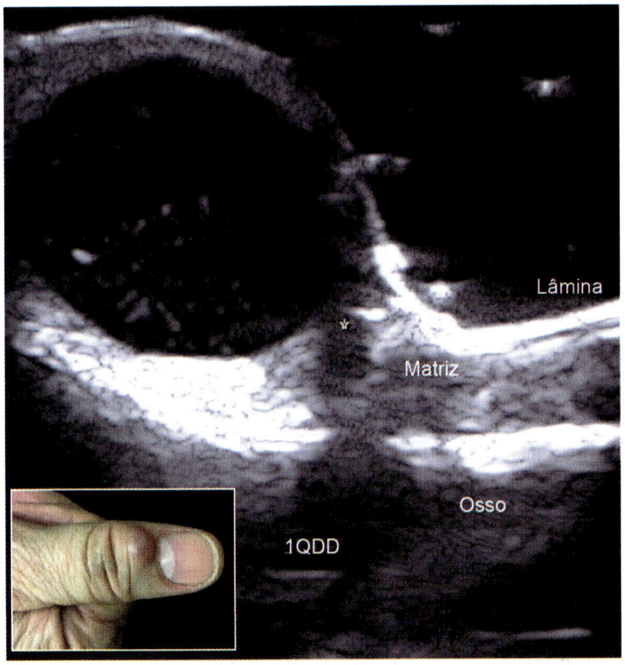

Figura 10.4 Ultrassonografia de alta frequência, 22 MHz. Lesão anecoica, apresentando *debris* no seu interior. Falange distal do 1º quirodáctilo direito (1QDD). Ducto para articulação interfalangiana (*asterisco*).

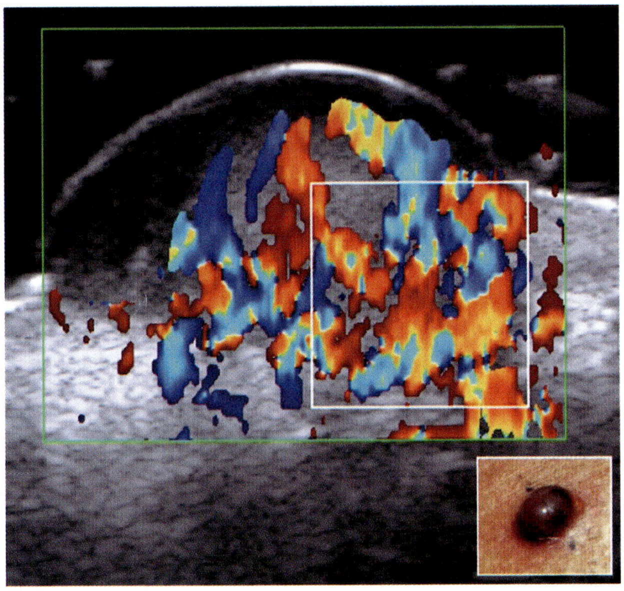

Figura 10.5 Doppler colorido. Lesão com fluxo sanguíneo misto, com alta densidade vascular (≥ 5 vasos/cm^2). Hemangioma.

As anomalias vasculares são classificadas em dois grupos principais: tumores vasculares (benignos, localmente agressivos ou malignos) e malformações vasculares. Os tumores vasculares são caracterizados pela proliferação endotelial e são frequentemente benignos; nesse grupo, destacam-se o hemangioma infantil e o congênito. O padrão ultrassonográfico dos hemangiomas varia conforme: a fase do tumor (hipoecoicos hipervascularizados na fase proliferativa; hiperecogênicos ou hipoecogênicos ou, ainda, avasculares na fase involutiva); a idade do paciente; e o tipo de alteração vascular. A diferenciação entre tumores vasculares e malformações vasculares é possível por meio do achado de um componente sólido intralesional na escala de cinza.

As malformações vasculares resultam de erros na gênese dos vasos, que geram canais vasculares com alterações morfológicas. Essas malformações podem ser classificadas com base no tipo de fluxo sanguíneo: alto fluxo (geralmente arterial) ou baixo fluxo (venoso, capilar, linfático ou misto).

A avaliação das lesões vasculares por ultrassonografia Doppler possibilita o monitoramento de sua evolução, a análise do acometimento de estruturas adjacentes, o direcionamento para a escolha terapêutica e o acompanhamento à resposta ao tratamento instituído.

Doenças inflamatórias e degenerativas

A associação dos modos B e Doppler do exame ultrassonográfico é uma ferramenta adjuvante valiosa ao exame clínico, possibilitando avaliar a extensão e a atividade deste grupo de doenças por meio do controle da espessura cutânea e da vascularização.

Na psoríase, observam-se espessamento e aumento da ecogenicidade da epiderme. Durante as fases agudas, é comum a presença de uma faixa hipoecoica na região superior da derme, representando alterações inflamatórias e vasculares. No aparelho ungueal, as alterações incluem a presença de pontos hiperecoicos e/ou perda da definição da placa ventral, depressões e/ou ondulações da lâmina ungueal, espessamento e diminuição da ecogenicidade do leito ungueal, aumento da espessura e da vascularização do leito e da matriz ungueal. O mapeamento Doppler é um método sensível para monitorar a atividade das placas psoriásicas e avaliar a sua resposta ao tratamento.

Nas doenças escleroatróficas, a USAF é útil para o diagnóstico precoce, permitindo a análise das alterações estruturais e vasculares da área acometida, comparando-a com o lado contralateral sadio. Em pacientes com envolvimento cutâneo difuso, possibilita a detecção de lesões subclínicas e uma melhor avaliação da gravidade do quadro. Na fase inicial (inflamatória) da morfeia, os achados incluem a perda da definição da transição dermo-hipodérmica, baixa ecogenicidade e aumento da espessura cutânea, indicativos de edema. Já na fase tardia, observam-se diminuição da espessura da pele e aumento da ecogenicidade, correspondendo à fibrose e ao adelgaçamento cutâneo. O aumento da vascularização dérmica e/ou hipodérmica é um sinal de atividade da doença. Vale ressaltar que diferentes lesões podem apresentar atividade assíncrona no mesmo paciente ou até mesmo em diferentes áreas de uma mesma lesão.

Na hidradenite supurativa (Figura 10.6), a ultrassonografia desempenha papel fundamental no diagnóstico, permitindo a detecção de alterações anatômicas subclínicas, o correto estadiamento da gravidade do quadro, a avaliação da atividade inflamatória e a orientação do tratamento. Os principais achados ultrassonográficos incluem:

- alargamento ou encurvamento dos folículos pilosos, associados ou não a fragmentos de trato piloso ou queratina no interior das lesões
- espessamento ou diminuição da ecogenicidade da derme e/ou espessamento da epiderme
- presença de nódulos e/ou pseudocistos dérmicos/subcutâneos (estruturas arredondadas ou ovais, hipoecoicas ou anecoicas, com menos de 1 cm)
- coleções de fluidos inflamatórios (imagens anecoicas ou hipoecoicas na derme e/ou hipoderme conectadas a folículos pilosos alargados, com mais de 1 cm)
- trajetos fistulosos (estruturas hipoecoicas alongadas, derme e/ou hipoderme).

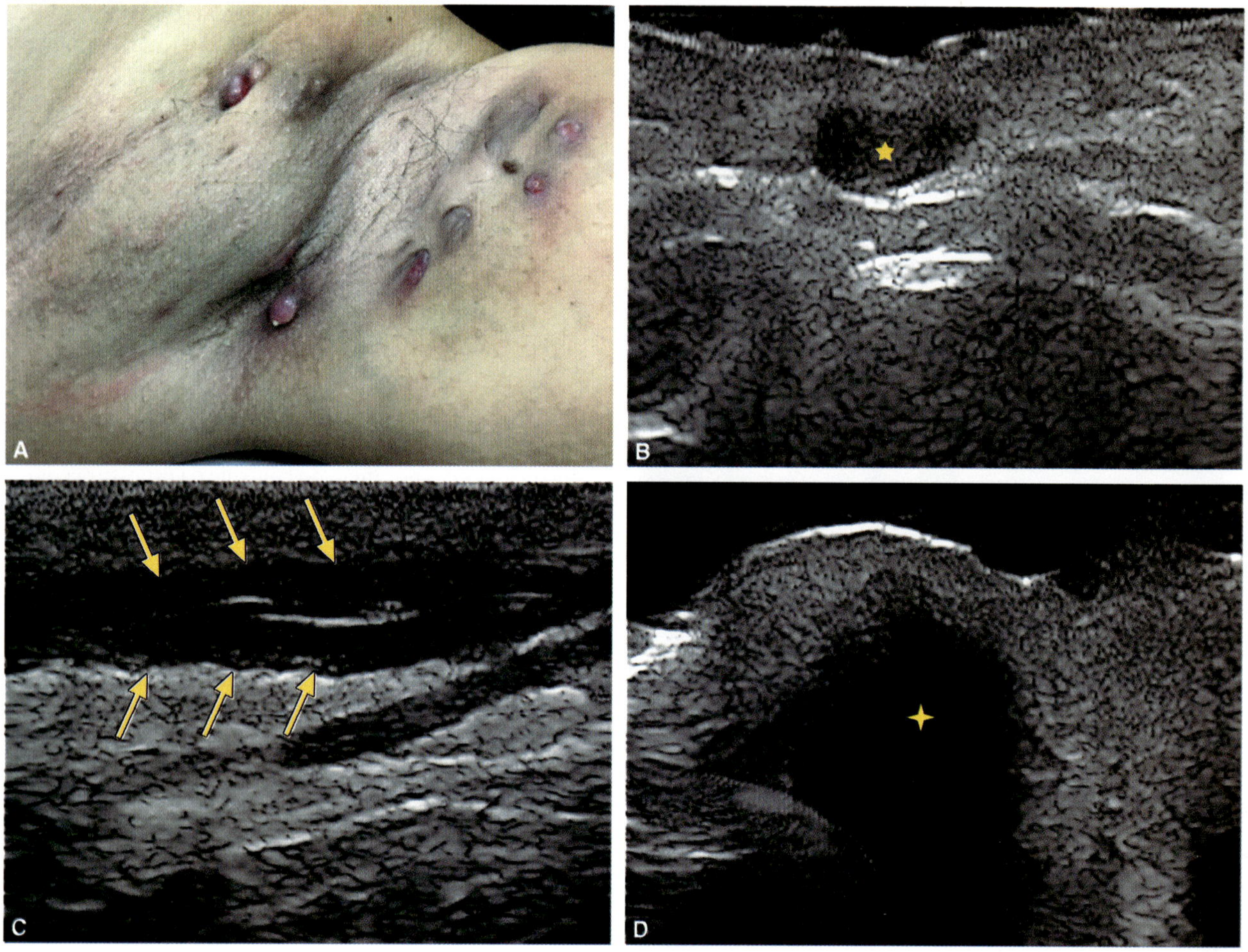

Figura 10.6 **A.** Hidradenite. **B.** Pseudocisto. **C.** Fístula. **D.** Abscesso.

O aumento da vascularização ao mapeamento Doppler é um indicativo de atividade da hidradenite. Recentemente, os critérios ultrassonográficos para a avaliação dessa doença foram revisados, incluindo a análise da gravidade com base no número e na comunicação entre fístulas. A pontuação ultrassonográfica modificada de hidradenite supurativa considera os seguintes estágios:

- estágio I: coleção fluida única e alterações dérmicas (nódulos pseudocísticos, alargamento de folículos pilosos, alterações da espessura ou ecogenicidade dérmica) uni ou bilateralmente
- estágio II: duas a quatro coleções fluidas ou um único túnel (fístula) com alterações dérmicas uni ou bilateralmente
- estágio IIIa: cinco ou mais coleções fluidas, dois a quatro túneis não comunicantes ou até dois túneis comunicantes, uni ou bilateralmente
- estágio IIIb: cinco ou mais túneis não comunicantes ou três ou mais túneis comunicantes, uni ou bilateralmente.

Doenças infecciosas e parasitárias

Os abscessos são visualizados na ultrassonografia como acúmulo de secreções fluidas anecoicas ou hipoecoicas, geralmente heterogêneas, podendo apresentar reforço acústico posterior. A punção aspirativa guiada por USAF é uma técnica útil para coleta de material.

As verrugas vulgares aparecem na USAF como áreas hipoecogênicas heterogêneas, fusiformes, localizadas na epiderme e na derme. As verrugas plantares podem ser diferenciadas dos calos verdadeiros por meio do mapeamento Doppler, que detecta a presença de vascularização na região central da lesão nos casos da doença viral (Figura 10.7).

Na miíase furunculoide, o método revela uma estrutura hiperecoica oval, circundada por um halo hipoecogênico, localizada na derme e/ou subcutâneo. O Doppler colorido demonstra vascularização na área hiperecoica, que corresponde à larva. A identificação ultrassonográfica do parasita é de grande valia para orientar a sua extração.

Cosmiatria dermatológica

Com o crescente número de procedimentos cosmiátricos, tem-se observado um aumento nos relatos de reações adversas secundárias a esses tratamentos. Nesse contexto, o conhecimento das características anatômicas e das suas variações é fundamental, tanto para a prevenção de tais eventos quanto para sua detecção precoce, caso ocorram, auxiliando na orientação do tratamento. A USAF permite, de forma não invasiva, identificar a presença e a localização precisa de materiais exógenos, como preenchedores e bioestimuladores.

A avaliação da espessura e da ecogenicidade da banda subepidérmica de baixa ecogenicidade possibilita quantificar o fotodano. Esse conhecimento é útil na escolha do tratamento mais adequado e, por meio de avaliações seriadas, permite o monitoramento da resposta à terapêutica instituída.

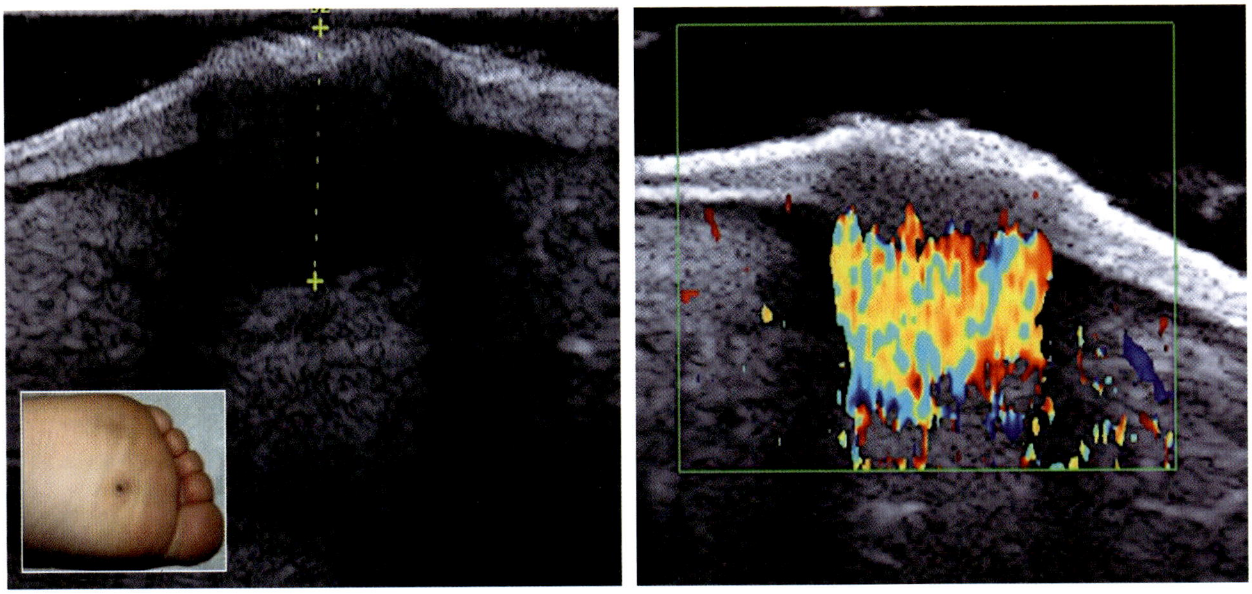

Figura 10.7 Verruga plantar, ultrassonografia de alta frequência, 22 MHz. Lesão hipoecogênica acometendo epiderme e derme. Ao Doppler colorido, observa-se vascularização na região central.

Na avaliação dos preenchedores cutâneos, a USAF detecta a presença do material, permitindo um controle efetivo de sua localização e do volume do depósito cutâneo. A ecogenicidade e os artefatos observados nas imagens dos preenchedores frequentemente possibilitam a sua identificação. Ultrassonograficamente, os compostos de ácido hialurônico são observados como "pérolas" anecoicas (pseudocistos), e os preenchedores de polimetilmetacrilato (PMMA) apresentam múltiplos pontos hiperecoicos com reverberação posterior. Já a hidroxiapatita de cálcio forma bandas hiperecoicas acompanhadas de sombra acústica posterior. O óleo de silicone caracteriza-se pela presença de depósitos hiperecogênicos associados ao artefato de reverberação posterior, conhecido como o aspecto de "tempestade de neve" (Figura 10.8). O aumento da vascularização na periferia dos depósitos do preenchedor, detectado ao mapeamento Doppler, pode indicar alterações inflamatórias secundárias ao procedimento.

Nos tratamentos a *laser*, a medida da espessura cutânea é uma ferramenta útil para ajustar de forma precisa os parâmetros do equipamento às características da pele a ser tratada, otimizando a resposta terapêutica.

Condições ungueais

As estruturas anatômicas da unidade ungueal têm diferentes densidades, o que permite sua diferenciação por meio da USAF. Esse método é eficaz para a avaliação de lesões tumorais, inflamatórias e infecciosas.

A USAF é particularmente útil na identificação de tumores da unidade ungueal que apresentem alterações de densidade e/ou fluxo sanguíneo. No entanto, como a maioria dos tumores sólidos se apresenta como áreas hipoecoicas inespecíficas, pode haver dificuldade em diferenciá-los. Tumores malignos do aparelho ungueal são visualizados, à USAF, como áreas hipoecogênicas com

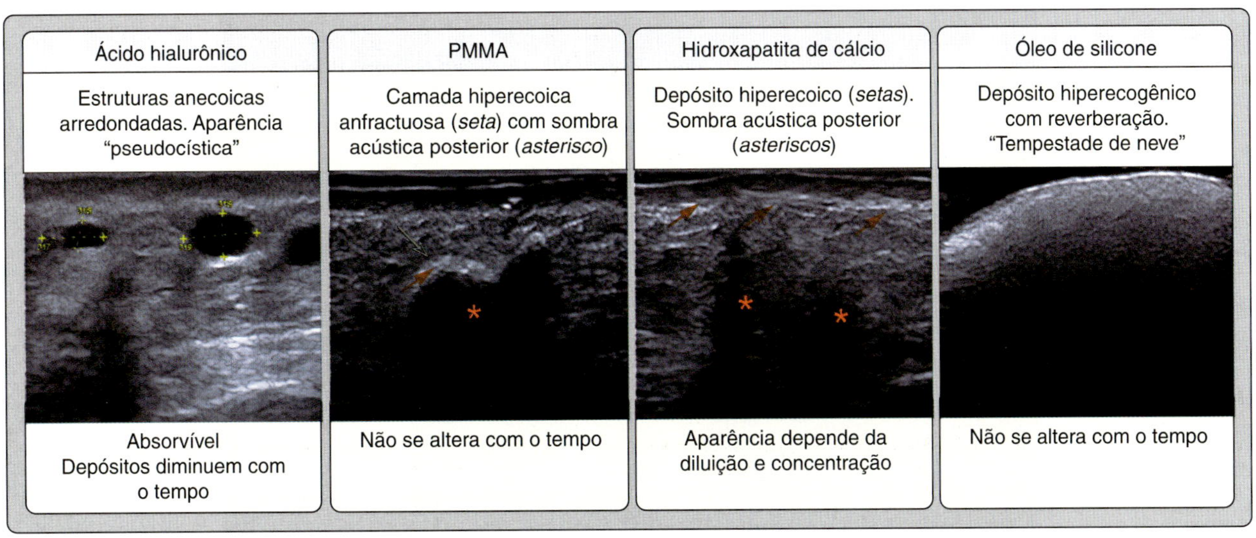

Figura 10.8 Preenchedores e bioestimuladores cutâneos. Característica ultrassonográfica, imagem ultrassonográfica e evolução esperada.

formato irregular, não circunscritas, com padrão de vascularização positivo ao mapeamento Doppler. A erosão da lâmina ungueal e/ou do osso da falange distal pode estar presente (Figura 10.9).

Os tumores glômicos apresentam-se como imagens sólidas, geralmente hipoecogênicas hipervascularizadas, localizadas no leito ungueal. Em lesões crônicas, pode-se observar o remodelamento da cortical óssea. Já no onicomatricoma, identifica-se uma imagem hipoecogênica com linhas hiperecogênicas, localizada na região proximal do leito ungueal.

No caso de lesões císticas, o cisto mucoso aparece como uma estrutura redonda ou oval, anecoica, avascular, com artefato de reforço acústico posterior, localizada geralmente no leito ungueal e sem conexão com a articulação interfalangiana proximal. Por outro lado, os cistos sinoviais resultam do extravasamento de líquido sinovial proveniente da articulação interfalangiana distal e geralmente acometem a prega ungueal proximal.

Na exostose subungueal, a USAF geralmente revela linhas ou bandas hiperecoicas conectadas ou próximas à margem óssea da falange distal, situadas no leito ungueal. Esses achados correspondem a focos de calcificação e destruição do osso adjacente (Figura 10.10).

Cirurgia dermatológica

A USAF é um método excelente para investigação pré-operatória, pois o conhecimento da forma, localização e dimensão das lesões cutâneas, bem como de sua relação com tecidos e estruturas adjacentes, auxilia na orientação da conduta cirúrgica.

Na criocirurgia, a USAF permite a visualização da interface entre as áreas congeladas e não congeladas, devido às variações de densidade que resultam em diferentes ecogenicidades na imagem ultrassonográfica. O tecido congelado apresenta-se como uma área ecogênica, com aspecto característico de "bola de gelo", podendo ser monitorado em tempo real (Figura 10.11).

A ultrassonografia também é útil para confirmar a presença de corpos estranhos. Componentes exógenos frequentemente apresentam-se como estruturas hiperecoicas, associadas a sombra acústica ou reverberação posterior. Quando presentes, o método pode ser utilizado para guiar a sua remoção com maior precisão.

No acompanhamento das cicatrizes cirúrgicas, a USAF orienta a diferenciação entre queloides e cicatrizes hipertróficas. Os queloides apresentam-se como espessamentos dérmicos hipo ou isoecoicos heterogêneos com linhas ecogênicas internas que exibem padrão fibrilar, representando fibras de colágeno espessadas. As cicatrizes hipertróficas geralmente são hipoecoicas e não exibem essas estruturas fibrilares internas. No acompanhamento das cicatrizes secundárias à exérese de tumores, as recidivas de CBC podem ser detectadas pela

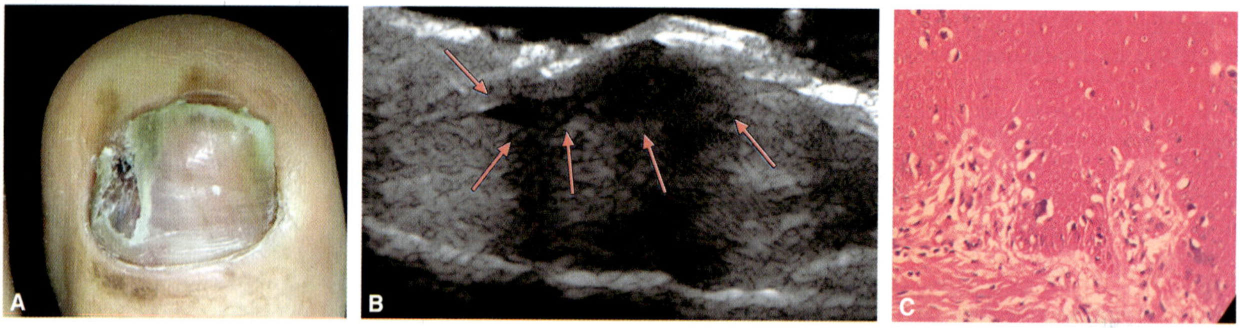

Figura 10.9 Melanoma do aparelho ungueal. **A.** Sinal de Hutchinson e erosão da lâmina ungueal. **B.** Imagem hipoecogênica heterogênea, de conteúdo sólido, formato irregular localizada no leito ungueal (*setas*). **C.** Hematoxilina-eosina, 100×.

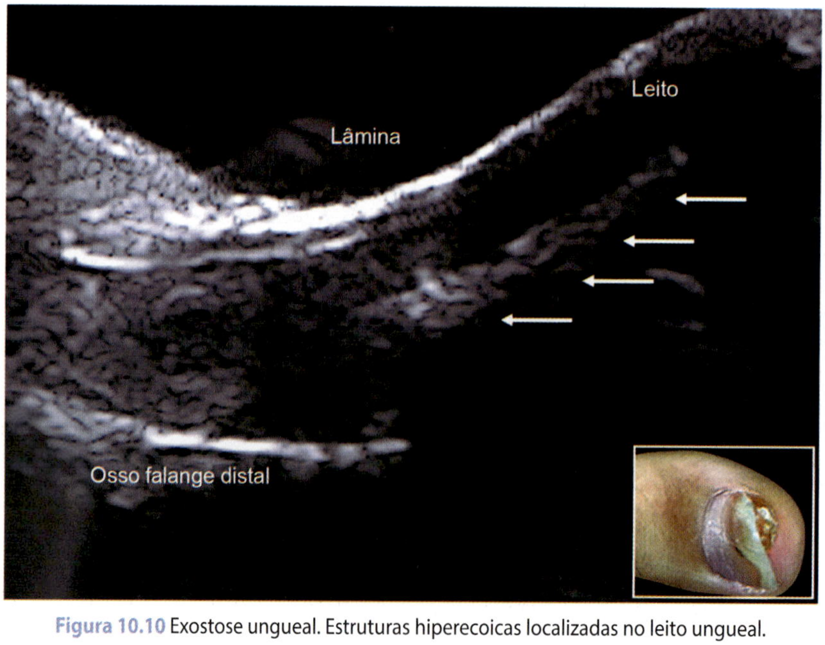

Figura 10.10 Exostose ungueal. Estruturas hiperecoicas localizadas no leito ungueal.

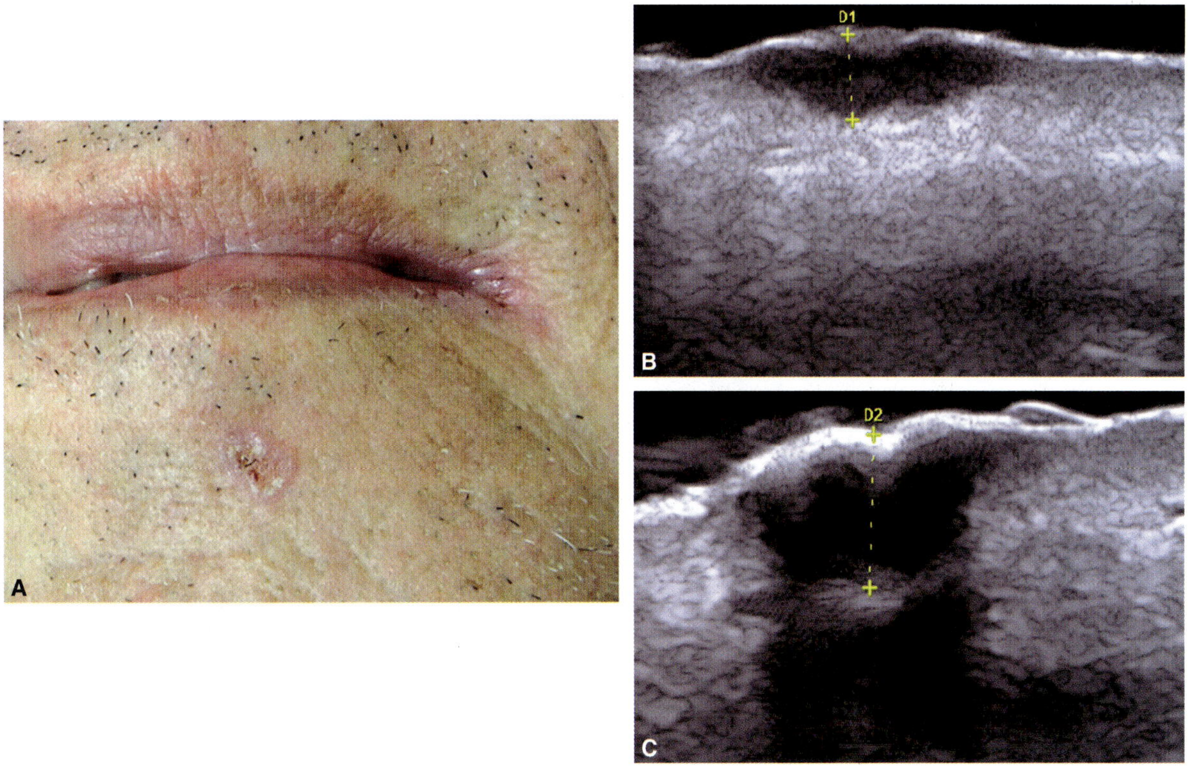

Figura 10.11 **A.** Carcinoma basocelular (CBC), região infralabial. Paciente cardiopata grave. Tratamento por criocirurgia. **B.** CBC. Imagem hipoecoica com formato irregular. Avaliada a espessura tumoral pré-tratamento. **C.** Exame ultrassonográfico no momento seguinte ao congelamento realizado com gel de ultrassonografia gelado. Aspecto em "bola de gelo".

presença de múltiplos pontos hiperecoicos (Figura 10.12). No acompanhamento de cicatrizes de melanoma, a USAF é útil para detectar lesões satélites, permitindo intervenções precoces (Figura 10.13).

Microscopia confocal reflectante

Mariana Carvalho Costa

Microscopia confocal reflectante como método de imagem não invasivo

Com o intuito de estabelecer um diagnóstico preciso, de modo a minimizar procedimentos cirúrgicos, aliando-se ao avanço tecnológico das últimas décadas, várias técnicas de imagem complementares não invasivas surgiram, como: dermatoscopia, tomografia de coerência óptica, microscopia por multifóton, ultrassonografia de alta frequência, análise multiespectral e microscopia confocal reflectante (MCR); esta última ganha destaque por fornecer imagens com resolução celular e pela excelente correlação histopatológica. O considerável número de artigos publicados sobre MCR nos mais variados campos da dermatologia (tumores, distúrbios pigmentares, doenças inflamatórias, doenças infecciosas, cosmiatria etc.) revela sua importância e crescente consolidação no meio dermatológico.

Do protótipo aos dias atuais

Ainda na década de 1950, o cientista americano Marvin Minsky desenvolveu o protótipo do microscópio confocal na Universidade de Harvard. Contudo, somente décadas mais tarde, com o desenvolvimento tecnológico, teve início seu uso *in vivo*, em tecidos animais e humanos. Na pele humana, foi usado especificamente em 1995. Já em 2000, foi fabricado o primeiro VivaScope® 1500 pela empresa então chamada Lucid®: um aparelho menor, mais flexível e móvel, que ainda hoje é o mais utilizado em todo mundo, seguido do VivaScope® 3000 – este último com grande utilidade para o exame de áreas de difícil acesso anatomicamente. Outros modelos ainda foram desenvolvidos, como o que se utiliza para tecidos excisados (exame *ex vivo*, que se mostra interessante no contexto cirúrgico para controle de margens) e o que combina o modo de reflectância com o modo de fluorescência.

Por sorte, nos últimos anos, cientistas e dermatologistas têm desenvolvido um aparelho portátil que pode ser integrado a *smartphones*, com a vantagem de utilizar como fonte de luz um LED próximo ao infravermelho, e não um *laser*, resultando em um custo consideravelmente mais acessível em comparação a aparelhos do mercado atual.

Quanto à sua aplicabilidade na dermatologia, justificada pelo fato de a melanina e de os melanossomas serem fontes de grande contraste e brilharem intensamente nas imagens, a MCR foi, historicamente, primeiro empregada para o estudo de lesões pigmentadas. Hoje, contudo, distúrbios pigmentares, doenças inflamatórias doenças infecciosas e cosmiatria também são alvos dessa ferramenta.

Princípios técnicos

Os aparelhos de MCR comercializados atualmente comportam uma fonte de *laser* de diodo, com comprimento de onda de 830 nm e menos de 20 mW de potência, parâmetros que garantem a penetração da energia luminosa no tecido cutâneo sem causar-lhe danos.

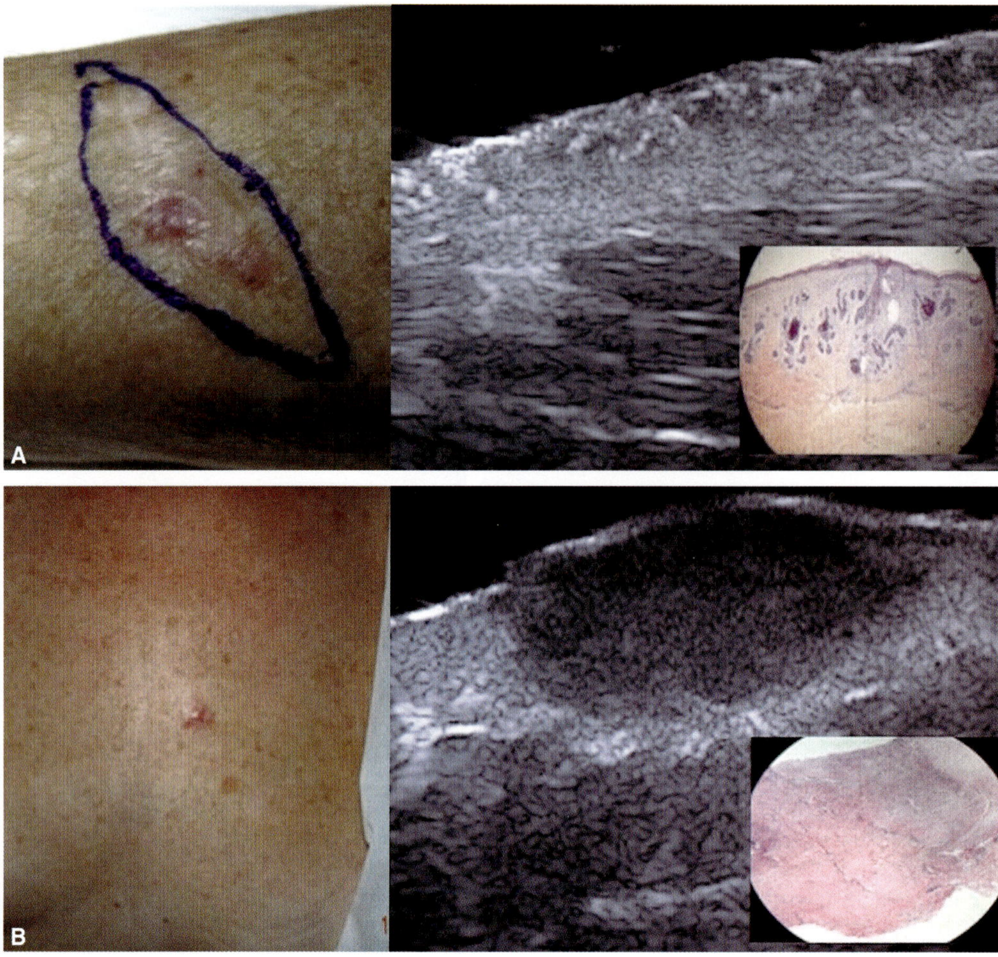

Figura 10.12 **A.** Carcinoma basocelular recidivado. Presença de múltiplos pontos hiperecogênicos na derme. **B.** Cicatriz hipertrófica. Lesão hipoecoica, homogênea. Ultrassonografia de alta frequência, 22 MHz.

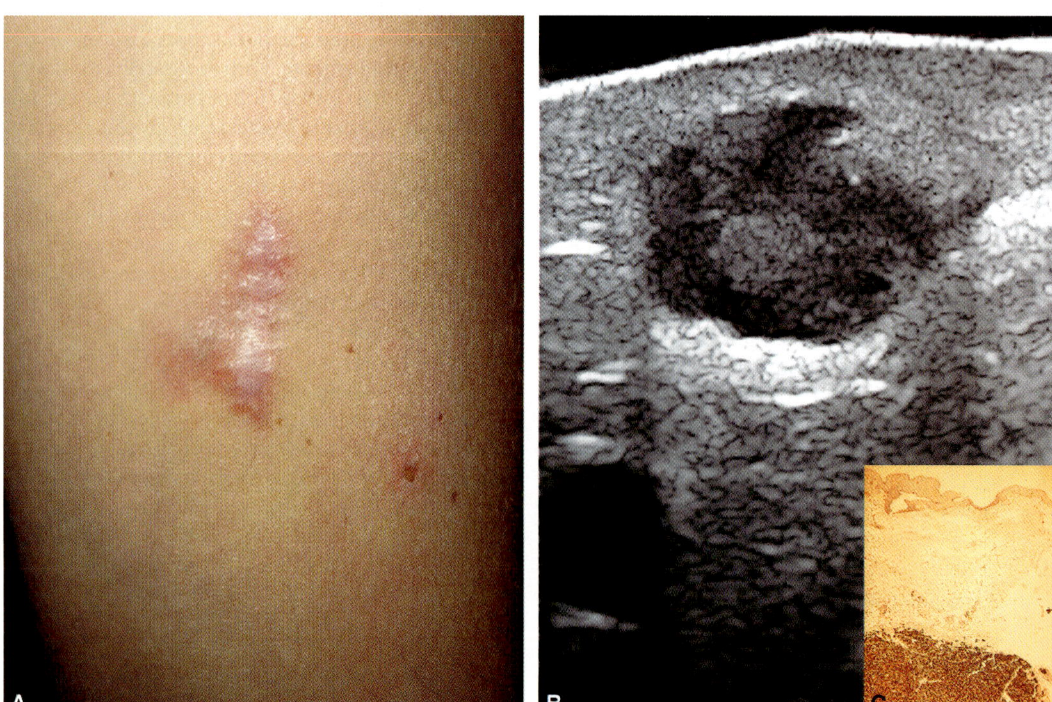

Figura 10.13 **A.** Lesão nodular localizada na área cicatricial de melanoma primário previamente excisado. **B.** Imagem com formato irregular, conteúdo sólido, hipoecogênica heterogênea, localizada em derme e tecido subcutâneo. **C.** Imuno-histoquímica com Sox-10.

Essa luz monocromática e coerente (*laser*) é direcionada para a área examinada por um sistema de lentes interconectadas e, a partir daí, é absorvida, dispersa e refletida pelas diversas estruturas da pele de acordo com os diferentes índices de refração de cada componente cutâneo. Os elétrons refletidos passam por um conjunto de filtros para serem recebidos por um detector localizado após um pequeno orifício de abertura denominado *pinhole* – o ponto-chave do microscópio confocal, uma espécie de filtro físico que rejeita as imagens fora do plano focal e permite passagem somente da luz focalizada. É essa passagem pelo *pinhole* que determina a qualidade da imagem gerada (Figura 10.14).

Esse sistema (composto de fonte de luz, espelho discromático e *pinhole*) é o mesmo utilizado em outros aparelhos de microscopia confocal a *laser* empregados nas ciências básicas. Todavia, para a avaliação da pele de forma indolor, não invasiva e sem dano ao tecido avaliado, adaptaram-se parâmetros específicos em dispositivos exclusivos para este fim.

Geração de imagens

As imagens da MCR são captadas em tempo real (à beira do leito), de forma não invasiva, e podem ser repetidas infinitas vezes. Elas são geradas em seções horizontais da pele até a profundidade de aproximadamente 250 μm, com resolução lateral de 1 μm, de modo que cada imagem corresponde a uma área de 500 μm^2. Essas imagens são formadas ponto a ponto, por varredura, em cortes horizontais (*en face*). Como podem ser realizadas em diferentes alturas, fala-se em "seccionamento óptico". Por meio do *software* do aparelho, é possível formar composições de várias unidades de imagens "em mosaico", com uma área de até 8 mm^2 (Figura 10.15). Também se podem formar composições de imagens consecutivas da superfície cutânea até a derme papilar, ou seja, com análise de camada por camada da pele de forma "empilhada" (*stack*) (Figura 10.16).

Na MCR, as imagens são geradas em tons de cinza. Um dos maiores alvos da MCR é a melanina, devido ao seu alto índice de refração em comparação às estruturas adjacentes da pele.

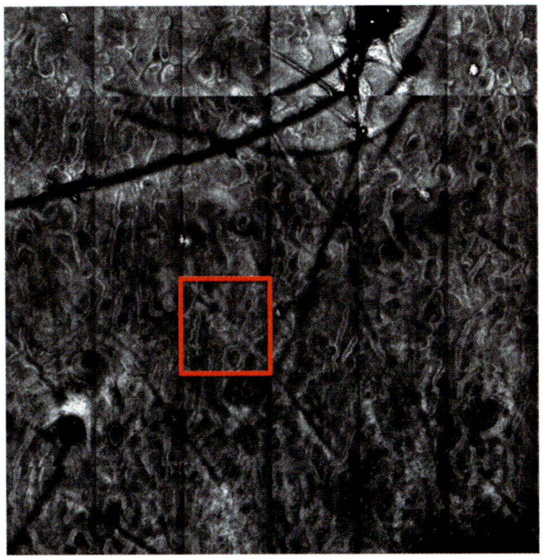

Figura 10.15 Imagem de microscopia confocal reflectante formada em mosaico de 3 × 3 mm pelo conjunto de imagens básicas de 500 × 500 μm. No detalhe em *vermelho*, a imagem básica.

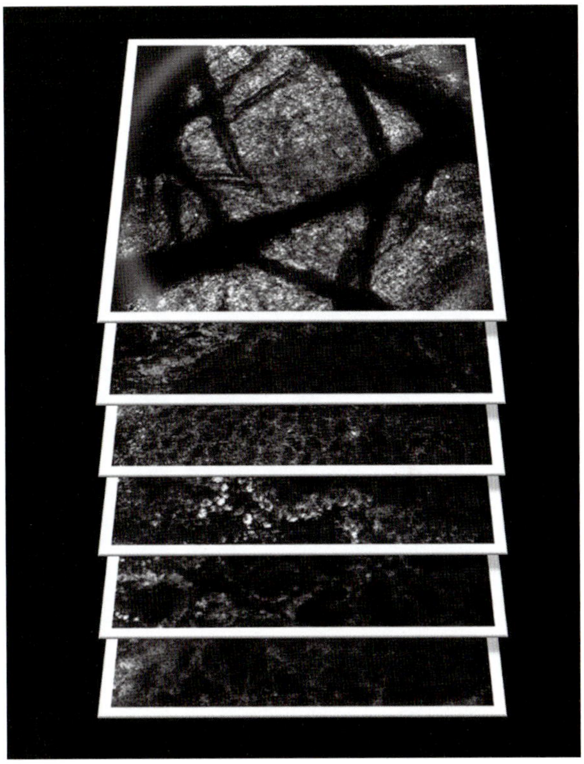

Figura 10.16 Imagens de microscopia confocal reflectante formadas em "empilhamento" (cortes horizontais de um mesmo ponto em níveis consecutivos de profundidade).

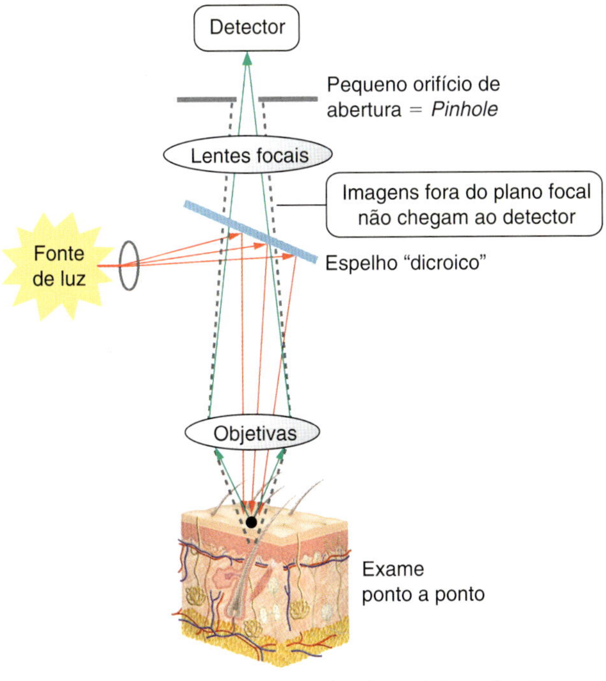

Figura 10.14 Funcionamento do microscópio confocal.

Dessa forma, citoplasmas de melanócitos, queratinócitos pigmentados e melanófagos, todos ricos em melanina, apresentam alta refratividade, ou seja, brilham intensamente na MCR. As estruturas que contêm queratina também se mostram com brilho intenso, como a camada córnea, o epitélio infundibular e a haste pilosa. Os citoplasmas das células de Langerhans ativadas e granulócitos também surgem como estruturas brilhantes. De média refratividade, destacam-se os citoplasmas de queratinócitos na camada espinhosa, grânulos querato-hialianos, nucléolos e colágeno. Por sua vez, apresentam baixa refratividade:

células vermelhas, sulcos cutâneos e núcleos, que aparecem nas imagens com tons escuros de cinza e preto. Ar e líquido não apresentam refratividade, aparecendo como formas pretas.

Exame da pele normal

Considerando-se que são formados cortes horizontais a partir da camada mais superficial, a primeira a ser visualizada é a camada córnea (a mais brilhante de todas), em que os corneócitos aparecem como estruturas poligonais anucleadas e brilhantes, e os sulcos cutâneos, como estruturas lineares escuras e largas (Figura 10.17 A). Na camada granulosa, observam-se os núcleos celulares como estruturas ovais escuras e centrais, e, ao redor deles, aparecem os citoplasmas brilhantes e granulosos (Figura 10.17 B). A seguir, na camada espinhosa, as células encontram-se menores e com seus limites comparativamente mais bem-definidos, o que garante a formação do denominado "padrão em favo de mel" (Figura 10.17 C). Na camada basal, estão células muito brilhantes devido aos agregados supranucleares de melanina em melanócitos e queratinócitos pigmentados – o denominado "padrão em pedra de calçamento" (Figura 10.17 D). Na junção dermoepidérmica (JDE), notam-se os anéis brilhantes de células basais ao redor das papilas dérmicas (estruturas grandes arredondadas escuras) (Figura 10.17 E). Na derme reticular alta, observa-se um padrão reticulado espesso que corresponde a bandas de colágeno (Figura 10.17 F). Também são visualizados na MCR anexos cutâneos como hastes e folículos pilosos e acrossiríngeos (cavidades com brilho central, espiraladas, que atravessam da derme para a epiderme).

Principais indicações na dermatologia

A MCR, até o presente momento, pode ser empregada nas situações em que se almeja avaliação não invasiva com resolução celular, considerando, contudo, o seu limite de alcance (até a derme reticular alta).

Lesões melanocíticas

Na MCR, as lesões névicas apresentam-se com limites bem definidos quando se realiza o exame no modo "mosaico". Os padrões epidérmicos em "favo de mel" e em "pedra de calçamento" são identificados nessas lesões melanocíticas benignas, que, à dermatoscopia, revelam padrão reticular. Os nevos lentiginosos mostram-se com as papilas dérmicas bem demarcadas e com os anéis papilares hiper-refráteis (intensamente brilhantes), formados por células pigmentadas uniformes em formato, brilho e tamanho (Figura 10.18). A MCR pode mostrar também grande número de ninhos nevocíticos homogêneos e densos, uniformemente distribuídos na JDE, o que corresponderia, na dermatoscopia, ao padrão reticuloglobular. Nos nevos com maior componente dérmico, encontram-se ninhos densos de melanócitos monomórficos na derme.

No caso dos nevos melanocíticos congênitos, a MCR será útil nas lesões menores e mais planas por conta das limitações de alcance da técnica, em termos de profundidade. Os nevos displásicos ou atípicos demonstram comparativamente maior irregularidade dos padrões descritos para lesões benignas, além de poucas células atípicas no centro da lesão. Nelas, células pagetoides são ausentes ou encontradas muito raramente e em

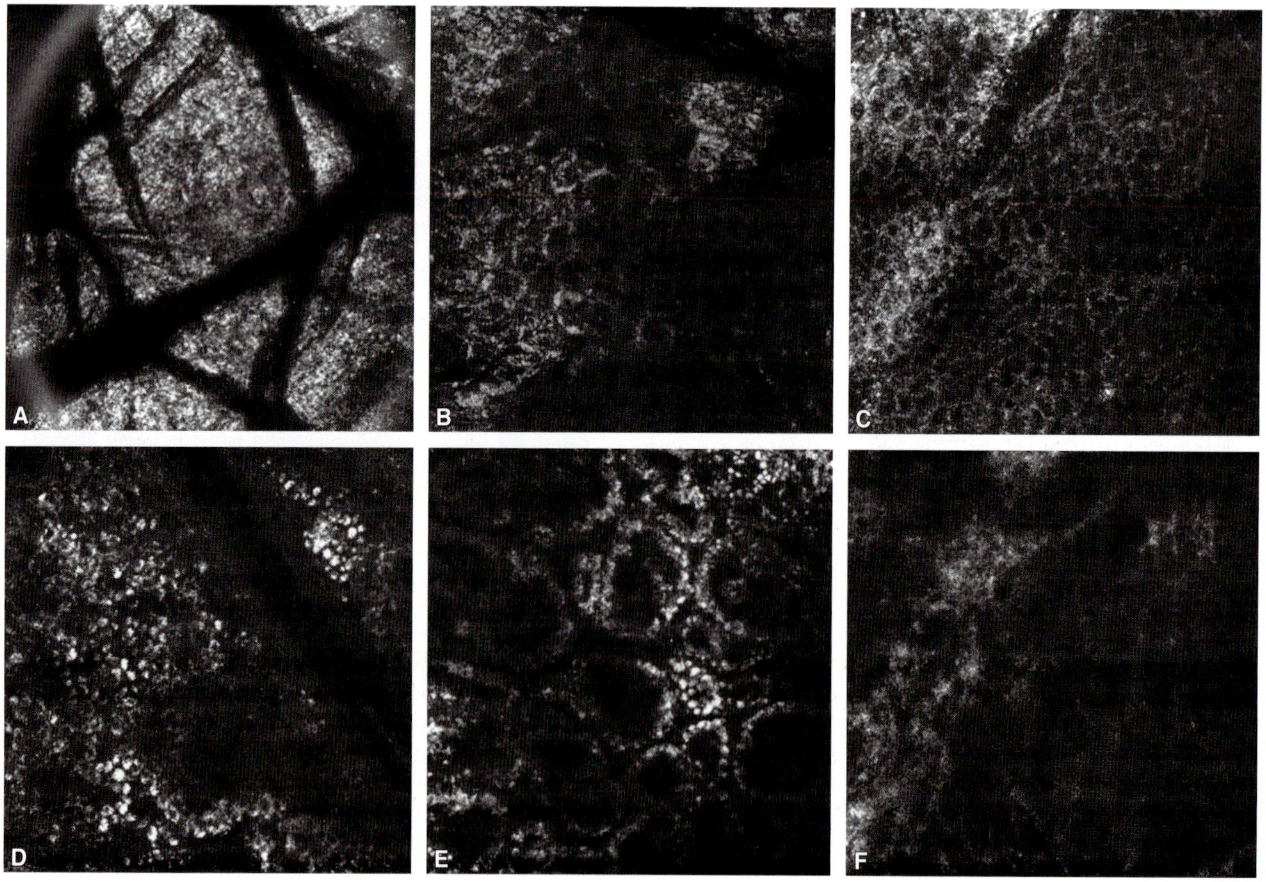

Figura 10.17 Imagens de MCR da pele normal. **A.** Camada córnea. **B.** Camada granulosa. **C.** Camada espinhosa. **D.** Camada basal. **E.** Junção dermoepidérmica. **F.** Derme reticular alta.

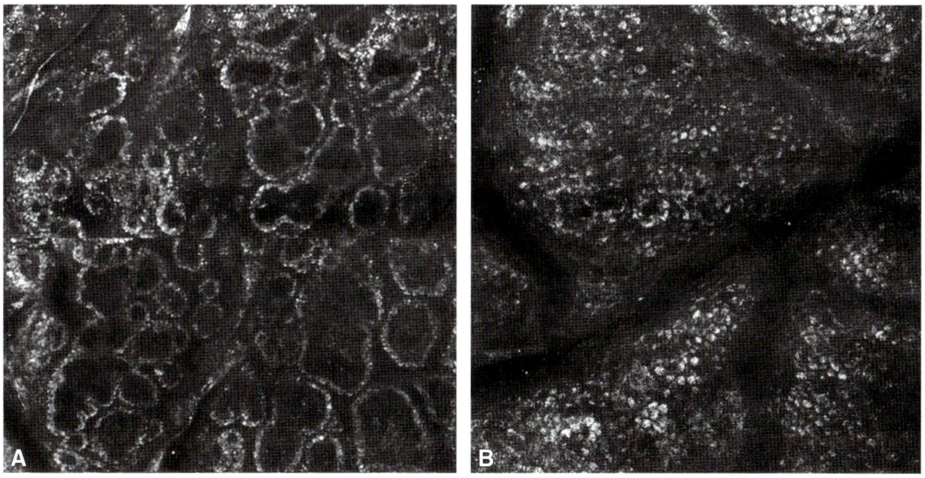

Figura 10.18 Imagem de MCR de um nevo melanocítico comum. **A.** Mosaico de 1 × 1 mm com anéis intensamente brilhantes na junção dermoepidérmica e papilas dérmicas bem delimitadas, com células pigmentadas regulares. **B.** Padrão em "pedra de calçamento".

pequenas extensões. Uma lesão com atipia intensa, contudo, é frequentemente de difícil diferenciação de um melanoma, e o exame histopatológico é mandatório.

O melanoma, por sua vez, frequentemente destaca importante atipia na camada basal, má delimitação das papilas dérmicas, bem como células ovaladas brilhantes e de diferentes diâmetros, infiltradas difusamente nas camadas superiores da epiderme – denominadas "células pagetoides". Aglomerados (ninhos) cerebriformes podem ser visualizados na derme superior (*clods*), além de células atípicas (de formatos e tamanhos diversos entre si) (Figura 10.19). É interessante ressaltar que o melanoma amelanótico ou hipomelanótico, usualmente de difícil diagnóstico clínico e nem sempre tão claro à dermatoscopia pela análise de padrões vasculares, apresenta achados no exame microscópico confocal idênticos aos melanomas pigmentados, o que faz da MCR uma excelente ferramenta nesses casos.

Lesões não melanocíticas

Das lesões tumorais não melanocíticas, merece destaque a avaliação do carcinoma basocelular na MCR (Figura 10.20). A visualização de ilhas de tumor bem definidas e brilhantes, constituídas de células em paliçada (com núcleos alongados no mesmo eixo e perpendiculares ao limite da ilha) na altura da JDE ou da derme superior, é um aspecto característico. Espaços escuros em fenda ao redor das ilhas tumorais (*dark cleft-like spaces*), que na histopatologia correspondem à retração do estroma ou à deposição de mucina em volta dos agregados neoplásicos, assim como algumas células dendríticas (estruturas ramificadas brilhantes) dentro do tumor e vasos canaliculares com curso horizontal, são achados frequentes.

As lesões de ceratose actínica e carcinoma espinocelular apresentam um padrão "em favo de mel" atípico na camada espinhosa, com queratinócitos e núcleos de tamanho e formatos diversos (células brilhantes polimórficas). A paraceratose é um achado importante, evidenciada como células redondas individualizadas brilhantes no estrato córneo, que geralmente se encontra mais espessado. Vasos redondos grandes nas papilas dérmicas também podem ser identificados.

Nas ceratoses seborreicas, podem ser identificados tampões e cistos córneos (vistos como estruturas ovais, grandes e altamente refráteis, ainda que estes últimos por vezes estejam circundados por um halo escurecido); aspecto cerebriforme da epiderme (cordões alongados e projeções bulbares de células monomórficas na JDE); padrão em "pedra de calçamento" nas lesões pigmentadas e células poligonais brilhantes mal definidas na derme superior (melanófagos). Nas lesões de lentigo solar, o principal achado é o aumento da densidade das papilas dérmicas, com anéis de células monomórficas brilhantes ao seu redor.

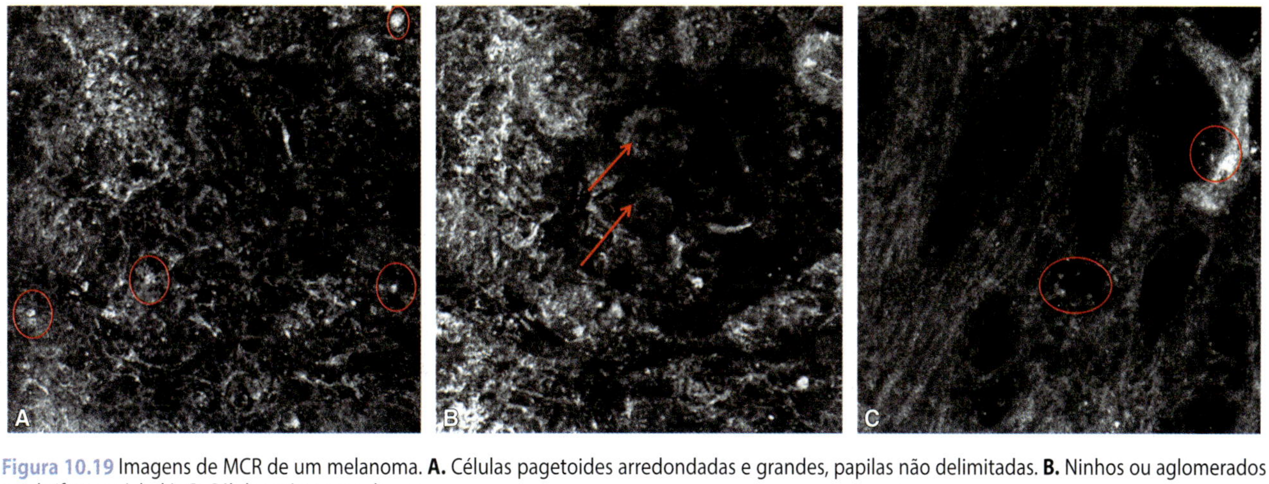

Figura 10.19 Imagens de MCR de um melanoma. **A.** Células pagetoides arredondadas e grandes, papilas não delimitadas. **B.** Ninhos ou aglomerados cerebriformes (*clods*). **C.** Células atípicas na derme.

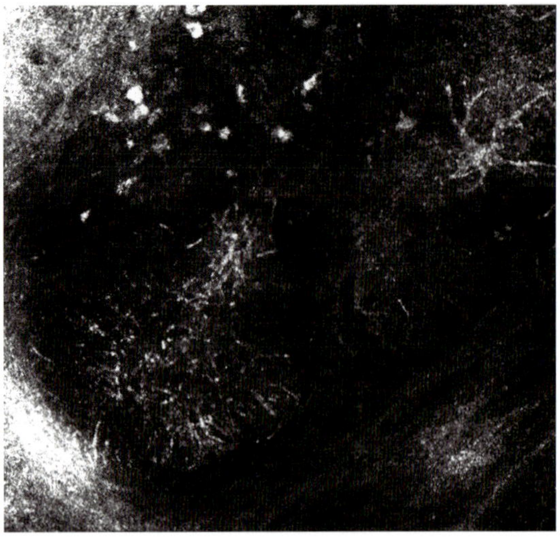

Figura 10.20 Imagem de MCR de um carcinoma basocelular. Observam-se as ilhas de tumor com células em paliçada circundadas por colágeno, algumas células dendríticas (estruturas ramificadas brilhantes) no seu interior, além dos espaços escuros em fenda ao redor das ilhas característicos do tumor e das fibras de colágeno dérmicas.

Em algumas formas de linfoma T cutâneo, como na micose fungoide, são encontradas células brilhantes atípicas na epiderme (linfócitos epidermotrópicos). Os microabscessos de Pautrier, quando encontrados, mostram-se como espaços epidérmicos grandes, escuros e ovalados, com células brilhantes em seu interior. Os anéis das papilas dérmicas podem se mostrar com menor refratividade (brilho), e os vasos sanguíneos, dilatados.

Encontram-se, por fim, ainda, estudos em outras lesões tumorais, como: dermatofibroma, hiperplasia sebácea, angioma, angioqueratoma, tricoepitelioma, xantogranuloma, acantoma de células claras etc.

Doenças inflamatórias

No MCR, as lesões de psoríase demonstram estruturas celulares brilhantes no estrato córneo (paraceratose) e aumento em sua espessura. Há ainda aumento da espessura de toda a epiderme (acantose), maior densidade e maior alongamento das papilas dérmicas (papilomatose) – essas muitas vezes visíveis já no estrato espinhoso –, além de vasos dilatados no interior da papila, que podem ser correlacionados aos pontos vermelhos vistos à dermatoscopia. Por meio do acompanhamento desses achados, pode-se usar a MCR na avaliação da resposta terapêutica. Adicionalmente, existem numerosas publicações sobre uso da MCR em outras doenças inflamatórias, como eczema, líquen plano, dermatite de contato, lúpus discoide etc. Diversos achados na MCR podem ser identificados nestas condições cutâneas, a depender da sua natureza e gravidade: hiperceratose, hipo/hipergranulose, desarranjo epidérmico, espongiose, exocitose, vesiculação, má delimitação das papilas dérmicas, alterações de interface e inflamação dérmica, perivascular ou perianexial.

Distúrbios pigmentares

Os distúrbios pigmentares representam um campo de grande aplicabilidade da MCR, considerando que a melanina é um importante alvo da técnica. No vitiligo, a falta de pigmento nas lesões acrômicas é evidenciada pela ausência dos anéis das papilas dérmicas na JDE (Figura 10.21); na pele aparentemente normal dos pacientes, esses anéis encontram-se preservados (brilhantes). A MCR também é útil para determinar a estabilidade das lesões de vitiligo, de acordo com a presença ou a ausência de células inflamatórias, e para predizer indiretamente o prognóstico, a depender da identificação de resíduos de pigmento, que poderiam corresponder a reservas de melanócitos. Por último, MCR pode ser útil ainda na avaliação da resposta terapêutica, ao identificar subclinicamente células de repigmentação, e na diferenciação de lesões acrômicas ou hipocrômicas de outra natureza, como o nevo despigmentoso, nevo acrômico e hipopigmentação pós-inflamatória.

No melasma, é possível identificar a localização do pigmento, de modo a defini-lo como predominantemente epidérmico, predominantemente dérmico ou misto. Nas lesões com grande atividade, é possível encontrar estruturas brilhantes ramificadas (com processos dendríticos proeminentes) na epiderme, que correspondem a melanócitos ativados. Também são observadas estruturas poligonais de diferentes tamanhos na derme, correspondentes a melanófagos (Figura 10.22). A MCR também pode ser útil à avaliação da resposta terapêutica no melasma.

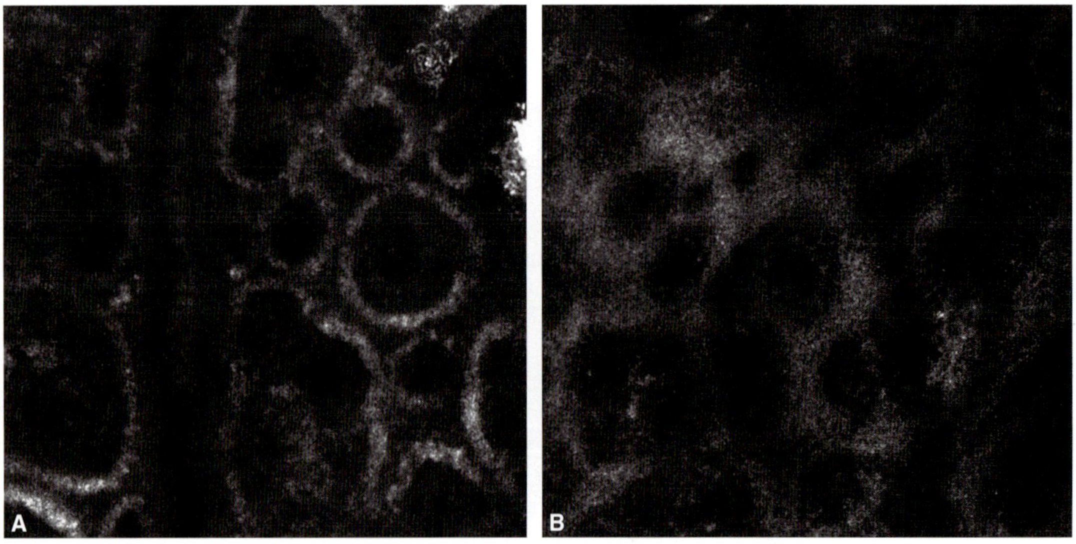

Figura 10.21 Imagens de MCR em um paciente com vitiligo. **A.** Pele não afetada na altura da junção dermoepidérmica. **B.** Pele afetada: ausência dos anéis brilhantes na junção dermoepidérmica.

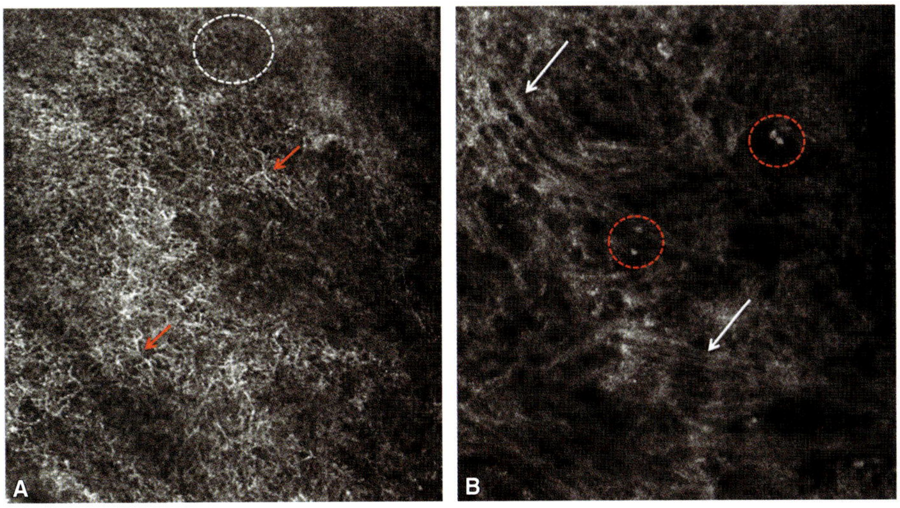

Figura 10.22 Imagens de MCR em um paciente com melasma. Notam-se estruturas ramificadas intensamente brilhantes correspondentes a melanócitos ativados na camada espinhosa (**A**) e estruturas poligonais brilhantes correspondentes a melanófagos na derme reticular superior (**B**).

Cosmiatria

Com resolução próxima ao exame histopatológico e com a vantagem de ser realizada *in vivo* e de maneira não invasiva e indolor, a MCR pode ser empregada na avaliação do envelhecimento cutâneo, ao revelar alterações citoarquiteturais na epiderme e na derme com dano actínico. Nesse contexto, observam-se diminuição da espessura da epiderme, "padrão em favo de mel" irregular e pigmentação mosqueada; na derme, por sua vez, a rede de colágeno modifica-se de fina e reticulada para bandas alargadas e agregadas/onduladas (pela degeneração do colágeno).

Perspectivas

Com grande diferencial por seu caráter dinâmico, que permite observações de processos fisiológicos e patológicos da pele em tempo real (*in vivo*), com resolução celular, de forma indolor e não danosa, a MCR já tem firmada a sua importância na dermatologia. No entanto, dos principais fatores limitantes para a ampliação do seu uso em longa escala, destacam-se a considerável curva de aprendizado do examinador (que exige tempo e supervisão especializada) e seu alto custo. Por sorte, atualmente novas pesquisas estão sendo desenvolvidas a fim de desenvolver um dispositivo de MCR financeiramente mais acessível por utilizar LED como fonte de luz, em vez do *laser* (Figura 10.23), preservando sua qualidade de imagem com resolução celular. Assim, acredita-se que, nos próximos anos, novos modelos mais acessíveis possam estar disponíveis no mercado. Trata-se de uma ferramenta que, com maior número de profissionais fazendo seu uso e com um número maior de centros de treinamento, poderá tornar-se realidade na prática dermatológica cotidiana, permitindo avaliação de resolução celular de forma não invasiva, em tempo real e indolor.

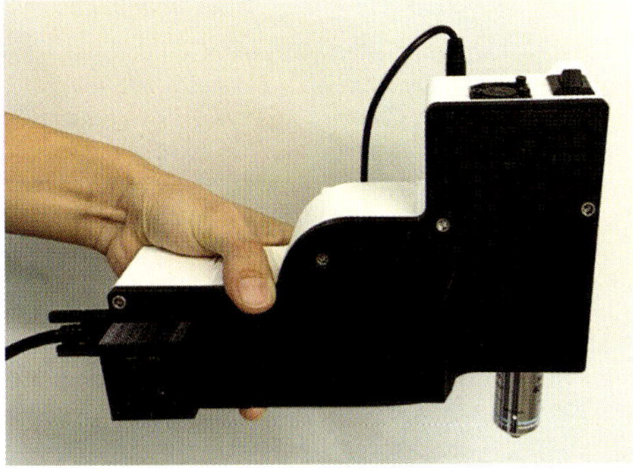

Figura 10.23 Dispositivo de microscopia confocal reflectante mais acessível ao usar como fonte luminosa o LED, ainda em fase de estudo. (Cortesia Prof. Dongjyun Kang da Universidade do Arizona.)

Bibliografia

Ultrassonografia de alta frequência cutânea

Bagatin E, Caetano LVN, Soares JLM. Ultrasound and dermatology: basis principles and main applications in dermatologic research. *Exp Rev Dermatol.* 2013;8(5):463-77.

Barcaui EO. Uso da Ultrassonografia de alta frequência associada à dermatoscopia na avaliação pré-operatória do carcinoma basocelular [Tese de mestrado]. Rio de Janeiro: Universidade Federal do Rio de Janeiro; 2016.

Barcaui EO, Carvalho ACP, Lopes FPPL, Piñero-Maceira J, Barcaui CB. High frequency ultrasound with color Doppler in dermatology. *An Bras Dermatol.* 2016;91(3):262-73.

Barcaui EO, Carvalho ACP, Piñeiro-Maceira J *et al.* Estudo da anatomia cutânea com ultrassom de alta frequência (22MHz) e sua correlação histológica. *Radiol Bras.* 2015;48(5):324-29.

Barcaui EO, Carvalho ACP, Piñeiro-Maceira J, Barcaui CB. Combined high-frequency ultrasound in early diagnosis of atrophoderma of Pasini and Pierini. *An Bras Dermatol.* 2019;94(4):473-75.

Barcaui EO, Carvalho ACP, Piñeiro-Maceira J, Valiante PM, Barcaui CB. High-frequency ultrasound associated with dermoscopy in pre-operative evaluation of basal cell carcinoma. *An Bras Dermatol.* 2014;89(5):828-31.

Barcaui EO, Carvalho ACP, Valiante PM, Piñeiro-Maceira J, Barcaui CB. High frequency (22MHz) ultrasound for assessing the depth of basal cell carcinoma invasion. *Skin Res Technol.* 2021. doi: 10.1111/srt.12999. Online ahead of print.

Barcaui EO, Carvalho ACP, Valiante PM, Piñeiro-Maceira J, Barcaui CB. Ultrassom de alta frequência (22MHz) na diferenciação entre hidrocistoma e carcinoma basocelular. *Surg Cosmet Dermatol.* 2015;7(2):159-61.

Barcaui EO, Carvalho ACP, Valiante PM, Piñeiro-Maceira J, Barcaui CB. Ultrassonografia de alta frequência (22MHz) na avaliação das neoplasias cutâneas malignas. *Surg Cosmet Dermatol.* 2014;6(2):105-11.

Carra BJ, Bui-Mansfield LT, O'Brien SD *et al.* Sonography of musculoskeletal soft-tissue masses: techniques, pearls, and pitfalls. *AJR.* 2014;202:1281-90.

As Figuras 10.15 a 10.22 são provenientes da publicação prévia da autora sob o título "Microscopia confocal reflectante a laser na dermatologia". In: Belda Jr W, Di Chiaccio N, Criado PR. *Tratado de Dermatologia*. 3. edição. Rio de Janeiro: Atheneu; 2018. p. 149-59.

Crisan M, Crisan D, Sannino G, Lupsor M, Badea R *et al.* Ultrasonographic staging of cutaneous malignant tumors: an ultrasonographic depth index. *Arch Dermatol Res.* 2013;305:305-13.

De Pasquale A, Russa G, Pulvirenti M, Di Rosa L. Hyaluronic acid filler injections for tear-trough deformity: injection technique and high-frequency ultrasound follow-up evaluation. *Aesth Plast Surg.* 2013;37:587-91.

Di Santolo MS, Sagnelli M, Mancini M *et al.* High-resolution color-Doppler ultrasound for the study of skin growths. *Arch Dermatol Res.* 2015;307:559-66.

Dubois J, Patriquin HB, Garel L *et al.* Soft-tissue hemangiomas in infants and children: Diagnosis using Doppler Sonography. *AJR.* 1998;171:247-52.

Elrefaie AM, Salem RM, Faheem MH. High resolution ultrasound for keloids and hypertrophic scar assessment. *Laser Med Sci.* 2020;35(2):379-85.

Fraccalvieri M, Sarno A, Gasperini S. Can single use negative pressure wound therapy be an alternative method to manage keloid scarring? A preliminary report of a clinical and ultrasound/colour power Doppler study. *Int Wound J.* 2012;10(3):340.

Gutierrez M, De Angelis R, Bernardini M L *et al.* Clinical, Power Doppler sonography and histological assessment of the psoriatic plaque: a short-term monitoring in patients treated with etanercept. *Br J Dermatol.* 2011;164: 33-7.

Hung EHY, Griffith JF, Ng AWH *et al.* Ultrasound of musculoskeletal soft-tissue tumors superficial to the investing fascia. *AJR.* 2014;202:W532-40.

Izzetti R, Oranges T, Janowska A, Gabriele M, Graziani F, Romanelli M. The application of ultra-high-frequency ultrasound in dermatology and wound management. *Int J Low Extrem Wounds.* 2020;19(4):334-40.

Jasaitiene D, Valiukeviciene S, Linkeviciute G, Raisutis R, Jasiuniene E, Kazys R. Principles of high-frequency ultrasonography for investigation of skin pathology. *J Eur Acad Dermatol Venereol.* 2011;25:375-82.

Kleinerman R, Whang TB, Bard RL, Marmur ES. Ultrasound in dermatology. Principles and applications. *J Am Acad Dermatol.* 2012;67(3):478-87.

Lobos N, Wortsman X, Valenzuela F, Alonso F. Color Doppler ultrasound of activity in keloids. *Dermatol Surg.* 2017;43(6):817-25.

Marmur ES, Berkowitz EZ, Fuchs BS *et al.* Use of high frequency, high-resolution ultrasound before Mohs surgery. *Dermatol Surg.* 2010;36:841-7.

Naouri M, Atlan M, Perrodeau E *et al.* High-resolution ultrasound imaging to demonstrate and predict efficacy of carbono dioxide fractional resurfacing laser treatment. *Dermatol Surg.* 2011;37:596-603.

Singh R, Bryson D, Singh HP *et al.* High-resolution ultrasonography in assessment of nail-related disorders. *Skeletal Radiol.* 2012;41:1251-61.

Singh R, Bryson D, Singh HP, Jeyapalan K, Dias JJ. High-resolution ultrasonography in assessment of nail-related disorders. *Skeletal Radiol.* 2012;41: 1251-61.

Vidal D, Echeverria B, García-Gavín J, Comba Pérez-Pérez L. Ecografía aplicada al manejo de la patología de la uña. *Actas Dermosifiliogr.* 2015; 106(Supl 1):60-66.

Wortsman X. Ultrasound in dermatology: why, how, and when? *Semin Ultrasound CT MRI.* 2013;34:177-95.

Wortsman X. Update on ultrasound diagnostic criteria and new ultrasound severity and activity scorings of hidradenitis suppurativa. *J Ultrasound Med.* 2023;9:1-7.

Wortsman X, Wortsman J, Orlandi C *et al.* Ultrasounds detection and identification of cosmetic filler in the skin. *J Eur Acad Dermatol Venereol.* 2012;26(3):292-301.

Microscopia confocal reflectante

Abraham LS, Costa MC, Agozzino M, Amorosi B, Cota C, Ardigo M. In vivo reflectance confocal microscopy for varicella prompt diagnosis and treatment in a severely immunosuppressed patient. *Skin Skin Res Technol.* 2012;18(3): 386-8.

Agero AL, Gill M, Ardigo M, Myskowski P, Halpern AC, González S. In vivo reflectance confocal microscopy of mycosis fungoides: A preliminary study. *J Am Acad Dermatol.* 2007;57(3):435-41.

Ardigò M, Costa C, Berardesca E, González S. Concordance between in vivo reflectance confocal microscopy and histology in the evaluation of plaque psoriasis. *J Eur Acad Dermatol Venereol.* 2009;23(6):660-7.

Ardigò M, Costa MC, Pellacani G. Reflectance confocal microscopy in vitiligo. In: Lotti T *et al. Vitiligo: whats's new*, what's true. Zurich, Switzerland: WHA Publisher – World Health Academy/New York: Vitiligo Research Foundation, 2013.

Ardigò M, Malizewsky I, Dell'anna ML, Berardesca E, Picardo M. Preliminary evaluation of vitiligo using in vivo reflectance confocal microscopy. *J Eur Acad Dermatol Venereol.* 2007;21(10):1344-50.

Carrera C, Puig S, Malvehy J. In vivo confocal reflectance microscopy in melanoma. *Dermatol Ther.* 2012; 25(5):410-22.

Cinotti E, Bovi C, Tonini G, Labeille B *et al.* Structural skin changes in elderly people investigated by reflectance confocal microscopy. *J Eur Acad Dermatol Venereol.* 2020;34(11):2652-28.

Costa M, Ardigo M. Microscopia confocal reflectante a laser na Dermatologia. In: Belda Jr W, Di Chiaccio N, Criado P. *Tratado de dermatologia*. 3. ed. Rio de Janeiro: Atheneu, 2018. p. 149-59.

Costa MC, Abraham LS, Pacifico A, Leone G, Picardo M, Ardigo M. New reflectance confocal microscopy features in vitiligo: beyond the papillary rings. XXIst International Pigment Cell Conference (IPCC). Pigment Cell & Melanoma Research. 2011;24:832-3.

Costa MC, Eljaiek HV, Abraham LS, Azulay-Abulafia L, Ardigo M. In vivo reflectance confocal microscopy in a typical case of melasma. *An Bras Dermatol.* 2012;87(5):782-4.

Farabi B, Khan S, Jamgochian M, Atak MF, Jain M, Rao BK. The role of reflectance confocal microscopy in the diagnosis and management of pigmentary disorders: *A review. J Cosmet Dermatol.* 2023;22(12):3213-22.

Freeman EE, Semeere A, Osman H, Peterson G *et al.* Smartphone confocal microscopy for imaging cellular structures in human skin in vivo. *Biomed Opt Express.* 2018;26;9(4):1906-15.

Gong C, Stratton DB, Curiel-Lewandrowski CN, Kang D. Speckle-free, near-infrared portable confocal microscope. *Appl Opt.* 2020;59(22):G41-G6.

Guida S, Longo C, Ronga R, Stabile G, Podo Brunetti A, Bigotto GD et al. Melasma and reflectance confocal microscopy: from baseline to treatment monitoring. *Int J Dermatol.* 2024;63(8):1007-12.

Hashemi P, Rabinovitz HS, Marghoob AA, Scope A. Basal cell carcinoma. In: Hofmann-Wellenhof R, Pellacani G, Malvehy J, Soyer P. Reflectance confocal microscopy for skin diseases. Berlina: *Springer*, 2012. p. 271-84.

Ko RF, Smidt AC, Durkin JR. Reflectance confocal microscopy in pediatric dermatology: A state-of-the-art review. *Pediatr Dermatol.* 2021;38(6): 1488-99.

Langley RG, Rajadhyaksha M, Dwyer PJ *et al.* Confocal scanning laser microscopy of benign and malignant melanocytic skin lesions in vivo. *J Am Acad Dermatol.* 2001;45:365-76.

Longo C, Casari A, Beretti F, Cesinaro AM *et al.* Skin aging: in vivo microscopic assessment of epidermal and dermal changes by means of confocal microscopy. *J Am Acad Dermatol.* 2013;68(3):e73-82.

Lovato L, Salerni G, Carrera C, Puig S, Malvehy J. Aquired common and congenital melanocytic nevi. In: González S. *Reflectance confocal microscopy in dermatology: fundamentals and clinical applications.* Madrid: Grupo Aula Médica, 2012. p. 35-8.

Minsky M. Memoir on inventing the confocal scanning microscope. *Scanning.* 1988;10:128-38.

Moscarella E, Zalaudek I, Agozzino M, Vega H, Cota C, Catricalà C et al. Reflectance confocal microscopy for the evaluation of solitary red nodules. *Dermatology.* 2012;224(4):295-300.

Pellacani G, Cesinaro AM, Seidenari S. In vivo confocal reflectance microscopy for the characterization of melanocytic nests and correlation with dermoscopy and histology. *Br J Dermatol.* 2005;152:384-6.

Pellacani G, Farnetani F, Argenziano G *et al.* Atypical/dysplastic nevi. In: Hofmann-Wellenhof R, Pellacani G, Malvehy J, Soyer P. *Reflectance confocal microscopy for skin diseases.* Berlin: Springer, 2012. p. 87-98.

Pezzini C, Piana S, Longo C, Benati E, Borsari S, Specchio F *et al.* A solitary pink lesion: dermoscopy and RCM features of lichen planus. *Dermatol Pr Concept.* 2017;7(Figure 4):43-5.

Pimenta R, Soares-de-Almeida L, Arzberger E, Ferreira J, Leal-Filipe P, Bastos PM *et al.* Reflectance confocal microscopy for the diagnosis of skin infections and infestations. *Dermatol Online J.* 2020;26(3):13030/ qt9qz046f1.

Polleflíet C, Corstjens H, González S, Hellemans L *et al.* Morphological characterization of solar lentigines by in vivo reflectance confocal microscopy: a longitudinal approach. *Int J Cosmet Sci.* 2013;35(2):149-55.

Rishpon A, Kim N, Scope A *et al.* Reflectance confocal microscopy criteria for scamous cell carcinoma and actinic keratosis. *Arch Dermatol.* 2009;145(7): 766-72.

Scope A. Seborrheic keratosis: reflectance confocal microscopy features and correlation with dermoscopy. *J Am Acad Dermatol.* 2013;69(1):120-6.

Scope A, Benvenuto-Andrade C, Agero AC *et al.* In vivo reflectance confocal microscopy imaging of melanocytic skin lesions: Consensus terminology glossary and illustrative images *J Am Acad Dermatol.* 2007;57:644-58.

Shahriari N, Grant-Kels JM, Rabinovitz H, Oliviero M, Scope A. Reflectance confocal microscopy: Principles, basic terminology, clinical indications, limitations, and practical considerations. *J Am Acad Dermatol.* 2021;84(1): 1-14.

Ulrich M, Ruter C, Astner S, Sterry W *et al.* Comparison of UV-induced skin changes in sun-exposed vs sun-protected skin – preliminary evaluation by reflectance confocal microscopy. *Br J Dermatol.* 2009; 161(Suppl): 46-53.

Xiang W *et al.* In vivo confocal laser scanning microscopy of hypopigmented macules: a preliminary comparison of confocal images in vitiligo, nevus depigmentosus and postinflammatory hypopigmentation. *Lasers Med Sci.* 2010;25(4):551-8.

Distúrbios Disestésicos da Pele

PARTE 3

11

Prurido

Paulo Ricardo Criado ◆ **Giulia Jardim Criado** ◆ **Roberta Fachini Jardim Criado**

Albert Camus (1913-1960), escritor e filósofo francês, escreveu em *A peste*: "Na realidade, pensar em alguém significa estar pensando na pessoa a cada minuto do dia, sem deixar que nada o distraia, nem uma refeição, nem por uma mosca pousando sobre sua bochecha, pelas tarefas domésticas ou pela coceira súbita em algum local do corpo. Mas sempre há moscas e coceiras. Isto demonstra por que a vida é difícil de viver!". Para doentes com prurido crônico intratável, a vida pode ser um terrível tormento.

Conceito

O *prurido* é a sensação que causa o desejo de coçar a pele e é experimentado como uma sensação que surge na própria pele. Há cerca de 340 anos, o médico alemão Samuel Hafenreffer definiu o prurido como "a incômoda sensação que desencadeia o desejo ou o reflexo de coçar". Entretanto, tal como outras sensações cutâneas, o prurido, estritamente falando, é um evento extracutâneo – um produto da atividade do sistema nervoso central (SNC). O prurido intenso sentido após uma picada de inseto, em uma lesão de eczema atópico, durante um episódio de urticária ou em associação ao diabetes melito, uremia ou escabiose representa uma projeção neuronal de uma sensação formada centralmente dentro de regiões bem definidas do tegumento (prurido localizado) ou em grandes áreas da superfície corpórea (prurido generalizado). Primariamente, não há qualquer tipo de lesão específica; escoriação, liquenificação e pústula por infecção secundária surgem como eventuais complicações do prurido.

Além disso, por muitas razões diferenciam-se prurido agudo e crônico, uma vez que a compreensão do prurido crônico é complexa, por promover uma experiência sensorial desagradável muito semelhante à dor. Ambas as sensações são multidimensionais com componentes discriminativos, cognitivos, interpretativos e motivacionais.

O prurido é o principal sintoma que a pele proporciona, tendo caráter extremamente subjetivo, podendo até mesmo ser prazeroso.

O *prurigo*, ao contrário, caracteriza-se pelo prurido e é primariamente acompanhado de lesão papulosa (ver Capítulo 12).

Etiologia

O prurido é classificado em cinco categorias relacionadas com a sua origem (Quadro 11.1):

- prurido dermatológico: surge de doenças cutâneas como eczemas, psoríase, prurido do inverno, escabiose e urticária
- prurido sistêmico: surge de doenças internas como doença hepática colestática primária, doença de Hodgkin, policitemia *vera* e determinadas condições multifatoriais, frequentemente alterações metabólicas

Quadro 11.1 Classificações clínicas do prurido.

Classificação clínica	Mediadores e mecanismos	Diagnóstico	Tratamento
Prurido dermatológico	Histamina, interleucinas, prostaglandinas e proteases	Dermatoses inflamatórias (dermatite atópica, psoríase, reações a fármacos, ácaros e urticária) e pele seca	Anti-inflamatórios, imunomoduladores tópicos e tratamento sistêmico (anti-histamínicos, ciclosporina A, pimecrolimo, tacrolimo e corticosteroide)
Prurido sistêmico	Opiáceos, interleucinas?	Doença crônica hepática e insuficiência renal crônica	Naltrexona, gabapentina, agonistas dos receptores κ-opioides
Prurido neurogênico/ neuropático	Dano a fibras nervosas, neuropeptídios (tais como a substância P) e proteases	Prurido pós-herpético, notalgia parestésica e prurido braquirradial, prurido pós-acidente vascular cerebral	Gabapentina, pregabalina e capsaicina
Prurido psicogênico/ psiquiátrico	Serotonina, norepinefrina	Delírio de parasitoses, estresse e depressão	Olanzapina, pimozida e antidepressivos inibidores seletivos da recaptação da serotonina

(*continua*)

Quadro 11.1 Classificações clínicas do prurido. (*Continuação*)

Classificação clínica	Mediadores e mecanismos	Diagnóstico	Tratamento
Prurido misto ou de superposição	–	–	Inibidores de ação central no prurido e substâncias anti-inflamatórias tópicas
Prurido de origem indeterminada	Mediadores ainda não completamente elucidados, porém determinadas células do sistema imune envolvidas em respostas tipo 2, como linfócitos Th2, mastócitos e basófilos, podem estar envolvidos. Essas células interagem com circuitos neuronais na periferia, criando um eixo neuroimune que contribui para a sensação persistente do prurido. O peptídeo natriurético tipo B (BNP) é um neuropeptídeo seletivo fortemente relacionado com a gravidade do prurido nesses doentes	Requer avaliações clínicas e laboratoriais periódicas	O grande desafio na condução terapêutica é que, nesse tipo de prurido, não há tratamento aprovado em bula (pelo órgão americano regulador FDA) e nenhum guia terapêutico verdadeiro a ele dedicado, desde medidas tópicas, fototerapia (UVB de banda estreita), até agentes de uso sistêmico (uso *off-label*), como inibidores seletivos e não seletivos da recaptação da serotonina, antidepressivos, dupilumabe (em estudo de pesquisa clínica, NCT05263206, para pacientes entre 18 e 90 anos), nemolizumabe (em estudo de pesquisa clínica) e abrocitinibe (em estudo de pesquisa clínica em fase II)

Adaptado de Paus *et al.* (2006).

- prurido neurogênico/neuropático: surge de doenças do SNC ou periférico, como tumores cerebrais, esclerose múltipla, neuropatia, irritação ou compressão nervosa, como na notalgia parestésica e no prurido braquirradial
- prurido psicogênico/psiquiátrico: parasitofobia
- prurido misto ou de superposição.

A definição do prurido com base nos mecanismos separa o prurido induzido em um sistema nervoso saudável por mecanismos periféricos do prurido (pruriceptivo) e mecanismos centrais (neurogênico) do prurido causado por patologia neuronal (neuropático). Entretanto, a fisiopatogenia da maioria das condições clínicas de prurido não está esclarecida.

A principal relevância clínica encontra-se nas condições pruriginosas crônicas. Prurido crônico é definido se a duração dos sintomas for acima de 6 semanas. Em muitos casos, tais como pele seca (xerodermia), dermatite atópica (DA), psoríase, urticária, escabiose e outras doenças inflamatórias cutâneas, o prurido crônico compreende um complexo de sintomas associados à pele, mais amplo que no caso do prurido agudo em decorrência, por exemplo, da picada de inseto. O prurido por compressão nervosa ou irritação de nervo que ocorre na notalgia parestésica e no prurido braquirradial é frequentemente neuropático, podendo ser combinado com sensações de pinicação ou queimação. Outras formas de prurido podem ser observadas, tais como prurido associado a delírio de parasitose ou a transtorno obsessivo-compulsivo (p. ex., escoriação psicogênica ou classicamente denominada "escoriação neurótica").

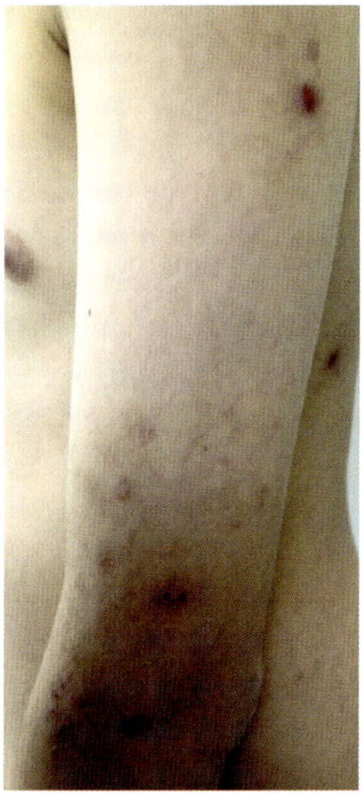

Figura 11.1 Escoriações provocadas pelo próprio paciente ante o prurido intenso (denominado "prurido biopsiante").

Fisiopatologia

Além da bem conhecida interação antagonista entre dor e prurido, padrões surpreendentemente similares de sensibilização periférica e central têm sido caracterizados. O prurido e a dor utilizam muitas ferramentas neurofisiológicas e centros de processamento similares e induzem reações autonômicas semelhantes na pele. A dor crônica e a sensibilização central ao prurido são fenômenos neurofisiologicamente relacionados.

Interações de prurido e dor

Sabe-se que frequentemente sensações de prurido podem ser reduzidas pela sensação dolorosa causada pela escarificação da pele (Figura 11.1). Estimulação elétrica dolorosa e estímulos de calor e de frio podem reduzir a sensação de prurido, de forma similar à redução do prurido dentro da zona de hiperalgesia mecânica induzida pela capsaicina. O prurido, por sua vez, pode reduzir a sensação de dor; do mesmo modo, a analgesia pode reduzir essa inibição e aumentar o prurido. Este fenômeno é particularmente relevante aos agonistas dos receptores μ-opioides administrados via medular, os quais induzem analgesia que frequentemente se combina com prurido segmentar. Uma vez que os μ-opioides podem induzir prurido, não é surpreendente que os antagonistas dos receptores μ-opioides tenham efeito antipruriginoso em estudos experimentais.

Moduladores do prurido e da dor

Há vários protagonistas envolvidos no prurido, além da histamina. Estes incluem uma variedade de compostos pruridogênicos ou receptores relevantes ao prurido (em geral, proteases, leucotrienos, íons de canais de cálcio, citocinas).

Em determinadas circunstâncias, alguns pruritógenos, além da histamina, são mais importantes, em algumas doenças como a DA: alterações do pH, opioides, proteases, citocinas, acetilcolina e neurotrofinas. O arsenal de substâncias envolvidas no prurido, com os agentes pruridogênicos, suas fontes e funções pode ser visto no Quadro 11.2.

Histamina

A histamina é o agente prurigogênico mais bem conhecido e é o alvo principal dos tratamentos antipruriginosos. Entre os receptores da histamina, os receptores H_1 são presumidamente os principais envolvidos nas reações mediadas pela histamina. Os inibidores dos receptores H_1 são capazes de suprimir o prurido induzido pela histamina, a urtica e o eritema axônico reflexo na pele humana, embora um leve eritema residual permaneça. Apesar de efetivos em certas doenças como a urticária, os inibidores dos receptores H_1 são menos efetivos em outras doenças, como a DA (ver Capítulo 87).

Interleucinas

A interleucina-31 (IL-31) está aumentada em doentes com dermatite atópica, bem como a IL-4 e a IL-13.

Quadro 11.2 Substâncias envolvidas no prurido.

Estímulo pruridogênico	Receptor	Fontes, receptores expressos por	Comentário
Acetilcolina (ACh)	Receptores da acetilcolina (AChR): nicotinérgico (nAChR) e muscarínico (mAChR)	Nervos autônomos colinérgicos, queratinócitos, linfócitos, melanócitos, fibroblastos da derme e células endoteliais	Medeia o prurido na dermatite atópica. $mAChR_3$ provavelmente está envolvido no prurido
Peptídio do gene regulador da calcitonina (CGRP)	Receptores CGRP	Fibras nervosas sensoriais	Expressão no terminal central; sensibilização das terminações nervosas; aumento na transmissão da dor; envolvido no prurido de doenças cutâneas
Hormônio liberador de corticotropina (CRH) e pró-opiomelanocortina (POMC)	CRH-R_1 e CRH-R_2	Para CRH-R_1: queratinócitos e mastócitos Para CRH-R_2: mastócitos	Liberação de histamina; citocinas; TNF-α e VEGF em mastócitos
Citocinas	Receptores de IL-1 IL-4, IL-13, IL-33 e IL-31	Queratinócitos, leucócitos, nervos e células endoteliais	IL-31 é liberada por células T e está elevada na dermatite atópica e no prurigo nudular
Endocanabinoides	CB_1 e CB_2	Nervos, células do sistema imune, queratinócitos, folículos pilosos	Antipruriginoso na periferia
Endotelina-1 (ET-1)	Receptores ET_A e ET_B	Endotélio, mastócitos	Prurido em queimação, degradada pela quimase; via ativação do receptor ET_A
Endovaniloides	Ativação do TRPV1	TRPV1 expresso nos nervos sensoriais, mastócitos, queratinócitos epidérmicos e dos folículos pilosos, células de Langerhans, músculo liso e sebócitos	Ativação por tempo curto do TRPV1: dor e indução do prurido, depleta neuropeptídios dos neurônios sensoriais Efeito antipruriginoso prolongado dos agonistas TRPV1 (em geral, capsaicina): interrompe as relações entre neurônios sensoriais e mastócitos; afeta a proliferação epidérmica e do folículo piloso, sua diferenciação e apoptose, bem como a liberação de citocinas. Há aumento de expressão nos queratinócitos epidérmicos no prurigo nodular de Hyde
Histamina	Receptores da histamina (Hh_{1R} a H_{4R})	Fibras sensoriais nervosas	Em humanos, a histamina induz prurido por estimular fibras sensoriais específicas, enquanto antagonistas H_1 e, em menor intensidade, H_2 reduzem o prurido. Em camundongos, o receptor H_3 induz à escarificação da pele
Calicreínas e proteases	Particularmente pelo PAR e por enzimas trípticas	Queratinócitos, mastócitos, células endoteliais e plaquetas	Quimase degrada peptídios pruridogênicos e antipruridogênicos. Triptase induz inflamação e prurido por mecanismo neurogênico via PAR_2. Proteases microbianas podem induzir inflamação via PAR_2
Cininas	Receptores de bradicininas (B_{1R} e B_{2R})	Células endoteliais, imunócitos	Bradicinina induz dor além do prurido. Antagonistas BRα reduzem o prurido
Leucotrieno B_4	Receptores de leucotrieno	Fibras nervosas sensoriais e queratinócitos	Leucotrieno B_4 induz prurido e está envolvido na indução do prurido mediada pela substância P e pela nociceptina
Neurocinina A (NKA) e substância P (SP)	Receptores das taquicininas (NKR)	Fibras nervosas sensoriais	NKA: regula a maior expressão de fator de crescimento neural (NGF) nos queratinócitos SP: em baixas concentrações (fisiologicamente relevante): direciona os mastócitos; libera TNF-α, histamina, leucotrieno B_4 e prostaglandinas dos mastócitos (agentes envolvidos no prurido e queimação)
Fator de crescimento neural (NGF), fator neurotrópico derivado do cérebro (BDNF) e neurotrofina (NT)	Receptores específicos: TrkA (NGF), TrkB (NT-4, BDNF), TrkC (NT-3)	Queratinócitos, mastócitos, fibroblastos e eosinófilos	Os níveis do NGF estão elevados na dermatite atópica; induz a liberação de triptase pelos mastócitos. É induzido pela histamina. TrkA aumenta nos queratinócitos durante a inflamação. NT-4 está aumentado na dermatite atópica, induzindo brotamento de terminações nervosas sensoriais. BDNF aumenta a quimiotaxia de eosinófilos na dermatite atópica e inibe apoptose. NT sensibiliza terminações nervosas receptoras

(*continua*)

Quadro 11.2 Substâncias envolvidas no prurido. (*Continuação*)

Estímulo pruridogênico	Receptor	Fontes, receptores expressos por	Comentário
Opioides	Receptores opioides: μ, κ, δ	Nervos e queratinócitos	Antagonistas do receptor opioide μ têm efeito antiprurido (efeito central). Receptor opioide μ está estimulado na dermatite atópica
Polipeptídio ativador da adenilatociclase pituitária (PACAP) e polipeptídio intestinal vasoativo (VIP)	Receptores VPAC	Fibras autônomas e fibras sensoriais, linfócitos, células endoteliais dérmicas e células de Merkel	PACAP: envolvido no *flushing*, vasodilatação, dor, neurodegeneração; induz liberação de histamina dos mastócitos VIP: induz liberação de histamina dos mastócitos, intensifica o prurido induzido pela ACh nos doentes com dermatite atópica
Proteases	Receptor de protease ativada 2 (PAR2)	Fibras neurais sensoriais na pele, endotélio vascular, eosinófilos, mastócitos	Envolvidas no prurido e na vasodilatação na urticária e nas proteases liberadas por ácaros da poeira domiciliar na dermatite atópica, por exemplo
Prostaglandinas	Receptores prostanoides (P)	Fibras nervosas sensoriais e queratinócitos	Prostaglandina E_2 induz prurido em humanos. Prostaglandina E_2 reduz a escarificação mediada pela IgE em camundongos

Adaptado de Paus *et al.* (2006).

Receptores da protease ativada

Agentes exógenos (microrganismos e plantas), bem como várias células inflamatórias, podem induzir a produção de quantidades suficientes de proteases, que, por sua vez, ativam os receptores da protease ativada (PAR). A expressão e a função dos PAR variam entre os tecidos e as células neurais. PAR_2 tem função na regulação do tônus vascular, vários efeitos pró e anti-inflamatórios, além de ser pronociceptivo em modelos de dor somática e visceral. Em humanos, o PAR_2 encontra-se muito expresso nas dermatoses inflamatórias, e os agonistas PAR_2 induzem prurido nesses doentes.

Vias neurais do prurido

O prurido decorre da estimulação das terminações nervosas livres da junção dermoepidérmica. Se o estímulo persiste e aumenta progressivamente, leva à dor; prurido e dor são, pois, respostas diferentes apenas quantitativamente. O prurido difuso é induzido pela estimulação específica das fibras C não mielinizadas, enquanto o prurido localizado, tanto no espaço quanto no tempo, envolve as fibras A-d. Um engenhoso plexo de processos dendríticos não mielinizados está presente nas terminações distais dessas fibras, as quais terminam na epiderme inferior e, possivelmente, na junção dermoepidérmica, onde os "receptores do prurido", ainda não morfologicamente identificados, encontram-se provavelmente localizados e podem ser ativados por mediadores pruridogênicos (pró-inflamatórios). Esses nociceptores polifuncionais (respondem a estímulos mecânicos, térmicos e químicos) são encontrados apenas na pele, em algumas membranas mucosas e na córnea (locais onde se é possível sentir prurido). Tanto as fibras C como as A-d conduzem impulsos em velocidades variadas à medula espinhal, via raiz nervosa dorsal dos nervos espinhais. As fibras C não mielinizadas transmitem os impulsos nervosos do prurido ao gânglio nervoso da raiz dorsal ipsolateral, onde executam sinapses com neurônios secundários prurido-específicos. Esses neurônios secundários imediatamente cruzam em direção ao trato espinotalâmico anterolateral contralateral e dirigem-se ao tálamo, terminando no córtex somatossensorial do giro pós-central. Pesquisas recentes utilizando como índice da atividade neuronal a tomografia com emissão de pósitrons (PET-*scan*), a qual mede o fluxo sanguíneo cerebral regional, sugerem que o prurido induzido pela histamina ativa tanto o córtex cerebral anterior, o qual processa os aspectos sensoriais e emocionais do prurido, como também a área motora suplementar, que participa na preparação do comportamento do ato de coçar. Essa evidência fundamenta a definição de prurido como uma sensação conectada intrinsecamente com a necessidade do ato motor de coçar.

A sensação de prurido é o fator comum de uma variedade de doenças distintas. A histamina é o mediador primário do prurido em alguns tipos de doenças alérgicas, porém múltiplos agentes ou mediadores podem provocar prurido tanto em doenças alérgicas como em não alérgicas. Atualmente consideramos que o prurido tem duas vias de transmissão bem distintas dentro dos nervos sensoriais cutâneos, cujas terminações atingem a epiderme humana, entre os queratinócitos, e na derme: (1) via histaminérgica e (2) vias não histaminérgicas.

A via histaminérgica é relacionada predominantemente com estímulos pruritógenos agudos como a urticária aguda e picadas de insetos. A picada de mosquito tipicamente causa dor, seguida de uma sensação intensa de prurido. O prurido decorrente da picada de mosquito é causado por componentes da saliva deste, os quais são liberados nas camadas superficiais da pele. O mecanismo exato do prurido induzido pela picada de mosquito ainda não está completamente elucidado. No entanto, nessa situação, ele pode ser causado pela ativação das vias neurais que podem ser ativadas pela histamina e por outros agentes pruridogênicos (pruritógenos). A histamina na saliva dos mosquito ativa os receptores de histamina nos neurônios sensoriais cutâneos relacionados com o prurido (em sua maior parte fibras neurais não mielinizadas tipo C), e causa a sensação do prurido. Os receptores nos neurônios sensoriais sensíveis ao prurido na pele transmitem a informação da presença da histamina ao cérebro por meio de vias neurais especializadas na medula espinhal. Como resultado, sentimos prurido (coceira), o que orienta nossos braços e mãos ao local da picada do mosquito e ao ato de coçar, com unhas e dedos. O prurido induzido pela picada de mosquito é de curta duração, demonstrando que o prurido, nesse caso, é de autoproteção. No entanto, em situações de prurido crônico, como a dermatite atópica e a psoríase, o prurido é incontrolável, ocasionando lesões (danos) físicos na pele. O prurido crônico causado pela liberação persistente de histamina, como nas urticárias crônicas, pode ser tratado com agentes anti-histamínicos; porém, no prurido crônico, há maior participação das vias não histaminérgicas do prurido, o que torna mais desafiador o tratamento do prurido.

Na via histaminérgica, as terminações neurais sensoriais apresentam receptores para histamina tipos H1 e H4. A via não histaminérgica está mais relacionada com os estímulos que desencadeiam prurido agudo e crônico, apresentando receptores variados para distintos mediadores do prurido, como citocinas (IL-4, IL-13, linfopoietina do estroma tímico [TSLP], IL-31, IL-33 [receptor ST2], receptor αvβ3 [receptor da periostina], receptores PAR2 [proteases ativadas como triptase e catepsina E], receptores para canabioides [CB1/CB2, onde se liga o dronabiol, THC], receptores opioides kappa [KOR] e Mi [μ,MOR], receptor da endotelina-1 [ET1-R], receptor de neurocinina-1 [NK-1R, onde se liga a substância P] e receptor MrgprX2 [*Mas-related D-protein coupled receptor member* X2, que é receptor da substância P e outros peptídeos exógenos e endógenos]).

Todo o processo de transmissão dos estímulos pruritogênicos na pele, desde a percepção da sensação até o ato de coçar (coçadura), é facilitado pelos circuitos neurais que se iniciam nos neurônios sensoriais multipolares, os quais alimentam sensações provenientes da pele para o corno dorsal da medula espinhal. Assim, os neurônios sensoriais primários sensíveis a estímulos de prurido no gânglio dorsal da medula espinhal e no gânglio do trigêmeo, também conhecidos como "pruriceptores", inervam a pele, cobrindo o corpo e a cabeça, respectivamente. Os pruriceptores formam terminações nervosas livres nas camadas superficiais da pele e são constituídos por fibras do tipo C de condução lenta, que são estimuladas por pruritógenos, quer pela via histaminérgica, quer pela via não histaminérgica. Os neurônios sensoriais sensíveis a pruritógenos são polimodais (isto é, sensíveis a múltiplas classes de estímulos). Dessa forma os neurônios que têm corpos nervosos nos gânglios dorsais da medula espinhal são divididos em três grupos diferentes: (i) neurônios NP1, que são identificados por expressar receptores MrgprD (*Mas-related D-protein coupled receptor member* D), os quais intermediam sinais induzidos pela β-alanina; (ii) neurônios tipo NP2, que se caracterizam pela expressão de receptores MrgpA3 que respondem à histamina (receptor H1) e a outros pruritógenos como a cloroquina; e (iii) neurônios NP3, que também expressam lesões (*noxious*) que sensibilizam canais sensíveis ao calor e outras substâncias químicas (receptores H4 para histamina e receptores para serotonina), denominados "canais TrpV1" (*transient receptor potential vanilloid-1*) e TrpA1 (sensor de estresse celular, inflamação e dano tecidual, *transient receptor potential ankyrin-like 1*), respectivamente, além de expressar somatostatina (Ssst) e polipeptídeo natriurético b (Nppb), importantes na transmissão de sinais da periferia para diferentes níveis da medula espinhal. Assim, as fibras sensoriais de prurido são multimodais e podem responder tanto a estímulos de lesão térmica quanto a estímulos químicos, porém a transmissão do prurido da periferia até a medula espinhal é primariamente peptidérgica. A serotonina, um neurotransmissor cerebral essencial, pode também ser protagonista no prurido. Receptores de histamina (5-HTR) são expressos no neurônios do gânglio dorsal da medula espinhal em seres humanos e camundongos. O receptor de serotonina NTR7 media o prurido agudo desencadeado pela aplicação de serotonina ou inibidores seletivos da recaptação da serotonina (SSRI). Deleção genética do HTR7 em camundongos aboliu o prurido agudo induzido pela serotonina e reduziu o prurido crônico na pele lesionada.

Os SSRI foram desenvolvidos e aprovados para o tratamento da depressão. É provável que o efeito antipruriginoso dos SSRI seja devido especialmente a sua ação central em relação à ação periférica. No sistema nervoso central, o alvo dos SSRI são os canais de transporte iônicos dependentes de sódio e cloro nas membranas sinápticas. Fisiologicamente, esses canais transportam a serotonina liberada na sinapse depois de sua liberação para o interior dos corpos neuronais pré-sinápticos. A inibição desse mecanismo resulta no aumento da concentração da serotonina atuante nos receptores pós-sinápticos, depois que a serotonina é liberada. A inibição desse mecanismo de recaptação da serotonina pelos SSRI resulta no aumento da concentração e ação da serotonina nos receptores pós-sinápticos. Especula-se que o efeito antipruriginoso dos SSRI se deva à supressão dos receptores 5-HT devido a sua contínua estimulação, o que, em determinado momento, torna o neurônio pós-sináptico não responsivo à serotonina pela ausência de expressão dos receptores para esse mediador, daí o seu uso no controle de determinados pruridos crônicos de causas variadas ou de origem desconhecida.

O glutamato é um dos neurotransmissores proeminentes nos neurônios sensoriais do prurido. Na medula espinhal, dois tipos de neurônios são recrutados no processo e transmitem a informação do prurido para o cérebro. O primeiro tipo constitui-se dos neurônios de projeção com axônios terminais até o tronco cerebral e o tálamo. O segundo tipo são os denominados "interneurônios", que são como uma porta de interconexão entre os neurônios sensoriais cujas terminações chegam da pele e se comunicam com os neurônios de projeção na medula espinhal, tendo a função de ajustar a latência e a frequência do estímulo pruridogênico.

No cérebro, as áreas que recebem estímulos da medula espinhal referentes ao prurido incluem o núcleo parabraquial (PBN) e a substância cinzenta periaqueduatal (PAG), que transmitem a informação às áreas límbicas, como as amígdalas, regiões envolvidas na discriminação sensorial, como o tálamo, e o núcleo sensoriomotor no tronco cerebral, como a formação reticular.

Clínica

De início, é necessário distinguir o prurido idiopático do secundário (Figura 11.2). Não se deve esquecer também que há uma variedade enorme de dermatoses intrinsecamente pruriginosas (urticária, escabiose, dermatofitose, dermatite de Duhring-Brocq), que serão abordadas em outros capítulos.

Prurido secundário a doenças sistêmicas

É o que ocorre em determinadas doenças como linfoma de Hodgkin, leucoses, câncer visceral (prurido paraneoplásico), cirrose, diabetes melito etc. Na gravidez e na icterícia obstrutiva, o aumento de ácidos biliares no sangue é responsável pelo prurido. Na cirrose biliar primária, que ocorre, geralmente, em mulheres com mais de 30 anos, o prurido, muitas vezes, é a manifestação inicial da doença e leva, por vezes, a uma melanose de grandes áreas da pele, inclusive com mosqueamento de pontos vitiligoides. Outras formas de prurido secundário são: o prurido de anemia, que se cura com a administração de ferro, e o prurido urêmico.

Prurido renal ou urêmico

O prurido renal é um prurido paroxístico que ocorre em pacientes com insuficiência renal crônica. O termo *prurido urêmico* é usado como sinonímia, apesar de o prurido não se dever à elevação nos níveis da ureia sérica. A incidência do prurido na doença renal em estágio final em pacientes sob hemodiálise atualmente varia entre 15 e 20%, tendo no passado atingido cifras de 60 a 80% dos pacientes. Entre os pacientes pediátricos sob diálise, a incidência de prurido fica em torno de 9%. O prurido renal não está relacionado com sexo, raça, duração da diálise ou etiologia da insuficiência renal crônica. Os pacientes

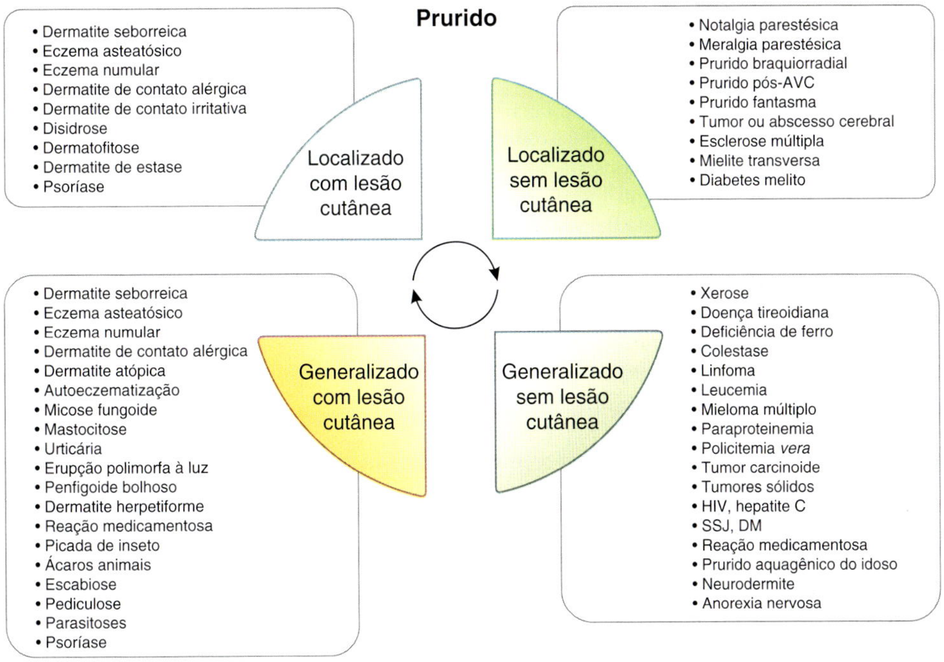

Figura 11.2 Classificação do prurido como localizado/generalizado, com e sem doença cutânea e as diversas afecções que ocorrem com prurido associado. AVC = acidente vascular cerebral; HIV = vírus da imunodeficiência humana; SSJ = síndrome de Stevens-Johnson; DM = diabetes melito. (Fonte: International Journal of Dermatology, 2005.)

em diálise peritoneal ambulatorial contínua são menos acometidos por prurido do que aqueles em hemodiálise.

O prurido renal costuma ser generalizado em 25 a 50% dos pacientes, enquanto os outros relatam prurido principalmente no dorso, na face e no braço, onde está instalado o *shunt* arteriovenoso.

A etiologia é pouco conhecida. Os níveis da histamina sérica estão elevados nos pacientes urêmicos, mas não se demonstrou relação entre esses níveis e a intensidade do prurido. Alguns autores não conseguiram demonstrar níveis elevados de histamina nos seus pacientes urêmicos, o que reforça a constatação prática da baixa efetividade dos anti-histamínicos no controle desse tipo de prurido. É possível que um desbalanço entre os receptores opioides possa contribuir para tal situação. Várias citocinas são liberadas durante a hemodiálise e podem levar à liberação de substâncias inflamatórias e potencialmente pruridogênicas. Neuropatia periférica acomete 65% dos pacientes que estão sob diálise e torna possível especular que o prurido seja uma manifestação da neuropatia. A xerose deve ser combatida com rigor. No Quadro 11.3 estão sintetizados os possíveis fatores etiológicos do prurido urêmico (renal), e no Quadro 11.4, as opções para as intervenções terapêuticas.

Recente trabalho mostrou que a aplicação tópica de gabapentina a 6%, 1 vez/dia, com máximo de 2 g, por 2 semanas, é efetiva e segura.

Prurido hematológico

Especialmente as doenças malignas associam-se ao prurido. É clássico o prurido na doença de Hodgkin, podendo ser localizado ou generalizado e, muitas vezes, mais intenso à noite.

Deficiência de ferro

Pode haver prurido localizado (especialmente vulvar ou perianal) ou mesmo generalizado, em situações de deficiência de ferro, mesmo na ausência de anemia, que cessa com a suplementação deste mineral.

Quadro 11.3 Possíveis fatores etiológicos do prurido renal.

Xerose: atrofia das glândulas sebáceas e das porções secretora e ductal das glândulas écrinas, determinando menores níveis de lipídios e perda da integridade do conteúdo de água no estrato córneo e prurido exagerado
Distúrbio no metabolismo dos íons divalentes (magnésio, cálcio e fosfato): o magnésio pode liberar histamina dos mastócitos; o aumento dos níveis séricos do cálcio e fosfato pode causar calcificação metastática e/ou estímulo dos receptores do prurido
Hiperparatireoidismo secundário
Proliferação mastocitária e degranulação
Citocinas pruridogênicas
Sudorese deficiente
Padrão anormal da inervação cutânea (hipótese neurogênica)

Adaptado de Szepietowski e Schwartz (1998).

Quadro 11.4 Opções terapêuticas no prurido renal.

Efeito confirmado em estudos controlados
Carvão ativado 6 g/dia VO
Fototerapia com UVB
Talidomida 100 mg/dia VO
Capsaicina tópica 3 a 5 vezes/dia
Efeito não definido em estudos não controlados
Naltrexona 50 mg/dia VO
Ondansetrona 8 mg VO ou IV
Efeito confirmado por série de casos ou relatos de casos
Colestiramina 4 g/dia VO
Eritropoetina 36 U/kg 3 vezes/semana
Lidocaína 200 mg/dia IV
Cetotifeno 1 a 2 mg/dia VO

VO = via oral; UVB = ultravioleta B; IV = via intravenosa. (Adaptado de Weisshaar *et al.*, 2003.)

Policitemia *vera*

O prurido ocorre em cerca de 30 a 50% dos pacientes. O prurido induzido pelo contato com a água pode preceder o surgimento da policitemia *vera* por vários anos. Agregação plaquetária tem sido sugerida como um fator liberador de serotonina e outros fatores pruridogênicos. O tratamento sugerido consiste no uso de ácido acetilsalicílico, corticosteroides tópicos, anti-histamínicos anti-H_1 e/ou anti-H_2, fototerapia com ultravioleta B e inibidores seletivos da recaptação da serotonina como a paroxetina.

Prurido hepático ou colestático

Quase todas as doenças hepáticas apresentam-se com prurido. As doenças mais frequentemente relacionadas são cirrose biliar primária, colangite esclerosante primária, coledocolitíase obstrutiva, hepatites virais, hepatite crônica pelo vírus da hepatite C, carcinoma dos ductos biliares e colestase. As doenças comumente menos associadas a prurido são cirrose alcoólica, hemocromatose, doença de Wilson, hepatite crônica ativa autoimune e hepatite B crônica.

O prurido é a manifestação inicial da cirrose biliar primária em 25 a 70% dos pacientes e ocorre em 15% dos indivíduos com sorologia positiva para o vírus da hepatite C. Há evidências na hepatite crônica pelo vírus da hepatite C com moderada a grave fibrose de que possa haver uma colestase de pequena monta com prurido, possivelmente pelo desaparecimento dos ductos biliares.

Não há um nível absoluto de bilirrubina no qual, obrigatoriamente, a icterícia se torna clinicamente evidente, porém níveis de bilirrubinas superiores a 2,5 mg/dL geralmente resultam em alteração na cor da pele. Contudo, não se conseguiu correlacionar os níveis séricos ou teciduais dos sais biliares com a presença ou a intensidade do prurido.

A icterícia colestática induzida por medicamento pode desenvolver-se em curto espaço de tempo e acometer pacientes sem histórico de hepatopatia. É clássico o desencadeamento deste quadro na gravidez pelo estolato de eritromicina. Vale lembrar que a gestação por si só também é capaz de desencadeá-la.

O prurido colestático tende a ser generalizado, migratório, não associado a qualquer lesão cutânea específica e não melhora com a coçadura da pele. Tipicamente, é pior nas mãos e nos pés, à noite e nas áreas comprimidas pela roupa. Pode ser o sintoma inicial da colestase crônica, desenvolvendo-se anos antes de qualquer outra manifestação. Contudo, a elevação sérica dos ácidos biliares nem sempre se associa a prurido. O tratamento do prurido colestático depende da causa subjacente e inclui colecistectomia, remoção da medicação implicada, uso de interferon na hepatite C e transplante hepático na doença hepática de estágio final (Quadro 11.5).

Quadro 11.5 Opções terapêuticas no prurido hepático ou colestático.

Efeito confirmado em estudos controlados
Colestiramina 4 a 16 g/dia VO
Ácido ursodesoxicólico 13 a 15 mg/kg/dia VO (exceto na cirrose biliar primária)
Naltrexona 50 mg/dia VO
Naloxona 0,2 mg/kg/min IV
Rifampicina 300 a 600 mg/dia VO (na cirrose biliar primária como agente de 2ª linha, em função da hepatotoxicidade)
Talidomida 100 mg/dia VO
Efeito não definido em estudos não controlados
Ondansetrona (antagonista central dos receptores da 5-hidroxitriptamina) 4 mg ou 8 mg/dia IV ou 8 mg/dia VO
Efeito confirmado por série de casos ou relatos de casos
Propofol 10 a 15 mg IV (em *bolus*) ou 1 mg/kg/h (infusão)
Fenobarbital 2 a 5 mg/kg/dia IV
Fototerapia UVA ou UVB
Estanozolol 5 mg/dia VO

Adaptado de Weisshaar, Kucenic e Fleischer (2003). VO = via oral; IV = via intravenosa; UVA e UVB = ultravioleta A e B.

Prurido de origem endócrina

Diabetes melito

O prurido generalizado pode ocorrer como primeira manifestação da doença endócrina, mas não é significativamente mais comum do que entre indivíduos não diabéticos. Embora cerca de 30% dos pacientes diabéticos manifestem sinais cutâneos da doença, o prurido generalizado sem achados cutâneos ocorre em apenas 3% dos pacientes com diabetes melito. Já o prurido localizado, especialmente nas regiões genital e perianal, é significativamente mais comum entre mulheres diabéticas e geralmente associado a um controle inadequado dos níveis glicêmicos. Em alguns casos, o prurido pode ser resultante de predisposição à candidíase ou infecção dermatofítica; contudo, o mecanismo da indução do prurido no diabetes melito ainda é pouco conhecido. A neuropatia diabética mais frequentemente causa sintomas de dor, pinicação ou queimação, embora também tenha sido descrita sensação de prurido.

Doença tireoidiana

O hipertireoidismo pode apresentar-se como prurido generalizado intenso. O mecanismo envolvido é desconhecido. O prurido localizado ou generalizado pode ser manifestação do hipotireoidismo, juntamente com a pele asteatósica que o acompanha.

Síndrome carcinoide

Pode ocasionar prurido generalizado com ou sem erupção do tipo *flushing* (ver Capítulo 65, item *Pelagra*, e Capítulo 63, item *Dermatoses paraneoplásicas*).

Prurido perimenstrual ou pré-menstrual

O prurido pré-menstrual é resultante de uma colestase recorrente induzida pelo uso de anticoncepcionais orais ou outro tratamento hormonal. Prurido generalizado relacionado com as menstruações e sensibilidade ao estrógeno aplicado intradermicamente têm sido relatados na literatura. As mulheres no período perimenopausa também podem experimentar episódios de prurido que podem ser controlados pela reposição hormonal.

Prurido e neoplasias

Apesar de as metástases cutâneas de malignidades internas geralmente serem não pruriginosas, virtualmente qualquer malignidade interna pode originar prurido como manifestação paraneoplásica. Prurido persistente inexplicado, ou incapacidade do prurido generalizado em responder ao tratamento convencional, deve conduzir à investigação de neoplasia interna oculta, sobretudo em adultos, estando associado, sobretudo, a neoplasias hematológicas ou das vias biliares quando não houver alterações cutâneas concomitantes. O prurido pode tanto ocorrer no estágio da doença avançada, como constituir um sintoma da fase inicial da neoplasia. Vários mecanismos são sugeridos: produtos tóxicos derivados das células tumorais necróticas, produção de mediadores químicos do prurido pelo tumor, aumento da atividade proteolítica ou participação da histamina.

Prurido intenso e persistente nas fossas nasais tem sido relacionado com tumores cerebrais, especialmente os avançados e aqueles que invadem o quarto ventrículo. Tumores gastrintestinais também podem produzir prurido por doença obstrutiva das vias biliares extra-hepáticas, o que geralmente produz prurido generalizado com acentuação na região palmoplantar.

O prurido secundário à doença de Hodgkin acomete cerca de 10 a 30% dos indivíduos com esse tumor. O prurido pode ser intenso e preceder o diagnóstico da malignidade por vários meses. Embora não seja específico, alguns pacientes relatam prurido noturno. Prurido intenso e generalizado prenuncia um prognóstico reservado, e sua recorrência após tratamento do tumor pode indicar recidiva tumoral.

Entre os pacientes com linfoma não Hodgkin, apenas cerca de 10% apresentam prurido no curso da doença. Entre os pacientes com leucemia, especialmente na leucemia linfocítica crônica, cerca de 5% apresentam prurido, geralmente generalizado.

Prurido e doença neurológica

Lesões cerebrais unilaterais, tais como aquelas que ocorrem em pequenos tumores, abscesso e acidentes vasculares cerebrais (AVC), podem, ocasionalmente, associar-se a prurido localizado ou generalizado, sobretudo no lado contralateral do corpo. A síndrome do prurido pós-AVC é caracterizada por grave prurido localizado ou generalizado, especialmente proeminente do lado contralateral ao dano cerebral, e, tipicamente, desenvolve-se dias a semanas depois do AVC. O tratamento inclui doxepina, amitriptilina e carbamazepina. Na esclerose múltipla, os pacientes podem experimentar cursos breves, intensos e recorrentes de prurido generalizado, atribuído à ativação artificial de sinapses entre axônios de áreas parcialmente desmielinizadas do SNC. Os ataques paroxísticos de prurido nos pacientes com esclerose múltipla podem ceder com o uso da carbamazepina.

Prurido anal, vulvar e escrotal

Afastadas determinadas causas, como eczema de contato, candidíase, oxiuríase, tricomoníase etc., resta uma forma clínica de prurido essencial com localização anal, vulvar ou escrotal, na qual ocorre uma liquenificação que se intensifica com o tempo. O prurido anal, bem como o vulvar, pode traduzir um conflito psicológico; esses tipos de prurido, não raro, traduzem uma autopunição; contudo, atualmente, creditam-se à origem psicogênica apenas 1,3 a 7% dos casos de prurido vulvar ou escrotal. Tanto o prurido anal como o vulvar pioram à noite, e este requer avaliação, diagnose diferencial e opções terapêuticas similares aos daquele.

O prurido anal é localizado no ânus e na área da pele perianal. Ocorre em cerca de 1 a 5% da população geral, acometendo mais homens que mulheres (4:1). O prurido anal *primário* (idiopático) é definido como o prurido dessa área que ocorre sem nenhuma relação aparente com etiologia anorretal ou intestinal. Sua incidência varia entre 25 e 95% dos casos relatados de prurido anal, podendo-se teorizar várias causas como origem. Os fatores dietéticos ou hábitos pessoais são os mais comuns, tais como excessiva ingestão de café, higiene pessoal inadequada e/ou coito anal; a considerar transtornos psicogênicos. O prurido anal *secundário* é atribuído a uma etiologia identificável. Pode dever-se a doença hemorroidária, fissuras anais ou fístulas, psoríase, líquen escleroso e outras dermatoses, além de infecções sexualmente transmissíveis, doença parasitária (helmintos), dermatite de contato ao papel higiênico ou a sabonetes, radioterapia e doença neoplásica.

No prurido anal, o exame físico pode revelar desde um tegumento de aspecto normal a alterações eritematosas discretas ou grave irritação com eritema, escoriações, liquenificação e exsudatos. O teste de contato de leitura tardia pode ser considerado uma ferramenta diagnóstica auxiliar útil nos casos que não respondem ao tratamento inicial, uma vez que a dermatite de contato alérgica pode ser a causa dos sintomas, incluindo perfumes (sabonetes e papel higiênico) e o bálsamo-do-peru (ingerido em certos alimentos). Avaliação proctológica deve ser indicada nos casos refratários ao tratamento convencional, incluindo retossigmoidoscopia e colonoscopia, para avaliar desde hemorroidas ao câncer colorretal, evitando-se um diagnóstico tardio. Avaliação psiquiátrica é importante quando a ansiedade ou depressão constitui fator agravante. O prurido anal primário moderado pode responder a banhos de assento, compressas frias e higiene adequada, com lavagem da área com água apenas, evitando-se a ação irritante do papel higiênico e dos sabonetes. Os cremes de corticosteroide não fluorados podem ser efetivos, porém devem ser usados por curtos períodos de tempo, a fim de evitar a atrofogênese. Imunomoduladores tópicos, tais como o tacrolimo, podem ser necessários quando há necessidade de uso mais prolongado. O prurido anal secundário melhora com o tratamento da doença subjacente (retirada da malignidade, hemorroidectomia, tratamento anti-helmíntico etc.).

O prurido vulvar é um sintoma comum em todas as faixas etárias, observado por dermatologistas, pediatras e ginecologistas. As causas do prurido vulvar na mulher adulta incluem candidíase, infecções por clamídia, vaginites bacterianas, neoplasia vulvar, doença de Paget extramamária, líquen escleroso e vaginite atrófica pós-menopausa. Anatomia, biologia, higiene e práticas sexuais são, contudo, diferentes entre os indivíduos do sexo feminino pré- e pós-puberal. A vulva pré-puberal é fina, delicada e suscetível a trauma, infecções e irritação em decorrência da ausência do coxim adiposo dos grandes lábios e dos pelos pubianos. Além disso, o ânus é anatomicamente próximo ao introito vaginal, tornando possível a contaminação com patógenos das fezes. A mucosa sem estímulo estrogênico é fina e atrófica, tem pH neutro e constitui um excelente meio ao crescimento bacteriano. Nas crianças pré-puberais, a higiene é frequentemente supervisionada pela mãe e diminui com o crescimento da criança. As causas de prurido vulvar nas crianças podem ser classificadas como não infecciosas (higiene inadequada, dermatite irritativa, dermatite de contato alérgica, DA, dermatite seborreica, psoríase, líquen escleroso, líquen simples crônico, líquen plano e psicogênico) ou infecciosas (bacterianas, como estreptococos, hemófilos, estafilococos, *Shigella* e *Yersinia,* tricomoníase, gonorreia, clamídia, candidíase, escabiose, pediculose, molusco contagioso, herpes simples e papilomavírus).

O prurido vulvar crônico intratável na infância pode ser muito angustiante para os pacientes, cuidadores das crianças e seus médicos. Frequentemente, múltiplas terapias são empregadas e falham. Fatores psicogênicos têm sido sugeridos como predisponentes à cronicidade do prurido vulvar, contudo é um diagnóstico de exclusão. Em uma pesquisa com 44 meninas pré-púberes, Paek *et al.* encontraram como causa mais comum do prurido vulvar a má higiene e a vulnerabilidade da vulva pré-puberal à ação de substâncias irritantes em sabonetes, amaciantes de roupa contendo perfumes ou água excessivamente clorada.

O prurido escrotal, além de uma natureza psicogênica, pode ter como causas mais comuns a dermatite por irritante primário, o eczema de contato imunológico, a candidíase, o eczema seborreico e a psoríase. Entre as causas menos frequentes, doença de Paget extramamária e radiculopatia lombossacra.

Pruridos senil e hiemal

Geralmente, o primeiro ocorre no idoso, e o segundo, no inverno, também em pessoas adultas. Ambos são acompanhados de certo grau de xerose (prurido asteatósico), que se exacerba ainda mais com o uso de sabão; esse prurido é acompanhado de discreta descamação da pele, ao lado de secura. Ocorre também nos atópicos. Nos lugares de clima seco ou frio, a xerodermia e o consequente prurido acentuam-se demasiadamente.

No idoso, em função da atrofia do tegumento, em especial das glândulas sebáceas e da diminuição do aporte vascular, ocorrem alterações na composição dos lipídios da epiderme, comprometendo a retenção da água, ocasionando descamação da epiderme, geralmente sem eritema ou outra erupção. Há de se lembrar que, nessa faixa de idade, doenças crônicas, hepáticas, renais, tireoidianas e diabetes melito são comuns e podem ser a causa do prurido generalizado. Outras causas de prurido no idoso devem ser excluídas antes de rotulá-lo como prurido senil; entre elas, além das secundárias às doenças crônicas, o prurido induzido por medicamentos, infestações nos pacientes institucionalizados ou com pobres cuidados de higiene, prurido pós-AVC. Além disso, doentes idosos com prurido intenso persistente e inexplicado (*pruritus sine materia*) devem ser submetidos à biopsia da pele para excluir linfoma cutâneo de células T ou penfigoide bolhoso (PB) como causa do prurido generalizado – nesse caso, preferentemente com estudo de imunofluorescência direta. O diagnóstico precoce torna possível a pronta instituição de uma terapia eficaz, levando a um excelente prognóstico no controle do prurido e do PB.

Prurido na infecção pelo HIV e na AIDS

O prurido é uma causa frequente (> 30%) de desconforto e morbidade entre os pacientes portadores do HIV, e uma forma ocasional de manifestação inicial da AIDS. Diversas dermatoses pruriginosas também podem surgir nesses doentes, como: dermatite seborreica, erupção papular e pruriginosa do HIV, escabiose e sua forma sarna norueguesa, reações adversas a fármacos, sarcoma de Kaposi, ictiose adquirida, entre outras. Causas sistêmicas, além do próprio HIV, são relativamente comuns, tais como insuficiência renal pela nefropatia causada pelo HIV, linfoma sistêmico ou doença hepática pelo vírus das hepatites B e/ou C. O prurigo dos portadores do HIV é estudado no capítulo relacionado com a AIDS (ver Capítulo 66).

Prurido induzido por medicamentos

Qualquer medicamento que cause erupção cutânea pode causar prurido. As reações cutâneas adversas a medicamentos mais comuns são os exantemas morbiliformes e a urticária; contudo, o prurido generalizado sem lesões cutâneas pode ocorrer. Podem-se observar várias substâncias que causam prurido no Quadro 11.6. Prurido ocorre mais nos pacientes em uso de ipilumabe (anti-CTLA-4) do que naqueles que utilizam nivolumabe e pembrolizumabe (21%), que representam a terapia anti-PD-1/PD-L1 empregada. Esses medicamentos representam a terapia anti-PD-1/PD-L1 empregada no tratamento de neoplasias metastáticas, inclusive melanoma.

Prurido aquagênico

É um quadro clínico caracterizado exclusivamente por prurido intenso que surge em até 30 min após contato com a água, independentemente de temperatura ou salinidade. Tipicamente, inicia-se pelas extremidades inferiores, generaliza-se e poupa a região palmoplantar. O primário é bastante raro, e o secundário, em geral, está associado a doenças mieloproliferativas, em especial, policitemia *vera*. O uso de anabolizantes, sobretudo a testosterona, pode elevar o hematócrito e assim desencadear o quadro. No diagnóstico diferencial, devem ser considerados urticária colinérgica e dermografismo, urticária aquagênica, mastocitose e uso de medicamentos. A ausência de urticária o diferencia da urticária aquagênica.

Prurido colinérgico

É descrito como um prurido intenso desencadeado por exercício físico, banho quente, aquecimento ambiental circunjacente, ansiedade ou ingestão de alimentos quentes. Pode ser controlado com hidroxizina ou danazol.

Quadro 11.6 Prurido induzido por substâncias e seu mecanismo patogênico.

Mecanismo patogênico	Substâncias
Colestase	Anticoncepcionais orais, minociclina, ácido valproico, clorofórmio, captopril
Hepatotoxicidade	Azatioprina, eritromicina (especialmente o estolato), esteroides anabólicos e testosterona, anticoncepcionais orais e estrógenos, penicilamina, fenotiazídicos, tolbutamida, enalapril
Neurológico	Morfina, codeína, tramadol, fentanila, cocaína
Xerose/sebostase	Clofibrato, retinoides, betabloqueadores, tamoxifeno, bussulfan
Fototoxicidade	8-metoxipsoraleno
Idiopático	Sais de ouro, cloroquina, clonidina e lítio e outros antimaláricos, clonidina, antibióticos (penicilina G, amoxicilina, ampicilina, cefotaxima, ceftazidima, ciprofloxacina, vancomicina, clindamicina, tetraciclinas, metronidazol, rifampicina, sulfas), antifúngicos, agentes cardiovasculares (anlodipino, diltiazem, verapamil, clonidina, metildopa, amiodarona, captopril, enalapril, lisinopril, candesartana, irbesartana, flecaína), agentes antilipemiantes (clofibrato, fenofibrato, fluvastatina, pravastatina, lovastatina, sinvastatina), antidiabéticos (metformina, gliclazida, tolbutamida, glimepirida), uricosúricos (alopurinol, colchicina, probenecida), antidepressivos/antipsicóticos (amitriptilina, citalopram, fluoxetina, paroxetina, sertralina, carbamazepina, fenitoína, topiramato, clorpromazina, fenotiazina, risperidona, haloperidol, clorpromazina), opioides e analgésicos (morfina, codeína, fentanila, oxicodona, tramadol, ácido acetilsalicílico, cetoprofeno, diclofenaco, naproxeno, piroxicam), agentes oncológicos e biológicos (5-fluoracila, clorambucila, gemcitabina, vemurafenibe, paclitaxel, rituximabe, cetuximabe, erlotinibe, panitunimabe, geftinibe, adalimumabe, infliximabe), outras medicações (lítio, enoxaparina, contrastes iodados, pentoxifilina, ticlopidina, antitireoidianos, interleucina-2)

Adaptado de Weisshaar *et al.* (2003).

Notalgia parestésica

É uma neuropatia sensorial que envolve os nervos dorsais da coluna vertebral, mais especificamente os ramos posteriores dos nervos espinhais T2-T6. É uma condição caracterizada por prurido intenso sobre a região da borda medial da escápula e, ocasionalmente, acompanhado por dor local, parestesia e/ou hiperestesia. Um achado característico ao exame físico é uma mácula bem delimitada hipercrômica na área afetada, formada pelo acúmulo de melanófagos na derme, observado no exame anatomopatológico, em decorrência da coçadura frequente no local. O calor é o principal fator de piora do prurido. Deve ser diferenciada da amiloidose maculosa, também manifestada como mácula hipercrômica acastanhada e pruriginosa. Pode ser obtido alívio sintomático com creme de capsaicina (0,025 a 0,075%) ou corticosteroides tópicos de alta potência. A gabapentina 300 mg/dia é bem superior. Trata-se, provavelmente, de sinonímia de *prurigo melanótico*.

Prurido braquirradial

O prurido braquirradial (PBR) foi inicialmente atribuído à radiação solar. Atualmente, sabe-se que é secundário a uma neuropatia capaz de fazer compressão à raiz dos nervos cervicais. Como o prurido é localizado na porção dorsolateral dos antebraços, em uma área exposta à luz solar e exacerba-se no verão, inicialmente foi atribuído à radiação actínica. A fotoproteção da área afetada pode levar à remissão completa dos sintomas. Em contraste com o prurido solar e outras fotodermatoses, a face não é acometida e não há evidência clínica ou patológica de inflamação, além de praticamente não ocorrer na infância. O PBR é decorrente de um dano da raiz de um nervo cervical secundário a osteoartrite cervical, trauma ou, mais raramente, um tumor, resultando em compressão nervosa. Os dermátomos envolvidos correspondem a C5 e C6. Por meio de ressonância magnética, Marziniak *et al.* demonstraram estenose do forame intervertebral ou protrusões dos discos cervicais em 80,5% dos casos, e alterações degenerativas sem correlação significativa com a localização dermatomal do prurido em 19,5%.

A abordagem terapêutica do PBR é difícil. Os corticosteroides tópicos e os anti-histamínicos parecem ter pouca utilidade, e os estudos com creme de capsaicina demonstraram efetividade semelhante à do placebo. Em caso de compressão, o tratamento da doença neurológica pode levar à cura do prurido.

Meralgia parestética

A meralgia parestética, ou síndrome de Bernhardt Roth, é uma condição clínica caracterizada por dor e disestesia na porção anterolateral da coxa relacionada com a compressão do nervo cutâneo femoral lateral (raízes L2 a L3).

Sua etiologia pode ser secundária a alguma doença de base, como diabetes e hipotireoidismo, ou também por lesão mecânica que pressione o nervo, como obesidade, gravidez e até mesmo roupas apertadas. É mais comum na quarta ou quinta década de vida, mas pode ocorrer em qualquer idade.

Os sintomas geralmente são unilaterais e caracterizados, principalmente, por dor em queimação, parestesia ou disestesia. O diagnóstico baseia-se em história clínica e exame físico.

A doença geralmente tem um curso autolimitado e o tratamento consiste em esclarecer o paciente de que é uma condição benigna. Deve-se evitar o uso de roupas apertadas e reduzir o peso excessivo, se for o caso. Anti-inflamatórios não esteroidais, capsaicina tópica ou tacrolimo podem também ser utilizados. Em casos refratários ao tratamento convencional, cirurgia de descompressão nervosa está indicada.

Avaliação diagnóstica

História

Uma anamnese detalhada oferece dados relevantes ao processo de origem do prurido. As características mais importantes da avaliação do prurido podem ser observadas no Quadro 11.7. O início, a natureza e a duração auxiliam na determinação da causa e orientam a investigação.

A seguir, são apresentados alguns pontos importantes a se considerar na avaliação do paciente com queixa de prurido:

- início agudo do prurido sem lesões cutâneas primárias, em poucos dias, é menos presuntivo de doença sistêmica subjacente do que o prurido crônico generalizado
- o prurido localizado geralmente não é relacionado com a doença sistêmica subjacente
- a maioria dos pacientes com prurido não relacionado com uma doença dermatológica demonstra apenas escoriações ou outras alterações secundárias
- lesões secundárias no dorso médio superior sugerem que uma doença primariamente cutânea é a causa do prurido, enquanto a ausência de lesões nessa área geralmente se associa a causas sistêmicas de prurido, representando o denominado "sinal da borboleta", decorrente de incapacidade das mãos do paciente de alcançar essa área, ou mesmo a distúrbio psicogênico
- quando múltiplos elementos da família são acometidos, escabiose ou outras infestações e parasitoses devem ser consideradas

Quadro 11.7 Características do prurido.

Comportamento do prurido
Início: abrupto, gradual, história anterior de episódios de prurido
Curso: intermitente, contínuo, cíclico, noturno
Natureza: disestesia, queimação, pinicação, ardor
Duração: dias, semanas, meses, anos
Gravidade: interfere nas atividades habituais, interfere no sono
Localização: generalizado, localizado, unilateral, bilateral
Relação com as atividades: profissional, recreação
Fatores desencadeantes: água, resfriamento da pele, ar, exercício
Proposição do próprio paciente sobre a origem do prurido
História relacionada com o prurido
Medicamentos no geral, ervas e drogas ilícitas
Alergias: tópica e sistêmica
Antecedentes atópicos
História médica passada: tireoide, fígado, rins e outras
Ocupação
Atividades de lazer
Uso de cosméticos e hábitos de higiene
Animais domésticos
Histórico de viagens
Histórico sexual
Histórico social: doméstico, contatos pessoais, hábitos alimentares e situações de estresse

Adaptado de Weisshaar *et al.* (2003).

- prurido sazonal frequente no inverno, nos climas frios, sugere prurido do idoso
- a relação entre prurido e atividade física é importante, pois pode sugerir origem colinérgica. O prurido provocado pelo resfriamento da pele após saída do banho pode representar policitemia *vera* ou prurido aquagênico idiopático
- o prurido generalizado noturno em associação com calafrios, sudorese e febre pode ser a forma de apresentação da doença de Hodgkin. O prurido pode preceder o início da doença por 5 anos.

Exame físico

O exame cuidadoso e completo da pele, do couro cabeludo, do cabelo, das unhas, das membranas mucosas e da região anogenital do paciente é necessário. É imperioso avaliar lesões primárias e secundárias, morfologia, distribuição, liquenificação, xerose e sinais cutâneos de doenças sistêmicas. O exame físico geral deve incluir palpação de linfonodos, fígado e baço na investigação de doença sistêmica ou malignidade subjacente.

Avaliação laboratorial

Diante do quadro de prurido generalizado de etiologia desconhecida, é possível indicar alguns exames subsidiários, alguns orientados pelo exame físico, como exemplificados no Quadro 11.8. A biopsia cutânea pode, por vezes, ser valiosa, complementada pela imunofluorescência direta (útil nos casos de PB), o que pode ser útil frente a quadros nos quais se observa pele de aspecto normal. O exame histopatológico de uma lesão secundária não específica pode sinalizar doença dermatológica específica.

Quadro 11.8 Exames subsidiários na avaliação do prurido generalizado de etiologia indefinida.

Avaliação inicial
Velocidade de hemossedimentação (VHS)
Hemograma completo
Ureia e creatinina
Transaminases, bilirrubinas e fosfatase alcalina
Glicemia de jejum e/ou hemoglobina glicosilada
T4 e TSH
Função da paratireoide (cálcio e fosfato)
Radiografia do tórax
Protoparasitológico seriado das fezes e sangue oculto
Ferro sérico, ferritina
Passos seguintes
Eletroforese de proteínas séricas
Imunoeletroforese sérica
Fator antinuclear (FAN)
Antígenos nucleares extraíveis (ENA)
Anti-HIV
Abordagem diagnóstica alérgica: IgE total, RAST
Prick test (teste cutâneo de leitura imediata) para os principais antígenos relacionados com doença atópica, teste de contato de leitura tardia (*patch test*)
Sedimento urinário
Estudos adicionais radiográficos ou ultrassonográficos

TSH = hormônio estimulante da tireoide; HIV = vírus da imunodeficiência humana; RAST: radioallergosorbent test. (Adaptado de Weisshaar *et al*., 2003.)

Tratamento do prurido

De modo geral, o prurido pode ser tratado com corticosteroide local (creme ou pomada) ou sistêmico (excepcionalmente), anti-histamínicos, tranquilizantes, loções e emulsões antipruriginosas (mentol 0,1 a 0,2%; timol 0,5%; *liquor carbonis detergens* [LCD] 2 a 4%; fenol 0,5%), banhos de aveia e cipro-heptadina (fármaco antisserotonínico). A psicoterapia tem suas indicações, bem como o PUVA e, até mesmo, o simples ultravioleta B. Estratégias terapêuticas pertinentes ao tratamento do prurido urêmico e hepático são abordadas nos Quadros 11.4 e 11.5.

A seguir, são detalhados alguns dos medicamentos sistêmicos empregados no tratamento do prurido.

Anti-histamínicos

Bloqueiam principalmente os receptores H_1. O receptor H_1, além da função principal liberadora de histamina, é também responsável pela vasodilatação imediata, e o receptor H_2, responsável pela secreção gástrica, e também pela vasodilatação prolongada (ver Capítulo 86).

Os anti-histamínicos anti-H_1 são classificados como de 1ª e 2ª geração e anti-H_2.

Anti-H_1 de 1ª geração ou clássicos

São lipossolúveis, têm baixo peso molecular, atravessam a barreira hematoencefálica, têm ação e metabolismo rápidos (4 a 6 h), são sedantes pela alta afinidade aos receptores H_1 do SNC, apresentam efeitos muscarínicos (xerostomia, retenção urinária, taquicardia sinusal) e aumentam o apetite. São exemplos: prometazina, dexclorfeniramina, difenidramina, hidroxizina, clemastina, cipro-heptadina e cetotifeno.

Anti-H_1 de 2ª geração

Têm baixa lipossolubilidade, não atravessam ou pouco atravessam a barreira hematoencefálica e têm ação prolongada (12 a 24 h), apresentando pouca sedação e poucos efeitos muscarínicos. Fazem parte desse grupo: cetirizina, levocetirizina, loratadina, desloratadina, ebastina, fexofenadina, bilastina, epinastina e rupatadina.

Anti-H_2

Os anti-histamínicos anti-H_2 – cimetidina e ranitidina – são mais utilizados no tratamento das dispepsias gástricas, porém, pelo seu efeito no controle da vasodilatação prolongada, podem ser associados aos anti-histamínicos anti-H_1, para melhor controle, em alguns casos, de urticária, especialmente no dermografismo.

Antidepressivos

Doxepina

É um antidepressivo tricíclico da família da amitriptilina que apresenta acentuada propriedade sedativa e atua pela inibição da recaptação da norepinefrina, além de ter efeitos anticolinérgicos e serotoninérgicos. Exerce efeito anti-histamínico e, consequentemente, antipruriginoso, pelo bloqueio dos receptores H_1. É bem absorvida pelo trato gastrintestinal e metabolizada no fígado, originando o metabólito ativo desmetildoxepina que, após glicuronidação, é eliminado por via renal. Distribui-se amplamente por todos os tecidos, inclusive pelo SNC, por atravessar a barreira hematoencefálica. Também atravessa a placenta e é eliminada pelo leite materno. Sua meia-vida está entre 11 e 23 h. Na dermatologia, pode ser indicada nos pruridos leves, tanto na forma oral (25 a 50 mg VO, 3 vezes/dia – idosos: 10 a 50 mg/dia) quanto tópica, em creme (5% 2 a 4 vezes/dia), para auxiliar no alívio de pruridos mais localizados. Podem ocorrer efeitos adversos como sonolência, secura de mucosas, cefaleia, fadiga, vertigem, náuseas e febre. São contraindicações: glaucoma de ângulo fechado, hiperplasia prostática, gestação e lactação, não devendo ser prescrita a pacientes com menos de 12 anos. Por aumentar o intervalo QT, deve-se solicitar eletrocardiograma em indivíduos acima de 40 anos antes do início do tratamento. Não deve ser utilizada em pacientes com insuficiência cardíaca, bloqueio AV, arritmias e infarto do miocárdio recente (ver Capítulo 86).

Antisserotonínicos

São indicados, principalmente, nos pruridos sistêmicos de origem metabólica (hepatopatias, insuficiência renal/hemodiálise, tireoidopatias etc.), nos pruridos neoplásicos e paraneoplásicos, em que a serotonina é o principal mediador. Agem bloqueando os receptores 5-HT_2 e 5-HT_3, principalmente. Os principais agentes utilizados são discutidos a seguir.

Mirtazapina

É um antidepressivo tetracíclico que tem ação anti-5-HT_2, anti-5-HT_3 e anti-H_1. Deve ser utilizada na dose de 7,5 a 15 mg VO, à noite, podendo chegar a 30 mg/dia. Os principais efeitos colaterais são sonolência (57%), aumento do apetite (17%) e de peso (12%), além de ter pouca atividade anticolinérgica. Não se recomenda usar em crianças nem ingerir bebidas alcoólicas durante o tratamento. Não se aconselha, ainda, utilizar benzodiazepínicos e inibidores da monoaminoxidase (MAO) concomitantemente. Por ter metabolismo citocrômico pleiotrópico, pode ser associada a outros medicamentos com relativa segurança.

Paroxetina

É um antidepressivo derivado piperidínico, com potente ação de inibição da recaptação da serotonina. É utilizada na dose de 5 a 20 mg VO, pela manhã. É menos sedante que a mirtazapina, podendo ser associada a esta. Apresenta efeitos anticolinérgicos e não é recomendada para crianças. Bebidas alcoólicas não devem ser ingeridas durante o tratamento e não deve ser associada a inibidores da MAO.

Ondansetrona

É um potente antiemético, utilizado como coadjuvante na quimioterapia antineoplásica e no prurido desencadeado pela morfina. Apresenta ação altamente seletiva anti-5-HT_3. Utiliza-se na dose de 4 mg VO, 3 a 4 vezes/dia. É uma substância bem tolerada e tem poucos efeitos colaterais, tais como obstipação, tontura e cefaleia. Seu metabolismo é realizado pelo citocromo P450 (CYP) e tem pouca interação com outras substâncias.

Antagonistas e agonistas opioides

São utilizados em situações em que, além da participação da serotonina, também são liberados opioides endógenos, como no caso do prurido colestático. Os opioides exógenos (morfina) usados por via espinhal como paliativos da dor oncológica também desencadeiam prurido pela ação agonista nos receptores-*mu*. São alguns exemplos: naltrexona, naloxona, nalfurafine e butorfanol.

Naltrexona

Análogo sintético da oximorfina, antagonista do receptor-*mu*, é utilizada como antiopioide. Inicia-se com 25 mg/dia VO, podendo chegar a 50 mg/dia se necessário. É bem indicada para o tratamento do prurido associado à doença renal e à colestase.

Naloxona

Opiáceo sintético análogo da morfina utilizado para reverter coma e depressão respiratória nas intoxicações opiáceas. Também apresenta ação antagonista do receptor-*mu*. É importante mencionar que, quando se utilizam antagonistas dos receptores-*mu*, pode-se controlar o prurido, mas a dor fica liberada, o que pode trazer desconforto maior para o paciente. É de grande utilidade nas colestases crônicas, mas pode acentuar o sofrimento nos renais crônicos.

Uso intravenoso em bomba de infusão (400 a 2.000 μg/dose), podendo ser repetida a intervalos de 4 a 8 min. A dose máxima é de 10 mg.

Nalfurafine

É um agonista do receptor-*kappa*, desenvolvido especificamente para ser usado no prurido urêmico de hemodialisados. É comercializado como hidrocloreto de nalfurafine em cápsulas de 2,5 μg. Dose: 1 cápsula (2,5 μg) VO 1 vez/dia, após o jantar ou antes de dormir; não ultrapassar 5 μg/dia.

Butorfanol

É um analgésico opioide receptor-*mu* antagonista e receptor-*kappa* agonista, que tem se mostrado eficiente no tratamento de pruridos refratários dos linfomas, da cirrose biliar primária e de outras doenças sistêmicas. É apresentado em forma de *spray* nasal e a dose preconizada é de 3 a 4 mg/dia, em aplicações de 1 mg.

Anticonvulsivantes

Indicados nos pruridos neuropáticos, ou seja, quando a lesão é no tecido neural e desestabiliza a atividade elétrica de condução em níveis periférico e central, como ocorre nas seguintes situações: notalgia e meralgia parestésicas, *tabes dorsalis*, AVC, herpes-zóster, tumores cerebrais e radiculopatia lombossacral (prurido anal). Nestes casos, os fármacos com melhores resultados são os que agem no metabolismo do ácido gama-aminobutírico (GABA).

Pregabalina

Anticonvulsivante também análogo do GABA, apresenta as mesmas indicações da gabapentina, porém com efeito mais rápido, em 5 a 7 dias, e efeitos colaterais menos intensos. Dose de 75 a 150 mg VO, 3 vezes/dia.

Gabapentina

Anticonvulsivante análogo do GABA, ocasionalmente utilizado para dor e prurido de origem neuropática. Pode produzir sonolência, fadiga e tontura. Apresenta pouca interação medicamentosa e não deve ser interrompido de forma abrupta. Início de ação após 10 a 14 dias de uso. Dose de 400 a 600 mg VO, 3 vezes/dia. Tem sido empregada com sucesso no tratamento de pacientes com insuficiência renal crônica, com dose ainda a ser estabelecida. Eles necessitam de doses menores e maior espaçamento entre as doses. Recomenda-se iniciar com 100 mg, 3 vezes/semana, após a realização da hemodiálise. O uso tópico a 6%, a ser aplicado nas áreas de maior prurido, uma 1 vez/dia, é útil também.

Fototerapia pela luz ultravioleta

Indicada nos casos de pruridos intensos e/ou refratários a outros tratamentos, como pode ocorrer nas seguintes situações: atopia grave, eczemas crônicos, insuficiência renal crônica/ hemodiálise, hepatopatias colestáticas, linfomas, AIDS, entre outras. Geralmente, utiliza-se o UVB de banda estreita (*narrow band*) com espectro de 311 a 312 nanômetros, sem psoralênicos. Inicia-se com sessões 2 a 3 vezes/semana por até 3 meses ou melhora dos sintomas. A manutenção é feita com sessões 1 a 2 vezes por mês. Nas primeiras 2 semanas, o prurido pode piorar e a melhora só ocorre após o 1º mês de tratamento. Evita-se ultrapassar 160 aplicações, em média, pelo risco de predispor ao câncer cutâneo, principalmente carcinoma espinocelular e melanoma. A fototerapia tem as seguintes propriedades: (1) anti-inflamatória/imunossupressora, por diminuir a produção das interleucinas pró-inflamatórias e a atividade dos linfócitos T; e (2) antiproliferativa, por diminuir a síntese de DNA e, portanto, a proliferação celular, bem como por induzir à apoptose (morte celular programada) dos queratinócitos (ver Capítulo 77, item *Fotodermatoses induzidas por substâncias químicas*).

Terapia tópica

Hidratação, lubrificação e restauração da barreira cutânea são medidas primárias e coadjuvantes importantes, porque estes quadros geralmente são acompanhados por asteatose. Orientações, como evitar banhos quentes e prolongados, bem como o uso excessivo de sabonete, são fundamentais.

Capsaicina

Neuropeptídio natural derivado da pimenta vermelha (*chilli*) que depleta a substância P, o principal transmissor nociceptivo do sistema nervoso periférico para o central. Utiliza-se em creme – 0,025% e 0,075% – ou loção – 0,025% –, aplicando-se 3 a 4 vezes/dia. Nas primeiras aplicações, ocorre irritação da pele com sensação de queimação que desaparece com a continuidade do tratamento. Não é recomendado usar na face; deve-se ter cuidado com os olhos e lavar bem as mãos após cada aplicação. É indicada em pruridos localizados.

Tacrolimo

Formulações em pomada a 0,03 e 0,1%.

Mentol

Formulações em loção evanescente a 1 ou 2% ajudam a aliviar o prurido, por substituir essa sensação pelo esfriamento da pele onde a loção é aplicada.

Considerações finais

O prurido é o sintoma dermatológico mais relevante e pode constituir urgência médica, tal o grau de desconforto, ou mesmo sofrimento, que pode ocasionar.

O prurido sempre deve ser avaliado quanto a sua natureza: dermatológica, sistêmica, neurogênica/neuropática, psicogênica/psiquiátrica ou mista.

O diagnóstico das etiologias deve ser pautado nas causas mais comuns e respeitar um roteiro de investigação, conforme sugerido no Quadro 11.8.

As terapêuticas empregadas visam tratar as possíveis etiologias e medidas sintomáticas que variam de acordo com cada situação exposta anteriormente.

Bibliografia

Aquino TMO, Luchangco KA, Sanchez EV, Verallo-Rowell VM. A randomized controlled study of 6% gabapentin topical formulation for chronic kidney disease-associated pruritus. *Int J Dermatol*. 2020;59(8):938-40.

Bernhard JD. Itch and pruritus: what are they, and how should itches be classified? *Dermatol Ther*. 2005 Jul-Aug;18(4):288-91.

Brooks SG, Yosipovitch G. Unmet needs in treating itch: reaching beyond eczema. *J Dermatolog Treat*. 2024 Jun 13;35(1):2351487.

Coffey R, Gupta V. Meralgia Paresthetica. [Updated 2023 May 1]. *In*: *StatPearls* [Internet]. Treasure Island (FL): StatPearls Publishing; 2023 Jan-. Available from: https://www.ncbi.nlm.nih.gov/books/NBK557735/.

Cohen AD, Masalha R, Medvedovsky E, Vardy DA. Brachioradial pruritus: a symptom of neuropathy. *J Am Acad Dermatol*. 2003 Jun;48(6):825-8.

Cunha PR, Delfini Filho O. Prurido: ainda um desafio. *An Bras Dermatol*. 2012 Sep-Oct;87(5):735-41.

Etter L, Myers SA. Pruritus in systemic disease: mechanisms and management. *Dermatol Clin*. 2002 Jul;20(3):459-72.

Eusebio-Alpapara, Castillo RL, Dofitas BL. Gabapentin for uremic pruritus: a systematic review of randomized controlled trials. *Int J Dermatol*. 2020 Apr;59(4):412-22.

Fett N, Haynes K, Popert KJ, Margolis DJ. Five-year malignancy incidence in patients with chronic pruritus: A population-based cohort study aimed at limiting unnecessary screening practices. *J Am Acad Dermatol*. 2014 Apr;70(4):651-8.

Geisler AN, Phillips GS, Barrios DM, Wu J *et al*. Immune checkpoint inhibitor-related dermatolgic adverse events. *J Am Acad Dermatol*. 2020 Nov;83(5): 1255-68.

Heymann WR. Itch. *J Am Acad Dermatol*. 2006 Apr;54(4):705-6.

Ikoma A, Steinhoff M, Stander S, Yosipovitch G, Schmelz M. The neurobiology of itch. *Nat Rev Neurosci*. 2006 Jul;7(7):535-47.

Kaushik S, Cerci FB, Miracle J, Pokharel A *et al*. Chronic pruritus in HIV-positive patients in the southeastern United States: Its prevalence and effect on quality of life. *J Am Acad Dermatol*. 2014 Apr;70(4):659-64.

Maciel AAW, Laraia IO, Cunha PR, Trevisan F. Eficácia da gabapentina na melhora do prurido e da qualidade de vida dos pacientes com notalgia parestésica. *An Bras Dermatol*. 2014 Jul-Ago;89(4):570-5.

Marziniak M, Phan NQ, Raap U, Siepmann D *et al*. Brachioradial pruritus as a result of cervical spine pathology: the result of a magnetic resonance tomography study. *J Am Acad Dermatol*. 2011 Oct;65(4):756-62.

Navarro-Triviño FJ. Pruritus in Dermatology: Part 1 – General Concepts and Pruritogens. *Actas Dermosifiliogr*. 2023 Jun;114(6):512-22.

Navarro-Triviño FJ. Pruritus in Dermatology: Part 2 – Diseases and Their Treatment. *Actas Dermosifiliogr*. 2023 Jul-Aug;114(7):613-26.

Paek SC, Merritt DF, Mallory SB. Pruritus vulvae in prepubertal children. *J Am Acad Dermatol*. 2001 May;44(5):795-802.

Paus R, Schmelz M, Biro T, Steinhoff M. Frontiers in pruritus research: scratching the brain for more effective itch therapy. *J Clin Invest*. 2006 May;116(5):1174-86.

Prajapati JN, Reddy P, Barik A. Neural pathways that compel us to scratch an itch. *J Biosci*. 2024;49:70.

Simonsen AB, Kaae J, Ellebaek E, Svane IM *et al*. Cutaneous adverse reactions to anti-PD-1treatment – A systematic review. *J Am Acad Dermatol*. 2020 Nov;83(5):1415-24.

Ständer S, Böckenholt B, Schürmeyer-Horst F *et al*. Treatment of chronic pruritus with the selective serotonin re-uptake inhibitors paroxetine and fluvoxamine: results of an open-labelled, two-arm proof-of-concept study. *Acta Derm Venereol*. 2009;89(1):45-51.

Szepietowski JC, Schwartz RA. Uremic pruritus. *Int J Dermatol*. 1998 Apr;37(4):247-53.

Walcyk PJ, Elpern DJ. Brachioradial pruritus: a tropical dermopathy. *Br J Dermatol*. 1986 Aug;115(2):177-80.

Weisshaar E, Kucenic MJ, Fleischer JRAB. Pruritus: a review. *Acta Derm Venereol Suppl (Stockh)*. 2003 May;(213):5-32.

Yosipovitch G, David M. The diagnostic and therapeutic approach to idiopathic generalized pruritus. *Int J Dermatol*. 1999 Dec;38(12):881-7.

Zhai S, Chen L, Liu H *et al*. Skin barrier: new therapeutic targets for chronic kidney disease-associated pruritus – a narrative review. *Int J Dermatol*. 2024 Nov;63(11):1513-21.

12

Prurigos

Paulo Ricardo Criado ◆ Roberta Fachini Jardim Criado

Conceito

Prurigo é a denominação dada à ocorrência de lesões elementares dermatológicas, constituídas de pápulas acompanhadas de prurido. Em geral, essas lesões são resultantes de alterações ocorridas na pele decorrentes do prurido e cujo aspecto lesional é dependente da intensidade, do tempo e do modo do ato de coçar. Quando de longa duração, as pápulas se tornam ceratósicas.

Estrófulo (prurigo estrófulo, urticária infantil)

É um quadro dermatológico peculiar da infância (1 a 6 anos), comum especialmente no primeiro e segundo anos de vida. Trata-se de uma reação de hipersensibilidade à picada de insetos (pulgas, mosquitos, percevejos, piolhos de animais). A fonte de infestação está representada pelos animais caseiros (cães e gatos); no entanto, com certa frequência, o estrófulo pode ocorrer fora da rotina diária – depois de estadas em casas de campo, por exemplo. Em geral, essa hipersensibilidade desaparece na puberdade. Acomete mais crianças atópicas, e é visto com elevada frequência nos pacientes com AIDS. Em determinadas situações, simula um linfoma, sendo parte, portanto, do grupo denominado "pseudolinfomas" (ver Capítulo 55, item *Pseudolinfomas cutâneos*). Hipersensibilidade à picada de mosquito está associada à infecção crônica pelo vírus Epstein-Barr (EBV). O quadro clínico pode ser mais intenso com formação de bolhas e necrose, acompanhado de manifestações sistêmicas, tais como febrícula, linfoadenopatia, hepatoesplenomegalia, hematúria e proteinúria. Esse quadro está associado a leucemia/linfoma de células T e NK. Quadro clínico semelhante tem sido também observado em pacientes com outras doenças linfoproliferativas não relacionadas com infecção crônica por esse vírus (ver Capítulo 45, item *Vírus Epstein-Barr*).

O quadro clínico é caracterizado pelo surgimento abrupto de um número variado de urticas, de distribuição por vezes disseminada, sempre acompanhado de prurido, geralmente intenso. Muitas urticas são encimadas por diminutas vesículas e, em poucas horas, dão origem a papulovesículas, que são conhecidas como *seropápulas de Tomasoli*, as quais duram cerca de 1 semana, ao contrário da urticária, cujo desaparecimento ocorre em horas. Posteriormente, dessecam-se e originam pápulas recobertas por crostas. Quando o processo é mais intenso, forma-se bolha, que pode ser circundada por halo eritematoso, sendo mais comum nas extremidades; pode simular uma bulose como a dermatose por IgA linear (Figuras 12.1 e 12.2).

As lesões localizam-se preferencialmente em áreas expostas. São extremamente pruriginosas, sobretudo à noite, o que leva à associação de escoriações, liquenificação e infecção secundária.

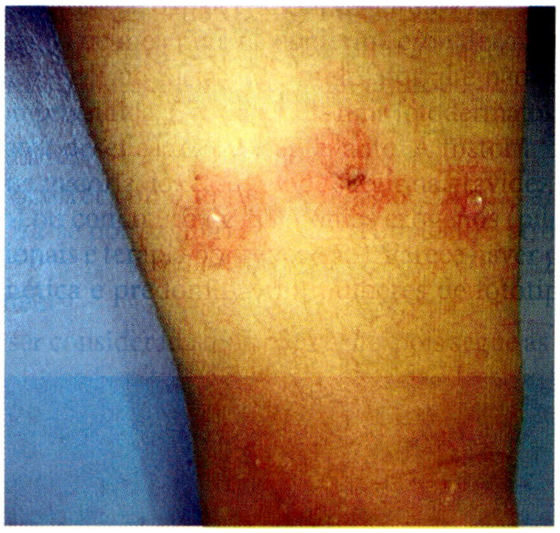

Figura 12.1 Prurigo estrófulo. Bolhas acompanhadas de grandes halos eritematosos. (Cortesia da Dra. Elisa Fontenelle.)

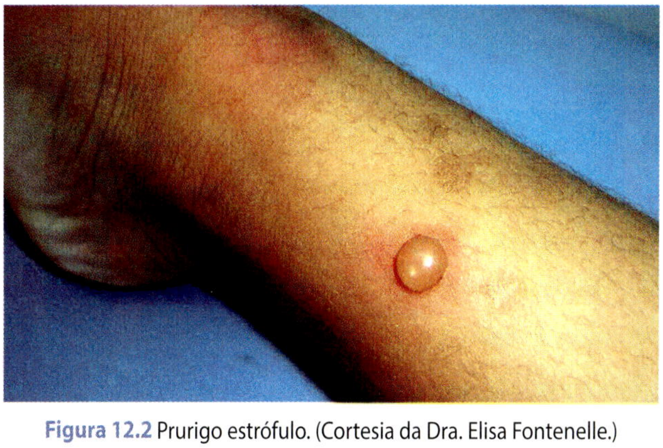

Figura 12.2 Prurigo estrófulo. (Cortesia da Dra. Elisa Fontenelle.)

Em um mesmo paciente, são verificadas pápulas em diversas fases evolutivas; não há adenopatias (um dos elementos de diagnóstico diferencial com o *prurigo de Hebra*; ver Capítulo 16). A evolução é por surtos e é muito comum a infecção secundária, além de discromias residuais. O diagnóstico diferencial mais pertinente é com a escabiose, sendo esta última sugerida quando ocorre prurido familiar, noturno e também as lesões com suas localizações típicas. A infecção pelo HBV causa um quadro bastante semelhante, mais intenso e persistente (ver Capítulo 77, item *Hidroa vaciniforme*).

O principal elemento na abordagem desse quadro é a profilaxia da picada de inseto com o uso de repelentes, que podem ser físicos (mosquiteiros, telas, aparelhos eletrônicos) ou químicos (sistêmicos, tópicos e naturais ou ambientais).

O composto DEET (N,N-dietil-metatoluamida ou N,N-dietil-3-metilbenzamida) é empregado como repelente há mais de 5 décadas – como gel, aerossol, loção ou solução para lavagem de roupas – e em concentrações de 5 a 100% (a maior parte dos produtos comercializados apresenta menos de 40%). Embora seja considerado de baixa toxicidade, de acordo com o parecer técnico da Agência Nacional de Vigilância Sanitária (Anvisa) de 2006, o seu uso não é permitido em crianças menores de 2 anos de idade e em gestantes pelo risco de absorção sistêmica e desenvolvimento de efeitos adversos (urticária, dermatite de contato e encefalopatia). Nas crianças de 2 a 12 anos de idade, a concentração não deve ultrapassar 10%, com até 3 aplicações diárias. A icaridina ou picaridina (2-2-hidroxietil-ácido-1-piperidinecarboxílico éster 1-metilpropil), que teve seu uso aprovado nos EUA e no Brasil recentemente, parece ter eficácia semelhante à DEET e não apresentou efeitos colaterais significativos relacionados com sua aplicação. A permetrina (0,5 a 1%) deve ser aplicada no vestuário, em telas e em mosquiteiros e é um repelente e inseticida seguro, com alta taxa de proteção contra insetos.

Dos compostos ditos "naturais", tais como gerânio, eucalipto, soja, citronela, andiroba, óleos de aipo e alho, apesar de baixos toxicidade e custo, nenhum demonstrou eficácia e duração semelhantes às da DEET.

A vitamina B_1, por via oral, não deve ser indicada, pois, para que se promova a proteção sistêmica pelo odor que o suor exala, são necessárias doses muito elevadas do produto e com risco de intoxicação.

O tratamento básico do prurigo estrófulo consiste na dessensibilização por meio de vacina mista de insetos (oral ou hipodérmica), que deve conter *Dermatophagoides pteronyssinus*, um acarino. Loções antipruriginosas (mentol a 0,1% e fenol a 0,2%), anti-histamínicos orais e cremes ou pomadas de corticosteroides (massageando as lesões) exercem uma boa terapêutica sintomática.

Prurigo simples do adulto

Dermatose encontrada em adolescentes e adultos de maneira similar ao estrófulo na infância. Trata-se de hipersensibilidade a causas variadas: picadas de inseto, exposição solar, gravidez, focos infecciosos e parasitários. Quando persistente, exige a investigação de doenças sistêmicas como diabetes melito, nefropatias, hepatopatias, linfomas e malignidades viscerais, infecção pelo HTLV-1 e 2.

O quadro clínico é composto por lesões seropapulosas e eritematourticadas que surgem em surtos, simétricas, em especial na face extensora das extremidades, com prurido intenso. Outra variante é a que surge no 3º trimestre da gestação e desaparece após o parto, denominado *prurigo gravídico* ou prurigo da gravidez (ver Figura 75.1, no Capítulo 75). No diagnóstico diferencial, deve ser excluída a dermatite herpetiforme.

O tratamento deve ser fundamentado na etiologia encontrada para o prurido simples: picadas de inseto, medicamentos ou doenças internas; alívio pode ser obtido com cremes de corticosteroides e anti-histamínicos orais de primeira geração.

Prurigo nodular de Hyde

Hyde foi quem descreveu a ocorrência de nódulos pruriginosos na superfície extensora das extremidades inferiores em uma mulher de meia-idade e denominou esta condição *prurigo nodular* (PN). Desde então, são observados quadros similares em homens e crianças. Os doentes com PN podem ser classificados em dois grupos: aqueles com atopia e os sem atopia. No contexto dos atópicos, o PN surge em idade tenra e é acompanhado por hipersensibilidade cutânea a vários alergênios ambientais.

A etiologia é desconhecida, debatendo-se ainda se o PN constitui uma doença cutânea primária ou se, na verdade, é expressão de uma reação patológica secundária ao prurido e coçadura provocados por uma causa primária separada.

A patogênese exata do PN ainda não está completamente esclarecida, porém, indubitavelmente, está relacionada com uma desregulação neuroimune, a qual conduz ao círculo vicioso de prurido-coçadura, que subsequentemente resulta nas características dos nódulos pruriginosos (por hiperplasia da epiderme e fibrose dérmica).

As fibras sensoriais dos nervos que inervam a derme e a epiderme regulam muitos aspectos da homeostase cutânea, incluindo a ativação de células imunes. Desde 1934 conhecemos aberrações na arquitetura das fibras neurais nas lesões do PN, graças às observações feitas pelo doutor Pautrier, que descreveu a hiperplasia dos nervos dérmicos como um achado frequente nas lesões do PN sob a luz da histopatologia dessas lesões. Desde então, estudo usando colorações de imuno-histoquímica demonstraram que a hiperplasia neuronal é localizada mesmo na derme das lesões do PN, e a epiderme dessas lesões tem uma redução ou ausência das fibras neurais intraepidérmicas sob o estudo com um marcador pan-neuronal denominado *protein gene product* (PGP 9.5), e também se encontra diminuída na epiderme a expressão do fator de crescimento neural (NGF), quando as lesões de PN são comparadas à pele biopsiada de controles sadios. Células imunorreativas ao PGP 9.5 se colocalizam nas biopsias cutâneas do PN com eosinófilos na derme, demonstrando grande evidência da interação entre células inflamatórias dérmicas e fibras neurais periféricas na pele lesada com PN.

A desregulação neural é ainda evidenciada pelo aumento tanto na expressão do peptídeo relacionado ao gene da calcitonina (CGRP) quanto da substância P (SP) nas terminações neurais das fibras nervosas na derme em lesões de PN. A SP é um neurotransmissor responsável por sensibilização alérgica, desgranulação mastocitária e outros efeitos pró-inflamatórios, estimulando diretamente a resposta imune local na derme. Além disso, a SP se liga a receptores de membrana nos mastócitos, ativando-os e fazendo-os liberar o fator de crescimento do endotélio vascular (VEGF), o qual, por si só, estimula a proliferação de células endoteliais e a neovascularização local nas lesões do PN, contribuindo para formar os achados histopatológicos do PN observados nas biopsias coradas pela hematoxilina-eosina, que revela hiperplasia da epiderme, acantose, vasos neoformados e aumento das fibras de colágeno na derme. As funções do CGRP, de forma similar às da SP, estão ligadas tanto a ações no sistema nervoso como na resposta inflamatória local. O CGRP se colocaliza em expressão na pele lesionada com PN com mastócitos e eosinófilos na derme e os estimula em conjunção com a SP. Em uma retroalimentação positiva redundante, os eosinófilos ativados pela SP e pelo CGRP produzem o NGF, estimulando a hiperplasia neuronal na derme. Em camundongos, o CGRP também induz respostas imunes TH2, levando as células de Langerhans a aumentar a produção de interleucina 4 (IL-4), CCL17 e CCL22, inibindo as respostas TH1.

Enquanto a desregulação neural constitui um componente fundamental na fisiopatogenia do PN, o sistema imune tem um papel crucial na patogênese da doença. Os eosinófilos se acumulam na derme e, junto aos linfócitos TH2 e aos mastócitos, liberam citocinas inflamatórias. Os eosinófilos secretam e liberam NGF e SP e exacerbam a via neurogênica. A IL-4, em especial, e o peptídeo intestinal vasoativo (VIP) são contribuições adicionais dos eosinófilos à patogênese do PN. A IL-4 é pró-inflamatória e pró-fibrogênica, induzindo o prurido e o eritema nas lesões do PN.

A manifestação clínica clássica de PN é formada por pápulas e nódulos pruriginosos, com superfície ceratósica, podendo ser desde algumas poucas lesões a centenas, com tamanho variando de milímetros até aproximadamente 2 cm. As lesões tendem a ser distribuídas simetricamente, com predileção pela superfície extensora dos membros, podendo, no entanto, envolver o tronco, sendo a face e as palmas raramente envolvidas. Arranjos lineares das lesões não são incomuns e frequentemente se observam crostas, escoriações e hipercromia ou hipocromia pós-inflamatória (Figura 12.3). Em geral, a pele entre as lesões é normal, podendo haver xerose e liquenificação. Uma variedade de condições sistêmicas tem sido relatada associada ao PN (Quadro 12.1).

Na histopatologia, o PN é caracterizado por acentuada hiperceratose, com paraceratose focal frequente e marcada acantose irregular de proporções pseudoepiteliomatosas. As alterações características neurais na derme são constituídas de hipertrofia e proliferação dos nervos dérmicos. Alguns o consideram parte de um espectro que inclui no outro extremo o líquen simples crônico, devido à ocorrência de prurido, escoriações eventuais e características histopatológicas semelhantes, o que tornaria não obrigatória a hiperplasia das fibras nervosas na patologia.

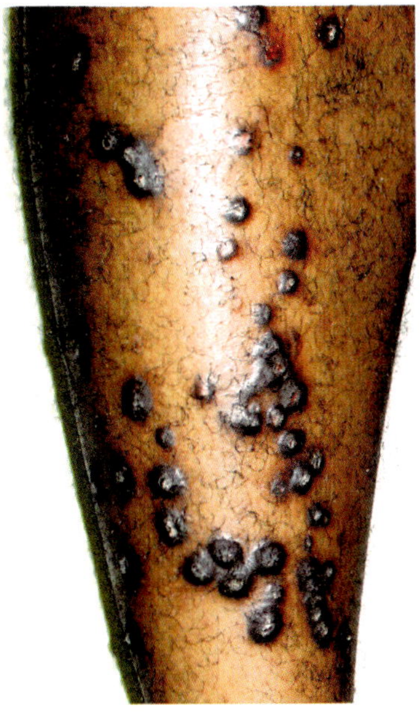

Figura 12.3 Prurigo nodular de Hyde. (Cortesia da Dra. Luciana Silveira.)

O tratamento é centrado desde medidas gerais, tais como corte das unhas e uso de luvas para conter a escoriação, até boa hidratação cutânea, uma vez que a xerose acentua o prurido. Apoio psicoterápico pode ser extremamente útil. O dupilumabe é um medicamento que pode ser empregado, sobretudo em pacientes com níveis elevados de eosinófilos e que não responderam a terapias prévias. As medidas terapêuticas tópicas e sistêmicas empregadas no PN são listadas no Quadro 12.2.

Até poucos anos atrás o PN era uma doença de difícil tratamento. Excetuando-se o anticorpo monoclonal dupilumabe, não há outra medicação aprovada em bula tanto pela Anvisa quanto pela Food and Drug Administration (FDA) dos EUA. Está indicado, sobretudo, a pacientes com níveis elevados de eosinófilos e que não responderam a terapias prévias.

As abordagens *off-label* ao tratamento incluem medicações tópicas como corticosteroides tópicos de média a alta potência como primeira linha terapêutica, além dos inibidores da calcineurina tópicos. Outros tópicos incluem a loção de pramocaína 1%, capsaicina tópica, lidocaína *spray* e cremes anestésicos tópicos de eficácia baixa e potencial toxicidade. Alguns doentes se beneficiam parcialmente com fototerapia (PUVA, UVB *Excimer Laser*), em combinação com tópicos ou agentes sistêmicos. O tratamento sistêmico tradicional inclui gabapentinoides (pregabalina e gabapentina), antagonistas da neurocinina 1 (aprepipanto e serlopitanto), talidomida, imunossupressores (ciclosporina, azatioprina, metotrexato) e antidepressivos, todos de uso *off-label* e com eficácia baixa na maioria dos doentes, além dos seus paraefeitos e potenciais efeitos adversos graves.

Quadro 12.1 Distúrbios relatados em associação ao prurigo nodular.

Causas focais de prurido Picadas de insetos Estase venosa Foliculite e eczema numular
Doenças psicossociais
Hipertireoidismo
Condições hematológicas Anemia ferropriva Policitemia *vera* Linfoma Leucemia
Insuficiência renal crônica
Distúrbios gastrintestinais Doença celíaca Malignidade gástrica
Doença biliar obstrutiva
Deficiência de α_1-antitripsina
Doenças infecciosas HIV Micobacteriose Infecção pelo vírus da hepatite B Infecção pelo vírus da hepatite C

Adaptado de Lee e Shumack (2005).

Quadro 12.2 Opções terapêuticas no prurigo nodular.

Agente de primeira linha Mentol a 1% tópico
Corticosteroides em pomada
Infiltração intralesional de corticosteroides
Anti-histamínicos de primeira geração VO
Doxepina VO 10 a 75 mg/dia
Agentes de segunda linha Ultravioleta B (*narrow band*) e PUVA (psoraleno oral + ultravioleta A) Crioterapia pelo nitrogênio líquido Calcipotriol em pomada (vitamin D_3) em associação a betametasona em pomada
Capsaicina tópica entre 0,025 e 0,05%
Agentes de terceira linha Ciclosporina A VO 3,5 a 4,0 mg/kg/dia durante 24 a 36 semanas Talidomida VO 100 a 200 mg/dia (agente teratogênico; não deve ser dado a mulheres em idade fértil) Naltrexona VO 50 mg/dia
Agentes imunobiológicos Dupilumabe (anticorpo monoclonal humano direcionado ao bloqueio do receptor I e II da IL-4, bloqueando a ação da IL-4 e IL-13), aprovado pela Anvisa para uso no prurigo nodular no Brasil, nas doses preconizadas para dermatite atópica em adultos (indução com 600 mg na primeira dose via subcutânea e depois 300 mg a cada 2 semanas) Nemolizumabe (anticorpo monoclonal humano contra o receptor da IL-31), aprovado pela FDA para uso no prurigo nodular. Ainda não disponível no Brasil

VO = via oral; IL = interleucina.

Prurigo subagudo como variante do penfigoide bolhoso

O *prurigo subagudo variante do penfigoide bolhoso* (PB) clinicamente lembra o *prurigo subagudo*, uma variante de prurigo que é caracterizada por pápulas escoriadas, intensamente pruriginosas, sobre o dorso superior e a porção extensora das extremidades. Em contraste, nos pacientes com a *variante tipo prurigo nodular do PB*, as lesões são maiores e nodulares. No tipo variante prurigo subagudo do PB, as lesões bolhosas geralmente estão ausentes. Contudo, em alguns pacientes com essa variante, podem surgir vesículas ou bolhas depois de vários meses de um estágio apenas papuloso (ver Capítulo 21, item *Penfigoide bolhoso*).

Na histopatologia, os pacientes com a variante do tipo prurigo subagudo do PB apresentam alterações de uma dermatite crônica; no entanto, a imunofluorescência indireta perilesional demonstra depósito linear de C_3 ou IgG ou IgM ao longo da zona da membrana basal. Não é incomum que, na fase prodrômica do PB, os pacientes apresentem lesões papulosas, tipo prurigo, ou eczematosas, urticariformes ou eritematosas, que podem durar de poucas semanas a vários meses.

O principal diagnóstico diferencial é a epidermólise distrófica pré-tibial.

Prurigo melanótico

Ver Capítulo 11, item *Notalgia parestésica*.

Prurigo pigmentoso

Descrito em 1971, era tido como entidade rara. Caracteriza-se por erupção pruriginosa constituída por pápulas e papulovesículas de morfologia reticulada, com localização no tórax e pescoço. Os surtos involuem em cerca de 7 dias, deixando uma hiperpigmentação reticulada. A patologia é inespecífica e se correlaciona com o momento do quadro clínico.

É mais comum em mulheres jovens (≥ 2:1) e o tratamento é classicamente efetivo com minociclina, doxiciclina ou sulfona, na dose de 200 mg/dia.

Apesar de a etiopatogenia permanecer desconhecida, é bastante citada na internet como *keto rash*, por ocorrer com certa frequência em pessoas que se submetem a dietas cetogênicas (pobres em glicídios e ricas em gorduras e quantidade adequada de proteínas). O quadro clínico melhora em poucos dias, após a reintrodução do açúcar; caso isto não ocorra, o tratamento clássico é indicado.

Bibliografia

Accioly-Filho JW, Nogueira A, Ramos-e-Silva M. Prurigo nodularis of Hyde: an update. *J Eur Acad Dermatol Venereol.* 2000 Mar;14(2):75-82.

Bonkovsky HL, Mehta S. Hepatitis C: a review and update. *J Am Acad Dermatol.* 2001 Feb;44(2):159-82.

Campagnolo AO, Sabatovich OD, Azulay MM *et al.* Colchicina em dermatologia. *An Bras Dermatol.* 1989;64:329-33.

Criado PR. Diagnóstico e história natural do prurigo nodular. *Liberty Skin News.* 2024;1(1):11-8.

Criado PR, Criado RFJ, Maruta CW *et al.* Histamina, receptores de histamina e anti-histamínicos: novos conceitos. *An Bras Dermatol.* 2010 Mar-Apr;85(2):195-210.

Criado PR, Criado RFJ, Vasconcellos C, Landmam G. Penfigoide bolhoso: manifestação incomum como prurigo escoriado/Bullous pemphigoid: an atypical presentation "excoriated prurito-like". *Rev Bras Clin Ter.* 2001;27(6):252-5.

Criado PR, Ianhez M, Criado RFJ *et al.* Prurigo: review of its pathogenesis, diagnosis, and treatment. *An Bras Dermatol.* 2024 Sep-Oct;99(5):706-20.

Criado PR, Pincelli TP, Criado RFJ. Dupilumab as a useful treatment option for prurigo nodularis in an elderly patient with atopic diathesis. *Int J Dermatol.* 2020 Oct;59(10):e358-e61.

Delaleu J, Grynberg-Laloum E, Moguelet P *et al.* Prurigo pigmentosa induced by ketosis (keto rash): a demonstrative case and internet search results. *Int J Dermatol.* 2020 Jul;59(7):876-7.

Lee MB, Shumack S. Prurigo nodularis: a review. *Australas J Dermatol.* 2005 Nov;46(4):211-18.

Ribas J, Carreño AM. Avaliação do uso de repelentes contra picada de mosquitos em militares na Bacia Amazônica. *An Bras Dermatol.* 2010 Jan-Fev; 85(1):33-8.

Shahrigharahkoshan S, Alhalees A, Pehr K. Ketogenic diet-induced prurigo pigmentosa: a rising association. *Int J Dermatol.* 2022 Jul;61(7): 779-82.

Schimidt CW. Oustmarting olfaction: the next generation of mosquito repellents. *Environ Health Perspect.* 2005 Jul;113(7):A468-71.

Schmidt E, Sitaru C, Schubert B *et al.* Subacute prurigo variant of bullous pemphigoid: autoantibodies show the same specificity compared with classic bullous pemphigoid. *J Am Acad Dermatol.* 2002 Jul;47(1):133-6.

Torrella CB, Plaza AI, Figueras MTF *et al.* Prurigo pigmentoso relacionado a tendência alimentar popular: a dieta cetogênica. *An Bras Dermatol.* 2025;100:370-1.

Williams KA, Roh YS, Brown I *et al.* Pathophysiology, diagnosis, and pharmacological treatment of prurigo nodularis. *Expert Rev Clin Pharmacol.* 2021;14(1):67-77.

Yi X, Cao Q, Peng C *et al.* Baseline eosinophil leval may be a predictive indicator for the effectiveness of dupilumab in patients with prurigo nodularis: a single-center, real-world prospective study. *J Am Acad Dermatol.* 2022. May;90(5):1076-8.

Discromias

PARTE 4

13

Acromias e Hipocromias

Felipe Aguinaga ◆ **Robertha Carvalho de Nakamura** ◆ **Luna Azulay-Abulafia**

Discromia é um termo genérico que engloba toda e qualquer alteração da cor da pele. Na maioria das vezes, o processo relaciona-se com a quantidade de melanina. Outros pigmentos *endógenos* (bilirrubina, alcaptona, derivados hemoglobínicos) e *exógenos* (cloroquina, tetraciclinas, clofazimina, ouro e outros) produzem discromias, as quais podem ser *localizadas* ou *generalizadas*; *congênitas*, *hereditárias* ou *adquiridas* pelos mais diversos mecanismos.

Para fins didáticos, as discromias podem ser divididas em: *acromias* ou *hipocromias* (ausência ou diminuição de melanina), *hipercromias* (aumento de melanina), *leucomelanodermias* (associação das duas anteriores) e *discromias por outros pigmentos*.

É frequente ocorrerem, após processos inflamatórios, discromias residuais que podem ser hipercrômicas, hipocrômicas ou, raramente, acrômicas; essas últimas excepcionalmente podem representar um fenômeno de Köbner, e desse modo seriam as primeiras manifestações de um vitiligo latente. As hipercrômicas tendem a ser mais intensas e duradouras em pacientes com fotótipos mais elevados, constituindo as denominadas *hipercromias pós-inflamatórias*.

A coloração azulada de algumas lesões é causada pelo acúmulo de melanócitos na derme média/profunda, decorrente de um fenômeno óptico (*efeito Tyndall*); ocorre no nevo azul, no nevo de Ota, na mancha mongólica etc. A tonalidade violácea no líquen plano e no eritema fixo seria decorrente da ruptura da camada basal com queda de pigmento melânico na derme papilar associada aos melanófagos.

As *acromias* e *hipocromias* podem ser hereditárias, congênitas ou adquiridas. O nevo acrômico é de natureza congênita, já o albinismo e as síndromes de Chédiak-Higashi, Klein-Waardenburg e Gross-McKusick-Been são exemplos de condições de transmissão genética (hereditárias); entre as adquiridas, podem ser citados o vitiligo, as acromias infecciosas (hanseníase, pinta, lues) e as residuais pós-inflamatórias. Neste capítulo, serão abordadas as acromias e hipocromias; no Capítulo 14, as hipercromias e discromias.

Albinismo

Grupo de doenças genéticas cuja anormalidade está na síntese de melanina com melanócitos estrutural e quantitativamente normais na pele e nos pelos.

Quando há alteração da síntese de melanina envolvendo os melanócitos da pele, dos cabelos e dos olhos é denominado "albinismo oculocutâneo" (AOC). Quando a alteração envolve apenas o pigmento da retina dos olhos, recebe o nome de albinismo ocular (AO). Menos frequentemente, pode haver hipopigmentação cutânea sem acometimento ocular.

Ao envolver os olhos, além das alterações do pigmento, podem ocorrer alterações estruturais e fisiológicas e, eventualmente, do nervo óptico, que incluem: pigmentação da íris e retina, hipoplasia da fóvea, nistagmo, estrabismo, alterações de fibras ópticas do quiasma óptico e diminuição da acuidade visual. Os pacientes com albinismo são suscetíveis ao desenvolvimento de câncer de pele por falta da proteção melânica.

O albinismo pode ser descrito como *completo*, que é universal, no qual a doença revela-se logo após o parto com coloração da pele rosa-clara, pelos brancos, posterior fotossensibilidade e alterações oculares. O albinismo *incompleto* é uma variante, na qual a pele está pouco pigmentada, os cabelos são claros e as alterações oftalmológicas são menos frequentes, embora persista a transparência da íris (*diafania*). O albinismo *parcial* caracteriza-se por lesões hipopigmentadas, geralmente múltiplas, localizadas ao longo da linha média do corpo, desde o nascimento; é importante o diagnóstico diferencial com o vitiligo.

A classificação mais definitiva do albinismo baseia-se no defeito do *locus* genético. Há 19 genes relacionados às diferentes apresentações clínicas do albinismo, incluindo sete para o AOC.

Albinismo oculocutâneo

O AOC é uma doença autossômica recessiva. Trata-se do distúrbio de pigmentação generalizada mais comum, com frequência estimada de 1:20.000 habitantes (Figura 13.1). Pode ser classificado em AOC1, AOC2, AOC3 e AOC4, como descrito a seguir.

AOC1

A alteração da mutação no gene da tirosinase divide-se em:

- AOC1A: forma mais grave, com ausência da atividade da tirosinase (tirosinase negativa), resultante da mutação do gene *TYR*, e completa ausência de melanina na pele, cabelos brancos, pupilas vermelhas e, consequentemente, diminuição da acuidade visual

- AOC1B: ocorre redução da atividade da tirosinase (enzima parcialmente ativa), mas não ausência. Ao nascimento, os pacientes acometidos são indistinguíveis da variante AOC1A, mas nos primeiros anos de vida, desenvolvem uma pigmentação amarelada nos cabelos e, então, seguem acumulando pigmento na pele, nos cabelos e nos olhos, com a idade. É também chamado "albinismo amarelo mutante". Há uma variante sensível à temperatura, que resulta de mutações no gene da tirosinase, produzindo uma enzima com atividade limitada quando a 35°C, sem haver atividade dessa enzima acima dessa temperatura. Na puberdade, há desenvolvimento de pelos escuros em regiões acrais.

AOC2

Enzima tirosinase é positiva e a alteração está na mutação no *locus* do gene *P*, proteína de transporte presente na membrana do melanossomo. Os pacientes são claros, com pigmentação perto do normal, que aumenta com a idade, e acuidade visual diminuída, que melhora entre a infância e a adolescência. Pessoas com AOC2 produzem uma quantidade mínima de pigmento de melanina, e a cor do cabelo pode variar de um louro muito claro a castanho.

AOC3

Causada por mutação na proteína 1 associada à tirosinase – TRP1, localizada no cromossomo 9. É descrita apenas em pacientes negros e caracterizada por pelos castanho-claros, pele morena clara, íris azul ou marrom, nistagmo e acuidade visual diminuída.

AOC4

Causada por mutação no gene *MATP*, que está envolvido no processamento e transporte de proteínas do melanossomo. Tem fenótipo similar ao da variante AOC2. É uma das formas mais comuns de albinismo no Japão, e é rara em caucasianos.

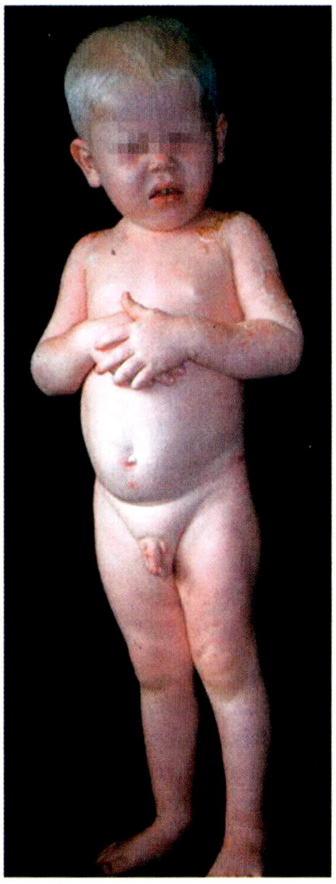

Figura 13.1 Albinismo oculocutâneo – queimaduras decorrentes de exposição solar; a tarja impede a percepção da evidente fotofobia.

AOC5 a AOC7

Novos genes e mutações foram reconhecidos em humanos. Foram relatadas mutações em três genes causadores adicionais. O AOC5 foi identificado no Paquistão e está ligado a um gene específico ainda não identificado, mapeado para a região do cromossomo 4q24. AOC6 foi identificado na China com mutações em *SLC24A5*, importante na maturação dos melanossomas, na arquitetura melanossomal e na adequada biossíntese da melanina. O AOC7, identificado em uma família das ilhas Faro, na Dinamarca e na Lituânia, está relacionado com o gene *C10orf11*, que exerce um papel na diferenciação dos melanócitos. À medida que o teste genético se torna disponível e mais pessoas com esses tipos de albinismo são identificadas, a gama completa de manifestações físicas é reconhecida e pode se sobrepor a outros tipos conhecidos de AOC. Atualmente, esses tipos de albinismo são considerados incomuns.

Albinismo ocular

O AO também apresenta quatro formas clínicas. Na mais frequente, a alteração está ligada ao cromossomo X. As mulheres afetadas podem ser identificadas clinicamente em função das alterações características do pigmento ocular com aspecto de salpico de lama, pigmento punctato da retina em uma íris translúcida; a pele pode ser mais clara do que deveria; e pode haver nistagmo e redução da acuidade visual. Os homens afetados apresentam pele normal e pigmento nos pelos. A íris apresenta-se azul ou marrom e todas as mudanças do sistema óptico do albinismo estão presentes. Os melanócitos são normais e há macromelanossomos na pele, tornando a biopsia necessária para o diagnóstico correto. As outras três formas estão associadas à surdez e podem ser transmitidas de forma autossômica dominante, recessiva ou ligada ao X.

Síndromes relacionadas com o albinismo

Algumas síndromes estão relacionadas com o albinismo: a síndrome de Hermansky-Pudlak e a síndrome de Chédiak-Higashi, ambas decorrentes de distúrbios na formação dos melanossomos; a síndrome de Griscelli, causada por um defeito no transporte dos melanossomos.

Síndrome de Hermansky-Pudlak

É caracterizada por AOC e alteração das plaquetas. Ocorre pseudo-hemofilia (angio-hemofilia), com episódios hemorrágicos incluindo epistaxe, hemoptise, sangramento gengival e pós-parto. Pode evoluir com fibrose pulmonar e consequente diminuição da função pulmonar. Colite granulomatosa pode estar presente, com sintomas de diarreia sanguinolenta e dor abdominal. A morte sobrevém por doença pulmonar, por hemorragia ou por colite.

Síndrome de Chédiak-Higashi

É caracterizada por AOC discreto, cabelos prateados ou com brilho metálico, nistagmo, fotofobia e infecções bacterianas repetidas. A alteração básica é a presença de grânulos citoplasmáticos grandes nas células produtoras de grânulos, inclusive neutrófilos, e que são de importância diagnóstica. Em geral, ocorre morte ainda na infância, por infecção ou por síndrome linfoproliferativa com infecção de vários órgãos, resultando em hepatoesplenomegalia e linfadenopatia. A morte ocorre por infecção ou linfoma. É indicado transplante de medula óssea (ver Capítulo 66).

Síndrome de Griscelli

Distúrbio de AOC com alteração pigmentar variável, cabelos prata-metálicos, infecções piogênicas frequentes, neutropenia e trombocitopenia. Há hipogamaglobulinemia e alteração da imunidade mediada por células. São observadas alterações neurológicas progressivas. Histologicamente, os melanócitos são hiperpigmentados por acúmulo de melanossomos. Os cabelos apresentam grandes acúmulos de pigmento, diferentemente do que ocorre na síndrome de Chédiak-Higashi, em que o acúmulo é discreto. O tratamento para alguns desses pacientes é o transplante de medula óssea.

Síndrome de Angelman e síndrome de Prader-Willi

Ambas devem-se a deleções parciais espontâneas (não herdadas) do cromossomo 15q. O defeito ocorre porque o alelo *AOC2* está localizado em um cromossomo 15q, tornando os indivíduos haploinsuficientes para o produto do gene *OCA2*, a proteína P.

Os indivíduos têm pele e cabelo hipopigmentados em relação a outros membros da família. As características oculares (nistagmo, hipoplasia foveal) geralmente estão ausentes ou leves, mas, quando presentes, estão associadas à variante patogênica AOC2 no cromossomo não excluído.

- Síndrome de Angelman (SA): fácies característica, baixa estatura, retardo mental, marcha espástica, movimentos rígidos do braço, explosão de riso inadequada
- Síndrome de Prader-Willi (SPW): tônus muscular reduzido, baixa estatura, mãos e pés pequenos, retardo mental, hiperfagia resultando em obesidade e diabetes tipo 2.

Outras síndromes com alteração da cor da pele e mecanismo patogênico não definido

Albinoidismo

Trata-se de um tipo de alteração pigmentar da pele em que não ocorre acromia tão intensa como no AOC. Os olhos, em geral, são normais, mas pode haver fotofobia. A produção de melanina é defeituosa, mas não está claro qual é o mecanismo. Ocorre em algumas poucas famílias, com provável transmissão autossômica dominante.

Síndrome de Cross-McKusick-Breen

Também é conhecida como síndrome de Cross ou síndrome oculocerebral com hipopigmentação da pele. Provavelmente não está relacionada com o albinismo pelas características associadas de retardo no desenvolvimento neuropsicomotor e espasticidade. A pele é branca, os cabelos são amarelos, os olhos são pequenos, com córneas turvas e nistagmos espasmódicos. Os pacientes também apresentam fibromatose gengival.

Diagnóstico e evolução

É feito com facilidade ao exame clínico (alterações oculares e/ou cutâneas) e com história familial ou não presente. Avaliação genética pode ser fundamental na identificação de síndromes raras. Eventuais exames hematológicos e histopatológico podem ser úteis nestes casos.

Os pacientes apresentarão precocemente lesões pré-cancerosas, assim como câncer queratinocítico em grande número. De acordo com a população estudada, será predominante o carcinoma espinocelular ou o carcinoma basocelular. A elastose solar será também marcante e precoce.

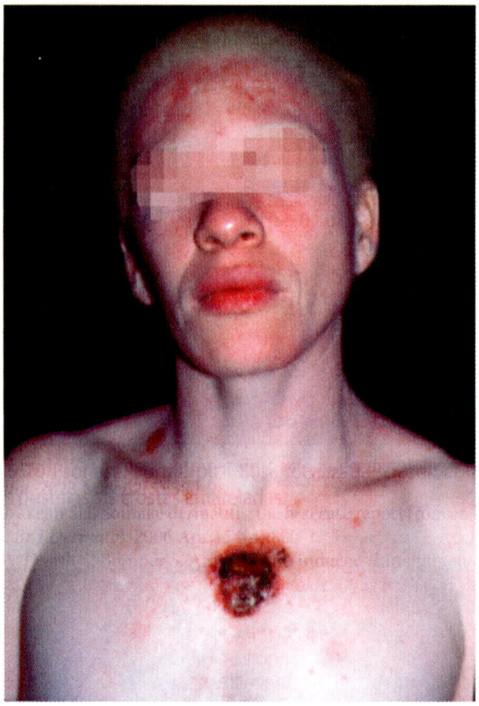

Figura 13.2 Albinismo – carcinoma basocelular.

Tratamento

A orientação terapêutica primordial é evitar ao máximo a exposição solar, inclusive com mudanças de hábitos de vida, por exemplo, trabalho noturno. Deve-se fazer uso de bloqueador solar, chapéu e roupas de manga comprida para evitar câncer cutâneo (Figura 13.2). Os casos com alterações oculares devem ser encaminhados ao oftalmologista para exames anuais durante toda a vida. Deve-se fazer uso de óculos escuros para evitar catarata precoce. Em alguns casos de síndromes como as de Chédiak-Higashi e de Griscelli está indicado o transplante de medula óssea.

Piebaldismo

É uma leucodermia congênita de caráter hereditário autossômico dominante, diagnosticada clinicamente. É causada por mutações no gene *c-KIT* ou no gene *SLUG*, envolvidos no desenvolvimento do melanoblasto. Não existem melanócitos nas áreas afetadas. A lesão característica é a mancha acrômica em forma triangular envolvendo a fronte e uma mecha de cabelo próxima a ela, incluindo os cílios (Figura 13.3). Outro aspecto de interesse são as máculas hipercrômicas dentro das lesões acrômicas e em pele normal. Pode acometer também tórax, abdome e extremidades (Figura 13.4). No dorso, caracteristicamente, não ocorrem lesões acrômicas. Olhos e ouvidos raramente são afetados. O tratamento pode ser feito com transplante de melanócitos, nos casos circunscritos. É necessário orientação com relação à fotoproteção.

Poliose

É a presença localizada de cabelos brancos, enquanto a canície é generalizada.

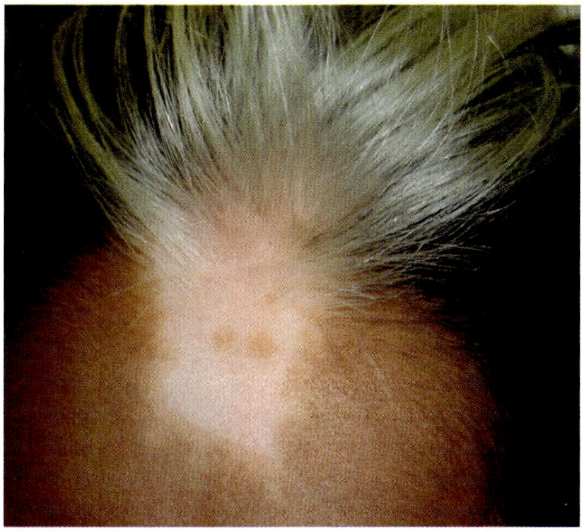

Figura 13.3 Poliose e mácula acrômica em paciente com piebaldismo.

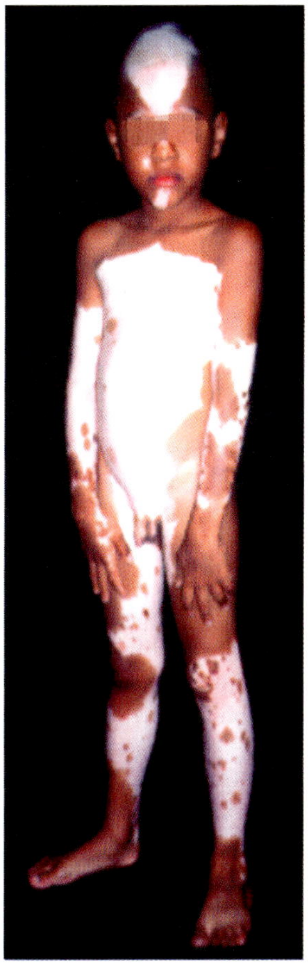

Figura 13.4 Piebaldismo.

Síndrome de Waardenburg

André R. Adriano

Conceito

A síndrome de Waardenburg (SW) é uma genodermatose incomum, de apresentação clínica heterogênea, em que há defeito de estruturas derivadas da crista neural. Para evitar confusão, deve-se compreender que o piebaldismo não é característico da SW; entretanto, a poliose é comum nas duas desordens. Portanto, apesar de fenotipicamente semelhantes, são consideradas entidades distintas.

Epidemiologia

Afeta aproximadamente um em cada 42.000 nascidos vivos, sem predileção por raça ou sexo.

Etiopatogenia

Na maioria dos casos, a SW parece ser uma anomalia genética de transmissão autossômica dominante, cuja penetrância e expressividade variam consideravelmente, entretanto o tipo IV pode ser uma condição autossômica recessiva ou dominante. Estima-se que 25% dos casos representem uma mutação nova.

Há alterações na sobrevivência, proliferação, migração e/ou diferenciação de precursores de melanócitos destinados ao ouvido interno (na qual os melanócitos são fundamentais para a capacidade auditiva), íris e pele. A SW é responsável por aproximadamente 3% dos casos de surdez congênita.

São reconhecidas, até o presente, mutações em seis genes diferentes, todos necessários ao desenvolvimento normal dos melanócitos.

Clínica

As manifestações clínicas mais frequentes são: deslocamento lateral dos cantos internos dos olhos (distopia *canthorum*), hiperplasia da porção medial dos supercílios (*sinofris*), base nasal proeminente e alargada, alterações na pigmentação da íris (heterocromia) e da pele, surdez neurossensorial congênita uni ou bilateral, mecha branca frontal e encanecimento precoce (Figura 13.5).

São manifestações pouco frequentes: hipoplasia da asa do nariz, extremidade do nariz arredondada, lábios cheios com nítido "arco de Cupido" no lábio superior, fenda labial e

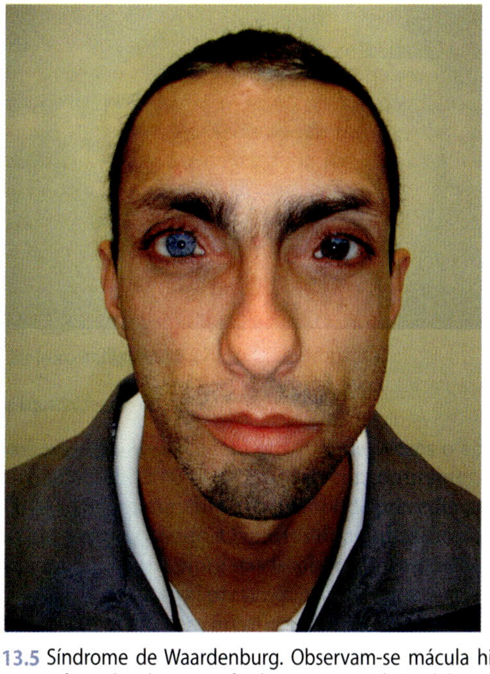

Figura 13.5 Síndrome de Waardenburg. Observam-se mácula hipocrômica na região frontal, poliose, *sinofris*, heterocromia de íris, lábio superior em arco de Cupido e extremidade do nariz arredondada.

palatina, malformação cardíaca (comunicação interventricular), malformações dos membros, megacólon congênito (doença de Hirschsprung).

A SW é classificada em quatro tipos:

- tipo I: distopia cantórica (deslocamento lateral do canto interno do olho) combinado com distopia dos pontos lacrimais e blefarofimose, base nasal proeminente e alargada, hipoplasia dos ossos nasais e maxila encurtada, *sinofris* e alterações cutâneas pigmentares; o defeito localiza-se no gene *PAX3* no cromossomo 2q35
- tipo II: surdez (77%) e heterocromia de íris (47%), mas não distopia cantórica. Mutações no gene *MITF*, cromossomo 3
- tipo III (Klein-Waardenburg): semelhante ao tipo I, porém com comprometimento neurológico e malformações musculoesqueléticas, principalmente das extremidades. Também implicado ao gene *PAX3*
- tipo IV (Shah-Waardenburg ou Waardenburg-Hirshsprung): encontra-se a associação da SW tipo 2 com o megacólon agangliônico congênito e a hipopigmentação é mais extensa. Distúrbio no gene *SOX102*.

Diagnóstico

Geralmente é estabelecido por três ou mais das características clássicas. A SW adquire interesse especial por sua frequência e características de herança, podendo manifestar-se com quadro fenotípico variável. A biologia molecular tem facilitado a localização do erro genético responsável por sua origem, ajudando no aconselhamento e no acompanhamento prognóstico dos portadores da doença.

Diagnóstico diferencial

Deve ser feito principalmente com o piebaldismo associado à surdez (*síndrome de Woolf*). Além de piebaldismo, albinismo, vitiligo, síndrome de Teitz (hipopigmentação generalizada associada à surdez congênita) e albinismo ocular associado à surdez neurossensorial.

Tratamento

Nenhum é efetivamente possível. Pode ocorrer repigmentação espontânea e contração das máculas hipo/acrômicas. Com relação à parte estética, grande queixa dos pacientes, aconselha-se acompanhamento oftalmológico para avaliar o uso de lentes de contato coloridas e também orientações quanto ao tingimento dos cabelos e ao uso de maquiagens corretivas.

Síndrome de Tietz

Trata-se de distúrbio autossômico dominante caracterizado por hipomelanose generalizada associada a surdo-mudez. Ocorre mutação do gene *MITF* (fator de transcrição indutor de melanócitos). Tais pacientes não apresentam fotofobia ou nistagmo; sobrancelhas e cílios brancos ou ausentes. Em alguns pacientes com síndrome de Tietz foi identificada mutação no gene da síndrome de Waardenburg, aproximando ambas as síndromes.

Síndrome de Vici

Transtorno autossômico recessivo que cursa com ausência de corpo caloso; hipopigmentação dos cabelos e da pele; microcefalia; imunodeficiência; anormalidades cardíacas; déficit de crescimento; catarata; fissura labiopalatina; e anormalidades neurológicas.

Nevo acrômico

Caracteriza-se por manchas acrômicas, congênitas, de tamanho variável e de bordas irregulares; a resposta à histamina ou ao atrito provoca eritema. Muitas vezes, ele é hipoacrômico. O diagnóstico diferencial deve ser feito com *nevo anêmico*, que ocorre por constrição vascular e não por alteração pigmentar de origem melânica; neste caso, a prova de histamina e a fricção não produzem eritema. Ver, mais adiante, item *Mosaicismo pigmentar/hipopigmentação/hiperpigmentação linear nevoide*.

Vitiligo

Conceito

É uma dermatose caracterizada por manchas acrômicas, em geral bilaterais e simétricas, de etiologia desconhecida.

Epidemiologia

Ocorre em qualquer idade, porém é mais frequente na 2ª ou na 3ª década de vida; em torno de 25% dos pacientes têm menos de 10 anos e a doença surge em aproximadamente 95% dos casos antes dos 40 anos. Sua frequência é de 1% na população; não tem preferência por sexo e raça. É relativamente comum o comprometimento familial (20%). Embora capaz de causar prejuízo apenas estético, muitas vezes desencadeia distúrbios psicossociais de grande importância.

Etiopatogenia

O vitiligo não segmentar é uma doença de etiopatogenia multifatorial, decorrente de uma dinâmica interação entre fatores genéticos e ambientais que terminam por iniciar um mecanismo de autoimunidade contra os melanócitos da pele. Tal fenômeno ocasiona a destruição dos melanócitos; as manchas são decorrentes da diminuição ou ausência de melanócitos. Historicamente, quatro teorias tentam explicar a destruição dos melanócitos: (a) *neurogênica*, segundo a qual fatores neuroquímicos, como o neuropeptídio Y, a norepinefrina e a acetilcolina, inibem a melanogênese e têm efeito tóxico sobre os melanócitos – a disposição metamérica de alguns casos fala a favor dessa hipótese; (b) *autoimune*, segundo a qual haveria destruição dos melanócitos por mecanismo imunológico – a frequente associação de vitiligo com doenças autoimunes e a presença no soro de autoanticorpos contra vários órgãos servem de base a essa teoria; (c) *autodestruição* dos melanócitos por substâncias envolvidas na formação da melanina (quinonas, fenóis e outras), em indivíduos geneticamente suscetíveis; (d) *estresse oxidativo*, em função da atividade reduzida de catalase na epiderme e do acúmulo de espécies reativas de oxigênio. Apesar de diferentes mecanismos influenciarem em graus variáveis a patogênese da doença, a hipótese autoimune é a que desempenha papel central.

Certamente existe um aspecto genético importante na patogênese do vitiligo. Parentes de 1º grau de pacientes com vitiligo apresentam um risco de 6 a 8% de desenvolver a doença, e a concordância entre gêmeos monozigóticos é de aproximadamente 23%.

A herança parece ocorrer de forma não mendeliana, multifatorial e poligênica, com penetrância incompleta, e diversos genes já foram associados. A maioria dos genes identificados associados ao vitiligo exercem função imunomodulatória, enquanto uma minoria parece estar ligada ao melanócitos em si. Diversos genes na região dos antígenos leucocitários humanos (do inglês, *human leukocyte antigen* [HLA]) estão associados ao vitiligo. Esses genes codificam os complexos de histocompatibilidade, responsáveis pelo processamento e apresentação de antígenos, portanto, ligados a autoimunidade e reconhecimento de autoantígenos. Os HLAs -A2, -DR4, -DR7 e -DQB1*0303 parecem conferir aumento da suscetibilidade e são especialmente importantes naqueles casos com história familiar.

Após uma injúria mínima à epiderme, são liberados padrões moleculares associados a perigo (do inglês, *danger-associated molecular patterns* [DAMPs]). Entre eles, o principal parece ser a HSP 70 (*heat schock protein*), que aumenta a produção e a secreção de interferon gama (IFN), que por sua vez ativa células dendríticas e aumenta a expressão de citocinas responsáveis pela ativação linfocitária. Em paralelo, existe um aumento local do estresse oxidativo e ativação dos inflamossomos. Nesse contexto de ativação da imunidade inata, tem importância o aumento da expressão de interleucinas (IL) 1 beta e IL-18. Toda esta sinalização pró-inflamatória leva ao processamento de antígenos próprios dos melanócitos por parte das células dendríticas e posterior apresentação no linfonodo regional. Desse modo, são formados e ativados linfócitos T citotóxicos contra antígenos dos melanócitos da pele. Como resultado, existe uma regulação negativa da ação de linfócitos T regulatórios. Os linfócitos passam a produzir citocinas pró-inflamatórias, principalmente IFN gama, fator de necrose tumoral alfa (TNF-α) e IL-17. Outras citocinas também têm importância neste processo: IL-2, IL-22, IL-23 e IL-33. São ainda ativados plasmócitos e induzida a formação de autoanticorpos contra os melanócitos. Todo o processo se regula positivamente, perpetuando o estado inflamatório local. Exercem, ainda, importante função as quimiocinas ligantes do motivo CXC 9 (CXCL9) e 10 (CXCL10) no recrutamento de novos linfócitos T citotóxicos ativados. Todo o cenário culmina com a destruição imunomediada dos melanócitos.

Já o vitiligo segmentar parece decorrer de um mosaicismo somático de determinado grupo de melanócitos, levando a uma resposta inflamatória localizada e autolimitada que culmina com a formação da lesão acrômica linear de vitiligo.

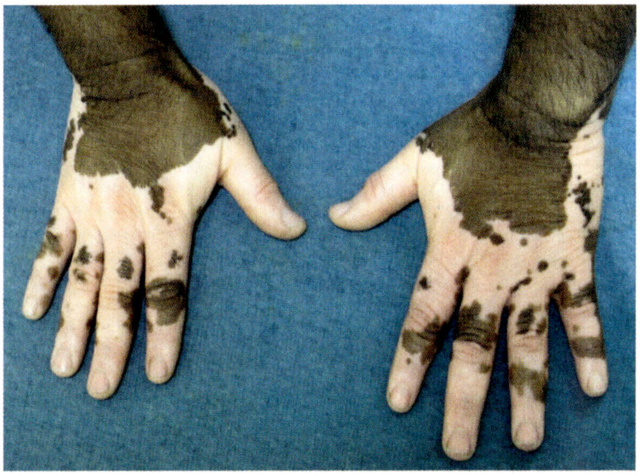

Figura 13.6 Vitiligo acral. (Cortesia do Dr. Eduardo Bornhausen-Demarch.)

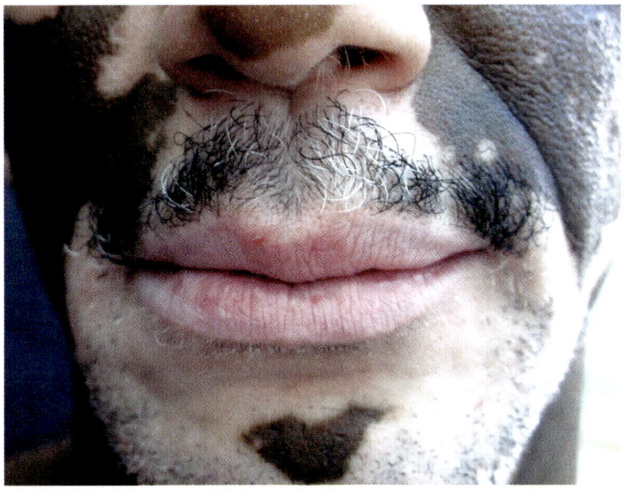

Figura 13.7 Vitiligo. Observe poliose e acometimento mucoso. (Cortesia do Dr. Eduardo Bornhausen-Demarch.)

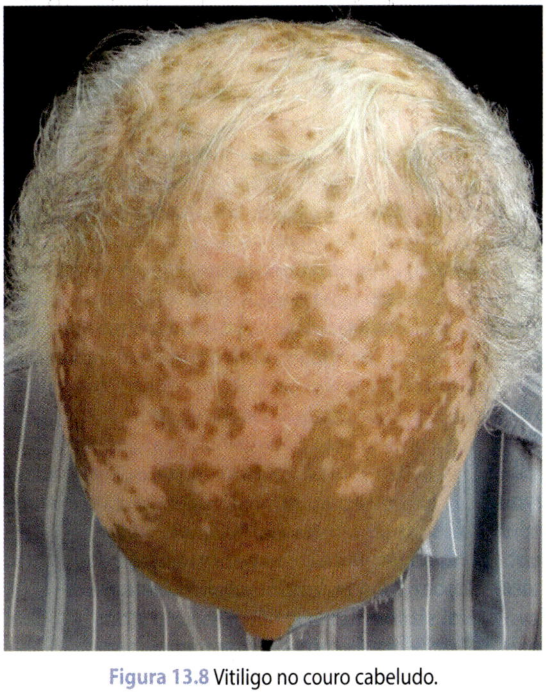

Figura 13.8 Vitiligo no couro cabeludo.

Clínica

Inicialmente, as lesões são hipocrômicas; em algumas lesões recentes, pode ocorrer uma borda discretamente eritematosa; em seguida, instala-se a mancha acrômica com borda, em geral, hipercrômica (*vitiligo tricrômico*). O crescimento da mancha é centrífugo, como se houvesse uma fuga do pigmento para a periferia e, por isso, as lesões costumam ser ovaladas. Há localizações preferenciais: face, punhos, dorso dos dígitos, genitália, dobras naturais da pele, regiões periorificiais e eminências ósseas (cotovelos, maléolos); simetria é a regra (ver Figuras 13.6 a 13.10 no Capítulo 5). O fenômeno de Köbner ocorre em 30 a 60% dos casos (Figura 5.45).

O vitiligo pode ser classificado em três formas principais: *segmentar*, *não segmentar* e *mista*. A forma *não segmentar* pode ter as seguintes apresentações: *vulgar* (múltiplas lesões, simétricas, generalizada, possibilidade de envolvimento das mucosas), *universal* (despigmentação quase completa frequentemente associada à síndrome de poliendocrinopatia) e *acrofacial/acral* (periorificial e ponta dos dedos). A *forma segmentar* pode ser subdividida

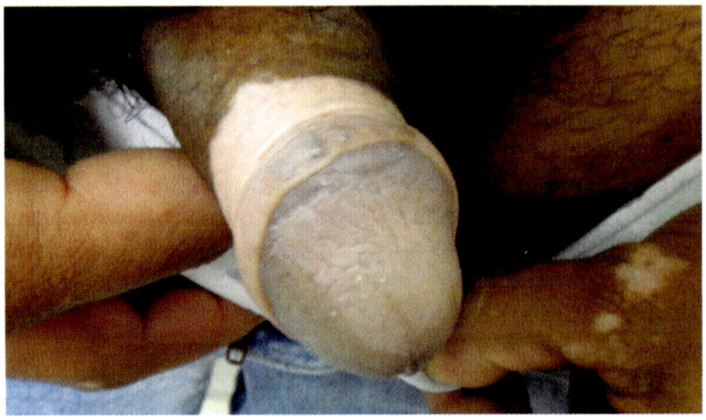

Figura 13.9 Vitiligo na região genital. (Cortesia do Dr. André R. Adriano.)

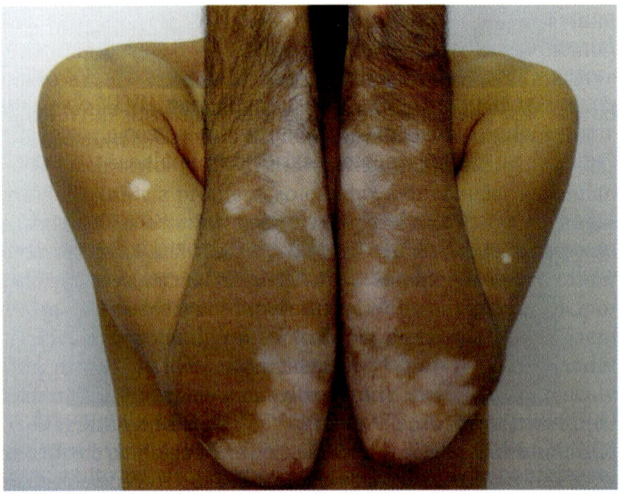

Figura 13.10 Vitiligo nos membros superiores - observe a simetria das lesões. (Cortesia do Dr. André R. Adriano.)

em três subtipos. No subtipo *segmentar* propriamente dito, as lesões tendem a acometer apenas um segmento do corpo e respeitam a linha média. A progressão inicial costuma ser mais rápida e é comum o envolvimento precoce dos pelos, mas as lesões tendem a ser mais estáveis uma vez estabelecidas; existem ainda os subtipos bi ou multissegmentar. No *subtipo focal*, ocorre apenas uma ou poucas lesões em determinada área da pele ou da mucosa; neste caso seria o *subtipo mucoso*. Esta forma pode se manter estável ou evoluir para as formas segmentar ou não segmentar. Em alguns casos raros, pacientes com a forma segmentar podem apresentar, em geral, mais tardiamente, lesões de vitiligo em outros lugares, configurando a *forma mista*, que até recentemente não era reconhecida nas classificações da doença. Nem todos os casos são adequados a esta classificação. A variante em confete, ou *ponctué*, é uma apresentação bastante rara. A luz de Wood detecta manchas em formação, sendo muito útil, sobretudo, em caucasianos (Figura 13.11). Existe ainda um raro subtipo denominado *vitiligo folicular* devido a uma despigmentação primária do folículo, sem envolvimento inicial da pele circunjacente; posteriormente, podem surgir lesões cutâneas na região ou a distância. Podem ocorrer anormalidades oculares, em geral sem queixas de alteração da visão, por anormalidades no pigmento da retina, assim como no ouvido interno e na meningite asséptica (destruição dos melanócitos da leptomeninge), sem conotação genética.

É relatada a associação com outras doenças autoimunes, incluindo diabetes do adulto imunodependente, anemia perniciosa e doença tireoidiana, sendo esta a mais comum, especialmente o

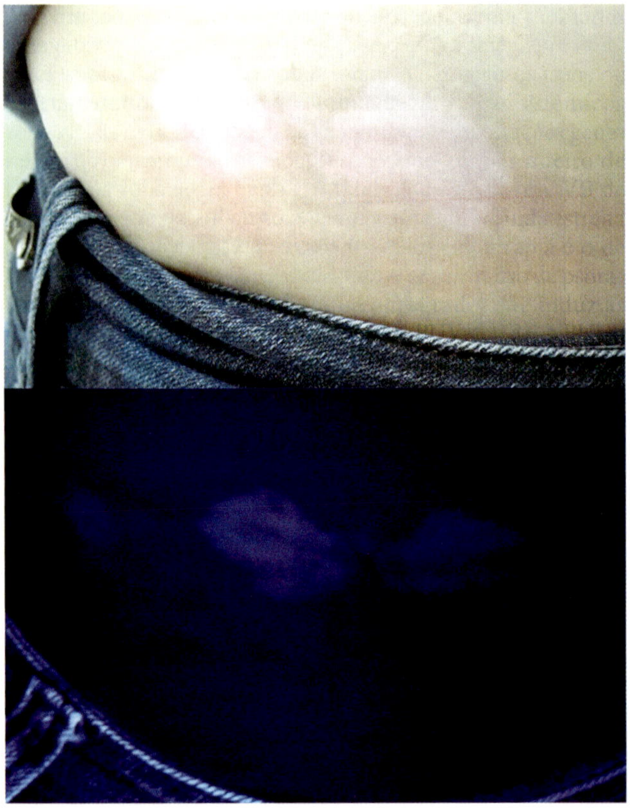

Figura 13.11 Vitiligo. A luz de Wood possibilita melhor avaliação da extensão das lesões. (Cortesia do Dr. Eduardo Bornhausen-Demarch.)

hipotireoidismo, podendo ocorrer em até 18% dos pacientes, especialmente naqueles com vitiligo generalizado e componente familial. Doença de Addison, lúpus eritematoso, artrite reumatoide, halo nevo e alopecia areata são mais alguns exemplos dessa associação.

Terapia anti-PD-1 (pembrolizumabe e nivolumabe), cada vez mais empregada no tratamento de neoplasias também metastáticas, incluindo o melanoma, é capaz de desencadear vitiligo, assim como lesões hipocrômicas na pele. Interessante é que essa manifestação está associada a uma boa resposta terapêutica da neoplasia.

Em pacientes com melanoma, por reação imunológica própria, podemos ter quadro clínico típico de vitiligo. Nas próprias lesões neoplásicas, essas acromias representam o fenômeno de regressão e traduzem a luta imunológica do organismo contra o tumor (ver Capítulo 53, item *Etiopatogenia*).

A destruição dos melanócitos meningeanos pode provocar meningite asséptica (*síndrome de Harada*), que é, em geral, precursora das demais manifestações. Na ***síndrome de Vogt-Koyanagi*** ocorrem vitiligo, uveíte, disacusia, alopecia e, quando associada à meningite asséptica, é denominada ***síndrome de Vogt-Koyanagi-Harada***. Na ***síndrome de Alezzandrini*** são encontrados vitiligo facial, poliose e degeneração unilateral do epitélio pigmentar da retina com atrofia da íris, disacusia e alterações visuais. Se essas duas síndromes forem diferentes, são muito correlatas.

Histopatologia

Inicialmente ocorre diminuição progressiva, seguida, na maioria das vezes, por ausência de melanócitos; por vezes se verifica infiltração de histiócitos e linfócitos na derme papilar.

A vacuolização da epiderme e o espessamento da membrana basal podem levar a dificuldades diagnósticas quando se tenta estabelecer o diagnóstico diferencial com lúpus vitiligoide. As células de Langerhans geralmente estão alteradas em termos quantitativos ou qualitativos.

Tratamento

O objetivo do tratamento inclui a estabilização da doença e a repigmentação. O vitiligo pode ser classificado de acordo com a extensão da superfície corporal acometida: menos de 10%, de 10 a 25%, de 25 a 50% e mais do que 50%. A doença deve ser considerada estável ou em progressão, o que também define a estratégia para o tratamento. Outro fator na definição da terapêutica é a idade; sabidamente, o vitiligo repigmenta melhor nas crianças.

Os *corticosteroides* podem ser usados topicamente, variando a sua potência, com melhor resultado na face e no pescoço. Corticosteroide de alta potência pode ser usado por 1 a 2 meses, com o cuidado para surpreender os efeitos colaterais, como atrofia da pele, estrias, telangiectasia, hirsutismo e erupção acneiforme. Quando o vitiligo está progredindo rapidamente, usa-se a corticoterapia sistêmica por via oral ou intramuscular; no caso de crianças, pode ser usada prednisona 5 a 10 mg/dia durante 2 a 3 semanas e, em adultos, 40 a 60 mg, com retirada gradual; para adultos, pode ser usada uma série de três injeções de triancinolona acetonida, 40 mg a cada 4 ou 6 semanas.

Os *inibidores da calcineurina* apresentam atividade imunomoduladora, sem os efeitos colaterais dos corticosteroides tópicos. São eles, o tacrolimo em unguento a 0,03% ou 0,1% e o pimecrolimo em creme a 1%, usados 2 vezes/dia. No uso de tacrolimo em crianças, prefere-se a concentração de 0,03%; os resultados são ótimos nas áreas com panículo adiposo desenvolvido.

Os *análogos da vitamina* D_3, como o calcipotriol, têm ação imunomoduladora e estimulam a melanogênese. Quando usados em monoterapia são menos eficazes que os corticosteroides tópicos, mas quando usados em combinação (p. ex., com betametasona), as taxas de repigmentação aumentam e o tempo de início de resposta diminui.

Dependendo da adesão e da compreensão do paciente, pode ser feito o tratamento com solução ou creme de oxsoraleno até 0,1%, para uso tópico e exposição solar subsequente, meia hora após a aplicação da fórmula, principalmente no horário de predomínio de raios ultravioleta A (UVA).

A *fototerapia* com UVA ou UVB promove a migração e a proliferação de melanócitos e a melanogênese, além de inibir a autoimunidade. A fototerapia com UVB *narrow band* (311 nm), 3 vezes/semana, ganhou importância na última década, e é considerada mais efetiva que a PUVA-terapia, além de ser mais fácil, por não requerer proteção ocular após a sessão de tratamento, nem ter o inconveniente de eventuais efeitos colaterais do uso do oxsoraleno sistêmico (náuseas, cefaleia). Quando o paciente não responder ao UVB de 311 nm, ele pode ser, então, encaminhado à PUVA-terapia (Figura 13.12 e Capítulo 78).

O uso do *laser* de 308 nm (*excimer laser*) tem a vantagem de ser dirigido a uma lesão individualizada; assim, reduz a exposição ao UV. Pode ser usado em monoterapia ou em combinação com outras modalidades terapêuticas. Recentemente, também foi descrito o uso do *laser* de hélio-neon.

O uso de *antioxidantes orais* (como a vitamina C, vitamina E e o *Polypodium leucotomos*) ou *tópicos* (catalase, superóxido desmutase) parece conferir benefício quando associado a outras modalidades terapêuticas.

A modalidade cirúrgica é interessante nos casos de vitiligo segmentar ou estável e cujas lesões são pouco numerosas e de pequenas ou médias dimensões. Dentre as técnicas cirúrgicas, estão disponíveis minienxertos autólogos utilizando *punch* ou bolhas por sucção ou induzidas por crioterapia (Figura 13.13). O transplante de células epidérmicas obtidas em cultura tem sido empregado e tem as mesmas indicações dos demais métodos cirúrgicos.

A *despigmentação com o monobenziléter de hidroquinona* (MBEH) deve ser instituída quando mais de 80% de área corporal estejam acometidos pelo vitiligo. A concentração inicial do MBEH deve ser de 10%, sendo aplicado 2 vezes/dia, aumentando-se a concentração gradualmente a cada mês. A resposta ao tratamento pode demorar de 1 a 3 meses. Os efeitos colaterais mais frequentes dessa terapêutica são prurido, dermatite e xerose.

O uso de *autobronzeadores com di-hidroxiacetona* de 5 a 10%, 1 a 2 vezes/semana, e o emprego de maquiagem corretiva podem ser elementos coadjuvantes na terapêutica do vitiligo. É fundamental o uso da proteção solar para evitar queimaduras com consequente risco de desencadear fenômeno de Köbner, assim como o aparecimento de neoplasias.

Apoio psicológico pode ser essencial, devendo-se ter sempre atenção à qualidade de vida do paciente. Assim, psicoterapia pode ser de extrema importância para muitos pacientes.

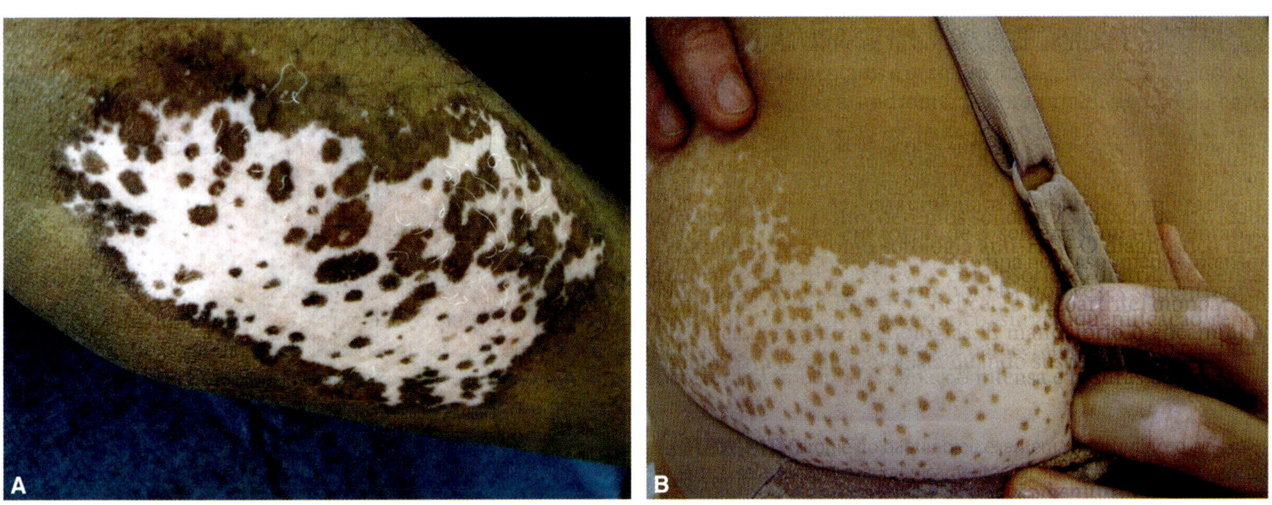

Figura 13.12 Vitiligo. Pacientes em tratamento com fototerapia. **A.** Ilhotas de repigmentação. (Cortesia do Dr. Eduardo Bornhausen-Demarch.) **B.** Observe a ausência de resposta nas lesões dos quirodáctilos. (Cortesia do Dr. Maluf Gabbay Belicha.)

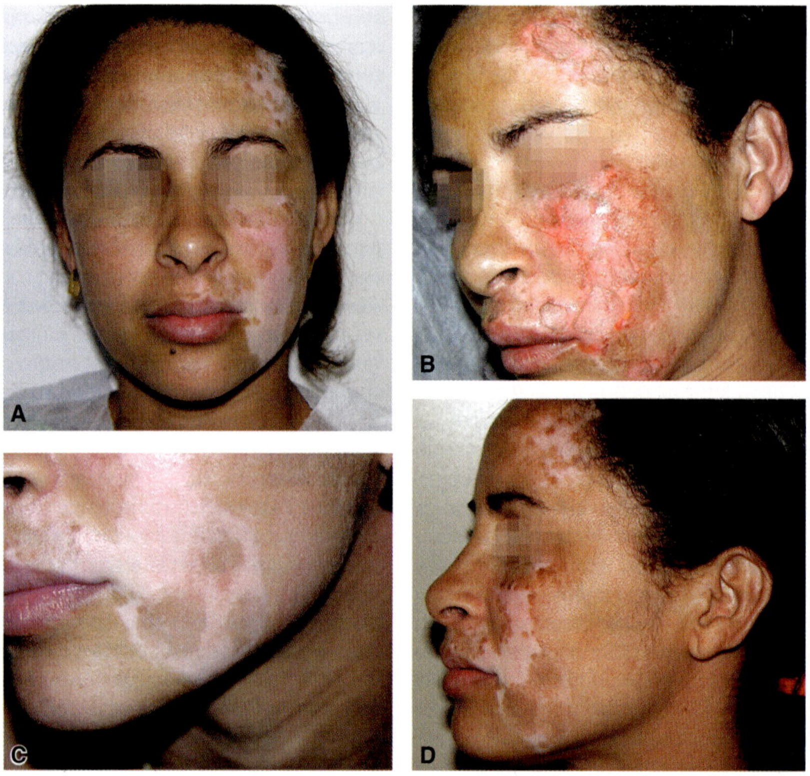

Figura 13.13 Vitiligo. **A.** Paciente submetida a transplante de melanócitos pela técnica de bolha por sucção. **B.** Com 40 dias. **C.** Pós-operatório imediato após segunda cirurgia. **D.** Com 80 dias. (Ambulatório de vitiligo do IDPRA – Dr. Paulo Luzio.)

Evolução

O vitiligo altera fases de atividade e estabilização ao longo da sua evolução. O início da doença geralmente ocorre, em média, de 3 a 9 meses após um fator desencadeante, que, muitas vezes, tem natureza emocional. Após esse início, a atividade dura cerca de 12 a 18 meses.

Após esse período, tem início a fase de estabilização, que permanece por meses ou anos. Ao longo da vida, novas reativações podem ocorrer, muitas vezes, decorrentes também de fatores emocionais.

Pacientes com vitiligo apresentam uma nítida redução em todos os tipos de câncer de pele. Um trabalho da Coreia do Sul com 450 mil pessoas mostrou que o vitiligo diminui o risco também de câncer de pulmão (homens), ovário, intestino grosso, reto, peritônio (mulheres), retroperitônio (mulheres) e mama (mulheres). As únicas doenças associadas ao vitiligo são hipo e hipertireoidismo (5% da população geral e 12,5% na população com vitiligo) e câncer papilífero de tireoide (aumenta em 20% o risco).

A repigmentação das lesões ocorre de três maneiras: 1. perifolicular, com migração dos melanócitos dos pelos para a pele, que é a principal forma de repigmentação (por isso, quem tem vitiligo não pode realizar depilação a *laser*); 2. centrípeta. Nela, a partir da migração dos melanócitos perilesionais para o interior das manchas, geralmente vai pigmentar de 2 a 3 mm da borda; 3. repigmentação a partir de eventuais melanócitos ativos da epiderme no interior das manchas.

Como a principal forma de repigmentação é a partir dos pelos, as áreas do corpo que não têm pelos ou cujos pelos perderam a cor têm uma capacidade muito reduzida de repigmentação. Essas áreas são lábios, mamilo e aréola mamária, ponta do cotovelos, punhos, articulação metacarpofalangiana, falanges média e distal, pequenos lábios, glande, parte do corpo do pênis, tornozelos, dorso dos pés e pododáctilos. De maneira geral, áreas com panículo adiposo desenvolvido têm mais chance de repigmentação. Para examinar os pelos, o ideal é usar um dermatoscópio e observar a presença e a cor dos pelos.

Hipomelanose macular progressiva

Também conhecida como *hipomelanose do mestiço*, é uma dermatose comum, ocorrendo, em geral, em adolescentes ou adultos jovens miscigenados. Caracteriza-se por múltiplas lesões hipocrômicas, de tamanhos variados, arredondadas, confluentes, não descamativas, simétricas e assintomáticas. Essas lesões localizam-se principalmente no tronco, nas partes frontal e posterior, e tendem a confluir na linha média (Figura 13.14). Raramente acomete a face. O exame com a lâmpada de Wood realça as máculas hipocrômicas e revela fluorescência avermelhada nos óstios foliculares. Até o momento, a etiopatogenia e a fisiopatologia da doença não são bem compreendidas, mas foi proposto um papel para a bactéria cutânea anaeróbia *Cutibacterium* (*Propionibacterium*) *acnes* no desenvolvimento da doença. Os estudos recentes de cultura e tipagem genômica e estudos de investigação da produção de porfirina por diferentes cepas da bactéria sustentam o seu papel na doença. Pode haver resposta ao tratamento com UVB *narrow band* ou PUVA, ainda que, muitas vezes, temporária; o peróxido de benzoíla a 5% com clindamicina a 1% tópicos, bem como o uso sistêmico da limeciclina 300 mg/dia ou da minociclina 100 mg/dia durante 3 meses associado ao uso tópico de peróxido de benzoíla a 5% e exposição ao sol durante 30 min, 3 vezes na semana, têm se mostrado eficazes.

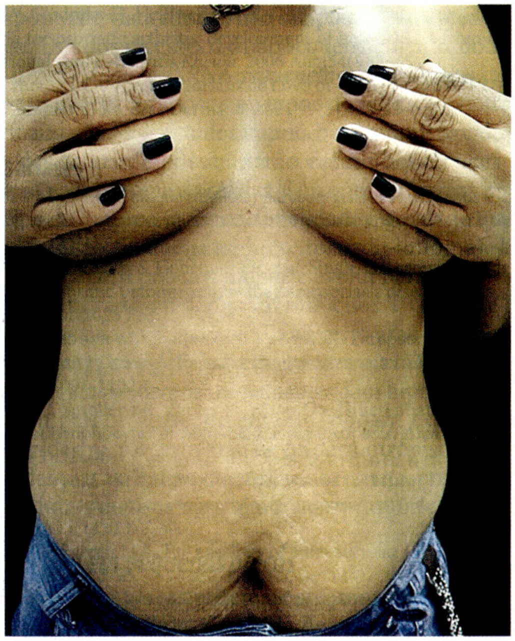

Figura 13.14 Hipomelanose macular progressiva. (Cortesia do Dr. Edgar Ollague.)

Leucodermia por substâncias químicas

Certos compostos fenólicos, como o éter monobenzílico de hidroquinona (presente na manufatura da borracha), podem produzir acromia idêntica ao vitiligo ou hipomelanose, diferindo deste porque apresentam as manchas à morfotopografia do utensílio contactante (sandália de borracha, preservativo, elástico de calças e sutiã etc.). Quando esse derivado é empregado no tratamento do melasma, é muito característica a definitiva despigmentação em confete (Figura 13.15). Certos inseticidas e germicidas que contêm fenóis e catecóis também podem produzir acromia vitiligoide em outras áreas além da do próprio contato, por mecanismo inalatório. Esse contato é, em geral, de longa duração. Algumas substâncias não fenólicas podem causar, com muito menor intensidade, incidência e extensão acromiais. Alguns exemplos: corticosteroide, ácido retinoico, ácido azelaico, cisteamina, ácido sulfanílico entre outros. O diagnóstico diferencial com vitiligo é difícil e a patologia não ajuda. O elemento mais importante para o diagnóstico é a história clínica do paciente. É uma doença própria de adultos. A base do tratamento é o afastamento do provável agente e o tratamento deve ser à semelhança do vitiligo.

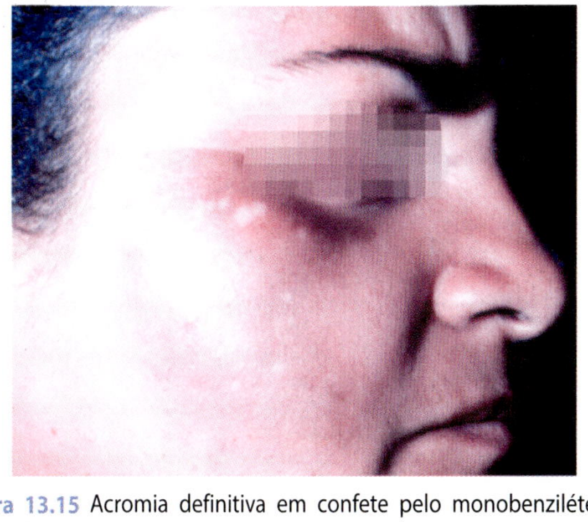

Figura 13.15 Acromia definitiva em confete pelo monobenziléter de hidroquinona.

Mosaicismo pigmentar/ hipopigmentação/hiperpigmentação linear nevoide

Em termos conceituais, o mosaicismo pigmentar engloba manchas hipoacrômicas ou hipercrômicas. O quadro clínico pode estar restrito à pele ou acometer também outros tecidos; antigamente era denominada equivocadamente "incontinência pigmentar acrômica", por sua semelhança com os aspectos tardios desta (ver Capítulo 14, item *Incontinência pigmentar*). Na apresentação acrômica/hipocrômica temos manchas irregulares ou em disposição bizarra, seguindo as linhas de Blaschko e acometendo pelo menos um segmento do corpo (Figura 13.16). Pode ocorrer concomitância de manchas acrômicas e hipercrômicas, que podem ser mais bem delineadas pela luz de Wood. A patologia caracteriza-se por diminuição da melanina na camada basal, bem como diminuição dos melanócitos e melanossomas; não há queda de pigmento (incontinência pigmentar). É uma forma de mosaicismo genético e diversas alterações cromossômicas podem estar envolvidas, sobretudo mosaicismo 7 trissômico, já que o cromossomo 7 alberga diversos genes relacionados à pigmentação. Em 84% das vezes ocorre mosaicismo e, em 16% delas, alterações cromossomiais estruturais ou numéricas.

Anormalidades congênitas extracutâneas são encontradas em até de 30% dos pacientes com hipopigmentação nevoide. As mais frequentes são retardo mental, epilepsia, alterações oculares, dentárias, dos cabelos e do sistema musculoesquelético. Quando temos essas alterações associadas, alguns autores preferem a denominação *hipomelanose de Ito*. Esta é observada ao nascimento ou surge na primeira infância, sem qualquer precessão inflamatória, o que a diferencia da já mencionada *incontinência pigmentar*.

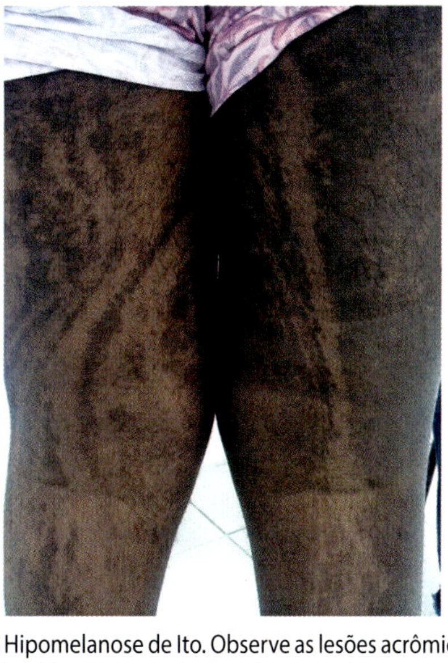

Figura 13.16 Hipomelanose de Ito. Observe as lesões acrômicas seguindo as linhas de Blaschko. (Cortesia do Dr. Fabiano Leal.)

No diagnóstico diferencial na forma completa tem-se a hipomelanose filoide; já nas incompletas, as diversas apresentações dos nevos hipocrômicos.

Leucodermia gutata ou hipomelanose gutata idiopática

Caracteriza-se por máculas hipo/acrômicas arredondadas, de bordas bem definidas, pequenas (3 a 7 mm), localizadas principalmente nas pernas e em áreas expostas de membros superiores, sobretudo de mulheres com fotótipos baixos e acima de 30 anos (Figura 13.17). Seu número pode variar de poucas a dezenas. A patogênese dessa enfermidade tão comum é incerta. Além do fotodano, acredita-se também que microtraumas possam desempenhar algum papel na gênese das lesões. Histopatologicamente, existe uma diminuição de melanina e melanócitos. Atrofia da epiderme e hiperceratose ortoceratósica também são descritas.

Em alguns casos, há boa resposta à crioterapia ou a alguma forma de abrasão das lesões. O uso de creme com di-hidroxiacetona (DHA, 3 a 15%, 1 vez/semana) produz uma tonalidade alaranjada na pele e, assim, obtém-se uma camuflagem parcial das lesões. A eritrulose (1 a 5%), que é um cetoaçúcar natural, reage com grupamentos amino primários e secundários, pela reação de Maillard. Quando associada à DHA, a eritrulose proporciona um efeito "bronzeador" mais homogêneo.

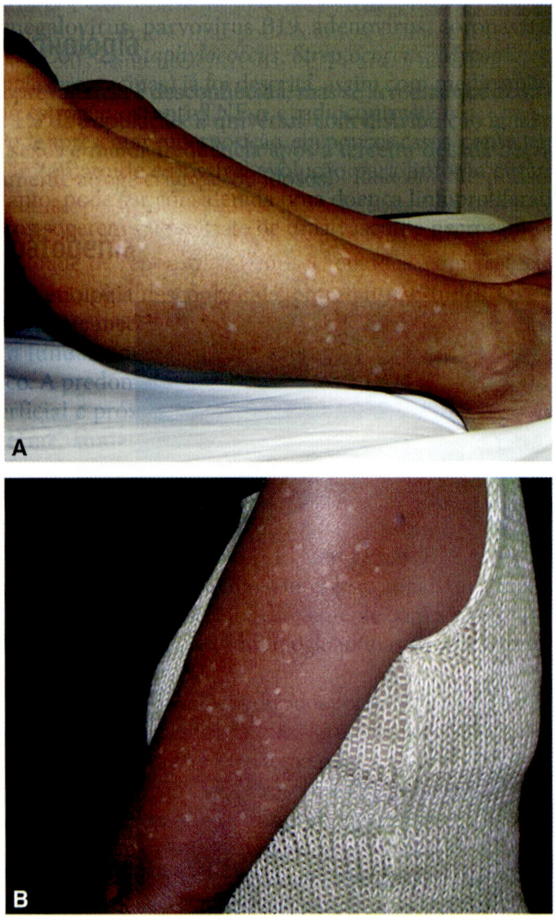

Figura 13.17 Leucodermia gutata. **A.** Membros inferiores. **B.** Membros superiores.

Leucodermia dos "vagabundos"

É observada em pessoas cujo hábito de higiene é precário, maltrapilhos. Caracteriza-se por manchas hipocrômicas difusas localizadas nas regiões inguinais, nádegas, cintura e axila; seria resultante de múltiplas infestações ectoparasitárias com hipocromia pós-inflamatória.

Hipocromia/acromia pós-inflamatória

Hipocromia residual pode surgir como consequência de qualquer processo de natureza inflamatória, sendo rara uma verdadeira acromia. Bem mais excepcional é a ocorrência de uma acromia decorrente de inflamação ou trauma representar um fenômeno de Köbner de um vitiligo latente. É característica a acromia que pode ocorrer após crioterapia. Em pacientes com fotótipos mais elevados, frequentemente há hipercromia simultânea.

Bibliografia

Albinismo

Creel DJ, Summers CG, King RA. Visual anomalies associated with albinism. *Ophthalmic Paediatr Genet.* 1990 Sep;11(3):193-200.

Dessinioti C, Stratigos AJ, Rigopoulos D, Katsambas AD. A review of genetic disorders of hypopigmentation: lessons learned from the biology of melanocytes. *Exp Dermatol.* 2009 Sep;18(9):741-9.

Juhasz MLW, Levin MK, Sharp A. Identifying and caracterizar basal cell carcinoma In persons with albinism. *Int J Dermatol.* 2020 Jun;59(9):1082-91.

Marçon CR, Maia M. Albinismo: epidemiologia, genética, caracterização cutânea e fatores psicossociais. *An Bras Dermatol.* 2019 Set-Out;94(5):503-20.

Spritz RA. Molecular genetics of the Hermansky-Pudlak and Chediak-Higashi syndromes. *Platelets.* 1998;9(1):21-9.

Tomita AY. Tyrosinase gene mutations causing oculocutaneous albinisms. *J Invest Dermatol.* 1993 Feb;100(2 Suppl):186S-190S.

Síndrome de Waardenburg

Cambiaghi S, Cavalli R, Legnani C *et al.* What syndrome is this? Waardenburg syndrome. *Pediatr Dermatol.* 1998 May-Jun;15(3):235-7.

da Silva EO. Waardenburg I syndrome: a clinical and genetic study of two large Brazilian kindreds, and literature review. *Am J Med Genet.* 1991 Jul 1;40(1):65-74.

Denli YG, Yücel A, Günasti S *et al.* A family with Waardenburg syndrome. *J Dermatol.* 2004 May;31(5):434-6.

Goenaga AM, Ferreira LC, Ferreira RC *et al.* Síndrome de Waardenburg: relato de dois casos e revisão da literatura. *An Bras Dermatol.* 1996 Set-Out;71(5):419-23.

Konno P, Silm H. Waardemburg syndrome. *J Eur Acad Dermatol Venereol.* 2001 Jul;15(4):330-3.

Martins CHF, Yoshimoto FR, Freitas PZ. Síndrome de Waardenburg: achados audiológicos em 2 irmãos. *Rev Bras Otorrinolaringol.* 2003 Jan-Fev;69(1):117-9.

Omar ED, Oliveira ZNP, Rivitti-Machado MCM. Você conhece esta síndrome? *An Bras Dermatol.* 2007;82(2):186-9.

Síndrome de Vici

Byrne S, Dionisi-Vici C, Smith L, Mathias G, Heinz L. Vici syndrome: A review. *Orphanet Journal of Rare Diseases.* 2016;11(21):2-9.

Vitiligo

Alikhan A, Felsten LM, Daly M, Petronic-Rosic V. Vitiligo: a comprehensive overview Part I. Introduction, epidemiology, quality of life, diagnosis, differential diagnosis, associations, histopathology, etiology, and work-up. *J Am Acad Dermatol.* 2011 Sep;65(3):473-91.

Bae JM, Chung KY, Yun SJ *et al.* Markedly reduced risk of internal malignancies in patients with vitiligo: a Nationwide Population-Based Cohort Study. *J Clin Oncol.* 2019;37:903-11.

Bellet JS, Prose NS. Vitiligo em crianças: uma revisão de classificação, hipóteses sobre patogênese e tratamento. *An Bras Dermatol.* 2005;80(6):633-8.

Brazelli V, Prestinari F, Castello M *et al.* Useful treatment of vitiligo in 10 children with UVB-B narrowband (311NM). *Pediatr Dermatol.* 2005 May-Jun;22(3):257-61.

Cabrera R, Reculé F, Hojman L *et al.* Vitiligo follicular: características dermatoscópicas de um novo subtipo de vitiligo. *An Bras Dermatol.* 2019 Jan-Fev;94(1):120-1.

Ezzedine K, Gauthier Y, Léauté-Labrèze C *et al.* Segmental vitiligo associated with generalized vitiligo (mixed vitiligo): A retrospective case series of 19 patients. *J Am Acad Dermatol.* 2011 Nov;66(5):965-71.

Ezzedine K, Lim HW, Suzuki T *et al.* Revised classification/nomenclature of vitiligo and related issues: the Vitiligo Global Issues Consensus Conference. *Pigment Cell Melanoma Res.* 2012 May;25(3):E1-13.

Felsten LM, Alikhan A, Petronic-Rosic V. Vitiligo: a comprehensive overview Part II: treatment options and approach to treatment. *J Am Acad Dermatol.* 2011 Sep;65(3):493-514.

Lacovelli P, Sinagra JLK, Vidolin AP *et al.* Relevance of thyroiditis and of other autoimmune diseases in children with vitiligo. *Dermatology.* 2005;210(1):26-30.

Leone G, Iacovelli P, Paro Vidolin A, Picardo M. Monochromatic excimer light 308 nm in the treatment of vitiligo: a pilot study. *J Eur Acad Dermatol Venereol.* 2003 Sep;17(5):531-7.

Lepe V, Moncada B, Castandeo-Cazares JP *et al.* Double-blind randomized trial of 0.1% tacrolimus vs 0.05% clobetasol for the treatment of childhood vitiligo. *Arch Dermatol.* 2003 May;139(5):581-5.

Marçon CR, Maia M. Albinism: epidemiology, genetics, cutaneous characterization, psychosocial factors. *An Bras Dermatol.* 2019 Sep-Oct;94(5):503-20.

Menchini G, Tsoureli-Nikita E, Hercogova J. Narrow-band UVB microphototherapy: A new treatment for vitiligo. *J Eur Acad Dermatol Venereol.* 2003 Mar;17(2):171-7.

Mulekar SV. Melanocyte-keratinocyte transplantation for stable vitiligo. *Int J Dermatol.* 2003 Feb;42(2):132-6.

Plettenberg H, Assmann T, Ruzicka T. Childhood vitiligo and tacrolimus: immunomodulating treatment for an autoimmune disease. *Arch Dermatol.* 2003 May;139(5):651-4.

Rashighi M, Harris JE. Vitiligo pathogenesis and emerging treatments. *Dermatol Clin.* 2017 Apr;35(2):257-65.

Sodré CT, Azulay DR, Azulay RD. Vitiligo. *Rev Bras Méd.* 1986;43:271-5.

Speeckart R, van Geel N. Vitiligo: An update on pathophysiology and treatment options. *Am J Clin Dermatol.* 2017 Jun; 2. doi: 10.1007/s40257-017-0298-5. [Epub ahead of print].

Simonsen AB, Kaae J, Ellebaek E *et al.* Cutaneous adverse reactions to anti-PD-1treatment – A systematic review. *J Am Acad Dermatol.* 2020 Nov;83(5):1415-24.

Leucodermia por substâncias químicas

Boyle J, Kennedy CTC. Leucoderma induced by monomethyl ether of hydroquinone. *Clin Exp Dermatol.* 1985 Mar;10(2):154-8.

Gozali MV, Zhang JA, Yi F *et al.* Chemical leukoderma induced by dimethl sulfate. *An Bras Dermatol.* 2016 Set-Out;91(5 Supl 1):S26-8.

Hipomelanose macular progressiva

Almeida ART, Bedani TP, Debs EAF, Ferreira JAD. Estudo piloto para avaliar a eficácia da minociclina no tratamento da hipomelanose macular progressiva. *Surg & Cosm Dermatol.* 2009;1(1):25-8.

Cavalcanti SMM, Querino MCD, Magalhaes V *et al.* The use of lymecycline and benzoyl peroxide for the treatment of progressive macular hypomelanosis: a prospective study. *An Bras Dermatol.* 2011 Jul-Aug;86(4):813-4.

McDowell A, McLaughlin J, Layton AM. Is Cutibacterium (previously Propionibacterium) acnes a potential pathogenic factor in the aetiology of the skin disease progressive macular hypomelanosis? *J Eur Acad Dermatol Venereol.* 2021 Feb;35(2):338-44.

Relyveld GN, Menke HE, Westerhof W. Progressive macular hypomelanosis: an overview. *Am J Clin Dermatol.* 2007;8(1):13-9.

Hipopigmentação linear nevoide/hipomelanose de Ito

Devillers C, Quatresooz P, Hermanns-Lê T *et al.* Hypomelanosis of Ito: pigmentary mosaicism with immature melanosome in keratinocytes. *Int J Dermatol.* 2011 Oct;50(10):1234-9.

Gouveia MP, Teixeira, Coutinho I, Venâncio M. Do you know this syndrome? *An Bras Dermatol.* 2016 Nov-Dec;86(6):839-41.

Kromannn AB, Ousager LB, Ali IKM *et al.* Pigmentary mosaicisms: a review of original literature and recommendations for future handling. *Orphanet J Rare Dis.* 2018 Mar;5:(1):39.

Taibjee SM, Bennett DC, Moss C. Abnormal pigmentation in hypomelanosis of Ito and pigmentary mosaicism: the role of pigmentary genes. *Br J Dermatol.* 2004 Aug;151(2):269-82.

Leucodermia gutata ou hipomelanose gutata idiopática

Cummings KI, Cottel WI. Idiopathic guttate hypomelanosis. *Arch Dermatol.* 1966 Feb;93(2):184-6.

DeSimone II E.M. Chapter 4: Sunscreen and Suntan products. In: American Pharmaceutical Association. *Handbook of nonprescription drugs.* 10. ed. Washington: American Pharmaceutical Association, 1993.

Draelos ZD. Self-tanning lotions: are they a healthy way to achieve a tan? *Am J Clin Dermatol.* 2002;3(5):317-8.

Kaya TI, Yazici AC, Tursen U, Ikizuglu G. Idiopathic guttate hypomelanosis: idiopathic or ultraviolet induced? *Photodermatol Photoimmunol Photomed.* 2005 Oct;21(5):270-1.

Shin MK, Jeong KH, Oh IH *et al.* Clinical features of idiopathic guttate hypomelanosis in 646 subjects and association with other aspects of photoaging. *Int J Dermatol.* 2011 Jul;50(7):798-805.

14

Hipercromias

André R. Adriano ◆ David Rubem Azulay

As dermatoses que se caracterizam por lesões hipercrômicas podem ser de natureza hereditária (congênita ou não) ou adquirida. A hipercromia pode obedecer a diversas causas, vinculadas aos melanócitos e/ou aos queratinócitos e a diversos pigmentos: melanina, pigmentos biliares, depósitos de hemossiderina, caroteno, pigmentos exógenos (tatuagem), entre outros. O uso de medicamentos também pode causar hipercromias, e o tabagismo, melanose oral.

Hipercromias caracterizadas pelo aumento de melanina ou de melanócitos na epiderme

Efélides (sardas)

São pequenas máculas acastanhadas em áreas expostas ao sol principalmente em indivíduos de pele clara (Figura 14.1). Tornam-se mais pigmentadas após exposição solar, em contraste com os lentigos, cuja cor não se modifica com a fotoexposição. Nas efélides, não há aumento no número de melanócitos, mas há aumento na produção de melanina. À microscopia eletrônica, existem melanossomos esféricos e aumentados de tamanho. Os queratinócitos estão pigmentados. As efélides são benignas e não representam riscos para a saúde, embora possam ser uma preocupação cosmética para alguns indivíduos. O tratamento se faz, sobretudo, com fotoproteção, uso de *lasers Q-switched* Nd:YAG (532 a 1.064 nm) e alexandrita (755 nm), além da luz intensa pulsada.

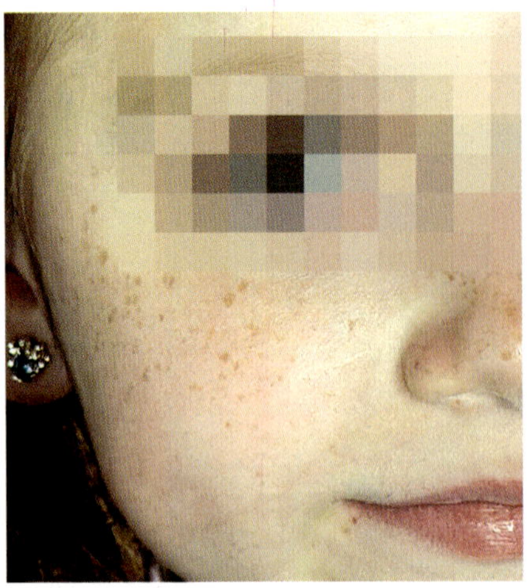

Figura 14.1 Efélides. (Cortesia do Dr. André Ricardo Adriano.)

Mácula melanótica mucosa (labial, peniana, vulvar)

Sua localização mais frequente é no lábio inferior, mas pode estar presente na mucosa oral e na genitália. Na maioria das vezes, a lesão é solitária. Os melanócitos estão hiperativos e pode haver melanófagos na derme papilar. A dermatoscopia pode auxiliar no diagnóstico diferencial (ver Capítulo 9).

Manchas *café-au-lait*

São manchas acastanhadas, de limites e formas variáveis (de alguns milímetros a mais de 20 centímetros de diâmetro), porém definidas (Figuras 14.2 e 14.7, mais adiante), que podem ser isoladas ou múltiplas, sendo estas geralmente associadas a síndromes. As lesões são, muitas vezes, já perceptíveis ao nascimento ou comumente tornam-se mais evidentes ou surgem durante o início da infância. A abordagem diagnóstica das manchas *café-au-lait* envolve uma avaliação clínica completa, incluindo história familiar detalhada, exame físico e, por vezes, testes genéticos. As manchas *café-au-lait* resultam do aumento da melanogênese e do conteúdo de melanina nos queratinócitos. Podem existir como entidade autônoma, porém são vistas caracteristicamente na neurofibromatose e também na síndrome de Albright, na síndrome LEOPARD, na esclerose tuberosa, entre outras outras (ver Capítulo 73, item *Neurofibromatoses*).

Nevo de Becker (melanose de Becker)

Caracteriza-se por mancha hipercrômica unilateral localizada, de bordas irregulares, em geral na região escapular, quase sempre acompanhada de hipertricose (Figura 14.3). Tem predileção pelos homens (5:1) e quase sempre surge entre os 15 e 25 anos. A lesão costuma aumentar por até 2 anos e então

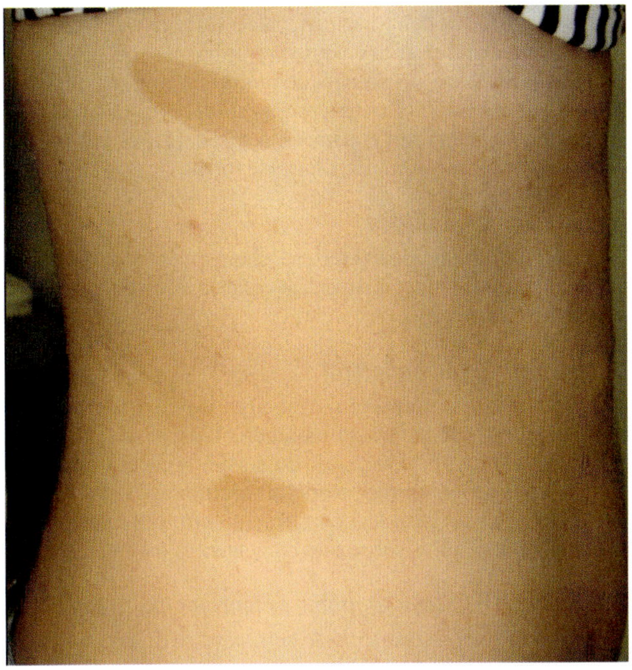

Figura 14.2 Manchas *café-au-lait* em paciente com neurofibromatose tipo I. (Cortesia do Dr. André Ricardo Adriano.)

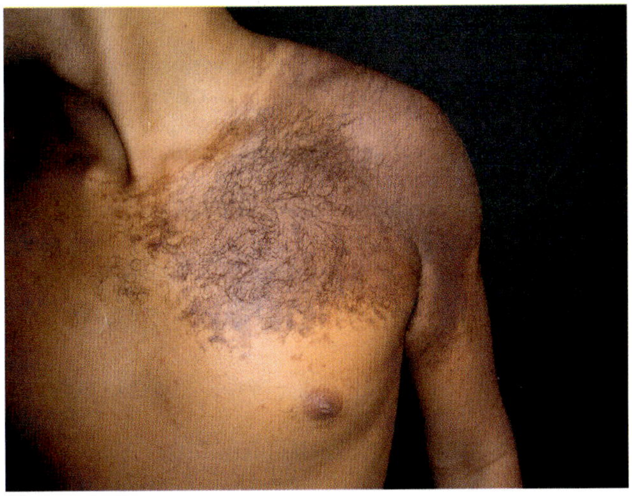

Figura 14.3 Nevo de Becker.

estabiliza-se, apresentando clareamento com persistência da hipertricose. Pode sofrer regressão espontânea incompleta e não é descrita evolução para melanoma.

Trata-se de um hamartoma predominantemente ectodérmico, mas também mesodérmico. Na fisiopatogenia, há aumento de receptores androgênicos na lesão. Os achados histopatológicos são discretos, sem elevação do número de melanócitos, e, à microscopia eletrônica, há aumento do tamanho dos melanossomos.

Em caso de tratamento, deve-se fazer epilação segundo as técnicas atuais e, para a melanose, há, em geral, recorrência.

A *síndrome do nevo de Becker* inclui hipoplasia ipsolateral do peito, aréola, mamilo e membro superior, escoliose, *pectus carinatum*, espinha bífida, hiperplasia suprarrenal (Figura 14.4). A *síndrome SNUB* (do inglês ***s****upernumerary* ***n****ipples,* ***u****ropathies,* ***B****ecker's melanosis*) caracteriza-se por mamilos supranumerários, uropatias e melanose de Becker.

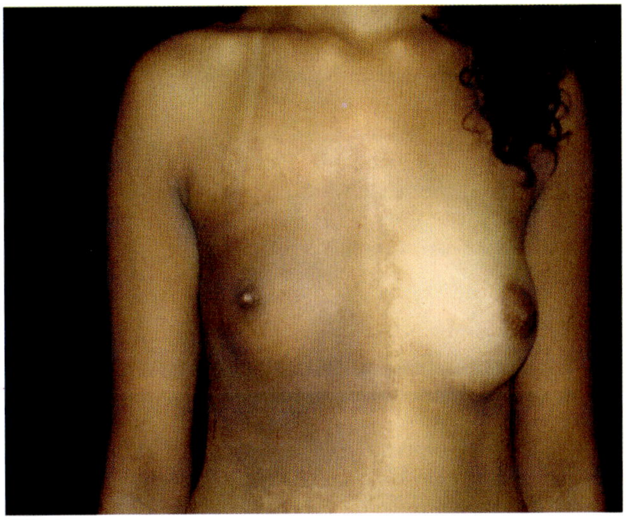

Figura 14.4 Síndrome do nevo de Becker. (Cortesia da Dra. Fabiane Cosendey.)

Pode haver associação de hamartoma de músculo liso (o que é percebido à palpação), espessamento dérmico e, por vezes, também pápulas perifoliculares. Há relatos de lesões de acne sobre a melanose. Acredita-se que seja decorrente de mosaicismo.

Atualmente, o nevo de Becker é considerado uma variante do nevo epidérmico, e a síndrome do nevo de Becker, uma variante da síndrome do nevo epidérmico. Neste caso, a incidência é de cinco mulheres para cada dois homens (ver Capítulo 52, item *Nevo epidérmico e verrucoso*).

Nevo *spilus* ou nevo lentiginoso salpicado

Caracteriza-se por mácula de alguns centímetros de diâmetro, de cor marrom-clara, com numerosos pontos mais escuros, salpicados na superfície (Figura 14.5). O subtipo macular é caracterizado por um fundo acastanhado, com manchas planas mais escuras, e pode estar associado à facomatose pigmentovascular;

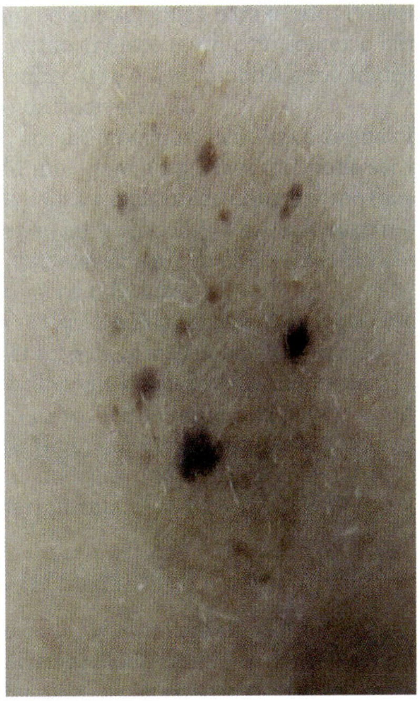

Figura 14.5 Nevo *spilus*. (Cortesia da Dra. Adriana Walteros.)

e o papular, por mácula acastanhada sobreposta por pápulas ou nódulos, estando associado à facomatose pigmentoceratótica. Tem distribuição segmentar ou zosteriforme, afetando principalmente as extremidades e o tronco.

A histopatologia da mácula acastanhada é de um lentigo simples. As áreas salpicadas são a representação de células névicas; por esse motivo, nos casos de alteração no aspecto do nevo *spilus*, este deve ser biopsiado, já que pode excepcionalmente haver desenvolvimento de melanoma.

Lentigo

Caracteriza-se por manchas amarronzadas/enegrecidas pequenas (1 a 2 mm de diâmetro), de limites bem nítidos e número variado. São consequentes ao aumento de melanócitos e de melanina na epiderme; não se alteram após exposição solar (as efélides, sim). Há dois tipos que estão presentes em diversas apresentações clínicas:

- *lentigo simples*: surge entre 2 e 5 anos, com localização em áreas expostas ou não à irradiação actínica
- *lentigo solar* (impropriamente chamado "senil"): surge no adulto (4ª década em diante), em áreas expostas à luz solar (dorso das mãos, antebraços e face); às vezes, é impossível realizar clinicamente o diagnóstico diferencial com ceratose seborreica e nevo juncional. O lentigo solar dá origem à ceratose seborreica, portanto ocorre um período de transição.

Histopatologicamente, no lentigo solar, na histopatologia, além dos melanócitos em número normal ou discretamente aumentado, hiperfuncionantes, existem alterações patológicas de elastose na derme e hiperplasia epidérmica.

A terapia prolongada com psoraleno associado ao ultravioleta A (PUVA) pode provocar o surgimento de lesões pigmentadas conhecidas como lentigo PUVA-induzido. Ademais, o uso do antifúngico voriconazol pode induzir o surgimento de lentigos, além de fotoenvelhecimento acelerado, por isso é mandatório fotoproteção (ver Capítulo 85, item *Voriconazol* e Figura 14.6).

Por fim, lentigos podem surgir em pacientes após transplante de medula óssea e na doença enxerto *versus* hospedeiro.

A *lentiginose* é a ocorrência de múltiplos lentigos disseminados (Figura 14.7). Existem várias síndromes das quais as lentiginoses fazem parte, com ou sem alterações em outros órgãos ou sistemas (Quadro 14.1). Há formas localizadas.

Lentiginose generalizada

Caracterizada por incontáveis máculas pigmentadas, pequenas e arredondadas, por toda a superfície cutânea. Pode estar presente ou não ao nascimento.

Lentiginose parcial unilateral

Os lentigos limitam-se a uma área do corpo, podendo acometer um ou mais dermátomos, porém respeitam o dimídio; predominam na parte superior do corpo. Já foram relatados alguns casos de lentiginose eruptiva surgidos após a resolução das placas de psoríase, seja com tratamento tópico, seja com tratamento sistêmico, sobretudo com agentes biológicos.

Síndrome LEOPARD ou síndrome de lentigos múltiplos

É uma doença de transmissão autossômica dominante rara. LEOPARD é um acrônimo que remete, em inglês, a: L = lentiginose; E = alterações eletrocardiográficas; O = ocular (hipertelorismo); P = pulmonar (estenose); A = anormalidade da genitália; R = retardo do crescimento e D = *deafness* (surdez).

Lentiginose centrofacial

Máculas hiperpigmentadas localizadas principalmente sobre a região geniana e nariz. Está associada a anormalidades do esqueleto, espinha bífida e alterações neurológicas, com déficit intelectual e epilepsia.

Síndrome de Peutz-Jeghers

Em 1921, Peutz descreveu a associação de lesões cutâneas com polipose intestinal. É de herança autossômica dominante, causada por mutações em um gene supressor tumoral, o *STK11/LKB1*,

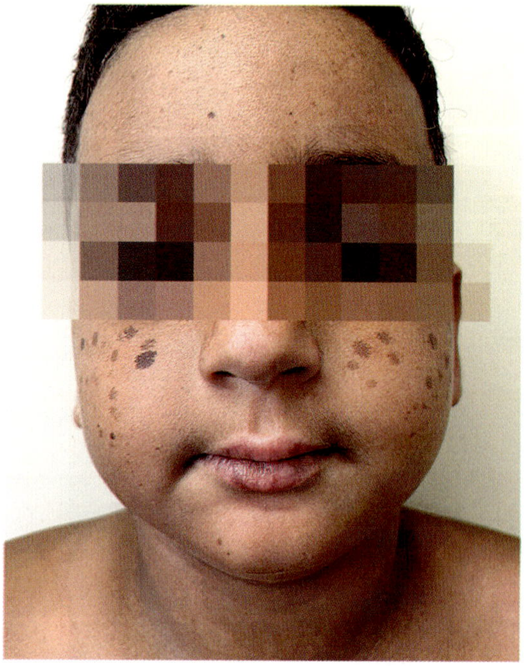

Figura 14.6 Lentiginose induzida por voriconazol. (Cortesia da Dra. Letícia Cioni.)

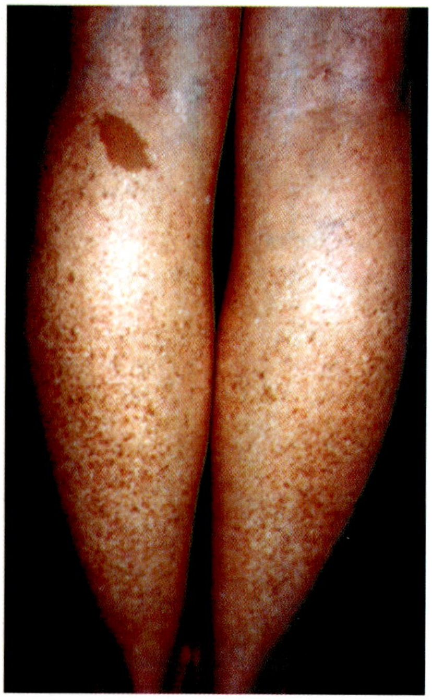

Figura 14.7 Lentiginose e mancha *café-au-lait*.

Quadro 14.1 Hipercromias (hereditárias, congênitas, adquiridas e associadas a outras doenças).

Denominação	Idade do aparecimento	Distribuição	Outras características
Síndrome LEOPARD	Congênita ou 1ª infância	Lentigos múltiplos no tronco e no pescoço, porém podem acometer todo o corpo	L = lentiginose E = eletrocardiograma alterado O = ocular (hipertelorismo) P = pulmonar (estenose) A = anormalidade da genitália R = retardo do crescimento D = *deafness* (surdez)
Lentiginose centrofacial	1º ano	Centrofacial	Déficit intelectual, epilepsia, hipertricose sacra, espinha bífida, palato arqueado e outros
Síndrome de Peutz-Jeghers	0 a 10 anos	Mucosas oral e perioral, nariz, pés e mãos	Pólipos gastrointestinais
Síndrome de Cronkhite-Canada	Adultos/idosos – japoneses	Intensa pigmentação de mãos, braços e face, predomínio nas dobras cutâneas	Pólipos gastrointestinais, alopecia no couro cabeludo e tronco, alterações ungueais
Acropigmentação de Kitamura	1ª infância	Pigmentação mosqueada no dorso das mãos	Japoneses
Doença de Bloch-Sulzberger (incontinência pigmentar)	Primeiras semanas de vida; também *ligada ao sexo*	Pigmentação em respingos ou reticulada; tronco e membros	Microftalmia, microcefalia, tetraplegia espástica, epilepsia e déficit intelectual
Síndrome de Franceschetti-Naegeli-Jadassohn	2 a 3 anos	Pigmentação reticular no tronco e nos membros	Ceratodermia; redução de glândulas écrinas, manchas amareladas nos dentes
Anemia de Fanconi	4 a 10 anos; mais frequente no sexo masculino	Generalizada, com maior frequência no tronco, nas flexuras e no pescoço	Anemia hipoplásica com neutropenia e trombocitopenia

localizado no cromossomo 19p13.3, que codifica a proteína serina treonina-quinase, reguladora da apoptose celular. Essas mutações estão presentes em até 70% dos casos familiares e em até 50% dos casos esporádicos.

Clinicamente, caracteriza-se por pigmentação nas regiões acrais, perioral e oral (Figura 14.8). São máculas que podem estar presentes ao nascimento ou surgir na primeira infância, irregulares, de 1 a 12 mm, cuja coloração pode ser preta, marrom ou azul. Localizam-se preferencialmente nas bordas dos lábios, mucosa oral, pele da região perinasal e periorbital, na superfície dorsal dos dedos das mãos e dos pés, especialmente sobre as articulações, e nas palmas e plantas. A pigmentação cutânea pode esmaecer ou mesmo desaparecer na puberdade, mas a pigmentação das mucosas permanece.

Os pólipos, que predominam no intestino delgado (93%), podem ser encontrados também no intestino grosso, no estômago e no duodeno, bem como ocasionalmente na bexiga, no nariz e nos brônquios. São fundamentalmente hamartomas e, como tais, têm baixo potencial de transformação maligna; no entanto, 6% dos pacientes a apresentarão, principalmente no duodeno. Quando aumentam de volume, levam a quadros transitórios de invaginação, que podem ser interpretados como verdadeiros casos de abdome agudo cirúrgico e, de fato, eventualmente, evoluem para obstrução total. Existe certa associação, principalmente, com tumores de ovário. Há aumento na incidência de outros tipos de câncer, como mama, colo do útero, testículo e pâncreas.

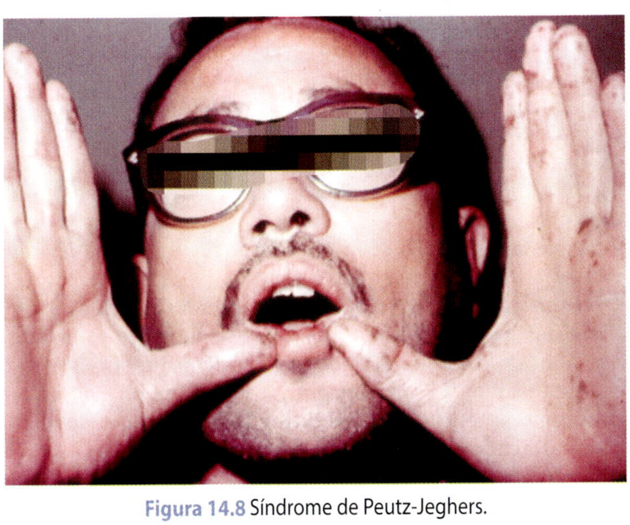

Figura 14.8 Síndrome de Peutz-Jeghers.

O tratamento dos lentigos pode ser feito com sucesso com *lasers* ou luz intensa pulsada. Já os pólipos podem exigir tratamento cirúrgico. Os pacientes devem seguir acompanhamento regular clínico e endoscópico em função da tendência ao desenvolvimento de tumores.

Síndrome de Cronkhite-Canada

Em 1955, Cronkhite e Canada descreveram uma hipermelanose circunscrita associada a pólipos do tubo digestório. É rara e surge predominantemente em japoneses, em uma relação de 3:2 (homens:mulheres), adultos/idosos, que desenvolvem as manifestações de modo abrupto. Tem etiologia desconhecida, mas há suspeita de que seja um processo autoimune. Caracteriza-se clinicamente por alopecia que atinge couro cabeludo, supercílios e, por vezes, pelos axilares, torácicos e pubianos, acompanhada de intensa pigmentação das mãos, dos braços e da face, com predomínio nas dobras cutâneas. Alterações ungueais, caracterizadas por distrofias e onicólise, também são encontradas, além de pólipos no estômago e no intestino, principalmente jejuno e cólon. Os pólipos são adenomatosos, numerosos e podem determinar síndrome disabsortiva, com diarreia, perda proteica e, consequentemente, significativa perda ponderal. Trata-se de uma doença rara e de mau prognóstico. A maioria dos pacientes morre por quadro de desnutrição grave complicado com infecções, sendo a base do tratamento o suporte nutricional.

Acropigmentação reticulada de Kitamura

Clinicamente, a acropigmentação reticulada de Kitamura (*ARK*) ou *doença de Kitamura* se apresenta como uma hiperpigmentação constituída de máculas com aspecto poligonal, discretamente atróficas, dispostas em forma reticular, muitas vezes ao longo das linhas da pele, principalmente nas regiões extensoras distais das extremidades. Nas regiões palmares, observam-se depressões com interrupções das linhas da pele. A doença tem início na infância ou na puberdade, e sua transmissão é considerada autossômica dominante. Na patologia, há atrofia da epiderme e demais achados semelhantes aos da doença de Dowling-Degos ou anomalia pigmentada reticular das flexuras (ver Capítulo 74). É questionável se a *acropigmentação reticulada de Dohi* pode ser considerada doença autônoma só por não exibir as depressões com interrupções das linhas e não apresentar atrofia nas lesões; pode estar associada a outras doenças (ver a seguir o item *Discromatoses*).

Incontinência pigmentar (doença de Bloch-Sulzberger)

É uma genodermatose multissistêmica rara, ligada ao cromossomo X, própria do sexo feminino, com manifestações neuroectodérmicas. Existem poucos casos de homens com a doença, já que são tão afetados que morrem *in utero*; os raros casos masculinos descritos são resultado de mutação espontânea, ou ocorrem em indivíduos com síndrome de Klinefelter (cariótipo XXY, geralmente). A doença ocorre por mutação no gene *NEMO* (Xq28), com deleção dos éxons 4 a 10 em mais de 80% dos casos, levando à não ativação do fator nuclear kappa-B (NF-KB), o qual protege as células contra apoptose e hiperproliferação por meio da regulação de citoquinas e moléculas de adesão. Assim, por causa de algum fator desencadeante, os queratinócitos mutados são eliminados por apoptose, provocando as lesões cutâneas.

O acometimento ocorre em quatro estágios/fases que podem se sobrepor:

- vesicobolhoso (Figura 14.9)
- papuloverrucoso
- hiperpigmentação linear (Figura 14.10)
- hipocrômico/atrófico.

Muitas vezes, concomitantemente, podem ser encontradas alterações dentárias, oculares e do sistema nervoso central (SNC), como convulsões, paralisia espástica, microcefalia e déficit intelectual.

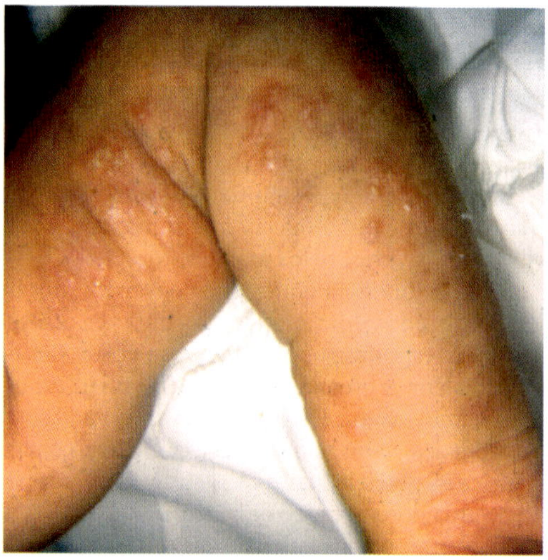

Figura 14.9 Incontinência pigmentar – fase inicial caracterizada por eritema e bolhas. (Cortesia da Dra. Gabriela Lowy.)

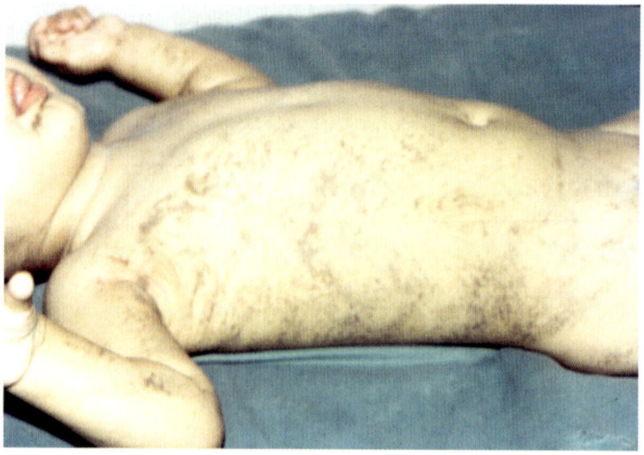

Figura 14.10 Incontinência pigmentar – fase mais tardia com máculas hipercrômicas, algumas seguindo as linhas de Blaschko. (Cortesia da Dra. Gabriela Lowy.)

As lesões vesicobolhosas estão presentes ao nascimento ou surgem durante as primeiras semanas de vida, dispondo-se em arranjos lineares ao longo das linhas de Blaschko. Seguem-se por lesões papuloverrucosas lineares, principalmente nas extremidades. A 3ª fase caracteriza-se por máculas hiperpigmentadas, disseminadas, irregulares, com circunvoluções ao longo das linhas de Blaschko, surgindo inclusive em áreas sem lesões vesiculares prévias. O surgimento, nos membros, de máculas hipopigmentadas, irregulares, lineares seguindo as linhas de Blaschko, por vezes com atrofia folicular e anidrose, é um evento tardio (2ª e 3ª décadas de vida), podendo ocasionalmente ocorrer na infância. Tais alterações correspondem à 4ª fase. As primeiras fases podem ocorrer na vida intrauterina, assim como pode haver ausência ou sobreposição de alguma fase, e a recorrência delas. Há alopecia cicatricial no vértice em 35 a 70% dos pacientes e onicodistrofia em 40 a 60%.

Outras alterações encontradas: oculares (25 a 35%) – alterações da retina, microftalmia, catarata, estrabismo, glaucoma, esclera azul e atrofia óptica; dentárias (65 a 95%) – anodontia, microdontia, hipodontia, dentes cônicos e arredondados, micrognatia e prognatia; neurológicas (20 a 30%) – epilepsia, déficit intelectual, paralisias, microcefalia e ataxia; e ósseas (14%) – deformidades do crânio e do palato, espinha bífida, escoliose e costelas extras.

O diagnóstico é confirmado pelas lesões cutâneas típicas sequenciais associadas a outras alterações neuroectodérmicas. Ele é praticamente definido em mulheres adultas com abortamentos frequentes associados a algumas das manifestações anteriormente descritas, em que o exame dermatológico revela as alterações típicas da 4ª fase. Laboratorialmente, encontra-se eosinofilia sanguínea e na citologia das bolhas, além de leucocitose e trombocitose menos frequentemente. A histopatologia é inespecífica e própria de cada estágio, e a queda de pigmento é encontrada na fase hiperpigmentar; apenas a patologia do 1º estágio é característica, sendo encontrada na epiderme vesícula espongiótica com numerosos eosinófilos.

O tratamento é sintomático, evitando-se infecção secundária das lesões vesicobolhosas; o uso de corticosteroides não altera o curso da doença. As lesões costumam regredir espontaneamente com o tempo. Aconselhamento genético e acompanhamentos neurológico, oftalmológico e dentário estão indicados.

Ver Capítulo 13, item *Mosaicismo pigmentar/hipopigmentação/hiperpigmentação linear nevoide*.

Síndrome de Franceschetti-Naegeli-Jadassohn

Doença autossômica dominante rara caracterizada por displasia ectodérmica que afeta pele, glândulas sudoríparas, unhas e dentes. Estudos recentes indicam que a alteração gênica estaria no cromossomo 17q21.

O sintoma principal é a intolerância ao calor decorrente de hipoidrose. As manifestações cutâneas incluem perda dos dermatóglifos e pigmentação acastanhada reticulada, principalmente no pescoço e nas axilas, que surge entre o 2º e 3º anos de vida, em criança previamente normal, com tendência à regressão após a puberdade. Neonatos podem apresentar bolhas. Pode-se observar também hiperpigmentação pontuada perioral e periorbitária, ceratodermia palmoplantar, unhas frágeis e pontos amarelos no esmalte dentário. Não há alopecia. O desenvolvimento mental é normal. Existem casos relatados de associação da síndrome de Franceschetti-Naegeli-Jadassohn com incontinência pigmentar. O diagnóstico diferencial é feito com outros distúrbios pigmentares reticulados, principalmente a dermatopatia pigmentar reticulada.

Anemia de Fanconi

Doença autossômica recessiva rara, cujas manifestações clínicas são decorrentes de instabilidade cromossômica, caracterizada por anormalidades congênitas e defeitos hematopoiéticos que se iniciam entre 4 e 10 anos. A síndrome completa ocorre mais frequentemente no sexo masculino. Em 85% dos casos, observa-se pigmentação acastanhada generalizada, mais intensa nas flexuras, no pescoço e no tronco inferior. Sobre a área de hiperpigmentação, têm-se máculas arredondadas e despigmentadas. Raramente são encontradas manchas *café-au-lait*. A discromia cutânea pode ser a única manifestação presente.

A anemia com neutropenia e trombocitopenia é progressiva. A pancitopenia leva à morte entre 2 e 5 anos. Há aumento na incidência de leucemia mieloide aguda e de neoplasias sólidas. Outras manifestações incluem: baixa estatura, polegares rudimentares com aplasia do rádio, microcefalia, déficit intelectual, hipogonadismo, catarata, estrabismo, hipoacusia, aplasia renal e rins em ferradura.

O diagnóstico é feito com base nos achados clínicos e laboratoriais. As células apresentam aumento das quebras cromossômicas espontâneas e induzidas por agentes como mitomicina C, bussulfano, mostarda nitrogenada, cisplatina e diepoxibutano. O número elevado de quebras cromossômicas constitui um achado imprescindível para o diagnóstico laboratorial. O diagnóstico pré-natal é possível graças à análise das células do vilo coriônico. Deve ser diferenciada da disceratose congênita. Nos últimos anos, o tratamento com corticosteroides tem aumentado o tempo de sobrevida e o transplante de medula deve ser considerado como opção terapêutica.

Complexo de Carney

Também conhecido como síndrome LAMB (L = lentiginose, A = mixomas atriais, M = mixomas mucocutâneos e B = *blue nevus* (nevo azul) ou NAME (N = nevos, A = mixomas atriais, M = *myxoid neurofibromas* (neurofibromas mixoides) e E = efélides). Inclui também diferentes adenomas endócrinos (pituitária, suprarrenais e/ou testículos). O *complexo* ou *síndrome de Carney* é de transmissão autossômica dominante e decorre de mutação no gene *PRKAR1A*.

Síndrome de Bannayan-Riley-Ruvalcaba

A síndrome de Bannayan-Riley-Ruvalcaba (BRR) caracteriza-se por lentigos na genitália, sobretudo masculina, com início na infância, macrocefalia, malformações vasculares e esqueléticas, além de múltiplos lipomas. Em alguns pacientes, são encontrados polipose intestinal, angioceratomas, pápulas verrucosas, triquilemomas, dismorfologia facial, anormalidades oftálmicas e do SNC. Decorre de mutação no gene *PTEN* do cromossomo 10q23.31, à semelhança do que ocorre na doença de Cowden. Há, portanto, muitas vezes, uma superposição clínica e genética dessas duas síndromes, que são atualmente aceitas como expressões fenotípicas diferentes da mesma síndrome alélica denominada *síndrome PTEN* (ver Capítulo 40, item *Síndrome de Proteus*; e Capítulo 70, item *Síndrome de Cowden*).

Síndrome de Laugier-Hunziker

É uma rara e idiopática hiperpigmentação adquirida da mucosa oral e frequentemente associada à melanoniquia (60%); outras localizações menos características são em conjuntiva, pênis e em outros epitélios. As máculas são lenticulares. O seu aparecimento é mais esperado entre a 3ª e a 5ª década de vida. Raros casos são descritos abaixo dos 20 anos. A patogenia parece relacionar-se com um defeito no transporte da melanina, resultando na deposição de melanina na camada basal do epitélio. No diagnóstico diferencial, devem ser consideradas a doença de Peutz-Jeghers, farmacodermia e a insuficiência suprarrenal.

Síndrome de McCune-Albright (displasia fibrosa poliostótica)

Pode estar presente já ao nascimento ou surgir logo após. É uma síndrome caracterizada por displasia fibrosa poliostótica, geralmente unilateral, puberdade precoce em meninas e máculas melanocíticas (*café-au-lait*); estas, em geral, se localizam apenas sobre o dimídio afetado, têm contornos irregulares e desenhados, são grandes e poucas. As alterações endócrinas mais frequentes são a puberdade precoce e o hipertireoidismo. Os ossos longos são afetados, sendo substituídos por tecido fibroso; há formação de espaços císticos visíveis à radiografia. O número de melanócitos é normal, mas podem apresentar grânulos de melanina gigantes.

Discromatoses

É um distúrbio pigmentar raro e abrange um espectro de doenças com formas hereditárias e adquiridas, caracterizadas por máculas mistas hiperpigmentadas e hipopigmentadas, de arranjo reticulado. As máculas costumam ser pequenas, gutatas, de formato irregular e de distribuição mais extensa. Há dois subtipos principais descritos: *generalizado* (discromatose universal hereditária [DUH], cuja transmissão é autossômica dominante ou recessiva); e *acral* (discromatose simétrica hereditária [DSH], acropigmentação reticulada de Dohi, com transmissão autossômica dominante). Um terceiro tipo, ainda mais raro, é a forma segmentar (mutação pós-zigótica).

Na *DUH*, a principal mutação é no gene *ABCB6* localizado no cromossomo 12q21-q23. Há 3 tipos de DUH: 1 e 3 de herança autossômica dominante; e a DUH 2, recessiva. As lesões têm início na infância e predominam no tronco com máculas marrons bem demarcadas misturadas com máculas hipopigmentadas de vários tamanhos em uma distribuição generalizada; acometimento de mucosa oral, dentes, unhas e alopecia podem ocorrer, assim como manifestações sistêmicas variadas.

Na *DSH*, a principal mutação é no gene *ADAR1* de localização 1q21.1-q21, cuja transmissão é predominantemente autossômica dominante. Tem início na infância e, assim como na DUH, a progressão é interrompida na adolescência. As lesões predominam simetricamente nas extremidades distais e na face temos efélides-símiles; as mucosas e as unhas são poupadas. Os cabelos apresentam-se hiper ou hipopigmentados sobre máculas hipo ou hiperpigmentadas.

O diagnóstico diferencial se faz com a acropigmentação reticulada de Kitamura, que não apresenta máculas hipopigmentadas e há depressões puntiformes com quebra dos dermatóglifos nas palmas. Na doença de Dowling-Degos, que pode estar associada à DUH, as lesões predominam nas flexuras, acompanhadas de lesões comedões-símiles e não há máculas hipocrômicas.

As formas adquiridas de discromatose podem decorrer de vários fatores, incluindo exposição a produtos químicos, reações a medicamentos, procedimentos dermatológicos e deficiências nutricionais. Essas formas são frequentemente evitáveis e tratáveis, ao contrário das formas genéticas.

O tratamento pode ser feito com sucesso com diversos tipos de *laser* (*Q-switched* Nd:YAG, *Q-switched* rubi ou alexandrita e *laser* de corante pulsado).

Síndrome H

É uma doença rara, multissistêmica, autossômica recessiva decorrente de mutações no gene *SLC29A3*.

As principais características clínicas são: hiperpigmentação acompanhada de hipertricose com alterações esclerodermiformes, contraturas flexurais de dedos, hepatoesplenomegalia, perda da audição, anormalidades cardíacas, hipogonadismo, baixa estatura, hiperglicemia/diabetes, linfoadenopatias, *halux valgo*, alterações gastrointestinais, genitais etc.

A histopatologia revela hiperpigmentação consequente a um aumento de melanina nos queratinócitos basais, alterações esclerodermiformes com a presença de infiltrado inflamatório intersticial constituído de histiócitos pequenos ou médios, $CD68^+$, $CD34^+$ e fator $XIIIa^+$. Os histiócitos $CD68^+$ são $S100^+$ CD1a, à semelhança da doença de Rosai-Dorfman; também se observa emperipolese, inclusive nos linfonodos e nas mucosas. Ver Capítulo 6, item *Emperipolese* (*linfofagocitose*); e Capítulo 27, sobre *doença de Rosai-Dorfman*, no item *Histiocitose sinusal com linfadenopatia maciça*.

Hipercromias caracterizadas por melanócitos na derme

A melanocitose dérmica é caracterizada por melanócitos ectópicos na derme, determinando lesões de cor azulada ou castanho-azulada em função do efeito óptico (efeito *Tyndall*). As formas mais comuns com localizações típicas incluem mancha mongólica, nevo azul, nevo de Ota, nevo de Ito, nevo de Hori e a **melanocitose dérmica**. Esta é definida como lesões em outras localizações; podem ser congênitas, logo após o nascimento ou muitos anos depois (*melanocitose dérmica adquirida*).

Mancha mongólica

Também conhecida como melanocitose dérmica congênita, consiste em manchas congênitas de cor azuladas, em geral únicas ou em pequeno número, medindo alguns centímetros, localizadas nas regiões sacra e lombar; em geral, involuem espontaneamente durante a primeira infância, ou seja, não requerem tratamento. Elas resultam do aprisionamento de melanócitos na derme durante o desenvolvimento embrionário. Esses melanócitos são derivados da crista neural e não conseguem migrar até a epiderme. Importante diferenciar as manchas mongólicas de outras condições, como hematomas (especialmente no contexto de investigações de abuso infantil), pois sua aparência pode ser semelhante. São bem mais frequentes em asiáticos do que em negros, e nestes mais do que em brancos (Figura 14.11).

Essa é a apresentação característica; no entanto, pode ser extensa, acometendo todo o dorso e os ombros, ou mesmo áreas ainda maiores. Nesses casos, não há tendência à involução espontânea; ao contrário, tornando importante uma investigação para doenças genéticas subjacentes, como doenças lisossomais de depósito (ver Capítulo 65, item *Mucopolissacaridoses*).

Nevo de Ota e nevo de Hori

Também chamado *nevus fusco-caeruleus-ophthalmo-maxillaris* ou melanocitose oculodérmica, é caracterizado por mancha hipercrômica intensa, azul-acinzentada, que atinge a pele da face inervada pelo trigêmeo (ramos oftálmico e maxilar) e a esclera. A hiperpigmentação pode afetar a pele do rosto, o palato duro, as vias respiratórias superiores (faringe), a membrana timpânica e estruturas do olho (Figuras 14.12 e 14.13). Histologicamente, é marcada pela presença de melanócitos dendríticos alongados espalhados no terço superior da derme reticular. Geralmente é unilateral. A maioria dos casos está presente já ao nascimento ou antes do primeiro ano, e o restante, na adolescência; é raríssimo após os 20 anos. O nevo de Ota tende a persistir e se tornar mais proeminente com o envelhecimento. É mais prevalente em indivíduos de ascendência asiática, mas pode acometer qualquer etnia. É possível evoluir com glaucoma ipsilateral e melanoma ocular.

O *nevo de Hori*, também denominado *nevo de Ota-máculas-símile bilateral adquirido*, caracteriza-se pela bilateralidade das manchas, predominantemente na região zigomática, e ausência de acometimento mucoso; ocorre predominantemente em asiáticas nas 4ª e 5ª décadas de vida.

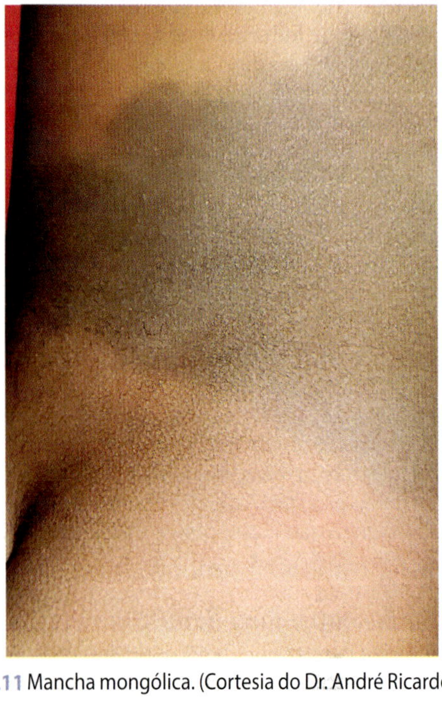

Figura 14.11 Mancha mongólica. (Cortesia do Dr. André Ricardo Adriano.)

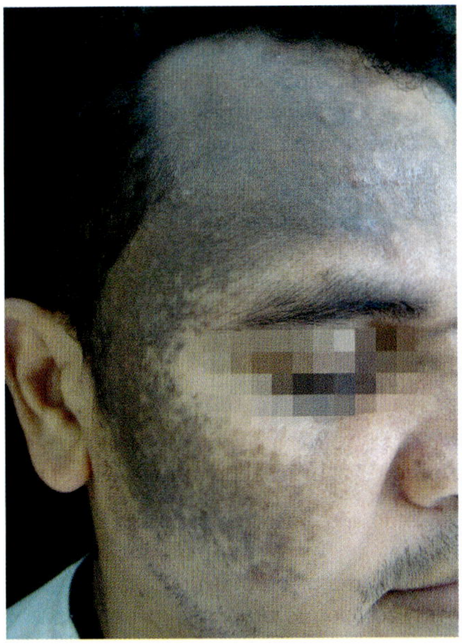

Figura 14.12 Nevo de Ota. (Cortesia do Dr. Maluf Gabbay Belicha.)

O tratamento para ambos é o uso dos *lasers Q-switched* de Nd:YAG, rubi ou alexandrita ou de picossegundos. Melhores resultados são obtidos com menos sessões e menos despigmentação pós-inflamatória, assim como outros efeitos adversos (ver Capítulo 77). O nevo de Ota é uma condição benigna, mas potencialmente desfigurante, que requer tratamento precoce e eficaz para mitigar preocupações estéticas e monitorar complicações associadas.

Nevo de Ito

Também denominado *nevus fusco-caeruleus acromiodeltoideus*, é uma hipercromia semelhante ao nevo de Ota, porém acomete caracteristicamente a área correspondente aos nervos laterobraquial e supraclavicular posterior, afetando as regiões deltóidea, acromioclavicular e escapular. É mais comum em indivíduos de origem étnica asiática e de pele escura. O tratamento é igual ao do nevo de Ota (Figura 14.14).

Hipercromias adquiridas

Melasma

Quadro caracterizado por manchas castanhas, mais ou menos intensas, de limites irregulares, localizadas em áreas de exposição solar. Na maioria das vezes, limitam-se à face, porém podem surgir no colo ("V" do decote) e nos membros superiores. Na face, podem ocorrer nas regiões frontal, temporal, malar, supralabial, dorso nasal e mandibular, sendo o acometimento centrofacial o mais comum (Figura 14.15). Há aumento nos depósitos de melanina na epiderme e/ou derme.

A patogênese do melasma é multifatorial e não completamente compreendida. É considerada uma fotodermatose, porque o sol é fator desencadeante e agravante. A história familial é positiva na maioria dos casos. Pode surgir na gravidez (*cloasma gravídico*) ou com o uso de hormônios exógenos (pílulas anticoncepcionais e terapia por reposição). Parece haver predisposição genética e predomina em mulheres de fotótipo III-IV

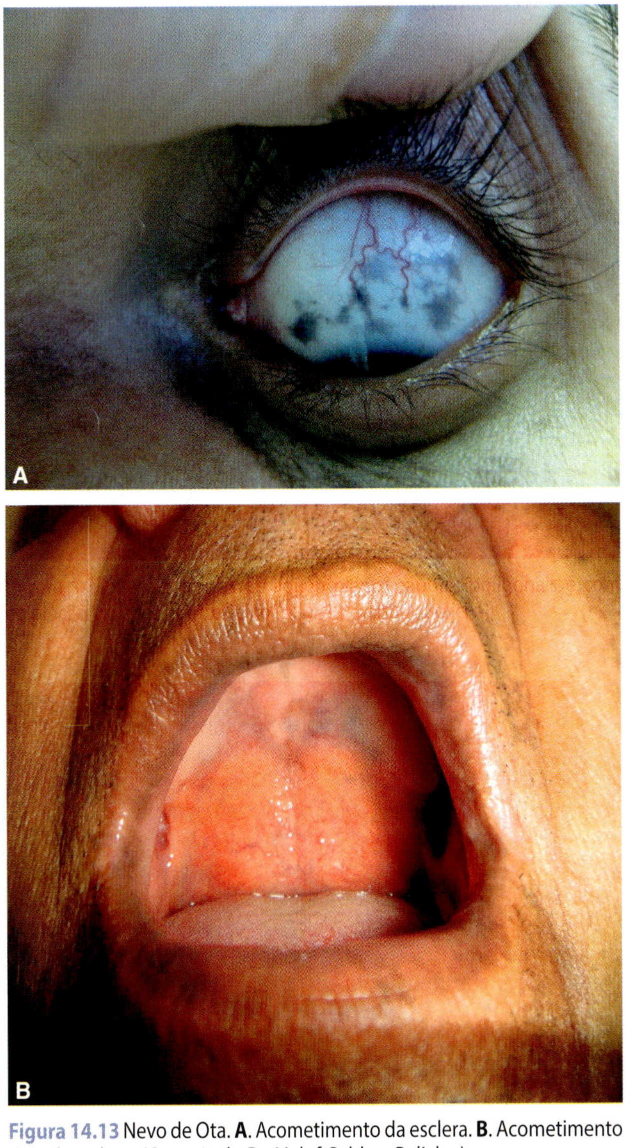

Figura 14.13 Nevo de Ota. **A**. Acometimento da esclera. **B**. Acometimento do palato duro. (Cortesia do Dr. Maluf Gabbay Belicha.)

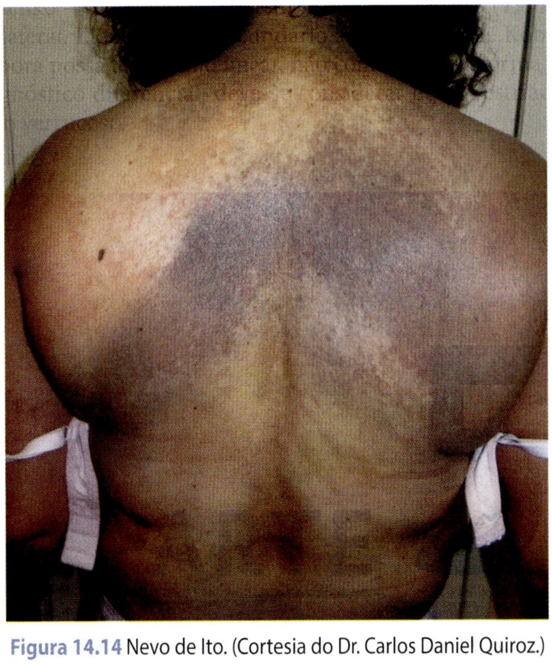

Figura 14.14 Nevo de Ito. (Cortesia do Dr. Carlos Daniel Quiroz.)

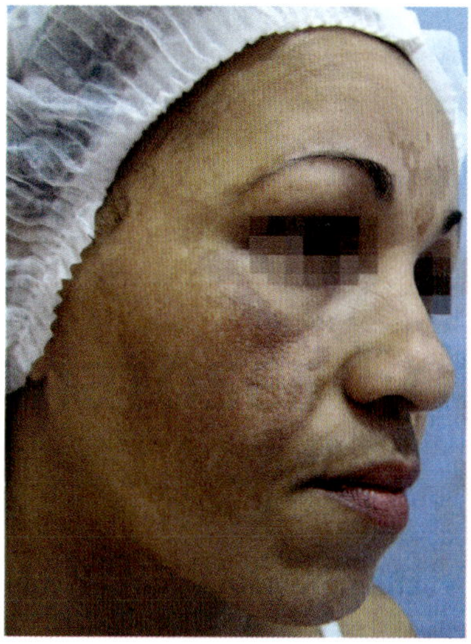

Figura 14.15 Melasma. (Cortesia do Dr. André Ricardo Adriano.)

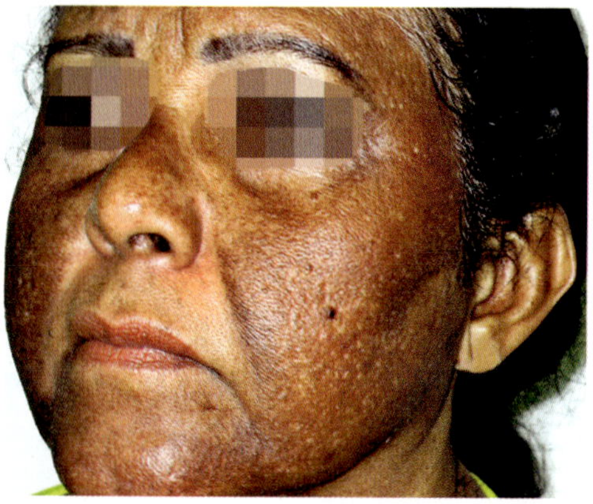

Figura 14.16 Melasma – acromia em confete e ocronose exógena por uso prolongado de hidroquinona. (Cortesia da Dra. Rosa Rabello.)

(ocorrendo com frequência bem menor no sexo masculino) e em áreas com alta incidência de raios ultravioleta. Não se recomenda investigação de alterações endócrinas, exceto nos casos com queixas específicas.

Estudos histopatológicos mostraram aumento de melanina na epiderme e derme, juntamente a alterações na atividade dos melanócitos e na estrutura da pele.

O diagnóstico é principalmente clínico. A lâmpada de Wood é de valor relativo na avaliação da profundidade do pigmento melânico, havendo concordância com o exame histopatológico em apenas 50% dos casos. A dermatoscopia é um método que evidencia de maneira mais objetiva os componentes pigmentares, possibilitando uma classificação mais precisa; além disso, viabiliza a observação do importante componente vascular em grande número dos pacientes. Alguns estudos recentes referem alterações vasculares pronunciadas restritas às áreas de melasma, o que tem relevância em termos da abordagem terapêutica.

O manejo do melasma é desafiador devido à sua natureza recorrente. O tratamento baseia-se em fotoproteção, agentes despigmentantes e procedimentos como *peelings* químicos, microagulhamento e *laser*. A restrição à exposição solar é fundamental. Os fotoprotetores devem ser químicos e físicos (p. ex., incorporar dióxido de titânio na fórmula), bem como de largo espectro. Um agente despigmentante altamente eficaz é a hidroquinona, usada na concentração de 2 a 4% em creme ou solução; a associação com o ácido retinoico de 0,025 a 0,05% e à hidrocortisona a 1% ou equivalente compõe a consagrada e eficiente fórmula de Kligman modificada (a original seria hidroquinona 5% + dexametasona 0,05% + tretinoína 0,1%), que é de uso noturno em decorrência da inativação, pela luz, do ácido retinoico. A combinação desses agentes é a opção mais efetiva para o tratamento inicial do melasma. A hidroquinona, quando usada por longo período, mesmo em baixas concentrações, pode levar à acromia em confete e/ou à ocronose exógena (Figura 14.16). Deve-se desconfiar dessa intercorrência quando há piora do quadro em vigência do tratamento (ver Capítulo 65, item *Ocronose exógena*).

Outros agentes despigmentantes incluem ácido azelaico 15 a 20%, ácido kójico a 2%, arbutim a 3% e o extrato de alcaçuz. Atualmente, também existem cosméticos com ativos promissores, como cisteamina, tiamidol e melasil. O uso complementar de *peelings* químicos, como o de ácido glicólico e ácido retinoico, pode contribuir para o tratamento. A utilização de *laser* fracionado, luz intensa pulsada e outros tipos de *laser* tem resultados inconsistentes na literatura, e deve-se ter cautela com essa opção, recorrendo a ela apenas quando se esgotarem as demais possibilidades. Os *lasers* não ablativos são preferidos no tratamento em razão da menor incidência de hiperpigmentação pós-inflamatória devido a danos diretos à pele. Os *lasers Q-switched* têm como alvo seletivo os cromóforos de melanina e os *lasers* vasculares podem ser úteis no melasma hipervascular inflamatório. Já está bem estabelecido o uso do ácido tranexâmico (AT) oral (casos refratários), tópico ou intralesional. É uma boa indicação para o tratamento do melasma extrafacial, na dose de 250 mg ou mesmo 500 mg, 2 vezes/dia. O AT é um agente antifibrinolítico (pró-coagulante) indicado para menorragias intensas. Inibe a tirosinase nos melanócitos, possivelmente por diminuir a produção de fator de crescimento fibroblástico e prostaglandinas, que são estimulantes potentes da atividade dos melanócitos, ao bloquear a conversão de plasminogênio em plasmina. O uso de *Polypodium leucotomos* (*PL*) também tem demonstrado bons resultados. O *PL* é uma samambaia tropical que tem seis principais mecanismos: atividade antioxidante, ação fotoimunoprotetora, atividade anti-inflamatória, ação na proteção dos elementos da derme e atividade antipigmentar ou inibidora da melanogênese. A dose diária varia de 250 a 1.000 mg. Estudos demonstraram maior resposta do AT e *PL* quando associados à fórmula tríplice.

Fitofotodermatose

Quadro caracterizado por manchas acastanhadas de formas bizarras (dependente do fotossensibilizante) que se instalam após lesão eritematosa ou eritematobolhosa, produzidas pelo contato de furocumarinas (existentes em algumas plantas e frutos) com a pele, seguido de exposição solar (Figuras 14.17 a 14.19). É uma reação fototóxica, particularmente na faixa de 320 a 400 nm. Localizam-se preferencialmente nas mãos (p. ex., ato de espremer limão) e colo (toque com perfume ou água de colônia que contenham bergamota). Bronzeadores caseiros, sobretudo feitos com folha de figueira, são causas frequentes de queimaduras de 3º grau, portanto, eventualmente fatais. Nesse caso, é digno de nota que apenas as folhas e mais ainda a seiva, e não o fruto, contêm psoraleno e bergapteno e, portanto, são fotossensibilizantes.

Além de se evitar a exposição solar, o uso de fotoprotetor nas manchas hipercrômicas é recomendado, assim como, na fase inicial, o uso de corticosteroide tópico de alta potência. A evolução natural do quadro se dá com o esmaecimento gradual

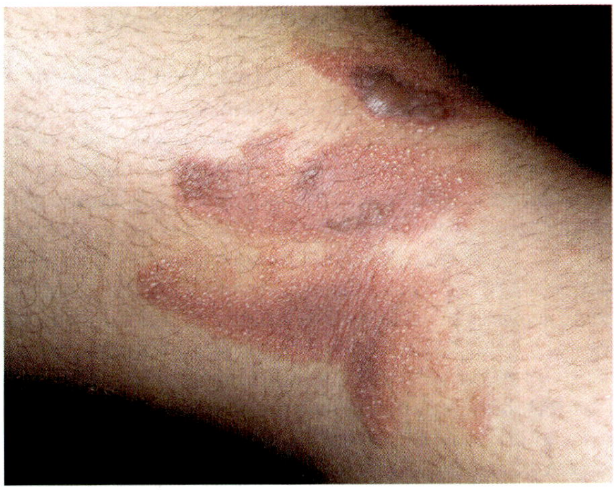

Figura 14.17 Fitofotodermatose – queimadura de 2º grau. Observe, além da bolha, a "impressão digital" por ter sido causada por líquido; presença de uma única lesão salpicada próxima às lesões principais.

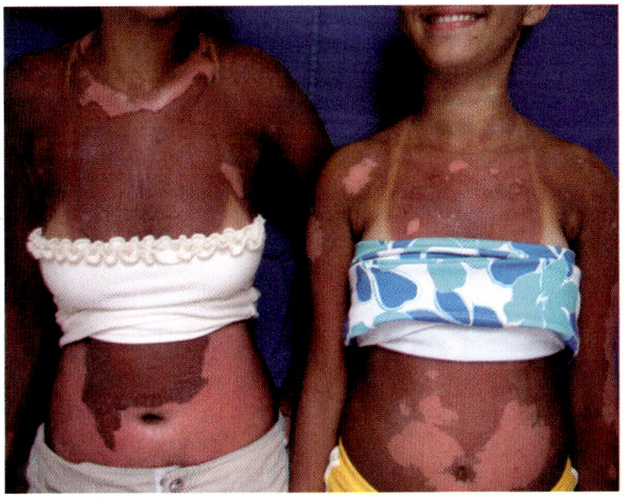

Figura 14.18 Fitofotodermatose – causada por aplicação de suco de caju como bronzeador, com exposição mais frontal e queimadura de 2º grau. (Cortesia do Dr. Fabiano Leal.)

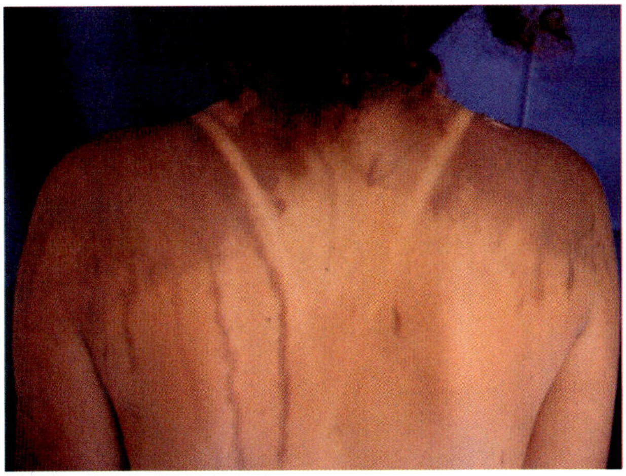

Figura 14.19 Fitofotodermatose – uma das pacientes da Figura 14.18 mostrando apenas intensa hipercromia, com nítida demarcação das demais lesões, configurando uma típica reação fototóxica devido à menor exposição solar em relação à região anterior e o "escorrido" caracterizando a etiologia líquida do quadro. (Cortesia do Dr. Fabiano Leal.)

da hipercromia, desaparecendo por completo em poucas semanas ou meses, mesmo sem tratamento. Outros vegetais capazes de causar fitofotodermatose são os das famílias Rutaceae – limão, caju, tangerina, arruda; Apiaceae – aipo, cenoura, coentro, erva-doce, funcho, salsinha; Guttiferae – erva-de-são-joão (hipérico); Moraceae – figo; entre outras (ver Capítulo 77, item *Fototoxicidade*).

Dermatose cinzenta

Também conhecida como *Erytema dyscromicum perstans* e *dermatose cenicienta* (cinza), tem prevalência aumentada em El Salvador e na Venezuela, afetando predominantemente adultos jovens. Caracteriza-se por manchas acinzentadas, às vezes com discreto eritema, com tendência a coalescer; a localização preferencial é no tronco, nos membros e na face (Figura 14.20). A causa é desconhecida, e diversas associações já foram relatadas (endocrinopatias, parasitoses, exposição a pesticidas etc.). A evolução é crônica e a remissão espontânea em adultos é rara. Em crianças, pode haver melhora clínica em um período de 2 a 3 anos. Muitos tratamentos já foram propostos, mas os resultados são inconsistentes. Há relatos descrevendo o uso de dapsona, clofazimina, antimaláricos, entre outros. Para alguns autores, seria, na verdade, o próprio eritema pigmentar fixo, já que a histopatologia é idêntica.

Hipercromias pós-inflamatórias

Hipercromia residual consequente a processos inflamatórios, tanto na epiderme quanto na derme. Independentemente da natureza, ao se resolver, deixa manchas hipercrômicas que tendem a esmaecer lentamente. As hipercromias pós-inflamatórias são mais intensas e duradouras em pessoas de fotótipos mais elevados. Quando a hipercromia é principalmente epidérmica, pode ser tratada com hidroquinona; tretinoína e corticosteroide associados potencializam o resultado terapêutico. Quando o pigmento é dérmico, eventualmente o *laser* pode ser útil (Figura 14.21).

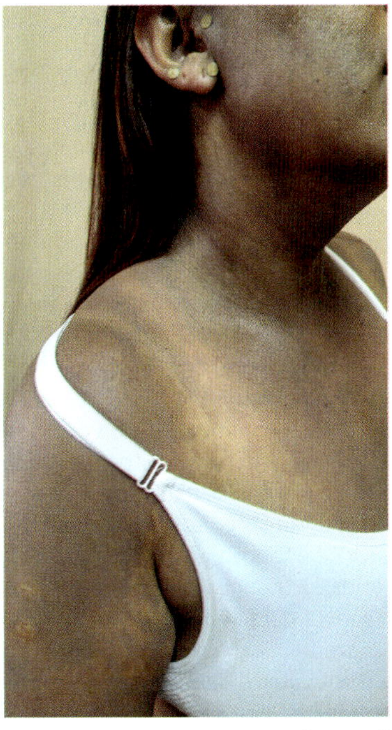

Figura 14.20 Dermatose cinzenta. (Cortesia do Dr. Nelson Aguilar.)

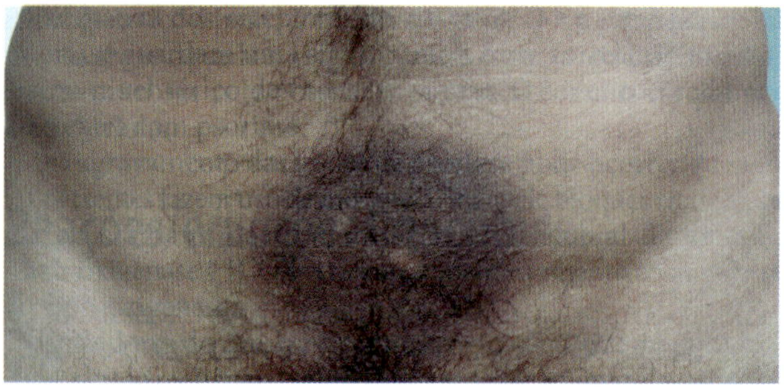

Figura 14.21 Hipercromia residual. Fase tardia de eritema pigmentar fixo. (Cortesia do Dr. Ciro Gomes.)

Hiperpigmentação por medicamentos e substâncias químicas

Clofazimina, clorpromazina, antimaláricos, tetraciclinas, citostáticos, arsênico, prata, ouro, hidantoína, contraceptivos e outros podem produzir alterações pigmentares. A clofazimina frequentemente gera pigmentação laranja-acastanhada difusa da pele, que tende a regredir após meses de sua suspensão. Uma forma peculiar de hiperpigmentação é a que ocorre com a 5-fluoruracila, que se caracteriza por hipercromia exatamente sobre as veias usadas nas infusões intravenosas; decorre do aumento de melanina e tende a desaparecer; pode também causar hiperpigmentação secundária a eritema (ver Quadro 20.3 no Capítulo 20 e, mais adiante, item *Metalodermias*).

A amiodarona (usada em arritmias ventriculares e supraventriculares) é um corante que, peculiarmente, produz tonalidade azul-acinzentada na pele em 10% dos usuários após longo uso, lentamente reversível com a suspensão da medicação. No entanto, cerca de 40% dos usuários apresentarão fototoxicidade que pode favorecer o aparecimento de múltiplos carcinomas basocelulares.

Dermatite flagelada

É uma forma muito peculiar de hiperpigmentação, podendo representar um tipo de pigmentação pós-inflamatória. De início, caracteriza-se clinicamente por pápulas eritematosas com disposição linear, lembrando o aspecto de "chicotadas". Em geral, envolve o tronco e, muitas vezes, é acompanhada de prurido. Tem como causas associadas o uso de bleomicina e peplomicina, doenças inflamatórias sistêmicas (dermatomiosite e doença de Still do adulto), além do cogumelo *shiitake (Lentinus edodes)*.

A *bleomicina* é um polipeptídio derivado do *Streptomyces verticillus* e é utilizada como quimioterápico antineoplásico em diferentes tipos de tumores. A substância é inativada por uma enzima hidrolase, que não existe no pulmão e na pele, por isso não é inativada nesses locais, o que explica as toxicidades cutânea e pulmonar observadas com seu uso. A ocorrência de dermatite flagelada pelo uso da bleomicina é de 8 a 66%, e o quadro pode surgir após poucas horas da administração da substância ou até 6 meses depois. Várias teorias patogênicas já foram propostas, como o estímulo aos melanócitos por secreção hormonal adrenocorticotrópica e oncotaxia inflamatória. No entanto, a hipótese mais discutida é a indução das lesões pelo prurido, segundo a qual uma resposta dermográfica à pressão do ato de coçar resultaria em acúmulo local da substância pelo extravasamento de bleomicina pelos vasos dilatados, produzindo lesões lineares. A hiperpigmentação é epidérmica, mas pode haver incontinência pigmentar (Figuras 14.22 e 14.23).

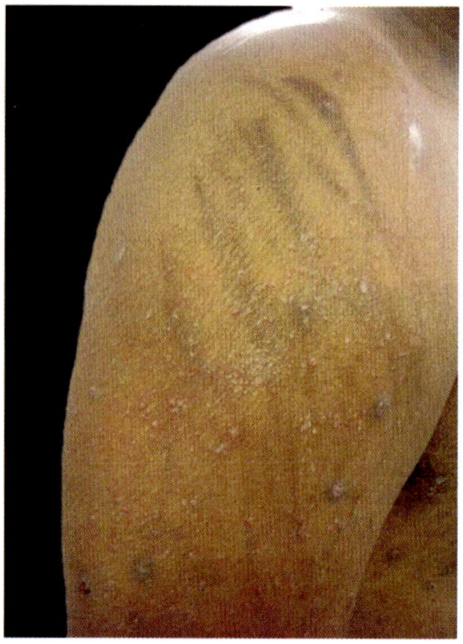

Figura 14.22 Dermatite flagelada pelo uso de bleomicina. (Cortesia da Dra. Christiane F. Pereira dos Santos.)

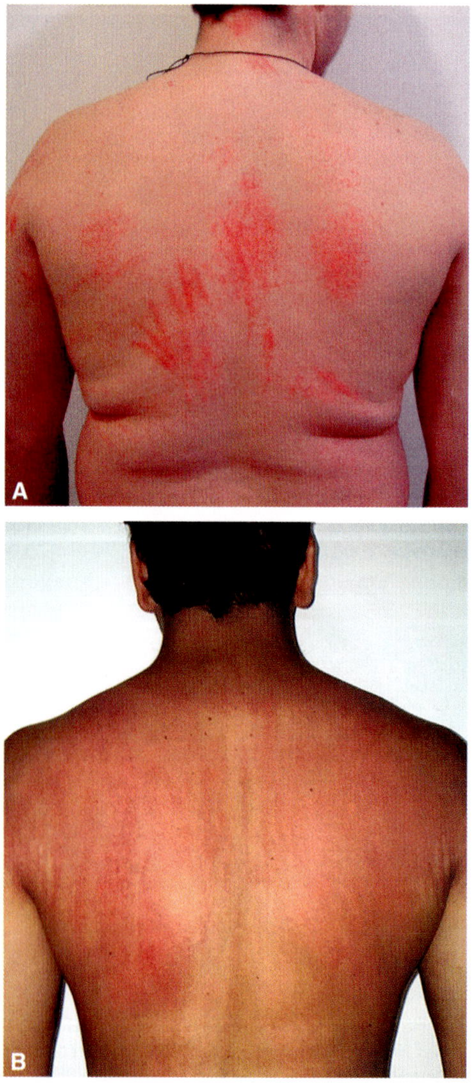

Figura 14.23 Dermatite flagelada por ingesta de *shiitake*. (**A**, Cortesia do Dr. André R. Adriano. **B**, Cortesia do Dr. Edgar Ollague.)

Quando desencadeada pelo *shiitake*, ocorre após a ingesta desse cogumelo cru ou malcozido ou nas pessoas que lidam diretamente na sua manipulação. A erupção cutânea surge geralmente após 1 ou 2 dias da ingesta, associada a prurido. Diferentemente do quadro desencadeado pela bleomicina, não há acometimento das mucosas e não cursa com hiperpigmentação residual. As lesões tendem a melhorar em 2 semanas. O tratamento é sintomático, com anti-histamínicos e corticosteroide tópico. O mecanismo fisiopatológico mais aceito é que a toxicidade direta na pele seja causada pelo polissacarídio lentinano presente no *shiitake*. O lentinano é termolábil; sendo assim, como prevenção, deve-se orientar o consumo desse cogumelo bem cozido.

O tratamento da dermatite flagelada envolve a descontinuação do agente desencadeador, alívio sintomático com corticosteroides tópicos de alta potência e anti-histamínicos orais. Em casos graves, podem ser necessários corticosteroides sistêmicos. A condição geralmente é autolimitada, com resolução das lesões em poucas semanas.

Poiquilodermia de Riehl-Civatte

Quadro crônico e benigno, em que há eritema, pigmentação mosqueada (hiper e hipopigmentação) e atrofia da pele, ocorrendo nas partes laterais da face e do pescoço (áreas fotoexpostas), sobretudo em mulheres com fotótipo baixo. A etiologia é multifatorial e envolve exposição solar cumulativa, alterações hormonais e, possivelmente, predisposição genética. A sensibilização por contato, particularmente a ingredientes de fragrâncias (furocumarínicos) contidos em perfumes, causando fotossensibilidade crônica e, portanto, um processo fotodegenerativo, também tem sido implicada em sua patogênese. Histopatologicamente, são encontradas atrofia epidérmica, hiperpigmentação da camada basal, elastose e telangiectasias. O diagnóstico é clínico e a dermatoscopia auxilia na diferenciação de outras dermatoses, em que são observadas pigmentação reticular e estruturas vasculares. Apresenta boa resposta terapêutica à luz intensa pulsada (6 a 8 sessões); é relatado também uso de tópicos com retinoides, assim como a fotoproteção é altamente recomendada para evitar fotodanos adicionais (ver Figura 77.14 no Capítulo 77).

Outras entidades nosológicas com hipercromia

Disendocrinias

Doença de Addison, hipertireoidismo, diabetes melito, acromegalia, deficiência de vitamina B_{12} e outras.

Doenças sistêmicas

Dermatomiosite e outras colagenoses, insuficiência renal, cirrose hepática, desvitaminodermias, infecções crônicas e outras doenças sistêmicas podem levar à hipercromia difusa.

A *hemocromatose* é caracterizada por hiperpigmentação da pele, cirrose hepática e diabetes. A pigmentação é causada sobretudo por melanina, embora a doença seja decorrente do acúmulo de ferro nos órgãos e nos tecidos, acarretando perda de função. A hemocromatose hereditária (primária) está geralmente relacionada com a mutação do gene *HFE*. A secundária, por sua vez, está relacionada com diversas causas, como hemoglobinopatias hereditárias, mielodisplasias, dieta excessiva com ferro e transfusões sanguíneas frequentes.

Discromias por outros pigmentos não melânicos

Angiodermite pigmentar e purpúrica de Favre (dermatite ocre)

Caracteriza-se por manchas purpúricas, puntiformes, que confluem formando grande placa. A localização preferencial é na face interna do terço inferior de uma das pernas ou, mais raramente, das duas.

Ocorre em pessoas adultas como resultado, sobretudo, do extravasamento de hemácias destruídas pelos macrófagos. A hemossiderina resulta da degradação da hemoglobina; consequentemente, pelo fato de a quantidade de ferro ser maior do que a capacidade dos macrófagos em fagocitá-lo e, então, removê-lo, surge, portanto, a pigmentação escura.

Em razão da escassa evidência científica e da falta de protocolos sobre a melhor técnica, o ácido tioglicólico tem sido utilizado no tratamento das hipercromias hemossideróticas com aplicação tópica nas concentrações de 5 a 12% em gel, creme ou loção. A aplicação cutânea resulta em leve desconforto, discreto eritema e ainda leve e transitória descamação. O produto aplicado exala odor característico e intenso, embora sensibilização seja rara; deve permanecer de minutos a horas em contato com a região acometida (dependendo da concentração empregada, por exemplo: gel a 5%, deixar por 2 a 4 h; gel a 10%, deixar por 2 min, dobrando a cada sessão quinzenal até 15 min). A área deve ser lavada em seguida com água e sabonete. É importante o uso de meias elásticas, assim como a elevação do pé da cama. Deve-se considerar uma avaliação conjunta com angiologista (ver Capítulo 36, Figura 36.5; e Capítulo 38).

Ocronose

Estudada no contexto das doenças metabólicas, Capítulo 65.

Carotenemia

A pele torna-se amarelada em função do depósito de caroteno; localizações preferenciais são: regiões palmoplantares, frontal e retroauricular. É decorrente da ingestão exagerada de caroteno (cenoura, mamão, tomate e outros) ou da incapacidade de sua transformação em vitamina A, como ocorre nos diabéticos e hipotireóideos. Diferencia-se da icterícia por não impregnar as mucosas e não apresentar prurido associado. Com a diminuição da ingesta dos alimentos ricos em caroteno, o quadro tende a regredir. Pode ser necessária a investigação de diabetes e hipotireoidismo (ver Figura 5.4 no Capítulo 5).

Metalodermias

A ingestão ou inoculação de ouro (*criíase*) e prata (*argiria*), neste caso também percutânea, pode produzir melanodermias. Um recente e efetivo tratamento para argiria é feito com o *laser* Nd:YAG.

Tatuagem

Felipe Aguinaga ◆ Luna Azulay-Abulafia

A tatuagem é uma das formas de adorno mais conhecidas no mundo. A prática de tatuagem existe desde a Antiguidade e atualmente pode ser considerada um fenômeno global, com exceção de poucos países. Muitas vezes, acabam se tornando um sério problema de natureza médica, psicossocial ou profissional. São feitas, em geral, como adorno ou à procura de identificação com determinados grupos e atingem cada vez mais enormes dimensões (Figura 14.24).

O tatuador profissional usa agulhas descartáveis em aparelho elétrico e introduz as partículas na derme sempre na mesma altura, ao contrário do amador. É um processo doloroso e que normalmente deixa a pele sensível por alguns dias. Os pigmentos mais utilizados são sais inorgânicos de metais ou tintas orgânicas: azul-preto (carbono), vermelho (sulfato de mercúrio/cinabar e, em países mais desenvolvidos, tintas vegetais, quinacridona e selenito de cádmio), azul-claro (cobalto), amarelo (sulfito de cádmio), verde (óxido de cromo), violeta (manganês) e marrom/ocre (óxido de ferro) (Figura 14.25).

Complicações

Infecções

Têm mais chance de ocorrer quando as agulhas não são descartáveis. Hepatites, sífilis, tuberculose, AIDS e verrugas já foram descritas. Erisipela e outras piodermites são relatadas mesmo com o uso de agulhas descartáveis.

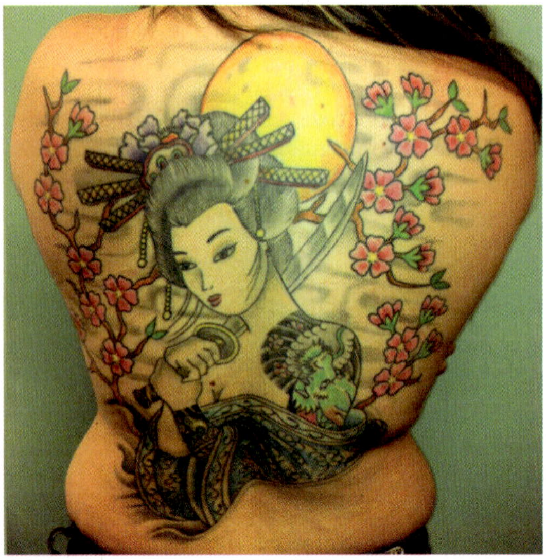

Figura 14.24 Tatuagem. (Cortesia do Dr. André Ricardo Adriano.)

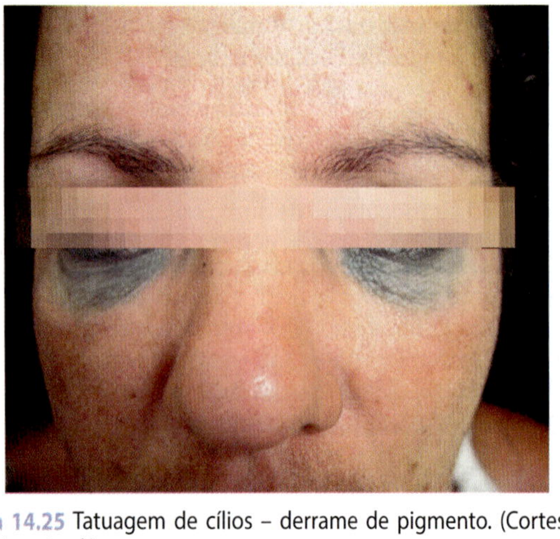

Figura 14.25 Tatuagem de cílios – derrame de pigmento. (Cortesia do Dr. Fabiano Leal.)

Reações alérgicas

Enquanto o carbono é inerte e, portanto, não causa sensibilização, o mercúrio (principalmente) e o cromo ocasionalmente o fazem. A apresentação clínica se dá pelo aparecimento súbito de irritação, edema e eritema, mesmo anos após a inoculação. Em geral, a reação eczematosa se dá apenas no local, mas, raramente, pode evoluir para eritrodermia esfoliativa.

Amálgama (contém mercúrio) nos dentes pode levar a erosões da mucosa oral. Nos pacientes com eczema de contato ao cimento, o dicromato de potássio contido nele certamente interagirá com o cromo do pigmento. Ocasionalmente acontecem reações liquenoides (mercúrio, principalmente), raramente ocorrem reações granulomatosas (Figura 14.26) e excepcionalmente do tipo pseudolinfoma a determinados pigmentos. Terapia-alvo, particularmente quando combina inibidores BRAF/MEK, tem desencadeado reações granulomatosas na área de pigmento preto alguns meses após o início da terapia. A explicação seria a perda da tolerância à cor preta. O cádmio é bom fotocondutor, e, portanto, pacientes com tatuagens que contenham amarelo podem, ao se expor ao sol, apresentar calor local seguido de edema e eritema. As tatuagens temporárias feitas com hena, um corante de origem vegetal, têm alto poder sensibilizante por conterem parafenilenodiamina, levando a reações eritematoedematosas ou eczematosas.

Queloide

Eventualmente ocorre, sobretudo durante o processo de remoção (Figura 14.27). É descrito também fenômeno de Köbner. Quando a tatuagem é feita nos membros inferiores, é recomendável repouso relativo, pois, caso contrário, pode cursar com edema inflamatório ou não.

Ocultação de neoplasias

Tatuagens, sobretudo extensas, podem dificultar a identificação ou o acompanhamento clínico de lesões de pacientes com nevos melanocíticos displásicos, assim como de lesões tumorais de qualquer natureza. A tatuagem regional extensa deve ser considerada quando for analisado o pigmento encontrado no

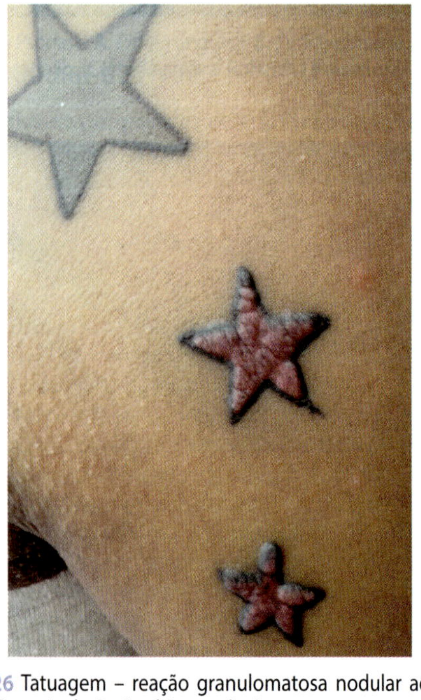

Figura 14.26 Tatuagem – reação granulomatosa nodular ao pigmento vermelho. (Cortesia do Dr. Fred Bernardes.)

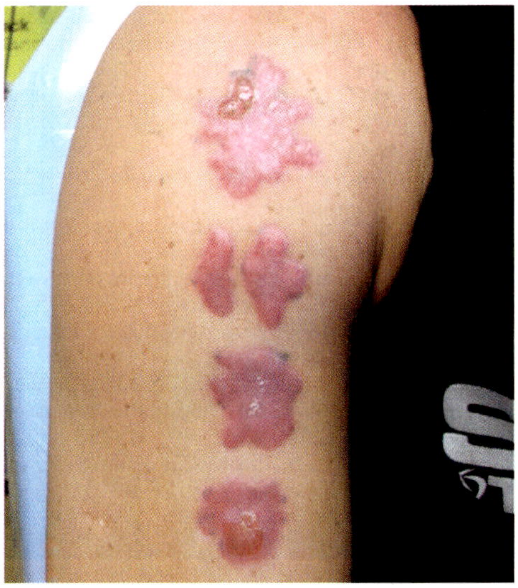

Figura 14.27 Queloide secundário à remoção com *laser* de tatuagem (letras japonesas).

linfonodo sentinela, requerendo, portanto, imuno-histoquímica ou coloração específica para melanina (Fontana-Masson) para confirmação de metástase.

Tratamento

Pode ser necessário por quaisquer manifestações de alergia ou por motivos estético-sociais. No primeiro caso, é necessária a exérese cirúrgica para a remoção de todas as partículas; no segundo caso, se pequena, pode ser feita também exérese cirúrgica. Outra modalidade eficaz é a utilização de *laser*, cuja escolha depende do tipo de pigmento, ou seja, do cromóforo. *Q-switched* Nd:YAG (1.064 nm) é eficaz para preto e azul; *Q-switched* Nd:YAG 532 para vermelho e verde; o de alexandrita (755 nm) para preto, azul e verde. Em geral, são necessárias de 8 a 10 sessões intervaladas de 6 a 8 semanas; em cerca de 30% dos casos, não se consegue a remoção total da tatuagem. Nenhum *laser* é eficaz para pigmentos claros como o amarelo ou o branco, e alguns pigmentos claros que contêm óxidos férricos e de titânio podem escurecer com o tratamento (passagem de férrico para ferroso). É importante lembrar que reações anafiláticas podem ocorrer após a liberação do pigmento em pacientes já sensibilizados. O *laser* de CO_2 ou de argônio e a dermabrasão também podem ser utilizados. A salabrasão também foi um método empregado, antes da época dos *lasers*.

Para o tratamento das reações granulomatosas, está descrito o uso do alopurinol, na dose de 300 a 600 mg/dia durante 6 meses. Por seu efeito antioxidante indireto e pela inibição da formação de células gigantes multinucleadas, o alopurinol foi utilizado no tratamento de doenças granulomatosas como a sarcoidose e nas reações do tipo corpo estranho a preenchedores cutâneos permanentes. Mais recentemente, têm sido obtidos bons resultados no tratamento às reações granulomatosas nas tatuagens.

As reações desencadeadas por hena podem ser tratadas com corticoterapia de altíssima potência, 2 a 3 vezes/dia.

Bibliografia

Hipercromias caracterizadas pelo aumento de melanina ou de melanócitos na epiderme

Adriano AR, Quiroz CD, Acosta ML *et al.* Shiitake dermatitis: first case reported in Brasil. *An Bras Dermatol.* 2013 Mai-Jun;88(3):419-21.

Arlien-Soborg U, Iversen T. Albright's syndrome: a brief survey and report of a case in a seven-year-old girl. *Acta Pediatr Scand.* 1956 Sep;45(5):558-68.

Ashrafi MR, Tavasoli A, Shiva S *et al.* Melanoma: case report. Diffuse dermal melanocytosis in two patients with Sandhoff disease and mucopolysaccharidosis IV. *Int J Dermatol.* 2014 Jun;53(6):736-8.

Ayoub N, Barete S, Bouaziz JD *et al.* Additional conjunctival and penile pigmentation in Laugier-Hunzinker syndrome: a report of two cases. *Int J Dermatol.* 2004 Aug;43(8):571-4.

Azulay-Abulafia L. *Doença de Dowling-Degos.* Tese de Mestrado, 1991. Faculdade de Medicina da Universidade Federal do Rio de Janeiro.

Becker SW, Reuter MJ. A familial pigmentary anomaly. *Arch Derm Syphilol.* 1939;40(6):987-98.

Cosendey FE, Martinez NS, Bernhard GA *et al.* Síndrome do nevo de Becker. *An Bras Dermatol.* 2010 May-Jun;85(3):379-84.

Crowe FW, Schull WJ. Diagnostic importance of café-au-lait spot in neurofibromatosis. *Arch Intern Med.* 1953 Jun;91(6):758-66.

Cruz HV, Sanchez LT, Mckinster CD. Epidermal nevus syndromes: clinical findings in 35 patients. *Pediatric Dermatology.* 2004 Jul-Aug;21(4):432-9.

Danari R, Konig A, Salhi A, Bittar M. Becker's nevus syndrome revisited. *J Am Acad Dermatol.* 2004 Dec;51(6):965-9.

Darouti ME, Marzouk SA. Reticulate acropigmentation of Dohi: a report of two new associations. *Inter J Dermatol.* 2004 Aug;43(8):595-6.

Delacrétaz J, Rutschmann JP. Albright's syndrome and associated disorders. *Dermatologica.* 1960 Jul-Sep;121:107-20.

Eng C. Constipation, polyps or cancer? Let PTEN predict your future. *Am J Med Genet.* 2003 Nov 1;122A(4):315-22.

Eng C. PTEN Hamartoma Tumor Syndrome (PHTS) 2001 Nov 29 [Updated 2012 Apr 19]. In: Pagon RA, Bird TD, Dolan CR *et al.* (eds.). GeneReviews™ [Internet]. Seattle (WA): University of Washington, Seattle; 1993. Disponível em: http://www.ncbi.nlm.nih.gov/books/NBK1488.

Erkek E, Hizel S, Sanlý C *et al.* Clinical and histopathological findings in Bannayan-Riley-Ruvalcaba syndrome. *J Am Acad Dermatol.* 2005 Oct;53(4):639-43.

Froes GC, Pereira LB, Rocha VB. Caso para diagnóstico. Discromatose simétrica hereditária (acropigmentação reticulada de Dohi). *An Bras Dermatol.* 2009;84(4):425-7.

García-Hernández MJ, Camacho F. Nevo de Becker. Diagnóstico diferencial y asociaciones. *Piel.* 1998 Dec;13(10):513-7.

Garcia-Souto F. Lentiginose eruptiva confinada a áreas de placas psoriásicas em regressão após tratamento com adalimumabe: relato de caso. *An Bras Dermatol.* 2021 Jan-Fev;96(1):113-4.

Geller M, Carakushansky G, França F, Nunes F, Bonalumi A. Síndrome de Peutz-Jeghers. *J Bras Med.* 2003 Abr;84(4):73-6.

Gorlin RJ, Anderson RC, Blaw M. Multiple lentigines syndrome. *Am J Dis Child.* 1969 Jun;117(6):652-62.

Hachisuka J, Ichikawa M, Moroi Y, Urabe K. A case of Carney complex. *Int J Dermatol.* 2006 Dec;45(12):1406-7.

Hadj-Rabia S, Rimella A, Smahi A *et al.* Clinical and histologic features of incontinentia pigmenti in adults with nuclear factor-kB essential modulator gene mutations. *J Am Acad Dermatol.* 2011 Mar;64(3):508-15.

Happle R, Koopman RJ. Becker nevus syndrome. *J Am Med Genetics.* 1997;68: 357-61.

Ho AW, Sato R, Ramsdell A. A case of oral melanosis. *J Am Acad Dermatol.* 2014 Nov;71(5):1030-3.

Iskandarli M, Yaman B, Aslan A. A case of Bannayan-Riley-Ruvalcaba syndrome. A new clinical finding and brief review. *Int J Dermatol.* 2016 Sep;55(9):1040-3.

Jessen RT, Epps DEV, Goodwin JS, Bowerman J. Incontinentia pigmenti. Evidence for both neutrophil and lymphocyte dysfunction. *Arch Dermatol.* 1978 Aug;114(8):1182-6.

Kao KT, Patel JK, Pampati V. Cronkhite-Canada syndrome: a case report and review of literature. *Gastroenterol Res Pract.* 2009:619378.

Kelley BP, Doherty SD, Calame A, Hsu S. Acquired dermal melanocytosis of the hand at the site of treated psoriasis. *Dermatol Online J.* 2009 Dec 15;15(12):2.

Lalor L, Davies OMT, Basel D, Siegel DH. Café Au Lait Spots: When and How to Pursue Their Genetic Origins. *Clinics in Dermatology.* 2020 Jul-Aug;38(4):421-431.

Lee S, Kim DH, Lee G *et al.* An unusual case of congenital dermal melanocytosis. *Ann Dermatol.* 2010 Nov;22(4):460-2.

Liu Y, Liu F, Wang X *et al.* Two novel frameshift mutations of the *DRASD gene* in chinese pedigrees with dyschromatosis symmetrica hereditaria. *Inter J Dermatol.* 2012 Aug;51(8):920-2.

Mansur C, Mansur L, Gonçalves R *et al.* Síndrome de Peutz-Jeghers: tratamento da lentiginose oral com laser Alexandrita. *An Bras Dermatol.* 2003 Jul-Ago;78(4):501-5.

Molho-Pessach V, Ramot Y, Camille F *et al.* H syndrome: the first 79 patients. *J Am Acad Dermatol.* 2014 Jan;70(1):80-8.

Murthy AB, Palaniappan V, Karthikeyan K *et al.* Dyschomatosis universalis hereditária. *Int J Dermatol.* 2023 Oct;60(10):1218-27.

Ottoni FA, Froes GC, Pimenta MR, Vale ECS. Você conhece esta síndrome? Anemia de Fanconi. *An Bras Dermatol.* 2006;81(5):487-9.

Pereira MA, Mesquita LA, Budel AR *et al.* Incontinência pigmentar ligada ao X ou síndrome de Bloch-Sulzberger: relato de um caso. *An Bras Dermatol.* 2010 Mai-Jun;85(3):372-5.

Praetorius C, Sturm RA, Steingrimsson E. Sun-induced freckling: ephelides and solar lentigines. *Pigment Cell & Melanoma Research.* 2014;27(3):339-50.

Puppin Jr D, Fragoso RP, Azulay DR. Dermatoses e doenças do trato digestivo. *Arq Bras Med.* 1991 Jul-Ago;65(4):411-4.

Rhodes AR, Silverman RA, Harris TJ. Mucocutaneous lentigines, cardiomucocutaneous myxomas and multiple blue nevi: the LAMB syndrome. *J Am Acad Dermatol.* 1984 Jan;10(1):72-82.

Rodriguez DEA, Lima CSP, Lourenço GJ *et al.* Molecular analysis of the most prevalent mutations of the FANCA and FANCC genes in Brazilian patients with Fanconi anaemia. *Genet Mol Biol.* 2005;28(2):205-9.

Shah KR, Boland R, Patel M *et al.* Cutaneous manifestations of gastrointestinal disease: part I. *J Am Acad Dermatol.* 2013 Feb;68(2):189.e1-21; quiz 210.

Sprecher E, Itin P, Whittock NV *et al.* Refined mapping of Naegeli-Franceschetti-Jadassohn syndrome to a 6 cM interval on chromosome 17q11.2-q21 and investigation of candidate genes. *J Invest Dermatol.* 2002 Sep;119(3):692-8.

Sputa-Grzegrolka P, Wosniak Z, Akutko A *et al.* Laugier-Huzinker syndrome: a case report of the pediatric patient and review of the literature. *Int J Dermatol.* 2020 Dec;59(12):1513-9.

Swati GP, Ahnen DJ. Familial colon cancer syndromes: an update of a rapidly evolving field. *Curr Gastroenterol Rep.* 2012 Oct;14(5):428-38.

Sweetser S, Boardman LA. Cronkhite-Canada syndrome: an acquired condition of gastrointestinal polyposis and dermatologic abnormalities. *Gastroenterol Hepatol (NY).* 2012 Mar;8(3):201-3.

Su Y, Zhang H, Zou Z *et al.* Thrombocytosis and eosinofilia in 32 neonatal incontinentia pigmenti. *Int J Dermatol.* 2023. Aug;62(8):1026-33.

Thrash B, Patel M, Shah KR *et al.* Cutaneous manifestations of gastrointestinal disease: part II. *J Am Acad Dermatol.* 2013 Feb;68(2):211.e1-33; quiz 244-6.

Urabe K, Hori Y. Dyschromatosis. *Seminars in Cutaneous Medicine and Surgery.* 1997;16(1):81-5.

Whittock NV, Coleman CM, McLean WH *et al.* The gene for Naegeli-Franceschetti-Jadassohn syndrome maps to 17q21. *J Invest Dermatol.* 2000 Oct;115(4):694-8.

Hipercromias caracterizadas por melanócitos na derme

Alimi Y, Iwanaga J, Loukas M *et al.* A comprehensive review of Mongolian spots with an update on atypical presentations. *Childs Nerv Syst.* 2018;34(12):2371-6.

Chan HH, Kono T. Nevus of Ota: clinical aspects and management. *Skinmed.* 2003 Mar-Apr;2(2):89-96; quiz 97-8.

Ge Y, Yang Y, Guo L *et al.* Comparison of a picosecond alexandrite laser versus a Q-switched alexandrite laser for the treatment of nevus of Ota: A randomized, split-lesion, controlled trial. *J Am Acad Dermatol.* 2020 Aug;83(4):397-403.

Hidano A, Kajima H, Ikeda S *et al.* Natural history of nevus of Ota. *Arch Dermatol.* 1967 Feb;95(2):187-95.

Kettner M, Birngruber CG, Niess C *et al.* Mongolian spots as a finding in forensic examinations of possible child abuse-implications for case work. *International Journal of Legal Medicine.* 2020;134(3):1141-8.

Kolbe V, Boy D, Büttner A. Mongolian spots: a challenging clinical sign. *Forensic Science International.* 2021;327:110964.

Leite LB, Ferreira FR, Lira MLA. Melanocitose dérmica adquirida restrita à mão. *An Bras Dermatol.* 2024;99(5):740-2.

Morooka K. On the Mongolian spot in the Japanese. *Acta Anat Jpn.* 1931; 3:1371.

Park JH, Lee MH. Acquired bilateral nevus of Ota-like macules associated with Ota's nevus: case report. *J Korean Med Sci.* 2004 Aug;19(4):616-8.

Polder KD, Landau JM, Vergilis-Kalner IJ *et al.* Laser eradication of pigmented lesions: a review. *Dermatol Surg.* 2011 May;37(5):572-95.

Sinha S, Cohen PJ, Schwartz RA. Nevus of Ota in Children. *Cutis.* 2008;82(1):25-9.

Hipercromias adquiridas

Adriano AR, Quiroz CD, Acosta ML *et al.* Dermatite flagelada por shiitake, primeiro relato de caso no Brasil. *An Bras Dermatol.* 2013 Mai/Jun;88(3):423-5.

Bostan E, Cakir A. The dermoscopic characteristics of melasma in relation to different skin phototypes, distribution patterns and Wood lamp findings: a cross-sectional study of 236 melasma lesions. *Arch DermatolRes.* 2023;315(7):1927-38.

Breathnach AS. Melanin hyperpigmentation of skin: melasma, topical treatment with azelaic acid and other therapies. *Cutis.* 1996 Jan;57(1 Suppl):36-45.

Cassiano D, Esposito ACC, Hassun K *et al.* Efficacy and safety of microneedling and oral tranexamic acid in the treatment of facial melasma in women: An open, evaluator-blinded, randomized clinical trial. *J Am Acad Dermatol.* 2020 Oct;83(4):1176-8.

Cherobin ACFP, Oliveira FO, Baeta IGR, Vale ECS. Case for diagnosis. Ashy dermatosis. *An Bras Dermatol.* 2012 Jan-Feb;87(1):151-2.

Del Rosario E, Florez-Pollack S, Zapata L *et al.* Randomized, placebo-controlled double-blind study of oral tranexamic acid in the treatment of moderate-to-severe melasma. *J Am Acad Dermatol.* 2018 Feb;78(1):363-70.

Gilchrest BA, Fitzpatrick TB, Anderson RR, Parrish JA. Localization of melanin pigmentation in the skin with Wood's lamp. *Br J Dermatol.* 1977 Mar;96(3):245-8.

Grimes PE. Melasma. Etiologic and therapeutic considerations. *Arch Dermatol.* 1995 Dec;131(12):1453-7.

Guillet G, Guillet MH, de Meaux H *et al.* Cutaneous pigmented stripes and bleomycin treatment. *Arch Dermatol.* 1986 Apr;122(4):381-2.

Hall MA, Annas A, Nyman K *et al.* Basalioma after amiodarone therapy-not only in Britain. *Br J Dermatol.* 2004 Oct;151(4):932-3.

Hanada K, Hashimoto I. Flagellate mushroom (Shiitake) dermatitis and photosensitivity. *Dermatology.* 1998;197(3):255-7.

Katoulis AC, Sgouros D, Bozi E *et al.* Diagnosis and differential diagnosis of poikiloderma of Civatte: a dermoscopy cohort study. *Dermatology Practical & Conceptual.* 2023;13(1):e202307.

Kim EH, Kim KC, Lee ES, Kang HY. The vascular characteristics of melasma. *J Dermatol Sci.* 2007 May;46(2):111-6.

Kim KM, Lim HW. The uses of tranexamic acid in dermatology: a review. *Int J Dermatol.* 2023 May;62(5):580-98.

Mak RK, Wakelin SH. Shiitake dermatitis: the first case report from an European country. *Br J Dermatol.* 2006 Apr;154(4):800-1.

Maoz KBA, Dvash S, Brenner S. Amiodarone-induced skin pigmentation and multiple basal-cell carcinomas. *Int J Dermatol.* 2009 Dec; 8(12):1398-400.

Muller B, Flament F, JouniH *et al.* A Bayesian network meta-analysis of 14 molecules inhibiting UV daylight-induced pigmentation. *J Eur Acad Dermatol Venereol.* 2024 Aug;38(8):1566-74.

Nakamura T. Shiitake (*Lentinus edodes*) dermatitis. *Contact Dermatitis.* 1992 Aug;27(2):65-70.

Neagu N, Conforti C, Agozzino M *et al.* Melasma treatment: a systematic review. *J Dermatolog Treat.* 2022;33(4)1816-37.

Perlin E, Ahlgerm JD. Pigmentary effects from the protracted infusion of 5-fluorouracil. *Inter J Dermatol.* 1991 Jan;30(1):43-4.

Piętowska Z, Nowicka D, Szepietowski JC. Understanding melasma-how can pharmacology and cosmetology procedures and prevention help to achieve optimal treatment results? A narrative review. *Int J Environ Res Public Health.* 2022;19(19):12084.

Ponzio HA, Cruz MF. Acurácia do exame sob a lâmpada de Wood na classificação dos cloasmas. *An Bras Dermatol.* 1993 Nov-Dez;68(6):325-8.

Serpa SS, Santos OLR, Oliveira WN, Filgueira AL. Queimaduras extensas provocadas pela folha da figueira. *An Bras Dermatol.* 1996 Set-Out;71(5):443-6.

Sheth VM, Pandya AG. Melasma: a comprehensive update: part I. *J Am Acad Dermatol.* 2011 Oct;65(4):689-97; quiz 698.

Sheth VM, Pandya AG. Melasma: a comprehensive update: part II. *J Am Acad Dermatol.* 2011 Oct;65(4):699-714; quiz 71.

Silveira JCG, Cunha BM, Estrella RR. Dermatite flagelada induzida pela bleomicina. *An Bras Dermatol.* 2006 Jan-Fev;81(1):83-5.

Susser WS, Whitaker-Worth DL, Grant-Kels JM. Mucocutaneous reactions to chemotherapy. *J Am Acad Dermatol.* 1999 Mar;40(3):367-98.

Tamler C, Duque-Estrada B, Burnier F *et al.* Papel da dermatoscopia na classificação do melasma: estudo comparativo com a luz de Wood. *An Bras Dermatol.* 2007;82(suppl 1):S1-228.

Yamamoto T, Nishioka K. Flagellate erythema. *Int J Dermatol.* 2006 May;45(5):627-31.

Discromias por outros pigmentos que não melânicos

Costa A, Basile AVD, Medeiros VLS *et al.* *Peeling* de gel de ácido tioglicólico 10%: opção segura e eficiente na pigmentação infraorbicular constitucional. *Surg Cosmet Dermatol.* 2010;2(1):29-33.

Isaq NA, Jasmine SW, Peters MS *et al.* Granolomatous tatoo reaction with BRAF/MEK inhibitor therapy for metastatic melanoma. *Int J Dermatol.* 2024 Nov;63(11):1630-2.

Kilmer SL. Laser treatment of tattoos. *Dermatol Clin.* 1997 Jul;15(3):409-17.

Kluger N, Hubiche T, Del Giudice P. Tatoo-induced edema of the lower limbs mimicking cellulitis: report of two cases. *Int J Dermatol.* 2013 Mar;52(3):384-6.

Kuperman-Beade M, Levine VJ. Ashinoff R. Laser removal of tattoos. *Am J Clin Dermatol.* 2001;2(1):21-5.

Manganoni AM, Sereni E, Pata G *et al.* Pigmentation of axillary sentinel nodes from extensive skin tatttoo mimics metastatic melanoma: case report. *Int J Dermatol.* 2014 Jun;53(6):773-6.

Martín JM, Revert A, Monteagudo C *et al.* Granulomatous reactions to permanent cosmetic tattoos successfully treated with topical steroids and allopurinol. *J Cosmet Dermatol* 2007 Dec;6(4):229-31.

Tulli R, Izzo M. El papel del ácido tioglicólico em las pigmentaciones férricas. *Rev Panam Flobol Linfol.* 2001;41(2):57-63.

Dermatoses Eritematopapulo-escamosas

PARTE 5

15

Dermatoses Eritematoescamosas

Sueli Carneiro ◆ Luna Azulay-Abulafia ◆ David Rubem Azulay

Psoríase

Conceito

Psoríase é uma doença inflamatória crônica, imunomediada, frequente, tendo na sua origem a participação genética e de fatores ambientais. A participação da imunidade ficou evidente com o uso da ciclosporina melhorando a doença. Estudos mostraram então a ativação imune com participação da imunidade inata e adquirida.

A psoríase em placa é a sua forma mais comum, podendo estar acompanhada de síndrome metabólica, obesidade, dislipidemia, diabetes tipo 2, hipertensão arterial, doença aterosclerótica, bem como alterações na saúde mental, como depressão e ansiedade. Acomete a pele, além do comprometimento articular e das enteses.

Na patogênese, a psoríase em placa caracteriza-se por hiperplasia epidérmica devido a um ciclo evolutivo acelerado dos queratinócitos. Em função disso, era considerada uma doença da queratinização.

Epidemiologia

Sua distribuição é universal, com prevalência variando de 1 a 3%, dependendo da população em estudo; no entanto, é rara em negros. No Brasil, estima-se que 1,31% da população apresente psoríase. No Brasil, nas regiões Centro-Oeste, Norte e Nordeste, a prevalência é menor que no Sul e no Sudeste.

Em termos gerais, a psoríase em placas tem dois picos de incidência: entre 20 e 30 anos de idade e após os 50 anos, apesar de pode ocorrer com menor frequência na infância e adolescência. Entre nós, a prevalência abaixo dos 30 anos é de 0,58% e entre 30 e mais de 60 anos é de 2,29%. É mais frequente na terceira década (75%) e, quando ocorre antes dos 30 anos, tem pior prognóstico, estando mais frequentemente associada ao HLA-Cw*06 e a uma história familial positiva para a doença. Essa forma é designada por alguns autores como psoríase tipo 1, enquanto na psoríase tipo 2 não há correlação com a história familial nem associação com o HLA-C*06:02 e ocorre após os 30 anos. Ambos os sexos são acometidos igualmente.

A história familial é positiva em elevado percentual dos portadores da doença, especialmente se o início for na infância. Em gêmeos univitelinos, houve concordância em 35 a 73%, enquanto nos dizigóticos caiu para 12 a 20%.

Em um estudo populacional no Rio de Janeiro, foram encontrados os grupos alélicos HLA-B*57 e HLA-Cw*06 significativamente mais prevalentes, e o primeiro especialmente nos pacientes com eritrodermia, tratamento sistêmico e artrite. HLA-Cw6 também está relacionado com psoríase de início precoce (psoríase tipo 1); entretanto, a sua frequência é menor na psoríase tipo 2 (início após os 40 anos).

Estudos genéticos a partir do GWAS (*genome-wide association studies*) permitiram mapear nove regiões genômicas, encontrando 9 *loci* de suscetibilidade (*PSORS1-9*). O *PSORS1* é considerado o determinante genético mais importante para o desenvolvimento de psoríase, localizado no MHC do tipo I, no cromossomo 6p21, e confere o maior risco à doença. A suscetibilidade para o desenvolvimento da psoríase está associada ao alelo HLA-Cw6 em várias populações. Estudos recentes mostram que SNPs (*single nucleotide polymorphisms*) vinculados com esse alelo também estão relacionados com suscetibilidade para a doença e podem sugerir melhor resposta a alguns medicamentos, abrindo mais o caminho para as terapias-alvo ou medicina de precisão.

Nessa região do *PSORS1* também se encontra outro gene candidato, o corneodesmosina (CDSN), que codifica uma proteína do desmossoma envolvida na coesão e descamação dos queratinócitos.

Os *loci PSORS2* e *PSORS4* localizados nos cromossomos 17q25 e 1q21, respectivamente, também têm alguma relevância. No *PSORS2* está localizado o gene *CARD14*, que codifica o fator nuclear NF-κB relacionado com diferentes formas de psoríase. No *PSORS4* existem genes que codificam proteínas do estrato córneo e na diferenciação epidérmica (LCE, do inglês *late cornified envelope*).

Existe uma significante sobreposição genética para artrite psoriásica (APs) e psoríase vulgar (PV). Entretanto, foi constatada uma discrepância entre o HLA-C*06:02, que é fator de risco para PV, porém protetor para APs, o que sugere um papel de fatores ambientais na APs. HLA-B27 é um alelo marcador para a sacroileíte associada à psoríase.

Imunopatogênese

Além do HLA-Cw*06, outros *loci* de suscetibilidade para a doença contêm genes relacionados com a imunidade inata, bem como com a imunidade adaptativa, levando à desregulação imune que ocorre na psoríase. Genes ligados à interleucina 23 (IL-23) e, nessa via, células Th17 estão envolvidos. Muitos outros genes relacionados com a imunidade inata e adaptativa parecem estar associados à psoríase ou até mesmo aos seus diferentes fenótipos.

Respostas terapêuticas, particularmente a medicamentos biológicos, foram identificadas e correlacionadas com a genética; por exemplo, resposta favorável ao ustequinumabe nos pacientes com HLA-C*06:02. Apesar de todos os avanços, menos de 25% da herança da psoríase estão esclarecidos.

O envolvimento da imunidade adaptativa na psoríase ficou claro quando o uso de inibidores de células T, como a ciclosporina, promoveu a melhora da doença. Células T CD4+ são encontradas no infiltrado inflamatório das lesões cutâneas. Inicialmente, a psoríase foi considerada o protótipo de doença inflamatória com predomínio da resposta Th1. Entretanto, outro subgrupo foi identificado: o das células Th17, além das células Th1. A ativação das células Th17 pela IL-23 que as estimula a produzirem IL-17 e 22, que promovem ativação dos queratinócitos. As células Th1 produzem citocinas proinflamatórias, incluindo o interferon gama (IFN-γ) e o fator de necrose tumoral alfa (TNF-α), implicadas no desenvolvimento de psoríase.

Também a imunidade inata está envolvida na gênese da psoríase. As células apresentadoras de antígenos, as células dendríticas (plasmacitoides e mieloides), os macrófagos e os neutrófilos participam no processo. O microabscesso de Munro e a pústula espongiforme de Kogoj são achados típicos que revelam a importância dos neutrófilos. Além da participação celular, já foi demonstrada a participação de citocinas como IFN-γ e TNF-α no desencadeamento da psoríase.

Na derme e na membrana sinovial existe um grande número de linfócitos T CD4 ativados que secretam IFN-γ, TNF-α, fator transformador de crescimento alfa (TGF-α) e interleucina 8 (IL-8). Acredita-se que o TNF-α seja uma das principais citocinas implicadas na patogênese da doença. O TGF-α promove a angiogênese e estimula a proliferação de queratinócitos e sinoviócitos, ambos aumentados na psoríase.

Na Figura 15.1 está esquematizada a interação das imunidades inata e adaptativa na psoríase.

Além dos aspectos genéticos e da imunidade, vários fatores de risco foram identificados para o desenvolvimento ou o agravamento de psoríase, como obesidade, tabagismo e etilismo.

Fatores ambientais são preponderantes para instalação ou agravamento da doença. Destacamos o clima frio (quanto maior a latitude, maior a incidência de psoríase, provavelmente pela menor radiação solar); o trauma e os microtraumatismos cutâneos, articulares ou periarticulares, tanto físicos quanto químicos, elétricos ou cirúrgicos; as infecções causadas por vírus ou bactérias, como HIV, dengue, estreptococcias e outros; as alterações metabólicas e endócrinas como diabetes, tireoidopatias e hipocalcemia; o estresse emocional representado pelas perdas ou modificações nas relações interpessoais, assim como fatores psicogênicos; o fumo e o álcool; alguns fármacos como lítio, cloroquina, hidroxicloroquina, betabloqueadores seletivos ou não, inibidores da enzima conversora de angiotensina e análogos dos receptores tipo II da angiotensina, antilipidêmicos (fibratos), anti-inflamatórios COX-1 preferenciais ou seletivos, com menor potencial os inibidores da COX-2; interferon e, por conseguinte, imiquimode, que induz à produção de IFN-α. Há raros casos descritos por estatinas e terbinafina. Mais recentemente, reações paradoxais psoriasiformes foram desencadeadas como complicação da terapia biológica com inibidores do TNF-α, mas também com os anti-ILs. (Ver adiante, Apresentações clínicas, item *Psoríase pustulosa*.)

O papel da vitamina D na psoríase ainda não está bem estabelecido. Trabalho recente demonstrou que a expressão

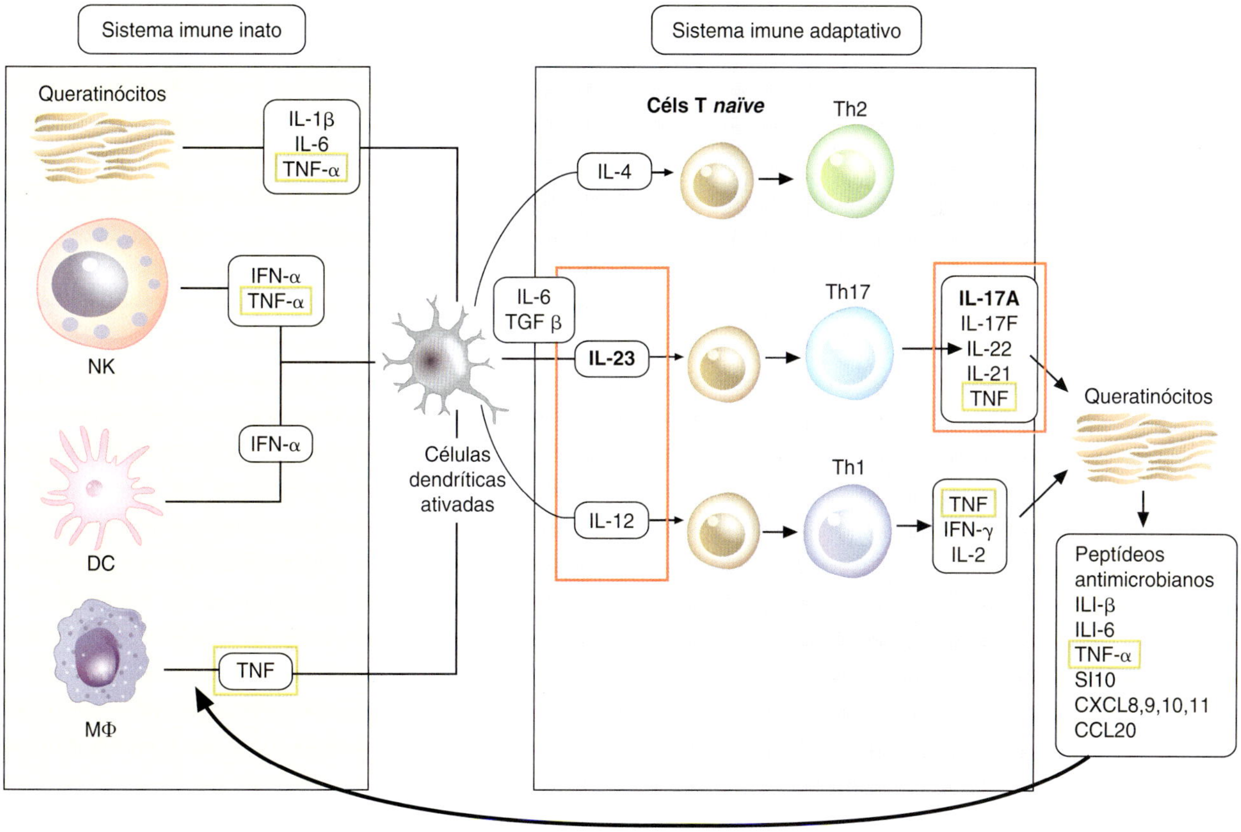

Figura 15.1 Esquema de interação das imunidades inata e adaptativa na psoríase. IL = interleucina; TNF = fator de necrose tumoral; IFN = interferon; TGF = fator transformador de crescimento. (Cortesia do Dr. Paulo Oldani Felix.)

quantitativa dos receptores de vitamina D e a intensidade da psoríase guardam uma significante e forte correlação inversa: baixo nível sérico de hidroxivitamina D foi encontrado em pacientes com psoríase.

O agravamento das lesões de psoríase pode ocorrer quando os pacientes fazem uso de indometacina: pelo bloqueio na síntese de prostaglandinas por inibição preferencial da enzima ciclo-oxigenase 1 (COX-1) e consequente aumento da atividade da lipo-oxigenase.

Inibidores do *checkpoint* imunológico têm sido implicados, com certa frequência, tanto no desencadeamento da psoríase quanto no seu agravamento (ver Capítulo 53, item *Melanoma*, Tratamento).

Clínica

Apresentações clínicas características e peculiares merecem nomenclatura própria, entretanto podem coexistir diferentes aspectos no mesmo paciente.

Psoríase vulgar ou em placas

É a apresentação típica no adulto. As lesões são eritematopapuloescamosas, em placas bem delimitadas e, por vezes, circundadas por halo periférico claro (*halo de Woronoff*); as escamas são, em geral, argênticas (Figuras 15.2 a 15.6).

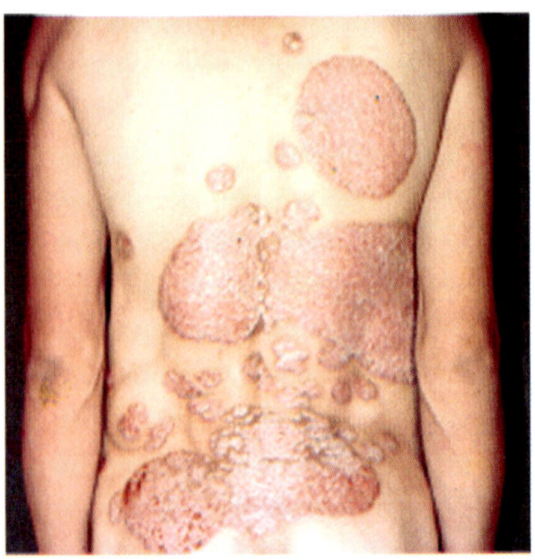

Figura 15.2 Psoríase. Lesões eritematoescamosas em placas com bordas bem definidas, quadro típico.

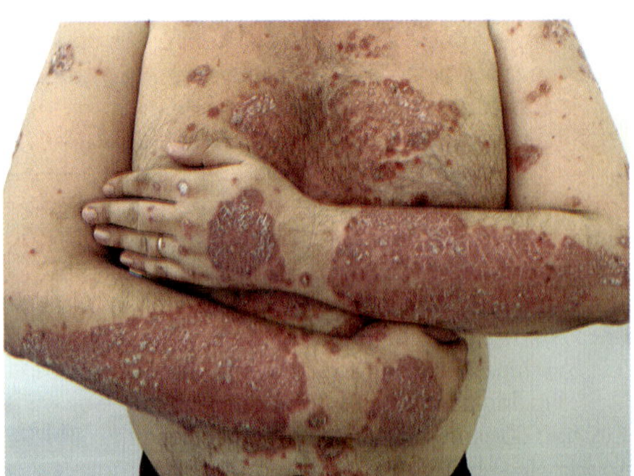

Figura 15.3 Psoríase. Lesões eritematoescamosas em placas; localização característica. (Cortesia do Dr. Edgar Ollague.)

O tamanho das lesões varia de pequenas a grandes placas de vários centímetros; a morfologia pode ser variada, como numular, girata e anular e outras (Figuras 15.7 a 15.12). A simetria é a regra, embora possam existir casos de lesão única e isolada (Figura 15.13). Os locais mais frequentes são: face extensora dos membros, sobretudo cotovelos e joelhos, tronco, região sacra e couro cabeludo.

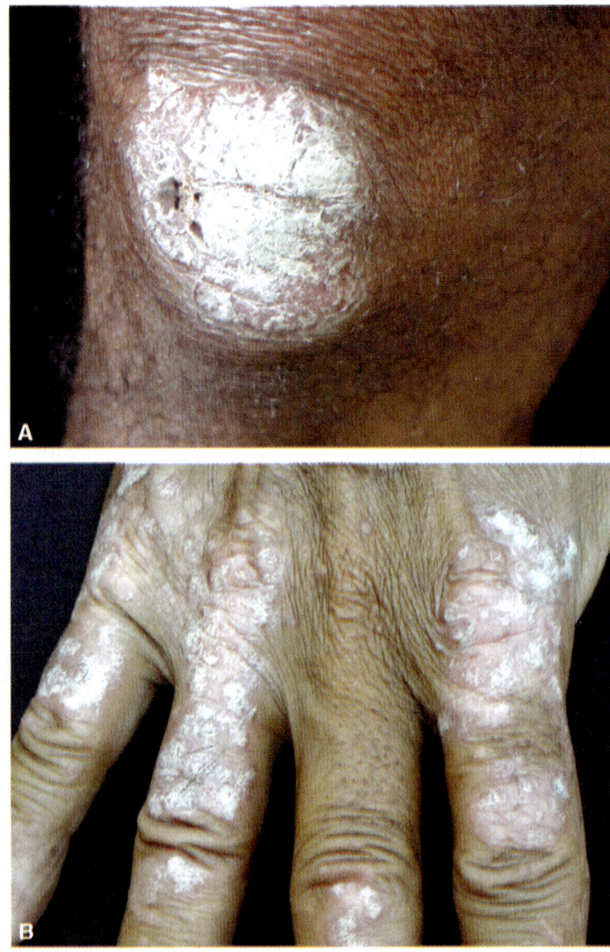

Figura 15.4 Psoríase. Lesão eritematoescamosas em placa no joelho (**A**) e no dorso da mão (**B**). (Cortesia do Dr. Eduardo Bornhausen-Demarch.)

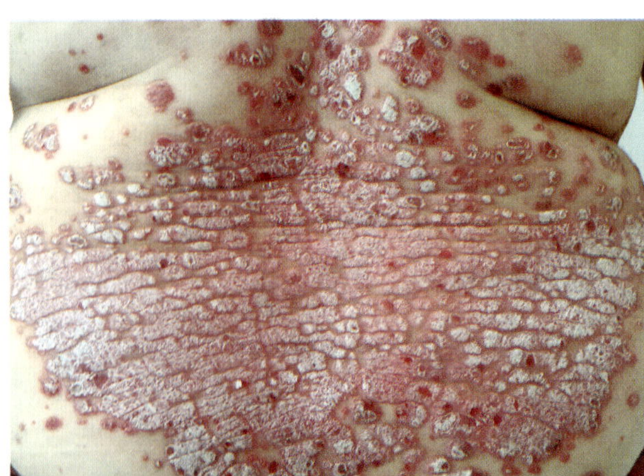

Figura 15.5 Psoríase. Placa eritematodescamativa. (Cortesia do Dr. Kleber Ollague.)

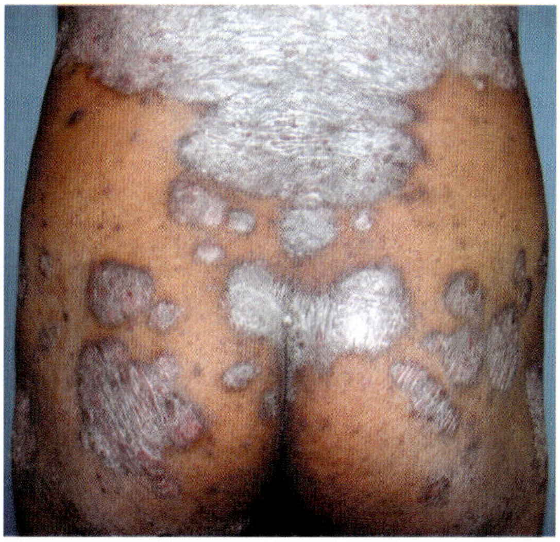

Figura 15.6 Psoríase. Lesões bem definidas – escamas argênticas.

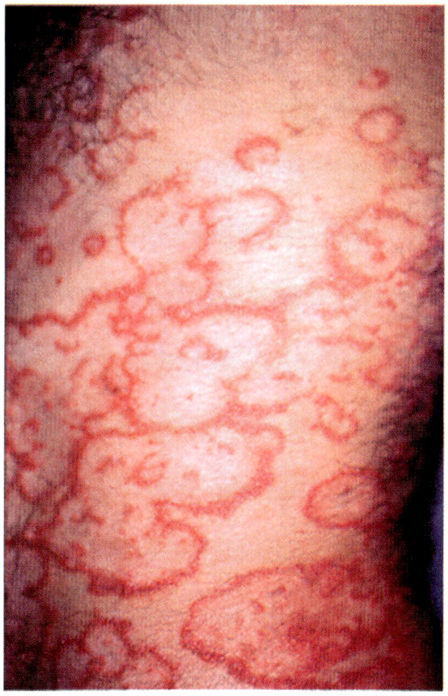

Figura 15.7 Psoríase. Lesões anulares e policíclicas.

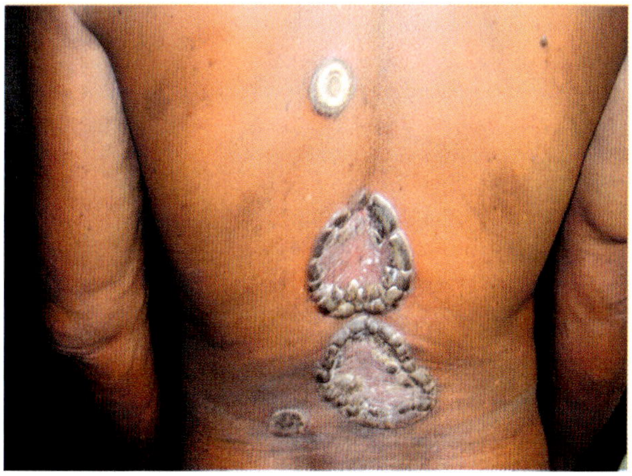

Figura 15.8 Psoríase. Aspecto rupioide/ostráceo.

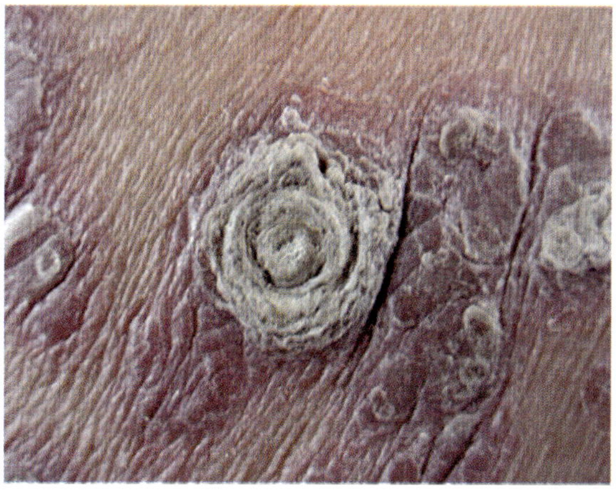

Figura 15.9 Psoríase rupioide/ostrácea. Detalhe da figura anterior.

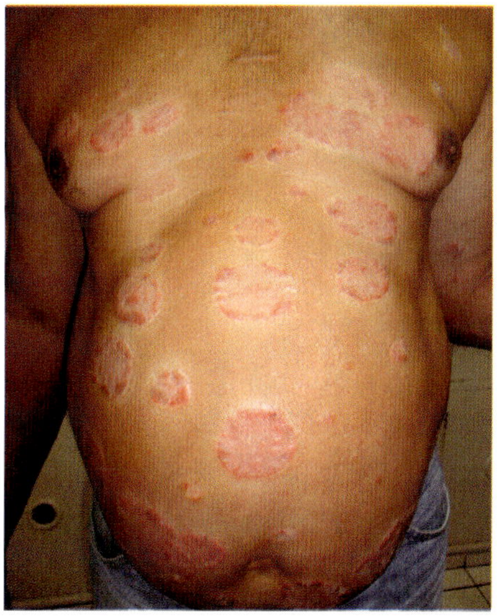

Figura 15.10 Psoríase. Placas eritematodescamativas arredondadas. (Cortesia do Dr. André R. Adriano.)

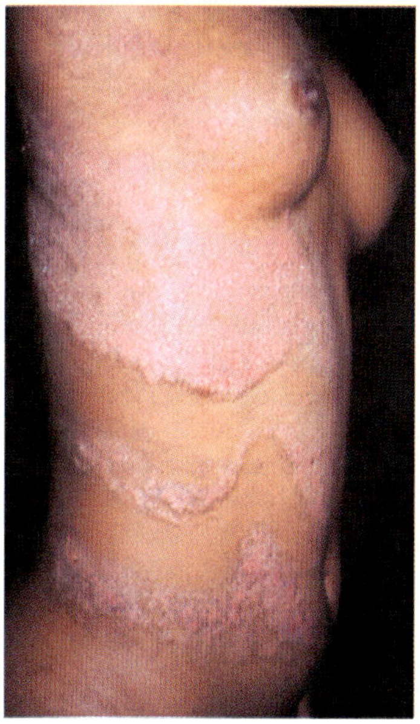

Figura 15.11 Psoríase. Lesões seguindo as linhas de Blaschko; aspecto raríssimo.

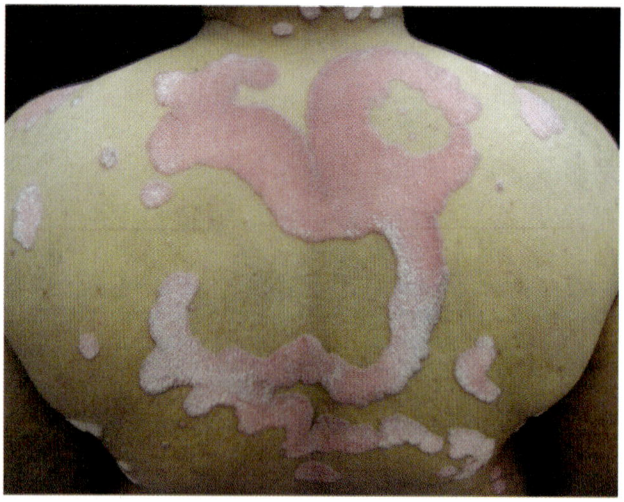

Figura 15.12 Psoríase. Aspecto caprichoso das lesões. (Cortesia do Dr. Maluf Gabbay Belicha.)

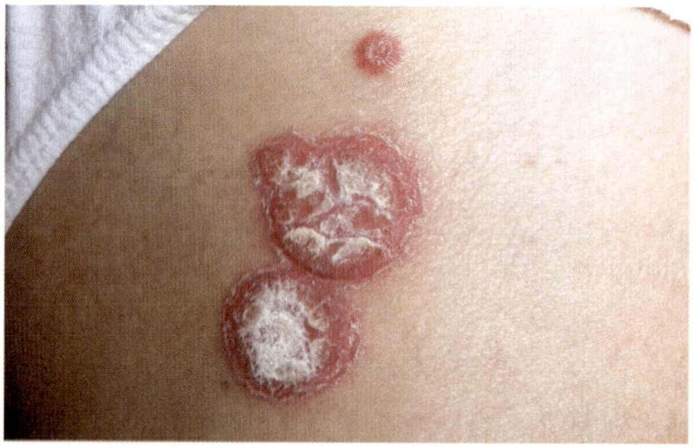

Figura 15.13 Psoríase. Três placas eritematosas com escamas argênticas, arredondadas. Sem outras lesões no tegumento. (Cortesia do Dr. André R. Adriano.)

São de difícil abordagem terapêutica as assim chamadas "áreas especiais": genitália, região palmoplantar, flexão ou dobras como axilas, região inframamária, inguinal e sulco interglúteo (psoríase invertida), bem como unhas, face e couro cabeludo.

A psoríase em placas também é mais frequente nas crianças e nos adolescentes, porém são lesões de menor tamanho e menos espessas do que nos adultos.

Lesões de mucosas são raras, mas podem ocorrer queilite, glossite, língua geográfica e fissurada que, inclusive, se associam frequentemente. O acometimento ocular, como blefarite, conjuntivite e ceratite, pode ocorrer (ver Capítulo 58, no item *Língua escrotal ou glossite fissurada*).

A *curetagem metódica de Brocq* é a manobra semiológica que caracteriza a placa psoriásica, apesar de não ser patognomônica: no primeiro momento, destacam-se as escamas brancas nacaradas, estratificadas (sinal da vela), surgindo a seguir uma membrana branca transparente, que, uma vez curetada, dá lugar a um sangramento puntiforme (no topo das papilas dérmicas) ou orvalho sanguíneo, chamado *sinal de Auspitz* (ver Capítulo 5).

As unhas estão comprometidas em 35 a 50% dos pacientes com psoríase e em até 83% daqueles com doença articular; as lesões podem ocorrer por dano na matriz ou por comprometimento do leito ungueal. Psoríase afetando a matriz ungueal provoca depressões cupuliformes ou puntiformes (*pittings ungueais*) (Figura 15.14 A) ou unha em dedal, leuconiquia (manchas brancas na lâmina ungueal) e "esfarelamento" da unha. Quando o acometimento é do leito, há onicólise (Figuras 15.14 B e 15.15), onicorrexe, ceratose subungueal, hemorragia em estilha e a mancha de óleo/salmão (Figura 15.14 B); o comprometimento pode ser de uma, algumas ou todas as unhas (Figura 15.16) e, raramente, é a única manifestação da doença (ver Capítulo 61).

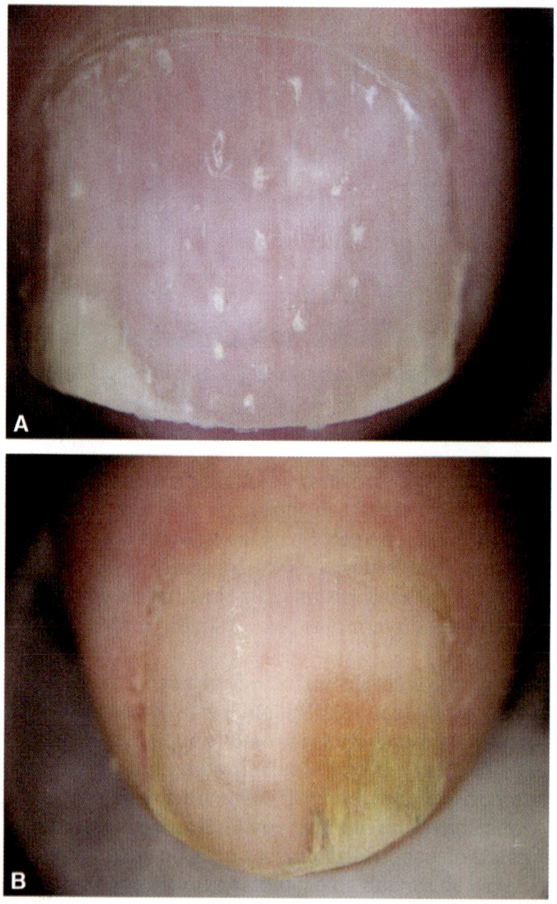

Figura 15.14 Psoríase. **A.** *Pitting* ungueal. **B.** *Pitting* ungueal, onicólise distal e mancha salmão. (Cortesia da Dra. Robertha Nakamura.)

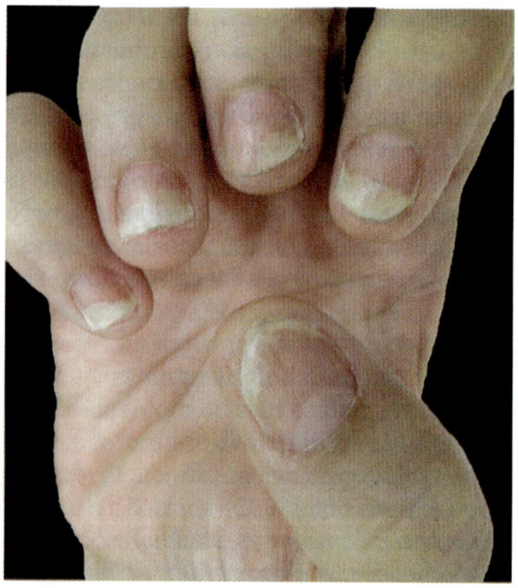

Figura 15.15 Psoríase – onicólise de todas as unhas com ceratose subungueal. (Cortesia da Dra. Robertha Nakamura.)

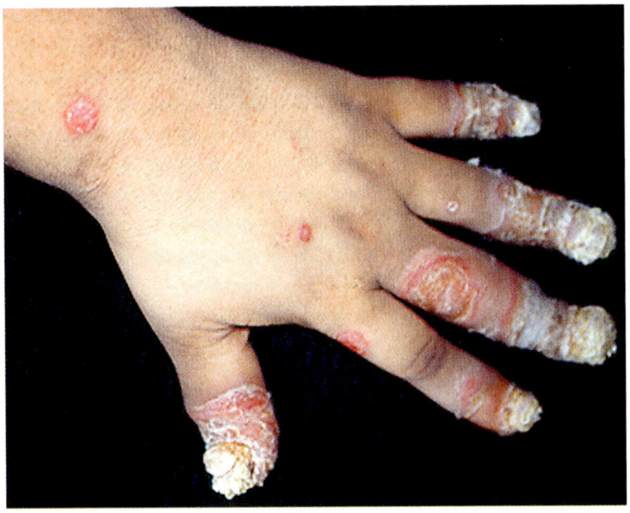

Figura 15.16 Psoríase com grave acometimento das unhas.

O prurido ocorre em aproximadamente 80% dos pacientes, relacionado com a quantidade de mastócitos presentes no infiltrado inflamatório. Muitos pacientes com lesões inflamadas referem sensação de queimação e até mesmo de "dor" na pele.

O fenômeno de Köbner, que se caracteriza por reprodução da lesão em locais de traumatismo (Figura 15.17), está presente na psoríase em porcentagem variável de acordo com diferentes autores, de 11 até 75% dos pacientes (ver Capítulo 5).

Psoríase em gota ou guttata

Tem início abrupto, com lesões pequenas e arredondadas, predominantemente no tronco. Ocorre frequentemente 2 a 3 semanas após estreptococcia do trato respiratório superior, em adultos jovens, adolescentes e crianças. Entretanto, não é a forma mais frequente nessa faixa etária, que exibe a forma em placas como preponderante (ver Capítulo 2, item *superantígenos*). O uso de antibióticos não parece mudar a evolução do quadro; menos de 30% dos pacientes que apresentam a forma em gota evoluem para psoríase em placa em 10 anos (Figura 15.18) e, para outras formas, bem menos frequentemente.

Psoríase pustulosa

Caracteriza-se por pústulas estéreis. Há uma apresentação generalizada (doença de *von Zumbusch*), eventualmente com morfologia anular, que tem início súbito, febre, comprometimento geral e leucocitose que pode evoluir para êxito letal, vinculada, em alguns casos, à mutação do receptor da IL-36. Quadro semelhante pode surgir após tireoidectomias que tenham incluídas as paratireoides. Os inibidores de TNF-α podem desencadear qualquer uma das apresentações pustulosas, mais frequentemente a localizada, efeito esse paradoxal (Figuras 15.19 a 15.21). O impetigo herpetiforme é, atualmente, considerado uma variante de psoríase pustulosa generalizada que ocorre durante a gravidez, com febre e comprometimento geral intenso e hipocalcemia, podendo provocar abortamento. O diagnóstico diferencial importante a ser considerado é PEGA (pustulose exantemática generalizada aguda). Existem formas localizadas da psoríase pustulosa: acrodermatite contínua de Hallopeau, que em geral, acomete quirodáctilos, podendo afetar pododáctilos menos frequentemente (ver Capítulo 24, item *Pustuloses recalcitrantes de mãos e pés e Acrodermatite contínua de Hallopeau*); e pustulose palmoplantar, que evolui em surtos, com pústulas estéreis, sem comprometimento sistêmico.

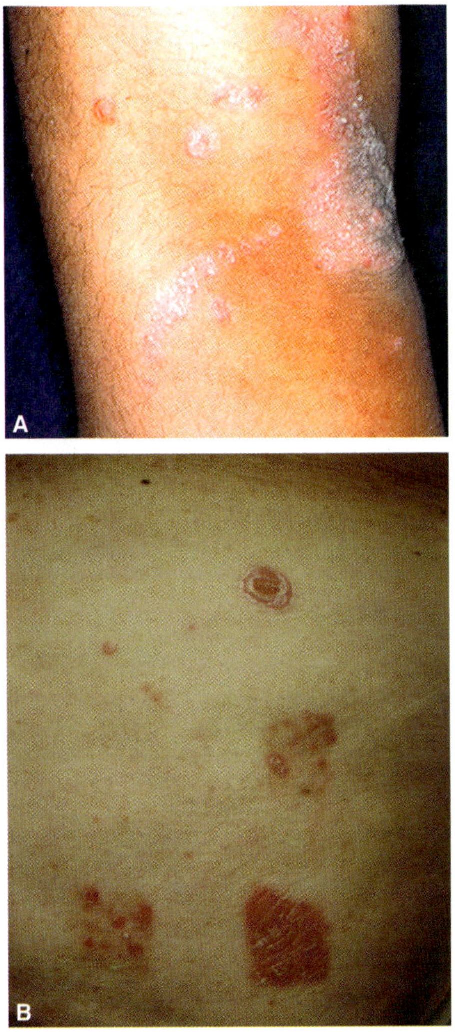

Figura 15.17 **A.** Psoríase. Fenômeno de Köbner. (Coleção do Serviço de Dermatologia do HUCFF/UFRJ.) **B.** Psoríase. Fenômeno de Köbner causado por UVB *narrow band,* quando do teste para a busca da dose eritematosa mínima. Observe a proporcionalidade entre a intensidade das lesões e a quantidade de irradiação recebida.

Psoríase eritrodérmica

É quando mais de 90% do tegumento está comprometido, podendo ocorrer alterações gerais na termorregulação, na hemodinâmica, nos equilíbrios hidreletrolítico e proteico. Em geral, a forma eritrodérmica é secundária e costuma decorrer de tratamentos intempestivos, como o coaltar em altas concentrações, ou pela retirada do corticosteroide (rebote); raros casos podem ser primários (Figura 15.22). Alguns quadros de erupção eritrodérmica misturam aspectos de psoríase e pitiríase rubra pilar, relacionados com mutações no *CARD14*.

Psoríase invertida

As lesões se situam nas áreas de flexura. Ocorre com frequência em obesos, HIV-infectados e melanodérmicos (Figuras 15.23 e 15.24).

Psoríase ungueal

Em raros casos é a localização exclusiva da psoríase; seu valor semiológico é grande, considerando sua associação (80 a 90%) com artrite psoriásica (ver Capítulo 61, *Psoríase ungueal* e Figuras 61.16 e 61.17).

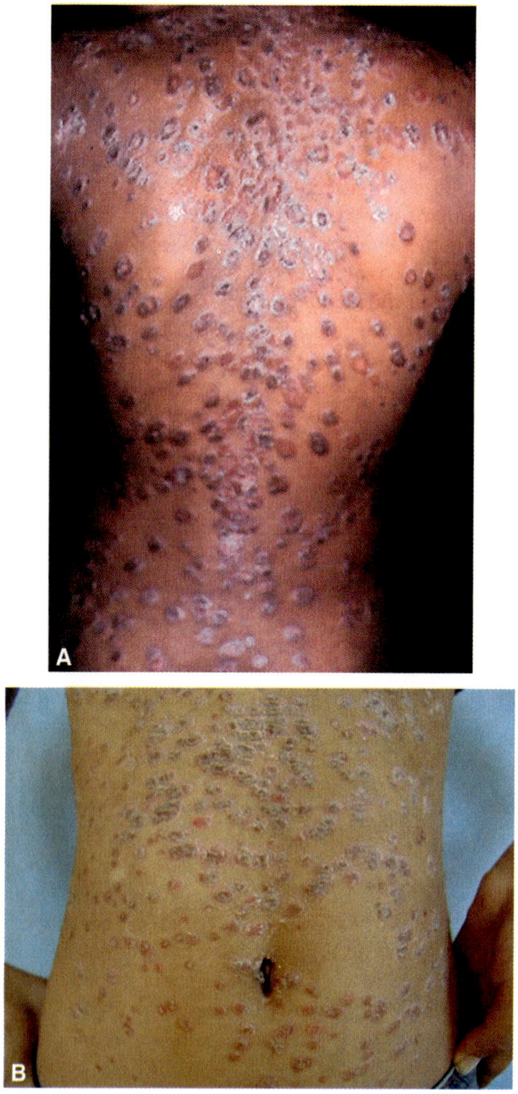

Figura 15.18 **A.** Psoríase disseminada. **B.** Psoríase *guttata* em jovem.

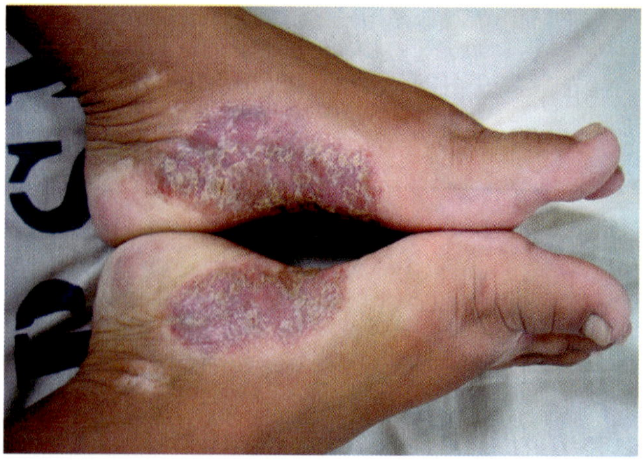

Figura 15.20 Psoríase. Forma pustulosa localizada. Observar, além das pequenas pústulas, as crostas amareladas.

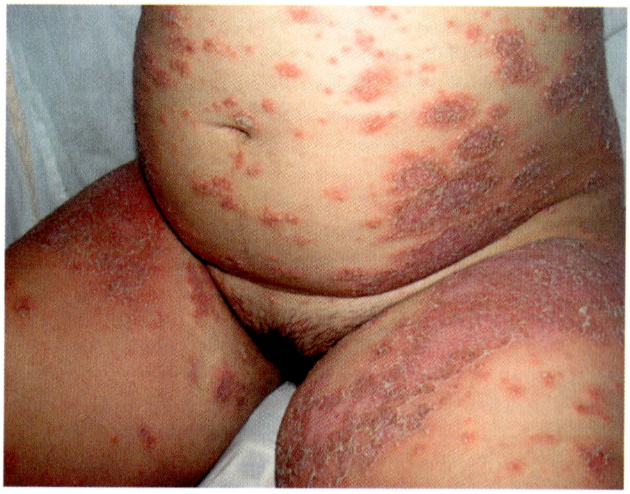

Figura 15.21 Psoríase pustulosa na gravidez (impetigo herpetiforme).

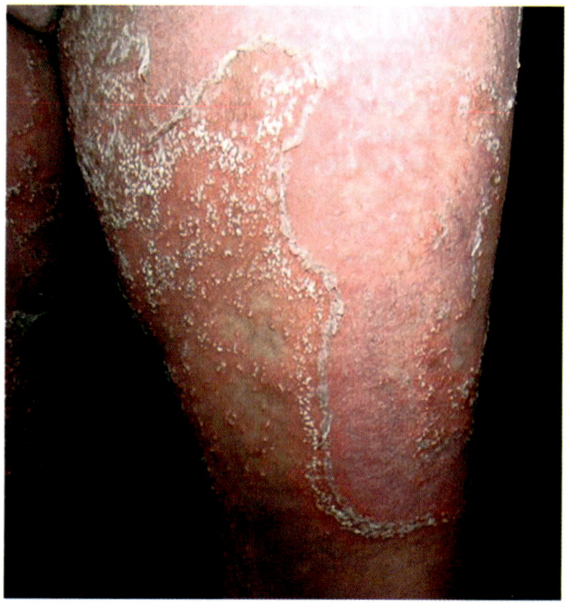

Figura 15.19 Psoríase pustulosa generalizada de von Zumbusch, acompanhada de febre.

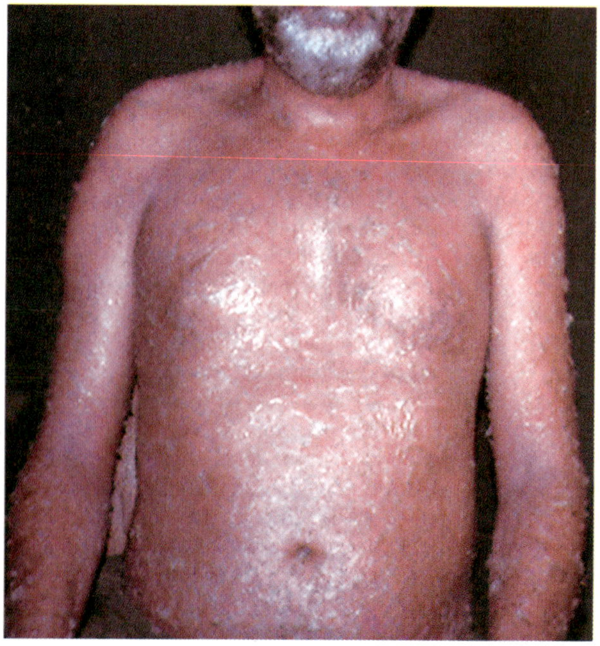

Figura 15.22 Eritrodermia psoriásica – observa-se a grande quantidade de escamas.

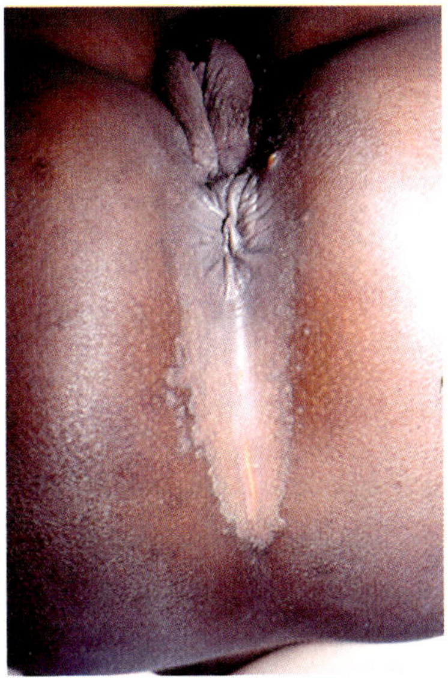

Figura 15.23 Psoríase invertida. (Coleção do Serviço de Dermatologia do HUCFF/UFRJ.)

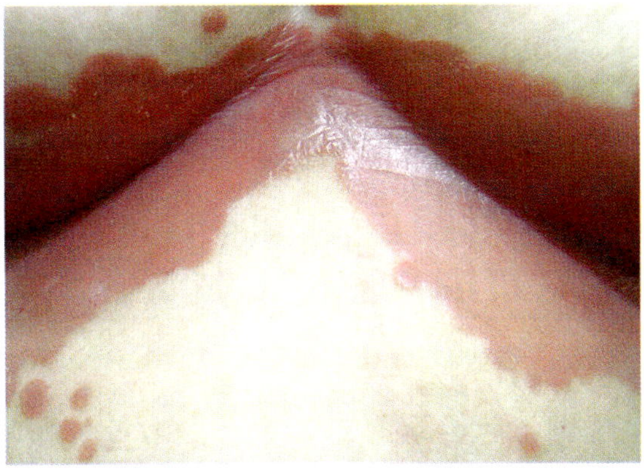

Figura 15.24 Psoríase invertida. (Cortesia do Dr. Arles Brotas.)

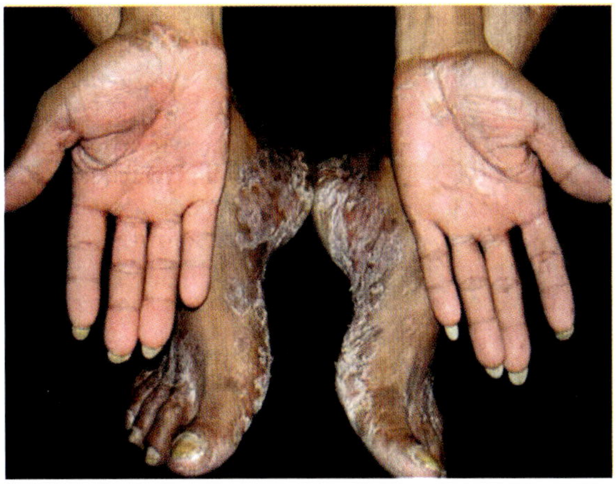

Figura 15.25 Psoríase. Forma palmoplantar.

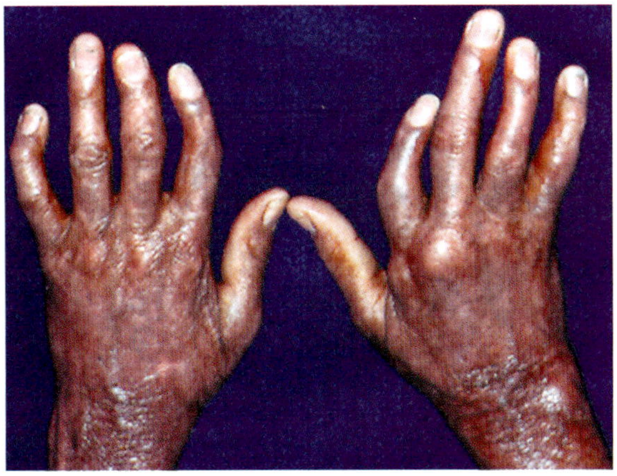

Figura 15.26 Psoríase artropática. Paciente com a doença desde a infância. (Arquivo do Serviço de Dermatologia do HUCFF/UFRJ.)

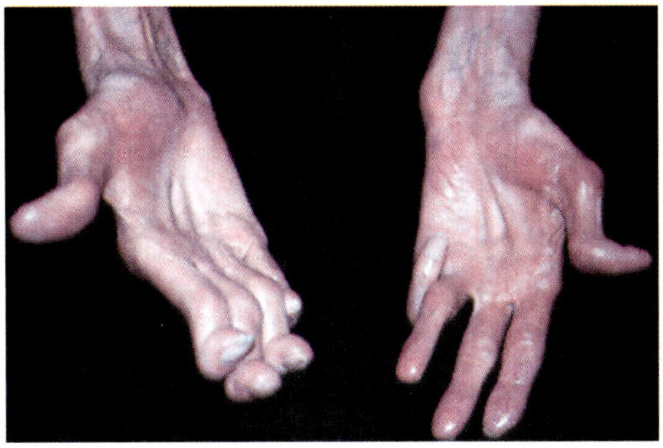

Figura 15.27 Psoríase artropática.

Psoríase linear ou zosteriforme

São tipos de difícil diferenciação com os nevos epidérmicos zosteriformes, em especial com o tipo inflamatório (NEVIL).

Psoríase palmoplantar ou ceratodérmica

Palmas e plantas espessadas, descamativas, com eritema bem delimitado, podem ser a única manifestação da doença ou fazer parte do quadro de psoríase vulgar (Figura 15.25). Pode ser agravada por dermatite de contato. No diagnóstico diferencial, está incluída dermatite de contato *per se*. O exame micológico muitas vezes é necessário para descartar *tinea pedis*.

Psoríase artropática

Artrite crônica inflamatória soronegativa, ou seja, com fator reumatoide negativo e ausência de nódulos subcutâneos. Atualmente, são incluídas como manifestações da forma artropática a entesite e a dactilite. A doença articular afeta igualmente ambos os sexos e compromete de 5 a 40% dos pacientes com psoríase, em qualquer das suas manifestações clínicas, mas com maior frequência nos casos com tipo ungueal, em placas, eritrodérmico e pustuloso. O HLA-B27 correlaciona-se com o comprometimento axial, enquanto B38, B39, B57, DR4 e DR7 com o comprometimento periférico (Figuras 15.26 e 15.27).

As lesões de pele antecedem em 70% das vezes o acometimento articular, em 20% dos casos são concomitantes e raramente (10%) o acometimento articular pode preceder as lesões cutâneas por tempo variado. Os surtos de agudização da artrite se correlacionam com a piora das lesões cutâneas em 30 a 50% dos pacientes. É impossível prever qual apresentação clínica da psoríase se complicará com artrite; algumas, graves e generalizadas, eritematosas e pruriginosas, nunca acometem as articulações, e outras, discretas, se acompanham de poliartrite grave, não existindo, portanto, paralelismo absoluto entre a gravidade do acometimento articular e a extensão das lesões de pele. Os pacientes podem apresentar, no início, apenas queixas dolorosas articulares, difusas, mal caracterizadas e com caráter migratório, acometendo principalmente mãos, pés e joelhos; outras vezes, as queixas são talalgias, algias vertebrais ou da articulação escapuloumeral. Existem ainda mialgias, radiculalgias e parestesias precedendo o quadro articular característico. Sinais de inflamação podem ser detectados, como: rigidez matinal, febre, perda de peso, fadiga e anemia. O acometimento articular pode ser agudo ou insidioso, mono, oligo ou poliarticular. A caracterização como dor inflamatória é básica, diferenciando da dor de caráter mecânico.

A artrite foi classificada por Moll e Wright em cinco subtipos. O comprometimento das articulações interfalangianas (predominantemente *interfalangiana distal*) representa a manifestação mais típica da doença, mas ocorre em apenas 5% dos casos. A forma *oligo/poliarticular assimétrica* é observada em 70% – joelhos, tornozelos, punhos e pequenas articulações das mãos e dos pés. A apresentação *axial* ou *espondilite* (5%), acompanhada ou não de artrite periférica, acomete a coluna vertebral com pseudossindesmófitos grandes e assimétricos, que são as calcificações paravertebrais. Alguns pacientes (15%) apresentam quadro de *poliartrite simétrica* indistinguível da artrite reumatoide. A *artrite erosiva/mutilante*, observada em apenas 5% dos casos, apresenta lesões osteolíticas e anquilose, que podem ser acompanhadas de espondilite e sacroileíte. Nesse tipo, os homens são os mais afetados e a progressão é rápida, com aparecimento de deformidades em poucos meses.

Métricas no diagnóstico da psoríase artropática (CASPAR) e psoríase em placa (PASI)

Critérios CASPAR

Componentes do GRAPPA (*Group of Research and Assessment of Psoriasis and Psoriatic Arthritis*) desenvolveram e validaram a CASPAR (*Criteria Classification of Psoriatic Arthritis*), que tem sido amplamente usado, não diagnosticando apenas a artrite inicial (Quadro 15.1).

Pode ocorrer comprometimento extra-articular como entesopatia caracterizada pelo acúmulo de linfócitos e monócitos no local de inserção do tendão ou do ligamentoso, com consequente erosão e formação de osso novo reativo que resulta em esporões e periostite. O dedo "em salsicha" é resultado da inflamação das estruturas periarticulares de um ou mais dígitos, mais frequente nas mãos e que pode ser doloroso ou não.

Quadro 15.1 Critérios CASPAR.

Doença articular inflamatória e, pelo menos, 3 pontos nos critérios a seguir:	
Psoríase cutânea atual	2 pontos
História de psoríase	1 ponto
História familiar de psoríase	1 ponto
Dactilite	1 ponto
Neoformação óssea justarticular	1 ponto
Fator reumatoide negativo	1 ponto
Distrofia ungueal	1 ponto

Fonte: Taylor *et al.* (2006).

PASI *(Psoriasis Area Severity Index)*

Com o intuito de escolher e avaliar protocolos de tratamento, foi criado um instrumento para medir a gravidade e a extensão do comprometimento cutâneo – o PASI (***P**soriasis* ***A**rea* ***S**everity* ***I**ndex*) –, que avalia o grau do eritema, a espessura e a descamação com escores de rigor que variam de 0 a 4 e de extensão de 1 a 6 (Quadro 15.2).

Atualmente o PASI está disponível em vários aplicativos, sendo de fácil realização. Outros critérios para avaliar a gravidade da doença podem ser considerados (Quadro 15.3).

Comorbidades associadas à psoríase

Acredita-se que a inflamação crônica presente nas placas de psoríase esteja associada a aterosclerose, a maior ativação de plaquetas e a resistência periférica elevada à insulina (existe correlação entre o PASI e a secreção de insulina). Tais fatos explicam, em parte, a maior incidência de obesidade, hipertensão, dislipidemia aterogênica e hiper-homocisteinemia observada nos pacientes psoriásicos, que também apresentam aumento do risco cardiovascular. Contudo, do ponto de vista psicológico, poder-se-ia interpretar a associação da psoríase às comorbidades descritas como todas fruto de um mesmo processo em que, com níveis variados, se observam depressão, perda da autoestima e "necessidade" de estar e/ou se sentir adoentado. Assim, o paciente com psoríase tem que ser avaliado na sua totalidade, inclusive com relação a estilo de vida, já que a doença não é somente da pele e das articulações.

Ciclo celular na psoríase em placa e sua implicação na histopatologia

O ciclo evolutivo das células epidérmicas é mais rápido na psoríase do que na pele normal, o que causaria, devido à imaturidade delas, grande produção de escamas (paraceratose). Até o presente momento, discute-se não somente o tempo que a célula psoriásica levaria para migrar, a partir da camada basal até a parte superior da camada de Malpighi, como a velocidade de mitose das células germinativas. A velocidade do *turnover* epidérmico (trânsito das células da camada basal até a camada córnea) é de 4 dias na psoríase e, na pele normal, de 27 dias; além disso, o ciclo celular dos queratinócitos na psoríase é de 36 h, enquanto é de 311 h na pele normal. Esse ciclo celular correlaciona-se com os achados na histopatologia da psoríase em placa.

Histopatologia

É muito característica e temos ocorrência de paraceratose, ausência da camada granulosa, acantose regular dos cones interpapilares e papilomatose, em que são observados capilares dilatados e tortuosos com adelgaçamento epidérmico suprapapilar. A ocorrência de pequenas coleções de polimorfonucleares imediatamente abaixo do estrato córneo paraceratótico, em que as células epidérmicas estão edematosas, configura a pústula espongiforme de Kogoj. O microabscesso de Munro, que é muito típico, é a denominação para o acúmulo de neutrófilos dentro da camada córnea. As alterações anteriormente descritas podem ocorrer também na doença de Reiter (artrite reativa), na língua geográfica e na candidíase. Certamente, nas formas pustulosas, são encontradas coleções maiores de neutrófilos. A ocorrência de espongiose na região palmoplantar não inviabiliza o diagnóstico de psoríase (Figuras 15.28 e 15.29).

Quadro 15.2 Cálculo do PASI.

	Escore de gravidade* (0 a 4)			Escore de extensão** (0 a 6)	Totais parciais (fator segmento)
	Eritema	**Espessura**	**Descamação**		
Cabeça (C)				× ________	× 0,1 = ________
Tronco (T)				× ________	× 0,3 = ________
Membros superiores (S)				× ________	× 0,2 = ________
Membros inferiores (I)				× ________	× 0,4 = ________

*Escore de gravidade: 0 = ausente; 1 = discreto; 2 = moderado; 3 = intenso; 4 = muito intenso. **Escore de extensão: 0 = ausência; 1 = até 10% do segmento; 2 = de 10 a 29% do segmento; 3 = de 30 a 49% do segmento; 4 = de 50 a 69% do segmento; 5 = de 70 a 89% do segmento; 6 = de 90 a 100% do segmento.

Quadro 15.3 Outros critérios para indicar gravidade da doença.

Pústulas estéreis	Sim ☐	Não ☐
Acometimento ungueal	Sim ☐	Não ☐
Acometimento musculoesquelético	Sim ☐	Não ☐
Febre	Sim ☐	Não ☐

Adaptado de Azulay-Abulafia L.

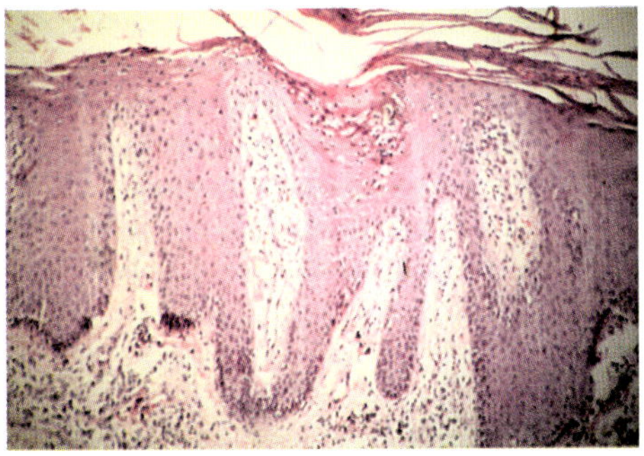

Figura 15.28 Histopatologia da psoríase. Hiperceratose com paraceratose, atrofia suprapapilar com acantose regular e vasos dilatados e congestos no topo das papilas.

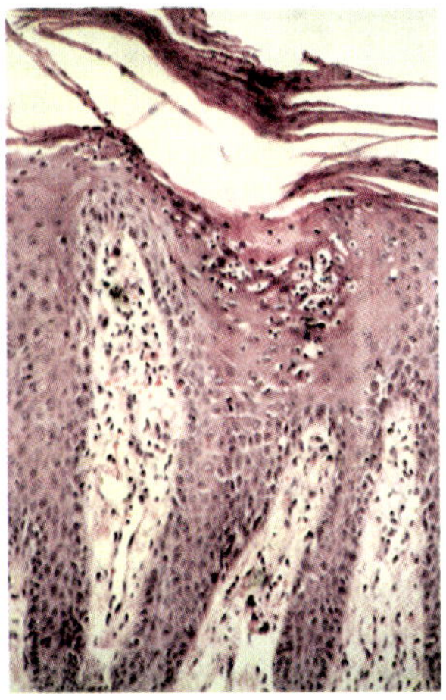

Figura 15.29 Histopatologia da psoríase. Em detalhe, acúmulo de neutrófilos acompanhado de edema constituindo a pústula espongiforme de Kogoj; vasos dilatados e tortuosos no topo das papilas, o que possibilita o sinal de Auspitz.

É feito em bases clínicas. Em geral, não requer complementação laboratorial. Grande valor semiológico é dado à *curetagem metódica de Brocq*, descrita anteriormente.

O laboratório é inespecífico, com eventuais aumentos de ácido úrico nas apresentações extensas e ativas e de velocidade de hemossedimentação (VHS), α_2-globulina e proteína C reativa nas formas artropáticas. A leucocitose ocorre nas apresentações pustulosas extensas e, sobretudo, agudas; a hipocalcemia é encontrada no impetigo herpetiforme (ver Capítulo 24).

Tratamento

Devido à patogênese da doença, o objetivo da terapêutica é o seu controle clínico, de preferência com remissão prolongada e reflexos positivos na qualidade de vida. Os diversos medicamentos atuam bloqueando, em níveis diferentes, a proliferação exagerada dos queratinócitos e a ativação linfocitária que produz muitas e diferentes citocinas pró-inflamatórias. Na maioria das vezes, há necessidade de associação de mais de uma substância tópica e/ou sistêmica.

O Consenso Brasileiro de Psoríase 2024 realizado pela SBD é um guia importante para o estabelecimento de conduta terapêutica que, entretanto, no nosso meio baseia-se muitas vezes na disponibilidade e acesso no sistema público e privado.

Como medida geral, recomenda-se o uso de óleos ou outros emolientes para ajudar na redução da espessura das escamas.

Alguns esquemas terapêuticos incorporam regimes rotatórios de medicamentos, visando minimizar os riscos dos efeitos colaterais cumulativos. O tratamento é realizado de acordo com a classificação da forma, extensão e gravidade da psoríase e o grau de comprometimento da qualidade de vida do paciente.

Uma das formas de avaliar a gravidade na psoríase em placa é tomando como base a porcentagem de extensão (BSA – ***body surface area***); consideramos psoríase leve abaixo de 10% e moderada a grave acima de 10% de área corporal acometida. Quando o parâmetro utilizado é o PASI, os escores maiores que 10 classificam a psoríase em moderada a grave. A terapêutica será diferente também no caso de envolvimento sistêmico e/ou ocorrência de artrite nas suas diversas modalidades. Além disso, deve-se considerar a apresentação de pústulas e o acometimento ungueal.

O DLQI (índice de qualidade de vida), validado no Brasil, também é um parâmetro para avaliar a gravidade da doença. Tanto o PASI como o BSA ou o DLQI, se > 10, indicam psoríase moderada a grave.

As áreas especiais também são consideradas na definição da conduta em cada caso.

É importante ter em mente a cronicidade da doença, para estabelecer a associação de diferentes medicamentos ou modalidades terapêuticas.

Alguns medicamentos utilizados para outras doenças coexistentes tornam sabidamente mais difícil o controle da psoríase, podendo diminuir a eficácia terapêutica ou potencializar os efeitos adversos. Além disso, cada terapêutica requer avaliação clínica e laboratorial prévias e de acompanhamento.

Para a psoríase leve, opta-se pelos tratamentos tópicos, podendo ser usados emolientes com ou sem ácido salicílico, antralina, coaltar (método Goeckerman) ou derivados como o *liquor carbonis detergens* (LCD), calcitriol ou calcipotriol, tazaroteno e os mais recentes imunomoduladores, como o pimecrolimo e o tacrolimo.

A antralina a 0,1 a 1% é eficaz e usada como terapia de contato curto; pode ser usada em diferentes concentrações (1 a 2%) inicialmente por 5 min, aumentando gradualmente até 30 min. Atualmente essa modalidade está em desuso. Os emolientes, como ureia (carbamida) a 10%, melhoram a descamação e restauram a higidez cutânea (ver Capítulo 78, item *Método de Goeckerman*, e Capítulo 82, item *Formulário dermatológico*).

O calcipotriol (1,25-di-hidroxivitamina), análogo da vitamina D_3, inibe a proliferação e induz a diferenciação celular. Em alguns países, existe apenas a apresentação em pomada, que deve ser aplicada 2 vezes/dia sobre as lesões; causa irritação na pele quando aplicada na face. A dose semanal não deve exceder 100 g, pois pode levar à hipercalcemia; a associação de calcipotriol 50 mg/g com dipropionato de betametasona 0,5 mg/g tem sido usada 1 vez/dia, com excelente resposta. Na sequência desse tratamento, podemos empregar o calcipotriol.

O tazaroteno em gel a 0,05 ou 0,1% é o primeiro retinoide de uso tópico empregado no tratamento da psoríase e está indicado para os casos nos quais o acometimento não ultrapasse 20% da superfície corpórea. É aplicado 1 vez/dia e os efeitos colaterais, que são dose-dependentes, ocorrem em 10 a 30% dos pacientes, sendo os principais: prurido, sensação de queimação, eritema, irritação, descamação, xerodermia, piora da psoríase e dor local. É contraindicado para mulheres grávidas ou em idade fértil e em pacientes usando medicamentos reconhecidamente fotossensibilizantes. Tem sido preconizada a sua associação a corticosteroides de média potência, 1 vez/dia; não está disponível no Brasil.

O uso de tapinarofe 1% creme, 1 vez/dia por 12 semanas no tratamento da psoríase em placas, mostrou resolução das lesões em 40% dos casos e melhora significativa na quase totalidade dos casos; a remissão se estendeu por 4 meses. Trata-se de um agonista do receptor hidrocarbono aril. Efeitos colaterais descritos são foliculite, dermatite de contato; também não disponível no Brasil.

Trabalhos recentes demonstraram a eficácia do tacrolimo 0,1% e do pimecrolimo a 1%, 2 vezes/dia, respectivamente, na psoríase invertida (intertriginosa) e no acometimento facial.

O tratamento da psoríase do couro cabeludo requer a suspensão dos fatores exacerbadores da doença, como atrito ao pentear ou escovar os cabelos e manipulação das escamas. São úteis os xampus de LCD (5 a 8%), eventualmente com ácido salicílico (1 a 3%), bem como xampus, emulsões, soluções capilares de corticosteroides, isolados ou associados. Calcipotriol associado a betametasona em gel também é empregado.

O tratamento da psoríase palmoplantar, com ou sem acometimento ungueal, envolve o uso de tópicos como as formulações com LCD e derivados, ácido salicílico em vaselina e calcipotriol em associação com betametasona. Na maioria das vezes, apesar da pequena área envolvida, são usadas medicações sistêmicas como acitretina, metotrexato, ciclosporina, fototerapia. Podem ser considerados imunobiológicos para essa manifestação da doença.

Ainda está em avaliação o uso de inibidores da JAK tanto tópicos como de uso oral.

O tratamento tópico deve ser feito para todos os tipos de psoríase e a fototerapia e/ou outros tratamentos sistêmicos devem ser acrescentados para os casos de manifestações generalizadas e/ou moderadas a graves (Consenso Brasileiro de Psoríase, 2024). Dentro da fototerapia, indicava-se UVB de banda larga; entretanto, mais recentemente, o de banda estreita (NBUVB-311 nm). Outra modalidade de fototerapia é o de UVB em *laser* (*Excimer laser* 308 nm). A seguir, o uso de psoraleno com UVA (PUVA), método consagrado, que induz as remissões mais prolongadas. O método RE-PUVA ou RE-NBUVB associa retinoide oral (acitretina) a PUVA ou NBUVB. Eventualmente, pode ser usada a isotretinoína oral.

A acitretina é um retinoide sistêmico que pode ser usado isoladamente, na dose média de 30 mg/dia, em todas as formas de psoríase cutânea. É teratogênico e a mulher não pode engravidar por 3 anos após interromper o seu uso. Deverá ser monitorado com exames laboratoriais periódicos, visando ao perfil lipídico (principalmente os triglicerídios) e função hepática. Clinicamente, os efeitos adversos mais frequentes são: sensação de cola ao toque da pele (*sticky skin*), queilite, queda de cabelo, afinamento da pele e das unhas com a complicação de granuloma piogênico, (ver Capítulo 88). É também aprovada no Brasil para o tratamento da psoríase pustulosa.

Quando o comprometimento cutâneo extenso não responde, apresenta contraindicação ou não existe disponibilidade, emprega-se o metotrexato ou a ciclosporina.

O metotrexato pode ser administrado por via oral na dose de 7,5 a 15 ou até 20 mg/semana, ministrada em 3 tomadas a cada 12 h ou em tomada única ou parenteral intramuscular ou subcutânea para os pacientes que não apresentam resposta satisfatória à medicação oral ou para os que têm muitos sintomas gastrintestinais ou, ainda, para aqueles que necessitam de doses maiores que 20 mg semanais, sendo também teratogênico e abortivo.

O uso do ácido fólico, 5 mg por semana em dose única ou no dia seguinte ao metotrexato ou em mais dias na semana, pode diminuir os efeitos adversos gastrintestinais e hematológicos, e o ácido folínico é empregado para tratamento da toxicidade medular. O acompanhamento do paciente é feito com hemograma, enzimas hepáticas e creatinina. Atualmente, existe menos preocupação com a dose acumulada, para monitoramento da quantidade total da substância administrada. Na prática não se efetua biopsia hepática como anteriormente.

A ciclosporina é medicação imunossupressora que modula a quantidade e qualidade dos linfócitos T, sendo eficaz na dose de 3,0 a 5 mg/kg/dia. Sua ação é a mais rápida e é efetiva com resposta satisfatória em situações como eritrodermia, psoríase pustulosa e na *capillary leak syndrome* (hipotensão, hemoconcentração, hipoalbuminemia e edema generalizado). Os principais efeitos adversos são a hipertensão arterial e a toxicidade renal, devendo-se evitar o seu uso prolongado. O acompanhamento é feito com monitoramento mensal da pressão arterial sistêmica e da creatinina.

Outros medicamentos que podem ser empregados na doença são: a sulfassalazina, na dose de 2 a 4 g diários, que tem importante impacto positivo sobre a articulação e, eventualmente, sobre a pele; contudo, deve ser administrada com cuidado a pacientes com história de hipersensibilidade à sulfa. O acompanhamento é feito com avalição do hemograma e das enzimas hepáticas. O micofenolato de mofetila é um imunossupressor com perfil similar ao da azatioprina, tendo ação sobre a artrite psoriásica; no entanto, apresenta menor efeito sobre a doença cutânea. A azatioprina também pode ser empregada, em casos selecionados, como monoterapia para a doença cutânea.

Devido ao fenômeno de rebote, os corticosteroides sistêmicos raramente são usados. No entanto, apenas em situações de emergência, em que não se tenha outro recurso, pode ser usada corticoterapia por tempo limitado, com o cuidado de, a seguir, introduzir outro medicamento que possa sustentar a melhora obtida.

A sulfona também é empregada para a doença cutânea, sobretudo nas formas pustulosas localizadas, em pacientes que tenham atividade normal da enzima glicose 6-fosfato desidrogenase com os mesmos cuidados utilizados para as sulfas. A talidomida, reconhecida por suas propriedades anti-TNF-α, também já foi empregada para os casos pustulosos da doença, como monoterapia ou em associação a outras medicações.

A denominada "terapia imunobiológica" tem sido rotineiramente empregada com resultados muito bons nos casos refratários ao tratamento convencional, podendo ser dirigida ao bloqueio da ação de citocinas, particularmente o TNF-α, como ao bloqueio de IL-12/23, IL-17 e IL-23 (ver Quadro 15.4 e Capítulo 90).

Os pacientes elegíveis para terapia biológica devem ser triados para tuberculose, infecções, neoplasias malignas, insuficiência cardíaca e doenças desmielinizantes.

Os agentes biológicos inibidores do TNF-α são: etanercepte, infliximabe, adalimumabe, golimumabe e certolizumabe. O efeito colateral mais frequente é reação no local da injeção. Há relatos de tuberculose, principalmente extrapulmonar, e infecções – além de outros efeitos adversos mais raros.

O etanercepte é uma proteína de fusão praticamente de uso restrito. O infliximabe é um anticorpo monoclonal quimérico com o início mais rápido de resposta terapêutica; porém, por ter uso venoso, caiu em desuso. Tem a vantagem de sua dose ser calculada pelo peso do paciente. O adalimumabe é um

Quadro 15.4 Terapia imunobiológica.

Mecanismo de ação	Doses e meia-vida	
Adalimumabe (anti-TNFα)	Indução: 80 mg via SC semana 0, semana 1 Manutenção: doses subsequentes de 40 mg a cada 15 dias Meia-vida: 15 dias	PPD e radiografia de tórax a cada ano Hemograma, bioquímica, enzimas hepáticas a cada 6 meses ou de acordo com o critério médico Não se recomendam vacinas com vírus vivos
Etanercepte (anti-TNF-α)	Indução: 50 mg via SC, 2 vezes/semana, por 3 meses Manutenção: 25 mg SC, 2 vezes/semana Meia-vida: 80 h	
Infliximabe (anti-TNF-α)	Indução: infusões IV na dose de 5 mg/kg, semanas 0, 2 e 6 Manutenção: infusões a cada 8 semanas Meia-vida: 8 a 9 dias	
Certolizumabe peguilado (anti-TNF)	Indução: duas seringas de 200 mg via SC nas semanas 0, 2 e 4 Manutenção: 200 mg a cada 2 semanas se o paciente tiver < 90 kg. No caso de peso superior, então serão 400 mg a cada 2 semanas Meia-vida: 14 dias	
Ustequinumabe (anti-IL-12/IL-23)	Indução: 45 mg via SC nas semanas 0 e 4 Manutenção: a cada 12 semanas para aplicação hospitalar Meia-vida: 21 dias	
Secuquinumabe (anti-IL-17)	Indução: duas injeções de 150 nas semanas 0, 1, 2, 3 e 4 via SC Manutenção: a cada 4 semanas Meia-vida: 27 dias	
Ixequizumabe (anti-IL-17)	Indução: 160 mg (duas injeções de 80 mg) via SC na semana 0, seguida de 80 mg nas semanas 2, 4, 6, 8, 10 e 12 Manutenção: injeções de 80 mg a cada 4 semanas Meia-vida: 13 dias	
Bimequizumabe (anti-IL-17)	Indução: 320 mg (duas injeções de 160 mg/mL) via SC nas semanas 0, 4, 8, 12, 16, seguidos de 160 mg a cada 8 semanas	
Brodalumabe (anti-IL-17)	Indução: 210 mg nas semanas 0, 1 e 2 via SC, seguidos de 210 mg de 2 em 2 semanas	
Tildraquizumabe (anti-IL-23)	Indução: 100 mg nas semanas 0 e 4 via SC, seguidos d 100 mg a cada 12 semanas	
Rizanquizumabe (anti-IL-23)	Indução: 150 mg (duas injeções de 75 mg), via SC nas semanas 0 e 4 Manutenção: duas injeções a cada 12 semanas Meia-vida: 28 a 29 dias	
Guselcumabe (anti-IL-23)	Indução: 100 mg SC nas semanas 0 e 4 Manutenção: 100 mg a cada 8 semanas Meia-vida: 17 dias	
Spesolimab (antirreceptor da IL-36)	Para uso IV: dois frascos de 450 mg/7,5 mL, portanto 15 mL, diluídos em um frasco de 100 mL de solução estéril 100 mL 0,9% cloreto de sódio, do qual foram tirados 15 mL	

SC = via subcutânea; IV = via intravenosa; MTX: metotrexato; PPD = derivado de proteína purificada.

anticorpo monoclonal humano disponível com facilidade, tanto o original como o biossimilar. O certolizumabe pegol é um fragmento Fab peguilado de um anticorpo monoclonal que se liga e neutraliza o TNF-α com estudos na gravidez e lactação. Todos estão indicados para a terapêutica da psoríase e da artrite psoriásica. O golimumabe também é um anticorpo monoclonal humano, porém indicado para tratar a artrite psoriásica.

Outro agente biológico aprovado para psoríase cutânea é o ustequinumabe, que atua bloqueando a porção P40 das citocinas IL-12/23.

Os fármacos inibidores da IL-17 disponíveis no momento são o ixequizumabe e o secuquinumabe, aprovados para psoríase em placas e artropática. O brodalumabe e o bimequizumabe são anti IL-17 aprovados para psoríase em placas, apresentando eficácia e segurança satisfatórias.

As medicações anti-IL-23 disponíveis são o guselcumabe e o rizanquizumabe, ambos com alta eficácia. O guselcumabe está aprovado também para artrite psoriásica.

O espesolimabe é um biológico para uso venoso que bloqueia o receptor da IL-36 aprovado para os *flares* da psoríase pustulosa generalizada. São aplicados dois frascos de 450 mg/7,5 mL, portanto 15 mL, diluídos em um frasco de 100 mL de solução estéril 100 mL 0,9% cloreto de sódio, do qual foram tirados 15 mL. Pode ser repetido 1 semana depois.

Os imunobiológicos podem ser associados a outras medicações como metotrexato, acitretina e, menos frequentemente, com a ciclosporina de início ou para restabelecer a eficácia, que tende a declinar com os anos. Os eventos adversos podem diferir em função de cada medicação ou do grupo a que pertencem. No Brasil, a tuberculose é uma preocupação especialmente com os anti-TNFα. Também há uma restrição para o uso desse grupo dependendo do nível de insuficiência cardíaca. Outros eventos adversos incluem infecções de trato aéreo superior. No caso do infliximabe, podem ocorrer reações infusionais.

Doença inflamatória intestinal deve ser avaliada antes do uso dos biológicos anti-IL-17.

É reconhecida a pior resposta da psoríase invertida, mesmo aos biológicos, quando comparada à vulgar. O uso de inibidores da calcineurina (tacrolimo, pimecrolimo) está indicado.

O apremilast é a primeira molécula aprovada para ser utilizada por via oral. É um inibidor de fosfodiesterase IV que reduz a produção de citocinas relacionadas com a doença; não está disponível no Brasil.

O alto custo da terapia biológica é, também, um fator limitante para seu uso. O biossimilar é uma alternativa com menor custo e que, portanto, deverá atingir um número maior de pacientes com indicação de terapia biológica. O primeiro biossimilar aprovado tanto pela Food and Drug Administration (FDA) quanto pela European Medicines Agency (EMA) e pela Agência Nacional de Vigilância Sanitária (Anvisa) foi o Remsima, similar ao infliximabe com um custo 20 a 30% menor que o de referência. Entre nós, tanto já existem os biossimilares do adalimumabe como do etanercepte.

A leflunomida é uma medicação do grupo dos DMARDs (***D**isease **M**odifying **A**nti **R**heumatic **Drugs***, drogas antirreumáticas modificadoras de doença), raramente empregada pelos dermatologistas mais usada pelos reumatologistas (ver Capítulo 89, item *Talidomida*).

As comorbidades também devem ser tratadas com dieta, exercício, eliminação do tabagismo, redução da ingesta alcoólica, anti-hipertensivos, antidiabetogênicos, antilipemiantes, antidepressivos e ansiolíticos e apoio psicoterápico e multidisciplinar.

O estudo pormenorizado da fototerapia e dos medicamentos sistêmicos empregados no tratamento da psoríase, bem como o acompanhamento da evolução dos pacientes, consta nos Capítulos 78, 89 e 90.

A psicoterapia é, lamentavelmente, pouco praticada, embora seja de extrema valia para muitos pacientes, bem como o encaminhamento para psiquiatria.

A participação nas associações de pacientes é benéfica na medida em que os pacientes podem discutir seus problemas entre pares, sabendo-se apoiados pelos membros do grupo.

Evolução e prognóstico

A psoríase é eminentemente crônica, com fases de acalmia e recidiva, sem cronologia precisa. Trata-se de uma doença que compromete negativamente a qualidade de vida dos pacientes, avaliada pelo DLQI (índice de qualidade de vida) validado no Brasil. Pode ser incapacitante nos casos de artropatia psoriásica. Raramente, ocorrem infecções nas placas; entretanto, a sua vigilância é importante nas formas generalizadas. Complicações excepcionais como a síndrome de extravasamento capilar sistêmico e a síndrome do desconforto respiratório agudo ocorrem nos casos de manifestação da forma pustulosa generalizada e eritrodérmica. Atualmente, raramente encontramos casos graves que necessitam de internação hospitalar, dada a eficácia dos tratamentos. Raramente é causa de óbito, seja pela gravidade da doença ou, indiretamente, por evento adverso relacionado com as medicações empregadas no seu tratamento.

Dermatite seborreica (eczema seborreico)

Esta doença, por questões didáticas, será abordada no Capítulo 17.

Parapsoríases

Conceito

O termo *parapsoríase* foi introduzido por Brocq (1902); trata-se de um grupo heterogêneo, não raro de doenças diferentes, que apresentam certos aspectos em comum. São doenças de etiologia desconhecida, essencialmente crônicas, assintomáticas e com resposta variável ao tratamento. Atualmente existe uma tendência para uma mudança nesse conceito, considerando as parapsoríases como fase inicial de micose fungoide.

Clínica

As lesões são eritematoescamosas, lembrando a psoríase (daí o nome), de tamanho variável; no entanto, há também outras características que possibilitam a diferenciação clínica. A confusão relativa ao termo *parapsoríase* deve-se a razões históricas, bem como à multiplicidade de sinonímia outrora empregada e de diferentes conceitos sobre os diferentes tipos.

A importância do reconhecimento das diferentes entidades está no prognóstico, visto que algumas delas evoluem para linfomas. Contudo, existem raros casos que apresentam as características de uma e outra entidade concomitantemente, ou seja, casos "*borderline*".

De maneira sumária, podemos dividir as parapsoríases em dois grupos: *parapsoríase em pequenas placas e em grandes placas.*

Do ponto de vista clínico, não são placas evidentes como na psoríase. Estudos recentes usando sequenciamento do RNA de célula única (*single-cell RNA sequencing*) de biopsias cutâneas conseguiram separar lesões com monoclonalidade e outras com policlonalidade. Mais estudos imuno-histoquímicos e de clonalidade das células T possibilitarão definir aqueles casos que evoluirão para linfoma de células T ou que são formas precoces desse tipo de linfoma (a monoclonalidade é um dado que favorece a evolução ou que já tenha se tornado linfoma). Muitas vezes começa com policlonalidade e evolui para monoclonalidade. No infiltrado predominam linfócitos T $CD4^+$ de localização perivascular ou liquenoide com certo grau de espongiose; é mais denso na parapsoríase em grandes placas. Seus aspectos histopatológicos podem ser semelhantes com hiperplasia epidérmica com paraceratose, no entanto, podem existir áreas de atrofia epidérmica e certo grau de epidermotropismo nos casos de grandes placas. É uma doença que acomete, predominantemente, adultos do sexo masculino, a partir de 50 anos de idade.

Parapsoríase em pequenas placas

As lesões são placas eritematoescamosas pequenas, com bordas nítidas, menores que 5 cm de diâmetro, de coloração eritemato-acastanhada, sem atrofia clara, no entanto, deixando a pele com aspecto de pergaminho. Por vezes, as lesões são amareladas e têm aspecto digitiforme (*dermatitis digitata* – Figura 15.30). Localizam-se de preferência no tronco, tendem a poupar a cintura pélvica e são mais facilmente percebidas no inverno. A erupção tem início geralmente insidioso, persiste durante anos e raramente evolui para linfoma. Pode haver discreto prurido, mas na maioria das vezes é dermatose assintomática.

Parapsoríase em grandes placas

Caracteriza-se por erupção crônica constituída de uma ou várias lesões eritematoescamosas de bordas pouco nítidas, maiores que 5 cm de diâmetro, de tonalidade vermelho-acastanhada, localizadas principalmente nas partes proximais das extremidades, nas nádegas e no tronco (Figuras 15.31 e 15.32); podem apresentar atrofia e, até mesmo, adquirir o aspecto poiquilodérmico (**poiquilodermia atrófica vascular**, denominação para essa forma de apresentação [Figura 15.33]); quando assim se manifesta, a evolução para linfoma é muito frequente; no entanto, não é incomum a evolução para linfoma também nas apresentações típicas; essa transformação pode levar até mesmo décadas.

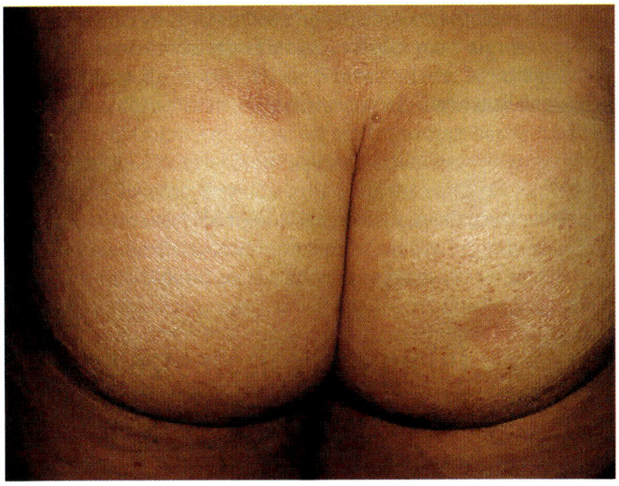

Figura 15.31 Parapsoríase em grandes placas.

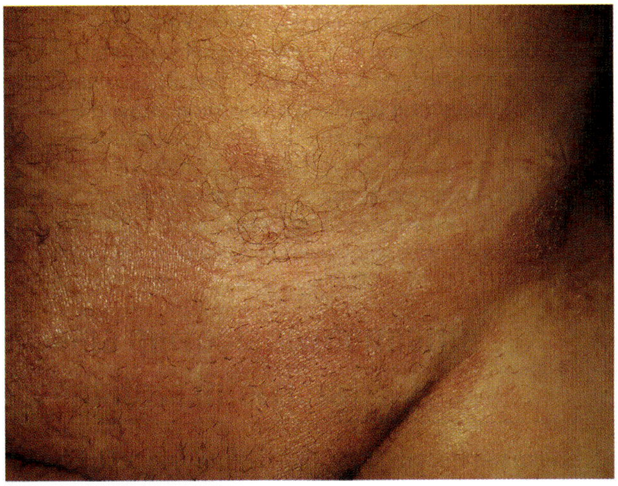

Figura 15.32 Parapsoríase em grandes placas com algumas lesões já tendo evoluído para micose fungoide.

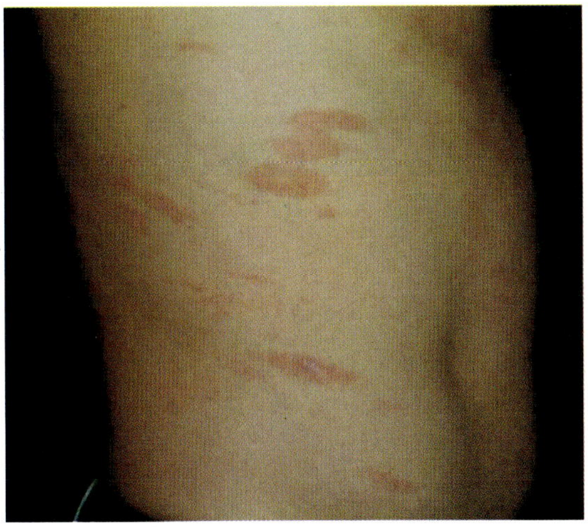

Figura 15.30 Parapsoríase em pequenas placas – aspecto digitiforme característico.

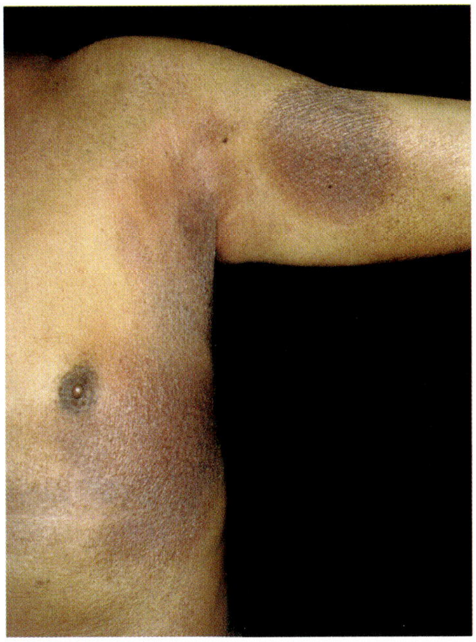

Figura 15.33 Poiquilodermia atrófica vascular.

O tratamento de ambas as apresentações é feito com fototerapia, utilizando-se tanto o método PUVA como o UVB de banda estreita (*narrow band-UVB*). Em casos com número pequeno de lesões, pode ser usada a corticoterapia tópica de moderada a alta potência.

Na classificação original das parapsoríases descrita por Brocq em 1902, estavam englobadas as pitiríases liquenoides (chamadas "parapsoríase em gotas"). Em 1926, Wile retirou a pitiríase liquenoide do grupo das parapsoríases, mudança aceita desde então.

Seguindo essa proposta, as pitiríases liquenoides são estudadas separadamente, já que podem ser diferenciadas, clínica e histopatologicamente, das parapsoríases em placa.

Pitiríases liquenoides

Conceito

Entidade pouco frequente, de natureza inflamatória, caracterizada por apresentar lesões polimórficas que variam em gravidade e curso clínico. Há duas apresentações principais: pitiríase liquenoide aguda (PLEVA) e pitiríase liquenoide crônica (PLC), que representam extremos do mesmo espectro. Existe ainda uma terceira variante grave, denominada *pitiríase liquenoide aguda necrótica e febril*.

Etiopatogenia

Não está completamente definida. Associação a agentes infecciosos (HIV, vírus da varicela-zóster, vírus Epstein-Barr, citomegalovírus, parvovírus B19, adenovírus, coronavírus 2 (SARS-CoV-2), *Staphylococcus*, *Streptococcus*, *Mycoplasma* e *Toxoplasma*, vacinas) já foi descrita, assim com medicamentos como estrogênios, anti-TNF-α e radiocontraste.

Pode apresentar superposição, em poucos casos, com a papulose linfomatoide e possível evolução para linfoma cutâneo; portanto, pode ser considerada uma doença linfoproliferativa. Outros sugerem que se trate de uma vasculite necrosante por imunocomplexos com depósito de IgM e C_3 na parede de pequenos vasos. Na pitiríase liquenoide ocorre infiltrado mononuclear perivascular, que pode ser discreto, ou reação liquenoide na interface dermoepidérmica, sem ou com discreta espongiose. A necrose epidérmica acompanhada de uma vasculopatia linfocítica intensa e com hemácias extravasadas está caracteristicamente presente na apresentação aguda, particularmente na febril, e é nessa forma a patologia diagnóstica. Nesta predominam linfócitos $CD8^+$, enquanto na apresentação crônica há linfócitos $CD4^+$ e $CD8^+$.

Clínica

As duas apresentações típicas permitem uma fácil distinção entre si; no entanto, há casos intermediários que confirmam o caráter espectral da doença. Cerca de 80% ocorrem em adultos, com discreta preferência pelo sexo masculino.

As apresentações aguda e crônica não se referem ao tempo de duração da doença, e sim ao aspecto clínico das lesões; ambas evoluem com brotes. De fato, a crônica tem um curso um pouco mais prolongado do que a aguda.

Pityriasis lichenoides et varioliformis acuta (PLEVA) ou doença de Mucha-Habermann

Em geral, ocorre na infância e em adultos jovens, acometendo ambos os sexos. Caracteriza-se por surtos agudos ou subagudos de múltiplas e pequenas pápulas eritematosas, que podem evoluir com vesiculação e necrose hemorrágica central discreta. As lesões são polimórficas, representando fases evolutivas distintas em um mesmo paciente. Involuem deixando cicatrizes varioliformes hipo ou hiperpigmentadas (Figura 15.34). Compromete preferencialmente tronco, áreas flexoras e membros proximais. Pode haver comprometimento mucoso. As lesões costumam ser assintomáticas; porém, alguns pacientes apresentam sintomas sistêmicos como febre e adinamia; recorrências agudas são frequentes. Ocasionalmente pode ocorrer infecção secundária nas lesões. A doença pode perdurar por muitos meses. Pode ser desencadeada por infecção, vacinação e alguns medicamentos.

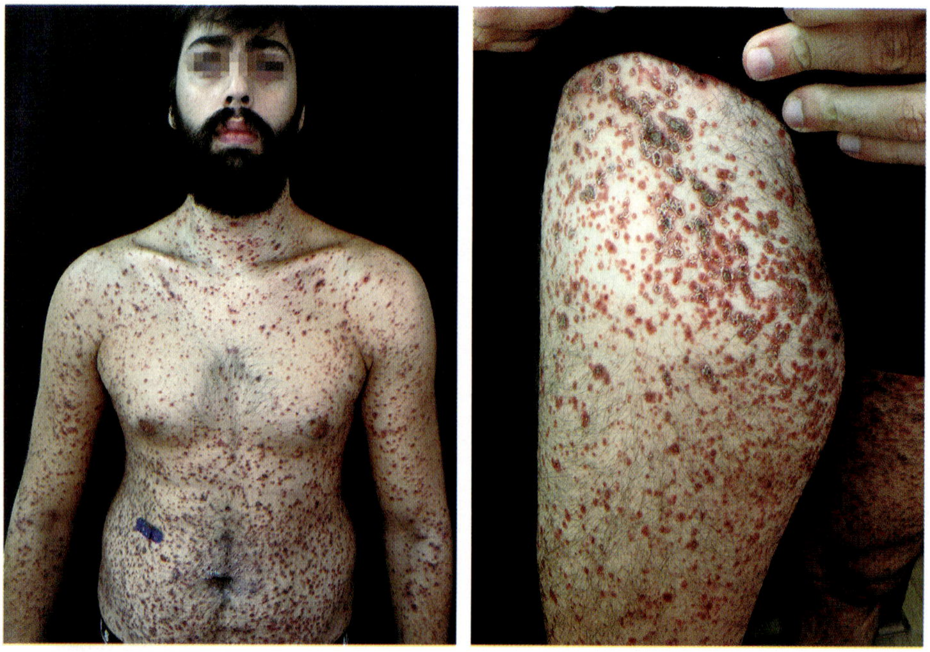

Figura 15.34 PLEVA. Múltiplas lesões francamente necro-hemorrágicas; o paciente apresentava discreta febrícula. (Cortesia da Dra. Luiza Bertolace.)

Foram descritos casos raros evoluindo para micose fungoide, que, na verdade, provavelmente deveriam ser classificados como papulose linfomatoide (Figura 15.35). Neste caso, linfócitos atípicos CD30+ estão presentes. O infiltrado inflamatório na PLEVA é usualmente composto por linfócitos CD8+.

Existe uma variante rara denominada **doença de Mucha-Haberman ulcerativa e febril** que constitui uma apresentação mais agressiva com lesões cutâneas necróticas generalizadas, comprometimento do estado geral (febre, mialgia, sintomas neurológicos) e alterações laboratoriais (leucocitose). Compromete preferencialmente homens na segunda ou terceira década de vida. O curso clínico pode ser fatal em 25% dos casos.

Pitiríase liquenoide crônica

Acomete crianças com prevalência do sexo masculino (2:1). A erupção é de caráter crônico e as lesões não evoluem com necrose. Caracteriza-se por pápulas liquenoides eritematosas e/ou acastanhadas, recobertas por escama central, que caracteristicamente se destacam em 3 a 4 semanas, deixando máculas hipo ou hiperpigmentadas; também as lesões já podem se iniciar como máculas hipopigmentadas. O processo persiste por muitos meses. É discutido se, excepcionalmente, podem ocorrer casos que evoluam para linfoma (Figura 15.36). O diagnóstico é basicamente clínico, realizando-se biopsia cutânea para confirmação. Estudos moleculares ainda não são um auxílio viável, levando-se em conta que mesmo a clonalidade pode ser considerada reativa, e não uma forma verdadeira que ocorre nas doenças linfoproliferativas. Nos casos agudos, a biopsia preferencialmente deve ser colhida da borda de lesões ulceradas, podendo a ulceração ser achada, reafirmando a correlação clínico-patológica.

Diagnóstico e diagnóstico diferencial

É basicamente clínico, entendendo-se que essas doenças podem apresentar achados espectrais. O estudo histopatológico revela paraqueratose, espongiose discreta, exocitose mínima de linfócitos, degeneração vacuolar da camada basal, infiltrado perivascular e liquenoide na derme superficial. Podem ser encontradas hemácias extravasadas na derme papilar. As diferenças histopatológicas entre a forma aguda e a crônica são, em princípio, pela intensidade.

Evolução e tratamento

A evolução costuma ser crônica. Cerca de 80% das crianças continuam a ter a doença por mais de 30 meses, enquanto cerca de 80% dos adultos já terão entrado em remissão nesse mesmo período. Apresentação aguda tem menor duração que a crônica.

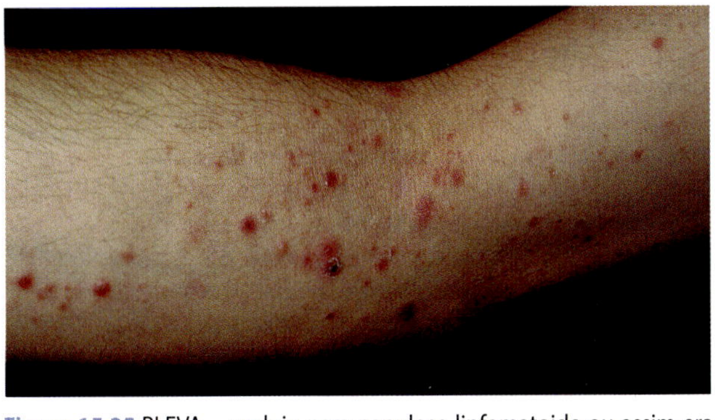

Figura 15.35 PLEVA – evoluiu para papulose linfomatoide ou assim era desde o início.

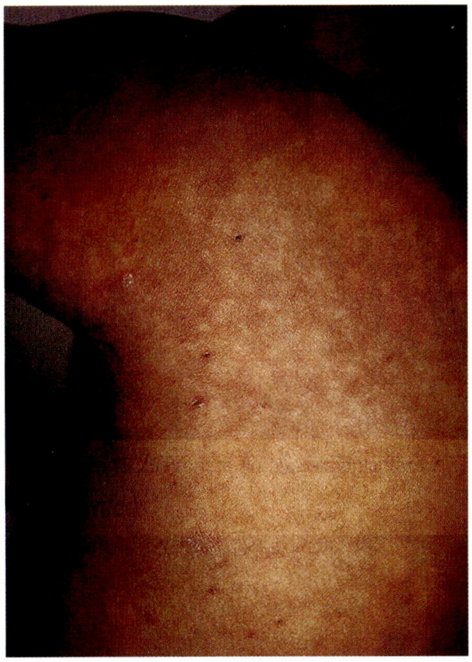

Figura 15.36 Pitiríase liquenoide crônica. Pápulas eritematodescamativas e lesões hipopigmentadas residuais.

O tratamento deve ser feito de acordo com o quadro clínico. Nos quadros mais leves, usar os corticosteroide tópico de alta potência, 2 vezes/dia, ou mesmo os inibidores da calcineurina. Nos casos mais extensos ou intensos, as opções incluem antibióticos orais, sobretudo, por suas propriedades anti-inflamatórias ou imunomoduladoras (eritromicina, azitromicina ou tetraciclina). Fototerapia UVB *narrow-band* é preferível à PUVA-terapia, quando em crianças. Corticoterapia sistêmica está bem indicada nos casos de PLEVA. Considerar ciclosporina, metotrexato ou dapsona nos casos mais graves e não responsivos às medidas anteriores.

Quadro 15.5 Diagnóstico diferencial da pitiríase liquenoide.

Pitiríase liquenoide aguda
▪ Eritema multiforme ▪ Erupção liquenoide por drogas ▪ Papulose linfomatoide ▪ Reações a insulto por artrópodes ▪ Sífilis ▪ Síndrome de Gianotti-Crosti ▪ Varicela e exantemas virais ▪ Vasculite leucocitoclástica
Pitiríase liquenoide crônica
▪ Erupção liquenoide por drogas ▪ Líquen plano ▪ Micose fungoide hipocrômica ▪ Parapsoríase em pequenas placas ▪ Pitiríase liquenoide aguda ▪ Pitiríase rósea ▪ Pitiríase versicolor ▪ Psoríase *guttata* ▪ Sífilis

Eritrodermia esfoliativa

Conceito

Por definição, é um quadro sindrômico que se caracteriza por erupção universal eritematosa e descamativa, acometendo pelo menos 90% da superfície cutânea. Na maioria dos casos, ocorre por generalização de dermatose prévia. Há certo grau de edema e prurido quase sempre presente, com intensidade variável, perda proteica, taquicardia e alteração dos mecanismos de termorregulação. A eritrodermia pode ser dividida em primária e secundária.

Epidemiologia

É mais frequente no adulto acima de 50 anos, com preferência pelo sexo masculino. Em nosso meio, observamos maior incidência e prevalência na população de menor poder aquisitivo, o que pode ser explicado pelo acesso mais restrito a médicos e indisponibilidade financeira para compra de medicamentos. As causas mais frequentes são psoríase, eczemas e farmacodermias. Em menor número, os linfomas cutâneos também podem se apresentar como eritrodermia, com ou sem células de Sézary no sangue periférico, além de algumas genodermatoses.

Etiopatogenia

Na maioria das vezes, a síndrome instala-se a partir de doenças preexistentes, o que corresponde a mais de 50% dos casos. Estudos diferentes podem trazer frequências diferentes das causas de eritrodermia. Psoríase foi considerada a principal causa isolada em adultos (em torno de 25%), seguida dos eczemas (principalmente atópico, mas também seborreico ou de contato), que, em conjunto, correspondem a 20% dos casos. Essas frequências podem variar com inversão entre os quadros originados por eczemas e aqueles por psoríase. As reações de hipersensibilidade a medicamentos estão implicadas em aproximadamente 15% dos casos, com inúmeros medicamentos relacionados. As substâncias mais frequentemente associadas à eritrodermia em adultos estão listadas no Quadro 15.6. A eritrodermia pode preceder por muitos anos ou até mesmo suceder um linfoma cutâneo de células T (5% dos casos). Além desses, há casos cuja natureza é idiopática, variando entre 25% e 30% dos casos. Outras causas com menor incidência são pitiríase rubra pilar, buloses (pênfigo foliáceo, penfigoide bolhoso), infecções, infestações e malignidade subjacente (paraneoplasia). Em crianças, as genodermatoses, eczemas, erupção medicamentosa, imunodeficiências, psoríase e infecções estão entre as causas a serem consideradas.

Clínica

A eritrodermia esfoliativa caracteriza-se por erupção eritematosa e descamativa universal ou com pelo menos 90% da superfície corporal acometida (Figuras 15.22 e 15.37 a 15.39).

Quadro 15.6 Principais substâncias associadas à eritrodermia em adultos.

Sulfonamida e derivados (hidroclorotiazida e afins, furosemida, sulfassalazina); alopurinol; antibióticos, sobretudo betalactâmicos; anticonvulsivantes aromáticos (carbamazepina, fenobarbital, fenitoína); sais de ouro; zalcitabina; anti-inflamatórios não esteroides (AINEs).

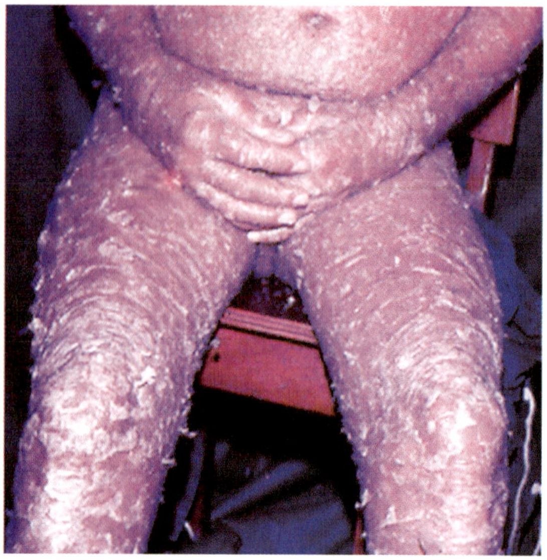

Figura 15.37 Eritrodermia psoriásica; a grande quantidade de escamas sugere o diagnóstico.

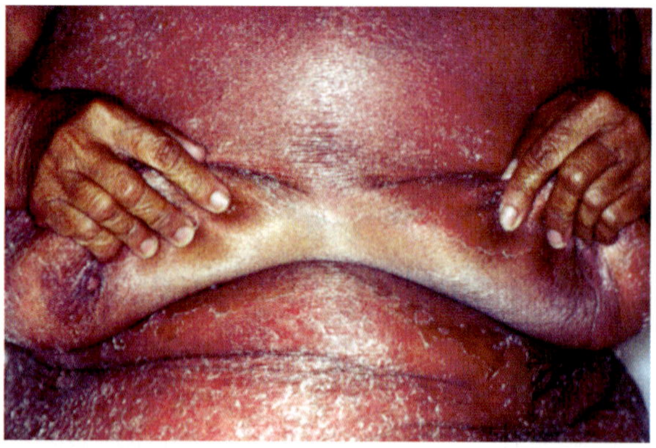

Figura 15.38 Eritrodermia por eczema de contato; algumas áreas de dobras poupadas ou muita exsudação sugerem o diagnóstico.

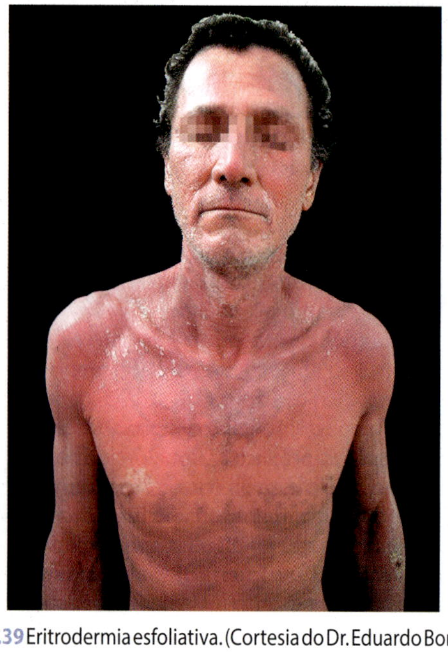

Figura 15.39 Eritrodermia esfoliativa. (Cortesia do Dr. Eduardo Bornhausen-Demarch.)

O eritema antecede a descamação, que pode variar conforme a doença de base. Com a cronicidade do processo, pode ocorrer comprometimento de pelos (alopecia difusa em grau variável), unhas e ectrópio. É característica a ocorrência de ilhas de pele sã, sobretudo no dorso, em pacientes com linfoma T, assim como na pitiríase rubra pilar. Há edema em grau variável e forte prurido, sintoma mais frequente, o que leva a áreas de liquenificação e, eventualmente, escoriação com ocasional infecção. A ceratodermia palmoplantar é outro achado eventualmente presente. Ocorre ainda intensa perda de calor, de proteína (média de 9 $g/m^2/dia$) e de eletrólitos; por isso, há crises de calafrio e instalação, em alguns casos, de falência cardíaca. Podem ocorrer complicações bacterianas (piodermite, pneumonia e septicemia). Examinar as unhas pode ser um caminho para suspeitar de psoríase (não é patognomônico). Ver anteriormente neste capítulo, item *Psoríase* (evolução e prognóstico) e no Capítulo 88.

Histopatologia

Em geral, a patogenia da eritrodermia está relacionada com a patogenia dos distúrbios subjacentes. Em consequência, o quadro histopatológico é variável e, na maioria das vezes, inespecífico. As alterações da epiderme são: paraceratose, acantose, espongiose e exocitose; podem ser encontrados ninhos de Pautrier e pústula de Kogoj, respectivamente, na micose fungoide e na psoríase, raramente. Na derme, o infiltrado pode ser focal ou mesmo difuso; sua composição pode ser de aspecto meramente inflamatório (polimorfonucleares, eosinófilos, linfócitos, monócitos) ou, bem mais raramente, granulomatoso, tipo linfoma, ou mesmo tipo granuloma sarcoídico (sarcoidose). É possível observar células de Reed-Sternberg e células de Reed-Sternberg-símiles.

Diagnóstico

O quadro clínico é diagnóstico *per se*; o elemento mais importante para o diagnóstico é a história clínica. Eventualmente, o exame histopatológico torna possível a identificação da etiologia; contudo, muitas vezes, nem mesmo múltiplos exames histopatológicos possibilitam o diagnóstico; nos casos de suspeita de linfoma cutâneo, o ideal é a realização de três biopsias em locais diferentes, além da pesquisa e contagem das células de Sézary, citometria de fluxo, pesquisa de clonalidade dos linfócitos circulantes e biopsia de gânglio (ver Capítulo 55, item *Linfomas cutâneos de células T*, definição de *linfadenopatia dermatopática*). Laboratorialmente, podemos observar anemia, eosinofilia, linfocitose, velocidade de hemossedimentação aumentada, hipoproteinemia e aumento de IgE sérica.

Tratamento

A reparação dos equilíbrios oncótico e eletrolítico é fundamental. O tratamento deve ser feito em função do quadro clínico (agudo ou crônico) e da etiologia. Corticosteroides sistêmicos (40 a 60 mg de prednisona) podem ser usados em casos selecionados, principalmente naqueles relacionados com medicamentos. Quando usado na psoríase, deve estar acompanhado de outros fármacos, como acitretina e citostáticos, pelo risco de rebote e desenvolvimento de formas pustulosas quando da retirada do corticosteroide. Em caso de infecção secundária, devem ser utilizados antibióticos sistêmicos. Diuréticos podem ser utilizados em caso de edema periférico. Anti-histamínicos sedativos podem auxiliar, visto que o prurido intenso ocorre em até 90% dos casos. Agentes imunossupressores, citostáticos, retinoides sistêmicos e biológicos são indicados de acordo com a doença de base.

Topicamente, o uso de emolientes está indicado, bem como compressas úmidas e, eventualmente, corticosteroides de baixa potência. O uso de medicamentos tópicos deve ser feito com cautela, uma vez que a função de barreira da pele do paciente eritrodérmico está comprometida, com potencial risco de absorção transcutânea. O paciente deve manter seus banhos regulares para diminuir o acúmulo de bactérias na superfície cutânea.

Prognóstico e evolução

É variável, dependendo da natureza; a instalação pode ser súbita ou lenta. Em alguns casos de natureza medicamentosa, o afastamento do fármaco nem sempre ocasiona regressão imediata do quadro; este se automatiza e, raramente, pode perdurar por anos (p. ex., sais de ouro). Nos casos agudos, é fundamental estar mais atento para a existência de comorbidades que possam influir desfavoravelmente na evolução. Nesses casos, o êxito letal não é infrequente.

Pitiríase rósea (pitiríase rósea de Gibert)

Conceito

A pitiríase rósea (PR) foi descrita por Camille Gibert em 1860. É dermatose inflamatória exantemática, autolimitada, relativamente frequente, associada possivelmente, em alguns pacientes, à reativação endógena dos herpes-vírus (HHV) 6 e 7. A sazonalidade, o surgimento de PR em agrupamentos e a não repetição de episódios reforçam a ideia de uma participação viral.

Epidemiologia

É mais comum entre pessoas jovens, do sexo feminino. A doença ocorre com mais frequência em certas épocas do ano, como na primavera ou no outono. Alguns quadros da doença foram descritos associados à infecção pela covid-19, assim como pós-vacinação, independentemente da vacina empregada.

Etiopatogenia

Estudos sugerem a participação dos HHV 6 e 7, bem como outros vírus (H1N1, SARS-CoV-2), apesar de não terem sido encontradas partículas virais nas lesões cutâneas. Assim, pode ser classificada como exantema paraviral.

Clínica

Inicia-se pela lesão, denominada "medalhão" ou "placa mensageira", ou "lesão-mãe", que se caracteriza pelo aspecto eritematoescamoso, ovalado ou arredondado, de crescimento centrífugo, alcançando, em média, 2 a 8 cm de diâmetro. Está localizada, em geral, nos membros ou no tronco. Depois de 1 a 2 semanas, surge uma erupção generalizada de lesões ovalares menores, eritematoescamosas. É típica a localização com predominância no tronco, muitas vezes com distribuição que lembra uma árvore de Natal, seguindo linhas de Langer; a face raramente está comprometida. Apresentações atípicas ocorrem em até 20% dos casos, sendo descritas as formas liquenoide, urticariana, eczematosa, purpúrica, pigmentada, eritrodérmica, vesiculosa, eritema multiforme-símile, pustulosa, gigante, localizada, inversa e unilateral. O prurido é quase sempre discreto, e em geral não há sintomatologia geral; ou é discreta, com cefaleia e febre baixa. A involução ocorre dentro de 1 ou 2 meses; raramente ocorre recidiva (Figuras 15.40 a 15.42).

Gestantes, em especial com formas atípicas de pitiríase rósea que surjam antes de 15 semanas de gestação, devem ser acompanhadas mais de perto, pois há maior incidência de abortamento, prematuros ou mesmo morte fetal.

Diagnóstico e diagnóstico diferencial

Quando ocorre a lesão em medalhão, o diagnóstico é clínico e não apresenta dificuldade. O principal diagnóstico diferencial é feito com sífilis secundária, embora seja excepcional a necessidade do VDRL para diferenciá-las, já que os critérios clínicos e de história pessoal são suficientes. O medalhão pode lembrar *tinea*. Reações alérgicas, psoríase e eczema entram no diagnóstico diferencial.

Medicamentos são capazes de produzir quadro clínico semelhante: metronidazol, captopril, isotretinoína, ouro, omeprazol, entre outros. Nesses casos, a lesão em medalhão pode não estar presente.

Tratamento

A terapêutica pode ser necessária nos casos mais intensos. Utiliza-se creme de corticosteroide de média potência. Nos casos muito extensos e eruptivos, é possível utilizar prednisona, 20 mg/dia VO por poucos dias. O uso de aciclovir em altas doses (800 mg/5 vezes/dia), logo nos primeiros dias, devido à fase replicativa do vírus, é considerado eficaz, admitindo-se a etiologia viral, especialmente no caso de gestantes.

Artrite reativa (síndrome de Reiter)

Izelda Costa ◆ David Rubem Azulay

Conceito

Doença de etiologia desconhecida; no entanto, possivelmente reacional a processos de natureza infecciosa em indivíduos geneticamente predispostos. Infecção intestinal ou geniturinária precede o quadro, às vezes até de forma pouco sintomática. Caracteriza-se pela tríade: uretrite inespecífica, artrite e conjuntivite, porém nem todos terão essa apresentação. *Artrite reativa* (AR) substituiu a denominação em desuso síndrome de Reiter por conta da assinatura de um juramento de lealdade a Hitler em 1932 e sua participação ativa em abomináveis práticas médicas naquele período. Esse tema fica incluído neste capítulo pelas lesões cutaneomucosas que podem ocorrer, algumas de aspecto psoriasiforme.

Epidemiologia

É universal, embora afete de preferência o homem adulto (90% dos casos); excepcionalmente, pode acometer crianças. Sua incidência aumentou com o advento da síndrome da imunodeficiência adquirida devido à infecção pelo vírus HIV (SIDA).

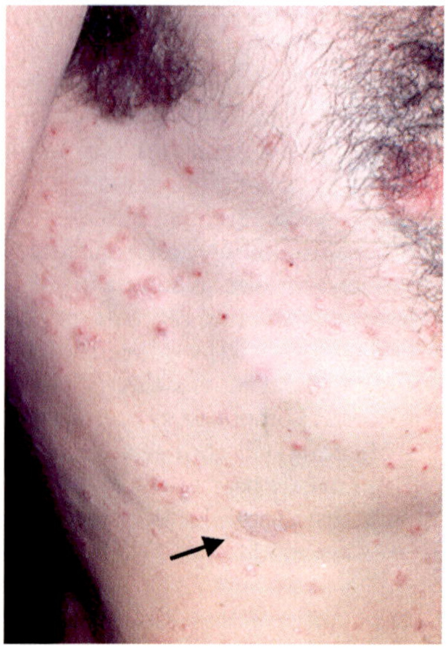

Figura 15.40 Pitiríase rósea – ocorrência do medalhão, acompanhado de lesões menores com as mesmas características.

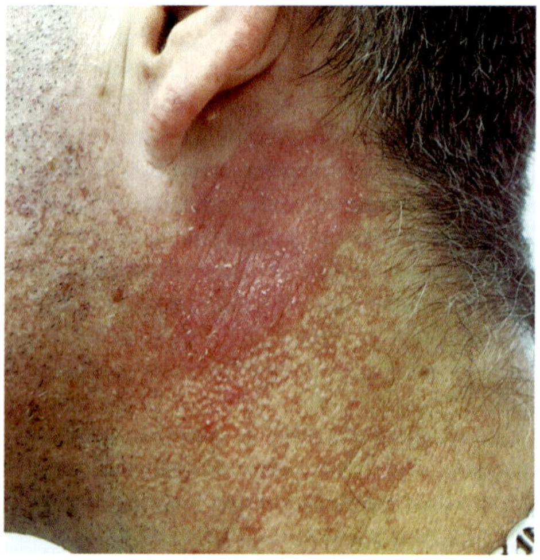

Figura 15.41 Pitiríase rósea. Medalhão inicial. Diagnóstico diferencial difícil nesta fase com dermatofitose ou eczema. (Cortesia do Dr. Edgar Ollague.)

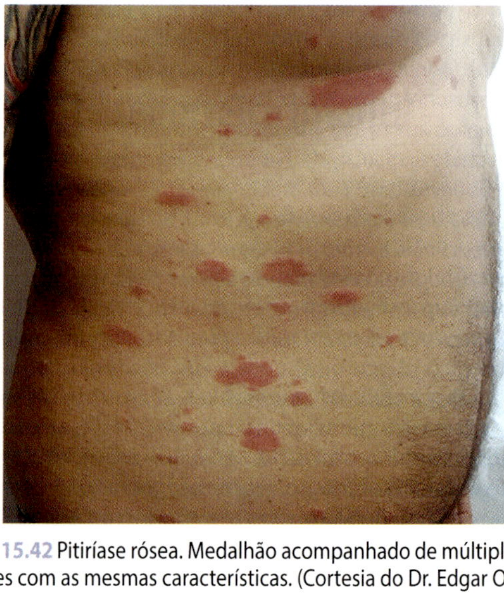

Figura 15.42 Pitiríase rósea. Medalhão acompanhado de múltiplas lesões menores com as mesmas características. (Cortesia do Dr. Edgar Ollague.)

Etiopatogenia

Em geral, ocorre 2 a 3 semanas após quadro infeccioso disentérico ou uretral. *Mycoplasma*, *Chlamydia*, *Salmonella* e *Shigella* são alguns dos agentes infecciosos implicados. Parece existir predisposição individual revelada pela frequência elevada de HLA_B27 (70 a 90%). A AR pode ser considerada um modelo de interação entre o aspecto genético (HLA B27) e o ambiente (infecção).

Clínica

A uretrite, inespecífica, pode ser apenas mucoide ou purulenta, e instala-se após uretrite não gonocócica ou após disenteria por *Chlamydia*, *Shigella* e *Salmonella*, entre outros agentes infecciosos.

A artrite é, em geral, poliarticular e assimétrica, acomete as grandes articulações (predominantemente as de membros inferiores e sacroilíaca) e não é supurativa. Em aproximadamente 25% dos casos, ocorre evolução para sacroileíte ou espondilite anquilosante.

Os achados extra musculoesqueléticos são múltiplos. A conjuntivite é discreta e transitória, embora outras áreas oculares (uveíte, irite) possam estar comprometidas. O acometimento oftálmico se dá em aproximadamente 50% dos casos. Essa tríade pode estar completa em um mesmo momento ou haver alternância. A consulta ao oftalmologista é indispensável.

Devido à elevada frequência de acometimento cutaneomucoso (20 a 31%), alguns autores consideram essa síndrome uma tétrade. Uma manifestação típica, porém não comum, é a impropriamente chamada "ceratodermia blenorrágica", caracterizada por lesões ceratósicas, escamocrostosas amareladas, vesicopustulosas, situadas, em geral, nas superfícies palmoplantares, lembrando a psoríase (Figura 15.43). A denominação inadequada se deve ao fato de que, anteriormente, acreditava-se que as lesões palmoplantares representassem uma suposta complicação de uma infecção gonocócica.

Na glande, ocorre balanite circinada de aspecto psoriasiforme em 36% dos pacientes com lesões cutâneas, lembrando a psoríase (Figura 15.44); lesões vulvares raramente têm sido descritas e não são bem caracterizadas. Recentemente, um caso de artrite reativa atípico foi descrito em uma paciente de 46 anos de idade com extensas lesões ulcerativas vulvares, que se desenvolveram em associação a conjuntivite, dor lombar, estomatite e lesões psoriasiformes.

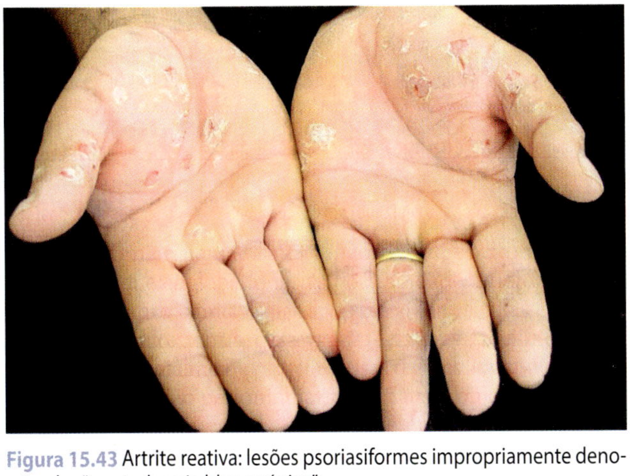

Figura 15.43 Artrite reativa: lesões psoriasiformes impropriamente denominadas "ceratodermia blenorrágica".

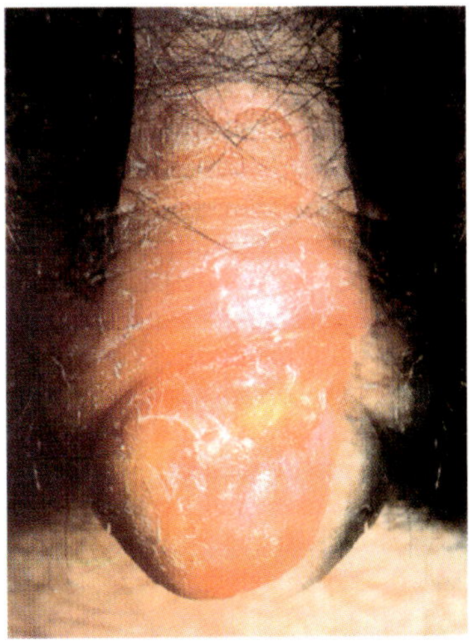

Figura 15.44 Artrite reativa: balanite circinada com lesões psoriasiformes.

Lesões erosivas de mucosa oral, nasal e laríngea também podem estar presentes; e, ocasionalmente, ocorrem lesões psoriasiformes disseminadas. O acometimento das unhas é frequente.

Muitos estudos têm mostrado associação da AR à infecção pelo HIV (SIDA). Tal associação pode ser explicada pela grave imunodepressão consequência da infecção pelo HIV, que predispõe à existência de microrganismos artritogênicos. Ademais, pacientes infectados apresentam um largo espectro de infecções gastrintestinais e geniturinárias (*Shigella* spp., *Chlamydia trachomatis*, *Entamoeba histolytica*, *Giardia lamblia*, *Criptosporidium* spp., *Isospora belli*, *Candida* spp. e citomegalovírus). Algumas dessas infecções têm sido relatadas na patogênese da AR e costumam ser assintomáticas em pacientes acometidos pela SIDA.

Histopatologia

Do ponto de vista histopatológico cutâneo, o achado mais importante é a pústula espongiforme ao lado de hiperceratose e paraceratose; as alterações são semelhantes às encontradas na psoríase, embora mais intensas. Células de Pekin (grandes células mononucleares com grãos PAS-positivos) no líquido sinovial têm certo valor diagnóstico.

Diagnóstico e diagnóstico diferencial

Faz-se pela clínica e histopatologia, além de exames laboratoriais complementares e pesquisa dos agentes microbianos que possam provocar a síndrome. Laboratorialmente, pode haver leucocitose, por vezes elevada. A proteína C reativa é o indicador mais sensível de atividade da doença. Os exame de urina e de fezes podem ser necessários. É uma artrite soronegativa; contudo, ainda assim, devemos solicitar as provas de atividade reumática, bem como sorologia anti-HIV. O diagnóstico diferencial é feito, por exclusão, com psoríase, uretrites diversas, conjuntivites, síndrome de Behçet, e oligoartrite, monoartrite ou entesite de outras etiologias. É mandatório o encaminhamento para o reumatologista quando suspeitarmos de AR.

Tratamento

Só haverá o tratamento da infecção geniturinária ou intestinal naqueles casos em que estiverem ativas. O tratamento da artrite e sintomático, pois ela pode ser autolimitada. Na fase aguda, é recomendado repouso, e anti-inflamatório não hormonal está indicado. Para evitar sequelas, manter a mobilidade e evitar anquiloses, fisioterapias passiva e ativa estão indicadas. Nos casos mais graves, está indicada a prednisona, 30 a 40 mg/dia. Imunomoduladores, imunossupressores, tais como metotrexato, ciclosporina, sulfassalazina ou azatioprina, têm indicação nos casos mais difíceis incluindo biológicos. Certamente o atendimento é multidisciplinar, requerendo a presença do reumatologista.

Evolução e prognóstico

Pode instalar-se de maneira aguda ou insidiosa, tendo fases de acalmia e exacerbação, podendo persistir até mesmo por décadas, deixando sérias sequelas articulares e oculares. Aproximadamente 60% dos pacientes vão evoluir para remissão em 6 meses. Em aproximadamente 25% dos casos, complica-se com espondilite anquilosante.

Bibliografia

Psoríase

Benett RM. Psoriatic Arthritis. In: McCarthy DN, Koopman WJ. *Arthritis and allied conditions*. Philadelphia: Lea & Febiger; 1993.

Braun-Faulco O, Burg G, Farber EM. Psoriasis. A questionnaire study of 536 patients. *Munch Med Wochenschr*. 1972 Jun 9;114(23):1105-10.

Camp RDR. Psoriasis. *In:* Champion RH, Burton JC & Bibling FJG (eds.). *Fitzpatrick's textbook of dermatology*. 5th ed. Oxford: Blackwell Scientific Publications; 1992.

Carneiro SCS. *Alterações osteoarticulares na psoríase*. Tese de Mestrado. Faculdade de Medicina da Universidade Federal do Rio de Janeiro, Rio de Janeiro, 1983.

Carneiro SCS, Oliveira MLW, Vianna U *et al*. Psoriasis: a study of osteoarticular involvement in 104 patients. *F Méd (Br)*. 1994 Set;109(3):121-5.

Chandra R, Roesyanto-Mahadi ID, Yosi A. Pilot study: immunohistochemistry expressions of vitamin D receptors associated with severity of disease in psoriasis patients. *Int J Dermatol*. 2020 Jun;59(9):1092-97.

Chimenti MS, Saraceno R, Chricozzi A *et al*. Profile of certolizumab and its potential in the treatment of psoriatic arthritis. *Drug Des Devel Ther*. 2013 Apr 15;7:339-48.

Dand N, Mahil SK, Capon F *et al*. Psoriasis and genetics. *Acta Derm Venereol*. 2020 Jan 30;100(3):adv00030.

Dogan B, Karabudak O, Harmanyeri Y. Antistreptococcal treatment of guttate psoriasis: a controlled study. *Int J Dermatol*. 2008 Sep;47(9):950-2.

Faillace C, Duarte GV, Cunha RS, de Carvalho JF. Severe infliximab-induced psoriasis treated with adalimumab switching. *Int J Dermatol*. 2013 Feb;52(2):234-8.

Farber EM, Jacobs PH. The clinical consequences of trauma to psoriasis skin. *Cutis*. 1974;13:353-8.

Fénix-Caballero S, Alegre-Del Rey EJ, Castaño-Lara R *et al*. Direct and indirect comparison of the efficacy and safety of adalimumab, etanercept, infliximab and golimumab in psoriatic arthritis. *J Clin Pharm Ther*. 2013 Aug;38(4):286-93.

Fredriksson T, Pettersson U. Severe psoriasis-oral therapy with a new retinoid. *Dermatologica*. 1978;157(4):238-44.

Gambichler T, Reuther J, Richards C, Doerler M. Dupilumab-induced psoriatic erythroderma with characteristic cytokine and antimicrobial peptide expression pattern in a patient with long standing atopic dermatitis. *Int J Dermatol*. 2020;59(9):1160-2.

Gladman DD. Psoriatic arthritis: recent advances in pathogenesis and treatment. *Reum Dis Clin North Am*. 1992 Feb;18(1):247-56.

Golden JB, McCormick TS, Ward NL. IL-17 in psoriasis: implications for therapy and cardiovascular co-morbidities. *Cytokine*. 2013 May;62(2):195-201.

Gonçalves H, Romit R, Carvalho AVE *et al*. *Consenso Brasileiro de Psoríase – 2024*. 4. ed. Rio de Janeiro: Sociedade Brasileira de Dermatologia, 2024.

Gribetz C, Ling M, Lebwohl M *et al*. Pimecrolimus cream 1% in the treatment of intertriginous psoriasis: a double-blind, randomized study. *J Am Acad Dermatol*. 2004 Nov;51(5):731-8.

Griffiths CE. The immunological basis of psoriasis. *J Eur Acad Dermatol Venereol*. 2003 Jul;17 Suppl 2:1-5.

Hassan AS, Simon D, Simon HU *et al*. Efalizumab-associated papular psoriasis. *Arch Dermatol*. 2007 Jul;143(7):900-6.

Heymann WR. Tumor necrosis factor inhibitor-induced psoriasis? *J Am Acad Dermatol*. 2007 Feb;56(2):327-9.

Iborra M, Beltrán B, Bastida G *et al*. Infliximab and adalimumab-induced psoriasis in Crohn's disease: a paradoxical side effect. *J Crohns Colitis*. 2011 Apr;5(2):157-61.

Jacobi TC, Higher A. A clinical dilemma while treating hypercholesterolaemia in psoriasis. *Br J Dermatol*. 2003 Dec;149(6):1305-6.

Jones-Caballero M, Unaeze J, Peñas PF. Use of biological agents in patients with moderate to severe psoriasis: a cohort-based perspective. *Arch Dermatol*. 2006;143:846-50.

Kalayciyan A, Aydemir EH, Kotogyan A. Experimental Köebner phenomenon in patients with psoriasis. *Dermatology*. 2007;215(2):114-7.

Kridin K, De Luca DA, Mruwat N. The risk of diferente subtypes of psoriasis following an episode of guttate psoriais. *J Am Acad Dermatol*. 2025;92(2):315-6.

Lebwohl M, Freeman AK, Chapman MS *et al*; Tacrolimus Ointment Study Group. Tacrolimus ointment is effective for facial and intertriginous psoriasis. *J Am Acad Dermatol*. 2004 Nov;51(5):723-30.

Maehara LSN, Mariano MM, Góis AFT *et al*. Síndrome do desconforto respiratório agudo como complicação de psoríase pustulosa generalizada. *An Bras Dermatol*. 2011 May-Jun;86(3):579-81.

Mallbris L. Psoriasis: studies of phenotype at onset and of associated cardiovascular morbidity. *Eur J Epidemiol*. 2004;19:225-30.

Mahil SK, Capon F, Barker JN. Genetics of psoriasis. *Dermatol Clin*. 2015;33:1-11.

Mastorino L, Dapavo P, Macagno N *et al*. Clinical characteristics and response to biological therapies for inverse psoriasis: a real-life comparison between the therapeutic effects of anti-IL-23 and anti-IL-17 agents. *Int J Dermatol*. 2024 Dec;63(12):1735-9.

Naldi L, Chatenoud L, Linder D *et al*. Cigarette smoking, body mass index, and stressful life events as risk factors for psoriasis: results from an Italian case-control study. *J Invest Dermatol*. 2005 Jul;125(1):61-7.

Nickoloff BJ, Karabin GD, Barker JNWN *et al*. Cellular localization of interleukin-8 and its inducer, tumor necrosis factor-alpha in psoriasis. *Am J Pathol*. 1991 Jan;138(1):129-40.

Novotny F. Statistical investigation of some factors by etiopathogenesis, therapy and prevention of psoriasis. Paper presented to Czechoslovak Medical Congress, Prague, Czechoslovakia. Nov 1962.

Palma S, Romiti R, Carvalho AVE. Duarte GV, revisão Miot HA. *Consenso Brasileiro de Psoríase 2020: algoritmo de tratamento da Sociedade Brasileira de Dermatologia*; 2020.

Picciani BL, Michalski-Santos B, Carneiro S *et al*. Oral candidiasis in patients with psoriasis: correlation of oral examination and cytopathological evaluation with psoriasis disease severity and treatment. *J Am Acad Dermatol*. 2013 Jun;68(6):986-91.

Picciani BL, Santos VC, Teixeira-Souza T *et al*. Investigation of the clinical features of geografic tongue: unveiling its relationship with oral psoriasis. *Int J Dermatol*. 2017 Apr;56(4):421-7.

Picciani BL, Silva-Junior GO, Michalski-Santos B *et al*. Prevalence of oral manifestations in 203 patients with psoriasis. *J Eur Acad Dermatol Venereol*. 2011 Dec;25(12):1481-3.

Puig L, de la Cueva P, Linares M *et al*. Expert report on psoriasis: Spanish dermatologists opinions on the use of biologic agents to manage moderate to severe psoriasis in adults. *Acta Dermosifiliogr*. 2013 Jun;104(5):400-8.

Puig L, de la Cueva P, Linares M *et al*. IL-17 in psoriasis: implications for therapy and cardiovascular co-morbidities. *Cytokine*. 2013 May;62(2):195-201.

Punwani N, Scherle P, Flores R *et al*, Williams W, Gottlieb A. Preliminary clinical activity of topical JAK1/2 inhibitor in the treatment of psoriasis. *J Am Acad Dermatol*. 2012 Oct;67(4):658-64.

Raut AS, Prabhu RH, Patravale VB. Psoriasis clinical implications and treatment: a review. *Crit Rev Ther Drug Carrier Syst*. 2013;30(3):183-216.

Richard MA, Aubin F, Beneton N *et al*. Moderate Psoriasis in Clinical Practice: French Expert Consensus Using a Modified Delphi Method. *Adv Ther*. 2022 Nov;39(11):5203-15.

Romiti R Amone M, Menter A, Miot HA. Prevalence of psoriasis in Brazil – a geographical survey. *Int J Dermatol*. 2017 Aug; 56(8):e167-8.

Sachdeva M, Mufti A, Maliyar K *et al*. Hydroxycloroquine effects on psoriasis: A systematic review and a cautionary note for covid-19 treatment. *J Am Acad Dermatol*. 2020 Aug;83(4):579-86.

Sbidian E, Chaimani A, Garcia-Doval I *et al*. Systemic pharmacological treatments for chronic plaque psoriasis: a network meta-analysis. *Cochrane Database Syst Rev*. 2017 Dec 22;12(12):CD011535.

Strober B, Gold LS, Bissonnette R *et al*. One-year safety and efficacy of tapinarof cream for the treatment of plaque psoriasis: results from PSOARING 3 trial. *J Am Acad Dermatol*. 2022 Out;87(4):800-6.

Strober B, Ryan C, van de Kerkhof P *et al*. International Psoriasis Council Board Members and Councilors. Recategorization of psoriasis severity: Delphi consensus from the International Psoriasis Council. *J Am Acad Dermatol*. 2020 Jan;82(1):117-122.

Taradfar N, Sachdeva M, Savinova I *et al*. Onset of psoriasis with imune checkpoint inhibitor therapy: a systematic review. *J Am Acad Dermatol*. 2024;90(2):392-5.

Taylor W, Gladman D, Helliwell P *et al.* CASPAR Study Group. Classification criteria for psoriatic arthritis: development of new criteria from a large international study. *Arthritis Rheum.* 2006 Aug;54(8):2665-73.

Wan Z, Huang J, Ou X *et al.* Psoriasis de novo or exacerbation by PD-1 checkpoint inhibitors. An Bras Dermatol. 2024;99(3):425-32

Parapsoríases

Ackerman AB. If small plaque (digitate) parapsoriasis is a cutaneous T-cell lymphoma, even an abortive one, it must be mycosis fungoides! *Arch Dermatol.* 1996 May;132(5):562-6.

Alkon N, Chennareddy S, Cohenour ER *et al.* Single-cell sequencing delineates T-cell clonality and pathogenesis of the parapsoriasis disease group. *J Allergy Clin Immunol.* 2025 Feb;155(2):461-78.

Chairatchaneeboon M, Thanomkitti K, Kim EJ. Parapsoriasis-A Diagnosis with an Identity Crisis: A Narrative Review. *Dermatol Ther (Heidelb).* 2022 May;12(5):1091-1102.

Haeffner AC, Smoller BR, Zepter K, Wood GS. Differentiation and clonality of lesional lymphocytes in small plaque parapsoriasis. *Arch Dermatol.* 1995 Mar;131(3):321-4.

Hofer A, Cerroni L, Kerl H, Wolf P. Narrowband (311-nm) UV-B therapy for small plaque parapsoriasis and early-stage mycosis fungoides. *Arch Dermatol.* 1999 Nov;135(11):1377-80.

Lambert WC, Everett MA. The nosology of parapsoriasis. *J Am Acad Dermatol.* 1981 Oct;5(4):373-95.

Lessin SR, Rosss EA, Wu H. Treatment of parapsoriasis with bexarotene 1% gel. *Int J Dermatol.* 2008 Dec;47(12):1325-7.

Simon M, Flaig MJ, Kind P *et al.* Large plaque parapsoriasis: clinical and genotypic considerations. *J Cutan Pathol.* 2000 Feb;27(2):57-60.

Pitiríases liquenoides

Durusu IN, Gurel G, Tokyol C. Un caso de pitiriasis liquenoide crónica en una paciente infectada por covid-19. *Actas Dermosifiliogr.* 2022 Dec;113:S18-S19.

Geller L, Antonov NK, Lauren CT *et al.* Pityriasis lichenoides in childhood: review of clinical presentation and treatment options. *Ped Dermatol.* 2015 May;32(50):579-92.

Jiménez OM, Bonalumi Filho A. Pitiríase liquenoide. *In:* Azulay-Abulafia L, Bonalumi Filho A, Azulay DR, Leal F. *Atlas de dermatologia da semiologia ao diagnóstico.* 1. ed. Rio de Janeiro: Elsevier, 2006.

Khachemoune A, Blyumin ML. Pityriasis lichenoides: pathophysiology, classification, and treatment. *Am J Clin Dermatol.* 2007;8(1):29-36.

Raghavan SS, Wang JY, Gru AA *et al.* Next-generation sequencing confirms T-cell clonality in a subset of pediatric pityriasis lichenoides. *J Cutan Pathol.* 2022 Mar;49(3):252-60.

Eritrodermia esfoliativa

Fernandes NC, Pereira FSM, Maceira JP *et al.* Eritrodermia: estudo clínico-laboratorial e histopatológico de 170 casos. *An Bras Dermatol.* 2008 Nov-Dez;83(6):526-32.

Hasan T, Jansen CT. Erythroderma: A follow-up of fifty cases. *J Am Acad Dermatol.* 1983 Jun;8(6):836-40.

Plachouri KM, Georgiu S. Paraneoplastic erythroderm; an insight on the existing data. *Int J Dermatol.* 2020 Dec;59(12):1429-36.

Rym BM, Mourad M, Bechir Z *et al.* Erythroderma in adults: a report of 80 cases. *Int J Dermatol.* 2005 Sep;44(9):731-5.

Tso S, Satchwell F, Moiz H *et al.* Erythroderma (exfoliative dermatitis). Part 1: underlying causes, clinical presentation and pathogenesis. *Clin Exp Dermatol.* 2021 Aug;46(6):1001-10.

Wong KS, Wong SN, Tham SN, Giam YC. Generalised exfoliative dermatitis: a clinical study of 108 patients. *Ann Acad Med Singapore.* 1988 Oct; 17(4):520-3.

Yamamoto T. Erythroderma in the elderly. *J Dermatol.* 2025 Feb;52(2):221-7.

Pitiríase rósea (pitiríase rósea de Gibert)

Carbia SG, Chain M, Dei-Cas J *et al.* Pitiríase rósea purpúrica: relato de caso e revisão da literatura. *An Bras Dermatol.* 2003 Mar-Abr;78(2):221-5.

Contreras-Ruiz J, Peternel S, Jiménez Gutiérrez C *et al.* Interventions for pityriasis rosea. *Cochrane Database Syst Rev.* 2019 Oct 30;(10):CD005068.

Daneshgaran G, Dubin DP, Gould DJ. Cutaneous manifestations of covid-19: an evidence-based review. *Am J Clin Dermatol.* 2020 Oct;21(5):627-39.

De Araujo T, Berman B, Weinstein A. Human herpesvirus 6 and 7. *Dermatol Clin.* 2002 Apr;20(2):301-6.

Drago F, Broccolo, Javor S *et al.* Evidence of human herpesvirus-6 and -7 reactivation in miscarrying women with pityriasis rosea. *J Am Acad Dermatol.* 2014 Jul;71(1):108-15.

Drago F, Vecchio F, Rebora A. Use of high-dosis acyclovir in pityriasis rosea. *J Am Acad Dermatol.* 2006 Jan;54(1):82-5.

Leung AKC, Lam JM, Leong KF *et al.* Pityriasis rosea: an updated review. *Curr Pediatr Rev.* 2021;17(3):201-11.

Artrite reativa (síndrome de Reiter)

Buchanan WW, Kean WF, Rainsford KD *et al.* Reactive arthritis: the convoluted history of Reiter's disease. *Inflammopharmacology.* 2024 Feb;32(1):93-9.

Calin A. Keratodermia blennorrhagica and mucocutaneous manifestations of Reiter's syndrome. *Ann Rheum Dis.* 1979;38 Suppl 1 (Suppl 1):suppl 68-72.

Dworkin MS, Shoemaker PC, Goldoft MJ, Kobayashi JM. Reactive arthritis and Reiter's syndrome following an outbreak of gastroenteritis caused by *Salmonella enteritidis*. *Clin Infect Dis.* 2001 Oct 1;33(7):1010-4.

Keynan Y, Rimar D. Reactive arthritis-the appropriate name. *Isr Med Assoc J.* 2008 Apr;10(4):256-8.

Lotery HE, Galask RP, Stone M, Sontheimer D. Ulcerative vulvitis in atypical Reiter's syndrome. *J Am Acad Dermatol.* 2003 Apr;48(4):613-6.

Lu DW, Katz KA. Declining use of the eponym "Reiter syndrome" in the medical literature, 1998-2003. *J Am Acad Dermatol.* 2005 Oct;53(4):720-3.

Malta JB, Milanelo D, Caravalheiro FA, Silva MV. Reiter syndrome associated with the acquired immunodeficiency syndrome: a case report. *Braz J Infect Dis.* 2002 Feb;6(1):40-4.

Sousa AES, Sousa YA, Costa MMR *et al.* Síndrome de Reiter: relato de caso. *An Bras Dermatol.* 2003 Mai-Jun;78(3):323-30.

16

Dermatoses Basicamente Papulosas

Rubem David Azulay ◆ Vitoria Azulay ◆ Mônica Manela Azulay ◆ David Rubem Azulay

Líquen plano

Conceito

Doença inflamatória de etiologia desconhecida que compromete a pele, os anexos e as mucosas, sendo caracterizada por lesões papulosas muito típicas. A palavra *líquen* advém do grego e significa "pápula".

Epidemiologia

A prevalência é desconhecida, mas se acredita que acometa 0,5 a 1% da população. É universal, com distribuição igual nos dois sexos e maior frequência após a terceira década de vida. Raramente atinge crianças ou idosos.

Etiopatogenia

É de etiologia desconhecida; entretanto, estudos recentes sugerem que mecanismos imunológicos mediados por células sejam fundamentais para iniciação e perpetuação do quadro clínico. A predominância de linfócitos T CD4 e CD8 na derme superficial e próximo à membrana basal lesionada e CD8 na epiderme, aumento local da expressão de citocinas (TNF-α, MMP-9, IL-2, IL-4, IL-10) e moléculas de adesão alteradas (ICAM-1, VCAM-1, ELAM-1) corroboram esse fato. Além disso, alguns autores têm demonstrado, de forma inconsistente, a associação de líquen plano (LP) com genes HLA. Outro fato interessante é a associação com fatores emocionais que, contudo, não parecem estar envolvidos diretamente com a patogenia da doença. Não há produção de imunoglobulinas circulantes contra antígenos epiteliais.

Quadros de LP têm sido produzidos por fármacos e reveladores fotográficos e serão descritos posteriormente. Um fator que não pode ser menosprezado é a radiação solar (reações liquenoides), que origina a instalação de líquen, sobretudo em crianças (LP actínico), como já observado, ou ainda precipitando o aparecimento de novas lesões em caso de portador da doença. Também se recorre à fotossensibilização para explicar casos de erupção tipo LP pela demeclociclina. É atualmente bem aceita a associação com hepatopatias, sobretudo com hepatite C; na literatura, há alguns casos bem documentados de LP pós-vacinação para hepatite B.

Histopatologia

O quadro histológico é típico e revela hiperceratose, hipergranulose focal e acantose irregular. Os cones interpapilares apresentam morfologia descrita como "em dentes de serra", e há vacuolização da camada basal e um denso infiltrado mononuclear em faixa (liquenoide) na derme. Quando a vacuolização é muito intensa, forma-se uma fenda na junção dermoepidérmica, conhecida como "*espaço de Max-Joseph*". Em 37% dos casos, é possível encontrar *corpúsculos de Civatte* (corpos coloides ou citoides), que representam queratinócitos degenerados e têm aspecto homogêneo e eosinofílico, localizados mais frequentemente na derme papilar. Na imunofluorescência direta, IgM é encontrada, com frequência, em depósitos granulares na membrana basal; no entanto, também pode haver IgG, IgA, C_3 e fibrina nos corpos coloides (Figura 16.1; ver também Figura 6.5 H no Capítulo 6).

Clínica

A lesão fundamental é constituída por pápulas com características próprias: poligonais e facetadas, brilhantes, tendo na superfície pontos ou estrias esbranquiçadas (*estrias de Wickham*, mais evidentes quando úmidas) e, às vezes, discreta descamação. Medem em torno de 1 a 8 mm de diâmetro e são, inicialmente, eritematosas, tornando-se violáceas. São isoladas, em geral simétricas e bilaterais, poucas ou numerosas, como nos casos

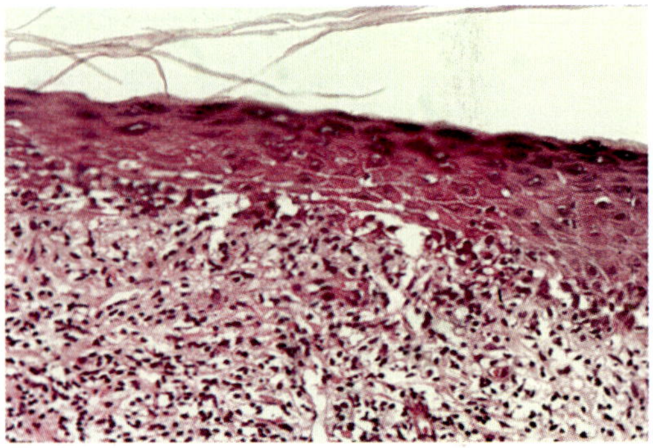

Figura 16.1 Líquen plano. Observe a típica patologia: hiperceratose, hipergranulosa, acantose "em dentes de serra", vacuolização da camada basal e denso infiltrado inflamatório liquenoide.

agudos (LP eruptivo). Localizam-se, de preferência, nos punhos, antebraços, parte distal dos membros inferiores, genitália, mucosas, couro cabeludo e unhas. Podem-se observar lesões bolhosas em pele sã e em lesões preexistentes. Convém destacar certas peculiaridades morfológicas relacionadas com a localização das lesões:

- na glande: predominam lesões anulares
- no couro cabeludo: a localização é folicular e leva à atrofia com deglabração definitiva (*pseudopelada de Brocq*)
- na face anterior do terço médio das pernas: as lesões costumam ser hipertróficas e verrucosas
- nas mucosas: são esbranquiçadas e de aspecto arboriforme, às vezes com erosões
- nas unhas: ocorrem estrias longitudinais e, até mesmo, destruição total e definitiva das unhas (anoniquia).

A *síndrome das 20 unhas* parece ser decorrente, dentre outras causas, do LP (ver Capítulo 61).

Em geral, a erupção é pruriginosa; em alguns doentes, o prurido é muito intenso, enquanto em outros (raros), não há queixa de prurido (Figuras 16.2 e 16.3).

O LP pode se instalar com intensidade e velocidade distintas. Quando eruptivo (agudo), as lesões papulosas disseminam-se rapidamente pelo tronco e pelos membros com muito prurido; quando crônico, aparece de maneira insidiosa, com uma ou poucas lesões, podendo, entretanto, vir a apresentar inúmeras lesões, após meses de sua instalação, com prurido mais moderado ou ausente. É comum o fenômeno de Köbner, ou seja, a reprodução da lesão, em geral linear, pelo traumatismo do ato de coçar ou de outra natureza. Manchas hipercrômicas residuais podem persistir por anos e constituir, por vezes, devido à sua morfologia poligonal, elemento importante para um diagnóstico retrospectivo.

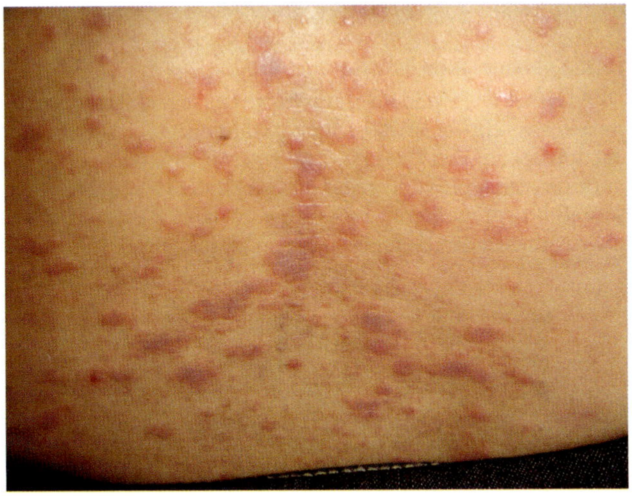

Figura 16.2 Lesões típicas de líquen plano: pápulas poligonais e com coloração violácea. (Cortesia do Dr. Maluf Gabbay Belicha.)

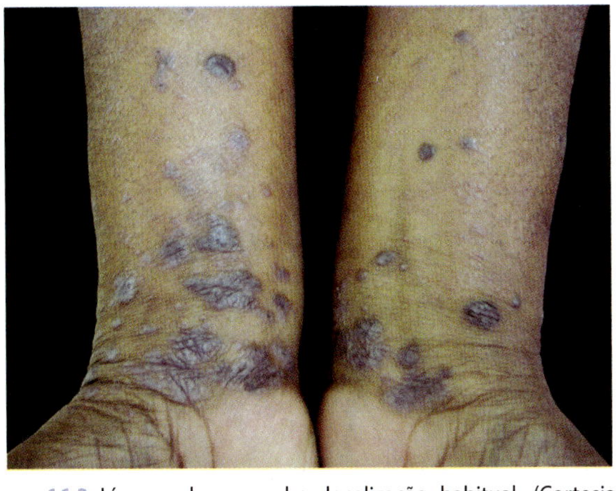

Figura 16.3 Líquen plano: punho, localização habitual. (Cortesia da Dra. Ariane Abrego Broce.)

Formas clínicas

É possível distinguir as seguintes formas clínicas: vulgar, hipertrófica, pigmentosa, atrófica, linear, actínica, mucosa, bolhosa, anular e palmoplantar.

Forma vulgar

Aguda ou crônica, com as características das lesões já descritas.

Forma hipertrófica

Com lesões verrucosas localizadas nas pernas, na face anterior e em torno dos maléolos. É, em geral, muito pruriginosa (Figura 16.4).

Forma pigmentosa

Ocorre caracteristicamente em mulheres com fotótipos elevados a partir da terceira ou quarta década de vida. As lesões são máculas hiperpigmentadas de tonalidade marrom-escura, podendo ser difusas ou reticuladas. Em geral, são simétricas, com predomínio nas regiões fotoexpostas e nas dobras flexurais, sendo a face e a região cervical os locais mais acometidos. É raro o acometimento mucoso e palmoplantar. Muitas vezes acompanha a alopecia fibrosante frontal (ver Capítulo 62, item *Líquen plano pilar*). O diagnóstico diferencial com farmacodermia ou dermatose cinzenta pode ser difícil.

Forma atrófica

Pode ocorrer como resolução de lesões típicas anteriores. Caracteriza-se por pápulas ou placas com centro atrófico.

Forma linear

Pode ser considerada uma *blaschkite*, pois segue as linhas de Blaschko – ver Capítulo 67, item *Linhas de Blaschko* (*1901*). É unilateral. Líquen plano secundário ao fenômeno de Köbner, embora possa ter arranjo linear, não configura essa forma. No diagnóstico diferencial, deve-se considerar líquen estriado e nevo verrucoso.

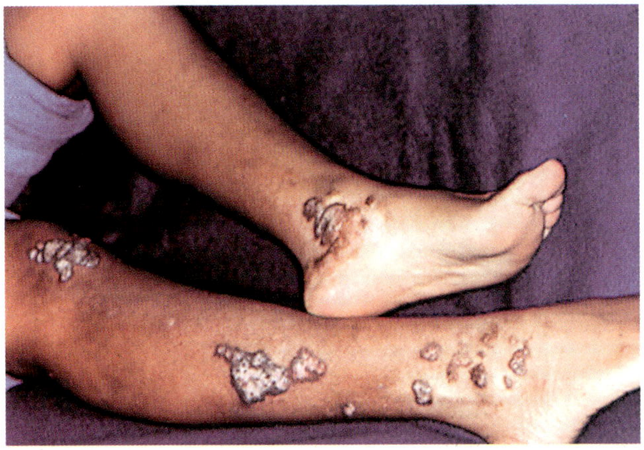

Figura 16.4 Líquen plano hipertrófico. (Arquivo IDPRDA-SCMRJ.)

Forma actínica

Quando as lesões se situam em áreas fotoexpostas, até mesmo com morfologia em "asa de borboleta" na face (lembra o lúpus eritematoso), com maior incidência em crianças e mulheres; não ocorre acometimento de mucosas nem de unhas. Pode ter morfologia anular.

Forma mucosa

Com lesões exclusivas de mucosa, na maioria das vezes oral, ocorre em cerca de 15 a 25%. Nos casos que acompanham o LP cutâneo, o acometimento mucoso se dá em até 70% das vezes. São descritas seis formas com características clínicas e evolutivas diferentes: reticular (mais frequente), papulosa, em placa ou hipertrófica, bolhosa, erosiva e atrófica; pode ser sintomática. Deve-se salientar, ainda, o comprometimento eventual de outras mucosas: genitália, faringe, laringe, esôfago, estômago, cólon e bexiga. É a principal causa de gengivite descamativa (ver Capítulo 58, item *Gengivite descamativa*). Dado importante é o desenvolvimento de carcinoma espinocelular em lesões de líquen de mucosa oral (0,5 a 6%), especialmente nas formas erosiva e atrófica. Amálgama não parece ser um fator predisponente; no entanto, corrente galvânica decorrente de metais diferentes nas obturações pode ser, sim, considerada um fator predisponente. A associação à infecção pelo HCV parece bem estabelecida (Figuras 16.5 a 16.7). O envolvimento vulvovaginal pode se dar de diversas maneiras. A raríssima forma erosivodescamativa vulvovaginal gengival tem como epônimo ***síndrome Hewitt-Pelisse***, é extremamente dolorosa e pode levar à estenose e mesmo, a longo prazo, à malignização.

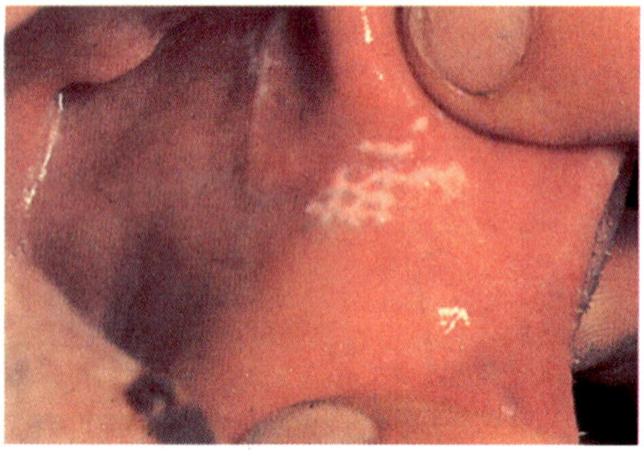

Figura 16.5 Líquen plano de mucosa padrão reticular.

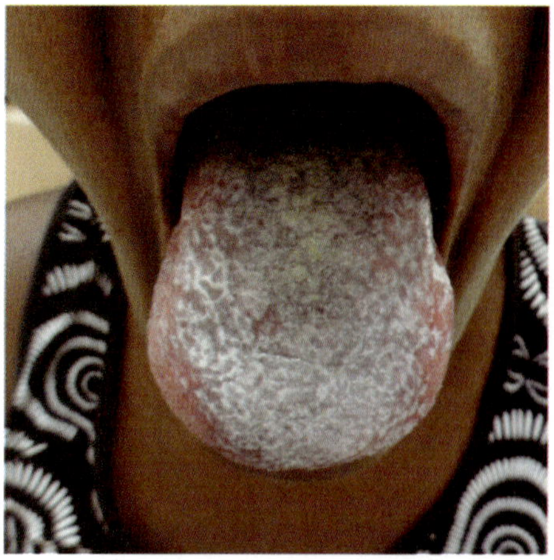

Figura 16.6 Líquen plano de mucosa padrão reticular. (Cortesia da Dra. Natalia Uribe.)

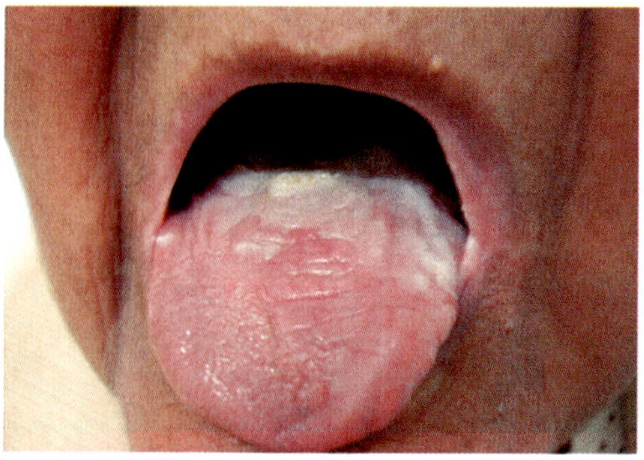

Figura 16.7 Líquen plano erosivo e em placa.

Forma bolhosa

Quando há predominância de lesões bolhosas sobre lesões típicas de LP. A variante LP-penfigoide caracteriza-se por lesões bolhosas, surgidas em pele sã, em indivíduos com LP cujas lesões bolhosas apresentam características histopatológicas e imunopatológicas típicas de penfigoide bolhoso (ver Capítulo 21).

Forma anular

Quando há ocorrência de uma ou poucas lesões de morfologia exclusivamente anular. É típica a localização na glande (Figura 16.8).

Forma palmoplantar/erosiva

As lesões de LP podem ser exclusivas na região ou ser concomitantes a outras localizações. Embora infrequente, é mais comum em adultos do sexo masculino; no entanto, raramente ocorrem lesões erosadas ou exulceradas incapacitantes na região plantar, sobretudo em mulheres. Esta última variante é de mais difícil tratamento e, claro, as unhas também podem estar acometidas.

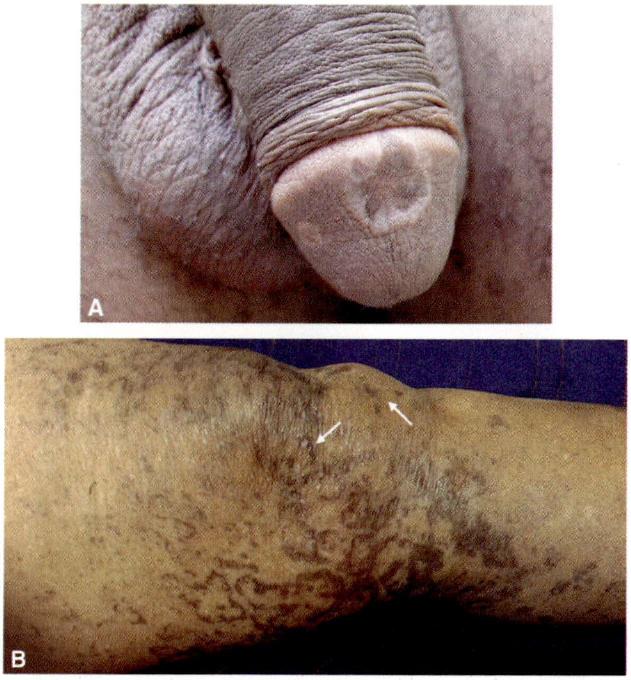

Figura 16.8 **A.** Líquen plano anular, localização característica. (Cortesia da Dra. Paula S. de Amorim.) **B.** Líquen plano anular. Observam-se algumas pápulas (*setas*) que ajudam no diagnóstico diferencial com a poroceratose actínica superficial disseminada.

Líquen planopilar

Pápulas foliculares evoluindo com alopecia cicatricial. Quando acomete couro cabeludo e outras áreas foliculares da pele, além das clássicas lesões de LP, é denominado *síndrome de Graham-Little*. A alopecia fibrosante frontal é uma apresentação recentemente descrita e com grande quantidade de casos (ver Capítulo 62, item *Líquen plano pilar [alopecia fibrosante frontal]*).

Líquen plano ungueal

As manifestações ungueais mais comuns no LP são pterígio, onicólise, estrias longitudinais, hiperceratose subungueal e até anoniquia. A síndrome das 20 unhas também pode ter como etiologia, além da psoríase e da alopecia areata, o LP (Figura 16.9) (ver Capítulo 61, item *Líquen plano ungueal*).

Ceratose liquenoide crônica (doença de Nékam)

Antigamente também conhecida como *lichen ruber moniliformis* ou *lichen verrucosus et reticularis*, é uma variante extremamente rara, extensa, simétrica e de difícil tratamento. O aspecto mais característico é o padrão linear e reticulado das lesões que podem ser, inclusive, nodulares, verrucosas, muitas vezes acompanhadas de ceratodermia palmoplantar, acometimento ungueal e mucoso (50%; Figura 16.10). As lesões podem ser aftas, úlceras ou pápulas, apresentando coloração que varia de violácea a eritematosa, e podem ser extremamente pruriginosas. Essa variante acomete mais adultos jovens, e o tratamento é feito com PUVA-terapia e/ou acitretina.

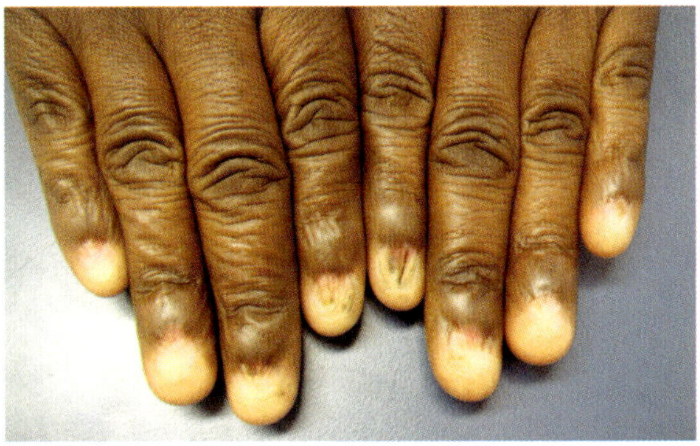

Figura 16.9 Líquen plano ungueal: síndrome das 20 unhas. (Cortesia do Dr. Maluf Gabbay Belicha.)

Diagnóstico

As lesões são típicas e suficientes para o diagnóstico; o exame histopatológico pode ser decisivo em casos de dúvida. É mandatório o exame da mucosa oral. O diagnóstico diferencial é feito com: sífilis secundária, psoríase, líquen nítido, líquen estriado, granuloma anular, leucoceratose, leucoplasia e erupções liquenoides.

Tratamento

É sintomático, visando combater a inflamação e o prurido. Nas formas agudas, generalizadas e intensas (eruptivo), podem ser utilizados corticosteroides em cursos rápidos (prednisona, 0,5 mg/kg/dia). Os cremes de corticosteroides de alta potência ou emulsões antipruriginosas são úteis, e são indicados banhos com aveia. Nos casos circunscritos, os corticosteroides tópicos, sob oclusão, provocam desaparecimento das lesões. O corticosteroide intralesional é indicado nas formas hipertróficas e nas lesões orais; nestas, também há indicação para o uso de corticosteroide em orobase. LP hipertrófico extenso pode responder bem à acitretina.

O tacrolimo a 0,1%, 2 vezes/dia, apresenta bons resultados no LP erosivo da mucosa oral e plantar e corticosteroide classe 1 no LP vaginal. Minociclina 100 mg, 2 vezes/dia, griseofulvina, dapsona, talidomida e ciclosporina também são descritas como eventualmente eficazes. A PUVA-terapia está indicada nas formas extensas da doença. Anti-histamínicos e tranquilizantes podem ser empregados como coadjuvantes.

Basiliximabe, um anticorpo quimérico contra o receptor de IL-2, tem sido empregado com êxito no tratamento do LP erosivo grave, que é reconhecido por sua refratariedade aos tratamentos clássicos. O tofacitinibe 5 mg, 2 vezes/dia, demonstrou excelente resposta em uma série de 5 pacientes.

Evolução e prognóstico

A evolução do LP é muito variável. Em geral, os casos agudos regridem em semanas ou meses; as formas crônicas são insidiosas e podem persistir por anos. As recidivas não são raras.

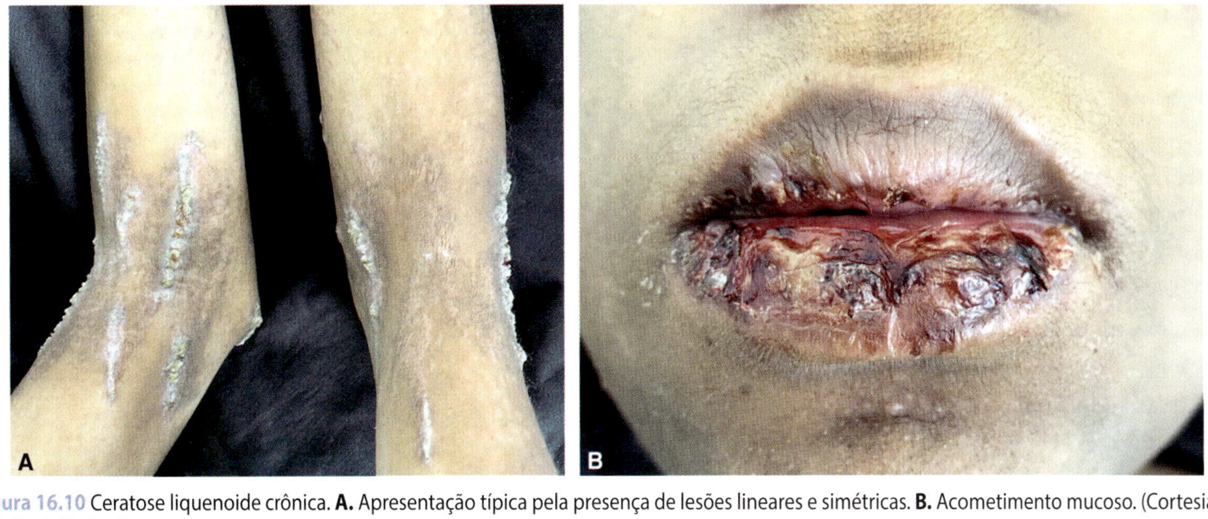

Figura 16.10 Ceratose liquenoide crônica. **A.** Apresentação típica pela presença de lesões lineares e simétricas. **B.** Acometimento mucoso. (Cortesia da Dra. Paula Furlan.)

O prognóstico é bom, com exceção dos casos de comprometimento grave de unhas, o que leva à anoniquia, ou dos casos de lesões mucosas pela possível complicação de um carcinoma espinocelular.

Reações/erupções liquenoides

São descritas após contato, ingestão ou inalação de determinada substância, caracterizando-se por quadro de pápulas violáceas, frequentemente sem as estrias de Wickham e sem a distribuição característica do LP; podem ter aspecto eczematoso. É menos frequente o acometimento mucoso. Muitos fármacos são descritos como responsáveis por esse quadro (Quadro 16.1 e Figura 16.11). Recentemente, os inibidores de PD-1 e de PDL-1 ligantes, empregados no tratamento do melanoma, assim como de outras neoplasias, têm sido incriminados.

Substâncias químicas utilizadas na revelação de filmes coloridos, assim como ésteres ácidos de metacrilato, são capazes de desencadear, *por contato*, reações liquenoides localizadas ou eruptivas. Esses ésteres vêm sendo usados como preenchedores, na indústria automobilística, assim como em trabalhos odontológicos, quando então podem ser causa de LP oral. Em tatuagens, podem produzir reação liquenoide exclusivamente sobre determinado pigmento, quando coloridas, em especial o pigmento vermelho (causada pelo mercúrio, que vem sendo substituído por outras substâncias) (ver Capítulo 14, item *Tatuagem*).

Têm sido descritas entre os usuários de cigarros eletrônicos, sobretudo de localização mucosa, possivelmente devido ao propilenoglicol (ver Capítulo 20, item *Epidemiologia*).

Na fase crônica da doença enxerto *versus* hospedeiro, embora a erupção liquenoide possa ser generalizada, tende a localizar-se nas extremidades.

Na patologia (ver Capítulo 64, item *Histopatologia*), a diferir do LP, há também paraceratose e eosinófilos de permeio no infiltrado (ver itens *Etiopatogenia* e *Histopatologia*, anteriormente).

Quadro 16.1 Agentes indutores de erupção liquenoide.

Agentes
Inibidores da ECA
Antimaláricos
Tiazídicos
Ouro
Penicilamina
Furosemida
Hipoglicemiantes orais
Espironolactona
AINE
Tetraciclina
Quinidina
Isoniazida
Ácido para-aminossalicílico
Alopurinol
Griseofulvina
Metildopa
Reveladores fotográficos (substitutos da parafenilenodiamina)

ECA = enzima conversora da angiotensina; AINE = anti-inflamatórios não esteroides.

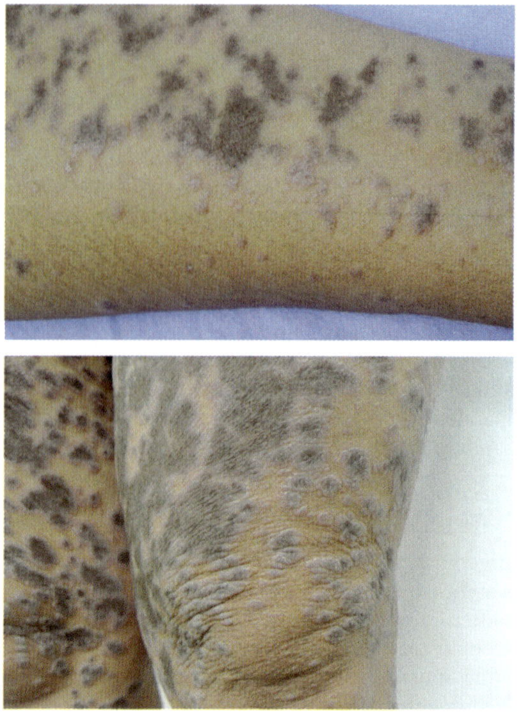

Figura 16.11 Erupção liquenoide por anti-inflamatório não esteroide. (Cortesia do Dr. Ciro Gomes.)

Aprimalast, um inibidor da fosfodiesterase-4, 30 mg, 2 vezes/dia, mostrou-se efetivo no tratamento de algumas reações liquenoides em que já se havia empregado diversas terapias sistêmicas, como corticosteroides e citostáticos.

Líquen nítido

Para alguns, o líquen nítido é considerado uma variante de LP (por vezes, as duas doenças ocorrem simultaneamente), porém, sua causa ainda é desconhecida. Do ponto de vista da microscopia eletrônica, não há diferença entre os dois, porém a imunofluorescência direta não revela a deposição de IgM encontrada no LP. A histopatologia do líquen nítido é típica, demonstrando um infiltrado inflamatório circunscrito na derme papilar composto de histiócitos e linfócitos que podem formar estrutura tuberculoide. A epiderme adjacente circunscreve este infiltrado (Figura 16.12).

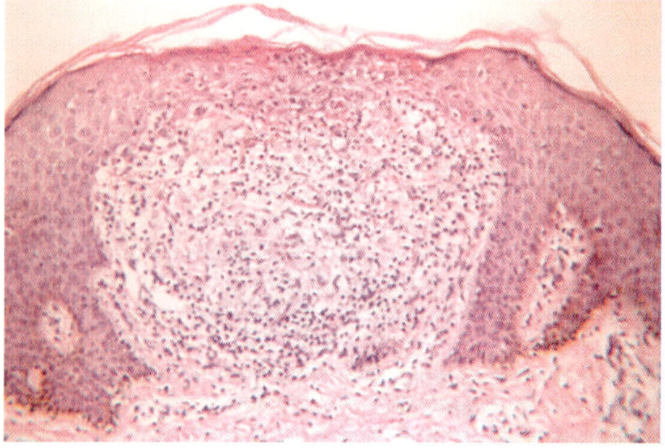

Figura 16.12 Líquen nítido: patologia.

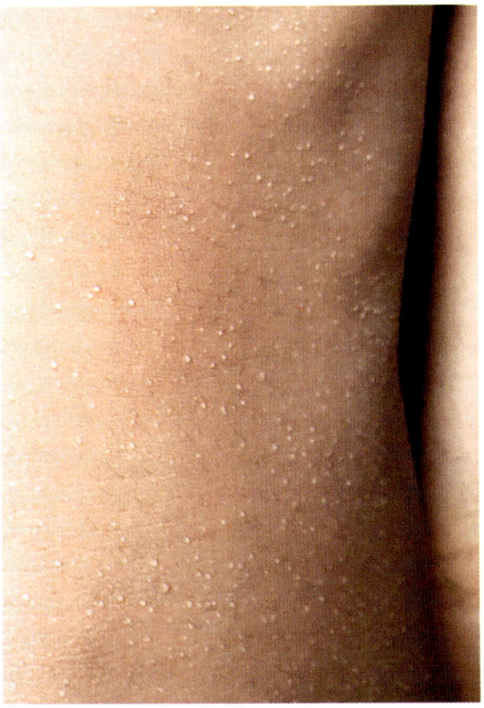

Figura 16.13 Líquen nítido generalizado.

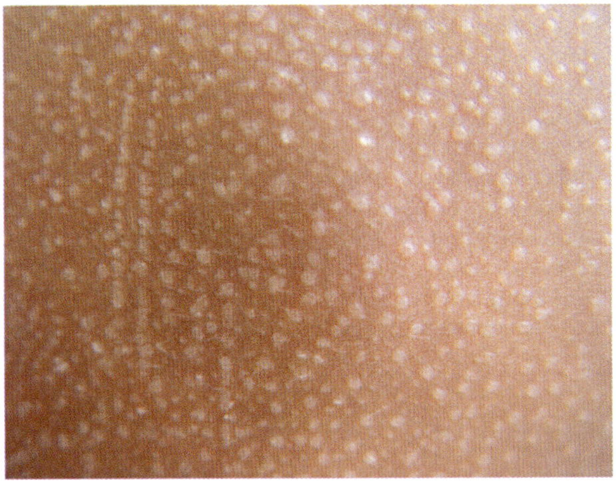

Figura 16.14 Líquen nítido, fenômeno de Köbner.

Clinicamente, caracteriza-se por pequenas pápulas arredondadas e esféricas, de tonalidade rosada, brilhantes, agrupadas, porém sem coalescência e sem prurido. Localizam-se, de preferência, no dorso das mãos e do pênis; eventualmente podem ser encontradas no abdome, na região peitoral ou nas nádegas. Há casos de erupção generalizada e pode ocorrer fenômeno de Köbner (Figuras 16.13 e 16.14).

Cura espontaneamente em meses, porém, em alguns casos, há necessidade de corticoterapia tópica.

Líquen estriado

Acomete, sobretudo, crianças da segunda infância ou adolescentes, e caracteriza-se por pápulas em disposição linear por vezes descamativas, de pequena extensão, unilaterais, ao nível de um membro com eventual acometimento da unha ou mesmo no tronco, por vezes seguindo as linhas de Blaschko. As pápulas, em geral, são assintomáticas e apresentam descamação discreta.

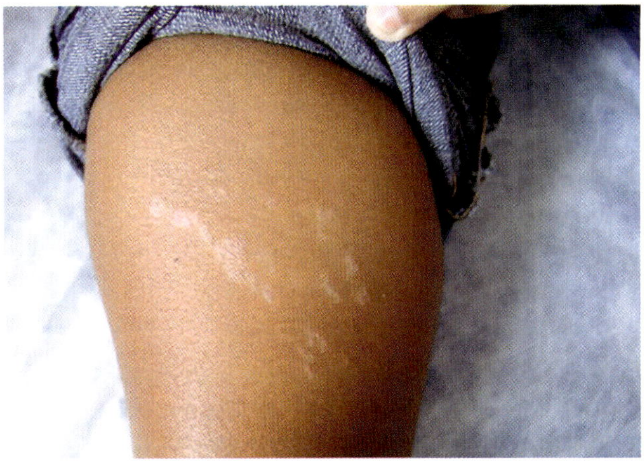

Figura 16.15 Líquen estriado.

As lesões se curam espontaneamente dentro de mais ou menos 1 ano, ou com uso de corticosteroide local (Figura 16.15).

A patologia varia em função do tempo da lesão. Além da reação liquenoide com vacuolização da camada basal, pode ocorrer inflamação dos ácinos das glândulas sudoríparas écrinas, assim como dos folículos pilosos; alterações epidérmicas diversas são frequentes. São descritas variantes raras como as formas: generalizada, hemorrágica, queratodérmica e perfurante.

Além dos corticosteroides tópicos, os inibidores da calcineurina são eficazes e, portanto, podem ser eventualmente considerados uma opção terapêutica.

Líquen espinuloso

Clinicamente, caracteriza-se por lesões circunscritas constituídas por pápulas foliculares, ceratósicas (pequenas espículas). Tem localização preferencial em pescoço, nádegas, áreas extensoras dos braços, muitas vezes simétricas. As lesões aparecem e desaparecem espontaneamente. É uma doença da infância (Figura 16.16).

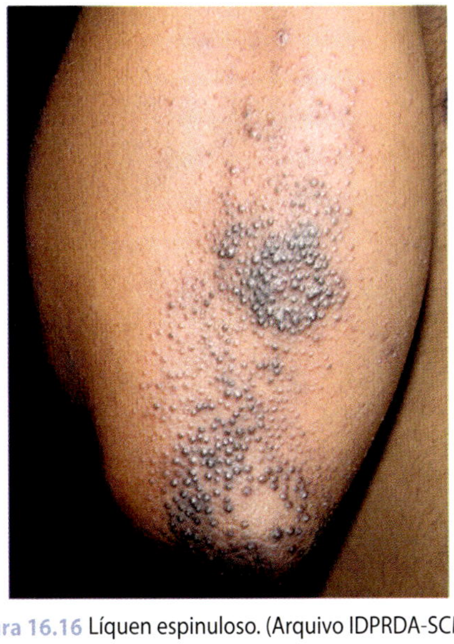

Figura 16.16 Líquen espinuloso. (Arquivo IDPRDA-SCMRJ.)

No diagnóstico diferencial, devem ser considerados líquen estriado, líquen plano pilar e *escrofulosorum* e, principalmente, ceratose folicular.

O tratamento pode ser feito com ceratolíticos, ácido retinoico e umectantes.

Liquenificação

A liquenificação caracteriza-se por dois elementos fundamentais: o prurido intenso e a hiperplasia epidérmica, que chega, às vezes, ao aspecto verrucoso. Morfologicamente, a pele apresenta-se espessada e sulcada de reentrâncias e saliências losângicas, com descamação seca e, às vezes, escoriações. Em geral, ocorre em indivíduos emocionalmente tensos.

Dois grupos podem ser distinguidos:

- primário: se apresenta *per se* como um agrupamento autônomo, sem causa conhecida, muitas vezes psíquica, com características morfológicas e clínicas especiais, o que possibilita distinguir os seguintes tipos: *liquenificação vulgar circunscrita* (neurodermite circunscrita), *prurigo nodular de Hyde* (liquenificação macropapulosa), *prurigo de Hebra* e *erupção polimórfica da gravidez* (placas e pápulas urticariformes e pruriginosas da gravidez)
- secundário: aparece em determinados indivíduos de reatividade especial, como resultado de uma dermatose prévia anterior. Pode ser citada como exemplo a liquenificação na dermatite atópica, no eczema de contato crônico, na dermatofitose, na picada de inseto e em outros estados pruriginosos.

Liquenificação vulgar circunscrita

Placa de liquenificação circunscrita (neurodermite circunscrita) que surge como consequência ao prurido, ou simplesmente ao atritar prazerosamente a pele. Uma vez presente a liquenificação, a coceira começa de fato; pode persistir por meses e anos. É mais comum em adultos, sobretudo do sexo feminino. A lesão costuma ser única, porém pode haver multiplicidade. Locais de eleição: parte inferior das pernas e tornozelos, nuca, superfície extensora dos antebraços e genitália externa (Figuras 16.17 e 16.18).

A *liquenificação difusa simples* (neurodermite generalizada) caracteriza-se por lesões simétricas, com tendência à generalização,

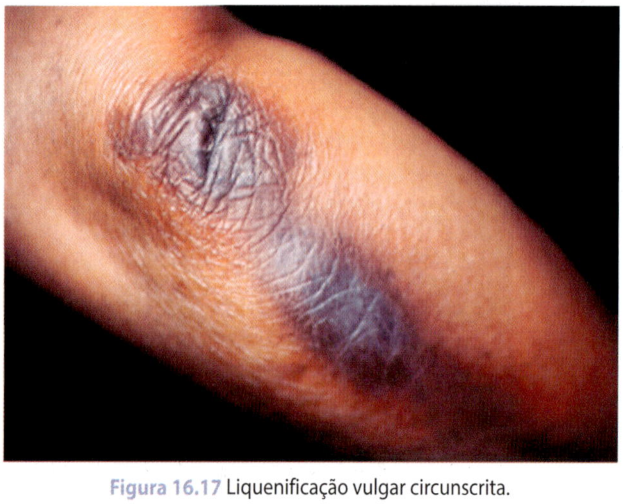

Figura 16.17 Liquenificação vulgar circunscrita.

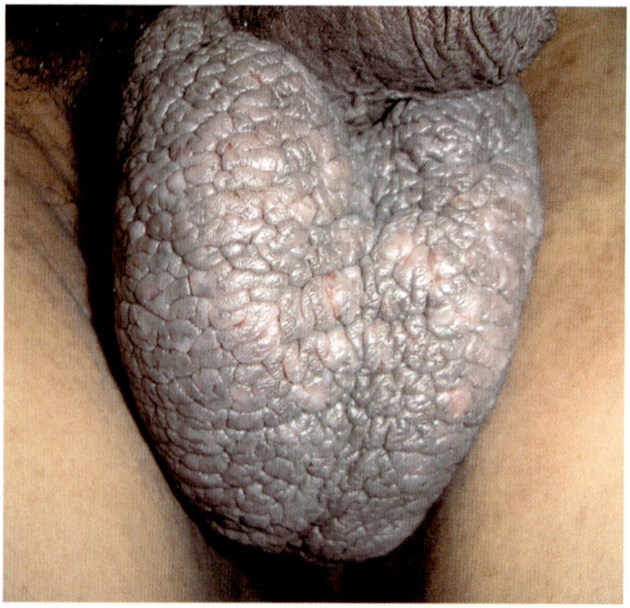

Figura 16.18 Liquenificação vulgar circunscrita. (Cortesia da Dra. Bruna Malburg Freire.)

mas incidindo mais nas faces extensoras dos membros, do tronco e da face. A pele apresenta-se espessada, seca e rugosa, com aspecto de liquenificação. O prurido evidentemente é intenso. A *liquenificação hipertrófica gigante* é apenas um aspecto morfológico dessa entidade cuja característica maior é o aspecto vegetante da liquenificação. Apresenta maior incidência em pessoas idosas.

O tratamento consiste em corticosteroide sob a forma de pomada ou oclusivo e, mesmo, intralesional. O paciente deve estar consciente de que a lesão foi causada por ele próprio. Se uma boa relação médico-paciente não for suficiente para a resolução da liquenificação, fica indicada a psicoterapia. Anti-histamínicos e ansiolíticos também estão indicados.

Evidentemente, no grupo secundário, o foco do tratamento tem de ser o controle ou a resolução da doença de base.

Prurigo nodular de Hyde

Caracteriza-se por pápulas de grandes proporções, hemisféricas e arredondadas, em geral nos membros. São muito pruriginosas, com predominância quase exclusiva em mulheres adultas; raramente acomete crianças. As lesões são distantes umas das outras, separadas por pele normal ou, às vezes, com discreta liquenificação difusa. Vale salientar que, nos membros inferiores, sobretudo na face extensora, as lesões da liquenificação são mais acentuadas do que nas outras áreas do corpo, podendo tornar-se verrucosas. Fatores traumáticos como picada de inseto ou distúrbios metabólicos são descritos como possíveis deflagradores.

O tratamento dos prurigos deve ser feito com tranquilizantes e substâncias antipruriginosas, pomadas ou unguentos de corticosteroides, com ou sem coaltar. As injeções intralesionais de corticosteroide de depósitos são úteis no prurigo nodular de Hyde (liquenificação macropapulosa). A medicação de escolha é a talidomida (200 a 300 mg/dia) prolongada, tomando-se, evidentemente, as precauções necessárias devido à sua teratogenia. A psicoterapia é indicada para aqueles pacientes que não conseguem controlar o hábito de se coçar (ver Capítulo 12).

Prurigo de Hebra

Ocorre na primeira infância sob a forma de seropápulas, mais palpáveis que visíveis ao início, disseminadas nos planos extensores dos membros, com intenso prurido, levando a grandes áreas de liquenificação anormal difusa; escoriações, crostas hemáticas e manchas hipocrômicas entremeiam-se. O tronco e a face podem ser acometidos. A evolução ocorre em surtos agudos, com tendência à cronicidade e a adenopatia inguinocrural bilateral é muito característica. Aliás, a presença dela é a sua maior peculiaridade. Foi estudado por Hebra, na Europa Central, há mais de 60 anos entre populações judias de nível econômico baixo; hoje, é raro nessa região; em compensação, tem sido encontrado em populações negras de baixo nível econômico.

O tratamento é sintomático e a hospitalização é fundamental para a melhora do quadro. Provavelmente tem valor apenas histórico.

Erupção polimórfica da gravidez

Ver Capítulo 75.

Bibliografia

Líquen plano

Boyd AS. New and emergencing therapies for lichenoid dermatoses. *Dermatol Clin.* 2000 Jan;18 (1):21-9.

Calisto D, Morri M. Lichen planus induced by hepatitis B vaccination: a new case and review of the literature. *Int J Dermatol.* 2004 Aug;43(8):562-4.

Cohen BE, Madu P, Smogorzewski J *et al.* Painful plantar erosions (lichen planus). *Int J Dermatol.* 2020 Feb;58(11):1341-2.

Cooper SM, Wojnarowska F. Influence of treatment of erosive lichen planus of the vulva on its prognosis. *Arch Dermatol.* 2006 Mar;142(3):289-94.

Eisen D. The clinical features, malignant potential, and systemic association of oral lichen planus: a study of 723 patients. *J Am Acad Dermatol.* 2002 Feb;46(2):207-14.

Eisen D. The vulvovaginal-gengival syndrome: the clinical characteristics of 22 patients. *Arch Dermatol.* 1994 Nov;130(11):1379-82.

Fox LP, Lightdale CJ, Grossman ME. Lichen planus of esophagus: what dermatologists need to know. *J Am Acad Dermatol.* 2011 Jul;65(1):175-83.

Gowda SK, Thakur V, Behera B *et al.* The efficacy and safety of oral tofacitinib in oral erosive lichen planus: a case series. *Int J Dermatol.* 2024 Dec;63(12):1785-6.

Guerreiro TDT, Machado MM, Freitas THP. Associação entre líquen plano e infecção pelo vírus da hepatite C: um estudo prospectivo envolvendo 66 pacientes. *An Bras Dermatol.* 2005 Set-Out;80(5):475-80.

Jaime TJ, Jaime TJ, Guaraldi BM *et al.* Líquen plano hipertrófico disseminado: relevante resposta à acitretina. *An Bras Dermatol.* 2011;86(4Supl 1):S96-9.

Kaliakatsou F, Hodgson TA, Lewsey JD *et al.* Management of recalcitrant ulcerative oral lichen planus with topical tacrolimus. *J Am Acad Dermatol.* 2002 Jan; 46(1):35-41.

Kawamura T, Fukuda S, Ohtake N *et al.* Lichen planus-like contact dermatitis due to methacrylic acid esters. *Br J Dermatol.* 1996 Feb;134(2):358-60.

Lang PG. Keratosis lichenoides chronica: successful treatment with psoralen-ultraviolet-A therapy. *Arch Dermatol.* 1981 Feb;117(2):105-8.

Martin MD, Broughton S, Drangsholt M. Oral lichen planus and dental materials: a case-control study. *Contact Dermatitis.* 2003 Jun;48(6):331-6.

Martins LCG, Horne M, Moreira Júnior DN *et al.* Keratosis lichenoides chronica – case report. *An Bras Dermatol.* 2011 Jul-Aug; 86(4Suppl):S148-51.

Sigurgeirsson B, Lindelöf B. Lichen planus and malignancy. An epidemiologic study of 2071 patients and a review of the literature. *Arch Dermatol.* 1991 Nov;127(11):1684-8.

Silverman S, Gorsky M, Lozada-Nur F. A prospective follow-up study of 570 patients with oral lichen planus: persistence, remission, and malignant association. *Oral Sur Oral Med Oral Pathol.* 1985 Jul;60(1):30-4.

Torti DC, Jorizzo JL, McCarty MA. Oral lichen planus: a case series with emphasis on therapy. *Arch Dermatol.* 2007 Apr;143(4):511-5.

Wu Y, Qiao J, Fang H. Vulvovainal-gingival syndrome. *An Bras Dermatol.* 2014 Set Out;89(5):843-4.

Erupção liquenoide

Bernardes VF, Garcia BG, Souto GR, Novaes-Junior JB. Lesão liquenoide oral relacionada ao amálgama. *An Bras Dermatol.* 2007 Nov-Dez; 82(6):549-52.

Ellis SR, Vierra AT, Millsop JW. Dermatologic toxicities to immune checkpoint inhibitor therapy: A review of histopathologic features. *J Am Acad Dermatol.* 2020 Oct;83(4):1130-43.

McCartan BE, McCreary CE. Oral lichenoid drug eruptions. *Oral Dis.* 1997 Jun;3(2):58-63.

Ravichandran S, Kheterpal MK. Aprimalast for the off-label treatment of lichenoid and interfaces dermatoses. *J Am Acad Dermatol.* 2020 Nov;83(5):1489-91.

Líquen nítido

Arizaga AT, Gaughan MD, Bang RH. Generalized lichen nitidus. *Clin Exp Dermatol.* 2002 Mar;27(2):115-7.

Badri T, Kenani N, Benmously Mlika R *et al.* Genital lichen nitidus. *Ann Dermatol Venereol.* 2011 Jan;138(1): 79-81.

Huang CF, Chiang CP, Chen YF, Wang WM. Dermacase: Can you identify this condition? Lichen nitidus. *Can Fam Physician.* 2012 Jul;58(7): 766-71.

Líquen estriado

Campanati A, Brandozzi G, Giangiacomi M *et al.* Lichen striatus in adults and pimecrolimus: open, off-label clinical study. *Inter J Dermatol.* 2008 Jul;47(7):732-6.

Minelli L, Neme LC, Bergonse FN. Líquen estriado: revisão bibliográfica e descrição de 130 casos. *An Bras Dermatol.* 1997 Maio-Jun;72(3):289-91.

Ro YS, Shin YI. A case of lichen striatus following Blaschko lines. *Cutis.* 2001 Jan;67(1):31-2, 34.

Líquen espinuloso

Tilly JJ, Drolet BA, Esterly NB. Lichenoid eruptions in children. *J Am Acad Dermatol.* 2004 Oct;51(4):606-24.

Venkatesh A, Dupuis E, Prajapati V, Rao J. Generalized lichen spinulosus in a 4-year-old boy without systemic disease. *Arch Dermatol.* 2012 Jul;148(7): 865-6.

Liquenificação

Accioly-Filho LW, Nogueira A, Ramos-e-Silva M. Prurigo nodularis of Hyde: an update. *J Eur Acad Dermatol Venereol.* 2000 Mar;14(2):75-82.

Almeida FA, Croce J. Contribuição ao estudo de aspectos imunológicos no prurigo de Hebra. *An Bras Dermatol.* 1988;63(3):295-7.

Schwarzenberg O. On the therapy of prurigo (Hebra). *Kinderarztl Prax.* 1959 Aug;27:365-6.

Solak O, Kulac M, Yaman M *et al.* Lichen simplex chronicus as a symptom of neuropathy. *Clin Exp Dermatol.* 2009 Jun;34(4):476-80.

Stewart KM. Clinical care of vulvar pruritus, with emphasis on one common cause, lichen simplex chronicus. *Dermatol Clin.* 2010 Oct;28(4):669-80.

Dermatites/Eczemas e Erupções Afins

PARTE 6

17

Dermatites/Eczemas

Silmara da Costa Pereira Cestari ◆ Marcela da Costa Pereira Cestari ◆ David Rubem Azulay ◆ Luna Azulay-Abulafia ◆ Rubem David Azulay

Conceito

Embora existam diferenças conceituais, na prática, os termos "dermatite" e "eczema" podem ser utilizados como sinônimos. A palavra "eczema" é uma denominação consagrada que vem do grego *ekzein* e significa: *ek* – exterior + *zein* – ebulição, o que, se traduzido ao pé da letra, dá uma conotação equivocada de que os eczemas só se apresentam de forma aguda, daí a tendência ao uso mais frequente do termo "dermatite", embora "ite" também apresente uma conotação equivocada nesse contexto. São dermatoses inflamatórias, pruriginosas, com características clínicas e histopatológicas comuns e muito bem definidas para cada tipo.

As lesões elementares das erupções eczematosas propriamente são eritema, edema, vesículas, crostas e descamação. De acordo com a predominância dessas lesões, o quadro pode ser classificado em agudo, subagudo e crônico, traduzido pela ocorrência de erupção eritematovesiculosa, eritematopapulovesiculosa, eritematocrostosa e eritematoescamosa, com ou sem exsudação. A esse aspecto objetivo, há de se acrescentar uma manifestação subjetiva que nunca falta – o prurido. Como consequência da duração e da intensidade do prurido, surge outro elemento: a liquenificação, que traduz a cronicidade do processo.

O eczema ou dermatite seborreica apresenta manifestações clínicas distintas, sendo, na essência, mais propriamente uma dermatite eritematoescamosa; portanto, poderia estar incluído no Capítulo 15.

Epidemiologia

Entre as dermatites (eczemas), a atópica, a de contato e a seborreica são as mais frequentes. A dermatite atópica (DA), em geral, inicia-se a partir do 3º ou 4º mês de vida, podendo ter início mais tardio, inclusive na adolescência e na idade adulta. Com relação à faixa etária, a dermatite de contato pode ocorrer em qualquer época da vida, sendo a dermatite das fraldas (dermatite de contato por irritante primário) muito frequente no lactente, ao passo que o eczema de contato por sensibilização é mais frequente após a infância. O eczema seborreico pode estar presente ao nascimento ou ocorrer já nos primeiros dias de vida; contudo, é muito mais prevalente a partir da adolescência e da idade adulta. A ocorrência de cada uma dessas dermatites é variável, de acordo com fatores genéticos, emocionais e ambientais, incluindo socioeconômicos e geográficos.

Histopatologia

De forma geral, a histopatologia dos eczemas atópico e de contato é semelhante. A característica básica do processo é de natureza seroexsudativa, acometendo a epiderme e a derme papilar na *fase aguda*. Nesta, na camada de Malpighi, há exocitose (migração de linfócitos para a epiderme) e edema intercelular, o qual progride em horas, provocando "espongiose", isto é, um afastamento entre si das células da camada de Malpighi devido ao edema, cujas pontes intercelulares se adelgaçam, de modo que os espaços se enchem de serosidade. Com a continuação do processo, ocorre marcado edema intracelular, que provoca degeneração reticular (ver Capítulo 6, item *Glossário de dermatopatologia*); também ocorre destruição das pontes intercelulares, formando-se, então, as vesículas intraepidérmicas (vesícula histopatológica), que, dependendo da intensidade, acabam por exteriorizar-se (vesículas clínicas). Estas se rompem, liberando o exsudato, que, ao secar, forma crostas; no interior das vesículas, podemos encontrar linfócitos. Por sua vez, o edema intercelular altera a ceratinização normal, dando origem à formação de paraceratose (permanência de núcleos achatados nas lâminas ceratínicas mais exteriores), cuja expressão clínica é a escama. Na derme papilar, há vasodilatação e edema, o que justifica o eritema. Na *fase crônica*, há espessamento de todas as camadas da epiderme, ou seja, hiperceratose, hipergranulose e acantose irregular, acompanhadas de ocorrência sutil de linfócitos; a lesão se apresenta clinicamente como liquenificação. A concomitância dos achados das fases aguda e crônica, no entanto, com menor intensidade, configura a evolução *subaguda* do processo (Figura 17.1).

Etiopatogenia

Os diversos eczemas resultam de causas externas e/ou internas, com etiologia variada, cujos mecanismos patogênicos são distintos.

As principais afecções agrupadas neste capítulo são a DA, a dermatite de contato e a seborreica. Outras erupções eczematosas

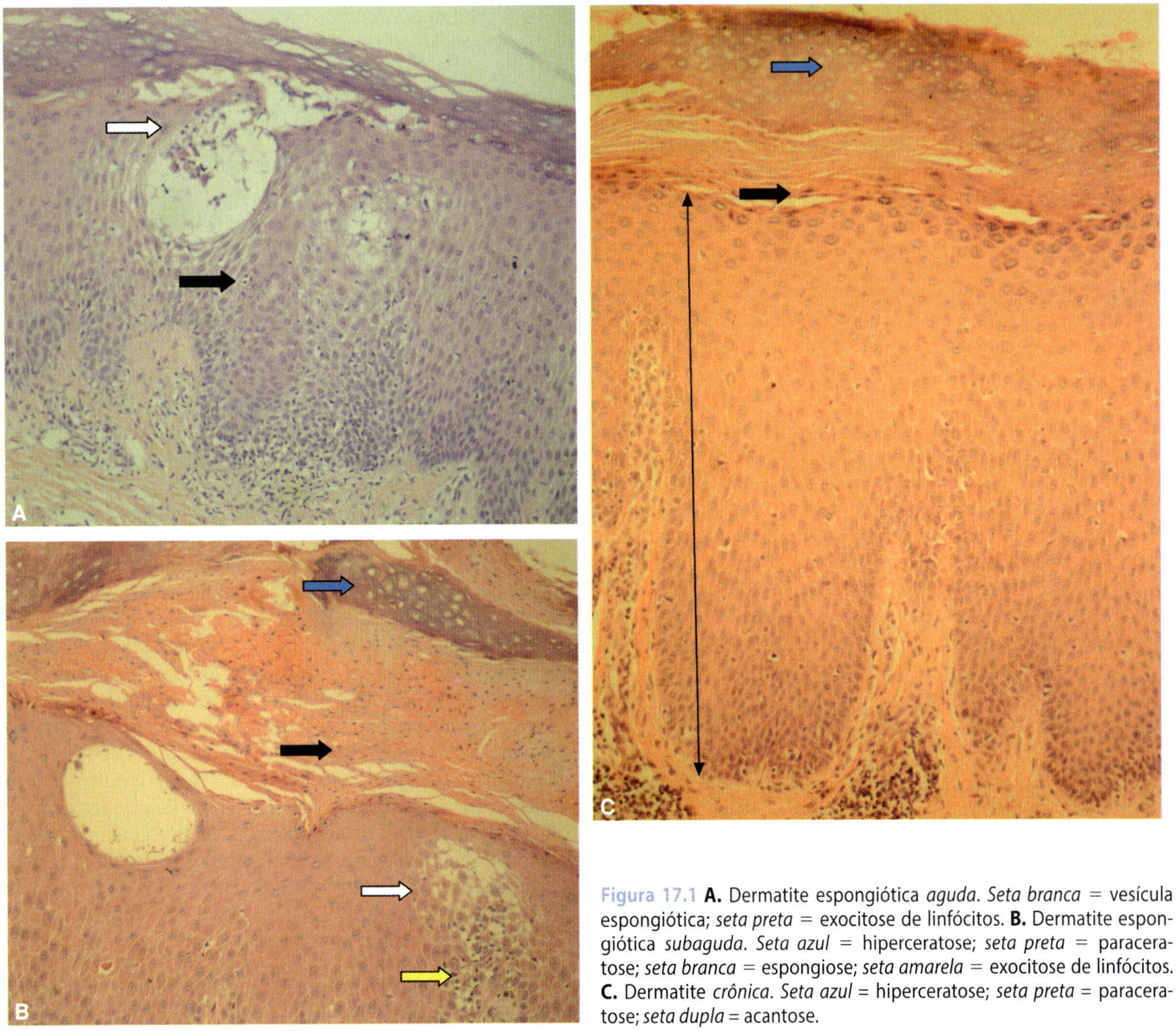

Figura 17.1 **A.** Dermatite espongiótica *aguda*. *Seta branca* = vesícula espongiótica; *seta preta* = exocitose de linfócitos. **B.** Dermatite espongiótica *subaguda*. *Seta azul* = hiperceratose; *seta preta* = paraceratose; *seta branca* = espongiose; *seta amarela* = exocitose de linfócitos. **C.** Dermatite *crônica*. *Seta azul* = hiperceratose; *seta preta* = paraceratose; *seta dupla* = acantose.

afins são o eczema disidrótico, numular, asteatósico, microbiano e de estase, além da dermatite plantar juvenil e pitiríase alba como quadros independentes de DA. Por último, são abordados: um diagnóstico em desuso, a síndrome de Leiner, considerada atualmente como um fenótipo que pode revelar o início de algumas imunodeficiências na infância; e eczemas associados a doenças metabólicas e sistêmicas.

Dermatite atópica

Sinonímia: eczema atópico, prurigo disseminado e prurigo diatésico.

Conceito

A DA é uma doença inflamatória crônica caracterizada por prurido intenso e lesões eczematosas recorrentes. É observada com maior frequência em pacientes com história pessoal e/ou familiar de asma e rinite alérgica. Essas afecções podem se superpor, se seguir ou alternar ao longo da vida, sendo denominada "marcha atópica". Trata-se de doença genética, de herança poligênica, com evidentes alterações imunológicas e da barreira cutânea, fortemente influenciadas por fatores ambientais e emocionais, frequentemente.

Epidemiologia

A DA é muito frequente, afetando aproximadamente 20% das crianças e cerca de 7 a 10% dos adultos nos países industrializados. Sua prevalência varia em função da localização geográfica, das condições climáticas, do nível socioeconômico e da poluição.

Os dados obtidos no *International Study of Asthma and Allergies in Childhood* (ISAAC) – validação do questionário escrito (componente eczema) e prevalência da dermatite atópica entre crianças brasileiras – demonstram que, no Brasil, a prevalência da DA é similar à de outras partes do mundo, estando em torno de 10 a 15%.

A DA é considerada uma doença infantil, pois 90% dos pacientes desenvolvem seus primeiros sintomas antes dos 5 anos. Também afeta um significante número de adultos, tanto como persistência da doença da infância quanto por recorrência ou início na vida adulta. Nas últimas décadas, a prevalência dessa doença tem aumentado em todo o mundo, tanto nas crianças como nos adultos e idosos.

Etiopatogenia

Atualmente a DA é considerada uma doença inflamatória heterogênea, com diferentes subtipos (dependentes de idade, etnia, cronicidade da doença, *status* da filagrina [FLG] e *status* de IgE) e diferentes endotipos (mecanismos moleculares subjacentes). A interação entre anormalidades imunológicas, alterações da barreira epidérmica e disbiose é considerada a base fisiopatológica da DA, mas fatores ambientais podem interferir desencadeando e modificando o curso da doença.

Fatores ambientais. A real influência dos fatores ambientais na etiopatogenia da DA não é totalmente conhecida porque eles são modificáveis. Recentemente, surgiu o conceito de expossoma, com a finalidade de melhorar a compreensão da influência do ambiente na fisiopatologia da DA. Expossoma é a soma das influências ambientais ao longo da vida de um indivíduo. Os domínios expossomais são divididos em: exposições externas não específicas (p. ex., clima, migração, urbanização); exposições externas específicas (p. ex., umidade, radiação ultravioleta, dieta, poluição, alérgenos, tipo de água); e exposições internas (p. ex., microbioma). Os fatores ambientais estão envolvidos como desencadeantes e/ou agravantes da DA e pesquisas atuais se concentram na caracterização do expossoma e na avaliação de o quanto a sua modificação altera o curso da doença na DA.

Barreira cutânea. Alterações da barreira cutânea são fatores fundamentais para o desenvolvimento da DA. Na barreira geneticamente predisposta, a exposição a irritantes e agressões mecânicas, como ocorre após exposição a substâncias alcalinas (p. ex., sabonetes), cloro das piscinas, banho com água aquecida e fricção exagerada, pode desencadear e/ou agravar a inflamação pela liberação de citocinas por meio dos queratinócitos alterados. A FLG, proteína-chave da barreira epidérmica, pode ser influenciada por fatores ambientais (clima, poluição e microbioma; ver Capítulo 1, item *Camada córnea*). É uma proteína necessária para formação do estrato córneo (SC), importante para a estrutura do envelope cornificado e fundamental para o alinhamento da queratina. A FLG e seus metabólitos são importantes para a manutenção do fator de hidratação natural (FHN), sendo fundamental para manter a integridade da barreira cutânea e da hidratação da pele (ver Capítulo 94, item *Hidratação*). Pacientes com mutações no gene da FLG apresentam risco maior para desenvolver DA, assim como maior gravidade. A FLG tem dupla função na prevenção de infecções da pele: como barreira física e como modulação à proliferação do *Staphylococcus aureus*. Os metabólitos da FLG podem inibir diretamente a proliferação de *S. aureus*. Pacientes com DA colonizados por *S. aureus* apresentam níveis mais baixos de ceramidas de cadeia longa do que aqueles não colonizados. Isso sugere que a colonização por *S. aureus* afeta a composição lipídica e aumenta o comprometimento da barreira cutânea. A pele com DA está associada a alterações lipídicas que contribuem para a diminuição da função de barreira da pele. A cadeia de ácidos graxos livres tem um comprimento reduzido e a proporção de ceramidas 1 e 3 está diminuída. A matriz lipídica (manto lipídico) atua como principal via de penetração de substâncias através da pele, sendo fundamental para a integridade da barreira cutânea. Alterações nos lipídios do estrato córneo se correlacionam a maior gravidade da doença. Pesquisas demonstram o papel da ativação imune Th_2 no metabolismo lipídico epidérmico em pacientes com DA. As citocinas do tipo 2 (Th_2) inibem a expressão das proteínas estruturais da barreira cornificada, como filagrina, loricrina, involucrina, peptídeos antimicrobianos (PAMs) e *tight junctions*. Mais recentemente, foi demonstrado que os subconjuntos de linfócitos T auxiliares Th_{17} e Th_{22}, produtores de interleucina 17 (IL-17), estão associados à diferenciação anormal de queratinócitos e à disfunção da barreira epidérmica.

Microbioma cutâneo. A flora bacteriana residente normal, que é constituída de bactérias gram-positivas como o *Staphylococcus* sp., *S. epidermidis*, *Micrococcus*, *Corynebacterium*, *Streptococcus* sp., entre outros, é parte importante da barreira cutânea. Esse microbioma comensal se comunica com o sistema imunológico do hospedeiro e desempenha papel fundamental na manutenção da homeostase da pele. Bactérias comensais são capazes de produzir PAMs e prevenir a invasão de microrganismos patogênicos como *S. aureus* na pele de indivíduos saudáveis. O pH ácido da pele (entre 4,5 e 5,5) auxilia na manutenção da flora bacteriana residente normal. Associados, o pH ácido e a presença da flora residente dificultam a colonização por bactérias patógenas, principalmente *S. aureus*. Na DA, a diversidade microbiana está diminuída e associada à deficiência de PAMs, o que acarreta infecção frequente por *S. aureus* e disbiose microbiana. A infecção por *S. aureus* agrava a inflamação da pele com DA e está fortemente associada à gravidade dela. Revisão sistemática recente documentou abundância de *S. aureus* e *S. epidermidis* na pele de pacientes com DA, bem como diminuição de outros patógenos, incluindo *Propionibacterium*. Além disso, *Streptococcus*, *Acinetobacter* e *Malassezia* têm sido envolvidos na disbiose da flora cutânea encontrada na DA. *Corynebacterium* é uma bactéria abundante na pele humana saudável e parece estar inversamente relacionada com o *S. aureus*. A pequena diversidade bacteriana da pele do indivíduo atópico, associada a pH menos ácido e outros fatores, contribui para a maior colonização por *S. aureus*. Entre os outros fatores, estão: a redução de PAMs, que ajudam na defesa do hospedeiro contra bactérias, fungos e vírus; a deficiência de defensinas B; e diminuição no recrutamento de neutrófilos. Além disso, as citocinas IL-4 e IL-13 podem inibir a produção de PAMs e reduzir a imunidade inata anti-*S. aureus*.

Alterações imunológicas. A partir das alterações da barreira física, tem início uma resposta imune inata para evitar invasão e replicação microbiana. Os queratinócitos e as células apresentadoras de antígenos da pele expressam uma série de receptores imunes inatos, entre os quais os receptores *toll-like* (TLRs). A estimulação de TLR por agentes microbianos ou lesões teciduais induz a liberação de citocinas e quimiocinas que aumentam a força da junção intercelular com o intuito de limitar a penetração de alérgenos e microrganismos. Nos pacientes com DA, a função dos TLRs está reduzida, o que facilita a penetração de alérgenos e microrganismos. A barreira cutânea defeituosa permite que irritantes e alérgenos penetrem na pele e causem inflamação por meio de uma resposta Th_2 hiperativa (com aumento das citocinas IL-4, IL-5) em lesões agudas e resposta Th_1 (com interferon gama [IFN-γ] e IL-12) em lesões crônicas. O ato de coçar a pele também estimula os queratinócitos a liberar citocinas inflamatórias, como fator de necrose tumoral alfa (TNF-α), IL-1 e IL-6. PAMs diminuídos (β-defensinas humanas, catelicidinas) na epiderme de pacientes atópicos também contribuem para a colonização por *S. aureus*, o que se observa em mais de 90% dos pacientes com DA. *S. aureus* pode piorar a inflamação das lesões de DA e levar à infecção secundária e à impetiginização. A exposição prolongada a agentes patogênicos leva a um desequilíbrio do sistema imune adaptativo mediado por vários linfócitos T, desempenhando papel fundamental na patogênese da DA. Esse desequilíbrio impulsiona o desenvolvimento de um ambiente de citocinas *T helper* (Th_2) especializado: IL-4, IL-13 e IL-31.

Células dendríticas (DCs) e células de Langerhans (LCs) tornam-se ativadas pelo reconhecimento de antígenos derivados de agentes patogênicos e, por consequência, promovem a indução de resposta imune Th_1, Th_2, Th_{17} e Th_{22} em lesões agudas de DA. Clinicamente a pele não lesada de pacientes com DA tem aparência saudável, porém exibe infiltração de linfócitos T que produzem mediadores inflamatórios responsáveis pela diminuição da diferenciação epidérmica. As citocinas derivadas de vários subtipos de linfócitos T modificam gradualmente a doença, da fase inicial (sem lesão) para a fase aguda e fase crônica. No início da fase aguda, as citocinas Th_2 e Th_{22} (IL-4, IL-13 e IL-22), de modo sinérgico com a IL-17 de Th_{17}, contribuem para a inibição da diferenciação epidérmica de proteínas, como filagrina, loricrina e corneodesmosina. O aumento abrupto de IL-31 induz prurido intenso, seguido de escoriação de pele que agrava a deficiência da barreira. A IL-22 também contribui para a hiperplasia epidérmica e impulsiona o aumento de alguns AMPs, tais como S100 e proteínas de β-defensina humana (hBD), juntamente a IL-17. Na fase crônica da DA, predomina a resposta de tipo Th_1. As células Th_1 polarizadas produzem IFN-γ, que confere proteção contra agentes patogênicos intracelulares ativando células fagocíticas. IL-12 e IFN-γ desempenham papéis centrais na diferenciação Th_1 via transdutores de sinal e ativadores de transcrição 1 e 4 (STAT4 e STAT1), respectivamente; quando esses transdutores são ativados, promovem a expressão de T-bet, um regulador da diferenciação de células Th_1. O IFN-γ atua na maturação/diferenciação de queratinócitos e, portanto, na regulação da função de barreira da pele. Na presença de IFN-γ, os queratinócitos tornam-se mais sensíveis aos sinais de ligação de CD40 ou TNF, que, por sua vez, induz o processo inflamatório. A superprodução de IFN-γ também resulta em apoptose de queratinócitos, causando disfunção da barreira cutânea e formação de espongiose. Embora a DA seja conhecida como uma doença inflamatória da pele mediada por linfócitos Th_2 e Th_{22}, pode haver outros subtipos de DA mediada por outros subtipos de linfócitos.

Clínica

A DA é uma dermatose crônica de evolução recorrente, podendo ocorrer em qualquer idade a partir do 3º mês de vida. O prurido é intenso e está sempre presente. A morfologia e a distribuição das lesões variam com a idade, tendendo a ser mais exsudativas na primeira infância e liquenificadas nas faixas etárias mais avançadas. De acordo com a localização, a DA tem três fases distintas: infantil, pré-puberal e adolescentes-adultos; pode evoluir de uma fase para outra ou iniciar-se em qualquer uma delas.

A DA infantil (até 2 anos) surge, em geral, entre os 3 e 6 meses como áreas eritematocrostosas, inicialmente nas regiões malares (Figura 17.2), disseminando-se (Figura 17.3), principalmente, para o couro cabeludo, pescoço, fronte, punhos, face de extensão de membros e área das fraldas. Dentição, infecções, distúrbios emocionais, alterações ambientais (temperatura e umidade), imunizações e outros fatores podem agravá-la ou desencadeá-la. Antígenos alimentares (ovo, castanha, leite, peixe, soja, galinha e aditivos alimentares) podem ter papel importante até o final dessa fase. Os testes de hipersensibilidade a alimentos (epicutâneos e radioalergoabsorvente [RAST]) são de pouca utilidade prática. Ao término do 2º ano de vida, observa-se resolução espontânea em menos da metade dos casos. A maioria dos casos evolui para a fase pré-puberal com lesões menos exsudativas, mais papulosas e com tendência à liquenificação, comprometendo principalmente dobras antecubitais e poplíteas, punhos, pálpebras, face e pescoço. O surgimento de vesiculação aguda, localizada ou generalizada, sugere infecção secundária bacteriana ou viral. Nessa fase, aumenta a hipersensibilidade a inalantes (pelo de animais, pólen, penas e poeira domiciliar – ácaros). Observa-se incidência aumentada, nos atópicos, de hipersensibilidade a níquel, neomicina, oleorresinas e lanolina.

Na adolescência, as lesões se tornam papulodescamativas e, mais caracteristicamente, liquenificadas, sujeitas a surtos de agudização. No adulto, sua distribuição usual é típica e compreende dobras antecubitais e poplíteas (Figuras 17.4 e 17.5), sendo também frequente o comprometimento de pescoço, pálpebras, mãos e punhos. A doença tende a atenuar com a idade, sendo rara sua persistência após os 30 anos.

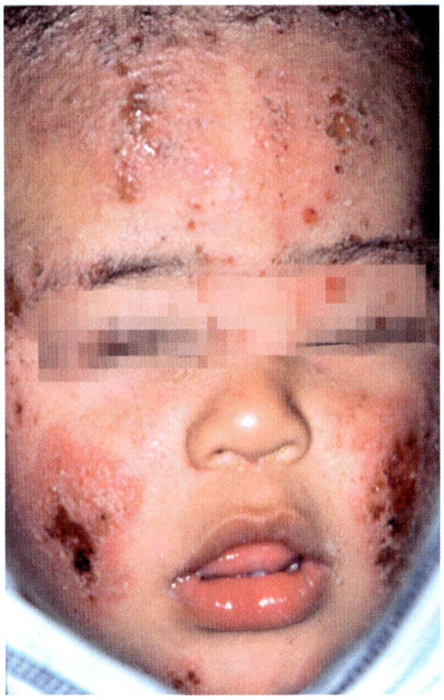

Figura 17.2 Dermatite atópica nas regiões malares.

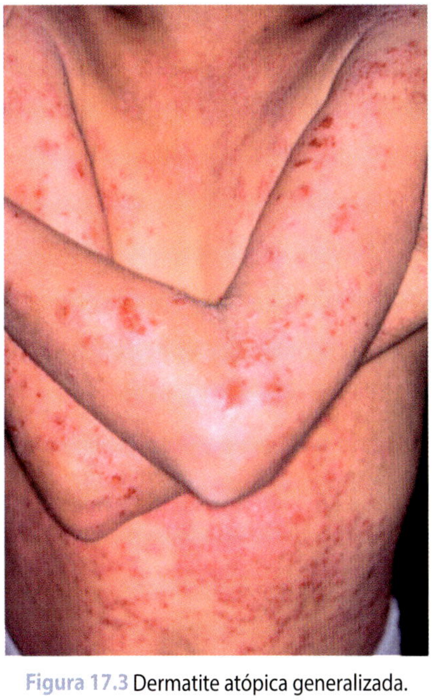

Figura 17.3 Dermatite atópica generalizada.

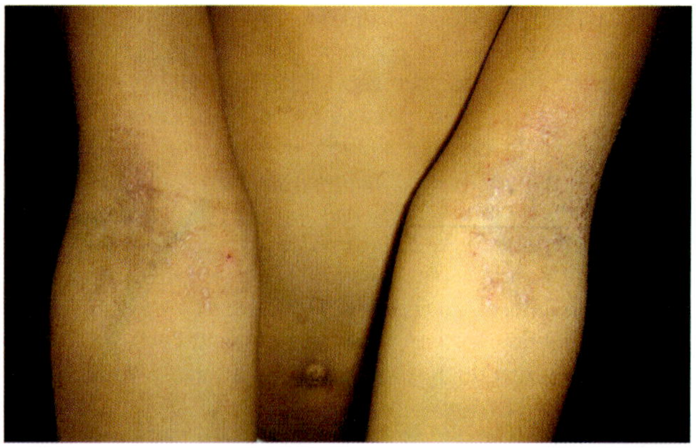

Figura 17.4 Dermatite atópica, acometimento das dobras antecubitais. (Cortesia do Dr. André R. Adriano.)

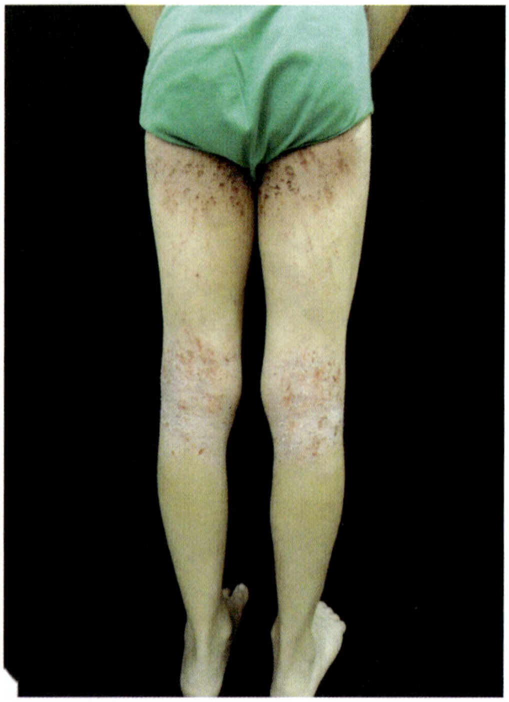

Figura 17.5 Dermatite atópica, acometimento das dobras poplíteas. (Cortesia do Dr. André R. Adriano.)

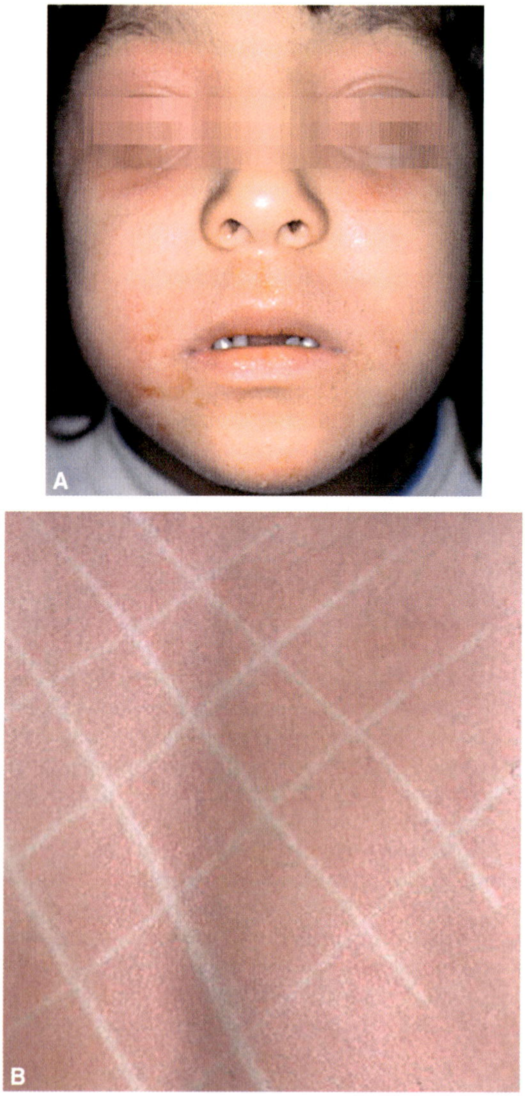

Figura 17.6 Dermatite atópica. **A.** Observe a dupla prega de Dennie-Morgan. **B.** Dermografismo branco.

Doenças associadas e complicações

Outras manifestações de atopia (asma, rinite, sinusite) ocorrem em 50% dos casos de DA, podendo haver alternância ou concomitância entre elas ao longo da vida. Alopecia *areata* é mais frequente nos atópicos. A ictiose vulgar é encontrada em alguns pacientes, explicada por genes comuns a ambas. Alguns pacientes podem evoluir para eritrodermia esfoliativa.

São considerados estigmas atópicos: a dupla prega de Dennie-Morgan (prega supranumerária infraciliar) (Figura 17.6 A), que pode estar presente em outras condições eczematosas das pálpebras; o sinal de Hertoghe (rarefação do terço distal dos supercílios, devido à coçadura); tubérculo de Kaminsky, protuberância centrolabial superior; hiperlinearidade palmar (provavelmente mais relacionada com ictiose); ceratose pilar (frequente na face lateral dos braços e das coxas); dermatite das mãos e ceratose *punctata* palmoplantar (mais frequente em negros); e dermatografismo branco (Figura 17.6 B).

O acometimento ocular na DA ocorre entre 25 e 40%, sendo a dermatite palpebral a mais comum. A ceratoconjuntivite (conjuntivite alérgica) pode se manifestar como prurido ocular bilateral, cansaço, irritação ou sensação de corpo estranho, chegando, eventualmente, à ulceração ou perfuração da córnea. O prurido intenso e mantido leva ao ceratocone, conificação da córnea (1% dos casos). Em menos de 8% dos casos de DA, surge, em geral, na 3ª década, catarata uni ou bilateral, sobretudo capsular posterior ou subcapsular, ocorrendo principalmente nos casos graves que são exatamente aqueles que mais provavelmente receberam corticoterapia sistêmica. Diante disso, há dúvida com relação à etiologia da catarata, se decorre da própria doença ou do uso do corticosteroide. Blefarite e conjuntivite são frequentes; ceratocone é raro (1% dos casos).

Ocorre aumento de suscetibilidade a infecções fúngicas (dermatofitose), virais (molusco contagioso, verrugas vulgares e herpes simples) e bacterianas, principalmente estafilocócica. A erupção variceliforme de Kaposi compreende o *eczema herpeticum* e o *eczema vaccinatum*, quando ocorre infecção aguda, localizada ou generalizada, respectivamente pelo herpes-vírus simples e pela vaccínia. Clinicamente, traduz-se pelo aparecimento de vesículas generalizadas, umbilicadas e de início súbito; em geral, tem bom prognóstico se tratada adequadamente (ver Capítulo 45).

A ocorrência de colonização maciça por *S. aureus* nas lesões, sobretudo agudizadas de DA, mesmo na ausência de evidências de infecção bacteriana, faz com que consideremos a DA virtualmente sempre infectada, o que eventualmente ocorre. Observa-se aumento na suscetibilidade a infecções respiratórias. A síndrome da imunodeficiência adquirida (SIDA) pode agravar a DA.

Apesar de relatos de linfoma durante o uso de dupilumabe, a causalidade direta com o fármaco não é comprovada. Tais casos podem representar um agravo da própria dermatite atópica ou resultar de uma avaliação inadequada do prurido, sintoma comum a ambas as condições. O surgimento de prurigo nodular (PN) costuma ser uma complicação frequente na DA, apesar de existir PN independentemente da DA.

Verifica-se que os atópicos são sensíveis, facilmente depressivos, tensos, intolerantes e muitas vezes hiperativos. O desencadeamento/agravamento da DA por distúrbios emocionais é notório.

Diagnóstico

O diagnóstico é basicamente clínico, corroborado muitas vezes por uma história pessoal ou familial de atopia; eosinofilia e aumento da IgE circulante podem reforçá-lo. Uma das formas de confirmação diagnóstica é feita por meio dos critérios apresentados na tradicional classificação de Hanifin e Rajka, publicada em 1980. É necessária a associação de um mínimo de **três critérios maiores** e **três critérios menores**.

- critérios maiores:
  - prurido
  - morfologia típica e distribuição (liquenificação flexural ou linearidade em adultos)
  - envolvimento facial e de superfícies extensoras em crianças
  - dermatite crônica-recidivante
  - história pessoal ou familiar de atopia (asma, rinite alérgica, dermatite atópica)
- critérios menores:
  - xerose
  - ictiose/hiperlinearidade palmar/queratose pilar
  - reatividade cutânea imediata (tipo I)
  - IgE elevada
  - idade precoce de início
  - tendência à infecção cutânea (*Staphylococcus aureus* spp. e herpes simples)/alteração da imunidade celular
  - tendência à dermatite não específica de mãos e pés
  - eczema dos mamilos
  - queilite
  - conjuntivite recorrente
  - prega de Dennie-Morgan
  - ceratocone
  - catarata anterior subcapsular
  - escurecimento periocular
  - palidez facial/eritema facial
  - pitiríase alba
  - dobra anterior do pescoço
  - prurido ao suar
  - intolerância a lã e a solventes lipídicos
  - acentuação perifolicular
  - intolerância alimentar
  - curso influenciado por fatores ambientais/emocionais
  - dermografismo branco/branqueamento demorado.

Em 1994, Williams *et al.* propuseram critérios simplificados, conhecidos como "critérios U.K. (United Kingdom)": presença de prurido cutâneo e três ou mais dos seguintes achados – envolvimento flexural, história de atopia respiratória, xerodermia e erupção cutânea antes dos 2 anos de vida.

Métricas para avaliar gravidade da dermatite atópica

A gravidade da DA é avaliada tanto pelo *eczema area severity index* (EASI) quanto pelo ***s**coring **a**topic **d**ermatitis* (SCORAD), os quais têm sido empregados na validação de estudos clínicos para determinação de eficácia terapêutica. Ambos avaliam a área da pele acometida e a gravidade de uma lesão em especial, destacando-se: eritema, edema, presença de crostas, sinais de escoriação e liquenificação. No SCORAD, considera-se ainda a avaliação do paciente ou cuidador, incluindo perguntas sobre a qualidade do sono e a intensidade do prurido nos últimos 3 dias que antecederam a avaliação. As notas podem variar de 0 a 10 pontos.

A partir de 2007, foi proposto que as questões subjetivas fossem eliminadas e uma nova pontuação de gravidade fosse atribuída, denominando-se esse novo critério "SCORAD objetivo", assim pontuado:

- 0 a 14: dermatite atópica leve
- 15 a 40: dermatite atópica moderada
- acima de 41: dermatite atópica grave.

Nesse contexto, a soma total seria 83; nos casos de dermatite grave e desfigurante na face, acrescentam-se 10 pontos, sendo 93 a pontuação máxima.

Diagnóstico diferencial

Devem ser consideradas: dermatite seborreica, dermatite de contato, eczema numular, escabiose, psoríase (principalmente palmoplantar), dermatite herpetiforme e doença de Darier. Em crianças, por apresentarem erupção cutânea semelhante à DA, devem sempre ser considerados: algumas síndromes associadas a imunodeficiências (síndrome de hiper-IgE, Wiskott-Aldrich, agamaglobulinemia, ataxia-telangiectasia, síndrome de Hurler, síndrome de Jung, síndrome de Netherton); distúrbios metabólicos (fibrose cística, fenilcetonúria, doença celíaca, acrodermatite enteropática); doenças infiltrativas (histiocitoses); e genodermatoses (displasia ectodérmica anidrótica que pode estar associada à DA).

Muitos casos de DA tidos como graves, na verdade, são pacientes que apresentam eczema de contato concomitante, porém não diagnosticado. Pacientes com DA em uso de dupilumabe que, durante o tratamento, apresentarem piora das lesões ou do prurido, além de lesões em áreas não características, devem ser reavaliados, devendo ser considerado o diagnóstico de micose fungoide ou síndrome de Sézary. Início na idade adulta e ausência de outras manifestações de atopia são indicativos de equívoco diagnóstico. Em caso de evolução inesperada, fazer biopsia de imediato.

Tratamento

Os principais objetivos do tratamento são aliviar o prurido, corrigir a xerose e tratar a inflamação. Os fatores agravantes (p. ex., sabões, lã, extremos de temperatura, baixa umidade ambiente, exposição a antígenos inalantes, banhos demorados e quentes, roupas sintéticas, substâncias irritantes à pele etc.) devem ser evitados. É importante recomendar o corte das unhas semanalmente, visando assim diminuir as escoriações, assim como, dentro do possível, a busca de um controle emocional.

As investigações laboratoriais para determinar hipersensibilidade a antígenos específicos não apresentam valor prático.

A terapêutica tópica é feita com emolientes específicos para a restauração da barreira cutânea e a correção/manutenção do microbioma. A aplicação de emolientes deve ser feita no corpo todo, preferentemente dentro de 3 min após o banho, para evitar o ressecamento da pele. Os hidratantes com ureia devem ser evitados por produzir ardor e irritação.

Os corticosteroides tópicos são agentes de primeira linha para o tratamento das crises. Para controlar rapidamente o surto, a potência deve ser adequada segundo a área, o tipo de lesão a ser tratada e a idade do paciente, com redução gradual após o desaparecimento total das lesões. Uma das formas de *terapia proativa* de manutenção é a aplicação 2 vezes por semana (por um período de 6 semanas) nas áreas usuais de envolvimento em casos com recidivas muito frequentes. Nas áreas de pele sensível e de dobras (face, áreas intertriginosas, como axilas, virilhas e genitais), os corticosteroides devem ser evitados, sendo indicado o uso dos inibidores da calcineurina tópicos (tacrolimo e pimecrolimo). Estes também podem ser usados de forma proativa nessas localizações, bem como nas flexuras onde ocorre a DA. A aplicação dos inibidores de calcineurina pode ser precedida por alguns dias para diminuir o processo inflamatório, já que esses agentes tópicos podem provocar ardência quando aplicados sobre áreas muito inflamadas.

O crisaborol é um novo agente para terapia tópica que exerce seu efeito bloqueando a fosfodiesterase-4 (PDE-4); pode ser uma alternativa aos corticosteroides e inibidores da calcineurina na DA leve a moderada, entretanto, não disponível no nosso meio.

Nos casos com infecção secundária ou sinais evidentes de colonização bacteriana, está indicada a antibioticoterapia antiestafilocócica, com ótimos resultados, sobretudo em casos de piora súbita. Algumas vezes, são necessários cursos prolongados, pois recidivas são frequentes.

Os anti-histamínicos anti-H1 são úteis por sua ação periférica e ação sedativa central, especialmente à noite.

Quando a DA não é controlada com agentes tópicos, indica-se a fototerapia ultravioleta (UV): UVA, UVB e UVB de banda estreita. (Ver Capítulo 78).

A terapia sistêmica com metotrexato, ciclosporina, azatioprina e micofenolato de mofetila é empregada nos casos de doença moderada a grave não controlados com tratamento tópico e medidas comportamentais. A ciclosporina é importante no tratamento de curto prazo para quadros muito inflamatórios.

O uso de biológicos em DA faz parte do avanço terapêutico para o tratamento dessa condição. O dupilumabe é um anticorpo monoclonal para uso subcutâneo, tanto em adultos quanto em crianças; é responsável por bloquear o receptor de IL-4 e IL-13, citocinas importantes na DA. O lebriquizumabe é um biológico que bloqueia a IL-13, também aprovado no nosso meio. Estão indicados para casos refratários ou graves de DA, com dificuldades para o acesso no sistema público (ver Capítulo 90).

Outros imunobiológicos, como o anti-IL-13, traloquinumabe, nemolizumabe e o anti-IL-31, já foram aprovados por agências regulatórias em outros países. Mais biológicos estão em estudos clínicos, obedecendo a outras vias imunológicas.

Inibidores da *Janus Kinase* (JAKi) são pequenas moléculas para uso oral já aprovadas, como o baricitinibe, que tem como alvo JAK1/2, além do upadacitinibe e abrocitinibe anti-JAK 1 (ver Capítulo 90). Também já está aprovado um anti-JAK para uso tópico, o ruxolitinibe a 1,5% em creme para DA leve a moderada.

O avanço dos conhecimentos sobre o mecanismo da doença levará à identificação de endotipos que poderão, por sua vez, identificar os melhores candidatos para essas terapias específicas, contribuindo para uma medicina personalizada ou terapia-alvo na DA. Novos tratamentos com pequenos antagonistas moleculares direcionados às principais vias imunológicas irão melhorar as estratégias de tratamento na DA.

Alguns pacientes podem se beneficiar do uso de probióticos, embora ainda sejam necessários mais estudos controlados de eficácia e segurança. Alguns estudos mostraram que os probióticos são recomendados durante a gravidez e em mulheres que amamentam. O uso de probióticos e prebióticos em gestações normais e nas de risco mostrou redução de 50% na frequência de DA nas idades de 1 a 4 anos em comparação ao placebo.

Novas estratégias, incluindo a correção da disbiose microbiana e novos produtos biológicos e pequenas moléculas, estão sendo usadas para controlar a atividade da doença em pacientes com DA moderada a grave.

Dermatite de contato | Eczema de contato

Podemos distinguir dois tipos de dermatite de contato, com etiologia e fisiopatogenia absolutamente distintas: dermatite de contato por irritante primário (DCIP) e dermatite de contato alérgica (DCA). O Quadro 17.1 traz as principais diferenças entre esses dois tipos de eczema.

Estima-se que aproximadamente 20% dos casos de dermatites de contato sejam atribuídos à DCA. Também pode ser doença de caráter ocupacional, acometendo preferencialmente os grupos expostos a um maior número de antígenos sensibilizantes – portanto, indivíduos adultos de sociedades industrializadas e com determinadas profissões.

Dermatite de contato por irritante primário

A DCIP decorre dos efeitos tóxicos e pró-inflamatórios de substâncias capazes de ativar a imunidade da pele, ainda que de maneira não específica. Corresponde a 80% dos casos de dermatite de contato.

A DCIP é provocada, em geral, por substâncias alcalinas ou ácidas fracas que, não sendo capazes de provocar queimadura e/ou necrose, produzem apenas irritação cutânea. Essas substâncias, ao entrarem em contato com a pele, causam lesão aos queratinócitos, surgindo, posteriormente, reação inflamatória na derme papilar.

Caracteriza-se por eritema, descamação e, por vezes, vesículas e bolhas, que surgem horas depois do contato com agentes irritantes mais fortes, ou depois de semanas de contato continuado com agentes irritantes fracos. O prurido, em geral, é discreto ou ausente, sendo substituído por sensação de dor ou queimação.

Não há necessidade de sensibilização prévia e não ocorre a formação de células de memória; portanto, qualquer indivíduo em contato com tais substâncias poderá desenvolver a DCIP, que frequentemente ficará restrita ao local do contato. As duas principais variáveis são a concentração da substância (até certo limite, pois caso contrário será cáustica e causará queimadura, e não uma DCIP) e o tempo de exposição. Existem variações na suscetibilidade dos indivíduos e de regiões do mesmo indivíduo que dependem, principalmente, da espessura da camada córnea. Assim, é mais provável a DCIP ocorrer na pele fina do

Quadro 17.1 Principais diferenças entre as dermatites de contato alérgica e irritativa.

	Dermatite de contato alérgica	Dermatite de contato irritativa
Frequência	20%	80%
Causas comuns	Cosméticos: fragrâncias e conservantes Sais metálicos: níquel, cromo, cobalto, mercúrio Germicidas (formaldeído) Plantas Aditivos da borracha (*tiurans*) Resinas plásticas (epóxi, acrílico) Resina (colofônio) Látex Medicamentos tópicos	Água Sabões Detergentes Solventes Graxas Ácidos e álcalis Poeira Fibra de vidro
Concentração do agente	Menor	Maior
Mecanismo	Imunológico tipo IV (linfócito T)	Não imunológico Lesão direta nos queratinócitos
Sensibilização	Necessária	Desnecessária
Predisposição individual	Sim	Não
Teste de contato	Positivo	Negativo
Tempo de aparecimento das lesões após contato	Algumas horas a dias	Alguns minutos até 48 h
Demarcação anatômica das lesões	Menos frequente	Geralmente típica
Resolução clínica	± 3 semanas	Após 96 h
Tratamento	Afastamento da causa Corticosteroide tópico/sistêmico Anti-histamínico sistêmico	Afastamento da causa Corticosteroide tópico/sistêmico Anti-histamínico sistêmico

dorso da mão do que na região palmar, como também é mais fácil nas mãos finas de quem não está acostumado a serviços domésticos, pois o contato crônico e gradativo com tais substâncias é capaz de promover um espessamento epidérmico. É importante lembrar que outras dermatoses serão sempre agravadas por tais substâncias.

Outros fatores – tais como atrito, umidade e exposição solar – também podem influenciar a ocorrência dessa dermatite.

A DCIP é frequentemente dermatose de caráter ocupacional (pedreiros, químicos, pintores, donas de casa etc.). Duas condições muito corriqueiras são a dermatite das mãos da dona de casa (detergentes e sabões são alcalinos) e a dermatite das fraldas (ação irritativa de fezes e urina). Atualmente, é enorme a incidência de DCPI não só pelo uso reiterado de álcool em gel potencializado também pela lavagem das mãos frequente por conta da pandemia pelo covid-19.

Destaque especial merecem as plantas da família anacardiácea, que, no Brasil, é representada pelo gênero *Lithraea* (aroeira, cajueiro, mangueira) e, nos EUA, pelo gênero *Rhus*, produzindo o chamado *poison ivy*, ou dermatite *venenata* (Figura 17.7). Convém atentar para o fato de que essas plantas agem, de início, como agentes etiológicos irritantes. No entanto, elas têm um princípio ativo, que é o urushiol ou 3-N-pentadecrilcaticol, um potente antígeno e, portanto, capaz de sensibilizar a maioria das pessoas. Nessas condições, o quadro clínico passa a ser o de um verdadeiro eczema de contato, e o aspecto objetivo é basicamente o de uma erupção eritematovesicoescamosa. A aroeira, principalmente por ser muito utilizada em nossa medicina popular, em modo de banhos ou compressas, causa, com frequência, quadros intensos e extensos, inclusive casos de eritrodermia esfoliativa (Figura 17.8). Outros exemplos são dermatites por plantas decorativas (piretro, verbena, filodendro); frutos (manga), sementes e raízes; hortaliças (cebola, alho) e extratos vegetais (terebintina, bálsamo-do-peru).

O tratamento invariavelmente requer a interrupção do contato com o agente desencadeador. O uso de corticosteroides é de grande valia, devendo-se adequar a potência ao local acometido e às características clínicas da lesão (ver Capítulo 86).

Dermatite das fraldas

Trata-se de uma reação inflamatória aguda que acomete as regiões cobertas pelas fraldas, geralmente em crianças com menos de 2 anos (início frequente entre o 1º e o 2º mês de vida). Sua etiopatogenia envolve diversos fatores; o principal fator desencadeante é a oclusão constante da pele pela fralda, com inevitável hidratação e consequente maceração da epiderme.

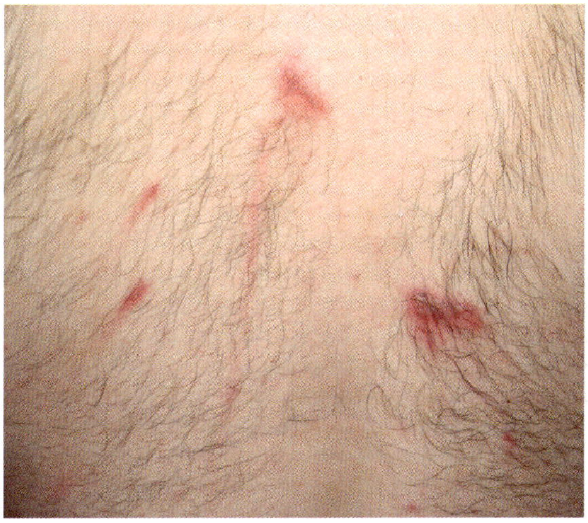

Figura 17.7 Dermatite *venenata*. O paciente entrou em contato com plantas. (Cortesia da Dra. Bruna Malburg Freire.)

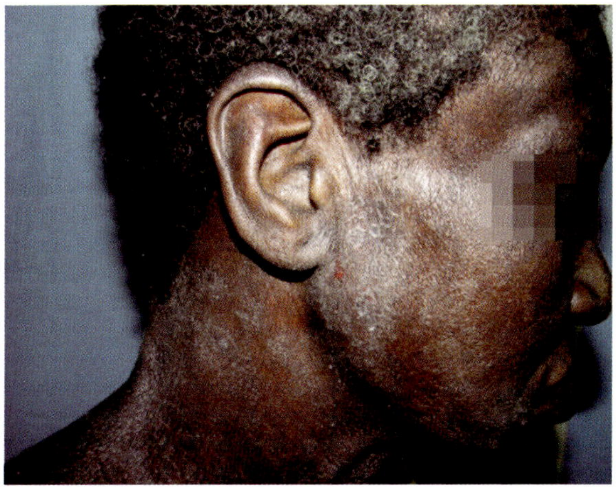

Figura 17.8 Dermatite de contato por aroeira.

A epiderme úmida é mais suscetível ao dano friccional ocasionado pela fralda, tornando-se mais permeável aos irritantes presentes na urina e nas fezes. A inflamação induzida pela irritação friccional e química promove aumento da permeabilidade, facilitando, assim, infecção secundária por *Candida albicans*, *Proteus*, *Pseudomonas* e *B. faecalis*.

Manifesta-se clinicamente por lesões variadas, sendo mais intensa nas superfícies convexas; as dobras são tipicamente poupadas. Inicialmente, a pele apresenta eritema de intensidade variável, com brilho e pregueamento característicos; se houver agravamento do quadro, podem surgir edema, pápulas, vesiculação, erosões e ulcerações. Em uma fase mais tardia, o eritema perde o brilho e ocorre descamação, que pode ser intensa. Eventualmente, surgem nódulos e pápulas simulando condiloma sifilítico ou erosões e ulcerações arredondadas, o que se denomina *dermatite das fraldas erosiva de Jacquet* (Figura 17.9). Quando ocorre infecção por *Candida albicans*, a pele fica brilhante, com descamação fina e induto esbranquiçado, acometendo primordialmente as dobras e, frequentemente, com lesões satélites papulosas ou vesicopustulosas características.

Durante a higiene, o excesso de fricção, associado ao uso abusivo de sabonete, antissépticos e loções higienizadoras, exacerba o processo inflamatório. O tratamento tem como base, além de troca mais frequente das fraldas, o uso de emolientes espessos, que agem como barreira contra urina e fezes, e, principalmente, preparações com óxido de zinco, elemento também com ação anti-inflamatória. Quando houver candidíase associada, cremes com nistatina ou imidazólicos devem ser aplicados. Nos casos com infecção bacteriana, antibióticos tópicos podem ser utilizados. Nos casos mais intensos, hidrocortisona 1 a 2% ou outro corticosteroide de baixíssima potência estão indicados por curto período. Lenços umedecidos estão absolutamente contraindicados na higienização da área, pois contêm inúmeras substâncias que podem agravar a DCPI ou mesmo acarretar eczema de contato imunológico. As fraldas a serem adquiridas devem ser preferentemente brancas.

O uso de preparações com corticosteroides potentes não é recomendado, pois a oclusão ocasionada pelas fraldas potencializa a ocorrência de efeitos colaterais locais, bem como eleva a absorção sistêmica. Uma complicação do uso intempestivo de corticosteroides tópicos de alta potência ou de forma prolongada no tratamento da dermatite das fraldas é o *granuloma glúteo infantil*. Este é caracterizado por nódulos assintomáticos, de coloração acastanhada ou violácea, na região das fraldas; não requer tratamento específico, além da suspensão do corticosteroide.

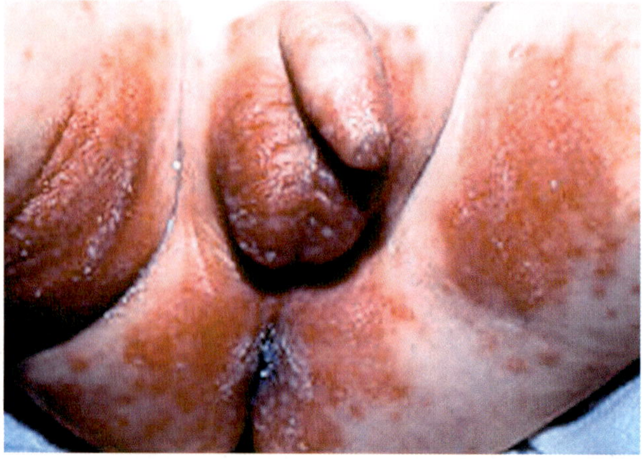

Figura 17.9 Dermatite das fraldas. Caracteristicamente, poupa as dobras.

Dermatite de contato alérgica

A DCA pode apresentar-se de três maneiras, sempre com muito prurido: *aguda* (eritema, vesículas, exsudação e crostas); *subaguda* (eritema, pápulas, escamas e crostas); *crônica* (liquenificação). Alguns desses tipos podem faltar durante a evolução e ocorrem apresentações intermediárias (p. ex., agudização de tipo crônico). A morfotopografia (termo cunhado por um dos autores) é de grande ajuda no diagnóstico (Figuras 17.10 a 17.16). Assim, uma lesão arredondada (morfologia) no dorso do punho esquerdo (topografia) sugere DCA a algum constituinte da liga metálica do relógio; nos lóbulos auriculares, a componentes dos brincos (níquel) (Figura 17.17); nos seios, a componentes do sutiã (Figura 17.18); nas tatuagens de hena (pela substância parafenilenodiamina) (Figura 17.19); em torno de ferimentos, a medicamentos tópicos etc. Eventualmente, há lesões a distância do local original, ocorrendo por disseminação do alergênio pelas mãos do paciente ao se coçar. Por vezes, em especial na região periauricular, por suas características anatômicas, observa-se adenopatia satélite que não é infecciosa, e, sim, do próprio processo. Quadros clínicos generalizados e até mesmo eritrodermia, que caracteristicamente tende a ser mais exsudativa, podem ocorrer. Não é infrequente a impetiginização secundária, bem como se tornar porta de entrada para desenvolvimento de erisipela ou celulite.

Na DCA, existe envolvimento primário do sistema imunológico, sendo exemplo clássico da hipersensibilidade tipo IV da classificação de Gell e Coombs, que é a hipersensibilidade retardada ou mediada por células (ver Capítulo 2, itens *Introdução* e *Resposta tipo IV | Hipersensibilidade mediada por células*).

O tempo desse processo será de poucos dias para alergênios com alto poder sensibilizante (p. ex., difenciprona – 7 a 14 dias), podendo levar anos para outros antígenos. Portanto, é esperado, na anamnese, que o paciente possa questionar, de certo modo, o diagnóstico, visto que sempre usou determinado produto sem nunca ter apresentado anteriormente aquela manifestação. Em geral, a hipersensibilidade adquirida persiste por toda a vida, embora eventualmente ocorra o desenvolvimento de tolerância com a exposição continuada, havendo então a cura.

Assim, no eczema de contato, os agentes etiológicos são substâncias químicas pouco complexas (elementos ou compostos minerais ou orgânicos, haptenos). Determinadas substâncias são especialmente sensibilizantes:

- grupo para-amino do radical benzênico (anilinas, procaína, sulfas etc.)
- metais: destacamos o cromo (cimento, tipografia, couros), o níquel (objetos de adorno e de utilidades domésticas) e o mercúrio (remédios)
- antibióticos: destacamos neomicina, penicilina e cloranfenicol
- cosméticos: ressaltamos certas substâncias, como eosina, hidroquinona, piragalol, azocorantes, resorcina, fenol, formol e persulfatos, em especial o de amônio (clareadores de cabelos). As fragrâncias também causam reações imediatas, como urticária, quer seja por contato, quer seja por inalação (a destacar aldeído cinâmico e álcool cinâmico, que causam ambos)
- borracha e derivados: temos os mercaptobenzotiazóis e o éter monobenzílico de hidroquinona; os principais aditivos com maior potencial sensibilizante, tanto para luvas de borracha natural quanto sintéticas, pertencem aos grupos tiuram (72%), mercapto (25%) e carbamato (3% dos casos)
- objetos plásticos: devemos considerar polivinil, polietileno, acrílicos, formaldeídos, nitrocelulose, poliamidos, os diversos componentes das epoxirresinas e outros.

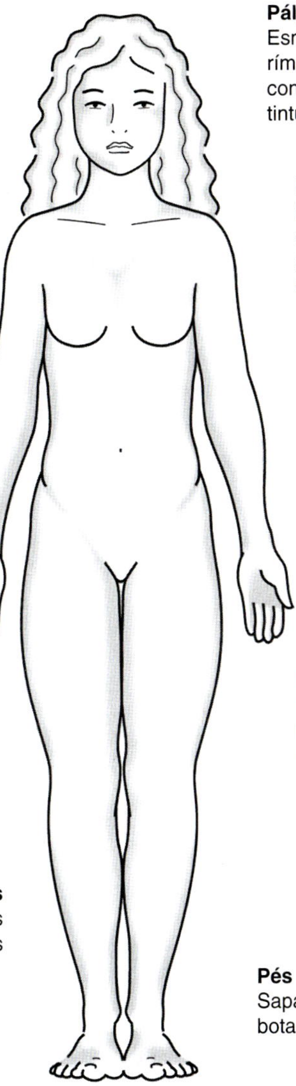

Figura 17.10 Eczemas, localizações e respectivos desencadeantes.

Substâncias distintas, como anilina, procaína, sulfa e outras, por terem radical comum (grupamento para-amino do radical benzeno), podem apresentar *reação cruzada*. Pacientes com eczema de contato ao timerosal podem ter reações eczematosas importantes com piroxicam por via oral, caracterizadas por quadro bolhoso, inclusive de aspecto disidrosiforme nas palmas e mais intenso nas áreas fotoexpostas. O timerosal está ainda presente em soluções oftálmicas e de lentes de contato, algumas vacinas e tintas de tatuagem. É constituído de um mercurial orgânico e um tiossalicilato.

Colofônio (80,7%), bálsamo-do-peru (3,9%), acrilatos (2,7%) e aceleradores de borracha (carba e tiuram mix, 2,7%) são os maiores responsáveis por DCA a material médico adesivo.

Isotiazolinonas (ISO) representam uma classe de substâncias conservantes de emprego recente e que vem cada vez mais sendo empregada na indústria. ISO têm sido utilizadas em produtos de uso pessoal (xampus, condicionadores, cosméticos, maquiagem, detergentes e em vários produtos industrializados), o que tem feito aumentar vertiginosamente os casos de DCA. Em 9.028 testes de contato positivos nos EUA, 21,9% eram positivos a uma ou mais isotiazolinonas: metilisotiazolinona (MI), 14,4%; metilcloroisotiazolinona (MCI/MI), 10%; benzisotiazolinona, 8,6%; octilisotiazolinona, 0,5%. Entre os pacientes que apresentavam positividade, era mais provável ter uma origem ocupacional (16,5 *versus* 10,3%) e ser nas mãos (29,9 *versus* 19,7%); na face, o acometimento foi de 30,2%. A associação MCI/MI na proporção fixa (3:1) é conhecida como "Kathon CG" ou "Euxyl K100".

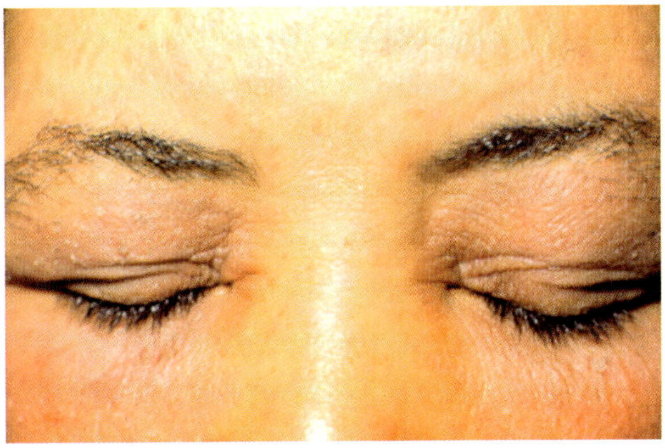

Figura 17.11 Eczema de contato ao esmalte. Esta é a localização característica e a regra é a bilateralidade. (Cortesia do Dr. Roberto Maués.)

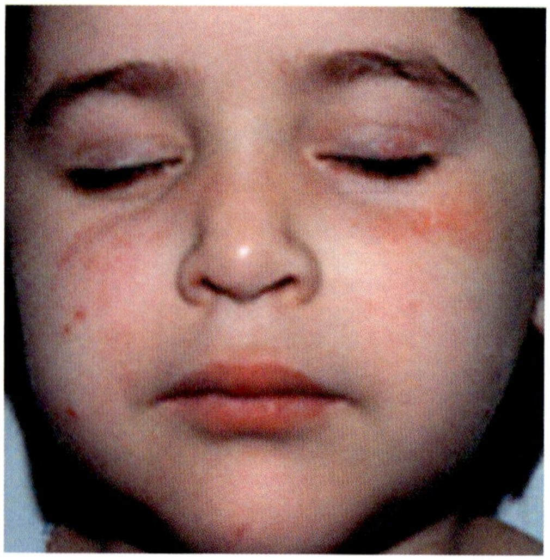

Figura 17.12 Eczema de contato a cosmético.

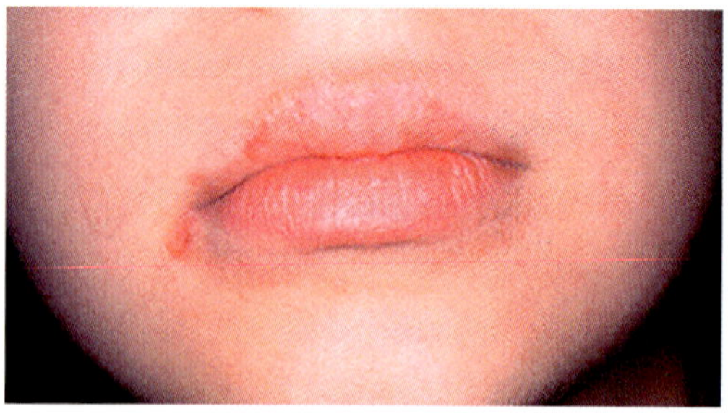

Figura 17.13 Eczema de contato à pasta de dente.

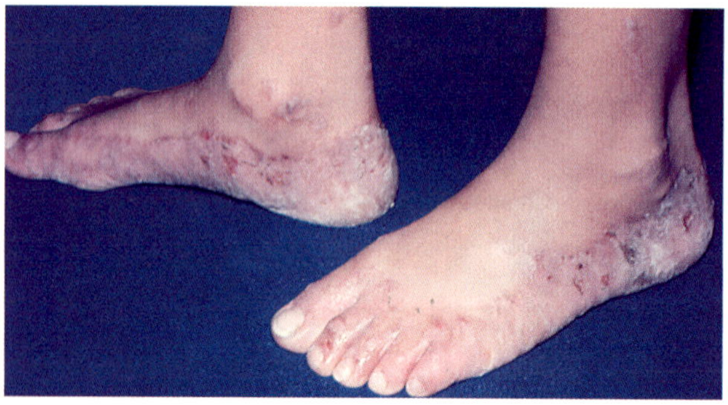

Figura 17.14 Eczema de contato ao couro.

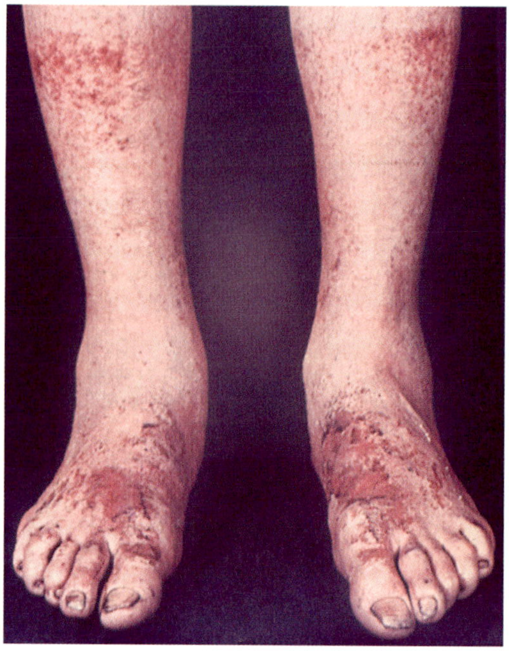

Figura 17.15 Eczema de contato à borracha da bota. Evolução aguda.

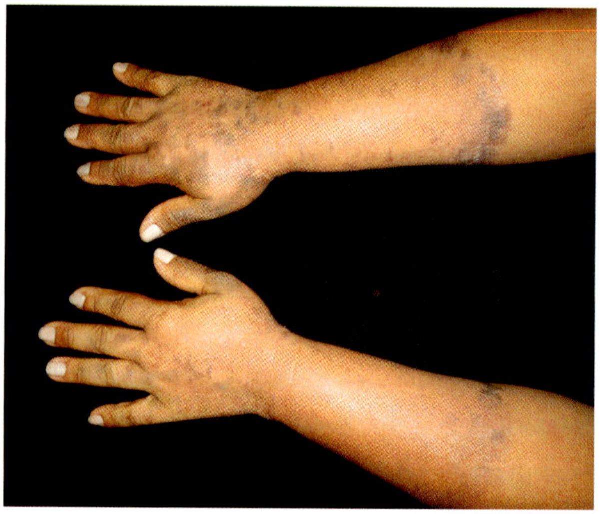

Figura 17.16 Eczema de contato ao látex da luva. É importante lembrar que este é capaz de causar também anafilaxia por contato. (Cortesia do Dr. André R. Adriano.)

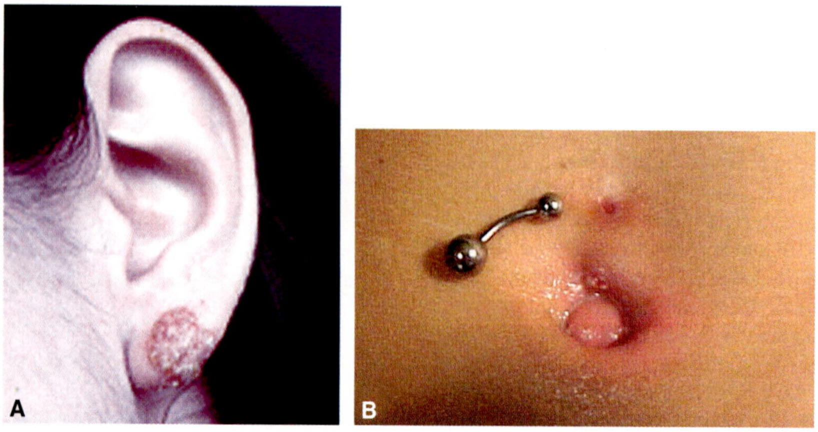

Figura 17.17 **A.** Eczema de contato ao brinco (níquel). Lesão eritematodescamativa crostosa. Evolução subaguda. **B.** Eczema de contato ao *piercing* (níquel). (Cortesia da Dra. Regina Schechtman.)

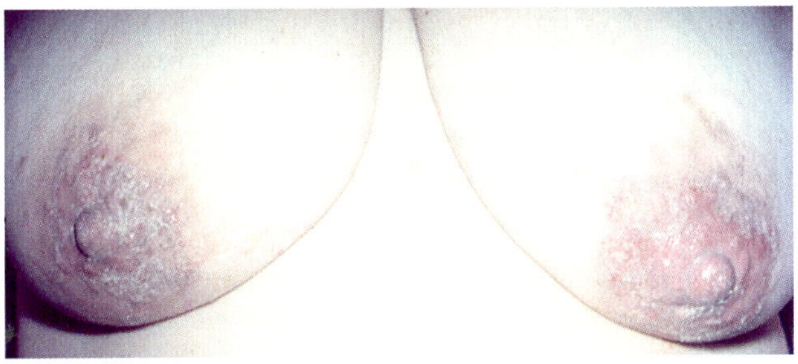

Figura 17.18 Eczema de contato ao náilon. A bilateralidade é a regra. Atenção ao diagnóstico diferencial com carcinoma intraductal.

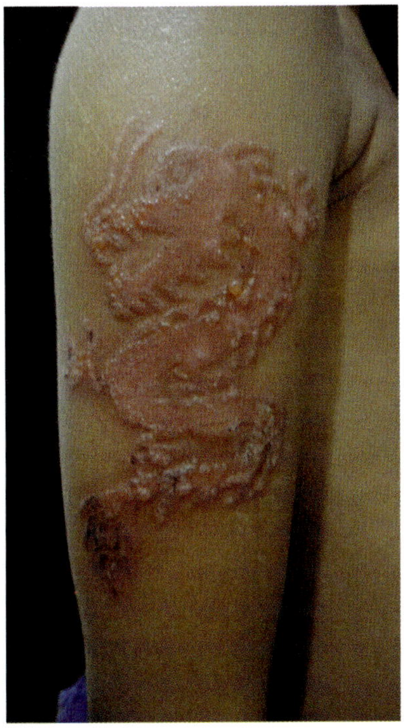

Figura 17.19 Eczema de contato por tatuagem de hena que contém parafenilenodiamina. (Cortesia do Dr. André R. Adriano.)

Dermatite de contato sistêmica

É uma entidade cada vez mais reconhecida e se relaciona com substâncias ingeridas, inaladas ou injetadas, às quais, em geral, o paciente apresenta manifestações de eczema em lugares em que previamente já haviam ocorrido lesões da DC. Um exemplo bem reconhecido é o eczema das mãos por sensibilização ao níquel decorrente da ingestão de comidas que contenham o níquel (ver adiante *Síndrome eczematosa das mãos e/ou pés [disidrose]*).

A denominada *recall dermatitis* pode ocorrer em pacientes previamente sensibilizados e que, ao se exporem sistemicamente (por meio de inalação ou pelas vias oral, intramuscular ou intravenosa) a determinado agente ou relacionado com ele, seriam capazes de desencadear a reativação de lesões em locais que já apresentaram previamente o mesmo quadro de eczema. A manutenção do estímulo pode levar à eritrodermia (ver Capítulo 20, item Recall dermatitis, *reativação de queimadura solar e dermatite pós-radiação*).

A *síndrome do babuíno* (SB) caracteriza-se por ser uma reação do tipo IV, decorrente da absorção sistêmica (ingestão) geralmente de níquel em pacientes sensibilizados previamente a esse metal. Trata-se de uma erupção eczematosa, macular e purpúrica simétrica que acomete axilas, cotovelos, pálpebras e laterais do pescoço, acompanhada de lesões anogenitais muito eritematosas que lembram a região glútea dos babuínos (Figura 17.20). É uma modalidade de *recall dermatitis*.

A *erupção medicamentosa simétrica exantemática intertriginosa e flexural* (SDRIFE, do inglês ***s****ymetrical* ***d****rug-****r****elated* ***i****ntertriginous and* ***f****lexural* ***e****xanthema*) seria um quadro clínico semelhante, desencadeado em pacientes sensibilizados ou não previamente por medicamentos, em especial antibióticos betalactâmicos, sobretudo a amoxicilina, que é a principal causa; paracetamol, quinolonas, aminofilina, hidroxizina, claritomicina e omeprazol já foram descritos. Mercúrio (sobretudo por ruptura de termômetros com consequente inalação) é a principal causa em crianças); algumas comidas ou conservantes de comidas também são fatores desencadeantes. É uma modalidade de *recall dermatitis*. Alguns casos desencadeados pelo SARS-CoV-2 têm sido descritos.

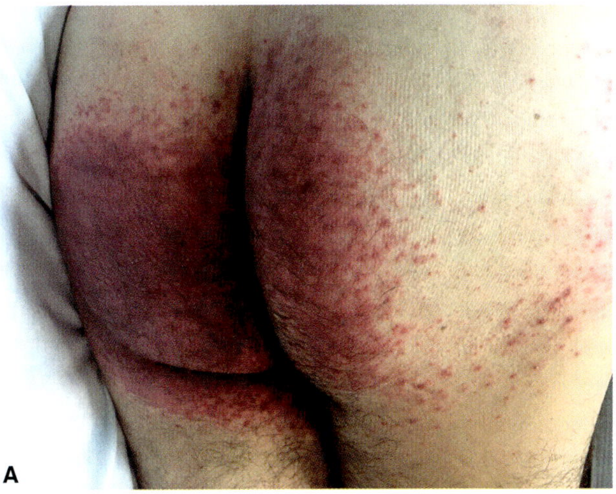

A

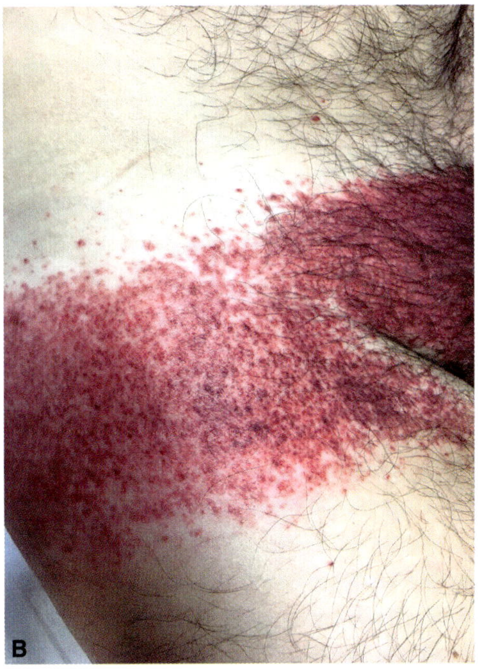

B

Figura 17.20 Síndrome do babuíno ou exantema intertriginoso e flexural simétrico relacionado com medicamentos (SDRIFE, do inglês *symmetrical drug-related intertriginous and flexural exanthema*) causada por amoxicilina. **A.** Lesões nas nádegas. **B.** Na raiz da coxa e pubiana. (Cortesia do Dr. Henrique Valente).

Há uma proposta de subclassificação relacionada com o tipo de exposição clínica: SB resultante da sensibilização por alérgenos de contato e desencadeada por exposição sistêmica aos mesmos; SB induzida por contato com fármacos e desencadeada pela absorção após reexposição cutânea; SB induzida por sensibilização sistêmica e quadro desencadeado por exposição cutânea ao fármaco; e SDRIFE, que corresponde à sensibilização sistêmica e manifestação após reexposição sistêmica, excluindo-se alérgenos de contato.

O contato de substâncias químicas com a pele pode também desencadear *reações liquenoides* e *urticária de contato* (ver Capítulos 16 e 19, *Reações/erupções liquenoides* e item *Urticária de contato ao látex*, respectivamente). Embora extremamente raro, o contato também pode induzir o aparecimento de *reações linfomatosas*; portanto, quadros clinicopatológicos de pseudolinfoma.

Diagnóstico

Não cabe nos limites deste livro mostrar todos os aspectos do diagnóstico etiológico do eczema de contato; o leitor deverá dirigir-se a livros específicos sobre o assunto. No entanto, para uma ideia da importância e da extensão do assunto, serão apresentados alguns parâmetros a seguir.

Mapeamento topográfico. Procura-se correlacionar o local do eczema a várias exposições; assim, no eczema de pescoço, devemos investigar joias e adereços de metais e plásticos, perfumes, casacos, gravatas, corantes de tecidos, goma de colarinho etc.

Seletividade profissional. A DCA também deve ser considerada como doença profissional, tanto na indústria quanto em outras profissões, tendo em vista que a pessoa expõe-se seletivamente a determinados antígenos. Por exemplo: em casos de eczema de contato nas mãos de um cabeleireiro, devemos pesquisar corantes, xampus, sabonetes, desodorantes, depilatórios, desinfetantes, perfumes etc. A substância mais relacionada é o persulfato de amônio, um clareador de cabelos (19,2%).

Seletividade utilitária. Pela história morfotopográfica e outros dados, suspeita-se de que o eczema de contato em apreço esteja relacionado com um elemento de uso diário ou esporádico; procura-se, então, realizar testes dirigidos às diversas substâncias que entram na confecção do objeto. Por exemplo: se o eczema é dos pés, incrimina-se o sapato; procura-se, então, realizar testes com bicromato de potássio, acrílico, diversos componentes das colas, da borracha etc.

Correlação antígeno/utilidade. Uma vez determinado pelos testes que o indivíduo é sensível a determinada substância, deve-se procurar relacionar o eczema com os objetos que contenham o referido alergênio. Por exemplo: se o teste foi positivo ao cloreto de cobalto, cabe investigar a possibilidade de contato com tinturas de cabelos, objetos de cerâmica, vidro ou ligas metálicas, esmaltes, cimento, adesivos, papel mata-moscas, galvanoplastia, pigmentos em diversos objetos etc.

Testes de contato

Os testes de contato são úteis na identificação de substâncias às quais o indivíduo é alérgico. No entanto, devem ser interpretados com critério, pois substâncias testadas, ainda que positivas, podem não estar relacionadas com o problema atual, e a substância envolvida pode não ter sido testada. Outra possibilidade é que os componentes do teste tenham perdido, por qualquer motivo, o padrão.

Em 1996, o Grupo Brasileiro de Estudos em Dermatite de Contato (GBEDC) determinou as substâncias da bateria-padrão de alergênios. São 22 elementos presentes em testes internacionais, acrescidos de mais 8 substâncias relacionadas com medicamentos tópicos e de uso frequente no nosso meio, totalizando 30 substâncias (Quadro 17.2). Esta bateria-padrão é aplicada em todo paciente com suspeita de DCA. Por vezes, dependendo da ocupação profissional ou de lazer do indivíduo, é possível adicionar elementos ao teste – desde que corretamente manipulados e diluídos.

A bateria específica de cosméticos, indicada principalmente na suspeita de DCA a estes produtos, é composta de 10 substâncias, determinadas pelo GBEDC em 2002 (Quadro 17.3).

Quanto à técnica de execução, é importante salientar que, para a realização do teste, a dermatose do indivíduo deve estar em fase inativa para não exacerbar o quadro. As substâncias padronizadas são aplicadas no dorso do paciente, em pele limpa, seca e sã.

Quadro 17.2 Bateria-padrão brasileira de testes de contato.

Substância	Concentração	Substância	Concentração
Antraquinona	2%	Neomicina	20%
Bálsamo-do-peru	25%	Nitrofurazona	1%
Benzocaína	5%	Parabenos	15%
Bicromato de potássio	0,5%	Parafenilenodiamina	1%
Butilfenol-p-terciário	1%	Perfume-mix	7%
Carba-mix	3%	PPD-mix	0,4%
Cloreto de cobalto	1%	Prometazina	1%
Colofônia	20%	Propilenoglicol	10%
Etilenodiamina	1%	Quatemium	2%
Formaldeído	1%	Quinolina-mix	6%
Hidroquinona	1%	Resina epóxi	1%
Irgasan	1%	Sulfato de níquel	5%
Kathon CG	0,5%	Terebintina	10%
Lanolina	30%	Timerosal	0,05%
Mercapto-mix	2%	Tiuram-mix	1%

Fonte: GBEDC (1996).

Quadro 17.3 Bateria-padrão brasileira de cosméticos.

Substâncias	Concentração	Veículo
Germall 115	2%	Vaselina sólida
BHT (butil-hidroxitolueno)	2%	Vaselina sólida
Resina tonsilamida/formaldeído	10%	Vaselina sólida
Trietanolamina	2,5%	Vaselina sólida
Bronopol	0,5%	Vaselina sólida
Cloracetamida	0,2%	Vaselina sólida
Ácido ascórbico	2%	Vaselina sólida
Tioglicolato de amônio	2,5%	Vaselina sólida
Amercol L-101	100%	Vaselina sólida
Clorexidina	0,5%	Água

Fonte: GBEDC (2002).

O paciente não pode estar em uso de corticosteroide tópico no local do teste e de corticosteroide sistêmico, especialmente em doses imunossupressoras, por 2 semanas; não deve molhar as fitas ou se expor ao sol. A prática de atividade física é desaconselhada para não descolar as fitas ou molhá-las com suor. Mesmo que o paciente esteja em vigência do uso de anti-histamínicos, não é necessário suspendê-los para a realização do teste de contato, pois não há correlação com o mecanismo fisiopatogênico do eczema de contato.

Após 48 h da aplicação, os testes são retirados e é feita a primeira leitura. A segunda leitura é feita em 96 h (Figura 17.21).

Os critérios adotados para leitura são os preconizados pelo International Contact Dermatitis Research Group de 1981:

- (−) negativo
- (+) discreto eritema com algumas pápulas
- (++) eritema, pápulas e vesículas
- (+++) intenso eritema, pápulas e vesículas confluentes.

Quando existe múltipla positividade a diferentes grupos de contactantes testados, pode-se estar diante de um caso de *angry back skin syndrome* (*síndrome da pele excitada*), reproduzindo assim inúmeros falso-positivos; nessa situação, o teste pode ser repetido após 4 a 6 semanas com resultados mais "fidedignos".

Em caso de o teste ser negativo, recomenda-se a exposição à luz, pois esta pode potencializar algumas das reações da DCA (ver Capítulo 77, item *Fotodermatoses induzidas por substâncias químicas*).

Os produtos denominados "hipoalergênicos" caracterizam-se por substituir, em sua composição química, substâncias por outras com menor capacidade de sensibilização.

O Quadro 17.4 mostra a correlação entre as substâncias contactantes mais comuns e seus principais usos.

Diagnóstico diferencial

Faz-se principalmente com os outros eczemas, dermatofitoses, dermatofítides, psoríase, parapsoríase e farmacodermias. Imunoglobulina intravenosa pode causar quadro de eczema, assim como de eczema disidrótico (ver adiante, item *Síndrome eczematosa das mãos e/ou pés [disidrose]*).

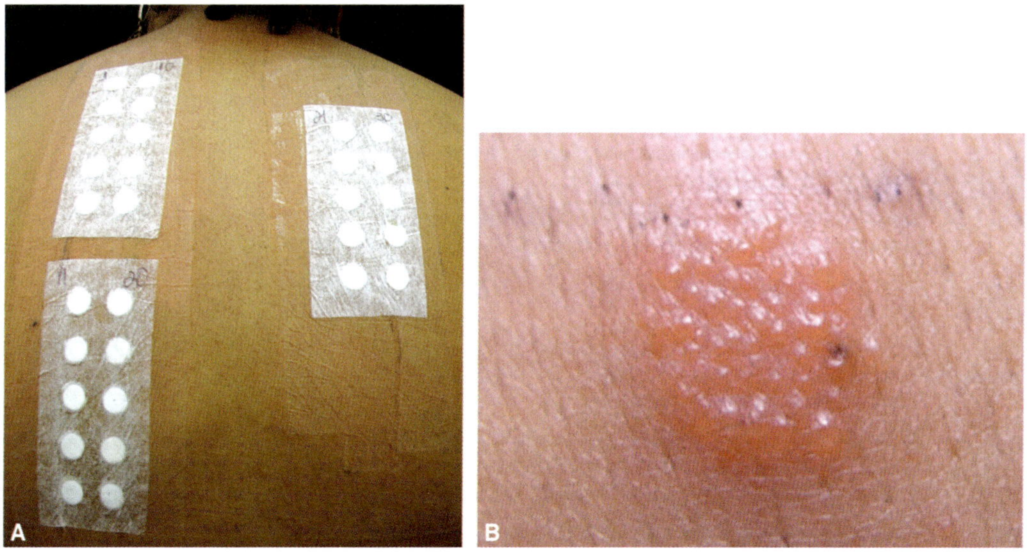

Figura 17.21 **A.** Teste de contato, bateria 1. (Cortesia do Dr. Eduardo Bornhausen-Demarch.) **B.** Teste de contato +++.

Quadro 17.4 Correlação entre as substâncias contactantes mais comuns e seus principais usos.

Substância	Uso	Reação cruzada	Observação
Arseniato de sódio	Anti-infecciosos; corantes (principalmente verde); couros (retirada dos pelos e conservação das peles sem curtir); esmaltes; inseticidas; limpeza do gado; papéis pintados; produtos farmacêuticos; pulverização de frutas; raticidas; sabonetes arsenicais; soluções para matar ervas daninhas; tecidos (mordente e corante); tintas de impressão; tônicos capilares	Arsenicais	–
Bicloreto de mercúrio	Amálgama dentário; baterias elétricas; branqueadores da pele; bronzes; bulbos de lâmpada; cimentos dentais; conservação de sementes de batatas; cosméticos em geral (preservativos); couros (preservação, tanagem); desinfetantes; equipamentos elétricos; espelhos (fabricação); esterilização de instrumentos cirúrgicos; feltro; fotografia industrial; fotogravura; fungicidas; galvanização (dourado, prateado e bronzeado); geleias anticoncepcionais; germicidas (derivados orgânicos e inorgânicos do mercúrio); inseticidas; lâmpadas fluorescentes; leites de colônia; litografia; madeiras (conservação); medicamentos antissardas e parapsoríase; mercúrio amoniacal; óxido amarelo de mercúrio; pintura de pisos de navios; reservatórios de medicamentos; produção de compostos de mercúrio; reagente analítico; sabões sublimados; seda artificial; solução para taxidermia; solução antimofo em pintura; soluções embalsamantes; supositórios hemorroidários; tanagem (mordente); tatuagem (principalmente em vermelho); tecidos (pintura); tecidos estampados; termômetros; tinta ferrugem; tinta de escrever; tintas para quadros; tônicos capilares	–	Sensibilidade cruzada com derivados orgânicos e inorgânicos de mercúrio Testar a solução recente

(*continua*)

Quadro 17.4 Correlação entre as substâncias contactantes mais comuns e seus principais usos. (*Continuação*)

Substância	Uso	Reação cruzada	Observação
Bicromato de potássio	Adesivos; agentes anticorrosivos; anilina violeta; anticongelantes; banhos anodizantes; baterias (células secas); borracha; caixa de fósforos (lixa); cerâmica; cimento e análogos; cinza de madeira; coaltar (produtos); colas e adesivos; compostos para calafetar; couro (curtimento); detergentes; esmalte verde; esparadrapo; esterilização de brocas dentárias; explosivos; fósforo (também queimado); fogos de artifício; fotografias (reagente); galvanização; gravação; graxas para automóveis impermeabilizantes; impressões em *off-set*; leite e produtos lácteos (conservação); linóleo; litografia; madeiras (impregnação); mesas de bilhar (tecido verde); motores a *diesel* (fluido em radiadores); objetos cromados; papel mata-moscas; perfumes; porcelana (corantes); preparações histológicas; preparados para limpeza de bronze e latão; reagentes para análise química; sebo e óleos (branqueamento); solução sulfocrômica para limpeza de vidraria; tecidos (tintura e estampados); tinta amarela e alaranjada; tintas a óleo; tintas de escrever; vernizes	–	O bicromato de potássio é um componente básico do cimento altamente alergênico; uma medida para diminuí-lo é adicionar sulfato ferroso à sua composição, o qual altera sua formação química de hexavalente a trivalente, tornando o composto menos antigênico, embora mais caro
Cloreto de cobalto	Adesivos, aditivos a solos na agricultura; barômetros e higrômetros; benzinas sintéticas (catalisadores); carbureto (de solda a oxigênio); catalisadores (ácido acético, anidrido ftálico); cerâmica; cimento; detergentes; eletrodos positivos; esmaltes naturais e sintéticos; forragens de animais; galvanoplastia; graxas; ligas metálicas; linhaça (agentes secantes); lubrificantes; mordentes em corantes; níquel (impureza); objetos esmaltados; papel mata-mosca; petróleo (desidratação); radioisótopos; reagentes para análises clínicas; resinas sintéticas (poliésteres); tatuagens; tintas de impressão; tintas para quadros; tinturas de cabelo; vidros e porcelanas (pigmentos corantes); vitamina B_{12} (manufatura)	–	–
Coaltar (alcatrão de hulha)	Adesivos; corante em alimentos; medicamentos e cosméticos (tartrazina); inseticidas fenólicos; isolantes; matéria-prima básica e para fabricação de corantes; medicamentos tópicos; pinturas e produtos impermeabilizantes; preservação de madeiras e telhas (como creosoto); produtos químicos orgânicos (fabricação)	Grupo terpênico	–
DDT (diclorodifenil-tricloroetano)	Desodorantes (tipo *spray*); inseticida caseiro e na agricultura; medicamentos para pediculose; preservativos; xampus para animais domésticos	Derivados do clorobenzeno	–
Difenilguanidina (melanilina; vulcacita D)	Artigos de borracha (acelerador na vulcanização)	–	–
Eosina (sal sódico ou potássio de tetrabromo fluoresceína)	Batons, chapas fotográficas (sensibilização); combustíveis para motores (corantes); corantes em microscopia; doces; esmalte de unhas; licores; tecidos de algodão, seda e lã (corante); tintas de escrever vermelhas; tintas fluorescentes	–	Fotossensibilizantes
Etilenodiamina (dicloridrato)	Asfalto; borracha; caseína (preparo); cera; corantes; enxofre; fungicida; germicida; goma-laca (preparo); inseticida; neutralização de ácidos e azeites; preparados de teofilina (estabilizadores); resinas sintéticas; solventes de albumina; veículos de pomadas	Aminofilina, prometazina, antistina piribenzamina	–
Formol (formaldeído; aldeído fórmico-formina)	Adesivos âmbar artificiais; análises químicas; antissépticos (plantas e vegetais); borracha (preservação); cápsulas de gelatina (endurecedor); cera de assoalho; cerâmica; cigarro (cola de papel); preservativos de tecidos; taxidermia; técnicas histológicas e anatômicas	–	–
Hidroquinona	Agentes com função antimofo; antioxidantes (artigos sintéticos, gorduras, óleos e graxas); colas para borracha; colas de sapato; coloração de peles; conservação de flores; corante de tecidos para microscopia; desodorante para pele; fluido de freio para automóveis; folhas de cana-de-açúcar, amoras e mirtilos (em estado natural); inibidor na indústria da borracha e plásticos (poliésteres, acrílicos); loções protetoras solares; óleos lubrificantes; óleos de sementes de anis (estado natural); resinas celulósicas; reveladores e intensificadores fotográficos; sapatos de borracha; terebintina; tintas para parede; tinturas de cabelo (oxidante da parafenilenodiamina); unhas artificiais; vernizes	–	Sensibilidade cruzada com anacridiáceas e compostos nitrogenados aromáticos
Iodeto de potássio	Corantes; emulsões fotográficas; fungicidas; germicidas; litografia; medicamentos tópicos, injetáveis e por via oral; rações de mamíferos e aves; reagente em análises químicas; sal de cozinha iodado	–	–
Lanolina	Adesivos; batons; cera para polir automóveis; cremes de limpeza; cremes para barbear; cremes para nutrição da pele; graxas de sapato; isoladores elétricos; loções capilares; papel-carbono; pomadas industriais para proteção da pele; pó de arroz; produtos pós-barba; repelentes de água; sabonetes; tintas e aerossóis anti-inseto; tintas de impressão; veículos de pomadas e cremes; vernizes para automóveis; xampus	–	–
Mercaptobenzotiazol (sal de zinco – vulcacita ZM)	Adesivos; anticongelantes; artigos de borracha (natural e sintética); cimentos (plásticos à prova-d'água, sapatos); corantes; detergentes; fungicidas; graxas; impermeabilizantes de borracha; inibidores de corrosão	Sais mercuriais orgânicos e inorgânicos	–

(*continua*)

Quadro 17.4 Correlação entre as substâncias contactantes mais comuns e seus principais usos. (*Continuação*)

Substância	Uso	Reação cruzada	Observação
Merthiolate® (timerosal)	Aerossóis; antissépticos cutâneos; irrigação uretral; pomadas oftálmicas; tópicos nasais e vacinas. Na apresentação atual, a clorexidina substituiu o timerosal	Sais mercuriais orgânicos e inorgânicos e piroxicam	–
Mercurocromo (merbromim)	Soluções para desinfecção de ulcerações na pele e na mucosa	Sais mercuriais orgânicos e inorgânicos	–
Neomicina	Cosméticos; medicamentos tópicos; sabões; desodorantes	Grupo neomicina	–
Nitrocelulose	Celuloide, coloide; esmalte de unhas; lacas de secagem rápida; plásticos; vernizes	–	–
Parabenos	Preservativo em alimentos enlatados	–	–
Parafenilenodiamina (ursol d; diaminobenzeno; diaminofenol)	Antioxidante em produtos de petróleo (gasolina, ésteres de celulose, manufatura de borracha e plásticos); azul de metileno e safranina (corantes intermediários); borracha preta; corantes para abrigos de peles e pelos; corante para esmalte; determinadores fotoquímicos; fotocópias; graxas (antioxidantes); óleos lubrificantes; reagentes de análises químicas; revelador fotográfico; tintas de impressão; tinturas de tecidos e couros (preto, azul e marrom); tônicos e tinturas capilares; tatuagens de hena	Grupo quinona (ver Figura 17.14)	–
Picrato de butesin (betilaminobenzoato)	Anestésico local; antisséptico; tópicos para queimaduras	Grupo composto de nitrogenados aromáticos	–
Pireto (flores de pireto)	Inseticida por contato de uso domiciliar e na agricultura	Crisântemo, terebintina, erva-de-santiago	–
Procaína (novocaína)	Anestésicos locais; antibióticos (retardador de ação); produtos para geriatria	Grupo composto de nitrogenados aromáticos	–
Resorcina (metadidroxibenzeno)	Antimicóticos; batons; borracha (aditivos); celuloide (manufatura); corantes e produtos intermediários; couro e peles (tanagem); explosivos; fotocópias; loções para cabelo; *peeling* químico em cosmética; plásticos (manufatura); pomadas, soluções aquosas e alcoólicas de uso dermatológico; produtos antimofo; produtos ceratolíticos; protetores solares; resinas; revelador fotográfico; sabões; supositórios para hemorroidas; tinturas de cabelo; tônicos capilares; tópicos para acne	Grupo fenólico	Irritante primário
Sulfato de cobre	Água de piscina (antialgas); alimentos (conservação); antissépticos cutâneos (água d'Alibour); baterias elétricas; corantes industriais de várias cores; couro; fertilizantes; fotogravura; fungicida (agricultura); inseticida; germicidas; ligas metálicas; litografia; madeiras (preservação); moedas; reativos em química analítica; tintura para cabelo	–	–
Sulfato de cromo (cromo trivalente)	Artigos de couro; cerâmica (vidrado verde); galvanoplastia; indústria têxtil; litografia; polimento e limpeza de metais; tintas verdes e azuis; vernizes	–	–
Sulfato de níquel	Aço inoxidável; catalisadores à base de níquel; cerâmica; chapas de multilite; cimento; detergentes; enegrecimento de zinco e latão; equipamento telefônico; fluidos para duplicação; fungicidas; objetos niquelados; óleos (indústria); preparados para limpeza de metais (ouro e prata); reagentes para análises químicas; soldas; tecidos (coloração de cabelo); transformadores de rádio; válvulas de rádio, vernizes	–	O sulfato de níquel nos pacientes com DCA é tido como causa de disidrose (ver adiante, *Síndrome eczematosa das mãos e/ou pés [disidrose]*), sendo possível se beneficiar de dietas isentas de níquel
Terebintina (trementina)	Adesivos; aguarrás; anti-helmínticos; cera de assoalho; desengraxantes; esmaltes; graxas para sapatos; inseticidas; lacre; lavagem de roupa a seco; linimento para reumatismo; massa para polir automóveis; modelagem em argila; pinturas; produtos para polir móveis; síntese de cânfora; soluções protetoras cutâneas; solventes orgânicos; solventes de tintas, vernizes, borracha, óleo e resina	Grupo terpênico (terpenos: moléculas abundantes em vegetais, a maioria hidrocarbonados)	–
Tetrametiltiuram	Colas para borracha; conservação de frutas; desinfetantes em aerossóis; encerados; fungicidas; germicidas; graxas; inseticidas; medicamentos (conservação); pulverização de plantas; sabões; têxteis	Tiurans	–

Tratamento e prevenção

Na prevenção das dermatites de contato, o uso de equipamentos de proteção individual (EPI) no trabalho – como luvas, sapatos, macacões etc. – e o desenvolvimento de produtos hipoalergênicos são os principais objetivos a se alcançar.

No tratamento, a primeira providência nessas dermatites é o afastamento do agente causal, além de priorizar o tratamento de infecções secundárias eventuais. Esses procedimentos, associados ao uso de emolientes, são o bastante em casos leves de DCIP.

A DCA é doença importantíssima do ponto de vista da medicina do trabalho.

Algumas substâncias, como o látex, podem, além de causar DCA e DCIP, desencadear urticária de contato (ver Capítulo 19, item *Urticária de contato ao látex*).

Na DCA, a conduta dependerá da fase e da extensão do quadro; na fase aguda, inicia-se o tratamento com banho ou compressas, preferencialmente com soluções antissépticas ou mesmo soro fisiológico nas primeiras 24 h ou enquanto a exsudação for intensa. A solução de ácido bórico 1 a 2% pode ser usada, devendo ser evitada no tratamento de grandes áreas em crianças, por seu potencial nefro e neurotóxico. Em uma fase menos exsudativa (subaguda), está indicado o uso de corticosteroide tópico em creme. Na fase crônica, está indicado o uso de corticosteroide em pomada, fita oclusiva ou mesmo injeção intralesional. Em casos generalizados ou de eritrodermia, indicam-se corticosteroides sistêmicos (prednisona 0,5 mg/kg de peso).

Os imunomoduladores tópicos, inibidores da calcineurina (tacrolimo e pimecrolimo), mostraram-se bastante efetivos no tratamento da dermatite de contato das mãos.

Embora não haja atuação sobre o mecanismo fisiopatogênico, o uso de anti-histamínicos de primeira geração pode ser útil na redução do prurido, graças à sedação.

Ao término deste tópico, sugerimos a leitura sobre fototoxicidade e fotoalergia (fotoeczema), assuntos abordados no Capítulo 77, *Fotodermatoses*.

Dermatite seborreica

Conceito

Dermatite crônica, a dermatite seborreica (DS) está relacionada com pelo menos três fatores principais: aumento da secreção lipídica pelas glândulas sebáceas, eventual participação de *Malassezia* spp. e alteração imunológica que leva à inflamação. Ocorre em, pelo menos, 5% da população geral, tendo altíssima incidência nos portadores de infecção pelo HIV. Traz grande comprometimento da qualidade de vida quando intensa.

Etiopatogenia

Permanece grande a polêmica sobre a etiofisiopatogenia da DS. Foram amplamente demonstradas alterações na dinâmica epidérmica (aumento do índice de mitoses e do trânsito transepidérmico), semelhantes às da psoríase, porém de menor intensidade. Atualmente, o papel etiopatogenético da *Malassezia* spp. é o principal motivo de disputa. Enquanto alguns argumentam que o aumento do número de *Malassezia* spp. nas lesões de DS seja secundário ao aumento dos nutrientes lipídicos nas escamas, a maioria acredita em um papel etiológico preponderante desse fungo, a partir dos seguintes pontos: alguns medicamentos úteis no tratamento da DS têm em comum a sua ação antifúngica; a redução no número de fungos é seguida da melhora da DS; lesões semelhantes às da DS podem ser reproduzidas pela colonização abundante da pele pela *Malassezia* spp.; incidência aumentada de DS nos portadores de HIV, os quais têm maior suscetibilidade a infecções fúngicas (a DS é considerada um marcador precoce dessa infecção); pacientes com síndrome da imunodeficiência adquirida (SIDA) e DS apresentam número maior de *Malassezia* spp. na pele do que os que não têm DS; antifúngicos sistêmicos melhoram a DS; observação de níveis aumentados de anticorpos antifúngicos na pitiríase *capitis*; defeito na resposta mediada por células a *Malassezia* spp. nos portadores de DS; reprodução de algumas alterações patológicas da DS por inoculação do fungo em pele animal; capacidade da *Malassezia* spp. de ativar complemento, com possível participação no mecanismo fisiopatogenético.

A distribuição preferencial das lesões ocorre em áreas com grande número e atividade de glândulas sebáceas. Além disso, a manifestação da doença coincide com as fases de maior atividade dessas glândulas (recém-natos e período pós-puberal), sendo, em geral, ausente durante a infância. Apesar disso, as alterações observadas na composição do sebo são discretas, incluindo aumento de triglicerídios e colesterol, bem como redução do esqualeno e ácidos graxos livres. A interpretação dessas alterações, contudo, é duvidosa. Embora a maturação das glândulas sebáceas possa ser um fator permissivo, o papel da seborreia é controverso, pois está ausente em alguns casos e pode ocorrer sem manifestação da DS.

A sua incidência está muito aumentada na doença de Parkinson (mais de 50%, sendo maior no fenótipo rigidez acinética mais do que no de tremores; a seborreia também é frequente), assim como em outras doenças neurológicas (epilepsia, siringomielia e paralisia facial ou do gânglio trigeminal). A incidência também é aumentada em casos de SIDA, uso de medicamentos (cimetidina, metildopa e neurolépticos), infarto agudo do miocárdio, má-absorção, epilepsia, obesidade e alcoolismo. A simetria das lesões é a regra; excepcionalmente, por lesão em troncos nervosos, a doença é unilateral. O vemurafenibe, utilizado no tratamento do melanoma metastático, é capaz de desencadeá-la com apresentação intensa e ceratósica na face. Fatores genéticos foram identificados, particularmente genes envolvidos na diferenciação epidérmica e com a função imune desses pacientes.

Há um predomínio de resposta Th_{17} com uma *upregulation* de células Th_1 e Th_{22}. Praticamente não há desregulação da imunidade Th_2. Ocorre uma disfunção da barreira cutânea, caracterizada pela redução de expressão de proteínas de adesão celular. Simultaneamente, há aumento de marcadores de diferenciação e hiperplasia de queratinócitos.

É notória a concordância em gêmeos univitelinos.

Clínica

As lesões são maculopapulosas, eritematosas ou amareladas, sem brilho, delimitadas e recobertas por escamas de aspecto gorduroso, que se distribuem pelas áreas seborreicas (couro cabeludo, face, regiões pré-esternal, interescapular, flexuras axilares e anogenitais). O prurido, quando presente, é discreto, à exceção das lesões no couro cabeludo.

O couro cabeludo está quase sempre comprometido, muitas vezes isoladamente. A pitiríase *capitis* (caspa), caracterizada por descamação pulvurulenta e difusa, parece ser a fase inicial da DS nessa região, podendo progredir gradualmente com surgimento de eritema, aumento da quantidade e espessura das escamas até um quadro franco de DS. Frequentemente, há transgressão da orla do couro cabeludo, com comprometimento da pele adjacente, formando a chamada *coroa seborreica* (Figura 17.22). Nos casos crônicos, pode haver aumento reversível na queda de cabelos. Uma apresentação muito gordurosa e espessa das escamas que aderem ao pelo, denominada *pseudotínea amiantácea* (Figura 17.23), é de ocorrência eventual. Escamas aderentes, principalmente no vértice do couro cabeludo de recém-natos, são denominadas *crosta láctea* (Figura 17.24). Muitas vezes, os pacientes se queixam de pontos dolorosos e de curta duração decorrentes de verdadeiras *biopsias* feitas com as unhas, inadvertidamente, pelos próprios pacientes.

Eritema, descamação e fissuras retroauriculares e na orelha são comuns (Figura 17.25). Na face, há envolvimento característico da parte interna dos supercílios, glabela, sulco nasolabial, asas do nariz e região paranasal, sendo comum a blefarite marginal (eritema e descamação ciliar), fazendo diagnóstico diferencial com rosácea.

A manifestação mais comum no tronco ocorre como lesões, quando bem desenvolvidas, ditas *petaloides* (aspecto de pétala; Figuras 17.26 e 17.27), frequentemente vistas nas regiões interescapular e pré-esternal. São pápulas eritematodescamativas, inicialmente foliculares, que, por confluência, originam lesões de aspecto figurado, com descamação fina central e bordas mais elevadas e eritematosas que lembram dermatofitose. Podem ocorrer lesões semelhantes às da pitiríase rósea e da psoríase.

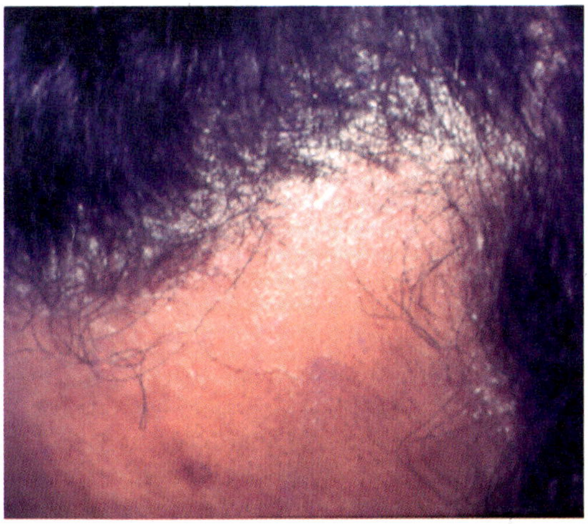

Figura 17.22 Dermatite seborreica, *coroa seborreica*.

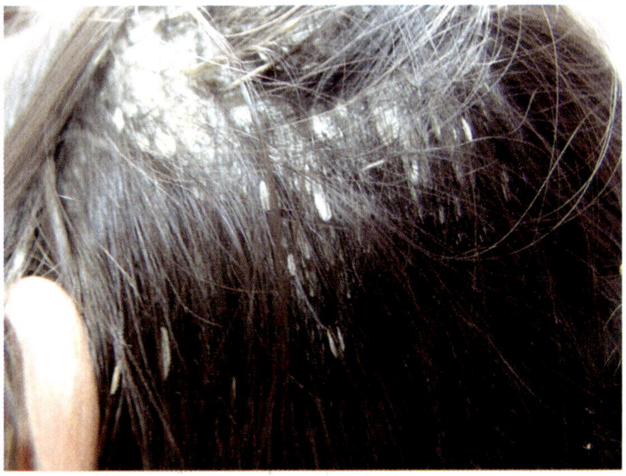

Figura 17.23 Dermatite seborreica, pseudotínea amiantácea.

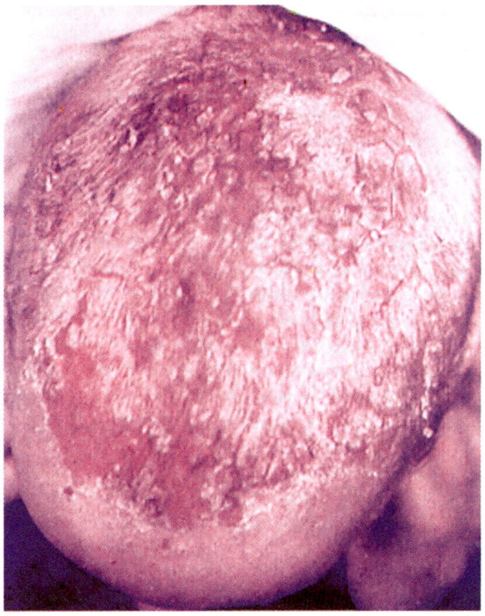

Figura 17.24 Dermatite seborreica, crosta láctea.

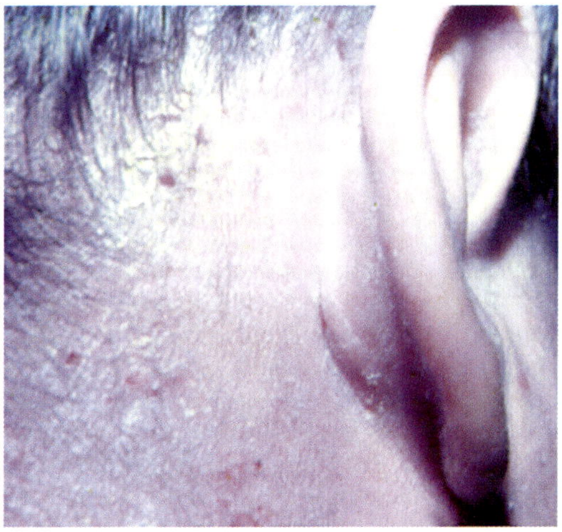

Figura 17.25 Dermatite seborreica; localização retroauricular e em couro cabeludo característica.

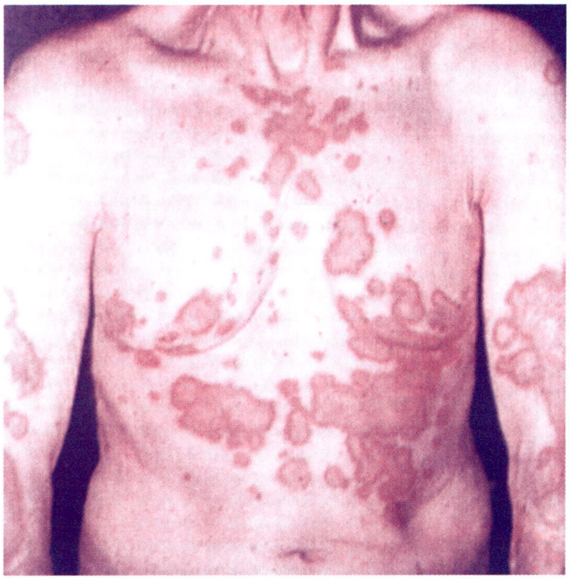

Figura 17.26 Dermatite seborreica, lesões petaloides.

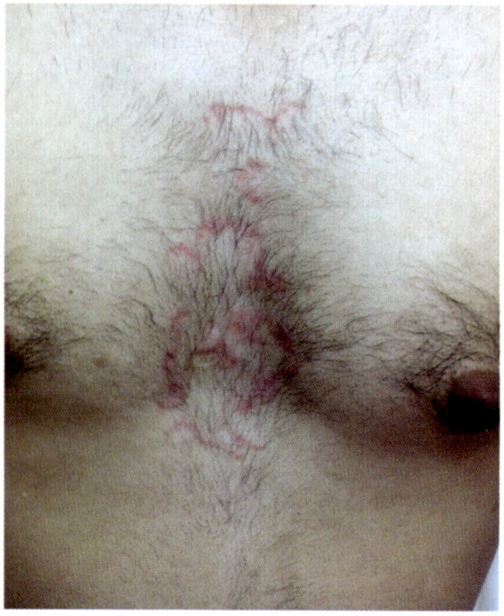

Figura 17.27 Dermatite seborreica, lesões petaloides. (Cortesia do Dr. Cláudio Lerer.)

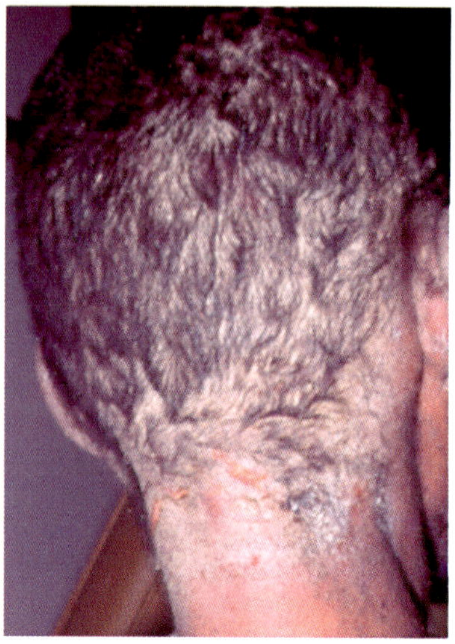

Figura 17.28 Dermatite seborreica intensa, súbita e refratária ao tratamento; típica de pacientes com SIDA.

As regiões flexurais mais envolvidas são as axilares, anogenitais e inframamárias, além da região umbilical, com aspecto intertriginoso, eritematodescamativo, mais acentuado no centro, no qual às vezes ocorrem fissuras. Nessas áreas, a infecção secundária por cândida e bactérias é a regra.

A doença tende à cronicidade e à recorrência, podendo, eventualmente, evoluir para eritrodermia esfoliativa. É frequente o seu agravamento ou desencadeamento por estresse emocional ou físico e pelo frio. A exposição ao sol, em geral, diminui sua intensidade. Os casos limítrofes com a psoríase, especialmente o tipo invertido, têm sido denominados *seboríase*.

Dependendo do fototipo, podem existir variações clínicas, especialmente nos fototipos mais altos, quando é mais difícil identificar o eritema.

A DS pode evoluir para hipopigmentação ou hiperpigmentação pós-inflamatória.

Diagnóstico

O diagnóstico é clínico. Deve-se considerar a possibilidade de infecção pelo HIV nos casos mais intensos e abruptos ou não responsivos ao tratamento (Figura 17.28). Neles, devemos solicitar sorologia inclusive para HTLV-1 (ver Capítulo 66, item *Dermatite infecciosa*).

Diagnóstico diferencial

O diagnóstico diferencial se faz, no couro cabeludo, com psoríase, pediculose e *tinea capitis*; nas flexuras, com candidíase, dermatofitose, eritrasma e dermatite de contato a componentes do vestuário; lesões úmidas na face, interescapulares e pré-esternais, com pênfigo foliáceo; lesões axilares, interescapulares e inguinais, com doença de Hailey-Hailey, também com pitiríase rósea, pitiríase versicolor, rosácea, lúpus eritematoso, doença de Darier, acrodermatite enteropática e farmacodermias.

Tratamento

É importante o esclarecimento quanto à natureza crônica e recorrente da doença. Não devemos falar em cura, e sim em controle do processo. A orientação básica seria, no início, usar diariamente o tratamento proposto e, depois, espaçar à medida que o paciente apresentar melhora. No couro cabeludo, indicam-se xampus à base de LCD (*liquor carbonis detergens*) de 5 a 8% associado ou não ao ácido salicílico de 1 a 3%, piritionato de zinco de 1 a 2,5%, sulfeto de selênio de 1 a 2,5%, coaltar de 2 a 3%, cetoconazol de 1 a 2%, octopiroxolamina a 1%, enxofre e ácido salicílico. Se houver infecção secundária, antibióticos sistêmicos ou tópicos. Na face e no tronco, além dos xampus e sabões contendo as substâncias já citadas, podem-se prescrever cremes com cetoconazol e, eventualmente, cremes com corticosteroide de baixa potência. Uma abordagem inicial pode ser feita com creme que associa cetoconazol à betametasona a 0,05% por poucos dias, seguido de cetoconazol ou outro azol em creme. Historicamente se fez uso de loção ou gel de Kummerfeld, uma fórmula contendo enxofre precipitado. Casos extensos podem beneficiar-se com cetoconazol (preferentemente) ou itraconazol oral durante 2 a 3 semanas. A isotretinoína também já foi empregada na DS. Os imunomoduladores tacrolimo pomada a 0,1% e pimecrolimo creme, por sua ação anti-inflamatória, são bastante efetivos no tratamento da DS da face. O roflumilaste (inibidor da fosfodiesterase-4) a 0,3% em espuma, aplicado 1 vez/dia por 8 semanas, é efetivo.

Dermatite seborreica infantil

Não parece existir relação entre a apresentação infantil e a adulta. Inicia-se entre a 1ª e a 2ª semana de vida, desaparecendo em semanas ou meses. Compromete a área das fraldas (Figura 17.29), a face e o couro cabeludo, com lesões eritematodescamativas não pruriginosas, sem comprometimento do estado geral, podendo haver disseminação para outras áreas seborreicas (Figura 17.30).

Deve-se considerar, no diagnóstico diferencial, intertrigo, dermatite das fraldas por irritante primário, dermatite atópica, psoríase, síndrome de Leiner, histiocitose, imunodeficiências primárias (doença granulomatosa), ataxia-telangiectasia, síndrome de Omenn e infecção pelo HIV.

O tratamento é semelhante ao da dermatite da área das fraldas. Deve-se evitar o uso de ácido salicílico.

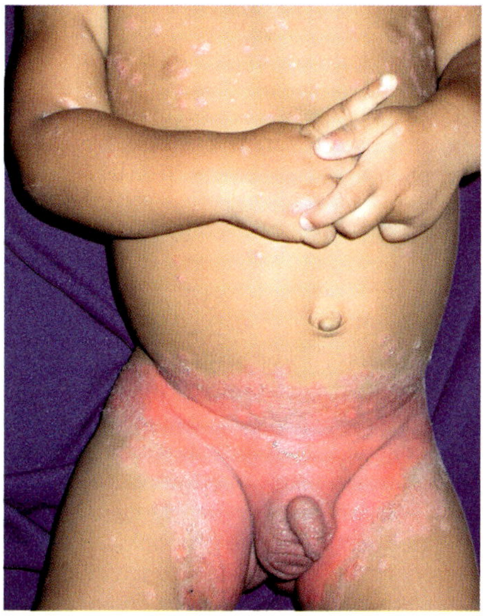

Figura 17.29 Dermatite seborreica, acometimento da área das fraldas. (Cortesia da Dra. Vivian Vianna.)

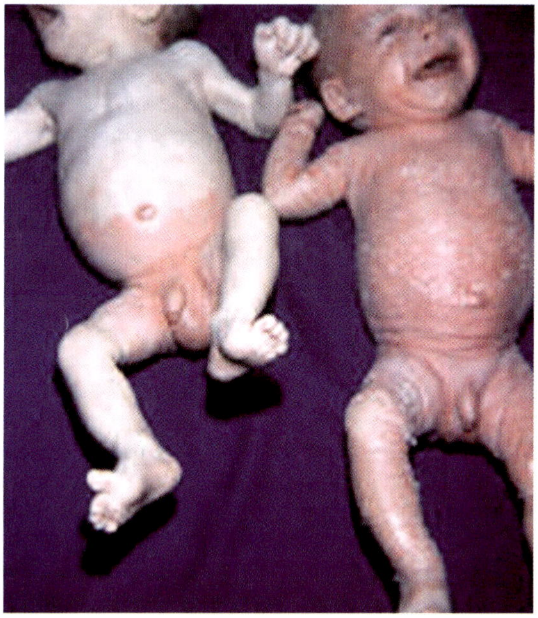

Figura 17.30 Dermatite seborreica em gêmeos.

Síndrome eczematosa das mãos e/ou pés (disidrose)

Conceito

A síndrome eczematosa das mãos e/ou pés é um conceito abrangente que engloba todas as possibilidades etiológicas que levam ao quadro clínico, quando agudo, de vesículas e mesmo bolhas, e, quando crônico, descamação e fissuras. É definida como dermatite essencialmente restrita a essas regiões. Quando intensa e acometer a região perioniquial, pode causar onicodistrofia.

A etiologia é diversa, podendo apresentar origem exógena ou endógena. Na primeira, teremos eczema de contato (tanto a dermatite por irritante primário quanto a imunológica ou alérgica), alergênios ingeridos, como metais em pessoas previamente sensibilizadas (em especial o níquel, mas também cromo e cobalto), ou inalados. Nesse grupo, o eczema nas mãos foi o mais frequente (18%), sendo o das mãos e dos pés (8,9%) os mais relacionados com atividades profissionais, seguido de apenas pés (4%). Níquel e fragrância mix 1 estão entre as cinco principais causas nos três grupos. Nas mãos, também o cloreto de benzalcônio, metilisotiazolinona e quaternium-15; nos pés, bicromato de potássio, formaldeído e resina de *Myroxylon pereirae*; nas mãos e nos pés, resina de *Myroxylon pereirae*, dicromato de potássio e carba-mix.

Também pode ser decorrente de infecções (essencialmente fúngicas – dermatofitose bem mais frequente do que a candidíase) com suas ides, assim como as farmacodermias, em especial por penicilina, piroxicam e imunoglobulina intravenosa. Quando a natureza for endógena, teremos como possibilidade diagnóstica psoríase, dermatite atópica, quadros de eczemas idiopáticos, como o numular, e a dermatite plantar juvenil.

Outra nomenclatura englobada por esse conceito maior seria *disidrose idiopática*, *eczema disidrótico*, ou simplesmente *disidrose* para quando não for possível estabelecer uma etiologia e *erupções disidrosiformes* quando for. Mesmo nessa situação, teremos, na maioria das vezes, um somatório de fatores que desencadeiam ou agravam o quadro clínico.

Nesta seção, abordaremos apenas a disidrose – que é um diagnóstico de exclusão –, visto que as demais entidades já foram estudadas em seus respectivos capítulos.

Epidemiologia

A disidrose é também conhecida como *pompholyx*, palavra grega que significa bolha, o que dá a conotação de quadro agudo; esse termo é empregado principalmente nos casos eruptivos. Embora a hiperidrose possa agravar essa condição, não são vistas alterações patológicas no acrossiríngio das glândulas sudoríparas écrinas, o que torna bastante imprecisa a denominação "disidrose".

Cerca de 20% das lesões eczematosas das mãos acabam por receber esse diagnóstico. Assim como as demais reações eczematosas, predomina na faixa etária entre os 20 e 40 anos e acomete igualmente ambos os sexos (ao contrário das erupções disidrosiformes, em que há um nítido predomínio feminino). Acima de 80% dos pacientes são brancos; contudo, talvez isso seja decorrente de um viés demográfico. É mais comum nos meses quentes e se associa, com frequência, à hiperidrose. Fatores emocionais podem agravá-la ou até mesmo desencadeá-la.

Fisiopatologia

Na fase aguda, as vesículas surgem sob a camada córnea, que é caracteristicamente espessa na região palmoplantar, e se tornam dolorosas à medida que aumentam de volume. A migração até a superfície dura em torno de 3 semanas, quando então se tornam secas e ocorre descamação fina nos casos menos intensos. Nos mais intensos, surgem bolhas, por vezes subentrantes; posteriormente, quando crônico, surge liquenificação representada por ceratose, acantose e paraceratose, quando na clínica ocorrerão também descamação intensa e fissuras dolorosas.

Clínica

A clínica da disidrose e das erupções disidrosiformes é caracterizada pelo acometimento, geralmente simétrico e bilateral, mais frequentemente das mãos do que dos pés. Na fase aguda, as vesículas com conteúdo líquido, em geral incolor, são localizadas preferencialmente nas superfícies laterais e dorsais dos dedos (Figuras 17.31 e 17.32). Dependendo do tamanho das lesões, elas serão mais ou menos dolorosas e, se infectadas, tornarão mais intensa a sintomatologia álgica. O prurido quase sempre estará presente e pode ser doloroso, o que lhe confere certa peculiaridade, sendo aliviado com a descompressão das vesículas ou bolhas por perfuração ou incisão.

Na disidrose, os surtos duram em torno de 3 semanas, podendo ser subentrantes; isso leva o processo à cronicidade, que é caracterizada por liquenificação com espessamento da camada córnea (ceratose), crostas, descamação mais intensa e fissuras extremamente dolorosas, que chegam a impossibilitar atividades laborais. Com a ocorrência de bolhas e fissuras contíguas, temos a concomitância de lesões da fase aguda com as da fase crônica.

A infecção por *Staphylococcus aureus* é uma complicação comum e leva à pustulização do conteúdo líquido das lesões, o que propicia o aparecimento de crostas melicéricas e torna as lesões dolorosas ou ainda mais dolorosas.

Quando as lesões são próximas ao aparelho ungueal, temos o quadro clínico da paroniquia – que pode ser aguda ou crônica. Nessa fase, podem ocorrer episódios de agudização, desencadeados principalmente por infecção. As alterações ungueais

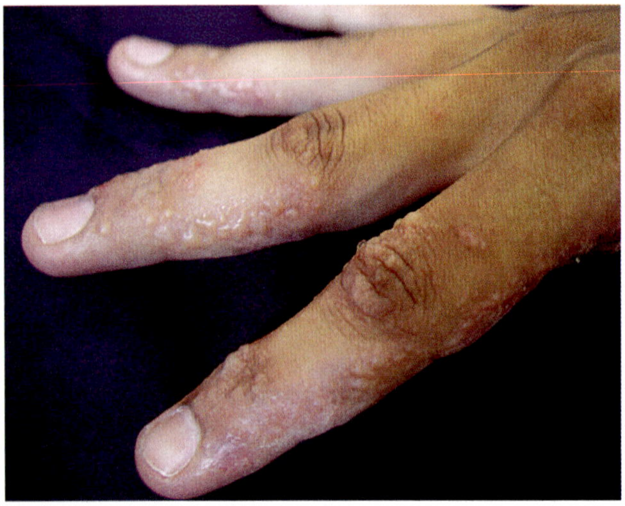

Figura 17.31 Disidrose, vesículas características nas laterais dos quirodáctilos.

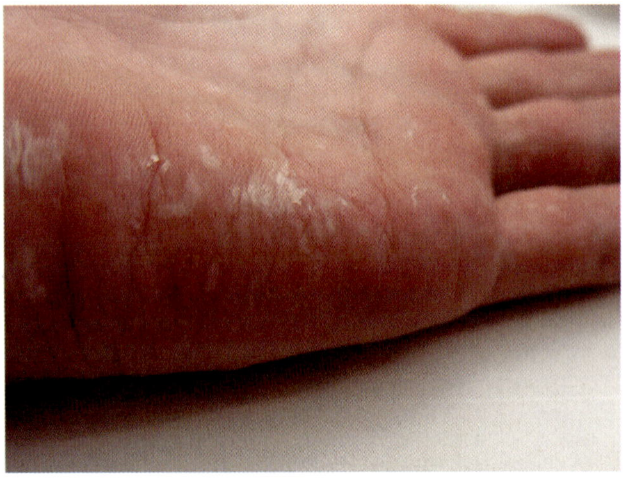

Figura 17.32 Disidrose, descamação e vesículas agrupadas na lateral da mão. (Cortesia do Dr. André R. Adriano.)

variam de irregularidades na superfície ungueal às próprias da paroniquia crônica, caracterizadas por eponíquio hipertrófico, de consistência fibrótica, abaulado, com hiperpigmentação e, em geral, a cutícula está ausente. Forma-se um espaço virtual entre a dobra ungueal proximal e a lâmina ungueal, criando um ambiente propício ao desenvolvimento de leveduras e bactérias com drenagem frequente de pus.

Diagnóstico diferencial

No diagnóstico diferencial da disidrose, devemos de imediato separá-la das demais erupções disidrosiformes, e isso pode ser feito essencialmente pela anamnese, em que é possível estabelecer em 80% dos casos a etiologia, ainda que, por vezes, seja necessário o teste de contato ou, mais raramente, o *prick test*. Nas lesões plantares, o exame micológico direto e a cultura são mandatórios, pois, muitas vezes, temos um dermatófito como agente etiológico, em especial o *Trichophyton mentagrophytes* var. *mentagrophytes*; trata-se de um fungo zoofílico, portanto pouco adaptado ao homem, capaz de desencadear, além das vesicobolhas plantares, que são lesões habitadas, lesões palmares desabitadas, configurando assim uma *ide*, como é classicamente entendida (ver Capítulo 46, item *Ides ou dermatofítides*).

A psoríase palmoplantar, a vulgar (quando ainda restrita à região) e a apresentação pustulosa são diagnósticos que, muitas vezes, se definem mais claramente ao longo do tempo; lesões assimétricas, permanentemente sempre no mesmo local, são indicativas desse diagnóstico. A história familial pode ajudar. O penfigoide bolhoso pode se apresentar de modo localizado também na região palmoplantar e, devido ao aspecto disidrosiforme, recebe a denominação de *penfigoide bolhoso disidrosiforme*. A sífilis secundária poderá entrar momentaneamente no diagnóstico diferencial, se ainda restrita à região palmoplantar. Há raríssimos casos de linfoma cutâneo de linfócitos T exclusivamente nesta localização (ver Capítulo 55, Figura 55.10).

Tratamento

Como medidas gerais, devemos recomendar limitar a lavagem das mãos a 2 a 3 vezes/dia de maneira cuidadosa; evidentemente, o uso de detergentes e sabonetes em contato agrava o quadro, o que deve ser evitado por meio de luvas de vinil, que são melhores que as de látex. Cremes de barreira estão bem indicados.

Na fase aguda, o tratamento consiste em compressas ou banhos de permanganato de potássio, solução de Burow (acetato de alumínio a 10 a 20%) ou água boricada a 2%, 2 a 3 vezes/dia, até a melhora das lesões, quando então se faz uso de creme de corticosteroide ultrapotente ou pasta d'água. Nos casos exuberantes, o uso de prednisona 40 a 60 mg/dia está indicado. Nos casos refratários, pode-se optar pelo uso de imunossupressores como azatioprina e ciclosporina.

PUVA-terapia, preferentemente a tópica, que evita eventuais problemas com o uso sistêmico do psoraleno, é um bom método terapêutico e superior ao UVB.

Na fase crônica, são utilizados cremes e pomadas, sendo possível utilizar coaltar a 2 a 5%. O emprego de cremes hidratantes várias vezes ao dia deve ser estimulado. O uso de tacrolimo a 0,1% e de pimecrolimo a 1%, 2 vezes/dia, tem sido preconizado com bons resultados. Nos casos mais brandos, o uso tópico de alitretinoína a 0,1% está indicado e, nos mais intensos, em dose única de 30 mg/dia por via oral por mais de 6 semanas tem se mostrado eficaz em 47,7% dos casos não responsivos a terapias prévias. Essa medicação não está disponível no nosso meio.

O uso de dupilumabe 600 mg, subcutâneo (SC) na primeira semana, seguido de 300 mg a cada 15 dias SC, é efetivo no tratamento do eczema das mãos refratário associado à IgE aumentada.

Medidas que combatam a hiperidrose, como iontoforese e toxina botulínica, devem ser consideradas. Radioterapia superficial (raios Grenz) é um método efetivo e deve ser considerada nos casos refratários. A paroniquia crônica deve ser abordada cirurgicamente (ver Capítulo 61, itens *Glossário de afecções ungueais* e *Cirurgia da paroniquia*).

Eczema numular

O que caracteriza esse eczema é sua morfologia única, embora inespecífica, representada por placa eritematosa circular ou oval, com bordas claramente demarcadas. Sua causa é desconhecida, conquanto se acredite que o terreno atópico predisponha a sua ocorrência. A colonização maciça por estafilococos agrava a sua evolução. Para alguns, seria provocado por hipersensibilidade ao estafilococo (superantígenos). A xerodermia pode desencadear o seu aparecimento, assim como o estresse emocional. A lesão típica é caracterizada por uma ou mais lesões em formato de moeda (numismática), eritematosa, com vesículas de parede fina, muitas vezes extremamente pruriginosa e que, na fase aguda, apresenta componente exsudatocrostoso (Figura 17.33). Evolui para estágio menos vesicular e mais descamativo, com clareamento central e extensão periférica, transformando-se em lesões anulares. Depois de tempo variável (semanas a meses), podem surgir lesões contralaterais e até mesmo disseminação. É comum a reativação de lesões quiescentes, sobretudo quando há interrupção do tratamento precocemente. As lesões ocorrem com maior frequência nos membros inferiores, nas mãos e nos antebraços, seguidos do tronco. É rara a ocorrência em crianças, sendo, para alguns autores, manifestação de atopia. Tende à cronicidade. No diagnóstico diferencial, consideram-se dermatofitose, dermatite de contato e psoríase. O tratamento deve ser realizado com corticosteroide ou coaltar 2 a 5% e antibióticos antiestafilocócicos tópicos; nas fases mais agudas, banhos ou compressas, corticosteroides tópicos, antibióticos sistêmicos e, excepcionalmente, corticosteroides sistêmicos. Já existem publicações relatando alguns casos em que o dupilumabe foi empregado.

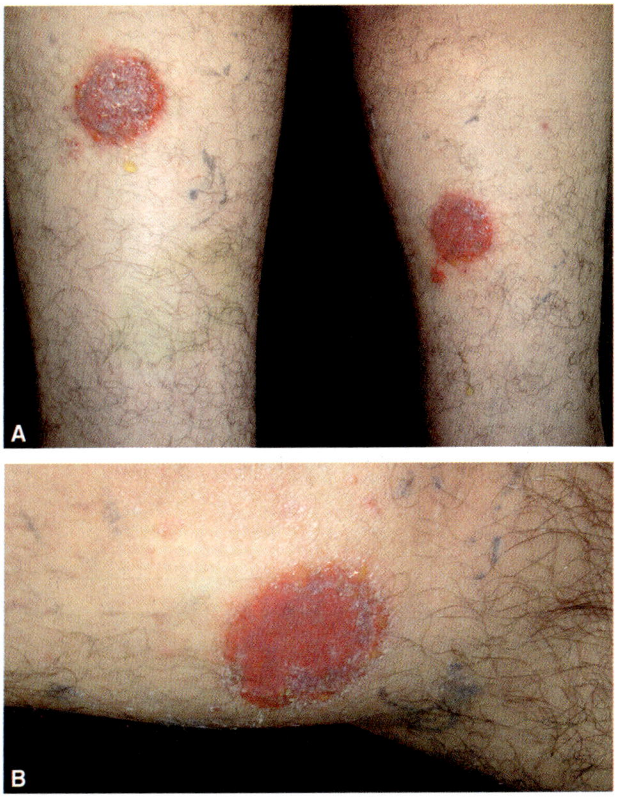

Figura 17.33 **A.** Eczema numular. **B.** Detalhe da lesão anterior.

Eczema asteatósico (craquelê)

O eczema asteatósico está associado à xerodermia, sendo causado pela diminuição do manto lipídico da superfície cutânea. Ocorre mais frequentemente no idoso; pode ser precipitado por clima frio e seco (inverno), uso de diuréticos, antilipêmicos, hipotireoidismo, deficiência de zinco, excesso de banho ou de sabões. Sua distribuição preferencial é, de longe, nas pernas, seguida de mãos e braços. A pele é xerótica, apresentando fissuras, raramente hemorrágicas, com bordas levemente elevadas e eritematosas (Figura 17.34). Ocorre prurido e a coçadura agrava o quadro; pode ocorrer eczema numular.

Aumentar a umidade do ambiente, evitar o contato com lã, diminuir a frequência dos banhos e do uso de sabões, além de aplicar emolientes contendo ureia, vaselina, óleos, alfa-hidroxiácidos e, às vezes, corticosteroides não fluorados, costumam ser medidas que conseguem reverter o processo.

Eczema microbiano (dermatite eczematosa infecciosa)

O eczema microbiano ocorre provavelmente por uma sensibilização a antígenos bacterianos, em geral de *Staphylococcus* sp. Essa condição pode ocorrer ao redor de feridas infectadas. Ao erradicar a infecção, o eczema desaparece.

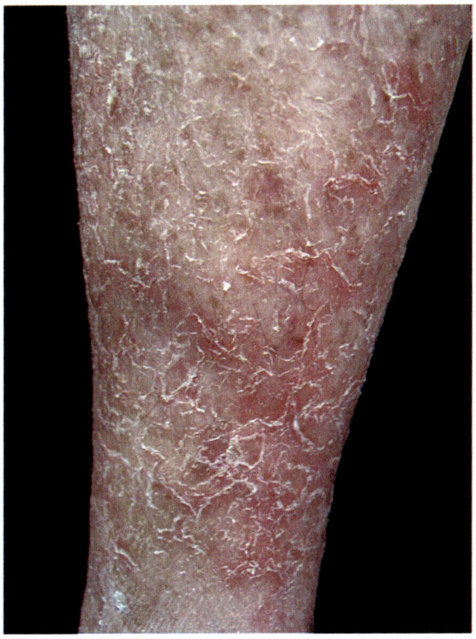

Figura 17.34 Eczema asteatósico bastante intenso (paciente idoso).

O tratamento consiste em compressas úmidas, se houver muita exsudação, antibiótico tópico, corticosteroide tópico nos casos leves a moderados. Nos casos mais intensos, é necessário o tratamento sistêmico. Há de se considerar um eczema de contato a um tópico aplicado.

Eczema de estase

Trata-se de eczema consequente à hipertensão venosa, a qual provoca diminuição no fornecimento de oxigênio aos tecidos e sequestro de leucócitos, com liberação de enzimas proteolíticas e radicais livres, causando lesão tecidual e reação inflamatória. As placas eritematodescamativas pruriginosas costumam surgir na parte interna do terço distal da perna e, com maior frequência, em mulheres de meia-idade ou idosas, em geral acompanhadas de outras manifestações de insuficiência venosa crônica. Seu surgimento pode ser abrupto ou insidioso, e o quadro clínico, em geral, está modificado pela associação a dermatite de contato medicamentosa, infecções e coçadura. No diagnóstico diferencial, consideram-se outros eczemas, psoríase, líquen plano hipertrófico e dermatofitose. O tratamento deve ser dirigido à insuficiência venosa, além de se prescrever o uso de corticosteroide de baixa potência, bem como o tratamento das infecções.

Dermatite plantar juvenil

Dermatite xerótica fissurada da superfície plantar, associada a eritema e dor. Mais intensa na porção anterior dos pés, poupando os espaços interpododáctilos; é simétrica. Ocorre quase exclusivamente entre os 3 e 14 anos; acredita-se que decorra de maceração continuadamente provocada pelo uso de material sintético de baixa porosidade e capacidade de absorção de água, utilizado atualmente na confecção de meias e calçados (tênis). A maioria dos casos melhora espontaneamente, podendo, no entanto, persistir na adolescência. Recomenda-se o uso de meias de algodão e calçados de couro. Nos casos graves, há necessidade de repouso. Podem ser tentadas, com resultados variáveis, fórmulas contendo ureia ou coaltar. Importante considerar o diagnóstico de DA, já que a dermatite inespecífica de mãos e pés é um critério menor nesse diagnóstico.

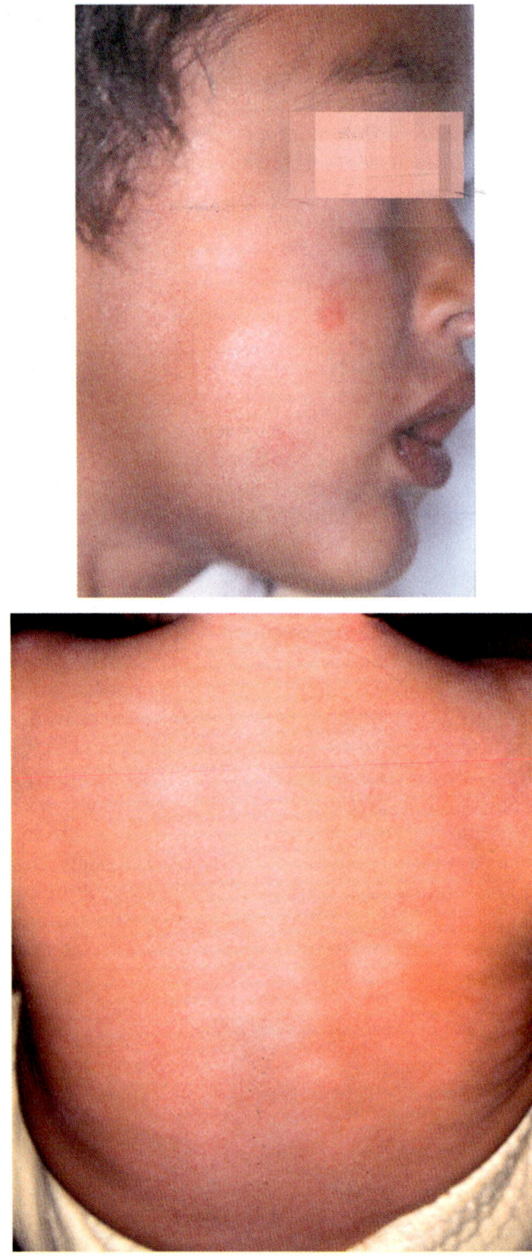

Figura 17.35 Eczemátide.

Pitiríase alba ou eczemátide

Trata-se de dermatite de origem desconhecida, mais frequente, embora não exclusiva, nos atópicos, que, para alguns, corresponderia a formas frustras de eczema atópico ou seborreico. A pitiríase alba entra como um critério menor no diagnóstico de DA.

Caracteriza-se pelo aparecimento, principalmente entre os 3 e 16 anos, de áreas arredondadas ou ovais, hipocrômicas, eritematosas ou cor da pele, com descamação fina (Figura 17.35), às vezes mais pronunciadas nos óstios foliculares, que desaparecem espontaneamente, deixando hipocromia com leve descamação, mais evidente após exposição ao sol, que agiria como agravante ou desencadeante. A pele é caracteristicamente xerodérmica. As lesões são, em geral, múltiplas, de tamanho variável, distribuindo-se principalmente na face e na porção lateral dos braços e, frequentemente, no tronco. Seu curso é variável (meses a anos), podendo ocorrer novos surtos. O tratamento é difícil, sendo recomendados emolientes e corticosteroide de baixa ou média potência. A orientação de proteção solar é necessária, já que a exposição intensa ao sol pode ser fator desencadeante. O principal diagnóstico diferencial é com a pitiríase versicolor. Em algumas situações é fundamental o exame micológico para que seja possível fazer a diferença. Também é necessário diferenciar da micose fungoide hipocrômica.

Síndrome de Leiner

Erupção eritematosa ou eritematoescamosa generalizada nas primeiras semanas de vida, associada a diarreia, perda de peso e frequentes infecções intercorrentes, de prognóstico reservado em alguns casos. Acredita-se, atualmente, que a síndrome de Leiner seja um fenótipo que pode ser o início de uma grande variedade de doenças da infância, algumas delas imunodeficiências graves. Os casos relatados por Leiner foram considerados decorrentes da deficiência de biotina no leite materno, beneficiando-se de sua reposição. Outros casos mostraram defeito da opsonização consequente à alteração funcional de C_5 e teriam se beneficiado com a transfusão de plasma fresco; contudo, demonstrou-se, posteriormente, que esse defeito era devido à alteração no C_{3b}, sendo relativamente comum na população geral.

O diagnóstico diferencial é realizado com eritrodermia ictiosiforme não bolhosa, síndrome de Netherton, síndrome de Omenn, eritrodermia atópica e psoriásica, deficiência de holocarboxilase responsiva à biotina e acrodermatite enteropática.

Eczemas associados a doenças metabólicas e sistêmicas

Síndrome disabsortiva

Erupção descamativa em 20% dos pacientes com esteatorreia idiopática.

Fenilcetonúria

Eczema em 25% dos casos no 1º ano de vida (ver Capítulo 65, item *Fenilcetonúria ou oligofrenia fenilpirúvica*).

Síndrome de Wiskott-Aldrich

Eczema semelhante ao atópico, com púrpura trombocitopênica, infecções recorrentes e tendência a neoplasias. Herança recessiva ligada ao X (ver Capítulo 66).

Hipogamaglobulinemia

Eczema semelhante ao atópico.

Síndrome de hiper-IgE com infecções recorrentes (síndrome de Job)

Eczema crônico com infecções bacterianas recorrentes cutâneas e respiratórias. Início precoce na infância, com IgE sérica muito elevada (superior a 2.000 UI/mL).

Doença de Jung

Piodermite, foliculite e atopia com defeito de função leucocitária e linfocitária. Responde bem a anti-histamínicos H_1 (clorfeniramina).

Bibliografia

Dermatite atópica

Brehler R, Hildebrand A, Luger TA. Recent developments in treatment of atopic eczema. *J Am Acad Dermatol.* 1997 Jun;36:983-94.

Charman C, Williams H. Outcome measures of disease severity in atopic eczema. *Arch Dermatol.* 2000 Jun;136(6):763-9.

Hanifin JM. Romper o ciclo: minha conduta em casos difíceis de dermatite atópica. *An Bras Dermatol.* 2007 Jan-Fev;82(1):79-85.

Hanifin JM, Rajka G. Diagnostic features of atopic dermatitis. *Acta Dermatovener (Stockholm).* 1980;(Suppl. 92):44-7.

Hasan I, Parsons L, Duran S, Zin Z. Dupilumab therapy for atopic dermatitis is associated with increased risk of cutaneous T cell lymphoma: a retrospective cohort study. *J Am Acad Dermatol.* 2024 Aug;91(2):255-8.

Hill DA, Spergel JM. The atopic march critical evidence and clinical relevance. *Ann Allergy Asthma Immunol.* 2018;120:131-7.

Horner ME, Abramson AK, Warren RB *et al.* The spectrum of oculocutaneous disease. *J Am Acad Dermatol.* 2014;70:795-819.

Jfri A, Smith JS, Larocca C. Diagnosis of mycosis fungoides or Sézary syndrome after dupilumab use: a systematic review. *J Am Acad Dermatol.* 2023 May;88(5):1164-6.

Lane JE, Cheyney JM, Lane TN *et al.* Treatment of recalcitrant atopic dermatitis with omalizumab. *J Am Acad Dermatol.* 2006 Jan;54(1):68-72.

Leung DYM. Infection in atopic dermatitis. *Curr Opin Pediatr.* 2003 Aug; 15(4):399-404.

Müller S, Maintz L, Bieber T. Treatment of atopic dermatitis: Recently approved drugs and advanced clinical development programs. *Allergy.* 2024 Jun; 79(6):1501-15.

Paller AS, Bruin-Veller M, Marcoux D *et al.* Real-world treatment outcomes of systemic treatments for moderate-to-severe atopic dermatitis in children aged less than 12 years: 2-year results from PEDIatric STudy in Atopic Dermatitis. *J Am Acad Dermatol.* 2025 Feb;92(2):242-51.

Park A, Wong L, Lang A *et al.* Cutaneous T-cell lymphoma following dupilumab use: a systematic review. *Int J Dermatol.* 2023 Jul;62:862-76.

Williams HC, Burney PG, Pembroke AC, Hay RJ. The U.K. Working Party's diagnostic criteria for atopic dermatitis. Independent hospital validation. *Br J Dermatol.* 1994;131(3):406-16.

Yim HJ, Jean T, Ong PY. Comparison of old and new systemic treatments for moderate to severe atopic dermatitis. *Curr Allergy Asthma Rep.* 2024 May; 24(5):289-301.

Eczema de contato (dermatite de contato)

Akhavan A, Cohen SR. The relationship between atopic dermatitis and contact dermatitis. *Clin Dermatol.* 2003 Mar-Apr;21(2):158-62.

Atwater AR, Bembry R, Liu B *et al.* Medical adhesive allergens: Retrospective analysis of cross-sectional data from the North American Contact Dermatitis Group, 2001-2018. *J Am Acad Dermatol.* 2022. Nov;87(5):1025-32.

Dias JAF, Campos LM, Schimitt JV, Marques SA. Symmetrical intertriginous and flexural exanthema related to the use of paracetamol. *An Bras Dermatol.* 2021;96:646-7.

Duarte I, Lazzarini R, Buenser R, Pires MC. Dermatite de contato. *An Bras Dermatol.* 2000 Set-Out;75(5):529-48.

Kardaun SH, Tupker RA. Symmetrical drug-related intertriginous and flexural exanthema (Baboon syndrome) induced by omeprazole. *Int J Dermatol.* 2012 Sep;51(9):1134-7.

Lagier F, Vervloet D, Lhermet I *et al.* Prevalence of latex allergy in operating room nurses. *J Allergy Clin Immunol.* 1992 Sep;90:319-22.

Le Coz CJ, Boos V, Cribier BJ *et al.* An unusual case of mercurial baboon syndrome. *Contact Dermatitis.* 1996 Aug;35(2):112.

Liszwski W, Zaidi AJ, Fournier E, Scheman A. Review of aluminum, paraben, and sulfate product disclaimer on personal products. *J Am Acad Dermatol.* 2022. Nov;87(5):1081-6.

Maurer M, Seidel-Guyenot W, Metz M *et al.* Critical role of IL-10 in the induction of low zone tolerance to contact allergens. *J Clin Invest.* 2003 Aug;112(3):432-9.

Miyahara A, Kawashima H, Okubo Y, Hoshika A. A new proposal for a clinical-oriented subclassification of baboon syndrome and a review of baboon syndrome. *Asian Pac J Allerg Immunol.* 2011 Jun;29(2):150-60.

Moreira C, Cruz MJ, Cunha AP, Azevedo F. Exantema intertriginoso simétrico e flexural relacionado a medicamentos induzidos pela claritromicina. *An Bras Dermatol.* 2017;92(4):590-1.

Oliveira HR, Alchorne AOA. Fundamentos sobre o conhecimento dos aditivos químicos presentes nas luvas. *An Bras Dermatol.* 2011 Sep-Oct;86(5):911-6.

Orton DI, Wilkinson JD. Cosmetic allergy: incidence, diagnosis, and management. *Am J Clin Dermatol.* 2004;5(5):327-37.

Phelps RG, Miller MK, Singh F. The varieties of "eczema": clinicopathologic correlation. *Clin Dermatol.* 2003 Mar-Apr;21(2):95-100.

Pontes de Carvalho LC, Rios JBM. *Dermatite de contato: diagnóstico e tratamento.* Rio de Janeiro: Revinter; 2004.

Reeder MJ, Zhang D, Aravamuthan SR *et al.* More than just methylisothiazolinone: retrospective analysis of patients with isothiazolinone allergy in North America, 2017-2020. *J Am Acad Dermatol.* 2024;90(2):319-27.

Rocha VB, Scherrer MAR. Timerosal: atuais fontes de contato no Brasil. *An Bras Dermatol.* 2011Mar.-Abr.;89(2):381-3.

Saint-Mizard P, Rosieres A, Krasteva M *et al.* Allergic contact dermatitis. *Eur J Dermatol.* 2004 Sep-Oct;14(5):284-95.

Scherrer MAR, Rocha VB, Andrade ARC. Dermatite de contato por metilisotiazolinona. *An Bras Dermatol.* 2015 Nov Dez;90(6):910-2.

Warshaw EM, Ruggiero JL, DeKoven JG *et al.* Patch testing with ammonium persulfate: The North American Contact Dermatitis Group Experience, 2015-2018. *J Am Acad Dermatol.* 2022. Nov;87(5):1014-23.

Zanini M, Wulkman C, Paschoal LHC, Paschoal FM. Erupção pápulo-ulcerativa na região da fralda: relato de um caso de dermatite de Jacquet. *An Bras Dermatol.* 2003 Mai-Jun;78(3):355-9.

Dermatite seborreica

Blauvest A, Draelos ZD, Gold LS *et al.* Roflumilast foam 0,3% for adolescent and adult patients with seborrheic dermatitis: A randomized, double-blinded, vehicle-controlled, phase 3 trial. *J Am Acad Dermatol.* 2024 May;90(5):986-93.

Boyd KP, Vincent B, Andea A *et al.* Nonmalignant cutaneous findings associated with vemurafenib use in patients with metastatic melanoma. *J Am Acad Dermatol.* 2012 Dec;67(6):1375-9.

Chen TM, Fitzpatrick JE. Unilateral seborrheic dermatitis after decompression of Chiari I malformation and syringomyelia. *J Am Acad Dermatol.* 2006 Aug;55(2):356-7.

Jackson JM, Alexis A, Zirwas M, Taylor S. Unmet needs for patients with seborrheic dermatitis. *J Am Acad Dermatol.* 2024 Mar;90(3):597-604.

Meshkinpour A, Sun J, Weinstein G. An open pilot study using tacrolimus ointment in the treatment of seborrheic dermatitis. *J Am Acad Dermatol.* 2003 Jul;49(1):145-7.

Ostlere LS, Taylor CR, Harris DW *et al.* Skin surface lipids in HIV-positive patients with and without seborrheic dermatitis. *Int J Dermatol.* 1996 Apr;35(4):276-9.

Piérard GE. Seborrheic dermatitis today, gone tomorrow? The link between the biocene and treatment. *Dermatology.* 2003;206(3):187-8.

Sampaio AL, Mameri AC, Vargas TJ *et al.* Dermatite seborreica. *An Bras Dermatol.* 2011 Nov-Dec;86(6):1061-71.

Tajima M, Sugita T, Nishikawa A, Tsuboi R. Molecular analysis of Malassezia microflora in seborrheic dermatitis patients: comparison with other diseases and healthy subjects. *J Invest Dermatol.* 2008 Feb;128(2):345-51.

Ungar B, Manson M, Kim M *et al.* Tape-strip profiling identifies unique immune and lipid dysregulation in patients with seborrheic dermatitis. *J Am Acad Dermatol.* 2025 Feb 1:S0190-9622(25)00180-X.

Wilkowski CM, Alhajj M, Kilbane CW *et al.* The association of seborrheic dermatitis and Parkinson's disease: a cross-sectional study. *J Am Acad Dermatol.* 2025 Jan;92(1):157-9.

Síndrome eczematosa de mãos e/ou pés (disidrose)

Bikowski JB. Hand eczema: diagnosis and management. *Cutis.* 2008, Oct;82(4S):9-15.

D'Almeida LFV, Papaiordanou F, Machado EA *et al.* Chronic paronychia treatment: Square flap technique. *J Am Acad Dermatol.* 2016 Dec;39(6):993-9.

Dong H, Chen W, Liang B, Li H. Treatment of refractory hand eczema by dupilumab: a case report. *Int J Dermatol.* 2024 Jul;63(7):972-4.

Doshi DN, Cheng CE, Kimball AB. Vesicular palmoplantar eczema. *In*: Goldsmith LA, Katz SI, Gilchrest BA *et al. Fitzpatrick's Dermatology in General Medicine.* 8. ed. New York: McGraw-Hill; 2012. p. 187-93.

Fowler JF, Storrs FJ. Nickel allergy and dyshidrotic eczema: are they related? *Am J Contact Dermat.* 2001 Jun;12(2):119-21.

Gerstenblith MR, Antony AK, Junkins-Hopkins M, Abuav R. Pompholyx and eczematous reactions associated with intravenous immunoglobulin therapy. *J Am Acad Dermatol.* 2012 Feb;66(2):312-6.

Jungersted JM, Hogh JK, Hellgren S *et al.* Hand eczema and stratum corneum ceramides. *Clin Exp Dermatol.* 2015, Apr;40:243-6.

Lehucher-Michel MP, Koeppel MC, Lanteaume A, Sayag J. Dyshidrotic eczema and occupation: a descriptive study. *Contact Dermatitis.* 2000 Oct;43(4):200-5.

Minelli L. Disidrose: estudo prospectivo de 600 casos. *An Bras Dermatolol.* 1992 Mar-Abr;67(2):73-6.

Minelli L, Duarte IG, Belliboni N, Riscaia CM. Conduta nas disidroses. *An Bras Dermatolol.* 1996;71 Mar-Abr(Supl 2):7-10.

Minelli L, Florião RA, Sternick M, Gon AS. Disidrose: aspectos clínicos, etiopatogênicos e terapêuticos. *An Bras Dermatolol.* 2008;83(2):107-15.

Ruzicka T, Lynde CW, Jemec GB *et al.* Efficacy and safety of oral alitretinoin (9-cis retinoic acid) in patients with severe chronic hand eczema refractory to topical corticosteroids: results of a randomized multicenter trial. *Br J Dermatol.* 2008 Apr;158(4):808-17.

Scalone L, Cortesi PA, Mantovani LG *et al.* Clinical epidemiology of hand eczema in patients accessing dermatological references centres: results from Italy. *Br J Dermatol.* 2015 Jan;172(1):187-95.

Silverberg JI, Patel N, Warshaw EM *et al.* Hand and foot dermatitis in patients referred for patch testing: Analysis of North American Contact Dermatitis Group, 2001-2018. *J Am Acad Dermatol.* 2022 Nov;87(5):1049-59.

Vocks E, Plötz SG, Ring J. The Dyshidrotic Eczema Area and Severity Index: a score developed for the assessment of dyshidrotic eczema. *Dermatology.* 1999;198(3):265-9.

Wollima U. Acute paronychia: comparative treatment with topical antibiotic alone or in combination with corticosteroid. *J Eur Acad Dermatol Venereol.* 2001 Jan;15(1):82-4.

Yamada E, Vanna AT, Naspitz CK, Solé D. International Study of Asthma and Allergies in Childhood (ISAAC): validation of the written questionnaire (eczema component) and prevalence of atopic eczema among Brazilian children. *J Investig Allergol Clin Immunol.* 2002;12(1):34-41.

Eczema nummular

Bonamonte D, Foti C, Vestita M *et al.* Nummular eczema and contact allergy: a retrospective study. *Dermatitis.* 2012 Jul-Aug;23(4):153-7.

Choi S, Zhu GA, Lewis MA *et al.* Dupilumab treatment of nummular dermatitis: a retrospective cohort study. *J Am Acad Dermatol.* 2020 May;82(5):1252-55.

Patruno C, Stingeni L, Hansel K *et al.* Effectiveness of dupilumab for the treatment of nummular eczema phenotype of atopic dermatitis in adults. *Dermatol Ther.* 2020 May;33(3):e13290.

Eczema asteatósico

Rogers J, Harding C, Mayo A *et al.* Stratum corneum lipids: the effect of ageing and the seasons. *Arch Dermatol Res.* 1996 Nov;288(12):765-70.

Specht S, Persaud Y. Asteatotic eczema. 2023 Jul 4. *In*: *StatPearls* [Internet]. Treasure Island (FL): StatPearls Publishing; 2025 Jan–. PMID: 31747214.

Eczema microbiano

Yamany T, Schwartz RA. Infectious eczematoid dermatitis: a comprehensive review. *J Eur Acad Dermatol Venereol.* 2015 Feb;29(2):203-208.

Eczema de estase

Sippel K, Mayer D, Ballmer B *et al.* Evidence that venous hypertension causes stasis dermatitis. *Phlebology.* 2011 Dec;26(8):361-5.

Dermatite plantar juvenil

Mackie RM, Husain SL. Juvenile plantar dermatosis: a new entity? *Clin Exp Dermatol.* 1976 Sep;1(3):253-60.

Pitiríase alba

Givler DN, Saleh HM, Givler A. Pityriasis alba. 2024 Jan 25. In: *StatPearls* [Internet]. Treasure Island (FL): StatPearls Publishing; 2025 Jan–. PMID: 28613715.

Rosli S, Abd Halim H, Md-Yasin M, Abu Bakar NA. Pediatric mycosis fungoides mimicking benign dermatoses: a report of a rare case. *Am J Case Rep.* 2025 Jan 7;26:e945897.

Dermatoses Eritematosas, Urticária e Farmacodermias

Parte 7

18

Doenças Basicamente Eritematosas

Celso Tavares Sodré ◆ David Rubem Azulay

Há uma série de quadros mórbidos que se caracterizam basicamente pela lesão elementar conhecida pelo nome de eritema: modificação da cor da pele por vasodilatação arteriocapilar temporária, em virtude de estímulos variados. O assunto pode ser abordado de maneira didática dividindo-se em *eritemas localizados* e *eritemas generalizados*, e o grupo especial dos *eritemas figurados* ou *girados*, que inclui algumas enfermidades com características peculiares. Algumas síndromes, como o eritema multiforme e a síndrome de Stevens-Johnson, são incluídas neste capítulo, porque sua apresentação inicial pode se dar com lesões basicamente eritematosas, mas que rapidamente evoluem com outros tipos de lesões elementares (edema, bolhas, crostas).

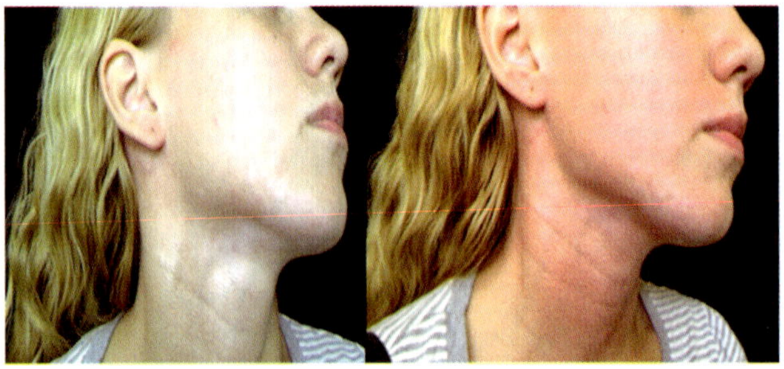

Figura 18.1 *Flushing* na face e no pescoço associado ao uso de tacrolimo após 5 min da ingestão alcoólica. (Cortesia da Dra. Marcelle Sinder.)

Eritemas localizados

Em geral, os *eritemas localizados* são resultantes da ação de agentes físicos e químicos, daí as designações *eritema solar*, *eritema calórico* e *eritema tóxico* (medicamentos), que se definem por si. Não é incomum a ocorrência de eritema facial decorrente do uso tópico de corticosteroides fluorados, na policitemia *vera*, assim como, atualmente, com as substâncias utilizadas no tratamento da disfunção erétil (sildenafila, vardenafila e tadalafila). O sorafenibe, inibidor do fator de crescimento endotelial vascular, causa em até 60% dos pacientes um eritema que logo passa e lembra dermatite seborreica. Dupilumabe (ver Capítulo 89), que é empregado na dermatite atópica grave, é um anticorpo monoclonal que inibe de forma seletiva e simultânea a sinalização da IL-4 e da IL-13 e causa eritema facial em cerca de 10% dos pacientes. Isso geralmente ocorre, em média, após o 8º mês e pode ser responsivo ao itraconazol 200 mg/dia.

Flushing

Entende-se por *flushing* episódios súbitos e transitórios de eritema facial, e ocorre com elevada frequência; acomete face, pescoço e tronco superior. Entre as causas figuram eritema pudico, rosácea, síndrome carcinoide e fármacos (medicações para disfunção erétil, sorafenibe, pentoxifilina, dissulfiram etc.). Ver, mais adiante, *Efeito antabuse*.

Estima-se que 7% dos pacientes em uso de tacrolimo ou pimecrolimo apresentem eritema, nem sempre limitado à face, quando da ingesta de álcool (Figura 18.1).

É comum a ocorrência de *flushing* ao início da menopausa e que, peculiarmente, vem acompanhado de suores; está associado à elevação da temperatura corporal e pode ter como fatores desencadeantes calor, comidas picantes, bebidas alcoólicas e estresse. Mulheres submetidas à ooforectomia também podem apresentar *flushing* com sudorese. Reposição hormonal é eficaz; para as mulheres que apresentam contraindicação, pode-se usar clonidina na dose de 0,05 a 0,1 mg em 2 vezes/dia. Homens podem também apresentar quadro clínico semelhante após orquiectomias ou terapia antiandrogênica.

A rosácea pode produzir um intenso *flushing* que pode ser desencadeado por comidas picantes, bebidas quentes ou álcool. Podem ser citados como exemplo comidas com pimenta vermelha (capsaicina), nitrato de sódio, sulfitos contidos no vinho, em frutas secas, nas uvas etc.

Certos envenenamentos, como o causado pelo peixe escombroide ou ciguatera, liberam muita histamina e podem desencadear *flushing*.

Cerca de 10% dos jovens e um percentual inferior de crianças em uso de dupilumabe apresentarão eritema facial; ou seja, não estando relacionado ao eritema da dermatite atópica. Publicação recente relacionou o tralokinumabe (anticorpo monoclonal humanizado anti-IgG4) após 6 meses de uso ao eritema facial.

Eritema facial unilateral espontâneo ou após estímulo deve ser investigado e pode fazer parte da *síndrome de Arlequim* (ver Capítulo 59, item *Anidrose*).

Em relação ao tratamento, inicialmente os fatores desencadeantes, se existentes, devem ser afastados. No tratamento do *flushing* intenso ou da rosácea com eritema persistente, há numerosas terapias medicamentosas, e, dentre estas, os bloqueadores beta-adrenérgicos, a clonidina (agonista alfa-adrenérgico) e a naloxona (antagonista opiáceo) são alternativas seguras. Em casos refratários, cirurgia (simpatectomia torácica endoscópica); ambos os tratamentos são reconhecidamente efetivos. Recente estudo com 11 pacientes demonstrou grande eficácia com carvedilol, que é um bloqueador beta-adrenérgico não seletivo também com atividade bloqueadora α1 e, também, potente atividade antioxidante e anti-inflamatória (o que justifica o seu uso na rosácea). O início do tratamento deve ser feito com 3,125 mg, 2 a 3 vezes/dia durante 1 semana, seguido de 6,25 mg, 2 vezes/dia durante 1 semana, seguido de 3 vezes/dia durante outra semana até a dose de 31,25 mg/dia, se necessário. A resposta se dá em 10 a 11 dias em média. Apenas um paciente interrompeu o tratamento em decorrência de hipotensão assintomática. O propranolol também é efetivo; deve-se iniciar com 12,5 mg, 2 vezes/dia.

A brimonidina, que é um agonista alfa 2-adrenérgico, foi retirada do mercado na apresentação em gel a 0,33% por ineficácia e efeitos adversos.

Eritema pudico

Quadro agudo de localização facial (às vezes, pescoço também), de evolução rápida (minutos), ocasionado por emoções. Tem como sinonímia *flushing* emocional. Nadolol é um betabloqueador não seletivo e pode ser útil na dose de 40 a 80 mg em uma única tomada diária. Psicoterapia está indicada.

Eritema palmar

Dentre os eritemas localizados, destaca-se aqui o *eritema palmar*, que é simétrico e acomete, sobretudo, as regiões tenar e hipotenar, podendo ser *adquirido* ou *hereditário*.

O *eritema palmar adquirido* é encontrado, com frequência, quando existem níveis séricos elevados de estrógenos (gravidez, hipertireoidismo, cirrose e outros – Figura 18.2); também pode ser uma *dermatose paraneoplásica* (carcinoma de pâncreas com metástase hepática).

A ***síndrome mão-pé*** tem como sinonímia *eritema acral*, também conhecido como *síndrome eritrodisestésica palmoplantar induzida por quimioterapia*, é uma síndrome clínica caracterizada por eritema acompanhado de edema doloroso e, raramente, formação de bolhas nas mãos e nos pés (Figura 18.3). São comuns pródromos como a sensação de formigamento ou pinicação e, posteriormente, a sensação de queimação ou dor. Ocorre em pacientes submetidos a altas doses de quimioterapia, sobretudo 5-fluoruracila, capecitabina, doxorrubicina e, em especial, citarabina (Ara-C). É muito frequente e dose-dependente (ver Figura 20.23, no Capítulo 20). Os novos inibidores da multiquinase (sorafenibe, sunitinibe, axitinibe, entre outros) têm sido causa frequente. A terapia antiangiogênica (sorafenibe e sunitinibe) pode causar quadro semelhante também e o vemurafenibe, que é utilizado no tratamento do melanoma metastático, é capaz de desencadeá-lo acompanhado de ceratose e eritema nas áreas de maior pressão, por exemplo, pés.

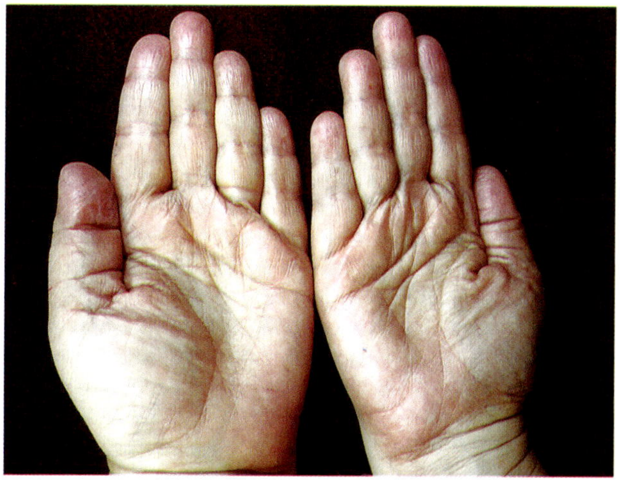

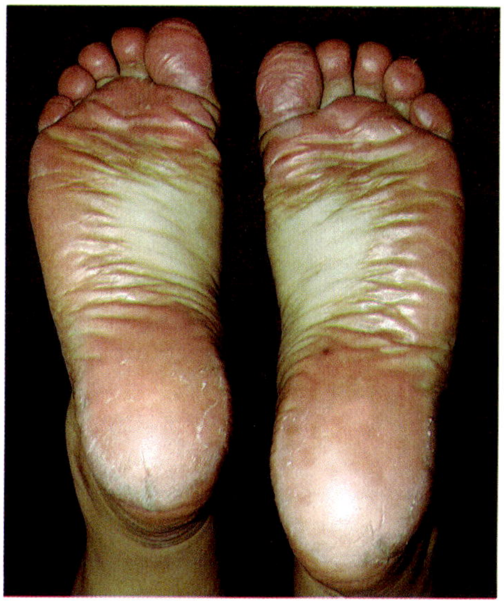

Figura 18.3 Síndrome disestésica palmoplantar desencadeada pela capecitabina.

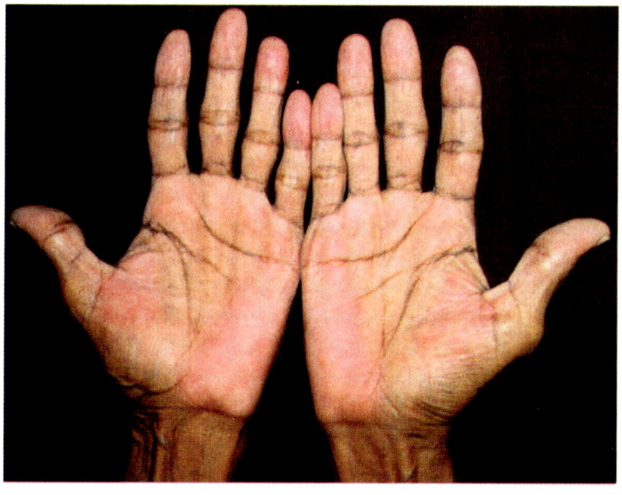

Figura 18.2 Eritema palmar por insuficiência hepática.

É classificado em três graus: I – com alterações cutâneas discretas, como dormência, disestesia, parestesia, edema eritema e/ou desconforto; II – com eritema doloroso, descamação, fissuras e edema nas mãos e/ou nos pés que afetam a atividade diária; e 3 – com alterações intensas da pele, como descamação úmida, edema, ulcerações, bolhas e dor intensa, que limitam as atividades diárias.

Corticoterapia tópica de alta potência está indicada e pode ser insuficiente. Nestes casos, pode ser necessária corticoterapia sistêmica ou mesmo suspensão do citostático. Repouso com elevação dos membros e compressas frias podem ajudar.

Em geral, o *eritema palmar hereditário* acomete o sexo masculino e é autossômico dominante; não é acompanhado de qualquer doença.

Rubeose facial

É relativamente comum no diabético. Caracteriza-se por surtos congestivos, cada vez mais frequentes, de localização centrofacial; telangiectasias se associam.

Eritema a agentes físicos e químicos/eritema *ab igne*

Calor, radiações solares e substâncias químicas, e até mesmo fármacos, podem provocar eritema de morfologia e localizações variadas, na dependência da maneira de exposição.

O eritema *ab igne* caracteriza-se por eritema reticulado, hiperpigmentação, telangiectasias, atrofia e descamação nos locais de exposição prolongada ao calor (radiação infravermelha); geralmente é assintomático. Atualmente, a região lombossacra é a mais acometida, em função do uso de bolsas de água quente e por exposições frequentes a calor profundo (ultrassom e ondas curtas) no tratamento de dores crônicas; recentemente foram descritos alguns casos desencadeados pelo uso de *laptops* sobre as coxas, assim como por banhos quentes frequentes e cintos para tratamento de obesidade ou da distrofia ginoide (Figura 18.4).*

O eritema *ab igne*, se mantido, pode levar ao aparecimento de carcinoma espinocelular (ver Capítulo 51, item *Mecanismos da carcinogênese*).

Eritrose peribucal pigmentar

Caracteriza-se por lesão eritematosa pigmentar localizada em volta da boca e estendendo-se, às vezes, ao pescoço, de causa desconhecida, incidindo mais em mulheres adultas; em alguns casos, a etiologia decorre de substâncias cosméticas fotodinâmicas; o quadro é resistente à terapêutica.

Eritromelalgia

Ver Capítulo 39.

Eritema pérnio

Ver Capítulo 39.

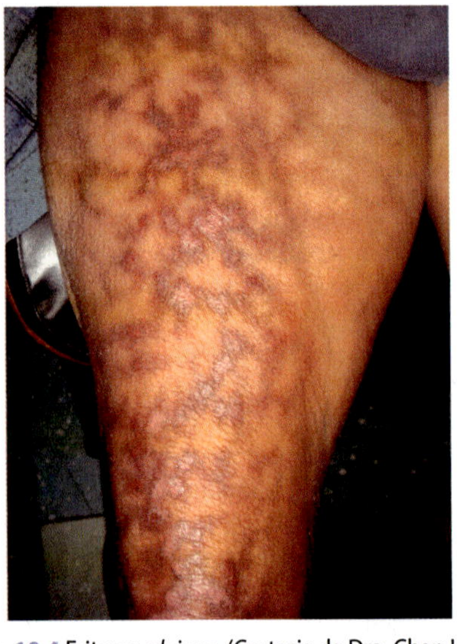

Figura 18.4 Eritema *ab igne*. (Cortesia da Dra. Chan I. Lym.)

*Nota do autor: é provável que, no futuro, sejam registrados muitos casos de localização auricular em função do uso de telefone celular.

Eritemas generalizados

Os *eritemas generalizados* caracterizam-se por manchas eritematosas de tamanhos variados ou aproximadamente do mesmo tamanho, com predominância no tronco e nos membros; as causas dos eritemas generalizados são as mais variadas (sífilis, hanseníase, fármacos, vírus etc.).

As doenças exantemáticas apresentam início súbito, geralmente associadas à febre, de natureza viral (maioria), bacteriana ou medicamentosa, caracterizadas por lesões eritematosas ou eritematopapulosas.

Certos termos usados na prática diária têm valor semiótico, como:

- eritema escarlatiforme: erupção eritematosa difusa, comumente acompanhada de prurido ou sensação de queimação; habitualmente, as mucosas estão comprometidas; semelhante à escarlatina, mas se diferencia desta pela ausência de sintomatologia geral e etiologia não estreptocócica
- eritema morbiliforme ou maculopapuloso: lesões eritematopapulosas de pequenas dimensões, entremeadas por pele sã, acometendo tronco e membros, em geral com prurido; lembra o sarampo, do qual se distingue pela ausência das manchas de Köplik e de sintomatologia geral, muito característico nas farmacodermias pela amoxicilina.

Efeito *antabuse* ou dissulfiram

É a denominação empregada para as manifestações geradas pelo uso de dissulfiram, para tratamento do alcoolismo crônico, poucos minutos após a ingestão de álcool. É um medicamento aversivo; no entanto, o tratamento mais atual é feito com naltrexona. O quadro clínico, que dura cerca de 30 min a horas, varia de *flushing* intenso a mal-estar, náuseas, vômitos, cefaleia, taquicardia, taquipneia, distúrbios visuais, confusão mental, síncope, sensação de morte iminente e mesmo colapso circulatório.

O álcool é metabolizado no fígado pela enzima desidrogenase alcoólica em acetaldeído que subsequentemente é convertido em ácido acético pela enzima desidrogenase acetaldeído. O efeito farmacológico do dissulfiram consiste no bloqueio desta via, levando ao acúmulo de acetaldeído, que é o maior responsável pelo quadro clínico.

Diversos fármacos provocam o efeito dissulfiram quando álcool é ingerido concomitantemente: metronidazol, sulfonilureias, glibenclamida, fenilbutazona, algumas cefalosporinas, tolbutamida, isoniazida, isossorbida, griseofulvina e uso tópico de monossulfiram (ver Capítulo 49, item *Escabiose, Tratamento*).

Eritema tóxico neonatal

É uma dermatose transitória, de etiologia desconhecida, que se manifesta nas primeiras 48 h de vida; é caracterizada por lesões eritematosas, pápulas e pústulas. As áreas mais afetadas são face, tronco, braços e nádegas, sendo raro o envolvimento das regiões palmar e plantar. As lesões regridem espontaneamente em torno do 10º dia e raramente persistem por várias semanas. O diagnóstico é clínico e o teste de Tzanck (coloração de Giemsa) do conteúdo da lesão revela numerosos eosinófilos e confirma a suspeita clínica. É observada em aproximadamente um terço de todos os recém-nascidos a termo.

Síndrome carcinoide

Ver Capítulo 63, item *Dermatoses paraneoplásicas*.

Eritemas figurados

Compõem um grupo de diferentes doenças que apresentam em comum um aspecto peculiar desse eritema, que permite agrupá-las sob essa denominação. Prurido pode estar presente com intensidade variável. São representados por quadros eritematosos de morfologia variada; suas características diferenciais estão resumidas no Quadro 18.1. Os clássicos são eritema anular centrífugo (EAC), eritema crônico migratório, eritema *marginatum* e eritema *gyratum repens*. Foi incluído nesta seção, por conta do aspecto morfológico de algumas de suas lesões, o eritema necrolítico migratório.

Eritema anular centrífugo

Caracteriza-se por uma ou várias lesões anulares ou serpiginosas de borda eritematosa, elevada e infiltrada, muitas vezes descamativas, de crescimento lento e centrífugo, que podem chegar a 10 cm ou mais de diâmetro, acompanhadas eventualmente de prurido (Figuras 18.5 e 18.6). A localização preferencial é o tronco, e a duração do processo pode se prolongar por vários anos.

A histopatologia é característica, embora não específica, e nela é possível encontrar infiltrado inflamatório predominantemente linfocitário, perivascular, "em manguito", que pode ser superficial e/ou profundo, acompanhado ou não de discretas alterações epidérmicas.

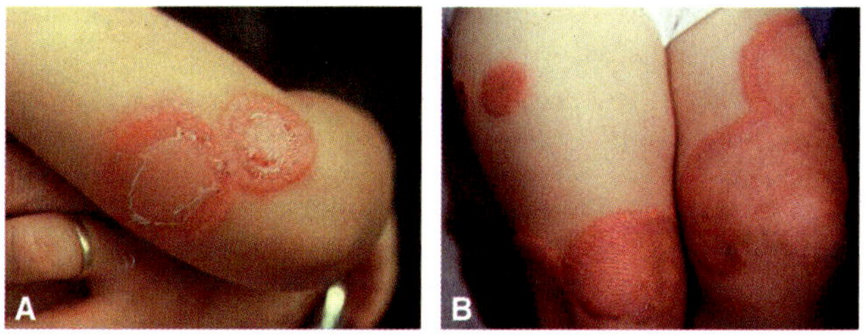

Figura 18.5 Eritema anular centrífugo. **A.** No braço. **B.** Nos membros inferiores. (Cortesia Dr. Cleilton Cirino.)

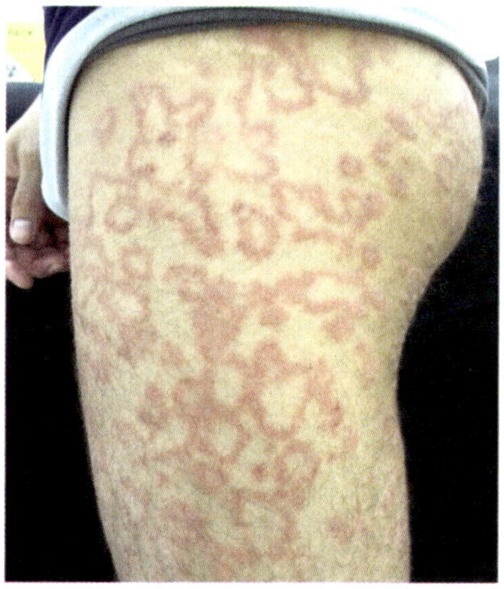

Figura 18.6 Eritema anular centrífugo. (Cortesia Dra. Ellene Papazis Alquati.)

O desaparecimento das lesões com a administração de interferon sugere que o TNF-α e a IL-2 tenham participação na patogenia que ainda permanece incerta. Em cerca de 50% dos casos é de natureza idiopática ou pode estar associado à etiologia variada:

- infecções: fungos (pitirosporo), leveduras (*Candida* sp.), vírus (Epstein-Barr, molusco contagioso), bactérias (estreptococos, tuberculose, infecções dentárias), parasitas intestinais
- alimentos: queijos contaminados por *Penicillium*, tomates
- fármacos: cloroquina, hidroxicloroquina, compostos estrogênicos, cimetidina, penicilina, salicilatos, piroxicam, hidroclorotiazida, clorotiazida, triantereno, furosemida, ácido etacrínico, espironolactona, ampicilina, meticilina, aurotioglucose, ouro etc.
- doenças inflamatórias/autoimunes: IgA linear, lúpus eritematoso, anemia hemolítica, poliarterite crônica, artrite reumatoide, doenças da tireoide
- neoplasias/doenças hematológicas: discrasias sanguíneas, doença de Hodgkin, linfoma não Hodgkin, leucemia mieloide aguda, leucemia linfocítica crônica, mieloma múltiplo,

Quadro 18.1 Eritemas figurados.

Entidade	Morfologia	Sintomatologia	Localização	Evolução	Outros elementos
Eritema anular centrífugo	Uma ou várias lesões anulares ou em arcos, de tamanhos variados, com crescimento centrífugo rápido	Ausência de prurido	Membros inferiores e tronco	Meses a anos	Dermatofitide, paraneoplasia, doença reumática
Eritema crônico migratório (ver Capítulo 49)	Lesão anular de crescimento centrífugo rápido, podendo chegar a 60 cm de diâmetro, em média 7 dias após picada de ixodídios (carrapatos) ou outros vetores	Ardor e prurido	Inicialmente, no local das picadas; dias depois, lesões similares múltiplas	Quatro semanas em média; pode haver recidiva	Agente causal: *Borrelia burgdorferi* (espiroqueta) Sintomas gerais como febre e fadiga, neurológicos, articulares, oculares e musculares
Eritema *marginatum*	Lesões anulares ou policíclicas, sem descamação	Podem ser assintomáticas	Tronco, axilas e extremidades	–	Ocorre na fase ativa da febre reumática (critério maior para o diagnóstico da enfermidade)
Eritema *gyratum repens* (ver Capítulo 63)	Lesões eritematosas ondulatórias, paralelas e serpiginosas e com descamação	Com prurido discreto	Tronco preferencialmente	Meses e/ou anos, dependendo da neoplasia interna	Paraneoplásico em cerca de 70% dos casos; regride com a cura do tumor
Eritema necrolítico migratório	Múltiplas lesões circulares com erosões e lesões vesicopustulosas que se rompem facilmente	Com ardor ou prurido	Face, períneo, genitália, membro inferior	Meses	Pode ser paraneoplásico (glucagonoma) ou ocorrer associado a cirrose ou má absorção É devido, possivelmente, a deficiência de aminoácidos

carcinoma de próstata, carcinoma pulmonar, carcinoma espinocelular, carcinoma de nasofaringe, síndrome hipereosinofílica

- outras: doença hepática (cálculo biliar). Alguns autores relatam que a doença de Hodgkin está associada ao vírus Epstein-Barr, assim como EAC, sendo esse vírus um agente comum para ambas as doenças, enquanto outros discutem a natureza imunológica do EAC e indagam a antigenicidade cruzada entre pele e tumor e a fixação de haptenos tumorais na pele.

Deve-se tentar identificar a existência de um fator desencadeante associado e, se possível, tratá-lo. O tratamento pode ser feito nas bordas das lesões com corticosteroides tópicos e anti-histamínicos orais. Alguns relatos de uso de calcipotriol, tacrolimo 1% assim como o upadacitinibe 15 mg/VO, mostrou resolução das lesões. Etarnecept e interferon-α 3 vezes/semana, SC, mostraram boa resposta.

Eritema crônico migratório

Ver Capítulo 49, item *Doença de Lyme*.

Eritema *marginatum*

Caracteriza-se por lesões eritematoinfiltradas anulares ou policíclicas, de evolução rápida, acometendo o tronco, as extremidades e mais raramente a face. Constitui um dos critérios maiores de Jones para o diagnóstico de *febre reumática*; está presente em 10% dos casos. Geralmente, ocorre em crianças, 1 a 3 semanas após um episódio de amigdalite estreptocócica. Está frequentemente associado à cardite, a qual constitui a principal complicação do "reumatismo estreptocócico".

Eritema *gyratum repens*

Ver Capítulo 63, item *Dermatoses paraneoplásicas*.

Eritema necrolítico migratório/síndrome do glucagonoma

As lesões podem acometer todo o tegumento, mas privilegiam o abdome inferior, a região inguinocrural e as nádegas. A erupção apresenta períodos de intensificação alternados com períodos de acalmia que podem durar de semanas a meses. As lesões surgem como máculas intensamente eritematosas, com disposição anular, angular ou altamente irregular, apresentando vesículas flácidas na superfície, que raramente podem ser observadas em função de sua extrema superficialidade; em decorrência da ruptura das vesículas, surgem áreas erosadas e crostas. As lesões progridem perifericamente, formando um colarete eritematovesicodescamativo na sua margem ativa, e seu centro cura com tendência à hiperpigmentação; podem ser pruriginosas e dolorosas.

Em um grande número de casos, trauma, pressão e fricção podem agravar ou mesmo precipitar as lesões.

Outros sinais, como glossite, queilite angular, anemia normocrômica normocítica, alopecia, alterações ungueais, conjuntivite, perda ponderal e baixos níveis plasmáticos de aminoácidos, diabetes melito e diarreia, são achados frequentes.

Inicialmente, pensou-se que a síndrome estaria relacionada com o aumento do glucagon circulante, visto que sempre foi descrita associada ao glucagoma (tumores das células alfa do pâncreas). Manifestações frequentes são tolerância anormal à glicose, perda de peso, anemia, aminoacidúria, diarreia, esteatorreia, doença tromboembólica e alterações psiquiátricas. Atualmente, sabe-se que sua patogenia está relacionada com baixos níveis de determinados aminoácidos, inclusive já tendo sido descrito em portadores de cirrose.

Em 1996, foi descrito o *eritema necrolítico acral*, que se caracterizaria por quadro clínico e patogenia semelhantes aos do eritema migratório necrolítico, porém de localização exclusivamente acral e que tem associação constante à hepatite C, e por esse motivo é considerado um marcador desta infecção.

Quando a erupção se deve à presença de glucagonoma, o tratamento consiste em ressecção cirúrgica do tumor e quimioterapia. Caso contrário, o uso de zinco oral mesmo com níveis séricos normais de zinco é útil, inclusive nos casos de eritema necrolítico acral.

Eritema multiforme

Conceito

Síndrome de instalação aguda, de etiologia nem sempre conhecida, autolimitada, caracterizada por lesões cutâneas e/ou mucosas de morfologia variada, em geral recorrente, com comprometimento visceral ocasional.

Epidemiologia

Frequência de 1% em relação às demais dermatoses; indiferença quanto a sexo, raça e distribuição geográfica; mais frequente na 2ª e 3ª décadas, podendo, entretanto, ocorrer em crianças e idosos.

Etiopatogenia

Em sua forma *minor*, o eritema multiforme (EM) está implicado com infecções (herpes simples, *Mycoplasma pneumoniae*, psitacose, influenza tipo A, adenovírus, histoplasmose etc.) e secundariamente com as substâncias, sobretudo sulfas, penicilinas, fenolftaleína, fenobarbitúricos, alopurinol e dipirona. A etiologia herpética é preponderante. Em sua forma mais grave (*major*) – síndrome de Stevens-Johnson –, substâncias, em 58% dos casos, e infecções, em 15%, têm sido relatadas como fatores etiológicos. É descrito o isolamento do *M. pneumoniae* e de herpes-vírus no líquido da bolha. Há indícios da existência de hipersensibilidade. Os seguintes elementos sugerem participação imunológica na patogenia do EM: elevação do título de anticorpos anti-*M. pneumoniae*, recidiva à reexposição a fármacos e, inclusive com maior brevidade, reação local e bolhosa a distância após injeção intradérmica de antígeno herpético, frequência de crioglobulina, alterações de C_{1q}, fator sérico com atividade de agregação macrofágica, depósito de C_3 e, às vezes, IgM na microvasculatura superficial revelada pela imunofluorescência. Pode-se observar hemossedimentação elevada, além de leucocitose, albuminúria e hematúria. A citologia do líquido da bolha revela, sobretudo, células mononucleares.

Clínica

EM é uma doença recorrente, geralmente de adultos jovens e mais frequente na primavera e no outono. É autolimitada e perdura por 1 a 4 semanas. Sintomas prodrômicos podem ocorrer: febre, indisposição e dor de garganta; nas formas graves, podem surgir tosse, vômitos, mialgias e artralgia, assim como sensação de prurido ou ardência.

Inicialmente, as lesões são eritematosas, com expansão centrífuga, podendo chegar a alguns centímetros. Um halo eritematoso forma-se em torno da parte central, que é mais plana, escura e purpúrica. A clássica lesão em "alvo" ou em "íris" apresenta três zonas: púrpura central, halo pálido e elevado e um eritema periférico. Nos casos mais intensos, evoluem com bolhas, chegando à necrose da epiderme. Lesões urticariformes podem estar presentes, por vezes fazendo arranjos arciformes (Figuras 18.7 a 18.9).

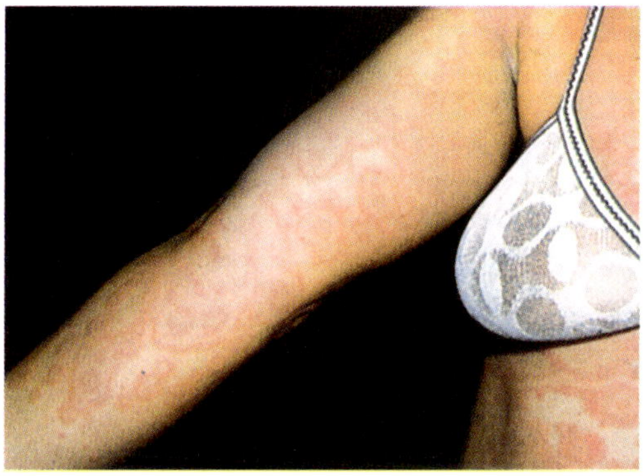

Figura 18.7 Eritema multiforme – lesões em alvo.

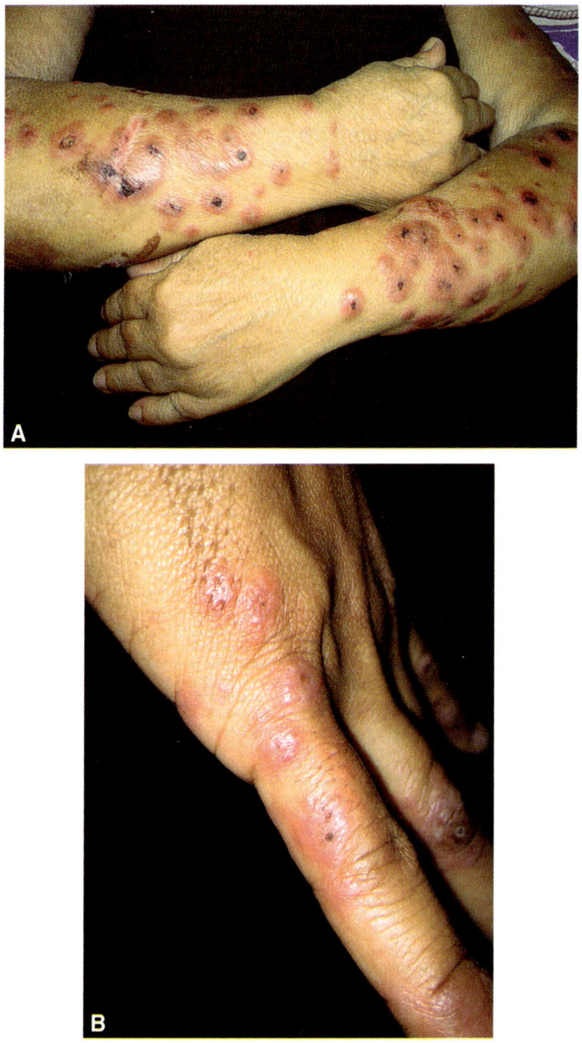

Figura 18.8 **A** e **B.** Eritema multiforme. (**A**, cortesia do Dr. Rafael Ramos. **B**, cortesia do Dr. Kleber Ollague.)

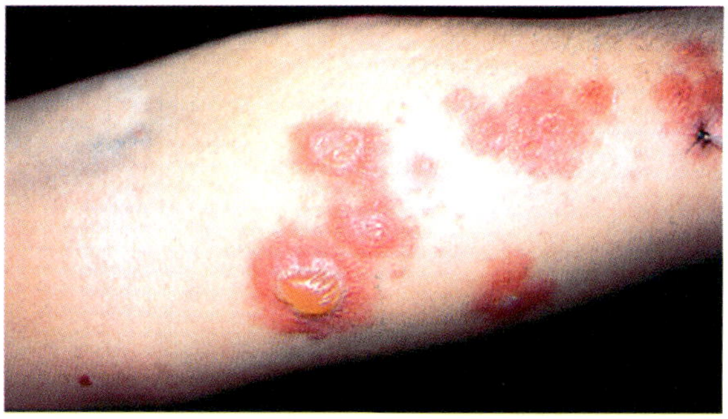

Figura 18.9 Eritema multiforme por amoxicilina.

A cronologia das lesões é variada, a morfologia é multiforme e a simetria é constante. As localizações preferenciais são: dorso das mãos e dos pés e face extensora dos membros; as mucosas são acometidas em 20 a 45% dos casos. O prurido e a sensação de ardência podem ocorrer com certa frequência (20% dos casos).

A *síndrome de Stevens-Johnson*, anteriormente vinculada ao EM, é, atualmente, classificada de forma individualizada. Nela, é característico o comprometimento intenso e extenso de mucosas (orofaringoesofágica, laringotraqueobrônquica etc.), com estado geral grave e eventual comprometimento pulmonar (pneumonia atípica), renal (glomerulonefrite aguda e necrose tubular aguda) e cardíaco (arritmia e pericardite). Conjuntivite, irite, vesiculação, ulceração e, excepcionalmente, necrose da córnea, e tardiamente opacificação desta, com amaurose, raramente podem ocorrer; balanite e vulvovaginite também podem ser encontradas (Figuras 18.10 a 18.12). Cada surto dura, em média, 4 semanas. Em alguns países, como EUA e Cingapura, o alopurinol é a principal causa (ver Capítulo 20, item *Síndrome de Stevens-Johnson e necrólise epidérmica tóxica*).

Histopatologia

A histopatologia é inespecífica; observam-se inicialmente intumescimento endotelial e edema papilar e da epiderme (espongiose) com alterações da camada basal. Dependendo da

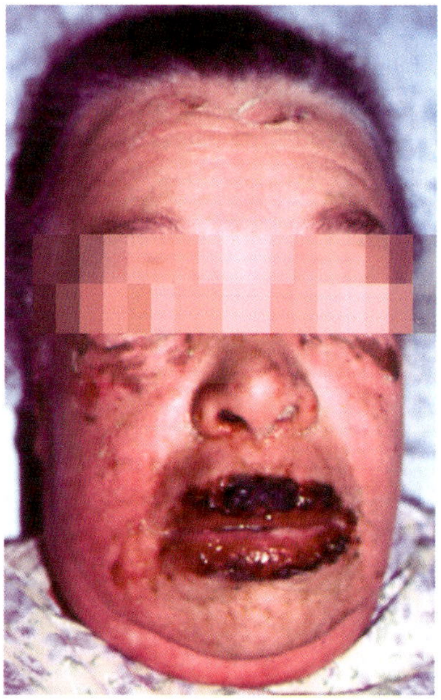

Figura 18.10 Síndrome de Stevens-Johnson por fenobarbital.

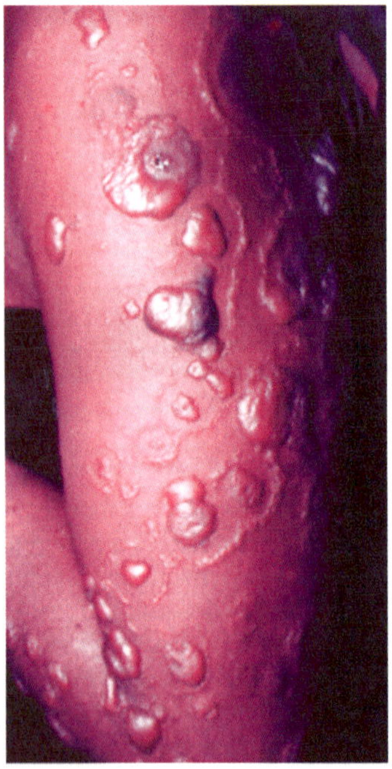

Figura 18.11 Síndrome de Stevens-Johnson – membro superior.

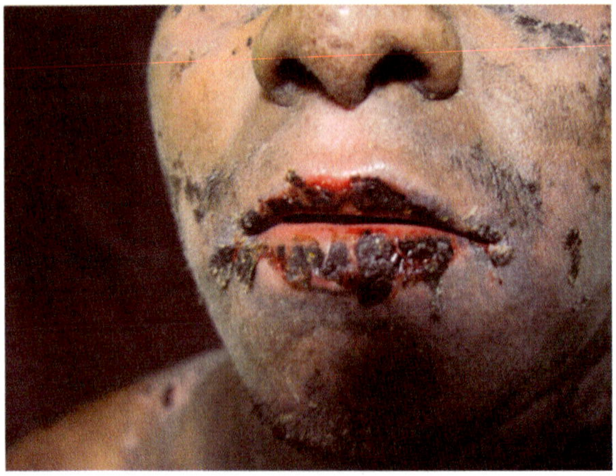

Figura 18.12 Síndrome de Stevens-Johnson – acometimento mucoso.

intensidade, pode-se ter bolha subepidérmica com necrose de ceratinócitos. O conteúdo é de células mononucleares; há infiltração focal perivascular com predominância de linfócitos e histiócitos, às vezes hemorragia em pequenos focos e, ocasionalmente, eosinófilos. Não há vasculite necrosante, e necrose epitelial pode ocorrer em função da intensidade do quadro.

Diagnóstico

O início abrupto com lesões simétricas eritematopapulobolhosas polimorfas, localizadas preferentemente no dorso dos pés e das mãos e na face extensora dos membros, sugere o diagnóstico. É de fundamental importância uma anamnese dirigida, visando à identificação do agente causal. No diagnóstico diferencial, devem ser considerados: penfigoide bolhoso (depósitos de IgG e C_3 na camada basal), urticária policíclica (caracterizada por ser pruriginosa), pênfigo (acantólise), síndrome de Behçet (aftas, úlcera na genitália e uveíte), artrite reativa (uretrite, artrite e conjuntivite) e necrólise epidérmica tóxica (grandes áreas desnudas, como nos grandes queimados).

Tratamento

Sintomático (hidratação, compressas, banhos) e antibioticoterapia. Quando há suspeita de etiologia herpética, deve ser utilizada a terapia antiviral sistêmica, que, entretanto, pode não modificar o curso depois de iniciado o processo. Há autores que indicam corticosteroides bem logo no início do quadro (prednisona com doses iniciais elevadas: 60 a 80 mg), porém o benefício é controverso. Tem sido preconizado, atualmente, o tratamento com imunoglobulina humana na dose de 0,5 a 0,75 g/kg/dia, por 4 dias ou mais. São possíveis efeitos adversos da terapia com imunoglobulina: cefaleia, dor lombar, câibras, febre, mialgias, náuseas, vômitos e anafilaxia, porém são raros e, em geral, autolimitados, com possibilidade de serem mitigados com o uso prévio de anti-histamínicos.

Evolução e prognóstico

Cura em quase todos os casos, exceto quando houver complicações renais, cardíacas e infecções, com possível evolução fatal.

Há uma série de quadros mórbidos que se caracterizam basicamente pela lesão elementar conhecida pelo nome de eritema: modificação da cor da pele por vasodilatação arteriocapilar temporária, em virtude de estímulos variados. O assunto pode ser abordado de maneira didática dividindo-se em eritemas localizados e eritemas generalizados, além do grupo especial dos eritemas figurados ou girados, que inclui algumas enfermidades com características peculiares. Algumas síndromes, como o eritema multiforme e a síndrome de Stevens-Johnson, foram incluídas neste capítulo porque sua apresentação inicial pode se dar com lesões basicamente eritematosas, mas que rapidamente evoluem para outros tipos de lesões elementares (edema, bolhas, crostas).

Bibliografia

Eritemas localizados

Boyd KP, Vincent B, Andea A *et al.* Nonmalignant cutaneous findings associated with vemurafenib use in patients with metastatic melanoma. *J Am Acad Dermatol.* 2012 Dec;67(6):1375-9.

Demirçay Z, Gürbüz O, Alpdoğan TB *et al.* Chemotherapy-induced acral erythema in leukemic patients: a report of 15 cases. *Int J Dermatol.* 1997 Aug; 36(8):593-8.

Edington RF, Chagnon JP, Steinberg WM. Clonidine (Dixarit) for menopausal flushing. *Can Med Assoc J.* 1980 Jul;123(1):23-6.

Gao DX, Song S, Kahn JS *et al.* Treatment of patients experiencing dupilumab facial redness with itraconazole and fluconazole: a single-institutional, retrospective medical record review. *J Am Acad Dermatol.* 2022 Apr;86(4):938-40.

García-González S, Villagrasa-Boli P, Bularca E *et al.* Tralokinumab-related facial redness: a therapeutic challenge. *Int J Dermatol.* 2024 Nov;63(11):1605-6.

Hsu CC, Lee JY. Pronounced facial flushing and persistent erythema of rosacea effectively treated by carvedilol, a nonselective β-adrenergic blocker. *J Am Acad Dermatol.* 2012 Sep;67(3):491-3.

Jangtman BA. Erythema ab igne due to a laptop computer. *Contact Dermatitis.* 2004 Feb;50(2):105.

Jo CCE, Finstad A, Georgakopoulos JR *et al.* Facial and neck redness associated with dupilumab treatment. A systematic review. *J Am Acad Dermatol.* 2021 May;84(5):1339-47.

Knight AK, Boxer M, Chandler MJ. Alcohol-induced rash caused by topical tacrolimus. *Ann Aller Asthm Immunol.* 2005 Sep;95(3):291-2.

Logger JGM, Olydam JI. Driessen RJB. Use of beta-blockers for rosacea-associated facial erythema and flushing: A systematic review and update on proposed mode of action. *J Am Acad Dermatol.* 2020 Oct;83(4):1088-97.

Muzumdar S, Zubkov M, Waldman R *et al.* Characterizing dupilumab facial redness in children and adolescents: A single-institution retrospective chart-review. *J Am Acad Dermatol.* 2020 Nov;83(5):1520-1.

Miller KK, Gorcey L, Mclellan BN. Chemotherapy-induced hand-foot syndrome and nail changes: A review of clinical presentation, etiology, pathogenesis, and management. *J Am Acad Dermatol.* 2014 Oct;71(4):787-94.

Nascimento ADA, Porto DM, Vidal AKL. Hiperpigmentação da mucosa oral induzida pela capecitabina e associada à síndrome mão-pé – revisão da literatura. *An Bras Dermatol.* 2023;98(3):302-9.

Radmanesh M. Erythema ab igne following Sauna belt use for abdominal obesity and cellulite. *Int J Dermatol.* 2009 Jan;48(1):94-5.

Stinco G, Piccirillo F, Sallustio M, Patrone P. Facial flush reaction after alcohol ingestion during topical pimecrolimus and tacrolimus treatment. *Dermatology.* 2009;218(1):71-2.

Weber MB, Ponzio HM, Costa FB, Camini L. Eritema *ab igne:* relato de um caso. *An Bras Dermatol.* 2005; 80(2):187-8.

Wilkin JK. Climateric flushing in a patient with carcinoid tumor. *Br J Dermatol.* 1985 Mar;112(3):357-61.

Wilkin JK. Effect of nadolol on flushing reactions in rosacea. *J Am Acad Dermatol.* 1989 Feb; 20(2Pt 1):202-5.

Eritemas generalizados

Landegren J, Borglund E, Storgàrd K. Treatment of scabies with dissulfiram and benzyl benzoate emulsion: a controlled study. *Act Dermatol Venereol.* 1979;59(3):274-6.

Pereira LB, Gontijo B. Eritema tóxico e melanose pustulosa transitória neonatal: duas dermatoses frequentes no período neonatal. *An Bras Dermatol.* 2001;76(1):95-103.

Eritemas figurados

Alimova E, Le Roux-Villet C, Neuville S *et al.* Érythème annulaire récidivant après angine streptococcique: érythème marginé rhumatismal de l'adulte. *Ann Dermatol Venereol.* 2008 Jun-Jul;135(6-7):496-8.

Blackford S, Wright S, Roberts DL. Necrolytic migratory erythema without glucagonoma: the role of dietary essential fatty acids. *Br J Dermatol.* 1991 Nov;125(5):460-2.

Botelho LFF, Enokihara MMSS, Enokihara MY. Eritema necrolítico acral: uma rara manifestação cutânea associada à infecção pelo vírus da hepatite C. *An Bras Dermatol.* 2016;91(5):649-51.

Carvalho Fantini B, Matsumoto FY, Arnone M *et al.* WB. Necrolytic acral erythema successfully treated with oral zinc. *Int J Dermatol.* 2008 Aug;47(8):872-3.

el Darouti M, Abu el Ela M. Necrolytic acral erythema: a cutaneous marker of viral hepatitis *C Int J Dermatol.* 1996 Apr; 35(4):252-6.

Foy V, McCusker MM, Payette MJ. A case of erythema annulare centrifugun cleared with upadacitinibe. *J Am Acad Dermatol.* 2023 Oct;40:20-2.

Guillet MH, Dorval JC, Larregue M *et al.* Darier's erythema annulare centrigum of neonatal onset with a 15 years' follow up. Efficacy of interferon and role of cytokines. *Ann Dermatol Venereol.* 1995;122(6-7);422-6.

Kszan MS, Azeka TN, Santamarie JR. Eritema anular centrífugo: estudo retrospectivo. *An Bras Dermatol.* 1997; 72(4):337-40.

Nofal AA, Nofal E, Attwa E *et al.* Necrolytic acral erythema: a variant of necrolytic migratory erythema or a distinct entity? *Int J Dermatol.* 2005 Nov;44(11):916-21.

Shah KR, Boland R, Patel M *et al.* Cutaneous manifestations of gastrointestinal disease. *J Am Acad Dermatol.* 2013;68:189-210.

Tsuji T, Kodoya A. Erythema annulare centrifugum associated with liver disease. *Arch Dermatol.* 1986 Nov. 122(11):1239-40.

Eritema multiforme

Auquier-Dunant A, Mockenhaupt M, Naldi L *et al.*; SCAR Study Group. Severe cutaneous adverse reactions. Correlations between clinical patterns and causes of erythema multiforme major, Stevens-Johnson syndrome, and toxic epidermal necrolysis: results of an international prospective study. *Arch Dermatol.* 2002 Aug;138: 1019-25.

Côté B, Wechsler J, Bastuji-Garin S *et al.* Clinicopathologic correlation in erythema multiforme and Stevens-Jonhson syndrome. *Arch Dermatol.* 1995 Nov;131(11):1268-72.

Lee HY, Pang SM, Thamotharampillai T. Allopurinol-induced Stevens-Johnson syndrome and toxic epidermal necrolysis. *J Am Acad Dermatol.* 2008 Aug;59(2):352-3.

Tristani-Ferouzi P, Petersen, MJ, Saffle JR *et al.* Treatment of toxic epidermal necrolysis with intravenous immunoglobulin in children. *J Am Acad Dermatol.* 2002 Oct;47(4):548-52.

19

Urticária e Angioedema

Paulo Ricardo Criado ◆ Roberta Fachini Jardim Criado ◆ Beatrice Martinez Zugaib Abdalla ◆ David Rubem Azulay

A *urticária* foi descrita como uma entidade distinta por Hipócrates. Com o aumento da compreensão dos mecanismos moleculares envolvidos na patogênese dessa afecção, há evidências crescentes de sua heterogeneidade. Estudos demonstram que em torno de 0,1% da população apresenta urticária e que as taxas de prevalência cumulativas variam de 15 a 20%. Entre os pacientes com urticária, 50% continuarão a apresentar a doença 1 ano após a visita inicial ao médico e 20% continuarão a experimentar episódios da doença por mais de 20 anos. Em 2003, o Consenso da Sociedade Francesa de Dermatologia para o Manejo da Urticária Crônica avaliou a literatura sobre o tema e criou um sistema de gradação do nível de evidência e recomendação de acordo com a metodologia dos estudos clínicos (Quadro 19.1), o qual adaptamos a este estudo.

Quadro 19.1 Sistema de nível de evidência e recomendação de acordo com a metodologia do estudo clínico.

Nível de prova científica encontrada na literatura	Grau de recomendação
Nível I Estudos comparativos randomizados com grande casuística Metanálise de estudos randomizados comparativos Análise de decisões baseadas em estudos bem conduzidos	A (prova científica estabelecida)
Nível II Estudos comparativos randomizados com pequena casuística Estudos bem conduzidos, porém não randomizados Estudos de coorte	B (prova científica presumida)
Nível III Estudos de caso-controle	C (baixo nível de fundamentação científica)
Nível IV Estudos comparativos contendo viés Estudos retrospectivos Séries de casos Estudos epidemiológicos descritivos (longitudinais, transversais)	D (baixo nível de fundamentação científica)

Adaptado de Société Française de Dermatologie (2003).

Conceito

A urticária é caracterizada pelo rápido aparecimento de urticas, as quais podem ser acompanhadas por angioedema. O edema da derme superficial é denominado "urticária", enquanto o edema da derme profunda, do subcutâneo e do trato gastrintestinal é chamado "angioedema". A urtica é uma lesão elementar dermatológica constituída por três características típicas: (1) edema central de tamanho variado, circundado por um eritema reflexo; (2) prurido associado; (3) natureza efêmera, em que a pele retorna ao aspecto normal geralmente no período de 1 a 24 h. O angioedema é definido por: (1) edema súbito e acentuado da derme profunda e do subcutâneo; (2) maior frequência do sintoma de dor em relação ao prurido; (3) acometimento frequente das mucosas, e (4) resolução do quadro em cerca de 72 h, de modo mais lento em relação às urticas.

Classificação e clínica

A urticária e o angioedema podem ser classificados sob o ponto de vista dos mecanismos etiopatogênicos, conforme proposto por Grattan *et al.* (2001) (Quadro 19.2).

Outro tipo de classificação da urticária e angioedema se baseia no espectro das manifestações clínicas dos diferentes subtipos de urticária (Quadro 19.3).

Quadro 19.2 Etiopatogenia da urticária e angioedema.

Idiopática imune	Idiopática não imune
IgE-dependente (hipersensibilidade tipo I de Gell e Coombs) Autoimune [autoanticorpos contra o receptor de alta afinidade da IgE nos mastócitos (FcεRIα) ou contra a IgE] Imunocomplexos (urticária vasculite) Dependente do complemento (deficiência do inibidor da C_1-esterase)	Agentes liberadores diretos dos mediadores dos mastócitos (p. ex., opioides e outros) Ácido acetilsalicílico, anti-inflamatórios não hormonais e pseudoalergênios alimentares Inibidores da enzima conversora da angiotensina (inibidores da ECA), contraste

Adaptado de Grattan *et al.* (2001).

Quadro 19.3 Classificação da urticária com base em duração, frequência e causas.

Tipo de urticária	Duração
Urticárias espontâneas	
Urticária aguda	Menor que 6 semanas
Urticária crônica	Maior que 6 semanas
Urticária crônica contínua	Diária ou quase diariamente durante a semana
Urticária crônica recorrente	Períodos livres de sintomas variando de dias a semanas
Urticárias físicas	
Dermografismo	Fator desencadeante: aplicação de forças mecânicas na pele (urticas surgem em 1 a 5 min)
Urticária de pressão tardia	Fator desencadeante: pressão vertical (urticas surgem após 3 a 8 h de período de latência)
Urticária de contato ao frio	Fatores desencadeantes: ar frio, água e vento
Urticária de contato ao calor	Fator desencadeante: calor localizado
Urticária solar	Fatores desencadeantes: ultravioleta (UV) e/ou luz visível
Urticária/angioedema vibratório	Fator desencadeante: forças vibratórias, em geral, dispositivos pneumáticos
Tipos especiais de urticária	
Urticária colinérgica Urticária adrenérgica Urticária de contato (alérgica ou pseudoalérgica) Urticária aquagênica	–
Doenças distintas relacionadas com urticária por aspectos históricos	
Urticária pigmentosa (mastocitose) Urticária vasculite Urticária ao frio familiar	–

Adaptado de Zuberbier *et al.* (2001).

Outro fator importante nas urticárias é classificar a intensidade da doença. Zuberbier *et al.* propuseram um sistema de escore simples (Quadro 19.4).

Avaliações clínicas sequenciais devem ser realizadas em horários estabelecidos do dia para certificar-se da acurácia do escore. Em geral, urticas grandes indicam uma doença mais grave e mais refratária ao tratamento.

Outro aspecto relevante é a cor da urtica: as induzidas pela histamina são de cor mais clara, circundadas por um eritema róseo secundário à dilatação dos vasos cutâneos (Figura 19.1); as de eritema vermelho acentuado, purpúricas ou violáceas, por exemplo, na urticária vasculite, indicam dano vascular intenso e extravasamento de hemácias formando a lesão. O angioedema provoca palidez cutânea e aumento de volume.

Quadro 19.4 Avaliação da intensidade da urticária.

Escore*	Urticas	Prurido
0	Nenhuma	Nenhum
1	Leve (< 20 urticas/24 h)	Leve
2	Moderada (21 a 50 urticas/24 h)	Moderado
3	Grave (> 50 urticas/24 h ou grandes áreas confluentes de urticas)	Intenso

*Soma de escores (urticas + prurido) = (0 a 6). (Adaptado de Zuberbier *et al.*, 2001.)

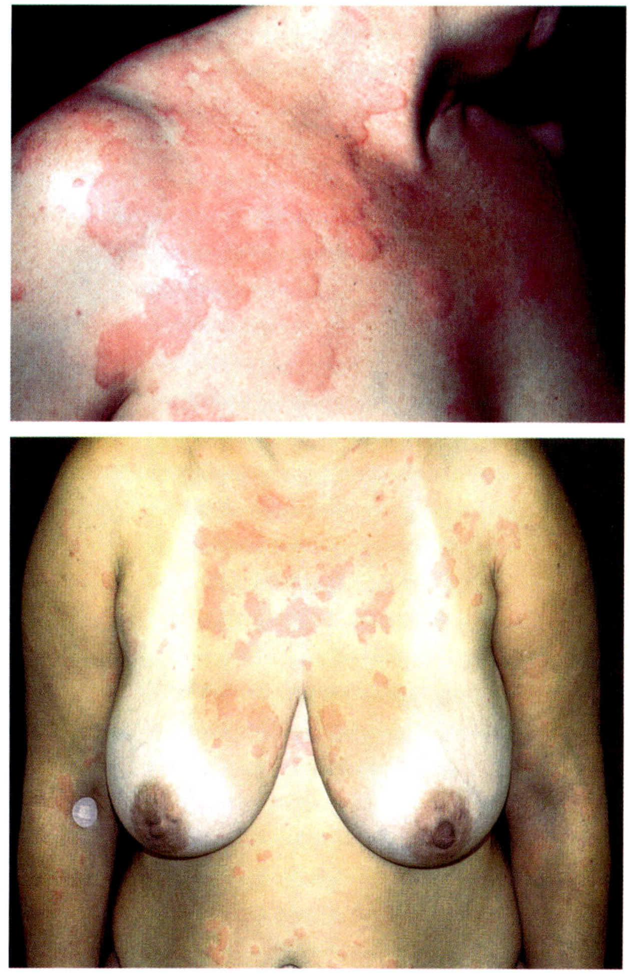

Figura 19.1 Urticária.

Etiopatogenia

O Quadro 19.5 resume os possíveis mecanismos envolvidos na etiopatogenia das urticárias.

Papel dos mastócitos e outros elementos celulares

O mecanismo básico de formação das urticas é explicado pela *tríplice reação de Lewis*: eritema inicial pela dilatação capilar; resposta secundária produzida por dilatação arteriolar mediada por reflexos nervosos axonais; e formação da urtica causada pelo extravasamento de fluido do intravascular para o extravascular, secundário ao aumento da permeabilidade vascular. Essas reações podem ser reproduzidas pela injeção intradérmica de vários mediadores vasoativos, comuns aos mastócitos, considerados os principais responsáveis pela maioria dos casos de urticária e angioedema.

A estimulação dos mastócitos na pele humana pode ocorrer: (1) por estímulo antigênico da IgE ligada ao receptor de alta afinidade para IgE (FcεRIα); (2) pela ativação do complemento (frações C_{3a} e C_{5a}); (3) por estímulos diretos como a

Quadro 19.5 Mecanismos possíveis nas urticárias.

Mecanismos	Exemplos
Imunes	
Induzida por antígenos	Alergia a fármacos, alergia a insetos e alergia alimentar
Mediada por imunoglobulina; antígeno desconhecido	Algumas urticárias físicas (frio, dermografismo e solar)
Autoimune	Urticária crônica "idiopática" com autoanticorpos antirreceptor da IgE, anti-IgE, antitireoide, lúpus eritematoso sistêmico ou febre reumática
Infecções	
Doenças virais	Hepatite A ou B, citomegalovírus, vírus Coxsackie
Doenças bacterianas	*Helicobacter pylori*, estreptococo
Infecções fúngicas	*Trichophyton* sp., *Candida* sp.
Parasitas	*Giardia lamblia*, *Ascaris*, estrongiloides, *Entamoeba* e *Trichinella*
Pseudoalérgico	
Mediado pelo complemento	Urticária ao calor, angioedema hereditário, reações a hemoderivados
Desconhecido	Anti-inflamatórios não hormonais e alimentos
Outros	
Químicos liberadores da histamina	Policátions, codeína, polimixina B Tumores, sarcoidose
Doenças internas	–

Adaptado de Zuberbier *et al.* (2001).

acetilcolina; (4) por liberadores diretos da histamina (químicos denominados "secretagogos"), os quais provocam mobilização do cálcio, como codeína, morfina, meperidina, succinilcolina, d-tubocurarina, polimixina B, ácido acetilsalicílico, quinina, tiamina, dextrana, meios de contraste iodados, composto 48/80, iontóforos do cálcio; (5) por outros compostos como os crustáceos, morangos e corantes; (6) por estímulos físicos (calor, frio, vibração, luz, pressão, água); (7) por neuropeptídios (substância P); (8) pela proteína básica principal (MBP) do eosinófilo; e (9) por citocinas (IL-1, IL-3, IL-8, GM-CSF, fator 4 plaquetário) (Figura 19.2).

O estímulo imune mais bem caracterizado aos mastócitos é a ligação de antígenos divalentes específicos aos seus receptores FcεRI. Todos os mastócitos teciduais expressam FcεRI na sua superfície, nos quais ocorre a ligação com a porção Fc dos anticorpos IgE. Após o estímulo imune, os mastócitos atravessam um período refratário, o que possibilita a regeneração dos mediadores associados aos seus grânulos.

O processo de degranulação pode ser inibido por epinefrina, teofilina e AMP dibutil cíclico (AMPc), os quais atuam nos nucleotídios cíclicos, bem como pela citocalasina B e colchicina, as quais interferem no funcionamento dos microtúbulos e na formação da proteína tubulina. A histamina liberada pode inibir uma futura degranulação por mecanismo de retroalimentação negativa, envolvendo os receptores H_2 e elevando os níveis da AMPc. A acetilcolina, por sua vez, aumenta a liberação da histamina por elevar os níveis do monofosfato de guanosina cíclico (GMPc).

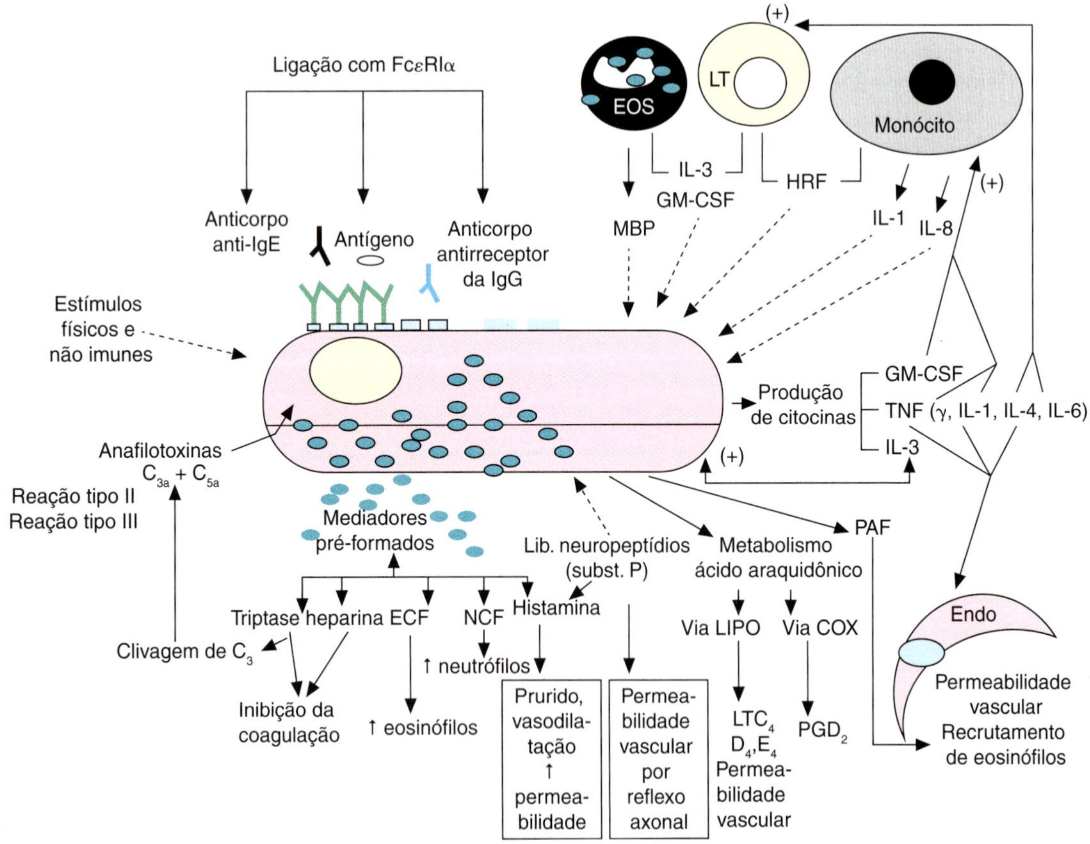

Figura 19.2 Estimulação mastocitária na urticária e eventos subsequentes: uma vez que o mastócito é estimulado por mecanismos imunes ou não imunes ocorre a degranulação, liberando mediadores pré-formados (histamina, triptase e heparina) e neoformados (metabólitos derivados de lipídios, especialmente a prostaglandina D_2, leucotrienos e fator ativador de plaquetas [PAF]). Com a persistência da estimulação, ocorre a produção de citocinas como IL-1, IL-3, IL-4, IL-8, IL-13, IL-16, TNF-α e GM-CSF, que ativam vários outros elementos celulares (macrófagos, linfócitos T, eosinófilos, linfócitos B, monócitos e células endoteliais). Adaptada de Huston DP e Bressler RD (1992).

A degranulação dos mastócitos promove a liberação de mediadores pré-formados e geração de novos metabólitos derivados de lipídios. Os mediadores pré-formados são compostos pela histamina (determinando prurido, vasodilatação, aumento da permeabilidade vascular, contração da musculatura lisa, secreção mucosa, quimiocinese de leucócitos, produção de prostaglandinas, secreção ácida gástrica e imunorregulação), proteases naturais (triptase, a qual pode causar clivagem do C_3 e fibrinólise; quimase e carboxipeptidase A), heparina (anticoagulação local, inibição da ativação do complemento e neutralização da proteína básica maior), fator quimiotático de eosinófilos, fator quimiotático de neutrófilos e hidrolases ácidas (arilsulfatase, betaglucoronidase, beta-hexosaminidase, as quais são responsáveis por degradação enzimática).

Os metabólitos derivados de lipídios gerados pela degranulação dos mastócitos compreendem as seguintes substâncias: prostaglandina D_2 (PGD_2) (propriedades de vasodilatação, inibição da agregação de plaquetas, vasopermeabilidade, contração de músculos lisos), leucotrienos LTC_4, LTD_4, LTE_4 (vasopermeabilidade, contração de músculos lisos e secreção mucosa) e LTB_4 (vasopermeabilidade, quimiotaxia, aderência, ativação e degranulação dos neutrófilos), fator ativador de plaquetas (vasopermeabilidade, contração de músculos lisos, secreção mucosa, agregação de plaquetas, quimiotaxia e ativação de neutrófilos e eosinófilos), tromboxano A_2 (contração de músculos lisos, agregação de plaquetas), metabólitos do oxigênio (citotoxicidade celular) e adenosina (vasopermeabilidade, contração de músculos lisos). É provável que a histamina seja a principal mediadora, uma vez que apresenta maiores concentrações teciduais após a degranulação.

A sucessão de mediadores secretados pelos mastócitos ativados inicia uma *resposta imediata* na urticária, e pode ser capaz de desencadear estado mais persistente de inflamação, que, segundo Schwartz (1991), é denominado *resposta de fase tardia* da urticária (Figura 19.3).

Os eosinófilos constituem células associadas às doenças alérgicas dependentes de mastócitos, embora possam ser encontrados em alguns poucos subtipos de lesões urticariformes nos exames de histopatologia de rotina.

Autoimunidade na urticária

A urticária crônica idiopática constitui cerca de 70% das urticárias crônicas, sendo que 25 a 50% destas demonstram autoanticorpos liberadores de histamina direcionados contra os receptores FcεRIα ou, menos frequentemente, contra a IgE, ou ainda ambos (Figura 19.4). A existência desses autoanticorpos caracteriza a denominada "urticária crônica autoimune". Esses autoanticorpos são do isótipo IgG_1 e IgG_3. O diagnóstico clínico da urticária autoimune (anticorpos anti-FcεRIα ou anti-IgE) é inferido pelo teste cutâneo do soro autólogo, realizado por coleta de sangue do paciente, durante episódio de urticária, com separação do soro por centrifugação. Em seguida, injeta-se, por via intradérmica, na pele clinicamente não envolvida pela urticária, um volume de 0,05 mL do soro; a reação na pele inoculada é submetida à leitura após 30 min. A formação de uma urtica com um diâmetro de pelo menos 1,5 mm maior que o edema provocado pela injeção de solução salina estéril, usada como controle, é considerada teste positivo (grau de recomendação B).

Autoalergia na urticária

Na década de 2010, pesquisadores do Hospital Charité, em Berlim, demonstraram a presença de anticorpos de classe IgE direcionados contra autoantígenos humanos, como DNA dupla-hélice, peroxidase da tireoide e interleucina 24 (IL-24). Esses autoanticorpos de classe IgE levaram os pesquisadores a cunhar o termo "autoalergia". A IL-24 é uma citocina que pertence à família da IL-10, subfamília IL-20, e é expressa na pele humana. A IL-24 é produzida por vários tipos de células, como células T CD4+, células *natural killer* (NK), mastócitos, queratinócitos, células epiteliais brônquicas e miofibroblastos. A IL-24 desempenha um papel essencial na patogênese de doenças autoimunes pró-inflamatórias como psoríase, artrite e doenças inflamatórias intestinais. No entanto, o papel da IL-24 na patogênese de doenças alérgicas é ainda pouco explorado. Já foi relatado que a IL-24 está envolvida na patogênese de doenças alérgicas pulmonares e da pele. Além disso, foram descritas funções essenciais da IL-24 na disfunção da barreira cutânea mediada por IL-13 na

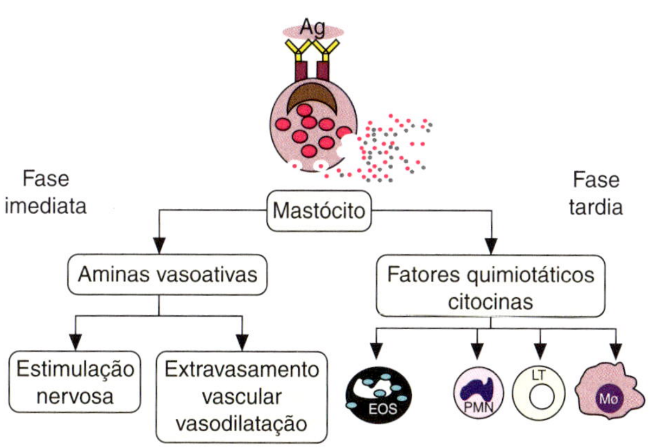

Figura 19.3 A hipersensibilidade imediata apresenta a fase imediata (duração de até 4 h) de liberação mastocitária, em que os principais mediadores envolvidos são os pré-formados (histamina, triptase), os quais estimulam as terminações nervosas que liberam neuropeptídios (substância P, peptídio relacionado com o gene da calcitonina e outros) que promovem vasodilatação e extravasamento capilar; e a fase tardia (início 4 a 6 h e duração até 24 h), com a liberação dos mediadores neoformados (prostaglandinas e leucotrienos) e citocinas que ativam elementos celulares (como eosinófilos, neutrófilos, linfócitos e macrófagos), os quais são responsáveis pela persistência mais duradoura das lesões urticadas.

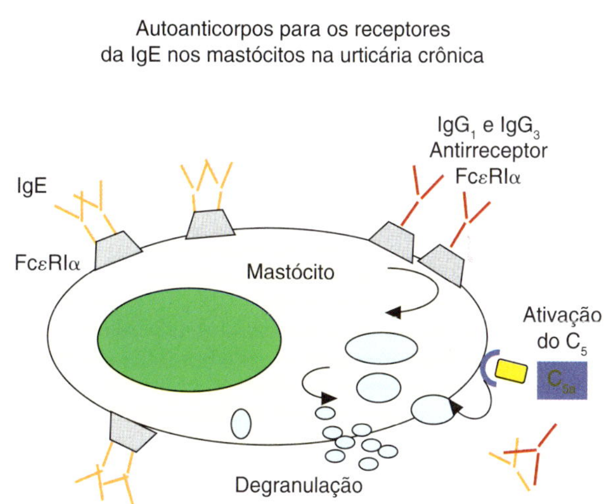

Figura 19.4 Urticárias autoimunes. Postula-se a existência de um subgrupo de pacientes com urticária crônica, no qual há anticorpos da classe IgG secretados em resposta a três possíveis antígenos: (1) à fração α do receptor de alta afinidade da IgE (FCεRI), (2) à própria IgE e (3) ao complexo formado pela IgG anti-IgE. Esses autoanticorpos são da subclasse IgG_1 e IgG_3, os quais fixam complemento, intensificando mais ainda a degranulação mastocitária. (Adaptada de Greaves, 2000.)

dermatite atópica (DA), conhecida por ser uma característica fundamental da DA causada por citocinas Th2, como IL-4 ou IL-13. Também foram descritos autoanticorpos de classe IgE contra autoantígenos como o fator tecidual da via extrínseca da coagulação, fragmentos de DNA dupla hélice, contra a peroxidase tireoideana e contra a translutaminase tipo 2. Assim, na presença de anticorpos IgE contra autoantígenos adotou-se, na urticária crônica, a denominação *mecanismo fisiopatogênico tipo hipersensibilidade tipo I*; já a autoimunidade por anticorpos IgG contra os receptores da IgE e contra a própria IgE passou a ser denominada *mecanismo tipo IIb*, a fim de diferenciá-lo do tipo II clássico, que envolve citotoxicidade celular de Gell e Coombs.

Demonstrou-se que em torno de 51% dos doentes com UCE apresentam a coexistência, na sua fisiopatogenia, de mecanismos tipos I e IIb na doença.

Participação do *Helicobacter pylori* e outras infecções bacterianas

Hizal *et al.* (2000) demonstraram positividade no teste cutâneo do soro autólogo e altos níveis de anticorpos IgG anti-*Helicobacter pylori* nos pacientes com urticária crônica, concluindo que a relação entre autoimunidade e infecção pelo *Helicobacter pylori* merece mais estudos. O Consenso Francês sobre Urticária (2003) sugere a ausência de relação entre a infecção pelo *Helicobacter pylori* e o curso da urticária crônica, recomendando a pesquisa da bactéria apenas quando houver sintomas digestivos (grau de recomendação B). Nesse mesmo consenso não se encontraram evidências da associação de infecções bacterianas ocultas (p. ex., infecções dentárias ou sinusais) e urticária crônica.

Autoimunidade à tireoide

Demonstrou-se que em até 20% dos pacientes com urticária crônica refratária ao tratamento podem ser encontrados títulos elevados de anticorpos antitireoide (antiperoxidase e antitireoglobulina), enquanto, na população geral, espera-se encontrá-los em apenas cerca de 3 a 4% dos indivíduos saudáveis. O encontro de autoanticorpos antitireoide e anticorpos anti-FcεRIα, simultaneamente, em alguns pacientes com urticária crônica parece indicar a existência de um estado de doença secundário a um processo autoimune e/ou uma ruptura na regulação imune. Esta ideia é reforçada por Rottem, que não correlacionou a direta participação dos autoanticorpos contra a tireoide na etiopatogenia da urticária crônica, postulando que provavelmente estariam relacionados paralelamente, como eventos autoimunes (grau de recomendação C).

Urticária de contato ao látex

A alergia ao látex da borracha natural afeta pessoas expostas rotineiramente aos produtos feitos com borracha natural, que são obtidos da árvore *Hevea brasiliensis*. Os grupos de maior risco são os profissionais da área de saúde, trabalhadores da indústria da borracha e pessoas submetidas a múltiplos procedimentos cirúrgicos, como os portadores de espinha bífida.

A alergia ao látex da borracha consiste em uma reação do tipo I de Gell e Coombs, mediada pela IgE, a qual pode levar à anafilaxia e à morte. As reações ao látex da borracha ocorrem como síndrome da urticária de contato, tipicamente dentro de 1 h após a exposição a essa substância.

As manifestações clínicas dependem da via de exposição: via cutânea (urticária, dermatite e prurido), transportada pelo ar (rinite, conjuntivite, asma) e via mucosa (anafilaxia, taquicardia, angioedema, náuseas, vômitos, dor abdominal, hipotensão).

A alergia ao látex é considerada um problema de saúde em países industrializados. O látex causa, pelo menos, 10% de todas as reações anafiláticas intraoperatórias. Anafilaxia tem sido relatada após o contato com bicos de mamadeiras, chupetas, vibradores vaginais, cateteres de Foley, preservativos de látex, bexigas, elásticos odontológicos, tubos endotraqueais, adesivos de eletrocardiógrafos, balões infláveis e alimentos preparados com luvas de borracha.

É oportuno lembrar que o látex causa, menos frequentemente, dermatite de contato imunológica e por irritante primário. O eczema de contacto que pode ocorrer é provocado, com maior frequência, pelos aditivos empregados na fabricação da borracha do que pelos diversos alergênios que compõem o látex.

As reações ao látex provavelmente obedecem à sequência típica de eventos observados em outras reações imediatas. Após a exposição ao látex da borracha natural (LBN), ocorre a sensibilização a uma das diversas proteínas que compõem o látex. O antígeno induz os plasmócitos a produzirem anticorpos IgE ou IgG_4 específicos ao LBN, que se ligam aos receptores de superfície de alta afinidade nos mastócitos. Após uma reexposição, a elicitação de uma resposta alérgica ocorre quando esses anticorpos são ligados ao antígeno do LBN. Mediadores, como a histamina e metabólitos do ácido araquidônico, são liberados de maneira imediata por mastócitos, determinando aumento da permeabilidade vascular, vasodilatação e broncoconstrição, expressos clinicamente como urticária, hipotensão e asma.

Os profissionais de saúde sensibilizados ao látex se beneficiam de luvas à base de elastômero, capazes de protegê-los do sangue adequadamente, porém são bem mais caras. Já as luvas de vinil não são tão caras e servem quando forradas por algodão para uso doméstico. Para a realização de exames de mucosas, luvas duplas de vinil proporcionam proteção adequada.

A ***síndrome látex-fruta*** se caracteriza pela antigenicidade cruzada do látex com frutas como banana, abacate, papaia, kiwi, castanha e tomate. Trinta a 50% dos indivíduos alérgicos ao látex apresentam hipersensibilidade que pode ser tanto do tipo I quanto do tipo IV a derivados de plantas e alimentos, especialmente frutas frescas.

Outros possíveis mecanismos etiopatogênicos

Tharp *et al.* (1984) sugeriram que a gastrina, um resíduo de peptídio de 17 aminoácidos, liberada pelas células G do antro gástrico e duodeno proximal imediatamente após a alimentação, poderia estar envolvida nas reações anafiláticas e nas urticárias relatadas após a ingestão de determinados alimentos. Corrobora essa teoria a observação de que uma correlação direta entre os sintomas clínicos com a detecção de IgE específica a um antígeno não é sempre possível nos casos suspeitos de alergia alimentar. Esses autores demonstraram que a injeção intradérmica de gastrina ou pentagastrina provocou a liberação de mediadores dos mastócitos da pele. Sabe-se que a ingestão de proteínas provoca uma secreção significativamente maior da gastrina, em comparação com carboidratos e lipídios. Especularam ainda que síndromes pós-prandiais de hipersensibilidade imediata-símile, como a anafilaxia induzida pelo exercício apenas após a alimentação, a hipotensão pós-prandial nos idosos e a urticária inexplicada após a alimentação poderiam ter como substrato a atuação da gastrina, influenciando a expressão clínica da liberação dos mediadores dos mastócitos nesses pacientes (grau de recomendação C).

Nas urticárias recorrentes e crônicas postula-se que possa estar envolvida uma intolerância à histamina, determinada por uma sobrecarga de histamina contida na dieta e/ou metabolismo anormal da histamina (deficiência da diamino-oxidase). Esta é a principal enzima envolvida na degradação da histamina, com uma atividade predominante na mucosa intestinal. O álcool e alguns medicamentos, como imipeném, dobutamina, pancurônio, pentamidina, verapamil, isoniazida, ácido clavulânico, di-hidralazina, cloroquina, acetilcisteína, metoclopramida e cefuroxima, podem diminuir a atividade dessa enzima e determinar maior sensibilidade a alimentos ricos em histamina ou alimentos geradores de histamina, como peixes (atum, sardinha, anchova), queijos (parmesão, emental, gouda), salame, linguiça, certos vegetais (tomate), vinhos e cervejas. Diversos experimentos têm demonstrado uma deficiência da diamino-oxidase nos enterócitos dos pacientes com urticária crônica ou recorrente (grau de recomendação C).

O mecanismo de associação entre as infecções dentárias e a urticária crônica permanece indefinido. Há relatos de que exacerbações transitórias da urticária ocorreram com febre alta, após tratamento dentário, sugerindo que a bacteriemia e/ou toxemia decorrente do tratamento odontológico resultaria na indução da urticária, tanto por via imune como por mecanismos não imunes. A liberação da histamina pelos mastócitos, através dos lipopolissacarídios de bactérias gram-negativas da flora bucal, por exemplo, a *Veilonella* sp., poderia ser relevante como fator patogênico na urticária nos pacientes com infecção odontogênica ou sinusal, além de essas anafilotoxinas terem possível efeito vasodilatador agudo direto determinando exacerbações da urticária (grau de recomendação C).

Em 2001, Kozel *et al.* avaliaram 220 adultos com urticária. Destes, 72 (33,2%) apresentavam urticária física; 24 (10,9%), associação de urticária física e crônica idiopática; 78 (36%), urticária crônica idiopática; 20 (9,0%), urticária decorrente de medicamentos; 15 (6,8%), urticária por alimentos; 4 (1,8%) urticária por infecções; 3 (1,4%), urticária devido a doenças internas; e 2 (0,9%), urticária de contato. Uma causa pôde ser identificada em 53,1% dos pacientes. Após 1 ano, 35% dos pacientes estavam curados, e, nesse período, os sintomas diminuíram em 28,9%. Remissão espontânea ocorreu em 47,4% dos pacientes nos quais não se identificou causa para a doença, e em apenas 16,4% daqueles com urticária física, os quais, nesse estudo, apresentaram o pior prognóstico em relação à duração da doença: 84% tinham sintomas após 1 ano.

Histopatologia

O exame histopatológico da urtica clássica demonstra edema da epiderme e da derme superficial e média, com dilatação das vênulas pós-capilares e vasos linfáticos da derme superficial; não é específico. A patologia da urticária entra no conceito de dermatose invisível, um termo aplicado a doenças que, apesar da expressão clínica, podem também apresentar quadro histopatológico frustro ou inaparente na coloração de rotina pela hematoxilina-eosina (ver Capítulo 6, *Dermatose invisível*). No angioedema, alterações similares ocorrem na derme profunda e no subcutâneo. Dependendo da duração da urtica, há um infiltrado inflamatório misto perivascular de intensidade variável, constituído por neutrófilos e/ou eosinófilos, macrófagos e linfócitos do tipo T auxiliares. Na urticária de pressão tardia o infiltrado localiza-se preferencialmente na derme média e profunda.

Tipos de urticária

Urticária aguda

As lesões são placas eritematoedematosas grandes, pruriginosas, de início súbito e duração efêmera, acompanhadas, com frequência, de fenômenos gerais. O episódio de urticária aguda pode persistir por horas a dias. Não é difícil encontrar o fator desencadeante, sendo frequentemente relacionado com as causas listadas no Quadro 19.6. Em geral, não requer investigação, a não ser a sugerida pelos dados da anamnese. As reações mediadas pela IgE a alergênios ambientais (como o látex, castanhas ou peixe), quando causas da urticária aguda ou de contato, podem ser investigadas pelo teste cutâneo de leitura imediata (*prick test*) ou pelo RAST (*radioallergosorbent test*) no sangue. Deve-se ressaltar que, para ser valorizado, o resultado de ambos deve ser correlacionado com o contexto clínico. Portanto, uma anamnese bem-feita tem valor maior do que exames complementares. Na infância, as infecções virais são a principal causa.

Urticária crônica comum

A urticária é considerada crônica quando persiste por mais de 6 semanas. A *urticária crônica* (UC) é dividida em dois subtipos: *UC idiopática* ou *espontânea*, em que não há nenhum desencadeador externo conhecido, e a *UC induzível*, em que se apresenta um fator desencadeante identificável como nas urticárias físicas, colinérgicas e de contato. Cerca de 30% dos pacientes com urticária apresentam a forma crônica. De evolução recorrente, pode prolongar-se até mesmo por anos; há tendência a cura espontânea. Raramente, apesar de investigação adequada, a etiologia é encontrada. Em geral, acomete mulheres adultas; seu tratamento é difícil e apenas sintomático. Segundo o *guideline* da British Association of Dermatologists de 2001, não se recomendam investigações para a maioria dos doentes com UC leve que respondam ao uso de anti-histamínicos. Para casos mais graves e que não obtêm melhora com tratamento convencional, um guia útil de investigação consiste em solicitar hemograma completo (o que auxilia na detecção de neoplasias hematológicas ou eosinofilia indicativa de infecções helmínticas intestinais), velocidade de hemossedimentação (normal na UC idiopática e geralmente elevada na *urticária vasculite* e na *síndrome de Schnitzler*). A pesquisa de autoanticorpos da tireoide e testes da função tireoidiana pode ser indicada na suspeita de doença dessa glândula (Quadro 19.7). Não há atualmente um teste laboratorial padronizado que avalie a existência dos autoanticorpos

Quadro 19.6 Causas da urticária aguda.

Origem idiopática
Alimentos: frutas (p. ex., morango), frutos do mar, castanhas, condimentos, chá, chocolate e produtos de laticínios
Medicamentos: antibióticos (p. ex., penicilinas e sulfonamidas), ácido acetilsalicílico e anti-inflamatórios não hormonais, morfina e codeína
Hemoderivados
Radiocontrastes
Infecções virais e doenças febris
Picadas de abelha e vespa

Quadro 19.7 Investigação das urticárias.

Tipo	HMG	VHS	Anticorpos tireoidianos/TSH	C_4	AP	Provocação
Urticária aguda e episódica	(–)	(–)	(–)	(–)	(–)	(–)
Urticária crônica	(+)	(+)	(+)	(–)	(–)	(–)
Urticária física	(–)	(–)	(–)	(–)	(–)	(+)
Angioedema sem urticas	(–)	(–)	(–)	(+)	(–)	(–)
Urticária contato	(–)	(–)	(–)	(–)	(–)	(+)
Urticária vasculite	(+)	(+)	(–)	(+)	(+)	(–)

HMG = hemograma; VHS = velocidade de hemossedimentação; TSH = hormônio estimulante da tireoide; AP = exame anatomopatológico; (–) = sem indicação do exame/teste; (+) = indica-se a execução do exame/teste. (Adaptado de Grattan *et al.*, 2001.)

liberadores de histamina; porém, em centros de referência o teste intradérmico com o soro autólogo oferece uma razoável sensibilidade e especificidade.

A UC ou a urticária vasculite pode estar associada a várias doenças imunes sistêmicas ou síndromes raras, além de doenças autoimunes do tecido conjuntivo (Quadro 19.8).

Quadro 19.8 Urticária crônica e lesões urticariformes como manifestação cutânea de doenças sistêmicas e síndromes raras.

Doenças genéticas
Síndrome de Muckle-Wells (OMIM* 191900)
Síndrome familiar autoimune ao frio (OMIM 120100)
Febre familiar do Mediterrâneo (OMIM 249100)
Síndrome hiper-IgD (OMIM 251170)
Síndrome infantil crônica neurológica, cutânea e articular – CINCA (*chronic, infantile, neurologic, cutaneous, and articular syndrome*) ou doença inflamatória multissistêmica de início neonatal – NOMID (*neonatal-onset multisystem inflammatory disease*)
Síndrome de Prier e Gricelli (OMIM 251170)
Doenças imunes
Urticária vasculite ou vasculite urticariforme hipocomplementêmica
Lúpus eritematoso sistêmico
Síndrome de Sjögren
Dermatomiosite
Doença mista do tecido conjuntivo (síndrome de Sharp)
Artrite idiopática juvenil
Doença de Still do adulto (AOSD)
Síndrome de Cogan
Doença do soro
Crioglobulinemia (como precursora da púrpura palpável)
Presença de autoanticorpos contra a tireoide
Policondrite recorrente
Vasculites
Granulomatose de Wegener
Síndrome de Churg-Strauss
Arterite de Takayasu
Doenças hematológicas
Hemoglobinúria paroxística
Policitemia *vera* (doença de Vaquez)
Síndrome hipereosinofílica
Angioedema episódico com eosinofilia (síndrome de Gleich)
Síndrome de Schnitzler

Adaptado de Hauser (2003).

Urticárias físicas

As urticárias físicas formam um grupo heterogêneo de doenças devido à ampla variabilidade de estímulos desencadeantes ou formas clínicas variáveis, bem como sua associação a outros tipos de urticária. Isso sugere que nas formas tradicionais participam mecanismos não específicos, como menor limiar de ativação mastocitária ou maior reatividade das células-alvo. Isso tem sido observado em pacientes com dermografismo, que também podem sofrer de hiper-reatividade brônquica à histamina ou metacolina. Por outro lado, mecanismos mais específicos podem ser relevantes na urticária solar e por calor. Contudo, muitos questionamentos em relação aos mecanismos patogênicos das urticárias físicas permanecem não elucidados.

A seguir, é apresentada de maneira resumida a padronização internacional para investigação das urticárias físicas.

Dermografismo sintomático imediato (urticária factícia)

Aplicação de uma pressão de menos de 36 g/mm². O teste é realizado no dorso, com um instrumento denominado "dermografômetro" ou "objeto de ponta romba" (Figura 19.5).

Urticária de contato ao frio adquirida

Aplicação de cubo de gelo envolvido em saco plástico sobre a pele por um período de 5 min. A resposta ocorre dentro de 10 min. Caso o teste do cubo do gelo seja negativo, pode-se imergir o braço em água fria (5 a 10°C) por 10 min.

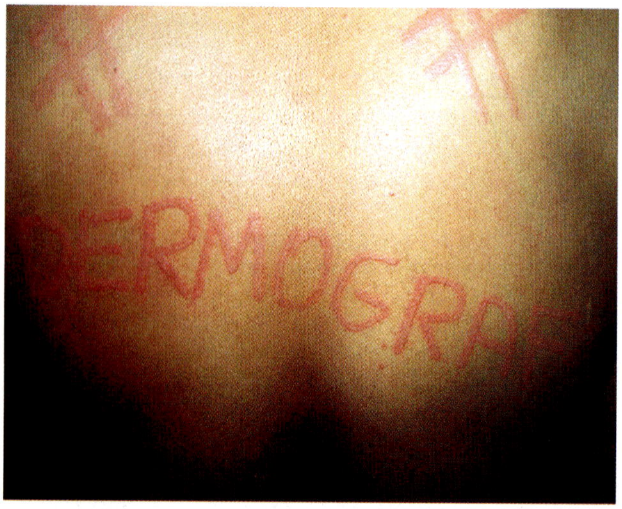

Figura 19.5 Dermografismo.

Urticária ao frio reflexa

Apenas a exposição do corpo ao frio induz a urtica, sendo o teste do cubo do gelo negativo. As urticas podem ser provocadas pelo resfriamento do corpo em uma sala a 4°C, por 30 min.

A *urticária ao frio* (UF) é uma entidade clínica distinta caracterizada por eritema, prurido e urticas na pele exposta ao frio. As lesões podem ser exclusivamente limitadas à área de contato com o frio ou podem ser generalizadas, com maior risco de sintomas sistêmicos, como cefaleia, calafrios, taquicardia e diarreia. As mucosas orais podem estar envolvidas. Diferentes manifestações clínicas da UF têm sido descritas, incluindo o dermografismo induzido pelo frio, UF localizada, UF perifolicular, UF colinérgica, UF tardia familiar autossômica dominante. A UF tardia tem uma latência de 3 a 24 h após a exposição ao frio e dura em torno de 24 h. O teste do cubo de gelo feito à exposição por 5 min é positivo (Figura 19.6).

Na UF familiar sistêmica, há uma erupção maculopapulosa diferente da urticária clássica, e pode ser desencadeada por ventos frios. O diagnóstico pode ser estabelecido pelo teste do cubo do gelo ou água fria (15 min, 8°C). Por sua vez, a UF pode preceder a presença de crioglobulinas ou mieloma múltiplo por vários anos e desaparecer com a redução das crioglobulinas. A UF tem sido descrita em associação a mononucleose infecciosa, hepatite, sarampo, HIV, borreliose, sífilis e infecções bacterianas. Exames subsidiários indicados incluem hemograma, reações sorológicas para sífilis, hepatite, HIV, vírus de Epstein-Barr, pesquisa de crioglobulinas, aglutininas ao frio e criofibrinogênio.

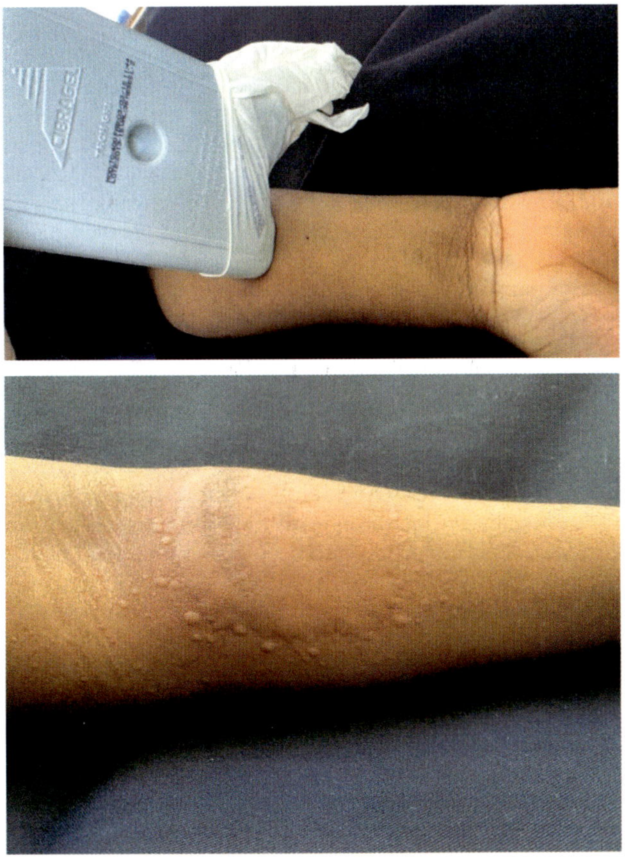

Figura 19.6 Teste do cubo de gelo positivo. Observe a placa de urticária com lesões satélites menores. (Cortesia da Dra. Nicole Fernandez.)

Urticária de pressão tardia

Pode ser testada aplicando-se perpendicularmente sobre o dorso ou a coxa do paciente uma roda de 1,5 cm de diâmetro, com peso de 2,5 a 4,5 kg, por 20 ou 15 min, respectivamente. Se surgir urtica na área testada em até 6 h, o teste é considerado positivo.

Urticária solar

Pode ser testada por meio de provocação com luz solar natural, luz monocromática ou ainda simulador solar artificial, por um período de 10 min, quando se espera o surgimento de urticas.

Urticária aquagênica

Aplica-se água por meio de uma gaze embebida em água a 37°C, por 20 min, ou banha-se o paciente em água na temperatura corporal.

Urticária de contato ao calor adquirida

Aplica-se um frasco contendo água aquecida a 38 a 50°C por 1 a 5 min. As urticas surgem em minutos no local da aplicação.

Angioedema vibratório

Aplicação de um estímulo vibratório (de preferência um vibrador de vórtex laboratorial) sobre o antebraço do doente por 15 min. Surgem urticas no local da aplicação dentro de 10 min após o teste.

Urticária colinérgica

Submete-se o paciente a exercício físico (p. ex., corrida) até provocar sudorese para produzir aumento da temperatura, ou então, à imersão parcial do corpo em água aquecida a 42°C por 10 min. O teste provoca rápido aparecimento de urticas. Caracteristicamente surge grande eritema que pode ser encimado por pequenas pápulas; tem duração efêmera de cerca de 30 min. Dermografismo caracteristicamente acompanha o quadro. Caso o teste seja negativo deve ser repetido em outro dia, para confirmação.

Urticária de contato

É a que ocorre em consequência do contato com determinada substância específica (plantas, pelo de animais, leite, frutas, trigo etc.). Aparece poucos minutos após o contato e desaparece no período de 1 a 4 h. Em geral, ocorre sob uma forma localizada na área do contato, iniciando-se dentro de minutos a 1 h após a exposição ao agente causal. As reações, na maioria dos casos, são de intensidade leve. As preparações alimentares, especialmente proteicas, ou o uso de luvas de látex constituem causas comuns da urticária de contato nas mãos. A urticária de contato pode ocorrer tanto por mecanismos não imunes como imunes. As reações não imunes podem surgir *de novo* após a manipulação de substâncias como o persulfato de amônio (soluções utilizadas para realizar permanente nos cabelos), aldeído cinâmico e ácido benzoico (encontrado em cosméticos e alimentos), embora muitas outras substâncias possam causar essas reações. Geralmente acomete adolescentes, e suas lesões são mais efêmeras do que as dos outros tipos de urticária. Em muitos casos, obtém-se transferência passiva por meio de uma IgE (ver item *Urticária de contato ao látex*, anteriormente).

Urticária vasculite/vasculite urticariforme

Abordada no Capítulo 37, já que o processo patogênico é primariamente o de uma vasculite leucocitoclásica.

Reações adversas a medicamentos e urticária

A antigenicidade de determinada substância depende de fatores inerentes a ela e de fatores específicos do paciente, incluindo dose, duração do uso, número de exposições, via de administração, propriedades químicas do fármaco, bem como idade, sexo, diátese atópica e polimorfismos genéticos específicos do paciente em questão. As substâncias mais frequentemente responsáveis por episódios de urticária e/ou angioedema são os agentes antimicrobianos (particularmente a penicilina e seus derivados e sulfonamidas), fármacos anti-inflamatórios não hormonais (AINH) e analgésicos (ácido acetilsalicílico, dipirona e opiáceos), inibidores da enzima conversora da angiotensina (inibidores da ECA), produtos hemoderivados ou substitutos do sangue. Menos frequentemente, a urticária e/ou angioedema podem ser precipitados por relaxantes musculares e anestésicos, sedativos e hipnóticos, substâncias antiepilépticas, anticoncepcionais hormonais, anticorpos monoclonais e, raramente, agentes anti-histamínicos. Recentemente, alguns casos relacionados com agentes da denominada "terapia biológica", em especial omalizumabe, foram descritos.

A urticária ou angioedema induzidos por fármacos são bons exemplos de urticárias não imunes. Menos de 10% dos pacientes com reações urticariformes após exposição medicamentosa são verdadeiramente alérgicos (têm IgE específica ligada aos mastócitos e basófilos). A urticária quase nunca é um sintoma isolado nesses pacientes, que frequentemente desenvolvem sintomas sistêmicos de anafilaxia. De modo oposto, mais de 90% dos doentes com urticária após exposição medicamentosa apresentam-se unicamente com urticária, sem sinais de anafilaxia, e não têm IgE específica à substância, sendo na verdade *intolerantes ao medicamento*, e não têm alergia verdadeira. Nesse contexto de intolerância medicamentosa a substância até pode ser reintroduzida e geralmente é bem tolerada. Esses pacientes intolerantes a medicamento têm frequentemente um histórico de urticária crônica ou urticária "idiopática", sugerindo que sejam mais propensos à ativação mastocitária por substâncias químicas com propriedades tóxicas (xenobióticos).

Estima-se que os AINH, incluindo o ácido acetilsalicílico (AAS), agravem a urticária crônica comum em cerca de 20 a 30% dos casos durante a fase de atividade da doença, mas provavelmente não o fazem durante a sua remissão. Isso possivelmente ocorre devido à inibição da prostaglandina E_2 (PGE_2), que inibe a degranulação mastocitária por via imune ou a produção dos cisteinil leucotrienos, que causam diretamente aumento da vasopermeabilidade. Evidências recentes indicam que inibidores da ciclo-oxigenase tipo 2 (inibidores da COX-2), como rofecoxibe e celecoxibe, parecem ser bem tolerados em pacientes com conhecida resposta adversa tipo urticária ao ácido acetilsalicílico ou a outros anti-inflamatórios não hormonais. O AAS e outros AINH são também causa comum de urticária aguda e reações anafilactoides. O mecanismo desses eventos não se encontra esclarecido, mas parece não envolver a IgE. O AAS pode ser um cofator, juntamente com alimentos e exercícios, na *anafilaxia induzida por alimento e exercício*.

Anafilaxia induzida por exercício

A anafilaxia induzida por exercício (AIE) ocorre exclusivamente em associação com exercício físico, sobretudo aeróbico, de intensidade significativa, geralmente durante a prática da atividade física. Representa cerca de 3% de todas as reações anafiláticas. Para que ocorra, é necessário ingesta de comida ou uso concomitante de medicamentos.

Há quatro tipos de AIE: não dependente de alimento (o exercício não seria essencial para a sua ocorrência mas a potencializaria); com IgE alimento-dependente (ocorre de 4 a 6 h após a ingesta do alimento específico); sem IgE alimento-dependente; e medicamento-dependente (essencialmente AINH, incluindo AAS). O trigo é o alimento mais associado à AIE e o glúten ao seu principal antígeno, sendo o ômega-5 gliadina o epítopo mais importante.

Angioedema

É um quadro que se caracteriza pelo edema, em geral volumoso, que acomete primordialmente a hipoderme. São pontos de eleição lábios, língua, pálpebras e genitália; localização grave é a laringe (asfixia). As lesões aparecem abruptamente e desaparecem em horas, podendo, entretanto, durar dias. Em geral, não há prurido. Acompanha cerca de 50% dos casos de urticária crônica idiopática. Quando isso é observado, o prognóstico é pior: 75% dos casos apresentam episódios recorrentes por mais de 5 anos. A abordagem para os pacientes com angioedema pode ser similar à de pessoas com urticária. Entretanto, várias possibilidades diagnósticas podem estar envolvidas e devem ser lembradas: por exemplo, no angioedema hereditário, causado pela deficiência do inibidor da C_1-esterase, o uso de esteroides anabólicos é efetivo. A Figura 19.7 demonstra um algoritmo de procedimento na investigação do angioedema.

O primeiro passo consiste em uma anamnese cuidadosa sobre a existência de história familial da afecção e exame físico minucioso. Se os níveis do quarto componente do complemento (C_4) são normais, pode-se proceder à mesma investigação orientada para as urticárias. Caso os níveis do C_4 sejam diminuídos, deve-se proceder à dosagem da proteína inibidora da C_1-esterase (C_1-INH). Se a quantidade da proteína é normal e ainda os níveis de C_4 são baixos, um teste funcional do inibidor da C_1-esterase deve ser obtido, uma vez que um subgrupo de pacientes com angioedema hereditário produz quantidades normais do C_1-INH, porém com função alterada. Caso um resultado normal seja novamente obtido, conclui-se que o paciente não apresenta angioedema hereditário.

Níveis diminuídos do C_2 ou C_4 conjuntamente com níveis normais do C_1-INH podem resultar da exposição a contrastes radiológicos, bem como de síndromes com formação de imunocomplexos. Caso os resultados das provas funcionais ou da dosagem do C_1-INH resultem em valores reduzidos, os níveis séricos do C_1q devem ser medidos, para se distinguir o angioedema hereditário, mais facilmente tratável, da associação rara do angioedema adquirido com neoplasias, como linfomas de células B.

Um nível reduzido do C_1q pode derivar de uma síndrome paraneoplásica que consome o C_1q e assim depleta secundariamente o C_1-INH. Assim, níveis baixos do C_1q devem conduzir a uma investigação de neoplasia interna. Além dessa condição, McDuffie descreveu, em 1973, a síndrome da *urticária vasculite hipocomplementêmica*, em que há anticorpos (precipitinas) dirigidos contra o C_1q, com ou sem diminuição dos níveis do primeiro componente do complemento. Esses anticorpos são dirigidos contra a porção colágeno-símile do C_1q e são encontrados em 100% dos portadores dessa síndrome. Os níveis do C_3 e C_4 podem variar do indetectável ao normal.

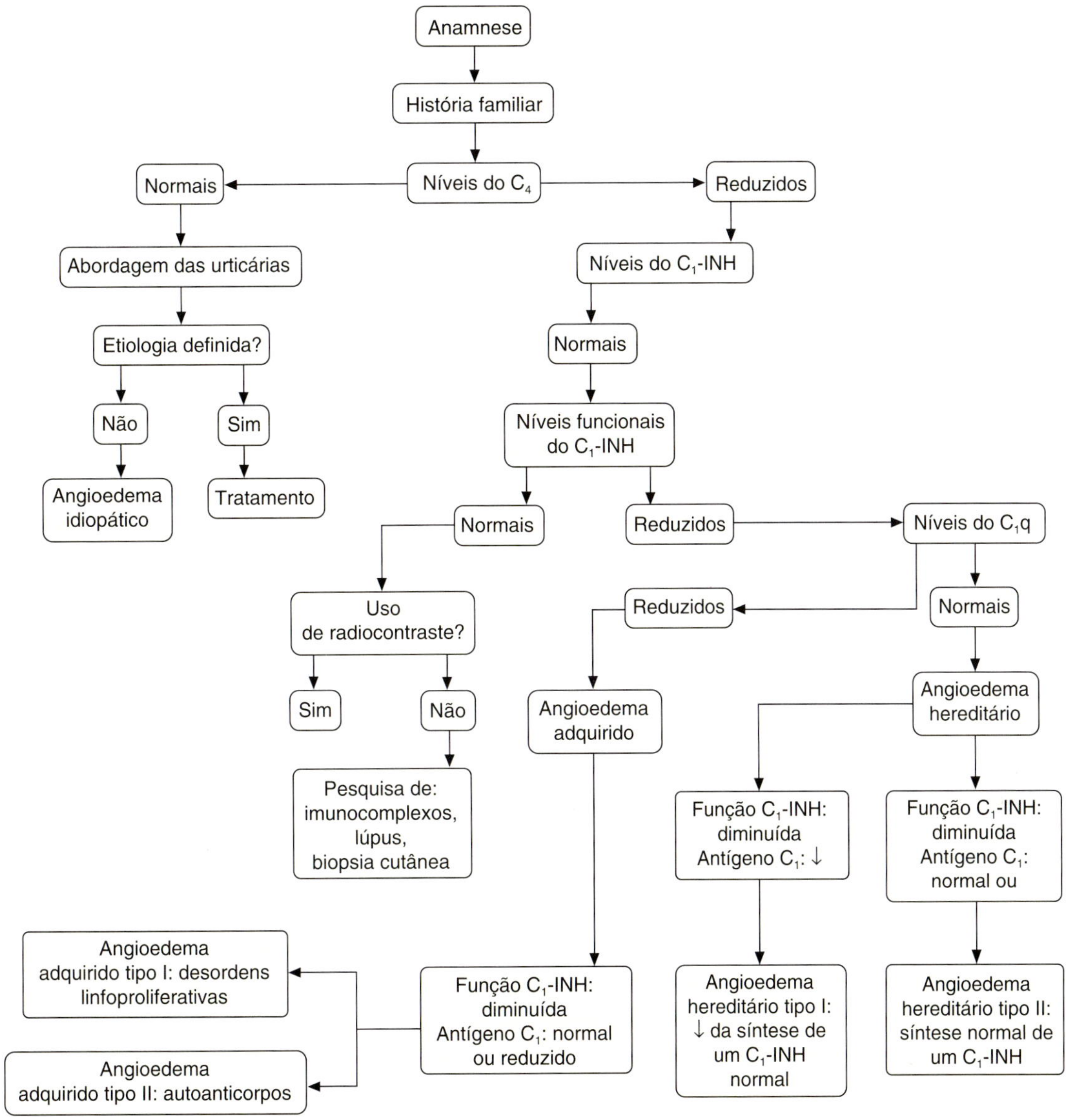

Figura 19.7 Algoritmo de investigação do angioedema. (Adaptada de Cooper, 1991 e Markovic *et al.*, 2000.)

O diagnóstico de angioedema hereditário pode ser feito se o nível de C_1q for normal e os níveis de C_2 e/ou C_4 e do C_1-INH estiverem reduzidos. Exceto pela idade de início e pela história familiar, o angioedema adquirido e a forma hereditária são duas síndromes clinicamente indistinguíveis. Esse diagnóstico é fundamental, uma vez que constitui uma doença potencialmente fatal e responde bem ao tratamento com esteroides anabólicos como o danazol e o estanozolol.

Outra causa de angioedema adquirido ocorre entre 0,1 a 0,5% dos pacientes que usam inibidores da enzima conversora da angiotensina (inibidores da ECA). A maior ocorrência de angioedema entre afro-americanos parece dever-se aos menores níveis de bradicinina endógena nesses indivíduos e consequente maior sensibilidade às elevações de bradicinina induzidas pelos inibidores da ECA. Nos pacientes em que o angioedema se deve ao inibidor da ECA, deve-se retirá-lo e substituí-lo por terapia alternativa.

O angioedema pode representar uma das manifestações clínicas da anafilaxia, a qual pode ser graduada de acordo com os parâmetros descritos no Quadro 19.9.

Há três tipos de angioedema bem individualizados, abordados a seguir.

Quadro 19.9 Sinais e sintomas de gravidade da anafilaxia.

Grau	Sintomas e sinais
Leve (pele)	Urticária, eritema generalizado ou angioedema
Moderado (achados sugerindo envolvimento respiratório, cardiovascular ou gastrintestinal)	Dispneia, estridor, sibilos, náuseas, vômitos, lipotimia, diaforese, desconforto torácico ou de laringe ou dor abdominal
Grave (hipoxia, hipotensão ou comprometimento neurológico)	Cianose, saturação de O_2 por oximetria de pulso menor que 92%, hipotensão (PA sistólica < 90 mmHg), confusão, colapso e perda de consciência ou incontinência fecal e urinária

Angioedema adquirido

Pode ocorrer como entidade autônoma, habitualmente alérgica, ou associada a qualquer outro tipo de urticária, doenças do colágeno ou neoplasia interna, em especial linfomas. O angioedema alérgico é a apresentação mais frequente e é desencadeado por alimentos, medicamentos, picadas, calor/frio por serem capazes de provocar uma liberação de histamina, levando a urticária e/ou prurido.

Recentemente, além dos inibidores da enzima conversora da angiotensina (IECA), as sartanas e as gliptinas (inibidores da dipeptidil peptidase, DDP-4) usadas no diabetes não insulino-dependente têm desencadeado angioedema adquirido. Atualmente, o angioedema adquirido sem urticas associadas é subdividido em três grandes grupos: (i) idiopático, o qual pode (angioedema adquirido idiopático histaminérgico) ou não responder aos anti-histamínicos (angioedema adquirido idiopático não-histaminérgico); (ii) associado aos inibidores da enzima conversora da angiotensina; ou (iii) deficiência do inibidor da C_1-esterase sem histórico familiar prévio e idade de início após os 40 anos (angioedema adquirido com deficiência do inibidor da C_1-esterase).

Angioedema hereditário

É autossômico dominante e concorre para menos de 1% dos casos totais de angioedema. Cerca de 25% dos casos é decorrente de mutação espontânea; o gene que codifica a protease encontra-se no cromossomo 11. Aparece na infância e ocorre em surtos, na pele, porém, em determinadas ocasiões pode haver edema de glote que leva à asfixia e, consequentemente, torna-se uma ameaça à vida. O edema é não depressível, recorrente, episódico, autolimitado e, geralmente, dura de 12 a 72 h; não há eritema nem prurido. É assimétrico, único e não responde aos anti-histamínicos; podem ocorrer náuseas, vômitos, cólicas, urgência urinária e outras manifestações. O estresse e o trauma são em muitas vezes fatores desencadeantes. Deve-se a uma redução da atividade funcional do inibidor do primeiro componente (inibidor da C_1-esterase que é uma protease) do sistema complemento.

O angioedema hereditário (AEH) é subdividido em: *tipo I*, (*mutação no gene* SERPING1), que corresponde a mais de 80% de todos os casos e que se caracteriza por redução na produção da C_1-esterase (quantitativo); *tipo II* que compreende cerca de 20% dos casos de AH e em que o nível da enzima está normal ou mesmo elevado, mas esta não é funcionante (qualitativo); *tipo III*, recentemente descrito e tem natureza familial, inicialmente descrito predominando em mulheres durante a gravidez e/ou em uso de estrógenos. Não há defeito quantitativo ou qualitativo na enzima, inibidor da C_1-esterase. Outras mutações descritas como causadoras de angioedema hereditário, que cursam com níveis normais do inibidor da C_1-esterase, constituem os casos de angioedema hereditário com diferentes mutações gênicas, como no gene do fator XII da coagulação (angioedema hereditário associado à mutação do gene *FXII-FXII-HAE*; ORPHA:100054); angioedema hereditário associado à mutação da Myoferlin (mutação do gene *MYOF* – Myoferlin-HAE); mutação no gene do plasminogênio, *PLG* (*HAE-PLG*), em que há uma elevada frequência de angioedema na língua; mutação no gene da angiopoietina-1, *ANGPT1* (*ANGPT-1-HAE*); e mutação no gene do cininogênio 1, *KNG1* (*KNG1-HAE*). O chamado "eritema marginado" (*erythema marginatum*) que ocorre na pele como pródomo do angioedema hereditário, associado à deficiência do inibidor da C_1-esterase, não se dá nos outros angioedemas hereditários por outras mutações que não sejam no gene *SERPING1*. Pacientes que não exibem nenhuma dessas mutações genéticas conhecidas até o presente momento e têm apresentação clínica similar são classificados como angioedema hereditário desconhecido (U-HAE), uma vez que, no futuro, devem ser reconhecidas novas mutações que expliquem esses casos.

Angioedema por inibidores da enzima conversora da angiotensina

A incidência de angioedema entre os usuários de inibidores da enzima conversora da angiotensina (IECA) é de 0,1 a 0,5%, e em cerca de 20% pode ser grave, o que tende ocorrer nos IECA de metabolização lenta como enalapril e lisinopril. Cerca de 50% dos casos ocorrem na primeira semana de tratamento, embora possa surgir tardiamente; corresponde a cerca de 8% dos casos de todos os angioedemas.

A patogênese está relacionada com o acúmulo de bradicinina devido à sua degradação reduzida quando do uso de IECA. O inibidor da C_1-esterase costuma ser normal.

Icatibanto é um decapeptídio, um antagonista competitivo seletivo do receptor B_2 da bradicinina e por isso indicado no tratamento das crises do angioedema hereditário, assim como no induzido por IECA. É empregado na dose de 30 mg por via subcutânea, preferencialmente aplicado no abdome; raramente requer mais de uma dose nas crises agudas cujos resultados são muito bons.

Seu uso não é recomendável em pacientes com cardiopatia isquêmica nem em pacientes com acidente vascular cerebral recente. Entre os efeitos colaterais mais comuns podem ser mencionados náuseas, dor abdominal, astenia, aumento de CPK e enzimas hepáticas, cefaleia e reações cutâneas. No local frequentemente ocorrem eritema, edema, calor, dor e prurido.

Dadas as semelhanças clínicas das crises, pacientes que apresentam sintomas em decorrência de defeitos funcionais (não quantitativos) do inibidor de C_1-esterase são também incluídos nesta nomeclatura como AEH tipo 2 e AEH tipo 3, respectivamente, e ainda o angiodema adquirido (Grumach, 2009). O diagnóstico diferencial baseia-se na existência de sinais e sintomas compatíveis e da investigação laboratorial, como mostrado no Quadro 19.10.

As crises de AEH podem representar risco significativo para o paciente, especialmente nos casos com acometimento de vias respiratórias superiores. O edema observado nestes pacientes não responde a anti-histamínicos ou corticosteroides, o que dificulta o manejo das crises.

Assim, para tratamento das crises de angioedema hereditário pode-se utilizar a reposição de inibidor de C_1 (concentrado obtido a partir do plasma humano processado ou recombinante) ou ainda a intervenção sobre a via da bradicinina por intermédio do seu antagonista (ecalantide) ou do antagonista de seu receptor (icatibanto). Alguns inibidores de fibrinólise podem ser empregados nas crises de AEH (ácido tranexâmico, ácido épsilon-aminocaproico).

Nos episódios de angioedema, a profilaxia para realização de procedimentos cirúrgicos pode ser feita com a reposição de C_1-INH. Para profilaxia de longo prazo, podem ser usados andrógenos atenuados (Grumach, 2009).

Quadro 19.10 Diagnóstico das formas de angioedema hereditário ou adquirido a partir da análise de proteínas do sistema complemento.

	AEH tipo I	AEH tipo II	AEH tipo III	AEA
Inibidor de C_1-esterase (C_1-INH)	Baixo	Normal	Normal	Baixo
Níveis séricos de C_2, C_4	Baixos	Baixos	Normais	Baixos
Nível sérico de C_1q	Normal	Normal	Normal	Baixo

AEH = angioedema hereditário; AEA = angioedema adquirido.

Angioedema episódico com eosinofilia/ Síndrome de Gleich

Ver Capítulo 25.

Diagnóstico etiológico das urticárias

A história detalhada do paciente e o exame físico completo são fundamentais para o diagnóstico etiológico das urticárias. Exames laboratoriais e testes de provocação orientados pela anamnese e pelo exame físico complementam a investigação.

Os dados a serem inquiridos ao paciente devem incluir os seguintes itens:

- tempo do início da doença
- frequência e duração das lesões
- variação durante o dia/noite
- forma, tamanho e distribuição das lesões
- angioedema associado
- sintomas associados às lesões (prurido, queimação, dor)
- história familiar e pessoal de urticária e atopia
- história prévia ou concomitante de alergia, infecções, doenças internas ou outras causas possíveis
- indução por agentes físicos ou exercício
- alimentos relacionados com a urticária e hábitos alimentares
- exposição a inalantes
- uso de medicamentos (anti-inflamatórios não hormonais, betabloqueadores, inibidores da enzima conversora da angiotensina, imunizações, hormônios, laxantes, supositórios, colírios e instilações nasais e auriculares e medicamentos de medicina alternativa)
- tabagismo
- tipo de atividade profissional
- atividades recreativas
- ocorrência relacionada com fins de semana, férias ou viagens ao exterior
- implantes cirúrgicos
- reações a picadas de inseto
- relação com ciclo menstrual
- resposta à terapêutica
- estresse
- qualidade de vida em relação à urticária.

Os passos subsequentes dependem da natureza do subtipo de urticária e encontram-se resumidos na Figura 19.8. Diversos autores reiteram a recomendação contra o uso de protocolos gerais extensos e dispendiosos na investigação etiológica da urticária. Os exames subsidiários mais bem recomendados para os vários subtipos de urticária estão resumidos no Quadro 19.11.

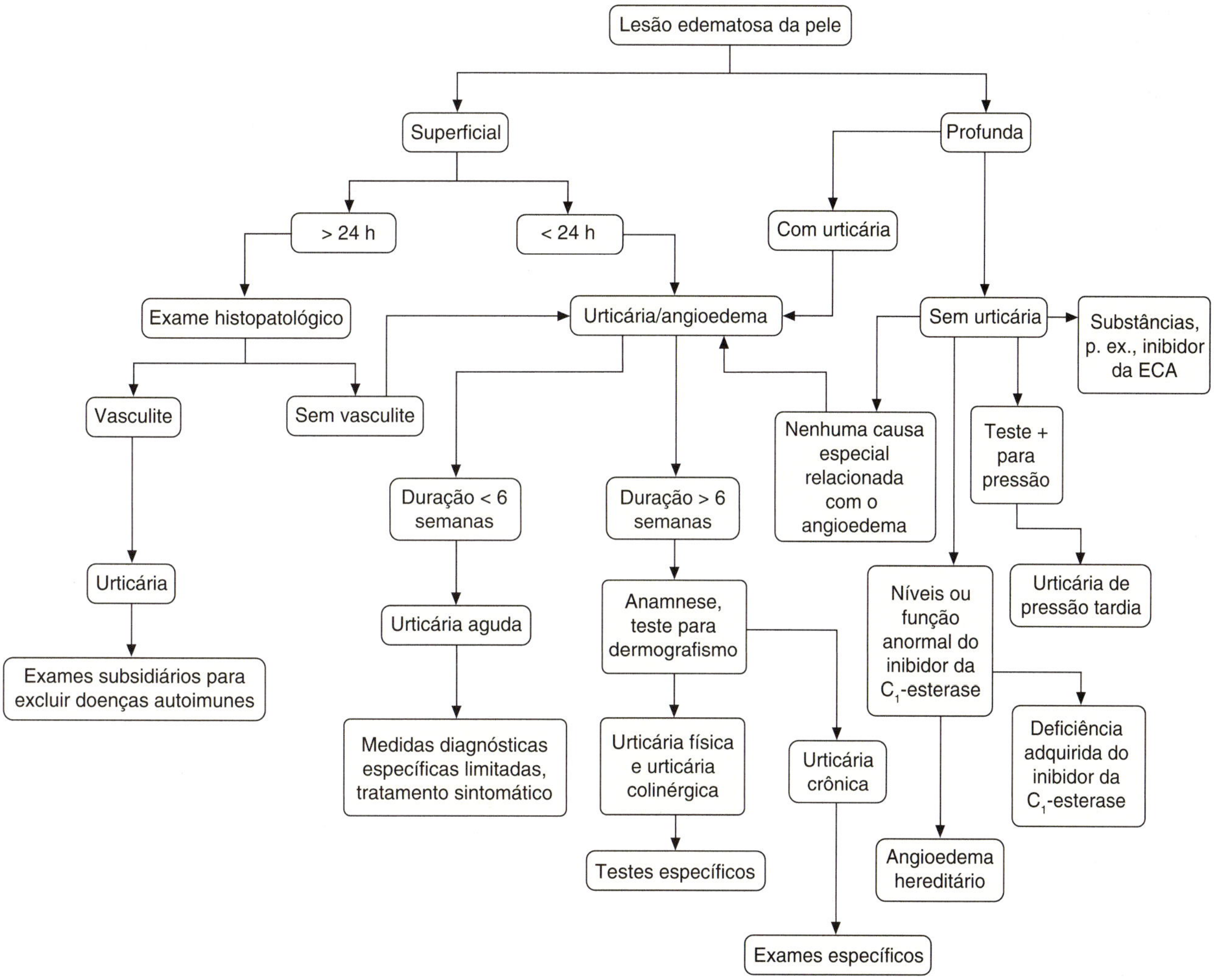

Figura 19.8 Etapas no diagnóstico das urticárias. ECA = enzima conversora da angiotensina.

Quadro 19.11 Avaliação diagnóstica dos tipos mais comuns de urticária.

Tipo de urticária	Avaliação
Urticária espontânea	
Urticária aguda	Nenhum teste diagnóstico de rotina (a menos que fortemente sugerido pela história do doente)
Urticária crônica	Hemograma; VHS (elevada em doença sistêmica); avaliar omissão de fármacos suspeitos (p. ex., anti-inflamatórios não hormonais, inibidores da ECA); possivelmente: teste cutâneo do soro autólogo, teste para *Helicobacter pylori* e endoscopia digestiva alta se houver sintomas dispépticos, protoparasitológico seriado, hormônios tireoideanos e autoanticorpos contra a tireoide se houver história familiar de tireoidopatia, testes cutâneos e IgE específica se a história clínica indicar nexo causal; dieta livre de pseudoalergênio por 3 semanas, se os hábitos alimentares indicarem ingestão relevante dessas substâncias
Urticárias físicas	
Dermografismo	Fatores desencadeantes: provas específicas físicas
Urticária de pressão tardia	–
Urticária de contato ao frio	Fatores desencadeantes: teste do cubo do gelo ou água fria, hemograma, VHS e crioglobulinas
Urticária de contato ao calor	–
Urticária solar	–
Urticária/angioedema vibratório	–
Tipos especiais de urticária	
Urticária colinérgica	Fator desencadeante: exercício ou banho de imersão de acordo com a história do paciente
Urticária aquagênica	
Urticária adrenérgica	–
Urticária de contato (alérgica ou pseudoalérgica)	–
Outras	
Urticária vasculite	Exame histopatológico de lesão cutânea, imunofluorescência direta, hemograma, VHS, FAN, complemento e urina tipo I

VHS = velocidade de hemossedimentação; ECA = enzima conversora da angiotensina; FAN = fator antinuclear. (Adaptado de Zuberbier *et al.*, 2001.)

Exames adicionais devem ser reservados a pacientes selecionados. A alergia do tipo I de Gell e Coombs constitui uma causa rara de urticária crônica contínua, porém deve ser investigada na urticária crônica intermitente, enquanto as reações pseudoalérgicas a alimentos e aditivos alimentares podem ser relevantes na urticária crônica contínua (grau de recomendação B). A frequência das doenças infecciosas varia entre os diferentes grupos de pacientes e em diferentes regiões do planeta. Como exemplo, as infecções pelos vírus da hepatite B e C são causas frequentes de urticária crônica no sudeste da Europa e incomuns no nordeste desse mesmo continente (grau de recomendação B). A necessidade de investigar infestações intestinais parece variar entre os diferentes grupos de pacientes de acordo com a endemicidade dessas doenças. Atualmente, o único teste disponível para inferir a presença de autoanticorpos contra o receptor da IgE é o teste cutâneo do soro autólogo.

A atividade da UCE pode ser avaliada por meio do UAS7 (Quadro 19.12), sistema validado de escore unificado e simples, com base na avaliação dos sinais-chave da urticária, das urticas e do prurido documentados pelo doente. É recomendada sua execução na semana anterior à consulta médica, com escore variando entre 0 e 42.

O teste de controle da urticária (UCT, *urticaria control test*) (Quadro 19.13), em adição ao UAS7, avalia o impacto da doença sobre a qualidade de vida, bem como o controle da doença, tanto na prática clínica quanto nos protocolos de investigação. O escore de UCT varia entre 0 e 16. Assim, quanto maior for o valor, melhor o controle da doença, representando um instrumento que permite auxiliar decisões terapêuticas. O UCT está em validação no Brasil pelo Serviço de Alergia e Imunologia da Universidade Federal do Rio de Janeiro, e a versão em português é descrita no Quadro 19.13.

Quadro 19.12 Avaliação da urticária crônica espontânea pelo escore de atividade da urticária (UAS).

Escore*	Urticas	Prurido
0	Nenhuma urtica	Nenhum sintoma
1	Leve (< 20 urticas/24 h)	Leve
2	Moderada (21-50 urticas/24 h)	Moderada
3	Grave (> 50 urticas/24 h ou grandes áreas confluentes de urticas)	Intenso

*Soma de escores (urticas + prurido) = (0-6).

Quadro 19.13 Teste de controle da urticária (UCT).

Tipo de urticária	Avaliação
1. Quanto você sofreu com os sintomas físicos da urticária (coceira, empolação e/ou inchaço) nas últimas 4 semanas?	( ) bastante ( ) muito ( ) mais ou menos ( ) pouco ( ) nada
2. Quanto a sua qualidade de vida foi afetada negativamente por causa da urticária nas últimas 4 semanas?	( ) bastante ( ) muito ( ) mais ou menos ( ) pouco ( ) nada
3. Com que frequência o seu tratamento para urticária não foi suficiente para controlar os sintomas nas últimas 4 semanas?	( ) bastante ( ) muito ( ) mais ou menos ( ) pouco ( ) nada
4. De maneira geral, quanto você conseguiu ter a sua urticária sob controle nas últimas 4 semanas?	( ) bastante ( ) muito ( ) mais ou menos ( ) pouco ( ) nada
Interpretação do UCT	O questionário tem 5 opções de respostas para cada pergunta, as quais vão desde bastante (nota 0), muito (nota 1), mais ou menos (nota 2), pouco (nota 3) e nada (nota 4). O escore total do UCT, nesta versão curta de quatro perguntas, varia de um valor mínimo 0 (zero, doença totalmente sem controle) a no máximo 16 (controle melhor possível da urticária).

Diagnóstico diferencial

Diagnóstico diferencial das urticárias

Embora identificar uma erupção cutânea como a urticária não seja difícil, algumas condições podem ser morfologicamente similares à urticária, de modo a causar confusão (Quadro 19.14).

Diagnóstico diferencial do angioedema

Casos típicos de angioedema são facilmente diagnosticados. O edema agudo dos tecidos profundos deve ser distinguido da anafilaxia e deve ser considerada a possibilidade de obstrução das vias respiratórias. Enquanto as lesões do angioedema duram tipicamente entre 48 e 96 h, as doenças que constituem diagnósticos diferenciais (Quadro 19.15) são mais duradouras.

Tratamento

A abordagem terapêutica das *urticárias agudas* é fundamentada no uso dos anti-histamínicos de segunda geração (não sedantes) como abordagem padrão. O uso dos anti-H_1 de segunda geração na urticária aguda constitui a única intervenção terapêutica que apresenta grau de recomendação B, em virtude de estudos controlados randomizados. Um tratamento alternativo àqueles que não respondem ao uso dos anti-H_1, ou em que a apresentação da doença aguda é grave com angioedema associado, é o uso de corticosteroide oral (prednisolona) na dose de 50 mg/dia VO para adultos e 1 mg/kg/dia para crianças, por 3 dias. Poon e Reid (2004) revisaram a literatura sob o ponto de vista da melhor evidência científica do uso de corticosteroides na urticária aguda e concluíram que a adição da prednisolona ao tratamento anti-H_1 na urticária controla mais rapidamente os sintomas e propicia resolução mais rápida da doença (grau de recomendação B).

Quadro 19.14 Diagnósticos diferenciais da urticária.

Prurigo estrófulo
Eritema polimorfo
Penfigoide bolhoso
Mastocitose
Vasculites e poliartrite
Lúpus eritematoso
Erupções morbiliformes a substância

Quadro 19.15 Diagnósticos diferenciais do angioedema.

Anafilaxia
Síndrome de Melkersson-Rosenthal
Erisipela
Celulite infecciosa
Dermatite de contato
Fotodermatite
Linfedema
Angiossarcoma

Se houver *angioedema com sinais de evolução para anafilaxia* (edema de laringe, edema de glote, broncospasmo, náuseas, vômitos, hipotensão arterial), deve-se administrar epinefrina (primeira medida terapêutica medicamentosa a ser adotada) em solução 1:1.000 (1 mg/mL) por via subcutânea ou, *de preferência*, intramuscular na coxa anterolateral (absorção mais rápida e níveis plasmáticos melhores que a injeção subcutânea ou intramuscular no braço): 0,2 a 0,5 mL em adultos a cada 5 min; 0,01 mg/kg (máximo de 0,3 mg de dose total) em crianças. A anafilaxia pode ser graduada conforme o Quadro 19.9. Dependendo da resposta à epinefrina, podem ser necessárias outras medidas como:

- elevar as extremidades inferiores, o que previne a hipotensão ortostática e auxilia o desvio da circulação da periferia para a cabeça, o coração e os rins
- manter da permeabilidade das vias respiratórias. Máscara facial unidirecional com entrada de oxigênio. A intubação endotraqueal ou cricotomia pode ser considerada por médicos adequadamente treinados
- administrar oxigênio em fluxo de 6 a 8 L/min
- estabelecer acesso venoso
- usar solução salina intravenosa para reposição de fluidos. Podem ser necessários grandes volumes de cristaloides (1 a 2 L de solução salina fisiológica para adultos, que pode ser administrada em volume de 5 a 10 mL/kg nos primeiros 5 min; crianças podem receber cerca de 30 mL/kg na primeira hora.

Caso persista a hipotensão, pode ser necessário o uso de expansores (soluções coloides). Ainda considerar:

- infusão de epinefrina preparada, adicionando-se 1 mg (1 mL) de epinefrina diluída a 1:1.000 a 250 mL de solução glicosada a 5%, o que determina uma concentração de 4 μg/mL. A solução é infundida intravenosamente na taxa de 1 a 4 μg/min (15 a 60 gotas por minuto com dispositivo de microgotas [60 microgotas por minuto = 1 mL = 60 mL/h]), aumentando até um máximo de 10 μg/min para adultos e adolescentes. Devido ao risco de arritmias potencialmente letais a epinefrina deveria apenas ser usada intravenosamente durante colapso cardiovascular ou em doentes profundamente hipotensos, que não responderam à infusão de volume e a várias doses da epinefrina injetadas por via intramuscular, e sempre sob monitoramento cardíaco
- considerar ranitidina, 1 mg/kg, a qual pode ser diluída em dextrose a 5% em um volume total de 20 mL e injetada intravenosamente em cerca de 5 min. Cimetidina (4 mg/kg) pode ser usada intravenosamente em adultos
- broncospasmo resistente à epinefrina: albuterol 2,5 a 5 mg em 3 mL de solução salina e repetir quando necessário
- hipotensão refratária à infusão de volume e injeções de epinefrina; usar dopamina 400 mg em 500 mL de soro glicosado a 5%, que pode ser administrado por via intravenosa de 2 a 20 μg/kg/min, com rígido controle hemodinâmico
- em caso de pacientes que utilizam betabloqueadores, o que pode complicar o tratamento: glucagon 1 a 5 mg (20 a 30 μg/kg [máximo de 1 mg]), por via intravenosa por cerca de 5 min seguido por uma infusão (5 a 15 μg/min)
- considerar o uso de glicocorticosteroides para pacientes com história de anafilaxia idiopática e asma e para os que experimentam anafilaxia grave e prolongada. Os glicocorticosteroides não atuam agudamente, porém podem prevenir

anafilaxia recorrente ou protraída. Quando usados, devem ser administrados a cada 6 h em dose equivalente à metilprednisolona (1,0 a 2,0 mg/kg/dia). O uso oral de prednisona 0,5 mg/kg pode ser suficiente para situações menos críticas
- considerar transporte à unidade de terapia intensiva.

Nas *urticárias crônicas,* o tratamento deve compreender as informações gerais dadas ao paciente (orientações) e a farmacoterapia. Várias intervenções farmacológicas e não farmacológicas são possíveis; contudo, nenhuma é invariavelmente de sucesso. O tratamento deve ser individualizado às características do paciente.

Orientações gerais ao paciente

Estas são as orientações gerais que devem ser transmitidas aos pacientes:

- remover a causa identificada
- explicar sobre a doença
- reduzir o estresse emocional, o sobreaquecimento do corpo e a ingestão alcoólica
- evitar o uso de ácido acetilsalicílico, anti-inflamatórios não hormonais, codeína e morfina. Os analgésicos agravam a urticária crônica em 30% dos pacientes. Aqueles que utilizam ácido acetilsalicílico em baixa dose com finalidades antitrombóticas podem geralmente continuar o tratamento regular, embora esteja disponível alternativa ao ácido acetilsalicílico, como o clopidogrel
- pacientes com angioedema devem evitar o uso dos inibidores da enzima conversora da angiotensina (inibidores da ECA). O angioedema pode se apresentar vários meses após o início do tratamento
- dietas de exclusão (apenas se a anamnese sugerir nexo causal) e excluir, quando possível, aditivos alimentares como conservantes, salicilatos naturais e corantes, entre eles: metabissulfito de sódio, benzoato de sódio, glutamato monossódico, nitrato de sódio, tartrazina, eritrosina, ácido sórbico e hidroxianisol butilado. Em relação ao glutamato monossódico, não se concluiu relação de causa em um estudo controlado em doentes com urticária crônica (grau de recomendação B). A alergia alimentar verdadeira é excepcional na urticária crônica, em contraste com a aguda, não havendo exames complementares específicos (grau de recomendação B).

Tratamento medicamentoso

Ver Quadro 19.16.

O algoritmo de tratamento recomendado para UC, no consenso internacional de 2021, está resumido na Figura 19.9.

Tratamento farmacológico de primeira linha

Os anti-histamínicos orais são os medicamentos fundamentais no tratamento da urticária crônica, havendo resposta boa ou razoável em 44 a 91% dos casos, avaliando-se todos os tipos de urticária. Podem ser utilizados os anti-histamínicos de segunda geração não sedantes ou pouco sedantes, como cetirizina, fexofenadina, loratadina, mizolastina e, mais recentemente, levocetirizina, desloratadina e ebastina, todos por via oral (grau de recomendação A). Pode-se iniciar o tratamento com um desses medicamentos: cetirizina 10 mg/dia, fexofenadina 180 mg/dia, desloratadina 5 mg/dia, loratadina 10 mg/dia, ou epinastina 20 mg/dia. Apresentam eficácia similar. Contudo, devido à ausência de metabolismo hepático, a fexofenadina e a desloratadina são indicadas nos hepatopatas.

Quadro 19.16 Passos para o tratamento farmacológico da urticária crônica.

1º passo	2º passo	3º passo
Tratamento anti-histamínico utilizando sempre anti-histamínicos de segunda geração, com doses de até 4 vezes as de bula (cetirizina, levocetirizina, loratadina, desloratadina, bilastina, fexofenadina 120 mg, rupatadina)	Omalizumabe	Ciclosporina
	2ª linha Adicionar aos anti-H1 de segunda geração Omalizumabe (anticorpo monoclonal humanizado contra IgE) administrado via subcutâneo na dose de 300 mg (2 seringas de 150 mg) a cada 4 semanas por, ao menos, 6 meses consecutivos	**3ª linha** Sendo a doença refratária ao uso de corticosteroide, ou suas doses muito elevadas para obter controle da urticária, deve ser considerado o uso de medicamentos imunossupressores ou imunomoduladores, especialmente quando comprovada a existência de urticária crônica autoimune: • **adicionar aos anti-histamínicos** à ciclosporina por, no mínimo, 3 meses (4 mg/kg/dia durante 4 semanas, depois 3 mg/kg/dia durante 4 semanas e, por fim, 2 mg/kg/dia durante mais 6 semanas)

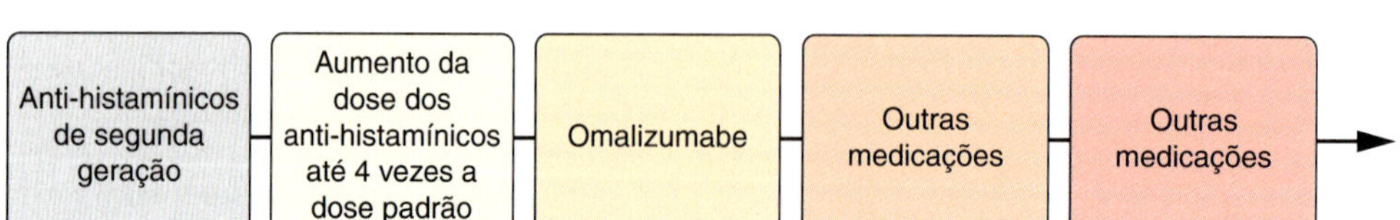

Figura 19.9 Esquema de tratamento proposto pelo Consenso Internacional de Urticária de 2021.

Caso a resposta não seja satisfatória com os anti-H_1 não sedantes, pode-se introduzir um anti-H_1 clássico à noite, em virtude de suas propriedades mais sedativas, sendo preferida a hidroxizina 25 mg antes de dormir; quando há angioedema associado optamos também pelo uso do anti-H_1 clássico, particularmente a hidroxizina, 25 mg a 100 mg/dia por via oral, fracionando-se 25 mg a cada 6 ou 8 h. São ainda opções a clemastina, a dexclorfeniramina e a cipro-heptadina. Podemos utilizar a doxepina, antidepressivo tricíclico, com potente efeito anti-histamínico (não deve ser associada à cimetidina).

O uso dos anti-histamínicos de primeira geração na gestação deve ser restrito. A clorfeniramina e a difenidramina são considerados medicamentos de categoria B pela FDA (medicamentos cujos estudos em animais não mostraram efeitos adversos, mas sem dados disponíveis em humanos). Quanto aos anti-histamínicos de segunda geração, são considerados também categoria B da FDA a cetirizina e a loratadina.

A fexofenadina e a loratadina (e consequentemente a desloratadina) são considerados medicamentos compatíveis com o aleitamento materno.

A associação de antagonistas dos receptores H_1 e H_2 (cimetidina, ranitidina) tem respaldo teórico, porém eficácia discutida na literatura (grau de recomendação C). Os receptores H_2 na pele influenciam a vasodilatação e a vasopermeabilidade, porém, não determinam prurido nem eritema (ver Capítulo 86).

Tratamento farmacológico em caso de insuficiência aos anti-H1 de segunda geração

Como segunda linha de tratamento, seria indicada a utilização de doses até 4 vezes aquelas preconizadas em bula dos anti-H1 de segunda geração, nos casos de urticária crônica refratária às doses habituais dos anti-H1 de segunda geração. O uso desses medicamentos em doses máximas ainda não é aprovado no Brasil, apesar de literatura científica publicada internacionalmente. Nos doentes com UCE, sem arritmia, nefropatia ou hepatopatia, o perfil de segurança dessas drogas permite sua utilização com mínimos efeitos colaterais e melhora da sua eficácia com aumento das doses e monitoramento de enzimas hepáticas.

Não obstante os anti-histamínicos alcançarem controle da UCE, quando utilizados até doses quadruplicadas em relação às doses licenciadas (por até 4 semanas), um número significativo de doentes necessita de tratamentos alternativos.

Como a gravidade da urticária pode variar, e a remissão espontânea pode ocorrer com o tempo, também se recomendam reavaliações terapêuticas sobre a necessidade do tratamento continuado ou de um tratamento distinto ou adjuvante a cada 3 a 6 meses.

A UCE apresenta uma estimativa de evolução natural com 50% dos doentes, tendo resolução da doença em torno de 6 meses da sua evolução, 20% se resolvem por volta de 3 anos, 28% dos casos têm remissão entre 5 e 10 anos e menos de 2% se resolvem em 25 anos.

Tratamento farmacológico de segunda linha

O omalizumabe, anticorpo monoclonal humanizado contra o domínio cε3 da IgE, é indicação como agente de segunda linha nas urticárias crônicas refratárias às abordagens iniciais.[5,21] Em média, metade dos doentes (52%) apresenta controle da urticária (UAS7 ≤ 6) após a 12ª semana e 62% após a 24ª semana nos estudos de fase III da molécula, porém 11% não apresentam resposta ao tratamento. O tratamento inicial deve ser mantido por 24 semanas. A duração total do tratamento para a urticária crônica ainda não está estabelecida. Dessa forma, a decisão de interromper o tratamento deve ser individualizada.

O omalizumabe foi licenciado na UCE, em crianças com mais de 12 anos de idade, para o uso de 300 mg, SC, a cada 4 semanas, por 6 meses consecutivos.

Tratamento farmacológico de terceira linha

Nos doentes com doença grave e curso persistente, com falência terapêutica às medidas anteriores, ou nos quais a investigação demonstrou ter a urticária espontânea, a terapia com ciclosporina tem se tornado uma opção. A ciclosporina age por inibição da produção de IL-2 nos linfócitos. Na urticária, acredita-se que o mecanismo de ação, além do descrito, seja a redução da produção de imunoglobulinas e do receptor de alta afinidade da IgE. A dose eficaz em urticária crônica aparentemente é de 3 mg/kg/dia, por períodos de 8 a 16 semanas, com sucesso de 64 a 95%.

Outros tratamentos

Devem ser utilizados nos doentes nos quais houver falência dos tratamentos anteriores. Esses tratamentos têm baixo nível de recomendação e apresentam apenas relatos ou estudos de pequenas séries de casos.

Drogas anti-inflamatórias: dapsona, colchicina, montelucaste e hidroxicloroquina apresentam estudos clínicos com baixa evidência científica.

Outros imunossupressores

O metotrexato tem sido utilizado em doses semanais médias de 15 mg. A droga tem propriedades anti-inflamatória e imunomoduladora por mecanismo de ação conhecido como "aumento de adenosinas", "apoptose de linfócitos CD4" e "inibição da quimiotaxia de neutrófilos"

Outras drogas orais, com efeitos imunomoduladores ou imunossupressores, como sulfasalazina, micofenolato mofetila, azatioprina, ciclofosfamida e tacrolimo, são passíveis de uso na UCE. Não há estudos controlados, com casuística relevante e eficácia comprovada, mas eventualmente podem ser empregadas de forma alternativa à terapêutica convencional.

Outros imunobiológicos

Medicações anti-TNFα são indicadas na urticária pelo aumento da produção dessa molécula na doença, com possível implicação do TNF na patogênese da doença. Etanercepte, infliximabe e adalimumabe foram utilizados em relatos e pequenas séries de casos de diferentes tipos de urticárias

Os antagonistas de interleucina 1 (canaquinubabe e anakinra), indicados para doenças autoinflamatórias, têm sido utilizados em urticária pela produção de citocinas inflamatórias na doença. O canaquinubabe está sob investigação em estudo placebo-controlado, porém os resultados ainda não estão disponíveis.

O rituximabe (anti-CD20) é um anticorpo monoclonal quimérico contra o CD20 expresso em células B, utilizado para a diminuição da produção de autoanticorpos. A dose recomendada é de 375 mg/m^2. Há poucos relatos de caso relacionados a essa droga

A imunoglobulina endovenosa (EVIg) é uma preparação purificada de IgG policlonal preparada de plasma obtido de vários doadores. Na urticária, a EVIg teria um papel imunomodulador, diminuindo a IgG anti-FcεRII e a IgG anti-IgE.34 Tem sido utilizada com bons resultados em séries de doentes na dose de 0,4 mg/kg/dia por 5 dias. Pode acarretar efeitos colaterais raros, como insuficiência renal e reações anafiláticas.

Perspectivas futuras

Entre os medicamentos biológicos, o omalizumabe é atualmente o padrão para o tratamento da urticária crônica refratária aos anti-histamínicos. O ligelizumabe e o UB-221 são novos anticorpos monoclonais anti-IgE com cerca de 40 a 50 vezes maior afinidade e 8 vezes maior afinidade, respectivamente, pela IgE, quando comparados com o omalizumabe e estão sendo investigados em ensaios clínicos para o tratamento da UCE. Além disso, outras drogas promissoras são demonstradas no Quadro 19.17.

Conclusões

O tratamento da UCE permanece em constante evolução e permanente desafio em grande parte dos doentes. Baseando-se em dados da literatura e nos protocolos internacional e americano, são feitas as seguintes recomendações, com adequações à realidade da prática médica no país, tanto no serviço público como no privado:

1. Não há necessidade de avaliações extensas nos doentes de UCE se a anamnese e o exame físico não indicarem a necessidade de uma exploração laboratorial maior do que exames básicos.
2. O tratamento anti-histamínico deve ser contínuo e sempre visar ao controle completo da doença (UAS7 = 0) ou UCT > 12.
3. O uso de medicações em doses não licenciadas, especialmente os anti-histamínicos de segunda geração, tem respaldo na literatura. No entanto, o doente deve ter ampla compreensão e aceitação da sua necessidade de uso, tendo em consideração sua não aprovação em bula. O monitoramento cardiológico e de parâmetros hepáticos é sempre indicado (nos anti-histamínicos com metabolização hepática).
4. O omalizumabe constitui uma droga segura e aprovada em bula para o uso na UCE refratária, de forma adjuvante aos anti-histamínicos anti-H1. Deve ser indicado para casos selecionados e refratários, que não obtiveram resposta com os tratamentos convencionais. Deve-se enfatizar a necessidade de tratamento com equipe especializada em urticária.
5. Outras drogas adjuvantes são de uso *off-label*, sendo eventualmente úteis e necessárias nos casos refratários de UCE, com estrita vigilância clínica e laboratorial e esclarecimento dos possíveis benefícios e riscos na sua utilização.

Tratamento do angioedema hereditário

As medicações de eleição para o tratamento do período intercrítico são os androgênios com baixo potencial virilizante, como danazol, estanazol e oximetolona (Quadro 19.18). A dose diária de manutenção eficaz dos androgênios é de 2,5 mg para o estanazol e de 200 mg para o danazol. O uso deles em mulheres e crianças deve ser bem avaliado, pois há risco de virilização e fechamento precoce das epífises ósseas. O ácido épsilon-aminocaproico tem indicação secundária no angioedema hereditário. No angioedema com deficiência do inibidor da C_1-esterase, deve-se conduzir profilaxia antes de uma cirurgia eletiva ou

Quadro 19.17 Medicamentos em estudos clínicos para uso futuro na urticária crônica espontânea.

Drogas em estudo	Tipo de medicamento	ClinicalTrials.gov identifier	Situação	Indústria desenvolvedora ou comercializadora
Quilizumabe	Anti-IgE	NCT01987947	Finalizado	Genentech, Inc./Roche
Ligelizumabe	Anti-IgE	NCT02477332	Recrutamento de pacientes em estudo de fase III	Novartis
UB-221	Anti-IgE	NCT03632291	Recrutamento de fase I, aberto, em fase de seleção de dose	Taiwan
AZD1981	Antagonista do receptor (CRTH2) da PGD2	NCT02031679	Dados em processamento	AstraZeneca
GSK2646264	Inibidor do Syk (uso tópico)	NCT02424799	Recrutamento em andamento	GlaxoSmithKline
Canaquinumabe (Ilaris®)	Anti-IL-1	NCT01635127	Desconhecido	Novartis
Rilonacepte (Arcalyst®)	Anti-IL-1	NCT02171416	Recrutamento em andamento	Regeneron Pharmaceuticals
Abatacepte (Orencia®)	Proteína de fusão dimérica solúvel CLTA-4-Ig com alvo na interação CD80/86 e CD28	NCT00886795	Desconhecida	Bristol-Myers-Squibb
Dupilumabe (Dupixent®)	Anti-IL-4 e IL-13	NCT03749135	Recrutamento para estudo randomizado, fase II	Sanofi
Remibrutinibe	Tirosinase de Bruton	NCT03926611	Estudo randomizado, fase III	Novartis
Fenebritinibe (GDC-0835)	Tirosinase de Bruton	NCT03137069	Estudo randomizado, fase II	Genentech, Inc.
Fenebritinibe (GDC-0835)	Tirosinase de Bruton	NCT03693625	Fase II, aberto, extensão	Genentech, Inc.
Mepolizumabe (Nucala®)	Anti-IL-5	NCT03494881	Aberto, braço único, exploratório	GSK
Benralizumabe (Fasenra®)	Anti-IL-5	NCT03183024	Estudo aberto, braço único	AstraZeneca

Quadro 19.18 Tratamento do angioedema hereditário nos períodos intercríticos (profilático).

Profilaxia de curta duração (traumas esperados, como cirurgia ou procedimento odontológico)	Andrógenos anabólicos: danazol 200 mg de 3 em 3 h/dia VO, por 5 a 7 dias antes do procedimento **ou** estanazolol 2 mg de 3 em 3 h/dia VO
	Terapia de reposição: plasma fresco congelado 2 U IV antes do procedimento **ou** inibidor da C_1-esterase (C_1-INH) purificado derivado de plasma 1.000 U IV
Profilaxia de longa duração (mais que 1 crise de edema relevante em 3 meses)	Andrógenos anabólicos: danazol 200 mg VO, 1 ou 2 vezes/dia, **ou** estanazolol 2 mg/dia VO
	Antifibrinolíticos: ácido épsilon-aminocaproico 1 g VO, a cada 3 h **ou** ácido tranexâmico 25 mg/kg VO, a cada 2 a 3 h no dia

procedimentos odontológicos, utilizando-se, para isso, o ácido tranexâmico 3 a 4 dias antes ou aumentando-se a dose dos esteroides anabólicos (danazol 600 mg/dia). No tratamento de emergência de crises graves de angioedema com deficiência do inibidor da C_1-esterase, deve-se utilizar concentrado do inibidor do C_1, ou plasma fresco congelado, ou profilaxia antes de uma cirurgia de urgência, especialmente quando se necessita de intubação endotraqueal.

Ver, anteriormente, o item *Angioedema por inibidores da enzima conversora da angiotensina*, assunto *icatibanto*.

Bibliografia

Abdalla BMZ, Criado RFJ, Criado PR. Urticária crónica espontânea nos adultos: diagnóstico e terapêutica no presente e futuro. Uma revisão narrativa. *Diagn Trat.* 2022;27(2):31-8.

Asero R. Multiple intolerance to food additives. *J Allergy Clin Immunol.* 2002 Sep;110(3):531-2.

Asero R, Tedeschi A, Cugno M. Treatment of refractory chronic urticaria: current and future therapeutic options. *Am J Clin Dermatol.* 2013;14(6): 481-8.

Bernstein JA, Lang DM, Khan DA *et al.* The diagnosis and management of acute and chronic urticaria: 2014 update. *J Aller Clin Immunol.* 2014;133(5): 1270-7.

Bindslev-Lensen C, Finzi A, Greaves M *et al.* Chronic urticaria: diagnostic recommendations. *J Eur Acad Dermatol Venereol.* 2000 May;14(3):175-80.

Black AK, Lawlor F, Greaves MW. Consensus meeting on the definition of physical urticarias and urticarial vasculitis. *Clin Exp Dermatol.* 1996 Nov;21(6):424-6.

Brown SG. Clinical features and severity grading of anaphylaxis. *J Allergy Clin Immunol.* 2004 Aug;114(2):371-6.

Champion RH, Roberts SO, Carpenter RG, Roger JH. Urticaria and angio-oedema. A review of 554 patients. *Br J Dermatol.* 1969 Aug;81(8):588-97.

Claudy A. Cold urticaria. *J Investig Dermatol Symp Proc.* 2001 Nov;6(2):141-2.

Cohen DE, Scheman A, Stewart L *et al.* American Academy of Dermatology's position paper on latex allergy. *J Am Acad Dermatol.* 1998 Jul;39(1):98-106.

Cooper KD. Urticaria and angioedema: diagnosis and evaluation. *J Am Acad Dermatol.* 1991 Jul;25(1 Pt 2):166-74.

Criado PR. Resposta inflamatória na urticária aguda desencadeada por exposição a medicamentos: estudo ultraestrutural. Dissertação de mestrado. São Paulo: Hospital do Servidor Público Estadual de São Paulo, 2002.

Criado RF, Criado PR, Martins JE *et al.* Urticaria unresponsive to antihistaminic treatment: an open study of therapeutic options based on histopathologic features. *J Dermatolog Treat.* 2008;19(2):92-6.

Criado RF, Criado PR, Sittart JA *et al.* Urticaria and systemic diseases. *Rev Assoc Med Bras.* 1999 Oct-Dec;45(4):349-56.

Federman DG, Kirsner RS, Moriarty JP, Concato J. The effect of antibiotic therapy for patients infected with Helicobacter pylori who have chronic urticaria. *J Am Acad Dermatol.* 2003 Nov;49(5):861-4.

Ferrer M, Madamba R. Biologics in chronic urticaria. *Allergol Immunopathol* (Madr). 2017;45 Suppl 1:41-4.

Fiorentino DF. Cutaneous vasculitis. *J Am Acad Dermatol.* 2003 Mar;48(3): 311-40.

Geller M. Clinical management of exercise-induced anaphylaxis and colinergic urticaria. *J Allergy Clin Immunol Pract.* 2020;8:2209-14.

Goga D, Vaillant L, Pandraud L *et al.* The elimination of dental and sinusal infectious foci in dermatologic pathology. A double-blind study in 27 cases confined to chronic urticaria. *Rev Stomatol Chir Maxillofac.* 1988;89(5):273-5.

Golightly LK, Greos LS. Second-generation antihistamines: actions and efficacy in the management of allergic disorders. *Drugs.* 2005;65(3):341-84.

Grabbe J. Pathomecanisms in physical urticarias. *J Investig Dermatol Symp Proc.* 2001 Nov;6(2):135-6.

Grattan C. Chronic urticaria: general principles and management. In: Greaves W, Kaplan AP (eds.). *Urticaria and angioedema.* New York: Marcel Dekker, 2004.

Grattan C, Powell S, Humphreys F. British Association of Dermatologists. Management and diagnostic guidelines for urticaria and angio-oedema. *Br J Dermatol.* 2001 Apr;144(4):708-14.

Grattan CEH, Sabroe RA, Greaves MW. Chronic urticaria. *J Am Acad Dermatol.* 2002 May;46(5):645-57.

Greaves MW. Chronic urticaria. *J Allergy Clin Immunol.* 2000 Apr;105(4):664-72.

Greaves MW. Chronic urticaria in childhood. *Allergy.* 2000 Apr;55(4):309-20.

Greaves MW. Immunology and inflammation: type I allergy and intolerance. *J Dermatol Treat* 2000;11:S27-30.

Greaves MW, Sabroe RA. ABC of allergies. Allergy and the skin. I – Urticaria. *BMJ.* 1998 Apr 11;316(7138):1147-50.

Gülbahar O. Angioedema without wheals: a clinical update. Balkan *Med J.* 2021 Mar;38(2):73-81.

Haas N, Motel K, Czarnetzki BM. Comparative immunoreactivity of the eosinophil constituents MBP and ECP in different types of urticaria. *Arch Dermatol Res.* 1995;287(2):180-5.

Hauser C. Chronic urticaria. In: Bigby M, Diepgen T, Herxheimer A *et al* (eds.). *Evidence Based Dermatology.* 1st ed. BMJ Publishing Group, 2003. Disponível em: http//:www.bmjpb.com/chapters/0727914421_sample.pdf.

Hizal M, Tuzun B, Wolf R, Tuzun Y. The relationship between Helicobacter pylori IgG antibody and autologous serum test in chronic urticaria. *Int J Dermatol.* 2000 Jun;39(6):443-5.

Huston DP, Bressler RB. Urticaria and angioedema. *Med Clin North Am.* 1992 Jul;76(4):805-40.

Joint Task Force on Practice Parameters; American Academy of Allergy, Asthma and Immunology; American College of Allergy, Asthma and Immunology; Joint Council of Allergy, Asthma and Immunology. The diagnosis and management of anaphylaxis: an updated practice parameter. *J Allergy Clin Immunol.* 2005 Mar;115(3 Suppl 2):S483-523.

Kaimal S, Thappa D. Diet in Dermatology. *Ind J Dermatol,* Ven and Lep. 2010 Mar;76(2):103-10.

Karim MY, Masood A. Fresh-frozen plasma as a treatment for life-threatening ACE-inhibitor angioedema. *J Allergy Clin Immunol.* 2002 Feb;109(2): 370-1.

Kocatürk E, Maurer M, Metz M, Grattan C. Looking forward to new targeted treatments for chronic spontaneous urticaria. *Clin Transl Allergy.* 2017;7:1.

Kolkhir P, Altrichter S, Munoz M *et al.* New treatments for chronic urticaria. *Ann Allergy Asthma Immunol.* 2020;124(1):2-12.

Koski R, Kennedy KK. Treatment with omalizumab or cyclosporine for resistant chronic spontaneous urticaria. *Ann Allergy Asthma Immunol.* 2017;119(5):397-401.

Kozel MM, Mekkes JR, Bossuyt PM, Bos JD. Natural course of physical and chronic urticaria and angioedema in 220 patients. *J Am Acad Dermatol.* 2001 Sep;45(3):387-91.

Kozel MM, Sabroe RA. Chronic urticaria: aetiology, management and current and future treatment options. *Drugs.* 2004;64(22):2515-36.

Kulthanan K, Chaweekulrat P, Komoltri C *et al.* Cyclosporine for chronic spontaneous urticaria: a meta-analysis and systematic review. *J Allergy Clin Immunol Pract.* 2018;6(2):586-99.

Lessof MH, Gant V, Hinuma K, Murphy GM, Dowling RH. Recurrent urticaria and reduced diamine oxidase activity. *Clin Exp Allergy.* 1990 Jul;20(4):373-6.

Markovic SN, Inwards DJ, Frigas EA, Phyliky RP. Acquired C1 esterase inhibitor deficiency. *Ann Intern Med.* 2000 Jan 18;132(2):144-50.

Morgan M, Cooke A, Rogers L *et al.* Double-blind placebo-controlled trial of dapsone in antihistamine refractory chronic idiopathic urticaria. *J Allergy Clin Immunol Pract.* 2014;2(5):601-6.

Oliveira HR, Alchorne AOA. Fundamentos sobre o conhecimento dos aditivos químicos presentes nas luvas. *An Bras Dermatol.* 2011 Sep-Oct;86(5): 911-6.

Parish LC. Hereditary angioedema: diagnosis and management-a perspective for the dermatologist. *J Am Acad Dermatol.* 2011 Oct;65(4):843-50.

Perez A, Woods A, Grattan CE. Methotrexate: a useful steroid-sparing agent in recalcitrant chronic urticaria. *Br J Dermatol.* 2010;162(1):191-4.

Pho LN, Eliason MJ, Regruto M *et al.* Treatment of chronic urticaria with colchicine. *J Drugs Dermatol.* 2011;10(12):1423-8.

Poon M, Reid C. Do steroids help children with acute urticaria? *Arch Dis Child.* 2004 Jan;89(1):85-6.

Reeves GE, Boyle MJ, Bonfield J *et al.* Impact of hydroxychloroquine therapy on chronic urticaria: chronic autoimmune urticaria study and evaluation. *Intern Med J.* 2004;34(4):182-6.

Rottem M. Chronic urticaria and autoimmune thyroid disease: is there a link? *Autoimmun Rev.* 2003 Mar;2(2):69-72.

Sagi L, Solomon M, Baum S *et al.* Evidence for methotrexate as a useful treatment for steroid-dependent chronic urticaria. *Acta Derm Venereol.* 2011;91(3):303-6.

Schwartz LB. Mast cells and their role in urticaria. *J Am Acad Dermatol.* 1991 Jul;25(1 Pt 2):190-203.

Sella JA, Ferriani MPL, Melo JML *et al.* Type I and type IIb autoimmune chronic spontaneous urticaria: using common clinical tools for endotyping patients with CSU. *J Allergy Clin Immunol Glob.* 2023 Jul 27;2(4):100159.

Simon RA. Additive-induced urticaria: experience with monosodium glutamate (MSG). *J Nutr.* 2000 Apr;130(4S Suppl):1063S-6S.

Simons FER. Advances in H1-Antihistamines. *N Engl J Med.* 2004 Nov 18;351(21):2203-17.

Simons FER. Prevention of acute urticaria in young children with atopic dermatitis. *J Allergy Clin Immunol.* 2001 Apr;107(4):703-6.

Société Française de Dermatologie. Consensus Conference: management of chronic urticaria. Wednesday 8 January 2003. Institut Pasteur-Paris, France. Recommendations (short version). *Eur J Dermatol.* 2003 Jul-Aug;13(4):385-92.

Tedeschi A, Airaghi L, Lorini M, Asero R. Chronic urticaria: a role for newer immunomodulatory drugs? *Am J Clin Dermatol.* 2003;4(5):297-305.

Tharp MD, Thirlby R, Sullivan TJ. Gastrin induces histamine release from human cutaneous mast cells. *J Allergy Clin Immunol.* 1984 Aug;74(2):159-65.

Toubi E, Kessel A, Avshovich N *et al.* Clinical and laboratory parameters in predicting chronic urticaria duration: a prospective study of 139 patients. *Allergy.* 2004;59(8):869-73.

Turktas I, Gockora N, Dermisoy S. The association of chronic urticaria and angioedema with autoimmune thyroiditis. *Int J Dermatol.* 1997 Mar;36(3):187-90.

Zhao ZT, Ji CM, Yu WJ *et al.* Omalizumab for the treatment of chronic spontaneous urticaria: a meta-analysis of randomized clinical trials. *J Allergy Clin Immunol.* 2016;137(6):1742-50.e14.

Warshaw EM. Latex allergy. *J Am Acad Dermatol.* 1998 Jul;39(1):1-24.

Zuberbier T. Urticaria. *Allergy.* 2003 Dec;58(12):1224-34.

Zuberbier T, Abdul Latiff AH *et al.* The international EAACI/GA²LEN/EuroGuiDerm/APAAACI guideline for the definition, classification, diagnosis, and management of urticaria. *Allergy.* 2022 Mar;77(3):734-66.

Zuberbier T, Bernstein JA. A Comparison of the United States and International Perspective on Chronic Urticaria Guidelines. *J Allergy Clin Immunol Pract.* 2018;6(4):1144-51.

Zuberbier T, Greaves MW, Juhlin L *et al.* Definition, classification, and routine diagnosis of urticaria: a consensus report. *J Investig Dermatol Symp Proc.* 2001 Nov;6(2):123-7.

Zuberbier T, Iffländer J, Semmler C, Henz BM. Acute urticaria: clinical aspects and therapeutic responsiveness. *Acta Derm Venereol.* 1996 Jul;76(4):295-7.

20

Farmacodermias

Ciro Martins Gomes ◆ David Rubem Azulay ◆ Rubem David Azulay

Desde o século XIX, Jadassohn e Almkvist já haviam observado alterações cutâneas provocadas pelos mercuriais; do mesmo modo, Brocq e Naegeli haviam constatado as erupções fixas a certos medicamentos. Em 1920, Milian descreveu o biotropismo e o eritema do nono dia. Desde então, crescem, dia a dia, as publicações sobre reações medicamentosas adversas (RMA); praticamente todos os medicamentos são capazes de produzir farmacodermias, pelos mais diversos mecanismos.

No início dos anos 1960, o inimaginável trauma até então desconhecido pelos numerosos casos de teratogenicidade provocados pela talidomida, bem como a possibilidade de outros fármacos também serem capazes de desencadeá-la, levou vários países a criarem órgãos para o controle de medicamentos.

Antes de lançar um novo medicamento, a indústria farmacêutica realiza diversos ensaios; entretanto, mesmo que sejam bem conduzidos, esses ensaios podem, eventualmente, não detectar efeitos tardios ou relacionados com a reexposição ao medicamento, bem como certas interações medicamentosas. No Brasil, a Agência Nacional de Vigilância Sanitária (Anvisa) compromete-se com a regulação sanitária e econômica dos medicamentos comercializados. Atualmente, a maioria dos países apresenta um sistema organizado e complexo de farmacovigilância que visa ao registro célere de reações adversas para propiciar a rápida tomada de decisão por parte dos agentes púbicos e privados. O progresso dessa vigilância é promissor, com o rápido desenvolvimento das técnicas de farmacogenômica que possibilitam, a cada dia, maior capacidade de prevenção de reações graves, com base na associação de fatores epidemiológicos e genéticos.

Conceito

As *farmacodermias* são doenças tegumentares (pele e/ou mucosa) com ou sem repercussão sistêmica desencadeadas, direta ou indiretamente, por diversos mecanismos, pelo uso de medicamentos. Etimologicamente, o conceito de farmacodermia não necessariamente condiz com o termo em si, de maneira que talvez fosse melhor designá-la como RMA. A OMS define RMA como uma reação não intencional causada por medicamentos utilizados em doses usuais para o homem. A maioria dessas reações é evitável e dose-dependente.

As RMA de potencial gravidade estão reunidas por meio do acrônimo **SCAR** (do inglês ***s**evere **c**utaneous **a**dverse **r**eactions*), sendo incluídas nesse grupo a síndrome de Stevens-Johnson (SJS), a necrólise epidérmica tóxica (NET) e a síndrome de hipersensibilidade a fármacos (**SHF**) ou erupção a fármacos com eosinofilia e sintomas sistêmicos (conhecida em inglês pelo acrônimo **DRESS** – ***d**rug **r**ash with **e**osinophilia and **s**ystemic **s**ymptoms*). Pelo fato de o *rash* nem sempre ser notável, esta palavra foi substituída por *reaction*. Alguns autores incluem ainda neste grupo a pustulose exantemática generalizada aguda (em inglês **AGEP** – ***a**cute **g**eneralized **e**xanthematous **p**ustulosis*).

Devemos suspeitar de que se trata de uma RMA toda vez que nos defrontarmos com casos em que a clínica, a correlação clinicopatológica, a evolução ou a resposta terapêutica saírem dos parâmetros habituais para aquela suposta doença. São, assim como a sífilis, mimetizadoras de infinitos quadros clínicos.

Epidemiologia

É difícil precisar a verdadeira incidência e prevalência das RMA. Estudos estimam que as RMA representem de 3 a 6% de todas as admissões hospitalares. Dos doentes hospitalizados, 5 a 30% vêm a apresentar farmacodermias; por outro lado, os hospitalizados em consequência de farmacodermias adquirem outra em 30% dos casos. Pacientes internados usam, em média, oito tipos de medicamentos e 1/5 dos que fizerem uso de antibióticos desenvolverão uma RMA. As RMA estão entre as principais causas de morte em vários países e são a segunda causa em dermatologia, após o melanoma.

Diversos marcadores epidemiológicos como idade, gênero, história familiar, etnia, obesidade, polimedicação e doenças associadas devem ser levados em consideração na suspeição clínica das RMA.

Uma nova fonte inesgotável de RMA são os cigarros eletrônicos, também conhecidos como *vapes*, que, inclusive, devem ser considerados diante de quadros clínicos bem definidos ou, simplesmente, inexplicados. A composição química, e mesmo a concentração, varia de acordo com o modelo, sendo constituintes obrigatórios nicotina, formaldeído, glicerol e diversos aromatizantes, e mesmo *Cannabis*. Eles têm em comum uma bateria para aquecimento do fluido a ser inalado, que eventualmente explode e causa queimadura, que também pode ser por hiperaquecimento.

Do ponto de vista dermatológico, o eczema de contato na mão (devido à constituição da base metálica com o níquel) é o mais frequente. Candidíase oral hiperplásica, estomatite nicotínica, língua negra vilosa e reações liquenoides, sobretudo orais, também são descritas (ver Capítulos 58 e 16, itens *Lesões mucosas* e *Reações liquenoides*, respectivamente). Quadros clínicos inusitados devem ser considerados entre os consumidores desse perigoso produto comercializado, apesar de proibido pela Anvisa. Lesões pulmonares gravíssimas e irreversíveis são já bem reconhecidas, algumas agudas e fatais.

Mecanismos

A fisiopatologia exata das RMA não é totalmente conhecida. Admite-se que ocorram, mais comumente, em pacientes com predisposição genética, nos quais, após estímulo ambiental, terá início uma cascata inflamatória que terminará afetando os órgãos-alvo. A cascada inflamatória de uma RMA é desencadeada por mecanismos imunológicos e não imunológicos diversos. As reações de natureza imunológica são chamadas "alergia medicamentosa". RMA por mecanismos não imunológicos são muito mais frequentes, e incluem as interações medicamentosas. Quase toda a utilização de fármacos costuma desencadear a produção de anticorpos, embora sem expressão clínica na grande maioria dos casos.

Testes de contato (*patch testing*), teste de transformação linfocitária (LTT) e o ELIspot são técnicas importantes para a descoberta do agente medicamentoso responsável pela RMA. Novos testes genéticos têm sido desenvolvidos para avaliação prognóstica. Apesar dessa disponibilidade, a maioria dos casos de RMA, inclusive os graves, são manejados apenas com o exame clínico, seja pela indisponibilidade dos testes citados, seja pela rápida evolução do quadro clínico. Uma anamnese atenciosa é a principal ferramenta para identificação do agente causal.

As vias pelas quais os medicamentos são administrados relacionam-se, de certo modo, com a forma de RMA; registrando-se anafilaxia com medicamentos injetáveis, eczema de contato com tópicos etc.

Reações imunológicas

As reações imunológicas podem ser alérgicas e apresentarem reações cruzadas, como descrito a seguir.

Reações alérgicas

O mecanismo fisiopatológico das RMA é complexo e seguirá vias inflamatórias distintas para cada forma clínica. As apresentações clínicas das RMA são resultado de uma complexa interação inflamatória. Os principais mecanismos imunológicos para a ocorrência das reações ditas alérgicas podem ser divididos em reação imediata ou tardia.

As reações imediatas são mediadas pela IgE e pela liberação maciça de histamina. Essas reações são, mais frequentemente, desencadeadas por medicações intravenosas e resultam em quadros como urticária e angioedema. São reações agudas que tendem a se iniciar nas primeiras horas após o contato com a substância desencadeadora.

As respostas tardias são dependentes, principalmente, do sistema imune adaptativo e têm como principal efetor a célula T. Diferenciações para polos distintos da resposta imune explicam desde reações altamente citotóxicas mediadas por linfócitos T CD8+ até reações crônicas e persistente, geralmente mediadas por células T CD4+.

Cabe aqui, ainda, citar que a classificação apresentada representa uma simplificação da resposta imune desencadeada após diversos estímulos. Os tipos relacionados por Gell e Coombs tratam dos mecanismos predominantes de uma complexa interação celular e humoral presente em todas as reações imunológicas a substâncias.

Reações cruzadas

Ocorrem quando medicamentos diferentes compartilham um mesmo radical, por exemplo, a sulfa, a fenolftaleína e a anilina compartilham o anel parafenilenodiamina. Pacientes com alergia à penicilina apresentam reação cruzada com cefalosporina em 10% dos casos, eczema de contato a timerosal (antiga substância do mertiolate) e piroxicam. O metabolismo dos inibidores da bomba de prótons gera sulfonamidas (mais detalhes no Capítulo 17, item *Dermatite de contato alérgica* e *SDRIFE*).

Reações não imunológicas

Efeito colateral ou secundário

É decorrente da ação secundária e não terapêutica do medicamento, por exemplo, eflúvio anágeno e alopecia secundários ao uso de citostáticos e sonolência pelo uso de anti-histamínicos.

Alterações metabólicas

Fármacos podem alterar o *status* nutricional ou metabólico por vários mecanismos, como retinoides sistêmicos, levando ao aparecimento de xantomas, e hidantoína, interferindo na absorção de folato e desencadeando estomatite aftosa.

Interações medicamentosas

Existem três mecanismos pelos quais os medicamentos podem interagir e causar RMA:

- uma substância interferir na excreção de outra: probenecida reduzindo a excreção de penicilina pelo rim
- uma substância inibir ou estimular enzimas importantes na degradação de outra: rifampicina ou griseofulvina diminuindo a eficácia de pílula anticoncepcional; fluconazol potencializando a ação de hidantoína e da clorpropamida
- medicamentos competindo pelo mesmo local, que pode ser o da proteína plasmática transportadora; nesse caso, potencializando o efeito ou o deslocamento do receptor e, portanto, diminuindo a ação do fármaco deslocado. Por exemplo, fenilbutazona ou ácido acetilsalicílico deslocando cumarínicos, causando sangramento; folato administrado concomitantemente com metotrexato reduz a ação deste, por deslocá-lo do receptor.

Exacerbação de doença preexistente

Como a griseofulvina, os barbitúricos e a cloroquina na porfiria latente por ativação enzimática; lítio e agentes betabloqueadores desencadeando psoríase.

Alterações de equilíbrio ecológico

Aparecimento de candidíase e diarreia decorrentes de alteração da flora intestinal por uso prolongado de antibiótico. Clindamicina desencadeando quadro de colite pseudomembranosa causada por *Clostridium difficile*.

Mecanismos farmacológicos

Decorrem de ação farmacológica direta de determinada substância; um exemplo é a urticária não alérgica provocada pela degranulação dos mastócitos, liberando histamina em decorrência do uso de opiáceos, atropina, ácido acetilsalicílico e outros.

Fotossensibilidade

Como o nome indica, é necessário um componente lumínico. Substâncias fotossensibilizantes podem afetar a pele tanto pela via tópica quanto sistêmica. A quase totalidade das reações fotoquímicas mediadas por fatores exógenos é induzida pelo raio ultravioleta A. Essa reação adversa pode ser desencadeada por dois mecanismos distintos: fototóxico efotoalérgico. Alguns fármacos podem desencadear tanto fototoxicidade quanto fotoalergia (ver Capítulo 77 e Quadros 77.2 a 77.4).

Fototóxico

Certas substâncias têm a capacidade de absorver radiações, produzindo lesões cutâneas diretas somente nas áreas expostas, semelhantes à queimadura solar. É dose-dependente, não requer sensibilização prévia e ocorre poucas horas após a exposição. São exemplos as tetraciclinas, as quinolonas, os tiazídicos, as sulfas etc.

Fotoalérgico

É desencadeado por mecanismo imunológico de reação tardia, ocorrendo 24 a 48 h após a reexposição ao fotoalérgeno pode acometer também áreas não expostas. Não é dose-dependente e pode apresentar reações cruzadas com outros agentes. São exemplos a clorpromazina, as sulfas, as salicilamidas etc.

Efeito tóxico

Trata-se de um termo abrangente, inespecífico, utilizado de modo heterogêneo. A toxicidade ocorre quando o contato com determinado composto desencadeia resposta do organismo, seja por dosagem excessiva (aparecimento de zumbido com o uso de ácido acetilsalicílico), falhas de metabolismo ou mecanismo alérgico (aplasia de medula pelo cloranfenicol).

Superdosagem

Ocorre após ter sido ultrapassado, a curto prazo ou após uso prolongado (efeito cumulativo), o limite dc tolerância do organismo. É o que ocorre na ingestão acidental ou não de barbitúricos, levando ao coma ou a clofazimina que causa hipercromia alaranjada no tratamento da hanseníase. Exemplo clássico de efeito cumulativo tardio, embora raro, é o aparecimento da doença de Bowen muitos anos após a ingestão de arsênico inorgânico.

Idiossincrasia

É uma resposta individual peculiar e, às vezes, até paradoxal a uma substância, como sedativos que provocam euforia e reações alérgicas a anti-histamínicos.

Intolerância

É uma resposta individual exagerada às doses normais da medicação, como ocorre quando a eritromicina causa intolerância gástrica em adultos.

Teratogenicidade

Malformações podem ser desencadeadas por fármacos, sobretudo quando administrados no período de organogênese, isto é, entre a 4ª e a 8ª semanas de gestação. Retinoides, talidomida, substâncias citotóxicas e vismodegibe são reconhecidamente teratogênicas. É possível ocorrer teratogenicidade com o uso de lítio, quinina, cumarínicos e hidantoína. Fármacos só devem ser administrados na gravidez quando estritamente necessário e, além de não terem potencial teratogênico comprovado, não desencadearem efeitos colaterais importantes no concepto ou a relação risco/benefício seja justificável (ver Capítulo 81, item *Terapêutica dermatológica na gestação e lactação*).

Reação de Jarisch-Herxheimer

Ver Capítulo 43, item *Sífilis*.

Apresentações clínicas

Praticamente todos os tipos lesionais podem ser desencadeados por medicamentos, de maneira que o dermatologista, diante de um quadro clínico atípico, deve sempre considerar a causa medicamentosa. Assim, uma anamnese investigativa e persistente é, muitas vezes, fundamental. Do mesmo modo, não é exagero afirmar que os remédios são capazes de provocar alterações em quase todos os órgãos e sistemas: rins, pulmões, fígado e órgãos hematopoiéticos merecem atenção especial. Destacam-se os quadros clínicos apresentados a seguir.

O envelhecimento da população, o aumento da prevalência de doenças crônicas e o surgimento do HIV/AIDS e de terapias com alvo molecular modificaram as estatísticas das RMA pelo uso continuado de numerosos medicamentos. É digno de nota que, apesar da manutenção do uso da substância desencadeadora de RMA, pode ocorrer, em alguns casos, o desaparecimento das reações aos medicamentos.

Em crianças, as RMA são menos frequentes, devido à imaturidade imunológica e à ausência de exposição prévia, com uma incidência estimada em torno de 1,5%, que aumenta com a idade. Nos idosos, por sua vez, apesar da falência imunológica relativa, as RMA prevalecem em função das alterações relacionadas com a farmacocinética dos medicamentos e com o uso de múltiplos fármacos. Além disso, as mulheres são mais frequentemente acometidas.

O clima e o ambiente têm importância no desencadeamento de determinadas farmacodermias, como fotossensibilização. Outrossim, há fatores não ambientais que predispõem ao aparecimento de RMA, como ocorre nos casos de substâncias indutoras de lúpus eritematoso. Outro exemplo é a deficiência genética da enzima glicose-6-fosfato desidrogenase (G6PD), que leva à instalação de anemia hemolítica com o uso de determinados fármacos. Hoje, já são descritos diversos alelos HLA (*human leukocyte antigens*) de classes I e II que conferem predisposição genética para RMA; um dos exemplos mais bem determinados consiste na identificação do HLA-B*1502 como fator de predisposição para desenvolvimento da SJS com o uso de carbamazepina.

Eritema pigmentar fixo

O eritema pigmentar fixo é uma variante de RMA que acomete uma localização específica após exposição ao agente causal. Está associado, principalmente, ao uso de anti-inflamatórios não esteroidais (AINEs), dipirona e sulfas. Reações cruzadas e reativação após exposição a medicamentos de classes distintas são descritas.

O quadro caracteriza-se por uma lesão inicialmente eritematoedematosa que evolui para hipercromia e tende a se intensificar mediante novas reexposições (Figuras 20.1 a 20.3). A lesão é caracteristicamente arredondada, medindo alguns centímetros de diâmetro, que se *reacende*, ou seja, fica eritematosa, sempre no mesmo local após cada exposição ao fármaco causal.

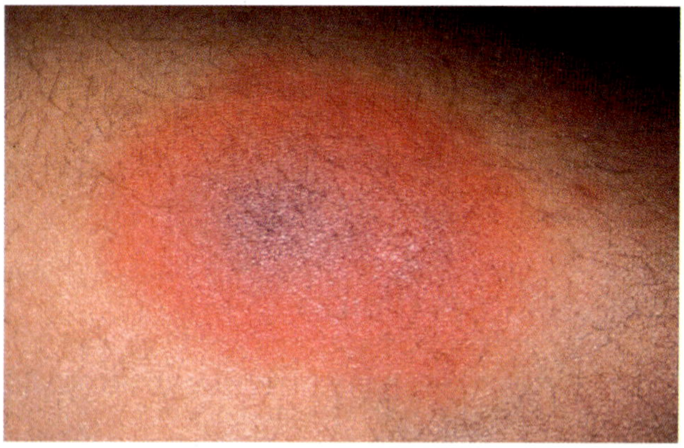

Figura 20.1 Eritema pigmentar fixo, fase inicial. (Cortesia do Dr. Paulo S. Emerich.)

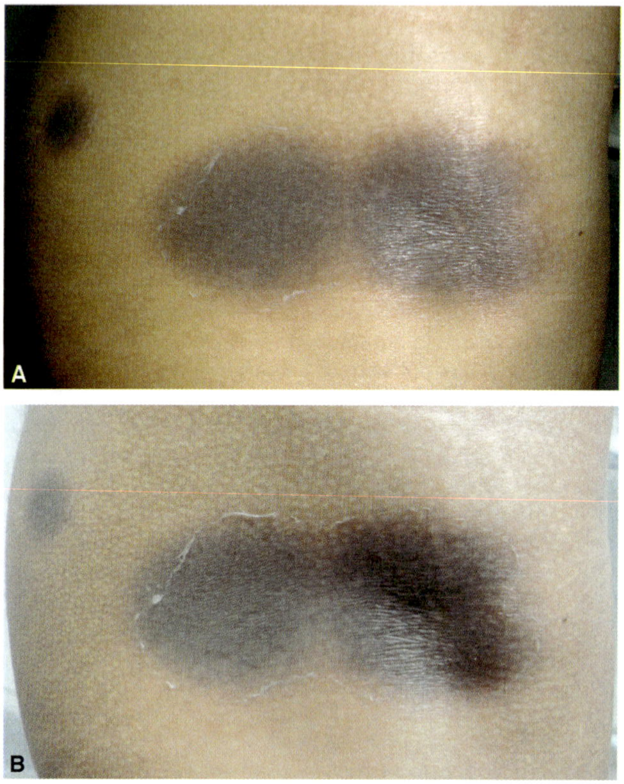

Figura 20.2 Eritema pigmentar fixo. **A.** Fase inflamatória (presença de halo eritematoso) após alguns episódios pelo uso de diclofenaco. **B.** Hiperpigmentação residual 2 semanas após suspensão da medicação envolvida.

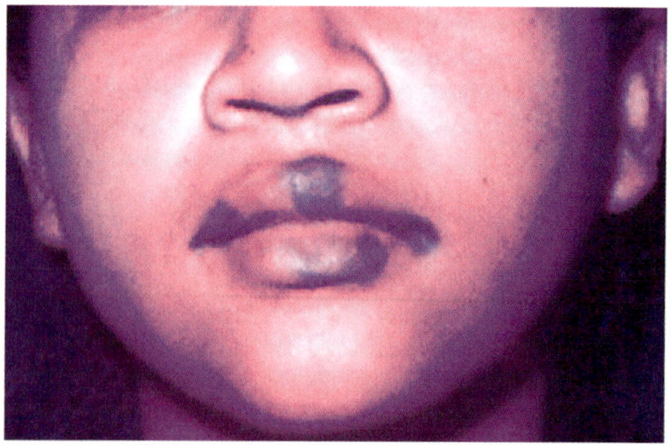

Figura 20.3 Eritema pigmentar fixo, localização típica (mucosas), fase mais tardia.

Em casos muito intensos, pode levar à formação de bolha (Figura 20.4); a lesão involui e deixa sempre uma área arredondada pigmentar que vai se tornando mais intensa a cada nova exposição. As lesões podem ser numerosas, e seu número pode aumentar a cada surto. Já foram registrados casos em que a pele normal é que parecia ser a doente, apresentando-se com aspecto tigrado, quadro denominado *eritema fixo invertido.*

A principal característica do eritema fixo é, como o nome indica, a fixidez do local da lesão. Seu mecanismo é alérgico, mas ainda não totalmente esclarecido; trata-se, provavelmente, de vasculite. O teste de contato (*patch test*) feito com a substância causal, posteriormente, no local da lesão, é positivo em cerca de 43% dos casos. Caso negativo, esse teste não tem poder para excluir o agente causal.

A patologia apresenta excelente correlação com a clínica. Nas fases agudas do processo, ocorre vacuolização de células da camada basal acompanhada de necrose de queratinócitos, ruptura da camada basal com consequente queda de pigmento melânico na derme, o qual será fagocitado por macrófagos teciduais (melanófagos), o que produz o tom azulado da lesão e a vasodilatação, o eritema. A sequência de sucessivos surtos leva a um maior acúmulo de melanófagos na derme sem o componente vascular, sobretudo quando longe de algum período de reexposição (ver no Capítulo 6, item *Glossário de dermatopatologia*, a definição de vacuolização da camada basal).

O prognóstico da reação é excelente e o quadro tende a se resolver dias após descontinuação da substância causadora. A hipercromia residual pode perdurar por meses ou mesmo anos.

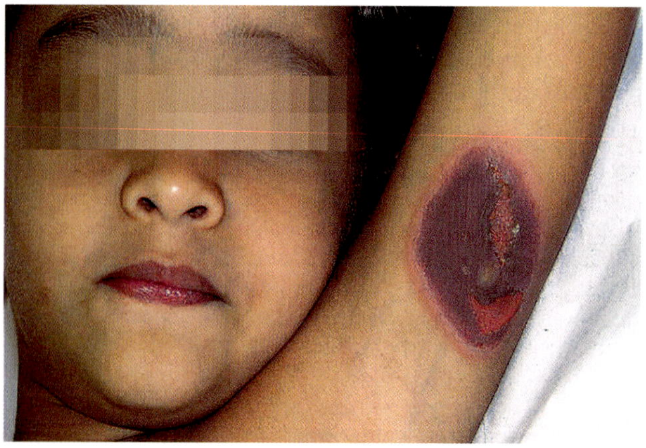

Figura 20.4 Eritema pigmentar fixo bolhoso por dipirona. (Cortesia do Dr. Paulo S. Emerich.)

Urticária

A erupção urticariforme é caracterizada pelo aparecimento de pápulas e placas eritematosas, infiltradas, associadas a prurido intenso (Figura 20.5; ver também Figura 19.1, no Capítulo 19). O caráter transitório é característico e as lesões individuais tendem a desaparecer em menos de 24 h. Pode ser uma das diversas manifestações das RMA, mais comumente, por hipersensibilidade mediada por IgE, por ação direta nos mastócitos ou por complexos imunes circulantes. A condição pode estar associada a quadros mais graves, como angioedema e anafilaxia. A duração individual das lesões por mais de 24 h, dor ou intensa queimação local devem chamar atenção para hipótese diagnóstica de vasculite urticariforme (ver Capítulo 37). A urticária induzida por fármacos ocorre após curto período da exposição ao agente causal, diferentemente da maioria das RMA originadas da imunidade celular, as quais se iniciam, no mínimo, uma semana após a exposição.

Tanto na sua forma aguda como na crônica, a urticária, inclusive com sintomatologia sistêmica, pode ser produzida por medicamentos como penicilina, estreptomicina, tetraciclina, fenotiazinas, nitrofuronas, brometos, barbitúricos e outros. O tratamento deve ser feito pela retirada do agente causal, anti-histamínicos e cursos de corticosteroides. O omalizumabe tem demonstrado bons resultados nas diversas formas de urticária crônica (ver Capítulo 91, item *Omalizumabe*).

Eczema de contato

É uma erupção eritematovesiculosa, pruriginosa, circunscrita à área de contato do remédio; decorre de um mecanismo de hipersensibilidade tardia. As medicações agem como haptenos (antígenos incompletos) e, portanto, só passam a alergizar quando se conjugam a proteínas da própria pele do paciente que se expôs previamente ao remédio (no mínimo com 8 a 10 dias de antecedência); assim, podem então, como antígeno completo, sensibilizar o linfócito T. O diagnóstico de certeza é feito pelo *teste de contato*, isto é, a aposição da substância à pele em um quadrado de alguns milímetros, pelo prazo de 48 horas. A resposta positiva é dada pelo *minieczema*, ou seja, pela reação eritematovesiculosa, no local do teste.

É digno de nota o que costumamos designar como *morfotopografia*, quando a lesão é reproduzida com a forma e a localização do contatante. Assim, há a morfotopografia *em lágrimas*, nos casos de eczemas de contato aos colírios; a morfotopografia do eczema de contato *escorrido*, quando o contatante é líquido; o eczema de contato em *pulseira*; e outros tipos de morfotopografia que orientam o diagnóstico do contatante (ver *erupção medicamentosa simétrica exantemática intertriginosa ou síndrome do babuíno* no Capítulo 17, item *Dermatite de contato alérgica*).

Atrofia

Ocorre, sobretudo, em consequência do uso de corticosteroides fluorados tópicos; estrias atróficas, principalmente de localização na região inguinocrural, são relativamente comuns, em decorrência do acréscimo de corticosteroides aos antimicóticos locais, com uso recorrente (ver Figura 31.7, no Capítulo 31). Corticoterapia sistêmica de longa duração leva, muitas vezes, a estrias generalizadas (ver Capítulo 31, item *Estrias*).

Erupções acneiformes

As erupções acneiformes são apresentações clínicas que mimetizam a acne vulgar. Medicações tópicas e sistêmicas podem estar envolvidas e devem ser identificadas pelo aparecimento súbito de inúmeras pápulas, pústulas ou cistos de aspecto monomórfico, ausência de comedões, idade e acometimento de áreas atípicas para a acne vulgar.

Certos medicamentos tópicos com veículo oleoso ou contendo substâncias comedogênicas (enxofre, corticosteroide), por oclusão, podem provocar lesões acneicas que desaparecem com o seu desuso. Medicamentos orais, como iodetos, brometos, fluconazol, cianocobalamina, ciclosporina, corticosteroides, tacrolimo, inibidores da JAK etc. são acnegênicos, apresentando efeito tóxico direto sobre o folículo piloso.

Os inibidores do fator de crescimento epidérmico (utilizados no tratamento de neoplasias, sobretudo, metastáticas e leucemias) são também causa de erupção acneiforme, inclusive, de modo interessante, a erupção acneiforme é considerada um marcador de efetividade desses medicamentos. Nesses casos, o quadro pode ser acompanhado de prurido, ardor e, por vezes, resultar em infecção secundária (ver item *Reações cutâneas por inibidores do EGFR e inibidores de multiquinases*, adiante).

Fotonicólise

Pode ocorrer em indivíduos que, em uso de determinados medicamentos, expõem-se ao sol. Em geral há dor, seguindo-se o descolamento da lâmina ungueal cerca de 10 dias após a exposição; há também descoloração. As tetraciclinas são os agentes causais mais frequentes; o mecanismo é fototóxico (Figura 20.6). Outras substâncias causais são: antineoplásicos (em especial paclitaxel – classe taxanos), quinolonas, AINEs, psoralenos etc.

Discromia

Pode ocorrer com o uso de hidroquinona e derivados nos casos de melasma; em certos pacientes, ocorre despigmentação permanente "em confete"; por outro lado, seu uso continuado pode levar a hiperpigmentação decorrente de ocronose exógena.

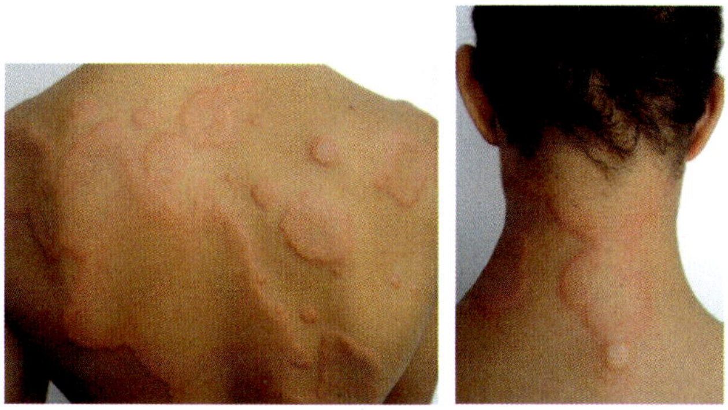

Figura 20.5 Urticária.

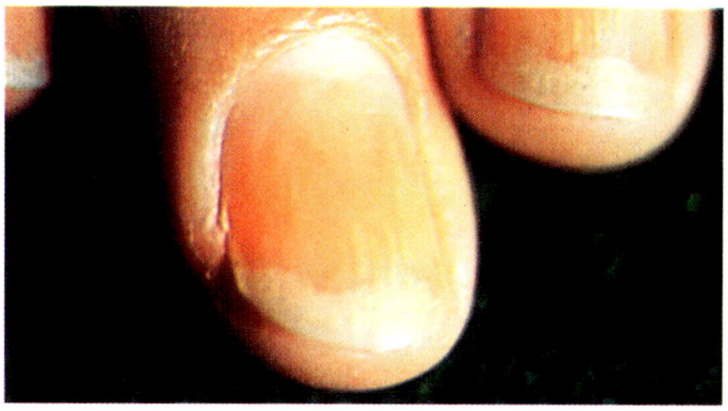

Figura 20.6 Fotonicólise por doxiciclina – primeiros dias.

A quinina pode provocar hiperpigmentação na região pré-tibial e palato, e a clofazimina, pigmentação difusa transitória de tonalidade alaranjada. Tetraciclinas causam hiperpigmentação permanente nos dentes do concepto, quando administradas a gestantes, ou das crianças de até 10 anos. A amiodarona, rica em iodo, liga-se à lipofucsina, gerando uma pigmentação azul-acinzentada principalmente na face, que é infrequente (ver Figura 5.5, no Capítulo 5). Inúmeros agentes antineoplásicos resultam em hipercromias, com destaque à melanoniquia adquirida. Outros fármacos, menos comumente, também podem provocar discromia, a exemplo dos AINE (Figura 20.7).

Pustulose exantemática generalizada aguda

Para saber mais sobre pustulose exantemática generalizada aguda (AGEP, do inglês *acute generalized exanthematic pustulosis*), ver Capítulo 24.

Necrose cutânea induzida por anticoagulantes

Heparina, inclusive as de baixo peso molecular, e cumarínicos podem induzir estados de hipercoagulabilidade, resultando em infarto vascular e necrose cutânea acompanhada de inflamação, que pode ser mínima. A clínica é semelhante e se caracteriza por placas eritematosas e dolorosas que evoluem para bolhas hemorrágicas, ulceração e necrose. Quando causada por cumarínicos, tem localização preferencial nas áreas ricas em panículo adiposo (mamas, nádegas e coxas). Em geral, surge entre 3 e 5 dias do início do tratamento, ao passo que a causada pela heparina geralmente ocorre após 5 a 10 dias. Não é incomum que a causada por heparina ocorra nas áreas das injeções ou próximas, porém é raro quando a distância ou generalizada.

A patogenia é distinta entre ambos os fármacos. A causada pela heparina parece estar relacionada com a agregação plaquetária, com diminuição da contagem de plaquetas e demais testes de coagulação normais. A causada pelos cumarínicos parece ocorrer, com maior frequência, em pacientes com deficiência da proteína C ou, ainda mais frequentemente, da proteína S. Essas proteínas são consumidas antes que o efeito anticoagulante pleno seja alcançado, podendo gerar eventos tromboembólicos.

O tratamento consiste em suspender o anticoagulante; quando a necrose é causada por heparina, devem-se administrar antiagregantes plaquetários e cumarínicos. Quando causada por cumarínicos, devem-se administrar heparina e vitamina K. O tratamento é de suporte e controle da dor, e a resolução se dá em poucas semanas.

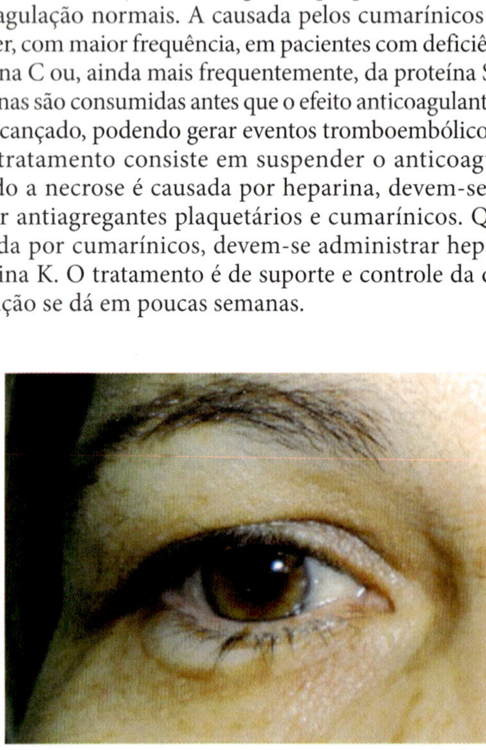

Figura 20.7 Hipopigmentação da pálpebra inferior por uso de colírio com diclofenaco. O exame histopatológico demonstrou queratinócitos necróticos e eosinofilia. A suspensão do medicamento levou à resolução do quadro.

Reações liquenoides

Ver Capítulo 16, item *Erupção liquenoide*.

Alopecia

Ver Capítulo 62, item *Alopecias difusas não cicatriciais*.

Ictiose adquirida

Ver Capítulo 63, item *Dermatoses paraneoplásicas*.

Hidradenite écrina neutrofílica

Ver Capítulo 59.

Síndrome de Stevens-Johnson e necrólise epidérmica tóxica

Entendidas, por muitos anos, como entidades distintas, a SJS e a NET são atualmente consideradas espectros opostos de uma mesma doença denominada "necrólise epidérmica". Quando o descolamento epidérmico for < 10% da superfície corporal (SC), os pacientes são classificados como SJS; > 30% da SC, como NET; e entre 10 e 30% da SC, como formas transicionais (SJS/NET). São caracterizadas por necrose de queratinócitos, que resultam no descolamento da epiderme, acometimento mucoso (uretrite, estomatite, balanite, vulvovaginite, conjuntivite, uveíte e até mesmo pan-oftalmia com cegueira subsequente) e por sintomas gerais, como febre, mialgias e artralgias (ver Capítulo 18, item *Eritema multiforme*). O acometimento orofaringeolaringeo ocorre nos quadros mais extensos, podendo deixar também sinéquias. O acometimento oftálmico é a sequela crônica mais frequente. Tanto a SJS quanto a NET ocorrem mais frequentemente em mulheres.

A maioria dos casos é causada por fármacos, principalmente os betalactâmicos, os anticonvulsivantes aromáticos, as sulfonamidas, o alopurinol e os AINEs. Predisposição genética pode aumentar a chance dessa interação. Alguns antígenos leucocitários humanos (HLA – *human leukocyte antigens*) já foram relacionados com a maior predisposição para SJS/NET após contato com determinadas substâncias. Como exemplos, podemos citar o HLA-B*1502 associado ao uso de carbamazepina e sulfas, HLA-B*3801 à lamotrigina, HLA-B*5901 à metazolamida, HLA-B*7301 aos AINEs da categoria dos oxicans e HLA-B*3802 ao sulfametoxazol. Em cerca de 15 a 30% dos casos não se confirma a etiologia.

A possibilidade de associação com etiologia infecciosa deve ser considerada, principalmente em casos de lesões que mimetizem o eritema polimorfo, o que justifica a classificação controversa da SJS como eritema multiforme *major*. Em cerca de 15% dos casos não é possível relacioná-la a medicamentos. *Mycoplasma pneumoniae* (MP) é o principal agente relacionado (3%) dos casos. Outras etiologias infecciosas são citomegalovírus, clamídia, enterovírus, hepatite, dengue, vacinas, entre outros. Quando de natureza infecciosa, o quadro clínico em tudo se assemelha, no entanto, felizmente, a evolução clínica é mais favorável. Canavan *et al.* propuseram o termo, como entidade distinta, "mucosite e *rash Mycoplasma*-induzida", que ocorre mais em crianças; é controversa a sua existência.

O mecanismo desencadeador inicial parece ser mediado por linfócitos citotóxicos, que, por meio das linfocinas IL-6, IL-10 e do fator de necrose tumoral-alfa (TNF-α), induziriam à apoptose maciça pela ativação dos receptores *Fas*,* possivelmente devido a modificações em proteínas de complexos de histocompatibilidade maiores tipo I por ligação não covalente da substância desencadeante a antígenos leucocitários humanos (HLA) específicos, levando à ativação de células T $CD8^+$. Haveria ainda uma interação com o aumento exagerado na quantidade de óxido nítrico e da óxido nítrico sintetase produzidos nos queratinócitos que, por sua vez, foram estimulados pelo aumento do TNF-α e do interferon-α, produzidos a partir dos linfócitos T ativados.

Além das localizações mucosas, pode-se ter comprometimento grave de outros órgãos (pneumonites, necrose tubular aguda etc.), levando à morte, na maioria das vezes, em decorrência de sepse devido ao extenso acometimento cutâneo. Entre as substâncias desencadeadoras clássicas do quadro, citam-se: sulfas, penicilinas, pirazolonas, barbitúricos, hidantoína, alopurinol e dipirona. Uma nova classe de medicamentos antineoplásicos (terapia anti-PD-1/PD-L1) somou-se à etiologia, embora a polifarmácia utilizada nos pacientes submetidos a essa terapia dificulte a certeza etiológica.

A NET consiste em quadro grave sistematizado por Lyell e caracterizado por erupção generalizada (Figura 20.8), com bolhas extensas rasas e vastas áreas de necrose epidérmica, lembrando um grande queimado; o estado geral é grave, podendo ir ao êxito letal (Figuras 20.9 e 20.10). São substâncias desencadeadoras desse quadro: alopurinol, sulfas, pirazolona, barbitúricos, penicilinas, cefalosporinas, paracetamol, aminopirina, salicilatos e outros. Por se tratar de um quadro potencialmente fatal, o diagnóstico deve ser feito prontamente e a diferenciação se faz necessária, principalmente em crianças com suspeita de síndrome da pele escaldada estafilocócica (SSSS) (Quadro 20.1). Em geral, surge cerca de 5 a 28 dias de iniciada a medicação desencadeadora, com pico após 5 a 7 dias, desde que esta seja interrompida imediatamente.

**Fas* = também conhecido como CD95 ou APO-1, é uma glicoproteína transmembrana expressa em várias células que, ao reagir com o seu ligante natural, induz a apoptose dessas células (ver Capítulo 1, item *Apoptose e pele*).

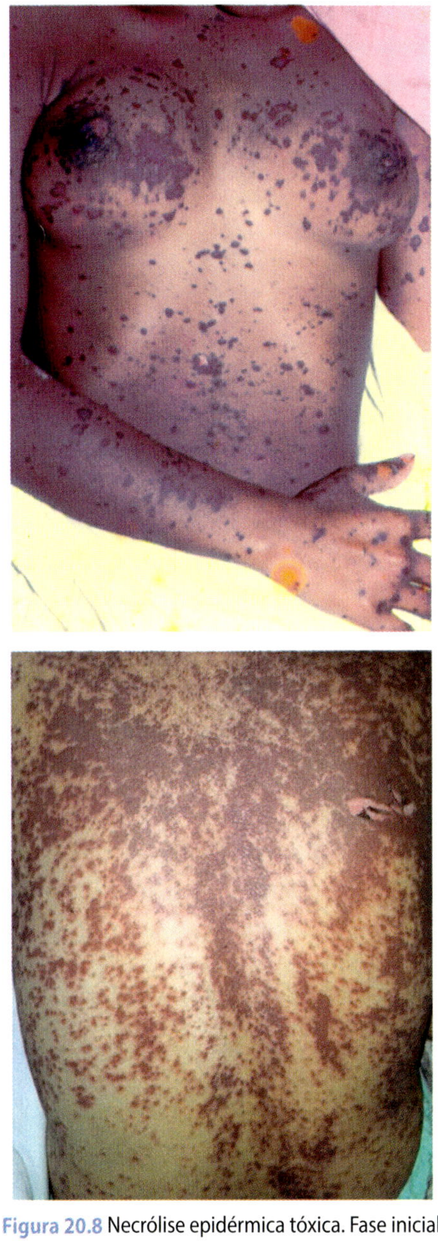

Figura 20.8 Necrólise epidérmica tóxica. Fase inicial.

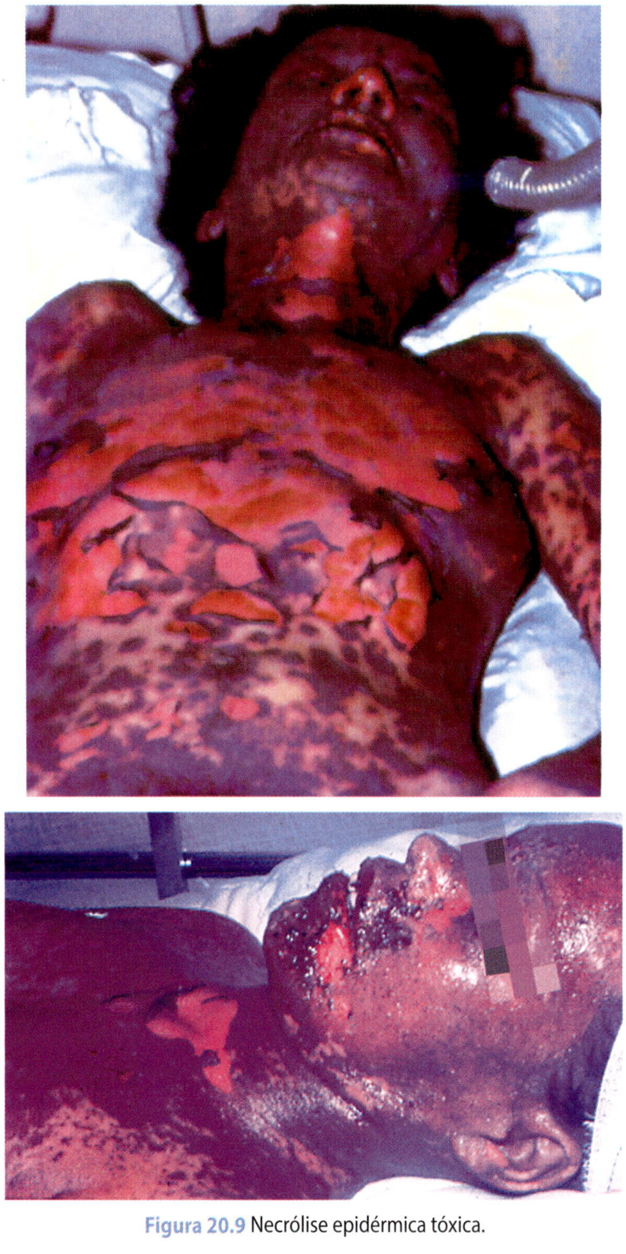

Figura 20.9 Necrólise epidérmica tóxica.

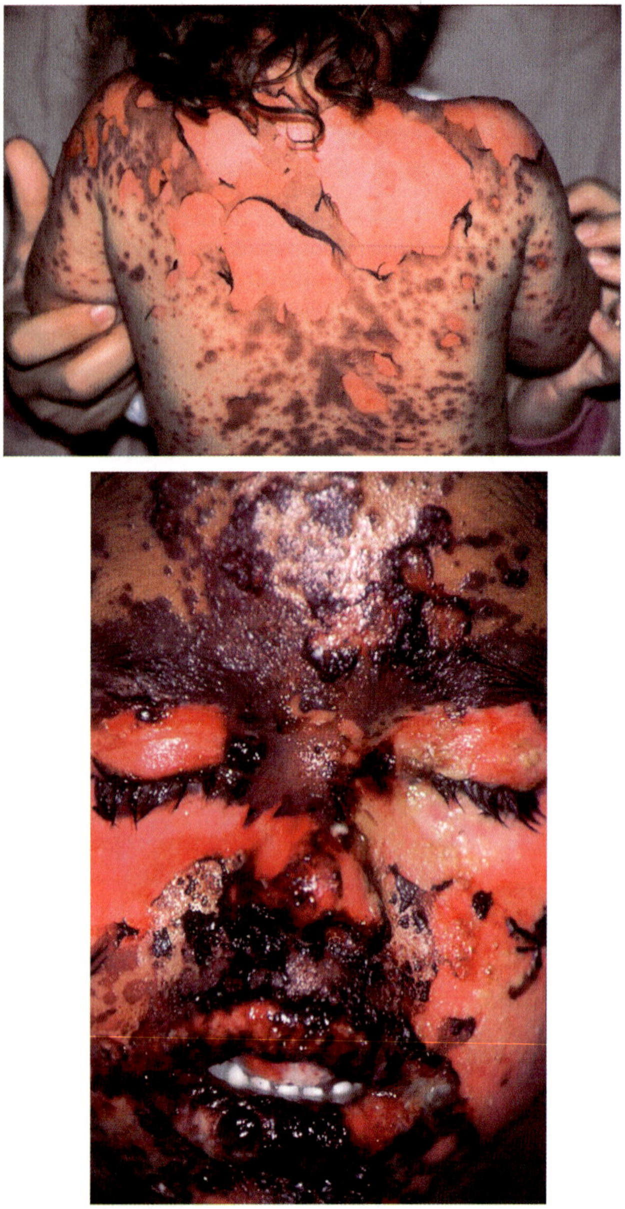

Figura 20.10 Necrólise epidérmica tóxica. (Cortesia do Dr. Paulo S. Emerich.)

Quadro 20.1 Diferenças entre síndrome da pele escaldada estafilocócica (SSSS) e necrólise epidérmica tóxica (NET).

	SSSS	NET
Etiologia	Esfoliativa (toxina) do *S. aureus* grupo II, fagótipo 71	Fármacos e soros
Idade preferencial	Crianças	Adultos
Clivagem histológica	Intraepidérmica	Subepidérmica
Sinal de Nikolsky	Positivo, inclusive em pele aparentemente sã	Positivo, apenas na pele comprometida
Curso e prognóstico	Breve (4 dias) Bom, se tratado	Protraído (15 dias) Grave
Tratamento	Antibióticos e cuidados hidreletrolíticos	Imunoglobulina e cuidados hidreletrolíticos

Fatores de risco acrescentam 1 ponto quando presentes	
Descolamento da superfície corporal > 10%	
Neoplasia FC ≥ 120 bpm Idade > 40 anos	Ureia > 28 mg/dL Glicemia > 252 mg/dL Bicarbonato < 20 mEq/L
SCORTEN	Letalidade (%)
0 a 1	3,2
2	12,1
3	35,8
4	58,3
≥ 5	90

FC = frequência cardíaca.
Convém chamar a atenção para o fato de que a SSSS está relacionada no capítulo que trata das piodermites e da NET e é considerada, por alguns, como uma forma grave de Stevens-Johnson (ver Capítulos 41 e 18, respectivamente).

Fatores prognósticos devem ser sempre avaliados, o que facilita a adoção das medidas necessárias. O escore de gravidade SCORTEN (***SCOR**e of **T**oxic **E**pidermal **N**ecrosis*) considera o descolamento da epiderme > 10%, idade > 40 anos, presença ou ausência de neoplasias, frequência cardíaca > 120 bpm, dosagem da ureia > 28 mg/dL, glicemia > 252 mg/dL e bicarbonato sérico < 20 mg/dL como fatores intimamente relacionados com a mortalidade e morbidade dos pacientes acometidos. Essas características devem ser identificadas assim que possível e consideradas no manejo do paciente e na decisão por terapia intensiva. Também é aplicável à SSJ e a grandes queimados. De maneira geral, a taxa de mortalidade é de cerca de 10% na STJ, 30% na STJ-NET e 50% na NET.

De forma questionável, foi proposto o acrônimo PIRME (***p**rogressive **i**mmunotherapy-**r**elated **m**ucocutaneous **e**ruption*) para definir um quadro clínico e histopatológico idêntico ao de SSJ/NET induzido por inibidores de *checkpoint* imunológico decorrente da terapia anti-PD-1/PD-L1, empregada no tratamento de neoplasias metastáticas, inclusive melanoma, com as seguintes diferenças: progressão lenta com apresentação morfológica inicial leve, raro acometimento ocular, evolução clínica favorável com boa resposta ao tratamento (ver mais adiante terapia-alvo).

Cuidados gerais e medidas de suporte são fundamentais para que o paciente sobreviva aos quadros mais graves. A corticoterapia sistêmica (até mesmo na forma de pulso) é controversa, pois, em alguns casos, aumentou as taxas de infecção secundária e sepse, mas, em alguns casos, se introduzida logo no início, favorece melhor evolução. Revisão da literatura com metanálise mostrou que a corticoterapia sistêmica associada à imunoglobulina humana (por conter naturalmente anticorpos contra o receptor *Fas*) na dose de 0,75 a 1 mg/kg/dia, por 4 dias ou mais, é superior às demais terapias. Além disso, recente publicação mostrou uma ótima resposta da NET com uma única aplicação subcutânea de 50 mg de etanercepte, bem como o uso da ciclosporina é, talvez, a mais efetiva.

Publicações recentes sugerem que hemodiálise pode ser de valia por remover do sangue o medicamento desencadeador e/ou seus metabólitos em velocidade muito superior ao espontaneamente esperado para substâncias como alopurinol (39%/4%; 4 h de diálise), ácido acetilsalicílico (70%/2,1%; 12 h), fenitoína e sulfametoxazol-trimetoprima (57%/44%; 4 h). Medicamentos como carbamazepina, lamotrigina, fenitoína e valproato no sangue são muito conjugados a proteínas e, portanto, está indicado o emprego de diálise de alto fluxo. A NET pode ser considerada uma reação de hipersensibilidade do tipo IV dose e tempo-dependente.

Farmacodermias miméticas de quadros clínicos importantes

A seguir, são destacados alguns quadros, como: erupção exantemática, lúpus induzido por drogas (LID), dermatomiosite-símile, eritrodermia esfoliativa, púrpuras, vasculites, doença do soro, choque anafilático, erupções vesicobolhosas, iododerma/bromoderma, eritemas multiforme e nodoso, síndrome de hipersensibilidade a fármaco (SHF), fotodermatites, porfiria, pênfigo e psoríase.

Erupção exantemática

A erupção morbiliforme por fármacos é considerada a mais frequente forma de apresentação clínica das RMA. Pode apresentar-se como uma farmacodermia distinta ou preceder e evoluir para casos mais graves, como NET e síndrome de hipersensibilidade sistêmica. Consiste no aparecimento de máculas e pápulas eritematosas, por vezes urticariformes, frequentemente simétricas e generalizadas. A manifestação tende a poupar mucosas e ocorre entre a 1ª e a 8ª semana da exposição primária à substância, sendo mais precoce na reexposição, 1 a 2 dias.

A erupção exantemática assume papel importante em pacientes internados que recebem polimedicação, por manifestar-se com elevada frequência. Na faixa pediátrica, a reação é importante, uma vez que faz diagnóstico diferencial e pode ser exacerbada por infecções virais. Além da eosinofilia periférica, reações sorológicas específicas ajudam na identificação da etiologia do quadro clínico, com o auxílio da anamnese. Determinadas substâncias podem reproduzir fielmente o quadro objetivo das doenças exantemáticas; ocorrem, desse modo, as erupções escarlatiniforme e morbiliforme, inclusive acompanhadas de febre, artralgias e cefaleia, produzidas pelo uso de alguns medicamentos, como sulfas, analgésicos, derivados de pirazolona, antibióticos, tioureia, tranquilizantes e outros.

A ampicilina é uma das principais causas de erupção morbiliforme. Ocorre em cerca de 80% quando empregada em pacientes com mononucleose infecciosa (MI), cerca de 7 dias do início da terapia ou concomitante ao uso do alopurinol. Outros antibióticos também causam essa erupção no contexto da MI, como amoxicilina, outros betalactâmicos (inclusive cefalosporinas, sobretudo as mais antigas), vancomicina, eritromicina, fluorquinolonas, tetraciclinas e sulfametoxazol/trimetoprima.

A incidência de erupção maculopapular é de cerca de 50% nos pacientes em uso de terapia anti-CTLA-4 (ipilumabe) e de 20% nos pacientes em uso de terapia anti-PD-1/PD-L1 (nivolumabe e pembrolizumabe), empregadas no tratamento de neoplasias metastáticas, inclusive melanoma.

Lúpus induzido por drogas

Certos fármacos desencadeiam quadros clínico, patológico e sorológico praticamente idênticos ao do lúpus eritematoso. O LID também pode ser classificado como crônico, subagudo ou agudo. A forma crônica é rara e pode apresentar-se com lesões discoides ou túmidas; a subaguda é a forma relatada mais comum e apresenta-se de forma clínica e imunológica semelhante à forma idiopática; já o lúpus sistêmico fármaco-induzido apresenta-se com intensidade mais branda em comparação ao quadro idiopático, e, por vezes, não completa os critérios diagnósticos definidos. Inicia-se após exposição prolongada e contínua ao agente causal e acomete faixa etária mais avançada. O envolvimento do sistema nervoso central (SNC) e renal é menos frequente. Células LE e FAN são positivas. A presença de anticorpos anti-histona é característica, embora possa ser também positivo contra DNA de cadeia única e contra ribonucleoproteínas. Ao contrário do que ocorre no lúpus sistêmico idiopático, o anticorpo antiduplo DNA é excepcionalmente positivo. Entre as substâncias desencadeadoras desses quadros, destacam-se: procainamida, hidralazina, quinidina, isoniazida, metildopa, griseofulvina, sulfas, difenil-hidantoína, penicilina, reserpina, fenilbutazona, procainamida, bloqueadores de TNF-α etc. Recentemente, tem sido descrita como causa ou agravante a terapia anti-PD-1, com nivolumabe e pembrolizumabe, empregada no tratamento do melanoma metastático. Em geral, está relacionado com a acetilação lenta da substância. O quadro tende a resolver-se após suspensão do uso do fármaco (ver Capítulo 64, item *Lúpus induzido por drogas*).

Dermatomiosite-símile/esclerodermia

A exposição a certas substâncias pode cursar com condição que mimetiza a dermatomiosite. Na maioria dos quadros, o envolvimento é exclusivamente cutâneo com pápulas de Gottron ou heliótropo, por exemplo. Menos comumente ocorre acometimento musculoesquelético, com elevação das enzimas musculares. São descritos o desencadeamento pela hidroxiureia (50% dos casos), a vacinação com BCG, o etoposídeo, a ciclofosfamida, assim como D-penicilamina e alguns antilipêmicos (estatina e fibrato), entre outros.

Alguns medicamentos ou substâncias químicas causam lesões esclerodermiformes, como: bleomicina, cisplatina, pentazocina, vitamina K_1, bromocriptina, cocaína, resinas de epóxi, cloreto de vinil, solventes e inseticidas (ver Capítulo 64, item *Dermatomiosite/polimiosite*).

Eritrodermia esfoliativa

Caracteriza-se por erupção universal, isto é, acomete mais de 75% de todo o tegumento, eritematoescamosa, com prurido intenso; além da descamação abundante, há comprometimento das unhas e certo grau de alopecia e adenopatia discreta, porém generalizada; o quadro é crônico, com fases exsudativas às vezes intensas, levando a desequilíbrios hidrossalinos e oncóticos. Além de outras etiologias, os fármacos podem produzir eritrodermias por mecanismos provavelmente alérgicos, porém ainda não determinados com precisão; se, em alguns casos, o interrupção do uso dos fármacos determina o término com o quadro patológico, em outros, entretanto, a doença permanece, às vezes, por anos; na experiência dos autores, já foi observado um caso relacionado com ouro (na época em que era usado na terapêutica da tuberculose), no qual o paciente manteve-se com eritrodermia vários anos após a supressão da substância. Entre as substâncias produtoras das eritrodermias, destacam-se: cloroquina, nitrofuronas, ácido paraminossalicílico, fenilbutazona, sulfas, barbitúricos etc. (ver Capítulo 15, item *Eritrodermia esfoliativa*). O uso do dupilumabe pode ser uma boa opção, principalmente em casos em que lesões eczematosas são detectadas, assim como eosinofilia periférica.

Púrpuras

São erupções circunscritas ou generalizadas, limitadas, às vezes, à pele e/ou às mucosas, acometendo, outras vezes, diferentes órgãos, como articulações, rins, pulmões, coração, intestinos e outros. Têm como característica comum as petéquias (lesões purpúricas puntiformes); seus tipos clínicos são muito variados, assim como sua patogênese. Quando desencadeadas por fármacos, o mecanismo pode variar até para uma mesma substância. Assim, algumas substâncias combinam-se com as plaquetas, o que origina a formação de anticorpos antiplaquetários, levando à púrpura trombocitopênica. Em outros casos, a patologia instala-se nos vasos, produzindo-se púrpura por deposição de imunocomplexos, como ocorre com a púrpura anafilactoide de Henoch-Schönlein causada por quinina, penicilina, ácido acetilsalicílico e outros. É possível afirmar que praticamente totalidade das púrpuras palpáveis é decorrente de vasculite leucocitoclástica (ver Capítulo 36).

Vasculites

São erupções decorrentes do comprometimento da parede dos vasos por processo de hipersensibilidade, em geral do tipo de imunocomplexos circulantes. Terapias medicamentosas são descritas como potenciais causadores de vasculites e vasculopatias. Tendem a se manifestar clinicamente como púrpura palpável, resultante de uma vasculite leucocitoclástica e são reconhecidas pelo acometimento de médio e pequenos vasos. Quadros de vasculopatia puramente linfocítica também são descritos. A vasculite por fármacos pode ser ANCA-positiva, o que pode dificultar o diagnóstico diferencial com certas vasculites.

Sem entrar na descrição clínica de todas as formas de vasculite, chama-se a atenção para um sinal frequente de progressão da doença – a necrose (*escara*); na realidade, pápulas eritematosas, bolhas, nódulos eritematosos, úlceras, púrpuras e outras lesões podem ocorrer nas vasculites, com as mais variadas localizações. Em casos de vasculites ditas idiopáticas, sobretudo nas granulomatosas e ANCA-positivas (Wegener, Churg-Strauss, poliangiite microscópica e outras), há comprometimento visceral importante (pneumonite, nefrites, cardite etc.). Vale salientar o papel de determinados fármacos, como penicilinas, sulfonamidas, iodetos etc. (ver Capítulo 37).

Doença do soro

Caracteriza-se por urticária, artralgia, febre, mal-estar, linfadenopatia generalizada decorrente da hipersensibilidade por imunocomplexos. Entre as substâncias causadoras figuram os imunossoros e a penicilina. Pode ser diferenciada da doença do sorossímile pelo consumo de C_3 e C_4 (ver Capítulo 2).

Choque anafilático

A urticária com edema de glote, hipotensão, sudorese e hipotermia leva, às vezes, à morte; sua etiopatogenia enquadra-se como uma anafilaxia.

Em outras circunstâncias, pode haver formação de imunocomplexos à custa da antigenemia de certos medicamentos, como os imunossoros, ou à custa da ligação de outros medicamentos haptênicos com proteínas, passando, então, a provocar a formação de anticorpos. Dessa maneira, podem ser registrados o eritema nodoso, as angiites, a urticária e outros (ver Capítulos 2 e 19).

Erupções vesicobolhosas

Podem ter aspecto bizarro, assemelhando-se a pênfigo, penfigoide e dermatite polimorfa de Duhring e Brocq. São exemplos de substâncias desencadeadoras do quadro: iodetos, brometos, fenolftaleína, salicilatos, mercuriais, penicilina, captopril, D-penicilamina, sulfas, gliptinas etc. (Figura 20.11).

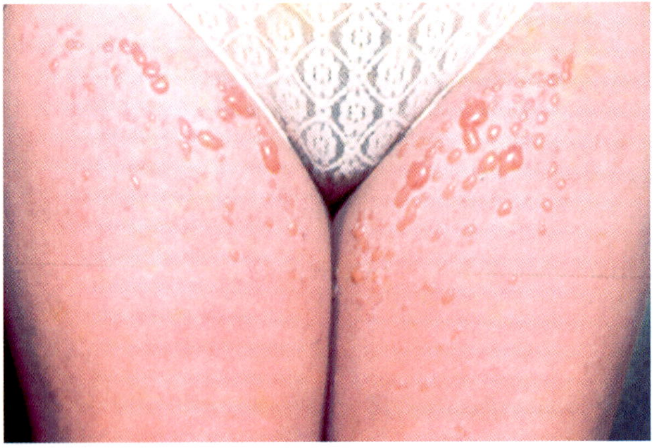

Figura 20.11 Erupção bolhosa por sulfa.

Iododerma/bromoderma (halogenodermas)

São erupções peculiares e raras causadas essencialmente pelo iodo e pelo bromo, sendo o flúor excepcionalmente capaz de desencadeá-las; fazem parte do grupamento químico denominado *halogênio*.

O *iododerma*, que é bem mais frequente que o *bromoderma*, é um quadro clínico que se desenvolve após exposição a compostos que contêm iodo e iodetos pela via oral, parenteral e, mais raramente, tópica. Os iodetos são usados contra a radiação, em tireoidopatias, como expectorantes; a solução saturada de iodeto de potássio é usada no tratamento de esporotricose, síndrome de Sweet, eritema nodoso etc. (ver Capítulo 85).

Causas adicionais de iododerma incluem uso de amiodarona, ingestão de iodetos, limpeza de feridas com iodopovidona, exposição a contrastes iodados e frutos do mar. O bromo é encontrado em sedativos e outros medicamentos.

As manifestações clínicas mais comuns são erupção acneiforme (Figura 20.12), urticária vasculite e lesões pustulosas; menos frequentemente ocorrem placas por vezes vegetantes, úlceras e até bolhas (Figuras 20.13 e 20.14). Entretanto, as lesões mais comuns são as erupções pustulosas ou papulopustulosas com predileção por áreas da pele com alta concentração de glândulas sebáceas, como face e tronco; o ioderma acomete principalmente as dobras, inclusive o umbigo.

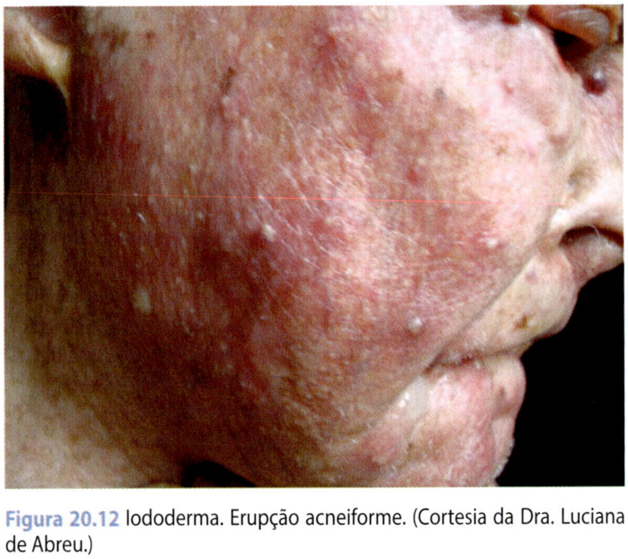

Figura 20.12 Iododerma. Erupção acneiforme. (Cortesia da Dra. Luciana de Abreu.)

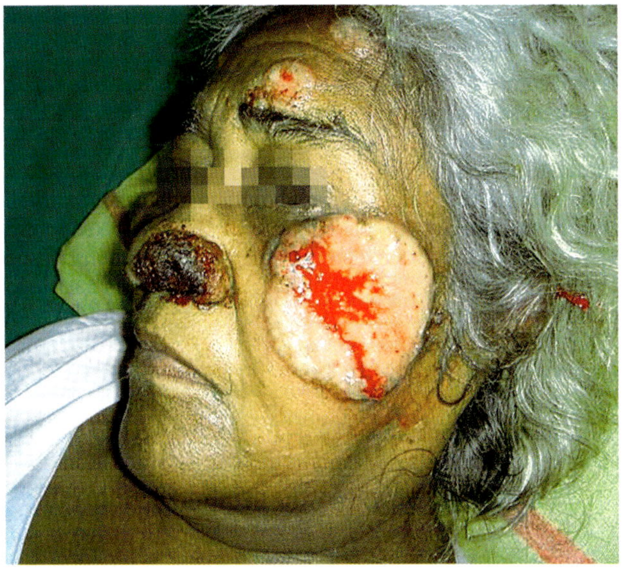

Figura 20.13 Iododerma. Lesões ulcerovegetante e bulonecróticas. (Cortesia da Dra. Eloisa L. Ayres.)

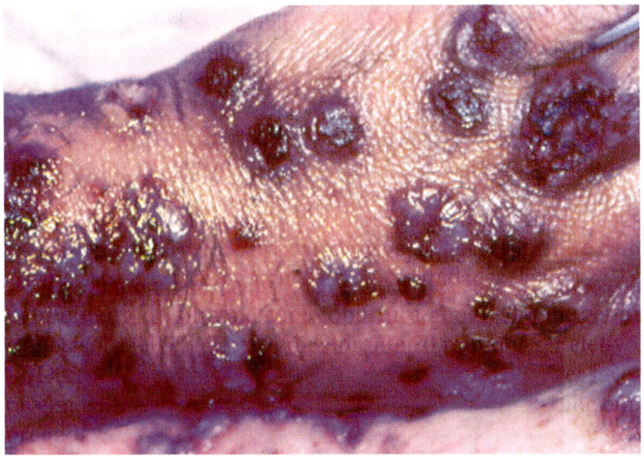

Figura 20.14 Bromoderma. Lesões bulonecróticas.

Mais caracteristicamente as placas são mais vegetantes no *bromoderma*, enquanto no *iododerma* são mais bulonecróticas, podendo vir acompanhadas de sintomatologia geral e, inclusive, de infiltrados pulmonares ricos em eosinófilos. Podem ser localizadas ou generalizadas.

Halogenodermas fazem diagnóstico diferencial com foliculite, paracoccidioidomicose, pioderma gangrenoso, síndrome de Sweet e pênfigo vegetante e podem persistir por semanas após descontinuação do fármaco em função da taxa de eliminação lenta de iodetos e brometos. A erupção aparece alguns dias após readministração do halogênio em indivíduos sensibilizados. A insuficiência renal aguda ou crônica é importante fator de risco para desenvolvimento dessas reações.

Além disso, a patologia é sugestiva e há exocitose de neutrófilos com eventuais coleções de neutrófilos e de eosinófilos tanto intraepiteliais quanto na derme; nas lesões mais duradouras ou vegetantes ocorre papilomatose.

O prognóstico é bom. O tratamento consiste em afastar o halogênio desencadeador e, na maioria das vezes, administração de corticosteroide sistêmico (ver *Brometos* e *Iodeto*, no boxe *Relação entre medicamentos e tipos eruptivos*, no final deste capítulo).

Eritemas multiforme e nodoso

Entre as causas dessas manifestações (Figuras 20.15 e 20.16) destacam-se os fármacos; uma anamnese bem conduzida pode revelar a etiologia medicamentosa; distinguem-se as sulfas, a penicilina, as fenotiazinas, a isoniazida, o ácido acetilsalicílico e outros (ver Capítulos 18 e 34, respectivamente). Embora bastante incomum a ocorrência concomitante de ambos, a hanseníase virchowiana em nosso meio é uma das causas mais frequentes, uma vez que o início do tratamento bactericida pode desencadear reações hansênicas.

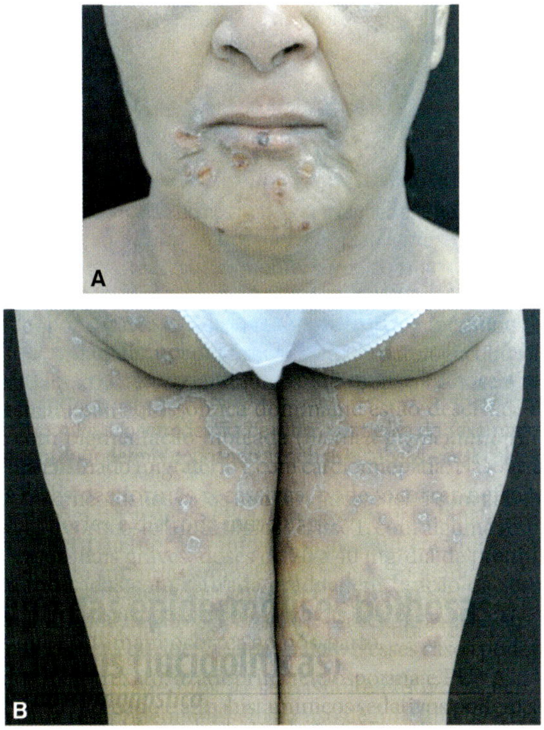

Figura 20.15 **A.** Evolução de lesões periorais de paciente com o eritema multiforme. **B.** Eritema multiforme.

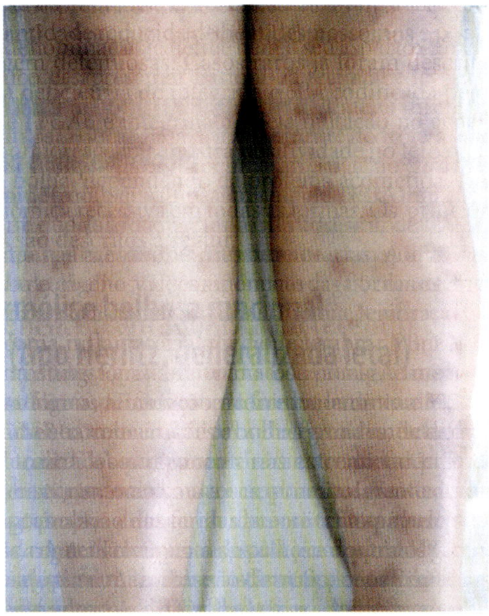

Figura 20.16 Eritema nodoso por contraceptivo oral.

Síndrome de hipersensibilidade a medicamentos

Representa um quadro de difícil reconhecimento, em parte pela grande variedade de denominações, como SHF, entre outros. É conhecida na literatura inglesa pelo acrônimo *DRESS* e caracteriza-se, em sua forma completa, por erupção cutânea eventualmente grave, linfadenopatia generalizada, hepatite, artralgia, febre e eosinofilia não só no sangue periférico, mas também como infiltrados em órgãos como pulmões, rins etc. (Figura 20.17).

Em geral, surge antes dos 2 primeiros meses de uso do medicamento. É mais frequente em negros e pode ser fatal em cerca de 10 a 20% dos casos.

Há uma tendência a subdividi-la em duas formas. A primeira, já descrita anteriormente, e a segunda, de início mais tardio, baseia-se na presença de linfócitos atípicos nas lesões sobretudo cutâneas, que podem ser pápulas, placas e nódulos. Nesse caso, a patologia das lesões cutâneas é indistinguível daquela da micose fungoide, assim como a do gânglio dos linfomas, daí ser incluída entre as causas de pseudolinfoma.

A erupção cutânea pode ser morbiliforme, descamativa e evoluir para eritrodermia, infiltração, bolhas superficiais sem necrose (o que a diferenciaria da NET) ou mesmo purpúrica. A hepatite pode evoluir para insuficiência hepática com consequente óbito. A leucocitose pode atingir números maiores que 50.000/mm^3, com 40% de eosinófilos.

É tipicamente causada por anticonvulsivantes aromáticos como fenitoína, fenobarbital e carbamazepina, mas também por sulfonamidas. Outras substâncias eventualmente relacionadas são minociclina, talidomida, dipirona, ranitidina, alopurinol, indinavir, nevirapina, zalcitabina, inibidores de canal de cálcio etc. Estudos evidenciaram que na DRESS causada pela vancomicina e pelo alopurinol a mortalidade tende a ser mais alta. Atualmente reconhece-se uma possível associação das etiologias referidas à infecção pelos herpes-vírus humano tipos 6, 7, EBV e CMV com possível efeito sinérgico aos fármacos em pessoas com determinados HLA.

O pronto reconhecimento dessa síndrome se faz necessário, mas é extremamente difícil pelas já citadas gamas de denominações e heterogeneidade das formas de erupção cutânea. Alguns sistemas de classificação, como o sistema europeu RegiSCAR (***S**evere **C**utaneous **A**dverse **R**eactions*), podem auxiliar nessa classificação com base nos achados clínicos.

O tratamento consiste na pronta interrupção do fármaco envolvido, associado ao uso de corticosteroides sistêmicos (1 a 1,5 mg de prednisona ou equivalente), devendo ser mantido até absoluto controle da doença (4 a 6 semanas) antes de se iniciar uma redução lenta e gradual. Em caso de piora do quadro, deve-se considerar pulso de corticosteroide ou uso de imunoglobulina.

O processo de recuperação do paciente acometido é moroso e com frequentes exacerbações. Essa característica justifica suporte clínico rigoroso, essencial para o manejo dessa doença potencialmente fatal (ver Capítulo 55, item *Pseudolinfomas*).

Porfiria

Os vários tipos de porfiria podem ser desencadeados ou exacerbados pelo uso de alguns medicamentos, como barbitúricos, cloroquina, griseofulvina, sulfonamidas, estrógenos, tetraciclinas, voriconazol e outros. Desses, alguns são capazes também desencadear pseudoporfiria (ver Capítulo 65).

Pênfigo

Ver Capítulo 21.

Psoríase

Ver Capítulo 15.

Reação granulomatosa intersticial a medicamentos

Ver Capítulo 30.

Fotodermatites

Erupções eritematosas, eritematopapulosas e vesicobolhosas em áreas expostas ao sol podem ocorrer com o uso de medicamentos ativos fotoquimicamente e capazes de absorver luz; entre esses medicamentos, destacam-se a clorotiazida, as tetraciclinas, as fenotiazinas, as sulfonamidas, a griseofulvina, os retinoides e outros (Figuras 20.18 e 20.19; ver Capítulo 77, item *Fotodermatoses induzidas por substâncias químicas*).

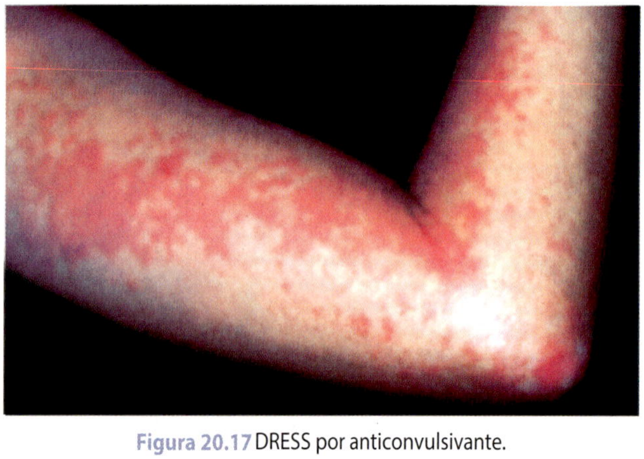

Figura 20.17 DRESS por anticonvulsivante.

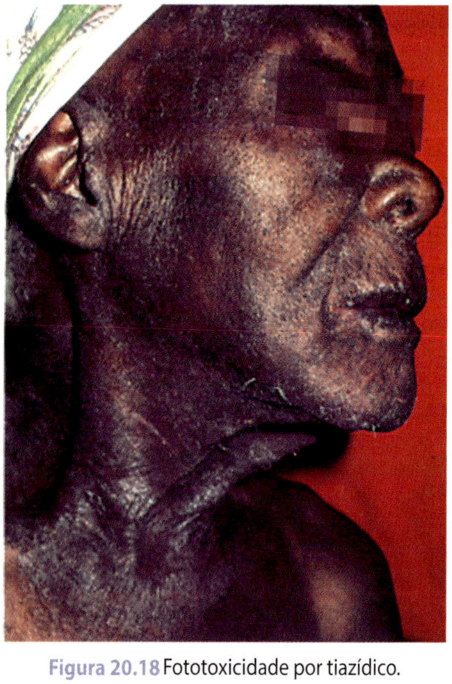

Figura 20.18 Fototoxicidade por tiazídico.

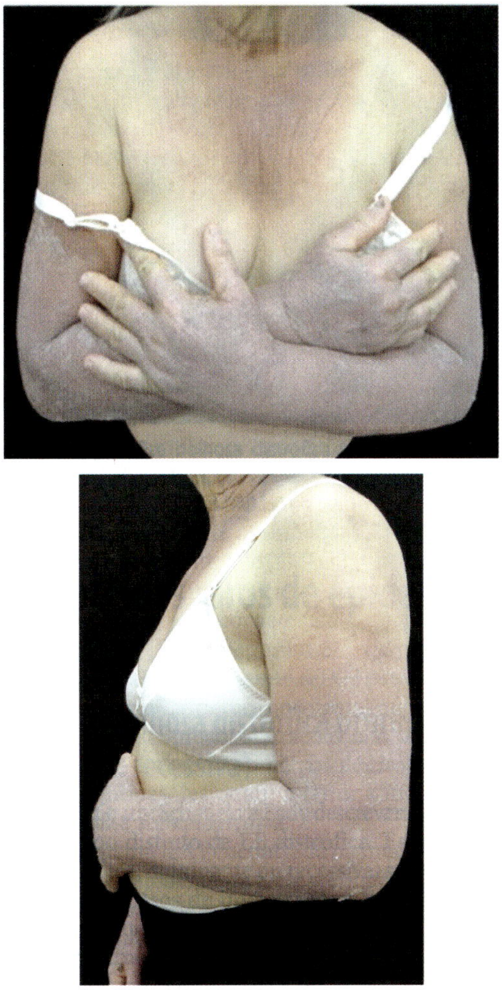

Figura 20.19 Fotoalergia por sulfametoxazol-trimetoprima.

Manifestações cutâneas do tratamento antineoplásico

O aumento de incidência das neoplasias sólidas e as novas estratégias terapêuticas disponíveis justificam a preocupação com o crescente número de reações cutâneas relacionadas aos novos quimioterápicos. Há que se considerar que essas substâncias podem atuar como qualquer outro composto mencionado e causar as clássicas RMA mediadas ou não por vias imunes. Os mecanismos específicos adicionais dos quimioterápicos, como a citotoxicidade e a ligação a receptores de proliferação celular, têm grande influência no ciclo fisiológico do tegumento e justificam o grande potencial de RMA atribuídas a essa modalidade terapêutica.

A classificação e o prognóstico da RMA por quimioterápico é o primeiro passo para atendimento adequado do paciente acometido. O Instituto Nacional do Câncer dos Estados Unidos (National Cancer Institute) publica e atualiza a classificação denominada *Common Terminology Criteria for Adverse Events* (CTCAE), que também gradua as manifestações com base em sua gravidade. Trata-se de um bom padrão para realização de pesquisas e para definição do prognóstico e da terapêutica necessária. São ainda consideradas interferências nas atividades de vida diária e autocuidado. A Anvisa também adota essa classificação (Quadro 20.2).

Quadro 20.2 Classificação e graduação das reações adversas pelo tratamento antineoplásico.

Graduação	Descrição
Grau 1	Leve; assintomático ou leve sintoma; apenas observações clínicas ou de diagnóstico; sem indicação de intervenção
Grau 2	Moderado; indicada intervenção mínima, local ou não invasiva; limitação das atividades apropriadas para a idade relacionadas com o cotidiano, como preparar as refeições, sair para compras em supermercado, usar o telefone, gerenciar suas contas etc.
Grau 3	Grave ou, do ponto de vista médico, algo significante que não representa risco à vida. Indicada hospitalização ou prolongamento desta; incapacitante; limitação do autocuidado nas atividades cotidianas, como tomar banho, vestir-se e despir-se, alimentar-se, usar o sanitário, tomar medicamentos etc.
Grau 4	Consequências que representam risco de morte; indicada intervenção urgente
Grau 5	Morte relacionada com o evento adverso

Common Terminology Criteria for Adverse Events (CTCAE) – version 4.0, desenvolvida pelos National Cancer Institute (NCI) e National Institutes of Health (NIH) norte-americanos, publicado em maio de 2009. (Adaptado de Anvisa. *Guia para notificação de reações adversas em oncologia*. 2. ed. 2011.)

Os agentes citotóxicos ainda são considerados a base do tratamento quimioterápico e agem na proliferação celular descontrolada das neoplasias malignas. Esse mecanismo é responsável, ainda, pela maioria das reações adversas aos quimioterápicos. A terapia citotóxica, além de frear a proliferação celular neoplásica e a formação de metástases, atinge as células que apresentam maior proliferação fisiológica, como pele, cabelos e unhas. Esse mecanismo explica a patogenia de alterações comuns, previsíveis e nem sempre evitáveis como a pancitopenia, o eflúvio anágeno, a estomatite, os sulcos de Beau e a onicomadese. São consideradas reações causadoras de grande estigma social, desconforto e podem gerar complicações, além de atuar como porta de entrada para infecções secundárias (Figuras 20.20 a 20.22).

Outros tipos de reações e seus mecanismos também devem ser reconhecidos. Entre eles, podem-se citar os quadros de dermatite pós-radiação, síndrome eritrodisestésica palmoplantar (Figura 20.23; ver Capítulo 18, item *Eritemas localizados*), dermatose flagelada pela bleomicina (Figura 20.24; ver também Figuras 14.21 e 14.22, no Capítulo 14, e Figura 18.3, no Capítulo 18), entre outros (Quadro 20.3).

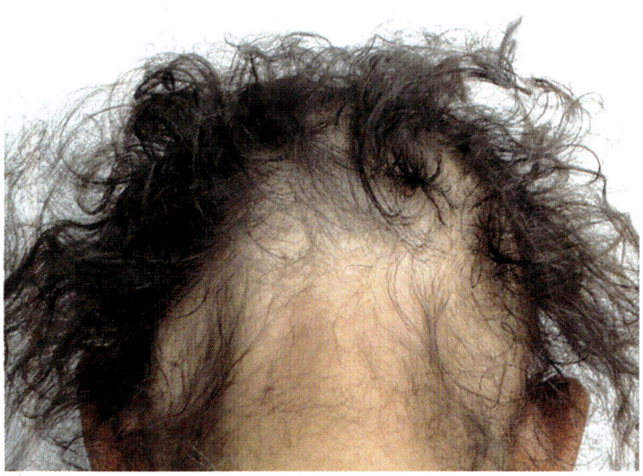

Figura 20.20 Início de eflúvio anágeno em paciente utilizando substância citostática.

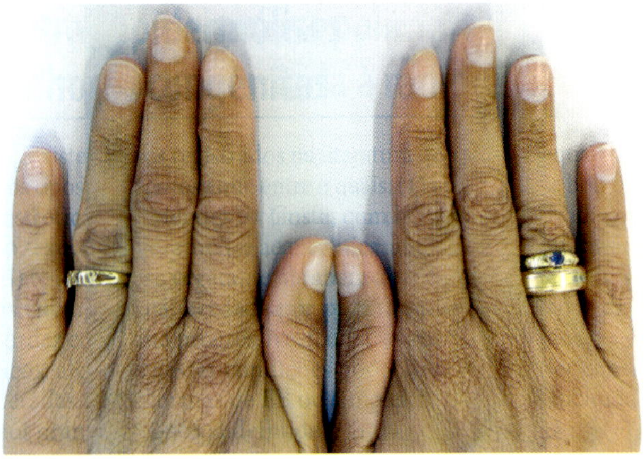

Figura 20.21 Linhas de Mee em paciente usando paclitaxel e cisplatina. Alterações da proliferação celular aparecem conforme a periodicidade da quimioterapia.

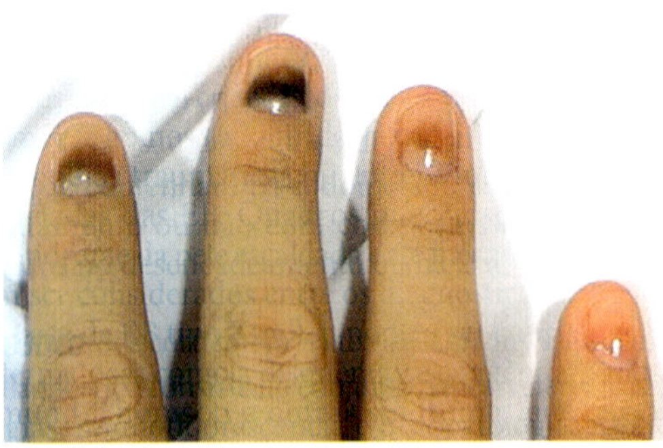

Figura 20.22 Hemorragia subungueal em paciente utilizando medicação da classe dos taxanos.

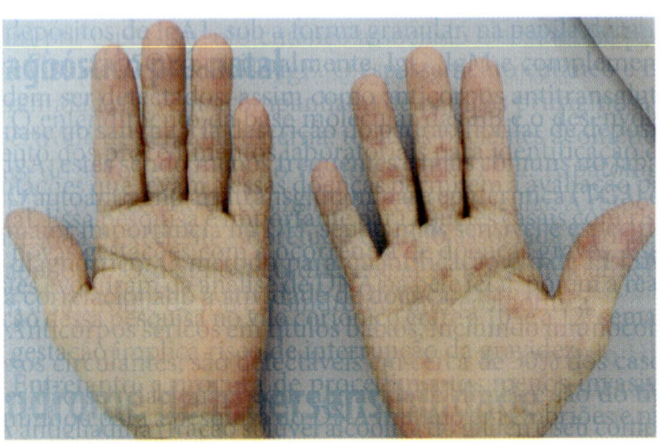

Figura 20.23 Síndrome eritrodisestésica por uso de 5-fluoruracila sistêmico.

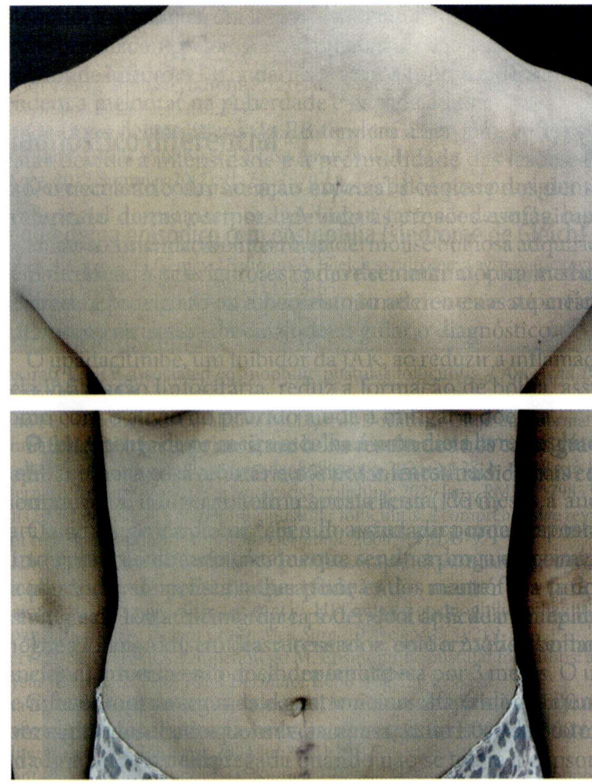

Figura 20.24 Dermatose flagelada pela bleomicina.

A *terapia-alvo* ou *molecular dirigida*, como é conhecida, permite um tratamento oncológico mais preciso e individualizado quando comparada à quimioterapia clássica, porém, causa vários efeitos adversos, alguns bem peculiares. A ação desses medicamentos é mais precisa, pois atuam em fatores de crescimento, em mutações específicas, em receptores transmembrana, vias de sinalização e mensageiros intracelulares como as diversas quinases.

Esses novos medicamentos, como os inibidores do receptor do fator de crescimento epidérmico, agem na sinalização da proliferação celular neoplásica alterada. Não apresentam grandes efeitos citotóxicos. No entanto, o tegumento apresenta grande riqueza desses receptores e sinalizadores. Essa interação resulta em alterações do ciclo normal da queratinização e explica achados como a erupção acneiforme e paroniquia crônica não infecciosa. Algumas reações graves também podem ocorrer, como síndrome de Stevens-Johnson e NET. A substituição de um inibidor de BRAF por outro pode permitir a continuação da terapia (p. ex., vemurabenibe por dabrafenibe). A associação de imunoterapia com inibidor de BRAF potencializa esse tipo de efeito adverso.

Quadro 20.3 Alterações tegumentares causadas por quimioterapia.

Classe do fármaco	Alopecia	Estomatite	Hiperpigmentação	Angioedema e/ou urticária	Irritação local*	Alterações ungueais**	Fotossensibilidade	Outros
Antimetabólitos								
Metotrexato	×	×	2	×	–	–	×	B
5-fluoruracila	×	×	1	–	–	–	×	E
Agentes alquilantes								
Mostarda nitrogenada	×	×	1	×	×	–	–	–
Bussulfano	–	–	1	–	–	–	–	A
Nitrosureia	×	×	3	–	×	–	–	–

(*continua*)

Quadro 20.3 Alterações tegumentares causadas por quimioterapia. (*Continuação*)

Classe do fármaco	Alopecia	Estomatite	Hiperpigmentação	Angioedema e/ou urticária	Irritação local*	Alterações ungueais**	Fotossensibilidade	Outros
Antibióticos								
Bleomicina	×	×	2	–	–	×	–	C
Actinomicina-D	×	×	–	×	×	–	–	B
Doxorrubicina	×	×	1	–	×	–	–	B, E
Alcaloides da vinca	×	×	–	×	×	–	×	–
Outros agentes								
Hidroxiureia	×	–	2	×	×	×	–	D
Procarbazina	×	×	–	–	–	–	–	–

*Irritação química, necrose, celulite e flebite. **Não pigmentares. × = relatados; 1 = pigmentação difusa; 2 = unhas apenas; 3 = pele e/ou mucosas; A = porfiria cutânea tarda; B = reativação de queimadura e da dermatite pós-radiação; C = esclerose acral e fenômeno de Raynaud; D = erupção liquenoide; E = eritema acral. Ver Capítulo 14, item *Dermatite flagelada;* Capítulo 18, item *Eritema acral;* Capítulo 59, item *Hidradenite écrina;* e Capítulo 52, item *Ceratose seborreica.* (Adaptado de Wintroub e Stern RS, 1987.)

A imunoterapia consiste em um dos maiores avanços para o tratamento do câncer. Além de sua maior efetividade em esquemas para tratamento de resgate, esse tipo de interfere na hematopoiese e não causa queda de cabelos ou pelos. As reações infusionais, a fadiga e diversas reações cutâneas estão entre os mais frequentes eventos adversos relacionados a essa terapia.

Reações cutâneas por inibidores do EGFR e inibidores de multiquinases

O receptor do fator de crescimento epidérmico (EGFR, do inglês *epidermal growth factor receptor*) é uma glicoproteína transmembrana envolvida no controle do crescimento e da proliferação celular. É encontrada em diversos tecidos, incluindo células do folículo piloso, glândulas sebáceas, écrinas e queratinócitos. Em algumas neoplasias há descontrole na expressão do EGFR, que se encontra muito aumentada, o que, em última instância, propicia a proliferação de células tumorais no organismo.

Nos últimos anos, novos medicamentos quimioterápicos capazes de inibir seletivamente o EGFR vêm sendo utilizados no tratamento de diversas neoplasias, em geral aquelas de grau avançado ou metastático. Por outro lado, o uso de tais medicamentos tem como efeito adverso inúmeras reações cutâneas, muitas das quais sem protocolo de tratamento definido até o momento, mas que em geral são reversíveis com a diminuição da dose ou, dependendo da gravidade, com a suspensão da medicação; a intensidade da resposta está relacionada com a boa resposta do tumor frente ao medicamento empregado. Além disso, esses novos fármacos não apresentam a citotoxicidade sistêmica dos quimioterápicos convencionais, apesar de poderem favorecer o aparecimento de neoplasias cutâneas e em outros locais.

Esses agentes são, de acordo com o mecanismo de ação, divididos em duas classes: *anticorpos monoclonais* e *inibidores da tirosinaquinase*.* Os anticorpos monoclonais são moléculas maiores; têm sua ação no domínio extracelular do receptor (cetuximabe, panitumumabe etc.); agem como antagonistas competitivos, ligando-se ao domínio extracelular do EGFR. Já os inibidores da tirosinaquinase agem no domínio intracelular, por ação inibitória na fosforilação da tirosinaquinase (imatinibe, erlotinibe, gefitinibe etc.). Ambos impedem o estímulo exagerado à angiogênese, a proliferação celular, a inibição da apoptose deflagrada pelas células tumorais e, consequentemente, a formação de metástases (Figura 20.25).

O bloqueio da via de ligação do EGFR tem como consequência o desenvolvimento de reações cutâneas muito características justamente por estar muito expresso nas células da pele e anexos. Por outro lado, tais reações representam um sinal clínico da efetividade do tratamento. O já bem conhecido acrônimo **PRIDE** (*papulopustules and/or paronychia, regulatory abnormalities of hair growth; itching, and dryness due to epidermal growth factor receptor inhibitors*) traduz bem o quadro clínico desencadeado pelos medicamentos do grupo. Inibidores da via m-TOR (sirolimo, everolimo e temsirolimo), também causam efeitos semelhantes, porém menos frequentes. No entanto, causam com elevada incidência a síndrome mão-pé e alterações nos pelos (ver Capítulo 89, item *Sirolimo*).

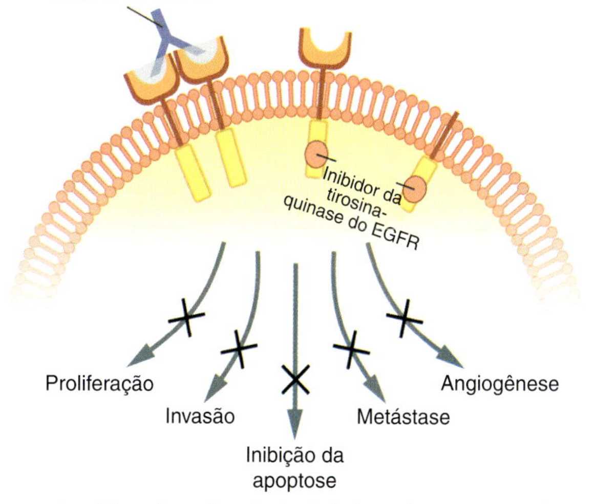

Figura 20.25 Mecanismo de ação dos inibidores dos receptor do fator de crescimento epidérmico, que: agem impedindo diversas etapas da proliferação tumoral.

*As tirosinaquinases são proteínas que têm a função de transferir fosfato (ATP) para resíduos da tirosina nas proteínas, o que leva a alterações conformacionais dessas. Ao sofrerem essa "deformação", há uma perda do controle de processos celulares fundamentais como proliferação, diferenciação, mobilidade e morte. Essa é a razão por que os inibidores da tirosinaquinase constituem a base dessa nova era dos antineoplásicos.

Na erupção acneiforme (manifestação mais frequente e intensa, 60 a 80%), não são vistos comedões e os locais mais acometidos são face e tronco (Figura 20.26 A). Essa manifestação é mais intensa em uso de cetuximabe. Infecção bacteriana secundária por *Staphylococcus aureus* pode ocorrer. Os pelos, por sua vez, tornam-se finos e quebradiços, com relatos de alopecia em alguns pacientes (Figura 20.26 B). Pode ocorrer aumento de cílios.

Alterações ungueais, como paroniquia e granuloma piogênico, costumam ocorrer, sobretudo, quirodáctilos, em torno de 50%. Tratamento preventivo com solução aquosa do β-bloqueador betaxolol a 0,25%, aplicado 2 vezes/dia em todas as unhas, traz bons resultados, evitando ou minimizando o problema, se comparado à não adoção da profilaxia. Uma alternativa excelente de tratamento é o uso de timolol a 0,5% associado ao levantamento das bordas da lâmina ungueal para redução de trauma e inflamação. Xerose cutânea acompanhada de prurido é outra manifestação comum nos membros superiores e inferiores e pode ser tratada com o uso de cremes emolientes. Ceratose folicular intensa e extensa também pode ocorrer. Mucosite ocorre com pouca frequência e fotossensibilidade, eventualmente (Figura 20.26 C).

O tratamento deve visar à redução das manifestações cutâneas e, principalmente, erradicar infecções secundárias. Anti-histamínicos, emolientes com reduzida ação comedogênica, fotoprotetores e corticosteroides tópicos são rotineiramente utilizados. A aplicação de tópicos contendo menadiona, um precursor da vitamina K_2, ou creme contendo vitamina K_1 a 0,1% aplicado 2 vezes/dia na face, parece ser efetiva na redução do *rash* causado pelos inibidores do EGFR. Antibioticoterapia sistêmica deve ser instituída em casos de infecção secundária. A suspensão do tratamento antineoplásico ou a redução da dose pode ser necessária em caso de reações intensas.

As alterações ungueais devem ser conduzidas com proteção a traumas e cuidados locais. Corticosteroides tópicos são úteis nos casos de paroniquia não infecciosa. Intervenção cirúrgica pode ser necessária em casos de onicocriptose e formação de granuloma piogênico. Devem-se privilegiar estratégias conservadoras, como infiltração de corticosteroides e fenolização.

Ensaios clínicos randomizados sugerem o tratamento profilático como estratégia promissora, que evita suspensão do fármaco, otimiza o tratamento antineoplásico e melhora a qualidade de vida dos pacientes tratados. A profilaxia consiste no uso de fotoprotetores livres de PABA, corticosteroides de baixa potência e antimicrobianos da classe das tetraciclinas antes da aplicação dos inibidores do EGFR. A doxiciclina mostrou-se efetiva por sua provável ação na quimiotaxia e redução de casos de neutropenia febril.

Vários inibidores de multiquinases, como o sorafenibe e o sunitinibe (fármacos antiangiogênicos, anti-VEGF – *vascular endothelial growth factor*), agem nas diversas proteínas tirosinaquinases presentes em muitos fatores de crescimento responsáveis pela diferenciação celular e angiogênese. As reações cutâneas descritas são descamação, edema, hiperpigmentação e proliferação de células escamosas atípicas em 7% dos casos. Hemorragias em estilha são as alterações ungueais mais características e podem ocorrer em cerca de 70% dos usuários de sorafenibe. Eritema acral ou síndrome eritrodiestésica induzida por quimioterapia também é descrita com incidências semelhantes (ver Capítulo 18, item *Eritema palmar*).

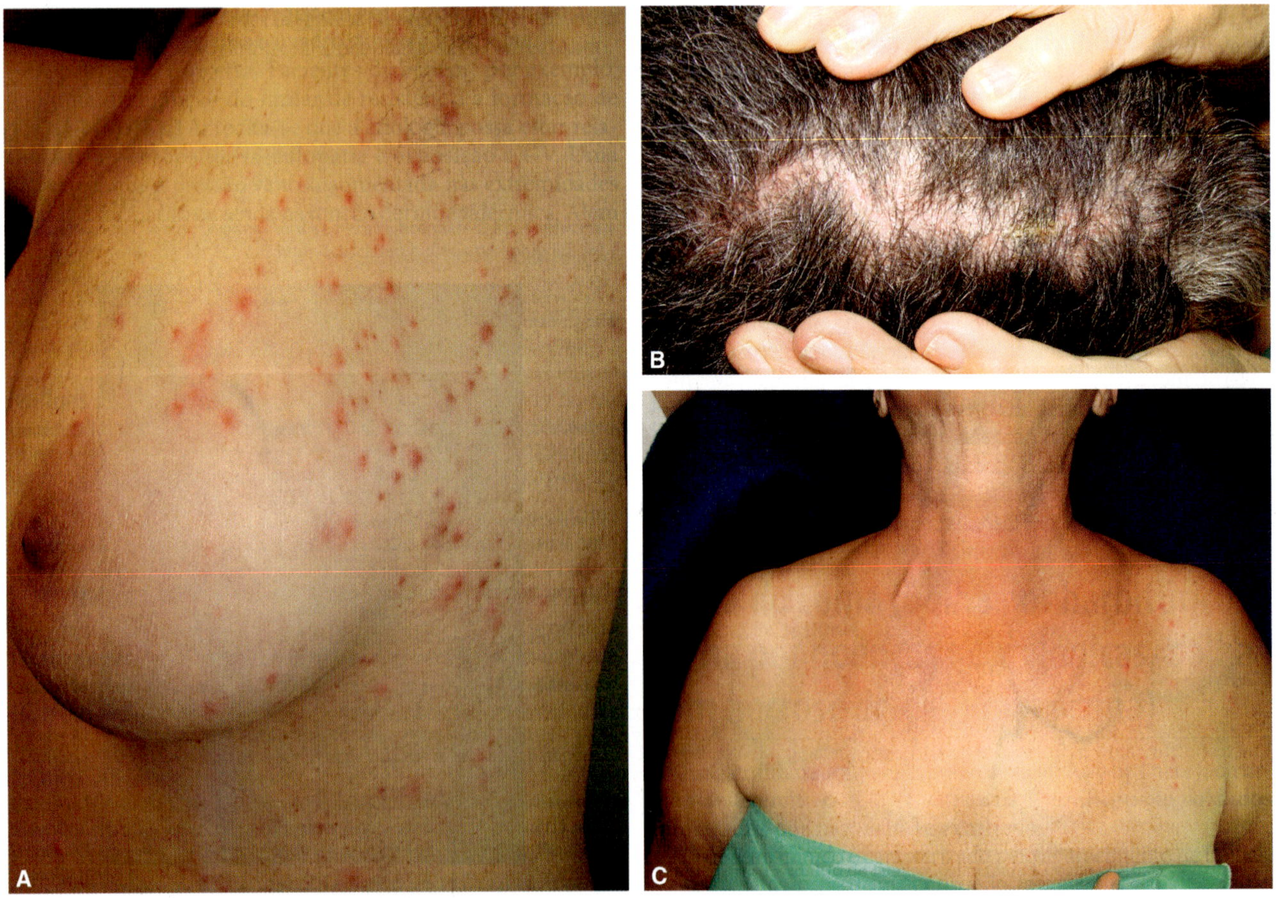

Figura 20.26 Alterações pelo uso de inibidor do EGFR em uma paciente do sexo feminino. **A.** Erupção acneiforme. **B.** Alopecia. **C.** Fotossensibilidade discreta. (Cortesia da Dra. Bruna Duque Estrada.)

Neoplasias cutâneas secundárias às novas terapias antineoplásicas sistêmicas

É amplamente reconhecido que estados de imunodepressão, inclusive por quimioterapia, favorecem o aparecimento de neoplasias de órgãos sólidos, bem como do câncer de pele não melanoma, em especial do carcinoma espinocelular.

Diversos novos medicamentos antineoplásicos tornaram o câncer, metastático ou não, uma doença crônica, aumentando, assim, a sobrevida dos pacientes. Além de incontáveis efeitos colaterais, temos também, paradoxalmente, o aparecimento de neoplasias cutâneas secundárias a esses novos medicamentos, conforme descrito a seguir.

Inibidores do BRAF

Vemurafenibe e dabrafenibe representam uma classe de medicação empregada no tratamento do melanoma avançado ou metastático e atuam especificamente no local da mutação BRAF, presente em 60% dos melanomas. Diversas neoplasias cutâneas têm sido descritas, como ceratoses verrucosas, ceratoacantomas, carcinoma espinocelular (inclusive oral, menos frequentemente), carcinomas basocelulares múltiplos e recorrentes e, paradoxalmente, bem menos frequente, melanoma primário. Alguns casos de paniculite têm sido descritos (ver Capítulo 34, no final da introdução).

Inibidores da Janus quinase (anti-JAKs)

O ruxolitinibe, inibidor das Janus quinases 1 e 2, está aprovado para o tratamento de doenças hematológicas (particularmente mielofibrose e policitemia *vera*) e reumatológicas, bem como para o tratamento da doença do enxerto *versus* hospedeiro. Novos representantes orais dessa classe, como upadacitinibe, abrocitinibe, baricitinibe e ritlecitinibe, foram aprovados para diversas indicações, inclusive para doenças dermatológicas como a dermatite atópica e a alopecia areata, doenças de frequência relativamente elevada. A principal RMA cutânea esperada com o uso dessas medicações é a erupção acneiforme de gravidade variável. Na maioria dos casos, trata-se de manifestação pouco inflamatória predominante em couro cabeludo, face e troncos. Além de terapias específicas, a redução da dose do medicamento ou a suspensão podem ser necessárias (ver Capítulo 90).

Inibidores da via Hedgehog

O visdemogibe e sonidegibe são empregados no tratamento do CBC avançado, inoperável ou metastático e na síndrome do nevo basocelular. O visdemogibe tem sido relacionado ao aparecimento de múltiplos CECs semanas ou meses após iniciado o seu uso. O uso do sonidegibe foi aprovado em 2015 e, até o momento, não foi apontado como responsável pelo aparecimento de novas neoplasias.

Inibidores do *checkpoint* imunológico

O pembrolizumabe, o nivolumabe e o cemiplimabe são medicamentos que atuam no sistema imune do hospedeiro, estimulando-o a ter uma ação efetiva ao ativar uma resposta celular T citotóxica contra o tumor. Já o ipilimumabe é um anticorpo humano monoclonal que inibe a proteína-4 associada ao linfócito T citotóxico. Têm sido empregados inclusive no tratamento do CEC e melanomas metastáticos. Esses medicamentos constituem parte da já descrita imunoterapia do câncer e que, por "liberarem" a imunidade, desencadeiam numerosos efeitos colaterais cutâneos imunomediados. Isso ocorre em 15 a 41% dos casos, subindo para 60% quando dois desses medicamentos são utilizados conjuntamente. Além de os alvos serem diferentes, eles diferem quanto ao tipo de anticorpo (humano *versus* humanizado) e ao arcabouço (IgG1 ou IgG4), o que gera potenciais de imunogenicidade distintos. Paradoxalmente, têm sido descritos alguns casos de CECs e ceratoacantomas eruptivos, tratados com bons resultados com corticoterapia intralesional e tópica com sucesso; raros casos de CBCs foram descritos; casos de desencadeamento ou exacerbação de psoríase têm sido relatados (ver Figura 53.29, no Capítulo 53, Capítulo 90, item *Imunobiológicos*, e Capítulo 15, item *Etiopatogenia*). Os eventos adversos cutâneos mais comuns são as erupções liquenoides, eczema, vitiligo, prurido, exantema e a reação psoriasiforme.

Farmacodermias relacionadas às terapias imunomoduladoras e imunossupressoras

O uso de fármacos imunossupressores e imunomoduladores vem ganhando cada vez mais campo na dermatologia e em outras especialidades, como a reumatologia e a neurologia. Além dos imunossupressores clássicos, como o metotrexato e a ciclosporina, já citados em seções anteriores, novas reações aos imunobiológicos e às pequenas moléculas devem ser prontamente reconhecidas para adequado tratamento. O metotrexato é um dos mais clássicos causadores de lesões tegumentares. A inibição do metabolismo do folato pode resultar em úlceras e descamação mucosa. A associação com o ácido fólico em dose mínima de 5 mg por semana é efetiva na prevenção e resolução do quadro.

Por sua vez, o uso dos imunobiológicos para o tratamento das doenças inflamatórias intestinais, das artropatias ou da psoríase, raramente causa reações cutâneas não infecciosas. Estão descritas reações de infusão que podem cursar com exantema generalizado em até 4% dos casos após uso do infliximabe. Tal reação de infusão pode ter efeito cruzado com outros inibidores do TNF-α, como o adalimumabe ou etanercepte, e tende a apresentar-se com eritema e endurecimento local pela aplicação subcutânea dessas alternativas. Os inibidores de TNF-α também podem estimular um quadro de psoríase paradoxal com aparecimento de lesões em locais atípicos, principalmente na região palmoplantar. A manutenção do fármaco causador resulta em difícil resolução do quadro; dessa forma, indica-se a troca dos imunobiológicos, sendo os inibidores da IL-17 e IL-23 boas opções para resolução do quadro (ver Capítulo 90).

Medicamentos como tofacitinibe, ruxolitinibe, upadacitinibe, abrocitinibe, baricitinibe e ritlecitinibe estão sendo testados no tratamento de diversas condições dermatológicas, como alopecia areata, vitiligo, dermatite atópica e psoríase. São medicações com alvos intracelulares, principalmente a Janus quinase e o grupo das tirosinoquinases, e que têm boa biodisponibilidade oral e tópica. Reações como exantemas, reações acrais, erupções acneiformes e neoplasias cutâneas são descritas na literatura (ver Capítulo 90).

Recall dermatitis, reativação de queimadura solar e dermatite pós-radiação

São três quadros clínicos bastante peculiares cujo processo a própria denominação em inglês traduz perfeitamente (*recall dermatitis* – "rechamamento").* A *reativação de queimadura solar* pode ocorrer em casos de queimadura por raios ultravioleta que aconteceram até 1 mês antes do uso do medicamento, mas, em geral, ocorre após poucos dias da queimadura e pode ser, inclusive, mais intensa. O metotrexato é, definitivamente, o principal responsável; ciclofosfamida, etoposida, vemurafenibe, suramina e associados, ciprofloxacino, piperacilina, tobramicina e cefazolina com gentamicina já foram causas descritas na literatura. Na *dermatite pós-radiação*, ocorre uma reação cutânea recorrente localizada no local de radioterapia prévia (dias a anos), após utilização, em geral, de citostáticos (forma que tende a ser mais intensa). Como exemplo, podem ser citados docetaxel, pemetrexede, doxorrubicina, dacarbazina, 5-fluoruracila, metotrexato, interferon alfa 2-b, tamoxifeno, sinvastatina, erlotinibe e, mais recentemente, nivolumabe, que é utilizado no tratamento do melanoma etc. *Extravasamento de agente citotóxico* decorrente de ruptura de veia pode levar a um processo inflamatório neste local quando o paciente utilizar, em outro local, o medicamento por via intravenosa; em geral são medicamentos citostáticos (Quadro 20.3 e Capítulo 78, item *Reativação da dermatite pós-radiação*).

Acometimento extracutâneo nas farmacodermias

Conforme já mencionado, praticamente todos os órgãos e sistemas podem ser acometidos, isoladamente ou simultaneamente. Destacam-se aqui glomerulonefrite, necrose tubular, cardite e pericardite, aplasia medular total ou específica, distúrbio da coagulação, gastrenterite, hepatite, pancreatite, miosite, encefalite, meningite, disendocrinia, uveíte, irite, catarata e outros.

Medicações "naturais", nutracêuticos, cosméticos e cosmecêuticos

Diversas classificações são atribuídas às novas estratégias terapêuticas disponíveis. No entanto, cabe salientar que a maioria das agências reguladoras internacionais considera apenas três classes bem estabelecidas: alimentos, cosméticos e medicamentos. A denominação de tópicos, comprimidos ou injetáveis como "medicações naturais", nutracêuticos, cosméticos e cosmecêuticos não garante que esses compostos tenham sido submetidos à fiscalização rigorosa despendida às substâncias classificadas como medicamentos antes da comercialização.

Esse fato deve chamar a atenção do dermatologista, já que nenhum composto, mesmo derivado de vegetais em sua forma natural, pode ser considerado inócuo, principalmente em categorias especiais. A ausência de evidências científicas impossibilita estimar o real risco dessas substâncias para a saúde humana. Cabe ao dermatologista ter cautela no uso dessas estratégias, principalmente em casos de pacientes com comorbidades ou gestantes. Algumas bases de dados já se dedicam ao estudo dessa questão e publicações sobre esse quesito podem ser consultadas quanto aos efeitos colaterais e interações medicamentosas.

*O conceito da *recall dermatitis* é também extensivo a alguns quadros de eczema de contato (ver Capítulo 17).

Abordagem diagnóstica e terapêutica das farmacodermias

Diagnóstico

A anamnese é, isoladamente, o elemento de maior valia no diagnóstico de uma farmacodermia. A concomitância do aparecimento da erupção com a ingestão de um fármaco deve despertar a atenção do profissional para o diagnóstico de farmacodermia; ocasionalmente, a farmacodermia surge anos após o uso esporádico ou continuado de determinado fármaco. Outros dados devem ser considerados, como os tipos eruptivos mais frequentes nas farmacodermias serem exantemas (45%), urticárias e afins (27%), eritema fixo (9%) e eritema multiforme (5%); a exclusão de outras causas; o enquadramento do tipo do fármaco ao tipo eruptivo (Quadro 20.4); o diagnóstico diferencial bem conduzido com outras dermatoses; a eliminação do remédio como teste; a reexposição como teste diagnóstico só pode ser feita em determinados casos; às vezes, essa reexposição é acidental.

Toda vez que um médico se confrontar com um caso atípico de apresentação clínica, evolução, patologia ou resposta terapêutica deve considerar o diagnóstico de farmacodermia.

O diagnóstico laboratorial, apesar de útil em alguns casos, é de menor valia do que o diagnóstico clínico; destacam-se os seguintes exames: histopatologia, em que os achados variam com o tipo de reação e podem ajudar no diagnóstico, pois, além de serem eventualmente bastante correlacionáveis, podem afastar outras hipóteses. Testes cutâneos, compreendendo escarificação, intradérmico e de contato; os de contato são realmente de valor indiscutível quando positivos. Outros testes são: técnica da janela cutânea, hemograma, níveis séricos de IgE e outras imunoglobulinas; imunofluorescência, teste de desgranulação basofílica, testes de liberação de histamina e serotonina; teste radioalergossorbente (RAST) para anticorpo IgE-específico.

Farmacogenômica e prevenção das farmacodermias

Com a descrição do genoma humano em 2001, o conceito de medicina personalizada tem sido aplicado para diversas patologias humanas. Esse conceito vem ganhando grande força no estudo diagnóstico e prognóstico das RMA, doenças altamente influenciadas pela interação ambiental e genética. Não há dúvida de que o estudo de componentes metabólicos e genéticos antes da prescrição médica é uma forma promissora de prevenir RMA graves. Apesar da crescente evolução desse campo e apesar de alguns países já custearem testes genéticos, a maioria dos marcadores descritos para farmacodermia ainda não é testada de rotina na prática clínica. Os riscos de farmacodermias graves devem sempre ser considerados em populações com vulnerabilidade e no momento da prescrição dos medicamentos mais frequentemente envolvidos. Esses riscos podem hoje ser minimizados pela genotipagem de alterações genéticas, principalmente alelos relacionados a mutações dos HLA. Espera-se que a disponibilidade dessa avaliação genética cresça vertiginosamente nos próximos anos.

Quadro 20.4 Relação entre medicamentos e tipos eruptivos.

Medicamento	Tipo eruptivo
Ácido acetilsalicílico	Urticária, ulceração oral, púrpura e vasculite; trombocitopenia e hemorragia gastrintestinal
Ácido paraminossalicílico	Urticária e afins; erupção fixa, eritrodermia, prurido, conjuntivite e febre
Ampicilina	Erupções eritematosas, papuloeritematosas, urticária, púrpura, doença do soro
Anfotericina B	Urticária, alopecia, comprometimentos renal, hepático e hematopoiético
Antipirina	Despigmentação e eritema
Barbitúricos	Erupções maculopapulosas e bolhosas; urticária, angiite, eritema polimorfo, púrpura, erupção fixa, fotodermatite, choque anafilático, lúpus eritematoso-símile
Bleomicina	Alopecia, estomatite, erupção vesicobolhosa, hemorragia
Brometos	Erupções bolhosa, acneiforme e eczematosa, eritema nodoso e angiite
Canamicina	Urticária e afins; eczema
Cetuximabe	Eritema e erupção acneiforme, principalmente, facial
Citostáticos	Existem diversas classes de citostáticos que atuam inibindo a divisão e consequente multiplicação das células; portanto, medula óssea e cabelos são particularmente afetados. Os citostáticos podem, além das alterações tegumentares, acometer órgãos e sistemas de maneira isolada (Quadro 20.3)
Cloroquina	Fotodermatite, alopecia, clareamento dos cabelos, urticária e afins; degeneração da retina, atrofia do nervo óptico, discrasias sanguíneas e neuropatias
Codeína	Urticária e erupção fixa
Contraceptivos	Angiite, telangiectasia, urticária, despigmentação, acne, eritema nodoso, eczema, acidentes vasculares cerebrais, icterícia, lúpus eritematoso-símile
Corticosteroides	Estrias atróficas, eritema, telangiectasia, púrpura
Cumarínicos	Erupções urticariformes e afins; alopecia, necrose, discrasias sanguíneas
D-penicilamina	Ver *Penicilamina*
Dapsona	Urticária e afins; erupção liquenoide, anemia hemolítica
Diazepam	Pruridermia, urticária e afins
Digitais	Erupções bolhosa e exantemática; urticária e alterações visuais
Eritromicina	Urticária e afins; prurido e hepatite
Estatinas	Dermografismo, NET, AGEP, queilite, reação liquenoide, porfiria cutânea *tarda*, fototoxicidade, síndrome dermatomiosite-símile, lúpus-símile etc.
Etambutol	Púrpura e neurite retrobulbar
Fenilbutazona	Urticária e afins; eritema polimorfo, NET, púrpura, vasculite, estomatite, erupção fixa, eritrodermia, alterações renais, hepáticas e agranulocitose
Fenolftaleína	Urticária e afins; erupções bolhosa e fixa
Fenotiazinas (clorpromazina e prometazina)	Urticária e afins; fotodermatites, eritema polimorfo, erupções eczematosa, esfoliativa, liquenoide e purpúrica; hipotensão, hepatite, psicoses e icterícia
Griseofulvina	Fotodermatite, erupção fixa, urticárias e afins
Heparina	Urticária, alopecia, púrpura e necrose
Hidralazina	Fotodermatite, púrpura, erupção eritematopapulosa, eritrodermia, síndrome lúpus-símile
Indometacina	Urticária e afins; púrpura, vasculite, alopecia e agravamento da psoríase
Insulina	Pruridermia, urticária e afins; púrpura
Iodeto	Erupções bolhosa e acneiforme; pruridermia, urticária, acne, foliculite, vasculite, eritema nodoso
Isoniazida	Erupções eritematosas, urticária, prurido, acne, dermatose semelhante à pelagra
Mepobramato	Eritema multiforme, urticária, erupção fixa, eczema, febre e insônia
Mercuriais	Estomatite, eritema polimorfo, erupção fixa e púrpura
Metotrexato	Estomatite, urticária e afins; púrpura, alopecia, fibrose hepática, depressão medular e ulcerações gastrintestinais
Nitrofuranos	Urticária e afins; eczema e eritrodermia
Ouro	Urticária e afins; erupções eritematosa, liquenoide e purpúrica; eritrodermia e estomatite
Penicilamina	Estomatite, bolhas hemorrágicas sob atrito, linfadenopatias, neurites e alterações gastrintestinais; principal causadora do pênfigo induzido por medicamentos
Penicilina	Erupções eritematosas, urticariformes, eritrodérmicas, bolhosas e purpúricas; erupção fixa, pruridermia, NET, doença do soro, choque anafilático, febre
Polimixina	Urticária, pruridermia, alterações tóxicas neurais e renais
Propranolol	Urticária, pruridermia, púrpura, acne, erupção eritematosa e psoriasiforme; depressão, fadiga, tontura e asma
Reserpina	Urticária e lúpus eritematoso-símile; depressão e alterações psíquicas
Rifampicina	Urticária e afins; trombocitopenia e neurite
Salicilatos	Vasculite, púrpura e urticária; irritação e sangramento gástricos
Sulfametoxipiridazina	Erupções bolhosa, purpúrica e urticariforme; NET, eritrodermia, lúpus eritematoso-símile, hepatite focal
Sulfonilureia	Fotodermatite, urticária e afins; NET, eritema polimorfo, eritrodermia, erupção bolhosa, alterações hepáticas e hematopoiéticas
Tetraciclinas	Erupções urticariformes, exantemáticas, porfiria-símile, eritema polimorfo, prurido anal, fotodermatite e fotonicólise
Trimetadiona	Eritema polimorfo, alopecia, vasculite, eritrodermia, acne, lúpus eritematoso-símile, síndrome nefrótica e hepatite
Vacinas e soros	Reações anafiláticas, urticária e doença do soro
Vancomicina	Urticária e afins; tromboflebite e síndrome do homem vermelho ou do pescoço vermelho que consiste em eritema súbito generalizado ou mais intenso no pescoço e prurido; há eventualmente angioedema e choque. É dose-dependente e também se relaciona à velocidade de administração
Vitamina A	Alopecia, xerodermia, cefaleia, anorexia
Vitamina B	Anafilaxia e acne

NET = necrólise epidérmica tóxica; AGEP = pustulose exantemática generalizada aguda.

Evolução e prognóstico

Modelos evolutivos dos mais variados podem ser observados: superagudo, agudo, crônico, recidivante, persistente etc. O prognóstico pode ser benigno, como no eczema de contato ou na erupção fixa à substância, ou grave e mortal, como no choque anafilático, na NET, nas angiites e em outros, existindo uma ampla gama de variações entre esses extremos.

As doenças classificadas dentro do acrônimo SCAR devem ser prontamente reconhecidas, bem como seus sinais maiores. O dermatologista deve estar atento a sinais potenciais de gravidade como febre, linfonodomegalia, edema labial, comprometimento mucoso extenso, eritrodermia, púrpura, descamento cutâneo maior que 30%. Esses achados costumam sugerir a necessidade de internação hospitalar ou cuidados intensivos.

Terapêutica

Deve basear-se preliminarmente na interrupção do uso do fármaco. Em casos agudos e graves, a terapêutica deve ser imediata e heroica (epinefrina, corticosteroide venoso, massagem cardíaca, traqueostomia etc.). Conforme já visto, as farmacodermias mimetizam praticamente todas as erupções cutâneas, por isso exigem terapêutica adequada a cada caso, levando-se em consideração o mecanismo patogênico, a natureza e extensão das lesões cutâneas e o comprometimento de outros órgãos.

Profilaxia

A frequência com que ocorrem as RMA e a gravidade de algumas impõem ao médico reflexão antes de se indicar qualquer terapêutica. O primeiro passo é fazer o diagnóstico correto da doença, evitando-se, assim, a polifarmácia; em segundo lugar, a indicação deve ser precisa, o que também reduz muito a polifarmácia; em terceiro lugar, deve-se procurar realizar anamnese sobre o uso anterior de remédios e seus possíveis efeitos colaterais; e, finalmente, o uso de determinadas substâncias (penicilina injetável, antissoros etc.) exige vigilância armada imediata (torniquete, epinefrina, corticosteroide venoso, anti-histamínico parenteral etc.).

Bibliografia

Epidemiologia

Ansorge AP, Quintella DC, Cuzzi T, Cupertino F. Lesões cutâneas polimórficas associadas ao uso de cigarros eletrônicos. *An Bras Dermatol.* [Em publicação].
Mitri A, Lin G, Waldman RA *et al.* Effects of tobacco and vaping on the skin. *Clin Dermatol.* 2021 Sep-Oct;39(5):762-71.
Visconti MJ, Ashack KA. Dermatologic manifestations associated with electronic cigarette use. *J Am Acad Dermatol.* 2019 Oct;81(4):1001-7.

Mecanismos

Blanca-Lopez N, J Torres M, Doña I *et al.* Value of the clinical history in the diagnosis of urticaria/angioedema induced by NSAIDs with cross-intolerance. *Clin Exp Allergy.* 2013 Jan;43(1):85-91.
Charfi R, El Aïdli S, Zaïem A *et al.* Adverse drug reactions in older adults: a retrospective study from pharmacovigilance. *Therapie.* 2012 Sep-Oct;67(5): 471-6.
Imbaraj SD, Muniappan M, Muthiah NS *et al.* Pharmacovigilance of the cutaneous drug reactions in outpatients of dermatology department at a tertiary care hospital. *J Clin Diagn Res.* 2012 Dec;6(10):1688-91.
Krispinsky AJ, Shedlofsky LB, Kaffenberger BH. The frequency of low-risk morbilliform drug eruptions observed in patients treated with different classes of antibiotics. *Int J Dermatol.* 2020 Jun;59(6):647-56.
Thong BY, Tan TC. Epidemiology and risk factors for drug allergy. *Br J Clin Pharmacol.* 2011 May;71(5):684-700.
Wei CY, Ko TM, Shen CY, Chen YT. A recent update of pharmacogenomics in drug-induced severe skin reactions. *Drug Metab Pharmacokinet.* 2012;27(1):132-41.

Reações não imunológicas

Diaz L, Ciurea AM. Cutaneous and systemic adverse reactions to antibiotics. *Dermatol Ther.* 2012 Jan-Feb;25(1):12-22.
Hempel C, Martin C. Getting under the skin of adverse drug reactions. *Orthopedics.* 2012 Oct;35(10):872-6.
Khan DA. Cutaneous drug reactions. *J Allergy Clin Immunol.* 2012 Nov;130(5): 1225.

Apresentações clínicas

Barbaud A. Drug patch tests in the investigation of cutaneous adverse drug reactions. *Ann Dermatol Venereol.* 2009 Aug-Sep;136(8-9):635-44.
Cravo M, Gonçalo M, Figueiredo A. Fixed drug eruption to cetirizine with positive lesional patch tests to the three piperazine derivates. *Int J Dermatol.* 2007 Jul;46(7):760-2.
Davari P, Maibach HI. Contact urticaria to cosmetic and industrial dyes. *Clin Exp Dermatol.* 2011 Jan;36(1):1-5.
Du-Thanh A, Kluger N, Bensalleh H, Guillot B. Drug-induced acneiform eruption. *Am J Clin Dermatol.* 2011 Aug 1;12(4):233-45.
Gilbar P, Hain A, Peereboom VM. Nail toxicity induced by cancer chemotherapy. *J Oncol Pharm Pract.* 2009 Sep;15(3):143-55.
Glasson N, De Sandre C, Pateent O *et al.* Otopharyngolaryngeal manifestations in severe toxic epidermal necrolysis: a single-center's retrospective case series. *Int J Dermatol.* 2023 Nov;62(11):1384-90.
Gurfinkel ACM, Azulay DR, Azulay RD. Fotoonicólise por doxiciclina. *An Bras Dermatol.* 1982;57:223-4.
Kubo Y, Fukumoto D, Ishigami T *et al.* Diltiazem-associated photodistributed hyperpigmentation: report of two Japanese cases and published work review. *J Dermatol.* 2010 Sep;37(9):807-11.
Liew YCC, Choo KJL, Chiat C *et al.* Myccoplasma-induced Stevens-Johnson syndrome/toxic epidermal necrolysis: case-control analysis of a cohort managed in a specialized center. *J Am Acad Dermatol.* 2022 Apr;86(4):811-7.
Marrouche N, Grattan C. Childhood urticaria. *Curr Opin Allergy Clin Immunol.* 2012 Oct;12(5):485-90.
Martins VM, Sousa AR, Portela N de C *et al.* Exogenous ochronosis: case report and literature review. *An Bras Dermatol.* 2012;87(4):633-6.
Molina GE, Yu Z, Foreman RK *et al.* Generalized bullous mucocutaneous eruption mimicking Stevens-Johnson syndrome in the setting of imune checkpoint inhibition: A multicenter case series. *J Am Acad Dermatol.* 2020 Nov; 83(5):1475-9.
Mughal AA, Kalavala M. Contact dermatitis to ophthalmic solutions. *Clin Exp Dermatol.* 2012 Aug;37(6):593-7.
Oliveira A, Sanches M, Selores M. Stevens-Johnson syndrome and toxic epidermal necrolysis. *Acta Med Port.* 2011 Dec;24 Suppl 4:995-1002.
Paradisi A, Abeni D, Bergamo F *et al.* Etanercept therapy for toxic epidermal necrolysis. *J Am Acad Dermatol.* 2014 Aug;71(1):278-83.
Schäcke H, Döcke WD, Asadullah K. Mechanisms involved in the side effects of glucocorticoids. *Pharmacol Ther.* 2002 Oct;96(1):23-43.
Schleich C, Hansen TJ, Kirby JS. JAAD grand round quiz. Dusky bullae on the abdomen. *J Am Acad Dermatol.* 2014 Nov;71(5):1033-5.
Schoepe S, Schäcke H, May E, Asadullah K. Glucocorticoid therapy-induced skin atrophy. *Exp Dermatol.* 2006 Jun;15(6):406-20.
Sing GK, Mitra B, Arora S *et al.* A retrospective, 5-year, clinicoepidemiological study of severe cutaneous adverse reactions (SCARs). *Int J Dermatol.* 2021 May;60(5):579-88.
Sotelo-Cruz N. Stevens-Johnson syndrome and toxic epidermal necrolysis in children. *Gac Med Mex.* 2012 May-Jun;148(3):265-75.
Spiewak R. Contact dermatitis in atopic individuals. *Curr Opin Allergy Clin Immunol.* 2012 Oct;12(5):491-7.
Tsai TY, Huang I-H, Chao YC *et al.* Treating toxic epidermal necrolysis with systemic immunomodulating therapy: A systematic review and network meta-analysis. *J Am Acad Dermatol.* 2021 Feb;84(2):390-7.
Viard I, Wehrli PB, Bullani R. Inhibition of toxic epidermal necrolysis by blockade of CD 95 with human immunoglobulin. *Science.* 1998 Oct 16; 282(5388):490-3.
Yalçin S, Dizdar O, Yalin B. Sparing of previously irradiated skin from erlotinib-induced acneiform rash. *J Am Acad Dermatol.* 2008 Jan;58(1): 178-9.
Xie G, Pincelli T, Hickson LJ *et al.* High-risk adverse drug reactions: consideration of limited dialysis therapy for toxic epidermal necrolysis. *Int J Dermatol.* 2024 Jan;63(1):5-9.

Farmacodermias miméticas de quadros clínicos importantes

Alpay K, Kurkçuoglu N. Iododerma: an unusual side effect of iodide ingestion. *Pediatr Dermatol.* 1996 Jan-Feb;13(1):51-3.
Bocquet H, Bagot M, Roujeau JC. Drug induced pseudolymphoma and drug hypersensitivity syndrome. *Semin Cutan Med Surg.* 1996 Dec;15(4): 250-7.
Botelho LFF, Higashi VS, Padilha MHVQ *et al.* DRESS: clinicopathological features of 10 cases from an University Hospital in São Paulo. *An Bras Dermatol.* 2012 Sep-Oct;87(5):703-7.
Bowman C, Delrieu O. Immunogenetics of drug-induced skin blistering disorders. Part II: synthesis. *Pharmacogenomics.* 2009 May;10(5):779-816.
Cacoub P, Musette P, Descamps V *et al.* The DRESS syndrome: a literature review. *Am J Med.* 2011 Jul;124(7):588-97.
Chantorn R, Lim HW, Shwayder TA. Photosensitivity disorders in children: part I. *J Am Acad Dermatol.* 2012 Dec;67(6):1093.e1-18.
Chantorn R, Lim HW, Shwayder TA. Photosensitivity disorders in children: part II. *J Am Acad Dermatol.* 2012 Dec;67(6):1113.e1-15.
Chen KR, Carlson JA. Clinical approach to cutaneous vasculitis. *Am J Clin Dermatol.* 2008;9(2):71-92.
Criado PR, Criado RFJ, Avancini JM, Santi CG. Drug reaction with eosinophilia and systemic symptoms (DRESS)/drug-induced hypersensitivity syndrome (DIHS): a review of current concepts. *An Bras Dermatol.* 2012 May-Jun;87(3):435-49.

Criado PR, Criado RFJ, Vasconcellos C *et al.* Reações cutâneas graves adversas a drogas – aspectos relevantes ao diagnóstico e ao tratamento – Parte I – anafilaxia e reações anafilactoides, eritrodermias e o espectro clínico da síndrome de Stevens-Johnson & necrólise epidérmica tóxica (Doença de Lyell). *An Bras Dermatol.* 2004;79(4):471-88.

Dalle Vedove C, Simon JC, Girolomoni G. Drug-induced lupus erythematosus with emphasis on skin manifestations and the role of anti-TNFα agents. *J Dtsch Dermatol Ges.* 2012 Dec;10(12):889-97.

De Bandt M, Sibilia J, Le Loët X *et al.* Systemic lupus erithemathosus induced by anti-tumor necrosis factor alpha therapy: a French survey. *Arthritis Res Ther.* 2005;7(3):R545-51.

Farewell AP, Braverman LE. Iodide. In: Hardman JG, Limbird LE, Molinoff PB (eds.). *Goodman and Gilman's the pharmacological basis of therapeutics.* 9th ed. New York: McGraw-Hill, 1996. p. 1402-4.

Fortuna G, Salas-Alanis JC, Guidetti E, Marinkovich MP. A critical reappraisal of the current data on drug-induced linear immunoglobulin A bullous dermatosis: a real and separate nosological entity? *J Am Acad Dermatol.* 2012 Jun; 66(6):988-94.

Geisler AN, Phillips GS, Barrios DM *et al.* Immune checkpoint inhibitor-related dermatologic adverse events. *J Am Acad Dermatol.* 2020 Nov;83(5):1255-68.

Hall LD, Eminger LA, Hesterman KS, Heymannn WR. Part I Mucocutaneous manifestations of Epstein-Barr virus and nonmalignant disorders. (Infectious mononucleose). *J Am Acad Dermatol.* 2015 Jan;72(1):3-19.

Hsu CY, Chen WS, Sung SH. Warfarin-induced leukocytoclastic vasculitis: a case report and review of literature. *Intern Med.* 2012;51(6):601-6.

Janerowicz D, Czarnecka-Operacz M, Stawny M, Silny W. Dermatomyositis-like eruption induced by hydroxyurea: a case report. *Acta Dermatovenerol Alp Panonica Adriat.* 2009 Sep;18(3):131-4.

Kanji S, Chant C. Allergic and hypersensitivity reactions in the intensive care unit. *Crit Care Med.* 2010 Jun;38(6 Suppl):S162-8.

Krispinsky AJ, Shedlofsky LB, Kaffenberger BH. The frequency of low-risk morbilliform drug eruptions observed in patients treated with different classes of antibiotics. *Int J Dermatol.* 2020 Jun;59(6):647-56.

Litaiem N, Boumaiza S, Jones M *et al.* A tale of a vegetative inflammatory umbilical plaque. *Int J Dermatol.* 2020 Aug;59(8):938-40.

Nofal A, El-Din ES. Hidroxyurea-induced dermatomyositis: true amyopathic dermatomyositis or dermatomyositis-like eruption? *Int J Dermatol.* 2012 May;51(5):535-41.

Pranteda G, Grimaldi M, Salzetta ML *et al.* Vegetating iododerma and pulmonary eosinophilic infiltration. A simple co-occurrence? *Acta Derm Venereol.* 2004;84(6):480-1.

Radić M, Martinović Kaliterna D, Radić J. Drug-induced vasculitis: a clinical and pathological review. *Neth J Med.* 2012 Jan;70(1):12-7.

Rothe MJ, Bialy TL, Grant-Kels JM. Erythroderma. *Dermatol Clin.* 2000 Jul;18(3):405-15.

Ruiz-Genaro DP, Sanz-Sánchez T, Bartolomé-González B *et al.* Dermatomyositis-like reactions induced by chemotherapeutical agents. *Int J Dermatol.* 2002 Dec;41(12):885-7.

Simonsen AB, Kaae J, Ellebaek E *et al.* Cutaneous adverse reactions to anti-PD-1 treatment – A systematic review. *J Am Acad Dermatol.* 2020 Nov;83(5):1415-24.

Smith CH, Anstey AV, Barker JN *et al.* British association of dermatologists guidelines for use of biological interventions in psoriasis. *Br J Dermatol.* 2005 Sep;153(3):486-97.

Stein KR, Scheinfeld NS. Drug-induced photoallergic and phototoxic reactions. *Expert Opin Drug Saf.* 2007 Jul;6(4):431-43.

Torres MJ, Mayorga C, Blanca M. Nonimmediate allergic reactions induced by drugs: pathogenesis and diagnostic tests. *J Investig Allergol Clin Immunol.* 2009;19(2):80-90.

Vermeire S, van Assche G, Rutgeerts P. Serum sickness, encephalitis and other complications of anti-cytokine therapy. *Best Pract Res Clin Gastroenterol.* 2009;23(1):101-12.

Xu LY, Esparza EM, Anadkat MJ *et al.* Cutaneous manifestations of vasculitis. *Semin Arthritis Rheum.* 2009 Apr;38(5):348-60.

Manifestações cutâneas do tratamento antineoplásico

Deutsch A, Balagula Y, Mclellan BN. Anticancer therapies associated with secondary cutaneous malignancies: A review of the literature. *J Am Acad Dermatol.* 2020 Nov;83(5):1425-33.

Lee C, Gianos M, Klaustermeyer WB. Diagnosis and management of hypersensitivity reactions related to common cancer chemotherapy agents. *Ann Allergy Asthma Immunol.* 2009 Mar;102(3):179-87.

Lytvyn Y, Mufti A, Sachdeva M. Stevens-Jonhson syndrome and toxic epidermal necrolysis reactions to BRAF and MEK inhibitors in patients with melanoma: a systematic review. *J Am Acad Dermatol.* 2021 Oct;85(4):981-3.

Ulrich J, Hartmann JT, Dörr W, Ugurel S. Skin toxicity of anti-cancer therapy. *J Dtsch Dermatol Ges.* 2008 Nov;6(11):959-77.

Recall dermatitis, reativação de queimadura solar e dermatite pós-radiação

Kandemir EG, Karabudak O, Maydagli A. Docetaxel-induced radiation recall dermatitis. *Swiss Med Wkly.* 2005 Jan 8;135(1-2):34-5.

Krishnan RS, Lewis AT, Kass JS, Hsu S. Ultraviolet recall-like phenomenon occurring after piperacilin, tobramycin and ciprofloxacin therapy. *J Am Acad Dermatol.* 2001 Jun;44(6):1045-7.

Ruocco V, Ruocco E, Brunetti Giampiero. Recall phenomena: another facet of the immunocompromised district. *Int J Dermatol.* 2013 Feb; 52(2):252-3.

Zawar V, Nerlikar S. Dermatitis recall during disulfiran therapy. *Indian J Dermatol Venereol Leprol.* 2004 Jan-Feb;70(1):33-5.

Reações cutâneas por inibidores do EGFR e inibidores de multiquinases

Belloni B, Schönewolf N, Rozati S *et al.* Cutaneous drug eruptions associated with the use of new oncological drugs. *Chem Immunol Allergy.* 2012;97:191-202.

Heidary N, Naik H, Burgin S. Chemotherapeutic agents and the skin: an update. *J Am Acad Dermatol.* 2008 Apr;58(4):545-70.

Lu C-W, Wang T-Y, Yen C-F *et al.* Using betaxolol for the prevention of paronychia induced by epidermal growth factor receptor inhibitors: a case-control cohort study. *Int J Dermatol.* 2021 Feb;60(2):179-84.

Lynch TJ, Kim ES, Eaby B *et al.* Epidermal growth factor receptor inhibitor-associated cutaneous toxicities: an evolving paradigm in clinical management. *Oncologist.* 2007 May;12(5):610-21.

MacDonald JB, MacDonald B, Golitz LE *et al.* Cutaneous adverse effects of targeted therapies: Part I: Inhibitors of the cellular membrane. *J Am Acad Dermatol.* 2015 Feb;72(2):203-18.

Macdonald JB, Macdonald B, Golitz LE *et al.* Cutaneous adverse effects of targeted therapies: Part II: Inhibitors of intracellular molecular signaling pathways. *J Am Acad Dermatol.* 2015 Feb;72(2):221-36.

Ocvirk J, Cencelj S. Management of cutaneous side-effects of cetuximabe therapy in patients with metastatic colorectal cancer. *J Eur Acad Dermatol Venereol.* 2010 Apr;24(4):453-9.

Potthoff K, Hofheinz R, Hassel JC *et al.* Interdisciplinary management of EGFR-inhibitor-induced skin reactions: a German expert opinion. *Ann Oncol.* 2011 Mar;22(3):524-35.

Yenyuwadee I, Yenyuwadee S, *et al.* Eficaccy and safety of nail gutter therapy and topical timolol for treating epidermal growth factor receptor inhibitor-induced nail changes: A randomized, single-blind intraindividual study. *J Am Acad Dermatol.* 2025 Mar;92(3):617-9.

Farmacodermias relacionadas às terapias imunomoduladoras e imunossupressoras

Lichtenstein L, Ron Y, Kivity S *et al.* Infliximab-Related Infusion Reactions: Systematic Review. *J Crohns Colitis.* 2015;9(9):806-15.

MacDonald JB, MacDonald B, Golitz LE *et al.* Cutaneous adverse effects of targeted therapies: Part I: Inhibitors of the cellular membrane. *J Am Acad Dermatol.* 2015 Feb;72(2):203-18; quiz 219-20.

Sechi A, Song J, Dell'Antonia M *et al.* Adverse events in patients treated with Jak-inhibitors for alopecia areata: a systematic review. *J Eur Acad Dermatol Venereol.* 2023 Apr 4.

Medicações "naturais", nutracêuticos, cosméticos e cosmecêuticos

Millikan LE. Cosmetology, cosmetics, cosmeceuticals: definitions and regulations. *Clin Dermatol.* 2001 Jul-Aug;19(4):371-4.

Reszko AE, Berson D, Lupo MP. Cosmeceuticals: practical applications. *Dermatol Clin.* 2009 Oct;27(4):401-16.

Abordagem diagnóstica e terapêutica das farmacodermias

Gerogianni K, Tsezou A, Dimas K. Drug-induced skin adverse reactions: the role of pharmacogenomics in their prevention. *Mol Diagn Ther.* 2018 Jun;22(3):297-314.

Waton J, Pouget-Jasson C, Loos-Ayav C *et al.* Drug re-challenges in cutaneous adverse drug reactions: information and effectiveness in the long-term management of patients. *Allergy.* 2011 Jul;66(7):941-7.

Wilkerson RG. Angioedema in the emergency department: an evidence-based review. *Emerg Med Pract.* 2012 Nov;14(11):1-21.

Wei CY, Ko TM, Shen CY, Chen YT. A recent update of pharmacogenomics in drug-induced severe skin reactions. *Drug Metab Pharmacokinet.* 2012;27(1):132-41.

Dermatoses Vesicobolhosas

PARTE 8

21

Buloses

Larissa Hanauer ◆ Luna Azulay-Abulafia ◆ David Rubem Azulay ◆ Rubem David Azulay

As doenças primariamente bolhosas são definidas como dermatoses de natureza geralmente autoimune, caracterizadas clinicamente por bolhas ou, menos frequentemente, por vesículas. Elas podem ter localizações *intraepidérmicas* (*acantolíticas*) ou *subepidérmicas*. Do ponto de vista clínico, as bolhas intraepidérmicas tendem a ser mais efêmeras e superficiais, como no caso dos pênfigos. As bolhas subepidérmicas, por sua vez, tendem a ser maiores e mais duradouras, como nas demais doenças do grupo das buloses autoimunes, por terem toda a epiderme como teto.

Quando as bolhas surgem como consequência a traumas por defeitos em quaisquer das diversas estruturas que compõem a zona da membrana basal, constituem-se, então, as *mecanobuloses* (epidermólises bolhosas) que, em geral, são de transmissão genética. A doença de Hailey-Hailey ou pênfigo familiar benigno também é uma genodermatose que se caracteriza por lesões papulovesicocrostosas (ver Capítulo 69). A denominação *bulose* ficaria restrita ao grupo dessas doenças de natureza exclusivamente autoimune, e que serão abordadas neste capítulo.

Recentemente, medicamentos utilizados no tratamento do melanoma, assim como outras neoplasias metastáticas ou não, como os inibidores de PD-1 e de PD L-1 ligantes, têm sido incriminados na gênese de várias buloses, em especial do penfigoide bolhoso (ver Capítulo 53, item *Melanoma*, subitem *Tratamento*).

Pênfigos

Conceito

São doenças *bolhosas autoimunes* com tendência à progressão, de evolução crônica e ilimitada, com prognóstico reservado. As bolhas são intraepidérmicas e decorrem de processo acantolítico, induzido por autoimunidade. Os antígenos variam segundo o tipo de pênfigo, podendo ser as desmogleínas, desmocolinas e desmoplaquinas moléculas constituintes dos desmossomos, incluindo a placa desmossômica (Quadro 21.1).

Epidemiologia

O pênfigo vulgar (PV) é uma doença relativamente rara, ocorrendo com maior frequência na idade adulta (entre os 50 e os 60 anos); ocasionalmente ocorre na criança. Na idade adulta, ambos os sexos são atingidos igualmente, o que não ocorre antes dos 20 anos, quando a incidência é maior no sexo feminino (5,5:1). Incide predominantemente na raça branca, porém é uma doença universal. As duas variantes do pênfigo vegetante (PVe), tanto Hallopeau quanto Neumann, são expressões raras de PV.

O pênfigo foliáceo (PF) clássico tem as mesmas características epidemiológicas do PV, com algumas variações entre diferentes populações. O PF endêmico é descrito em algumas regiões de países sul-americanos, como Brasil, Colômbia, El Salvador e Peru. A epidemiologia desta forma de pênfigo é peculiar por sua ocorrência familial, afetando inclusive crianças e, sobretudo, populações rurais. O PF brasileiro (PFB) ou PF endêmico é uma doença de elevada frequência na zona rural de alguns estados brasileiros (região Centro-Oeste, Triângulo Mineiro, Oeste Paulista etc.), atingindo todos os grupos etários (cerca de 33% abaixo dos 20 anos de idade). Além disso, tem, provavelmente, conotação genética, considerando-se sua elevada frequência familial (12% dos casos). Há maior incidência de HLA-DRB1*04 e DRB1*14 como fator de suscetibilidade, variando nos alelos. No PV, os alelos são HLA-DRB1*0402 e DRB1*1401; já no PF,

Quadro 21.1 Formas de pênfigos, seus anticorpos e antígenos.

Tipo de pênfigo	Anticorpos	Antígenos	Peso em kDa
Vulgar	IgG	Desmogleína 3	130
		Desmogleína 1	160
Foliáceo	IgG	Desmogleína 1	160
Induzido por fármacos	IgG	Desmogleína 1	160
		Desmogleína 3	130
Paraneoplásico	IgG	Desmogleína 1	160
		Desmogleína 3	130
		Plectina	500
		Desmoplaquina I	250
		Desmoplaquina II	210
		Periplaquina	190
IgA	IgA	Desmocolina 1	110/100

os alelos são HLA-DRB1*0404, DRB1*1402 e DRB1*1406. Petzl-Erler e Santamaria, em 1989, constataram que HLA-DR7, DR3 e DQW2 confeririam certa resistência ao PF.

A endemicidade do PFB é maior ao longo dos rios no período de colonização, tendendo a diminuir com o posterior desenvolvimento urbano. Acredita-se que o mosquito *Simulium nigrimanum* (borrachudo) possa ser o vetor ou mesmo desencadear autoimunidade e, portanto, a doença.

É mais difícil estabelecer a epidemiologia dos pênfigos induzidos por medicamentos, variando com as substâncias e suas indicações.

O pênfigo herpetiforme é raro, afeta igualmente ambos os sexos, tendo sido descrito em adultos jovens e idosos.

As pessoas de meia-idade e os idosos são os mais acometidos pelo pênfigo por IgA, diagnosticado necessariamente por imunofluorescência, já que clinicamente pode apresentar características de PV ou PF.

O pênfigo paraneoplásico (PP) está relacionado com neoplasias tanto benignas quanto malignas; apresenta a distribuição epidemiológica dos tumores associados.

Etiopatogenia

São doenças autoimunes cuja sede primária seria os desmossomos. Os pênfigos foram definidos como doenças autoimunes antidesmogleína, exceto o PP, que tem como antígenos a desmoplaquina e o antígeno do penfigoide bolhoso 1, além das desmogleínas. As desmogleínas são glicoproteínas transmembrana dos desmossomos; pertencem à superfamília das moléculas de adesão célula-célula que são cálcio-dependentes e denominadas "caderinas". A causa pela qual estes elementos tornam-se antigênicos e induzem a produção de anticorpos permanece obscura.

Sabe-se que, no PV, o principal antígeno desmossômico envolvido é a desmogleína 3 (Dsg3) de 130 kDa, ao passo que, no PF, é a desmogleína 1 (Dsg1) de 160 kDa. Os pacientes com PV com acometimento exclusivo das mucosas têm anticorpos apenas contra a Dsg3 (a Dsg1 é praticamente ausente nelas). Isto é verdadeiro para as formas restritas às mucosas, já que, nas formas mucocutâneas, os pacientes também apresentam anticorpos anti-Dsg1. No PF, os pacientes apresentam anticorpos apenas anti-Dsg1, e, por isso, não apresentam lesões mucosas.

A *imunofluorescência direta* (IFD) revela 100% de resultados positivos, sendo utilizada a área lesional ou perilesional. O anticorpo é do tipo IgG, mas podem estar associadas também IgA (25%) e IgM (40%) e C_3 em 100% dos casos (ver Figura 6.5A). Nos casos recentes de lesões exclusivamente orais, C_3 pode ser o único elemento encontrado. Além de C_3, têm sido demonstrados C_1q e C_4, embora com menor frequência, o que corrobora uma ativação da via clássica, apesar de também ocorrer, raramente, ativação da via alternada. Outro ponto interessante é que a IFD pode permanecer positiva na pele de indivíduo em cura clínica por vários anos e, mesmo, sem medicação de manutenção. A deposição das imunoglobulinas e/ou complemento e, consequentemente, da fluorescência ocorre nos espaços intercelulares dos queratinócitos. Acantólise *in vitro* é provocada pela adição de soro de doente de PV ou PF à cultura de células epiteliais humanas ou de macacos, e sabe-se que esta ocorre sem ativação do complemento.

A *imunofluorescência indireta* (IFI) revela IgG_1 e IgG_4 antidesmogleína em títulos elevados, conhecidos como anticorpos tipo pênfigo. Atualmente, o método ELISA é empregado no monitoramento da atividade dos PF e PV, por intermédio da titulação dos anticorpos anti-Dsg1 e 3, com sensibilidade e especificidade superiores às dos demais métodos sorológicos. Convém salientar que existem casos de pênfigo sem anticorpos séricos específicos, sobretudo em doença localizada ou em fase inicial; na realidade, mais de 95% dos doentes apresentam anticorpos tipo pênfigo. A sensibilidade do teste varia em função do substrato utilizado. Por outro lado, pacientes sem lesão podem apresentar níveis por vezes elevados desses anticorpos, sobretudo nas áreas endêmicas de PFB.

As *desmogleínas*, moléculas transmembrana, dispõem de um domínio intracelular, uma porção transmembrânica, um domínio de ancoragem extracelular seguido de quatro domínios extracelulares (EC1-4), que são intercalados por moléculas de cálcio (Figura 21.1). Com a doença em atividade, no PFB e inclusive no PF, os anticorpos reagem contra os domínios distais que são EC1 e EC2. Os anticorpos de classe IgG_4 têm maior significado patogênico, ou seja, são os maiores responsáveis pela doença, enquanto os IgG_1 estão presentes nos indivíduos sãos – em uma fase pré-clínica –, nos doentes em remissão e em níveis bem mais baixos do que os IgG_4 na doença ativa. Antes da instalação da doença, os anticorpos tanto IgG_1 quanto IgG_4 encontrados são apenas contra o domínio de ancoragem extracelular; nas áreas endêmicas, por estimulação continuada da saliva dos insetos, ou seja, um estímulo antigênico mantido, ocorre, então, o desencadeamento da doença na população geneticamente predisposta, o que se daria pelo fenômeno conhecido como "disseminação de epítopos" (*epitope spreading*) (ver Capítulo 2).

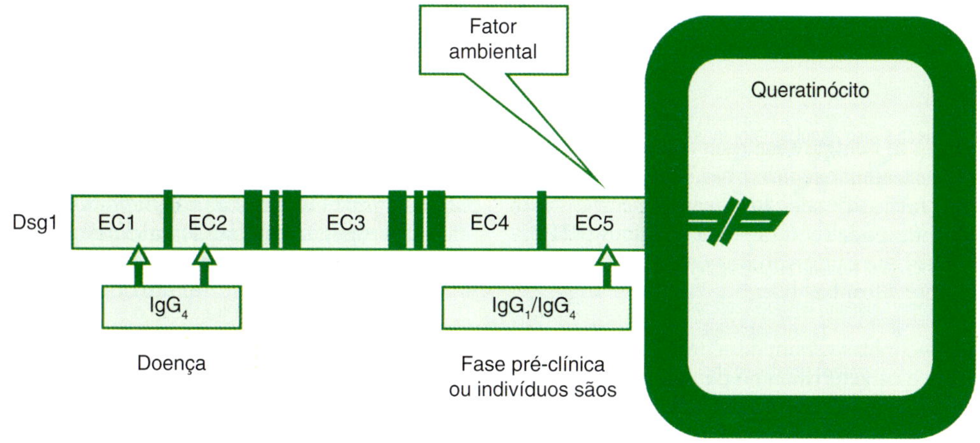

Figura 21.1 Estrutura da desmogleína.

Por conta dessa estimulação antigênica continuada, foi recentemente documentado um aumento nos níveis séricos de IgM e IgE. Pacientes de outras doenças como oncocercose, leishmaniose e doença de Chagas, também transmitidas por picada de vetores, apresentam positividade em 40 a 80% dos casos anticorpos anti-Dsg3 com baixa titulação.

Os pênfigos induzidos por medicamentos apresentam IFD do mesmo padrão que o PV e o PF, explicando-se pelo fato de os grupos sulfidrila reagirem de forma cruzada com as Dsg1 e 3.

São descritos alguns casos relacionados à radioterapia de pênfigo generalizado ou limitado à área da irradiação, sobretudo do PV.

O pênfigo herpetiforme apresenta o mesmo padrão de IFD que o PV e o PF, no entanto, é crescente a demonstração de imunorreatividade, através da *immunoblotting*, à desmocolina. A nomenclatura herpetiforme deve-se a características clínicas e não de IFD.

O pênfigo por IgA caracteriza-se por IFD com depósito de imunoglobulina do tipo A1. Não existe depósito de IgG ou de IgM. Existem dois tipos de pênfigo por IgA: tipo *dermatose pustulosa subcórnea* (mais comum) e tipo *intraepidérmico neutrofílico*. A localização do depósito pode ser subcórnea no primeiro tipo e, no segundo, nas camadas inferiores da epiderme. Na variante subcórnea, o antígeno reconhecido é a desmocolina 1 e na intraepidérmica são as Dsg1 e 3. Há alguns casos em que o depósito de IgA se dá em toda a extensão da epiderme. Os pacientes devem apresentar, além da deposição de IgA intraepidérmica, autoanticorpos circulantes do tipo IgA.

Nos casos de PP, há IFD com IgG intercelular e complemento, além de complemento com distribuição linear ou granular na junção dermoepidérmica. A IFI é positiva em cerca de 70% dos casos e revela anticorpos circulantes tipo pênfigo na pele e nas mucosas, além de anticorpos contra os epitélios simples, colunares e transicionais. Ocorre o fenômeno de *epitope spreading*, e a reação liquenoide que expõe antígenos seria a explicação da sua ocorrência no PP.

Alguns aspectos imunológicos de interesse: (1) casos típicos de pênfigo provocados pela D-penicilamina (inclusive com a permanência de anticorpos antipênfigo anos após a retirada do medicamento e o restabelecimento do doente); (2) presença eventual de anticorpos tipo pênfigo em queimados, em outras doenças autoimunes (miastenia *gravis*, lúpus eritematoso sistêmico, penfigoide cicatricial), em farmacodermias bolhosas (Lyell, entre outras) e em farmacodermias maculopapulosas penicilínicas; (3) associação de pênfigo com outras doenças autoimunes (miastenia *gravis*, timoma, lúpus eritematoso); (4) o líquido da bolha é pobre em complemento; (5) a presença de padrão lúpico (banda antimembrana basal) em casos de pênfigo eritematoso tipo Senear-Usher.

Classificação

Os diferentes tipos de pênfigo devem ser reconhecidos pelas diferenças clínicas e imunopatológicas e também pelo prognóstico que encerram. A classificação dos diversos pênfigos com seus eventuais subtipos pode ser observada no Quadro 21.2.

Clínica

As manifestações clínicas variam de acordo com a sua classificação. O prurido é característico no pênfigo herpetiforme, mas pode ocasionalmente ocorrer no por IgA. Fotossensibilidade pode ser marcante, sobretudo no PF e ocasionalmente no PV. Escabiose e micoses superficiais podem originar prurido, muitas vezes mitigado pelo uso de corticosteroides sistêmicos. No PV e no PF podem ocorrer infecções que agravam o prognóstico. Muitas das intercorrências e alguns dos sintomas são secundários à terapêutica empregada. O uso continuado de corticoterapia sistêmica pode levar a interrupção do crescimento, descalcificação, fraturas espontâneas, dores e debilidade muscular. Independentemente da forma clínica, encontra-se com frequência o sinal de Nikolsky positivo (ver Capítulo 5).

Quadro 21.2 Pênfigos e subtipos.

A. Pênfigo vulgar (PV) Pênfigo vegetante (PVe) (Hallopeau e Neumann)
B. Pênfigo foliáceo (PF) PF endêmico, PF brasileiro (fogo selvagem) Pênfigo eritematoso
C. Pênfigo induzido por fármacos
D. Pênfigo herpetiforme (variante clínica de PV ou PF)
E. Pênfigo por IgA (tipos dermatose pustulosa subcórnea e intraepidérmica neutrofílica)
F. Pênfigo paraneoplásico (PP)

Pênfigo vulgar

A doença inicia-se, em geral, por bolhas na mucosa oral. Essa fase mucosa pode durar meses, sendo frequente o diagnóstico de estomatite aftosa. Seguem-se as bolhas cutâneas; estas, entretanto, em alguns casos, podem preceder as lesões mucosas ou aparecer concomitantemente. Na fase mucosa, em geral, o paciente é consultado por otorrinolaringologista ou dentista e recebe o diagnóstico de "aftas". As bolhas orais são efêmeras, rompendo-se precocemente e deixando áreas erosivas em número variável, podendo tornar-se extremamente dolorosas à alimentação. O envolvimento da pele ocorre em mais de 50% dos pacientes (Figura 21.2). As bolhas na pele surgem, geralmente, após 4 meses do início das lesões orais. Entretanto, em alguns casos, elas podem preceder as lesões mucosas ou aparecer concomitantemente.

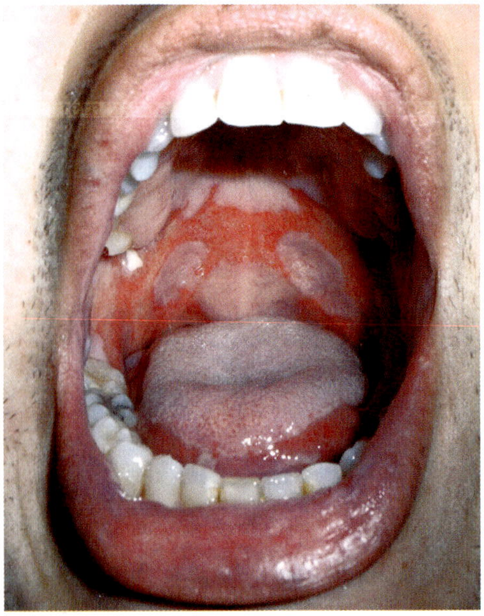

Figura 21.2 Pênfigo vulgar – erosão na mucosa oral. (Cortesia da Dra. Maria Isabel Cárdenas.)

As bolhas cutâneas são pouco tensas, surgindo em pele aparentemente sadia. Apresentam crescimento centrífugo, alcançando tamanhos variados, chegando a vários centímetros. Podem ocorrer de forma isolada, mas têm tendência à generalização. Ao se romperem, deixam grandes áreas erosivas exsudantes (Figuras 21.3 e 21.4), sem tendência à reparação, o que seria explicado pelo envolvimento de anexos (aspecto de "bife sangrento"; Figura 21.5). Lesões no colo uterino, ânus, reto, uretra, esôfago e conjuntiva ocorrem eventualmente. Prurido e dor podem estar presentes. Muitas vezes é perceptível um odor peculiar ("ninho de rato"), o que também ocorre no PF.

Neonatos podem apresentar a doença de forma transitória, sobretudo filhos de pacientes com PV, pois a epiderme deles apresenta, proporcionalmente, maior quantidade de Dsg3 quando comparada à do adulto. Com o tempo, ocorre a catabolização dos anticorpos maternos e o processo extingue-se.

PV neonatal é excepcional; no entanto, bem mais frequente do que o PF. Pode ocorrer abortamento, principalmente nas formas graves de PV.

Pênfigo vegetante

Existem duas formas de PVe, variantes do PV (Figura 21.6).

Pênfigo vegetante de Hallopeau

Forma localizada, relativamente benigna, em que as poucas lesões inicialmente recordam as lesões cutâneas da piodermite vegetante (ver Capítulo 24), localizando-se em áreas de flexão, dando lugar a verdadeiras vegetações. Podem estar acompanhadas de lesões nas mucosas oral, genital e anal.

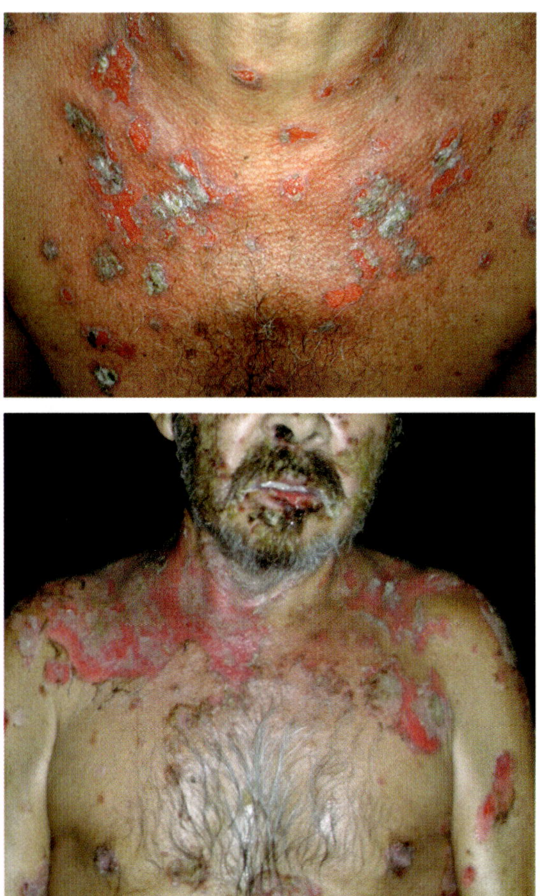

Figura 21.3 Pênfigo vulgar.

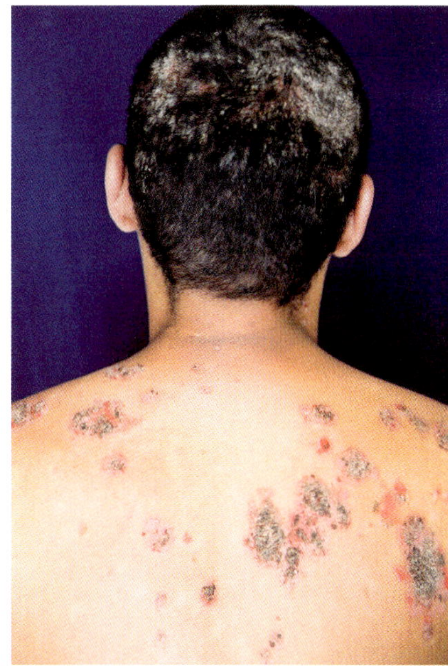

Figura 21.4 Pênfigo vulgar – início recente, com acometimento importante do couro cabeludo.

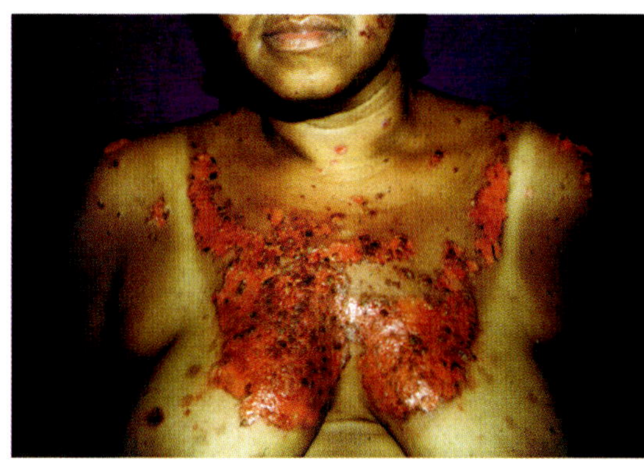

Figura 21.5 Pênfigo vulgar – aspecto de "bife sangrento" com fotossensibilidade marcante.

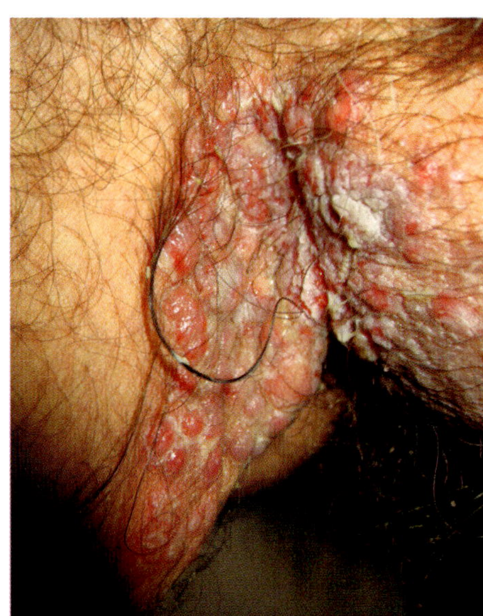

Figura 21.6 Pênfigo vegetante. (Cortesia da Dra. Andrea Petrosemolo.)

Pênfigo vegetante de Neumann

Caracteriza-se por lesões vegetantes úmidas, com predileção pelas áreas de flexão (axilares, inguinais, genitália e períneo). Seu início, em geral, ocorre como o do PV, porém as lesões, durante o processo de reparação, vão se tornando vegetantes.

Pênfigo foliáceo

A forma clássica (*doença de Cazenave*), assim como a endêmica (*fogo selvagem*), inicia-se de, modo geral, por lesões localizadas na face, no couro cabeludo e em região esternal e/ou interescapular (áreas ditas seborreicas; Figura 21.7). São lesões vesicocrostosas. As bolhas costumam ser pouco evidentes e tão efêmeras que podem passar despercebidas. O achado de crostas e/ou erosões, a localização e a idade do paciente tornam possível pressupor a natureza bolhosa do processo, permitindo, assim, esse diagnóstico. O aspecto foliáceo decorre do fato de que essas bolhas, por aparecerem em surtos subentrantes, deixam intensa descamação, recobertas em parte por crostas que podem destacar-se (Figura 21.8). As lesões podem permanecer localizadas por tempo variável e, até mesmo, regredir espontaneamente, por período variável (*fase pré-invasiva*). Na maioria dos casos, entretanto, o que ocorre é a tendência à generalização (*período invasivo*; Figura 21.9) chegando à universalização, isto é, toda a pele apresenta-se acometida, evoluindo, portanto, para eritrodermia esfoliativa (*período de estado*; Figura 21.10). Tardiamente, podem surgir lesões papilomatosas, verrucosas (acantomata, lesões verrucosas e persistentes), hiperpigmentação, aspecto de pele de leopardo e em "salpico de lama" (lesões amarronzadas, crostosas e focais como que jogadas no dorso; Figura 21.11), onicorrexe e onicólise com descoloração, alopecia difusa do couro cabeludo, das sobrancelhas, das axilas e do púbis, e ceratodermia palmoplantar. Acometimento de mucosas não é esperado. Pode ocorrer febrícula irregular.

Pênfigo foliáceo endêmico (fogo selvagem)

A clínica é semelhante à do PF clássico. A sensação de queimadura ou ardor das lesões justifica a denominação "fogo selvagem".

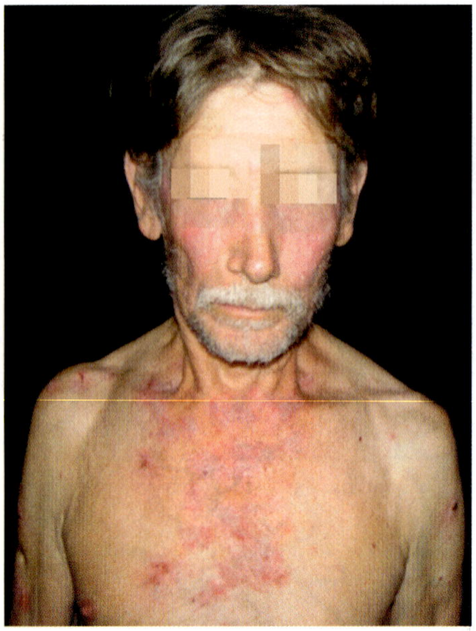

Figura 21.7 Pênfigo foliáceo – lesões em áreas ditas seborreicas, mas também fotoexpostas.

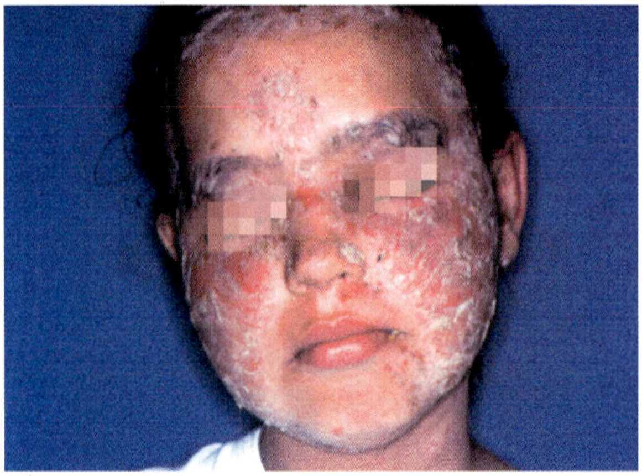

Figura 21.8 Pênfigo foliáceo.

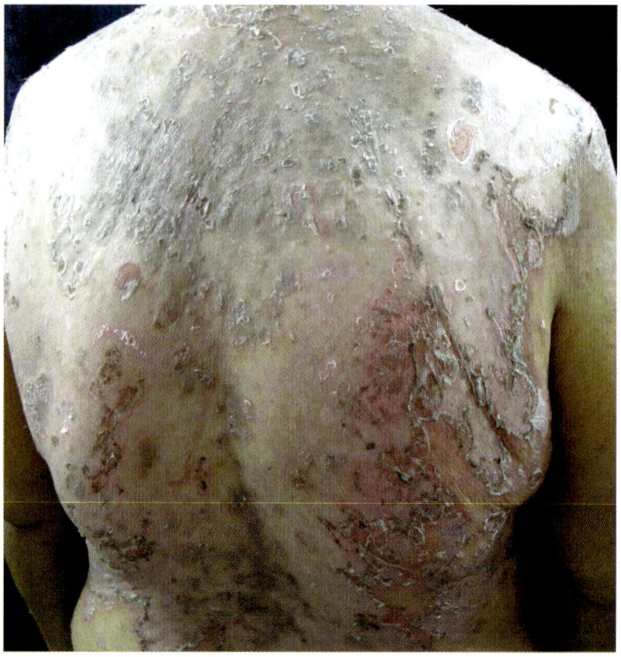

Figura 21.9 Pênfigo foliáceo. Observam-se erosões, crostas e escamas (período invasivo). (Cortesia do Dr. Eduardo Bornhausen-Demarch.)

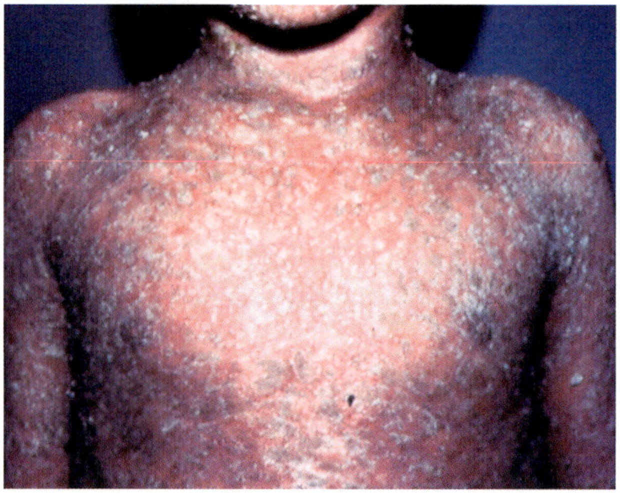

Figura 21.10 Pênfigo foliáceo – eritrodermia (período de estado).

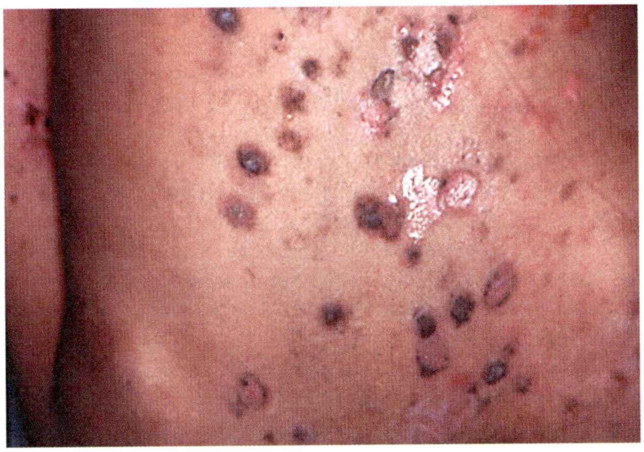

Figura 21.11 Pênfigo foliáceo – lesões em "salpico de lama".

Pênfigo eritematoso

Nada mais é do que uma forma benigna e localizada do PF, conforme já descrito, e que tem como sinonímia *síndrome de Senear-Usher*, já em desuso. Ocorre na etapa inicial ou regressiva (espontânea ou terapêutica) do PF. Mais comumente afeta áreas fotoexpostas como face, couro cabeludo e tronco superior. Caracteristicamente, o PE é exacerbado pela exposição ultravioleta. O aspecto morfotopográfico (lesão em "asa de borboleta" na face) lembra o lúpus eritematoso. Em certos casos da síndrome de Senear-Usher, alguns autores observaram uma "banda lúpica" de IgG à IFD. Atualmente, alguns pacientes são descritos com ambas as enfermidades.

Inicialmente, o termo pênfigo eritematoso foi utilizado para descrever a concomitância entre as duas doenças: pênfigo foliáceo e lúpus eritematoso. Entretanto, atualmente poucos pacientes apresentam concomitância das duas doenças.

Doenças associadas incluem timoma, miastenia gravis e carcinoma broncogênico.

Pênfigo induzido por fármacos

A D-penicilamina é o principal fármaco causador, seguida do captopril (anti-hipertensivo), que são estruturalmente semelhantes por conterem o grupamento sulfidrila (tiol), que, por sua vez, faz reação cruzada com as desmogleínas. Outras substâncias (não tióis) também podem desencadear pênfigo: penicilina, rifampicina e outros inibidores da enzima conversora de angiotensina, como o enalapril. Interferon-α pode desencadear a doença; há um único relato de PVe no local da aplicação de imiquimode. É mais frequente o desencadeamento de PF do que PV (3 a 4:1). A suspensão da substância não interrompe obrigatoriamente o processo.

Pênfigo herpetiforme

No pênfigo herpetiforme, as lesões simulam a dermatite herpetiforme, ou seja, vesículas, bolhas ou pápulas agrupadas sobre placa urticariforme, que tendem a formar arranjo anular, inclusive prurido intenso. Raramente mucosas estão acometidas. Pode ser uma variante do pênfigo foliáceo ou do pênfigo vulgar.

Pênfigo por IgA

Trata-se de uma entidade rara responsiva à dapsona, caracterizada por vesículas ou pústulas, sobre base eritematosa ou pele normal. Estas lesões agrupam-se, exibindo aspecto anular ou circinado. Elas se localizam em áreas intertriginosas, nas laterais do tronco e na parte proximal dos membros. O sinal de Nikolsky pode ser negativo. Há associações com doenças linfoproliferativas e, menos frequentemente, neoplasias sólidas (18,2%), em especial gamopatia monoclonal por IgA e, bem menos, mieloma tipo IgA, assim como alguns linfomas. Algumas doenças inflamatórias também podem estar associadas, sendo a retocolite ulcerativa a mais prevalente, com 6,6%. Constitui um diagnóstico diferencial importante com a doença de Sneddon-Wilkinson; nesta, a IFD é negativa (ver Capítulo 24, item *Pustulose subcórnea*).

Pênfigo paraneoplásico

Descrito em 1990, caracteriza-se clinicamente por mucosite hemorrágica, erosiva e dolorosa (Figura 21.12). Esta manifestação é muito intensa, com má resposta à terapêutica. As lesões cutâneas polimórficas lembram eritema multiforme ou lúpus subagudo. Em 93% dos casos, as lesões acometem intensamente a mucosa da traqueia, dos brônquios e dos pulmões, levando ao quadro de bronquiolite obliterante (é a manifestação extracutânea mais frequente) e ao óbito. Este acometimento sistêmico, que não ocorre no PV, levou à criação do termo, atualmente mais aceito, *síndrome multiorgão autoimune paraneoplásica (SMAP)*. Em até 50% dos casos, as lesões mucocutâneas precedem a neoplasia. Linfoma não Hodgkin é a neoplasia mais comumente associada (38,6%); a leucemia linfocítica crônica (25%) e outras doenças linfoproliferativas podem estar relacionadas, como *doença de Castleman* (nesta o PP é desproporcionalmente mais prevalente em jovens e crianças assim como em chineses, 18,4%). Timomas tanto benignos quanto malignos (5,5%), sarcoma e carcinomas (mama, brônquios e pâncreas) também já foram descritos.

Existe uma associação significante entre PP e HLA classe II DRB1*03 e em chineses HLA-Cw*14.

Histopatologia

A histopatologia dos pênfigos caracteriza-se por bolhas intraepidérmicas e fendas decorrentes de acantólise (lise dos acantos, denominação antiga dos desmossomos das células malpighianas); no interior das bolhas, identificam-se células acantolíticas (ver Figura 8.1). No PV, a localização da clivagem acantolítica é suprabasal (Figura 21.13), enquanto, no PF, é na granulosa (Figura 21.14). Por vezes, em uma fase inicial, antes que ocorra a acantólise, há invasão de eosinófilos na epiderme, conhecida como *espongiose eosinofílica*.

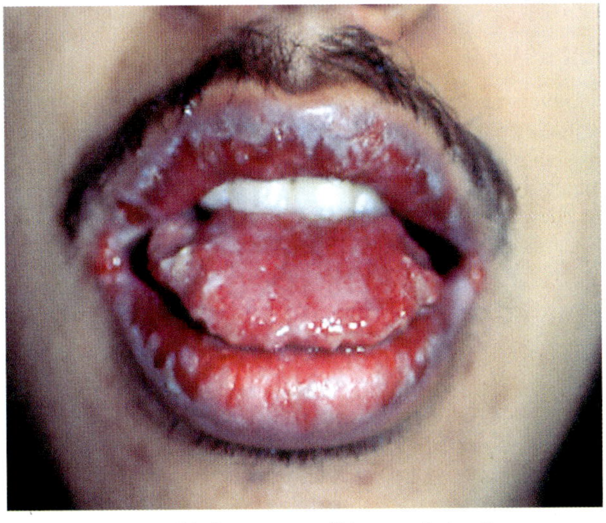

Figura 21.12 Pênfigo paraneoplásico associado a timoma.

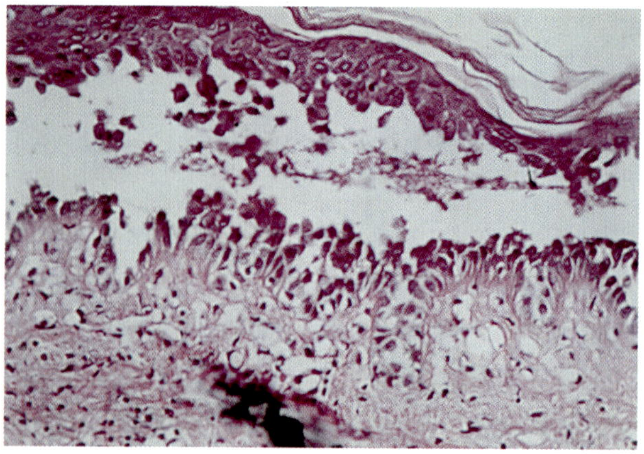

Figura 21.13 Pênfigo vulgar – bolha suprabasal com células acantolíticas.

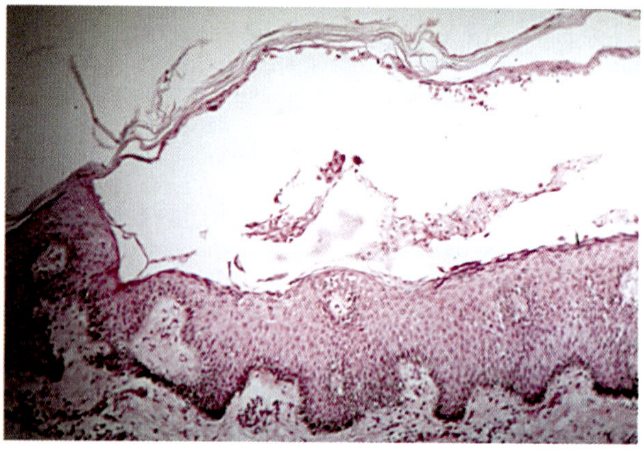

Figura 21.14 Pênfigo foliáceo – bolha abaixo da camada granulosa com células acantolíticas.

No PVe, encontra-se caracteristicamente hiperplasia epitelial com grande quantidade de eosinófilos.

No PH, é grande também a quantidade de eosinófilos.

No pênfigo por IgA, a histopatologia varia: no tipo dermatose pustulose subcórnea há infiltrado neutrofílico; no tipo intraepidérmico neutrofílico, o infiltrado pode envolver os folículos pilosos.

No PP, ocorre acantólise suprabasal e também, caracteristicamente, degeneração vacuolar da basal, bem como queratinócitos disceratóticos.

Diagnóstico

Deve ser feito por histopatologia (bolha acantolítica), acompanhada preferencialmente pela IFD e IFI e citologia do líquido das bolhas (células acantolíticas), associadas à clínica (Figura 8.1). Em algumas situações particulares, pode-se solicitar sorologia para detecção de Dsg1 ou 3, com títulos que podem estar relacionados com a atividade da doença no PV e no PF.

Diagnóstico diferencial

Lesões mucosas: aftas, herpes, eritema multiforme, líquen plano, doença de Behçet, penfigoide bolhoso e penfigoide cicatricial; lesões cutâneas: farmacodermia, Stevens-Johnson, eritrodermias de outra natureza (apenas para o PF), dermatite seborreica, lúpus eritematoso e outras doenças vesicobolhosas.

Do ponto de vista histopatológico, faz-se com doença de Darier, Hailey-Hailey e de Grover.

Tratamento

Nas fases graves da doença, o tratamento deve ser feito com elevadas doses de prednisona (1 a 2 mg/kg de peso, sobretudo para o PV), por um período nunca inferior a 6 semanas. A dose deve ser automaticamente aumentada (mais 40 a 60 mg) se não houver resposta clínica após 4 a 6 semanas de tratamento. Depois de 6 semanas, as doses devem baixar gradualmente (7 a 21 dias) até uma dose de manutenção. Visando "poupar corticosteroide", faz-se cada vez mais a associação a imunossupressores. Os mais utilizados são: metotrexato (20 mg, 1 vez/semana), ciclofosfamida (100 mg/dia) ou azatioprina (150 mg/dia). A administração de prednisona, em dias alternados, após o controle da doença, também pode ser feita. A terapêutica do pênfigo deve ser realmente muito agressiva. Essa conduta é a ideal, sobretudo para o PV e, até mesmo, para os casos de PF. Nas formas benignas (vegetante e eritematoso), as doses são menores.

Nas formas irresponsivas, pode-se fazer pulso com corticosteroide (p. ex., metilprednisolona, 500 mg a 1 g/dia durante 5 dias consecutivos) e/ou imunossupressor, em especial a ciclofosfamida. Nessas situações, uma dose menor de ciclofosfamida ou corticosteroide oral é administrada entre os ciclos. Outra opção de eficácia ainda maior é a utilização de pulso de imunoglobulina intravenosa na dose de 400 mg/kg/dia em infusão lenta (4 a 4,5 h) ou 2 g/kg/ciclo divididos em 3 dias a cada mês até a remissão e, a partir daí, aumenta-se o intervalo em 2 semanas para cada novo ciclo. Esta eficácia é alcançada com cerca de 18 ciclos, e o tempo médio sem doença foi de 20,4 semanas. Dentre os efeitos colaterais desse tratamento estão: cefaleia, urticária, febre, artralgias, mal-estar e, bem raramente, insuficiência renal, meningite asséptica, acidente vascular cerebral e infarto do miocárdio.

Os antimaláricos podem ser usados como coadjuvantes nas formas localizadas de PF. A sulfona está indicada nas formas por IgA e herpetiforme, podendo ser acompanhada de corticosteroide sistêmico em baixa dose. A betametasona e a triancinolona tópicas têm sido usadas com sucesso no PFB. Em certas formas localizadas, as injeções intralesionais têm sua indicação. Há relatos de sucesso terapêutico com UVB-*narrow band* no tratamento do pênfigo por IgA.

Rituximabe (RTX) é um anticorpo quimérico monoclonal anti-CD20 do linfócito B que era utilizado com grande sucesso em casos refratários tanto de PV quanto de PF. Atualmente já é o tratamento de primeira linha em diversos protocolos. Recomenda-se uso semanal, por 4 semanas IV, na dose de 375 mg/m^2 de superfície corpórea, acompanhado da corticoterapia sistêmica. Há divergências entre os protocolos quanto à dosagem a ser empregada.

O RTX pode ser empregado por 4 semanas, em doses semanais de 500 mg. Há um protocolo de baixa dose: RTX 500 mg ou 1 g, um ciclo de 2 infusões de 500 mg com intervalo de 2 semanas. Alguns estudos sugerem que a introdução precoce do RTX é ainda mais benéfica. Como o pênfigo é uma doença rara e o RTX é uma terapia cara, existem poucas séries de casos que demostram eficácia e poucos efeitos adversos. Ainda não há evidências claras sobre dose inicial e protocolos de manutenção.

Em comparação com a monoterapia crônica com corticosteroide, a combinação de RTX com corticosteroide é mais eficaz, além de reduzir a chance de surgimento de novas lesões e maior segurança no tratamento para os pacientes.

O ofatumumabe tem sido empregado em casos de anafilaxia, doença do soro e perda de eficácia do RTX, com sucesso absoluto. Trata-se de um anti-CD20 de segunda geração, humano, cujo alvo é outro epítopo.

No PP, o fundamental é visar à cura da neoplasia. Nas lesões liquenoides e, sobretudo, ceratósicas, tanto a acitretina, na dose de 0,5 mg/kg/dia, quanto a isotretinoína, na dose de 0,4 mg/kg/dia, foram efetivas. É preconizada a associação de medicamentos que mitiguem a osteoporose causada pelos corticosteroides, sobretudo em mulheres na menopausa. Suplemento de cálcio (1.000 mg/dia), vitamina D (800 UI/dia) e bisfosfonatos também estão indicados. Há diversos compostos, inclusive com diferentes vias de aplicação; nos pacientes que não tolerarem esta classe de medicamento, pode ser empregada a calcitonina (ver Capítulo 86).

Recomenda-se expressamente evitar exposição solar e, dependendo do grau de fotossensibilidade, a utilização de fotoprotetor.

Em caso de lesões refratárias aos tratamentos propostos, recomenda-se a pesquisa de eventual infecção viral concomitante, e, se confirmada, tratá-la conforme a etiologia.

Evolução e prognóstico

São doenças de evolução crônica e não limitada. O prognóstico do PV e do PF é o de uma doença potencialmente fatal. Graças à introdução dos corticosteroides sistêmicos, o número de mortes diminuiu, ocorrendo em cerca de 10% dos pacientes. O PF é de melhor prognóstico que o PV, assim como o são os respectivos subtipos. A instituição precoce da terapia adequada influencia favoravelmente a evolução. Nos pacientes em retirada da medicação ou em remissão, a utilização de sorologia anti-Dsg1 e Dsg3, pelo método de ELISA, pode ser solicitada periodicamente como forma de avaliação da necessidade de reintrodução ou mesmo aumento de dose. Em geral, a morte é resultante de infecções ou complicações do tratamento. Excepcionalmente, pode ocorrer a transformação com maior frequência do PF em PV do que do PV em PF.

Complexo penfigoide

Trata-se de um grupo de doenças que compartilham, ao menos parcialmente, certos antígenos; diferenças clínicas, epidemiológicas e histopatológicas, mesmo em conjunto, nem sempre tornam possível uma nítida diferenciação entre elas, embora as bolhas sejam sempre de localização subepidérmica. É, por vezes, mandatória a imunofluorescência para confirmação diagnóstica. Fazem parte desse grupo: penfigoide bolhoso, penfigoide cicatricial, penfigoide gestacional, epidermólise bolhosa adquirida e penfigoide anti-p200, que surgem como consequência à presença de autoanticorpos contra componentes do complexo de adesão da zona da membrana basal (*junção dermoepidérmica*; Figura 21.15). A dermatite herpetiforme e a dermatose bolhosa por IgA linear compartilham a mesma imunoglobulina, só que com disposições próprias, e esta última compartilha também certos antígenos com as doenças do denominado grupo que forma o complexo penfigoide (Quadro 21.3).

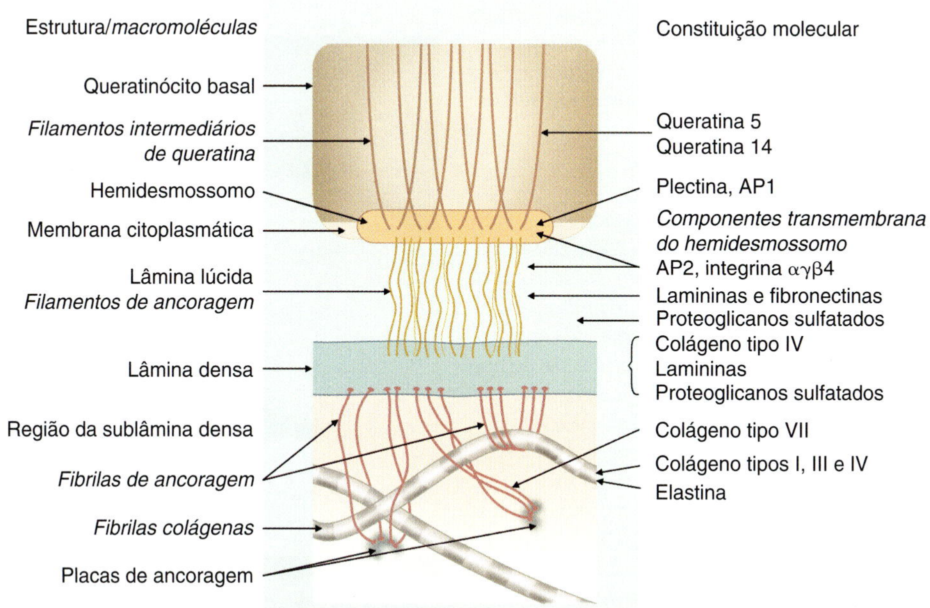

Figura 21.15 Junção dermoepidérmica.

Quadro 21.3 Complexo penfigoide e dermatose por IgA linear.

Doenças	Estrutura atingida	Antígenos	Peso em kDa
Penfigoide bolhoso	Placa de hemidesmossomo e filamentos de ancoragem	AP2	180
	Placa de hemidesmossomo	AP1	230
Penfigoide cicatricial	Placa de hemidesmossomo e filamentos de ancoragem	AP2	180
	Placa de hemidesmossomo	AP1	230
	Filamentos de ancoragem	Laminina 5 ($\alpha_3\beta_3\gamma_2$)	165, 140, 105
	Filamentos de ancoragem e matriz extracelular	Laminina 6 ($\alpha_3\beta_1\gamma_1$)a	165, 220, 200
	Placa de hemidesmossomo	Integrina β_4 subunidade $\beta\alpha\beta$	200

(*continua*)

Quadro 21.3 Complexo penfigoide e dermatose por IgA linear. (*Continuação*)

Doenças	Estrutura atingida	Antígenos	Peso em kDa
Penfigoide gestacional	Placa de hemidesmossomo e filamentos de ancoragem	AP2	180
	Placa de hemidesmossomo	AP1	230
Epidermólise bolhosa adquirida	Fibrilas de ancoragem	Colágeno VII	290/145
Dermatose por IgA linear	Filamentos de ancoragem	AP2/antígeno LAD	97/120
	Placa de hemidesmossomo e filamentos de ancoragem	AP2	180
	Placa de hemidesmossomo	AP1	230
	Fibrilas de ancoragem	Colágeno VII	290/145

Penfigoide bolhoso

Conceito

Trata-se de erupção pruriginosa que ocorre, de preferência, em pessoas idosas, caracterizada por bolhas subepidérmicas, tensas, grandes, generalizadas (exceção de casos localizados, cerca de 15%), atingindo a pele e, ocasionalmente (30%), a mucosa oral, por mecanismo imunológico.

Epidemiologia

Embora relativamente raro, o penfigoide bolhoso (PB) é a bulose mais frequente, e o número de casos vem aumentando em função da maior longevidade da população, assim como o uso de maior número de medicamentos que têm o potencial de desencadeá-lo. Acomete preferencialmente indivíduos após a 6ª década de vida, com pico acima dos 80 anos; é indiferente quanto a sexo ou raça.

Etiopatogenia

É de natureza imunológica resultante da ligação de autoanticorpos contra os antígenos penfigoide 1 e 2 (AP1, 230 kDa é apenas intracelular e AP2, 180 kDa, colágeno tipo XVII), componentes normais da membrana basal e da zona da membrana basal. Esses autoanticorpos circulantes contra componentes do complexo hemidesmossômico do epitélio escamoso estratificado são do tipo IgG e ocorrem em cerca de 70% dos casos, a maioria das vezes contra o antígeno de 180 kDa. Na imunofluorescência direta (IFD), C3 (em quase 100%) e/ou IgG (em 80%) estão presentes na zona da membrana basal depositados dentro da lâmina lúcida (ver Figura 6.5B). Sabe-se, atualmente, por meio da imunoperoxidase associada à microscopia eletrônica, que o AP2 é uma molécula transmembrana dos queratinócitos basais e que a maior parte desta está dentro da célula, com parte atravessando a membrana plasmática e sendo encontrada na porção superior da lâmina lúcida. Os anticorpos contra esse antígeno são, sobretudo, especificamente contra o domínio não colágeno (NC16), logo ao lado da sua exteriorização junto à membrana plasmática. Os títulos desse autoanticorpo correlacionam-se com a atividade da doença. Essa imunorreatividade ao antígeno de 180 kDa se relaciona a certos alelos HLA classe II, como o HLA-DQ1*0301.

A associação a doenças malignas é resultante da faixa etária em que as duas ocorrem, não sendo, portanto, uma doença paraneoplásica

Clínica

A doença pode ser precedida por prurido de intensidade variável, acompanhado ou não de lesões urticariformes ou eczematosas, por várias semanas. A erupção pode iniciar-se por lesões eritematosas e/ou urticariformes, como bolhas generalizadas, tensas, grandes, às vezes hemorrágicas, em base eritematosa ou em pele normal, não agrupadas, com predileção pelas superfícies de flexão e tronco (Figuras 21.16 a 21.18); vesículas também podem estar presentes. As mucosas (oral e nasal) podem ser atingidas em cerca de 30% dos casos, porém, em geral, não deixam cicatrizes (frequentes no penfigoide cicatricial). O sinal de Nikolsky pode ser, por exceção, positivo. O estado geral do paciente pode estar comprometido em alguns casos. Excepcionalmente, podem ser encontradas vesículas agrupadas, simulando dermatite herpetiforme (DH), e ainda mais raro é o PB se apresentando com clínica idêntica à da necrólise epidérmica tóxica.

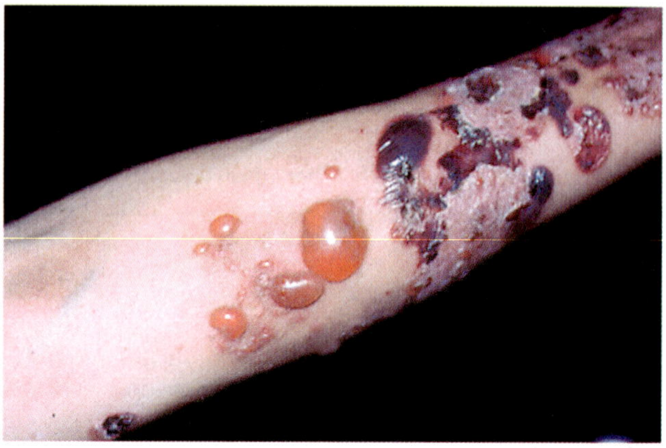

Figura 21.16 Penfigoide bolhoso – bolhas tensas, grandes e algumas hemorrágicas em região flexora.

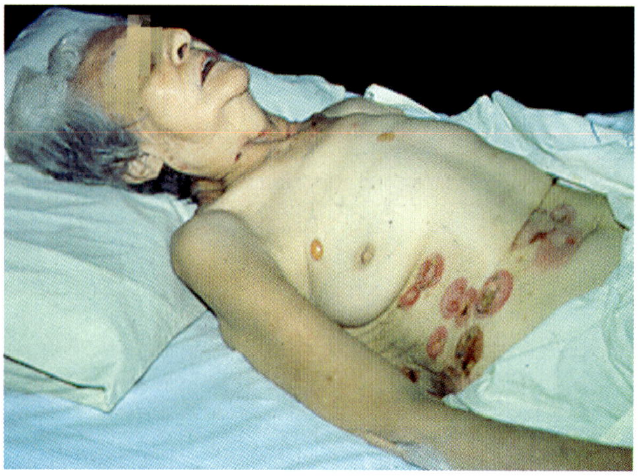

Figura 21.17 Penfigoide bolhoso – paciente idosa.

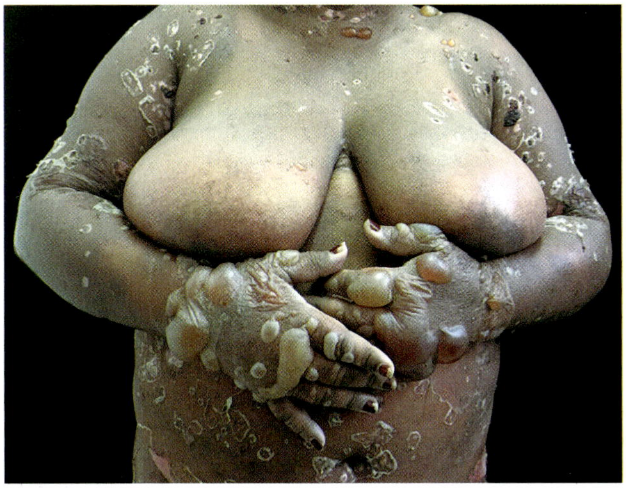

Figura 21.18 Penfigoide bolhoso extenso e intenso. (Cortesia do Dr. Edgar Ollague.)

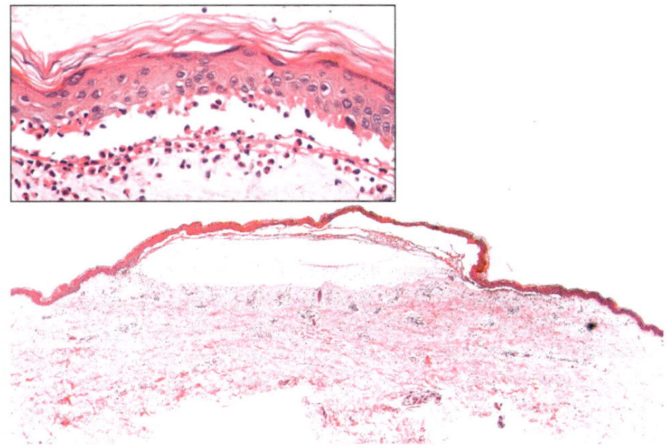

Figura 21.19 Penfigoide bolhoso – bolha subepidérmica apresentando infiltrado inflamatório com numerosos eosinófilos. (Cortesia do Dr. Thiago Jeunon.)

Têm sido descritas formas localizadas de penfigoide em cerca de 15% dos casos; privilegia os membros inferiores (PB pré-tibial), região palmoplantar (PB desidrosiforme) e a forma semelhante ao prurigo nodular (PB nodular – ver Capítulo 12, item *Prurigo subagudo como variante do penfigoide bolhoso*). As formas localizadas teriam autoanticorpos apenas contra o AP1, enquanto as extensas estariam relacionadas com o AP2.

Alguns fármacos podem desencadear quadros clínicos e imunopatológicos idênticos ao PB (D-penicilamina, captopril, família das sartanas, furosemida, espironolactona, sulfassalazina, penicilinas, risperidona, anticolinérgicos, medicamentos dopaminérgicos, entre outros). Os pacientes desse subgrupo tendem a ser mais jovens que os da apresentação clássica. Com a introdução das gliptinas (inibidores da dipeptidil peptidase IV), uma classe de hipoglicemiantes, têm sido descritos numerosos casos, com destaque para a vildagliptina; nesses casos, são outros epítopos do antígeno de 180 kDa que não o domínio não colágeno (NC16). Recentemente, os inibidores de PD-1 e de seu ligante PD-L1, utilizados no tratamento do melanoma, assim como de outras neoplasias, têm sido apontados como causa relativamente frequente de PB. Os pacientes apresentam anticorpo apenas contra o antígeno de 180 kDa e 6/7 são HLA-DQ1*0301 (ver Capítulo 53, *Melanoma*, subitem *Tratamento*). Recentemente foram descritos casos de PB relacionados a vacinas anti-covid, independentemente de qual delas, tanto desencadeando quanto agravando a condição. A interpretação estatística dessa observação fica comprometida, pois praticamente toda a população idosa foi vacinada.

Assim como os pênfigos, o PB pode ser desencadeado ou agravado pela radiação ultravioleta (UV), PUVA, radioterapia, queimadura e enxertos cutâneos.

A reconhecida associação líquen plano-penfigoide, isto é, quando os pacientes apresentam todas as características clínico-imunopatológicas das duas doenças, seria decorrente da exposição do AP2 após a agressão dos linfócitos T contra a membrana basal.

Histopatologia e microscopia eletrônica

A histopatologia convencional mostra bolha subepidérmica com degeneração da membrana basal (Figura 21.19). O assoalho da bolha pode mostrar um infiltrado celular rico ou pobre (praticamente acelular, que ocorre quando a bolha surge sobre base não eritematosa); predominam os eosinófilos (também no líquido da bolha). Às vezes, pode haver papilite eosinofílica ou, até mesmo, neutrofílica, como na DH. Pela microscopia eletrônica, verifica-se que a sede do processo está abaixo da membrana das células basais, na lâmina lúcida. Inicialmente, a bolha ocorre pelo rompimento dos filamentos de ancoragem. Por outro lado, a microscopia imunoeletrônica revela imunoglobulinas e C_3 nesse local. No lúpus eritematoso bolhoso e na epidermólise bolhosa adquirida, o local de clivagem encontra-se abaixo da lâmina densa (abaixo da sublâmina densa) (item *Epidermólise bolhosa adquirida*, adiante).

Diagnóstico

Em geral, é feito em idosos que apresentam bolhas tensas, generalizadas, sem prurido e com sinal de Nikolsky negativo. O elemento de maior valor diagnóstico é a IFD. Nesta, encontra-se um padrão linear, ao longo da membrana basal, de pele comprometida e/ou perilesional, ou mesmo de pele sã, de IgG e C_3 (os dois estão sempre presentes). A subclasse de IgG encontrada é primordialmente do tipo IgG_4. O achado de IgA e IgM (25% de frequência) não tem valor quanto ao diagnóstico. A IFI revela, no soro dos pacientes, IgG_4 em 70% dos casos. Quando positivo, o teste reforça o diagnóstico; quando negativo, não o exclui (item *Epidermólise bolhosa adquirida*, a seguir).

A histopatologia convencional é útil (bolha subepidérmica com infiltração de eosinófilos), porém não é decisiva, pois há casos em que se superpõem aspectos de DH. Essa superposição pode ocorrer até mesmo na microscopia imunoeletrônica; por vezes, praticamente não há células inflamatórias. Cerca de 60% dos pacientes apresentam níveis elevados de IgE, e há eosinofilia periférica em aproximadamente 30%.

Evolução e prognóstico

Raramente o PB leva a uma evolução fatal, mesmo na era pré-corticosteroide. As recorrências são frequentes, mas depois de algumas recidivas o processo extingue-se ao fim de poucos anos. O teste ELISA demonstra que os níveis séricos de IgG e IgE contra o AP2 relacionam-se com a gravidade da doença.

Tratamento

A medicação de escolha é a prednisona, em doses que dependem da gravidade do quadro, variando de 40 a 80 mg/dia.

O esquema de retirada de corticosteroide não precisa ser tão lento quanto nos pênfigos. Cremes de corticosteroides ultrapotentes (classe 1) estão indicados nas formas localizadas.

Podem-se associar citotóxicos (azatioprina, ciclofosfamida) e, nesse caso, a dose de prednisona deverá ser menor (40 mg). Micofenolato de mofetila, metotrexato e ciclosporina podem ser usados. Há casos que respondem bem à sulfapiridina e à dapsona. Alguns trabalhos mostraram bons resultados com a associação de minociclina 100 mg, 2 vezes/dia, com ou sem niacinamida (1,5 a 2,5 g/dia). Imunoglobulina intravenosa e plasmaférese podem ser empregadas nos casos resistentes. O uso do rituximabe mostrou remissão do PB em 75% dos 20 pacientes do estudo, sendo uma alternativa efetiva para pacientes com doença de difícil controle ou com impossibilidade de tratamento com corticoterapia sistêmica. Outra alternativa de uso recente é o uso do dupilumabe (DUPI, anticorpo monoclonal que bloqueia a subunidade alfa comum dos receptores das IL-4 e IL-13). O DUPI deve ser considerado nos casos refratários ou com contraindicações, e empregado na dose de 600 mg no dia 0 e 300 mg a cada 14 dias, via subcutânea. Estudo recente comparativo demonstrou que a combinação DUPI, associada a corticosteroide em dose média/baixa, atinge os mesmos resultados que doses maiores de corticosteroide com perfil de segurança superior, e que o DUPI, isoladamente, não foi efetivo nas lesões mucosas do PB.

Penfigoide de membranas mucosas (penfigoide cicatricial)

Conceito

Pela identificação molecular de diferentes antígenos, é adequado pensar que o penfigoide de membranas mucosas (PMM) ou penfigoide cicatricial (PC), representa um fenótipo mais que apenas uma doença de evolução crônica. As lesões são vesicobolhosas, de evolução limitada, predominantemente circunscritas às mucosas, com involução cicatricial, o que implica grande morbidade. Tem como sinonímia: penfigoide oral, penfigoide ocular, pênfigo benigno das mucosas; o termo benigno refere-se à natureza relativamente circunscrita do processo.

Epidemiologia

Atinge idosos acima de 60 anos, com predominância feminina (2:1) e sem predileção racial.

Etiopatogenia

Resulta da união de autoanticorpos contra antígenos da zona da membrana basal. Na IFD, encontram-se, embora com baixa frequência, anticorpos do tipo IgG e, ocasionalmente, do tipo IgA. Em geral, os títulos de anticorpos são baixos (até 1:40). IFD de lesão ou área perilesional ou mesmo normal (mucosa ou pele) revela, na maioria dos casos (70%), um padrão linear na região da membrana basal, representado predominantemente por IgG e, com menos frequência, por C_3, IgA e IgM. Estudos revelam a ativação do complemento pelas vias clássica e alternada, de maneira idêntica à que ocorre no PB.

Estudos com imunomicroscopia eletrônica mostram que a reatividade seria apenas contra a parte extracelular distal do antígeno penfigoide (AP) 2 de 180 kDa na maioria dos casos do PMM. Alguns pacientes apresentam anticorpos contra outros antígenos como laminina 332, subunidades α_6 ou β_4 da integrina, AP1 e colágeno VII. Pacientes com a doença desencadeada por anticorpos antilaminina 332 apresentam, com elevada frequência, neoplasias sólidas; portanto, pode ser vista, nestes casos, como doença paraneoplásica. Em raros casos, existe anticorpo contra o colágeno tipo VII. As formas ocular e oral da doença estão relacionadas com o HLA-DQB1. Essa multiplicidade de antígenos permite supor que o PMM seja uma doença fenotípica, e não uma única entidade nosológica. Existe uma tendência na divisão do MMP em quatro subgrupos que guardam semelhança clínica, de acordo com os antígenos. O maior grupo é o que detecta anticorpo contra o antígeno de 180 kDa. Gliptinas, inibidores anti-PD1 e anti-hipertensivos sartanas estão relacionados tanto ao PMM quanto ao PB.

Clínica

As bolhas são efêmeras e localizadas preferencialmente nas mucosas que, por ordem de frequência, são: oral (91%), conjuntival (66%), esofágica (60%), laríngea (21%) e da genitália (19%) (Figura 21.20). As lesões têm êxito cicatricial com formação de sinequias. Consequentemente, ocorrem cegueira uni ou bilateral e estenose orificial, obrigando até mesmo, por exemplo, à traqueostomia. O acometimento ocular inicia-se por conjuntivite e evolui com sensação de queimação; o processo cicatricial pode levar a triquíase e ectrópio. Gengivite descamativa pode ocorrer. Lesões cutâneas ocorrem em cerca de 25% dos casos e podem ter ou não êxito cicatricial.

Há uma forma exclusivamente cutânea, localizada e cicatricial denominada *penfigoide cicatricial do tipo Brunsting-Perry*, caracterizada por surtos sucessivos de bolhas situadas geralmente na cabeça (com eventual alopecia cicatricial) e no pescoço e, com menor frequência, no tronco. Em um caso, foi possível observar um surto agudo generalizado, com lesões cutâneas e mucosas, após a ingestão de xarope de iodeto de potássio.

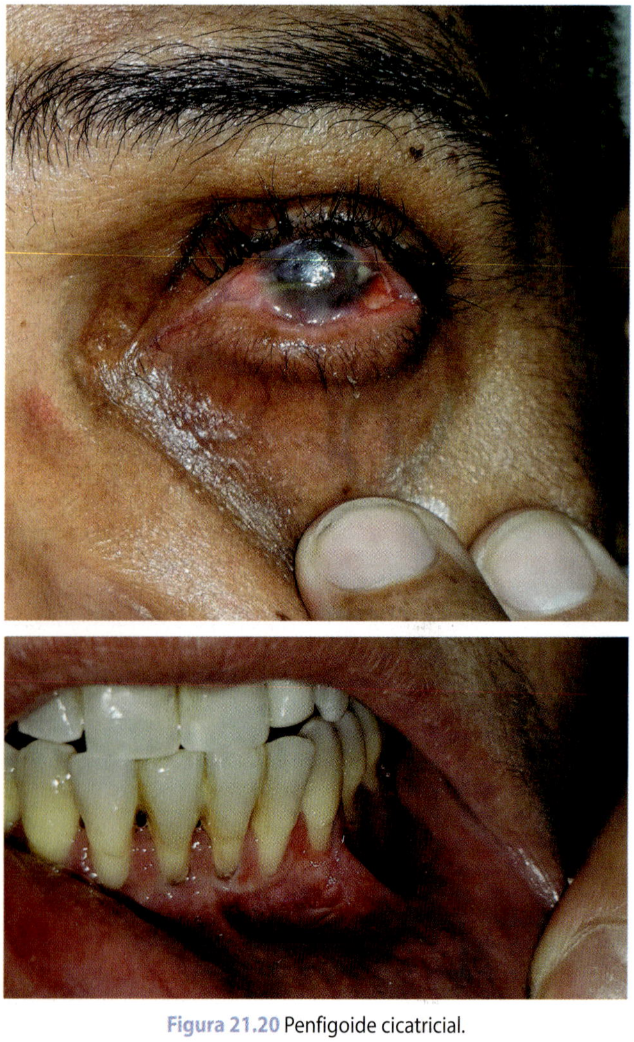

Figura 21.20 Penfigoide cicatricial.

Histopatologia e microscopia eletrônica

A histopatologia revela bolha subepitelial com infiltrado histiolinfocitário, com pequeno número de eosinófilos e plasmócitos, que são células tipicamente encontradas nas mucosas quando esta for o local da biopsia (Figura 21.21). A microscopia eletrônica pode variar. Em alguns casos, a clivagem se dá na lâmina lúcida com a lâmina densa no lado inferior da bolha. Em outros casos, a lâmina densa situa-se no lado superior da bolha; e, em um terceiro grupo de pacientes, a lâmina densa divide-se nas partes superior e inferior da clivagem.

Diagnóstico

É basicamente clínico – surtos de bolhas em mucosas com êxito cicatricial em pessoas acima de 60 anos. A IFD e a histologia convencional confirmam o diagnóstico. O diagnóstico diferencial com relação à EBA muitas vezes é difícil porque pode ocorrer a presença de anticorpos anticolágeno VII em ambas.

Tratamento

O tratamento certamente deve ter caráter multidisciplinar, sendo difícil o controle da doença. O tratamento local, inclusive com corticoterapia de depósito intralesional, deve ser valorizado, já que o tratamento sistêmico é em doses elevadas de prednisona que, eventualmente, têm que ser empregadas com o objetivo de evitar cegueira e estenose; a associação de citostático tem sido utilizada, em especial com a ciclofosfamida. Azatioprina e micofenolato podem ser usados como poupadores de corticosteroide. A dapsona (100 a 200 mg/dia) é uma opção inicial interessante quando houver depósito de IgA. Pulsos de metilprednisolona e ciclofosfamida estão indicados nos casos mais graves. Rituximabe pode ser usado no caso de falha terapêutica desse esquema. Imunoglobulina em altas doses pode ser uma opção.

No tratamento da gengivite descamativa, está indicado o uso de moldeira de silicone com cobertura gengival com gel de clobetasol a 0,05%, 2 vezes/dia durante 20 min por ser efetivo.

O tipo localizado de Brunsting-Perry pode responder favoravelmente à sulfapiridina. Sulfona tem sido também muito empregada. Tacrolimo tópico a 0,1% pode ser coadjuvante. A ciclosporina pode ser oral ou tópica, como colírio.

Procedimentos cirúrgicos como traqueostomia e gastrostomia têm sido indicados em determinados casos.

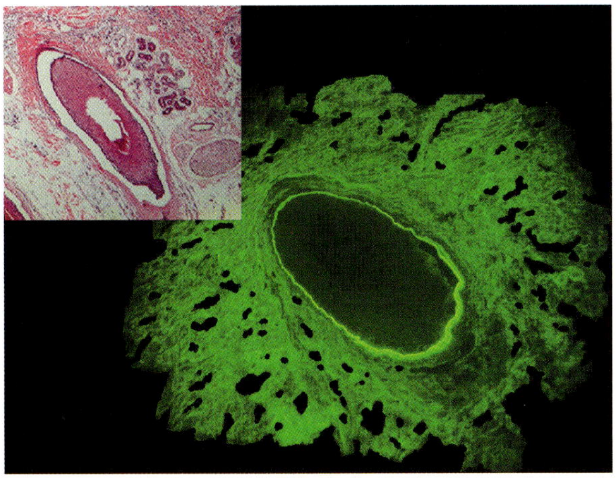

Figura 21.21 Penfigoide cicatricial tipo Brunsting-Perry – na patologia do folículo piloso, observa-se clivagem subepitelial e a imunofluorescência direta é positiva para IgG. O paciente apresentava lesões localizadas exclusivamente no couro cabeludo, causando alopecia cicatricial. (Cortesia do Dr. Gustavo Sauma.)

Evolução e prognóstico

A doença é crônica e sem remissão; porém, é limitada e nunca leva ao êxito letal, a não ser excepcionalmente, por uma complicação decorrente de estenose (p. ex., pneumonia por aspiração, em caso de estenose esofágica), ou nos casos de neoplasias malignas.

Penfigoide gestacional (*herpes gestationis*)

Ver Capítulo 75.

Diagnóstico

O elemento de maior valor, afora a clínica e a cronologia em relação à gravidez, é o achado de um padrão linear bem nítido de C_3 no nível da membrana basal, e a presença do fator sérico HG que, na prática, não é pesquisado.

Diagnóstico diferencial

Outras doenças vesicobolhosas e dermatoses da gravidez devem ser consideradas, principalmente a dermatose denominada *placas e pápulas urticariformes pruriginosas* (PPUP) *da gravidez*, que, caracteristicamente, surge ao redor do umbigo e sobre as estrias abdominais, em geral, no 3º trimestre, e desaparece após o parto e não apresenta deposição de imunoglobulinas na junção dermoepidérmica, além de patologia que lembra eczema com numerosos eosinófilos. Por vezes, o PG assemelha-se ao eritema polimorfo.

Tratamento

O tratamento, nos casos mais brandos, é feito com anti-histamínicos e corticosteroides tópicos classe 1, com alguma resposta. Nos casos mais graves, doses de 20 a 40 mg/dia de prednisona estão indicadas com retirada gradual em função da resposta clínica. Pode ser necessário o aumento da dose nas exacerbações que costumam ocorrer no pós-parto.

Evolução e prognóstico

Em geral, em um período de 3 meses pós-parto, ocorre melhora clínica acentuada ou até cura. No entanto, podem surgir exacerbações no período menstrual (25 a 50%) ou após uso de pílula anticoncepcional que contenha progesterona. O risco de aborto e de prematuridade é cinco vezes maior que na população geral, com maior probabilidade nos casos mais intensos.

Epidermólise bolhosa adquirida

Conceito e epidemiologia

A epidermólise bolhosa adquirida (EBA) é uma doença autoimune adquirida, portanto, há ausência de história familial, como nas mecanobuloses hereditárias. A autoimunidade é contra o colágeno VII, componente das fibrilas de ancoragem. Existe uma variante não inflamatória que lembra a EBA e uma outra forma inflamatória que pode lembrar PB, PMM, PMM tipo Brunsting-Perry ou dermatose por IgA linear. A frequência de alguns HLA classe II foi maior do que em controles, sugerindo sua relevância para desenvolvimento da doença. EBA é uma das buloses mais raras, tendo frequência maior em negros norte-americanos e em coreanos. Existe uma variante raríssima, própria de crianças, denominada *epidermólise bolhosa adquirida-IgA*. Não é rara a associação a outras doenças, como diabetes, lúpus eritematoso sistêmico, doença inflamatória do intestino (em especial Crohn), tireoidopatia, artrite reumatoide e mieloma.

Clínica

Caracteriza-se por ser crônica, com bolhas induzidas por trauma, de distribuição predominantemente acral (Figura 21.22), que involuem com cicatriz atrófica e/ou milia; as unhas podem estar acometidas. A clínica é semelhante à da epidermólise bolhosa distrófica ou também pode se assemelhar à do PB. Pode haver acometimento de mucosas. O início, em geral, ocorre na idade adulta.

Diagnóstico

É importante, antes de tudo, a suspeita clínica.

Na histopatologia, a bolha tem localização subepidérmica, com infiltrado inflamatório que, dependendo da fase, pode ser mínimo ou rico em neutrófilos. Na imunofluorescência ocorre deposição de IgG e C_3 na junção dermoepidérmica e é detectada IgG circulante em cerca de 50% das vezes.

A diferenciação definitiva do penfigoide bolhoso (PB) é feita por meio da imunomicroscopia eletrônica de pele lesional ou, indiretamente, pelo uso de outro substrato (que não a pele do doente) após incubação com solução de 1M NaCl por 72 h (*salt-split skin technique*). Com essa técnica, no PB, a bolha forma-se na lâmina lúcida e a disposição dos anticorpos ocorre no teto e, eventualmente, também na base da bolha, ao passo que na EBA a disposição ocorre apenas na base, abaixo de lâmina densa. Outra diferenciação possível é uma análise mais detalhada do padrão linear de imunofluorescência na zona da membrana basal. Na EBA a deposição das imunoglobulinas é em "serra em U", enquanto no PB e na dermatose por IgA é em "serra em N". Os anticorpos são contra o colágeno tipo VII, principal componente das fibrilas de ancoragem formadas por três cadeias α. Estas, por sua vez, têm um componente não colágeno aminoterminal que corresponde a cerca de metade da massa das cadeias α e que é o principal epítopo dessa doença.

Há uma forma localizada de EBA que faz diagnóstico diferencial com o penfigoide cicatricial tipo Brunsting-Perry.

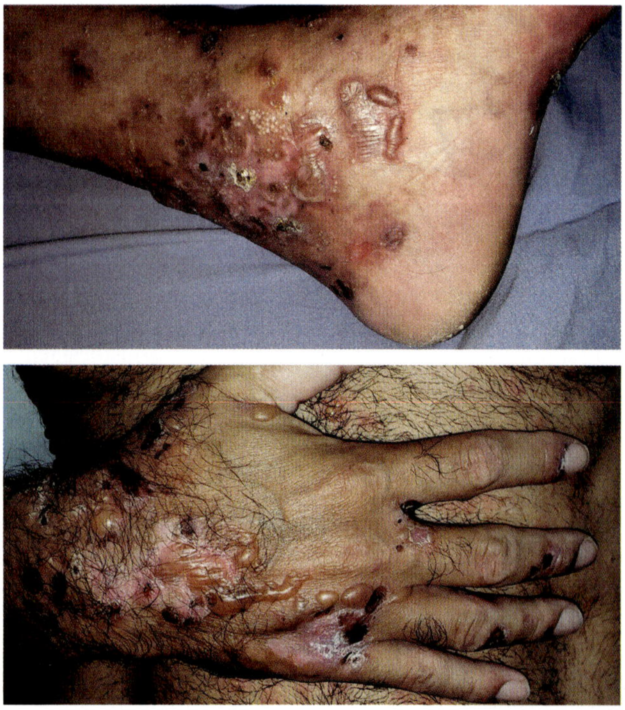

Figura 21.22 Epidermólise bolhosa adquirida. Observa-se a bolha em área de trauma, com hipocromia residual. (Cortesia do Dr. Alexandre Gripp.)

Tratamento

O tratamento promove resposta muitas vezes insatisfatória a corticosteroides em altas doses ou imunossupressores (metotrexato, azatioprina, ciclofosfamida ou ciclosporina). Quando na patologia predominarem neutrófilos, colchicina na dose de 1,5 a 2 mg/dia é uma boa indicação; dapsona ou sulfapiridina têm também ótima indicação, associada aos corticosteroides. Na epidermólise bolhosa adquirida-IgA de crianças, dapsona e corticosteroide parecem ser eficazes, atuando como agente poupador de corticosteroide. O tratamento de escolha nas formas extensas é feito com imunoglobulina intravenosa em ciclos, na dose de 1,5 mg/kg, dividida em 3 dias. Pode ser usada inicialmente, seguida de rituximabe em alguns casos resistentes. Orientação no sentido de evitar traumas e prevenção contra infecções estão entre as principais medidas a serem tomadas.

Penfigoide antilaminina g1 (anti-p200)

É uma doença rara que clinicamente se assemelha ao PB e a variante inflamatória da (EBA). Tem predileção pelas extremidades, e inclusive pode acometer mucosas. A sua individualização está na presença de autoanticorpos no lado dérmico após separação da derme pela técnica do *salt-split skin*, assim como a EBA, o penfigoide cicatricial e a dermatose por IgA linear. A sua distinção das demais doenças reside no reconhecimento, por meio do teste por Imunoblot, de IgG_4 circulante contra uma proteína de 200 kDa, cujo antígeno é o C terminal da laminina $\gamma 1$ em 90% dos casos. Estudo recente mostra também 100% de reatividade contra Lam-$\beta 4$. Cerca de 15% de anticorpos do PB se ligam no lado dérmico e, destes, os mais frequentes são os anticorpos contra laminina g1. A disseminação de epítopos (*epitope spreading*) ocorre em cerca de 33% dos casos e está associada a formas mais graves e recalcitrantes, acometimento mucoso mais frequente e maior variação fenotípica clínica. Aproximadamente 30% apresentam, concomitantemente, psoríase, inclusive pustulosa. É mais comum em idosos masculinos e asiáticos.

O tratamento é feito nos casos leves a moderados com clobetasol 0,05% em creme, 3 vezes/dia. Nos quadros mais intensos, está indicado corticosteroide sistêmico associado a outros medicamentos como dapsona, doxiciclina, azatioprina ou mesmo ciclosporina. Alguns poucos casos de tratamento bem-sucedido com rituximabe já foram relatados.

Dermatite herpetiforme (dermatite de Duhring-Brocq)

Conceito

Doença relativamente benigna, de caráter polimorfo, pruriginosa, com fases de exacerbação e acalmia relativa, associada, muitas vezes, à enteropatia tipo glúten-sensível, geralmente assintomática. Pode ser considerada uma expressão cutânea da doença celíaca.

Epidemiologia

É relativamente rara, podendo ocorrer em qualquer idade, mas é comumente diagnosticada entre 30 e 40 anos de idade. Atinge mais o sexo masculino (2:1). É indiferente quanto à raça.

Etiopatogenia

Tem patogênese similar à doença celíaca (DC), a qual envolve fatores genéticos, imunológicos e ambientais. Tanto a DH quanto a DC estão relacionadas a antígenos leucocitários humanos (HLA) DQ2 e DQ8; cerca de 90% associados a HLA DQ2 e 10% a HLA DQ8, ambos envolvidos no processamento do antígeno gliadina do glúten.

A transglutaminase tecidual (tTG/TG2) está presente no intestino e nos queratinócitos basais e é responsável pela estabilidade da matriz extracelular. Esta promove a modificação da gliadina (fração solúvel alcoólica do glúten) em um eficiente autoantígeno com alta afinidade ao HLA-DQ2, em células apresentadoras de antígenos, resultando em estímulo às células Tas, as quais são capazes de promover inflamação, danos à mucosa epitelial, além de estimularem linfócitos B a produzir imunoglobulinas do tipo IgA diretamente contra TG2.

Por meio de reações cruzadas, por apresentarem epítopos em comum, as IgA circulantes também são produzidas contra transglutaminase epidérmica (eTG/TG3) encontrada na pele, o principal autoantígeno na DH e responsável pela manutenção da integridade do envelope córneo.

Os anticorpos anti-TG3 depositam-se na papila dérmica e formam um complexo imune junto a TG3 presente nos queratinócitos, o que desencadeia uma resposta imune inflamatória local na papila dérmica, predominantemente neutrofílica (microabscesso de Piérard observado na patologia), que, com suas enzimas proteolíticas, lesionam a lâmina lúcida, levando à formação de bolha subepidérmica.

A mesma proteína IgA1 encontrada na mucosa intestinal de pacientes com DC também está presente em pacientes com DH, o que comprova uma forte associação entre as doenças. É importante ressaltar que, tanto na DC quanto na DH, ocorre a produção de anticorpos anti-TG3, mas, na DC, eles têm baixa afinidade à TG3 e não são capazes de formar complexos imunes que se depositam na papila dérmica, em oposição aos anticorpos anti-TG3 de alta afinidade encontrados na DH, por mecanismos ainda não bem estabelecidos.

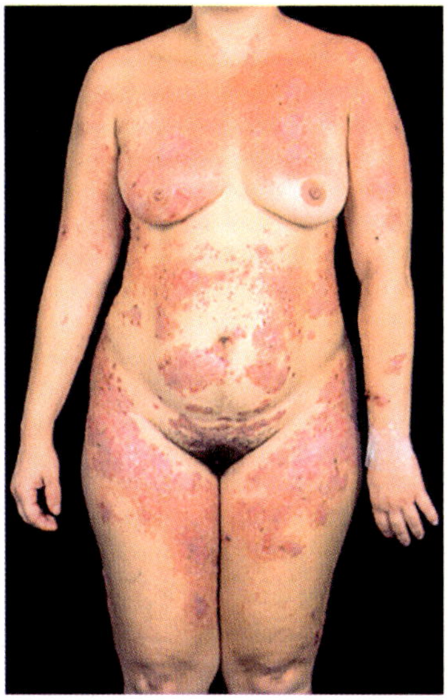

Figura 21.23 Dermatite herpetiforme evoluindo sem tratamento, com bolhas em distribuição simétrica e generalizadas.

Clínica

Em geral, o início é insidioso e pode processar-se por prurido e sensação de queimação, que pode preceder as manifestações objetivas em até 8 a 12 h. A erupção cutânea pode aparecer concomitantemente, ou mesmo antes das sensações subjetivas. Lesões eritematosas, seropápulas eritematosas de aspecto urticariforme, pequenas bolhas (como vesículas) e até grandes bolhas constituem a erupção, que é simétrica e tende à generalização (Figura 21.23). Os locais de escolha são: regiões interescapular e sacra, nádegas, superfícies extensoras dos antebraços, joelhos, cotovelos, couro cabeludo e nuca. Um dos aspectos característicos, na maioria dos casos, é o agrupamento das lesões (Figuras 21.24 e 21.25), portanto, com arranjo herpetiforme e com crescimento centrífugo, ou seja, maior quantidade de bolhas na periferia. Observam-se escoriações, lesões crostosas e despigmentação residual. Excepcionalmente, podem ocorrer lesões da mucosa oral, o que representa prognóstico ruim. Pode-se observar sintomatologia de má absorção, como esteatorreia (30%), dispepsia e perda de peso. Exames complementares demonstraram absorção anormal de d-xilose (até 30% dos casos), anemia por deficiência de folato e ferro e acloridria.

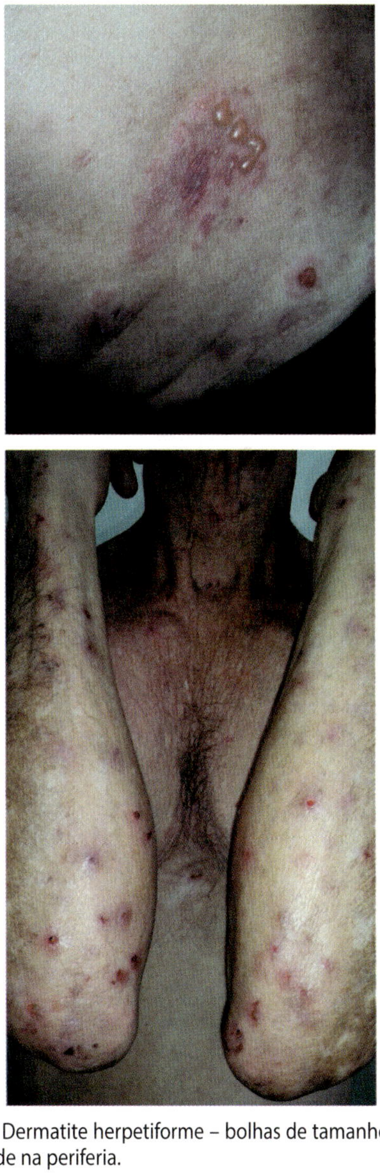

Figura 21.24 Dermatite herpetiforme – bolhas de tamanho variado com maior atividade na periferia.

O iodo é reconhecidamente capaz de desencadear exacerbação da doença. Iodeto de potássio, meios de contraste, alimentos ricos em iodo, inclusive frutos do mar, preenchedores

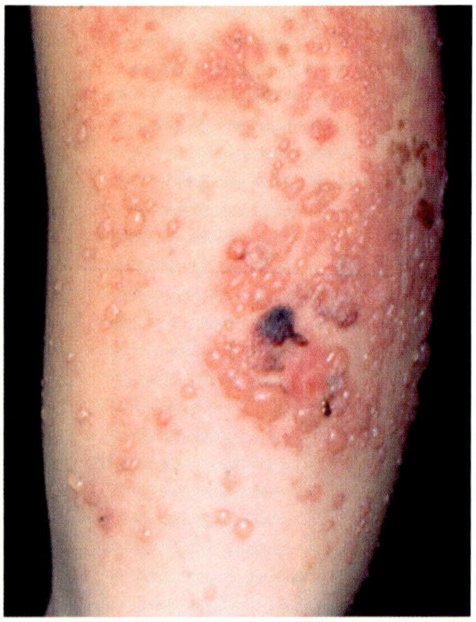

Figura 21.25 Dermatite herpetiforme – bolhas e vesículas agrupadas com disposição herpetiforme.

dentais que contenham tri-iodometano e doenças da tireoide (em tratamento ou não com compostos iodados) têm sido implicados no desencadeamento ou na exacerbação da DH.

Diagnóstico

O diagnóstico consiste no conjunto das características clínicas, sorologias, imunofluorescência e histopatologia. A imunofluorescência direta (IFD) segue sendo o padrão-ouro para diagnóstico, a qual é realizada perilesional e tem padrão granular de IgA na papila.

A IFD realizada em pele sã ou perilesional demonstra que há depósitos de IgA1, sob a forma granular, na papila dérmica (ver Figura 6.5C); ocasionalmente, IgG, IgM e complemento podem ser detectados, assim como anticorpos antitransglutaminase no sangue. Há descrição do padrão fibrilar de depósito de IgA, estes sendo menos frequentes e mais comuns no Japão.

O autoantígeno antitransglutaminase epidérmica (TG3) é o de maior importância na DH, sendo mais sensível e específico no diagnóstico. O método para quantificação é o de ELISA e está correlacionado à atividade de doença.

Anticorpos séricos em títulos baixos, incluindo imunocomplexos circulantes, são detectáveis em cerca de 30% dos casos; estes não se relacionam com a gravidade clínica e são do tipo IgA antigliadina (fração solúvel alcoólica do glúten e seu componente antigênico, também encontrado na cevada e no centeio). Anticorpos antitransglutaminase e antiendomísio são muito sensíveis e específicos, sendo o primeiro indicador de adesão à dieta livre de glúten e o último relaciona-se com o grau de acometimento intestinal.

Histopatologia e microscopia eletrônica

O local ideal da biopsia é uma bolha intacta e recente. Neste local, encontra-se, inicialmente, no topo da papila, acúmulo de neutrófilos que constituem os característicos microabscessos de Piérard. Eventualmente, podem surgir eosinófilos, seguindo-se à formação da bolha, inicialmente multilocular, entre a papila dérmica e a epiderme. Os neutrófilos apresentam-se degenerados com leucocitoclasia. O elemento de maior valor é a papilite neutrofílica e/ou eosinofílica.

A microscopia eletrônica revela bolha subepidérmica na zona da lâmina lúcida. A patologia não diferencia DH de outras buloses autoimunes como o PB, a dermatose por IgA linear e a EBA.

Diagnóstico diferencial

Deve ser feito com as demais buloses e doenças pruriginosas, em especial dermatose por IgA linear, farmacodermias, lúpus eritematoso sistêmico bolhoso e epidermólise bolhosa adquirida, além de doenças pruriginosas como dermatite atópica, eczema, escabiose e prurigo. O envolvimento simétrico e nas superfícies extensoras, na clínica, pode ajudar a guiar o diagnóstico.

Tratamento

O tratamento de primeira escolha é uma dieta livre de glúten, o que melhora os sintomas cutâneos e intestinais. Porém, em monoterapia, em geral, tem resposta lenta, de meses a anos, para a remissão da doença. Sendo assim, para uma resposta a curto prazo, é indicado tratamento, sendo a droga de primeira escolha a dapsona. Esta inibe a função dos neutrófilos (a dose prevista é de 100 a 200 mg/dia), podendo a dose de manutenção chegar a 25 mg/dia, em dias alternados, ou 1 a 2 vezes/semana. Os efeitos adversos são dose-dependentes.

Como droga de segunda classe, temos a sulfapiridina (500 mg, 4 vezes/dia, dose de ataque, e de manutenção de 1.000 ou 500 mg/dia), que pode ser empregada quando não se tolera a dapsona. A terapêutica deve ser prolongada (meses ou anos). Colchicina também é uma alternativa terapêutica válida. Corticosteroides tópicos podem ser considerados para alívio agudo dos sintomas locais e redução das lesões localizadas.

É ainda importante lembrar que uma dieta livre de glúten pode melhorar as alterações mucosas e as lesões cutâneas, sendo as últimas menos responsivas, com o desaparecimento dos depósitos de IgA da derme papilar. Tem também ação protetora contra o aparecimento de linfoma.

IL-1, IL-17 e IL-36 estão sendo correlacionados à patogênese da DH e podem servir, no futuro, como novos alvos terapêuticos.

Evolução e prognóstico

Evolui em surtos agudos com fases de relativa acalmia. Um pequeno número de pacientes consegue entrar em remissão. Parece encerrar um risco relativo de 2 a 3 vezes quanto ao desenvolvimento de neoplasia, em especial de linfoma gastrintestinal. Pacientes com DH apresentam maior incidência de doenças consideradas autoimunes como tireoidites, diabetes, anemia perniciosa etc.

Dermatose por IgA linear

Conceito e epidemiologia

Erupção bolhosa ou vesicobolhosa, que acomete especialmente crianças em idade pré-escolar (a antigamente denominada *bulose crônica da infância*); há também outro pico de incidência em adultos, especialmente entre 60 e 65 anos de idade, e com ligeira predominância feminina.

Pode ser desencadeada por fármacos, em especial vancomicina; penicilina, cefalosporina, captopril e anti-inflamatórios não esteroides. Menos frequentemente, sulfametoxazol-trimetropima, e raramente lítio, ciclosporina, furosemida, entre outros.

Há relatos de associação a neoplasias, principalmente distúrbios mieloproliferativos, e diversas outras como câncer de pulmão, bexiga e rim, portanto pode ser considerada também como doença paraneoplásica; entretanto, essas relações são incertas. Outras associações descritas são com doenças autoimunes, assim como com as doenças inflamatórias intestinais, em especial colite ulcerativa, inclusive com desaparecimento da dermatose após colectomia.

Não há associação à enteropatia, ainda que a histopatologia seja semelhante à da dermatite herpetiforme.

Etiopatogenia

Os principais antígenos envolvidos são colágeno XVII, que corresponde ao antígeno penfigoide de 180 kDa (AP2), ou os produtos proteolíticos de sua clivagem, as moléculas de 97 kDa ou de 120 kDa. Esta última corresponde à porção distal do domínio extracelular do AP2, denominado *linear IgA dermatosis* – LAD1. Outros epítopos do AP2 e o colágeno VII podem estar implicados também. Existe forte associação a HLA-B8, CW7 e DQw2 na apresentação infantil.

Clínica

As lesões cutâneas podem ser placas urticadas, pápulas, vesículas e bolhas que podem ser, inclusive, hemorrágicas; lesões anulares com bolhas na periferia resultam no denominado "aspecto 'em colar de pérolas'" (Figuras 21.26 e 21.27), que ocorre, com maior frequência, em crianças, assim como nestas é típica a localização periorificial (Figuras 21.28 e 21.29). Pode ser muito pruriginosa.

Ocorre, também, acometimento mucoso importante e a intensidade varia de leve a grave, o que faz lembrar o penfigoide cicatricial. As mucosas mais acometidas são a oral e a conjuntival (em 70% dos adultos; Figura 21.30).

Histopatologia e imunofluorescência

A histopatologia é idêntica à da DH e reflete as características imunológicas próprias da doença: depósito linear de IgA e C_3 na zona da membrana basal na imunofluorescência direta (ver Figura 6.5D); a deposição de IgA se dá na lâmina lúcida ou na zona da sublâmina densa. A imunofluorescência indireta revela IgA antizona da membrana basal em cerca de 65% dos pacientes.

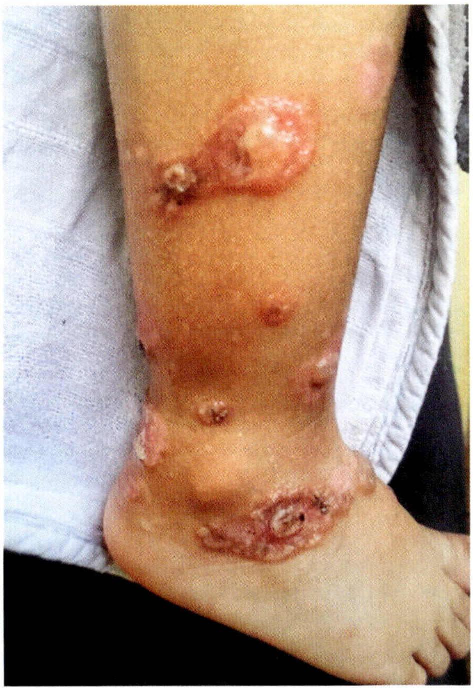

Figura 21.26 Dermatose por IgA linear. Observar as lesões vesicobolhosas dispostas como "colar de pérolas".

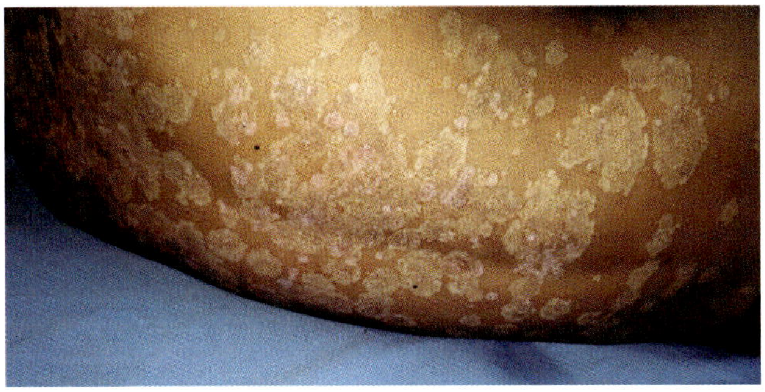

Figura 21.27 IgA linear. Sequela hipocrômica mantendo o aspecto em colar de pérolas.

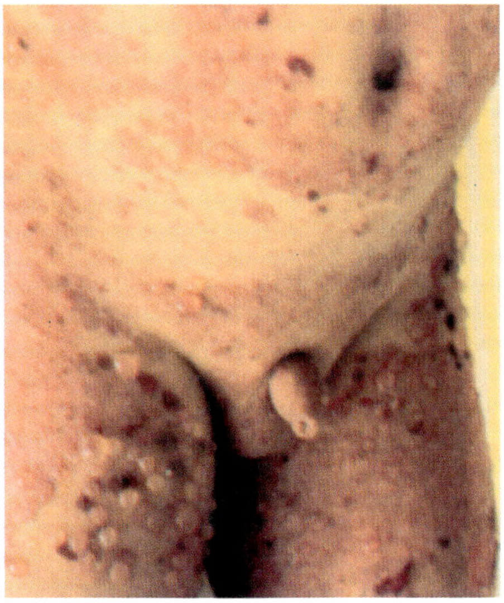

Figura 21.28 Dermatose por IgA linear (antigamente bulose crônica da infância).

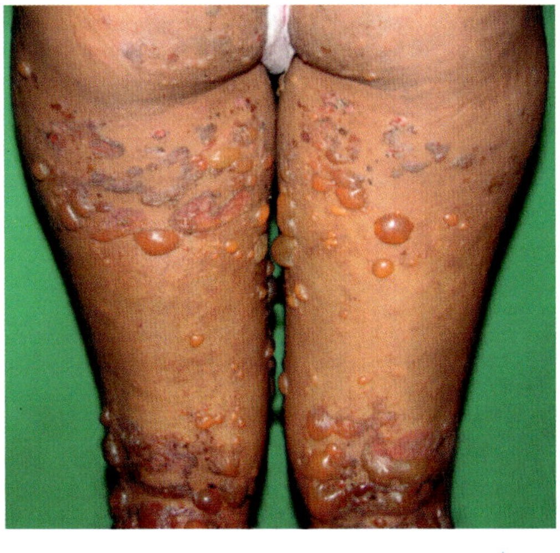

Figura 21.29 Dermatose por IgA linear.

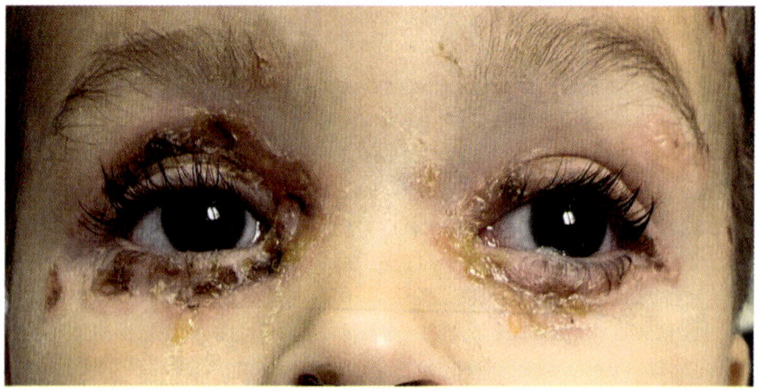

Figura 21.30 Dermatose por IgA linear com acometimento da mucosa conjuntival.

Diagnóstico diferencial

O diagnóstico diferencial clínico deverá ser feito com DH, penfigoide bolhoso, PC, lúpus eritematoso sistêmico e eritema polimorfo.

Já o diagnóstico diferencial histopatológico deverá ser feito essencialmente com a DH e requererá a imunofluorescência para confirmação.

Tratamento, evolução e prognóstico

O tratamento se faz com dapsona ou sulfonamida nos moldes da DH. Corticoterapia sistêmica muitas vezes é associada. Colchicina é uma alternativa terapêutica interessante. O processo costuma ser autolimitado, com remissão em 3 a 4 anos para crianças, e em 3 a 6 anos para adultos, na maioria dos pacientes. Os casos idiopáticos são os mais recorrentes. Na ausência de um fator desencadeante, um *screening* para neoplasia deve ser realizado.

Bibliografia

Penfigoide bolhoso

Gandarillas S, Berger A, Stephenson R *et al.* Enriched class II HLA inherence in patients with checkpoint inhibitor-associated bullous pemphigoid. *Int J Dermatol.* 2025 Oct;64(2):399-401.

Wang Y, Li S, Li Z *et al.* Clinical and immunoserological characteristics of anti-p200 pemphigoid: Comparisons of patients with epitope spreading and non- epitope spreading. *Int J Dermatol.* 2025 Oct;64(2):359-66.

Pênfigos

Almeida Jr HL, Almeida AL, Martinez PHE, Boff AL. Qual o seu diagnóstico: radioterapia associada a pênfigo vegetante. *An Bras Dermatol.* 2022;97(3):376-8.

Almeida Jr HL, Silva RP, Jorge V. Penfigoide bolhoso simulando necrólise epidérmica tóxica. *An Bras Dermatol.* 2025;100(1):178-8.

Alves C, Vieira N, Meyer I *et al.* Antígenos de histocompatibilidade humanos e dermatologia: da pesquisa para a prática clínica. *An Bras Dermatol.* 2006 Jan-Fev;81(1):65-73.

Amagai M. Adhesion molecules: keratinocyte – keratinocyte interactions, cadherins and pemphigus. *J Invest Dermatol.* 1995 Jan;104(1):146-52.

Amagai M. Autoimmunity against desmosomal cadherins in pemphigus. *J Dermatol Sci.* 1999 Jun;20(2):92-102.

Amagai M. Desmoglein as a target in autoimmunity and infection. *J Am Acad Dermatol.* 2003 Feb;48(2):244-52.

Amagai M, Karpati S, Prussick R. Autoantibodies against the amino-terminal cadherin-like binding domain of pemphigus vulgaris antigens are pathogenic. *J Clin Invest.* 1992 Sep;90(3):919-26.

Anderson HJ, Huang S, Lee JB. Paraneoplastic pemphigus/paraneoplastic autoimmune multiorgan syndrome: part 1. *J Am Acad Dermatol.* 2024 Jul;91(1):1-10.

Anhalat GJ. Paraneoplastic pemphigus. *J Investig Dermatol Symp Proc.* 2004 Jan;9(1):29-33.

Costa LL, Bedrikow RB, Proença CGC *et al.* Tratamento bem-sucedido com UVB de banda estreita em caso recalcitrante de pênfigo por IgA. *An Bras Dermatol.* 2023;98(5):730-92.

Cunha PR, Oliveira JR, Salles MJ *et al.* Pemphigus vulgaris with involvement of the cervix treated using thalido mide. *Int J Dermatol.* 2004 Sep;43(9):682-4.

Czernik A, Camilleri M, Pittelkow, MR, Grando SA. Paraneoplastic autoimmune multiorgan syndrome: 20 years after. *Int J Dermatol.* 2011 Aug;50(8):905-14.

Fernandes NC, Zubaty VM. Pulsoterapia com ciclofosfamida nos pênfigos: relato de sete casos. *An Bras Dermatol.* 2005 Mar-Apr;80(2):165-8.

Fleischmann M, Celerier P. Long-term interferon-α theraphy induces autoantibody against epidermis. *Dermatology.* 1996;192(1):50-5.

Friedman H, Campbell I, Rocha-Alvarez R, *et al.* Endemic pemphigus foliaceus (fogo-selvagem) in Native Americans from Brazil. *J Am Acad Dermatol.* 1995 Jun;32(6):949-56.

Hashimoto T *et al.* Studies of autoantigen recognized by IgA anti-keratinocyte cell surface antibodies. *J Dermatol Sci.* 1996 Apr;12(1):10-7.

Helou J, Allbuton J, Anhalat GJ. Accuracy of indirect immunofluorescence testing in the diagnosis of paraneoplastic pemphigus. *J Am Acad Dermatol.* 1995 Mar;32(3):441-7.

Joly P, Mouquet H, Roujeau JC *et al.* A single cycle of rituximab for the treatment of severe pemphigus. *N Engl J Med.* 2007 Aug 9;357(6):545-52.

Kanwar AJ, Vinay K. Rituximab in pemphigus. *Indian J Dermatol Venereol Leprol.* 2012 Nov-Dec;78(6):671-6.

Kasperkiewicz M, Kowalewski C, Jablonska S. Pemphigus herpetiformis: From first description until now. *J Am Acad Dermatol.* 2014 Apr; 70(4):780-7.

Komai A, Amagai M, Ishii K *et al.* The clinical transition between pemphigus foliaceus and pemphigus vulgaris correlates with the changes in autoantibody profile. *Br J Dermatol.* 2001 Jun;144(6):1177-82.

Korman NJ, Eyre RW, Zone J *et al.* Drug induced pemphigus: autoantibodies against the pemphigus antigens complexes are present in penicillamine and captopril-induced pemphigus. *J Invest Dermatol.* 1991 Feb;96(2):273-6.

Klufas DM, Amerson E, Twu O *et al.* Refractory pemphigus vulgaris successfully treated with ofatumumab. *J Am Acad Dermatol Case Reports.* 2020 Aug;6(8):734-6.

Kridin K, Patel PM, Jones VA *et al.* IgA pemphigus: A systematic review. *J Am Acad Dermatol.* 2020 Jun;82(6):1387-92.

Lunardon L, Tsai KJ, Propert KJ *et al.* Adjuvant rituximab therapy of pemphigus. A single-center experience with 31 patients. *Arch Dermatol.* 2012 Sep 1;148(9):1031-6.

Martel P, Joly P. Pemphigus: autoimmune diseases of keratinocyte's adhesion molecules. *Clin Dermatol.* 2001 Nov-Dec;19(6):662-74.

Montagnon CM, Tolkachjov SN, Murrell DF *et al.* Intraepithelial autoimmune blistering dermatoses: Clinical features and diagnosis. *J Am Acad Dermatol.* 2021 Jun; 84(6):1507-22.

Montagnon CM, Lehman JS, Murrell DF *et al.* Intraepithelial autoimmune bullous dermatoses: disease activity assessment and therapy. *J Am Acad Dermatol.* 2021 Jun; 84(6):1523-40.

Mutasim DF. Management of autoimmune bullous diseases: pharmacology and therapeutics. *J Am Acad Dermatol.* 2004 Dec;51(6):859-77.

Oliveira DP, Moura HH, Janini MER *et al.* Diagnosis and treatment of persistent oral lesions caused by herpesvirus in a patient with pemphigus vulgaris. *Int J Dermatol.* 2011 Mar;50(3):335-9.

Petzl-Erler ML, Santamaria J. Are HLA class II genes controlling susceptibility and resistance to Brazilian pemphigus foliaceus (fogo-selvagem)? *Tissue Antigens.* 1989 Mar;33(3):408-14.

Rivitti EA, Sanches JA, Miyauchi LM *et al.* Pemphigus foliaceus autoantibodies bind both epidermis and squamous mucosal epithelium, but tissue injury is detected only in epidermis. The Cooperative Group on Fogo Selvagem Research. *J Am Acad Dermatol.* 1994 Dec;31(6):954-8.

Schiavo AL, Sangiuliano S, Puca RS. Contact pemphigus: a side-effect of imiquimod therapy. *Int J Dermatol.* 2008 Jul;47(7):765-7.

Shinkai K. Refractory pemphigus vulgaris successfully treated with ofatumumab. *J Am Acad Dermatol Case Reports.* 2020 Aug;6(8):734-6.

Yendo TM, Miyamoto D, Santi CG. Systemic retinoid treatment in a case of hyperkeratotic lichenoid paraneoplastic pemphigus. *Int J Dermatol.* 2022 Feb;61(2):231-33.

Complexo penfigoide

Abdat R, Waldman RA, de Bedout V *et al.* Dupilumab as a novel therapy for bullous pemphigoid: a multicenter case series. *J Am Acad Dermatol.* 2020 Jul;83(1):46-52.

Afacan E, Edek YC, İiter N, Gulekon A. Can covid-19 vaccines cause or exarcebate bullous pemphigoid? A report of seven cases from one center. *Int J Dermatol.* 2022 May;61(5):626-7.

Aromolo IF, Maronese CA, Moltrasio C. Brunsting-Perry pemphigoid: a sistematic review. *Int J Dermatol.* 2022 Nov;61(8):1353-8.

Azulay DR, Azulay RD. Doenças intercorrentes no ciclo grávido-puerperal. In: *Obstetrícia.* 13 ed. Rio de Janeiro: Guanabara Koogan, 2016.

Béné J, Bemani I, Auffret M *et al.* and the French Association of Regional PharmacoVigilance Centres. Bullous pemphigoid and dipeptidil peptidase IV-inhibitors: A case/non-case study in the French Pharmacovigilance Database.

Campbell G, Campbell I, Lemos C, Friedman H. Penfigoide bolhoso: um caso induzido por droga. *An Bras Dermatol.* 1993 May-Jun;68(3):157-9.

Chai ZT, Lim YL, Pang SM. Anti-laminin-g1 pemphigoid in an epitope spreading phenomenon successfully treated with rituximab. *Int J Dermatol.* 2022 Apr;61(4):508-9.

Church R. Pemphigoid treated with corticosteroids. *Br J Dermatol.* 1960 Dec;72:434-8.

Egan CA, Lazarova Z, Darling TN *et al.* Anti-epiligrin cicatricial pemphigoid and relative risk for cancer. *Lancet.* 2001 Jun 9;357(9271):1850-1.

Ellis SR, Vierra AT, Millsop JW. Dermatologic toxicities to imune checkpoint inhibitor therapy: A review of histopathologic features. *J Am Acad Dermatol.* 2020 Oct;83(4):1130-43.

Fivenson DP, Breneman DL, Rosen GB. Nicotinamide and tetracycline therapy of bullous pemphigoid. *Arch Dermatol.* 1994 Jun;130(6):753-8.

Gammon WR, Heise ER, Burke WA *et al.* Increased frequency of HLA DR2 in patients with autoantibodies to EBA antigen: evidence that the expression of autoimmunity to type VII colagen is HLA class II allele associated. *J Invest Dermatol.* 1988 Sep;91(3):228-32.

Gandarillas S, Berger A, Stephenson R *et al.* Enriched class II HLA inherence in patients with checkpoint inhibitor-associated bullous pemphigoid. *Int J Dermatol.* 2025 Fev;64(2):399-401.

Goletz S, Hashimoto T, Zillikens D, Schmidt E. Anti-p200 pemphigoid. *J Am Acad Dermatol.* 2014 Jul;71(1):185-91.

Gunther C, Wozel G. Topical tacrolimus treatment for cicatricial pemphigoid. *J Am Acad Dermatol.* 2004 Feb;50(2):325-6.

Huges AP, Callen JP. Epidermolysis bullosa acquisita responsive to dapsone therapy. *J Cutan Med Surg.* 2001 Sep-Oct;5(5):397-9.

Imstepf V, Cassaniga S, Beltraminelli H. Brunsting-Perry pemphigoid: a retrospectve case series of a frequently unrecognized condition. *J Am Acad Dermatol.* 2021 Nov;85(5):1324-6.

Jenkins RE, Jones AS, Black MM. Clinical features and management of 87patients with pemphigoid gestationis. *Clin Exp Dermatol.* 1999 Jul;24(4): 255-9.

Jimenez J, Gwillin EC, Kosche C, Fiqueiredo A *et al.* Bullous disorders associated with PD-1 ans PD-L1 inhibitors: Pharmacovigilance analysis. *J Am Acad Dermatol.* 2020 Set;83(3):955-6.

Katz SI, Hertz KC, Yaoita H. Herpes gestations: immunopathology and characterization of the HG factor. *J Clin Invest.* 1976 Jun;57(6):1434-41.

Lehman JS, Camilleri MJ, Gibson LE. Epidermolysis bullosa acquisita: concise review and pratical considerations. *Int J Dermatol.* 2009 Mar;48(3): 227-3.

Leverkus M, Georgi M, Nie Z *et al.* Cicatricial pemphigoid with circulating IgA autoantibody to the BP 180 ectodomain: beneficial effect of adjuvant therapy with high-dose intravenous immunoglobulin. *J Am Acad Dermatol.* 2002 Jan;46(1):116-22.

Liang G, Qian H, Sun C *et al.* Dupilumabe, cortosteroides e sua combinação para o tratamento do penfigoide bolhoso. *An Bras Dermatol.* 2025;100:243-53.

Montagnon CM, Lehman JS, Murrell DF *et al.* Subepithelial autoimmune bullous dermatoses disease activity assessment and therapy. *J Am Acad Dermatol.* 2021 Jul; 85(1):18-28.

Montagnon CM, Tolkachjov SN, Murrell DF *et al.* Subepithelial autoimmune blistering dermatoses: Clinical features and diagnosis. *J Am Acad Dermatol.* 2021 Jul; 85(1):1-14.

Polansky M, Eisenstadt R, DeGrazia T *et al.* Rituximab therapy in patients with bullous pemphigoid: A retrospective study of 20 patients. *J Am Acad Dermatol.* 2019 Jul;81(1):179-86.

Puppin Jr. D, Maceira JA, Azulay-Abulafia L *et al.* Epidermólise bolhosa adquirida (penfigoide dermolítico). *Arch Argent Dermatol.* 1990;11(1):161-8.

Senatore S, Maglie R, Montefusco F *et al.* Inverted-U serrationa pattern: a novel clue for the diagnosis of anti-laminin- g1 pemphigoid. *Int J Dermatol.* 2021 Oct;60(12):1247-9.

Shornick JK, Jenkins RE, Brigss DC *et al.* Anti-HLA antibodies in pemphigoid gestationis. *Br J Dermatol.* 1993 Sep;129(3):257-9.

Tran MM, Anhalt GJ, Cohen BA. Childhood IgA-mediated epidermolysis bullosa acquisita responding to mycophenolate mofetil as a corticosteroid-sparing agent. *J Am Acad Dermatol.* 2006 Apr;54(4):734-6.

Wang Y, Li S, Li Z *et al.* Clinical and immunoserological characteristics of anti-p200 pemphigoid: comparisons of patients with epitope spreading and non- epitope spreading. *Int J Dermatol.* 2025 Feb;64(2):359-66.

Dermatite herpetiforme (dermatite de Duhring-Brocq)

Askling J, Linet M, Gridley G *et al.* Cancer incidence in a population-based cohort of individuals hospitalized with celiac disease or dermatitis herpetiformis. *Gastroenterology.* 2002 Nov;123(5):1428-35.

Herron MD, Zone JJ. Treatment of dermatitis herpetiformis and linear IgA dermatosis. *J Dermatol Therapy.* 2002;15(4):374-81.

Karell K, Korponay-Szabo I, Szalai Z *et al.* Genetic dissection between coeliac disease and dermatitis herpetiformis in sib pairs. *Ann Hum Genet.* 2002 Nov;66(Pt 5-6):387-92.

Katz KA, Roseman JE, Roseman RL, Katz SI. Dermatitis herpetiformis flare associated with use of triiodomethane packing strips for alveolar osteitis. *J Am Acad Dermatol.* 2009 Feb;60(2):352-3.

Mudassani S, Rusk AM, Note KLB. Gluten and skin disease beyond dermatitis herpetiforme a review. *Int J Dermatol.* 2021 March;60(3):281-8.

Nguyen CN, Kim SJ. Dermatitis herpetiformis: an update on diagnosis, disease monitoring, and management. *Medicina (Kaunas).* 2021 Aug 20;57(8):843.

Porter WM, Unsworth DJ, Lock RJ *et al.* Tissue transglutaminase antibodies in dermatitis herpetiformis. *Gastroenterology.* 1999 Sep;117(3):749-50.

Sárdy M, Kárpáti S, Merkl B *et al.* Epidermal transglutaminase (TGase 3) is the autoantigen of dermatitis herpetiformis. *J Exp Med.* 2002 Mar 18;195(6): 747-57.

Sulivan TP, King LE, Boyd AS. Colchicine in dermatology. *J Am Acad Dermatol.* 1998 Dec;39(6):993-9.

Dermatose por IgA linear

Aboobaker J, Bhogal B, Black M. The localization of the binding site of circulating IgA antibodies in linear IgA disease of adults, chronic bullous disease of childhood. *Br J Dermatol.* 1987 Mar;116(3):293-302.

Egan CA, Meadows KP, Zone J. Ulcerative colitis and immunobullous disease cured by colectomy. *Arch Dermatol.* 1999 Feb;135(2):214-5.

Holló P. Linear IgA dermatosis associated with chronic clonal myeloproliferative disease. *Int J Dermatol.* 2003 Feb;42(2):143-6.

Klein PA. Drug induced linear IgA dermatosis with vancomycin in a patient with renal insufficiency. *J Am Acad Dermatol.* 2000 Feb;42(2 Pt 2):316-23.

Mutasim DF. Management of autoimmune bullous diseases: pharmacology and therapeutics. *J Am Acad Dermatol.* 2004 Dec;51(6):859-77.

Wang KL, Lehman JS, Todd A, Davis DMR. Adult-onset IgA bullous dermatosis: a retrospective single-center cohort study of 81 patients and literture review. *Int J Dermatol.* 2024 Jul;63(7):936-41.

22

Epidermólises Bolhosas (Mecanobuloses)

Tania Ferreira Cestari ◆ David Rubem Azulay ◆ Luna Azulay-Abulafia

O grupo das *mecanobuloses* é constituído pelas epidermólises bolhosas (EB), que, por sua vez, compreendem um grupo heterogêneo de afecções genéticas determinadas por alterações moleculares no complexo proteico da epiderme, da zona juncional e da derme. Há também uma forma adquirida autoimune, que ocorre mais frequentemente em adultos e é denominada *epidermólise bolhosa adquirida* (ver Capítulo 21). A classificação atual de Has *et al.* separa as EB propriamente ditas de condições denominadas "fragilidade cutânea", "dermatoporose" ou *skin fragility* (SF), nas quais as bolhas não são a manifestação mais proeminente, já que a clivagem é muito superficial. Aqui estão incluídas dermatoses com esfoliação (*peeling*), erosão, ceratose e doenças do tecido conjuntivo com SF.

As EB caracterizam-se por uma maior fragilidade cutânea, com o aparecimento de bolhas espontaneamente ou ao menor traumatismo. O termo *epidermólises* não é completamente adequado, porque a lise completa da epiderme só ocorre em alguns tipos, daí a denominação mais precisa ser mecanobuloses.

Algumas das EB constituem genodermatoses muito graves, por vezes letais. Por isso, o diagnóstico antenatal é especialmente indicado e o correto aconselhamento genético impõe-se, considerando o alto risco a que seus portadores estão expostos. Os padrões hereditários das EB são diversos, genética e fenotipicamente.

O **primeiro passo** para o diagnóstico dessas genodermatoses é definir fundamentalmente o nível de clivagem de cada condição. Esse esclarecimento é feito mediante mapeamento por imunofluorescência usando anticorpos que marcam o nível das bolhas. A microscopia eletrônica de transmissão tem sido pouco utilizada pela maior dificuldade de acesso. As EB são divididas de acordo com o nível de clivagem em simples (EBS, intraepidérmicas ou epidermolíticas), juncionais (EBJ, dentro da lâmina lúcida da membrana basal ou lucidolíticas), EB *distróficas* (*EBD*, na sublâmina densa ou dermolíticas) e *Kindler* (padrão misto de clivagem).

O **segundo passo** para definir as EB obedece à definição do fenótipo em localizada ou generalizada, a intensidade (leve, moderada, grave) e o acometimento de outros órgãos.

O **terceiro passo** implica definir o defeito genético molecular e a proteína defeituosa resultante.

Há ao menos 16 genes, com suas variantes patogênicas, responsáveis pela heterogeneidade genética e alélica de proteínas relacionadas a funções estruturais. O melhor método disponível para diagnosticar as EB aplica a tecnologia de sequenciamento de nova geração, que tem alta sensibilidade (94,3%) e permite identificar 11 dos principais genes: EB simples (*KRT5, KRT14, PLEC, KLHL24*); epidermólise bolhosa juncional (EBJ) (*LAMA3, LAMB3, LAMC2, COL17A1, ITGB4, ITGA6, ITGA3*); epidermólise bolhosa distrófica (EBD) (*COL7A1*); e EB *tipo Kindler* (*FERMT1*). Esse teste genético pode ser feito inclusive no pré-natal ou na pré-implantação e dispensa biopsia.

Grupo das epidermólises bolhosas simples (epidermolíticas)

Nesse grupo, a maioria dos casos tem mutações nos genes *KRT5* ou *KRT14* que codificam as citoqueratinas (ck) basais 5 e 14, respectivamente, com modificação do citoesqueleto e degeneração da camada basal da epiderme, levando à formação de bolha intraepidérmica. Já foram descritas também mutações no gene *PLEC*, que codifica plectina. Mutações mais raras ocorrem por deficiência de outras proteínas da camada basal como BP230, exofilina 5 e CD151. Mutações no gene *TGM5* ocorrem em pacientes com fragilidade cutânea, entretanto esses casos não estão incluídos nas EB.

Podem ser distinguidos quatro tipos clinicopatológicos principais de EBS, todos de transmissão autossômica dominante.

Epidermólise bolhosa simples localizada (tipo Weber-Cockayne)

Esse tipo da doença apresenta formação de bolhas na zona granulosa um pouco acima da camada basal, sendo a forma mais leve de EBS. Em geral, manifesta-se somente quando a criança começa a andar, podendo surgir apenas na puberdade ou até a terceira década de vida. As lesões limitam-se às mãos e aos pés e são acompanhadas de hiperidrose. Quando a criança começa a engatinhar, podem surgir nos joelhos. Os cabelos são normais. Pode haver leve distrofia ungueal. Em geral, não há *milia*. Nos adultos, podem surgir calosidades e ocorrer a formação do chamado "nevo melanocítico da EB" (ver Capítulo 53, item *Nevo EB*).

Epidermólise bolhosa simples intermediária (generalizada tipo Köbner)

Nessa variante, a clivagem histopatológica inicia-se por vacuolização das células basais e suprabasais, com formação de bolha intraepidérmica. O mecanismo de citólise parece decorrer de um defeito enzimático desencadeado pelo trauma e pelo calor que exacerbam a doença. Caracteriza-se clinicamente pelo aparecimento de lesões, em geral na infância, quando a criança começa a engatinhar ou andar; esporadicamente se manifesta logo após o nascimento, por traumatismo obstétrico. As bolhas surgem em áreas de atrito (pés, mãos, cotovelos e joelhos); raramente há lesões nas mucosas, e os cabelos, as unhas e os dentes geralmente são poupados; também pode ocorrer a formação de nevo EB (Figura 22.1).

Epidermólise bolhosa simples intermediária (tipo Ogna)

É de transmissão autossômica dominante. Distingue-se por apresentar tendência a erosões generalizadas congênitas e estar relacionada, geneticamente, a uma mutação no gene PLEC 1 que codifica a plectina, diferentemente do tipo Köbner, em que as proteínas mutadas são a CK5 e a CK14.

Epidermólise bolhosa simples grave (tipo Dowling-Meara)

É variante autossômica dominante, com o descolamento entre as células da camada basal. Surge ao nascimento, com lesões hemorrágicas, agrupadas, de aspecto herpetiforme e halo eritematoso – na face, no tronco e nas extremidades (Figura 22.2).

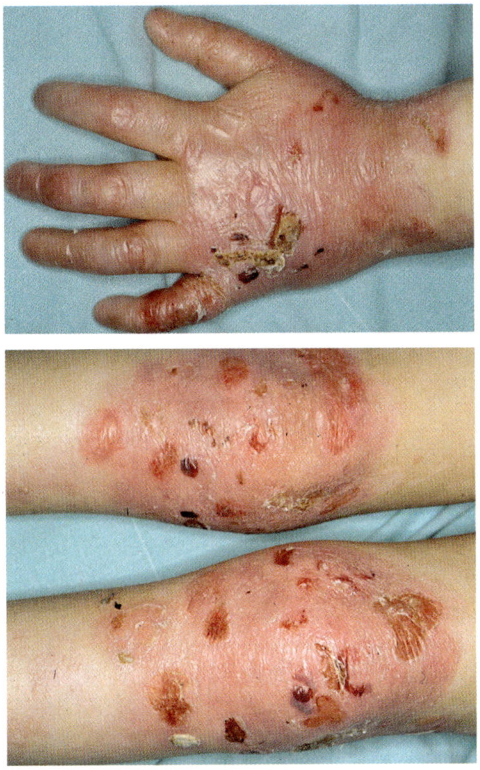

Figura 22.1 Epidermólise bolhosa simples generalizada tipo Köbner – eritema, pequenas bolhas, erosões e *milia*.

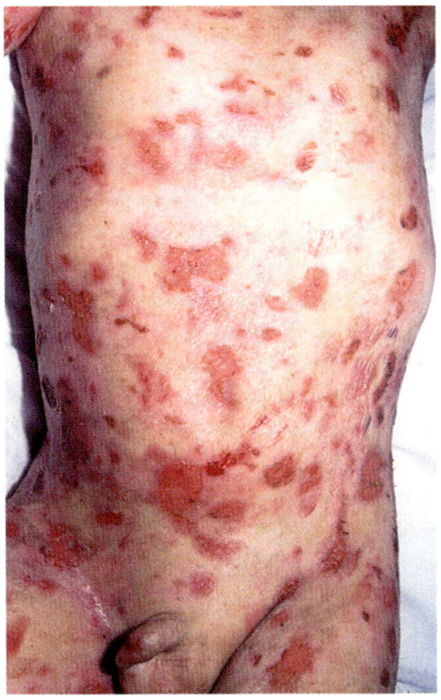

Figura 22.2 Epidermólise bolhosa juncional intermediária (tipo non-Herlitz).

As cicatrizes podem ser hipo ou hiperpigmentadas. Além disso, há *milia*, os dentes e as unhas são distróficos e pode ocorrer ceratodermia palmoplantar.

Algumas outras variantes de epidermólise bolhosa simples de transmissão autossômica dominante estão descritas, entre elas: com pigmentação moteada (*mottled pigmentation*), com eritema circinado migratório e com cardiomiopatia. Nas variantes mais raras das formas recessivas, pode, ocorrer nefropatia, atresia pilórica e distrofia muscular.

Grupo das epidermólises bolhosas juncionais (lucidolíticas)

Nesse grupo, há envolvimento de mutações nos genes *LAMA3*, *LAMB3* e *LAMC2* associados à laminina 332 e no gene *COL17A1* associado ao colágeno XVII, todas determinando o descolamento dos queratinócitos basais na lâmina lúcida. Ocorre disfunção da aderência entre estes e a lâmina densa provocada pela quantidade reduzida de hemidesmossomos e por fibras de ancoragem defeituosas. Casos raros já foram descritos associados à deficiência de integrina $\alpha 6\beta 4$ codificada pelos genes *ITGB4* e *ITGA6* e integrina $\alpha 3$ pela mutação no gene *ITGA3*. A imunofluorescência mostra positividade no teto ou no assoalho da bolha, dependendo da proteína acometida. A herança é autossômica recessiva em todas as formas. Os principais tipos clínicos são descritos a seguir.

Epidermólise bolhosa juncional grave (tipo Herlitz, generalizada letal)

Nessa forma, a mutação ocorre na laminina 332. Inicia-se ao nascimento, com erosões e bolhas grandes, de difícil cicatrização, localizadas no tronco e nas extremidades. Pode haver comprometimento das mucosas, principalmente da laringe. A intensa granulação das feridas ocorre tanto na pele quanto nas mucosas, com envolvimento dos olhos e dos tratos geniturinário e gastrointestinal. As unhas são distróficas e os dentes, pequenos e malformados. A dificuldade para mamar e anemia são frequentes. A sobrevida por mais de 2 anos é rara.

A herança e o aspecto clínico são similares aos do tipo grave, mas o curso é mais benigno, com baixa mortalidade. Surgem bolhas em áreas de traumas, no couro cabeludo, na face e no tronco, as quais deixam cicatrizes atróficas. As mucosas podem ser afetadas nos primeiros anos; os dentes são malformados, e as unhas podem estar ausentes. É relatada a associação a estenose esofágica, lesões de córnea e hipoacusia. Ocorre alopecia cicatricial ou não cicatricial. Na idade adulta, é importante observar o surgimento de carcinoma epidermoide.

Estão ainda descritos subtipos de EBJ com envolvimento de órgãos como: com atresia pilórica, com envolvimento pulmonar intersticial e síndrome nefrótica, além da síndrome LOC (laringo-óculo-cutânea).

Grupo das epidermólises bolhosas distróficas (dermolíticas)

Nesse grupo, há mutações no gene *COL7A1* associado ao colágeno VII, principal componente das fibrilas de ancoragem, levando a clivagem abaixo da lâmina densa. Essas fibrilas podem estar diminuídas e até mesmo ausentes, caracterizando quadros clínicos com distintas gravidades. As bolhas ocorrem na pele e nas mucosas, evoluindo com cicatrização e formação de *milia*. A transmissão genética pode ser dominante ou recessiva, sendo esta, em geral, mais grave.

As EB distróficas podem ser discriminadas em quatro tipos clinicopatológicos diferentes principais, como apresentado a seguir.

Epidermólise bolhosa distrófica dominante localizada

As lesões surgem, em geral, ao nascimento ou na infância, ou até mesmo na idade adulta. Nessa forma, estão incluídas lesões de localização acral e pré-tibial. Ocasionalmente há acometimento de mucosa e as unhas podem evoluir com distrofia ou perda, especialmente nos haluxes.

Epidermólise bolhosa distrófica dominante intermediária (generalizada tipo Cockayne-Touraine)

Inicia-se nos primeiros dias após o nascimento ou pouco depois, com bolhas nos joelhos, tornozelos, mãos e pés (proeminências ósseas) que cicatrizam com sequelas, às vezes hipertróficas, queloidiformes e, mais raramente, com atrofia. O acometimento ungueal é uma importante chave para o diagnóstico; já, quando adultos, as cicatrizes podem ser discretas. O comprometimento da mucosa oral pode ser observado, assim como o esofágico, podendo levar a estreitamentos. As fissuras perianais podem causar constipação. A outrora denominada EB **tipo Pasini** praticamente fica incluída nessa forma distrófica dominante intermediária. Nesses pacientes, podem surgir lesões tipo albopapuloides. As alterações ultraestruturais indicam que a tipo Pasini e a Cockayne-Touraine são similares, bem como a forma albopapuloide.

Epidermólise bolhosa distrófica recessiva intermediária (não Hallopeau-Siemens)

Fenotipicamente, pode ser semelhante à generalizada grave, porém sem mutilações. Pode ocorrer queratodermia com aspecto estriado. A fusão dos dedos é limitada às pregas proximais dos dígitos e as fissuras anais levam à constipação. As conjuntivas e as córneas podem estar também afetadas. A distrofia ungueal e a eventual perda das unhas ocorrem devido a traumatismo local. Também há o risco de surgimento de carcinoma epidermoide sobre as cicatrizes.

Epidermólise bolhosa distrófica recessiva grave (generalizada tipo Hallopeau-Siemens)

Inicia-se ao nascimento, com bolhas generalizadas seguidas de cicatrização que levam a contraturas das grandes articulações e fusão dos dedos de mãos e pés (pseudossindactilia). O surgimento de *milia* é frequente, assim como de lesões na mucosa oral, além de alterações dentárias e cáries. O acometimento ocular envolve a mucosa conjuntival e a córnea. O comprometimento esofágico evolui com estenose, levando à dificuldade na alimentação, e as fissuras anais podem conduzir à constipação. Alopecia cicatricial está presente e vai se agravando com os anos (Figuras 22.3 e 22.4). Cardiomiopatia pode ocorrer por diversos mecanismos, como deficiência nutricional e sobrecarga de ferro. A deficiência nutricional crônica causa diminuição no crescimento e, mais tardiamente, podem surgir carcinomas espinocelulares sobre as cicatrizes antigas (Figura 22.5). O curso da dermatose é progressivo e grave, levando ao óbito entre a 2ª e 3ª décadas, geralmente por causa infecciosa.

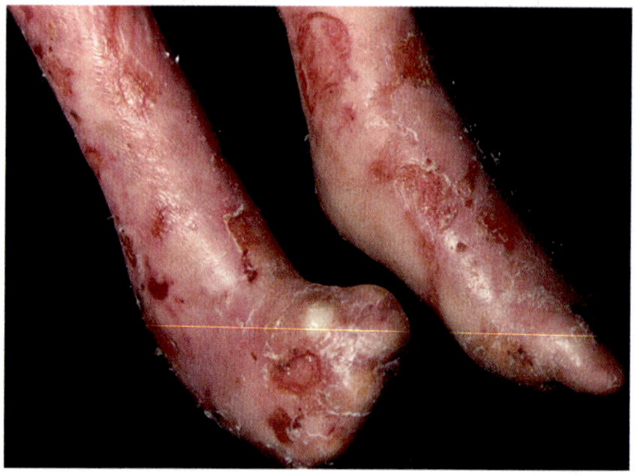

Figura 22.3 Epidermólise bolhosa distrófica recessiva tipo Hallopeau-Siemens. Deformação dos pés, com reabsorção óssea, sinéquias, anoniquia e cicatrizes atróficas.

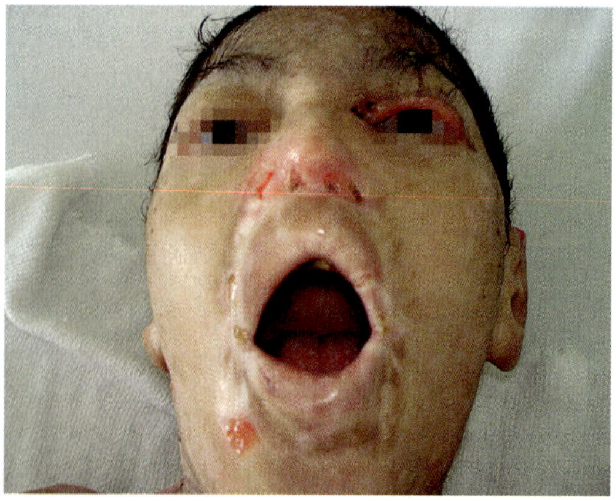

Figura 22.4 Epidermólise bolhosa distrófica recessiva tipo Hallopeau-Siemens. Observe sinéquias de coanas e bolha. (Cortesia do Dr. Luiz Eduardo Galvão.)

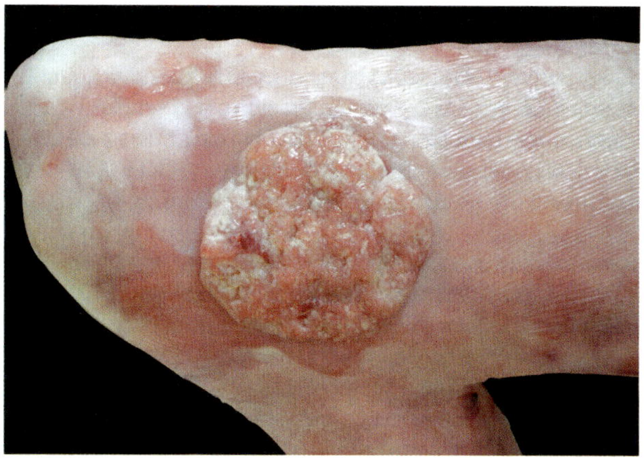

Figura 22.5 Epidermólise bolhosa distrófica recessiva tipo Hallopeau-Siemens. Observe lesão vegetante sobre cicatrizes prévias (carcinoma espinocelular). (Cortesia da Dra. Chan I Lym.)

Outros subtipos raros de epidermólise bolhosa distrófica

Epidermólise bolhosa distrófica pruriginosa (dominante ou recessiva)

Em 1994, McGrath, Schofield e Eady descreveram oito pacientes com um fenótipo distinto de EB distrófica. Essa apresentação pode ser esporádica, dominante ou recessiva, surgindo precocemente, porém há casos de início tardio. É caracterizada por intenso prurido que leva a escoriações e cicatrizes de aspecto linear, particularmente nos membros inferiores e braços. As lesões podem assumir aspecto de prurigo nodular ou de líquen simples crônico. *Milia* e, em alguns casos, lesões albopapuloides também podem ocorrer, assim como distrofias ungueais. O estudo inicial dessa variante mostrou alteração nas fibrilas de ancoragem nas lesões, na área perilesional e não lesional (Figura 22.6).

Epidermólise bolhosa distrófica localizada (dominante ou recessiva)

Surge mais tardiamente, podendo ser acral ou pré-tibial. O prurido também pode estar associado, levando a bolhas e erosões. Podem ocorrer placas liquenificadas.

Epidermólise bolhosa distrófica recessiva inversa

É determinada por alteração nas fibras de ancoragem e herdada de maneira autossômica recessiva. As lesões são muito precoces, com bolhas e ulcerações que, posteriormente, deixam cicatrizes nas dobras axilares, inguinais e na área perianal. Pacientes do sexo feminino exibem bolhas nas regiões inframamária e vulvovaginal, podendo ocorrer erosões nas mucosas oral e esofágica. Os dentes estão normais, mas ocorrem distrofias ungueais.

Epidermólise bolhosa de Kindler ou síndrome de Kindler

É extremamente rara, por transmissão autossômica recessiva, mostrando clivagem intraepidérmica, intralâmina lúcida ou sublâmina densa. Até 2008, estava incluída entre as dermatoses poiquilodérmicas. Caracteriza-se por fotossensibilidade de intensidade variável e poiquilodermia. O gene envolvido (*FERMT1*) codifica uma proteína de adesão nos queratinócitos, no cólon e na região periodontal. As bolhas surgem precocemente, porém o número delas é reduzido com a idade. Elas são substituídas por atrofia e esclerose, e não por cicatrizes propriamente ditas, estando presentes especialmente no dorso das mãos e dos pés, e não somente nas áreas de exposição solar. Alterações ungueais e dos dentes também ocorrem, com lesões na mucosa oral, em diferentes estruturas. Envolvimento esofágico e urogenital é frequente. Eventualmente, também há comprometimento ocular com ectrópio e até simbléfaro. O surgimento de carcinoma epidermoide pode ser observado na pele e nas mucosas com doença metastática.

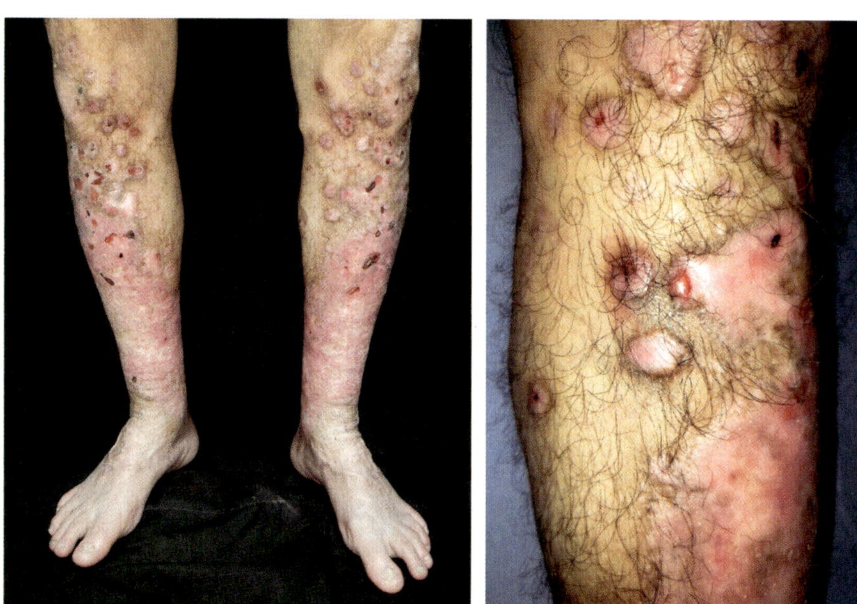

Figura 22.6 Epidermólise bolhosa distrófica pruriginosa. Paciente com lesões cicatriciais, escoriações pelo prurido e surgimento de bolha após a coçadura. Observar a distrofia ungueal desde a infância.

Outras epidermólises bolhosas congênitas

Existem casos registrados na literatura que não se enquadram nos tipos já descritos aqui, entre o quais: (1) epidermólise bolhosa distrófica tipo Mendes da Costa, com herança recessiva ligada ao sexo; (2) epidermólise acantolítica, autossômica dominante; (3) epidermólise vegetante, também dominante; (4) epidermólise neurotrófica, herdada por padrão recessivo e associada à surdez congênita progressiva. Com o avanço dos estudos genéticos, algumas dessas condições poderão realmente ser consideradas novas formas de EB ou simplesmente serem incluídas nos grandes grupos já definidos.

Diagnóstico diferencial

Entre as genodermatoses com bolhas, devem ser consideradas: acrodermatite enteropática, ictiose epidermolítica, incontinência pigmentar e paquioniquia congênita.

Doenças bolhosas adquiridas como penfigoide bolhoso, tanto em adultos como em crianças, dermatose por IgA linear, pênfigos, epidermólise bolhosa adquirida, mastocitose na sua forma com bolhas, bolhas traumáticas ou autoinflingidas necessitam ser diferenciadas das EB. Quadros infecciosos por estafilococo como síndrome da pele escaldada e até mesmo impetigo bolhoso podem ser considerados entre os diagnósticos diferenciais.

No caso de EB tipo Kindler, podem ser consideradas outras genodermatoses como a disqueratose congênita, a índrome de Rothmund-Thomson e outras síndromes que cursam com poiquilodermia, e até mesmo esclerodermia.

A síndrome de displasia ectodérmica com fragilidade cutânea deve ser incluída como diagnóstico diferencial importante (ver Capítulo 70).

Diagnóstico pré-natal

O entendimento da base molecular das EB e o desenvolvimento dos procedimentos laboratoriais para identificação das mutações que levam a essas doenças permitem a avaliação pré-natal. Essa pesquisa é importante para aqueles casais com risco de novas gestações com a ocorrência de doenças graves. Esses testes evoluíram da análise de DNA na pele fetal, porém a realização dessa pesquisa no vilo coriônico entre a 10ª e a 12ª semana de gestação implica risco de interrupção da gravidez.

Entretanto, a procura de procedimentos menos invasivos caminhou para a pesquisa do DNA mutado em embriões e pré-implantação no útero, o que certamente é importante para as famílias com risco de recorrência de EB.

Tratamento das epidermólises bolhosas

Em essência, o tratamento da EB é precário, não havendo ainda a possibilidade de reverter o dano genético. Assim, são importantes condutas de suporte que envolvem interdisciplinaridade.

Os cuidados gerais, evitando traumatismo mecânico, uso frequente de emolientes, antissépticos e curativos não aderentes, são fundamentais para o maior conforto dos pacientes e para evitar complicações.

Nas manifestações epidermolíticas, o manuseio clínico baseia-se em educação e cuidados, visando prevenir o surgimento de bolhas. É fundamental também evitar traumatismos e usar calçados adequados e macios. As lesões devem ser mantidas limpas e tratadas com compressas antissépticas e antibióticos locais para os casos de infecções secundárias. Todos os tipos epidermolíticos tendem a melhorar na puberdade e na vida adulta.

Os tipos dermolíticos da EB tendem a ser mais difíceis de tratar devido à intensidade e à profundidade das lesões. Por isso, é necessário dar atenção especial à higiene dos dentes, preferindo dietas pastosas, devido às erosões esofágicas, e evitando a constipação intestinal.

Em relação à pele, a proteção deve ser intensa, com medidas de precaução, curativos especiais não aderentes e até mesmo tratamento cirúrgico das sinéquias.

O upadacitinibe, um inibidor da JAK, ao reduzir a inflamação pela infiltração linfocitária, reduz a formação de bolha, assim como com o alívio do prurido ajuda a mitigar a doença.

Publicação recente mostrou bons resultados nos casos graves de EBD pruriginosa refratária aos tratamentos tradicionais com o emprego de imunoglobulina intravenosa (IVIG).

O uso da gentamicina tem sido estudado porque promove a incorporação de aminoácidos que resultam em uma correção da produção da proteína que pode então manter sua função fisiológica. Gentamicina tópica a 0,3% foi aplicada em epidermólise bolhosa distrófica recessiva e epidermólise bolhosa juncional, promovendo melhora fenotípica por 3 meses. O uso de infusões intravenosas de gentamicina está em andamento, com alguns resultados favoráveis, apesar dos riscos de ototoxicidade e nefrotoxicidade.

A terapia gênica pretende a correção da informação genética, principalmente em queratinócitos e fibroblastos, existindo estudos em andamento, como o de substituição de gene. Uma dessas modalidades é realizada *in vivo*, na qual um DNA complementar é introduzido diretamente na epiderme do paciente.

A terapia celular é outra estratégia em pesquisa. As perguntas a serem respondidas são: células de quem, quais células empregar e como entregar o tratamento. Um fenômeno interessante que ocorre em alguns pacientes é a presença de áreas saudáveis conhecidas como "mosaicismo reverso" (*revertant mosaicism*). Células do próprio paciente poderiam ser usadas como enxerto alogênico.

Pele sintética cultivada ou mesmo alogênica, incluindo queratinócitos e fibroblastos, começa a ser empregada no tratamento das grandes ulcerações e aderências (Alograft®). O uso de células-tronco pluripotentes que poderiam se diferenciar em queratinócitos tem sido testado. No caso de lesões em outros órgãos que não a pele, a entrega desse tratamento seria por infusão venosa.

Fibroblastos também podem ser fonte de COL7, e este pode ser um tratamento promissor na epidermólise distrófica recessiva. Terapia gênica celular com inserção do gene saudável *COL7A1* em células em cultura do paciente e reintroduzidas por meio de enxertos cutâneos (Zvaskyn®) ou terapia gênica tópica em gel que contém um vetor viral HSV-1 modificado para entregar cópias funcionais do gene *COL7A1* (Vyjuvek®) foram recentemente aprovadas pela FDA.

Enfim, todas essas modalidades encontram-se em estudo, permitindo antever algum avanço para o alívio desses pacientes e de suas famílias.

Bibliografia

Almeida Jr. HL. Genética molecular das epidermólises bolhosas. *An Bras Dermatol.* 2002 Sep-Oct;77(5):519-32.

Caushaj R, Bellinato F, Gisondi P, Girolomoni G. Pretibial dystrophic epidermolysis bullosa successfully treated with upadacitinib: a case report. *Ann Case Report.* 2024;9:1951.

Ertop P, Vural S, Ili EG *et al.* Promising effect of intravenous immunoglobulin therapy for epidermolysis bullosa pruriginosa. *Int J Dermatol.* 2020 Jul;59(7):851-5.

Fassihi H, McGrath JA. Prenatal diagnosis of epidermolysis tuberculodermatoso. *Dermatol Clin.* 2010 Apr;28(2):231-7.

Frieden I, Howard R. Vesicles, pustules, bullae, erosions and ulcerations. *In:* Eichenfield LF, Frieden IJ, Esterly NB (eds.). *Textbook of neonatal dermatology.* Philadelphia: W. B. Saunders Co.; 2001.

Has C, Bauer JW, Bodemer C *et al.* Consensus reclassification of inherited epidermolysis bullosa and other disorders with skin fragility. *Br J Dermatol.* 2020;183(4):614-27.

Has C, Bauer JW, Bodemer C *et al.* Consensus reclassification of inherited epidermolysis bullosa and other disorders with skin fragility. *Br J Dermatol.* 2020;183(4):614-27.

Horn HM, Tidman MJ. The clinical spectrum of dystrophic epidermolysis bullosa. *Br J Dermatol.* 2002 Feb;146(2):267-74.

Intong LR, Murrell DF. Inherited epidermolysis bullosa: new diagnostic criteria and classification. *Clin Dermatol.* 2012 Jan-Feb;30(1):70-7.

Knaup J, Verwanger T, Gruber C *et al.* Epidermolysis bullosa: a group of skin diseases with different causes but commonalities in gene expression. *Exp Dermatol.* 2012 Jul;21(7):526-30.

Mariath LM, Kiszewski AE, Frantz JA *et al.* Painéis de genes para o diagnóstico da epidermólise bolhosa: proposta de abordagem viável e eficiente. *An Bras Dermatol.* 2021 Mar-Abr;96(2):155-62.

McGrath JA, Schofield OM, Eady RA. Epidermolysis bullosa pruriginosa: dystrophic epidermolysis bullosa with distinctive clinicopathological features. *Br J Dermatol.* 1994;130:617-25.

Natsuga K, Shinkuma S, Hsu CK *et al.* Current topics in Epidermolysis bullosa: pathophysiologyand therapeutic challenges. *J Dermatol Sci.* 2021;104(3): 164-76.

Pai S, Marinkovich MP. Epidermolysis bullosa: new and emerging trends. *Am J Clin Dermatol.* 2002;3(6):371-80.

Schneider C, Mervis J, Lev-Tov H. Novel frames hift mutation in the noncollagenous region of the COL7A1 gene in pretibial epidermolysis bullosa. *Int J Dermatol.* 2023 Apr;62(4):508-9.e204.

SK S, Choudhury K. US FDA approves first cell-based gene therapy for rare genetic skin disorder [Internet]. *Reuters*, 2025 [cited 2025 May 12]. Available from: https://www.reuters.com/business/healthcare-pharmaceuticals/us-fda-approves-abeonas-skin-disorder-therapy-2025-04-29.

Stefanescu BI, Radaschin DS, Mitrea G *et al.* Epidermolysis bullosa: a Kindler syndrome case report and short literature review. *Clin Pract.* 2023 Jul 30;13(4):873-80.

23

Outras Doenças Vesicobolhosas

Beatriz Reis ◆ **Luna Azulay-Abulafia**

Bullosis diabeticorum

O termo *bullosis diabeticorum* foi cunhado em 1967 por Cantwell e Martz. É uma doença bolhosa não inflamatória, sem relação com traumatismo, dor ou prurido. Caracteriza-se pelo aparecimento espontâneo e súbito de bolhas estéreis isoladas, em geral, nas extremidades, particularmente nos pés de diabéticos com doença de longa evolução e neuropatia periférica. Clinicamente, podemos encontrar bolhas em diversos estágios de evolução, devido à reepitelização (Figura 23.1). Elas regridem no período de 2 a 6 semanas sem deixar cicatrizes, mas o quadro clínico é recorrente.

A patogenia é incerta. Pacientes diabéticos, por exemplo, têm uma diminuição do limiar de resistência à formação de bolha por sucção. Acredita-se que a etiologia possa estar relacionada a neuropatia, vasculopatia e exposição à UV. Uma hipótese é que a pressão venosa aumentada nas extremidades conduz à formação de fenda na junção dermoepidérmica. Além disso, discute-se se os níveis de glicemia, quando elevados, favoreceriam o surgimento das bolhas naqueles pacientes com diabetes descompensado.

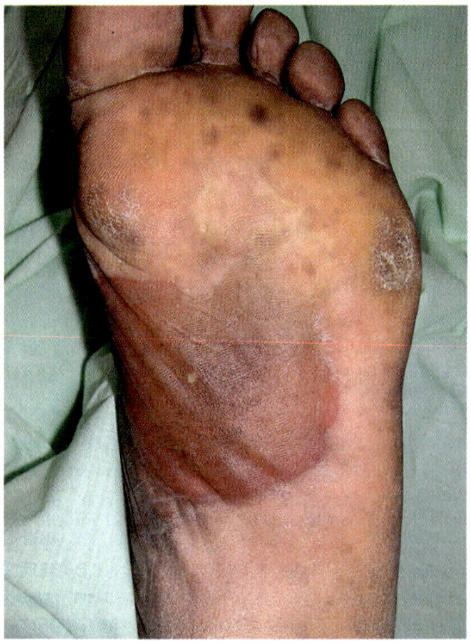

Figura 23.1 Bolha de grandes dimensões na região plantar em paciente diabética descompensada. A mesma paciente tinha outra bolha na região palmar.

A histopatologia revela bolha subepidérmica, e estudos ultraestruturais com microscopia eletrônica demonstram que a separação na membrana basal se dá no nível da lâmina lúcida. Pode haver acúmulo anormal de fluido na epiderme (espongiose), mas não se verifica acantólise ou degeneração dos queratinócitos. As bolhas contêm fluido proteico, sem a presença de componentes inflamatórios.

A *bullosis diabeticorum* não é de natureza autoimune. Os casos descritos na literatura apresentam achados negativos de imunofluorescência direta e indireta, entretanto existem raros relatos de presença de depósito de IgG na lâmina basal dos capilares presentes no plexo vascular superficial da pele.

No diagnóstico diferencial, devemos considerar o penfigoide localizado, em que a imunofluorescência direta positiva dirime qualquer dúvida. A porfiria cutânea tardia apresenta bolhas nas áreas expostas, hipertricose, hiperpigmentação, história de alcoolismo ou uso de pílula anticoncepcional, além dos níveis aumentados de porfirinas na urina. Picada de inseto em que a história, a existência de prurido e a sua distribuição podem ajudar na diferenciação também deve ser um aspecto a observar, e a *estafilococcia* bolhosa, que difere pela ausência de pus na *bullosis diabeticorum*, tem de ser considerada.

O tratamento visa impedir infecção nas bolhas. Assim, elas podem ser drenadas após alguns dias, com aplicação de compressas com antissépticos 3 vezes/dia, por 15 min, seguida de antibióticos tópicos, caso necessário.

Bolha do coma (bolha por barbitúricos, bolha por doenças neurológicas, bolha com necrose de glândula écrina)

Essa entidade foi primeiramente descrita por Larrey, cirurgião do exército de Napoleão, que a identificou em soldados intoxicados por monóxido de carbono.

O quadro clínico é caracterizado pelo aparecimento de bolhas, sobretudo nos locais de maior pressão. Isso acontece nas primeiras 48 a 72 h depois da instalação do coma. Após 10 a 14 dias, ocorre reepitelização espontânea. Existem raros relatos de casos em crianças.

A causa mais frequente da necrose é a superdosagem de barbitúricos (p. ex., em tentativas de suicídio), em especial do fenobarbital. Outros medicamentos com o mesmo efeito são: benzodiazepínicos, opioides, hipnóticos, antidepressivos tricíclicos e álcool. Lesões semelhantes também já foram observadas em episódios de intoxicação por monóxido de carbono, doenças neurológicas (encefalite viral, AVC, trauma, encefalopatia hepática), hipoglicemia, cetoacidose diabética etc. Porém, como muitos fármacos são eliminados também pelo suor, pode haver dificuldade na definição dos casos de natureza não medicamentosa; é provável que isquemia e pressão sejam os fatores desencadeantes.

A histopatologia é muito característica, com bolhas predominantemente subepidérmicas com discreto infiltrado inflamatório. Eventualmente, na fase de reparação, pode haver bolhas intraepidérmicas, como resultado da reepitelização das lesões antigas ou da espongiose epidérmica.

No entanto, a característica mais peculiar é a necrose das glândulas sudoríparas écrinas, que se inicia na porção secretora e se estende aos ductos, podendo haver necrose focal do epitélio dos folículos pilossebáceos. A imunofluorescência é habitualmente negativa, mas, em alguns casos, é descrito o depósito granular de IgM e C_3 na parede dos vasos.

Bolha por fricção

As bolhas por fricção ocorrem em todas as faixas etárias e, geralmente, localizam-se na região plantar e no tornozelo. Apesar de se tratar de uma lesão bastante comum, não deve ser menosprezada. Por ser dolorosa, pode provocar alterações na biomecânica da marcha, causando lesões osteoarticulares. Ocasionalmente serve como porta de entrada para infecções potencialmente graves nos membros inferiores.

Seu principal fator desencadeante é o atrito provocado por calçados inadequados durante a marcha (seja caminhando, seja correndo, Figura 23.2). Outros fatores associados são deformidades anatômicas (pé plano, pé cavo), movimentos repetitivos e peso (inclusive carregamento de carga, como é comum entre militares), além de neuropatias.

Na histopatologia, a bolha é intraepidérmica com clivagem suprabasal na porção média ou superior da camada de Malpighi. O teto da bolha é constituído por camada granulosa e camada córnea. O evento primário na formação da bolha é a separação das camadas da epiderme com necrose dos queratinócitos, o que resulta em inflamação local, transudação de fluido. Esse processo se manifesta clinicamente por eritema, edema e formação da bolha, acompanhados de dor, calor e impotência funcional do membro afetado.

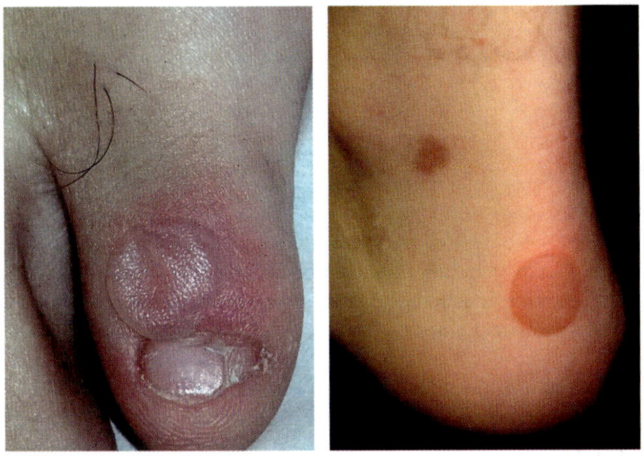

Figura 23.2 Bolha por fricção após corrida com sapatos mal ajustados.

O tratamento, na maior parte dos casos, é conservador, ressaltando-se que a adequação dos calçados e das meias, especialmente durante a execução de movimentos repetitivos (esportes, atividade profissional), é fundamental para evitar o desenvolvimento de novas lesões. Além disso, o uso de curativos hidrocoloides ou mesmo simples, com gaze, pode ser de algum auxílio.

Bolha do edema (*edema bullae*)

A *bolha do edema* (ou bolha hidrostática) é uma condição pouco relatada na literatura, mesmo não sendo incomum, sobretudo em idosos acamados. Geralmente, desenvolve-se após o rápido acúmulo de fluido no espaço intersticial, que, por sua vez, está mais associado às insuficiências cardíaca e renal. A oclusão venosa (p. ex., devido à trombose,) e a administração de certos medicamentos, em particular os antagonistas do canal de cálcio, também podem induzir ou piorar o acúmulo de fluido na pele. Além disso, a existência de edema dérmico, especialmente associado à insuficiência venosa, favorece o desenvolvimento das lesões, uma vez que está associada a lacerações e ulceração da epiderme sobrejacente.

Acomete, principalmente, pacientes idosos e acamados e é mais comum nas extremidades, especialmente nos membros inferiores e quando há edema crônico preexistente. Clinicamente, apresenta-se, a princípio, como vesículas, que podem coalescer, dando lugar a bolhas tensas que contêm líquido claro e estéril, sem eritema ou outros sinais flogísticos significativos na pele adjacente à lesão. Essas bolhas podem atingir alguns centímetros de diâmetro e, após alguns dias, sofrerão ruptura espontânea.

O diagnóstico diferencial se faz, sobretudo, com penfigoide bolhoso, pênfigo vulgar, *bullosis diabeticorum*, dermatite de contato, herpes-zóster e farmacodermia. A anamnese estabelece a correlação temporal entre o aparecimento do edema e o surgimento das lesões; o exame físico e a evolução favorável e sem tendência à recorrência favorecem o correto diagnóstico dessa doença.

O tratamento consiste em cuidar da doença de base e do edema; por isso, medidas simples como a elevação dos membros inferiores são úteis.

Bolha tardia pós-queimadura

A *bolha tardia pós-queimadura* é um fenômeno que ocorre de semanas a meses após o tratamento inicial de feridas de espessura parcial, sejam queimaduras de 2º grau ou locais doadores para enxertos de pele. O mecanismo etiopatogênico ainda não está estabelecido, mas acredita-se que o desenvolvimento do problema esteja relacionado a um defeito na reorganização da zona da membrana basal em associação a anomalias dos fibroblastos dérmicos, que podem ocorrer no curso do processo de cicatrização de feridas. Na histopatologia, é encontrada bolha subepidérmica com escasso infiltrado inflamatório. O tratamento consiste em cuidados locais, curativos compressivos e antibióticos tópicos.

Bolha por picada de insetos

A bolha consequente à picada de insetos ocorre especialmente em crianças nos casos de reação intensa ao insulto (ver Capítulo 12 e Figura 23.3).

Erupções bolhosas provenientes de medicamentos

Ver Capítulo 20.

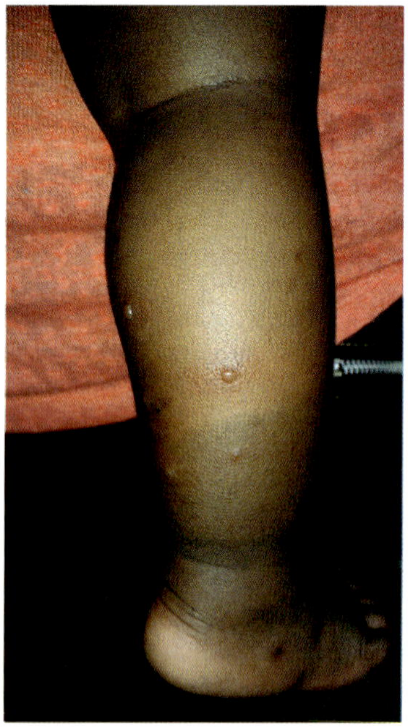

Figura 23.3 Bolha tensa sobre base eritematosa desencadeada por picada de inseto.

Bibliografia

Bullosis diabeticorum

Azulay DR. Manifestações cutâneas do diabetes mellitus. *In:* Tendrich M, Vaissman M. *Diabetes* melitus *na prática clínica*. Rio de Janeiro: Cultura Médica; 1992.

Berstein JEI, Mendenica M, Soltani K *et al.* Bullous eruption of diabetes mellitus. *Arch Dermatol.* 1979 Mar;115(3):324-5.

Chouk C, Litaiem N. Bullosis Diabeticorum. 2024 Jan 10. *In: StatPearls* [Internet]. Treasure Island (FL): StatPearls Publishing; 2025 Jan–. PMID: 30969694.

Mendes AL, Haddad Jr V. Caso para diagnóstico: bullosis diabeticorum. *An Bras Dermatol.* 2007 Jan-Feb;82(1):94-6.

Mota AN, Nery NS, Barcaui CB. Case for diagnosis: bullosis diabeticorum. *An Bras Dermatol.* 2013 Jul-Aug;88(4):652-4.

Sonani H, Abdul Salim S, Garla VV *et al.* Bullosis diabeticorum: a rare presentation with immunoglobulin G (IgG) Deposition Related Vasculopathy. Case Report and Focused Review. *Am J Case Rep.* 2018 Jan 15;19:52-6.

Wilson TC, Snyder RJ, Southerland CC. Bullosis diabeticorum: is there a correlation between hyperglycemia and this symptomatology? *Wounds.* 2012 Dec;24(12):350-5.

Bolha do coma (bolha por barbitúricos, bolhas por doenças neurológicas, bolha com necrose de glândula écrina)

Basu A, Brown S, Kirkham N, Ramesk V. Coma blisters in 2 children on anticonvulsivant medication. *J Child Neurol.* 2009 Aug;24(8):1021-5.

Beveridge GW, Lawson AA. Ocurrence of bullous lesions in acute barbiturate intoxication. *Br J Dermatol.* 1965 Mar;1(5438):835-7.

Bosco L, Schena D, Colato C *et al.* Coma blisters in children: case report and review of the literature. *J Child Neurol.* 2013 Dec;28(12):1677-80.

Branco MM, De Capitani EM, Cintra ML *et al.* Bolhas do coma pós-intoxicação por depressores do sistema nervoso central: relato de caso. *An Bras Dermatol.* 2012 Jul-Aug;87(4):615-8.

Dinis-Oliveira RJ. Drug overdose-induced coma blisters: pathophysiology and clinical and forensic diagnosis. *Curr Drug Res Rev.* 2019;11(1):21-5.

Mehregan DR, Daoud M, Roger RS. Coma blisters in a patient with diabetic ketoacidosis. *J Am Acad Dermatol.* 1992 Aug;27(2 Pt 1):269-70.

Torres-Navarro I, Pujol-Marco C, Roca-Ginés J, Botella-Estrada R. Coma blisters: a key to neurological diagnosis. *Neurologia (Engl Ed).* 2020 Sep;35(7):512-3.

Bolha por fricção

Brennan FH Jr, Jackson CR, Olsen C, Wilson C. Blisters on the battlefield: the prevalence of and factors associated with foot friction blisters during Operation Iraqi Freedom I. *Mil Med.* 2012 Feb;177(2):157-62.

Hashmi F, Richards BS, Forghany S *et al.* The formation of friction blisters on the foot: the development of a laboratory-based blister creation model. *Skin Res Technol.* 2013 Feb;19(1):e479-89.

Rushton R, Richie D. Friction Blisters of the Feet: A critical assessment of current prevention strategies. *J Athl Train.* 2024 Jan 1;59(1):8-21.

Bolha do edema (*edema bullae*)

Bhushan M, Chalmers RJ, Cox NH. Acute oedema blisters: a report of 13 cases. *Br J Dermatol.* 2001 Mar;144(3):580-2.

Chen SX, Cohen PR. Edema bullae mimicking disseminated herpes zoster. *Cureus.* 2017 Oct 17;9(10):e1780.

Fernández Romero D, Di Marco P, Malbrán A. Acute edema blisters in a hereditary angioedema cutaneous attack. *Allergol Immunopathol (Madr).* 2008 May-Jun;36(3):182-3.

Bolha tardia pós-queimadura

Bergman R, David R, Ramon Y *et al.* Delayed postburn blisters: an immunohistochemical and ultrastructural study. *J Cutan Pathol.* 1997 Aug;24(7):429-33.

Dhawan AK, Grover C, Bisherwal K, Garg S. Delayed burn blister. *Indian J Dermatol.* 2015 May-Jun;60(3):323.

Gomez DS, Mariani U, Ferreira MC. The problem of subepidermal blisters in neoformed integuments. *Burns.* 2005 Nov;31(7):811-3.

Bolha por picada de insetos

Mai S, Mansouri S, Ismaili N, Senouci K. Impressive bullous reaction to mosquito bites. *BMJ Case Rep.* 2019 Nov 19;12(11):e232791.

Dermatoses Neutrofílicas, Eosinofílicas e Autoinflamatórias

PARTE 9

24

Dermatoses Neutrofílicas

Fabiano Leal ◆ Luna Azulay-Abulafia ◆ David Rubem Azulay ◆ Rubem David Azulay

As dermatoses neutrofílicas são doenças caracterizadas, primariamente, pela coleção de neutrófilos observada na histopatologia, sem evidência infecciosa. Historicamente, foram denominadas *pustuloses essenciais*; entretanto, não necessariamente se apresentam clinicamente com pústulas.

Trata-se de um grupo heterogêneo de doenças, frequentemente associadas a doenças sistêmicas e que podem coexistir ou mesmo ocorrer em sequência. Nas colagenoses, em especial no lúpus eritematoso sistêmico, raramente são descritas dermatoses neutrofílicas. Em certos pacientes, muitas delas podem mesmo se suceder, o que torna questionável a real existência de algumas delas como entidades autônomas.

Uma herança poligênica comum é uma explicação bastante convincente, ainda que parcial, para o entendimento de uma visão mais unicista de algumas dessas dermatoses, que podem ser divididas em formas epidérmicas e dérmicas (sendo que estas podem se manifestar com ou sem vasculite Quadro 24.1).

Quadro 24.1 Classificação das dermatoses neutrofílicas.

Epidérmicas	Dérmicas
AGEP (PEGA)	Síndrome de Sweet
Psoríase pustulosa	Pioderma gangrenoso
Queratoderma blenorrágico	Doença de Behçet
Pustulose subcórnea	Síndrome da dermatose-artrite associada ao *bypass* intestinal
Pênfigo por IgA	Hidradenite écrina neutrofílica
Acropustulose infantil	Dermatite reumatoide neutrofílica
Pustulose neonatal transitória	Doença de Still
Dermatose pustulosa erosiva do couro cabeludo e pernas	Eritema *marginatum*
Genodermatoses (doenças autoinflamatórias PAPA, DITRA, PAPASH)	Dermatoses bolhosas (IgA)
	Vasculite de pequenos e médios vasos
	Urticária vasculite
	Eritema *elevatum diutinum*

PEGA = pustulose exantemática generalizada aguda (AGEP – *acute generalized exanthematic pustulosis*); PAPA = artrite piogênica, pioderma gangrenosa e acne; DITRA = deficiência do antagonista de receptor da interleucina-36; PAPASH = pioderma gangrenoso, acne, artrite piogênica e hidradenite supurativa.

Síndrome de Sweet

Conceito

Também denominada "dermatose aguda neutrofílica febril", foi descrita em 1964 por Robert D. Sweet; a partir de 1968, a dermatose recebeu o epônimo de síndrome de Sweet (SS). As quatro manifestações cardinais da SS são: febre, leucocitose com predomínio polimorfonuclear, placas elevadas e dolorosas na face, no pescoço e nas extremidades, e denso infiltrado dérmico com neutrófilos maduros na histopatologia.

Epidemiologia

Na descrição original, a síndrome estava relacionada com infecções prévias. Outras condições também foram reconhecidas como associadas: malignidade, colagenoses, doença inflamatória intestinal, medicamentos e gravidez. Acomete mais o sexo feminino (4 a 6:1), com maior incidência entre a 3ª e a 6ª década de vida na apresentação idiopática e na induzida por fármaco; na paraneoplásica, a distribuição entre os sexos é semelhante.

Etiopatogenia

Algumas citocinas que parecem estar relacionadas com os sintomas e com as lesões da SS são: fator estimulador de colônia de granulócitos (G-CSF), fator estimulador de colônia de granulócito-macrófago (GM-CSF), interferon-gama (IFN-γ) e interleucinas – IL-1, IL-3, IL-6, IL-8. A falta de regulação nas citocinas é uma das teorias patogenéticas da SS. Um desequilíbrio da secreção de citocinas pelas células T *helper* tem sido implicado, em que citocinas Th1 (IL-2 e IFN-γ), em vez de citocinas Th2 (IL-4), são os mediadores propostos, os quais poderiam estimular a cascata da citocina levando à ativação de neutrófilos e liberação de metabólitos tóxicos. A SS talvez deva ser melhor entendida como um processo reacional, e não como entidade nosológica autônoma.

Clínica

Caracteriza-se pelo aparecimento de pápulas ou placas eritematosas caracteristicamente dolorosas, muitas vezes em surtos que duram em torno de 2 semanas ou mais. Na evolução, ocasionalmente, surgem vesicopústulas; pode haver clareamento central, provocando a morfologia anular. O edema das lesões produz o peculiar aspecto denominado *pseudovesiculação* (Figura 24.1), eventualmente com verdadeira vesiculação. O agrupamento das lesões produz o aspecto em *relevo de montanhas enfileiradas* (Figura 24.2); como as lesões são arredondadas, melhor seria substituir a palavra *montanha* por *monte*.

A localização das lesões é característica (face, pescoço e extremidades). Costuma ser acompanhada de febre, neutrofilia, velocidade de hemossedimentação (VHS) elevada, mialgia, poliartrite e poliartralgia. Podem ocorrer episclerite, lesões na mucosa oral, nefrite, pneumonite e acometimentos hepático e neurológico; as manifestações clínicas dependerão do local em que a infiltração neutrofílica se assentou.

Recentemente, foi descrita uma variante acral que está incluída no conceito de *dermatose neutrofílica do dorso das mãos*, que compartilharia algumas características clinicopatológicas com o pioderma gangrenoso (PG) atípico e a vasculite pustulosa. Pode apresentar o fenômeno de patergia (ver Capítulo 5, item *Patergia ou fenômeno da patergia*).

A SS pode ser dividida em quatro subgrupos, como apresentado a seguir.

Idiopática ou clássica (~50%). Cerca de metade dos casos situa-se nesse subgrupo, caracterizado por surtos recorrentes por vários meses ou anos, muitas vezes tendo como desencadeante uma infecção das vias respiratórias; a gravidez favorece o aparecimento da doença. Alguns casos foram desencadeados pós-vacinação anti-covid-19.

Parainflamatória (~25%). Associa-se a vacinação, colagenoses e infecções; recorrências não são comuns. Na atual endemia zoonótica de esporotricose no Rio de Janeiro, têm sido descritos alguns casos excepcionais de SS associados à esporotricose.

Paraneoplásica (~15-30%). Associa-se a neoplasias hematológicas ou sólidas (cerca de 15%). Dessas, a leucemia mieloide aguda corresponde à metade. As lesões cutâneas são mais disseminadas e tendem à vesiculação. Publicação recente assinala que, quando for muito recorrente, maior será a probabilidade de a SS estar associada a uma síndrome mielodisplásica.

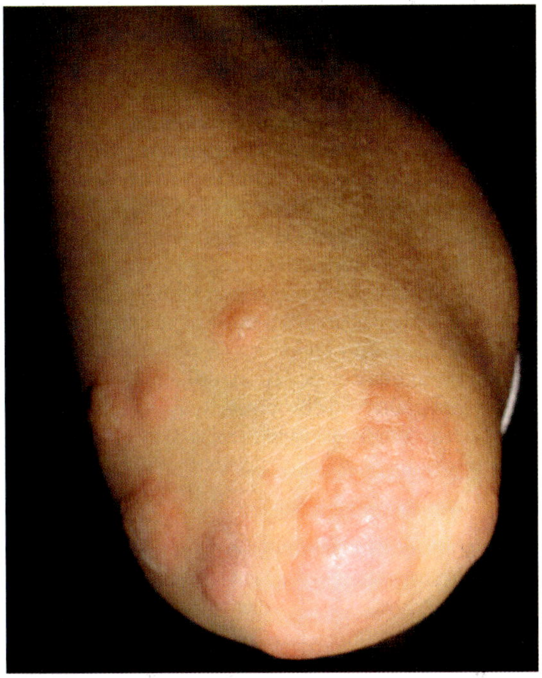

Figura 24.1 Síndrome de Sweet – aspecto de pseudovesiculação (edema) e morfologia anular. (Cortesia do Dr. André R. Adriano.)

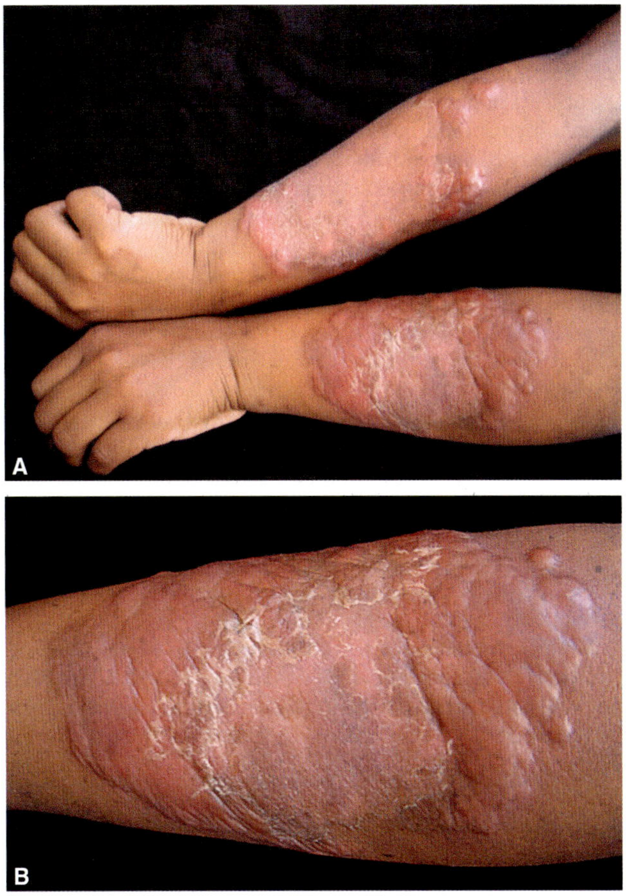

Figura 24.2 Síndrome de Sweet. **A.** Aspecto de pseudovesiculação (edema). **B.** No detalhe, aspecto de relevo de montanhas enfileiradas.

Induzida por fármacos (~10%). Os principais medicamentos capazes de desencadeá-la são: o fator estimulante de colônia de granulócitos e macrófagos; antibióticos (sulfas, minociclina); anticonvulsivantes (carbamazepina, lamotrigina); anti-hipertensivos (hidralazina); e até mesmo imunossupressores (azatioprina). O ácido *all-trans*-retinoico e a isotretinoína, ao induzirem remissão da leucemia promielocítica aguda, podem desencadear a doença, assim como o mesilato de imatinibe na leucemia mieloide crônica. O interferon alfa peguilado também já foi apontado como causa, bem como o ipilumabe e outros inibidores de PD-1 e de PD- L1 ligantes, empregados no tratamento do melanoma.

Após a introdução de um novo medicamento (bortezomibe – um inibidor de proteassoma) no tratamento do mieloma múltiplo, alguns casos de SS foram descritos. A peculiaridade é que o infiltrado inflamatório dérmico é constituído de um predomínio de células de aspecto mononuclear que lembram a linhagem monocítica-histiocítica e com poucos neutrófilos maduros de permeio, ao contrário do clássico predomínio desses, daí a proposição dessa variante ser designada como *síndrome de Sweet histiocitoide*. O predomínio de células de aspecto histiocitoide nos casos de SS pode implicar a necessidade de estudo imuno-histoquímico que utilize os anticorpos CD163 e MPO (mieloperoxidade) em protocolo de dupla marcação para a identificação mais precisa da linhagem dessas células. A imuno-histoquímica com positividade para MPO e lisozima confirma a natureza mielocítica dessas células que, quando imaturas, lembram histiócitos. Estudo recente recomenda que pacientes com infiltrado monocitoide devem ser submetidos à hibridização *in situ* com fluorescência para avaliação do infiltrado cutâneo, pois esta poderá identificar anormalidades citogenéticas indicativas de leucemia cútis; aproximadamente 40% dos pacientes com esta apresentação têm ou terão uma neoplasia hematológica ou sólida, em contraposição a 21% dos pacientes com a apresentação habitual.

A *síndrome de Sweet criptococoide* é outra variante bem mais rara que toma forma quando células mieloides imaturas, ao sofrerem degeneração, resultam em morfologia semelhante à do granuloma criptocócico. Os núcleos degenerados se apresentam como estruturas basofílicas arredondadas, confundindo-se com leveduras. A vacuolização do citoplasma das células mieloides forma grandes espaços claros ao redor dos núcleos degenerados, reminiscentes do espaço ocupado pela cápsula gelatinosa do fungo. As colorações por PAS, Grocott e mucicarmina, no entanto, são negativas. Clinicamente, as lesões podem ter o aspecto clássico, mas também, por vezes, simular as lesões típicas da criptococose com formação de pápulas necróticas umbilicadas.

Eritema figurado neutrofílico: a maior característica dessa questionável entidade é de as lesões terem a morfologia anular, por vezes com arranjo policíclico. A patologia é semelhante à da SS.

Histopatologia

É característica e revela infiltrado perivascular e estromal constituído de neutrófilos, que apresentam certo grau de leucocitoclasia; não se trata de uma vasculite leucocitoclástica, embora esse achado não exclua o diagnóstico. A derme superior revela acentuado edema.

Diagnóstico e diagnóstico diferencial

São necessários 2 critérios maiores (início abrupto das lesões cutâneas típicas e histopatologia compatível com SS) e pelo menos 2 critérios menores (febre e sintomas constitucionais; leucocitose; associação com exposição a medicamentos ou gravidez, neoplasia ou doenças inflamatórias ou ser precedida por doença infecciosa ou vacinação; boa resposta ao uso de corticosteroides sistêmicos). O diagnóstico diferencial clínico é feito com eritema multiforme, farmacodermia e eritema nodoso (Figura 24.3).

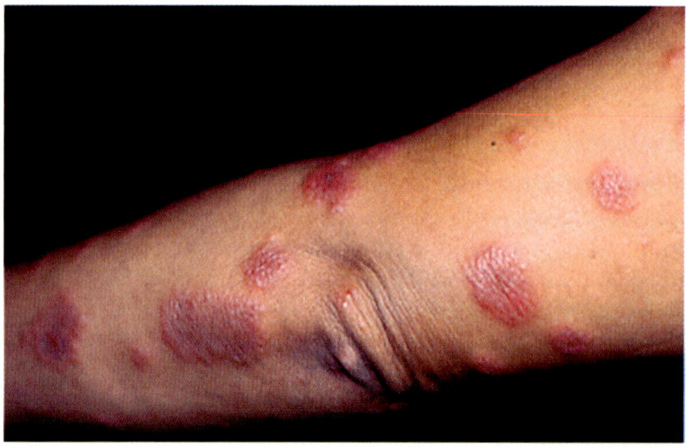

Figura 24.3 Síndrome de Sweet – faz diagnóstico diferencial com eritema multiforme.

Tratamento

É feito com prednisona, na dose de 0,5 a 1 mg/kg de peso, com retirada lenta e gradual por aproximadamente 4 a 6 semanas, caso contrário, recorrência é a regra. A resposta terapêutica é rápida. Outras opções terapêuticas incluem iodeto de potássio, colchicina, dapsona e anti-inflamatórios não esteroides. Certamente a doença de base, quando identificada, deve ser tratada.

Pioderma gangrenoso

Conceito

Trata-se de doença de caráter destrutivo local, rara, não infecciosa, de evolução crônica, recidivante, caracterizada por ulcerações dolorosas, com aumento progressivo, cujas bordas são descoladas (solapadas). Por essas características, é também chamado "fagedenismo geométrico". A idade de surgimento varia entre 20 e 55 anos, sobretudo no sexo feminino, sendo raro na infância. Pode fazer parte de síndromes autoinflamatórias.

Etiopatogenia

De patogênese incerta, observam-se numerosas alterações imunológicas, no entanto, sem definir um padrão. O envolvimento da IL-1 parece ser importante, dada a melhora com o uso de medicação anti-IL-1.

Clínica

A doença pode manifestar-se como úlcera única (70%) ou múltipla, e, frequentemente, surge sobre cicatriz prévia (incisão cirúrgica, traumatismo); pode apresentar patergia em aproximadamente um terço dos pacientes (ver item *Doença de Behçet*, adiante). A localização preferencial é nos membros inferiores; quando associada à neoplasia hematológica, tem outras localizações, como face, tronco e braços.

A lesão inicial pode ser nódulo extremamente doloroso, pústula hemorrágica ou múltiplas vesicopústulas coalescentes, por vezes com disposição herpetiforme, que rapidamente podem ulcerar. A úlcera é irregular, de bordas descoladas, discretamente elevadas e com halo eritematoso, crescimento rápido, podendo alcançar grande dimensão. O fundo da lesão é granuloso, avermelhado e recoberto por exsudato purulento, que pode tornar-se mais evidente após expressão das margens. Enquanto um lado se expande rapidamente, o outro pode ser mais lento ou até mesmo iniciar o processo de cicatrização, dando então um aspecto serpiginoso (Figuras 24.4 a 24.6). Por vezes, ocorre cicatrização central e a reparação sempre deixa cicatriz atrófica, sendo típico o aspecto cribriforme que se caracteriza por depressões cicatriciais que lembram uma peneira, o que seria explicado pelo envolvimento folicular (Figura 24.7). Outro aspecto clínico importante é o fato de não respeitar cicatriz, ou seja, pode voltar a ulcerar sobre lesão prévia. Nos períodos de atividade, pode haver prostração, febre, artralgias e mal-estar.

As variantes clínicas que podem ser classificadas são as seguintes: *ulcerativa*, mais frequente e corresponde ao quadro clássico de ulceração com bordas solapadas, margeadas por eritema – associa-se à doença inflamatória intestinal (DII), artrite e gamopatia monoclonal; *pustulosa*, caracteriza-se por pústulas dolorosas com halo eritematoso – geralmente ocorre nas exacerbações agudas de DII; *bolhosa*, cursa com bolhas

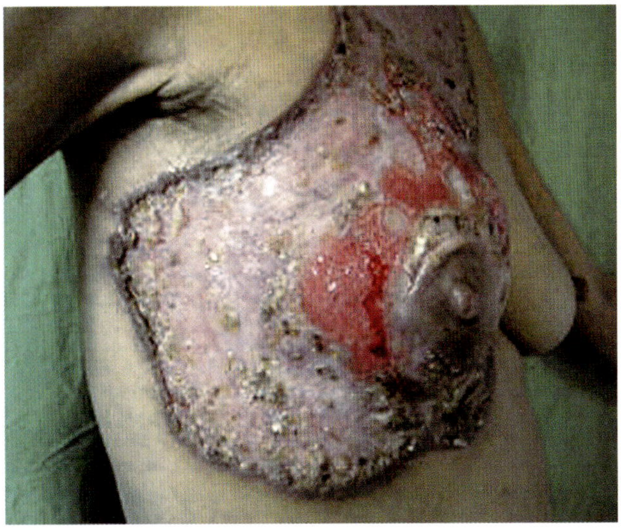

Figura 24.4 Pioderma gangrenoso (PG). Caracteristicamente, o PG respeita a aréola mamária, o que facilita nos casos relacionados com a cirurgia das mamas.

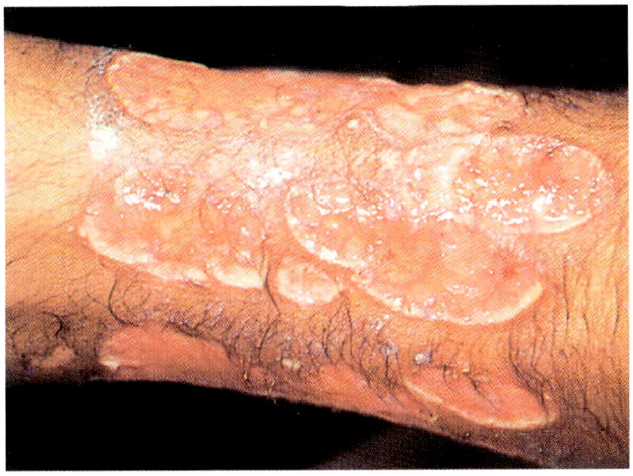

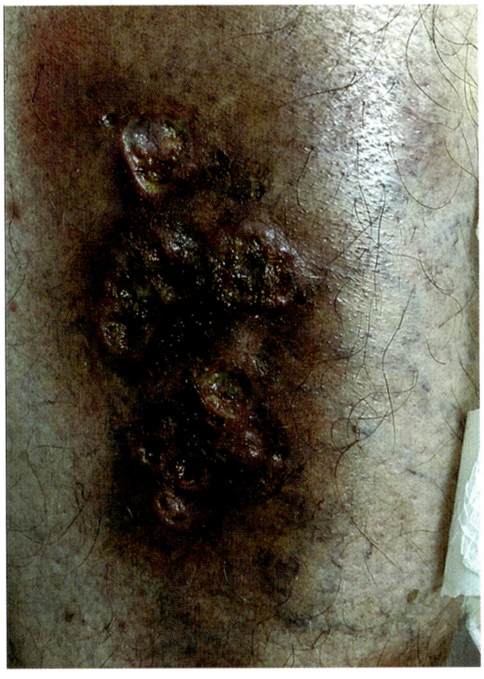

Figura 24.5 Pioderma gangrenoso.

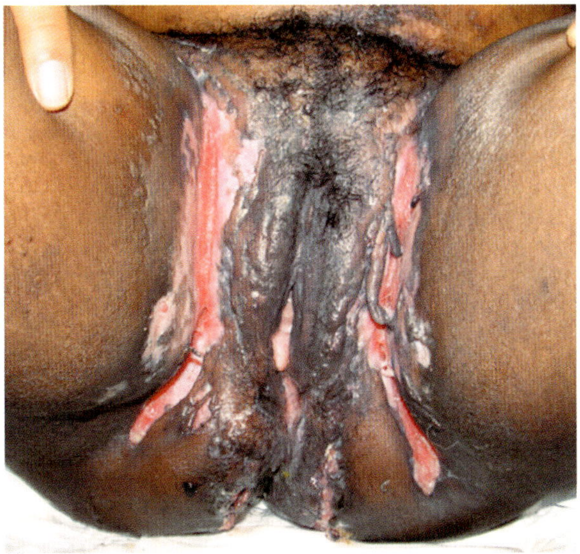

Figura 24.6 Pioderma gangrenoso – durante algum tempo, discutiu-se o diagnóstico diferencial com hidradenite, pois a paciente apresentava também lesões infeccionadas nas axilas. O diagnóstico de PG foi favorecido pela ausência de vícios cicatriciais e fístulas nesta localização.

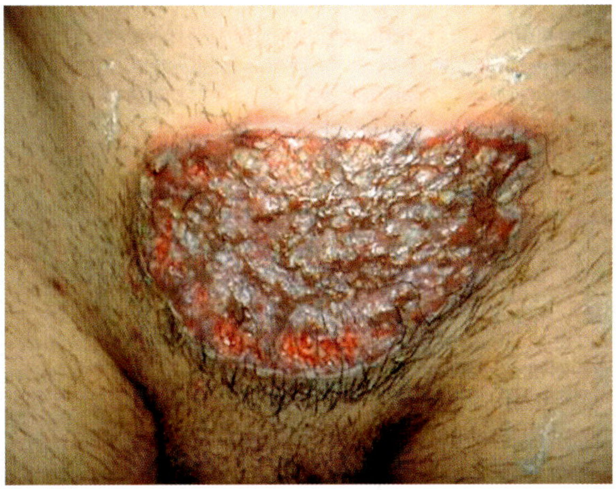

Figura 24.7 Pioderma gangrenoso – úlcera em processo de cicatrização com típico aspecto cribriforme em paciente com acne que estava usando isotretinoína oral quando surgiram as lesões. (Cortesia da Dra. Maria Paula Tinoco.)

hemorrágicas superficiais que frequentemente deixam cicatrizes, e está associada a neoplasias hematológicas em 70% dos casos; *vegetante*, apresenta-se como úlcera superficial não dolorosa, solitária, pode não estar associada a uma doença sistêmica. A pioestomatite vegetante pode ser considerada uma variante relacionada com a DII, porém, também, uma entidade própria (ver *Pioestomatite vegetante*).

Em cerca de 50% dos casos, o PG está associado a outras doenças, tais como: doenças inflamatórias intestinais (retocolite ulcerativa mais frequente, sobretudo, em não fumantes com menos de 45 anos), doença de Crohn, artrites, gamopatias geralmente por IgA, paraproteinemias, colangite esclerosante, doença hematológica, em especial leucemia mielogênica aguda ou crônica, mielodisplasia etc. Ocorre eventualmente, portanto, como manifestação paraneoplásica. Por vezes se associa a mais de uma doença. Alguns medicamentos, como fator estimulante de granulócito, gefitinibe (inibidor do receptor do fator de crescimento epidérmico) e propiltiouracila, são descritos como desencadeadores; casos excepcionais associam o uso da isotretinoína oral ao PG, assim como a cocaína. Na maioria dos casos, a cocaína está adulterada com levamisol. Essa combinação, além de PG, muitas vezes com vasculite concomitante, também está associada a quadros de vasculites e vasculopatias graves, sistêmicas ou não.

Sem limites muito definidos, em algumas síndromes neutrofílicas em que se insere o PG, ocorrem também abscessos de neutrófilos estéreis em diversos órgãos e inclusive osteíte (ver Capítulo 26, item *Síndrome PAPA*).

Histopatologia

É inespecífica, sendo possível encontrar com frequência, na borda eritematosa da lesão, uma vasculite linfocítica. Na fase inicial, abscessos ricos em polimorfonucleares, muitas vezes intrafoliculares.

Diagnóstico e diagnóstico diferencial

O diagnóstico é essencialmente clínico e de exclusão; inicialmente, devemos solicitar cultura para diversos microrganismos, visando afastar uma eventual infecção. No diagnóstico diferencial, entram: amebíase, micobacterioses, paracoccidioidomicose, úlcera tropical, dermatite factícia, entre outras. No Rio de Janeiro, devido à endemia de esporotricose, deve fazer parte da anamnese a investigação sobre contato com gatos. O PG algumas vezes surge no local da incisão cirúrgica; portanto, gangrena pós-operatória é um diagnóstico diferencial relevante a ser considerado. Contudo, apenas cerca de 16% dos pacientes submetidos a cirurgias diversas, sobretudo para o próprio PG, apresentaram progressão da doença. Recomenda-se investigar a associação de PG a DII e doenças hematológicas.

Tratamento

Prednisona 40 a 60 mg/dia VO é uma boa opção de início de tratamento. Corticosteroide intralesional na borda das úlceras e até mesmo pulsoterapia são também empregados. Sulfassalazina, sulfona, clofazimina, azatioprina e ciclosporina são substâncias que, eventualmente, podem atuar. Cada vez mais, os imunobiológicos empregados na psoríase, tanto os anti-TNF-α quanto os anti-IL, têm sido utilizados com sucesso nos casos refratários (ver Quadro 15.4, no Capítulo 15, e Capítulo 90). O uso do anticorpo monoclonal anti-IL-36 (espesolimabe), na dose de 900 mg, EV, a cada 4 semanas, foi muito efetivo em dois casos recalcitrantes, com início da melhora em poucos dias. É crescente o número de publicações que mostram a eficácia dos inibidores da JAK como baricetinibe, tofacitinibe e ruxolitinibe (ver Capítulo 90).

Doença de Behçet/síndrome de Behçet

Izelda Costa ◆ **Ludmila Miranda X. V. de Assis**

Conceito

Doença de etiologia desconhecida, crônica e inflamatória com vasculite, que se caracterizada clinicamente por aftas na boca, úlcera na genitália, lesões na pele e nos olhos, artrite e acometimento neurológico. Na verdade, trata-se de uma síndrome e, portanto, com o tempo, esta nomenclatura deverá prevalecer.

Epidemiologia

É universal, ocorre em ambos os sexos e predomina na 3ª década de vida. Em adultos jovens, sua manifestação pode ser de forma mais grave. Dentre os gêneros, a distribuição é semelhante, com variações regionais; antigamente, era mais encontrada em homens. A doença familiar ocorre em cerca de 18% dos casos.

Etiopatogenia

A etiologia é desconhecida. Estímulos antigênicos bacterianos (*Streptococcus sanguis*) e virais (*Herpesvirus simplex*) podem desencadear a doença em indivíduo predisposto. Há um componente genético, pois portadores de HLA-B51 da região do Mediterrâneo apresentam maior frequência da doença. Anticorpos anticélulas endoteliais foram descritos, provocando alterações oxidativas e liberação de radicais livres. A atividade da proteína S e o processo de fibrinólise estão alterados e relacionam-se com as manifestações trombóticas da doença. Quando ocorrem manifestações neurológicas, os níveis de IL-6 estão aumentados. Uveorretinite correlaciona-se com aumento de IL-2 e a atividade da doença pode ser marcada por aumento de IL-10. A atividade neutrofílica parece alterada com desenvolvimento da quimiotaxia, da adesão e dos níveis de superóxido dismutase; os níveis do oncogene-α crescimento-relacionado também recrutador e ativador de neutrófilos estão maiores durante as fases ativas da doença. Alguns autores incluem-na entre as doenças autoinflamatórias (ver Capítulo 26, item *Autoinflamação em algumas doenças*.)

Clínica

Em geral, inicia-se com ulceração oral, podendo seguir-se de ulceração da genitália e uveíte (Figuras 24.8 a 24.10). Essas lesões podem persistir por 1 a 2 semanas e regridem espontaneamente; as úlceras orais são dolorosas e localizam-se nos lábios, nas regiões genianas e na língua; processos ulcerativos também podem ser vistos ao longo de todo o tubo digestivo; as lesões ulceradas genitais localizam-se preferencialmente no escroto e nos grandes lábios. Outras lesões cutâneas – como vesículas, pústulas, eritema nodoso, lesões de aspecto furunculoide e outros – surgem em 80% dos casos.

Chama-se atenção para o fenômeno da patergia: um pequeno trauma capaz de produzir pústula estéril. O teste da patergia consiste na formação de pústula em 24 a 48 h após injeção de 0,1 mL de solução salina ou mesmo após algumas puncturas com agulha 20G.

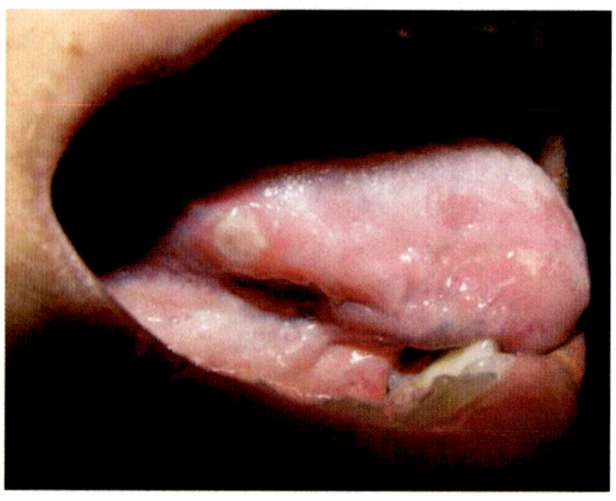

Figura 24.8 Doença de Behçet – lesão aftoide.

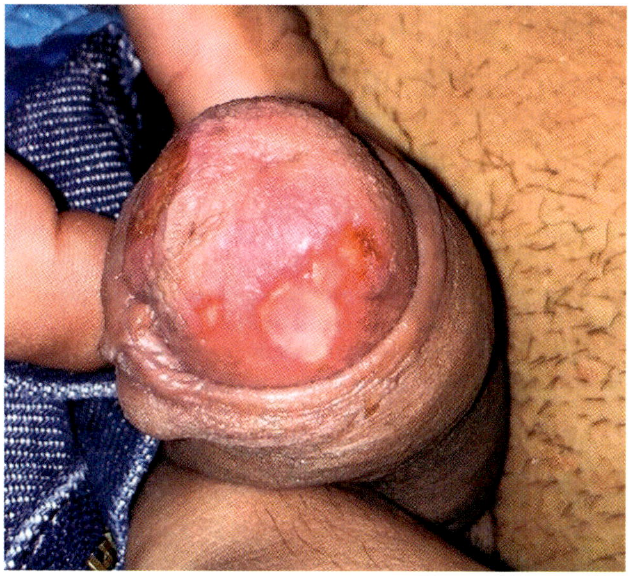

Figura 24.9 Doença de Behçet – úlceras no pênis. (Cortesia da Dra. Daniela Kampel Stolnicki.)

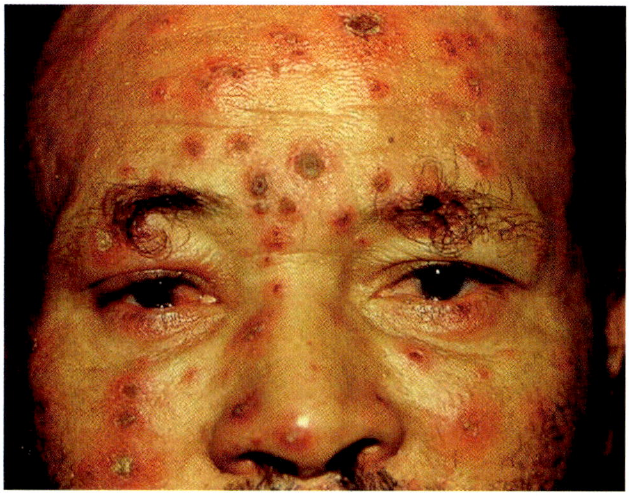

Figura 24.10 Doença de Behçet – lesões eritematopapulopustulosas e conjuntivite.

O comprometimento ocular ocorre em 75% dos casos, sendo a fotofobia o primeiro sintoma. Uveíte posterior com hipópio é frequente. Conjuntivite, irite, coroidite, papilite, tromboflebite retiniana, catarata, glaucoma e diminuição da acuidade visual são vistos com certa frequência.

A artropatia ocorre em metade dos casos e acomete principalmente os joelhos. Febre e outros sintomas podem ocorrer nos surtos de exacerbação. Outras manifestações eventuais são: tromboflebites, embolia pulmonar, aneurismas, meningoencefalite, paralisias, sintomatologias piramidal, extrapiramidal, cerebelar e de nervos periféricos. Diarreia, estenose da hipofaringe, esôfago, uretrite, epididimite, orquite, pleurite e infiltrações pulmonares podem ocorrer.

Histopatologia

Observa-se vasculite, representada por infiltração de mononucleares, em uma fase inicial, e polimorfonucleares, mais tardiamente.

Diagnóstico

O diagnóstico é eminentemente clínico, na falta de testes laboratoriais e achados histopatológicos patognomônicos. Diversos critérios diagnósticos têm sido propostos, sendo os mais aceitos os critérios do Grupo Internacional de Estudo da Doença de Behçet (Quadro 24.2) e os Critérios Internacionais para a Doença de Behçet (ICBD – Quadro 24.3).

Diagnóstico e diagnóstico diferencial

É feito de acordo com os Quadros 24.2 e 24.3. O diagnóstico diferencial deve ser feito principalmente com afecções que apresentam aftas orais, como: herpes simples, citomegalovirose, eritema multiforme/síndrome de Stevens-Johnson, artrite reativa e doença de Crohn. E, ainda, com doenças que têm como apresentação eritema nodoso ou uveíte.

Evolução e prognóstico

Caracteriza-se por períodos de exacerbação e remissão. O prognóstico é reservado em alguns casos de comprometimento encefálico, pulmonar, gastrintestinal, de grandes artérias. Homens HLA-B51 positivo com manifestações clínicas precoces têm evolução mais grave. Êxito letal ocorre em até 6% dos pacientes.

Quadro 24.2 Critérios do Grupo Internacional de Estudo da Doença de Behçet.

Critérios	Achados necessários
Critério maior	
Ulceração oral recorrente	Aftas maiores ou menores ou ulceração herpetiforme, observadas pelo médico ou paciente, recorrentes pelo menos 3 vezes em um período de 12 meses
Mais 2 dos seguintes critérios	
Ulceração genital recorrente	Ulceração aftosa ou cicatriz, observadas pelo médico ou paciente
Lesões oculares	Uveíte anterior, uveíte posterior, hipópio ou vasculite retiniana, observados pelo oftalmologista
Lesões cutâneas	Eritema nodoso observado pelo médico ou paciente, pseudofoliculite ou lesões papulopustulosas, ou nódulos acneiformes, observados pelo médico em pacientes após a adolescência e excluído o uso de corticosteroides
Teste da patergia positivo	Leitura pelo médico em 24 a 48 h

Quadro 24.3 Critérios Internacionais para a doença de Behçet (ICBD).

Escore de 3 pontos	
1 ponto	Aftas orais
1 ponto	Manifestações cutâneas (aftas cutâneas, pseudofoliculite)
1 ponto	Lesões vasculares (trombose venosa, trombose arterial, flebite, aneurisma)
1 ponto	Teste de patergia positivo
2 pontos	Aftas genitais
2 pontos	Lesões oculares

Gestantes com síndrome de Behçet apresentam risco de perda fetal de 20 a 30%. É necessário aconselhar a mulheres em idade fértil o planejamento de sua gestação, para que ocorra na fase de remissão da doença.

Tratamento

O paciente deve ser orientado a evitar dietas muito apimentadas, salgadas e condimentadas. Evitar bebidas alcoólicas e agentes de higienização oral que contenham álcool. Soluções para bochechos são úteis: clorexidina 1 a 2%, triclosana 0,1%. Anestésicos em géis: lidocaína 2 a 5% e mepivacaína 1,5% aliviam a dor. Triancinolona, dexametasona e betametasona tópicas podem ser usadas como paliativos para doença oral e genital, assim como tacrolimo 0,1% pomada.

Na doença extensa e na ocorrência de lesões resistentes ao tratamento tópico, é importante o uso de substâncias sistêmicas. Corticosteroides sistêmicos podem ser usados para o tratamento de todas as manifestações da doença de Behçet, em doses que variam entre 1 e 2 mg/kg/dia, mas não evitam as complicações oculares e neurológicas.

De modo geral, além dos corticosteroides, empregam-se dapsona, metotrexato em baixas doses, azatioprina e ciclosporina.

Na doença mucocutânea, quando há necessidade do emprego de medicação sistêmica, a colchicina na dose de 0,5 mg, 3 vezes/dia, diminui o tamanho, a frequência e a duração das úlceras orais em 50%, sendo sua atividade relacionada com a inibição do metabolismo, motilidade e quimiotaxia de neutrófilos. Efeitos colaterais comuns incluem náuseas, vômitos e diarreia e, mais raramente, depressão da medula óssea, principalmente neutropenia.

Talidomida, na dose habitual de 100 mg/dia, também é efetiva para o controle das lesões cutâneas; contudo, seu uso é liberado somente para homens e para mulheres histerectomizadas ou laqueadas, devido ao risco de teratogenicidade. Efeitos colaterais importantes incluem sedação, exacerbação de lesões semelhantes ao eritema nodoso e polineuropatia.

O micofenolato de mofetila sódico foi empregado com sucesso na dose de 750 mg, 2 vezes/dia durante 6 meses, com melhora a partir de 2 meses em todos os 10 pacientes de um estudo no tratamento das lesões mucocutâneas de pacientes que já haviam sido tratados com pelo menos um tratamento sistêmico (colchicina, azatioprina ou corticosteroide sistêmico).

Há estudos com adalimumabe (anticorpo monoclonal humano, anti-TNF-α) demonstrando remissão clínica por mais de 30 meses, inclusive com regressão de lesões pulmonares. O ustequinumabe (anticorpo anti-interleucina 12/23) é também bastante efetivo nos pacientes com lesões orais refratárias à colchicina.

Com relação aos melhores fármacos, há grande variação nos resultados de diferentes estudos. No cômputo geral, as melhores respostas foram obtidas com prednisona, colchicina e talidomida. Frequentemente, há necessidade da combinação entre duas substâncias devido ao efeito sinérgico produzido. É importante estar ciente de que o uso de fármacos sistêmicos deve sempre estar associado aos cuidados tópicos; além disso, a adesão do paciente ao tratamento é fundamental.

Observação: **síndrome MAGIC** (*mouth and genital ulcers with inflamed cartilage*) – pacientes que apresentam achados clínicos típicos da síndrome de Behçet e da policondrite recidivante sem, no entanto, preencher completamente os critérios de classificação para nenhuma das duas entidades isoladamente.

Pustulose exantemática generalizada aguda

Clínica

Pustulose exantemática generalizada aguda (PEGA), frequentemente chamada "AGEP" (*acute generalized exanthematic pustulosis*), é uma erupção aguda autolimitada caracterizada por eritema generalizado, sobre o qual surgem pequenas e numerosas pústulas (Figuras 24.11 e 24.12). Em geral, inicia-se nas dobras. Por vezes, as pústulas têm disposição arciforme ou, ao confluírem, formam lagos de pus. Edema da face e mãos pode ser observado como na DRESS (*drug rash with eosinophilia and systemic symptoms*). A PEGA é acompanhada de febre (38°C) e leucocitose com eventual eosinofilia. Prurido e sensação de queimação podem estar presentes. Identificar o comprometimento sistêmico faz parte da avaliação.

Etiopatogenia

Essencialmente desencadeada por medicamentos, com destaque aos antibióticos, como cefalosporinas, penicilinas e macrolídeos, além de outras substâncias, como itraconazol, enalapril, hidroxicloroquina, dobesilato de sódio, talidomida,

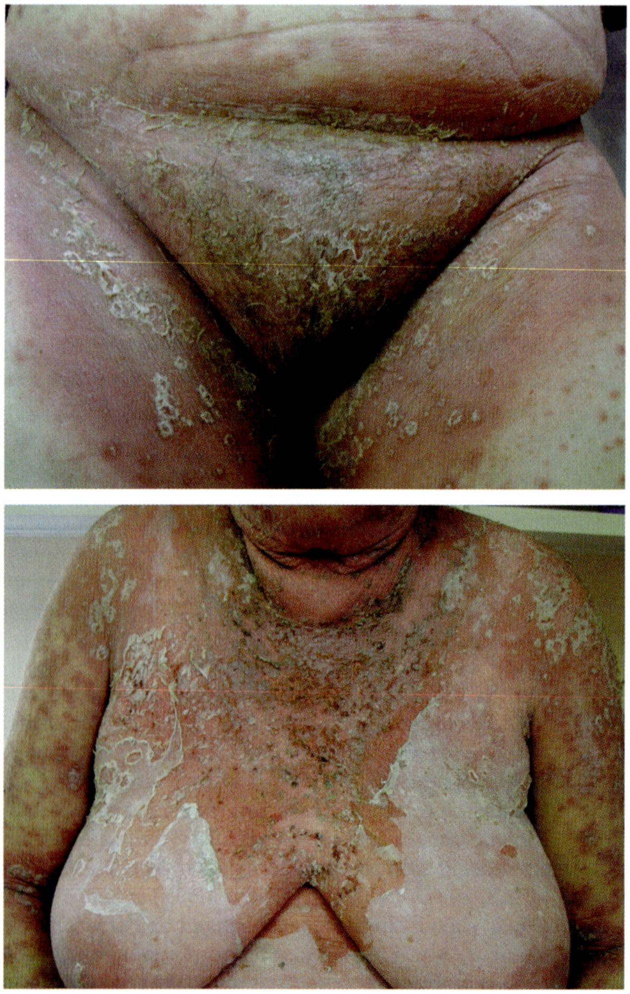

Figura 24.11 AGEP induzida por tiazídico. (Cortesia da Dra. Giselly de Crignis.)

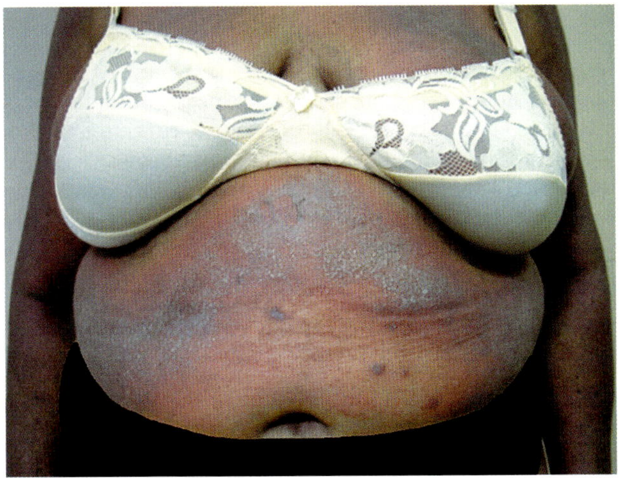

Figura 24.12 AGEP induzida por cefalosporina.

dissulfiram, terbinafina, alopurinol, paracetamol e inibidores da protease. Cerca de 80% dos pacientes apresentarão teste de contato positivo para o fármaco desencadeador; raramente algumas infecções como enteroviroses podem desencadeá-la. Foram descritos quatro casos de PEGA fotoinduzida e, desses, além da exposição solar, três estavam em uso de quinolona; em todos eles, a erupção pustulosa limitava-se às áreas fotoexpostas. Alguns aspectos genéticos já foram identificados, como HLA-B5, DR11 e DQ3.

Histopatologia

São observadas pústulas espongiformes subcórneas e intraepidérmicas, edema da derme papilar, bem como infiltrado inflamatório de neutrófilos e eosinófilos perivascular.

Diagnóstico

O diagnóstico é feito por meio de anamnese (devendo-se observar surgimento agudo das lesões e febre, muitas vezes, após quadro infeccioso tratado com antibiótico) e de histopatologia. A PEGA se diferencia da psoríase pustulosa generalizada por apresentar correlação com a ingestão de fármacos, ser autolimitada e, eventualmente, revelar vasculite na histopatologia. O paciente não tem história anterior de psoríase.

Tratamento

É essencialmente sintomático. Nos casos mais extensos e com manifestações sistêmicas intensas, o corticosteroide sistêmico é empregado, além da retirada do medicamento desencadeante. A ciclosporina na dose de 3 mg/kg de peso, 2 vezes/dia, por 1 semana, seguida de 1,5 mg/kg também por 1 semana, é superior à corticoterapia sistêmica, sendo, portanto, uma excelente indicação para pacientes com PEGA recalcitrante ou com contraindicação ao uso de esteroides.

Dermatite crural pustulosa e atrófica

Descrita em 1952 por Clarke e de frequência relativamente elevada em alguns países da África e na Índia, caracteriza-se por pústulas de localização folicular, sobretudo simétrica, nas faces anteriores das pernas, com crescimento centrífugo e involução central com certa atrofia, o que dá brilho à pele. É eminentemente crônica. Embora o estafilococo seja frequentemente isolado, e, inclusive, muitos pacientes com dermatite crural pustulosa e atrófica sejam colonizadas, o seu papel na patogênese não é tão compreendido. Há uma grande semelhança entre esse quadro e a foliculite decalvante de Arnozan e Dubreuilh (ver Capítulo 41). O tratamento é feito, com relativo sucesso, utilizando-se diversos antibióticos.

Pustuloses recalcitrantes de mãos e pés

Não é infrequente, na prática médica diária, o achado de pacientes com lesões pustulosas estéreis nos pés e/ou nas mãos. Na realidade, trata-se de uma gama variada de condições mórbidas: psoríase pustulosa, acrodermatite contínua de Hallopeau e bacteride pustulosa de Andrews. A psoríase pustulosa já foi descrita no capítulo correspondente, e seu diagnóstico preciso depende de outros achados de psoríase ou mesmo de histórico familiar. O tabagismo é considerado um fator agravante na psoríase pustulosa palmoplantar. Recentemente, foi reconhecido que inibidores do TNF-α são capazes de desencadeá-la, sobretudo na apresentação localizada; adalimumabe e infliximabe são os principais agentes relacionados ao quadro, porém já foram descritos poucos casos com os inibidores da IL-17, assim como tofacetinibe, entre outros. Na ausência atual ou passada de outras manifestações da psoríase, impõe-se o diagnóstico de acrodermatite contínua de Hallopeau ou bacteride pustulosa de Andrews. Todo o grupo pode estar incluído como variantes de psoríase; as duas entidades, porém, serão descritas a seguir, como independentes.

Acrodermatite contínua de Hallopeau

Conceito

É considerada uma variante localizada da psoríase pustulosa, sendo uma pustulose não bacteriana inicialmente assimétrica, seguindo-se, em geral, a traumatismo; mais tarde, pode tornar-se simétrica (ver item anterior, *Pustuloses recalcitrantes de mãos e pés*).

Clínica

As lesões iniciam-se na extremidade distal dos dígitos, em geral com disposição periungueal e com comprometimento frequente das unhas (Figura 24.13). As lesões progridem ascendentemente, formando grandes áreas erosivas e eritematoescamosas de aspecto psoriasiforme ou eczematiforme; às vezes, há comprometimento de mucosa.

Histopatologia

Revela pústula espongiforme de Kogoj.

Tratamento

A terapêutica preconizada é a da psoríase (ver Capítulo 15).

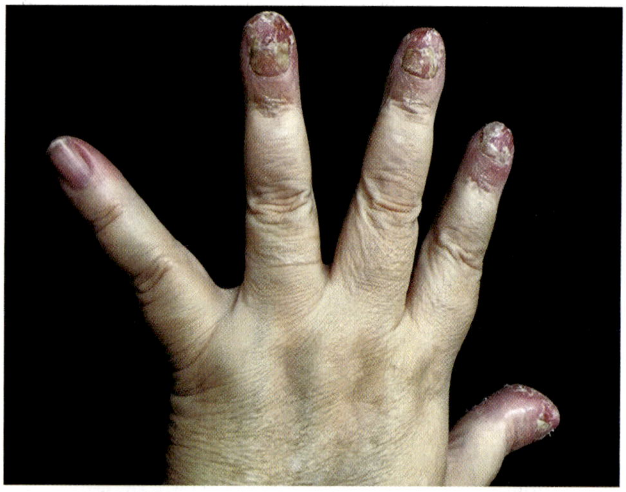

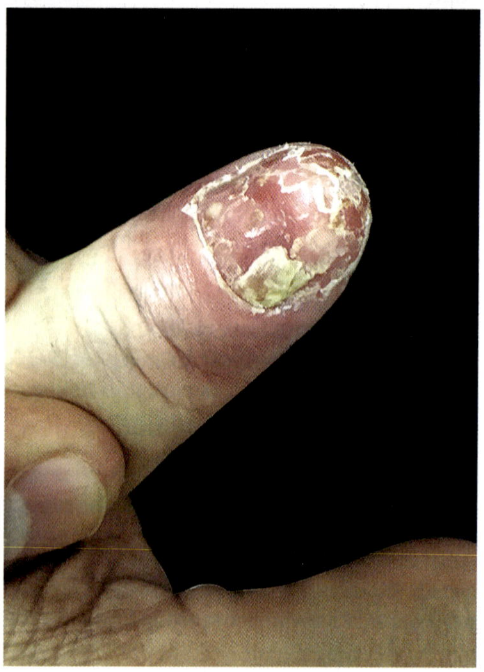

Figura 24.13 Acrodermatite contínua de Hallopeau. (Cortesia do Dr. Edgar Ollague.)

Bacteride pustulosa de Andrews

Clínica

Ao contrário da condição anterior, esta se inicia pela parte central e/ou plantar de maneira simétrica, podendo se estender para as regiões flexoras dos pés e das mãos. Diferentemente da tínea plantar, não há acometimento interdigital. Segue-se a invasão de toda a região, com fases de exacerbação e remissão, durante anos.

Etiopatologia

Sua etiopatogenia estaria relacionada com algum foco infeccioso (p. ex., amígdalas, dentes).

Histopatologia

Revela pústula unilocular na epiderme.

Diagnóstico

Além da pústula unilocular na epiderme, outras características são indispensáveis ao diagnóstico: positividade aos testes intradérmicos com emulsões de estafilococo e/ou estreptococo, boa resposta aos antibióticos, histopatologia idêntica à encontrada na tricofitide e, finalmente, cura após a remoção do foco (ver item anterior, *Pustuloses recalcitrantes de mãos e pés*). É um diagnóstico difícil de ser demonstrado; é possível que tenha apenas valor histórico.

Pustulose subcórnea

Clínica

Também chamada "doença de Sneddon-Wilkinson". Caracteristicamente, as pústulas surgem em surtos e no espaço de poucas horas, em pele sã ou sobre base eritematosa, em geral com crescimento concêntrico, isoladas ou preferencialmente agrupadas, com morfologia girata ou circinada. Outra peculiaridade é que, muitas vezes, pela quantidade e fluidez, esse pus se acumula na parte inferior da bolha; após alguns dias, as lesões se tornam crostosas. Localizam-se mais comumente nas regiões flexurais (inguinocrurais, axilares e submamárias). As lesões são assintomáticas e não comprometem face, mucosas ou órgãos internos.

Apresentações clínicas semelhantes ou iguais levaram a publicações com sinonímia variada, como pênfigo por IgA do tipo pustulose subcórnea, pênfigo por IgA, dermatite por IgA neutrofílica intraepidérmica, dermatose vesicopustular por IgA intercelular, que são entidades diferentes da pustulose subcórnea (PS), já que, nesta, não há depósito intraepidérmico de IgA. No entanto, a PS não é uma variante de pênfigo, pela sua evolução benigna, ausência de sinal de Nikolsky e de depósitos de imunoglobulinas na imunofluorescência, bem como pela abundância de neutrófilos. Alguns autores a consideram um tipo de psoríase pustulosa (ver Capítulo 21, item *Pênfigo por IgA*).

Além disso, a PS está frequentemente associada à gamopatia monoclonal, essencialmente por IgA, e raramente ao mieloma. Outras associações são com artrite reumatoide, doença de Crohn e PG.

Histopatologia

Revela pústula com localização subcórnea e grande quantidade de polimorfonucleares.

Diagnóstico

É clínico e histopatológico. Apresenta bacterioscopia negativa e falta de resposta à terapia antibiótica. No diagnóstico diferencial, deve ser considerado primeiramente o impetigo, também semelhante do ponto de vista histopatológico, mas que se diferencia pelo arranjo das lesões. Outros diagnósticos a serem considerados são: psoríase pustulosa generalizada, dermatite herpetiforme, alterações necrolíticas do glucagonoma e farmacodermia (pustulose exantemática generalizada aguda).

Tratamento

O medicamento mais utilizado é a sulfona, na dose de 50 a 150 mg/dia; sulfapiridina, 1 g 4 vezes/dia, é uma alternativa. Corticosteroide local, e até mesmo sistêmico, tem indicação eventual. Colchicina é uma alternativa válida para os alérgicos às sulfas. Acitretina, isotretinoína, UVB *narrow-band* e PUVA-terapia são também boas opções terapêuticas.

Acropustulose infantil

Caracteriza-se por surtos de vesicopústulas pruriginosas na parte distal das extremidades (Figura 24.14). O prurido pode afetar o sono e causar irritabilidade. Geralmente, surge no 1º ano de vida e, caracteristicamente, devido à semelhança clínica, o paciente já foi submetido a vários tratamentos para escabiose. Apesar da involução espontânea por volta do 2º ano, o tratamento com dapsona, 1 a 2 mg/kg de peso, é extremamente eficaz e deve ser empregado quando a corticoterapia local não for eficaz.

Melanose pustulosa neonatal transitória

É caracterizada por erupção de vesicopústulas de duração relativamente rápida, que, durante o processo involutivo, apresenta descamação fina e em colarete, seguida de máculas pigmentares de caráter transitório (Figura 24.15). As localizações preferenciais são face, regiões occipital e lombossacra; menos frequentemente, localizam-se em regiões pré-tibiais, malares, no tronco e nas extremidades. Presente ao nascimento, acomete principalmente neonatos negros. A histopatologia demonstra que a clivagem é subcórnea, com predominância de polimorfonucleares. O tratamento não é necessário, pois involui espontaneamente. Deve-se esclarecer aos pais que a doença é benigna e autolimitada.

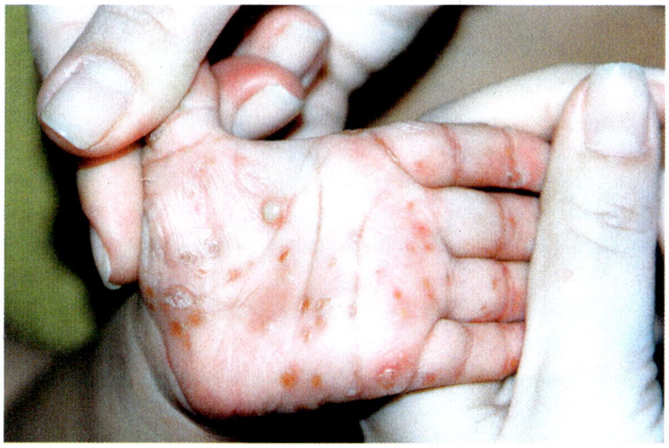

Figura 24.14 Acropustulose infantil. (Cortesia da Dra. Elisa Fontenelle.)

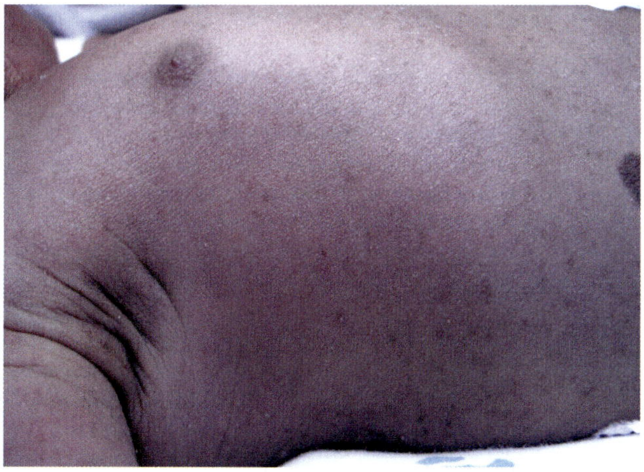

Figura 24.15 Melanose pustulosa neonatal transitória. Observe o colarete descamativo que surge com a involução das pústulas. (Cortesia da Dra. Elisa Fontenelle.)

Dermatose pustulosa erosiva (couro cabeludo e pernas)

Conceito

Trata-se de uma doença inflamatória rara, de patogenia incerta.

Clínica

Manifesta-se no couro cabeludo e nas pernas. Caracteriza-se por pústulas estéreis e erosões recobertas por crostas de evolução crônica em áreas de alopecia que tendem a ser atróficas ou com fotodano. Costuma ser mais frequente em pacientes idosos, sobretudo do sexo feminino. Foi recentemente descrita a manifestação nas pernas de pacientes com insuficiência venosa crônica, por isso a denominação *dermatose pustulosa erosiva das pernas*.

Etiopatogenia

É incerta. Acredita-se que seja decorrente de traumatismo local. Tem sido muito observada após tratamento de ceratose actínica ou carcinoma espinocelular com 5-fluoruracila, imiquimode e tretinoína. Além disso, já foi descrita após terapia fotodinâmica e pode surgir dias ou anos após criocirurgia, cirurgia ou radioterapia. Também já foi descrita em pacientes com artrite reumatoide e espondilite anquilosante, assim como após herpes-zóster. Tem sido relatada sua associação ao tratamento com inibidores de EGFR (*epidermal growth factor receptor*); curiosamente, um paciente desenvolveu este quadro após o término do tratamento com o sirolimo (ver Capítulos 20 e 89, itens *Reações cutâneas por inibidores de EGFR e inibidores de multiquinases* e *Sirolimo/Rapamicina*, respectivamente).

Diagnóstico e diagnóstico diferencial

O diagnóstico é feito pela clínica após exclusão de eventuais infecções, por meio da análise dos seguintes critérios: padrão histopatológico inespecífico, evolução com resistência a antibióticos e boa resposta à corticoterapia. No diagnóstico diferencial, quando no couro cabeludo, é necessário considerar infecções, foliculite decalvante, dermatite factícia, penfigoide cicatricial e PG; quando na perna, psoríase pustulosa.

Tratamento

É feito primordialmente com corticosteroide tópico de alta potência, acompanhado ou não de corticoterapia sistêmica. Trabalhos recentes demonstram eficácia do tacrolimo a 0,1% e, sobretudo, de dapsona a 5% em gel, 2 vezes/dia. Tofacitinibe também é uma alternativa válida.

Psoríase pustulosa da gestação (impetigo herpetiforme)

Ver Capítulo 15.

Piodermite vegetante (pioestomatite vegetante)

Conceito e clínica

Descrita em 1898 por Hallopeau, é doença rara que se caracteriza, na pele, por lesões vegetantes de localização preferencial nas axilas e na região perineal; outras regiões podem estar acometidas. As lesões coalescem formando placas vegetantes. Nas mucosas, em que é mais frequente, tem predileção pela boca; as lesões são constituídas de pústulas pequenas e múltiplas e vegetações acompanhadas de erosões (Figura 24.16).

Epidemiologia

Tem maior prevalência em homens com 20 a 30 anos, com história prévia de DII, embora haja casos descritos também com colangite esclerosante.

Histopatologia

São encontrados microabscessos intra e subepiteliais constituídos de eosinófilos e neutrófilos, acompanhados de hiperplasia e ocasional acantólise. A imunofluorescência direta é eventualmente positiva; nesses casos, a diferenciação com pênfigo vegetante pode tornar-se mais difícil; o maior diferencial é a associação quase constante a DII, em especial a retocolite ulcerativa, e, por isso, são considerados marcadores tegumentares dessas doenças.

Tratamento

Em geral, essa entidade guarda paralelismo com a atividade da DII, e o tratamento é o da doença de base. Corticosteroide sistêmico é a melhor medicação, e azatioprina ou dapsona pode ser eficaz. Recentemente, foi descrita excelente resposta ao tacrolimo tópico a 0,1% em um único paciente.

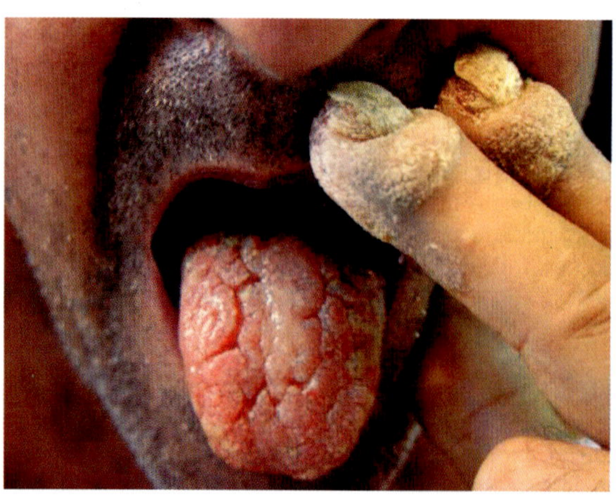

Figura 24.16 Piodermite/pioestomatite vegetante – paciente com retocolite ulcerativa; ocorrência de pústulas na língua e lesões vegetantes nos dedos.

Dermatose neutrofílica reumatoide

É manifestação extra-articular rara de artrite reumatoide (AR), descrita por Ackermam em 1978. Acomete principalmente mulheres com AR grave e altos títulos de fator reumatoide.

Apresenta-se como pápulas, placas ou nódulos eritematovioláceos de distribuição simétrica, que privilegiam as superfícies extensoras das articulações, especialmente cotovelos, joelhos e dorso das mãos e do tronco. Lesões anulares, ulcerativas e crostosas são menos frequentes. Geralmente, as lesões são assintomáticas ou levemente pruriginosas (Figura 24.17).

Patogenia e patologia

A patogênese é desconhecida; acredita-se ser um processo mediado por imunocomplexos e ativação de IL-6 e IL-8. Na histopatologia, observa-se infiltrado neutrofílico envolvendo toda a derme, podendo se estender até o subcutâneo. Os neutrófilos são tão numerosos na derme papilar que podem formar abscessos que se assemelham à dermatite herpetiforme. Linfócitos, histiócitos e eosinófilos encontram-se dispersos no denso infiltrado neutrofílico dérmico. Capilares e veias estão dilatados; não há vasculite.

Diagnóstico diferencial

É feito com síndrome de Sweet, eritema *elevatum diutinum* e vasculite urticariforme.

Tratamento

Alguns pacientes observam resolução espontânea ou com melhora da AR, porém as lesões podem recidivar com a exacerbação da doença. As lesões involuem sem deixar cicatriz; em alguns casos, pode ocorrer hiperpigmentação transitória.

O tratamento inclui corticosteroide sistêmico e tópico, terapia antineutrofílica como dapsona e colchicina. Hidroxicloroquina e ciclofosfamida também podem ser empregadas.

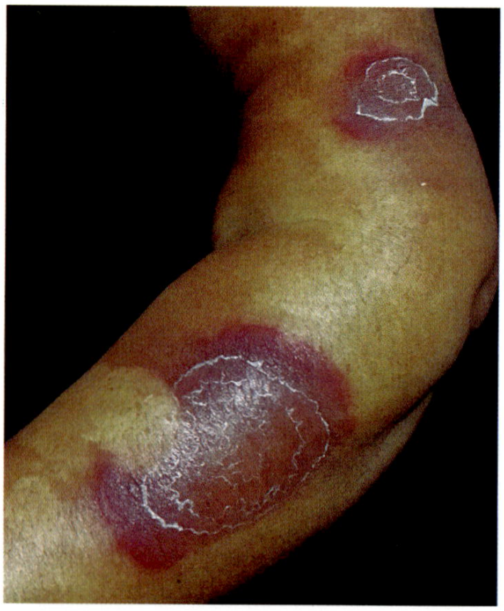

Figura 24.17 Dermatose neutrofílica reumatoide: lesões em placa em formato anular eritematovioláceas e borda bem delimitada com descamação concêntrica central. Maior lesão com área normocrômica poupada correspondente a lesão prévia de hanseníase multibacilar – resposta não isotópica. (Cortesia da Dra. Mayara Brito.)

Bibliografia

Síndrome de Sweet

Aquino JMRM, Guevara BEK. Erithematous, anular lesions on the extremities of a female patient. Eritema figurado neutrofílico. *Int J Dermatol.* 2024 May;63(5):579-81.

Ayirookuzhi SJ, Ma L, Ramshesh P, Mills G. Imatinibe-induced Sweet syndrome in a patient with chronic myeloid leukemia. *Arch Dermatol.* 2005 Mar;141(3):368-70.

Campagnolo AO, Sabatovich OD, Azulay MM *et al.* Colchicina em dermatologia. *An Bras Dermatol.* 1989 Nov-Dez;64(6):329-33.

Chavan RN, Cappel MA, Ketterling RP *et al.* Histiocytoid Sweet syndrome may indicate leukemia cutis: A novel application of fluorescence in situ hybridization. *J Am Acad Dermatol.* 2014 Jun;70(6):1021-7.

Cohen PR. Neutrophilic dermatoses: a review of current treatment options. *Am J Clin Dermatol.* 2009;10(5):301-12.

Cohen PR, Kurzrock R. Sweet's syndrome revisited: a review of disease concepts. *Int J Dermatol.* 2003 Oct;42(10):761-78.

Ellis SR, Vierra AT, Millsop JW *et al.* Dermatologic toxicities to immune checkpoint inhibitor therapy: A review of histopathologic features. *J Am Acad Dermatol.* 2020 Oct;83(4):1130-43.

Gheorghe L, Cotruta B, Trifu V *et al.* Drug-induced Sweet's syndrome secondary to hepatitis C antiviral therapy. *Int J Dermatol.* 2008 Sep;47(9):957-9.

Giasuddin AS, El-Orfi AH, Ziu MM, El-Barnawi NY. Sweet's syndrome: is the pathogenesis mediated by helper T cell type cytokines? *J Am Acad Dermatol.* 1998 Dec;39(6):940-3.

Haber R, Feghali J, Gemayel M. Risk of malignancy in histiocytoid Sweet syndrome: A systematic review and reappraisal. *J Am Acad Dermatol.* 2020 Aug;83(4):661-3.

Quintella DC. *Caracterização imunofenotípica das células mononucleares em dermatoses ricas em neutrófilos.* Tese (Doutorado – Área de concentração: Anatomia Patológica), UFRJ; 2022.

Kung EF, Arora A, Petronic-Rosic V, Tsoukas MM. Clinicopathologic challenge. Neutrophilic dermatosis of the dorsal hands: a variant of localized Sweet's syndrome. *Int J Dermatol.* 2009 Jun;48(6):555-7.

Murase JE, Wu JJ, Theate I *et al.* Bortezomibe-induced histiocytoid Sweet syndrome. *J Am Acad Dermatol.* 2009 Mar;60(3):496-7.

Nifosi G. Sweet's syndrome: personal experience and review of the literature. *Minerva Med.* 2001 Feb;92(1):49-55.

Santos OLR, Azulay DR. Síndrome de Sweet precedendo esclerodermia localizada. *Med Cut ILA* 1995;23(4):191-6.

Vignon-Pennamen MD, Juillard C, Rybojad M *et al.* Chronic recurrent lymphocytic Sweet's syndrome as a predictive marker of myelodysplasia: a report of 9 cases. *Arch Dermatol.* 2006 Sep;142(9):1170-6.

Pioderma gangrenoso

Castro LGM. Jak inhibitors: a novel, safe, and efficacious therapy for pyoderma gangrenosum. *Int J Dermatol.* 2024 Aug;63(8):1088-93.

Crowson A, Mihm M, Magro C. Pyoderma gangrenosum: a review. *J Cutan Pathol.* 2003 Feb;30(2):97-107.

Fraga JCS, Souza VL, Valverde RV, Gamonal A. Pioderma gangrenoso: apresentação atípica. *An Bras Dermatol.* 2006;81(5 Supl 3):S305-8.

Gangaram HB, Tan LP, Gan AT *et al.* Pyoderma gangrenosum following treatment with isotretinoin. *Br J Dermatol.* 1997 Apr;136(4):636-7.

Grangeiro ERN, Andrade VMP, Bauk AR *et al.* Cocaína: o que mais ela pode causar? *RioDermatol.* 2009;18:18-9.

Guénin SH, Khattri S, Lebwohl MG. Spesolimab use in the treatment of pyoderma gangrenosum. *J Am Acad Dermatol.* Case Rep. 2023;34:18-22.

Haag CK, Bacik L, Latour E *et al.* Perioperative management of pyoderma gangrenosum. *J Am Acad Dermatol.* 2020 Aug;83(2):369-74.

Hayes RC, Curtis A. Pyoderma gangrenosum with a contiguous erosion of the distal ulna. *J Cut Med Surg.* 2004 May-Jun;8(3):162-5.

Khurrum BM, Marquez H, Nogueras JJ *et al.* Topical tacrolimus (FK506) in the treatment of recalcitrant parastomal pyoderma gangrenosum associated with Crohn's disease: report of two cases. *Colorectal Dis.* 2004 Jul;6(4):250-3.

Martínez-Gómes M, Ramirez-Ospina JA, Ruiz-Restrepo JD. Pioderma gangrenoso associado ao uso de cocaína/levamisol – série de três casos e revisão da literatura. *An Bras Dermatol.* 2021;96(2):188-95.

Roy DB, Conte ET, Cohen DJ. The treatment of pyoderma gangrenosum using etanercepte. *J Am Acad Dermatol.* 2006 Mar;54(3 Suppl 2):S128-34.

Su WP, Davis MD, Weenig RH *et al.* Pyoderma gangrenosum: clinicopathologic correlation and proposed diagnostic criteria. *Int J Dermatol.* 2004 Nov;43(11):790-800.

Tinoco MP, Tamler C, Maciel G *et al.* Pyoderma gangrenosum following isotretinoin therapy for acne nodulocystic. *Inter J Dermatol.* 2008 Sep;47(9):953-6.

Vadillo M, Jucgla A, Podzamczer D *et al.* Pyoderma gangrenosum with liver, spleen and bone involvement in a patient with chronic myelomonocytic leukaemia, *Br J Dermatol.* 1999 Sep;141(3):541-3.

Wollina U. Pyoderma gangrenosum. *Orphanet Journal of Rare Diseases.* 2007 Apr, 2:19.

Xu A, Strunk A, Garg A, Alloo A. Prevalence of inflammatory bowel disease in patients with pyoderma gangrenosum: a population-based analysis. *J Am Acad Dermatol.* 2022 Jun;86(6):1351-2.

Doença de Behçet

Aamar S, Peleg H, Leibowitz D *et al.* Efficacy of adalimumabe therapy for life-threatening pulmonary vasculitis in Behçet's disease. *Rheumatol Int.* 2013 Feb 15. [Epub ahead of print]

Bonamigo RR, Razera F, Olm GS. Dermatoses neutrofilicas – Parte I. *An Bras Dermatol.* 2011 Jan-Feb;86(1):11-25; quiz 26-7.

Costa IMC, Kawano LB *et al.* Doença de Behçet: relato de 14 pacientes em dois hospitais de Brasília. *Dermatologia.* 2005;3(1):27-33.

International Study Group for Behçet's disease. Criteria for diagnosis of Behçet's disease. *Am J Med.* 1976;61:17-8.

Kato Y, Yamamoto T. Serum levels of GRO-α are elevated in association with disease activity in patients with Behçet's disease. *Int J Dermatol.* 2012 Mar;51(3):286-9.

Köse O, Simşek I, Pay S. Mycophenolate sodium in the treatment of mucocutaneous Bechet's disease. *Int J Dermatol.* 2011 Jul;50(7):895-6.

Neves FS, Gonçalves DP, Lage LV, Gonçalves CR. Síndrome de Behçet e policondrite recidivante: síndrome MAGIC. *Rev. Bras. Reumatol.* 2006 Mar-Abr; 46(2):157-160.

Pagnoux C, Mahendira D, Laskin CA. Fertility and pregnancy in vasculitis. *Best Pract Res Clin Rheumatol.* 2013 Feb;27(1):79-94.

Scherrer MAR, Rocha VB, Campos LG. Doença de Behçet: revisão com ênfase nos aspectos dermatológicos. *An Bras Dermatol.* 2017 Jul-Aug; 92(4):452-64.

Pustulose exantemática generalizada aguda

Beltraminelli HS, Lerch M, Arnold A *et al.* Acute generalized exanthematous pustulosis induced by the antifungal terbinafine: case report and review of the literature. *Br J Dermatol.* 2005 Apr;152(4):780-3.

Criado PR, Criado RFJ, Vasconcellos C *et al.* Reações cutâneas graves adversas a drogas. *An Bras Dermatol.* 2004;79 Jul-Ago(4):587-601.

Hadawand MA, Kaffenberger B, Cartron AM. Clinical presentation and management of atypical and recalcitrant acute generalized exanthematous pustulosis. *J Am Acad Dermatol.* 2022 Set;87(3):633-9.

Heyman WR, Manders SN. Itraconazol-induced acute generalized exanthemic pustulosis. *J Am Acad Dermatol.* 1995 Jul;33(1):130-1.

Knoell KA, Lynch JM. Photoinduced acute exanthematous pustulosis caused by ciprofloxacino and sunlight exposure. *Int J Dermatol.* 2009 Oct;48(10):1141-3.

London J, Régent A, Dion J *et al.* Efficacy and safety of ustekinumab in Behçet disease: results from the prospective phase 2 STELAREC trial. *J Am Acad Dermatol.* 2022 Set;87(3):681-6.

Lu JD, Lytvyn Y, Mufti A *et al.* Biologic therapies associated with development of palmoplantar pustulosis and palmoplantar pustular psoriasis: a systematic review. *Int J Dermatol.* 2023 Jan;62(1):12-21.

Roujeau JC, Bioulac-Sage P, Bourseau C *et al.* Acute generalized exanthematous pustulosis. Analysis of 63 cases. *Arch Dermatol.* 1991 Sep;127(9):1333-8.

Sharma AN, Mesinkovska NA, Paravar T. Characterizing the adverse dermatologic effects of hydroxycloroquine: A systematic review. *J Am Acad Dermatol.* 2020 Aug;83(2):563-78.

Yanes D, Nguyen E, Imadojemu S, Kroshinsky D. Cyclosporine for treatment of acute generalized exanthematous pustulosis. *J Am Acad Dermatol.* 2020 Jul;83(1):263-5.

Dermatite crural pustulosa e atrófica

Bens G, Franck F, Diatto G *et al.* Dermatitis cruris pustulosa et atrophicans: a frequent but poorly understood tropical skin condition – a case report from Burkina Faso. *Int J Dermatol.* 2008 May;47(5):473-5.

Kaimal S, D'Souza M, Kumari R *et al.* Dermatitis cruris pustulosa et atrophicans revisited: our experience with 37 patients in south India. *Int J Dermatol.* 2009 Oct;48(10):1082-90.

Kaimal S, D'Souza M, Sistla S, Parija SC. Phage typing in dermatitis cruris pustulosa et atrophicans: does staphylococcal carrier status have a role? *Int J Dermatol.* 2012 Nov;51(11):1335-9.

Pustuloses recalcitrantes de mãos e pés

Heymann WR. Tumor necrosis factor inhibitor-induced pustular psoriasis? *J Am Acad Dermatol.* 2007 Feb;56(2):327-9.

Michaelsson G, Gustafsson K, Hagforsen E. The psoriasis variant palmoplantar pustulosis can be improved after cessation of smoking. *J Am Acad Dermatol.* 2006 Apr;54(4):737-8.

Acrodermatite contínua de Hallopeau

Puig L, Barco D, Vilarrasa E, Alomar A. Treatment of acrodermatitis continua of Hallopeau with TNF-blocking agents: case report and review. *Dermatology.* 2010;220(2):154-8.

Silpa-archa N, Wongpraparut C. A recalcitrant acrodermatitis continua of Hallopeau successfully treated with etanercepte. *J Med Assoc Thai.* 2011 Sep;94(9):1154-7.

Thielen AM, Barde C, Marazza G, Saurat JH. Long-term control with etanercepte (Enbrel) of a severe acrodermatitis continua of Hallopeau refractory to infliximabe (Remicade). *Dermatology.* 2008;217(2):137-9.

Bactéride pustulosa de Andrews

Razera F, Olm GS, Bonamigo RR. Dermatoses neutrofílicas – Parte II. *An Bras Dermatol.* 2011 Mar-Apr;86(2):195-209.

Acropustulose infantil

Good LM, Good TJ, High WA. Infantile acropustulosis in internationally adopted children. *J Am Acad Dermatol.* 2011 Oct;65(4):763-71.

Kimura M, Higuchi T, Yoshida M. Infantile acropustulosis treated successfully with topical maxacalcitol. *Acta Derm Venereol.* 2011 May;91(3):363-4.

Melanose pustulosa neonatal transitória

Araújo T, Schachner L. Erupções vesicopustulosas benignas no neonato. *An Bras Dermatol.* 2006 Jul-Ago;81(4):359-66.

Pereira LB, Gontijo B. Eritema tóxico e melanose pustulosa transitória neonatal: duas dermatoses frequentes no período neonatal. *An Bras Dermatol.* 2001Jan-Fev;76(1):85-94.

Dermatose pustulosa erosiva

Broussard KC, Berger TG, Rosenblum M, Murase JE. Erosive pustular dermatosis of the scalp: a review with a focus on dapsone therapy. *J Am Acad Dermatol.* 2012 Apr;66(4):680-6.

Erdmann M, Kieswetter F, Schuler G, Schultz E. Erosive pustular dermatosis of the leg in a patient with ankylosing spondylitis: neutrophilic dysfunction as a common etiological factor? *Int J Dermatol.* 2009 May;48(5):513-5.

Guarneri C, Vaccaro M. Erosive pustular dermatosis of the scalp following topical methylaminolaevulinate photodynamic therapy. *J Am Acad Dermatol.* 2009 Mar;60(3):521-2.

Lee KH, Carley SK, Kraus CN, Mesinvoska NA. Treatment of erosive pustular dermatosis: a systematic review of the literature. *Int J Dermatol.* 2020 Jul;59(7):770-86.

Pye RJ, Peachey RD, Burton JL. Erosive pustular dermatosis of the scalp. *Br J Dermatol.* 1979 May;100(5):559-66.

Zahdi MR, Soares VC, Seidel GB *et al.* Dermatose pustular erosiva do couro cabeludo tratada com sucesso com prednisona e tacrolimo tópico. *An Bras Dermatol.* 2013 Set Out;88(5):801-3.

Piodermite vegetante (pioestomatite vegetante)

Neumann HA, Faber WR. Pyodermite végétante of Hallopeau. Immunofluorescence studies performed in an early disease stage. *Arch Dermatol.* 1980 Oct;116(10):1169-71.

Werchniak AE, Storm CA, Plunkett RW *et al.* Treatment of pyostomatitis vegetans with topical tacrolimus. *J Am Acad Dermatol.* 2005 Apr;52(4):722-3.

Dermatose neutrofílica reumatoide

Ackerman AB. *Histopathologic diagnosis of inflamatory skin diseases: a method by pattern analysis.* Philadelphia: Lea & Febiger, 1978. p. 449-51.

Hirota TK, Keough GC, David-Bajar K, McCollough ML. Rheumatoid neutrophilic dermatitis. *Cutis.* 1997;60: 203-5.

Lazarov A, Mor A, Cordoba M, Mekori YA. Rheumatoid neutrophilic dermatitis: an initial dermatological manifestation of soronegative rheumatoid arthritis. *JEADV.* 2002;16:74-6.

Manriquez J, Del Puerto C, Giesen L, Gonzalez S. Rheumatoid arthritis and pseudo vesicular skin plaques: rheumatoid neutrophilic dermatosis. *An Bras Dermatol.* 2016;91(4):500-2.

25

Dermatoses Eosinofílicas

David Rubem Azulay ◆ Luna Azulay-Abulafia

As dermatoses eosinofílicas são aquelas nas quais o infiltrado de eosinófilos é proeminente. Entretanto, o diagnóstico correto depende estritamente da correlação entre os achados clínicos e os aspectos histopatológicos. Podem ser divididas de acordo com a presença ou não de vasculite. Trataremos aqui as que não apresentam vasculite.

Síndrome de Wells ou celulite eosinofílica

Conceito

Descrita em 1971 por Wells, trata-se de dermatose inflamatória rara, com poucos casos descritos na literatura até o momento. Provavelmente, muitos pacientes são erroneamente diagnosticados como portadores de celulite infecciosa, o que acarreta atraso na instituição do tratamento correto e uso inadequado de antibióticos.

Clínica

A celulite eosinofílica acomete qualquer faixa etária e caracteriza-se por episódios recorrentes e súbitos de lesões urticariformes (edema e eritema), frequentemente pruriginosas ou dolorosas (Figura 25.1) nas fases iniciais, dando lugar, nas fases mais tardias, a placas enduradas e nódulos. Sua configuração pode ser anular ou arciforme, raramente ocorre a formação de bolhas e, eventualmente, as bordas são violáceas. As extremidades são mais acometidas. As recidivas surgem em 2 a 3 dias e demoram a desaparecer, em geral de 4 a 8 semanas. Normalmente, o número de lesões é grande. Na maioria das vezes, ocorre eosinofilia no sangue. Queixas sistêmicas são pouco frequentes, porém podem ocorrer mal-estar e febre.

Histopatologia

É bastante característica. Na fase inicial, revela-se denso infiltrado inflamatório rico em eosinófilos com tendência a degranular. Lesões com até 3 semanas mostram eosinófilos degranulados, com acúmulos dos grânulos entre as fibras colágenas, causando o típico aspecto de "figura em chama" (*flame figure*) (Figura 25.2). Em fase tardia, ocorre reação granulomatosa em paliçada. Os achados histopatológicos podem ser encontrados em outras doenças, como vasculite e eczemas atópico ou de contato, o que faz com que se questione a síndrome de Wells como entidade autônoma.

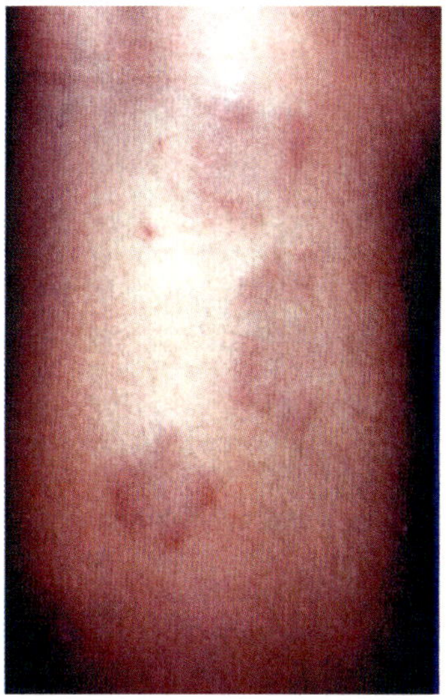

Figura 25.1 Celulite eosinofílica.

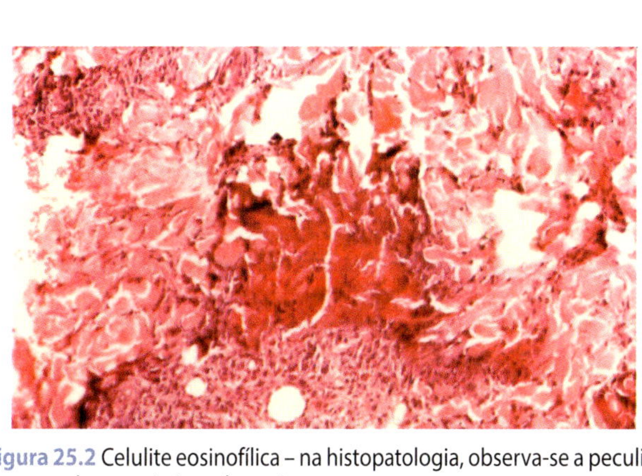

Figura 25.2 Celulite eosinofílica – na histopatologia, observa-se a peculiar imagem de aspecto "em chama".

Diagnóstico diferencial

Deve ser considerada a paniculite eosinofílica, com localização mais profunda e constituição repleta de nódulos assintomáticos, cuja patologia envolve maior eosinofilia, em comparação à síndrome de Wells. Além das doenças citadas anteriormente (vasculite e eczemas atópico ou de contato), é preciso considerar fatores desencadeantes, como fármacos, picada de insetos, malignidades e infecções. Raramente ocorre associada à síndrome de Churg-Strauss (ver *Eritema anular eosinofílico*, mais adiante).

Tratamento

É feito por meio do uso de corticosteroide sistêmico: prednisona 1 mg/kg/dia durante a 1ª semana, com diminuição progressiva da dose. Além disso, há relatos de sucesso com ciclosporina em casos resistentes ao corticosteroide. A dapsona, sozinha ou associada à prednisona, também pode ser útil devido à sua atividade anti-inflamatória e poupadora de corticosteroide. O dupilumabe tem se mostrado uma alternativa bastante efetiva com uma dose de ataque de 600 mg, seguida de duas doses quinzenais de 300 mg (ver Capítulo 90, item *Dupilumabe*). Outros imunobiológicos também se mostraram efetivos como omalizumabe, mepolizumabe e o adalimumabe.

Foliculite pustulosa eosinofílica/ doença de Ofuji

Conceito

A *foliculite pustulosa eosinofílica* (FPE) é uma doença pruriginosa, crônica, recorrente e de causa desconhecida, com acometimento dos folículos pilosos, que sofrem infiltração de eosinófilos. Suas três variantes são: *foliculite eosinofílica pustulosa clássica* ou *doença de Ofuji*, a *associada à imunossupressão* (normalmente ao HIV, bem como transplantados e a doenças hematopoéticas) (Figura 25.3) e a *associada à infância*. Em relação a esta última, alguns autores preferem considerá-la uma doença distinta.

Em 1965, Ise e Ofuji descreveram o caso de uma mulher japonesa com pústulas foliculares recorrentes e eosinofilia. Cinco anos depois, constataram mais três casos, e Ofuji denominou essa condição de *foliculite pustulosa eosinofílica*. Passaram-se várias décadas, e o espectro da FPE tem se expandido para quadros que ocorrem em pessoas que vivem com HIV e em crianças. Apesar do substrato anatomopatológico semelhante, cada uma dessas formas tem suas especificidades.

Epidemiologia

A FPE manifesta-se frequentemente em indivíduos asiáticos e no sexo masculino, na proporção de 5:1. Quando associada ao HIV, é mais comum entre homens que mantêm relações sexuais com homens ou bissexuais. Sua maior incidência é entre os 20 e 40 anos de idade. Na população pediátrica, afeta pacientes da faixa etária de 5 a 10 meses, embora casos neonatais também tenham sido descritos.

Etiopatogenia

A causa exata do desencadeamento da FPE ainda é incerta, porém estudos têm direcionado para um processo autoimune contra algum componente do sebo. Marcadores da ativação inflamatória aguda da eosinofilia, como ICAM-1 e MAC 387, são altamente positivos em sebócitos das lesões da FPE. A formação de anticorpos e a criação de complexos imunes mediariam direta ou indiretamente a manifestação clínica.

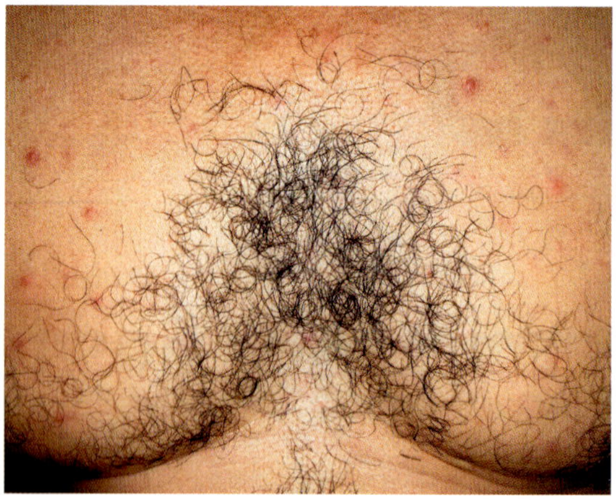

Figura 25.3 Foliculite pustulosa eosinofílica em paciente com linfoma linfocítico de pequenas células.

Também se suspeita de que um agente microbiano possa desencadear a FPE, mas ele ainda não foi identificado. O *Demodex folliculorum*, que não é um agente antigênico em indivíduos imunocompetentes, pode desencadear a produção de anticorpos IgE anti-*Demodex* capazes de ligar-se a células de Langerhans e mastócitos na pele, provocando lesões pruriginosas foliculares.

Clínica

A lesão cutânea da FPE clássica surge tipicamente como pápulas eritematosas e pústulas localizadas na face em 85% dos pacientes afetados. Também ocorre no tórax e na face extensora dos membros superiores. Tem início abrupto. As pápulas gradativamente se tornam confluentes, formando placas policíclicas ou anulares, com cura central e crescimento centrífugo. Eventualmente, o centro das placas pode conter pápulas e pústulas estéreis. Por fim, desaparecem deixando hiperpigmentação residual ou mesmo cicatriz. O envolvimento de mucosa, palmas e plantas é raro. O prurido, ainda que sem muitas lesões cutâneas, pode ser intenso a ponto de perturbar o sono do paciente, porém não é um elemento proeminente (Figura 25.3).

As lesões têm aspecto de pequenas picadas de inseto. O aspecto de pústula é menos observado; o prurido é mais intenso do que na forma clássica. No adulto, deve ser vista como sinal cutâneo de possível imunossupressão, embora seja possível a ocorrência em pacientes imunocompetentes.

Na criança, a FPE se manifesta principalmente por pústulas pruriginosas que predominam no couro cabeludo; todavia, não são necessariamente foliculares. Tronco, face e região cervical podem também apresentar lesões. Inicia-se ao redor dos 6 meses de idade e acomete mais frequentemente o sexo masculino. Pode se manifestar ciclicamente por meses até anos. Além disso, pode acompanhar a síndrome de hiper-IgE ou dermatite atópica. Existe uma discussão sobre se essa FPE poderia ser considerada uma entidade independente.

Histopatologia

A patologia mostra exocitose de eosinófilos e abscessos de eosinófilos na epiderme; pode ocorrer eosinofilia periférica, bem como inflamação central do folículo, a qual é composta predominantemente por eosinófilos, mas também por linfócitos, histiócitos e neutrófilos. Apresenta espongiose folicular, abscessos eosinofílicos nos folículos afetados e ausência de bactérias e fungos nos folículos.

Diagnóstico e diagnóstico diferencial

Os pacientes com foliculite eosinofílica costumam apresentar hemograma com discreta leucocitose e eosinofilia. Nos pacientes pediátricos, a imunoeletroforese revela níveis elevados de IgE, baixos de IgG_3 e baixos de IgA, além de cultura para fungos e bactérias negativa. O nível de CD4 é normalmente menor que 250 a 300 células/μL nos pacientes infectados pelo HIV.

No diagnóstico diferencial, devem ser consideradas dermatofitose, urticária, acne e erupção acneiforme, rosácea e foliculite por estafilococos.

Tratamento

Diversos tratamentos tópicos e sistêmicos estão disponíveis para FPE. A escolha dependerá da gravidade da doença, do custo e da resposta ao tratamento. O corticosteroide tópico é o principal. Sua potência dependerá da localização das lesões. O tacrolimo tópico também tem mostrado bom resultado no tratamento de crianças e adultos. A isotretinoína pode ser usada associada ao tratamento antirretroviral. A doença pode responder bem a indometacina e dapsona sistêmica. Itraconazol, metronidazol, corticosteroide oral, minociclina, interferon e colchicina são outras opções sistêmicas. Anti-histamínicos orais, preferencialmente os sedantes (1ª geração), também podem ser usados. A fototerapia se mostra útil no tratamento.

Papuloeritrodermia de Ofuji

Conceito

A papuloeritrodermia de Ofuji (PEO) foi descrita pelo autor e colaboradores no Japão, em 1984. É um tipo peculiar de eritrodermia, pois poupa as dobras. Ocorre, na maioria dos casos, em homens acima de 55 anos.

É uma entidade não relacionada com a foliculite pustulosa eosinofílica de Ofuji, apenas o nome do mesmo autor.

Etiopatogenia

Alguns medicamentos têm sido associados ao desencadeamento dessa forma peculiar de eritrodermia, atribuindo-se a um tipo especial de hipersensibilidade a drogas, mediada por Th2. IgE pode estar elevada. Outras condições também têm sido associadas à PEO, como linfomas, inclusive de células T, leucemia linfocítica crônica, tumores sólidos (particularmente adenocarcinoma gástrico) e algumas doenças infecciosas (como hepatite C e HIV).

Clínica

Um aspecto clínico curioso é o fato de a doença não acometer as dobras, configurando, como se o paciente tivesse ficado sentado e as dobras tivessem sido protegidas do sol, configurando, assim, o chamado "sinal da cadeira de sol" (*deck chair* sign – Figura 25.4). As lesões iniciais são pápulas confluentes. Prurido está presente, assim como eosinofilia periférica ou de eosinófilos no histopatológico.

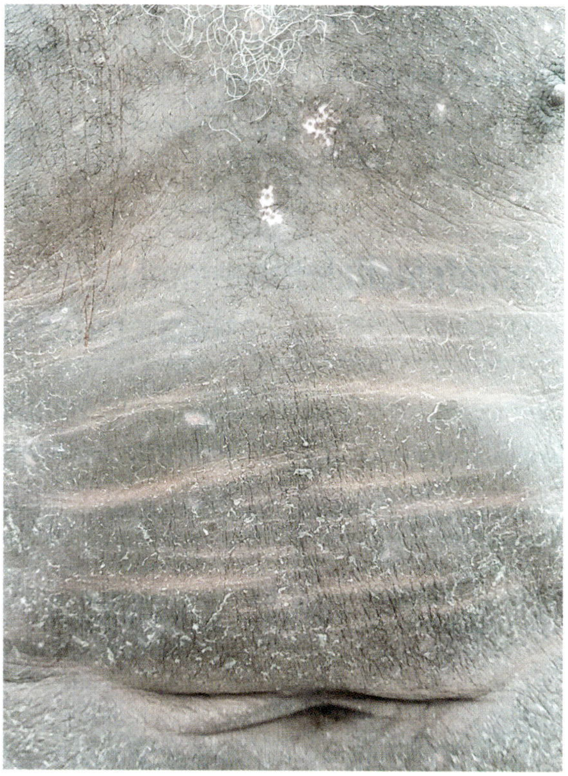

Figura 25.4 Papuloeritrodermia de Ofuji – paciente do sexo masculino, idoso com eritrodermia poupando as dobras cutâneas – *deck chair sign*.

Tratamento

Deve ser direcionado à causa da PEO, naqueles casos em que for identificada, levando à remissão. Entretanto, nos casos idiopáticos, o curso da doença é protraído. Nesses casos podem ser usados metotrexato, azatioprina, ciclosporina e PUVA.

Pijama molhado e anti-histamínicos sedativos podem ser de auxílio em alguns casos.

Eritema anular eosinofílico

Sua denominação já define bem o seu aspecto clínico e histopatológico de apresentar eosinofilia tecidual e lesões anulares eritematoedematosas; prurido, se presente, é discreto. É uma condição rara, localizada principalmente no tronco e nas extremidades. É importante fazer uma investigação clínica e laboratorial completa do paciente. Para alguns, seria uma variação da síndrome de Wells; no entanto, nesta, a sintomatologia é bem mais intensa, inclusive, eventualmente, com queimação acompanhada de manifestações sistêmicas vagas, como febre, astenia e sintomas gripais; presença de eosinofilia periférica e, também, na patologia, do típico aspecto de "figura em chama" (ver tópico anterior). O histopatológico do EAE consiste num infiltrado inflamatório superficial e profundo, perivascular e também intersticial com eosinófilos, sem figura em chama da SW. Enquanto na SW o tratamento é feito com corticosteroide em baixas doses, podendo responder bem a dapsona, minociclina e ciclosporina, no eritema anular eosinofílico a melhor resposta é com os antimaláricos, em especial a cloroquina. Recentemente foi empregado dupilumabe no tratamento do EAE. Mesmo em tratamento, o curso da doença é recorrente, podendo levar meses para a sua remissão.

Síndromes hipereosinofílicas

Conceito

Caracterizam-se por eosinofilia persistente, sem a identificação de parasitose ou alergias. Várias dessas síndromes apresentam manifestações mucocutâneas, as quais devem ser reconhecidas. Sua classificação vem sofrendo alterações na medida em que condições genéticas, bem como marcadores moleculares, vem sendo identificados. Alguns autores as classificam apenas em três formas: primária (neoplásica), secundária (reativa) e idiopática; outros as classificam em quatro: neoplásica, reativa, idiopática e de significado indeterminado (International Cooperative Working Group on Eosinophil Disorders – ICOG-EO).

A primeira forma (neoplásica) tem genética identificada e consiste na manifestação de clonalidade mieloide. Na forma reativa, pode existir uma doença inflamatória ou uma neoplasia subjacente, porém não decorrente da proliferação de eosinófilos por clonalidade, mas da ação de citocinas, como a IL4, a IL-5 e a IL-13. Apenas 10 a 20% dos pacientes pertencem à forma neoplásica ou à reativa; a maioria situa-se na categoria idiopática, cuja origem da doença é desconhecida (ver Capítulo 66, item *Imunodeficiências primárias com quadro clínico de dermatite atópica moderada a grave*).

Os pacientes que se enquadram na forma de significado indeterminado, por sua vez, são aqueles que mantêm hipereosinofilia no sangue periférico, porém são completamente assintomáticos, não necessitando de terapêutica.

Epidemiologia

São doenças raras e ainda em processo de definição conceitual. Ocorrem principalmente em adultos, sendo raramente diagnosticadas em crianças. As formas neoplásicas predominam em homens, manifestando-se com doença miocárdica e úlceras nas mucosas.

Clínica

As lesões cutâneas podem ser máculas, pápulas ou nódulos, com prurido associado; urticária e angioedema (AE) podem estar presentes. Nas formas primárias, as ulcerações na mucosa oral ou anogenital indicam prognóstico reservado. Nas formas reativas, por sua vez, o prurido é intenso e pode se manifestar como eritrodermia, também podendo ocorrer urticária e AE. Aproximadamente 50% dos pacientes manifestam lesões mucocutâneas, além das manifestações órgão-específicas pelo infiltrado eosinofílico. Vários órgãos ou sistemas podem ser afetados: manifestações cardíacas, neurológicas, pulmonares, gastrintestinais, reumatológicas e oftalmológicas.

Histopatologia

Não é específica, depende da lesão biopsiada. Pode ocorrer a "figura em chama" por degranulação dos eosinófilos (ver Figura 25.2); eosinófilos íntegros propriamente podem não ser identificados.

Diagnóstico e diagnóstico diferencial

Para determinar o diagnóstico, é necessário a presença dos três critérios a seguir:

1) eosinofilia absoluta (> 1.500/μL) no sangue periférico, detectada em dois exames com intervalo de 1 mês, e/ou eosinofilia tecidual (mais que 20% em biopsia de medula; infiltração de algum tecido de órgãos-alvo; ou depósito importante de grânulos de eosinófilos, com ou sem a presença de eosinófilos íntegros);
2) disfunção de algum órgão atribuída à infiltração de eosinófilos;
3) exclusão de outros diagnósticos.

O diagnóstico diferencial deve considerar outras condições em que a hipereosinofilia pode estar presente, como síndrome de Wells, fasciite eosinofílica, infecções parasitárias, doenças alérgicas, outras doenças hematológicas, mastocitoses, entre outras.

Tratamento

Dependerá da forma. Na forma neoplásica, pode ser usado o imatinibe. Para a pele, é indicado o uso de corticosteroides tópicos ou sistêmicos, bem como imunossupressores (ciclofosfamida, azatioprina, metotrexato). Na forma reativa, o uso de corticosteroides sistêmicos deve ser considerado. Importante afastar estrongiloidíase antes do início do tratamento com corticosteroides. De acordo com a definição da doença de base, outros medicamentos são empregados, como hidroxiureia ou interferon-alfa. Além disso, imunobiológicos também estão sendo estudados, como rituximabe, alentuzumabe, omalizumabe e os anti-interleucina-5 (mepoluzimabe e reslizumabe).

Síndrome NERDS

Outra variante da síndrome hipereosinofílica é a síndrome NERDS, que é um acrônimo e que cursa com **N**ódulos, **E**osinofilia, **R**eumatismo, **D**ermatite e edema (*Swelling*). Uma análise histopatológica revela o desenvolvimento de clones de células T.

Angioedema episódico com eosinofilia (síndrome de Gleich)

Conceito

É uma das síndromes acompanhadas de aumento de eosinófilos no sangue periférico. Pode eventualmente ser incluída como uma síndrome hipereosinofílica.

Epidemiologia

O sexo feminino, na faixa etária dos 30 anos de idade, apresenta discreta prevalência.

Clínica

Caracteriza-se principalmente por angioedema (AE) não alérgico, febre (25%, geralmente inferior a 38,5°C), ganho de peso (28%), linfadenites avaliadas por imagem (17%) e hipereosinofilia associada a aumento de IgM.

As principais manifestações da patologia são: edema facial, geralmente unilateral, que acomete, sobretudo, membros (90%) e pescoço (40%), e costuma ser doloroso. Prurido é raro, e, por vezes, lesões urticariformes se associam à presença do edema. Apresenta evolução favorável. Entretanto, todos os pacientes devem estar sob contínua vigilância, pois podem apresentar acometimento de algum órgão específico.

Etiopatogenia

A etiopatogenia é incerta, porém 25% dos pacientes têm história de asma ou outras alergias, apesar de o AE não estar associado a crises alérgicas.

Tratamento

O tratamento se faz preferencialmente com prednisona 0,5 mg/kg ou, dependendo da intensidade das manifestações, pode-se aumentar a dosagem, com resposta em 2 a 3 dias. Recorrências são esperadas. A aplicação mensal intravenosa (IV) de mepolizumabe, um anticorpo monoclonal IgG humanizado anti-IL-5, também mostra boa eficácia.

Hiperplasia angiolinfoide com eosinofilia e doença de Kimura

Conceito

Há controvérsias sobre o fato de a *hiperplasia angiolinfoide com eosinofilia* (HALE) e a *doença de Kimura (DK)* representarem a mesma entidade; o consenso atual é que representam entidades distintas, com manifestações clínicas e comportamentos diferentes, apesar da semelhança histopatológica.

Clínica

A *hiperplasia angiolinfoide com eosinofilia* (HALE) é um tumor vascular que se caracteriza por poucas lesões papulosas e nodulares, discretamente vinhosas, refletindo sua natureza vascular, com localização preferencial na extremidade cefálica, sobretudo periauricular, e evolução crônica e benigna. Pode ser assintomática ou pruriginosa. É encontrada, de forma rara, em outras regiões do corpo, como ombros, pênis, pulmões e leito ungueal (Figura 25.5). A eosinofilia periférica está presente apenas em 20% dos casos.

A *doença de Kimura* (DK) é uma doença inflamatória crônica que, de modo geral, assume aspecto mais sistêmico e tumoral, com nódulos subcutâneos da cor da pele, atingindo preferencialmente pacientes orientais. Ocorre predominantemente de forma unilateral na região da cabeça e pescoço e com frequência está associada à linfadenopatia regional com ou sem comprometimento de glândulas salivares. Podem ser encontrados aumento de IgE total; é frequente a eosinofilia periférica.

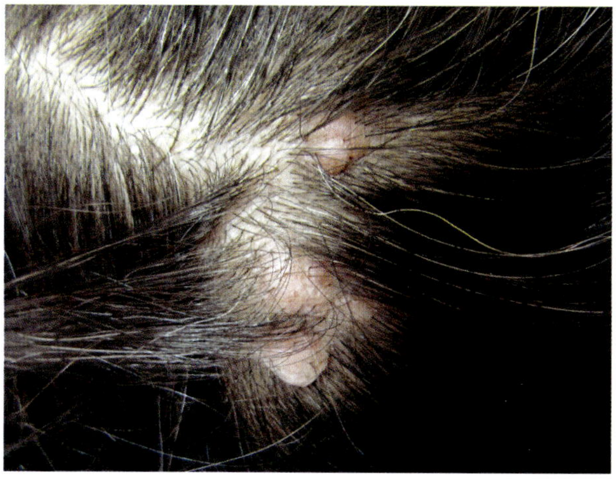

Figura 25.5 Hiperplasia angiolinfoide com eosinofilia. (Cortesia da Dra. Paola Gomes.)

Histopatologia

HALE e DK apresentam em comum as seguintes características histopatológicas: envolvimento da derme e do tecido celular subcutâneo, com presença de infiltrado inflamatório composto por linfócitos, eosinófilos e eventualmente plasmócitos, vasos sanguíneos com células endoteliais que podem ser protrusas e com citoplasma abundante, poupando estruturas anexiais epiteliais e não epiteliais, além de fibroplasia.

Apesar dessas características em comum, ambas as doenças podem ser diferenciadas mediante a análise de outras características (Quadro 25.1).

Diagnóstico diferencial

Devem ser considerados hemangioma cavernoso, granuloma piogênico, granuloma facial, sarcoma de Kaposi, hamartoma linfoide angiomatoso, periarterite nodosa e pseudolinfoma.

Tratamento

O tratamento mais utilizado para a HALE é a excisão cirúrgica, apesar de recidivas serem frequentes. A corticoterapia sistêmica é empregada no caso de numerosas lesões, já a intralesional é utilizada no caso de poucas. Outras modalidades terapêuticas têm sido propostas, como: criocirurgia com nitrogênio líquido, laserterapia, radioterapia local, ácido retinoico e vimblastina em paciente com extenso envolvimento cutâneo. Nos casos recidivantes, é possível se associar à corticoterapia o metotrexato, ou mesmo o micofenolato de mofetila e a leflunomida, que são opções mais caras. Pode ocorrer remissão espontânea. Para a DK, o tratamento pode ser com ciclofosfamida, com corticoterapia em alta dose, além de radioterapia. Recentemente, o dupilumabe tem sido empregado com sucesso.

Quadro 25.1 Diagnóstico diferencial entre Hiperplasia angiolinfoide com eosinofilia (HALE) e Doença de Kimura (DK).

HALE	DK
Não se assemelha a tecido linfoide quando visto em pequeno aumento	Assemelha-se a tecido linfoide quando visto em pequeno aumento
Há predomínio de distúrbio dos vasos sanguíneos	Há predomínio de distúrbio dos folículos linfoides
Vasos sanguíneos dilatados, alguns com formatos bizarros e irregulares na derme e/ou no tecido celular subcutâneo	Ausência de vasos sanguíneos irregulares e dilatados
Nenhum ou poucos folículos linfoides	Numerosos folículos linfoides
Vasos sanguíneos com células endoteliais aumentadas e protuberantes, algumas poligonais e com citoplasma abundante	Células endoteliais não protuberantes no lúmen vascular
Um ou mais vacúolos no citoplasma de células endoteliais anormais	Nenhum vacúolo no citoplasma de células endoteliais
Número de eosinófilos variando de poucos a numerosos	Eosinófilos sempre numerosos
Tecido celular subcutâneo não é substituído por fibrose	Tecido celular subcutâneo é intensamente substituído por fibrose

Erupção pruriginosa polimórfica e eosinofílica associada à radioterapia

Conceito

Dermatose bastante incomum que ocorre, em geral, durante ou logo após radioterapia. Acomete mais as mulheres. Existem relatos da sua ocorrência após a radioterapia para neoplasia cervical, mama, linfoma ou próstata.

Clínica

O quadro clínico, ao contrário das radiodermites, pode estender-se além da área irradiada. Caracteriza-se por prurido tanto localizado como generalizado, pápulas eritematosas, lesões urticariformes e raramente vesículas e bolhas.

Histopatologia

Pode-se encontrar infiltrado inflamatório linfo-histiocítico com eosinófilos perivasculares superficiais e profundos. Em 50% dos casos, são detectados depósitos de IgM e C_3 nessas localizações.

Tratamento

São utilizados corticoterapia tópica, anti-histamínicos e UVB. A doença é autolimitada.

Dermatite paquidérmica eosinofílica

Trata-se de síndrome excepcionalmente rara que se caracteriza por espessamento cutâneo associado a eosinofilia periférica e níveis elevados de IgE. O espessamento cutâneo é nas extremidades e vem acompanhado de pápulas pruriginosas e hipertrofia de genitália externa; todas as pacientes acometidas eram do sexo feminino no relato de Jacky *et al.* A patologia revela rico infiltrado de eosinófilos e ectasia vascular. A resposta à dapsona é excelente, sobretudo quando associada à corticoterapia oral. O diagnóstico diferencial se faz principalmente com a síndrome de Job e a síndrome hipereosinofílica.

Síndrome de hipersensibilidade a medicamentos (DRESS)

Em sua manifestação aguda e completa, é conhecida pelo acrônimo DRESS, que, em inglês, significa *drug reactions with eosinophilia and systemic symptoms* (ver Capítulos 20 e 55).

Bibliografia

Síndrome de Wells ou celulite eosinofílica

Avelleira JCR, Viana FR, Boechat AM, Fleury RN. Síndrome de Wells ou celulite eosinofílica. *An Bras Dermatol* 1999 Jan-Fev;74(1):53-7.

Bansal M, Rai T, Pandey SS. Wells syndrome. *Indian Dermatol Online J.* 2012 Sep;3(3):187-9.

Barreiros H, Matos D, Furtado C *et al.* Wells syndrome in a child triggered by parvovirus B19 infection? *J Am Acad Dermatol.* 2012 Oct;67(4):e166-7.

De Almeida Jr. HL, Boff AL. Successful treatment of eosinophilic cellulitis with short course of Dupilumab. *An Bras Dermatol.* 2025;100:401-3.

Huang C-F, Chen Y-F, Wang W-M, Chiang C-P. Wells' syndrome associated with Churg-Strauss syndrome: correlation with mast cell distribuition. *Int J Dermatol.* 2013 Feb;52(2):214-6.

Sinno H, Lacroix JP, Lee J *et al.* Diagnosis and management of eosinophilic cellulitis (Wells' syndrome): a case series and literature review. *Can J Plast Surg.* 2012 Summer;20(2):91-7.

Angioedema episódico com eosinofilia (síndrome de Gleich)

Haber R, Chebl J, El Gemayel Salloum A. Gleich syndrome: a systematic review. *Int J Dermatol.* 2020 Dec;59(12):1458-65.

Foliculite eosinofílica

Basarab T. HIV-associated eosinophilic pustular folliculitis. *J Am Acad Dermatol.* 1997 Oct;37(4):670-1.

Brito FF, Martelli ACC, Cavalcante MLLL *et al.* Doença de Ofuji: uma dermatose rara e de difícil abordagem terapêutica. *An Bras Dermatol.* 2016;91(5):646-8.

Dodia P, Cook C. Eosinophilic Pustular Folliculitis. 2023 Oct 28. *In: StatPearls* [Internet]. Treasure Island (FL): StatPearls Publishing; 2025 Jan–. PMID: 37983361.

Ellis E, Scheinfeld N. Eosinophilic pustular folliculitis: a comprehensive review of treatment options. *Am J Clin Dermatol.* 2004;5(3):189-97.

Lucky AW, Esterly NB, Heskel N *et al.* Eosinophilic pustular folliculitis in infancy. *Pediatr Dermatol.* 1984 Jan;1(3):202-6.

Majors MJ, Berger TG, Blauvelt A *et al.* HIV-related eosinophilic folliculitis: a panel discussion. *Semin Cutan Med Surg.* 1997 Sep;16(3):219-23.

Nervi SJ, Schwartz RA, Dmochowski M. Eosinophilic pustular folliculitis: a 40 year retrospect. *J Am Acad Dermatol.* 2006 Aug;55(2):285-9.

Ota M, Shimizu T, Hashino S, Shimizu H. Eosinophilic folliculitis in a patient after allogeneic bone marrow transplantation: case report and review of the literature. *Am J Hematol.* 2004 Jul;76(3):295-6.

Piantanida EW, Turiansky GW, Kenner JR *et al.* HIV-associated eosinophilic folliculitis: diagnosis by transverse histologic sections. *J Am Acad Dermatol.* 1998 Jan;38(1):124-6.

Ramdial PK, Morar N, Dlova NC, Aboobaker J. HIV-associated eosinophilic folliculitis in an infant. *Am J Dermatopathol.* 1999 Jun;21(3):241-6.

Sufyan W, Tan KB, Wong ST, Lee YS. Eosinophilic pustular folliculitis. *Arch Pathol Lab Med.* 2007 Oct;131(10):1598-601.

Wilson BD, Kucera JC, Shin PJ. The role of radiation treatment in the management of eosinophilic pustular folliculitis. *J Med.* 2002;33(1-4):111-3.

Papuloeritrodermia de Ofuji

Lewis HM, Shahsavari A, Sathe NC, Goodman MB. Papuloerythroderma of Ofuji. 2024 Feb 7. *In: StatPearls* [Internet]. Treasure Island (FL): StatPearls Publishing; 2025 Jan–. PMID: 30969577.

Li S, Yu X, Wang T. Papuloerythroderma of Ofuji. *JAMA Dermatol.* 2020 Dec 1;156(12):1365.

Ofuji S, Furukawa F, Miyachi Y. Papuloerythroderma. *Dermatologica.* 1984; 169(3):125-30.

Raposo I, Sanches M, Ferreira S, Selores M. Papuloerythroderma of Ofuji: first case report in Portugal. *Acta Med Port.* 2019 Mar;32(3):244.

Torchia D, Miteva M, Hu S *et al.* Papuloerythroderma: two new cases and systematic review of the worldwide literature 25 years after its identification by Ofuji *et al. Dermatology.* 2010;220(4):311-20.

Eritema anular eosinofílico

Dacy N, Oney K, Fiala K, Parekh P. Eosinophilic annular erythema. *Proc (Bayl Univ Med Cent).* 2021 May 17;34(5):606-7.

Howes R, Girgis I, Kossard S. Eosinophilic annular erythema: a subset of Wells syndrome or a distinct entity? *Australas J Dermatol.* 2008;49:159-63.

Prajapati V, Cheung-Lee M, Schloss E *et al.* Spontaneously resolving eosinophilic annular erythema. *J Am Acad Dermatol.* 2012;67:e75-7.

Powell MR, Shaughnessy KK, *Davis L.* Chronic and generalized figurate erythema. *Int J Dermatol.* Jun;55(6):617-9.

Síndromes hipereosinofílicas

Groh M, Rohmer J, Etienne N *et al.* French guidelines for the etiological workup of eosinophilia and the management of hypereosinophilic syndromes. *Orphanet J Rare Dis.* 2023 Apr 30;18(1):100.

Kahn JE, Groh M, Lefèvre G. (A critical appraisal of) classification of hypereosinophilic disorders. *Front Med (Lausanne).* 2017 Dec;5(4):216.

Moller D, Tan J, Thaddeus V *et al.* Causes of hypereosinophilia in 100 consecutive patients. *Eur J Haematol.* 2020 Sep; 105(3):292301.

Klion AD. Approach to the patient with suspected hypereosinophilic syndrome. *Hematology Am Soc Hematol Educ Program.* 2022 Dec 9;2022(1:47-54.

Angioedema episódico com eosinofilia (síndrome de Gleich)

Haber R, Chebl J, El Gemayel Salloum A. Gleich syndrome: a systematic review. *Int J Dermatol.* 2020 Dec;59(12):1458-65.

Wright BL, Butterfield JH, Leiferman KM, Gleich GJ. Development of eosinophilic endomyocardial disease in a patient with episodic angioedema and eosinophilia. *J Allergy Clin Immunol Pract.* 2016 Mar-Apr;4(2):336-7.

Hiperplasia angiolinfoide com eosinofilia e doença de Kimura

Abrahamson TG, Davis DA. Angiolymphoid hyperplasia with eosinophilia responsive to pulsed dye *laser*. *J Am Acad Dermatol.* 2003 Aug;49(2 Suppl Case Reports):S195-6.

Briggs PL. Kimura disease is not angiolymphoid hyperplasia with eosinophilia: clinical and pathological correlation with literature review and definition of diagnostic criteria. *An Bras Dermatol.* 2006 Mar-Apr; 81(2):167-73.

Chen H, Thompson LD, Aguilera NS, Abbondanzo SL. Kimura disease: a clinicopathologic study of 21 cases. *Am J Surg Pathol.* 2004 Apr;28(4):505-13.

Han MA. Tratamento da doença de Kimura com corticoterapia oral e metrotexato. *An Bras Dermatol.* 2020 Jan-Fev;95(1):115-7.

Miller CJ, Iofreda MD, Ammirati CT. Mohs micrographic surgery for angiolymphoid hyperplasia with eosinophilia. *Dermatol Surg.* 2004 Aug;30(8):1169-73.

Nogueira A, Accioly Filho JW, Castro MCR *et al.* Angiolymphoid hyperplasia with eosinophilia: report of two cases. *An Bras Dermatol.* 2003 Jan-Fev; 78(1):79-85.

Shetty AK, Beaty MW, McGuirt W *et al.* Kimura's disease: a diagnostic challenge. *Pediatrics.* 2002 Sep;110(3):e39.

Zou A, Hu M, Niu B. Comparison between Kimura's disease and angiolymphoid hyperplasia with eosinophilia: case reports and literature review. *J Int Med Res.* 2021 Sep;49(9):3000605211040976.

Erupção pruriginosa polimórfica e eosinofílica associada à radioterapia

Barbu MA, Anghel RM, Ricu G *et al.* Eosinophilic, polymorphic, and pruritic eruption associated with radiation therapy in two patients diagnosed with prostate cancer. *Clin Case Rep.* 2023 May 10;11(5):e7266.

Ruenda RA, Valencia IC, Covelli C *et al.* Eosinophilic, polimorphic, and pruritic eruption associated with radiotherapy. *Arch Dermatol.* 1999 Jul;135(7):804-10.

Werchniak AE, Perry AE, Dinulos JG. Eosinophilic, polimorphic, and pruritic eruption associated with radiotherapy (EPPER) in a patient with breast cancer. *J Am Dermatol.* 2006 Apr;54(4):728-9.

Dermatite paquidérmica eosinofílica

Jacky WK, Simson IW, Slater DN, Leiferman KM. Pachydermatous eosinophilic dermatitis. *Br J Dermatol.* 1996;134(3):469-74.

Salomon J, Białynicki-Birula R, Woźniak Z, Baran E. Pachydermatous eosinophilic dermatitis. *Acta Dermatovenerol Croat.* 2011;19(1):31-5.

26

Doenças Autoinflamatórias de Interesse Dermatológico

Felipe Aguinaga ◆ **David Rubem Azulay** ◆ **Luna Azulay-Abulafia**

Abreviaturas usadas no capítulo			
CAPS	Síndrome periódica associada a criopirinas	FMF	Febre familiar do Mediterrâneo
CAMPS	Psoríase mediada por CARD14	HA20	Haploinsuficiência de A20
CANDLE	Dermatose neutrofílica atípica crônica com lipodistrofia e temperatura elevada	HIDS	Síndrome hiper-IgD
		MWS	Síndrome de Muckle-Wells
CINCA	Crônica, infantil, neurológica, cutânea e articular (anteriormente NOMID)	NOMID	Doença inflamatória multissistêmica de início neonatal
		PAPA	Artrite piogênica, pioderma gangrenoso e acne
DADA2	Deficiência da adenosina deaminase 2	SAPHO	Sinovite, acne, pustulose, hiperostose e osteíte
DIRA	Deficiência do antagonista do receptor de IL-1	SAVI	Vasculopatia associada à STING com início na infância
DITRA	Deficiência do antagonista do receptor de IL-36	TRAPS	Síndrome periódica associada ao receptor de TNF
FCAS	Síndrome autoinflamatória familiar ao frio	XIAP	Inibidor de apoptose ligado ao X

A descoberta de mutações genéticas específicas em pacientes que apresentavam episódios de inflamação intermitentes e síndromes febris periódicas originou a descrição de um novo modelo patogênico chamado *autoinflamação*. Este conceito difere do de autoimunidade, pois não se trata de uma reação imune mediada por linfócitos (autoanticorpos) contra um autoantígeno. Nas doenças autoinflamatórias, ocorre desregulação do sistema imune inato, o que ocasiona episódios de inflamação sistêmica ou direcionada a órgãos-alvo. Esse grupo de doenças é de interesse do dermatologista, pois, na maioria das vezes, sua manifestação também é cutânea (Quadro 26.1). Além disso, o crescente conhecimento sobre os mecanismos fisiopatológicos envolvidos nessas doenças e sobre o funcionamento do sistema imune inato tem levado à identificação de mecanismos autoinflamatórios em diversas dermatoses mais comuns, e possivelmente possibilitará novas estratégias terapêuticas para elas.

A maioria das doenças é causada por mutações em um único gene, dentro de um grupo de genes (NLR) envolvidos na produção de proteínas formadoras do inflamassomo – um complexo multiproteico intracelular responsável por reconhecer sinais de lesão (inflamação) e controlar a liberação de interleucina 1 (IL-1) e outras citocinas inflamatórias. O inflamassomo atua por meio da ativação de enzimas da família cisteína-aspartato proteases (caspases) como uma estrutura essencial para a regulação da imunidade inata. Dentre os fatores de ativação, temos produtos microbianos, adjuvantes ou alterações no ambiente iônico intra e extracelular. A participação do inflamassomo está confirmada na patogênese de várias doenças inflamatórias, cuja atuação é moldada pelo tipo de ativação e influenciada pelo

Quadro 26.1 Manifestações dematológicas das síndromes autoinflamatórias.

Manifestação	Síndrome
Exantema maculopapular com episódios febris recorrentes	FMF
	HIDS
	TRAPS
Urticária neutrofílica	CINCA/NOMID
	MWS
	FCAS
Lesões pustulosas com episódios febris recorrentes	DIRA
	Síndrome de Majeed
	PAPA
	HA20
	DITRA
	CAMPS
Lipodistrofia	CANDLE
Vasculopatia e/ou vasculite com livedo reticular	SAVI
	Síndrome de Aicardi-Goutières
	DADA2
Lesões granulomatosas	Síndrome de Blau
Úlceras cutâneas	PAPA
	SAPHO
Lesões erisipeloides	FMF

microambiente, criando um perfil patogênico diferenciado para cada doença. O inflamassomo estabelece um envolvimento estreito com a inflamação patológica, pela ativação de vias intracelulares de morte por apoptose, piroptose e necrose, sendo um alvo potencial para o desenvolvimento de estratégias terapêuticas para doenças de base inflamatória.

Quando os genes estão alterados, provocam a ativação inapropriada, ou incapacidade de inibição dos inflamassomos. Desse modo, ocorre liberação de mediadores inflamatórios (principalmente IL-1β, IL-6 e IL-18), que provocam os surtos de inflamação. Um provável mecanismo de retroalimentação positiva, mediado por IL-1β, contribui para a perpetuação desses surtos. Além disso, outros mecanismos envolvidos na imunidade inata, que interagem com essa via (como receptores de fator de necrose tumoral [TNF], *toll-like receptors* e a via do NF-κB) também já foram identificados. A descoberta dos defeitos genéticos que levam à ativação de citocinas pró-inflamatórias levou ao desenvolvimento de fármacos anticitocinas, como o anakinra (Kineret®), um antagonista do receptor da IL-1.

Classificação

A classificação das doenças autoinflamatórias está em constante desenvolvimento e atualização, dado o grande número de síndromes novas que são descritas a cada ano, e os avanços no conhecimento sobre seus mecanismos moleculares e genéticos.

Uma maneira de organizar os defeitos genéticos que causam doenças autoinflamatórias é pelo componente do sistema imune inato que elas afetam. Desse modo, as mutações podem: (a) afetar a função de receptores intracelulares do sistema imune inato; (b) levar ao acúmulo de gatilhos intracelulares que causam estresse celular e ativam os receptores intracelulares; (c) causar a perda de um regulador negativo do processo inflamatório; (d) afetar moléculas sinalizadoras que provocam *upregulation* do sistema imune inato.

As doenças autoinflamatórias também podem ser organizadas de acordo com a citocina ou via inflamatória predominantemente envolvida em sua fisiopatogênese (Quadro 26.2). O principal grupo é aquele das doenças mediadas por IL-1 (a), cujos pacientes respondem satisfatoriamente à terapia com anankira. Apesar de as demais vias não serem tão bem conhecidas como a do inflamassomo e da IL-1, um grupo crescente de alterações genéticas e moleculares vem sendo identificado, permitindo a classificação das demais doenças em (b) desregulação da produção de interferon; (c) aumento da ativação no NF-κB; (d) ativação macrofágica. Ainda assim, não é possível classificar algumas doenças em nenhum desses grupos, seja por afetarem mais de uma via ou citocina, ou por não haver ainda conhecimento suficiente sobre sua fisiopatologia.

A seguir, serão abordadas algumas das principais doenças autoinflamatórias de relevância para o dermatologista.

Quadro 26.2 Classificação das doenças autoinflamatórias.

Síndromes autoinflamatórias mediadas por IL-1		
Aumento na função dos receptores intracelulares	CAPS	CINCA/NOMID
		MWS
		FCAS
	FMF	
Geração de estresse intracelular	HIDS	
	TRAPS	
	Síndrome de Majeed	
Perda de regulador negativo	DIRA	
Síndromes autoinflamatórias mediadas por interferon		
Aumento na função dos receptores intracelulares	SAVI	
Geração de estresse intracelular	Síndrome de Aicardi-Goutières 1-6	
	CANDLE	
Síndromes autoinflamatórias causadas por ativação do NF-κB		
Aumento na função dos receptores intracelulares	Síndrome de Blau	
	CAMPS	
Síndromes autoinflamatórias causadas por ativação de macrófagos		
Aumento na função dos receptores intracelulares	Deficiência de XIAP	
Perda de regulador negativo	Linfo-histiocitose hemofagocítica familiar	
	Síndrome de Chédiak-Higashi	
	Síndrome de Griscelli II	
	Síndrome de Hermansky-Pudlak II	
Síndromes autoinflamatórias não categorizadas		
Geração de estresse intracelular	PAPA	
	DADA2	
Perda de regulador negativo	DITRA	

Síndromes autoinflamatórias mediadas por IL-1

Síndrome periódica associada a criopirinas

A síndrome periódica associada a criopirinas (CAPS) engloba três manifestações fenotípicas de gravidades diferentes: síndrome autoinflamatória familiar ao frio, síndrome de Muckle-Wells e doença inflamatória multissistêmica de início neonatal, também conhecida como síndrome CINCA – acrônimo é **c**rônica, **i**nfantil, **n**eurológica, **c**utânea e **a**rticular. Estas, em conjunto, recebem o nome de criopirinopatias. As manifestações cutâneas e sistêmicas das três formas clínicas estão descritas no Quadro 26.3.

É causada por mutações no gene *NLRP3*, responsável pela produção de *criopirina*, uma proteína do inflamassomo, e que leva à expressão aumentada de IL-1b. A transmissão é autossômica dominante.

O uso de anankira, um análogo recombinante do antagonista do receptor de IL-1, revolucionou o tratamento dos pacientes com CAPS, proporcionando melhora das lesões cutâneas e das manifestações sistêmicas, podendo até mesmo reverter a perda auditiva na síndrome de Muckle-Wells. O uso de outros imunobiológicos, como o rilonacepte e o canaquinumabe (por ora, o único liberado no Brasil), também com ação anti-IL-1, já foi descrito.

Febre familiar do Mediterrâneo

A febre familiar do Mediterrâneo (FMF), ou polisserosite paroxística familiar, é de herança autossômica recessiva, observada principalmente em famílias de origem turca, armênia, judia, árabe e italiana.

Quadro 26.3 Criopirinopatias.

Características clínicas	Síndrome autoinflamatória familiar ao frio	Síndrome de Muckle-Wells	Doença inflamatória multissistêmica de início neonatal /síndrome CINCA
Início dos sintomas	Infância	Infância e adolescência	Neonatal
Manifestações cutâneas	*Rash* urticariforme induzido por frio	*Rash* urticariforme evanescente, induzido por frio, exercícios e estresse	*Rash* urticariforme polimórfico persistente
Manifestações auditivas	–	Hipoacusia	Surdez
Manifestações oculares	Conjuntivite	Conjuntivite	Papiledema, atrofia do nervo óptico, cegueira
Manifestações musculoesqueléticas	Artralgia e rigidez articular	Artralgia e poliartrite não erosiva	Osteoartropatia de grandes articulações, ossificação prematura da patela, baqueteamento digital
Sinais sistêmicos	Picos febris de curta duração e sudorese após exposição ao frio	Febre, sonolência	Febre recorrente, calafrios, meningite asséptica
Sequelas	Fadiga crônica	Amiloidose (25% dos casos) e surdez	Deformidades osteoarticulares, amiloidose (20% dos casos) e surdez

Caracteriza-se por episódios febris recorrentes, de curta duração e intervalos irregulares, acompanhados de serosite (pleurite e/ou peritonite) e artrite. A maioria dos pacientes apresenta os primeiros sintomas da doença durante a infância ou adolescência. Cerca de 33% dos pacientes sofrem uma laparatomia branca. Como manifestação mais grave, observa-se, em alguns pacientes, com a evolução da doença, o desenvolvimento de amiloidose sistêmica do tipo AA.

As lesões cutâneas típicas são placas eritematosas bem-delimitadas (eritema erisipeloide), localizadas em membros inferiores. Já foram descritas associações com púrpura de Henoch-Schönlein, poliarterite nodosa e pioderma gangrenoso. O fenômeno de patergia está presente.

O gene responsável pela FMF (*MEFV*) localiza-se no braço curto do cromossomo 16, responsável por codificar a proteína pirina, proteína inibitória que tem função-chave na regulação do inflamassomo.

O diagnóstico tem por base critérios clínicos, como quadro típico, história familiar e testes genéticos.

O tratamento contínuo com colchicina oral leva 65% dos pacientes à remissão completa dos ataques agudos. Em 30% dos casos observa-se remissão parcial, e apenas 5% dos pacientes não apresentam reação ao medicamento, sendo candidatos a outras terapias, por exemplo, inibidores de IL-1, etanercepte e sulfassalazina.

Síndrome hiper-IgD

A *síndrome hiper-IgD*, ou *deficiência de mevalonato quinase*, caracteriza-se por febre periódica, artralgia, sintomas gastrintestinais, linfadenopatia e esplenomegalia. Lesões cutâneas, como máculas eritematosas dolorosas intermitentes e pápulas e placas eritematosas bem delimitadas com clareamento central, já foram descritas. Úlceras orais e/ou genitais, similares à doença de Behçet, estão presentes em metade dos casos. Pode evoluir raramente para amiloidose secundária.

A análise imuno-histoquímica das lesões revela depósito de IgD e C_3 perivascular. Sua fisiopatologia não é completamente compreendida. Sabe-se que a deficiência de mevalonato quinase causa redução dos níveis de colesterol plasmático e elevação dos níveis de ácido mevalônico urinário. Os níveis de IgD plasmático encontram-se elevados, mas esta não é causa da síndrome nem está associada à atividade ou ao prognóstico da doença.

O uso de sinvastatina inibe a produção de ácido mevalônico e mostra-se eficaz em pacientes com esta síndrome. O uso de anankira e etanercepte tem resultados variáveis. O uso de colchicina e prednisona é pouco eficaz.

Síndrome periódica associada ao receptor de TNF

A *síndrome periódica associada ao receptor de TNF* (TRAPS) caracteriza-se por períodos prolongados de febre, que variam de 7 a 21 dias, e lesões semelhantes à erisipela, juntamente com mialgia (sobrejacente à área de pele afetada), dor abdominal, conjuntivite, edema periorbital unilateral e linfadenopatia. A maioria dos pacientes desenvolve lesões cutâneas ainda na infância, sendo as mais típicas máculas e placas eritematosas, que apresentam migração centrífuga. Também foram descritos placas urticariformes, eritema reticulado e máculas e placas de arranjo serpiginoso. Muitos casos são diagnosticados erroneamente como doença de Weber-Christian.

Mutações no gene *TNFRSF1A* reduzem a concentração citoplasmática, solúvel, do receptor de TNF. O exame histopatológico das lesões revela infiltrado inflamatório perivascular e intersticial rico em linfócitos e monócitos, diferente do infiltrado neutrofílico observado na CAPS.

O tratamento com anankira mostrou resultados pouco satisfatórios. Os resultados com inibidores de TNF ainda são controversos.

Síndrome de Majeed

A síndrome de Majeed é uma doença autossômica recessiva, causada por mutação no gene *LPIN2*, caracterizada por episódios recorrentes de osteomielite asséptica, de início precoce antes dos 2 anos de idade, associados a anemia diseritropoiética congênita, e dermatose neutrofílica. As lesões cutâneas descritas são similares à síndrome de Sweet ou à pustulose generalizada.

Deficiência do antagonista do receptor de IL-1

A deficiência do antagonista do receptor de IL-1, conhecida como DIRA, é de herança autossômica recessiva, causada por mutação no gene *IL1RN*. A ausência do antagonista do receptor de IL-1 leva a maior estimulação das células por esta citocina, provocando um aumento na produção de outros mediadores inflamatórios.

Os pacientes apresentam, desde as primeiras semanas de vida, episódios de inflamação sistêmica, lesões cutâneas pustulosas similares à psoríase pustulosa e osteomielite característica em ossos longos, costelas, clavículas, corpos vertebrais e bacia. As lesões pustulosas podem ser localizadas ou generalizadas. O tratamento com anankira mostrou excelente resposta a longo prazo, mudando consideravelmente o prognóstico desses pacientes, que antes da terapia de bloqueio de IL-1 apresentavam altas taxas de mortalidade. Na ausência deste medicamento ou caso haja contraindicação, um paciente apresentou boa resposta clínica ao adalimumabe.

Síndromes autoinflamatórias mediadas por interferon

Vasculopatia associada à STING com início na infância

A vasculopatia associada à STING com início na infância (SAVI) é causada por mutações *de novo* que geram um ganho de função no gene *TMEM173*. Esse gene codifica a proteína STING, uma proteína sinalizadora cuja ativação leva à produção de interferon.

Os pacientes portadores dessa rara síndrome apresentam vasculite e vasculopatia desde o nascimento, afetando pequenos vasos da derme, podendo levar a vasoclusão e gangrena, principalmente das extremidades.

Síndrome CANDLE

A dermatose neutrofílica atípica crônica com lipodistrofia e temperatura elevada (CANDLE, do inglês *chronic **a**typical **n**eutrophilic **d**ermatitis with **l**ipodystrophy and **e**levated temperature*) caracteriza-se por placas eritematovioláceas anulares, lipodistrofia facial progressiva, artralgia, febre periódica e atraso no desenvolvimento. Os pacientes apresentam, desde os primeiros anos de vida, episódios de edema facial e palpebral, além de edema nas extremidades, e lipoatrofia progressiva, principalmente na face.

É causada por mutações no gene *PSMB8*. A histopatologia das lesões revela neutrófilos e infiltrado perivascular e intersticial rico em células mieloides. Já foi relatada resposta parcial a corticosteroides, e metotrexato. Os pacientes não respondem ao anankira.

Síndromes autoinflamatórias causadas por aumento na sinalização NF-κB

Síndrome de Blau

Também chamada *granulomatose sistêmica familiar juvenil*, caracteriza-se pela formação de granulomas cutâneos, poliartrite simétrica e manifestações oculares (uveíte, irite, vitrite e glaucoma de ângulo fechado). As lesões cutâneas descritas incluem pápulas eritematosas disseminadas e úlceras em membros inferiores, cuja histopatologia revela granulomas não caseosos. Também já foi descrito *rash* ictiosiforme. Pode ocorrer ainda: infiltração granulomatosa de pulmões, rins, fígado, artérias e sistema nervoso central. A tríade clássica é: dermatite, artrite e uveíte.

É causada por mutações no gene *CARD15* (também conhecido como *NOD2*), que tem função ativadora da via do NF-κB e estimula a produção de citocinas inflamatórias. É transmitida de maneira autossômica dominante.

O uso de infliximabe e etarnecepte já foi relatado, com respostas moderadas. A terapia anti-IL-1 (anankira) não se mostrou eficaz.

Outras síndromes autoinflamatórias não categorizadas

Síndrome PAPA

A *síndrome PAPA* (***p**yogenic **a**rthritis, **p**ioderma gangrenoso e **a**cne*) é uma doença rara de transmissão autossômica dominante. As primeiras manifestações em geral aparecem na infância. Os pacientes apresentam tipicamente: acne nodulocística, abscessos estéreis e úlceras cutâneas. Episódios de artrite destrutiva ocorrem desde a infância e afetam principalmente o esqueleto não axial. A cultura do líquido sinovial é negativa para microrganismos.

Em 2012, foi descrito em dois pacientes não familiais um quadro clínico semelhante, sem a artrite asséptica, mas com pioderma gangrenoso, acne conglobata e *suppurativa hidradenitis*, denominado pelo acrônimo PASH. Posteriormente foi descrita a síndrome PAPASH, que acrescentaria à anterior a artrite piogênica. Não foi reconhecido um defeito genético específico.

Mutações no gene *PSTPIP1* promovem ganho na afinidade de proteína cuja função é inibir a pirina, aumentando, assim, a atividade do inflamassomo. Outra alteração gênica capaz de causar a síndrome é no gene *MEFV* isoladamente ou mesmo em associação com o *PSTPIP1*. Outras mutações mais raras também são descritas.

O adalimumabe mostra-se bastante efetivo. A acne e o pioderma respondem também ao uso de infliximabe e etanercepte. O controle da inflamação pode ser obtido, ocasionalmente, com o uso de prednisona.

Deficiência da adenosina deaminase 2

Causada por mutações no gene *CECR1*, de herança autossômica recessiva, a deficiência da adenosina deaminase 2 (DADA2) provoca um quadro de vasculopatia similar à poliarterite nodosa. Os pacientes apresentam livedo reticular, febre, hepatoesplenomegalia, hipertensão arterial e manifestações oculares, além de acidentes vasculares cerebrais de início precoce. Outras manifestações cutâneas incluem fenômeno de Raynaud, úlceras, púrpura e necrose digital.

Deficiência do antagonista do receptor de IL-36

É uma doença autossômica recessiva causada por mutações no gene *IL36RN*, a deficiência do antagonista do receptor de IL-36 (DITRA) desencadeia um quadro similar à psoríase pustulosa generalizada, associado a episódios de febre, desde a infância. Os pacientes apresentam astenia, proteína C reativa aumentada e leucocitose. Também podem ocorrer infecções secundárias da pele e sepse. É uma doença potencialmente fatal. Os surtos da doença podem ser desencadeados por infecções virais ou bacterianas, após a retirada de retinoides sistêmicos, ou durante a menstruação e a gravidez.

Síndrome SAPHO

Caracteriza-se por acne grave, pustulose palmoplantar, inflamação crônica das cartilagens esternoclaviculares e esternocostais, osteosclerose e osteíte hipertrófica de vértebras e do fêmur, e sinovite dos cotovelos, joelhos e articulações metacarpofalangianas e interfalangianas proximais (SAPHO – **s**inovite, **a**cne, **p**ustulose, **h**iperostose e **o**steíte). Existe subgrupo de pacientes (geralmente crianças) que apresentam osteomielite multifocal recorrente crônica.

Todos os tipos graves de acne podem ser encontrados (acne conglobata, acne *fulminans* e acne inversa). Doença inflamatória intestinal se associa em 10% dos casos. Provavelmente agentes bacterianos como *Staphylococcus aureus* e *Propionibacterium acnes*, que foram isolados em culturas de lesões cutâneas e osteoarticulares, atuam como deflagradores dos episódios de inflamação.

O uso de anankira, etanercepte e adalimumabe mostrou-se útil em alguns pacientes. As lesões cutâneas também podem ser controladas com o uso de colchicina, prednisona, acitretina e dapsona.

Síndrome de Schnitzler

Caracteriza-se por febre periódica, urticária, artrite, hiperostose, osteosclerose e gamopatia monoclonal IgM. As placas urticariformes acometem principalmente tronco e membros inferiores. Linfadenopatia, hepatomegalia, infiltração medular, anemia, trombofilia e distúrbios renais podem coexistir.

Não se conhece as bases genéticas e fisiopatológicas da doença. Exames laboratoriais mostram elevação de IL-1β, IL-6 e IL-18. O exame imuno-histoquímico das lesões revela deposição de IgM na derme papilar e na membrana basal. O uso de anankira mostrou-se eficaz.

Síndrome VEXAS

É um acrônimo caracterizado por **V**acúolos, **E**1 enzima, **X**-*linked*, **A**utoinflamação, **S**omático (VEXAS). É uma síndrome genética multissistêmica de início tardio (em torno dos 50 anos) que se apresenta com manifestações cutâneas diversas – as quais, inclusive, variam ao longo do tempo –, policondrite recorrente, anormalidades hematopoiéticas e inflamação sistêmica; cerca de 88% dos pacientes são do sexo masculino. A mutação se dá no gene *UBA1* do cromossomo X.

A patologia da pele revela infiltrados neutrofílicos que se expressam por meio de lesões como síndrome de Sweet-like, eritema multiforme, eritema nodoso, exantema morbiliforme, livedo racemoso, angioedema, lúpus túmido-*like*, vasculite e policondrite recorrente. As alterações hematológicas também são muito variadas (macrocitose, citopenias, tromboses, mielodisplasia, gamopatia e vacúolos nos precursores mieloides e eritocíticos na medula). Caracterizando a autoinflamação, ocorrem episódios recorrentes de febre, prostração, esclerite, policondrite e artrite.

O tratamento é feito com corticoterapia sistêmica durante as crises na dose inicial de 40 mg, com retirada lenta.

Autoinflamação em algumas doenças

O conhecimento dos defeitos genéticos e moleculares envolvidos nas doenças autoinflamatórias monogênicas possibilitou o reconhecimento de mecanismos e vias do sistema imune inato, que também estão envolvidos na fisiopatologia de doenças dermatológicas mais frequentes, de causa multifatorial ou poligênicas.

A descoberta da relação de diversas doenças neutrofílicas com alterações no inflamassomo e produção de IL-1 tem levado alguns autores a propor que esse grupo de doenças seja considerado parte do espectro da autoinflamação. Além disso, várias doenças autoinflamatórias monogênicas apresentam manifestações cutâneas muito similares às lesões de dermatoses neutrofílicas. Há relatos do uso de terapia anti-IL-1 para tratar casos refratários de dermatoses neutrofílicas, como síndrome de Sweet e pioderma gangrenoso.

O fato de a doença de Behçet ser caracterizada por episódios recorrentes de inflamação neutrofílica, sem autoanticorpos ou autoantígenos, faz com que alguns autores a considerem uma doença autoinflamatória. Pacientes portadores da haploinsuficiência de A20 (HA20), uma doença autossômica dominante causada por mutação no gene *TNFAIP3*, apresentam quadro clínico, de início na infância, indistinguível da doença de Behçet, e por isso é considerada a forma monogênica da doença de Behçet.

A IL-1 tem papel crucial em várias doenças inflamatórias, entre elas a psoríase. A presença de neutrófilos nas lesões e a participação do sistema imune inato são características comuns à psoríase e ao grupo das doenças autoinflamatórias monogênicas. Pacientes portadores de mutação no gene *CARD-14* apresentam quadro cutâneo que pode ser idêntico à psoríase vulgar ou pustulosa e pitiríase rubra pilar, sem sintomas sistêmicos. A herança é autossômica dominante; é considerada por alguns autores como uma forma monogênica de psoríase (CAMPS).

A participação do inflamassomo e do sistema imune inato na fisiopatogenia de diversas outras doenças tem sido investigada, como: acne, esclerose sistêmica, rosácea, hidrosadenite, dermatite atópica, farmacodermias, entre outras.

A participação desses mecanismos autoinflamatórios em doenças complexas, multifatoriais e crônicas abre caminho para a descoberta de novas possibilidades terapêuticas e continuará sendo motivo de grande interesse científico nos próximos anos.

Bibliografia

Bölükbasi B, Krause K. Cutaneous manifestations of systemic autoinflammatory disorders. *Clin Dermatol.* 2015 Feb;33(5):520-6.

Braun-Falco M, Kovnerystyy O, Lohse P, Ruzicka T. Pyoderma gangrenosum, acne, and suppurative hidradenitis (PASH) – a new autoinflammatory syndrome distinct from PAPA syndrome. *J Am Acad Dermatol.* 2012 Mar;66(3):409-15.

Bustamante-Ogando JC, Scfeffler-Mendonza S, Yamasaki-Nakashimada MA. IL-receptor antagonist defect (DIRA) in a pediatric patient, receiving adalimumab with good clinical response. *Int J Dermatol.* 2021 May; 60(5):639-40.

De D, Baskaran N, Shah S *et al.* Cutaneous manifestations of VEXAS syndrome: multiple changing faces in the same patient. *Int J Dermatol.* 2024 Apr;63(4):517-20.

De Jesus AA, Canna SW, Liu Y, Goldbach-Mansky R. Molecular mechanisms in genetically defined autoinflammatory diseases: disorders of amplified danger signaling. *Annu Rev Immunol.* 2015 Feb;33:823-74.

Farasat S, Aksentijevich I, Toro JR. Autoinflammatory diseases: clinical and genetic advances. *Arch Dermatol.* 2008 Mar;144(3):392-402.

Feola H, Cian RL, Mancinelli MC. PASH syndrome: a novel MEFV mutation variant with excelent response to adalimumab in a refractory case. *Int J Dermatol.* 2025 Jan;64;(1):183-5.

Flatau E, Kohn D, Schiller D *et al.* Schönlein-Henoch syndrome in patients with familial Mediterranean fever. *Arthritis Rheum.* 1982 Jan;25(1):42-7.

Kanazawa N. Rare hereditary autoinflammatory disorders: towards an understanding of critical in vivo inflammatory pathways. *J Dermatol Sci.* 2012 Jun;66(3):183-9.

Kanazawa N, Furukawa F. Autoinflammatory syndromes with a dermatological perspective. *J Dermatol.* 2007 Sep;34(9):601-18.

Livneh A, Langevitz P. Diagnostic and treatment concerns in familial Mediterranean fever. *Baillieres Best Pract Res Clin Rheumatol.* 2000 Sep;14(3):477-98.

Lugassy G, Ronnen M. Case report: severe pyoderma associated with familial Mediterranean fever – favorable response to colchicine in three patients. *Am J Med Sci*. 1992 Jul;304(1):29-31.

Paiva-Oliveira EL, Silva AC, Silva RM *et al*. Inflamassoma e sua repercussão clínica: revisão da literatura. *Revista de Ciências Médicas e Biológicas*. 2010 Jan-Fev;11(1):96-102.

Pithukpakorn M, Aksentijevich I, Toro JR. Autoinflammation: from monogenic syndromes to common skin diseases. *J Am Acad Dermatol*. 2013 May; 68(5):834-53.

Rigante D. The fresco of autoinflammatory diseases from the pediatric perspective. *Autoimmun Rev*. 2012 Mar;11(5):348-56.

Sá DC, Festa C. Inflammasomes and dermatology. *An Bras Dermatol*. 2016 Set-Out;91(5):566-78.

Salik D, Zoghaib S, Dangoisse C *et al*. New variant deficiency of interleukin-36 receptor antagonist syndrome (DITRA). *Int J Dermatol*. 2021 Jul;60(7):899-900.

Satoh TK, Mellett M, Contassot E, French LE. Are neutrophilic dermatoses autoinflammatory disorders? *Br J Dermatol*. 2016; 1-11.

Satta R, Obici L, Merlini G, Cottoni F. Late-onset familial Mediterranean fever: an atypical presentation of dermatologic interest. *Arch Dermatol*. 2007 Aug;143(8):1080-1.

Shwin KW, Lee CR, Goldbach-Mansky R. Dermatologic manifestations of monogenic autoinflammatory diseases. *Dermatol Clin*. 2017 Jan;35(1):21-38.

Distúrbios Relacionados com as Células de Langerhans e os Macrófagos

PARTE 10

27

Histiocitoses

Tiago Silveira Lima ◆ **Beatriz Reis** ◆ **David Rubem Azulay**

As histiocitoses constituem um grupo de doenças raras caracterizadas pela proliferação de histiócitos.

O termo *histiócito* não corresponde a um tipo celular específico, mas a um grupo de células composto por todos os tipos de macrófagos e demais células dendríticas relacionadas com o sistema imune (células de Langerhans, dendrócitos dérmicos e células indeterminadas). Os macrófagos se originam dos monócitos sanguíneos circulantes (Quadro 27.1).

As histiocitoses podem ser divididas de acordo com critérios de imunofenotipagem, histopatologia, microscopia eletrônica, apresentação clínica, entre outros. É possível classificá-las em três grupos: histiocitose de células de Langerhans (classe I), histiocitoses não Langerhans (classe II) e distúrbios histiocíticos malignos (classe III).

Histiocitose de células de Langerhans

Na pele normal, as células de Langerhans funcionam como apresentadoras de antígeno: após estimuladas por algum antígeno externo, migram para o linfonodo regional e ativam células T antígeno-específicas, que retornam à pele; a dermatite de contato alérgica é o protótipo de dermatose mediada por essas células.

Quadro 27.1 Células histiocíticas.

Histiócitos	Correspondem a todos os tipos de macrófagos e às células dendríticas relacionadas com o sistema imune
Macrófagos	Células fagocíticas com função de apresentação de antígeno; na pele, estão localizadas na derme
Células dendríticas da pele	Provavelmente têm origem comum com os macrófagos; compreendem as células de Langerhans, as células indeterminadas e os dendrócitos dérmicos
Dendrócito dérmico	Função de apresentação de antígenos e homeostase local
Células de Langerhans	Células apresentadoras de antígenos localizadas na epiderme; apresentam à microscopia eletrônica os grânulos de Birbeck
Células indeterminadas	São imunofenotipicamente semelhantes às células de Langerhans, porém se localizam na derme papilar e não apresentam os grânulos de Birbeck

Adaptado de Wood GS e Harber RS (1993).

A *histiocitose de células de Langerhans* (HCL), antigamente chamada *histiocitose X*, é uma doença de causa desconhecida, cuja principal característica é a proliferação de células CD1a e S100 positivas, com grânulos citoplasmáticos idênticos aos da célula de Langerhans (grânulos de Birbeck vistos à microscopia eletrônica). É também característica a positividade da Langerina (CD207) à imuno-histoquímica. No entanto, há algumas exceções: no infiltrado de alguns órgãos, como o fígado, por exemplo, não há grânulos de Birbeck, e CD1a e CD207 podem estar negativos.

Há ainda certa controvérsia se o distúrbio é, de fato, neoplásico ou imunológico. Estudo recente revelou que 50% dos tecidos tumorais desses pacientes carregam a mutação somática do gene *BRAF*, o que corroboraria a teoria neoplásica. A presença de inúmeras citocinas pró-inflamatórias, por outro lado, reforça a origem reacional/imunológica.

Algumas etnias parecem apresentar maior prevalência, como a população hispânica.

A incidência varia de 2,6 a 8,9 casos por milhão de crianças menores de 15 anos por ano, com média de idade ao diagnóstico de 3 anos. Nos adultos os dados são menos definidos, mas há descrição de 0,07 caso por milhão de pessoas por ano.

A apresentação clínica da doença pode ser dividida, do ponto de vista didático, em quatro tipos principais, os quais, na verdade, podem representar diferentes fases evolutivas da mesma doença. Por isso, a tendência atual é considerar a HCL como uma única doença, com extensão e manifestações diversas. São elas: doença de Letterer-Siwe, doença de Hand-Schüller-Christian, granuloma eosinofílico e doença de Hashimoto-Pritzker. Vale lembrar que a variabilidade das apresentações clínicas não é restrita e que os quadros são variados e, por vezes, sobrepostos.

O diagnóstico se dá pela concordância de achados clínicos, radiológicos e histológicos.

É necessária a biopsia do tecido acometido mais acessível, normalmente a pele, ou até mesmo o osso. O exame histopatológico revela um denso infiltrado dérmico de grandes células histiocíticas – com citoplasma abundante e levemente eosinofílico, além de núcleo lobulado ou reniforme –, semelhantes a "feijões". Em geral, também são encontradas outras células, sobretudo eosinófilos e células gigantes multinucleadas, inclusive "abscessos eosinofílicos". Na maior parte dos casos, a confirmação diagnóstica deve ser feita por meio de estudo imuno-histoquímico ou imunofenotipagem (ver Figura 6.7, no Capítulo 6).

A HCL representa um espectro de doenças multissistêmicas caracterizadas por acúmulo de células com o fenótipo das células de Langerhans em um ou mais órgãos. Mais de 50% dos pacientes apresentam manifestações cutâneas no início do quadro; no entanto, apenas 4 a 7% dos casos têm a pele como único órgão afetado. Os órgãos mais afetados são ossos (80% dos casos), pele, linfonodos e glândula pituitária (25% dos casos); são também envolvidos fígado, baço, sistema hematopoiético, pulmões e sistema nervoso central (além da hipófise).

É importante destacar que outras doenças podem causar lesões ósseas com imagem semelhante à HCL, e é possível que outras dermatoses também demonstrem infiltrado histiocitário CD1a positivo na derme.

Trata-se de uma afecção predominantemente da infância; é raro o aparecimento na fase adulta, principalmente nos idosos, com apresentação clínica variada e curso imprevisível. A doença na fase adulta muitas vezes vem acompanhada de outra neoplasia hematológica; além disso, acomete sobretudo o esqueleto axial, o crânio e o pulmão (com grande associação com tabagismo).

O primeiro passo frente à suspeita de HCL é realizar anamnese e exame físico dirigidos, tendo em vista os órgãos-alvo mais comuns.

Em seguida, devem ser solicitados hemograma completo, função hepática, VHS, PCR, radiografia de tórax (RT) e de qualquer parte do corpo que seja foco de eventual sintoma. Deve-se ponderar quanto à requisição de ultrassonografia abdominal, principalmente em bebês, para investigação de hepatoesplenomegalia.

O terceiro passo será solicitar exames específicos de acordo com alterações nos exames iniciais ou sinais e sintomas, que sugiram envolvimento específico. História de poliúria e polidipsia requer investigação de diabetes insípido (comum nesses pacientes), com exames de urina, eletrólitos e teste de privação de água. Anormalidades endócrinas indicam avaliação dos hormônios hipotalâmicos. Cintigrafia óssea, PET-scan e ressonância nuclear magnética (RNM) não são rotineiramente solicitados para investigação óssea, a menos que haja sintomas específicos. Alterações hematológicas ou hepáticas podem sugerir biopsia de medula óssea ou de fígado, respectivamente. Se houver sintomas pulmonares ou alteração na RT, é mandatória a realização de tomografia computadorizada (TC) de tórax e, eventualmente, lavado broncoalveolar (para se descartarem outras comorbidades, como infecções) e biopsia pulmonar, se ainda houver dúvida diagnóstica. Anormalidades visuais, neurológicas, otológicas ou suspeita de envolvimento de mastoide indicam a solicitação de RNM de crânio e TC do osso temporal. RNM de crânio também é indicada nos casos de disfunção de hipófise ou lesões nos ossos do crânio. Diarreia crônica inexplicada, déficit de crescimento ou má absorção orienta a realização de endoscopia com múltiplas biopsias.

Análise de mutações em *BRAFV600E* ou *MAPK-ERK* são bem-vindas para a tomada de decisão terapêutica.

O tratamento dos tipos cutâneos localizados pode ser feito com excisão cirúrgica, corticosteroides tópicos ou sistêmicos, radioterapia localizada, mostarda nitrogenada tópica, imiquimode, fototerapia, metotrexato, talidomida, *electron-beam*, vimblastina e interferon sistêmico. Lesões ósseas localizadas podem ser tratadas com AINEs, bifosfonados, infiltração intralesional de corticosteroides, curetagem ou radioterapia.

Para o caso de doença multissistêmica, com risco para órgãos-alvo, ou ainda, acometimento extenso ou muito sintomático, a terapêutica agressiva é indicada. Os esquemas são variados, e a maioria dos fármacos utilizados foi avaliada em pequeno número de pacientes, em geral, em circunstâncias com algum viés. O grau de evidência e eficácia é caracteristicamente baixo. São descritos: AINEs como indometacina, esteroides e substâncias citostáticas (vincristina, vimblastina, etoposídeo, 6-mercaptopurina, metotrexato, citarabina e cladribina) ou associação destas. São ainda relatados interferon-α, anti-TNF-α, ciclosporina, talidomida etc. O esquema mais utilizado é a vimblastina intravenosa (6 mg/m^2) em *bolus*, com doses semanais por 6 semanas, associada a prednisona (40 mg/m^2/dia), por via oral, dividida em três doses diárias por 4 semanas, seguidas de redução gradual em 2 semanas. Uma nova avaliação deve ser feita após esse ciclo.

Novos estudos mostram respostas promissoras em pacientes refratários com o uso de inibidores de BRAF e inibidores de MEK.

Os três maiores desafios no tratamento são a abordagem de pacientes refratários à primeira linha de tratamento, dos adultos com doença disseminada, e os protocolos para evitar sequelas no sistema nervoso central.

Os protocolos de acompanhamento dos doentes são muito variáveis, assim como a clínica e o prognóstico do distúrbio (desde lesões autorregressivas até desfecho fatal), devendo ser individualizados. O primeiro princípio na condução desses pacientes é o acompanhamento multidisciplinar. O segundo, o seguimento do paciente por ao menos 5 anos após o último tratamento ou a última ativação da doença. A frequência do *follow-up* e os exames a serem solicitados serão adaptados a cada situação particular; na ausência de terapia sistêmica e sintomatologia, são sugeridas quatro consultas no primeiro ano, duas no segundo e terceiro anos e uma no quarto e quinto anos seguintes.

Início precoce, doença extensa e envolvimento de fígado, pulmão e cérebro indicam pior prognóstico. De forma geral, cerca de 98% dos pacientes sobrevivem à doença. Apesar de o índice de sobrevivência dos pacientes sem acometimento de órgãos internos ser bom, quando há tal acometimento, o desfecho trágico pode chegar a 20%. Mesmo com resposta ao tratamento, as recidivas atingem até 30% dos casos.

Até 50% dos pacientes curados sofrem com algum tipo de sequela, principalmente aqueles que cursam com doenças multissistêmicas ou com múltiplas reativações. Os efeitos tardios mais frequentes da doença são: diabetes insípido, anormalidades ortopédicas, retardo no crescimento, perda de audição, deficiência hormonal e doença neurodegenerativa; em menor grau podem permanecer cirrose biliar e insuficiência respiratória.

Doença de Letterer-Siwe

De grande interesse para o dermatologista pela exuberância das lesões cutâneas, a doença de Letterer-Siwe (DLS) caracteriza-se por ser um tipo agudo e disseminado da HCL, em geral fatal, atingindo em especial crianças até os 2 anos de idade; no entanto, alguns casos são relatados em adultos. As lesões cutâneas caracterizam-se por: pápulas amarelo-rosadas, principalmente no tronco e couro cabeludo; regiões inguinal e perineal frequentemente com descamação, podendo surgir crostas, erosões e ulcerações (Figura 27.1). As lesões do couro cabeludo tendem a surgir em seu contorno, simulando o eczema seborreico, e lesões em dobras lembram intertrigo. A presença de lesões purpúricas é útil no diagnóstico diferencial com a dermatite seborreica na infância e pode indicar pior prognóstico. O envolvimento de mucosas é raro. Também podem ocorrer alterações ungueais, como paroniquia, onicólise e estrias purpúricas. Hepatoesplenomegalia, lesões pulmonares (padrão "em favo de mel"), lesões ósseas, sobretudo de crânio e costelas, linfoadenomegalia, febre e perda de peso completam o quadro. Trombocitopenia e anemia ocorrem quando há infiltração da medula óssea com

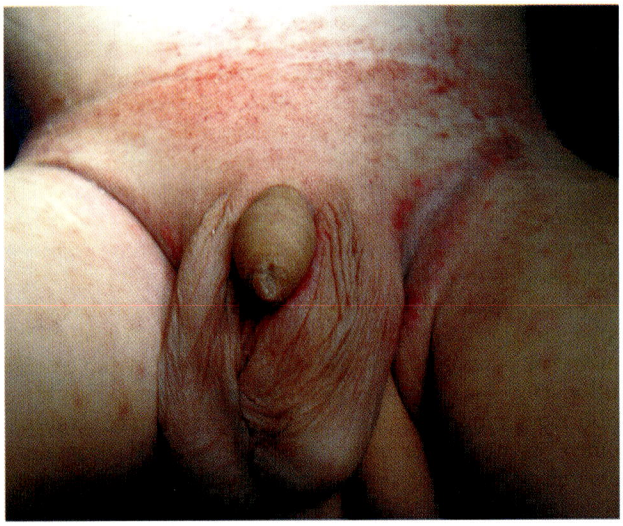

Figura 27.1 Doença de Letterer-Siwe – lesões eritematopurpúricas em localização característica.

células histiocíticas. É a de pior prognóstico, e o tratamento é feito com poliquimioterapia. Há relatos do tratamento com talidomida para formas multissistêmicas; no entanto, um estudo clínico de fase II mostrou que seis pacientes com envolvimento hepático, esplênico, pulmonar ou da medula óssea tratados com talidomida evoluíram para óbito e que houve boa resposta com o fármaco apenas nos pacientes que não apresentavam lesões nesses órgãos. Além dos histiócitos, o exame anatomopatológico revela linfócitos, eosinófilos e raros neutrófilos.

Doença de Hand-Schüller-Christian

Alcança preferencialmente crianças entre 2 e 6 anos de idade, apresentando-se de forma crônica e progressiva, com quatro manifestações principais: lesões ósseas osteolíticas, em especial do crânio ("lesão tipo mapa" em região temporoparietal); diabetes insípido; exoftalmia; e lesões mucocutâneas. As lesões cutâneas existem em um terço dos casos e assemelham-se às da doença de Letterer-Siwe, podendo tornar-se xantomatosas. Nas mucosas, as lesões são noduloulcerativas, acometendo com maior frequência a vulva e a gengiva. O tratamento pode ser feito com corticosteroides, quimioterapia, irradiação ou cirurgia.

Granuloma eosinofílico

É o tipo mais comum de HCL. Forma benigna localizada, que acomete mais frequentemente o sexo masculino; mais de 75% dos casos ocorrem antes dos 20 anos de idade, apresentando, em geral, apenas lesões ósseas. É de evolução crônica insidiosa, manifestando-se clinicamente como dor óssea localizada e edema de tecidos moles adjacentes, podendo ocorrer fratura espontânea e otite média crônica, quando ocorre acometimento do osso temporal. Lesões na mandíbula podem levar à perda óssea alveolar progressiva e de rápida evolução. Os ossos mais acometidos são, em ordem decrescente de frequência: crânio, arcos costais, coluna vertebral, pelve, escápula e ossos longos. As lesões mucocutâneas são raras e têm aspecto ulceroso ou erosado, estando, em geral, localizadas no períneo. O tratamento das lesões ósseas pode ser feito por irradiação ou curetagem óssea. Há casos de regressão espontânea ou parada de progressão da doença mesmo sem tratamento. A histopatologia demonstra reação granulomatosa com eosinófilos.

Doença de Hashimoto-Pritzker

Também chamada **retículo-histiocitose congênita autolimitada**, é uma variante benigna da HCL; está presente ao nascimento ou surge nos primeiros dias de vida. Manifesta-se como uma erupção de múltiplos nódulos vermelho-acastanhados, caracteristicamente as mucosas estão poupadas. As lesões evoluem, então, para cicatrização espontânea, com formação de crostas e cicatrizes atróficas.

Histiocitoses não Langerhans

Também podem ser denominadas *histiocitose classe II*, *histiocitose não X* ou *histiocitose de fagócitos mononucleares não Langerhans*.

Compõem um confuso e peculiar grupo de doenças heterogêneas que apresentam, em comum, proliferação não neoplásica de histiócitos, com características fenotípicas diferentes das células de Langerhans, isto é, são CD1a e S100 negativos à imuno-histoquímica, e, na microscopia eletrônica, não apresentam os grânulos de Birbeck. As células têm origem nos monócitos/macrófagos, podendo apresentar os seguintes aspectos morfológicos: histiócito tecidual, vacuolado, estrelado (chanfrado), fusiforme, oncocítico, espumoso (xantomatoso), célula gigante tipo corpo estranho, célula gigante tipo Langhans, célula gigante oncocítica e célula gigante de Touton (ver no Capítulo 6, *Célula gigante multinucleada*). Nenhum tipo celular é estritamente definidor de qualquer tipo de doença, mas existem as células mais comuns e sugestivas de algumas formas de histiocitoses, tanto localizadas quanto disseminadas (Quadro 27.2).

Podem apresentar semelhança histopatológica com os xantomas (células xantomizadas), porém não são acompanhadas de hiperlipemias.

Do ponto de vista clínico, podem ser divididas em três grupos: o que afeta sobretudo a pele; outro que afeta a pele tendo comprometimento sistêmico importante; e aqueles casos nos quais há comprometimento sistêmico e ocasionalmente cutâneo.

Nas doenças localizadas, quando possível, é indicada a tentativa de cura por excisão cirúrgica das lesões.

Para maior compreensão desses quadros, é necessária melhor elucidação da origem de cada célula envolvida que dá origem à doença. A avaliação do padrão celular e a imuno-histoquímica podem ser úteis. É provável que algumas histiocitoses não representem entidades autônomas, e sim meras variantes. No entanto, classicamente são definidas e nomeadas certas doenças, com base principalmente em padrões clínicos e histológicos comuns.

Xantogranuloma juvenil

É a mais comum das histiocitoses não Langerhans. Surge durante o primeiro ano de vida em 80% dos casos e, em 20 a 30%, está presente ao nascimento. É rara no adulto, e, quando acontece, a lesão costuma ser única e localizar-se na face. A forma nodular solitária ocorre em cerca de 85% dos casos e apresenta-se como lesão de 1 a 2 cm de diâmetro; a micronodular caracteriza-se por pápulas cupuliformes, rosadas ou vermelho-acastanhadas, que logo adquirem tonalidade amarelada (Figura 27.2). A localização se dá principalmente na cabeça, no pescoço e no tronco superior. Outras apresentações clínicas incomuns são descritas e incluem: ceratótica, liquenoide, pedunculada, subcutânea, em placa, intramuscular e gigante.

Quadro 27.2 Histiocitoses não Langerhans.

	Vacuolado	Fusiforme	Oncocítico	Estrelado	Xantomizado
Representação	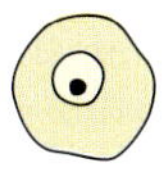	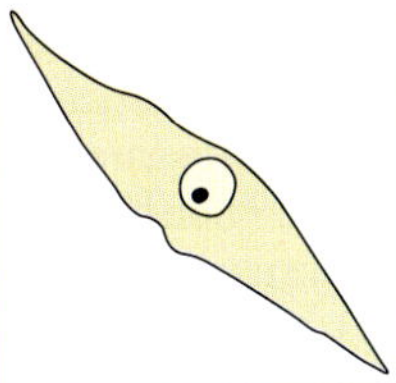	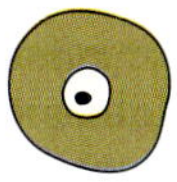	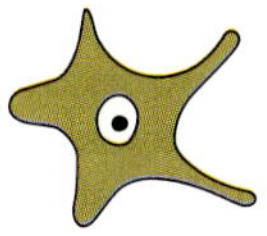	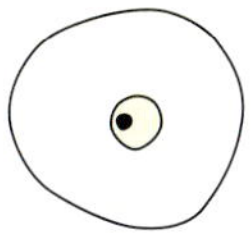
Padrão celular monomórfico – doença sistêmica ou generalizada, com ou sem distúrbios associados	Histiocitoma generalizado	Histiocitose nodular progressiva	Retículo-histiocitose multicêntrica	Xantoma disseminado	Xantomas papulosos (múltiplos) Xantoma disseminado (raro)
Padrão celular monomórfico – doença localizada na pele	Histiocitose cefálica benigna Xantogranuloma mononuclear	Xantogranuloma fusiforme	Retículo-histiocitoma	–	Xantoma papuloso (solitário)
Padrão celular polimórfico	Xantogranulomas juvenil e adulto (clássicos)	Xantogranulomas juvenil e adulto (clássicos)	Xantogranulomas juvenil e adulto (clássicos)	Xantogranulomas juvenil e adulto (clássicos)	Xantogranulomas juvenil e adulto (clássicos)

Adaptado de Zelger BW, Sidoroff A, Orchard G *et al.* (1996).

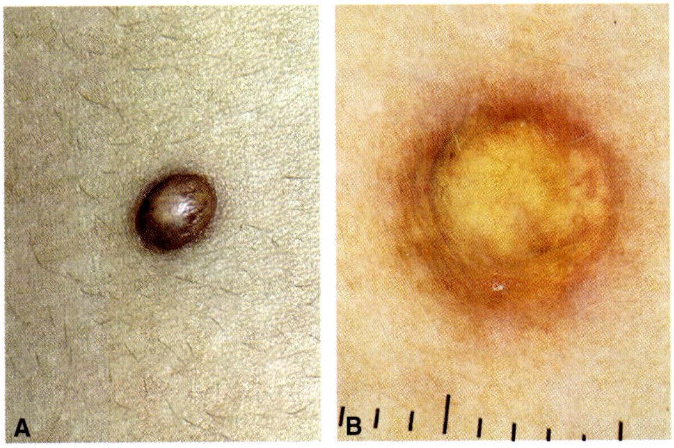

Figura 27.2 A. Xantogranuloma juvenil – lesão típica, pois tem coloração amarelada, é solitária e no couro cabeludo de uma criança. **B.** Xantogranuloma juvenil. (Figura **A**: cortesia do Dr. Edgar Ollague.)

O aspecto histopatológico é variado, com denso infiltrado histiocítico com células vacuoladas, no início, e xantomatosas multinucleadas tipo Touton, posteriormente, em grande quantidade. Na imuno-histoquímica, os histiócitos coram-se para HAM56, CD68 e fator XIIIa. Em alguns casos, pode ocorrer expressão de S100; CD1a negativo.

Em cerca de 90% dos casos, ocorre involução espontânea em 1 ano, deixando cicatriz atrófica e hipercrômica. Há relatos de caso de anetodermia pós-xantogranuloma. As lesões podem persistir por anos, como também pode haver acometimento sistêmico em cerca de 0,75% dos casos: infiltração xantomatosa dos olhos (cerca de 0,24%) e, mais raramente, dos pulmões, da medula óssea, do SNC e do coração, o que altera consideravelmente o prognóstico; pode levar à cegueira.

Não requer tratamento, exceto se ocorrerem fenômenos compressivos ou anormalidades hematológicas. Nesses casos, utiliza-se tratamento sistêmico semelhante ao das HCL. Quando possível, ressecção cirúrgica completa é indicada, mas pela possibilidade de involução espontânea, cirurgias mutilantes devem ser evitadas.

É descrita associação com neurofibromatose tipo I; nesses casos, é necessário pesquisar leucemia mieloide crônica juvenil, pois tal associação aumenta em 20 vezes o risco de desenvolvimento dessa malignidade.

Xantoma disseminado

Também conhecido como *síndrome de Montgomery*, caracteriza-se por haver pápulas e nódulos de coloração amarelo-acastanhada localizados predominantemente nas áreas flexurais, na face, no tronco e nas extremidades proximais. As lesões podem confluir, formando placas verrucosas, queloideformes e desfigurantes. O perfil lipídico é normal. A infiltração xantomatosa pode acometer meninge, olhos, mucosa oral, faringe, laringe e brônquios, causando dispneia e disfagia, com potencial risco de vida e eventual necessidade de traqueostomia. Diabetes insípido ocorre em 40% dos casos, devido à infiltração da pituitária; para alguns autores, trata-se de uma variante da doença de Hand-Schüller-Christian.

É uma doença rara e, na grande maioria dos casos, autolimitada e benigna. Não há tratamento estabelecido, embora seja necessária abordagem cirúrgica em alguns casos. Uso de azatioprina, cladribina e ciclofosfamida, com ou sem prednisolona, foi descrito.

É marcada por histiócitos xantomizados e estrelados (chanfrados), além de outras células inflamatórias e células gigantes de Touton e corpo estranho.

Xantoma papuloso

Xantomatose extremamente rara, caracterizada por pequenas pápulas amareladas, assintomáticas, que não confluem. Ocorre, em geral, nas pálpebras, no pescoço, nas extremidades e no tronco. Inicialmente considerado específico do adulto, pode ser observado também em crianças, sobretudo a partir dos 5 anos de idade. Do ponto de vista histopatológico, as lesões são marcadas por exuberância de histiócitos xantomizados perivasculares desde o início, sem fibrose e células gigantes. Seu curso é benigno e as lesões costumam regredir em 1 a 5 anos. Pode vir associado a disproteinemias, leucemias e mieloma múltiplo.

Histiocitose cefálica benigna

Acomete, em geral, menores de 1 ano de idade. Caracterizada por pequenas lesões papulonodulares, eritematoamareladas, ocorrendo primeiro na parte superior da face, podendo progredir até os membros superiores (MMSS) de maneira descendente (Figura 27.3). A doença poupa mucosas e vísceras, é autolimitada e não deixa cicatriz. Na histopatologia, observamos infiltrado bem circunscrito de histiócitos vacuolados, intimamente ligado à epiderme com linfócitos esparsos. Na microscopia eletrônica, encontram-se *worm-like bodies*. Na imuno-histoquímica há positividade para CD11b, CD14b, CD68, HAM56 e fator XIIIa. Não necessita de tratamento. A forma mais localizada do distúrbio foi denominada "xantogranuloma mononuclear".

Histiocitoma eruptivo generalizado

As lesões consistem em pápulas firmes, vermelhas ou azul-escuras, variando de 3 a 10 mm de diâmetro. Aparecem em surtos, numerosas, distribuídas de modo simétrico pelo corpo, podendo envolver mucosas. Em crianças, costuma surgir antes dos 4 anos de idade e, em adultos, entre a terceira e a sexta décadas de vida. Na histopatologia, observa-se infiltrado monomórfico e denso de histiócitos, caracteristicamente vacuolados, ocupando papila e porção média da derme com poucos linfócitos. Os histiócitos coram-se positivamente, na imuno-histoquímica, para CD14b, lisozima, α1-antitripsina, CD11b, Mac387, CD68 e fator XIIIa. O estado geral é preservado. A doença pode durar anos e desaparece de maneira espontânea.

Histiocitoma nodular progressivo

Também chamado "retículo-histiocitose cutânea generalizada", caracteriza-se por várias lesões, que podem ser pápulas superficiais ou nódulos profundos, de coloração amarelada, poupando as áreas flexurais. Pode haver lesões na mucosa oral, na laringe e na conjuntiva. Evolui progressivamente para deformações, envolvendo, na maioria dos casos, a face (fácies leonina). É resistente a todos os tipos de tratamento. A forma limitada é conhecida como xantogranuloma de células fusiformes, caracterizada pela evidência de histiócitos fusiformes no exame anatomopatológico.

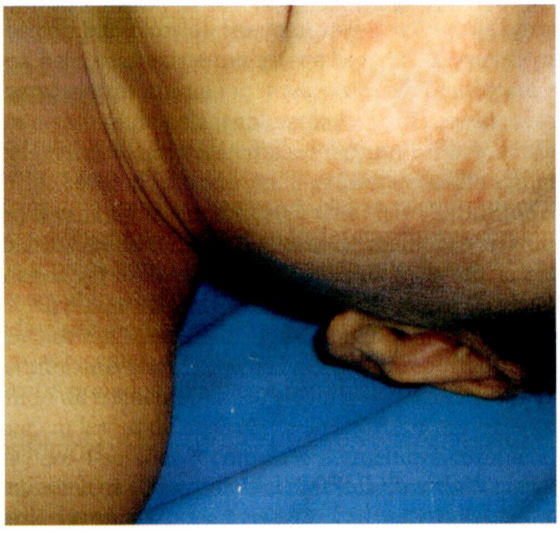

Figura 27.3 Histiocitose cefálica benigna. Lesões papulonodulares eritematoamareladas.

Histiocitose sinusal com linfadenopatia maciça

Também chamada *doença de Rosai-Dorfman*, trata-se de uma doença benigna, geralmente autolimitada, restrita aos linfonodos cervicais (linfadenopatia maciça, bilateral e indolor), que costuma ser acompanhada de febre, aumento do VHS, leucocitose com neutrofilia e hipergamaglobulinemia policlonal (IgG). Pode haver acometimento de outras cadeias linfonodais e outros órgãos (como ossos e glândulas salivares), adinamia, perda ponderal e sudorese noturna. Crianças e adultos jovens são mais comumente afetados. Manifestações cutâneas ocorrem em 10% dos casos e são polimórficas: máculas, pápulas ou nódulos que podem erosar ou ulcerar; são lesões amareladas ou eritematosas (Figura 27.4). A maioria dos casos resolve-se de maneira espontânea, não sendo necessário tratamento. Existe uma apresentação exclusivamente cutânea.

Há, como hipóteses etiopatogênicas, infecção subclínica ou desregulação do sistema imune. Pode ocorrer isoladamente ou em associação com doença autoimune ou neoplasias.

Na histologia, é característico o achado de emperipolese ou cariofagocitose, a fagocitose feita por histiócitos de leucócitos, sobretudo linfócitos e, mais raramente, de plasmócitos ou hemácias; alguns deles têm citoplasma claro; outros, espumoso ou multinucleado (Figura 27.5).

Os histiócitos coram-se pela imuno-histoquímica para S100, CD11c, CD14, CD68, laminina 5 e lisozima.

Alguns pacientes têm remissão espontânea, e alguns se beneficiam de exérese cirúrgica das lesões, uso de corticosteroides, sirolimo, quimioterapia, radioterapia e terapias-alvo.

Xantogranuloma necrobiótico

Do ponto de vista clínico, caracteriza-se por grandes placas enduradas, acompanhadas de atrofia central, telangiectasias e coloração amarelada (semelhante à lesão da necrobiose lipoídica), podendo ulcerar. A localização preferencial é periorbital (Figura 27.6). Acometimento oftalmológico é comum (incluindo esclerite, episclerite e ceratite), podendo levar à cegueira em

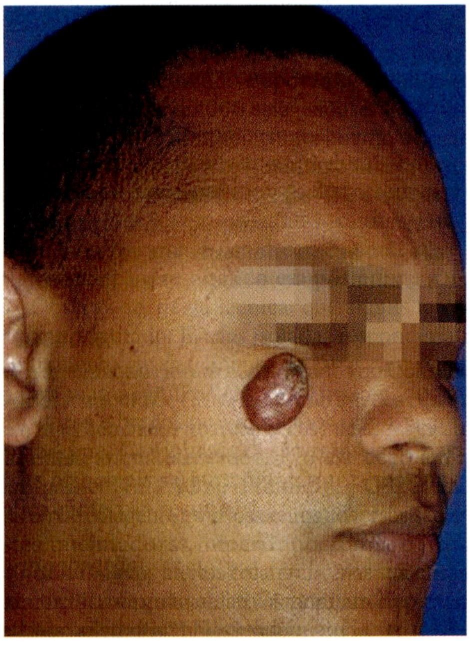

Figura 27.4 Doença de Rosai-Dorfman exclusivamente cutânea. (Cortesia do Dr. Gustavo Perazolo.)

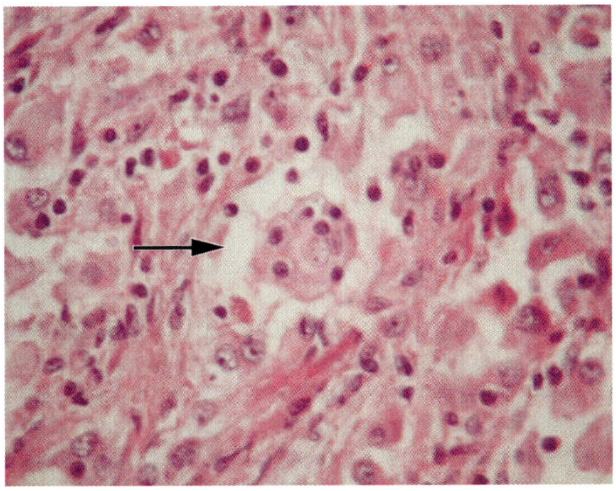

Figura 27.5 Doença de Rosai-Dorfman. Observar o fenômeno de emperipolese (*seta*); no caso, um histiócito com citoplasma claro fagocitando linfócitos. (Cortesia da Dra. Tullia Cuzzi Teichner.)

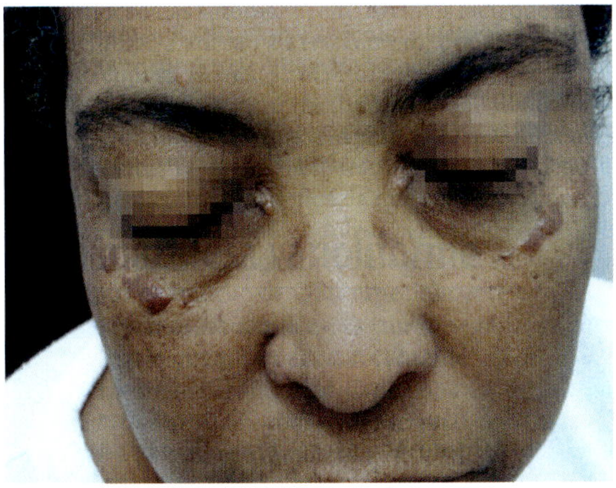

Figura 27.6 Xantogranuloma necrobiótico. (Cortesia da Dra. Flávia F. Alves.)

alguns casos. É possível que se detectem anemia, leucopenia, aumento de VHS e hepatoesplenomegalia. Em geral, inicia-se na sexta década de vida. A maioria dos casos está associada à paraproteinemia (mieloma e macroglobulinemia), amiloidose, cirrose biliar primária ou crioglobulinemia. O curso do distúrbio é crônico e progressivo, bem como relacionado com a gravidade da doença associada. Foram também descritas infiltrações de órgãos vitais (como o coração), com desfecho fatal. Análise histopatológica caracteriza-se por áreas de necrose hialina e granulomas em paliçada, com células gigantes tipo Langhans e Touton, por vezes com fendas de colesterol. O tratamento baseia-se no uso de corticosteroides, melfalana, clorambucila, metotrexato, o que não consegue evitar a evolução para mieloma múltiplo; a excisão cirúrgica é controversa. Há relatos de tratamento intralesional com triancinolona acetonida (40 mg/mℓ).

Retículo-histiocitose multicêntrica

Trata-se de doença sistêmica proliferativa de histiócitos, rara, de causa desconhecida, que afeta sobretudo pele, mucosas e sinóvia. Prevalece em adultos na faixa dos 40 anos. As lesões clínicas mais frequentes são representadas por nódulos arredondados, com menos de 2 cm, amarelo-rosados, disseminados, mas com predileção por mãos, pavilhão auricular, região periorbitária e ao redor das narinas, em associação com artrite simétrica, que tende a ser destrutiva em 50% dos casos, acometendo mais as mãos, punhos, ombros e joelhos, costumando preceder os achados cutâneos. Há nítida discrepância entre a intensidade dos achados radiográficos com destruição óssea e a discreta sintomatologia. É característica a distribuição linear (em "colar de contas") de pequenas pápulas, de localização na perioniquia, que ocorre em 39% dos pacientes, podendo causar onicodistrofia. Mais da metade dos pacientes têm lesões nas mucosas. Há importante associação com doenças autoimunes – principalmente de tireoide – e neoplasias, porém a doença não se encaixa no conceito de paraneoplasia. Estima-se essa associação entre 15 e 28%, especialmente neoplasias ginecológicas. Outras manifestações sistêmicas são edema na bainha de tendões, hipertensão arterial, linfadenopatia, cistos mixoides e fraturas patológicas, bem como sintomas e sinais sistêmicos, confirmando, de certo modo, o caráter sistêmico da doença. Por vezes, as lesões cutâneas lembram as da dermatomiosite.

Na histopatologia, observamos infiltrado nodular de células histiocíticas, com células gigantes multinucleadas e material eosinofílico granular no citoplasma, conferindo aspecto de vidro moído. O tratamento é feito com substâncias imunossupressoras, evitando sequelas, embora classicamente ocorra remissão espontânea entre 5 e 10 anos. *Screening* para neoplasias é mandatório. Histologicamente, são encontradas células gigantes multinucleadas e histiócitos oncocíticos (com citoplasma em "vidro fosco").

O retículo-histiocitoma solitário (*granuloma retículo-histiocítico*), representado por pápula única e semelhante a um dermatofibroma, é histologicamente muito parecido com a retículo-histiocitose multicêntrica, com histiócitos oncocíticos, porém o infiltrado é mais denso e circunscrito (Figura 27.7). No entanto, pode apresentar imunofenotipagem semelhante ao xantogranuloma disseminado, sendo apontado como variante de alguma dessas doenças por certos autores.

A terapia de escolha é a ressecção cirúrgica, mas aspectos cosméticos devem ser considerados. Em casos com acometimento sistêmico grave, sem resposta com o uso de corticosteroides e citostáticos, inibidores de TNF-α podem ser indicados. O acometimento de articulações e ossos pode se beneficiar com o uso de bifosfonados.

Variantes raras de histiocitoses não Langerhans

São dignos de nota novos padrões de histiocitoses raramente descritos. Alguns também ainda são controversos como entidades autônomas. São elas: histiocitose de células indeterminadas; histiocitose mucinosa progressiva hereditária; doença de Erdheim-Chester; dermatoartrite familiar histiocítica; distrofia

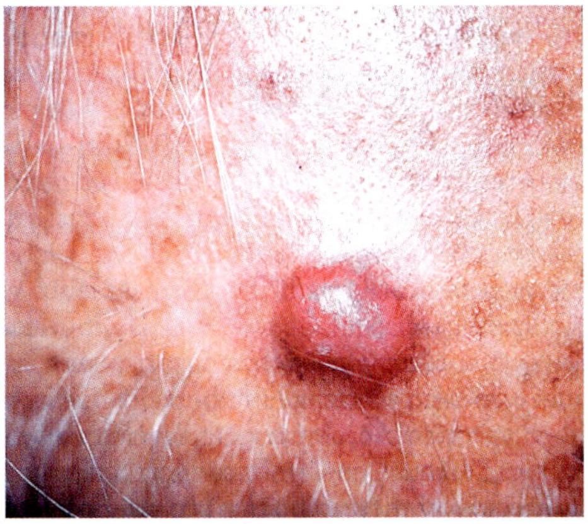

Figura 27.7 Granuloma retículo-histiocítico.

dermocondrocorneal familiar; paniculite citofágica; e síndrome histiocítica "*sea-blue*". Esse grupo inclui desde doenças que afetam somente a pele e as mucosas, e normalmente tem comportamento benigno, até tipos que acometem órgãos internos, com curso agressivo.

A *histiocitose intralinfática* ou *histiocitose intravascular* é uma entidade rara que ocorre mais frequentemente em mulheres de meia-idade. Não tem clínica bem definida e ocorre mais nos membros.

O diagnóstico é feito pela histopatologia e corroborado pela imuno-histoquímica. A patogênese é incerta e o quadro se associa a doenças inflamatórias, cirurgias de articulações e cicatrizes.

Síndromes hemofagocíticas

Não são doenças essencialmente cutâneas, embora situem-se no grupo das histiocitoses classe II. Também chamadas *síndrome da ativação macrofágica* e *linfo-histiocitoses hemofagocíticas*, são doenças graves, rapidamente progressivas, caracterizadas por ativação sistêmica de macrófagos benignos que fagocitam células hematopoiéticas, induzidos pela ativação de células T. Os achados incluem irritabilidade, febre, hepatoesplenomegalia, disfunção hepática e da medula óssea, hemorragias, hipertrigliceridemia, hiperferritinemia e hipofibrinogenemia. Na pele, pode aparecer erupção de máculas, pápulas ou vesículas sobre base eritematosa em até 65% dos pacientes; há também relatos de lesões purpúricas e eritrodermia. A histologia de órgãos acometidos, como medula óssea e linfonodo, revela acúmulo de histiócitos e fagocitose de células do sangue. Na pele, entretanto, não há hemofagocitose, mas, sim, alterações inespecíficas, como espongiose e infiltrado inflamatório perivascular.

Podem ser divididas em dois grupos: hereditária ou reacional.

A *linfo-histiocitose hemofagocítica hereditária* ou *primária* é uma rara doença autossômica recessiva, que acomete bebês nos primeiros meses de vida, com semelhança clínica à histiocitose maligna, levando ao óbito em meses por falência de múltiplos órgãos e sepse. É causada por mutação genética, que gera disfunção na perforina, proteína encontrada nos linfócitos T e NK.

A *síndrome hemofagocítica reativa* é semelhante à síndrome hemofagocítica primária, porém com caráter mais benigno. Pode ser desencadeada por infecções (virais, fúngicas ou bacterianas, como o vírus Epstein-Barr e o HIV), uso de medicamentos (antibióticos, anticonvulsivantes, AINEs e imunossupressores), neoplasias (leucemias e linfomas) e doenças inflamatórias crônicas (lúpus eritematoso, artrite crônica juvenil e outras colagenoses).

O tratamento deve ser rápido, com imunossupressores, corticosteroides, imunoglobulina e até quimioterapia ou transplante de medula óssea.

Histiocitoses malignas

São decorrentes de transformação maligna de monócitos/macrófagos, com prognóstico similar a leucemias e linfomas; correspondem a histiocitoses classe III. Elas são classificadas em primárias ou secundárias, além do aspecto histológico. As histiocitoses malignas primárias são subclassificadas pela localização, como: pele, linfonodos, sistema digestivo, sistema nervoso central, entre outros. As secundárias são subclassificadas pelo tipo de doença primária, como linfoma folicular, linfoma/leucemia linfocíticos, leucemia linfoblástica aguda, histiocitoses etc. Nas crianças, é um tipo muito incomum de histiocitose e quando ocorre, normalmente é primária.

É uma rara proliferação neoplásica, envolvendo fígado, baço, linfonodos e medula óssea, com linfadenopatia dolorosa, hepatoesplenomegalia, febre, sudorese noturna, pancitopenia e coagulação intravascular disseminada. A pele é envolvida em 10 a 15% dos casos, com lesões papulonodulares que variam de normocrômicas a violáceas, com predileção para extremidades e nádegas. Exame anatomopatológico mostra infiltrado dérmico ou subcutâneo de histiócitos atípicos, com pleomorfismo e atipia nuclear, ao redor de vasos e anexos; pode ser encontrada emperipolese. À imuno-histoquímica, essas células expressam CD25, CD68, Mac-387 e, em alguns casos, S100 e CD30. O tratamento deve ser feito rapidamente com radioterapia e quimioterapia; em caso de falha terapêutica, deve-se proceder ao transplante de medula óssea.

Bibliografia

Histiocitose de células de Langerhans

Alioua Z, Hjira N, Oumakhir S *et al.* Thalidomide in adult multisystem Langerhans cell histiocytosis: a case report. *Rev Med Interne.* 2006 Aug;27(8):633-6.

Aricó M, Girschikofsky M, Généreau T *et al.* Langerhans cell histiocytosis in adults: report from the International Registry of the Histiocyte Society. *Eur J Cancer.* 2003 Nov;39(16):2341-8.

Badalian-Very G, Vergilio JA, Degar BA *et al.* Recurrent BRAF mutations in Langerhans cell histiocytosis. *Blood.* 2010 Sep 16;116(11):1919-23.

Badalian-Very G, Vergilio JA, Fleming M, Rollins BJ. Pathogenesis of Langerhans cell histiocytosis. *Ann Rev Pathol.* 2013 Jan 24;8:1-20.

Baumgartner I, von Hochstetter A, Baumert B *et al.* Langerhans cell histiocytosis in adults. *Med Pediatr Oncol.* 1997 Jan;28(1):9-14.

Caldemeyer KS, Parks ET, Mirowski GW. Langerhans cell histiocytosis. *J Am Acad Dermatol.* 2001 Mar;44(3):509-11.

de Menthon M, Meignin V, Mahr A, Tazi A. [Adult Langerhans cell histiocytosis]. *Presse Med.* 2017 Jan;46(1):55-69.

Donadieu J, Chalard F, Jeziorski E. Medical management of Langerhans cell histiocytosis from diagnosis to treatment. *Expert Opin Pharmacother.* 2012 Jun;13(9):1309-22.

Donadieu J, Héritier S. [Child Langerhans cell histiocytosis]. *Presse Med.* 2017 Jan;46(1):85-95.

Fernandez Flores A, Mallo S. Langerhans cell histiocytosis of vulva. *Dermatol Online J.* 2006 Jan 27;12(1):15.

Han X, Ouyang M, Duan M *et al.* The combination of methotrexate and cytosine arabinoside in newly diagnosed adult Langerhans cell histiocytosis: a prospective phase II interventional clinical trial. *BMC Cancer.* 2020 May 18;20(1):433.

Hashimoto K, Kagetsu N, Taniguchi Y *et al.* Immunohistochemistry and electron microscopy in Langerhans cell histiocytosis confined to the skin. *J Am Acad Dermatol.* 1991 Dec;25(6 Pt 1):1044-53.

Howarth DM, Gilchrist GS, Mullan BP, *et al.* Langerhans cell histiocytosis: diagnosis, natural history, management and outcome. *Cancer.* 1999 May 15; 85(10):2278-90.

Imbertson LM, Beuarline JM, Couture AM *et al.* Cytokine induction in hairless mouse and rat skin after topical application of the immune response modifiers imiquimode and S-28463. *J Invest Dermatol.* 1998 May;110(5): 734-9.

Kasper EM, Aguirre-Padilla DH, Alter RY, Anderson M. Histiocytosis X: characteristics, behavior, and treatments as illustrated in a case series. *Surg Neurol Int.* 2011;2:57.

Lang C, Maul JT, Krähenbühl L *et al.* [Histiocytosis in the dermatological context of the new classification]. *Hautarzt.* 2019 Sep;70(9):691-9.

Lima LPM, Amorim CV, Marinho RM *et al.* Histiocitose congênita solitária (Hashimoto-Pritzker). *An Bras Dermatol.* 2022;97(6):778-82.

Monsereenusorn C, Rodriguez-Galindo C. Clinical characteristics and treatment of Langerhans cell histiocytosis. *Hematol Oncol Clin North Am.* 2015 Oct;29(5):853-73.

Morimoto A, Oh Y, Shioda Y *et al.* Recent advances in Langerhans cell histiocytosis. *Pediatr Int.* 2014 Aug;56(4):451-61.

Papo M, Cohen-Aubart F, Trefond L *et al.* Systemic histiocytosis (Langerhans cell histiocytosis, Erdheim-Chester Disease, Destombes-Rosai-Dorfman disease): from oncogenic mutations to inflammatory disorders. *Curr Oncol Rep.* 2019 May 21;21(7):62.

Querings K, Starz H, Balda BR. Clinical spectrum of cutaneous Langerhans' cell histiocytosis mimicking various diseases. *Acta Derm Venereol.* 2006;86(1):39-43.

Rodriguez-Galindo C. Clinical features and treatment of Langerhans cell histiocytosis. *Acta Paediatr.* 2021 Nov;110(11):2892-2902.

Rodriguez-Galindo C, Allen CE. Langerhans cell histiocytosis. *Blood.* 2020 Apr 16;135(16):1319-31.

Salama HA, Jazieh AR, Alhejazi AY *et al.* Highlights of the management of adult histiocytic disorders: Langerhans cell histiocytosis, Erdheim-Chester disease, Rosai-Dorfman Disease, and hemophagocytic lymphohistiocytosis. *Clin Lymphoma Myeloma Leuk.* 2021 Jan;21(1):e66-e75.

Silvestros SS, Mamalis AA, Sklavounou AD *et al.* Eosinophilic granuloma masquerading as aggressive periodontitis. *J Periodontol.* 2006 May;77(5):917-21.

Taverna JA, Stefanato CM, Wax FD, Demierre MF. Adult cutaneous Langerhans cell histiocytosis responsive to topical imiquimode. *J Am Acad Dermatol.* 2006 May;54(5):911-3.

Wagner TL, Ahonen CL, Couture AM *et al.* Modulation of TH1 and TH2 cytokine production with the immune response modifiers, R-848 and imiquimode. *Cell Immunol.* 1999 Jan 10;191(1):10-9.

Xu X, Liu WP, Yang QP *et al.* Langerhans cell histiocytosis: a clinicopathologic and immunohistochemical analysis of 258 cases. *Zhonghua Bing Li Xue Za Zhi.* 2012 Feb;41(2):91-6.

Histiocitoses não Langerhans

Abla O, Jacobsen E, Picarsic J *et al.* Consensus recommendations for the diagnosis and clinical management of Rosai-Dorfman-Destombes disease. *Blood.* 2018 Jun 28;131(26):2877-90.

Baghestani S, Khosravi F, Dehghani ZM *et al.* Multicentric reticulohistiocytosis presenting with papulonodular skin eruption and polyarthritis. *Eur J Dermatol.* 2005 Fev;15:196-200.

Caputo R, Marzano AV, Passoni E, Berti E. Unusual variants of non-Langerhans cell histiocytoses. *J Am Acad Dermatol.* 2007 Dec;57(6):1031-45.

Classen CF, Minkov M, Lehrnbecher T. The non-Langerhans cell histiocytoses (rare histiocytoses) – clinical aspects and therapeutic approaches. *Klin Padiatr.* 2016 Nov;228(6-07):294-306.

de Oliveira Rocha B, de Sousa Medeiros Torres I, Rêgo VR, Fernandes JD. Erythematous, yellowish plaque on the face of a child. *Int J Dermatol.* 2013 Mar;52(3):295-6.

Elner VM, Mintz R, Demirci H, Hassan AS. Local corticosteroid treatment of eyelid and orbital xanthogranuloma. *Ophthalmic Plast Reconstr Surg.* 2006 Jan-Feb;22(1):36-40.

Finan MC, Winkelmann RK. Histopathology of necrobiotic xanthogranuloma with paraproteinemia. *J Cutan Pathol.* 1987 Apr;14(2):92-9.

Gün D, Demirçay Z, Demirkesen C. Necrobiotic xantogranuloma in a burn scar. *Int J Dermatol.* 2004 Apr;43(4):293-5.

Kundak S, Cakir Y. Juvenile xanthogranuloma: retrospectiveanalysisof 44 pediatric cases (single tertiary care center experience). *Int J Dermatol.* 2021 May;60(5):565-9.

Luz FL, Kalil-Gaspar N, Gaspar AP, Ramos-e-Silva M. Os histiócitos e as histiocitoses não Langerhans em dermatologia. *An Bras Dermatol.* 2003 Jan-Fev;78(1):99-118.

MacFarlane AW, Verbov JL. Necrobiotic xanthogranuloma with paraproteinaemia. *Br J Dermatol.* 1985 Sep;113(3):339-43.

Mehregan DA, Winkelmann RK. Necrobiotic xanthogranuloma. *Arch Dermatol.* 1992 Jan;128(1):94-100.

Mencía-Gutiérrez E. [Non-Langerhans' cell histiocytosis]. *Arch Soc Esp Oftalmol.* 2005 Jun;80(6):329.

Mun JH, Ko HC, Kim MB. Multicentric reticulohistiocytosis masquerading as dermatomyositis similar and different features. *J Dermatol.* 2012 Jan;39;104-7.

Park HS, Ju HJ, Yoo CY *et al.* Clinicopathologic challenge – Intralymphatic histiocytosis. *Int J Dermatol.* 2022 Dec;61(12):1479-80.

Perazolo GHF, Aguirre FPF, Cuzzi T *et al.* Doença de Rosai-Dorfman cutânea: relato de caso e versão da literatura. *Rio Dermatológico.* 2007;16(1):18-9.

Ronchi Junior I, Pietrovicz J, Nocera VB *et al.* Síndrome hemofagocítica. Relato de caso. *Rev Bras Clin Med. São Paulo.* 2011 Set-Out;9(5):382-8.

Rosai J, Dorfman RF. Sinus histiocytosis with massive lymphadenopathy: a newly recognized benign clinicopathologic entity. *Arch Pathol.* 1969 Jan;87(1):63-70.

Silveira LN, de Souza Queiroz L, Reis F. Non-Langerhans cell histiocytosis. *Acta Neurol Belg.* 2016 Dec;116(4):687-9.

Stéphan JL. Arch Pediatr. 2002 Sep;9(9):934-41.

Stork J, Kodetová D, Vosmík F, Krejca M. Necrobiotic xantogranuloma presenting as a solitary tumor. *Am J Dermatopathol.* 2000 Oct;22(5):453-6.

Weitzman S, Jaffe R. Uncommon histiocytic disorders: the non-Langerhans cell histiocytoses. *Pediatr Blood Cancer.* 2005 Sep;45(3):256-64.

Zelger BW, Sidoroff A, Orchard G, Cerio R. Non-Langerhans cell histiocytoses. A new unifying concept. *Am J Dermatopathol.* 1996 Oct;18(5):490-504.

Histiocitoses malignas

Demers NM, Bowers J, Appin C, Morgan MB. Malignant histiocytosis of the skin: a case report and review of the literature. *J Dermatol Case Rep.* 2009 Apr 5; 3(1):4-7.

Edelbroek JR, Vermeer MH, Jansen PM *et al.* Langerhans cell histiocytosis first presenting in the skin in adults: frequent association with a second haematological malignancy. *Br J Dermatol.* 2012 Dec;167(6):1287-94.

João Neto M, Coucelo J, Teixeira A *et al.* Malignant histiocytosis. *Acta Med Port.* 1990 Jul-Aug;3(4):241-4.

Newman B, Hu W, Nigro K, Gilliam AC. Aggressive histiocytic disorders that can involve the skin. *J Am Acad Dermatol.* 2007 Feb;56(2):302-16.

Schach CP, Smoller BR, Hudson AR, Horn TD. Immunohistochemical stains in dermatopathology. *J Am Acad Dermatol.* 2000 Dec;43(6):1094-100.

Schmidt D. Malignant histiocytosis. *Curr Opin Hematol.* 2001 Jan;8(1):1-4.

28

Xantomas

Tiago Silveira Lima ◆ Beatriz Reis ◆ David Rubem Azulay ◆ Luna Azulay-Abulafia

Introdução

Xantomas decorrem de deposições anormais de colesterol ou de triglicerídios em diferentes locais da pele. Não são patognomônicos de dislipidemia, mas sua presença exige a determinação do perfil lipídico. Podem ser idiopáticos, de natureza genética, secundários a doenças sistêmicas ou ao uso de alguns medicamentos. Clinicamente, existem cinco diferentes tipos de xantomas, e o seu padrão pode indicar a natureza da alteração lipídica subjacente. Em geral, localizam-se em áreas de atrito, sujeitas a traumatismo, nas dobras ou sobre os tendões. Podem ser classificados como eruptivos, tuberosos, tendinosos, verruciformes ou planos, entre outras especificações. Quando se localizam nas pálpebras, recebem o nome de *xantelasma*, que tipicamente se apresenta como placas ligeiramente elevadas e amareladas. O xantelasma é o mais comum dos xantomas cutâneos e acomete, em cerca de 50% dos casos, indivíduos com concentrações plasmáticas normais de lipídios.

Para a compreensão da etiopatogenia dos xantomas, que serão abordados neste capítulo, faz-se necessária uma breve revisão sobre dislipidemia.

Dislipidemia

Dislipidemia significa anormalidade nos níveis séricos de lipoproteínas, podendo configurar hiper ou hipolipoproteinemia. Hiperlipemia, hiperlipidemia e hiperlipoproteinemia são sinônimos e estão relacionadas com o aumento plasmático dos níveis de lipídios. Este capítulo abordará fundamentalmente as manifestações cutâneas causadas pelas hiperlipidemias.

As lipoproteínas são complexos macromoleculares que viabilizam o transporte de lipídios pelo plasma, tornando-os solúveis ao meio, já que o plasma é um meio aquoso e os lipídios são insolúveis em água. Os principais lipídios que compõem as lipoproteínas são colesterol, triglicerídios e fosfolipídios.

Os lipídios desempenham importantes funções no metabolismo celular. Os ácidos graxos são armazenados sob a forma de triglicerídios; os fosfolipídios são constituintes das membranas celulares, e o colesterol forma membranas celulares e é precursor dos hormônios esteroides e da vitamina D, além de fazer parte da bile (sais biliares e colesterol).

Os pacientes dislipidêmicos, em sua maioria, não apresentam sintomas ou sinais decorrentes diretamente da alteração lipídica. Assim, a dislipidemia só é diagnosticada quando ocorre manifestação clínica de aterosclerose ou distúrbio pancreático, ou quando é solicitado o perfil lipídico do paciente. Porém, muitas vezes, nos casos mais graves de hiperlipidemia, geralmente de caráter familial, pode ocorrer acúmulo de lipídios na pele, nos olhos e nos tendões, tornando-se visíveis e levando o paciente ao médico, geralmente pelo problema estético que acarreta.

Metabolismo lipídico

As lipoproteínas são compostas por lipídios (colesterol, triglicerídios e fosfolipídios) e por proteínas, as chamadas *apolipoproteínas*. Estas são fundamentais no metabolismo dos lipídios, pois conferem estabilidade estrutural às lipoproteínas e determinam seu destino metabólico.

As lipoproteínas foram classificadas em cinco grandes classes, com base nas suas densidades: quilomícrons, lipoproteínas de densidade muito baixa (VLDL), lipoproteínas de densidade intermediária (IDL), lipoproteínas de baixa densidade (LDL) e lipoproteínas de alta densidade (HDL).

O *quilomícron* (Figura 28.1), basicamente constituído de triglicerídios, é responsável pelo transporte dos lipídios ingeridos na dieta (exógeno), ou seja, transporta o lipídio exógeno

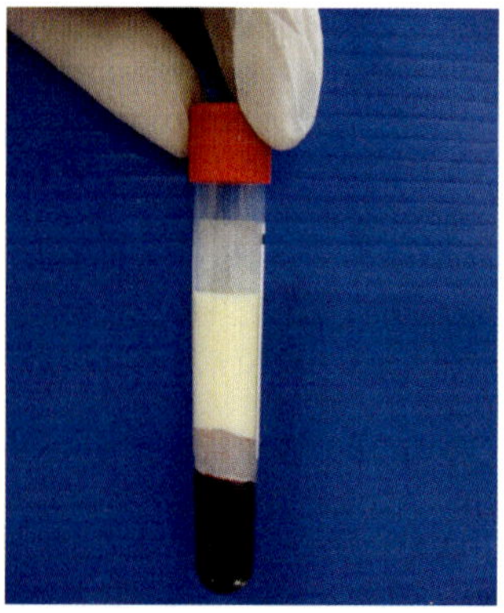

Figura 28.1 Quilomícron com aspecto leitoso decorrente de níveis elevadíssimos de triglicerídios e de colesterol; paciente com xantoma eruptivo. (Cortesia do Dr. Vinícius Matos.)

do intestino para o fígado e tecidos periféricos (células musculares e adipócitos). O transporte dos lipídios endógenos divide-se em dois subsistemas: o VLDL-IDL-LDL e o HDL. O primeiro sistema, de forma sucinta, conduz os lipídios produzidos e acumulados no fígado até o plasma sanguíneo, de onde serão distribuídos aos tecidos. O sistema HDL é o responsável pelo transporte reverso do colesterol, isto é, dos tecidos periféricos para o fígado. Acredita-se que este seja o principal mecanismo pelo qual as HDL protegem o organismo contra a aterosclerose. Veja os valores normais dos lipídios plasmáticos no Quadro 28.1.

Etiologia das dislipidemias

As dislipidemias podem ser primárias ou secundárias.

Hiperlipidemias primárias

As hiperlipidemias primárias ou familiais são consequentes a causas genéticas, e algumas só se manifestam em função da influência ambiental. São doenças raras que podem surgir na infância ou quando adulto, em ambos os sexos; não parecem ter predileção racial; a maioria ocorre em famílias, em decorrência de erro genético, nem sempre bem caracterizado. Muitas dessas famílias apresentam precocemente, nos seus membros, história de claudicação intermitente, infarto agudo do miocárdio, acidente vascular isquêmico e mesmo a morte.

Hiperlipidemias secundárias

As hiperlipidemias podem ser secundárias a medicamentos, doenças e hábitos de vida inadequados:

- *medicamentos*: diuréticos, betabloqueadores, anticoncepcionais, corticosteroides, anabolizantes, estrogênios, retinoides, ciclosporina e inibidores de protease (em especial o ritonavir)
- *doenças*: diabetes melito tipo II, hipotireoidismo, pancreatites, síndrome nefrótica, insuficiência renal crônica, hepatopatias colestáticas crônicas, obesidade, síndrome de Cushing, anorexia nervosa, bulimia nervosa, mieloma múltiplo (e outras disgamaglobulinemias) e lipodistrofia total
- *hábitos de vida inadequados*: dieta, tabagismo, etilismo e sedentarismo.

Classificação das dislipidemias

A classificação de Fredrickson (Quadro 28.2), proposta em 1967, classifica as hiperlipoproteinemias em cinco tipos e se baseia nos padrões de lipoproteínas associados a concentrações elevadas de colesterol e/ou triglicerídios, não sendo, portanto, uma classificação estática ou definitiva. Não é também uma classificação etiológica de doença, nem diferencia as hiperlipidemias primárias das secundárias, mas tem sido útil para a caracterização de anormalidades das lipoproteínas.

Quadro 28.1 Valores de referência (mg/dL) do perfil lipídico em adultos acima de 20 anos.

	Desejáveis	Limítrofes	Aumentados
Colesterol total	< 200	200 a 239	> 240
LDL	< 130	130 a 159	> 160
HDL	> 60	40 a 60	–
Triglicerídios	< 150	150 a 200	> 201

LDL = lipoproteínas de baixa densidade; HDL = lipoproteínas de alta densidade.

Pode-se também estudar as dislipidoses partindo do perfil lipídico e das possíveis manifestações cutâneas.

Hipercolesterolemia

Associada, frequentemente, ao aumento de LDL, uma vez que a LDL transporta de 65 a 75% do colesterol plasmático total. A hipercolesterolemia pode ser poligênica ou familial (homozigota ou heterozigota). A hipercolesterolemia poligênica é responsável pela maioria dos casos de hipercolesterolemia moderada e não causa xantomas tendinosos. Já a hipercolesterolemia familial homozigota está associada a níveis plasmáticos de colesterol > 500 mg/dL e a xantelasmas grandes, a xantomas tendinosos e a xantomas planos proeminentes. Na forma heterozigota, ocorrem xantomas tendinosos em cerca de 75% dos adultos. Também são comuns xantelasmas e xantomas tuberosos.

Hipertrigliceridemia

As elevações isoladas dos triglicerídios podem resultar de aumento dos níveis de VLDL (tipo IV) ou de combinações de VLDL e quilomícrons (tipo V). Raramente ocorre aumento apenas nos quilomícrons (tipo I). Não ocorrem xantomas tendinosos nem xantelasmas na hipertrigliceridemia isolada. Porém, quando o nível de triglicerídios ultrapassa 1.000 mg/dL, podem ocorrer xantoma eruptivo, lipemia retiniana e pancreatite.

Hipercolesterolemia com hipertrigliceridemia

Ocorrem concomitantemente em dois distúrbios: hiperlipidemia combinada familial e disbetalipoproteinemia. A primeira é herdada de modo autossômico-dominante e, em geral, não cursa com xantomas ou xantelasmas. A disbetalipoproteinemia é um distúrbio raro, com padrão de hiperlipoproteinemia tipo III de Fredrickson, no qual os indivíduos podem apresentar xantomas tuberosos e xantomas estriados palmares. Estes últimos são linhas de pigmentação amarelo-alaranjada, específicas da disbetalipoproteinemia.

Abordagem terapêutica das dislipidemias

Na maior parte dos casos, a abordagem inicial se constitui de medidas higienodietéticas por um período de 6 semanas, com posterior introdução de fármacos hipolipemiantes em caso de manutenção dos níveis séricos aumentados dos lipídios. Em outras situações, no entanto, em que os níveis lipídicos se encontram particularmente elevados, ou na coexistência de outros fatores de risco para doença arterial ateromatosa, ou ainda, quando da evidência de doença ateromatosa já estabelecida, torna-se mais indicado o início imediato da terapêutica medicamentosa.

O tipo I deve ser tratado com uma dieta que diminua a formação de quilomícron, e a ingestão de gordura não deve ultrapassar 20 g/dia. O tipo II deve obedecer a uma ingestão diária de colesterol inferior a 300 mg/dia. Os alimentos mais ricos em colesterol são: fígado, coração, gema de ovo, gordura animal, manteiga, camarão, queijos gordurosos e linguiça de porco. Os vegetais não contêm colesterol. As fibras que fazem parte das frutas ajudam a diminuir a absorção de colesterol, e sua ingestão deve ser fortemente estimulada. O tipo IV está associado a obesidade, ingestão excessiva de glicídios e de álcool. Nos tipos IIb, III e V, utiliza-se uma combinação das medidas dietéticas já descritas. Para os indivíduos com hipertrigliceridemia, dieta hipocalórica com restrição de carboidratos é fundamental. A atividade física regular tem papel fundamental como adjuvante no tratamento.

Em relação aos fármacos disponíveis, a terapêutica clássica e que ainda permanece como a mais empregada para controle dos níveis lipídicos são as estatinas (vastatinas) e os fibratos.

Quadro 28.2 Hiperlipoproteinemias familiais.

Padrão	Lipoproteína	Colesterol	Triglicerídio	Frequência	Genética	Defeito bioquímico	Início	Xantoma	Outras manifestações	Formas secundárias
I	Quilomícrons	N	++	Rara	Autossômico-recessiva	Deficiência da lipoproteína lipase ou apo C-II	Infância	Eruptivo	Lipemia retiniana, dor abdominal, hepatoesplenomegalia, ressecamento de mucosa ocular e oral, parestesia, labilidade emocional	Pancreatite, LES, linfoma, disgamaglobulinemia
IIa	LDL	++	N	Comum	Autossômico-dominante	Deficiência no receptor LDL	Infância ou mais tarde	Palmar, tuberoso, tendinoso, xantelasma	Aterosclerose acelerada, doença coronariana, infarto, arco córneo	Hipotireoidismo, mieloma, síndrome nefrótica, porfiria, doença hepática, cirrose biliar, macroglobulinemia, síndrome de Werner, síndrome de Cushing
IIb	LDL e VLDL	++	+	Menos comum que IIa	Autossômico-dominante	Deficiência no receptor LDL	Geralmente infância e adolescência	Eruptivo, tuberoso, tendinoso	Aterosclerose, doença coronariana, infarto, arco córneo	Diabetes, síndrome nefrótica, síndrome de Cushing, nanismo, mieloma, hipotireoidismo, doença hepática, macroglobulinemia
III	Resíduos de quilomícrons e IDL	+	+	Rara	Autossômico-dominante	Defeito de apo E	Adulto	Tuberoso e eruptivo; tendinoso, palmar, estriado (plano)	Aterosclerose, DCV, claudicação intermitente, doença vascular periférica oclusiva, gangrena, obesidade	Diabetes, obesidade, alcoolismo, hipotireoidismo, mixedema, disgamaglobulinemia
IV	VLDL	+	++	Comum	Autossômico-dominante	Desconhecido	Adulto	Eruptivo	Aterosclerose, DCV, dor abdominal, obesidade	Diabetes, pancreatite, gravidez, mieloma, lipodistrofia total, síndrome nefrótica, hipotireoidismo
V	VLDL e quilomícrons	+	++	Rara	Geneticamente heterogênea	Ocasionalmente deficiência de lipoproteína lipase ou apo C-II	Infância ou mais tarde	Eruptivo	DCV infrequente, hepatoesplenomegalia, dor abdominal, lipemia retiniana, sintomas neuropsiquiátricos, obesidade	Diabetes, pancreatite, nefrose, mieloma, macroglobulinemia

apo = apolipoproteína; LES = lúpus eritematoso sistêmico; LDL = lipoproteínas de baixa densidade; VLDL = lipoproteínas de densidade muito baixa; IDL = lipoproteínas de densidade intermediária; DCV = doença cardiovascular.

Os tipos IIa e IIb são preferencialmente tratados com as estatinas, substâncias bloqueadoras da síntese do colesterol. Seus principais efeitos colaterais são: alteração da função hepática, lesão muscular e sintomas intestinais. Os tipos IIb, III, IV e V têm como primeira escolha os fibratos, substâncias que diminuem a síntese hepática de VLDL, elevam o nível de HDL e aumentam a ativação dos receptores hepáticos para LDL, além de apresentarem atividade fibrinolítica. Seus principais efeitos colaterais são gastrintestinais, alterações hepáticas e lesão muscular. Os fibratos estão contraindicados em pacientes com insuficiência renal e litíase biliar. O ácido nicotínico também pode auxiliar bastante no controle das dislipidemias, aumentando HDL e reduzindo triglicerídios e LDL, isoladamente ou em associação com outras substâncias, porém sem evidência de benefício cardiovascular.

Outro medicamento bastante empregado na terapêutica da hiperlipemia é a ezetimiba. Trata-se de uma molécula inibidora da absorção intestinal do colesterol, podendo ser utilizada em monoterapia ou em combinação com estatinas. Ela aumenta o nível de HDL e reduz os níveis de LDL e triglicerídios. Outra opção terapêutica, usada geralmente em associação, é o ômega 3, também capaz de reduzir os triglicerídios.

Mais recentemente, o tratamento da hiperlipemia sofreu uma grande mudança com o desenvolvimento de medicações hipolipemiantes, cujo mecanismo de ação foca em alvos biológicos específicos. Até o momento, o principal alvo dessa estratégia terapêutica é a pró-proteína convertase subtilisina kexina tipo 9 (PSCK9). Essa proteína tem um papel fundamental na regulação da homeostase do colesterol: ela induz a degradação do receptor de lipoproteína de baixa densidade (R-LDL), resultando, em última análise, na diminuição do metabolismo das LDLs, levando ao aumento dos níveis desta fração de colesterol.

Os inibidores da PSCK9 atualmente aprovados para uso pela Food and Drug Administration (FDA) são o alirocumabe (Praluent®) e o evolocumabe (Repatha®), ambos também já disponíveis no Brasil. Esses anticorpos monoclonais atuam por meio da inibição da PSCK9, podendo reduzir em até 70% os níveis de LDL, e apresentam comprovadamente impacto positivo na diminuição do risco de eventos cardiovasculares.

Xantomas

As manifestações tegumentares das hiperlipoproteinemias são representadas pelos xantomas, que se apresentam com morfologia variada.

Formas clínicas

Xantoma eruptivo

Caracteriza-se por erupção, em surtos, de pequenas pápulas alaranjadas ou eritemato-amareladas que podem estar circundadas por halo eritematoso (Figuras 28.2 e 28.3) medindo de 1 a 5 mm. Caracteristicamente ocorrem nos tipos I, IV e V da classificação de Fredrickson. Os níveis de triglicerídeos são extremamente elevados, acima de 3.000 ou 4.000. Há predileção pelas faces extensoras dos membros, pelo tronco, pelas nádegas e pela mucosa oral, com prurido variável e possibilidade de fenômeno de Köbner. Há relato, ainda, de fenômeno de Wolf sobre área de herpes-zóster. Essas pápulas contêm grande quantidade de triglicerídios e podem desaparecer rapidamente com a queda dos níveis lipídicos (Figura 5.12) ou após instituído tratamento da dislipidose. Normalmente indicam quilomicronemia ou hipertrigliceridemia de causa genética primária ou secundária a algum distúrbio, como diabetes melito, hipotireoidismo, síndrome nefrótica, pancreatite, uso de retinoides ou estrógeno. Pode ocorrer em pacientes normolipêmicos em local de trauma. Pode vir associado a achados oftalmológicos (*lipemia retinalis* – retina de cor salmão e vasos retinianos de cor branco cremosa) e gastrintestinais, como dor abdominal, hepatoesplenomegalia e mesmo pancreatite.

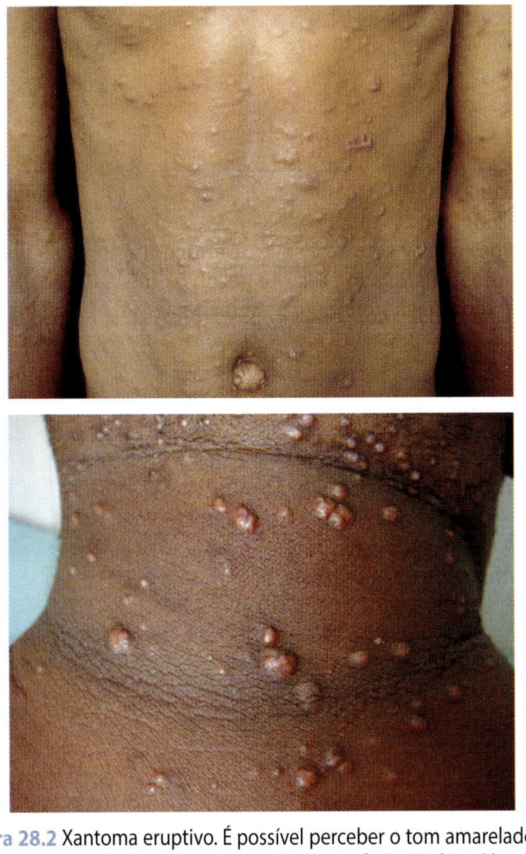

Figura 28.2 Xantoma eruptivo. É possível perceber o tom amarelado das lesões apesar do fototipo do paciente. (Cortesia do Dr. Vinícius Matos.)

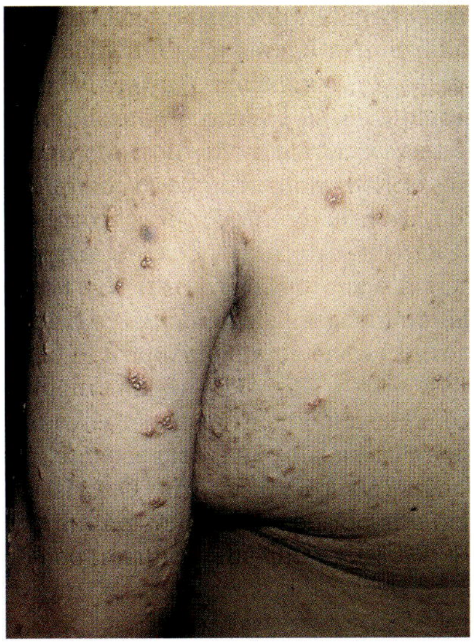

Figura 28.3 Xantoma eruptivo. Início súbito, tonalidade e a grande quantidade de lesões sugerem o diagnóstico.

Xantoma tuberoso/tuberoeruptivo

São lesões grandes, nodulares, amareladas ou alaranjadas, isoladas ou agrupadas, de tamanhos variados, confluentes, com predileção por áreas extensoras, principalmente articulações dos cotovelos e joelhos (Figuras 28.4 e 28.5). Podem ocorrer também nas palmas. São lesões cutâneas classicamente associadas a aumento dos níveis de colesterol. Associa-se principalmente às hiperlipoproteinemias familiares tipos II e III. Excepcionalmente, pode ser lesão única, localizada em órgão interno. Pode acompanhar a sitosterolemia, doença autossômico-recessiva caracterizada pelo acúmulo de óleos vegetais no sangue

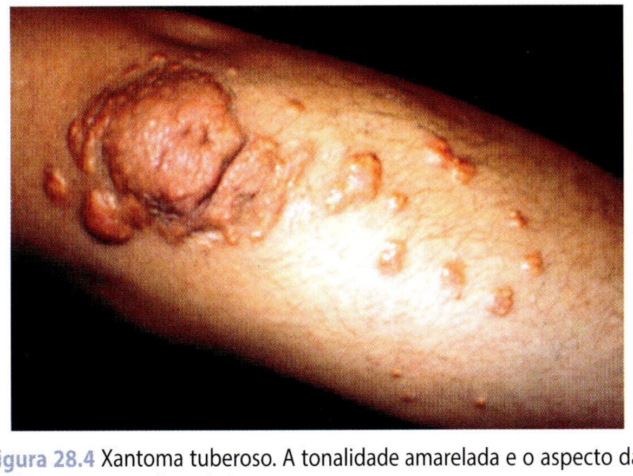

Figura 28.4 Xantoma tuberoso. A tonalidade amarelada e o aspecto das lesões sugerem o diagnóstico.

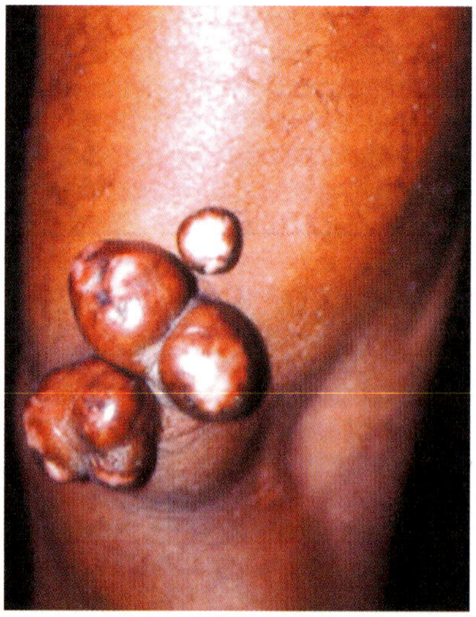

Figura 28.5 Xantoma tuberoso. Observam-se as tumorações de aspecto amarelado em localização típica.

e tecidos, evoluindo para aterosclerose precoce. A resolução dos xantomas tuberosos/tuberoeruptivos é lenta após o início do tratamento.

Xantoma tendinoso

São nódulos ou pápulas firmes que se formam ao longo dos tendões e ligamentos, com localização preferencial no tendão de Aquiles, no dorso das mãos, nos joelhos e cotovelos (Figura 28.6). Podem manifestar-se apenas como engrossamento do tendão e, algumas vezes, predispõem a episódios de tendinite. Predominam em condições com elevado nível de colesterol e há associação com xantomas tuberosos e xantelasmas. Pode sinalizar a xantomatose cerebrotendinosa, doença autossômico-recessiva caracterizada por níveis normais de colesterol e aumento de colestanol, em especial quando evidenciados bilateralmente nos tendões de Aquiles. A doença caracteriza-se por diarreia, catarata, sintomas neurológicos progressivos e xantomas, com início precoce.

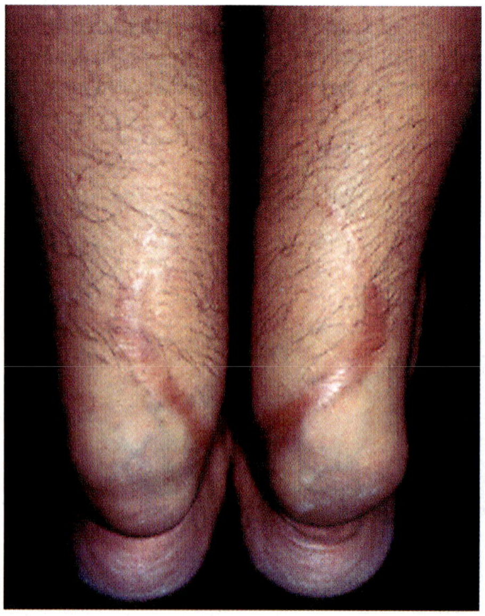

Figura 28.6 Xantoma tendinoso. A localização sugere o diagnóstico; as cicatrizes são de exérese prévia. (Arquivo IDPRDA-SCMRJ.)

Xantoma verruciforme

Caracteriza-se por lesões em placas planas ou verrucosas, assintomáticas, em torno de 1 a 2 cm de diâmetro. Essas lesões tendem a ocorrer na boca, algumas vezes na genitália e raramente em outras localizações cutâneas. Clinicamente, fazem lembrar lesões por papilomavírus humano (HPV) e leucoplasia. Geralmente não cursam com hiperlipidemia, têm etiologia desconhecida e podem persistir por anos. Podem ocorrer em associação com a síndrome CHILD, com algumas formas de epidermólise bolhosa e eritrodermia ictiosiforme. Em geral, não há alteração no metabolismo lipídico.

Xantomas planos e xantelasma

Caracterizam-se por máculas ou placas levemente elevadas, de coloração alaranjada ou amarelada, de distribuição difusa ou circunscrita. Incidem no pescoço, tronco, ombros e axilas, muitas vezes com localização intertriginosa.

Xantomas planos no dorso das mãos e dos pés podem ocorrer como complicação de doenças colestáticas, como atresia biliar e cirrose biliar primária.

O xantoma estriado palmar manifesta-se como pápulas amarelo-alaranjadas de pequenas dimensões, dispostas linearmente ao longo das dobras das regiões palmar e plantar, ocorrendo na hiperlipoproteinemia tipo III. Quando ocorrem nas pálpebras, recebem a denominação "xantelasma".

Xantelasma

É o tipo mais comum de xantoma, ocorrendo nas pálpebras, caracterizado por placas amareladas que variam de 2 a 30 mm de tamanho. As lesões tendem a ser bilaterais e simétricas (Figuras 28.7 e 28.8). Em cerca de 50% dos casos, o xantelasma ocorre em pessoas sem dislipidemia, sendo transmitido como traço genético.

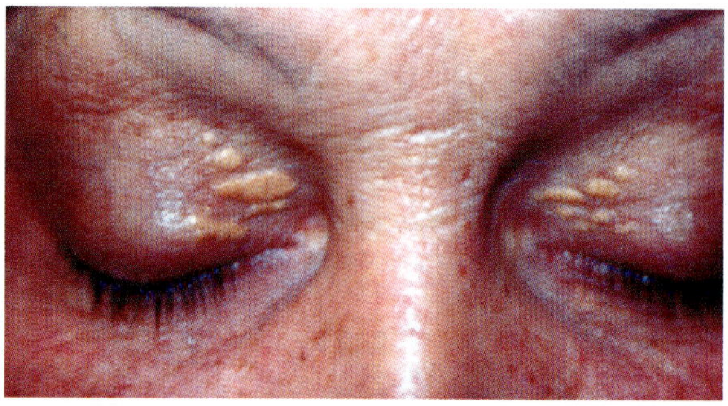

Figura 28.7 Xantelasma. Aspectos e localizações características.

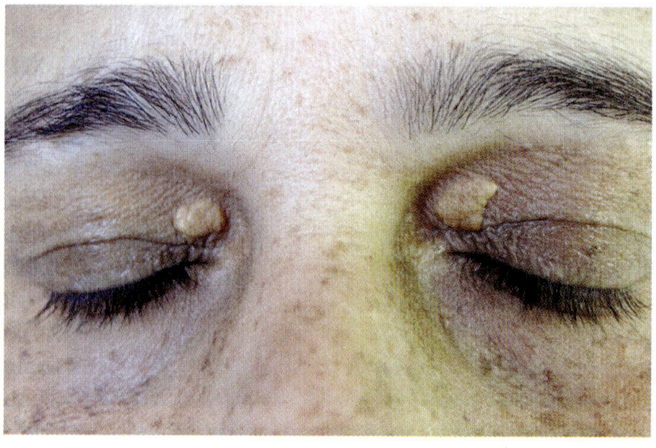

Figura 28.8 Xantelasma. (Cortesia do Dr. Eduardo Bornhausen-Demarch.)

Em indivíduos normolipêmicos, os xantomas planos podem estar associados a gamopatias monoclonais, e outras malignidades hematológicas, como mieloma múltiplo e doença de Castleman, podendo precedê-las.

Histopatologia

Caracteriza-se por infiltrado moderadamente compacto na derme, que, por vezes, pode atingir até a hipoderme e, inclusive, invadir tendões; é constituído, predominantemente, por histiócitos com citoplasma carregado de gotículas de lipídios, as chamadas "células espumosas" (com a coloração hematoxilina-eosina[HE], os histiócitos são vacuolados); as células de Touton também são encontradas (ver Capítulo 6, item *Glossário de dermatopatologia*, subitem *Granuloma*). Nas lesões recentes pode ser encontrado algum infiltrado inflamatório, com neutrófilos ou linfócitos (especialmente nos xantomas eruptivos); nas lesões mais antigas eventualmente há fibrose e fendas de colesterol. No xantoma verruciforme, existem poucas células espumosas, o que dificulta o diagnóstico.

Diagnóstico

A aparência, a localização e a histopatologia viabilizam o diagnóstico de xantomas, porém, para caracterizar uma hiperlipoproteinemia, é necessário dosagem de lipídios séricos, avaliação de história familial de dislipidemia e pesquisa de doenças e medicamentos capazes de causar hiperlipidemia secundária.

São diagnósticos diferenciais do xantoma eruptivo, xantoma disseminado, histiocitomas eruptivos, granuloma anular e xantogranuloma juvenil; do xantoma tuberoso, eritema *elevatum diutinum*; do xantelasma, quando inicial, hiperplasia sebácea, millia e siringoma.

Evolução e tratamento

Os xantomas podem regredir, ou mesmo desaparecer completamente, quando a hiperlipidemia é adequadamente tratada e os níveis lipídicos mantidos em valores ideais por longos períodos. Em casos de cirurgias estéticas reparadoras, quando não acompanhadas de tratamento da dislipidemia, as lesões reaparecem rapidamente nos mesmos locais de onde foram retiradas.

O tratamento do xantelasma, em geral, é extremamente eficaz e com excelente resultado cosmético, independentemente do método, consiste na destruição ou remoção da lesão. Pode ser feito com ácido tricloroacético a 90%, excisão por *shaving* e cicatrização por segunda intenção, excisão seguida de sutura, eletrocoagulação e destruição por meio de *laser*, como CO_2, *pulsed-dye laser* ou érbio. Apesar do sucesso inicial após a retirada das lesões, estas podem recorrer.

Há também relato de regressão de xantoma verruciforme com uso de imiquimode 5% duas vezes por semana por 8 semanas, com resposta sustentada após suspensão do tratamento.

O não tratamento precoce das hiperlipidemias, além de favorecer a recidiva das lesões de pele, possibilita a progressão da aterosclerose sistêmica e de suas graves complicações. A dieta e a atividade física são fundamentais, bem como a correção das causas de dislipidemia secundária. As estatinas são os fármacos preferidos no tratamento da hipercolesterolemia, acompanhados ou não dos sequestradores de ácidos biliares e da ezetimiba, enquanto os fibratos o são das hipertrigliceridemias. Recentemente foi introduzido um anticorpo monoclonal humano (alirocumabe) como associação para pacientes que não conseguem controlar a dislipidemia com doses plenas das medicações tradicionais; é um inibidor da PCSK9.

Bibliografia

Bhalerao S, Bhat P, Chhabra R, Tamgadge A. Verruciform xanthoma of buccal mucosa: a case report with review of literature. *Contemp Clin Dent.* 2012 Sep;3(Suppl 2):S257-9.

Chang HC, Sung CW, Lin MH. Serum lipids and risk of atherosclerosis in xanthelasma palpebrarum: a systematic review and meta-analysis. *J Am Acad Dermatol.* 2020;82(3):596-605.

Esmat SM, Elramly AZ, Abdel Halim DM *et al.* Fractional CO_2 laser is an effective therapeutic modality for xanthelasma palpebrarum: a randomized clinical trial. *Dermatol Surg.* 2014;40(12):1349-55.

Donahoo WT, Kosmiski LA, Eckel RH. Drugs causing dyslipoproteinemia. *Endocrinol Metab Clin North Am.* 1998 Sep;27(3):677-97.

Filippatos TD, Elisaf MS. Recommendations for severe hypertriglyceridemia treatment, are there new strategies? *Curr Vasc Pharmacol.* 2014;12(4):598-616.

García-Arpa M, Rodríguez-Vázquez M, Vera E *et al.* Normolipemic plane xanthomas and mycosis fungoides. *Actas Dermosifiliogr.* 2005 Jun;96(5):307-10.

Guo Y, Dang Y, Toyohara JP, Geng S. Successful treatment of verruciform xanthoma with imiquimod. *J Am Acad Dermatol.* 2013 Oct;69(4):e184-6.

Hassett EK, Kulig K, Colletti PM. Xanthomatous tendinosis. *J Orthop Sports Phys Ther.* 2012 Apr;42(4):379.

Henning JS, Fazio MG. Yellowish papules on a middle-aged man: eruptive xanthoma. *Am Fam Physician.* 2011 Jan 1;83(1):73-4.

Julius U, Fischer S. Nicotinic acid as a lipid-modifying drug: a review. *Atheroscler Suppl.* 2013 Jan;14(1):7-13.

Kaimal S, Thappa DM. Diet in dermatology: revisited. *Indian J Dermatol Venereol Leprol.* 2010 Mar-Apr;76(2):103-15.

Katsiki N, Theocharidou E, Karagiannis A *et al.* Ezetimibe therapy for dyslipidemia: an update. *Curr Pharm Des.* 2013;19(17):3107-14.

Keren Z, Falik-Zaccai TC. Cerebrotendinous xanthomatosis (CTX): a treatable lipid storage disease. *Pediatr Endocrinol Rev.* 2009 Sep;7(1):6-11.

Kumar KV, Ghosh AK, Kumar KK, Prusty P. Tendinous xanthoma. *J Assoc Physicians India.* 2012 Mar;60:46.

Li CN, Lee WR, Tseng JT. Dystrophic xanthomatization as a type of Wolf's isotopic response: eruptive xanthomata at a herpes zoster site. *J Am Acad Dermatol.* 2013 Feb;68(2):e53-5.

Mancuso G, La Regina G, Bagnoli M *et al.* "Normolipemic" tendinous and tuberous xanthomatosis. *Dermatology.* 1996;193(1):27-32.

Marcoval J, Moreno A, Bordas X *et al.* Diffuse plane xanthoma: clinicopathologic study of 8 cases. *J Am Acad Dermatol.* 1998;39(3):439-42.

Mirzanli C, Esenyel CZ, Ozturk K *et al.* Cerebrotendinous xanthomatosis presenting with bilateral achilles tendon xanthomata: a case report. *J Am Podiatr Med Assoc.* 2013 Mar-Apr;103(2):152-5.

Mourad B, Elgarhy LH, Ellakkawy HA *et al.* Assessment of efficacy and tolerability of different concentrations of trichloroacetic acid vs. carbon dioxide laser in treatment of xanthelasma palpebrarum. *J Cosmet Dermatol.* 2015;14(3):209-15

Nagarajan DV, Boreham PA, Parfitt VJ. Palmar striated xanthomas. *Postgrad Med J.* 2003 Dec;79(938):690.

Parker F. Xanthomas and hyperlipidemias. *J Am Acad Dermatol.* 1985 Jul;13(1):1-30.

Phan BA, Dayspring TD, Toth PP. Ezetimibe therapy: mechanism of action and clinical update. *Vasc Health Risk Manag.* 2012;8:415-27.

Pickens S, Farber G, Mosadegh M. Eruptive xanthoma: a case report. *Cutis.* 2012 Mar;89(3):141-4.

Prasad PVS, Chidambaram N. Familial hypercholesterolemia (Type IIb) in a child: a case report with interesting features. *Inter J Dermatol.* 2004 Mar;43(3):173-5.

Pucci G, Cicero AF, Borghi C, Schillaci G. Emerging biologic therapies for hypercholesterolaemia. *Expert Opinion on Biological Therapy.* 2017;17(9):1077-87.

Rapini RP. Granulomas não infecciosos. *In:* Rapini RP. *Dermatopatologia prática.* 1. ed. Rio de Janeiro: Di Livros; 2007.

Shao C, Xu W, Chen J *et al.* Tuberous xanthomata and coronary artery disease associated with hyperlipidemia. *J Am Coll Cardiol.* 2011 Nov 29;58(23):2427.

Sharma D, Thirkannad S. Palmar xanthoma: an indicator of a more sinister problem. *Hand (NY).* 2010 Jun;5(2):210-2.

Shinozaki S, Itabashi N, Rokkaku K *et al.* Diabetic lipemia with eruptive xanthomatosis in a lean young female with apolipoprotein E4/4. *Diabetes Res Clin Pract.* 2005 Nov;70(2):183-92.

Sil A, Bhanja DB, Biswas SK. Intertriginous xanthomas-pathognomonic cutaneous markers of homozygous familial hypercholesterolemia. *JAMA Dermatol.* 2021;157(10):1228.

Singh RK, Simalti AK. Tuberous xanthoma. *Indian Pediatr.* 2009 Aug;46(8):727.

Wilson PWF, Polonsky TS, Miedema MD *et al.* Systematic Review for the 2018 AHA/ACC/AACVPR/AAPA/ABC/ACPM/ADA/AGS/APhA/ASPC/NLA/PCNA Guideline on the Management of Blood Cholesterol: a report of the American College of Cardiology/American Heart Association Task Force on Clinical Practice Guidelines. *Circulation.* 2019 Jun;139(25):e1144-61.

29

Sarcoidose

Luna Azulay-Abulafia ◆ David Rubem Azulay ◆ Rubem David Azulay

Conceito

A sarcoidose pode ser considerada uma doença granulomatosa sistêmica multissistêmica, de etiologia desconhecida, acompanhada de alterações imunológicas, podendo acometer quase todos os órgãos e com patologia característica constituída por granuloma sarcoídico em que possivelmente há predisposição genética do hospedeiro, somada a um insulto ambiental.

Epidemiologia

É uma doença de distribuição bimodal (picos entre 25 e 40 anos e entre 50 e 65 anos), com maior frequência no sexo feminino. Pode acometer qualquer raça, porém, nos EUA, sua frequência é maior em negros do que em brancos (35,5/100.000 em negros e 10,9/100.000 em brancos). No Brasil, a incidência está estimada em 1/100.000. Trata-se de uma doença rara, e sua maior prevalência é na Suécia (64/100.000 habitantes). Parece haver uma predisposição genética (sarcoidose familial, com maior frequência em gêmeos univitelinos). Mais do que determinar a ocorrência da doença, os marcadores do antígeno leucocitário humano (HLA, do inglês *human leukocyte antigen*) podem refletir o órgão acometido e, consequentemente, seu prognóstico. Os antígenos de histocompatibilidade HLA-A1, -B8, -Cw7 e -DR3 estão relacionados com doença aguda e de bom prognóstico, enquanto HLA-DR14 e 15 estão relacionados com pior evolução. A diversidade de HLA relacionada à doença é resultado de estudos em diferentes populações, ora conferindo propensão ou resistência e cronicidade, ora melhor ou pior prognóstico, assim como diferentes fenótipos da doença. Polimorfismo do gene que codifica a enzima conversora da angiotensina também já foi identificado. Em países temperados, são reconhecidos surtos na primavera da doença.

Etiopatogenia

Micobactérias, vírus ou agentes inanimados (pólen, berílio e outros) têm sido incriminados, assim como etiologia autoimune, mas o consenso é de que sua etiologia continua desconhecida. Vários casos de sarcoidose familial já foram descritos.

Acredita-se que o antígeno desconhecido gere hiperatividade do sistema imune mediado por células, provocando aumento e ativação de células T (Th1) na área alterada. O aumento das citocinas Th1, interleucina 2 (IL-2) e interferon gama (IFN-γ) estimula as células B e leva à hipergamaglobulinemia. As células T ativadas também produzem fator quimiotático para monócitos, atraindo-os para o tecido alterado, levando à formação de células gigantes. Estas são produtoras de 1-alfa-hidroxilase, que converte 25-OH-vitamina D em calcitriol, responsável pelo aumento da absorção de cálcio intestinal, levando a hipercalciúria e/ou hipercalcemia, achado frequente no paciente com sarcoidose, que pode cursar com complicações como nefrolitíase. A compartimentalização dos linfócitos T e dos monócitos formadores de granuloma nos tecidos periféricos leva à linfopenia periférica, elucidando a depressão da hipersensibilidade retardada (anergia) a antígenos como PPD, candidina, vaccínia, lepromina e dificuldade na sensibilização ao dinitroclorobenzeno (DNCB). Outras doenças granulomatosas também constituídas por linfócitos T apresentam fenômenos imunológicos diferentes. É digno de nota que a administração de IFN-γ em diversas doenças, sobretudo hepatite C, pode induzir o aparecimento de sarcoidose. Embora possam ser empregados como tratamento, os biológicos antifator de necrose tumoral (anti-TNF) podem simplesmente desencadear ou agravar a sarcoidose sistêmica (a maioria com acometimento pulmonar e/ou linfonodal). Nessa associação, o etanercepte é o mais frequentemente descrito. O mesmo ocorre com medicamentos atuais, como nivolumabe e pembrolizumabe (anti-PD-1), empregados no tratamento de neoplasias cutâneas, em especial, melanoma metastático.

Os pacientes com sarcoidose apresentam positividade ao teste intradérmico de Kveim (antígeno preparado com linfonodo), também conhecido como teste de Kveim-Nickerson ou Kveim-Siltzbach (antígeno preparado com tecido sarcoídico de baço), que é positivo no período de 4 a 6 semanas (lesão papulotuberosa com histologia de granuloma epitelioide sarcoídico). Esse teste já foi praticamente abandonado por ser realizado com tecido humano, havendo a possibilidade da transmissão de doenças infecciosas.

Clínica

A sarcoidose é uma doença multissistêmica com clínica variável para o indivíduo, podendo apresentar-se desde assintomática até acometer qualquer órgão, sendo a pele o segundo órgão mais acometido, atrás apenas do acometimento pulmonar. Aproximadamente 50% dos pacientes apresentam a doença detectada de forma acidental por imagens torácicas, os quais geralmente manifestam a forma leve da doença. Pode haver sintomas inespecíficos, como fadiga e perda de peso. Em 20 a 35% dos pacientes com doença sistêmica há lesões de pele, caracterizadas por pápulas e placas eritematoacastanhadas com predileção pela face (Figuras 29.1 e 29.2), pelo tronco superior e pelas extremidades, distribuídas simetricamente (Figura 29.3); entretanto, lesões cutâneas podem ocorrer sem doença sistêmica.

A classificação da sarcoidose pode ser feita em aguda ou crônica; ou, ainda, em lesões específicas ou não específicas, dependendo do encontro ou não do granuloma sarcoídico à histopatologia. Existe relativa sobreposição das duas formas de classificação.

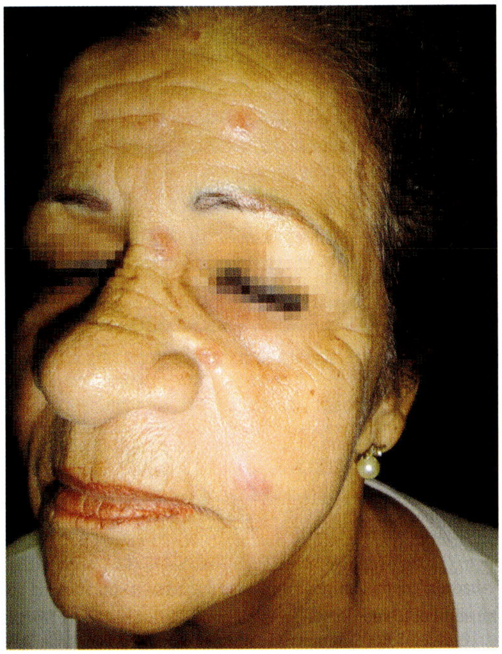

Figura 29.1 Sarcoidose. Nódulos eritematosos na face. (Cortesia do Dr. André R. Adriano.)

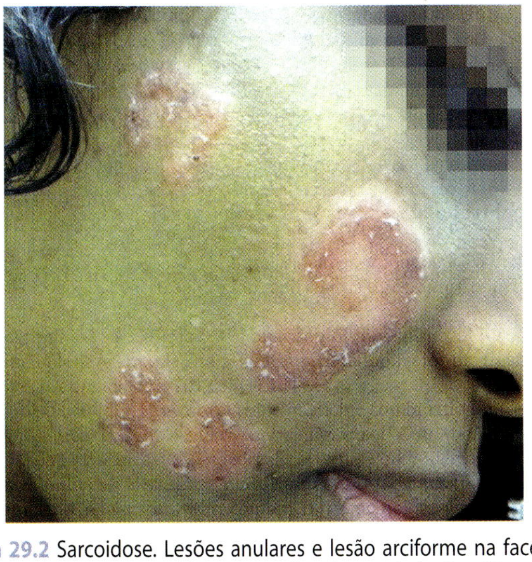

Figura 29.2 Sarcoidose. Lesões anulares e lesão arciforme na face; esta lembra a sífilis terciária, a diferir o grande número de lesões. (Cortesia da Dra. Beatriz Reis.)

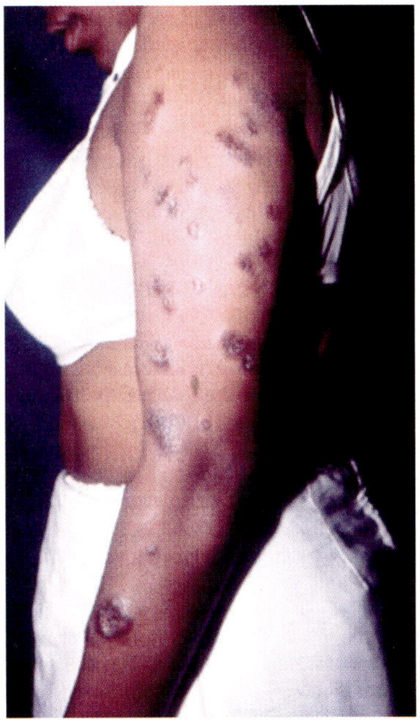

Figura 29.3 Sarcoidose. Pápulas e placas eritematovioláceas no membro superior. (Coleção do Prof. Antar Padilha.)

O *eritema nodoso* é uma hipodermite septal granulomatosa, exemplo de manifestação inespecífica, geralmente sem outra manifestação cutânea associada, o que sugere bom prognóstico. É encontrado na fase aguda, acompanhado de manifestações sistêmicas como adenopatia hilar bilateral, uveíte, febre, artralgia, perda de apetite e fadiga que tendem à involução espontânea em meses. Na fase aguda também pode haver erupção eritematomaculopapulosa de natureza específica.

Conhecida como doença mimetizadora, a sarcoidose cutânea pode apresentar lesões com padrões típicos de outras dermatoses, por exemplo, lesões circinadas simulando dermatofitose (Figura 29.4), lúpus pérnio (Figura 29.6), lesões anulares semelhantes a sifílide elegante e placas de aspecto psoriasiforme.

A forma crônica é de evolução lenta e imprevisível e apresenta lesões tegumentares específicas, podendo ser múltiplas ou não, com localização mais frequente na face. Elas se apresentam como pápulas, tubérculos, nódulos ou placas infiltradas. Algumas lesões podem exibir calcificações.

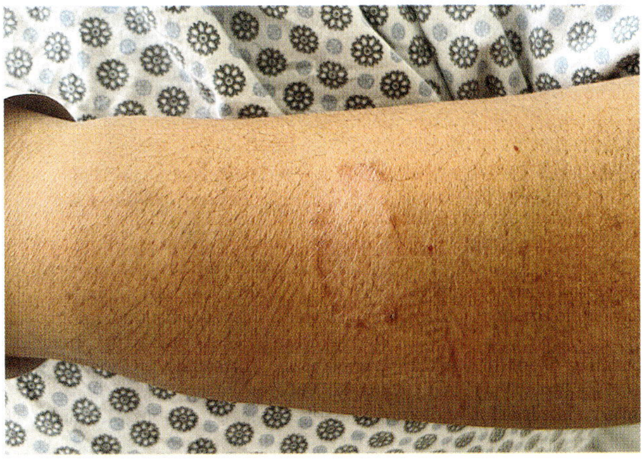

Figura 29.4 Sarcoidose. Lesão eritematosa circinada com centro hipocrômico mimetizando dermatofitose no membro superior esquerdo. (Cortesia da Dra. Yasmin Sab.)

Formas cutâneas

Forma anular

Caracteriza-se por placas eritematosas que involuem no centro e resultam em cicatriz atrófica, ocorrendo principalmente na face, na região cervical, nas nádegas e nos membros inferiores, de modo simétrico (Figuras 29.2 e 29.5).

Forma papulosa

Pode ser disseminada ou as lesões podem agrupar-se em configuração anular, apresentando coloração eritemato-acastanhada e à diascopia apresentam aspecto de geleia de maçã (coloração amarelada); geralmente estão relacionadas com bom prognóstico da doença. Localiza-se mais frequentemente na face e na superfície extensora dos membros.

Lúpus pérnio

Corresponde a uma das manifestações mais comuns. As lesões são nódulos ou placas eritematoazuladas ou violáceas, localizando-se na face (nariz e região malar), nas orelhas, e nos dedos das mãos e pés (áreas mais afetadas pelo frio). Pode haver dificuldade respiratória dependendo da localização da lesão na mucosa nasal. Tende a ocorrer associação com o acometimento da glândula lacrimal, do rim, do trato respiratório (acometimento pulmonar em 75% dos pacientes) e com cistos ósseos (Figura 29.6).

Forma angiolupoide

É rara, porém característica; as lesões são ricas em telangiectasias e incidem principalmente na face e no canto interno dos olhos.

Sarcoidose sobre cicatrizes

É característica e pode ser a única manifestação da doença (*fenômeno isotópico de Wolf*) (Figura 29.7); também tem sido relatado seu surgimento sobre tatuagens. Nesse caso, é difícil diferenciar com a reação sarcoídica ao pigmento.

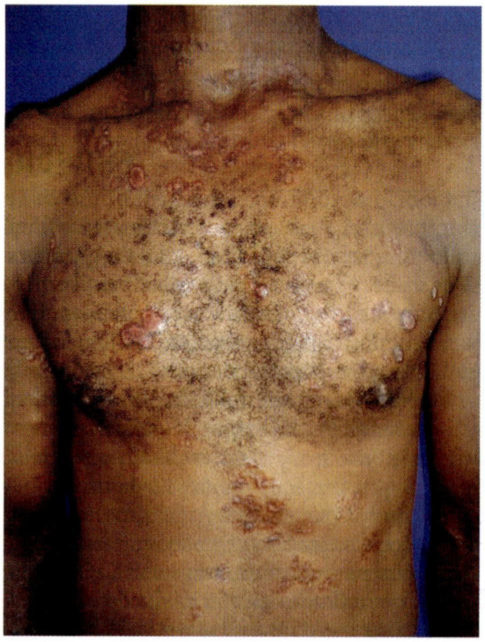

Figura 29.5 Sarcoidose. Lesões anulares de centro atrófico e pápulas eritematosas. (Cortesia da Dra. Maria Victória Quaresma.)

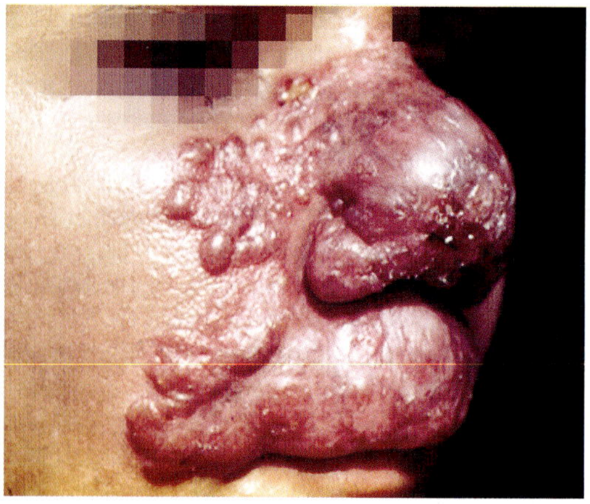

Figura 29.6 Sarcoidose. Lúpus pérnio. (Coleção do Prof. Antar Padilha.)

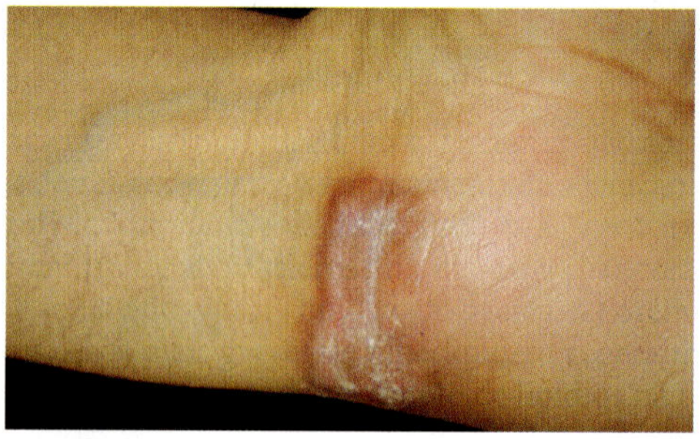

Figura 29.7 Sarcoidose. Placa eritematosa sobre cicatriz prévia – sinal de Wolf. (Cortesia da Dra. Juliana C. G. Rego.)

Forma subcutânea

É representada por nódulos indolores nas extremidades, menos frequentemente no tronco, sem envolvimento da epiderme e está associada à doença sistêmica. Anteriormente, essa forma era conhecida como sarcoidose de Darier-Roussy, terminologia abandonada.

Pode apresentar alterações ungueais como onicólise, ceratose subungueal e hipercurvatura. Há relatos de acometimento mucoso, caracterizado por gengiva, língua, palato duro e glândulas salivares maiores.

Outras manifestações cutâneas da sarcoidose

Entre as formas não usuais de sarcoidose estão ictiose, forma micropapular, hipocrômica, atrófica, eritrodermia, ulcerações e alopecia. Unhas e mucosas podem ser acometidas.

Alopecia por sarcoidose

Embora seja uma forma raríssima (menos de 1% dos casos de acometimento cutâneo), a sarcoidose pode cursar com alopecia, podendo ser cicatricial (Figura 29.8) ou não cicatricial (Figura 29.9), a depender da extensão e do envolvimento perifolicular pelos granulomas (que levam à fibrose e à destruição folicular), sendo a forma cicatricial a mais comum. Está associada à alta incidência de sarcoidose sistêmica, principalmente com acometimento pulmonar simultâneo.

Forma sistêmica

As manifestações sistêmicas mais comuns são: adenomegalia torácica (90%) e periférica (69%), comprometimento do parênquima pulmonar (90%) sob a forma de alveolite, macro

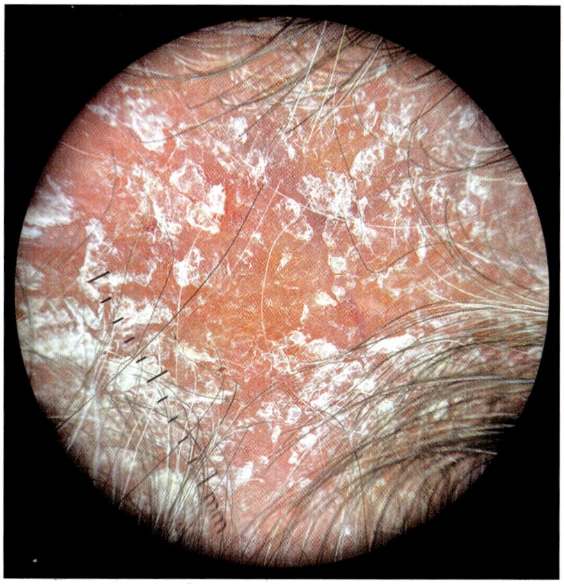

Figura 29.8 Sarcoidose. Tricoscopia de região occipital evidenciando alopecia cicatricial com padrão psoriasiforme. Notam-se escamas aderidas, com curetagem de Brocq negativa. (Cortesia da Dra. Yasmin Sab.)

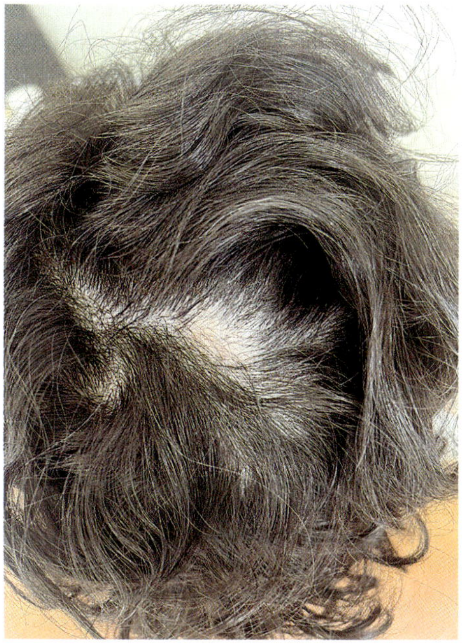

Figura 29.9 Sarcoidose. Alopecia não cicatricial no vértex do couro cabeludo. (Cortesia da Dra. Yasmin Sab.)

ou micronódulos e infiltrações. O acometimento pulmonar tem o seguinte estadiamento: estádio 0 – sem acometimento pulmonar ou nodal; estádio I – linfadenopatia hilar bilateral sem acometimento pulmonar; estádio II – linfadenopatia hilar bilateral com comprometimento pulmonar (Figura 29.10); estádio III – infiltração pulmonar sem linfadenopatia; estádio IV – infiltração pulmonar com fibrose, insuficiência respiratória, cistos e enfisema.

Uveíte (22%), formações pseudocísticas em ossos das mãos e dos pés (13%), comprometimento de glândulas salivares, fígado, baço, coração, sistema nervoso central e periférico, e de medula óssea podem ocorrer. Não compromete a glândula suprarrenal.

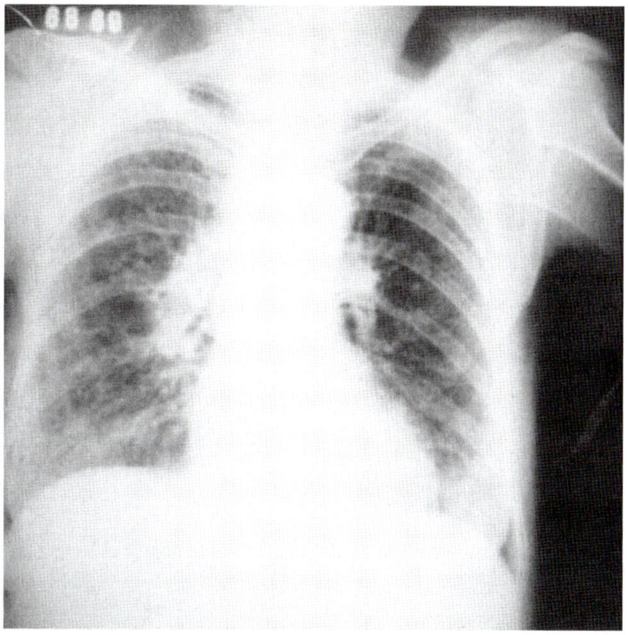

Figura 29.10 Sarcoidose. Radiografia de tórax com lesões pulmonares do tipo intersticial; hilos aumentados de limites policíclicos (adenomegalia, sobretudo à direita). Estádio II.

Algumas síndromes clínicas que podem ocorrer na sarcoidose merecem ser citadas:

- **síndrome de Löfgren:** eritema nodoso, linfadenopatia hilar bilateral, febre, poliartrite migratória e iridociclite aguda
- **síndrome de Heerfordt:** uveíte, aumento da parótida, febre e paralisia de pares cranianos – especialmente do facial (paralisia de Bell)
- **síndrome de Mikulicz:** aumento bilateral das glândulas lacrimais e salivares – não é exclusiva da sarcoidose.

Histopatologia

É monótona e caracteriza-se por múltiplos granulomas sarcoídicos agrupados, em geral constituídos exclusivamente por células epitelioides, sem necrose de caseificação; por vezes, encontra-se necrose fibrinoide no interior dos granulomas. Os linfócitos são pouco numerosos ou ausentes na sua periferia (*granuloma nu*), constituindo o clássico glanuloma sarcoídico. Ocasionalmente, encontram-se algumas células gigantes do tipo Langhans. Fibras reticulares circundam o granuloma da sarcoidose e nele penetram, ao contrário da hanseníase tuberculoide, em que ocorre destruição das fibras. Podem ser encontrados os chamados "corpúsculos asteroides e de Schaumann" (Figura 29.11).

Os *corpúsculos asteroides* são inclusões eosinofílicas estreladas cercadas por um espaço, constituídos por colágeno, e situados geralmente dentro de células multinucleadas, medindo de 10 a 15 μm. Não são específicos da sarcoidose, podendo ocorrer em beriliose, esporotricose, tuberculose, hanseníase tuberculoide e xantogranuloma necrobiótico.

Os *corpúsculos de Schaumann* são estruturas basofílicas, redondas ou ovais, laminadas e calcificadas, especialmente em sua periferia. São compostos lipomucoproteicos de cerca de 100 μm. Também não são específicos da sarcoidose, podendo ocorrer na tuberculose e beriliose.

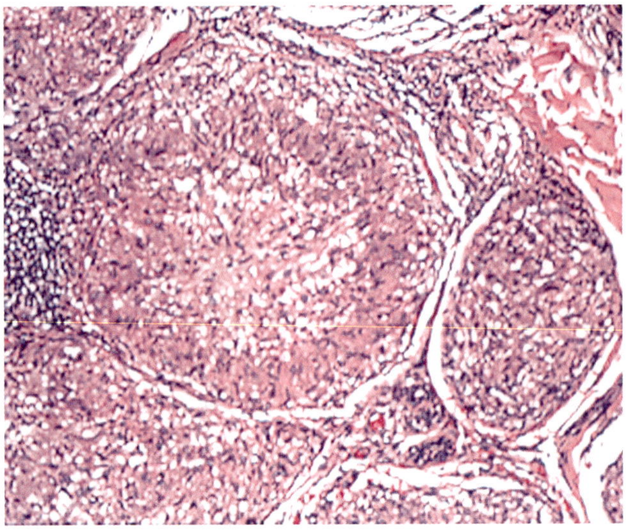

Figura 29.11 Histopatologia da sarcoidose. Granulomas "nus" caracteristicamente agrupados.

Diagnóstico

É confirmado fundamentalmente pelo exame histopatológico (granuloma sarcoídico), associado à clínica e à exclusão de outras causas de formação de granulomas. Quando mais de um órgão é acometido, a biopsia deve ser realizada preferencialmente na lesão mais acessível, de forma a ser menos invasiva. Atualmente, as apresentações de síndromes de Löfgren e Heerfordt, lúpus pérnio e linfadenopatia hilar bilateral assintomática são consideradas achados altamente sugestivos de sarcoidose, dispensando a biopsia do órgão em questão. O teste de Kveim-Siltzbach apresenta 80% de positividade nas formas ativas, porém está em desuso.

São achados laboratoriais inespecíficos presentes na sarcoidose: aumento da velocidade de hemossedimentação (VHS), linfopenia e leucopenia, aumento da enzima conversora de angiotensina (ECA) e hipercalcemia, achados também presentes em outras doenças. Atualmente, tem-se estudado o papel da quitotriosidase, enzima secretada por macrófagos e neutrófilos ativados, que tem como função clivar as ligações glicosídicas da quitina. Foi encontrada elevação sérica no lavado broncoalveolar de pacientes com sarcoidose, tendo maior sensibilidade e especificidade (85%) quando comparada a outros biomarcadores, como a ECA, e é importante marcador de doença extrapulmonar. Apesar disso, a dosagem elevada da quitotriosidase não é exclusiva da sarcoidose, podendo estar presente em doenças intersticiais. A dosagem de enzima sérica conversora de angiotensina (produzida pelas células endoteliais pulmonares e macrófagos alveolares ativados) apresenta-se elevada em até 60% dos pacientes, porém há 10% de falso-positivos, sendo discutível o seu papel no monitoramento da doença. A concentração de KL-6 está significativamente elevada em pacientes com fibrose pulmonar devido à sarcoidose, e é o biomarcador que tem a maior sensibilidade (78%).

Não há consenso acerca do padrão dermatoscópico das lesões cutâneas da sarcoidose, devido a sua grande variedade clínica, porém a presença de estruturas ovoides alaranjadas e translúcidas e vasos lineares foram achados frequentes nas lesões, o que não afasta a necessidade de biopsia para comprovação histopatológica.

Diagnóstico diferencial

Do ponto de vista dermatológico, deve ser feito com doenças que apresentem granuloma tuberculoide ou sarcoídico, como hanseníase, tuberculose, sífilis, leishmaniose, rosácea, paracoccidioidomicose, brucelose, granuloma devido a berílio, silicone e a outros corpos estranhos como tinta de tatuagem e preenchedores. Clinicamente, faz-se o diagnóstico diferencial com diversas patologias, como dermatofitose, lúpus e psoríase, em razão de sua alta capacidade de mimetização, corroborando a importância da histopatologia para o diagnóstico. Micose fungoide granulomatosa, doença de Hodgkin, queilite granulomatosa, doença de Crohn cutânea e reações sarcoídicas à presença de um linfoma também devem ser incluídas no diagnóstico diferencial. Alguns casos diagnosticados inicialmente como sarcoidose, por intermédio da reação em cadeia da polimerase (PCR), tiveram o diagnóstico alterado para tuberculose ou hanseníase ou vice-versa.

Tratamento

A opção pelo tratamento deve ser realizada de acordo com a extensão, a gravidade das manifestações e a possibilidade de progressão da doença com perda de função do órgão acometido. Para as lesões cutâneas, a possibilidade de desfiguração é a indicação de tratamento, que melhora também a qualidade de vida dos pacientes.

A primeira linha de tratamento são os corticosteroides, variando a posologia e via de uso de acordo com a localização e gravidade da doença. Os corticosteroides tópicos (propionato de clobetasol e de halobetasol), oclusivos (propionato de clobetasol – fludroxicortida oclusivo) e intralesionais (triancinolona) são os de escolha na sarcoidose cutânea restrita a poucas lesões. A terapia sistêmica com corticosteroides para os casos de sarcoidose cutânea está reservada para os casos de doença desfigurante, disseminada ou refratária ao tratamento tópico.

Outras substâncias utilizadas são os antimaláricos (cloroquina e hidroxicloroquina), isolados ou idealmente associados ao corticosteroide; o metotrexato, as ciclinas (tetraciclina, minociclina e a doxiciclina) e a talidomida.

Há relatos isolados de sucesso terapêutico com o uso de ciclofosfamida, ciclosporina, alopurinol, isotretinoína, pentoxifilina, melatonina e tacrolimo tópico.

Na sarcoidose, a alopecia pode ser tratada com corticoterapia tópica, intralesional (triancinolona) ou sistêmica (metotrexato, hidroxicloroquina), não havendo consenso na literatura.

Recentemente, os imunobiológicos também têm sido utilizados com sucesso no tratamento da sarcoidose, especialmente o infliximabe, que se revela mais eficaz do que as demais no tratamento do lúpus pérnio.

Em lesões pequenas e/ou ulceradas, refratárias à terapia medicamentosa, pode-se realizar a excisão cirúrgica.

O Quadro 29.1 resume as principais opções terapêuticas para o tratamento da sarcoidose.

Evolução e prognóstico

É importante o acompanhamento multidisciplinar do paciente, pois a sarcoidose é uma doença sistêmica. Cerca de 80% dos casos podem involuir espontaneamente. O êxito letal ocorre em cerca de 5% dos pacientes e é causado por falência cardiorrespiratória, na maioria das vezes.

Quadro 29.1 Opções terapêuticas na sarcoidose cutânea.

Medicamento	Dose	Indicação	Efeitos colaterais	Nível de evidência
Corticosteroide tópico de alta potência (propionato de clobetasol e de halobetasol)	Pomada ou creme a 0,05%, 2 vezes/semana, aplicada(o) diretamente ou sob oclusão	Pápulas e placas discretas e limitadas	Atrofia, estrias, telangiectasias, púrpura, erupção acneiforme (ver Capítulo 86). Considerar o uso de corticosteroide de média potência em áreas de pele mais fina	IIB*
Triancinolona intrelesional	3 a 10 mg/mL a cada 3 a 4 semanas até a resolução do quadro	Pápulas, placas e nódulos discretos e limitados	Hipopigmentação e atrofia	IB
Corticosteroide oral (prednisona)	Inicialmente, 0,5 a 1 mg/kg/dia, com diminuição gradual para a menor dose efetiva (geralmente 10 mg/dia), e depois em dias alternados	Lesões disseminadas, desfigurantes, crônicas ou refratárias à terapia tópica; 1ª opção no lúpus pérnio e em lesões ulceradas	Distúrbios do humor, desconforto gastrintestinal, aumento do apetite, hipertensão, diabetes melito, ganho de peso, síndrome de Cushing iatrogênica, osteoporose, necrose vascular asséptica (ver Capítulo 86)	IIB
Cloroquina	250 a 750 mg/dia; dose máxima: 3,5 mg/kg/dia	Poupador de corticosteroide ou como monoterapia, especialmente no lúpus pérnio	Depósitos na córnea e retinopatia (o risco diminui se as doses forem < 3,5 mg/kg/dia e em pacientes com função renal normal); necrose hepática (em pacientes com porfiria cutânea tarda) (ver Capítulo 91)	IIB
Hidroxicloroquina	200 a 400 mg/dia; dose máxima: 6,5 mg/kg/dia	Mesmas da cloroquina	Mesmos que para a cloroquina; apresenta menor toxicidade ocular que a cloroquina (o risco de retinopatia diminui se a dose for < 6,5 mg/kg/dia em pacientes com função renal normal) (ver Capítulo 91)	IIB
Metotrexato	7,5 a 25 mg/semana VO, SC ou IM; dose de manutenção a cada 2 semanas	Lesões resistentes ao corticosteroide ou em pacientes com contraindicação ao uso dos esteroides; especialmente útil em lesões ulcerativas	Hepatotoxicidade, pneumonite por hipersensibilidade, pancitopenia, neutropenia, imunossupressão, mucosite dose-dependente e náuseas; a suplementação de ácido fólico pode reduzir a toxicidade (ver Capítulo 89)	IIB
Tetraciclina	Minociclina: 200 mg/dia; tetraciclina: 1.000 mg/dia; doxiciclina: 200 mg/dia	Pode ser útil em casos selecionados	Fototoxicidade, tontura, desconforto gastrintestinal, reações de hipersensibilidade, candidíase vulvovaginal, descoloração dos dentes e deposição óssea, contraindicada para crianças < 8 anos de idade e gestantes (ver Capítulo 83)	IIB
Talidomida	50 a 400 mg/dia	Doença cutânea refratária, especialmente lúpus pérnio	Teratogenicidade, neuropatia periférica, sedação, náuseas, neutropenia e trombose venosa (ver Capítulo 89)	IIB
Infliximabe	3 a 7 mg/kg IV nas semanas 0, 2 e 6 (3 a 10 mg/kg) e, então, a cada 6 semanas; dose e intervalo podem ser ajustados de acordo com a resposta	Lesões disseminadas, desfigurantes, crônicas ou refratárias a outras terapias	Reações alérgicas (incluindo anafilaxia), reativação da tuberculose, infecções granulomatosas, outras infecções, linfoma, neoplasia de órgãos sólidos e doenças desmielinizantes (ver Capítulo 90)	IIB
Adalimumabe	40 mg a cada 1 a 2 semanas	Lesões disseminadas, desfigurantes, crônicas ou refratárias a outras terapias	Cefaleia, náuseas, reações no local de injeção, reativação de tuberculose, outras infecções, linfoma, tumor maligno de órgãos sólidos e doenças desmielinizantes (ver Capítulo 90)	III

Adaptado de Haimovic A, Sanchez M, Judson MA *et al.* (2012). VO = via oral; SC = via subcutânea; IM = via intramuscular; IV = via intravenosa. *Nível IA: provas incluem evidências de metanálise de ensaios clínicos randomizados; nível IB: provas incluem evidência de, pelo menos, um ensaio clínico randomizado; nível IIA: provas incluem evidência de, pelo menos, um estudo controlado sem randomização; nível IIB: provas incluem evidência de, pelo menos, um outro tipo de estudo experimental; nível III: provas incluem evidências de estudos descritivos não experimentais, como estudos comparativos, estudos de correlação, e estudos de caso-controle; nível IV: provas incluem evidências de relatórios das comissões de especialistas ou opiniões ou experiência clínica de autoridades respeitadas, ou ambos.

Bibliografia

Ahmed I, Harshad SR. Subcutaneous sarcoidosis: is it a specific subset of cutaneous sarcoidosis frequently associated with systemic disease? *J Am Acad Dermatol.* 2006 Jan;54(1):55-60.

Alazemi S, Campos MA. Interferon-Induced sarcoidosis. *Int J Clin Pract.* 2006 Feb;60(2):201-11.

Allen RKA. Angiotensin-converting enzyme. *In*: Fanburg BL. *Sarcoidosis and Other Granulomatous Diseases of the Lung (Lung Biology in Health and Disease).* New York: Publisher Marcel Decker Inc.; 1994. Vol. 73. p. 529.

Antonowich DD, Callen JP. Development of sarcoidosis in cosmetic tattoos. *Arch Dermatol.* 2005 Jul;141(7):869-72.

Bachelez H, Senet P, Cadranel J *et al.* The use of tetracyclines for the treatment of sarcoidosis. *Arch Dermatol.* 2001 Jan;137(1):69-73.

Bergantini L, Bianchi F, Cameli P *et al.* Prognostic biomakers of sarcoidosis: a comparative study of serum chitotriosidase, ACE, lysozyme, and KL-6. *Disease Markers.* 2019; Mar 3:2019:8565423.

Baughman RP, Lower EE, du Bois RM. Sarcoidosis. *Lancet.* 2003 Mar 29; 361(9363):1111-8.

Bower JS. Pulmonary evaluation of patients presenting with cutaneous manifestations of sarcoidosis. *Int J Dermatol.* 1981 Jun;20(5):385-9.

Daldon PEC, Arruda LHF. Granulomas não infecciosos: sarcoidose. *An Bras Dermatol.* 2007;82(6):559-71.

Green CM. Topical tacrolimus for the treatment of cutaneous sarcoidosis. *Clin Exp Dermatol.* 2007 Jul;32(4):457-8.

Haimovic A, Sanchez M, Judson MA, Prystowsky S. Sarcoidosis: a comprehensive review and update for the dermatologist. Part I. Cutaneous disease. *J Am Acad Dermatol.* 2012 May;66(5):699.e1-18.

Ho LP, Urban BC, Thickett DR *et al.* Deficiency of a subset of T-cells with immunoregulatory properties in sarcoidosis. *Lancet.* 2005 Mar 19-25;365(9464): 1062-72.

Jadotte YT, Abdel Hay R, Salphale P *et al.* Interventions for cutaneous sarcoidosis. *Cochrane Database Syst Rev.* 2018 Aug 20;2018(8):CD010817.

Knight L, Ngwanya M. Sarcoidosis of the scalp: the largest single-institutional case series. *Int J Dermatol.* 2019 Aug;58(8):e149-e151

Torquato MF, Costa MK, Nico MMS. Sarcoidose cutânea: perfil clínico-epidemiológico de 72 casos de um hospital terciário em São Paulo, Brasil. *An Bras Dermatol.* 2020 Jan-Feb;95(1)157-62.

Liu M, Chen H, Xu F. Dermoscopy of cutaneous sarcoidosis: a cross-sectional study. *An Bras Dermatol.* 2023 Nov-Dec;98(6):750-4.

Mañá J, Marcoval J, Graells J *et al.* Cutaneous involvement in sarcoidosis. Relationship to systemic disease. *Arch Dermatol.* 1997 Jul;133(7):882-8.

Schacker K, Souza Filho JJ, Amorim RM *et al.* Caso para diagnóstico. *An Bras Dermatol.* 2002 Nov/Dez;77(6):729-32.

Simonsen AB, Kaae J, Ellebaek E *et al.* Cutaneous adverse reactions to anti-PD1treatment – A systematic review. *J Am Acad Dermatol.* 2020 Nov;83(5): 1415-24.

Vano-Galvan S, Fernandez-Guarino M, Carmona LP *et al.* Lichenoid type of cutaneous sarcoidosis: great response to topical tacrolimus. *Eur J Dermatol.* 2008 Jan-Feb;18(1):89-90.

30

Afecções Granulomatosas de Etiologia Não Infecciosa

André R. Adriano ◆ David Rubem Azulay ◆ Rubem David Azulay

Granuloma anular

Conceito

Dermatose granulomatosa benigna, geralmente autolimitada e de causa desconhecida. É caracterizada exclusivamente por lesões cutâneas, quase sempre papulosas, de morfologia anular, assintomáticas ou pouco pruriginosas, com degeneração do colágeno ao centro e formação de granuloma periférico. Apesar de clinicamente as lesões serem descritas como pápulas, conceitualmente ficam mais bem entendidas como tubérculos (ver Capítulo 5, item *Tubérculo*).

Epidemiologia

É universal, com maior incidência em adultos jovens, sobretudo do sexo feminino (proporção 2:1); é uma doença relativamente infrequente.

Etiopatogenia

Tem etiologia ainda incerta. A mais aceita seria uma reação inflamatória Th1 com resposta celular do tipo IV levando às alterações degenerativas. Outra possibilidade seria uma vasculite gerando alterações necróticas nos vasos dérmicos envolvidos, pois, de maneira inconsistente, a imunofluorescência revela depósitos de IgM e C_3 em disposição perivascular e fibrinogênio na área necrobiótica. Diversos fatores são considerados desencadeantes, como trauma, picadas de insetos, irradiação ultravioleta, fototerapia com PUVA, infecções virais (Epstein-Barr, HIV, herpes-zóster, hepatite C), tuberculose (inclusive após o teste tuberculínico) e vacinas (a reação mais comum é a forma generalizada, com 76% dos casos; BCG, tétano, hepatite B e pneumocócica são as mais implicadas). Também há relatos divergentes de associação a doenças sistêmicas como diabetes, tireoidopatias, sarcoidose e neoplasias, sendo que nestas o quadro cutâneo tende a ser atípico e doloroso (neste contexto, o GA seria considerado paraneoplásico). Há relato de um caso de uma família, em que o pai com diabetes e dois filhos (um do sexo masculino e outro do feminino) apresentavam granuloma anular. Também têm sido relatados casos em irmãs e até mesmo em gêmeos univitelinos.

Há também alguns casos descritos de possível associação com medicamentos como alopurinol, anlodipina, terapia com antifator de necrose tumoral e topiromato.

Clínica

As formas clínicas mais frequentes são apresentadas a seguir.

Forma localizada

O aspecto mais comum é o de pápulas dispostas em anel com crescimento centrífugo. Esses anéis papulosos podem alcançar alguns centímetros de diâmetro. A coloração é a da pele ou discretamente eritematosa ou amarelada e a parte central do anel é deprimida, com aspecto normal, atrófico ou hiperpigmentado. A evolução costuma ser de meses ou anos e as lesões são assintomáticas. Em geral, na metade dos casos de granuloma anular, há uma única lesão. Comumente ocorrem no dorso das mãos, nos antebraços, cotovelos, pés e joelhos (Figuras 30.1 e 30.2). Outras localizações são a face, o tronco, o couro cabeludo e as palmas. Algumas lesões têm configuração serpiginosa. Em alguns casos, as lesões têm preferência por áreas fotoexpostas (ver item *Granuloma anular elastolítico*, adiante).

Forma disseminada

Inúmeras lesões papulonodulares, eritematosas dispersas, sobretudo nas extremidades de forma simétrica (Figura 30.3).

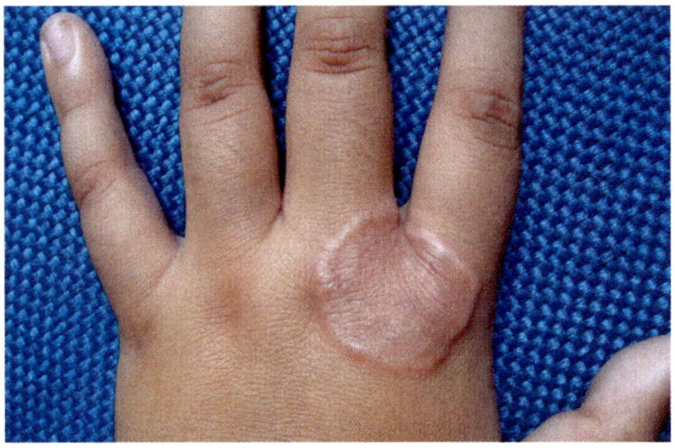

Figura 30.1 Granuloma anular, forma localizada. (Cortesia do Dr. Guillermo Loda.)

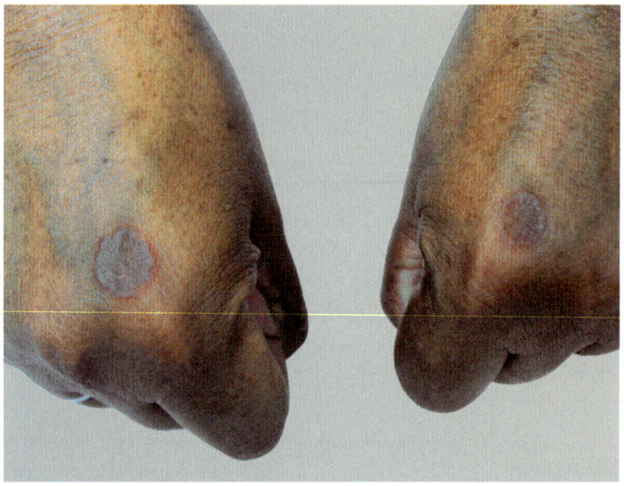

Figura 30.2 Granuloma anular, forma localizada. (Cortesia do Dr. Luiz Eduardo Galvão.)

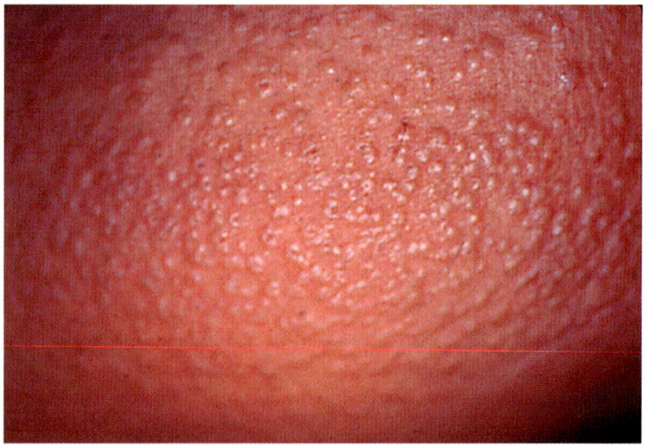

Figura 30.3 Granuloma anular, forma disseminada.

Forma generalizada

Forma mais rara, caracterizada por pápulas eritematosas que coalescem formando anéis. Acomete principalmente pescoço, tronco, antebraços e coxas, simetricamente (Figuras 30.4 e 30.5). É nessa apresentação que se observa a associação não unânime com diabetes melito, ao passo que, com a infecção pelo HIV, está bem estabelecida. Há um caso de involução das lesões após a introdução da TARV. Há autores que não diferenciam a forma disseminada da generalizada.

Pode estar acompanhada de prurido ou não. Há relatos de que seria mais comum em pacientes com AIDS e há divergência quanto à maior associação com diabetes. Tende a ser mais resistente à terapêutica.

Forma papulosa/umbilicada

Pápulas normo ou hipocrômicas, assintomáticas especialmente no dorso das mãos de crianças, com umbilicação central pela degeneração focal do colágeno, porém sem extrusão transepidérmica do mesmo (Figura 30.6).

Forma perfurante

Representada por lesões papulosas, com pequena perfuração central, por onde há eliminação transepidérmica de colágeno necrobiótico. As lesões dispõem-se no dorso das mãos e nas extremidades.

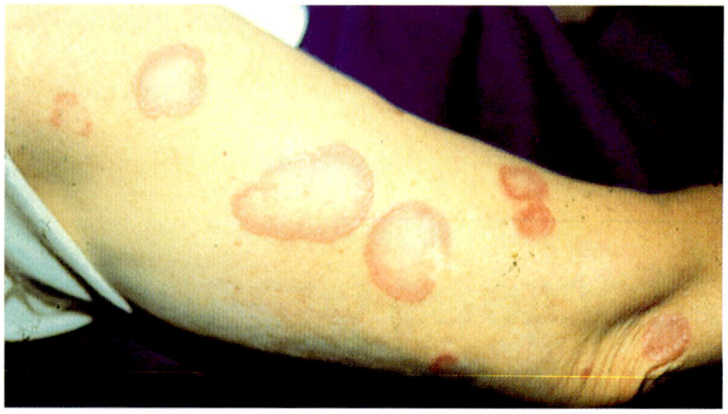

Figura 30.4 Granuloma anular, forma generalizada – membro superior.

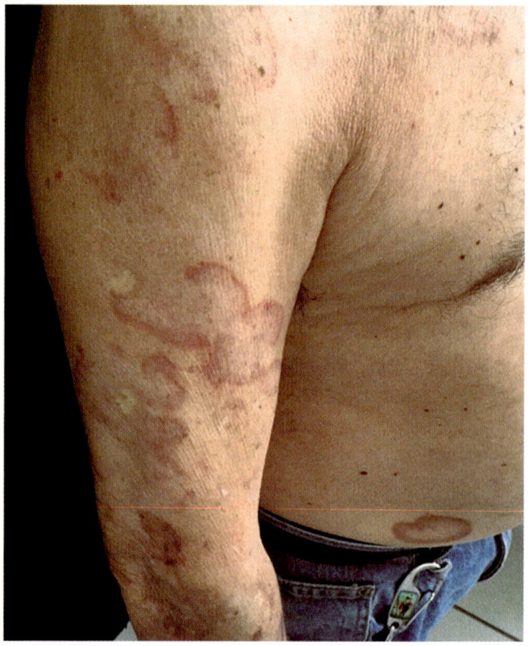

Figura 30.5 Granuloma anular, forma generalizada.

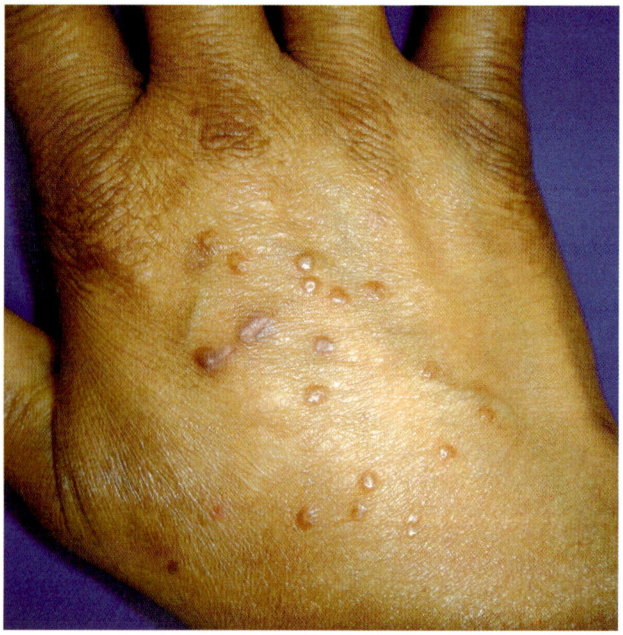

Figura 30.6 Granuloma anular, forma umbilicada.

Mesmo com a realização de cortes seriados na histopatologia, nem sempre um canal transepidérmico é observado.

Alguns autores consideram as formas papulosa/umbilicada e perfurante como espectrais.

Forma subcutânea

Também conhecida como *nódulo pseudorreumatoide*. Caracteriza-se por lesão nodular endurecida, móvel e assintomática, podendo ser única ou múltipla de até 4 cm de diâmetro. É recoberta por pele de aparência normal ou discretamente eritemato-amarelada. Afeta principalmente pés, pernas, glúteos, mãos e cabeça. É assintomático em 85% dos casos. Ocorre em crianças que não apresentam artrite reumatoide ou febre reumática, sendo rara fora da infância. Em 25% dos casos dessa forma há também lesões de granuloma anular da derme. A conduta pode ser expectante, já que ocorre involução espontânea na maioria dos casos. Nos casos resistentes e não tratados cirurgicamente, corticoterapia intralesional deve ser feita.

Histopatologia

A histopatologia revela, nas formas intersticiais (70% dos casos), histiócitos epitelioides entre os feixes de colágeno separados pelo depósito de mucina e linfócitos em torno dos vasos da derme superficial e profunda. Já no padrão mais característico observa-se uma área central necrobiótica com muita mucina, envolta por um granuloma de células epitelioides com disposição em paliçada e fibroblastos; ocasionalmente, células gigantes são encontradas. A epiderme é normal exceto na forma umbilicada e perfurante. Caracteristicamente, a lesão biopsiada pode involuir espontaneamente em 2 a 4 semanas por mecanismo desconhecido.

Na histopatologia da forma subcutânea observam-se áreas de necrobiose com granulomas em paliçada envolvendo o septo do tecido subcutâneo. A área central da necrobiose contém aumento da quantidade de mucina, poeira nuclear de neutrófilos e colágeno degenerado. Na ausência de mucina e na presença de fibrina, é importante o diagnóstico diferencial com o nódulo reumatoide. Um halo periférico de histiócitos dispostos em paliçada está presente.

Diagnóstico

É feito pelo aspecto clínico e confirmado pela histopatologia. O diagnóstico diferencial deve ser feito de acordo com a forma clínica entre líquen plano anular, eritema elevado diutino, necrobiose lipoídica, hanseníase tuberculoide, sífilis, sarcoidose, molusco contagioso, líquen nítido e outros.

Tratamento

Por tratar-se de doença benigna e autolimitada, deve-se tranquilizar o paciente e realizar, eventualmente, apenas o acompanhamento clínico nas formas localizadas. Quando por motivos cosméticos e/ou sintomáticos, o tratamento pode ser feito preferentemente com aplicação intralesional de corticosteroide ou pomada de corticosteroide, sob oclusão nas bordas elevadas; a crioterapia tem sua indicação, tacrolimo, pimecrolimo e imiquimode também são apontados como opções terapêuticas. Múltiplas puncturas com agulha podem, assim como a biopsia, levar à típica involução das lesões. A cloroquina tem sido útil nos casos de inúmeras lesões em áreas de exposição solar. Isotretinoína oral na dose de 1 mg/kg/dia parece ser uma boa indicação nos casos disseminados, com resposta a partir de 4 semanas. Outras alternativas seriam dapsona, ácido aminolevulínico (terapia fotodinâmica), antimaláricos, pentoxifilina, ciclosporina, nicotinamida e fototerapia com PUVA. Algumas publicações têm demonstrado eficácia dos antagonistas do TNF-α na resolução das lesões quando empregado na forma disseminada da doença, em especial o adalimumabe subcutâneo com dose inicial de 80 mg seguida de 40 mg a cada 2 semanas; a resposta terapêutica já se fez notar com 2 a 3 semanas. Algumas publicações mostram excelente resposta ao tofacetinibe 5 mg, 2 vezes/dia, em casos de granuloma anular generalizado, com melhora em alguns meses com retirada gradual. Há alguns relatos de sucesso em casos localizados com aplicação de pomada a 2%, 2 vezes/dia.

Evolução e prognóstico

Mais da metade dos casos evolui assintomaticamente, com regressão espontânea em até 2 anos, podendo apresentar recorrência. Os casos generalizados têm evolução mais lenta (3 a 4 anos). A simples biopsia pode provocar regressão das lesões, o que, aliás, é característico.

Granuloma anular elastolítico (granuloma actínico de O'Brien)

Conceito

É uma entidade infrequente e de patogênese desconhecida. Tem-se postulado que a radiação ultravioleta, o calor e outros fatores desconhecidos podem tornar as fibras elásticas antigênicas, acelerando uma reação imune celular.

Clínica

É doença incomum que ocorre nas áreas fotoexpostas, sobretudo na face de adultos com pele clara, predominando no sexo feminino na 3ª e 4ª décadas de vida. O início é insidioso, em forma de pápula eventualmente eritematosa, isolada ou agrupada com outras, confluindo e formando placas. Por fim, ganham uma disposição anular, por vezes incompleta ou formando arranjos policíclicos. O centro da lesão tende a ser atrófico e hipopigmentado (Figura 30.7). Ocorre involução espontânea após meses.

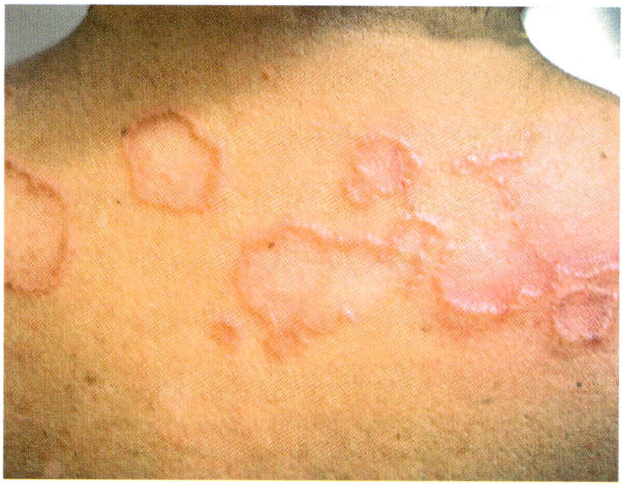

Figura 30.7 Granuloma anular elastolítico.

Histopatologia

A histopatologia da borda revela, fundamentalmente, um infiltrado dérmico granulomatoso sem paliçada, constituído por histiócitos, linfócitos e células gigantes multinucleadas que fagocitam material elastótico (elastofagocitose); não há depósitos de mucina. No centro da lesão, com pele de aspecto normal ou atrófico, praticamente não se observa material elastótico, ao contrário da periferia. O ideal é fazer a biopsia, pegando centro e borda. Alguns autores o consideram um granuloma anular em pele degenerada pelo sol e que o material elastótico dentro dos gigantócitos não tem especificidade.

Diagnóstico

É feito pelo aspecto clínico e confirmado pela histopatologia. O diagnóstico diferencial deve ser feito com granuloma anular, líquen plano anular, sífilis e sarcoidose.

Tratamento

Consiste em evitar exposição solar e uso de fotoprotetores. Além da acitretina na dose de 25 mg/dia e da isotretinoína, vários outros tratamentos têm sido utilizados, com resultados variados. Destacam-se aqui os seguintes: cloroquina, hidroxicloroquina, esteroides tópicos, intralesional e sistêmico, PUVA-terapia, ciclosporina, crioterapia, metotrexato, exérese das lesões solitárias e dapsona 50 mg/dia. A terapia oral com dapsona tem sido relatada como bastante efetiva. Seu mecanismo de ação provavelmente inibe a resposta inflamatória, como igualmente é sugerido no granuloma anular. É possível observar que a combinação de métodos otimiza a resposta terapêutica, ainda que em alguns casos a terapia sistêmica se faça necessária.

Necrobiose lipoídica

Conceito

Doença crônica com lesões cutâneas exclusivas, de morfologia muito peculiar, associada à elevada frequência ao diabetes e, possivelmente, ocasionada por vasculite por imunocomplexos.

Epidemiologia

Doença relativamente rara em causasianos e raríssima em negros e orientais. Surge quase sempre entre 30 e 40 anos de idade, mais comumente no sexo feminino (3:1).

Etiopatogenia

É de causa desconhecida; é possível que o elemento básico seja uma microangiopatia, talvez por imunocomplexos; há IgM e C_3 na parede de pequenos vasos e fibrinogênio na área de necrobiose. Também se acredita na possibilidade de o aumento na agregação plaquetária atuar como desencadeante das alterações vasculares. Cerca de 65% dos casos estão relacionados com o diabetes, sobretudo o tipo 1; pode preceder, suceder ou aparecer concomitantemente ao diabetes. Estudos referem que os casos de não diabetes apresentam teste de tolerância oral à glicose alterado. Um fato perturbador é que não há melhora da lesão dermatológica quando se alcança o controle glicêmico do diabetes. Há relatos de que os pacientes diabéticos com necrobiose lipoídica (NL) têm maior chance de desenvolverem complicações pelo próprio diabetes. Embora muito comumente os pacientes com NL apresentem diabetes, apenas 0,3% dos pacientes com diabetes tem NL.

Clínica

As lesões dermatológicas situam-se, em 90% dos casos, nos dois terços inferiores das pernas (face anterior); raramente ocorrem no tronco, nos membros superiores, na face e no couro cabeludo; em geral, há bilateralidade. Elas são, inicialmente, pápulas eritematosas de crescimento lento e centrífugo, que se tornam placas (uma ou poucas), tendendo a confluir. Apresentam bordas eritematovioláceas discretamente elevadas e o centro deprimido e, às vezes, mesmo com atrofia, por meio da qual se podem perceber telangiectasias. A cor da lesão é quase sempre violácea, com discreta tendência ao amarelo-cera na parte central (Figuras 30.8 a 30.10). Pode ocorrer ulceração espontânea ou traumática, com cicatrização muito lenta, o que

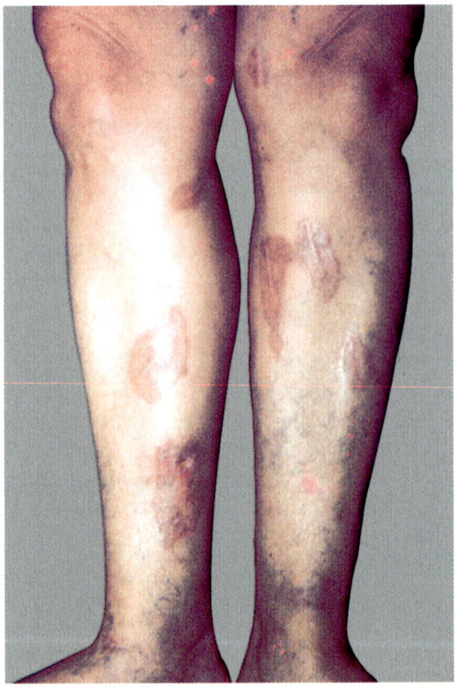

Figura 30.8 Necrobiose lipoídica – localização característica.

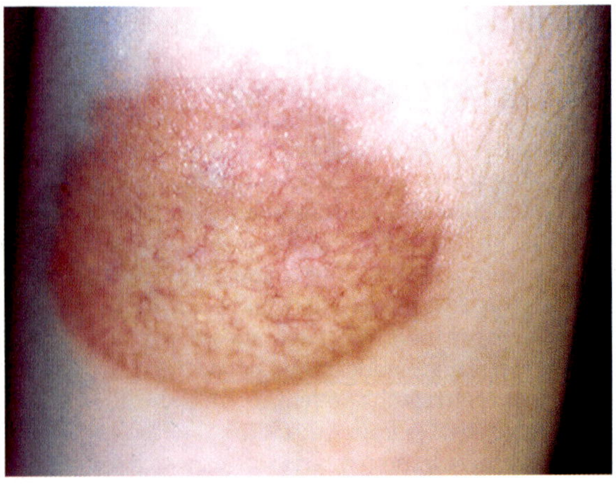

Figura 30.9 Necrobiose lipoídica com as nítidas telangiectasias no centro da lesão e sua tonalidade amarelada característica.

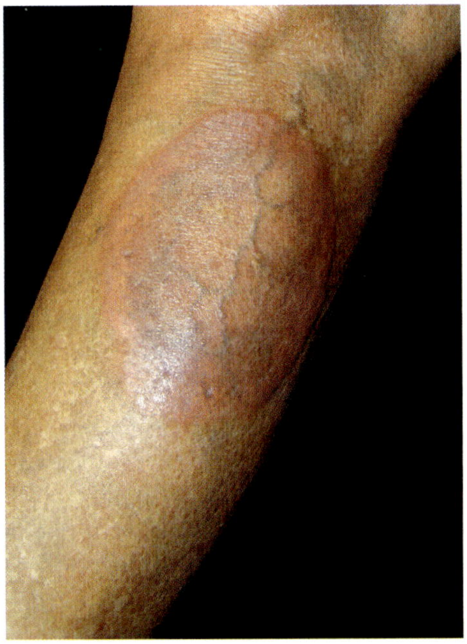

Figura 30.10 Necrobiose lipoídica. A atrofia da lesão é facilmente perceptível pela visualização da rede vascular.

pode tornar a lesão dolorosa. Algumas placas podem alcançar grandes dimensões e, caracteristicamente, apresentam hipoidrose, hipoestesia ou anestesia e alopecia. O chamado *granuloma disciforme de Miescher* nada mais é do que a própria NL em pacientes não diabéticos. As lesões, na maioria das vezes, são assintomáticas. Fenômeno de Köbner pode ocorrer. O surgimento de carcinoma espinocelular é relatado como complicação rara, sobretudo nas lesões ulceradas de longa duração.

Histopatologia

O quadro histopatológico, com ou sem diabetes, é praticamente o mesmo do granuloma anular, porém com a localização do infiltrado granulomatoso sendo mais profunda e horizontalizada; há pequenas diferenças quantitativas. Assim, nessa doença há mais depósito de lipídio extracelular e menos de mucina do que no granuloma anular; as diferenças histopatológicas entre as formas diabéticas e não diabéticas também são apenas quantitativas, sendo o espessamento das paredes dos capilares mais pronunciado nos casos com diabetes. Há alternâncias de colágeno necrobiótico com infiltrado de células inflamatórias (histiócitos, linfócitos e células gigantes multinucleadas). A epiderme encontra-se normal ou levemente atrófica.

Diagnóstico

É feito pelo aspecto morfológico muito peculiar e pela localização, sendo complementado pelo exame histopatológico. O diagnóstico diferencial é feito com granuloma anular, sarcoidose, xantogranuloma necrobiótico, dermopatia diabética e dermatite por estase, paniculites, hanseníase, sífilis, esclerodermia, líquen escleroso, entre outras. Deve-se fazer investigação para diabetes.

Tratamento

Está reduzido, na prática, à corticoterapia intralesional ou sob oclusão nas bordas das lesões. Um curso curto de corticosteroide sistêmico pode melhorar a fase inflamatória da NL, mas é preciso estar atento às alterações glicêmicas. Nas lesões não ulceradas pode-se fazer uso, também, de tacrolimo 0,1%. Há séries de casos em que o uso de antiagregantes plaquetários, ácido acetilsalicílico 80 mg e dipiridamol 75 mg, ambos 3 vezes/dia, teve boa resposta. Outras substâncias também são citadas no tratamento como estanozolol, nicotinamida, ciclosporina, hidroxicloroquina, talidomida e etarnecepte. Outra opção terapêutica é a PUVA-terapia tópica. Nas lesões ulceradas podem-se utilizar curativos à base de colágeno bovino ou peróxido de benzoíla, assim como, mais recentemente, o tofacitinibe, na dose de 5 mg, 2 vezes/dia. Cirurgia é referida, mas pode haver recidiva da lesão na cicatriz (fenômeno de Köbner).

Evolução e prognóstico

Curso crônico, raros casos têm regressão espontânea.

Nódulo reumatoide

Os nódulos reumatoides são firmes, subcutâneos, de vários tamanhos, localizados, em geral, em disposição periarticular, principalmente nas áreas propensas a traumas repetidos, como cotovelos. A histopatologia é praticamente idêntica à do granuloma anular, apenas com localização hipodérmica e/ou da derme profunda e de maior dimensão. Na artrite reumatoide, 20% dos pacientes apresentam os nódulos, ocorrendo sobretudo no adulto, enquanto, na febre reumática, predominam na criança.

Dermatite granulomatosa intersticial, dermatite granulomatosa e neutrofílica em paliçada e dermatite granulomatosa reativa

Conceito

Os pacientes com artrite reumatoide e outras doenças autoimunes, assim como vasculites ou em uso de medicamentos, podem apresentar padrões de dermatite granulomatosa: a *dermatite granulomatosa intersticial* (DGI) *com artrite* e a *dermatite granulomatosa e neutrofílica em paliçada* (DGNP), assim como a *reação granulomatosa a medicamento*. Em 2015, foi proposto colocar as três entidades sob a denominação de **dermatite granulomatosa reativa**.

Etiopatogenia

A patogênese das duas é semelhante. Acredita-se que a doença sistêmica de base leve ao depósito de imunocomplexos nos vasos sanguíneos e à degeneração local do colágeno. Por fim, ocorre uma reação imune com infiltrado linfo-histiocitário em paliçada.

Clínica

A DGI com artrite (também chamada "DGI com placas e artrite") apresenta placas anulares ou cordões lineares (o patognomônico "sinal da corda"), acometendo tronco, face interna das coxas e braços e nádegas. Ocorre mais em mulheres com artrite reumatoide, sendo frequente a associação com tireoidite autoimune.

A DGNP (também chamada *pápulas reumatoides* ou *granuloma de Churg-Strauss*) apresenta pápulas eritematosas ou cor da pele nas superfícies extensoras de forma simétrica. Pode cursar com umbilicação central e perfuração. Ocorre nos pacientes com artrite reumatoide, lúpus sistêmico ou vasculite sistêmica (granulomatose de Wegener).

Histopatologia

Ambas apresentam degeneração do colágeno envolto por histiócitos em paliçada e infiltrado de neutrófilos, acometendo sobretudo a derme reticular. Porém, na DGI essa degeneração é menor e não há vasculite. Já na DGNP observa-se vasculite mesmo quando ainda no quadro inicial ocorra apenas infiltrado intersticial sem a formação dos granulomas.

Diagnóstico e diagnóstico diferencial

Clínico e histopatológico. O diferencial deve ser realizado com granuloma anular, necrobiose lipoídica, nódulo reumatoide, dermatose neutrofílica reumatoide e reação granulomatosa intersticial a fármaco.

Tratamento

Geralmente, com o tratamento da doença de base as lesões tendem a desaparecer. Involução espontânea pode ocorrer em meses ou requerer corticosteroide tópico de alta potência ou mesmo sistêmico; também há casos que melhoraram após o uso de hidroxicloroquina e dapsona, porém, pode não responder à terapêutica.

Reação granulomatosa intersticial a medicamento

Conceito e clínica

A *reação granulomatosa intersticial a medicamento* é um padrão incomum de reação inflamatória da pele, caracterizado por placas eritematovioláceas, anulares, que ocorrem sobre as superfícies internas das pernas e coxas e em zonas intertriginosas.

Etiopatogenia

As lesões geralmente são causadas pela ingestão prolongada de medicamentos, embora o tempo de aparecimento varie de 4 semanas a 25 anos (média de 5 anos) após o início de uso dos mesmos.

Os medicamentos implicados na etiologia são particularmente os bloqueadores dos canais de cálcio, inibidores da enzima conversora de angiotensina, agentes hipolipemiantes, anti-histamínicos, diuréticos, anticonvulsivantes, alopurinol, talidomida, ganciclovir, antidepressivos, anti-inflamatórios não esteroidais e ervas medicinais. Também existem relatos dos anti-TNF-α como causa. Entre estes, o etanercepte é o menos frequente.

Recentemente, medicamentos atuais como nivolumabe e pembrolizumabe (terapia anti-PD-1), empregados no tratamento de neoplasias cutâneas, em especial, melanoma metastático, foram incluídos como agentes causais.

Histopatologia

Na histopatologia observam-se infiltrado intersticial linfocitário atípico, dermatite de interface vacuolar, eosinófilos, quantidade variável de deposição de mucina e ausência característica de neutrófilos, de necrobiose do colágeno e de vasculite. O diagnóstico se faz com a história clínica e a confirmação se dá pela histopatologia.

Diagnóstico diferencial

O diagnóstico diferencial é feito com a DGI com artrite, granuloma anular intersticial, DGNP, dermatose neutrofílica reumatoide e erupções induzidas pelo metotrexato.

Tratamento

A condição é tratada mediante a identificação e descontinuação do fármaco causador com tendência à melhoria entre 1 e 40 semanas (média de 8 semanas) após o desuso.

Granuloma de corpo estranho

Conceito e clínica

São lesões papulares, nodulares ou placas infiltradas eritemato-acastanhadas que podem ocorrer em qualquer localização, em virtude da presença de material estranho ao organismo.

Etiopatogenia

Podem originar-se em áreas traumatizadas com ou sem ulceração, nas quais penetra a substância estranha, em geral sob a forma de grânulos, ou pode ser inalada causando não somente lesões granulomatosas e fibrose pulmonar, mas também outras lesões sistêmicas. Depois de uma fase inflamatória, aparece a lesão granulomatosa tórpida, que permanece na área comprometida, podendo, entretanto, ter lesões satélites menores. Entre os agentes etiológicos, destacam-se: sílica, berílio, talco, vaselina, cera, pigmento de tatuagens (Figura 30.11; ver também Capítulo 14), asfalto decorrente de acidentes, fios de sutura, óleos de silicone e outros. Quando a substância estranha é decorrente de queratina (ruptura de cistos), é considerada a reação do tipo corpo estranho mais frequente que ocorre no organismo – Capítulo 56, item *Cisto epidermoide* (*cisto infundibular, epidérmico e de inclusão*).

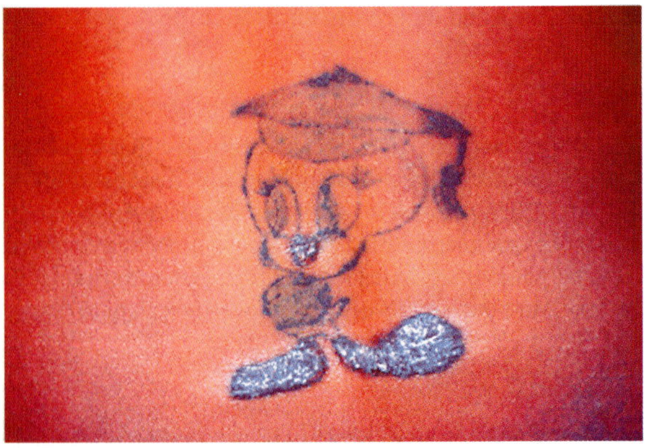

Figura 30.11 Reação granulomatosa tipo sarcoídica ao pigmento vermelho (mercúrio).

É digno de nota o aumento do número de pacientes com reações a produtos injetáveis que visam ao embelezamento, em especial silicone (siliconomas, Figuras 30.12 e 30.13). O seu aparecimento pode surgir até mesmo décadas após a sua aplicação. É importante ressaltar que, nesses casos, o produto pode migrar e a reação, ocorrer próximo ou, mesmo, a distância do local da injeção. Ocorre com frequência nos membros inferiores pela aplicação de substâncias que visam engrossar coxas/panturrilhas ou aumentar glúteos, lembrando quadro infeccioso de celulite. Tem-se observado um número crescente dessas reações em braços de jovens do sexo masculino, que visavam ao aumento de volume, assim como com numerosos preenchedores.

Histologia

Na histopatologia observam-se granuloma com células epitelioides, linfócitos e células gigantes do tipo corpo estranho envolvendo o material exógeno. Este pode ser identificado com colorações de H-E, porém pode ser necessário o uso de outras colorações (Figura 30.14; ver também Figura 6.1 e definição de *granuloma*, no Capítulo 6, e o item *Tatuagem* no Capítulo 14). A ultrassonografia de alta frequência permite, na maioria das vezes, identificar a substância injetada (ver Capítulo 10).

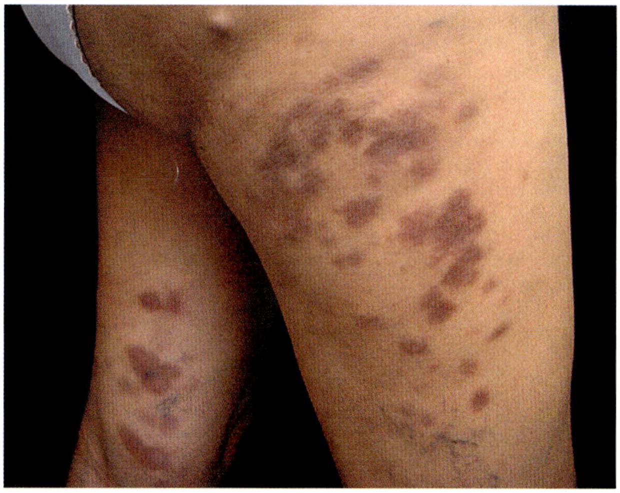

Figura 30.12 Reação granulomatosa tipo corpo estranho a injeções de silicone que migrou das nádegas para as coxas.

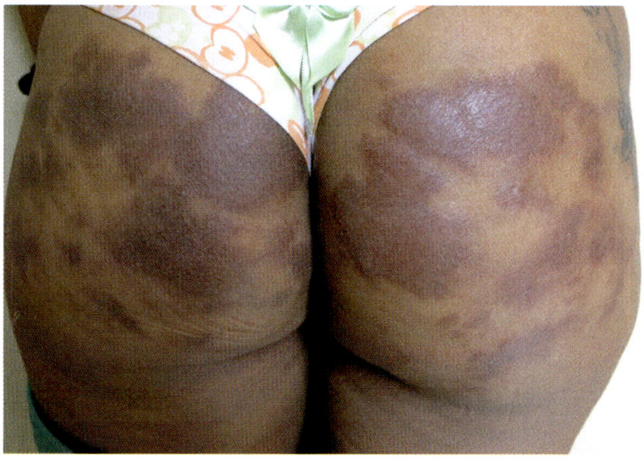

Figura 30.13 Reação granulomatosa tipo corpo estranho a injeções de silicone – nádegas.

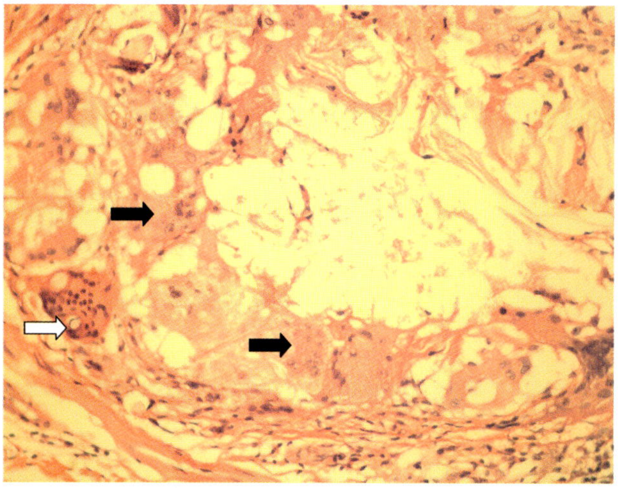

Figura 30.14 Granuloma de corpo estranho. *Setas pretas* = células gigantes multinucleadas do tipo corpo estranho; *seta branca* = material no citoplasma destas células; neste caso trata-se de cisto infundibular com ruptura de sua cápsula. (Cortesia da Dra. Airá Novello Vilar.)

Tratamento

A terapêutica de eleição é a remoção cirúrgica. Na impossibilidade desta, deve-se utilizar, dependendo da gravidade, anti-inflamatório, corticoterapia sistêmica, alopurinol, de preferência antibióticos da família das ciclinas (doxiciclina 100 mg, iniciar com um comprimido de 12/12 h). Algumas publicações recentes têm demonstrado eficácia dos medicamentos inibidores das JAKS no tratamento de diversas dermatoses granulomatosas como granuloma anular, necrobiose lipoídica, sarcoidose, entre outras. Uma publicação mostrou efetividade do ruxolitinibe 10 mg, 2 vezes/dia, no tratamento de um paciente com siliconoma, cerca de 1 mês após iniciado o tratamento.

Bibliografia

Granuloma anular

Amate XB, Garcia LS, Alamon-Reig F. Treatment of granuloma annulare with tofacetinib. *Australas J Dermatol.* 2022 Aug:63(3):400-3.

Cassone G, Tumiati B. Granuloma annulare as a possible new adverse effect of topiramate. *Int J Dermatol.* 2014 Feb;53(2):259-61.

Cho E, Cho SH, Lee JD. Unusual presentations of papular umbilicated granuloma annulare. *J Dermatol.* 2011 Apr;38(4):402-4.

Dabski K, Winkelmann RK. Generalized granuloma annulare: clinical and laboratory findings in 100 patients. *J Am Acad Dermatol.* 1989 Jan;20(1):39-47.

Dabski K, Winkelmann RK. Generalized granuloma annulare: histopathology and immunopathology. Systematic review of 100 cases and comparison with localized granuloma annulare. *J Am Acad Dermatol.* 1989 Jan;20(1):28-39.

Dornelles SI, Poziomczyk CS, Boff A *et al.* Granuloma anular perfurante generalizado. *An Bras Dermatol.* 2011 Mar-Apr;86(2):327-31.

Evans MJ, Blessing K, Gray ES. Pseudorheumatoid nodule (deep granuloma annulare) of childhood: clinicopathologic features of twenty patients. *Pediatr Dermatol.* 1994 Mar;11(1):6-9.

Garcia-Gil MF, Álvarez-Salafranca M, Garcia AM, Ara-Martin M. Granuloma anular generalizado após vacinação pneumocócica: relato de caso e breve revisão da literatura. *An Bras Dermatol.* 2021;96:59-63.

Jacobi D, Rivollier C, Buisson H *et al.* Cas clinique Granulome annulaire généralisé: guérison au cours du traitement d'une infection par le VIH. *Ann Dermatol Venereol.* 2005;132:243-5.

Knoell KA. Efficacy of adulimumab in the treatment of generalized granuloma anulare in monozygotic twins carrymg the 8.1 ancestral haplotype. *Arch Dermatol.* 2009 May;145(5):610-1.

Lapidus, AH, Lee S, Khandewal T *et al.* Subcutaneous granuloma annulare: a systematic review of a rare and underdiagnosed disease. *Int J Dermatol.* 2025 Feb;64(2):246-55.

Lucky AW, Prose NS, Bove K *et al.* Papular umbilicated granuloma annulare. A report of four pediatric cases. *Arch Dermatol.* 1992 Oct;128(10):1375-8.

Magro CM, Crowson AN, Regauer S. Granuloma annulare and necrobiosis lipoidica tissue reactions as a manifestation of systemic disease. *Hum Pathol.* 1996 Jan;27(1):50-6.

Muhlbauer JE. Granuloma annulare. *J Am Acad Dermatol.* 1980 Sep;3(3):217-30.

Oddone VR, Caballero AA. Lesiones papulosas umbilicadas en las extremidades. *Piel.* 2010;25(5):270-2.

Pasmatzi E, Georgiou S, Monastirli A, Tsambaos D. Temporary remission of disseminated granuloma annulare under oral isotretinoin therapy. *Int J Dermatol.* 2005 Feb;44(2):169-71.

Peñas PF, Jones-Caballero M, Fraga J *et al.* Perforating granuloma annulare. *Int J Dermatol.* 1997 May;36(5):340-8.

Salomon RJ, Gardepe SF, Woodley DT. Deep granuloma annulare in adults. *Int J Dermatol.* 1986 Mar;25(2):109-12.

Werchau S, Enk A, Hartmann M. Generalized interstitial granuloma annulare: response to adalimumab. *Int J Dermatol.* 2010 Apr;49(4):457-60.

Granuloma anular elastolítico (granuloma actínico de O'Brien)

Can B, Kavala M, Türkoğlu Z, Zindance I. Successful treatment of annular elastolytic giant cell granuloma with hydroxychloroquine. *Int J Dermatol* 2013;52(4):466-70.

Ramavel RC, Grant JW. O'Brien's actinic granuloma: response to isotretinoin. *J R Soc Med.* 1995 Sep;88(9):528-9.

Stefanaki C, Panagiotopoulos A, Kostakis P. Actinic granuloma successfully treated with acitretin. *Int J Dermatol.* 2005 Feb;44(2):163-6.

Necrobiose lipoídica

De Rie MA, Sommer A, Hoekzema R, Neumann HA. Treatment of necrobiosis lipoidica with topical psoralen plus ultraviolet A. *Br J Dermatol.* 2002 Oct;147(4):743-7.

Harvey JA, Severson KJ, Brumfeld CM *et al.* Necrobiosis lipoidica-associated cutaneous malignancy. *J Am Acad Dermatol.* 2022 Jun;86(6):1428-9.

Hines A, Butterfield R, Boudreaux B *et al.* Characteristics of ulcerated and non-ulcerated necrobiosos lipoidica. *Int J Dermatol.* 2023 Jun;62(6):790-6.

Jansen S, Jansen TM. Ulcerated necrobiosis lipoidica successfully treated with tofacitinib. *Int J Dermatol.* 2022 Jun;61(6):739-41

Kota SK, Jammula S, Kota SK *et al.* Necrobiosis lipoidica diabeticorum: a case-based review of literature. *Indian J Endocrinol Metab.* 2012 Jul;16(4):614-20.

Minelli L, Nonino AB, Salmazo JC *et al.* Diabetes mellitus e afecções cutâneas. *An Bras Dermatol.* 2003 Nov/Dez;78(6):735-47.

Muller SA, Winkelmann RK. Necrobiose lipoidica diabeticorum, a clinical and pathological investigation of 171 cases. *Arch Dermatol.* 1966 Mar;93(3):272-81.

Souza AD, El-Azhary RA, Gibson LE. Does pancreas transplant in diabetic patients affect the evolution of necrobiosis lipoidica? *Int J Dermatol.* 2009 Sep;48(9):964-70.

Dermatite granulomatosa intersticial, dermatite granulomatosa e neutrofílica em paliçada e dermatite granulomatosa reativa

Ackerman AB, White WL, Guo Y. Granuloma annulare, interstitial types: interstitial granulomatous dermatitis with arthritis. In: Ackerman AB, Troy JL (eds.). *Differential Diagnosis in Dermatopathology IV*. Philadelphia: Lea & Febiger, 1994. p. 34-7.

Altaykan A, Erkin G, Boztepe G, Gököz A. Interstitial granulomatous dermatitis with arthritis. *Hum Pathol.* 2004 Jul;35(7):892-4.

Antunes J, Pacheco D, Travassos AR *et al.* Autoimmune thyroiditis presenting as interstitial granulomatous dermatitis. *An Bras Dermatol.* 2012 Sep-Oct;87(5):748-51.

Chen DL, Chong AH, Green J *et al.* A novel case of polyfibromatosis and interstitial granulomatous dermatitis with arthritis. *J Am Acad Dermatol.* 2006 Aug;55(2 Suppl):S32-7.

Hernández N, Peñate Y, Borrego L. Generalized erythematous-violaceous plaques in a patient with a history of dyslipidemia. Interstitial granulomatous drug reaction (IGDR). *Int J Dermatol.* 2013 Apr;52(4):393-4.

Ishikawa M, Yamamoto T. Etanercept-induced palisaded neutrophilic granulomatous dermatitis. *An Bras Dermatol.* 2021;96:117-9.

Lee HW, Yun WJ, Lee MW *et al.* Interstitial granulomatous drug reaction caused by Chinese herbal medication. *J Am Acad Dermatol.* 2005 Apr;52(4):712-3.

Magro CM, Crowson AN, Shapiro BL. The interstitial granulomatous drug reaction: a distinctive clinical and pathological entity. *J Cutan Pathol.* 1998 Feb;25(2):72-8.

Martorell-Calatayud A, Balmer N, Cardenas Cardona LF, Teague D. Interstitial granulomatous drug reaction to adalimumab. *Am J Dermatopathol.* 2010 Jun;32(4):408-9.

Peroni A, Colato C, Schena D *et al.* Interstitial granulomatous dermatitis: a distinct entity with characteristic histological and clinical pattern. *Br J Dermatol.* 2012 Apr;166(4):775-83.

Perrin C, Lacour JP, Castanet J, Michiels JF. Interstitial granulomatous drug reaction with a histological pattern of interstitial granulomatous dermatitis. *Am J Dermatopathol.* 2001 Aug;23(4):295-8.

Regula CG, Hennessy J, Clarke LE *et al.* Interstitial granulomatous drug reaction to anakinra. *J Am Acad Dermatol.* 2008 Aug;59:25-7.

Romiti R, Valente NYS. Dermatite intersticial granulomatosa com artrite. Variante do granuloma anular? *An Bras Dermatol.* 1999;74:149-52.

Rosenbach M, English III JC. Reactive granulomatous dermatitis. A review of palisaded neutrophilic and granulomatous dermatitis, interstitial, granulomatous dermatitis, interstitial, granulomatous drug reaction, and a proposed reclassification. *Dermatol Clin.* 2015;33:373-7.

Simonsen AB, Kaae J, Ellebaek E *et al.* Cutaneous adverse reactions to anti-PD-1treatment – A systematic review. *J Am Acad Dermatol.* 2020 Nov;83(5):1415-24.

Distúrbios do Tecido Conjuntivo Dérmico

PARTE 11

31

Dermatoses Atróficas e Escleróticas

Larissa Hanauer ◆ Mônica Manela Azulay ◆ David Rubem Azulay ◆ Luna Azulay-Abulafia

Ao longo deste livro, as condições atróficas e escleróticas são abordadas em diferentes capítulos, dependendo de sua etiologia (genodermatoses, autoimunes e outros). Neste capítulo, são estudadas aquelas que não puderam ser adequadamente enquadradas em outros grupos.

Dermatoporose

Conceito

Com o envelhecimento populacional, não apenas o aspecto estético da pele deve ser considerado, mas também sua função primária, que é de proteção mecânica, já que a pele se torna extremamente frágil e vulnerável conforme o avanço da idade. Praticamente todas as funções da pele diminuem com o envelhecer: função de barreira, produção de sebo, sudorese, resposta imune, termorregulação, síntese de vitamina D, proteção mecânica, velocidade de cicatrização e percepção sensorial.

Em 2007, Kaya e Saurat propuseram o termo *dermatoporose* para descrever todos os sinais relacionados à fragilidade cutânea em analogia a outras doenças relacionadas ao envelhecimento, como a osteoporose. Também é usada a terminologia *síndrome da insuficiência cutânea crônica* (SICC) e *síndrome de fragilidade cutânea* como sinonímias.

Epidemiologia

Os primeiros sinais começam a surgir a partir dos 55 anos e aumentam com a idade. A prevalência estimada na França é de 37,5% em indivíduos acima de 65 anos, sendo mais comum em mulheres. Nos pacientes com dermatoporose, verifica-se que a prevalência de prurido, dermatite atópica, uso de anticoagulantes, uso de corticosteroide por um longo período, bem como diabetes, é maior do que nos indivíduos saudáveis.

O principal fator de risco para o desenvolvimento da SICC é o envelhecimento natural; outros fatores atribuídos incluem fotoenvelhecimento (ver Capítulo 76, item *Fotoenvelhecimento*), suscetibilidade genética, uso crônico de corticosteroide tópico e/ou sistêmico, insuficiência renal crônica, uso de anticoagulante, doença pulmonar obstrutiva crônica, uso de inibidores do receptor do fator de crescimento epidérmico (EGFR) e sedentarismo.

A dermatoporose primária é a forma mais comum, sendo atribuída especialmente à idade, à exposição solar ou ao fotoenvelhecimento. Já a forma secundária é considerada iatrogênica, devido ao uso crônico de corticosteroides tópicos e/ou sistêmicos (ver Figuras 31.1, 85.1 e 85.2); neste caso, a atrofia cutânea pode ser bem maior, mais precoce e mais grave.

Etiopatogenia

Com o envelhecimento, a pele torna-se mais fina e menos capaz de resistir às forças mecânicas. Na epiderme, os queratinócitos perdem sua capacidade de proliferação. Na derme, a matriz extracelular apresenta menos fibroblastos, menor quantidade de ácido hialurônico (iHF) e uma rede com menor densidade de colágeno (cuja produção começa a declinar a partir dos 55 anos) e de fibras elásticas. Estima-se que a espessura dérmica de 0,8 mm seja preditiva de alto risco de lacerações entre os pacientes acima de 65 anos.

Os possíveis mecanismos envolvidos na SICC incluem: modificação da matriz extracelular (MEC); alteração da viscoelasticidade; efeitos mediados pela radiação UV; e deficiência de CD44 epidérmico, conforme descrito a seguir.

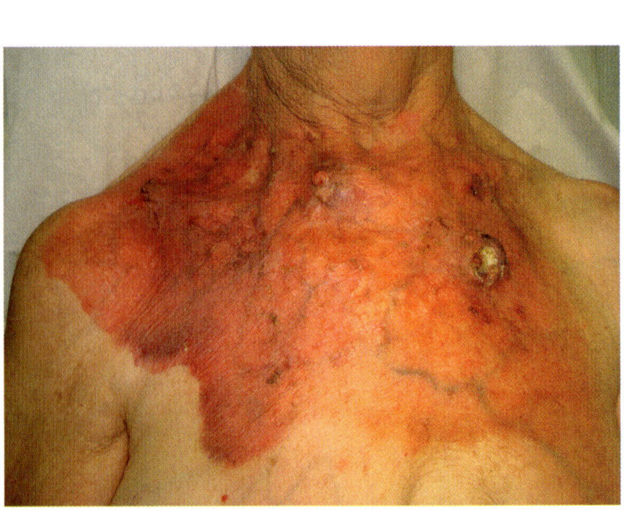

Figura 31.1 Dermatoporose com extensa equimose por uso de clobetasol, por meses, por conta própria para tratamento das lesões tumorais. A intensa atrofia permite inclusive a visualização da vasculatura dérmica.

Modificação da matriz extracelular

A MEC é responsável pelo apoio estrutural e por estabilizar as estruturas intercelulares do tecido. Seu principal componente é o ácido hialurônico, que forma, com outras proteínas, um gel responsável por embeber as fibras elásticas e de colágeno. Com o envelhecimento cronológico, ocorre um desbalanço das metaloproteinases (MMP-1, MMP-2 e MMP-3), havendo, assim, degradação e modificação dos componentes da matriz extracelular.

Alteração da viscoelasticidade

Enquanto o ácido hialurônico e os glicosaminoglicanos (GAGs) são responsáveis pelo ambiente viscoso, as fibras elásticas e de colágeno formam a parte elástica da pele. Assim, toda conformação do tecido colágeno faz com que as propriedades viscoelásticas da pele sejam reduzidas, podendo acarretar lacerações e hematomas.

Efeitos mediados pela radiação ultravioleta (UV)

O UVB interage diretamente no DNA da célula, enquanto o UVA ativa metaloproteinases e forma radicais livres que causam alterações no DNA nuclear e mitocondrial. Mais recentemente, foi demonstrado que as radiações UVB e UVA também reduzem o conteúdo de ácido hialurônico da pele e de seu receptor CD44, provocando a MEC.

Deficiência de CD44 epidérmico

O CD44 é responsável pela proliferação de queratinócitos e pela manutenção da homeostase do ácido hialurônico. Com reduzida expressão de CD44, os queratinócitos epidérmicos não proliferam, em resposta ao estímulo do fator de crescimento epidérmico ligado à heparina (HB-EGF), o que leva à atrofia cutânea.

Clínica

Na dermatoporose, as manifestações clínicas compreendem: atrofia cutânea; púrpura senil; pseudocicatriz; hematoma dissecante da pele; e dificuldade de cicatrização de feridas. Tais manifestações são apresentadas a seguir.

Atrofia cutânea

Caracteriza-se por pele fina, translúcida, que permite observar veias e tendões subjacentes. No ultrassom, é possível identificar o afinamento da epiderme e da derme (em torno de 0,7 a 0,8 mm), em comparação com a pele trófica normal (1,4 a 1,5 mm). Acomete principalmente áreas fotoexpostas, como antebraços, dorso das mãos, região pré-tibial, tórax pré-esternal e couro cabeludo (Figuras 31.2 e 31.3).

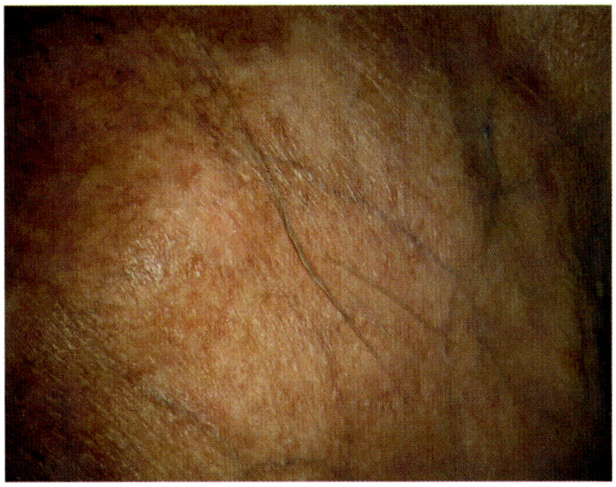

Figura 31.2 Dermatoporose. A evidente atrofia permite observar até mesmo a redundância da pele e também a vasculatura dérmica.

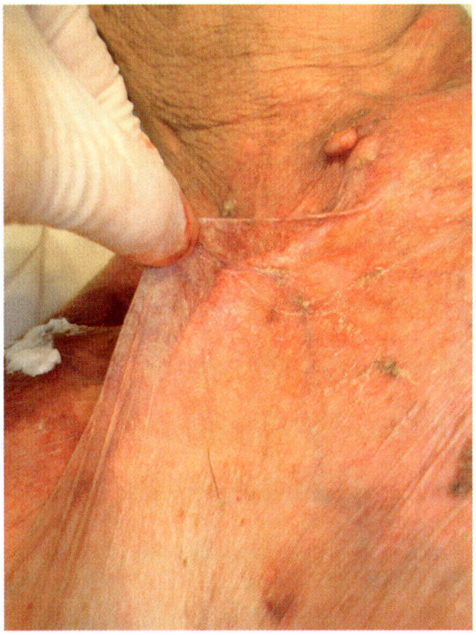

Figura 31.3 Dermatoporose. Atrofia extrema da pele.

Púrpura senil (púrpura de Bateman, púrpura actínica)

Localizada especialmente nas extremidades, surge espontaneamente ou após pequenos traumatismos, em decorrência da redução das fibras de colágeno do tecido conjuntivo perivascular. A perda da sustentação em torno do vaso é o evento primário da púrpura senil, sem que haja qualquer alteração da coagulação ou doença própria da parede do vaso. Desaparece deixando pigmentação acastanhada por depósito de hemossiderina (ver Capítulo 36, item *Púrpura senil* e Figura 36.6). Acomete 10% da população entre 70 e 90 anos, especialmente pessoas de pele clara e histórico de muita exposição solar.

Pseudocicatriz

Consiste em uma laceração dérmica espontânea que pode deixar um aspecto cicatricial estrelar, linear ou em placa (ver Figura 77.16). Surge principalmente no dorso das mãos e no antebraço. Ocorre em 20 a 40% da população acima de 70 anos, sendo mais frequente nas mulheres. A púrpura senil é observada concomitantemente em 30 a 50% dos pacientes.

Hematoma dissecante da pele

Observado nos pacientes com dermatoporose grave, especialmente nos membros inferiores. Um mínimo trauma pode levar a grande sangramento no espaço virtual entre a derme e o tecido subcutâneo ou entre o subcutâneo e a fáscia muscular. Inicialmente, aparecem eritema, edema e calor, sendo o diagnóstico diferencial de erisipela necessário. Posteriormente, o hematoma leva à necrose da pele e à instabilidade hemodinâmica. Assim, é uma emergência hospitalar dependendo da expansão do hematoma.

Dificuldade de cicatrização de feridas

A redução na capacidade proliferativa dos queratinócitos e fibroblastos, a produção abundante de metaloproteinases e a secreção de citocinas que inibem a diferenciação celular levam à difícil cicatrização das feridas e ao surgimento de úlceras crônicas.

Diagnóstico e diagnóstico diferencial

O diagnóstico é basicamente clínico e deve ser diferenciado de escorbuto, erisipela e celulite.

Tratamento

A prevenção deve ser estimulada, implementando-se a fotoproteção adequada, com uso de filtro solar, mangas compridas e calças. Além disso, deve-se estimular a hidratação diária da pele com emolientes, já que o envelhecimento acarreta menor produção de manto lipídico.

O tratamento da SICC consiste no uso de retinoides tópicos capazes de aumentar a espessura cutânea por estimular a hiperplasia epidérmica. A aplicação tópica de fragmentos de tamanho intermediário (50 a 400 kDa) de ácido hialurônico na concentração de 1%, 2 vezes/dia, melhora a atrofia e as lesões purpúricas. Além disso, a aplicação concomitante de retinaldeído e iHF apresenta efeito sinérgico na proliferação de queratinócitos. Outrossim, alguns autores sugerem o uso de alfa-hidroxiácidos, como ácido lático a 12%, fator de crescimento epidérmico humano (hEGF) tópico, antioxidantes tópicos, como vitamina C, e hormônios, como dehidroepiandrosterona (DHEA) a 1%.

Os idosos devem ter um aporte adequado de proteína na dieta, pois o déficit proteico leva a redução da função imune, prejuízo na cicatrização e aumento da fragilidade cutânea. Tradicionalmente, o recomendável é 0,8 mg/kg de proteína diária; entretanto, acima de 70 anos o consumo deve ser 1 g/kg/dia. O uso oral de DHEA e a reposição hormonal, os quais podem auxiliar no tratamento da SICC, bem como o aporte proteico adequado devem ser acompanhados por equipe multidisciplinar.

Anetodermias

As anetodermias, também denominadas *atrofias maculosas*, caracterizam-se por lesões atróficas, em geral, ovais ou arredondadas, decorrentes da destruição do tecido elástico dérmico (Figura 31.4). Podem ser classificadas em três grupos: hereditárias, primárias e secundárias.

A *atrofia maculosa hereditária* (Zamith e Cardoso) caracteriza-se por apresentar manchas apergaminhadas de tonalidade madrepérola, com localização preferencial no tronco e nos membros superiores.

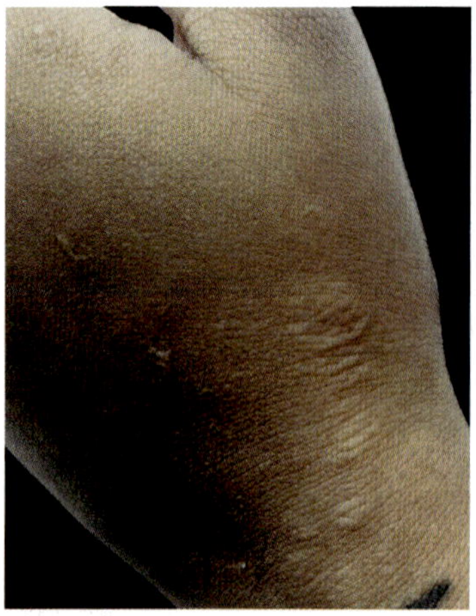

Figura 31.4 Anetodermias pós-inflamatórias. (Cortesia da Dra. Laura Cristina Ramirez.)

As *anetodermias primárias* ou *idiopáticas* caracterizam-se por lesões atróficas, hipocrômicas, cuja pele se torna, em geral, apergaminhada e elevada (herniforme), o que possibilita a penetração de um dedo, tal como o que se observa em uma verdadeira hérnia. Não apresentam fenômenos gerais e vão surgindo, gradualmente, em semanas ou meses. Localizam-se no tronco e nos membros superiores. Ocorrem mais comumente em mulheres jovens. Estão associadas a doenças autoimunes, como síndrome do anticorpo antifosfolipídio, lúpus eritematoso, síndrome de Sjögren, tireoidite de Hashimoto e doença de Graves, entre outras. Classicamente, há duas formas clínicas, que apresentam apenas valor histórico, pois, na prática, muitas vezes ocorre superposição:

- anetodermia de Schweninger-Buzzi: caracterizada por ausência total de eritema e inflamação prévios
- anetodermia de Jadassohn-Pellizzari: caracterizada por eritema e inflamação prévios.

As anetodermias secundárias ocorrem em pacientes com processos inflamatórios cutâneos anteriores como lúpus, sífilis, hanseníase, tuberculose, varicela, borreliose, uso de penicilamina, pilomatricoma, mastocitose, linfomas de células B e outros. As lesões de anetodermia não ocorrem necessariamente no mesmo local das manifestações cutâneas da doença associada. O diagnóstico é essencialmente clínico e pode ser confirmado pelo exame histopatológico. É necessário o uso de colorações especiais para identificar a destruição das fibras elásticas (orceína, Verhoeff-van Gieson); a biopsia deve abranger a pele sadia contígua, pois assim promove um padrão de comparação da quantidade e do aspecto morfológico das fibras elásticas entre ambas. Estas habitualmente se encontram fragmentadas, com encurtamento e ocasionalmente completamente ausentes.

O tratamento medicamentoso é insatisfatório. Há relatos promissores com o uso de tecnologias como o *laser* fracionado ablativo de CO_2, o *laser* fracionado não ablativo, a luz intensa pulsada e a radiofrequência microagulhada. No entanto, são ainda poucos relatos.

Atrofodermia de Pasini e Pierini

Afecção assintomática, caracterizada por placas ovais ou arredondadas; pode haver uma única placa ou várias, situadas em geral no tronco, medindo alguns centímetros de diâmetro, caracterizadas por início discretamente eritematoso, porém com intensa atrofia dérmica. Nessa fase, as lesões são bem delimitadas, deprimidas e hiperpigmentadas, podendo ser confluentes ou manterem-se isoladas (Figura 31.5). Em alguns casos, a

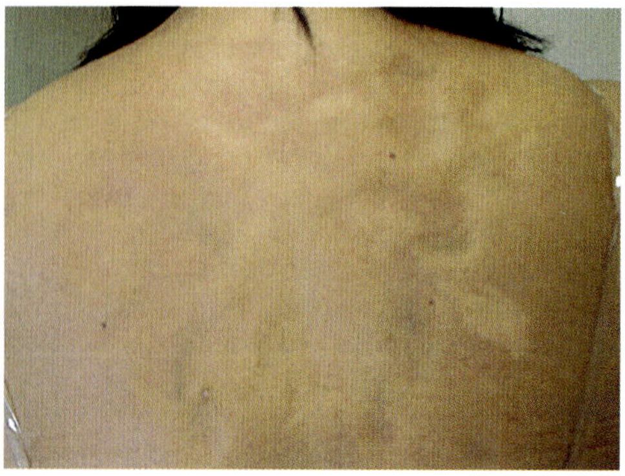

Figura 31.5 Atrofodermia de Pasini e Pierini. (Cortesia do Dr. Luiz Eduardo Galvão.)

atrofia vai à hipoderme e, até mesmo, ao músculo. Distingue-se da esclerodermia em placa pela ausência de esclerose e pela normalidade da cronaxia, em sensória, o que sugere a preservação do sistema nervoso autônomo, em que pese a opinião de alguns autores que a consideram variante de esclerodermia. É classificada como uma variante de esclerodermia localizada (morfeia) (ver Capítulo 64, item *Esclerodermia*).

Atrofodermia de Moulin

Extremamente rara e peculiar, a atrofodermia de Moulin é caracterizada por lesões cutâneas unilaterais, hiperpigmentadas e atróficas em faixa, que seguem as linhas de Blaschko. Não é precedida por inflamação, tampouco apresenta esclerose, o que possibilita distingui-la da esclerodermia linear. De etiologia desconhecida, é mais prevalente em crianças e adolescentes. Não há tratamento efetivo.

Líquen escleroso

Caracteriza-se por pequenas pápulas hipoacrômicas, em geral brilhantes, nacaradas, às vezes com espículas córneas (o que confere aspereza às lesões), confluentes, discretamente endurecidas, mas com evolução, em geral, para a atrofia. Como tal fato nem sempre ocorre, alguns autores preferem denominá-lo líquen escleroso. Ocasionalmente, há uma discreta descamação, e, em muitos casos, sobretudo quando localizado na genitália, ocorre prurido intenso.

Trata-se de uma doença cuja etiologia não foi estabelecida, porém parece ser multifatorial. Os estudos mais recentes apontam para o envolvimento de fatores genéticos (associação com MHC II, HLA e DQ7), autoimunes (principalmente tireoidite de Hashimoto) e alterações do metabolismo androgênico periférico.

É 10 vezes mais comum em mulheres, e sua localização preferencial é a genitália externa e a região anal (Figura 31.6). No homem, a localização mais frequente é a glande (Figura 31.7), sendo uma causa frequente de fimose. Especialmente na genitália feminina pode haver intenso prurido, atrofia e atresia vulvar. Raramente evolui para carcinoma espinocelular.

Para a maioria dos autores, a *craurose vulvar* e a *balanite xerótica obliterante* nada mais são do que o líquen escleroso nas respectivas regiões, porém de apresentação mais intensa, inclusive

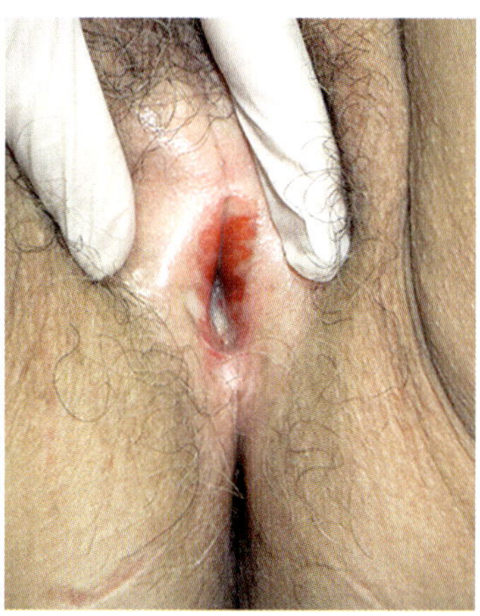

Figura 31.6 Líquen escleroso genital.

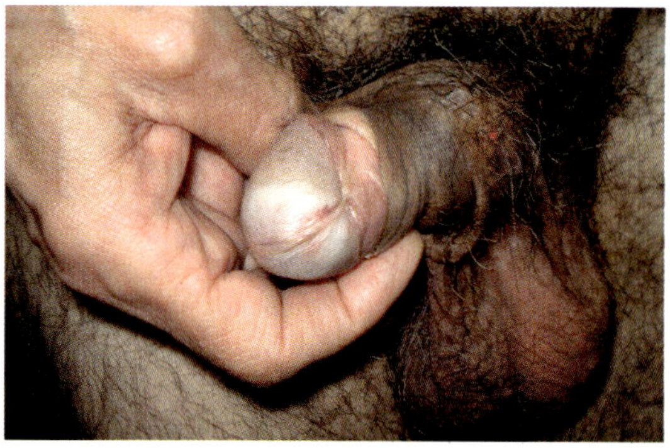

Figura 31.7 Líquen escleroso genital.

com estenose de uretra e atresia orificial (ver Figura 58.16). Outras localizações frequentes são pescoço, regiões claviculares, interescapular, peitoral e periumbilical.

A forma extragenital da doença ocorre em 15 a 20% dos pacientes acometidos, sendo exclusivamente extragenital em 2,5% dos casos (Figura 31.8). É mais usual na idade adulta, porém não é tão rara na infância, e pode desaparecer na puberdade. Têm sido registrados alguns casos, em crianças, simulando vitiligo vulvar e anal. Lesões de mucosa oral são raras. Pacientes com lesões mucosas devem ser examinados periodicamente, para que seja detectada qualquer transformação neoplásica. Lesões bolhosas são raras, ocorrendo principalmente em pacientes que tenham acometimento extragenital. As bolhas surgem sobre as placas, são subepidérmicas e, geralmente, de conteúdo hemorrágico.

Não é infrequente a associação a algumas formas de esclerodermia, o que torna possível que alguns autores o considerem uma forma de esclerodermia localizada (ver Capítulo 64, item *Esclerodermia*).

A histopatologia é típica, *patognomônica,* e caracteriza-se por hiperceratose com espículas córneas, atrofia da camada de Malpighi e vacuolização da camada basal. Na derme papilar ocorre homogeneização das fibras colágenas com edema pronunciado e, logo abaixo deste um infiltrado em faixa, mononuclear, com predominância de linfócitos. A dermatoscopia auxilia a partir da visualização de placa esbranquiçada com estruturas comedão-símiles que correspondem aos aspectos de atrofia epidérmica, fibrose da derme superior e a ceratose folicular.

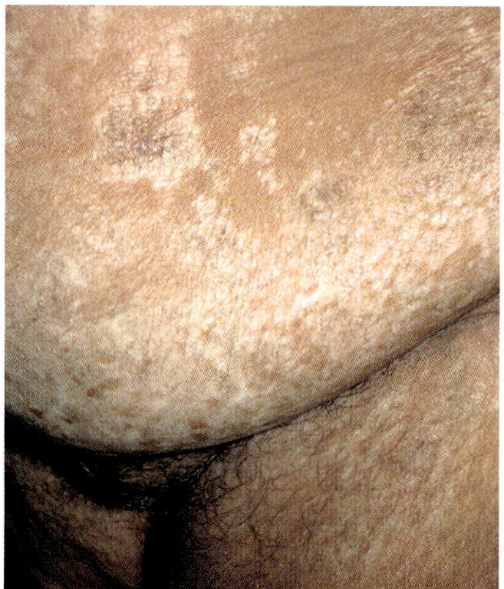

Figura 31.8 Líquen escleroso extragenital. Observe o aspecto ceratósico da lesão.

Nas lesões extragenitais localizadas, o tratamento se faz com corticosteroide tópico quando há prurido ou prejuízo estético, visto que não há risco aumentado de malignização dessas lesões. Na forma extragenital extensa, retinoides sistêmicos e fototerapia podem ser empregados. Certos casos de localização vulvar na infância são muito semelhantes ao vitiligo e podem involuir espontaneamente.

No adulto, as lesões de genitália apresentam boa resposta ao clobetasol a 0,05%, 2 vezes/dia, sendo considerado tratamento de 1ª linha. A British Association of Dermatologists recomenda o uso por 3 meses: diário no 1º mês, em dias intercalados no 2º e 2 vezes/semana no 3º, sendo utilizado posteriormente para alívio dos sintomas apenas se necessário. Creme de testosterona a 2% não se mostrou mais eficaz que o uso de emolientes, além de haver risco de virilização quando utilizado por período prolongado. Recentemente, imunomoduladores tópicos, como tacrolimo, têm sido usados com bons resultados, especialmente na fase de manutenção.

Acrodermatite crônica atrofiante (doença de Pick-Herxheimer)

O agente etiológico é um espiroqueta do gênero *Borrelia*, em especial da espécie *afzelii*, inoculado pela picada de carrapato. A penicilina, na fase inicial da doença, é eficaz. Nos EUA, predomina a espécie *burgdorferi*, que é o agente etiológico da *doença de Lyme*. Dependendo do ponto de vista, a acrodermatite crônica atrofiante pode ser entendida como entidade autônoma ou como o estágio final da doença de Lyme, já que ambas apresentam manifestação clínica semelhante (ver Capítulo 49, item *Doença de Lyme*). É doença rara no Brasil e relativamente frequente na Europa Central. Atinge com mais frequência mulheres na 5ª década de vida.

Caracteriza-se pelos seguintes aspectos: (1) localização – face extensora das extremidades, principalmente sobre as articulações; (2) fase inicial inflamatória – lesões eritematoinfiltradas, às vezes até mesmo nodulares; (3) fase atrófica final – derme e hipoderme são destruídas, de modo que a epiderme, também atrófica, deixa ver o desenho dos vasos, de aspecto poiquilodérmico. Há, ainda, atrofia dos folículos pilossebáceos. Ocasionalmente, encontram-se nódulos justarticulares e úlceras de difícil cicatrização. É doença rara no Brasil e relativamente frequente na Europa Central. Atinge com mais frequência mulheres na 5ª década de vida.

Poiquilodermia

Representa mais uma expressão cutânea do que uma entidade nosológica. É caracterizada por grandes áreas reticulares com associação de discromia (hipo e/ou hipercromia), atrofia e telangiectasias; menos frequentemente estão presentes pequenas pápulas e discretas petéquias. Embora possa haver casos "idiopáticos" que permaneçam indefinidamente como tais, o que na realidade se observa é que essa expressão cutânea faz parte de inúmeras doenças (genodermatoses, doenças autoimunes [lúpus, dermatomiosite e esclerose sistêmica], radiodermite, linfomas, doenças metabólicas [amiloidose e porfiria], exposição solar crônica, assim como infravermelho [eritema *ab igne*], doença enxerto *versus* hospedeiro – Figura 31.9) ou consequência de uso exagerado de corticosteroide tópico (ver Figura 86.2) e hidroxiureia, entre outras.

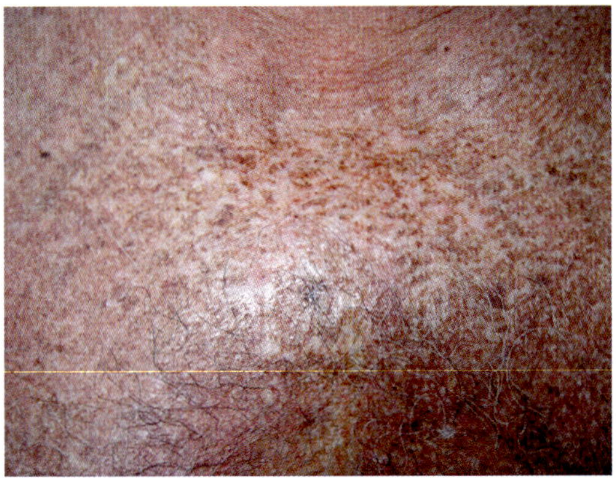

Figura 31.9 Poiquilodermia – paciente com porfiria.

Estrias atróficas

Conceito

As estrias caracterizam-se clinicamente pela morfologia em geral linear, aspecto atrófico e superfície por vezes discretamente enrugada, com pequenas rugas transversais ao seu maior eixo que desaparecem à tração. Inicialmente são eritematosas, ou mesmo violáceas. Nessa fase, podem ser discretamente elevadas em função do edema gerado pelo processo inflamatório, o que justificaria uma esporádica queixa de prurido. Após meses, adquirem uma tonalidade branco-nacarada, tendendo a desaparecer após alguns anos.

Epidemiologia

A frequência extremamente elevada, sobretudo no sexo feminino, dá margem ao questionamento se, de fato, devem ser consideradas como anormais; no entanto, problemas de ordem estética e/ou psicológica muitas vezes resultantes justificam a busca de tratamentos mais eficazes. Caracteristicamente, surgem a partir da adolescência ou durante a gravidez. Não ocorrem em condições normais em pessoas acima de 45 anos, nem são esperadas em pré-púberes. Sua maior prevalência ocorre na faixa etária dos 14 aos 20 anos (55 a 70% das mulheres e 15 a 20% dos homens), ou seja, são cerca de 4 a 6 vezes mais frequentes no sexo feminino do que no masculino.

Etiopatogenia

Embora haja concordância quanto aos fatores desencadeantes das estrias, fica difícil avaliá-los experimentalmente em função da impossibilidade de reproduzir lesões idênticas em animais, bem como de quantificá-los isoladamente. É, portanto, um conjunto de fatores que leva os pacientes que apresentam predisposição individual e/ou genética a manifestá-las.

As principais doenças, ou estados fisiológicos, associadas a uma maior incidência de estria são descritas adiante.

Os fatores desencadeantes podem ser classificados em três grupos: mecânicos, bioquímicos e predisposição genética.

Clínica

Na mulher, as localizações mais frequentes são nádegas, abdome e mamas, enquanto, nos homens, predominam no dorso, na região lombossacra e na parte externa das coxas.

Existe, no entanto, uma grande variação na distribuição, bem como no acometimento de outras regiões, como raiz dos membros superiores, axilas e tórax. Pode-se afirmar que as estrias surgem perpendicularmente ao eixo de maior tensão da pele e que acompanham, *grosso modo*, as linhas de clivagem da pele (linhas de Langer). Tendem à simetria e à bilateralidade. O comprimento varia de alguns milímetros até 30 cm, e a largura, de 2 a 5 mm, podendo, porém, chegar a 3 cm e, excepcionalmente, a 6 cm. Nessas situações, podem ulcerar espontaneamente ou após acidentes. É preciso ter atenção aos casos mais exuberantes para se reconhecer, eventualmente, a existência de doenças associadas (Figuras 31.10 a 31.14).

A corticoterapia tópica também desencadeia o surgimento das estrias, em geral em áreas de dobras, sobretudo a inguinal. Nesses casos, na maioria das vezes, é decorrente da associação medicamentosa de corticosteroides com antimicóticos ou antibacterianos, cujo uso recorrente se faz por automedicação. A oclusão potencializa a ação do corticosteroide e favorece o aparecimento de estrias locais, mas, dependendo da extensão tratada, pode gerar o aparecimento delas a distância. Tais pacientes, muitas vezes, têm idade ou localização fora dos padrões habituais. Os corticosteroides fluorados, especialmente aqueles de maior potência, são os principais responsáveis. Na gravidez pode ocorrer em até 90% das vezes, principalmente no 3º trimestre, fato predominantemente relacionado com a distensão mecânica. É mais prevalente em multíparas do que em primíparas. As localizações preferenciais são abdome, mamas e quadris.

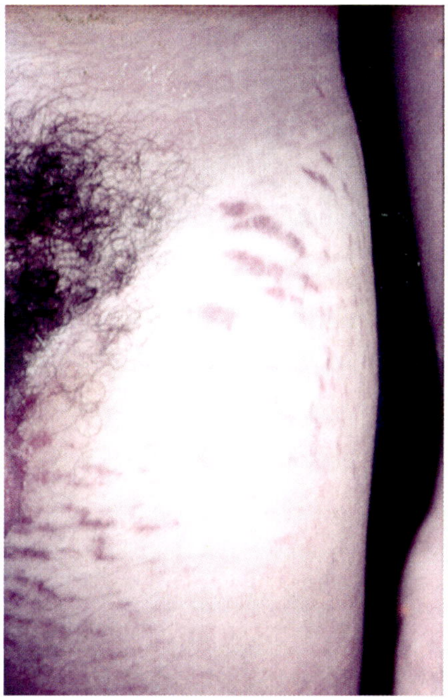

Figura 31.10 Estrias recentes por corticosteroide tópico.

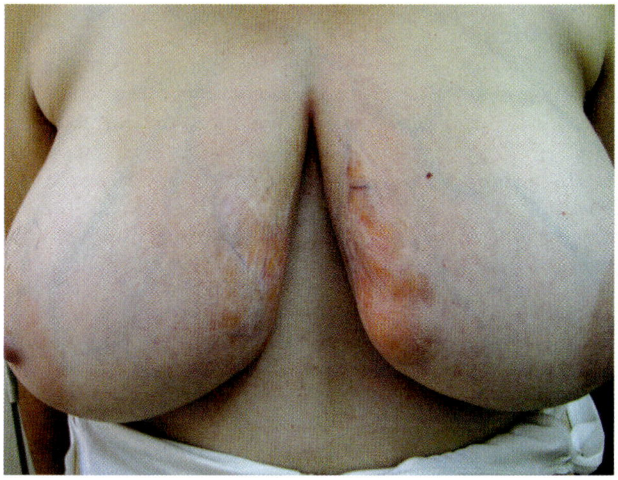

Figura 31.11 Estrias extensas recém-desenvolvidas decorrentes da hiperplasia mamária. (Cortesia do Dr. Andrés Lopes.)

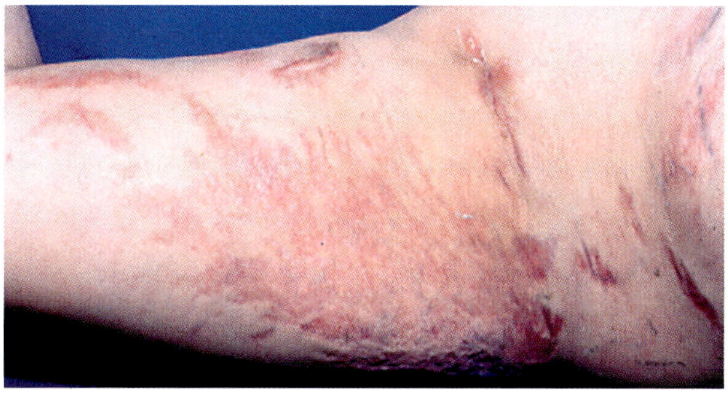

Figura 31.12 Estrias extensas, com potencial de laceração, em paciente com síndrome de Cushing iatrogênica.

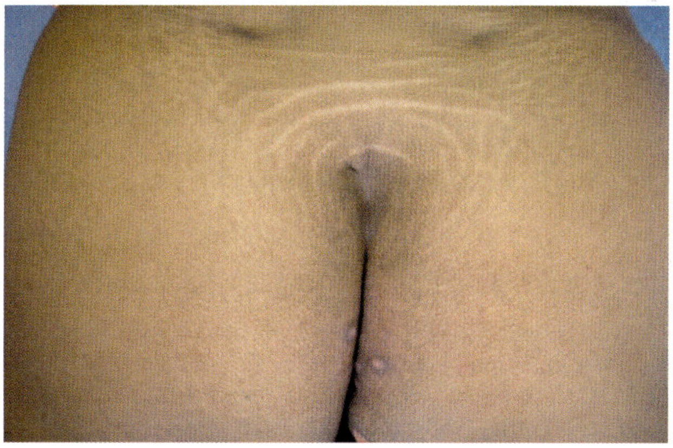

Figura 31.13 Estrias antigas com arranjo peculiar.

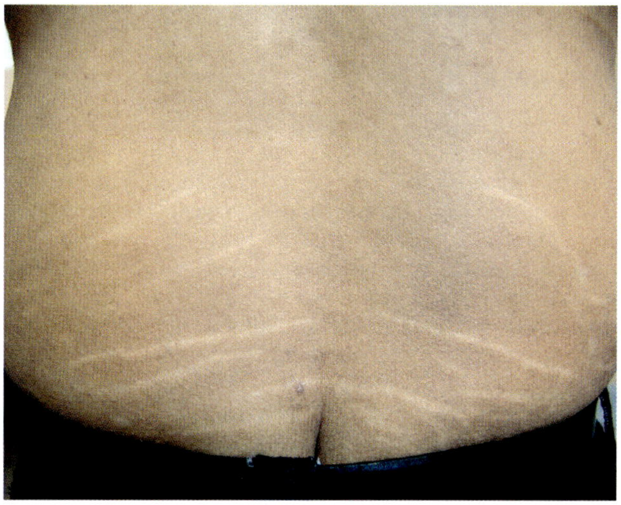

Figura 31.14 Estrias antigas. (Cortesia do Dr. Fabiano Leal.)

Aspecto insólito é que algumas doenças, como a relacionada com o último trimestre, têm apresentação inicial, com elevada frequência, exatamente sobre as estrias (p. ex., pápulas e placas urticariformes e pruriginosas da gestação; hepatite crônica ativa – estrias em 25% –, com ou sem ascite; prurigo gravídico e vasculite urticariforme).

Outras doenças associadas às estrias são: hepatopatias crônicas, em especial nas regiões peitoral e deltoidiana, bem como sobre coxas e nádegas; pseudoxantoma elástico; síndrome de Marfan; síndrome de Buschke-Ollendorf (pápulas ou nódulos que são, histologicamente, nevos conjuntivos associados à osteopoiquilose, transmissão autossômico-dominante). Pode ocorrer hiperpigmentação das estrias em pacientes tratados com bleomicina. Antigamente, na era pré-antibiótica ou quimioterápica, em função da cronicidade das doenças infecciosas, em especial a tuberculose, era bem conhecida a associação de infecções a estrias.

Histopatologia

No início ocorre processo inflamatório que pode ser intenso, mononuclear e predominantemente perivascular. A derme pode apresentar-se edematosa. Recentemente, verificou-se que as alterações iniciais estendem-se por até 3 cm além da borda da estria, ocorrendo elastólise e desgranulação de mastócitos, seguindo-se afluxo de macrófagos em torno das fibras elásticas fragmentadas. Nas fases mais tardias, a epiderme encontra-se atrófica e aplanada, e, na derme, as fibras elásticas estão bastante alteradas, e as colágenas dispõem-se em feixes paralelos à superfície na direção da presumida força de distensão. A patologia é semelhante à de uma cicatriz.

A microscopia eletrônica revela que, nas fases tardias, ocorre uma neoformação fibrilar de fibras colágenas, sobretudo de fibras elásticas, o que, certamente, explica o desaparecimento das estrias com o passar dos anos.

Diagnóstico e diagnóstico diferencial

O diagnóstico clínico é, em geral, fácil e suficiente, dispensando exames complementares. O principal diagnóstico diferencial se faz com a raríssima entidade denominada *elastose focal linear*, que se caracteriza por lesões lineares palpáveis de cor amarelada, em geral localizadas nas regiões dorsal e/ou lombar de pacientes de pele clara com mais de 60 anos. Anetodermias podem, em poucos casos, ser consideradas no diagnóstico diferencial.

Tratamento

No tratamento das estrias, deve-se considerar a abordagem terapêutica para *estrias eritematosas* recentes, bem como para as *estrias albas* tardias. Por vezes, elas se encontram em fases diversas de evolução, necessitando de terapêuticas combinadas. Ativos tópicos como tretinoína, ácido glicólico e vitamina C devem ser utilizados no tratamento. *Pulsed dye laser*, luz intensa pulsada e *peelings* químicos são mais indicados na reparação das estrias recentes; divulsão transdérmica, microdermoabrasão e *lasers* fracionados ablativos e não ablativos, nas tardias.

Ativos tópicos

Tretinoína na concentração de 0,05 a 0,1% em creme promove melhoria das estrias recentes, provavelmente por seu efeito sobre a diminuição da atividade da colagenase e aumento da produção de mucopolissacarídios. A medicação é aplicada 1 a 2 vezes/dia, e os pacientes são estimulados a aumentar sua quantidade até o desenvolvimento de um leve eritema e descamação. Deve-se ressaltar que sua utilização durante a gravidez está contraindicada, ainda que os riscos de teratogenia não tenham sido bem estabelecidos.

O ácido glicólico, em concentração de até 20%, e a vitamina C tópica, de 5 a 15%, são sugeridos no tratamento das estrias albas, com melhoria tanto na textura cutânea como na aparência, por minimizarem o comprimento e a largura das estrias.

Peelings *químicos*

Alguns autores referem sucesso com a utilização de baixas concentrações de ácido tricloroacético 15 a 20%, por meio da realização de quimioesfoliações repetidas ao nível da derme papilar. Os *peelings* são realizados com intervalos mensais; uma melhora significativa relacionada com a textura, firmeza e cor pode ser alcançada.

Pulsed dye laser

A utilização de *pulsed dye laser* para estrias eritematosas promove melhoria na textura e no eritema das estrias. Esse é um *laser* vascular que emite uma pequena, mas poderosa, luz pulsátil, seletivamente absorvida por pigmentos hemáticos e, também, por proteínas do colágeno das estrias e das cicatrizes. Especificamente, as estrias eritematosas têm um componente vascular que possibilita uma razoável resposta ao tratamento com esse *laser*. A luz amarelada emitida estimula a produção do colágeno e a restauração da coloração normal da pele. As estrias tendem a clarear o mais próximo possível ao tom da pele normal ao redor, e o seu desaparecimento, quando ocorre, leva cerca de 6 meses. O tratamento é realizado a cada 4 semanas, sendo necessárias, em média, 3 a 4 sessões. O desconforto com o tratamento é mínimo, e a maioria dos pacientes apresenta melhora de 30 a 70%. Como efeitos adversos são citadas a hipercromia, que desaparece após algumas semanas, a hipocromia da área tratada, que pode levar várias semanas para sua resolução, e a resposta incompleta da lesão, que pode melhorar com tratamentos adicionais. Outra tecnologia bastante utilizada no tratamento das estrias eritematosas é a luz intensa pulsada.

Divulsão transdérmica

É considerada uma ótima técnica no tratamento das estrias antigas, e seus bons resultados justificam-se à medida que a terapêutica baseia-se na etiopatogenia das estrias.

A técnica consiste, mediante anestesia local, sem epinefrina, no descolamento da estria, na altura da derme, em movimentos de lateralidade e de vaivém causando trauma tissular. Esse trauma leva ao sangramento com consequente desencadeamento da coagulação, resultando em posterior formação de colágeno. Observa-se, nessa técnica, que alguns fatores favorecem melhor resultado. Estrias isoladas responderiam muito bem ao tratamento em detrimento de estrias em rede. Localizações como mama, glúteos, porção proximal dos membros inferiores, dorso e braços teriam melhor resposta em comparação ao abdome. Complicações são raras, mas passíveis de ocorrer. As principais seriam: hipercromia residual, cicatriz hipertrófica e infecção secundária.

Microdermoabrasão

É outra técnica empregada no tratamento das estrias albas. Trata-se de um procedimento seguro cujo objetivo é a destruição da camada epidérmica isentando o acometimento dos anexos da pele, com consequente restauração cutânea efetiva e sem sequelas.

Utiliza-se um dermoabrasor com pontas de diamantes, em baixa rotação, com movimentos de vaivém no máximo até que se observe o início de sangramento. Pode-se pincelar azul de metileno no trajeto das estrias e, quando houver a remoção da coloração azulada, é atingido o ponto final da técnica. Em geral, são necessárias de quatro a dez sessões, com intervalos de 2 a 3 semanas. Deve-se evitar exposição solar por, pelo menos, 1 mês na área tratada. Estudos histológicos corroboram a melhoria clínica das lesões.

Lasers *fracionados ablativos e não ablativos*

Técnica empregada no tratamento das estrias albas e das eritematosas. Trata-se de um procedimento seguro, cujo objetivo é o remodelamento do colágeno, com consequente melhora da textura e da coloração da pele. As sessões são realizadas a cada 4 a 8 semanas, sob anestesia tópica. O número de sessões varia conforme a tecnologia utilizada e a necessidade de cada paciente. Deve-se evitar exposição solar durante o tratamento.

Evolução e prognóstico

Atualmente, estão disponíveis técnicas efetivas e seguras no tratamento tanto das estrias eritematosas quanto das estrias albas. Ainda que os resultados por vezes não alcancem um total desaparecimento das lesões, sem dúvida as terapêuticas atuais muito contribuíram para melhores resultados e satisfação dos pacientes.

Atrofia maculosa varioliforme

São pequenas lesões atróficas, de surgimento espontâneo, situadas simetricamente na face, raramente precedidas por eritema e sem etiologia conhecida. O diagnóstico diferencial se faz com cicatrizes de acne e com atrofodermia vermiculada (ver Capítulos 60 e 68, respectivamente).

Ainhum/pseudoainhum

Ainhum, também chamado *dactilolysis spontanea,* atinge adultos negros e caracteriza-se por faixa esclerosante progressivamente constritiva, situada na área de implantação dos pododáctilos, com maior frequência o 5º pododáctilo, levando finalmente, em função dos anos, à amputação deste; ocorre paulatinamente eversão completa do dígito. Geralmente é bilateral (Figuras 31.15 e 31.16).

O pseudoainhum corresponde a quadro clínico semelhante, que ocorre associado a algumas ceratodermias, ictioses, doenças vasculares, doença de Raynaud, diabetes, esclerodermia, doenças neurológicas, hanseníase, cicatrizes e faixas constritoras congênitas (*bandas amnióticas*).

A cirurgia radical é o tratamento para os casos avançados de ainhum, pois a amputação abrevia a dor e evita infecção. Em casos iniciais, deve-se tentar cirurgia com Z-plastia. Acitretina pode ajudar em alguns casos de pseudoainhum (ceratodermia).

Síndrome da banda amniótica

A *síndrome da banda amniótica* caracteriza-se por adesões e constrições nos membros. A incidência varia de 1:500 a 15.000 nascidos vivos. Afeta igualmente ambos os sexos, e a ocorrência familial é incomum.

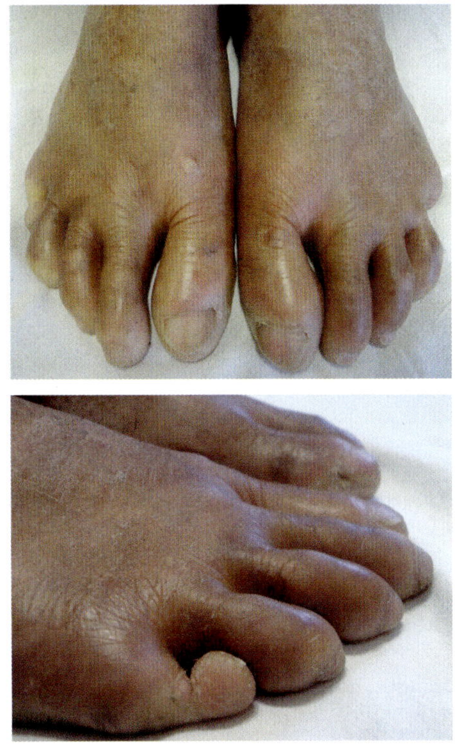

Figura 31.15 Ainhum. Observe a ausência do 5º pododáctilo esquerdo e a eversão do 5º pododáctilo direito já com a faixa constritora. (Cortesia da Dra. Rachel Grynszpan.)

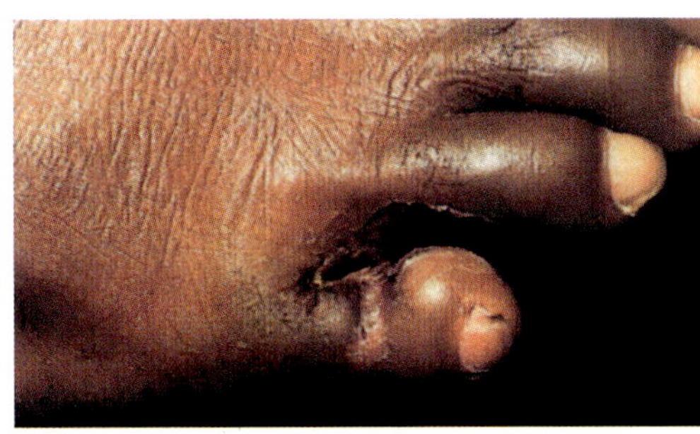

Figura 31.16 Ainhum – localização característica. Típica eversão do dedo e faixa constritora.

A alteração decorre da ruptura precoce do âmnio que leva ao extravasamento do líquido amniótico e à introdução do feto na cavidade coriônica. A reabsorção do líquido pelo córion estimula a proliferação de faixas mesodérmicas (bandas fibróticas) que envolvem e comprimem as estruturas fetais. Tem sido descrita associação a prematuridade e baixo peso ao nascimento. Os riscos maternos associados à síndrome incluem amniocentese, epidermólise bolhosa, malformações uterinas, primigesta, gestante com idade inferior a 25 anos e amniocentese.

O achado típico da síndrome são as faixas de constrição distais, acompanhadas de redução no tamanho dos membros (Figura 31.17). Outros achados cutâneos incluem pseudoainhum, aplasia cutânea, placas de alopecia, sindactilia, polidactilia e cicatrizes estrelares. Frequentemente, mais de um local pode ser afetado. Quando as faixas são proximais pode haver alterações neurológicas associadas. A ocorrência de herpes simples neonatal no local de ulceração das faixas tem sido descrita. A cirurgia plástica é indicada, especialmente se houver comprometimento da circulação linfática e vascular.

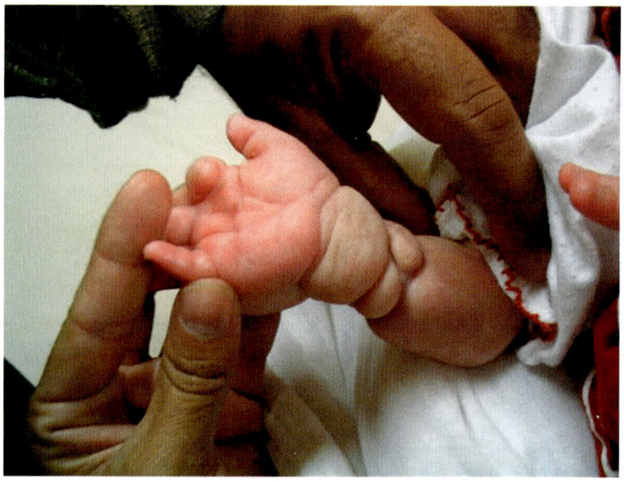

Figura 31.17 Bandas amnióticas no membro superior de recém-nascido. (Cortesia da Dra. Patrícia de Azevedo.)

Atrofia branca de Milian

Ver Capítulo 37, item *Vasculopatia livedoide (vasculite livedoide, atrofia branca de Milian).*

Eritema multiforme infantil atrofiante

Eritema multiforme infantil atrofiante (Azulay, 1972) ou elastólise cutânea generalizada adquirida pós-inflamatória (Marshall *et al.*, 1966) trata-se de um quadro de etiologia desconhecida, incidindo mais em crianças, caracterizado por manifestações de eritema multiforme, cujas lesões sofrem involução atrófica por elastólise, e a fácies é de aparência senil. O quadro histopatológico, na fase aguda, é o do eritema multiforme, e, na fase atrófica, nota-se a inexistência de fibras elásticas, destruídas na fase aguda.

Dermopatia diabética

É considerada o marcador cutâneo mais comum do diabetes, sobretudo quando o número de lesões for superior a quatro. As lesões iniciais são máculas ou mesmo pápulas eritematoacastanhadas, arredondadas ou ovaladas, que curam espontaneamente em 1 a 2 anos. Involuem deixando lesões atróficas características, com hiperpigmentação acastanhada de 0,5 a 1,0 cm de diâmetro e que vão aumentando em número lentamente. A localização preferencial é na região pré-tibial, bilateral, porém já foi descrita em outras regiões. Ocorre mais frequentemente em homens, na proporção de 2:1, e, sobretudo, em pacientes com 20 a 30 anos de doença, com prevalência de 14%.

A etiopatogenia é incerta, mas postula-se que angiopatia associada a trauma físico possa ser o principal fator desencadeante. Pode estar relacionada com retinopatia, nefropatia ou neuropatia diabética.

O diagnóstico diferencial deve ser feito com necrobiose lipoídica, púrpura pigmentar crônica, dermatite ocre e com lesões pós-traumáticas em pacientes com comprometimento vascular.

Não existe tratamento específico e não é influenciada pela terapia antidiabética. Essas lesões podem ocorrer em pacientes sem diabetes. Entretanto, na presença de múltiplas lesões é recomendado investigar diabetes melito.

Elastólise da derme papilar pseudoxantoma elástico-símile

Condição rara, mais frequente em mulheres idosas. Caracteriza-se por pápulas amareladas, simétricas, não foliculares, assintomáticas ou levemente pruriginosas, que coalescem formando placas que lembram clinicamente o pseudoxantoma elástico. Ocorre principalmente na região lateral do pescoço e nas fossas supraclaviculares, mas pode também ser encontrada nas axilas e no abdome inferior (Figura 31.18).

Sua patogênese é incerta. Geralmente não há história prévia de exposição solar, reação urticariforme ou sinais de inflamação. Pode representar um fenômeno intrínseco do envelhecimento cutâneo. Histopatologicamente, a epiderme está poupada e ocorre elastólise parcial ou total da derme papilar. As fibras elásticas da derme reticular podem estar espessadas em alguns casos. As fibras colágenas são normais.

O diagnóstico diferencial é feito com papulose fibrosa do pescoço, mas nesta entidade ocorre espessamento do tecido colágeno, além de diminuição do tecido elástico. Por isso, alguns *autores sugerem incluir estas duas doenças sob a designação de síndrome fibroelastolítica.*

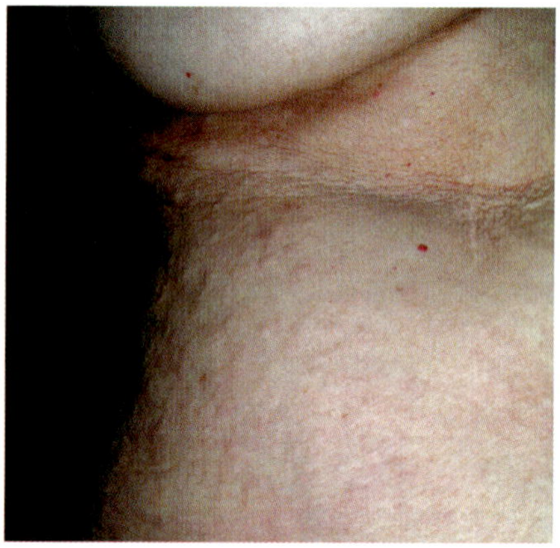

Figura 31.18 Elastólise da derme papilar pseudoxantoma elástico-símile. (Cortesia da Dra. Fabienne A. de Faria.)

Bibliografia

Dermatoporose

Azulay DR. *Estudo do colágeno através da imuno-histoquímica com o uso da isotretinoína oral no tratamento do fotoenvelhecimento.* [Tese de Doutorado]. Área de concentração: Anatomia Patológica, UFRJ; 2018.

Dyer JM, Miller RA. Chronic skin fragility of aging: current concepts in the patogenesis, recognition, and management of dermatoporosis. *J Clin Aesthet Dermatol.* 2018 Jan; 11(1):13-8.

Kaya G. New therapeutic targets in dermatoporosis. *J Nutr Health Aging.* 2012 Abr;16(4):285-8.

Kaya G, Saurat JH. Dermatoporosis: a chronic cutaneous insufficiency/fragility syndrome. clinicopathological features, mechanisms, prevention and potential treatments. *Dermatol.* 2007;215(4):284-94.

McKnight B, Seidel R, Moy R. Topical human epidermal growth factor in the treatment of senile purpura and the prevention of dermatoporosis. *J Drugs Dermatol.* 2015 Out;14(10):1147-50.

Nikolic DS, Ziori C, Kostaki M *et al.* Hyalurosome gene regulation and dose--dependent restoration of skin atrophy by retinaldehyde and defined-size hyaluronate fragments in dermatoporosis. *Dermatol.* 2014;229(2):110-5.

Saurat JH, Mengeaud V, Georgescu V *et al.* A simple self-diagnosis tool to assess the prevalence of dermatoporosis in France. *J Eur Acad Dermatol Venereol.* 2017 Aug;31(8):1380-6.

Anetodermias

Coelho WS, Gurtler TGR, Diniz LM, Sousa Filho JB. Caso para diagnóstico. Anetodermia. *An Bras Dermatol.* 2008;83(6):578-80.

Cook JC, Puckett Y. Anetoderma. 2023 Jul 3. *In*: *StatPearls* [Internet]. Treasure Island (FL): StatPearls Publishing; 2025 Jan.

de Faria Melo M, de Faria Melo I, Escobar GF. Secondary anetoderma. *JAMA Dermatol.* 2021 Apr 14. doi: 10.1001/jamadermatol.2021.0440. Online ahead of print.

Ramos-e-Silva M, Pereira ALC, Oliveira GB, Carneiro SCS. Connective tissue diseases: pseudoxanthoma elasticum, anetoderma, and Ehlers-Danlos syndrome in pregnancy. *Clin Dermatol.* 2006 Mar-Apr;24(2):91-6.

Zamith VA, Cardoso AEC. Atrofia macular hereditária. *Med Cutanea.* 1968; 3(1):13-6.

Atrofodermia de Pasini e Pierini

González-Morán A, Martín-López R, Ramos ML *et al.* Idiophatic atrophoderma of Pasini and Pierini. Study of 4 cases. *Actas Dermosifiliogr.* 2005 Jun;96(5):303-6.

Jablonska S, Blaszczyk M. Is superficial morphea synonymous with atrophoderma Pasini-Pierini? *J Am Acad Dermatol.* 2004 Jun;50(6):979-80.

Ma M, Chen T, Fu L. Um caso de atrofodermia linear de Moulin. *An Bras Dermatol.* 2020 Jan-Fev;95(1):119-21.

Miteva L, Kadurina M. Unilateral idiopathic atrophoderma of Pasini and Pierini. *Int J Dermatol.* 2006 Nov;45(11):1391-3.

Saleh Z, Abbas O, Dahdah MJ *et al.* Atrophoderma of Pasini and Pierini: a clinical and histopathological study. *J Cutan Pathol.* 2008 Dec;35(12):1108-14.

Souza IS, Mendonça AMN, Neves RG. Atrofodermia idiopática de Pasini-Pierini: revisão. *An Bras Dermatol.* 1999 Jul-Ago;74(4):397-404.

Líquen escleroso

Assmann T, Becker-Wegerich P, Grewe M *et al.* Tacrolimus ointment for the treatment of vulvar Lichen Sclerosus. *J Am Acad Dermatol.* 2003 Jun;48(6):935-7.

Azevedo LMS. *Líquen escleroso e atrófico vulvar: esteroides sexuais.* [Tese de Doutorado]. UFRJ, CCS, Rio de Janeiro; 1992.

Azevedo LMS, Azulay RD. Líquen escleroso e atrófico. Monografia Cilad. *Dermatol.* 1993;6(1):60-70.

Azevedo LMS, Gomes CCA. Líquen escleroso. *In*: Azulay-Abulafia L, Moura H, Leal FRPC, Azulay DR. *Atlas de dermatologia da semiologia ao diagnóstico.* 3. ed. Rio de Janeiro: Guanabara Koogan; 2020. p. 683-85.

Ballester I, Bañuls J, Pérez-Crespo M, Lucas A. Extragenital bullous lichen sclerosus atrophicus. *Dermatol Online J.* 2009 Jan 15;15(1):6.

Hallel-Halevy D, Grunwald MH, Yerushalmi J, Halevy S. Bullous lichen sclerosus et atrophicus. *J Am Acad Dermatol.* 1998 Sep;39(3):500-1.

Lacarruba F, Pellacani G, Verzi AE *et al.* Extragenital lichen sclerosus: Clinical, dertmoscopic, confocal microscopy and histologic correlations. *J Am Acad Dermatol.* 2015 Jan;72(1):S50-2.

Neill SM, Tatnall FM, Cox NH; British Association of Dermatologists. Guidelines for the management of lichen sclerosus. *Br J Dermatol.* 2002 Oct;147(4):640-9.

Powell JJ, Wojnarowska F. Lichen sclerosus. *Lancet.* 1999 may 22;353(9166): 1777-83.

Shirer JA, Ray MC. Familial occurrence of lichen sclerosus et athophicus. Case reports of a mother and daughter. *Arch Dermatol.* 1987 Apr;123(4):485-8.

Uitto J, Santa Cruz DJ, Bauer EA, Eisen AZ. Morphea and lichen *sclerosus et atrophicus.* Clinical and histopathologic studies in patients with combined features. *J Am Acad Dermatol.* 1980 Sep;3(3):271-9.

Acrodermatite crônica atrofiante (doença de Pick-Herxheimer)

Flisiak I, Schwartz RA, Chodynicka B. Clinical features and specific immunological response to Borrelia afzelii in patients with acrodermatitis chronica atrophicans. *J Med.* 1999;30(3-4):267-78.

Heid Y, Truchetet F. Acrodermatitis chronica atrophicans; Pick-Herxheimer disease. *Ann Dermatol Venereol.* 1986;113(4):379-80.

Müllegger RR, Glatz M. Skin manifestations of lyme borreliosis: diagnosis and management. *Am J Clin Dermatol.* 2008;9(6):355-68.

Smetanick MT, Zellis SL, Ermolovich T. Acrodermatitis chronica atrophicans: a case report and review of the literature. *Cutis.* 2010 May;85(5):247-52.

Poiquilodermia

Geronemus R. Poikiloderma of Civatte. *Arch Dermatol.* 1990 Apr;126(4):547-8.

Katoulis AC, Stavrianeas NG, Georgala S *et al.* Poikiloderma of Civatte: a clinical and epidemiological study. *J Eur Acad Dermatol Venereol.* 2005 Jul;19(4):444-8.

Katoulis AC, Stavrianeas NG, Panayiotides JG *et al.* Poikiloderma of Civatte: a histopathological and ultrastructural study. *Dermatology.* 2007;214(2):177-82.

Nofal A, Salah E. Acquired poikiloderma: proposed classification and diagnostic approach. *J Am Acad Dermatol.* 2013;69:e129-40.

Estrias atróficas

Arnold HL, Odom RB, James WD. Abnormalities of dermal connective tissue. *In*: Arnold HL, Andrews GC, Odom RB, James WD. *Andrew's diseases of the skin: clinical dermatology.* 9th ed. Philadelphia: W. B. Saunders Company; 2000.

Goldfarb MT, Ellis CN, Weiss JS, Voorhees JJ. Topical tretinoin therapy: its use in photoaged skin. *J Am Acad Dermatol.* 1989 Sep;21(3 Pt 2):645-50.

Kang S, Kim KJ, Griffiths CE *et al.* Topical tretinoin (retinoic acid) improves early stretch marks. *Arch Dermatol.* 1996 May;132(5):519-26.

McDaniel DH, Ash K, Zukowski M. Treatment of stretch marks with the 585-nm flash lamp-pumped pulsed dye laser. *Dermatol Surg.* 1996 Apr;22(4):332-7.

Pieraggi MT, Julien MS, Bowssin H. Striae: morphological aspects of connective tissue. *Virchows Arch Pathol Anat.*1982;396(3):279-89.

Sampaio-Bittencourt S. *Striae atrophicae.* Rio de Janeiro: ZMF; 1995.

Sheu HM, Yu HS, Chang CH. Mast cell degranulation and elastolysis in early striae. *J Cutan Pathol.* 1991 Dec;18(6):410-6.

Atrofia maculosa varioliforme

Hsu S, Nikko A. Unilateral atrophic skin lesion with features of atrophoderma vermiculatum: a variant of the epidermal nevus syndrome? *J Am Acad Dermatol.* 2000 Aug;43(2 Pt 1):310-2.

Luria RB, Conologue T. Atrophoderma vermiculatum: a case report and review of the literature on keratosis pilaris atrophicans. *Cutis.* 2009 Feb;83(2):83-6.

Rose RF, Taylor G, Goulden V, Clark SM. Spontaneous atrophic scarring of the cheeks: atrophia maculosa varioliformis cutis? *Br J Dermatol.* 2007 Jun; 156(6):1407-8.

Ainhum/pseudoainhum

Cole GJ. Ainhum: an account of fifty-four patients with special reference to etiology and treatment. *J Bone Joint Surg Br.* Feb 1965;47:43-51.

Lima JFS. Ainhum. *In*: Campbell I, Zaitz C, Teixeira JE. *História da Dermatologia Brasileira.* 1. ed. Rio de Janeiro: Sociedade Brasileira de Dermatologia; 1999.

Olivieri I, Piccirillo A, Scarano E *et al.* Dactylolysis spontanea or ainhum involving the big toe. *J Rheumatol.* 2005 Dec;32(12):2437-9.

Wolinna U, Graefe T, Oelzner P *et al.* Pseudoainhum of all fingers associated with Reynolds' syndrome and breast cancer: report of a case and review of the literature. *J Am Acad Dermatol.* 2001 Feb;44(2 Suppl):381-4.

Síndrome da banda amniótica

Dyer JA, Chamlin S. Acquired raised bands of infancy: association with amniotic bands. *Pediatr Dermatol.* 2005 Jul-Aug;22(4):346-9.

Nogueira FCS, Cruz RB, Machado LP *et al.* Síndrome da banda amniótica: relato de caso. *Rev Bras Ortop.* 2011;46(4):56-62.

Novellino ABC, Oliveira EF, Darrigo Júnior LG *et al.* Síndrome da banda amniótica. *In*: Azulay-Abulafia L, Bonalumi Filho A, Azulay DR, Leal F. *Atlas de Dermatologia da Semiologia ao Diagnóstico.* 1. ed. Rio de Janeiro: Elsevier; 2006.

Yilmaz E, Dogan Y, Taskin E, Aygun D. Amniotic band syndrome: congenital anular constrictions. *J Eur Acad Dermatol Venereol.* 2003 Mar;17(2):229-30.

Eritema multiforme infantil atrofiante

Fonseca JC, Pereira Junior AC, Azulay RD. Juvenile atrophying erythema multiforme. *Med Cutan Ibero Lat Am.* 1982;10(3):187-90.

Dermopatia diabética

Binkley GW. Dermopathy in the diabetic syndrome. *Arch Dermatol.* 1965 Dec;92(6):625-34.

Braverman IM. *Skin Signs of Systemic Disease,* 3rd ed. Philadelphia: W. B. Saunders Company; 1998. p. 441-2.

Brugler A, Thompson S, Turner S *et al.* Skin blood flow abnormalities in diabetic dermopathy. *J Am Acad Dermatol.* 2011 Sep;65(3):559-63.

Goyal A, Raina S, Kaushal SS *et al.* Pattern of cutaneous manifestations in diabetes melito. *Indian J Dermatol.* 2010;55(1):39-41.

McCash S, Emanuel PO. Defining diabetic dermopathy. *J Dermatol.* 2011 Oct;38(10):988-92.

Ragunatha S, Anitha B, Inamadar AC *et al.* Cutaneous disorders in 500 diabetic patients attending diabetic clinic. *Indian J Dermatol.* 2011 Mar;56(2):160-4.

Elastólise da derme papilar pseudoxantoma elástico-símile

BagherZadeh V, Najem N, El-Sayed Hanafy M. Pseudoxanthoma elasticum-like papillary dermal elastolysis. *Acta Dermatovenerol Alp Panonica Adriat.* 2011;20(1): 35-8.

López V, Revert A, Santonja N, Jordá E. Pseudoxantoma elasticum-like dermal elastolysis: a case report. *Dermatol Online J.* 2011 Apr 15;17(4):13.

McKee P, Calonge E, Granter SR (eds.). *Pathology of the skin with clinical correlation.* 3rd edition. Philadelphia: Elsevier Mosby; 2005. p. 1047-8.

Rongioletti F, Izakovic J, Romanelli P *et al.* Pseudoxanthoma elasticum-like papillary dermal elastolysis: a large case series with clinicopathological correlation. *J Am Acad Dermatol.* 2012 Jul;67(1):128-35.

Wang AR, Robinson-Bostom L. Papillary dermal elastosis. *Dermatol Online J.* 2012 Aug 15;18(8):11.

32

Queloides e Cicatrizes Hipertróficas

Gisele Viana ◆ Leandra d'Orsi Metsavaht

Conceito

Queloides (QEs) e cicatrizes hipertróficas (CHs) são desordens da proliferação da pele que ocorrem por um processo cicatricial anômalo, resultado de inflamação crônica da derme reticular.[1,2] Existem descrições da formação de QE após cirurgia, picadas de inseto, queimaduras, vacinas, infecções virais, acne e foliculite, bem como é descrita a formação espontânea, sem trauma aparente.[2]

Epidemiologia e etiopatogenia

Fatores genéticos são muito importantes na formação dos QE. Sua prevalência é bem maior em pacientes com fototipos mais altos, como afro-americanos, hispânicos e asiáticos, se comparada aos caucasianos.[3,4] A incidência varia de 0,09% na Inglaterra e 16% no Congo;[5] mesmo em países como o nosso, com poucos dados de prevalência, acredita-se que QE sejam até 20 vezes mais prevalentes em pacientes com fototipos mais altos.[6,7,8] É possível que, tanto no Brasil quanto na América Latina em geral, a grande variabilidade na pigmentação da pele[9,10] contribua para a prevalência alta de QE e CH.

CHs são muito frequentes no mundo ocidental,[11] variando de 40 a 94% após cirurgias e em 30 a 91% após queimaduras.[12,13]

Existe uma tendência atual em considerar que QEs e CHs sejam graduações na expressão fenotípica das cicatrizes fibroproliferativas, e não entidades distintas, embora saibamos que queloides são lesões que tendem a permanecer crescendo, sem respeitar os limites da cicatriz inicial.[14-16] Uma das autoras deste capítulo, Viana, acompanhou pacientes por mais de 2 anos, desde a queimadura, observando que a máxima hipertrofia ocorre entre 6 e 12 meses após o evento traumático em CHs, que esta tende a melhorar parcialmente a partir de 18 meses.[17] Muir[15] propôs uma classificação de acordo com o prognóstico: CHs teriam um tempo de evolução menor, não seriam tão elevadas e teriam melhor prognóstico, ao passo que QEs teriam evolução mais arrastada e pior prognóstico. Cicatrizes mistas seriam um grupo intermediário, que incluiria queloides pré-escapulares, mais planos e de melhor prognóstico.[15,18] É muito importante observar que mesmo dermatologistas experientes podem ter dificuldades em classificar a lesão como "QE" ou "CH".

Biologia molecular de queloides e cicatrizes hipertróficas

Após um traumatismo, a pele humana não tem a capacidade de regenerar, e sim de "cicatrizar", o que conceitualmente requer a substituição da área traumatizada por um tecido fibroso diverso, com o objetivo de restaurar a superfície lesionada. A cicatrização se caracteriza por três fases dinâmicas, em que não se consegue distinguir bem quando uma termina e a outra se inicia, ou seja, há momentos em que fenômenos comuns às duas fases estão ocorrendo simultaneamente: inflamação, proliferação celular e remodelação. Após o traumatismo, há imediata degranulação de plaquetas, ativação da cascata do complemento e a formação do coágulo de fibrina, a fim de promover a homeostase. O coágulo será o esqueleto, em cima do qual a cicatriz será estruturada. A degranulação plaquetária leva à liberação de citocinas: fator de crescimento epidérmico (EGF), fator de crescimento semelhante a insulina (IGF-I), fator de crescimento derivado de plaquetas (PDGF) e "*transforming growth factor-β*" (TGF-β), agentes quimiotáticos que recrutam neutrófilos, macrófagos, células epiteliais, mastócitos, células endoteliais e fibroblastos; 2 a 3 dias depois, começam a se observar fenômenos da fase proliferativa, que perdura por 3 a 6 semanas. Os fibroblastos iniciam a produção de proteínas de matriz extracelular, procolágenos, elastina, proteoglicanas e ácido hialurônico, por meio das quais crescem os vasos para irrigar a cicatriz neoformada, e começa a contração da cicatriz, possivelmente influenciada por miofibroblastos, células semelhantes a fibroblastos que contêm filamentos de actina. A cicatriz entra então em um demorado processo de maturação. A grande quantidade de colágeno do tipo III (mais imaturo) é parcialmente substituída por colágeno do tipo I, em um contínuo processo de degradação e remodelação. As cicatrizes mais hipertróficas apresentam maiores depósitos de colágeno tipo III na derme profunda.

Em QEs e CHs, há um desequilíbrio entre formação, maturação e catabolismo das estruturas neoformadas de tecido cicatricial. Contudo, esse processo é mais agressivo e duradouro, no caso dos QEs[13,15,16,19] (Figura 32.1 e Quadro 32.1).

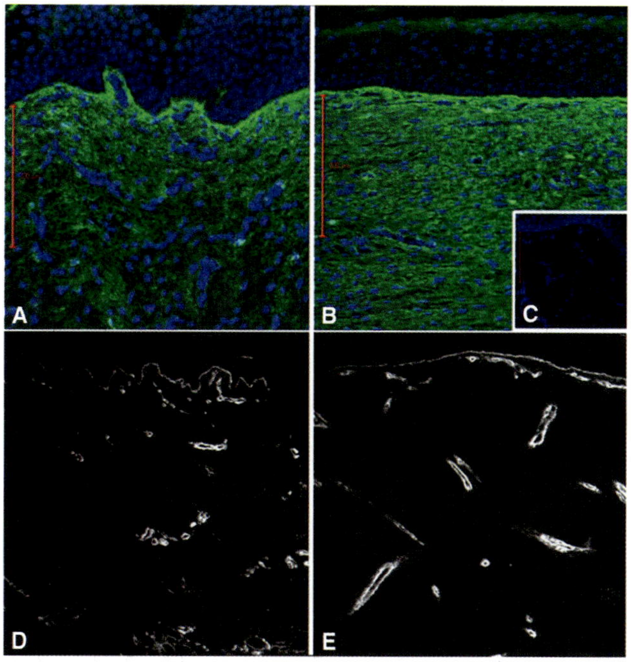

Figura 32.1 Imunofluorescência para colágenos I e IV e captura por microscopia confocal de colágenos em pele normal e cicatrizes. **A.** Colágeno do tipo I (marcado com fluoresceína, em verde), pele normal. **B.** Colágeno do tipo I, cicatriz hipertrófica. **C.** Controle negativo (apenas os núcleos estão corados com DAPI em azul). **D.** Colágeno tipo IV (também marcado com fluoresceína, na cor branca; marca os vasos) em pele normal e em cicatriz hipertrófica (**E**). Observar que, na cicatriz hipertrófica, o colágeno dérmico perde as delicadas ondas e está mais compacto (**B**) vistas na pele normal (**A**); além disso, a vascularização é maior na cicatriz. DAPI = 4,6 diamino-2-fenilindol.

Clínica

QEs e CHs são cicatrizes anômalas, endurecidas, com algumas características comuns (ambas são elevadas e eritematosas, às vezes hipercrômicas); as CHs, contudo, tendem a permanecer nos limites do traumatismo e regridem a partir de 24 meses após o trauma; por outro lado, os QEs tipicamente ultrapassam os limites ou as margens da cicatriz original, e apresentam crescimento contínuo, às vezes, por toda a vida, independentemente do tratamento (Figura 32.2).

Ambos podem causar prurido, dor (descrita pelos pacientes como "agulhadas"), contrações e sinequias (entre dedos, por exemplo, ou entre a região mentual, o pescoço e o tórax), além de afetarem profundamente a qualidade de vida do paciente. É comum haver dificuldades na classificação de determinada lesão como QE ou CH, mesmo por dermatologistas ou cirurgiões experientes.

As áreas mais acometidas são orelhas, região superior do tronco e extremidades (Figuras 32.3 a 32.7). Pálpebras, genitália, região palmoplantar e superfícies articulares extensoras costumam ser preservadas; a córnea e a mucosa oral são raramente afetadas.

Histopatologia

QEs e CHs apresentam aumento de celularidade, tecido conjuntivo e vascularização, com a ausência de apêndices subepidérmicos, quando comparados à pele normal e à cicatriz não hipertrófica. São descritas formações de nódulos de tecido conjuntivo nas CH, contendo miofibroblastos no seu interior; esses nódulos parecem ser mais comuns nas cicatrizes que nos queloides.[1,2,12,13,15] O colágeno dérmico (tipos I e III) forma feixes grosseiros de fibras espessas, paralelas, densamente compactadas, ao passo que, na pele normal e na cicatriz não hipertrófica, forma ondas delicadas, as quais são distribuídas em emaranhado aleatório.[17]

Quadro 32.1 Biologia celular do processo de cicatrização.

Fase inflamatória
Resposta ao trauma predominante: *T-helper (Th) 1*: maior produção de interferon-γ *Interleucina 12*: menor fibrose *Th2*: interleucinas (IL-4, IL-5, IL-10 e IL-13) com maior fibrose *Interferon e interleucinas*: aceleram a reepitelização, angiogênese, proliferação celular e deposição de matriz extracelular *Lesão da membrana basal epitelial e vascular*: liberação de heparina, fatores de crescimento e estímulo da angiogênese
Fase proliferativa ou de fibroplasia
Proliferação epitelial e migração celular sobre a matriz neoformada Formação de capilares, proteínas de matriz extraceluar, colágeno, proteoglicanas, e formação do tecido de granulação TGF-β, liberado no local da lesão, é quimiotático para linfócitos, fibroblastos, monócitos e miócitos A maioria das isoformas de TGF-β estimula a síntese de colágeno e proteoglicanas TGF-β3 (final da cicatrização) diminui deposição de colágeno. A expressão de TGF-β aumenta em CH e QE. Atua em fibroblastos das cicatrizes por meio de proteínas regulatórias intracelulares (SMAD) *Interação fibroblastos-queratinócitos*: fibroblastos liberam fatores de crescimento e produtos celulares importantes para o desenvolvimento de queratinócitos, que, por sua vez, medeiam o comportamento de fibroblastos durante o processo cicatricial *Mastócitos*: são subtipos de leucócitos que atuam em processos inflamatórios e vasculares, estimulados por histamina, heparina e citocinas, além de promoverem a proliferação de fibroblastos; aumentariam fibrose e prurido dos QEs
Fase de maturação cicatricial
Persiste por vários anos; os capilares neoformados regridem, a densidade vascular e a matriz extraceluar sofrem remodelação e tendem a se tornar mais semelhantes à pele normal, no caso de cicatrizes não hipertróficas. O tecido ainda sofre contração (miofibroblastos) *Metaloproteinases*: consideradas enzimas responsáveis pela remodelação de tecido conjuntivo. Sua interação com fibroblastos leva à remodelação de colágenos dérmicos tipos I e III e colágeno IV (da membrana basal), elastina e fibronectina, bem como à clivagem de citocinas inflamatórias *Decorina*: proteoglicana da matriz extracelular que regula a organização das fibrilas e fibras de colágeno, além de neutralizar o TGF-β; está reduzida em CH (é capaz de atuar como agente antifibrótico)

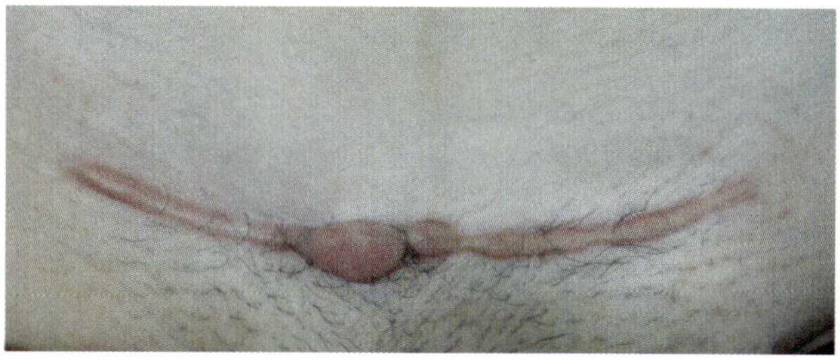

Figura 32.2 Cicatriz hipertrófica (lateral) e queloide (parte central da lesão) no local da incisão da cesárea.

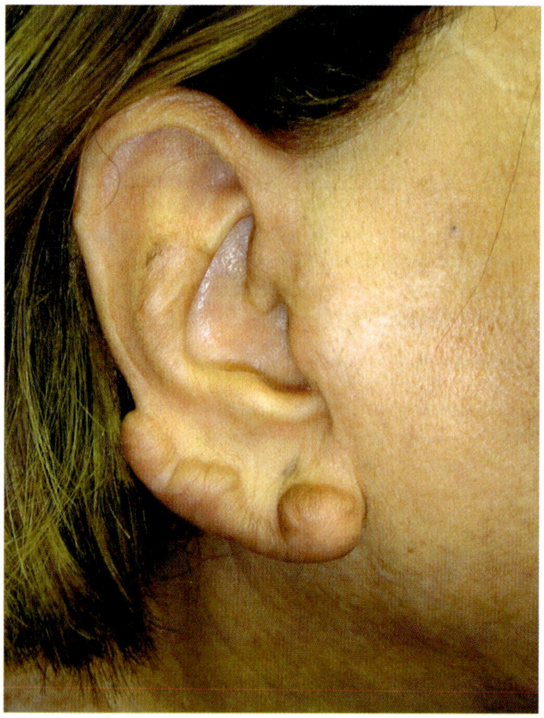

Figura 32.3 Queloide no lóbulo da orelha. (Cortesia do Dr. André R. Adriano.)

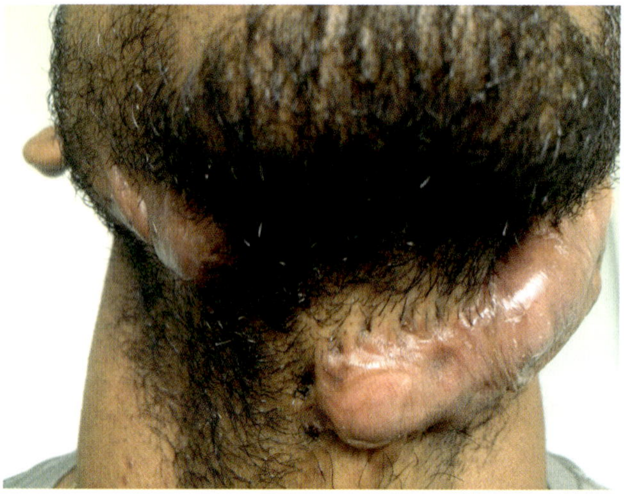

Figura 32.4 Queloides mandibulares e submentuais bilaterais, com 10 anos de evolução, em paciente que, a princípio, apresentava foliculite na área de barba com formação de pequenos queloides nos ângulos das mandíbulas (segundo relato). Submetido a sucessivos tratamentos que consistiram em excisões, triancinolona intralesional e radioterapia, observou seus queloides "crescerem" apesar de todas as tentativas de tratamento. Trata-se de localização de difícil tratamento. Excisões de queloides nessa região são muito arriscadas, com altíssimo índice de recidivas.

Diagnóstico diferencial

CHs e Qs representam excesso de tecido cicatricial, confundindo-se com diversos tumores. Os principais diagnósticos diferenciais são dermatofibrossarcoma, dermatofibrossarcoma *protuberans*, leiomiossarcoma, lúpus vulgar, lobomicose e hanseníase na sua forma histoide. A biopsia incisional é por vezes mandatória, antes de iniciarmos o tratamento.

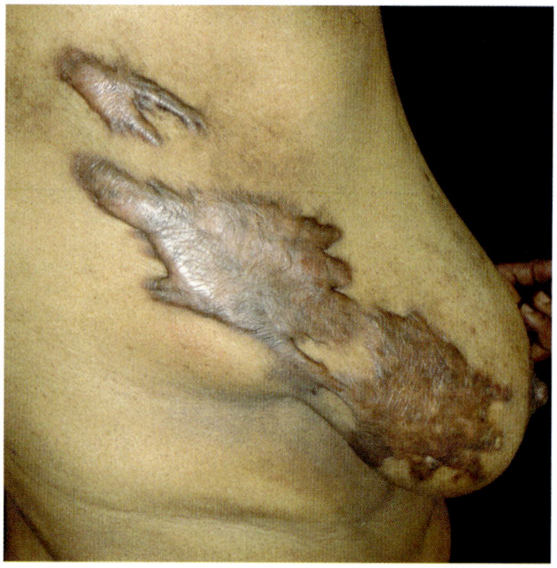

Figura 32.5 Queloide após episódio de herpes-zóster. (Cortesia do Dr. André R. Adriano.)

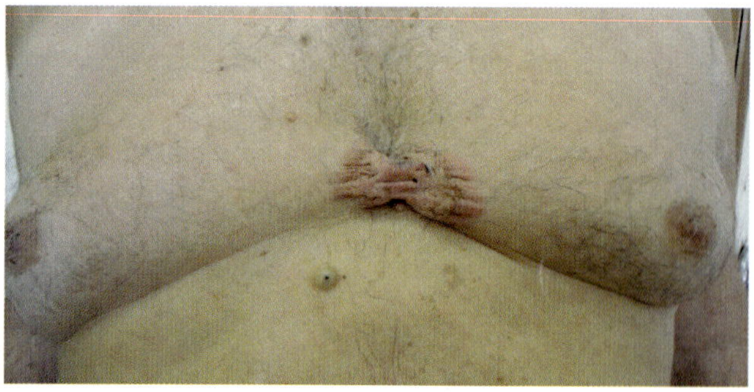

Figura 32.6 Queloide na região intermamária (Cortesia do Dr. Fred Bernardes.)

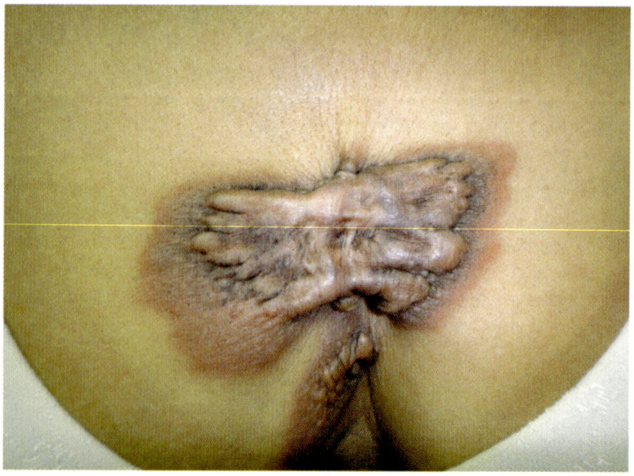

Figura 32.7 Cicatriz queloideana na região intermamária.

Tratamento

QE foram descritos por Alibert em 1806 e, desde então, permanecem como um grande desafio terapêutico.[19] Há diversas modalidades terapêuticas.

Cirurgia

Apesar de representar a única opção terapêutica para remover QEs grandes, a cirurgia pode servir como um novo estímulo na proliferação celular, resultando em recorrência de queloide ainda maior que o operado.[20,21] Quando não são associados outros tratamentos, a recorrência após cirurgia varia de 45 a 100%, e em 80% das vezes ocorre nos primeiros 2 anos.[22] A associação de esteroides intralesionais pode reduzir a recorrência para 3 a 25%,[23] além de radioterapia, 5-fluoruracila, bleomicina, entre outros.[21,22] É fundamental que a técnica cirúrgica seja impecável, com mínima tensão e eversão adequada das bordas da ferida cirúrgica; podem ser realizados fechamentos primários simples das feridas cirúrgicas, enxertos e retalhos; deve-se preferir a sutura com fios monofilamentares, sendo recomendada sua remoção precoce.[20]

Há uma grande discussão sobre qual seria a melhor abordagem na cirurgia do QE: uso de técnica intramarginal (em que é deixada uma borda lateral do queloide, sendo o *debulking* uma modalidade desta técnica), ou extramarginal, já que a excisão intramarginal, segundo alguns, traria melhores resultados,[24,25] o que, no entanto, não é unanimidade.[16,26] Já no caso das CHs, zetaplastias são particularmente úteis, especialmente para melhorar retrações, além de W-plastias e cicatrizes em zigue-zague, que promovem a formação de retalhos triangulares para reduzir a tensão na linha de sutura. Enxertos, expansores, substitutos dérmicos e outros retalhos podem também ser empregados.[27] A cirurgia deve ser sempre associada a outros métodos e nunca como primeira opção no tratamento de QEs.[20]

Radioterapia

A radioterapia tem sido empregada no tratamento de QEs sempre após a cirurgia,[20,28,29] visto que fibroblastos e células do endotélio são reconhecidamente radiossensíveis. A radiação inibe a proliferação e a diferenciação de fibroblastos. Entre as diversas técnicas de radioterapia empregadas, a que se mostra superior é a *electron beam*, ou feixe de elétrons, considerada segura e com taxas de melhora entre 73 e 92%,[29] com maior recorrência nas áreas peitoral e escapular.[29] A betaterapia foi, por muito tempo, a técnica da preferência para tratar queloides, por seu efeito superficial, mas mostrou piores resultados que o feixe de elétrons a longo prazo.[29,30] Entre os vários esquemas propostos, 32 Gy em 16 doses, 5 vezes por semana, com início nas primeiras 24 h após a cirurgia, é uma abordagem com poucos efeitos colaterais; entre estes, cita-se a hiperpigmentação.[31,32]

Curativos oclusivos

O tratamento de QEs e CHs com placas de silicone foi descrito em 1983[33] melhorando seus parâmetros físicos (elevação, eritema) e subjetivos (dor e prurido).[34] As placas são produzidas em diversos formatos e tamanhos, devem ser deixadas nas cicatrizes entre 12 e 24 h por dia e fixadas com esparadrapos ou fita microporosa, por vários meses.[35,36] Mesmo quando não levam à melhora completa, reduzem a pressão intracicatricial, permitindo que tratamentos subsequentes (como injeções de corticosteroide intralesional) sejam mais facilmente realizados.[35,37]

Não existe um efeito anticicatricial por absorção do silicone; na verdade, ele atua por hidratação da pele, e curativos oclusivos não siliconizados mostram resposta semelhante.[35,36,38] Oclusão pode ainda modificar a temperatura mudar a tensão de oxigênio e a polarização de cargas elétricas celulares[39] e limitar a movimentação e no estiramento da pele.[40] Pode também ser usado para prevenir a formação de cicatrizes hipertróficas após cirurgias.[41]

O uso de hidrocoloides para substituir as placas de silicone foi um achado acidental. Para verificar se o silicone era de fato necessário, Viana *et al.* realizaram um estudo randomizado controlado usando placas de silicone, placas de hidrocoloide e grupo controle não tratado. Nesse estudo, após alguns meses, ambos os curativos foram eficazes na melhora de parâmetros físicos e subjetivos de QE em relação ao controle não tratado, sem diferença significativa entre eles. Esse tratamento mostrou sua excelência, porque é mais facilmente fixado em cicatrizes em áreas de grande mobilidade, como face, e tem sido reproduzido em diversos centros em outros países[20,35,38] (Figura 32.8).

Mesmo a esparadrapagem/microporagem após a cirurgia, menos oclusiva que as placas de silicone, se mostrou útil na prevenção das CH.[42] O baixo custo e a quase ausência de efeitos colaterais levaram nosso grupo a considerar a oclusão como primeira linha no tratamento de QEs e CHs.[36,20]

Antineoplásicos

O *sulfato de bleomicina* é um antibiótico usado como tratamento intralesional em queloides, verrugas, hemangiomas e quimioterapia sistêmica em alguns cânceres; inibe a proliferação de fibroblastos por mecanismo citotóxico.[43] Além de melhorar QEs não responsivos à triancilonona intralesional isolada,[44] se mostrou mais eficaz que a 5-FU em um estudo comparativo em QEs, sempre associado à triancinolona.[45] O uso de antineoplásicos associados à triancinolona aumenta a sua eficácia, mas não torna o tratamento infalível, e taxas de recidiva de 14% são vistas já 2 meses após 4 sessões de tratamento com bleomicina em QEs.[46] A orientação é diluir o frasco de 15 U de bleomicina

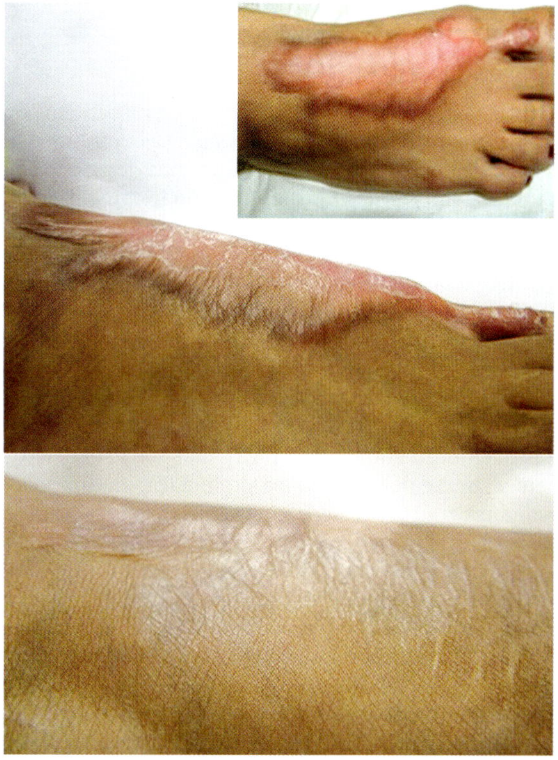

Figura 32.8 Imagens clínicas de paciente antes e após o tratamento com placas não siliconizadas. Foi utilizado curativo hidrocoloide por 8 meses, e, a partir do 5º mês, realizaram-se infiltrações mensais com triancinolona intralesional (40 mg/mL, sendo 0,5 mL/mês). O tratamento de QEs objetiva a correção da fibrose, embora a epiderme lesionada não volte ao normal; sempre haverá cicatriz, em geral, com alterações discrômicas.

em 5 mL de lidocaína a 2%, originando solução de 3 U/mL, que pode ser deixada na geladeira por 6 meses. O volume médio por sessão é de 0,33 mL, tendo como principal efeito colateral a hiperpigmentação. A dose cumulativa deve ser mantida abaixo de 300 mg (20 frascos). Efeitos citotóxicos sistêmicos como fibrose pulmonar, eritema flagelado e pigmentação ungueal podem ocorrer após essa dose.[43,44,46] O Consenso Brasileiro de Queloides recomenda seu uso quando outras terapias, como 5-FU e triancinolona, falharam.

A *5-fluorouracila (5-FU)* é um antineoplásico que também reduz a proliferação de fibroblastos.[47] Além de QEs e retrações cicatriciais, é usada para tratar lesões pré-malignas de pele, cânceres, na prevenção de glaucoma e retrações tendinosas após cirurgias.[47-52] Metsavaht mostrou, em 2015, sua experiência de 12 anos em QEs, cicatrizes e retrações cicatriciais, com excelente resultado.[54] Seguindo o esquema proposto por Fitzpatrick, recomenda o uso associado à triancinolona na proporção de 9:1.[53,54] Seu uso em máquina de tatuagem foi chamado "tatuagem com 5-FU".[55] A dose máxima diária, a partir da qual mostra toxicidade sistêmica, varia de 800 a 1.500 mg.[53] Cada mililitro da solução de 1(TA):9(5-FU) tem 45 mg (5-FU); para atingir a dose tóxica, seriam necessários 18 mL. Na Índia, o medicamento Juvetrin® combina 5-FU, hialuronidase e acetonido de triancinolona.[56] A 5-FU é segura, eficaz e tem sido usado em diversos países do mundo para tratar queloides e cicatrizes.[20]

Bloqueadores dos canais de cálcio

O verapamil é o representante dessa classe mais usado em QEs, também na forma intralesional, geralmente associado à triancinolona, inibindo a produção de citocinas e fatores de crescimento associados à fibrogênese por fibroblastos, pela mudança do metabolismo de cálcio e contração da matriz extracelular.[57-59]

Corticosteroides

Usados no tratamento de QEs e CHs desde 1960,[60] têm poucos estudos randomizados, mas amplo consenso entre médicos e facilidade de uso fizeram com que sejam considerados primeira linha no tratamento de QEs e segunda no tratamento de cicatrizes.[60] Acetato de hidrocortisona, metilprednisolona e dexametasona já foram usados, mas o acetonido de triancinolona 40 mg/mL é o mais empregado, embora não tenha efeito comprovadamente superior aos outros.[60] Desde que este último foi descontinuado no Brasil, o hexacetonido de triancinolona (20 mg/mL) tem sido usado com bons resultados.[38,61,20] Não há estudos comparativos de triancinolona acetonido e hexacetonido na pele, mas existe um estudo mostrando superioridade do hexacetonido em uso intra-articular.[62] Corticosteroides inibem a síntese de colágeno e a proliferação de fibroblastos, aumentam a ação das colagenases e reduzem citocinas fibrogênicas.[63,64] Eles ainda são anti-inflamatórios, reduzem a migração celular, levam à vasoconstrição e têm efeito antimitótico em fibroblastos e endotélio.[60,64] A taxa de melhora varia de 50 a 100% após várias sessões, mas a taxa de recorrência chega a 50%.[22] Atrofia, estrias e discromias estão entre os principais efeitos colaterais, além do efeito cushingoide.[63] Não há esquema terapêutico universalmente aceito – já foi reportado o uso de acetonido de triancinolona 20 a 40 mg em QEs de até 2 cm, 60 a 80 mg em lesões de até 6 cm^2 e 80 a 120 mg em lesões de 6 a 12 cm^2, em 4 sessões,[65] com 71% de melhora completa após 10 anos; ou 10 a 40 mg/mL em injeções mensais.[66]

Demonstramos, assim, que um grande problema durante esse tratamento é a dor e a dificuldade técnica em injetar corticosteroides em lesões duras, e os curativos oclusivos podem amaciar as lesões de QEs e cicatrizes, facilitando sua administração, com grande redução da dor, e possibilitando menores doses, com maior difusão na cicatriz.[35,38]

Luz intensa pulsada

É uma tecnologia que emprega feixes de luzes com grande comprimento de ondas (400 1.200 nm), e que tem sido usada no tratamento de cicatrizes há mais de 15 anos.[67] Algumas máquinas mais modernas têm filtros que permitem bloquear a emissão de certos comprimentos de onda.[67] Os alvos da luz pulsada são a melanina e a hemoglobina, e ela melhora tanto a pigmentação quanto a vascularização das cicatrizes e dos queloides, com menos incidência de púrpura que os *lasers* vasculares.[68,69] Comprimentos de onda menores, com menores tempos de pulso, permitem a destruição de vasos mais superficiais, enquanto comprimentos de onda maiores, e maior tempo de pulso destroem vasos um pouco mais profundos.[69] Vasos menores na derme papilar têm diâmetro de 100 mícrons (0,1 mm) e tempo de relaxamento térmico em torno de 10 ms; vasos maiores, de 300 mícrons (0,3 mm) de diâmetro, têm tempo de relaxamento térmico de 100 ms. Considerando que o tempo da epiderme é de aproximadamente 10 ms, o tratamento de vasos menores deveria idealmente ser feito com múltiplos disparos, mas com intervalos de pelo menos 10 ms, para permitir o adequado resfriamento da pele.[69]

A luz intensa pulsada tem baixo custo, fácil aplicação, não necessita que o paciente seja afastado do trabalho e tem poucos efeitos colaterais em mãos experientes.[70-72] Observa-se melhora de 55 a 100% quando associada à triancinolona, e os resultados aparentemente dependem do tipo de mecanismo de trauma (cicatrizes traumáticas parecem responder melhor que queimaduras). Efeitos colaterais incluem eritema, bolhas e discromias.[67,73] Acreditamos que, assim como outros tratamentos de cicatrizes, essa tecnologia deva ser realizada por médicos especialistas, experientes na técnica, já que QEs e CHs são altamente vascularizados, e sua reação à luz intensa pulsada pode ser exacerbada.

Dye lasers

A eficiência de *dye lasers* em cicatrizes e QEs é tida na literatura como moderada.[74,75] Assim como no caso da luz pulsada, esses *lasers* provavelmente agem na destruição de vasos que nutrem as cicatrizes, induzindo a apoptose, inibindo citocinas pró-fibrogênicas e aumentando a colagenólise.[76,77] A penetração na pele é, em média, 1,2 mm, seu comprimento de onda, 585 a 595 nm e o alvo principal é a oxi-hemoglobina.[74-77]

Eles melhoram parâmetros físicos das CHs e Qs e, em menores tempos de pulso, levam à púrpura.[76,78] Os *dye lasers* são caros quando comparados aos aparelhos de luz pulsada, além de atuarem menos em lesões espessas, o que limita seu uso.[79]

Lasers fracionados

Os *lasers* fracionados foram considerados no Consenso Internacional de Tratamento de Cicatrizes como um dos equipamentos que trazem mais benefícios no tratamento inicial das cicatrizes.[80,81] Fazem parte deste arsenal o *laser* de CO_2, o *laser* de erbium:yttrium-aluminum-garnet (Er:YAG) e o thulium.[82] O CO_2 melhora a remodelação de colágeno, e vários efeitos adversos são descritos, entre estes queimaduras, hiper/hipocromia e infecções.[82] O Er:YAG causa menos efeitos colaterais, mas sua eficácia é um pouco menor.[83] *Lasers* não ablativos poupam a epiderme, com menos efeitos colaterais.[84] Eles podem ainda ser usados como facilitadores da penetração de corticosteroides e antineoplásicos, o que deve ser melhor investigado.[85,86]

Crioterapia

A crioterapia intralesional foi descrita para diferentes tipos de lesões cutâneas, com adaptações subsequentes para seu uso em CHs e QEs.[87-90] Essa técnica emprega uma haste conectada ao criocautério, que perpassa a lesão a ser tratada, com seu congelamento do centro em direção à periferia,[89] levando a reduções entre 50 e 67% das cicatrizes, com eventuais relatos de 100% de melhora.[91,92] É preciso anestesiar o local a ser tratado, e a dor pós-procedimento é controlada com analgésicos. Discromias podem ocorrer. O procedimento está descrito em detalhes no Consenso Brasileiro de Tratamento de Queloides, bem como as outras técnicas aqui relatadas. O congelamento da lesão, realizado do centro, em direção à periferia, reduz o risco de alterações pigmentares permanentes.[93]

Agentes tópicos, líquidos e géis

Silicone líquido (gel/pomada/creme) está disponível em diferentes veículos para tratar QEs e CHs.[94] Tem benefícios nas lesões menores, provavelmente por também levar à oclusão, que, no entanto, é menor que a oferecida pelas placas de silicone. Deve ser reaplicado várias vezes ao dia e pode ser usado desde a remoção das suturas.[22] Tem uso mais fácil que as placas e pode melhorar a adesão ao tratamento, podendo ainda ser combinado com substâncias anti-inflamatórias.[20,22]

Extrato de cebola contém flavonoides com atividade anti-inflamatória, como quercetina e kaempferol, que inibem citocinas fibrogênicas *in vitro* e melhoram parâmetros cicatriciais *in vivo*,[95] porém com menor eficácia que géis de silicone.[96]

Imiquimode é um imunomodulador que também tem reconhecida melhora de citocinas pró-fibrogênicas em QEs. Ele já foi usado após a remoção de QEs, especialmente em lobos de orelha, em pequenos estudos não controlados, e ainda necessita de mais trabalhos que garantam sua eficácia.[97]

Tamoxifeno (0,1%) também tem pequena evidência de eficácia no tratamento de cicatrizes pós-queimaduras.[98]

Ácido retinoico em uso tópico melhora o aspecto de queloides e cicatrizes, mas ainda precisa de mais estudos.[99,100]

Toxina botulínica

Pode melhorar a movimentação da musculatura adjacente à lesão a ser tratada, reduzindo a tensão nas bordas da ferida, e possivelmente melhorando o aspecto final de cicatrizes.[101,102] Ela tem efeito na proliferação de fibroblastos, *in vitro*.[103-105] Há estudos clínicos que mostraram melhora da qualidade de cicatrizes faciais tratadas preventivamente com toxina botulínica,[106] e em cicatrizes já hipertróficas tratadas.[107,108] Contudo, um estudo muito bem desenhado não mostrou benefícios no uso de toxina em cicatrizes.[102]

Recomendações

O Consenso Brasileiro de Tratamento de Queloides recomenda algumas condutas para facilitar a abordagem de tipos específicos de cicatrizes (ver Quadro 32.2):

1. **Cicatrizes extensas, recentes e mostrando sinais de hipertrofia:** podem ser tratadas com géis de silicone, que podem ser associados ao ácido hipocloroso, substância com efeito anti-inflamatório, e malhas compressivas.
2. **Cicatrizes no extremo oposto do espectro, discrômicas, após resolução da hipertrofia**, podem receber fórmulas clareadoras com tretinoína, hidroquinona e, ainda, microagulhamento e MMP (técnica que utiliza microagulhamento realizado por máquina de tatuagem adaptada para uso médico), além de *peelings* de ácido retinoico e *lasers* diversos especialmente fracionados.

Quadro 32.2 Algoritmo de tratamento de QE e CH por região afetada.

Lóbulos de orelhas
Opção 1: placa não siliconizada + brinco de pressão por 4 a 6 meses; seguidos (preferencialmente) de infiltrações intralesionais de triancinolona acetonido ou bloqueador de canais de cálcio
Opção 2: excisão + placa não siliconizada + radioterapia superficial (iniciada 24 h após a cirurgia) seguida da infiltração de triancinolona
QE e CH lineares abdominais/torácicas
Placa siliconizada
Abdome: fixar com fitas adesivas (Micropore®)
Tórax: associar talas e malhas compressivas
Após 4 meses, iniciar infiltrações de triancinolona
Acne queloideana ou QE extensos nos ombros
Indicação absoluta ao uso de isotretinoína oral antes do tratamento dos QE
Opção 1: anti-histamínicos sistêmicos + tratamento compressivo com malhas e talas*
Cicatrizes nos ângulos de mandíbula (fraca resposta a corticosteroides e altas taxas de recidiva após excisão)
Compressão + oclusão associadas. Associar bloqueadores de canais de cálcio ou antimitóticos + triancinolona injetáveis, após 4 a 6 meses
Cicatrizes no dorso de mãos, punhos e pés (Figura 32.8)
Preferir placas não siliconizadas (aderem melhor)
Associar aplicações de triancinolona (preferencialmente) somente a partir do 4º ou 5º mês
Associar malhas compressivas

*Pode-se tentar associação de placas não siliconizadas (que aderem melhor) ou siliconizadas (em apenas algumas lesões maiores, tratando primeiro algumas lesões e, em seguida, as outras).

3. **QEs pequenos**, de até 3 cm nos membros, podem ser abordados por meio de curativos oclusivos, triancinolona intralesional, com ou sem 5-FU, além de zetaplastias.
4. **Diáteses queloideanas extensas** necessitam ser abordadas sempre por malhas compressivas, com tratamentos específicos em áreas menores das cicatrizes, incluindo crioterapia intralesional, curativos oclusivos, *laser* fracionado e esteroides intralesionais combinados.
5. **A foliculite queloideana da nuca**, um verdadeiro dilema, pode ser abordada com a isotretinoína oral e crioterapia, além de cursos de antibióticos orais, corticosteroides e anti-histamínicos.
6. **QEs e cicatrizes retráteis** em áreas flexurais podem se beneficiar de curativos de silicone e triancinolona intralesional.
7. **QEs e cicatrizes extensas após queimadura na região pubiana** beneficiam-se de corticosteroide intralesional, que pode ser associado a antineoplásicos, sempre com associação de curativos ou géis de silicone.
8. **QEs e cicatrizes periareolares** beneficiam-se de conduta mais conservadora, com curativos siliconizados ou não siliconizados.
9. **QEs extensos torácicos ou nos ombros/tronco, ou nos braços,** beneficiam-se de curativos oclusivos associados a malhas compressivas, com injeções pontuais de triancinolona associadas ou não a antineoplásicos. Na região cervical, metade dos *experts* usaria uma abordagem cirúrgica, com zetaplastias e irradiação.

10. **Pequenos QEs após trauma ou vacinação nos braços e ombros** beneficiam-se de triancinolona intralesional, com ou sem antineoplásicos.
11. **QEs em lobos de orelhas** dividiram os *experts*, com a maioria preferindo optar por cirurgia e radioterapia.
12. **Cicatrizes na face e região mandibular**: a maior parte dos *experts* optou por conduta conservadora, com curativos oclusivos, compressão, *laser* e luz pulsada.

Em 2022 foi publicado um algoritmo para otimizar o passo a passo do tratamento dos QEs e CHs: o ASAP. Trata-se de um acrônimo dos seguintes passos sequenciais de tratamento: **A** = *Assessment*, ou Avaliação; **S** = *Soften* ou Suavização; **A** = *Approach*, ou Abordagem; e **P** = *Pigmentation*, ou Pigmentação. A avaliação (passo inicial) é uma orientação de uma programação cuidadosa de tratamento. Observamos que o emprego de corticosteroides intralesionais costuma ser uma opção aparentemente simples para o dermatologista menos cuidadoso, mas frequentemente esse método leva a dor intensa no local da aplicação e a uma sequela tardia e irreversível, que seria a atrofia. Assim, em **A** (Avaliação), sugere-se avaliar cuidadosamente a lesão a ser tratada antes de optar por qualquer injeção de corticosteroide. CHs, por exemplo, tendem a evoluir com aplainamento ao longo do tempo, e o corticosteroide em uma fase recente da cicatriz pode ter seu efeito somado ao aplainamento natural, levando a uma cicatriz atrófica extremamente inestética, parestésica e indesejada. Também nessa fase inicial sugere-se documentar as lesões, utilizar escalas clínicas de avaliação de CHs e QEs, com a mensuração objetiva (sugerimos o uso de um durômetro, como relatado em estudos anteriores). O próximo passo é então o **S**, ou seja, momento de amaciar as CHs e QEs, empregando curativos oclusivos e a compressão com brincos, talas e malhas compressivas. Somente após suavizar as lesões passamos à próxima fase de tratamento, **A**, em que as lesões poderão ser abordadas com emprego de *lasers* e injeções das drogas previamente relatadas. O tratamento da **P** fica restrito à fase final, visto que, com a melhora da hipertrofia, é normal que parte da pigmentação retorne ao normal. Talvez a pele já sem tantas áreas fibrosadas permita a melhora migração de melanócitos. Quando resta hipocromia, ou acromia, esta pode ser tratada com microagulhamento, associado ou não a antineoplásicos como 5-FU e bleomicina, bimatoprosta, tacrolimo tópico, além de tretinoína tópica em cremes ou *peelings*. A hipercromia também pode ser tratada com despigmentantes tópicos, além de *lasers* de *Q-switched* ou de picossegundos.[110]

A população brasileira está entre as mais miscigenadas e heterogêneas do mundo, resultado de combinações genéticas dos colonizadores europeus, escravos africanos e ameríndios autóctones.[109] O Consenso Brasileiro de Tratamento de Queloides e Cicatrizes Hipertróficas foi a tentativa de oferecer um guia prático aos novos médicos dermatologistas ou colegas com menor experiência no tratamento de cicatrizes e queloides, para programar a abordagem de diferentes lesões.

A formação do Grupo Brasileiro de Estudos em Cicatrizes e Queloides (GREMCIQ) vem ao encontro de movimentos ao redor do mundo que objetivam unir forças para minimizar as sequelas das CHs e QEs. Apesar de muito prevalentes, essas condições têm sido amplamente negligenciadas e são responsáveis por significativa piora na qualidade de vida de seus portadores. O movimento, conhecido como *Scar Free World*, ou Mundo sem Cicatrizes, foi incorporado pela Dermatologic and Aesthetic Surgery International League (DASIL). O GREMCIQ espera contribuir com estudos de melhor qualidade, multicêntricos, além da divulgação de conhecimento e auxílio na formação de jovens dermatologistas.

Em 2024, publicamos um capítulo a respeito do uso da dermatoscopia como ferramenta para o diagnóstico e acompanhamento das CHs e QEs. A vascularização é um indicador-chave da maturação da cicatriz, e a dermatoscopia pode diferenciar de forma adequada as CHs da pele normal.[112]

Referências bibliográficas

1. Gurtner GC, Werner S, Barrandon Y, Longaker MT. Wound repair and regeneration. *Nature*. 2008;453(7193):314-21.
2. Ogawa R. Keloid and hypertrophic scars are the result of chronic inflammation in the reticular dermis. *Int J Mol Sci*. 2017;18(3):606.
3. O'Sullivan ST, O'Shaughnessy M, O'Connor TP. Aetiology and management of hypertrophic scars and keloids. *Ann R Coll Surg Engl*. 1996;78(3 (Pt 1):168-75.
4. Allah KC, Yéo S, Kossoko H *et al*. Cicatrices chéloïdes sur peau noire: mythe ou réalité [Keloid scars on black skin: myth or reality]. *Ann Chir Plast Esthet*. 2013;58(2):115-22.
5. Kelly AP. Keloids. *Dermatol Clin*. 1988 Jul;6(3):413-24.
6. Slemp AE, Kirschner RE. Keloids and scars: a review of keloids and scars, their pathogenesis, risk factors, and management. *Curr Opin Pediatr*. 2006;18(4):396-402.
7. Velez EDR, Tsosie KS, Williams SM *et al*. Admixture mapping identifies a locus at 15q21.2-22.3 associated with keloid formation in African Americans. *Hum Genet*. 2014;133(12):1513-23.
8. Alhady SM, Sivanantharajah K. Keloids in various races. A review of 175 cases. *Plast Reconstr Surg*. 1969;44(6):564-6.
9. Suarez-Kurtz G, Pena SD. Pharmacogenomics in the Americas: the impact of genetic admixture. *Curr Drug Targets*. 2006;7(12):1649-58.
10. Pena SD, Di Pietro G, Fuchshuber-Moraes M *et al*. The genomic ancestry of individuals from different geographical regions of Brazil is more uniform than expected. *PLoS One*. 2011;6(2):e17063.
11. Leventhal D, Furr M, Reiter D. Treatment of keloids and hypertrophic scars: a meta-analysis and review of the literature. *Arch Facial Plast Surg*. 2006;8(6):362-8.
12. Bombaro KM, Engrav LH, Carrougher GJ *et al*. What is the prevalence of hypertrophic scarring following burns? *Burns*. 2003;29(4):299-302.
13. Miller MC, Nanchahal J. Advances in the modulation of cutaneous wound healing and scarring. *BioDrugs*. 2005;19(6):363-81.
14. Köse O, Waseem A. Keloids and hypertrophic scars: are they two different sides of the same coin? *Dermatol Surg*. 2008;34(3):336-46.
15. Muir IF. On the nature of keloid and hypertrophic scars. *Br J Plast Surg*. 1990;43(1):61-9.
16. Rahban SR, Garner WL. Fibroproliferative scars. *Clin Plast Surg*. 2003;30(1):77-89.
17. de Oliveira GV, Sanford AP, Murphy KD *et al*. Growth hormone effects on hypertrophic scar formation: a randomized controlled trial of 62 burned children. *Wound Rep Reg*. 2004 Jul-Aug;12(4):404-11.
18. Furtado F, Hochman B, Ferreira LM. Evaluating keloid recurrence after surgical excision with prospective longitudinal scar assessment scales. *J Plast Reconstr Aesthet Surg*. 2012;65(7):e175-81.
19. Andrews JP, Marttala J, Macarak E *et al*. Keloids: The paradigm of skin fibrosis – Pathomechanisms and treatment. *Matrix Biol*. 2016;51:37-46.
20. Oliveira GV, Metsavaht LD, Kadunc BV *et al*. Treatment of keloids and hypertrophic scars. Position statement of the Brazilian expert group GREMCIQ. *J Eur Acad Dermatol Venereol*. 2021 Nov;35(11):2128-42.
21. Tripoli M, Cordova A, Melloni C *et al*. The use of triamcinolone combined with surgery in major ear keloid treatment: a personal two stages approach. *Eur J Plast Surg*. 2015;38:205-10.
22. Mustoe TA, Cooter RD, Gold MH *et al*. International clinical recommendations on scar management. *Plast Reconstr Surg*. 2002;110(2):560-71.
23. Al Aradi IK, Alawadhi SA, Alkhawaja FA, Alaradi I. Earlobe keloids: a pilot study of the efficacy of keloidectomy with core fillet flap and adjuvant intralesional corticosteroids. *Dermatol Surg*. 2013;39(10):1514-9.
24. Engrav LH, Gottlieb JR, Millard SP *et al*. A comparison of intramarginal and extramarginal excision of hypertrophic burn scars. *Plast Reconstr Surg*. 1988;81(1):40-5.
25. Lee Y, Minn KW, Baek RM, Hong JJ. A new surgical treatment of keloid: keloid core excision. *Ann Plast Surg*. 2001;46(2):135-40.
26. Al-Attar A, Mess S, Thomassen JM *et al*. Keloid pathogenesis and treatment. *Plast Reconstr Surg*. 2006;117(1):286-300.
27. Arno AI, Gauglitz GG, Barret JP, Jeschke MG. Up-to-date approach to manage keloids and hypertrophic scars: a useful guide. *Burns*. 2014;40(7):1255-66.
28. Ogawa R, Yoshitatsu S, Yoshida K, Miyashita T. Is radiation therapy for keloids acceptable? The risk of radiation-induced carcinogenesis. *Plast Reconstr Surg*. 2009;124(4):1196-201.

29. Ogawa R, Huang C, Akaishi S *et al.* Analysis of surgical treatments for earlobe keloids: analysis of 174 lesions in 145 patients. *Plast Reconstr Surg.* 2013;132(5):818e-5e.
30. Lo TC, Seckel BR, Salzman FA, Wright KA. Single-dose electron beam irradiation in treatment and prevention of keloids and hypertrophic scars. *Radiother Oncol.* 1990;19(3):267-72.
31. Oliveira Jr B, Lastória JC, Pereira HR *et al.* Comparative study between radiotherapy with electrons and betatherapy following keloid excision. *Surg Cosmet Dermatol.* 2009;2(1):53-7.
32. Oliveira Jr B, Schellini SA, Lastória J *et al.* Keloid treatment using postradiotherapy with electron beams: a comparative randomized study of two methods. *Surg Cosmet Dermatol.* 2013;5(1):16.
33. Perkins K, Davey RB, Wallis KA. Silicone gel: a new treatment for burn scars and contractures. *Burns Incl Therm Inj.* 1983;9(3):201-4.
34. Ahn ST, Monafo WW, Mustoe TA. Topical silicone gel: a new treatment for hypertrophic scars. *Surgery.* 1989;106(4):781-6.
35. Oliveira GV, Nunes TA, Magna LA *et al.* Silicone versus nonsilicone gel dressings: a controlled trial. *Dermatol Surg.* 2001;27(8):721-6.
36. Oliveira GV, Gold MH. Silicone sheets and new gels to treat hypertrophic scars and keloids: A short review. *Dermatol Ther.* 2020;33(4):e13705.
37. Fulton JE Jr. Silicone gel sheeting for the prevention and management of evolving hypertrophic and keloid scars. *Dermatol Surg.* 1995;21(11):947-51.
38. Oliveira GV, Gold MH. Hydrocolloid dressings can be used to treat hypertrophic scars: An outpatient dermatology service devoted to treat keloids and challenging scars. *J Cosmet Dermatol.* 2020;19(12):3344-8.
39. Berman B, Perez OA, Konda S *et al.* A review of the biologic effects, clinical efficacy, and safety of silicone elastomer sheeting for hypertrophic and keloid scar treatment and management. *Dermatol Surg.* 2007;33(11):1291-302.
40. Ogawa R. The most current algorithms for the treatment and prevention of hypertrophic scars and keloids. *Plast Reconstr Surg.* 2010;125(2):557-68.
41. Hsu KC, Luan CW, Tsai YW. Review of Silicone Gel Sheeting and Silicone Gel for the Prevention of Hypertrophic Scars and Keloids. *Wounds.* 2017;29(5):154-8.
42. Atkinson JA, McKenna KT, Barnett AG *et al.* A randomized, controlled trial to determine the efficacy of paper tape in preventing hypertrophic scar formation in surgical incisions that traverse Langer's skin tension lines. *Plast Reconstr Surg.* 2005;116(6):1648-56.
43. Templeton SF, Solomon AR, Swerlick RA. Intradermal bleomycin injections into normal human skin. A histopathologic and immunopathologic study. *Arch Dermatol.* 1994;130(5):577-83.
44. Saray Y, Güleç AT. Treatment of keloids and hypertrophic scars with dermojet injections of bleomycin: a preliminary study. *Int J Dermatol.* 2005;44(9):777-84.
45. Sharma S, Vinay K, Bassi R. Treatment of Small Keloids Using Intralesional 5-fluorouracil and Triamcinolone Acetonide versus Intralesional Bleomycin and Triamcinolone Acetonide. *J Clin Aesthet Dermatol.* 2021 Mar; 14(3):17-21.
46. Aggarwal H, Saxena A, Lubana PS *et al.* Treatment of keloids and hypertrophic scars using bleom. *J Cosmet Dermatol.* 2008;7(1):43-9.
47. Hardman JG, Gilman AG, Limbird L. *Goodman and Gilman's. The Pharmacological Basis of Therapeutics.* 9th ed. New York: McGraw-Hill; 1996.
48. Simmonds WL. Management of actinic keratoses with topical 5-fluorouracil. *Cutis.* 1976;18(2):298-300.
49. Five-year follow-up of the Fluorouracil Filtering Surgery Study. The Fluorouracil Filtering Surgery Study Group. *Am J Ophthalmol.* 1996;121(4):349-66.
50. Skuta GL, Assil K, Parrish RK 2nd *et al.* Filtering surgery in owl monkeys treated with the antimetabolite 5-fluorouridine 5′-monophosphate entrapped in multivesicular liposomes. *Am J Ophthalmol.* 1987;103(5):714-6.
51. Lee RC, Ping JA. Calcium antagonists retard extracellular matrix production in connective tissue equivalent. *J Surg Res.* 1990;49(5):463-6.
52. Ketchum LD, Donahue TK. The injection of nodules of Dupuytren's disease with triamcinolone acetonide. *J Hand Surg Am.* 2000;25(6):1157-62.
53. Fitzpatrick RE. Treatment of inflamed hypertrophic scars using intralesional 5-FU. *Dermatol Surg.* 1999;25(3):224-32.
54. Metsavaht LD'O, Garcia, CAR. Intralesional injections of 5-FU in the treatment of keloids, hypertrophic scars, and contractures. *Surg Cosmet Dermatol.* 2015;7(1):17-24.
55. Sadeghinia A, Sadeghinia S. Comparison of the efficacy of intralesional triamcinolone acetonide and 5-fluorouracil tattooing for the treatment of keloids. *Dermatol Surg.* 2012;38(1):104-9.
56. Goyal NN, Gold MH. A novel triple medicine combination injection for the resolution of keloids and hypertrophic scars. *J Clin Aesthet Dermatol.* 2014;7(11):31-4.
57. Kant SB, van den Kerckhove E, Colla C *et al.* A new treatment of hypertrophic and keloid scars with combined triamcinolone and verapamil: a retrospective study. *Eur J Plast Surg.* 2018;41(1):69-80.
58. Giugliano G, Pasquali D, Notaro A *et al.* Verapamil inhibits interleukin-6 and vascular endothelial growth factor production in primary cultures of keloid fibroblasts. *Br J Plast Surg.* 2003;56(8):804-9.
59. Doong H, Dissanayake S, Gowrishankar TR *et al.* The 1996 Lindberg Award. Calcium antagonists alter cell shape and induce procollagenase synthesis in keloid and normal human dermal fibroblasts. *J Burn Care Rehabil.* 1996;17(6 Pt 1):497-514.
60. Roques C, Téot L. The use of corticosteroids to treat keloids: a review. *Int J Low Extrem Wounds.* 2008;7(3):137-45.
61. Oliveira GV, Alvarenga LRMG, Stuhr PMOD *et al.* Treatment of medial sternotomy scars using triamcinolone Injections, Silicone dressings and a combination group: a prospective randomized comparative study. *Surg Cosmet Dermatol.* 2020;12(1):34-41.
62. Zulian F, Martini G, Gobber D *et al.* Triamcinolone acetonide and hexacetonide intra-articular treatment of symmetrical joints in juvenile idiopathic arthritis: a double-blind trial. *Rheumatology (Oxford).* 2004;43(10):1288-91.
63. Grisolia GA, Danti DA, Santoro S *et al.* Injection therapy with triamcinolone hexacetonide in the treatment of burn scars in infancy: results of 44 cases. *Burns Incl Therm Inj.* 1983;10(2):131-4.
64. Gauglitz GG, Korting HC, Pavicic T *et al.* Hypertrophic scarring and keloids: pathomechanisms and current and emerging treatment strategies. *Mol Med.* 2011;17(1-2):113-25.
65. Darzi MA, Chowdri NA, Kaul SK, Khan M. Evaluation of various methods of treating keloids and hypertrophic scars: a 10-year follow-up study. *Br J Plast Surg.* 1992;45(5):374-9.
66. Robles DT, Berg D. Abnormal wound healing: keloids. *Clin Dermatol.* 2007;25(1):26-32.
67. Shamsi MS, Rezazadeh A, Ekhlasi A. Studying intense pulsed light method along with corticosteroid injection in treating keloid scars. *Iran Red Crescent Med J.* 2014;16(2):e12464.
68. Kontoes PP, Marayiannis KV, Vlachos SP. The use of intense pulsed light in the treatment of scars. *Eur J Plast Surg* . 2003;25(7-8):374 -7.
69. Goldberg DJ. Current trends in intense pulsed light. *J Clin Aesthet Dermatol.* 2012;5(6):45-53.
70. Erol OO, Gurlek A, Agaoglu G *et al.* Treatment of hypertrophic scars and keloids using intense pulsed light (IPL). *Aesthetic Plast Surg.* 2008;32(6):902-9.
71. Myers P, Bowler P, Hills S. A retrospective study of the efficacy of intense pulsed light for the treatment of dermatologic disorders presenting to a cosmetic skin clinic. *J Cosmet Dermatol.* 2005;4(4):262-6.
72. Han YJ, Jeong Y, Whang KK. treatment of hypertrophic scars and keloids using pulsed light. *Korean J Dermatol.* 2009;47(4):395-402.
73. Layton AM, Yip J, Cunliffe WJ. A comparison of intralesional triamcinolone and cryosurgery in the treatment of acne keloids. *Br J Dermatol.* 1994;130(4):498-501.
74. Tziotzios C, Profyris C, Sterling J. Cutaneous scarring: Pathophysiology, molecular mechanisms, and scar reduction therapeutics Part II. Strategies to reduce scar formation after dermatologic procedures. *J Am Acad Dermatol.* 2012;66(1):13-24.
75. Vrijman C, van Drooge AM, Limpens J *et al.* Laser and intense pulsed light therapy for the treatment of hypertrophic scars: a systematic review. *Br J Dermatol.* 2011;165(5):934-42.
76. Gladsjo JA, Jiang SI. Treatment of surgical scars using a 595-nm pulsed dye laser using purpuric and nonpurpuric parameters: a comparative study. *Dermatol Surg.* 2014;40(2):118-26.
77. Yang Q, Ma Y, Zhu R *et al.* The effect of flashlamp pulsed dye laser on the expression of connective tissue growth factor in keloids. *Lasers Surg Med.* 2012;44(5):377-83.
78. Zhu R, Yue B, Yang Q *et al.* The effect of 595 nm pulsed dye laser on connective tissue growth factor (CTGF) expression in cultured keloid fibroblasts. *Lasers Surg Med.* 2015;47(2):203-9.
79. Mokos ZB, Jović A, Grgurević L *et al.* Current Therapeutic Approach to Hypertrophic Scars. *Front Med (Lausanne).* 2017;4:83.
80. Seago M, Shumaker PR, Spring LK *et al.* Laser Treatment of Traumatic Scars and Contractures: 2020 International Consensus Recommendations. *Lasers Surg Med.* 2020;52(2):96-116.
81. Klifto KM, Asif M, Hultman CS. Laser management of hypertrophic burn scars: a comprehensive review. *Burns Trauma.* 2020;8:tkz002.
82. Nast A, Gauglitz G, Lorenz K *et al.* S2k guidelines for the therapy of pathological scars (hypertrophic scars and keloids) – Update 2020. *J Dtsch Dermatol Ges.* 2021;19(2):312-27.
83. Manstein D, Herron GS, Sink RK *et al.* Fractional photothermolysis: a new concept for cutaneous remodeling using microscopic patterns of thermal injury. *Lasers Surg Med.* 2004;34(5):426-38.
84. Goldberg DJ, Whitworth J. Laser skin resurfacing with the Q-switched Nd:YAG laser. *Dermatol Surg.* 1997;23(10):903-6.
85. Waibel JS, Rudnick A. Laser-assisted delivery to treat facial scars. *Facial Plast Surg Clin North Am.* 2017;25(1):105-17.
86. Wang J, Wu J, Xu M *et al.* Combination therapy of refractory keloid with ultrapulse fractional carbon dioxide (CO_2) laser and topical triamcinolone in Asians-long-term prevention of keloid recurrence. *Dermatol Ther.* 2020;33(6):e14359.

87. Weshahy AH. Intralesional cryosurgery. A new technique using cryoneedles. *J Dermatol Surg Oncol.* 1993;19(2):123-6.
88. Zouboulis CC, Orfanos CE. Cryosurgical treatment. *In*: Harahap M (ed.). *Surgical treatments for cutaneous scar revision.* New York: Marcel Deckler Inc; 2000; p. 185-234.
89. Har-Shai Y, Amar M, Sabo E. Intralesional cryotherapy for enhancing the involution of hypertrophic scars and keloids. *Plast Reconstr Surg.* 2003;111(6):1841-52.
90. Har-Shai Y. Intralesional cryosurgery for enhancing the involution of hypertrophic scars and keloid – A new fundamental adjunctive wound healing therapy based on experimental and clinical data. *Wound Repair Regen* 2012;20(5):A94.
91. O'Boyle CP, Shayan-Arani H, Hamada MW. Intralesional cryotherapy for hypertrophic scars and keloids: a review. *Scars Burn Heal.* 2017;3:2059513117702162.
92. Har-Shai Y, Brown W, Labbé D *et al.* Intralesional cryosurgery for the treatment of hypertrophic scars and keloids following aesthetic surgery: the results of a prospective observational study. *Int J Low Extrem Wounds.* 2008;7(3):169-75.
93. Reis CMS. Course: keloids and scars treatment: cryotherapy. *In*: *XXX Brazilian Meeting of Dermatologic Surgery.* April 27th, 2018. Belo Horizonte, MG.
94. Zurada JM, Kriegel D, Davis IC. Topical treatments for hypertrophic scars. *J Am Acad Dermatol.* 2006;55(6):1024-31.
95. Heppt MV, Breuninger H, Reinholz M *et al.* Current Strategies in the Treatment of Scars and Keloids. *Facial Plast Surg.* 2015;31(4):386-95.
96. Karagoz H, Yuksel F, Ulkur E, Evinc R. Comparison of efficacy of silicone gel, silicone gel sheeting, and topical onion extract including heparin and allantoin for the treatment of postburn hypertrophic scars. *Burns.* 2009;35(8):1097-103.
97. Demir CY, Ersoz ME, Erten R *et al.* Comparison of Enalapril, Candesartan and Intralesional Triamcinolone in Reducing Hypertrophic Scar Development: An Experimental Study. *Aesthetic Plast Surg.* 2018;42(2):352-361.
98. Gragnani A, Warde M, Furtado F, Ferreira LM. Topical tamoxifen therapy in hypertrophic scars or keloids in burns. *Arch Dermatol Res.* 2010;302(1):1-4.
99. Janssen de Limpens AM. The local treatment of hypertrophic scars and keloids with topical retinoic acid. *Br J Dermatol.* 1980;103(3):319-23.
100. Salles AG, Gemperli R, Toledo PN, Ferreira MC. Combined tretinoin and glycolic acid treatment improves mouth opening for postburn patients. *Aesthetic Plast Surg.* 2006;30(3):356-62.
101. Jablonka EM, Sherris DA, Gassner HG. Botulinum toxin to minimize facial scarring. *Facial Plast Surg.* 2012;28(5):525-35.
102. Gauglitz GG, Bureik D, Dombrowski Y *et al.* Botulinum toxin A for the treatment of keloids. *Skin Pharmacol Physiol.* 2012;25(6):313-8.
103. Jeong HS, Lee BH, Sung HM *et al.* Effect of botulinum toxin type A on differentiation of fibroblasts derived from scar tissue. *Plast Reconstr Surg.* 2015;136(2):171e-8e.
104. Xiao Z, Zhang M, Liu Y, Ren L. Botulinum toxin type a inhibits connective tissue growth factor expression in fibroblasts derived from hypertrophic scar. *Aesthetic Plast Surg.* 2011;35(5):802-7.
105. Kiritsi D, Nyström A. The role of TGFβ in wound healing pathologies. *Mech Ageing Dev.* 2018;172:51-8.
106. Al-Qattan MM, Al-Shanawani BN, Alshomer F. Botulinum toxin type A: implications in wound healing, facial cutaneous scarring, and cleft lip repair. *Ann Saudi Med.* 2013;33(5):482-8.
107. Elhefnawy AM. Assessment of intralesional injection of botulinum toxin type A injection for hypertrophic scars. *Indian J Dermatol Venereol Leprol.* 2016;82(3):279-83.
108. Zhibo X, Miaobo Z. Intralesional botulinum toxin type A injection as a new treatment measure for keloids. *Plast Reconstr Surg.* 2009;124(5):275e-7e.
109. Parra FC, Amado RC, Lambertucci JR *et al.* Color and genomic ancestry in Brazilians. *Proc Natl Acad Sci USA.* 2003;100(1):177-82.
110. Brandão MPAS, Vieira CFO, Rocha DBB *et al.* Outcomes of a non-surgical combination therapy for keloids: A 10-year follow-up study. *Int J Dermatol.* 2025 May 5. doi: 10.1111/ijd.17829. Online ahead of print.
111. Oliveira GV, Metsavaht LD. A.S.A.P. – The first algorithm to treat keloids and hypertrophic scars. *Surg Cosmet Dermatol.* 2022;14:e20220100.
112. Oliveira GV, Metsavaht LD. *Dermatoscopia: uma visão global.* 1. ed. Rio de Janeiro: Di Livros; 2023. p. 355-63.

33

Dermatoses Perfurantes

Marina Luiza Dalla Costa Favero ◆ David Rubem Azulay ◆ Luna Azulay-Abulafia

As dermatoses perfurantes (DP) constituem um grupo de doenças cutâneas papulonodulares, caracterizadas pela eliminação transepidérmica de materiais dérmicos. A classificação nosológica dessa entidade ainda é contraditória, porém quatro tipos de dermatose perfurante primária foram descritas, as quais são subclassificadas de acordo com os materiais dérmicos eliminados através da epiderme: **colagenose perfurante reativa** (CPR), que apresenta eliminação de fibras colágenas; **elastose perfurante serpiginosa** (EPS), eliminação de fibras elásticas; **doença de Kyrle** (DK), eliminação de queratina anormal; e **foliculite perfurante** (FP), eliminação do folículo, com ou sem colágeno e/ou fibras elásticas. Duas dessas doenças, a CPR e a EPS, parecem ter influência genética e manifestam-se na infância. A dermatose perfurante adquirida (DPA) compreende aquelas que afetam adultos com diabetes melito (DM), insuficiência renal crônica (IRC) e, raramente, outras doenças sistêmicas, independentemente do material dérmico eliminado. Alguns autores consideram a DK como parte da DPA. Nesse grupo das DPs, podemos considerar, ainda, outras dermatopatias que podem evoluir com eliminação transepidérmica de substâncias, como um componente secundário de uma dermatose primária, sendo denominadas "doenças perfurantes secundárias", citadas no Quadro 33.1. Alguns autores denominam DP secundária não apenas as citadas no referido quadro, mas também a DPA.

Quadro 33.1 Doenças perfurantes secundárias.

Calcinose perfurante
Condrodermatite nodular da hélice
Cromomicose
Doença de Paget
Esquistossomose
Gota
Granuloma anular perfurante
Hanseníase
Micose fungoide
Mucinose papular
Necrobiose lipoídica
Nevo sebáceo
Nódulo reumatoide
Pilomatricoma
Pseudoxantoma elástico perfurante
Sarcoidose

Colagenose perfurante reativa

Conceito

A CPR é uma doença genética rara, de origem genética ainda não estabelecida, caracterizada pela eliminação transepidérmica de colágeno.

Etiopatogenia

A herança genética é pouco clara, uma vez que já foram descritos casos autossômicos recessivos, dominantes e até mesmo esporádicos, cujas manifestações, nesse caso, ocorreram na infância.

Clínica

O quadro clínico é caracterizado por pápulas ceratósicas, por vezes umbilicadas e pruriginosas, que podem se tornar maiores com a progressão da doença. As lesões cutâneas são encontradas com maior frequência em mãos, pés, antebraços e pernas, em vários estágios evolutivos, entretanto podem ocorrer em qualquer localização. Pode ocorrer involução espontânea, que resulta em cicatrizes e/ou hiperpigmentação pós-inflamatória, como também formar novas lesões. Geralmente, as lesões surgem após trauma superficial – fenômeno isomórfico de Köbner – e tendem a persistir na idade adulta, sendo que uma história familiar positiva favorece o diagnóstico.

Histopatologia

Os achados histopatológicos são necessários para a confirmação diagnóstica. Além disso, eles variam conforme o estágio da lesão. As lesões papulonodulares exibem hiperplasia epidérmica e fibras colágenas basofílicas degeneradas, ao passo que as lesões posteriores demonstram uma invaginação cupuliforme da epiderme com um tampão de queratina. Quanto à coloração, fibras de colágeno basofílicas orientadas verticalmente são frequentemente vistas com extrusões focais através da epiderme, destacadas pelo tricrômico de Masson (TM), que cora o colágeno de azul (Figura 33.1), ou pela coloração de Verhoeff-Van Gieson, que cora o colágeno de vermelho; no entanto, a coloração

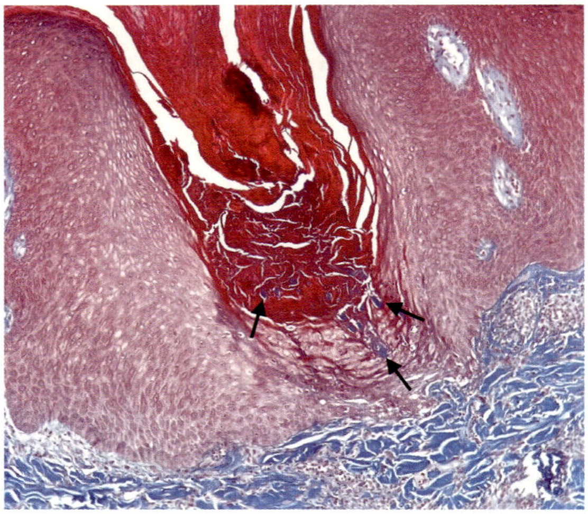

Figura 33.1 Área de invaginação da epiderme contendo, além de material córneo, colágeno visto em azul, produto de eliminação transepidérmica (*setas pretas*). Tricrômico de Masson, 100×. (Cortesia da Dra. Danielle Carvalho Quintella.)

para fibras elásticas deve ser negativa, em contraste com a EPS. Observa-se, ainda, que um infiltrado linfo-histiocitário perivascular associado pode estar presente.

Tratamento

A maioria dos pacientes com CPR tem doença leve que evolui com resolução espontânea. Entretanto, deve-se evitar traumas cutâneos, pois estes funcionam como fatores precipitadores para o surgimento de novas lesões. Em casos extensos e graves, a melhora é observada com corticosteroides tópicos e intralesionais, além de retinoides tópicos.

Elastose perfurante serpiginosa

Conceito

A EPS é uma doença rara, caracterizada pela eliminação transepidérmica de fibras elásticas anormais.

Etiopatogenia

A patogênese permanece desconhecida, embora haja evidências histológicas e bioquímicas de alterações nas fibras elásticas, sendo mais prevalente no sexo masculino, aproximadamente 75% dos casos. A EPS pode ser classificada em diferentes subtipos:

- ***induzida por drogas***, a exemplo dos pacientes tratados com D-penicilamina, em que 1% pode desenvolver a doença, geralmente após vários anos do início do fármaco, principalmente em indivíduos com doença de Wilson, artrite reumatoide ou, cistinúria, cujos tratamentos requerem altos níveis de droga por um longo período. Sugere-se interromper a D-penicilamina e mudar o medicamento nos casos em que a relação causal é fortemente suspeita
- ***relacionada a doenças genéticas***, em até 40% dos casos, como as síndromes de Marfan e de Ehlers-Danlos, o pseudoxantoma elástico e a osteogênese imperfeita; em alguns relatos e séries de casos, sugere-se considerar associação com síndrome de Down.

Clínica

Apresentação de pápulas ceratósicas arredondadas, dispostas em padrão anular formando placas de maior extensão. Eventualmente, são umbilicadas, normocrômicas ou levemente eritematosas, de aspecto verrucoso, com crescimento centrífugo e serpiginoso. As lesões podem ter descamação central, atrofia ou hipopigmentação e podem ser dispostas simetricamente com lesões satélites. Normalmente, é uma doença assintomática, mas pode ser pruriginosa. As lesões cutâneas, localizadas principalmente em região cervical lateral e, ocasionalmente, na face, membros superiores e/ou áreas flexurais, tendem a aparecer entre os 6 e 20 anos de idade. A evolução é crônica e frequentemente o quadro clínico é polimorfo, com lesões em diferentes estágios, as quais podem persistir por um período de 6 meses a 5 anos. Também pode ocorrer regressão espontânea.

Histopatologia

A histopatologia é característica, com fibras elásticas fragmentadas, em pequenos blocos, que vão sendo expulsas pela via transepidérmica. Nesses casos, pode ser detectado um receptor de elastina de 67 kDa na epiderme, que elimina as fibras elásticas alteradas, o que sugere que a interação entre a elastina e o queratinócito possa ter algum papel na histogênese da eliminação transepidérmica. A coloração de Verhoeff-Van Gieson evidencia as fibras elásticas em preto; já a orceína, em castanho/vermelho-escuro, destacando, assim, os achados da EPS.

Tratamento

Lesões localizadas podem ser tratadas de modo eficaz com o *laser* de CO_2 ultrapulsado. Alguns pacientes podem se beneficiar com criocirurgia ou imiquimode creme. A acitretina na dose de 25 mg/dia foi empregada com sucesso em um paciente com síndrome de Down.

Dermatose perfurante adquirida

Conceito

A DPA é uma doença crônica incomum caracterizada por eliminação transepidérmica de material dérmico, independentemente dos componentes dérmicos eliminados. Faz referência às dermatoses perfurantes que afetam pacientes adultos com doenças sistêmicas, como IRC e DM, principalmente. Com menor frequência, é associada ao lúpus eritematoso sistêmico, vasculite, dermatomiosite, tireoidopatias, doenças hepáticas, bem como à manifestação paraneoplásica de malignidade hematológica ou de órgãos sólidos.

Etiopatogenia

A etiopatogenia é incerta, e acredita-se que vários fatores estejam envolvidos. Os mecanismos propostos incluem alteração no tecido conjuntivo e/ou na queratina e deposição de material anômalo na derme superficial, o qual é posteriormente eliminado pelo epitélio. Além disso, o prurido crônico em pacientes predispostos pode causar a ruptura de fibras colágenas e a consequente eliminação transepidérmica. Sugere-se, ainda, que a microangiopatia decorrente do DM e os altos níveis de glicose aumentariam a glicosilação de proteínas e outros compostos, desencadeando hialinização e alterações na estrutura do colágeno, com consequente eliminação epidérmica.

Também foram descritos: superexpressão do fator de crescimento transformador beta 3 (TGEF-β3), alterações dérmicas e epidérmicas relacionadas a distúrbios metabólicos, além de microdepósitos dérmicos de substâncias não removidas durante a diálise em pacientes com IRC. Nesse contexto, a interação do microtrauma, da capacidade alterada de cicatrização de feridas e o estresse oxidativo associados à doença renal crônica (DRC) poderiam ser considerados gatilhos para o desenvolvimento da DPA.

A prevalência dessa dermatose na população é desconhecida, mas é bem documentada a sua relação com DM e IRC, conforme descrito anteriormente (p. ex., aproximadamente 10% dos pacientes com DPA encontram-se em tratamento com hemodiálise). Em pacientes com IRC, a DPA geralmente surge após o início da diálise, o que se resolve quando submetidos ao transplante renal. Deve-se levar em consideração que, mesmo nos pacientes em diálise regular, os valores séricos da ureia e da creatinina encontram-se superiores aos encontrados em pessoas hígidas. Por isso, constituem uma população peculiar, que está sujeita a desenvolver alterações em outros órgãos e sistemas, decorrentes do estado de correção incompleta dos seus distúrbios bioquímico-metabólicos. A DPA também é citada em associação com outras doenças, como vasculite, dermatomiosite, prurigo, fibrose pulmonar, doença de Hodgkin, carcinoma hepatocelular, carcinoma papilífero da tireoide, carcinoma pulmonar de pequenas células e herpes-zóster. Medicações sistêmicas podem desencadear DPA, como inibidores de fator de crescimento epitelial como gefitinibe; antivirais como telaprevir e indinavir; e anticorpos monoclonais como natalizumabe e biológicos anti-TNF.

Clínica

A DPA caracteriza-se por lesões papulonodulares ceratósicas, crateriformes, as quais podem apresentar umbilicação (Figura 33.2). Estão localizadas principalmente no tronco e na face extensora dos membros superiores e inferiores. Como o prurido é muito frequente, escoriações e crostas são sinais clínicos comuns, e novas lesões cutâneas podem surgir devido ao fenômeno de Köbner, estas com disposição linear. As lesões podem ter involução espontânea, deixando cicatrizes, porém as lesões tendem a ser recorrentes, principalmente na mesma topografia. Exames laboratoriais são indicados em casos de DPA para rastrear doenças sistêmicas subjacentes.

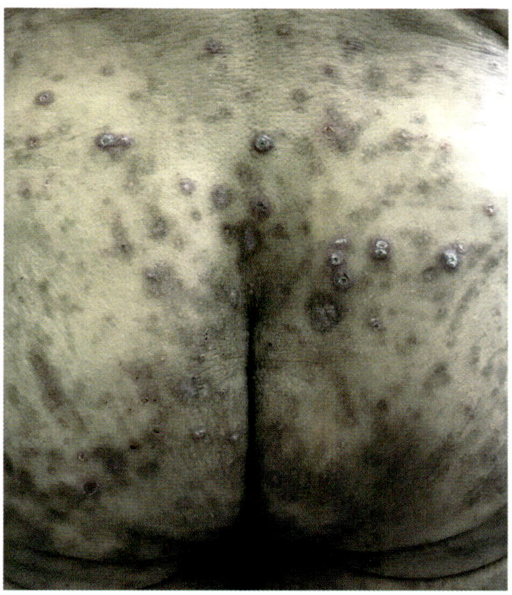

Figura 33.2 Dermatose perfurante adquirida. Pápulas ceratósicas e crateriformes, algumas umbilicadas. (Cortesia da Dra. Estefanía Bedoya.)

A dermatoscopia é citada como método auxiliar para o diagnóstico. Dependendo do estágio evolutivo das lesões, podem-se observar uma área branca central sem estrutura, *plugs* amarelados de queratina, possivelmente correspondentes à área de fibrose e extrusão de material dérmico, colarete ceratósico, com área amorfa castanho-acinzentada circundando a lesão, devido supostamente à reação inflamatória. Assim, o exame dermatoscópico é ferramenta útil que ajuda a excluir dermatoses semelhantes, como o prurigo nodular e o líquen plano hipertrófico, considerando que o padrão branco de explosão de estrelas (linhas brancas dispostas radialmente) sobre fundo eritemato-acastanhado é visto no prurigo nodular, e a presença de linhas esbranquiçadas cruzadas (estrias de Wickham), no líquen plano hipertrófico.

Histopatologia

O diagnóstico da DPA deve ser confirmado com o exame histopatológico, e múltiplas biopsias podem ser necessárias para o estabelecimento do diagnóstico definitivo. Além disso, os pacientes podem apresentar concomitância de lesões em diferentes estágios de evolução e representativas de outras dermatoses, como foliculite e prurigo nodular; por esse motivo, a biopsia de apenas uma lesão pode não ser representativa do processo patológico. Tradicionalmente, a histopatologia da DPA mostra invaginação epidérmica cupuliforme, preenchida por tampão constituído por colágeno, fibras elásticas ou queratina, que envolve um foco de perfuração epidérmica. O envolvimento folicular está presente em 40% dos casos. Como os achados histopatológicos variam de uma lesão para outra, no mesmo paciente, não se recomenda a subclassificação dessa entidade conforme o material dérmico eliminado, assim como, em um mesmo paciente com a progressão do quadro, outros componentes dérmicos podem ser eliminados via transepidérmica, reafirmando o uso do termo DPA.

Tratamento

O tratamento pode ser desafiador e deve concentrar-se no gerenciamento das condições médicas subjacentes e no alívio do prurido. As estratégias incluem corticosteroides sistêmicos ou tópicos, retinoides e agentes ceratolíticos, como ureia e ácido salicílico; emolientes e anti-histamínicos orais visam à redução do prurido. No entanto, muitas vezes são necessárias outras opções de tratamento e há relatos de desfechos favoráveis com tetraciclinas, alopurinol e fototerapia. A fototerapia com UVB, por exemplo, pode ser útil em casos refratários. O tratamento com alopurinol na dose de 100 mg/dia foi relatado como efetivo na resolução do quadro cutâneo. É necessário que os médicos sejam criteriosos na avaliação dos pacientes, a fim de evidenciar possível envolvimento extracutâneo, principalmente na ausência de DM e IRC.

Foliculite perfurante

Conceito

A FP é uma DP incomum primária, por vezes também citada como uma característica de outras doenças cutâneas, caracterizadas pela ruptura folicular. Quando ocorre nos pacientes com doenças sistêmicas subjacentes, como no DM e na IRC, a FP pode ser considerada uma manifestação da DPA.

Etiopatogenia

Embora a patogênese da FP seja desconhecida, sugere-se que o atrito crônico induz a queratinização anormal no infundíbulo folicular, levando à perfuração epitelial e exposição da derme ao conteúdo folicular.

Clínica

A FP apresenta-se como pápulas foliculares monomórficas, discretamente eritematosas, com crosta ceratósica e/ou haste folicular central e podem apresentar umbilicação. A ruptura e remoção do tampão ceratótico central pode evidenciar uma pápula com aspecto crateriforme e sanguinolento. A FP acomete pacientes com idades entre 6 e 72 anos, sem distinção entre os sexos. Geralmente, é assintomática e acomete principalmente as extremidades e as nádegas, com duração que compreende alguns meses a anos; há relatos de remissão espontânea e de recorrência.

Histopatologia

O diagnóstico requer confirmação com exame histopatológico e sugere-se a biopsia excisional da pápula, uma vez que os achados histológicos são focais e podem ser perdidos se a amostra for parcial. Na histopatologia, há infiltrado inflamatório adjacente às áreas de perfuração no epitélio folicular. A biopsia revela um infundíbulo folicular dilatado com material necrótico, ortoceratótico, paraceratótico e células inflamatórias degeneradas. Ademais, a derme subjacente pode ter alterações degenerativas, apresentando o infundíbulo folicular perfurado e uma imagem de eliminação transepidérmica com invasão de colágeno e fibras elásticas; ocasionalmente, uma haste capilar pode ser observada.

Tratamento

O tratamento da FP é desafiador. A terapia com retinoides tópicos parece benéfica, mas há poucas evidências de sua eficácia. Outrossim, foram relatadas respostas insatisfatórias no tratamento com antibióticos sistêmicos, vitamina A oral, queratolíticos tópicos e corticosteroides tópicos.

Doença de Kyrle

Conceito

A DK, ou queratose folicular penetrante, é uma dermatose rara, provavelmente de origem autossômica dominante, que se desenvolve em indivíduos com doença sistêmica subjacente, particularmente IRC e DM. Enquanto alguns autores consideram a DK como parte de dermatose perfurante adquirida, outros a definem como uma variante do prurigo nodular que representaria uma foliculite escoriada em estágio terminal.

Etiopatogenia

A fisiopatologia das lesões na DK é incerta, mas a eliminação transepidérmica de material degenerado é a característica final comum. Nos pacientes com DM e IRC, uma das hipóteses consideradas é que a microangiopatia diabética impediria a cicatrização das lesões, mas também já foi sugerido que pequenos traumas, como o ato de coçar, levariam à necrose dos tecidos, que seriam eliminados através da epiderme; há ainda a hipótese de que a própria IRC seria o fator desencadeador.

Clínica

Manifesta-se como foliculite perfurante, cujo início é caracterizado por uma pústula que evolui para pápula, quando, então, ocorre a eliminação transepidérmica, e, por fim, apresenta-se como um nódulo clínico e histopatologicamente indistinguível das lesões de prurigo nodular e, em alguns casos, as duas entidades podem coexistir. As pápulas são centradas por rolha córnea, de localização preferencialmente folicular (Figura 33.3), mas também parafolicular; algumas coalescem, formando placas verrucosas policíclicas. Costumam localizar-se nas extremidades e nas nádegas, mas há quadros disseminados, com raro envolvimento da região palmoplantar. As lesões podem involuir, deixando cicatriz, ao mesmo tempo que novas lesões surgem; normalmente são assintomáticas, mas há relatos de prurido associado. O fenômeno isomórfico de Köbner é observado em alguns pacientes (Figura 33.4). Acomete mais frequentemente mulheres (duas vezes mais que os homens), geralmente, na faixa etária entre os 30 e 50 anos.

Histopatologia

O diagnóstico requer confirmação histopatológica, por meio da qual se evidencia eliminação transepidérmica de queratina degenerada (principalmente proteínas de queratina), além de hiperqueratose com paraqueratose e queratinização prematura

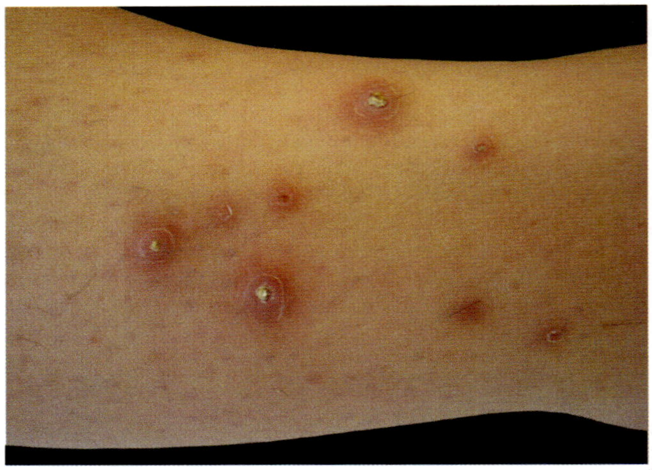

Figura 33.3 Doença de Kyrle. Lesões foliculares de aspecto ceratósico.

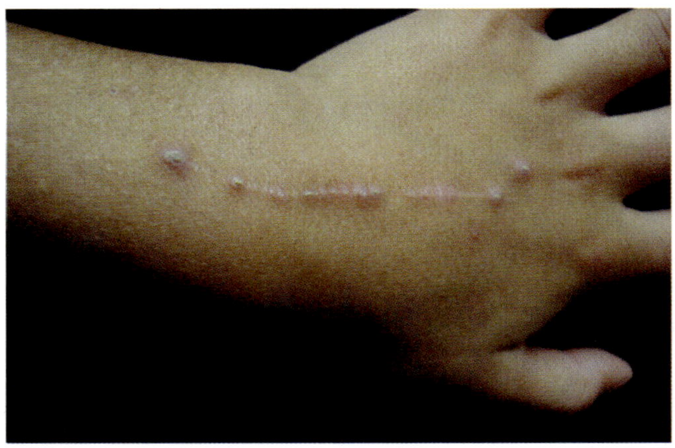

Figura 33.4 Doença de Kyrle. Fenômeno de Köbner.

Quadro 33.2 Principais diagnósticos diferenciais das dermatoses perfurantes.

Colagenose perfurante reativa	Elastose perfurante serpiginosa	Dermatose perfurante adquirida Doença de Kyrle	Foliculite perfurante adquirida
Prurigo nodular	*Tinea corporis*	Prurigo nodular	Queratose folicular
Foliculite	Granuloma anular	Queratose folicular	Foliculite
Prurigo estrófulo	Sarcoidose	Verruga vulgar	Acne vulgar
Ceratoacantomas múltiplos	Poroqueratose de Mibelli	Foliculite	
Dermatofibroma	Lúpus eritematoso discoide	Líquen plano hipertrófico	
	Pseudoxantoma elástico perfurante	Ceratoacantomas múltiplos	
		Doença de Darier	
		Frinoderma	

das células da camada basal. As colorações especiais nessa condição são negativas para a eliminação de fibras colágenas e/ou elásticas. Parece ocorrer deficiência no processo de glicosilação epidérmica e da zona da membrana basal no local da lesão. Os estudos de microscopia eletrônica mostraram microangiopatia dos vasos dérmicos e alterações estruturais na lâmina basal da junção dermoepidérmica, o que pode justificar a associação com DM. Portanto, DM e IRC podem atuar como fatores precipitantes.

Tratamento

O tratamento com fototerapia ultravioleta B (UVB) *narrow band* é eficaz. Inicia-se com 400 mJ/cm², 2 a 3 vezes/semana, aumentando até 1.500 mJ/cm²; as lesões tendem a involuir antes da 15ª sessão. A doxiciclina na dose de 100 mg/dia, durante 28 dias, foi empregada com boa resposta terapêutica. A isotretinoína oral também pode ser usada, mas com resultados controversos. Nos pacientes com IRC, as lesões podem involuir com a estabilização da nefropatia.

Elastose cálcica perfurante periumbilical

Conceito

Também denominada *pseudoxantoma elástico perfurante periumbilical*, apesar de a paciente não ter características de pseudoxantoma elástico em outras localizações. É uma dermatose adquirida rara e que ocorre essencialmente em mulheres obesas, multíparas da raça negra.

Clínica

Caracteriza-se por placa, geralmente restrita à região periumbilical, de superfície amarelada, reticulada e atrófica, com pápulas ceratósicas, na periferia, que elimina material esbranquiçado (cálcio).

Histopatologia

A histopatologia é semelhante à do pseudoxantoma elástico. O estiramento recorrente da pele seria o fator desencadeante na gênese das alterações que ocorrem nas fibras elásticas

Diagnóstico diferencial das dermatoses perfurantes

Deve ser realizado com dermatopatias que se apresentam com lesões papulonodulares ceratósicas, mencionadas no Quadro 33.2.

Considerações finais

As dermatoses perfurantes compreendem um grupo de doenças incomuns e refratárias aos tratamentos. A sobreposição dos achados clínicos é bem documentada, e acredita-se que algumas condições perfurantes poderiam ser um *continuum* do processo patológico, por isso as classificações diagnósticas tornam-se desafiadoras. A maioria dos trabalhos médicos publicados sobre o tema limita-se a relatos e pequenas séries de casos, em especial quando considera-se o tratamento. Como o prognóstico está relacionado com as doenças associadas, o tratamento dos distúrbios sistêmicos subjacentes é imprescindível para o manejo do quadro cutâneo.

Bibliografia

Akoglu G, Emre S, Sungu N *et al.* Clinicopathological features of 25 patients with acquired perforating dermatosis. *Eur J Dermatol.* 2013 Nov-Dec;23(6):864-71.

Atzori L, Pinna AL, Pau M, Aste N. D-penicillamine elastosis perforans serpiginosa: description of two cases and review of the literature. *Dermatol Online J.* 2011 Apr;17(4):3.

Cordova KB, Oberg TJ, Malik M, Robinson-Bostom L. Dermatologic conditions seen in end-stage renal disease. *Semin Dial.* 2009 Jan-Feb;22(1):45-55.

Enos T, Vasquez R, Vandergriff T *et al.* Treatment of extensive elastosis perforans serpiginosa with acitretina in a man with Down syndrome. *Int J Dermatol.* 2021 May;60(5):611-2.

Errichetti E, Piccirillo A, Stinco G. Dermoscopy of prurigo nodularis. *J Dermatol.* 2015 Jun;42(6):632-4.

Fujimoto N, Akagi A, Tajima S *et al.* Expression of the 67-kDa elastin receptor in perforating skin disorders. *Br J Dermatol.* 2002;146(1):74-9.

Gönul M, Cakmak SK, Gül U *et al.* Two cases of acquired perforating dermatosis treated with doxycycline therapy. *Int J Dermatol.* 2006;45:1461-3.

Guimarães NS, Pinto JM, Guedes ACM *et al.* Elastose perfurante serpiginosa: relato de quatro casos. *An Bras Dermatol.* 1981;56(3):189-94.

Gontijo JRV, Júnior FF, Pereira LB, Pedrosa MS. Colagenose reativa perfurante adquirida induzida por trauma. *An Bras Dermatol.* 2021 May;96(3):392-3.

Horn G, Siebel MJO, Léda YLA *et al.* Correlação clínica e dermatoscópica da colagenose perfurante reativa. *Surg Cosmet Dermatol.* 2021;8(1):61-3.

Imam TH, Patail H, Khan N *et al.* Acquired perforating dermatosis in a patient on peritoneal dialysis: a case report and review of the literature. *Case Rep Nephrol.* 2018 Jan;2018:1-3.

Karpouzis A, Giatromanolaki A, Sivridis E, Kouskoukis C. Acquired reactive perforating collagenosis: current status. *J Dermatol.* 2010 Jul;37(7):585-92.

Kawakami T, Akiyama M, Ishida-Yamamoto A *et al.* Clinical practice guide for the treatment of perforating dermatosis. *J Dermatol.* 2020 Dec;47(12):1374-82.

Kelly SC, Purcell SM. Imiquimod therapy for elastosis perforans serpiginosa. *Arch Dermatol.* 2006;142(7):829-30.

Kyrle J. Hyperkeratosis follicularis et parafollicularis in cutem penetrans. *Arch Derm Syph.* 1916;123:466-93.

Lewis KG, Bercovitch L, Dill SW, Robinson-Bostom L. Acquired disorders of elastic tissue: part I. Increased elastic tissue and solar elastotic syndromes. *J Am Acad Dermatol.* 2004 Jul;51(1):1-21.

Lukács J, Schliemann S, Elsner P. Treatment of acquired reactive perforating dermatosis – a systematic review. *J Dtsch Dermatol Ges.* 2018 Jul; 16(7):825-42.

Macca L, Vaccaro F, Li Pomi F *et al.* Kyrle disease: a case report and literature review. *Eur Rev Med Pharmacol Sci.* 2023 Nov; 27(21):10705-715.

Mehregan AH, Coskey RJ. Perforating folliculitis. *Arch Dermatol.* 1968 Apr;97(4):394-9.

Mehregan AH. Elastosis perforans serpiginosa: a review of the literature and report of 11 cases. *Arch Dermatol.* 1968 Apr;97(4):381-93.

Millard PR, Young E, Harrison DE, Wojnarowska F. Reactive perforating collagenosis: light, ultrastructural and immunohistological studies. *Histopathology.* 1986 Out;10(10):1047-56.

Morton CA, Henderson IS, Jones MC, Lowe JG. Acquired perforating dermatosis in a British dialysis population. *Br J Dermatol.* 1996 Nov;135(5):671-77.

Ohe S, Danno K, Sasaki H *et al.* Treatment of acquired perforating dermatosis with narrowband ultraviolet B. *J Am Acad Dermatol.* 2004;50:892-4.

Patterson JW. The perforating disorders. *J Am Acad Dermatol.* 1984 Apr; 10(4):561-81.

Patterson, JW. *Weedon's D skin pathology.* 4th ed. London: Churchill Livingstone; 2016.

Ramesh V, Sood N, Kubba A *et al.* Familial reactive perforating collagenosis: a clinical, histopathological study of 10 cases. *J Eur Acad Dermatol Venereol.* 2007;21(6):766-70.

Rapini RP, Herbert AA, Drucker CR. Acquired perforating dermatosis. Evidence for combined transepidermal elimination of both collagen and elastic fibers. *Arch Dermatol.* 1989 Aug;125(8):1074-8.

Rapini RP. Perforating diseases. *In*: Bolognia *et al. Dermatology.* 5th ed. Poland: Elsevier; 2024. p.1707-13.

Rice AS, Zedek D. Kyrle disease. *In*: *StatPearls* [Internet]. Treasure Island: StatPearls Publishing; 2021. p. 1-5.

Saleh HA, Lloyd KM, Fatteh S. Kyrle's disease. Effectively treated with isotretinoin. *J Fla Med Assoc.* 1993;80(6):395-7.

Saray Y, Seçkin D, Bilezikçi B. Acquired perforating dermatosis: clinicopathological features in twenty-two cases. *J Eur Acad Dermatol Venereol.* 2006 Jul; 20(6):679-88.

Shafiee MA, Akbarian F, Memon KK *et al.* Dermatologic manifestations in end-stage renal disease. *Iran J Kidney Dis.* 2015 Sep;9(5):339-53.

Shakery K, Zimmermann J, Bahmer FA. Erworbene reaktive perforierende Dermatose im Patientengut der Dermatologischen Klinik Bremen 2003-2006. *Akt Dermatol.* 2008;34:409-13.

Tilz H, Becker JC, Legat F *et al.* Allopurinol in the treatment of acquired reactive perforating collagenosis. *An Bras Dermatol.* 2013 Feb; 88(1):94-7.

Wang W, Liao Y, Fu L *et al.* Dermoscopy features of acquired perforating dermatosis among 39 patients. *Front Med.* 2021 Apr;8:1-4.

Weiner AL. Reactive perforating collagenosis. *Arch Dermatol.* 1970 Nov; 102(5):540-4.

Distúrbios do Tecido Subcutâneo

PARTE 12

34

Paniculites

Larissa Hanauer ◆ Luna Azulay-Abulafia

Excluídas inúmeras entidades estudadas em outros capítulos (processos infecciosos, vasculites, granulomas inespecíficos), resta um pequeno grupo de dermatoses de localização hipodérmica que podem receber o nome genérico de *paniculite* ou *hipodermite*. Paniculite refere-se ao processo inflamatório primariamente do panículo adiposo, enquanto hipodermite é um termo mais abrangente porque não necessariamente os adipócitos estão envolvidos no processo patológico. Assim, em alguns textos, o termo hipodermite é empregado como sinônimo de paniculite (ver Capítulo 1, item *Estrutura e fisiologia*).

As paniculites são raras; acometem predominantemente as mulheres e as manifestações clínicas, em geral, são muito semelhantes, com algumas variações. Dentre os sintomas, pode haver: dor, febre, mal-estar geral, adinamia e poliartralgia. As lesões cutâneas costumam apresentar-se como nódulos inflamatórios (eritematosos e dolorosos) ou não, eventualmente confluentes, raramente migratórios e que podem tornar-se ulcerados.

O diagnóstico final fundamenta-se, basicamente, em dois aspectos: o contexto clínico no qual surge a paniculite e os achados histopatológicos (sendo necessário avaliar se há vasculite ou não, tamanho do vaso, natureza das células no infiltrado inflamatório e necrose de adipócitos). É importante correlacionar esses achados com o momento em que a biopsia foi realizada (tempo de evolução da lesão). Inicialmente, ocorre uma fase inflamatória com a chegada de células, seguida ou não de necrose dos adipócitos e, consequentemente, acompanhada de macrófagos e/ou células gigantes e, por fim, reparação tecidual com ou sem cicatriz. Colorações especiais para identificar agentes infecciosos estão indicadas para as paniculites de natureza incerta. Recentemente, com o uso do ultrassom diagnóstico na dermatologia, pode-se distinguir ao exame se a inflamação é predominantemente septal ou lobular. Na primeira, observam-se hipogenicidade e espessamento dos septos na hipoderme. Já na paniculite lobular, há aumento da ecogenicidade dos lóbulos com padrão borrado irregular até completa destruição destes. Nos dois casos, durante a fase inflamatória há aumento do fluxo sanguíneo ao Doppler.

A classificação das paniculites é feita por meio de patologia, e, portanto, a quantidade do material obtido deve ser suficiente, o que só pode ser feito por biopsia profunda com bisturi ou *punch* 6. Elas dividem-se em dois grandes grupos: *paniculites predominantemente septais* (Figura 34.1) e *paniculites predominantemente lobulares* (Figura 34.2); estas, por sua vez,

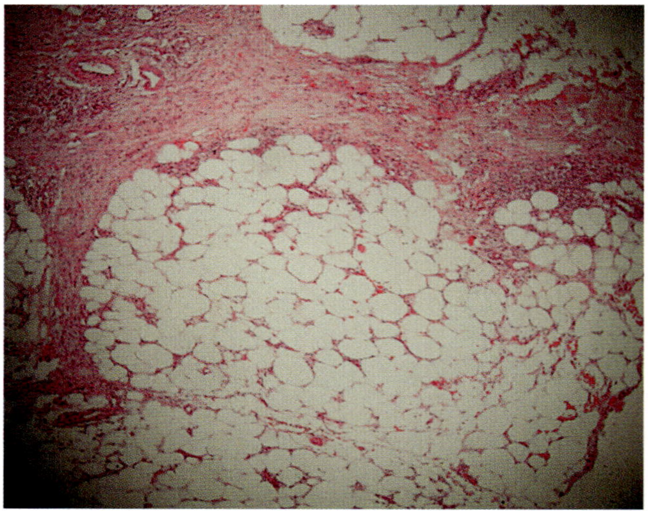

Figura 34.1 Paniculite predominantemente septal. Atividade inflamatória essencialmente nos septos. (Cortesia da Dra. Tullia Cuzzi Teichner.)

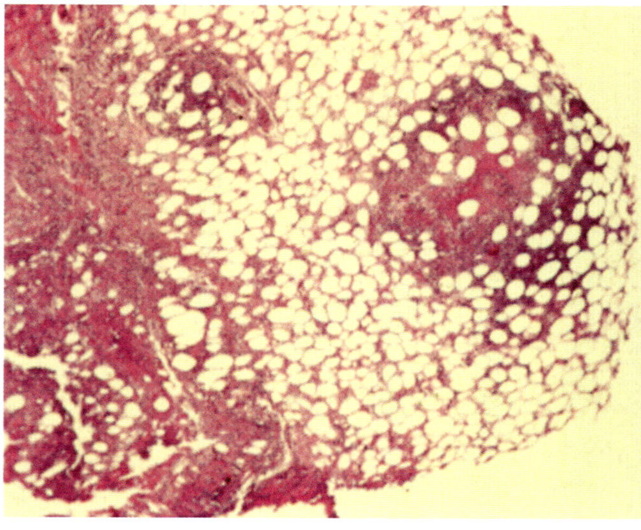

Figura 34.2 Paniculite predominantemente lobular. Atividade inflamatória essencialmente lobular. (Cortesia da Dra. Tullia Cuzzi Teichner.)

apresentam dois subgrupos caracterizados pela presença ou não de vasculite. Há, ainda, um terceiro grupo com padrão misto. Nas paniculites com acometimento de grandes vasos, é difícil diferenciar o envolvimento de veias e artérias. A coloração do tecido elástico define essa diferença. As artérias dispõem de uma lâmina elástica interna bem formada e espessa; veias mostram uma lâmina elástica interna bem menos evidente e há minúsculas fibras elásticas entre o fascículo muscular das paredes dos vasos.

Neste capítulo são abordadas apenas algumas das hipodermites, pois as demais, por serem expressões clínicas de certas doenças, são estudadas em capítulos específicos.

Classificação das paniculites

As paniculites podem ser classificadas em:

- paniculites predominantemente septais:
  - eritema nodoso (EN) ou EN migratório
  - morfeia profunda (paniculite da esclerodermia)
- paniculites predominantemente lobulares com vasculite:
  - vasculite nodular/eritema indurado de Bazin
- paniculites predominantemente lobulares sem vasculite:
  - adiponecrose subcutânea neonatal; esclerema neonatal; paniculite pós-esteroide
  - paniculite traumática (pelo frio; necrose gordurosa traumática)
  - paniculite química; paniculite factícia
  - paniculite das colagenoses (lúpica, dermatomiosite)
  - paniculite lobular idiopática (Weber-Christian)
  - paniculite pancreática
  - paniculite citofágica histiocítica
- paniculites com padrão septal e lobular (padrão misto):
  - paniculite por deficiência de α_1-antitripsina
  - paniculite esclerosante (lipodermatoesclerose).

Paniculites predominantemente septais

Sem vasculite

Eritema nodoso

Conceito

É o tipo mais comum de paniculite predominantemente septal, sem vasculite. Trata-se de uma síndrome clínica caracterizada por erupção aguda de nódulos eritematosos, às vezes recorrente, de etiologia muito variada, frequentemente acompanhada de sintomatologia geral.

Epidemiologia

É mais frequente no adulto, com predomínio no sexo feminino; na criança, não há predileção de sexo. Não apresenta preferências raciais e geográficas.

Etiopatogenia e histopatologia

Eritema nodoso (EN) pode ser desencadeado por infecções, medicamentos, gestação, malignidades e doenças inflamatórias. Inúmeros agentes microbianos estão relacionados: estreptococos (principal etiologia identificada) e outras bactérias, *M. tuberculosis*, vírus, protozoários e fungos. Entre os fármacos mais frequentes estão sulfas, penicilinas, anticoncepcionais e salicilatos. EN acompanha ou precede várias doenças bem determinadas, como sarcoidose, linfomas, doença de Behçet, pioderma gangrenoso, doença de Crohn, doenças autoimunes etc. Em cerca de 30% dos casos não é possível estabelecer a etiologia.

Em alguns casos, o mecanismo parece ser mediado por imunocomplexos, e raramente pode haver vasculite de vasos do septo. Inicialmente, o quadro histopatológico é de inflamação aguda, com polimorfonucleares substituídos mais tarde, total ou parcialmente, por linfócitos, histiócitos e mesmo células gigantes. Trata-se de uma paniculite septal. Não são identificados agentes patogênicos nas lesões.

Clínica

Os nódulos são eritematoedematosos e dolorosos e não sofrem ulceração. Inicialmente, são vermelho-vivos, porém, em seguida, tornam-se vinhosos e até mesmo purpúricos, com tonalidade amarelada discreta (nódulos contusiformes); são simétricos, e seu número varia de poucos a muitos; os locais de maior incidência são as regiões pré-tibiais, mas podem ocorrer em outros locais (face, coxas, membros superiores; Figuras 34.3 e 34.4). Habitualmente, na tuberculose e na sarcoidose, os nódulos restringem-se às pernas, enquanto na farmacodermia há tendência à transgressão, assim como no EN hansênico, em que ulceração pode ocorrer excepcionalmente (ver Figura 42.16 A).

O quadro clínico involui em algumas semanas; em certos casos, a recidiva é frequente. São manifestações gerais: faringite, amigdalite, comprometimento articular, febre, cefaleia, mal-estar, náuseas, vômitos e diarreia. Não raramente ocorrem, ao mesmo tempo, lesões de eritema multiforme. Quando associada à estreptococcia, ocorre cerca de 2 semanas após a infecção, que em geral, é das vias aéreas superiores.

Diagnóstico

O quadro clínico é característico. Deve-se buscar a etiologia, que pode ser obtida simplesmente por anamnese. A velocidade de hemossedimentação está elevada; há discreta leucocitose, com eventual linfocitose relativa. O diagnóstico diferencial deve ser feito com tuberculose indurativa, vasculite nodular, EN hansênico e outras paniculites.

Eritema nodoso hansênico. Na hanseníase há um tipo de reação (tipo II) que se caracteriza por nódulos inflamatórios disseminados e sintomas gerais. Histopatologicamente, corresponde a

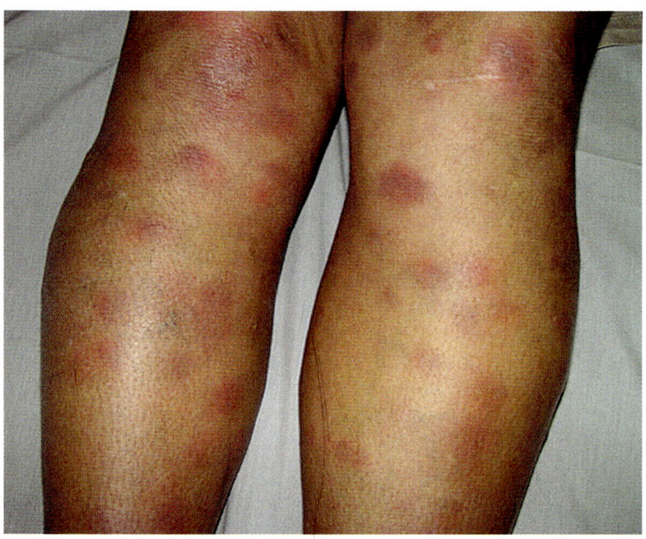

Figura 34.3 Eritema nodoso – paciente com sarcoidose.

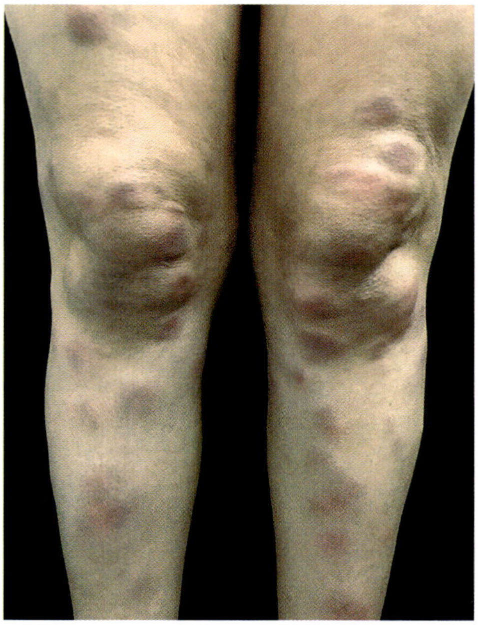

Figura 34.4 Eritema nodoso – etiologia a esclarecer. (Cortesia do Dr. Edgar Ollague.)

um processo inflamatório que acomete a derme e a hipoderme (dermo-hipodermite), com demonstração do bacilo, diferindo das demais etiologias. Há, excepcionalmente, vasculite leucocitoclástica, o que pode levar a ulcerações (ver Figura 42.16 A). Apresenta envolvimento predominantemente lobular, não sendo um EN a rigor, pois este é de localização essencialmente septal. O tratamento é feito com talidomida, corticosteroides sistêmicos e, eventualmente, outros imunossupressores. Recentes trabalhos têm demonstrado uma resposta duvidosa aos biológicos anti-TNF-α) (ver Capítulo 42, item *Tratamento dos estados reacionais*).

Tratamento

Na maioria dos casos estão indicados repouso, antipiréticos e anti-inflamatórios. A solução saturada de iodeto de potássio na dose de 6 gotas, 3 vezes/dia, é efetiva. O uso de anti-inflamatórios não esteroides na gestação deve ser evitado, especialmente no último trimestre, pois pode causar estenose do ducto arterioso e inibição do trabalho de parto (pela inibição da prostaglandina A [PGE] sintetase), dando-se preferência aos corticosteroides orais.

Paniculite nodular migratória subaguda de Vilanova-Piñol Aguadé

A paniculite nodular migratória subaguda (PNMS), o EN *migrans* e o EN crônico são considerados por alguns autores denominações distintas para quadros clínicos semelhantes. A PNMS é uma variante do EN, cujo aspecto histopatológico é, na realidade, muito semelhante, porém a clínica é bem diversa. Os nódulos são pouco numerosos, geralmente unilaterais, com surgimento de novas lesões periféricas, de maior atividade e eritema intenso, enquanto a parte central sofre involução e torna-se róseo-amarelada. Essas lesões localizam-se nas pernas e, menos frequentemente, nas coxas. Artralgia e artrite ocorrem em cerca de metade dos casos. A evolução pode ocorrer ao longo dos anos, com cura espontânea. O quadro responde bem ao tratamento com iodeto de potássio.

Morfeia profunda (paniculite da esclerodermia)

É um processo primariamente do tecido subcutâneo que envolve, em diferentes intensidades, a derme, a fáscia e o músculo. Caracteriza-se por múltiplos nódulos e placas, eritematosos ou hiperpigmentados, assimétricos, com predileção por ombros, membros superiores e tronco. Há espessamento e hialinização do tecido conjuntivo da derme profunda, tecido celular subcutâneo e fáscia muscular. A histologia mostra espessamento e depósito de mucina nos septos subcutâneos, além de infiltrado inflamatório linfocitário moderado, com eventual presença de plasmócitos e eosinófilos. Alguns autores consideram a fasciite eosinofílica e a morfeia pan-esclerótica formas de morfeia profunda.

Paniculites predominantemente lobulares

Com vasculite

Eritema indurado de Bazin (vasculite nodular)

É a forma mais comum de paniculite lobular associada à vasculite. Clinicamente, caracteriza-se por nódulos eritematosos dolorosos, com tendência a ulceração, dispostos bilateralmente nas pernas, principalmente na face posterior (Figura 34.5). Ocorre mais comumente no sexo feminino. Alguns autores admitem que o eritema indurado de Bazin seja uma forma de tuberculose verdadeira e não apenas uma reação de hipersensibilidade ao *M. tuberculosis* localizado em qualquer outro local. Raramente o bacilo da tuberculose é identificado na lesão, mas é constatada positividade da reação em cadeia da polimerase (PCR) para este agente (ver Capítulo 42, item *Tuberculose cutânea*, e Figura 42.28).

Admite-se que a vasculite nodular, também conhecida como *vasculite nodular de Montgomery* (1945), possa ser desencadeada por outras infecções, como hepatites B e C, alguns medicamentos (propiltiouracila, etanercepte etc.), doenças autoimunes e inflamatória intestinal, além de malignidades; ou seja, não está associada exclusivamente à tuberculose.

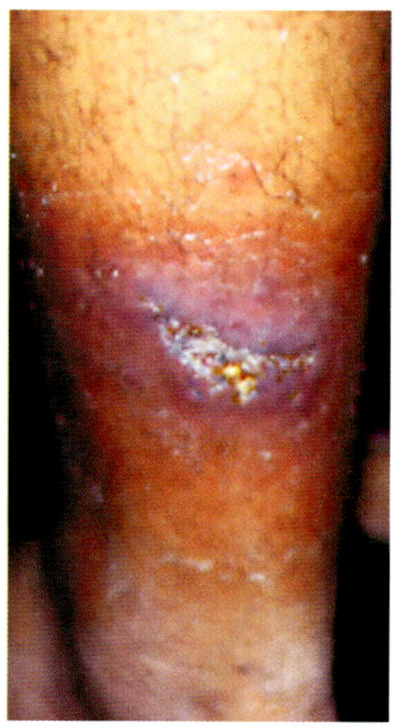

Figura 34.5 Eritema indurado de Bazin. Região da panturrilha, localização característica.

Inibidores de BRAF (ver Capítulo 53, item *Melanoma*, subitem *Tratamento*) como monoterapia (66%) e combinados com inibidores do MEK (34%) têm sido apontados como causas de paniculite predominantemente lobular (55%), mista (22%) e septal (22%), aproximadamente. Na histopatologia observam-se os lóbulos com coleções de infiltrado inflamatório, predominantemente neutrofílico, no estágio inicial. Esse infiltrado pode ser extenso e levar à necrose dos adipócitos do tecido subcutâneo, com infiltrado inflamatório composto por histiócitos espumosos, conforme a evolução da doença. Histiócitos epitelioides, células gigantes multinucleadas e linfócitos contribuem para a formação dos granulomas. Quando há intenso dano vascular, surge necrose caseosa, que pode se estender acima da derme e levar à ulceração.

Sem vasculite

Paniculites do recém-nascido

No recém-nascido, serão estudadas duas entidades: a necrose gordurosa do recém-nascido (adiponecrose neonatal) e o esclerema neonatal. Para alguns autores, as duas entidades podem ser reunidas em uma só, ou seja, a primeira seria a forma localizada da segunda. Na realidade, em ambas, existem cristais de derivados graxos. Há uma tendência da literatura a mantê-las separadas.

O estudo químico da gordura mostra, em ambas, um ponto de fusão mais elevado. Os cristais anisotrópicos são constituídos de triglicerídios (palmitina e/ou estearina). Existe um aumento da relação dos ácidos graxos saturados e não saturados; habitualmente, no esclerema, os cristais são pequenos e chamados "tipo A", enquanto, na adiponecrose, são maiores e "tipo B". Ocorre necrose da célula adiposa em ambos, mas a reação granulomatosa secundária é mais frequente na adiponecrose neonatal.

Necrose gordurosa do recém-nascido (adiponecrose neonatal)

Surge nos primeiros dias de vida em crianças com bom estado geral. Caracteriza-se por placas duras, lenhosas, eritematovioláceas, pequenas e nodulares ou em grandes placas, porém com limites nítidos e sem apresentar o sinal de cacifo do edema. As lesões variam, em número, de uma a poucas. Bochechas, nádegas, dorso, braços e coxas são localizações frequentes. O aparecimento pode, excepcionalmente, ser tardio (meses). Involuem sem comprometimento do estado geral, sem deixar sequelas. Ocasionalmente, este tipo de necrose pode estar associado a hipercalcemia ou trombocitopenia.

A causa da doença é desconhecida; no entanto, têm sido relatados fatores desencadeantes como trauma ao nascimento, aspiração de mecônio, hipotermia ou asfixia neonatal.

A histopatologia é característica, ocorrendo intensa necrose do tecido subcutâneo, acompanhada de denso infiltrado inflamatório misto composto de neutrófilos, linfócitos, histiócitos, células gigantes multinucleadas e alguns eosinófilos. Adipócitos edemaciados com cristais eosinofílicos radiais em seu interior são típicos das paniculites do recém-nascido.

Esclerema neonatal

É uma doença rara que ocorre nos primeiros dias de vida de prematuros ou crianças debilitadas. Caracteriza-se por processo difuso e progressivo, de consistência lenhosa, sem apresentar o sinal de cacifo. Em geral, ocorre primeiro nas panturrilhas e progride ascendentemente, excluindo palmas, plantas e genitais. Às vezes, o endurecimento é de tal ordem que impede a mobilização articular. A face tem a rigidez de uma máscara. Pode ocorrer liquefação da gordura, inclusive com eliminação por meio de lesões ulceradas.

A histopatologia apresenta depósitos grandes com cristais eosinofílicos radiais no tecido adiposo espessado com septos fibrosos; não se observa necrose do tecido subcutâneo nem infiltrado inflamatório, como na adiponecrose neonatal; a calcificação é rara.

A temperatura do recém-nascido diminui, o estado geral é grave e as complicações sépticas levam ao óbito com certa frequência. O tratamento deve concentrar-se na manutenção do equilíbrio hidreletrolítico, na profilaxia e na terapêutica anti-infecciosa. Os corticosteroides parecem não ter ação.

Paniculite pós-esteroide

Ocorre pela retirada rápida de diferentes corticosteroides sistêmicos empregados por via oral ou venosa. Caracteriza-se por aparecimento de nódulos múltiplos na face, nos braços e no tronco, dias ou semanas depois da suspensão da corticoterapia em altas doses. Acabam por involuir espontaneamente. Esta condição ocorre com maior frequência em crianças. Não deve ser confundida com atrofia local dos corticosteroides injetáveis de depósito.

Paniculite ao frio

Trata-se de uma adiponecrose aguda produzida pelo frio, em áreas de pele mal protegidas durante o inverno. São nódulos eritematocianóticos, dolorosos, que podem surgir horas após a exposição ao frio. Acomete mais frequentemente crianças e mulheres. A exposição a baixas temperaturas, como na prática de esqui ou equitação, com roupas inadequadas, ou o uso de bolsas de gelo podem precipitar o quadro. A resolução faz-se espontaneamente em 2 a 3 semanas, mas pode haver formação de cicatriz, dependendo da intensidade da exposição.

Na histopatologia, identifica-se infiltrado inflamatório na junção dermoepidérmica, constituído por linfócitos, histiócitos e neutrófilos. Há um infiltrado inflamatório perivascular sem vasculite verdadeira. Necrose gordurosa e formação de pequenos cistos estão associados.

O tratamento obrigatoriamente inclui evitar a exposição ao frio. Fármacos vasodilatadores não são efetivos.

Paniculite traumática

Resulta de traumas acidentais na superfície da pele. Ocorre frequentemente em mulheres com mama avantajada. Aparecem como nódulos indurados situados na mama, na qual a superfície da pele aparece com aspecto em casca de laranja, fazendo diagnóstico diferencial com câncer de mama. Outra localização frequente é o tornozelo, com nódulo subcutâneo eritematoso e macio, associado a trauma. Tem sido descrita também após trauma do dorso da mão (*oedème bleu*). Variantes menos comuns envolvem a face de crianças e lesões na pele após acupuntura. A paniculite por pressão também é resultante de um trauma que ocorre concomitantemente e de maneira recidivante todas as vezes que se processa um mecanismo de pressão.

Na histopatologia, estão presentes espaços císticos de formas e tamanhos variados nos lóbulos do subcutâneo, como consequência de necrose confluente das células de gordura, circundados por grau variável de fibrose e hemorragia.

Paniculite química

Relacionada com a injeção de insulina, silicone e outros. Os locais mais afetados são a face e região glútea. Clinicamente, apresenta-se como nódulos ou placas de consistência endurecida, podendo evoluir com drenagem de material gorduroso (ver Figuras 30.13 e 30.14). O material injetado pode migrar e localizar-se a distância, como nas aplicações feitas nas nádegas, e o material vai se localizar até mesmo nos pés. A histopatologia demonstra hipodermite que pode ser supurativa ou formar granuloma por corpo estranho. No caso de silicone ou outros tipo de preenchedores, são observados grandes vacúolos com o material injetado (queijo suíço). O tratamento é cirúrgico.

Paniculite factícia

O próprio paciente injeta substâncias no tecido subcutâneo quer seja por razões terapêuticas ou estéticas, mas também por distúrbios psiquiátricos quando, então, muitas vezes nega o fato. Muitas vezes, é evidente um transtorno emocional. Deve-se sempre suspeitar em casos inusitados de paniculite. Uma hipodermite de apresentação clínica e histopatológica idêntica à paniculite química é a que ocorre nas reações à implantação de diferentes materiais cosméticos ou medicamentosos (silicone, *methylsiloxane* [*bioplastique*]), microesferas de polimetilmetacrilato e poliacrilamida, vitamina K, pentazocina, meperidina (Figuras 34.6 e 34.7, ver *Paniculite química*). Pacientes psiquiátricos injetam, *a priori*, substâncias insuspeitadas, como ácidos, bases, leite, fezes, urina etc. O padrão histopatológico é típico e pode ser do tipo em "queijo suíço" ou reação do tipo corpo estranho, embora no início o infiltrado possa ser neutrofílico. A luz polarizada pode ajudar na identificação de alguns dos materiais desencadeadores (Figura 34.8).

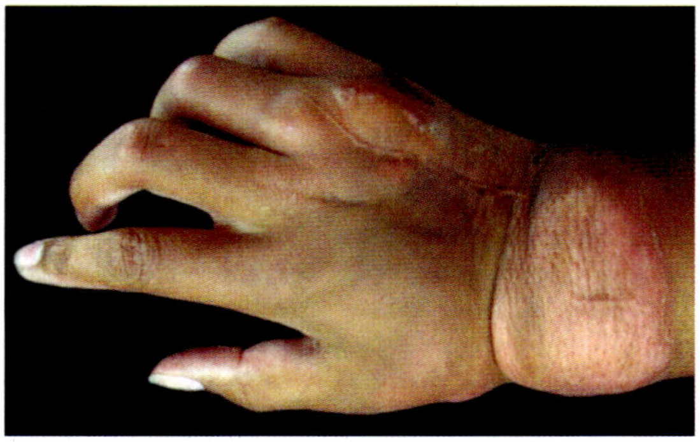

Figura 34.7 Paniculite factícia. Injeção de silicone; paciente com história de abuso sexual na infância, marido alcoólatra e violento; as cicatrizes são resultantes de várias cirurgias prévias.

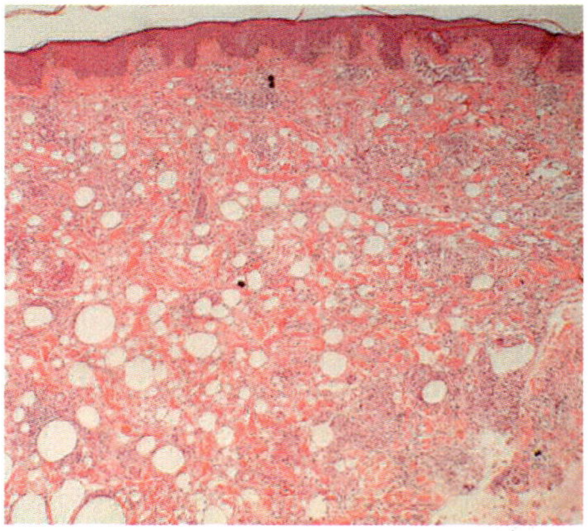

Figura 34.8 Paniculite factícia – típica imagem em "queijo suíço" por injeção de silicone; vacúolos de tamanhos diversos, ocupando toda a derme, acompanhados de processo inflamatório.

Paniculite na dermatomiosite

Presente em 5% dos casos de dermatomiosite, podendo estar associada a outras características cutâneas da doença ou ser a única manifestação. É menos frequente que no lúpus eritematoso e na esclerodermia. Na histopatologia ocorre comprometimento preferencialmente lobular, com linfócitos e células plasmáticas ao redor dos adipócitos. Os septos apresentam-se espessados e hialinizados. Pode haver lipodistrofia associada à calcificação. Pode responder ao tratamento da dermatomiosite.

Paniculite lúpica

Ver Capítulo 64.

Paniculite lobular idiopática

A doença de Weber-Christian, também conhecida como "paniculite de Weber-Christian", "paniculite nodular não supurativa febril recidivante", é uma paniculite sistêmica, nodular, não supurativa e recidivante, que evolui por surtos, por vezes acompanhados de febre. Embora alguns autores considerem que muitos dos casos classificados como paniculite de Weber-Christian são outras entidades nosológicas mais específicas, na literatura recente continuam a ser descritos casos cuja etiologia não se identifica e nem há entidades nosológicas associadas. Foi inicialmente caracterizada por surtos recidivantes de nódulos ou placas eritematosas móveis de 1 a 2 cm de diâmetro, acompanhadas de febre e, até mesmo, de fenômenos reumatoides. Trata-se de uma doença rara, mas sem preferência racial ou geográfica, porém com predileção pelo sexo feminino. As lesões localizam-se com maior frequência nos membros inferiores e, mais raramente, nos braços, no tronco e, até mesmo, na face. Involuem em semanas, deixando, geralmente, uma depressão em forma de pires. Em alguns casos, há liquefação do tecido adiposo, que pode ser eliminado por meio de lesões ulceradas (paniculite liquefaciente).

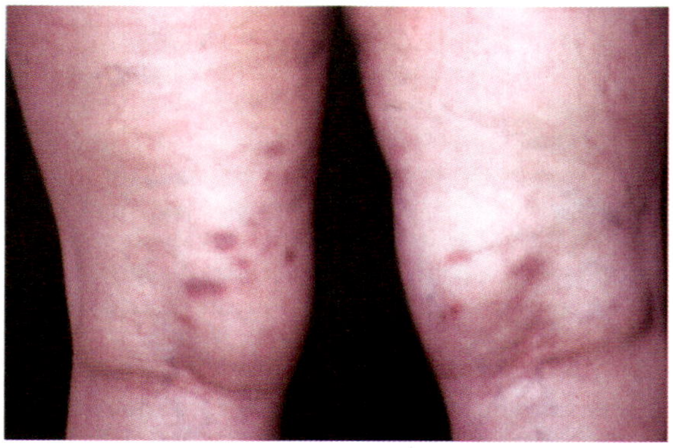

Figura 34.6 Hipodermite por corpo estranho – siliconomas.

As manifestações clínicas podem ficar restritas à pele, porém há casos com comprometimento de vísceras internas. Dependendo da localização do tecido adiposo perivisceral afetado, pode haver comprometimento de coração, fígado, intestino, pulmões e rins. Há casos que se iniciam em órgãos internos (dor abdominal), com febre e fenômenos articulares. Pode haver anemia, leucocitose ou leucopenia.

Os casos evoluem em meses ou anos, com sobrevida praticamente inalterada. Excepcionalmente, pode haver êxito letal na dependência do órgão interno atingido. O diagnóstico diferencial deve considerar outras paniculites, eritema indurado de Bazin e vasculites hipodérmicas.

As alterações histopatológicas iniciais são do tipo inflamatórias agudas, seguindo-se necrose das células adiposas com granuloma lipofágico e, finalmente, fibrose.

O tratamento é sintomático, procurando-se eliminar a causa quando for o caso. As tetraciclinas são úteis por seu efeito antibacteriano e ação anti-inflamatória e antilipásica. Os corticosteroides podem ser usados em doses altas nas fases agudas. A ciclofosfamida e a talidomida são úteis.

Paniculite pancreática

Nódulos geralmente dolorosos, flutuantes, com ulceração e drenantes, devido à necrose subcutânea, ocorrem em portadores de pancreatopatias, como tumores pancreáticos, em especial do tipo acinar, pancreatite aguda, pancreatite traumática e pseudocistos. Poliartrite, muitas vezes destrutiva, ocorre, assim como eosinofilia e necrose da gordura intraóssea. Febre, dor abdominal, ascite e derrame pleural são manifestações que surgem em função da doença de base. A síndrome PPP caracteriza-se pela tríade pancreatite, paniculite e poliartrite.

A patogênese está relacionada com o aumento de ação da lipase, da amilase e de outras enzimas no panículo adiposo da pele, periarticular e de vísceras. Tais enzimas hidrolisam a gordura e formam ácidos graxos livres e glicerol. Na patologia, que é típica, identifica-se uma paniculite lobular. A necrose é um achado inicial; células-fantasma são características. Pode ocorrer calcificação da gordura saponificada. O tratamento é o da doença de base.

Paniculite histiocítica citofágica

Faz parte da síndrome hemofagocítica que pode estar relacionada com a imunossupressão causada principalmente por infecções (citomegalovírus e Epstein-Barr) ou por doenças hemolinfoproliferativas, mais comumente linfomas de linfócitos T. Clinicamente, são nódulos eritematosos ou cor da pele, dolorosos, ou placas hemorrágicas mal definidas, nos membros e no tronco. Em geral são acompanhados por sintomas gerais, como febre. Ao exame clínico podem ser observadas hepatoesplenomegalia, úlceras orais, pancitopenia, insuficiência hepática e coagulação intravascular disseminada. Alguns autores têm proposto o termo “paniculite maligna”; embora nem todos os pacientes tenham linfomas, eles apresentam prognóstico fatal devido à síndrome hemofagocítica disseminada.

A histopatologia é definitiva para o diagnóstico, sendo característica a proliferação histiocítica/macrofágica fagocitando componentes de células sanguíneas. Os macrófagos que contêm fragmentos de hemácias ou leucócitos nos seus citoplasmas adquirem aspecto de saco de feijão. Esta paniculite é predominantemente lobular, com infiltrado inflamatório composto de histiócitos e linfócitos T que podem ser de natureza benigna ou maligna.

Paniculites com padrão septal e lobular

Paniculite por deficiência de α_1-antitripsina

Esta é uma glicoproteína produzida no fígado, com atividade contra elastases neutrofílicas e outras proteases séricas; é, portanto, importante na regulação da supressão dos processos inflamatórios e imunológicos. Uma importante função é a inibição da ativação do complemento. São conhecidos mais de 120 alelos que determinam geneticamente esse distúrbio (gene *SERPINA1*) localizado no cromossoma 14q32.1. Em todos os pacientes, dois desses alelos combinam-se para determinar o fenótipo. O alelo mais comum associado a níveis normais de α_1-antitripsina é o M, e os alelos associados a níveis baixos são o S e o Z. O reconhecimento da deficiência desta enzima é importante, já que órgãos internos, como fígado e pulmões, são afetados, podendo levar a cirrose e enfisema.

A paniculite é a mais importante manifestação dermatológica dessa doença, sendo mais comum em pacientes homozigotos ZZ. Incide mais em adultos acima de 40 anos, do sexo feminino. Caracteriza-se por nódulos subcutâneos dolorosos, frequentemente na porção proximal das extremidades inferiores, podendo surgir também nos braços, no tronco e na face e, ainda, em áreas de trauma, cirurgia ou desbridamento. Tendem a ulcerar com eliminação de material oleoso que representa a necrose dos adipócitos. Quando as lesões se resolvem, deixam cicatriz atrófica.

Na histopatologia, encontra-se necrose intensa dos lóbulos, que surge de maneira focal, com adipócitos necróticos, contendo neutrófilos e histiócitos. Há neutrófilos no colágeno da derme reticular. Pode haver destruição das fibras elásticas e dos septos subcutâneos em função do intenso infiltrado neutrofílico. Em estágios mais avançados, a necrose é menos evidente e os lóbulos aparecem ocupados por histiócitos espumosos, linfócitos e fibrose.

O tratamento com dapsona, na dose de 50 a 100 mg/dia, é bastante efetivo tanto para remissão quanto para manutenção, sendo considerado de primeira linha também pelo custo e pela praticidade; doxiciclina 100/200 mg/dia é uma alternativa. O tratamento com corticoterapia sistêmica proporciona resultados precários. A infusão venosa de α_1-antitripsina 60 mg/kg/semana está indicada nos casos graves e a resposta é relativamente rápida, com desaparecimento da paniculite na terceira semana. Recorrências são esperadas quando o nível de α_1-antitripsina cai abaixo de 50 mg/dL. Plasmaférese pode ser útil e, eventualmente, o transplante hepático. Ingesta alcoólica deve ser reduzida ou cessada.

Lipodermatoesclerose (paniculite esclerosante)

Como sinonímia temos paniculite esclerosante *paniculite esclerodermiforme*, *lipodermatoesclerose* ou *alterações lipomembranosas na paniculite crônica*. Está frequentemente associada a insuficiência venosa crônica, isquemia arterial e tromboflebite. Caracteriza-se por placas induradas bilaterais com eritema, edema, telangiectasia e hiperpigmentação dos membros inferiores, poupando os pés. Esse envolvimento lembra uma “garrafa invertida”, condição secundária à fibrose e à esclerose, resultando em atrofia do tecido subcutâneo (Figura 34.9). Na fase crônica, a pele pode ser íntegra ou apresentar ulcerações espontâneas ou ao mínimo trauma. É o tipo mais comum de paniculite ulcerada.

Na histopatologia, independentemente do estágio evolutivo da doença, há características da dermatite de estase, com proliferação dos capilares e das vênulas da derme papilar, fibrose e abundante deposição de hemossiderina. Nos estágios iniciais, o infiltrado inflamatório linfocítico está entre as fibras colágenas septais. Há também áreas de necrose isquêmica no centro dos lóbulos. São observados cistos recobertos por membrana eosinofílica com delicadas projeções para o interior dos mesmos, a chamada “lipomembrana”. Os vasos estão congestionados, podendo haver extravasamento de hemácias, hemossiderina e necrose do endotélio. Nos estágios tardios, os septos estão fibróticos, resultando em atrofia subcutânea.

É uma condição de difícil manuseio, e o tratamento deve visar à doença de base. Além disso, drenagem linfática manual diariamente, mobilização ativa e passiva várias vezes ao dia,

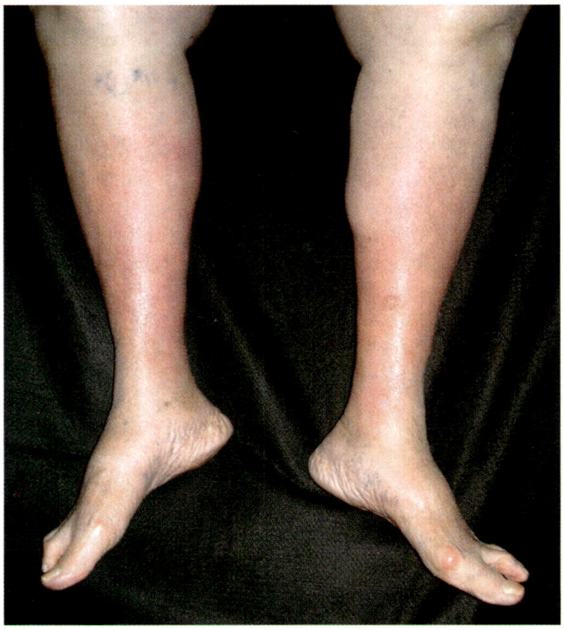

Figura 34.9 Lipodermatoesclerose. Observa-se o aspecto de "garrafa invertida" mais perceptível à esquerda.

evitar ficar com os membros para baixo, assim como fazer o uso de meia elástica e elevação do pé da cama ou do colchão (livros, travesseiros não são efetivos).

Linfoma subcutâneo de células T tipo paniculite

Ver este item no Capítulo 55.

Bibliografia

Classificação das paniculites

Habicheyn SH, Palacios JMS, Ruiz AIB. Ultrasound in the management of inflammatory dermatosis. *Actas Dermosifiliogr.* 2015 Nov;106(1):41-8.

Requena L, Yus ES. Panniculitis. Part I. Mostly septal panniculitis. *J Am Acad Dermatol.* 2001 Aug;45(2):163-83.

Requena L, Yus ES. Panniculitis. Part II. Mostly lobular panniculitis. *J Am Acad Dermatol.* 2001 Sep;45(3):325-61.

Shavit E, Marzano AV, Alavi A. Ulcerative versus non-ulcerative panniculitis: is it time for a novel clinical approach to panniculitis? *Int J Dermatol.* 2021 Apr;60(4):407-17.

Paniculites predominantemente septais

Anan T, Imamura T, Yokoyama S, Fujiwara S. Erythema nodosum and granulomatous lesions preceding acute myelomonocytic leukemia. *J Dermatol.* 2004 Sep;31(9):741-7.

Bazex A, Salvador R, Dupré A *et al.* Vilanova and Pinol subacute and migratory hypodermitis. *Bull Soc Fr Dermatol Syphiligr.* 1968;75(3):321.

Cahill J, Sinclair R. Cutaneous manifestations of systemic disease. *Austr Fam Phys.* 2005 May;34(5):335-40.

Sterling JB, Heymann WR. Potassium iodide in dermatology: a 19th century drug for the 21st century-uses, pharmacolgy, adverse effects, and contraindications. *J Am Acad Dermatol.* 2000 Oct;43(4):691-7.

Thurber S, Kohler S. Histopathologic spectrum of erythema nodosum. *J Cut Pathol.* 2006 Jan;33(1):18-26.

Paniculites predominantemente lobulares

Baselga E, Margall N, Barnadas MA *et al.* Detection of Mycobacterium tuberculosis DNA in lobular granulomatous panniculitis (erythema induratum-nodular vasculitis). *Arch Dermatol.* 1997 Apr;133(4):457-62.

Borges AS, Brasileiro A, Apetato M. Vasculite nodular associada a adenocarcinoma do pulmão. *An Bras Dermatol.* 2020 Nov-Dez;93(6):887-9.

Dahl PR, Su WP, Cullimore KC, Dicken CH. Pancreatic panniculitis. *J Am Acad Dermatol.* 1995 Sep;33(3):413-7.

Flory CM. Fat necrosis of newborn; report of a case with necrosis of the subcutaneous and visceral fat. *Arch Pathol (Chic).* 1948 Mar;45:278-88.

Förström L, Wilkelmann RK. Factitial panniculitis. *Arch Dermatol.* 1974 Nov; 110(5):747-50.

Franciosi NA, Ralph J, O'Farrell NJ *et al.* Alpha 1 antytrypsin deficiency-associated panniculitis. *J Am Acad Dermatol.* 2022 Out;87(4):825-32.

Ishikawa O, Tamura A, Ryuzaki K *et al.* Membranocystic changes in the panniculitis of dermatomyositis. *Br J Dermatol.* 1996 Apr;134(4):773-6.

Janis JF, Winkelmann RK. Histopathology of the skin in dermatomyositis. A histopathologic study of 55 cases. *Arch Dermatol.* 1968 Jun;97(6):640-50.

Mather MK, Sperling LC, Sau P. Subcutaneous fat necrosis of the newborn. *Int J Dermatol.* 1997 Jun;36(6):450-2.

Nagore E, Sánchez-Motilla JM, Rodríguez-Serna M *et al.* Lipoatrophia semicircularis a traumatic panniculitis: report of seven cases and review of the literature. *J Am Acad Dermatol.* 1998 Nov;39(5 Pt 2):879-81.

Oliveira A, Rodrigues S, Jorge R, Crespo J. Weber-Christian disease: unknown etiology systemic panniculitis. *Acta Med Port.* 2010 Nov-Dec; 23(6): 1113-8.

Oswalt GC Jr, Montes LF, Cassady G. Subcutaneous fat necrosis of the newborn. *J Cut Pathol.* 1978 Aug;5(4):193-9.

Rudolph CM, Soyer HP, Schuller-Petrovic S, Kerl H. Foreign body granulomas due to injectable aesthetic microimplants. *Am J Surg Pathol.* 1999 Jan;23(1):113-7.

Schneider JW, Jordaan, HF. Histopathologic spectrum of erythema induratum of Bazin. *Am J Dermatopathol.* 1997 Aug;19(4):323-33.

Silverman RA, Newman AJ, Levine MJ, Kaplan B. Poststeroid panniculitis: a case report. *Pediatr Dermatol.* 1988 May;5(2):92-3.

Ter Poorten JC, Hebert AA, Ilkin R. Cold panniculitis in a neonate. *J Am Acad Dermatol.* 1995 Aug;33(2 Pt 2):383-85.

White JW, Winkelmann RK. Weber-Christian panniculitis: a review of 30 cases with this diagnosis. *J Am Acad Dermatol.* 1998 Jul;39(1):56-62.

Winkelmann RK, Barker SM. Factitial traumatic panniculitis. *J Am Acad Dermatol.* 1985 Dec;13(6):988-94.

Winkemann RK, Bowie EJ. Hemorrhagic diathesis associated with benign histiocytic, cytophagic panniculitis and systemic histiocytosis. *Arch Intern Med.* 1980 Nov;140(11):1460-3.

Zellman GL. Pancreatic panniculitis. *J Am Acad Dermatol.* 1996 Aug;35(2 Pt 1): 282-3.

Paniculites com padrão septal e lobular

Alegre VA, Winkelmann RK, Aliaga A. Lipomembranous changes in chronic panniculitis. *J Am Acad Dermatol.* 1988 Jul;19(1 Pt 1):39-46.

Jorizzo JL, White WL, Zanolli MD *et al.* Sclerosing panniculitis. A clinicopathologic assessment. *Arch Dermatol.* 1991 Apr;127(4):554-8.

Kye Y, Zhao G, Guhan S *et al.* Research letter: BRAF-inhibitor induced panniculitis – A systematic review. *J Am Acad Dermatol.* 2024;90(2):420-3.

Oliveira P, Paz-Melgar L, Takahashi MDF *et al.* Alpha-1-antitrypsin deficiency associated with panniculitis treated with plasma exchange therapy. *Inter J Dermatol.* 2004(9);43:693-7.

Smith K. Alpha-1-antitrypsin deficiency-associated panniculitis. *Inter J Dermatol.* 2004 Sep;43(9):698.

35

Lipodistrofias

Marcio Soares Serra ◆ Leonardo Zacharias Gonçalves ◆ David Rubem Azulay

Lipodistrofia é um termo frequentemente empregado como sinônimo de lipoatrofia. Porém, esta indica diminuição ou ausência de tecido adiposo, enquanto lipodistrofia significa aumento ou diminuição desse tecido, englobando processos como hiperplasia, hipertrofia ou atrofia.

As lipodistrofias correspondem a um grupo de doenças raras cuja manifestação clínica é a perda parcial ou quase completa de panículo adiposo. Elas podem ser classificadas em três grandes grupos: *generalizadas*, *parciais* (extensa, mas não generalizada) ou *localizadas* (limitada a área isolada). As lipodistrofias generalizadas (LG) e parciais (LP) podem ser de natureza genética ou adquirida, enquanto as localizadas (LL) são adquiridas. Embora essas síndromes tenham causas heterogêneas, frequentemente apresentam distúrbios metabólicos como resistência à insulina, dislipidemia e diabetes. A histopatologia confirma a diminuição do tecido subcutâneo, acompanhada ou não de processo inflamatório.

Lipodistrofias generalizadas

A perda da gordura é progressiva e total, inclusive extracutânea, porém com discreta preservação da gordura mamária. Caso ocorra ao nascimento ou surja nos 2 primeiros anos de vida, é conhecida como *síndrome de Berardinelli-Seip*; nesse caso, é de transmissão autossômica recessiva. Se for adquirida, aparece após a primeira década de vida, sendo conhecida como *síndrome de Lawrence-Seip*.

Síndrome de Berardinelli-Seip (LG congênita)

Há dois subtipos genéticos descritos até hoje: o tipo 1, com mutações no gene *AGPAT2*, e o tipo 2, com mutações no gene *BSCL2*.

Caracteriza-se clinicamente por perda generalizada de gordura, inclusive a de Bichat, o que causa ao indivíduo um aspecto considerado cadavérico; justamente pela perda generalizada de gordura, as pessoas afetadas ficam com uma aparência atlética. Os achados dermatológicos são: acantose *nigricans*, hipertricose, hiperidrose, xantomas e espessamento da pele. Os pacientes acometidos apresentam características de uma síndrome anabólica com hipertrofia muscular e veias superficiais proeminentes, acromegalia facial e acral e distúrbios metabólicos, como resistência à insulina e hiperlipidemia. Na adolescência, pode ocorrer diabetes cetótico resistente. A organomegalia é variável, podendo afetar fígado, rins, coração e sistema nervoso central. O aumento da genitália é encontrado principalmente em mulheres. Além disso, pode haver disfunção do eixo hipotalâmico-pituitário, dilatação dos ventrículos centrais e baixa inteligência ou, em alguns casos, retardo mental. A idade média de óbito é aos 32 anos (Figuras 35.1 e 35.2).

Síndrome de Lawrence (LG adquirida)

Não há problema genético conhecido. Um terço dos pacientes apresenta antecedente de episódio infeccioso febril ou de doenças autoimunes (tireoidite, artrite reumatoide, entre outras), e 25% dos casos são precedidos por paniculites. A lipoatrofia se desenvolve de maneira insidiosa e apenas se torna aparente após a infância, antes dos 15 anos e raramente após os 30 anos. Acomete três vezes mais as mulheres. Diabetes melito insulinorresistente e alterações do metabolismo lipídico são menos observados nesse caso do que na forma genética. Pode haver comprometimento hepático e a possibilidade de desenvolver cirrose com o tempo, fator que frequentemente leva o paciente a óbito. Os rins, o coração e o sistema nervoso central praticamente não são afetados na síndrome de Lawrence.

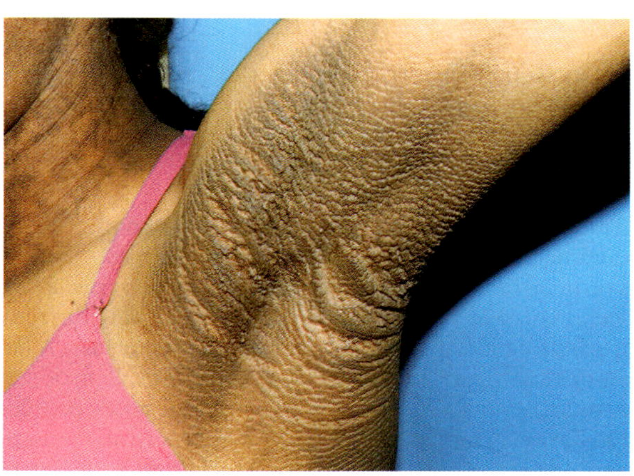

Figura 35.1 Síndrome de Berardinelli-Seip – exuberante acantose *nigricans* na região axilar. (Cortesia da Dra. Eliane Abad.)

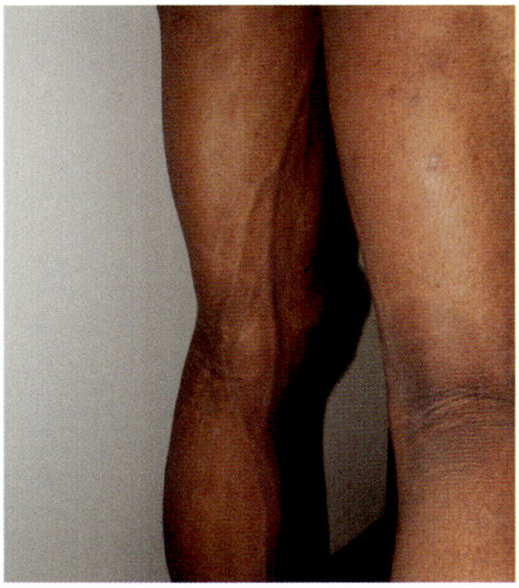

Figura 35.2 Síndrome de Berardinelli-Seip – flebomegalia e hipertrofia muscular. (Cortesia da Dra. Simone Saintive.)

Diagnóstico diferencial das LG

No diagnóstico diferencial das LG, podem ser observadas síndromes complexas que envolvem lipodistrofia, como o *leprechaunismo* (*síndrome de Donohue*), uma síndrome hereditária mal definida e caracterizada por lipodistrofia total, hipertricose, fácies de "gnomo", hipertrofia dos genitais externos, retardo do crescimento, resistência periférica à insulina e morte precoce. Outras síndromes envolvidas são: síndrome SHORT, síndrome de progéria, síndrome de Cockayne e síndrome AREDYLD (ver Apêndice 2, *Epônimos e Acrônimos em Dermatologia*).

Acesse o material:

https://uqr.to/217et

Lipodistrofias parciais

Enquanto as LG são raríssimas, as LP localizadas são menos raras. Atualmente, a lipodistrofia em pacientes portadores de HIV/AIDS em uso de terapia antirretroviral (HAART) é o subtipo mais comum.

Lipodistrofia parcial familial (síndrome de Kobberling-Dunnigan)

São duas síndromes em uma, descritas por dois autores diferentes, Kobberling e Dunnigan, sendo esta última a mais prevalente. As variantes provavelmente correspondem a diferentes fenótipos, e, por esse motivo, são englobadas sob a denominação comum de *síndrome de Kobberling-Dunnigan*.

É uma doença rara, com herança autossômica dominante, que predomina no sexo feminino e tem sido relacionada com mutações no gene *LMNA* no cromossomo 1q21-22 e no gene *PPARG*. Em geral, surge na puberdade. As gorduras visceral e da face são poupadas, estando apenas ocasionalmente aumentadas. A fácies acromegálica e o queixo duplo são característicos, além de serem observados perda da gordura nos membros inferiores, com acentuação das veias subcutâneas e aspecto de hipertrofia muscular, e perda ou excesso de gordura no tronco. Outras manifestações associadas são hipertrigliceridemia com xantomas, diabetes insulinorresistente, ovário policístico e seus sintomas.

Lipodistrofia parcial familiar com displasia mandibuloacral é variante rara, caracterizada por hipoplasia mandibular e clavicular, baixa estatura, voz estridente e alterações ectodérmicas da pele.

Lipoatrofia parcial (doença de Barraquer-Simons ou lipodistrofia progressiva)

Ocorre três vezes mais em mulheres e é o segundo tipo mais comum de lipodistrofia não localizada depois da relacionada com a HAART. Começa, em geral, na pré-puberdade (entre 8 e 10 anos), precedida por uma doença viral febril, resultando em perda gradual, lenta, progressiva e simétrica de gordura, com distribuição cefalocaudal, descendo até as coxas, o que causa aspecto cadavérico. Ocasionalmente há manutenção ou, até mesmo, aumento da gordura dos membros inferiores. É frequente o desenvolvimento de glomerulonefrite mesangiocapilar associada à hipocomplementemia (QC_3), o que provoca, muitas vezes, infecções bacterianas repetidas, sendo necessário o uso de antibióticos profiláticos.

Diabetes insulinodependente ocorre em 30% dos casos, e outras manifestações de natureza autoimune podem se associar esporadicamente. Determinados casos apresentaram perfis de hemilipoatrofia, e alguns casos raros foram descritos, com perfis de hemilipodistrofia em que a metade da face e a do tronco são afetadas.

Recentemente, foram indicadas mutações no gene *LMNB2* em quatro pacientes com lipodistrofia adquirida parcial.

Lipodistrofia associada a HIV/AIDS

A lipodistrofia associada à infecção pelo HIV, também denominada *síndrome lipodistrófica*, pode ser causada pelo próprio vírus e acelerada ou agravada pelo uso contínuo das medicações antirretrovirais. Inicialmente relacionada apenas com o uso dos inibidores de protease, novos estudos demonstraram sua associação também ao uso de nucleosídios inibidores da transcriptase reversa (NITR), principalmente a estavudina (d4T) que, por sua alta toxicidade mitocondrial, causando lipoatrofia grave, atualmente já não é mais utilizado nos esquemas de terapia antirretroviral. Essa síndrome é caracterizada por provocar distúrbios metabólicos (dislipidemia, aumento da resistência periférica à insulina e intolerância à glicose), associados à redistribuição anormal da gordura (lipo-hipertrofia central e lipoatrofia periférica). Essas alterações podem se encontrar isoladas ou associadas em um mesmo paciente. A prevalência da síndrome é estimada em 11 a 83% dos casos.

De aspecto multifatorial, sua fisiopatologia ainda não está bem esclarecida. Vários fatores podem contribuir para a redistribuição da gordura corporal e as alterações metabólicas, como: toxicidade mitocondrial nos adipócitos; aumento do gasto de energia corporal em repouso; hipermetabolismo adaptativo em função da inabilidade de armazenar gordura; modificação dos níveis de expressão da lipina no tecido adiposo; e alteração da adipogênese ou da diferenciação dos adipócitos.

As alterações anatômicas em virtude da redistribuição da gordura corporal são as mais evidentes para os pacientes e, dependendo da gravidade, podem ser estigmatizantes. As manifestações de lipo-hipertrofia mais comuns são acúmulo de gordura na região dorsocervical ("giba de búfalo" – Figura 35.3), abdome globoso, aumento das mamas nas mulheres, pseudoginecomastia nos homens e lipomas. Na lipoatrofia pode-se observar perda dos coxins de gordura da face (Figura 35.4),

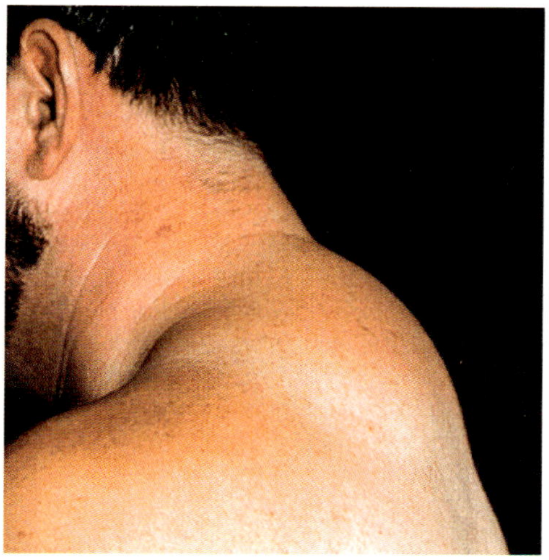

Figura 35.3 Síndrome de redistribuição da gordura ("giba de búfalo") em paciente com AIDS.

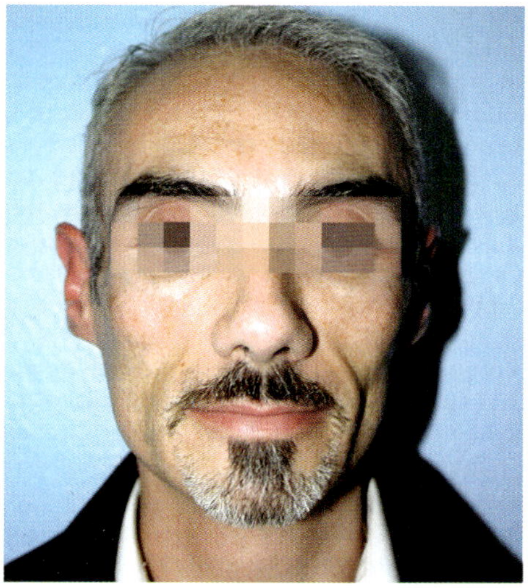

Figura 35.4 Lipodistrofia facial em paciente com AIDS.

levando ao afinamento facial, o que confere um aspecto mais envelhecido aos pacientes, ou até mesmo fácies cadavérica em casos mais graves. A perda de gordura dos membros superiores e inferiores também acarreta seu afinamento e evidenciação do desenho vascular venoso. A lipoatrofia da região glútea pode levar a modificação do contorno corporal e exposição do ânus, causando desconforto e/ou dor para os pacientes quando necessitam sentar em superfícies rígidas ou por períodos prolongados (Figura 35.5).

Além da alteração da silhueta, essas mudanças no corpo causadas pela lipodistrofia suscitam em desgaste da autoimagem, diminuição da autoestima e consequente comprometimento da qualidade de vida dos pacientes.

A troca do esquema antirretroviral pode auxiliar, principalmente, no tratamento das alterações metabólicas, mas pouco influencia as mudanças corporais. As lesões de lipo-hipertrofia podem ser tratadas com lipoaspiração ou cirurgia tradicional. O transplante autólogo de gordura pode ser utilizado para o tratamento da lipoatrofia das nádegas e dos membros inferiores, naqueles pacientes que têm área doadora suficiente para o procedimento. Dentre todas as manifestações corporais que ocorrem

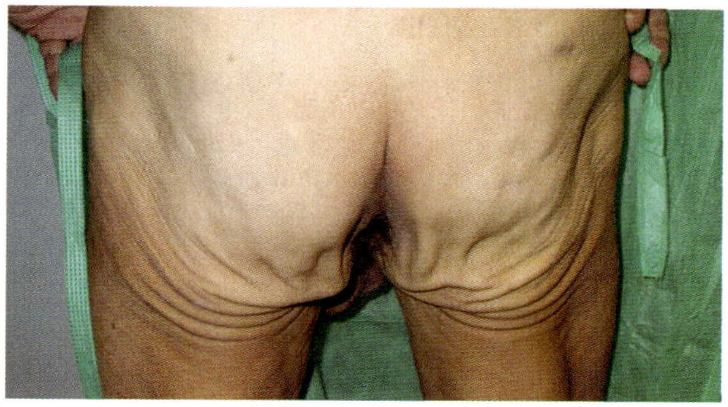

Figura 35.5 Lipodistrofia da região glútea em paciente com AIDS.

na síndrome lipodistrófica relacionada com HIV/AIDS, a lipoatrofia facial é a mais estigmatizante. Seu tratamento é realizado, com sucesso, pelo preenchimento facial com polimetilmetacrilato (PMMA), preenchedor permanente que também pode ser utilizado no tratamento da lipoatrofia corporal, principalmente nádegas (ver Capítulo 97).

Síndrome CANDLE

A dermatose neutrofílica atípica crônica com lipodistrofia e hipertermia (CANDLE, do inglês *chronic atypical neutrophilic dermatitis with lipodystrophy and elevated temperature*) caracteriza-se por placas eritemato-violáceas anulares, lipodistrofia facial progressiva, artralgia, febre periódica e atraso no desenvolvimento (ver Capítulo 26).

Lipoatrofias localizadas

Ocorrem algumas formas de apresentação e parecem ser variantes de um mesmo processo. Manifesta-se com uma ou várias áreas deprimidas, geralmente nas extremidades proximais, variando em um pouco mais de 20 cm de diâmetro.

Lipoatrofia semicircular

A lesão tem de 2 a 4 cm de largura e, ocasionalmente, circunda toda ou parcialmente determinada região, que pode ser coxas, tornozelos ou braços; raramente ocorre em mais de uma faixa. Em geral, é assintomática, prevalece em mulheres e desaparece espontaneamente entre 9 meses e 4 anos (Figura 35.6).

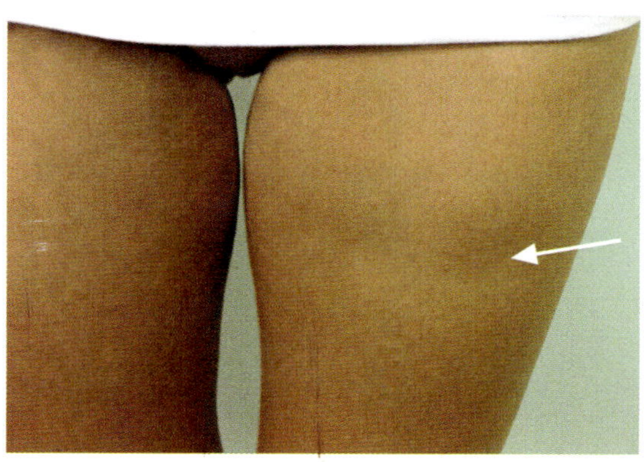

Figura 35.6 Lipoatrofia semicircular (*seta branca*). (Arquivo do Hospital Federal da Lagoa.)

Lipoatrofia involucional

É idiopática, caracterizada por perda de gordura focal de maneira não inflamatória, variando de 2 a 8 cm de diâmetro de localização mais comumente nas nádegas e nas extremidades proximais. Em geral acomete mais mulheres. É comum a ocorrência, em homens após os 50 anos, de perda do panículo adiposo das nádegas.

Lipodistrofia centrífuga

Observada geralmente até os 5 anos de idade, sobretudo em crianças asiáticas. Há uma área bem demarcada de lipoatrofia com eritema e descamação periférica no tronco ou abdome, associada à linfadenopatia regional. Regride espontaneamente até a idade adulta.

Lipoatrofia hemifacial linear não progressiva tardia

Ocorre na região malar, principalmente em idosos.

Lipoatrofia inflamatória local

Inicia-se com nódulos inflamatórios que evoluem com a atrofia, predominantemente, das extremidades. Devem-se excluir outras causas de paniculite, sobretudo as colagenoses.

Lipodistrofia relacionada à insulina

O uso contínuo de insulina no mesmo local, em geral a menos purificada, pode causar dois padrões distintos de resposta. No primeiro, chamado *tumor insulínico*, ocorre hipertrofia do tecido adiposo e/ou fibroso. No segundo, há perda da gordura, com consequente atrofia.

Outros fármacos de uso injetável relacionados com lipodistrofias são: corticosteroides, antibióticos, ferro, heparina, vacinas e hormônio de crescimento. Os corticosteroides injetáveis são de longe a causa mais frequente e pode ser por quantidade/concentração exagerada (não devendo passar de 0,03 mL por punctura). Uma forma exuberante de ocorrência é quando os sais do corticosteroide de depósito se precipitam na lesão, o que ocorre com a triancinolona 40 mg/dL (Figura 35.7).

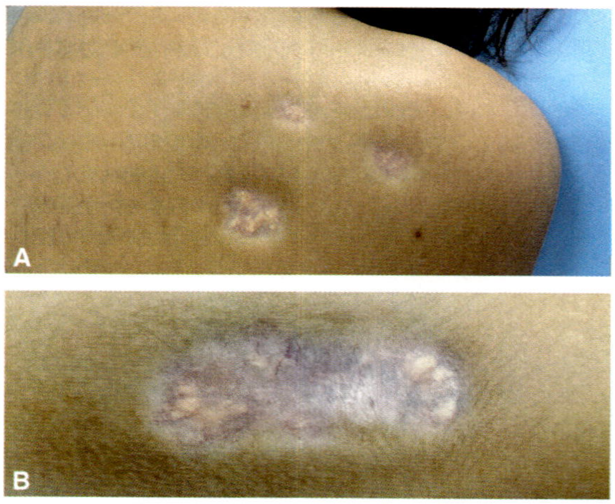

Figura 35.7 **A.** Atrofia exuberante em várias lesões por deposição de sais de corticosteroide (triancinolona 40 mg/mL). **B.** Mesmo paciente da Figura A.

Tratamento das lipodistrofias localizadas com insulina

Estudos sugerem que a insulina tem a ação de promover a adipogênese, por meio da ativação da sinalização do receptor IGF1, induzindo a proliferação e a diferenciação de adipócitos. Dessa forma, essa propriedade anabólica pode ser usada terapeuticamente em situações de perda de tecido adiposo, como nas lipoatrofias. Relatos de casos com a administração subcutânea de insulina peri e intralesional, em áreas de atrofia do tecido adiposo, mostraram a redução e o desaparecimento da lesão no local tratado após alguns meses de sucessivas aplicações. A técnica consiste em aspirar 2 UI de insulina (NPH ou Regular) com uma seringa de 1 mL; em seguida, descartar esse volume, pois utilizaremos apenas a quantidade residual na haste da agulha, e aspirar 1 mL de soro fisiológico a 0,9% com a mesma seringa e agulha utilizadas na etapa anterior, administrar nas bordas da lesão atrófica, em angulação de 45 graus e em direção ao centro, um volume de 0,1 mL a cada punctura. É necessário circundar toda a borda da lesão lipoatrófica. A periodicidade das administrações dessa solução é quinzenal, porém a duração do tratamento varia conforme a resposta do paciente.

Tratamento de feridas crônicas

A insulina é um hormônio peptídico e um fator de crescimento com importantes funções fisiológicas. Além de atuar no metabolismo de todas as células, ela desempenha um papel importante no processo de restauração de feridas e recuperação de atrofias cutâneas e subcutâneas, já que tem grande capacidade mitogênica. Esse fator de crescimento é capaz de melhorar o processo de cicatrização, uma vez que os receptores do hormônio de crescimento estão presentes em todas as células e contam com inúmeras funções, como regular as respostas oxidativas e inflamatórias; diminuir os níveis de espécies reativas de oxigênio; induzir o recrutamento precoce de neutrófilos; exercer efeito anti-inflamatório, aumentando o número de macrófagos e níveis de IL-10 para eliminar o tecido morto; aumentar a migração de queratinócitos, acelerando a reepitelização; aumentar a reação fibroblástica; ter efeitos angiogênicos, entre outros. Sabe-se que a aplicação da insulina de forma sistêmica tem efeitos promissores na cicatrização de feridas nos pacientes diabéticos e não diabéticos. Os estudos mais atuais evidenciam os benefícios da aplicação tópica da insulina para a recuperação de feridas de difícil cicatrização. A insulina tópica pode ser administrada por diferentes meios, como injeção local, spray, creme e até mesmo sistemas de curativos. Os trabalhos mais atuais mostram que aplicações intralesionais de 5 UI de NPH diluídos em 1 mL de soro fisiológico 0,9% exibem resultados promissores no tratamento de feridas. Além disso, pode-se associar o gotejamento diário de NPH puro no interior da ferida, deixando-o agir por pelo menos 15 minutos antes de fechar com curativo.

Bibliografia

Lipodistrofias generalizadas

Agarwal AK, Gark A. Genetic basis of lipodystrophies and management of metebolic complications. *Annu Rev Med.* 2006;57:297-311.

Bhayana S, Hegele RA. The molecular basis of genetic lipodystrophies. *Clin Biochem.* 2002 May;35(3):171-7.

Billings JK, Milgraum SS, Gupta AK *et al.* Lipoatrophic panniculitis: a possible autoimmune inflammatory disease of fat. Report of three cases. *Arch Dermatol.* 1987 Dec;123(12):1662-6.

Garg A. Acquired and inherited lipodysthrofies. *N Engl J Med.* 2004 Mar 18;350(12):1220-34.

Gomes KD, Pardini VC, Fernandes AP. Clinical and molecular aspects of Berardinelli-Seip Congenital Lipodystrophy (BSCL). *Clin Chim Acta.* 2009 Apr;402(1-2):1-6.

Misra A, Garg A. Clinical features and metabolic derangements in acquired generalized lipodystrophy: case reports and review of the literature. *Medicine (Baltimore).* 2003 Mar;82(2):129-46.

Ozbey H, Ozbey N, Tunnessen WW Jr. Picture of the month. Leprechaunism. *Arch Pediatr Adolesc Med.* 1998 Oct;152(10):1031-2.

Souza JB, Carvalho SP, Pereira LB, Vale ES. Você conhece esta síndrome? *An Bras Dermatol.* 2006 Jan-Fev;81(1):87-90.

Lipodistrofias parciais

Agarwal AK, Garg A. A novel heterozygous mutation in peroxisome proliferator-activated receptor-gamma gene in a patient with familial partial lipodystrophy. *J Clin Endocrinol Metab.* 2002 Jan;87(1):408-11.

Carr A, Samaras K, Burton S *et al.* A syndrome of peripheral lipodystrophy, hyperlipidaemia and insulin resistance in patients receiving HIV protease inhibitors. *AIDS.* 1998 May 7;12(7):F51-8.

Carvalho Costa IM, Salaro CP, Costa MC. Polymethylmethacrylate facial implant: a successful personal experience in Brazil for more than 9 years. *Dermatol Surg.* 2009 Aug;35(8):1221-7.

Domingo P, Matias-Guiu X, Pujol RM *et al.* Subcutaneous adipocyte apoptosis in HIV-1 protease inhibitor-associated lipodystrophy. *AIDS.* 1999 Nov 12;13(16):2261-7.

Ferrarini A, Millani D, Bottigelli N *et al.* Two new cases of Barraquer-Simons syndrome. *Am J Med Genet A.* 2004 May 1;126A(4):427-9.

Ferreira Marques J. Lipoatropia annularis: case of a so far not reported disease of panniculus adiposus. *Arch Dermatol Syph.* 1953;195(5):479-91.

Garg A. Lipodystrophies. *Am J Med.* 2000 Feb;108(2):143-52.

Hegele RA, Cao H, Liu DM *et al.* Sequencing of the reannotated LMNB2 gene reveals novel mutations in patients with acquired partial lipodystrophy. *Am J Hum Genet.* 2006 Aug;79(2):383-9.

Kosmiski LA, Bessesen DH, Stotz SA *et al.* Short-term overfeeding increases resting energy expenditure in patients with HIV lipodystrophy. *Am J Clin Nutr.* 2007 Oct;86(4):1009-15.

Lassalle S, Cervera P, Hofman V *et al.* Antiretroviral treatments-related lipodystrophy syndrome: clinico-pathological findings. *Ann Pathol.* 2005 Sep;25(4):309-17.

Lichtenstein KA, Ward DJ, Moorman AC *et al.* Clinical assessment of HIV-associated lipodystrophy in an ambulatory population. *AIDS.* 2001 Jul 27;15(11):1389-98.

Lindegaard B, Larsen LF, Hansen AB *et al.* Adipose tissue lipin expression levels distinguish HIV patients with and without lipodystrophy. *Int J Obes (Lond).* 2007 Mar;31(3):449-56.

McComsey G. Update on mitochondrial toxicity of antiretrovirals and its link to lipodystrophy. *AIDS Rev.* 2002 Jul-Sep;4(3):140-7.

Miller KD, Jones E, Yonavski JÁ *et al.* Visceral abdominal-fat accumulation associated with use of indinavir. *Lancet.* 1998 Mar 21;351(9106):871-5.

Orsi AT, Miranda AE, Souza AC *et al.* Lipoatrophy in patients with AIDS: treatment with polymethylmethacrylate in Amazonas, Brazil. *Int J Dermatol.* 2011 Oct;50(10):1255-8.

Owen KR, Donohoe M, Ellard S *et al.* Mesangiocapillary glomerulonephritis type 2 associated with familial partial lipodystrophy (Dunnigan-Kobberling syndrome). *Nephron Clin Pract.* 2004;96(2):c35-8.

Panse I, Vasseur E, Raffin-Sanson ML *et al.* Lipodystrophy associated with protease inhibitors. *Br J Dermatol.* 2000 Mar;142(3):496-500.

Peters JM, Barnes R, Bennett L *et al.* Localization of the gene for familial partial lipodystrophy (Dunnigan variety) to chromosome 1q21-22. *Nat Genet.* 1998 Mar;18(3):292-5.

Serra MS, Gonçalves LZ, Ramos-e-Silva M. Soft tissue augmentation with PMMA-microspheres for the treatment of HIV-associated buttock lipodystrophy. *Int J STD AIDS.* 2015 Mar;26:279-84.

Serra MS, Oyafuso LK, Trope BM *et al.* An index for staging facial lipoatrophy and evaluation of the efficacy of the treatment with polymethylmethacrylate in HIV/AIDS patients: a pilot study. *J Eur Acad Dermatol Venereol.* 2013 Aug;27(8):990-6.

van der Valk M, Gisolf EH, Reiss P *et al.* Increased risk of lipodystrophy when nucleoside analogue reverse transcriptase inhibitors are included with protease inhibitors in the treatment of HIV-1 infection. *AIDS.* 2001 May 4;15(7):847-55.

Lipoatrofias localizadas

Büyükgebiz A, Aydin A, Dündar B, Yörükoğlu K. Localized lipoatrophy due to recombinant growth hormone therapy in a child with 6.7 kilobase gene deletion isolated growth hormone deficiency. *J Pediatr Endocrinol Metab.* 1999 Jan-Feb;12(1):95-7.

Imamura S. Skin diseases first described in Japan. *Clin Dermatol.* 1999 Mar-Apr;17(2):117-26.

Peters MS, Wilkelmann RK. The histopathology of localized lipoatrophy. *Br J Dermatol.* 1986 Jan;114(1):27-36.

Sonnino M, Ribuffo D, Piovano L *et al.* Nonprogressive, late onset atrophy of the cheek. *Minerva Chir.* 2000 Dec;55(12):881-5.

Tratamento das lipodistrofias localizadas

Sarjeant K, Stephens JM. Adipogenesis. *Cold Spring Harb Perspect Biol.* 2012;4(9):a008417.

Smith PJ, Wise LS, Berkowitz R *et al.* Insulin-like growth factor-I is an essential regulator of the differentiation of 3T3-L1 adipocytes. *J Biol Chem.* 1988 Jul 5;263(19):9402-8.

Teuscher A. Treatment of insulin lipoatrophy with monocomponent insulin. *Diabetologia.* 1974 Jun;10(3):211-4.

Púrpuras e Afecções Vasculares

PARTE 13

36

Púrpuras

Karin Krause Boneti ◆ Larissa Hanauer ◆ Rubem David Azulay

A púrpura decorre de hemorragia dos vasos da derme e/ou hipoderme, cujas hemácias extravasadas são fagocitadas pelos macrófagos que transformam o pigmento hemoglobínico em hemossiderina, resultando em coloração castanho-amarelada. As lesões purpúricas são divididas pelo tamanho: *petéquias* são pequenas lesões puntiformes (1 a 2 mm) e *equimoses* têm diâmetro maior que 1 cm; a *víbice* é a púrpura linear, sempre de natureza traumática. Já o *hematoma* seria uma coleção maior, em geral, de natureza traumática. As lesões purpúricas diferem das eritematosas porque não desaparecem à vitropressão. É muito comum a associação do eritema à púrpura (lesão eritematopurpúrica). Nesse caso, a vitropressão faz desaparecer parcialmente a lesão.

De modo geral, as púrpuras podem ser classificadas em dois grandes grupos: *plaquetárias* (que podem ser inclusive funcionais); *vasculares* ou *não plaquetárias*.

Classificação das púrpuras

As púrpuras são classificadas em:

- plaquetárias:
  - trombocitopênica por alteração quantitativa das plaquetas. Pode ser idiopática ou secundária
  - disfunção plaquetária por alteração qualitativa das plaquetas. Pode ser adquirida ou hereditária
- vasculares:
  - alteração inflamatória da parede vascular
  - oclusão microvascular
  - defeito na própria parede ou em decorrência de frouxidão e ineslaticidade do tecido colágeno e elástico perivascular.

Na etiopatogenia das púrpuras, devemos pesquisar: medicamentos, infecções e outras doenças de base.

Diante de um caso de púrpura, impõe-se, de saída, proceder à prova do laço (quando só ela é positiva, orienta no sentido de púrpura vascular) e à contagem de plaquetas, as quais, quando estão baixas (menos de 50.000/mL) ou ausentes, indicam o diagnóstico de púrpura trombocitopênica. Às vezes, há a necessidade da realização de outros testes, como tempo de protrombina e de trombina, dosagem de fibrinogênio, assim como, mais raramente, a pesquisa de trombofilias.

O exame físico possibilita uma orientação diagnóstica razoável. O histórico de sangramentos em determinadas ocasiões (menstruação, extração de dentes) ou em certas partes do corpo (boca, aparelho urinário), com formação de grandes hematomas, sugere púrpura plaquetária. Por outro lado, lesões eritematopapulopetequiais com inflamação indicam púrpuras alérgicas e, mais frequentemente, do tipo vascular. Púrpura palpável é essencialmente mediada por imunocomplexos e tem como substrato patológico a vasculite leucocitoclástica. Lesões purpúricas perifoliculares e gengivais evidenciam deficiência de vitamina C. Lesões purpúricas em áreas expostas ao sol, especialmente mãos e antebraços, em pessoas idosas, apontam para púrpura senil. Petéquias conjuntivais, periorbitais e palatinas indicam a possibilidade de alteração da parede vascular por esforço físico (vômitos, tosse na amiloidose sistêmica primária); petéquias exclusivamente nos membros inferiores afastam a hipótese de púrpura trombocitopênica. A associação de prurido e petéquias sugere uma reação alérgica atuando na parede dos vasos. De valor tão grande ou até mesmo maior que o simples diagnóstico do tipo de púrpura é a procura de outras entidades nosológicas (lúpus sistêmico, leucemias, neoplasias e infecções, a ressaltar, dengue e covid-19) capazes de provocar púrpura sintomática. A história de uso de medicamentos é particularmente importante, uma vez que muitos deles podem causar púrpura por diferentes mecanismos.

Os fármacos podem agir por mecanismo imunológico citotóxico, que acarreta destruição das plaquetas (trombocitopênica), podendo ocorrer de três maneiras: (1) o complexo fármaco-anticorpo-complemento deposita-se sobre as plaquetas, causando a destruição delas (sulfa e quinidina); (2) a substância interage com a plaqueta, introduzindo haptenos na sua superfície e provocando a reação citotóxica (penicilina); (3) o fármaco lesa a plaqueta, expondo antígenos que estimulariam a produção de autoanticorpos (alfametildopa).

Os medicamentos também podem agir por alteração funcional das plaquetas (ácido acetilsalicílico, clopidogrel) ou por depressão da medula (citostáticos, AZT). Nesse caso, tem-se também o cloranfenicol, por mecanismo idiossincrásico e por destruição dos megacariócitos (fenilbutazona).

No que diz respeito às púrpuras vasculares, o mecanismo medicamentoso pode ser imunológico ou tóxico. Não se deve esquecer que praticamente todos os tipos de fármacos (diuréticos, antirreumáticos, analgésicos, antibióticos, antidiabéticos etc.) podem determinar os mais variados tipos de púrpuras.

Púrpura por trombocitose (oclusão vascular) pode ocorrer em determinadas situações clínicas. É frequente na trombocitose essencial e na policitemia *vera*, infrequente na trombocitose reativa ou pós-esplenectomia e ocasional em síndromes mielodisplásicas.

Formas clínicas de púrpuras

Uma descrição minuciosa de todos os tipos clínico-hematológicos de púrpuras pode ser encontrada em um compêndio de doenças hematológicas. Este capítulo se limitará a um estudo sumário de algumas modalidades de púrpuras de maior interesse para o dermatologista.

Púrpuras trombocitopênicas

Caracterizam-se por hemorragias de certo porte (hematúria, melena), com equimoses e petéquias, em geral nos membros inferiores, superiores e nas nádegas. Surgem quando a quantidade de plaquetas está abaixo de 50.000/mL.

Há dois grupos definidos: *idiopático* (*doença de Werlhof*) e *secundário*. A *púrpura trombocitopênica idiopática*, que está relacionada à produção de autoanticorpos, manifesta-se de duas maneiras bem definidas (Figura 36.1):

- aguda: inicia-se por infecção do trato respiratório superior, acomete mais crianças e adolescentes e, em geral, desaparece espontaneamente em 2 meses
- crônica: instala-se insidiosamente, com fases de remissões e exacerbações. Ocorre com maior frequência em mulheres adultas. A maioria dos pacientes com esse tipo apresenta anticorpo circulante antiplaquetário.

A *púrpura trombocitopênica secundária*, ou *sintomática*, é observada nas farmacodermias, colagenoses, neoplasias, infecções, doença de Wiskott-Aldrich, com uso de citostáticos e outras. Geralmente, o tratamento é feito com corticosteroides, sendo, em alguns casos, indicada a esplenectomia (Figura 36.2).

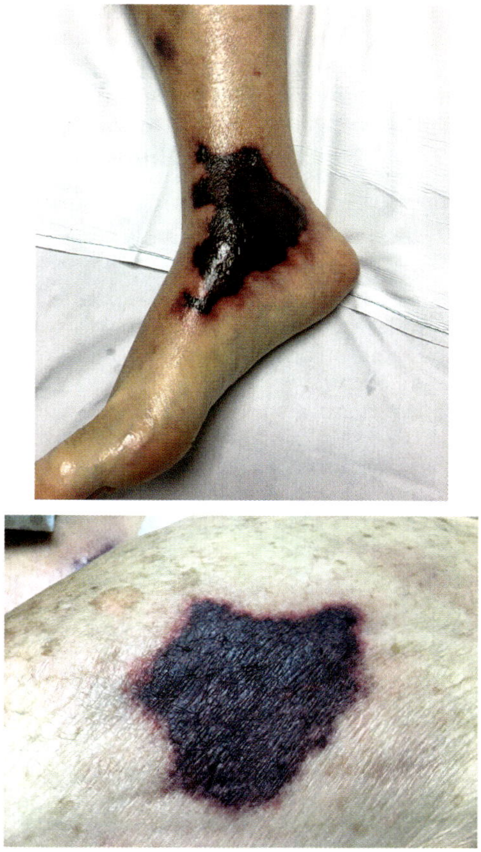

Figura 36.1 Púrpura trombocitopênica idiopática.

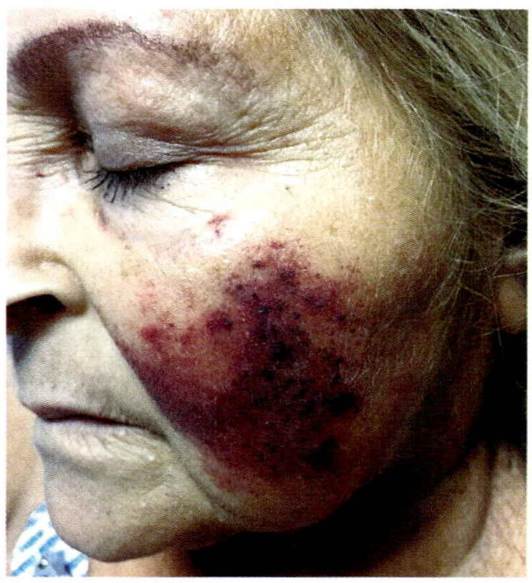

Figura 36.2 Púrpura trombocitopênica por metotrexato; paciente pancitopênica com artrite reumatoide. (Cortesia da Dra. Paula Regazzi.)

Púrpuras por disfunção plaquetária

Esse grupo caracteriza-se pelo fato de as plaquetas estarem normais em quantidade, porém anormais nas suas funções. Podem ser idiopáticas ou secundárias (medicamentos, outras doenças). São de maior interesse para o hematologista.

Nesse grupo estão os apresentados a seguir.

Púrpura *fulminans*. Caracterizada por cianose acral, com várias áreas de necrose simétrica, petéquias, pápulas e bolhas. Surge em crianças, após infecções, e quase sempre com êxito letal.

Púrpura por autossensibilização eritrocítica (púrpura de Diamond-Gardner). Ocorre em mulheres com distúrbios psicológicos e se caracteriza por lesões purpúricas dolorosas nas coxas, decorrentes de um mecanismo de autossensibilização às hemácias. O teste intradérmico com estroma de hemácias é positivo.

Púrpura em doenças sistêmicas. Insuficiência renal, diabetes, hemocromatose, amiloidose, por exemplo.

Púrpura disproteinêmica. Crioglobulinas, hiperglobulinemia e má absorção de vitamina K.

Púrpuras vasculares

Púrpura de Henoch-Schönlein

Ver Capítulo 37.

Púrpuras pigmentares crônicas (púrpuras dermatopáticas, angiites purpúricas e pigmentares)

Foram englobadas nesse grupo uma série de entidades descritas por vários autores, em épocas diferentes, mas que, na realidade, merecem ser agrupadas por suas características comuns: (1) localizam-se quase exclusivamente nos membros inferiores; (2) o comprometimento se faz, basicamente, na parede dos capilares (*capilarite*), com discretos grãos hemossiderínicos citoplasmáticos e pequenos focos inflamatórios, preferencialmente linfocíticos e macrofágicos; (3) causa desconhecida; (4) evolução crônica, às vezes com surtos de exacerbação; (5) ausência de alterações hematológicas; (6) prova do laço positiva apenas em alguns momentos da evolução; (7) lesões petequiais, telangiectasias, pigmentação puntiforme e, às vezes, pequenas pápulas e prurido; (8) nunca ulceram e não levam à esclerose.

Pequenas nuanças morfológicas podem permitir o reconhecimento dos vários quadros, embora os modos de passagem, ou *borderline*, dificultem a classificação e, até certo ponto, reforcem a ideia do grupamento.

Assim, tem-se:

- forma anular telangiectásica de Majocchi: as telangiectasias são bem nítidas, e a morfologia das lesões é predominantemente anular ou em arcos de círculo. É mais frequente nas mulheres e é bilateral
- forma pigmentar progressiva de Schamberg: há de se destacar a evolução que se faz ascendente e progressivamente dos pés para as pernas, coxas, nádegas e até mesmo o baixo-ventre. O aspecto morfológico de pequenas telangiectasias puntiformes lembra o grão de pimenta-de-caiena (Figuras 36.3 e 36.4). É mais frequente no homem e, em geral, é unilateral. Existem relatos de sucesso no tratamento da púrpura de Schamberg com colchicina 0,5 mg, 2 vezes/dia
- forma liquenoide de Gougerot-Blum: há predominância e evidência nítida de pápulas. Geralmente é bilateral e menos comum no sexo masculino
- forma eczematoide de Doucas e Kapetanakis: em geral, o prurido está presente e há uma tendência exsudativa
- forma líquen *aureus*: há pápulas pequenas e agrupadas, de tonalidade amarelada que lembra o ouro (daí o nome).

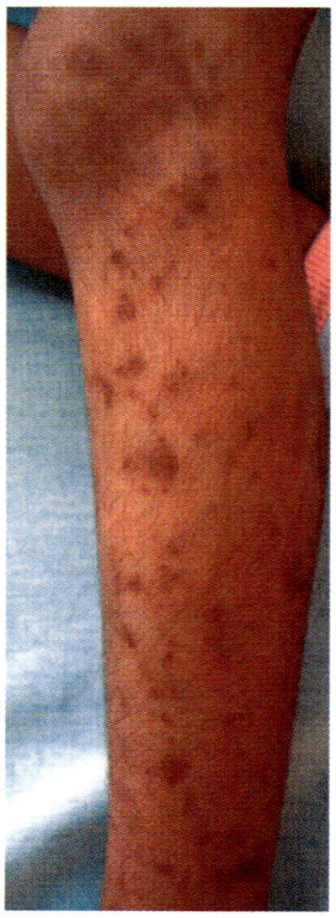

Figura 36.3 Púrpura de Schamberg unilateral. (Arquivo do IDPRDA-SCMRJ.)

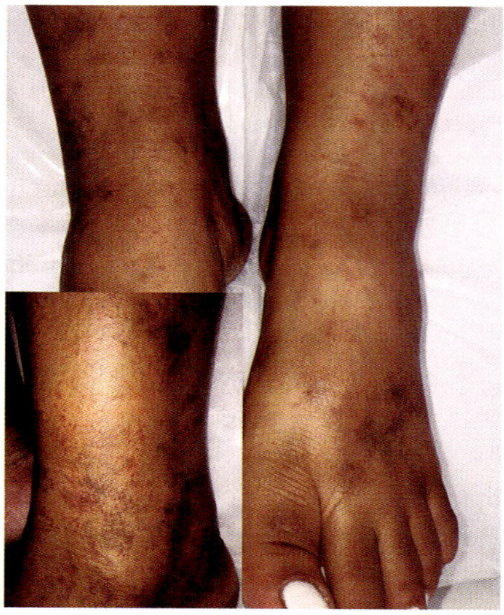

Figura 36.4 Púrpura de Schamberg bilateral. (Cortesia do Dr. Edgar Ollague.)

Angiodermite pigmentar e purpúrica de Favre e Chaix

Há autores que a incluem no grupo das púrpuras pigmentosas crônicas. Entretanto, ela pode ser estudada como entidade à parte, já que, muitas vezes, evolui com ulceração e esclerose no membro inferior. Apresenta, inicialmente, pequenas lesões purpúricas puntiformes, que ao se repetirem, com frequência, levam ao acúmulo de hemossiderina; este achado revela a cronicidade do processo (Figura 36.5) – Capítulo 38, item *Úlcera angiodérmica* (*Favre*).

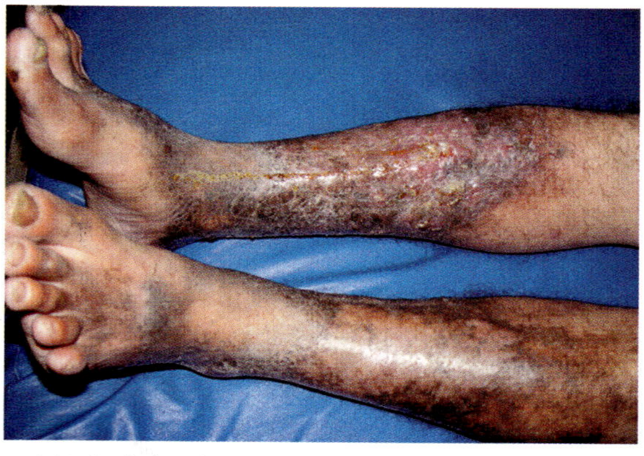

Figura 36.5 Angiodermite pigmentar e purpúrica. (Arquivo do IDPRDA-SCMRJ.)

Púrpura do escorbuto

É também uma púrpura vascular, que ocorre devido à diminuição da síntese de colágeno, na qual as células do endotélio vascular estão marcadamente alteradas (Capítulo 65, item *Desvitaminodermias*).

Púrpura vascular tóxico-alérgica

Substâncias medicamentosas e, principalmente, aditivos alimentares (tartrazina) podem provocar alterações da parede dos capilares, seja por mecanismo tóxico ou alérgico.

Púrpura senil

Caracteriza-se por equimoses e algumas petéquias nos antebraços e no dorso das mãos de pessoas idosas, sem que haja qualquer defeito no mecanismo da coagulação (Figura 36.6). Decorre da frouxidão e fraqueza do tecido colágeno e elástico perivascular, o que leva à ruptura do vaso. Faz parte do quadro clínico da dermatoporose ou insuficiência cutânea crônica devido ao envelhecimento populacional (Capitulo 31, *Dermatoses Atróficas e Escleróticas*). O mesmo mecanismo é invocado para as lesões purpúricas que ocorrem no pseudoxantoma elástico, nas síndromes de Ehlers-Danlos, de Marfan e de Cushing, e nos casos de corticoterapia prolongada.

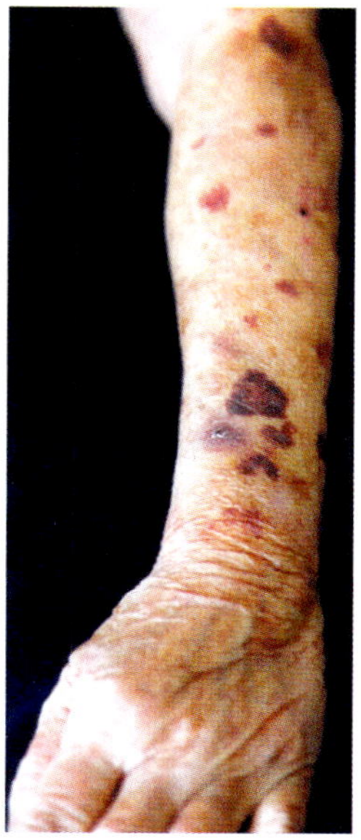

Figura 36.6 Púrpura senil devido à atrofia e à inelasticidade do colágeno perivascular que ocorre em idosos e, muitas vezes, facilitada pelo uso de antiagregante plaquetário. (Cortesia da Dra. Vivian Vianna.)

Púrpura de natureza infecciosa

Por mecanismo infeccioso propriamente dito, pelo desencadeamento de uma coagulopatia de consumo ou por mecanismo imunitário podem ocorrer manifestações purpúricas em determinadas infecções (meningococcemia, endocardite bacteriana, riquetsioses, entre outras).

Acroangiodermatite (pseudossarcoma de Kaposi)

As lesões são geralmente pequenas, eritematopurpúricas, por vezes pápulas ou placas localizadas, em geral nos membros inferiores, uni ou bilaterais; raramente ocorrem nas mãos. Pode haver vesículas, edema e ulcerações, além de dor. O quadro clínico é consequência da alta pressão venosa por conta de veias incompetentes (*tipo Mali*) ou, menos frequentemente, de anormalidades arteriovenosas congênitas ou adquiridas (*tipo Bluefarb-Stewart*) (Figura 36.7).

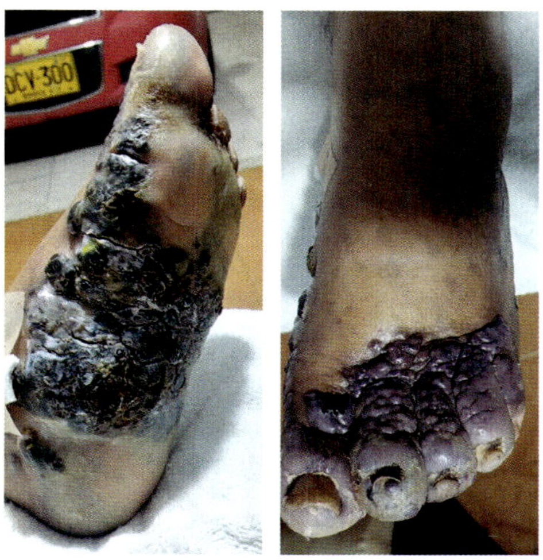

Figura 36.7 Acroangiodermatite. Paciente de 70 anos que sempre exerceu a profissão de motorista. (Cortesia do Dr. Raphael Rivera.)

No diagnóstico diferencial clínico, temos que levar em consideração: sarcoma de Kaposi (SK), vasculite, púrpura trombocitopênica crônica ou sintomática (farmacodermia, infecciosa etc.) e púrpuras dermatopáticas.

A histopatologia se assemelha à do SK, por isso nem sempre é fácil diferenciá-la. Porém, na acroangiodermatite (ACD), os vasos são bem regulares, sem a presença das fendas frequentemente observadas no SK, em que o extravasamento hemático é menos intenso e há menor quantidade de pigmento hemossiderínico. Há casos em que se torna necessário recorrer à pesquisa do antígeno CD34, presente em 100% dos casos de SK e ausente na ACD, assim como a pesquisa do herpes-vírus 8. O tratamento visa solucionar, dentro do possível, a doença vascular.

Bibliografia

Aiba S, Tagami H. Immunohistologic studies in Schamberg's disease. Evidence for cellular immune reaction in lesional skin. *Arch Dermatol.* 1988 Jul;124(7):1058-62.

Azulay RD, Kac BK, Cotta-Pereira G, Cunha AFL. Acroangiodermatite (pseudo sarcoma de Kaposi). *An Bras Dermatol.* 2004 Mar-Apr;79(2):193-7.

Badell A, Marcoval J, Graells J *et al.* Kaposi-like acroangiodermatitis induced by a suction-socket prosthesis. *Br J Dermatol.* 1994 Dec;131(6):915-7.

Betrosian AP, Berlet T, Agarwal B. Purpura fulminans in sepsis. *Am J Med Sciences* 2006 Dec; 332(6):339-45.

Brenner S, Ophir J, Krakowski A, Weinraub Z. Kaposi-like arteriovenous malformation and angiodermatitis (pseudo-Kaposi). *Cutis.* 1982 Aug;30(2):240-2, 247, 255-6.

Chalmers E, Cooper P, Forman K *et al.* Purpura fulminans: recognition, diagnosis and management. *Arch Dis Child.* 2011 Nov;96(11):1066-71.

Charrot SC, Sellar RS, Manson JJ. Purpura. *Br J Hosp Med (Lond).* 2017 Oct 2;78(10):C147-51.

Fishman HC. Pigmented purpuric lichenoid dermatitis of Gougerot-Blum. *Cutis.* 1982 Mar;29(3):260-4.

Gast T, Kowal-Vern A, An G, Hanumadass ML. Purpura fulminans in an adult patient with Haemophilus influenzae sepsis: case report and review of the literature. *J Burn Care Res.* 2006 Jan-Feb;27(1):102-7.

Geller M. Benefit of colchicine in the treatment of Schamberg's disease. *Ann Allergy Asthma Immunol.* 2000 Sep;85(3):246.

Genovese G, Moltrasio C, Berti E, Marzano AV. Skin manifestations associated with covid-19: current knowledge and future perspectives. *Dermatology.* 2021;237(1):1-12.

Hale EK. Purpura annularis telangiectodes of Majocchi. *Dermatol Online J.* 2003 Oct;9(4):17.

Hoesly FJ, Huerter CJ, Shehan JM. Purpura annularis telangiectodes of Majocchi: case report and review of the literature. *Int J Dermatol.* 2009 Oct;48(10):1129-33.

Kanitakis J, Narvaez, Claudy A. Expression of the CD34 antigen distinguishes Kaposi's sarcoma from pseudo-Kaposi's sarcoma (acroangiodermatitis). *Br J Dermatol.* 1996 Jan;134(1):44-6.

Kim HJ, Skidmore RA, Woosley JT. Pigmented purpura over the lower extremities. Purpura annularis telangiectodes of Majocchi. *Arch Dermatol.* 1998 Nov;134(11):1477, 1480.

Krizsa J, Hunyadi J, Dobozy A. PUVA treatment of pigmented purpuric lichenoid dermatitis (Gougerot-Blum). *J Am Acad Dermatol.* 1992 Nov;27(5 Pt 1):778-80.

Nichamin SJ, Brough AJ. Chronic progressive pigmentary purpura. Purpura annulares telangiectodes of Majocchi-Schamberg. *Am J Dis Child.* 1968 Oct;116(4):429-33.

Pires A, Depairon M, Ricci C *et al.* Effect of compression therapy on a pseudo-Kaposi sarcoma. *Dermatology.* 1999;198(4):439-41.

Price VE, Ledingham DL, Krümpel A, Chan AK. Diagnosis and management of neonatal purpura fulminans. *Semin Fetal Neonatal Med.* 2011 Dec;16(6):318-22.

Regazzini R, Malagoli PG, Zerbinati N *et al.* Diamond Gardner syndrome: a case report. *Pediatr Dermatol.* 1998 Jan-Feb;15(1):43-5.

Samad A, Dodds S. Acroangiodermatitis: review of the literature and report of a case associated with symmetrical foot ulcers. *Eur J Vasc Endovasc Surg.* 2002 Dec;24(6):558-60.

Sardana K, Sarkar R, Sehgal VN. Pigmented purpuric dermatoses: an overview. *Int J Dermatol.* 2004 Jul;43(7):482-8.

Tsibouris P, Kapsoritakis AN, Bouronikou E *et al.* Crohn's disease associated with severe autoimmune thrombocytopenic purpura. *Inflamm Bowel Dis.* 2006 Dec;12(12):1188-9.

37

Vasculites

Elisa Fontenelle ◆ David Rubem Azulay ◆ Rubem David Azulay

Representam um grupo de doenças circunscritas ou sistêmicas de etiologia e manifestações clínicas múltiplas, dependentes, em grande parte, da localização e do tamanho do vaso acometido; no entanto, com um denominador comum: a inflamação da parede vascular.

O Consenso de Chapel Hill estabelece um sistema de nomenclatura para as vasculites. Deve-se observar que não se trata de um sistema de classificação nem de diagnóstico; seu objetivo é uniformizar os termos em uso por médicos de diversas localidades e diferentes especialidades (Quadro 37.1).

Vasculites predominantemente necrosantes

Trata-se de um grupo de doenças, em geral sistêmicas, com manifestações cutâneas, desde eritema até necrose, e com agressão frequente a outros órgãos, com duas características histopatológicas básicas: a inflamação e a alteração fibrinoide da parede dos vasos. A inflamação é de neutrófilos com leucocitoclastia (poeira de núcleos de neutrófilos), e a degeneração fibrinoide leva a um grau maior ou menor de necrose que favorece o extravasamento de hemácias, sendo, por isso mesmo, sinônimas as denominações *vasculite necrosante* e *vasculite leucocitoclástica*. São relativamente raras, acometendo especialmente adolescentes e adultos, sem predileção por sexo e cor.

Em seus trabalhos originais, Zeek chamou esse grupo de vasculites de *angiites por hipersensibilidade*, porque 7 de seus 10 pacientes apresentaram o início da doença após reação alérgica à sulfonamida. Atualmente, sabe-se que, além da natureza alérgica (medicamentos e outros), infecções bacterianas e virais, doenças do colágeno e neoplasias são também capazes de desencadear o processo. Na infância, a endocardite é uma causa importante, sobretudo por *Bartonella*, confirmada por meio de sorologia. No entanto, em grande número de casos, não é possível estabelecer a etiologia.

A patogenia está relacionada com a ocorrência de imunocomplexos na parede dos vasos, que podem formar-se primariamente no local ou, quando circulantes, na maioria das vezes, lá se depositarem. Para que ocorra tal deposição, é necessário que haja inicialmente retração das células endoteliais, que seria induzida pelas aminas vasoativas (histamina, serotonina, *slow-reacting substance* [SRS] e outras). Após a fixação do Ag-Ac na parede do vaso, o complemento é ativado, causando a destruição tecidual – indiretamente, pela formação de potentes mediadores da inflamação, e diretamente, por C_7, C_8, C_9 e C_{5a}. Este último é um potente fator quimiotático para neutrófilos, o que explica o grande número destes nas lesões. No entanto, em certos casos, predominam eosinófilos ou linfócitos. A interação entre imunocomplexos e linfócitos T e B imunologicamente competentes também pode causar a destruição local. Em algumas vasculites necrosantes (Wegener, Churg-Strauss), ocorre concomitantemente o aparecimento de pequenos granulomas na parede dos vasos.

Todo caso de vasculite necrosante, independentemente de sua apresentação clínica, requer uma investigação laboratorial no sentido de desvendar causas, mecanismos e extensão sistêmica, buscando um tratamento mais adequado e, assim, um melhor prognóstico. Como exigências laboratoriais mínimas, propomos: hemograma, hemossedimentação, proteína C reativa, hepatograma, ureia, creatinina, coagulograma, fatores antinuclear e reumatoide, anticorpos antineutrófilos (ANCA), dosagem de complemento, crioglobulinas, níveis séricos de imunoglobulinas, pesquisa de imunocomplexos em lesão recente (menos de 24 h), exame bacteriológico de vários locais (garganta, aparelho urinário etc.), testes intradérmicos microbianos, biopsia de pele (lesões com até 24 a 48 h de aparecimento) e/ou rins, exame de urina e fezes e radiografia de campos pulmonares e outros setores, conforme o caso.

O que caracteriza clinicamente as vasculites necrosantes é a necrose, que pode ser puntiforme ou apresentar-se com dimensões maiores, podendo alcançar áreas de alguns centímetros de diâmetro. A necrose clínica pode faltar em determinado momento; no entanto, em geral, aparece mais cedo ou mais tarde e resulta da maior ou menor intensidade ocasional do processo imunopatológico. Existem os mais diversos tipos lesionais: eritema em pequenas ou grandes áreas, seropápulas, pápulas de tamanhos variados, tubérculos, nódulos eritematosos, bolhas, lesões purpúricas e ulcerações (Figuras 37.1 e 37.2). O achado de púrpura palpável é característico de vasculite leucocitoclástica, sendo comuns as cicatrizes, em geral deprimidas, decorrentes de involução natural e espontânea de lesões anteriores. Idênticas lesões podem ocorrer em mucosas, havendo apresentações clínicas (Churg-Strauss, Wegener) em que a predominância é nas mucosas das vias respiratórias superiores (Figura 37.3).

Quadro 37.1 Nomenclatura das vasculites de acordo com o Consenso de Chapel Hill (2012).

Vasculites de grandes vasos (VGV)
Arterite de Takayasu (AT)
Arterite de células gigantes (ACG)
Vasculites de vasos de médio calibre (VVM)
Poliarterite nodosa (PAN)
Doença de Kawasaki (DK)
Vasculites de pequenos vasos (VPV)
Vasculite associada a anticorpos antineutrófilos citoplasmáticos (ANCA) ▪ Poliangiite microscópica (MPA) ▪ Granulomatose com poliangiite (Wegener) (GPA) ▪ Granulomatose eosinofílica com poliangiite (Churg-Strauss) (GEPA)
VPV por imunocomplexos ▪ Doença do anticorpo antimembrana basal glomerular ▪ Vasculite crioglobulinêmica (VC) ▪ Vasculite por IgA (Henoch-Schönlein) (IgAV) ▪ Vasculite urticariforme hipocomplementêmica (VUH) (vasculite anti-C1q)
Vasculites de vasos de calibres variados (VVCV)
Doença de Behçet (DB)
Síndrome de Cogan (SC)
Vasculites de um único órgão (VUO)
Arterite cutânea
Vasculite primária ao sistema nervoso central
Aortite isolada
Outras
Vasculites associadas à doença sistêmica
Vasculite lúpica
Vasculite reumatoide
Vasculite da sarcoidose
Outras
Vasculites associadas a etiologias prováveis
Vasculite crioglobulinêmica associada ao vírus da hepatite C
Vasculite associada ao vírus da hepatite B
Aortite associada à sífilis
Vasculite por imunocomplexos associada a fármacos
Vasculite associada a ANCA induzida por fármacos
Vasculite associada ao câncer
Outras

As lesões podem ser poucas ou numerosas e estar em fases evolutivas diversas, dando ao quadro um aspecto de polimorfismo. Em geral, são simétricas e podem localizar-se em quaisquer áreas do corpo, sendo os membros inferiores os mais frequentemente acometidos, enquanto o maciço central da face é a área predileta de poucas, como a de Wegener e a de Churg-Strauss.

O quadro pode ficar restrito à pele (eritema *elevatum diutinum* e vasculite cutânea de pequenos vasos de órgão único) ou apresentar manifestações sistêmicas. Estas ocorrem quase sempre em alguns tipos de vasculite necrosante e são obrigatórias em outros (Wegener, Churg-Strauss, Henoch-Schönlein).

As manifestações sistêmicas podem ser febre, dores articulares, dores abdominais, comprometimentos renal, pulmonar, cardíaco, do sistema nervoso, do aparelho gastrintestinal e outros.

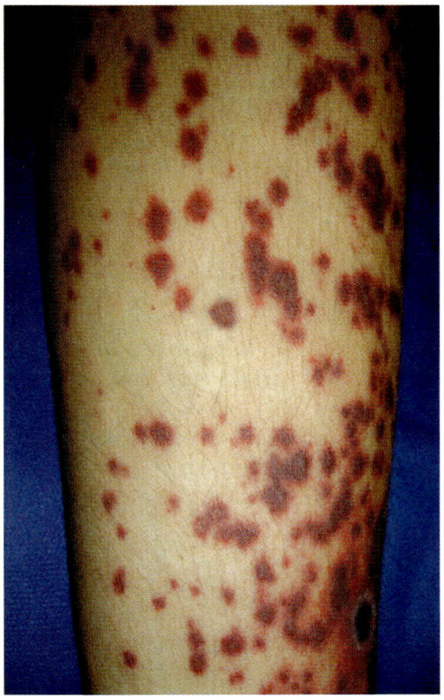

Figura 37.1 Vasculite leucocitoclástica – localização mais habitual.

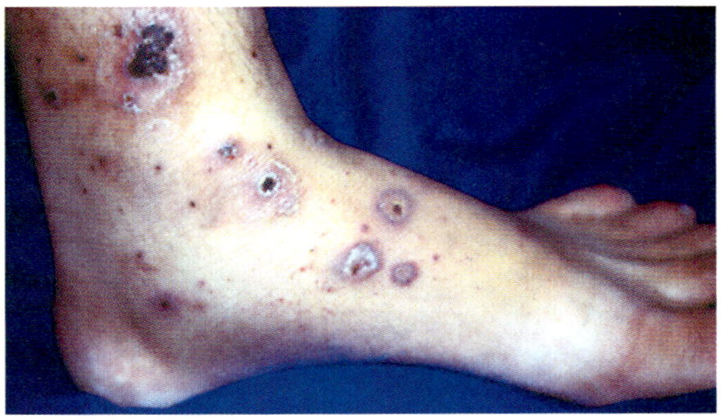

Figura 37.2 Vasculite leucocitoclástica. (Arquivo IDPRDA-SCMRJ.)

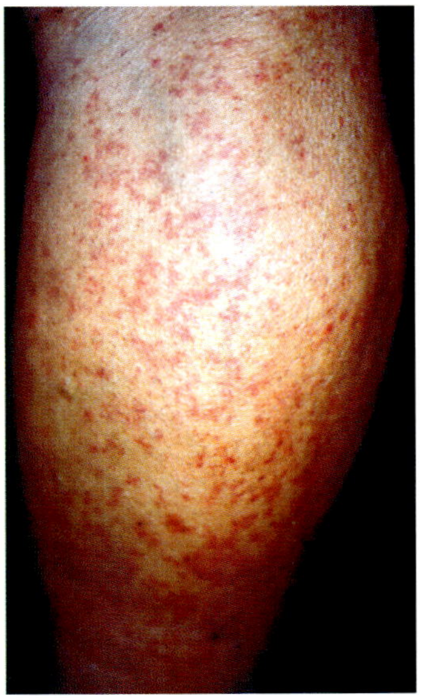

Figura 37.3 Vasculite leucocitoclástica apresentando o tipo lesional que melhor se associa ao quadro – a púrpura palpável. Paciente recebera transfusão há 4 meses.

A evolução pode fazer-se por surtos agudos, subagudos ou de tipo crônico. A colchicina pode ser efetiva no tratamento de várias vasculites que apresentam leucocitoclasia.

A seguir, são abordados quadros mórbidos, bem caracterizados e autônomos, que apresentam a necrose fibrinoide da parede dos vasos como denominador comum e que têm maior interesse para o dermatologista.

Vasculite cutânea de pequenos vasos de órgão único

Acomete pequenos vasos da pele, sem envolvimento de outros órgãos. A maioria apresenta-se como púrpura palpável ou como máculas eritematosas. Podem se restringir aos membros inferiores (metade dos casos) ou também estar presentes nos membros superiores, na região glútea e no tronco. Por vezes, há sintomas sistêmicos, como febre, artralgia e mal-estar. O curso da doença costuma ser autolimitado, durando poucas semanas, com bom prognóstico. Pode haver recidivas.

Eritema *elevatum diutinum*

Trata-se de uma doença rara, que acomete principalmente os adultos do sexo feminino, sem predileção por raça. É uma apresentação crônica de vasculite leucocitoclástica, caracterizada clinicamente pela ocorrência de pápulas, nódulos ou placas simétricas sobre a superfície extensora dos joelhos, cotovelos e das pequenas articulações das mãos. Menos frequentemente, ocorrem lesões no pavilhão auricular, nas nádegas e nos membros inferiores. Vesículas, bolhas e ulcerações podem ocorrer no centro das lesões. Artralgia é uma manifestação constante. Além disso, alterações oculares (esclerite, panuveíte e ceratite) já foram descritas. As lesões podem involuir espontaneamente, aparecer e desaparecer no mesmo local, ou permanecer indefinidamente, tornando-se, então, fibróticas. A duração é em torno de 5 a 10 anos.

Nas lesões recentes, encontramos os achados clássicos das vasculites leucocitoclásticas, já nas lesões crônicas ocorre fibrose com acúmulo de lipídios no interior de histiócitos e no meio extracelular, o que se correlaciona com a cor das lesões: eritematopurpúricas na fase aguda e róseo-amareladas na fase crônica.

A patogenia parece estar relacionada com a deposição dos imunocomplexos nas paredes dos vasos, o que ativaria a cascata do complemento e a quimiotaxia de neutrófilos. Muitas vezes, ocorre associação com outras doenças, como: paraproteinemia por IgA; mielodisplasia; doenças autoimunes; infecções virais (HIV, hepatites B e C) ou bacterianas (em especial o estreptococo, com um mecanismo de hipersensibilidade, visto que as lesões pioram após infecções estreptocócicas e que, no local de teste intradérmico com estreptoquinase, ocorre vasculite leucocitoclástica).

O diagnóstico diferencial é realizado principalmente com xantomas, retículo-histiocitose multicêntrica e com granuloma facial (que tem patologia muito semelhante).

O tratamento com sulfonas traz excelentes resultados e é interessante notar a recidiva das lesões 12 a 24 h após a interrupção do tratamento. Alternativas medicamentosas são: colchicina, tetraciclinas e corticosteroides sistêmicos. Nas lesões antigas, fibróticas, pode-se utilizar clobetasol pomada a 0,05%, corticosteroide sob oclusão ou intralesional de depósito ou mesmo considerar excisão cirúrgica.

Granuloma facial (granuloma facial com eosinófilos)

A apresentação clínica se dá como placa ou nódulo, que podem ser múltiplos, de tonalidade avermelhada em que, caracteristicamente, despontam óstios foliculares proeminentes; há discreta descamação e telangiectasias podem ser observadas (Figura 37.4).

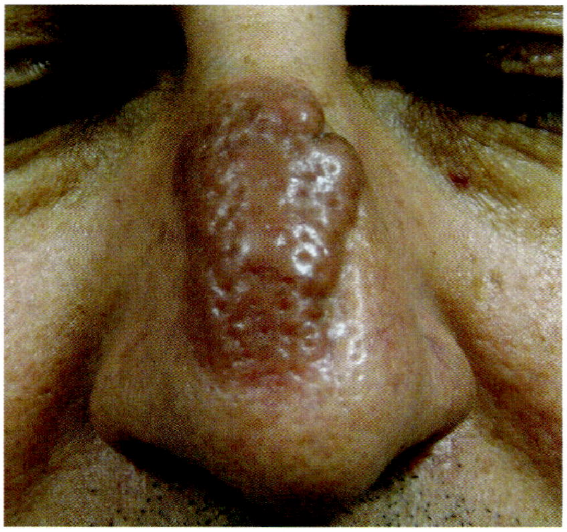

Figura 37.4 Granuloma facial – sobre a lesão, a característica proeminência dos óstios foliculares e telangiectasia, na localização mais habitual. (Cortesia do Dr. Guilhermo Loda.)

O tamanho varia de alguns milímetros a centímetros. Localiza-se essencialmente na face de adultos, sobretudo do sexo masculino. A evolução é crônica, e a doença fica restrita à pele.

O diagnóstico é confirmado pela típica histopatologia, que revela uma faixa de colágeno normal (zona Grenz) separando a epiderme da derme. Nesta, ocorre infiltrado inflamatório denso, em que predominam eosinófilos e neutrófilos, além de plasmócitos, linfócitos e histiócitos. Os anexos estão preservados, ao passo que os vasos sanguíneos estão dilatados e apresentam material fibrinoide nas paredes. A imunofluorescência mostra deposição principalmente de IgG e C_3 ao longo da membrana basal e ao redor dos vasos. Tais achados colocam essa entidade entre as vasculites.

O diagnóstico diferencial é realizado com picada de inseto, pseudolinfoma, linfoma, leucemia, sarcoidose, rosácea, sífilis terciária, hanseníase tuberculoide, paracoccidioidomicose e lúpus eritematoso túmido. Quando de localização extrafacial (descrito nas áreas fotoexpostas e na genitália), assemelha-se, tanto na clínica quanto na patologia, ao eritema *elevatum diutinum*; neste, porém, ocorrem alterações também na epiderme.

O tratamento é feito com infiltração intralesional de triancinolona 5 mg/mL ou sulfona 100 mg/dia. Métodos cirúrgicos diversos têm sido relatados. Há um relato de caso que mostra eficácia do tacrolimo a 0,1%, 2 vezes/dia.

É importante não o confundir, por conta da nomenclatura, com o granuloma eosinofílico, que é uma forma de histiocitose, do tipo Langerhans (ver Capítulo 27, item *Histiocitose de células de Langerhans*).

Vasculite urticariforme (urticária vasculite)

Paulo R. Criado

A *vasculite urticariforme* (VU) ou *urticária vasculite* (UV) é um tipo de vasculite leucocitoclástica e, por isso, é preferível a denominação VU à UV. Aproximadamente 60 a 80% dos casos ocorrem em mulheres. É definida clinicamente pelo aparecimento de urticas que tendem a ser dolorosas ou causar a sensação de queimação na pele, durando além de 24 h. As lesões demonstram predileção pela pele de áreas em que a circulação apresenta tendência à congestão, como locais de pressão (elásticos da cintura), extremidades inferiores e áreas frias nas extremidades. Ao regredirem, as lesões podem deixar como sequela hipercromia de natureza purpúrica (Figuras 37.5 e 37.6). Angioedema também pode ocorrer. Muitos casos são idiopáticos, embora frequentemente se associem a: diminuição nos níveis do complemento sérico (VU hipocomplementêmica); doenças autoimunes, particularmente lúpus eritematoso sistêmico (LES); doença de Sjögren; doença do soro; infecção pelo vírus da hepatite B ou C; ou mesmo a reação medicamentosa. A VU pode ser normocomplementêmica, a qual geralmente é idiopática. Tem-se relatado a evolução do tipo idiopático para a associação com o LES.

Na VU, do ponto de vista histopatológico, há, de maneira característica, um edema endotelial, infiltrado perivascular de neutrófilos, debris nucleares, diapedese de hemácias e deposição de fibrina. O evento inicial na VU consiste na deposição de imunocomplexos e C_3 nas vênulas pós-capilares da pele de aspecto clínico normal, ocorrendo na sequência a ativação do complemento. Nesse processo, o C_{5a} produzido atua como fator quimiotático de neutrófilos e eosinófilos, além de poder ativar a cascata de coagulação. Ademais, em conjunto, C_{3a}, C_{4a} e C_{5a} podem mediar a degranulação mastocitária e causar dilatação vascular e extravasamento de plasma. Consequentemente, a ativação do complemento forma o complexo de ataque à membrana que causa dano às membranas endoteliais; por sua vez, a ativação dos mastócitos e a liberação de mediadores, que incluem o fator de necrose tumoral alfa (TNF-a), podem ser desencadeadas pelo complemento ou por outros fatores desconhecidos. A ativação de mastócitos e eosinófilos no início do curso do processo influencia o surgimento da característica clínica urticariforme da doença (Quadro 37.2). A VU pode ser manifestação não apenas do LES, como também de paraproteinemia e *síndrome de Schnitzler* (VU ou urticária neutrofílica, febre, linfadenopatia, hepatoesplenomegalia, elevação da velocidade de hemossedimentação [VHS], dor óssea e gamopatia monoclonal IgM – ver Capítulo 26). O tratamento com colchicina pode ser extremamente útil na dose de 1 mg/dia ou mais.

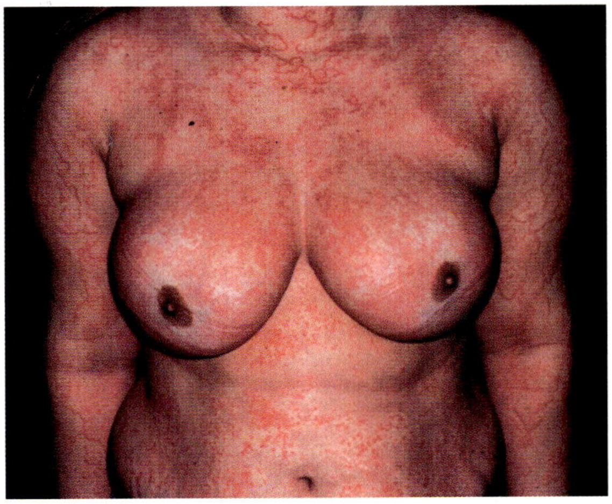

Figura 37.5 Vasculite urticariforme.

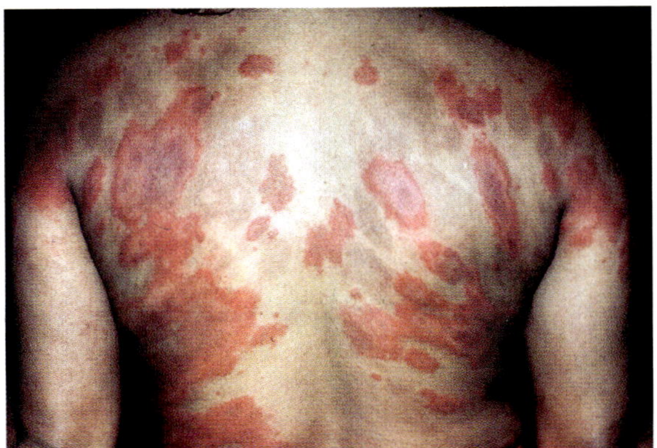

Figura 37.6 Vasculite urticariforme – além do componente urticariforme, há um componente purpúrico nas lesões que perduram por mais de 24 h. Observe hipercromia residual em lesões prévias.

Vasculite por IgA (púrpura de Henoch-Schönlein ou púrpura anafilactoide)

Acomete habitualmente crianças e adultos jovens, com predileção pelo sexo masculino (2:1). É a forma mais comum de vasculite sistêmica em crianças. Caracteriza-se por uma tétrade de manifestações clínicas: púrpura palpável, artrite/artralgia, dor abdominal e nefropatia. Geralmente, é de início agudo, com frequência após infecção das vias respiratórias superiores, mas também há descrições relacionando-a com medicamentos, vacinas e picadas de himenópteros. Os sintomas sistêmicos têm incidência e concomitância variadas, destacando-se os seguintes: febre, poliartralgia (púrpura reumatoide), dor abdominal (púrpura abdominal), em cólica, muitas vezes acompanhada de vômitos, diarreia ou constipação intestinal e mesmo sangramento. Envolvimento renal é frequente (mais exacerbado nos adultos), com deposição subendotelial granular ou nodular de IgA, IgG e C_3 na membrana basal do glomérulo. Eventualmente, cursa com hematúria, proteinúria, diminuição da capacidade de concentração urinária e diminuição do *clearance* de creatinina. Concomitantemente, surgem as manifestações cutâneas com predominância de lesões urticariformes e purpúricas; pápulas, bolhas, necrose e ulcerações podem ocorrer (Figura 37.7). A predominância é nos membros inferiores e glúteos, sendo a mucosa oral raramente afetada. A doença pode restringir-se a um único surto ou a numerosos surtos durante anos, podendo, às vezes, levar ao êxito letal por insuficiência renal crônica; é vasculite leucocitoclástica de pequenos vasos. Na imunofluorescência direta, é característica a presença de IgA. Em alguns casos, uma etiologia alérgica consegue ser detectada. Não há trombocitopenia. É necessário o acompanhamento da pressão arterial e do sedimento urinário durante, pelo menos, 6 meses.

Quadro 37.2 Características sugestivas de vasculite urticariforme.

Clínicas	Laboratoriais	Histopatologia
Duração das urticas por mais de 24 h As urticas são mais dolorosas do que pruriginosas Ocorrência de púrpura ou hiperpigmentação residual Sintomas sistêmicos relevantes (febre, artralgia, nefrite) Resposta terapêutica insatisfatória com os anti-histamínicos	Elevada velocidade de hemossedimentação e elevação nas concentrações das proteínas de fase aguda	Edema venular endotelial e ruptura vascular Invasão leucocitária no endotélio venular Extravasamento de hemácias Leucocitoclasia Deposição de fibrina na parede do vaso perivascular

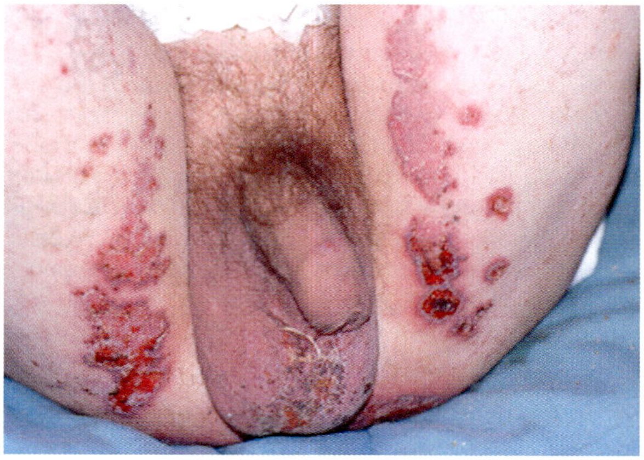

Figura 37.7 Púrpura de Henoch-Schönlein confirmada na imunofluorescência com IgA na parede vascular.

O **edema agudo hemorrágico do lactente** é uma variante anatomoclínica rara de vasculite leucocitoclástica e, para alguns autores, faria parte do espectro da púrpura de Henoch-Schönlein.

Esta entidade acomete crianças de 4 meses a 2 anos e tem como característica clínica marcante o contraste entre a aparente gravidade do quadro cutâneo e o bom estado geral dos pacientes. As lesões são, em geral, de instalação rápida e caracterizam-se por serem equimóticas e purpúricas, assumindo frequentemente formato em disco, anel ou alvo. O acometimento preferencial se dá na cabeça e nas extremidades (inclusive orelhas). O quadro clínico não necessariamente é trissintomático com edema de extremidades, febre e púrpura. A involução ocorre em cerca de 12 dias; o envolvimento visceral não é esperado.

A etiopatogenia é incerta e pode estar relacionada com agentes infecciosos (vírus, bactérias ou vacinas), ou medicamentos.

Granulomatose eosinofílica com poliangiite (vasculite necrosante granulomatosa de Churg-Strauss ou vasculite necrosante alérgica)

Do mesmo modo que a precedente, acomete pequenos vasos. Incide mais em mulheres (4:1). Na patologia, difere não apenas pela formação de granulomas necrosantes na parede vascular, mas também extravasculares e, principalmente, pela exacerbada quantidade de eosinófilos do infiltrado; por isso, é também denominada "granulomatose eosinofílica com poliangiite".

Muitas vezes, a angiite sistêmica é precedida, às vezes por anos, de sintomas das vias respiratórias superiores e inferiores, mais especificamente asma. A confirmação diagnóstica é dada pela ocorrência de 4 dos 6 critérios estabelecidos pelo American College of Rheumatology: asma, eosinofilia periférica marcante, infiltrados pulmonares tipo Löeffler, alterações dos seios paranasais, neuropatia periférica e achados na patologia, conforme já descrito.

É frequente o acometimento do sistema nervoso central (SNC), com paraplegias, convulsões, coma etc. Outras manifestações clínicas são: dor abdominal, artralgias, febre, perda de peso, celulite eosinofílica (síndrome de Wells), pericardite, entre outras. A *causa mortis* mais frequente é a miocardite. Também tem sido agrupada como uma vasculite anticorpo citoplasmático antineutrofílica (ANCA), o que ocorre em cerca de 50% dos casos, geralmente contra a mieloperoxidase. Sua presença parece ser mais comum nos casos que cursam com glomerulonefrite. O prognóstico é grave.

Granulomatose com poliangiite (granulomatose de Wegener)

Acomete pessoas adultas, predominantemente do sexo masculino (2:1). Ao lado das alterações histopatológicas comuns às vasculites necrosantes, há que se acrescentar a ocorrência de granulomas nos vasos de pequeno calibre. Em geral, inicia-se por sintomatologia das vias respiratórias superiores (rinorreia, obstrução nasal, epistaxe), com lesões necrosantes do maciço central da face e tendência progressiva, às vezes rápida (Figura 37.8). Alguns casos, contudo, iniciam-se pelo trato respiratório inferior, sendo frequentes: dor torácica e tosse. Pode haver ulcerações orais. O estado geral é comprometido rapidamente (febre, astenia, artrite) e o êxito letal é frequente pelas alterações renais graves que conduzem à uremia. Pode haver lesões cutâneas eritematopapulosas, nodulares, bolhosas, urticariformes, purpúricas e necróticas, algumas simulando lesões características de pioderma gangrenoso, predominantemente nos membros superiores e inferiores. Outros órgãos, como olhos, baço, gânglios e testículos, podem ser comprometidos.

O anticorpo antineutrofílico (anticitoplasma, c-ANCA) é um marcador dessa doença (80 a 90% dos casos); por meio de imunoensaio, constata-se o padrão antiproteinase 3 do c-ANCA, que é o mais específico da doença. O prognóstico é grave.

Poliarterite nodosa (doença de Kussmaul-Maier)

Trata-se de uma doença que acomete artérias de médio e pequeno calibres, sobretudo nos locais de bifurcação em que, como consequência do processo patológico, se formam aneurismas. Para o diagnóstico, é essencial a reação inflamatória aguda, ao lado de processo cicatricial em um mesmo vaso. Ocorre, sobretudo, em adultos (quarta e quinta décadas) com predominância do sexo masculino (4:1). Os locais mais frequentemente acometidos são coração, rins, músculos, vasos mesentéricos e *vasa nervorum* dos nervos periféricos. Tende a poupar os pulmões. As manifestações clínicas da doença decorrem principalmente da isquemia consequente ao processo de reparação. O início pode ser o de um quadro respiratório alto; há posteriormente o aparecimento de febre, artralgias, comprometimento renal grave (infarto e glomeruloesclerose) com instalação de hipertensão e necrose da mucosa gastrintestinal, causando hematêmese, melena e peritonite. Sintomatologia de infarto de baço ou fígado podem surgir, bem como lesões oculares e do SNC.

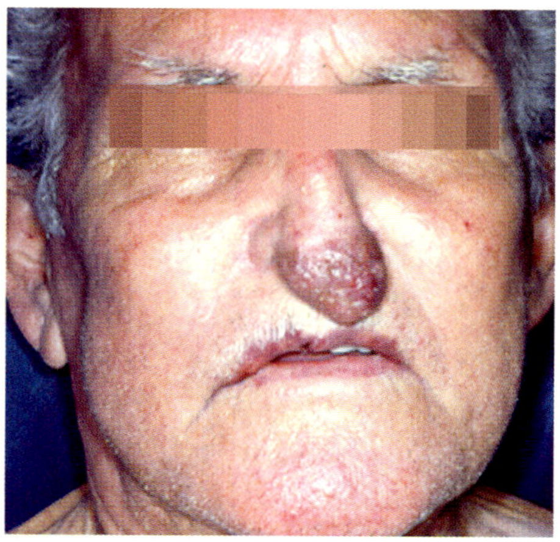

Figura 37.8 Vasculite granulomatosa de Wegener – desabamento do nariz. (Arquivo do Serviço de Dermatologia do HUCFF/UFRJ.)

Na pele, além dos nódulos ao longo do trajeto dos vasos, podemos encontrar: ulceração/gangrena secundária a infarto, equimoses consequentes à ruptura de aneurismas, livedo racemoso e púrpura. As lesões podem ser focais ou difusas, mais comumente nos membros inferiores. Edema de membros é frequente. Muitas manifestações cutâneas resultam do envolvimento de vasos localizados no tecido subcutâneo, o que torna o procedimento de biopsia por *punch* inadequado para a avaliação do processo, estando indicada uma amostra que inclua derme profunda e gordura subcutânea.

Algumas associações estão bem estabelecidas, como as hepatites B e C, febre familiar do Mediterrâneo, doenças inflamatórias intestinais, LES e leucemia pilosa. Alguns pacientes também foram diagnosticados com uma doença autoinflamatória de início no adulto referida como *síndrome VEXAS* (*Vacuoles, E1 enzyme, X-linked, autoinflammatory, somatic syndrome*). Crianças e adultos jovens com forma de vasculite semelhante à PAN apresentam mutação de perda de função de gene que codifica a adenosina deaminase 2 (ADA2), um fator de crescimento que é a principal adenosina deaminase extracelular. Isso demonstra suscetibilidade genética e possível fisiopatogenia, pelo menos de um subgrupo de pacientes com doença PAN-símile.

O prognóstico é grave. Existem apresentações exclusivas da pele, a poliarterite nodosa cutânea (PAN cutânea), como também de outros órgãos, mas as sistêmicas são a regra. Os tipos exclusivamente cutâneos incidem principalmente em crianças, com cura espontânea após alguns anos.

Granuloma letal da linha média

É uma denominação em franco desuso, uma vez que as técnicas laboratoriais atuais nos possibilitam individualizar, quase sempre, as entidades causadoras dessa síndrome clínica. Acomete primordialmente homens de 20 a 50 anos.

Em geral, inicia-se por eliminação nasal de material mucoide, acompanhada de necrose do septo. Tende a ser progressiva, com destruição do nariz, dos espaços sinusoidais, do palato e da faringe – o maciço central da face. Na ausência do tratamento efetivo, pode ocorrer destruição óssea.

As três principais causas desse quadro são: granulomatose de Wegener, linfoma extranodal de células K/NK, tipo nasal e reação granulomatosa não neoplásica. Para alguns autores, a entidade seria simplesmente consequente a processos imunoproliferativos angiocêntricos, sendo, portanto, de natureza predominantemente linfomatosa (células T). A rara entidade denominada "pseudotumor inflamatório miofibroblástico" (não forma granuloma), tal como a amebíase, deve ser considerada no diagnóstico diferencial (ver Capítulo 48).

Para se chegar ao diagnóstico, muitas vezes, é necessária a realização de múltiplas biopsias com imuno-histoquímica.

O tratamento, dependendo da doença de base, pode ser feito com quimioterapia (granulomatose de Wegener) ou radioterapia (ver Capítulo 55).

Doença de Kawasaki (síndrome linfonodomucocutânea)

É uma das vasculites mais comuns em crianças. Acomete menores de 5 anos em 85% dos casos, sobretudo em torno de 18 meses. Raramente presente em adultos, deve ser considerada nos casos de febre inexplicada e persistente, particularmente entre os indivíduos HIV-positivos. Afeta primariamente artérias musculares de médio calibre. Caracteriza-se clinicamente por:

- febre (39 a 40°C) durando de 1 a 3 semanas. Esse é o critério obrigatório. Para o diagnóstico da doença, devemos ter ainda quatro dos cinco critérios a seguir:
  - lesões da mucosa oral (eritema e fissura de lábios, língua framboesiforme)
  - erupção cutânea generalizada, que pode ser escarlatiniforme, morbiliforme ou polimórfica (em geral, sem vesículas ou bolhas)
  - eritema e edema das extremidades, seguidos de descamação, com início a partir das bordas das unhas
  - linfadenopatia cervical
  - conjuntivite bilateral não exsudativa.

Ocasionalmente, ocorrem artralgia, artrite, miocardite, meningite asséptica etc. Pode haver eritema ou crosta no local da BCG. Achados laboratoriais frequentes são: anemia normocítica normocrômica, leucocitose elevada com desvio para a esquerda, linfopenia na fase aguda e linfocitose durante convalescença, trombocitose reativa (raramente trombocitopenia) VHS elevada, transaminase glutâmico-oxaloacética sérica (SGOT) elevada, dislipidemia, alfaglobulina elevada, piúria estéril e diversas alterações no eletrocardiograma.

Trata-se de uma verdadeira pan-arterite necrosante de etiologia desconhecida e, de acordo com a maioria dos autores, deve ser considerada idêntica à pan-arterite nodosa infantil, apesar de algumas diferenças na patologia.

O prognóstico é bom e a doença involui espontaneamente em cerca de 2 meses; o índice de recorrência fica em torno de 1 a 35%. No entanto, 1 a 2% dos pacientes morrem, em geral por trombose das coronárias.

O diagnóstico diferencial é feito com escarlatina, eritema multiforme, artrite reumatoide juvenil e infecções bacterianas e virais.

O tratamento é realizado com imunoglobulina humana em altas doses (80 a 100 mg/kg/dia), com resultados espetaculares, associada ao ácido acetilsalicílico.

Parapsoríase aguda em gotas (doença de Mucha-Haberman, pitiríase liquenoide e varioliforme aguda)

Trata-se de uma vasculite linfocítica dos pequenos vasos da derme superior. Há duas apresentações clínicas: *aguda* e *crônica*. A primeira inicia-se por surto eruptivo que pode, em alguns casos, ser precedido de sintomatologia geral discreta (febre, astenia, cefaleia, artralgia). A crônica aparece em discretos surtos subentrantes, sem sintomatologia geral. As lesões consistem em pápulas eritematosas, com necrose central, sobretudo na aguda; na crônica, raramente há necrose, e sim lesões papuloeritematoescamosas. Estas se localizam no tronco e nos membros, surgindo em surtos e, em geral, poupando a face. Ao involuírem, podem deixar ora cicatrizes deprimidas ora lesões leucodérmicas.

A regressão espontânea pode ocorrer em semanas ou meses. Acomete com mais frequência jovens do sexo masculino. Habitualmente, o prognóstico é bom. Nos casos mais graves, utiliza-se prednisona 20 mg/dia, ou mesmo citostáticos. A fotoquimioterapia com PUVA também fornece bons resultados – ver Capítulo 15, item *Pitiríases liquenoides*).

Sob a designação *vasculite predominantemente necrosante*, colocamos quadros de aspectos morfológicos e evolutivos diversos que podem ocorrer em infecções (fenômeno de Lucio e eritema nodoso na hanseníase, vasculites das septicemias, endocardites bacterianas etc.), em doenças do colágeno (LES, dermatomiosite), em doenças hematológicas (púrpura hipergamaglobulinêmica de Waldenström) e em outras bem caracterizadas e de etiologia indefinida (síndrome de Sjögren e outras).

Em geral, o tratamento das vasculites necrosantes é sintomático, procurando-se corrigir eventuais distúrbios hematológicos, bloquear o depósito de imunocomplexos e eliminar, se possível, as prováveis causas (infecções, medicamentos). Antibióticos, dapsona, corticosteroides e citostáticos, sobretudo a ciclofosfamida, têm indicações específicas, dependendo do caso. Esta última é capaz de modificar radicalmente o prognóstico da granulomatose de Wegener, pan-arterite nodosa, Churg-Strauss e granulomatose linfomatoide. Deve ser empregada na dose de 2 mg/kg/dia VO ou mesmo como pulsoterapia, geralmente associada à corticoterapia sistêmica.

Crioglobulinemia (vasculite crioglobulinêmica)

Crioglobulinas são imunoglobulinas que se precipitam de maneira reversível em temperaturas abaixo de 37°C, diluindo-se após reaquecimento. O termo *crioglobulinemia* se refere à presença das crioglobulinas no sangue periférico. A doença crioglobulinêmica ou vasculite crioglobulinêmica (VC) se refere a sintomas associados à crioglobulinemia. O termo *crioglobulina* foi cunhado em 1947; entretanto, a descrição da VC ocorreu em 1966, com o estudo de Meltzer *et al.*

As crioglobulinas são geradas a partir de expansão clonal de linfócitos B ativados no contexto de doença linfoproliferativa ou estimulação persistente determinada por infecção crônica ou doença autoimune. A precipitação das crioglobulinas na microvasculatura ocasionando obstrução do lúmen e redução do fluxo sanguíneo ou a inflamação da parede dos vasos mediada pela deposição de imunocomplexos formados por crioglobulinas são os mecanismos pelos quais ocorre doença tipo vasculite leucocitoclástica.

A VC é classificada em três tipos, de acordo com a imunoglobulina e sua clonalidade, tendo esta classificação importância etiológica. A *tipo I* é determinada por crioglobulinas monoclonais, em geral do tipo IgM, e está sempre relacionada com doenças hematológicas malignas, mielo e linfoproliferativas (mieloma múltiplo, macroglobulinemia de Waldeström, leucemias e linfomas de células B). Na *tipo II*, verifica-se IgM monoclonal direcionada a IgG policlonal e, na *tipo III*, IgM e IgG policlonais. As *tipo II* e *III*, por apresentarem simultaneamente IgM e IgG, são denominadas "crioglobulinemias mistas". A principal causa das crioglobulinemias mistas é a hepatite C crônica. Outras infecções virais crônicas, como hepatite B e HIV/AIDS, além de doenças autoimunes, como doença de Sjögren, LES e mesmo artrite reumatoide, são etiologias possíveis. Estima-se que até 10% dos casos em que a causa não é identificada sejam considerados essenciais.

A manifestação clínica mais comum da VC é a púrpura palpável, em geral restrita aos membros inferiores, por vezes com a caprichosa história de desencadeamento após exposição ao frio (até 30% dos casos). Além da púrpura, são manifestações comuns artralgia/artrite e fraqueza. Quando presentes púrpura palpável, artralgia e fraqueza, configura-se a *tríade de Meltzer*. Na pele, podem ocorrer, ainda, livedo reticular, nódulos, úlceras e necrose cutânea. Nas VC tipo I, são mais frequentes fenômeno de Raynaud, acrocianose dos pavilhões auriculares induzida por frio e gangrena de extremidades. Já nas tipos II e III, lesões urticariformes, além de manifestações sistêmicas articulares, renais e neurológicas.

Laboratorialmente, além da sorologia para hepatite C em significativo percentual de pacientes (até 90%), chamam a atenção hipocomplementemia (90%), fator reumatoide positivo (até 80%), anticorpos antinucleares (20%) e, raramente, positiva para o ANCA (5%).

Exame histopatológico das lesões tipo púrpura palpável revela padrão de vasculite leucocitoclásica. Um padrão vasoclusivo, com trombos hialinos no interior de pequenos vasos, pode também estar presente e inclusive predominar, especialmente nos tipos I e II, em que o componente monoclonal é mais expressivo.

O tratamento da VC envolve o tratamento da doença de base, especialmente nos casos secundários à hepatite C crônica e doenças hematológicas. Paralelamente, o manejo da VC é orientado pela gravidade do quadro. Corticoterapia sistêmica é tratamento de primeira linha, por vezes acompanhado de imunossupressores poupadores de corticosteroides. Doença grave, com manifestações renais e neurológicas, exige pulsoterapia com corticosteroide sistêmico intravenoso associado a medicações citotóxicas, mais comumente ciclofosfamida. Plasmaférese é estratégia terapêutica válida em situações emergenciais e, mais recentemente, alguns estudos sustentam o uso do rituximabe para VC recalcitrante e de difícil controle.

Vasculites predominantemente trombosantes

A patologia dessas vasculites tem como principal característica a trombose. Citaremos a maioria delas e faremos descrição sumária de algumas de maior interesse dermatológico: tromboangiite obliterante (doença de Buerger), tromboflebite recidivante idiopática *migrans*, flebite de Mondor, púrpura trombocítica trombótica, papulose atrofiante maligna (Degos), atrofia branca de Milian, vasculite por crioglobulinemia e criofibrinogenemia, síndrome de coagulação intravascular disseminada, angioendoteliomatose proliferante sistêmica (Pfleger-Tappeiner) e fenômeno de Lucio. Discutiremos apenas as de maior importância para o dermatologista.

Flebite de Mondor

É uma flebite obliterante que se localiza na parede anterior do tórax (veia epigástrica superior, toracoepigástrica), mais comumente relacionada com a cirurgia de mama. Geralmente, a lesão é única, unilateral, ocorrendo em adultos, e apresenta-se como infiltração linear de alguns centímetros de comprimento. Involui espontaneamente.

Doença de Degos (papulose atrofiante maligna)

Conceito

Apesar do nome, ela foi descrita pela primeira vez em 1941 pelo austríaco Kohlmeier, que pensou tratar-se de uma tromboangiite obliterante do intestino com múltiplas lesões na pele. Em 1942, Degos descreveu um caso que, a princípio, ele chamou de dermatite papuloescamosa atrofiante. Seis meses após essa descrição inicial, o paciente evoluiu com quadro abdominal agudo seguido de óbito. O quadro histopatológico da pele era idêntico ao do intestino; por isso, Degos passou a chamá-la de *papulose atrofiante maligna.*

Atualmente, são reconhecidas duas variantes da doença: a variante benigna é denominada *doença de Degos localizada, cutânea* ou *papulose atrofiante benigna*. A variante maligna é também conhecida como *doença de Degos sistêmica* ou *papulose atrofiante maligna*, com êxito letal em 2 a 3 anos, quando há envolvimento de múltiplos órgãos.

Há cerca de 200 casos relatados, mas esse número não parece confiável. Acomete principalmente adultos, sendo raro em crianças e idosos; 60% dos pacientes são do sexo masculino.

Entre as condições predisponentes, estão as colagenoses, como lúpus eritematoso, esclerodermia e dermatomiosite, além de tendência trombofílica, como mutação do fator V de Leiden, e a síndrome do anticorpo antifosfolipídio (SAF).

Etiopatogenia

A doença de Degos (DD) é uma rara vasculopatia trombótica, com lesão vascular presente. Embora a natureza do processo tenha sido conhecida há pouco tempo, as teorias são: síndrome de lesão vascular, disfunção fibrinolítica e disfunção primária das células endoteliais. Conforme sugere Magro *et al.*, a doença é uma síndrome de lesão vascular que envolve um ataque membranolítico no vaso, que consiste no depósito do complexo terminal da cascata do complemento, o $C_{5\text{-}b9}$, na parede do vaso da célula-alvo, acarretando perda da integridade da membrana, lesão e morte celular. Adicionalmente, foi percebido que a expressão de interferon-alfa se encontrava em quantidade semelhante à deste depósito, sugerindo que a interferon-alfa seja o gatilho para o depósito descrito. Além do mais, os autores sugerem que infecções virais sirvam de gatilho para o aumento de interferon-alfa. Há vários artigos citando casos familiais da doença, que confeririam uma base genética à patologia e que, na maioria das vezes, seriam adquiridos.

Clínica

As lesões cutâneas se apresentam de modo eruptivo com evolução característica: pápulas róseas de 2 a 8 mm se tornam umbilicadas e formam placas irregulares com centro atrófico porcelânico, cobertas por escama e circundadas por eritema e telangiectasias. Na dermatoscopia, é evidenciada área central esbranquiçada rodeada por vasos finos, curtos e levemente curvados (Figura 37.9 A e B). Acomete principalmente o tronco, tendendo a poupar face, palmas e plantas. Podem aparecer em pequeno número, mas, em geral, são centenas; não costumam ser pruriginosas, embora alguns pacientes relatem queimação. Essas lesões são consideradas patognomônicas por alguns autores, embora lesões parecidas possam ocorrer em diversas colagenoses, granulomatose de Wegener, doenças trombóticas como a doença de Büerger e a SAF. Outras lesões são úlceras, púrpura, vasculite cutânea e amputações necróticas (Figura 37.10). Nessas situações, recebe a denominação de DD secundária.

Apesar da exuberância das lesões cutâneas, o mais preocupante é o acometimento intestinal que ocorre em 60% dos pacientes e que é a principal causa de morte, por perfuração intestinal. Este acometimento pode se manifestar com sintomas inespecíficos, como distensão abdominal e diarreia, enterorragia ou até mesmo ser assintomático. O acometimento do SNC ocorre em 20% dos pacientes.

Na verdade, é um processo sistêmico e pode acometer vários órgãos, como coração, pericárdio, rim, pulmão e fígado; no entanto, geralmente é sem expressão clínica, sendo achado de necropsia.

Antes da década de 1980, a DD era considerada fatal; contudo, recentemente, têm sido descritos casos apenas com comprometimento cutâneo em 15% dos pacientes. De maneira geral, até recentemente mais de 50% dos casos evoluíam para morte em 2 anos.

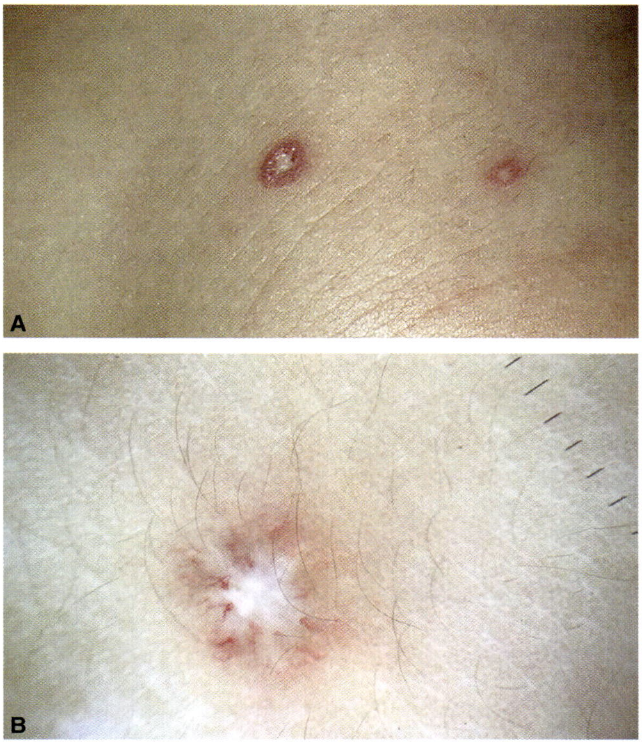

Figura 37.9 **A.** Doença de Degos. Observam-se duas lesões em fase distintas: a maior ainda elevada com halo eritematoso, e a menor já com centro de coloração marfínica e atrófica; aspecto evolutivo típico. **B.** Área central esbranquiçada rodeada por vasos finos, curtos e levemente curvados. (Cortesia da Dra. Carolina Molina.)

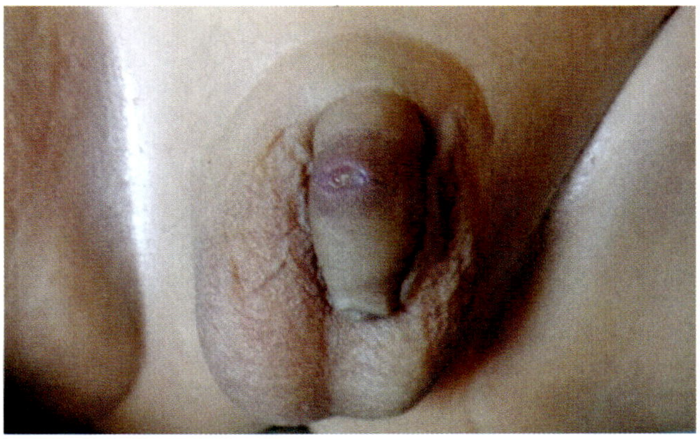

Figura 37.10 Doença de Degos. Lesão tipo vasculite no paciente com 15 dias de vida (caso mais precoce da literatura).

Histopatologia

Revela uma área de necrose em cunha da derme situada sob uma epiderme atrófica, com ou sem hiperqueratose. Fora dessa área de necrose, é possível identificar vasculite linfocítica, necrose fibrinoide da parede do vaso e trombo no lúmen de arteríolas e infiltrado linfoide perivascular, perianexial e neural. A vacuolização da camada basal é esperada, assim como é frequente a ocorrência de mucina intersticial. Tais achados lembram os encontrados no lúpus eritematoso. A imunofluorescência indireta mostra extensos depósitos nos vasos da fração $C_{5b\text{-}9}$ do complemento. A imuno-histoquímica pode evidenciar um aumento do marcador interferon.

Diagnóstico e diagnóstico diferencial

Desde os relatos iniciais da DD, o lúpus eritematoso (LE) sempre esteve presente como diagnóstico diferencial, e era necessário excluí-lo para que o diagnóstico de DD fosse feito. A ausência de febre era um fator importante para o diagnóstico.

Não existem alterações laboratoriais específicas para o diagnóstico da DD. Alguns pacientes têm anticorpo antifosfolipídio positivo e não se sabe a sua relação com a doença, podendo ser mais uma ligação com LE. Recentemente, foi publicado um artigo com as seguintes considerações: existe uma analogia importante entre LE e DD, já que ambas são doenças sistêmicas, por vezes com comprometimento apenas cutâneo, sendo, muitas vezes, a histopatologia indistinguível.

A conclusão a que se chega é que provavelmente a DD não é uma doença específica, e sim um padrão morfológico distinto, que pode ocorrer associado ao LE. Dessa maneira, todos os pacientes com clínica da DD devem ser investigados para LE ou para as demais doenças associadas.

Além do LE, o diagnóstico diferencial inclui dermatite factícia, sífilis, microembolismo, esclerodermia, tubercúlides, pitiríase liquenoide e varioliforme aguda (PLEVA), SAF e trombofilias.

Tratamento

Os resultados sempre foram insatisfatórios com o emprego de anticoagulantes, pentoxifilina e ácido acetilsalicílico; corticosteroides podem agravar a doença. Recentemente, o uso de eculizumabe – um anticorpo monoclonal contra o fator C_5 – mostrou-se prontamente efetivo e capaz de mudar a evolução fatal da doença nos casos progressivos.

Vasculopatia livedoide (vasculite livedoide, atrofia branca de Milian)

Por não ser de fato uma vasculite e as lesões de aspecto esbranquiçado não serem específicas, a denominação mais adequada é atribuir-lhe o nome *vasculopatia livedoide*.

Trata-se de uma vasculopatia trombosante crônica de provável patogênese imunológica. Inicialmente, ocorre deposição fibrinoide na parede dos vasos, e nas lesões antigas ocorrem hialinização, proliferação endotelial e formação de trombo. A chamada "vasculite hialinizante segmentar de Bard-Winkelman" é exatamente a atrofia branca de Milian.

É uma doença recorrente, cuja lesão inicial pode ser mácula ou pápula purpúrica que ocasionalmente evolui com pequenas ulcerações e frequentemente é acompanhada de livedo reticular (Figura 37.11). Posteriormente, ocorre cicatrização lenta (3 a 4 meses), angulada e esbranquiçada muitas vezes circundada por halo purpúrico e hemorrágico com finas telangiectasias. Tem como característica piorar nos meses de verão. A dor é um achado frequente, e é muito mais intensa do que a lesão pode sugerir. Localiza-se no terço inferior das pernas, especialmente região maleolar, sobretudo mulheres (3-4 × 1).

Ela pode ser classificada como *primária* (idiopática) e localizada ou *secundária*, quando se associa a algum estado de hipercoagulabilidade, como: SAF ou deficiência da proteína C, proteína S e deficiência da antitrombina III, mutação do fator V de Leyden e protrombina, hiper-homocistinúria e crioglobulinemia e/ou doença do colágeno (LES, AR e esclerodermia).

O aspecto esbranquiçado da cicatriz angulada, embora característico, não é específico, podendo ser encontrado na dermatite por estase e em diversas vasculites.

O tratamento tem sido feito com medicamentos antiagregantes plaquetários, anticoagulantes, anti-inflamatórios, imunossupressores, PUVA e imunoglobulina humana.

Suspender o tabagismo e tratar a dermatite de estase se presentes. O tratamento clássico inicial é feito com bons resultados, com ácido acetilsalicílico e clopidogrel ou com pentoxifilina, isoladamente ou combinado com qualquer dos outros dois. Acompanhamos uma paciente que só controla a doença com azatioprina 50 mg/dia nos meses de verão. A carbamazepina em doses crescentes de 50 mg, fracionada, até atingir 200 mg, parece dar ótimos resultados. Em casos com ulcerações resistentes, a imunoglobulina humana mostrou-se eficaz em quatro de cinco pacientes. Relatos esporádicos mostraram eficácia dos inibidores de JAK1/JAK2. O uso de baricitinibe na dose de 4 mg/dia por 12 semanas, seguido de 2 mg/dia por mais 12 semanas e, então, em dias alternados, mostrou-se efetivo em um caso.

Fenômeno de Lucio

Ver Capítulo 42, item *Hanseníase difusa.*

Tromboflebite migratória

Ver Capítulo 63, item *Dermatoses paraneoplásicas.*

Vasculites predominantemente granulomatosas

Sem interesse para o dermatologista. Citaremos a seguir algumas doenças.

Doença de Takayasu

Ocorre uma inflamação granulomatosa da aorta e de seus principais ramos, geralmente em mulheres com menos de 50 anos. É associada a eritema nodoso e raramente a lesões pioderma gangrenoso-símiles.

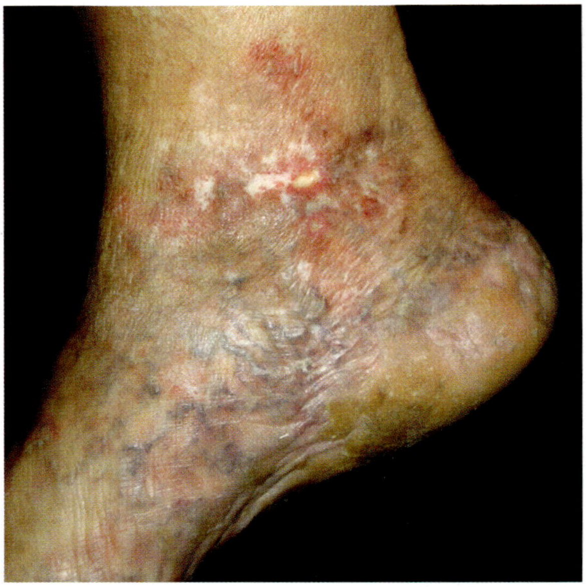

Figura 37.11 Atrofia branca de Milian. (Cortesia da Dra. Luna Azulay-Abulafia.)

Arterite de células gigantes (arterite temporal)

Nessa doença, também ocorre inflamação granulomatosa da aorta e de seus principais ramos, com predileção pelos ramos extracranianos da artéria carótida. Frequentemente envolve a artéria temporal, provocando cefaleia e claudicação mastigatória. Tem predileção por pacientes com mais de 50 anos de idade. Manifestações cutâneas são raras, sendo mais comum cianose.

Bibliografia

Bonfour T, Bouaaziz J-D, Bézier M *et al.* Intravenous immunoglobulins in difficult-to-treat ulcerated livedoid vasculopathy: five cases and a literature review. *Int J Dermatol.* 2013 Sept;52(9):1135-9.

Castro PA, Urbano LMF, Costa IMC. Doença de Kawasaki. *An Bras Dermatol.* 2009 Jul-Aug;84(4):317-29.

Chang WL, Yang YH, Lin YT, Chiang BL. Gastrointestinal manifestations in Henoch-Schonlein purpura: a review of 261 patients. *Acta Paediatr.* 2004 Nov;93(11):1427-31.

Criado PR, Valente NYS, Criado RFJ *et al.* Edema agudo hemorrágico do lactente. *An Bras Dermatol.* 1996 Set-Out;71(5):403-6.

Criado RF, Criado PR, Sittart JA *et al.* Urticaria and systemic diseases. *Rev Assoc Med Bras.* 1999 Oct-Dec;45(4):349-56.

Criado RFJ, Criado PR, Szajuboch JCM *et al.* Urticária, púrpura e síndrome do anticorpo antifosfolipide: associação casual ou sinais preditivos do lúpus eritematoso sistêmico? *Rev Bras Clin Ter.* 2002 Jan;28(1):16-20.

Diri E, Buscemi DM, Nugent KM. Churg-Strauss syndrome: diagnostic difficulties and pathogenesis. *Am J Med Sci.* 2003 Feb;325(2):101-5.

Falcini F, Ricci L, Poggi GM *et al.* Severe cutaneous manifestations in a child with refractory Kawasaki disease. *Rheumatology (Oxford).* 2006 Nov;45(11):1444-5.

Gareeboo S. Implication of ANCA status in Churg-Strauss syndrome. *Thorax.* 2006 Mar;61(3):270.

Harabuchi Y, Kataura A, Kobayashi K *et al.* Lethal midline granuloma (peripheral T-cell lymphoma) after lymphomatoid papulosis. *Cancer.* 1992 Aug 15;70(4):835-9.

Huang CF, Chen YF, Wang WM, Chiang CP. Wells' syndrome associated with Churg-Strauss syndrome: correlation with mast cell distribuition. *Int J Dermatol.* 2013 Feb;52(2):214-6.

Hughes LB, Bridges SL Jr. Polyarteritis nodosa and microscopic polyangiitis: etiologic and diagnostic considerations. *Curr Rheumatol Rep.* 2002 Feb;4(1):75-82

Ito LM, Barros JF, Andrade R, Neves SRC. Granuloma facial: relato de caso. *An Bras Dermatol.* 1999 Set-Out;74(3):245-247.

Jennette JC, Falk RJ, Bacon PA *et al.* 2012 revised International Chapel Hill Consensus Conference Nomenclature of Vasculitides. *Arthritis Rheum.* 2013 Jan;65(1):1-11.

Kawakami T, Shimosaka R, Takeuschi S, Soma Y. Importance of appropriate location and frequency of biopsy for cutaneous manifestations in eosinophilic granulomatosis with polyangiitis. *Int J Dermatol.* 2016 Dec;55(12):1388-90.

Keogh KA, Specks U. Churg-Strauss syndrome. *Semin Respir Crit Care Med.* 2006 Apr;27(2):148-57.

Lanham JG, Elkon KB, Pusey CD, Hughes GR. Systemic vasculitis with asthma and eosinophilia: a clinical approach to the Churg-Strauss syndrome. *Medicine (Baltimore).* 1984 Mar;63(2):65-81.

Lee PY, Freeman NJ, Khorsand J, Weinstock MA. Angiocentric T-cell lymphoma presenting as lethal midline granuloma. *Int J Dermatol.* 1997 Jun;36(6):419-27.

Magro CM, Poe JC, Kim C *et al.* Degos disease: a C5b-9/interferon-α-mediated endotheliopathy syndrome. *Am J Clin Pathol.* 2011 Apr;135(4):599-610.

Merkel PA. Overview of and approach to the vasculitis in adults. *UpToDate*; 2025. Disponível em: https://www.uptodate.com/contents/overview-of-and-approach-to-the-vasculitides-in-adults. Acesso em: 15 maio 2025.

Morita TCAB, Criado PR, Criado RFJ *et al.* Atualização em vasculites: visão geral e aspectos dermatológicos relevantes para o diagnóstico clínico e histopatológico – parte II. *An Bras Dermatol.* 2020 Jul;95(4):493-507.

Mubashir E, Ahmed MM, Hayat S *et al.* Wegener granulomatosis: a case report and update. *South Med J.* 2006 Sep;99(9):977-88.

Muscardin LM, Cota C, Amorosi B, Ferraro C. Erythema elevatum diutinum in the spectrum of palisaded neutrophilic granulomatous dermatitis: description of a case with rheumatoid arthritis. *J Eur Acad Dermatol Venereol.* 2007 Jan; 21(1):104-5.

Newburger JW, Takahashi M, Beiser AS *et al.* A single intravenous infusion of gamma globulin as compared with four infusions in the treatment of acute Kawasaki syndrome. *N Engl J Med.* 1991 Jun 6;324(23):1633-9.

Phillipps J, Lama C, Strickley J *et al.* Infective endocarditis is the leading cause of infection-associated cutaneous vasculitis: a single academic center dermatology consultant experience. *J Am Acad Dermatol.* 2024 Jun; 90(6):1262-4.

Pirolla E, Fregni F, Miura IK *et al.* Degos disease – malignant atrophic papulosis or cutaneointestinal lethal syndrome: rarity of the disease. *Clin Exp Gastroenterol.* 2015; Apr 16;8:141-7.

Ronkainen J, Koskimies O, Ala-Houhala M *et al.* Early prednisone therapy in Henoch-Schönlein purpura: a randomized, double-blind, placebo-controlled trial. *J Pediatr.* 2006 Aug;149(2):241-7.

Rowley AH, Shulman ST. New developments in the search for the etiologic agent of Kawasaki disease. *Curr Opin Pediatr.* 2007 Feb;19(1):71-4.

Sève P, Lega J-C. Kawasaki disease in adult patients. *Rev Med Interne.* 2011;32(1):17-25.

Shin JI, Lee JS, Chung KS. Dapsone therapy for Henoch-Schonlein purpura. *Arch Dis Child.* 2006 Aug;91(8):714.

Soufir N, Descamps V, Crickx B *et al.* Hepatitis C virus infection in cutaneous polyarteritis nodosa: a retrospective study of 16 cases. *Arch Dermatol.* 1999 Aug;135(8):1001-2.

Thapa R, Pramanik S, Chakrabartty S. Kawasaki disease: unusual manifestations and complications. *J Paediatr Child Health.* 2007 Jan-Feb;43(1-2):93-5.

Trujillo H, Gunasekaran TS, Eisenberg GM *et al.* Henoch-Schonlein purpura: a diagnosis not to be forgotten. *J Fam Pract.* 1996 Nov;43(5):495-8.

Vernengo CL, Lopez Gonzalez G. Allergic vasculitis (Gougerot-Ruitter). *Arch Argent Dermatol.* 1968 Dec;18(3):229-40.

Warembourg H, Dupont A, Jaillard J *et al.* Chronic evolutive polyarthritis. Relation to periarteritis nodosa. Apropos of a case. *Lille Med.* 1967 Dec;12(10): 1354-8.

Waszczykowska E, Dabkowski J, Omulecki A *et al.* Erythema elevatum diutinum – different spectrum of vascular reaction: P03.49. *J Eur Acad Dermatol Venereol.* 2004;18(2):260.

Yamamoto T, Nakamura S, Nishioka K. Erythema elevatum diutinum associated with Hashimoto's thyroiditis and antiphospholipid antibodies. *J Am Acad Dermatol.* 2005 Jan;52(1):165-6.

Yamazaki M, Unno K, Yaguchi H *et al.* A case of angiocentric T-cell lymphoma presenting as lethal midline granuloma. *Dermatology.* 1995;191(4):336-8.

Zhou Q, Yang D, Ombrello AK *et al.* Early-onset stroke and vasculopathy associated with mutations in ADA2. *N Engl J Med.* 2014;370(10):911-20.

Zurada AB, Ward K, Grossman ME. Henoch-Schönlein purpura associated with malignancy in adults. *J Am Acad Dermatol.* 2006 Nov;55(5 Suppl):S65-70.

Crioglobulinemia

Brandt HRC, Arnone M, Valente NYS *et al.* Vasculite cutânea de pequenos vasos: subtipos e tratamento – Parte II. *An Bras Dermatol.* 2007;82(6):499-511.

Damoiseaux J. The diagnosis and classification of the cryoglobulinemic syndrome. *Autoimmun Rev.* 2014 Apr-May;13(4-5):359-62.

Fiorentino DF. Cutaneous vasculitis. *J Am Acad Dermatol.* 2003 Mar;48(3): 311-40.

Ramos-Casals M, Stone JH, Cid MC, Borsch X. The cryoglobulinaemias. *Lancet.* 2012 Jan;379(9813):348-60.

Xiao Y, Sang Y, Gu Y *et al.* Refractory livedoid vasculopathy succesfully treated with baricinib. *Int J Dermatol.* 2023 Sep;62(9):1204-5.

38

Úlceras de Perna

Elisa Fontenelle ◆ **Rubem David Azulay**

O ser humano, por ser bípede, mantém uma enorme carga sobre as pernas. Devido à sua relativa pobreza vascular, surgem nas pernas, sobretudo no terço inferior, lesões ulceradas, de tipos clínicos variados, em consonância com seus diversos mecanismos. São um problema crescente em todo o mundo e impõem importante fardo ao paciente e ao sistema de saúde. Apesar da patogenia múltipla das *úlceras de perna*, há ainda alguns pontos obscuros que necessitam de elucidação. Devemos diferenciá-las das *úlceras na perna*, que têm etiologia variada e nas quais a localização na perna é meramente fortuita. A maioria dos casos é constituída por úlceras venosas, arteriais ou neuropáticas.

Úlcera angiodérmica (Favre)

Trata-se de uma doença que acomete adultos e idosos. Inicia-se por lesões purpúricas puntiformes ou em placa decorrentes de pequenos infartos locais que originam pequenas úlceras necróticas, as quais confluem para formar úlceras maiores. Localiza-se, de preferência, na face interna do terço inferior da perna esquerda e, por isso, é conhecida, pelos dermatologistas hispânicos, como a úlcera dos três *i*, que significam: *inferior, interno* e *izquierdo* (esquerdo). A explicação para essa propensão é que o retorno venoso está lentificado ao cruzar o arco crural. As lesões podem permanecer isoladas indefinidamente ou, o que é a regra, confluir, formando placas que podem acompanhar-se de esclerose, com comprometimento de vasos maiores. Esses casos estão associados à insuficiência venosa, e, por essa razão, certos autores preferem a designação de dermatite de estase, o que não nos parece constituir verdade para todos os casos. A fase final do quadro é a úlcera angiodérmica, chamada "úlcera de perna", uma úlcera crônica e progressiva, raramente dolorosa, que se instala na região supramaleolar interna, que pode atingir muitos centímetros de diâmetro (Figura 38.1).

O tratamento deve ser feito com repouso e elevação do membro; devem ser considerados também o uso de bota de Unna e a aplicação de curativos biológicos, bem como medidas gerais de combate à infecção local e, em certos casos, enxerto de pele. Tromboflebite e infecções ocasionais podem complicar o processo. Quanto à angiodermite, ver Capítulo 14, item *Angiodermite pigmentar e purpúrica de Favre (dermatite ocre)*, Capítulo 3, item *Modalidades de feridas*, e Figura 36.5, no Capítulo 36.

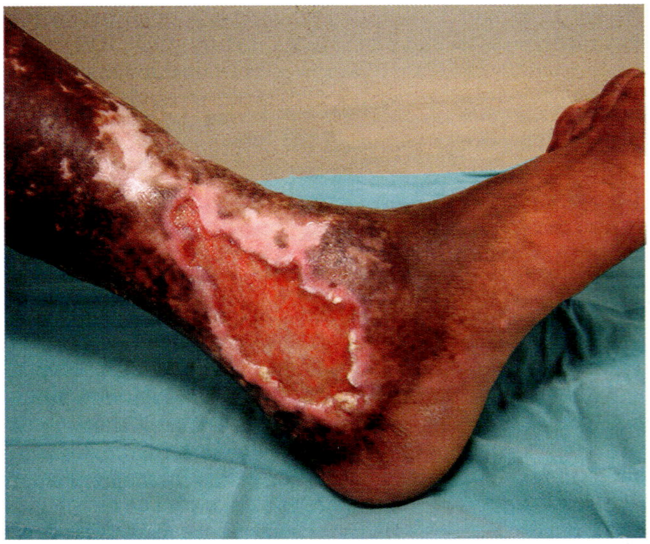

Figura 38.1 Úlcera angiodérmica – também conhecida como úlcera dos três *i*. A pigmentação ocre da hemossiderina perilesional atesta a cronicidade do processo. (Cortesia da Dra. Carolina Q. Peçanha.)

Úlcera de estase

Neste caso, teríamos obrigatoriamente a insuficiência venosa crônica associada, que pode ocorrer por mecanismos variados (insuficiência valvular venosa, tromboflebite, varizes, compressão das veias ilíacas por gravidez e tumores abdominais etc.). É a causa mais comum de úlceras de perna. São fatores de risco: sexo feminino, idade avançada, obesidade, gravidez, sedentarismo e história de trombose venosa profunda. De maneira gradativa, instala-se fibrose inflamatória com esclerose, a qual é denominada "dermatoesclerose" e, caracteristicamente nos quadros de longa evolução, tem a morfologia de "garrafa invertida". A úlcera é a etapa final do processo, podendo acometer grandes áreas do terço inferior da perna, em geral de bordas irregulares, com pigmentação da pele circundante secundária à hemossiderina e edema periférico. Erisipelas de repetição e tromboflebite ocorrem com frequência (ver Capítulo 34, item *Lipodermatoesclerose [paniculite esclerosante]*).

Úlcera isquêmica

Caracteriza-se, de modo diferente da anterior, por apresentar poucas manchas purpúricas e pigmentadas, com instalação de infarto e necrose, acompanhadas de muita dor e isquemia, predominando nos locais de pressão ou nos pododáctilos. A pele circundante pode ser atrófica e sem pelos. Os pulsos tibial posterior e pedioso estão marcadamente diminuídos ou ausentes; a temperatura da pele está diminuída. A dor caracteristicamente melhora quando a perna está para baixo, e piora quando está elevada. Fatores de risco incluem: diabetes melito, tabagismo, hiperlipidemia e hipertensão arterial. Pode haver relato de claudicação intermitente.

Úlcera hipertensiva de Martorell

A úlcera hipertensiva é uma complicação da hipertensão arterial sistêmica grave. A lesão parece ocorrer por arteriolosclerose das arteríolas dérmicas, diminuição da pressão de perfusão cutânea e aumento localizado da resistência vascular, que resulta na formação de úlcera por isquemia (Figura 38.2).

O diagnóstico é sobretudo clínico, baseando-se nos critérios descritos por Martorell:

- hipertensão arterial nos braços e nas pernas
- ausência de oclusão de grandes artérias de membros inferiores e pulsos palpáveis em todas as artérias dos membros inferiores
- ausência de distúrbio na circulação venosa
- úlcera superficial na face anterolateral de membro inferior
- simetria das lesões
- maior prevalência em mulheres
- ausência de calcificação arterial.

Não estão definidos quantos critérios são necessários para se firmar o diagnóstico. Do ponto de vista clínico, são características: a dor desproporcional ao tamanho da úlcera e, pela resposta ao tratamento, na dependência do controle adequado da pressão arterial.

O tratamento pode ser conservador controlando-se a pressão arterial com fármacos que diminuam a vasoconstrição periférica, como os bloqueadores dos canais de cálcio e os inibidores da enzima conversora da angiotensina, bem como se tratando da lesão com cuidados adequados. Betabloqueadores estão contraindicados. Nos casos resistentes, simpatectomia lombar e/ou enxertia são opções terapêuticas.

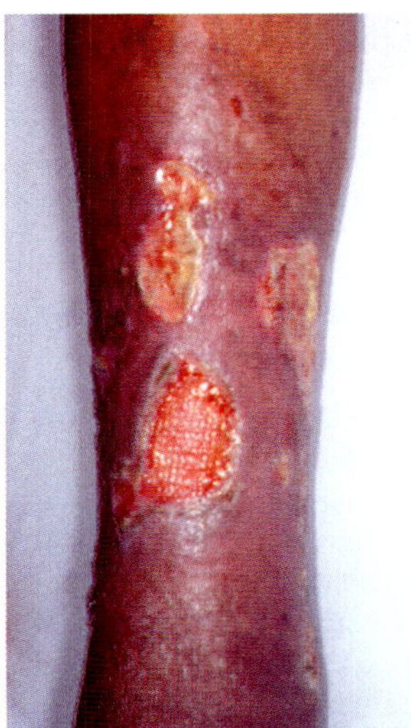

Figura 38.2 Úlcera hipertensiva ou isquêmica – o centro com "pouco sangue" é um aspecto peculiar.

Úlcera neuropática

O diabetes melito é responsável pela maioria dos casos. Outros exemplos de causas são distúrbios da medula espinhal, abuso de álcool e deficiências nutricionais. São indolores e surgem nos locais de pressão do pé ou no calcanhar. Tipicamente ocorrem em área de calosidade. Podem se aprofundar e cursar com osteomielite (ver Capítulo 57, item *Mal perfurante plantar* [úlcera neurotrófica plantar]).

Úlcera nas doenças hematológicas

Trata-se de úlceras, uma ou várias, em geral justamaleolares, porém podendo aparecer em outras áreas da perna. São, de certo modo, pequenas e bem delimitadas; em cerca de 50% dos casos, há bilateralidade e podem ser dolorosas. Acompanham certas hematopatias, a saber: anemias falciforme e hemolítica, policitemia *vera*, trombocitemia, microglobulinemia e outras.

A hidroxiureia utilizada no tratamento de diversas neoplasias, sendo inclusive a medicação de escolha da trombocitemia essencial, é também capaz de causar úlceras dolorosas; portanto, deve ser lembrada no diagnóstico diferencial desse tipo de úlcera.

Tratamento

O tratamento das diversas variedades de úlceras de perna tem princípios gerais. São eles: repousar no leito; evitar ou tratar adequadamente as infecções; melhorar a circulação local por meio adequado, na dependência do seu mecanismo (vasodilatadores, heparinização etc.) e usar meias elásticas, que ajudam muito a melhorar o fluxo sanguíneo, sendo úteis nas úlceras de estase e angiodérmica. Nestas, além do repouso, deve-se elevar o membro a fim de facilitar o retorno venoso. O correto é elevar o pé da cama em 8 a 10 cm ou colocar livros embaixo do colchão; a colocação de travesseiros perde muita eficiência por comprimir também o próprio membro. Já nas úlceras isquêmicas ou hipertensivas, o membro acometido deve ficar para baixo e, muitas vezes, podem ser beneficiadas por procedimentos cirúrgicos que melhorem a perfusão sanguínea. A penicilina benzatina profilática (1.200.000 UI a cada 21 dias) está indicada nos casos de erisipela de repetição (ver Capítulos 3 e 41).

Bibliografia

Dissemond J, Hoeft D, Knab J *et al.* Leg ulcer in a patient associated with hydroxyurea therapy. *Int J Dermatol.* 2006 Feb;45(2):158-60.

Flaherty E. Setting up a community nurse-led healed leg ulcer clinic. *Br J Nurs.* 2005 Aug-Sep 7;14(15):S14-20.

Graves JW, Morris JC, Sheps SG. Martorell's hypertensive leg ulcer: case report and concise review of the literature. *J Hum Hypertens.* 2001 Apr;15(4):279-83.

Magnusson MB, Nelzen O, Volkmann R. Leg ulcer recurrence and its risk factors: a duplex ultrasound study before and after vein surgery. *Eur J Vasc Endovasc Surg.* 2006 Oct;32(4):453-61.

Margolis DJ. Should pentoxiphylline be used as an adjuvant for the treatment of venous leg ulcer? *Arch Dermatol.* 2002 Dec;138(12):1597-8.

Moffatt CJ, Franks PJ. Implementation of a leg ulcer strategy. *Br J Dermatol.* 2004 Oct;151(4):857-67.

Nelzén O, Berggvist D, Linghagen A. Leg ulcer etiology: a cross sectional population study. *J Vasc Surg.* 1991 Oct;14(4):557-64.

Petersen MJ. Approach to the differential diagnosis of leg ulcers. UpToDate #Last updated: Jul 12, 2023. Disponível em: https://www.uptodate.com/contents/approach-to-the-differential-diagnosis-of-leg-ulcers. Acesso em: maio 2021.

39

Afecções Vasculares Predominantemente Funcionais

Elisa Fontenelle ◆ David Rubem Azulay

Fenômeno e doença de Raynaud

O fenômeno de Raynaud é um estado vasospástico paroxístico, caracterizado por mudança bem demarcada da coloração das extremidades: palidez, cianose e eritema (ou pelo menos palidez e cianose). Esse paroxismo é precipitado por estímulos vários, a saber: frio ou estresse.

Reserva-se o nome de *doença de Raynaud* (ou, preferencialmente para alguns autores, fenômeno de Raynaud primário) à forma idiopática, havendo, pois, necessidade de longo tempo de espera para que se possa chegar a esse diagnóstico. Acomete, em geral, mulheres jovens e apresenta simetria, sendo as mãos mais frequentemente atingidas do que os pés. Excepcionalmente, pode manifestar-se em outras regiões: língua, nariz, orelhas, face, mamilos, pulmões e outras. Considera-se sua causa um efeito local da termorregulação na circulação periférica afetada, por causa de anormalidades na expressão de receptores vasculares adrenérgicos, desregulação endotelial e defeitos nas vias sensitivas neuronais e não neuronais. Esses pacientes podem apresentar diminuição do fluxo digital pelas anastomoses arteriovenosas, entretanto com manutenção da nutrição pelos capilares; logo, sem o desenvolvimento de isquemia crítica. Geralmente ocorre entre 15 e 30 anos de idade, mais comumente no sexo feminino (o estrogênio pode ter um papel mediador no tônus vascular periférico) e com caráter familiar em até 30% dos casos. Isso sugere a influência de múltiplos fatores, como os hormônios sexuais, as alterações na distribuição da gordura corporal com a idade, as respostas adrenérgicas nos vasos cutâneos e a mudança da sensibilidade térmica com o passar dos anos, além de fatores genéticos.

O FR secundário pode preceder ou acompanhar diversas doenças ou ser causado também por medicamentos. As colagenoses formam o principal grupo de doenças associadas. Outras causas são doenças hematológicas (crioglobulinemia, paraproteinemias, policitemia, doença tromboembólica, deficiência da proteína C, S e antitrombina III entre outras), infecções (parvovírus B19 e hepatites B e C com crioglobulinemia associada), doenças vasculares obstrutivas como arterioesclerose e tromboangeíte obliterante, síndromes anatômicas como costela cervical e síndrome do escaleno e medicamentos como beta bloqueadores não seletivos, ergotamina, terapia estrogênica, cafeína, anfetamina, bleomicina, cisplatina, vimblastina, ciclosporina e interferon alfa.

Fumo, frio, estímulos vibratórios e cloreto de vinil agravam a doença. A capilaroscopia deve complementar a avaliação clínica assim como a solicitação de autoanticorpos, dependendo do contexto.

A isquemia pode ser transitória ou prolongada, com recuperação completa ou com graus variáveis de injúria tecidual, inclusive com dor e úlceras de pontas digitais. Pode ser agravado por algumas comorbidades, como hipertensão arterial sistêmica, aterosclerose, doença cardiovascular e diabetes melito.

A terapêutica deve ser a da doença de base, se houver. O tabagismo deve ser abolido, assim como a exposição ao frio e traumas de repetição nas pontas digitais. Além disso, é fundamental corrigir os fatores desencadeantes previamente mencionados. Os bloqueadores dos canais de cálcio como amlodipina ou nifedipina devem ser preferidos por terem ação maior na musculatura lisa dos vasos. Nitratos tópicos estão indicados como terapia de segunda linha no caso de fracasso com os medicamentos anteriores, na concentração de 0,25-0,5 a 1% em vaselina. Inibidores de PDE-5 como tadalafila, vardenafila e sildenafila são úteis. Em casos mais graves, bosentana que é uma antagonista do receptor da endotelina-1 está bem indicado. L-arginina e anticoagulantes e antiagregantes plaquetários podem ajudar. Simpatectomia pode ser realizada no FRS, sobretudo quando o tratamento medicamentoso não alcançar o objetivo. Liberação da compressão externa da parede arterial da túnica fibrosa pode tornar a terapia vasodilatadora mais efetiva. O uso da toxina botulínica é efetivo, sobretudo nos pacientes com dor intensa e úlceras.

Livedo

Trata-se de uma afecção espástico-atônica dos pequenos vasos, a qual se traduz morfologicamente pelo aspecto reticulado. Pode ser secundário à vasculopatia devido a vasospasmo, hipercoagulabilidade, trombose, hiperviscosidade sanguínea ou vasculite. Há dois subtipos, o reticular e o racemoso. No reticular, as manchas eritematocianóticas, de aspecto rendilhado, são bem definidas, ditas completas ou fechadas e delimitadas internamente por áreas de pele de aspecto normal ou pálido. Já o livedo racemoso é caracteristicamente formado por lesões mal definidas, delgadas e abertas; nessa apresentação, é obrigatória a pesquisa de comorbidades subjacentes. É entremeado por cianose, eritema e palidez, com localização preferencialmente nos membros inferiores e bilateral. Pode acometer outras áreas: tronco, face e antebraços. As lesões exacerbam-se com o frio. Ocasionalmente, acompanha-se de menor temperatura local, parestesia e até mesmo dor. Em raros casos, dependendo da intensidade e duração do fenômeno espástico, é possível haver necrose e ulceração.

Podem-se distinguir, de modo geral, quatro quadros clínicos principais de livedo reticular, descritos a seguir:

- *fisiológico* (*cutis marmorata*): é transitório e predomina em crianças e mulheres após exposição ao frio, desaparecendo prontamente com o aquecimento (Figura 39.1)
- *idiopático*: distingue-se do anterior por permanecer durante anos e acometer adultos de ambos os sexos, no inverno ou no verão. Pode complicar-se com ulcerações
- *congênito* (*cutis marmorata* telangiectásica congênita): é permanente e pode ser localizado ou não; é um defeito raro do desenvolvimento, geralmente assimétrico, que pode cursar com atrofia cutânea e, ocasionalmente, com outras anomalias
- *secundário* (sintomático): em geral, é assimétrico e, às vezes, localizado. Faz parte de processos patológicos básicos de maior expressão, como as doenças do colágeno, doença e fenômeno de Raynaud, síndrome de Sneddon, hematopatias (policitemia *vera*, trombocitose), vasculites diversas, oclusão intravascular (arteriosclerose, calcifilaxia, êmbolos diversos), neoplasias (linfomas e feocromocitoma), infecções crônicas (hepatites, sífilis, hanseníase, micoplasma etc.), medicamentos (amantadina, em cerca de 40% dos usuários; norepinefrina; interferon etc.), entre outros.

O tratamento inclui evitar o frio. Para os casos sintomáticos, administrar vasodilatadores e, às vezes, anticoagulantes, bem como pentoxifilina, além do tratamento da doença básica.

Eritema *ab igne*

Dermatose reticulada eritemato-acastanhada, secundária ao efeito do calor prolongado na pele, com queimadura de baixo grau. É comum em usuários de *laptop* que apoiam o aparelho nas coxas por períodos longos ou em usuários de fontes de calor para quadros álgicos.

Em geral, o *eritema ab igne* é assintomático. A alteração mais precoce é o eritema associado à inflamação, que pode ser seguido de hipercromia; por vezes, cursa com bolhas. Já foram relatadas malignidades relacionadas, como carcinoma espinocelular em casos de longa duração (ver Capítulo 18).

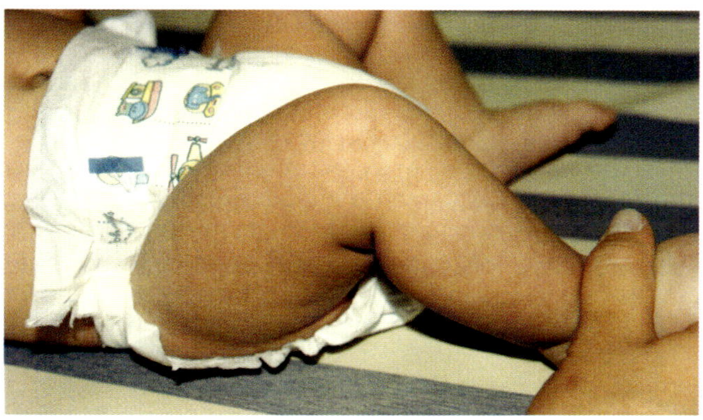

Figura 39.1 *Cutis marmorata* – ocorrência de padrão reticulado livedoide.

Eritromelalgia

A eritromelalgia é uma doença rara, caracterizada por sensações dolorosas e/ou parestésicas, acompanhadas de eritema, edema e elevação local da temperatura. Geralmente acomete as extremidades, predominantemente as pernas em relação às mãos, sendo raro o acometimento do polo cefálico, por exemplo, nas orelhas (Figura 39.2). A doença pode ser classificada como primária ou secundária, dependendo se existe ou não alguma doença subjacente. A mutação do gene *SCN9A* da eritromelalgia primária está localizada no cromossomo *2q3132* e leva a alterações na voltagem no canal de sódio Nav1.7.

De evolução crônica, pode ser intermitente ou contínua. O principal sintoma é a sensação de queimação, que pode ser muito intensa. Pode haver interferência de fatores vasculares, neurais e genéticos. O calor é o elemento predominante, parecendo haver um ponto crítico (em torno de 32°C) que ativa o processo; é provável um metabolismo anormal de serotonina e bradicinina. Outros fatores desencadeantes são ficar em posição ortostática por períodos prolongados, incluindo exercícios físicos e febre; comida com pimenta e álcool devem ser evitados, assim como certos vasodilatadores. Hiperidrose, ulcerações, livedo reticular e necrose cutânea podem estar presentes. A intensidade da dor pode levar alguns pacientes a cometer suicídio. Excepcionalmente ocorre como paraneoplasia.

São descritos três tipos de eritromelalgia: *primária* (pode ser familial, autossômica dominante [AD]; *secundária*, associada a doenças mais frequentemente linfoproliferativas com trombocitose (policitemia *vera* e trombocitose essencial), podendo preceder, coincidir ou sucedê-la, e a *outras doenças* como infecções (HIV e poxvírus), diabetes, artrite reumatoide, gota, intoxicação por metais pesados, lúpus eritematoso sistêmico e outras colagenoses, paraneoplasia e certos medicamentos (ciclosporina, sinvastatina, contrastes iodados e agonista trombopoiético); e *idiopática*, quando pesquisa adequada não identifica uma causa. A forma primária acomete preferencialmente jovens, enquanto as demais privilegiam o adulto; o sexo feminino é 2 a 3 vezes mais prevalente. Há alguns relatos na gravidez.

O diagnóstico diferencial inclui neuropatia diabética, doença vascular periférica e celulite (quando unilateral), doença de Fabry, fenômeno de Raynaud e síndrome da dor regional complexa.

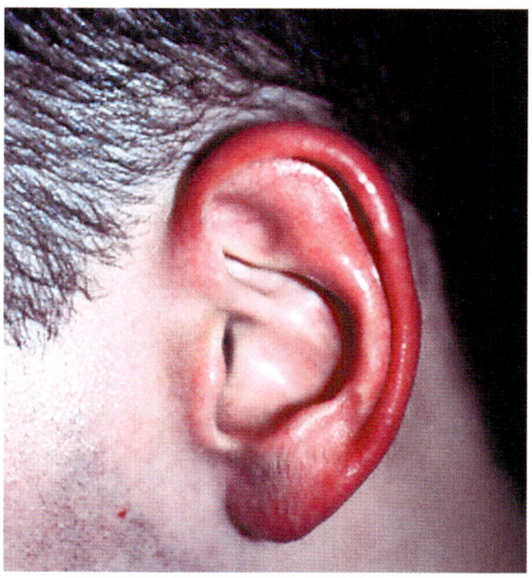

Figura 39.2 Eritromelalgia.

Medidas locais, como resfriamento ou elevação da extremidade acometida, podem atenuar ou aliviar os sintomas.

Quanto à terapêutica medicamentosa, não há protocolos definidos. A terapêutica tópica pode ser feita com lidocaína a 5%; gel formulado com amitriptilina 1% e cetamina 0,5%, aplicado 5 vezes/dia, ajuda a controlar os episódios de dor; e capsaicina; medicamentos vasoativos (brimonidina, oximetazolina). A terapêutica sistêmica pode ser feita com ácido acetilsalicílico ou pentoxifilina em associação a um antagonista do receptor de serotonina (ketanserina), amitriptilina, gabapentina, pregabalina etc. São descritos ainda bloqueadores de canais de sódio, carbamazepina, betabloqueadores, ciproeptadina, imunoglobulina intravenosa, entre outros. Hidroxiureia pode ser necessária no tratamento dos casos associados à trombocitose. Procedimentos mais invasivos devem ser considerados, dependendo da gravidade do quadro (infusões peridurais de bupivacaína ou opiáceos e simpatectomia lombar bilateral). Um grupo de pacientes pode responder logo no início à corticoterapia sistêmica, quando for associado a trauma, infecção ou cirurgia.

Acrocianose

Afecção provavelmente de caráter familiar, e pode persistir até a idade adulta. No neonato, reflete intensa vasoconstrição periférica com manutenção da circulação central, sem significar nenhum processo patológico, apenas fisiológico. A sua ocorrência pode se dar na infância em situações de choro, regurgitação/vômito ou tosse, por exemplo.

Caracteriza-se pelo aparecimento de cianose nas mãos e nos pés, que se apresentam frios e com hiperidrose. Às vezes, apenas as mãos estão comprometidas, e, nos casos mais intensos, outras áreas (nariz, orelhas, queixo, lábios, mantendo as mucosas a coloração habitual) podem ser atingidas. É persistente, mas apresenta piora no inverno, em consequência de espasmo arteriolar e estase dos capilares dos plexos superficiais. Não ocorrem ulcerações. Reserva-se, no entanto, o nome *acrocianose necrosante remitente* a um estado de espasmo vascular funcional ou orgânico, no qual, além das características da acrocianose, ocorre necrose da ponta dos dígitos.

A etiologia da acrocianose é desconhecida, embora, em alguns casos, esteja indicada a simpatectomia como terapêutica, além de agentes bloqueadores da norepinefrina.

Perniose (eritema pérnio, *chillblain*)

É uma afecção de caráter agudo, surgindo em jovens, sobretudo do sexo feminino, caracterizada por áreas infiltradas (máculas, pápulas, placas ou nódulos) eritematocianóticas, de limites imprecisos, tendo como causa precipitante o frio, mas não extremo (*frostbite*). Baixo índice de massa corporal pode ser um fator de risco. Bolhas e ulcerações necróticas podem aparecer. Além disso, é frequente prurido ou discreta dor. Geralmente tende a involuir em 1 a 3 semanas nos jovens, o que não ocorre com os idosos. Pode haver curso crônico ou ser recorrente. A localização é eminentemente acral: dígitos, calcanhares, borda cubital das mãos, orelhas e nariz; panturrilhas e nádegas também podem ser acometidas.

O surgimento da doença pode ser idiopático ou associado a colagenoses, em especial ao LES. Recentemente, alguns casos foram relacionados com a infecção pela covid-19, tendo como particularidade a presença de eosinófilos no infiltrado dérmico. Há relatos em doenças hematológicas, hepatite viral e malignidades. É raramente familial. Vasospasmo ou vasoconstrição induzidos pelo frio levam à hipóxia, que estimula a resposta inflamatória. Talvez também haja papel na hiperviscosidade ou dano endotelial microvascular pela presença de autoanticorpos em alguns casos.

No tratamento, vasodilatadores são utilizados como ativadores da circulação, bem como pedilúvios e manilúvios; corticosteroide tópico pode auxiliar. Nifepidino 20 a 40 mg/dia promove bons resultados, inclusive profiláticos. Resguardar-se do frio por meio de vestuário adequado constitui boa medida preventiva.

Eritrocianose

Afecção caracterizada por placas azuladas, com limites imprecisos, localizadas nos membros inferiores de jovens do sexo feminino. Às vezes, surgem nódulos fibróticos, podendo haver também descamação, eritema folicular e queratose pilar. Pode desaparecer na idade adulta. Às vezes, são benéficas a prática de exercícios físicos, redução de peso corporal e proteção contra o frio.

Síndrome branca de Marshall (manchas de Bier)

Caracteriza-se por manchas isquêmicas (múltiplas máculas hipocrômicas irregulares e assintomáticas em área de eritema) em razão de angiospasmos, situadas principalmente nos membros superiores; acomete sobretudo pessoas com predisposição psiconeurótica. As lesões – mais frias do que a pele circunvizinha – pioram quando as mãos ficam abaixadas por muito tempo. Há associação de insônia e taquicardia.

Síndrome de Nicolau

Vitoria Azulay

A síndrome de Nicolau (SN) tem como sinonímia embolia *cutis* medicamentosa. As primeiras descrições do quadro remetem a pacientes em tratamento de sífilis submetidos a injeções de sais de bismuto (1924). É considerada uma complicação rara e caracterizada por necrose tecidual, a qual ocorre após a injeção intramuscular ou intra-articular de medicamentos, como penicilina benzatina, anti-inflamatórios não esteroidais e esteroidais, anestésicos locais, anti-histamínicos e citostáticos.

A síndrome é mais frequente na população pediátrica, principalmente em crianças menores de 3 anos de idade, nas quais os fenômenos de penetração por embolia na artéria podem ser mais prováveis devido ao menor tamanho dos segmentos vasculares envolvidos. No entanto, a maioria das publicações de relatos de casos refere-se a adultos.

As manifestações clínicas, em geral, são: dor intensa, imediatamente após a injeção, que evolui para um eritema reticulado ou não, com formação de um halo de palidez ao redor da área de padrão livedoide, culminando em necrose da pele, subcutâneo e, por vezes, muscular; ocasionalmente, pode haver formação de bolhas. A área necrótica, em poucos casos, estende-se à articulação, causando uma isquemia transitória ou permanente, que pode exigir amputação.

O aparecimento da doença está relacionado com a via de administração. O mecanismo da inflamação e destruição celular é incerto, mas sabe-se que ocorre uma obstrução microembólica do suprimento arterial da derme. Dados recentes, entretanto, sugerem que a embolia não seja o único fator envolvido. A hipótese atual é de que a lesão final seria decorrente de uma associação de três fatores: vasospasmo, trombose e embolia. A embolia e a trombose seriam causadas pela injeção do medicamento dentro da luz vascular, já o vasospasmo, por uma série de fatores, como compressão do vaso (pelo líquido injetado ou por hematoma), lesão direta do vaso pela agulha ou reflexo do tipo arterioarterial ou venoarterial.

Em relação ao tratamento, a lesão tecidual pode ser reversível se introduzida terapia imediata com substâncias vasoativas como a heparina subcutânea. O vasospasmo pode ser aliviado por meio da ação inibitória da fosfodiesterase pela pentoxifilina. O tratamento conservador com desbridamento e controle da dor é a principal terapia.

Bibliografia

Alba BK, Castellani JW, Charkoudian N. Cold-induced cutaneous vasoconstriction in humans: function, dysfunction and the distinctly counterproductive. *Exp Physiol.* 2019;104(8):1202-14.

Amorim RO, Silva AL, Seque CA, Porro AM. Síndrome de Nicolau extensa após diclofenaco sódico intramuscular. *An Bras Dermatol.* 2024;99:104-5.

Ayli EE, Ingraffea A, Weinman M, Gloster HM Jr. Chilblains in a Mohs histotechnician. *Dermatol Surg.* 2012 Sep;38(9):1555-6.

Bruce T. Comparison of sustained release nifedipine and temperature biofeedback for treatment of primary Raynaud phenomenon. Results from a randomized clinical trial with 1-year follow-up. *Arch Intern Med.* 2000 Apr 24;160(8):1101-8.

Burns T, Breathnach S, Cox N *et al. Rook's Textbook of Dermatology*. 7. ed, 2004, 23.7-23.11.

Caldito EG, Caldito NG, Kaul S *et al.* Erythromelalgia. Part I; Pathogenesis, clinical features, evaluation, and complications. *J Am Acad Dermatol.* 2024;90(3):453-63.

Caldito EG, Caldito NG, Kaul S *et al.* Erythromelalgia. Part II; Differential diagnoses and management. *J Am Acad Dermatol.* 2024;90(3):465-74.

Carpentier PH, Satger B, Poensin D, Maricq HR. Incidence and natural history of Raynaud phenomenon: a long term follow-up (14 years) of a random sample from the general population. *J Vasc Surg.* 2006 Nov;44(5):1023-8.

Cherdyntsev MG, Gerasimova MM. Clinical and immunophysiological features of neurological disorders in phenomenon Raynaud. *Eur J Neurol.* 2005 Set;12(Suppl 2):226.

Cohen JS. Erythromelalgia: new theories and new therapies. *J Am Acad Dermatol.* 2000 Nov;43(5 Pt 1):841-7.

Curtiss P, Svigos K, Schwager Z *et al.* Part I: Epidemiology, pathophysiology and clinical considerations of primary and secondary Raynaud's phenomenom. *J Am Acad Dermatol.* 2024;90(2):223-34.

Curtiss P, Svigos K, Schwager Z *et al.* Part II: The treatment of primary and secondary Raynaud's phenomenom. *J Am Acad Dermatol.* 2024;90(2):237-48.

Davis M, Genebriera J, Sandroni P, Fealey R. Thermoregulatory sweat testing in patients with erythromelalgia. *Arch Dermatol.* 2006 Dec;142(12):1583-8.

Davis P, Wilkins F, Rooke TW. Between episodes of erythromelalgia: a spectrum of colors. *Arch Dermatol.* 2006 Aug;142(8):1085-6.

Del Giudice P, Durant J, Dellamonica P. Hand edema and acrocyanosis: "puffy hand syndrome". *Arch Dermatol.* 2006 Aug;142(8):1084-5.

Doutre MS, Beylot C, Beylot J *et al.* Chilblain lupus erythematosus: report of 15 cases. *Dermatology.* 1992;184(1):26-8.

Filippone L. Diagnosis: Raynaud phenomenon. *Emergency Medicine News.* 2004 Ago;26(8):30.

Garner R, Kumari R, Lanyon P *et al.* Prevalence, risk factors and associations of primary Raynaud's phenomenon: systematic review and meta-analysis of observational studies. *BMJ Open.* 2015;5(3):e006389.

Herrick AL. The pathogenesis, diagnosis and treatment of Raynaud phenomenon. *Nat Rev Rheumatol.* 2012 Aug;8(8):469-79.

Kanitakis J, Lesort C, Danset M, Jullien D. Chilblain-like lesions during the covid-19 pandemic ('covid toes): Histologic, immunofluorescence, and immunohistochemical study of 17 cases. *J Am Acad Dermatol.* 2020 Set; 83(3):870-5.

Magini B, Del Bianco E, Rossi R *et al.* Raynaud's phenomenon and acrocyanosis: four years of study with *laser*-doppler flowmetry. *J Investigative Dermatol.* 1997 Set;109(3):457.

Nousari HC, Kimyai-Asadi ABA, Anhalt GJ. Chronic idiopathic acrocyanosis. *J Am Acad Dermatol.* 2001 Dec;45(6 Suppl):S207-8.

Olteanu R, Balanescu E. Erythromelalgia and Raynaud phenomenon: signs for early scleroderma diagnosis. *J Eur Acad Dermatol Venereol.* 2004 Nov; 18(Suppl 2):436.

Pagani-Estévez GL, Sandroni P, David MD, Watson JC. Erythromelalgia: Identification of a corticosteroid-responsive subset. *J Am Acad Dermatol.* 2017 Mar; 76(3):506-11.

Pinto-Pulido EL, Polo-Rodriguez I *et al.* Botulinum toxinum for Raynaud´s phenomenon: A decade of real world evidence. *J Am Acad Dermatol.* 2025 Jan;92(1):173-5.

Pistorius M-A, Carpentier P-H; le groupe de travail "Microcirculation" de la Société française de médecine vasculaire. Minimal work-up for Raynaud syndrome: a consensus report. Microcirculation Working Group of the French Vascular Medicine Society. *J Mal Vasc.* 2012 Jul;37(4):207-12.

Prakash S, Weisman MH. Idiopathic chilblains. *Am J Med.* 2009;122(12):1152-5.

Quaresma MV, Gomes ACD, Serruya A *et al.* Livedo reticular induzido por amantadina – relato de caso. *An Bras Dermatol.* 2015 Set-Out;90(5):743-5.

Reilly A, Snyder B. Raynaud phenomenon. *Am J Nurs.* 2005 Aug;105(8): 56-65.

Sasidharan P. An approach to diagnosis and management of cyanosis and tachypnea in term infants. *Pediatr Clin North Am.* 2004;51(4):999-1021.

Vahlberg A, Raudsepp H, Jogi T. Raynaud syndrome and digital necrosis induced by chemo and immunotherapy. *J Eur Acad Dermatol Venereol.* 2005 Nov; 19(Suppl 2):86-7.

Wigley FM. Clinical manifestations and diagnosis of Raynaud phenomenon. *UpToDate*. Disponível em: https://www.uptodate.com/contents/clinical-manifestations-and-diagnosis-of-raynaud-phenomenon#! Acesso em: 30 ago. 2021.

Yu EP, Ostor AJ, Hall FC. Succesful treatment with bosentan for severe digital ischemia in limited cutaneous systemic sclerosis. *Ann Rheum Dis.* 2007 Aug; 66(8):1122-3.

Síndrome de Nicolau

Beissert S, Presser D, Rütter A *et al.* Embolia cutis medicamentosa (Nicolau syndrome) after intra-articular injection. *Hautarzt.* 1999;50:214-6.

Cherasse A, Kahn MF, Mistrih R *et al.* Nicolau's syndrome after local glucocorticoid injection. *Joint Bone Spine.* 2003;70:390-2.

De Sousa R, Dang A, Rataboli P. Nicolau syndrome following intramuscular benzathine penicillin. *J Postgrad Med.* 2008;4:332-4.

Hamilton B, Fowler P, Galloway H, Popovic N. Nicolau syndrome in na athlete following intramuscular diclofenac injection. *Acta Orthop Belg.* 2008 Dec;74(6):860-4.

40

Malformações e Tumores Vasculares

Elisa Fontenelle

Classificação das anomalias vasculares

Em 1996, as anomalias vasculares foram classificadas em dois grandes grupos, com base na cinética celular, nas características clínicas, histológicas, hemodinâmicas e na história natural, sendo assim divididas em *malformações* e *tumores vasculares*.

Nos tumores vasculares, existe proliferação de células endoteliais, o que não ocorre nas malformações.

As malformações, por sua vez, podem ser subdivididas de acordo com seus componentes estruturais básicos e as características do seu fluxo, podendo ser de alto ou de baixo fluxo; algumas malformações apresentam a concomitância de padrões.

Em 2018, a classificação da International Society for the Study of Vascular Anomalies (ISSVA) foi atualizada nos seguintes grupos:

- tumores vasculares: benignos, localmente agressivos ou *borderline*, e malignos
- malformações vasculares: simples (capilares, linfáticas, venosas, arteriovenosas, fístulas arteriovenosas), combinadas (duas ou mais malformações encontradas na mesma lesão), associadas a outras anomalias, e anomalias de vasos tronculares.

Malformações vasculares

As malformações vasculares podem ser classificadas em:

- alto fluxo:
  - malformação arteriovenosa (MFAV)
  - malformação arterial
  - fístula arteriovenosa
- baixo fluxo:
  - malformação capilar (MFC): mancha salmão; mancha vinho do Porto (MVP); *cutis marmorata* telangiectásica congênita, telangiectasia
  - malformação venosa (MFV): comum, cutaneomucosa familial, síndrome *blue rubber bleb nevus* (Bean), malformação glomovenosa, malformação venosa cerebral, malformação vascular intraóssea familial, malformação venosa verrucosa e outras
  - malformação linfática: macrocística; microcística; mista; anomalia linfática generalizada; linfedema.

Tumores vasculares

São considerados tumores vasculares, entre outros:

- hemangioma da infância
- hemangiomas congênitos
- angioma em tufos
- hemangioma de células fusiformes
- hemangioma epitelioide
- hemangioendotelioma kaposiforme
- hamartoma angiomatoso écrino
- hemangioma capilar lobular (granuloma piogênico)
- angioma rubi
- angiossarcoma cutâneo.

Malformações vasculares

Esse grupo decorre de erro na morfogênese, não existindo proliferação de células endoteliais. A alteração tende a persistir por toda a vida, com crescimento proporcional ao do indivíduo, por vezes com piora ou expansão; pode acometer qualquer local do corpo, ser localizada ou difusa, e ainda fazer parte de síndromes. A maioria está presente ao nascimento, embora nem sempre aparente. É composta por vasos anormais (capilares, veias, artérias, linfáticos ou combinações entre eles), que orientam a subclassificação em alto e baixo fluxos. A malformação vascular mais comum é a capilar, seguida pela MFV.

Malformações de alto fluxo

A maioria das malformações vasculares de alto fluxo é arteriovenosa (MFAV). Malformação arterial pura (aneurisma arterial, estenose, aplasia, ectasia) raramente ocorre de maneira isolada na pele com lesões sintomáticas; no entanto, podem se associar às MFAV. Na pele, diferentemente do cérebro, uma fístula arteriovenosa é quase sempre resultado de trauma.

Malformação arteriovenosa

As MFAV são malformações de alto fluxo, raras, compostas por um centro de artérias nutridoras, veias alargadas e fístulas, sem leito capilar entre artéria e veia. Estão presentes ao nascimento, podendo se tornar aparentes durante a infância; não involuem espontaneamente.

Na infância, podem manter um estágio de "latência", facilmente confundido com hemangioma ou MVP. A puberdade, o trauma e a gestação estimulam seu aumento, caracterizando o estágio de "expansão". Nele, o fluxo rápido se torna clinicamente evidente, com frêmito e pulsação, aumento do volume da massa, calor local e, por vezes, dor. Eventualmente, há ocorrência de hiperidrose e/ou hipertricose suprajacentes. Veias de drenagem tortuosas vão se tornando aparentes; a pele escurece e há risco de ulceração e hemorragia. Outras complicações são insuficiência cardíaca de alto débito, lesões ósseas líticas e coagulopatia intravascular localizada. As localizações mais comuns são cabeça e pescoço.

A investigação por imagem é recomendada sempre que se suspeita de MFAV. São úteis: ultrassom com Doppler, tomografia computadorizada contrastada (que não consegue diferenciar hemangiomas, MFAV e malformações venosas), ressonância nuclear magnética (RNM), angiorressonância e arteriografia.

É a mais imprevisível das malformações vasculares; em geral, causa destruição local com o tempo. O paciente deve realizar exames clínico e radiológico periódicos.

Diagnósticos diferenciais: hemangioma, MVP, hemangioendotelioma epitelioide (lesão purpúrica localmente agressiva, geralmente em uma extremidade distal), lúpus túmido, sarcoidose, síndrome de Melkersson-Rosenthal (se localizada no lábio), tumor de Dabska (angioendotelioma papilar endovascular maligno).

O tratamento cirúrgico ou a embolização de uma MFAV quiescente apresenta controvérsia, além da alta taxa de recorrência. A excisão parcial e a ligação de artérias nutridoras desencadeiam, com frequência, sua expansão, especialmente se forem feitas durante a puberdade. A corticoterapia não mostra bons resultados. O manejo deve ser multidisciplinar. Caso a localização seja em um membro, pode haver algum alívio com a compressão elástica; no entanto, a amputação poderá ser necessária. A intervenção deve ser realizada quando há complicações locais ou cardíacas.

Síndromes que cursam com malformações vasculares arteriovenosas

Síndrome de Bonnet-Dechaume-Blanc, Wyburn-Mason, Brégeat. Há lesão na região centrofacial ou hemifacial, inicialmente semelhante à MVP, que depois se torna espessa, associada a alterações oftalmológicas (exoftalmia, hemianopsia) e neurológicas (acidente vascular) decorrentes da ocorrência de malformações também nesses locais. As opções de tratamento são limitadas.

Síndrome de Cobb. Também conhecida como angiomatose cutaneomeningoespinhal, é constituída de MFAV cutânea, geralmente no tórax posterior (por vezes, em um membro) e na medula espinhal contígua ou próxima, podendo ser intra ou perimedular. Complicações neurológicas resultam de compressão ou anoxia, e a manifestação clínica varia com o nível da lesão medular; costuma ter início na infância. O melhor exame é a RNM. Deve-se suspeitar quando uma lesão vascular (semelhante à MVP ou com frêmito) localizada no tórax posterior se associa a déficit neurológico. Sempre que possível, realizar a excisão da lesão medular.

Malformações de baixo fluxo

Malformação venosa

A MFV envolve o lado coletor da rede vascular. Podem ser localizadas ou extensas, únicas ou múltiplas – quando se suspeita de doença herdada ou síndrome. As localizações mais comuns são na cabeça e no pescoço. Podem comprometer pele, mucosa, tecidos moles, ossos e vísceras. Já estão presentes ao nascimento, embora muitas vezes se tornem evidentes apenas posteriormente. Raros casos são familiais.

Constitui-se de rede de vasos ectásicos, deficientes em células musculares lisas, que permeia e disseca tecidos normais. Algumas lesões podem ter combinação de veias e capilares. A ocorrência de trombose e calcificação (flebólitos) é frequente.

Os vasos ectásicos na derme conferem uma coloração azulada à lesão (Figura 40.1). Seu volume aumenta com o exercício, durante a manobra de Valsalva, choro ou quando a região fica pendente. A deformidade dos tecidos afetados piora lentamente, e podem aparecer áreas mais firmes, devido a trombose, flebólitos e hemorragia. A temperatura cutânea é normal. Não há frêmito nem pulsação; dependendo do tamanho da lesão e do local, pode haver queixa de dor, edema e dano funcional. Quando ocorre em todo um membro, sua circunferência pode ser aumentada, sem discrepância de comprimento, que, se ocorrer, é discreta (muitas vezes, em virtude do desuso), diferentemente da síndrome de Klippel-Trenaunay. Pode levar a fraturas patológicas.

Quando localizada na sinóvia, há crises de dor articular e, às vezes, anquilose. Pode requerer remoção cirúrgica.

O envolvimento da língua e da gengiva causa má oclusão dentária. Lesões profundas localizadas no palato, na faringe e na laringe podem causar apneia do sono e dificuldades respiratórias.

O envolvimento orbitário pode determinar enoftalmia na posição ortostática e exoftalmia na supina, geralmente sem dano visual.

A radiografia simples revela flebólitos (calcificações patognomônicas de baixo fluxo, causadas por trombose intralesional e consequente calcificação) a partir dos 2 anos de idade. Afinamento ósseo e reação periosteal podem ocorrer. O melhor exame de imagem é a RNM.

Uma avaliação da coagulação deve ser obtida quando houver MFV extensa ou volumosa, especialmente da extremidade com envolvimento muscular. Coagulopatia intravascular localizada crônica pode ocorrer por toda a vida e se caracteriza por baixo fibrinogênio, produtos de degradação da fibrina, tempos de protrombina e parcial de tromboplastina prolongados, elevação de D-dímero e plaquetas normais ou moderadamente diminuídas. Alguns eventos (cirurgia, gravidez, escleroterapia, imobilização prolongada, menstruação) podem desencadear coagulação disseminada com sangramento decorrente do consumo de fatores de coagulação. Deve ser administrada heparina de baixo peso molecular antes e após procedimentos cirúrgicos. Trombose venosa profunda é rara.

Os diagnósticos diferenciais incluem nevo de Ota ou de Ito devido à tonalidade azulada; *sinus pericranii* – drenagem cerebral venosa anormal por um defeito ósseo do crânio; veia dilatada na base do nariz, comum em alguns recém-nascidos.

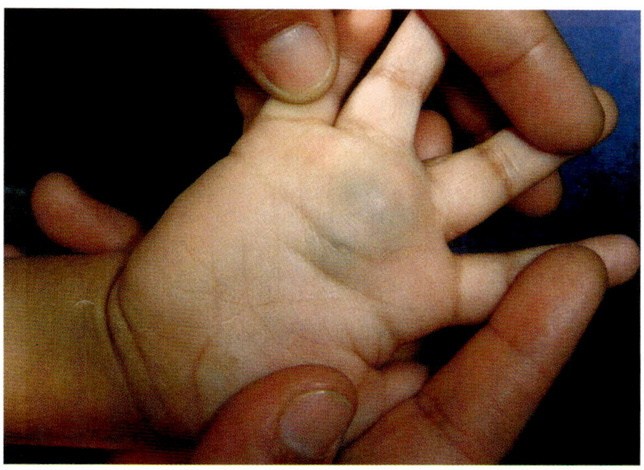

Figura 40.1 Malformação venosa – vasos ectasiados na derme conferem a coloração azulada.

MFV cefálicas profundas e intramusculares de um membro com achados atípicos à RNM requerem biopsia para descartar sarcoma ou neufibroma. Na área cervical, deve ser diferenciada de cistos congênitos.

O manejo deve ser multidisciplinar e planejado caso a caso. A cateterização seletiva é difícil; a melhor opção parece ser a escleroterapia intralesional percutânea, que pode ser combinada à ressecção cirúrgica. A compressão elástica é útil quando factível. Para episódios de trombose dolorosa, pode ser útil ácido acetilsalicílico em baixas doses. O sirolimo foi eficaz em alguns casos, com redução da dor e melhora da função local.

Síndromes que cursam com malformação venosa

MFV cutânea e mucosa familial múltipla. É autossômica dominante, caracterizada por múltiplas pequenas malformações venosas, assim como grandes lagos venosos. Essas lesões não apresentam consistência elástica e não afetam o trato gastrintestinal, diferindo por esses dois motivos da síndrome de Bean.

Síndrome de Maffucci. Combina MFV e encondromas, aparentemente decorrente de displasia mesodérmica. As lesões podem ser pequenas ou grandes, disseminadas ou localizadas; algumas são segmentares. Ocorre esporadicamente e alterações congênitas são raras. A manifestação costuma ser durante a infância e na vida adulta. Embora possam se desenvolver em qualquer local, as mãos e os pés são mais frequentemente afetados. São comuns flebólitos.

Encondromas da metáfise ou diáfise (massas radiolucentes bem demarcadas, arredondadas ou ovais) resultam do desenvolvimento anormal de cartilagem dentro do osso. Deformidades esqueléticas e fraturas patológicas são comuns, podendo ainda ocorrer déficits neurológicos resultantes da invasão de encondromas cranianos no córtex cerebral e desenvolvimento de tumores malignos. Em geral, são bilaterais e assimétricas. O local da MFV não necessariamente se correlaciona com o das lesões esqueléticas, e lesões ósseas podem surgir antes das alterações cutâneas. A incidência relatada de transformação maligna em encondromas é de 15 a 30%. *Condrossarcoma* é o tipo mais comum de malignidade; outros relatados são angiossarcoma, fibrossarcoma, linfangiossarcoma, tumores intracranianos, neoplasia de ovários e adenocarcinoma de pâncreas.

O tratamento consiste na remoção das lesões esqueléticas e cutâneas quando possível. A biopsia é mandatória para excluir malignidade em qualquer tumor de tecido mole ou osso que aumente rapidamente ou se torne doloroso.

Síndrome do *blue rubber bleb nevus* (José Wilson Accioly Filho). Trata-se de doença rara (1/40.000) caracterizada por múltiplas malformações venosas da pele, trato gastrintestinal e, frequentemente, outros locais. A maioria dos casos é esporádica; no entanto, há relatos de um padrão de herança autossômica dominante em várias famílias A mutação se dá no gene *TREK* que codifica o receptor TIE2, que, quando ativado, promove angiogênese e maturação vascular continuadas.

As lesões cutâneas mais características são nódulos de consistência elástica ("borrachudos"), moles, compressíveis, de coloração azulada ou purpúrica; apresentam semelhança com mamilos. Em geral, são pequenos e costumam surgir em pequeno número. Podem chegar a 5 cm de diâmetro e ocorrer em qualquer local da superfície corpórea, inclusive mucosas (lábios, boca e glande). As lesões podem estar presentes ao nascimento; contudo, em geral se desenvolvem progressivamente a partir da idade pré-escolar. Podem ser dolorosas e algumas lesões estão tão profundamente localizadas, que apenas uma leve tonalidade azulada da pele pode ser observada; pode haver hiperidrose.

Lesões semelhantes também ocorrem no trato gastrintestinal, mais particularmente no intestino delgado, apresentando sangramentos frequentes. Além de anemia, coagulopatia de consumo crônica é outra complicação que pode ocorrer. Não há correlação entre o número de lesões cutâneas e gastrintestinais. Uma vez desenvolvidas, as lesões não apresentam tendência à regressão e podem ocorrer em outros locais: nasofaringe, pulmões, fígado, coração, baço, SNC e olhos.

Na histologia, muitos espaços vasculares dilatados são encontrados (derme e subcutâneo), com paredes irregulares produzindo uma aparência papilar.

Como diagnósticos diferenciais, podem-se citar: glomangiomas múltiplos, síndrome de Maffucci, hamartoma angiomatoso écrino e angioceratoma corporal difuso.

O tratamento consiste quase sempre no controle de suas complicações. Se a anemia não for controlada pela suplementação de ferro ou transfusões intermitentes a ressecção das regiões intestinais envolvidas pode ser efetuada. Cauterização endoscópica pode ser realizada. O tratamento pode ser feito por escleroterapia, excisão, crioterapia e fotocoagulação por *laser* (PDL, CO_2 ou Nd-YAG). Em baixa dose, o sirolimo é efetivo em controlar várias consequências da doença, como sangramento, dor e diminuição das lesões.

Malformação glomovenosa. Também conhecida como glomangiomas, são malformações relativamente incomuns do corpo glômico (*shunt* arteriovenoso regulador de temperatura corporal). Caracteriza-se por espaços vasculares circundados por células musculares lisas modificadas, de modo semelhante ao arranjo do glômus arteriovenoso. A forma herdada (autossômica dominante) é constituída de lesões múltiplas (isoladas ou agrupadas e segmentares), comumente assintomáticas, com início, geralmente, na infância. Embora muito raro, já houve relato de lesão congênita. Já as lesões solitárias (tumor glômico) costumam ocorrer em adultos, afetando uma extremidade, particularmente no leito ungueal, ocasionalmente na cabeça, no pescoço e na genitália (Figura 40.2). Além de marcada sensibilidade, podem existir paroxismos de dor espontânea ou provocada por trauma ou frio. Apresentam tonalidade azul-escura e são firmes, mostrando pouca alteração com o exercício ou a gravidade, mais superficiais que as malformações venosas. O glomangiomioma se assemelha ao glomangioma, contendo também células musculares lisas convencionais. O glomangiossarcoma é extremamente raro. Existe uma associação com neurofibromatose tipo 1 (ver Capítulo 61, item *Tumor glômico*).

A escleroterapia pode determinar alguma melhora ou demonstrar a necessidade de ressecção cirúrgica (tratamento de escolha), sendo o *laser* outra opção.

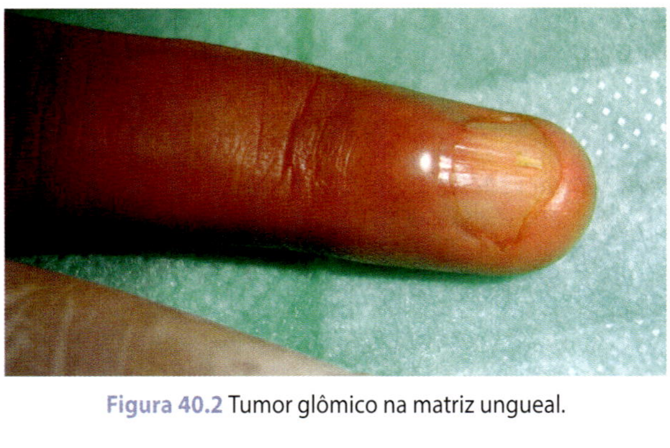

Figura 40.2 Tumor glômico na matriz ungueal.

Malformações capilares

Mancha salmão

Lesão vascular mais comum da infância, predominando no sexo feminino. Apesar de ser classificada como malformação, ela segue um curso atípico, já que tende a desaparecer por volta dos 2 anos de idade quando localizada na face; já a mancha situada na nuca pode ser mais persistente, recebendo por alguns a denominação "nevo de Unna". Consiste em vasos ectásicos, talvez representantes da circulação fetal na pele. Seu desaparecimento pode ser decorrente da maturação da inervação autonômica dos vasos no início da infância. Surge como mácula rósea ou avermelhada na nuca, na glabela, na fronte, nas pálpebras superiores, na região nasolabial, ocasionalmente no couro cabeludo parietal e occipital e na coluna toracolombar (aí raramente associada a disrafismo espinhal). Torna-se mais nítida durante episódios de choro e de febre. Diferentemente da maioria das manchas vinho do Porto, ela tende a se localizar na parte central da face e não acompanha dermátomos (Figura 40.3). Pacientes predispostos podem ter dermatite eczematosa sobrejacente. Raramente, pode ser manifestação de outras doenças, como *síndrome de Beckwith-Wiedemann* (onfalocele, macroglossia, hemi-hipertrofia, hipoglicemia neonatal, risco de malignidades) e *síndrome Nova* (mancha salmão na glabela, associada à malformação de fossa posterior; autossômica dominante). Contudo, sua participação em tais síndromes é ponto de controvérsia, devido a sua ocorrência tão frequente, inclusive na população normal.

Mancha vinho do Porto ou *nevus flammeus*

Presente ao nascimento, persiste por toda a vida, crescendo de modo proporcional ao crescimento do indivíduo. Em geral, o transtorno é estético, embora possa indicar uma doença mais complexa.

Caracteriza-se por canais ectásicos (capilares e vênulas pós-capilares) na derme papilar e reticular superior, podendo ser, no início, histologicamente indistinguíveis da pele normal. Há diminuição dos elementos neurais perivasculares, o que talvez contribua para a modulação alterada do tônus vascular e subsequente ectasia. Outras hipóteses incluem a expressão exagerada de fator de crescimento vascular endotelial (VEGF) e seu receptor e o desenvolvimento de vias colaterais compensatórias. Estudo genético detectou, em alguns pacientes, mutação somática em mosaico no gene *GNAQ* ou do gene *RASA1*. Progressivamente, na vida adulta, ocorre dilatação vascular e fibrose ao redor dos vasos; se adquirida, é decorrente principalmente de trauma.

Localizada ou extensa, pode acometer cabeça, tronco ou membros. Não segue as linhas de Blaschko. Na face, é unilateral com maior frequência, quando respeita a linha média. Lesões faciais extensas são mais provavelmente associadas às lesões do tronco e das extremidades, assim como a outras alterações congênitas, neurológicas e oftalmológicas, do que a lesões isoladas pequenas. As membranas mucosas contíguas são afetadas. Pode existir área de nevo anêmico intercalando a ectasia vascular (Figura 40.4).

A criança nasce com uma lesão vermelho-vivo, que diminui de intensidade com a queda do nível de hemoglobina no recém-nascido. As lesões da face são propensas a alterações cutâneas hiperplásicas (espessamento da pele, nódulos violáceos e granuloma piogênico). Pode se associar ao crescimento de tecidos subjacentes.

Diagnósticos diferenciais: mancha salmão, hemangiomas, MFAV.

O tratamento consiste em *laser*, o mais cedo possível; parece ser mais eficaz para lesões da face e do tronco do que dos membros. Outra opção é a camuflagem da lesão.

Se houver envolvimento gengival, cuidados dentários são importantes.

Síndromes que cursam com mancha vinho do Porto

Síndrome de Sturge-Weber. Também conhecida como angiomatose encefalotrigeminal, ocorre associação de anomalias vasculares facial, coroide e leptomeníngea, refletindo a origem comum na crista neural da derme frontopalpebronasal, da coroide ocular e da pia-máter. Há risco da síndrome quando a MVP afeta o primeiro ramo do nervo trigêmeo (fronte e pálpebra superior); assim, a MVP que poupa a face superior e a face superior quase nunca se associa à malformação vascular intracraniana, embora ainda possa ocorrer alteração oftalmológica importante.

A cor da lesão pode variar de rosa a vermelho-purpúrica, podendo apresentar irregularidades na superfície, como pápulas e tuberosidades, por vezes verrucosas. O acometimento de lábios, gengivas e mucosas oral e nasal é frequente. Os lábios podem estar aumentados, assim como as gengivas, que têm ainda como fator agravante a terapia anticonvulsivante (Figura 40.5).

Podem existir apresentações parciais, com alterações exclusivamente oftalmológicas ou neurológicas. Angiomas de vários órgãos associados à doença são relatados.

A alteração da microvasculatura meníngea afeta o desenvolvimento normal do cérebro (podem ser vistas logo após o nascimento na RNM). Calcificação na subíntima das artérias meníngeas pode ocorrer. A calcificação característica da doença é linear, com aspecto em "trilho de trem" observado no córtex, e, assim como as demais, apresenta frequência maior em pacientes mais velhos. Hemi-hipertrofia facial pode estar presente já ao nascimento ou ocorrer posteriormente. Epilepsia é a principal manifestação neurológica e ocorre em 70 a 90% dos pacientes.

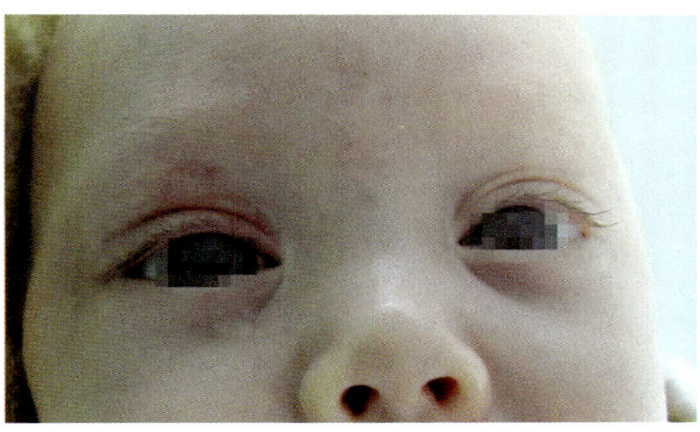

Figura 40.3 Mancha salmão.

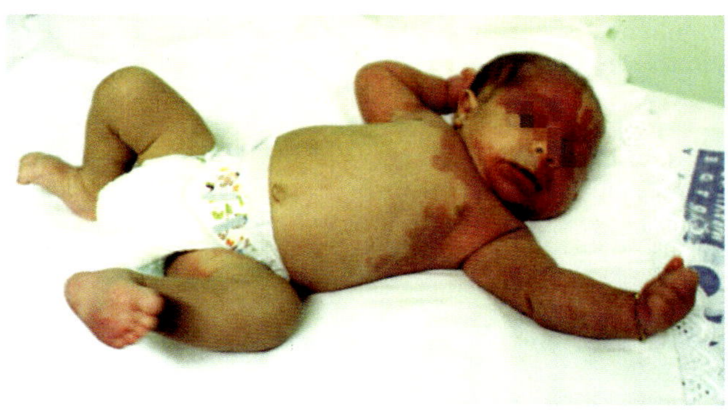

Figura 40.4 Mancha vinho do Porto.

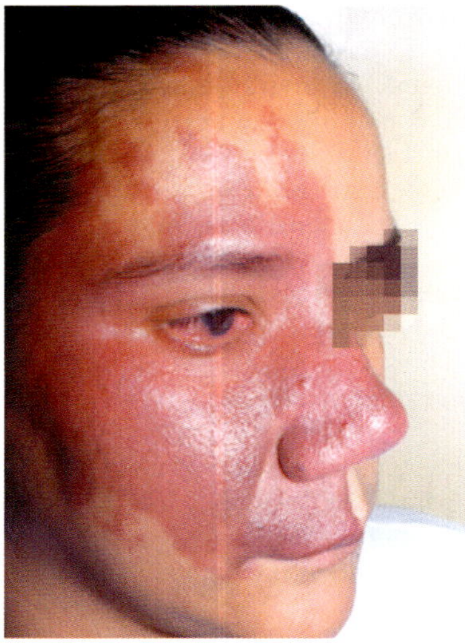

Figura 40.5 Síndrome de Sturge-Weber com acometimento de conjuntiva. É característico o respeito ao dimídio.

Em cerca de 50% deles, surge no primeiro ano e, embora incomum, pode iniciar-se na idade adulta. Retardo mental (30 a 55%) em graus variáveis é frequente e progressivo. Hemiparesia ou hemiplegia contralateral ocorre em até 30% dos pacientes e leva à atrofia. Quadriplegia, hemianopsia, microcefalia, aumento da pressão intracraniana e hemorragia são achados eventuais.

Angioma da coroide é a principal manifestação do envolvimento ocular, que ocorre em 50% dos casos. Em crianças, a fundoscopia revela marcante alteração de cor comparável a *ketchup*. Angioma no polo posterior do olho pode ser encontrado em adultos.

Glaucoma é o achado clínico mais significativo da doença e ocorre em 30% dos casos. Quando congênito, é acompanhado de buftalmo. Seu rápido reconhecimento é importante, pois leva à restrição do campo visual, perda da acuidade visual e atrofia do nervo óptico. Podem ocorrer descolamento de retina e coroide, pigmentação da íris e angioma de esclera, conjuntiva e íris.

A evolução e o prognóstico são determinados pelo grau de envolvimento do SNC. Pacientes com envolvimento de ambos os hemisférios e convulsões apresentam, quase invariavelmente, retardo mental, enquanto aqueles sem convulsões têm melhor prognóstico. Exames oftalmológicos devem ser feitos a cada 6 a 12 meses, para detectar alterações incipientes e passíveis de correção.

O aspecto principal do tratamento é o controle da epilepsia, feito inicialmente com medicamentos. O fracasso dessa terapia leva necessariamente à neurocirurgia, que pode ser, inclusive, do tipo hemisferectomia. O glaucoma adquirido é geralmente controlado com tratamento clínico, que eventualmente se torna cirúrgico (trabeculectomia); já o congênito é cirúrgico.

O uso de *laser* de argônio ou *pulsed-dye* nas lesões cutâneas tem sido empregado com bom resultado, inclusive em crianças. As lesões mais escuras respondem melhor que as eritematosas claras. O uso de camuflagem é outro recurso válido para tentar minimizar o aspecto das lesões. Educação especial e apoio psicológico podem ser necessários.

Facomatose pigmentovascular. Deve-se à associação de malformação vascular cutânea extensa e lesões melanocíticas ou epidérmicas, sugerindo defeito na migração de células da crista neural e regulação neural aberrante dos vasos sanguíneos. Associada à ativação em mosaico de variantes dos genes *GNA11* e *GNAQ*. Pode ser classificada em cinco tipos, que podem ter ou não acometimento sistêmico:

1. *nevus flammeus* + nevo epidérmico verrucoso
2. *nevus flammeus* + manchas mongólicas aberrantes (com ou sem nevo anêmico)
3. *nevus flammeus* + *nevus spillus*, com ou sem nevo anêmico
4. *nevus flammeus* + manchas mongólicas aberrantes + *nevus spillus*, com ou sem nevo anêmico
5. manchas mongólicas + *cutis marmorata* telangiectásica congênita
   A. acometimento cutâneo exclusivo
   B. acometimento sistêmico (convulsões, hemiplegia e hipertrofia de membro – Figura 40.6).

Disrafismo espinhal oculto e MFC da linha média. Marcadores cutâneos de disrafismo espinhal oculto como lipoma, hipertricose, pólipo são comuns na região lombossacra; no entanto, podem ocorrer nas áreas dorsal e cervical. A MFC isolada é raramente um marcador de disrafismo.

Síndrome macrocefalia-malformação capilar. Síndrome genética caracterizada por macrocefalia e MFC reticular, causada por mutação do gene *PIK3CA*. Pode cursar com assimetria, atraso de desenvolvimento, hipotonia, sindactilia ou polidactilia, hipermobilidade articular e pele hiperelástica.

Síndrome microcefalia-malformação capilar. Síndrome autossômica recessiva causada por mutações no gene *STAMBP*. Cursa com pequenas malformações capilares difusas, microcefalia progressiva, tetraparesia espástica, atraso global de desenvolvimento, epilepsia neonatal intratável, baixo crescimento e hipoplasia de falanges distais.

Telangiectasias

São pequenos vasos dilatados; pode ser primária ou secundária (rosácea, trauma, dano actínico, doença do tecido conjuntivo, mastocitose, uso prolongado de corticosteroide ou genodermatoses). As telangiectasias primárias não cursam com lesões viscerais e podem ser divididas nos tipos apresentados a seguir.

***Nevus araneus*.** São lesões puntiformes, com centro arteriolar, do qual partem capilares irregulares, às vezes com halo pálido. É o tipo mais comum – pode surgir tanto na pessoa saudável quanto, caracteristicamente, nos hepatopatas.

Telangiectasia nevoide unilateral. Pouco frequente, existem manifestações congênitas e adquiridas. A adquirida afeta, predominantemente, mulheres, é rara antes da puberdade, piora com

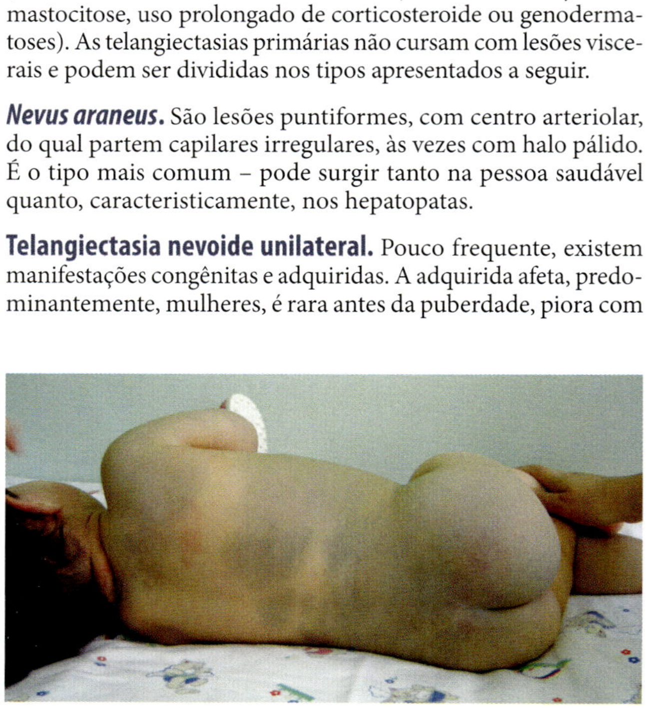

Figura 40.6 Facomatose pigmentovascular – ocorrência de malformação vascular associada à mancha mongólica.

a gravidez e está provavelmente relacionada com o estrogênio. Talvez seja uma apresentação localizada de telangiectasia essencial generalizada. Alguns pacientes melhoram espontaneamente. A manifestação congênita é mais rara e predomina no sexo masculino. As lesões ocorrem unilateralmente, na face, no pescoço, no tórax anterior e no braço (geralmente afetando dermátomos trigeminais, C_3 e C_4; Figura 40.7).

Telangiectasia benigna hereditária. Caracteriza-se por telangiectasias cutâneas e labiais, é autossômica dominante, começando entre 2 e 12 anos de idade. Compromete, principalmente, a face, os braços e o tórax. É lentamente progressiva.

Telangiectasia essencial generalizada. Já foi descrita esporadicamente em mulheres adultas. É incomum e progressiva, assemelhando-se ao *nevus araneus*; no entanto, afeta área mais extensa. Começa nas pernas e ascende; raramente afeta face. Ocasionalmente, há queixa de dormência e ardor no membro afetado.

Angioma serpiginoso. Entidade rara que afeta capilares dérmicos, que se apresentam ectásicos. Seu início se dá na infância e predomina no sexo feminino. Consiste em pequenos pontos purpúricos, que surgem em grupos e se confluem em placas, formando novos pontos na periferia, o que resulta em uma configuração anular ou serpiginosa; sua ocorrência é mais comum nos membros inferiores e glúteos. Há períodos de estabilidade; contudo, é localmente progressiva. Pode haver área de clareamento e involução, embora a resolução nunca seja completa.

Constituem diagnósticos diferenciais: lúpus eritematoso neonatal, telangiectasia macular eruptiva *perstans*, síndrome POEMS (**P**olineuropatia, **O**rganomegalia, **E**ndocrinopatia, proteína **M**, alterações cutâneas – ***S****kin changes*).

O tratamento das telangiectasias é feito com grande sucesso com *pulsed-dye laser* na faixa de 585 a 600 nm e também com luz intensa pulsada.

Síndromes que cursam com telangiectasias

***Cutis marmorata* telangiectásica congênita.** Também conhecida como flebectasia generalizada congênita ou síndrome de van Lohuizen, é uma anomalia vascular congênita de etiologia desconhecida, geralmente de ocorrência esporádica; raramente são relatados casos familiais. Consiste em um padrão reticulado livedoide purpúrico com telangiectasias. Ulceração, atrofia e cicatrizes podem ocorrer. Com o passar dos anos, é comum sua atenuação, provavelmente em decorrência do espessamento da epiderme e da derme. A apresentação localizada é mais comum que a difusa.

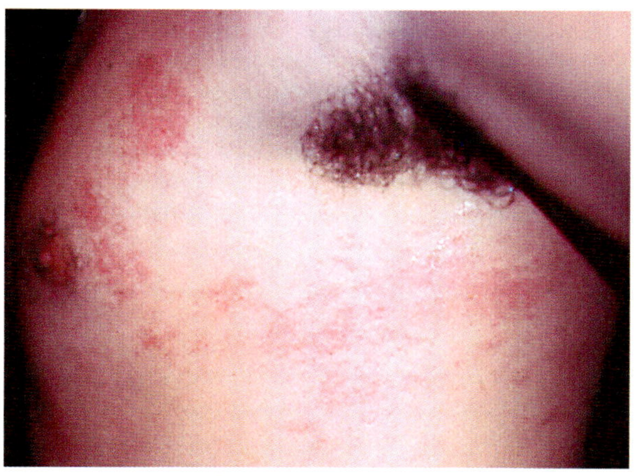

Figura 40.7 Telangiectasia nevoide unilateral.

Em geral, há hipotrofia do membro afetado, principalmente relacionado com a circunferência; no entanto, pode haver hipertrofia. Além dessas, algumas anomalias relacionadas incomumente são: outras malformações vasculares, malformação cerebral, glaucoma, epilepsia, retardamento mental, defeitos cardíacos, anomalias genitais, urinárias e craniofaciais. Os diagnósticos diferenciais são: livedo reticular fisiológico, síndrome de anticorpo antifosfolipídio, síndrome de Bockenheimer (*cutis marmorata* generalizada, sem áreas de atrofia, déficit de crescimento pós-natal, anomalias vasculares, neurológicas, oftalmológicas, cardíacas e morte súbita).

Síndrome de Adams-Oliver. Herdada como traço autossômico dominante. Consiste em *cutis marmorata* ou *cutis marmorata* telangiectásica congênita, aplasia cútis do couro cabeludo, com defeito ósseo subjacente e defeito dos membros.

Ataxia-telangiectasia (síndrome de Louis-Bar). Distúrbio neurovascular complexo, de herança autossômica recessiva. Causada por variantes patogênicas no gene *ATM*, que leva a erro no reparo do DNA. Por volta dos 3 anos de idade, começam a surgir telangiectasias, geralmente na conjuntiva bulbar, próximo ao canto do olho, e também na face, no pescoço e no dorso das mãos e dos pés. Ocorrem aumento da sensibilidade à radiação ultravioleta e fotoenvelhecimento prematuro, com efélides, perda da gordura cutânea e cabelos grisalhos precocemente. No segundo ano de vida, aparecem ataxia cerebelar progressiva e, durante a infância, disartria, coreoatetose, mioclonia e comprometimento da inteligência. Imunodeficiência do tipo combinada e disfunção endócrina são esperadas. Aumento da incidência de neoplasias; na adolescência, leucemia e linfoma são as principais causas de morte (ver Figuras 5.11 e 66.2).

Síndrome de Divry-Van Bogaert. Rara, esporádica ou familial, afeta mais o sexo masculino. Há angiomatose leptomeníngea não calcificada, levando a manifestações neurológicas. Na adolescência, há ataques isquêmicos transitórios e convulsões, o que causa demência, sintomas pseudobulbares e extrapiramidais. A maioria tem *cutis marmorata* durante a infância.

Telangiectasia hemorrágica hereditária (THH; síndrome de Rendu-Osler-Weber. É autossômica dominante (1/5.000 a 8.000 nascimentos) e formada pela tríade telangiectasias, epistaxe recorrente e história familiar positiva. Há duas mutações principais nos genes *ENG* (endoglina; THH tipo 1 – THH1) e *ACVRL1* (*activin A receptor-like type 1*; THH tipo 2 – THH2). Esses genes codificam componentes glicoproteicos do fator β de crescimento endotelial, que propicia a correlação genótipo/fenótipo; maior risco de malformações arteriovenosas pulmonares (especialmente em mulheres), cerebrais na THH1 e hepáticas na THH2. Tem amplo espectro de complicações. Epistaxe geralmente ocorre na puberdade, já o sangramento recorrente a partir de lesões viscerais é mais tardio. Existe variação fenotípica. As telangiectasias são puntatas, lineares, estreladas ou nodulares, localizadas nas regiões malares, nariz, lábios, língua, dedos (Figura 40.8), notadas principalmente a partir da terceira ou quarta décadas, embora possam surgir na infância ou já bem tardiamente. Malformações arteriovenosas aparecem no fígado (podendo levar a cirrose, hipertensão portal, coagulopatia e insuficiência cardíaca de alto débito), cérebro (complicações neurológicas isquêmicas ou sépticas), medula espinhal e pulmões (com defeito no combate às bactérias da circulação pulmonar, possibilitando bacteriemia). O estômago e o duodeno podem, quando acometidos, do ponto de vista clínico, apresentar tendência para hemorragia exteriorizada por hematêmese e/ou melena.

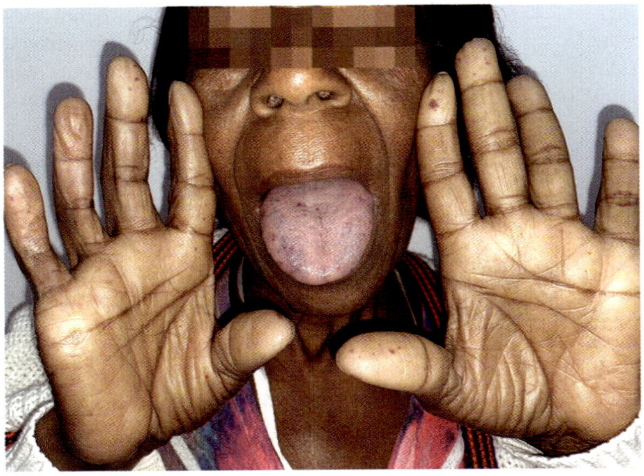

Figura 40.8 Telangiectasia hemorrágica hereditária. Observar as lesões vasculares na língua e nas pontas dos dedos. (Cortesia da Dra. Tássia Calvet.)

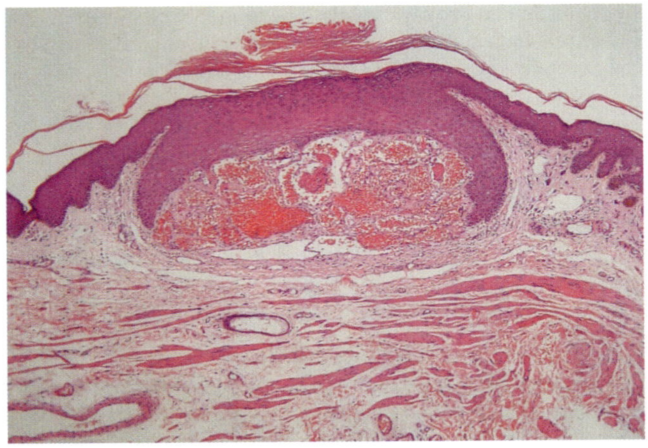

Figura 40.9 Angioceratoma. Patologia típica: hiperplasia epidérmica "abraçando" proliferação vascular na derme papilar. (Cortesia da Dra. Tullia Cuzzi Teichner.)

Estudos têm demonstrado que o sangramento gastrintestinal ocorre em 13 a 30% dos pacientes com a síndrome. Obviamente, durante os episódios hemorrágicos, as telangiectasias se tornam dificilmente detectáveis na endoscopia. As complicações mais frequentes são epistaxe, sangramento gastrintestinal e anemia ferropriva.

Lasers são empregados no tratamento das lesões mucosas, em especial ND:YAG (1.064 nm e 532 nm). Para os episódios hemorrágicos, tem sido empregada, com sucesso relativo, terapia antifibrinolítica. Um novo arsenal terapêutico se descortinou para o tratamento das malformações vasculares tanto sanguíneas quanto linfáticas. São medicamentos de terapia-alvo contra o fator de crescimento endotelial vascular (VEGF; do inglês, *vascular endotelial growth factor*) ou a via de formação angiogênica. O bevacizumabe (anticorpo monoclonal humanizado, via intravenosa) liga-se ao VEGF e neutraliza sua ação. Inibidores da tirosinoquinase (sorafenibe, pazopanibe entre outros, via oral) também são efetivos enquanto em uso, assim como, mais recentemente, anticorpos antiangiopoietina-2. O tacrolimo sistêmico e mesmo o tópico podem ajudar.

Angioceratoma

Ectasia capilar associada à hiperceratose da epiderme suprajacente. São pápulas ceratósicas de cor vermelho-purpúrica, localizadas, segmentares ou difusas. Podem ocorrer sangramento e inflamação. Existem quatro tipos localizados: solitário, circunscrito, de Mibelli e do escroto ou vulva. Há ainda angioceratoma corporal difuso e lesões associadas à síndrome de Klippel-Trenaunay (Figura 40.9).

Angioceratoma solitário. Compromete mais o sexo masculino, entre 10 e 30 anos de idade; afeta, principalmente, o membro inferior. Trauma é o fator desencadeante predominante. Pode ser confundido com melanoma e nevo melanocítico.

Angioceratoma circunscrito. É raro e pode estar presente ao nascimento ou se manifestar no início da infância. Em geral, é unilateral, linear, localizado preferencialmente no membro inferior (Figura 40.10). Existe ainda o angioceratoma circunscrito neviforme, uma variante ainda mais rara deste.

Angioceratoma de Mibelli. É autossômico dominante e começa na infância, com o surgimento de lesões nos dedos das mãos, joelhos e cotovelos. Tem associação com acrocianose e predomínio no sexo feminino.

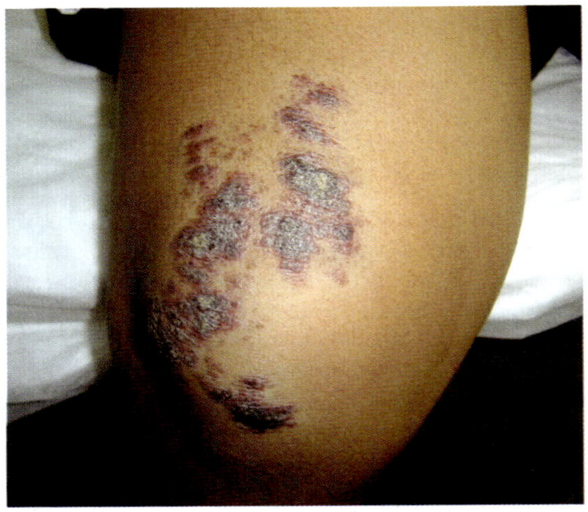

Figura 40.10 Angioceratoma circunscrito.

Angioceratoma de Fordyce. Restringe-se à região genital externa (bolsa escrotal predominantemente e vulva), região inguinal e raiz das coxas; fenômeno relacionado com o envelhecimento.

Angioceratoma *corporis difusum*. Apresenta-se como centenas de lesões por toda a superfície cutânea. A *doença de Anderson-Fabry* ou simplesmente *Fabry*, é a causa mais frequente. Trata-se de uma desordem do estoque lisossomal; é de transmissão recessiva ligada ao X e localizada no braço longo do cromossomo 22 (Xq22). É causada por um erro no catabolismo do glicoesfingolipídio que se deposita na túnica média dos vasos e nos pericitos do sistema reticuloendotelial, alterando a resistência da parede vascular. A expressividade é variável nos homens heterozigotos. Das mulheres, 15% têm achados clínicos semelhantes em um ou mais órgãos e cerca de 70% têm distrofia corneana distinta (Figura 40.11).

As primeiras manifestações da doença surgem entre os 5 e os 10 anos, com crises de dor intensa devido a distúrbio vasomotor desencadeado por alteração de temperatura, após exercício ou por estresse emocional. Essas crises são associadas à hipertermia e parestesias de mãos e pés, sendo muitas vezes confundidas com manifestação histérica. Lesões vasculares, que predominam no tronco, particularmente periumbilical, genital, pregas inguinais, raiz das coxas, nádegas, região lombossacra, vão surgindo na

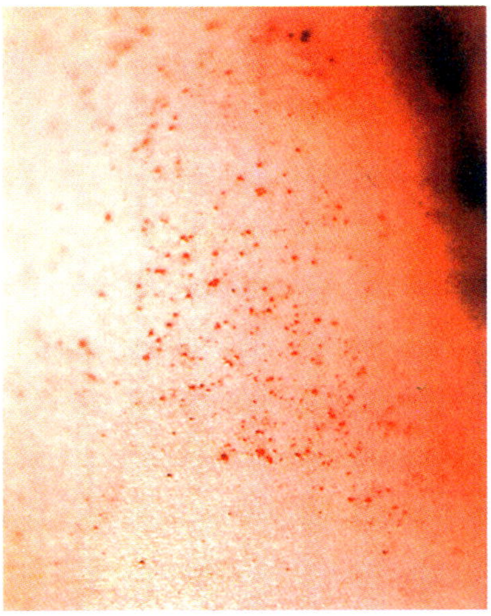

Figura 40.11 Angioceratoma de Fabry.

infância ou mais tardiamente. Em geral, afetam mucosa oral, ocasionalmente nasal, e ainda gastrintestinal, geniturinária e respiratória. Com a puberdade, há diminuição da sudorese. O defeito no reflexo autônomo pelo depósito de glicolipídios nos gânglios sensitivos e autônomos vai levando a edema dos pés com ulceração de extremidade. Precocemente, afeta tecidos oculares, com opacidade corneana altamente característica da doença, também catarata cortical posterior, tortuosidade e ectasia de vasos da conjuntiva e da retina. É frequente a ocorrência de hipertensão arterial, angina de peito e insuficiência cardíaca congestiva. Na apresentação clássica da doença, observam-se no sedimento urinário durante a infância e adolescência proteinúria, cilindros hialinos e lipoides birrefringentes em formato de cruz de Malta. A função renal deteriora-se gradualmente, e a uremia costuma surgir entre a 3ª e a 4ª décadas da vida. A insuficiência renal é causa mais comum de morte na doença.

O diagnóstico é clínico, aliado à marcada diminuição da atividade da enzima α-galactosidase A nos leucócitos e fibroblastos cultivados. O sedimento urinário pode apresentar inclusões lipídicas características. Biopsia de pele ou rim confirma depósitos birrefringentes. O diagnóstico pré-natal é possível por meio da amniocentese e amostra de vilo coriônico.

Recentemente, surgiu a terapia de reposição com a α-galactosidase A humana recombinante, pela infusão intravenosa a cada 2 semanas, com ótima resposta clínica.

Recomenda-se evitar extremos de temperatura, além do tratamento das complicações. A carbamazepina e a fenitoína aliviam a dor, embora a primeira possa exacerbar a disfunção autonômica em alguns pacientes.

Outras doenças lisossomais hereditárias de depósito mais raras que produzem quadro clínico semelhante são: fucosidose, gangliosidose, galactossialidose, aspartilglucosaminúria e enfermidade de Kanzaki.

A denominação *angioceratoma corporis diffusum* deve ser empregada quando há ocorrência dos angioceratomas desacompanhados das alterações enzimáticas que levam às manifestações sistêmicas.

Malformações linfáticas

Podem ser microcísticas, macrocísticas ou combinadas, decorrentes de anomalias que afetam o desenvolvimento da vasculatura linfática. Complicações comuns consistem em desfiguração (hipertrofia óssea, especialmente de face ou de extremidade), infecção e sangramento. Seu diagnóstico é eminentemente clínico e confirmado pela RNM, que serve também para avaliação precisa da eficácia terapêutica. Pode haver dificuldade de diferenciação entre ela e a MFV, devido ao sangramento intralesional espontâneo ou fluxo de sangue dentro da malformação linfática e pelo fato de muitas lesões serem linfaticovenosas combinadas.

A incidência é estimada entre 1:2.000 e 1:4.000 nascimentos.

Linfangiomas macrocísticos ou higromas císticos

São incomuns. Localizam-se, mais comumente, no pescoço, na axila, nas regiões inguinais e na parede torácica. Consistem em grandes cistos, únicos ou múltiplos, geralmente presentes ao nascimento ou até 2 anos de idade, embora tenha havido relatos de surgimento tardio. Existe aumento dos níveis de alfafetoproteína no líquido amniótico. Em cerca de 50% dos casos, associam-se a anormalidades cromossômicas (síndromes de Down, de Turner e de Noonan).

Se não for tratado, permanece inalterado ou pode se expandir. Já houve, contudo, situações de regressão espontânea, frequentemente associada à infecção do cisto.

Algumas malformações linfáticas do pescoço se comunicam com o mediastino, outras afetam a língua e o assoalho da boca – se houver infecção ou hemorragia, a lesão cresce rapidamente, podendo causar disfagia, dificuldade respiratória e morte. Nesses pacientes, exames de imagem são fundamentais, já que a obstrução aguda pode ocorrer a qualquer momento.

O tratamento é controverso, variando desde retirada precoce até conduta expectante. A primeira escolha atual parece ser a escleroterapia percutânea (se possível, precocemente, para diminuir o risco de sangramento e de infecção), ficando a cirurgia para casos sintomáticos sem possibilidade de escleroterapia. Alguns relatam êxito com corticosteroide intralesional. Se houver sangramento intralesional, recomendam-se repouso, acompanhamento clínico e analgesia. A infecção bacteriana deve ser tratada com antibiótico sistêmico, às vezes por tempo prolongado. O uso do sirolimo sistêmico parece que mudará a abordagem terapêutica das malformações vasculares.

Linfangiomas microcísticos ou linfangiomas

São mais comuns que as anteriores e aparecem ao nascimento ou na infância. Afetam qualquer local, mais comumente axilas, ombros, pescoço, região proximal dos membros, períneo, língua e assoalho da boca. Consistem em múltiplas pápulas diminutas e vesículas translucentes, que podem conter sangue, ocasionalmente com hiperceratose, às vezes discreta hipertricose. Variam desde pequenas placas a grandes lesões. Quase sempre existe um componente profundo. Podem ocorrer extravasamentos pontuais e infecções das lesões. O tratamento é difícil e nem sempre necessário. Cirurgia apresenta alta taxa de recorrência; outras opções são *laser* de CO_2, diodo, Nd-YAG, *pulsed-dye laser* (Figuras 40.12 e 40.13). Recentemente, foi introduzido o sirolimo na dose de 0,8 mg/m^2, 2 vezes/dia, até alcançar a dose de 10 a 15 ng/mL, resolvendo os extravasamentos e diminuindo, assim, as infecções. A ação deste medicamento já se faz notar em duas semanas. O volume da malformação fica reduzido a um terço do volume original após um ano. Em lesões superficiais, o uso de sirolimo tópico com concentrações de 0,5 a 1%, uma a duas vezes/dia, produz boa resposta enquanto for aplicado.

O *linfangioma adquirido progressivo* (linfangioendotelioma benigno) é uma entidade rara, que geralmente acomete indivíduos jovens. Consiste em mácula eritematosa, bem delimitada, solitária ou placa assintomática, que vai crescendo progressivamente. A excisão é o tratamento de escolha.

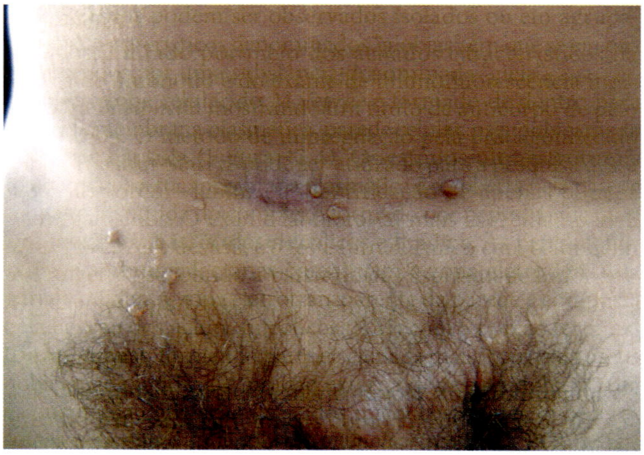

Figura 40.12 Linfangioma. Lesões recidivantes de aspecto francamente vesicular. Observar cicatriz de excisão prévia.

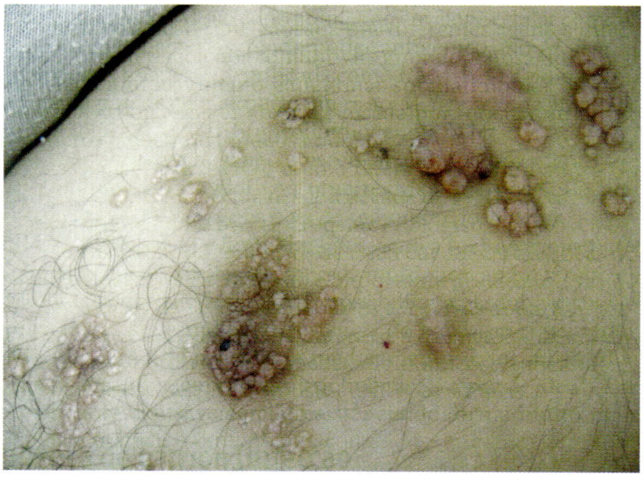

Figura 40.13 Linfangioma circunscrito. (Cortesia da Dra. Ariane Abrego.)

Linfedema

Ocorre por malformação ou obstrução linfática, em geral, nas extremidades. Resulta de drenagem linfática inadequada, elevando o conteúdo de proteína extravascular, e, pelo efeito osmótico, maior retenção hídrica tecidual. Este excesso de proteína causa proliferação de fibroblastos, conferindo o aspecto firme e endurecido do linfedema crônico. Daí a importância do tratamento precoce. Degeneração sarcomatosa (linfoangiossarcoma) é rara; outros tumores, ainda que mais raros, podem ocorrer, como linfoma não Hodgkin, carcinomas basocelular, espinocelular e verrucoso (Capítulo 51, item *Carcinogênese*, e Capítulo 54, item *Angiossarcoma*). Há ainda risco de infecção recorrente.

Classificação dos linfedemas

Os linfedemas podem ser classificados em:

- linfedema primário (idiopático): congênito hereditário (doença de Milroy – 10%); linfedema – precoce (80%) ou tardio (10%). Predomina no sexo feminino. Cerca de 20% são familiais – autossômicos dominantes
- linfedema secundário: obstrutivo (neoplásico ou pós-cirurgia ou radioterapia); inflamatório (infecções recorrentes [*Streptococcus* spp., *Staphylococcus* spp.] ou filariose linfática [*Wuchereria bancrofti*]).

O linfedema primário pode ser subdividido de acordo com a idade de aparecimento em:

- linfedema congênito: caracteriza-se pelo acometimento distal. O tipo familial é chamado *doença de Milroy* (Figura 40.14). Está presente ao nascimento ou dentro do primeiro ano de vida
- linfedema precoce (*doença de Meige*): afeta mais o sexo feminino, com edema geralmente entre 9 e 35 anos de idade, que pode ser bilateral, sem necessariamente ocorrer simultaneamente; é bem mais comum que o tipo congênito e existe grande variação fenotípica
- linfedema tardio: aparecimento após 35 anos de idade.

As síndromes que cursam com linfedema primário são:

Doença de Hennekam. Autossômica recessiva, combina linfedema exuberante (membros, face e genitália) acompanhada de enteropatia perdedora de proteínas por linfangiectasia intestinal com anomalias ósseas faciais, hipertelorismo, anormalidades dentárias, orelhas dismórficas, retardamento mental e anomalias cerebrais. Pode haver perda de linfócitos no intestino, o que leva à linfopenia. Em geral, tem início na infância ou no adulto jovem. Por vezes, cursa com alterações ungueais, com unhas amarelas e ausência de cutículas e lúnula.

Síndrome linfedema-distriquíase. Autossômica dominante, associa linfedema de início próximo ou na puberdade ao crescimento anormal dos cílios (dupla linha de cílios) presente ao nascimento, sendo frequentes as queixas de irritação corneana, conjuntivite recorrente ou fotofobia. Outros achados são varizes (50%), blefaroptose (30%), fenda palatina (4%) e alterações cardiovasculares.

Síndrome de Aagenaes ou colestase hereditária com linfedema. Doença autossômica recessiva, surgindo nas famílias com consanguinidade. Há ocorrência de má absorção, retardo de crescimento, colestase levando à icterícia nas primeiras semanas de vida, hepatomegalia e prurido por volta dos 6 meses. Durante a vida escolar, a criança desenvolve importante linfedema por hipoplasia linfática, complicado por erisipelas de repetição. Deve ser feita reposição de vitaminas, inclusive vitamina K, para evitar sangramentos, que podem ser fatais. No adulto, episódios de colestase podem ser desencadeados por traumas, cirurgias e gestação.

Síndrome de Emberger. É uma síndrome genética rara caracterizada por linfedema de membros inferiores e genitália associado a mielodisplasia, com grande risco de desenvolver leucemia

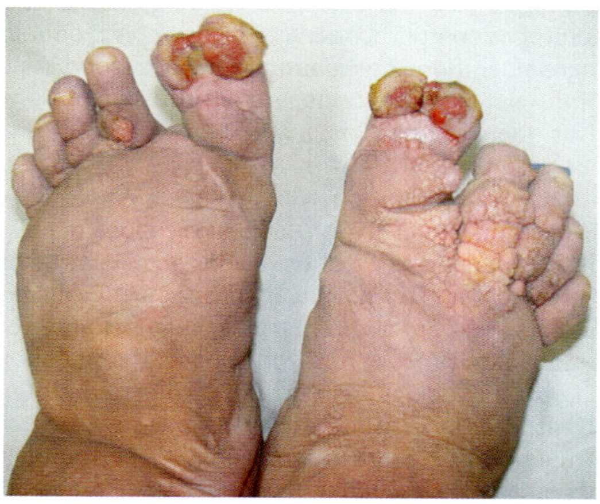

Figura 40.14 Doença de Milroy com granuloma piogênico bilateral dos pododáctilos.

mieloide aguda. Quando transmitida geneticamente, é autossômica dominante com penetrância incompleta. A mutação é no gene *GATA 2*, responsável pela transcrição de um fator hematopoiético necessário para o desenvolvimento eritroide e mieloide (ver Capítulo 66).

Linfedema de membros no início da vida foi relatado em dois pacientes não relacionados, sendo um deles filho de mulher com incontinência pigmentar, doença ligada à mutação do gene *NEMO*.

Linfedema já foi associado às síndromes de Turner e de Noonan.

Linfedema secundário. Deve-se à obstrução linfática após cirurgia, linfangite recorrente ou celulite, invasão neoplásica e fibrose (cicatriz ou radioterapia). É raro na infância e, em geral, afeta uma extremidade (Capítulo 54, item *Angiossarcoma*).

O tratamento deve ser precoce, com compressão elástica e massagens centrípetas. O uso de diuréticos pode auxiliar. Cirurgia geralmente não é satisfatória.

Malformação vascular complexa

Mancha vinho do Porto em MVC, combinada com crescimento progressivo de membro

Além da MFC, existem veias dilatadas e crescimento mais ou menos pronunciado do comprimento e da circunferência do membro afetado e, ocasionalmente, linfangiectasia e angioceratomas. Há a possibilidade de qualquer segmento corporal ser afetado, mais frequentemente o membro inferior. Pode ainda ser bilateral, às vezes sistêmico. Sua classificação é em dois tipos: síndrome de Klippel-Trenaunay e Síndrome de Parkes Weber.

Síndrome de Klippel-Trenaunay. Tipo complexo de baixo fluxo que compreende malformação capilar, venosa e capilar-venosa-linfática. Causada por mutação somática no gene *PIK3CA*. Caracteriza-se pela tríade MVP, MFV e hipertrofia de ossos e/ou tecidos moles; não ocorre fístula arteriovenosa. O primeiro sinal é a alteração cutânea, geralmente limitada a um membro, podendo ser mais extensa. Linfedema é comum. Se acometer o membro inferior, pode cursar com lesões do trato geniturinário e intestino (Figura 40.15).

Síndrome de Parkes Weber. Tipo complexo de alto fluxo que inclui MF arteriovenoso-capilar e MF arteriovenoso-capilar-linfática. Associada à mutação somática e germinativa no gene *RASA1* ou, menos comumente, no gene *EPHB4*. Existem numerosas fístulas arteriovenosas, em especial perto das articulações. No início da infância, a arteriografia pode demonstrar apenas hipervascularidade difusa do membro afetado, tornando-se as fístulas óbvias somente mais tarde. São complicações possíveis: sangramento, tromboflebite, trombose venosa profunda com embolia pulmonar, celulite recorrente e escoliose compensatória.

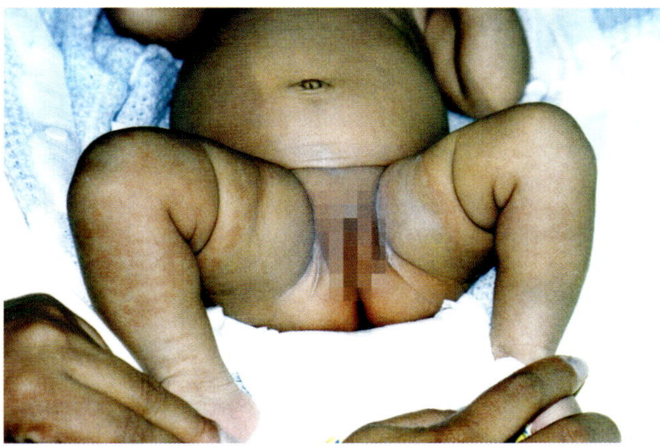

Figura 40.15 Síndrome de Klippel-Trenaunay – macrossomia do membro inferior direito.

Antes conhecida como síndrome de Klippel-Trenaunay-Parkes Weber, tem como histórico a descrição original de Klippel e Trenaunay, que relataram sobre uma entidade caracterizada pela ocorrência de flebectasias e hipoplasia venosa profunda, hemangioma cutâneo e macrossomia de membro.

Posteriormente, Parkes Weber descreveu entidade semelhante, então com a ocorrência de fístulas arteriovenosas (AV).

É questionável se as fístulas AV caracterizariam outra doença ou se seriam apenas uma manifestação mais avançada da descrita por Klippel e Trenaunay, daí a validade do termo hipertrofia hemangiectásica, cunhado por Parkes Weber.

Em geral, a primeira manifestação da doença é a ocorrência, ao nascimento, de mancha do tipo vinho do Porto, de tamanho variável, por vezes múltiplo. As flebectasias tendem a se tornar mais proeminentes quando a criança começa a andar. Hipertrofia em volume e comprimento de partes moles e ósseas pode ser grotesca e costuma ser mais tardia. A ocorrência de sopros, frêmitos e vasos pulsáteis deve ser pesquisada, a fim de detectar fístulas AV.

O mais frequente é o acometimento de um membro, em geral, inferior. Pode ser bilateral. Algumas variações são descritas com localização em tronco e face.

Escoliose compensatória é esperada, devido à diferença do comprimento dos membros, o que, eventualmente, leva à luxação de quadril. Aumento de vísceras abdominais e da língua, inclusive macrocefalia, pode ocorrer.

Dor é um sintoma comum. Outras intercorrências frequentes são celulite, edema, dermatite de estase, ulcerações e hemorragias devido à ruptura de varicosidades. Em 5% dos casos, tromboflebites superficiais ocorrem e, mais raramente, tromboembolismo, daí a recomendação para que pacientes do sexo feminino não tomem pílula anticoncepcional. Placas violáceas e enduradas são denominadas "pseudossarcoma de Kaposi". Polidactilia, sindactilia e oligodactilia são relativamente frequentes.

A maioria dos pacientes requer apenas tratamento conservador com meias compressivas. São necessários sapatos especiais mais altos, para evitar ou corrigir a escoliose compensatória, sendo maiores para o pé acometido. A ablação cirúrgica de pododáctilos ou de parte do pé pode ser necessária. Nos casos sintomáticos ou com dano funcional, pode-se sugerir tratamento com sirolimo ou alpelisib.

A amputação cirúrgica está indicada para casos com extremidade muito deformada ou quando ocorrer sequestro de plaquetas (consumo).

Síndrome de Servelle-Martorell

Refere-se à ocorrência de MVP, MFV e hipotrofia do membro afetado, com enfraquecimento progressivo deste, às vezes com hipoplasia arterial e/ou venosa profunda.

Síndrome de Proteus

É complexa, esporádica e cursa com gigantismo, crescimento assimétrico, macrodactilia, espessamento cerebriforme palmoplantar e múltiplos hamartomas no tronco e/ou nas extremidades. Pode haver também neoplasia visceral. Algumas deformidades são congênitas, outras se desenvolvem durante a infância e a adolescência. O indivíduo pode apresentar nevo epidérmico, lipomas e malformações vasculares (capilares, linfáticas e combinadas). É raro afetar a inteligência. Causada pela ativação de variantes do gene *AKT1*.

Quando decorrente de mutação do gene *PTEN*, e assim como a doença de Cowden e a síndrome de Bannayan-Riley-Ruvacalba, constitui a denominada *síndrome PTEN hamartoma-tumor* (ver Capítulo 70, item *Síndrome de Cowden*).

Síndrome CLOVES

A síndrome CLOVES (***C**ongenital **L**ipomatous **O**vergrowth, **V**ascular malformations, **E**pidermal nevi, Spinal/Skeletal anomalies/**S**coliosis* – crescimentos lipomatosos, malformações vasculares, nevo epidérmico, anomalias espinhais/esqueléticas/escoliose) é um distúrbio congênito raro, causado por mutação no gene *PIK3CA*. O crescimento lipomatoso e os nevos epidérmicos podem surgir mais tarde. Dicas para seu diagnóstico incluem assimetria facial e macrodactilia com alargamento do espaço interdigital (*sandal gap toe deformity*).

Malformação capilar – malformação arteriovenosa

É uma síndrome autossômica dominante causada por mutação do gene *RASA1* ou do gene *EPHB4*. Caracteriza-se por malformação capilar cutânea, geralmente múltipla, arredondada, eritematoacastanhada, com halo pálido, em associação a malformações arteriovenosas localizadas ou difusas, em tecidos moles, músculos, ossos, cérebro ou coluna. Podem surgir lesões novas durante a infância.

Síndrome de Gorham (Gorham-Stout)

Extremamente rara, de aparecimento na adolescência, caracteriza-se por osteólise maciça e substituição parcial ou completa do osso por tecido fibroso. Os ossos "fantasmas" translucentes se desenvolvem em qualquer local do esqueleto, principalmente cintura pélvica e ombros. Quando afeta a medula vertebral, pode haver déficit neurológico. O envolvimento torácico pode desencadear quilotórax. Lesões vasculares associadas: venosas, linfáticas ou capilares; em geral, é autolimitada. Pela atividade exagerada dos osteoclastos (parece ligada a uma sensibilidade exagerada dos precursores de osteoclastos aos fatores osteoclastogênicos humorais, como M-CSF, IL-1, IL-6 e TNF-α), sugere-se a administração de bifosfonatos e calcitonina.

Síndrome de Bannayan-Riley-Ruvalcaba

Ver Capítulo 14.

Tumores vasculares

Elisa Fontenelle ◆ Mariana Carvalho Costa

Hemangioma infantil

É o tumor benigno mais comum da infância (> 4%), com predominância no sexo feminino, em uma proporção que, comparada ao masculino, varia de 3 a 7:1. Acomete principalmente prematuros e gemelares, também idade materna avançada, placenta prévia, pré-eclâmpsia e outras anomalias placentárias.

A etiopatogenia é desconhecida; contudo, parece resultado de desequilíbrio na angiogênese, havendo um estímulo à proliferação celular endotelial. Algumas evidências sugerem que a hipoxia possa ter papel-chave no seu surgimento, e que resultem de vasculogênese a partir de proliferação endotelial clonal. Como marcadores específicos, dispõe do GLUT-1 (*erythrocyte-type glucose transporter protein*) e do Lewis Y.

Grande parte dos casos surge como uma lesão precursora, que pode ser uma área de palidez, ulceração, equimose ou telangiectasias. Segue crescimento progressivo, mais rápido nos primeiros 6 meses de vida, se estendendo até o primeiro ou segundo ano, caso exista um componente profundo importante na lesão. No entanto, a velocidade de crescimento é bastante individual. O hemangioma passa por uma fase quiescente variável e, então, começa a involuir (com fibrose do lúmen capilar) de maneira muito mais lenta que a proliferação, podendo durar anos. Regressão completa ocorre em aproximadamente 90% dos casos aos 4 anos, sem melhora significativa após essa idade. A resolução completa pode deixar pele normal, telangiectasias, tecido fibroadiposo residual ou, ainda, área de cicatriz. Tipicamente, os hemangiomas superficiais costumam entrar na fase involutiva mais cedo do que os profundos.

Costuma aparecer na cabeça e no pescoço, embora possa ocorrer em qualquer local do corpo.

A apresentação clínica varia de acordo com alguns fatores:

- profundidade da proliferação endotelial: o hemangioma pode ser dividido em superficial, misto ou profundo, de acordo com o nível da proliferação celular. Se sua localização for na derme superficial (o mais comum), recebe o nome de hemangioma superficial, de coloração vermelho-vivo; se a proliferação ocorre tanto na derme superior quanto na profunda, se denomina "hemangioma misto" (segundo tipo mais comum); já se a lesão estiver na derme reticular e no subcutâneo, apresentando uma tonalidade azulada, recebe o nome de hemangioma profundo (Figura 40.16)
- tamanho da lesão: varia desde milímetros a alguns centímetros de diâmetro
- estágio evolutivo: durante a fase proliferativa, a lesão é quente, firme, de cor vermelho-viva – se a lesão tiver componente superficial; na fase involutiva, aparecem áreas branco-acinzentadas, a cor se torna mais violácea, a consistência menos firme, a temperatura menor. Pode não involuir toda a lesão concomitantemente. Existem ainda aqueles de crescimento mínimo ou abortivo, com poucas áreas de componentes proliferativos na lesão, localizados principalmente na região distal dos membros
- número de lesões: a maioria é solitária, embora, em cerca de 20% dos casos, curse com lesões múltiplas (*hemangiomatose neonatal*), quando pode ter acometimento cutâneo exclusivo (hemangiomatose neonatal benigna) ou afetar outros órgãos (hemangiomatose neonatal disseminada),

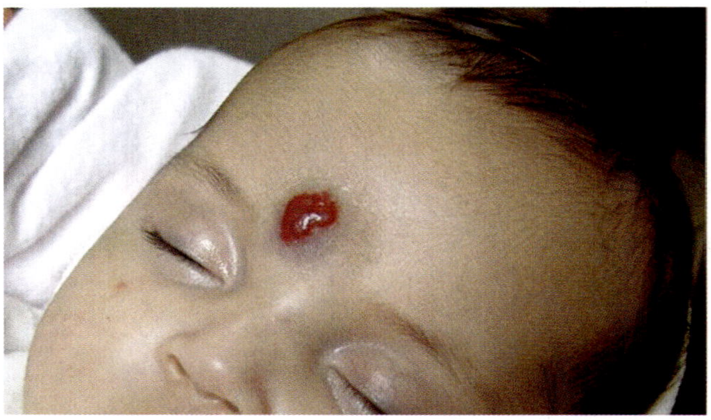

Figura 40.16 Hemangioma superficial.

mais comumente fígado, pulmão, cérebro e intestino. Nesses casos, são complicações potenciais a hemorragia, a insuficiência cardíaca congestiva e a coagulopatia. Hemangiomatose neonatal é mais comum em gestações múltiplas

- padrões: focal (maioria), multifocal, segmentar (placas lineares e/ou geográficas em territórios cutâneos específicos – mais associados a complicações, principalmente as que cruzam a linha média) e indeterminado
- localização: existem localizações que sugerem cuidados especiais, como:
  - lábio e ponta nasal: a involução parece ser mais lenta e incompleta, podendo distorcer a anatomia local. No lábio, pode dificultar a alimentação e ulcerar com maior facilidade. Além disso, a resposta ao tratamento com corticosteroide, em geral, é pior
  - região periorbitária: é importante a avaliação oftalmológica conjunta, já que pode levar à alteração de curvatura de córnea com erros de refração, obstrução do ducto lacrimal, impossibilidade de abertura palpebral levando à ambliopia e, ainda, envolvimento retrobulbar. São fatores preditivos de gravidade: tamanho superior a 1 cm, presença de componente profundo e envolvimento da pálpebra superior
  - face: um hemangioma em placa grande na face, principalmente segmentar, pode fazer parte de uma síndrome denominada *PHACES* (alteração de fossa **p**osterior, **h**emangioma, anomalias **a**rteriais, **c**oarctação da aorta, alteração oftalmológica – ***e**yes*, rafia de e**s**terno – ou supraumbilical). Avaliações neurológica, cardíaca e oftalmológica são muito importantes
  - "área da barba": diretamente relacionado com a extensão do comprometimento cutâneo, pode haver hemangioma de vias respiratórias superiores não contíguo. É necessário estar atento para o aparecimento de cornagem, rouquidão ou cianose. Importante avaliação laringoscópica
  - parótida: em geral, cursa com involução mais lenta e é mais resistente ao tratamento. Cirurgia nesta localização pode lesar o nervo facial; distorção da mandíbula e obstrução do canal auditivo são complicações potenciais
  - dobras e região da fralda: facilidade de ulceração devido à fricção
  - base nasal: é necessário confirmar com exame de imagem, para descartar glioma nasal (lesão que consiste em tecido neural ectópico que pode simular hemangioma) e encefalocele
  - crânio (sobre suturas cranianas): descartar encefalocele (herniação de tecido cerebral pelo defeito da calota craniana)
  - pavilhão auricular: pode causar, se a lesão for volumosa, surdez de condução
  - mama: pode atrapalhar seu crescimento
  - fígado: em geral, é mais resistente ao tratamento com esteroide; pode estar relacionado com o hipotireoidismo devido à produção pelas células do tumor de 3-iodotironina deiodinase, que metaboliza T_3 e T_4 (talvez também possa ser encontrado nos casos de grandes hemangiomas cutâneos), e se houver fístula arteriovenosa, pode desencadear insuficiência cardíaca congestiva de alto débito
  - região lombossacra ou perineal: descartar disrafismo (fusão incompleta da coluna vertebral) e malformações geniturinárias, podendo fazer parte das síndromes LUMBAR (***L**ower body congenital infantile hemangiomas and other skin defects; **U**rogenital anomalies and ulceration; **M**yelopathy; **B**ony deformities; **A**norectal malformations and arterial anomalies; **R**enal anomalies* – hemangiomas infantis da parte inferior do corpo e outros defeitos cutâneos; anomalias e ulcerações urogenitais; mielopatia; deformidades ósseas; malformações e anomalias arteriais anorretais; anomalias renais); PELVIS (***P**erineal hemangioma; **E**xternal genital malformations; **L**ipomyelomeningocele; **V**esicorenal abnormalities; **I**mperforate anus; **S**kin tag* – hemangioma perineal; malformações da genitália externa; lipomielomeningocele; anomalias vesicorrenais; ânus imperfurado; acrocórdone); ou SACRAL (***S**pinal dysrafism; **A**nogenital, **C**utaneous, **R**enal and urologic anomalies associated with an **A**ngioma of the **L**umbosacral region* – disrafismo espinhal; anomalias anogenitais, cutâneas, renais e urológicas associadas a hemangioma lombossacral.

São complicações potenciais: desfiguração, dano funcional, ulceração (atenção ao surgimento precoce de área esbranquiçada na superfície de um hemangioma da infância em crianças menores de 3 meses, pois pode indicar ulceração iminente), infecção, sangramento, insuficiência cardíaca congestiva, coagulopatia de consumo – os dois últimos relacionados mais com a hemangiomatose neonatal disseminada (Figuras 40.17 e 40.18).

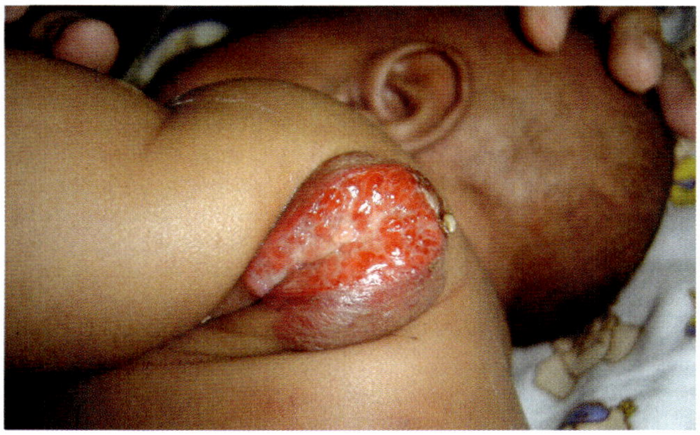

Figura 40.17 Hemangioma ulcerado.

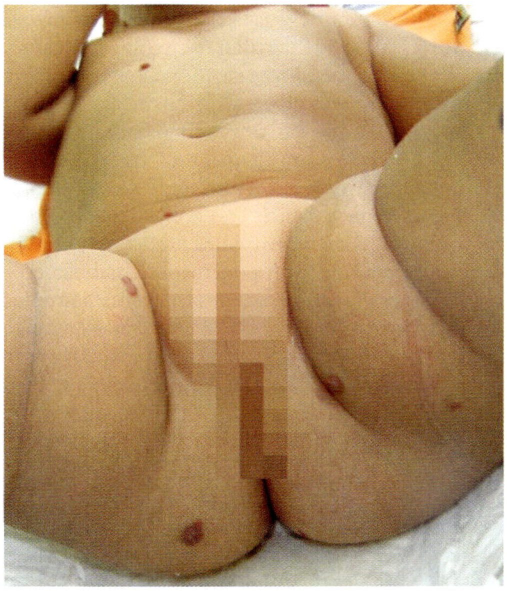

Figura 40.18 Hemangiomatose neonatal disseminada.

Para o diagnóstico, a história clínica e o exame físico costumam ser suficientes. Pode-se optar por exames de imagem quando houver necessidade de descartar outros diagnósticos, e para acompanhamento de algumas lesões, principalmente aquelas com componente profundo predominante. O ultrassom com Doppler é uma ótima opção – consiste em massa homogênea com alto fluxo, o que ajuda a diferenciar das malformações de baixo fluxo (capilares, venosas e linfáticas [ver Figura 10.5, no Capítulo 10]); contudo, o melhor exame é a RNM. A tomografia computadorizada contrastada também pode ser útil. Se ainda houver dúvida diagnóstica, pode-se lançar mão de biopsia cutânea.

A maioria dos hemangiomas não requer tratamento. Em geral, é suficiente a orientação detalhada da história natural da lesão para a família e o seguimento regular da sua evolução, de preferência com documentação fotográfica. As indicações de tratamento absolutas são aquelas lesões com risco de morte, as que levam a dano funcional (p. ex., localizadas na região periorbitária, no ouvido, nas vias respiratórias superiores e perianal), que apresentam sangramento recorrente, ulceração, infecção ou insuficiência cardíaca congestiva, além daquelas com potencial de desfiguração e em áreas propensas a trauma. A desfiguração é uma indicação relativa de intervenção. As opções de tratamento variam de acordo com estágio de evolução do tumor, seu tamanho, localização, aspecto e idade do paciente. A intervenção precoce antes do término da fase proliferativa, idealmente nas primeiras semanas de vida, é recomendada para lesões de alto risco.

Desde 2008 tem sido relatado o emprego do propranolol (1 a 3 mg/kg/dia VO, divididos em 2 ou 3 doses, com incremento gradual) nos hemangiomas da infância graves, sendo, atualmente, a primeira linha de tratamento para pacientes sem questões cardíacas ou neurovasculares. Trata-se de um betabloqueador não seletivo (anti-β_1 e β_2). Embora o mecanismo de ação permaneça desconhecido, acredita-se que o efeito deste betabloqueador não seletivo nesses casos se deva à vasoconstrição, à diminuição da expressão dos genes VEGF (fator de crescimento vascular endotelial) e b-FGF (fator de crescimento básico do fibroblasto) e ao desencadeamento de apoptose de células endoteliais. O início precoce (antes dos 3 meses de vida) do tratamento com o propranolol resulta em taxas de melhora estática e funcional significantemente maiores e maior porcentagem de resolução total.

Previamente ao tratamento, a criança deve ser avaliada com foco na história (inclusive familiar, de asma, arritmia, colagenose materna) e nos aparelhos cardiovascular e respiratório, para averiguar se existe contraindicação ao seu emprego. Eletrocardiograma pode ser necessário, sendo fundamental em alguns casos, como: bradicardia, história de arritmia ou história familiar de cardiopatia ou colagenose materna. Atenção especial deve ser dada aos pacientes com suspeita de síndrome PHACES, que precisarão complementar a investigação com ecocardiograma e RNM com contraste de cabeça e pescoço. Hospitalização para monitoramento inicial está indicada para pacientes prematuros, menores de 5 semanas de vida, aqueles com suporte social inadequado, com comorbidades que afetem os aparelhos cardiovascular ou respiratório ou o controle glicêmico.

Sugere-se introdução do medicamento no início da fase proliferativa, na dose de 1 mg/kg/dia, VO, com aumento da dose após 1 semana para 2 mg/kg/dia de acordo com os sinais vitais, orientando-se sempre que a administração se faça após a ingesta alimentar. Ele será mantido até que se julgue que a fase proliferativa tenha terminado, por volta dos 18 meses de vida, em geral.

Os principais efeitos colaterais incluem bradicardia, hipotensão e hipoglicemia. É importante ensinar aos pais os sinais de hipoglicemia, principalmente a sudorese que não é mascarada pelo propranolol. Broncospasmo também pode ocorrer, assim como sonolência e distúrbios gastrintestinais.

Recentemente, o atenolol, que é essencialmente um β-bloqueador seletivo anti-β_1, em dose diária única de 1 mg/kg/dia por 6 meses ou mais, mostrou-se igualmente efetivo com menos efeitos colaterais importantes, como hipoglicemia, sonolência e broncospasmo.

O timolol (0,5% em gel), um betabloqueador não seletivo de uso tópico, tem sido empregado no tratamento de hemangiomas superficiais finos não complicados com bons resultados. Uma publicação recente demonstrou a efetividade do propranolol pomada a 1%, 3 vezes/dia, por cerca de 21 semanas, com eficácia maior quando utilizado na fase inicial, proliferativa, do hemangioma.

O corticosteroide era, até poucos anos atrás, a substância mais utilizada, sendo a resposta terapêutica melhor quando empregado durante a fase proliferativa. A via tópica com potência alta tem boa resposta para as lesões de predomínio superficial, embora a melhora seja mais lenta do que com as vias sistêmicas. A dose por via oral é alta, variando de 2 a 4 mg/kg/dia de prednisona, com redução lenta e gradual para evitar a ocorrência de rebote de crescimento. São importantes os cuidados com os efeitos colaterais e as orientações quanto à suspensão de vacinação utilizando vírus vivo. Outra via possível de ser utilizada é a intralesional, com triancinolona associada ou não à betametasona. Pode ser necessário anestesia geral ou sedação para o procedimento.

Para os raros casos não responsivos, lança-se mão do interferon-α 2a ou 2b, indicado durante a fase proliferativa do hemangioma. A via é subcutânea, e o tratamento será mantido por 6 meses a cerca de 1 ano. Também constituem alternativas àqueles corticorresistentes e não responsivos ao propranolol, à vincristina e à ciclofosfamida.

O imiquimode creme 5% apresenta efeito antiproliferativo e pode causar processo inflamatório local com formação de crosta.

A crioterapia pode ser utilizada em lesões superficiais e pequenas, mas pode deixar cicatriz e acromia. A laserterapia (*pulsed-dye laser* ou Nd-YAG) é indicada para lesões superficiais, ulceradas ou para telangiectasias residuais. A cirurgia fica reservada para os casos não responsivos ao tratamento medicamentoso ou por estética, variando desde exérese simples até embolização ou ligação seletiva arterial. Se factível, a compressão da lesão por algumas horas do dia parece acelerar sua involução.

As lesões ulceradas requerem cuidados especiais, pois podem levar a sangramento, infecção e são, em geral, muito dolorosas. A analgesia deve ser regular, às vezes com prescrição adicional do uso criterioso de anestésico tópico. Antibióticos tópicos e/ou sistêmicos são, com frequência, necessários. Curativos bioclusivos são bem empregados.

Hemangiomas congênitos

Raros, são lesões completamente desenvolvidas ao nascimento. O aspecto é em placa, exofítico, arredondado, de cor que varia do róseo ao violáceo, telangiectasias na superfície, com área de palidez central ou na periferia, em que existe um ou mais vasos de drenagem. Não têm os marcadores GLUT-1 e Lewis-Y, vistos no hemangioma da infância.

Evidências sugerem que sejam relacionados à mutação somática no gene *GNAQ*/*GNA11*.

São subdivididos em três tipos distintos. Um tipo, denominado "hemangioma congênito rapidamente involutivo" (*rapid involuting congenital hemangioma* – RICH), caracteriza-se pela involução nos primeiros meses de vida. Tem predileção pela localização craniofacial e membros inferiores. Ocasionalmente, apresenta sopro e/ou frêmito. Não é necessário tratamento. O segundo tipo é o hemangioma congênito não involutivo (*non-involuting congenital hemangioma* – NICH), no qual a lesão é estável e, em alguns casos, pode crescer discretamente posteriormente (*tardive expansion congenital hemangioma* – TECH). O terceiro tipo (*partially involuting congenital hemangioma* – PICH) apresenta regressão parcial.

Complicações potenciais, principalmente de RICH hepático, são trombocitopenia transitória, coagulopatia com hipofibrinogenemia e anemia, geralmente com melhora espontânea em poucas semanas. Também são descritos: ulceração, sangramento e insuficiência cardíaca de alto débito.

O tratamento é a exérese cirúrgica.

Hemangioendotelioma kaposiforme

É um tumor agressivo, congênito ou de aparecimento durante o início da infância (raro, ainda mais no adulto), e que pode se associar ao fenômeno de Kasabach-Merritt (> 70%). Raramente aparece no local de malformação linfática preexistente. A lesão é endurada, vermelho-violácea, de crescimento rápido , por vezes com hipertricose e hiperidrose. Acomete a pele e os tecidos moles, e também retroperitônio, osso e pode aparecer como doença multifocal. Localiza-se, preferencialmente, no pescoço, nos ombros, no tórax e nas extremidades. Pequenas lesões podem ser excisadas. Opções de tratamento incluem *pulsed-dye laser* e quimioterapia.

Hemangioendotelioma de células fusiformes

Tumor vascular raro, mais comum nas extremidades. Pode se associar à malformação vascular preexistente. O tratamento consiste na exérese cirúrgica.

Angioma em tufos

É um tumor benigno, congênito ou de surgimento na infância, mais raramente no adulto. Qualquer local pode ser afetado, sendo mais comuns o dorso e as extremidades proximais. Várias apresentações já foram descritas: tumor solitário ou múltiplo, placa infiltrativa grande, forma eruptiva descrita em imunossuprimidos e lesões simulando MVP com superfície "em paralelepípedo". Alguns apresentam hipertricose ou hiperidrose suprajacentes e pode haver dor local. Cresce lentamente, podendo involuir espontaneamente, e também há chance de se associar ao fenômeno Kasabach-Merritt (ver adiante). Na histopatologia, existem vasos na derme superficial e profunda com padrão "em bolas de canhão". Na imuno-histoquímica apresenta positividade para o EN4. O tratamento dependerá do tamanho, dos sintomas e da ocorrência ou não de coagulopatia. Pode-se optar pelo acompanhamento clínico regular ou, se a lesão for pequena pela exérese cirúrgica. Há relatos de resposta ao uso de interferon e *pulsed-dye laser*.

Hamartoma angiomatoso écrino

Ver Capítulo 59.

Granuloma piogênico ou hemangioma capilar lobular

Caracteriza-se inicialmente por lesão vegetante, séssil ou pedunculada, de superfície úmida, friável e que provoca sangramentos de repetição; surge em local de traumatismo prévio. É de crescimento rápido; no entanto, ao alcançar determinado tamanho (1 a 2 cm), mantém-se como tal. É constituído de proliferação de pequenos vasos em estroma frouxo e edematoso, acompanhado de intenso infiltrado inflamatório misto. É de natureza hiperplástica reativa.

Granuloma piogênico (GP) é uma designação consagrada; contudo, é inadequada, pois não apresenta granuloma na patologia nem tem origem piógena. Em geral, é único, situando-se preferencialmente no canto das unhas de mãos e pés; nestes, é característico ser desencadeado pelo alicate, quando da feitura das unhas, ou por unhas encravadas. Ocorre também em outras localizações. Na gravidez, é típico o seu surgimento na gengiva (granuloma *gravidarum*). Pode ocorrer o desencadeamento de múltiplas lesões satélites próximas à lesão tratada previamente de GP, sobretudo quando localizada no tronco de crianças. Os retinoides sistêmicos podem levar ao surgimento de lesões tipo GP: a isotretinoína, nos pacientes com lesões inflamatórias, sobretudo na região torácica, e a acitretina, sobretudo no canto das unhas, assim como o indinavir. Os agentes inibidores do receptor do fator de crescimento epidérmico (*epidermal growth factor receptor* – EGFR) são medicamentos utilizados no tratamento de neoplasias, sobretudo metastáticas ou leucemias. São duas as classes desses medicamentos: anticorpos monoclonais (extracelular) e inibidores da tirosinoquinase (intracelular), que podem desencadear GP, principalmente no canto das unhas das mãos, em torno de 20% dos pacientes. Outras medicações antineoplásicas modernas como os inibidores da via m-TOR como o sirolimo, everolimo e o tensirolimo também, no entanto, com menor frequência (Figuras 40.14, 40.19 e 40.20).

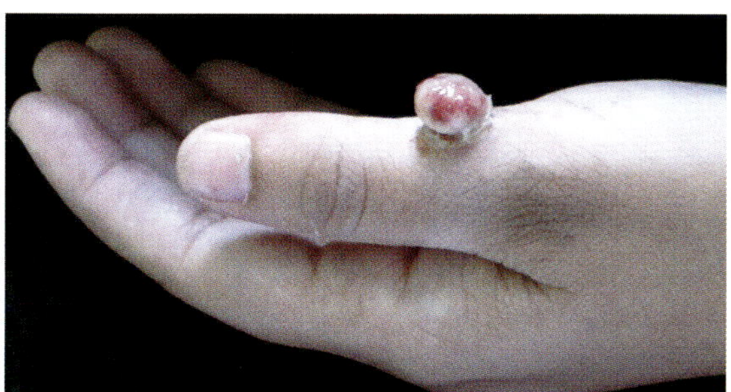

Figura 40.19 Granuloma piogênico. (Cortesia do Dr. Eduardo Bornhausen-Demarch.)

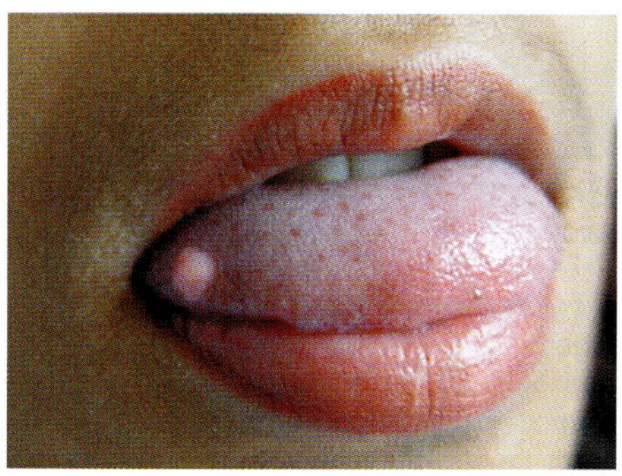

Figura 40.20 Granuloma *gravidarum*.

Não é incomum ocorrer no coto umbilical, ganhando, neste caso, a denominação de "granuloma umbilical" (ver Capítulo 57, item *Afecções do umbigo e da região periumbilical*).

No diagnóstico diferencial, devemos considerar melanoma, sarcoma de Kaposi e outras neoplasias. O tratamento de nossa preferência tem sido algumas poucas aplicações de ácido tricloroacético (TCA) a 90%, intercaladas de 2 a 3 dias. Eletrocoagulação é um método clássico. Além disso, lesões do canto das unhas, sobretudo dos pés, podem exigir extração parcial da unha. O uso de algodão por baixo da unha, para elevá-la, é de grande valia, assim como, mais modernamente, as órteses acrílicas. Nos casos recorrentes, indica-se matricectomia lateral (Capítulo 61, item *Cirurgia ungueal*).

Angioma rubi (nevo rubi)

É também impropriamente denominado "angioma senil"; caracteriza-se por pápula arredondada, bem circunscrita, de coloração avermelhada, aspecto brilhante e com poucos milímetros de diâmetro; ocasionalmente estão trombosadas (Figura 40.21). As lesões são raras antes da adolescência e de número crescente na idade adulta, quando se apresentam em grande quantidade, em especial no tronco e nos membros superiores. Ocasionalmente, por terem sofrido trauma, apresentam-se com coloração enegrecida. À histopatologia, observam-se capilares congestos e dilatados com um padrão lobular na derme papilar. As células endoteliais podem estar proeminentes, e o lúmen dos vasos, estreito. A dermatoscopia é característica (Figura 9.17).

De caráter benigno e assintomático, a retirada das lesões se deve a questões estéticas ou ao risco de traumas frequentes com sangramento. Para tanto, lança-se mão de excisão por curetagem, eletrocirurgia, crioterapia ou *laser* ablativo.

Síndrome POEMS/hemangioma glomeruloide

O acrônimo *POEMS* significa a conjunção de ***P*** de polineuropatia, mais comumente do tipo sensorimotor ascendente, presente em 100% dos casos, assim como a gamopatia monoclonal ***M***, ***O*** de organomegalia caracterizada por hepatomegalia, esplenomegalia e/ou linfoadenomegalia, ***E*** de endocrinopatia mais frequentemente associada a alterações gonadais (ginecomastia e amenorreia), embora outras endocrinopatias possam ocorrer, e ***S*** de *skin changes*, que englobam hiperpigmentação, hipertricose, esclerose, acrocianose, baqueteamento digital e hemangiomas, todos com frequência inconstante. Há critérios a serem aplicados nos casos duvidosos.

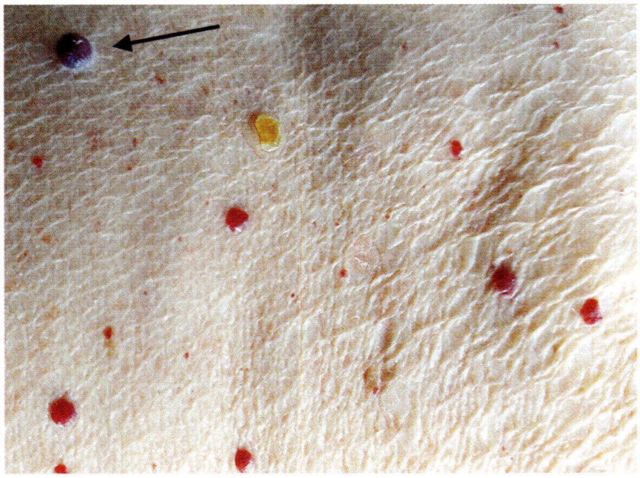

Figura 40.21 Múltiplas lesões de angioma rubi. (Cortesia do Dr. Eduardo Bornhausen-Demarch.)

Na histopatologia, o aspecto glomeruloide (lembra o aspecto renal) dos angiomas é quase que patognomônico da síndrome. Está presente em aproximadamente 3% dos casos e seu reconhecimento pode possibilitar o diagnóstico precoce dessa síndrome; no entanto, ocorrem outras proliferações vasculares, tais como hemangioma capilar lobular ou angiomas rubi (24 a 48%). As lesões se caracterizam por pequenos angiomas de localização preferencial no tronco e porção proximal de membros.

Quando associado à *doença de Castleman* (hiperplasia linfonodal angiofolicular com hiperplaisa linfoide) em 85% dos casos, está relacionado com a infecção pelo HHV-8, um promotor indireto de angiogênese por meio da IL-6, que induz a expressão do fator endotelial de crescimento vascular (VEGF).

É doença do adulto, mais comum em japoneses. O prognóstico é variável e se limita a 3 anos, caso haja insuficiência respiratória associada. O tratamento deve ser direcionado à neoplasia plasmocitária e inclui radioterapia para lesões localizadas e quimioterapia para doença avançada. Novas terapêuticas incluem o uso da talidomida e o bavacizumabe, que tem ação anti-VEGF.

Fenômeno de Kasabach-Merrit

Síndrome que consiste em marcada trombocitopenia, anemia hemolítica microangiopática e coagulopatia de consumo em associação a um tumor vascular de crescimento rápido. A maioria dos casos se relaciona com o *hemangioendotelioma kaposiforme* (70%) ou com o *angioma em tufos*. Em geral, ocorre no início da infância.

Deve-se suspeitar quando a criança apresenta uma lesão em placa, profunda, violácea, dolorosa, de crescimento rápido, com petéquias e equimoses sobrejacentes ou a distância. Eventualmente, ocorre sangramento nos locais de trauma, hematúria, epistaxe e hematoquezia. Contagem plaquetária, coagulograma e dosagem de fibrinogênio são exames que devem ser solicitados imediatamente. No início, as plaquetas podem estar somente pouco diminuídas, e logo chegam a níveis muito baixos, o que é atribuído ao seu sequestro e destruição dentro do tumor.

Deve ser diferenciado da coagulopatia que ocorre em grandes malformações venosas ou venoso-linfáticas. Aí se dá coagulação intravascular dentro da malformação, levando ao consumo de fatores de coagulação e dos níveis de fibrinogênio com o número de plaquetas normal ou pouco reduzido.

Não há um tratamento único. Evite a administração de heparina e transfusão plaquetária, pelo risco de piora da condição; esta última pode ser feita apenas antes de procedimento cirúrgico ou em caso de sangramento ativo. Podem ser empregados, principalmente, vincristina, sirolimo e corticosteroide sistêmico, sendo outras opções o ácido acetilsalicílico em baixas doses, associado ou não ao dipiridamol, interferon-α, vincristina, ciclofosfamida, pentoxifilina, agentes antifibrinolíticos e plasma fresco congelado. Se factível, pode ser feita remoção cirúrgica ou embolização da lesão.

Bibliografia

Malformações vasculares

Akman-Karakaş A, Kandemir H, Senol U. Unilateral nevoid telangiectasia accompanied by neurological disorders. *J Eur Acad Dermatol Venereol.* 2011 Nov;25(11):1356-9.

Barbosa KAV, Medeiros CCAB, Roseiro AC *et al.* Angioceratoma de Fordyce: relato de dois casos. *An Bras Dermatol.* 1997 Jan-Fev;72(1):33-5.

Bein EM, Gomez MR. Prognosis in Sturge-Weber disease: comparison of uni hemispheric and bihemispheric envolvement. *J Child Neurol.* 1988 Jul;3(3):181-4.

Boscolo E, Limaye N, Huang L *et al.* Rapamycin improves TIE2-mutated venous malformation in murine model and human subjects. *J Clin Invest.* 2015 Sep;125(9):3491-504.

Brady RO, Schiffmann R. Clinical features of and recent advances in therapy for Fabry disease. *JAMA.* 2000 Dec 6;284(21):2771-5.

Brenner RP, Sharbrough FW. Electroencephalographic evaluation in Sturge-Weber syndrome. *Neurology.* 1976 Jul;26(7):629-32.

Cestari SCP, Petri V, Castiglioni MLV, Lederman H. Lymphedema of the lower limbs: a lymphoscintigraphic approach. *Rev Assoc Med Bras.* 1994 Apr-Jun;40(2):93-100.

Cohen MM Jr. Vascular update: morphogenesis, tumors, malformations, and molecular dimensions. *Am J Med Genet A.* 2006 Oct 1;140(19):2013-38.

Di Trapani G, Di Rocco C, Abbamondi AL *et al.* Light microscopy and ultrastructural studies of Sturge-Weber disease. *Childs Brain.* 1982;9(1):23-36.

Garcia-Montero P, Boz J, Baselga-Torres E *et al.* Use of topical rapamycin in the treatment of superficial lymphatic malformations. *J Am Acad Dermatol.* 2019;80(2):500-7.

Guedes H, Andrade MFC. The diagnosis and treatment of peripheral lynphedema. *Cir Vasc Angiol.* 1996:12(2):62-5.

International Society for the Study of Vascular Anomalies. ISSVA Classification of Vascular Anomalies. ©2018. Disponível em issva.org/classification. Acesso em: 8 jun. 2021.

Kreft B, Marsch WC, Wohlrab J. Unilateral nevoid telangiectasia syndrome. *Dermatology.* 2004;209(3):215-7.

Lasmar EP, Lasmar MF, Nogueira AF *et al.* Kidney transplantation in Fabry disease. *Rev Assoc Med Bras.* 2009 Nov-Dec;55(6):642-5.

Papaiordanou F, Loda G, Benez M, Quintella LP. Angioqueratoma circunscrito: clínica, dermatoscopia e tratamento cirúrgico. *Surg Cosmet Dermatol.* 2020 Jan-Mar;12(1):70-3.

Rockson SG, de los Santos M, Szuba A. Lymphoscintigraphic manifestations of Hennekam syndrome: a case report. *Angiology.* 1999 Dec;50(12):1017-20.

Rössler J, Geiger J, Földi E *et al.* Sirolimus is highly effective for lymph leakage in microcystic lymphatic malformations with skin involvement. *Int J Dermatol.* 2017 Apr;56(4):e72.

Ruocco V, Schwartz RA, Ruocco E. Lymphedema: an immunologically vulnerable site for development of neoplasms. *J Am Acad Dermatol.* 2002 Jul; 47(1):124-7.

Santos OLR, Souto LA, Paz PL *et al.* Doença de Milroy-Meige-Nonne. *An Bras Dermatol.* 1995 Jan-Fev;70(1):27-9.

Schiffmann R, Kopp JB, Austin HA 3rd *et al.* Enzyme replacement therapy in Fabry disease: a randomized controlled trial. *JAMA.* 2001 Jun 6;285(21):2743-9.

Sharma VK, Khandpur S. Unilateral nevoid telangiectasia-response to pulsed dye *laser. Int J Dermatol.* 2006 Aug;45(8):960-4.

Spada M, Pagliardini S, Yasuda M *et al.* High incidence of later-onset fabry disease revealed by newborn screening. *Am J Hum Genet.* 2006 Jul;79(1):31-40.

Tan OT, Sherwood K, Gilchrest BA. Treatment of children with port-wine stains using the flashlamp-pulsed tunable dye *laser. N Engl J Med.* 1989 Feb 16; 320(7):416-21.

Thomas-Sohl KA, Vaslow DF, Maria BL. Sturge-Weber syndrome: a review *Pediatr Neurol.* 2004 May;30(5):303-10.

Truhan AP, Filipek PA. Magnetic resonance imaging. Its role in the neuroradiologic evaluation of neurofibromatosis, tuberous sclerosis, and Sturge-Weber syndrome. *Arch Dermatol.* 1993 Feb;129(2):219-26.

Zarate YA, Hopkin RJ. Fabry's disease. *Lancet.* 2008 Oct 18;372(9647):1427-35.

Tumores vasculares

Abarzúa-Araya A, Navarrete-Dechent CP, Heusser F *et al.* Atenolol versus propranolol for the treatment of infantile hemangiomas: a randomized controlled study. *J Am Acad Dermatol.* 2014 Jun;70(6):1045-9.

Adams D, Frieden IJ. Tufted angioma, kaposiform hemangioendothelioma, and the Kasabach-Merritt phenomenon. *UptoDate*, 2019. Disponível em https://www.uptodate.com/contents/tufted-angioma-kaposiform-hemangioendothelioma-and-the-kasabach-merritt-phenomenon. Acesso em: 1º ago. 2021.

Ardnt KL, LeBoit PE, Robinson JK, Wintroub BU. Cutaneous medicine and surgery: an integrated program in dermatology. 1st ed. Philadelphia: W. B. Saunders Company; 1996. p. 1492-521.

Aversa AJ, Miller OF 3rd. Cryo-curettage of cherry angiomas. *J Dermatol Surg Oncol.* 1983 Nov;9(11):930-1.

Azulay DR. *Contribuição ao estudo da hiperplasia endotelial papilar intravascular.* Tese de Mestrado, área de concentração em Medicina. Faculdade de Medicina da Universidade Federal do Rio de Janeiro, Rio de Janeiro, 1987.

Azulay-Abulafia L, Azulay DR, Nery JA, Sodré CT. Tecido de granulação exuberante: efeito colateral da terapêutica com isotretinoína. *An Bras Dermatol.* 1985;60(4):179-82.

Boye E, Yu Y, Paranya G *et al.* Clonality and altered behavior of endothelial cells from hemangiomas. *J Clin Invest.* 2001;107(6):745-52.

Busam KJ, Capodieci P, Motzer R *et al.* Cutaneous side-effects in cancer patients treated with the antiepidermal growth factor receptor antibody C225. *Br J Dermatol.* 2001 Jun;144(6):1169-76.

Casabé STP, Mássimo JA. Dermatologia infantil em la clínica pediátrica. 1. ed. Argentina: Artes Gráficas Bushi AS; 1999.

Chan JK, Fletcher CD, Hicklin GA, Rosai J. Glomeruloid hemangioma. A distinctive cutaneous lesion of multicentric Castleman's disease associated with POEMS syndrome. *Am J Surg Pathol.* 1990 Nov;14(11):1036-46.

Coskey RJ, Mehregan A. *Granuloma pyogenicum* with multiple recurrences. *Arch Dermatol.* 1967 Jul;96(1):71-3.

Crivellaro APGS, Arrais T. Granuloma piogênico em pacientes HIV1 tratados com indinavir. *An Bras Dermatol.* 2001 Mar-Abr;76(3):275-82.

Dispenzieri A, Kyle RA, Lacy MQ *et al.* POEMS syndrome: definitions and long-term outcome. *Blood.* 2003 Apr 1;101(7):2496-506.

Drolet BA, Esterly NB, Frieden IJ. Hemangiomas in children. *N Engl J Med.* 1999 Jul 15;341(3):173-81.

Drolet BA, Scott LA, Esterly NB, Gosain AK. Early surgical intervention in a patient with Kasabach-Merritt phenomenon. *J Pediatr.* 2001 May;138(5):756-8.

Frevel T, Rabe H, Uckert F, Harms E. Giant cavernous haemangioma with Kasabach-Merritt syndrome: a case report and review. *Eur J Pediatr.* 2002 May;161(5):243-6.

Gao XH, Wang LL, Zhang L *et al.* Familial nevus flammeus associated with early onset cherry angiomas. *Int J Dermatol.* 2008 Dec;47(12):1284-6.

Giachetti A, Díaz MS, Boggio P, Matínez MLP. Tratamento precoce de hemangioma infantil com propranolol melhora o resultado. *An Bras Dermatol.* 2023;98(3):310-5.

Gontijo B, Silva CMR, Pereira LB. Hemangioma da infância. *An Bras Dermatol.* 2003 Nov-Dec;78(6):651-73.

Gonzales-Magaña R, Garcia-Romero MT, Durán-Mckinster C. Blue rubber bleb nevus syndrome successfully treated with sirolimus: a report of five pediatrics patients. *Int J Dermatol.* 2024 Nov;63(11):1620-2.

Harper J, Oranje A, Prose N. *Textbook of pediatric dermatology.* 2nd ed. Blackwell Publishing Ltd.; 2006. p. 1153-4.

Hua C, Wang L, Jin Y *et al.* A case series of tardive expansion congenital hemangioma: A variation of noninvoluting congenital hemangioma or a new hemangiomatous entity? *J Am Acad Dermatol.* 2021 May;84(5):1371-7.

Jeunon T, Sampaio AL, Caminha RC *et al.* Glomeruloid hemangioma in POEMS syndrome: a report on two cases and a review of the literature. *An Bras Dermatol.* 2011 Nov-Dec;86(6):1167-73.

Kim JH, Park HY, Ahn SK. Cherry Angiomas on the Scalp. *Case Rep Dermatol.* 2009 Nov 11;1(1):82-6.

Kühnel T, Wisching K, Wohlgemuth W *et al.* Hereditary hemorrhagic telangiectasia. *Otolaryngol Clin N Am.* 2017;51:237-54.

Kumar MG, Emnett RJ, Bayliss SJ, Gutmann DH. Glomus tumors in individuals with neurofibromatosis type 1. *J Am Acad Dermatol.* 2014 Jul;71(1):44-8.

Kuroda K, Mizoguchi M. Subcutaneous granuloma pyogenicum in patients with antiphospholipid antibodies. *Dermatology.* 2004;208(4):331-4.

Léauté-Labrèze C, Dumas de la Roque E, Hubiche T *et al.* Propranolol for severe hemangiomas of infancy. *N Engl J Med.* 2008 Jun 12;358(24):2649-51.

Lynch TJ Jr, Kim ES, Eaby B *et al.* Epidermal growth factor receptor inhibitor-associated cutaneous toxicities: an evolving paradigm in clinical management. *Oncologist.* 2007 May;12(5):610-21.

Metry DW. Infantile hemangioma: Epidemiology, pathogenesis, clinical features, and complications. *UpToDate.* Last updated: Nov 25, 2024. Disponível em: https://www.uptodate.com/contents/infantile-hemangiomas-epidemiology-pathogenesis-clinical-features-and-complications. Acesso em: 30 jun. 2021.

Nguyen VA, Fürhapter C, Romani N *et al.* Infantile hemangioma is a proliferation of beta 4-negative endothelial cells adjacent to HLA-DR-positive cells with dendritic cell morphology. *Hum Pathol.* 2004;35(6):739.

Pereira JM. Cherry hemangioma on the scalp. *An Bras Dermatol.* 2004 Jan-Fev; 79(1):83-9.

Pope E, Chakkittakandiyil A. Topical timolol gel for infantile hemagiomas: a pilot study. *Arch Dermatol.* 2010 May;146(5):564-5.

Requena L, Sangueza OP. Cutaneous vascular proliferation. Part II. Hyperplasias and benign neoplasms. *J Am Acad Dermatol.* 1997 Dec;37(6):887-919; quiz 920-2.

Rober F, Desroches-Castan A, Bailly S, Dupuis-Girod S. Future treatments for hereditary hemorrhagic telangiectasia. *Orphanet J Rare Dis.* 2020 Jan 7;15(1):4.

Schachner LA, Hansen RC. *Pediatric Dermatology.* 3rd ed. Edinburgh: Mosby; 2003.

Siegfried EC, Keenan WJ, Al-Jureidini S. More on propranolol for hemangiomas of infancy. *N Engl J Med.* 2008 Dec 25;359(26):2846; author reply 2846-7.

Xu G, Ly R, Zhao Z, Huo R. Topical propranolol for treatment of superficial infantile hemangiomas. *J Am Acad Dermatol.* 2012 Dec;67(6):1210-3.

Zaynoun ST, Juljulian HH, Kurban AK. Pyogenic granuloma with multiple satellites. *Arch Dermatol.* 1974 May;109(5):689-91.

Doenças Infecciosas, Infestações e Acidentes Causados por Animais

PARTE 14

41

Infecções Bacterianas da Pele

Fabiano Leal ◆ **David Rubem Azulay** ◆ **Rubem David Azulay**

Piodermites

São processos infecciosos, classificados primariamente como cutâneos e por impetiginização ou por infecção secundária, quando a pele estiver previamente lesada. São mediados por toxinas (endo ou exotoxinas).

Podem ser classificadas por duas formas:

- etiologia:
  - estafilococcias (*Staphylococcus aureus*)
  - estreptococcias (*Streptococcus pyogenes*)
- profundidade da infecção na pele:
  - infecção superficial da pele: impetigo e síndrome da pele escaldada estafilocócica (SSSS)
  - infecção da epiderme e derme: ectima
  - infecção mais profunda: erisipela e celulite
  - profunda com tendência à supuração: abscesso e fleimão
  - abertura do folículo pilossebáceo: ostiofoliculite
  - profundidade do folículo piloso: foliculite
  - folículo piloso juntamente com sua glândula sebácea: furúnculo e carbúnculo
  - glândula sudorípara écrina: periporite e abscessos múltiplos dos lactentes
  - unha e suas dobras: paroniquia e panarício.

O achado de microrganismos na pele doente deve sofrer sérias críticas antes de ser considerado a causa de determinado quadro clínico, pois a pele normal é rica em bactérias, que podem ser agrupadas em *residentes permanentes e residentes transitórias*; as primeiras colonizam a pele e vivem nela como comensais, sendo de difícil remoção, enquanto as últimas podem, eventualmente, colonizar a pele e permanecer nela em pequeno número, por tempo variável, e são de remoção relativamente fácil. Por outro lado, deve-se considerar a questão do oportunismo, isto é, um germe normalmente comensal pode, por fatores circunstanciais, passar a exercer função patogênica, especialmente em imunodeprimidos. A flora permanente é constituída de cocos gram-positivos (estafilococos coagulase-negativos, principalmente *epidermidis*, e micrococos), bastonetes gram-positivos aeróbios, difteroides (*Corynebacterium* e *Brevibacterium*), bastonetes gram-positivos anaeróbios (*Cutibacterium*) e bactérias gram-negativas, além de fungos; essa flora permanente varia quantitativa e qualitativamente de acordo com vários fatores (idade, sexo, raça, grau de umidade, locais anatômicos etc.). O *S. epidermidis*, embora não seja habitualmente causa de infecções, pode formar filme bacteriano sobre próteses e cateteres e tornar-se invasivo, levando a sepse, endocardite etc. A flora transitória é representada, principalmente, pelo *Staphylococccus aureus* (coagulase-positivo) e pelo *Streptococcus pyogenes*, que são bactérias do ambiente, tornando-se patogênicas em geral quando há perda da integridade da pele.

Na patogenia das piodermites, diversos fatores devem ser considerados:

- a interferência da flora residente, por dificultar a colonização de outras bactérias
- a barreira mecânica celular, com renovação constante da epiderme
- o grau de hidratação da pele normal, visto que fatos de observação clínica e experimental demonstram que, quanto maior a umidade da pele, mais fácil a multiplicação de bactérias
- o pH ácido dificulta e o pH alcalino facilita a multiplicação das bactérias. O pH da pele situa-se entre 4,6 e 5,8
- a barreira química representada por ácidos graxos não saturados (principalmente o oleico) produzidos à custa da ação da flora residente, sobretudo do *Propionibacterium acnes*
- a capacidade imunológica (celular e/ou humoral) do indivíduo
- a patogenicidade e o grau de virulência do germe.

Como já mencionado, os microrganismos causadores de piodermites costumam ser os estafilococos e os estreptococos; entre os primeiros, destaca-se o *Staphylococcus aureus*, que é coagulase-positivo e, portanto, patogênico. Produz várias toxinas: alfa (necrogênica), responsável pela formação da bolha; esfoliatina, importante na gênese da doença de Ritter; penicilinase; hemolisinas; hialuronidase; estafiloquinase; leucocidina; coagulase; superantígenos e outras, importantes na patogenia de diversas doenças. Convém referir também que o *S. aureus* tem várias cepas e que, destas, os tipos *S. aureus* 71, 80 e 81 predominam na gênese do impetigo. Outro aspecto importante é o que diz respeito aos portadores sãos dessa bactéria, pois faz parte da flora transitória de até um terço da população geral, tendo como locais reservatórios principais o vestíbulo nasal (35%) e a região perineal (20%), e, menos frequentemente, as regiões umbilical, axilar e interpododáctila (5 a 10%), de onde pode haver disseminação, provocando doença e transmissão a outros indivíduos.

O tratamento desses reservatórios é muito importante, como se observará mais adiante. As lesões úmidas da pele são rapidamente colonizadas pelo estafilococo, estando este presente em 100% das lesões agudas do eczema atópico. A principal defesa contra essa bactéria é a fagocitose por neutrófilos, tendo papel pouco claro as respostas imunológicas humoral e celular. Observa-se aumento da suscetibilidade às estafilococcias no diabetes descompensado, insuficiência renal, malignidades hematológicas, deficiência nutricional, etilismo, corticoterapia, imunossupressores, deficiência de IgM, deficiência de complemento, síndrome de Chédiak-Higashi, doença granulomatosa crônica, síndrome de Job, síndrome de Buckley, síndrome de Wiskott-Aldrich, entre outras.

Dos *Streptococci pyogenes*, o mais patogênico é o beta-hemolítico do grupo A, que secreta a proteína M, substância de grande valor na virulência por inibir a fagocitose ao dificultar, na superfície da célula, a ativação do sistema complemento pela via alternada. O contágio acontece por contato direto, e, por isso, as epidemias são mais comuns em agrupamentos humanos (p. ex., escolas e creches). Parece haver necessidade de uma efração cutânea para o desenvolvimento da infecção, daí sua maior frequência em indivíduos com prurido de qualquer natureza. Doenças como diabetes, linfomas e deficiências imunológicas (*síndrome de Aldrich*) funcionam como fatores predisponentes. Portadores sãos com reservatório na orofaringe ocorrem em 10% da população (estas cepas excepcionalmente colonizam a pele), menos frequentemente no vestíbulo nasal, enquanto um percentual de apenas 0,5 a 1,0% apresenta-o como componente da flora transitória cutânea. As cepas que colonizam a orofaringe costumam ser distintas das que colonizam a pele. Estas nunca provocam febre reumática, ou só o fazem excepcionalmente, enquanto com frequência causam glomerulonefrite difusa aguda (GNDA) (cerca de metade dos casos provém de impetigo). Cerca de 25% dos impetigos causados pela cepa M-49 desencadeiam GNDA; outras cepas nefritogênicas são 1, 4, 5, 12, 55, 56; esta ocorre cerca de 18 a 21 dias após, enquanto a de origem faríngea leva cerca de 10 dias. Outros grupos de estreptococos podem, raramente, provocar piodermites. O principal mecanismo imunológico de defesa parece residir na presença de opsoninas e bacteriotropinas contra a proteína M do estreptococo. As piodermites estreptocócicas podem, eventualmente, ser responsáveis pelo aparecimento subsequente de eritema nodoso, eritema multiforme, escarlatina, vasculite, psoríase gutata, glomerulonefrite e escleredema de Bushke.

Embora a etiologia seja a mesma, existem várias formas clínicas bem distintas no que diz respeito a morfologia, evolução, patogenia, complicações e terapêutica, as quais serão individualmente abordadas a seguir.

Impetigos

Conceito

São infecções piogênicas primárias da pele, contagiosas, superficiais, produzidas por estafilococos e estreptococos. Acometem preferencialmente a face e os membros superiores, embora, com disseminação por autoinoculação, possam comprometer qualquer região. Utiliza-se o termo impetiginização quando o impetigo complica uma dermatose preexistente (p. ex., pediculose, escabiose, eczema etc.); nesse caso, em geral é de natureza estafilocócica.

Epidemiologia

É bem mais frequente em crianças e nos meses de mais calor.

Clínica

São reconhecidas duas formas clínicas: *impetigo não bolhoso* (70%) e *impetigo bolhoso*. O estado de portador propicia o seu aparecimento.

Impetigo não bolhoso

Também conhecido como *impetigo infeccioso de Tilbury Fox*, tem como etiologia predominante o *S. aureus*, sobretudo nos países industrializados. Nos países em desenvolvimento prevalece o *S. pyogenes*; por vezes, ambos se associam. A localização preferencial é em torno do nariz e da boca e nas extremidades, e a pele apresenta solução de continuidade para instalação do processo (exposição de receptores proteicos como a fibronectina, que possibilitam a aderência pelo ácido teicoico das bactérias). Ocorre no local de pequenos traumatismos como escoriações, queimaduras e picadas de insetos.

Inicialmente ocorre mácula eritematosa que evolui rapidamente para bolha e/ou vesícula efêmeras de paredes finas, porém a crosta resultante é espessa e de coloração amarelada (lembra mel – *melicérica*). Pode lembrar a queimadura de cigarro; não há tendência à circinação (Figura 41.1). Sintomas gerais normalmente estão ausentes e pode ser acompanhado de linfadenite-satélite. Não há elevação de antiestreptolisina O (ASLO).

Impetigo bolhoso

De etiologia exclusivamente estafilocócica, em geral fago II, tipos 71 (principalmente) e 55. Portanto, tem etiologia igual à da síndrome da pele escaldada estafilocócica (SSSS); seria, na verdade, forma mitigada (ver adiante). Não há necessidade de solução de continuidade cutânea para o aparecimento das lesões. Ocorre mais em neonatos (diferentemente do anterior) e também em crianças.

Tem como características clínicas a formação de vesículas que rapidamente se transformam em bolhas grandes que sofrem processo de pustulização. As crostas resultantes são finas e acastanhadas e, por vezes, têm aspecto circinado (Figura 41.2). As localizações preferenciais são face, períneo, nádegas e extremidades.

Diagnóstico

É clínico; podem-se realizar exames bacterioscópicos e cultura para identificação do agente. Entre os diagnósticos diferenciais, destacam-se herpes simples, candidíase, dermatofitose, peripororite e miliária.

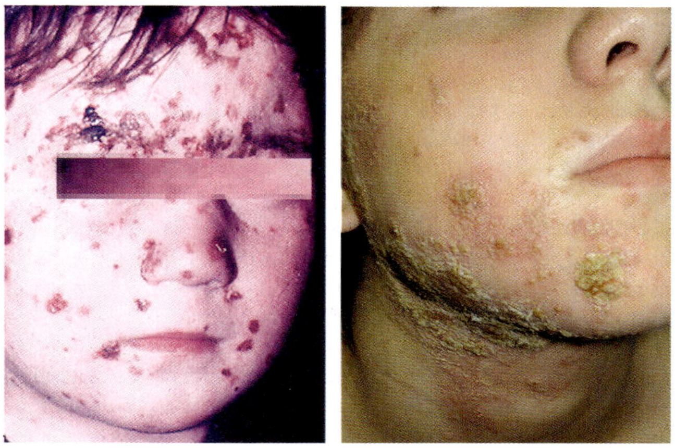

Figura 41.1 Impetigo não bolhoso. Observam-se crostas melicéricas espessas; etiologia estreptocócica.

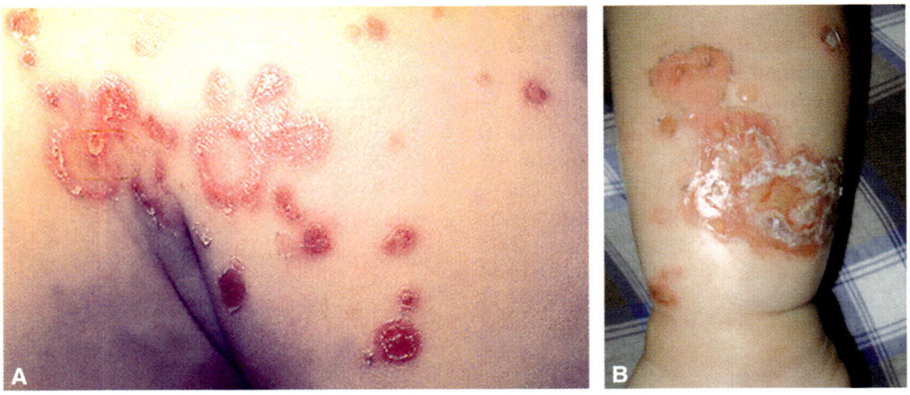

Figura 41.2 Impetigo bolhoso. **A.** Tendência à confluência das lesões e aspecto circinado. **B.** Tendência à confluência das lesões e à circinação; etiologia estafolocócica.

Tratamento

Na maioria das piodermites, sobretudo nas agudas, o tratamento com antibióticos deve ser iniciado imediatamente. Para melhor orientação, ver Capítulo 83. Os tratamentos locais devem ser feitos e incluem limpeza com água e sabão. É recomendável o uso de antissépticos (óxido amarelo de Hg a 0,5 a 1%; ácido bórico a 2% em compressas ou cremes; permanganato de potássio a 1/10.000 e outros) ou com um antibiótico de uso exclusivamente local (mupirocina, ácido fusídico, retapulina, neomicina, bacitracina, tirotricina, polimixina B 0,025 a 1% e outros). Não se devem usar localmente antibióticos de uso sistêmico, pela grande possibilidade de desenvolvimento de hipersensibilidade, o que impediria o paciente de utilizar, no futuro, um antibiótico de valor. A água d'Alibour a 5 a 10% é excelente para compressas rápidas e retirada de crostas. Nos casos mais extensos, antibioticoterapia sistêmica é mandatória e cepas de *Staphylococcus aureus* resistente à meticilina (*MRSA*) comunitário devem ser consideradas (ver adiante).

Síndrome da pele escaldada estafilocócica

Conceito

A SSSS (do inglês *staphylococcal scalded skin syndrome*) ou impetigo neonatal de Ritter von Ritterschein é uma doença bolhosa superficial produzida pela toxina esfoliativa – esfoliatina – do *Staphylococcus aureus* do grupo 2, fagotipo 3A, 3B, 3C, 55 ou 71.

Epidemiologia

Acomete basicamente crianças, apresentando, na maioria das vezes, curso benigno. Apesar de rara no adulto, quando presente tem mortalidade de 60%, podendo chegar a 100% nos pacientes com alguma doença de base, como insuficiência renal, imunossupressão, etilismo, malignidade ou infecção por HIV.

Etiopatogenia

Duas exotoxinas participam na patogênese da SSSS: toxina esfoliativa A (ETA) e toxina esfoliativa B, mas outras exotoxinas também têm sido sugeridas. Essas exotoxinas agem na zona granulosa da epiderme, unindo-se à desmogleína 1 e, consequentemente, ativando proteases que levam à formação de bolhas, semelhante ao que ocorre no pênfigo foliáceo. Há, ainda, a hipótese de atividade superantigênica dessas exotoxinas. Como já citado, cerca de 30% da população apresenta *S. aureus* na pele e nas mucosas como organismo comensal, mas apenas 5% produzem a toxina esfoliativa. Isso ocorre porque, para o desenvolvimento de SSSS, deve haver uma grande produção de toxinas ou deficiência na sua eliminação. O impetigo de Ritter von Ritterschein, descrito há muito tempo, é, na realidade, a SSSS no neonato, enquanto SSSS é a denominação mais abrangente.

Clínica

A infecção primária inicia-se, em geral, na conjuntiva, na nasofaringe, no ouvido, no trato urinário ou na pele, seguida de *rash* eritematoso escarlatiforme, mais pronunciado nas flexuras. A formação de bolhas flácidas ocorre em cerca de 24 a 48 h, de preferência nas flexuras e ao redor de orifícios, e, ao se romperem, originam extensas áreas exulceroexsudativas, de maneira que o paciente assemelha-se a um grande queimado. O sinal de Nikolsky é positivo e raramente há comprometimento de mucosas. A descamação resultante revela base eritematosa de rápida cicatrização. Sintomas gerais, como febre e irritabilidade, estão presentes (Figuras 41.3 e 41.4).

Diagnóstico

O diagnóstico de SSSS baseia-se em três critérios: (1) a clínica, em que há eritrodermia, descamação ou formação de bolhas; (2) o isolamento do *S. aureus* produtor de toxina esfoliativa; e (3) a histopatologia característica, que consiste em

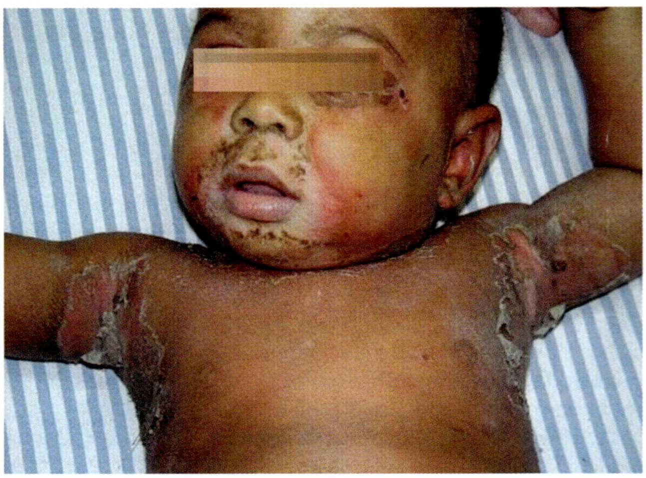

Figura 41.3 Síndrome da pele escaldada estafilocócica. Observa-se maior acometimento nas dobras e ao redor dos orifícios. (Cortesia do Dr. Paulo S. Emerich.)

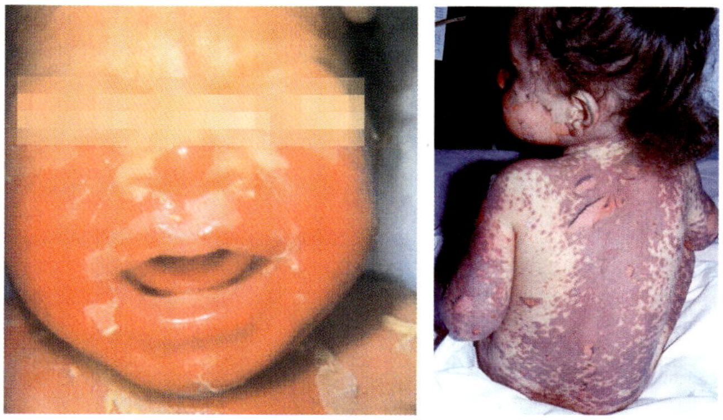

Figura 41.4 Síndrome da pele escaldada estafilocócica.

clivagem intraepidérmica na altura da camada granulosa. O isolamento do *S. aureus* pode ser feito de locais a distância citados anteriormente, já que as bolhas são estéreis. Testes sorológicos, com o objetivo de detecção da toxina, também podem ser realizados.

O principal diagnóstico diferencial da SSSS é com a necrólise epidérmica tóxica (NET), devendo ser afastada em especial pela histopatologia; nesta última, observa-se clivagem subepidérmica com necrose da epiderme (Quadro 20.1).

Tratamento

O paciente deve ser hospitalizado e a antibioticoterapia, iniciada com a finalidade de erradicar o foco de infecção. Indica-se uso intravenoso (IV) de penicilinas penicilinase-resistentes nos casos mais graves. O controle hidreletrolítico deve ser rigoroso para evitar complicações. Os pacientes adultos, que são raros, apresentam alguma doença de base, sobretudo insuficiência renal ou imunossupressão, e devem ser monitorados com extremo cuidado em função de sua alta mortalidade. O prognóstico nas crianças é muito bom. A terapêutica local deve consistir em compressas e cremes de barreira.

Ectima

De etiologia estreptocócica – ou estreptoestafilocócica –, caracteristicamente inicia-se por pústula, que se aprofunda, originando uma lesão ulcerada recoberta por crosta espessa e muito aderida, com localização preferencial nas pernas, deixando, ao involuir, cicatriz. Pode ser única, mas, em geral, há várias lesões. Além dos cuidados locais (água e sabão, compressas com água boricada ou permanganato seguido de antibiótico tópico), muitas vezes utiliza-se antibiótico sistêmico contra estreptococos (Figura 41.5).

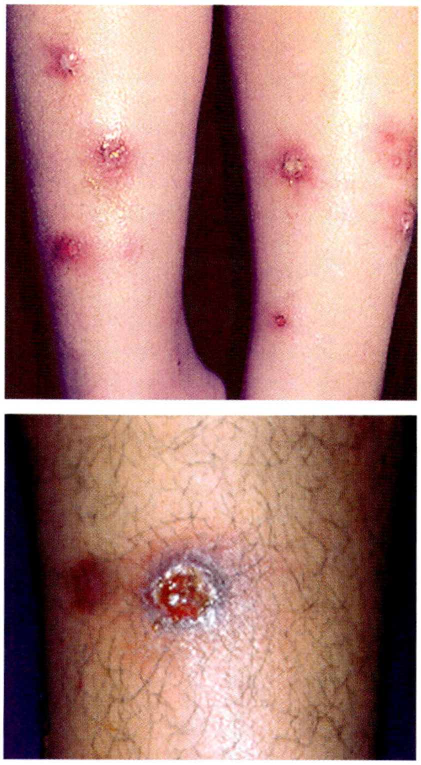

Figura 41.5 Ectima – localização habitual.

Erisipela

Conceito

É uma infecção aguda da derme, com importante comprometimento linfático.

Etiopatogenia

É de natureza predominantemente estreptocócica, sobretudo do grupo A, porém eventualmente dos grupos B, C e G. Há casos descritos como de etiologia estafilocócica; o mais provável, entretanto, é que o estafilococo se estabeleça secundariamente ou que sejam casos de celulite. O início ocorre após perda da barreira cutânea. Fatores de risco incluem *tinea pedis*, insuficiência venosa, diabetes, tromboflebite, trauma, desnutrição, abuso de álcool ou drogas ilícitas e infecções respiratórias nos casos de erisipela na face.

Clínica

O período de incubação é de poucos dias. Manifesta-se por eritema vivo e intenso edema doloroso, com bordas bem delimitadas, que avançam rapidamente sobre a pele circunvizinha (Figura 41.6). Quando o processo é intenso, surgem bolhas (Figura 41.7) e, até mesmo, necrose com ulceração posterior (Figura 41.8). No Brasil, acomete, mais frequentemente, a parte distal de um membro inferior, em função de intertrigo interpododáctilo. Já nos EUA e na Europa ocorre com maior frequência na face, por ser a dermatite seborreica mais prevalente em países frios. É acompanhada de linfangite e linfadenopatia regional aguda, seguida de fenômenos gerais (febre, mal-estar, calafrios e outros). Uma característica relevante é sua capacidade de recorrência e, após cada uma delas, permanece certo grau de edema duro (linfedema) que acaba levando à elefantíase (elefantíase *nostra*) (Figuras 41.9 e 41.10), o que, por sua vez, favorece novos surtos. Quando esse processo é exuberante, a pele torna-se verrucosa e com aspecto musgoso. Essa complicação ocorre tipicamente em obesos ou em pessoas interessadas em lucro secundário. Como complicações, podem-se citar nefrite e septicemia. A mortalidade é rara, mas pode ocorrer sobretudo em crianças ou quando a doença acomete a face. A apresentação bolhosa confere gravidade ao processo, assim como a localização facial.

Diagnóstico

É fundamentalmente clínico. Pode-se realizar cultura para identificação do agente infeccioso. Deve-se diferenciar de trombose venosa profunda e tromboflebite.

Tratamento

A maioria dos pacientes não necessita de internação, exceto nos casos de comorbidade. Utiliza-se a penicilina-procaína na dose de 400 a 600.000 U, IM, de 12 em 12 h em função de seu baixo custo e extrema eficácia, ou, nos casos mais graves, penicilina cristalina na dose de 3.000.000 U, IV, de 4 em 4 h. Outras substâncias alternativas e de igual benefício são as cefalosporinas de primeira geração – ampicilina, eritromicina e clavulanato + amoxicilina. Também de extrema importância para o tratamento são as medidas gerais, que incluem repouso com membros elevados, compressas frias e desbridamento, caso necessário. Alguns autores preconizam o uso de corticoterapia associada, pois com isso a evolução é mais rápida. Nos casos recorrentes de erisipela, indica-se o uso de penicilina benzatina, 1.200.000 U de 3 em 3 semanas por muitos meses. Nesses pacientes é importante combater o intertrigo interpododáctilo e a obesidade frequentemente associados.

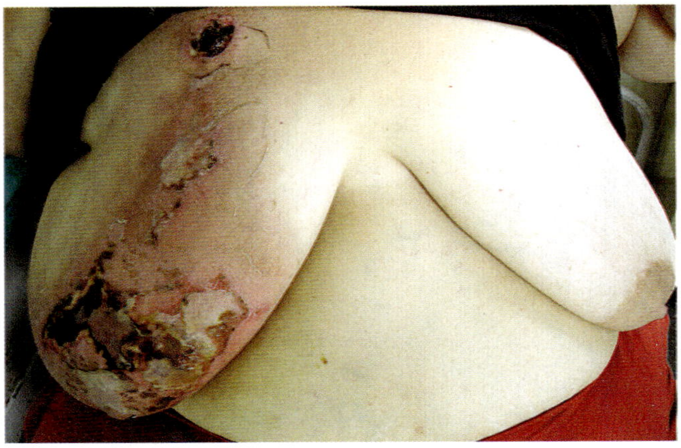

Figura 41.8 Erisipela com algumas áreas de necrose. (Cortesia do Dr. Luiz Eduardo Galvão.)

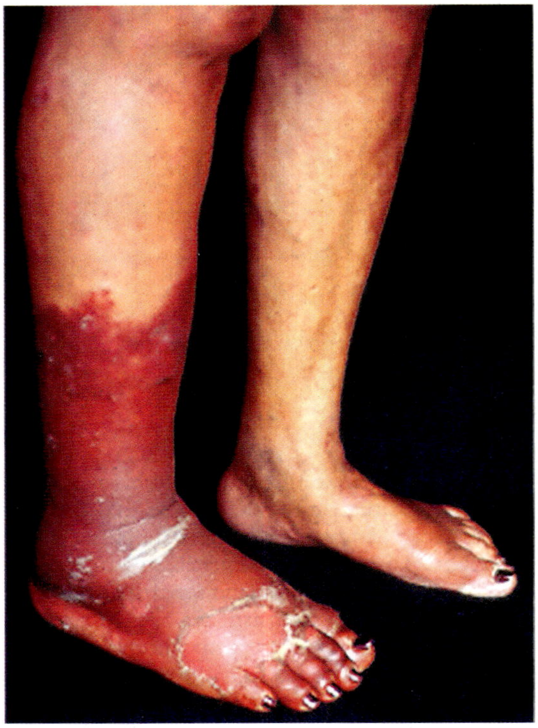

Figura 41.6 Erisipela.

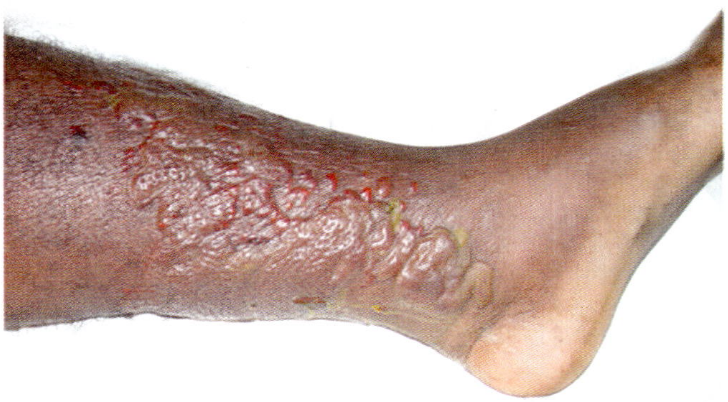

Figura 41.7 Erisipela bolhosa.

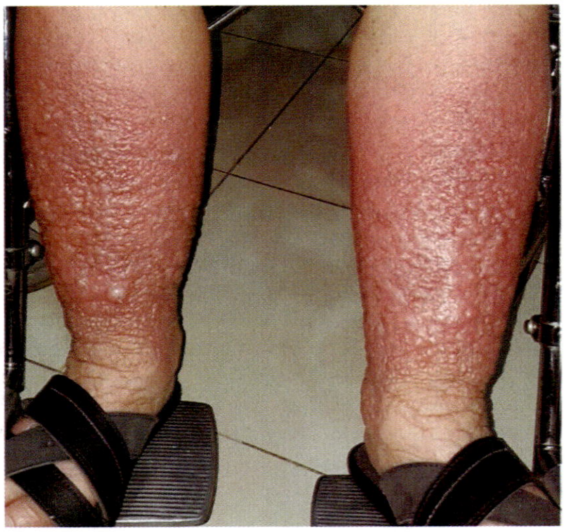

Figura 41.9 Erisipela bilateral já com certo grau de linfedema. (Cortesia da Dr. Kleber Ollague.)

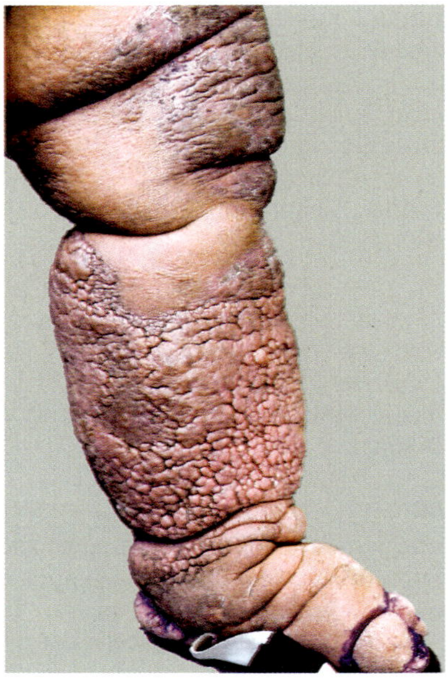

Figura 41.10 Elefantíase *nostra*. (Cortesia da Dra. Vivian Vianna.)

Celulite

Conceito

É a denominação para o mesmo processo da erisipela quando atinge fundamentalmente a hipoderme. Devido a essa localização, as bordas da lesão são geralmente mal definidas, em contraste com as bordas bem definidas da erisipela, e o eritema menos vivo.

Etiopatogenia

Em imunocompetentes, trauma prévio ou uma lesão da pele subjacente podem ocasionar a perda da barreira cutânea, propiciando a penetração de microrganismos.

Embora predominantemente estreptocócica, inclui *Staphylococcus*, *H. influenzae* (celulite facial na infância), pneumococos, pseudômonas, entre outros. O *S. aureus* e o *Streptococcus* beta-hemolítico do grupo A são mais comuns em adultos entre as 5ª e 6ª décadas de vida, acometendo mais extremidades e face. Celulite por anaeróbios e gram-negativos é mais comum em diabéticos ou imunodeprimidos. O uso de anticoagulantes favorece a rara apresentação hemorrágica. Celulites recorrentes estão relacionadas a uma rede linfática já comprometida.

Clínica

A evolução é semelhante à da erisipela, sendo o eritema menos vivo, as bordas mal delimitadas, acompanhadas de sinais flogísticos (Figura 41.11). A presença de vesículas, bolhas, pústulas ou tecido necrótico caracteriza infecção grave. Febre, calafrios, mal-estar e linfadenopatia regional podem estar associados.

A celulite hemorrágica, que é rara, é, sobretudo, descrita em pacientes com diabetes e imunodeprimidos e em uso de terapia anticoagulante. Caracteriza-se por área de hemorragia dérmica e bolhas; o fator de necrose tumoral alfa (TNF-α) parece ser responsável pelo dano vascular.

A celulite facial é mais comum em crianças, porém pode ser observada em adultos. A celulite pré-septal atinge de forma aguda os tecidos palpebrais na região anterior ao septo orbitário. Quando o processo ultrapassa os limites desse septo, passa a ser considerada celulite orbitária, que constitui uma situação aguda, extremamente grave, pelo risco de trombose séptica do seio cavernoso. Como fatores predisponentes citam-se trauma na região orbitária, sinusite, e menos comuns, como dacriocistite, infecção dentária, infecção de pele, amigdalite, conjuntivite, estado gripal, varicela e disseminação hematogênica.

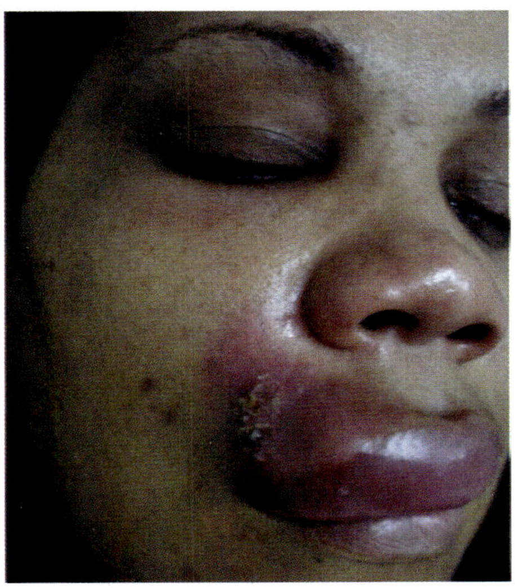

Figura 41.11 Celulite. (Cortesia do Dr. Tiago Silveira Lima.)

Nos casos de celulite facial significativa, é mandatória uma avaliação oftalmológica para descartar diplopia, defeito pupilar aferente e redução da motilidade ocular. Exames de imagem como radiografia dos seios da face, ultrassonografia orbitária (pouco sensível) e tomografia de globo ocular são complementares ao diagnóstico.

Complicações como glomerulonefrite pós-estreptocócica, linfadenite, endocardite bacteriana subaguda e sepse são raras e mais comuns em crianças e imunodeprimidos.

Diagnóstico e diagnóstico diferencial

É clínico. Em casos de dúvida, exame de imagem como ultrassonografia de alta frequência, biopsia cutânea e cultura para identificação do agente infeccioso podem auxiliar no diagnóstico. A hemocultura geralmente é negativa, com exceção da infecção por *H. influenzae*, que também cursa com leucocitose importante.

Os diagnósticos diferenciais mais importantes são tromboflebite (pernas), angioedema e herpes-zóster (face) e erisipeloide (mãos).

Tratamento

O tratamento inclui repouso com elevação do membro, analgesia e antibioticoterapia sistêmica, que deve ser parenteral nos casos intensos ou localizados na face, devendo-se considerar as possibilidades etiológicas na escolha do tratamento. Quando a etiologia for estreptocócica, a recomendação já foi descrita no tratamento da erisipela. Nos casos em que se suspeita da etiologia estafilocócica (desde que não seja *Staphylococcus aureus* resistente à meticilina – MRSA), utiliza-se a oxacilina, na dose de 100 a 150 mg/kg/dia, IV, de 4/4 h, ou cefalotina, 100 a 150 mg/kg/dia, IV, de 4/4 h ou de 6/6 h. Nos casos de celulite hemorrágica, é indicado, ainda, o uso de corticosteroide sistêmico. Em crianças menores de 5 anos, o *H. influenzae* é frequentemente o causador de celulite pré-septal e orbitária não relacionada com traumatismo. O tratamento é intravenoso e pode ser feito com ampicilina, cloranfenicol ou ceftriaxona. O uso de prednisona na dose de 0,5 mg/kg/dia é preconizado por alguns autores como terapia coadjuvante nos casos mais exuberantes ou com pouca resposta à antibioticoterapia.

Abscesso e fleimão

Conceito

São quadros agudos, de formações circunscritas com conteúdo purulento na pele ou em tecidos subjacentes.

Etiopatogenia

Em geral de etiologia estreptocócica do grupo A (*Streptococcus pyogenes*), quando decorrentes de evolução de uma erisipela ou mesmo celulite, ou estafilocócica, sendo esta a mais frequente em nosso meio por ser quase sempre decorrente de traumas locais, queimaduras, corpos estranhos, locais de inserção de cateter venoso ou quando decorrente de uma disseminação hematogênica. Não é incomum a associação desses dois agentes.

Clínica

São reconhecidos por nódulo com sinais flogísticos, tensos e muito dolorosos, com tendência à flutuação e posterior drenagem do pus (Figura 41.12); podem complicar-se com estados de bacteriemia e extensão para estruturas adjacentes como articulação e osso. No abscesso, há tendência à circunscrição e supuração, enquanto no fleimão, a tendência é à difusão.

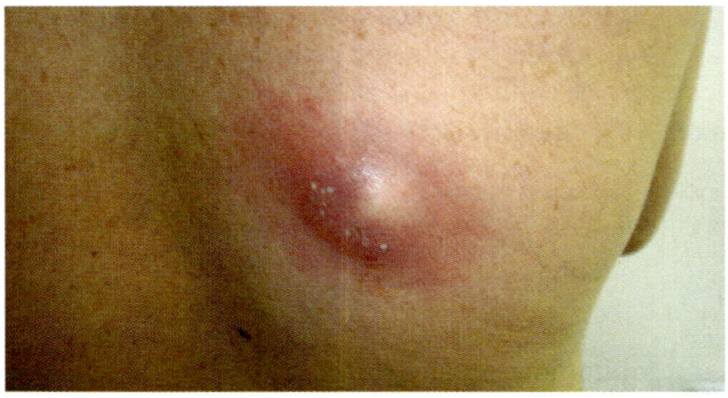

Figura 41.12 Abscesso. (Cortesia do Dr. André R. Adriano.)

Tratamento

A maioria dos abscessos necessita de incisão e drenagem cirúrgica quando estiver flutuando. Outra medida importante é a antibioticoterapia, podendo inicialmente ser venosa nos casos mais graves e posterior complemento por via oral. Deve-se empregar um antibiótico eficaz para ambas as etiologias, como cefalosporina de primeira geração; cefalotina ou cefazolina, por via intravenosa (0,5 a 2 g/4 a 6 h e 0,5 a 1,5 g/6 a 8 h) e cefalexina (500 mg, 6/6 h) ou cefadroxila, por via oral, este último com a vantagem da posologia de 8/8 h ou até de 12/12 h (máximo 2 g/dia). Vale ressaltar a importância da drenagem, pois alguns autores não usam a antibioticoterapia quando o processo é localizado e o procedimento cirúrgico, bem-sucedido. Calor local acelera o processo de flutuação, no entanto pode ser prejudicial, principalmente quando houver insuficiência arterial associada, pois pode disseminar a infecção.

Foliculites*

Como conceito abrangente, são incluídas neste item todas as estafilococcias que atingem o folículo pilossebáceo. Apesar dos denominadores comuns – local e etiologia –, os quadros clinicoevolutivos são bem diferentes. Podem ser classificadas em superficial e profunda.

Foliculite superficial

Foliculite ostial ou impetigo de Bockhart

Caracteriza-se por pequenas pústulas muito superficiais, em número variável, centradas por pelo, atingindo qualquer área do corpo. No início podem ser extremamente pruriginosas. Na criança, são comuns no couro cabeludo, com reação ganglionar regional, e, no adulto, nas faces anterior e interna das coxas e nádegas (Figura 41.13). A depilação de extensas áreas a cera e mesmo com o uso de lâmina favorece a sua instalação.

O tratamento inclui o uso de antibióticos tópicos, loções antissépticas ou antiacneicas (p. ex., loção alba 5 a 10%), em geral suficientes.

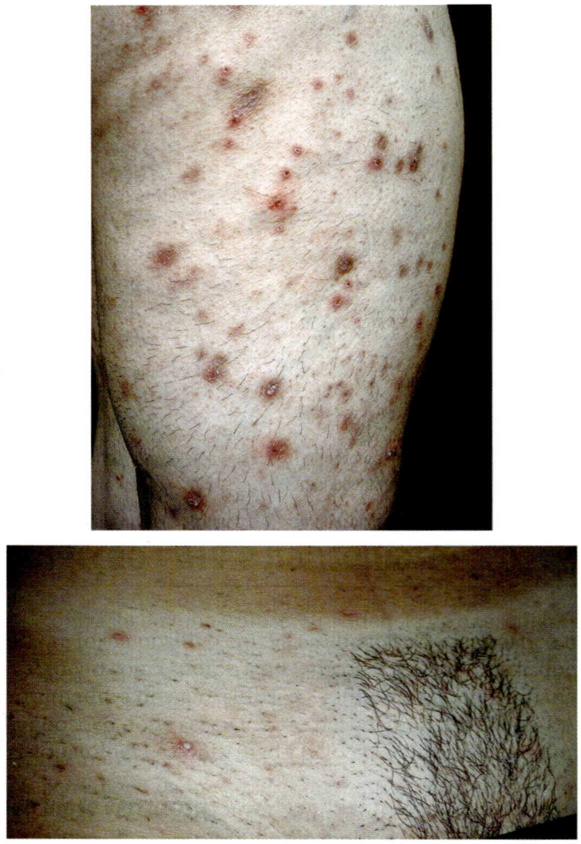

Figura 41.13 Foliculite.

Foliculites profundas

Foliculite decalvante

É uma foliculite representada por pústulas relativamente superficiais, mas que provocam a depilação definitiva de cada pelo comprometido (Figura 41.14). É de evolução crônica e vai estendendo-se centrifugamente. Em função da fibrose, vários fios podem emergir da mesma abertura folicular (politriquia), dando o aspecto típico de "cabelo de boneca"; são localizações frequentes o couro cabeludo, a barba (*sicose lupoide de Brocq*) e os membros inferiores (*foliculite decalvante de Arnozan e Dubreuilh*). A foliculite decalvante tem maior incidência no homem adulto.

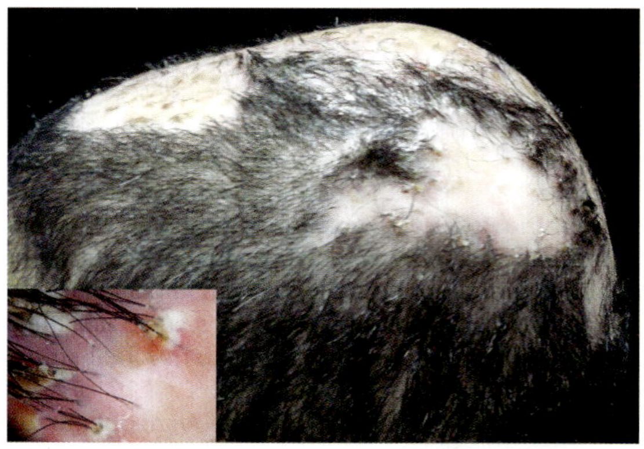

Figura 41.14 Foliculite decalvante. No *detalhe* da dermatoscopia, pústulas e politriquia. (Cortesia da Dra. Luna Azulay-Abulafia.)

O tratamento oferece resultados bastante precários e deve ser feito com antibióticos por longos períodos. Dapsona pode ser útil na dose de 100 mg/dia durante alguns poucos meses com resultados após 2 meses e deve ser reduzida posteriormente para 25 mg/dia, assim como dapsona tópica 1 a 2 vezes ao dia. Ver no Capítulo 60, item *Hidradenite supurativa, hidrosadenite*, o esquema que emprega clindamicina associada à rifampicina ou, na ausência desta, ciprofloxacino.

*Deve-se excluir desse grupo a pseudofoliculite, uma afecção da barba, ou mesmo da virilha, sobretudo em pessoas com ulotríquio (pelo encurvado), que ao despontar penetra na pele, levando a um quadro de foliculite secundária, mais comum na raça negra.

Foliculite queloidiana

Caracteriza-se por sua localização típica na nuca. Pústulas confluem e levam à formação de fístulas e fibrose de aspecto queloidiano (Figuras 41.15 e 41.16). É um quadro muito crônico, rebelde e peculiar do homem adulto, predominantemente de raça negra.

O tratamento consiste no uso de antibióticos tópicos (clindamicina) e orais. Pode-se utilizar corticosteroide de alta potência tópico e intralesional. Se a lesão for crônica e estável, a excisão cirúrgica torna-se uma opção.

Foliculite da barba ou sicose

Caracteriza-se por sua localização (região da barba) e elevada cronicidade. As pústulas podem apresentar-se isoladas ou confluentes, formando verdadeiras placas infiltradas. É exclusiva do adulto do sexo masculino. A chamada "sicose lupoide" é uma foliculite decalvante da barba. Impõe-se diferenciá-la principalmente da dermatofitose, herpes simples e pseudofoliculite (ver Capítulo 46, item *Dermatofitose inflamatória*, assunto *sicose tricofítica*).

Foliculite necrótica

Caracteriza-se por lesões foliculares superficiais, mas com necrose que deixa cicatriz varioliforme. É também denominada, impropriamente, "acne necrótica". Atinge a face de adultos seborreicos.

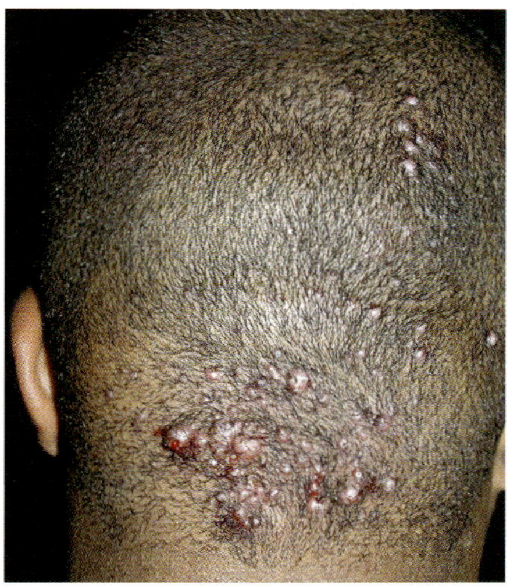

Figura 41.15 Foliculite queloidiana – localização típica e predileção por melanodérmicos: fase inicial.

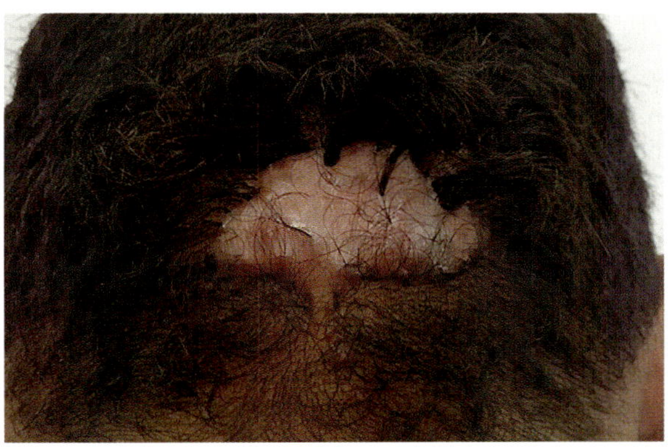

Figura 41.16 Foliculite queloidiana típica.

Foliculite perfurante

Sua localização é o nariz, iniciando-se por comprometimento de uma vibrissa, que acaba perfurando a pele e elevando-se por uma lesão cutânea inflamatória.

Perifoliculite *abscedens et suffodiens* de Hoffman ou foliculite dissecante

Por fazer parte da tríade de oclusão folicular, é abordada no Capítulo 60.

Hordéolo (terçol)

É a infecção profunda dos folículos ciliares e glândulas de Meibomius, enquanto *calázio* é o processo inflamatório crônico que, para sua resolução, requer excisão cirúrgica (Figura 41.17). É mais frequente em pacientes com blefarite crônica, portanto, em pacientes com dermatite seborreica.

Furúnculo/carbúnculo

Conceito

É uma estafilococcia necrosante do aparelho pilossebáceo.

Clínica

Inicia-se por lesão eritematoinflamatória bastante dolorosa, centrada por pelo, com evolução aguda (dias), levando à necrose central (carnegão), que acaba por eliminar-se. É comum nas áreas mais pilosas e sujeitas à fricção, como axilas e nádegas, e tem preferência pelo adulto jovem. Forma-se, então, uma tumoração eritematosa, com vários pontos de necrose, que evolui para grande área ulcerada; é comum ocorrer discreta celulite perilesional (Figura 41.18). Imunodeprimidos, alcoólatras, desnutridos

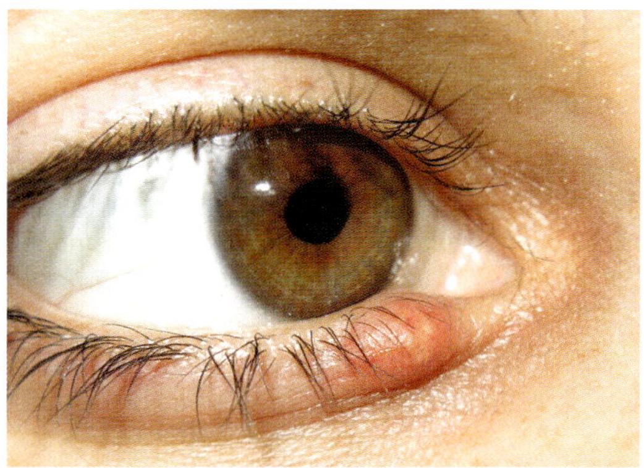

Figura 41.17 Calázio. (Cortesia do Dr. André R. Adriano.)

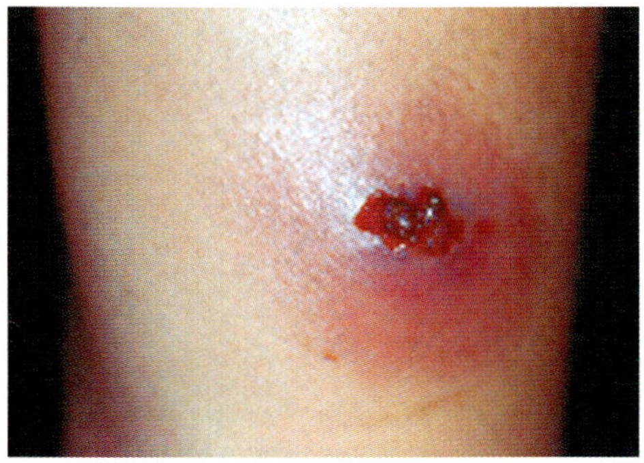

Figura 41.18 Furúnculo.

e diabéticos são mais suscetíveis. Quando há confluência, ao mesmo tempo e no mesmo lugar de vários furúnculos, o quadro recebe o nome de *carbúnculo* (Figura 41.19), a denominação mundial para este quadro clínico; deve-se reservar o termo "antraz" para a infecção pelo *B. anthracis*, conforme a nomenclatura inglesa, que é a predominante; ver adiante. O carbúnculo é típico do idoso, sobretudo diabético. À multiplicidade de lesões ou recidivas frequentes dá-se o nome de *furunculose*.

Diagnóstico

É clínico. Quando necessário, exame bacteriológico e antibiograma no caso de suspeita de MRSA comunitário. O principal diagnóstico diferencial é com a miíase furunculoide, que apresenta menos inflamação e orifício central. Hidroadenite na fase inicial, por ser recidivante, e cisto epidermoide infectado.

Tratamento

O furúnculo tem tempo de evolução autolimitado em torno de 10 a 14 dias; portanto, o uso de antibiótico sistêmico antiestafilococos se faz mais no sentido da prevenção de uma furunculose do que do tratamento da lesão. As lesões com flutuação ou muito dolorosas devem ser drenadas. Nas lesões importantes de face, recomenda-se o uso de antibiótico via parenteral. Nos casos de furunculose, além de afastar doenças de base que possam estar predispondo ao quadro, é de grande importância o tratamento dos reservatórios bacterianos. A descolonização é feita com sabonetes antissépticos, como clorexidina, e uso tópico de mupirocina, no vestíbulo nasal, por 5 dias. Rifampicina, 600 mg/dia durante 10 dias, também tem mostrado eficácia. Parece existir uma predisposição constitucional ao estado de portador, por isso, é pouco provável conseguir mantê-lo descolonizado por longo tempo. Recentemente têm sido descritos em jovens surtos epidêmicos de furunculose e de pneumonia necrosante grave por MRSA comunitário. Ver item *Infecções por Staphylococcus aureus resistente à meticilina (MRSA)*, adiante.

Periporite

É a estafilococcia das glândulas sudoríparas écrinas. Atinge crianças (abscessos do lactente) e caracteriza-se por nódulos inflamatórios que supuram e abrem-se para o exterior, eliminando pus cremoso. Em geral, se sucede à miliária. Localizações frequentes são: pescoço, nádegas, tronco e coxas (Figura 41.20).

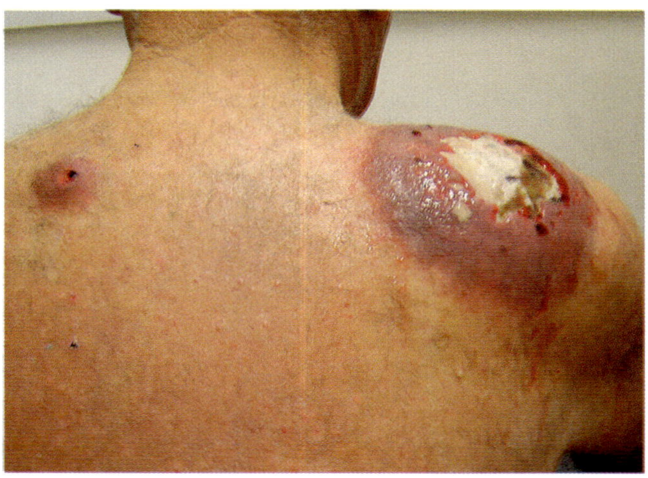

Figura 41.19 Carbúnculo – paciente diabético, localização típica. Observa-se outro furúnculo no dorso. (Cortesia da Dra. Carolina Peçanha.)

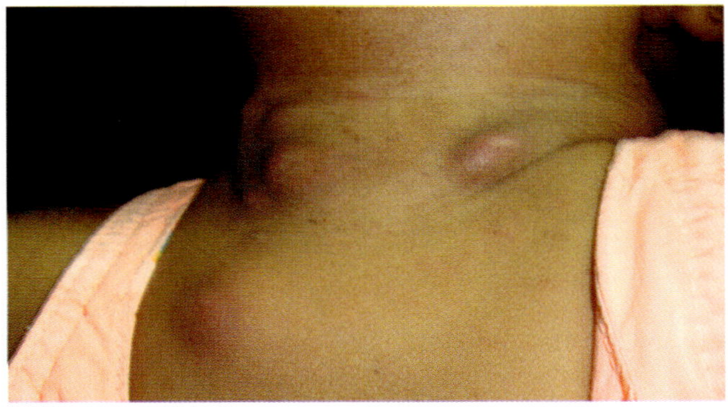

Figura 41.20 Periporite.

O tratamento consiste em evitar o calor e no uso de antibiótico tópico ou sistêmico, na dependência do caso.

Paroniquia

É abordada no Capítulo 61.

Outras doenças causadas principalmente por estafilococos

Síndrome do choque tóxico estafilocócica

Conceito

A síndrome do choque tóxico (SCT) estafilocócica é uma doença aguda e multissistêmica que surge como complicação de qualquer infecção estafilocócica (pele, faringe, vagina) em que haja produção de exotoxinas, especialmente da enterotoxina denominada "toxina-1 da síndrome do choque tóxico" (T-1SCT); outras exotoxinas envolvidas são a enterotoxina B e, menos frequentemente, a enterotoxina C_1.

Epidemiologia

A maioria dos casos ocorre no período menstrual de mulheres hígidas que fazem uso de absorventes internos, o que favorece o desenvolvimento de vaginite estafilocócica; no entanto, quadros de SCT não menstrual vêm se tornando frequentes e, embora semelhantes, são mais graves.

Etiopatogenia

Está associada a essas toxinas que agiriam como superantígenos. A T-1SCT, por ser a única capaz de atravessar a mucosa vaginal, é a responsável por todos os casos relacionados com a menstruação e 50% dos casos não relacionados.

Clínica

Inicialmente pode se manifestar com um quadro brando que se confunde com virose. Aos pródromos seguem-se febre, hipotensão, edema, torpor etc. acompanhados de exantema maculoeritematoso, raramente papulopustuloso, envolvimento extenso de mucosas, que se apresentam hiperemiadas, podendo haver ulcerações. Essa erupção desaparece em 3 dias, seguindo-se, depois de 2 semanas, na maioria dos casos, nova erupção, dessa vez maculopapuloeritematosa e pruriginosa, que se resolve com descamação característica, especialmente das palmas e plantas, 2 a 3 semanas depois. O choque circulatório é grave, com mortalidade em torno de 7%; são comuns vômitos, diarreia, comprometimento muscular, hepático, renal, do sistema nervoso central, insuficiência respiratória e púrpura trombocitopênica.

Diagnóstico

É clínico, devendo ser diferenciado de outros choques sépticos, doença de Kawasaki e escarlatina. O exame histopatológico é inespecífico. Atualmente também é descrita a SCT causada pelo *S. pyogenes* do grupo A, em pacientes com infecção estreptocócica que evolui subitamente para falência múltipla e choque e que tem pior prognóstico (ver adiante). O Centers for Disease Control and Prevention (CDC) tem critérios clínicos para definição de caso e que estão fora do escopo deste livro.

Tratamento

Deve ser feito com antibióticos antiestafilocócicos, parenterais e com suporte hidreletrolítico.

Piomiosite (piomiosite tropical)

Conceito

É uma infecção rara do músculo esquelético, mais prevalente nos trópicos (daí a sinonímia) e em negros. Os locais mais acometidos são os grandes músculos dos membros inferiores e do tronco. Trauma, exercício vigoroso e condições imunossupressoras são fatores predisponentes. O *S. aureus* é responsável por 95% dos casos. Estreptococos, *S. pneumoniae,* assim como outras bactérias podem, ainda mais raramente, ocasionar a doença.

Clínica

O início é subagudo com febre, eritema, aumento de volume e da consistência. Segue-se um segundo estágio, 10 a 21 dias após, caracterizado também por aumento de volume e sensibilidade, febre e início de pustulização. No terceiro estágio podem ocorrer sepse, flutuação, eritema e hiperestesia.

Diagnóstico

O diagnóstico etiológico inclui hemoculturas, bacterioscopia e cultivo do exsudato do abscesso obtido por punção ou drenagem cirúrgica. O laboratório é próprio dos quadros infecciosos com eventual rabdomiólise, mioglobulinúria e insuficiência renal. A ressonância magnética e a tomografia computadorizada são ideais para o diagnóstico precoce, enquanto o ultrassom pode servir nas etapas subsequentes.

Tratamento

É realizado por meio da drenagem cirúrgica, que é fundamental, e acompanhada de antibioticoterapia específica.

Botriomicose

Ver Capítulo 47, item *Micetomas*.

Infecções por *Staphylococcus aureus* resistente à meticilina (MRSA)

Conceito

É crescente o surgimento de cepas de estafilococos *epidermidis* e *aureus* coagulase-negativos resistentes a penicilina G, ampicilina e amoxicilina. Tal fato ocorre em mais de 80% das amostras coletadas em ambiente extra-hospitalar. Tradicionalmente os estafilococos *MRSA* eram um problema grave e frequente restrito ao ambiente hospitalar (HA-MRSA). A partir dos anos 1990, estafilococos comunitários vêm apresentando também índice crescente de resistência à meticilina (*CA-MRSA, community-acquired MRSA*) e, portanto, às demais penicilinas componentes do grupo denominadas "antiestafilocócicas", assim como a todos os antibióticos betalactâmicos. A partir de 2005, uma terceira linhagem de MRSA foi identificada, cuja ocorrência se dá em pessoas que trabalham com carnes em frigoríficos e açougues, veterinários ou simplesmente animais. Não é tão simples afirmar que determinada infecção foi adquirida na comunidade, visto que os pacientes podem estar colonizados por longos períodos antes que uma infecção se manifeste; é obrigatório excluir os fatores mencionados a seguir.

É claro que essas infecções por MRSA preponderam nos hospitais, e os principais fatores de risco são internações prolongadas, pacientes em diálise peritoneal contínua, diabéticos insulinodependentes, internações recentes, uso de fármacos intravenosos e antibióticos, tratamento antialérgico com injeções, uso de dispositivos invasivos, cirurgias extensas e complexas, imunossupressão. Em 2007, nos EUA, a causa de infecção em cerca de 70% dos pacientes internados em UTI foi por MRSA. Quanto ao CA-MRSA, sua incidência aumentou 8 vezes em 4 anos e, em determinadas comunidades, já corresponde a mais de 57% dos casos em serviços de emergências nos EUA, o que significa ser recomendável uma modificação da clássica terapia empírica contra infecções estafilocócicas comunitárias (apenas nos lugares em que haja uma grande quantidade de casos; de modo geral, as cepas bacterianas variam em frequência e sensibilidade aos antibióticos de lugar para lugar), ou se fazer antibiograma concomitante antes do início do tratamento.

O principal gene que codifica essa resistência é denominado *mecA*, que é traduzido por síntese de uma proteína de ligação de penicilina (PBP) de baixa afinidade na parede celular e denominada "PBP2a"; o gene *mecC* sintetiza a PBP2c com as mesmas características. Encontram-se em uma região móvel do cromossomo dos estafilococos denominada "cassete" (SCC), na qual outros genes também estão relacionados com a resistência, eventualmente 1′, inclusive a outros antibióticos. Isso ocorre com os MRSA hospitalares que apresentam maior quantidade de genes SCC I, II e III, enquanto o CA-MRSA apresentaria predominantemente o do tipo IV, ou seja, apenas contra a meticilina, portanto o torna suscetível à maioria dos antimicrobianos não betalactâmicos; por ser pequeno, sua transmissibilidade é muito facilitada. Também são descritos os tipos V a XI, que são CA-MRSA. Atualmente, mesmo dentro do ambiente hospitalar, grande parte dos MRSA é CA-MRSA. Com a superexposição aos antibióticos, os CA-MRSA também estão se tornando multidrogas-resistentes.

O mais poderoso fator de virulência do CA-MRSA é a exotoxina letal para leucócitos denominada *Panton-Valentine leucocidina* (P-VL) que confere grande poder necrosante a essas bactérias, podendo ser mais virulentas que os MRSA hospitalares; é codificada pelos genes lukF e lukS. Muitos casos graves de infecção estafilocócica, mesmo em cepas não MRSA, podem ser também explicados pela presença desta toxina.

Outro aspecto laboratorial característico do CA-MRSA é o estabelecimento de uma resistência induzida pela eritromicina à clindamicina no antibiograma, configurando o *D-teste* (Figura 41.21). Este é representado por uma resistência do MRSA no lado contíguo ao disco da eritromicina e, no outro lado do disco da clindamicina, não ocorre o crescimento do estafilococo MRSA, formando-se, portanto, na placa do antibiograma uma imagem em D. Este teste, quando positivo, sugere alta chance de fracasso terapêutico quando usada a clindamicina no tratamento do *CA-MRSA* (ver Capítulo 83).

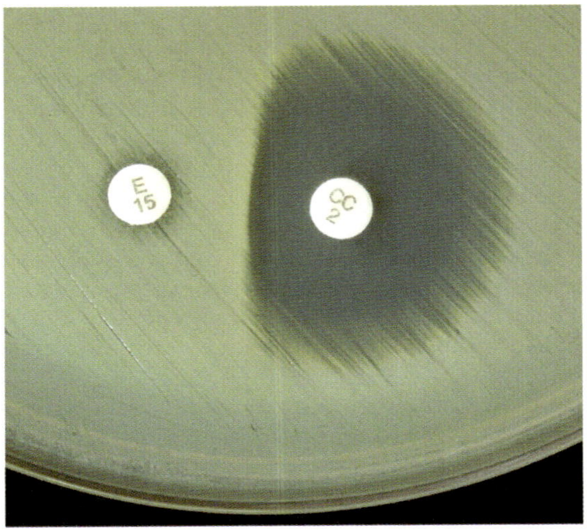

Figura 41.21 D-teste demonstrando a resisistência induzida pela eritromicina à clindamicina na cultura de estafilococos MRSA.

Clínica

A apresentação cutânea mais frequente do CA-MRSA (90% dos casos) é a infecção de pele e subcutâneo, caracterizada pela formação de abscessos, acompanhados ou não de celulite. Muitas vezes, a impressão clínica inicial é a de uma picada de inseto. Cerca de 15% dessas infecções, nos EUA, são causadas por MRSA animal. A drenagem dos abscessos é a medida terapêutica mais eficaz.

Tratamento

O tratamento dos CA-MRSA deve ser orientado pelo antibiograma; caracteristicamente, é sensível ao sulfametoxazol-trimetoprima (100%), bem como à minociclina e à clindamicina. Nos casos graves, entra como opção também o sulfametoxazol-trimetoprima, IV, assim como vancomicina (ver Capítulo 83).

Já o tratamento das infecções graves por *S. aureus,* inclusive MRSA, deve ser feito com vancomicina ou teicoplanina (glicopeptídios). A primeira, na dose de 30 a 40 mg/kg/dia, de 6/6 ou 12/12 h IV; e a segunda, na dose, para adultos, de 400 mg no primeiro dia e, então, 200 mg/dia, e, para crianças, de 3 mg/kg/dia, dose única IV ou IM. Já existem cepas de estafilococos com a denominada "resistência intermediária à vancomicina", ou seja, ao se aumentar a dose cura-se a infecção; em geral, trata-se de uma resistência cruzada com a teicoplanina. Conhecidos inicialmente como *VISA* ou *GISA* (*Staphylococcus aureus* com resistência intermediária à *vancomicina* ou aos *glicopeptídios*) são denominados atualmente *VRSA* (*vancomycin resistant Staphylococcus aureus*). Como alternativa à resistência aos glicopeptídios, estão disponíveis as oxazolidinonas e as estreptograminas. Entre as primeiras, está a linezolida, utilizada na dose de 600 mg de 12/12 h, tanto VO quanto IV; deve ser infundida em 30 a 120 min; em crianças, a dose é de 10 mg/kg a cada 12 h; trombocitopenia e neuropatia periférica dolorosa e intensa já foram descritas com essa substância. Entre as segundas está a quinupristina/dalfopristina, empregada na dose de 7,5 mg/kg a cada 8 ou 12 h, em solução glicosada a 5%, infundida em 1 h, pela veia profunda (flebite). Entretanto, já foram descritos casos de resistência a essas substâncias. A associação de um aminoglicosídio à vancomicina pode também restaurar a sua eficácia. É fundamental realizar a drenagem de qualquer coleção purulenta para que a antibioticoterapia se faça eficaz.

Profilaxia e descolonização

A principal medida a ser adotada na prevenção de infecção, inclusive por MRSA, é a lavagem das mãos pela equipe médica, entre um e outro paciente. O isolamento de MRSA deve deflagrar algumas medidas. Trata-se de infecção ou colonização? Se o paciente encontra-se em enfermaria comum, está indicada a remoção para quarto individual até que seja feito seu tratamento ou descolonização.

O antibiótico mais eficaz na descolonização é a mupirocina a 2%, por 5 dias, 3 vezes/dia, acompanhada de banhos com clorexidina, devendo-se lavar o couro cabeludo por pelo menos 2 vezes. Parece não haver necessidade de aplicar o antibiótico nas axilas e na região perineal, pois a eliminação dos MRSA das fossas nasais tem sido acompanhada de sua erradicação dos demais locais. Pele lesada contraindica de forma absoluta a tentativa de descolonização.

Outras doenças causadas principalmente por estreptococos

Dactilite distal bolhosa

Trata-se de uma infecção superficial do coxim de gordura anterior das extremidades dos dedos na superfície volar. A etiologia é estreptocócica na maioria das vezes, embora o *S. aureus* também possa causá-la. É mais comum em crianças. O quadro clínico é traduzido por bolha que se pustuliza. É fundamental a incisão acompanhada de antibioticoterapia e elevação da área acometida.

Linfangite

Conceito

É a infecção dos vasos linfáticos subcutâneos, enquanto a linfadenite é a infecção dos gânglios linfáticos.

Etiopatogenia

É causada pelos estreptococos do grupo A e, ocasionalmente, pelo *S. aureus.*

Clínica

Observa-se um cordão linfático eritematoso e doloroso que se inicia próximo à porta de entrada da infecção na pele e segue até o linfonodo correspondente, que, normalmente, também se encontra eritematoso e doloroso. Os principais diagnósticos diferenciais são com esporotricose e tromboflebite.

Tratamento

É semelhante ao descrito para erisipela.

Escarlatina

Conceito

Caracteriza-se por uma erupção universal eritematoedematodescamativa (capilarite generalizada), acompanhada de febre e sintomas de infecção.

Etiopatogenia

O quadro inicia-se por infecção estreptocócica das vias respiratórias superiores, em indivíduos com deficiência de anticorpos contra a exotoxina pirogênica estreptocócica (antigamente eritrogênica), que atua como superantígeno.

Clínica

Após cerca de 24 h do início da infecção, primariamente caracterizada por febre e faringoamigdalite, há surgimento de erupção, inicialmente na face e no tronco, com progressão para membros. O *sinal de Filatov* corresponde à palidez perioral característica e o *sinal de Pastia*, às lesões purpúricas lineares nas regiões de dobras. A prova do laço é positiva. As mucosas tornam-se hiperemiadas e a língua assume aspecto característico, denominado "língua em morango". Linfadenomegalia e sintomas gerais estão presentes. Uma descamação fina, especialmente nas palmas e plantas, caracteriza a fase final da doença.

A existência de três exotoxinas (A, B, C) justifica a possibilidade de recorrência. A enfermidade pode assumir gravidade variável.

Diagnóstico

O diagnóstico das piodermites é basicamente clínico. É sempre conveniente fazer o isolamento do germe e o seu antibiograma, para melhor orientação terapêutica, nos casos recorrentes ou com pouca resposta terapêutica.

Tratamento

Penicilinas, cefalosporinas e eritromicina.

Prognóstico

É bom e a resolução espontânea é a regra, apesar de haver casos de êxito letal, sobretudo em consequência de complicações sépticas (nefrite aguda, septicemia e meningite). Complicações assépticas como febre reumática, GNDA, púrpura de Henoch-Schönlein, eritema nodoso e artrite reacional podem ocorrer.

Fasciite necrosante (gangrena estreptocócica)

Conceito

Trata-se de uma infecção grave e profunda do tecido subcutâneo que acarreta destruição progressiva da fáscia e do panículo adiposo, caracterizada por necrose rápida e extensa, com gangrena da pele e das estuturas subjacentes.

Etiopatogenia

Pode ser causada por estreptococo do grupo A (*S. pyogenes*, tipo II, sorotipos M1 e M3 – 20 a 30% dos casos) ou por bactérias anaeróbias e aeróbias como outros *Streptococci*, enterococos, *S. aureus, Klebsiella, E. coli,* espécies de *Clostridium* isoladamente ou associados (tipo I – 70 a 80% dos casos), cujo quadro clínico é acompanhado de crepitação. É elevado o número de casos por *S. aureus* (*MRSA* comunitário) em usuários de drogas injetáveis.

Clínica

Em cerca de 50% das vezes ocorre após um procedimento cirúrgico ou trauma; após cerca de 48 h, surgem lesões eritematosas, semelhantes à celulite, dolorosas, que rapidamente se tornam violáceas e com bolhas e, posteriormente, ulceradas e gangrenosas (Figura 41.22). Febre alta e mal-estar estão presentes.

Diagnóstico

É primariamente clínico, mas pode ser confirmado pelo Gram e pela cultura feitos do aspirado da lesão, o que auxilia no tratamento mais adequado.

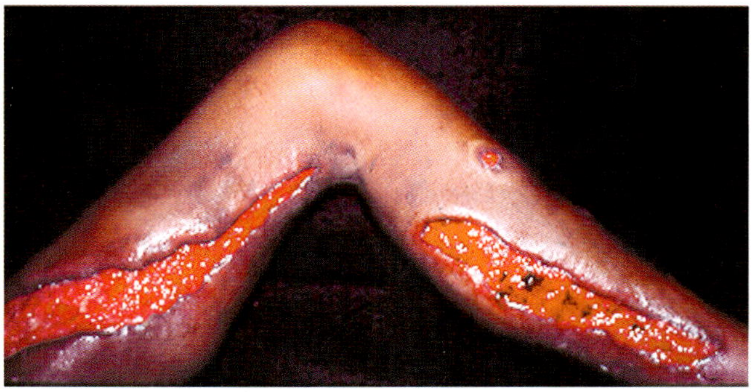

Figura 41.22 Fasciite necrosante – paciente com AIDS.

Tratamento

Antes mesmo que uma bactéria seja isolada, o uso de antibióticos de largo espectro, visando a todas as bactérias envolvidas no processo, deve ser iniciado. O desbridamento cirúrgico é essencial, sendo importante na diferenciação com a celulite. Frequentemente está associada à síndrome do choque tóxico.

Condições predisponentes podem estar presentes e a letalidade permanece alta apesar do tratamento adequado.

A *gangrena de Fournier* é uma variante da fasciite necrosante que acomete bolsa escrotal, períneo e pênis; infrequentemente ocorre em mulheres. É muito frequente em diabéticos (70%). A etiologia é polimicrobiana (54 a 80%), sendo a *E. coli* o principal agente causal; porém, são comuns outros gêneros, como estreptococos, bacteroides, estafilococos, *Pseudomonas* etc. (Figura 41.23).

Síndrome do choque tóxico estreptocócica

A SCT estreptocócica em relação à SCT estafilocócica é mais rara e se sucede a estreptococcias diversas como fasciite necrosante, pneumonia, artrite etc.

O início é súbito e acompanhado de dor; o acometimento cutâneo é menos frequente e o interno é bem mais intenso, com choque, síndrome da angústia respiratória e insuficiência renal. O *S. pyogenes* com os M-sorotipos 1, 3, 12 e 28, em especial o 1, são os mais frequentemente isolados nos pacientes mais graves. A taxa de mortalidade é elevada (30 a 70%). A infecção invasiva está associada a risco substancial de transmissão a todos os contactantes (ver item *Síndrome do choque tóxico estafilocócica*, anteriormente.)

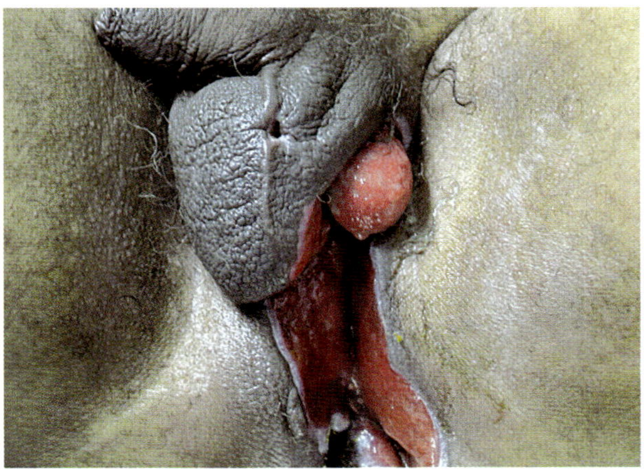

Figura 41.23 Gangrena de Fournier. (Cortesia da Dra. Daniella Spinato.)

Corinebacterioses cutâneas

Eritrasma

Conceito

É uma infecção monótona e crônica, sem qualquer sinal de inflamação (eritema, vermelhidão, calor, dor) e, portanto, assintomática.

Etiopatogenia

Causada pelo *Corynebacterium minutissimum*, um bastonete gram-positivo que tem como característica peculiar a elaboração de porfirinas, o que justifica a fluorescência vermelho-coral de suas lesões à luz de Wood (ver Figura 5.48 B).

Clínica

Manchas pardas e/ou levemente rosadas, de limites mais ou menos nítidos, com descamação furfurácea, lembrando a pitiríase *versicolor* (Figura 41.24), por vezes bastante intensa. Sua superfície pode apresentar-se enrugada como "papel de cigarro". São localizações típicas as áreas inguinocrurais, axilares, submamárias e interdigitais.

Tratamento

Eritromicina local ou oral (1 g/dia, por 5 a 10 dias). O ácido fusídico a 2% é extremamente efetivo, 2 vezes/dia, por até 15 dias. Quando muito extenso, claritromicina 1 g (500 mg × 2 comprimidos), dose única, é curativo. Ceratolíticos podem ajudar (ácido salicílico a 2%).

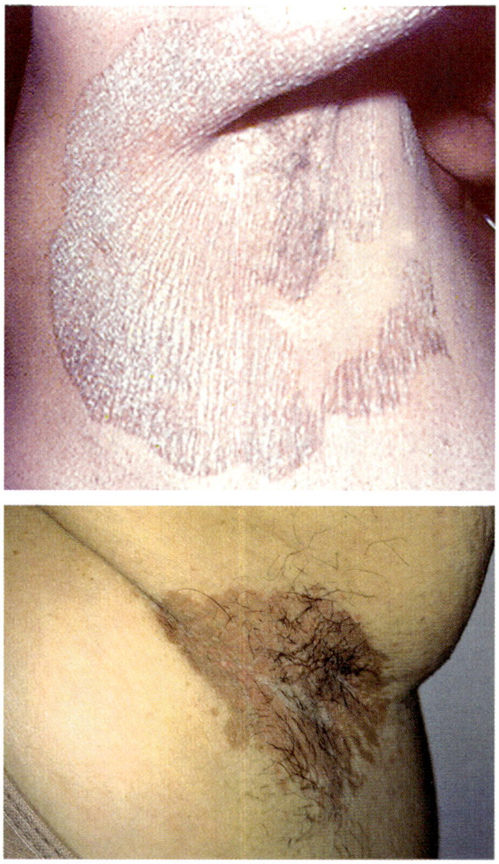

Figura 41.24 Eritrasma. (Cortesia do Dr. Fabiano Leal.)

Corinebacteriose palmelina (tricomicose palmelina ou axilar)

Conceito

Trata-se de uma infecção superficial dos pelos caracterizada por massas avermelhadas, negras ou amareladas, aderidas ao redor da haste pilosa.

Etiopatogenia

A etiologia está relacionada com várias espécies do gênero *Corynebacterium*, sobretudo o *C. tenuis*, sendo imprópria a denominação "tricomicose".

Clínica

Caracteriza-se por pequenas concreções nos pelos axilares, como um manto que os envolve. Localizações mais raras são: região pubiana e pelos da barba; em geral, há hiperidrose, e o suor apresenta-se colorido (amarelo, vermelho ou negro).

Tratamento

Consiste na raspagem da área e na aplicação tópica de álcool iodado, soluções antissépticas e antibióticos tópicos.

Ceratólise pontuada (*keratolysis* plantar sulcada de Castellani)

Conceito

É uma infecção, em geral não inflamatória, da região plantar (ceratólise plantar).

Etiopatogenia

A etiologia é variada, sendo a mais frequente o *Kytococcus sedentarius*; outros agentes são algumas espécies de *Corynebacterium*, *Actinomyces keratolytica*, *Streptomyces* e *Dermatophylus congolensis*.

Clínica

Caracterizada clinicamente por pequenas lesões erosivas, crateriformes e confluentes (Figura 41.25). A umidade dos pés parece ser um fator predisponente à infecção.

Tratamento

Para que haja sucesso terapêutico é necessário manter os pés secos, o que pode ser feito com solução de cloreto de alumínio a 25% nos casos mais leves ou com o uso de toxina botulínica

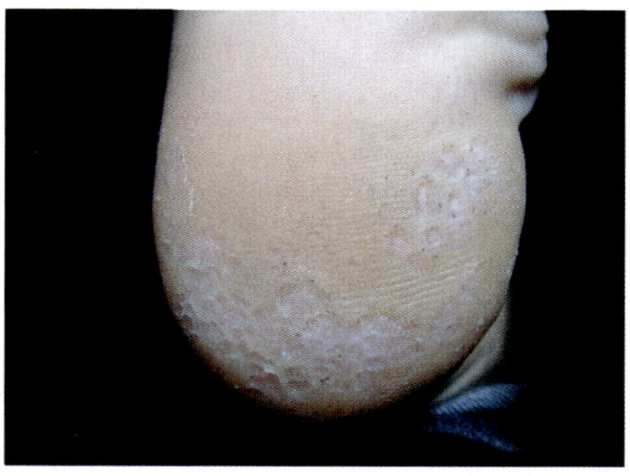

Figura 41.25 Ceratólise pontuada. (Cortesia do Dr. Maluf Gabbay Belicha.)

nos casos mais intensos. O uso de tênis sem meia favorece a infecção. Tópicos como eritromicina, clindamicina, miconazol e gel de peróxido de benzoíla a 5% são efetivos.

Difteria cutânea

Conceito

Em geral, é secundária à lesão cutânea preexistente de outra natureza; decorre do contato com portadores ou está associada à difteria de outras localizações.

Clínica

Há três formas clínicas: a *superficial*, que lembra uma piodermite ou um eczema; a *profunda*, caracterizada por úlceras com pseudomembrana necrótica; e o *panarício diftérico*.

Diagnóstico

É feito pelo exame bacteriológico.

Tratamento

Realizado com soro antidiftérico e antibióticos (penicilina, eritromicina e tetraciclina).

Vale lembrar o papel coadjuvante que o *Corynebacterium acnes* tem na patogenia da acne.

Em recém-nascidos, têm sido observados quadros de uretrite e vulvovaginite causados por *C. vaginale*.

Bartoneloses

Angiomatose bacilar

Conceito

Doença infecciosa cujo primeiro caso foi descrito por Stoler *et al.*, em 1983, e caracterizava-se por nódulos subcutâneos e febre. Embora a maioria dos casos tenha ocorrido em pacientes imunocomprometidos, particularmente HIV-positivos, há relatos, ainda que raros, em pacientes imunocompetentes.

Etiopatogenia

Causada pela *Bartonella henselae* e *Bartonella quintana*, pequenos organismos gram-negativos pertencentes à família Rickettsiaceae, caracterizados pela reação em cadeia da polimerase (PCR).

Clínica

As manifestações clínicas são variadas, podendo apresentar-se como pápulas eritematovinhosas (por vezes cor da pele) de superfície lisa, ulcerada ou crostosa, bem como nódulos ou placas. Quadros celulite-símiles também têm sido descritos. As lesões podem ser únicas ou múltiplas, bem como de tamanho variado. A pele, as mucosas e os órgãos internos (ossos, fígado, baço, intestinos e cérebro), individual ou conjuntamente, podem ser atingidos (ver Figura 66.17).

Diagnóstico

É feito pelo exame histopatológico que revela proliferação angiomatosa, lobular de capilares e vênulas, presença de células endoteliais arredondadas e bacilos indefinidos. A coloração por Warthin-Starry ou a microscopia eletrônica torna possível a melhor visualização dos bacilos e define o diagnóstico. O diagnóstico diferencial deve ser feito principalmente com sarcoma de Kaposi (a associação das duas entidades em pacientes com AIDS já foi descrita) e granuloma piogênico, tanto do ponto de vista clínico como histopatológico.

Tratamento

A angiomatose bacilar é potencialmente fatal em pacientes imunodeprimidos, respondendo, porém, com sucesso aos antibióticos, como eritromicina, doxiciclina, sulfametoxazol-trimetoprima, ciprofloxacino, e à combinação de isoniazida, rifampicina e etambutol. O esquema mais utilizado é o da eritromicina na dose de 500 mg de 6/6 h por 2 a 3 semanas, ou doxiciclina na dose de 100 mg de 12/12 h com a mesma duração. As recaídas nos pacientes HIV-positivos são frequentes e doses profiláticas são necessárias – ver Capítulo 66, item *Síndrome da imunodeficiência adquirida*.

Doença da arranhadura do gato

Conceito

A doença da arranhadura do gato (DAG), ou linforreticulose benigna de inoculação, é uma infecção zoonótica. A doença foi descrita originalmente como uma conjuntivite granulomatosa acompanhada de adenopatia pré-auricular e submaxilar.

Etiopatogenia

Causada por um bacilo gram-negativo denominado *Bartonella henselae*.

Clínica

No local da arranhadura ou mordida do gato, surge, cerca de 10 dias após, em geral, pápula eritematosa; esta rapidamente evolui para vesicopústula, que involui sem deixar cicatriz. A adenomegalia proximal desenvolve-se 2 semanas após a inoculação, sem linfangite evidente. A adenopatia geralmente é única, móvel, dolorosa, com eritema na pele supra-adjacente (Figura 41.26). Em 13% dos casos, supura. Febre moderada, adinamia, mal-estar, anorexia, náuseas e calafrios ocorrem em 60% dos casos. Já foi descrita em policiais que lidavam com cães.

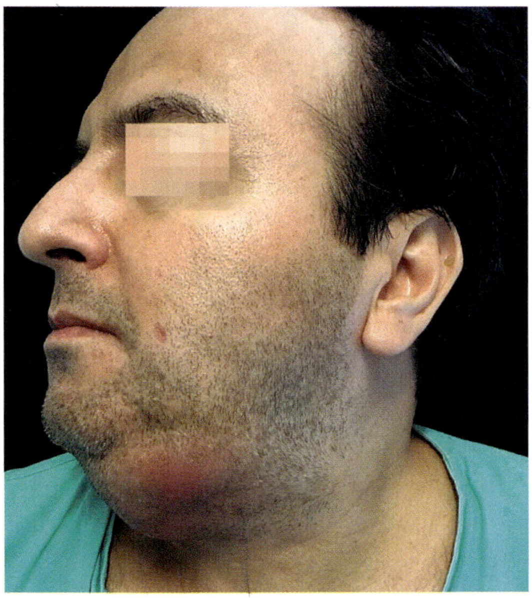

Figura 41.26 DAG. Observam-se a lesão de inoculação e o acometimento ganglionar. (Arquivo do Hospital Naval Marcílio Dias.)

Diagnóstico

É possibilitado por meio dos achados característicos na biopsia de linfonodo e do exame de imunofluorescência indireta para *Bartonella* mostrando um título de anticorpo de pelo menos 1/64. O método de impregnação pela prata conhecido como "Warthin-Starry" pode ser utilizado para a pesquisa dessa bactéria, porém viabiliza a identificação de apenas poucos microrganismos. O exame laboratorial mais específico para a DAG, porém em desuso, é o teste intradérmico com o antígeno de Hanger-Rose, obtido a partir de pus aspirado de linfonodo de pacientes com DAG.

Tratamento

A doença tem caráter benigno e evolução autolimitada, de cerca de 2 meses. Antibióticos como ciprofloxacino, doxiciclina e eritromicina, por 2 a 3 semanas, abreviam a evolução da doença.

Síndrome oculoglandular de Parinaud (SOGP)

É uma condição rara, causada por diferentes agentes infecciosos, caracterizada por conjuntivite granulomatosa unilateral associada a infartamento ganglionar submandibular ou pré-auricular ipsolateral, em teoria causada por inoculação direta do microrganismo na mucosa ocular.

A associação da SOGP com a doença da arranhadura do gato (DAG) já é conhecida desde a década de 1970 e a *Bartonella henselae* figura como principal agente etiológico. Estudo retrospectivo envolvendo 1.200 casos de DAG encontrou a associação em 48 casos (4%). Além disso, é importante destacar que estão descritos casos de SOGP secundários a diversas doenças infecciosas, entre elas, e de especial interesse à dermatologia, podem ser citadas esporotricose, paracoccidioidomicose, tuberculose, micobacterioses atípicas, sífilis e até herpes simples.

Doença de Carrion (infecção por *Bartonella bacilliformis*)

Conceito

A infecção pela *Bartonella bacilliformis*, transmitida pela picada de flebótomos, constitui a *doença de Carrion*. Restringe-se ao altiplano (800 a 3.000 m de altitude) do Peru, do Equador e da Colômbia. Na sua forma aguda, é chamada *febre de Oroya*, sendo caracterizada por um quadro grave de septicemia com intensa anemia hemolítica e, em geral, êxito letal, sendo mais comum em pessoas que não tiveram contato prévio com o agente (ou seja, imunologicamente "virgens" em relação ao agente, como turistas).

A *verruga peruana* corresponde à fase crônica da doença de Carrion, sendo mais comum na população nativa. Em 2007, foi relatado um caso devido à espécie *B. rochalimae*, e em 2013, foi publicado um caso relacionado com uma nova espécie de bartonela, ainda sem nome (sugerido pelos autores no artigo como *Bartonella ancashi*).

Clínica

A verruga peruana é caracterizada por inúmeras lesões vasculares benignas, papulosas, vegetantes ou pedunculares, de tamanhos variados e tonalidade vinhosa, simétricas, podendo se tornar confluentes. Prurido e sangramento das lesões são achados frequentes, e a infecção pode ser acompanhada de dor osteoarticular.

Tratamento

A febre de Oroya deve ser tratada com esquema contendo cloranfenicol 500 mg (VO ou IV) 4 vezes/dia durante 14 dias, associado a um betalactâmico, ou alternativamente, monoterapia com ciprofloxacino na dose de 500 mg VO 2 vezes/dia durante 10 dias.

Já o tratamento da verruga peruana pode ser feito com rifampicina 10 mg/kg/dia VO por 14 dias (dose máxima em crianças de 600 mg/dia) ou estreptomicina 15 a 20 mg/kg/dia IM por 10 dias. É importante ressaltar que a disseminação de algumas bartoneloses pode ocorrer por meio picada de moscas ou de ácaros. *Bartonella quintana* e *B. koehlerae* têm causado endocardite com cultura negativa e neurorretinite.

Riquetsioses

Conceito

As riquétsias são cocobacilos intracelulares obrigatórios, pleomórficos e transmitidos ao homem muitas vezes por artrópodes. Febre maculosa (carrapato) e tifo (piolho) são exemplos clássicos das riquetsioses.

Clínica

A *febre maculosa* (*R. rickettsii*) surge entre 2 e 14 dias após a picada do carrapato, que deve permanecer aderido ao hospedeiro por, no mínimo, 4 a 6 h. Caracteriza-se por ter início geralmente abrupto, com sintomas inicialmente inespecíficos, incluindo febre (em geral elevada), cefaleia, mialgia intensa, prostração, náuseas e vômitos seguidos de exantema maculopapular, em geral antes do 6º dia de doença, de evolução centrípeta predominante dos membros inferiores e mais caracteristicamente nas regiões palmoplantares, que pode evoluir para petéquias, equimoses e hemorragias nos casos mais graves. Pacientes não tratados precocemente podem evoluir para formas graves, e, destes, cerca de 80% evoluem para óbito.

Diagnóstico

A confirmação é dada a partir dos quadros clínico e epidemiológico associados a achados laboratoriais. O método diagnóstico padrão é a reação de imunofluorescência indireta (RIFI) utilizando antígenos específicos, e é confirmatório nas amostras únicas com títulos de 1/64 ou aumento de 4 vezes em uma segunda amostra coletada pelo menos 2 semanas após a primeira. Outros métodos são PCR e imuno-histoquímica. O prognóstico melhora com a instituição precoce da terapia.

Tratamento

É feito em adultos com cloranfenicol 50 mg/kg/dia VO, dividido em 4 tomadas; ou tetraciclina 25 a 50 mg/kg/dia VO, dividida em 4 tomadas; ou doxiciclina 100 mg de 12/12 h VO. Em crianças, deve-se usar cloranfenicol, não ultrapassando 2 g/dia. A doxiciclina pode ser usada acima dos 8 anos de idade na dose de 2 a 4 mg/kg/dia, máximo de 200 mg/dia, em 2 tomadas, de 12/12 h. Nos casos mais graves que requeiram internação hospitalar deve-se usar o cloranfenicol venoso para ambos. O tratamento deve perdurar por mais 3 dias após o término da febre que, geralmente, dura cerca de 7 a 10 dias após recuperação da consciência e melhora do quadro clínico geral nos casos mais graves.

Gunderson CG, Martinello RA. A systematic review of bacteremias in cellulitis and erysipelas. *J Infect*. 2012 Feb;64(2):148-55.

Hadzovic-Cengic M, Sejtarija-Memisevic A, Koluder-Cimic N *et al.* Cellulitis: epidemiological and clinical characteristics. *Med Arh*. 2012;66(3 Suppl 1):51-3.

Hay R, Morris-Jones R. *Staphylococcus aureus* and recurrent furunculosis: a growing hidden menace? *Br J Dermatol*. 2012 Oct;167(4):707-8.

Johnston GA. Treatment of bullous impetigo and the staphylococcal scalded skin syndrome in infants. *Expert Rev Anti Infect Ther*. 2004 Jun;2(3):439-46.

Kapoor V, Travadi J, Braye S. Staphylococcal scalded skin syndrome in an extremely premature neonate: a case report with a briefreview of literature. *J Paediatr Child Health*. 2008 Jun;44(6):374-6.

Kaur S, Kanwar AJ. Folliculitis decalvans: successful treatment with a combination of rifampicin and topical mupirocin. *J Dermatol*. 2002 Mar;29(3):180-1.

Keller EC, Tomecki KJ, Alraies MC. Distinguishing cellulitis from its mimics. *Cleve Clin J Med*. 2012 Aug;79(8):547-52.

Kilburn SA, Featherstone P, Higgins B, Brindle R. Interventions for cellulitis and erysipelas. *Cochrane Database Syst Rev*. 2010 Jun 16;(6):CD004299.

Kitagawa K. Blepharitis, hordeolum, abscess in the lids. *Ryoikibetsu Shokogun Shirizu*. 1999;(25 Pt 3):329-32.

Koning S, van der Sande R, Verhagen AP *et al.* Interventions for impetigo. *Cochrane Database Syst Rev*. 2012 Jan 18;1:CD003261.

Koningstein M, Groen L, Geraats-Peters K *et al.* The use of typing methods and infection prevention measures to control a bullous impetigo outbreak on a neonatal ward. *Antimicrob Resist Infect Control*. 2012 Nov 20;1(1):37.

Ladhani S, Evans RW. Staphylococcal scalded skin syndrome. *Arch Dis Child*. 1998 Jan;78(1):85-8.

Lamand V, Dauwalder O, Tristan A *et al.* Epidemiological data of staphylococcal scalded skin syndrome in France from 1997 to 2007 and microbiological characteristics of Staphylococcus aureus associated strains. *Clin Microbiol Infect*. 2012 Dec;18(12):E514-21.

Lindsley K, Nichols JJ, Dickersin K. Interventions for acute internal hordeolum. *Cochrane Database Syst Rev*. 2013 Apr 30;4:CD007742.

Lubowe II, Perlman HH. Periporitis staphylogenes and other complications of miliaria in infants and children. *AMA Arch Derm Syphilol*. 1954 May;69(5):543-53.

Luelmo-Aguilar J, Santandreu MS. Folliculitis: recognition and management. *Am J Clin Dermatol*. 2004;5(5):301-10.

Matard B, Meylheuc T, Briandet R *et al.* First evidence of bacterial biofilms in the anaerobe part of scalp hair follicles: a pilot comparative study in folliculitis decalvans. *J Eur Acad Dermatol Venereol*. 2013 Jul;27(7):853-60.

Menichetti F. Skin and skin tissue infections: main clinical patterns/pictures. *Infez Med*. 2009 Sep;17 Suppl 4:30-6.

Moreno-Suárez Crespo F, Barabash R, Bernabeu-Wittel J *et al.* Follicular lesions of the beard area. *Actas Dermosifiliogr*. 2011 Mar;102(2):147-8.

Morgan M. Treatment of MRSA soft tissue infections: an overview. *Injury*. 2011 Dec;(42 Suppl 5):S11-7.

Morris A. Cellulitis and erysipelas. *Clin Evid*. 2002 Jun;(7):1483-7.

Mortazavi M, Samiee MM, Spencer FA. Incidence of deep vein thrombosis in erysipelas or cellulitis of the lower extremities. *Int J Dermatol*. 2013 Mar;52(3):279-85.

Mueller JB, McStay CM. Ocular infection and inflammation. *Emerg Med Clin North Am*. 2008 Feb;26(1):57-72.

Nazarko L. An evidence-based approach to diagnosis and management of cellulitis. *Br J Community Nurs*. 2012 Jan;17(1):6-8, 10-2.

Neylon O, O'Connell NH, Slevin B *et al.* Neonatal staphylococcal scalded skin syndrome: clinical and outbreak containment review. *Eur J Pediatr*. 2010 Dec;169(12):1503-9.

Noble WC. Skin bacteriology and the role of *Staphylococcus aureus* in infection. *Br J Dermatol*. 1998 Dec;(139 Suppl 53):9-12.

Ogunbiyi A, George A. Acne keloidalis in females: case report and review of literature. *J Natl Med Assoc*. 2005 May;97(5):736-8.

Otberg N, Kang H, Alzolibani AA, Shapiro J. Folliculitis decalvans. *Dermatol Ther*. 2008 Jul-Aug;21(4):238-44.

Paquet P, Piérard GE. Dapsone treatment of folliculitis decalvans. *Ann Dermatol Venereol*. 2004 Feb;131(2):195-7.

Pereira LB. Impetigo. *An Bras Dermatol*. 2012 Sep-Oct;87(5):804.

Phoenix G, Das S, Joshi M. Diagnosis and management of cellulitis. *BMJ*. 2012 Aug 7;345:e4955.

Piso RJ, Bassetti S. Skin and soft tissue infections. *Praxis (Bern 1994)*. 2012 Mar 14;101(6):399-405.

Poli F. Differential diagnosis of facial acne on black skin. *Int J Dermatol*. 2012 Nov;51 Suppl 1:24-6, 27-9.

Ralph AP, Carapetis JR. Group A Streptococcal diseases and their global burden. *Curr Top Microbiol Immunol*. 2013;368:1-27.

Raskin EM, Speaker MG, Laibson PR. Blepharitis. *Infect Dis Clin North Am*. 1992 Dec;6(4):777-87.

Shallcross LJ, Fragaszy E, Johnson AM, Hayward AC. The role of the Panton-Valentine leucocidin toxin in staphylococcal disease: a systematic review and meta-analysis. *Lancet Infect Dis*. 2013 Jan;13(1):43-54.

Shapero J, Shapero H. Acne keloidalis nuchae is scar and keloid formation secondary to mechanically induced folliculitis. *J Cutan Med Surg*. 2011 Jul-Aug;15(4):238-40.

Singer AJ, Thode HC Jr, Chale S *et al.* Primary closure of cutaneous abscesses: a systematic review. *Am J Emerg Med*. 2011 May;29(4):361-6.

Sylvest B, Eriksen KR. An outbreak of periporitis staphylogenes of complex origin. *Acta Derm Venereol Suppl (Stockh)*. 1979;59(85):181-4.

Udley MC, Stanley JR. Pemphigus: diseases of antidesmossomal autoimmunity. *JAMA*. 1999 Aug 11;282(6):572-6.

Zetola N, Francis JS, Nuermberger EL, Bishai WR. Community-acquired methicilin-resistant *Staphylococcus aureus*: an emerging threat. *Lancet Infect Dis*. 2005 May;5(5):275-86.

Outras doenças causadas principalmente por estafilococos

Agarwal V, Chauhan S, Gupta RK. Pyomyositis. *Neuroimaging Clin N Am*. 2011 Nov;21(4):975-83.

Andrews MM, Parent EM, Barry M, Parsonnet J. Recurrent nonmenstrual toxic shock syndrome: clinical manifestations, diagnosis, and treatment. *Clin Infect Dis*. 2001 May 15;32(10):1470-9.

Annamalai AK, Gopalakrishnan C, Jesuraj M *et al.* Pyomyositis. *Postgrad Med J*. 2013 Mar;89(1049):179-80.

Baldy JLS. Estafilococcias. In: Coura JR. *Dinâmica das doenças infecciosas*. Rio de Janeiro: Guanabara Koogan, 2005.

Boyce JM. Meticilin-resistant *Staphylococcus aureus*. *Lancet Infect Dis*. 2005 Oct;5(10):653-63.

Caraciolo FB, Maciel MAV, Santos JB *et al.* Perfil de resistência antimicrobiana de isolados de *Staphylococcus aureus* provenientes de infecções de pele e tecidos moles de pacientes ambulatoriais de um hospital universitário em Recife – PE, Brasil. *An Bras Dermatol*. 2012 Nov-Dec;87(6):857-61.

Centers for Disease Control and Prevention (CDC). Reduced susceptibility of *Staphylococcus aureus* to vancomycin – Japan, 1996. *MMWR*. 1997 Jul 11;46(27):624-6.

Chou H, Teo HE, Dubey N, Peh WC. Tropical pyomyositis and necrotizing fasciitis. *Semin Musculoskelet Radiol*. 2011 Nov;15(5):489-505.

Chuang YY, Huang YC, Lin TY. Toxic shock syndrome in children: epidemiology, pathogenesis, and management. *Paediatr Drugs*. 2005;7(1):11-25.

Climo MW, Patron RL, Archer GL. Combinations of vancomycin and β-lactams are synergistic against staphylococci with reduced susceptibilites to vancomycin. *Antimicrob Agents Chemother*. 1999 Jul;43(7):1747-53.

Cohen PR. Community-acquired methicilin-resistant *Staphylococcus aureus* skin infections: a review of epidemiology, clinical features, management, and prevention. *Inter J Dermatol*. 2007 Jan;46(1):1-11.

DeVries AS, Lesher L, Schlievert PM *et al.* Staphylococcal toxic shock syndrome 2000-2006: epidemiology, clinical features, and molecular characteristics. *PLoS One*. 2011;6(8):e22997.

Elston DM. Community-acquired methicilin-resistant *Staphylococcus aureus*. *J Am Acad Dermatol*. 2007 Jan;56(1):1-16.

García C, Hallin M, Deplano A *et al.* *Staphylococcus aureus* causing tropical pyomyositis, Amazon Basin, Peru. *Emerg Infect Dis*. 2013 Jan;19(1):123-5.

Gelatti LC, Bonamigo RR, Becker AP, d'Azevedo PA. *Staphylococcus aureus* resistentes à meticilina: disseminação emergente na comunidade. *An Bras Dermatol*. 2009 Sep-Oct;84(5):501-6.

George S, Muhaj FF, Nguyen CD, Tyring ST. Antimicrobial resistance: bacterial pathogens and dermatologic significance and implications of rising resistance. *J Am Acad Dermatol*. 2022 Jun;86(6):1189-204.

Gonçalves AO, Fernandes NC. Piomiosite tropical. *An Bras Dermatol*. 2005 Jul-Ago;80(4):413-4.

Kumar K, Chopra S. New drugs for methicillin-resistant *Staphylococcus aureus*: an update. *J Antimicrob Chemother*. 2013 Feb 20.

Lappin E, Ferguson AJ. Gram-positive toxic shock syndromes. *Lancet Infect Dis*. 2009 May;9(5):281-90.

Marques SA, Abbade LPF. Infecções cutâneas bacterianas graves. *An Bras Dermatol*. 2020;95(4):407-17.

Parks NA, Croce MA. Routine screening for methicillin-resistant *Staphylococcus aureus*. *Surg Infect (Larchmt)*. 2012 Aug;13(4):223-7.

Rytter S, Skafdrup K. Pyomyositis caused by *Streptococcus pneumoniae* in a previously healthy 20-year-old man. *Ugeskr Laeger*. 2012 Oct 1;174(40):2390-1.

Shah RA, Hsu JI, Patel RR *et al.* Antibiotic resistance in dermatology: the scope of the problem and strategies to adress it. *J Am Acad Dermatol*. 2022 Jun;86(6):1337-45.

Silversides JA, Lappin E, Ferguson AJ. Staphylococcal toxic shock syndrome: mechanisms and management. *Curr Infect Dis Rep*. 2010 Sep;12(5):392-400.

Skov R, Christiansen K, Dancer SJ *et al.* Update on the prevention and control of community-acquired meticillin-resistant *Staphylococcus aureus* (CA-MRSA). *Int J Antimicrob Agents*. 2012 Mar;39(3):193-200.

Stevens DL. The toxic shock syndromes. *Infect Dis Clin North Am*. 1996 Dec;10(4):727-46.

Tascini C, Tagliaferri E, Rossolini GM *et al.* Cellulitis caused by a methicilin-sensitive *Staphylococcus aureus* isolate harboring Panton-Valentine toxin in an American soldier returning from Iraq. *Int J Dermatol.* 2011 Feb;50(2):206-7.
Tavares W. *Manual de antibióticos e quimioterápicos antiinfecciosos.* 3. ed. São Paulo: Atheneu, 2001.
Wilcox MH. MRSA new treatments on the horizon: current status. *Injury.* Dec;(42 Suppl 5):S42-4.
Woroszylski A, Durán C, Tamayo L *et al.* Staphylococcal blistering dactylitis: report of two patients. *Pediatr Dermatol.* 1996 Jul-Aug;13(4):292-3.

Outras doenças causadas principalmente por estreptococos

Al-Ajmi JA, Hill P, O'Boyle C *et al.* Group A Streptococcus toxic shock syndrome: an outbreak report and review of the literature. *J Infect Public Health.* 2012 Dec;5(6):388-93.
Al Akhrass F, Abdallah L, Berger S *et al.* Streptococcus agalactiae toxic shock-like syndrome: two case reports and review of the literature. *Medicine (Baltimore).* 2013 Jan;92(1):10-4.
Antunes R, Diogo M, Carvalho A *et al.* Streptococcus pyogenes toxic-shock syndrome. *Acta Med Port.* 2011 Dec;24 Suppl 3:617-20.
Baldy JLS. Estreptococcias. In: Coura JR. *Dinâmica das doenças infecciosas.* Rio de Janeiro: Guanabara Koogan, 2005.
Bellapianta JM, Ljungquist K, Tobin E, Uhl R. Necrotizing fasciitis. *J Am Acad Orthop Surg.* 2009 Mar;17(3):174-82.
Berindoaque D, Miranda BO, Mendonça IRSM *et al.* Síndrome de Fournier. *An Bras Dermatol.* 2001 Jan-Fev;76(1):79-84.
Fretzayas A, Moustaki M, Tsagris V *et al.* MRSA blistering distal dactylitis and review of reported cases. *Pediatr Dermatol.* 2011 Jul-Aug;28(4):433-5.
Gonzaga Y, Jeunon T, Machado J, Nucci M. Ectima gangrenoso em pacientes neutropênicos e a importância do raspado e da biópsia cutânea precoce para exame direto. *An Bras Dermatol.* 2022;97(4):534-6.
Lancerotto L, Tocco I, Salmaso R *et al.* Necrotizing fasciitis: classification, diagnosis, and management. *J Trauma Acute Care Surg.* 2012 Mar;72(3):560-6.
Lyon M, Doehring MC. Blistering distal dactylitis: a case series in children under nine months of age. *J Emerg Med.* 2004 May;26(4):421-3.
Mahajan VK, Sharma NL. Scarlet fever. *Indian Pediatr.* 2005 Aug;42(8):829-30.
Manders SM. Toxin-mediated streptococcal and staphylococcal disease. *J Am Acad Dermatol.* 1998 Sep;39(3):383-98.
Marques SA, Abbade LPF. Infecções cutâneas bacterianas graves. *An Bras Dermatol.* 2020;95(4):407-17.
Norcross MC Jr, Mitchell DF. Blistering distal dactylitis caused by *Staphylococcus aureus. Cutis.* 1993 May;51(5):353-4.
Ralph AP, Carapetis JR. Group A Streptococcal diseases and their global burden. *Curr Top Microbiol Immunol.* 2013;368:1-27.
Sampaio MC, Nossa BML, Ramos PA *et al.* Estudo clínico de celulite orbitária e pré-septal na infância. *Arq Bras Oftalmol.* 2001;64:203-6.
Scheinfeld N. A review and report of blistering distal dactylitis due to *Staphylococcus aureus* in two HIV-positive men. *Dermatol Online J.* 2007 May 1;13(2):8.
Vucicevic Z, Jajic-Bencic I, Kruslin B, Degoricija V. Toxic shock syndrome due to group A streptococcal pharyngitis and bacteremia in adults. *J Microbiol Immunol Infect.* 2009 Jun;42(3):276-9.

Corinebacterioses cutâneas

Avci O, Tanyildizi T, Kusku E. A comparison between the effectiveness of erythromycin, single-dose clarithromycin and topical fusidic acid in the treatment of erythrasma. *J Dermatolog Treat.* 2013;24(1):70-4.
Blaise G, Nikkels AF, Hermanns-Lê T *et al.* Corynebacterium-associated skin infections. *Int J Dermatol.* 2008 Sep;47(9):884-90.
Finch J. Case of trichomycosis axillaris and erythrasma. *J Drugs Dermatol.* 2011 Dec;10(12):1472-3.
Heid E, Cribier B, Koessler A. Cutaneous corynebacterioses. *Ann Dermatol Venereol.* 1994;121(11):855-8.
Rho NK, Kim BJ. A corynebacterial triad: prevalence of erythrasma and trichomycosis axillaris in soldiers with pitted keratolysis. *J Am Acad Dermatol.* 2008 Feb;58(2 Suppl):S57-8.

Bartoneloses

Blazes DL, Mullins K, Smoak BL *et al.* Novel bartonella agent as cause of verruga peruana. *Emerg Infect Dis.* 2013 Jul;19(7):1111-4.
Carithers HA. Cat-scratch disease. An overview based on a study of 1,200 patients. *Am J Dis Child.* 1985 Nov; 139(11):1124-33.
Cockerell CJ. Bacillary angiomatosis and related diseases caused by Rochalimaea. *J Am Acad Dermatol.* 1995 May;32(5 Pt 1):783-90.
Ferreira CP, Nery JA, de Almeida AC *et al.* Parinaud's oculoglandular syndrome associated with Sporothrix schenckii. *ID Cases.* 2014 Jun;1(3):38-9.
Huang MC, Dreyer E. Parinaud's oculoglandular conjunctivitis and cat-scratch disease. *Int Ophthalmol Clin.* 1996;36(3):29-36.
Ihler GM. *Bartonella bacilliformis*: dangerous pathogen slowly emerging from deep background. *FEMS Microbiol Lett.* 1996 Oct 15;144(1):1-11.
Klotz SA, Ianas V, Elliott SP. Cat-scratch disease. *Am Fam Physician.* 2011 Jan 15;83(2):152-5.
Lina KA, Drummond MR, Velho PENF. Manifestações cutâneas das bartoneloses. *An Bras Dermatol.* 2019 Set-Out;94(5):594-602.
Moulin C, Kanitakis J, Ranchin B *et al.* Cutaneous bacillary angiomatosis in renal transplant recipients: report of three new cases and literature review. *Transpl Infect Dis.* 2012 Aug;14(4):403-9.
Rolain JM, Brouqui P, Koehler JE *et al.* Recommendations for treatment of human infections caused by Bartonella species. *Antimicrob Agents Chemother.* 2004 Jun;48(6):1921-33.
Sanchez Clemente N, Ugarte-Gil CA, Solórzano N *et al.* Bartonella bacilliformis: a systematic review of the literature to guide the research agenda for elimination. *PLoS Negl Trop Dis.* 2012;6(10):e1819.
Santos ORL, Moreira AM, Campello AMM, Ramos-e-Silva M. Doença de arranhadura de gato. An Bras Dermatol. 1995 Mar-Abr;70(2):119-22.
Schiellerup P, Kroegfelt KA. Bartonella henselae causing severe and protracted illness in an otherwise healthy person. *Scand J Infect Dis.* 2004;36(4):316-8.
Tang L, Feng X, Tang Y. Cat scratch disease: a report of 21 cases with literature review. *Lin Chung Er Bi Yan Hou Tou Jing Wai Ke Za Zhi.* 2012 Mar;26(6):283-4.
Uribe P, Balcells ME, Giesen L *et al.* Bacillary angiomatosis. *Rev Med Chil.* 2012 Jul;140(7):910-4.
Velho PEMF, Souza EM, Cintra ML, Moraes AM. Diagnóstico da infecção por *Bartonella* spp: a propósito de um caso de angiomatose bacilar. *An Bras Dermatol.* 2006 Jul-Ago;81(4):349-53.
Webster GF, Cockerell CJ, Friedman-Kien AE. The clinical spectrum of bacillary angiomatosis. *Br J Dermatol.* 1992 Jun;126(6):535-41.
Zarraga M, Rosen L, Herschthal D. Bacillary angiomatosis in an immunocompetent child: a case report and review of the literature. *Am J Dermatopathol.* 2011 Jul;33(5):513-5.

Riquetsioses

Lacz NL, Schwartz RA, Kapila R. Rocky Mountain spotted fever. *J Eur Acad Dermatol Venereol.* 2006 Apr;20(4):411-7.
Lin L, Decker CF. Rocky Mountain spotted fever. *Dis Mon.* 2012 Jun;58(6):361-9.
Ministério da Saúde. *Guia de Vigilância Epidemiológica.* 6. ed. Brasília: MS, 2005. Disponível em: http://portal.saude.gov.br/portal/arquivos/pdf/Guia_Vig_Epid_novo2.pdf.

Outras infecções bacterianas da pele

Adriaans B. Tropical ulcer: a reappraisal based on recent work. *Trans R Soc Trop Med Hyg.* 1988;82(2):185-9.
Andreĭchin MA, Telezhinskiĭ VV. Diagnosis and treatment of erysipeloid. *Klin Med (Mosk).* 1993;71(2):68-70.
Artenstein AW, Opal SM. Novel approaches to the treatment of systemic anthrax. *Clin Infect Dis.* 2012 Apr;54(8):1148-61.
Bettens S, Delaere B, Glupczynski Y *et al.* Ecthyma gangrenosum in a non-neutropaenic, elderly patient: case report and review of the literature. *Acta Clin Belg.* 2008 Nov-Dec;63(6):394-7.
Gear JH. Aetiology of tropical ulcer. *Trans R Soc Trop Med Hyg.* 1990 Sep-Oct;84(5):753.
Liu J, Xu J, Chen W. Present status and prospects for the detection of Bacillus anthracis: a review. *Wei Sheng Wu Xue Bao.* 2012 Jul 4;52(7):809-15.
Marques SA, Abbade LPF. Infecções cutâneas bacterianas graves. *An Bras Dermatol.* 2020;95(4):407-17.
Navazo Eguía AI, García Vicario F. Rhinoscleroma. *Acta Otorrinolaringol Esp.* 2010 Mar-Apr;61(2):160-2.
Ohn J, Yu D-A, Park H, Cho S. Green nail syndrome: Analysis of the association with onychomycosis. *J Am Acad Dermatol.* 2020 Set;83(3):940-1.
Sarlangue J, Brissaud O, Labrèze C. Clinical features of Pseudomonas aeruginosa infections. *Arch Pediatr.* 2006 Oct;13 Suppl 1:S13-6.
Silvestre JF, Bettloch MI. Cutaneous manifestations due to pseudomonas infection. *Inter J Dermatol.* 1999 Jun;38(6):419-31.
Sweeney DA, Hicks CW, Cui X *et al.* Anthrax infection. *Am J Respir Crit Care Med.* 2011 Dec 15;184(12):1333-41.
Tan SL, Neoh CY, Tan HH. Rhinoscleroma: a case series. *Singapore Med J.* 2012 Feb;53(2):e24-7.
Tlougan BE, Podjasek JO, Adams B. Aquatic sports dermatoses: part 1. In the water: freshwater dermatoses. *Inter J Dermatol.* 2010 Aug;49(8):874-85.
Veraldi S, Girgenti V, Gianotti R. Erysipeloid. *Clin Exp Dermatol.* 2009 Dec;34(8):e605-7.
Wu DC, Chan WW, Metelitsa AI *et al.* Pseudomonas skin infection: clinical features, epidemiology, and management. *Am J Clin Dermatol.* 2011 Jun 1;12(3):157-69.
Zhong Q, Guo W, Chen X *et al.* Rhinoscleroma: a retrospective study of pathologic and clinical features. *J Otolaryngol Head Neck Surg.* 2011 Apr;40(2):167-74.

42

Micobacterioses

João Avelleira ◆ Luna Azulay-Abulafia ◆ David Rubem Azulay ◆ Rubem David Azulay ◆ Felipe Aguinaga ◆ Larissa Hanauer

As infecções por micobactérias crescem, dia a dia, de importância médico-social. É curioso ressaltar que a primeira doença humana à qual se imputou uma etiologia bacteriana foi a hanseníase; no entanto, até o momento, seu agente etiológico não foi cultivado em meios artificiais. Apesar de se tratar de um gênero cuja característica maior é ser álcool-acidorresistente, as micobactérias produzem diferentes entidades nosológicas com aspectos bacteriológico, imunopatogênico e patológico muito distintos.

O gênero *Mycobacterium* é formado pelo *M. leprae* e pelo *M. lepromatosis,* por espécies do complexo *M. tuberculosis* (*M. tuberculosis, M. bovis, M. bovis*-BCG, *M. africanum, M. microti*) e outras que atualmente são denominadas "micobactérias não tuberculosas" (MNT). Estas tiveram sua incidência aumentada, sendo consideradas emergentes devido ao envelhecimento populacional, aos avanços nos métodos diagnósticos, à incidência de doenças e ao uso de drogas imunossupressoras, assim como ao aumento de procedimentos cirúrgicos estéticos com material não adequadamente esterilizado e realizados por profissionais não capacitados ou por leigos.

As micobactérias podem ser classificadas como não cultiváveis e cultiváveis (Quadro 42.1), ou, conforme sua capacidade de causar doença no homem, como patogênicas, potencialmente patogênicas e raramente patogênicas (Quadro 42.2).

Quadro 42.1 Classificação das micobactérias.

Micobactérias não cultiváveis
Infecção patogênica em condições naturais para o homem (hanseníase) e para o tatu; inoculável também no tatu e camundongo – *M. leprae/M. lepromatosis*
Estritamente patogênica para o rato e no camundongo (lepra murina) – *M. leprae murium*
Micobactérias cultiváveis
Estritamente patogênicas para o homem, causando lesões cutâneas Produzindo úlceras – *M. ulcerans* Produzindo lesões nodulotuberosas – *M. marinum* (*M. balnei*)
Patogênicas para o homem e animais Tuberculose com todas as suas manifestações – *M. tuberculosis; M. bovis* Produzindo doença pulmonar, ganglionar, intestinal e óssea – *M. avium-intracellulare (MAI)*, complexo *M. avium* (MAC – *M. avium complex*) ou complexo *Battey-avium*
Eventualmente patogênicas para o homem, e excepcionalmente para um ou outro animal Produzindo lesões cutâneas, pulmonares, articulares, meníngeas e na córnea – *M. fortuitum* Produzindo lesões pulmonares quase exclusivamente – *M. kansasii*
Não patogênica ao homem – *M. phlei*

Hanseníase

João Avelleira ◆ Luna Azulay-Abulafia ◆ David Rubem Azulay ◆ Rubem David Azulay

Conceito

Doença infectocontagiosa causada pelo *Mycobacterium leprae*, que acomete principalmente pele e/ou nervos periféricos. A doença pode afetar praticamente todos os órgãos e sistemas em que existam macrófagos, exceto o sistema nervoso central. Evolui de maneira crônica, apresentando, eventualmente, períodos de agudização denominados "reações". Pode causar incapacidade física e social e, embora curável, seu diagnóstico causa grande impacto psicossocial, pelas deformidades físicas e os preconceitos e estigmas que envolvem a doença desde a antiguidade.

Definição de caso

A Organização Mundial da Saúde (OMS/WHO) define como caso de hanseníase aquela pessoa que apresente uma ou mais das seguintes características: (1) lesão(ões) de pele com alteração da sensibilidade; (2) acometimento de nervo(s) com espessamento neural; (3) baciloscopia positiva para *M. leprae* (no entanto, a baciloscopia negativa não afasta o diagnóstico).

Epidemiologia

A doença apresenta-se endemicamente nas áreas subdesenvolvidas ou em desenvolvimento da Ásia, da África e da América Latina. O número total de casos novos registrados no mundo, segundo a OMS em 2023 foi de 182.815 casos (taxa de detecção

Quadro 42.2 Classificação da patogenicidade das espécies de micobactérias.

Patogênicas
M. leprae, M. lepromatosis
M. tuberculosis, M. bovis, M. africanum, M. microti
M. caprae
Potencialmente patogênicas
M. avium, M. branderi, M. genavense, M. malmoense, M. simiae
M. avium subsp. *paratuberculosis*
M. celatum, M. haemophilum, M. marinum, M. szulgai
M. abscessus, M. chelonae, M. intracellulare, M. peregrinum, M. ulcerans
M. asiaticum, M. fortuitum, M. kansasii, M. scrofulaceum, M. xenopi
Raramente patogênicas
M. agri, M. cooki, M. gordonae, M. phlei, M. terrae
M. alchiense, M. diernhoferi, M. hassiacum, M. porcinum, M. thermoresistible
M. alvei, M. duvalii, M. homossenze, M. pulveris, M. tokaiense
M. brumae, M. fallax, M. lepraemurium, M. rhodesiae, M. triviale
M. austroafricanum, M. farcinogenes, M. mucogenicum, M. senegalense, M. vaccae
M. chitae, M. flavescens, M. nonchromogenicum, M. shimoidei, M. gilvum
M. chubuense, M. gadium, M. neoaurum, M. smegmatis, M. aurum
M. confluentis, M. gastri, M. obuense, M. sphagni

de 22,7/1 milhão de habitantes). A Índia continua sendo o país com o maior número de casos novos (107.851), seguida pelo Brasil (22.773) e pela Indonésia (14.376), sendo os três países responsáveis por 79,3% dos casos de todo o mundo.

Vale ressaltar que, desses casos novos detectados e notificados em 2023, 125.752 eram multibacilares e 10.322 casos eram em menores de 14 anos (taxa de detecção de 3,9 por milhão da população infantil); entre os novos casos, foram detectados 9.729 casos com deficiência de grau 2 [G2D] e taxa de detecção de 1,2 por milhão de habitantes.

A OMS havia estabelecido como meta que todos os países pudessem eliminar a hanseníase como um problema de Saúde Pública, que é definido como uma prevalência abaixo de 1 caso por 10 mil habitantes. Nesse cenário, a transmissão da doença estaria praticamente interrompida, quando seriam necessárias a manutenção das ações de controle (exame de contatos, diagnóstico e tratamento precoce dos casos detectados) e a promoção da prevenção das incapacidades, responsáveis em grande parte pelo estigma da doença. Essa proposta foi alcançada em nível global em 2000 e na maioria dos países em 2005. Dos 122 países hiperendêmicos em 1985, 113 conseguiram eliminar a hanseníase como problema de saúde pública. As estratégias globais têm evoluído à medida que há avanços na redução da carga da doença. A Estratégia da OMS para 2021-2030 tem como objetivo acelerar as ações de controle para alcançar o objetivo de zero hanseníase, zero incapacidade e zero estigma e discriminação.

No Brasil, onde a doença é de notificação compulsória, a prevalência em 2019 era de 31.685 casos, um coeficiente de 1,5 por 10 mil habitantes. Entretanto, desde 2007 o coeficiente de prevalência passou a ser um indicador secundário, já que é muito influenciado pelo tempo de tratamento e por outras medidas operacionais. O Ministério da Saúde (MS) preferiu adotar o coeficiente de detecção em menores de 15 anos como o principal indicador para monitoramento da endemia, porque, em função do longo período de incubação da doença, este indicaria transmissão recente e ativa.

Em números absolutos, na população em geral, em 2003 foram diagnosticados 51.900 casos novos no Brasil, 27.864 em 2019 e 22.773 em 2023, taxa de detecção de 10,68 por 100 mil habitantes, considerada alta para os padrões epidemiológicos (Figura 42.2). Os casos novos em menores de 15 anos em 2023 foram 978, configurando uma taxa de detecção de 2,18% por 100 mil habitantes, considerada média epidemiologicamente (Figura 42.1).

Os casos de hanseníase multibacilar em 2023, principal foco de transmissão, foram 82,4%. Quanto ao grau de incapacidade física (GIF), de todos os casos novos, 85,3% foram avaliados no momento do diagnóstico e, destes 11,2% apresentavam GIF igual a 2 (Figura 42.3).

O perfil epidemiológico da hanseníase de 2015 a 2019 mostra que praticamente não há nítida predileção por sexo (55,2% dos casos novos ocorrem no sexo masculino), nem por raça/cor.

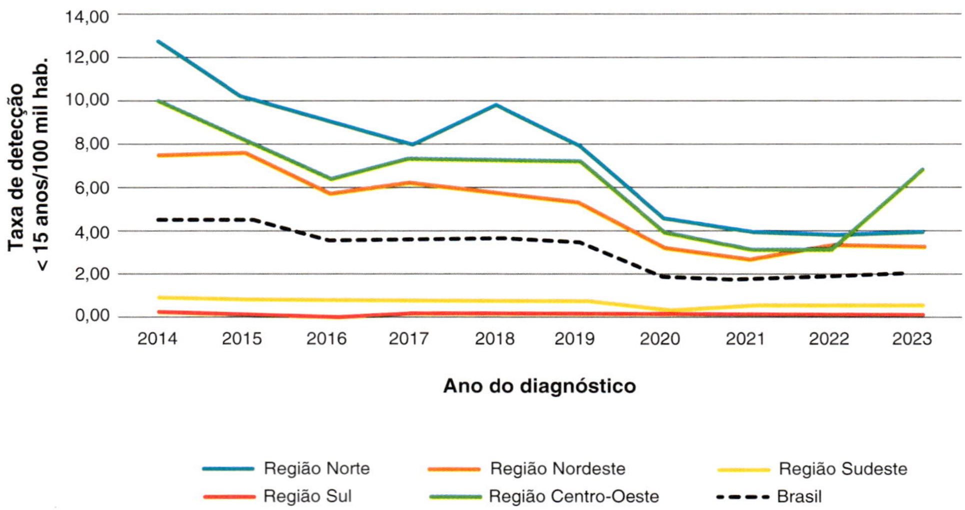

Figura 42.1 Taxa de detecção de casos de hanseníase em menores de 15 anos (por 100 mil habitantes) segundo a região de residência. Brasil, 2014 a 2023. Hansen 2025 MS/Brasil. (Fonte: Sinan e e-SUS VS/ES. Dados extraídos em 27 de agosto de 2024.)

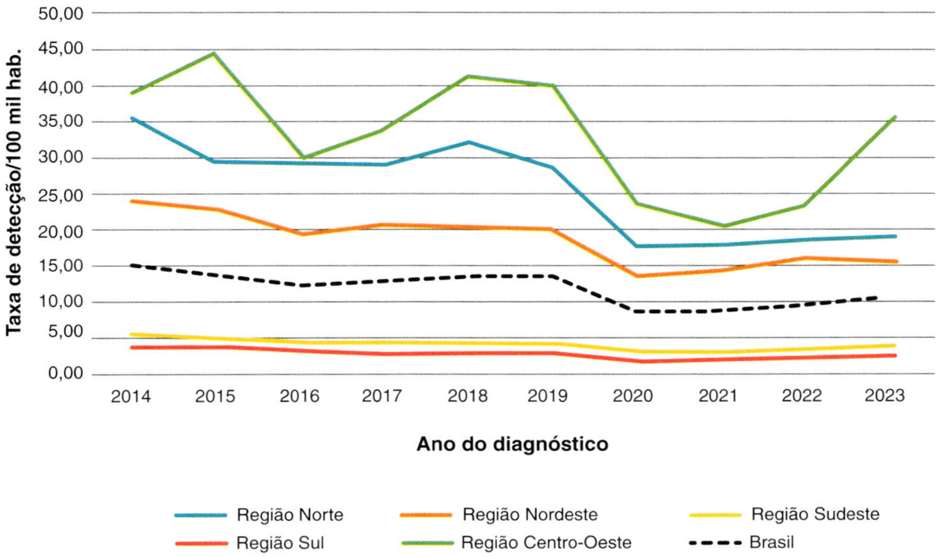

Figura 42.2 Taxa de detecção geral de casos novos de hanseníase (por 100 mil habitantes) segundo a região de residência. Brasil, 2014 a 2023. Hansen 2025 MS/Brasil. (Fonte: Sinan e e-SUS VS/ES. Dados extraídos em 27 de agosto de 2024.)

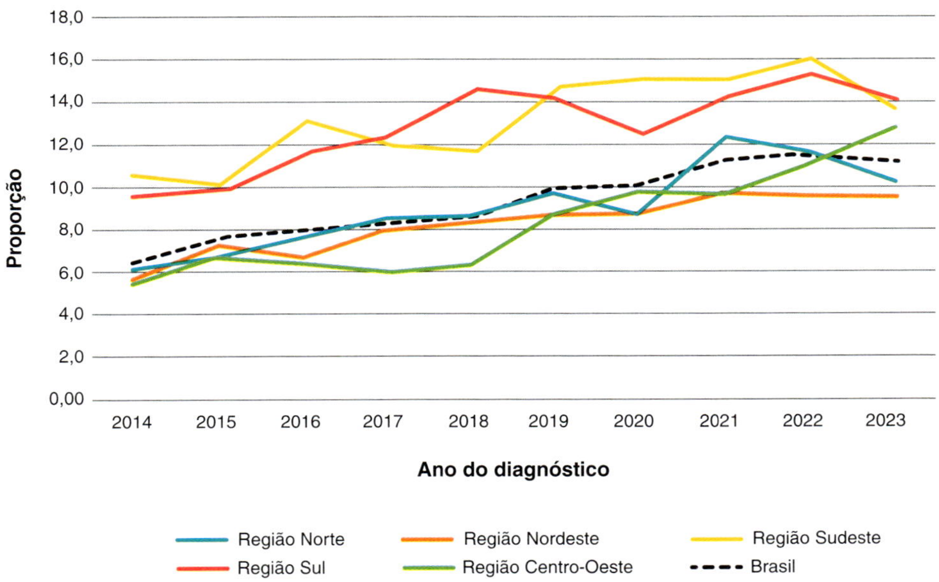

Figura 42.3 Proporção de casos novos de hanseníase com grau 2 de incapacidade física no momento do diagnóstico segundo a região de residência. Brasil, 2014 a 2023. Hansen 2025 MS/Brasil. (Fonte: Sinan e e-SUS VS/ES. Dados extraídos em 27 de agosto de 2024.)

Mas a maioria ocorre em analfabetos (9,9%) ou naqueles o primeiro grau incompleto (43,3%). A distribuição dos casos novos também é desigual, com as áreas com alta transmissão da doença localizadas nas regiões Norte, Centro-Oeste e Nordeste do país, denominadas *clusters*, relacionando a hanseníase com as populações com condições sociais mais precárias.

Agente etiológico

O *Mycobacterium leprae* foi identificado por Gerhard Armauer Hansen como o agente causal da doença em 1873. É um bacilo álcool-acidorresistente, que mede 0,3 a 0,4 mm de largura por 1 a 8 mm de comprimento, ligeiramente encurvado e de extremidades arredondadas. No corpo bacilar, observam-se granulações denominadas "Lutz-Unna"; nos tecidos humanos, apresenta-se como bastonete. O *M. leprae* é parasita intracitoplasmático de macrófagos e apresenta tropismo pelas células de Schwann. O microrganismo tem um ciclo evolutivo muito lento (11 a 16 dias). Sua viabilidade no meio ambiente varia de acordo com a temperatura e a umidade, podendo sobreviver de 36 h a 9 dias. Em 2008, o *M. lepromatosis* foi descrito no México, em pacientes multibacilares da forma lepromatosa difusa, endêmica na região. As diferenças na sequência de DNA foram poucas (9,1% de diferença genética), mas suficientes para a classificação de uma nova espécie. Atualmente, pacientes infectados com o *M. lepromatosis*, multi e paucibacilares, já foram descritos no Canadá, Brasil, Singapura e Myanmar.

Os bacilos podem ser observados isolados ou em agrupamentos característicos denominados "globias", em que se encontram unidos por uma substância denominada "gleia".

O envelope celular do *M. leprae* é formado de dentro para fora pela membrana plasmática, parede celular, pseudobicamada lipídica e cápsula (Figura 42.4). Os estudos ultraestruturais mostram que a sua membrana plasmática é recoberta pela parede celular constituída do complexo formado por peptideoglicanas, arabinogalactanas, ácidos micólicos e lipídios. As peptideoglicanas e arabinogalactanas constituem a zona eletrodensa da parede celular. A zona eletrotransparente da parede é composta pela ligação dos ácidos micólicos (AM) com a porção terminal das arabinanas, formando parte da camada mais interna da pseudobicamada lipídica. A porção externa desta pseudobicamada é constituída da ligação de ácidos micólicos, ácidos micocerosoicos e glicolipídios fenólicos (*phenolic glycolipid* – PGL). Mais externamente ainda, recobrindo toda a micobactéria, há uma cápsula constituída de PGL, lipoglicanas e fosfolipídios. As lipoglicanas, lipomananas (LM) e lipoarabinomananas (LAM) estão ancoradas à membrana plasmática e também são encontradas na cápsula. As LAM são constituintes do envelope celular comuns a várias micobactérias, tendo poder antigênico. No *M. leprae*, uma dessas frações é identificada como LAM-B. O lipídio dominante da parede celular que confere ao *M. leprae* especificidade imunológica é o PGL-1 (glicolipídio fenólico-1).

O *M. leprae* até hoje não cresceu em cultura, no entanto, em 1960, Shepard desenvolveu uma técnica que possibilitou a inoculação de *M. leprae* na pata de camundongo, obtendo multiplicação localizada e limitada. Essa técnica foi posteriormente empregada para avaliar o tempo de multiplicação e o tempo de viabilidade dos bacilos, além de possibilitar a pesquisa de novas substâncias e o estudo da resistência do bacilo ao tratamento. Para avaliação de resistência medicamentosa, foi substituída pela PCR (reação em cadeia da polimerase), capaz de identificar os genes responsáveis pela resistência de forma muito mais rápida e prática.

Kircheimer e Storrs (1971), ao inocular tatus (*Dasypus novemcinctus*), obtiveram a disseminação do *M. leprae* ao tegumento e aos órgãos internos do animal. Foram encontrados ainda tatus, algumas espécies de macacos (*mono verde africano, mono gambyensis*, chipanzés) e esquilos naturalmente infectados e até mesmo com lesões cutâneas. Nestes últimos, no Reino Unido, foi isolado o *M. lepromatosis*. Entretanto, ainda se desconhecem a importância desses animais como reservatórios e o impacto na epidemiologia da endemia.

Transmissão

Apesar de o *M. leprae* já ter sido encontrado nestes animais em condições naturais, e a possibilidade de transmissão exista, o doente bacilífero é a principal fonte de infecção. A infectividade é elevada, embora sua patogenicidade seja relativamente baixa. Embora os bacilos estejam presentes nas lesões da pele, a quantidade de bacilos eliminados pelas vias respiratórias superiores do doente virchowiano é extraordinariamente elevada (185 mil bacilos, durante 10 min de fala), sendo aceito que a principal via de transmissão do *M. leprae* é a respiratória.

A transmissão ocorre pelo contágio direto, embora haja a possibilidade remota de se processar por método indireto (objetos contaminados, até mesmo por vetores). Admite-se que a inoculação ocorra pela mucosa nasal e, por exceção, pela pele em presença de soluções de continuidade, já que o bacilo não é capaz de penetrar a pele íntegra.

Etiopatogenia

Existe uma correlação bem nítida entre o grau de imunidade do paciente, a patogenicidade e as apresentações clínicas da doença.

O grau de patogenicidade depende da capacidade de reação da imunidade do indivíduo após a penetração do *M. leprae*. Essa resistência é específica e parece ter uma conotação genética. Rotberg chamou de fator N (natural) a imunidade natural

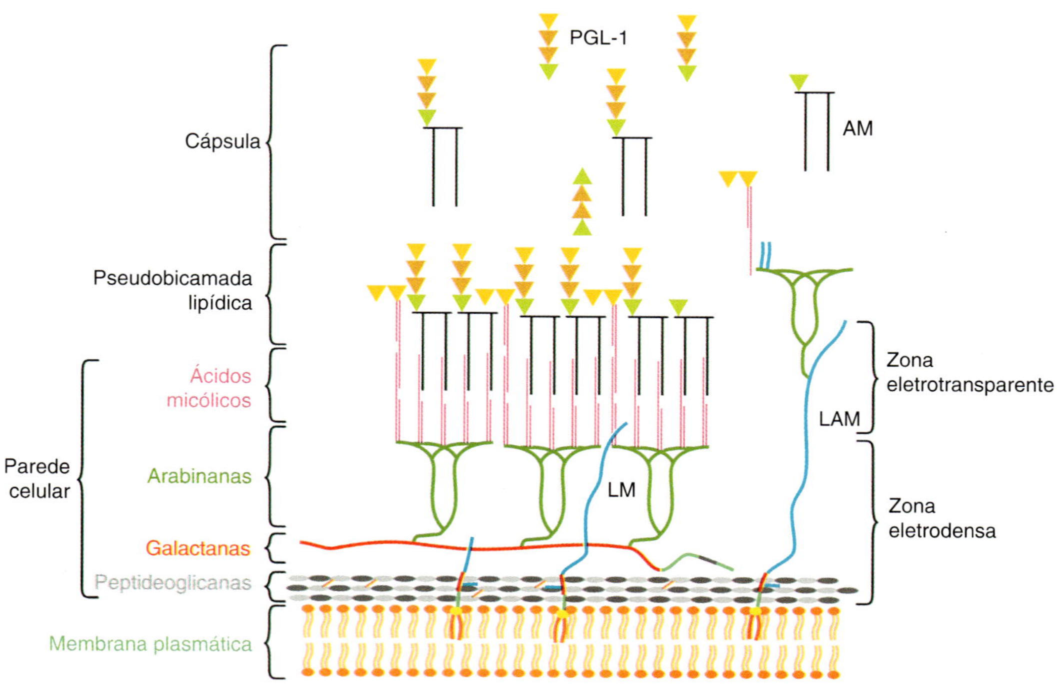

Figura 42.4 Esquema do envelope celular do *M. leprae*. (Fonte: Sinan/SVS/MS e IBGE.)

à hanseníase e que existiria congenitamente na maioria dos indivíduos (80 a 95%). Os não portadores do fator N estariam na margem anérgica (5% dos indivíduos), sendo capazes de desenvolver as formas multibacilares quando infectados. Azulay (1981) idealizou uma gradação da resistência, de 0 a 100, a Reatividade Defensiva Constitucional (RDC). A RDC explicaria as possibilidades da patogenia, isto é, desde os tipos graves (HV), com RDC = 0, até a infecção subclínica (RDC = 100).

Não foram identificados, até o momento, HLA que conferissem suscetibilidade à hanseníase, mas, sim, relacionados com o padrão clínico da doença. Estudos sugerem que os pacientes com o tipo tuberculoide têm maior frequência de HLA-DR2 e -DR3. Aqueles com -DQ1 estariam mais propensos a desenvolver HV. O genoma do *M. leprae* foi sequenciado em 2001, tendo sido identificados 3.268.203 *base pair* (bp) que codificam 1.604 proteínas.

Rabello (1938), embasado em critérios clínicos, bacteriológicos, imunológicos e histopatológicos, definiu que, após o contato com o *M. leprae*, o comportamento da doença se expressaria na direção de dois tipos polares. Em um polo onde o sistema linfócito-macrofágico é competente do ponto de vista imunológico, a pessoa infectada não adoece, ou apresentaria uma infecção subclínica, o que culminaria na eliminação dos bacilos. No entanto, alguns pacientes deste grupo adoeceriam, e, nesse caso, a doença evoluiria para o polo tuberculoide (hanseníase tuberculoide – HT). Ao contrário, naqueles em que a imunidade celular é deficiente, a doença evoluiria em direção ao polo virchowiano (hanseníase virchowiana-HV).

Duas situações poderiam ainda ser encontradas em alguns indivíduos imunologicamente mais instáveis. Em vez de a doença se estabelecer desde o princípio, de maneira definida, ou seja, *ab initio*, no sentido do polo tuberculoide ou no sentido do polo virchowiano, ela se iniciaria de uma forma indeterminada ou incaracterística (hanseníase indeterminada – HI), podendo assim permanecer por meses ou anos, até que sofra uma definição imunopatológica no sentido da cura ou de evolução que seria para um dos polos da doença (HT ou HV) ou para um tipo que incluiria aqueles pacientes imunologicamente mais instáveis com características de ambos os polos tuberculoide e virchowiano, denominado "hanseníase dimorfa" ou *borderline* (HD).

A tendência natural dos pacientes multibacilares sem tratamento, em razão da grande carga bacilar, que acaba por deprimir ainda mais a imunidade celular, é a evolução para o polo virchowiano. Portanto, a resistência à infecção dependeria da capacidade, provavelmente inata, do macrófago lisar ou não o *M. leprae*. Após o primeiro processamento intracitoplasmático do *M. leprae*, haveria liberação de antígenos específicos capazes de sensibilizar o linfócito T, que passaria a comandar, daí em diante, essa resistência pela ativação específica do macrófago. A incapacidade de os macrófagos lisarem o *M. leprae* resulta na transformação do macrófago em célula de Virchow, que nada mais é do que um macrófago com grande quantidade de *M. leprae*. Por outro lado, os macrófagos dos indivíduos infectados sem doença, ou de pacientes com HT, são capazes de lisar o *M. leprae* na formação de granulomas de células epitelioides como forma de defesa.

Após a entrada do *M. leprae* pelas vias respiratórias, e caso o sistema imunitário seja incapaz de deter a doença nessa fase, haverá invasão dos gânglios linfáticos, onde as micobactérias se multiplicam e se disseminam principalmente para a pele e/ou os nervos periféricos, produzindo os primeiros sintomas da doença. Esse início, na maioria dos casos, ocorre de maneira insidiosa e eminentemente crônica (tempo de incubação, em média, de 2 a 10 anos); mais precoce na forma tuberculoide, pois as manifestações clínicas são decorrentes da capacidade de reconhecimento e reação ao bacilo por macrófagos e linfócitos responsáveis pela imunidade celular. Ao contrário, na forma virchowiana, as manifestações clínicas são principalmente decorrentes da existência do bacilo e, portanto, há necessidade de tempo maior para que a multiplicação bacilar leve às manifestações clínicas. Em alguns casos, os bacilos são tão numerosos que provocam uma verdadeira bacilemia e, então, o início ocorre de maneira abrupta, como um quadro agudo de infecção ou de autoagressão grave. Nesses indivíduos, houve falência total do linfócito T, no entanto, com exaltação do linfócito B e, consequentemente, elevada produção de anticorpos anti-*M. leprae* e de autoanticorpos (doença autoagressiva hansênica – Azulay, 1978).

A defesa do hospedeiro contra o bacilo pode ser inata ou adaptativa (imunidade celular e humoral). A imunidade inata desempenha papel importante na resposta inicial ao *M. leprae*. Receptores *toll-like* (TLR), proteínas transmembrana, fazem o reconhecimento de sequências de aminoácidos da micobactéria apresentadas pelas células dendríticas e por macrófagos, induzindo à produção de IL-12, responsável pela resposta Th1. Na hanseníase, existem evidências da participação dos TLR-1, 2 e 4.

A fagocitose do *M. leprae* pode ocorrer diretamente pelos macrófagos ou pela resposta estimulada pelos linfócitos T, após a apresentação de antígenos da micobactéria. Dependendo da subpopulação de linfócitos T que for estimulada, haverá predominância de mecanismos de contenção ou disseminação da infecção. Assim, no polo tuberculoide, predomina uma resposta celular Th1, linfócitos T CD4+, com liberação de citocinas, como IL-2, IFN-γ, TNF-γ e IL-12, e estimulação da resposta macrofágica. No polo virchowiano, há predomínio de resposta Th2, com liberação de citocinas IL-4, IL-6 e IL-10, que diminuem a ativação de macrófagos e estimulam linfócitos B e mastócitos.

O teste intradérmico de Mitsuda, que avalia a resposta da imunidade celular do indivíduo ao *M. leprae* (positivo no polo tuberculoide igual ou maior que 5 mm e negativa no polo virchowiano), já foi muito usado para auxílio à classificação e ao prognóstico dos casos, embora não fosse útil para o diagnóstico. A leitura da reação de Mitsuda podia ser feita em 48 h (reação precoce, reação de Fernandez) e em 21 a 28 dias (reação tardia), quando é medida pápula ou tubérculo que ocorre no local da aplicação. Na leitura, é considerada reação negativa aquela com enduração menor que 5 mm de diâmetro. Essa resposta ao teste é específica ao *M. leprae*. A negatividade ou positividade do teste de Mitsuda não implica alterações da resposta do paciente a qualquer outro teste com antígenos, como tricofitina, histoplasmina, PPD ou substâncias sensibilizantes (dinitroclorobenzeno – DNCB).

Sistemas de classificação

A importância da classificação da hanseníase é principalmente a de orientar o tratamento da doença. Os diferentes sistemas de classificação da hanseníase costumam utilizar critérios clínicos, bacteriológicos, imunológicos ou operacionais.

Classificação de Madri

A classificação proposta por hansenólogos brasileiros e argentinos, e adotada no Congresso Internacional de Madrid (1953), considera critérios de ordens clínica, imunológica, bacteriológica, histopatológica e evolutiva. A hanseníase teria, então, 2 tipos estáveis (imutáveis), que correspondem aos 2 polos da doença: o virchowiano (HV) e o tuberculoide (HT); e 2 tipos instáveis: a apresentação indeterminada ou incaracterística (HI), que pode evoluir para qualquer tipo polar da hanseníase, permanecer como tal ou curar-se espontaneamente, e a apresentação dimorfa (HD) que representa o espectro não polar da doença.

Classificação de Ridley e Jopling (1962)

Foi estabelecida para pesquisa, com base principalmente em critérios clínicos e histopatológicos, e com uma visão espectral, ou seja, admite a possibilidade de que as formas instáveis entre os polos tuberculoide e virchowiano evoluam ou involuam na dependência do estado imunitário ou do tratamento. Nessa classificação, a forma dimorfa, denominada *borderline,* divide-se em três subgrupos: *borderline*-tuberculoide (BT), *borderline-borderline* (BB) e *borderline*-lepromatoso (BL). O subgrupo BT corresponde à hanseníase tuberculoide reacional da classificação de Madri, e poderia, em casos não tratados, evoluir para os demais subgrupos *borderline.* As apresentações polares tuberculoide e virchowiana são denominadas "tuberculoide" (TT) e "lepromatosa" (LL); são estáveis e não migram no espectro. Existe ainda um subgrupo chamado "lepromatoso subpolar" (LLs), capaz de readquirir alguma imunidade após o início do tratamento, posterior à redução da carga bacilar.

Essa classificação não incluiu inicialmente a forma indeterminada da manifestação precoce da doença, ainda não definida no sentido polar.

Classificação operacional

A OMS, procurando superar as dificuldades técnicas e de pessoal e a escassez de profissionais em muitas regiões, adotou uma classificação operacional para o tratamento dos pacientes com base no número de lesões de pele. São considerados casos paucibacilares (PB) aqueles com até 5 lesões de pele e multibacilares (MB) aqueles com mais de 5 lesões de pele. No caso da disponibilidade do exame baciloscópico, a positividade com qualquer número de lesões faz com que o caso seja considerado MB. Paucibacilares e multibacilares, por sua vez, serão tratados com esquemas diferentes de PQT.

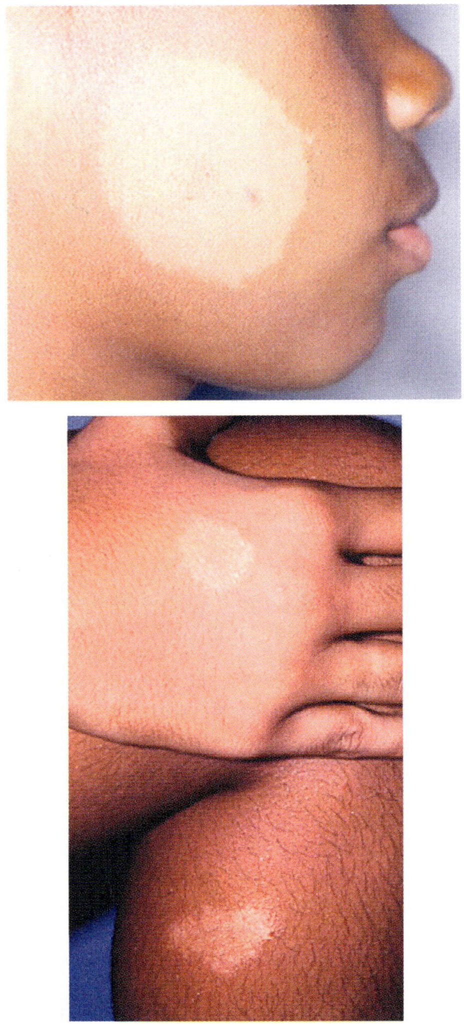

Figura 42.5 Hanseníase indeterminada.

Clínica

Hanseníase indeterminada

A hanseníase indeterminada (HI) é, em geral, a forma inicial da doença. Caracteriza-se por manchas hipocrômicas ou eritêmato-hipocrômicas com hipoestesia. Geralmente, são poucas lesões, as bordas podem ter boa ou má definição e não há local preferencial; no entanto, em crianças, é comum a localização na face e nos membros inferiores (Figura 42.5).

Hanseníase tuberculoide

As lesões da hanseníase tuberculoide (HT) podem apresentar aspecto papuloso ou tuberoso, na maior parte das vezes agrupando-se em placas, eritematosas, de tamanhos variados, bem delimitadas, com distribuição assimétrica pelo corpo. Outras vezes, formam lesões circinadas ou anulares, únicas ou pouco numerosas. A hipo ou anestesia é precoce e sempre ocorre. Em geral, o comprometimento neurítico é de um ou poucos nervos que se encontram espessados e podem ser palpados. Em raros casos (elevada resistência), pode haver necrose do nervo (neurite coliquativa, impropriamente chamada "abscesso de nervo"). O *sinal da raquete* é caracterizado por um nervo espessado que forma um trajeto a partir de uma lesão cutânea, em geral mais perceptivo nas reações (Figura 42.6).

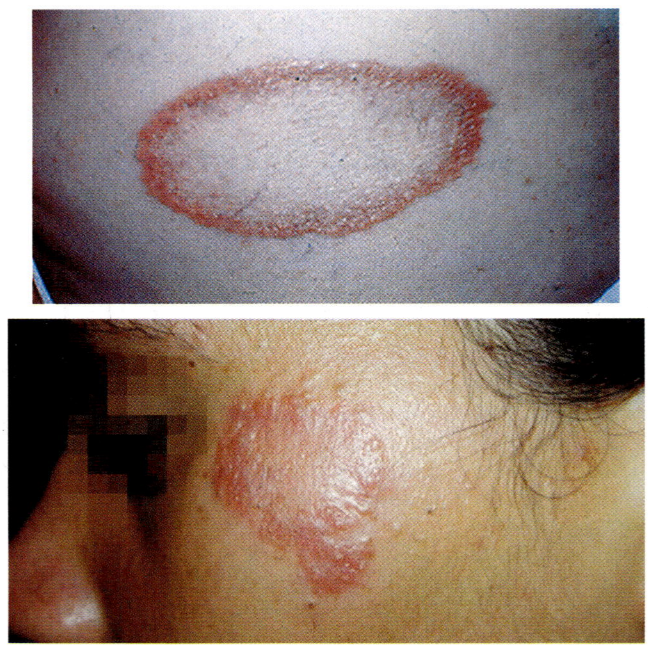

Figura 42.6 Hanseníase tuberculoide.

Hanseníase dimorfa ou borderline

As lesões da hanseníase dimorfa ou *borderline* (HD) são infiltradas e a cor varia do eritema à coloração ferrugínea. Lesões anulares com borda interna nítida e externa apagada (denominadas "foveolares" ou em "queijo suíço") são encontradas com frequência (Figuras 42.7 e 42.8). Sua distribuição é assimétrica.

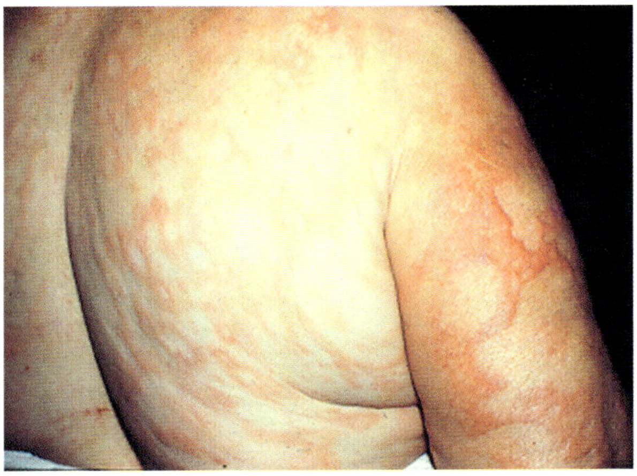

Figura 42.7 Hanseníase dimorfa. (Arquivo IDPRDA-SCMRJ.)

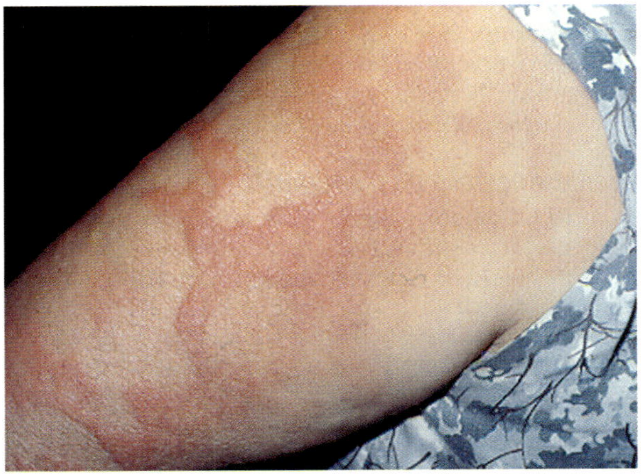

Figura 42.8 Hanseníase dimorfa – lesão foveolar ou em "queijo suíço".

Eventualmente, infiltração de um único lóbulo auricular pode ser encontrada. O número das lesões é maior, e a coloração torna-se menos eritematosa à medida que se aproxima do polo virchowiano. Alguns casos apresentam muitas características da apresentação virchowiana e outros exibem características da tuberculoide, podendo coexistir lesões com ambas as características no mesmo paciente, daí a designação *dimorfa*. O comprometimento dos nervos é assimétrico e a instabilidade imunológica faz com que, nesses pacientes, os episódios reacionais sejam frequentes.

Hanseníase virchowiana

A hanseníase virchowiana (HV) é caracterizada por lesões cutâneas eritematoinfiltradas com limites externos pouco nítidos. A cor das lesões é eritematoacastanhada e eritematoamarelada; tubérculos e nódulos ocorrem com frequência (hansenomas). São, em geral, simétricas e localizam-se em praticamente todo o corpo. Na face, as infiltrações produzem a acentuação dos sulcos e pregas fisiológicas, caracterizando a chamada *fácies leonina*. Os pavilhões auriculares, sobretudo os lóbulos, apresentam-se infiltrados. É raro o acometimento do couro cabeludo; mas na face ocorre madarose (queda dos terços externos dos supercílios) bilateral (Figuras 42.9 a 42.11). Nos casos muito avançados, como manifestação tardia, poderão ser encontrados perfuração e desabamento do septo nasal (este quando há comprometimento ósseo concomitante), o nariz em sela. Mãos e pés apresentam também infiltração (aspecto suculento) e alguma cianose. A pele encontra-se ressecada. Pela maior temperatura local, a doença poupa a região axilar e a inguinal. As mucosas nasal, orofaríngea e ocular apresentam-se infiltradas. Acometimento da mucosa nasal pode levar a congestão nasal, coriza persistente, epistaxe e voz anasalada. Pode haver adenopatia e

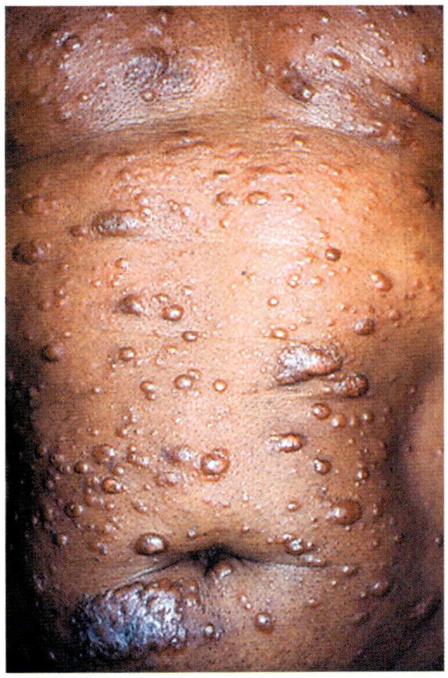

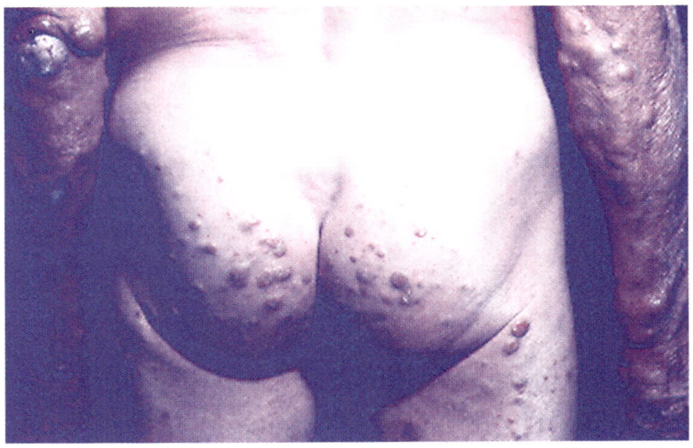

Figura 42.9 Hanseníase virchowiana.

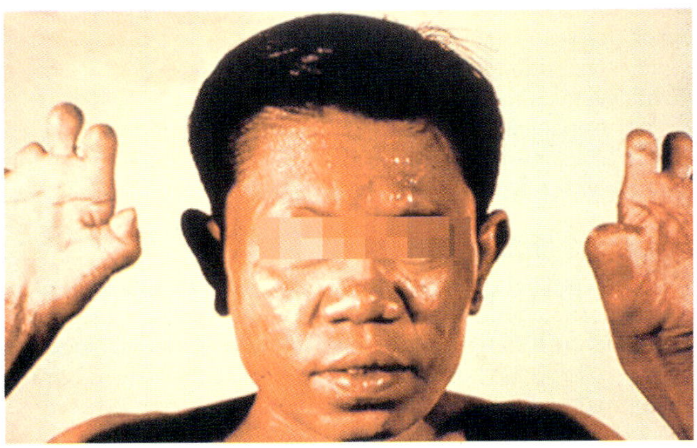

Figura 42.10 Hanseníase virchowiana – paciente já com reabsorção óssea.

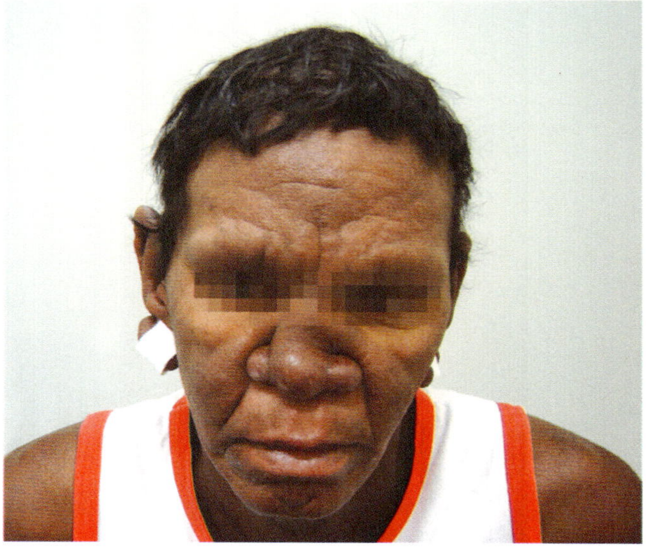

Figura 42.11 Hanseníase virchowiana – paciente vivia autoexcluído nos fundos de uma casa na zona rural do município de Duque de Caxias/RJ, quando foi descoberto durante uma campanha da doença realizada em 2006. (Coleção do Serviço de Dermatologia do HUCFF/UFRJ.)

comprometimento de outros órgãos (laringe, testículos, baço, fígado, entre outros). A anestesia é mais tardia, "em luva" ou "em bota", bilateral; é comum a polineurite simétrica. Secundariamente, as alterações neurais levam a traumatismos e queimaduras; panarício analgésico, bolhas, fissuras e úlceras (principalmente mal perfurante plantar) podem estar presentes.

Chamamos a atenção para algumas variedades da hanseníase virchowiana.

Hanseníase difusa

Também conhecida como "hanseníase de Lucio", ou "hanseníase primariamente difusa pura", diferencia-se pela ausência das lesões características da hanseníase (placas, tubérculos). O tegumento apresenta-se como uma única infiltração, conferindo à pele um aspecto luzidio (hanseníase bonita de Latapi), com perda dos pelos e alterações sensitivas. No México, o *M. lepromatosis* tem sido identificado em muitos casos dessa variedade de hanseníase.

Nesses pacientes, embora não exclusivamente neles, foram descritas lesões necróticas de aparecimento súbito (fenômeno de Lucio).

Hanseníase histoide

É caracterizada por lesões tuberosas ou nodulares, redondas, com superfície brilhante; por vezes formando placas de aspecto queloidiano e lesões molusco-símile. Histologicamente, sugerem dermatofibromas (Portugal, Azulay e Wade). É rica em bacilos e, algumas vezes, há relato da ocorrência em pacientes resistentes à sulfona. Lesões histoides podem também ser encontradas associadas a lesões habituais da forma virchowiana.

Hanseníase da infância

Nessa faixa etária, é possível observar todas as apresentações de hanseníase. Contudo, existe uma variante particular do tipo tuberculoide, que acomete crianças de 1 a 4 anos de idade, chamada impropriamente *hanseníase nodular infantil* (Souza Campos, 1937), caracterizada por lesão tuberonodular, e não por um nódulo (Figura 42.12). Em geral, é única, ocorrendo

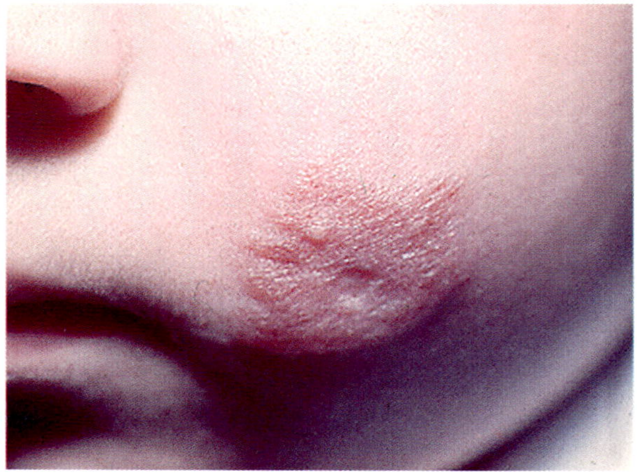

Figura 42.12 Hanseníase nodular infantil.

com maior frequência na face. No entanto, podem ocorrer casos com mais de uma lesão e localização em outras partes do corpo. Uma característica importante é a involução espontânea, deixando cicatriz atrófica. Na forma virchowiana, pode haver grave repercussão no desenvolvimento da criança.

Hanseníase neural pura (neurítica)

Ocorre em ambos os sexos e em qualquer faixa etária e a principal característica é a ausência de lesões dermatológicas. O paciente queixa-se de sintomatologia parestésica, que evolui para hipo ou anestesia da área, progredindo para o comprometimento motor. Há espessamento neural e pode haver amiotrofias. Na maioria dos casos, o comprometimento é assimétrico e as características imunológicas e bacterioscópicas são de pacientes tuberculoides ou dimorfos (TT a BL). Em geral, o acometimento é de um tronco nervoso. Os nervos ulnar, mediano e fibular são os mais comumente afetados. A diferença com o acometimento neural dos quadros reacionais é que, nestes, em geral, o nervo estará doloroso, espontaneamente ou à palpação. A confirmação diagnóstica é realizada pela biopsia de um nervo sensitivo superficial e pelo reconhecimento do bacilo pela PCR.

Doença autoagressiva hansênica

A doença autoagressiva hansênica (Azulay, 1978) caracteriza-se por um quadro de doença aguda com manifestações variadas, como febre (às vezes, é o único sintoma), astenia, emagrecimento, artralgias, eritema polimorfo e nodoso, vasculite, adenopatia generalizada, orquiepididimite, uveíte e neurite aguda. Incide em pacientes multibacilares e é ocasionada por um mecanismo de imunocomplexos caracterizado pela existência de diversos autoanticorpos séricos (ver Capítulo 64).

Hanseníase virchowiana visceral primitiva

Trata-se de manifestação clínica excepcionalmente rara, sem lesões cutâneas e neuríticas, no entanto com comprometimento virchowiano de vísceras, inclusive medula óssea, com exclusão do sistema nervoso central. Observa-se ainda adenopatia generalizada, simulando linfoma.

Reações hansênicas

Os quadros reacionais da hanseníase podem ocorrer antes, durante ou após a instituição do tratamento específico. São fenômenos agudos que interrompem a evolução crônica da doença. Os dois tipos de reações hansênicas – *reação tipo 1, ou reação reversa (RR)*, e *reação tipo 2, ou eritema nodoso hansênico*, refletem o processo inflamatório imunomediado envolvendo distintos mecanismos de hipersensibilidade.

A *reação tipo 1* corresponde a um súbito aumento da imunidade mediada por células, constituindo um exemplo típico da reação de hipersensibilidade tardia *in vivo*, reação tipo IV na classificação de Gell e Coombs. Corroborando essa fisiopatogenia, a reação tipo 1 tem sido observada em pacientes com AIDS, em torno do 3º mês de iniciado o tratamento antirretroviral, na síndrome inflamatória de reconstituição imune (*SIRI/IRIS – immune reconstitution inflammatory syndrome*).

A *reação tipo 2* é reconhecida como alteração da imunidade humoral, sendo um exemplo da reação por complexos imunes circulantes e que corresponde à hipersensibilidade tipo 3 de Gell e Coombs.

Vários fatores desencadeantes foram correlacionados com as reações (infecções intercorrentes, estresse, trauma físico ou psicológico, contraceptivos orais e outras substâncias, vacinas), contudo sem comprovação por estudos clínicos controlados. Os eventos reacionais incidem nos pacientes de hanseníase dimorfa (HD)/hanseníase *borderline* (HB), por causa da instabilidade imunológica, e nos pacientes de hanseníase virchowiana (HV).

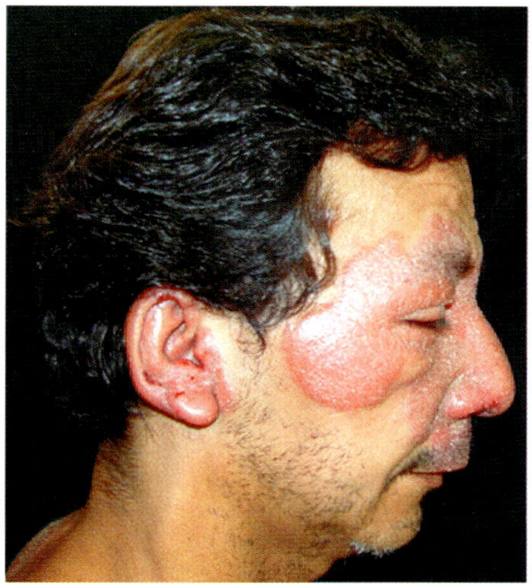

Figura 42.14 Hanseníase tuberculoide reacional. (Arquivo IDPRDA-SCMRJ.)

Reação tipo 1 ou reação reversa

A reação tipo 1 incide nos pacientes dimorfo-tuberculoides (DT), dimorfo-dimorfos (DD) e dimorfo-virchowianos (DV). As lesões cutâneas preexistentes tornam-se mais eritematosas, intumescidas, edematosas e infiltradas (Figuras 42.13 a 42.15) e nos casos mais graves podem ulcerar. Os limites das lesões tornam-se mais evidentes e definidos. Novas lesões com as mesmas características podem surgir, muitas vezes em grande número. Pode ocorrer hiperestesia ou acentuação da parestesia sobre as lesões cutâneas. A ocorrência de lesões em regiões sobrepostas aos troncos nervosos atribui maior gravidade a esse tipo de reação hansênica pelo alto risco de comprometimento neural. Na face, em geral periorificiais, confere gravidade o acometimento de áreas perioculares pelo risco do comprometimento da musculatura orbicular, resultando em lagoftalmo. Intumescimento e dor espontânea ou à palpação dos troncos nervosos caracterizam a neurite aguda, que pode acarretar deficiência sensorimotora permanente. Em alguns pacientes tuberculoides ou dimorfo-tuberculoides, o episódio ocorre *ab initio*, isto é, o paciente anteriormente sem lesões abre o quadro desta forma, denominada pelos hansenólogos brasileiros *tuberculoide reacional*. Existem, ainda, casos mais discretos, quando uma lesão preexistente da forma tuberculoide torna-se infiltrada e edemaciada, chamados **hanseníase tuberculoide em reação** e mais raros os casos nos quais o paciente relata apenas a perda progressiva da função neural sem dor (neurite silenciosa).

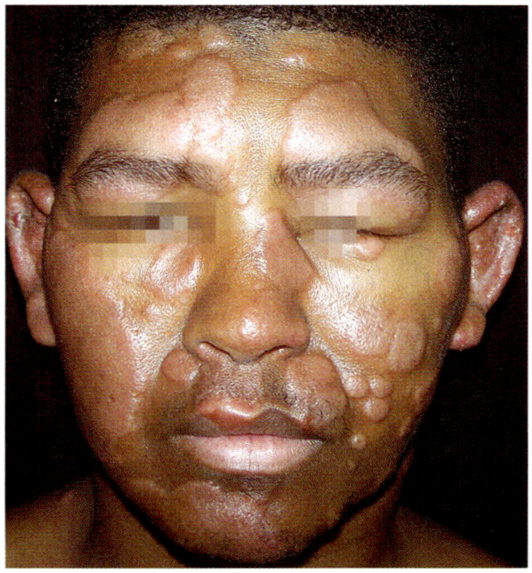

Figura 42.15 Reação reversa. Lesões eritematoinfiltradas exuberantes. (Cortesia do Dr. David Oschilewski.)

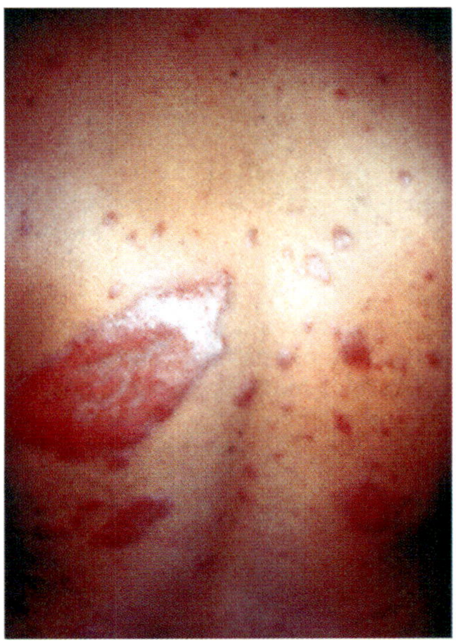

Figura 42.13 Hanseníase dimorfa em reação tipo 1 na 9ª dose de PQT, MB.

Reação tipo 2 ou eritema nodoso hansênico

A reação tipo 2 acomete pacientes dimorfo-virchowianos (DV) e virchowianos (HV). Podemos observar o aparecimento de pápulas, nódulos e placas, eritematosos ou eritematovioláceos, dolorosos, na pele de aspecto normal, distribuindo-se por todo o corpo, com preferência pelas superfícies extensoras dos membros e face. Essas lesões podem evoluir raramente com necrose central (eritema nodoso necrosante – Figura 42.16 A e Figuras 34.3 e 34.4). Algumas vezes, o quadro é o de eritema multiforme-símile ou de eritema multiforme propriamente dito. Simultaneamente, há sintomatologia sistêmica e manifestações extracutâneas, podendo ocorrer febre, mal-estar, hiporexia, perda de peso, neuropatia, orquiepididimite, glomerulonefrite por imunocomplexos, miosite, artralgia, artrite de grandes articulações, sinovite, dactilite, dores ósseas, iridociclite e uveíte, e comprometimento da faringe, laringe e traqueia. Hepatoesplenomegalia, infartamento ganglionar generalizado, edema acrofacial ou generalizado, rinite e epistaxe podem ser observados.

Fenômeno de Lucio

Pode ocorrer nos pacientes de hanseníase de Lucio e em virchowianos. Pode variar de um quadro discreto, com poucas lesões, até casos que chegam ao óbito.

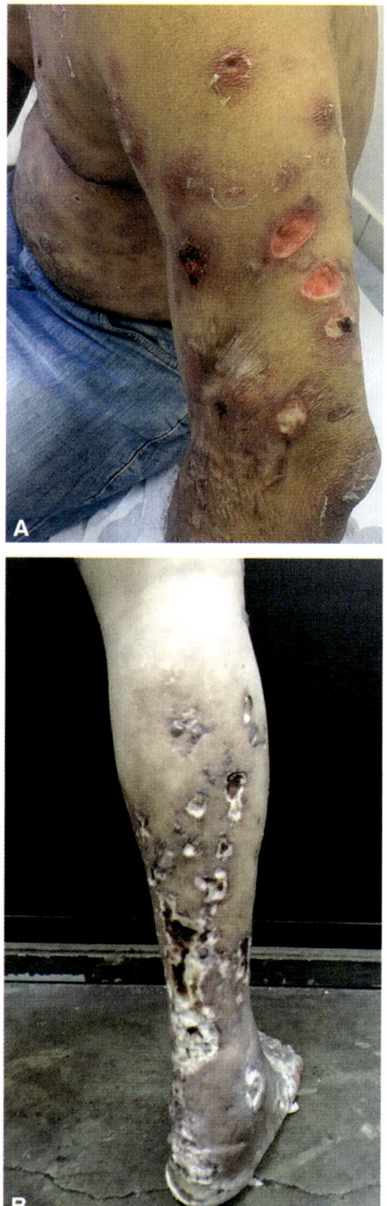

Figura 42.16 **A.** Eritema nodoso necrosante. **B.** Fenômeno de Lucio. (Cortesia da Dra. Thaissa Bortolato.)

Clinicamente, caracteriza-se por máculas eritematopurpúricas que evoluem formando escaras castanho-escuras finas, as quais, ao se desprenderem, podem ou não deixar área cicatricial, dependendo da extensão da necrose (Figura 42.16 B). De configuração variável (poligonais, estelares e triangulares), acomete, em ordem decrescente, pés, pernas, mãos, antebraços, coxas, nádegas, membros superiores, tronco, pavilhões auriculares e, raramente, face. As lesões podem ser dolorosas, enegrecidas (necróticas), com bordas talhadas a pique. Trata-se, fundamentalmente, de um processo trombótico-oclusivo, tendo sido sugerida como uma manifestação da *síndrome do anticorpo antifosfolipídio*, secundária à infecção pelo *M. leprae.*

Manifestações neurológicas

O *M. leprae* ataca as fibras do sistema nervoso periférico sensitivo, motor e autonômico. Quando o acometimento neural não é diagnosticado precocemente e seu tratamento não é realizado de maneira adequada, podem ocorrer as complicações mais temidas – incapacidades e deformidades, que também são responsáveis pelo estigma da doença.

Os mecanismos patogênicos que levam ao dano neural não são totalmente conhecidos. O *M. leprae* invade o epineuro a partir dos vasos sanguíneos e linfáticos, alcançando o endoneuro, e então será fagocitado pelas células de Schwann (CS). Até este momento, a invasão ocorreu praticamente sem participação de mecanismos imunes. A interação entre o *M. leprae* e as CS envolve a ligação do PGL-1 ao domínio G da cadeia alfa 2 da laminina 2, localizada na lâmina basal desta célula. O PGL-1 é o principal fator responsável pela afinidade do *M. leprae* pelas CS (neurotropismo). A partir deste momento, iniciam-se as reações imunoinflamatórias com a apresentação do antígeno às células T. Na HV, em que praticamente não há resposta imune celular específica, haverá grande proliferação bacilar e pequena lesão neural no início da doença. Ao contrário, nos pacientes HT, o dano neural é precoce, devido à resposta imune celular exacerbada. O resultado final é uma neuropatia desmielinizante.

O acometimento neurológico ocorre apenas nos nervos periféricos; as terminações nervosas sensitivas, motoras e autonômicas da pele estão comprometidas nas áreas das lesões. Os troncos nervosos também podem ser afetados. A reação inflamatória causa o espessamento dos nervos, que pode ser comprovado pela palpação. Em alguns pacientes, este pode ser doloroso nos casos agudos (neurite) e indolor nos casos em que o quadro agudo já deu lugar a um processo fibrótico. Os nervos acometidos com maior frequência são: cubital, ciático poplíteo externo, radial, mediano, tibial posterior e auricular. A neurite hansênica é, muitas vezes, intensamente dolorosa, e é um dos maiores fatores de risco para o aparecimento de incapacidades. Em casos raros, pode haver até mesmo necrose do nervo, conhecida impropriamente como abscesso do nervo. O acometimento neurológico ocorre em qualquer uma das formas clínicas da hanseníase; contudo, não são observados distúrbios motores e tróficos na indeterminada, pois estes constituem alterações mais tardias da doença. Eventualmente, a sintomatologia neural pode constituir a única manifestação da doença (neural pura) (Figuras 42.17 e 42.18).

Testar a sensibilidade, portanto, é etapa essencial no diagnóstico da hanseníase e deve incluir principalmente olhos, mãos e pés. A pesquisa da sensibilidade nas lesões deve comparar a área suspeita e a área contralateral sadia. A sensibilidade térmica pode ser testada com o uso de tubos de água quente até 45°C e fria ou com o algodão seco e outro embebido em éter.

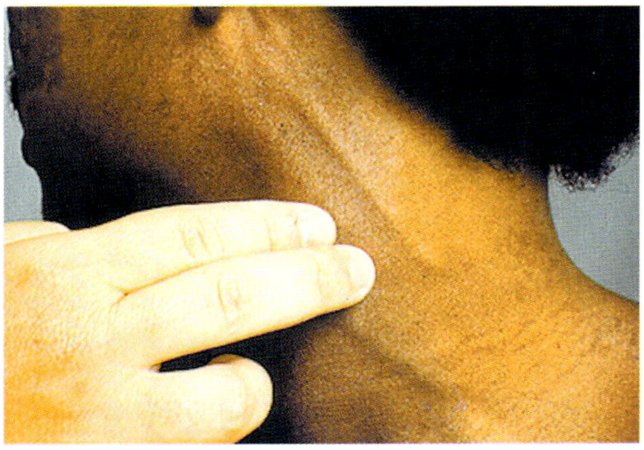

Figura 42.17 Visível espessamento do nervo auricular.

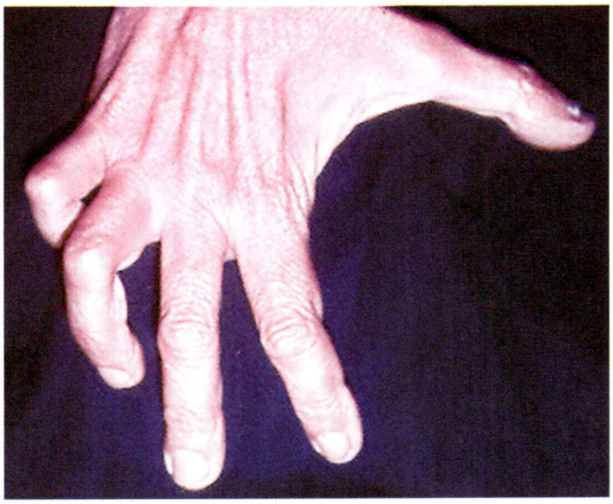

Figura 42.18 Hanseníase virchowiana – amiotrofia dos interósseos com garra cubital.

A sensibilidade dolorosa é testada com os monofilamentos Semmes-Weinstein ou estesiômetro (6 monofilamentos: 0,05, 0,2, 2, 4, 10 e 300 g). A detecção precoce da diminuição da sensibilidade dolorosa é realizada pela pesquisa da sensibilidade protetora que corresponde ao filamento lilás. A sensibilidade tátil é avaliada pelo uso de uma simples mecha de algodão seco.

Em resumo, teremos: distúrbios sensitivos, motores, tróficos e distúrbios vasomotores e secretórios.

Distúrbios sensitivos. Sensações parestésicas nos casos iniciais e depois hipoestesia e anestesia, sempre em disposição em faixa, e nunca segmentar, como na siringomielia. A sensibilidade que se perde primeiro é a térmica, depois a dolorosa e, finalmente, a tátil. A hiperestesia poderá ocorrer principalmente nos surtos de reação hansênica.

Distúrbios motores. Estão representados por paralisias e amiotrofias. No comprometimento do nervo cubital, teremos lesão do músculo cubital anterior e da musculatura intrínseca da mão. As alterações observadas são a extensão das falanges proximais com flexão das terminais do 4º e 5º quirodáctilos (garra cubital), depressão dos espaços intermetacarpianos (amiotrofia dos interósseos) e retificação da musculatura tenar. A lesão do nervo mediano compromete o restante da musculatura intrínseca da mão; a atrofia e a depressão da eminência tenar, a lateralização do polegar e a flexão das falanges do 2º e 3º quirodáctilos. A dificuldade de oponência e a garra cubitomediana (o mediano é lesado posteriormente ao cubital) são alterações que causam a "mão simiesca". A deformidade em flexão de todos os quirodáctilos com hiperextensão das articulações interfalangianas proximais e distais passa a ser chamada "mão em garra". O nervo radial é, em geral, lesado *a posteriori*; é responsável pela musculatura extrínseca e pela musculatura dorsoflexora da mão. As alterações causadas são a perda da força na mão e no punho e a falta de sustentação da mão – "mão caída". Nos membros inferiores, a lesão do tibial posterior ocasiona a garra dos pododáctilos (dedos em martelo) e o consequente aparecimento de ulcerações nas áreas de pressão (mal perfurante plantar). O ciático poplíteo externo lesado compromete a musculatura dorsoflexora do pé (pé tombante e marcha escarvante). Pela paralisia de ramos do facial, pode ocorrer o lagoftalmo (paralisia do VII par craniano) e, pela lesão do V par, pode ocorrer diminuição de sensibilidade da córnea e da conjuntiva.

Distúrbios tróficos. Mal perfurante plantar (úlcera neurotrófica plantar) (ver Capítulo 57), panarício analgésico e reabsorção óssea dos dígitos.

Distúrbios vasomotores e secretórios. Perda de pelos nas lesões, diminuição ou abolição da sudorese (anidrose) e da vasodilatação reflexa (resposta incompleta à pilocarpina e à histamina).

Graus de incapacidade física (GIF)

Para definir incapacidade, é necessário realizar o teste de sensibilidades usando o conjunto de monofilamentos de Semmes-Weinstein (6 monofilamentos: 0,05 g, 0,2 g, 2 g, 4 g, 10 g e 300 g) nos pontos de avaliação das mãos e dos pés. Na avaliação dos olhos, é usado o fio dental sem sabor. Caso não haja disponibilidade dos monofilamentos, use a ponta de uma caneta esferográfica.

- grau 0. Nenhum problema com os olhos, mãos e pés devido à hanseníase
- grau I. Olhos: diminuição/perda da sensibilidade. Mãos e pés: diminuição ou perda da sensibilidade (não sente 2 g ou toque da caneta ou diminuição da força)
- grau II. Olhos: lagoftalmo e/ou ectrópio; triquíase; opacidade corneana central; acuidade visual menor que 0,1 ou não conta dedos a 6 m. Mãos: lesões tróficas e/ou lesões traumáticas, garras, reabsorção, mão caída. Pés: lesões tróficas e/ou traumáticas, garras, reabsorção, pé caído, contratura do tornozelo.

Manifestações sistêmicas

Nos casos de infecção de longa duração ou episódios reacionais repetidos, pode sobrevir amiloidose secundária, afetando rins, fígado, baço e suprarrenais. A própria infecção pode invadir tecidos e órgãos, levando a diferentes manifestações clínicas.

Sistema reticuloendotelial

Podem ocorrer hepatoesplenomegalia e linfonodomegalia; mesmo na ausência de reação. O aumento dos linfonodos é doloroso e cursa com febre. A disfunção hepática com aumento de transaminases não tem correlação com a carga bacilar ou a existência de granulomas, não leva à cirrose.

Rim

A falência renal é uma das principais causas de óbito nos pacientes virchowianos. Lesões renais incluem glomerulonefrite por complexos imunes, abscessos piogênicos, necrose tubular aguda, pielonefrite e amiloidose sistêmica secundária.

Medula óssea

A invasão bacilar pode interferir na hematopoiese, ocasionando anemia.

Suprarrenais

Em pacientes com eritema nodoso recidivante, pode ocorrer insuficiência suprarrenal.

Ossos e músculos

As mãos e os pés são particularmente acometidos por osteomielite causada por invasão óssea pelo *M. leprae*. Pode haver periostite na tíbia de pacientes jovens na forma virchowiana. É rara a ocorrência de miosite. A musculatura lisa também pode estar envolvida, como o músculo eretor do pelo, o dartos do escroto e a camada muscular dos vasos.

Olhos

Pode ocorrer lesão por invasão primária do bacilo ou secundária ao comprometimento neural. A primária afeta córnea, conjuntiva, esclera, corpo ciliar e íris. A secundária pode ser por alteração sensitiva ou motora, resultando em ceratite, úlcera de córnea e lagoftalmo. Nos quadros reacionais, é importante a avaliação adequada dos olhos, para evitar complicações que podem conduzir à cegueira. A dacriocistite pode ser encontrada nos pacientes com ectrópio e, pela facilidade com que bactérias penetram no canal lacrimal, diagnosticada pelo edema e pela saída de material purulento espontaneamente ou a leve pressão. Nos pacientes com entrópio, a inversão palpebral, com irritação da córnea pelos cílios (triquíase), agrava o acometimento ocular (Figura 42.19).

Aparelho genital

Nos pacientes virchowianos, pode ocorrer atrofia bilateral dos testículos, resultando em ginecomastia, esterilidade e, mais tardiamente, impotência (Figura 42.20). Nos quadros reacionais tipo 2, podem ocorrer orquite e orquiepididimite.

Laringe

Nos pacientes virchowianos, pode ocorrer comprometimento das cordas vocais com disfonia.

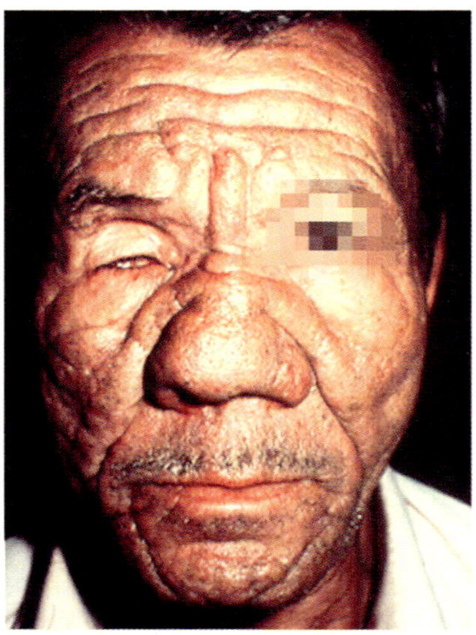

Figura 42.19 Hanseníase virchowiana – lagoftalmia (paralisia do VII par, nervo facial).

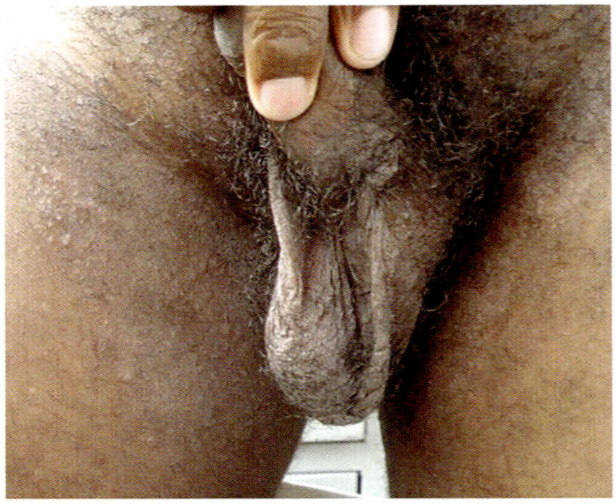

Figura 42.20 Atrofia testicular. (Cortesia da Dra. Camila Pimenta.)

Coinfecção | HIV e hanseníase

Ao contrário da tuberculose, a incidência da hanseníase não está aumentada em pacientes infectados pelo HIV nos países endêmicos. Em parte, isso pode ser explicado pelo longo período de incubação do *M. leprae* e pela evolução relativamente mais rápida da AIDS. Todas as manifestações clínicas da hanseníase podem se manifestar nestes pacientes; assim, os aspectos clínico e histopatológico da hanseníase aparentemente não são modificados pela coinfecção. Enquanto a infecção pelo HIV pode sofrer aceleração por outras micobacterioses, parece que HIV e hanseníase influenciam-se minimamente. Alguns autores descrevem maior número de reações tipo eritema nodoso e neurite nos HIV-positivos; outros relatam, em pacientes paucibacilares, reação reversa mais frequente. Com o início da terapia antirretroviral e a consequente melhora da imunidade, podem surgir casos de hanseníase até então subclínicos como resultado da síndrome inflamatória de reconstituição imune (SIRI/*IRIS* – *immune reconstitution inflammatory syndrome*).

Nos casos diagnosticados com coinfecção HIV/hanseníase, o tratamento da doença e dos quadros reacionais é realizado com as mesmas drogas e esquemas padrões de PQT de pacientes imunocompetentes.

Histopatologia

Na histopatologia, a resposta tissular à agressão do *M. leprae* apresenta-se, como era esperado, relacionada à existência ou à falta da imunidade.

Hanseníase indeterminada

Discretos focos de células mononucleares (linfócitos e monócitos) em torno de vasos, nervos e anexos na derme; raros bacilos isolados podem ser encontrados em 7% dos casos. Do ponto de vista histológico, é inespecífico, embora seja sugestivo quando correlacionado com a clínica, a não ser que o bacilo seja demonstrado.

Hanseníase tuberculoide

Infiltrado granulomatoso constituído de aglomerado de células epitelioides, que pode ter, na periferia, orla linfocitária e, no centro, células gigantes tipo de Langhans. Esse infiltrado nodular fica restrito à derme e pode tocar a epiderme. Podem ser observadas invasão e destruição dos filetes nervosos.

Em apenas 5% dos casos, podem ser encontrados raros bacilos álcool-acidorresistentes isolados. Esses granulomas são caracteristicamente alongados, pois normalmente acompanham os anexos e, por isso mesmo, são altamente sugestivos da infecção. A imuno-histoquímica, usando a proteína S-100, presente nas CS, serve para a diferenciação entre o granuloma da hanseníase e o granuloma de outras etiologias (ver Capítulo 29, item *Histopatologia*).

Hanseníase virchowiana

Infiltrado com tendência à difusão, afetando derme, hipoderme e órgãos internos, constituído predominantemente de células de Virchow (macrófagos com *M. leprae* e gotículas de gordura no citoplasma), plasmócitos e linfócitos. As gotículas de gordura somente são evidenciadas pelos cortes em congelação, corados pelo Sudão III ou escarlate R. Nos cortes em parafina, tais gotículas são dissolvidas pelo xilol e, por isso, as células de Virchow apresentam-se à HE como células espumosas, isto é, vacuoladas. O infiltrado virchowiano não toca a epiderme, da qual se separa por uma faixa de colágeno (zona de Grenz ou faixa de Unna). Bacilos e globias são encontrados em grande quantidade em 100% dos casos, ao utilizar-se rotineiramente a coloração de Wade (Figura 42.21).

Hanseníase dimorfa

Há uma associação de aspectos de infiltração virchowiana e de granuloma tuberculoide – este, no entanto, apresenta poucas (ou nenhuma) células gigantes. Na típica lesão em "queijo suíço", temos, na borda interna, franca estrutura tuberculoide, enquanto a estrutura é virchowiana na borda externa.

Histopatologia das reações

Reação tipo 1

A histopatologia das lesões cutâneas exibe edema intersticial e intracelular, expansão do granuloma, aumento marcante de linfócitos, das células epitelioides e das células gigantes, além de deposição de fibrina e redução do número de bacilos. Podem ser observadas hiperplasia epitelial e alterações mais graves, como necrose focal ou confluente, que resultam em ulcerações.

Reação tipo 2

O exame histopatológico revela uma reação inflamatória aguda com dilatação vascular, tumefação endotelial, exsudação serofibrinosa e neutrofílica que desorganiza os granulomas preexistentes. O denso infiltrado inflamatório neutrofílico

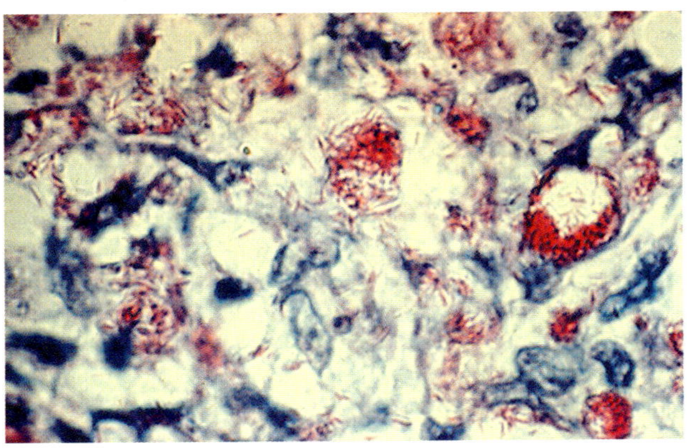

Figura 42.21 Presença de numerosas globias. (Coloração pelo Ziehl-Neelsen.)

observado na derme superficial, profunda e/ou subcutânea pode resultar em destruição tecidual decorrente de acentuada ação enzimática. Nas reações mais intensas, há necrose tecidual, microabscessos, trombose de pequenos vasos e vasculite aguda ou subaguda de pequenas artérias e veias. Há redução local da carga bacilar com a visualização de numerosos bacilos fragmentados e granulosos. Essa histopatologia é diferente do quadro de eritema nodoso, que é uma hipodermite predominantemente septal, sem vasculite (ver Capítulo 34, item *Eritema nodoso hansênico*). É passível de consideração que a doença autoagressiva hansênica seja um tipo de apresentação da reação tipo 2.

Fenômeno de Lucio

Caracteriza-se por trombose de pequenos vasos da derme superior e da média, resultando em ulceração da epiderme; há infiltrado inflamatório perivascular composto por histiócitos espumosos, contendo numerosos bacilos, inclusive na parede dos vasos.

Diagnóstico

Não menos importante que o diagnóstico da doença, é fundamental a classificação da forma clínica, pois há implicações epidemiológicas, evolutivas e de tratamento. O diagnóstico da hanseníase é eminentemente clínico pelo estudo pormenorizado das lesões cutâneas e do acometimento neurológico. Os exames complementares como bacterioscopia, histopatologia e teste de Mitsuda (hoje já não é utilizado rotineiramente) auxiliam na classificação que vai orientar o tratamento do paciente. A sorologia anti-PGL-1 e, atualmente, a PCR, quando disponíveis, também podem ser utilizadas para confirmação da presença do bacilo. A ultrassonografia, a eletromiografia e, mais recentemente, a termografia são úteis para a avaliação do dano neural.

O *exame bacteriológico* deve ser feito com a linfa obtida em pelo menos 4 locais (lóbulos das orelhas e/ou cotovelos e lesões cutâneas, se houver). Os resultados devem considerar uma avaliação quantitativa (índice baciloscópico, IB) e uma qualitativa (índice morfológico, IM). O IB varia de 0 a 6 e corresponde ao número de bacilos no esfregaço em 100 campos examinados. A análise qualitativa refere-se à morfologia dos bacilos, isto é, se estão íntegros (viáveis), fragmentados ou granulosos (não viáveis). A inoculação na pata de camundongo demonstrou que somente os bacilos íntegros apresentam crescimento quando inoculados (bacilos viáveis). É importante lembrar que, nos pacientes virchowianos e dimorfos, com grande número de bacilos, os macrófagos são incompetentes para efetuar a eliminação dos bacilos mortos, podendo o paciente manter-se com baciloscopia positiva (bacilos fragmentados ou granulosos) durante muito tempo após a alta (ver Capítulo 7).

Em 1985, a OMS, com objetivos operacionais de simplificar o tratamento, dividiu os pacientes em: paucibacilares (PB), com o IB = 0, e multibacilares (MB), com IB diferente de zero.

O *diagnóstico dos distúrbios neurológicos* é realizado pela palpação dos nervos à procura de espessamento e pela análise da sensibilidade térmica, dolorosa e tátil. Lesão cutânea com diminuição ou ausência da sensibilidade torna possível, com muita segurança, o diagnóstico da doença, que pode ser corroborado pelos testes de histamina (ausência do eritema pseudopódico) e/ou da pilocarpina (anidrose) (ver Capítulo 5).

A detecção de anticorpos anti-PGL-1 é feita por ELISA, imunodifusão ou pelo *ML flow*, um teste rápido, de fácil execução, desenvolvido com a finalidade de detecção de anticorpos anti-PGL-1 IgM, para utilização no campo. Não são considerados padrão-ouro para o diagnóstico, porque a presença de anticorpos não confere proteção, mas podem ser usados como ferramenta complementar para a classificação clínica após o diagnóstico inicial, definição e monitoramento de terapia medicamentosa, risco de recidiva e na seleção dos contatos com maior risco de adoecer. Os níveis de positividade variam conforme o espectro da doença, sendo mais altos nos pacientes multibacilares e mais baixos ou negativos nos paucibacilares. Os testes não demonstram grande sensibilidade como teste preditório de adoecimento, pois, embora o número de casos em contatos tenha sido 3,8 a 27 vezes maior que em não contatos, indivíduos saudáveis podem apresentar sorologia positiva, e casos confirmados, especialmente os paucibacilares, podem ter sorologia negativa.

A *reação de PCR* é muito sensível e específica, podendo aumentar a acurácia diagnóstica, principalmente nas formas neurais puras, utilizando tanto material de biopsia cutânea quanto de nervo para reconhecimento do *M. leprae*. No entanto, não deve ser considerada um teste diagnóstico isolado ou preditor de adoecimento em contatos, porque sua positividade pode não representar hanseníase como doença ativa, mas apenas infecção hansênica. A PCR fica indicada para casos de difícil diagnóstico.

Diagnóstico diferencial

Hanseníase indeterminada

Pitiríase versicolor, eczemátide ou pitiríase alba, dermatite seborreica, hipocromias e acromias residuais e vitiligo.

Hanseníase tuberculoide

Dermatofitose, psoríase, dermatite seborreica, lúpus eritematoso discoide, sífilis secundária e terciária, granuloma anular, granuloma multiforme, líquen plano, sarcoidose, sarcoma de Kaposi, tuberculose cutânea, cromomicose, leishmaniose, paracoccidioidomicose, esporotricose, doença de Jorge Lobo, esclerodermia e farmacodermias.

Hanseníase dimorfa e virchowiana

Leishmaniose anérgica, sífilis secundária, doença de Jorge Lobo, pitiríase rósea de Gibert, farmacodermias, lúpus eritematoso sistêmico, xantomatose, neurofibromatose, lipomatose e linfoma.

As alterações neurológicas sensitivas e motoras devem ser diferenciadas de alcoolismo, diabetes, esclerodermia, artrite reumatoide, siringomielia, doença de Dupuytren, camptodactilia, epidermólise bolhosa, acropatia ulceromutilante de Thevenard, doença de Dejerine-Sottas, *tabes dorsalis*, síndrome de Bernhardt (meralgia parestésica), síndrome do túnel do carpo e tromboangiite obliterante (ver Capítulo 57, item *Mal perfurante plantar [úlcera neurotrófica plantar]*).

Tratamento

O objetivo maior do tratamento é a cura do paciente, o mais precocemente possível, a fim de interromper a cadeia epidemiológica da doença e evitar, consequentemente, o aparecimento das incapacidades. O esquema terapêutico ideal deverá ser o mais potente e eficaz, capaz de evitar o aparecimento de resistência microbiana, e aliado à baixa ocorrência de efeitos colaterais. Ao lado do tratamento medicamentoso, deverão ser tomadas medidas para prevenção e tratamento das incapacidades.

A hanseníase foi objeto das mais diversas e empíricas tentativas terapêuticas. O primeiro tratamento efetivo foi o óleo extraído das sementes da chaulmugra. Sais e ésteres foram aperfeiçoados e usados pelas vias oral e intravenosa, e em aplicações locais, até o aparecimento da sulfona (1941).

Faget, experimentando uma glicossulfona sódica (Promim®), abriu o ciclo das sulfonas no tratamento da hanseníase. A sulfona-mãe, a diaminodifenil sulfona (DDS, dapsona), havia sido sintetizada por Fromm e Whitman, em 1908, mesmo ano da síntese das sulfonamidas. O uso de doses análogas das 2 substâncias fez com que efeitos tóxicos inviabilizassem a utilização da sulfona por muitos anos. Em seguimento a Faget, vários hansenólogos, em diferentes regiões (Cochrane/Índia, Lowe/Nigéria, Floch/Guiana Francesa, Souza Lima/Brasil), confirmaram a atividade da substância em doses menores e por via oral, estabelecendo mudança no tratamento da doença, até então com base principalmente no isolamento e na segregação dos pacientes. Em 1960, Shepard conseguiu a multiplicação do *M. leprae*, no coxim plantar do camundongo, podendo provar laboratorialmente a atividade da sulfona e a experimentação de novas substâncias.

O aparecimento de resistência secundária à sulfona com prevalência crescente fez com que, em 1976, a OMS recomendasse um esquema com duas drogas em substituição à monoterapia. A substância associada à sulfona no tratamento foi a rifampicina, que apresentava alta atividade bactericida contra o *M. leprae* e havia sido empregada pelo brasileiro Opromolla pela primeira vez em 1963. A recomendação de utilização conjunta da rifampicina com a sulfona, cujo objetivo era evitar o aparecimento de resistência secundária, não durou muito tempo, pois, em 1977, Pearson descreveu sulfonorresistência primária em 5 pacientes evidentemente virgens de tratamento. Em 1981, a recomendação da OMS foi o tratamento com três substâncias, incluindo a clofazimina, um corante iminofenazínico originário da anilina com atividade bacteriostática, passando a fazer parte do novo esquema terapêutico denominado "poliquimioterapia" (PQT).

O esquema apresentava ainda composição e duração diferentes, baseado na classificação dos pacientes em dois grupos: paucibacilares (PB) e multibacilares (MB). No primeiro grupo (PB), enquadravam-se os pacientes das formas tuberculoide e indeterminada, que, em função do pequeno número de bacilos, fariam o tratamento com duas medicações, durante 6 meses. No grupo MB, estariam pacientes das formas dimorfa e virchowiana, que deveriam utilizar três fármacos e manter o tratamento por 2 anos, no mínimo, ou até a negativação baciloscópica. Essa classificação seria simplificada pelo uso do exame baciloscópico, isto é, todos aqueles com baciloscopia positiva eram classificados como MB. Contudo, dificuldades na realização da coleta, coloração e confiabilidade na leitura da baciloscopia resultaram em nova alteração. A classificação passou a ser realizada com base no número de lesões, sendo os pacientes com 5 ou mais lesões alocados como MB. Essas modificações de caráter operacional foram estabelecidas procurando-se atender, principalmente, à maioria dos países endêmicos, com dificuldades técnicas e de pessoal nos programas de controle.

Em relação à duração do tratamento, pesquisas multicêntricas realizadas pela OMS também modificaram a duração do esquema PQT, inicialmente recomendado até a negativação baciloscópica. Foi demonstrado que a negativação era lenta, independentemente do tempo de tratamento, estando mais relacionada com a carga bacilar inicial e com a capacidade de *clearance* dos macrófagos. Mais importante que a quantidade de bacilos (índice bacterioscópico, IB) é a qualidade dos bacilos (índice morfológico, IM), visto que, quando granulosos, esses são inviáveis, ou melhor, não crescem quando inoculados na pata de camundongo. A orientação foi de uma duração fixa de 2 anos ou 24 doses para todos os pacientes

Quadro 42.3 Esquema único (U-MDT). PB por 6 meses e MB por 12 meses.

Paucibacilares	Multibacilares
Adultos	Rifampicina (RFM): dose mensal de 600 mg (2 cápsulas de 300 mg) com administração supervisionada
	Dapsona (DDS): dose mensal de 100 mg supervisionada e dose diária de 100 mg autoadministrada
	Clofazimina (CFZ): dose mensal de 300 mg (3 cápsulas de 100 mg) com administração supervisionada e uma dose diária de 50 mg autoadministrada
Crianças (30 a 50 kg)	Rifampicina (RFM): dose mensal de 450 mg (1 cápsula de 150 mg e 1 cápsula de 300 mg) com administração supervisionada
	Dapsona (DDS): dose mensal de 50 mg supervisionada e dose diária de 50 mg autoadministrada
	Clofazimina (CFZ): dose mensal de 150 mg (3 cápsulas de 50 mg) com administração supervisionada e uma dose de 50 mg autoadministrada em dias alternados

Fonte: Coordenação-Geral de Hanseníase e Doenças em Eliminação – CGHDE/DEVIT/SVS/MS.

MB, sendo que as 24 doses deveriam ser administradas em um período de 2 a 3 anos para os MB e de 6 doses em até 9 meses para os PB. Em 2002, novos estudos fizeram com que o tratamento recomendado para os MB fosse reduzido para 12 doses (Quadro 42.3).

A recomendação aos pacientes MB que excepcionalmente não apresentarem melhora clínica, com lesões ativas ao final de 12 doses (cartelas), ou com quadros reacionais recorrentes e subentrantes, é de que sejam encaminhados para avaliação em serviço de referência (municipal, regional, estadual ou nacional). Isso pode ocorrer particularmente em pacientes com numerosas lesões e/ou extensas áreas de infiltração cutânea. Nesses casos, a regressão pode ser mais lenta e é provável que necessitem de mais de um ciclo de 12 doses de PQT-MB.

Esquema único (U-MDT) para pacientes PB e MB

Em muitas regiões, ainda existem dificuldades na operacionalização dos esquemas PQT e, também, da adesão dos pacientes, reforçando a discussão na OMS de simplificação e adoção de um tratamento único, sem a necessidade de classificação clínica ou de apoio laboratorial para PB e MB. No período de 2003 a 2007, foram desenvolvidos estudos abertos que mostraram a eficácia e a viabilidade operacional de uso de um esquema uniforme de tratamento e até mesmo a possibilidade de encurtamento do tempo da PQT. No Brasil, em 2007, iniciou-se um ensaio clínico controlado e randomizado que incluiu 858 pacientes em quatro grupos: U-MDT/PB e U-MDT/MB; dois grupos-controle MDT/PB e MDT/MB padrão da OMS, estudando não só o esquema com rifampicina, dapsona e clofazimina para PB e MB, como também a redução para 6 meses nos PB e MB. Os resultados parciais após *follow-up* de 18 a 24 meses indicam que não houve diferenças na queda do índice baciloscópico (IB) nos grupos, da ocorrência de episódios reacionais e na aceitação do uso da clofazimina nos esquemas para pacientes PB. Em 2018, a OMS passou a recomendar que seja utilizado tratamento com três drogas para PB e MB, isto é, a inclusão da clofazimina para os PB, mas sem alterar a duração do esquema-padrão PQT/OMS, que é, respectivamente, de 6 e 12 meses, adotado no Brasil oficialmente desde 1º de julho de 2021 (Brasil, Nota Técnica nº 16/2021) (Quadro 42.3). As doses mensais são sempre supervisionadas.

Tratamento em situações especiais

Gravidez e lactação. Não contraindica a PQT. Em gestantes, MB ou PB, com intolerância à dapsona, o esquema terapêutico recomendado é a associação exclusiva da rifampicina com a clofazimina, pelo risco para o feto das substâncias alternativas (ofloxacino ou minociclina).

Mulheres em idade reprodutiva. Devem ter cautela, porque a rifampicina diminui a ação dos anticoncepcionais orais.

Hanseníase neural pura. Deve ser tratada de acordo com a classificação do caso MB ou PB, com orientação para retornar ao atendimento médico caso ocorra o surgimento de lesões cutâneas.

Hanseníase e tuberculose. Manter o esquema terapêutico apropriado para a tuberculose (considerando que, nesse caso, a dose de rifampicina de 600 mg será administrada diariamente), acrescido dos medicamentos específicos para a hanseníase, nas doses e tempos previstos no esquema-padrão PQT/OMS:

- paucibacilar – acrescentar a dapsona
- multibacilar – acrescentar a dapsona e a clofazimina até o término do tratamento da tuberculose, quando deve ser acrescida a rifampicina do esquema-padrão da hanseníase.

Novos fármacos, novos esquemas

Três grupos de fármacos apresentam ação contra o *M. leprae*: quinolonas (ofloxacina, perfloxacina, esparfloxacina), macrolídeos (claritromicina) e tetraciclinas (minociclina, limeciclina; são bacteriostáticos). Todas essas substâncias apresentam atividade bactericida próxima à da rifampicina e boa tolerabilidade. Ofloxacina e minociclina já são utilizadas nos esquemas alternativos em casos de resistência ou intolerância à rifampicina ou à sulfona. Regimes alternativos contendo esses agentes ou adicionando-os à PQT testam a possibilidade de diminuição ainda maior do tempo de tratamento, embora em estudo duplo-cego da OMS, concluído com *follow-up* prolongado, comparando o uso de ofloxacina 400 mg/dia adicionadas ao 1º mês da PQT, não tenham se mostrado superiores aos regimes de PQT usados com duração de 12 e 24 meses. Nesse mesmo estudo, foi testado um esquema com ofloxacina 400 mg/dia e rifampicina 600 mg/dia, durante 1 mês. Esse esquema de apenas 30 dias com ofloxacina e rifampicina falhou, mostrando altíssima taxa de recidiva em comparação aos esquemas PQT 12 e 24 meses.

Foram testados também esquemas que preconizam dose única para pacientes PB com apenas uma lesão, por exemplo, o esquema ROM (rifampicina 600 mg, ofloxacina 400 mg e minociclina 100 mg), abandonado por resultados discordantes sobre sua eficácia e pela dificuldade na seleção dos pacientes. Outro esquema de dose única, utilizando rifapentina, moxifloxacino e minociclina (RMM), mostrou-se, *in vitro*, mais bactericida que o esquema ROM. A rifapentina é 20 vezes mais potente que a rifampicina, enquanto o moxifloxacino tem potência semelhante à da rifampicina. A bedaquilina, que é empregada no tratamento da tuberculose multirresistente, tem sido testada em alguns esquemas terapêuticos.

As orientações para os casos de intolerância às medicações utilizadas, conforme o MS, em uma publicação de 2016, podem ser vistas nos quadros indicados a seguir: intolerância à dapsona (Quadro 42.4), intolerância à rifampicina (RFM) (Quadro 42.5), intolerância à clofazimina (Quadro 42.6), intolerância à rifampicina (RFM) e à dapsona (DDS) (Quadro 42.7).

Quadro 42.4 Intolerância à dapsona.

Paucibacilares	Multibacilares
Rifampicina (RFM): dose mensal de 60 mg (2 cápsulas de 300 mg) com administração supervisionada + clofazimina (CFZ): dose mensal de 300 mg (3 cápsulas de 100 mg) com administração supervisionada + clofazimina (CFZ): dose diária de 50 mg autoadministrada *Duração:* 6 doses	Rifampicina (RFM): dose mensal de 600 mg (2 cápsulas de 300 mg) com administração supervisionada + clofazimina (CFZ): dose mensal de 300 mg (3 cápsulas de 100 mg) com administração supervisionada + ofloxacino (OFX): dose mensal de 400 mg supervisionada e dose diária de 400 mg autoadministrada + clofazimina (CFZ): dose diária de 50 mg, autoadministrada ou minociclina (MNC) dose mensal de 100 mg supervisionada e dose diária de 100 mg autoadministrada *Duração:* 12 doses

Quadro 42.5 Intolerância à rifampicina.

Paucibacilares	Multibacilares
Dapsona (DDS): dose mensal de 100 mg supervisionada e dose diária de 100 mg autoadministrada + ofloxacino (OFX): dose mensal de 400 mg supervisionada e dose diária de 400 mg autoadministrada *ou* minociclina (MNC) dose mensal de 100 mg supervisionada e dose diária de 100 mg autoadministrada *Duração:* 6 doses	Dapsona (DDS): dose mensal de 100 mg supervisionada e dose diária de 100 mg autoadministrada + clofazimina (CFZ): dose mensal de 300 mg (3 cápsulas de 100 mg) com administração supervisionada + clofazimina (CFZ): dose diária de 50 mg, autoadministrada + ofloxacino (OFX): dose mensal de 400 mg supervisionada e dose diária de 400 mg autoadministrada *ou* minociclina (MNC) dose mensal de 100 mg supervisionada e dose diária de 100 mg autoadministrada *Duração:* 24 doses

Quadro 42.6 Intolerância à clofazimina.

Paucibacilares e multibacilares
Rifampicina (RFM): dose mensal de 600 mg (2 cápsulas de 300 mg) com administração supervisionadaw + dapsona (DDS): dose mensal de 100 mg supervisionada e dose diária de 100 mg autoadministrada (28 dias) + ofloxacino (OFX): dose mensal de 400 mg supervisionada e dose diária de 400 mg autoadministrada **ou** minociclina (MNC) dose mensal de 100 mg supervisionada e dose diária de 100 mg autoadministrada

Tratamento dos estados reacionais

O tratamento das reações, em geral, é ambulatorial e deve ser instituído o mais breve possível. O tratamento PQT não deverá ser interrompido. Em caso de neurite associada está indicada a imobilização dos membros.

Nas *reações do tipo 1*, a substância de escolha é a prednisona ou prednisolona, na dose 1 mg/kg/dia, ou dexametasona, 0,15 mg/kg/dia, em casos de doentes hipertensos ou cardiopatas mais graves, conforme avaliação clínica. A retirada deverá ser gradual, após o desaparecimento dos sinais inflamatórios (prednisona 10 mg/mês). Atenção especial aos pacientes diabéticos (glicemia de jejum para controle) e com queixas gástricas. Avaliar a função sensitiva e motora ao início e ao final do episódio reacional.

Quadro 42.7 Intolerância à rifampicina e à dapsona.

Paucibacilares	Multibacilares
Clofazimina (CFZ): dose mensal supervisionada 300 mg, e dose diária de 50 mg autoadministrada + ofloxacino (OFX): dose mensal de 400 mg supervisionada e dose diária de 400 mg autoadministrada *ou* minociclina (MNC) dose mensal de 100 mg supervisionada e dose diária de 100 mg autoadministrada *Duração:* 6 doses	*Nos 6 primeiros meses:* clofazimina (CFZ): dose mensal de 300 mg supervisionada e dose diária de 50 mg, autoadministrada + ofloxacino (OFX): dose mensal de 400 mg supervisionada e dose diária de 400 mg, autoadministrada + minociclina (MNC): dose mensal de 100 mg supervisionada e dose diária de 100 mg autoadministrada *Nos 18 meses subsequentes:* clofazimina (CFZ): dose mensal de 300 mg supervisionada e dose diária de 50 mg autoadministrada + ofloxacino (OFX): dose mensal de 400 mg supervisionada e dose diária de 400 mg autoadministrada *ou* clofazimina (CFZ): dose mensal de 300 mg supervisionada e dose diária de 50 mg autoadministrada + minociclina (MNC): dose mensal de 100 mg supervisionada e dose diária de 100 mg autoadministrada. *Duração:* 24 doses em até 36 meses

Nos casos de *reações tipo 2*, a substância de escolha é a talidomida na dose de 100 a 400 mg/dia conforme a gravidade, exceto em mulheres em idade fértil, que deverão utilizar a prednisona. No caso de reações oculares graves, orquite, eritema nodoso necrótico ou acometimento de troncos nervosos, mãos e pés reacionais, fenômeno de Lucio e nefrite, devemos associar o corticosteroide à talidomida.

Ainda como fármacos de segunda linha, poderão ser usadas a clofazimina na dose de 300 mg/dia ou a pentoxifilina na dose de 400 mg/dia.

Em alguns casos não responsivos, podem ser empregados outros esquemas, como a pulsoterapia com metilprednisolona ou a ciclosporina. Tem havido relato do uso dos imunobiológicos anti-TNF em casos de reação do tipo 2, sem resposta às terapias habituais; porém, já foram descritos casos de hanseníase e de reações tipo I em pacientes em uso das substâncias anti-TNF.

Nas reações acompanhadas de neurite, ou quando esta é o principal componente do quadro, a imobilização do membro afetado deverá ser realizada; e em determinadas situações, de neurites que não respondem ao tratamento ou recidivantes com nervos muito espessados, a liberação cirúrgica do tronco nervoso melhora o processo. Para efeitos de tratamento, é importante também identificar aqueles casos em que a neurite aguda deu lugar à dor de caráter neuropático, utilizando-se antidepressivos tricíclicos, neurolépticos ou anticonvulsivantes, muitas vezes associados pelo sinergismo da ação (Quadro 42.8).

Na utilização de corticosteroides nas reações tipo 1 ou 2 está indicado:

- tratamento profilático da estrongiloidíase com tiabendazol 50 mg/kg/dia, em 3 tomadas por 2 dias ou 1,5 g em dose única; ou albendazol na dose de 400 mg/dia durante 3 a 5 dias consecutivos)
- profilaxia da osteoporose feita com o cálcio 1.000 mg/dia associado à vitamina D 400 a 800 UI/dia e/ou bifosfonatos (alendronato 70 mg/semana).

Quadro 42.8 Antidepressivos tricíclicos, neurolépticos e anticonvulsionantes.

Fármaco	Apresentação	Dose habitual/dia	Dose máxima/dia
Tricíclicos			
Cloridrato de amitriptilina	25 mg – comprimido	25 a 150 mg	300 mg
Cloridrato de nortriptilina	25 mg e 50 mg – cápsula	10 a 50 mg (0,2 a 3 mg/kg)	150 mg
Neurolépticos			
Clorpromazina	Gotas/comprimidos	5 gotas, 12/12 h 12,5 mg, 12/12 h	20 gotas, 12/12 h 100 mg, 12/12 h
Anticonvulsionantes			
Carbamazepina	200 mg – comprimido 20 mg/mL – suspensão oral	200 a 1.200 mg	3.00 mg
Gabapentina	300 mg e 400 mg – cápsula	900 a 2.400 mg	2.400 mg

Fonte: Coordenação Geral de Hanseníase e Doenças em Eliminação – CGHDE/DEVIT/SVS/MS.

Efeitos colaterais

A incidência de efeitos colaterais nos esquemas utilizados é baixa, sendo os mais comuns citados a seguir.

Rifampicina. Hepatite, síndrome pseudogripal (pelo uso intermitente da substância na segunda ou quarta dose supervisionada), trombocitopenia, *rash* cutâneo, choque e insuficiência renal.

Dapsona. Gastrite, acrocianose, anemia hemolítica, metemoglobinemia, fotodermatite, síndrome de Stevens-Johnson, dermatite esfoliativa, eritrodermia, síndrome sulfona (após a 4ª semana de tratamento) e neuropatia motora periférica.

Clofazimina. Pigmentação laranja-acastanhada da pele mucosas, ressecamento da pele que pode evoluir para ictiose, dor abdominal e diminuição da peristalse.

Ofloxacina. Manifestações gastrintestinais, fotodermatite, pigmentação cutânea e alterações do sistema nervoso central, como insônia, cefaleia, tontura, nervosismo e alucinações.

Minociclina. Pigmentação azulada de pele, mucosas e dentes; disfunções gastrintestinais e do sistema nervoso central também podem ocorrer.

Talidomida. Teratogenicidade, constipação intestinal, trombose inclusive potencializada pelo uso concomitante de corticoterapia, neuropatia sensitiva, edema unilateral e sonolência (ver Capítulo 89).

Recidiva

O reaparecimento de sinais e sintomas da doença após a alta da PQT suscita o problema do diagnóstico diferencial entre recidiva e reação. Os casos de recidiva em pacientes regularmente tratados com a PQT são raros, em torno de 1%. As causas de recidiva são: tratamentos insuficientes (abandono, tomada irregular), persistência bacilar (bacilos entram em estado de latência e não são afetados pelas medicações usadas no tratamento), os casos de resistência bacilar (primária e secundária, mono ou multirresistência) e a reinfecção (o déficit imunológico específico para o bacilo se mantém ao longo da vida do indivíduo).

Exceto nos casos de resistência, quando será necessária a substituição das drogas, o regime PQT padrão deverá ser reintroduzido.

A ocorrência de manifestações reacionais após os primeiros anos de alta da PQT não é rara e passou a ser observada com maior frequência após a diminuição do tempo do tratamento da PQT, exigindo recursos clínicos e laboratoriais para criteriosa suspeição e confirmação diagnóstica.

Em geral, as recidivas ocorrem após 5 anos da alta, e a maioria dos casos em pacientes multibacilares. O MS recomenda como critérios clínicos da recidiva nos pacientes PB: dor no trajeto de nervos, novas áreas com alterações de sensibilidade, lesões novas e/ou exacerbação de lesões anteriores que não respondem ao tratamento com corticosteroide, por pelo menos 90 dias. Nos pacientes MB: lesões cutâneas e/ou exacerbação de lesões antigas, novas alterações neurológicas que não respondem ao tratamento com talidomida e/ou corticosteroide nas doses e prazos recomendados e surtos reacionais tardios. O aumento do índice baciloscópico (IB) com relação ao IB da alta, baciloscopia positiva naqueles previamente negativos e a presença de bacilos íntegros confirmam a suspeita (MS/SVS/2009) (Quadro 42.9).

O diagnóstico molecular da resistência é realizado por PCR com a amplificação e sequenciamento das regiões-alvo dos fármacos empregados, quando é possível demonstrar mutações nos genes-alvo para rifampicina (*rpoB*), para DDS (*folP1*) e para ofloxacina (*gyrA* e *gyrB*).

Quadro 42.9 Diferenças entre reação reversa e recidiva.

Característica	Reação reversa	Recidiva
Intervalo de tempo	Ocorre, geralmente, durante a quimioterapia ou dentro de 6 meses após completado o tratamento	Ocorre, normalmente, muito depois do término da quimioterapia, em geral depois de um intervalo de 1 ano
Aparecimento	Súbito e inesperado	Lento e insidioso
Distúrbios sistêmicos	Podem vir acompanhados de febre e mal-estar	Geralmente, não vêm acompanhados de febre e mal-estar
Lesões antigas	Algumas ou todas se tornam eritematosas, brilhantes e consideravelmente inchadas, com infiltração	Algumas podem apresentar bordas eritematosas
Lesões novas	Em geral, várias	Poucas, por exemplo, hansenomas, placas etc.
Ulceração	Muitas vezes, as lesões se agravam e ficam ulceradas	Raramente há ulceração
Regressão	Com descamação	Não há descamação
Envolvimento dos nervos	Muitos nervos podem estar envolvidos rapidamente, ocorrendo dor, alteração da sensibilidade e perturbações motoras	Pode ocorrer em um único nervo; perturbações motoras ocorrem muito lentamente
Resposta a esteroides	Excelente	Não pronunciada

Evolução e prognóstico

A hanseníase é uma doença eminentemente crônica e de prognóstico bom com relação à qualidade de vida; no entanto, apresenta grande potencial incapacitante físico (mão em garra, mal perfurante plantar, cegueira, entre outros). O risco de incapacidade está relacionado com episódios reacionais, cujos diagnóstico e tratamento deverão ser os mais precoces possíveis e, se for o caso, acompanhados de medidas fisioterápicas. A incapacidade é uma das principais responsáveis pelo forte estigma social que tanto impacta a qualidade de vida dos pacientes de hanseníase.

Controle, imunoprofilaxia e quimioprofilaxia

O diagnóstico e o tratamento precoces, bem como a vigilância dos contatos, são as principais ações a serem realizadas para alcançar o controle da endemia. A busca ativa dos contatos de pacientes de hanseníase, exames dermatológicos por demanda espontânea e de grupos específicos junto à informação sobre sinais e sintomas da hanseníase para a população são outras medidas que fazem parte da estratégia para o controle da endemia.

O uso do BCG oral como profilático foi proposto por Azulay como arma no controle da hanseníase (Havana, 1948). A maioria dos autores reconhece a ação protetora do BCG, apesar de percentuais diferentes de cobertura. Vacinas que associam o BCG ao *M. leprae* e a outras micobactérias (*M. vacae*, ICRC) foram e continuam sendo testadas na tentativa de melhorar a imunidade celular e evitar o aparecimento de novos casos. No Brasil, estudos realizados verificaram que o efeito protetor da BCG varia entre 20 e 80%, sendo a maior proteção para os tipos multibacilares. O MS (2010) recomenda a aplicação de 2 doses da vacina BCG intradérmica, com intervalo de 6 meses nos contatos intradomiciliares, independentemente de o caso-índice ser PB ou MB. Caso o contactante já tenha cicatriz de BCG, deve-se aplicar apenas uma dose. Em pacientes com duas cicatrizes, apenas acompanhamento clínico deverá ser feito.

Em 2019, foi aprovada para testes em humanos a vacina recombinante LepVax, que conjuga os antígenos do *M. leprae* ML25310, 2380, 2055 e 2028 com um receptor *toll-like*.

A quimioprofilaxia realizada com dose única de rifampicina para contato intradomiciliar, para adultos ou crianças maiores ou com idade igual a 2 anos, após exclusão dos diagnósticos de hanseníase e tuberculose, em estudos realizados em 2007, mostrou uma eficácia de 57% na incidência de casos de mal de Hansen (MH) nos 2 primeiros anos. Assim, passou a ser sugerida pela OMS em áreas com alta endemicidade, desde que com supervisão dos programas de controle para avaliar o impacto nos casos de hanseníase, no guia de controle de 2018. Além disso, o estudo refere que, em vacinados com a BCG, o uso da rifampicina na quimioprofilaxia potencializaria essa proteção; a dose única indicada é de 600 mg de rifampicina para maiores de 15 anos e adultos; 450 mg para 10 a 14 anos, 300 mg para 6 a 9 anos e para crianças menores até 2 anos de 10 a 15 mg/kg (WHO, 2018).

No Brasil, de 2015 a 2018, com o apoio da Organização Pan-Americana da Saúde (OPAS) e do MS, foi iniciado um projeto de profilaxia pós-exposição (PEP-hans) em 17 municípios de Pernambuco, Mato Grosso e Tocantins. O projeto foi encerrado em 2018, com a CONITEC sugerindo a necessidade de mais estudos para a implantação do PEP-hans no Brasil

A erradicação definitiva da doença passa pela melhoria das condições de vida das populações das áreas endêmicas, assim como ocorreu com a Noruega e outros países da Europa onde a hanseníase começou a declinar antes do aparecimento da sulfona, para a qual dedicamos detalhamento em capítulo específico (ver Capítulo 91, item *Sulfona*).

Tuberculose cutânea

Felipe Aguinaga ◆ Larissa Hanauer ◆ Rubem David Azulay

Conceito

Entidade nosológica cutânea com apresentações clínico-evolutivas distintas decorrentes da infecção pelo *Myco-bacterium tuberculosis* e, ocasionalmente, pelos *M. bovis* e *Bacillus Calmette-Guérin*. Essas diferenças decorrem de vários fatores, entre os quais destacaremos o estado de hipersensibilidade específica mediada por células, o grau de virulência da amostra, a via de penetração do germe, as condições socioeconômicas e ambientais.

Epidemiologia

A tuberculose é a principal causa de morte por um único agente infeccioso. No mundo, em 2018, aproximadamente 10 milhões de pessoas adoeceram em decorrência dessa infecção, levando a 1,5 milhão de óbitos.

Em 2019, no Brasil, foram diagnosticados 73.864 novos casos de tuberculose, com uma incidência de 35 por 100 mil habitantes. Na estratificação por unidade da federação (UF), evidencia-se uma importante heterogeneidade no país, com os maiores coeficientes de incidência, acima de 51 casos/100 mil habitantes, nos estados do Rio de Janeiro, do Amazonas, do Pará, de Roraima e do Acre. Em 2018, foram registrados 4.490 óbitos em decorrência da doença. Cerca de 14% dos casos são de localização extrapulmonar e desses apenas 1 a 2% terão envolvimento cutâneo (TbC). Tem maior incidência entre populações com baixo nível socioeconômico e predomina nos homens (66,5%) no Brasil. Com o advento da AIDS, tem havido grande aumento do número de casos. Possíveis explicações para este fato são: (1) processo de reativação de tuberculose latente em imunocomprometidos; (2) imunodepressão por diversas causas, facilitando a infecção por cepas menos virulentas, a destacar o uso cada vez mais frequente de medicamentos como citostáticos, corticosteroides, agentes biológicos etc.; (3) melhores técnicas diagnósticas (PCR); e (4) aumento no número de bacilos que apresentam resistência – em geral, secundária, ou seja, decorrente de tratamentos/acompanhamentos inadequados. Ocorrem, no entanto, variações regionais quanto à manifestação clínica; assim, o lúpus vulgar é comum na Escandinávia e raro no Brasil; a tuberculose cútis coliquativa (escrofuloderma) é a forma cutânea mais comum no país. Com relação à idade, chamamos a atenção para o fato de que, no adulto, são mais frequentes as tuberculoses verrucosas, a cútis coliquativa e as tubercúlides; enquanto, na criança, são mais frequentes o complexo primário, a tuberculose miliar disseminada e o *lichen scrofulosorum*. Com relação ao sexo, destacamos incidência maior da tuberculose endurativa de Bazin no sexo feminino, e o lúpus vulgar em uma proporção bem menor (2:1).

Etiopatogenia

A TbC pode ser causada pelos *Mycobacterium tuberculosis, M. bovis* ou *Bacillus Calmette-Guérin* (BCG) – bacilo de *M. bovis* vivo atenuado utilizado na imunização. O *M. tuberculosis* é um bacilo delgado, não móvel, aeróbio, filamentoso, não esporulante. Apresenta em sua constituição um envelope lipídico que confere resistência à degradação pós-fagocitose, sendo responsável também pela retenção de corantes básicos (carbol fucsina) após tratamento com ácido sulfúrico a 20% e álcool absoluto, ou ácido clorídrico a 3% em álcool e coloração pelo Ziehl-Neelsen – bacilo álcool-acidorresistente (BAAR).

Ao ser inoculado em animal virgem, produz um cancro de inoculação, seguido de linfadenopatia regional; contudo, a micobactéria na pele não leva necessariamente à doença clínica, ou seja, a infecção por *M. tuberculosis* não é sinônimo de tuberculose. A progressão ou não da doença, bem como a determinação das manifestações clinicopatológicas, dependerá de inúmeros fatores, entre os quais a maneira de entrada na pele, a virulência da cepa, o número de germes inoculados, o estado imunitário com relação ao *Mycobacterium*, a via de inoculação e a região anatômica.

Quanto ao estado imunoalérgico, o paciente pode ser não imunizado, imunizado por BCG, imunizado por infecção/doença prévia ou imunodeprimido. No período de 2 e 10 semanas após a inoculação de qualquer origem, o indivíduo adquire uma hipersensibilidade celular específica (linfócitos T) revelada pelo teste intradérmico da tuberculina ou do PPD (*purified protein derivate of tuberculin*). Concomitantemente a essa hipersensibilidade, pode surgir certo grau de imunidade; embora, na maioria da vezes, possam ocorrer juntos, os dois fenômenos (hipersensibilidade celular e imunidade) são independentes. Quando se trata da segunda inoculação, o aparecimento da lesão no ponto da inoculação ocorre em 48 h, e caracteriza-se por lesão tuberonecrótica. O complexo primário tuberculoso cutâneo é raro; em condições normais, a regra é o complexo primário tuberculoso se fazer, por via respiratória, nos pulmões.

Classificação

A tuberculose cutânea pode ser classificada como primária (caso o paciente nunca tenha tido contato anterior com o bacilo) ou secundária (em paciente previamente sensibilizado). A infecção pode ocorrer pela via exógena, isto é, a inoculação cutânea processa-se diretamente na pele (cancro tuberculoso, tuberculose verrucosa e, raramente, lúpus vulgar) ou por via endógena, cujo comprometimento cutâneo ocorre secundariamente por autoinoculação, por contiguidade ou pela via hematogênica a partir de um foco de tuberculose a distância (escrofuloderma, lúpus vulgar, tuberculose orificial, tuberculose miliar).

Conforme o estado de hipersensibilidade específica e, até certo ponto, o grau de imunidade do indivíduo, é possível limitar os processos patológicos cutâneos a dois grandes grupos: as *tuberculoses* e as *tubercúlides*. Nem sempre é possível identificar com clareza as distinções entre tuberculose e tubercúlide (Quadros 42.10 a 42.12). As tubercúlides podem ser consideradas

Quadro 42.10 Classificação da tuberculose cutânea e tubercúlides.

Tuberculoses
Fonte exógena Cancro tuberculoso ou complexo primário tuberculoso Tuberculose verrucosa Lúpus vulgar (alguns casos)
Fonte endógena Escrofuloderma (tuberculose coliquativa) Tuberculose orificial (ulcerosa) Lúpus vulgar (maioria dos casos) Tuberculose miliar Tuberculose gomosa (abscesso tuberculoso metastático)
Tubercúlides
Tubercúlide papulonecrótica ("facultativa") Eritema indurado de Bazin ("facultativa") *Lichen scrofulosorum* Tubercúlide nodular Tubercúlide flebítica nodular
BCG e complicações relacionadas

Quadro 42.11 Manifestações clínicas da tuberculose.

	Via de inoculação	Epidemiologia	Localização	Clínica	Grau de imunidade	PPD
Complexo primário tuberculoso	Exógena	Crianças	Face, extremidades e genitália	Cancro de inoculação acompanhado de adenopatia regional, que pode fistulizar. Pode evoluir com cicatriz ou para a forma verrucosa	Sem imunidade	Positivo em 3 a 6 semanas
Tuberculose verrucosa	Exógena	Adultos, anatomistas e açougueiros	Mãos	Lesão indolente, inicialmente papulotuberosa com posterior vegetação que evolui com cicatrização central. Não há adenopatia	Imunocompetente	Forte reator
Escrofuloderma	Endógena	Tipo mais frequente no Brasil	Pescoço, região inguinocrural, epidídimo por contiguidade, levando à formação de bridas cicatriciais	Formação de gomas que fistulizam a partir do foco de tuberculose adjacente	Imunidade moderada	Em geral +
Lúpus vulgar	Endógena ou exógena	Mais frequente na Escandinávia (vulgar)	Face	Pápula ou placas mal definidas, eritematoacastanhadas, de consistência gelatinosa, de bordas irregulares e bem delimitadas, superfície lisa ou levemente descamativa. Cicatrizes atróficas são proeminentes, podendo surgir novas lesões sobre elas ou na periferia	Imunidade moderada	Forte reator
Tuberculose orificial	Endógena	Geralmente em imunodeprimidos	Regiões orificiais ou periorificiais	Úlcera rasa, irregular, muito dolorosa, associada à existência de edema perilesional	Imunodeprimido	– ou ++
Tuberculose cutânea miliar aguda	Endógena	Imunodeprimidos e crianças	Tronco e membros	Lesão exantemática, eritematopurpúrica, pequenas máculas, pápulas ou púrpura; algumas vezes vesiculares ou pustulosas	Imunodeprimido	–

Quadro 42.12 Tubercúlides.

	Via de inoculação	Epidemiologia	Localização	Clínica	Grau de imunidade	PPD
Tubercúlide papulonecrótica	Endógena	Crianças e adultos jovens	Face extensora de membros, dorso das mãos e dos pés	Pápulas necróticas simétricas, evoluindo em surtos com formação de cicatrizes deprimidas	Imunocompetente	+
Eritema indurado de Bazin	Endógena	Mulheres	Panturrilhas	Nódulos e placas eritematovioláceos, crônicos e recorrentes, ulcerados, simétricos e indolores	Imunocompetente	+++
Lichen scrofulosorum	Endógena	Criança	Tronco	Pápulas eritematoacastanhadas perifoliculares, agrupadas com crosta ou encimadas por pústula	Imunocompetente	+
Tubercúlide nodular	Endógena	Criança e em HIV+	Membros inferiores	Nódulos eritematovioláceos, não ulcerados	Imunocompetente ou imunodeprimido	+ ou –
Tubercúlide flebítica	Endógena	Evento raro	Membros inferiores	Nódulos subcutâneos ao longo de veias	Imunocompetente	+

uma reação de hipersensibilidade ao *M. tuberculosis* secundária a um foco de tuberculose não necessariamente identificado. O PPD é, em geral, fortemente positivo e há resposta ao tratamento antituberculoso, apesar de a cultura e as colorações especiais serem negativas para micobactéria. Histopatologicamente, todas as tubercúlides exibem graus variáveis de processo granulomatoso e comprometimento vascular em diferentes níveis da pele (epiderme, derme e hipoderme). Os determinantes dessa classificação são a demonstração da existência do bacilo, feita por meio da cultura, de técnicas de coloração e da PCR.

Com os novos conhecimentos sobre o mecanismo fisiopatológico da doença e o desenvolvimento de novas técnicas de diagnóstico, incluindo PCR, tornaram-se necessárias mudanças na classificação. Por exemplo, as tubercúlides podem ser encaradas como resultantes de hipersensibilidade a fragmentos antigênicos do bacilo (tubercúlides verdadeiras); no entanto, eventualmente, podem representar tuberculose propriamente dita. Poderiam ser consideradas tubercúlides "facultativas" aquelas em que o DNA da micobactéria é ocasionalmente encontrado pela PCR. É provável que, à medida que houver avanço tecnológico nas modalidades de identificação do bacilo, muitos casos atualmente considerados tubercúlides sejam reclassificados como tuberculose.

Clínica

Cancro tuberculoso ou complexo primário tuberculoso

É raro, sendo mais frequente em crianças; em adolescentes, tem ocorrido relacionado com a prática de tatuagens e *piercings*. Caracteriza-se pelo aparecimento de úlcera indolor, rasa, de fundo granuloso, coberta por crosta espessa, com bordas subminadas eritematoazuladas no local da inoculação, 2 a 4 semanas após o contato primário, no indivíduo não previamente sensibilizado. Se acompanhado de adenopatia regional, é denominado "complexo primário tuberculoso", representando o equivalente ao complexo primário pulmonar. A adenopatia poderá ou não fistulizar. As localizações mais usuais são: face, extremidades e genitália. Em cerca de 10% dos casos, é acompanhado de eritema nodoso. A regressão pode ser espontânea com formação de cicatrizes em 4 a 7 semanas ou há a possibilidade de desenvolvimento de lesão de lúpus vulgar ou de tuberculose verrucosa. O PPD se torna positivo em 3 a 6 semanas. O diagnóstico diferencial é feito com esporotricose, micobacteriose atípica, doença da arranhadura do gato, sífilis, escrofuloderma e leishmaniose. O diagnóstico pode ser realizado pela demonstração do BAAR na histopatologia e confirmado pelo crescimento em cultura.

Tuberculose verrucosa

Também denominada "tubérculo dos anatomistas", ou "verruga necrogênica", é indolente e caracterizada por lesão, inicialmente papulotuberosa, que vegeta com aspecto verrucoso e seco; há tendência à evolução centrífuga, de modo serpiginoso, com áreas de amolecimento e exsudação purulenta, progredindo com cicatrização central. Não há adenopatia. A lesão pode persistir por vários anos, e pode regredir espontaneamente sem tratamento, deixando cicatrizes atróficas. Sua localização mais frequente é nas mãos e decorre de inoculação exógena em paciente previamente sensibilizado. A contaminação ocorre por inoculação de bacilos oriundos de paciente com tuberculose pulmonar. Os meios em que isso ocorre variam: dentista manuseando paciente tuberculoso, açougueiros manipulando carnes contaminadas ou paciente que tenha contato direto com escarro contaminado. É um dos modos mais comuns de apresentação em países asiáticos. Pode ainda ocorrer por autoinoculação em doente com tuberculose ativa. Participa do grupamento PLECT (ver Capítulo 47, item *Esporotricose*), fazendo ainda diagnóstico diferencial com verruga vulgar, carcinoma verrucoso, ceratoacantoma centrífugo, bromoderma e iododerma, piodermite vegetante e líquen plano hipertrófico.

Escrofuloderma ou tuberculose coliquativa

É a forma mais frequente no Brasil. Caracteriza-se por abscessos frios que evoluem com fistulização, ulceração e aparecimento de bridas cicatriciais (goma). É sempre endógena; em geral, é secundária a uma tuberculose ganglionar ou óssea (por contiguidade); no entanto, ocasionalmente, pode ser decorrente de disseminação hematogênica. Localizações frequentes são pescoço, região inguinocrural, epidídimo e, eventualmente, conjuntiva e boca (Figuras 42.22 e 42.23). Embora possa regredir espontaneamente, deixando cicatriz, geralmente persiste por anos. Faz diagnóstico diferencial com paracoccidioidomicose, sífilis terciária (goma), micetoma, esporotricose e hidradenite.

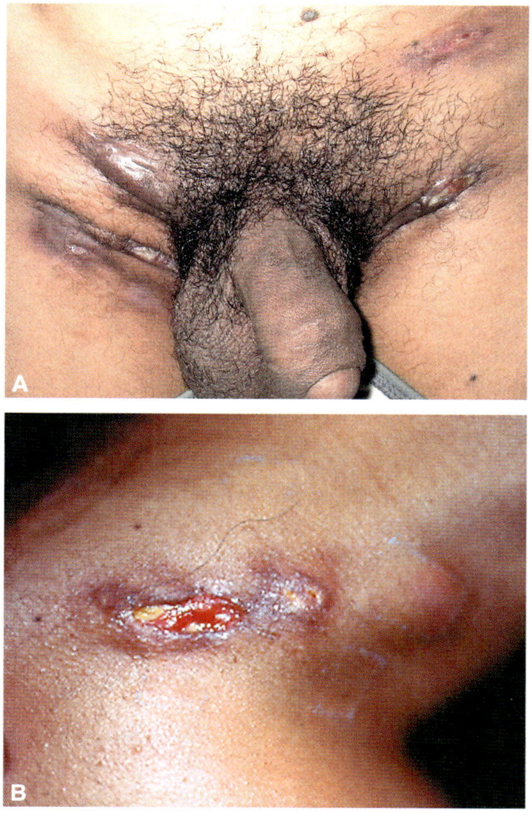

Figura 42.22 Escrofuloderma. **A.** Região inguinal. **B.** Região cervical.

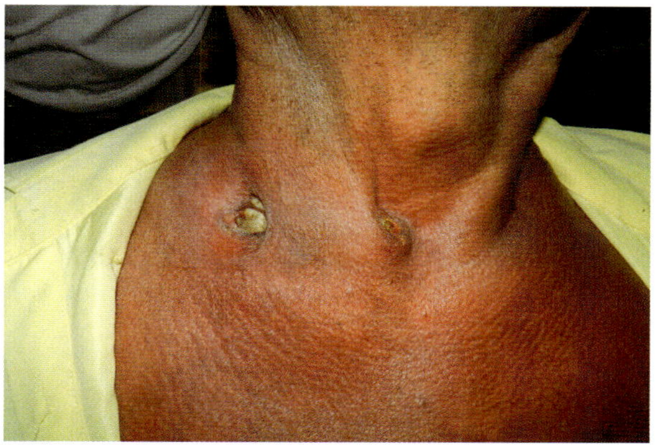

Figura 42.23 Escrofuloderma. (Cortesia do Dr. Pablo Cirino.)

Tuberculose orificial ou ulcerosa

É uma manifestação clínica rara, caracterizada pelo surgimento de lesão papulonodular eritematoamarelada que rapidamente evolui para formação de úlcera rasa, irregular, muito dolorosa, com fundo granuloso, ocorrência de pseudomembrana amarelada e friável, além de edema perilesional; eventualmente, as lesões são múltiplas (Figura 42.24 A e B). Acomete regiões orificiais ou periorificiais (boca, ânus, vulva e uretra), decorrente de autoinoculação em portadores de tuberculose grave da área correspondente (tratos gastrintestinal e urogenital e fossas nasais). Na boca, o local mais frequentemente acometido é a língua, seguido dos palatos mole e duro. Os pacientes geralmente apresentam algum grau de imunodepressão. Na histopatologia, numerosos bacilos costumam ser encontrados.

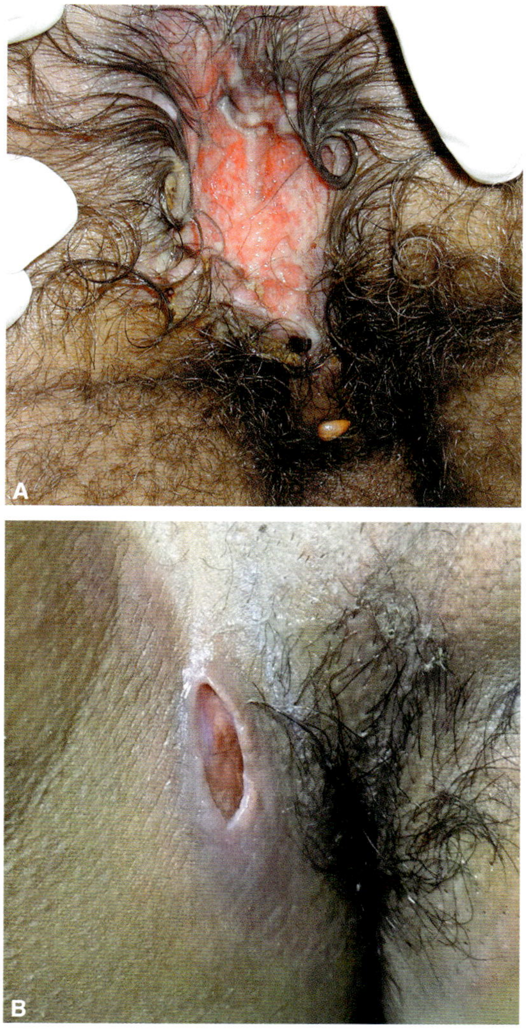

Figura 42.24 Tuberculose ulcerosa ou orificial. **A.** Paciente HIV+ com tuberculose intestinal. (Cortesia da Dra. Marilza Ferreira da Silva.) **B.** Paciente hígido com tuberculose pulmonar. (Cortesia do Dr. Gabriel Tavares.)

Lúpus vulgar ou tuberculose luposa

A designação vulgar se aplica aos países escandinavos, onde é frequente; entre nós, é infrequente (não vulgar). É tipo de tuberculose cutânea frequente na Índia (39 a 43%) e em Hong Kong (22%). Caracteriza-se por lesão tuberosa, em placa, que pode ulcerar, com evolução lenta e progressiva, localizada frequentemente na face, podendo invadir mucosas (Figuras 42.25 e 42.26). Pode apresentar apresentações distintas, classificadas como:

- planas: serpiginosa ou policíclica
- hipertróficas: ceratósica ou tumoral
- ulcerosas: necrose e ulceração da placa, com deformidades cicatriciais e mutilações
- vegetativa: necrose e ulceração sem cicatrização.

A infecção é endógena (secundária), linfo-hematogênica ou, por contiguidade, raramente exógena (primária). Em cerca de 40% dos casos, está associado à linfoadenite e, em 10 a 30%, há foco pulmonar, ósseo ou articular. Há tendência cicatricial que provoca sérias deformidades. O PPD é forte reator. À diascopia, observam-se os chamados "nódulos de geleia de maçã".

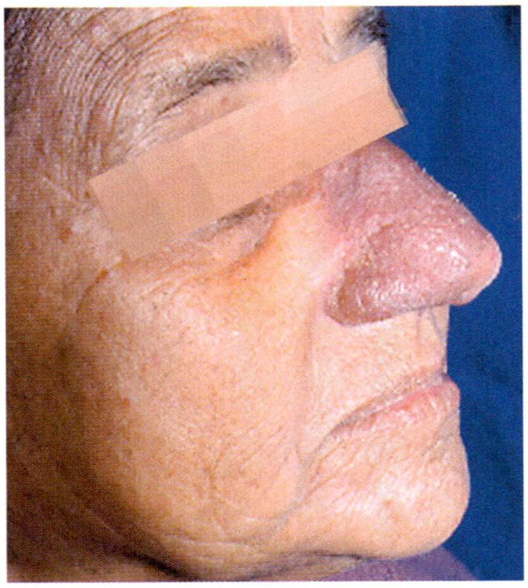

Figura 42.25 Lúpus vulgar. (Coleção Serviço de Dermatologia/Curso de Pós-graduação/UFRJ.)

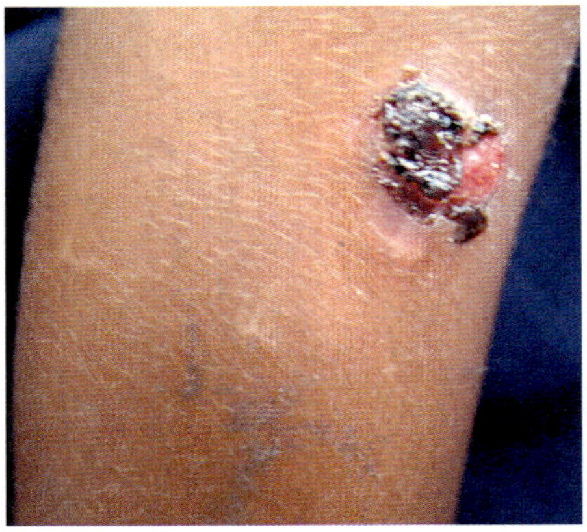

Figura 42.26 Lúpus vulgar – lesão surgindo no local do BCG.

Faz diagnóstico diferencial com hanseníase, paracoccidioidomicose, leishmaniose, sífilis terciária, lúpus eritematoso, sarcoidose, linfoma e linfocitoma.

Tuberculose cutânea miliar aguda

Tipo grave de tuberculose, ocorrendo após processos anergizantes (sarampo, quimioterapia) ou em imunodeprimidos (AIDS com CD4 $<$ 100 células/mm^3). Caracteriza-se por lesões numerosas, papulosas, tuberosas, simétricas, com tendência a ulceração, localizadas preferencialmente nos membros. A lesão pode se curar deixando cicatrizes atróficas acrômicas. É decorrente de disseminação hematogênica, geralmente de foco pulmonar, na maioria dos casos levando ao óbito. Os bacilos são numerosos e, em geral, há anergia tuberculínica. Faz diagnóstico diferencial com foliculite, septicemia, meningococcemia e endocardite bacteriana.

Tuberculose gomosa ou abscesso tuberculoso metastático

Ocorre devido à disseminação hematogênica de um foco primário em paciente imunocomprometido ou em crianças desnutridas. Caracteriza-se por abscesso único ou múltiplo, flutuante e não doloroso, mais comumente encontrado no tronco, nas extremidades e na cabeça. Frequentemente fistuliza, tornando-se indistinguível do escrofuloderma.

Tubercúlides

Tubercúlide papulonecrótica

Com o advento da PCR, 50% dos casos de tubercúlide papulonecrótica apresentaram positividade para o DNA do *M. tuberculosis*, reclassificando-se como tuberculose. Caracteriza-se por lesões pequenas, tuberosas e necróticas, simétricas, evoluindo em surtos, com tendência à formação de pequenas cicatrizes deprimidas, localizadas preferencialmente nas faces extensoras dos membros e no dorso das mãos e dos pés; localizações excepcionais incluem pênis e couro cabeludo (Figura 42.27). Acomete principalmente crianças e adultos jovens. Ocasionalmente, esse diagnóstico é retrospectivo, em razão da localização, do número e do aspecto das cicatrizes em pacientes com história pregressa de tuberculose (Figura 42.28). A arterite de Takayasu pode estar relacionada.

Tubercúlide liquenoide (*lichen scrofulosorum*)

Caracteriza-se por pequenas pápulas eritematoacastanhadas, perifoliculares, em geral agrupadas e em disposição numular, assintomáticas, cobertas por discreta crosta ou encimadas por pústula, com localização preferencial no tronco; predomina em crianças com alto grau de imunidade, podendo existir foco de tuberculose ativa em gânglios ou ossos.

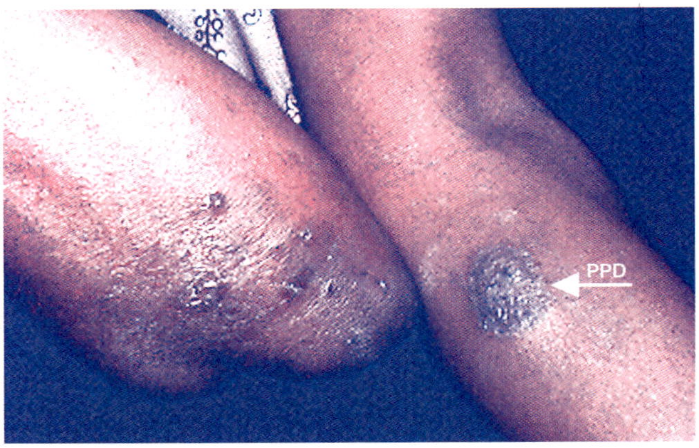

Figura 42.27 Tubercúlide papulonecrótica com PPD forte reator.

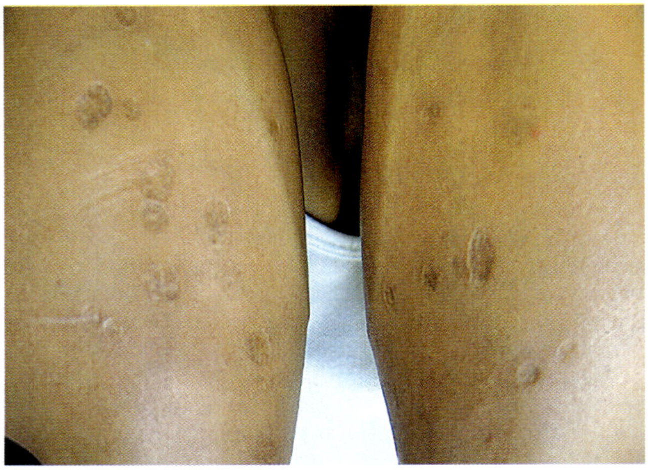

Figura 42.28 Tubercúlide papulonecrótica – cicatrizes varioliformes em localização característica que possibilita um diagnóstico retrospectivo. (Cortesia da Dra. Daniella Spinato.)

Tubercúlide nodular

Apresentação inicialmente descrita em crianças, caracterizada por nódulos eritematovioláceos, não ulcerados nos membros inferiores. Já foi identificada em paciente com AIDS. O diagnóstico diferencial pode ser feito com eritema nodoso, picada de inseto ou foliculite.

Eritema indurado de Bazin

A reação de PCR é positiva para *M. tuberculosis* em 10 a 25% (tuberculose indurada de Bazin) (Figuras 42.29 e 42.30). Caracteriza-se por nódulos e placas eritematovioláceas, crônicos e recorrentes, simétricos e dolorosos, que acabam por ulcerar-se nas panturrilhas de mulheres, podendo vir associados a varizes, livedo e edema frio; outras localizações podem ocorrer. O PPD é fortemente reator, mas raramente identifica-se foco de tuberculose ativa. Denomina-se vasculite nodular de Montgomery o quadro clínico idêntico, não associado à tuberculose (ver Figura 34.5) (ver Capítulo 34, item *Paniculites predominantemente lobulares*).

Tubercúlide flebítica nodular ou flebite nodular granulomatosa

Caracteriza-se por nódulos subcutâneos dispostos ao longo de veias, localizados preferencialmente nas pernas. Não deve ser confundida com a flebite tuberculosa que ocorre em alguns casos de tuberculose miliar. O achado histopatológico fundamental é o tubérculo completo, isto é, área de necrose de caseificação com células gigantes tipo Langhans, em torno das quais há células epitelioides em número variável e, finalmente, o halo linfocitário periférico. Alguns aspectos patológicos peculiares também podem ser observados em algumas manifestações clínicas, assim: (1) proliferação epidérmica, na tuberculose verrucosa; (2) ulceração, na tuberculose orificial e no escrofuloderma; (3) vasculite, dos vasos da derme, e intensa necrose, com ulceração posterior, com granulomas na epiderme e derme, na tubercúlide papulonecrótica; (4) granulomas na junção dermo-hipodérmica, na tubercúlide nodular; (5) vasculite de vasos médios e localização dos granulomas na hipoderme, no eritema indurado de Bazin; (6) os granulomas comprometem a parede dos vasos afetados, na tubercúlide flebítica nodular.

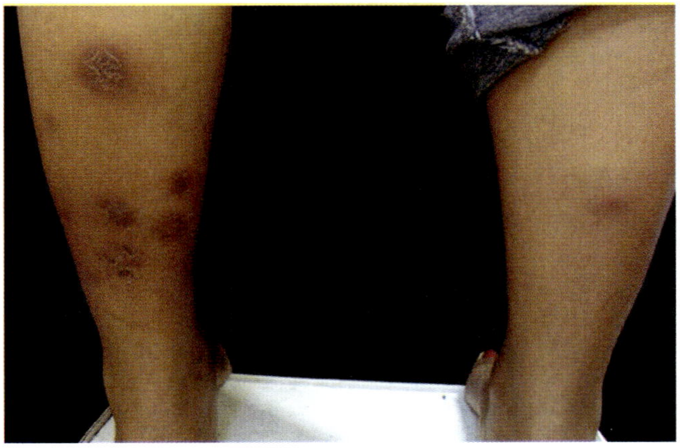

Figura 42.29 Eritema indurado de Bazin.

BCG e complicações relacionadas

O *Bacillus Calmette-Guérin* (BCG) é uma cepa atenuada de *M. bovis*, empregada na vacinação contra a tuberculose em todo o planeta, obedecendo a peculiaridades regionais. De eficácia relativa, protege por bloquear a disseminação hematogênica secundária da micobactéria, limitando a infecção primária ao nível subclínico, protegendo, sobretudo, dos tipos disseminado e meníngeo. Por ser imunoestimulante, é usado em várias situações clínicas, inclusive no tratamento de câncer.

No local da injeção, após 2 a 6 semanas, surge pápula de crescimento lento que se torna purulenta e evolui para ulceração após 8 a 12 semanas, deixando cicatriz atrófica. Conversão tuberculínica surge após 6 semanas da vacinação.

Pacientes com imunodeficiência de etiologias variadas, inclusive com AIDS, podem evoluir para tuberculose progressiva e fatal e, por isso, não devem ser vacinados.

As complicações após a vacinação são muito raras, menos de 2 casos/milhão. São divididas em *inespecíficas* e *específicas* (Figura 42.31 e Quadro 42.13).

Diagnóstico

É feito pela pesquisa do *M. tuberculosis* (exame direto, cultura e inoculação), o que nem sempre apresenta êxito. O meio de cultura tradicional é o de Löwenstein e leva em torno de 7 semanas para crescer; enquanto no sistema Bactec® leva de 2 a 6 dias. A histopatologia é importante e a prova terapêutica, muitas

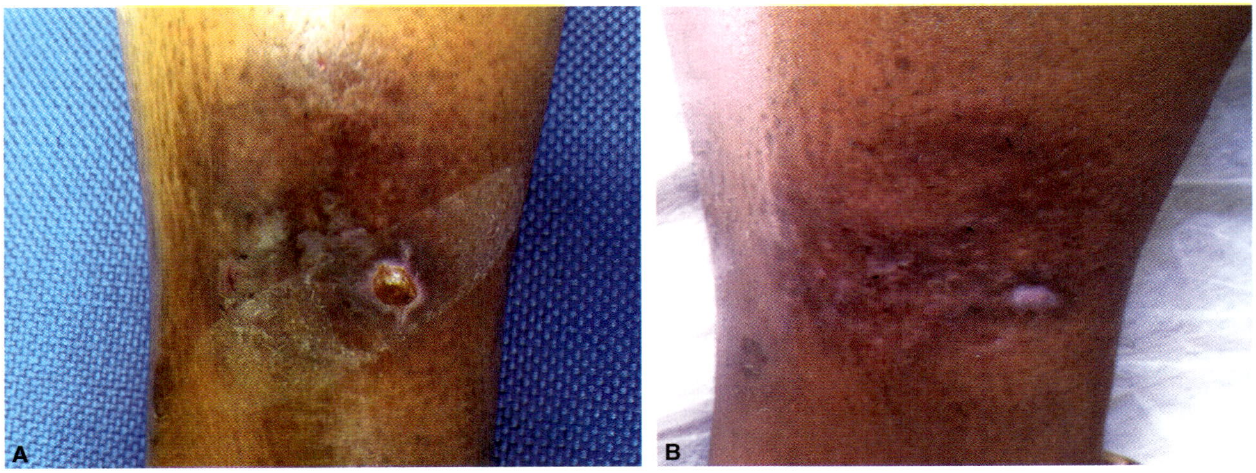

Figura 42.30 Eritema indurado de Bazin. **A.** Antes do tratamento. **B.** Evolução após 1 mês de tratamento. (Cortesia da Dra. Milena Afradique.)

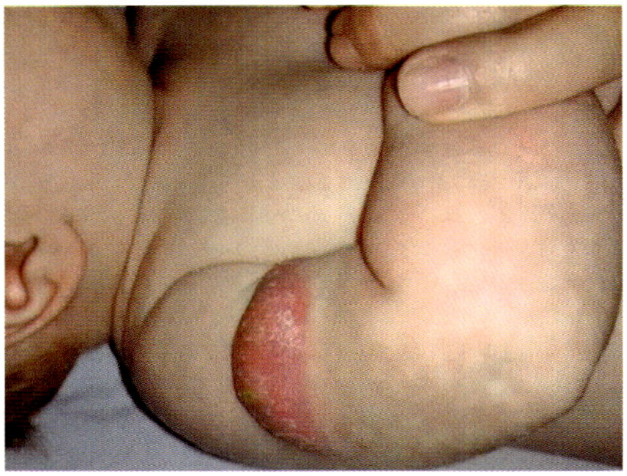

Figura 42.31 BCGite. (Cortesia do Dr. Fabiano Leal.)

Quadro 42.13 Complicações após BCG.

Inespecíficas	Específicas
Urticária, eritema multiforme ou nodoso, queloide, mília ou cistos, reação eczematosa, granulomas, púrpura associada a artralgia, mialgia e dor abdominal, disfunção hepática e manifestações oculares	Adenite regional: é a mais frequente das complicações e privilegia crianças de menor idade, podendo evoluir para escrofuloderma Abscesso subcutâneo: ocorre quando o material é injetado na hipoderme e então surge grande ulceração Fenômeno de Koch: ocorrem úlcera e necrose, frequentemente acompanhadas de linfadenopatia regional dias após a vacinação. Ocorre em pacientes previamente sensibilizados à tuberculina Lúpus vulgar: pode surgir próximo ou no local da vacinação, meses ou até 3 anos após a vacinação *Lichen scrofulosorum* e tubercúlide papulonecrótica também já foram observados

vezes, ajuda no diagnóstico. A PCR é recurso eficiente, embora pouco disponível; é uma técnica rápida e extremamente sensível que possibilita a identificação do DNA do complexo *M. tuberculosis*, mesmo com quantidades mínimas do agente.

O PPD tem certo valor. No entanto, como antígenos presentes no PPD também são encontrados em outras micobactérias, inclusive no BCG, a prova tuberculínica tem pouca especificidade em indivíduos previamente vacinados com BCG. Além disso, a sensibilidade do teste no diagnóstico da infecção latente encontra-se reduzida em pacientes imunossuprimidos.

Um novo método de diagnóstico vem sendo introduzido e está relacionado com a liberação de interferon-gama por linfócitos T, conhecida como IGRA (do inglês *T-cell interferon-γ release assays*). Coleta-se uma amostra sanguínea do paciente, e, em caso de infecção latente ou doença ativa, o teste detecta a liberação *ex vivo* de interferon-γ produzido pelos linfócitos sensibilizados, específicos contra *M. tuberculosis*, em resposta à exposição a determinados antígenos do bacilo. Atualmente, são três os IGRA disponíveis: Tb-spot, Quantiferon-TB Gold e Quantiferon-TB Gold *in-tube*.

Os antígenos usados nos IGRA não são encontrados na maioria das micobactérias ambientais nem no BCG. Logo, a resposta dos linfócitos não é influenciada pela exposição prévia à vacina com BCG, e é um marcador mais específico de infecção por tuberculose que o PPD.

Se ficar de fato comprovada a especificidade dos IGRA em pacientes em uso de imunossupressores, esses testes se tornarão especialmente úteis no rastreio de infecção latente nos pacientes candidatos à terapia com imunobiológicos (anti-TNF). No entanto, são necessários mais estudos para validar essa indicação. Trabalho recém-publicado demonstra reação positiva deste teste em pacientes hansenianos polo tuberculoide ou em contactantes e anergia em pacientes virchowianos.

Tratamento

O tratamento da tuberculose recomendado pelo MS foi alterado em 2009. Esta mudança justifica-se, entre outras razões, pelo aumento da resistência à isoniazida (de 4,4 para 6,0%) e da resistência primária à isoniazida associada à rifampicina (de 1,1 para 1,4%). Ao esquema anterior, foi adicionado o etambutol, e as doses da isoniazida e da pirazinamida foram reduzidas. A escolha do etambutol para compor o novo esquema ocorreu por sua ampla e longa utilização na maioria dos países afetados pela tuberculose, demonstrando elevada eficácia e segurança. O novo esquema é constituído de comprimidos com rifampicina 150 mg, isoniazida 75 mg, pirazinamida 400 mg e etambutol 275 mg, combinadas em doses fixas diárias (de acordo com o peso). Essa combinação (RHZE) deve ser mantida por 2 meses. A fase de manutenção, que deve durar 4 meses, continuará a ser composta por 2 fármacos, rifampicina 300 mg e isoniazida 200 mg (RH), combinados em doses fixas diárias (de acordo com o peso).

Para os casos novos em crianças com menos de 10 anos de idade, continua preconizado o tratamento anterior, com 3 fármacos (RHZ): rifampicina (10 mg/kg), isoniazida (10 mg/kg) e pirazinamida (35 mg/kg) nos primeiros 2 meses; e 2 fármacos (RH) nos 4 meses seguintes (para mais detalhes, consulte o Manual de Recomendações para o Controle da Tuberculose no Brasil do Ministério da Saúde – 2011).

Nos casos mais benignos (tubercúlide papulonecrótica, eritema indurado de Bazin, tuberculose verrucosa), esse esquema poderá ser reduzido em tempo e em número de fármacos. Nesses casos, pode haver necessidade de dessensibilização.

Nos casos em que há complicação da vacinação por BCG indistinguível do escrofuloderma (linfadenopatia regional com fistulização), deve-se administrar isoniazida 5 a 10 mg/kg/dia (máximo de 300 mg/dia) até a resolução do quadro (mais ou menos 45 dias), podendo-se realizar punção dos abscessos frios ou linfonodos infartados e flutuantes, mas nunca a incisão deles.

Quimioprofilaxia

É dita quimioprofilaxia primária quando o objetivo é evitar a infecção pelo bacilo de Koch (BK), ou seja, em indivíduos PPD não reatores. Chamamos de quimioprofilaxia secundária quando o objetivo é evitar o adoecimento por tuberculose em indivíduos já infectados, com PPD reator (ver Quadro 42.12). A quimioprofilaxia consiste na utilização de isoniazida na dose de 10 mg/kg/dia (até 400 mg/dia), por um período de 6 meses. O esquema alternativo é o de rifampicina com pirazinamida por 2 meses (Quadro 42.14).

Observação: o PPD a ser empregado na investigação da tuberculose deve ser o de 2 U. No entanto, o PPD utilizado nos testes de avaliação de imunidade é de 5 U.

Evolução e prognóstico

São casos de evolução, em geral, lenta e de gravidade variável, dependendo da manifestação clínica. O prognóstico é ruim nas tuberculoses orificial e na miliar disseminada; nas demais apresentações, costuma ser bom.

Quadro 42.14 Indicações de quimioprofilaxia para tuberculose.

Primária
Recém-nascidos de mães bacilíferas ou comunicantes de bacilíferos
Iniciar a isoniazida, mantendo-a até 3º mês. Neste momento, faz-se um PPD da criança. Se o PPD for reator, a isoniazida é administrada por mais 3 meses. Se o PPD for não reator, interrompe-se a isoniazida e faz-se a primeira dose da vacina BCG
Secundária
Crianças ou adolescentes menores de 15 anos, comunicantes de bacilíferos, PPD reatores fortes, não vacinados pelo BCG
HIV positivo PPD > 5 mm ou história de PPD reator Comunicantes domiciliares ou institucionais de bacilíferos Portadores de lesões radiológicas cicatriciais PPD não reatores, com contagem CD4 < 350 células/mm³ ou linfometria < 1.000/mm³
Outros pacientes suscetíveis Uso de altas doses de corticosteroide/imunossupressores, terapia biológica, alcoólatras, diabéticos, renais crônicos, portadores de sarcoidose, silicose ou neoplasias PPD > 10 mm

Micobacterioses não tuberculosas

Maria Vitória Meller Milioli ◆ David Rubem Azulay ◆ Rubem David Azulay

Introdução

Novas espécies de micobactérias têm sido identificadas. A maioria delas requer meios específicos de cultura e é potencialmente patogênica para o homem, especialmente imunodeprimidos. Acredita-se que as micobacterioses atípicas sejam subdiagnosticadas, provavelmente por conta da apresentação clínica inespecífica, às vezes sutil, bem como por técnicas inadequadas de biopsia e cultura. A suspeita deve ser levantada no contexto de úlceras, nódulos ou placas indolentes, principalmente na presença de imunossupressão. Pela raridade, dificuldade do diagnóstico e tratamento os pacientes podem ser encaminhados para centros de referência. Reconhecer as manifestações cutâneas das infecções por esses agentes é cada vez mais importante. Cabe ao dermatologista a suspeita clínica e a condução dessa pesquisa, indicando ao patologista e ao laboratório sua hipótese diagnóstica.

Conceito

As micobactérias não tuberculosas (MNT), também denominadas "micobactérias atípicas", diferem das micobactérias tuberculosas por suas características saprófitas ou comensais. Apresentam patogenicidade variável e englobam um grupo heterogêneo de microrganismos; há mais de 200 espécies descritas.

Epidemiologia e etiopatogenia

A incidência das MNTs parece estar aumentando, o que pode ser explicado por alguns fatores, como o maior uso das drogas imunossupressoras, a difusão dos procedimentos cirúrgicos e estéticos e o avanço nos métodos de isolamento e identificação desses microrganismos. Os casos tendem a ser esporádicos, porém determinadas situações podem contribuir para pequenos surtos. Manifestam-se no contexto de imunossupressão com dano a determinado órgão, sendo o pulmão, linfonodo e a pele os principais sítios de infecção. A infecção pulmonar continua sendo a principal apresentação clínica das MNTs em imunocomprometidos, que também estão sob maior risco de doença disseminada. A infecção cutânea se dá via inoculação direta ou trauma, e a apresentação clínica varia conforme espécie.

As principais espécies que cursam com lesões cutâneas são *M. ulcerans*, *M. marinum*, *M. fortuitum*, *M. chelonae* e *M. abscessus*.

Classificação

Foram classificadas inicialmente por Runyon em 4 grupos, de acordo com a velocidade de crescimento e a produção ou não de pigmentos por exposição ou não à luz. São divididas fenotipicamente em dois grupos, micobactérias de crescimento rápido (formação de colônias em até 7 dias) e micobactérias de crescimento lento (formação de colônias maior que 7 dias) (Quadro 42.15).

Diagnóstico

O diagnóstico, na maioria das vezes, é feito por meio da associação parcial dos seguintes componentes: história clínica, histopatologia, método de Ziehl-Neelsen ou outra coloração para BAAR, isolamento do organismo por cultura e PCR (reação em cadeia da polimerase). A identificação das espécies é de muita importância uma vez que a relevância clínica e o tratamento diferem.

Os testes convencionais são baseados nas características fenotípicas, provas bioquímicas e inibição de crescimento na presença de determinadas substâncias. São consideradas as características microscópicas e macroscópicas da cultura. Com o aumento no isolamento de novas espécies e a disponibilidade de métodos mais avançados para sua identificação, os métodos clássicos tornaram-se insuficientes.

A identificação molecular tem auxiliado muito no diagnóstico das micobacterioses por sua rapidez e acurácia. No entanto, a correlação clínica é essencial, visto que o isolamento a partir de espécimes clínicos não estéreis pode significar colonização transitória ou contaminação.

São vários os estudos realizados na identificação das espécies de micobactérias empregando sequenciamentos genéticos e métodos moleculares. O PRA (PCR-Restriction Enzyme Analysis), tendo como alvo o gene *hsp65*, é o que diferencia o maior número de espécies.

Quadro 42.15 Classificação das micobactérias não tuberculosas de acordo com a produção de pigmento e o tempo de crescimento (Runyon).

Grupos	Pigmentação	Tempo de crescimento	Espécies típicas
I	Fotocromógenas	Lento (3 a 5 semanas)	*M. marinum*, *M. kansasii*, *M. simiae*
II	Escotocromógenas	Lento (3 a 5 semanas)	*M. szulgai*, *M. scrofulaceum*, *M. gordonae*
III	Acromógenas	Lento (3 a 5 semanas)	*M. ulcerans*, complexo *M. avium*, *M. haemophilum*, *M. malmoense*
IV	Produtoras ou não de pigmentos	Rápido até 7 dias	*M. fortuitum*, *M. chelonae*, *M. abscessus*, *M. segmatidis*

Tratamento

As MNTs costumam ser resistentes aos fármacos antituberculosos, e a resposta aos demais antibióticos varia conforme espécie, sendo o teste de sensibilidade importante na escolha do esquema. Entretanto, diante de uma elevada suspeição clínica, a terapia inicial com claritromicina pode ser considerada até obtenção do resultado.

Micobactérias não tuberculosas de crescimento lento

Mycobacterium marinum

Conceito

O *Mycobacterium marinum*, inicialmente denominado *M. balnei* (relativo a balneário), é o agente etiológico da micobacteriose granulomatosa da piscina ou granuloma do tanque de peixes. Foi isolado em 1926 em um peixe de água salgada e, em 1951, foi encontrado em lesões granulomatosas da pele de paciente que frequentava piscina.

Epidemiologia

O hábitat natural do *M. marinum* é a água, doce ou salgada, especialmente a uma temperatura aquecida, em sistemas fechados, como piscinas e aquários. Os peixes são vetores da doença aos humanos e o contágio se dá após contato com água contaminada, diante de trauma ou alteração na barreira cutânea. A frequência a piscinas, limpeza de aquários, pesca e exposição a ambientes aquáticos são atividades que aumentam o risco da infecção.

A inoculação ocorre no local de traumatismo e o período de incubação varia de 1 semana a 2 meses; no entanto, geralmente ocorre em 2 a 3 semanas.

Clínica

A lesão inicial é solitária, podendo aparecer como pápula, pústula ou nódulo eritematoso que pode adquirir a forma de úlcera crostosa ou abscesso supurado, ou ainda permanecer verrucosa. Ocasionalmente, as lesões são múltiplas ou disseminadas, principalmente em indivíduos imunocomprometidos. Ocorrem mais comumente em cotovelos, joelhos e pés de nadadores e nas mãos de profissionais que manipulam peixes, como pescadores e criadores.

A apresentação esporotricoide está presente em aproximadamente 20% dos casos. O comprometimento de gânglios linfáticos regionais pode ocorrer, mas estes não costumam ulcerar. A resolução pode ser espontânea, levando de 1 a 2 anos. O comprometimento de gânglios linfáticos regionais ocorre, embora não seja a regra. Tende à resolução espontânea em meses a anos.

Histopatologia

As características histológicas demonstram um infiltrado inflamatório agudo ou crônico na derme, que evolui com formação de granuloma tuberculoide, geralmente sem caseificação; células de Langhans nem sempre estão presentes. O bacilo é intracelular e pode ser encontrado no citoplasma de macrófagos em apenas 10% dos casos. Necrose fibrinoide pode ser vista. Nos imunocompetentes, a identificação do organismo pode ser difícil.

Diagnóstico

Assim como as outras micobacterioses, o diagnóstico requer alto índice de suspeição e é realizado por meio da anamnese, quadro clínico e cultura. A história de contato com ambientes aquáticos e as alterações histológicas granulomatosas sugerem o diagnóstico. A cultura é positiva em 70 a 80% dos casos, e o crescimento se dá entre 30 e 33°C, levando de 2 a 3 semanas. O *M. marinum* costuma ser inibido em temperaturas acima de 37°C, sendo essencial o alerta ao microbiologista quanto à hipótese clínica para que a cultura seja realizada em meios corretos.

Entre os diagnósticos diferenciais estão a esporotricose e tuberculose verrucosa *cutis*.

Tratamento

Baseado na sensibilidade *in vitro* e séries de casos, o uso empírico com claritromicina têm sido recomendado. Quadros mais extensos podem exigir associação de dois antimicrobianos. O tratamento deve ser mantido por 1 a 2 meses após resolução clínica e em geral dura de 3 a 4 meses. Já foi descrita resolução com o uso da rifampicina, em geral com o uso concomitante de etambutol; no entanto, muitos casos não respondem bem a esse tratamento. A terapia cirúrgica pode ser considerada. Medidas gerais – como clorificar a água e utilizar luvas – diminuem a incidência da doença.

Mycobacterium ulcerans

Conceito

O *M. ulcerans* é o agente etiológico da micobacteriose ulcerada, também denominada "úlcera de Buruli" (localidade de Uganda), onde sua prevalência é alta. É um saprófita do meio ambiente e afeta indivíduos com maior contato com ambientes aquáticos, como rios e lagos. A infecção em humanos tem sido relatada em várias partes do mundo.

Epidemiologia e etiopatogenia

Endêmica na África Central e Ocidental, ocorre em locais de clima tropical quente, sendo relatada em mais de 30 países, incluindo Austrália e América Latina. Em algumas comunidades africanas, a úlcera de Buruli é a micobacteriose mais prevalente, ultrapassando a tuberculose e a hanseníase. No Brasil, o primeiro caso foi descrito em 2007. Acomete mais frequentemente crianças e adultos jovens de ambos os sexos. A infecção subclínica é comum, podendo ser demonstrada pela reação positiva ao teste da pele à burulina. Não há evidências da associação da úlcera de Buruli à infecção pelo vírus HIV, embora formas disseminadas tenham sido descritas em pacientes imunocomprometidos.

Foram observados casos entre famílias, podendo refletir exposição a uma fonte comum de infecção ou suscetibilidade genética.

Etiopatogenia

O *M. ulcerans* foi identificado em várias espécies de áreas endêmicas da úlcera de Buruli, incluindo insetos aquáticos, moluscos e peixes (micobactéria ambiental). O organismo é inoculado na pele provavelmente por meio de pequenos traumatismos por folhagens ou em banhos em águas contaminadas. Geralmente, ocorre nas superfícies extensoras das extremidades. A micobactéria produz uma toxina chamada "micolactona", responsável por necrose extensa e ulceração.

A elevada incidência nas regiões endêmicas, predileção por zonas rurais, o curso assintomático da lesão e acesso limitado aos recursos de saúde atrasam o diagnóstico. A doença avançada é extensa, pode cursar com osteomielite, amputação, cicatrizes desfigurantes e limitação de mobilidade, tornando-se um problema de saúde pública.

Clínica

A lesão inicia-se de maneira solitária após um período de incubação latente, variando entre 2 e 3 meses. Apresenta-se como um nódulo subcutâneo de 1 a 2 cm, indolor, firme e móvel, localizado preferencialmente nas extremidades. Posteriormente, há ulceração necrótica que se estende rápida e irregularmente; o tamanho é variável, podendo, em geral, alcançar grandes proporções (Figura 42.32). O fundo da úlcera pode ter uma descarga mucoide e aprofundar-se, afetando a hipoderme e até mesmo o periósteo. Linfadenopatia regional em geral está ausente, assim como sintomas sistêmicos. O curso é variável, geralmente prolongado, com cura em 6 a 9 meses ou mais. A natureza indolor da úlcera é atribuída ao dano neural e destruição tecidual causados pelas toxinas. A osteomielite pode levar a amputações, assim como a fibrose e a calcificação que acompanham a evolução das lesões podem levar a contraturas e a graves deformidades.

Histopatologia

É observada necrose aguda na derme e no tecido subcutâneo. Paniculite mista (septal e lobular) pode estar presente e há possibilidade de haver calcificação focal. Vasculite leucocitoclástica é vista acometendo pequenos e médios vasos. Após alguns meses, o quadro é acompanhado de uma reação linfocítica ou granulomatosa. Numerosos bacilos são encontrados no início do processo, ficando reduzido em número à medida que a lesão cicatriza. A micobactéria pode ser encontrada no exsudato e no fundo da úlcera.

Diagnóstico

Nas áreas endêmicas, frequentemente é feito pela clínica, isto é, aspecto e cronicidade das lesões, ausência de febre ou adenopatias em pacientes jovens. O diagnóstico laboratorial é feito pelo exame direto (grande quantidade de bastonetes álcool-acidorresistentes pequenos e finos) e cultura, que apresenta crescimento à temperatura de 24 a 31°C (sensibilidade decresce com o tempo da doença). A PCR, quando possível, é um método sensível (aproximadamente 98%). O diagnóstico diferencial é realizado com tuberculose, processos granulomatosos diversos, paniculites, vasculite nodular e celulite, dependendo da fase em que a doença está.

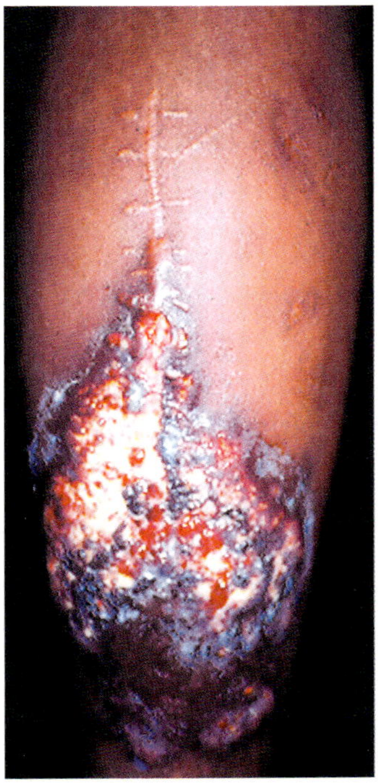

Figura 42.32 Micobacteriose atípica por *M. ulcerans*.

Tratamento

A OMS recomenda o tratamento com rifampicina e um aminoglicosídio (estreptomicina ou amicacina), por 8 semanas, associada ao desbridamento cirúrgico com excisão do tecido necrótico. Em alguns casos, é necessário o enxerto da pele. Calor local e câmaras hiperbáricas também podem auxiliar na cicatrização. Contudo, recidiva ou limitações funcionais após a melhora clínica ocorrem em mais da metade dos pacientes, mesmo após tratamento cirúrgico, por isso a importância da fisioterapia como terapia coadjuvante. A vacina BCG parece oferecer proteção a curto prazo contra a doença e reduzir o risco de osteomielite.

Mycobacterium kansasii

Conceito

M. kansakaii é a micobactéria que mais se assemelha ao *M. tuberculosis*. Fotocromogênica, é considerada de crescimento lento na temperatura ótima de 37°C. A água da torneira é um dos maiores reservatórios.

Epidemiologia e etiopatogenia

Prevalente em zonas temperadas, como EUA, norte da França e Bélgica, e endêmica no Japão. Adquirida no meio ambiente, tem sido encontrada em água contaminada e em animais domésticos. É associada à doença pulmonar, sendo raras as manifestações cutâneas. O mecanismo de entrada é o trauma ou punctura. Tende a acometer indivíduos de meia idade, homens, que vivem em centros urbanos e predileção por pacientes imunocomprometidos, geralmente por AIDS, transplante renal e doença de Hodgkin. Após o complexo *M. avium*, é a segunda causa mais frequente de micobacteriose disseminada em pacientes com AIDS.

Clínica

O quadro clássico envolve infecção pulmonar granulomatosa em homens de meia idade com pneumopatia subjacente, como enfisema e silicose. Pode haver infecção cutânea periorificial associada, pela presença do microrganismo no exsudato nasofaríngeo. Também pode causar linfadenopatia cervical em crianças, meningite, tendinite, sinovite, artrite e síndrome do túnel do carpo.

O acometimento cutâneo primário é raro, e a apresentação clínica é variável, em geral confinada às extremidades distais. Pápulas com distribuição esporotricoide são mais frequentes e placas verrucosas, úlceras e nódulos também podem ser observados. A doença disseminada ocorre nos imunossuprimidos e geralmente se manifesta com celulite e abscessos, ao invés de lesões granulomatosas.

Histopatologia

Assim como a apresentação clínica, os achados histopatológicos das lesões cutâneas variam. Granulomas tuberculoides típicos podem ser encontrados, bem como denso infiltrado neutrofílico, com ou sem a formação de abscessos e necrose epidérmica. Em alguns pacientes, a infecção é histopatologicamente indistinguível da tuberculose cutânea.

Diagnóstico

O *M. kansasii* pode ser isolado em cultura de amostras de biopsia de lesão cutânea. A cultura é de crescimento lento, nem sempre positiva e a fenotipagem também pode ser difícil, dificultando o diagnóstico. A PCR pode ser uma opção, devido sua maior sensibilidade e especificidade. No diagnóstico diferencial, há de se considerar esporotricose, tuberculose e outras doenças granulomatosas.

Tratamento

É descrita como eficaz a terapêutica antituberculosa combinada, particularmente isoniazida, rifampicina e etambutol. Estreptomicina, claritromicina ou azitromicina podem ser associadas em caso de pouca resposta ao tratamento e conforme teste de sensibilidade. A opção pela excisão cirúrgica de lesões localizadas e linfadenites cervicais deve ser avaliada.

Mycobacterium scrofulaceum

Conceito

O *M. scrofulaceum* foi inicialmente classificado com o complexo *M. avium* recebendo a denominação MAIS (*M. avium-intracellulare-scrofulaceum*), sendo posteriormente desmembrado, devido às manifestações clínicas distintas.

Epidemiologia e etiopatogenia

É uma micobactéria distribuída no meio ambiente, presente no solo e água e já isolado no leite e seus derivados. O bacilo pode ser encontrado em ambientes quentes, de baixo pH. Em geral, acomete crianças via inalação ou ingestão, sendo incomum a contaminação por inoculação direta.

Clínica

Adenite cervical em crianças de 1 a 3 anos é a principal apresentação, especialmente submandibular e submaxilar. A doença geralmente é unilateral e apresenta pouca sintomatologia sistêmica, a não ser pela dor local. Tem curso benigno e autolimitado, podendo regredir espontaneamente. Os linfonodos acometidos aumentam gradualmente e eventualmente ulceram ou fistulizam. Ocasionalmente, causa abscessos cutâneos, distribuição esporotricoide e infecção pulmonar.

Histopatologia

A histopatologia apresenta formação típica de abscessos. Histiócitos e granulomas podem ser imperceptíveis. Os bacilos podem ser encontrados nos linfonodos acometidos e presença de granulomas tuberculoides com necrose central pode tornar difícil a diferenciação da linfadenite causada pelo *M. tuberculosis*.

Diagnóstico

Além da análise histopatológica, a cultura também auxilia na investigação. Entre os diagnósticos diferenciais, estão outras causas de linfadenopatia cervical, particularmente *M. tuberculosis* (entretanto, esta última tem predileção pelas cadeias tonsilares e cervicais anteriores). Infecções virais como caxumba e mononucleose e malignidades como tumores sólidos, linfomas e leucemia também entram na diferenciação. Na presença de lesões com distribuição esporotricoide, infecções por *M. marinum* e outras micobactérias não tuberculosas devem ser descartadas.

Tratamento

O tratamento de escolha é a excisão cirúrgica dos linfonodos infectados. Para manifestações mais disseminadas da doença, a terapêutica a ser seguida é semelhante àquela empregada nos casos de *M. avium*. Bons resultados foram descritos com a associação de isoniazida e rifampicina, e o uso de claritromicina também já foi descrito.

Complexo Mycobacterium avium

Conceito

M. avium e *M. intracellulare* são micobactérias intimamente relacionadas e de difícil diferenciação, sendo referidas como complexo *M. avium* (MAC) ou *M. avium-intracellulare* (MAI).

Epidemiologia e etiopatogenia

Infecções disseminadas pelo complexo *M. avium* eram raras antes da AIDS. Atualmente, a doença representa 95% das micobacterioses não tuberculosas nos pacientes com AIDS e ocorre em 30 a 50% de todos os pacientes em estágio de imunodepressão avançado (Figura 42.33).

O marcador clínico de maior importância é a contagem de linfócitos $CD4^+$. A rigor, a doença ocorre apenas em pacientes com número de $CD4^+$ menor que 100 células/mm^3. O risco de contaminação é diretamente proporcional à redução de células, bem como o risco de doença disseminada.

As espécies do MAC são encontradas no meio ambiente e podem ser transmitidas via inalatória aos pulmões ou via água e alimentos contaminados ao trato gastrintestinal, sem necessariamente haver transmissão inter-humana.

Clínica

Nos imunocompetentes, a infecção pulmonar crônica é a principal apresentação da doença, seguida por linfadenite cervical e inguinal (mais comum em crianças) e osteomielite. O envolvimento da pele não é comum, e pode ocorrer após inoculação traumática. A apresentação cutânea mais frequente é a disseminada, ocorrendo principalmente nos imunossuprimidos, e as manifestações cutâneas incluem úlceras, múltiplas e purulentas, nódulos ulcerados, abscessos, paniculite, foliculite ou pápulas. Os sintomas gerais dos indivíduos com infecção disseminada são sudorese noturna, perda de peso, dor abdominal e pirexia. Hepatoesplenomegalia, linfadenopatia e anemia são frequentes, e a fosfatase alcalina sérica está frequentemente elevada.

Histopatologia

A histopatologia é semelhante à da hanseníase virchowiana, marcada por granulomas não caseosos, com macrófagos com de bacilos intracelulares, ausência de necrose e presença de histiócitos.

Diagnóstico

Na doença disseminada, o diagnóstico é frequentemente estabelecido pela hemocultura, aspirado de medula óssea ou biopsia hepática. As culturas ainda podem ser realizadas de acordo com o sítio acometido, como escarro ou biopsia cutânea ou linfonodal. Além disso, a análise por PCR costuma ser de elevada sensibilidade e especificidade.

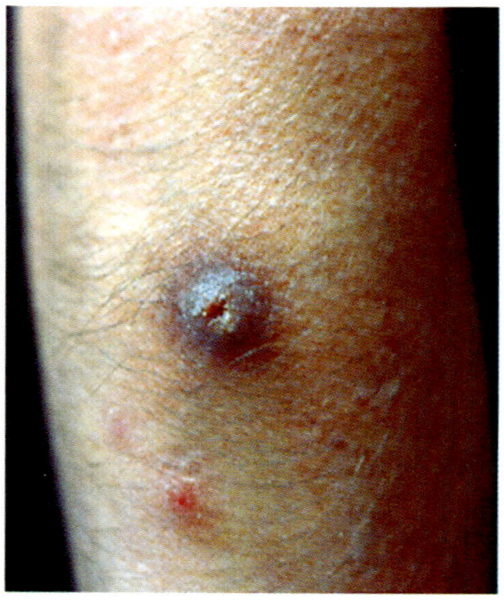

Figura 42.33 Micobacteriose pelo complexo *avium-intracellulare* em paciente HIV+; recidiva após abandono de tratamento.

Entre os diagnósticos diferenciais das lesões cutâneas estão pioderma gangrenoso, foliculite, paniculites, lesões ulceradas, infecção por fungos dimórficos, hanseníase, tuberculose cutânea e tumor de células fusiformes.

Tratamento

Claritromicina e azitromicina têm sido descritas. Recomenda-se a associação com outros agentes, como o etambutol ou rifampicina, a fim de evitar o desenvolvimento de resistência aos macrolídeos. O tratamento deve ser prolongado e os pacientes com AIDS costumam ser tratados pelo resto da vida. A presença de linfadenite requer exérese cirúrgica dos linfonodos acometidos, também indicada no caso de lesões cutâneas localizadas.

Mycobacterium haemophilum

Conceito

O *M. haemophilum* foi reconhecido em 1978 e acomete mais comumente imunossuprimidos. Mais da metade dos casos relatados foram em pacientes com AIDS, entretanto, transplantados e usuários de terapia imunossupressora também estão sob maior risco.

Epidemiologia e etiopatogenia

Apesar do hábitat do bacilo ainda ser desconhecido, suspeita-se da água. A maioria dos casos relatados foram em cidades próximas ao litoral, mar Mediterrâneo e grandes lagos na América do Norte.

Além de infecção em imunocomprometidos, pode causar linfadenite cervical em crianças hígidas, infecção cutânea associada a tatuagens (inclusive micropigmentação) e acupuntura.

Clínica

O bacilo pode causar uma variedade de lesões cutâneas. Nos imunossuprimidos, manifesta-se como nódulos cutâneos dolorosos, de coloração violácea, podendo evoluir para abscessos e úlceras, geralmente localizados sobre as articulações das extremidades. A doença pode disseminar-se e causar artrite séptica, osteomielite e pneumonia. Nos imunocompetentes, a inoculação direta cursa com surgimento de pápulas, nódulos e pústulas, e as crianças frequentemente apresentam linfadenite cervical, mandibular ou peri-hilar isolada.

Histopatologia

Histologicamente, contém granulomas supurativos, o grau de necrose é variável e bacilos agrupados, denominados "globias", podem ser encontrados.

Diagnóstico

O *M. haemophilum* pode ser cultivado a partir de biopsias ou secreções. O crescimento se dá entre 30 a 32°C e o meio de cultura deve conter ferro, podendo dificultar o isolamento do bacilo. Técnicas moleculares mais rápidas, sensíveis e específicas, como PCR, estão disponíveis e podem ser utilizadas.

Entre os diagnósticos diferenciais, encontram-se outras micobacterioses (*M. marinum*, complexo *M. avium*, *M. fortuitum*) infecções bacterianas e sarcoma de Kaposi.

Tratamento

O tratamento é difícil, frequentemente resistente às drogas antituberculosas, com exceção da rifampicina e rifabutina. A combinação de rifampicina e claritromicina, associadas ou não à amicacina ou ciprofloxacina, tem sido descrita com bons resultados. Excisão cirúrgica é outra opção nas doenças localizadas.

Mycobacterium szulgai

Descrito em 1972, trata-se de uma rara micobacteriose, em geral com acometimento pulmonar. O envolvimento de bursas, tendões, ossos, linfonodos e pele também já foi descrito. As lesões cutâneas incluem celulite difusa, nódulos, abscessos. A corticoterapia sistêmica ou intralesional é um fator de risco para o desenvolvimento de lesões na pele em 2/3 dos pacientes. Isoniazida, rifampicina, etambutol e estreptomicina têm sido empregados no tratamento da infecção, com boa resposta.

Micobactérias não tuberculosas de crescimento rápido

Mycobacterium fortuitum, *Mycobacterium chelonae* e *Mycobacterium abscessus*

Conceito

As principais espécies potencialmente patogênicas de micobactérias de crescimento rápido (MCR) são *Mycobacterium fortuitum*, *M. chelonae* e *M. abscessus*. Anteriormente agrupadas no chamado "complexo *fortuitum*", foram isoladas e desmembradas com o avanço nas técnicas de identificação molecular (particularmente a identificação do gene hsp65 e sequenciamento do gene 16S rDNA). Apesar de diferirem geneticamente, cursam com quadro clínico similar quando infectam o homem.

Produzem colônias em menos de 7 dias e são encontradas no solo e na água, inclusive fontes de água potável. Saprófitas e resistentes, *M. fortuitum* é viável em temperaturas de até 45°C, enquanto *M. chelonae* e *M. abscessus* podem resistir à atividade de alguns desinfetantes comuns, como organomercuriais e formaldeído a concentrações menores que 2%.

Esse grupo de micobactérias pode produzir uma ampla variedade de apresentações clínicas, incluindo pneumonia não cavitária, ceratite, endocardite, linfadenite, osteomielite e infecções cutâneas.

Epidemiologia e etiopatogenia

Infecções cutâneas pelas MCR são incomuns e pacientes imunossuprimidos estão mais suscetíveis à doença extensa. Além da pele, podem acometer tecidos moles, ossos e pulmões e causar doença disseminada. As infecções tipicamente ocorrem após trauma, cirurgia ou outros procedimentos.

Sessenta por cento das infecções cutâneas localizadas adquiridas na comunidade são causadas pela *M. fortuitum*, sendo raro o acometimento pulmonar, enquanto a *M. chelonae* e *M. abscessus* são causa de 95% das doenças disseminadas.

M. fortuitum, apesar de potencial patogênico muito baixo, tem importância crescente, sendo com frequência adquirida em hospitais. Acomete tanto pacientes imunocompetentes como imunodeprimidos. Muitas vezes, surge oportunisticamente como complicação pós-cirúrgica, inclusive pós-implantes de próteses, após traumatismo penetrante e é relatada também após injeções intramusculares, mesoterapia e acupuntura.

O *M. chelonae* tem sido frequentemente relacionado ao uso concomitante de corticosteroides, injeções de silicone, mesoterapia e outras inoculações não assépticas.

O *M. abscessus*, identificado como entidade separada do *M. chelonae* em 1992, é causa de doença pulmonar crônica em pacientes com fibrose cística, infecção nosocomial em pacientes em hemodiálise ou imunossuprimidos e após cirurgia cardíaca. Nos casos pós-cirúrgicos e pós-infecção, as lesões permanecem localizadas. Costuma ser mais resistente à antibioticoterapia que as demais espécies.

No Brasil, já foram descritos surtos de origem hospitalar (Pará/2004, Rio de Janeiro/2006), sendo identificados o *M. fortuitum* e *M. abscessus* nos casos ocorridos pós artroscopia, videolaparoscopia e lipoaspiração. Em geral, as lesões estavam localizadas próximo ao local do acesso cirúrgico ou se manifestavam por exsudato seroso na deiscência ou cicatriz cirúrgica. A evolução era crônica com formação de abscessos de crescimento lento até 1 ano do procedimento.

Clínica

O surgimento das lesões cutâneas pode variar de dias a meses após a contaminação. Há 2 padrões clinico-evolutivos: em imunocompetentes, uma lesão traumática é seguida pelo desenvolvimento e formação de lesão única e localizada; no indivíduo imunocomprometido, não há histórico de trauma e o paciente apresenta múltiplas lesões. As manifestações cutâneas podem ser o único sinal da doença e apresentação mais comum inclui nódulos subcutâneos eritemato-violáceos, abscessos e úlcera supurada. Distribuição esporotricoide, celulite localizada, osteomielite e doença disseminada podem ocorrer. Esta última surge usualmente nos pacientes em diálise ou imunocomprometidos e cursa com múltiplos e recorrentes episódios de abscessos nas extremidades ou erupção maculo-papulosa.

Histopatologia

A histopatologia é usada como diagnóstico auxiliar e a biopsia deve ser realizada, preferencialmente, na parede de um abscesso. Apresenta simultaneamente presença de microabscessos, polimorfonucleares e granuloma de corpo estranho – denominada "resposta inflamatória dimórfica". Usualmente há necrose, mas não caseificação. Bacilos podem ocasionalmente ser encontrados nos microabscessos.

Diagnóstico

É necessário elevado nível de suspeição para identificação destas infecções e a hipótese deve ser considerada diante de "abscessos frios" ou resistentes à antibioticoterapia. O diagnóstico é feito pela cultura de biopsia ou exsudato e os microrganismos crescem em até 7 dias.

As espécies devem ser identificadas para que um tratamento adequado seja instituído e a realização da PCR com sequenciamento do gene *16S-23S* rRNA é altamente sensível e específica.

Entre os diagnósticos diferenciais estão granuloma de corpo estranho, micoses subcutâneas e osteomielite por outras causas.

Tratamento

Não há ensaios clínicos controlados comparando os diferentes regimes antibióticos. As recomendações atuais baseiam-se em séries de casos, teste de sensibilidade e experiência clínica, sendo indicado o acompanhamento em centros de referência.

Costumam ser resistentes às drogas antituberculosas, mas sensíveis a outros antibióticos. A identificação da espécie e o teste de sensibilidade a antibióticos (TSA) são essenciais na escolha e a monoterapia não é indicada pelo alto risco de falha e resistência terapêutica.

O uso claritromicina já foi amplamente descrito, com sensibilidade *in vitro* documentada. Entretanto, estudos recentes apontaram a presença do gene *erm 39* em algumas espécies (inclusive no *M. fortuitum)* que confere resistência induzida a macrolídeos (*in vivo*) e seu uso deve ser feito com cautela.

O tratamento empírico pode ser realizado diante de cultura negativa e elevada suspeição clínica ou até resultado do TSA, que pode levar até 2 meses. Na doença cutânea localizada, deve ser incluído no mínimo dois dos seguintes antimicrobianos; sulfametoxazol-trimetoprim, doxiciclina, levofloxacino e claritro ou azitromicina, evitando-se estes dois últimos na suspeita de resistência a macrolídeos.

Em testes de sensibilidade *in* vitro, *M. fortuitum* é geralmente sensível a amicacina, ciprofloxacina, sulfonamidas, cefoxetina e imipenem. As tetraciclinas devem ser evitadas pela presença de gene indutor de resistência a tetraciclinas em até 50% dos isolamentos.

Os macrolídeos claritromicina e azitromicina mostraram-se os únicos agentes orais com sensibilidade, eficazes, contra *M. chelonae* e *M. abscessus*. No caso de doença extensa ou osteomielite, deve-se associar medicação parenteral, como amicacina, cefoxitina ou imipenem. Amicacina costuma ser a opção parenteral mais eficaz. A tigeciclina tem mostrado sensibilidade *in vitro*, sendo outra opção promissora no tratamento de infecção pelo *M. abscessus*, que tem resposta muito pobre nos casos de acometimento pulmonar.

Em 2006, no surto do Rio de Janeiro, a orientação da SVS/MS foi o uso de regimes poliquimioterápicos com 6 meses de duração, utilizando-se claritromicina, etambutol e terizidona ou amicacina. Em alguns casos, a duração do tratamento pode chegar a 2 anos. Desbridamento cirúrgico pode ser empregado como terapia coadjuvante.

Outras micobactérias

O avanço dos testes moleculares facilitou a descoberta de múltiplas novas espécies que anteriormente não eram reconhecidas pelas técnicas disponíveis. Algumas são pouco patogênicas, mas é provável que a maioria possa causar doença clínica. O aumento da incidência de outras micobacterioses previamente identificadas também é realidade. Micobactérias de crescimento lento como *M. malmoense*, *M. xenopi* e *M. genavense* e de crescimento rápido, como *M. mageritense* e *M. segmatidis* já foram descritas como causas de infecções cutâneas, primárias ou localizadas (Figura 42.34).

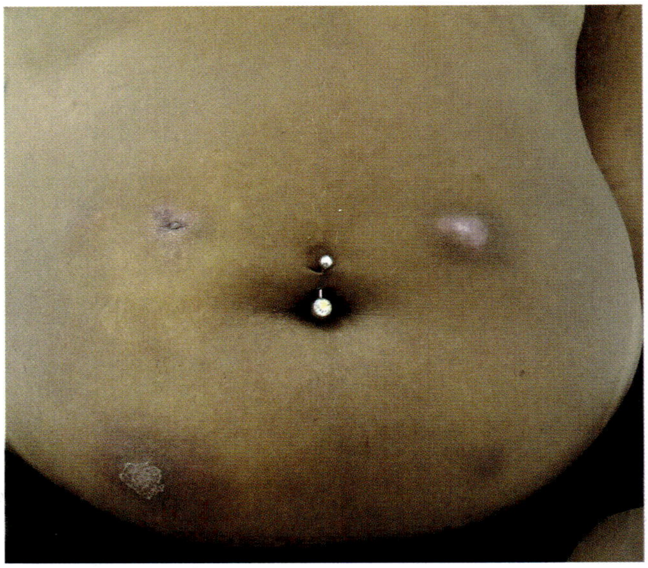

Figura 42.34 Micobacteriose pelo *M. mageritense*, em paciente imunocompetente após injeções subcutâneas de lipolíticos para tratamento de gordura localizada. Observam-se abscessos e ulceração.

Bibliografia

Hanseníase

Aguado SG, Malik A, Tougne C *et al.* Simplification and standardization of serodiagnostic tests for leprosy based on phenolicglycolipid-I (PGL-I) antigen. *Lepr Rev.* 1986 Dec;57 Suppl 2:83-93.

Andrade VL, Moreira AT, Avelleira JCR *et al.* Prevalence of HIV in leprosy patients in Rio de Janeiro, Brazil. *Acta Leprol.* 1997;10(3):159-63.

Avanzi C, del-Pozo J, Benjak A *et al.* Red squirrels in the British Isles are infected with leprosy bacilli. *Science* 2016 Nov;354(6313):744-7.

Azulay RD. Autoaggressive hanseniasis. *J Am Acad Dermatol.* 1987 Dec;17(6):1042-6.

Azulay RD. Doença autoagressiva hansênica. *An Bras Dermatol.* 1981 Jul-Set; 56(3):159-64.

Azulay RD. Primary visceral virchowian hanseniasis. *Int J Lepr Other Mycobact Dis.* 1987 Sep;55(3):450-3.

Azulay RD. Vacinação anti-hansênica. *An Bras Dermatol* 2002;77(Suppl 4):489-94.

Brasil. Ministério da Saúde. Secretaria de Vigilância em Saúde e Ambiente. Boletim Epidemiológico. *Hanseníase, 2025.* Disponível em: https://www.gov.br/saude/pt-br/centrais-de-conteudo/publicacoes/boletins/epidemiologicos/especiais/2025/boletim-epidemiologico-de-hanseniase-numero-especial-jan-2025.pdf. Acesso em: 15 mar. 2025.

Brasil. Ministério da Saúde. *Protocolo Clínico e Diretrizes Terapêuticas da Hanseníase.* Brasília: Ministério da Saúde; 2022. Disponível em: https://www.gov.br/conitec/pt-br/midias/protocolos/20220712_pcdt_hanseniase.pdf/@@download/file. Acesso em: 18 fev. 2023.

Brasil. Ministério da Saúde. Secretaria de Vigilância em Saúde. Departamento de Vigilância das Doenças Transmissíveis. *Guia prático sobre a hanseníase* [recurso eletrônico]/Brasília: Ministério da Saúde, 2017. Disponível em: http://bvsms.saude.gov.br/bvs/publicacoes/guia_pratico_hanseniase. Acesso em: 23 fev. 2018.

Brasil. Ministério da Saúde. Secretaria de Vigilância em Saúde. Departamento de Doenças de Condições Crônicas e Infecções Sexualmente Transmissíveis. Boletim Epidemiológico Especial. *Hanseníase 2021.* 1. ed. Brasília: Ministério da Saúde; 2020.

Bührer-Sékula S, Smits HL, Gussenhoven GC *et al.* Simple and fast lateral flow test for classification of leprosy patients and identification of contacts with high risk of developing leprosy. *J Clin Microbiol.* 2003 May;41(5):1991-5.

Cruz RCS, Bührer-Sékula S, Penna MLF *et al.* Hanseníase: situação atual, aspectos clínicos, laboratoriais, histórico do tratamento e perspectiva de esquema único para todas as formas clínicas. *An Bras Dermatol.* 2017; 92(6):764-77.

Cunha MG, Virmond M, Schettini A *et al.* Ofloxacin multicentre trial in MB leprosy. *Lepr Rev.* 2012 Sep;83(3):261-8.

Desikan KV. Viability of Mycobacterium leprae outside the human body. *Lepr Rev.* 1977 Dec;48(4):231-5.

Diaz JCD, Abad-Venida L, Espinoza A *et al.* Comparison between lymecycline with multidrug therapy and standard multidrug regimen (WHO-MDT) in the treatment of multibacillary leprosy patients: a retrospective cohort study. *Int J Dermatol.* 2023 Sep;62(9):1186-92.

Faber WR, Jensema AJ, Goldschmidt WF. Treatment of recurrent erythema nodosum leprosum with infliximab. *N Engl J Med.* 2006 Aug 17;355(7):739.

Fleury RN. Patologia e manifestações viscerais. *In*: Opromolla DVA (ed). *Noções de hansenologia.* Bauru: Centro de Estudos Dr. Reynaldo Quagliato; 2000.

Grosset JH, Ji BH, Guelpa-Lauras CC *et al.* Activity of ofloxacin against *Mycobacterium leprae* in the mouse. *Int J Lepr Other Mycobact Dis.* 1988 Jun;56(2):259-64.

Grosset JH. Newer drugs in leprosy. *Int J Lepr Other Mycobact Dis.* 2001 Jun; 69(2 Suppl):S14-8.

Han XY, Aung FM, Choon SE *et al.* Analysis of the Leprosy Agents Mycobacterium leprae and Mycobacterium lepromatosis in Four Countries. *Am J Clin Pathol.* 2014 Oct;142:524-532.

Hastings RC, Opromolla DVA. *Leprosy.* 2nd ed. New Orleans: Churchill Living-Stone; 1994.

Ji BH. Does there exist a subgroup of MB patients at greater risk of relapse after MDT? *Lepr Rev.* 2001 Mar;72(1):3-7.

Ji BH, Perani EG, Petinom C *et al.* Bactericidal activities of combinations of new drugs against *Mycobacterium leprae* in nude mice. *Antimicrob Agents Chemother.* 1996 Feb;40(2):393-9.

Kirchheimer WF, Storrs EE. Attempts to establish the armadillo (Dasypus novemcinctus Linn.) as a model for the study of leprosy. I. Report of lepromatoid leprosy in an experimentally infected armadillo. *Int J Lepr Other Mycobact Dis.* 1971 Jul-Sep;39(3):693-702.

Leiker D. The mononucleosis syndrome in leprosy patient treated with sulfones. *Int J Lepr.* 1956 Oct-Dec;24(4, Part 1):402-5.

Machado PR, David Y, Pedroso C *et al.* Leprosy and HIV infection in Bahia, Brazil. *Int J Lepr Other Mycobact Dis.* 1998 Jun;66(2):227-9.

Marchoux Chemotherapy Study Group. Relapses in multibacillary leprosy patients after stopping treatment with rifampin-containing combined regimens. *Int J Lepr Other Mycobact Dis.* 1992 Dec;60(4):525-35.

Matsuoka M, Budiawan T, Aye KS *et al.* The frequency of drug resistance mutations in *Mycobacterium leprae* isolates in untreated and relapsed leprosy patients from Myanmar, Indonesia and the Philippines. *Lepr Rev.* 2007 Dec; 78(4):343-52.

Maymone MBC, Venkatyesdh S, Laughter M *et al.* Leprosy: clinical aspects and diagnostic techniques. *J Am Acad Dermatol.* 2020 Jul; 83(1):1-14.

Maymone MBC, Venkatyesdh S, Laughter M *et al.* Leprosy treatment and management of complications. *J Am Acad Dermatol.* 2020, 83(1):17-30.

Montanha JOM, Nardi SMT, Binhardi FMT *et al.* ML Flow serological test: complementary tool in leprosy. *An Bras Dermatol.* 2023(98):331-8.

Pettit J. Sulphone resistance in leprosy. *Lancet.* 1964 Sep 26;2(7361):673-4.

Rabello FE. A clinical epidemiological classification of the forms of leprosy. *Int J Lepr.* 1937;5:343-56.

Rambukkana A, Yamada H, Zanazzi G *et al.* Role of a-dystroglycan as a Schwann cell receptor for Mycobacterium leprae. *Science.* 1998 Dec 11;282(5396):2076-9.

Randhawa A, Kapila R, Schwartz RA. Leprosy: what is new. *Int J Dermatol.* 2022 Jun;61(6):733-8.

Ridley DS, Jopling WH. Classification of leprosy according to immunity – a five-group system. *Int J Lepr Other Mycobact Dis.* 1966 Jul-Sep;34(3):255-73.

Rocha AS, Cunha MG, Diniz LM *et al.* Drug and multidrug resistance among *Mycobacterium leprae* Isolates from Brazilian relapsed leprosy patients. *J Clin Microbiol.* 2012 Jun;50(6):1912-7.

Rotberg A. The "Hansen-anergic fringe". *Acta Leprol.* 1986 Jul-Sep;4(3):347-54.

Sardana K, Muddebihal A, Scollard DM *et al.* Implications of drug resistance in leprosy: disease course, reactions and the use of novel drugs. *Int J Dermatol.* 2025 Oct;64(2):302-12.

Scollard DM, Joyce MP, Gillis TP. Development of leprosy and type 1 leprosy reactions after treatment with infliximab: a report of 2 cases. *Clin Infect Dis.* 2006 Jul 15;43(2):e19-22.

Vinay K, Baskaran N, Narang T. Utility of cutaneous thermograpy in assessment of nerve function impairment in leprosy. *Int J Dermatol.* 2024 Nov;63(11):1627-9.

Shepard CC. The experimental disease that follows the injection of human leprosy bacilli into footpads of mice. *J Exp Med.* 1960 Sep 1;112(3):445-54.

World Health Organization (WHO). *Guidelines for the diagnosis, treatment and prevention of leprosy.* New Delhi: World Health Organization, Regional Office for South-East Asia; 2017.

Azulay RD. Autoaggressive hanseniasis. *J Am Acad Dermatol.* 1987 Dec;17(6):1042-6.

Wozel G, Blasum C. Dapsone in dermatology and beyond. *Arch Dermatol Res.* 2014 Mar;306(2):103-24.

Tuberculose cutânea

Barbagallo J, Tager P, Ingleton R *et al.* Cutaneous tuberculosis: diagnosis and treatment. *Am J Clin Dermatol.* 2002;3(5):319-28.

Brasil. Ministério da Saúde. *Boletim Epidemiológico de Tuberculose 2020.* Disponível em: http://www.aids.gov.br/pt-br/pub/2020/boletim-epidemiologico-de-turbeculose-2020. Acesso em: 1º fev. 2021.

Brasil. Ministério da Saúde. Secretaria de Vigilância em Saúde. Departamento de Vigilância Epidemiológica. *Manual de recomendações para o controle da tuberculose no Brasil.* Brasília: Ministério da Saúde; 2011.

Brito AC, Oliveira CMM, Unger DA-A, Bittencourt MJS. Tuberculose cutânea; atualização epidemiológica, clínica, diagnóstica e terapêutica. *An Bras Dermatol.* 2022;97(2):129-44.

Centers for Disease Control. Disseminated Mycobacterium bovis infection from BCG vaccination of a patient with AIDS. *MMWR Morb Mortal Wkly Rep.* 1985 Apr 26;34(16):227-8.

Dias MFRG, Bernardes Filho F, Quaresma MV *et al.* Atualização em tuberculose cutânea. *An Bras Dermatol.* 2014 Nov-Dec:89(6):926-40.

Fine Pem. The BCG story: lesions from the past and implications for the future. *Rev Infect Dis.* 1989 Mar-Apr;11 Suppl 2:S353-9.

Hernandez C, Cetnet A, Joran E *et al.* Tuberculosis in the age of biologic therapy. *J Am Acad Dermatol.* 2008 Sep;59(3):363-80.

Jordaan HF, Schneider JW, Abdulla EAK. Nodular tuberculid: a report of four patients. *Pediatr Dermatol.* 2000 May-Jun;17(3):183-8.

Lai-Cheong JE, Perez A, Tang V *et al.* Cutaneous manifestations of tuberculosis. *Clin Exp Dermatol.* 2007 Jul;32(4):461-6.

Lalvani A, Millington K. Screening for tuberculosis infection prior to initiation of anti-TNF therapy. *Autoimmun Rev.* 2008 Dec;8(2):147-52.

Nascimento LV, Azulay RD, Neves RG, Rabello FE. Tuberculose cutânea indurativa de Bazin. *An Bras Dermatol.* 1983 Jul-Ago;58(4):147-52.

Neff TA. Bronchoscopy and Bactec for the diagnosis of tuberculosis. *Am Rev Respir Dis.* 1986 Jun;133(6):962.

Niemeyer-Corbellini JP, Spinatto D, Boechat N, Azulay DR. Papulonecrotic tuberculid on the scalp. *Int J Dermatol.* 2008 Oct;47(10):1028-32.

Savage JA, Levis WR. The utility of QuantiFERON-Tb Goldassay in patients with leprosy: a possible measure of anergy, *J Am Acad Dermatol.* 2014 Nov;71(5):996-7.

Santos JB, Figueredo AR, Ferraz CE *et al.* Tuberculose cutânea: aspectos epidemiológicos, etiopatogênicos e clínicos – Parte I. *An Bras Dermatol.* 2014 Mar-Abr;89(2):220-30.

TIMPE A, RUNYON EH. The relationship of atypical acid-fast bacteria to human disease; a preliminary report. *J Lab Clin Med.* 1954 Aug;44(2):202-9.

Micobacterioses não tuberculosas

Odom RB, James WD, Berger TG (eds.). *Andrews' Diseases of the Skin. Clinical Dermatology.* 9th ed. Philadelphia: W.B. Saunders; 2000. p. 426-9.

Ang P, Rattana-Apiromj N, Goh CL. Retrospective study of *Mycobacterium marinum* skin infections. *Int J Dermatol.* 2000 May;39(5):343-7.

Bartralot R, Garcia-Patos V, Sitjas D *et al.* Clinical patterns of cutaneous nontuberculous mycobacterial infections. *Br J Dermatol.* 2005;152:727-34.

Boleira M, Lupi O, Lehman L *et al.* Úlcera de Buruli. *An Bras Dermatol.* 2010;85(3):281-301.

Bombarda S, Chimara E, Seiscento M *et al. Recomendações para o diagnóstico e tratamento das micobacterioses não tuberculosas no Estado de São Paulo.* Divisão de Tuberculose, Centro de Vigilância Epidemiológica Alexandre Vranjak, Secretaria de Estado da Saúde de São Paulo, Brasil; 29 maio 2024. Disponível em: https://portal.saude.sp.gov.br/resources/cve-centro-de-vigilancia-epidemiologica/areas-de-vigilancia/tuberculose/doc/tb11_3mntsb.pdf. Acesso em: 18 set. 2021.

Brown-Elliot BA, Griffith DE, Wallace RJ Jr. Newly described or emerging human species of nontuberculous mycobacteria. *Infect Dis Clin North Am.* 2002;16:187-220.

Buchard GD, Bierther M. Buruli ulcer: clinicopathological study of 23 patients in Lambarene, Gabon. *Trop Med Parasitol.* 1986 Mar;37(1):1-8.

Butt AA. Cervical adenitis due to *Mycobacterium fortuitum* in patient with acquired immunodeficiency syndrome. *Am J Med Sci.* 1998 Jan;315(1):50-5.

Chaves A, Torrelo A, Mediero IG *et al.* Primary cutaneous *Mycobacterium kansasii* infection in a child. *Pediatr Dermatol.* 2001 Mar-Apr;18(2):131-4.

Chimara E, Ferrazoli L. Diagnóstico bacteriológico da tuberculose e outras micobacterioses. *Pneumologia Paulista.* 2009;22(5):25-9.

Coitinho C, Brandes E, Pardinas M, Rivas C. Disseminated mycobacterial infections in patients with HIV/AIDS. Evaluation of blood cultures. *Rev Argent Microbiol.* 2005 Oct-Dec;37(4):196-8.

Collins CH, Grange JM, Noble WS *et al. Mycobacterium marinum* infections in man. *J Hyg (Lond).* 1985 Apr;94(2):135-49.

dos Santos VM, Noronha FL, Vicentina EC, Lima CC. *Mycobacterium ulcerans* infection in Brazil. *Med J Aust.* 2007 Jul 2;187(1):63-4.

Drage LA, Ecker PM, Orenstein R *et al.* An outbreak of Mycobacterium chelonae infections in tattoos. *J Am Acad Dermatol.* 2010;62(3):501-6.

Ena P, Sechi LA, Saccabusi S *et al.* Rapid identification of cutaneous infections by nontubercular mycobacteria by polymerase chain reaction-restriction analysis length polymorphism of the hsp65 gene. *Int J Dermatol.* 2001 Aug;40(8):495-9.

Etuaful S, Carbonnelle B, Grosset J *et al.* Efficacy of the combination rifampin-streptomycin in preventing growth of *Mycobacterium ulcerans* in early lesions of Buruli ulcer in humans. *Antimicrob Agents Chemother.* 2005 Aug;49(8):3182-6.

Fitzgerald DA, Smith AG, Lees A *et al.* Cutaneous infection with *Mycobacterium abscessus. Br J Dermatol.* 1995 May;132(5):800-4.

Grange JM, Yates MD, Collins CH. Subdivision of Mycobacterium tuberculosis for epidemiological purposes: a seven year study of the 'classical' and 'Asian' types of human tuberculosis bacillus in South-East England. *J Hyg (Lond).* 1985 Feb;94(1):9-21.

Griffith DE, Aksamit T, Brown-Elliott BA *et al.* An official ATS/IDSA statement: Diagnosis, treatment and prevention of nontuberculous mycobacterial disease. *Am J Respir Crit Care Med.* 2007;175:367-416.

Kullavanijaya P, Rattana-Apiromyakij N, Sukonthapirom-Napattalung P *et al.* Disseminated *Mycobacterium chelonae* cutaneous infection: recalcitrant to combined antibiotic therapy. *J Dermatol.* 2003 Jun;30(6):485-91.

LeBlanc PM, Hollinger KA, Klontz KC. Tattoo ink-related infections-awareness, diagnosis, reporting, and prevention. *N Engl J Med.* 2012;367(11):985-7.

Levesque BG, Sandborn WJ. *Mycobacterium marinum* infection in the setting of antitumor necrosis factor alpha therapy for Crohn's disease. *Inflamm Bowel Dis.* 2011 Jun;17(6):1443-4.

Lin C, Xue C, Ting Z *et al.* Identification of *Mycobacterium marinum* 65 kD heat shock protein gene by polymerase chain reaction restriction analysis from lesions of swimming pool granuloma. *Chin Med J (Engl).* 2006 Jan 5;119(1):43-8.

Nash KA, Brown-Elliott BA, Wallace RJ Jr. A novel gene, erm(41), confers inducible macrolide resistance to clinical isolates of Mycobacterium abscessus but is absent from Mycobacterium chelonae. *Antimicrob Agents Chemother.* 2009;53(4):1367-76.

Norden A, Linell FA. A new type of pathogenic *Mycobacterium. Nature.* 1951 Nov 10;168(4280):826.

Palenque E. Skin disease and nontuberculous atypical mycobacteria. *Int J Dermatol.* 2000;39:659-66.

Rallis E, Koumantaki-Mathioudaki E. Treatment of *Mycobacterium marinum* cutaneous infections. *Expert Opin Pharmacother.* 2007 Dec;8(17): 2965-78.

Ramos-e-Silva M, de Castro MCR. Mycobacterial infections. *In*: Bolognia JL, Schaffer JV, Cerroni L (eds). *Dermatology.* 4th ed. China: Elsevier; 2018. p. 1489-97.

Razavi B, Cleveland MG. Cutaneous infection due to *Mycobacterium kansasii. Diagn Microbiol Infect Dis.* 2000 Nov;38(3):173-5.

Reed C, von Reyn CF, Chamblee S, Ellerbrock. Environmental risk factors for infection with *Mycobacterium avium* Complex. *Am J Epidemiol.* 2006 Jul 1;164(1):32-40.

Rook A, Wilkinson DS, Ebling FJG. *Textbook of Dermatology.* 6th ed. Hoboken, NJ: Wiley-Blackwell; 1998. p. 1181-2. vol. 2.

Runyon EH. Anonymous mycobacteria in pulmonary disease. *Med Clin North Am.* 1959 Jan;43(1):273-90.

Salvana EM, Cooper GS, Salata RA. *Mycobacterium* other than tuberculosis (MOTT) infection: an emerging disease in infliximab-treated patients. *J Infect.* 2007 Dec;55(6):484-7.

Tortoli E. Impact of genotypic studies on mycobacterial taxonomy: the new mycobacteria of the 1990s. *Clin Microbiol Rev.* 2003;16(2):19-54.

Van der Werf TS, van der Graaf WTA, Tappero JW, Asiedu K. *Mycobacterium ulcerans* infection. *Lancet.* 1999 Sep 18;354(9183):1013-8.

Van Dissel JT, Kuijper EJ. Rapidly growing mycobacteria: emerging pathogens in cosmetic procedures of the skin. *Clin Infect Dis.* 2009;49(9):1365.

Winthrop KL, Abrams M, Yakrus M *et al.* An outbreak of mycobacterial furunculosis associated with footbaths at a nail salon. *N Engl J Med.* 2002;346(18):1366-71.

Yates VM. Mycobacterial infections. *In*: Burns T, Breathnach S, Cox N, Griffiths C (eds). *Rook's textbook of dermatology.* 8th ed. Massachusetts: Blackwell Publishing; 2010. p. 1456-67.

43

Treponematoses

Carolina Talhari ◆ Mônica Manela Azulay ◆ Sinesio Talhari ◆ Vitoria Azulay ◆ David Rubem Azulay

Três espécies do gênero *Treponema* produzem três diferentes padrões clinicopatológicos no homem: a sífilis, causada pelo *Treponema pallidum*, que compromete tegumento e órgãos internos; a *bouba*, causada pelo *Treponema pertenue*, cuja invasão se restringe ao tegumento, às articulações e aos ossos; a *pinta*, causada pelo *Treponema carateum*, restrito às alterações cutâneas. Outro aspecto interessante é que, além do contágio direto, comum às três doenças, a sífilis é a única capaz de ser transmitida por via transplacentária.

Essas três espécies são indistinguíveis entre si dos pontos de vista bacteriológico e imunológico; a única diferenciação ocorre no padrão clinicopatológico resultante da infecção. É provável que as três provenham de uma única espécie de *Treponema*, que, em função do tempo e das condições ecológicas e culturais de cada população afetada, sofreu transformações e alcançou a forma atual.

Sífilis

Mônica Manela Azulay ◆ Vitoria Azulay ◆
David Rubem Azulay

Conceito

Também conhecida como *lues*, é doença infectocontagiosa causada pelo *Treponema pallidum*, cuja transmissão ocorre, na maioria das vezes, pelo contato sexual. Trata-se de doença sistêmica desde o seu início e, caso não tratada, pode evoluir cronicamente com períodos de atividade e de latência, seguindo com grande precisão determinada cronologia. Pode acometer praticamente todos os órgãos.

Epidemiologia

Doença pandêmica que ocorre com maior frequência nas cidades, independentemente da raça ou do sexo, e é mais comum entre os jovens. A partir de 1960, sua incidência aumentou consideravelmente devido a mudanças do comportamento humano condicionadas por vários fatores, como liberdade sexual, decorrente, em parte, do uso dos contraceptivos, intensidade do turismo e homossexualidade. Em 2010, a razão de sexos (M:F) era de 0,2 (dois casos em homens para cada dez mulheres); em 2019, foi de 0,7 (sete casos em homens para cada dez mulheres). Em 2022, foi de 1,6, ou seja, 16 homens com sífilis para cada 10 mulheres. Entre adolescentes, porém, a razão foi de 0,7: 7 homens para cada 10 mulheres com sífilis. Importante ainda, do ponto de vista epidemiológico, é a frequência cada vez maior de formas latentes ou de curso clínico modificado em virtude do abuso de antibióticos em doses insuficientes. No Brasil, entre profissionais do sexo e homens que fazem sexo com homens (HSH), a prevalência fica em torno de 13%, e em usuários de drogas, 7,2%. A OMS estima 12 milhões de novos casos por ano.

Com o advento da síndrome de imunodeficiência adquirida (AIDS), formas clínicas atípicas, com evolução grave e mais aguda (como a sífilis maligna precoce), têm sido observadas. Ao lado destas, há relatos de sífilis secundária clássica em alguns pacientes com testes sorológicos para sífilis (inespecíficos e específicos) persistentemente negativos, enquanto, em outros indivíduos, as titulações mantêm-se elevadas, apesar do tratamento adequado. No entanto, a grande maioria apresenta manifestações clínicas e padrão sorológico condizente com o estágio da doença, assim como resposta terapêutica esperada.

Pacientes com outras IST podem apresentar sífilis associada, como, por exemplo, cancro mole (12 a 15%), donovanose (45%), gonorreia (1 a 4%) e condiloma acuminado (5%). Daí a importância, em nível individual e como medida de saúde pública, de solicitar sorologia para sífilis em todo paciente com qualquer DST.

No Brasil, estima-se que ocorra em 1,6% das gestações. Aspecto importante é que, em indivíduos voluntários, a infecção só se desenvolve em cerca de 10 a 30% dos expostos a um único intercurso sexual.

Notificação compulsória é exigida na sífilis congênita, na gestação e, recentemente, na adquirida (ver início do Capítulo 44), demonstrando, com isso, uma perda de controle da doença. Infelizmente, no Brasil, esse incremento é constatado também na sífilis na gestação e, consequentemente, na sífilis congênita, confirmando assim um acompanhamento pré-natal falho. As justificativas estão relacionadas ao não uso de preservativos e ao desabastecimento de penicilina benzatina no ano de 2015/2016.

A sífilis adquirida, agravo de notificação compulsória desde 2010, teve sua taxa de detecção aumentada de 34,1 casos por 100.000 habitantes em 2015 para 76,2 casos por 100.000 habitantes em 2018, reduzindo-se para 72,8 casos por 100.000 habitantes em 2019. Em 2022, houve aumento crescente na taxa de detecção de sífilis adquirida em toda a série histórica, exceto em 2020, quando foi observado um declínio na taxa, provavelmente decorrente da redução da capacidade diagnóstica durante a pandemia de covid-19.

Em 2019, em comparação a 2018, observaram-se reduções de 3,3% na taxa de detecção em gestantes e de 8,7% na taxa de incidência de sífilis congênita (Figura 43.1). Em 2022, as taxas de detecção de gestantes com sífilis mantiveram crescimento constante. A taxa de incidência de sífilis congênita, entre 2017 e 2022, elevou-se em 19,1%; entretanto, o aumento no número de casos foi de 4,3%. Apesar da redução no número de nascidos vivos do país, denominador dessa equação, não houve redução da transmissão na mesma proporção. Em 2021, houve um declínio de 246.434 (8,4%) nascidos vivos em relação a 2017, segundo dados do Sistema de Informações sobre Nascidos Vivos (Sinasc). Comparando os anos completos de 2021 e 2022, observa-se diminuição de 2,2% (598) nos casos de sífilis congênita no país. No entanto, a taxa de incidência se manteve em cerca de 10 casos por 1.000 nascidos vivos. Em 2022, a taxa foi de 32,4 casos por 1.000 nascidos vivos, o que representa incremento de 15,5% em relação ao ano anterior. O percentual de tratamento prescrito adequadamente para sífilis em gestantes foi de 82,6% em 2022, um aumento de 11,8%, em relação a 2021.

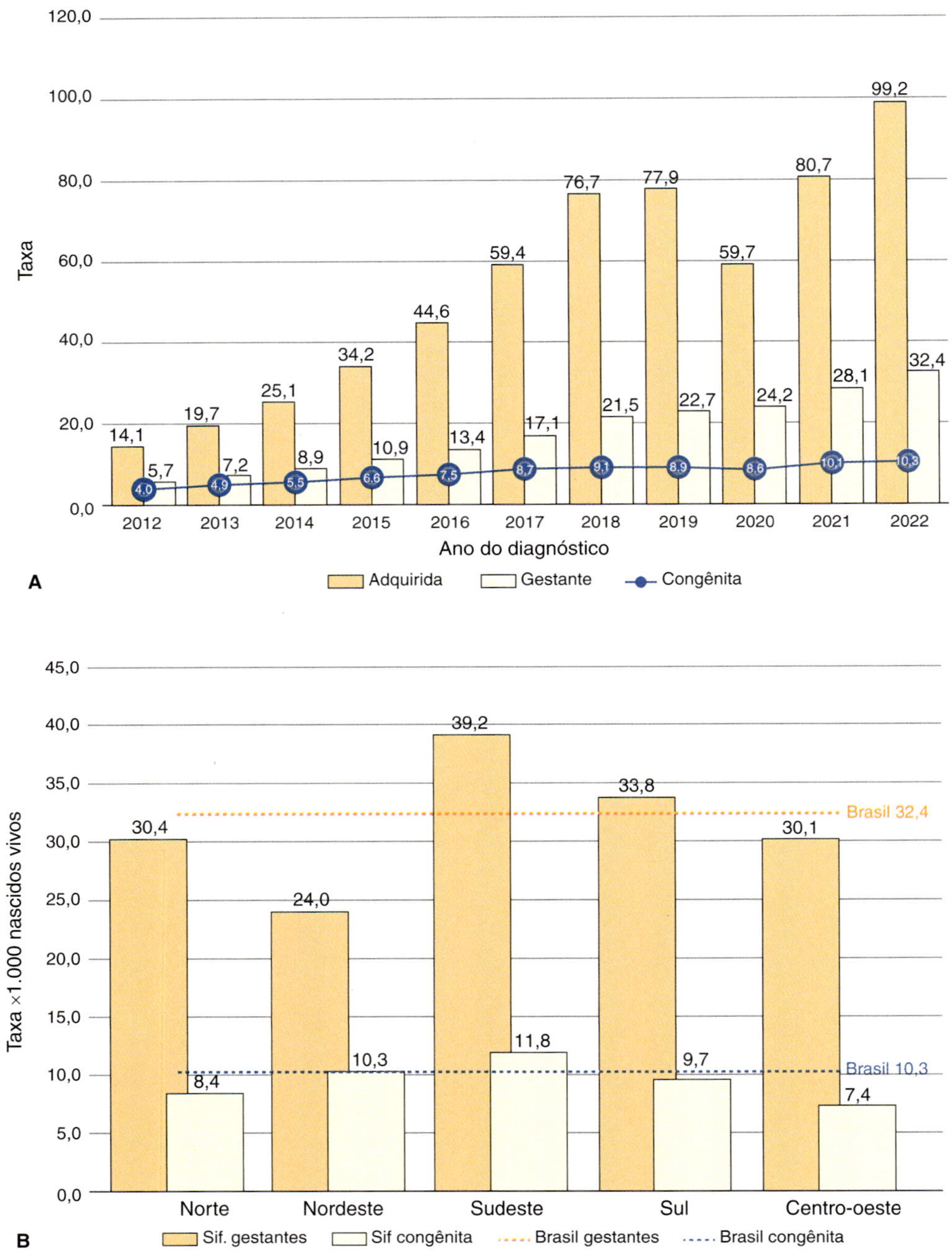

Figura 43.1 A. Taxa de detecção de sífilis adquirida (por 100.000 habitantes), taxa de detecção de sífilis em gestantes e taxa de incidência de sífilis congênita (por 1.000 nascidos vivos), segundo ano de diagnóstico. Brasil, 2012 a 2022. **B.** Taxa de detecção de sífilis em gestantes e taxa de incidência de sífilis congênita por 1.000 nascidos vivos, segundo região. Brasil, 2022.

Segundo dados do Ministério da Saúde, no período de 2012 a 2022, foram notificados no país 1.237.027 casos de sífilis adquirida, 537.401 casos de sífilis em gestantes, 238.387 casos de sífilis congênita e 2.153 óbitos por sífilis congênita. A maior parte dos casos notificados concentrou-se no sexo masculino (60,7%) e nas faixas etárias de 20 a 29 anos (36,0%) e 30 a 39 anos (22,4%). Ressalta-se que, entre adolescentes (13 a 19 anos), os casos de sífilis adquirida aumentaram 2,6 vezes quando comparados os anos de 2015 e 2022. Entre os anos de 2012 e 2018, as taxas de detecção de sífilis adquirida apresentaram crescimento médio anual de 35,4%. Em 2019, porém, a taxa se manteve estável e declinou em 23,4% no ano de 2020, em decorrência da pandemia de covid-19. A partir de 2021, a taxa de detecção voltou a se elevar a patamares superiores ao período pré-pandemia em todo o país, com aumento de 23% em 2023.

Etiopatogenia

O *T. pallidum* subespécie *pallidum* é um germe não cultivável, porém inoculável em alguns animais de laboratório (coelhos e macacos). Sua morfologia é espiralar (8 a 20 espiras), medindo cerca de 6 a 15 μm de comprimento; é composto por filamentos que induzem movimentos de rotação e flexão e divide-se transversalmente a cada 30 h. O *T. pallidum* apresenta pequena capacidade de produzir sua própria energia ou seus nutrientes, sendo, portanto, "parasita obrigatório" do homem para suprir essas deficiências; é patógeno exclusivo do ser humano. A doença é transmissível somente durante a fase recente.

O contágio se dá quase sempre no ato sexual (coito e beijo); raras vezes pode ser "inocente" (p. ex., dedo de dentista), por transfusão de sangue ou indireto (uso de utensílios). A transmissão vertical é responsável pela sífilis congênita e revela acompanhamento pré-natal falho.

Em geral, o germe penetra na mucosa ou semimucosa da área genital; coloniza *in loco* e, concomitantemente, invade, desde as primeiras horas, as vias linfáticas e/ou sanguíneas; é, pois, infecção sistêmica desde as primeiras horas. Depois de um período de incubação médio de 21 dias, aparece a primeira lesão (cancro com repercussão ganglionar de vizinhança local): é a *sífilis primária* (S1); 2 a 3 meses após, surgem lesões generalizadas (sifílides): *sífilis secundária* (S2). Nos primeiros anos de doença, pode haver silêncio clínico ou podem surgir lesões pouco numerosas, ainda infectantes: *sífilis recente recidivante* (SRR). Do segundo ano em diante, podem surgir lesões circunscritas e não infectantes: *sífilis terciária* (S3).

A infecção sifilítica é subclassificada em dois períodos: *sífilis recente* (SR), com lesões infectantes, não destrutivas e involução espontânea, compreendendo S1, S2 e SRR e, portanto, indo até o primeiro ou segundo ano de infecção; e *sífilis tardia* (ST), com poucas lesões, não contagiosas, porém destrutivas, correspondendo a S3. Essas diferenças clinicopatológicas evolutivas decorrem do processo imunológico – imunidade celular e humoral (Figura 43.2).

No curso da infecção, aumenta a hipersensibilidade celular, responsável pela imunidade, que pode ser total, com cura espontânea em cerca de 60% dos casos, ou parcial, com circunscrição das lesões a determinados setores. Essa imunidade já está presente a partir da terceira semana da infecção, visto que a inoculação do *T. pallidum* nessa fase não produz cancro, e sim lesão papulosa tipo S2. Se a inoculação se der no período tardio, talvez nada ocorra ou, nos casos de inoculação maciça, haja formação de goma.

O mecanismo humoral não está relacionado com a imunidade, porém se apresenta a partir da primeira semana após a instalação do cancro, persistindo praticamente por toda a vida. O cancro é uma vasculite com infiltração de linfócitos e plasmócitos; lembra, em parte, o fenômeno de Arthus.

As lesões de S2 sugerem patologia de imunocomplexos (artrite, iridociclite, nefrite, erupção cutânea) e caracterizam-se por infiltrado linfoplasmocitário perivascular (em manguito) e proliferação endotelial que nem sempre se manifestam. Com o desenvolvimento dessas lesões, pode ser observada tendência à formação de estrutura tuberculoide, indicação de hipersensibilidade celular.

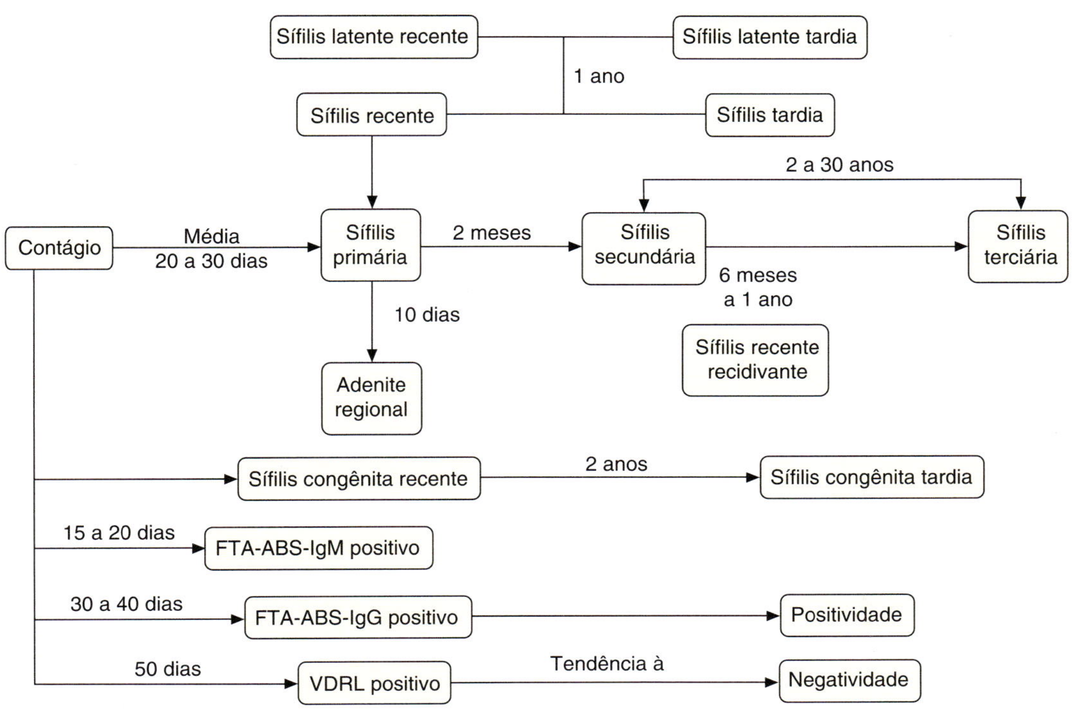

Figura 43.2 Evolução clinicossorológica da sífilis.

Nas lesões tardias, a principal característica é o granuloma tuberculoide, com vasculite e necrose (hipersensibilidade celular exagerada) e numerosos plasmócitos, exceção às lesões reativas do sistema nervoso central (SNC) e do sistema cardiovascular.

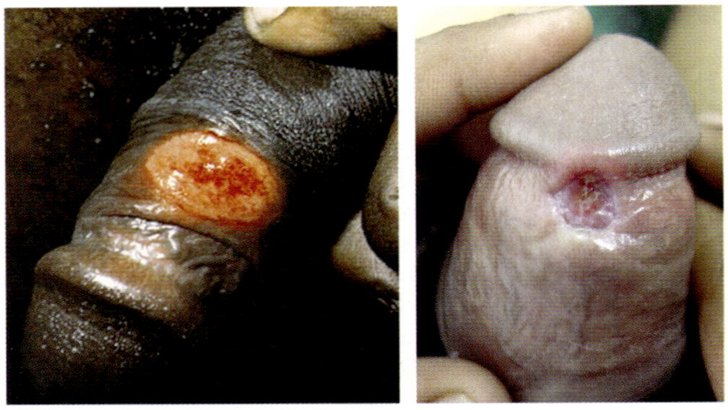

Figura 43.3 Cancro duro.

Cronologia e clínica

O conhecimento da história natural da sífilis facilita muito o diagnóstico correto, os exames laboratoriais a serem solicitados, o tratamento a ser instituído e o acompanhamento posterior, os quais variam de acordo com o estágio da doença.

A sífilis adquirida é subclassificada em dois períodos:

- *sífilis recente*: apresenta menos de 1 ano de duração, abrangendo sífilis primária e secundária
- *sífilis tardia*: apresenta mais de 1 ano de duração, abrangendo sífilis terciária.

Entre essas fases podem ocorrer períodos de silêncio clínico, apenas com reações sorológicas positivas, formas essas chamadas *sífilis latente*. Dependendo do tempo de evolução, serão subclassificadas como *sífilis latente recente* (menos de 1 ano) ou *tardia* (mais de 1 ano). Como, na prática, é difícil a determinação desses limites, é mais prudente considerar a sífilis latente como própria do estágio tardio e tratá-la como tal.

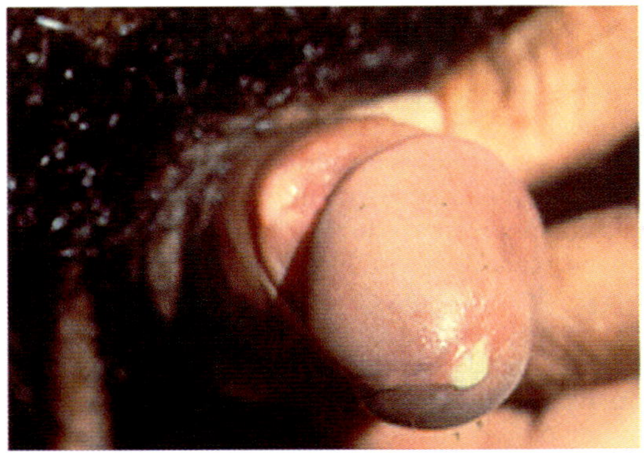

Figura 43.4 Cancro duro associado à gonorreia.

Sífilis primária

Caracteriza-se pelo surgimento do cancro duro (*protossifiloma*), 9 a 90 dias após o contágio (21 dias, em média), e de micropoliadenopatia regional. O cancro duro é, em geral, indolor, único, erosado ou exulcerado, com base e bordas infiltradas em rampa, fundo limpo, avermelhado, com discreta serosidade. Na mulher, ocorre com mais frequência no colo uterino (comumente passa despercebido) e na vulva (pequenos e grandes lábios); no homem, no sulco balanoprepucial e na glande. Localizações extragenitais também são observadas e dependem do local de inoculação do agente: lábios, ânus, dedo, língua, amígdalas etc. A lesão é altamente contagiosa. Involui de maneira espontânea entre 1 e 6 semanas (Figuras 43.3 a 43.6).

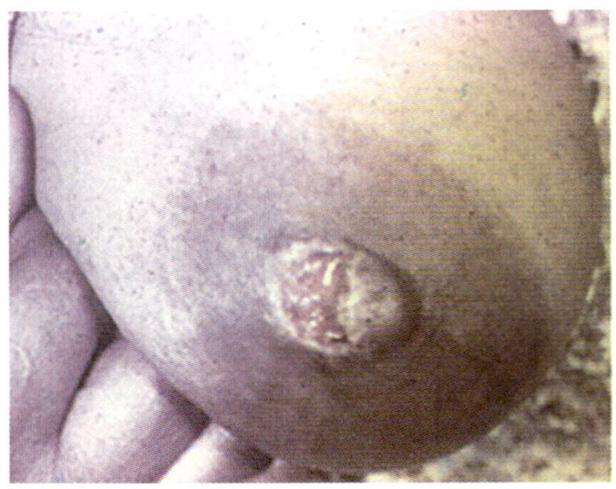

Figura 43.5 Cancro duro extragenital.

Em relação ao cancro duro, alguns aspectos devem ser ressaltados:

- sífilis decapitada: é a sífilis que, na sua evolução, não apresenta cancro, podendo ocorrer em infecções transfusionais ou em pacientes que, na fase de contaminação, faziam uso de antibióticos capazes de mascarar o aparecimento de lesão, porém em doses insuficientes para erradicar a infecção; também pode ocorrer mediante reinfecção em pacientes com imunidade parcial contra o treponema
- cancro misto ou cancro de Rollet: associação do cancro sifilítico ao cancro mole. Inicialmente, assume características de cancro mole, evoluindo em cerca de 2 semanas para o cancro duro (ver Capítulo 44, item *Cancro mole*)
- cancro *redux*: é a recidiva de um cancro primário durante a fase inicial da sífilis, semanas ou meses após sua cicatrização transitória, caso o paciente não tenha sido tratado adequadamente. A lesão reaparece no mesmo local e é rica em treponemas
- pseudocancro *redux*: lesão gomosa que surge no local do cancro original do estágio primário. É, portanto, lesão própria do terciarismo e pobre em treponemas.

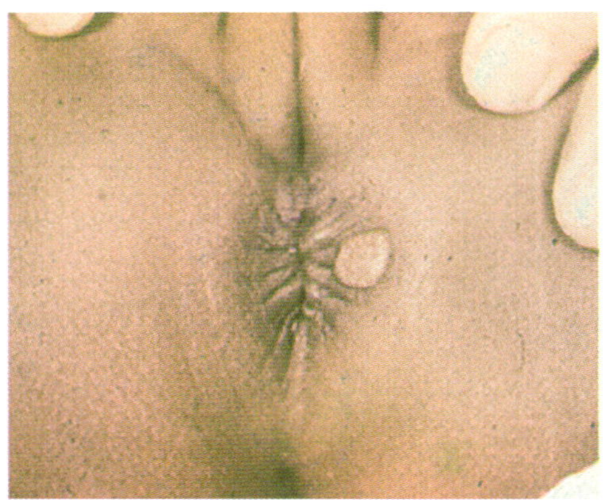

Figura 43.6 Cancro duro perianal: abuso sexual.

O cancro involui espontaneamente em cerca de 1 a 2 meses, sem deixar cicatriz. Permanecerá apenas em 15% dos pacientes quando do início do secundarismo; já em indivíduos infectados pelo HIV, esse percentual sobe para 45%.

A adenopatia sempre presente nessa fase é regional, frequentemente inguinal, em razão da localização genital habitual do cancro. É indolor, múltipla, aflegmásica e, em geral, bilateral. Surge, geralmente, 10 dias após o cancro; é a sua "sombra".

Sífilis secundária

Caracteristicamente, surge, em média, 2 meses após o cancro, como erupção cutânea generalizada, simétrica, com aspecto variável, de acordo com certa cronologia. Assim, a princípio, as lesões são maculosas (*roséolas sifilíticas*). Após semanas, aparecem as sifílides papulosas ou papuloescamosas (psoriasiformes) e, raramente, pustulosas (Figura 43.7). O quadro clínico é essencialmente monomórfico. A descamação periférica em algumas lesões é chamada *colarete de Biett* (Figura 43.8). O acometimento da região palmoplantar é de grande valor diagnóstico, embora não patognomônico (Figuras 43.9 e 43.10). Lesões em corimbo são eventualmente vistas (lesão maior circundada por lesões satélites; lembra a explosão). A ausência de prurido é característica frequente e importante no diagnóstico diferencial, embora, ocasionalmente, alguns pacientes relatem esse sintoma.

As lesões na mucosa oral são denominadas *placas mucosas*; são múltiplas, erosivas, assintomáticas, medem cerca de 1 cm, são arredondadas ou ovais (Figura 43.11). Na mucosa oral pode apresentar-se outro tipo de lesão, como a língua despapilada, conhecida como *sinal de Cornill*. Nas zonas de atrito (sulco interglúteo, região inguinofemoral), bem como ao redor do ânus e da vulva, ocorrem as *sifílides papuloerosadas,* mais conhecidas como *condiloma plano* (Figura 43.12). Seu caráter vegetante deve-se às condições de umidade e fricção próprias dessas áreas. São as lesões mais contagiosas dessa fase.

Nos indivíduos da raça negra, as lesões podem apresentar configuração anular e circinada muito peculiar: são as *sifílides elegantes*, mais comuns ao redor dos orifícios naturais (boca, ânus; Figuras 43.13 e 43.14).

O *colar de Vênus* é representado por lesões hipocrômicas em torno do pescoço. Sua ocorrência é excepcional, surgindo tardiamente no secundarismo, com maior incidência no sexo feminino. Tem evolução prolongada e, mesmo após tratamento, podem persistir máculas hipocrômicas limitadas por pele hiperpigmentada.

Os fâneros podem estar acometidos: alopecia, madarose, paroniquia e anoniquia. A alopecia do couro cabeludo surge sobretudo nas regiões temporoparietal e occipital. Áreas de formatos irregulares e com cabelos de comprimentos variados conferem aspecto de clareiras na floresta, daí a denominação de *alopecia em clareira* (Figura 43.15). A alopecia, entretanto, pode ser difusa, por vezes a única manifestação da doença. É temporária e reversível após o controle da infecção. Além do couro cabeludo, os supercílios (causa de madarose), os cílios, o bigode e a barba são eventualmente atingidos (Figura 43.16). Manifestações gerais incluem micropoliadenopatia generalizada, mialgias, artralgias, cefaleia, meningite, febre, emagrecimento, astenia, além de iridociclite, hepatite, esplenomegalia, gastrite e periostite.

Após poucos meses haverá regressão espontânea das lesões quando, então, a doença entrará em latência.

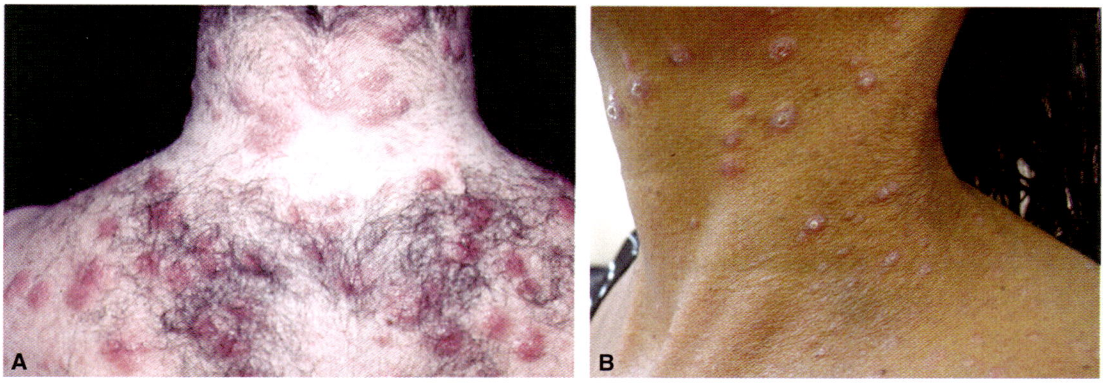

Figura 43.7 **A** e **B.** Sífilis secundária: lesões eritematoinfiltradas. (Figura **B**: cortesia do Dr. Eduardo Bornhausen-Demarch.)

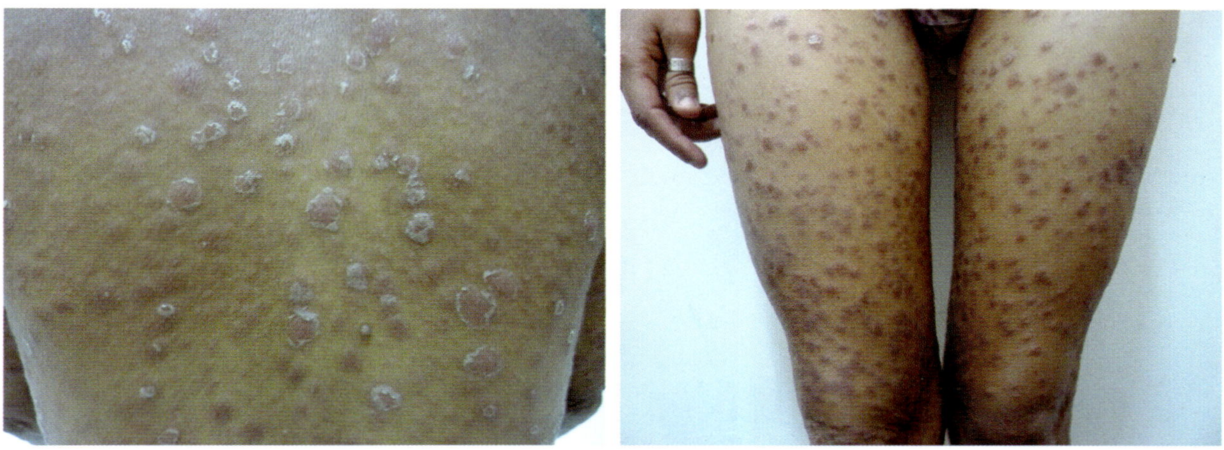

Figura 43.8 Sífilis secundária: atenção para as inúmeras lesões com colarete descamativo periférico (colarete de Biett). (Cortesia do Dr. Felipe Aguinaga.)

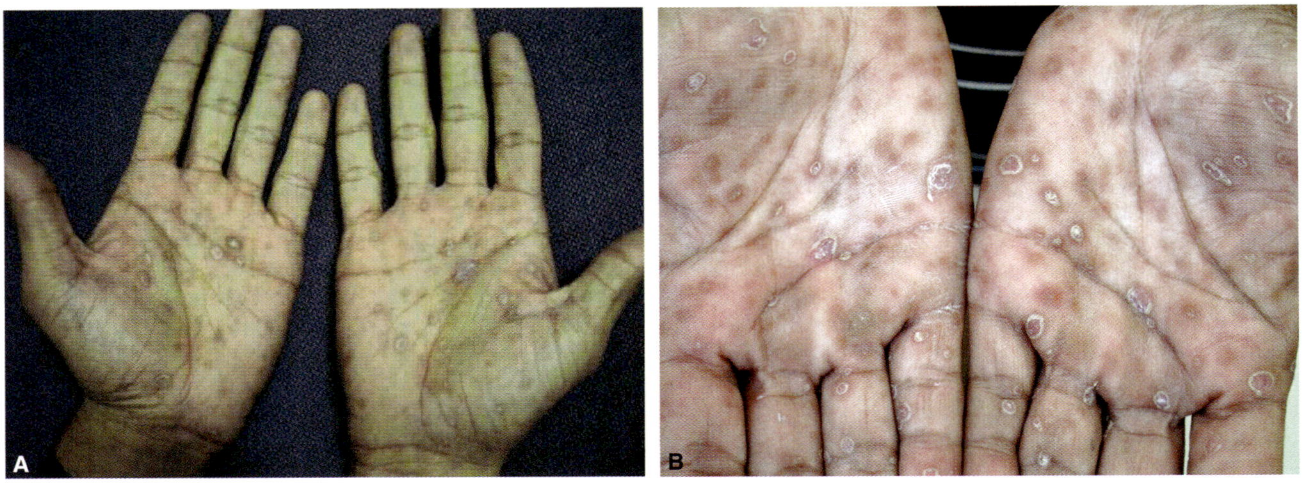

Figura 43.9 **A** e **B.** Sifílide palmar. (Figura **B**: cortesia do Dr. Eduardo Bornhausen-Demarch.)

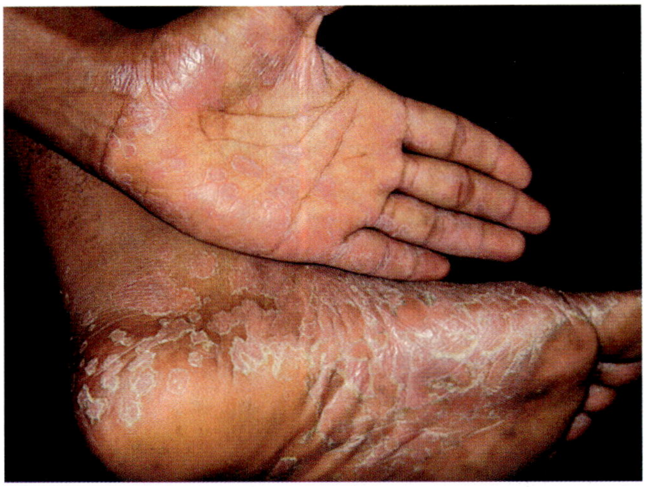

Figura 43.10 Sifílide palmoplantar.

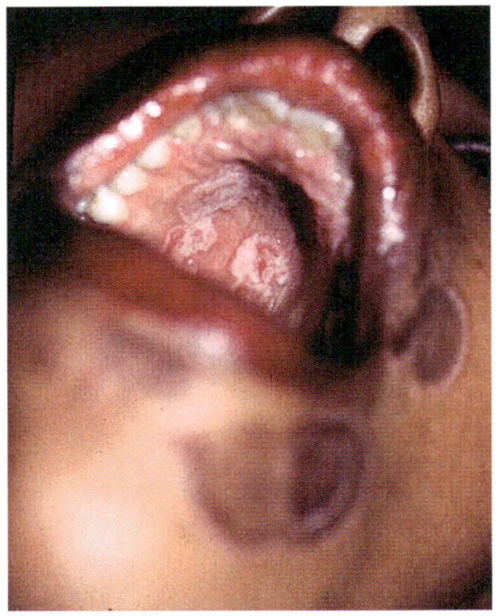

Figura 43.11 Sífilis secundária: placas mucosas.

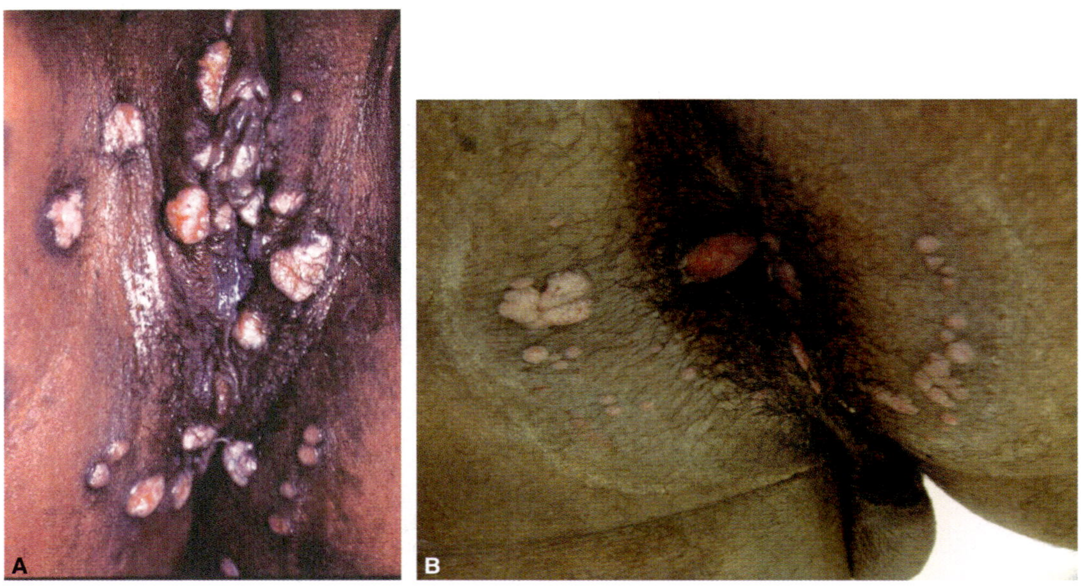

Figura 43.12 **A** e **B.** Condiloma plano. (Figura **B**: cortesia do Dr. Maluf Gabbay Belicha.)

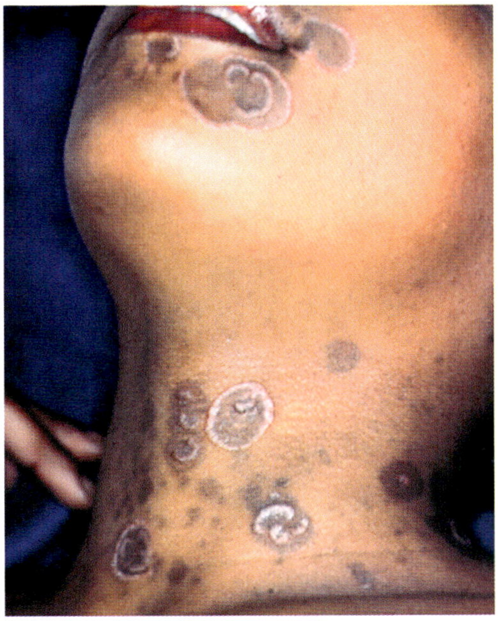

Figura 43.13 Sifílide elegante (típica dos melanodérmicos.)

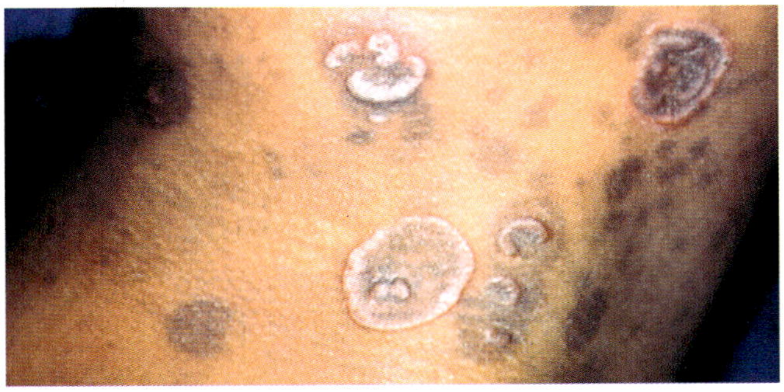

Figura 43.14 Sifílide elegante em maior aumento.

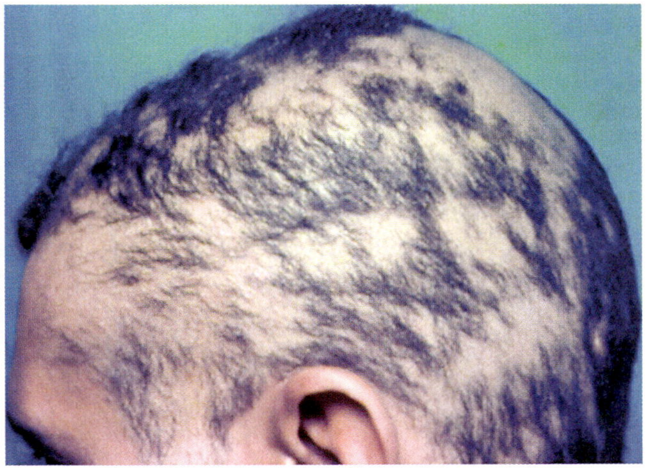

Figura 43.15 Alopecia em clareira.

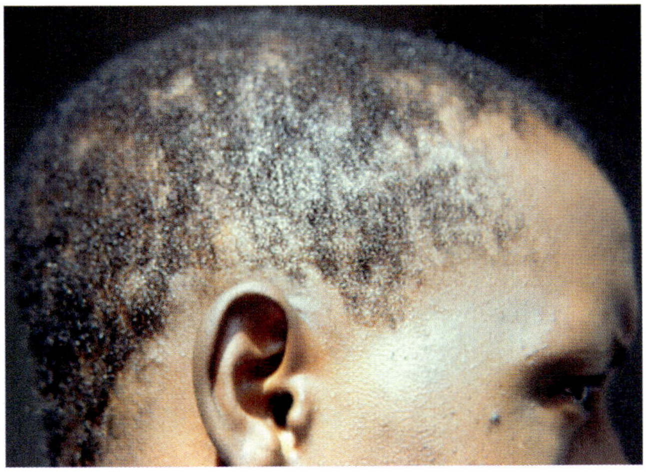

Figura 43.16 Alopecia em clareira associada à madarose.

Sífilis maligna precoce

Caracteriza-se pelo surgimento de papulopústulas e lesões ulceradas, recobertas por crostas hemorrágicas ou melicéricas; o aspecto rupioide é típico e evidencia-se por várias camadas de crostas espessas, semelhantes à concha de uma ostra, recobrindo as ulcerações. Em geral, são dolorosas, disseminadas e acompanhadas de profunda sensação de mal-estar, inapetência, mialgia e febre irregular (Figuras 43.17 a 43.19).

A face e o couro cabeludo são as regiões mais acometidas. É uma forma evolutiva grave da doença, caracterizada pelo surgimento de lesões ulceradas e profundas, desde o início do período secundário, que não se curam espontaneamente. O envolvimento mucoso ocorre com frequência.

As lesões respondem à penicilina tão bem como qualquer outra manifestação do secundarismo. Recentemente, com o advento da epidemia de HIV/AIDS, tem-se descrito um aumento desses casos, como formas atípicas da doença. Além disso, em alguns desses pacientes, tem sido observado secundarismo acompanhado de testes sorológicos exageradamente elevados (estimulação policlonal de linfócitos B) ou persistentemente negativos, decorrentes da falência imunológica, ou por efeito prozona (ver item *Reações não treponêmicas*, adiante). Nesses casos, é obrigatório o exame em campo escuro de material obtido de lesões ou a impregnação pela prata do material obtido por biopsia. É indispensável a punção liquórica, sobretudo em pacientes HIV-positivos.

A sífilis maligna precoce em pacientes que iniciaram há pouco tempo a terapia antirretroviral pode ser considerada manifestação da síndrome de reconstituição imunológica.

Sífilis recente recidivante

Caracteriza-se por lesões papulosas ou papulonodulares, pouco numerosas, com tendência à circinação e à circunscrição com involução espontânea das lesões. Ocorre depois do secundarismo e antes do terciarismo. Esse quadro clínico pode ser também denominado "secundo-terciarismo" (Figuras 43.20).

Sífilis tardia

A história natural da sífilis, segundo trabalhos realizados na era pré-antibiótica, mostra que, quando não tratada, 37% dos pacientes evoluem, em um prazo variável de 2 a 30 anos, para sífilis terciária; em outros termos, cerca de 60% evoluem para cura espontânea. Dos que desenvolvem sífilis terciária, 16% apresentam lesões tegumentares, 10% cardiovasculares, 6% neurossífilis e 10% morrem. Estas são as conclusões do clássico trabalho iniciado por Boeck e concluído por Gjestland, em Oslo (1891-1958), corroborado pela infame experimentação realizada em Tuskegee (Alabama) em negros, já em plena era antibiótica (1932-1964).

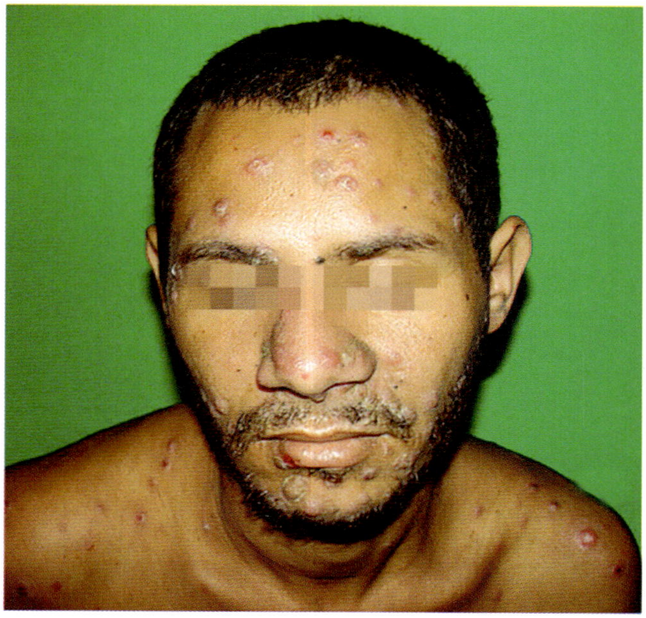

Figura 43.17 Sífilis maligna precoce – face.

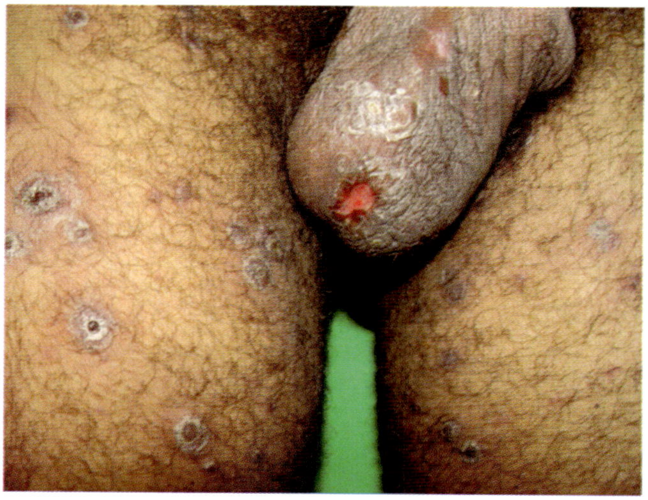

Figura 43.18 Sífilis maligna precoce: aspecto ostráceo em algumas lesões.

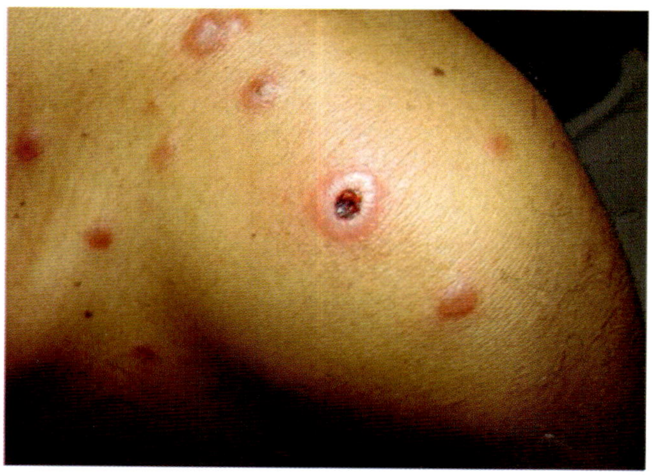

Figura 43.19 Sífilis maligna precoce – ombro.

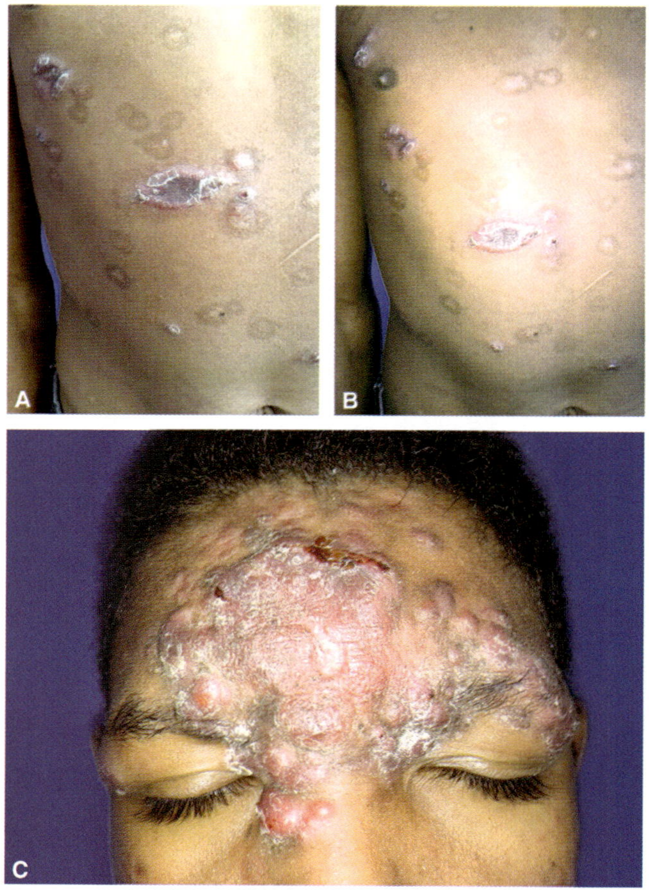

Figura 43.20 **A** e **B.** Poucas lesões, algumas com desaparecimento espontâneo. **C.** Lesões tuberonodulares confluentes; paciente HIV+. (Cortesia da Dra. Karilena Fernandes Souza.)

Manifestações tegumentares

São em geral únicas ou pouco numerosas, assimétricas, regionais, localizadas e destrutivas, deixando cicatrizes atróficas e não retráteis. Tais lesões não são contagiosas, não involuem espontaneamente, mas apresentam ótima resposta ao tratamento específico. São as gomas, as lesões tuberocircinadas e, excepcionalmente, os nódulos justarticulares (*nodosidade justarticular de Jeanselme*).

Eritema persistente, localizado, reticulado (livedo reticular) ou não, pode ser, raramente, a única manifestação clínica da doença nesta fase.

As lesões tuberocircinadas são constituídas por tubérculos e nódulos, por vezes ulcerados com arranjo arciforme ou reniforme, de crescimento lento centrífugo e com cicatrização central. Têm coloração vermelho-amarronzada e podem ser muito descamativas. O tamanho pode variar de alguns milímetros a muitos centímetros (Figuras 43.21 e 43.22).

As gomas podem originar-se primariamente não só no tegumento, mas também em ossos, músculos, septo ventricular, fígado, estômago etc. Pode ocorrer perfuração de palato e destruição do maciço central da face. Todavia, a mucosa mais atingida é a da língua, onde a lesão se localiza na porção central (Figuras 43.23 e 43.24).

Os nódulos justarticulares ocorrem também em outras doenças. Os cotovelos são a localização preferencial, e os nódulos são indolores, móveis e de consistência amolecida. As principais complicações são listadas a seguir.

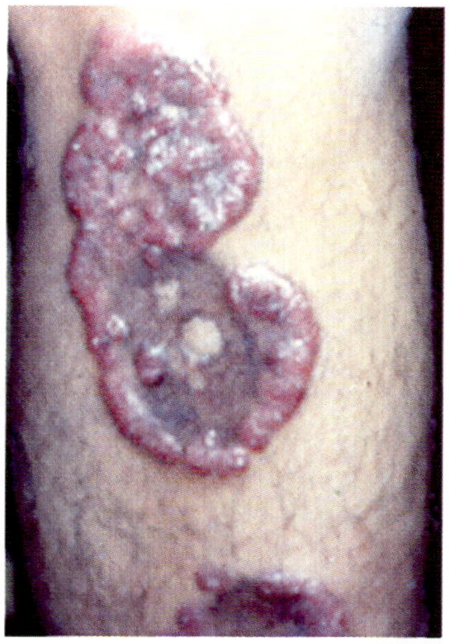

Figura 43.21 Lesões tuberocircinadas, sífilis terciária.

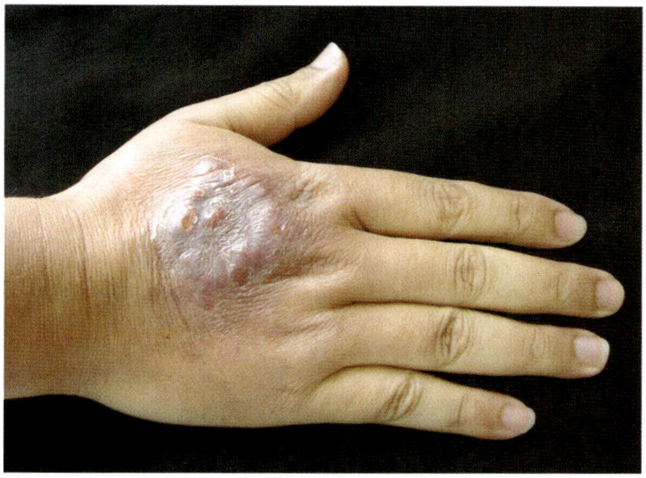

Figura 43.22 Sífilis terciária. (Cortesia do Dr. Vitor Azulay.)

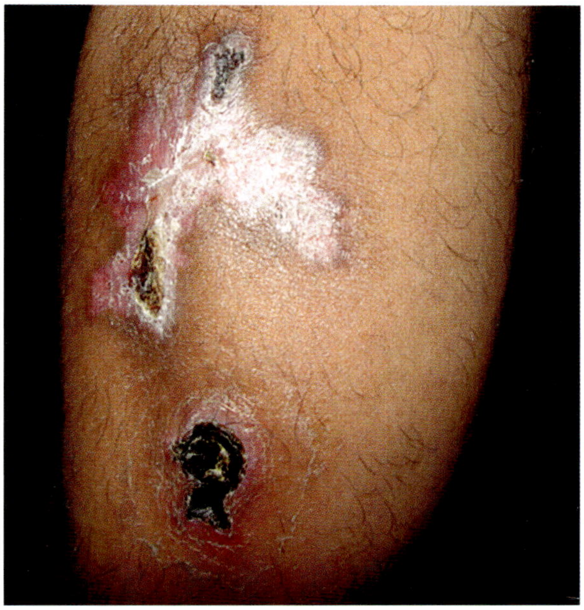

Figura 43.23 Sífilis tardia: goma.

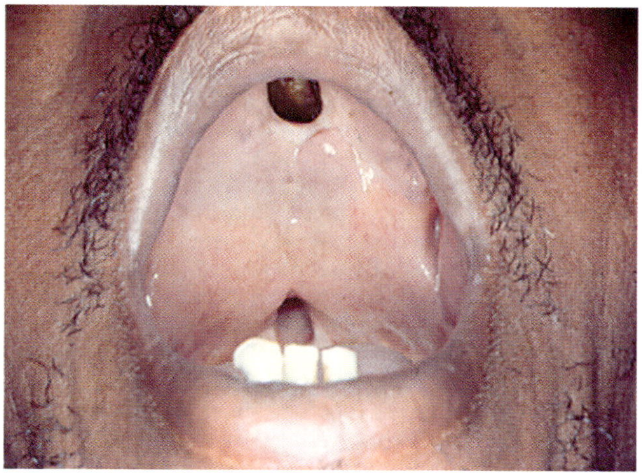

Figura 43.24 Goma de palato.

Complicações cardiovasculares

O acometimento cardiovascular ocorre em, aproximadamente, 10% dos pacientes não tratados. Manifestações clínicas ocorrem 10 a 40 anos após a infecção. Destas, a mais frequente é a aortite sifilítica, incidindo em 70 a 80% dos pacientes com sífilis cardiovascular, geralmente assintomática. Outras complicações cardiovasculares incluem aneurisma de aorta ascendente, estenose do óstio coronário e insuficiência aórtica. Calcificação linear na aorta ascendente, dilatação aórtica e som de tambor ao fechamento de válvula aórtica são indicativos de aortite sifilítica.

Neurossífilis

O *T. pallidum* geralmente invade o SNC dentro de 3 a 18 meses após a inoculação, em 15 a 40% dos pacientes, e, dos pacientes com sífilis primária não tratada, 7% apresentam sintomatologia. Pacientes HIV-positivos desenvolvem mais frequente e precocemente a neurossífilis. Esta pode ser classificada em assintomática e sintomática (formas meningítica, cerebrovascular e parenquimatosa). Habitualmente ocorre superposição dessas formas.

A forma assintomática é a mais comum, caracterizada por alterações liquóricas com ausência de manifestações clínicas. Os pacientes em que ela incide apresentam risco de evoluir para formas sintomáticas em 10 anos, e o risco aumenta com o passar do tempo; ocorrerá em 20% dos casos.

A *meningite sifilítica* geralmente aparece nos 2 anos iniciais após a infecção primária. Seus sintomas mais comuns são cefaleia, rigidez de nuca, náuseas, vômitos e paralisia de nervos cranianos. O líquido cefalorraquidiano é sempre anormal. O quadro pode ser brando e desaparecer espontaneamente em alguns dias.

A *sífilis cerebrovascular* ou *meningovascular* ocorre, em média, 6 a 7 anos após a infecção inicial. Seu quadro clínico mais frequente assemelha-se ao de acidente vascular encefálico (AVE) da artéria cerebral média, levando a hemiparesia ou hemiplegia ou a outros sinais focais. Os pacientes têm, em média, de 30 a 50 anos, e cerca de metade apresenta pródromos, como tontura, cefaleia, insônia, perda de memória e alterações de humor por semanas ou meses antes do infarto cerebral. O liquor está quase sempre alterado. Pode ocorrer sífilis meningovascular medular, ocasionando meningomielite e mielite aguda transversa.

A neurossífilis parenquimatosa é representada pela paralisia geral progressiva, pela *tabes dorsalis* e pela atrofia óptica.

A paralisia geral progressiva inicia-se 15 a 20 anos após a infecção inicial. O início é insidioso, com alterações de memória, do senso crítico e de conduta, além de irritabilidade e falta de interesse em relação à aparência pessoal. Com a evolução, os estados físico e mental pioram, caracterizando-se por demência, disartria, tremores, convulsões, alterações da marcha e pupilas de Argyll-Robertson (pupilas pequenas, irregulares, desiguais, com reflexo de acomodação preservado, mas sem reflexo fotomotor). O liquor é invariavelmente anormal. Sem tratamento, o paciente morre em 3 a 4 anos.

A *tabes dorsalis* manifesta-se 15 a 25 anos após a infecção inicial, em decorrência de lesões nas colunas e raízes posteriores da medula e dos gânglios da raiz dorsal. Seus principais sintomas são dores lancinantes nos membros inferiores, ataxia, incontinência urinária, parestesias etc. Seus sinais mais frequentes são anormalidades pupilares (inclusive pupilas de Argyll-Robertson), ausência de reflexos aquileu e patelar, alterações sensoriais, atrofia óptica, paralisia ocular e articulações de Charcot. O liquor é normal em 5 a 10% dos pacientes.

A atrofia óptica, que geralmente afeta um dos olhos, pode acarretar amaurose bilateral, se não tratada a tempo.

Sífilis congênita

Ver adiante.

Diagnóstico

Pode ser feito pelos métodos apresentados a seguir.

Pesquisa direta do T. pallidum

Indicada somente quando há cancro e lesões mucocutâneas do secundarismo e na sífilis congênita recente. O *T. pallidum* não é cultivável; o coelho é suscetível e utilizado como fonte para os testes treponêmicos.

Microscopia em campo escuro

O local deve ser limpo com soro fisiológico e, depois de seco, escarificado. A serosidade que surge deve ser imediatamente disposta em uma lâmina e coberta por lamínula. O examinador deve usar luvas. Evidenciam-se treponemas vivos. Nas lesões da mucosa oral e da genitália, a interpretação cuidadosa por laboratorista experiente é essencial, devido à presença de treponemas saprófitas. A sensibilidade varia de 74 a 86%, podendo a especificidade alcançar 97%, dependendo da experiência do avaliador.

Impregnação pela prata ou pelo método da tinta da China

Em material fixado com intuito de evidenciar treponemas no material biopsiado. Todos os métodos de coloração são inferiores ao campo escuro.

Imunofluorescência direta

Coleta-se o fragmento de pele de lesão suspeita e coloca-se o anticorpo marcado sobre o material em que se deseja revelar o antígeno específico (*T. pallidum*). O exame é altamente específico e com sensibilidade superior a 90%; praticamente elimina a possibilidade de erros de interpretação com treponemas saprófitas (ver Figura 7.11).

O diagnóstico diferencial morfológico com outras espiroquetas geralmente não apresenta dificuldades, quando examinado por um laboratorista experiente. Entretanto, o *T. dentium*, saprófita da mucosa oral, devido à forma e ao movimento semelhantes aos do *T. pallidum*, pode ser de difícil diferenciação morfológica. Além destes, treponemas saprófitas da área genital podem, por vezes, ser confundidos com o agente etiológico da sífilis.

Reação em cadeia pela polimerase

É pouco empregada na prática, mas pode ser aplicada sobretudo nas lesões da sífilis primária, da congênita e da neurossífilis com alta sensibilidade e especificidade.

Sorologia

As reações sorológicas podem ser *não treponêmicas* (lipídicas) e *treponêmicas*. É, de longe, o exame mais empregado no diagnóstico da sífilis.

Reações não treponêmicas

As *reações lipídicas*, também denominadas *imunolipidorreações*, podem ser: de macro ou microfloculação (VDRL, RPR, reagina sérica não aquecida etc.) ou de fixação de complemento (Wassermann etc., em desuso). O antígeno empregado é uma associação de cardiolipina, colesterol e lecitina. Na prática, as mais utilizadas são VDRL (*Venereal Disease Research Laboratory*) e RPR (*rapid plasma reagin*), em que a floculação é mais bem visualizada graças ao carvão adicionado ao antígeno. O TRUST (*Toluidine Red Unheated Serum Test*) também é uma modificação do VDRL. Esses exames dispensam microscópio, por isso podem ser realizados no próprio local de atendimento, em 60 min. O RPR pode ser feito com sangue coletado por punção digital ou venosa.

A imunolipidorreação pode ser positiva em pacientes sem sífilis. Os autores de língua francesa chamam as reações desse tipo de reações inespecíficas, e os de língua anglo-saxônica, de reações biológicas falso positivas. Podem ser divididas em *transitórias* e *persistentes*. As *reações transitórias* se negativam dentro de 6 meses, como as que podem ser encontradas na malária, na gravidez, na mononucleose infecciosa, nas viroses, após vacinação antivariólica, toxicomania, pneumonia viral, tuberculose, endocardite e outras. As reações persistentes permanecem positivas além de 6 meses, como as que podem ser encontradas na hanseníase virchowiana (35%) e em doenças autoimunes (lúpus, entre outras).

As imunolipiderreações devem ser tituladas. Os títulos em geral são altos (acima de 1/16) nas treponematoses, podendo ser superiores a 1/512. Além disso, são o melhor meio de controle da terapêutica, embora a quantificação da RPR não seja comparável à do VDRL. Em termos de saúde pública, são considerados positivos para sífilis quando $\geq$ 1/8.

Efeito prozona

Em soros com altos títulos devido ao excesso de anticorpos, pode não ocorrer floculação nas diluições iniciais, produzindo resultado aparentemente negativo. Para evitar esse fenômeno, é importante realizar sempre a diluição do soro.

Reações treponêmicas

São mais específicas (praticamente 100%) do que as reações lipídicas; de modo geral, também são mais sensíveis, mas a sensibilidade varia com o tipo de reação e com a fase da doença. Não desencadeiam o fenômeno prozona. Compreendem o teste de imobilização do treponema (TPI), o teste de Reiter, o teste de hemaglutinação do *T. pallidum* (TPHA), o FTA-ABS e o FTA-ABS-IgM. Destes, o mais utilizado é o FTA-ABS (ABS, absorção de anticorpos treponêmicos com cepas de treponema de Nichols antes de ser aplicado o antissoro anti-*T. pallidum* marcado com fluoresceína).

São reações com alta sensibilidade e especificidade, com exceção dos casos de falso-positividade (outras treponematoses, borreliose, doenças autoimunes etc.). Tornam-se precocemente positivas e tendem a permanecer assim por tempo indefinido, mesmo após a cura; portanto, em indivíduos com VDRL negativo e FTA-ABS positivo, a história patológica pregressa deve ser cuidadosamente investigada, já que esses resultados podem retratar somente infecção passada, já resolvida.

O FTA-ABS-IgM denota infecção recente e é utilizado no diagnóstico de sífilis congênita recente, pois anticorpos IgM indicam síntese de imunoglobulina por parte da criança, e não aquisição passiva de anticorpos maternos. FTA-ABS-IgM e FTA-ABS-IgG, embora possam ser úteis no diagnóstico sorológico precoce, pois se tornam positivos em torno da segunda à terceira e da quarta à quinta semana de infecção, respectivamente, não servem como controle de cura. O FTA-ABS-IgM negativa-se de maneira espontânea, independentemente da cura, enquanto o FTA-ABS-IgG permanece positivo mesmo após a cura, na maioria dos casos.

Recentemente, foi demonstrado que em muitos pacientes com sífilis primária tratada precocemente o FTA-ABS nunca se torna positivo, ou negativa-se em 2 a 3 anos. O TPHA é um teste de micro-hemaglutinação que vem substituindo o FTA-ABS-IgG por ser mais barato e fácil de realizar.

Os *testes rápidos treponêmicos* são superiores ao RPR, de grande importância no auxílio do diagnóstico devido à leitura imediata, e foram desenvolvidos a partir dos testes de aglutinação; o teste imunocromatográfico é o mais eficaz por possibilitar a detecção visual e qualitativa de anticorpos (IgG, IgM e IgA) contra antígeno recombinado de 47 kDa do *T. pallidum* em sangue total, soro e plasma humano. O sangue pode ser coletado com uma picada no quirodáctilo, facilitando o exame. A leitura do teste é feita após 5 a 20 min da sua realização.

O teste EIA (*enzymatic immunoassay*, imunoensaio enzimático treponêmico), nos EUA, vem se tornando mais popular como exame para rastreamento e poderá substituir os testes não treponêmicos para este fim. É mais específico que o RPR e mais sensível que o FTA-ABS para infecções passadas. *Western blot* é outro teste igualmente sensível e específico, porém ainda sem aplicação rotineira.

É importante destacar a correlação entre os estágios da sífilis e a sensibilidade das reações. Na fase primária, a reação mais sensível, isto é, mais precoce, é o FTA-ABS seguido das imunolipidorreações; estas só se positivam a partir da primeira semana após o aparecimento do cancro. Na fase secundária, todas as reações apresentam sensibilidade próxima a 100%. Na sífilis tardia, a sensibilidade das imunolipidorreações cai para 70%, enquanto as treponêmicas tendem a persistir indefinidamente. O FTA-ABS-IgM é a mais precoce de todas as reações e, além disso, demonstra processo em atividade. É útil, também, para o diagnóstico da sífilis congênita. A Figura 43.2 contribui para melhor compreensão.

Exame do liquor

Atualmente, não há consenso entre as normas do CDC e do MS para indicação da punção liquórica. O *exame do liquor* está indicado: quando há aumento de 4× nos títulos de VDRL, quando títulos inicialmente altos (> 1:32) não diminuem 4× (2 diluições) dentro de 6 meses da terapia, com sinais ou sintomas de neurossífilis ou oftalmológicos e na sífilis tardia sintomática. Em pacientes HIV+ é recomendado também quando o CD4 ≤ 350 e/ou VDRL > 1:32.

Atualmente, há, por parte de alguns autores, o questionamento quanto à validade e ao benefício da punção lombar nos pacientes imunocompetentes assintomáticos com sífilis de mais de 1 ano de duração, apenas com o intuito de detectar possível neurossífilis (NS) assintomática. Isso porque, na verdade, os riscos e as complicações de uma punção lombar sobrepõem-se aos seus benefícios, e porque o exame de liquor pode apresentar resultados falso negativos em muitos pacientes com NS.

Além desses dados, embora se demonstre que a penicilina benzatina (PB) não atinge níveis mensuráveis no liquor, estudos utilizando doses baixas de PB resultaram em aproximadamente 90% de cura nos casos de NS assintomática. Isso sugere que o mecanismo de cura da neurossífilis com PB não está relacionado apenas com os níveis liquóricos do antibiótico. Portanto, as indicações de punção lombar devem ser avaliadas com senso crítico.

Na análise do liquor, deve-se proceder a:

- contagem celular:
  - 5 a 9 linfócitos/mL: suspeito
  - 10 ou mais linfócitos/mL: anormal
- dosagem de proteínas superior a 40 mL%: anormal
- títulos elevados de IgM e IgG
- reações sorológicas: os testes sorológicos não treponêmicos, como o VDRL, apresentam-se positivos em 22 a 61% dos pacientes com NS. A especificidade do FTA-ABS é controversa, já que sua positividade no liquor pode representar apenas anticorpos residuais decorrentes do trauma do próprio procedimento. Portanto, em pacientes com suspeita clínica de neurossífilis, com VDRL negativo e FTA-ABS positivo, a conclusão de atividade da doença deve ser feita pelo achado de aumento de células e de proteínas
- PCR: método bastante sensível e específico que certamente ajuda na identificação do treponema. O problema é como separar esse achado do sangue advindo da própria punção na neurossífilis.

Exame histopatológico

Esse exame não é empregado rotineiramente para diagnóstico. No entanto, como seus achados podem ser bastante sugestivos, muitas vezes o patologista suspeita do diagnóstico de sífilis, havendo necessidade de confirmação por exames sorológicos, além da técnica específica para identificação do treponema quando da sífilis recente. A técnica de imuno-histoquímica deve ser empregada nestes casos suspeitos, a sua positividade fica em torno de 60% e, se positiva, pode vir a dispensar até mesmo testes sorológicos para início imediato de tratamento. Na patologia, fundamentalmente, na maioria das vezes, observam-se proliferação de células endoteliais e/ou infiltrado linfoplasmocitário perivascular em manguito na S2 e dermatite de interface. Na sífilis tardia, além das alterações vasculares, encontra-se infiltrado granulomatoso, constituído de linfócitos, plasmócitos, células epitelioides gigantes, com ou sem necrose central. Na sífilis maligna precoce, além dos achados característicos ocorre endoarterite obliterante.

Exame radiológico

Nos casos suspeitos de sífilis congênita, a radiografia dos ossos longos pode oferecer auxílio diagnóstico. As alterações mais características são osteocondrite, periostite e osteomielite. Em alguns casos podem ser as únicas alterações no recém-nascido.

Diagnóstico diferencial

O diagnóstico diferencial contempla os seguintes aspectos:

- cancro duro: cancro mole, herpes simples, donovanose, linfogranuloma inguinal, escabiose, ulcerações traumáticas, carcinoma espinocelular do pênis ou da vulva, hemorroidas e síndrome de Behçet

- roséola sifilítica: erupções medicamentosas, viroses exantemáticas, pitiríase rósea de Gilbert e urticária
- sifílides papulosas: psoríase, hanseníase e acne
- condiloma plano: condiloma acuminado e nevo verrucoso quando de localização genital
- goma: micoses profundas, tuberculose cutânea, leishmaniose
- na mucosa oral e nos lábios: leucoplasia pilosa, candidíase, citomegalovirose e ectopia de glândulas sebáceas.

Tratamento

Penicilina é o fármaco de escolha para todas as formas de sífilis, especialmente quando há evidência de invasão do SNC. Nesse caso, não existem estudos controlados mostrando eficácia de outras medicações. Até o momento, resistência do *T. pallidum* à penicilina não foi relatada. A baixa concentração de 0,03 UI/mL, mantida por 7 a 10 dias, é mais do que suficiente para cura da infecção, visto que dose 10 vezes menor é capaz de matar cerca de 50% dos treponemas em 16 h. Diversos esquemas de tratamento são preconizados; apenas os mais utilizados serão descritos.

Em razão do cenário epidemiológico atual, recomenda-se tratamento imediato com penicilina benzatina após apenas um teste reagente para sífilis, seja ele treponêmico ou não, para as seguintes situações:

- gestante
- vítima de violência sexual
- pessoas com chance de perda de acompanhamento.

Sífilis recente

Engloba a sífilis primária, secundária ou latente recente:

- penicilina G benzatina, 2.400.000 UI dose única IM.

Alternativas, segundo a recomendação do CDC:

- doxiciclina 100mg, 12/12h VO, por 14 dias
- tetraciclina VO 500mg, 6/6h, por 14 dias
- ceftriaxona 1 a 2g, diariamente, IM ou IV, por 10 a 14 dias.

Alternativas, segundo o Ministério da Saúde:

- doxiciclina, 100 mg VO, de 12/12 h, durante 15 dias.

Não existem dados que confirmem a eficácia do tratamento com doxiciclina, tetraciclina ou eritromicina. Além disso, terapêutica oral, requerendo quatro tomadas diárias, torna difícil a aderência ao tratamento. O paciente deverá ser conscientizado da importância e da obediência ao esquema prescrito. A azitromicina mostrou-se ineficaz com dose única de 2 g em número elevado de casos.

Sífilis tardia

Engloba as sífilis terciária cardiovascular e tegumentar, com exceção da neurossífilis e latente tardia.

É recomendado nessa fase penicilina benzatina, 2.400.000 UI IM, a cada 7 dias, durante 3 semanas (dose total 7.200.000 UI).

Antibióticos alternativos para o caso de alergia à penicilina, segundo o CDC:

- tetraciclina, 500 mg VO de 6/6 h, durante 28 dias
- doxiciclina, 100 mg VO de 12/12 h, durante 30 dias.

Alternativas, segundo o Ministério da Saúde:

- doxiciclina, 100 mg VO de 12/12 h, durante 30 dias

Neurossífilis

O tratamento deve ser feito com:

- penicilina G cristalina, 18 a 24 milhões UI IV/dia (3 a 4 milhões UI 4/4 h), durante 10 a 14 dias
- penicilina G procaína, 2,4 milhões UI IM/dia, mais probenecida, 500 mg VO 4 vezes/dia, durante 14 dias.

Ambas as opções devem ser seguidas de penicilina G benzatina, 2.400.000 UI IM por semana, durante 3 semanas consecutivas.

Embora não existam dados clínicos definitivos sobre terapêuticas alternativas (casos de alergia à penicilina) para neurossífilis, ceftriaxona, 1 a 2 g/dia, durante 14 dias, parece a mais eficaz. Não deve ser usada em pacientes com história de anafilaxia; nesses casos, deve-se proceder à dessensibilização. É necessário exame semestral do liquor até a normalização.

Gestantes

As pacientes não alérgicas à penicilina deverão receber o mesmo tratamento anteriormente citado, de acordo com o estágio da doença. Não há alternativa terapêutica eficaz para grávidas alérgicas à penicilina. Nesses casos, deve-se proceder à dessensibilização. Na impossibilidade desta, o antibiótico empregado será a eritromicina (esterato ou etilsuccinato), já que o estolato está associado à icterícia colestática em gestantes; as tetraciclinas são contraindicadas na gravidez. Pacientes tratadas durante a segunda metade da gravidez estarão sob risco de trabalho de parto prematuro e/ou sofrimento fetal, se o tratamento desencadear a reação de Jarisch-Herxheimer (ver Capítulo 83, item *Penicilinas*, subitem *Dessensibilização*). Natimorto é uma complicação rara.

Associação ao HIV

Na maioria das vezes, a evolução da sífilis nos pacientes com HIV é igual à dos demais pacientes, porém observam-se com elevada frequência: mais de um protossifiloma, persistência maior do cancro no secundarismo (Figura 43.25) e maior número de pacientes com neurossífilis de instalação muito mais rápida. O programa de DST/AIDS do Ministério da Saúde e o do CDC preconizam que os pacientes soropositivos devem ser tratados com os mesmos esquemas e dosagens dos soronegativos. A punção liquórica é recomendável, mas não obrigatória. No caso de neurossífilis, o tratamento é igual ao dos pacientes não infectados pelo HIV. Pacientes alérgicos devem ser dessensibilizados. Em indivíduos soropositivos, falhas terapêuticas são mais frequentes, por isso devem ser monitorados com mais regularidade. É necessário realizar o controle clínico e sorológico mensalmente nos primeiros 6 meses (ver item *Sífilis maligna precoce*, anteriormente, e Capítulo 83, item *Penicilinas*, subitem *Dessensibilização*).

Sífilis congênita

Ver adiante.

Complicações do tratamento

Reação de Jarisch-Herxheimer

Ocorre essencialmente na fase secundária e caracteriza-se por cefaleia, febre, calafrios, artralgias e mialgias; exacerbação das lesões pode ocorrer cerca de 4 a 12 h após o início do tratamento com penicilina. Tal reação deve-se à liberação súbita e maciça de antígenos treponêmicos. O paciente deverá ser advertido previamente para tal possibilidade, uma vez que poderá abandonar o tratamento pensando tratar-se de reação medicamentosa.

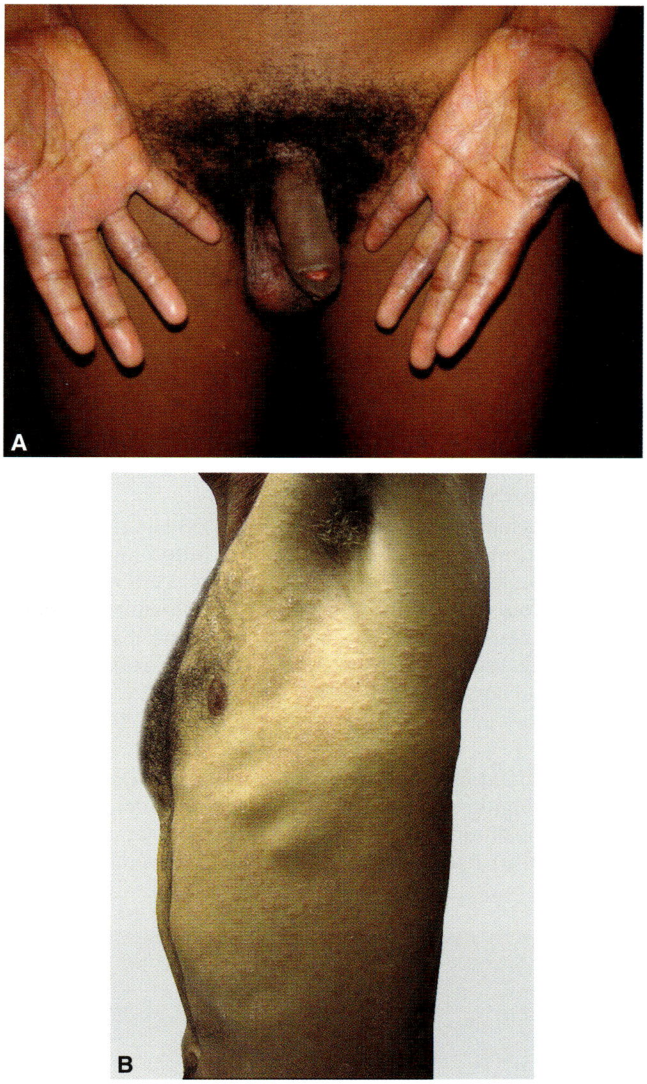

Figura 43.25 **A.** Cancro duro associado a secundarismo em paciente com AIDS. (Cortesia do Dr. Fabiano Leal.) **B.** Sífilis secundária, erupção eritematopapulosa, no mesmo paciente.

Essa reação deve ser tratada com analgésicos e repouso. Ela desaparece em 24 h. Pode ser evitada com a administração prévia de 20 mg de prednisona oral, tetraciclina ou eritromicina, 1 g/dia, durante 2 a 3 dias antes do início da terapia.

Reação de Hoigne

Caracteriza-se por taquicardia, elevação da pressão arterial, distúrbios audiovisuais, sintomas psicóticos agudos e, eventualmente, convulsão; dura cerca de 30 min. Ocorre com o uso de penicilina procaína em aproximadamente 1:1.000 casos tratados. Acredita-se que seja por injeção intravascular em pequena quantidade.

Reação paradoxal

Provocada pela liquefação das gomas, após o início do tratamento, levando ao agravamento do quadro clínico, cujas manifestações estarão relacionadas com a estrutura acometida.

Quanto às *reações alérgicas*, os quatro mecanismos clássicos da classificação de Gell e Coombs podem ocorrer. Choque anafilático é raro e, eventualmente, fatal.

Acompanhamento

Cura e atividade sexual

A cura bacteriológica processa-se antes da cura clínica. Apenas 24 h após a administração de penicilina, o paciente poderia ser liberado para reiniciar suas atividades sexuais; deve-se, porém, esperar mais 1 dia como margem de segurança. Nos pacientes tratados com tetraciclina ou eritromicina, são necessários 5 dias para que deixem de ser transmissores.

Controle de cura

Deve-se solicitar aos 3, 6, 9 e 12 meses. No segundo ano, a cada 6 meses. Os títulos comumente sobem no início do tratamento, sendo, pois, incorreto solicitar sorologia para controle logo após seu término. Por vezes, títulos baixos (1:2 e 1:4) podem persistir vários meses e, até mesmo, indefinidamente. Não implicam novo tratamento e são denominados "cicatrizes sorológicas".

Retratamento

Deverá ser considerado quando houver persistência ou recorrência de sinais clínicos, aumento de 4 vezes ou mais nos títulos do VDRL ou quando não houver queda de 3 a 4 diluições do VDRL em relação à titulagem inicial no prazo de 1 ano. Possibilidades de reinfecção ou falha terapêutica devem ser consideradas, bem como retratamento. Caso não seja possível estabelecer o diagnóstico de reinfecção ou falha terapêutica, impõe-se o exame de liquor.

Prevenção e controle

Os objetivos do controle da sífilis são a interrupção da cadeia de transmissão e a prevenção de novos casos. Evitar a transmissão da doença consiste em detectar e tratar de modo precoce e adequado o paciente e o parceiro, ou parceiros. Na detecção de casos, a introdução do teste rápido em parceiros de pacientes ou de gestantes poderá ser muito importante.

O tratamento apropriado é o emprego da penicilina como primeira escolha nas doses adequadas. Em situações especiais, como aumento localizado do número de casos, o tratamento profilático poderá ser uma opção. A prevenção de novos casos deverá ter como estratégia informar a população, especialmente os grupos mais vulneráveis (profissionais do sexo, usuários de drogas ilícitas intravenosas etc.), sobre a doença e os meios para evitá-la. É importante o aconselhamento ao paciente procurando mostrar a necessidade da comunicação ao parceiro e o estímulo ao uso dos preservativos na relação sexual. A reciclagem constante e continuada das equipes de saúde integra esse conjunto de medidas para prevenção e controle da sífilis.

Por ter o *T. pallidum* poucos antígenos proteicos, lamentavelmente até agora não foi obtida vacina efetiva.

Sífilis congênita

Conceito

Infecção transmitida da mãe para o feto, pela circulação transplacentária, que pode ocorrer desde o início da gestação. O conceito de *sífilis perinatal* englobaria também a possibilidade de contágio durante o parto. A doença não é transmitida pelo aleitamento. A definição de caso para sífilis congênita está no Quadro 43.1.

Quadro 43.1 Definição de caso de sífilis congênita.

Caso confirmado: *T. pallidum* ou seu material genético constatado fisicamente em amostras de lesões, líquido amniótico, cordão umbilical ou tecidos oriundos da necropsia
Caso presuntivo: pelo menos um dos seguintes parâmetros está presente: ▪ RN ou criança cuja mãe infectada não tenha sido tratada ou tenha sido de maneira inadequada ▪ RN ou criança exibindo teste treponêmico positivo e algumas das seguintes alterações: evidência de sífilis congênita ao exame físico; alterações radiológicas; VDRL positivo no liquor; elevado conteúdo de proteínas ou leucocitose no liquor, na ausência de outras causas; IgM positiva para lues ▪ Natimorto sifilítico: morte fetal em gestação de mais de 20 semanas ou feto com peso superior a 500 g, nascido de mãe com sífilis não tratada ou inadequadamente tratada

RN = recém-nascido; VDRL: laboratório de pesquisa para doenças venéreas (*Venereal Disease Research Laboratory*). (Fonte: Diretrizes para o Controle da Sífilis Congênita. Brasília: MS/PN de DST/AIDS, 2005.)

Epidemiologia

Estima-se que, no Brasil, em 2016, a incidência da sífilis congênita tenha sido de 7,7 para cada mil crianças nascidas vivas, ou seja, 22.518 casos. Já o número de gestantes infectadas foi de 41.762. Em 2005, era de 5.035 crianças de até um ano e 1.800 gestantes com a doença. A explicação para essa verdadeira explosão de casos novos é a falta de uso do preservativo, a falta de penicilina benzatina no país e um sistema de saúde materno-infantil extremamente falho.

A ausência de tratamento da infecção materna recente implica contaminação do feto em 80 a 100% dos casos. Já a sífilis tardia materna não tratada pode acarretar infecção em cerca de 30% dos fetos.

A sífilis congênita, na gestante e a adquirida, assim como a infecção pelo HIV na gestante e a AIDS/SIDA (doença), são de notificação compulsória no Brasil.

De 1998 a junho de 2020, foram notificados no Sinan 236.355 casos de sífilis congênita em menores de um ano de idade, dos quais 105.084 (44,5%) eram residentes na região Sudeste, 70.478 (29,8%) no Nordeste, 27.269 (11,5%) no Sul, 20.159 (8,5%) no Norte e 13.365 (5,7%) no Centro-Oeste.

No Brasil, em geral, nos últimos dez anos, houve aumento progressivo na taxa de incidência de sífilis congênita: em 2009, a taxa era 2,1 casos/1.000 nascidos vivos e em 2018 chegou a 9,0 casos/1.000 nascidos vivos, reduzindo-se para 8,2 casos/1.000 nascidos vivos em 2019. Nos últimos dez anos, o coeficiente de mortalidade infantil por sífilis suavizado pelas médias móveis passou de 2,4/100.000 nascidos vivos em 2009 para 7,4 /100.000 nascidos vivos em 2019.

Etiopatogenia

Antigamente, acreditava-se que só ocorreria a partir do 4º mês, quando a membrana de Langhans do córion, ao sofrer atrofia, tornava-se mais permeável ao treponema. Outra provável explicação para que a infecção seja mais danosa ao concepto é que, a partir desse momento, já começa a ocorrer resposta inflamatória.

As manifestações da doença estão relacionadas com o tempo de duração da infecção materna, se anterior ou durante a gravidez, e, por conseguinte, com o grau de imunidade adquirida, o número de treponemas infectantes e o momento em que se deu a transmissão da infecção. Se ocorrer em uma fase inicial da gestação, será grande a chance de abortamento; em uma fase tardia, poderão ocorrer, além de natimortos e prematuros, as manifestações clínicas da doença. Estas podem estar ausentes ao nascimento ou surgir dias, meses ou anos após.

Clínica

A infecção transplacentária é mais grave do que a adquirida, pelo fato de ser maciça. É chamada *sífilis congênita recente* quando as manifestações clínicas surgem antes do segundo ano de vida; depois desse período denomina-se *sífilis congênita tardia*. Ocorre morte perinatal em 40% das crianças infectadas, em geral por insuficiência hepática, infecção ou hemorragia pulmonar.

Manifestações da sífilis congênita recente

As manifestações da doença incluem rinite hemorrágica, erupção eritematopapulosa (Figura 43.26), placas mucosas, condiloma *latum* (plano), fissuras anais e periorais radiadas, bolhas palmoplantares (pênfigo sifilítico), microadenopatia, hepato e/ou esplenomegalia e osteocondrite (a dor impede o movimento; pseudoparalisia de Parrot). A coroidite e a irite são raras.

Manifestações da sífilis congênita tardia

Algumas manifestações são: queratite intersticial, iridociclite, coroidorretinite, hidrartose bilateral de Clutton (aumento do espaço articular sem alterações ósseas), gomas em várias localizações, tíbia em sabre (Figura 43.27), neurolabirintite com surdez em razão do acometimento do nervo auditivo, neurossífilis (paralisia geral juvenil dos 6 aos 20 anos, atrofia do nervo óptico; *tabes dorsalis* é mais rara).

Estigmas

Dentes de Hutchinson (incisivos menores, cônicos e com entalhe semilunar; Figura 43.28), que podem estar associados a queratite e surdez, constituindo a *tríade de Hutchinson*. Molar moriforme, nódulos de Parrot no crânio, nariz em sela, fronte olímpica, fundo

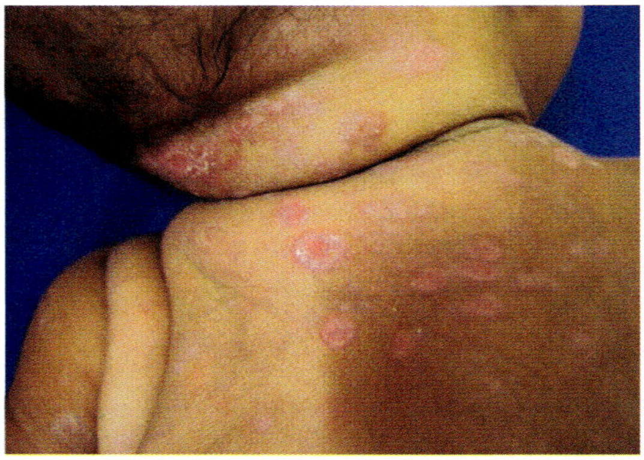

Figura 43.26 Sífilis congênita: lesões eritematopapulodescamativas.

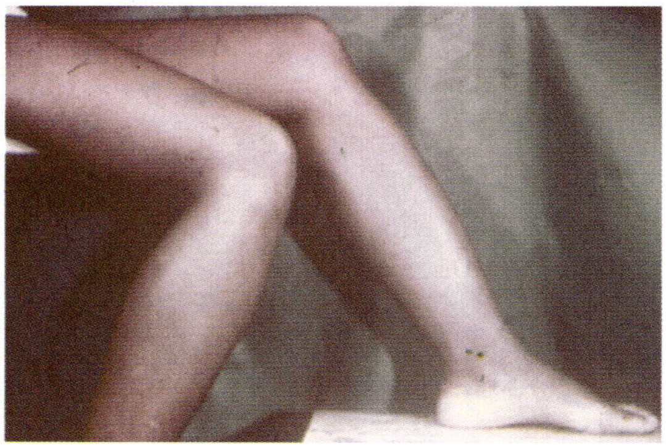

Figura 43.27 Tíbia em sabre.

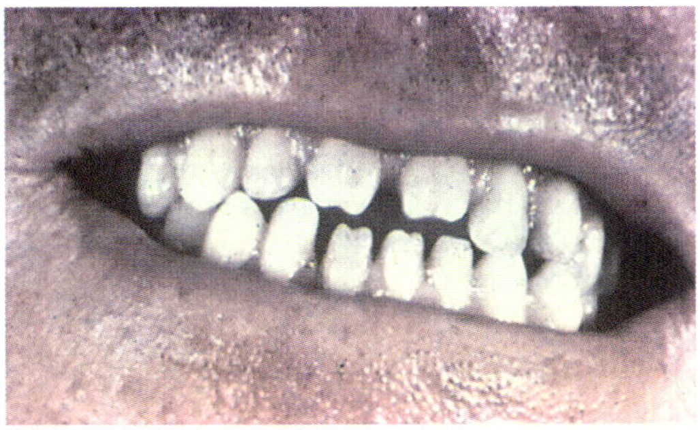

Figura 43.28 Dentes de Hutchinson.

de olho "sal e pimenta" são outros estigmas. O *sinal de Higoumenakis* é caracterizado por alargamento irregular da articulação esternoclavicular e é decorrente de periostite prévia.

Diagnóstico

O diagnóstico da sífilis congênita depende da combinação dos critérios clínico, sorológico, radiográfico e da microscopia direta. Radiografias de ossos longos são importantes, principalmente porque há casos de recém-nascidos infectados assintomáticos cuja única alteração é o achado radiográfico, o que ocorre em 4 a 20% dos casos.

Na sífilis congênita é feito pelo achado do treponema em algumas lesões (placas mucosas, lesões bolhosas, condiloma) ou pela sorologia. Convém chamar a atenção para o diagnóstico sorológico na ausência de lesões. Os anticorpos maternos podem passar ao feto sem infecção, e, nesse caso, é necessário realizar sorologia quantitativa periódica (negativação dentro de meses após o nascimento – eliminação dos anticorpos) ou FTA-ABS-IgM, visto que a molécula de IgM não ultrapassa a barreira placentária, sendo, portanto, diagnóstica, quando positiva, de infecção fetal (Figura 43.29).

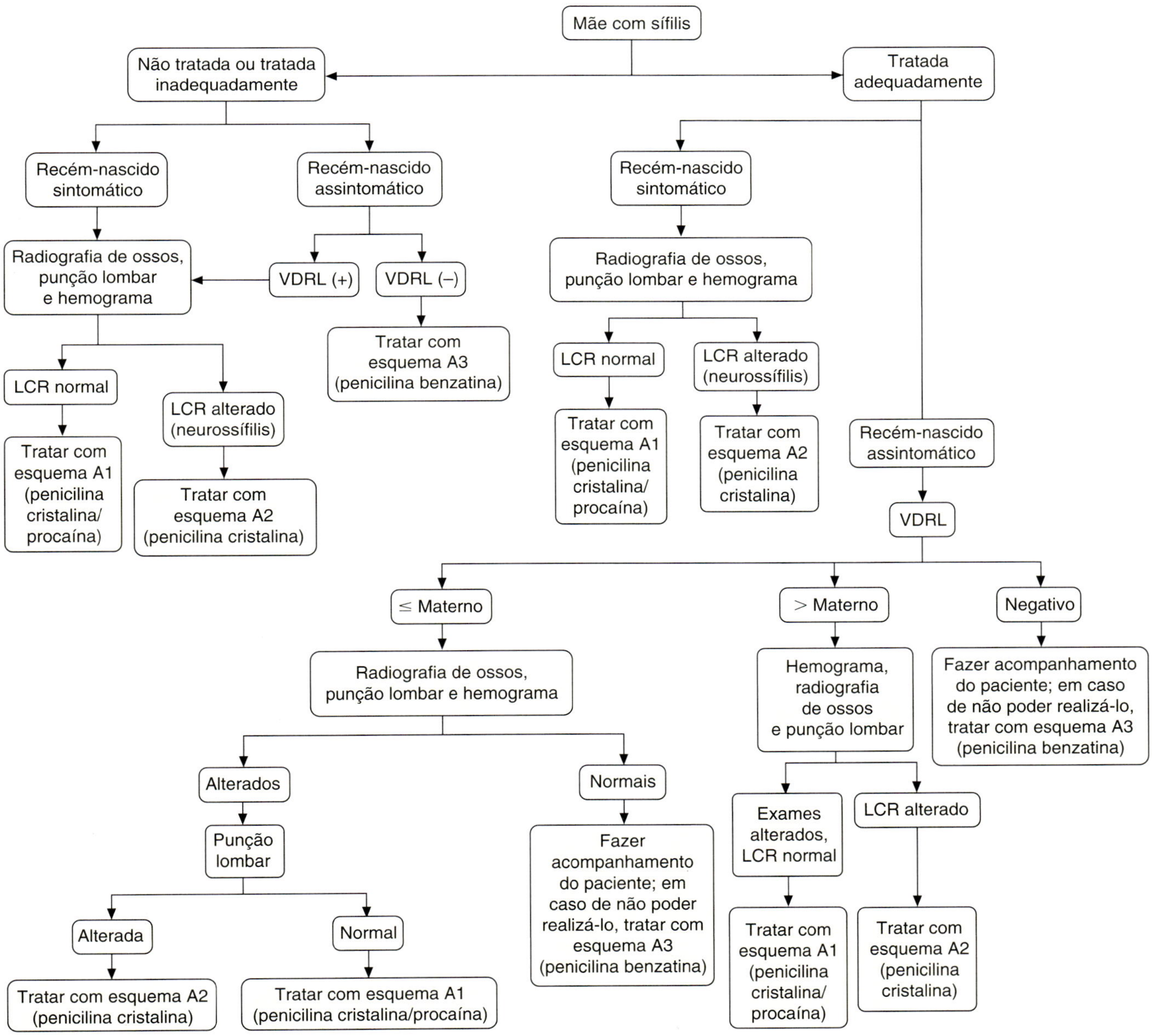

Figura 43.29 Algoritmo para diagnóstico e tratamento da sífilis congênita. VDRL = laboratório de pesquisa para doenças venéreas (*Venereal Disease Research Laboratory*); LCR = líquido cefalorradiquiano. (Fonte: Diretrizes para o Controle da Sífilis Congênita. Brasília: MS/PN de DST/AIDS, 2005.)

Tratamento

O tratamento deve ser instituído no caso em que a mãe tenha sido tratada de modo inadequado ou com eritromicina. Antes, porém, é necessário realizar o exame do liquor. Eritromicina ou tetraciclina não são terapias recomendadas para sífilis congênita recente.

O tratamento da sífilis congênita conforme recomendações do Ministério da Saúde é apresentado na Figura 43.29 e no Quadro 43.2.

Profilaxia

A profilaxia da sífilis congênita é feita mediante a solicitação do VDRL, com eventual tratamento das gestantes infectadas durante as consultas do pré-natal.

Sífilis endêmica

Conhecida com o nome *bejel*, ocorre em certos países de baixo nível sanitário e é causada pela subespécie *epidemicum* do *Treponema pallidum*. É variante epidemiológica da sífilis, caracterizada pelos seguintes aspectos:

- acomete populações de baixo nível socioeconômico e sanitário
- contamina de modo direto e não sexual (contato com a pele ou mucosa, inclusive a saliva)
- incide mais em crianças
- apresenta congenitalidade rara, visto que a gestante, tendo adquirido a sífilis em criança, já se encontra no período tardio
- causa lesões cutaneomucosas semelhantes às da sífilis
- acomete frequentemente os ossos
- revela-se raramente por manifestações cardiovasculares e neurológicas.

O tratamento consiste em penicilina benzatina na dose de 1.200.000 UI, IM.

Quadro 43.2 Esquema de tratamento da sífilis congênita.

Período neonatal
A – Nos RN de mães com sífilis não tratada ou inadequadamente tratada, independentemente do resultado do VDRL do RN, realizar: radiografia de ossos longos, punção lombar (na impossibilidade de realizar esse exame, tratar o caso como neurossífilis) e outros exames, quando clinicamente indicados. E tratar de acordo com os seguintes critérios:
A1 – Se houver alterações clínicas e/ou sorológicas e/ou radiológicas, o tratamento deverá ser com penicilina cristalina 50.000 UI/kg/dose IV, 2 vezes/dia, se tiver menos de 1 semana de vida, e 3 vezes/dia, se tiver mais de 1 semana de vida, durante 10 dias; ou penicilina G procaína 50.000 UI/kg, IM, durante 10 dias
A2 – Se houver alteração liquórica, o tratamento deverá ser feito com penicilina G cristalina, 50.000 UI/kg/dose IV, 2 vezes/dia, se tiver menos de 1 semana de vida, e 3 vezes/dia, se tiver mais de 1 semana de vida, durante 14 dias
A3 – Se não houver alterações clínicas, radiológicas e/ou liquóricas, e a sorologia do RN for negativa, deverá ser adotado tratamento com penicilina G benzatina, IM, na dose única de 50.000 UI/kg. O acompanhamento é obrigatório; sendo este impossível, o RN deverá ser tratado com o esquema A1
B – Nos RN de mães adequadamente tratadas: realizar VDRL em amostra de sangue periférico do RN; se for reagente com titulação maior que a materna e na presença de alterações clínicas, realizar radiografias de ossos longos e análise do LCR. E ainda:
B1 – Se houver alterações radiológicas, sem alterações liquóricas, o tratamento deverá ser feito com penicilina G cristalina, 50.000 UI/kg/dose, 2 a 3 vezes/dia dependendo da idade, durante 10 dias; ou penicilina G procaína 50.000 UI/kg, IM, durante 10 dias (esquema A1)
B2 – Se houver alteração liquórica, o tratamento deverá ser com o esquema A2
C – Nos RN de mães adequadamente tratadas: realizar o VDRL em amostra de sangue periférico do recém-nascido:
C1 – Se for assintomático e o VDRL não for reagente, proceder apenas ao acompanhamento clinicolaboratorial. Na impossibilidade de garantir o acompanhamento, deve-se proceder ao tratamento com penicilina G benzatina, IM, na dose única de 50.000 UI/kg
C2 – Se for assintomático e tiver o VDRL reagente, com título igual ou menor que o materno, acompanhar clinicamente. Na impossibilidade do seguimento clínico, investigar e tratar como A1 (sem alterações no LCR) ou A2 (com alterações no LCR)

RN = recém-nascido; VDRL = laboratório de pesquisa para doenças venéreas (*Venereal Disease Research Laboratory*); LCR = líquido cefalorradiquiano. (Fonte: Diretrizes para o Controle da Sífilis Congênita. Brasília: MS/PN de DST/AIDS, 2005.)

Framboesia, bouba ou pian

Carolina Talhari ◆ Sinesio Talhari ◆ Rubem David Azulay

Conceito

Treponematose causada pelo *T. pallidum* subespécie *pertenue*, não venérea, infectocontagiosa, que produz lesões apenas cutâneas e osteoarticulares, sem invasão dos órgãos internos.

Epidemiologia

Doença endêmica, exclusiva de certos países da zona intertropical, com umidade e temperatura elevadas e condições socioeconômico-sanitárias baixas. Ocorre primariamente em crianças menores de 15 anos, do sexo masculino, habitantes da África, Ásia, América Latina e ilhas no oceano Pacífico. Na década de 1950, estimava-se em 50 a 150 milhões o total de pacientes com bouba em todo o mundo. As campanhas da OMS, nas décadas de 1950 e 1960, com a terapêutica pela penicilina, possibilitaram erradicar a doença na maioria das áreas endêmicas. Porém, a persistência da pobreza e a ausência de medidas de supervisão e controle adequadas resultaram na reemergência da bouba em muitos países tropicais.

A partir de 2012, a OMS realizou tratamento em massa da bouba, nos países endêmicos, com dose única de azitromicina objetivando a erradicação da doença até 2020 (WHO, 2012). Essa opção terapêutica é tão eficaz quanto a dose única de penicilina benzatina até então utilizada (Mitja, 2012). No entanto, em 2018, 15 países ainda eram considerados endêmicos para bouba, enquanto que em outros 83 países, áreas e territórios, o status de endemicidade da doença é desconhecido. No mesmo ano, 80.247 casos suspeitos de bouba foram relatados à OMS, mas somente 1.177 casos foram confirmados.

Recentemente, o uso de dose única de azitromicina foi proposto para o tratamento da bouba latente.

Etiologia

O *T. pertenue* tem as mesmas características do *T. pallidum* e também não é cultivável; penetra em áreas expostas (contágio inter-humano) e erosadas da pele, pelo contato direto ou, mais raramente, pela mosca *Hippelates*. A infecção por cepas muito semelhantes ao *T. pallidum* subsp. *pertenue* já foi identificada em primatas não humanos; caso a transmissão interespécie seja comprovada, esses animais constituiriam importantes reservatórios da infecção no continente africano (Knauf, 2013). A lesão de inoculação (bouba-mãe) surge após período de incubação de 20 a 40 dias, ou mesmo mais; pode persistir vários meses e involuir com cicatriz.

Depois de 2 a 4 meses (com ou sem lesão de inoculação) surgem lesões de disseminação, porém de morfologia idêntica, apenas menores (são as "framboesias-filhas") e lesões de redisseminação hematogênica, as framboesides. Após 3 ou 4 anos, a infecção permanece em latência ou aparecem lesões tardias, que tendem a ser circunscritas e destrutivas. As alterações histopatológicas são semelhantes às da sífilis, porém sem vasculite. Na infecção boubática, não há a nitidez dos três períodos da sífilis; a sequência é mais linear.

Clínica

O "framboesoma-mãe" é uma lesão papulosa que se torna vegetante e ulcerada, recoberta por crosta, medindo vários centímetros de diâmetro, situada em áreas expostas (Figura 43.30). Os "framboesomas-filhos" (lesões habitadas) têm a mesma morfologia, porém são menores. As "framboesides" (lesões desabitadas), lesões de redisseminação hematogênica, têm morfologia diferente (roseólicas, pitiriásicas, psoriasiformes e liquenoides; Figura 43.31). São comuns lesões circundando os orifícios naturais.

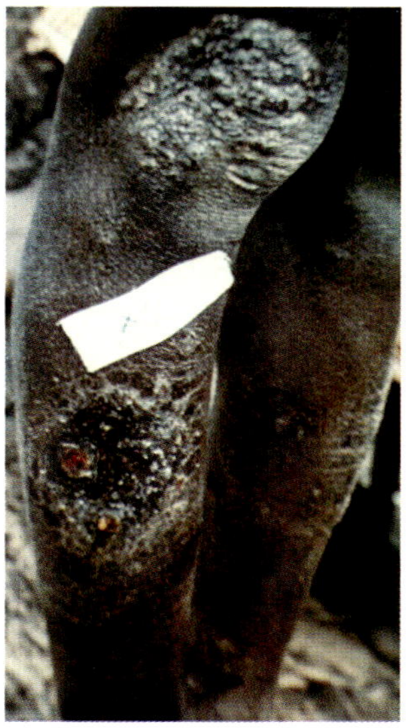

Figura 43.30 Bouba – lesão inicial. Paciente observado por J. Maleville e A. Basset.

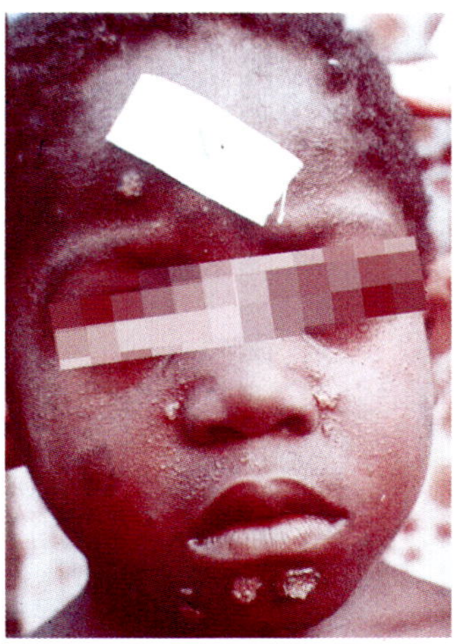

Figura 43.31 Bouba – framboesides. É frequente a localização periorificial. Paciente observado por J. Maleville e A. Basset.

Nessa fase recente, há, em geral, microadenopatia discreta, febre e dores osteoarticulares leves. Lesões palmoplantares (cravo boubático) são frequentes. Excepcionalmente, as mucosas podem estar comprometidas. Depois de alguns anos, surgem lesões que poderíamos chamar tardias, como: gomas localizadas apenas na pele, ceratodermia palmoplantar, gangosa (rinofaringite mutilante), osteopatias crônicas e deformantes ("tíbia em sabre") e artrites anquilosantes com tendinite, gundu (exostoses paranasais) e nodosidades justarticulares de Jeanselme.

Diagnóstico

A pesquisa direta do *T. pertenue* no framboesoma inicial e nos framboesomas de disseminação tem valor diagnóstico, bem como as sorologias lipídica e treponêmica.

Evolução e prognóstico

Acredita-se que a doença possa sofrer involução espontânea e curar-se sem tratamento. Há casos, contudo, que provocam deformidades restritivas da capacidade produtiva do homem.

Tratamento

O tratamento recomendado para doentes com lesões ativas ou infecção latente consiste em dose única oral de 30 mg/kg de azitromicina (dose máxima de 2 g). Para grávidas e pessoas com hipersensibilidade à azitromicina, deve ser administrada penicilina G benzatina, 50.000 UI/kg, intramuscular. O controle sorológico não tem o mesmo valor que o da sífilis em virtude da ausência de lesões viscerais.

Pinta, purupuru, caraté ou *mal del pinto*

Sinesio Talhari ◆ Carolina Talhari ◆ Mônica Manela Azulay ◆ Rubem David Azulay

Conceito

Doença infectocontagiosa, não venérea, de evolução crônica, benigna quanto à vida e de difícil regressão espontânea. Produz, exclusivamente, lesões cutâneas. O agente etiológico é o *Treponema carateum*. Até o momento é indistinguível dos agentes da bouba e da sífilis.

Epidemiologia

Essa treponematose existiu em caráter endêmico na maior parte das Américas Central e do Sul. No Brasil, era observada, principalmente, no estado do Amazonas, sendo grande o número de casos nas regiões do alto Solimões, rios Negro, Juruá, Purus e alguns de seus afluentes. Com o tratamento em larga escala, a doença está restrita a regiões isoladas do México, da Venezuela, da Colômbia, do Peru, da Bolívia e do Brasil.

Nas décadas de 1950 e 1960, o tratamento em larga escala com penicilina benzatina, na Colômbia e no México, reduziu o número de casos de pinta. Nenhum novo caso da doença provenientes desses países foi relatado à OMS desde 1979. No Brasil, não havia relato da doença até 1975, quando 285 novos casos de pinta foram diagnosticados entre os índios Ticunas, Canamaris, Baniwas e Paumaris. Atualmente, a doença parece confinada a áreas muito isoladas do estado do Amazonas. Ainda não se pode falar em erradicação, pois os doentes podem apresentar pinta subclínica durante muitos anos, permanecendo contagiosos.

A transmissão faz-se, principalmente, por meio do contato físico entre pessoas doentes e sadias. Picadas de insetos e traumatismos provocam soluções de continuidade na pele, o que facilita o contágio.

Clínica

A pinta é classificada em duas fases: *recente* e *tardia*. A fase recente divide-se em período inicial e período de disseminação cutânea. O período inicial surge 7 a 20 dias após a inoculação; caracteriza-se por lesões eritematopapuloescamosas, formando, com o tempo, placas, únicas ou múltiplas, mais frequentemente encontradas nos braços, pernas, face e tronco (Figura 43.32). O período de disseminação cutânea ocorre entre 6 meses e 2 anos após a lesão inicial, surgindo manchas hipocrômicas, eritematosas ou eritêmato-hipocrômicas, com descamação de grau variável; essas lesões podem aumentar de tamanho e coalescer, formando manchas maiores, salpicadas por ilhotas de pele normal (Figura 43.33). As lesões descritas são denominadas "píntides" e, muitas vezes, coexistem com as lesões do período inicial.

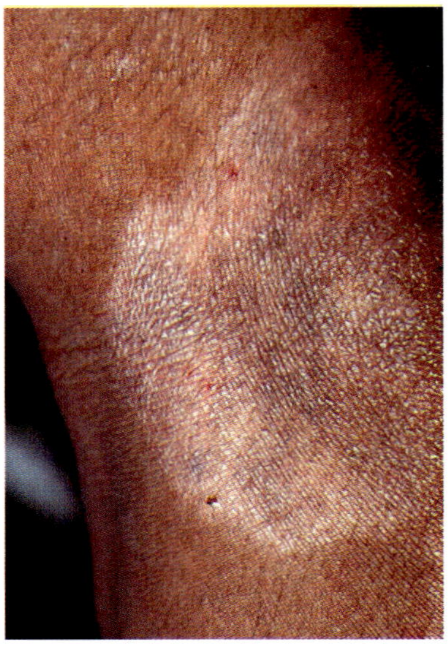

Figura 43.32 Pinta: fase recente – lesão inicial.

A fase tardia, também chamada "terciária" (2 a 5 anos após as lesões iniciais), é caracterizada por manchas acrômicas, predominantemente em áreas de proeminências ósseas do dorso da mão, punhos, tornozelos, face anterior da tíbia, dorso e bordas plantares. Manchas hipocrômicas também podem ser encontradas, apresentando, em sua superfície, lesões atróficas, acrômicas, puntiformes e numerosas lesões hipercrômicas, lenticulares com aspecto reticulado, principalmente nas nádegas. Nas áreas expostas, como face e pavilhões auriculares, podem ser encontradas manchas hipocrômicas e ceratósicas. Nas regiões palmoplantares podem ocorrer ceratodermia e hiperpigmentação (Figura 43.34). Todas as lesões citadas, de ambas as fases, podem ocorrer no mesmo paciente, gerando quadros extremamente polimorfos.

Diagnóstico

O *T. carateum* pode ser encontrado na linfa das lesões cutâneas da fase recente e, em menor quantidade, nas lesões da fase terciária mediante pesquisa de treponema em campo escuro. As reações sorológicas com antígenos não treponêmicos não específicas (Kahn, VDRL, RPR) e as treponêmicas específicas (TPI, FTA-ABS) são positivas.

O agente etiológico da pinta é, morfológica e antigenicamente, indistinguível do *T. pallidum*. Na verdade, mesmo com todo o desenvolvimento científico das últimas décadas, ainda não se conseguiu encontrar diferenças entre os subtipos de treponema por meio das técnicas de hibridização (*Southern blot* ou *Western blot*).

No exame anatomopatológico, é evidenciada reação inflamatória linfo-histiocitoplasmocitária na derme, sem comprometimento vascular. Mediante a coloração pela prata (Warthin-Starry), é possível evidenciar o treponema, na epiderme, em todas as fases da pinta. O *T. carateum* não é cultivado *in vitro*; foi empreendida a transmissão para chimpanzés e *anima nobili*.

Diagnóstico diferencial

No diagnóstico diferencial da fase recente, devem ser considerados psoríase, pitiríase versicolor, eritema *discromicum perstans*, dermatofitose, eczemátide, hanseníase indeterminada, tubercúlide, bouba e sífilis. Na fase tardia, são consideradas todas as doenças mencionadas na fase recente e, principalmente, o vitiligo.

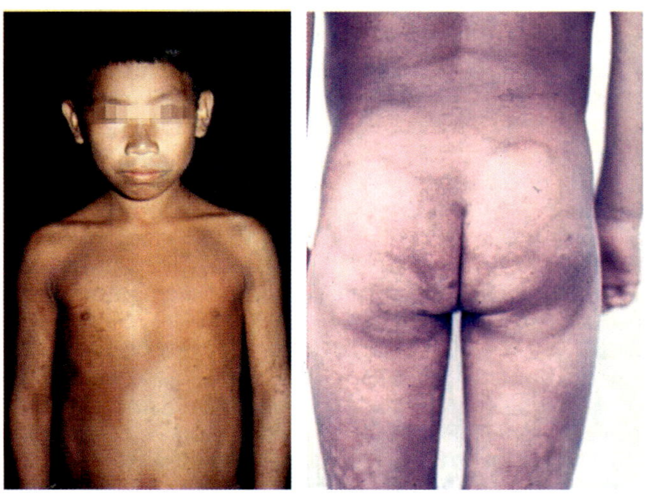

Figura 43.33 Pinta: fase recente – período de disseminação cutânea.

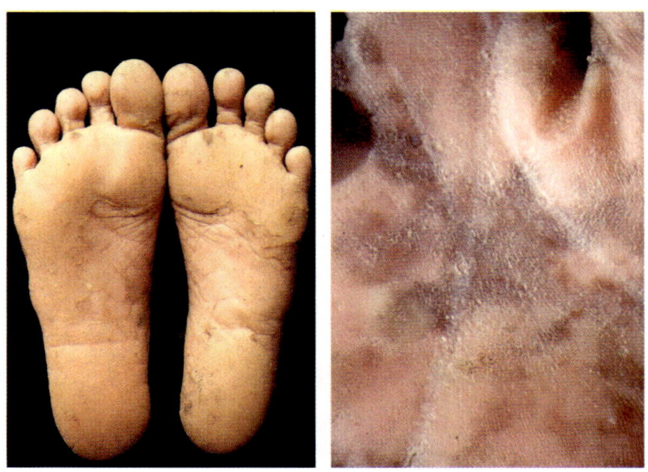

Figura 43.34 Pinta: fase tardia com ceratose plantar. Região plantar: ceratose e hiperpigmentação.

Tratamento

São empregadas doses totais de 2.400.000 UI de penicilina G benzatina para adultos e a metade para crianças. As lesões hipocrômicas desaparecem em alguns dias e, posteriormente, as hiperpigmentadas e acrômicas recentes. As lesões acrômicas tardias, em geral, não respondem ao tratamento. A profilaxia pode ser feita com penicilina G benzatina nos comunicantes.

Bibliografia

Sífilis | Sífilis congênita | Sífilis endêmica

Avelleira JCR, Bottino G. Sífilis: diagnóstico, tratamento e controle. *An Bras Dermatol*. 2006 Mar-Apr;81(2):111-26.

Brasil. Ministério da Saúde. *Boletim Epidemiológico Sífilis 2023*. Secretária de Vigilância em Saúde. Brasília: Ministério da Saúde, 2023.

Brasil. Ministério da Saúde. *Boletim Epidemiológico Sífilis 2019*. Secretária de Vigilância em Saúde. Brasília: Ministério da Saúde, 2019.

Brasil. Ministério da Saúde. *Manual técnico para diagnóstico da sífilis*. Brasília: Ministério da Saúde, 2016.

Brasil. Ministério da Saúde. *Protocolo Clínico e Diretrizes Terapêuticas para Atenção Integral às Pessoas com Infecções Sexualmente Transmissíveis*. Ministério da Saúde, Secretaria de Vigilância em Saúde, Departamento de DST, Aids e Hepatites Virais – Brasília: Ministério da Saúde, 2016. Disponível em: http://www.aids.gov.br/sites/default/files/anexos/publicacao/2015/58357/pcdt_ist_10_2015_final_2_pdf_15143.pdf. Acesso em: 15 jun. 2017.

Centers for Disease Control and Prevention. 2015 Guidelines for treatment of sexually transmitted diseases. *MMWR*. 2015;64(RR-3). Disponível em: http://www.cdc.gov/std/tg2015/. Acesso em: 15 jun. 2017.

Costa MC, Bornhausen-Demarch E, Azulay DR *et al*. Doenças sexualmente transmissíveis na gestação: uma síntese de particularidades. *An Bras Dermatol*. 2010 Nov-Dez;85(6):767-85.

Levine WC, Berg AO, Johnson RE *et al*. Development of sexually transmitted diseases treatment guidelines, 1993. New methods, recommendations, and research priorities. STD Treatment Guidelines Project Team and Consultants. *Sex Transm Dis*. 1994 Mar-Apr;21(2 Suppl):S96-101.

Norris SJ, Weinstock GM. Biology of Treponema pallidum: correlation of functional activities with genome sequence data. *J Mol Microbiol Biotechnol*. 2001 Jan;3(1):37-62.

Penna GO, Domingues CMAS, Siqueira Jr JB *et al*. Doenças dermatológicas de notificação compulsória. *An Bras Dermatol*. 2011Set-Oct;86(5):1007-10.

Rosa MFAP, Quintella LP, Teichner TC. Immunohistochemical detection of *Treponema pallidum* in skin samples, clinical and histopathological correlations. *JEADV*. 2021, em publicação.

Framboesia, bouba ou pian

Kerdel-Vegas F, Yaws. In: Burns T, Breathnach S, Cox N, Griffiths C (eds.). *Rook's Textbook of Dermatology*. 7th ed. Massachusetts: Blackwell, 2004.

Knauf S, Liu H, Harper KN. Treponemal infection in nonhuman primates as possible reservoir for human yaws. *Emerg Infect Dis*. 2013;19(12):2058-60.

Mitjà O, González-Beiras C, Godornes C *et al*. Effectiveness of single-dose azithromycin to treat latent yaws: a longitudinal comparative cohort study. *Lancet Glob Health*. 2017;5(12):e1268-e1274.

Talhari S, Talhari C. Endemic Treponematoses. In: Tyring SK, Lupi O, Hengge UR. *Tropical Dermatology*. Philadelphia: Elsevier, 2006.

World Health Organization. Eradication of yaws—the Morges strategy. *Wkly Epidemiol Rec*. 2012;87:89-194.

World Health Organization (WHO). The Global Health Observatory. Yaws (Endemic treponematoses). Disponível em: https://www.who.int/data/gho/data/themes/topics/topic-details/GHO/yaws-(endemic-treponematoses).

Pinta, purupuru, caraté ou *mal del pinto*

Antal GM, Lukehart SA, Meheus AZ. The endemic treponematoses. *Microbes Infect*. 2002 Jan;4(1):83-94.

Koff AB, Rosen T. Nonvenereal treponematoses: yaws, endemic syphilis, and pinta. *J Am Acad Dermatol*. 1993 Oct;29(4):519-35.

Stamm LV. Pinta: Latin America's Forgotten Disease? *Am J Trop Med Hyg*. 2015 Nov;93(5):901-3.

Talhari S. *Pinta: aspectos clínicos, laboratoriais e situação epidemiológica no estado do Amazonas (Brasil)*. [Tese de Doutorado]. São Paulo. Brasil: Escola Paulista de Medicina; 1988.

Talhari S, Guimarães JA, Barros MLB *et al*. Aspectos clínicos e laboratoriais da Pinta. *An Bras Dermatol*. 1979;54(3):215-37.

44

Infecções Sexualmente Transmissíveis

Edilbert Pellegrini Nahn Jr. ◆ Mônica Manela Azulay ◆ David Rubem Azulay

A terminologia "infecções sexualmente transmissíveis (ISTs)" passou a ser adotada por vários autores em substituição à clássica denominação "doenças sexualmente transmissíveis (DST)", refletindo uma compreensão mais ampla da dinâmica dessas infecções, enfatizando que um indivíduo pode estar infectado e ser transmissor sem necessariamente apresentar sintomas clínicos. A terminologia "doenças venéreas", como eram conhecidas na antiguidade, traz uma referência à deusa romana do amor, Vênus.

As ISTs representam um importante desafio de saúde pública, figurando entre as 10 principais causas de demanda por serviços de saúde em escala global, conforme apontado pela Organização Mundial da Saúde (OMS). Suas repercussões abrangem ambos os sexos e incluem complicações graves, como aumento da morbidade e da mortalidade materno-infantil, óbito neonatal, baixo peso ao nascer, prematuridade, sepse, conjuntivite neonatal e anomalias congênitas. A gonorreia e a clamídia são causas frequentes da doença inflamatória pélvica, com impacto significativo na fertilidade feminina. A hepatite B contribuiu para mais de 1 milhão de mortes em 2022, majoritariamente associadas à cirrose e ao carcinoma hepatocelular. A facilitação da transmissão do vírus da imunodeficiência humana (HIV, do inglês *human immunodeficiency virus*) e a associação com diversas formas de câncer (particularmente cervical nas mulheres e anal nos homens que fazem sexo com homens), por conta da imunodepressão que aumenta o potencial oncogênico de diversos tipos de papilomavírus humanos (HPV), complementam a problemática de enfrentamento às ISTs.

A correlação histórica dessas doenças com prostituição e promiscuidade, bem como sua transmissão predominante por via sexual e o surgimento de sintomas na região genital, contribuiu para a construção de um forte estigma social, que até os dias de hoje se refletem na dificuldade de os pacientes procurarem atendimento médico e relatarem com liberdade suas relações sexuais. Observa-se ainda, lamentavelmente, por parte de alguns profissionais da saúde, dificuldade na anamnese sexual e por vezes atitudes discriminatórias durante a consulta. Fatos que em nada auxiliam no acolhimento, no tratamento e na prevenção individual e social dessas doenças.

Com o advento dos antimicrobianos, especialmente as sulfonamidas e penicilinas, acreditou-se que as ISTs seriam erradicadas. Embora tenha ocorrido uma redução significativa na incidência inicial dessas infecções, a partir da década de 1960 houve um recrudescimento, impulsionado por mudanças socioculturais, como a maior liberdade sexual; difusão dos métodos contraceptivos; uso recreativo e indiscriminado de medicamentos para disfunção erétil; uso de drogas psicoativas e álcool durante as relações sexuais. Esses fatores reduziram a preocupação com a prevenção das ISTs. O surgimento do HIV e da síndrome da imunodeficiência adquirida (AIDS, do inglês *acquired immunodeficiency syndrome*) na década de 1980 modificou o cenário epidemiológico, evidenciando a inter-relação entre diferentes ISTs e levando a uma maior conscientização sobre a importância do sexo seguro. Na atualidade, diversos fatores contribuem para o aumento da incidência das ISTs, incluindo maior mobilidade internacional, resistência bacteriana aos antimicrobianos e alterações nos padrões de comportamento sexual. A disseminação de práticas como sexo oral (felação e cunilíngua) e sexo anal (sodomia e anilíngua) contribui para a transmissão de agentes que causam faringites, retites, doenças do trato digestório e sistêmicas, como amebíase, salmoneloses, giardíase, infecção pelo vírus linfotrópico de células T humanas (HTLV-1 e 2) e hepatites A e B. Paralelamente, avanços na pesquisa microbiológica e epidemiológica ampliaram o conceito de ISTs, incluindo novas infecções anteriormente não reconhecidas como sexualmente transmissíveis. As uretrites e vaginites não gonocócicas estão em franca ascensão, ultrapassando as gonocócicas em prevalência, especialmente em países industrializados.

Em 2020, a OMS estimou a ocorrência de 374 milhões de novos casos de ISTs curáveis, abrangendo clamídia (129 milhões), gonorreia (82 milhões), sífilis (7,1 milhões) e tricomoníase (156 milhões), com mais de 1 milhão de infecções curáveis adquiridas diariamente por indivíduos entre 15 e 49 anos, a maioria das quais assintomáticas. No contexto específico da sífilis, em 2022, aproximadamente 8 milhões de adultos estavam infectados, incluindo 1,1 milhão de gestantes, resultando em mais de 390 mil desfechos adversos na gestação. Além disso, mais de 500 milhões de pessoas entre 15 e 49 anos são portadoras do vírus do herpes simples (HSV), e o HPV é responsável por cerca de 311 mil mortes anuais por câncer do colo do útero. Estimou-se ainda que 254 milhões de indivíduos vivessem com hepatite B em 2022.

Dados epidemiológicos nacionais sobre sífilis registram valores crescentes no período de 2013 a 2023, tendo sido registrados 242.826 casos de sífilis adquirida em 2023, com predominância em homens (60,9%). Nesse mesmo ano, registraram-se 86.111 casos em gestantes, além de 25.011 casos de sífilis congênita. Outros relevantes detalhes epidemiológicos da doença podem ser obtidos no *site* "Indicadores e Dados Básicos de Sífilis nos Municípios Brasileiros". Ainda não existem dados epidemiológicos oficiais sobre gonorreia, clamídia, tricomoníase ou herpes genital no Brasil; por ora, essas ISTs não fazem parte da lista nacional de notificação compulsória.

Mais de 30 agentes infecciosos – incluindo bactérias, vírus e parasitas – podem ser transmitidos por contato sexual (vaginal, anal ou oral), além da transmissão vertical durante a gestação, o parto e a amamentação. Entre os oito principais patógenos responsáveis pelas ISTs, quatro são curáveis (sífilis, gonorreia, clamídia e tricomoníase), e, dos quatros de etiologia viral, dois já têm vacinas protetivas (hepatite B e HPV). Pesquisas clínicas avançam no desenvolvimento de vacinas para o herpes-vírus humano tipos 1 e 2 (HSV) e o HIV. Entretanto, novos desafios emergem com surtos recentes de infecções transmitidas sexualmente, como o *Monkey pox*, *Shigella sonnei*, *Neisseria meningitidis*, e mesmo agentes previamente negligenciados, como o linfogranuloma venéreo, ainda comum nas regiões tropicais e subtropicais do planeta.

As ISTs seguem como um desafio crítico para a saúde pública global, exigindo estratégias eficazes de prevenção, diagnóstico precoce e tratamento adequado. A implementação de programas educativos, a ampliação do acesso a esses programas pelas populações mais vulneráveis, a disponibilização de terapias e métodos preventivos e o desenvolvimento de novas terapias antimicrobianas e vacina são fundamentais para conter sua propagação e reduzir as consequências clínicas e sociais.

A avaliação clínica de pacientes com suspeita de IST deve incluir informações essenciais, como: data do último contato sexual, número de parcerias, hábitos e preferências sexuais, uso recente de antibióticos, métodos anticoncepcionais e histórico prévio de ISTs. A presença de ulceração genital, independentemente da etiologia, aumenta em até 18 vezes o risco de infecção pelo HIV. Por outro lado, pessoas vivendo com HIV que apresentam coinfecção por outra IST têm um aumento na transmissibilidade do vírus, variando entre 2 e 8 vezes.

Um desafio adicional no controle dessas infecções decorre da elevada taxa de portadores assintomáticos, que inclui indivíduos infectados por *Neisseria gonorrhoeae*, *Chlamydia trachomatis*, *Mycoplasma* sp., *Treponema pallidum* (nos casos de sífilis latente) e HIV. Esse cenário é agravado pelo uso indiscriminado de antimicrobianos, favorecendo quadros subclínicos que retardam o diagnóstico e perpetuam a cadeia de transmissão.

No Brasil, embora a Lista Nacional de Notificação Compulsória de doenças seja regularmente atualizada e já inclua os casos de sífilis adquirida, em gestantes e congênita; infecção pelo HIV/AIDS, infecção pelo HIV em gestantes, parturiente ou puérpera, crianças expostas ao risco de transmissão vertical do HIV; infecção pelo vírus linfotrópico de células T humanas (HTLV), também em gestantes, parturiente ou puérpera e criança exposta ao risco de transmissão vertical do HTLV; infecção pelo vírus da hepatite B em gestante, parturiente ou puérpera e criança exposta ao risco de transmissão vertical da hepatite B; e síndrome do corrimento uretral masculino, na prática há subnotificação por parte dos profissionais de saúde, o que resulta em estatísticas epidemiológicas subestimadas, dificultando o planejamento de estratégias preventivas, especialmente entre populações vulneráveis.

Do ponto de vista epidemiológico, a interrupção eficaz e imediata da transmissão das ISTs deve envolver medidas como a disponibilização gratuita de medicamentos eficazes – preferencialmente em dose única ou com o menor número possível de administrações –, a monitorização de pacientes para avaliação da resposta terapêutica, o rastreamento e o tratamento das parcerias sexuais e a oferta de informações educativas sobre ISTs à população.

Nesse sentido, o Protocolo Clínico e Diretrizes Terapêuticas para Atenção Integral às Pessoas com IST do Ministério da Saúde (PCDT/IST/MS) recomenda o rastreamento das IST, a fim de estabelecer o diagnóstico precoce nas populações específicas e temporalidade (Quadro 44.1).

Classificação

Didaticamente, as ISTs podem ser classificadas de várias maneiras, conforme descrito a seguir.

- aspecto clínico predominante
  - úlceras anogenitais: sífilis, herpes simples tipos 1 e 2, cancro mole, donovanose e linfogranuloma venéreo
  - corrimentos uretral e vaginal: uretrites e vaginites gonocócicas e não gonocócicas (bacterianas, parasitárias, virais, micóticas, traumáticas e inespecíficas)
  - manifestações clínicas diversas e próprias de cada doença: escabiose, dermatofitoses, pediculose pubiana, condiloma acuminado, amebíase, oxiuríase, hepatites A, B e C e AIDS
- etiologia
  - bacterianas: *Treponema pallidum*, *Neisseria gonorrhoeae*, *Haemophilus ducreyi*, *Chlamydia trachomatis* L1, L2 e L3 e *Klebsiella granulomatis*
  - virais: herpes-vírus tipos 1 e 2, HIV, HPV, hepatites A, B e C, citomegalovírus e outros
  - fúngicas: *Candida albicans*, *Epidermophyton*, *Trichophyton* e outros
  - parasitárias: protozoários (*Trichomonas vaginalis* e *Entamoeba histolytica*), helmintos (*Enterobium vermicularis*), ácaros (*Sarcoptes scabiei* e *Phthirus pubis*)
- classificação epidemiológica (Pereira Jr. e Serruya)
  - doenças essencialmente transmitidas por contágio sexual: sífilis, gonorreia, cancro mole, linfogranuloma venéreo e uretrite por *Chlamydia* spp.
  - doenças frequentemente transmitidas por contágio sexual: donovanose, uretrites não gonocócicas/não clamídicas, condiloma acuminado, herpes simples genital, candidíase genital, ftiríase, hepatite tipo B e AIDS
  - doenças eventualmente transmitidas por contágio sexual: escabiose, pediculose, molusco contagioso, shigelose, amebíase e hepatites A e C.

Aproximadamente 70% dos casos de úlceras genitais atendidos em clínicas especializadas são decorrentes de ISTs, particularmente em adolescentes e adultos jovens. Segundo um estudo clínico, o diagnóstico com base na impressão clínica apresentou valores preditivos positivos baixos, apenas 30,9% para sífilis e 32,7% para o cancro mole, com relação ao possível agente etiológico, até entre especialistas. Coinfecções não são incomuns, e a presença de mais de um agente etiológico altera sobremaneira a manifestação clínica, particularmente em pacientes HIV+.

Em função da magnitude da sífilis, do herpes simples e da infecção pelo HIV, tais doenças serão abordadas em capítulos próprios: 43, 45 e 66, respectivamente.

Quadro 44.1 Protocolo Clínico e Diretrizes Terapêuticas para Atenção Integral às Pessoas com IST do Ministério da Saúde (PCDT/IST/MS).

QUEM	QUANDO			
	HIV[a]	Sífilis[b]	Clamídia e gonococo[c]	Hepatites B[d] e C[e]
Adolescentes e jovens (≤ 30 anos)	Anual		Ver frequência conforme outros subgrupos populacionais ou práticas sexuais	
Gestantes	Na primeira consulta do pré-natal (idealmente no 1º trimestre da gestação) No início do 3º trimestre (28ª semana) No momento do parto, ou em casos de aborto/natimorto, independentemente de exames anteriores Em caso de aborto/natimorto, testar para sífilis, independentemente de exames anteriores		Na primeira consulta do pré-natal (Gestantes ≤ 30 anos)	Hepatite B: na primeira consulta do pré-natal (idealmente no primeiro trimestre)[f] Hepatite C: na primeira consulta do pré-natal
***Gays* e HSH**	Semestral		Ver frequência conforme outros subgrupos populacionais ou práticas sexuais	Semestral a anual
Profissionais do sexo				
Travestis/transexuais				
Pessoas que fazem uso abusivo de álcool e outras drogas				
Pessoas com diagnóstico de IST	No momento do diagnóstico e 4 a 6 semanas após o diagnóstico de IST		No momento do diagnóstico	No momento do diagnóstico
Pessoas com diagnóstico de hepatites virais	No momento do diagnóstico	–	–	–
Pessoas com diagnóstico de tuberculose	No momento do diagnóstico	–	–	–
PVHIV	–	Semestral	No momento do diagnóstico	Semestral a anual
Pessoas com prática sexual anal receptiva (passiva) sem uso de preservativos	Semestral			Semestral a anual
Pessoas privadas de liberdade	Anual	Semestral	–	Semestral a anual
Violência sexual	No atendimento inicial; 4 a 6 semanas após a exposição e 3 meses após a exposição	No atendimento inicial e 4 a 6 semanas após a exposição		Hepatite B: no atendimento inicial e de acordo com a profilaxia pós-exposição instituída[g] Hepatite C: no atendimento inicial, 4 a 6 semanas e 4 a 6 meses
Pessoas em uso de PrEP	Em cada visita ao serviço	Trimestral	Semestral	Trimestral
Pessoas com indicação de PEP	No atendimento inicial; 4 a 6 semanas após a exposição e 3 meses após a exposição	No atendimento inicial e 4 a 6 semanas após a exposição	No atendimento inicial e 4 a 6 semanas após exposição (exceto nos casos de acidente com material biológico)	Hepatite B: no atendimento inicial e de acordo com a profilaxia pós-exposição instituída[g] Hepatite C: no atendimento inicial, 4 a 6 semanas e 4 a 6 meses

[a]HIV: preferencialmente com teste rápido – TR. [b]Sífilis: preferencialmente com TR para sífilis. [c]Clamídia e gonococo: detecção de clamídia e gonococo por biologia molecular. Pesquisa de acordo com a prática sexual: urina (uretral), amostras endocervicais, secreção genital. Para amostras extragenitais (anais e faríngeas), utilizar testes com validação para tais sítios de coleta. [d]Hepatite B: preferencialmente com teste rápido. Realizar o rastreamento em indivíduos suscetíveis à hepatite B. Pessoa suscetível é aquela que possui HbsAg (TR ou imunoensaio laboratorial) não reagente e que não possui registro de esquema vacinal completo com 3 doses aplicadas adequadamente, ou, se indicada avaliação de soroconversão, não apresentou soroconversão para anti-HBs após dois esquemas vacinais completos (não respondedores). Recomenda-se vacinar toda pessoa suscetível. Para mais informações sobre grupos que necessitam de esquemas especiais de vacinação (p. ex., PVHIV), consultar o PCDT para hepatite B e coinfecções. [e]Hepatite C: preferencialmente com TR. [f]Caso a gestante não tenha realizado rastreio no pré-natal, proceder à testagem rápida para hepatite B no momento do parto. A vacina para hepatite B é segura durante a gestação em qualquer idade gestacional, e as mulheres suscetíveis devem ser vacinadas. [g]Em caso de HbsAg (TR ou imunoensaio laboratorial) não reagente em indivíduos suscetíveis, iniciar ou completar o esquema vacinal para hepatite B e avaliar a indicação de IGHAHB. O anti-HBs deve ser realizado preferencialmente 1 a 2 meses após a última dose da vacina (ou em até 6 meses) e, nos casos em que a IGHAHB foi aplicada, pelo menos 6 meses após a última dose de IGHAHB. Resultados positivos para HbsAg devem ser conduzidos conforme orientações do PCDT para Hepatite B e Coinfecções. HSH = homens que fazem sexo com homens; PEP = profilaxia pós-exposição; PrEP = profilaxia pré-exposição de risco à infecção pelo HIV; PVHIV = pessoas vivendo com HIV. (Fonte: DCCI/SVS/MS.)

Cancro mole

Conceito

O cancro mole (CM), também chamado "cancro venéreo simples", "úlcera de Ducrey" ou "cancroide" e popularmente como "cavalo", é uma doença infectocontagiosa aguda essencialmente de transmissão sexual, caracteristicamente com lesões na genitália externa e, por vezes, nas regiões labial e anal.

O CM, historicamente reconhecido como a mais venérea das ISTs, tem apresentado uma expressiva redução em sua prevalência global em diversas regiões anteriormente endêmicas.

Etiologia e epidemiologia

Diferenciada clinicamente da sífilis em 1852 por Basserau, teve identificado, em 1889, seu agente etiológico por Augusto Ducrey, sendo então denominado *Haemophilus ducreyi*. Apresenta-se como um cocobacilo gram-negativo, pequeno, medindo 0,5 μm de largura por 1,5 μm de comprimento, imóvel, aeróbio e não encapsulado. Nos esfregaços, é identificado aos pares ou em cadeias que lembram cardume de peixes, com coloração mais intensa nos polos. Extremamente suscetível à ação de antissépticos, é destruído em alguns minutos a temperaturas maiores que 42° C.

A infecção predomina no sexo masculino, em uma proporção histórica de 20 a 30 casos para cada 1 feminino. Há controvérsias sobre a extensão e importância da doença assintomática nas mulheres, em particular como portadoras assintomáticas. Como na maioria das ISTs, ocorre com maior frequência dos 20 aos 30 anos.

A verdadeira incidência do CM permanece obscura em razão da dificuldade de isolar o agente etiológico em laboratório. O *H. ducreyi* surgiu recentemente como causa de ulceração crônica da pele em algumas ilhas do Pacífico Sul.

Embora se observe um declínio geral nos casos notificados, evidente nos países desenvolvidos, esses dados devem ser interpretados com cautela, pois o *H. ducreyi* é difícil de ser cultivado *in vitro* e, como resultado, essa condição pode ser substancialmente subdiagnosticada. Não é doença comumente diagnosticada no Brasil.

Clínica

Após curto período de incubação de 2 a 5 dias, surge discreta mácula ou pápula circundada por halo eritematoso seguida de uma vesicopústula que evolui rapidamente para úlcera com bordas irregulares talhadas a pique, fundo purulento, base mole à compressão, fagedênica, odor fétido e muito dolorosa. Em função do mecanismo de autoinoculação, podem ocorrer outras lesões ulceradas em número variável, porém ressalta-se que se apresenta como lesão única em 40% dos casos (Figuras 44.1 e 44.2).

O bacilo tem predileção por pele e semimucosas, sendo raro o acometimento de mucosas. As áreas mais frequentes de acometimento das lesões ulceradas são aquelas de maior atrito durante o ato sexual. No homem, acomete principalmente prepúcio e sulco balanoprepucial; na mulher, grandes e pequenos lábios, fúrcula e colo uterino. A coinfecção com o *Treponema pallidum*, cancro misto de Rollet, ocorre historicamente em cerca de 5 a 10% dos casos (ver Capítulo 43, item *Sífilis primária*), assim como é passível a associação com outras ISTs (Figura 44.3).

Cerca de 1 semana após o aparecimento do cancro, 30 a 50% dos pacientes, particularmente do sexo masculino, por questões exclusivamente anatômicas, desenvolvem uma adenite inguinocrural satélite, denominada "bubão", unilateral em 75% dos casos, e extremamente dolorosa, que pode evoluir rapidamente com supuração por orifício único nos pacientes sem tratamento. A pele sobre a adenite apresenta-se fina e eritematosa (Figura 44.4).

Observações clínicas demonstram a cronicidade das ulcerações do CM na ausência de terapia antimicrobiana, podendo perdurar por várias semanas ou meses.

Trata-se de uma doença que não atinge os órgãos internos nem apresenta sintomatologia sistêmica. O acometimento do CM em gestantes não representa ameaça para a mãe, o feto ou o neonato.

Vale ressaltar que, nos pacientes vivendo com HIV (PVHIV), as manifestações clínicas do CM, assim como da maioria das doenças infecciosas, podem se apresentar exacerbadas, modificadas na sua evolução e na resposta terapêutica.

Diagnóstico diferencial

Quando presentes lesões ulceradas na região genital, os principais diagnósticos diferenciais são com as outras ISTs: cancro duro, herpes simples, linfogranuloma venéreo (LGV) e donovanose. As diferenças clínicas e evolutivas dessas estão relacionadas no Quadro 44.2. Em relação à adenopatia inguinocrural, deve ser feito com sífilis, adenites piogênicas, linfomas, tuberculose e LGV; nesse último, a fistulização classicamente ocorre por orifícios múltiplos.

Por ser, na maioria das vezes, o principal diagnóstico diferencial, relacionam-se no Quadro 44.3 as principais diferenças entre cancro duro sifilítico e CM.

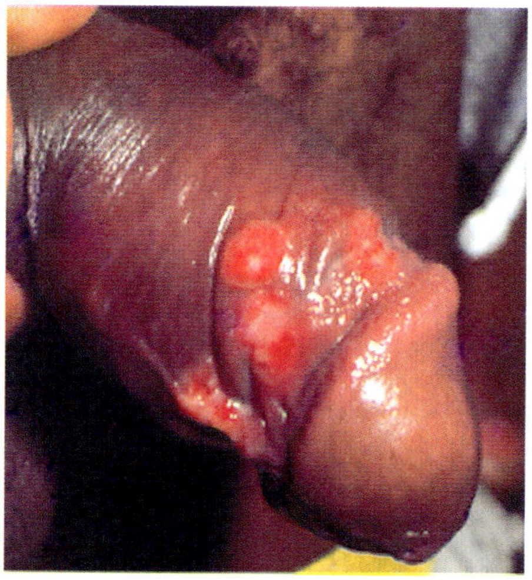

Figura 44.1 Cancro mole.

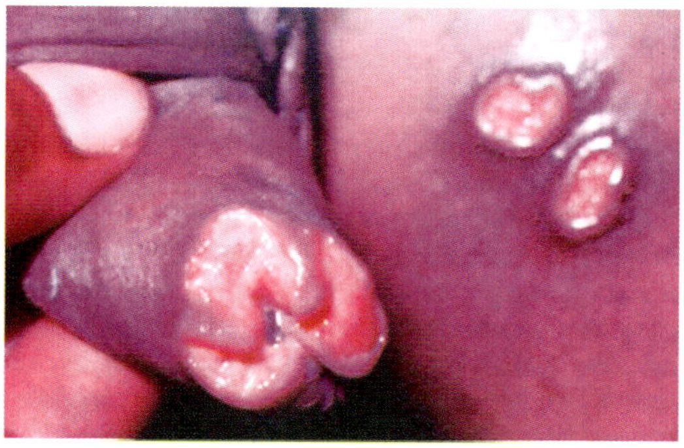

Figura 44.2 Autocontaminação – cancro mole.

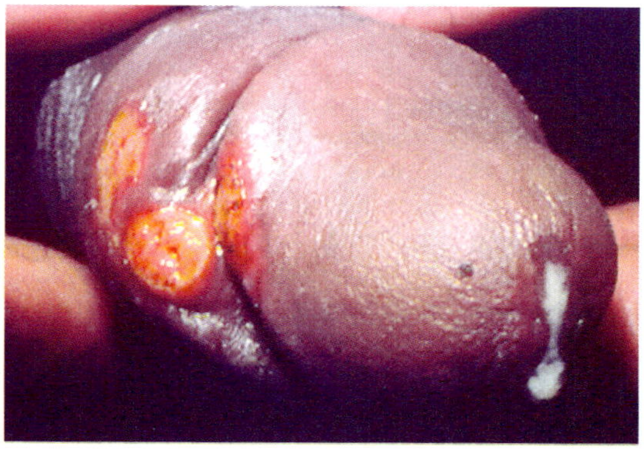

Figura 44.3 Cancro mole associado a gonorreia.

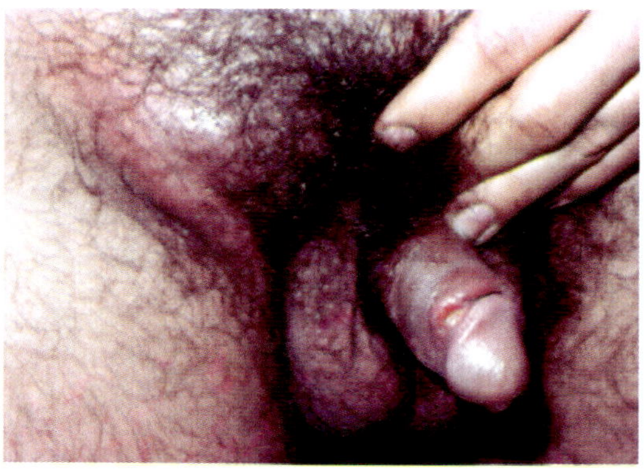

Figura 44.4 Cancro mole com bubão.

Quadro 44.2 Principais diferenças entre as úlceras genitais por ISTs.

Doença	Nº de lesões	Enduração	Hiperestesia	Borda	Base/fundo	Adenopatia
Cancro mole	Múltiplas	Rara	Dolorosa	Irregular	Mole; profunda, exsudação purulenta	Unilateral, supurativa por orifício único
Cancro duro	Única	Comum	Indolor	Lisa	Dura; profundidade variável e limpo	Bilateral, não supurativa
Linfogranuloma venéreo	Única, geralmente não percebida	Rara	Indolor	Regular	Fundo superficial e limpo	Unilateral, supurativa por múltiplos orifícios
Herpes simples	Múltiplas vesículas agrupadas e/ou erosões	Rara	Dolorosa	Regular	Exulcerações	Bilateral, pouco acentuada
Donovanose	Única	Comum	Indolor	Irregular	Fundo limpo; friável	Ausente

Quadro 44.3 Principais diferenças entre cancro duro e cancro mole.

Cancro duro	Cancro mole
Período de incubação – 21 a 30 dias	Período de incubação – 2 a 7 dias
Lesão única	Lesões múltiplas
Erosão ou ulceração	Ulceração
Base dura	Base mole
Fundo limpo, eritematoso, seroso	Fundo sujo, purulento, anfractuoso
Bordas planas	Bordas escavadas
Adenopatia bilateral, não inflamatória, indolor, múltipla, não fistulizante, ocorrendo em quase 100% dos casos	Adenopatia unilateral, inflamatória, dolorosa, única, fistulizante por um orifício, em 30 a 60% dos casos

A úlcera de Lipschütz, causada pelo vírus Epstein-Barr, ocorre essencialmente nos pequenos lábios de pré-púberes ou adolescentes; o surgimento é agudo, doloroso, geralmente múltiplo, acompanhado de febre, astenia e linfadenopatia regional (ver Capítulo 45, item *Vírus Epstein-Barr*).

Outras causas de úlceras genitais são infecção por citomegalovírus, *Mycoplasma pneumoniae*, estreptococos, salmonela, toxoplasmose e vírus influenza A.

Diagnóstico laboratorial

O quadro clínico é o elemento-chave para o diagnóstico; no entanto, estudos mostram que a acurácia no diagnóstico clínico do CM varia de 33 a 80%. Por outro lado, a maioria dos exames complementares apresenta sensibilidade baixa e variável (Quadro 44.4).

Quadro 44.4 Avaliação dos métodos laboratoriais para diagnóstico do cancro mole.

Exame	Sensibilidade (%)	Especificidade (%)
Gram	5 a 63	51 a 99
Cultura	35 a 91	$>$ 94
PCR	56 a 100	52 a 100
Imunofluorescência	89 a 100	63 a 81
Imunoensaio enzimático (sorologia – vários métodos)	48 a 100	23 a 90

Bacterioscopia

Após limpeza da lesão com soro fisiológico, deve-se coletar, com alça de platina ou espátula, o exsudato purulento do fundo da lesão, preferencialmente sob as bordas. Espalha-se, então, o material sobre a lâmina de vidro em um único sentido e, após seco, fixa-se discretamente sobre chama de fogo e cora-se pelo Gram. Observam-se os cocobacilos gram-negativos aglomerados em forma de "trilhos de trem", "cardume de peixe" ou "paliçada" intracelular e, principalmente, extracelularmente. É sempre boa norma a pesquisa de *T. pallidum*. Quando o bubão estiver presente, pode-se puncioná-lo e proceder ao esfregaço.

Cultura

Coleta-se material da lesão (como anteriormente descrito), sendo os melhores resultados obtidos com material coletado do bubão. Trata-se de uma bactéria de difícil isolamento, devendo ser utilizados os meios de Nairóbi, Johannesburg ou ágar-chocolate enriquecido. As colônias apresentam-se arredondadas e acinzentadas, desprendendo-se facilmente do meio de cultura ao simples toque.

Imunológico

Os testes de amplificação de ácidos nucleicos (NAAT, do inglês *nucleic acid amplification test*), que incluem a PCR (*polymerase chain reaction*/reação em cadeia da polimerase), em particular a PCR *multiplex* (M-PCR), são considerados hoje padrão-ouro por suas maiores sensibilidade e especificidade. Apresentam ainda a vantagem da detecção simultânea de outros agentes, como o *Treponema pallidum* e HSV tipos 1 e 2. Assim, são uma importante ferramenta epidemiológica na tipagem de cepas do *H. ducreyi* em áreas endêmicas.

Histopatológico

Indicado apenas para elucidar diagnósticos diferenciais, uma vez que as alterações histopatológicas do CM não são específicas. Ulcerações genitais de longa duração (mais de 30 dias) devem ser biopsiadas visando excluir o diagnóstico diferencial de carcinoma espinocelular.

Tratamento

As lesões ulceradas devem ser limpas com soro fisiológico ou água boricada a 2%. A higiene local acelera a cicatrização e reduz o risco de infecções secundárias.

A terapêutica indicada, segundo o PCDT/IST/MS e o Centro de Prevenção e Controle de Doenças dos EUA (CDC, do inglês Centers for Disease Control and Prevention), está presente no Quadro 44.5.

Quadro 44.5 Esquema terapêutico para o cancro mole.

	PCDT/IST/MS (2022)	CDC (2021)
Primeira opção	Azitromicina 1 g (2 comprimidos de 500 mg) VO, dose única	Azitromicina 1 g (2 comprimidos de 500 mg) VO, dose única; OU Ceftriaxona 250 mg, IM, dose única; OU Ciprofloxacino 500 mg VO, 12/12 h, por 3 dias; OU Eritromicina 500 mg VO, 8/8 h, por 7 dias
Segunda opção	Ceftriaxona 250 mg, IM, dose única; OU Ciprofloxacino 500 mg (1 comprimido) VO, 12/12 h, por 3 dias	

VO = via oral; IM = intramuscular.

Os PVHIV devem ser monitorados de perto, podendo ser necessária a repetição do tratamento ou a administração de esquemas mais longos. A falha terapêutica, porém, pode ocorrer com qualquer dos esquemas recomendados.

Para gestantes, lactantes e crianças, o ciprofloxacino está contraindicado. As grávidas devem ser tratadas com ceftriaxona nas posologias anteriormente referendadas.

Indica-se a aspiração do bubão com agulhas de grosso calibre se este apresentar flutuação ou tamanho volumoso. Procede-se à introdução da agulha através da pele normal adjacente visando evitar a fistulização. São contraindicadas incisão e drenagem direta do bubão pela possibilidade do retardamento do processo de cicatrização e disseminação local da infecção.

Atenção especial deve ser dada às parcerias sexuais dos últimos 10 dias. Indica-se realizar o exame e o tratamento mesmo naqueles assintomáticos.

Todas as ações complementares essenciais no atendimento aos pacientes portadores de IST devem ser executadas, quais sejam: aconselhar, oferecer testes para sífilis, HIV, HTLV e hepatites B e C, vacinar contra hepatite B e HPV, enfatizar a necessidade de adesão ao tratamento, notificar, convocar parceiros sexuais e agendar retorno. Se as sorologias para sífilis e HIV forem negativas, devem ser repetidas em 3 meses.

Controle de cura

É eminentemente clínico, com regressão parcial da(s) lesão(ões) em 48 h e resolução em 7 a 10 dias.

Sífilis

Ver Capítulo 43.

Herpes genital

Ver Capítulo 45.

Linfogranuloma venéreo

Conceito

Doença infectocontagiosa de transmissão essencialmente sexual causada por *Chlamydia trachomatis* com comprometimento predominante do tecido linfático. Apresenta extensa sinonímia: doença de Nicolas-Favre, linfogranulomatose inguinal subaguda, bubão tropical, bubão climático, bubão escrofuloso, bubão *d'emblé*, quarta moléstia venérea, poroadenite inguinal e mula (popularmente).

O LGV foi identificado como doença venérea em 1913 por Durand, Nicolas e Favre; em 1925, Frei estabeleceu o primeiro teste diagnóstico por meio da resposta intradérmica de hipersensibilidade tardia.

Etiologia e epidemiologia

Clamídias são bactérias intracelulares obrigatórias, gram-negativas, que medem entre 0,2 e 0,5 μm e multiplicam-se por divisão binária. Pertencem à família Chlamydiaceae que, pela nova classificação taxonômica, é dividida em dois gêneros: *Chlamydia* e *Chlamydophila*. No ser humano, as espécies *Chlamydia trachomatis*, *Chlamydophila pneumoniae* e *Chlamydophila psittaci* são as principais etiologias de infecções.

A *Chlamydia trachomatis* é considerada a bactéria sexualmente transmissível mais frequente em países desenvolvidos e de grande impacto no sistema reprodutivo, sendo o agente causador de formas assintomáticas e brandas a infecções disseminadas. Quadros como cervicites, uretrites, proctites e complicações como doença inflamatória pélvica (DIP), além do LGV, tracoma, conjuntivite de inclusão e pneumonia no recém-nascido, podem ser desencadeados por essa família de bactérias.

Os diversos sorotipos da *C. trachomatis* são responsáveis por desencadear diferentes doenças no ser humano (Quadro 44.6). O LGV, outrora tipicamente encontrado em áreas da África Oriental e Ocidental, Índia, partes do Sudeste Asiático e Caribe, em países com menor nível socioeconômico, passou a ser relatado em países desenvolvidos no final do século XX, no contexto de surtos em várias cidades, como Nova York, Amsterdã, Londres, entre outras, relacionados com a população de homens que fazem sexo com homens (HSH), particularmente HIV+.

Atualmente, o LGV apresenta forte associação com o HIV, especialmente entre os HSH. Estudos conduzidos em surtos ocorridos em Nova York e no Reino Unido identificaram coinfecção pelo HIV em 84 e 76% dos casos de LGV, respectivamente. Em uma análise caso-controle envolvendo 87 HSH infectados com *C. trachomatis* sorovar L2 e 377 HSH com infecções pelos sorovares D a K, a soropositividade para o HIV emergiu como o principal fator de risco para a infecção pelo LGV. Essa correlação levanta preocupações significativas em saúde pública, uma vez que a proctite associada ao LGV pode aumentar a eliminação viral do HIV, elevando o risco de transmissão a parceiros sexuais não infectados.

Além da associação com o HIV, o LGV também está relacionado com outras ISTs. No Reino Unido, um surto envolvendo 327 casos revelou que 4% dos pacientes receberam também o diagnóstico de HIV, e 39% apresentavam outra IST concomitante; outrossim, aproximadamente 19% estavam coinfectados com o vírus da hepatite C. De maneira semelhante, um surto

Quadro 44.6 Doenças causadas por *C. trachomatis*.

Espécie	Sorotipos	Doença
C. trachomatis LGV	L1, L2, L3	Linfogranuloma venéreo
C. trachomatis não LGV	A, B, Ba, C	Tracoma endêmico
	D, E, F, G, K	Conjuntivite, uretrite, prostatite, epididimite, proctite, cervicites, endometrite, salpingite, bartholinite e doença inflamatória pélvica

ocorrido em Michigan entre 2015 e 2016, que identificou 38 casos confirmados, prováveis e suspeitos, mostrou que todos os pacientes eram HSH vivendo com HIV, e 16% deles tinham o diagnóstico recente da infecção pelo vírus. Nesse surto, verificou-se também alta frequência de outras ISTs, com diagnósticos de sífilis (16%), gonorreia orofaríngea (8%) e gonorreia retal assintomática (13%). Além disso, a proctite esteve presente em aproximadamente metade dos casos.

Clínica

O período de incubação varia de 3 a 12 dias, surgindo, na sequência, uma papulovesícula ou pequena erosão assintomática, que normalmente não é observada pelo paciente, pois cicatriza espontaneamente em poucos dias. A localização preferencial é a genitália externa. Manifestações gerais, como febre, cefaleia e prostração, podem preceder o envolvimento dos linfonodos, que surge 2 a 6 semanas após a lesão inicial.

Classifica-se a doença em três estágios clínicos evolutivos: inoculação, disseminação linfática regional e sequelas.

A *C. trachomatis* tem como principal alvo o tecido linfoide, desencadeando uma intensa reação linfoproliferativa. A evolução distinta da doença entre os sexos decorre de variações na drenagem linfática regional.

Na fase de inoculação, observa-se pequena pápula, pústula ou úlcera superficial e indolor, que desaparece sem cicatriz; quando eventualmente percebida, é observada nas áreas de maior atrito durante as relações sexuais. Duas a seis semanas após, ocorre a fase de disseminação linfática regional, representada por uma adenopatia inguinal subaguda, dolorosa, geralmente unilateral (70%), mais frequentemente observada nos homens pelas características do sítio da inoculação primária e drenagem linfática, evoluindo com a fusão de vários gânglios, formando uma massa volumosa, conhecida como "bubão" ou "plastrão", que sofre amolecimento (necrose) em vários pontos, com múltiplas fístulas, lembrando o aspecto de "bico de regador", também conhecido como "sinal da escumadeira". O processo pode estender-se às áreas circunvizinhas. O conhecido *sinal da canaleta* tende a ocorrer em homens, em função da peculiaridade da drenagem linfática regional; é encontrado quando há comprometimento das cadeias inguinais e femorais que se encontram separadas pelo ligamento de Poupart. O sinal está presente em 15 a 20% dos casos (Figura 44.5). Na mulher, a localização da linfadenite depende do local da lesão inicial: quando ocorre na genitália externa, o que é raro, a linfadenite é inguinal; quando ocorre no terço médio da vagina, os linfonodos acometidos estão localizados entre o reto e a artéria ilíaca; quando a lesão inicial é no terço superior da vagina ou no colo, as cadeias acometidas são as ilíacas profundas, provocando dor pélvica ou no abdome inferior. A prática de sexo oral pode ocasionar uma glossite ulcerativa com linfadenopatia regional.

Em HSH e em mulheres trans, a manifestação principal é uma proctite hemorrágica ou proctocolite, com tenesmo, dor, prurido anal, constipação intestinal ou diarreia e secreção mucoide, sanguinolenta ou mucopurulenta. O comprometimento retal, em geral, está restrito aos 10 cm distais, auxiliando no diagnóstico diferencial de outras doenças intestinais. Ressalta-se a facilitação da transmissão do HIV pelas úlceras genitais e os relatos epidêmicos de LGV entre homens HIV+ com infecções anorretais graves.

Sintomatologia geral pode acompanhar as lesões cutaneomucosas, como: febre, mal-estar, anorexia, emagrecimento, artralgia, sudorese noturna e meningismo.

Embora a maioria dos pacientes com doença anorretal apresente proctocolite, a infecção retal assintomática tem sido cada vez mais detectada.

A fase final de sequelas pode ocorrer em até 20 anos, acarretando uma obstrução linfática crônica com elefantíase genital, cuja representação clássica nas mulheres é a estiomene, consistindo em edema crônico, fibrose esclerosante, hipertrofia tecidual e ulceração da vulva. A *síndrome genitoanorretal de Jersild* é constituída por abscessos pararretais, fístulas uretrovaginais ou retovaginais, ulcerações, retrações, vegetações e esclerose. Deformações bizarras no órgão genital masculino também são observadas (Figuras 44.6 e 44.7).

Os sintomas agudos são mais frequentes nos homens, e os tardios e as complicações, nas mulheres, em função das características anatômicas da drenagem linfática e do retardo no diagnóstico.

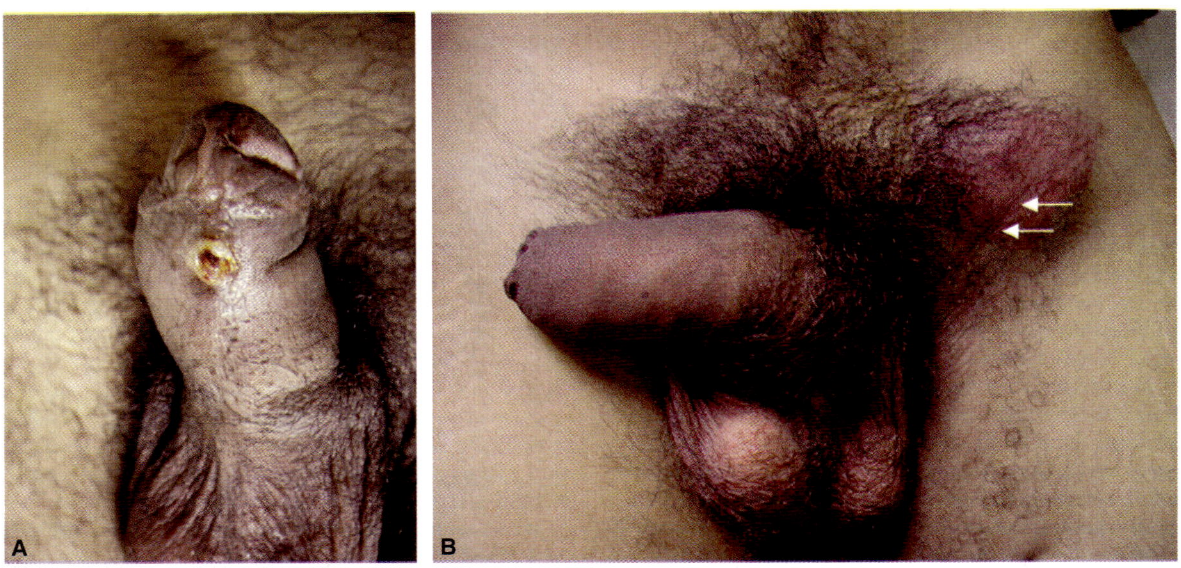

Figura 44.5 **A.** "Microcancro" do linfogranuloma venéreo. **B.** "Bubão" do linfogranuloma venéreo – mesmo paciente de **A** após 10 dias. Observa-se o sinal da "canaleta". (Cortesia do Dr. Fabiano Leal.)

tender a formar tecido fibroso ou mesmo queloidiano, o que leva à deformidade da genitália e favorece o aparecimento de elefantíase. Toda lesão ulcerada da região genital pode complicar-se por superinfecção fusoespiralar, provocando grandes mutilações, por vezes irreparáveis, o que pode acarretar, inclusive, amputação parcial do pênis. Outras complicações relatadas são sinequias envolvendo o pênis e escroto, parafimose, estenose de uretra, vagina, reto ou orifício anal, formação de fístulas e linfedema, gerando inclusive uma elefantíase genital (Figura 44.9). Algumas implicam correção cirúrgica.

O comprometimento perigenital, extragenital e sistêmico é secundário à lesão genital na maioria das vezes. A donovanose extragenital ocorre em 3 a 6% dos casos, sendo a cavidade orofaríngea o local preferencial. A localização da enfermidade fora da área anogenital pode ser explicada por autoinoculação, contiguidade (p. ex., órgãos pélvicos e ossos adjacentes), disseminação linfática ou hematogênica. Pode ocorrer envolvimento de fígado, baço, pulmões, ossos, articulações etc., acompanhado de sinais e sintomas de infecção sistêmica (Figura 44.10).

A coinfecção com o HIV ainda carece de documentação, porém, em áreas onde a donovanose é endêmica, observou-se aumento significativo da prevalência do HIV, como observado em Durban, na África do Sul.

A gravidez agrava sobremaneira a doença, acarretando aumento do tamanho das lesões. Quando as lesões estão localizadas no colo uterino, tendem a estender-se para estruturas internas contíguas, favorecendo disseminação hematogênica, o que pode complicar a gestação e o parto. A ocorrência de carcinoma espinocelular em úlceras crônicas é fato bem conhecido na literatura médica e possível em alguns casos de donovanose.

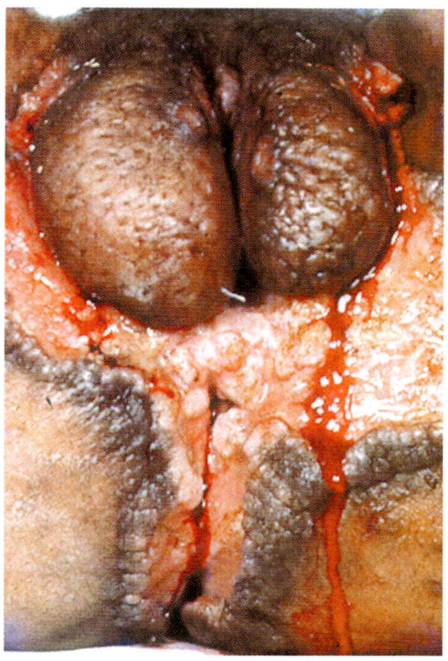

Figura 44.9 Donovanose de longa duração, inclusive com estiomene.

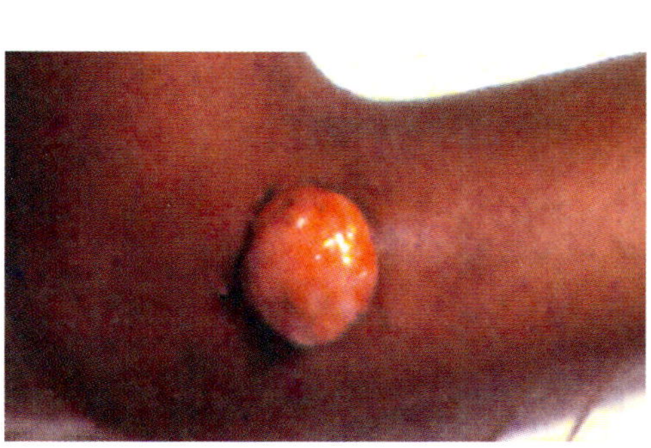

Figura 44.10 Donovanose sistêmica desencadeada após "operação de hemorroidas", inclusive o paciente apresentava lesões líticas.

Visando à sistematização didática, Jardim, em 1987, propôs uma classificação baseada nas manifestações clínicas:

- genitais e perigenitais
  - ulceradas: com bordas hipertróficas; com bordas planas
  - ulcerovegetantes
  - vegetantes
  - elefantiásicas
  - extragenitais.

Diagnóstico diferencial

O diagnóstico de donovanose deve ser considerado em casos de lesões ulcerovegetantes de evolução crônica, localizadas na genitália e em regiões adjacentes, caracteristicamente sem acometimento dos linfonodos regionais.

É grande o número de doenças no diagnóstico diferencial clínico: sífilis (cancro duro e condiloma plano), cancro mole, condiloma acuminado (forma gigante), herpes genital (especialmente em PVHIV), algumas micoses profundas, LGV, filariose, leishmaniose, tuberculose cutânea e carcinoma espinocelular. Neste último, o diagnóstico diferencial também se faz do ponto de vista histopatológico, pois na donovanose ocorre hiperplasia pseudoepiteliomatosa facilmente confundível com uma verdadeira proliferação carcinomatosa. Além da semelhança clínica e histopatológica, existe a possibilidade de coexistência das duas doenças, requerendo, por vezes, múltiplas biopsias.

Diagnóstico laboratorial

A confirmação da doença é feita pela identificação da *K. granulomatis* nas lesões, identificadas pelos corpúsculos de Donovan, mais facilmente visualizados nos esfregaços citológicos e no exame histopatológico, cuja presença é patognomônica da doença. Para tanto, as técnicas laboratoriais devem ser apropriadamente selecionadas. Sugere-se a coleta de cinco a seis amostras de tecido de áreas distintas, radialmente, logo abaixo das bordas das lesões. Deve-se proceder previamente à limpeza da lesão com solução salina e gaze esterilizada e à remoção de tecidos necróticos, para diminuir a contaminação. Pode-se utilizar também raspado da base da lesão ou exsudato aspirado de pseudobubões.

Citodiagnóstico

O material deve ser obtido a partir do esfregaço da biopsia ou curetagem de lesão, de preferência de bordas sem sinais de infecção secundária. As colorações mais utilizadas são Giemsa, Leishman e Wright. A *K. granulomatis* cora-se em vermelho com núcleo azulado. Os corpúsculos de Donovan, que são a própria bactéria, são demonstráveis em 90 a 95% das lesões em forma de "halteres" ou "alfinetes de segurança" em função da cromatina condensada em suas extremidades. Podem estar ausentes nas fases iniciais da doença, nas lesões destrutivas resultantes de infecção fusoespiralar e nos focos cicatriciais.

Cultura

É raramente utilizada no diagnóstico, pois o parasita é de difícil cultivo, dada a exigência de nutrientes e fatores de crescimento especiais para o seu desenvolvimento. Pode ser cultivado *in vivo* em saco de ovo embrionado de galinha e *in vitro* nos meios de cultura enriquecidos com gema de ovo. De qualquer maneira, é sempre trabalhoso, de custo alto e baixa reprodutibilidade.

Histopatológico

Deve sempre ser realizado para demonstrar os corpúsculos de Donovan, sobretudo nos casos em que o exame direto for negativo e na suspeita de malignização da lesão. A biopsia deve ser feita na borda da úlcera. A epiderme está ausente no centro da lesão, ao passo que na borda encontra-se intensa hiperplasia que pode simular o carcinoma espinocelular, a denominada "hiperplasia pseudoepiteliomatosa" ou "epiteliomatosa". Na derme, observa-se denso infiltrado inflamatório, constituído predominantemente por histiócitos e plasmócitos, tendo de permeio, ocasionalmente, pequenos abscessos neutrofílicos, sendo pequeno o número de linfócitos. Os corpúsculos de Donovan estão presentes dentro dos histiócitos ou macrófagos. São dificilmente reconhecíveis na coloração por hematoxilina-eosina, sendo mais bem observados com a coloração por Giemsa ou pela prata. Os principais diagnósticos diferenciais histológicos são: rinoscleroma, histoplasmose, leishmaniose e carcinoma de células escamosas.

Outros métodos

As técnicas de amplificação do DNA (PCR) ainda não estão disponíveis comercialmente. Outros métodos diagnósticos como testes sorológicos e imunofluorescência carecem de padronização ou apresentam baixa sensibilidade para serem aplicados. Não há testes sorológicos padronizados, e exames de imunofluorescência apresentaram baixa sensibilidade em pacientes com lesões iniciais.

Tratamento

O tratamento dos pacientes com donovanose é de difícil manuseio e acompanhamento. Sua evolução costuma ser indolente e com lenta resposta aos medicamentos, sendo necessária uma excelente relação médico-paciente para obtenção de sucesso. Outro fator a considerar é a frequência de acometimento de pessoas com baixo nível socioeconômico, sociocultural e higiênico.

Os esquemas terapêuticos propostos a seguir e apresentados no Quadro 44.8 são elencados do PCDT/IST/MS e CDC.

Todas as opções terapêuticas devem ser ministradas por pelo menos 3 semanas ou até a cicatrização completa das lesões. O ciprofloxacino é contraindicado para gestantes, lactantes e crianças, e a doxiciclina para gestantes e lactantes.

O protocolo do MS recomenda que, se não houver resposta na aparência da lesão nos primeiros dias de tratamento com ciprofloxacino, deve-se adicionar um aminoglicosídeo, como a gentamicina 1 mg/kg/dia, IV, de 8/8 h, por pelo menos 3 semanas ou até cicatrização das lesões.

Pacientes coinfectados pelo HIV obedecem aos mesmos esquemas terapêuticos. Recidivas podem ocorrer em 6 a 18 meses após o tratamento aparentemente eficaz, particularmente se este for interrompido precocemente.

Nas lesões vegetantes muito exuberantes, pode-se cauterizar com o ácido tricloroacético na concentração de 50 a 90% ou realizar a aplicação de nitrato de prata em bastão. Cicatrizes disformes podem requerer correção cirúrgica.

Controle de cura

A terapêutica antimicrobiana é eficaz, embora possa haver resistência. Quando a substância empregada for efetiva, a resposta clínica será evidente após a 1ª semana de tratamento.

Os contatos sexuais dos pacientes com donovanose nos 60 dias antes do início dos sintomas devem ser examinados e o tratamento oferecido. Não há indicação, em função da baixa infectividade da donovanose, do tratamento precoce das parcerias sexuais assintomáticas.

Gonorreia

Conceito

Também conhecida como "blenorragia", é uma doença infectocontagiosa, pandêmica, transmitida na quase totalidade dos casos por relação sexual, sendo excepcional a contaminação perinatal e acidental. Podem ser encontradas desde formas assintomáticas até quadros septicêmicos. Também é conhecida no homem como: pingadeira, escorrimento, gota matinal, estrela da manhã, esquentamento ou fogagem.

Trata-se de uma doença milenar, descrita em textos antigos, como a Bíblia e o Talmud, ainda de difícil controle na maioria das populações, sofrendo influência de fatores comportamentais, sociais e migratórios, o que a mantém como uma das principais causas de morbidade entre indivíduos sexualmente ativos em todo o mundo.

Em 1879, Neisser caracterizou o agente etiológico, denominando-o "gonococo". Foi cultivado em 1982 por Leistikow e Loeffler, quando recebeu a denominação *Neisseria gonorrhoeae*.

Quadro 44.8 Esquema terapêutico para a donovanose.

	PCDT/IST/MS (2022)	CDC (2021)
Primeira opção	Azitromicina 1 g (2 comprimidos de 500 mg) VO, 1 vez/semana, por pelo menos 3 semanas ou até a cicatrização das lesões	Azitromicina 1 g (2 comprimidos de 500 mg) VO, 1 vez/semana; OU 500 mg VO, 1 vez/dia, por pelo menos 3 semanas ou até a cicatrização das lesões
Segunda opção	Doxiciclina 100 mg (1 comprimido) VO, 12/12 h, por pelo menos 21 dias ou até o desaparecimento completo das lesões; OU Ciprofloxacino 750 mg (1 e $^1/_2$ comprimido de 500 mg) VO, 12/12 h, por pelo menos 21 dias ou até a cicatrização das lesões; OU Sulfametoxazol/trimetoprima (400/80 mg) (2 comprimidos) VO, 12/12 h por pelo menos 3 semanas ou até a cicatrização das lesões	Doxiciclina 100 mg VO, 12/12 h; OU Eritromicina 500 mg VO, 6/6 h; OU Sulfametoxazol/trimetoprima (400/80 mg) (2 comprimidos) VO, 12/12 h, todos por pelo menos 3 semanas ou até a cicatrização das lesões

VO = via oral.

Em 1881, Karl Credé utilizou a solução de nitrato de prata na prevenção da oftalmia gonocócica do neonato. Em 1964, Thayer e Martin desenvolveram um meio de cultura seletivo para a bactéria.

Etiologia e epidemiologia

A *Neisseria gonorrhoeae* é um diplococo gram-negativo intracelular que mede de 0,6 a 1 μm de diâmetro, reniforme, agrupados dois a dois, com as faces côncavas adjacentes, aeróbica, encapsulada, imóvel, sensível à maioria dos antissépticos e ao ambiente externo, o que torna praticamente impossível a transmissão por fômites. Na fase aguda das infecções, pode ser encontrada extracelularmente. O ser humano constitui o único hospedeiro natural dessa bactéria, que penetra pelo epitélio colunar do trato geniturinário.

Uma característica notável da *N. gonorrhoeae* é sua variabilidade fenotípica e genotípica, expressa por diferentes partes do seu genoma ou pela incorporação de novos materiais genéticos, seja adquiridos por conjugação, seja por transformação. Há cerca de 10 espécimes saprófitas ou patogênicas ao homem, sendo as mais importantes a *N. gonorrhoeae,* a *N. catarrhalis,* a *N. pharyngis* e a *N. meningitidis.* A diferenciação das espécies pode ser realizada por testes de oxidase e catalase, que deverão apresentar resultados positivos quando se tratar da *N. gonorrhoeae.* As infecções por *N. gonorrhoeae* são causadas por muitas cepas diferentes, provas bioquímicas, métodos microbiológicos (fenótipo) e moleculares (tipo de sequência genética) possibilitam a identificação dessas espécies.

Estruturalmente, dispõe de um filamento central de DNA e material genético disperso no citoplasma (plasmídios), responsável pela transferência de genes de resistência frente aos antibióticos. Mutações individuais resultam também em resistência cromossômica às substâncias. Apresenta, ainda, prolongamentos proteicos denominados "fímbrias" ou *pili,* que funcionam na sustentação e na aderência da bactéria à célula hospedeira e na sua variação antigênica.

Em 2020, a OMS estimou 82,4 milhões de novas infecções por *N. gonorrhoeae* entre adultos de 15 a 49 anos. A prevalência de gonorreia é maior entre populações vulneráveis, como homens que fazem sexo com homens, profissionais do sexo, mulheres transgênero e adolescentes e jovens em países com alta carga. Nos EUA, é a segunda doença transmissível mais comumente relatada e a segunda IST mais prevalente. No Brasil, calcula-se que a prevalência de gonorreia, na mesma faixa etária, seja de aproximadamente 1,4% e que a incidência na população geral esteja em torno de 500 mil novos casos por ano. Em recente revisão sobre a epidemiologia da gonorreia, o autor EPNJ afirma que, embora a compreensão da epidemiologia local da gonorreia seja crítica para os esforços locais, a compreensão da epidemiologia multinacional pode subsidiar as políticas e as abordagens nacionais e internacionais de prevenção e controle.

Os portadores assintomáticos, homens ou mulheres, constituem o principal fator da manutenção da alta prevalência da moléstia. Deve-se ressaltar que cerca de 70 a 80% das mulheres infectadas são assintomáticas ou oligossintomáticas e que, cada vez mais, aumentam os índices de portadores assintomáticos masculinos, nas infecções anorretais e faríngeas, sobretudo em HSH. Portanto, a identificação de todos os contactantes sexuais deve ser feita compulsoriamente. Os casos de corrimento uretral em homens tornaram-se de notificação compulsória a partir de setembro de 2010.

Trata-se de uma doença de alta contagiosidade e os riscos para a infecção pela *N. gonorrhoeae* incluem baixos níveis educacionais e socioeconômico, início precoce da atividade sexual, residência em área urbana, além daqueles que permeiam todas as ISTs: múltiplas parcerias sexuais, nova parceria sexual, uso irregular de preservativos, ingestão de bebida alcoólica, uso de drogas ilícitas.

O risco de transmissão entre os frequentes agentes infecciosos causadores de corrimento uretral em práticas sexuais desprotegidas é mais bem demonstrado no Quadro 44.9.

Em todas as ISTs, há um aumento do risco de transmissão do HIV, e a concentração média deste vírus no líquido seminal é 8 vezes maior em homens com uretrite. O HIV está presente na secreção cervicovaginal em concentração duplicada entre as mulheres com gonorreia. Como a adesão a práticas sexuais mais seguras entre os HSH tem diminuído nos últimos anos, a infecção em HSH é responsável por uma proporção cada vez maior de todos os casos diagnosticados de gonorreia. Estudo com quase 3 mil HSH na Austrália, em pacientes que estavam iniciando a profilaxia pré-exposição ao HIV, a incidência de novas infecções por *N. gonorrhoeae* (urogenital, retal e faríngea) foi de 39 casos por 100 pessoas-ano.

Classificação

De modo didático, alguns autores classificam as manifestações clínicas da gonorreia em:

- classificação evolutiva
  - aguda: ocorre 3 a 5 dias após o contato sexual
  - crônica: ultrapassa 1 a 2 meses de manifestações clínicas, geralmente após tratamentos incorretos
- classificação anatômica
  - baixa: acometimento apenas da uretra anterior e endocérvice
  - alta: no homem, quando atinge acima da uretra posterior, e na mulher, quando ultrapassa o orifício interno do colo uterino
- classificação quanto à gravidade
  - não complicada: quando restrita a uretra anterior, endocérvice, ânus, conjuntiva e/ou faringe
  - complicada: comprometimento das glândulas de Bartholin, de Littré, de Cowper, de Skene ou de Tyson; endométrio, trompas, ovário, epidídimo, testículos, próstata, articulações, coração, pele, peritônio e meninge.

Clínica

Com um período de incubação bastante curto, os sinais e sintomas surgem em 2 a 5 dias após o contágio, podendo variar de 1 a 15 dias. Didaticamente, descreve-se a clínica da infecção gonocócica nas suas diferentes apresentações.

Quadro 44.9 Risco de transmissão conforme a prática sexual.

Agente infeccioso	Prática sexual	Transmissão do homem para a mulher	Transmissão da mulher para o homem
Neisseria gonorrhoeae	Relação sexual Sexo oral	50 a 73% 25%	20 a 35% 25%
Chlamydia trachomatis	Relação sexual	40%	32%
Trichomonas vaginalis	Relação sexual	Sem informação	22 a 72%

Adaptado de Lannoy *et al.* (2021).

Gonorreia no homem

O início é repentino, com "formigamento" ou prurido intrauretral e/ou disúria, seguido de fluxo uretral mucoso e depois mucopurulento, espesso, abundante, amarelo-esverdeado, mais intenso pela manhã, sem aumento da frequência ou urgência urinária. O meato uretral torna-se edemaciado e eritematoso (Figura 44.11). Manifestações de uma infecção sistêmica, como febre, podem ocorrer em alguns pacientes. Estima-se que 95% dos casos tornam-se assintomáticos em 3 meses, e uma proporção de casos não tratados evolua para cura espontânea em algumas semanas.

Estudos baseados em clínicas de ISTs sugerem que a maioria dos homens infectados são sintomáticos, ao passo que outros estudos realizados na população geral observaram que até 60% dos homens são oligo ou assintomáticos.

Complicações clínicas nos pacientes não tratados de imediato ocorrem em até 50% dos casos, pela extensão da infecção para a uretra posterior e estruturas e glândulas anexas. A epididimite aguda compreende a mais frequente, o que pode determinar a obstrução do ducto epididimário, gerando oligospermia, azoospermia e esterilidade, sendo a orquiepididimite gonocócica uma das causas mais frequentes de infertilidade masculina. Outras complicações da gonorreia são: prostatite, orquite, edema peniano, balanopostite (em particular nos homens com prepúcio longo) e comprometimento das glândulas sebáceas e acinosas da região genital, tisonites (glândulas de Tyson), cowperites (glândulas de Cowper) e litrites (glândulas de Littré). A prostatite se caracteriza por dor perineal ao fim da micção ou durante a defecação, que ocasionalmente se irradia para o hipogástrio, com intensa dor ao toque retal. Nos pacientes com excesso de prepúcio, podem ocorrer grande edema e eritema local, determinando parafimose e balanopostite. Raros casos de peri-hepatite (síndrome de Fitz-Hugh-Curtis) ocorrem por disseminação hematogênica ou linfática, sendo quase exclusivo das mulheres.

A infiltração anormal por mononucleares persiste nos tecidos afetados por várias semanas após a negativação das culturas e identificação da bactéria, podendo explicar a oligossintomatologia temporária pós-tratamento de alguns pacientes.

Gonorreia na mulher

A maioria das mulheres infectadas mantém-se assintomática ou oligossintomática. Naquelas que manifestam sintomatologia, esta ocorre, em média, após um período de incubação de 10 dias, predominando os sintomas de cervicite com muco turvo associado ou não a colo friável e hiperêmico. Apenas 10 a 20% apresentam quadro clínico de vulvovaginite aguda com corrimento abundante, espesso, amarelo-esverdeado. Esta apresentação é mais observada em casos de estupro ou quando a infecção ocorre

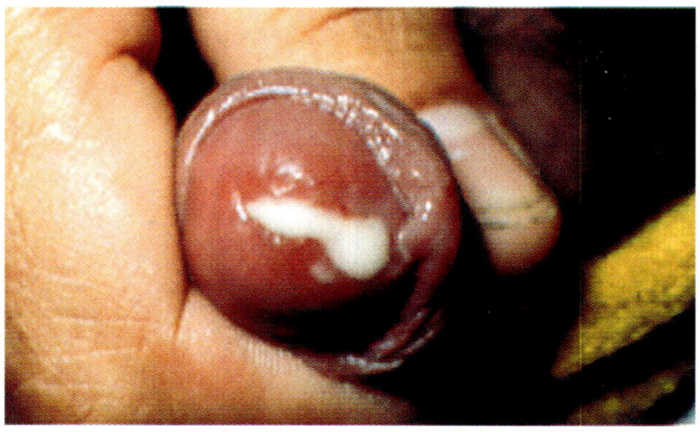

Figura 44.11 Gonorreia. Observa-se o corrimento branco-amarelado abundante.

durante os primeiros coitos vaginais em mulheres púberes por terem epitélio pouco estratificado. No geral, são quadros frustros, traduzindo-se apenas por endocervicite ou uretrite, com sintomas relativamente inespecíficos. Disúria, urgência urinária, sangramento menstrual alterado e, por vezes, secreção amarelada não raro são erroneamente atribuídos a outras causas que não à gonorreia, em decorrência de os sintomas e sinais da infecção cervical gonocócica, quando presentes, serem indistinguíveis daqueles observados na cervicite aguda de outras etiologias.

A exuberante uretrite gonocócica não se reproduz nas mulheres, manifestando-se raramente com disúria, urgência urinária e, menos frequentemente, exsudato amarelado.

A extensão da infecção endocervical pode resultar em salpingite aguda em cerca de 10 a 20% das pacientes, sendo essa a principal complicação da gonorreia na mulher. O quadro de doença inflamatória pélvica é caracterizado por febre, dor no baixo-ventre e dispareunia. A cicatrização do processo de maneira desordenada pode levar à obstrução parcial ou total da trompa uterina, fator predisponente para esterilidade ou gravidez ectópica. A salpingite aguda gonocócica pode levar à formação de abscessos localizados ou, se houver disseminação, peritonite, abscessos pélvicos, peri-hepatite (síndrome de Fitz-Hugh-Curtis). Outras complicações por comprometimento das estruturas anexiais são bartholinites (glândula de Bartholin) e skenite (glândulas de Skene ou vestibulouretrais menores). Os sinais e sintomas, quando presentes, incluem dor perilabial e secreção, edema dos grandes lábios e aumento e sensibilidade glandular ao toque. Em gestantes, observa-se risco aumentado de aborto espontâneo, parto prematuro, ruptura prematura das membranas e mortalidade fetal perinatal.

Deve-se dar especial atenção às crianças do sexo feminino com mais de 1 ano que apresentarem infecção gonocócica, em particular vulvovaginite, pela possibilidade de ter ocorrido abuso sexual.

Manifestações extragenitais

Anorretal

A anorretite é observada em HSH e em mulheres em decorrência da contaminação direta ou indireta pelo exsudato cervicovaginal. Caracteriza-se por prurido, dor retal, constipação intestinal, tenesmo e exsudato purulento ou sanguinolento. Entretanto, apenas 10% dos pacientes apresentam quadro sintomático, sendo o diagnóstico realizado por cultura retal da *N. gonorrhoeae*. Estudo multicêntrico envolvendo mais de 11 mil HSH em clínica especializada em IST, 10% testaram positivo para gonorreia retal. O acometimento anorretal pode ser o único local de infecção em até 40% dos HSH. Esses achados epidemiológicos são alarmantes, em razão de a proctite gonocócica estar relacionada com o aumento do risco de aquisição da infecção pelo HIV em pelo menos 3 vezes, devendo o profissional de saúde estar atento para essa localização, principalmente em HSH que pratiquem sexo sem proteção, particularmente porque a proctite gonocócica é indistinguível de outras causas infecciosas de proctite apenas pelos sintomas.

Oftálmica

O comprometimento dos olhos nos adultos é raro e dá-se por inoculação acidental. Entretanto, a conjuntivite gonocócica do neonato (oftalmia neonatal) representa a principal afecção na criança, sendo transmitida durante o parto transvaginal ou no período pós-parto. A conjuntivite gonocócica pode variar de formas leves e oligossintomáticas a apresentações graves, caracterizadas por hiperemia conjuntival, secreção purulenta e edema periorbital. Se não tratada, a infecção pode evoluir para ulceração corneana, perfuração e até cegueira. No neonato, o exsudato purulento conjuntival bilateral ocorre 2 a 3 dias após o parto e pode ser confirmada com a identificação do gonococo na secreção. A profilaxia exitosa pelo método de Credé, com aplicação de solução aquosa de nitrato de prata a 1% no saco conjuntival, logo após o nascimento, faz do possível diagnóstico da oftalmia neonatal atualmente um flagrante descaso de saúde pública (Figura 44.12).

Faringe

A faringite gonocócica é assintomática na maioria dos casos, geralmente adquirida por exposição sexual oral, sendo pela felação mais facilitada do que por cunilíngua. Quadros clínicos inespecíficos de faringite aguda ou linfadenopatia cervical podem ser encontrados. Embora a carga bacteriana na orofaringe seja geralmente menor do que no reto e nos órgãos genitais, esse local é considerado um dos principais reservatórios para a transferência horizontal de genes de resistência antimicrobiana da *N. gonorrhoeae*.

Pele

A infecção gonocócica cutânea primária é rara e, quando ocorre, dá-se por inoculação acidental ou por solução de continuidade da pele da região genital.

Infecção gonocócica disseminada

A disseminação septicêmica para outros órgãos ocorre em 0,5 a 3% e afeta principalmente a pele e as articulações, bem como, com menor frequência, o coração e o cérebro. É mais frequente em mulheres e inúmeros fatores estão relacionados, como menstruação, gravidez e infecção faríngea gonocócica. Imunocomplexos circulantes parecem ser responsáveis por muitas das suas manifestações.

Pacientes com deficiência de componentes tardios da cascata do complemento, essenciais para a ação bactericida do soro, desenvolvem com maior frequência uma gonococcia disseminada (GD). O quadro clínico inicia-se com febre, manifestações cutâneas (em 75% dos pacientes), poliartralgia e tenossinovites dos punhos, dedos, joelhos e tornozelos. As lesões cutâneas localizam-se caracteristicamente sobre as extremidades articulares; são pequenas, dolorosas e pouco numerosas. Podem ser eritematomaculosas, papulopustulosas ou hemorrágicas.

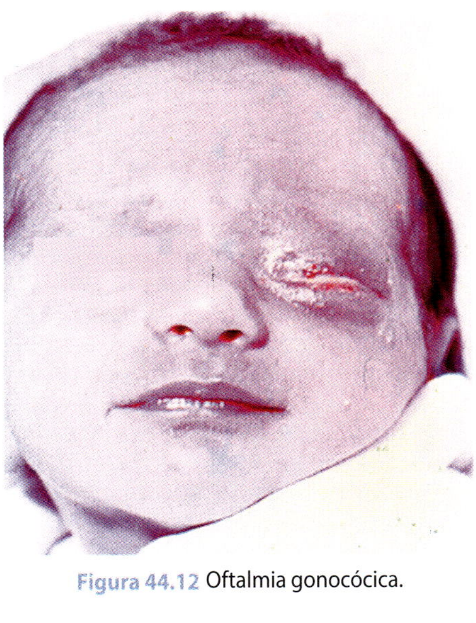

Figura 44.12 Oftalmia gonocócica.

O comprometimento articular álgico, presente em mais de 90% dos casos de GD, é frequentemente poliarticular, atingindo sobretudo punhos, dedos, joelhos e tornozelos. Na maioria dos casos, a evolução se faz no sentido do desenvolvimento de artralgias, tenossinovites e lesões cutâneas, caracterizando um quadro de bacteriemia em que a hemocultura é geralmente positiva. Mais raramente, há o estabelecimento posterior de artrite supurativa, geralmente monoarticular; neste caso, a cultura do líquido sinovial se torna positiva. Essas variações, em parte, podem ser explicadas pelas características fenotípicas e imunogênicas das cepas infectantes. A monoartrite acomete principalmente o joelho (50% dos casos), podendo também acometer ombro (25%) ou quadril (25%). A infecção gonocócica é a principal causa de monoartrite em jovens.

A meningite gonocócica apresenta quadro clínico semelhante a outros tipos de infecções bacterianas, principalmente à meningocócica, cuja diferenciação pode ser feita pela cultura do liquor.

A endocardite gonocócica é extremamente rara, mas pode causar morte por embolia arterial séptica, ou produzir lesão valvular, com posterior insuficiência cardíaca congestiva.

Diagnóstico diferencial

A principal diferenciação deve ser feita com as uretrites bacterianas não gonocócicas e com a artrite reativa (síndrome de Reiter). Nesta última, além de uretrite e artrite, observam-se lesões mucocutâneas na conjuntiva, boca, genitália e regiões palmo plantares, antígeno de histocompatibilidade HLA-B27 positivo.

Outras etiologias para os quadros de uretrites são: parasitárias (*Trichomonas vaginalis*), virais (herpes-vírus, HPV), químicas (espermicida ou introdução de substâncias irritantes na uretra), metabólica (diabetes melito) e traumáticas (masturbação, trauma durante relação sexual e hábito de compressão do pênis, além de colocação de *piercings*).

O quadro clínico denominado "uretrite pós-gonocócica" pode ocorrer após o tratamento da gonorreia e está normalmente relacionado com a coinfecção pela *Chlamydia trachomatis*. O tratamento concomitante preconizado pelas diretrizes minimiza essa complicação.

O diagnóstico diferencial das lesões cutâneas do gonococo deve ser feito com ectima gangrenoso, síndrome de Sweet e, principalmente, com a meningococemia cutânea. As manifestações articulares precisam ser diferenciadas dos outros tipos de artrite séptica, além de artrite reumatoide e reativa e febre reumática. A peri-hepatite deve sempre ser lembrada principalmente em jovens com dor no quadrante superior direito do abdome e diferenciada de outros quadros de dor abdominal.

Diagnóstico laboratorial

A anamnese e o exame físico fornecem elementos para o diagnóstico que devem ser confirmados pelos exames laboratoriais. O diagnóstico da infecção gonocócica apenas pelos sinais clínicos pode induzir ao erro até os mais experientes.

A *Neisseria gonorrhoeae* pode ser detectada por diferentes métodos diagnósticos, cujas sensibilidade e especificidade variam significativamente. O teste de amplificação de ácido nucleico (NAAT) é considerado o mais preciso e, portanto, a principal escolha para o diagnóstico de infecções genitais e extragenitais, mantendo alta acurácia mesmo com amostras autocoletadas, incluindo esfregaço vaginal em mulheres e urina, além de esfregaços retais e faríngeos em ambos os sexos. Outros métodos diagnósticos incluem cultura, microscopia e testes com base em ácido nucleico, como a hibridização por sondas.

Abordaremos de forma resumida os exames disponíveis, pois o detalhamento das técnicas e indicações das diferentes apresentações clínicas da infecção pelo gonococo fogem ao escopo deste capítulo.

Citodiagnóstico

O material coletado por *swab* de secreção uretral, endocérvice, canal anal, faringe, conjuntiva ou lesão cutânea deve ser disposto em lâmina e ser realizada a coloração pelo método de Gram, evitando-se a fixação em chama de fogo. A presença de diplococos gram-negativos intracelulares em leucócitos polimorfonucleares constitui base suficiente para o diagnóstico de gonorreia nos casos de uretrite no homem e de vulvovaginite aguda na mulher.

Em homens com presença de secreção uretral, esse exame apresenta 95% de sensibilidade e 97% de especificidade para o diagnóstico de gonorreia. Nas mulheres, entretanto, o esfregaço de secreções cervicais detecta a presença do gonococo em apenas 40 a 60%, devido à possível presença de diplococos gram-negativos não patogênicos nas secreções cervicais. Por essa razão, métodos diagnósticos alternativos são preferíveis para o diagnóstico em mulheres.

O exame microscópico direto não é recomendado para o diagnóstico de infecções no reto, na faringe e na conjuntiva devido ao grande número de outros organismos presentes e à baixa sensibilidade, havendo necessidade, portanto, de confirmação por meio de cultura, assim como quando o material advier de lesões cutâneas e da punção liquórica.

Cultura

A *N. gonorrhoeae* só cresce em meios enriquecidos em atmosfera de 5 a 10% de CO_2 e temperatura de 36,5° C, formando colônias mucoides, convexas, transparentes e brilhantes com cerca de 1 mm de diâmetro após 24 ou 48 h de incubação. Os meios mais frequentemente utilizados são de Thayer-Martin, Martin-Lewis e New York. De 2 a 4 dias, as colônias aumentam de tamanho e tornam-se semiopacas, com centro granuloso e margem periférica radiada.

A cultura mostra sensibilidade em mais de 95% nas amostras uretrais de homens sintomáticos e 80 a 90% na infecção endocervical nas mulheres. Além disso, a cultura é altamente específica, de baixo custo e permite os testes de suscetibilidade antimicrobiana, importante ferramenta na detecção da resistência antimicrobiana dos gonococos.

No entanto, as colônias de diplococos gram-negativos, oxidase e catalase-positivas devem ser submetidas a provas bioquímicas para confirmação da espécie *Neisseria gonorrhoeae*, pois o meio seletivo permite o crescimento das demais espécies do gênero *Neisseria*.

Nos EUA, o CDC recomenda a realização de cultura para *N. gonorrhoeae* e testes de suscetibilidade antimicrobiana sempre que houver suspeita de falha terapêutica.

Imunológico

O NAAT é o método preferencial para o diagnóstico de infecções genitais e extragenitais por *N. gonorrhoeae* e *C. trachomatis*, devido à sua alta sensibilidade e rapidez nos resultados. Além de permitir o uso de amostras autocoletadas, como urina em homens e esfregaço vaginal em mulheres, o NAAT apresenta excelente desempenho em locais extragenitais, como reto e orofaringe. Todavia, sua principal limitação é a impossibilidade de determinar a suscetibilidade antimicrobiana, essencial em casos de suspeita de resistência. Para otimizar custos, laboratórios de grande porte podem empregar estratégias de agrupamento de amostras para triagem inicial.

Apresentam normalmente sensibilidade superior em comparação ao citodiagnóstico e à cultura para a *N. gonorrhoeae*, em particular para as amostras do reto e da faringe. Suas especificidades são dependentes do *kit* empregado e material coletado. Esses exames tornaram-se uma importante ferramenta no rastreamento dos casos assintomáticos de uretrite e estão disponíveis na rede de laboratórios especializados.

Diversos *point of care testing* (POC) foram aprovados pela Food and Drug Administration (FDA), e novos métodos estão em desenvolvimento para o diagnóstico rápido da gonorreia. Os ensaios POC mais recentes utilizam a tecnologia de amplificação de ácido nucleico (NAAT) como base diagnóstica, fornecendo resultados em um intervalo de 30 a 90 min.

Outros testes são usados com menor frequência: testes de hibridização de ácido nucleico, detecção de antígenos por imunoensaio enzimático (EIA), assim como métodos diagnósticos que sugerem a presença de infecção, sem, entretanto, definir a *N. gonorrhoeae* como o agente infeccioso (p. ex., teste positivo de esterase leucocitária na urina de primeiro jato ou o exame microscópico de sedimento urinário de primeiro jato).

Tratamento

A utilização de antimicrobianos no tratamento da gonorreia iniciou-se em 1930 com as sulfonamidas, com desenvolvimento rápido de resistência. Em meados da década de 1940, a prevalência de cepas sulfonamida-resistentes mostrou-se extremamente elevada, chegando a 59% em 1943. Com o aparecimento da penicilina em 1943 e tendo este fármaco se mostrado altamente eficaz para o tratamento da gonorreia, acreditou-se que a infecção estaria sob controle. Ao final da década de 1970, porém, necessitava-se de uma dose terapêutica de 4.800.000 UI, 16 vezes superior à utilizada em 1943.

O acesso irrestrito aos antimicrobianos aliado à seleção inadequada, ao uso excessivo e às subdoses de antibióticos, bem como as inerentes mutações genéticas no organismo, têm contribuído para o desenvolvimento cada vez maior de resistência da *N. gonorrhoeae*, importante fator para o aumento na disseminação dessa infecção. Nas últimas décadas, inúmeras pesquisas identificaram cepas resistentes a diversos antibióticos, como as penicilinas, quinolonas e tetraciclinas. A emergência de cepas resistentes às cefalosporinas, fármacos de primeira linha no tratamento da gonorreia, tem se tornado uma preocupação mundial, sendo necessária a vigilância constante dos resultados terapêuticos e eventuais falhas.

Recente Relatório de Monitoramento da Sensibilidade do Gonococo aos Antimicrobianos no Brasil – Projeto SenGono – destacou a crescente resistência da *N. gonorrhoeae* a antimicrobianos utilizados no tratamento da gonorreia no Brasil. A vigilância nacional, conduzida em parceria entre o Ministério da Saúde e o Laboratório de Biologia Molecular da UFSC, evidenciou alta resistência ao ciprofloxacino e aumento na resistência à azitromicina, mas as cefalosporinas de terceira geração (ceftriaxona e cefixima) continuam eficazes. A análise genômica revelou circulação de cepas inéditas no país, reforçando a necessidade de monitoramento contínuo e de estratégias para conter a disseminação da "gonorreia super-resistente". O estudo reforça a importância do uso racional de antibióticos e do rastreamento populacional para evitar falhas terapêuticas e aprimorar políticas públicas de controle da infecção.

Em razão das diferenças regionais de resistência antimicrobiana, os profissionais de saúde devem sempre considerar a epidemiologia local na tomada de decisões da melhor terapêutica.

A terapêutica consiste não apenas em tratar o paciente sintomático, mas também em orientá-lo no sentido de encaminhar a(s) parceria(s) sexual(is) para avaliação e tratamento, bem como adverti-lo de que a terapêutica não é 100% eficaz.

Os esquemas terapêuticos apresentados para as infecções uretrais, cervicais e anorretais sem complicações são do PCDT/IST/MS e do CDC (Quadro 44.10). Ambos os *guidelines* associam a terapia contra a *C. trachomatis*, dada a sua frequente coinfecção.

Em gestantes e PVHIV, os esquemas terapêuticos são os mesmos.

O CDC ainda recomenda para regimes alternativos, se a ceftriaxona não estiver disponível, o uso da gentamicina 240 mg, intramuscular, em dose única, associada a azitromicina 2 g por via oral em dose única ou a cefixima 800 mg por via oral em dose única. Se a infecção por clamídia não tiver sido excluída, tratar para clamídia com doxiciclina 100 mg por via oral 2 vezes/dia por 7 dias.

O PCDT (2022) indica, para o retratamento de infecções gonocócicas, a ceftriaxona 500 mg, intramuscular, dose única associada a azitromicina 500 mg, 4 comprimidos, por via oral, dose única.

Controle de cura

A principal indicação de cura é a remissão clínica da infecção gonocócica. Os pacientes devem ser reavaliados em 1 semana. Para os homens com remissão clínica, não é indicado controle laboratorial; nas mulheres, a cultura ou a biologia molecular deve ser repetida. Na persistência dos sinais e sintomas, faz-se necessário avaliar possível reinfecção, tratamento inadequado, resistência antimicrobiana ou outras causas.

As parcerias sexuais dos pacientes com infecção por *N. gonorrhoeae* cujo último contato sexual foi em até 60 dias antes do início dos sintomas ou do diagnóstico da infecção devem ser avaliadas e tratadas, inclusive para clamídia.

Orienta-se a suspensão das relações sexuais até a resolução completa dos sinais e sintomas e tratamento da(s) parceria(s). A doença não confere imunidade, ou seja, o indivíduo pode se reinfectar sempre que se expuser ao patógeno. O desenvolvimento da vacina antigonocócica é promissor, mas ainda não está disponível; a prevenção depende da promoção de comportamentos sexuais seguros e da redução do estigma associado às ISTs, que dificulta o diagnóstico e o tratamento oportunos, aumentando assim a transmissão.

Quadro 44.10 Esquema terapêutico para gonorreia.

	PCDT/IST/MS (2022)	CDC (2021)
Infecção gonocócica não complicada (uretra, colo do útero, reto e faringe)	Ceftriaxona 500 mg, IM, dose única + Azitromicina 500 mg, 2 comprimidos VO, dose única	Ceftriaxona 500 mg, IM, dose única + Doxiciclina 100 mg 12/12 h, por 7 dias (se a infecção pela clamídia não foi excluída)
Infecção gonocócica disseminada	Ceftriaxona 1 g IM ou IV ao dia, completando pelo menos 7 dias + Azitromicina 500 mg, 2 comprimidos VO, dose única	Ceftriaxona 1 g IM ou IV ao dia, completando pelo menos 7 dias + Azitromicina 500 mg, 2 comprimidos VO, dose única
Conjuntivite gonocócica no adulto	Ceftriaxona 1 g, IM, dose única	

IM = intramuscular; IV = intravenosa; VO = via oral.

Uretrites não gonocócicas

Conceito

O termo uretrite se caracteriza por inflamação da uretra resultante de doenças infecciosas e não infecciosas. Os sintomas, quando presentes, incluem secreção uretral mucopurulenta ou purulenta, disúria, estrangúria e prurido uretral. Entre as diversas causas não infecciosas, destacam-se: presença de agentes químicos (espermicidas), traumáticas, associadas a neoplasias e psicogênicas. As chamadas "uretrites não gonocócicas (UNG)" constituem um grupo heterogêneo de afecções transmitidas sexualmente que apresentam em comum o acometimento da uretra e etiologia excludente da *N. gonorrhoeae.* São ainda frequentes as infecções assintomáticas.

Etiologia e epidemiologia

As uretrites infecciosas estão associadas a vários fatores, como: idade jovem, baixo nível socioeconômico, presença de múltiplas parcerias ou nova parceria sexual, histórico de IST, uso irregular dos preservativos, assim como a falta de acesso ao diagnóstico e tratamento adequados.

Na gênese das UNG, inúmeros patógenos estão envolvidos, quer associados, quer isoladamente, sendo os mais frequentes *Chlamydia trachomatis* e *Mycoplasma genitalium*, além de outros eventuais agentes, como *Trichomonas vaginalis*, *Candida albicans*, *Herpesvirus hominis*, adenovírus e, mais raramente, *Giardia lamblia* e *Entamoeba histolytica*. É questionável o papel etiológico de agentes como *Ureaplasma urealyticum* (biovar 2), *Ureaplasma parvum*, *Gardnerella vaginalis*, *Corynebacterium genitalium*, *Haemophilus equigenitalis*, *Staphylococcus saprophyticus*, entre outros.

Um aspecto importante a ser considerado é o número de portadores assintomáticos de patógenos capazes de causar UNG. São as infecções mais frequentemente observadas em clínicas de urologia ou de IST. As UNG são responsáveis por 30 a 50% do total de casos de uretrite, representando, em homens de bom nível socioeconômico de 70 a 80%. Em cerca de 30 a 40% dos pacientes com gonorreia há coexistência de UNG.

A *C. trachomatis* é o agente etiológico em cerca de 50% dos casos diagnosticados de UNG. Aproximadamente dois terços das parceiras sexuais de homens com uretrite por *C. trachomatis* apresentam cultura de cérvice positiva para o agente. Nas relações heterossexuais sem proteção, a probabilidade de um homem se infectar pela *C. trachomatis* é de 32%, ao passo que, para a mulher, orbita em 40%. Outro recente estudo nos EUA, com mais de 1.100 homens e mulheres em clínicas urbanas de ISTs, revelou que 24% dos pacientes com infecção *por N. gonorrhoeae* tinham coinfecção *por M. genitalium.*

Clínica

As UNG têm período de incubação médio de 2 a 3 semanas, manifestando-se de maneira gradual na maioria das vezes. As manifestações clínicas, que são discretas (ao contrário da uretrite gonocócica), caracterizam-se por secreção uretral, disúria de intensidade variável e prurido no meato. O exsudato é frequentemente moderado ou escasso, mucoide, mais evidente pela manhã, porém nem sempre presente, raramente purulento. Normalmente, o aspecto do corrimento uretral purulento corresponde a 75% das uretrites causadas por *N. gonorrhoeae* e de 11 a 33% das UNG; por sua vez, o aspecto mucoide apresenta-se em cerca de 25% dos casos de uretrites gonocócicas e 50% dos casos de UNG.

Outras manifestações eventuais incluem urgência urinária, polaciúria, estrangúria, dor perineal e hematúria. A presença de adenopatia inguinal associada é indicativa de uretrite herpética, estando ausente nos demais casos de UNG. Na prática, as uretrites não desencadeiam fenômenos sistêmicos.

Agentes etiológicos das uretrites

Chlamydia trachomatis

É a principal causa de UNG, correspondendo a 50% do total. As infecções por *C. trachomatis* sorotipos D-K são mais frequentes em pessoas jovens e sexualmente ativas. Caracteriza-se por corrimento mucoide discreto, com disúria leve e intermitente, ocasionalmente simulando o corrimento purulento da gonorreia. Pode evoluir para prostatite, epididimite, balanite e para artrite reativa. A mulher é frequentemente assintomática, podendo apresentar quadro de cervicite mucopurulenta, uretrite, bartholinite, proctite, doença inflamatória pélvica, peri-hepatite (síndrome de Fitz-Hugh-Curtis), artrite reativa (síndrome de Reiter) e evoluir com sequelas como endometrite pós-parto, gravidez ectópica e infertilidade. O período de incubação é de 14 a 21 dias. A prevalência da infecção por *Chlamydia* spp. é de cerca de 5% em grávidas, independentemente de raça ou nível socioeconômico. A infecção perinatal contraída durante a passagem do concepto pela cérvice pode acometer as mucosas dos olhos, orofaringe, trato urogenital e do reto. Nestes casos, a conjuntivite se inicia entre o 5º e o 12º dia de vida, sendo característica e comum, pois o método de Credé é eficaz apenas contra o gonococo. A associação de infecção por *Chlamydia* spp. (Figura 44.13) e gonorreia é observada em 25% dos casos em homens e em 10 a 20% das mulheres. Nestas, ainda é comum a associação com *Trichomonas* spp. e outros microrganismos.

Micoplasmas e ureaplasmas

Micoplasmas e ureaplasmas, membros da família Mycoplasmatacea, são os menores microrganismos entre os procariotas; reproduzem-se por fissão binária, não dispõem de parede celular e ficam aderidos à superfície do epitélio do trato respiratório ou urogenital. Diversas espécies já foram isoladas do trato genital, sendo as mais importantes: *Mycoplasma hominis, Mycoplasma genitalium, Ureaplasma urealyticum* e *Ureaplasma parvum.*

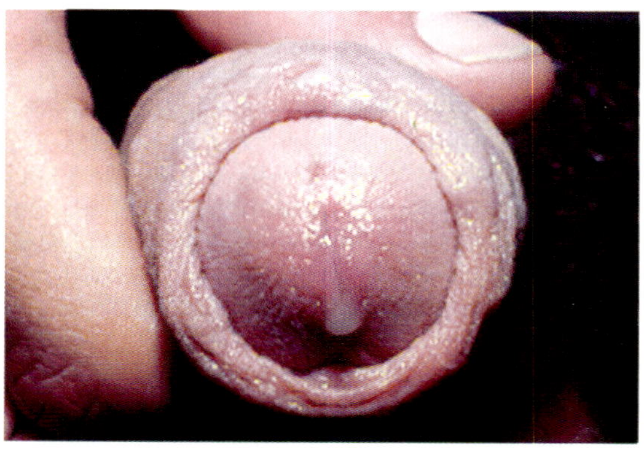

Figura 44.13 Corrimento discreto – uretrite por *Chlamydia.*

Como a maioria desses organismos pode ser isolada em uretra de indivíduos normais, sua relação etiológica com casos de uretrite é de difícil comprovação. Entre os dados que indicam o papel patogênico desses agentes, figuram: inoculação em uretra de homens e de símios produzindo colonização na maioria e uretrite em alguns; ausência de melhora da uretrite quando empregadas substâncias sabidamente ineficazes contra esse agente ou, ao contrário, quando são usadas substâncias eficazes levando ao desaparecimento de sintomas. Como não dispõem de parede celular, não podem ser detectados por intermédio da coloração por Gram, devendo-se usar o Giemsa. Diversos meios de cultura podem ser utilizados para diferenciação de ureaplasmas e *M. hominis*. Entretanto, a cultura de *M. genitalium* não é possível, tendo em vista que as provas sorológicas existentes não se prestam ao diagnóstico. Em alguns países já estão disponíveis testes diagnósticos por meio de PCR.

Candida albicans

UNG por *Candida* spp. é excepcional nos homens e rara nas mulheres. Nestas, quando presente, acompanha a candidíase vaginal e seu quadro clássico é de prurido e corrimento branco leitoso. Homens com prepúcio longo e baixa higiene têm maior tendência a apresentar balanopostite em função da retenção da umidade e das secreções, raramente complicada por uretrite. Nos casos recorrentes com ou sem fator desencadeante, o que em geral é a regra, está indicada a postectomia. Alguns fatores favorecem o aparecimento da candidíase: diabetes melito, terapia com antibióticos e corticosteroides, gestação e imunossupressão (ver Capítulo 46, item *Candidíases*).

Trichomonas vaginalis

O ser humano é hospedeiro único e obrigatório desse protozoário. O contágio é pela via sexual na quase totalidade dos casos. A tricomoníase é a infecção que mais se associa a outras IST; no homem é, quase sempre, assintomática. Sua frequência varia de 3 a 15% em pacientes assintomáticas atendidas em clínicas ginecológicas. Nas infecções sintomáticas agudas, ocorre corrimento abundante amarelo-esverdeado acompanhado de prurido, edema e hiperemia de mucosa vulvovaginal, cervical e uretral. A maioria dos pacientes apresenta a doença de forma crônica, em que as manifestações clínicas são bem toleradas.

Herpes simples genital

Geralmente causada pelo herpes-vírus simples tipo 2 (HSV-2), com expressivo aumento do HSV-1 pela associação com a prática do sexo oral sem preservativo, particularmente entre HSH. A uretrite ocorre em aproximadamente 30% dos pacientes masculinos na primoinfecção e em 10%, em caso de recorrências. A uretrite é de natureza transitória, e a presença de vesículas promove facilmente o diagnóstico. É a única etiologia de UNG que pode produzir adenopatia satélite. Episódios recorrentes de uretrite sugere esta etiologia.

Diagnóstico diferencial

Ocorre principalmente com a uretrite gonocócica, caracterizada por um período de incubação normalmente curto (2 a 5 dias), início súbito, disúria intensa, secreção espessa, purulenta e de coloração amarelo-esverdeada.

Diagnóstico laboratorial

O diagnóstico definitivo de UNG requer a exclusão da etiologia gonocócica. Por vezes, o diagnóstico de uretrite é um achado laboratorial com a presença de mais de cinco leucócitos por campo no exame do sedimento urinário, cuja coleta seja preferencialmente realizada antes da primeira micção matinal. O padrão-ouro hoje são os NAAT, que incluem a PCR, tendo como material a secreção uretral. Comercialmente existem *kits* que permitem o diagnóstico simultâneo de vários patógenos, como *Chlamydia trachomatis*, HSV-2, HSV-1, *Mycoplasma* sp., *Ureaplasma urealyticum*, entre outros agentes. A investigação de outras etiologias infecciosas pode ocorrer pelo citodiagnóstico e pela cultura da secreção.

Tratamento

Antes de ser iniciado o tratamento de qualquer UNG, deve-se, além de excluir UG, procurar estabelecer com precisão sua etiologia, o que só é possível com o auxílio de exames complementares. O tratamento depende do agente causal. Considerando a maior frequência da *C. trachomatis* isolada ou associada ao gonococo, aconselham-se os seguintes esquemas terapêuticos: PCDT/IST/MS e CDC (Quadro 44.11).

Nos casos refratários ou recorrentes de UNG, devem ser consideradas outras etiologias, como *Trichomonas vaginalis*, *Mycoplasma genitalium*, herpes simples, entre outros. Os esquemas terapêuticos propostos no PCDT/IST/MS são indicados no Quadro 44.12.

Quadro 44.11 Esquema terapêutico para a uretrite por *Chlamydia*.

	PCDT/IST/MS (2022)	CDC (2021) Uretrite não gonocócica
Primeira opção	Azitromicina 500 mg, 2 comprimidos VO, dose única	Doxiciclina 100 mg VO, 12/12 h por 7 dias
Segunda opção	Doxiciclina 100 mg VO, 2 vezes/dia, 7 dias (exceto gestantes)	Azitromicina 1 g VO, dose única

VO = via oral.

Quadro 44.12 Esquemas terapêuticos para outras etiologias.

	1ª opção	2ª opção
Trichomonas vaginalis	Metronidazol 250 mg, 2 comprimidos VO, 2 vezes/dia, por 7 dias	Clindamicina 300 mg, VO, 2 vezes/dia, por 7 dias
Mycoplasma genitalium	Azitromicina 500 mg, 2 comprimidos VO, dose única	–
HSV	Aciclovir 200 mg, 1 comprimido VO, 4 em 4 h (em cinco tomadas ao dia); OU 400 mg, 2 comprimidos VO, 8 em 8 h; ambos durante 5 a 7 dias	–
Candida albicans	Fluconazol 150 mg, 1 comprimido VO, dose única	Itraconazol 100 mg, 1 comprimido VO, 2 vezes/dia, por 3 dias

VO = via oral.

O PCDT/MS das IST propõe um fluxograma para o manejo da úlcera genital e do corrimento uretral, com suporte laboratorial (Figuras 44.14 e 44.15, respectivamente).

Em gestantes, o CDC recomenda a azitromicina 1 g, via oral, dose única, e alternativamente a amoxicilina 500 mg, via oral, de 8/8 h por 7 dias.

Controle de cura

Independentemente da etiologia, é fundamental tratar a(s) parceria(s) sexual(is) existentes nos 60 dias que antecederam os sintomas, a fim de minimizar as chances de recidiva. Nas UNG por *Trichomonas vaginalis*, a terapia sistêmica para ambas as parcerias é a regra.

As UNG não tratadas ou não curadas podem ocasionar complicações e sequelas, por vezes irreversíveis, sendo causa importante de infertilidade para ambos os sexos.

Aproximadamente 30% dos pacientes masculinos apresentam uretrite recorrente ou persistente 5 semanas após o término da terapia e cerca de metade é assintomática. Estas devem ser investigadas quanto às outras possíveis etiologias, infecciosas ou não, que podem se sobrepor ao diagnóstico primário. Esses pacientes apresentam grande sofrimento psicológico, ansiedade, ejaculação precoce, temor quanto a câncer ou infertilidade, sendo o suporte psicológico extremamente importante nesses casos. Se houver persistência de uretrite, apesar de todas as medidas preconizadas, os homens devem ser submetidos à investigação de doença prostática, além de malformações, estenoses ou outras lesões intrauretrais.

Abordagem e aconselhamento aos pacientes com IST

Na abordagem a um paciente portador de uma IST, é imperativo o seu acolhimento sem expressar qualquer julgamento. Ademais, deve-se sempre realizar o aconselhamento centrado na pessoa e suas práticas sexuais, nunca em exemplos pessoais ou de outrem, contribuindo para a percepção por parte do paciente dos riscos de aquisição das IST. Para tanto, é mister haver um bom relacionamento médico-paciente. Cabe ao médico orientar quanto à necessidade de completar todo o tratamento prescrito, independentemente da remissão primária dos sinais e sintomas, interrompendo as relações sexuais até a conclusão do tratamento e remissão clínica da doença. É preciso reforçar o uso dos preservativos em todas as relações sexuais, informando quanto à distribuição gratuita destes nas unidades de saúde e às técnicas de uso correto. Ofertar a testagem para outras IST (sífilis, hepatites B e C e HIV), enfatizando a possibilidade de coinfecções. Oferecer vacinação para hepatites A e B e para HPV, quando indicado. Agendar o retorno do paciente para controle de cura e conhecimento dos resultados dos exames laboratoriais. Encorajar o paciente a comunicar à(s) sua(s) parceria(s) sexual(is) dos últimos 3 a 6 meses sobre seu quadro clínico, para que esta(s) possa(m) ser atendida(s) e, se necessário, tratada(s), a fim de facilitar a interrupção da cadeia de transmissão e evitar a reinfecção. Notificar o caso, quando indicado.

O vírus linfotrópico de células T humanas dos tipos 1 e 2 (HTLV-1 e HTLV-2) é um retrovírus que pode ser transmitido por meio de relações sexuais desprotegidas, transfusões de sangue contaminado, compartilhamento de seringas e da mãe para o filho durante a amamentação. A infecção pelo HTLV-1

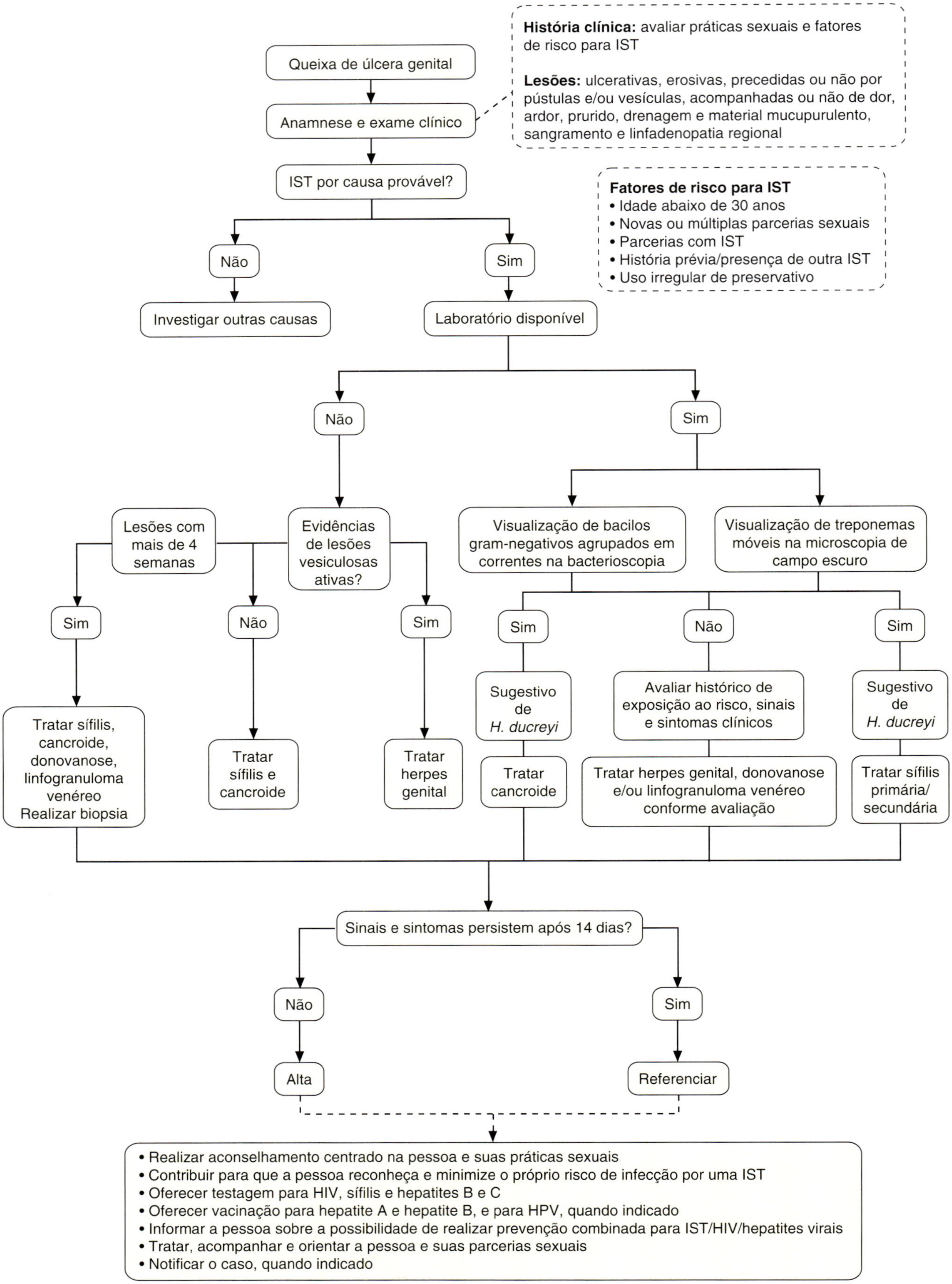

Figura 44.14 Fluxograma para manejo de infecções que causam úlcera genital. (Fonte: DCCI/SVS/MS.)

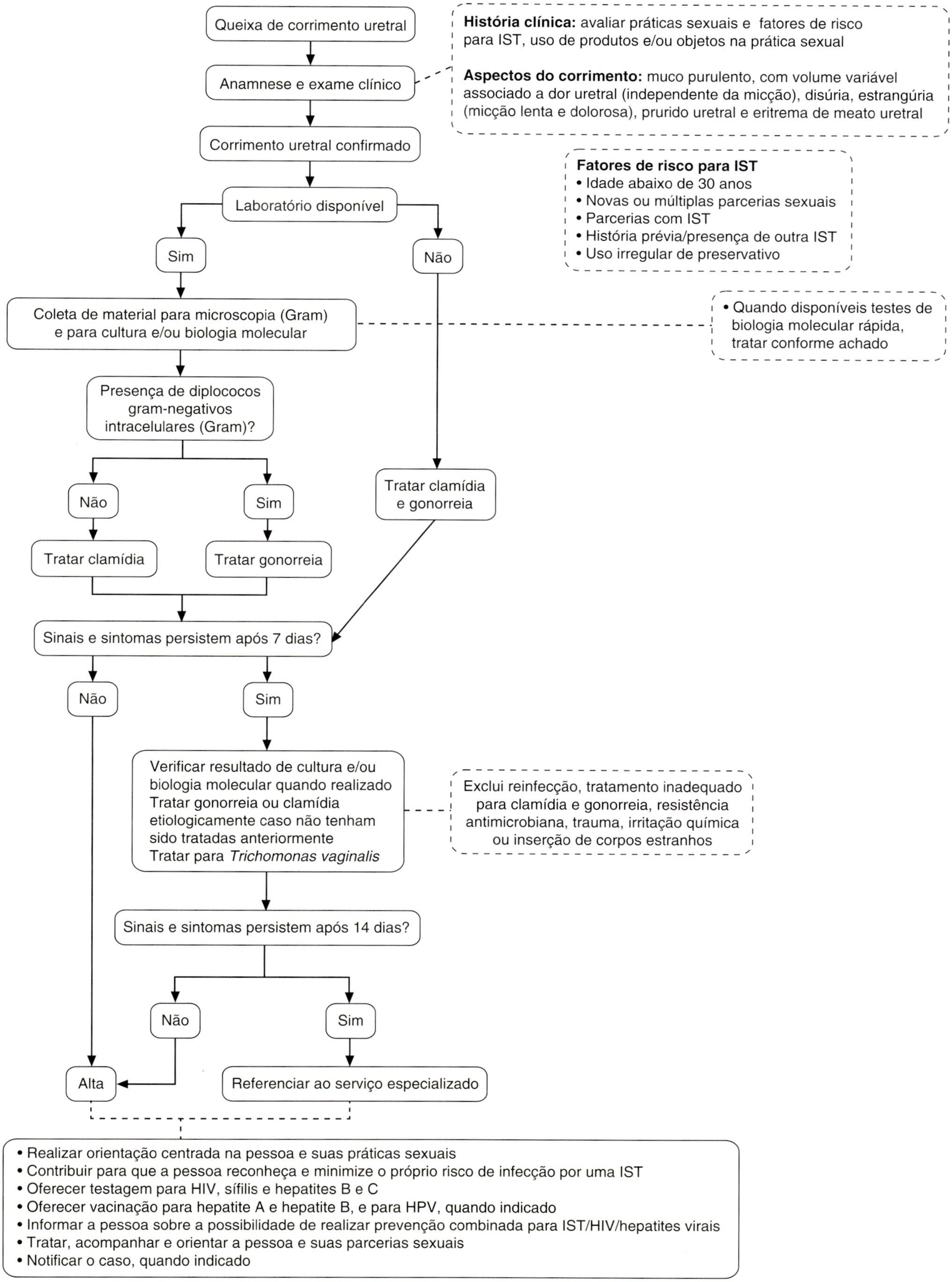

Figura 44.15 Fluxograma de abordagem do corrimento uretral. (Fonte: DCCI/SVS/MS.)

está associada a doenças graves, como a leucemia/linfoma de células T do adulto e a mielopatia associada ao HTLV-1, além de outras manifestações inflamatórias crônicas. Em razão de sua possível transmissão sexual, recomenda-se atualmente também a testagem para HTLV-1 e HTLV-2, particularmente em gestantes, indivíduos com comportamentos de risco, como múltiplas parcerias sexuais ou uso de drogas injetáveis, e pessoas com diagnóstico de outras infecções sexualmente transmissíveis, devido à maior probabilidade de coinfecções. A inclusão do exame de HTLV no rastreamento de infecções sexualmente transmissíveis permite a identificação precoce da infecção, possibilitando intervenções que reduzam a transmissão e orientem os pacientes sobre medidas preventivas (ver Capítulo 66, item *Dermatoses associadas ao vírus HTLV*).

Violência sexual e infecções sexualmente transmissíveis

A violência representa hoje uma das principais causas de morbimortalidade, especialmente na população jovem. Enquanto os homicídios em sua maioria ocorrem no espaço público e atingem particularmente os homens, a violência sexual afeta especialmente as mulheres e costuma ocorrer nos espaços domésticos, produzindo sequelas físicas e psicológicas.

Do ponto de vista jurídico, o estupro é crime previsto no artigo 213 do Código Penal Brasileiro (Decreto-Lei nº 2.848, de 7 de dezembro de 1940), e é definido pelo ato de constranger alguém, mediante violência ou grave ameaça, a ter conjunção carnal ou a praticar ou permitir que com ele se pratique outro ato libidinoso. Essa nova definição, decretada em 2009, tornou desnecessária a definição do crime de "atentado violento ao pudor", que passou a ser englobado pelo crime de estupro e incluiu os atos praticados tanto contra o homem quanto contra a mulher.

Alguns aspectos devem ser considerados na avaliação dos riscos de contrair alguma IST, em especial HIV, ou de uma eventual gravidez. São necessárias informações a respeito de:

1. É conhecida a condição físico-sorológica do agressor?
2. Houve mais de um agressor?
3. Qual a frequência das agressões?
4. Que tipo de exposição sexual (vaginal, anal ou oral)?
5. Há lacerações na região penetrada?
6. Houve ejaculação e em qual local?
7. Havia lesões prévias na genitália da vítima ou do agressor?
8. A mulher fazia uso de método anticonceptivo?
9. Em qual período do ciclo menstrual se encontrava?

Crianças tendem a apresentar maior risco de aquisição de IST porque, em geral, são molestadas numerosas vezes. Nesses casos, o agressor é frequentemente do ambiente familiar, ficando mais acessível sua avaliação física e sorológica.

O trauma emocional da violência sexual resultado da agressão em si, assim como do medo de ter adquirido uma IST ou de uma eventual gravidez, faz com que todos os vitimados precisem, em maior ou menor grau, de apoio psicoterápico para minimizar as sequelas do trauma, ainda que este possa ser irreparável. É de fundamental importância que as medidas profiláticas sejam iniciadas em até 72 h após a agressão. Ressalta-se que a profilaxia para as IST não virais durante a gravidez está indicada em qualquer idade gestacional.

Durante o atendimento, as pacientes ou os responsáveis, no caso de menores de idade, devem ser informados sobre os efeitos físicos e psicológicos do abuso sexual e da necessidade de: profilaxia da gravidez no caso das mulheres; início da antibioticoprofilaxia para IST não virais; profilaxia do HIV; vacinação para hepatite B quando indicada; coleta imediata de sangue para sorologia da sífilis, HIV, hepatites B e C (a fim de conhecer o estado sorológico, no momento do atendimento, e posterior comparação); agendamento do retorno para acompanhamento médico-psicológico; e, respeitada a cronologia, realização de sorologia para sífilis (após 30 dias) e HIV (após no mínimo 3 meses).

A profilaxia das IST não virais em situação de violência sexual recomendada pelo PCDT/IST/MS encontra-se no Quadro 44.13.

Infelizmente, algumas IST virais, como as infecções por herpes simples e HPV, ainda não apresentam profilaxias para situações de violência.

Os indivíduos imunizados com esquema completo contra hepatite B não necessitam de profilaxia após violência sexual. Indivíduos não imunizados, ou com esquema vacinal incompleto, devem ser vacinados ou completar o esquema vacinal. Não se recomenda o uso rotineiro da imunoglobulina contra hepatite B (IGHAHB), exceto se a vítima for suscetível e o

Quadro 44.13 Profilaxia das ISTs não virais em situação de violência sexual.

IST	Medicação[a]	Posologia: Adultos e adolescentes com mais de 45 kg, incluindo gestantes	Posologia: Crianças e adolescentes com menos de 45 kg
Sífilis	Benzilpenicilina benzatina	2,4 milhões UI IM (1,2 milhão UI em cada glúteo), em dose única	500.000 UI/kg, IM, dose única (dose máxima total: 2,4 milhões UI)
Gonorreia e clamídia	Ceftriaxona: 500 mg, 1 ampola, IM, dose única **MAIS** Azitromicina: 500 mg, 2 comprimidos VO, dose única (total dose: 1 g)		Ceftriaxona: 125 mg, IM, dose única **MAIS** Azitromicina: 20 mg/kg de peso, VO, dose única (dose máxima total: 1 g)
Tricomoníase	Metronidazol[b,c]	500 mg, 4 comprimidos VO, dose única (dose total: 2 g)	15 mg/kg/dia, divididos em 3 doses/dia, por 7 dias (dose diária máxima: 2 g)
HIV	Dolutegravir (DTG) 50 mg – 1 comprimido VO, 1 ×/dia **MAIS** Tenofovir (TDF) 300 mg + Lamivudina (3TC) 300 mg – 1 comprimido VO, 1 ×/dia Ambos por 28 dias		O esquema para crianças varia conforme a idade e o risco de exposição. Sugerimos pesquisa no PCDT

IM = intramuscular; VO = via oral.

agressor da violência seja HBsAg reagente ou pertencer a um grupo de risco (p. ex., usuário de drogas). Quando indicada, a imunização deve ser realizada o mais precocemente possível ou em até 14 dias após a exposição. Por ora, não existem alternativas de profilaxia para hepatite C (Quadro 44.14).

A chance de uma mulher engravidar por ter sofrido violência sexual varia entre 0,5 e 5%, considerando-se a aleatoriedade da violência em relação ao período do ciclo menstrual, bem como se a violência foi um caso isolado ou se é continuada.

O PCDT/IST/MS recomenda como método anticoncepcional de emergência o uso exclusivo de um progestógeno, o levonorgestrel (Quadro 44.15).

Em caso de gravidez indesejada resultante de estupro, o abortamento é previsto em lei (Decreto-Lei nº 2.848, de 7 de dezembro de 1940, artigo 128, inciso II, do Código Penal brasileiro) e pode ser feito pelo Sistema Único de Saúde (SUS) no Brasil.

A quimioprofilaxia da infecção pelo HIV (profilaxia pós-exposição [PEP]) em situação de violência sexual é recomendada em todos os casos de penetração vaginal e/ou anal, devendo ocorrer nas primeiras 72 h após a violência e completar o esquema por 28 dias, inclusive se o *status* sorológico do agressor for desconhecido. Não se indica a PEP após 72 h da exposição. Protocolos específicos regularmente atualizados sobre profilaxia pós-exposição ao HIV estão disponíveis no *site* do Ministério da Saúde.

Quadro 44.14 Imunoprofilaxia das hepatites A e B.

Vacina anti-hepatite B	Imunoglobulina humana anti-hepatite B
Aplicar IM no deltoide em 0, 1 e 6 meses após a violência sexual Imunização ativa	0,06 mL/kg Aplicar IM no glúteo em dose única Imunização passiva
Vacina contra hepatite A	1 dose, reforço após 6 meses (esquema padrão); a administração ideal deve ocorrer até 14 dias após a exposição.

IM = intramuscular.

Quadro 44.15 Esquema posológico da anticoncepção de emergência.

Fármaco	Posologia
Levonorgestrel	1ª opção – 1 comprimido de 1,5 mg VO ou 2 comprimidos de 0,75 mg, dose única, até 5 dias após a relação sexual
	2ª opção – 1 comprimido de 0,75 mg VO de 12/12 h, no total de 2 comprimidos, até 5 dias após a relação sexual

VO = via oral.

Bibliografia

Infecções sexualmente transmissíveis

Brasil. Ministério da Saúde. Portaria GM/MS nº 5.201, de 15 de agosto de 2024. Disponível em: https://bvsms.saude.gov.br/bvs/saudelegis/gm/2024/prt5201_19_08_2024.html. Acesso em: 15 abr. 2025.

Departamento de HIV/AIDS, Tuberculose, Hepatites Virais e Infecções Sexualmente Transmissíveis – DATHI. *Indicadores e Dados Básicos de Sífilis nos Municípios Brasileiros*. Disponível em: https://indicadoressifilis.aids.gov.br/. Acesso em: 15 abr. 2025.

Domingues CSB, Lannoy LH, Saraceni V *et al*. Protocolo Brasileiro para Infecções Sexualmente Transmissíveis 2020: vigilância epidemiológica. Consenso. *Epidemiol Serv Saúde*. 2021;30(spe1):e2020549.

Menezes MLB, Araújo MAL, Santos ASD *et al*. Consenso. Protocolo Brasileiro para Infecções Sexualmente Transmissíveis 2020: violência sexual. *Epidemiol Serv Saude*. 2021;30(Esp.1):e2020609.

Moherdaui F, Vuylsteke B, Siqueira LF *et al*. Validation of national algorithms for the diagnosis of sexually transmitted diseases in Brazil: results from a multicentre study. *Sex Transm Infect*. 1998;74(1):S38-43.

Noda AA, Blanco O, Correa C *et al*. Etiology of genital ulcer disease in male patients attending a sexually transmitted diseases clinic: first assessment in Cuba. *Sex Transm Dis*. 2016;43(8):494-7.

Protocolo Clínico e Diretrizes Terapêuticas para Atenção Integral às Pessoas com Infecções Sexualmente Transmissíveis – IST / Ministério da Saúde, Secretaria de Vigilância em Saúde, Departamento de Doenças de Condições Crônicas e Infecções Sexualmente Transmissíveis. – Brasília: Ministério da Saúde; 2022. Disponível em: http://bvsms.saude.gov.br/bvs/publicacoes/protocolo_clinico_atecao_integral_ist.pdf. Acesso em: 15 abr. 2025.

Ramos MC, Nicola MRC, Bezerra NTC *et al*. Genital ulcers caused by sexually transmitted agents. *An Bras Dermatol*. 2022;97(5):551-65.

United States Centers for Disease Control and Prevention. Sexually Transmitted Disease Surveillance 2021. Disponível em: https://www.cdc.gov/std/statistics/2021/default.htm. Acesso em: 15 abr. 2025.

WHO. Global health sector strategies on, respectively, HIV, viral hepatitis and sexually transmitted infections for the period 2022-2030. Geneva: World Health Organization; 2022. Disponível em: https://www.who.int/teams/global-hiv-hepatitis-and-stis-programmes/strategies/global-health-sector-strategies/developing-ghss-2022-2030. Acesso em: 15 abr. 2025.

WHO. World Health Organization. Sexually transmitted infections (STIs); 2024. Disponível em: https://www.who.int/news-room/fact-sheets/detail/sexually-transmitted-infections-(stis). Acesso em: 15 abr. 2025.

Workowski KA, Bachmann LH, Chan PA *et al*. Sexually Transmitted Infections Treatment Guidelines, 2021. *MMWR Recomm Rep*. 2021;70(4):1-187.

Cancro mole

Buensalido JAL, Chandrasekar PH. Chancroid. *Medscape*. Updated: Mar 23, 2022. Disponível em: https://emedicine.medscape.com/article/214737-overview. Acesso em: 15 abr. 2025.

González-Beiras C, Marks MY, Chen C *et al*. Epidemiology of Haemophilus ducreyi infections. *Emerg Infect Dis*. 2016;22(1):1-8.

Hicks CB. Chancroid. In: *UpToDate*. Wolters Kluwer; 2025. Disponível em: https://www.uptodate.com/contents/chancroid?search=Uptodate.%20Hicks%20CB.%20Chancroid.%202023&source=search_result&selectedTitle=1%7E150&usage_type=default&display_rank=1. Acesso em: 15 abr. 2025.

Irizarry L, Velasquez J, Wray AA. Chancroid. *StatPearls*. Treasure Island (FL): StatPearls Publishing; 2021.

Joseph AK, Rosen T. Laboratory techniques used in the diagnosis of chancroid, granuloma inguinale, and lymphogranuloma venereum. *Dermatol Clin*. 1994;12(1):1-8.

Lewis DA. Diagnostic tests for chancroid. *Sex Transm Infect*. 2000 Apr;76(2):137-41.

Lewis DA. Epidemiology, clinical features, diagnosis and treatment of Haemophilus ducreyi – a disappearing pathogen? Expert Rev *Anti Infect Ther*. 2014;12(6):687-96.

Mbwana J, Bölin I, Lyamuya E *et al*. Molecular characterization of Haemophilus ducreyi isolates from different geographical locations. *J Clin Microbiol*. 2006;44(1):132-7.

Passos MRL, Nahn Jr EP. Cancro mole. In: Tavares W, Marinho LAC. *Rotinas de fiagnóstico e tratamento das doenças infecciosas e parasitárias*. 4. ed. São Paulo: Atheneu; 2015. p. 160-4.

Passos MRL, Nahn Jr EP, Bravo RS. Cancro mole. In: Focaccia R. *Tratado de Infectologia*. 5. ed. São Paulo: Atheneu; 2015. p. 997-1002.

Ramos MC, Sardinha JC, Alencar HDR *et al*. Consenso. Protocolo Brasileiro para Infecções Sexualmente Transmissíveis 2020: infecções que causam úlcera genital. *Epidemiol Serv Saúde*. 2021;30(Esp.1):e2020549.

Steen R. Eradicating chancroid. *Bull World Health Organ*. 2001;79(9):818-26.

Tuddenham S, Ghanem KG. Approach to the patient with genital ulcers. In: *UpToDate*. Wolters Kluwer; 2022. Disponível em: https://www.uptodate.com/contents/approach-to-the-patient-with-genital-ulcers?search=Tuddenham%20S%2C%20Ghanem%20KG.%20Approach%20to%20the%20patient%20with%20genital%20ulcers.%202022&source=search_result&selectedTitle=1%7E150&usage_type=default&display_rank=1. Acesso em: 15 abr. 2025.

United States Centers for Disease Control and Prevention. Sexually Transmitted Disease Surveillance, 2023. Disponível em: https://www.cdc.gov/sti-statistics/?CDC_AAref_Val=https://www.cdc.gov/std/statistics/2021/default.htm. Acesso em: 15 abr. 2025.

Linfogranuloma venéreo

Barbeyrac B, Laurier-Nadalié C, Touati A *et al*. Observational study of anorectal *Chlamydia trachomatis* infections in France through the lymphogranuloma venereum surveillance network, 2010–2015. *Int J STD & AIDS*. 2018;29(12):1215-24.

Christerson L, de Vries HJ, de Barbeyrac B *et al*. Typing of lymphogranuloma venereum Chlamydia trachomatis strains. *Emerg Infect Dis*. 2010;16(11):1777-9.

Cole MJ, Field N, Pitt R *et al*. Substantial underdiagnosis of lymphogranuloma venereum in men who have sex with men in Europe: preliminary findings from a multicentre surveillance pilot. *Sex Transm Infect*. 2020;96:137-42.

Crowell TA, Hardick J, Lombardi K, *et al.* Asymptomatic lymphogranuloma venereum among Nigerian men who have sex with men. *Sex Transm Infect.* 2018; 94:578.

de Vries HJC. Lymphoganuloma venereum in the Western world, 15 years after its re-emergence: new perspectives and research priorities. *Curr Opin Infect Dis.* 2019;32(1):43-50.

Geisler WM. Diagnosis and management of uncomplicated Chlamydia trachomatis infections in adolescents and adults: summary of evidence reviewed for the 2010 Centers for Disease Control and Prevention Sexually Transmitted Diseases Treatment Guidelines. *Clin Infect Dis.* 2011;53 Suppl 3:S92-8.

Hamill MM. Lymphogranuloma venereum. In: *UpToDate.* Wolters Kluwer; 2024. Disponível em: https://www.uptodate.com/contents/lymphogranuloma-venereum?search=Hamill%20MM.%20Lymphogranuloma%20venereum.%202024&source=search_result&selectedTitle=8%7E150&usage_type=default&display_rank=8. Acesso em: 15 abr. 2025.

Mabey D, Peeling RW. Lymphogranuloma venereum. *Sex Transm Infect.* 2002;78(2): 90-2.

Martínez-García L, González-Alba JM, Puerta T *et al.* Specific high-resolution scheme to improve understanding of the spatiotemporal dispersion of lymphogranuloma venereum epidemic. *Front Microbiol.* 2022;13:1056216.

Mungati M, Machiha A, Mugurungi O *et al.* The etiology of genital ulcer disease and coinfections with Chlamydia trachomatis and Neisseria gonorrhoeae in Zimbabwe: results from the Zimbabwe STI Etiology Study. *Sex Transm Dis.* 2018;45(1):61-68.

Passos MRL, Nahn Jr EP, Carvalho NS, Salles RS. Linfogranuloma venéreo. In: Focaccia R. *Tratado de Infectologia.* 5. ed. São Paulo: Atheneu; 2015. p. 953-8.

Ramos MC, Sardinha JC, Alencar HDR *et al.* Consenso. Protocolo Brasileiro para Infecções Sexualmente Transmissíveis 2020: infecções que causam úlcera genital. *Epidemiol Serv Saúde.* 2021;30(Esp.1):e2020549.

Stark D, van Hal S, Hillman R *et al.* Lymphogranuloma venereum in Australia: anorectal Chlamydia trachomatis serovar L2b in men who have sex with Men. *J Clin Micr.* 2007 Mar;45(3):1029-31.

Tsai CS, Chen PL, Lee NY *et al.* Characteristics of rectal chlamydia among men who have sex with men in southern Taiwan, 2020-2022: An emerging threat of rectal lymphogranuloma venereum L2b. *J Microbiol Immunol Infect.* 2023; 56(2):408-15.

Ward H, Martin I, Macdonald N *et al.* Lymphogranuloma venereum in the United Kingdom. *Clin Infect Dis.* 2007;44(1):26-32.

Donovanose (granuloma inguinal)

Belda Junior W. Donovanosis. *An Bras Dermatol.* 2020;95(6):675-83.

Carter JS, Bowden FJ, Bastian I *et al.* Phylogenetic evidence for reclassification of Calymmatobacterium granulomatis as Klebsiella granulomatis comb. nov. *Int J Syst Bacteriol.* 1999;49(4):1695-700.

Jardim ML. Donovanose. Proposta de classificação clínica. *An Bras Dermatol.* 1987;62(3):169-72.

Muller EE, Kularatne R. The changing epidemiology of genital ulcer disease in South Africa: has donovanosis been eliminated? *Sex Transm Infect.* 2020;96: 596-600.

Nadal SR, Framil VMS. Diagnóstico das úlceras ano-retais sexualmente transmissíveis. *Rev Bras Coloproct.* 2005 Oct-Dec;25(4):370-3.

O'Farrell N. Donovanosis. *Sex Transm Infect.* 2002;78(6):452-7.

O'Farrell N, Hoosen A, Kingston M. 2018 UK National Guideline for the Management Of Donovanosis. *Int J STD AIDS.* 2018;29(10):946-8.

Passos MRL, Nahn Jr EP, Arze WNC. Donovanose. In: Focaccia R. *Tratado de infectologia.* 5. ed. São Paulo: Atheneu; 2015. p. 1067-71.

Ramos MC, Sardinha JC, Alencar HDR *et al.* Consenso. Protocolo Brasileiro para Infecções Sexualmente Transmissíveis 2020: infecções que causam úlcera genital. *Epidemiol Serv Saude.* 2021;30(Esp.1):e2020549.

Santiago-Wickey JN, Crosby B. *Granuloma Inguinale.* StatPearls [Internet]. Treasure Island (FL): StatPearls Publishing; 2025. Disponível em: https://www.ncbi.nlm.nih.gov/books/NBK513306/. Acesso: 15 abr. 2025.

Velho PE, Souza EM, Belda Junior W. Donovanosis. *Braz J Infect Dis.* 2008;12(6): 521-5.

Gonorreia e uretrites não gonocócicas

Amorim AL, Travassos AGA, Souza GC *et al.* Prevalence of Ureaplasma urealyticum, mycoplasma hominis and human papillomavirus coinfection in people attending a sexually transmitted infections (STI)/HIV reference center in Salvador, Bahia, Brazil. *DST – J Bras Doenças Sex Transm.* 2020;31(4):131-7.

Barbosa MJ, Moherdaui F, Pinto VM *et al.* Prevalence of Neisseria gonorrhoeae and Chlamydia trachomatis infection in men attending STD clinics in Brazil. *Rev Soc Bras Med Trop.* 2010;43(5):500-3.

Bash MC, Connelly M. Epidemiology and pathogenesis of Neisseria gonorrhoeae infection. In: *UpToDate.* Wolters Kluwer; 2024. Disponível em: https://www.uptodate.com/contents/epidemiology-and-pathogenesis-of-neisseria-gonorrhoeae-infection?search=Bash%20MC%2C%20Connelly%20M.%20Epidemiology%20and%20pathogenesis%20of%20Neisseria%20gonorrhoeae%20infection&source=search_result&selectedTitle=3%7E150&usage_type=default&display_rank=3. Acesso em: 15 abr. 2025.

Bazzo ML, Golfetto L, Gaspar PC *et al.* First nationwide antimicrobial susceptibility surveillance for Neisseria gonorrhoeae in Brazil, 2015-16. *J Antimicrob Chemother.* 2018;73(7):1854-61.

Brasil. Ministério da Saúde. Secretaria de Ciência, Tecnologia, Inovação e Complexo da Saúde. Secretaria de Vigilância em Saúde e Ambiente. *Protocolo Clínico e Diretrizes Terapêuticas para Profilaxia Pós-Exposição de Risco (PEP) à Infecção por HIV, ISTs e Hepatites Virais* [recurso eletrônico] / Ministério da Saúde, Secretaria de Ciência, Tecnologia, Inovação e Complexo da Saúde, Secretaria de Vigilância em Saúde e Ambiente. Brasília: Ministério da Saúde; 2024. Disponível em: http://bvsms.saude.gov.br/bvs/publicacoes/pcdt_pep_hiv_ist_hepatites.pdf. Acesso em: 15 abr. 2025.

Brasil. Ministério da Saúde. Secretaria de Vigilância em Saúde e Ambiente. Departamento de HIV/Aids, Tuberculose, Hepatites Virais e Infecções Sexualmente Transmissíveis. Coordenação-Geral de Vigilância de Infecções Sexualmente Transmissíveis. *Relatório de monitoramento da sensibilidade do gonococo aos antimicrobianos no Brasil (Vigilância Sentinela – Projeto SenGono).* Brasília: Ministério da Saúde, 2023. Disponível em: http://bvsms.saude.gov.br/bvs/publicacoes/virais_infeccoes_sexualmente_transmissiveis.pdf. Acesso em: 15 abr. 2025.

CDC. Gonococcal Isolate Surveillance Project (GISP) and Enhanced GISP (eGISP). 2020. Disponível em: https://www.cdc.gov/sti-statistics/gisp-profiles/index.html. Acesso em: 15 abr. 2025.

CDC. Sexually Transmitted Infections Surveillance, 2023. STI Statistics. Disponível em: https://www.cdc.gov/sti-statistics/annual/index.html. Acesso em: 15 abr. 2025.

Costa MC, Bornhausen-Demarch E, Azulay DR *et al.* Doenças sexualmente transmissíveis na gestação: uma síntese de particularidades. *An Bras Dermatol.* 2010:85(6):767-85.

Deguchi T, Yasuda M, Ito S. Management of pharyngeal gonorrhea is crucial to prevent the emergence and spread of antibiotic-resistant Neisseria gonorrhoeae. *Antimicrobial Agents and Chemotherapy.* Letters to the Editor. 2012;56(7):4039.

Duarte G, Cosentino LA, Gupta P *et al.* Aumento da replicação do vírus da imunodeficiência humana tipo 1 induzida por Neisseria gonorrhoeae na presença de leucócitos polimorfonucleares. *DST – J Bras Doenças Sex Transm.* 2003;15(3):5-9.

Gaydos CA, Melendez JH. Point-by-point progress: gonorrhea point of care tests. *Expert Rev Mol Diagn.* 2020;20(8):808-13.

Ghanem KG. Clinical manifestations and diagnosis of Neisseria gonorrhoeae infection in adults and adolescents. In: *UpToDate.* Wolters Kluwer; 2024. Disponível em: https://www.uptodate.com/contents/clinical-manifestations-and-diagnosis-of-neisseria-gonorrhoeae-infection-in-adults-and-adolescents?search=Ghanem%20KG.%20Clinical%20manifestations%20and%20diagnosis%20of%20Neisseria%20gonorrhoeae%20infection%20in%20adults%20and%20adolescents&source=search_result&selectedTitle=12%7E150&usage_type=default&display_rank=12. Acesso em: 15 abr. 2025.

Hess KL, Crepaz N, Rose C *et al.* Trends in sexual behavior among men who have sex with men (MSM) in high-income countries, 1990-2013: a systematic review. *AIDS Behav.* 2017;21(10):2811-34.

Klouman E, Masenga EJ, Sam NE, Klepp KI. Asymptomatic gonorrhoea and chlamydial infection in a population-based and work-site based sample of men in Kilimanjaro, Tanzania. *Int J STD AIDS.* 2000;11(10):666-74.

Lannoy LH, Silva RJC, Nahn Junior EP *et al.* Consenso. Protocolo Brasileiro para Infecções Sexualmente Transmissíveis 2020: infecções que causam corrimento uretral. *Epidemiol Serv Saúde.* 2021;30(Esp.1):e2020549.

Lewis DA. Global resistance of Neisseria gonorrhoeae: when theory becomes reality. *Curr Opin Infect Dis.* 2014;27(1):62-7.

Manhart LE, Leipertz G, Soge OO *et al.* Mycoplasma genitalium in the US (MyGeniUS): surveillance data from sexual health clinics in 4 US regions. *Clin Infect Dis.* 2023;77:1449-59.

O'Farrell N, Morison L, Moodley P *et al.* Genital ulcers and concomitant complaints in men attending a sexually transmitted infections clinic: implications for sexually transmitted infections management. *Sex Transm Dis.* 2008;35(6):545-9.

Passos MRL, Varella RQ, Nahn Jr EP *et al.* Gonococcal infection. Bacterial sexually transmitted disease. In: Tyring SK, Lupi O, Hengge UR. *Tropical Dermatology.* 2. ed. Edinburg: Elsevier; 2017. p. 317-23.

Patton ME, Kidd S, Llata E *et al.* Extragenital gonorrhea and chlamydia testing and infection among men who have sex with men. STD Surveillance Network, United States, 2010-2012. *Clin Infect Dis.* 2014;58(11):1564-70.

Schachter J, Moncada J, Liska S *et al.* Nucleic acid amplification tests in the diagnosis of chlamydial and gonococcal infections of the oropharynx and rectum in men who have sex with men. *Sex Transm Dis.* 2008;35(7):637-42.

Traeger MW, Cornelisse VJ, Asselin J *et al.* Association of HIV preexposure prophylaxis with incidence of sexually transmitted infections among individuals at high risk of HIV infection. *JAMA.* 2019;321(14):1380.

Unemo M, Seifert HS, Hook EW *et al.* Gonorrhoea. *Nat Rev Dis Primers* 5. 2019;5(1):79.

World Health Organization. Emergence of multidrug resistant Neisseria gonorrhoeae – Threat of global rise in untreatable sexually transmitted infections. Disponível em: https://www.who.int/publications/i/item/emergence-of-multidrug-resistant-neisseria-gonorrhoeae---threat-of-global-rise-in-untreatable-sexually-transmitted-infections-fact-sheet. Acesso em: 15 abr. 2025.

45

Doenças Virais de Interesse Dermatológico

Antonio Carlos Martins Guedes ◆ João Avelleira ◆ Omar Lupi ◆
Luna Azulay-Abulafia ◆ David Rubem Azulay

Aspectos gerais da infecção viral

Omar Lupi ◆ David Rubem Azulay

Os vírus são organismos intracelulares obrigatórios e caracterizam-se por apresentarem um só tipo de ácido nucleico (DNA ou RNA), ao contrário de todos os outros organismos, que apresentam ambos. A partícula infectante, *vírion*, é constituída pelo ácido nucleico envolto em uma cápsula proteica – o *capsídio* –, que, por sua vez, é constituída por subunidades chamadas *capsômeros*. O conjunto de ácido nucleico e um capsídio tem o nome de *nucleocapsídio*; este, dependendo do vírus, pode ser ou não envolvido por um *envelope lipoproteico*. Apresentam tamanho entre 10 e 300 nm. São resistentes aos antibióticos, porém inibidos pelo interferon (IFN); é crescente o número de antivirais eficazes.

Por serem estruturas relativamente simples, dependem inteiramente do metabolismo celular para sua multiplicação. Em termos gerais, pode-se dizer que, no processo de biossíntese dos vírus DNA (ou DNA-vírus), a duplicação do DNA ocorre no núcleo e a síntese dos elementos proteicos é feita no citoplasma da célula parasitada, enquanto nos vírus RNA (ou RNA-vírus) a síntese de todos os componentes virais se dá diretamente no citoplasma. Os DNA-vírus caracterizam-se por apresentar um genoma mais estável e pouco sujeito ao surgimento de mutações, fato que favorece a síntese de anticorpos específicos por parte do hospedeiro e, também, a síntese de vacinas. São, por outro lado, dotados de capacidade de citólise controlada, o que possibilita o surgimento de infecção quiescente, como no caso de muitos herpes-vírus. Sua localização nuclear favorece, no caso de alguns DNA-vírus como o papilomavírus humano (HPV), o surgimento de cepas oncogênicas por interferirem na expressão de genes supressores (*ras* e *myc*) e também por impedirem a ação de antioncogenes celulares (proteína p53). Os RNA-vírus, por sua vez, são dotados de uma taxa de mutação espontânea bem mais elevada, o que dificulta a síntese de vacinas e, mesmo, a resposta imune por parte do hospedeiro. Mutações extensas do genoma viral podem levar à eclosão de cepas extremamente agressivas. Os retrovírus (HIV, HTLV) representam RNA-vírus com características peculiares, por apresentarem uma etapa de seu ciclo infectivo em que existe a síntese de DNA viral pela transcriptase reversa. Assim, apresentam muitas características mistas de ambos os tipos de vírus, com elevada taxa de mutação, alto risco de oncogenicidade e de infecção quiescente. Representam, portanto, um grande desafio terapêutico para o futuro.

Os vírus são divididos em dois grandes grupos: DNA e RNA, cujas características e subdivisões estão relacionadas no Quadro 45.1. Os vírus que mais interessam ao dermatologista são os do grupo DNA.

Patogenia

Enquanto as bactérias agem fundamentalmente por intermédio de toxinas, os vírus agem de maneira direta, alterando o metabolismo das células parasitadas; estas, para se tornarem infectadas, necessitam apresentar em sua superfície receptores específicos para determinados vírus. O exemplo mais conhecido dessa especificidade se dá com o HIV, que apresenta glicoproteína de superfície (gp 120) com grande afinidade pelo receptor CD4 de linfócitos T auxiliares e macrófagos; no entanto, esse fato se repete com todas as infecções virais. O herpes-vírus simples (HSV), por exemplo, apresenta glicoproteínas de superfície (gB, gC, gD) com grande afinidade pelas moléculas de heparan sulfato presentes em neurônios e queratinócitos, fato determinante na patogenia da infecção herpética.

As infecções virais podem ser de três tipos: *citolítica*, *infecção permanente* e *infecção integrada*. No tipo citolítico, o vírus penetra na célula, replica-se e provoca a morte celular precoce, por vários mecanismos, com liberação do vírus no fluido extracelular (p. ex., herpes, varíola). Na infecção permanente, o vírus quase não altera o metabolismo e a multiplicação da célula, podendo ser lento ou rápido o seu processo de replicação; é eliminado por meio de brotamento de superfície da própria célula e, assim, penetra em outra célula (p. ex., verruga). Na infecção integrada, o vírus, ou parte dele, se integra ao DNA celular, mudando as características da célula infectada ou mesmo induzindo a transformação neoplásica (p. ex., infecção pelo vírus Epstein-Barr – EBV).

As infecções virais podem ser localizadas (verrugas, moluscos), generalizadas (rubéola) ou inaparentes (herpes simples). Os vírus produzem, no núcleo e/ou no citoplasma das células infectadas, os chamados "corpúsculos de inclusão", que, muitas vezes, são de grande valor diagnóstico. Esses corpúsculos são resultado direto da forma peculiar de proliferação das partículas virais, a chamada "replicação viral", o processo no qual o vírus induz a

Quadro 45.1 Vírus de maior interesse dermatológico.

Ácido nucleico	Grupamento	Morfologia	Tamanho (nm)	Dermatovirose
Cadeia dupla	Papovavírus	–	40 a 55	Verrugas e condiloma acuminado
DNA	Herpes-vírus	–	180 a 250	Herpes simples e varicela-zóster
	Poxvírus	–	250 a 300	Molusco contagioso Nódulo dos ordenhadores ORF Varíola, alastrim, vaccínia
Cadeia única	Paramixovírus	–	80 a 300	Sarampo
RNA	Togavírus	–	50 a 60	Rubéola (gênero *Rubivirus*)
	Picornavírus	–	18 a 30	Doença mão-pé-boca (vírus Coxsackie A 16, 5 e 10) Doença exantemática de Boston (vírus ECHO 16)
	Arbovírus (*arthropod-borne viruses*)	Esférico	20 a 60	Herpangina (vírus Coxsackie A e B) Togaviridae (gênero *Alphavirus*) Flaviviridae (dengue e febre amarela) Bunyaviridae

formação da "fábrica viral" citoplasmática que utiliza a maquinaria celular em seu benefício.

Os mecanismos de defesa podem ser por imunidade não específica e por imunidade específica (celular e humoral). Entre os mecanismos não específicos, destaca-se o interferon, proteína produzida e liberada pelas células infectadas e macrófagos. Não é antiviral direto, mas, quando captado por célula não infectada, impede a reduplicação viral. O interferon não é vírus-específico, tem ação contra qualquer vírus, porém é, em grande parte, espécie-específico, isto é, o interferon do coelho não serve para o ser-humano. Tem sido usado em terapêutica com resultado razoável. A imunidade específica mediada por células leva à destruição das células infectadas ou à elaboração de produtos celulares específicos que previnem a eliminação dos vírus. A imunidade humoral é exercida por meio das IgG, IgM e IgA.

Viroses de maior interesse dermatológico (DNA-vírus)

Os vírus que mais interessam aos dermatologistas são os DNA, e, entre eles, destacam-se apenas três famílias:

- Papilomaviridae: tem dimensão de 40 a 55 nm e produz verrugas e papilomas
- Herpesviridae: tem dimensão de 180 a 250 nm e produz herpes simples, varicela-zóster, citomegalovírus (CMV) e sarcoma de Kaposi, mononucleose, entre outros
- Poxviridae: tem a maior dimensão, com, em média, 300 nm; além de causar varíola, alastrim, vaccínia, nódulo dos ordenhadores e Orf, causa ainda o molusco contagioso, que constitui a virose desse grupo que mais interessa ao dermatologista.

Infecção pelo papilomavírus humano

Antonio Carlos Martins Guedes

Histórico

As verrugas são proliferações epidérmicas benignas causadas pelo papilomavírus humano (HPV). São conhecidas desde a Antiguidade. Na Grécia e na Roma antiga, já se sabia que as verrugas anogenitais eram transmitidas sexualmente. No final do século XIX, as verrugas foram reconhecidas como infecção e, em 1907, Ciuffo demonstrou a sua transmissão por meio de filtrado estéril e livre de células proveniente de lesão clínica. Em 1949, Strauss *et al.* isolaram partículas cristalinas vírus-símile em papilomas cutâneos.

A importância da infecção pelo HPV como problema de saúde pública em todo o mundo se dá pela sua elevada incidência e associação com vários tipos de neoplasias, como câncer de colo de útero, pênis, vulva, canal anal, boca e orofaringe. A infecção pelo HPV também está associada ao desenvolvimento de papilomatose respiratória recorrente (PRR) e, na Dermatologia, das verrugas anogenitais, doenças classificadas como benignas do ponto de vista oncogênico, mas que causam grave comprometimento clínico e psicológico nos indivíduos afetados. A imunossupressão potencializa todas essas entidades descritas

Epidemiologia

A prevalência das verrugas na população geral é desconhecida, estimando-se uma incidência de 30% para crianças e adultos jovens. O pico de incidência ocorre entre 12 e 16 anos de idade, sendo 70% verrugas vulgares, 24% plantares e 3,5% planas. Quanto mais precoce o início da vida sexual e maior o número de parceiros, mais prevalente será a presença de lesões na região da genitália, anal e pubiana, embora a vacina tenha modificado de forma substancial esses números, assim como os do câncer de colo uterino. Trata-se da infecção sexualmente transmissível mais prevalente. Nos primeiros anos de vida, são reconhecidas três formas de transmissão: vertical ou perinatal, adquirida no momento do parto, que pode levar, inclusive, a um quadro de *papilomatose respiratória recorrente* que, caso intenso, chega até mesmo a causar obstrução nas vias respiratórias superiores; horizontal, por auto ou heteroinoculação (contato inocente, não sexual dos cuidadores), e em decorrência de abuso sexual. A tendência à cura espontânea em imunocompetentes é de 2 anos, na maioria das vezes. Há uma altíssima incidência de infecção por papilomavírus (HPV) em pessoas com depressão da imunidade celular. Dos transplantados renais, cerca de 75% apresentam verrugas 5 anos após o transplante e, em função do uso de imunossupressores, são de dificílimo tratamento (Figura 45.1). Depilação, inclusive masculina, propicia a disseminação de lesões, assim como ocorre com o molusco contagioso.

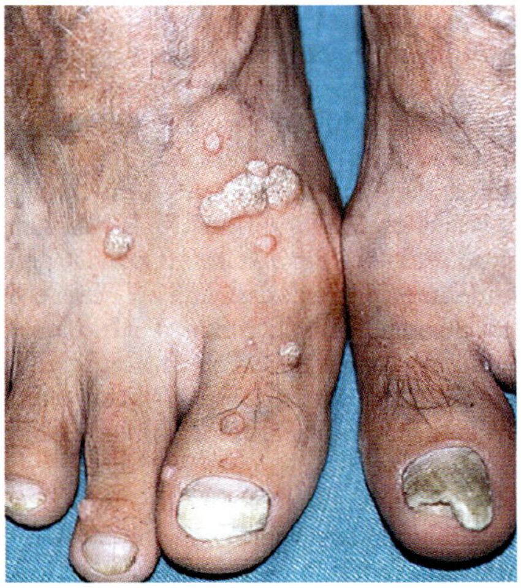

Figura 45.1 Verruga vulgar no dorso do pé associada a onicomicose em paciente transplantado renal.

Etiopatogenia

A transmissão dá-se por contato direto, sendo facilitada por efrações nas superfícies cutaneomucosas, simulando inclusive o fenômeno de Köbner (ver Capítulo 5, item *Fenômeno de Köbner ou fenômeno isomórfico*). É frequente a autoinoculação; pode haver a transmissão por intermédio de fômites. O período de incubação varia em torno de 3 meses (podendo ser de semanas ou anos). Quanto mais antiga for a lesão genital, menos contagiosa ela é.

Os HPV são DNA-vírus de dupla hélice que fazem parte da família Papovaviridae. Essa família contém dois gêneros de vírus: os papilomavírus e os poliomavírus. Os vírus da família Papovaviridae têm como propriedades comuns: genoma constituído de DNA dupla hélice superenovelada, circular e de replicação autônoma, encapsulado em capsídio icosaédrico; multiplicam-se no núcleo das células hospedeiras e infectam mamíferos e aves. As diferenças entre papilomavírus e poliomavírus são: o DNA dos papilomavírus tem em torno de 8 mil pares de bases, enquanto o dos poliomavírus tem 5 mil, o diâmetro dos capsídios é de 55 e 44 nm, respectivamente; a informação gênica nos primeiros está contida em uma das hélices de DNA, enquanto nos segundos, está separada entre as duas hélices; o alvo de infecção dos papilomavírus é o epitélio de superfície, e o dos poliomavírus são órgãos internos; nos humanos, os papilomas provocam verrugas de pele ou mucosas e tumores benignos ou malignos por alguns tipos, enquanto os poliomas estão associados ao carcinoma das células de Merkel e também a processos desmielizantes das fibras nervosas (ver Capítulo 52, item *Carcinoma de células Merkel,* e Capítulo 66, item *Leucoencefalopatia multifocal progressiva*).

Os HPV infectam muitas espécies animais, induzindo variadas lesões proliferativas pela infecção de epitélios estratificados, nos quais se replicam apenas nas camadas suprabasais, indicando uma dependência da diferenciação celular. O epiteliotropismo viral parece ser controlado apenas por genes do próprio vírus.

Os HPV apresentam a mesma organização gênica constituída de duas áreas principais, a codificante e a não codificante. A região codificante é constituída por dez segmentos de leitura (*open reading frames* – ORF), dos quais oito localizam-se na região precoce (E, de *early*) e dois, na região tardia (L, de *late*). As regiões E (45% do genoma) e L (40% do genoma) indicam, respectivamente, a responsabilidade gênica na replicação/transformação e na produção de proteínas estruturais do vírion, servindo, portanto, como base para as vacinas atualmente empregadas. Entre os ORF E e L, localiza-se a região não codificante (15% do genoma) denominada *upstream regulatory region* (URR), constituída pelos genes reguladores. A transcrição ocorre apenas em uma hélice, e, na infecção produtiva, todo o genoma é transcrito. Na ausência de multiplicação ocorre apenas transcrição da região precoce. A replicação requer a atividade do gene *E1*, e o número de cópias depende do gene *E7*. Na ausência da função de *E1*, como ocorre em células malignas, o DNA do vírus não pode se replicar de maneira autônoma, e a persistência nas células depende da sua integração ao DNA celular. Por essa razão, os vírions, facilmente identificados nas lesões ativas, raramente são identificados nas lesões malignas, em que o DNA viral integra-se ao genoma celular.

Os HPV constituem um grupo heterogêneo de vírus que se agrupam de acordo com critérios clínicos, patológicos ou moleculares. Existem, até o momento, mais de 420 tipos, discriminados de acordo com o grau de homologia do DNA, sendo 218 capazes de causar a infecção em humanos. Os diferentes tipos, identificados numericamente, apresentam menos de 50% de homologia. Os que compartilham mais de 50% de homologia e distinguem-se no padrão de endonuclease de restrição são diferenciados alfabeticamente, caracterizando os subtipos. Deve-se ter em mente que 50% de hibridização implicam, aproximadamente, 90% de identidade na sequência de DNA. Atualmente estão classificados em cinco gêneros (α, β, μ, ν e γ) com espécies intragêneros. Na medicina, os de maior significado pertencem ao gênero α, dividido em tipos cutâneos (agentes das verrugas vulgares) e tipos mucosos, sendo estes subdivididos em termos de evolução para câncer de alto risco (HPV-16 e 18), de risco intermediário (HPV-31, 33, 35, 39, 45, 51, 52, 54, 56 e 58) e de baixo risco (HPV-6 e 12). Os do gênero β, considerados comensais, resultam em infecções assintomáticas em pessoas imunocompetentes e podem causar infecção quando associadas à imunodepressão, como na epidermodispasia verruciforme, na hipogamaglobulinemia, em certas infecções etc. Os do gênero μ são raríssimos, enquanto os do γ são incomuns e apenas cutâneos.

As verrugas apresentam morfologia variada dependente da localização. No entanto, estudos recentes mostram, por meio de técnicas de hibridização do DNA e clivagem por enzimas bacterianas (endonucleases restritivas), que existem diferentes subgrupos de HPV, o que explicaria, em parte, as diferenças morfoevolutivas que eles apresentam. No momento, já foram descritos mais de 150 tipos de HPV. A classificação do Quadro 45.2 não é absoluta nem definitiva.

A transmissão de HPV para uma pessoa não infectada ocorre pelo contato íntimo com alguém infectado ou por meio de queratinócitos descamados. Pequenas soluções de continuidade na pele são necessárias para a inoculação do HPV, explicando as verrugas em áreas de trauma e o fenômeno de Köbner. A autoinoculação é possível. Estudos experimentais demonstraram que o período de incubação varia de 1 a 6 meses para verruga vulgar e de 1 a 20 meses para verrugas genitais. Quanto mais antiga for a lesão genital, menos contagiosa ela é.

Clínica

As lesões clínicas resultantes das infecções por HPV podem ser divididas em duas categorias: cutâneas e extracutâneas. As cutâneas incluem as verrugas comuns ou vulgares, filiformes, planas, plantares (tipos mirmécia e mosaico), anogenital e papulose bowenoide. As lesões extracutâneas ocorrem nas membranas mucosas e incluem verruga vulgar oral, condiloma acuminado

Quadro 45.2 Tipos de papilomavírus humano e associação a lesões clínicas.

	Detecção frequente	Detecção menos frequente
Lesões cutâneas		
Verrugas vulgar, palmar, plantar, mirmécia e mosaico	1, 2, 27, 57	4, 29, 41, 60, 63, 65
Verruga plana	3, 10	28, 29
Verruga do açougueiro	7	1, 2, 3, 4, 10, 28
Carcinoma espinocelular digital e doença de Bowen	16	26, 31, 33, 34, 35, 51, 52, 56, 73
Epidermodisplasia verruciforme	3, 5, 8	9, 12, 14, 15, 17, 19-25, 36-38, 47, 50 etc.
Epidermodisplasia verruciforme/ carcinoma espinocelular	5, 8	14, 17, 20, 47
Lesões mucosas		
Condiloma acuminado	6, 11	40, 42-44, 54, 61, 70, 72, 81
Neoplasias intraepiteliais de alto risco (máculas acetoacéticas cervicais, papulose bowenoide, eritroplasia de Queyrat)	16	18, 26*, 31, 33, 35, 39, 45, 51, 52, 53*, 56, 58, 59, 62, 66*, 68, 73, 82
Tumor de Buschke-Löwestein	6, 11	–
Papilomatose respiratória recorrente, papilomas conjuntivais	6, 11	–
Doença de Heck (hiperplasia epitelial focal)	13, 32	–

*Provavelmente carcinogênico. Adaptado de Kirnbauer R, Lenz P (2012).

oral, hiperplasia epitelial focal, papilomatose oral florida, papiloma nasal, papiloma conjuntival, papilomatose laríngea e verrugas da cérvice.

Verruga vulgar

São pápulas ceratósicas de superfície grosseira, isoladas ou agrupadas na superfície cutânea, medindo alguns milímetros de diâmetro, em número variável, situadas em qualquer região do corpo. Encontram-se, com maior frequência, no dorso das mãos, nos dedos e nos joelhos de crianças (Figuras 45.2 e 5.18). As verrugas periungueais (*verruca canthi*) podem envolver o hiponíquio e o leito ungueal, levando à distrofia local da lâmina ungueal, constituindo problema de difícil terapêutica; é o tipo mais frequente (Figura 45.3). A interpretação de lesões lineares de verrugas, quanto ao fato de ser mera inoculação ou fenômeno de Köbner nas áreas de trauma, depende de análise individual; é mais comum nas verrugas planas (Figura 45.4). As verrugas dos açougueiros, causadas pelo HPV-7, bem como pelos HPV tipos 1 e 4 das verrugas vulgares, são encontradas nas mãos e nos dedos de manipuladores de carne. Em alguns casos, a verruga pode estar sob um corno cutâneo ou apresentar-se como projeções filiformes delgadas e longas (verruga filiforme). As verrugas vulgares em regressão mostram-se dessecadas, e, histologicamente, os capilares na derme superior mostram-se trombosados sem participação do infiltrado inflamatório, caracterizando uma regressão com predomínio da imunidade humoral. Por defeito de imunidade, podem, ainda, apresentar disseminação (*verrucose* – Figura 45.5).

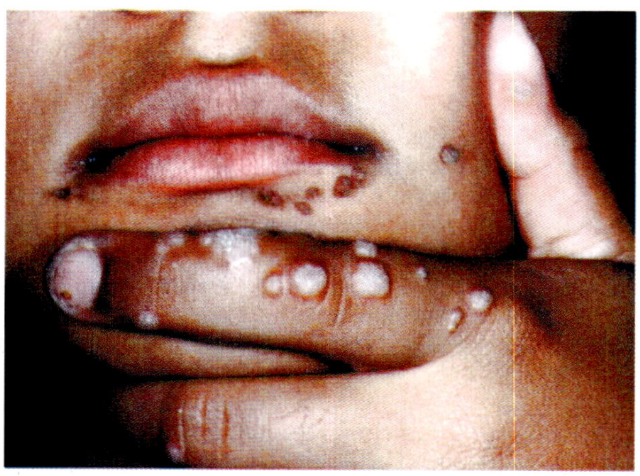

Figura 45.2 Verruga vulgar nos quirodáctilos com autoinoculação peribucal.

Verruga filiforme

Trata-se de elementos filiformes muito ceratósicos, em geral isolados, pouco numerosos, com maior frequência na face de pessoas adultas. A verruga digitiforme é uma variedade da filiforme e constitui a reunião de várias lesões, dando o aspecto de dígitos.

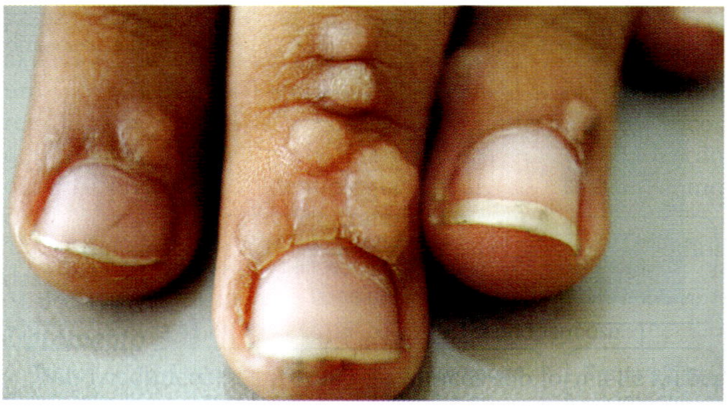

Figura 45.3 Verruga vulgar periungueal.

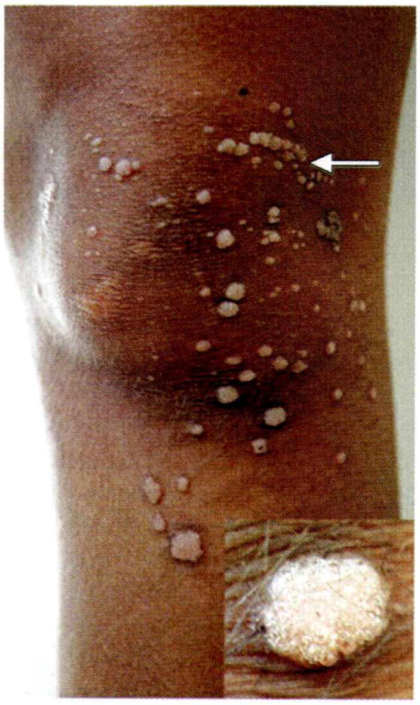

Figura 45.4 Verruga vulgar com lesão linear (*ponta da seta*).

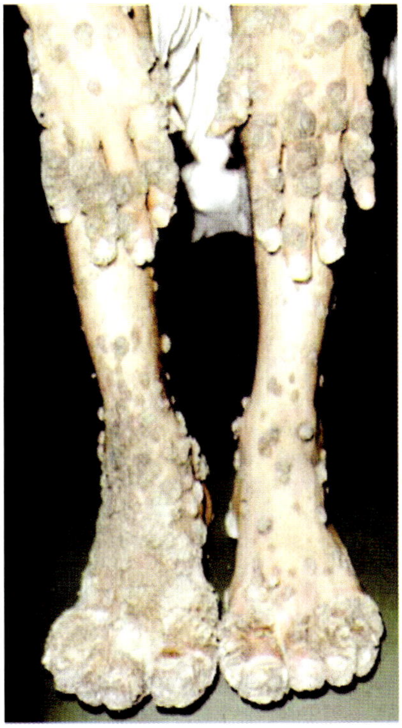

Figura 45.5 Verrucose.

Verruga plantar

São pápulas que, devido à sua localização, crescem de forma endofítica. Em geral, são assimétricas e pouco numerosas, medindo de alguns milímetros a alguns centímetros; são dolorosas e podem impedir a marcha normal. Mostram superfície ceratósica grosseira, com pontos negros correspondendo a capilares trombosados no topo das papilas e, por vezes, um anel periférico de espessamento da pele, sendo popularmente chamadas "olho de peixe". Quando múltiplas e superficiais coalescem formando placas, constituindo a chamada "verruga plantar tipo mosaico" (Figura 45.6); lesões isoladas profundas e endofíticas são chamadas de verruga plantar tipo mirmécia. Sob pressão vertical, doem menos que os calos verdadeiros, sendo a pressão lateral mais dolorosa. Ver diferenças com *Calo (tilose)*, no Capítulo 57.

Verruga plana

Constitui pápulas pouco salientes de superfície plana e lisa, com menos de 5 mm de diâmetro, muito numerosas, localizadas em geral na face e no dorso da mão de adolescentes (Figura 45.7).

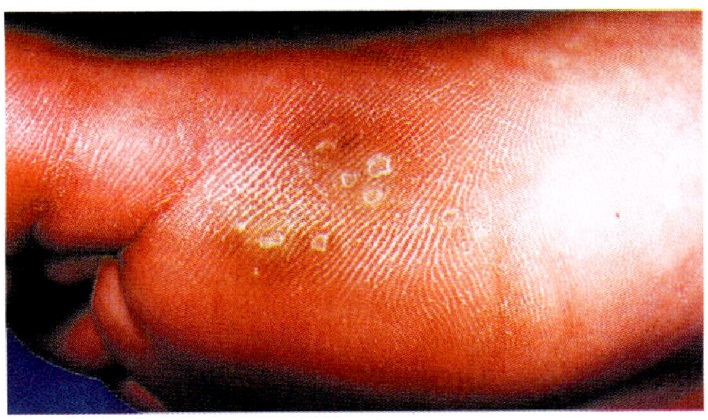

Figura 45.6 Verruga plantar tipo mosaico (superficial).

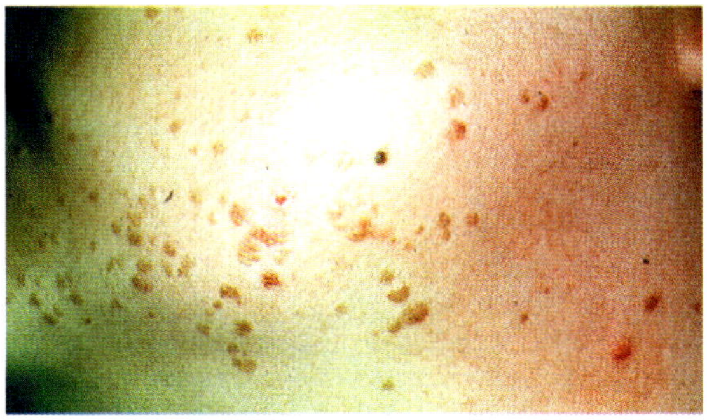

Figura 45.7 Verruga plana.

Apresentam cor clara a castanho-escura e, muitas vezes, mostram-se em arranjo linear pelo fenômeno isomórfico. As verrugas planas em regressão mostram sinais clínicos de inflamação e tornam-se pruriginosas, eritematosas e edematosas. Ao involuírem, halos despigmentados podem surgir ao redor das lesões.

Nas demais lesões de verrugas planas, estas podem tornar-se inflamadas e involuir, indicando uma reação sistêmica. À análise histopatológica, há infiltrado linfocítico perivascular e, na papila dérmica, espongiose e exocitose de células mononucleadas e, por vezes, queratinócitos necróticos na epiderme suprajacente, sugerindo uma reação mediada por células.

Verruga genital ou condiloma acuminado

Infecção causada por um DNA-vírus, não cultivável, pertencente ao grupo papovavírus, também denominado "HPV". Inúmeros tipos de HPV são descritos, os quais apresentam certa correlação clínico-evolutiva. O HPV-6 é o que mais se relaciona com as lesões genitais e, portanto, com a transmissão venérea, seguido pelo HPV-11, sendo os dois responsáveis por 90% das verrugas lesões genitais. Está bem estabelecida a relação entre HPV e carcinoma espinocelular (CEC), sobretudo da cérvice uterina, em lesões de longa duração, estando as cepas HPV-16 e HPV-18 envolvidas em cerca de 71% dos casos de câncer de colo de útero e em mais da metade dos casos de outros cânceres relacionados com o HPV. No entanto, as cepas 31 e/ou 45 estão também muito implicadas. No CEC anal quando relacionado, em geral, às cepas 16, 18, 31 e 33, tende a ocorrer em homens jovens e mulheres com comportamento sexual de risco, sobretudo se forem imunossuprimidos. CEC anal não relacionados ao HPV tende a ocorrer em homens mais idosos.

São lesões vegetantes, úmidas, isoladas ou agrupadas, com aspecto de couve-flor (condiloma acuminado), pápulas sésseis, ceratósicas, verruga vulgar-símile e, às vezes, de proporções gigantescas; são popularmente conhecidas como "crista de galo" (Figuras 45.8 a 45.10 e 5.19). Localizam-se na área genital e perigenital, geralmente de pessoas adultas, com aspecto róseo. Pode haver acometimento da mucosa uretral, retal ou vaginal. As pápulas sésseis e ceratósicas são vistas na rafe peniana. As lesões hiperplásicas podem tornar-se exofíticas e maiores, enquanto as pápulas sésseis tendem a se manter pequenas. Durante a gravidez, o condiloma acuminado tende a aumentar de volume e pode obstruir o canal do parto, podendo até causar a morte por sepse ou hemorragia; por outro lado, as verrugas genitais podem regredir após o parto.

O condiloma acuminado é a infecção sexualmente transmissível (IST) mais frequente e corresponde a mais de 20% dos casos. Na infância, sua presença pode ser um indício de abuso sexual. Nessa faixa etária, o número de casos está aumentando, mas parece refletir um aumento nas mulheres adultas.

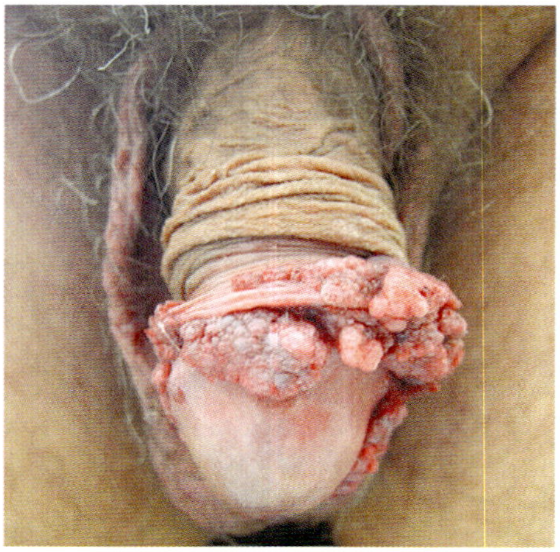

Figura 45.8 Condiloma acuminado – pênis.

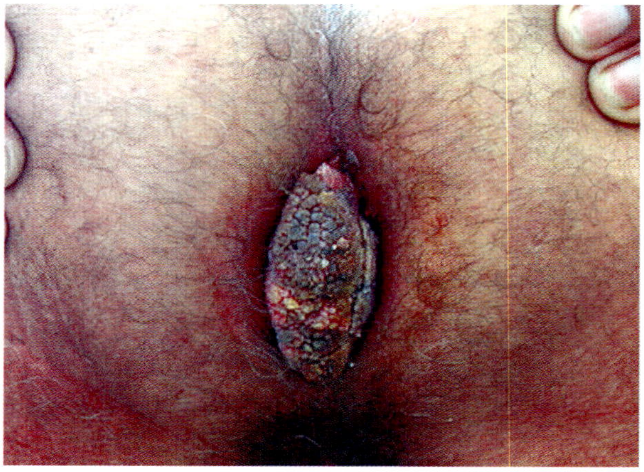

Figura 45.9 Condiloma acuminado – ânus.

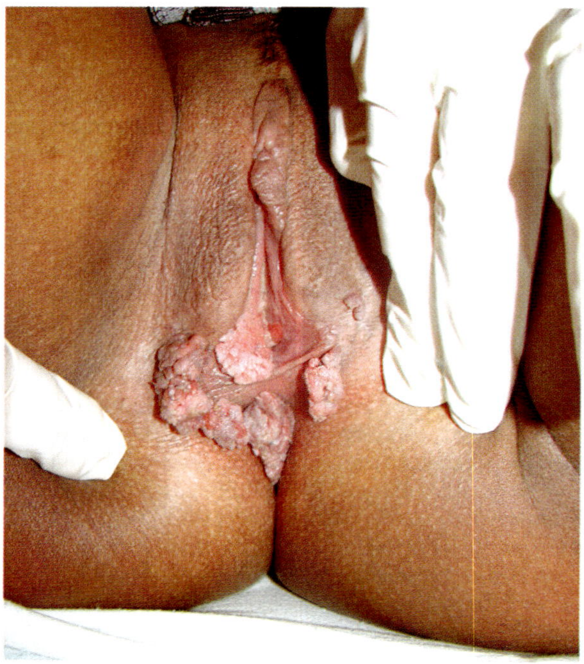

Figura 45.10 Condiloma acuminado – vulva. (Cortesia da Dra. Carolina Belo.)

Na faixa etária de até 4 anos, a transmissão pode ser vertical, durante a passagem no canal do parto, ser uma infecção ascendente, ou mesmo por autoinoculação ou transmitida por seus cuidadores. Um estudo mostrou que em meninas com menos de 5 anos, a etiologia estava relacionada com o HPV-2 (cepa da verruga vulgar) em 41% dos casos e em mulheres adultas só em 3%. Quando houver apenas suspeita, a abordagem deve ser cautelosa e, no caso de confirmação, o conselho tutelar deve ser acionado, assim como a assistência social. O exame físico deve ser completo na busca de verrugas em outras regiões.

No diagnóstico diferencial, devem-se considerar as pápulas perláceas do pênis e a papilomatose vestibular vulvar (ver Capítulo 58, item *Pápulas perláceas ou peroladas do pênis*), projeções filiformes exageradas das papilas. Outros diferenciais são siringomas, linfangiomas e glândulas sebáceas ectópicas.

A aplicação de ácido acético (3 a 5%) nas mucosas vaginal e cervical e no pênis revela lesões inaparentes por ganharem coloração esbranquiçada. Entretanto, esse teste tem sensibilidade inferior a 30% e em aproximadamente 25% o resultado pode ser falso-positivo (ver Capítulo 52, item *Condiloma de Buschke-Löwenstein*).

Papulose bowenoide

Caracteriza-se por múltiplas pápulas ou placas verrucosas, hipercrômicas ou eritematoacastanhadas, em média com 4 mm de diâmetro (Figura 45.11). Localização preferencial na genitália externa, como pênis, vulva, região perianal, períneo e, eventualmente, região inguinal de adultos jovens sexualmente ativos. A etiologia está relacionada com o HPV, sobretudo do tipo 16, e, menos frequentemente, 18, 31, 33 a 35, 39, 40, 51 a 59, 61 e 62. À patologia, observam-se alterações citológicas típicas da doença de Bowen, em arquitetura que lembra a do condiloma acuminado. Evolutivamente, as lesões podem involuir espontaneamente, persistir indefinidamente ou, mais raramente, evoluírem para doença de Bowen ou CEC. A prevenção é feita, assim como nas demais IST, com o uso de preservativo. Recorrências são frequentes.

Hiperplasia epitelial focal (doença de Heck)

Papilomas verrucosos na mucosa oral e na orofaringe são também causados pelo HPV-13 e 32. Apresentam-se como pápulas múltiplas, pequenas e confluentes nas mucosas labial, bucal, gengival e lingual. A maioria das lesões tem a mesma cor da mucosa adjacente. Inicialmente foi descrita em índios norte-americanos e, posteriormente, em outras raças.

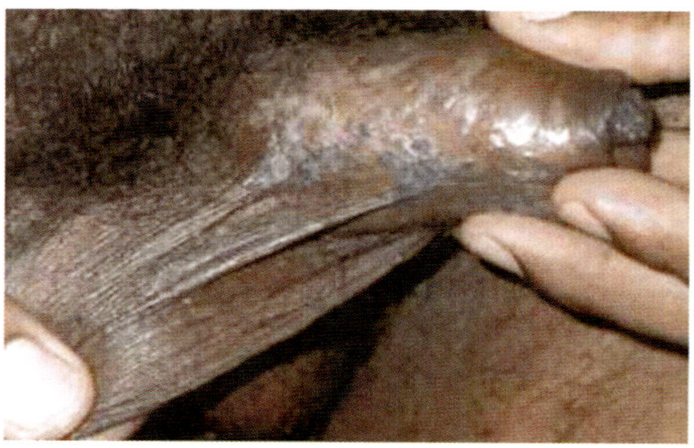

Figura 45.11 Papulose bowenoide.

Epidermodisplasia verruciforme

Clinicamente, a epidermodisplasia verruciforme (EV) lembra a verruga plana e, por vezes, a pitiríase versicolor, mas as lesões são em maior número, têm início na infância, nas 2ª ou 3ª décadas de vida, e são de ocorrência familial. Numerosos HPV podem causar a condição (tipos 4, 5, 8, 9, 12, 14, 15, 17, 19-25, 36-38, 47-50, 60 e 65). Pode apresentar-se como máculas hipocrômicas, hiperpigmentadas e eritematosas (Figuras 45.12, 45.13 e 5.46). Em geral, couro cabeludo, palmas, plantas e mucosas são poupados. As lesões tendem a ser persistentes, refratárias e disseminadas.

Acredita-se ser uma doença multifatorial em que o agente viral, em especial o HPV-5, soma-se à predisposição genética e imunológica e a fatores ambientais, como o sol, levando à expressão clínica da doença. Sobretudo nas lesões das áreas expostas, pode-se processar a transformação maligna, como o carcinoma *in situ*, quando causada pelo HPV-5, pois este apresenta elevado potencial oncogênico, assim como, menos frequentemente, o HPV-8. Há consanguinidade dos pais em 10% dos pacientes com EV e, em 10% das famílias afetadas, mais de um irmão têm a doença, sugerindo um padrão autossômico recessivo de herança. A alteração do gene encontra-se no cromossomo 17q25. A maioria dos casos apresenta mutações inativadoras dos genes *EVER1/TCM6* e *EVER2/TCM8* relacionados com a deficiência primária constitutiva e os β-HPV e/ou com o comprometimento da imunidade inata.

De 30 a 60% dos pacientes desenvolvem alterações malignas, inicialmente nas áreas expostas, sendo responsável a radiação ultravioleta B (UVB). Os cânceres são múltiplos, como doença de Bowen, CEC e, raramente, basocelular, e surgem a partir da 3ª à 4ª década de vida. Nos pacientes com a imunidade preservada, raramente ocorrem metástases, a menos que sejam tratados com irradiação, o que torna as lesões bem mais agressivas. Mais de 23 tipos de HPV podem ser encontrados na EV, e as lesões nunca curam espontaneamente. É fundamental o aconselhamento genético e a fotoproteção. Há relatos de resposta espetacular a ciclos intermitentes com baixas doses de isotretinoína, mas transitória.

Com a maior sobrevida de pacientes imunodeprimidos, em especial com AIDS, tem sido descrita uma forma da doença denominada *epidermodisplasia verruciforme adquirida* ou *epidermodisplasia verruciforme-like* de comportamento similar à doença genética, porém os pacientes apresentam maior susceptibilidade a desenvolver CEC. Um paciente com AIDS e hepatite C após o término do tratamento com interferon-α peguilado e ribavirina teve resolução do quadro de EV.

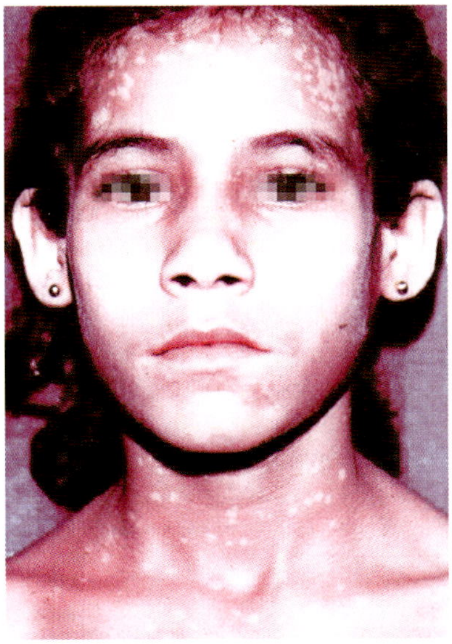

Figura 45.12 Epidermodisplasia verruciforme com lesões pitiríase versicolor-símiles.

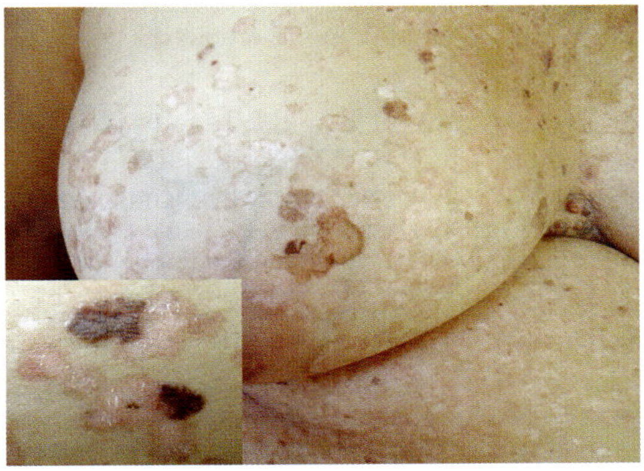

Figura 45.13 Epidermodisplasia verruciforme com lesões pitiríase versicolor-símiles, acompanhadas de carcinomas basocelulares pigmentados na periferia de algumas das lesões de EV. (Cortesia do Dr. Fred Bernardes.)

Diagnóstico

É fundamentalmente clínico. A histopatologia é característica e mais evidente nas lesões recentes. A dermatoscopia permite melhor visualização das hemorragias no topo das papilas dérmicas. São empregados, para melhor visualização de lesões mucosas, ácido acético a 3 a 5% (esbranquiçadas) e os testes de Schiller e de Collins, que empregam iodo e azul de toluidina, de modo a corar as lesões de amarelo e de azul, respectivamente. A PCR, que é muito mais sensível e específica, pode ser útil.

Histopatologia e reação em cadeia pela polimerase (PCR)

Na patologia das verrugas vulgares, com algumas variações em função da forma clínica, figuram: hiperceratose, paraceratose, acantose e papilomatose. Os cones epiteliais acantóticos tendem a apontar radialmente em direção ao centro da lesão. Células vacuoladas com núcleo pequeno, basofílico, circundado por halo claro e citoplasma pálido são observadas na parte superior do estrato espinhoso e granuloso (coilócitos); contêm pouco ou nenhum grânulo de ceratoialina. Colunas de paraceratose acima das elevações da papilomatose, células granulares com grânulos grosseiros de ceratoialina, encontram-se nos "vales" entre as elevações. As verrugas plantares tipo mirmécia diferem por apresentarem grandes inclusões eosinofílicas de ceratoialina no citoplasma dos queratinócitos. Os núcleos estão retidos no estrato córneo e se mostram como corpos redondos basofílicos circundados por halo claro. Nas verrugas planas, papilomatose e paraceratose estão ausentes. Podem ser encontradas hiperceratose em *cesta de basquete* e acantose com presença de coilocitose no terço superior da epiderme (HPV-3) (Figura 45.14). Na EV (HPV-5), os queratinócitos mostram-se edemaciados com citoplasma azulado, que pode parecer espumoso, núcleo variando de pequeno e picnótico a grande, com cromatina marginal desde a porção superior da epiderme até a basal (Figura 45.15).

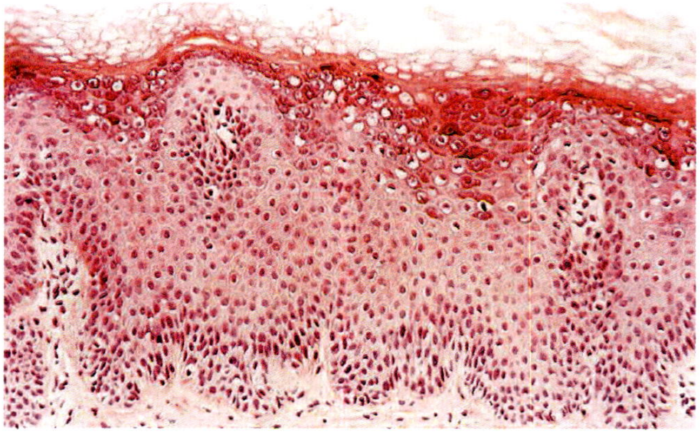

Figura 45.14 Verruga plana com células coilocitóticas no terço superior da epiderme (HPV-3).

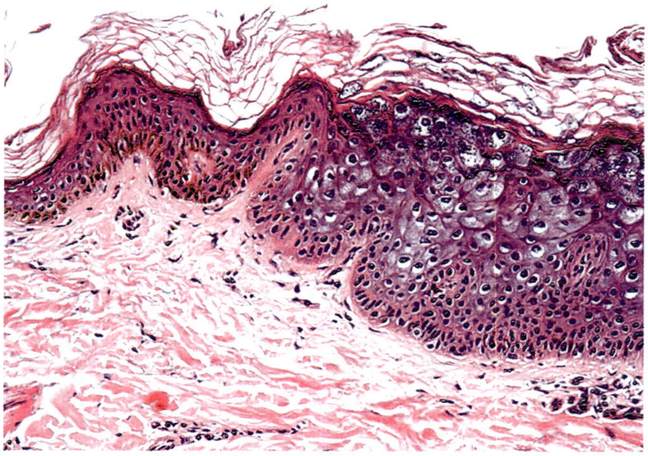

Figura 45.15 Epidermodisplasia verruciforme com células coilocitóticas em toda a extensão da epiderme (HPV-5).

Nas verrugas genitais, é comum a hiperplasia pseudoepiteliomatosa, e as células coilocitóticas estão nos vales entre as papilas, atingindo maior extensão da espinhosa.

A técnica da PCR é empregada na identificação da presença ou não de HPV em casos suspeitos, assim como para detectar sua presença em diversos tumores, em especial carcinoma espinocelular, além da identificação do subtipo para melhor dimensionar o potencial oncogênico da lesão. A melhor técnica para tipagem do DNA viral é por hibridização (ver Capítulo 8).

Tratamento

O melhor tratamento é uma escolha pessoal, pois não há um fármaco antiviral específico para os HPV. Existem diversas modalidades terapêuticas, em especial as que levam à destruição ou à remoção das lesões visíveis, ou à indução de citotoxicidade contra as células infectadas. Por se tratar de lesões benignas, o tratamento não deve deixar cicatrizes. Em revisão recente da literatura, mostrou-se que, entre os tratamentos tópicos para verruga vulgar, os fármacos mais efetivos eram as fórmulas contendo ácido salicílico e alguma eficácia do dinitroclorobenzeno. Na avaliação dos tratamentos das verrugas genitais, alguns são mais ou menos satisfatórios, com índices de recorrência de 30 a 70% em 6 meses. Tanto a imunidade humoral como a celular estão envolvidas na reação aos HPV, e os vírus encontram-se protegidos das reações imunes no interior das células epiteliais; a infecção, por sua vez, não lisa a célula epitelial, tornando-se imperativo despertar essas reações. Assim, o tratamento deve fundamentar-se em provocar uma reação inflamatória local que induziria a uma resposta imune específica ao vírus por meio da produção de citocinas. O tratamento ideal é por meio de vacinas específicas, não só profiláticas, mas também curativas para tratamento dos sadios e infectados, respectivamente.

Podofilina. Trata-se de uma resina vegetal extremamente eficaz em lesões recentes e localizadas em mucosa ou semimucosa (condiloma), não tendo efeito sobre lesões da pele (verruga). Aplica-se na lesão, removendo-se 4 h após, com intervalo de, pelo menos, 5 dias entre cada aplicação. Mesmo após o desaparecimento das lesões, convém repetir a aplicação pelo menos mais uma vez. É empregada a 10 a 30% em solução. É contraindicada a aplicação em gestantes por possibilitar abortamento, prematuridade e morte fetal. A substância quarcetina em sua constituição causa displasias celulares transitórias, evitando-se exame histológico após o tratamento prévio com podofilina, que poderia confundir o patologista com a possibilidade de interpretar as atipias presentes como transformação carcinomatosa. Apresenta, em solução a 30%, índice de clareamento de 60 a 70% em 4 a 6 meses.

Podofilotoxina. Em solução alcoólica ou creme a 0,5%, aplicada 2 vezes/dia durante 3 dias na semana, por até 4 semanas. Por ser menos irritante que a podofilina, pode ser utilizada pelo paciente em casa. Não contém quarcetina, motivo pelo qual não provoca alterações displásicas. Não está estabelecida sua segurança na gravidez. Apresenta índices de clareamento de 80%.

Imiquimode. Na apresentação em creme a 5%, pode ser aplicado 3 vezes/semana até o máximo de 16 semanas. É removido com água após 6 a 10 h. Nos estudos iniciais, mostrou-se índice de recorrência de 13%. Como efeitos colaterais, observam-se eritema, prurido e queimação, na maioria das vezes suportáveis. Não está estabelecida a sua segurança na gravidez. Seu preço é fator limitante de uso e, em lesões ceratósicas, é necessário desbastá-las previamente.

Ácido tricloroacético (TCA). Por ser extremamente cáustico, o TCA deve ser empregado com muito cuidado, em concentrações que variam de 30 a 70%, a cada 5 a 7 dias. É empregado principalmente para verrugas do pênis. É aplicado diretamente nas lesões e está indicado nos casos não responsivos à podofilina. Não é contraindicado na gravidez. Nas lesões ceratóticas não responsivas à podofilina, pode-se aplicar TCA para, então, utilizá-la.

Crioterapia com nitrogênio líquido. É indicada para lesões genitais maiores, em especial nas lesões da uretra, vaginais e perineais, tanto em adultos como em crianças. Trata-se de um método eficaz que consiste na destruição das lesões por meio de congelamento. Mostra índice de clareamento de 50 a 80% e recorrência de 20 a 30% e, após 6 meses de seguimento, 70%.

***Laser* de CO_2 ou ND:YAG.** É indicado nas lesões genitais similares à criocirurgia. É um procedimento seguro e anestesia local é suficiente. O risco de infecção das vias respiratórias superiores do cirurgião com DNA dos HPV não é alto e pode ser evitado por medidas apropriadas de proteção. O índice de clareamento é de 40%. As desvantagens são: resultado dependente da perícia do cirurgião, alto custo e necessidade de anestesia.

Cirurgia. Está indicada apenas nos casos de lesões gigantes não responsivas a terapêuticas prévias, ou quando houver suspeita de transformação maligna.

Eletrocirurgia. É um método alternativo eficaz. A destruição das lesões se faz por meio do calor. O médico deve observar as medidas de biossegurança (óculos de proteção, máscara, luvas), dado o risco de contaminação durante o procedimento.

5-fluoruracila (5-FU). A 5-FU é composta de potente ação antitumoral, sendo um irritante tópico. Nas verrugas genitais, tem sido usada como nova opção intralesional em gel de colágeno com epinefrina, prevenindo sua difusão nos tecidos e limitando sua toxicidade. Tem índice de eficácia comparado ao de outras modalidades.

Interferon (α, β e γ). Por administração sistêmica, mostra-se menos efetivo do que tratamentos de rotina; por via intralesional, como monoterapia, o índice de resposta é menor que 50%. O IFN-β gel (0,15 MU), aplicado após criocirurgia ou laserterapia, previne recidivas em cerca de 50%.

Vacina

Encontram-se disponíveis duas vacinas indicadas para prevenção de infecção e, consequentemente, dos cânceres cervical, vulvar e anal. A primeira (Gardasil®) é uma vacina recombinante quadrivalente (HPV-6 e 11 – cepas mais frequentes; 16 e 18 – cepas mais oncogênicas), para uso intramuscular, em três doses (0, 2 e 6 meses). A indicação atual é para meninas a partir dos 9 anos e, nas demais, por ser a vacina proflática, preferencialmente antes do início da vida sexual. A Agência Nacional de Vigilância Sanitária (Anvisa) estendeu seu uso para mulheres até os 26 anos. Em janeiro de 2013, a Anvisa aprovou o uso profilático e em 2014 foi incorporada no Calendário Nacional de Vacinações do Brasil. Está também indicada para vítimas de abuso sexual de 9 a 14 anos (homens e mulheres) que não tenham tomado a vacina HPV ou estejam com esquema incompleto (administrar conforme a indicação da situação vacinal uma ou duas doses); vítimas de abuso sexual de 15 a 45 anos (homens e mulheres) que não tenham tomado a vacina HPV ou estejam com esquema incompleto (administrar conforme a indicação da situação vacinal, completando três doses da vacina HPV [0, 2, 6 meses]) e meninas e meninos de 9 a 14 anos, com esquema de 2 doses. Adolescentes que receberem a primeira dose dessa vacina nessas idades poderão tomar a segunda dose mesmo se ultrapassados os 6 meses do intervalo preconizado, para não perder a chance de completar o seu esquema; em mulheres e homens que vivem com HIV, transplantados de órgãos sólidos, de medula óssea ou pacientes oncológicos na faixa etária de 9 a 45 anos, o esquema é de três doses (0, 2, 6 meses).

Os estudos têm mostrado que a vacina é bem tolerada, podendo haver manifestações locais e sistêmicas. Reações alérgicas como urticária, angioedema e erupções diversas são bastante raras. A segunda vacina (Gardasil-9®) é nonavalente, pois oferece proteção contra 9 tipos de HPV. Como medida cautelar, não se recomenda no presente momento a administração de vacinas em mulheres interessadas em engravidar ou, muito menos, em grávidas, pois ainda não está adequadamente estabelecido o potencial teratogênico dessas vacinas. A vacinação com a Gardasil-9® foi empregada como tratamento de pacientes com verrugas recalcitrantes, levando à cura em 62,2% destes. Índice superior a ensaios prévios com a quadrivalente (aproximadamente 44,5%). As aplicações foram feitas nos momentos 0, 2 e 6 meses (ver Capítulo 84, item *Vacinação*.)

Evolução e prognóstico

As verrugas podem involuir espontaneamente dentro de meses ou persistir por anos. A involução decorre de mecanismo imunitário. As verrugas vulgares em crianças mostram regressão espontânea em dois terços dos casos em um período de 2 anos.

Está bem estabelecido o potencial oncogênico dos HPV nos pacientes predispostos genética e imunologicamente com a associação necessária de um cofator, que pode ser ambiental, como o sol. Há associação do polimorfismo do gene *p53* no códon 72 com alguns cânceres humanos, incluindo tumores de pele, pulmão e anogenitais. O nucleotídio G (guanina) na posição 347 resulta na presença do aminoácido arginina (CGC) e C (citosina) no aminoácido prolina (CCC) no códon 72 da proteína p53; o alelo arginina é um fator genético de risco para carcinogênese, especialmente nos cânceres anogenitais.

Herpes-vírus humanos

Conceito

A família Herpesviridae encontra-se largamente disseminada na natureza, afetando diversos organismos eucarióticos. Mais de 100 diferentes representantes já foram identificados, oito dos quais em seres humanos (herpes-vírus humanos – HHV). Os componentes dessa família apresentam algumas características peculiares:

- padrão arquitetural similar, com estrutura helicoidal de DNA, envolvida por capsídio icosaédrico e circundada por uma substância amorfa (tegumento) e por uma membrana lipídica mais externa (envelope), onde se expressam integralmente as glicoproteínas de superfície responsáveis pela sua imunogenicidade e importantes na síntese das vacinas anti-herpéticas
- a replicação do DNA viral (genoma viral) e do capsídio ocorre dentro do núcleo da célula infectada. A própria membrana celular, estruturalmente modificada, participa da formação do envelope viral
- os herpes-vírus produzem um grande número de enzimas capazes de agir no metabolismo dos ácidos nucleicos e no processamento proteico celular (timidina cinase, DNA polimerase, helicase, ribonucleotídio redutase)
- os herpes-vírus são capazes de permanecer em latência no hospedeiro natural por longos períodos de tempo e em diferentes células e tecidos. Apresentam a capacidade de reativação periódica, causando doença clínica ou subclínica, sempre acompanhada da destruição irreversível da célula hospedeira infectada.

Subfamílias dos herpes-vírus humanos

O Grupo de Estudos sobre Herpes-vírus do Comitê Internacional de Taxonomia Viral (GHV/CITV) classifica os herpes-vírus em três subfamílias: Alphaherpesvirinae, Betaherpesvirinae e Gammaherpesvirinae (Quadro 45.3). Os critérios utilizados nessa divisão relacionam-se com o comportamento biológico variável dos vírus componentes da família.

Alphaherpesvirinae. Os membros dessa subfamília acometem um espectro de hospedeiros muito amplo, apresentando ciclo reprodutivo curto, crescimento rápido em cultura de células e extenso efeito citopático. Causam efeito lítico. Apresentam a capacidade de estabelecer infecção latente primária em gânglios sensitivos. Contêm os gêneros *Simplex virus* e *Varicellovirus*.

Quadro 45.3 Classificação dos oito tipos de herpes-vírus humanos.

Família	Subfamília	Espécie do herpes-vírus	Principais doenças e quadros clínicos relacionados
Herpesviridae	Alphaherpesvirinae (citolíticos)	Herpes-vírus simples tipo 1 (HSV-1) (HHV-1)	Herpes não genital*
		Herpes-vírus simples tipo 2 (HSV-2) (HHV-2)	Herpes genital*
		Vírus varicela-zóster (VZV) (HHV-3)	Herpes-zóster, varicela
	Betaherpesvirinae (citomegálicos)	Citomegalovírus (CMV) (HHV-5)	Síndrome TORCH, eritropoese extramedular em recém-nascidos, exantema maculopapular ou morbiliforme
		Herpes-vírus humano tipo 6 (HHV-6)	Exantema súbito (*roseola infantum*)
		Herpes-vírus humano tipo 7 (HHV-7)	Ainda não associado à doença clínica; sugere-se participação no exantema súbito e na pitiríase rósea
		Vírus Epstein-Barr (EBV) (HHV-4)	Mononucleose infecciosa, leucoplasia pilosa oral, linfoma de Burkitt, diversas doenças lifoproliferativas, síndrome de Gianotti-Crosti, hidroa vaciniforme, hipersensibilidade a picada de mosquito
	Gammaherpesvirinae (oncogênico)	Herpes-vírus humano tipo 8 (HHV-8)	Sarcoma de Kaposi

HHV = *human herpesvirus*; HSV = herpes-vírus simples; síndrome TORCH = toxoplasmose, outros, rubéola, citomegalovírus, herpes-vírus. *Predominantemente, porém não é raro observarmos HSV-1 em lesões genitais e HSV-2 em áreas não genitais.

Betaherpesvirinae. Afetam alguns poucos hospedeiros. Apresentam um ciclo reprodutivo longo e replicação lenta em meios de cultura, produzindo, com frequência, citomegalia. Estabelecem latência em glândulas secretórias, tecidos linforreticular e renal. Englobam os gêneros *Cytomegalovirus* e *Roseolovirus*.

Gammaherpesvirinae. Apresentam tropismo pela linhagem linfocitária (linfócitos T e B) e por células epiteliais, sendo oncogênicos. Contêm os gêneros *Lymphocryptovirus* e *Rhadinovirus*.

Etiopatogenia

Até o momento, oito diferentes herpes-vírus foram isolados no ser humano, e a análise da sequência dos nucleotídios do genoma viral revela diversos genes homólogos, bem como diferenças substanciais.

São três os Alphaherpesvirinae capazes de infectar o ser humano: o HSV do tipo 1 (HSV-1) e do tipo 2 (HSV-2), além do vírus varicela-zóster (VZV). Apresentam diferenças genotípicas bem definidas, apesar de serem arquiteturalmente semelhantes. Produzem uma priminfecção aguda, seguida da latência viral nos gânglios sensoriais paravertebrais, com episódios de recidiva de características variadas.

Os Betaherpesvirinae encontrados no ser humano também são três: o CMV e os recém-descritos HHV-6 e HHV-7. O CMV apresenta acometimento clínico multissistêmico, com latência em glândulas secretórias e tecido linfoide. O HHV-6 tem tropismo pelos linfócitos B, causando o exantema súbito em lactentes, além de distúrbios linfoproliferativos em pacientes imunocomprometidos. O HHV-7 também acomete o tecido linfoide, com tropismo pela população de linfócitos T CD4.

O EBV e o recém-descrito HHV-8 são os representantes da subfamília Gammaherpesvirinae. O EBV ocasiona a mononucleose infecciosa, estando também associado à gênese da leucoplasia pilosa oral e a alguns casos de doença de Gianotti-Crosti, hidroa vaciniforme, reações exageradas à picada de insetos e síndromes hemofagocíticas. Relaciona-se com uma variada extensão de neoplasias de origem linfoide, como o linfoma de Burkitt e neoplasias em imunocomprometidos. O HHV-8 encontra-se relacionado com sarcoma de Kaposi endêmico, epidêmico, iatrogênico e com os casos da forma clássica, bem como com linfomas efusivos viscerais e doença de Castleman.

Clínica

Herpes simples

Caracteriza-se clinicamente pela formação de vesículas túrgidas e brilhantes, dispostas, em geral, em grupo de cinco a dez lesões que lembram cacho de uva, em torno de orifícios (boca, vulva, ânus) ou, menos frequentemente, em qualquer outra parte do corpo; pode estar acompanhado de manifestações prodrômicas, como sensação de parestesia local, seguida de discreto eritema; podem ainda ocorrer, com menos frequência, sensações parestésicas ao longo do trajeto dos nervos proximais. As vesículas involuem espontaneamente em cerca de 5 dias, e a cura total do processo ocorre em torno de 2 semanas (Figuras 45.16 e 45.17).

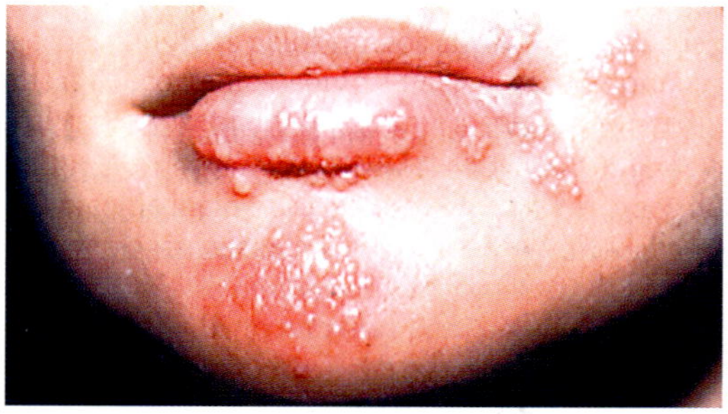

Figura 45.16 Priminfecção herpética.

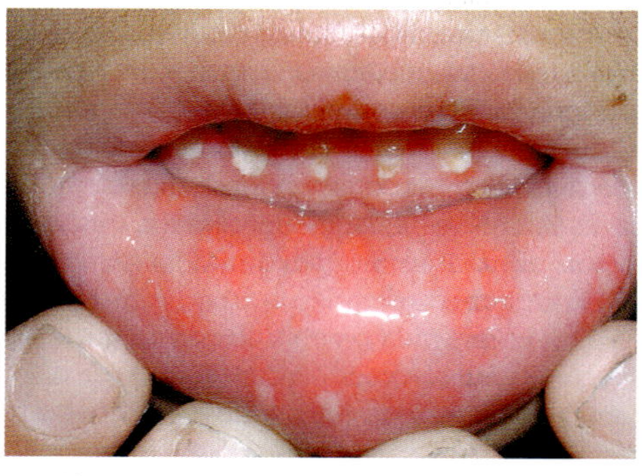

Figura 45.17 Gengivoestomatite herpética.

O termo *herpes*, de origem grega e que significa "rastejar", é derivado dessa disseminação seguindo o trajeto nervoso com o surgimento posterior de lesões cutâneas; até hoje o estudo dos répteis tem o nome de herpetologia.

Há dois tipos de HSV, 1 e 2, que diferem entre si pela antigenicidade em uma das glicoproteínas de superfície (gC). Classicamente, chamamos cada um, respectivamente, de herpes não genital e herpes genital, mas a terminologia mais apropriada deveria ser herpes extragenital e herpes perigenital. Em termos gerais, tal terminologia tem algum valor; no entanto, não é rara a inversão do local do acometimento com o achado do HSV-1 na área genital e do HSV-2 em área não genital. É interessante o fato de que, quando o HSV provoca doença em área diversa do seu local primário de infecção, isto é, HSV-1 infectando a área perigenital e HSV-2 infectando lesões extragenitais, raramente apresenta caráter tão recorrente.

HSV-2 é o agente etiológico de 80 a 90% dos casos de herpes genital e de 10 a 20% dos casos de herpes labial. Com o HSV-1, ocorre justamente o contrário. Após o primeiro ano, recorrências de localização genital são observadas em 50% dos pacientes em que a priminfecção foi por HSV-1 e em 80% dos casos em que o agente foi HSV-2. Um estudo sugeriu que, embora 15% das infecções primárias genitais em mulheres sejam causadas por HSV-1, 98% das recorrências são por HSV-2. Assim, a incidência da doença recorrente depende, em parte, do tipo de vírus infectante.

A inoculação do vírus, em sua grande maioria (90% dos casos), leva à infecção inaparente, apenas detectada pela presença de anticorpos; quando a doença se torna recorrente, os anticorpos, em uma fase inicial, continuam a subir para, em uma fase tardia, não guardarem maior relação com a atividade da doença. O período de incubação é, em média, de 4 a 5 dias. A priminfecção pode ocorrer sem sintomatologia geral ou com febre e prostração; sobretudo as lesões de inoculação são acompanhadas de adenopatia regional; a *priminfecção herpética* pode manifestar-se com quadros benignos diversos (gengivoestomatite, vulvovaginite [extremamente dolorosa], balanite, ceratoconjuntivite, panarício herpético, rinite, faringite, tonsilite e infecção do trato respiratório superior) ou quadros gerais graves (meningoencefalite, erupção variceliforme de Kaposi e herpes disseminado do recém-nascido ou do paciente imunodeprimido, herpes anorretal).

O *panarício herpético* é, em geral, causado pelo HSV-1 e pode ser por inoculação primária da pele ou disseminação de uma priminfecção oral, por isso é frequente em crianças que chupam os dedos, ou por manipulação de genitália infectada; é também frequentemente visto nos dedos de dentistas; pode ocorrer nos pododáctilos. Na maioria das vezes é confundido com panarício bacteriano. História de recorrência e dor desproporcional à inflamação podem ajudar na diferenciação. O panarício herpético crônico é indicativo de imunossupressão, que deve ser pesquisada com número ascendente de novos casos.

É característico que, em pacientes imunodeprimidos, ocorram ulcerações ou mesmo lesões ulcerovegetantes extensas persistentes, muitas vezes dolorosas. Outra apresentação menos frequente nesses pacientes é o aparecimento de lesões verrucosas (ver item *Infecção herpética no imunodeprimido*, adiante).

Após a priminfecção, pode surgir imunidade duradoura ou receptividade especial, que parece ser geneticamente determinada e afeta cerca de 10% da população; leva a infecções recorrentes (Figura 45.18), representando a forma clínica mais comum da doença (herpes recidivante). A frequência da recorrência é variável (semanas, meses ou anos); outros fatores, como exposição solar prolongada, febre, ansiedade, menstruação, trauma

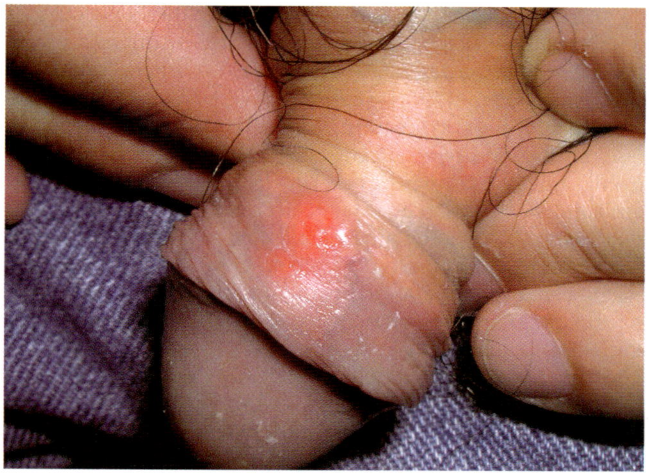

Figura 45.18 Herpes simples recorrente.

local etc., desencadeiam a recidiva herpética. A latência viral ocorre nos gânglios paravertebrais, principalmente nos sacrais (HSV-2) e trigeminais (HSV-1).

A infecção pelo HSV-2 é, geralmente, de transmissão sexual, com grande incremento no início da puberdade. Já o HSV-1 é adquirido desde a infância e acomete 50% das crianças na faixa etária de 12 anos. A história natural da infecção herpética processa-se da seguinte maneira:

- priminfecção sintomática (1 a 10%): fase crônica (toda a vida) sintomática (recorrências em surtos)
- priminfecção assintomática (90 a 99%): assintomática ou latente (portadores, 75 a 90% da população).

O HSV-2 tem localização preferencial na genitália e áreas circunvizinhas. A transmissão ocorre pelo ato sexual. Priminfecção ocorre, na maioria das vezes, após o início da vida sexual, embora também possa ser adquirida durante o parto, em recém-natos. Em ambos pode ocorrer autoinoculação. A infecção evolui com surtos recorrentes, cujos sinais e sintomas são bem menos intensos do que os da infecção primária. Os surtos apresentam uma periodicidade que varia de indivíduo para indivíduo e em um mesmo indivíduo ao longo do tempo. Enquanto alguns pacientes apresentam recidivas com periodicidade maior do que anual, outros chegam a apresentar infecções quase subentrantes. Pacientes imunodeprimidos podem apresentar lesões persistentes, formando verdadeiras ulcerações ou, mais raramente, lesões verrucosas. Os surtos tendem a ser mais espaçados com o passar dos anos. Estímulos como estresse, febre, trauma, luz solar, menstruação, infecções intercorrentes ou imunossupressão são fatores precipitantes das recorrências, que são, em geral, acompanhadas de discreta adenopatia. A radiação ultravioleta (RUV) tem bastante destaque na reativação do HSV. Doses suberitematosas de UVA reduzem a população cutânea de células de Langerhans e linfócitos T auxiliares, facilitando a reativação viral. Doses suberitematosas de UVB podem induzir lesão direta ao genoma viral e induzir uma "resposta viral do tipo SOS", em que a virulência da cepa aumenta, visando infectar novas células ou hospedeiros poupados da lesão pelo UVB. Estudos recentes têm lançado luz nos processos genéticos envolvidos na reativação herpética e hoje o polimorfismo do gene *MBL* (*mannose binding lecitin*), particularmente nos pacientes que carreiam o polimorfismo MBL-2, tem sido intimamente relacionado com a recorrência do herpes e já pode ser identificado por testes genéticos específicos.

O eritema polimorfo é um padrão clínico de reação cutânea observado após a exposição a diversos fatores, e a infecção herpética ocupa lugar de destaque (Figura 45.19). O eritema polimorfo associado ao herpes simples caracteriza-se pelo quadro de distribuição acral e que poupa mucosas, sendo muito mais brando que o induzido por medicamentos. O quadro pode seguir-se imediatamente à recorrência herpética labial ou genital, ou mesmo, em alguns casos, não guardar relação temporal direta com o quadro viral. A etiologia herpética para o eritema polimorfo parece ser mais comum nos EUA e na Europa do que no Brasil.

O *herpes genital* era relativamente raro há 50 anos, tendo havido um grande aumento da incidência. Nos EUA, os Centers for Disease Control and Prevention (CDC) registraram, no ano de 1966, 2.900 casos; já no ano de 1982, 261 mil casos foram registrados. Com base em estudos sorológicos, estima-se que cerca de 30 milhões de americanos estejam infectados pelo HSV-2. As correlações epidemiológicas existentes entre soroprevalência de herpes e doença de Alzheimer parecem ser um efeito apenas casual; no entanto, pesquisas recentes sobre os depósitos amiloides cerebrais nessa última podem ter correlação com quadros neurológicos crônicos de natureza infecciosa.

Um aspecto muito importante, em termos epidemiológicos, é a possibilidade de transmissão do vírus na ausência de lesão clínica. Outro aspecto não menos importante é a existência de infecção subclínica. Isso explicaria o aparecimento da infecção em pessoas que convivem há muito tempo com parceiro sexual único, sem herpes. A doença é mais prevalente durante os períodos de maior atividade sexual, sobretudo nos indivíduos que têm múltiplos parceiros. Acomete os dois sexos indistintamente.

A lesão característica do herpes, que facilita o seu diagnóstico, são vesículas agrupadas, por vezes em base eritematosa, que, após poucos dias, se tornam necrosadas, exulceradas e crostosas, quando então ocorre reparação tecidual. Ao involuir, a lesão não deixa cicatriz; por vezes, há hipercromia ou hipocromia residual, sobretudo após a priminfecção. A localização da priminfecção depende principalmente do tipo de prática sexual, e pode ser na genitália, na orofaringe ou anorretal.

Ocorre nos pacientes nunca expostos anteriormente ao vírus e, portanto, não apresentam imunidade celular, o que possibilita clínica mais exuberante. Pode ser precedida por sensação de fisgada, parestesia ou ardor, que pode se intensificar, passando a ser dolorosa. As lesões são em maior número e acompanhadas de grande edema. Na mulher, ocorre vulvovaginite importante, acompanhada de muita dor, podendo, inclusive, levar à paresia transitória da bexiga, o que requererá cateterismo de alívio. Cistite e uretrite também podem ocorrer. A cérvice está envolvida em 90% dos casos e, durante as recorrências, em apenas em 10%. No homem, o processo pode acometer praticamente todo o pênis, mas é menos doloroso.

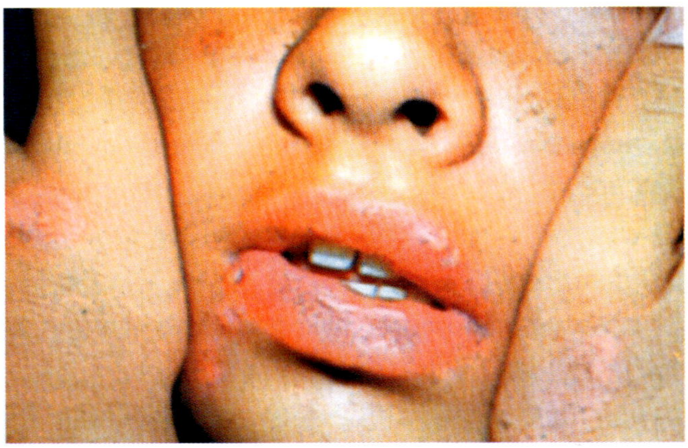

Figura 45.19 Herpes simples com eritema polimorfo.

Coito anal pode levar a proctite com tenesmo, dor e corrimento purulento. A infecção na orofaringe pode levar a ulcerações necrosantes na faringe posterior.

Autoinoculação ocorre em cerca de 15% dos casos durante a priminfecção, cuja duração média é de cerca de 3 a 4 semanas, ao passo que as recorrências duram de 10 a 14 dias.

O diagnóstico, em geral, é clínico; em caso de dúvida, recorre-se à citologia do conteúdo da vesícula (ver Capítulo 8, item *Exame citológico | Teste de Tzanck*). Esse método é o mais rápido e fácil de ser realizado, porém não identifica o vírus (HSV-1, 2 ou VZV). A cultura viral é mais sensível nas lesões recentes e primárias em relação às lesões recorrentes, que podem ser negativas em até 50% dos casos. A histopatologia revela vesícula intraepidérmica ou ulceração, necrose e balonização epidérmica (queratinócitos grandes e pálidos com marginação da cromatina, algumas vezes com inclusões intranucleares – inclusões tipo A de Cowdry, corpúsculos de Lipschutz), acantólise ou formação de queratinócitos multinucleados. O diagnóstico sorológico pode ser útil nos casos de priminfecção. Deve ser coletado o soro do paciente nos primeiros 3 a 4 dias e algumas semanas depois do início dos sintomas. A ausência de anticorpos HSV na infecção aguda e o aparecimento IgM HSV-específico e/ou o aumento de 4 vezes o título do anticorpo IgG na convalescença é diagnóstico para infecção pelo HSV.

Já o diagnóstico da recorrência pode ser observado pela presença de anti-HSV IgG durante os primeiros dias desse surto, com o aparecimento de IgM HSV-específico e o aumento de IgG anti-HSV durante a convalescença. Deve ser utilizada com cautela a sorologia na recorrência herpética, pois somente uma pequena parte dos pacientes aumenta seus títulos. O ELISA pode diferenciar o HSV-1 e o HSV-2 de forma rápida e barata, com base na diferença antigênica dos subtipos; as glicoproteínas G1 (gG1) e G2 (gG2) são capazes de induzir anticorpos IgG específicos.

O teste de reação em cadeia da polimerase (PCR) para a detecção do antígeno DNA-HSV e o tipo do vírus nas lesões suspeitas é mais sensível e rápido que a cultura viral, porém mais caro e de difícil realização na prática clínica. O falso-positivo pode ocorrer pela contaminação a distância de lesões não herpéticas. PCR é o teste preferido para o diagnóstico de encefalite herpética. A tipagem dos vírus também pode ser feita pela imuno-histoquímica ou fluorescência direta de anticorpos.

O tratamento da infecção herpética, na maior parte dos casos, faz-se apenas com a higiene das lesões com água e sabão e, se necessário, antissépticos nos surtos esporádicos. Medida terapêutica fundamental é manter boa higiene das lesões, sobretudo as de localização genital, utilizando compressas com antissépticos ou sabonete. Entretanto, o tratamento com agente antiviral sistêmico está indicado em algumas situações, como priminfecção, lesões recorrentes muito exuberantes ou dolorosas e nos pacientes imunossuprimidos.

O tratamento medicamentoso de escolha é a acicloguanosina (aciclovir), e a sua eficácia é superior quando administrada por via intravenosa do que por via oral ou aplicada topicamente (ver Capítulo 84). Alternativamente, podem ser utilizados, com igual eficácia, o fanciclovir ou o valaciclovir, este último com maior comodidade posológica (Quadros 45.4 e 45.5).

Nos casos de priminfecção genital no sexo feminino, quando excessivamente dolorosa, indica-se o uso tópico de xilocaína a 5%, várias vezes ao dia, ainda que favoreça maceração, infecção secundária e, mesmo, eczematização.

Recente indicação, que inclusive consta em bula, é o uso de valaciclovir 2 g, em duas doses consecutivas.

Quadro 45.4 Tratamento da priminfecção genital herpética com antivirais.*

Fármaco	Posologia	Duração do tratamento
Aciclovir**	400 mg VO 8/8 h	7 a 10 dias
Valaciclovir	1 g VO 12/12 h	7 a 10 dias
Fanciclovir	250 mg VO 8/8 h	7 a 10 dias

*O tratamento pode ser prolongado em caso de persistência de lesão após 10 dias. **O aciclovir na dose de 200 mg, 5 vezes/dia, também é eficaz, mas esse esquema deve ser evitado devido à pouca comodidade posológica. (Fonte: *Guidelines* para tratamento de Infecções Sexualmente Transmissíveis do *Centers for Disease Control and Prevention* [CDC], 2021.)

Quadro 45.5 Tratamento do herpes recorrente com antivirais.*

Fármaco	Posologia	Duração do tratamento
Aciclovir	800 mg VO 12/12 h	5 dias
Aciclovir	800 mg VO 8/8 h	2 dias
Valaciclovir	500 mg VO 12/12 h	3 dias
Valaciclovir	1 g VO 1×/dia	5 dias
Fanciclovir	1 g VO 12/12 h	1 dia
Fanciclovir	500 mg VO 1× seguidos por 250 mg VO 12/12 h	2 dias
Fanciclovir	125 mg VO 12/12 h	5 dias

*O aciclovir na dose de 400 mg, 3 vezes/dia, também é eficaz, mas esse esquema deve ser evitado devido à pouca comodidade posológica. (Fonte: *Guidelines* para tratamento de Infecções Sexualmente Transmissíveis do *Centers for Disease Control and Prevention* [CDC], 2021.)

Considerando-se que alguns pacientes, ao apresentarem recorrências, quer pela elevada frequência, quer pela própria estrutura psíquica, tornam-se bastante ansiosos, é importante o estabelecimento de boa relação médico-paciente, de modo que haja melhor compreensão da natureza da doença. Por outro lado, entre as causas de recidiva, existem, seguramente, mecanismos psíquicos capazes de desencadeá-la. Psicoterapia está indicada nos casos em que o paciente, ainda que inconscientemente, utilize a infecção como forma de castração, de autoboicote ou para se proteger do mundo (ver Capítulo 79).

A *profilaxia de herpes simples* insere-se no contexto da profilaxia das IST. Os pacientes devem estar conscientes das formas de contágio da doença e, assim, se abster de relações sexuais durante os surtos.

A terapia de supressão com uso diário de terapia antiviral reduz as recorrências de herpes genital em até 80%, sendo o uso contínuo e por longos períodos dessas medicações considerado seguro (Quadro 45.6). Além da melhora na qualidade de vida, o uso da terapia supressora apresenta a vantagem adicional de diminuir o risco de transmissão para os parceiros sexuais.

Em imunodeprimidos com infecção crônica (ulceração ou vegetação), a associação de imiquimode a 5% em creme pode restabelecer a eficácia do aciclovir; nos casos de lesões vegetantes, está indicado *shaving* delas antes de se iniciar o tratamento, que certamente será mais rápido e efetivo. Cidofovir 1 a 2% é outra alternativa válida.

É importante, na primeira consulta pré-natal, que as gestantes sejam inquiridas se são portadoras ou não de herpes. Caso a gestante tenha surtos recorrentes, deve-se discutir a indicação de cesariana, que reduz a possibilidade de infecção neonatal de 50 para 6%, segundo alguns estudos. Recém-nascidos expostos ao vírus devem ser isolados no berçário.

Quadro 45.6 Esquemas supressores do herpes simples com antivirais.

Fármaco	Posologia
Aciclovir	400 mg VO 12/12 h
Valaciclovir*	500 mg VO 1×/dia
Valaciclovir	1 g VO 1×/dia
Fanciclovir	250 mg VO 12/12 h

*Valaciclovir no esquema de 500 mg/dia pode ser menos eficaz do que os outros esquemas em pessoas que apresentem recorrências frequentes (10 ou mais episódios ao ano). (Fonte: *Guidelines* para tratamento de Infecções Sexualmente Transmissíveis do *Centers for Disease Control and Prevention* [CDC], 2021.)

O uso de estimuladores de imunidade celular não apresentou resultados convincentes. Vacinas anti-herpéticas utilizando o vírus inativado não oferecem proteção adequada.

Apresentações especiais

Meningoencefalite. A priminfecção é frequentemente acompanhada de viremia, que se manifesta como estado gripal (cefaleia, mialgia, astenia, febrícula, anorexia etc.). Embora meningismo seja frequente, franca meningite ocorre apenas em 2% dos casos de infecção aguda pelo HSV-1, enquanto o quadro de encefalite pode acompanhar o HSV-2. O tropismo pelos neurônios apresentado pelo HSV e a neurovirulência produzida pela riqueza de receptores do tipo heparan sulfato nessas células fazem com que o sistema nervoso central (SNC) seja um órgão-alvo sempre importante para o vírus.

Herpes simples congênito. Até 1% das gestantes apresentarão, na cultura da vagina, HSV-2. A priminfecção aumenta a incidência de abortamento no início da gravidez. Infecção intrauterina precoce, secundária a viremia materna e passagem transplacentária, pode causar distúrbios na embriogênese, mas são raros. Herpes-vírus é uma das causas da *síndrome **TORCH*** (toxoplasmose, outros, rubéola, CMV e herpes). Esta se caracteriza por doença inaparente na mãe, intensidade bastante variável de manifestações clínicas em neonatos, como febre, neonato pequeno para a idade gestacional, erupção purpúrica, hepatoesplenomegalia, icterícia, problemas oculares, auditivos, retardo mental e de crescimento e até levar a óbito. O diagnóstico é firmado por características clínicas, sorologia, exame de urina e liquor, na busca do agente etiológico, que vai determinar o prognóstico.

Alguns autores empregam o acrônimo *TORCHES*, em que a letra S corresponde à infecção por sífilis. As outras etiologias ainda mais infrequentes causadoras da síndrome são: treponemas, vírus Coxsackie, *Listeria*, *Parvovirus* humano, *Chlamydia*, hepatite B, EBV, VZV e HIV.

Infecção intrauterina tardia e infecção neonatal durante a passagem do concepto pelo canal do parto podem resultar em encefalite, pneumonia, necrose hepatoadrenal etc. A mortalidade é alta (70%), e muitos sobreviventes apresentam sequelas. Apenas 50% dos pacientes manifestaram vesículas típicas, de localização conforme a apresentação do concepto, o que facilita o diagnóstico. Existe ainda a possibilidade de contaminação pós-natal em função do manuseio da criança por adultos, ainda que sem doença ativa.

Infecção herpética no imunodeprimido. Pacientes imunodeprimidos tendem a apresentar formas mais graves da doença, inclusive com generalização do processo. Nos últimos anos têm sido observadas, em pacientes com infecção pelo HIV, ulcerações dolorosas, persistentes, localizadas na genitália e vizinhanças, e lesões verrucosas, muitas vezes resistentes ao aciclovir. Faz diagnóstico diferencial com a infecção pelo CMV nesta localização, sendo a infecção pelo HSV muito mais frequente. É considerada infecção crônica pelo herpes quando ultrapassa 3 semanas de evolução. Esses pacientes tendem a necessitar de doses maiores e, por vezes, até mesmo constantes de anti-herpéticos sistêmicos (Figuras 45.20 a 45.23, 66.11, 66.14 e 66.15).

Herpes simples sistêmico. Geralmente ocorre após lesões habituais de herpes labial ou genital. Pode ocorrer encefalite, necrose do fígado, baço, pâncreas etc. É de alta letalidade. Doenças de base, como linfomas, leucemias, podem estar presentes.

Erupção variceliforme de Kaposi (eczema herpético). Na realidade, trata-se de uma complicação de caso de eczema (Figura 45.24), em geral atópico, pênfigo foliáceo, doença de Darier ou outra dermatose produzida pelo vírus vaccínico (*Poxvirus officinalis*), herpes-vírus ou, até mesmo, por outros vírus, como os do grupo *Coxsackievirus*. Acomete mais comumente a criança e caracteriza-se por erupção vesicular ou vesiculopustulosa localizada, extensa ou generalizada, com sintomatologia geral. A percepção clínica da umbilicação de algumas vesículas pode levar ao diagnóstico da infecção viral. Em alguns casos, pode haver êxito letal por extenso comprometimento visceral. Portadores de dermatite atópica, em especial, parecem ter falhas específicas da imunidade inata que favorecem o surgimento da erupção variceliforme de Kaposi; neste caso específico, a disseminação do herpes não se deve somente ao quadro eczematoso de base. Deve-se fazer a profilaxia, evitando-se a vacinação de crianças com quaisquer dermatoses, bem como que tenham contato com focos de infecção viral. Além de medidas de suporte, quando causado pelo herpes, está indicado o aciclovir intravenoso nos casos generalizados, e, nas formas localizadas, quaisquer dos anti-herpéticos conhecidos, por via oral.

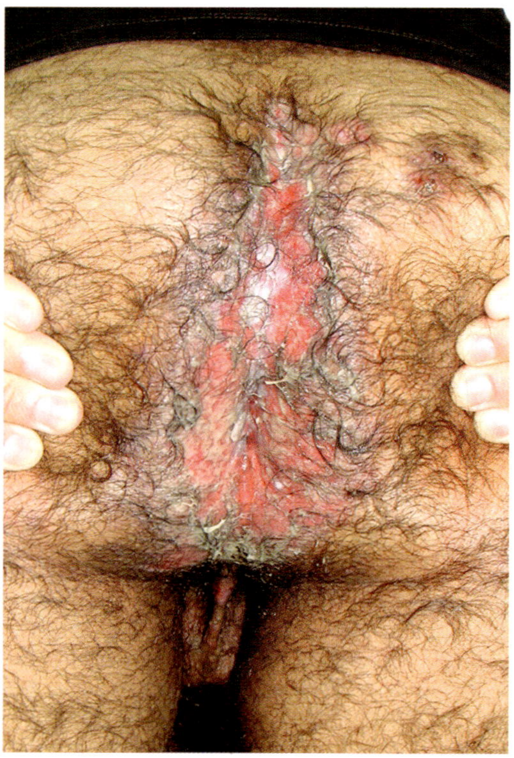

Figura 45.20 Herpes simples crônico do imunodeprimido. (Cortesia da Dra. Carolina Belo.)

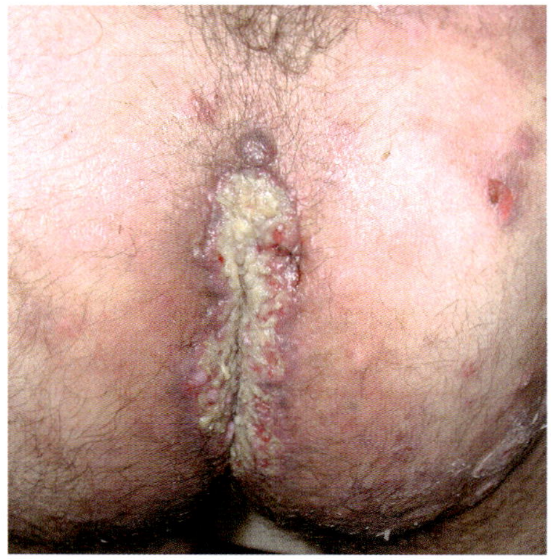

Figura 45.21 Herpes simples verrucoso de paciente com AIDS.

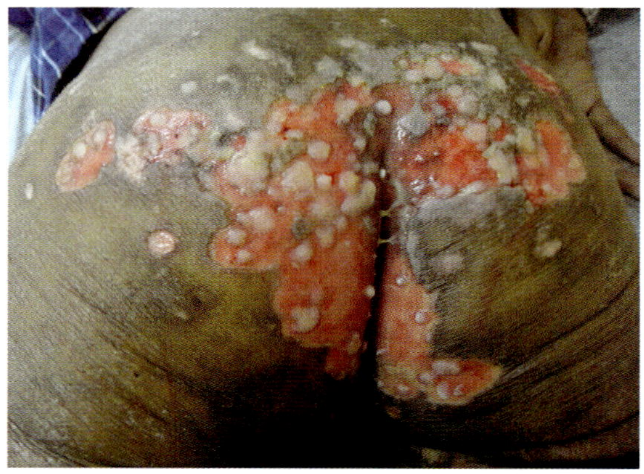

Figura 45.22 Herpes simples crônico em paciente com AIDS. (Cortesia da Dra. Daniele Bonato.)

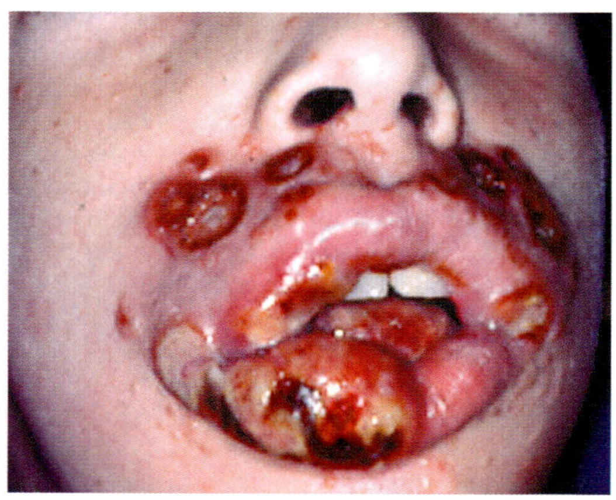

Figura 45.23 Herpes simples – paciente com linfoma de Hodgkin. (Coleção Serviço de Dermatologia/Curso de Pós-graduação em Dermatologia, UFRJ.)

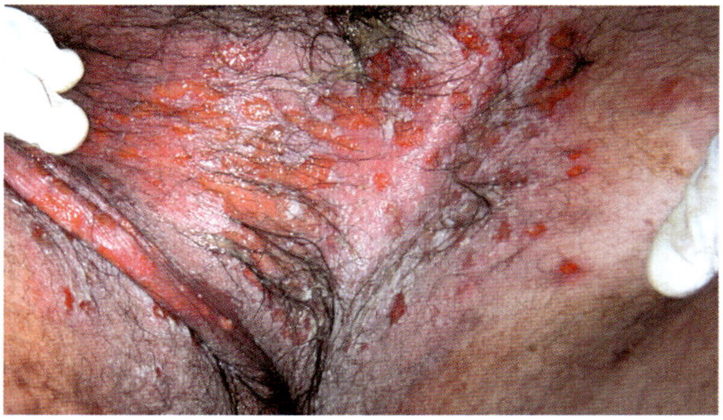

Figura 45.24 Eczema herpético – paciente com Hailey-Hailey.

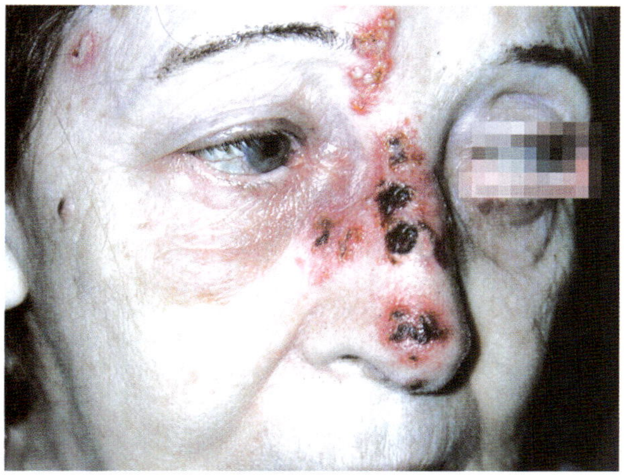

Figura 45.25 Herpes-zóster oftálmico (sinal de Hutchinson).

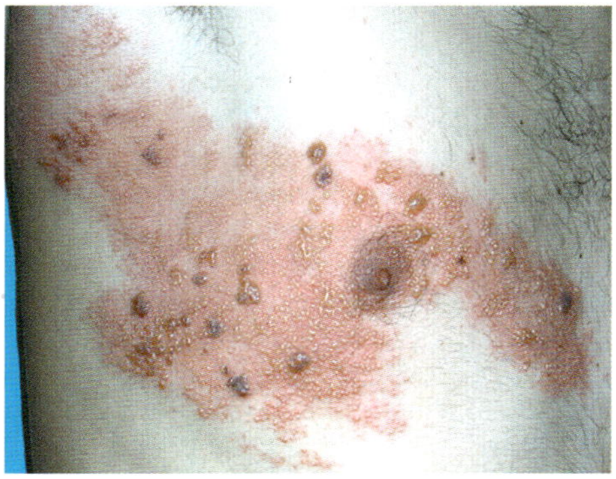

Figura 45.26 Herpes-zóster intercostal.

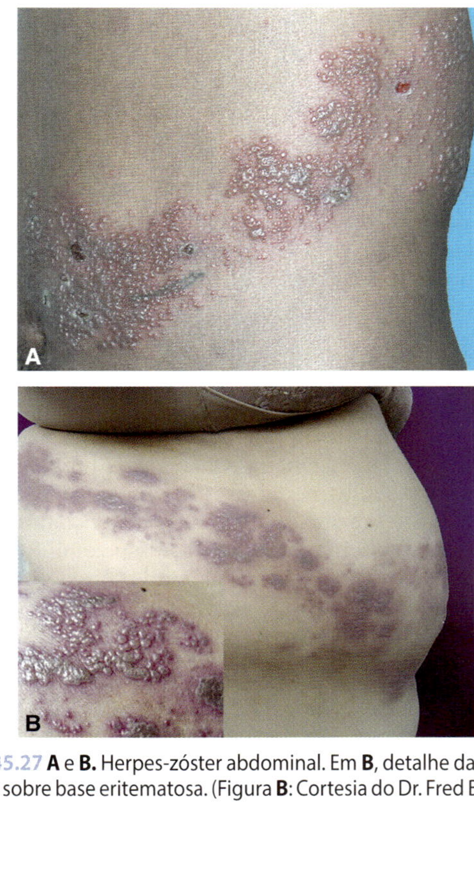

Figura 45.27 **A** e **B.** Herpes-zóster abdominal. Em **B**, detalhe das vesículas e bolhas sobre base eritematosa. (Figura **B**: Cortesia do Dr. Fred Bernardes.)

Vírus varicela-zóster

O VZV ou HHV-3 é causador do herpes-zóster e da varicela.

Herpes-zóster

Tem incidência preponderante no adulto depois da 5ª década, no entanto não é rara em jovens. A introdução da vacina antivaricela alterou substancialmente a epidemiologia HZ, pois, por conta de sua eficácia, diminuiu o vírus da varicela circulante e, assim, o estímulo imunológico dado pelo contato esporádico com o vírus selvagem também. Sem esse estímulo ocasional, todos aqueles que tiveram varicela se tornaram mais suscetíveis, logo houve um aumento elevado na incidência da doença. É uma doença benigna, autolimitada, durando cerca de 2 semanas, salvo em pacientes imunodeprimidos, em que o quadro clínico é mais extenso e arrastado. Há casos descritos de adultos com zóster transmitindo varicela para a criança e vice-versa. O vírus encontra-se latente nos gânglios paravertebrais e, daí, por invasão dos nervos correspondentes, chega à pele, onde se formam vesicobolhas agrupadas e em disposição metamérica, podendo, entretanto, haver vesículas erráticas.

O processo de reativação do VZV foi recentemente elucidado e envolve a mudança no balanço intraneuronal de duas proteínas octaméricas (Oct) importantes na vitalidade neuronal. A proteína viral alfa-TIF liga-se com grande afinidade à Oct-1, muito encontrada nos queratinócitos, onde consegue promover a transcrição do genoma viral. A situação normal dos neurônios é a de predominância da Oct-2, em que alfa-TIF não consegue exercer seu efeito. Lesões cutâneas, vibração, extremos de temperatura lesionam as terminações nervosas e liberam o fator de crescimento neuronal (FCN), que pode reabilitar as terminações lesadas, mas altera temporariamente o balanço Oct-1/Oct-2, com predomínio temporário do primeiro. Esses fatos possibilitam a transcrição do genoma do VZV latente nos gânglios paravertebrais e a reativação do vírus.

Os nervos mais frequentemente acometidos são: torácico (53%), cervical (C2, C3 e C4 – 20%), trigêmeo, incluindo o oftálmico (15%) e lombossacro (11%). Os nervos cranianos (facial, óptico, auditivo, faríngeo, laríngeo) produzem erupção de localização correspondente aos seus trajetos anatômicos. O comprometimento, em geral, é de um único gânglio, e, por isso, a erupção é assimétrica e respeita o dimídio. O quadro dermatológico caracteriza-se por eritema com vesículas agrupadas e/ou bolhas confinadas ao trajeto nervoso acometido; formação de crostas e, posteriormente, escamas aparecem durante a evolução do processo (Figuras 45.25 a 45.27). Nos casos mais graves, as lesões podem sofrer necrose (zóster necrótico), cuja involução deixa cicatrizes por vezes queloidianas. São frequentes a neuralgia e a hiperestesia, sendo mais intensa nos idosos, podendo anteceder o quadro cutâneo por dias. Manifesta-se mais frequentemente como parestesias e dor – que pode ser lancinante – que acompanham a erupção cutânea. A dor pode permanecer por meses ou anos após a involução do herpes-zóster; eventualmente o quadro clínico é acompanhado de prurido. Quando a dor persiste por mais de 1 mês após a resolução do quadro cutâneo, recebe a denominação de neuralgia pós-herpética (NPH). Trata-se de um conceito arbitrário; há quem só considere após 90 ou mesmo 120 dias. Dependendo da localização, a dor pode simular infarto do miocárdio, apendicite, colecistite, hérnia de disco, entre outros. É causa de depressão em idosos e está associada a suicídios ocasionados pela dor cronicidade; é excepcional nas crianças e em jovens. O nível de IL-6 sérico pode ser um indicador prognóstico de evolução para NPH.

Não é incomum o zóster manifestar-se como um indicador de neoplasia (não é paraneoplásico), em geral de linfoma; nesses casos, tende a ser mais exuberante ou multidermatomal (ver Capítulo 63, item *Doenças potencialmente reveladoras de malignidade interna*). É considerada doença cutânea disseminada quando houver mais de 20 lesões fora do dermátomo acometido ou contíguos. Casos de zóster sem as manifestações cutâneas (*zoster sine herpete*) são eventualmente diagnosticados e fazem diagnóstico diferencial com diversas moléstias. O acometimento do nervo trigeminal pode simular uma crise de glaucoma, entre outros. Os quadros de zóster sem lesões cutâneas ou com poucas manifestações dermatológicas são um desafio diagnóstico, sendo úteis a sorologia pareada e a avaliação de IgM anti-VZV.

Convém chamar a atenção para certos aspectos característicos do envolvimento dos diferentes nervos.

Nervo trigêmeo (ramos oftálmico, maxilar e mandibular). O comprometimento do ramo oftálmico leva ao dano ocular em 2/3 dos casos, especialmente quando existem vesículas na ponta do nariz, que indicam o envolvimento do nervo nasociliar (***sinal de Hutchinson***). Complicações oculares como uveíte, ceratite, conjuntivite, edema conjuntival, paralisia do músculo ocular, proptose, esclerite, oclusão vascular retiniana e ulceração, cicatriz e até necrose de pálpebra podem ocorrer. O envolvimento do gânglio ciliar leva à *pupila de Argyll Robertson* (não acomodação com a luz). O zóster do ramo maxilar produz vesículas na úvula e na área tonsilar. Quando acomete o ramo mandibular, produz vesículas na parte anterior da língua, no assoalho da boca e na mucosa bucal. No zóster orofacial pode haver dor de dente.

Nervo facial. É principalmente motor, porém tem fibras sensoriais que inervam a orelha externa, a fossa tonsilar e o palato mole. Em todas essas localizações podem ser encontradas vesículas acompanhadas de dor mesmo na ausência de acometimento cutâneo. Esse acometimento pode ser mínimo ou limitado ao conduto auditivo externo. A *síndrome de Ramsay-Hunt* deve-se ao acometimento do nervo facial e do auditivo ipsilateral, levando à paralisia facial, às lesões no conduto auditivo externo e no tímpano, com ocasional surdez, tinido e vertigem. Pode ocorrer diminuição do paladar nos 2/3 anteriores da língua e alteração do lacrimejamento pelo envolvimento do nervo intermédio ou seu gânglio geniculado (Figura 45.28).

Outros nervos. O envolvimento dos sacrais pode levar a complicações motoras como bexiga neurogênica e alteração na defecação. O acometimento do nervo laríngeo provoca disfagia, e o dos nervos torácicos, hérnia abdominal.

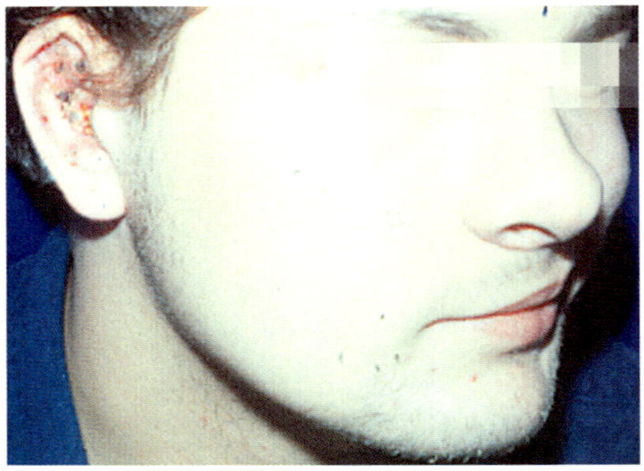

Figura 45.28 Síndrome de Ramsay-Hunt.

A infecção do SNC leva a vasculopatias de médio e grande vasos, assim como vasculite inclusive granulomatosa e também ventriculites. No olho também ocorre. Na pele, a ocorrência de vasculite é menos frequente, mas lesões eritema multiforme-símiles ocorrem eventualmente.

No *tratamento do herpes-zóster* estão indicadas compressas com antissépticos para evitar infecção secundária, e analgésicos, se necessário, em função da intensidade da dor. Está bem estabelecido o emprego de antivirais sistêmicos. O aciclovir oral deve ser administrado em altas doses, 800 mg a cada 4 h, 5 vezes/dia, por 7 a 10 dias. Alternativamente, pode-se utilizar o valaciclovir 1 g ou o fanciclovir 250 a 500 mg a cada 8 h por 7 dias. O tratamento com antivirais diminui o tempo de evolução da vesiculação, reduz as complicações sistêmicas, diminui a dor do zóster durante o tratamento e pode reduzir a chance da neuralgia pós-herpética quando administrado dentro dos primeiros dias (menos de 48 a 72 h), principalmente com o fanciclovir em doses mais altas (500 a 750 mg a cada 8 h) ou o valaciclovir. Em pacientes com mais de 50 anos, a utilização de corticoterapia sistêmica (prednisona 40 mg/dia), a fim de evitar a neuralgia pós-herpética, é bastante discutível. Na *síndrome de Ramsay-Hunt* ou com acometimento ocular, o aciclovir deve ser administrado por via venosa na dose de 10 mg/kg, a cada 8 h por 7 dias, mais prednisona 60 mg por 2 semanas, reduzindo a dose paulatinamente a partir da 3ª semana. Os pacientes imunodeprimidos graves também devem fazer o uso do ACV venoso por 7 a 14 dias.

O *tratamento de neuralgia pós-herpética* inclui carbamazepina em doses de 100 a 400 mg/dia, amitriptilina em doses de 12,5 a 75 mg/dia, benzodiazepínicos, opiáceos e, até mesmo, bloqueio ganglionar. A capsaicina, uma depletora da substância P, parece ser efetiva no tratamento da neuralgia pós-herpética moderada quando aplicada 3 a 5 vezes/dia durante 4 semanas, na dose de 0,025 a 0,075%. Lidocaína gel a 5% também pode ser utilizada (Figura 45.29) (ver Capítulo 98, item *Neuralgia pós-herpética*.)

A *prevenção de herpes-zóster* no Brasil pode ser feita exclusivamente com a vacina recombinante (Shingrix®), que pode ser aplicada em pacientes imunossuprimidos acima de 18 anos. O esquema de vacinação consta de 2 doses via intramuscular, com intervalo de 2 meses. No momento, a vacina recombinante está disponível somente na rede privada. Há diversas vantagens para seu uso: pode ser usada independentemente do histórico de varicela ou vacinação contra a doença (no caso de paciente que tenha recebido a vacina de vírus atenuado contra o HZ). No caso de gestantes, a vacina não está recomendada como rotina. Pode ser usada concomitantemente com as vacinas

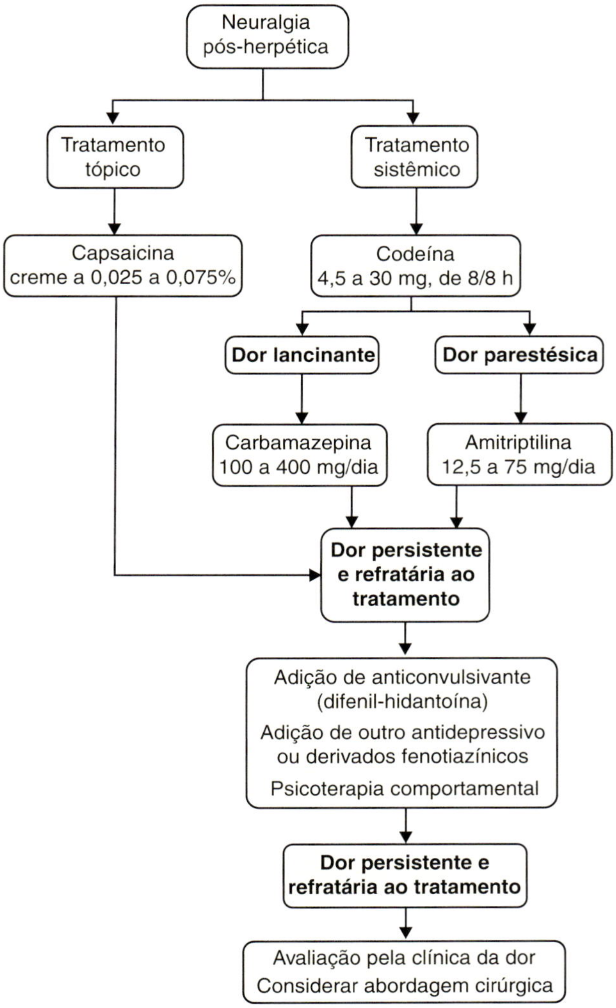

Figura 45.29 Algoritmo do tratamento da neuralgia pós-herpética.

inativadas para *influenza*, pneumocócica e tríplice bacteriana acelular do tipo adulto sem interferência na resposta imune. A recomendação da SBIm é que haja um intervalo mínimo de 6 meses após o quadro agudo de HZ para que a vacinação seja feita (ver Capítulo 84, item *Vacinação*, subitem *Herpes-zóster*)

Varicela

É uma doença comum à infância que afeta grande parcela desta população e causa soroprevalência de cerca de 95% na população adulta. É transmitida por aerossol, mas também pelo contato com as lesões cutâneas da doença. O período de incubação é de cerca de 15 dias, e os pródromos incluem hiperemia da orofaringe, febre alta, astenia e tosse seca. As lesões cutâneas iniciam-se com máculas eritematosas, de distribuição craniocaudal, que, em um período de cerca de 8 a 12 h, evoluem para vesículas, pústulas e crostas, em um processo contínuo que causa polimorfismo regional. Tendem a se localizar mais no eixo central do corpo e poupam parcialmente as extremidades. Algumas lesões evoluem com umbilicação central bastante característica. O quadro costuma ser de evolução benigna, mas infecção secundária é comum. As complicações são mais frequentes nos adultos e podem incluir síndrome de Guillain-Barré, encefalites e pneumonias. Entre as complicações, a encefalite é rara e regride em 80% dos casos; também podem ocorrer hepatite; pneumonia, que é 15 vezes mais frequente nos adultos tabagistas; rabdomiólise; artrite; síndrome de Stevens-Johnson; eritema multiforme ocorrendo imediatamente antes do *rash* da varicela; gangrena cutânea (varicela gangrenosa) pode ser resultante de uma infecção secundária ou mesmo na ausência de infecção, por mecanismo desconhecido; púrpura trombocitopênica ocorre entre o 5º e o 10º dia de doença e, em geral, regride espontaneamente em 3 a 4 meses. Nesses pacientes, a *síndrome de Reye* é uma complicação temida pela alta letalidade, pelo uso de salicilatos para tratamento sintomático, levando a dano hepático e cerebral. Em geral, não há recorrência da varicela, graças à imunidade que dura para o resto da vida.

A infecção materna no 1º ou 2º trimestre da gestação pode resultar em embriopatia. Nas primeiras 16 semanas de gestação há maior risco de lesões graves ao feto, resultando em baixo peso ao nascer, cicatrizes cutâneas, microftalmia, catarata e retardo mental. Gestantes que tiverem contato com casos de varicela e herpes-zóster devem receber imunoglobulina humana contra este vírus.

O VZV permanece latente nos gânglios paravertebrais por muitas décadas, podendo reativar-se na idade adulta. Essa reativação é conhecida como herpes-zóster.

O *diagnóstico da varicela é eminentemente clínico*, com a erupção característica em combinação com a história de exposição viral nas 2 a 3 semanas anteriores. Podem ser utilizados os métodos citológicos (método de Tzanck) e histopatológicos, que são comuns aos três vírus (HHV-1, HHV-2 e VZV), já descritos anteriormente. A sorologia por ELISA mostra anticorpos IgM na infecção recente. Pode-se utilizar ainda a imuno-histoquímica, com anticorpos monoclonais específicos para VZV ou PCR para detecção do DNA viral nas vesículas recentes. No herpes-zóster, as características clínicas também são suficientes para o diagnóstico.

Não é recomendado o tratamento com antivirais para crianças até 12 anos de idade, utilizando-se apenas sintomáticos (antitérmicos, anti-histamínicos), higienização das lesões e antibióticos sistêmicos em caso de infecção secundária. Porém, em caso de doença moderada a grave, está indicado aciclovir na dose de 20 mg/kg por via oral, 4 vezes/dia, não excedendo 3.200 mg/dia. Adolescentes acima de 12 anos e adultos devem ser tratados com aciclovir oral em altas doses, 800 mg a cada 4 h, 5 vezes/dia, ou valaciclovir 1.000 mg 3 vezes/dia ou fanciclovir 500 mg 3 vezes/dia, todos por 7 dias. No caso de imunocomprometidos, a dose de aciclovir é de 10 mg/kg de 8/8 h por 7 dias, em infusão venosa lenta por 1 h.

A *profilaxia da varicela* pode ser feita utilizando-se vacinas específicas (Varivax® – Merck & Co, Inc.; vacina contra varicela Biken® – Aventis Pasteur; e VarilRix® – GlaxoSmithKline) e altamente eficazes, protegendo 97% das crianças vacinadas até 13 anos de idade. Resultados semelhantes são obtidos em adultos quando imunizados com duas doses da vacina. Também é útil para amenizar os efeitos da infecção com o vírus selvagem em pessoa contaminada em até 72 h e não previamente vacinada. É contraindicada em gestantes, prematuros e imunodeficientes, nos quais pode ser indicado o uso da imunoglobulina específica para varicela (VZIG), que deve ser administrada até 96 h após a exposição. A vacina antivaricela faz parte do calendário vacinal do MS. incluída na tetra viral, que também protege contra sarampo, caxumba e rubéola, aos 12 meses. A segunda dose da vacina antivaricela será ofertada exclusivamente para crianças entre 15 e 18 meses de idade que já tenham recebido a primeira dose da vacina tríplice viral. Em caso de surtos ou risco, a primeira dose pode ser aplicada já aos 9 meses. Com a inclusão da vacina, o MS estima uma redução de 80% das hospitalizações por varicela. Muito se discute sobre o real impacto que a vacina anti-VZV terá no futuro; como se utiliza uma vacina subcutânea, é possível imaginar que possa gerar resposta imunológica sem permitir a latência do vírus nos gânglios paravertebrais. Se esse fato for verdadeiro, no futuro poderá ser observada uma redução real da incidência do herpes-zóster na população vacinada durante a infância, isso se não houvesse migrações de populações de países pobres em que não ocorra a vacinação. O uso de imunoglobulina humana anti-VZV está indicado para aqueles imunodeprimidos que se expuserem ao VZV, neonatos cujas mães desenvolvam varicela 7 dias antes ou 1 mês após o parto e grávidas que não tenham anticorpos ao VZV. A dose recomendada deve ser administrada em um prazo de 48 h e não mais do que 1 semana. A dose depende da idade: menor de 5 anos de idade, 250 mg; de 6 a 10 anos, 500 mg; de 11 a 14 anos, 750 mg; e acima de 15 anos, 1.000 mg.

Exantema súbito (roseola infantum)

Também é chamado "sexta moléstia", "pseudorrubéola" ou "febre de 3 dias". É causado pelo HHV-6, variante B. O HHV-6 é semelhante ao CMV, que é citopático, infectando linfócitos T, B, macrófagos, monócitos, entre outras células. O HHV-6 tem sido apontado como um potencial fator acelerador da AIDS. O HHV-7 também é responsável por alguns casos, principalmente por um segundo episódio após infecção por HHV-6. A soroprevalência é de mais de 95% em crianças com mais de 13 meses. A maior parte das crianças é infectada subclinicamente, porém somente 9 a 17% delas desenvolveram doença.

A doença tem curso benigno e acomete crianças entre 6 meses e 3 anos de idade. Tem período de incubação de 3 a 7 dias. Inicia-se por febre alta (3 a 5 dias em média, mas não ultrapassando 9 dias), com estado geral bom, poucos sintomas respiratórios e ocasional adenopatia cervical. Na fase inicial, os sintomas são inespecíficos, como diarreia leve, pápulas eritematosas na mucosa do palato mole e úvula (*Nagayama's spots*), tosse, linfadenopatia, edema palpebral, abaulamento da fontanela anterior e inflamação do tímpano.

A febre cessa subitamente, surgindo, então, uma erupção de lesões eritematosas ou eritematopapulosas, algumas rodeadas por halo claro, podendo desaparecer à compressão. Inicia-se no tronco, no pescoço, nas extremidades proximais e, eventualmente, na face. A involução ocorre após 2 a 3 dias, sem descamação. Durante o quadro cutâneo o exame de sangue periférico revela linfocitose atípica e relativa neutropenia.

A fonte de infecção mais provável é pelas secreções orais. Não há distribuição sazonal.

O HHV-6 está implicado em outras doenças, como esclerose múltipla, síndrome de Guillain-Barré, síndrome da fadiga crônica, distúrbios linfoproliferativos, pitiríase rósea e doença de Kikuchi-Fujimoto.

O tratamento é sintomático. O vírus HHV-6 é resistente ao aciclovir e teria sensibilidade a foscarnet, ganciclovir ou cidofovir, podendo ser indicada a terapia antiviral em casos graves como em imunodeprimidos com encefalite.

Citomegalovírus

O CMV ou HHV-5 é um patógeno de distribuição universal na população mundial, tendo prevalência de até 80 a 100% em algumas regiões da África. Além de ser uma das infecções da síndrome TORCH, em adultos imunodeprimidos sua manifestação ocorre por reativação do vírus latente. Nesta condição, o vírus fica como reservatório nas glândulas salivares, polimorfonucleares, linfócitos T, tecido vascular endotelial e células epiteliais renais, mas não queratinócitos. A transmissão ocorre por fômites contaminados, fluidos corporais (saliva, sangue) ou transplantes de órgãos sólidos e medula.

Apresenta poucas manifestações dermatológicas. Nos recém-natos é uma das causas da eritropoiese extramedular conhecida como *blueberry muffin baby*, caracterizada por lesões papulopurpúricas.

Outros quadros cutâneos causados pelo CMV incluem: lesões purpúricas, vesicobolhosas, urticariformes, exantema maculopapular ou morbiliforme. O quadro de mononucleose-símile, com exantema após o uso de ampicilina, também pode ocorrer. É causa das úlceras de Lipschütz (ver adiante *Vírus Epstein-Barr*). Pacientes com AIDS apresentam ulcerações, principalmente ao redor da genitália, períneo, nádegas e coxas, bem como lesões verrucosas, fazendo diagnóstico diferencial com infecções pelo HSV ou por micobactéria atípica. Deve-se ressaltar, no entanto, que mesmo nesses pacientes a etiologia herpética predomina largamente.

Na pesquisa diagnóstica, a histopatologia revela inclusões intranucleares, circundadas por halo claro nas células gigantes, porém tem baixa sensibilidade, podendo contar com o auxílio da imuno-histoquímica. O isolamento viral de fluidos corporais pode ser feito em fibroblastos de embriões humanos, produzindo um efeito citopático visto como inclusões nucleares tipo "olho de coruja" em 5 a 28 dias. A PCR é uma opção rápida, porém de pouco uso na prática diária. Pode-se usar a sorologia na doença congênita após 3 semanas de vida, procurando a positividade do anticorpo contra o CMV do tipo IgM.

A maioria dos casos não requer tratamento, porém, pode-se utilizar ganciclovir, valganciclovir, foscarnet e cidofovir, pois aciclovir não é eficaz. A dose utilizada para o ganciclovir é de 1 g 3 vezes/dia com alimentação gordurosa. Em casos graves deve-se utilizar o medicamento por via venosa na dose de 5 mg/kg a cada 12 h por 14 dias (dose de indução) e, após, reduzir a posologia para 1 vez/dia. O fomivirseno é um antiviral usado como injeção intraocular nos casos de retinite por CMV em pacientes imunocomprometidos.

Vírus Epstein-Barr

O EBV ou HHV-4 tem tropismo por células que expressam CD21, principalmente linfócitos B e ocasionalmente células escamosas epidérmicas. É carcinogênico, estando associado a carcinoma nasofaríngeo e várias doenças linfoproliferativas da linhagem B: (1) tumor de células B, principalmente em imunodeprimidos; (2) doença linfoproliferativa associada ao EBV após transplante de órgão sólido; (3) linfoma de Burkitt; (4) síndrome linfoproliferativa ligada ao X; (5) linfoma em portadores do HIV, principalmente o linfoma cerebral e de Burkitt (ver Capítulo 55, item *Infecção crônica ativa pelo vírus Epstein-Barr na infância*.)

A infecção primária, quando ocorre na infância, tende a ser assintomática. Já na adolescência ou na idade adulta, leva ao aparecimento do quadro clínico da mononucleose infecciosa (*doença do beijo*). As manifestações incluem: febre, faringotonsilite, tosse seca e linfadenopatia. Em 50% dos casos há apresentação de esplenomegalia e, em 4%, icterícia. Petéquias na junção do palato duro com o mole são um sinal característico e ocorrem no 2º ou 3º dia da febre. Entre o 4º e o 6º dia de doença 10% dos casos apresentam erupção exantemática, geralmente maculopapular, localizada no tronco e nos membros superiores, envolvendo a face em alguns casos e, raramente, os membros inferiores, podendo estar acompanhada de urticária. A ampicilina piora a erupção em 90% dos casos, assim como penicilina e tetraciclinas. Em 21% dos casos o quadro clínico de mononucleose pode ser causado por CMV.

Outras manifestações mucocutâneas do EBV são:

- **leucoplasia pilosa oral:** lesões brancacentas na lateral da língua. O EBV replica-se nas células epiteliais maduras e não está presente nos queratinócitos basais. Está associada à infecção pelo HIV e imunodepressão, podendo ocorrer em imunocompetentes (ver Capítulo 58)
- **síndrome de Gianotti-Crosti** (ver adiante neste capítulo)
- **úlceras de Lipschütz:** ulcerações genitais dolorosas que ocorrem em adolescentes sem atividade sexual. Geralmente são múltiplas e podem apresentar padrão bilateral "em beijo" e serem recobertas por exsudato cinza ou cinza/necrótico e acompanhadas de astenia, febre e linfadenopatia inguinal. A localização preferencial é nos pequenos lábios. Habitualmente ocorre só uma vez, o que ajuda a diferenciação com o herpes simples. Abuso sexual entra como diagnóstico diferencial, assim como cancro mole. Regridem espontaneamente em 2 a 6 semanas. Outras etiologias são o *citomegalovírus*, *influenza* A e *Mycoplasma*. Acredita-se que sejam decorrentes da implantação viral durante a viremia inicial (ver Capítulo 44, item *Cancro mole*, subitem *Diagnóstico diferencial*)
- **doença Kikuchi-Fujimoto ou linfoadenite necrosante histiocítica:** linfoadenite dolorosa de gânglios cervicais com placas eritematosas, máculas e pápulas, em geral sobre os gânglios afetados, não sendo exclusiva da infecção por EBV
- **linfoma subcutâneo de células NK** (ver Capítulo 53)
- **lesões hidroa vaciniforme-símiles:** como apresentação de linfoma de célula T angiocêntrico (ver Capítulo 77)
- outras: eritema multiforme, eritema nodoso, eritema anular centrífugo, pitiríase liquenoide aguda, urticária aguda, síndrome DRESS etc.

Herpes-vírus 8 e sarcoma de Kaposi

O HHV-8 encontra-se relacionado com o desenvolvimento do sarcoma de Kaposi tanto da forma clássica, endêmica ou africana, iatrogênica quanto da epidêmica associada ao vírus HIV. A transmissão ocorre pelas vias sexual e não sexual. Está presente na saliva e no líquido seminal e, em alguns casos, em biopsias de próstata. A descoberta do genoma do vírus mostrou oncogenes muito semelhantes a genes humanos com capacidade de estimular a angiogênese, bloquear o interferon e a apoptose. Também se associa ao linfoma das cavidades corporais (*body cavity-based lymphoma*/BCBL), também chamado "linfoma primário de efusão" (*primary effusion lymphoma*/PEL), que é um raro linfoma difuso de células B, não Hodgkin, associado à AIDS, clinicamente caracterizado por coleções de líquido seroso sem massa tumoral, localizado na pleura, no pericárdio e na cavidade peritoneal. Esse fluido apresenta linfócitos B malignos, infectados com HHV-8 e, muitas vezes, em conjunto com o EBV e com a doença multicêntrica de Castleman, também chamada *hiperplasia linfoide angiofolicular multicêntrica*, que consiste em uma proliferação maciça de tecido linfoide, caracterizada clinicamente por febre, anemia, linfadenopatia, esplenomegalia e hipergamaglobulinemia (ver Capítulo 54, item *Sarcoma de Kaposi* e Capítulo 66, item *Síndrome da imunodeficiência adquirida*).

Infecção pelos poxvírus

João Avelleira

A família Poxvirus é composta de DNA vírus de dupla fita, sendo os vírus de maior tamanho. Foram descritos em todos os continentes e são capazes de infectar vertebrados e invertebrados. A família possui oito gêneros, mas apenas quatro contêm espécies que podem infectar humanos: *Orthopoxvirus*/OPXV (varíola, vaccínia, *cowpox*, *monkeypox*), *Molluscopox* (molusco contagioso), *Parapoxvirus* (ORF, nódulo dos ordenhadores) e *Yatapox* (*tanapox*). Os poxvírus têm papel histórico no desenvolvimento das vacinas no século XVIII com os trabalhos de Edward Jenner na Inglaterra, que observou que ordenhadores em contato com lesões variliformes das tetas de vacas desenvolviam lesões semelhantes nas mãos e braços e se tornavam imunes à varíola.

I – Orthopoxvirus (OPXV)

Varíola

A varíola (varíola major, *smallpox*) foi considerada erradicada em 1980, pela Organização Mundial da Saúde (OMS); o último caso foi registrado na Somália em 1977. Um acidente de laboratório em Birmingham, Inglaterra, foi responsável por duas mortes em 1978, e fez com que todas as culturas do vírus fossem destruídas, mantidas apenas em um laboratório em Atlanta, EUA, e em outro em Moscou, Rússia.

A varíola foi responsável por inúmeras epidemias e milhões de mortes no Velho e Novo Mundos. As taxas de mortalidade oscilavam entre 20 e 40%, e muitos dos que sobreviviam apresentavam cicatrizes faciais deformantes ou perdiam a visão. Uma variedade mais branda da varíola foi descrita sob o nome de alastrim (varíola *minor*) no Novo Mundo, com taxas de mortalidade bem menores (1%). A possibilidade de se utilizar o vírus em ataques terroristas renovou o interesse em uma doença tida como extinta. A rígida vigilância de surtos de casos com lesões clinicamente semelhantes, aliadas ao desenvolvimento de métodos de detecção de ácidos nucleicos mais modernos, fez com que novos gêneros e espécies de *Orthopoxvirus* fossem isolados e diferenciados.

A transmissão ocorre pessoa a pessoa, por meio da inspiração do vírus pelas vias respiratórias superiores ou do contato direto com o material das lesões. Após um período de incubação de 10 a 14 dias, há um período prodrômico curto com duração de 3 dias, e o surgimento do quadro dermatológico característico: as lesões iniciam-se no sentido cefalocaudal, com distribuição centrífuga e monomorfismo lesional, evoluindo de pápulas a pústulas e, finalmente, as ulcerações e crostas em um período de aproximadamente 7 dias. A forma mais comum é a clássica, mas existem outras formas, como a hemorrágica e a maligna, responsáveis pela maior parte dos óbitos. O tratamento é sintomático, e a vacinação é indicada para os contactantes, que, nesse caso, têm atenuação da doença (forma modificada). A vacinação é realizada com o vírus da varíola da vaca (*cowpox*), inoculado sob a forma de multipunctura. Atualmente é utilizada uma vacina de 3ª geração, com linhagens atenuadas do vírus da vaccínia (Jynneos), com bom perfil de segurança, aprovada nos EUA, na Europa e no Brasil, e que também fornece proteção cruzada para o *monkeypox*.

Vaccínia

Doença causada pelo vírus da vaccínia *Poxvirus officinalis* (VACV) ou da varíola da vaca (*cowpox*) modificado. Acomete pessoas recém-vacinadas com o VACV, que era usado na imunoprofilaxia da varíola até o final dos anos 1970.

Os quadros descritos após a vacinação são *eczema vaccinatum*, descrito por Kaposi em atópicos, semelhante ao quadro causado pelo herpes-vírus; vaccínia generalizada; lesões por autoinoculação com atenção especial ao acometimento ocular (vaccínia ocular); uma reação local muito intensa com necrose tecidual (vaccínia progressiva ou vaccínia gangrenosa); e raros casos de encefalite pós-vacinal.

Vaccinia like-virus

Foram isolados no Brasil o Cantagalo vírus (isolado em 2000) e o Araçatuba vírus (isolado em 2003), considerados *vaccinia-like virus* (VLV), isto é, vírus possivelmente originários nas diversas variedades de cepas do vírus da vaccínia (VACV) utilizados na vacinação antivariólica, e somente diferenciados do vírus da vaccínia e do *cowpox* por estudos moleculares. Descritos em surtos epidêmicos no gado, existem relatos de casos humanos que trabalham com os animais.

Cowpox

A varíola da vaca, causada pelo cowpoxvírus (CPXV), pode, ocasionalmente, infectar aqueles que trabalham diretamente com o gado. As lesões são semelhantes às da varíola, localizadas nas mãos e nos antebraços. A observação feita no passado, de que indivíduos que haviam tido essa forma de varíola eram imunes a epidemias ou tinham sintomatologia mais branda, estimulou a vacinação com o vírus da varíola da vaca.

Monkeypox (Mpox)

A Mpox é endêmica na África Central e Ocidental, e o vírus (MPXV) foi isolado de macacos em laboratório na Dinamarca em 1958, sendo o primeiro caso humano descrito na República Popular do Congo em 1970. Surtos epidêmicos esporádicos foram descobertos por investigações realizadas pela OMS para eliminar a possibilidade de que fossem casos de varíola, considerada erradicada, e com a vacinação suspensa desde 1980. A transmissão pode se dar de animais para o homem e entre humanos (contato direto ou mesmo por via respiratória), mas tanto os macacos como o homem são infectados incidentalmente. Os hospedeiros do *monkeypox* vírus (MPXV) são pequenos roedores como o ratão de Gâmbia (*Cricetomys gambianus*), responsável pelo surto em 6 estados americanos em 2003, quando passaram a ser importados da África como animais de estimação exóticos e colocados em cativeiro com pequenos roedores americanos como cão-da-pradaria (*Cynomys ludovicianus*).

O quadro clínico clássico causado pelo MPXV é muito semelhante ao da varíola. O tempo de incubação médio é de 13 dias, iniciando com febre, cefaleia, mialgia, astenia e adenopatia. As lesões cutâneas surgem 3 a 4 dias depois, variando de poucas a milhares, e semelhante à varíola com lesões que evoluem como mácula, pápula, vesícula, pústula, úlcera e crosta. A distribuição tem característica centrífuga acometendo mais intensamente face e extremidades, inclusive as regiões palmar e plantar (Figuras 45.30 e 45.31). A gravidade dos sintomas e a duração da doença são proporcionais à quantidade de lesões. Em geral, o prognóstico é bom em imunocompetentes, apenas com assepsia das lesões e tratamento sintomático, com recuperação em 4 semanas.

Em 2022, o MPXV passou a ser relatado na Europa e rapidamente adquiriu aspecto pandêmico com 93 mil casos confirmados laboratorialmente em 117 países e 179 mortes registradas. O Brasil é o segundo país com maior número de casos, com mais de 11 mil casos registrados. Nesses casos, a apresentação clínica é incomum, com lesões sem fase prodrômica, assíncronas, de distribuição inusual, preferencialmente na região genital, anal e perianal. A detecção do DNA do MPXV no líquido seminal corroborou a hipótese de transmissão sexual suspeitada, mas até então não documentada. Estudos genéticos têm mostrado que esses casos, que se tornaram pandêmicos em 2022, têm origem em um outro clado ou ramo do Mpox.

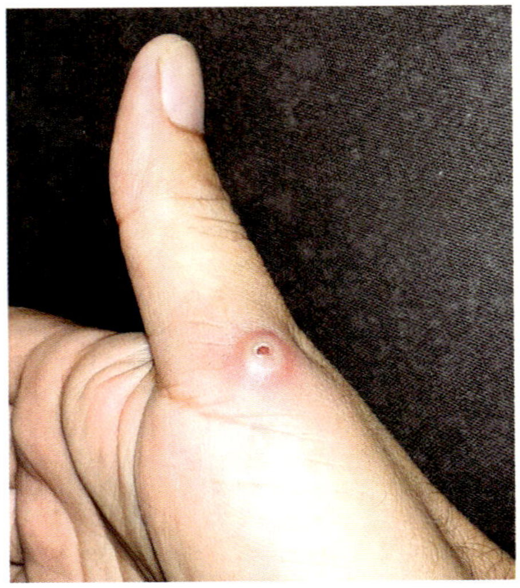

Figura 45.30 Lesão pustulosa com umbilicação central. (Arquivo do Serviço de Dermatologia/Hospital Federal da Lagoa – RJ.)

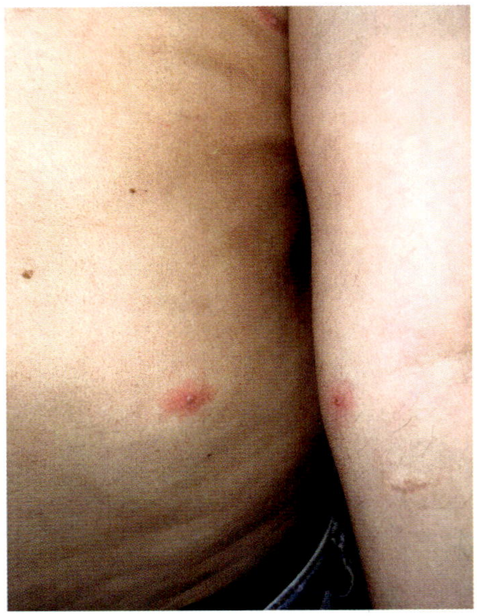

Figura 45.31 Lesões em espelho demonstrando a alta contagiosidade das lesões de Mpox. (Arquivo do Serviço de Dermatologia Hospital Federal da Lagoa – RJ.)

Em relação ao tratamento, a vacinação prévia contra a varíola tem valor protetivo de 88,8%. Medidas de suporte, com manejo sintomático e vigilância de infecções bacterianas secundárias por conta de múltiplas portas de entradas cutâneas, e drogas antivirais específicas como tecovirimat (inibe p37 em *Orthopoxvirus*) nos EUA e brincidofovir (inibe DNA polimerase viral) na Europa são promissoras em estudos fases I e II, mas ainda não aprovadas. Nos casos graves, imunoglobulina recuperada de pacientes vacinados com o vírus da vaccínia tem sido utilizada. No Brasil, estão aprovadas desde agosto de 2022 em situações especiais como profilaxia de bloqueio o uso da vacina Jynneos (eficaz para varíola e Mpox) e da ACAM 2000, uma vacina do vírus vivo de 2ª geração da vaccínia.

Alascapox

Em 2015, na cidade de Fairbanks, Alasca, foi identificado um novo *Orthopoxvirus* denominado *Alaskavirus* (AKPV) ou mais recentemente *Borealpox*. Até o momento, foram comunicados 7 casos. Destes, 6 foram quadros autolimitados com febre, lesão cutânea e adenopatia e bom prognóstico, mas 1 deles, um idoso com comorbidades, teve êxito letal, o único que não residia na região de Fairbanks. Não há relato dos pacientes de viagens, contato com outras pessoas com lesões ou com animais. Pesquisas feitas com pequenos roedores da região encontraram positividade em 4 espécies, principalmente no rato-de-dorso-vermelho (*red-backed vole*).

Outros *Orthopoxvirus*

Outros *Orthopoxvirus* (OPXV) causam geralmente doença em animais e esporadicamente podem acometer humanos. Os mais conhecidos são *bufalopox* (BPXV), *camelopox* (CPXV) e *horsepox* (HPXV).

II – Parapoxvírus

André R. Adriano ◆ João Avelleira ◆ David Rubem Azulay

Nódulos dos ordenhadores e Orf

Conceito

São doenças pouco frequentes ou pouco diagnosticadas, ambas podendo ser consideradas, praticamente, doenças ocupacionais, com quadros clínico e histopatológico similares, variando na epidemiologia. São causadas por DNA-vírus do gênero *Parapoxvírus*, família Poxviridae.

Tanto o nódulo dos ordenhadores quanto o Orf apresentam uma progressão típica das lesões em seis estágios, com média de duração de 6 dias cada. Inicia-se com lesão maculopapular eritematosa que evolui para lesão em alvo e, então, para nódulo exsudativo. Depois passa por um estágio regenerativo seco com pontilhados escuros; estágio papilomatoso e, por fim, regride com crosta seca.

O diagnóstico diferencial inclui picada de aranha marrom, esporotricose, antraz, micobacteriose atípica, infecções por fungos e piodermites.

No caso dessas dermatoviroses, são fundamentais a epidemiologia e o exame anatomopatológico para a confirmação do diagnóstico. A identificação dos casos em humanos torna possível a identificação dos animais infectados, o seu isolamento e a contenção de uma possível epidemia da doença no rebanho.

Clínica

Nódulo dos ordenhadores

O nódulo dos ordenhadores (paravaccínia, *pseudocowpox* ou pseudovaríola bovina) corresponde à infecção causada pelo paravaccínia vírus. Apresenta distribuição universal e é observado nos indivíduos em contato com o úbere de vacas (ordenhadores de gado, veterinários) ou focinho de bovinos infectados, podendo ocorrer também naqueles que manipulam carnes e/ou objetos contaminados. O período de incubação é de 5 a 15 dias. O número de lesões varia de 1 a 5 e são eritematopapulosas, assintomáticas, que evoluem com ulceração central, acometendo preferencialmente mãos, antebraços e, ocasionalmente, face (Figura 45.32). As lesões regridem espontaneamente em um período de 6 a 8 semanas, sem deixar cicatrizes. Raramente ocorre linfadenopatia. A infecção confere imunidade ao hospedeiro.

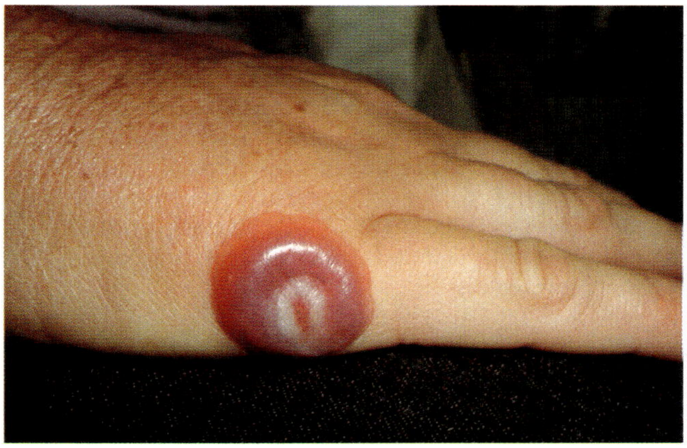

Figura 45.32 Nódulo dos ordenhadores. Lesão nodular eritematoviolácea, arredondada, de centro claro deprimido, com halo eritematoso.

O diagnóstico geralmente se baseia na história epidemiológica, no exame dermatológico e na histopatologia. Nesta, encontram-se hiperparaceratose e acantose da epiderme, vesículas multiloculadas, degeneração reticular e balonização das células do terço superior da epiderme. Corpos de inclusão eosinofílicos e intracitoplasmáticos são característicos, mas não estão presentes em todas as fases de evolução. Na derme, há um infiltrado inflamatório mononuclear com eosinófilos. O diagnóstico pode ser estabelecido definitivamente pela demonstração de partículas virais por microscopia eletrônica, pela reprodução do vírus em cultura de tecido ou pela demonstração de anticorpos neutralizantes para o grupo vaccínia no soro do paciente.

Orf | Ectima contagioso ou dermatite pustulosa infecciosa

É causado pela infecção do vírus Orf e ocorre em pastores e veterinários que lidam com carneiros ou cabras infectados. O período de incubação é de 3 a 7 dias. A lesão inicial é uma pápula eritematosa, semelhante ao nódulo dos ordenhadores, porém de maiores dimensões; apresenta halo hipocrômico e eritema periférico que evolui para lesão papulopustulosa e formação de crosta com ulceração central. Na maior parte das vezes, a lesão é única, de aproximadamente 1,5 cm de diâmetro, situada geralmente no dorso das mãos ou nos quirodáctilos. Lesões múltiplas são descritas em imunodeprimidos e atópicos. Podem ocorrer febre, linfangite, linfadenopatia e sintomas gerais discretos; involui em aproximadamente 4 a 8 semanas. Foi descrita a ocorrência de eritema multiforme alguns dias após o início de Orf. A infecção não confere imunidade ao hospedeiro. O exame histopatológico de Orf é semelhante ao do nódulo dos ordenadores.

Tratamento

Por serem doenças autolimitadas, a conduta é expectante. Nos quadros de múltiplas lesões pelo ORF, foi descrita a utilização de imiquimode, crioterapia e excisão cirúrgica.

III – *Molluscopoxvirus* (MPXV)

Molusco contagioso

Dermatose produzida pelo maior vírus que se conhece e que pertence ao grupo *Poxvirus*. O vírus do molusco contagioso (MPXV) apresenta quatro subtipos distintos, sendo o MCV1 de longe o mais prevalente e o MCV2 o mais frequente em adultos, e que, na maioria das vezes, é transmitido sexualmente.

As lesões são constituídas por pápulas cônicas, com certo brilho, translúcidas, medindo, em média, 5 mm, podendo haver lesões "gigantes"; elas apresentam umbilicação central característica. Nem sempre são numerosas e localizam-se preferencialmente no tronco, podendo, contudo, ocorrer em qualquer parte da pele e, excepcionalmente, em mucosas. É autoinoculável, sendo, portanto, mais problemático o tratamento de lesões nas dobras (Figuras 45.33 a 45.35). O hábito crescente de depilação pode ajudar a disseminação da infecção mesmo em imunocompetentes.

As lesões persistem por meses ou anos e acabam por desaparecer; podem involuir precocemente pela instalação de hipersensibilidade celular, o que se expressa clinicamente por eritema, descamação, infiltração e, por vezes, prurido (aspecto eczematoso). As inclusões são intracitoplasmáticas e conhecidas com o nome de corpos de Henderson-Patterson (Figura 7.21); são constituídas de formações que lembram tijolos compostos por agregados de vírus; até agora, o vírus não foi cultivado.

É uma doença tipicamente de crianças, porém pode ser considerada também uma doença eventualmente transmissível por contato sexual.

A curetagem é o melhor método de tratamento. Nitrogênio líquido, cantaridina, ácido tricloroacético, solução aquosa de KOH a 5 ou 10% também são usados. Pode-se usar EMLA® creme (lidocaína 2,5% + prilocaína 2,5%) antecedendo o procedimento.

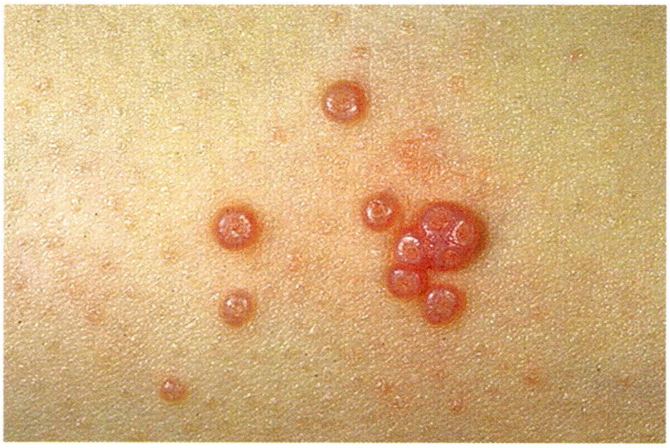

Figura 45.33 Molusco contagioso – pápulas translúcidas com umbilicação central.

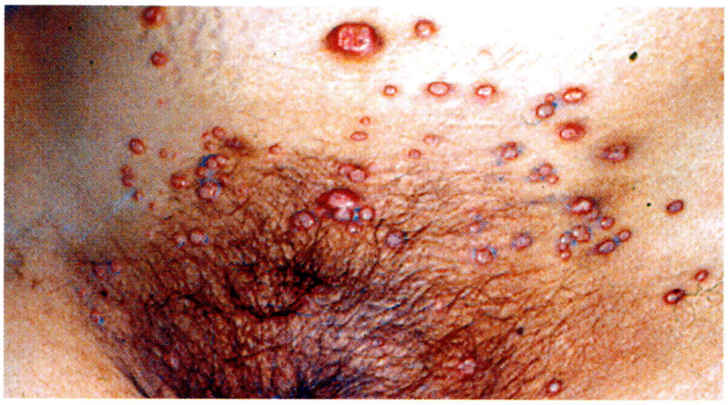

Figura 45.34 Molusco contagioso – paciente com AIDS; lesões mais numerosas e volumosas, algumas com a típica umbilicação central. (Coleção Serviço de Dermatologia/Curso de Pós-graduação em Dermatologia, UFRJ.)

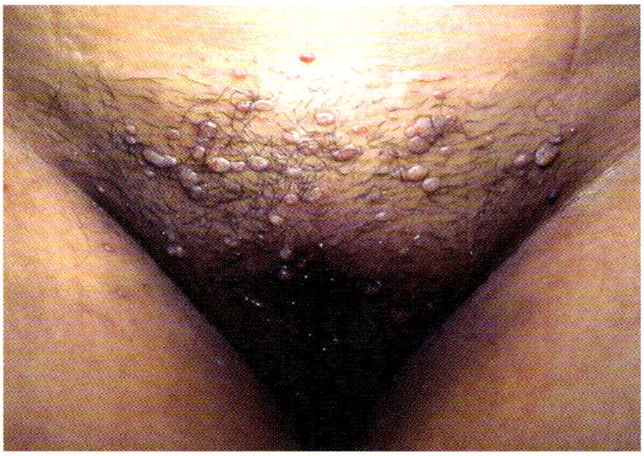

Figura 45.35 Molusco contagioso – paciente com AIDS. (Cortesia do Dr. Antonio D'Acri.)

IV – *Yatapox*

Tanapox

É uma rara infecção zoonótica endêmica da África Equatorial, que teve seu agente isolado após dois surtos ocorridos em 1957 e 1962 no vale do Rio Tana. Isolado o vírus em 1965, poucos casos ocorreram fora da África. Embora o vírus possa ser transmitido por macacos, estes parecem ser afetados, assim como os humanos, incidentalmente, sendo a transmissão feita por artrópodes, raramente de macacos para humanos ou entre humanos, e tendo como reservatórios pequenos roedores (massa). Ambos os sexos e todas as idades podem ser afetados. A doença se inicia com quadro febril, cefaleia, mialgia e surgimento de nódulo doloroso em base eritematosa, com umbilicação central, adenopatia regional e subsequente crosta hemática e ulceração. A lesão involui em 6 semanas, deixando pequena cicatriz. O mais frequente é nódulo único nos membros inferiores, mas já foram descritos casos com mais de 10 lesões. A imunidade é específica e vitalícia. O diagnóstico diferencial feito com Mpox e antraz. Entretanto, são pontos importantes o pequeno número de lesões e curso benigno, mas prolongado, da infecção. A confirmação é feita por testes moleculares capazes de identificar gênero e espécie do vírus.

Infecção pelo parvovírus B19

A infecção pelo parvovírus B19, que também faz parte do grupo dos DNA-vírus, atinge todos os continentes e afeta todas as idades. É mais comum na infância, porém continua com taxas mais baixas durante a vida adulta; a maioria dos adultos tem anticorpos IgG específicos contra o vírus. A transmissão ocorre principalmente por gotículas das vias respiratórias, e as taxas de infecção secundária entre contatos domiciliares são altas.

A maioria dos casos de infecção é assintomática. A apresentação clínica mais comum é o eritema infeccioso (EI), porém esse vírus tem sido associado a várias outras manifestações clínicas: artrites e artralgias poliarticulares, crise aplásica transitória, hidropisia e morte fetal, anemia crônica em pacientes imunocomprometidos; e a síndrome purpúrico-papular em "luvas e meias" (SEPPLM).

Eritema infeccioso | 5ª doença

É uma doença que atinge preferencialmente crianças e jovens, em especial do sexo feminino; é epidêmica, com manifestações sistêmicas discretas ou ausentes. Inicia-se por lesões eritematosas ou eritematopapulosas localizadas na face, poupando quase sempre a região perioral e o queixo (aspecto de bofetada). Depois de 1 a 2 dias, surge um eritema reticulado no tronco e nas extremidades, em geral não pruriginoso; pode ocorrer enantema. A involução espontânea ocorre em 1 ou 2 semanas.

Síndrome purpúrico-papular em "luvas e meias"

É causada em dois terços dos casos pelo parvovírus B19. Outros agentes etiológicos possíveis da síndrome seriam o CMV, Coxsackie B6, o HHV-6, HHV-7, vírus da hepatite B e o vírus do sarampo, que é um RNA-vírus.

As manifestações cutâneas características são eritema e edema das mãos e dos pés, com petéquias, lesões orais e febre. As manifestações iniciais são eritema e edema nas mãos e nos pés, com demarcação nítida nos punhos e tornozelos, dando aspecto de luvas e meias. Posteriormente, podem surgir lesões eritematopapulares e purpúricas nesses locais, associadas a prurido e dor. Os sintomas sistêmicos que podem acompanhar as manifestações cutâneas são febre, anorexia, artralgia e cefaleia. As manifestações orais incluem petéquias, enantema, edema dos lábios, vesicopústulas e erosões. A evolução é aguda, geralmente autolimitada, com recuperação espontânea em 7 a 14 dias. O diagnóstico diferencial, tratando-se de um exantema purpúrico, na maioria das vezes febril, pode incluir meningococcemia e rickettsioses.

Diagnóstico

O diagnóstico é feito por apresentação clínica, pancitopenia e detecção da sorologia IgM específica. A histopatologia não é específica.

Os métodos de hibridização ou PCR podem ser também empregados no soro ou no tecido biopsiado para detecção do DNA do vírus.

Tratamento

Não há tratamento específico. A recomendação é hidratação, analgésicos e antipiréticos.

O diagnóstico da SP-P em "luvas e meias" em associação com o parvovírus B19 é realizado pela sorologia com a detecção da IgM específica. Os métodos de hibridização ou PCR podem ser também empregados no soro ou no tecido biopsiado para detecção do DNA do vírus.

Infecção por RNA-vírus

João Avelleira

São de pouco interesse para o dermatologista como doenças predominantemente cutâneas. De importância, há o sarampo (paramixovírus) e a rubéola (togavírus). Deve-se atentar para a frequência cada vez maior de quadros clínicos exantemáticos, em geral eritematosos, eritematopapulosos e, até mesmo, purpúricos, eventualmente pruriginosos, produzidos por outros vírus do grupo RNA, sobretudo pelos vírus Coxsackie, vírus ECHO e reovírus, cujo diagnóstico preciso só é feito com o isolamento do respectivo vírus; nesse grupo estão incluídas a doença exantemática de Boston, a doença mão-pé-boca e a estomatite vesicular com exantema.

Sarampo

A doença é causada por um Paramixovírus do gênero *Morbilivirus*. É doença comum na infância, altamente contagiosa, com morbidade e mortalidade importantes até o aparecimento da vacina.

A fonte de contágio é o indivíduo doente, e a transmissão é realizada por via respiratória. O período de incubação tem duração de 10 a 12 dias e corresponde a invasão do epitélio respiratório, drenagem e multiplicação em gânglios linfáticos com subsequente disseminação aos órgãos linforreticulares, nos quais ocorrem nova replicação e liberação do vírus na corrente sanguínea.

A viremia inicia a fase prodrômica da doença, que se caracteriza principalmente por febre alta, tosse, coriza e lacrimejamento. Na mucosa oral, na altura dos molares, há o aparecimento do sinal de Koplic, 48 h antes do exantema. Este se inicia pela cabeça, com máculas e pápulas eritematosas que progridem de maneira descendente e finalizam 3 a 5 dias após, com descamação fina. Durante esse período, a sintomatologia sistêmica agrava-se. Podem ocorrer complicações provocadas pelo próprio vírus, geralmente na fase aguda: encefalite, pneumonia intersticial, laringite, miocardite e gastroenterite. Foi descrita ainda uma complicação tardia rara no SNC: a pan-encefalite subaguda esclerosante. As complicações bacterianas devem ser suspeitadas com o retorno da febre no final da fase exantemática. As mais comuns são a pneumonia (maior responsável pelos óbitos), a otite e a gastrenterite. O paciente é contagiante desde a fase prodrômica até os primeiros dias do exantema.

O tratamento é sintomático, e nas complicações bacterianas está indicada a antibioticoterapia. A vacinação com vírus atenuado é altamente eficaz.

Rubéola

A rubéola é doença causada pelo *Rubella virus*, gênero Rubivirus, família Togaviridae, que ocorre endemicamente durante todo o ano. A incidência da doença é alta, mas são raras as complicações, exceto nos casos em que a infecção ocorre nos primeiros meses da gestação, quando pode acarretar inúmeras complicações para a mãe, como aborto e natimorto (feto expulso morto), e para os recém-nascidos, como malformações congênitas (surdez, malformações cardíacas, lesões oculares e outras). A probabilidade de alterações no feto nas 4 primeiras semanas é de 80%.

É uma das causas de TORCH (ver itens *Herpes-vírus humanos, Apresentações especiais*, anteriormente).

A transmissão é pelas vias respiratórias superiores, e o período de incubação é de 14 a 21 dias. Os sinais e sintomas iniciais são discreto comprometimento do trato respiratório superior, febre baixa ou moderada, aumento dos gânglios linfáticos pós-auriculares e suboccipitais e um *rash* maculopapuloso. Esse *rash* começa pela cabeça e se generaliza para a região cervical e tronco. A duração é de 3 a 4 dias.

O diagnóstico da rubéola é confirmado pela titulação de anticorpos IgM e IgG para rubéola. Não há tratamento específico. A prevenção da rubéola é feita pela vacinação.

Doença mão-pé-boca

Doença autolimitada, com período de incubação de 3 a 6 dias, que afeta crianças menores de 10 anos em 97% dos casos. É causada principalmente pelos vírus Coxsackie A16 e enterovírus 71. Entretanto, um aumento de casos por outros sorotipos virais foi observado em adultos nos últimos anos; nestes, o sorotipo mais frequente é o CA A6. Tem alta transmissibilidade, sobretudo enquanto houver lesões cutâneas. O quadro clínico inicia-se por febre e vesículas na cavidade oral, que logo são sucedidas por lesões nas mãos e nos pés. A preferência é pela região palmoplantar. As vesículas são circundadas por halo eritematoso e quando em grande número podem dificultar a deglutição. Nos adultos, as lesões podem ser mais graves e extensas e purpúricas. Não há medicação específica, e em 7 a 14 dias ocorre resolução da doença. Embora raros, existem registros de óbitos por complicações pulmonares em surtos epidêmicos.

Herpangina

É causada pelos vírus Coxsackie do grupo A, tipos 2, 3, 4, 5, 6, 8 e 10; e do grupo B, tipo 3. Acomete crianças de 1 a 7 anos na maioria dos casos. O quadro clínico consiste em: febre alta por 4 a 5 dias, dor de garganta e disfagia. Apresenta, ainda, poucas vesículas pequenas de 1 a 2 mm de diâmetro, com halo eritematoso, localizadas em faringe, amígdalas, úvula e palato mole. Tem resolução espontânea em 5 a 7 dias, sendo necessário somente sintomáticos no tratamento.

Febre exantemática por enterovírus ou doença exantemática de Boston

Tem como etiologia os enterovírus ECHO-9, ECHO-16 e ECHO-25 (*enteric cytopathic human orphan*). Clinicamente, apresenta-se como máculas rosadas, grandes, na face e no tronco, incluindo palmas e plantas, seguindo uma doença febril breve em crianças e adultos. Tem como principal diagnóstico diferencial a rubéola. O diagnóstico é feito isolando-se o vírus em cultura de *swab* de orofaringe, das fezes ou do liquor.

Síndrome de Gianotti-Crosti (acrodermatite papulosa infantil)

Antigamente tinha como principal etiologia o vírus da hepatite B – antígeno Austrália –, subtipo AYW. Atualmente, o EBV tornou-se o principal agente, porém outros vírus também podem desencadeá-la (CMV, vírus Coxsackie A16, B4, B5, vírus ECHO 7 e 9, poliovírus, parvovírus, HHV-6 etc.), assim como pode surgir após imunizações. É possível que bactérias como *Bartonella henselae*, *Mycoplasma pneumoniae*, estreptococos beta-hemolíticos e mesmo a *Borrelia burgdorferi* sejam também capazes de desencadeá-la.

Acomete predominantemente crianças. Pequenas epidemias podem ocorrer. Clinicamente, caracteriza-se por erupção simétrica, eritematosa ou papulosa, geralmente não pruriginosa, localizada na face, nas nádegas e na face extensora das extremidades, de instalação em cerca de 3 a 5 dias, e perdura por 3 a 8 semanas; é acompanhada de linfadenopatia, principalmente inguinal e axilar (Figura 45.36). Quando associada à hepatite B, ocorre hepatite aguda anictérica, que geralmente se cura em 2 meses; no entanto, alguns pacientes tornam-se crônicos, e é acompanhada, frequentemente, de moderada esplenomegalia. O hemograma pode revelar leucocitose com linfocitose. A histopatologia não é específica.

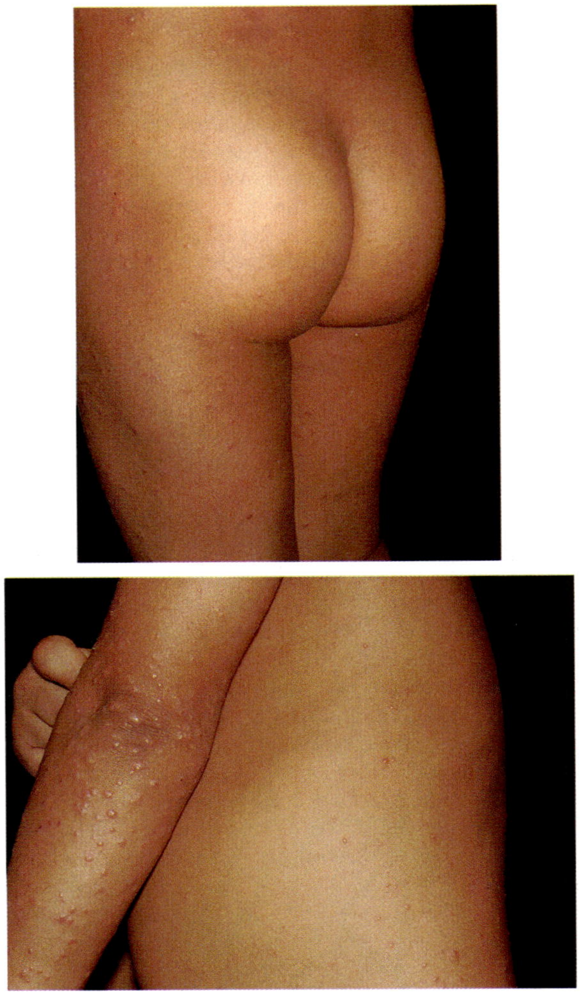

Figura 45.36 Síndrome de Gianotti-Crosti.

Dengue

Conceito

É uma doença febril aguda, de etiologia viral e evolução benigna na forma clássica. Trata-se de um vírus RNA pertencente ao gênero *Flavivirus* e classificado como um arbovírus; há quatro sorotipos de 1 a 4.

Epidemiologia

Atualmente, é um dos principais problemas de saúde pública no mundo. A OMS estima que cerca de 3,9 bilhões de pessoas estejam em risco de infecção em mais de 100 países. Em 2019, foram registrados 5,2 milhões de casos, o maior número já notificado globalmente. Em 2024, houve um aumento significativo, com 12,4 milhões de casos reportados até outubro, quase o dobro dos 6,5 milhões registrados em 2023. O Brasil foi o país com o maior número de casos, ultrapassando 10 milhões em 2024.

A doença ocorre principalmente em áreas tropicais e subtropicais do mundo. As epidemias geralmente ocorrem no verão, durante ou imediatamente após períodos chuvosos. O clima e os hábitos urbanos criam condições que favorecem o desenvolvimento e a proliferação do vetor. A dengue é transmitida principalmente pelo mosquito *Aedes aegypti*, que pica durante o dia, ao contrário do mosquito comum (*Culex*), que pica durante a noite.

A origem do *A. aegypti* é africana; na Ásia, o *Aedes albopictus* desempenha um papel importante na cadeia de transmissão. Somente a fêmea é hematófaga e, portanto, transmissora, já que o macho se alimenta de seiva. Deve-se lembrar que o *A. aegypti* também é vetor da febre amarela e da chicungunha.

Esses mosquitos desenvolvem-se na água. A fêmea deposita os ovos nas paredes de recipientes escuros ou sombreados (caixas-d'água, latas, pneus, cacos de vidro, vasos de plantas etc.) que contenham água mais ou menos limpa, colocando-os logo acima da superfície; não adianta, portanto, apenas substituí-la, mesmo que isso seja feito com frequência. As bromélias, que acumulam água na parte central, também servem como criadouros. Os ovos podem resistir por até mais de 1 ano nas paredes secas dos recipientes, até que entrem em contato com a água, quando então eclodem em larvas em pouco mais de 30 minutos; entre 5 e 7 dias, a larva passa por quatro fases, até dar origem a um novo mosquito.

O período em que a fêmea se contamina ao picar um ser humano, que é a principal fonte de infecção, dura do dia anterior ao aparecimento da febre até 6 dias após. O *Aedes* passa a ser contaminante somente após o 8º dia da picada. A idade ideal do mosquito para transmitir a doença é a partir do 30º dia de vida. O *Aedes* tem um ciclo vital de 45 dias. Uma vez com o vírus da dengue, a fêmea torna-se vetor permanente da doença, e calcula-se que haja uma probabilidade entre 30% e 40% de suas crias já nascerem também infectadas. A transmissão da dengue é mais comum em áreas urbanas, podendo ocorrer também em áreas rurais, apesar de ser incomum em locais com altitudes superiores a 1.200 metros.

Diagnóstico e diagnóstico diferencial

O diagnóstico é clínico e epidemiológico, com base nos sinais e sintomas apresentados pelo paciente e na presença de surtos da doença na região. Exames laboratoriais podem ser solicitados para confirmação, como:

- **testes sorológicos (IgM e IgG):** indicam infecção recente ou prévia
- **teste de PCR (RT-PCR):** detecta o RNA viral nos primeiros dias da infecção
- **teste NS1 (antígeno viral):** útil nos primeiros dias da doença
- **hemograma:** pode indicar leucopenia e plaquetopenia.

O método laboratorial mais empregado para a confirmação laboratorial é o ELISA IgM, que pode se tornar positivo já a partir do 5º dia, em geral após o 7º dia, e permanecer assim por até 2 meses.

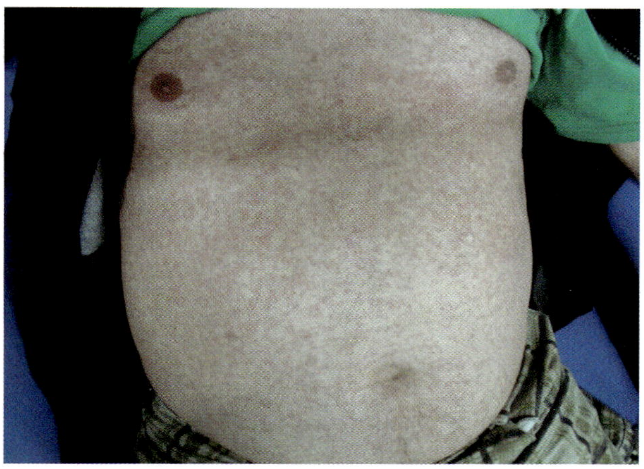

Figura 45.37 *Rash* viral da dengue. (Cortesia do Dr. Felipe Nazareth.)

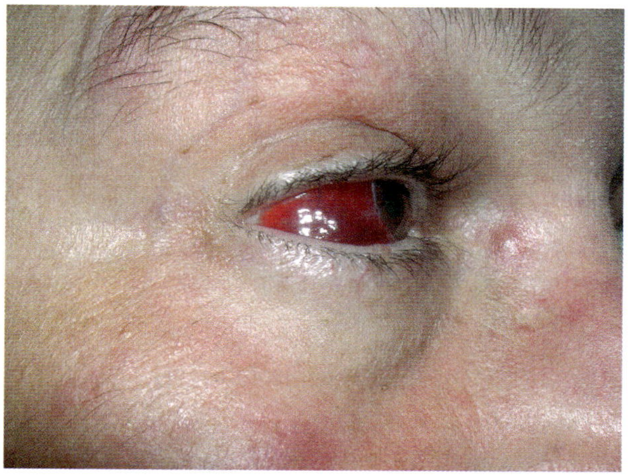

Figura 45.38 Dengue hemorrágica – hemorragia subconjuntival. (Cortesia do Dr. Omar Lupi.)

A PCR é mais sensível para a detecção do vírus do que a cultura e pode ser potencializada pela transcrição reversa (PCR-RT) (ver Capítulo 7, item *Métodos diagnósticos em virologia*, subitem *Vírus da dengue*).

No diagnóstico diferencial devem ser considerados: leptospirose, sarampo, rubéola, meningococcemia, malária, febre amarela, pielonefrite, endocardite, entre outras.

Tratamento

O tratamento da dengue é sintomático, pois não há antiviral específico para a doença. Recomenda-se:

- **hidratação intensa** (oral ou venosa, dependendo da gravidade)
- **antitérmicos e analgésicos** (como paracetamol e dipirona)
- **evitar ácido acetilsalicílico e anti-inflamatórios não esteroides**, pois podem agravar sangramentos
- **monitoramento hospitalar em casos graves**.

Vacina

Desde 2023, o Brasil incorporou a vacina Qdenga (TAK-003) no Sistema Único de Saúde (SUS). Ela é quimérica recombinante e requer duas doses, com intervalo de 3 meses. A vacina reduz significativamente o risco de hospitalização e complicações; é mais efetiva contra o DENV2 do que para os demais tipos. É igualmente segura e eficaz em indivíduos soropositivos e soronegativos. Outra vacina (vírus vivo atenuado), Dengvaxia (CYD-TDV), está disponível para pessoas de áreas endêmicas entre 9 a 16 anos que já tiveram infecção prévia, pois sua administração em indivíduos soronegativos pode aumentar o risco de dengue grave.

Apesar da vacinação, o controle do vetor continua sendo essencial na prevenção da dengue, pois a imunização não cobre 100% dos casos, com a possibilidade de novos surtos.

Febre Chikungunya (chicungunha)

Tem como etiologia o vírus chicungunha, da família Togaviridae, com três genótipos (asiático, oeste africano e leste africano) que tem como vetor o mosquito *Aedes aegypti* e *Aedes albopictus*. Diferentemente da dengue, roedores também podem servir de reservatório, além do próprio ser humano e primatas.

Sua incidência tem aumentado em vários países e, recentemente, chegou ao Brasil por meio de militares em missão no Haiti.

O período de incubação é de poucos dias. A clínica é semelhante à da dengue, porém sem o componente hemorrágico ou choque. O período febril dura de 2 a 5 dias. As lesões cutâneas variam de erupção morbiliforme, eritema localizado com ou sem edema (acral ou facial) e ulcerações orais, genitais ou intertriginosas. Também pode ocorrer, mais amiúde, em crianças erupções vesicobolhosas; frequentemente deixa hiperpigmentação pós-inflamatória. Chicungunha significa "dobrar-se sobre si mesmo" e caracteriza bem a doença, ou seja, dor lombar intensa e artralgias debilitantes que perduram por semanas. Não há tratamento específico.

Outras viroses tropicais hemorrágicas

Novos RNA-vírus recém-descritos com as famílias Arenavírus (vírus Junín na Argentina, vírus Machupo na Bolívia, vírus Guanarito na Venezuela e vírus Sabiá no Brasil), Hantavírus (vírus *sin nombre*, Dobrava e Hantan, além do Juquitiba, no interior de São Paulo), Filovírus (vírus Ebola no Zaire, Costa do Marfim, Libéria e Gabão, além do vírus Marburg) e Flavivírus (febre do Oeste do Nilo e febre amarela) apresentam quadros hemorrágicos graves, que podem afetar a pele (petéquias e equimoses), além de provocar epistaxe, melena e coagulação intravascular disseminada. Fâneros são comumente afetados, e quadros de eflúvio telógeno são comuns nas fases de recuperação. A taxa de mortalidade é alta em certas viroses hemorrágicas, variando de 20% dos pacientes internados no caso dos Arenavírus até mais de 75% no caso do vírus Ebola, e a imunidade obtida pode não ser duradoura. A resposta aos antivirais é muito restrita, e apenas a ribavirina pode ser efetiva no caso dos Hantavírus e de alguns Arenavírus. Vacinas são de uso muito restrito, pois os RNA-vírus apresentam taxa de mutação muito alta.

Covid-19

Omar Lupi ◆ Mariana Oliveira Barbosa Alves

A nova doença causada por um coronavírus em 2019 (covid-19) foi inicialmente observada em Wuhan, na China, e disseminou-se pelo mundo, sendo declarada pandemia pela Organização Mundial da Saúde (OMS) em março de 2020. O patógeno, um betacoronavírus, denominado síndrome respiratória aguda grave coronavírus 2 (SARS-CoV-2), foi isolado de amostras do trato respiratório inferior de pacientes infectados. Em 18 meses, foi responsável pela morte de mais de 4 milhões de pessoas.

A covid-19 tem alta taxa de infectividade, principalmente por conta de sua propagação por meio de gotículas respiratórias. O período de incubação varia de 1 a 14 dias.

É uma doença que acomete múltiplos órgãos, podendo apresentar sintomas clássicos como febre, cefaleia, tosse, dificuldades respiratórias, mialgias, dor de garganta, anosmia, ageusia, distúrbios neurológicos e gastrintestinais, ou ser completamente assintomática. Os casos mais graves desenvolvem dispneia, com ou sem hipoxemia, uma semana após o início dos sintomas, podendo evoluir com síndrome respiratória aguda grave (SARS), coagulação intravascular disseminada (CID), choque séptico e acidose metabólica. Os pacientes com piores prognósticos são idosos ou com comorbidades, como hipertensão, obesidade, diabetes e insuficiência renal. Houve relatos em que o aumento da carga viral, a disseminação e gravidade do acometimento pulmonar sejam andrógeno-dependentes, tornando, assim, os homens mais suscetíveis a quadros graves da doença.

O impacto da covid-19 na pele pode estar relacionado diretamente ao vírus, a efeitos adversos aos medicamentos ou a epifenômenos (dermatoses associadas ao estresse, dermatoses ocupacionais ou dermatoses secundárias).

Dados iniciais da China relataram manifestações na pele em apenas 0,2% de 1.099 casos de covid-19 confirmados. No entanto, dados italianos posteriores já demonstravam 20,4% de acometimento cutâneo na covid-19. Apesar das diferenças na prevalência, os relatos de lesões cutâneas têm-se tornado cada vez mais comuns. Novos casos vêm sendo publicados constantemente, e estudos têm sido realizados com vistas a classificar as lesões. A grande dificuldade está na confirmação diagnóstica e no fato de que muitos estudos avaliam juntamente casos confirmados e suspeitos.

Fisiopatologia

A fisiopatologia da doença é complexa e ainda não muito bem compreendida. Fatores virais e do hospedeiro desempenham papel fundamental. O SARS-CoV-2 é um vírus RNA de hélice simples, faz parte do gênero Betacoronavirus, composto por 16 proteínas não estruturais (denominadas *non-structural proteins*, NSP1-16), com papéis específicos na replicação do vírus e na imunopatogênese, das quais destaca-se a NSP3, que pode bloquear imunidade inata do hospedeiro.

O que muito se estuda com relação à covid-19 é a desordem imunológica encontrada. Os casos mais graves estão relacionados a um aumento extremo de citocinas inflamatórias como interleucinas 2 (IL-2), IL-7, IL-10, GCSF, IP10, MCP1, MIPI, A, TNF-α. O aumento, em particular, de IL-6 está associado a quadros ainda mais graves e pode ter efeitos deletérios sobre o sistema imune adaptativo.

A ação do vírus em pele humana ainda demanda maiores investigações. Possíveis hipóteses incluem: ativação excessiva de mediadores inflamatórios, criando uma "tempestade de citocinas" e levando a danos endoteliais; formação de múltiplos trombos na microvasculatura da pele; mudanças na imunidade celular com ativação do sistema complemento; possibilidade de entrada direta do SARS-CoV-2 por ação da enzima conversora de angiotensina 2 (ACE2) e enzima serinoprotease transmembrana tipo 2 (TMPRSS2) na célula endotelial humana, atingindo vasos sanguíneos dérmicos.

A ACE2 é uma proteína que funciona como o único receptor para que o SARS-CoV- 2 invada células e cause infecção em humanos. Embora este vírus ataque principalmente o trato respiratório, a expressão do gene ACE2 foi descoberta em vários outros tecidos humanos, incluindo o gastrintestinal e a pele. Xue *et al.* descobriram que, entre as células ACE2-positivas na pele, os queratinócitos respondem por 97,37%, seguidos pelas células da glândula sudorípara (2,63%).

Diagnóstico

O diagnóstico da covid-19 pode ser feito, principalmente, por sinais clínicos (febre, cefaleia, tosse, dificuldades respiratórias, mialgias, dor de garganta, anosmia, ageusia, distúrbios neurológicos e gastrintestinais), parâmetros vitais (temperatura e saturação de oxigênio), exames laboratoriais e exames de imagem (principalmente, radiografia de tórax e tomografia computadorizada – TC). Alguns pacientes apresentam-se assintomáticos.

O diagnóstico definitivo dá-se pelo isolamento do vírus por *swab* nasofaríngeo e orofaríngeo e pela dosagem de anticorpos específicos.

Os achados laboratoriais incluem leucopenia, trombocitopenia, níveis elevados de interleucina-6 (IL-6) e níveis aumentados de D-dímero, o que aumenta o risco de doenças tromboembólicas.

As manifestações dermatológicas também são sinais clínicos da doença, e, em alguns casos, as lesões precedem os sinais clássicos de covid-19, podendo auxiliar no diagnóstico precoce e, a depender do padrão de lesão, sugerir informações sobre prognóstico.

Manifestações dermatológicas da covid-19

As manifestações dermatológicas por covid-19 foram inicialmente publicadas desde o início da doença. Os grandes questionamentos são se as manifestações estão relacionadas ao vírus, se são efeitos adversos aos medicamentos ou epifenômenos (dermatoses associadas ao estresse, dermatoses ocupacionais ou dermatoses secundárias).

O primeiro relato de perspectivas sobre manifestações cutâneas na covid-19 foi feito por Recalcati, na Itália, em 2020. Foram avaliados 88 pacientes com diagnóstico confirmado e suspeito da doença, sendo que 14 deles apresentaram lesões de pele: erupção cutânea eritematosa (14 pacientes), urticária generalizada (3 pacientes) e vesículas semelhantes à varicela (1 paciente).

À medida que mais casos foram sendo publicados, foram sendo criadas tentativas de classificações. O primeiro trabalho que tenta propor uma classificação para as manifestações cutâneas da covid-19 foi realizado por Gálvan Cavas *et al.*, em estudo realizado na Espanha, em que avaliaram 365 pacientes com lesões cutâneas, apresentando diagnóstico confirmado ou suspeito de covid-19, e as reuniram em cinco grupos principais e subclassificações (Quadro 45.7):

- lesões acrais: eritematosas com vesículas ou pústulas (pseudoperniose) (19%)
- erupções vesiculares (9%)
- lesões urticariformes (19%)
- erupções maculopapulares (47%)
- livedo ou necrose (6%).

Esse estudo mostrou que erupções vesiculares apareceram no início da doença, antes mesmo de outros sintomas. O padrão pseudoperniose, na maioria dos casos, ocorre após outros sintomas. Ao analisar gravidade, observou-se que o padrão pseudoperniose está associado com doença pulmonar menos grave. Em contraste, lesões de livedo foram associadas à doença pulmonar mais grave, uma vez que os pacientes necessitaram de tratamento em unidade de terapia intensiva (UTI).

Na avaliação de Daneshgaran *et al.*, 40,4% eram lesões acrais, enquanto 21,3% eram erupções eritematosas maculopapulosas; erupções vesiculosas (13%) e urticariformes (10,9%) compunham o restante da casuística, com 41 casos de lesões com padrões variados: eczematoso, angiomatoso e anular; erupções vasculares dentro do espectro de livedo/púrpura/necrose (4%); erupções semelhantes a eritema multiforme (3,7%); erupções eritematosas inespecíficas (2,1%). Padrões como exantema flexural e intertriginoso simétrico relacionado a medicamentos (SDRIFE), pitiríase rósea e eritema figurado, inclusive do tipo eritema *gyratum repens*, foram os menos frequentes (0,3% combinados) (Figura 45.39).

Quadro 45.7 Primeira proposta de classificação das manifestações dermatológicas na covid-19.

Pseudo-Chilblain	Confirmados e suspeitos
Erupções vesiculares	Confirmados e suspeitos
Lesões urticariformes	Confirmados e suspeitos
Erupções maculopapulares	Confirmados e suspeitos ▪ Pitiríase rósea-*like* ▪ Erupção perifolicular ▪ Eritema multiforme-*like* ▪ Pseudovesicular ou eritema *elevatum diutinum-like* ▪ Erupções purpúricas ▪ Erupção purpúrica axilar bilateral ▪ Erupção morbiliforme ▪ Eritema palmar ▪ Enantema
Livedo/lesões necróticas	Confirmados e suspeitos

Um estudo maior, realizado por Freeman *et al.*, com abrangência internacional, avaliando 716 pacientes com diagnóstico confirmado ou suspeito de covid-19 em 31 países, teve como objetivo caracterizar a diversidade de manifestações cutâneas da covid-19, facilitar a compreensão da fisiopatologia e assim propor uma nova classificação. Dos 171 pacientes confirmados com covid-19, ao reunirem diversos padrões morfológicos encontrados (Quadro 45.8), destacaram-se os sete mais comuns: morbiliforme (22%), *pernio-like* (18%), urticariforme (16%),

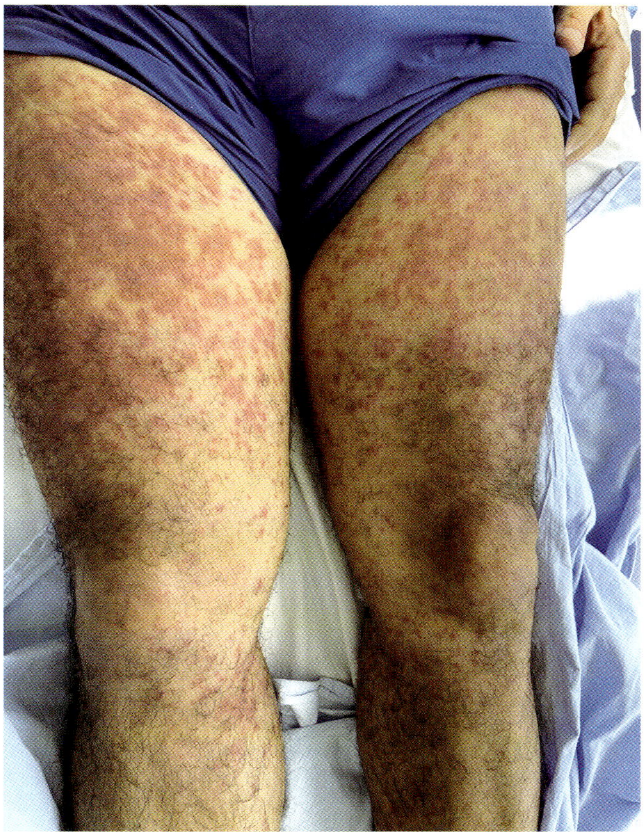

Figura 45.39 Infecção por covid-19. Erupção maculopapulosa confluente.

Quadro 45.8 Morfologia das manifestações cutâneas associadas ao covid-19.

Pernio-*like*
Morbiliforme
Urticariforme
Eritema maculoso
Vesiculoso
Acrocianose
Descamação acral
Papuloescamoso
Livedo reticular-*like*
Eritroderma
Grover-*like*
Púrpura retiforme
Petequial
Bolhas
Púrpura palpável/vasculite
Dengue-símile
Lesão por pressão
Pústulas
Eritema nodoso
Livedo racemoso
Miliária rubra
Síndrome inflamatória multissistêmica
Acneiforme

eritematomacular (13%), vesicular (11%), papuloescamoso (9,9%) e púrpura retiforme (6,4%). Assim, os padrões mais frequentes de lesões, em ordem decrescente de frequência de acometimento, são:

1. Morbiliformes (22%)
2. *Pernio-like* (18%)
3. Urticariforme (16%)
4. Eritema maculoso (13%)
5. Vesicular (11%)
6. Papuloescamoso (9,9%)
7. Púrpura retiforme (6,4%).

Geralmente, as lesões aparecem simultaneamente ou após outros sintomas de covid-19. Mas se observou que, em 12% dos casos, as manifestações cutâneas ocorreram antes do início de outros sintomas. A lesão mais descrita foi a *pernio-like*, talvez por sua divulgação mais expressiva pelas mídias (ver Capítulo 39). Na prática, em alguns estudos, via-se que os exantemas morfiliformes e maculares eram mais comuns.

Foi criado um critério de gravidade calculado com base na porcentagem de pacientes hospitalizados por covid-19. As lesões cutâneas foram divididas em três grandes grupos:

1. Lesões *pernio-like*: os principais locais acometidos foram pés (84%) e mãos (32%), cujos sintomas foram dor/queimação (71%) e prurido (36%) (Figura 45.40). Sintomas sistêmicos estiveram associados em 49% dos casos, entre eles febre (35%) e tosse (35%). Dezenove por cento se encontravam assintomáticos e 16% hospitalizados.
2. Vesiculoso/urticariforme/eritema maculoso/morbiliforme: os locais mais acometidos foram tronco e extremidades (Figura 45.41). Foi relatado prurido associado em 61 a 74%. Normalmente surgiram após outros sintomas de covid-19 (19%), entre eles febre (65 a 74%), tosse (52 a 66%), dor de garganta (39 a 50%) e dispneia (28 a 45%); 22 a 45% necessitaram de hospitalização.
3. Púrpura retiforme: os locais mais acometidos foram extremidades e nádegas. Frequentemente assintomático (73%). Surgiu após outros sintomas de covid-19 (91%), entre eles: febre (64%), tosse (73%) e dispneia (73%). Cem por cento dos pacientes foram hospitalizados, 82% deles com síndrome da insuficiência respiratória aguda (SARS).

É visto que as lesões *pernio-like* aparecem em pacientes com curso da doença relativamente moderado, podendo ser um marcador de resposta antiviral eficaz do hospedeiro, enquanto a púrpura retiforme está associada a pacientes críticos, sinalizando maior gravidade da doença.

Outras publicações associando lesões cutâneas e covid-19 descrevem casos de: enantema associado a erupções eritematosas e síndrome inflamatória multissistêmica em crianças e adultos (doença de Kawasaki-símile).

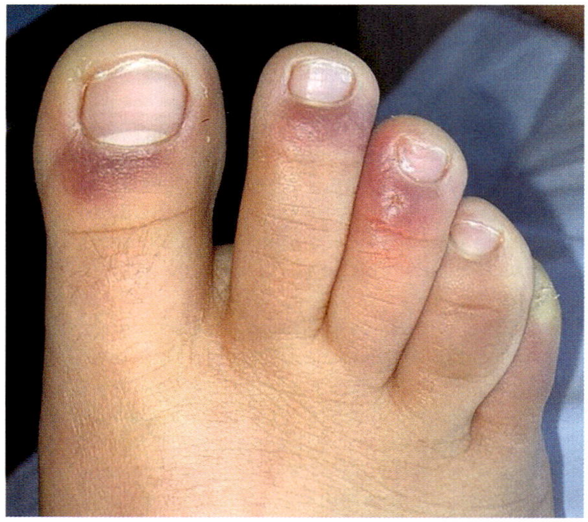

Figura 45.40 Infecção por covid-19. Pseudoperniose.

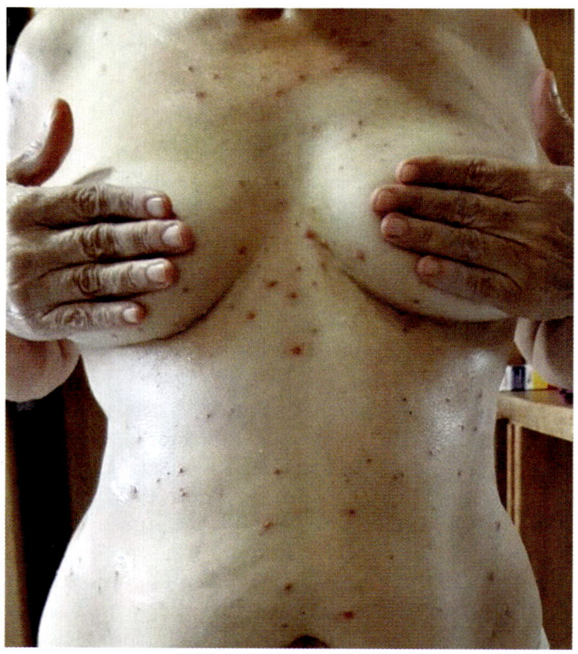

Figura 45.41 Infecção por covid-19. Erupção eritematovesiculosa disseminada.

Epifenômenos

Uso de equipamentos de proteção individual e manifestações dermatológicas

Essa pandemia resultou em complicações cutâneas adicionais, embora indiretamente, por meio do uso de equipamentos de proteção individual (EPI). Essas complicações incluem lesão por pressão, acne, dermatite de contato, urticária, ressecamento da pele e agravamento de doenças de pele existentes. EPI refere-se a itens pessoais vestíveis usados para proteção contra lesões acidentais e riscos ocupacionais. Em razão da possível transmissão assintomática de SARS-CoV-2 entre indivíduos desconhecidos, o uso generalizado de EPI tornou-se obrigatório para a redução das taxas de infecção e prevenção da propagação viral, especialmente entre os profissionais de saúde da linha de frente. Esses indivíduos devem se proteger de riscos ocupacionais e de seus pacientes mais vulneráveis usando vários tipos de EPI, incluindo óculos de proteção/protetores faciais descartáveis, máscaras respiratórias N95, aventais de proteção, luvas de látex e uso de substâncias desinfetantes, como álcool em gel, álcool líquido 70° e sabonetes. Outro hábito que vem culminando com lesões dermatológicas é a lavagem frequente das mãos, provocando ressecamento, descamação (dermatite de contato por irritante primário), e em alguns casos dermatite de contato imunológica pelos produtos utilizados na limpeza do ambiente.

Apesar dos benefícios gerais do uso de EPI, seu uso frequente e prolongado entre profissionais de saúde durante a pandemia de covid-19 foi associado a várias lesões cutâneas adversas. As complicações cutâneas relacionadas ao EPI são de grande preocupação, já que a barreira cutânea rompida pode criar uma solução de continuidade para possíveis infecções por covid-19 e aumentar a contaminação por disseminação inadvertida do vírus. As lesões por pressão descritas foram induzidas por respiradores N95, óculos e máscaras de proteção.

Eflúvio telógeno

O eflúvio telógeno (ET) é caracterizado pela queda difusa do cabelo 2 a 3 meses após um agente estressor, e a infecção por covid-19 pode ser considerada como tal. Aqueles que foram infectados com o vírus estavam sob imenso estresse psicossocial e fisiológico. O corpo responde a essa infecção criando um estado pró-inflamatório, que leva a danos nos tecidos e outras sequelas. Citocinas pró-inflamatórias são liberadas e os mecanismos de anticoagulação são prejudicados, o que pode provocar ET por meio da resposta inflamatória sistêmica e/ou microtrombos nos folículos pilosos.

Manifestações dermatológicas relacionadas ao uso de medicamentos na covid-19

Os medicamentos usados no tratamento para covid-19 podem estar associados às lesões dermatológicas, sendo na maioria das vezes, o maior desafio para classificar o que são manifestações próprias da doença e o que são efeitos adversos ao uso das medicações.

Todos os pacientes que apresentarem manifestações cutâneas associadas à covid-19 devem ser questionados quanto aos medicamentos que fazem uso. A seguir, alguns medicamentos utilizados no tratamento da doença e alguns de seus efeitos adversos na pele.

Hidroxicloroquina (HCQ). A HCQ é um agente antimalárico que também possui atividades anti-inflamatórias e imunomoduladoras. No início da doença, muitos estudos tentavam comprovar a eficácia e a efetividade da medicação, porém sem sucesso. Entretanto, foi muito utilizada, até mesmo sem acompanhamento médico, por uma significativa parte da população (ver Capítulo 91).

A HCQ pode causar erupções cutâneas adversas por medicamentos (ECAMs). ECAMs ocorreram 5 a 14 dias após o início do tratamento com HCQ e nenhum foi fatal. As erupções foram caracterizadas como liquenoides, urticariformes ou exantemáticas e resolvidas após a descontinuação do tratamento com HCQ. Em um caso, foi observado eritema pustular figurado generalizado. Um dos efeitos colaterais importantes do HCQ é o prurido induzido pela HCQ. Além disso, pode causar pustulose exantemática generalizada aguda, urticária, despigmentação mucocutânea, erupções tipo Stevens-Johnson, alopecia, branqueamento do cabelo e surtos de psoríase.

Azitromicina. É amplamente utilizada e geralmente considerada um medicamento seguro; raramente causa reações cutâneas, como erupção fixa bolhosa por fármacos, síndrome de Stevens-Johnson, DRESS, vasculite leucocitoclástica, síndrome de hipersensibilidade etc.

Favipiravir. É um análogo de nucleosídeo bem conhecido como um medicamento antiviral de amplo espectro. No prospecto de medicamentos comerciais, erupção cutânea (< 1%), eczema (< 0,5%) e prurido são relatados. No tratamento da covid-19 com favipiravir, não foram observados efeitos adversos cutâneos.

Rendesivir. É um pró-fármaco monofosforamidato de um análogo da adenosina. Alguns efeitos adversos na pele foram relatados, incluindo prurido e edema (especialmente da face, língua e garganta). Em um estudo, Wang *et al.* encontraram erupção cutânea em 7% do grupo de rendesivir e 3% de um grupo de placebo de pacientes com covid-19.

Oseltamivir. Foi aprovado para o tratamento da gripe e pode causar efeitos colaterais cutâneos, como angioedema, síndrome de Stevens-Johnson, necrólise epidérmica tóxica etc.; no entanto, é raro.

Manifestações dermatológicas relacionadas à vacina para covid-19

Foram observados casos raros de reações alérgicas graves após a vacinação com covid-19, aparentemente com uma frequência mais elevada do que com outras vacinas. São descritas reações a possíveis excipientes alergênicos nas vacinas da Pfizer/BioNTech, Moderna e AstraZeneca. As reações mediadas por IgE ao polietilenoglicol e seus derivados (polissorbato e poloxâmer) são as causas mais suspeitas, embora até agora não comprovadas.

A vacina Moderna mRNA-1273 foi autorizada pela FDA para uso emergente na pandemia de covid-19 em dezembro de 2020. De 15.185 participantes nos ensaios de eficácia do Coronavírus de fase III (COVE), que receberam pelo menos uma dose da vacina Moderna, 228 (1,5%) relataram eventos adversos de hipersensibilidade, incluindo erupção no local da injeção e urticária, assim como raros casos de síndrome de Sweet. Foi descrita uma erupção morbiliforme que se manifestava 48 h após a vacinação, semelhante a uma erupção cutânea associada a fármacos. Foram relatados quatro casos de "braço covid": uma erupção eritematosa localizada em torno do local da injeção, que se manifesta dias após a primeira dose da vacina Moderna covid-19. Alguns poucos casos de edema no local de preenchimentos faciais prévios foram descritos em pacientes que utilizaram vacinas feitas com RNA mensageiro; 43,3% dos pacientes que apresentaram reação à primeira dose também tiveram na segunda.

Príons

Omar Lupi

A infecção por príons (*proteinaceous infectious particles*) é causada por uma proteína autorreplicativa catalítica, conhecida como PrP^{Sc}, capaz de modificar a estrutura espacial da proteína priônica do estado dominante (PrP^{C}) presente em diversos tipos celulares, incluindo neurônios e queratinócitos. A nova conformação transforma a proteína transmembrana original em uma proteína citoplasmática insolúvel em água, resistente às proteases e tóxica para as células afetadas.

A primeira aparição histórica das doenças priônicas deu-se há 200 anos, com o reconhecimento, em ovelhas, de uma doença dermatológica e neurológica de evolução fatal. A zoonose, conhecida como *scrapie* pelos pecuaristas, caracteriza-se pelo surgimento de prurido constante, que leva o animal infectado a se esfregar em cercas de contenção, desenvolvendo alopecia localizada e dermatite de contato. O dado mais típico da moléstia é a evolução, após um período variável de 6 meses a 2 anos, para progressiva ataxia, paralisia motora, tremores, fasciculação e, finalmente, óbito.

Uma forma humana e epidêmica da moléstia foi detectada em algumas tribos da Nova Guiné. Estudo mais detalhado, realizado nas tribos fore, demonstrou a existência de uma neuropatia agressiva e mortal conhecida pelos habitantes locais como *kuru* (morte sorridente). A moléstia apresentava período de incubação médio de alguns meses, causando óbito por induzir demência, ataxia progressiva e cegueira. A análise histopatológica do cérebro de aborígines vitimados pelo *kuru* demonstrou uma impressionante similaridade com o *scrapie*. Diversas outras doenças priônicas já foram reconhecidas em humanos. A doença de Creutzfeldt-Jakob (CJD) e a síndrome de Gerstmann-Straussler (GSS) são duas moléstias neurológicas raras. Além de apresentarem quadro de ataxia e demência, também demonstram padrão anatomopatológico similar ao do *kuru*. São um exemplo único e, aparentemente, paradoxal de doenças geneticamente determinadas, mas que podem ser transmitidas experimentalmente a cobaias. O surgimento da encefalopatia espongiforme bovina (BSE), mais conhecida como "doença da vaca louca", motivou novo interesse por esse grupo de doenças. Essa nova moléstia desenvolveu-se de forma epidêmica, matando na Inglaterra, desde 1985, cerca de 180 mil animais. O receio teórico de que a BSE pudesse ser transmitida a seres humanos pela ingestão de carne bovina confirmou-se no ano de 1996. Uma nova moléstia neurológica que se assemelha à CJD, mas apresenta a evolução rápida do *kuru* foi detectada em humanos e denominada "nova variante da CJD" (nvCJD). Desde o primeiro caso registrado até junho de 2013, foram descritos 222 pacientes contaminados, principalmente no Reino Unido.

O uso generalizado de tecido de origem bovina em alimentos, produtos farmacêuticos e manufaturados faz com que o interesse pelos príons seja intenso. Além da óbvia utilização da carne bovina para alimentação, diversos outros tecidos ou órgãos e várias das proteínas e enzimas bovinas são economicamente importantes. Muitos desses produtos, como o categute e os implantes de colágeno, são utilizados quase *in natura* e podem apresentar risco real de disseminação da doença, já que os métodos atuais de filtração e esterilização não são capazes de destruir a proteína priônica por ser esta muito pequena. Soro fetal bovino, soro de bezerros recém-nascidos e tripsina bovina são ingredientes fundamentais na manutenção das culturas de células que vão produzir pele cultivada para enxertos ou colágeno para implantes intradérmicos. Não há tratamento disponível, no momento.

Estudos recentes têm demonstrado o potencial papel de algumas ectoparasitoses, principalmente a miíase e as infestações por ácaros, na disseminação da doença. A pele afetada por úlceras crônicas, psoríase e eczemas expressa a proteína priônica nativa (não patológica) em grande quantidade, tornando este órgão-alvo para material contaminado. Uma nova reação sorológica tem sido proposta para triar material biológico de uso médico e também identificar casos iniciais da moléstia.

O Quadro 45.9 resume as principais doenças priônicas reconhecidas.

Quadro 45.9 Doenças priônicas.

Doença	Hospedeiro	Via de contágio	Incubação/ duração média	Alterações neurológicas
Kuru	Humanos	Canibalismo	De 4 a 40 anos/ 12 meses	Alteração de comportamento/ ataxia
Doença de Creutzfeldt-Jakob (CJD)	Humanos	Mutação (m), familiar (f) ou iatrogênica (i)	4 a 12 anos (i) e 60 anos (m/f)/6 meses para óbito	Demência, mioclonia, mutismo
Doença da vaca louca	Gado	Ração contaminada	2 a 8 anos/ 6 meses	Agressividade, perda da coordenação motora
Nova variante da CJD	Humanos	Carne bovina contaminada	Desconhecida/ 15 meses	Similar ao *kuru*, depressão

Bibliografia

Infecção pelo papilomavírus humano

Allen AL, Siegfried EC. The natural history of condyloma in children. *J Am Acad Dermatol.* 1998 Dec;39(6):951-5.

Cobb MW. Human Papillomavirus infection. *J Am Acad Dermatol.* 1990 Apr; 22(4):547-66.

Culton DA, Morrel DS, Burkhart CN. The management of Condyloma Acuminata in the pediatric population. *Pediatr Ann.* 2009 Jul;38(7):368-72.

Frazer IH. Immunology of papillomavirus infection. *Curr Opin Immunol.* 1996 Aug;8(4):484-91.

Gibbs S, Harvey I, Sterling J, Stark R. Local treatments for cutaneous warts: systematic review. *BMJ.* 2002 Aug 31;325(7362):461.

Javelle E, Lightburne E, Dukan P *et al.* Human immunodeficiency virus (HIV)-associated epidermodysplasia verruciformis eradicated after interferon-α and rivabirin treatment. *Int J Dermatol.* 2014 Apr;53(4):487-9.

Kang LW, Crawford N, Tang ML *et al.* Hypersensitivity reactions to human papillomavirus vaccine in Australian schoolgirls: retrospective cohort study. *BMJ.* 2008 Dec 2;337:a2642.
Khera P, Haught JM, McSorley J, English JC 3rd. Atypical presentations of herpesvirus infections in patients with chronic lymphocytic leukemia. *J Am Acad Dermatol.* 2009 Mar;60(3):484-6.
Kirnbauer R, Lenz P. Human Papillomaviruses. *In:* Bolognia JL, Jorizzo JL, Schaffer JV. *Dermatology.* 3rd ed. Elsevier Saunders: New York; 2012.
Landini MM, Borgogna C, Peretti A *et al.* α- and β-Papillomavirus infection in a young patient with an unclassified primary T-cell immunodeficiency and multiple and cutaneous lesions. *J Am Acad Dermatol.* 2014 Jul;71(1):108-15.
Magalhães GM, Vieira EC, Garcia LC *et al.* Atualização em papilloma vírus humano – Parte I: epidemiologia, patogênese e espectro clínico. *An Bras Dermatol.* 2021;96:1-16.
Mansouri P, Naraghi ZS, Malilheh A, Chalangari R. Genital lesions masquerading as condyloma acuminata: a case series report. *Iran J Public Health.* 2019 Jun;6:1161-4.
Mazurkiewicz W, Jablonska S. Comparative studies between 0.5 percent podophyllotoxin preparations (Condyline) and 20 percent podophyllin dissolved in alcohol, in the therapy of raised condylomas. *Z Hautkr.* 1986 Oct 1;61(19):1387-95.
Orth G. Host defenses against human papillomaviruses: lessons from epidermodysplasia verruciformis. *Curr Top Microbiol Immunol.* 2008;321:59-83.
Rogers HD, Macgregor JL, Nord KM *et al.* Acquired epidermodysplasia verruciformis. *J Am Acad Dermatol.* 2009 Feb;60(2):315-20.
Saslow D, Castle PE, Cox JT *et al.* American Cancer Society Guideline for human papillomavirus (HPV) vaccine use to prevent cervical cancer and its precursors. *CA Cancer J Clin.* 2007 Jan-Feb;57(1):7-28.
Shin JO, Son JH, Lee J, Kim HS. Nonavalent human papilloma vírus vaccine for the treatment of multiple recalcitrants warts: an open-label study. *J Am Acad Dermatol.* 2022 Apr;86(4):940-1.
Smith E, Hallman JR, Pardasani A, McMichael A. Multiple herpetic whitlow lesions in a patient with chronic lymphocytic leukemia. *Am J Hematol.* 2002 Apr;69(4):285-8.
Swinehart JM, Sperling M, Phillips S *et al.* Intralesional fluorouracil/epinephrine injectable gel for treatment of condylomata acuminata. A phase 3 clinical study. *Arch Dermatol.* 1997 Jan;133(1):67-73.
Tindle RW. Human papillomavirus vaccines for cervical cancer. *Curr Opin Immunol.* 1996 Oct;8(5):643-50.
Wu IB, Schwartz RA. Herpetic withlow. *Cutis.* 2007 Mar;79(3):193-6.

Herpes-vírus humanos

Andersson-Ellström A, Svennerholm B, Forssman L. Prevalence of antibodies to herpes simplex virus types 1 and 2, Epstein-Barr virus and cytomegalovirus in teenage girls. *Scand J Infect Dis.* 1995;27(4):315-8.
Arduino PG, Poster SR. Oral and perioral herpes simplex virus type 1 (HSV-1) infection: review of its management. *Oral Dis.* 2006 May;12(3):254-70.
Barbosa LN, Souto R, Furtado AL *et al.* Associação de aciclovir oral e imiquimod no tratamento de herpes simples genital hipertrófico em paciente com sida: relato de dois casos. *An Bras Dermatol.* 2011 Sep-Oct;86(5):1043-5.
Chang Y, Cesarman E, Pessim MS *et al.* Identification of herpesvirus-like DNA sequence in AIDS associated Kaposi's sarcoma. *Science.* 1994 Dec 16;266(5192):1865-9.
Cohrs RJ, Gilden DH. Human herpesvirus latency. *Brain Pathol.* 2001 Oct;11(4):465-74.
Fatahzadeh M, Schwartz RA. Human herpes simplex virus infections: epidemiology, pathogenesis, symptomatology, diagnosis, and management. *J Am Acad Dermatol.* 2007 Nov;57(5):737-63.
Freeman DJ, Sheth NV, Spruance SL. Failure of topical acyclovir in ointment to penetrate human skin. *Antimicrob Agents Chemother.* 1986 May;29(5):730-2.
Goldman BD. Herpes serology for dermatologists. *Arch Dermatol.* 2000 Sep;136(9):1158-61.
Hall LD, Eminger LA, Hesterman KS *et al.* Epstein-Barr vírus: Dermatologic associations and implications. *J Am Acad Dermatol.* 2015 Jan;72(1):1-19.
Lekstrom-Himes JA, Pesnicak L, Strauss SE. The quantity of latent viral DNA correlates with HSV-1 and 2 cause recurrent genital herpes outbreaks. *J Virol.* 1998 Apr;72(4):2760-4.
Lin D, Zhong C, Jiang Q, Huang A. Níveis séricos de interleucina-6 estão aumentados na neuralgia pós-herpética: estudo retrospectivo de centro único. *An Bras Dermatol.* 2023;98(2):202-7.
Schafer F, Miranda R. Úlceras genitais agudas em jovem menina: desafio diagnóstico. *An Bras Dermatol.* 2022;97(5):682-3.
Lupi O. Herpes simples. *An Bras Dermatol.* 2000 May-Jun;75(3):261-77.
Lupi O, Lamy F, Semenovitch I. *Infecções por herpesvírus.* Rio de Janeiro: AC Farmacêutica; 2010.
McKeough MB, Spruance SL. Comparison of new topical treatments of herpes labialis: efficacy of penciclovir cream, acyclovir cream, and n-docosanol cream against experimental cutaneous HSV-1 infection. *Arch Dermatol.* 2001 Sep;137(9):1153-8.
Pammer J, Weninger W, Tschachler E. Human keratinocytes express cellular prion-related protein in vitro and during inflammatory skin diseases. *Am J Pathol.* 1998 Nov;153(5):1353-8.
Rosenthal SL, Stanberry LR, Biro FM *et al.* Seroprevalence of HSV-1 and 2 and cytomegalovirus in adolescents. *Clin Infect Dis.* 1997 Feb;24(2):135-9.
Sawtell NM. The probability of in vivo reactivation of herpes simplex virus type 1 increases with the number of latently infected neurons in the ganglia. *J Virol.* 1998 Aug;72(8):6888-92.
Vago L, Nebuloni M, Sala E *et al.* Coinfection of the central nervous system by cytomegalovirus and HSV-1 and 2 in AIDS patients: autopsy study on 82 cases by immunohistochemistry and PCR. *Acta Neuropathol.* 1996 Oct;92(4):404-8.
Wollina U, Schönlebe J. Segmental leukocytoclastic vasculitis in herpes zoster. *Int J Dermatol.* 2012 Nov;51(11):1351-2.
Workowski KA, Bachmann LH, Chan PA *et al.* Sexually Transmitted Infections Treatment Guidelines, 2021. *MMWR Recomm Rep.* 2021 Jul 23;70(4):31-2.

Infecção pelos poxvírus

Babkin IV, Babkina IN, Tikunova NV. An Update of Orthopoxvirus Molecular Evolution. *Viruses.* 2022 Feb 14;14(2):388.
Büttner M, Rziha HJ. Parapoxviruses: from the lesion to the viral genome. *J Vet Med B Infect Dis Vet Public Health.* 2002 Feb;49(1):7-16.
Centers for Disease Control and Prevention (CDC). Human Orf virus infection from household exposures – United States, 2009-2011. *MMWR Morb Mortal Wkly Rep.* 2012 Apr 13;61(14):245-8.
Dhar AD, Werchniak AE, Yu L *et al.* Tanapox infection in a college student. *N Engl J Med.* 2004;350(4):361-6.
de Souza Trindade G, da Fonseca FG, Marques JT *et al.* Araçatuba virus: a vaccinialike virus associated with infection in humans and cattle. *Emerg Infect Dis.* 2003 Feb;9(2):155-60.
Fleming SB, Haig DM, Nettleton P *et al.* Sequence and functional analysis of a homolog of interleukin-10 encoded by the parapoxvirus orf virus. *Virus Genes.* 2000;21(1-2):85-95.
Inoshima Y, Morooka A, Sentsui H. Detection and diagnosis of parapoxvirus by the polymerase chain reaction. *J Virol Methods.* 2000 Feb;84(2):201-8.
Ladnyj ID, Ziegler P, Kima E. A human infection caused by monkeypox virus in Basankusu Territory, Democratic Republic of the Congo. *Bull World Health Organ.* 1972;46(5):593-7.
Moore A, Hurley K, Lupi O *et al.* Painful facial, oral, and genital ulcers. *JAAD Case Rep.* 2023 Mar;33:98-100.
Reed KD, Melski JW, Graham MB *et al.* The detection of monkeypox in humans in the Western Hemisphere. *N Engl J Med.* 2004 Jan 22;350(4):342-50.
Sartori-Barraviera SRC, Marques AS, Stolf HO *et al.* Nódulos dos ordenadores: relato de dez casos. *An Bras Dermatol.* 1997 Sep-Oct;72(5):477-80.
Schatzmayr HG, Lemos ER, Mazur C *et al.* Detection of poxvirus in cattle associated with human cases in the state of Rio de Janeiro: preliminary report. *Mem Inst Oswaldo Cruz.* 2000 Sep-Oct;95(5):625-7.
Werchniak AE, Herfort OP, Farrell TJ *et al.* Milkers's nodule in a healthy young woman. *J Am Acad Dermatol.* 2003 Nov;49(5):910-1.
World Health Organization. 2022-23 Mpox (monkeypox) Outbreak: Global Trends. 2023. Disponível em: https://worldhealthorg.shinyapps.io/mpx_global/. Acesso em: 15 mar. 2024.
Zhang F, Chai Z, Wang X *et al.* Monkeypox: Can we count on the current smallpox immunization? *Virology.* 2024 Apr;592:109994.

Infecção pelo parvovírus B19

Passoni LFC, Ribeiro SR, Giordani MLL *et al.* Papular-Purpuric "Gloves and Socks" Syndrome due to Parvovirus B19: Report of a case with unusual features. *Rev Inst Med Trop Sao Paulo.* 2001 May-Jun;43(3):167-70.
Steele RW, Vassilev TV, Beilke MA, Garcia-Diaz JB. A 35-year-old woman with fever, joint pain, and rash. *Infect in Med.* 2001;18(7):339-43.
Young NS, Brown KE. Parvovirus B19. *N Engl J Med.* 2004 Feb 5;350(6): 586-97.

Infecção por RNA-vírus

Bandyopadhyay D, Ghosh SK. Mucocutaneous features of Chikungunya fever: a study from an outbreak in West Bengal, India. *Int J Dermatol.* 2008 Nov;47(11):1148-52.
Brandt O, Abeck D, Gianotti R, Burgdorf W. Gianotti-Crosti syndrome. *J Am Acad Dermatol.* 2006 Jan;54(1):136-45.
Brasil. Ministério da Saúde. Secretaria de Vigilância em Saúde e Ambiente. Departamento do Programa Nacional de Imunizações. *Informe técnico-operacional*: estratégia de vacinação contra a dengue – 2024 [recurso eletrônico]. Brasília: Ministério da Saúde; 2024. 39 p. Disponível em: http://bvsms.saude.gov.br/bvs/publicacoes/informe_tecnico_estrategia_vacinacao_dengue_2024.pdf. Acesso em: 10 out. 2024.

Cunha RV, Nogueira RMR. Dengue. *In*: Coura JR. *Dinâmica das doenças infecciosas e parasitárias*. Rio de Janeiro: Guanabara Koogan; 2005.

Di Prinzio A, Bastard DP, Torre AC, Mazzuoccolo LD. Hand, foot, and mouth disease in adults caused by Coxsckievirus B1-B6. *An Bras Dermatol.* 2022;97(3):321-5.

Lima AL, Rocha DM, Miranda MFR. Síndrome de Gianotti-Crosti: aspectos clínicos, laboratoriais, e perfis sorológicos observados em 10 casos procedentes de Belém-Pará. *An Bras Dermatol.* 2004 Nov-Dec;79(6):699-707.

Lupi O, Carneiro CG, Coelho ICB. Manifestações mucocutâneas da dengue. *An Bras Dermatol.* 2007 Jul-Aug;82(4):291-305.

Martins FSV, Setúbal S, Castiñeiras TMPP. Doenças febris. Dengue. *In*: Schechter M, Marangoni DV. *Doenças infecciosas: conduta diagnóstica e terapêutica*. Rio de Janeiro: Guanabara Koogan; 1998.

Scarfi F, Arunachalam M, Galeone M, Dfonzo EM. An uncommon onychomadesis in adults. *Int J Dermatol.* Nov 2014;53(11)1392-4.

Zawar V, Chuh A. Gianotti-crosti syndrome in India is not associated with hepatitis B infection. *Dermatology*. 2004;208(1):87.

Manifestações dermatológicas da covid-19

Almeida G, Arruda S, Marques E *et al*. Presentation and management of cutaneous manifestations of covid-19. *J Drugs Dermatol*. 2021 Jan 1;20(1):76-83.

Beiu C, Mihai M, Popa L *et al*. Frequent hand washing for covid-19 prevention can cause hand dermatitis: management tips. *Cureus*. 2020 Apr 2;12(4):e7506.

Castro Silva R, Castro Silva G, Castro Silva MC, Lupi O. Erythema gyratum repens after covid-19. *J Eur Acad Dermatol* Venereol; 2021 Dec;35(12):e859-61.

Criado PR, Abdalla BMZ, de Assis IC *et al.* Are the cutaneous manifestations during or due to SARS-CoV-2 infection/covid-19 frequent or not? Revision of possible pathophysiologic mechanisms. *Inflamm Res*. 2020 Aug;69(8):745-56.

Daneshgaran G, Dubin DP, Gould DJ. Cutaneous manifestations of covid-19: an evidence-based review. *Am J Clin Dermatol*. 2020 Oct;21(5):627-39.

Freeman EE, McMahon DE, Lipoff JB *et al*. The spectrum of covid-19-associated dermatologic manifestations: An international registry of 716 patients from 31 countries. *J Am Acad Dermatol*. 2020 Oct;83(4):1118-29.

Galván Casas C, Català A, Carretero Hernández G *et al*. Classification of the cutaneous manifestations of covid-19: a rapid prospective nationwide consensus study in Spain with 375 cases. *Br J Dermatol*. 2020 Jul;183(1):71-7.

Gül Ü. covid-19 and dermatology. *Turk J Med Sci*. 2020 Dec 17;50(8):1751-9.

Jimenez-Cauhe J, Ortega-Quijano D, de Perosanz-Lobo D *et al*. Enanthem in patients with covid-19 and skin rash. *JAMA Dermatol*. 2020 Oct 1;156(10):1134-6.

McMahon DE, Amerson E, Rosenbach M *et al*. Cutaneous reactions reported after Moderna and Pfizer covid-19 vaccination: a registry-based study of 414 cases. *J Am Acad Dermatol*. 2021 Jul;85(1):46-55.

Nilsson L, Csuth Á, Storsaeter J *et al*. Vaccine allergy: evidence to consider for covid-19 vaccines. *Curr Opin Allergy Clin Immunol*. 2021 Aug 1;21(4):401-9.

Olds H, Liu J, Luk K *et al*. Telogen effluvium associated with covid-19 infection. *Dermatol Ther*. 2021 Mar;34(2):e14761.

Singh H, Kaur H, Singh K, Sen CK. Cutaneous manifestations of covid-19: a systematic review. *Adv Wound Care* (New Rochelle). 2021 Feb;10(2):51-80.

Tsai SC, Lu CC, Bau DT *et al*. Approaches towards fighting the covid-19 pandemic (Review). *Int J Mol Med*. 2021 Jan;47(1):3-22.

Wei N, Fishman M, Wattenberg D *et al*. "covid arm": A reaction to the Moderna vaccine. *JAAD Case Rep*. 2021 Apr;10:92-5.

Príons

Andersson-Ellstrom A, Svennerholm B, Forssman L. Prevalence of antibodies to HSV-1 and 2, Epstein-Barr virus and cytomegalovirus in teenager girls. *Scant J Infect Dis* 1995;27(4):315-8.

Chang Y, Cesarman E, Pessim MS *et al*. Identification of herpesviruslike DNA sequence in AIDS associated Kaposi's sarcoma. *Science* 1994;266: 1865-69.

Cohrs RJ, Gilden DH. Human herpesvirus latency. *Brain Pathol* 2001;11(4):465-74.

Freeman DJ, Sheth NV, Spruance SL. Failure of topical acyclovir in ointment to penetrate human skin. *Antimicrob Agents Chemoter*. 1986;29(5):730-2.

Edinburgh University. The National CJD Research & Surveillance Unit (NCJDRSU). Disponível em: www.cjd.ed.ac.uk. Acesso em: 13 jul. 2013.

Goldman BD. Herpes serology for dermatologists. *Arch Dermatol*. 2000;136(9): 1158-61.

Lekstrom-Himes JA, Pesnicak L, Strauss SE. The quantity of latent viral DNA correlates with HSV-1 and 2 cause recurrent genital herpes outbreaks. *J Virol* 1998;72(4):2760-4.

Lupi O. Could ectoparasites act as vectors for prions diseases? *Int J Dermatol*. 2003 Jun;42(6):425-9.

Lupi O. Prions in dermatology. *J Am Acad Dermatol*. 2002 May;46(5):790-3.

McKeough MB, Spruance SL. Comparison of new topical treatments of herpes labialis: efficacy of penciclovir cream, acyclovir cream, and docosanol cream against experimental cutaneous HSV-1 infection. *Arch Dermatol* 2001;137(9):1153-8.

Pammer J, Weninger W, Tschachler E. Human keratinocytes express cellular prion-related protein in vitro and during inflammatory skin disease. *Am J Pathol* 1998;153(5):1353-8.

Rosenthal SL, Stanberry LR, Biro FM *et al*. Seroprevalence of HSV-1 and 2 and cytomegalovirus in adolescents. *Clin Infect Dis* 1997;24(2):135-9.

Sawtell NM. The probability of in vivo reactivation of herpes simplex virus type 1 increases with the number of latently infected neurons in the ganglia. *J Virol*. 1998;72(8):6888-92.

Vago L, Nebuloni M, Sala E *et al*. Co-infection of the central nervous system by cytomegalovirus and HSV-1 and 2 in AIDS patients: autopsy study on 82 cases by immunohistochemistry and PCR. *Acta Neuropathol*. 1996;92(4):404-8.

46

Micoses Superficiais

Regina C. Schechtman ◆ David Rubem Azulay ◆ Rubem David Azulay

As micoses superficiais são doenças provocadas por fungos ou cogumelos que se localizam preferencialmente na epiderme e/ou em seus anexos, podendo, eventualmente, invadir a derme e, em raríssimos casos, até mesmo órgãos internos. O contágio inter-humano é frequente. São classificadas em quatro grupamentos: *ceratofitoses*, *dermatofitoses*, *dermatomicoses* e *candidíases*. Estas últimas, embora sejam consideradas oportunistas, serão estudadas neste capítulo, visto que, em pacientes imunocompetentes, comportam-se como micose superficial.

Nos grandes e modernos laboratórios de micologia, observa-se uma franca expansão de métodos moleculares, como reação em cadeia da polimerase (PCR) e PCR em tempo real (PCR-RT), para o diagnóstico etiológico das micoses em geral. No entanto, a técnica mais empregada é o MALDI-TOF MS (*matrix-assisted laser desorption/ionization-time of flight mass spectrometry*), que permite a identificação em cerca de 30 min com grande precisão, inclusive das diferentes espécies.

Ceratofitoses

Conceito

São micoses essencialmente superficiais, cujos cogumelos localizam-se na queratina da epiderme e dos pelos, normalmente sem provocar fenômenos de hipersensibilidade; por isso, são reconhecidas por alguns autores como protótipos das micoses superficiais. Do grupo, apenas a *Malassezia* é saprófita.

Pitiríase versicolor

Epidemiologia

A pitiríase versicolor (PV) é uma doença de distribuição universal; acomete todas as raças, sem predileção por sexo, com maior prevalência na idade adulta. Essa preferência relaciona-se com uma maior atividade hormonal a partir da adolescência e, consequentemente, da maior oleosidade da pele. É mais prevalente nos climas quentes e úmidos.

Etiologia

É causada por fungos do gênero *Malassezia*. A classificação taxonômica atual engloba nove espécies: *M. dermatis, M. equi, M. furfur, M. globosa, M. obtusa, M. pachydermatis, M. restricta, M. slooffiae e M. sympodialis*. A espécie *pachydermatis* é a única que não requer lipídios para crescimento em meio de cultura. A diferenciação entre as espécies pode ser feita por morfologia e requerimentos nutricionais na cultura, aspectos ultraestruturais e reação em cadeia da polimerase (PCR). A cultura das lesões de PV revela uma maior frequência das espécies *globosa* e *M. sympodialis* em relação à *M. furfur*. Para a comunidade médica, entretanto, a *M. furfur* continua sendo considerada o agente etiológico da PV.

M. furfur é uma levedura saprófita e lipofílica, encontrada com elevada frequência no couro cabeludo e em regiões de pele glabra ricas em glândulas sebáceas. Apesar de não desencadear manifestações clínicas, essa levedura comporta-se como um oportunista e é fator agravante em muitos casos de dermatite seborreica. A incidência baixa de PV entre casais (7,5%) parece demonstrar a necessidade de predisposição individual. Recorrências são frequentes.

Clínica

As lesões são inicialmente arredondadas, por surgirem a partir da unidade pilossebácea (em função da lipofilia do agente); no entanto, podem confluir, tornando-se, raramente, difícil diferenciar a pele sadia da pele acometida. Em geral, as lesões são hipocrômicas descamativas, mas podem ser hipercrômicas ou eritematosas, daí o nome versicolor. Alguns pacientes referem prurido, sobretudo após exposição solar, quando então são eritematosas (Figuras 46.1 a 46.4). Se o paciente tiver tomado banho ou estiver suado, fica difícil perceber a descamação.

Sendo a *M. furfur* uma levedura essencialmente lipofílica, a localização mais frequente da PV é em áreas de maior concentração de glândulas sebáceas, ou seja, na metade superior do tronco e dos braços. Entretanto, pode ocorrer na face, no abdome, nas nádegas e até mesmo nos membros inferiores. Esticando-se distalmente a pele (*sinal de Zirelí* ou do *estiramento*) ou atritando-a com a cureta ou com a unha (*sinal da unha* ou de *Besnier*), aparecem escamas furfuráceas. Caso o paciente esteja suado, tenha a pele oleosa ou tomado banho, torna-se bem mais difícil perceber a descamação.

Diversos trabalhos investigam a variação da tonalidade das lesões que podem estar presentes no hospedeiro parasitado. Quanto às lesões hipercrômicas, os estudos indicam aumento do tamanho, alterações da distribuição e incremento na multiplicação dos melanossomos na epiderme. Quanto à hipocromia das lesões, já foi constatado que a levedura produz ácidos dicarboxílicos que inibem a reação dopa-tirosinase, que, por

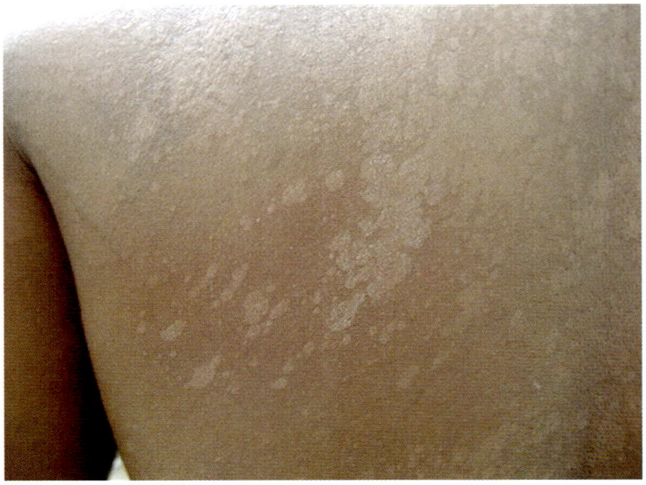

Figura 46.1 *P. versicolor* – manchas hipocrômicas arredondadas e descamativas, por vezes confluentes na localização habitual. Sinal de Zirelí positivo.

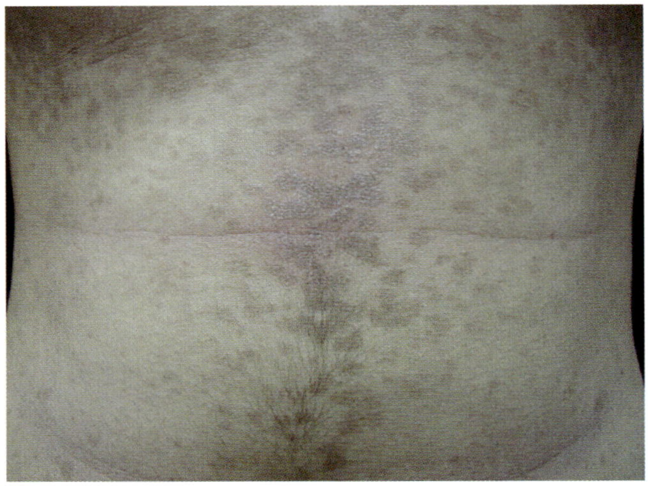

Figura 46.4 *P. versicolor* – manchas hipercrômicas, descamativas e arredondadas. (Cortesia do Dr. Eduardo Bornhausen-Demarch.)

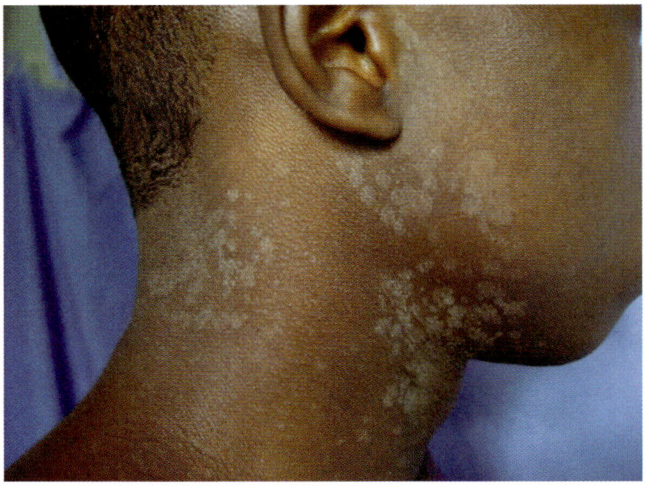

Figura 46.2 *P. versicolor* – manchas hipocrômicas, descamativas e arredondadas. (Cortesia do Dr. Fabiano Leal.)

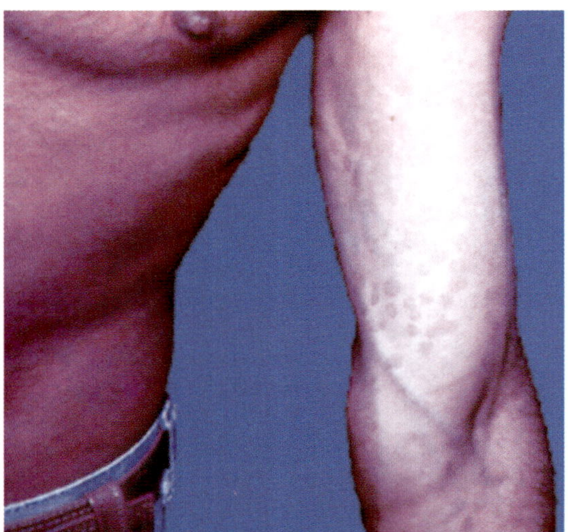

Figura 46.3 *P. versicolor* – manchas hipercrômicas arredondadas, por vezes confluentes.

sua vez, diminui a produção de melanina. O eritema seria decorrente da intensidade do processo inflamatório que o fungo é capaz de desencadear.

As recidivas ocorrem mais frequentemente em pacientes com peles oleosas ou que fazem uso contínuo de produtos oleosos, naqueles que apresentam sudorese excessiva e também nos que apresentam lesões predominantemente infundibulares ou foliculares. Nesses pacientes, o fungo é também encontrado no interior do folículo, o que dificulta a ação dos antifúngicos tópicos e sistêmicos. Em tais situações, ainda é difícil caracterizar uma predisposição individual decorrente de deficiência imunológica específica. Entretanto, na experiência de um dos autores, há alguns casos de difícil controle em que vários membros da mesma família estão acometidos, mostrando que também possa existir predisposição genética nessa situação.

Foliculite pitiroscópica/foliculite por *Malassezia*

A foliculite por *Malassezia* foi descrita em 1969 em um paciente após o uso de tetraciclina oral. Desde então, outros casos têm sido relatados, porém, quase que exclusivamente em pacientes imunossuprimidos devido a outras condições subjacentes, como diabetes melito, tratamento prolongado com antibióticos ou corticosteroides, pacientes transplantados, internados em UTI e com AIDS, por exemplo. Nos últimos 20 anos, a doença vem sendo descrita tanto em pacientes imunocompetentes quanto em pacientes imunossuprimidos. Afeta comumente adultos jovens e, excepcionalmente, é descrita em bebês. Sua distribuição é universal. É mais prevalente em países de clima quente e úmido. Acomete preferencialmente pacientes acamados, tendo localização preferencial nas áreas de maior atrito, em que ocorre oclusão do folículo piloso.

Afeta principalmente tronco superior, ombros, membros superiores, pescoço e face. A lesão primária é uma pápula folicular eritematosa ou pústula medindo cerca de 1 a 2 mm. O número de lesões pode ser escasso ou variar até mais de 100 lesões nos casos mais extensos. Pode ser confundida com acne. Pode desencadear prurido de moderado a intenso. A ausência de prurido e a presença de comedões confirmam o diagnóstico de acne.

Nos pacientes com AIDS, as lesões podem ser disseminadas e acompanhadas de febre alta. Manifesta-se por pápulas foliculares monomórficas, milimétricas (1 a 2 mm), e pústulas no pescoço, no tronco e nos membros inferiores; poucas vezes afeta a face. Raramente, involui com cicatrizes atróficas.

A foliculite por *Malassezia* é decorrente da oclusão e inflamação do folículo piloso, provavelmente devido à propriedade dessa levedura em hidrolisar triglicerídios em ácidos graxos livres. É também relatado que a *Malassezia* possa induzir a produção de citoquinas inflamatórias nos queratinócitos humanos.

O diagnóstico de foliculite por *Malassezia* é baseado no quadro clínico, no exame micológico direto das pústulas e do folículo piloso, além da boa resposta ao tratamento específico. Se o exame direto não for conclusivo, deve-se fazer biopsia da lesão folicular. A cultura do material é útil para identificar a espécie. A *Malassezia globosa* é a espécie predominante na pele dos seres humanos e também a etiologia mais frequente da foliculite.

É necessário fazer o diagnóstico diferencial com foliculite por *Demodex* spp., foliculite bacteriana e acne medicamentosa. Em pacientes imunossuprimidos, deve-se pensar também em candidíase disseminada e papulopustulose dos usuários de heroína. O tratamento da foliculite por *Malassezia* se faz com antifúngicos tópicos e, preferencialmente, associados a antifúngicos sistêmicos, como itraconazol e fluconazol. Existem alguns relatos do uso de isotretinoína em casos refratários. Recentemente, a terapia fotodinâmica foi proposta para o tratamento da foliculite por *Malassezia* nos pacientes refratários ao tratamento oral, como também quando ocorreram efeitos adversos indesejáveis à terapia sistêmica. O tempo de tratamento é mais prolongado do que o da PV e apresenta maior chance de recidivas.

Malasseziose

É o termo empregado à doença sistêmica causada por leveduras do gênero *Malassezia*. São raramente causas de fungemia e septicemia, tanto em imunodeprimidos quanto em crianças de baixo peso. A introdução do fungo ocorre por meio de cateteres empregados na alimentação lipídica parenteral. Febre é o sintoma mais comum; coração e pulmões são os órgãos mais acometidos.

A *M. furfur* pode, excepcionalmente, colonizar e obstruir o saco lacrimal. Ver Capítulo 68, item *Papilomatose confluente e reticulada de Gougerot e Carteaud*, e Capítulo 17, item *Dermatite seborreica*.

Diagnóstico

O diagnóstico de PV, foliculite por *Malassezia* e malasseziose é confirmado pelo exame direto. A coleta pode ser feita com fita gomada (método de Porto, 1953) ou por raspagem. Caracteristicamente na PV, são observadas hifas curtas, curvas e largas e elementos leveduriformes arredondados (blastoconídios) agrupados em forma de cacho de uva ou apresentando aspecto de "espaguete com almôndegas" ao microscópio óptico. A cultura é pouco usada com finalidade diagnóstica, porém o cogumelo cresce bem entre 32 e 35°C, em meios com óleo de oliva. Em um terço dos casos, à luz de Wood, a coloração das lesões pode variar do amarelo-ouro ao róseo-dourado (Figura 46.5).

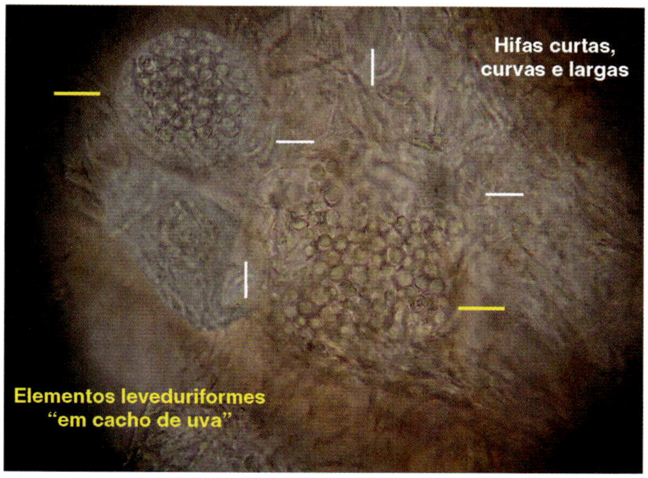

Figura 46.5 *P. versicolor* – exame micológico direto e diagnóstico.

Diagnóstico diferencial

Eczemátide, leucodermia gutata, pseudocicatrizes estelares, morfeia e líquen escleroso (apresentação gutata).

Tratamento

Nas formas localizadas, o tratamento pode ser feito com sulfeto de selênio a 2,5%, propilenoglicol a 50%, cetoconazol a 2% ou outros derivados imidazólicos, como soluções hidroalcoólicas ou xampus com associações de antifúngicos imidazólicos, piritionato de zinco a 2,5%, ácido salicílico e LCD por 10 a 20 dias. Essas soluções devem ser sempre aplicadas generosamente muito além das áreas aparentemente acometidas. Em geral, recomenda-se novo tratamento cerca de 2 meses após, a fim de evitar recidivas, que são frequentes. O xampu deve ser aplicado por cerca de 30 min e, depois, removido no banho; dependendo da proximidade ou do envolvimento do couro cabeludo, recomenda-se lavá-lo semanalmente por vários meses. A solução hidroalcoólica de sulfeto de selênio deve ser aplicada generosamente além dos limites das lesões. O uso de bucha no banho é bastante eficaz, pois auxilia na remoção mecânica do fungo que está presente na camada córnea.

Nos casos extensos ou recidivantes, utiliza-se por via oral o itraconazol 100 mg, 2 vezes por 5 a 7 dias; ou fluconazol 300 mg/semana, por 2 semanas.

Nos casos extensos ou recidivantes, utiliza-se por via oral: cetoconazol 200 mg/dia, durante 10 a 15 dias; itraconazol 100 mg, 2 vezes por 5 a 7 dias; ou fluconazol 300 mg/semana, por 2 semanas.

Nos pacientes com recorrências frequentes, deve-se fazer profilaxia por um período de 6 meses, iniciando-se 30 dias após finalizado o tratamento. Há significativa redução das recidivas após o uso de azólicos sistêmicos. A profilaxia com preparados tópicos a cada 1 ou 2 semanas apresenta respostas variáveis e depende da adesão do paciente à prescrição médica.

Tinea nigra palmar *(Tinea nigra)*

Etiologia e epidemiologia

A *tinea nigra* é uma feo-hifomicose superficial causada fundamentalmente pelo fungo demáceo, geofílico, *Hortaea werneckii*), mas também, mais raramente, pela Stenella araguata, *Curvularia lunata*, entre outros. Ocorre mais comumente em crianças do sexo feminino, nas zonas tropicais e subtropicais.

Clínica

Clinicamente, caracteriza-se por mancha castanho-enegrecida, de pequena dimensão, com localização geralmente palmar (daí a denominação) ou, mais raramente, plantar ou nas bordas dos dedos; pode haver uma única lesão ou poucas que coalescem. A dermatoscopia auxilia no diagnóstico ao possibilitar a visualização de espículas finas, superficiais e pigmentadas, formando um aspecto quase reticulado que não segue as linhas naturais da região palmar (Figura 46.6).

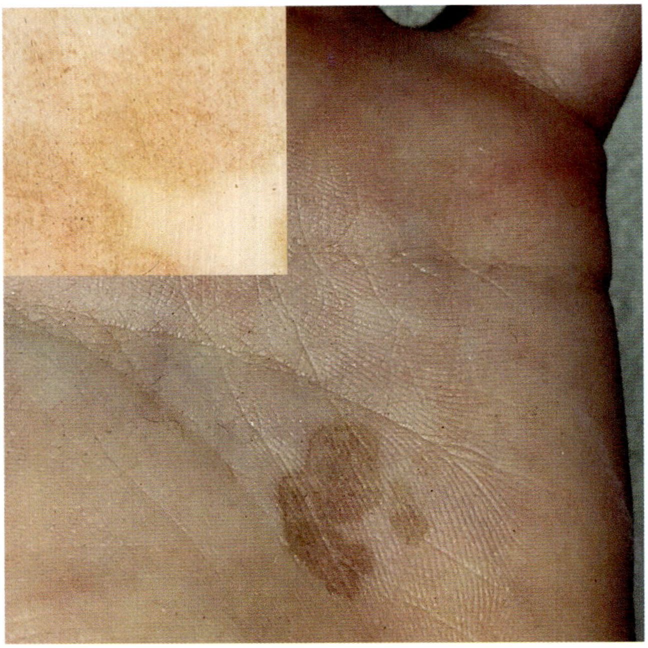

Figura 46.6 *Tinea nigra* – localização típica e dermatoscopia. (Cortesia da Dra. Maria Eduarda Rinaldi.)

Diagnóstico diferencial

O diagnóstico diferencial se faz com melanoma extensivo superficial, fitofotodermatite, lentigos, eritema pigmentar fixo, impregnação cutânea por corantes químicos, graxa ou piche, nitrato de prata e púrpura do atleta.

Tratamento

O tratamento é feito com ceratolíticos e antifúngicos tópicos, com cura em cerca de 2 semanas.

Tricomicose nodosa (*piedra, tricosporonose*)

Piedra branca (PB)

É a piedra mais prevalente. Tem maior incidência em mulheres jovens (cabelos longos) e naquelas que têm hábitos como prender o cabelo úmido ou molhado associado ao uso de adereços como turbantes, lenços, presilhas, bandanas, véus ou *hijabes*.

Caracteriza-se por pequenos nódulos branco-amarelados macios e aderentes aos pelos do couro cabeludo, das axilas e da região pubiana, sendo causada por *Trichosporon beigelii* ou *T. cutaneum* (nomenclatura atual); já foram identificadas, ao menos, 16 espécies de *Trichosporon* capazes de produzir infecção humana (Figura 46.7).

Podem ocorrer lesões cutâneas eritematosas e descamativas nas vizinhanças (região pubiana, raiz das coxas) e, raramente, lesões extracutâneas, sobretudo, em imunodeprimidos. *T. asahii, T. asteroides* e *T. mucoides* são geralmente encontrados em formas disseminadas ou invasivas denominadas "tricosporonoses". Em relação às infecções invasivas, foi documentado um grande número de pacientes imunodeprimidos que apresentam colonização gastrintestinal. Estes devem ser considerados fonte de infecção recorrente da tricosporonose. As principais formas clínicas das infecções invasivas são: fungemia, infecção do trato urinário, endocardite e peritonite; menos frequentemente, meningite e pneumonia. O *Trichosporon* é capaz de formar biofilme, o que, certamente, dificulta o tratamento nesses casos.

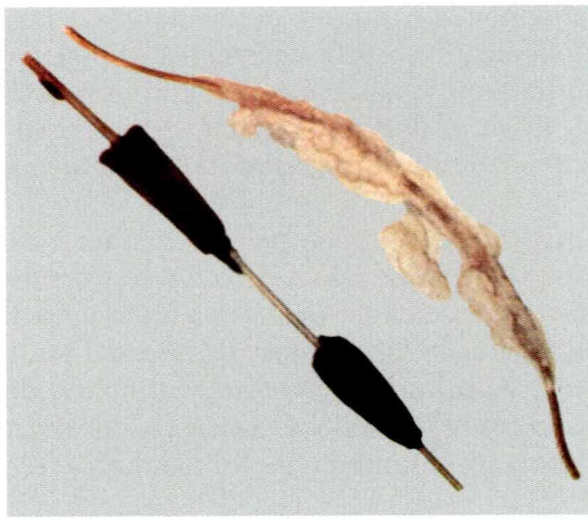

Figura 46.7 Tricomicose nodosa. *Piedra* branca e *piedra* negra.

É causa frequente de onicomicose em alguns países asiáticos, mas vários casos já foram descritos no Brasil.

Como diagnóstico diferencial, temos as lêndeas, a *piedra* negra, a tricobacteriose e as anormalidades estruturais da haste capilar.

Piedra negra

Micose rara no nosso meio. Caracteriza-se por pequenos nódulos pretos endurecidos, bem aderidos à haste dos pelos (um ou mais para cada fio de cabelo) do couro cabeludo, das axilas e da região pubiana, sendo causada pela *Piedraia hortae*, um fungo demáceo (Figura 46.7). É a única ceratofitose com reprodução também sexual que se dá por intermédio de ascos que contêm oito ascosporos. Há poucos relatos de coinfecção das duas piedras. A epidemiologia é igual à da PB, assim como o diagnóstico diferencial e o tratamento.

A dermatoscopia dos cabelos permite diferenciar os nódulos das *piedras* e das lêndeas.

Tratamento

Nas tricomicoses, antifúngicos tópicos sob forma de loções ou xampus são frequentemente utilizados no tratamento associados a agentes esfoliantes e, também, para a prevenção de recidivas. Itraconazol via oral deve ser empregado nos casos extracutâneos. A tricotomia dos pelos acometidos permite o controle definitivo da infecção; no entanto, pode não ser socialmente aceitável.

Eritrasma e corinebacteriose (tricomicose) palmelina

São estudados entre as corinebacterioses (ver Capítulo 41).

Dermatofitoses

Conceito

Embora o termo *dermatofitose* não corresponda à classificação taxonômica, ficou consagrado para designar doenças causadas por um grupo de fungos que, geralmente, em vida parasitária, vivem às custas da queratina da pele, dos pelos e das unhas. Agrupam-se sob essa denominação fungos dos gêneros *Trichophyton* (*T.*), *Microsporum* (*M.*) e *Epidermophyton* (*E.*), cujas características morfológicas, fisiológicas e antigênicas os relacionam entre si. Sinonímia: *tinea* ou tinha.

Epidemiologia

Atualmente, são descritas mais de 40 espécies de dermatófitos. Destas, mais de 30 são patogênicas para o homem. Têm distribuição universal, mas com certas peculiaridades (*T. soudanense*, na África; *T. concentricum*, na Ásia, na América Central e no Brasil); essas variações de frequência dependem de migrações. A prevalência é maior nas zonas tropical e subtropical, em regiões de clima quente e úmido. A mesma espécie pode produzir quadros clínicos bem diferentes, inclusive com seletividade de grupos etários; assim, o *T. tonsurans* pode produzir *tinea* do couro cabeludo na infância e *corporis* no adulto. A dermatofitose *capitis* (*tinea* do couro cabeludo) é quase exclusiva da criança e regride espontaneamente com a puberdade, à exceção da produzida pelo *T. schoenleinii* (*tinea* favosa), que pode persistir por toda a vida. As onicomicoses são típicas dos idosos devido ao crescimento lentificado das unhas. O *T. rubrum* é, de longe, o agente etiológico mais frequente. Portadores assintomáticos existem e tornam complexa, pelo menos parcialmente, a interpretação dos dados epidemiológicos.

Etiopatogenia

Os dermatófitos, na sua fase assexuada, que é a do parasitismo, são constituídos por três gêneros: *Microsporum*, *Trichophyton* e *Epidermophyton*; na fase sexuada (saprofitismo no meio ambiente), já foram descritos dois gêneros: *Nannizzia* (corresponde ao *Microsporum*) e *Arthroderma* (corresponde ao *Trichophyton*).

No gênero *Microsporum*, devem ser consideradas as seguintes espécies: *M. audouinii*, com localização preferencial no couro cabeludo; *M. canis*, acometendo couro cabeludo e pele glabra; *M. ferrugineum* e o *M. gypseum*, acometendo couro cabeludo e tronco. Podem, raramente, acometer a unha, ocorrendo com maior frequência em pacientes imunodeprimidos. Há casos de onicomicoses em pacientes imunocompetentes por meio do contágio de gatos domésticos doentes.

No gênero *Trichophyton*, devem ser consideradas as seguintes espécies: *T. rubrum*, podendo produzir praticamente quase todos os quadros clínicos de dermatofitose e tendo como característica principal certa resistência aos tratamentos; *T. schoenleinii*, poupando apenas as dobras naturais, os pés e as mãos; *T. tonsurans*, poupando a área da barba e das pregas dos pés e das mãos; *T. yaoundei*, comprometendo exclusivamente o couro cabeludo. Outras espécies são: *T. soudanense, T. megninii* e *T. mentagrophytes*, que antigamente apresentava duas variedades, atualmente denominadas *T. interdigitale* (antropofílico) e *T. mentagrophytes* (zoofílico). O *Trichophyton indotineae* é um fungo emergente oriundo da Índia que recidiva com frequência com os tratamentos convencionais, portanto requer maior tempo de uso; é resistente à terbinafina e ao fluconazol. Em geral, responde bem ao itraconazol. Na última década, *T. indotineae* tem causado grandes surtos de infecções graves e difíceis de tratar por todo o mundo. Publicação recente identificou a sua presença no Brasil.

O gênero *Epidermophyton* só tem uma espécie patogênica para o ser humano: *E. floccosum*, com preferência pelas dobras e pelos pés, podendo atingir também tronco e unhas, porém não acomete o couro cabeludo e a barba.

A exuberância das manifestações clínicas depende do grau de hipersensibilidade celular (linfócito T). Além do hospedeiro, esse aspecto é inerente à virulência e às espécies que, por conseguinte, têm também *habitat* natural próprio. Com relação ao *habitat*, os dermatófitos podem ser divididos em três grupos: *antropofílicos, zoofílicos* e *geofílicos*. Os antropofílicos, adaptados ao homem, produzem, em geral, pouca ou nenhuma reação de hipersensibilidade (*T. rubrum*, *T. concentricum*, *T. schoenleinii*, *T. tonsurans*, *T. interdigitale*, *M. audouinii* e outros), sendo, portanto, mais resistentes ao tratamento, exigindo uma dose por vezes maior de antifúngico ou um tratamento mais prolongado; recidivas são frequentes. São a principal etiologia das infecções crônicas; os zoofílicos (*M. canis*, *T. verrucosum*, *T. mentagrophytes*) e os geofílicos (*M. gypseum*) provocam no ser humano quadros mais inflamatórios e exuberantes, inclusive com tendência à cura espontânea. As fontes de infecção podem ser, consequentemente, o homem, determinados animais (cão, gato, porco, gado etc.) e o solo. As epidemias de *tinea capitis* em creches e orfanatos são causadas por dermatófitos antropofílicos, geralmente o *T. tonsurans*.

A hipersensibilidade celular específica é dada pelo teste intradérmico à tricofitina (extrato de várias culturas de dermatófitos), com resposta papuloeritematosa em 24 a 48 h. Foi comprovado, em estudos de imuno-histoquímica com marcadores linfocitários e moléculas de adesão intercelular, que existe modulação *in situ* da imunidade celular em pacientes com dermatofitose crônica. Ocorre também imunidade humoral revelada por anticorpos séricos: fixadores do complemento, aglutininas e reaginas específicas que não conferem imunidade.

Outro aspecto de interesse é a chamada *ceratinofilia* dos dermatófitos; isto é, esses cogumelos teriam facilidade de cultivo na queratina, daí o uso de cabelos para "pesca" de dermatófitos no solo. Os dermatófitos dispõem de queratinase, o que possibilita a invasão da camada córnea, mas lá ficariam restritos por um bloqueio em decorrência de fatores naturais fungistáticos séricos, como a α_2-macroglobulina e a transferrina insaturada, que impediriam a sua penetração no organismo. Em casos raros, em geral por deficiência imunológica específica ou sistêmica, os dermatófitos podem atingir a derme, a hipoderme e até mesmo os ossos, a não ser por inoculação direta (depilação, fazer barba etc.).

Clínica

Diversos quadros clínicos bem individualizados podem ser descritos.

*Dermatofitose do corpo (***tinea corporis***)*

O quadro clássico é representado por lesões eritematoescamosas, circinadas, isoladas ou confluentes, uma ou várias com crescimento centrífugo, de modo que a parte externa é mais ativa; por vezes, pode ter aspecto concêntrico. Para se obter um resultado fidedigno em um exame micológico da lesão de dermatofitose, deve-se procurar obter a amostra na periferia da lesão circinada. Há casos com predominância de vesícula e, até mesmo, pústula; outras vezes, a lesão é em placa eritematoescamosa e de evolução lenta; o prurido está sempre presente. São localizações usuais os braços, a face e o pescoço (Figuras 46.8 a 46.13).

*Dermatofitose marginada (***tinea cruris***)*

Caracteriza-se por lesão eritematoescamosa, a partir da prega inguinal, avançando sobre a coxa, com nitidez de borda (daí o nome marginada). A lesão pode invadir o períneo e propagar-se para as nádegas, a região pubiana e, até mesmo, o baixo-ventre. É muito pruriginosa e, por isso, a liquenificação é frequente. O não acometimento da pele da bolsa escrotal demonstra a especificidade da ceratinofilia dos dermatófitos e ajuda no diagnóstico diferencial com a candidíase.

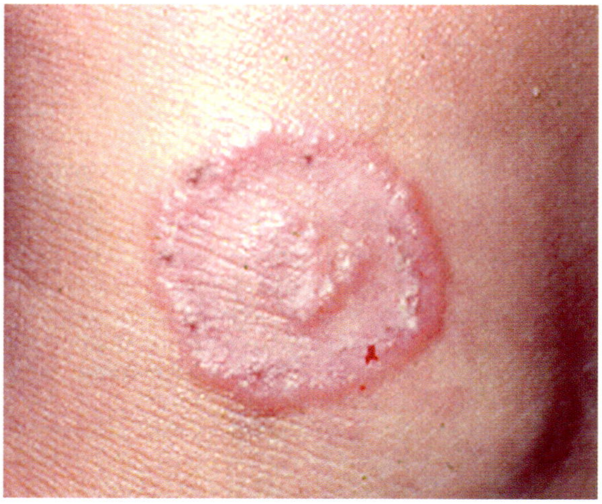

Figura 46.8 Dermatofitose – lesão com clareamento central, arredondada, circinada, concêntrica e com bordas papulocrostosas. (Cortesia do Dr. Roberto Maués.)

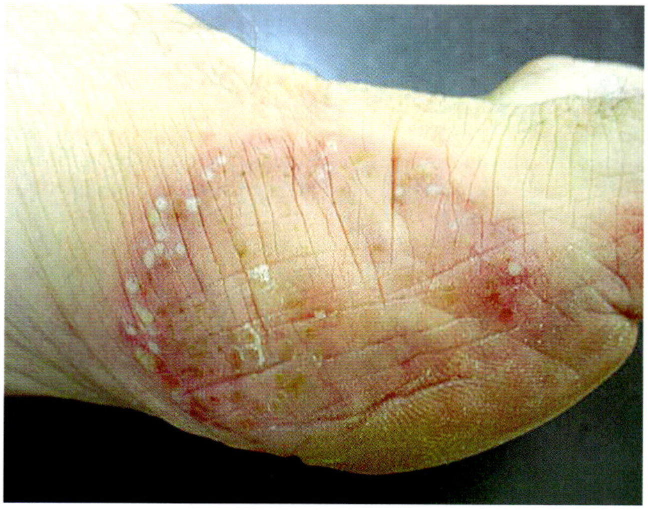

Figura 46.9 Dermatofitose – lesão com clareamento central, arredondada, circinada e com bordas papulopustulocrostosas.

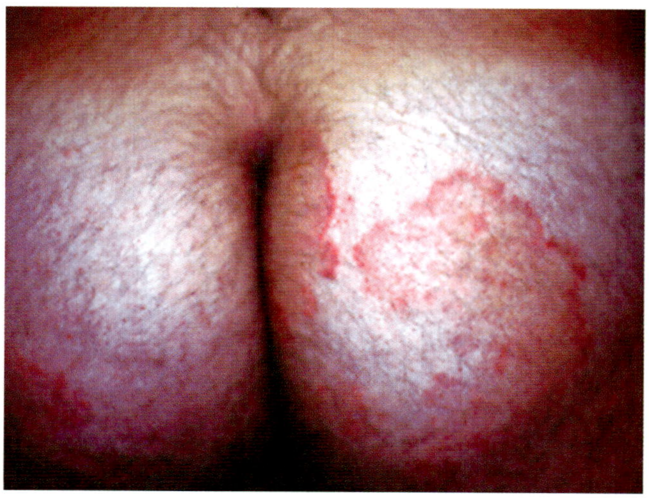

Figura 46.10 Dermatofitose – lesão eritematosa, com crescimento centrífugo, bordas papulosas e discreta descamação. Lesão típica.

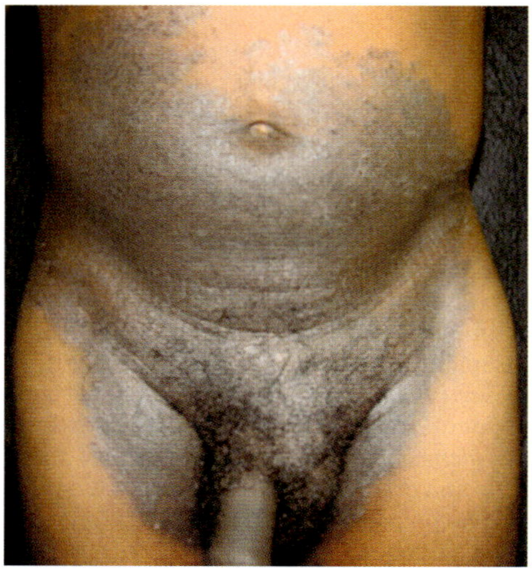

Figura 46.11 Dermatofitose extensa. A presença de circinação, descamação e prurido possibilita o diagnóstico.

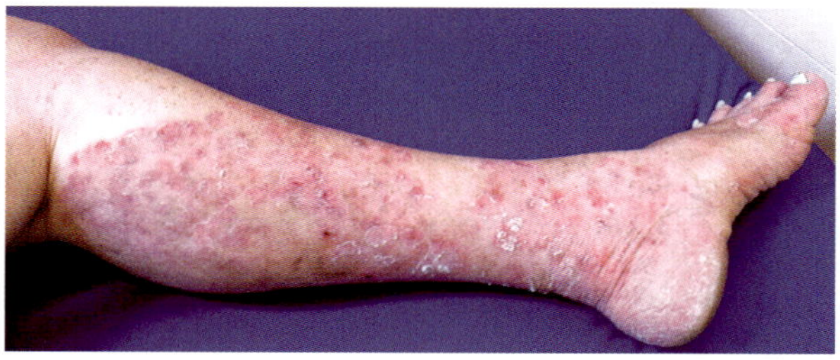

Figura 46.12 Dermatofitose por *Trichophyton rubrum*. (Cortesia do Dr. Eduardo Bornhausen-Demarch.)

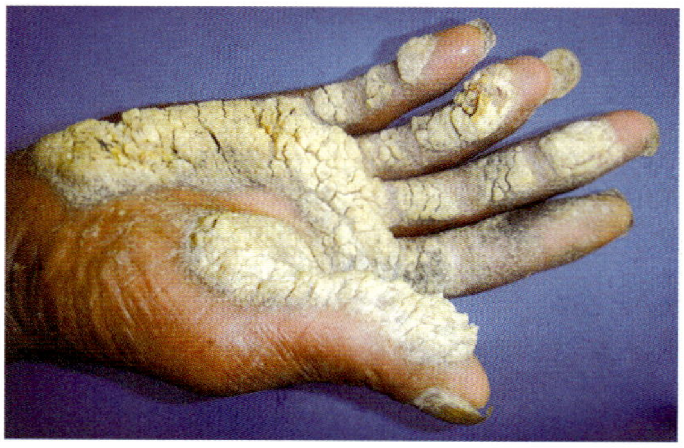

Figura 46.13 *Tinea manuum*. Lesão ceratósica, aspecto incomum. (Cortesia do Dr. André R. Adriano.)

*Dermatofitose dos pés (*tinea pedis*)*

Três formas são descritas: a *aguda*, eczematoide, representada por vesículas em geral plantares e digitais, é causada pelo *T. mentagrophytes* (antigamente *T. mentagrophytes* var. *mentagrophytes*) e manifesta-se com vesículas, sendo bastante pruriginosa; a forma *intertriginosa* é causada pelo *T. interdigitale* (antigamente *T. mentagrophytes* var. *interdigitale*) (ver item *Pé de atleta*, adiante), de localização nas pregas interpododáctilas (predominantemente), caracterizada por fissuras e maceração; e a forma *crônica*, caracterizada por lesões descamativas pouco pruriginosas, acometendo praticamente toda a região plantar. É peculiar e rara a apresentação em "mocassim e/ou em luva";

não necessariamente simétrica e causada pelo *T. rubrum*. A *tinea pedis* pelo *T. rubrum* pode acometer crianças com mais frequência do que se suspeita. Geralmente se apresenta sob a forma intertriginosa e tem como diagnóstico diferencial eczema atópico, eczema de contato e psoríase plantar (Figuras 46.14 e 46.15).

Dermatofitose imbricada (tinea imbricata)

Apresenta lesões escamosas em círculos concêntricos ou que formam arabescos, atingindo grandes áreas do corpo e muito pruriginosas. O agente etiológico é o *T. concentricum*. É típica de determinadas regiões, como a Polinésia ("tokelau"); no Brasil (Mato Grosso e Amazônia) tem o nome de "chimberê". Parece ter um caráter genético (Figura 46.16).

Dermatofitose ungueal (tinea unguium) *ou onicomicose*

Caracteriza-se por lesões destrutivas e esfarinhentas das unhas, iniciando-se pela borda livre, de cor branco-amarelada, como o marfim velho; geralmente, há ceratose do leito ungueal. É doença eminentemente crônica, comprometendo uma ou várias unhas dos pés (preferentemente as do hálux) ou, com frequência bem menor, das mãos. O acometimento ungueal é, em geral, secundário ao plantar (ver item *Onicomicoses*, adiante).

Dermatofitose da face

Tem um aspecto peculiar e, às vezes, de difícil diagnóstico. São lesões eritematoescamosas de crescimento centrífugo, às vezes com disposição em asa de borboleta, lembrando o lúpus e a dermatite seborreica; em geral, o prurido é discreto (Figuras 46.17 e 46.18).

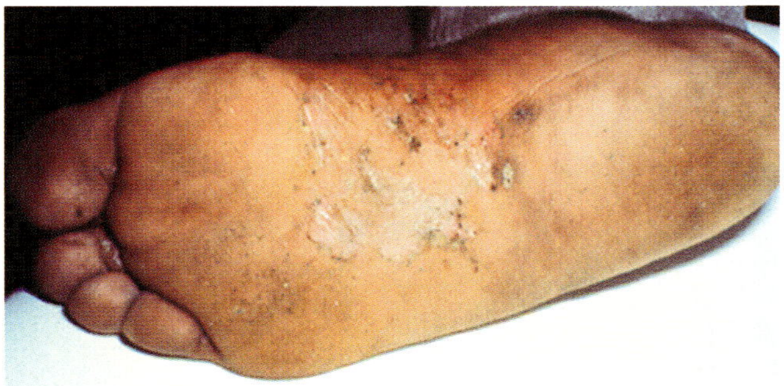

Figura 46.14 *Tinea pedis* – o acometimento do oco plantar e a não bilateralidade excluem o diagnóstico de eczema de contato.

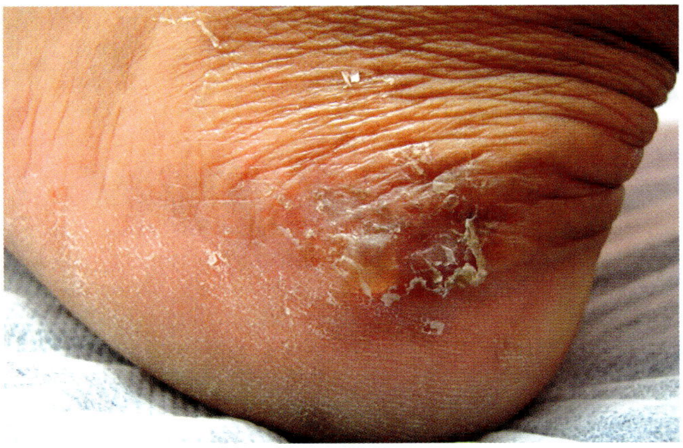

Figura 46.15 *Tinea pedis*. Aspecto eczematoide. (Cortesia do Dr. Eduardo Bornhausen-Demarch.)

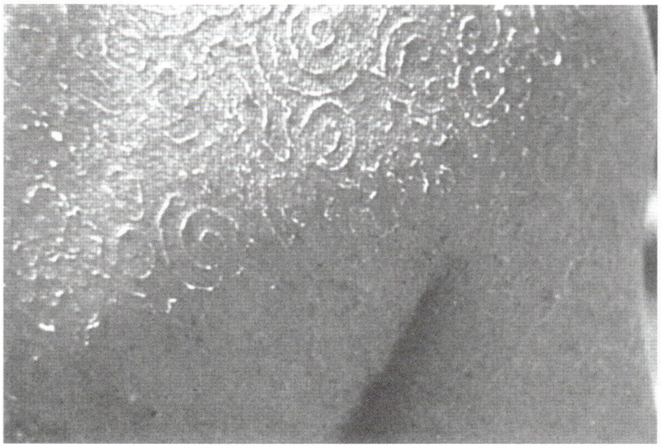

Figura 46.16 *Tinea imbricata*.

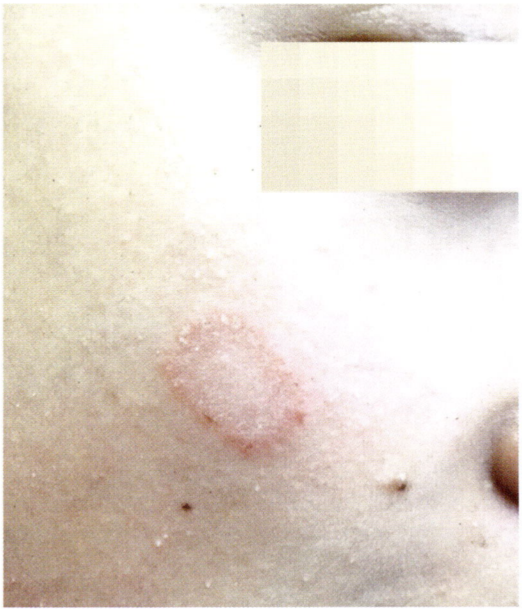

Figura 46.17 Dermatofitose da face. (Cortesia do Dr. Edgar Ollague.)

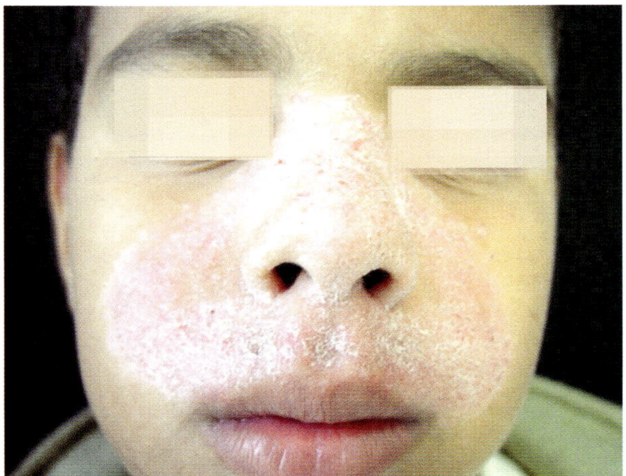

Figura 46.18 Dermatofitose da face. Durante certo tempo o paciente foi tratado com corticosteroide para dermatite seborreica, o que gerou, posteriormente, o quadro de *tinea* incógnita.

Dermatofitose do couro cabeludo (tinea capitis)

Caracteriza-se pelo comprometimento dos cabelos, que são invadidos e lesados; podem coexistir lesões eritematoescamosas no couro cabeludo. Os cabelos são fraturados próximo à pele, produzindo as típicas áreas de tonsura, caracterizadas por pequenos cotos de cabelos ainda implantados, especialmente nas causadas pelo gênero *Trichophyton*. Na classificação clínica clássica, a *tinea* tricofítica exibe áreas de deglabração pequenas, ao contrário das microspóricas, cuja área em geral é única e grande. Entretanto, alguns casos são observados sem essa caracterização clínica tão marcante. Após o tratamento, os cabelos voltam ao normal. Teoricamente, poderia ocorrer uma involução espontânea, na época da puberdade. A explicação para essa regressão seria o início da produção de ácidos graxos com propriedades fungistáticas. Na variedade favosa causada pelo *T. schoenleinii*, ocorre atrofia com alopecia definitiva ou cicatricial. Essa variedade apresenta um aspecto morfológico muito característico: as escútulas fávicas (*godet*) – crosta constituída por micélio, esporos, células, sebo e exsudato. A alopecia definitiva também pode ocorrer, porém agentes de origem zoofílica e geofílica, como *T. violaceum* e *M. gypseum* (*Nannizzia gypsea*), também são capazes de causá-la por reação inflamatória intensa com posterior fibrose e atrofia folicular (Figuras 46.19 a 46.21).

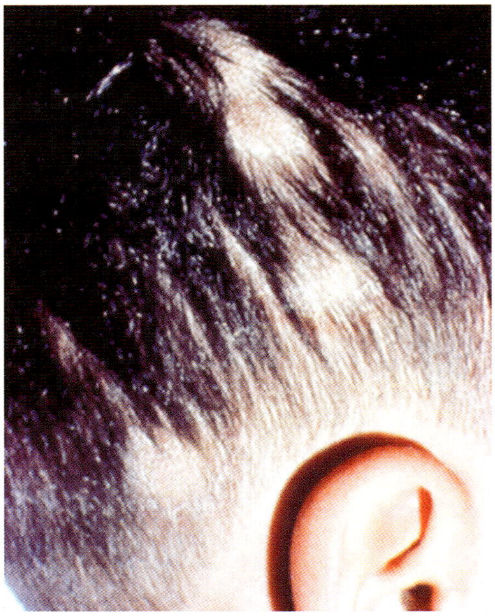

Figura 46.20 *Tinea capitis* – lesões múltiplas e menores com tonsura; tipicamente causada por *Trichophyton*.

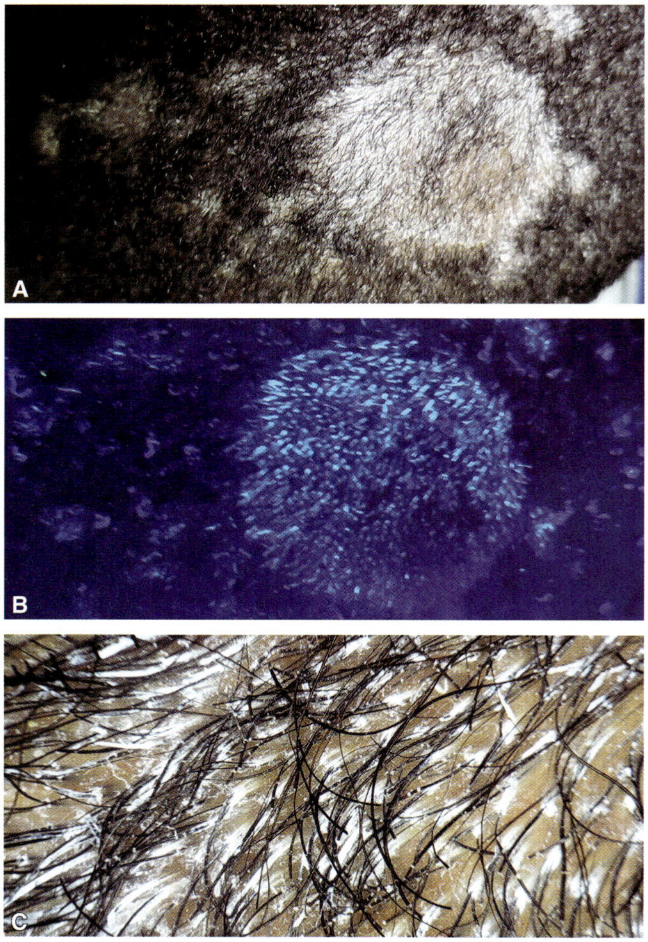

Figura 46.19 **A.** *Tinea capitis* por *M. audouinii* – exame clínico. **B.** *Tinea capitis* por *M. audouinii* – exame com a lâmpada de Wood – fluorescência azul-esverdeada. **C.** *Tinea capitis* por *M. audouinii* – tricoscopia com pelos em código Morse, descamação perifolicular e interfolicular.

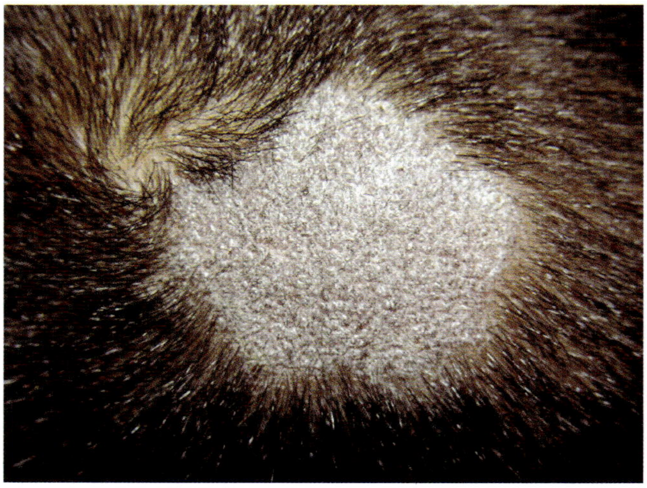

Figura 46.21 *Tinea capitis*. Observa-se em detalhe a tonsura. (Cortesia do Dr. Paulo Sérgio Emerich.)

A *tinea capitis* também pode ser classificada, em função do tipo de invasão na haste do pelo, em parasitismo *ectotrix* e *endotrix*. No primeiro tipo, as hifas fragmentadas em artroconídios localizam-se ao redor da haste capilar ou logo abaixo da cutícula, e o agente é do gênero *Microsporum*. Quando os artroconídios se encontram dentro da haste capilar, então a *tinea* é endotrix causada por fungos do gênero *Trichophyton* (*tonsurans*, *verrucosum*, *mentagrophytes*). Os pelos afetados tornam-se frágeis e quebradiços e, portanto, sofrem fratura por micélio, esporos, células, sebo e exsudato.

Os principais agentes de *tinea capitis* no Brasil são *M. canis* (parasitismo *ectothrix* e Figura 7.4) e *T. tonsurans* (parasitismo *endothrix*). Há uma variante seborreica "não tonsurante" de *tinea capitis*, produzida pelo *T. tonsurans*, que deve ser diferenciada, em crianças, da dermatite seborreica no couro cabeludo e da *pseudotinea* amiantácea (ver *kerion*, no item *Dermatofitose inflamatória*, adiante).

Entretanto, infecções pelo fungo antropofílico *M. audouinii* têm surgido recentemente em nosso meio. Esse fungo era restrito ao continente africano e alguns poucos países europeus e asiáticos. Entretanto, com as correntes migratórias provindas da África e do Haiti para o Brasil, já temos casos autóctones de *tinea capitis* e *tinea corporis* por *M. audouinii*. Os primeiros casos foram descritos em 2017. Este fungo é sensível à griseofulvina e ao cloridrato de terbinafina. No entanto, a resposta terapêutica é mais demorada quando comparada à de outras dermatofitoses no couro cabeludo. Nesses casos, é importante fazer o controle de cura com exame micológico. As epidemias que ocorrem em orfanatos ou não são causadas por fungos antropofílicos.

A tricoscopia é de grande auxílio no exame das *tinea capitis*. A descamação perifolicular e interfolicular é um achado frequente, porém inespecífico. Na *tinea ectothrix* microspórica, observam-se os pelos em código de barra ou em código Morse, cabelos em zigue-zague e os chamados *whitish sheath* (envoltório branco ao redor do pelo), pelos em vírgula e em saca-rolha. Os denominados *black-dots* correspondem aos pontos enegrecidos que surgem no local de fratura dos pelos e são tipicamente desencadeados pelos agentes causadores do parasitismo *endothrix*. O exame com a lâmpada de Wood é importante, pois a fluorescência azul-esverdeada ocorre nos casos de *tinea* por *Microsporum canis* e *audouinii*. Combinando a tricoscopia e o exame com a lâmpada de Wood, pode-se suspeitar do agente etiológico e iniciar o tratamento mesmo antes do resultado do exame micológico, muitas vezes não acessível.

Dermatofitose inflamatória

Há três tipos principais: (1) *kerion*, localizado no couro cabeludo ou na barba, representado por placa de foliculite aguda ou subaguda, eminentemente hiperérgica, com intensa supuração e cura espontânea, às vezes com alopecia cicatricial, essencialmente causada por dermatófitos não antropofílicos; (2) *sicose tricofítica*, representada por pústulas centralizadas por pelos na região da barba e do bigode. Às vezes, são isoladas e, outras vezes, formam conglomerados; a evolução é, em geral, crônica; (3) *folliculitis capitis abscedens et suffodiens*, caracterizada por lesões de foliculite com túneis intercomunicando abscessos no couro cabeludo; a etiologia em geral é estafilocócica, porém, quando micótica, o agente mais frequente é o *T. tonsurans* e denomina-se perifoliculite abscedante de Hoffmann, descrita por Ramos e Silva em 1956 (Figuras 46.22 a 46.25).

Dermatofitoses granulomatosas

São representadas por manifestações clínicas variadas, mas com características comuns, como dermatófito na derme com reação granulomatosa, com ou sem hipersensibilidade à tricofitina.

Podem ser localizadas ou generalizadas. As localizadas são: (1) tipo *Majocchi*: ocorrem naturalmente em situações de oclusão ou por uso indiscriminado de corticosteroides, levando à quebra da barreira cutânea. Apresentam-se como nódulos com tendência à fistulização; foram descritas na face (queixo) ou nos punhos e são frequentemente diagnosticadas por exame histopatológico da lesão, demonstrando hifas no interior de folículos distendidos e infiltrado inflamatório granulomatoso; (2) tipo *Wilson-Cremer*: nódulos eritematosos, com tendência à ulceração nos membros inferiores, em geral de mulheres, provavelmente por trauma decorrente da raspagem de pelos. Segundo Lacaz, essa variante corresponde ao granuloma tricofítico de Majocchi (Figura 46.26).

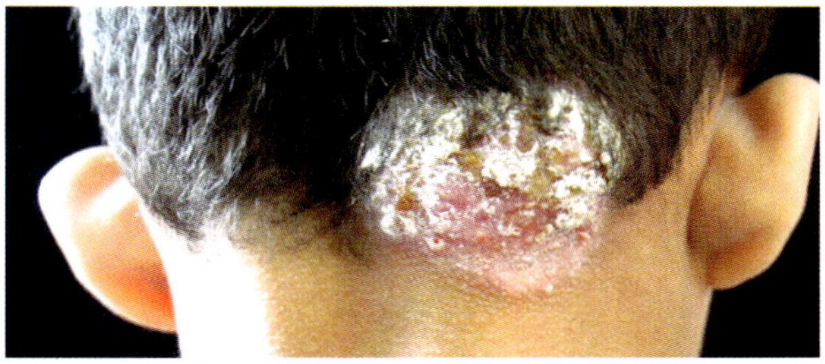

Figura 46.22 *Kerion* – lesão inicial. (Cortesia do Dr. Eduardo Bornhausen-Demarch.)

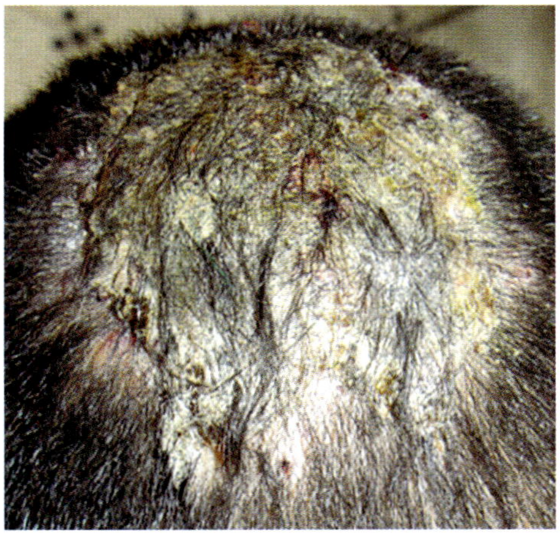

Figura 46.23 *Kerion*.

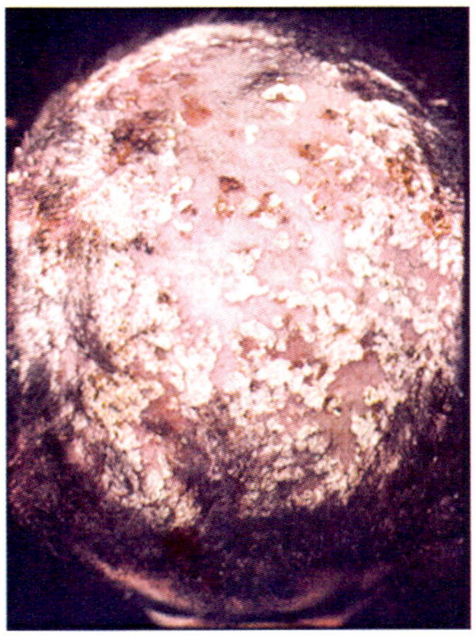

Figura 46.24 *Tinea* favosa – geralmente causada por *T. schoenleinii*, leva à alopecia definitiva. (Arquivo IDPRDA-SCMRJ.)

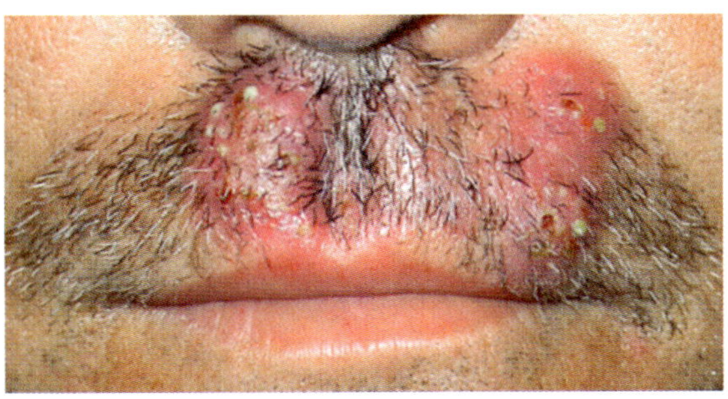

Figura 46.25 Sicose tricofítica. (Cortesia da Dra. Vivian Vianna.)

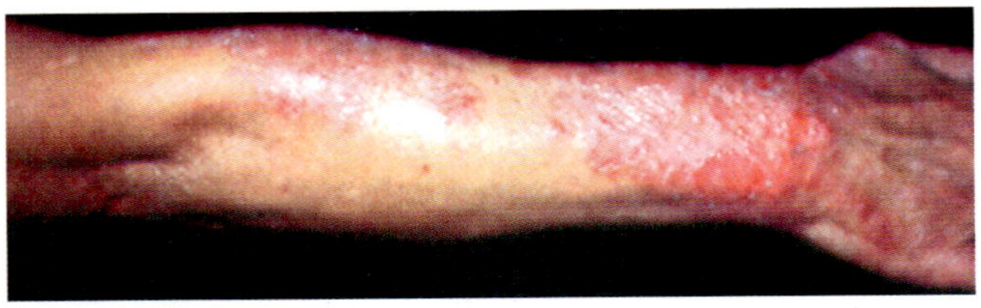

Figura 46.26 Reação granulomatosa tipo *Majocchi*.

As generalizadas são: (1) tipo *Azulay*: erupção generalizada, eritematoescamosa, com pápulas, tubérculos e comprometimento ungueal; (2) tipo *Artom*: quadro eritrodérmico, apresentando lesões tumorais e adenopatia generalizada; (3) tipo *Pelevine-Tchermogouboff*: erupção generalizada, com lesões eritematoescamosas, placas de infiltrações, nódulos (alguns dos quais ulcerados), adenopatia e comprometimento ósseo.

Tinea *incógnita*

O uso de corticoide tópico, ou mesmo sistêmico, pode mascarar o quadro clínico em função da falta de características clínicas da lesão, porém, por ser pruriginosa e pela história de recidivas quando da suspensão do corticoide, suspeita-se do diagnóstico, que é confirmado pelo exame micológico (Figura 46.27).

Ides ou dermatofítides

Quadros hiperérgicos, agudos ou subagudos, de morfologia variada, com tendência a simetria e decorrentes de disseminação hematogênica de produtos antigênicos de dermatófito, com propensão a recidivas no portador de dermatofitose. O aspecto disidrosiforme palmar é o mais comum; entretanto, têm-se descrito erupções liquenoides, psoriasiformes, morbiliformes, eritemas multiforme e nodoso, púrpura, eritema anular e outros. Três são os fundamentos para esse diagnóstico: as lesões serem desabitadas, o fungo ser demonstrado em foco a distância e o quadro desaparecer com a cura da dermatofitose.

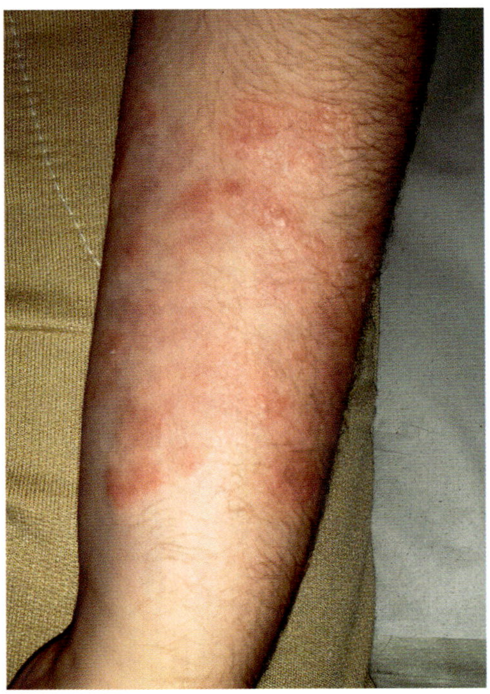

Figura 46.27 Tinea incógnita por *M. canis*.

Tinea *no paciente imunodeprimido*

Ver Figuras 46.28 e 66.19.

Diagnóstico

É feito comumente e, com muita fidelidade, pelo exame direto (micélios septados e artrosporos). A cultura é fundamental para fazer o diagnóstico da espécie (questões relacionadas à epidemiologia e prognóstico) e, portanto, rastrear a fonte de contágio. O material para exame é obtido por raspado. Miranda (2003) introduziu o método da coleta com fita gomada: aplica-se KOH ou KOH/DMSO na lâmina onde vai ser colocada a fita gomada, que deve ser recoberta por lamínula, método que pode ser aplicado também na candidíase. Tem como vantagem evitar o traumatismo local, o que pode ser útil para crianças e, também, por medida de segurança, para pacientes portadores de doenças infecciosas com possibilidade de transmissão sanguínea (Figuras 7.1, 7.3, 7.4, 7.7 e 7.8). A luz de Wood também é um método útil; torna os cabelos fluorescentes esverdeados nas *tineas* favosa e microspórica (a tricofítica não fluoresce). É um método excelente para acompanhamento do tratamento e para coleta de espécimes. Ver Capítulo 5, item *Luz de Wood*.

Diagnóstico diferencial

Medalhão da pitiríase rósea, psoríase plantar ou vulgar, eczema de contato, eczema numular, alopecia *areata*, onicodistrofia de várias naturezas, síndrome vesicular das mãos e/ou pés, dermatite seborreica etc.

Tratamento

A conduta terapêutica varia com a forma clínica e a espécie causadora. Em geral, processos inflamatórios mais intensos são causados pelas espécies zoofílicas e geofílicas, e são de fácil tratamento, podendo haver mesmo cura espontânea, ao contrário das infecções causadas pelos fungos antropofílicos, que podem ser crônicas e recorrentes, como a *tinea pedis*, e as onicomicoses por *T. rubrum*. Recentemente, numerosos casos de resistência à terbinafina por *T. rubrum* foram relatados na Índia. Em outras

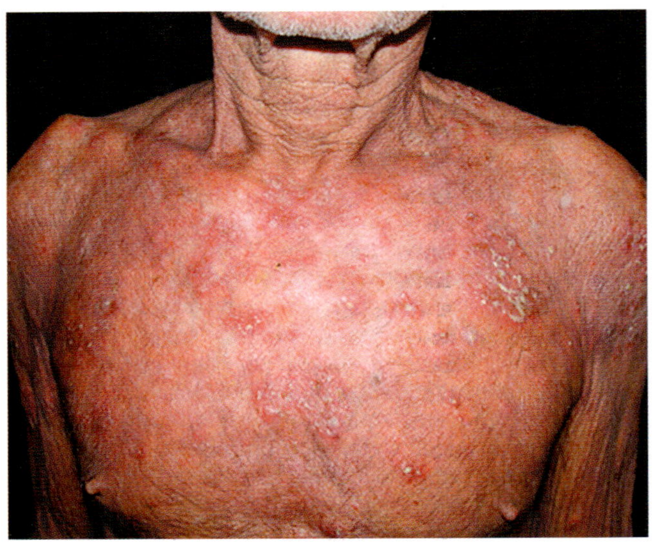

Figura 46.28 Dermatofitose generalizada por *T. rubrum* em paciente HIV+.

publicações europeias e americanas, também há relatos de aumento progressivo de dermatofitoses resistentes à terbinafina. Algumas infecções podem ser classificadas como recalcitrantes ou recorrentes. A formação de biofilmes por dermatófitos pode contribuir para cronicidade ou ausência de resposta terapêutica aos antifúngicos. O estudo pormenorizado dos fármacos antifúngicos é abordado no Capítulo 85.

Tratamento tópico

A clássica solução alcoólica de iodo (1%), ácido salicílico (2%) e ácido benzoico (3%) foi, por muito tempo, a primeira escolha terapêutica, sobretudo nas lesões da pele glabra, dos pés e das unhas. Outros medicamentos mais eficazes e atuais são: terbinafina tópica a 1%; derivados imidazólicos (miconazol a 2%, oxiconazol a 1%, tioconazol a 1%, isoconazol a 1%, flutrimazol a 1%, entre outros) com 1 ou 2 aplicações diárias. Existem nas seguintes apresentações: creme, loção, *spray* e pó. Tolciclato a 1%, ciclopiroxolamina a 1% e amorolfina a 0,025% são outras opções. Ver *Tratamento das onicomicoses por dermatófitos e fungos filamentosos não dermatófitos*, adiante. O uso de vaselina salicilada a 4% ou ureia a 20%, na *tinea pedis* com descamação, é de grande valia.

Tratamento sistêmico

É mandatório fazê-lo nos casos de *tinea capitis*, *tinea corporis* extensa e onicomicoses com grau de acometimento maior que 50% da superfície ungueal e/ou acometimento de matriz ungueal, bem como na *tinea pedis* crônica. Embora a griseofulvina continue útil, ela é suplantada, em eficácia (à exceção do tratamento da *tinea capitis*, especialmente causado pela espécie *Microsporum*) e menor toxicidade, por todos os novos antifúngicos, porém pode ser a única opção, em termos de custo. A dose para crianças é de 10 a 20 mg/kg/dia, e, para adultos, de 1 g/dia dividida em duas tomadas, devendo ser ingerida logo após as refeições. O tempo de tratamento da *tinea capitis* é de cerca de 30 a 45 dias; *tinea corporis*, de 20 dias; *tinea pedis*, de 45 dias. Várias cepas de *T. rubrum* são resistentes à griseofulvina. Itraconazol 100 mg/dia, fluconazol 150 mg/semana e terbinafina 250 mg/dia são superiores em termos de eficácia; devem ser utilizados da seguinte forma: *tinea corporis*, 2 a 4 semanas; *tinea capitis*, 4 a 6 semanas; *tinea unguium*, ver item *Onicomicoses*, a seguir, e Capítulo 85. Essa modalidade não dispensa o tratamento tópico.

Onicomicoses

Conceito e etiologia

Correspondem a qualquer infecção da unha causada por fungos. Os principais agentes etiológicos são os dermatófitos (60 a 70%; *T. rubrum* $\geq$ 50%), fungos filamentosos não dermatófitos (FFND, 20%) e leveduras (10%), como *Candida* spp., que têm seu papel bem estabelecido como agentes causadores de onicomicoses juntamente com outras leveduras bem menos frequentes, como *Trichosporon* spp. Quando *Candida* spp. constitui o agente etiológico, deve-se levar em conta a investigação clínica do quadro de candidíase mucocutânea crônica. A levedura *T. beigelii* é causa importante de onicomicose na Coreia. Existe a possibilidade de coinfecção por esses agentes. *Candida* spp. é a principal causa de paroniquia crônica (ver Capítulo 61, itens *Glossário de afecções ungueais e Cirurgia ungueal*).

Epidemiologia

São raras na infância, embora tenha sido verificado um aumento recente na prevalência nessa faixa etária, cerca de 1,1% na população entre 12 e 18 anos. A incidência é de cerca de 5,5% em adultos com 55 anos, com tendência a aumentar com a idade, para 20% acima dos 60 anos.

Como fatores predisponentes, podem ser mencionados: *tinea pedis*, hiperidrose, uso de chuveiros públicos, sapatos, meias sintéticas, unhas morfologicamente alteradas e com crescimento lento (o que explica a maior prevalência nos idosos), diabetes, má circulação e deficiência imunológica, inclusive por terapia imunossupressora. Todos esses agentes podem desenvolver biofilmes, o que dificulta consideravelmente o tratamento.

Clínica

As onicomicoses são classificadas clinicamente em: *subungueais distais e/ou laterais* (que representam a maioria dos casos), *subungueais proximais*, *superficiais brancas* e raramente *por FFND* (fungos filamentosos não dermatófitos) e *onicomicose por* Candida. Todas, com o tempo, evoluem para distrofia, que pode ser parcial ou total.

Em quaisquer das onicomicoses, exceto as por *Candida*, o envolvimento das unhas dos pododáctilos é mais prevalente, provavelmente em função de traumatismo local associado ao crescimento mais lento da unha.

Dermatofitoses das unhas

Segundo Gupta *et al.*, seis estudos epidemiológicos recentes definiram que a prevalência global das onicomicoses foi de 5,5%, o que confirma os dados prévios da literatura (2 a 8%). As onicomicoses por dermatófitos, que têm como sinonímia *tinea unguium*, são a principal causa de alteração ungueal vista nos consultórios. Em geral, acometem mais de uma unha, sobretudo dos pododáctilos. O acometimento exclusivo de unha do quirodáctilo é extremamente raro. Por serem crônicas e recalcitrantes à terapia, as onicomicoses por dermatófitos representam uma fonte endógena para o acometimento de outras áreas.

Os principais dermatófitos causadores são: *T. rubrum* (50 a 70%), *T. interdigitale* (20%), *E. floccosum* e *T. tonsurans*. É absolutamente incomum ser causada por dermatófitos do gênero *Microsporum*, a não ser em imunodeprimidos. O *T. rubrum* é quase sempre o agente das onicomicoses dos quirodáctilos.

A apresentação clínica mais comum é a subungueal distal e/ou lateral. Estas têm início pela camada córnea do hiponíquio e do leito ungueal distal que leva a uma opacidade amarelada e ceratósica. Com a progressão da infecção para o interior da unha, esta vai se tornando cada vez mais espessada e distrófica (Figuras 46.29 a 46.31).

A apresentação superficial branca é decorrente da invasão direta da superfície dorsal da lâmina ungueal que gera uma coloração esbranquiçada bem demarcada. É geralmente causada pelo *T. interdigitale* e raramente por FFND (*Fusarium*, *Aspergillus*, *Acremonium*, *Scytalidium hialinum*) (Figuras 46.32 e 46.33).

Em pacientes HIV-positivos, o acometimento das unhas se dá em aproximadamente 25% dos casos. É múltiplo e mais frequentemente do tipo subungueal proximal e superficial branca (*T. rubrum* e raramente pelo *T. megninii*), sendo considerado um marcador para imunodeficiência. O acometimento inicia-se

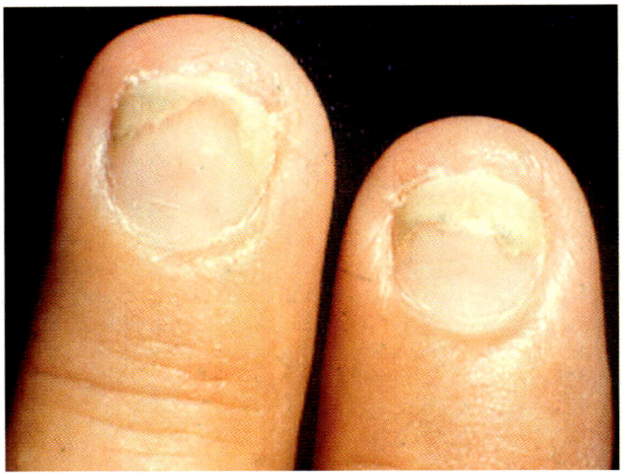

Figura 46.29 *Tinea unguium* – acometimento a partir da borda distal. Fase inicial.

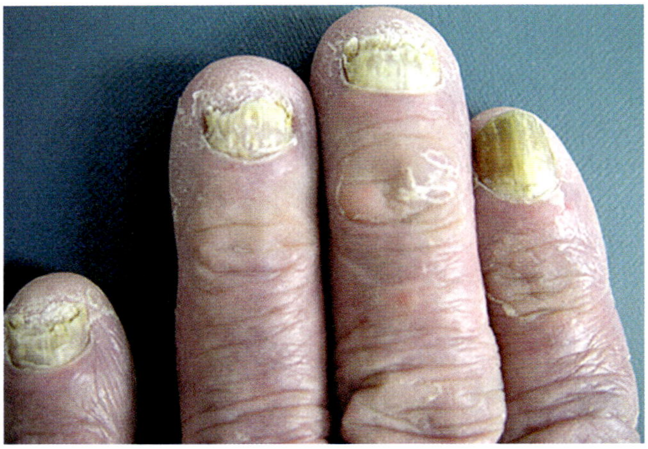

Figura 46.30 *Tinea unguium* por *Trichophyton rubrum*.

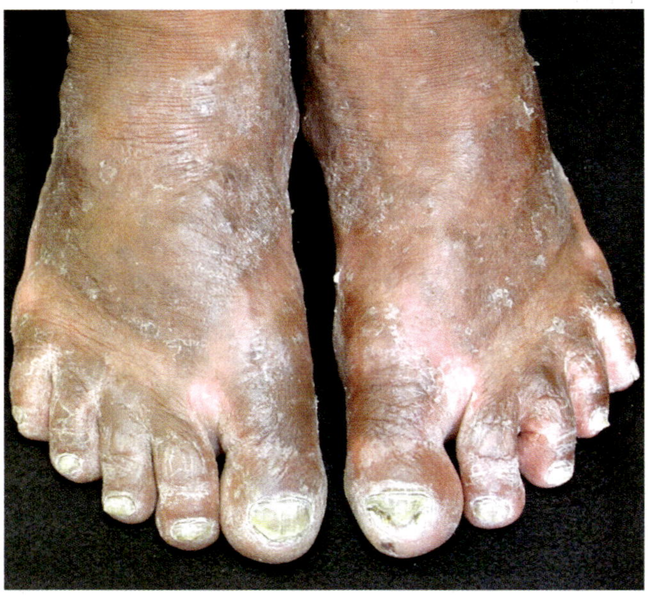

Figura 46.31 *Tinea unguium* por *T. rubrum* em paciente com dermatofitose generalizada e pelagra (sinal da sandália). (Cortesia do Dr. Eduardo Bornhausen-Demarch.)

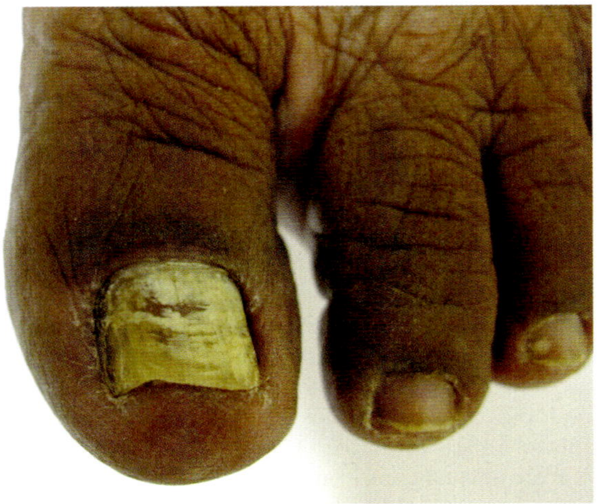

Figura 46.32 Onicomicose superficial branca. (Cortesia do Dr. Eduardo Bornhausen-Demarch.)

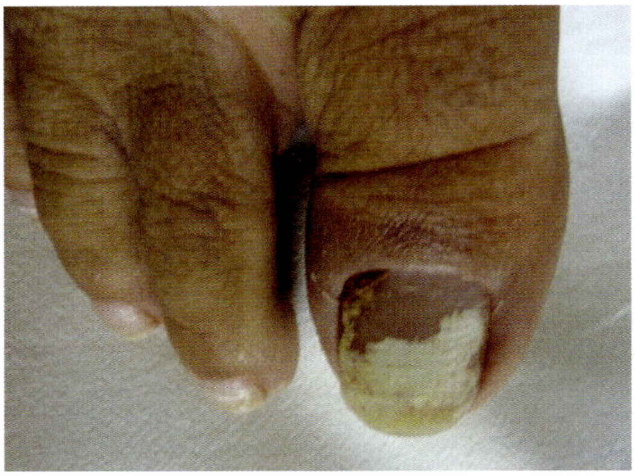

Figura 46.33 Onicomicose superficial branca causada pelo *T. mentagrophytes* (paciente hígido). (Cortesia do Dr. Felipe Aguinaga.)

na dobra subungueal proximal, manifestada pela opacidade esbranquiçada/bege que vai progredindo até surgir ceratose subungueal, leuconiquia e onicólise proximal. O tratamento deve ser sistêmico e mais prolongado nos casos em que há imunossupressão.

Dermatofitoma ("abscesso" fúngico) tem coloração amarelo-esbranquiçada, disposição alongada e é bastante característico das onicomicoses. O exame micológico direto caracteriza-se pela grande quantidade de filamentos fúngicos, esporos grandes ou ambos, que chegam a formar uma "bola" de fungos. Este é um mecanismo que o fungo utiliza para proteger-se do hospedeiro, formando uma barreira, ou seja, um enovelado fúngico que dificulta a penetração das medicações tópicas e sistêmicas. O dermatofitoma é uma das causas mais frequentes de falha terapêutica no tratamento das onicomicoses dos pododáctilos.

O exame direto, quando positivo, revela micélios septados ramificados e artrósporos. A cultura promove a diferenciação entre as espécies, além de viabilizar o rastreamento. Eventualmente, a fonte de contágio possibilita uma melhor avaliação prognóstica.

No diagnóstico diferencial, devem ser considerados psoríase, traumatismo e doenças genéticas das unhas. Coinfecção bacteriana por *Pseudomonas* pode ocorrer.

Onicomicose por fungos filamentosos não dermatófitos

Os agentes das denominadas *dermatomicoses* são fungos geofílicos, filamentosos, *hialinos* (*Scytalidium hyalinum*, *Scopulariopsis brevicaulis*, *Aspergillus* spp., *Fusarium* spp., *Penicillium* spp. etc.) ou *demáceos* (*Scytalidium dimidiatum*), e causam infecção ungueal mais frequentemente do que se suspeita. O diagnóstico de onicomicoses por FFND vem crescendo nos grandes centros em função do aperfeiçoamento do diagnóstico desses cogumelos. Esses fungos, em geral, são contaminantes, porém também podem produzir infecção ativa, muitas vezes em imunodeprimidos. Já está comprovado que esses cogumelos invadem a queratina danificada, causando onicomicose, e, no caso de *Scytalidium* spp., podem invadir a queratina sã. Atualmente, os FFND têm sido valorizados como agentes causais, e não meramente contaminantes ou colonizadores secundários (Figura 46.34) (ver Capítulo 47, itens *Hialo-hifomicose* e *Infecções fúngicas em imunodeprimidos*).

Mesmo com etiologia variada, a apresentação clínica é semelhante, exceto quando o FFND é um fungo demáceo, ou seja, de paredes escuras e que produzem lesões igualmente escuras nas unhas. A apresentação mais característica é semelhante à distal/lateral por dermatófito, porém, muitas vezes, acompanhada de paroniquia. Alguns FFND também são capazes de causar a apresentação superficial branca. Assim como os dermatófitos, a localização mais frequente é a do primeiro pododáctilo.

No laboratório, é importante a utilização de meios de cultura sem ciclo-hexidine, pois essa substância impede o crescimento da maioria dos FFND. As hifas dos FFND são mais largas e tortuosas que as dos dermatófitos, que são mais finas e delicadas.

A conjunção do aspecto clínico semelhante à dermatofitose, acompanhado de paroniquia, exame micológico direto positivo (hifas mais tortuosas e largas) e meios de cultura, possibilita que o médico faça o diagnóstico de onicomicose por um FFND.

Os FFND não respondem bem à terapêutica sistêmica convencional. Em geral, são invasores secundários da queratina previamente danificada, sendo necessária a realização de uma avulsão química nos casos mais extensos, inclusive de maneira repetida, a fim de melhorar a resposta terapêutica aos antifúngicos tópicos e sistêmicos.

Diagnóstico

O exame micológico direto, ainda que corretamente realizado, frequentemente é negativo (há índices que chegam a 60% de falso-negatividade) e, quando positivo, a cultura muitas vezes é negativa, requerendo repetição por até três vezes se a suspeita for forte para considerá-lo, de fato, negativo. O material a ser coletado deve estar no limite entre a unha sadia e a acometida. Ao colocar o material na potassa (KOH) a 20%, é importante esperar pelo menos 15 min para aumentar o índice de positividade do exame. O uso de alicates, cortadores de unha ou pequenas tesouras bem afiados, assim como pequenas curetas, é necessário para a coleta adequada do material. A cultura pode levar até um mês para crescer e tem alta taxa de falso-negativos.

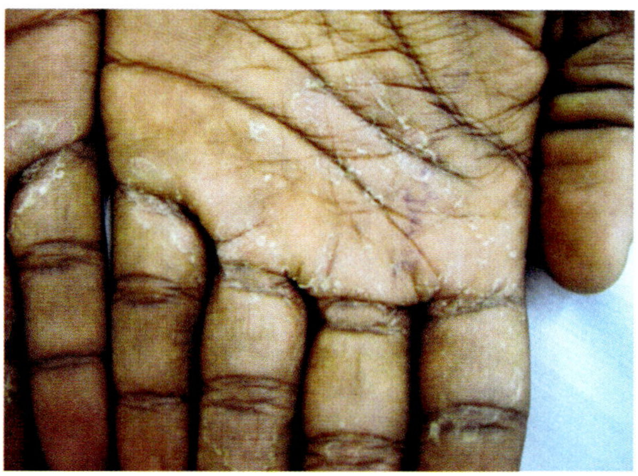

Figura 46.34 *Tinea manum* por FFND (*Scytalidium dimidiatum*) faz diagnóstico diferencial com *tinea manum* por *T. rubrum*.

Para a obtenção de resultados fidedignos, deve-se proceder de maneira adequada do momento da coleta ao momento da semeadura nos meios de cultura. Esta deve ser feita, de preferência, em local apropriado para esse propósito dentro do próprio laboratório ou ser transportada o mais rapidamente possível, a fim de não prejudicar a viabilidade de crescimento do fungo na cultura e, sobretudo, minimizar a contaminação bacteriana. Como exceção, podem ser citadas as dermatofitoses, em que as espécimes coletadas possam ser armazenadas em local apropriado por cerca de 2 semanas sem perda da viabilidade.

Nem sempre é fácil discernir entre patógenos e contaminantes; por isso, devem-se seguir estas regras: (1) dermatófito isolado de uma cultura deve sempre ser considerado patógeno; (2) se um fungo filamentoso não dermatófito (FFND) ou levedura crescer na cultura, deve ser considerado significativo apenas se hifas, esporos ou leveduras forem vistos ao exame microscópico; (3) a confirmação de uma infecção por FFND requer, no mínimo, 3 isolamentos sucessivos no meio de cultura ou 5 a 20 inoculações sem o achado de dermatófito.

A coloração pelo PAS do *clipping* ungueal é o método mais sensível (85%) para o achado de dermatófito, embora a cultura seja o método mais específico (32%). Se uma biopsia for realizada, a coloração pelo PAS ou a impregnação pela prata tornam as estruturas fúngicas mais visíveis.

A PCR é um método moderno que utiliza a menor subunidade ribossomal (18S rRNA) dos fungos e que não é encontrada nos seres humanos. Com certeza, oferece altíssimas sensibilidade e especificidade, além de aportar rapidez ao diagnóstico.

A dermatoscopia pode auxiliar na diferenciação da onicomicose, da onicólise e da melanoniquia. O padrão mais característico é uma borda franjada na área da onicólise.

Tratamento das onicomicoses por dermatófitos e fungos filamentosos não dermatófitos

A apresentação em esmalte tornou obsoletas as loções e as soluções, que, embora permaneçam eficazes, são também menos dispendiosas. Amorolfina a 5%, aplicada semanalmente, e ciclopiroxolamina a 8%, aplicada nas duas primeiras semanas a cada 3 dias e, então, semanalmente, podem ser capazes de curar sozinhas as onicomicoses menos extensas. Antes da aplicação, recomenda-se lixar a área a ser aplicada. Tioconazol a 28% em solução, 2 vezes/dia, também é eficaz, porém não está mais disponível comercialmente no Brasil. Oxiconazol a 1%, miconazol a 1% e isoconazol a 1% são menos eficazes. A ciclopiroxolamina a 8% é a melhor opção para o tratamento das onicomicoses de origem mista (fungos e bactérias ou dermatófitos e leveduras). O esmalte amorolfina a 5% é a melhor opção para o tratamento das onicomicoses por FFND. Agentes tópicos como amorolfina e ciclopirox são recomendados para onicomicoses leves a moderadas com até 60% de acometimento da superfície ungueal, e, também, em casos quando a terapêutica sistêmica é proibitiva para o paciente. Os novos antifúngicos tavaborol e eficonazol foram desenvolvidos como alternativas terapêuticas devido ao baixo índice de permeabilidade de outras preparações tópicas no leito ungueal, devido também aos efeitos adversos da terapia sistêmica.

Se o grau de distrofia ungueal for muito importante, recomendam-se avulsão cirúrgica ou química (preparados tópicos de ureia a 30 a 40%, ureia a 20% associada ou não a ácido salicílico a 20%) e tratamento sistêmico concomitante. A primeira escolha terapêutica mais eficaz para fungos dermatófitos é a terbinafina na dose de 250 mg/dia. O itraconazol é um antifúngico de amplo espectro e tem apresentado ótimos resultados em onicomicose como pulsoterapia, ou seja, 200 mg, 2 vezes/dia durante 7 dias/mês, por 3 a 9 meses, mas também pode ser empregado 100 mg/dia com resposta semelhante. O fluconazol também é eficaz nas onicomicoses por fungos dermatófitos na dose de 300 mg por semana, obtendo-se melhor resposta quando associado à avulsão química prévia. A griseofulvina não deve ser usada em onicomicoses por sua baixa eficácia e alto risco de hepatotoxicidade.

O triazólico de segunda geração voriconazol não está indicado em função de sua toxicidade e relação custo/benefício imprópria, assim como as equinocandinas no tratamento das onicomicoses pelos FFND em pacientes imunocompetentes.

O tempo de tratamento é de cerca de 6 meses ou mais quando a unha a ser tratada é a dos pododáctilos. Em geral, as unhas das mãos requerem menor tempo de tratamento por terem crescimento mais rápido.

Recomenda-se sempre a associação do tratamento tópico ao tratamento sistêmico. Pacientes imunodeprimidos requerem terapia mais prolongada. Recorrências são frequentes mesmo em imunocompetentes (ver Capítulo 85).

As novas terapias, como solução ungueal de tavaborol e eficonazol, e também os *lasers* para tratamento das onicomicoses foram aprovados para a cura clínica, ou seja, clarificar a unha doente; entretanto, não levam à cura micológica. Tratamentos *off-label* têm sido investigados, como iontoforese e terapia fotodinâmica. Entretanto, os estudos são escassos. É muito importante explicar aos pacientes que, além de tratar a unha doente, devem-se adotar algumas medidas preventivas contra a reinfecção, como a higienização dos calçados, redução da umidade e o uso profilático de agentes antifúngicos e de talco ou pó nos pés.

Intertrigo interpododáctilo (Pé de atleta)

O intertrigo interpododáctilo é vulgarmente conhecido como "pé de atleta". Caracteriza-se clinicamente por maceração, eritema, descamação e fissuras. É a principal porta de entrada para erisipela dos membros inferiores. Na etiologia, são encontrados dermatófitos, *Candida* e bactérias, que podem agir isoladamente ou, com frequência, associados. Quanto mais exuberantes, mais provável a etiologia bacteriana. Em geral, o tratamento com antimicóticos tópicos é suficiente. Costuma ser recorrente. Deve-se recomendar sempre secar bem os espaços interdigitais e, se necessário, utilizar pós-antimicóticos de modo profilático (Figura 46.35).

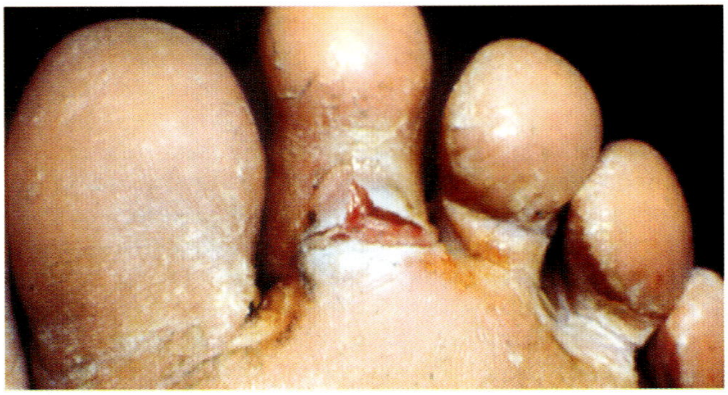

Figura 46.35 Intertrigo interpododáctilo (pé de atleta) propicia o aparecimento de erisipela.

Candidíases

Conceito

Micose produzida essencialmente pela *Candida albicans* (70 a 80%) e, poucas vezes, por outras espécies de *Candida*, comprometendo, isolada ou conjuntamente, mucosas, pele e unhas e, raramente, outros órgãos.

Epidemiologia

É de distribuição universal, atingindo, com muita frequência, recém-nascidos (Figura 46.36); pode ocorrer em adultos e idosos, sobretudo se diabéticos; certas profissões, como empregados domésticos, lavadores de pratos, cozinheiros, enfermeiros, estão entre as mais acometidas.

A candidíase tem sido descrita com certa frequência na boca entre os usuários de cigarros eletrônicos por mudança local do pH devido à presença de substâncias químicas existentes (ver Capítulo 20, *Farmacodermias*, item *Epidemiologia*). Já é reconhecido que biológicos, sobretudo os inibidores de IL-17, favorecem infecções fúngicas superficiais, em especial candidíase (mais de 50% oral ou esofágica). O bimequizumabe, que inibe tanto IL-17A e IL-17B, desencadeia candidíase mais do que o dobro que o secuquinumabe, que bloqueia apenas a IL-17A (4,4% *versus* 1,7%, respectivamente), e que aumentam com a dose. O bimequizumabe, que inibe tanto IL-17A e IL-17B, desencadeia candidíase bem mais do que o secuquinumabe, que bloqueia apenas a IL-17A (19,3% *versus* 3%, respectivamente), e que essa propensão aumenta com a dose. A candidíase esofágica e a das vias respiratórias superiores são doenças definidoras da AIDS. Ver adiante *Vaginites e balanites*.

Etiopatogenia

O gênero *Candida* compreende mais de 200 espécies, sendo a maioria incapaz de infectar o homem. A *Candida albicans* existe normalmente como saprófita no tubo gastrintestinal, na orofaringe (50%) e na mucosa vaginal (20 a 25%; em grávidas, 30%). Outras espécies (*parapsilosis, tropicalis, stellatoides, glabrata, krusei, guillermondi* etc.) também podem produzir manifestações clínicas de candidíase.

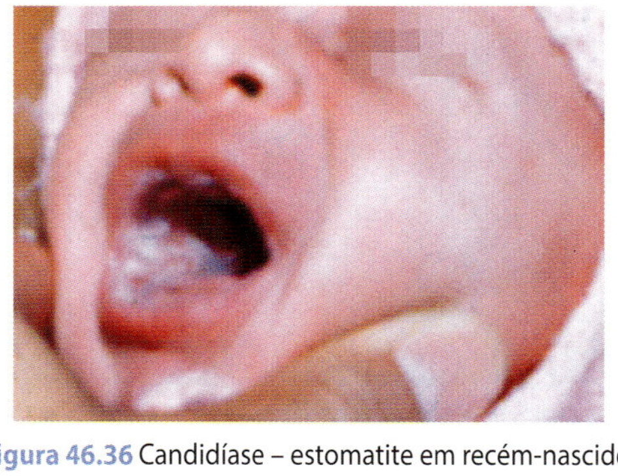

Figura 46.36 Candidíase – estomatite em recém-nascido.

São fungos oportunistas que agridem o ser humano em determinadas condições, entre as quais se destacam:

- modificações fisiológicas, como na gravidez, quando os glicídios existem em maior quantidade na vagina; doenças como o diabetes também predispõem à candidíase
- deficiências imunológicas e endocrinopatias
- tratamento prolongado com antibióticos (devido à alteração da flora), corticoides ou imunossupressores
- exposição prolongada à umidade (lavadeiras, fraldas dos bebês).

Existe, em condições normais, um *fator sérico natural anticândida* que dificulta a invasão do cogumelo.

Clínica

Os quadros clínicos são apresentados a seguir.

Candidíase ungueal e periungueal

Há intensa lesão eritematoedematosa periungueal (*paroniquia*), que é dolorosa e pode levar à onicólise. Caracteristicamente, acomete a borda proximal da unha. As unhas dos quirodáctilos, por estarem mais em contato com a água, são frequentemente acometidas. É a principal causa de paroniquia (Figura 46.37).

Candidíase intertriginosa

Atinge as dobras naturais (interdigitais, inframamárias, inguinais, axilares), é caracterizada por lesões erosivas, fissurais, úmidas, com induto esbranquiçado, pruriginosas e também por pequenas lesões satélites arredondadas, eritematoescamosas e, até mesmo, por pústulas abacterianas (Figuras 46.38 a 46.40).

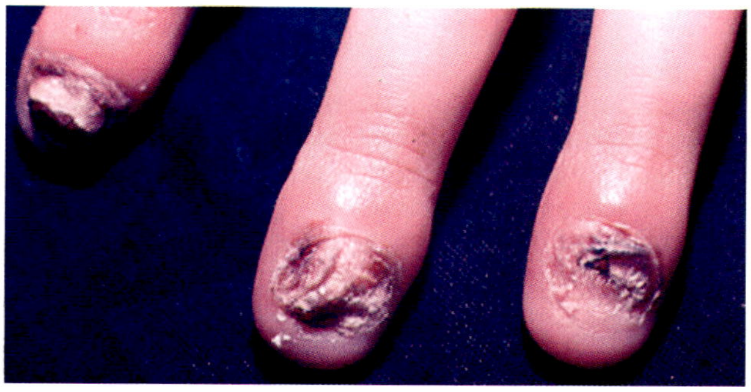

Figura 46.37 Onicomicose por cândida acompanhada de panarício. (Cortesia do Dr. Roberto Maués.)

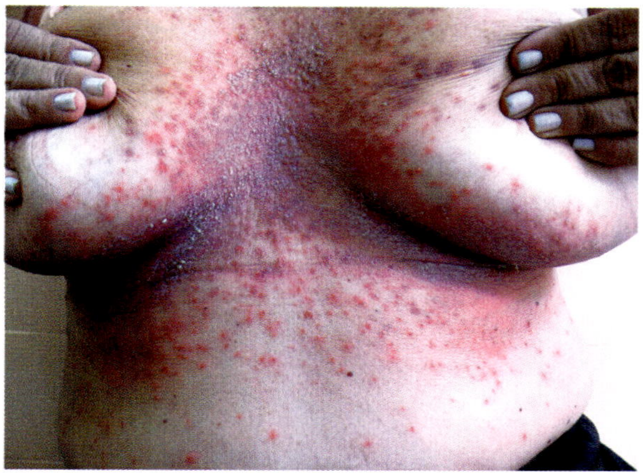

Figura 46.38 Candidíase inframamária. (Cortesia do Dr. Eduardo Bornhausen-Demarch.)

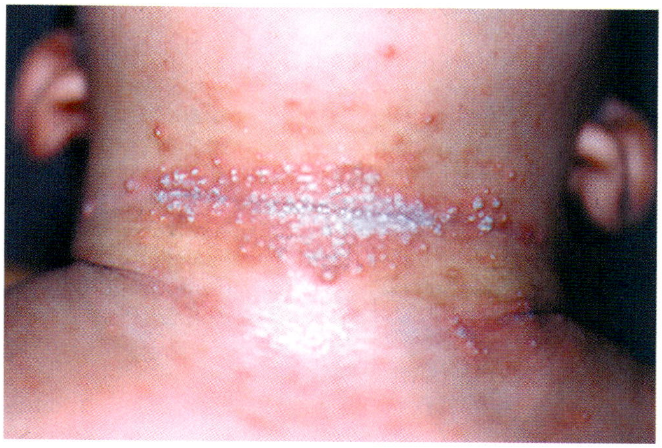

Figura 46.39 Candidíase – maceração esbranquiçada e pústulas satélites, próprias da candidíase.

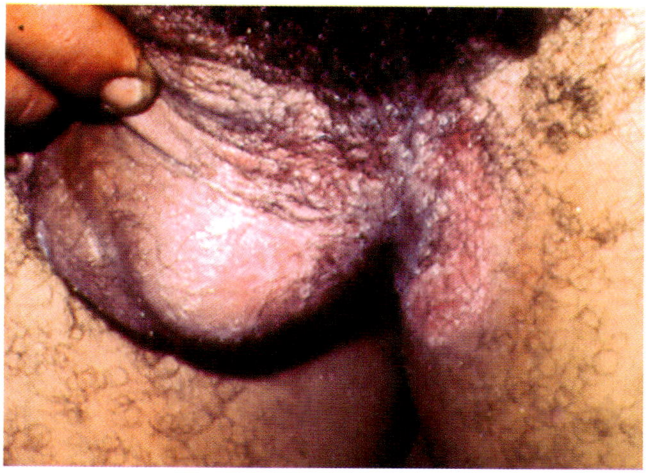

Figura 46.40 Candidíase – o acometimento também se faz na bolsa escrotal, que é poupada, caracteristicamente, na *tinea* marginada ou crural.

Perlèche *(queilite angular)*

A queilite angular está relacionada com lesões fissuradas no canto da boca, muito comuns nas modificações da arquitetura da boca por prótese e, por isso, frequentes em pessoas idosas; tem também elevada incidência em neonatos (especula-se uma contaminação vaginal); em geral, há associação bacteriana.

Vaginites e balanites

Lesões erosivas esbranquiçadas, úmidas e pruriginosas, na vagina e no sulco balanoprepucial. Corrimento esbranquiçado vaginal é característico; não ocorre em circuncidados. Podem ser adquiridas por contato sexual. A balanite, quando recorrente, o que é a regra, só se resolve com a postectomia. A classe gliflozina de hipoglicemiantes (atua impedindo a reabsorção tubular proximal de glicose) leva à glicosúria, o que favorece a infecção por *Candida*. Vulvites são bem mais observadas do que balanites.

Candidíase oral

É mais comum em recém-nascidos, idosos, pessoas debilitadas e pacientes com AIDS. As lesões são erosivas e esbranquiçadas (ver Capítulo 66, item *Síndrome da imunodeficiência adquirida* e Figura 66.20).

Candidíase crônica hiperplásica

É uma forma rara de candidíase oral, caracterizada clinicamente pela presença de placas esbranquiçadas, de distribuição homogênea ou mesmo salpicada, acometendo principalmente as regiões comissurais da mucosa oral. Acomete predominantemente homens, acima dos 50 anos, tabagistas. O tratamento envolve cessação do tabagismo, antifúngicos (inicialmente tópicos, podendo ser necessário utilizar antifúngico sistêmico) e mesmo cirurgia nos casos refratários. Existe a possibilidade de progressão para displasias moderadas a graves, inclusive com transformação para carcinoma espinocelular nos casos não tratados.

Candidíase mucocutânea crônica

É a designação para um grupo heterogêneo de síndromes clínicas, muitas vezes genéticas, caracterizadas por infecção crônica e recorrente da pele, unha e orofaringe. Não existe tendência à disseminação ou ao envolvimento visceral. Em geral, inicia-se antes dos 3 anos e caracteriza-se clinicamente por lesões orais, *perlèche*, envolvimento ungueal e paroniquia com importante distrofia, vulvovaginite e acometimento cutâneo. Em alguns casos, observam-se lesões ceratósicas com tendência à formação de verdadeiros cornos cutâneos ou de granulomas, que predominam no couro cabeludo, na face, nas sobrancelhas e nas extremidades.

Os defeitos imunológicos que determinam o quadro clínico variam de efeitos específicos a quadros de falência generalizada. A associação a síndromes de endocrinopatias múltiplas é frequente. Timoma está relacionado com uma rara forma de início na idade adulta. As diversas formas de suscetibilidade do hospedeiro relacionadas ao local da infecção revelaram uma compartimentalização dos tecidos com adaptação da resposta imune baseada no sítio da infecção pela levedura *Candida* spp. Estudos no campo da genética identificaram diferentes vias de reconhecimento da levedura na resposta imune do hospedeiro. Estudos sobre imunodeficiências primárias indicam a participação da resposta Th17 em pacientes com candidíase mucocutânea crônica (CMC). Várias anomalias imunogenéticas, recentemente descritas, estão associadas com a CMC. As mutações na função do transdutor e do ativador da transcrição 1 (STAT1) estão associadas a CMC de caráter autossômico dominante, provavelmente devido a um aumento na produção de interferon (IFN) dependente de STAT1, que inibe o desenvolvimento da resposta Th17. As mutações no gene STAT1 causam CMC com diversas manifestações sistêmicas; enquanto as no gene CARD9 predispõem o indivíduo a CMC, doenças fúngicas invasivas e dermatofitoses profundas.

Candidíase visceral

Pulmões, coração e outros órgãos podem ser invadidos por disseminação hematogênica, sobretudo em pessoas em uso prolongado de imunossupressores ou usuários de drogas injetáveis. Existe também a forma septicêmica.

A *Candida auris* é uma espécie emergente e constitui uma séria ameaça à saúde pública. Está relacionada com surtos nosocomiais e formas graves (septicêmicas), sobretudo em imunodeprimidos, multirresistência em 90% a fluconazol, anfotericina B e equinocandinas, bem como aos desinfetantes habituais.

Diagnóstico

No exame direto, é fundamental o achado de hifas finas ou, mais caracteristicamente, pseudo-hifas para confirmação diagnóstica, já que a simples presença de blastosporos (esporos arredondados) sugere apenas colonização. Na cultura em meio adequado, como ágar Sabouraud com antibiótico, crescem colônias cremosas e brancacentas em 2 a 5 dias. A diferenciação entre as espécies é realizada por meio de provas bioquímicas, morfologia e, mais recentemente, por PCR e ELISA, porém não são necessárias ao diagnóstico.

Tratamento

No tratamento da candidíase, devem-se considerar fatores predisponentes locais e gerais (diabetes), peculiaridades topográficas e forma clínica (superficial ou sistêmica); nesse particular, o manuseio dos casos pode ser feito empregando-se preparados tópicos antifúngicos e, também, tratamento sistêmico, se necessário (ver Capítulo 85), como:

- paroniquia e intertrigo: fluconazol ou itraconazol oral complementando com terapia tópica antifúngica com derivados azólicos, nistatina 100.000 UI creme, timol a 4% em clorofórmio por 2 a 3 meses para prevenir recidivas
- balanite: creme com nistatina 100.000 UI e ácido bórico a 2%; para balanites recidivantes, a postectomia está indicada
- dermatite das fraldas: cuidados gerais de higiene local e troca de fraldas, hidrocortisona a 1% associada à nistatina creme 25.000 a 100.000 UI para alívio do quadro inflamatório em caso de maceração, ou imidazólicos nas trocas de fraldas. Protetores de barreira são úteis, assim como a exposição diária ao sol
- vaginite: comprimidos vaginais ou óvulos (nistatina 100.000 UI, clotrimazol 500 mg, miconazol 1.200 mg), tioconazol creme a 6,5%, itraconazol e fluconazol
- candidíase oral, estomatite, *perlèche*: violeta de genciana a 2% (3 a 4 vezes/dia); solução de 400.000 a 500.000 UI nistatina 3 a 4 vezes/dia ou associação das duas; fluconazol oral ou itraconazol oral
- visceral: anfotericina B, 5-fluorocitosina
- gastrintestinal: nistatina oral, cetoconazol oral
- brônquica: nistatina e pimaricina em aerossóis, cetoconazol oral, itraconazol e fluconazol
- mucocutânea crônica: itraconazol e fluconazol contínuos, pois, caso contrário, recidiva em pouco tempo.

Recorrências

O fracasso no tratamento das micoses superficiais decorre de vários fatores, como: irregularidade no tratamento (frequência, doses); defeito de absorção (griseofulvina); falta de correção das concausas; eliminação das complicações inflamatórias (corticosteroide) e bacterianas (antibacterianas); resistência microbiana; reexposição; e imunodeficiência.

Bibliografia

Micoses superficiais

Carvalho MHGF, Barbedo LS, Santos MV. Diagnóstico laboratorial das micoses. *In*: Schechtman RC, Azulay DR (eds.). *Micologia médica*. 1. ed. Rio de Janeiro: Guanabara Koogan; 2022. p. 17-29.

Ceratofitoses

Arce M, Arenas R. Infecções dermatológicas por *Trichosporon beigelii*: estudo retrospectivo de 13 casos em pacientes imunocompetentes. *An Bras Dermatol.* 1998;73(1):13-5.

Bäck O, Faergemann J, Hörnqvist R. *Pytirosporum folliculitis*: a common disease of the young and middle-aged. *J Am Acad Dermatol.* 1985 Jan;12(1 Pt 1):56-61.

Criado PR, Delgado L, Pereira GA. Dermatoscopia no diagnóstico da *tinea nigra*. *An Bras Dermatol.* 2013 Jan-Feb;88(1):128-9.

Faergemann J. Management of seborrheic dermatitis and pityriasis versicolor. *Am J Clin Dermatol.* 2000 Mar-Apr;1(2):75-80.

Faergemann J. Pityrosporum yeast: what's new? *Mycoses.* 1997;40(Suppl 1):29-32.

Guillot J, Gueho E, Lesoud *et al.* Identification of *Malassezia* furfur species. A practical approach. *J Mycol Med.* 1996;6:103-10.

Gupta AK, Batra R, Bluhm R *et al.* Skin diseases associated with *Malassezia* species. *J Am Acad Dermatol.* 2004 Nov;51(5):785-98.

Miranda MFR, Brito AC, Salgado UI *et al.* Tricosporonose genitocrural: estudo de quarenta casos. *An Bras Dermatol.* 1994 Set-Out;69(5).

Porto JA. The use of cellophane tape in the diagnosis of *tinea* versicolor. *J Invest Dermatol.* 1953 Oct;21(4):229-31.

Ramírez-Soto MC, Andagua-Castro J, Quispe MA, Aguilar-Ancori EG. Cases of White Piedra of the hair on the American continent: a case report and a systematic literature review. *J Eur Acad Dermatology Venereol.* 2019;33:e14-6.

Schechtman RC, Midgley G, Hay RJ. Molecular typing of *Malassezia* isolates from human skin: a study with *Malassezia*-related disorders. *In*: *Congress of the International Society for Human and Animal Mycology.* 13th ed. Parma, Italy (Abstract O46); 1997.

Veasey JV, de Macedo PM, Amorim JR, Orofino-Costa R. The correct nomenclature of Zirelí sign in the propaedeutics of pityriasis versicolor (*in memoriam*). *An Bras Dermatol.* 2021;96:591-4.

Zaitz C, Ruiz LBR, Souza VM. Dermatoses associadas às leveduras do gênero *Malassezia. An Bras Dermatol.* 2000;75(2):129-39.

Zireli OV, Cardoso AS, Cardoso AC, Ferreira F. *Nova manobra para o diagnóstico da Pitiríase Versicolor.* XXXV Congresso Brasileiro de Dermatologia e II Jornada Brasileira de Dermatologia Sanitária. Poços de Caldas, 13-15 de setembro de 1979.

Dermatofitoses

Azulay-Abulafia L, Giraldelli G, Alves AL *et al.* Can Trichoscopy Suggest the *Agent in Tinea Capitis? Skin Appendage Disord.* 2025 Apr;11(2):128-34.

Baert F, Stubbe D, D'hooge E *et al.* Updating the taxonomy of dermatophytes of the BCCM/IHEM Collection according to the new standard: a phylogenetic approach. *Mycopathologia.* 2020;185:161-8.

Bautista AO, Castro V, Rodriguez C *et al.* Trichoscopy of tinea capitis caused by *Microsporum audouinii JEADV Clin Pract.* 2024;3(5):1698-1700.

Brito-Santos F, Figuredo-Carvalho MHG, Coelho RA *et al. Tinea capitis by Microsporum audouinii*: case reports and review of published global literature 2000-2016. *Mycopathologia.* 2017;182:1053-60.

Gavazzoni MFR, Quaresma MVP, Bernardes F *et al.* Atualização terapêutica das micoses superficiais: artigo de revisão parte I*. *An Bras Dermatol.* 2013;88(5):767-78.

Gavazzoni MFR, Bernardes F, Quaresma MVP *et al.* Atualização terapêutica das micoses superficiais: artigo de revisão parte II*. *An Bras Dermatol.* 2013;88(6):937-44.

Genedy RM, Sorour OA, Elokasy MAW. Trichoscopic signs of *tinea capitis*: a guide for selection of appropriate antifungal. *Int J Dermatol.* 2021;60(4):471-81.

Gu D, Hatch M, Ghannoum M, Elewski BE. Treatment-resistant dermatophytosis: A representative case highlighting an emerging public health threat. *JAAD Case Rep.* 2020;6(11):1153-5.

Jang KA, Chi DH, Choi JH *et al. Tinea pedis* in Korean children. *Int J Dermatol.* 2000 Jan;39(1):25-7.

Khurana A, Sharath S, Sardana K *et al.* Clinico-mycological and therapeutic updates on cutaneous dermatophytic infections in the era of *Trichophyton indotineae. J Am Acad Dermatol.* 2024 Aug;91(2):315-23.

Lacaz CS, Porto E, Martins JEC *et al.* Micoses superficiais. *In*: *Tratado de micologia médica Lacaz.* 9. ed. São Paulo: Sarvier; 2002.

Marques AS, Camargo RMP, Fares RMT, Stolf HO. *Tinea capitis*: epidemiologia e ecologia dos casos observados entre 1983 e 2003 na Faculdade de Medicina de Botucatu, Estado de São Paulo, Brasil. *An Bras Dermatol.* 2005;80:597-602.

Miranda MF, Silva AJ. New uses of vinyl tape for reliable collection and diagnosis of common superficial mycoses. *Skinmed.* 2003 May-Jun;2(3):156-8.

Odom RB, James WD, Berger TG. Diseases resulting from fungi and yeasts. *In*: *Andrew's diseases of the skin-clinical dermatology.* 9th ed. Philadelphia: W.B. Saunders; 2000.

Pinheiro AMC, Lobato LA, Varella TCN. Achados dermatoscópicos na *tinea capitis.* Relato de caso e revisão da literatura. *An Bras Dermatol.* 2012 Mar-Apr;87(2):313-4.

Roberts SOB, Mackenzie DWR. Mycology. *In*: Rook A, Wilkinson DS, Ebling FJG, Champion RH. *Textbook of dermatology.* 4th ed. Oxford: Blackwell Scientific Publ.; 1986.

Schechtman RC, Allen MH, McGregor JM, Hay RJ. Skin inflammation in chronic dermatophyte infections caused by *Trichophyton rubrum*: lack of epidermal expression of ICAM-1. *J Med Vet Mycol.* 1993;31:459-62.

Schechtman RC, Quaresma MV, Silva NDS *et al.* Dermatoscopic findings as a complementary tool in the differential diagnosis of the etiological agent of *tinea capitis. An Bras Dermatol.* 2015, Mai-Jun;90(3S1):S13-5.

White TC, Oliver BG, Gräser Y, Henn MR. Generating and testing molecular hypotheses in the dermatophytes. *Eukaryot Cell.* 2008 Aug;7(8):1238-45.

Veasey JV, Gonçalves RDJ, Valinoto GCJ *et al.* Primeiro caso de *Trichophyton indotineae* no Brasil: critérios clínicos, micológicos e identificação genética de resistência à terbinafina. *An Bras Dermatol.* 2025;100.

Zaitz C. Dermatofitoses. *In*: Zaitz C, Campbell I, Marques AS *et al. Compêndio de micologia médica.* Rio de Janeiro: Medsi; 1998.

Zakhem GA, Motosko CC, Mu EW, Ho RS. Infertility and teratogenicity after paternal exposure to systemic dermatologic medications: a systematic review. *J Am Acad Dermatol.* 2019 Apr;80(4):957-69.

Onicomicoses

Chi C-C, Wang S-H, Chou M-C. The causative pathogens of onychomycosis in Southern Taiwan. *Mycoses.* 2005 Nov;48(6):413-20.

Effendy I, Lecha M, Feuilhade de Chauvin M *et al.* European Onychomycosis Observatory. Epidemiology and clinical classification of onychomycosis. *J Eur Acad Dermatol Venereol.* 2005 Sep;19 Suppl 1:8-12.

Ghannoum MA, Hajjeh RA, Scher R *et al.* A large-scale North American study of fungal isolates from nails: the frequency of onychomycosis, fungal distribution, and antifungal susceptibility patterns. *J Am Acad Dermatol.* 2000 Oct;43(4):641-8.

Guilhermetti E, Takahachi G, Shinobu CS, Svidzinski TI. *Fusarium* spp. as agents of onichomycosis in immunocompetent hosts. *Int J Dermatol.* 2007 Aug;46(8):822-6.

Gupta AK, Taborda P, Taborda V *et al.* Epidemiology and prevalence of onychomycosis in HIV-positive individuals. *Int J Dermatol.* 2000 Oct;39(10): 746-53.

Gupta AK, Versteeg SG, Shear H. Onychomycosis in the 21st century: an update on diagnosis, epidemiology, and treatment. *J Cut Med Surg.* 2017 Jun:1-15.

Johnson RA. Dermatophyte infections in human immune deficiency virus (HIV) disease. *J Am Acad Dermatol.* 2000 Nov;43(5 Suppl):S135-42.

Lawry MA, Haneke E, Strobeck K *et al.* Methods for diagnosing onychomycosis: a comparative study and review of the literature. *Arch Dermatol.* 2000 Sep;136(9):1112-16.

Leung AKC, Lam JM, Leong KF *et al.* Onychomycosis: an updated review. *Recent Pat Inflamm Allergy Drug Discov.* 2020;14(1):32-45.

Martinez-Herrera E, Moreno-Coutiño G, Fernández-Martínez RF *et al.* Dermatophytoma: description of 7 cases. *J Am Acad Dermatol.* 2012 Jun;66(6):1014-6.

Romano C, Papini M, Ghillardi A, Gianni C. Onychomicosis in children: a survey of 46 cases. *Mycoses.* 2005 Nov;48(6):430-7.

Schechtman RC. Nondermatophytic filamentous fungi infection in South America: reality or misdiagnosis? *Dermatol Clin.* 2008 Apr;26(2):271-83.

Candidíases

Branyiczky MK, Huang RS, Abu-Hilal M. Risk of Candida and overall fungal infections with interleukin-17 inhibitors in the tratment of hidradenitis suuppurativa: a systematic review and meta-analysis. *J Am Acad Dermatol.* 2025 Apr;92(4):930-2.

Buckley HR. Identification of yeasts. *In*: Evans EGV, Richardson MD. *Medical mycology: a practical approach.* Oxford: IRL Press; 1989.

Clayton Y, Midgley G, Hay RJ. Superficial mycoses. *In*: *Medical mycology.* London: Mosby-Wolfe; 1997.

Kashem SW, Kaplan DH. Skin immunity to *Candida albicans. Trends Immunol.* 2016;37(7):440-50.

Kwon-Chung KJ, Bennett JE. Candidiasis. *In*: *Medical mycology.* Pennsylvania: Lea & Febiger; 1992.

Lacaz CS, Porto E, Martins JEC *et al.* Micoses superficiais. *In*: *Tratado de micologia médica Lacaz.* 9th ed. São Paulo: Sarvier; 2002.

Minami Y, Hiruma J, Harada K *et al.* Risk of fungal infection in patients with psoriasis receiving biologics: a retrospective single-center cohort study. *J Am Acad Dermatol.* 2025 Jan;92(1):108-15.

Mounsey SJ, Teo YX, Calonge JE, Lewis FM. Gliflozin (SGLT2 inhibitor) induced vulvitis. *Int J Dermatol.* 2023 Jan;62(1):62-5.

Odom RB, James WD, Berger TG. Diseases resulting from fungi and yeasts. *In*: *Andrew's diseases of the skin-clinical dermatology.* 9th ed. Philadelphia: W.B. Saunders; 2000.

Pichard DC, Freeman AF, Cowen EW. Primary immunodeficiency update II: syndromes associated with mucocutaneous candidiasis and non-infectious cutaneous manifestations. *J Am Acad Dermatol.* 2015 Sep;73(3):367-81.

Reich K, Warren RB, Lebwohl M *et al.* Bimekizumab versus secukinumab in plaque psoriasis. *N Engl J Med.* 2021 Jul;385(2):142-52.

Roberts SOB, Mackenzie DWR. Mycology. *In*: Rook A, Wilkinson DS, Ebling FJG, Champion RH. *Textbook of dermatology.* 4th ed. Oxford: Blackwell Scientific Publ.; 1986.

Segal E. *Candida*, still number one: what do we know and where we are going from there? *Mycoses.* 2005;48 Suppl 1:3-11.

Shah N, Ray JG, Kundu S, Sardana D. Surgical management of chronic hyperplastic candidiasis refractory to systemic antifungal treatment. *J Lab Physicians.* 2017 Apr-Jun;9(2):136-9.

47

Micoses Subcutâneas e Sistêmicas

Regina C. Schechtman ◆ David Rubem Azulay ◆ Carmelia Matos Santiago Reis ◆ Ana Guiomar Matos Santiago Reis ◆ Sinesio Talhari ◆ Carolina Talhari ◆ Rubem David Azulay ◆ Beatriz Reis ◆ Maria Fernanda Reis Gavazzoni Dias ◆ Tiago Silveira Lima

São doenças produzidas por diferentes cogumelos que invadem a derme e/ou hipoderme e os órgãos internos, com reação inflamatória, na maioria das vezes granulomatosa e diversos anticorpos séricos. Não há contágio inter-humano.

Do ponto de vista clínico, alguns agentes das denominadas "micoses subcutâneas" podem causar infecções sistêmicas, sobretudo quando associados à imunodepressão, enquanto algumas apresentações de micoses sistêmicas podem ficar localizadas, até exclusivamente na pele, por longo período de tempo. Na verdade, o que define os dois grupamentos é a via de penetração; nas subcutâneas, o trauma desempenha papel fundamental e a propagação ocorre por contiguidade ou por disseminação linfática, enquanto nas sistêmicas é essencialmente por inalação e a propagação ocorre por via linfática ou, principalmente, por via hematogênica. As micoses oportunistas são causadas por fungos termotolerantes, de baixa virulência, em hospedeiros comumente, com imunodepressão, alterações endócrinas, metabólicas entre outras. A porta de entrada é variável.

Várias das doenças estudadas neste capítulo são causadas por fungos *dimorfos*, que se caracterizam por apresentarem aspectos micro e macromorfológicos (cultura) distintos à temperatura ambiente (25 °C, tipo filamentoso) e a 37 °C (tipo leveduriforme). São eles: *Sporothrix schenckii* (esporotricose), *Blastomyces dermatitidis* (blastomicose), *Paracoccidioides brasiliensis* (paracoccidioidomicose), *Histoplasma capsulatum* (histoplasmose) e *Coccidioides immitis* (coccidioidomicose).

A modernidade no campo da microbiologia utiliza técnicas com reação em cadeia pela polimerase em tempo real (PCR-RT), o que torna possível a identificação de gêneros e espécies em horas, inclusive de fungos, sem contar as novas técnicas sorológicas.

Toda uma gama de novos antifúngicos sistêmicos tem aplicação direta no tratamento das doenças estudadas neste capítulo, com emprego praticamente restrito ao ambiente hospitalar; além disso, tem custo elevado (ver Capítulo 85, *Antifúngicos Sistêmicos*).

Outro método que vem sendo mais amplamente empregado, com leitura em cerca de 30 min e bastante precisão, é o MALDI-TOF-MS, que identifica, inclusive, as diferentes espécies (ver Capítulo 46, *Introdução*).

Micoses subcutâneas

Esporotricose

Regina C. Schechtman ◆ David Rubem Azulay

Conceito

Esporotricose é uma infecção subaguda ou crônica, causada por um fungo dimórfico do gênero *Sporothrix schenckii*. A doença caracteriza-se por lesões polimórficas da pele e do tecido subcutâneo, com frequente comprometimento dos linfáticos adjacentes. A grande maioria dos casos envolve primariamente a pele e, eventualmente, mucosas e órgãos internos (pulmão e vísceras). A disseminação para outros órgãos e tecidos – como ossos, músculos e articulações – ocorre em pacientes imunodeprimidos (p. ex., alcoólatras, pessoas com AIDS, diabetes, em uso de corticoides, entre outros).

Epidemiologia

É universal, embora apresente maior ocorrência nos climas tropical e subtropical. Prevalente na América do Norte, a esporotricose é a micose mais frequente na região central do México, diferentemente da Europa, onde atualmente a ocorrência é rara em todo o continente. Também foi observado aumento da incidência no Japão. Surtos epidêmicos têm sido descritos na África do Sul; o mais conhecido ocorreu na década de 1940, em Witwatersrand, quando 3.000 mineiros foram infectados durante suas atividades ocupacionais. Na América Latina, a maioria dos casos relatados é procedente do Brasil. No Uruguai, 80% dos casos de esporotricose foram diagnosticados em caçadores de tatu. As taxas de infecção nas zonas rurais se aproximam de 1:1.000 habitantes. Trata-se de uma doença preferencialmente de zona rural e endêmica em certas regiões.

É a micose subcutânea de maior prevalência. Ocorria, com maior frequência, entre jardineiros e empalhadores; portanto, deve ser vista também como doença profissional. Nos últimos anos, sobretudo no Rio de Janeiro, tem sido observado um aumento progressivo de casos de esporotricose em crianças, mulheres e idosos que lidam com gatos, mudando a epidemiologia clássica devido à endemia. De fato, trata-se de uma hiperendemia que ocorre desde 1998, com milhares de casos. Por essa razão, tornou-se doença de notificação compulsória no município do Rio de Janeiro e em municípios vizinhos; atualmente, em todo o estado. Há relatos de transmissão zoonótica em outros estados como São Paulo, Espírito Santo, Rio Grande do Sul, Minas Gerais e Pernambuco, mas em números inferiores aos do Rio de Janeiro.

Etiopatogenia

Por muitas décadas, a esporotricose foi atribuída a um único patógeno: o *Sporothrix schenckii*. Atualmente, são descritas mais de 50 espécies de *Sporothrix* (51 táxons), graças a técnicas moleculares. Dentre elas, de interesse clínico apenas 7, o que transformou o *S. sheckii* em um complexo. Este é subdividido em um clado clínico (*S. schenckii sensu stricto*, *S. brasiliensis*, *S. luriei* e *S. globosa*) e um clado ambiental com baixa infectividade; quando ocorre, são consideradas espécies oportunistas (*S. pallida*, *S. chilensis* e *S. mexicana*). O estudo genético teve como base a análise da sequência β-tubulina, quitina sintetase e do gene calmodulina (CAL). A *S. brasiliensis* estaria relacionada com o Brasil, provavelmente circulando na epidemia de esporotricose zoonótica presente no Rio de Janeiro; a *S. globosa* teria uma distribuição mundial e a *S. mexicana* estaria restrita ao México. Marimon propôs uma chave de identificação das espécies do complexo *Sporothrix* mediante estudos fenotípicos que incluíam morfologia do conídio, medida do diâmetro das colônias, termotolerância e assimilação de carboidratos, restringindo os estudos genéticos a casos de dúvida. Atualmente, há estudos em andamento envolvendo um número maior de isolados para confirmar essa nova abordagem, sendo a definição do complexo *Sporothrix* e suas diferentes espécies restrita à pesquisa e não à prática clínica.

O *S. schenckii* é um fungo saprófito com reservatório natural no solo (solo das tocas do tatu – *Dasypus septemcinctus*), vegetais, palhas e madeira apodrecida. A influência ambiental, como clima, temperatura e umidade relativa, é fator que favorece o crescimento do fungo no seu estado saprófito. A inoculação no homem ocorre principalmente pela penetração do fungo na derme após traumatismo com objetos pontiagudos infectados, palha, espinho, madeira, farpa, arame, ferramenta de jardinagem, flores ou, raramente, por mordida ou arranhadura de determinados animais.

A transmissão zoonótica foi descrita até o ano de 1994, em casos isolados ou em pequenas epidemias, cujos animais envolvidos são gatos e tatus. Um grande número de casos em humanos está relacionado com a caça de tatus. Em geral, os gatos com esporotricose desenvolvem lesões ricas em parasitas, com sinais e sintomas graves e progressão para a morte, pois apresentam menor resistência natural à infecção. A espécie *Sporothrix brasiliensis* está relacionada à hiperendemia de esporotricose zoonótica no estado do Rio de Janeiro. Essa forma da doença, transmitida pelo gato infectado por outros gatos ou pelo solo, apresenta características genotípicas próprias (origem comum) e que diferem daquelas dos casos-controle (esporotricose clássica na cidade do Rio de Janeiro e também em Madrid). Por meio do fungigrama, essas cepas apresentaram maior suscetibilidade aos vários antifúngicos, sendo que o iodeto de potássio não foi testado.

A erradicação dessa hiperendemia é complexa e, idealmente, seria resolvida por meio do desenvolvimento de uma vacina para os felinos, além de castração de animais abandonados. Os gatos falecidos em razão dessa doença deveriam ser cremados, pois se forem enterrados ou simplesmente abandonados, a proliferação do fungo será perpetuada no meio ambiente, seja pela proliferação na terra, seja pela transmissão a outros gatos.

Cães com esporotricose também têm boa imunidade ao fungo, assim como os humanos, e não transmitem a doença. Outros animais (cavalos, macacos, cobras, ratos e passarinhos) são descritos como possíveis transmissores da doença, porém sem significativo potencial zoonótico.

O período de incubação é de 3 dias a 12 semanas (em torno de 3 semanas), surgindo, na área traumatizada, uma lesão que costuma ser bloqueada pelo sistema imunológico, permanecendo localizada ou invadindo os linfáticos regionais. Quando a resistência é alta, não há desenvolvimento da doença; a intradermorreação (IDR) com a esporotriquina é positiva em pessoas saudáveis de áreas endêmicas. Esporadicamente, a infecção pode processar-se também pelas vias respiratórias ou pela via digestiva e, nesse caso, o resultado é o aparecimento de doença sistêmica. Anticorpos séricos podem ser evidenciados por provas de imunofluorescência e aglutininas. Atualmente, vem sendo utilizado o RFLP (limitação do polimorfismo do comprimento do fragmento) e o mtDNA (DNA mitocondrial) como métodos de identificação, taxonomia, tipagem e epidemiologia do *S. scheckii*. Com isso, certos fatores de virulência foram elucidados. O fungo dispõe de melanina, que parece ter papel protetor contra a fagocitose e morte promovida pelos monócitos e macrófagos humanos, além de proteinases extracelulares.

Clínica

Há várias classificações da doença, que pode apresentar diferentes acometimentos. Clinicamente, pode ter várias apresentações. A mais comum é a *cutaneolinfática*, seguida pelas formas *cutânea localizada* (20%), *disseminada* (cutânea ou sistêmica), *extracutânea* (mucosa, óssea, ocular, articular, visceral).

Forma cutaneolinfática

É a mais comum (cerca de 70% dos casos); a lesão inicial (cancro de inoculação) pode ser pápula, nódulo/goma que ulcera, surgindo então novos nódulos/gomas ao longo de um ou até mesmo mais de um trajeto linfático até a cadeia ganglionar regional (cordão linfangítico centrípeto); pode ocorrer adenopatia regional discreta. Localiza-se preferencialmente nos membros superiores nos adultos e na face de crianças. Esse arranjo é tão característico que certas doenças (micobacterioses atípicas, leishmaniose e sarcoma epitelioide) – cujas lesões podem assumir aspecto semelhante – são denominadas *esporotricoides* (Figuras 47.1 a 47.4).

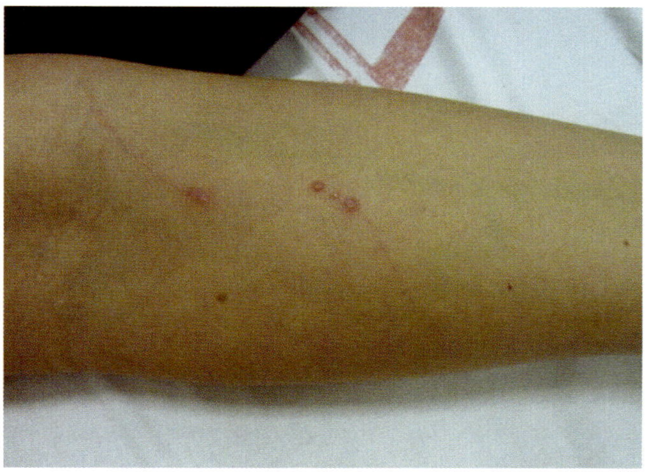

Figura 47.1 Esporotricose – múltiplas inoculações após arranhaduras por gato há 14 dias. (Cortesia do Dr. Felipe Aguinaga.)

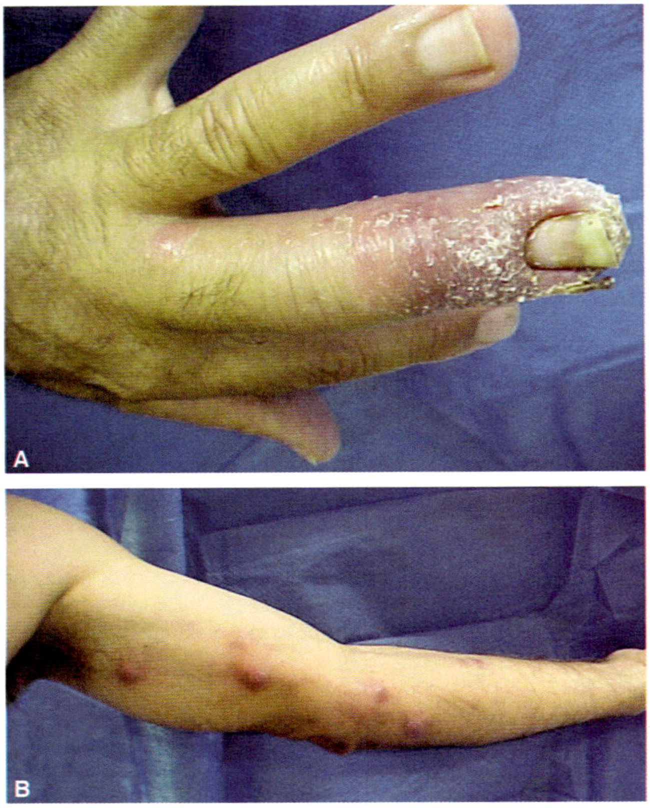

Figura 47.2 Esporotricose. **A.** Cancro esporotricósico com início da linfangite. **B.** Forma cutaneolinfática com aspecto e localização mais característicos no adulto.

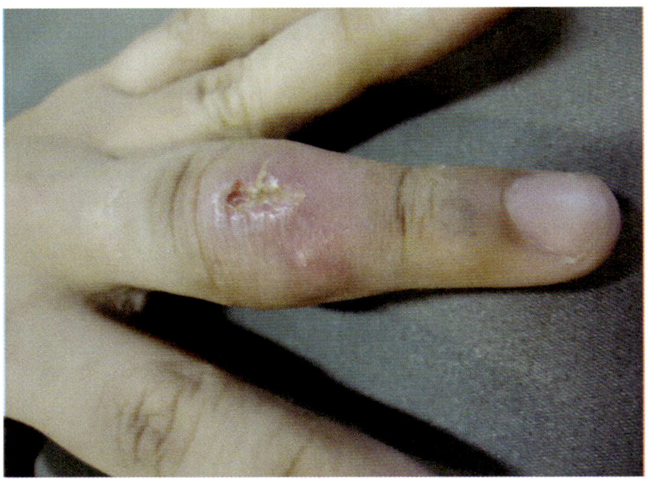

Figura 47.3 Esporotricose – lesão cutânea acompanhada de artrite. (Cortesia do Dr. Pablo Cirino.)

Forma cutânea localizada (verrucosa ou fixa)

Decorrente de uma boa resistência, caracteriza-se por lesão papulosa ou papulotuberosa, por vezes formando placa verrucosa com ou sem ulceração; podem existir lesões-satélites mínimas e lesões eritematoescamosas. A face é o local de eleição. A apresentação verrucosa impõe o diagnóstico diferencial com as doenças que compõem o grupamento PLECT, ou seja, **para**coccidioidomicose, **l**eishmaniose, **e**sporotricose, **c**romomicose e **t**uberculose (Figura 47.5).

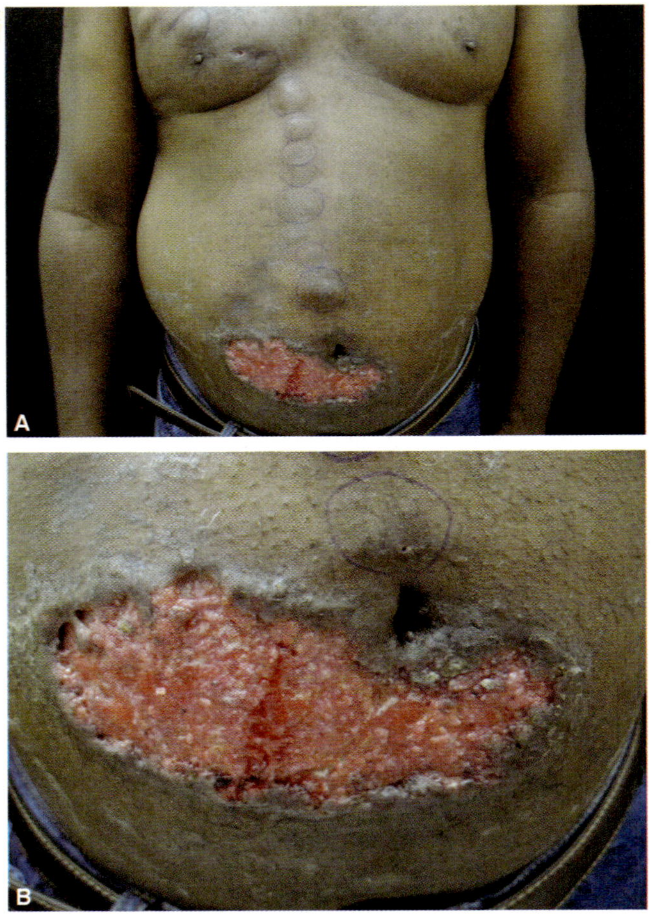

Figura 47.4 Esporotricose. **A.** Forma cutaneolinfática clássica com exuberância clínica. **B.** Forma cutaneolinfática exuberante. (Cortesia da Dra. Adriana Walteros.)

Forma disseminada

Pode ser *cutânea* ou *sistêmica* e está sempre associada a algum tipo de imunodepressão (AIDS, alcoolismo, terapias imunossupressoras etc.). Ambas decorrem de inoculação, ingestão ou inalação do *S. schenckii*; a primeira com lesões papulopustulofoliculocrostosas, placas ou úlceras em qualquer parte do tegumento por disseminação hematogênica e com cultura positiva para o *S. schenckii* em cada lesão. Apesar da disseminação de lesões, em geral, é assintomática. Recentemente, os autores puderam acompanhar um caso com lesões umbilicadas, apresentação excepcionalmente rara, não descrita anteriormente em paciente alcoólatra. A forma disseminada sistêmica caracteriza-se por dois ou mais sistemas acometidos (os principais: SNC, pulmão, osteoarticular, medula óssea), com cultura positiva, além da ocorrência de febre e comprometimento do estado geral. Algumas raríssimas publicações demonstram a esporotricose como passível de ser apresentação da síndrome inflamatória de reconstituição imunológica quando da terapia antirretroviral no tratamento da AIDS (Figuras 47.6 a 47.8).

Formas extracutâneas

A ausência de lesões cutâneas torna o diagnóstico mais difícil e demorado. Em geral, são por disseminação hematogênica e se associam à forma disseminada, ou seja, a algum tipo de imunodepressão. As manifestações clínicas serão as decorrentes do aparelho ou órgão envolvido.

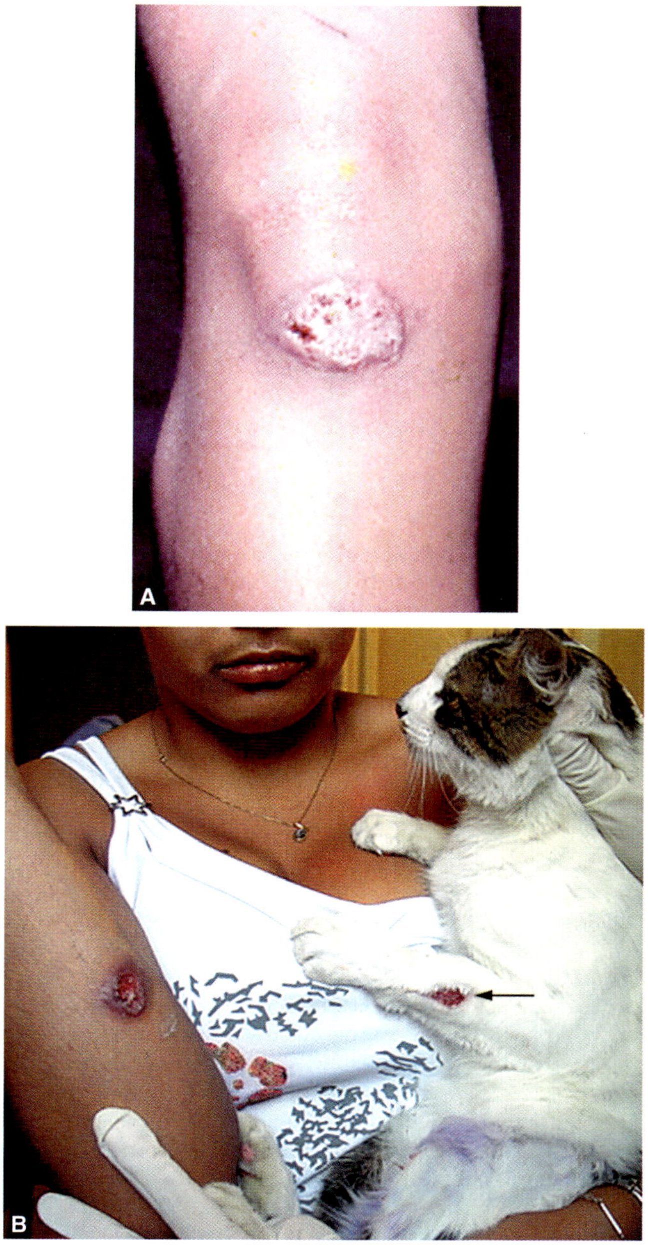

Figura 47.5 Esporotricose – forma verrucosa. **A.** Faz parte do grupamento PLECT. **B.** Lesão ulceroverrucosa – gato com lesão.

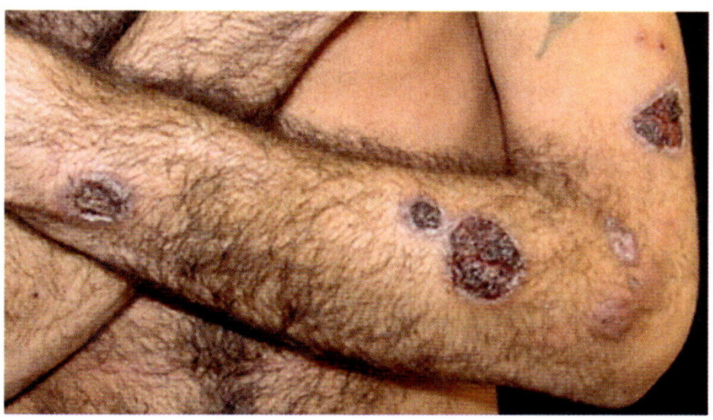

Figura 47.6 Esporotricose – forma cutânea disseminada em paciente com AIDS.

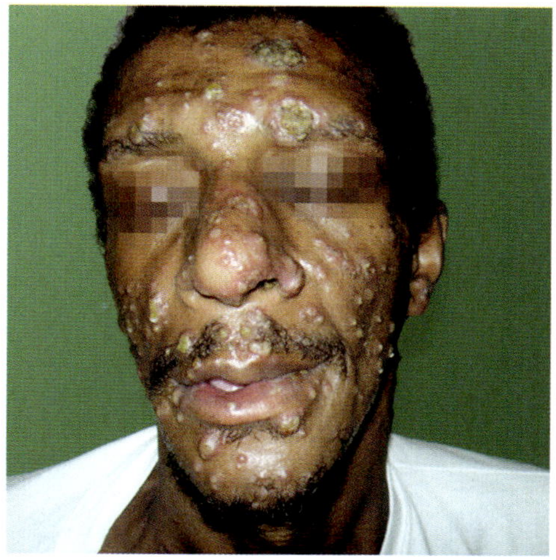

Figura 47.7 Esporotricose – forma disseminada cutaneomucosa em paciente com AIDS. (Cortesia da Dra. Mariane Bueno.)

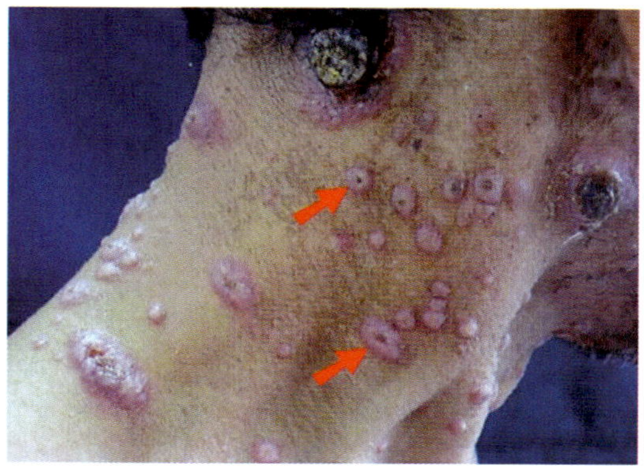

Figura 47.8 Forma disseminada cutânea com lesões umbilicadas (excepcionalmente raras). (Cortesia da Dra. Giselly de Crignis.)

Os ossos são as estruturas mais frequentemente acometidas e, por ordem decrescente de frequência, podem ser mencionados: tíbia, ossos da mão, rádio e ulna. As lesões podem ir de simples granuloma localizado à lesão gomosa. Artrite é bem rara e também pode variar de um simples derrame à franca destruição articular. Em geral, é monoarticular, e o joelho é a articulação mais acometida.

A localização mucosa pode ser por inoculação direta (primária) ou secundária à forma disseminada, assim como ocorre com o olho. A forma intraocular ocorre por disseminação hematogênica, enquanto o acometimento da região anterior da conjuntiva é decorrente de autoinoculação ou trauma. A expressão clínica pode ser por meio de nódulos, vegetação e ulceração, e qualquer mucosa pode ser acometida (Figura 47.9).

Formas viscerais

Pulmões (bronquite, pneumonite e cavernas), rins (nefrite), fígado, baço, pâncreas e outros.

Formas imunorreativas ou de hipersensibilidade

Casos, sobretudo na infecção zoonótica, devido à resposta imunológica exacerbada contra o fungo, levaram ao aparecimento com maior frequência de manifestações de hipersensibilidade, como eritema nodoso, eritema polimorfo, síndrome de Sweet e artrite reativa.

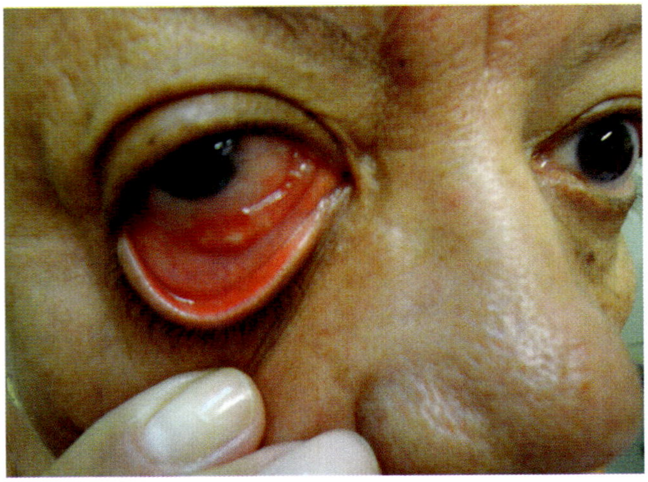

Figura 47.9 Esporotricose – tipo mucoso com acometimento de conjuntiva. (Cortesia do Dr. Antônio C. Francesconi do Valle.)

Diagnóstico diferencial

Deve-se considerar a leishmaniose, na qual se observa úlcera grande e linfangite pequena – ao contrário da esporotricose, em que há úlcera pequena e linfangite grande (regra das proporções de Azulay), as demais doenças que compõem o grupamento PLECT, outras micoses, erisipeloide e mesmo tumores como basocelular, espinocelular e ceratoacantoma. Sobretudo em crianças com lesões na face, pode lembrar ectima, cisto infectado ou mesmo abscesso. O pioderma gangrenoso tem sido diversas vezes diagnosticado equivocadamente em casos de esporotricose. Para os pacientes que tiverem recebido tal diagnóstico e lidarem com gatos, deve-se reconsiderar a hipótese de esporotricose.

Diagnóstico

Cultura

Os espécimes (pus aspirado de nódulos flutuantes e biopsia da lesão – Figura 47.10) são inoculados nos meios de ágarSabouraud-glicose e ágar-Mycosel à temperatura ambiente e ágar-BHI a 37 °C, sendo encontradas, respectivamente, as formas miceliana e leveduriforme. O tempo de crescimento é caracteristicamente rápido (3 a 5 dias); deve-se aguardar até 14 dias para descartar esse diagnóstico (Figura 47.11). As colônias apresentam aspecto membranoso, inicialmente brancas e, mais tarde, tonalidade enegrecida, formando um halo ao redor da colônia em formato de "ferradura". *Sporothrix schenckii* é um fungo dimorfo, ou seja, apresenta, de acordo com a temperatura ambiente (25 °C), aspecto filamentoso, e a 37 °C como levedura (em tecidos do hospedeiro). O exame direto do espécime não tem aplicação, pois excepcionalmente é positivo.

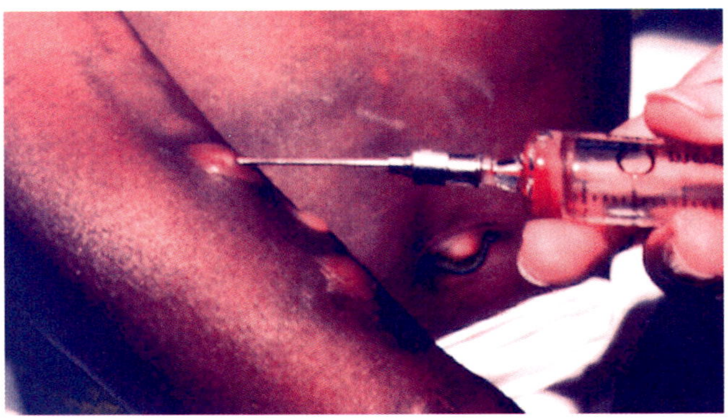

Figura 47.10 Esporotricose – aspiração de goma.

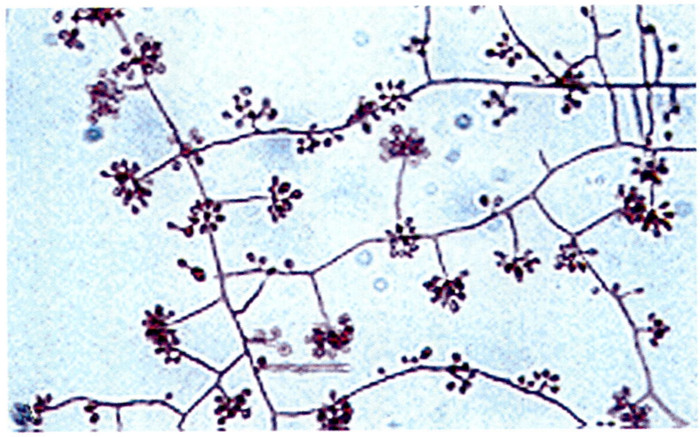

Figura 47.11 Exame direto da cultura à temperatura ambiente (forma miceliana) com hifas hialinas, septadas, delicadas e ramificadas com conidióforos e conídios do *S. schenckii*.

Exame histopatológico

Formação de granuloma muito peculiar; uma zona externa com linfócitos e plasmócitos (sifiloide), uma intermediária de células epitelioides e uma central de polimorfonucleares. Os parasitas são raros, exceto nos casos disseminados, vistos em forma de navetas (ou "charutos") e/ou arredondados, simulando o *Paracoccidioides brasiliensis*.

Imunofluorescência direta

O parasita é revelado com certa facilidade, mesmo nos tipos localizados. Gezuele *et al.* (2005) destacam o valor diagnóstico de visualização de corpos asteroides esporotricósicos, a partir do pus obtido das lesões e examinado ao microscópio em estado fresco, coletado profundamente.

Intradermorreação com esporotriquina

Na esporotricose, infecção ou nos doentes imunocompetentes, ela é positiva ou fortemente positiva. No caso de deficiência imunológica celular, apesar da infecção, ela será sempre negativa. É feita com a injeção de 0,1 mL de esporotriquina e com leitura em 48 h.

Teste de aglutinação

Utiliza-se antígeno filtrado, 95%, sensível para as formas cutânea, subcutânea e extracutânea.

Evolução e prognóstico

Pode haver cura espontânea, sobretudo nas formas localizadas; as sistêmicas são graves. Eritemas nodoso e multiforme já foram descritos acompanhando a infecção e, excepcionalmente, a síndrome de Sweet.

Tratamento

O itraconazol é empregado no tratamento da esporotricose com grande eficácia; contudo, é bem mais dispendioso que a clássica solução saturada de iodeto de potássio (SSKI). É uma medicação segura, porém apresenta grande número de interações medicamentosas. A dose varia, segundo a gravidade, de 100 (mais empregada) a 400 mg/dia em 1 ou 2 tomadas por via oral, até a cura clínica; crianças: 5 mg/kg/dia. Nas formas cutaneolinfática e localizada, a dose é de 100 a 200 mg/dia. O fluconazol, 400 mg/dia durante 3 a 6 meses, é uma alternativa para os tipos resistentes. A anfotericina B é utilizada nos tipos sistêmicos graves (0,5 a 1,0 mg/kg/dia).

A terbinafina 250 mg/dia é uma opção eficaz, segura e apresenta taxa de cura maior ou igual ao itraconazol 100 mg/dia. Pode ser prescrita em pacientes intolerantes ou resistentes ao itraconazol, como também àqueles em uso de estatinas por via oral, por haver interação medicamentosa com o itraconazol.

SSKI (2 a 4 g diários) é eficaz e barata. Iniciar com 5 gotas em cada refeição (3 vezes/dia) e aumentar gradativamente, conforme a tolerância do indivíduo, até chegar à dose ideal de 20 a 30 gotas em cada refeição. Para alcançar a saturação da solução, é necessário adicionar 142,85 g de KI para cada 100 mL de água; logo, 1 mL, aproximadamente 20 gotas, contém 1,4 g de KI. O tempo de tratamento é de 4 a 8 semanas; manutenção de 1 a 2 meses após a cura clínica. Crianças: 1 a 10 gotas; 3 vezes/dia durante 2 a 3 meses. O mecanismo de ação do KI na esporotricose é desconhecido. Como efeitos colaterais, tem-se: gosto metálico, coriza e expectoração, urticária, petéquias, erupções bolhosa e acneiforme, pruridermia, foliculite, vasculite, eritema nodoso, efeito Wolff-Chaikoff (indução de hipotireoidismo) e fenômeno de Jod-Basedow (indução de hipertireoidismo). Está contraindicado na gestação (hipotireoidismo congênito). Tem sido acrescida ao itraconazol nos casos resistentes a este, com efetividade (ver Capítulo 85, item *Iodeto de potássio*).

Injeções intradérmicas de esporotriquina têm ação curativa nas formas localizadas. Calor local (termoterapia) é de reconhecida eficácia, por 2 a 3 meses, assim como a criocirurgia usada nas formas fixas, 20″ a 40″/2 ciclos/intervalo de 21 dias/4 a 12 sessões/controle de 5 anos. Eletrocoagulação de lesões verrucosas como coadjuvante da terapia medicamentosa reduz o tempo de tratamento.

Cromomicose

Carmelia Matos Santiago Reis ◆ David Rubem Azulay

Conceito

É uma infecção fúngica, crônica, polimórfica, que acomete a derme, a epiderme e o subcutâneo, causada por várias espécies de fungos demáceos (que produzem pigmento escuro); estes apresentam, no exame micológico direto, formas singulares denominadas "corpos fumagoides" ou "escleróticos". É caracterizada por lesões nodulares, verrucosas, papilomatosas ou ulceradas, localizadas preferencialmente nos membros inferiores. Em casos raros, pode ter disseminação para órgãos internos, principalmente em pacientes imunossuprimidos ou em uso prolongado de corticosteroides.

Epidemiologia

É encontrada mais frequentemente nas regiões tropicais e subtropicais, como Madagascar, Costa Rica, Cuba, África do Sul, Brasil, principalmente na zona rural. Em nosso país, a Amazônia é considerada endêmica. É provável que o uso de calçados nas populações de climas temperados esteja relacionado com a baixa incidência da doença nessas regiões mais frias.

O contágio, em geral, ocorre quando o indivíduo sofre traumatismo com fragmentos de vegetais ou madeira. Não há registro de contágio inter-humano. Adultos do sexo masculino são mais acometidos, provavelmente por trabalharem mais na agricultura.

Etiologia

Os fungos causadores dessa micose vivem na natureza como saprófitas, sendo encontrados em solo, vegetais, troncos ou pedaços de madeira apodrecidos. Os corpos escleróticos têm membrana espessa, são arredondados e apresentam divisão planada, pois seguem vários planos, perpendiculares entre si, resultando em várias células-filhas, que persistem agrupadas, mesmo após a separação. Não se dividem por brotamento nem por cissiparidade (divisão binária), porque, nesse tipo de divisão, aparece apenas um septo, dando origem somente a duas células-filhas. As espécies *Fonsecaea pedrosoi*, *Fonsecaea compacta*, *Cladosporium carrionii*, *Phialophora verrucosa*, *Rhinocladiella aquaspersa* e *Cladophialophora ajeloi* são as mais comumente encontradas. Contudo, a espécie *Fonsecaea pedrosoi* é a mais frequente no Brasil, onde a umidade é maior e há maior ocorrência de chuvas. A identificação das espécies é realizada exclusivamente por meio da cultura.

Clínica

A penetração do fungo ocorre por traumatismo cutâneo, produzido por vegetais, fragmentos de madeira, troncos ou folhas contaminadas pelo fungo. Nesse sentido, a doença é mais frequente nos membros inferiores. A disseminação do fungo, após a penetração pela pele, é por via linfática. Cerca de 1 a 2 meses após o trauma, surge inicialmente uma lesão papulosa e pruriginosa, que, por autoinoculação ou via linfática, originará novas lesões nodulares e extensas, com aspecto verrucoso (Figura 47.12 A). Com frequência, as lesões tendem a gerar um odor desagradável devido à maceração de tecidos, com eventual infecção secundária. Na evolução da doença, há fibrose tecidual que prejudicará a circulação linfática, com aumento do volume da parte acometida e consequente elefantíase, com eventual perda total ou parcial da capacidade funcional do membro atingido. Uma apresentação incomum é o aspecto infiltrativo e circinado (Figura 47.12 B). Pode desenvolver infecção secundária grave ou infecções repetitivas, levando a linfedema e elefantíase e, por vezes, tardiamente, a carcinoma espinocelular.

Diagnóstico

Exame direto

Feito em crostas e fragmentos de pele, dissociados e clarificados pela potassa a 10% ou 20% e lactofenol, revela a existência dos corpos escleróticos, isolados ou agrupados com sua septação característica. A preparação, quando aquecida, torna possível a visualização mais rápida. As estruturas vistas no exame direto são comuns a todas as espécies (ver Figura 7.5).

Cultura

Os espécimes são inoculados nos meios de ágar-Czapek-Dox, ágar-Sabouraud-glicose e ágar-Mycosel à temperatura ambiente e a 37 °C; crescimento lento de colônias escuras, oliváceas ou negro-acinzentadas, de aspecto aveludado, superfície plana e centro elevado. São distintos os seus tipos de frutificação (conidiação), que são responsáveis pela diferenciação das espécies: tipo *Cladosporium*, tipo *Rhinocladiella* ou tipo *Acroteca* e tipo *Phialophora*; os três tipos podem ser encontrados na espécie *Fonsecaea pedrosoi*, embora predomine o tipo *Cladosporium*.

Exame histopatológico

A epiderme mostra hiperplasia pseudoepiteliomatosa característica; na derme, visualizam-se processo inflamatório misto granulomatoso e supurativo, infiltrados linfoplasmocitários, células eosinofílicas e células gigantes; são observados,

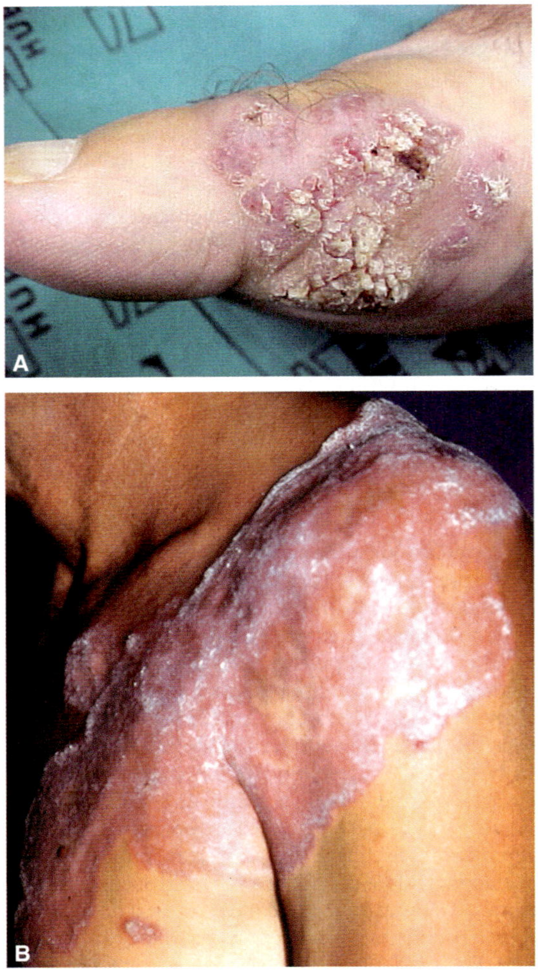

Figura 47.12 Cromomicose. **A.** Lesão verrucosa e exulcerada. **B.** Lesão infiltrada com aspecto circinado que faz diagnóstico diferencial com dermatofitose (apresentação menos comum).

dentro de microabscessos intraepidérmicos, parasitas arredondados, acastanhados, chamados "corpos fumagoides", que apresentam paredes grossas, isolados ou agrupados, com divisão em mais de um plano, medindo entre 6 e 12 μm de diâmetro.

Provas imunológicas

Não têm aplicação prática, embora anticorpos específicos sejam produzidos na resposta humoral contra o fungo. Quando o tratamento é bem-sucedido, as precipitinas desaparecem. Modernamente, a reação em cadeia da polimerase permite a identificação de gêneros e espécies. Métodos moleculares como PCR-RT e MALDI-TOF certamente podem contribuir para a elucidação etiológica de forma muito rápida e precisa, no entanto ainda há pouca disponibilidade.

Tratamento

Uma das características dessa doença é a difícil resposta aos diversos tratamentos existentes e, inclusive, com suscetibilidade diferenciada em função do agente. Eletrocoagulação de lesões pequenas e iniciais; remoção cirúrgica de lesões vegetantes; termoterapia local; itraconazol 100 a 200 mg/dia, 12 a 24 meses; anfotericina B 1 mg/kg, 3 vezes/semana IV, dose total 1.750 mg + 5-fluorocitosina VO; criocirurgia, aplicação de nitrogênio líquido com ponteiras do tipo cone-*spray* durante 90″ a 240″/2 ciclos a cada 21 dias, duas a 13 sessões são todos métodos úteis, assim como o tratamento com *laser* CO_2 e a associação de itraconazol 200 a 400 mg/dia alternado com terbinafina (250 a 500 mg/dia). Um artigo recente apresentou muito boa resposta ao voriconazol 200 mg de 12/12 h, IV, por 1 mês, seguido da mesma dose por via oral. Neste trabalho, o agente era o *F. pedrosoi*; outros agentes desta doença mostram sensibilidade *in vitro* a esse medicamento.

Feoifomicose

Carmelia Matos Santiago Reis ◆ David Rubem Azulay

Conceito

Termo usado em 1974 por Ajello *et al.* para designar um conjunto heterogêneo de micoses dos seres humanos ou de animais, causadas por fungos que podem se apresentar nos hospedeiros, em qualquer combinação, como hifas ou pseudo-hifas, de paredes escuras, ou seja, fungos demáceos.

Nos últimos anos, tem sido observado o aumento de casos de feoifomicoses em pacientes imunodeprimidos, o que sugere que tais fungos sejam considerados patógenos emergentes na população. A feoifomicose sistêmica está geralmente associada à doença crônica debilitante e a pacientes imunocomprometidos: com AIDS, receptores de transplantes, diabéticos e tratados com corticosteroides ou em uso de medicação imunossupressora – ainda que também possa ocorrer em indivíduos imunocompetentes. A feoifomicose é uma infecção pouco comum; é observada principalmente em zonas temperadas e acomete com mais frequência homens adultos da área rural.

Em 1983, MacGinnis estendeu o conceito das feoifomicoses, acrescentando às duas já anteriormente descritas a forma superficial (*piedra* negra e *tinea nigra*) e a apresentação cutânea ou corneana (alguns tipos de dermatomicoses, onicomicoses e ceratites micóticas). Uma crítica a essa classificação é o fato de ela ter como base apenas o aspecto da cor dos fungos, ignorando os gêneros e espécies, bem como a respectiva clínica. A cromomicose caracteriza-se, do ponto de vista micológico, pela existência de corpos fumagoides, que são estruturas arredondadas, de paredes grossas e escuras e que, por serem multisseptadas, não entrariam nessa classificação.

Clínica

Forma subcutânea

Nesses casos, os pacientes referem uma história de traumatismo local ou inoculação de material estranho; as lesões permanecem localizadas dando lugar à formação de abscessos, em que, ocasionalmente, encontram-se restos de matéria vegetal. A apresentação mais comum deste tipo de feoifomicose é em nódulo ou cistos subcutâneos sem sintomas sistêmicos e/ou inflamação de tecidos moles; a localização preferencial é nas extremidades, caracterizando-se clinicamente por lesão em geral única, demonstrada como cisto, nódulo, tubérculo, placa ou abscesso, por vezes flutuante e de cor eritematosa; raramente tem aspecto de couve-flor, lembrando a cromomicose; as lesões crescem lentamente e com frequência são confundidas com granulomas produzidos por corpo estranho, cistos de inclusão epidérmicos ou gânglios (Figura 47.13). O diagnóstico diferencial dessa apresentação é feito com lipomas, cisto epidérmico ou sinovial, fibromas, granuloma de corpo estranho e abscessos bacterianos. Os agentes etiológicos mais frequentes são *Exophiala jeanselmei* e *E. dermatitidis* (*Wangiella dermatitidis*) e *Pleurophomopsis lignicola* (formação de picnídia). Esses fungos são isolados do solo e de detritos orgânicos.

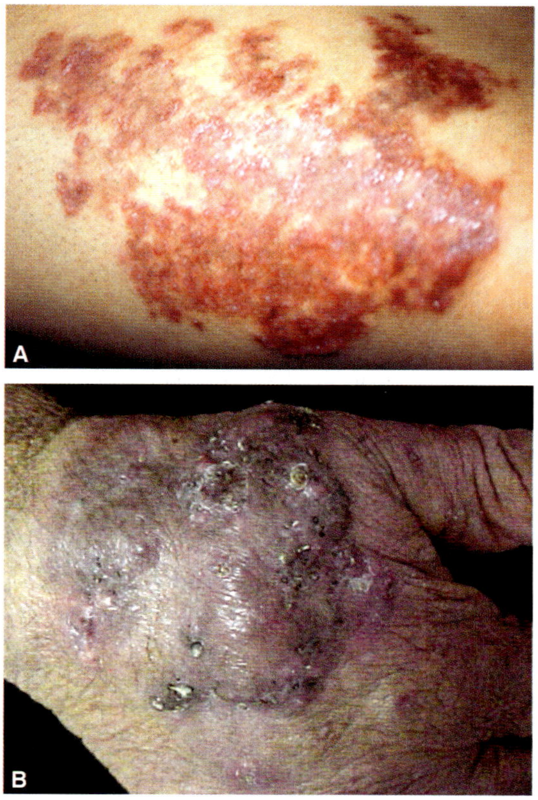

Figura 47.13 **A.** Feoifomicose – placa eritematoinfiltrada. **B.** Feoifomicose por *Exophiala jeanselmei*.

Forma sistêmica ou disseminada

A feoifomicose sistêmica é pouco frequente, muito grave em pacientes com alteração do sistema imune. Pode ter sua origem em uma primoinfecção pulmonar adquirida, por vezes inaparente e, posteriormente, dissemina-se para outros órgãos. O agente mais frequente é o *Cladosporium bantianum*, que é altamente neurotrópico. As lesões do cérebro são isoladas ou múltiplas e apresentam-se como abscessos encapsulados ou infiltrações inflamatórias generalizadas; a pesquisa no liquor é negativa. As manifestações clínicas podem ser: cefaleia, náuseas, vômitos, febre, rigidez da nuca e coma.

Diagnóstico

O diagnóstico é essencialmente histopatológico ou, mais raramente, por meio do exame direto; para esclarecimento etiológico, é necessário isolamento em cultivo.

As escamas obtidas por raspado mediante bisturi com KOH a 10% ou azul de lactofenol possibilitam o exame direto a fresco e a detecção de elementos fúngicos por meio de hifas de cor escura, tabicadas, ramificadas ou em cadeias moniliformes, de longitude variável e também células leveduriformes.

A biopsia dos nódulos removidos e corados pelo HE e pelo método de Fontana-Masson revela o pigmento acastanhado da parede do fungo.

Para o diagnóstico definitivo, realizam-se cultivos da amostra em ágar-Sabouraud-glicose, ágar-fubá, ágar-batata-dextrose-glicerinado e ágar-Czape-Dox. O material obtido deve ser incubado à temperatura ambiente ou a 30 °C. O crescimento das colônias é lento (3 a 4 semanas) e, ao final de 14 dias, estas aumentam de tamanho e adquirem coloração característica de negra olivácea a marrom-escuro.

Tratamento

O tratamento das infecções por fungos do gênero *Exophiala* é controverso: os escassos ensaios de sensibilidade *in vitro* existentes demonstram que *E. dermatitidii*, *E. jeanselmei*, *E. moniliae* e *E. spinifera* são sensíveis a anfotericina B, itraconazol e voriconazol; *E. pisciphila* é sensível a itraconazol e voriconazol, embora resistente à anfotericina B; *E. dermatitidis* tem mostrado também sensibilidade a cetoconazol e terbinafina e resistência ao fluconazol e 5-flucitosina, diferentemente da *E. jeanselmei*, que se mostra sensível à terbinafina. Os tipos superficiais são tratados com tópicos ceratolíticos, como unguentos com ácido salicílico e benzoico e fungicidas tópicos, como a terbinafina.

O tratamento de escolha para lesões localizadas é a completa ressecção cirúrgica. Ainda assim, muitas vezes se associa itraconazol na dose de 200 a 400 mg/dia, por pelo menos 6 meses. Nos casos disseminados, utiliza-se anfotericina B 1 mg/kg/dia/IV associada à 5-fluorocitosina 75 mg/kg/dia/VO por 3 semanas, que deve ser complementada com itraconazol 200 mg/dia/3 a 6 meses. Se for possível, é necessário considerar os testes de sensibilidade e resistência observados nos fungigramas. A infiltração intralesional de anfotericina B nas apresentações localizadas é outra opção; as associações de medicamentos antifúngicos é prática atual e têm sido utilizadas com êxito no tratamento das feoifomicoses.

Hialo-hifomicose

Carmelia Matos Santiago Reis ◆ Ana Guiomar M. S. Reis ◆ David Rubem Azulay

Conceito

Grupo de doenças causadas por vários fungos hialinos presentes nos tecidos por meio de hifas septadas.

Pode ser causada por vários gêneros de hifomicetos. As principais espécies são: *Aspergillus fumigatus*, *A. niger*, *A. flavus*, *Talaromyces marneffei* (previamente *Penicillium marneffei*), *Scopulariopsis* spp., *Fusarium* spp., *Acremonium recifei*, *Paecilomyces* spp. e *Scytalidium* spp.

Epidemiologia

São fungos distribuídos amplamente na natureza, sendo encontrados em qualquer tipo de solo, madeira e restos de vegetais em decomposição. Acomete pacientes de ambos os sexos, de qualquer faixa etária e, para o seu aparecimento, não requer imunossupressão.

Clínica

Pode ser classificada em três formas, detalhadas a seguir.

Forma superficial

As formas superficiais (FS) são dermatomicoses e onicomicose (ver Capítulo 46, item *Onicomicose por fungos filamentosos não dermatófitos*); entre os agentes etiológicos, estão: *Scopulariopsis brevicaulis*, manifestando-se com onicólise distal, sendo o mais frequentemente isolado; *Fusarium candidum* e *Fusarium oxysporum*, *Fusarium solani*, que geralmente produzem onicomicoses subungueais brancas com perionixe; *Geotrichum candidum*, *Acremonium* spp., *Aspergillus* spp., entre outros.

Na literatura, esses agentes são descritos em trabalhadores rurais e pescadores, correlacionando com a ocupação os portadores de onicomicoses por fungos filamentosos não dermatófitos (FFND). *F. solani* tem sido isolado nos espaços interpododáctilos. Ainda é observada a colonização desses fungos em grandes queimados e prematuros.

Forma subcutânea

Na forma subcutânea (FSC), a inoculação ocorre por trauma, desencadeando abscessos, lesões císticas, tumorações, micetoma-símile. As ceratites e a endoftalmite são descritas e causadas por *F. moniliforme*, *F. solani*, *Acremonium* spp.

Forma sistêmica

A forma sistêmica (FSI) é pouco frequente, muito grave e ocorre em pacientes com alteração do sistema imune. Pode ser fatal; acomete primordialmente pulmão e SNC, com disseminação hematogênica e linfática; endocardite já foi descrita.

Diagnóstico

Nas FS e FSC, é feito por meio do exame micológico direto, realizado a partir de escamas de pele, unha, secreção ou fragmento de biopsia, que revelam hifas hialinas septadas. Na FSI, o diagnóstico somente é confirmado com o reconhecimento de hifas nos cortes de tecido; por ser um fungo considerado anemófilo, costuma estar presente com frequência nas culturas como contaminante de laboratório, daí a necessidade de ser isolado em pelo menos três amostras, coletadas em momentos diferentes. O aspecto macroscópico da cultura em ágar-Sabouraud varia de acordo com o agente etiológico. O exame histopatológico revela hifas hialinas septadas com angulação de 45°.

Diagnóstico diferencial

Tratamento

FS e FSC. Em pacientes imunocompetentes, o tratamento pode ser realizado com derivados triazólicos, terbinafina, bifonazol + ureia a 40%, ciclopiroxalamina, tópicos; excisão cirúrgica nos casos possíveis.

FSI. Para pacientes imunodeprimidos, o fármaco de escolha é a anfotericina B + itraconazol 200 mg/dia/VO/6 meses ou fluconazol 150 mg/2 vezes/sem/6 meses (ver item *Fusariose* ao final deste capítulo).

Doença de Jorge Lobo

Sinesio Talhari ◆ Carolina Talhari ◆ Rubem David Azulay

Conceito

Micose cutânea, eminentemente crônica, em geral restrita à pele e ao tecido celular subcutâneo. Na maioria dos casos, apresenta lesões com aspecto queloidiforme. O quadro histológico é predominantemente histiocitário, havendo riqueza de leveduras arredondadas com dupla membrana, birrefringente, multiplicando-se por brotamento simples.

Epidemiologia

É exclusiva das Américas e predomina na região Amazônica; nunca foi encontrada fora da zona intertropical. Os casos registrados fora do continente americano adquiriram a enfermidade durante a sua permanência neste continente. Dos 490 casos relatados até 2006, 318 foram diagnosticados no Brasil; foram encontrados na natureza (golfinhos com micose de Jorge Lobo – *Tursiops truncatus [bottle nosed]*), na costa da Flórida e na costa do Suriname, *Sotalia guianensis*. Há relato de caso humano adquirido por traumatismo ao manusear golfinho com lobomicose, capturado na baía de Biscaia (Espanha).

A doença de Jorge Lobo, também conhecida como lobomicose ou, mais recentemente, lacaziose, predomina em trabalhadores rurais e extrativistas do sexo masculino – 10 homens para 1 mulher.

Etiopatogenia

É produzida por levedura não cultivável, pelo menos até o presente momento; apresenta-se abundantemente nos tecidos parasitados, como elementos arredondados, medindo 10 a 30 mm de diâmetro, multiplicando-se por brotamento simples ou múltiplo (disposição em cadeia). À microfotografia em *scanning*, o fungo apresenta-se arredondado, com formações espiculares, lembrando um ouriço. Provavelmente, a contaminação ocorre por traumatismos em fragmentos vegetais; prolifera intensamente na derme e, excepcionalmente (7%), invade gânglios regionais. A infecção *in anima nobili*, acidental e experimental, já foi verificada. O agente etiológico da lobomicose é pouco patogênico; no entanto, lesões localizadas já foram obtidas por meio de inoculações experimentais no testículo de rato-branco, *hamster*, quelônios e em tatu. O parasita não cresce nos meios de cultura. De acordo com estudos recentes de biologia molecular, o agente etiológico da micose de Jorge Lobo está muito próximo do *P. brasiliensis*, sugerindo-se a denominação *Lacazia loboi*.

Clínica

É característico o aspecto queloidiforme, embora tenham sido observadas lesões vegetantes, infiltrativas, ulceradas, gomosas e tuberocircinadas. As lesões têm consistência sólida, de coloração rósea ou amarronzada, lisas ou com pequenas escamas ou crostas, de crescimento lento. Localizam-se preferencialmente nos membros inferiores, pavilhões auriculares e membros superiores (Figura 47.14); são menos frequentes na face, tórax, ombros e nas regiões glútea, sacra e plantar. Em geral, são assimétricas e circunscritas a uma região; raramente são generalizadas, e estas provavelmente decorrem de autoinoculações exógenas. Os gânglios linfáticos regionais, quando comprometidos, são duros e sem flutuação. As mucosas são excepcionalmente acometidas. Não há comprometimento sistêmico, e o estado geral é bom.

Histopatologia

A histopatologia revela verdadeira histiocitomatose, cujos histiócitos são espumosos, devido a polissacarídios e/ou lipídios intracelulares; são encontradas células gigantes com grande número de parasitas, linfócitos e alguns eosinófilos; há microabscessos, e os parasitas, sempre abundantes, encontram-se nos interstícios tissulares; corpos asteroides raramente são vistos (Figura 47.15).

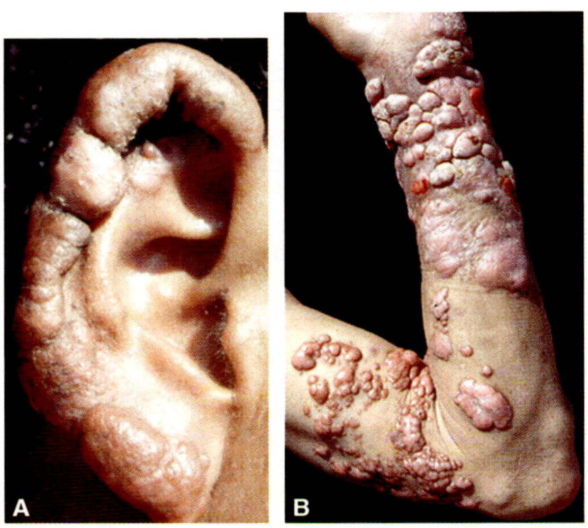

Figura 47.14 Doença de Jorge Lobo. **A.** Nódulos em localização característica e vários anos de evolução. **B** Dez anos de evolução da doença.

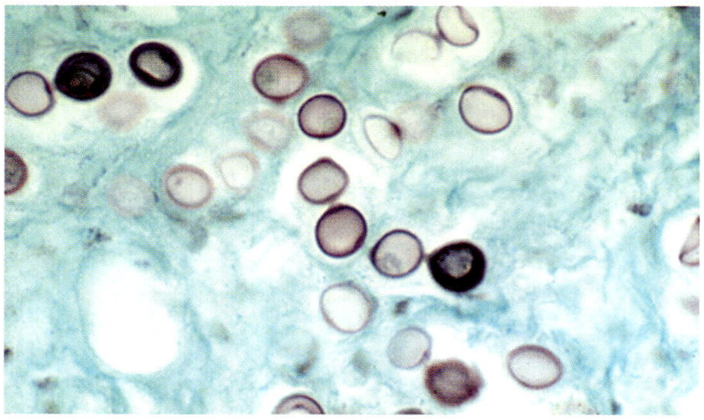

Figura 47.15 Doença de Jorge Lobo – exame anatomopatológico, com impregnação pela prata, mostrando a grande riqueza de fungos de mesmo tamanho com disposição em cadeia (catenular), com paredes grossas e aspecto, por vezes, de "bico de limão".

Diagnóstico

É simples e seguro: existência de parasita abundante ao exame direto, a fresco; a histopatologia é também diagnóstica.

Diagnóstico diferencial

Devem ser considerados queloide, hanseníase e leishmaniose anérgica.

Evolução e prognóstico

A evolução é eminentemente crônica, em geral com lesões circunscritas a determinado local, prognóstico bom quanto à vida e, quase sempre, desfavorável quanto à estética e/ou à movimentação dos membros afetados. Alguns poucos pacientes com a doença de longa duração apresentaram transformação carcinomatosa (CEC).

Tratamento

Eletrocoagulação, exérese cirúrgica e criocirurgia são indicadas com sucesso, particularmente nas lesões de pequeno porte. A clofazimina (200 mg/dia, durante muitos meses) tem certa ação resolutiva. A associação de clofazimina 100 mg/dia a itraconazol 100 mg/dia, durante 1 ano, tem propiciado bons resultados em pacientes com lesões em placa. Em geral, as lesões queloidiformes não respondem aos medicamentos; nesses casos, quando possível, indica-se a remoção cirúrgica.

Micetomas

Carmelia Matos Santiago Reis ◆ Regina C. Schechtman

Conceito

Síndrome clinicopatológica, caracterizada por aumento de volume de determinada região, à custa de gomas em várias fases evolutivas, por cujas fístulas é eliminado material necrótico exsudativo, com grãos. É um processo granulomatoso e supurativo de evolução crônica. É indolor, a não ser que haja uma infecção secundária associada. Trata-se de um termo impreciso, pois, na realidade, seus agentes etiológicos não são exclusivamente fungos, mas também bactérias. Por motivos didáticos, serão estudados conjuntamente. Há três grandes grupos:

- maduromicoses (eumicetomas, micetomas eumicóticos): origem exógena, produzidas por cogumelos imperfeitos de gêneros diferentes (*Madurella*, *Allescheria*, *Cephalosporium* e outros)
- actinomicetomas: produzidos por bactérias filamentosas da família Actinomycetaceae – origem endógena – actinomicetos anaeróbios (espécie *israelii*); origem exógena (nocardiose) – actinomicetos aeróbios (gêneros: *Actinomyces, Nocardia, Streptomyces* e *Actinomadura*)
- botriomicose (micetomas eubacterianos): produzida por várias bactérias (*Staphylococcus* spp., *Pseudomonas aeruginosa*, *E. coli*, *Cutibacterium acnes*, entre outras).

Etiopatogenia

Conforme já mencionado, inúmeros microrganismos (cogumelos e bactérias) podem produzir quadro clínico semelhante ao micetoma, uma vez que se apresentam no material patológico como grãos, cuja ocorrência é fundamental para o diagnóstico. Os *grãos* são pequenas formações arredondadas, visíveis à vista desarmada, medindo, em geral, de 0,5 a 2 mm de diâmetro e constituídos de filamentos enovelados de aspecto microscópico variado, conforme o microrganismo em causa. Na realidade, são microcolônias e apresentam-se de colorações diferentes, que servem na orientação diagnóstica da etiologia.

A penetração desses microrganismos no ser humano ocorre de duas maneiras: *exógena* (a mais frequente), por meio de traumatismo, em geral com vegetal (ocorre em todos os casos de eumicetomas e na maioria dos casos de actinomicetoma). Neste, excepcionalmente, a inoculação pode se dar pela picada de inseto ou ainda mais raramente por aranha ou mordida de sapo) e *endógena*, que ocorre nos casos de infecção pelo *A. israelii* e outros menos frequentes, que existem nas cavidades naturais (boca, intestino, árvore respiratória) como saprófitas. São oportunistas que, após um trauma (ferimento por arma de fogo, facada, extração de dentes), passam a patogênicos, provocando micetomas regionais e podendo, até mesmo, por disseminação hematogênica, invadir órgãos a distância (cérebro, rins, suprarrenais), com sintomatologia diversa da do micetoma. Certas doenças imunodepressoras (leucemias, Hodgkin etc.) ou tratamentos com imunossupressores facilitam essa patogenia.

Nos casos de botriomicose, parece haver um defeito imunológico que facilita o desenvolvimento das bactérias *S. aureus* (principal agente) e outras espécies, *P. aeruginosa, E. coli*, entre outras, de modo a formar grãos; têm sido descritos casos em crianças com fibrose cística; às vezes, ocorre disseminação hematogênica (fígado, coração, pulmão, rins, próstata etc.).

Todos os tipos de micetoma também ocorrem em animais (boi, gato, cão, cavalo, porco) sem qualquer influência na epidemiologia da doença humana. Por outro lado, a reprodução experimental de micetoma em animais tem sido obtida raramente. Os eumicetomas predominam em determinadas regiões tropicais ou subtropicais, mas, de maneira geral, os actinomicetomas são mais prevalentes do que os eumicetomas.

Micetomas eumicóticos ou eumicetomas

Podem ser classificados da seguinte maneira:

- grãos esbranquiçados e/ou branco-amarelados: *Scedosporium apiospermum* ou *Pseudallescheria boydii*, *Indiella brumpti*, *Acremonium falciforme*, *Acremonium recifei*, *Aspergillus fumigatus*, *Aspergillus nidulans* e outros
- grãos vermelhos: *Rubromadurella langeroni*
- grãos pretos: *Exophiala jeanselmei*, *Madurella mycetomatis*, *Madurella grisea*, *Madurella oswaldoi*, *M. ramiroi*, *Pullularia pullulona*, *Aspergillus bouffardi*. Dos agentes de eumicetoma, os cogumelos da espécie *M. mycetomii* predominam no Brasil e na Índia. Em Dacar, o *M. mycetomii* e o *L. senegalensis*. Em muitos países é a apresentação mais comum.

Micetomas actinomicóticos ou actinomicetomas

Podem ser classificados conforme apresentado a seguir:

- grãos esbranquiçados e/ou branco-amarelados: *Actinomyces israelii, Nocardia brasiliensis, N. asteroides*
- grãos amarelo-amarronzados: *Streptomyces somaliensis*
- grãos brancos, amarelos ou róseos: *Actinomadura madurae* (sin. *Streptomyces madurae*)
- grãos vermelhos: *Actinomadura pellietieri*
- grãos pretos: *Streptomyces paraguayensis*. No Brasil, México e Venezuela, predomina a *Nocardia brasiliensis*; na Europa e EUA, o *A. boydii*; na Índia, o *A. madurae*; em Dacar, o *A. pelletieri*. É a apresentação mais comum no Brasil.

Clínica

É doença crônica, cujo aspecto clínico é exteriorizado por aumento de volume de determinada área à custa de nódulos e gomas que se intercomunicam por trajetos fistulosos; estes terminam em pequenas lesões ulceradas com bordas minadas, eliminando um material espesso esbranquiçado e com grãos visíveis a olho nu; são, pois, processos circunscritos com localização, dependendo da etiologia, podal, cervicofacial, abdominal e torácica.

A frequência dessas localizações varia com a região geográfica e, consequentemente, com seus agentes etiológicos e também com os hábitos de vida das populações. Embora possa ocorrer esporadicamente em qualquer região, há áreas endêmicas, entre as quais se destacam África Equatorial, Índia, México, Brasil, Argentina e Venezuela, no continente americano. Os grandes focos situam-se nas regiões tropicais e intertropicais, com grandes índices pluviométricos (50 a 500 mm/mês); é doença rural que acomete o adulto do sexo masculino; no entanto, há casos em crianças e mulheres; é indiferente quanto à etnia e acomete preferencialmente lavradores.

A assimetria é a regra; o acometimento do membro inferior é mais comum que o superior (8:1); preferencialmente, o processo localiza-se no pé (dorsal ou ventral); a progressão é lenta, podendo afetar toda a perna e, até mesmo, todo o membro inferior depois de muitos anos de evolução (Figura 47.16); a adenopatia só ocorre por infecção bacteriana sobreposta.

A invasão dos planos profundos, inclusive ósseo, é questão de tempo, sendo mais destrutiva nos casos de actinomicetomas por *Actinomadura* do que nos eumicetomas por *Madurella*.

Nos eumicetomas podálicos, as lesões são relativamente superficiais, embora com intensa fibrose, de modo a dificultar os movimentos (Figura 47.17), ao passo que, nos actinomicetomas, o processo inflamatório sobrepõe-se à fibrose e as gomas são mais profundas (Figura 47.18).

A localização podal inferior é a mais frequente no Brasil e no México (actinomicetomas por *N. brasiliensis*); é também a mais usual na África, no entanto, com igualdade de frequência dos actinomicetomas e eumicetomas. A forma podálica é sempre exógena, aparecendo geralmente após traumatismo com vegetal.

O actinomicetoma endógeno é doença universal, contudo e, principalmente, na forma cervicofacial, elege pessoas com más condições dentárias. Há três tipos de apresentação.

O tipo cervicofacial predomina na Europa e é relativamente comum na Argentina; é sempre endógeno e devido principalmente ao *Actinomyces israelii,* que existe em condições normais na boca; em geral, após trauma, há aumento de volume da região, com dor, no nível mandibular; a pele torna-se eritematosa e infiltrada, acabando por ulcerar-se; a propagação ocorre por contiguidade, podendo acometer, se não for tratada, pescoço, ossos regionais, crânio, meninges, cérebro, globo ocular, orelha média, glândulas salivares sublinguais, vias respiratórias e pulmões.

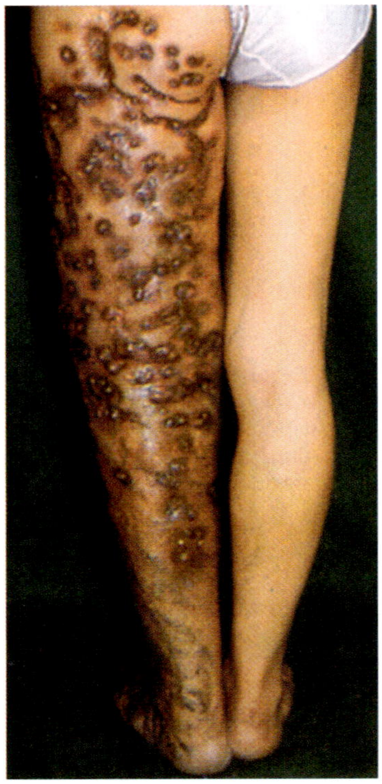

Figura 47.16 Micetoma por *Nocardia brasiliensis*.

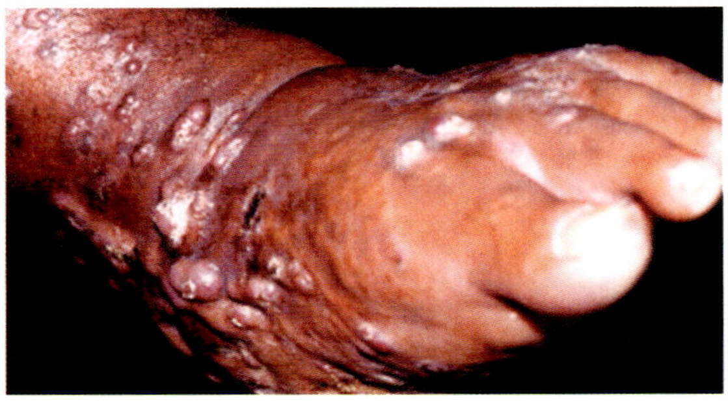

Figura 47.17 Eumicetoma por *Madurella grisea*.

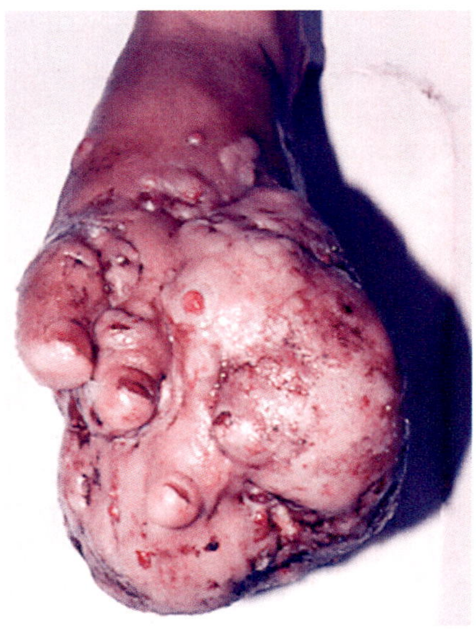

Figura 47.18 Micetoma por *Nocardia brasiliensis*.

O tipo torácico é relativamente raro em qualquer parte do mundo; pode penetrar por aspiração ou por via hematogênica a partir de foco cervicofacial; pode acometer pleura, costelas e pele, formando-se então o micetoma. De outras vezes, a localização torácica é exógena após traumatismo e, nesse caso, pode se tratar de micetoma maduromicótico, que também pode invadir os pulmões, ou de uma *nocardiose pulmonar primitiva*.

O tipo abdominal também tem frequência baixa e, em geral, é endógeno e actinomicótico. Os actinomicetos vivem como saprófitas no intestino e, após trauma (ingestão de osso de galinha, facada, ferimento por arma de fogo), invadem a cavidade abdominal; o processo pode ficar circunscrito à cavidade abdominal, sendo o diagnóstico possível após laparotomia exploradora ou pós-morte; outras vezes, o processo propaga-se para os órgãos da cavidade abdominal e/ou para a pele, onde então se instala o micetoma. Excepcionalmente, outras localizações podem ocorrer: anorretal, vaginal (o DIU é um grande facilitador), nádegas, couro cabeludo e outros.

Qualquer actinomicetoma endógeno pode estar acompanhado de febre, calafrios, astenia, perda de peso, anorexia etc. Laboratorialmente, há velocidade de hemossedimentação (VHS) aumentada, leucocitose, em geral discreta, e anemia.

A *botriomicose* é causada por bactérias não filamentosas (*Eubacteriales*) e tem como principais agentes o *Staphylococcus aureus* (40%), seguido de *Pseudomonas* sp. (20%), *Escherichia coli*, *Proteus vulgaris*, *Bacillus* spp. etc. (Figura 47.19). A localização das lesões cutâneas predomina nas áreas expostas, o que torna possível supor que o traumatismo seja um agente desencadeante. Outros fatores predisponentes são: diabetes, complicações pós-operatórias, imunodepressão, fibrose cística etc.; pode acometer inclusive o osso. No tipo visceral, o comprometimento pode ocorrer, de modo isolado, em vários órgãos (pulmão, fígado, coração etc.); a penetração é por inalação ou ingestão, sendo em geral associada a alguma imunodeficiência. A explicação para a circunscrição do processo seria a baixa virulência da cepa bacteriana causal.

Histopatologia

A histopatologia é semelhante para todos os tipos de micetomas; é representada por área central de inflamação rica em polimorfonucleares (verdadeiros abscessos), em cujo interior há formações patognósticas – *os grãos*; em torno, observam-se fibrose, macrófagos, células epitelioides e, até mesmo, células gigantes (ver Figura 7.2). Os grãos eumicóticos apresentam-se como massas de aspecto bastante heterogêneo, sendo possível notar em seu interior hifas entremeadas com esporos alargados, os clamidoconídios. Já os grãos actinomicóticos apresentam massa homogênea no seu interior, podendo-se, por vezes, visualizar, por meio de microscópio óptico no maior aumento, as bactérias filamentosas. Os grãos da *N. brasiliensis* podem apresentar franjas periféricas características, denominadas "clavas". Há autores que julgam que as clavas dos grãos são consequentes a imunocomplexos.

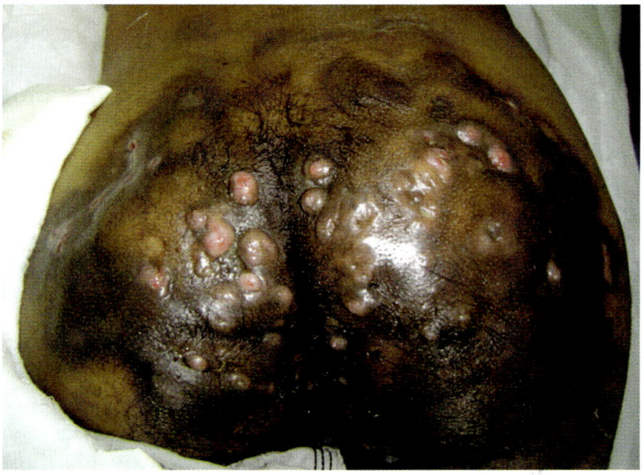

Figura 47.19 Botriomicose por *Staphylococcus aureus*. (Cortesia da Dra. Carolina Belo.)

Diagnóstico

Grãos são lavados em água destilada, esmagados, clarificados, pelo KOH/lactofenol, vistos pelo microscópio; nas biopsias, os fragmentos são retirados profundamente da pele, corados por HE e PAS (ver Figura 7.2). Nas culturas, os fragmentos de tecido são inoculados nos meios ágar-Sabouraud-glicose (com ou sem penicilina/estreptomicina), ágar-batata glicerinado, meio nutritivo de gelatina a ágar-Czapeck-Dox, ágar-chocolate, ágar-BHI; temperaturas de 25 a 37 °C.

O diagnóstico é feito pelo achado dos *grãos*, tanto em exame direto a fresco quanto em cortes histopatológicos. O simples exame do grão já é capaz de possibilitar, por vezes, a distinção dos agentes etiológicos; grãos de filamentos finos não septados e às vezes com ramificações laterais – actinomicetoma; grãos de micélios grossos e septados com clamidosporos – eumicetoma; grãos com formações cocoides ou bacilares – botriomicose.

Completa-se o diagnóstico com a cultura e a identificação de cogumelo ou bactéria; ressalta-se a necessidade, em determinados casos (*A. israelii*), de cultivo em anaerobiose. Características macro e micromorfológicas e atividade bioquímica tornam possível classificar gêneros e espécies. Métodos moleculares como PCR-RT e MALDI-TOF certamente podem contribuir para a elucidação etiológica de forma muito rápida e precisa, no entanto ainda há pouca disponibilidade.

Para complementação da investigação diagnóstica, pode ser necessária a utilização de métodos de imagem para avaliar eventualmente uma osteomielite ou, mesmo, para suspeição diagnóstica nos casos de actinomicetomas endógenos.

Evolução e prognóstico

São processos essencialmente crônicos que incapacitam parcialmente os seres humanos; raramente levam à morte; no entanto, amputações não são infrequentes. Episódios eventuais de erisipela ou celulite podem ocorrer e, portanto, tratados como tais. Métodos de imagens, assim como exames como VHS e proteína C reativa, devem ser empregados como critérios de avaliação da terapia ou controle de cura.

Tratamento

É orientado de acordo com o isolamento de seus agentes etiológicos, sejam bacterianos ou fúngicos. Nos actinomicetomas, emprega-se a associação de antibióticos, pela maior eficácia e também por diminuir a ocorrência de resistência, sobretudo nos casos mais extensos. O tratamento medicamentoso é prolongado e pode ser feito por ciclos, com antibiótico de manutenção entre estes no tratamento dos actinomicetomas exógenos. Uma vez controlada a infecção, se factível, técnicas de excisão cirúrgicas podem ser empregadas seriadas ou não, diminuindo o tempo de tratamento. Anestesia local deve ser evitada, pois pode inocular ainda mais os agentes.

Sulfas e sulfonas, nas doses usuais, durante meses a anos, dão resultados nos actinomicetomas por *Nocardia*, enquanto a penicilina em doses elevadas (10 milhões de UI por dia), durante longo tempo (meses), é o tratamento de escolha para os produzidos por *Actinomyces*. Trabalho recente mostra grande eficácia de imipeném como monoterapia ou associado à amicacina em casos refratários às sulfonamidas e de longa duração. Respectivamente, as doses foram de 500 mg/dia, 3 vezes, e de 500 mg/dia, 2 vezes, ou 15 mg/kg, por 3 semanas por via parenteral. Para alguns pacientes, foram necessários dois ciclos com intervalos de 6 meses, e para todos foi mantida a diaminodifenilsulfona (DDS – 100 a 200 mg/dia) em associação a sulfametoxazol-trimetoprima (SMX/TMP – 800/160 mg/dia); o emprego desta associação é feita por muitos meses, podendo chegar a 4 anos. A estreptomicina (3 g, seguida de 2 g/dia, várias semanas) é indicada para os micetomas por *S. somaliensis, A. pelletieri* e *A. madurae*.

Para os casos de eumicetoma e actinomicetomas com invasão óssea, a terapêutica de escolha é a cirurgia. A anfotericina B e o itraconazol têm sido referidos como úteis em alguns casos de eumicetoma. A prednisona tem sido revelada eficaz como coadjuvante quando a doença está excessivamente exsudativa, em geral por actinomicetoma.

Nos casos de botriomicose, o isolamento da bactéria e o seu antibiograma ditam a escolha do antibiótico.

Em casos específicos de actinomicetoma e eumicetoma, deve-se proceder da seguinte maneira:

- actinomicetoma exógeno: *Actinomadura*, *Nocardia* e *Streptomyces*:
  - diaminodifenilsulfona (dapsona; DDS); 3 a 5 mg/kg/dia, por 12 a 24 meses; sulfametoxazol 400 mg/trimetoprima 80 mg VO 12/12 h, por 2 anos. Efeitos colaterais: metaglobulinemia
  - sulfametoxazol 800 mg/trimetoprima 160 mg IM 12/12 h por 30 dias; manutenção: 6 a 15 meses, 60 a 70% de cura (Talhari). Efeitos colaterais: distúrbios gastrintestinais e hematológicos
- actinomicetoma exógeno: *Nocardia brasiliensis*:
  - amicacina 15 mg/kg/dia, três ciclos de 21 dias, intervalo de 10 dias IV, associada ao sulfametoxazol 35 mg/kg/VO/dia 12/12 h por 2 anos/trimetoprima 7 mg/kg/dia, 12/12 h por 2 anos/VO/cirurgia conservadora (Reis, 1996)
  - sulfisoxasol 0,1 mg/kg/dia, por 100 dias
  - amicacina 500 mg, 3 vezes/dia, durante 6 meses, associada ao ácido clavulânico 125 mg, 3 vezes/dia, VO por 6 meses
- eumicetoma:
  - itraconazol 200 mg VO 12/12 h (Londero *et al.*, 1998)
  - itraconazol 200 a 300 mg/VO/dia
  - anfotericina B 0,25 mg a 1 mg/kg/dia IV 3 vezes/semana – dose total: 2,5 a 3 g (contraindicada em pacientes idosos)
- eumicetoma por *Acremonium kiliense*:
  - iodeto de potássio 1,5 g/dia VO por 3 meses. Manutenção: 3,5 g VO 3 vezes/dia, por 2 anos
- eumicetoma por fungos demáceos:
  - itraconazol 400 mg/dia VO por 12 meses e flucitosina 1 g/dia VO também por 12 meses. Associar cirurgia conservadora – desbridamento superficial e profundo (Reis, 1996).

Actinomicetomas

Actinomicetomas endógenos

O tratamento é feito fundamentalmente com penicilina cristalina de 10 a 20 milhões UI/dia, por 30 dias, podendo eventualmente considerar o uso de penicilina procaína 600.000 UI IM como complemento, seguida de amoxicilina 500 mg VO de 8/8h por muitos meses. No caso de alergia à penicilina, considerar clindamicina associada ao metronidazol 1.500 mg/dia, que também pode ser empregado associado à penicilina.

Actinomicetomas exógenos

Atualmente emprega-se mais a sulfametoxazol + trimetroprima (SMX + TMP) em detrimento da sulfona. Há esquemas consagrados de tratamento por ciclos a serem empregados nos casos mais graves ou com acometimento ósseo. Cada ciclo tem duração de 5 semanas, em que se emprega SMX 40 mg + TMP 8 mg/kg/dia, e por apenas 3 semanas amicacina 15 mg/kg/dia IM ou IV, ambos divididas em duas doses diárias; pode-se fazer de 1 a 4 ciclos. Antes de cada ciclo e durante ele, é necessária a avaliação renal, hepática e audiométrica. A gentamicina pode ser empregada em substituição à amicacina. Tem sido considerado um tratamento mais efetivo quando se inclui o imipeném 1.500 mg IV dia por 3 semanas; com resultado semelhante, pode ser empregado o meropeném. Em caso de necessidade, a doxiciclina 100 mg 12/12 h pode substituir SMX + TMP. A linezolida, na dose de 600 mg a cada 12 h VO, tem sido empregada, ainda com poucas publicações, com grande êxito em substituição aos aminoglicosídeos.

A prednisona tem sido empregada em casos muito exsudativos, como coadjuvante após iniciada a antibioticoterapia.

Eumicetomas

O antifúngico mais empregado e de boa eficácia é o itraconazol VO 200 mg após as refeições por muitos meses (cerca de 2 anos), acompanhado de intervenções cirúrgicas periódicas (a cada 150 a 180 dias). A manutenção é feita com 200 mg/dia por muitos anos. Imagens, VHS ou proteína C reativa são parâmetros empregados na avaliação da eficácia do tratamento. A anfotericina B pode ser empregada concomitantemente, mas, devido a sua toxicidade e uso IV, tem aplicação limitada. O uso de voriconazol e posaconazol mostrou resultados satisfatórios em pequeno número de casos (ver Capítulo 85).

Botriomicetomas

O isolamento da bactéria e o seu antibiograma ditarão a escolha do tratamento específico.

Zigomicoses

Carmelia Matos Santiago Reis ◆ Beatriz Reis ◆ Rubem David Azulay

Conceito

Grupo heterogêneo de infecções fúngicas causadas por agentes oportunistas: os zigomicetos, classe Zygomycetes, ordem *Mucorales*, gêneros *Rhizopus, Absidia, Mucor* e *Rhizomucor*; outros agentes podem estar envolvidos, como *Saksenaea* e *Syncepthalastrum*. Os zigomicetos têm pouca capacidade de produzir doenças no ser humano, a não ser que existam fatores predisponentes. Na maioria das vezes, trata-se de infecções graves, de evolução fulminante. Os mucorales são saprobióticos no organismo humano, no solo, nos alimentos e em materiais orgânicos. A espécie *Rhizopus* é responsável por 70% dos casos, apresentação mais comum e frequentemente fatal.

A outra ordem, *Entomophthorales*, apresenta dois gêneros de interesse médico, *Basidiobolus* e *Conidiobolus*, que causam, respectivamente, a zigomicose subcutânea (basidiobolomicose) e a nasofacial (conidiobolomicose). Desse modo, podemos dividir a zigomicose em dois grupos: mucormicose (ou zigomicose simplesmente quando o diagnóstico é feito sem confirmação em cultura) e entomoftoromicose.

Mucormicose ou zigomicose sistêmica

Os fungos têm localização visceral; fatores responsáveis pela redução da resistência do hospedeiro tornam possível a instalação da doença. Na mucormicose rinocerebral, os microrganismos penetram pelo nariz ou seios paranasais, seguindo para o cérebro e mucosa ocular; está muito associada à cetoacidose ou a diabetes melito descompensado. Outros fatores predisponentes relacionados com a imunodepressão e, consequentemente, com a doença, são as neoplasias, neutropenia, quimioterapia, corticoterapia, desnutrição, hemodiálise, gastrenterite, trauma, transplante renal, terapia com desferroxamina, queimaduras e usuários de drogas ilícitas venosas. As apresentações clínicas dividem-se em rino-orbitocerebral (50%), cutânea (15%), pulmonar (10%), disseminada (5 a 10%) e trato gastrintestinal (< 10%). A mortalidade é alta e ocorre nas formas disseminada e do trato gastrintestinal em 100% dos casos, pulmonar em 83%, rino-orbitocerebral em 67% e cutânea em 16%. A forma originária no nariz e seios paranasais tem caracteristicamente febre baixa, dor local, secreção sanguinolenta e embotamento do sensório, que pode ser devido à cetoacidose diabética. A forma rinocerebral tem evolução aguda e letal, sendo fundamentais o diagnóstico e o tratamento precoces (Figura 47.20).

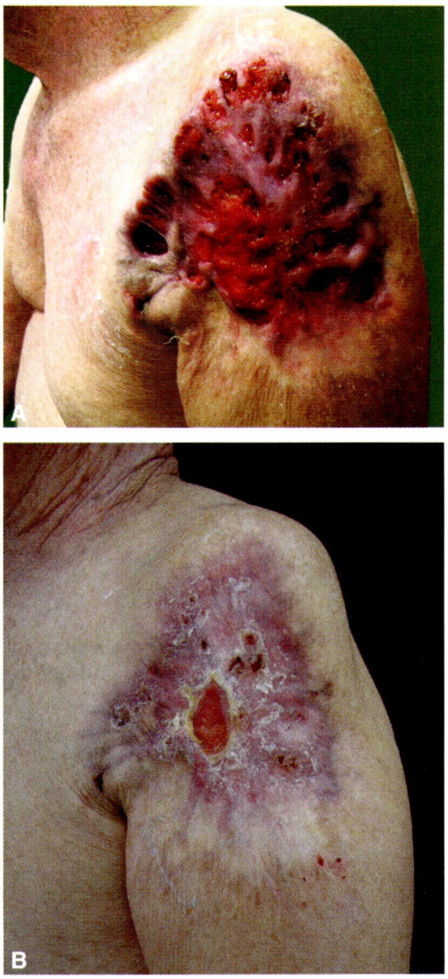

Figura 47.20 A. Entomoftoromicose por *B. ranarum*. **B.** Entomoftoromicose por *B. ranarum* – após 14 dias de tratamento com iodeto de potássio. Paciente apresentou iodismo e posteriormente continuou a apresentar melhora com itraconazol 200 mg/dia. (Cortesia da Dra. Luciana de Abreu.)

Recentemente, no contexto da pandemia de covid-19, notou-se um grande aumento no número de casos de mucormicose relacionados temporalmente à infecção pelo vírus SARS-CoV-2, sobretudo em pacientes gravemente acometidos, sendo a maior parte dos relatos disponíveis até o momento oriundos da Índia. Essa entidade, inclusive, passou a ser nomeada como mucormicose associada à covid-19 (CAM, do inglês *covid-19-associated mucormycosis*). Em metanálise recente, constatou-se que a maior parte dos pacientes era do sexo masculino (78%) e apresentavam diabetes melito (85%). O uso de corticoide para tratamento de complicações da covid-19 foi relatado em 85% dos casos. Essas associações estão em acordo com os principais fatores de risco já descritos para a mucormicose.

As apresentações clínicas mais comuns nesse grupo de pacientes foram a rino-orbital (42%), seguida pela rino-orbitocerebral (24%) e pela forma pulmonar (10%). A taxa de mortalidade foi de 34%. O tratamento cirúrgico foi realizado em 81% dos pacientes e se associou a melhor desfecho clínico.

Dessa forma, a murcomicose emerge como um novo problema nos pacientes acometidos pela covid-19, relacionando-se a um mau prognóstico, sendo imperativos o diagnóstico precoce e a instituição do tratamento o mais cedo possível.

Entomoftoromicoses ou zigomicose subcutânea

A zigomicose subcutânea é causada por zigomiceto que invade principalmente a gordura do tecido celular subcutâneo, causando um granuloma eosinofílico.

Os agentes são espécies de dois gêneros: *Basidiobolus* e *Conidiobolus*. São infecções crônicas, de progressão lenta e geralmente restrita ao tecido subcutâneo. A ausência de invasão vascular e intensa resposta inflamatória – geralmente com halo eosinofílico (*fenômeno de Splendore-Hoeppli*) em torno da hifa – é outra característica que separa essa infecção daquelas causadas pelos fungos do grupo das mucormicoses.

Zigomicose subcutânea causada pelo *Basidiobolus ranarum* é uma doença inflamatória ou granulomatosa crônica, geralmente restrita ao tecido subcutâneo, que ocorre primariamente nos membros inferiores, região peitoral e glúteos. Acomete crianças, com predominância no sexo masculino. As lesões evoluem mais tarde, com hiperpigmentação sem ulceração. Não há necessidade de baixa resistência para sua ocorrência (Figura 47.21).

Zigomicose subcutânea causada por *Conidiobolus coronatus* ou *C. incongruus* é uma doença crônica inflamatória ou granulomatosa, caracterizada por nódulos na região nasal e seios paranasais, com edema e deformação da face. Foram descritas variantes clínicas associadas ao quadro subcutâneo, que incluem infecção sistêmica abdominal e pulmonar. As variantes disseminadas ocorrem, na maioria das vezes, em adultos, predominando em homens (80% dos casos). Muitos desses casos são oriundos de regiões tropicais e subtropicais da América do Sul ou Central. As infecções iniciam geralmente com envolvimento unilateral da mucosa nasal. Os sintomas incluem obstrução nasal, dor e drenagem dos seios paranasais. Os nódulos subcutâneos apresentam amolecimento progressivo e generalizado nas regiões nasal e paranasal; também pode ocorrer infecção em cavalos e em outros animais, com desenvolvimento de grande quantidade de lesões nasais.

Histopatologia

Zigomicoses profundas: na HE, observa-se envolvimento dos vasos sanguíneos; o fungo invade grandes e pequenas artérias, bem como veias; a invasão causa trombose e necrose dos tecidos vizinhos. Podem ser vistas hifas largas (10 a 20 μm, alcançando até 50 μm), paredes finas, irregulares, ramificadas, sem ou com poucos septos (hifas cenocíticas).

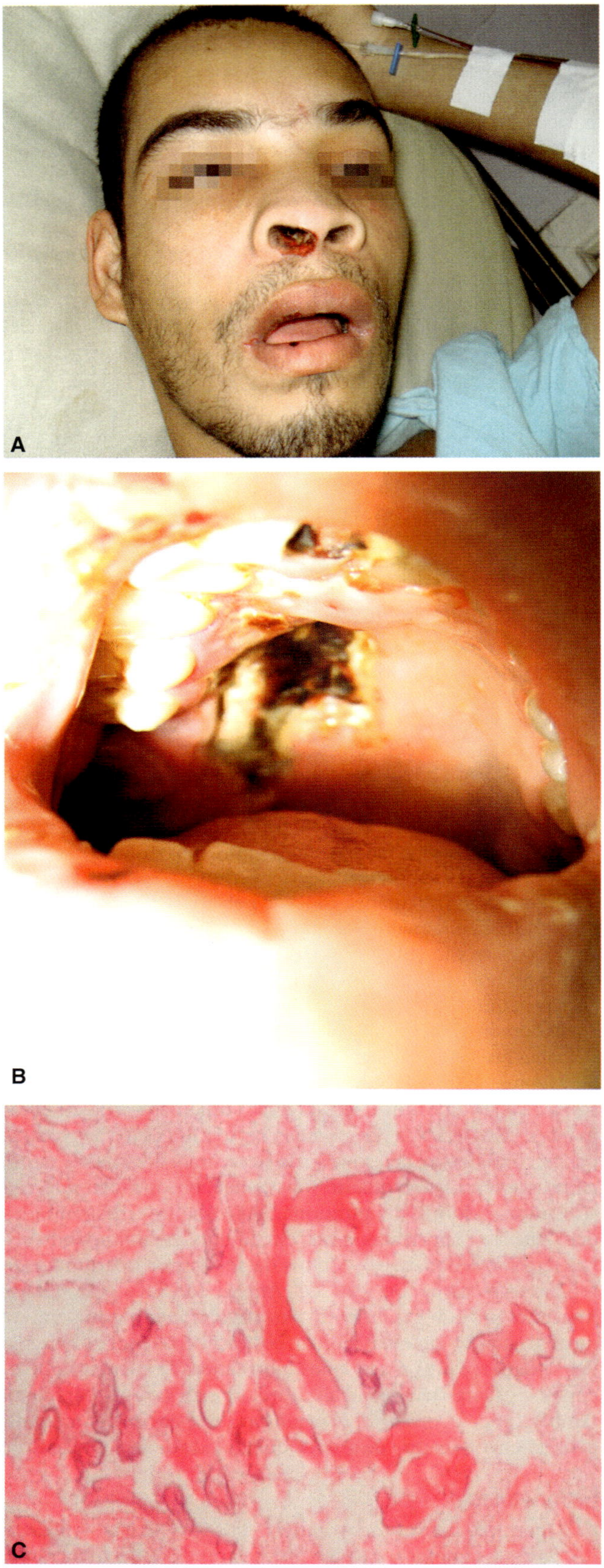

Figura 47.21 Mucormicose. **A.** Erosão na narina direita e edema periorbitário à direita. **B.** Lesão necrótica na região mediana do palato. **C.** Hifas cenocíticas nos tecidos e na parede vascular. (Cortesia da Dra. Daniele Ceperuelo.)

Diagnóstico

Microscopia de material de lesões necróticas, esputo, lavado broncoalveolar e raspados de lesões cutâneas, aspirados dos seios nasais (lesões rinocerebrais) e biopsias de tecido de lesões pulmonares, gastrintestinais e/ou disseminadas. Usa-se KOH a 10% + tinta Parker ou calcoflúor *mounts*.

Tratamento

O sucesso do tratamento das zigomicoses requer diagnóstico precoce, controle dos fatores predisponentes, terapia antifúngica e desbridamento agressivo, que pode ser repetido até que todo tecido necrótico tenha sido removido.

Procede-se ao tratamento adequado conforme se segue:

- forma rinocerebral: controle da acidose diabética, cirurgia agressiva com desbridamento de todo tecido necrótico. Anfotericina B 1,0 a 1,5 g/kg/dia, dose total 30 a 40 mg/kg; AmBisome® 5 mg/kg/dia (ver Capítulo 85)
- forma pulmonar: anfotericina B 1,0 a 1,5 g/kg/dia; ressecção de tecido necrótico do pulmão
- infecções subcutâneas causadas pelo *B. ranarum*: a terapia de escolha é o iodeto de potássio, solução saturada, 30 mg/kg/dose única, ou 3 vezes/dia, 6 a 12 meses; alguns pacientes respondem ao uso oral de cetoconazol e fluconazol, no entanto, anfotericina B raramente tem sido útil; ressecção cirúrgica não é curativa
- infecção submucosa causada pelo *Conidiobolus* spp.: os resultados terapêuticos têm sido desapontadores; também não tem sido útil a ressecção cirúrgica, pois pode acelerar a infecção. Além disso, emprega-se a solução de iodeto de potássio, anfotericina B e trimetoprima-sulfametoxazol. O posaconazol tem se mostrado uma alternativa útil (ver Capítulo 85).

Micoses sistêmicas

Paracoccidioidomicose (blastomicose sul-americana, micose de Lutz)

Maria Fernanda Reis Gavazzoni Dias ◆ David Rubem Azulay ◆ Rubem David Azulay

Conceito

Micose crônica, subaguda ou raramente aguda, produzida não só pelo *Paracoccidioides brasiliensis*, com comprometimento tegumentar e visceral. É doença granulomatosa sistêmica potencialmente letal e considerada a micose endêmica mais importante da América.

É provável que nenhuma doença tenha tido uma contribuição brasileira tão importante para o seu entendimento como a paracoccidioidomicose. Essa denominação foi oficializada a partir de 1971 pela OMS. O prefixo *para* foi acrescido decorrente de certas semelhanças com a já então conhecida coccidioidomicose (1908), daí as denominações iniciais de micose pseudococcídica, recebendo posteriormente as denominações: granuloma coccidióidico, blastomicose brasileira, blastomicose sul-americana, doença de Lutz-Splendore-Almeida. A identificação do agente etiológico, sua melhor caracterização, a descrição da estomatite moriforme, o tratamento com sulfa, anfotericina B e cetoconazol correspondem à nossa participação.

Epidemiologia

Doença endêmica exclusiva da América Latina entre México (23°N) e Argentina (34°S), com exceção de Chile, Suriname, Guiana e Guiana Francesa. Os países mais afetados são Brasil, Venezuela, Colômbia e Argentina, sendo o Brasil responsável por 80% dos casos notificados. Segundo dados do Ministério da Saúde, a paracoccidioidomicose é a sétima causa de mortalidade entre as doenças infectoparasitárias predominantemente crônicas, e, entre as micoses sistêmicas, é a que apresenta taxa de mortalidade mais elevada.

No Brasil, há registro da taxa de mortalidade por paracoccidioidomicose de 1,45 a cada 1.000.000 de habitantes no período de 1980 a 1995 e de 0,9 a 1,0 no período de 1996 a 2002.

A manifestação clínica crônica acomete preferencialmente adultos do sexo masculino, e a aguda/subaguda acomete indistintamente crianças e jovens de ambos os sexos. Mulheres em idade fértil são menos acometidas pela doença, devido à existência, no *P. brasiliensis*, de receptor citoplasmático para o hormônio β-estradiol, que impede a transformação do micélio inalado para o tipo patogênico leveduriforme. A forma fúngica na fase de micélio é mais facilmente eliminada pela fagocitose de macrófagos e neutrófilos do que a célula leveduriforme. A doença distribui-se de maneira desigual em um mesmo país, obedecendo a características geográficas e climáticas da região em questão. Por este motivo, as áreas com maior número de casos de paracoccidioidomicose são denominadas "reserváreas" em vez de áreas endêmicas. No Brasil, a região Centro-Sudoeste é a mais afetada, especialmente as áreas rurais localizadas próximo a rios, com temperatura média anual entre 17 e 24 °C, invernos curtos e pouco rigorosos, índice pluviométrico entre 500 e 2.500 mm/ano e altitude máxima de 1.500 m. Tabagismo e etilismo crônico parecem desempenhar papel facilitador de doença na forma crônica do adulto.

Etiopatogenia

Atualmente, são reconhecidas duas espécies do gênero *Paracoccidioides*, a *brasiliensis* (com 5 espécies filogenéticas de S1-S5, cuja distribuição geográfica varia), e a *lutzii*.

Fungos do gênero *Paracoccidioides* são dimorfos e geofílicos, sendo encontrados em vegetais e no solo. O *P. brasiliensis* é um fungo dimorfo, de nicho ainda não totalmente conhecido, tendo sido isolado de vegetais e solo de regiões úmidas, em que permanece como micélio; desconhece-se infecção inter-humana. É rico em β-1,3 glucana no modo de micélio e rico em α-1,3 e α-1,6 glucana na fase leveduriforme, sendo estas importantes na virulência do fungo. Seu principal antígeno é a glicoproteína de 43 kDa denominada "Gp43". Em geral, penetra no organismo pela via respiratória, sendo questionável sua penetração através da pele e mucosas (higiene anal com vegetais). A infecção é adquirida por inalação de propágulos infectantes, ocorrendo, em geral, nas duas primeiras décadas de vida. Alguns casos podem evoluir para a permanência do fungo viável, latente. A doença pode surgir logo após o contágio, sendo essas formas as mais agressivas, ocorrendo em geral na criança ou adulto jovem. A gravidade da infecção dependerá do estado imunológico do hospedeiro, havendo um polo hiperérgico, outro anérgico e tipos intermediários; o primeiro é representado pela paracoccidioidomicose – infecção (paracoccidioidina positiva na ausência de doença) e pelas formas circunscritas e autolimitadas da doença nas quais a imunidade celular é preservada (paracoccidioidina positiva) e os títulos de anticorpos específicos são baixos; no polo anérgico, o quadro clínico é grave e progressivo, a imunidade celular está comprometida (paracoccidioidina negativa) e os títulos de anticorpos específicos são elevados. Testes realizados em animais de experimentação revelam um padrão de resposta imunológica predominantemente Th1 em camundongos resistentes à paracoccidioidomicose e um padrão predominantemente Th2 em camundongos sensíveis. Neutrófilos e macrófagos têm importante papel protetor por meio da realização da fagocitose do fungo, principalmente nas fases iniciais de doença. Pela frequência de testes de paracoccidioidina positivos encontrados em levantamentos epidemiológicos, parece ser significativo o percentual de casos de paracoccidioidomicose – infecção, sem doença.

Clínica

A classificação clínica da paracoccidioidomicose é dividida em quatro grandes grupos: *infecção*, sem lesões clínicas; *crônica do adulto*, resultante da reativação de um foco latente de infecção, podendo ser unifocal (acometimento de um único órgão) ou multifocal (acometimento de vários órgãos); *aguda ou subaguda juvenil*; e *cicatricial*, que corresponde a pacientes tratados, com cicatrizes. A classificação crônica do adulto manifesta-se após longo período de incubação, podendo chegar a anos. O principal órgão acometido é o pulmão (80 a 90%). Podem ocorrer lesões nas mucosas oral e nasal, laringe, suprarrenais, pele, SNC, intestinos e sistema esquelético. Na classificação juvenil, ocorre comprometimento predominantemente do sistema reticuloendotelial. Claro que um paciente com a forma crônica do adulto que, por qualquer motivo, passe a ser um imunodeprimido poderá vir a manifestar uma apresentação aguda ou subaguda da doença.

Lesões mucosas

A estomatite moriforme de Aguiar Pupo é típica e a mais comum, caracterizando-se por lesões eritematoexulceradas com pontilhado finamente hemorrágico semelhante à superfície de uma amora (Figura 47.22); outros aspectos, como lábio trombiforme, lesões infiltrativas, vegetantes e ulcerativas, podem ocorrer nas mucosas oral, nasal, faríngea e laríngea; as lesões orais e/ou nasais podem afetar a pele circunvizinha; sialorreia é frequente (Figura 47.23).

Lesões cutâneas

O número de lesões varia desde uma a inúmeras; morfologicamente, podem ser papulosas, papulopustulosas, papulotuberosas, vegetantes, ulcerovegetantes e ulceradas; predominam na metade superior do corpo (Figura 47.24). É necessário atentar para o fundo das lesões, que se mostra mamilonado, com pontilhado hemorrágico e aspecto moriforme (Figura 47.25); em casos esporádicos, podemos ter lesões tuberosas, em placa, lembrando sarcoidose ou lúpus vulgar (lesões sarcoídicas ou lupoides); excepcionalmente, as lesões podem ganhar aspecto molusco-símile.

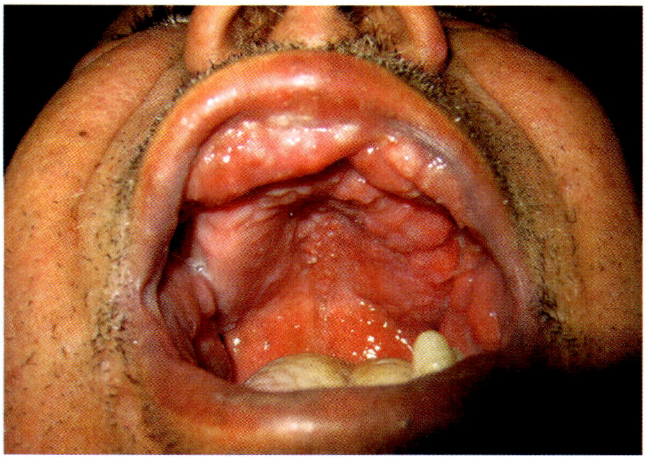

Figura 47.22 Paracoccidioidomicose – estomatite moriforme de Aguiar Pupo. (Cortesia da Dra. Carolina Martinez.)

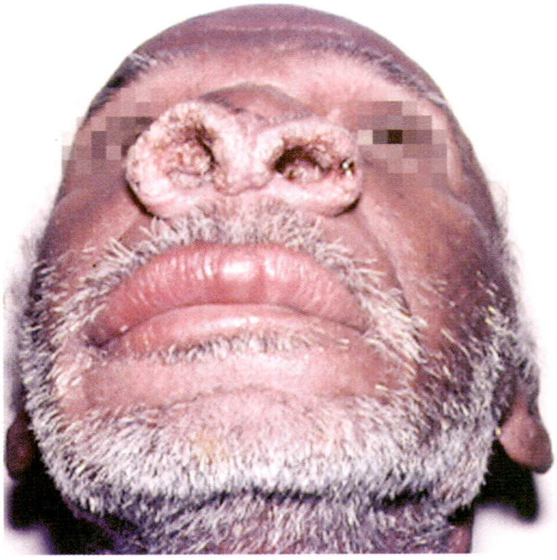

Figura 47.23 Paracoccidioidomicose – lesões erosiva e vegetante, infiltração nas narinas e nos lábios.

Adenopatias

Podem ser regionais ou generalizadas, simulando linfoma. Na maioria das vezes, há amolecimento e fistulização, lembrando a tuberculose ganglionar; pode existir adenopatia subclínica (Figuras 47.26 e 47.27).

Lesões pulmonares

Ocorrem em 80 a 90% dos casos. Os padrões radiológicos podem ser:

- micronodular (10%) (miliar): lesões intersticiais caracterizadas por pequenas nodulações, com diâmetro variando de 1 a 2 mm, disseminadas em ambos os hemitórax
- nodular (11%): lesões intersticiais caracterizadas por vários nódulos, variando de 4 a 5 mm, difusamente distribuídos em ambos os hemitórax
- infiltrativo (40%): lesões intersticiais disseminadas em ambos os hemitórax, geralmente simétricas, com maior evidência no terço médio
- pneumônico (16%): comprometimento alveolar com focos de condensação de aspecto broncopneumônico, flocoso, bilateral e simétrico, frequentemente comparado a asas de borboleta

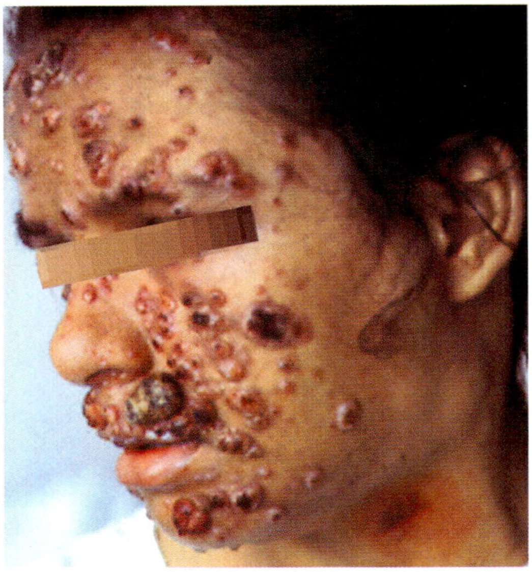

Figura 47.24 Paracoccidioidomicose – lesões ulcerovegetantes.

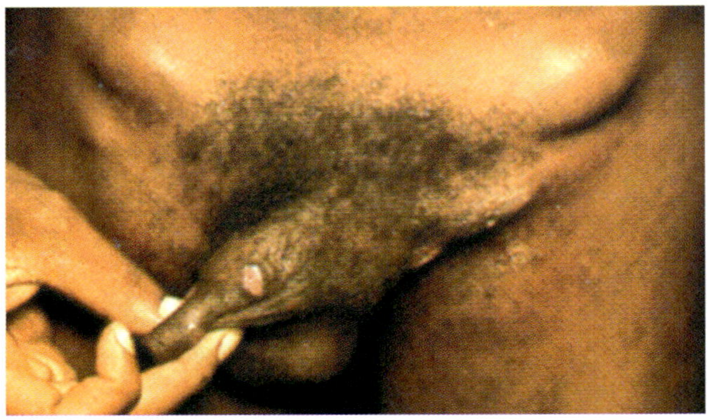

Figura 47.26 Paracoccidioidomicose (adenopatia e lesões cutâneas).

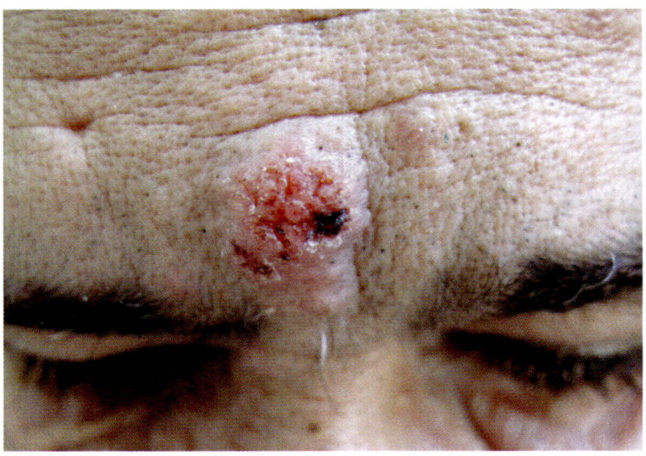

Figura 47.25 Paracoccidioidomicose – lesão ulcerovegetante. Observe o detalhe. (Cortesia da Dra. Carolina Martinez.)

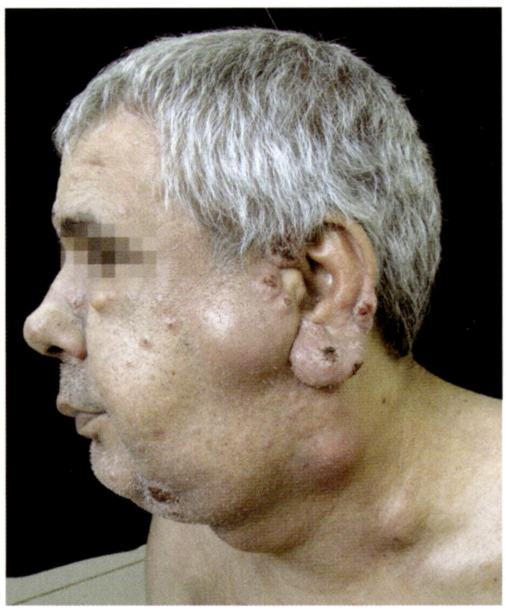

Figura 47.27 Paracoccidioidomicose (adenopatia e lesões cutâneas). (Cortesia da Dra. Carolina Martinez.)

- cavitário (8%): engloba as cavidades de conteúdo aéreo no interior do parênquima pulmonar. Esse tipo de lesão é mais bem evidenciada em estudos tomográficos
- fibrótico ou estriado (5%): caracterizado por estrias e faixas densas de aspecto fibrótico, que se dirigem dos hilos para a periferia dos campos pulmonares. Esta fase corresponde à evolução do processo de fibrose pulmonar
- misto (20%): associação de dois ou mais padrões. Em 12 a 15% dos casos, pode haver associação com tuberculose pulmonar, principalmente quando há comprometimento alveolar ao exame radiológico.

Envolvimento de outros órgãos

Em geral, representa generalização da doença, podendo mesmo haver septicemia. Tubo gastrintestinal, fígado, baço e suprarrenais são os mais comprometidos; no entanto, qualquer órgão pode estar envolvido, inclusive o SNC (Figura 47.28). Atenção para apresentações infantis graves com predominância de adenopatias generalizadas (95%), hepatomegalia (40%), esplenomegalia (23%), febre, lise de ossos, acometimento do estado geral, geralmente poupando os pulmões. É a apresentação clínica de maior taxa de mortalidade. Os autores, inclusive, já presenciaram um caso de choque.

Pacientes imunodeprimidos

Pacientes com AIDS ou outras doenças imunossupressoras apresentam variações clínicas da paracoccidioidomicose com características da forma aguda juvenil, no entanto, com lesões de mucosa iguais às vistas na forma crônica com aspecto granuloso e também com envolvimento pulmonar intersticial difuso em 74%. Nesses casos, a doença provavelmente resulta da reativação de um foco latente (como na forma crônica), contudo, em geral, apresenta grave acometimento multifocal, principalmente do sistema reticuloendotelial. Achados de histopatologia mostraram uma resposta granulomatosa fraca nos doentes com AIDS, tal qual a observada nas formas juvenis clássicas. Outros aspectos já relatados na literatura, embora pouco observados, são aspecto de linfoma, pneumotórax, calcificações e acometimento pleural.

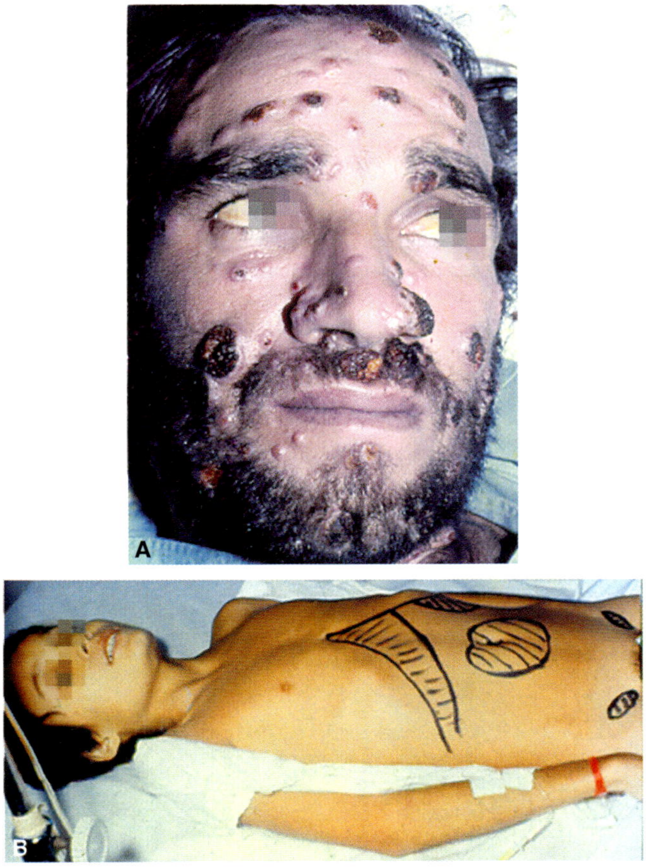

Figura 47.28 Paracoccidioidomicose. **A.** Lesões ulcerovegetantes em paciente com icterícia por compressão de colédoco por linfoadenite. **B.** Forma aguda com hepatoesplenomegalia e adenite.

Forma cicatricial

Como consequência de um tratamento adequado, devido ao processo de fibrose, os pacientes podem apresentar complicações, como *cor pulmonale,* devido ao intenso acometimento pulmonar, principalmente em tabagistas com DPOC. Pode haver acometimento de suprarrenais, como resultado de embolismo de pequenos vasos por grandes células fúngicas, além de endovasculite, granulomas e necrose de caseificação local devido à embolia. A paracoccidioidomicose é a mais frequente causa de doença de Addison nas "reserváreas". Resultado de necropsia revela acometimento das suprarrenais em 90% dos casos.

Outras complicações: disfonia, traqueostomia definitiva, microstomia (Figura 47.29), perfuração do palato, síndrome disabsortiva, edema linfático, linfangiectasias, insuficiência respiratória.

Histopatologia

O exame histopatológico revela duplicidade reativa, isto é, infiltração exsudativa, por meio de microabscessos de neutrófilos e granuloma gigantocitário e/ou tuberculoide, com parasitas no interior dos microabscessos e das células gigantes. Pode-se observar ainda a característica criptoesporulação, com aspecto em roda de leme (gemulação múltipla e simultânea em torno do parasita). Nos pacientes com testes de paracoccidioidina positivos, encontramos granulomas bem constituídos de poucos parasitas, ao contrário do tipo anérgico.

Diagnóstico

O diagnóstico baseia-se primordialmente na visualização e no isolamento do fungo por meio do exame direto; contudo, outros parâmetros devem ser averiguados.

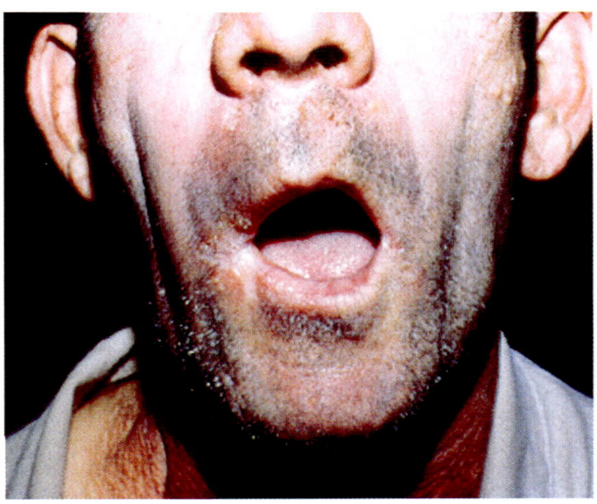

Figura 47.29 Paracoccidioidomicose – microstomia residual.

Exame direto

No exame micológico direto, a fresco (secreções) ou corado pelo Giemsa (esfregaços), observam-se, com relativa facilidade, células arredondadas com membrana de duplo contorno, gemulação única ou múltipla. A cultura é realizada em ágar-sangue a 37 °C, com crescimento, em 15/20 dias, de colônias cerebriformes de coloração creme, microscopicamente semelhantes às formas encontradas nos tecidos ou em Sabouraud a 25 °C com crescimento de colônias filamentosas, esbranquiçadas e penujentas, cuja microscopia revela elementos micelianos em cerca de 20 dias (Figuras 47.30 e 7.6).

Exame histopatológico

Os fungos são mais bem evidenciados pelas técnicas argênticas ou pelo PAS.

Provas imunológicas

As provas sorológicas, identificadoras de anticorpos anti-*P. brasiliensis* (contra o antígeno Gp43), são importantes para auxílio diagnóstico e, por meio de titulação seriada, na avaliação de atividade da doença. As provas clássicas de precipitação em tubo e fixação de complementos têm sido substituídas por outras de maior sensibilidade, especificidade e praticidade, como ELISA, imunodifusão, imunodifusão radial, imunofluorescência indireta e, especialmente, a imunoeletroforese. Por este último método, Yarzábal identificou mais de 25 frações antigênicas do *P. brasiliensis*; contudo, apenas uma fração com atividade de fosfatase alcalina que migra para o polo catódico, em que forma, em soro, um grande arco de precipitação (arco E_2), foi sempre (exceto em um soro) evidenciada e não ocorreu com antígenos de outros fungos com os quais pode haver reação cruzada (*Histoplasma*, *Aspergillus*, *Cryptococcus*, *Emmsonia* e *B. dermatitidis*), conferindo a esse arco E_2 especificidade de 100% e sensibilidade altíssima e, portanto, valor diagnóstico. Trabalhos de Valle *et al.* indicam a utilização da imunodifusão dupla como método ideal para seguimento dos pacientes como controle de cura. A sorologia tende a manter-se em níveis baixos até 1:4 após o tratamento, podendo chegar à negativação. A elevação de duas ou mais diluições sugere reativação da doença.

Quanto à imunidade celular, a interpretação do teste da paracoccidioidina deve ser cuidadosa, pois sua positividade pode significar apenas infecção ou doença prévia, enquanto, no polo anérgico, é sempre negativa. Os pacientes com paracoccidioidomicose podem apresentar uma depressão de todo esse setor.

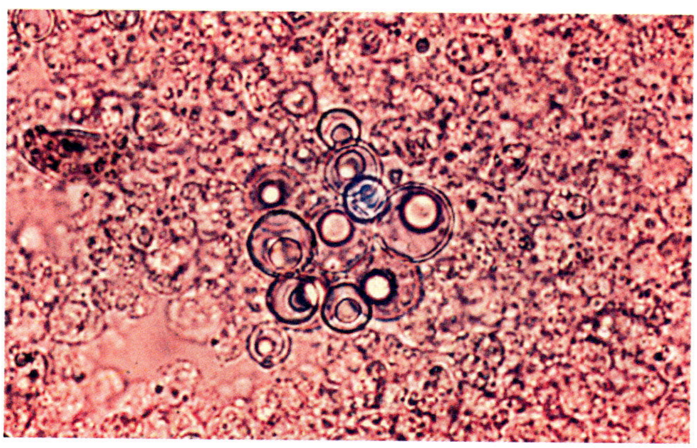

Figura 47.30 Exame micológico direto do *Paracoccidioides brasiliensis* com a típica criptoesporulação e membrana de duplo contorno.

Outros exames

Radiografia de tórax (em busca do frequente comprometimento pulmonar); tomografia computadorizada pulmonar para observação de acometimento não visualizado aos raios X de tórax convencionais, hemossedimentação (elevada e guardando relação direta com a atividade da doença); hemograma (oligocitemia normocrômica, leucocitose, neutrofilia com desvio à esquerda, eosinofilia, linfócitos atípicos e monocitose); eletroforese de proteína (hipergamaglobulinemia e hipoalbuminemia, especialmente nos casos graves). No escarro, deve-se pesquisar também bacilos álcool-acidorresistentes (BAAR) devido à associação com tuberculose. A pesquisa do antígeno Gp43 na urina pode ser de especial importância nos pacientes imunodeprimidos.

Evolução e prognóstico

Os casos de cura espontânea devem ser mais frequentes do que se supõe; a doença, quando instalada, costuma ter um curso progressivo e, muitas vezes, grave; antes da sulfamidoterapia, a mortalidade aproximava-se dos 100%.

Tratamento

Sulfonamidas são eficazes. O que mais se utiliza no momento é a associação sulfametoxazol e trimetoprima. As formulações para uso oral são utilizadas nas formas leves e moderadas da paracoccidioidomicose. Utiliza-se como dose de ataque o equivalente a 2.400 mg/dia de sulfametoxazol (SMZ) e 480 mg/dia de trimetoprima (TMP). Após 2 meses, reduz-se para 1.600 mg/dia de sulfametoxazol e 320 mg/dia de trimetoprima por 22 meses. O uso venoso é considerado na neuroparacoccidioidomicose ou nas formas graves. As sulfas solúveis, na dose de 3 g diários; as de retardo, sobretudo pela facilidade do manejo, na dose de 500 mg [1 comprimido por dia de sulfametoxipiridazina ou 1,5 g (3 comprimidos por dia de sulformetoxina)]. O tratamento deve ser contínuo e, no mínimo, por 2 anos, apesar de a resolução das lesões ocorrer em poucos meses. Existe sulforresistência. Os fármacos que podem ser empregados nos casos graves são a anfotericina B, na dose de 1 mg/kg/dia ou solução intravenosa de sulfametoxazol/trimetoprima, na dose de 2 ampolas cada 8 h até melhora clínica do paciente que possibilita a introdução da medicação antifúngica oral.

O consenso de paracoccidioidomicose de 2006 indica esquemas de tratamento conforme a gravidade do quadro clínico (Quadro 47.1). É interessante ressaltar que tanto o tratamento

Quadro 47.1 Esquema de tratamento ambulatorial para quadros leves e moderados de pararacoccidioidomicose.*

Medicamento	Dose	Duração
Itraconazol**	Adultos: 200 mg/dia logo após uma das refeições principais (almoço ou jantar). Dose única Crianças com menos de 30 kg e mais de 5 anos, 5 a 10 mg/kg/dia. Ajustar a dose sem abrir a cápsula***	6 a 9 meses nas formas leves e 12 a 18 meses nas moderadas
Sulfametoxazol/trimetoprima**	Adultos: trimetoprima – 160 a 240 mg; sulfametoxazol – 800 mg a 1.200 mg (VO a cada 12 h) Crianças: trimetoprima – 8 a 10 mg/kg; sulfametoxazol – 40 a 50 mg/kg (VO a cada 12 h)	12 meses nas leves e de 18 a 24 nas formas moderadas

*Casos graves devem ser encaminhados a centros de maior resolutividade. **Primeira escolha para adultos, com base na facilidade de administração, melhor aderência e tolerabilidade. Crianças não deglutem cápsulas de itraconazol; é possível utilizar a solução oral de sulfametoxazol/trimetoprima. ***Maior experiência em crianças é com sulfametoxazol/trimetoprima. (Fonte: Consenso em Paracoccidioidomicose[2006].)

com SMZ + TMP quanto com o itraconazol oral são indicados como primeira escolha para adultos, dependendo da disponibilidade das substâncias, experiência do médico e interações medicamentosas com outros fármacos usados pelo paciente. O tempo de duração parece ser menor com o uso do itraconazol (18 meses) do que com SMZ + TMP (24 meses). Para crianças, a primeira escolha permanece sendo SMZ + TMP.

O uso de corticosteroides sistêmicos como terapia adicional é relatado na literatura médica como sendo possível em doenças infecciosas. Sua utilização visa evitar reações imunológicas exuberantes no início do tratamento quando a doença afeta órgãos vitais cuja fibrose aguda pode ameaçar a vida do paciente. Exemplo de indicação é o acometimento da laringe, com possibilidade de estenose e limitação da passagem de ar ou o acometimento do SNC. Benard *et al.* (2012) descrevem a observação de quatro casos: estenose de laringe, granuloma cerebral, massa abdominal e destruição aguda e necrose de linfonodos na doença avançada. Os autores utilizaram prednisona 1 mg/kg/dia durante 2 a 3 semanas com diminuição progressiva da dose para suspensão em, no máximo, 30 dias. Também indicam o uso da dexametasona ou hidrocortisona para pacientes com indicação de tratamento IV. É importante a exclusão de tuberculose e estrongiloidíase para utilização segura da corticoterapia.

A anfotericina B está indicada principalmente nos casos extensos ou graves (ver Capítulo 85, item *Anfotericina B*); no entanto, muitos autores preferem a combinação de sulfametoxazol e trimetoprima mesmo para casos graves. Os corticosteroides podem ser associados no soro glicosado para diminuir ou evitar os efeitos colaterais, além de terem ação no sentido de evitar a fibrose (o que é muito comum na cura da doença com os efeitos terapêuticos paradoxais – fibrose pulmonar, falência cardíaca direita).

O fluconazol venoso é indicado como primeira escolha para tratamento da neuroparacoccidioidomicose na dose de ataque de 400 a 800 mg/dia.

O voriconazol, um novo antifúngico triazólico de segunda geração, uso oral e venoso, tem sido usado como opção de tratamento da paracoccidioidomicose. Sua boa penetração no sistema nervoso central torna possível a indicação desta substância para a neuroparacoccidioidomicose na dose de 200 mg 12/12 h (ver Capítulo 85, *Voriconazol*).

Outra opção é o cetoconazol VO 400 mg/dia durante 30 dias e, a seguir, 200 mg/dia até completar 2 anos, que também apresenta bons resultados, sendo indicado sobretudo nos quadros crônicos ou subagudos e na impossibilidade de se usar outros antifúngicos efetivos.

Critérios de cura

Na ausência de cura biológica, é fundamental acompanhar a evolução do tratamento também por meio de parâmetros laboratoriais (VHS e eletroforese de proteínas). Mesmo após a interrupção do tratamento, é importante monitorar os pacientes na expectativa de uma eventual recidiva.

Cura clínica, com resolução dos sinais e sintomas; cura micológica, com eliminação do agente ou comprovação de inviabilidade; cura radiológica, com estabilização das imagens radiológicas durante o acompanhamento; cura sorológica, com negativação ou diminuição e manutenção de níveis sorológicos baixos por, no mínimo, 2 anos. O ideal é o acompanhamento vitalício do paciente uma vez ao ano após a alta terapêutica, com avaliação comparativa sorológica e radiológica em relação ao ano anterior.

Coccidioidomicose

Carmelia Matos Santiago Reis ◆ David Rubem Azulay

Conceito

Micose sistêmica produzida pelo *Coccidioides immitis*, fungo dimórfico, em que predomina o quadro pulmonar, comprometendo, com menor frequência, pele, laringe, ossos, articulação, meninges, entre outros. Após a contaminação, 60% dos indivíduos apresentam infecção inaparente (intradermorreação +); geralmente, os demais apresentam infecção moderada ou levemente grave.

Epidemiologia

O reservatório é o solo, especialmente em locais secos e com pH alcalino. A doença acomete o ser humano e outros animais (gados bovino, ovino, caprino, entre outros). A infecção é adquirida após inalação de artroconídios do *C. immitis* de solo de áreas endêmicas; a transmissão por inoculação (inclusive em acidente de laboratório) não é comum; transmissão durante a gravidez é rara e, quando ocorre, pode haver mortalidade neonatal.

O período de incubação varia de 1 a 4 semanas. É endêmica no sudoeste dos EUA, região norte do México e norte da Argentina, Paraguai, Colômbia e Venezuela. Até o final da década de 1970, o Brasil era considerado área indene para essa doença. A partir do relato de vários casos, todos procedentes da região Nordeste brasileira (em especial Piauí), tornou-se imperativo que essa infecção entre no diagnóstico diferencial de doenças com quadro clínico semelhante. Pode afetar qualquer idade, raça ou gênero (ocorrendo mais em homens); incide mais no verão. Nas áreas endêmicas, é doença importante entre arqueólogos, recrutas militares, caçadores de tatu e trabalhadores cuja atividade profissional leva a migrações constantes para áreas onde está o agente etiológico. A doença ocorre frequentemente em chimpanzés (*Pan trogloditas*) e tem sido descrita em gorilas e outros primatas como macacos do sul do Texas.

Clínica

As manifestações mais comuns são: comprometimento respiratório baixo, febre, sudorese noturna, dor pleural, dispneia, tosse produtiva, artralgia e anorexia. Eritema nodoso, polimorfo e reações exantemáticas podem ocorrer em até 20% dos casos. Os achados radiológicos revelam adenomegalia hilar e infiltração pulmonar com derrame pleural. A infecção residual, em quadros de coccidioidoma (lesão nodular) ou em cavitação, persiste em até 5% dos casos que desenvolveram infecção primária, podendo estar associada a fibrose e calcificações.

A forma disseminada é rara, embora fatal, e é observada em pacientes de alto risco (p. ex., AIDS). Clinicamente, caracteriza-se por lesões pulmonares, acompanhadas por abscessos em todo o corpo, especialmente nos tecidos subcutâneos, pele, ossos e SNC. A disseminação da doença ocorre de maneira bastante complicada; por esse motivo, os pacientes soropositivos para HIV ou com AIDS devem ser seguidos criteriosamente.

Diagnóstico diferencial

É realizado com tuberculose, meningite tuberculosa, paracoccidioidomicose, esporotricose, histoplasmose, neoplasias, entre outras.

Diagnóstico

A coleta e o processamento de material para exame direto e cultura devem ser feitos por pessoal treinado, em laboratório de segurança nível IV.

Exame direto

Esférulas medindo até 60 μm, contendo endósporos vistas no pus, escarro, liquor, raspado de lesão de pele, biopsia e sangue (pouco comum).

Cultura

Meios ágar-BHI, ágar-Sabouraud-glicose, ágar-sangue; as colônias são inicialmente úmidas e glabras; no entanto, rapidamente passam a ser filamentosas e branco-acinzentadas, com reverso amarronzado, após incubação a 25 a 30 °C por 2 a 7 dias. A microscopia revela artroconídios hialinos separados uns dos outros por uma célula disjuntora. A histopatologia pode ser útil com achado de esférulas com endósporos.

Provas imunológicas

Os testes sorológicos são empregados na detecção de anticorpos IgM específicos, nos quadros agudos (aparecem após 4 semanas e desaparecem após 2 a 6 meses). São detectados pela aglutinação (látex) ou imunodifusão; IgG nas fases tardias da doença. Os testes cutâneos com esferulina têm pouco valor diagnóstico, pois permanecem positivos, mesmo após a infecção. A identificação pelo teste de exoantígeno é agora o método de escolha.

Tratamento

Anfotericina B, 0,5 a 0,7 mg/kg/dia, 2 g dose total, seguida de fluconazol 400 mg/dia, 6 a 12 meses ou itraconazol, 300 mg/dia, pelo mesmo período. O critério de cura é clínico, agregado à negativação do exame micológico. O fluconazol está especialmente indicado nos quadros que comprometem o SNC, pela sua excelente difusão cerebral. Posaconazol, antifúngico triazólico, tem demonstrado ser eficaz, seguro e com boa tolerância em coccidioidomicose disseminada não meningocócica (400 mg/800 mg/suspensão).

Vigilância epidemiológica

O diagnóstico e o tratamento precoce dos casos identificados ajudam a evitar as formas graves, e a investigação epidemiológica, localizando possíveis focos, controla o aparecimento de novos casos. A notificação ao setor de vigilância epidemiológica é obrigatória. Em áreas endêmicas, é recomendado umedecer solos secos, campos de pouso, usar máscaras e, se possível, veículos com ar refrigerado. Os profissionais de saúde devem seguir estritas normas de biossegurança ao manejarem pacientes ou manipularem amostras em laboratório. Recomenda-se desinfecção concorrente de secreções e objetos dos doentes para evitar possíveis contaminações dos profissionais de saúde.

Histoplasmose

Carmelia Matos Santiago Reis ◆ David Rubem Azulay

Conceito

Micose sistêmica, de acometimento predominantemente pulmonar, causada pelo *Histoplasma capsulatum* (*Hc*) que tem afinidade pelo sistema fagocitário-mononuclear. Essa espécie apresenta duas variedades: *Histoplasma capsulatum* var. *capsulatum*, de distribuição universal, e *Histoplasma capsulatum* var. *duboisii*, restrita à África.

Epidemiologia

Seus esporos são encontrados em cavernas, sótãos, casas velhas e/ou abandonadas, galinheiros e no solo. Os reservatórios animais são os morcegos, galinhas e outras aves gregárias. A transmissão ocorre pela inalação dos esporos em suspensão com a poeira nesses locais. O período de incubação é de 3 a 30 dias. Nas investigações sobre epidemiologia e patogênese, têm sido utilizadas técnicas variadas, entre as quais imunológicas, genéticas e bioquímicas.

O *Hc* var. *capsulatum* é um fungo geofílico que cresce em fase filamentosa, multicelular na natureza, no entanto, ao infectar o hospedeiro suscetível, transforma-se em levedura unicelular, induzida pela mudança de temperatura. Essa transição dimórfica é necessária para a manifestação da sua virulência.

Clínica

Existem *formas assintomáticas*. As *sintomáticas* incluem a histoplasmose pulmonar primária e crônica e a histoplasmose localizada ou disseminada. As infecções pulmonares são mais frequentes e, quando o fungo não é eliminado completamente, ele pode se manter no hospedeiro por meio de infecção "latente". Com a redução da resposta imune, devido à imunossupressão ou imunodeficiência, pode resultar na reativação endógena da doença, com possível enfermidade sistêmica.

O comprometimento tegumentar é representado por lesões ulceradas e infiltradas de mucosas da boca, faringe, laringe e pele, algumas vezes lesões articulares e ósseas. Lesões molusco-símile são descritas, com certa frequência, em pacientes com AIDS; cerca de 40% desses pacientes apresentam linfadenopatia generalizada. A infecção inaparente é comum e revelada pela positividade do teste da histoplasmina.

A forma africana causada pelo *Histoplasma duboisii*, com manifestação clínica predominantemente cutânea, manifesta-se por pápulas, tubérculos, úlceras, abscessos, nódulos, vegetações e, frequentemente, tem comprometimento ganglionar regional; lesões osteoarticulares são comuns, embora o comprometimento pulmonar seja raro.

Diagnóstico

Exame direto

O fungo é evidenciado no escarro, sangue, medula óssea e sedimento urinário. Cora-se pelo Giemsa e, nos cortes histológicos, pelo HE, prata (Grocott) e PAS. São vistas pequenas células, arredondadas ou ovais, de dimensões de 2 a 5 μm.

Cultura

Os espécimes são inoculados nos meios de ágar-BHI, ágar-Sabouraud-glicose, ágar-sangue; em temperatura ambiente, as colônias são algodonosas ou pulverulentas brancas, com reverso amarelado, cuja microscopia mostra hifas, microconídios globosos de 3 a 5 μm e macroconídios mamilonados de 8 a 20 μm; em temperaturas de 37 °C, são membranosas, úmidas e cremosas, de cor bege ou branco-amareladas; são estruturas leveduriformes de 1 a 5 μm.

Provas imunológicas

Imunodifusão dupla, Western blot para a detecção de anticorpos, ELISA indireto e reação de polimerase em cadeia também são meios utilizados para o diagnóstico. A sorologia para histoplasmose é importante no diagnóstico da histoplasmose doença disseminada, particularmente nos doentes com AIDS. O teste cutâneo com a histoplasmina é empregado para estudos epidemiológicos e pode secundariamente auxiliar no diagnóstico.

Tratamento

Itraconazol 400 a 800 mg/dia VO, por 6 a 24 semanas; anfotericina B 0,5 a 0,7 mg/kg/dia durante 10 semanas; AmBisome® 3 mg/kg/dia durante 12 meses.

Manutenção: itraconazol 200 a 400 mg ou fluconazol 100 a 400 mg, por tempo indeterminado. Tratamento sulfamídico está indicado, principalmente nas manifestações iniciais da doença.

Criptococose

Carmelia Matos Santiago Reis ◆ Rubem David Azulay

Conceito

É uma infecção sistêmica causada pelo *Cryptococcus neoformans* (*Cn*), *Filobasidiella neoformans,* estado teleomorfo; fungo leveduriforme, encapsulado, patogênico para o homem que geralmente penetra no organismo por via respiratória por inalação de propágulos, determinando lesões pulmonares, em geral regressivas, e focos secundários de disseminação hematogênica para pele, ossos, rins, fígado, baço e, principalmente, sistema nervoso central, em que se apresenta como meningoencefalite subaguda ou crônica. É a causa mais comum de micose sistêmica em pacientes com HIV e outras doenças imunossupressoras. Ela pode ser classificada como *secundária* à doença sistêmica (quase a totalidade dos casos) ou *primária,* a partir de inoculação transepidérmica.

Epidemiologia

É uma micose cosmopolita; no entanto, a variedade e o sorotipo desse agente etiológico não se distribuem uniformemente. O *Cn* existe em três variedades: *Cn* var. *grubii* (sorotipo A), *Cn* var. *neoformans* (sorotipo D), ambos distribuídos no mundo todo, e *Cn* var. *gattii* (sorotipos B e C), limitado a regiões tropicais e subtropicais. No Brasil, predomina o sorotipo A em todo o território, enquanto o sorotipo B ocorre com maior frequência no Nordeste; o sorotipo D é raro, e o sorotipo C ainda não tem relato em nosso país.

Esses fungos são comumente encontrados no solo e em excretas de pombos e morcegos, notadamente nos grandes centros urbanos, onde sua disseminação é muito ampla, inclusive em poeira doméstica e ocos de árvores em decomposição. Esses animais são protegidos das infecções pela sua elevada temperatura corporal (41,5 a 43,3 °C). O único reservatório conhecido do *Cn* var. *gattii* é o *Eucalyptus camaudulensis*; tem sido descrito em madeira em decomposição e em ocos de árvores de área endêmica do Brasil. Outras espécies consideradas oportunistas, como *albidus, laurentii, uniguttulatus, curvatus* entre outras, são isoladas em raspados cutâneos, secreções de vias respiratórias, lavados brônquicos, fezes, urina, particularmente em pacientes imunodeprimidos.

O *Cn* constitui um poluente aéreo nos grandes centros urbanos, onde infecções e reinfecções exógenas ocorrem com grande frequência, acometendo grande parte da população. Todavia, os casos clínicos da doença são raros, demonstrando uma elevada resistência natural ao fungo. Embora a via inalatória seja clássica, deve-se considerar, em imunodeprimidos, a possibilidade da disseminação a partir da colonização de mucosas, em que o fungo atingiria a corrente circulatória por transcapilaridade.

Etiopatogenia

A cápsula que envolve o parasita é formada fundamentalmente de polissacarídios, dos quais se destaca glucoronoxilomanana, que tem capacidade antigênica, inibe a fagocitose, consome o complemento, absorve e neutraliza a opsonina e outros anticorpos protetores. Os polissacarídios, em alta concentração, bloqueiam a quimiotaxia dos neutrófilos e monócitos e inibem a síntese dos anticorpos, embora possam também induzir a produção de anticorpos humorais.

Clínica

O pulmão é a porta de entrada da levedura. Na maioria dos pacientes, as formas pulmonares são assintomáticas e não diagnosticadas; podem constituir achados de exames de imagens de nódulos residuais geralmente periféricos. A partir da disseminação pulmonar, o SNC torna-se o sítio-alvo da doença clínica. A meningoencefalite subaguda é a forma clínica mais comumente diagnosticada, quer sob forma isolada ou associada ao acometimento pulmonar. É a principal causa de óbito e responsável por 15% da mortalidade relacionada à AIDS.

Lesões cutâneas por disseminação hematogênica (secundárias) são observadas em cerca de 10% dos casos, apresentando-se como pápulas, aspecto molusco-símile característico, papulonecróticas, celulite ou ulcerações, com drenagem de pus rico em parasitas (Figura 47.31). É rara a criptococose cutânea primária que ocorre por inoculação direta do fungo na pele. Os pacientes tendem a ser mais velhos e pode não haver imunossupressão. As lesões osteoarticulares ocorrem em cerca de 5%, em vértebras, pélvis, crânio ou costelas. Os rins e a próstata são acometidos sem manifestações específicas; o isolamento do fungo é feito também na urina nas apresentações disseminadas. Os olhos e outros órgãos podem ser acometidos.

Diagnóstico

Os espécimes analisados são o liquor, sedimento de urina, lavado broncoalveolar, exsudatos de feridas, pus aspirado de nódulos flutuantes e biopsias de lesões suspeitas.

Exame direto

Tinta nanquim/nigrosina. À microscopia, apresenta um campo escuro, em que as leveduras dispõem ao seu redor de uma cápsula de polissacarídios de natureza inerte (não reage com o corante), formando um halo claro ao redor de cada levedura.

Cultura

Os espécimes são inoculados nos meios de ágar-BHI, ágar-Sabouraud-glicose, ágar-levedura à temperatura ambiente e a 37 °C. Apresentam crescimento rápido 24 a 48 h ou mais de 1 semana, em função da densidade do parasita presente na amostra. O hemocultivo é também uma técnica usada principalmente nos pacientes com HIV.

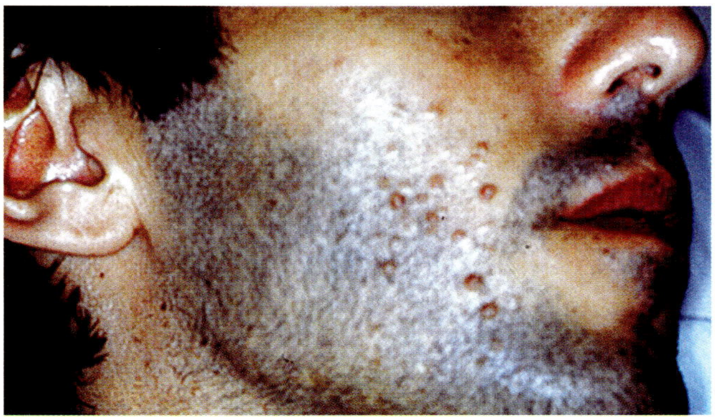

Figura 47.31 Criptococose – lesões molusco-símiles que também podem ser encontradas na histoplasmose.

Para classificação das espécies, utilizam-se as provas bioquímicas, a constar:

- prova da urease (ver Figura 7.7): ágar-ureia de Christensen
- existência de compostos fenólicos: ágar-alpiste, ágar-ácido cafeico, ágar-DOPA (colônias marrons), indicativo da atividade da enzima fenoloxidase
- prova de identificação das variedades *neoformans* e *gattii*: meio CGB (canavanina, glicina azul e bromotimol), em que a var. *gattii* torna o meio azul.

Provas imunológicas

Aglutinação em látex (detecção do antígeno capsular), sensibilidade e especificidade de 90%; pode apresentar resultados falso-positivos por reação cruzada com fator reumatoide, tricosporonoses disseminadas e bacilos Gram+ lentos DF-1.

Exame histopatológico

Infiltrado inflamatório constituído fundamentalmente de macrófago. A cápsula do *C. neoformans* é demonstrada no tecido mediante coloração pelo mucicarmim de Mayer e *alcian-blue*.

Tratamento

Anfotericina B 0,7 a 1,0 mg/kg/dia IV com ou sem 5-flucitosina (100 a 150 mg/kg/dia VO por 2 a 3 semanas é o tratamento de escolha nos pacientes com AIDS). Segue-se itraconazol ou fluconazol, 200 a 400 mg/dia/VO ou IV por 10 semanas, respectivamente; manutenção: 200 mg/VO/dia, por toda a vida. O critério de cura, três culturas negativas (liquor), com intervalo de 15 dias; ainda queda nos títulos sorológicos do látex, inexistência de lesões encefálicas no TC, normalização na taxa de glicose no liquor.

Infecções fúngicas em imunodeprimidos

Beatriz Reis ◆ Tiago Silveira Lima ◆ David Rubem Azulay

Além das micoses "clássicas" já abordadas na AIDS, doença imunodepressora crônica relativamente comum, é cada vez mais frequente nos depararmos com pacientes em situações de profunda depressão imunológica – caso dos neutropênicos com leucemias e em uso de esquemas citotóxicos potentíssimos. É neste contexto delicado que se instalam as infecções pelos agentes das denominadas "dermatomicoses", causadas por fungos geofílicos, filamentosos, hialinos como o *Aspergillus* spp., *Fusarium* spp., *Penicillium* spp., entre outros, que são, nesta ordem, os mais frequentes. Nos indivíduos portadores de malignidades hematológicas, as infecções por fungos assumem papel relevante, sendo a principal causa de óbito devido à causa infecciosa nesse grupo de pacientes. Na Ásia, no contexto da AIDS, é tradicional a infecção pelo *Talaromyces marneffei*, anteriormente *Penicillium marneffei* – ver Capítulo 66, item *Síndrome da imunodeficiência adquirida*. Esses agentes também são causa de onicomicose em pacientes imunocompetentes (ver Capítulo 46, item *Onicomicoses*). Na França, a feoifomicose, em especial do gênero *Alternaria*, é a principal etiologia das micoses cutâneas profundas nos pacientes receptores de transplante de órgãos sólidos.

Tais situações clínicas, muitas vezes desesperadoras, podem apresentar como eventual e única manifestação uma febre de origem obscura que, na verdade, é de etiologia fúngica. Manifestações cutâneas ocorrem em 60 a 80% dos casos e podem representar a única fonte de material capaz de determinar essa etiologia. Tais infecções podem ser localizadas, focalmente invasivas ou disseminadas. A porta de entrada pode ser o aparelho respiratório, o trato gastrintestinal e a pele.

É elevadíssimo o índice de mortalidade neste grupo de pacientes, não apenas devido à infecção, mas também à própria doença de base. A detecção precoce, a resolução da neutropenia e o uso imediato de antifúngicos sistêmicos em altas doses, muitas vezes associados, podem representar a única chance de sobrevivência para o paciente. Em alguns serviços de hematologia, inclusive, é praxe proceder à coleta de material para cultura de fungos de diferentes locais antes do início do esquema quimioterápico visando à identificação precoce de agentes potencialmente patogênicos, em especial o *Fusarium* spp.

Fusariose

Conceito

A fusariose é um tipo de hialo-hifomicose (ver item *Hialo-hifomicose,* anteriormente) não contagiosa, causada por fungos hialinos e filamentosos oportunistas do gênero *Fusarium*. Em indivíduos imunocompetentes, são responsáveis por infecções localizadas; já nos pacientes imunocomprometidos (grandes queimados, diabéticos, portadores de neoplasias e AIDS, transplantados de medula e de órgãos sólidos, neutropênicos, linfopênicos, e em especial naqueles com pancitopenia e aplasia de medula), essas infecções costumam ser disseminadas. A fusariose disseminada é a segunda infecção fúngica mais comum (depois da aspergilose) nos indivíduos imunocomprometidos. Tais situações clínicas, muitas vezes desesperadoras, podem apresentar como eventual e única manifestação uma febre de origem obscura que, na verdade, é de etiologia fúngica. Manifestações cutâneas ocorrem em 60 a 80% dos casos e podem representar a única fonte de material capaz de determinar essa etiologia. Tais infecções podem ser localizadas, focalmente invasivas ou disseminadas. A porta de entrada pode ser o aparelho respiratório, o trato gastrintestinal e a pele.

É elevadíssimo o índice de mortalidade neste grupo de pacientes, não apenas devido à infecção, mas também à própria doença de base. A detecção precoce, a resolução da neutropenia e o uso imediato de antifúngicos sistêmicos em altas doses, muitas vezes associados, podem representar a única chance de sobrevivência para o paciente. Em alguns serviços de hematologia, inclusive, é de praxe proceder à coleta de material para cultura de fungos de diferentes locais antes do início do esquema quimioterápico visando à identificação precoce de agentes potencialmente patogênicos, em especial *Fusarium* spp.

As lesões cutâneas são manifestações comuns e precoces da fusariose, em contraste com infecções por outros fungos oportunistas, como *Candida* sp. e *Aspergillus* sp., fazendo um papel de sentinela, viabilizando diagnóstico e intervenção precoces. Assim, torna-se crucial reconhecer os padrões mais frequentes da doença, já que a fusariose disseminada pode apresentar lesões cutâneas de morfologia variada.

Epidemiologia

O *Fusarium* apresenta vasta distribuição, que se deve a sua habilidade de crescimento em diversas maneiras de substratos e seu eficaz mecanismo de dispersão, já tendo sido demonstrada inclusive no ar e no sistema de água hospitalar. *Fusarium* sp. cresce rapidamente em vários meios de cultura.

Etiopatogenia

São reconhecidas atualmente 13 espécies patogênicas para o ser humano, sendo as mais comumente isoladas a *F. solani*, *F. oxysporum*, *F. verticillioides* e *F. proliferatum*. A porta de entrada do fungo no organismo é incerta, podendo ser as vias respiratórias superiores e a pele (geralmente por lesões no hálux).

A imunidade inata desempenha um papel importante na proteção contra essa infecção. Macrófagos e neutrófilos danificam a hifa fusarial por meio de G-CSF, GM-CSF e IL-15. O *Fusarium* apresenta diversos fatores de virulência, incluindo a habilidade de produzir micotoxinas, entre as quais as tricotecenes, que suprimem a imunidade humoral e celular, podendo causar invasão tecidual.

Clínica

As manifestações clínicas podem ser divididas em três padrões, conforme itens a seguir.

Forma superficial

Ocorre em pacientes imunocompetentes, sem história de dano cutâneo prévio. Pode se manifestar como intertrigo interpododáctilo e paroniquia. A onicomicose pode acompanhar ambas as formas. A espécie mais comumente isolada nas onicomicoses é o *F. oxysporum*. O exame histológico mostra hiperceratose, paraceratose, discreta espongiose e acantose; eventualmente alguns eosinófilos são vistos; no estrato córneo, numerosas hifas hialinas e esporos são encontrados.

Forma exógena unilocular de origem traumática

Nesse tipo, os pacientes costumam apresentar bom estado geral. A micose se desenvolve algumas semanas após trauma ou entrada de corpo estranho na pele. Um halo eritematoso indurado de aproximadamente 4 cm de diâmetro se desenvolve em torno da ferida. Podem ocorrer formação de abscesso e drenagem de exsudato. O exame histopatológico mostra fibrose com resposta inflamatória granulomatosa; hifas alongadas e septadas podem ser vistas.

Forma endógena multilocular (invasão metastática de fusariose disseminada)

Quadro mais comum nos indivíduos imunocomprometidos, especialmente naqueles com neutropenia e imunidade deficiente de células T. São lesões polimórficas, em geral, máculas, pápulas e nódulos, que evoluem com halo eritematoso periférico e necrose central. São muito descritos os aspectos ectima gangrenoso-símile e em alvo; bolhas também podem surgir (Figura 47.32). No exame histopatológico, as hifas são vistas predominantemente em capilares e vasos pequenos, infiltrando tecidos ao redor, causando edema, epidermólise e necrose focal; por vezes, as hifas são encontradas sem resposta inflamatória.

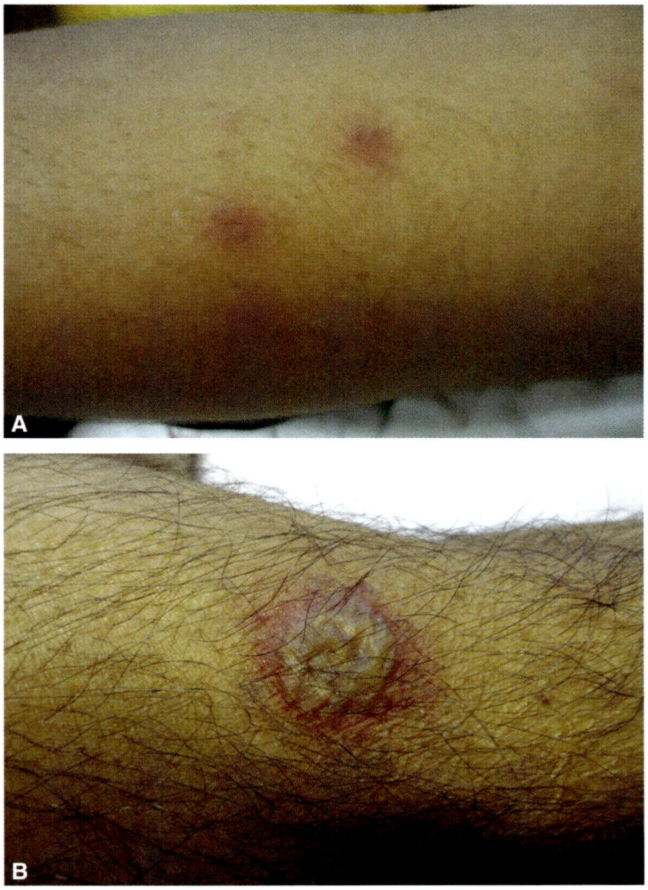

Figura 47.32 Fusariose. **A.** Lesões papulonodulares com halo eritematoso periférico. **B.** Lesão bolhosa com halo eritematoso periférico e necrose central (ectima gangrenoso-símile).

Diagnóstico

É firmado por meio da associação da clínica, epidemiologia, exame micológico direto e cultura de tecidos e, por vezes, hemocultura; em alguns casos, o exame histopatológico é de grande valia. Tais métodos permitem a identificação de outros agentes fúngicos, como etiologia, assim como nos casos de ectima gangrenoso, que tradicionalmente é causado por *Pseudomonas aeruginosa*.

Tratamento

Fusarium sp. apresenta resistência inata a múltiplos antifúngicos, o que torna seu tratamento um desafio, principalmente em doentes com mielossupressão. As manifestações localizadas superficiais são tratadas com antifúngicos tópicos; as uniloculares se beneficiam de desbridamento cirúrgico associado a antifúngico oral. Nas disseminadas, o prognóstico é ruim e a mortalidade pode chegar a 70% dos casos, apesar do tratamento, sendo maior em pacientes com imunossupressão intensa e neutropenia prolongada.

A anfotericina B continua sendo o tratamento de escolha na fusariose disseminada, mas não há uma terapia padrão estabelecida. Outros fármacos têm se mostrado efetivos, como o voriconazol (que apresenta a vantagem de ser menos nefrotóxico que a anfotericina B) e o posaconazol. Esquemas combinados também têm apresentado sucesso, com taxas de cura de até 70%, mesmo sem a recuperação neutrofílica. Os esquemas terapêuticos mais utilizados nesses casos foram anfotericina B lipossomal com voriconazol, seguidos de anfotericina B desoxicolato com voriconazol e anfotericina B lipossomal com terbinafina.

Adicionalmente, os pacientes neutropênicos devem receber fator de crescimento de colônias de neutrófilos ou transfusão de neutrófilos. Os pacientes com contagem normal de neutrófilos se beneficiam com a administração de fator de crescimento de colônias de neutrófilos e interferon gama. A remoção de cateter venoso central é mandatória se houver fungemia isolada.

Profilaxia

Medidas profiláticas para evitar o contágio nos pacientes de risco devem ser tomadas. Esses indivíduos devem ser alojados em quartos com filtro HEPA (*high efficiency particulate arresting*) e pressão positiva e devem ser mantidos fora do contato com pias e chuveiros de uso comum. Deve-se reduzir, na medida do possível, o tempo e a intensidade da imunossupressão e neutropenia, diagnosticar e tratar precocemente lesões de pele (em especial onicomicoses, paroniquia e intertrigo) que funcionarão como porta de entrada para o acometimento sistêmico, antes do início da terapia antineoplásica.

Bibliografia

Micoses subcutâneas

Alves HGS, Pina JC, Araújo CF *et al.* Esporotricose cutâneo articular disseminada. *RioDermatol.* 2008;17(4):18-9.

Ameen M, Arenas R, Vásquez del Mercado E *et al.* Efficacy of imipenem therapy for Nocardia actinomycetomas refractory to sulfonamides. *J Am Acad Dermatol.* 2010 Feb;62(2):239-46.

Barros MBL, Schubach AO, Galhardo ACG *et al.* Sporotrichosis with widespread cutaneous lesions: report of 24 cases related to transmission by domestic cats in Rio de Janeiro, Brazil. *Int J Dermatol.* 2003;42(9):677-81.

Baruzzi RG, Lacaz Cda S, de Souza FA. Natural history of Jorge Lobo's disease. Occurrence among the Caiabi Indians (Central Brazil). *Rev Inst Med Trop. São Paulo.* 1979 Nov-Dec;21(6):303-38.

Baruzzi RG, Rodrigues DA, Michalany NS, Salomão R. Squamous-cell carcinoma and lobomycosis (Jorge Lobo's disease). *Int J Dermatol.* 1989 Apr;28(3):183-5.

Borelli D. Lobomicose: nomenclatura de su agente (revisión critica). *Med Cutanea.* 1968;3:151-6.

Bossart GD. Suspected acquired immunodeficiency in an Atlantic bottle-nosed dolphin with chronic-active hepatitis and lobomycosis. *J Am Vet Med Assoc.* 1984 Dec 1;185(11):1413-4.

Brito AC, Quaresma JAS. Lacaziosis (Jorge Lobo's disease): review and update. *An Bras Dermatol.* 2007 Sep-Oct;82(5):461-75.

Caldwell DK, Caldwell MC, Woodard JC *et al.* Lobomycosis as a disease of the Atlantic bottle-nosed dolphin (*Tursiops truncatus* Montagu, 1821). *Am J Trop Med Hyg.* 1975 Jan;24(1):105-14.

Chhabra N, Sri P, Ganguly S. Linezolid: a safer and effective substitute to aminoglycosides in the treatment of actinomycetoma by Nocardia species. *Int J Dermatol.* 2023 Oct;62(10):1160-3.

Clancy CJ, Wingard JR, Hong Nguyen M. Subcutaneous phaeohyphomycosis in transplant recipients: review of the literature and demonstration of *in vitro* synergy between antifungal agents. *Med Mycol.* 2000 Apr;38(2):169-75.

Coelho WS, Diniz LM, Souza Filho JB. Cutaneous botryomycosis: case report. *An Bras Dermatol.* 2009 Jul-Aug;84(4):396-9.

Czechowski J, Nork M, Haas D *et al.* MR and other imaging methods in the investigation of mycetomas. *Acta Radiol.* 2001 Jan;42(1):24-6.

De Araujo T, Marques AC, Kerdel F. Sporotrichosis. *Int J Dermatol.* 2001;40(12):737-42.

De Lima Barros MB, de Oliveira Schubach A, Galhardo MC *et al.* Sporotrichosis with widespread cutaneous lesions: report of 24 cases related to transmission by domestic cats in Rio de Janeiro, Brazil. *Int J Dermatol.* 2003 Sep;42(9):677-81.

De Monbrison F, Piens MA, Ample B *et al.* Two cases of subcutaneous phaeohyphomycosis due to Exophiala jeanselmei, in cardiac transplant and renal transplant patients. *Br J Dermatol.* 2004 Mar;150(3):597-8.

De Vries GA, Laarman JJ. A case of Lobo's disease in the dolphin *Sotalia guianensis. Aquat Mammals.* 1973;1(3):26-33.

Dixon DM, Salkin IF, Duncan RA *et al.* Isolation and characterization of Sporothrix schenckii from clinical and environmental sources associated with the largest U.S. epidemic of sporotrichosis. *J Clin Microbiol.* 1991;29(6):1106-13.

Donabedian H, O'Donnell E, Olszewski C *et al.* Disseminated cutaneous and meningeal sporotrichosis in an AIDS patient. *Diagn Microbiol Infect Dis.* 1994;18(2):111-5.

Ellis DH. The Zygomycetes. *In*: Collier L, Balows A, Sussman M (eds.). *Topley and Wilson's microbiology and microbial infections*, vol 4. 9th ed. London: Edward Arnold/1997. p. 247-77.

Esterre P, Pradinaud R, Ravisse P. Étude immunohistochimique de la lésion cutanée de lobomycose. *J Mycol Med.* 1991;1(4):276-83.

Ferguson BJ. Mucormycosis of the nose and paranasal sinuses. *Otolaryngol Clin North Am.* 2000 Apr;33(2):349-65.

Fischer M, Chrusciak Talhari A, Reinel D, Talhari S. Sucessful treatment with clofazimine and itraconazole in a 46 year old patient after 32 years duration of disease. *Hautarzt.* 2002 Oct;53(10):677-81.

Francesconi G, Francesconi do Valle AC, Passos SL *et al.* Comparative study of 250mg/day terbinafine and 100mg/day itraconazole for the treatment of cutaneous sporotrichosis. *Mycopathologia.* 2011 May;171(5):349-54.

Galezowski A, Delyon J, Cleach LL *et al.* Deep cutaneous fungal infections in solid-organ transplant recipients. *J Am Acad Dermatol.* 2020 Aug;83(4):455-62.

Galhardo MC, De Oliveira RM, Valle AC *et al.* Molecular epidemiology and susceptibility patterns from isolates of different clinical forms from epidemic cat-transmitted sporotrichosis in Rio de Janeiro, Brazil. *Abstracts from The 21st World Congress of Dermatology.* 2007 Oct;1-5.

Galhardo MC, De Oliveira RM, Valle AC *et al.* Molecular epidemology and antifungal susceptibility patterns of Sporothrix schenckii isolates from a cat-transmitted epidemic of sorotrichosis in Rio de Janeiro, Brazil. *Med Mycol.* 2008;46(2):141-51.

Galhardo MC, Silva MT, Lima MA *et al.* Sporothrix schenckii meningitis in AIDS during immune reconstitution syndrome. *J Neurol Neurosurg Psychiatry.* 2010 Jun;81(6):696-9.

Gezuele E, Rosa D. Importance of the sporotrichosis asteroid body for the rapid diagnosis of sporotrichosis. *Rev Iberoam Micol.* 2005;22(3):147-50.

Gupta AK, Taborda PR, Sanzovo AD. Alternate week and combination itraconazole and terbinafine therapy for chromoblastomycosis caused by Fonsecaea pedrosoi in Brazil. *Med Mycol.* 2002 Oct;40(5):529-34.

Gutierrez-Galhardo MC. Esporotricose zoonótica no Rio de Janeiro. *Rio Dermatológico.* 2007;16(4):18-9.

Gutierrez-Galhardo MC, Valle ACF, Zancopé-Oliveira RM *et al.* Molecular epidemiology and susceptibility patterns from isolates of different clinical forms from epidemic cat-transmitted sporotrichosis in Rio de Janeiro, Brazil. *Abstracts* from The 21st World Congress of Dermatology 2007, October 1-5.

Hachisuka H, Matsumoto T, Kusuhara M *et al.* Cutaneous phaeohyphomycosis caused by Exophiala jeanselmei after renal transplantation. *Int J Dermatol.* 1990 Apr;29(3):198-200.

Hendrickson RG, Olshaker J, Duckett O. Rhinocerebral mucormycosis: a case of a rare, but deadly disease. *J Emerg Med.* 1999 Jul-Aug;17(4):641-5.

Hofmann H, Choi SM, Wilsmann-Theis D *et al.* Invasive chromoblastomycosis and sinusitis due to Phialophora verrucosa in a child from northern Africa. *Mycoses.* 2005 Nov;48(6):456-61.

Horré R, Schumacher G, Marklein G *et al.* Mycetoma due to Pseudallescheria boydii and co-isolation of Nocardia abscessus in a patient injured in road accident. *Med Mycol.* 2002 Oct;40(5):525-7.

Iijima S, Takase T, Otsuka F. Treatment of chromomycosis with oral high-dose amphotericin B. *Arch Dermatol.* 1995 Apr;131(4):399-401.

Kauffman CA, Hajjeh R, Chapman SW. Practice guidelines for the management of patients with sporotrichosis. For the Mycoses Study Group. Infectious Diseases Society of America. *Clin Infect Dis.* 2000 Apr;30(4):684-7.

Kumarasinghe SP, Kumarasinghe MP. Itraconazole pulse therapy in chromoblastomycosis. *Eur J Dermatol.* 2000 Apr-May;10(3):220-2.

Lacaz CS, Porto E, Martins JEC *et al. Tratado de micologia médica Lacaz.* 9. ed. São Paulo: Sarvier; 2002.

Lima AM, Sacht GL, Paula LZP *et al.* Resposta da cromoblastomicose ao voriconazol. *An Bras Dermatol.* 2016;91(5):679-81.

Lima WC, Gadelha SQ, Souza ML, Figueiras VV. Lobomicose: apresentação exuberante com transformação maligna. *An Bras Dermatol.* 2021;96:762-4.

Low DW, Palevsky H, Elenitsas R. Subcutaneous phaeohyphomycotic cysts caused by Exophiala jeanselmei in a lung transplant patient. *Dermatol Surg.* 2001;27:343-6.

Lyra MR, Sokoloski V, Macedo PM, Azevedo ACP. Esporotricose refratária ao tratamento convencional: sucesso terapêutico com iodeto de potássio. *An Bras Dermatol.* 2021 Mar-Abr;96(2):231-3.

Marimon R, Cano J, Gené J *et al. Sporothrix brasiliensis*, *S. globosa*, and *S. mexicana*, three new Sporothrix species of clinical interest. *J Clin Microbiol.* 2007;45(10):3198-206.

Marimon R, Gené J, Cano J, Guarro J. *Sporothrix luriei*: a rare fungus from clinical origin. *Med Mycol.* 2008;46(6):621-5.

Minotto R, Bernardi CD, Mallmann LF *et al.* Chromoblastomycosis: a review of 100 cases in the state of Rio Grande do Sul, Brazil. *J Am Acad Dermatol.* 2001 Apr;44(4):585-92.

Miranda MF, Unger DA, Brito AC, Carneiro FA. Jorge Lobo's disease with restricted labial presentation. *An Bras Dermatol.* 2011 Mar-Apr;86(2):373-4.

Moraes MA, Machado AA, Medeiros Filho P, Reis CM. Dermatophytic pseudomycetoma: report of a case caused by Trichophyton tonsurans. *Rev Soc Bras Med Trop.* 2001 May-Jun;34(3):291-4.

Nobre G, Oliveira AS, Verde SF *et al.* Chromomycosis: report of a case and management by cryosurgery, topical chemotherapy, and conventional surgery. *J Dermatol Surg Oncol.* 1980 Jul;6(7):576-8.

Ogawa MM, Galante NZ, Godoy P *et al.* Treatment of subcutaneous phaeohyphomycosis and prospective follow-up of 17 kidney transplant recipients. *J Am Acad Dermatol.* 2009 Dec;61(6):977-85.

Padhye AA, Karpati A, Rosenthal SA, Punithalingam E. Subcutaneous phaeohyphomycotic abscess caused by Pleurophomopsis lignicola. *Med Mycol.* 2004 Apr;42(2):129-34.
Pal R, Singh B, Bhadada SK *et al.* Covid-19-associated mucormycosis: An updated systematic review of literature. *Mycoses.* 2021 Jun 25;64(12):1452–1459.
Peterson KL, Wang M, Canalis RF, Abemayor E. Rhinocerebral mucormycosis: evolution of the disease and treatment options. *Laryngoscope.* 1997 Jul;107(7):855-62.
Pimentel ER, Castro LG, Cucé LC, Sampaio SA. Treatment of chromomycosis by cryosurgery with liquid nitrogen: a report on eleven cases. *J Dermatol Surg Oncol.* 1989 Jan;15(1):72-7.
Quinio D, Karam A, Leroy JP *et al.* Zygomycosis caused by Cunninghamella bertholletiae in a kidney transplant recipient. *Med Mycol.* 2004 Apr;42(2):177-80.
Reis CMS, Reis EGM, Jaeger TN. Micetomas. *In*: Schechtman RC, Azulay DR (eds.). *Micologia médica.* 1. ed. Rio de Janeiro: Guanabara Koogan; 2022. p. 17-29.
Romero-Martinez R, Wheeler M, Guerrero-Plata A *et al.* Biosynthesis and functions of melanin in Sporothrix schenckii. *Infect Immun.* 2000;68(6):3696-703.
Schechtman RC, Crignis GS, Pockstaller MP *et al.* Molluscum-like lesions in a patient with sporotrichosis. *An Bras Dermatol.* 2011 Nov-Dec;86(6):1217-9.
Schenck BR. Refractory subcutaneous abscesses caused by a fungus possibly related to the Sporotricha. *Bull Johns Hopkins Hosp.* 1898;9:286-90.
Song Y, Li SS, Zhong SX *et al.* Report of 457 sporotrichosis cases from Jilin province, northeast China, a serious endemic region. *J Eur Acad Dermatol Venereol.* 2013 Mar;27(3):313-8.
Xu X, Low DW, Palevsky HI, Elenitsas R. Subcutaneous phaeohyphomycotic cysts caused by Exophiala jeanselmei in a lung transplant patient. *Dermatol Surg.* 2001 Apr;27(4):343-6.
Yendo TM, Valente NS, Nico MMS. Botryomycosis caused by *Staphylococcus warneri*: the first case reported. *Int J Dermatol.* 2021;60(4):509-11.
Yohai RA, Bullock JD, Aziz AA, Markert RJ. Survival factors in rhino-orbital-cerebral mucormycosis. *Surv Ophthalmol.* 1994 Jul-Aug;39(1):3-22.

Micoses sistêmicas

Ajello L, Hay RJ. Medical mycology. *In*: Collier L, Balows A, Sussman M (eds.). *Topley and Wilson's Microbiology and Microbial Infections.* 9th ed. London: Edward Arnold; 1997, vol. 4.
Benard G, Campos AF, Netto LC *et al.* Treatment of severe forms of paracoccidioidomycosis: is there a role for corticosteroids? *Med Mycol.* 2012 Aug;50(6):641-8.
Consenso em paracoccidioidomicose. *Rev Soc Bras Med Trop.* 2006;39:297-310.
Coutinho ZF, Silva D, Lazera M *et al.* Paracoccidioidomycosis mortality in Brazil (1980-1995). *Cad Saúde Pública.* 2002 Sep-Oct;18(5):1441-54.
Do Valle AC, Guimarães RR, Lopes DJ, Capone D. Thoracic radiologic aspects in paracoccidioidomycosis. *Rev Inst Med Trop São Paulo.* 1992 Mar-Apr;34(2):107-15.
Do Valle ACF, Aprigliano Filho F, Moreira JS, Wanke B. Clinical and endoscopic findings in the mucosae of the upper respiratory and digestive tracts in post-treatment follow-up of paracoccidioidomycosis patients. *Rev Inst Med Trop São Paulo.* 1995 Sep-Oct;37(5):407-13.
Do Valle ACF, Coimbra Júnior CE, Linares FI *et al.* Paracoccidioidomycosis among the indian group Suruí of Rondônia, Amazônia, Brazil. A case report. *Rev Inst Med Trop São Paulo.* 1991 Sep-Oct;33(5):407-11.
Do Valle ACF, Guimaraes MR, Cuba J *et al.* Recovery of adrenal function after treatment of paracoccidioidomycosis. *Am J Trop Med Hyg.* 1993 May;48(5):626-9.
Domsch KH, Gams W, Anderson TH. *Compendium of Soil Fungi.* London: Academic Press; 1980, vol. 1.
Elewski BE. *Cutaneous Fungal Infections: topics in dermatology.* New York; Tokyo: Igaku-Shoin; 1992.
Galgiani JN, Ampel NM, Catanzaro A, Johnson RH, Stevens DA, Williams PL. Practice guideline for the treatment of coccidioidomycosis. *Clin Infect Dis.* 2000 Apr;30(4):658-61.
Garcia-Martos PG, Márquez A, Gene J. Human infections by black yeasts of genus Exophiala. *Rev Iberoam Micol.* 2002 Jun;19(2):72-9.
Herrin KV, Miranda A, Loebenberg D. Posaconazol therapy for systemic coccidioidomycosis in a chimpanzee (Pan troglodytes): a case report. *Mycoses.* 2005 Nov;48(6):447-52.
Koga T, Matsuda T, Matsumoto T, Furue M. Therapeutic approaches to subcutaneous mycoses. *Am J Clin Dermatol.* 2003;4(8):537-43.
Kwon-Chung KJ, Bennett JE. *Medical Mycology.* Philadelphia: Lea & Febiger; 1992.
Leimann BC, Pizzini CV, Muniz MM *et al.* Histoplasmosis in a Brazilian center: clinical forms and laboratory tests. *Rev Iberoam Micol.* 2005 Sep;22(3):141-6.
Lobo J. Um caso de blastomicose produzido por uma espécie nova, encontrada em Recife. *Rev Med Pernambuco.* 1931;1(1):763-75.
Lortholary O, Denning DW, Dupont B. Endemic mycosis: a treatment update. *J Antimicrob Chemother.* 1999 Mar;43(3):321-31.
Marques SA, Bastazini I Jr, Martins AL *et al.* Primary cutaneous cryptococcosis in Brazil: report of 11 cases in immunocompetent and immunosuppressed patients. *Int J Dermatol.* 2012 Jul;51(7):780-4.
Marques SA, Camargo RMP. Criptococose cutânea primária – histórico, conceitos, atualização clínica e terapêutica. *An Bras Dermatol.* 2025 Jan-Fev;100(1):12-21.
Marques SA, Macedo PM. Paracoccidioidomicose. *In*: Schechtman R, Azulay DR. Micologia médica. 1. ed. Rio de Janeiro: Guanabara Koogan; 2022. p. 165-72.
Moraes MA, Martins RL, Leal II *et al.* Coccidioidomycosis: a new brazilian case. *Rev Soc Bras Med Trop.* 1998 Nov-Dec;31(6):559-62.
Prado M, Silva MB, Laurenti R *et al.* Mortality due to systemic mycoses as a primary cause of death or in association with AIDS in Brazil: a review from 1996 to 2006. *Mem Inst Oswaldo Cruz.* 2009 May;104(3):513-21.
Reis CMS. Criocirurgia nas doenças infecciosas: Parte I. *SBCD Notícias.* 1996;3(12).
Reis CMS. Criocirurgia nas doenças infecciosas: Parte II. *SBCD Notícias.* 1996;3(13).
Rivitti EA, Aoki V. Deep fungal infections in tropical countries. *Clin Dermatol.* 1999 Mar-Apr;17(2):171-90; discussion 105-6.
Sampaio RN, Medeiros B, Milfort M *et al.* Systemic cryptococcosis with solitary cutaneous lesion in an immunocompetent patient. *Int J Dermatol.* 1999 Oct;38(10):773-5.
Shikanai-Yasuda MA, Telles Filho F de Q, Mendes RP *et al.* Guidelines in paracoccidioidomycosis. *Rev Soc Bras Med Trop.* 2006 May-Jun;39(3):297-310.
Verma SB. Chronic disseminated cutaneous histoplasmosis in an immunocompetent individual a case report. *Int J Dermatol.* 2006 May;45(5):573-6.
Vermes A, Guchelaar HJ, Dankert J. Flucytosine: a review of its pharmacology, clinical indications, pharmacokinetics, toxicity and drug interactions. *J Antimicrob Chemother.* 2000 Aug;46(2):171-9.
Wheat LJ. Histoplasmosis: a review for clinicians from non-endemic areas. *Mycoses.* 2006 Jul;49(4):274-82.
Wheat LJ, Musial CE, Jenny-Avital E. Diagnosis and management of central nervous system histoplasmosis. *Clin Infect Dis.* 2005 Mar 15;40(6):844-52.

Infecções fúngicas em imunodeprimidos

Ajello L. Hyalohyphomycosis and phaeohyphomycosis: two global disease entities of public health importance. *Eur J Epidemiol.* 1986 Dec;2(4):243-51.
Anaissie EJ, Kuchar RT, Rex JH *et al.* Fusariosis associated with pathogenic fusarium species colonization of a hospital water system: a new paradigm for the epidemiology of opportunistic mold infections. *Clin Infect Dis.* 2001 Dec 1;33(11):1871-8.
Banerji JS, Singh J C. Cutaneous Fusarium infection in a renal transplant recipient: a case report. *J Med Case Reports.* 2011 May 25;5(1):205.
Galezowski A, Delyon J, Cleach LL *et al.* Deep cutaneous fungal infections in solid-organ transplant recipients. *J Am Acad Dermatol.* 2020 Aug;83(4):455-62.
Helm TN, Longworth DL, Hall GS *et al.* Case report and review of resolved fusariosis. *J Am Acad Dermatol.* 1990 Aug;23(2 Pt 2):393-8.
Jensen TG, Gahrn-Hansen B, Arendrup M, Bruun B. Fusarium fungaemia in immunocompromised patients. *Clin Microbiol Infect.* 2004 Jun;10(6):499-501.
Lima TS, dos Reis BR, Godinho MM *et al.* Fusariosis: Five Cases in Immunodepressed Patients. *Virol Mycol.* 2015;4:143.
Liu JY, Chen WT, Ko BS *et al.* Combination antifungal therapy for disseminated fusariosis in immunocompromised patients: a case report and literature review. *Med Mycol.* 2011 Nov;49(8):872-8.
Nucci M, Anaissie E. Fusarium infections in immunocompromised patients. *Clin Microbiol Rev.* 2007 Oct;20(4):695-704.
Nucci M, Anaissie E, Queiroz-Telles F *et al.* Outcome predictors of 84 patients with hematologic malignancies and Fusarium infection. *Cancer.* 2003 Jul 15;98(2):315-9.
Pincelli TPH, Brandt HRC, Motta AL *et al.* Fusariosis in an immunocompromised patient: therapeutic success with voriconazole. *An Bras Dermatol.* 2008 Jul-Aug;83(4):331-4.
Stanzani M, Tumietto F, Vianelli N, Baccarani M. Update on the treatment of disseminated fusariosis: focus on voriconazole. *Ther Clin Risk Manag.* 2007 Dec;3(6):1165-73.
Vennewald I, Wollina U. Cutaneous infections due to opportunistic molds: uncommon presentations. *Clin Dermatol.* 2005 Nov-Dec;23(6):565-71.

48

Leishmaniose e Demais Protozooses de Interesse Dermatológico

Arival Cardoso de Brito ◆ David Rubem Azulay ◆ Rubem David Azulay

Leishmaniose tegumentar

Conceito

A leishmaniose tegumentar (LT) é uma doença infecciosa, não contagiosa, com evolução eminentemente crônica, que atinge exclusivamente a pele (tipo "botão do oriente") e/ou mucosas (tipo mucocutânea ≤ 10%), bem menos frequentemente. É causada por protozoário do gênero *Leishmania* e transmitida ao ser humano pela picada de flebótomo fêmea infectado, que é o vetor da doença.

Epidemiologia

No Brasil, dados do MS demonstram uma redução acentuada do número de casos dos anos 2000 (33.720) a 2022 (12.878). Pará, Maranhão, Mato Grosso e Minas Gerais, nessa ordem de prevalência, concentram cerca de 50% dos casos. Trata-se de um problema mundial de saúde pública. Estima-se que a incidência anual nas Américas (Guiana Francesa excluída) seja de aproximadamente 54.108 casos/ano, segundo a Organização Pan-Americana da Saúde (OPAS). Dados da OMS mostram que 350 milhões de indivíduos estão expostos ao risco de infecção pelo gênero *Leishmania*, sobretudo em países do Oriente Médio, Afeganistão, Índia e aqueles banhados pelo Mediterrâneo. A leishmaniose ocupa o segundo lugar entre as protozooses transmitidas por vetores, com cerca de 1 a 1,5 milhão de novos casos/ano, superada apenas pela malária. É uma doença de notificação compulsória, assim como a leishmaniose visceral (LV).

Nas Américas, a LT apresenta ampla distribuição, com registro de casos desde o sul dos EUA até o norte da Argentina, com exceção do Canadá, algumas ilhas do Caribe, Uruguai e Chile. Atualmente, os maiores focos são a fronteira sul da Amazônia e regiões de fronteira. Predomina em maiores de 10 anos (92,5%) e no sexo masculino (74%).

Há três perfis epidemiológicos fundamentais de transmissão:

- silvestre: quando o homem penetra na selva e é picado pelo flebótomo infectado, rompendo, assim, acidentalmente o ciclo biológico natural da zoonose, que é representado pela equação: animal silvestre reservatório → flebótomo fêmea infectado → animal silvestre sadio, na leishmaniose silvestre
- ocupacional ou lazer: a incidência é preponderante no adulto masculino que realiza atividades na floresta, como a derrubada de mata e comércio de madeira, abertura de estradas, agronegócio e ecoturismo. Nessas condições, têm-se inúmeros casos. O ciclo passa a ser: animal silvestre reservatório → flebótomo fêmea infectado → homem
- periurbana ou rural (predominantemente em áreas de colonização): a adaptação do vetor ao peridomicílio estabelece o ciclo biológico com participação do animal doméstico (cão e outros) ou não e, até mesmo, do ser humano como reservatório; assim teremos: ser humano ou cão doente → flebótomo fêmea infectado → ser humano suscetível; nesse caso, a LT acomete pessoas de todas as idades e sexos indistintamente. Na LV, houve uma maior adaptação do vetor ao meio urbano.

Etiopatogenia e histopatologia

Conceitos clássicos admitiam a existência de apenas quatro espécies patogênicas para o ser humano: a *L. donovani* (calazar indiano e outros), a *L. chagasi* (leishmaniose visceral americana [LVA]), a *L. tropica* (leishmaniose cutânea, tipo botão do oriente) e *L. braziliensis* (leishmaniose mucocutânea [LMC]). Essa classificação é baseada em dados clinicopatológicos antigos. Atualmente, os parasitologistas classificaram o gênero *Leishmania* em bases diversas, como: comportamento no flebótomo; aspectos bioquímicos, em especial seus padrões de isoenzimas; anticorpos monoclonais contra antígenos das formas promastigotas e técnicas de biologia molecular.

De acordo com a evolução do parasita no tubo gastrintestinal do transmissor, são reconhecidas três seções nas quais ele se desenvolve: *hipopilária* (espécies que se desenvolvem apenas na parte posterior); *peripilária* (espécies que se desenvolvem nas partes anterior e posterior do intestino) e *suprapilária* (espécies que se desenvolvem nas partes anterior e média do intestino). Assim, as *Leishmanias* foram agrupadas em dois subgêneros: *Leishmania*, compreendendo parasitas que se desenvolvem somente no intestino médio e anterior, e *Viannia*, com desenvolvimento dos parasitas no intestino anterior, médio e posterior do flebotomíneo.

Atualmente, há 15 espécies de *Leishmania* capazes de produzir doença no ser humano. Os principais vetores no Brasil são: *Lutzomyia whitmani*, *Lu. flaviscutellata*, *Lu. umbratilis;*

Lu. intermedia, Lu. migonei, Psychodopygus wellcomei, Ps. ayrozai, Ps. paraensis. É enorme a quantidade de animais reservatórios (roedores, macacos, preguiça, quati, tamanduás, paca, entre outros) e infectados (roedores, cães, cavalos e felinos), inclusive, o próprio homem.

Espécies do subgênero *Viannia*

As espécies do subgênero *Viannia* (Laison e Shaw, 1972) são:

- *Leishmania (V.) braziliensis*: agente mais frequente das formas cutâneas e mucocutâneas, com registro na maior parte das Américas. No Brasil, a leishmaniose é encontrada em todas as regiões, tendo como hospedeiros mamíferos: seres humanos, roedores selváticos, marsupiais e animais domésticos. Os vetores diferem de acordo com a região geográfica: no Nordeste, *Lutzomyia whitmani*; no Sudeste, *Lu. intermedia, Lu. migonei* e *Lu. pessoai;* no Norte (Pará), *Psychodopygus wellcomei*
- *Leishmania (V.) guyanensis*: produz habitualmente a forma cutânea com lesões múltiplas; é encontrada principalmente ao norte do rio Amazonas, nas Guianas, na Venezuela e no Peru. Além do ser humano, outros mamíferos reservatórios são a preguiça e o tamanduá. *Lu. umbratilis* é o vetor principal e, ocasionalmente, *Lu. anduzei* e *Lu. whitmani*
- *Leishmania (V.) lainsoni*: a Amazônia brasileira registra, de modo quase exclusivo, os casos de infecção por essa espécie que tem como único vetor flebotomíneo conhecido o *Lu. ubiquitalis* e a paca (*Agouti paca*) como provável hospedeiro silvestre (gênero e espécie *Agouti paca*; roedor brasileiro da classe Mammalia, família Dasyproctidae)
- *Leishmania (V.) shawi*: registrada apenas no estado do Pará, transmitida por *Lu. whitmani* e tendo como reservatórios mamíferos o macaco, a preguiça e o quati
- *Leishmania (V.) naiffi*: com distribuição nos estados do Pará e do Amazonas e na Guiana Francesa, produz a forma cutânea da doença. Consideram-se três vetores na transmissão: *Ps. ayrozai, Ps. paraensis* e *Ps. squamiventris.* O tatu é o único reservatório conhecido
- *Leishmania (V.) lindenberg*: distribuição em área de reserva florestal no estado do Pará. Vetor responsável: *Lu. antunesi*
- *Leishmania (V.) peruviana*: distribuição principal nos Andes peruanos, causando a forma cutânea de leishmaniose no ser humano e, ocasionalmente, em animais domésticos
- *Leishmania (V.) panamensis*: responsável pela doença no Panamá, na Costa Rica, na Colômbia, no Equador e em Honduras
- *Leishmania (V.) colombiensis*: encontrada na Colômbia, na Venezuela e no Panamá, causando casos esporádicos no ser humano.

Espécies do subgênero *Leishmania*

As espécies do subgênero *Leishmania* (Saf'janova, 1982) são:

- *Leishmania (L.) amazonensis*: distribuída em países como Brasil – com predominância na Amazônia e pouco frequente na Bahia e no Paraná –, Colômbia, Bolívia, Equador, Paraguai e Guiana Francesa. O vetor principal é *Lu. flaviscutellata* e, secundariamente, *Lu. olmeca.* Reservatórios mamíferos identificados: roedores, marsupiais e a raposa (*Cerdocyon thous*). Essa espécie é responsável pela leishmaniose cutânea difusa anérgica e pelas formas cutâneas com lesões únicas ou múltiplas
- *Leishmania (L.) chagasi*: tem ampla distribuição na América Latina, estendendo-se do México à Argentina, sendo seus reservatórios o cão e a raposa. O único vetor flebotomíneo conhecido é *Lu. longipalpis.* O parasita causa a LVA
- *Leishmania (L.) mexicana*: registrada no México, no Caribe, na Colômbia e no Equador; produz LMC, denominada "úlcera de los chicleros"
- *Leishmania (L.) pifanoi*: é agente de LMC na Venezuela
- *Leishmania (L.) venezuelensis*: encontrada nos Andes venezuelanos
- *Leishmania (L.) donovani*: responsável pela LV
- *Leishmania (L.) infantum*: causa LV
- *Leishmania (L.) tropica*: agente de leishmaniose cutânea
- *Leishmania (L.) aethiopica*: agente de leishmaniose cutânea.

No Brasil, sete espécies são as principais responsáveis pela LMC: *L. (V.) braziliensis, L. (V.) guyanensis, L. (V.) lainsoni, L. (V.) shawi, L. (V.) naiffi, L. (V.) lindenberg* e *L. (L.) amazonensis.* Há espécies de leishmânias que não causam doença.

Acredita-se que as leishmânias adaptem-se a circunstâncias ecológicas diversas e adquirem características populacionais especiais para cada ambiente, incluindo a duração do foco. A forma clínica da doença apresentada pelo ser humano decorre não só do tipo de população de *Leishmania*, mas também das diversas espécies de flebótomos e, sobretudo, do estado imunológico do hospedeiro.

Entre os aspectos epidemiológicos, cabe destacar que animais silvestres vertebrados (roedores, preguiças) são infectados (com ou sem manifestação clínica) pelas formas leishmânicas amastigotas (sem flagelo); apenas o flebótomo fêmea infectado, necessitando de sangue para o desenvolvimento de sua progênie, pica o animal doente e absorve as formas amastigotas, que crescem no tubo gastrintestinal sob a forma de promastigotas (com flagelo, o que dá grande mobilidade); depois pica um animal sadio, inocula, por regurgitação, as formas promastigotas, que, no hospedeiro, vão novamente transformar-se em amastigotas; esse é o ciclo natural biológico. Devemos considerar que há flebótomos antropofílicos e outros não; do mesmo modo, há flebótomos silvestres (*Lutzomya whitmani, Lu. pessoai, Lu. migonei*) e flebótomos domésticos ou semidomésticos (*Phlebotomus papatasi,* no Oriente; *P. intermedius,* no Rio de Janeiro). O predomínio de espécies não antropofílicas justifica a menor incidência em certas regiões, por exemplo, em Rondônia.

A forma parasitária das leishmânias é a amastigota, isto é, ovoide e sem flagelo, intracitoplasmática nos macrófagos; a maior ou menor quantidade de parasitas em determinada lesão vai depender, em última análise, do estado imunitário do hospedeiro.

Na histopatologia, verifica-se que as alterações na pele ou nas mucosas variam desde inflamação exsudativa aguda (conforme constatado na lesão com 2 dias de existência) até a formação de granuloma tuberculoide completo. Pode haver infiltração linfo-histiocitária ou plasmolinfo-histiocitária. As clareiras de Montenegro, ou centros claros de Buss, são acúmulos discretos de células epitelioides (estrutura tuberculoide incipiente); podem ocorrer, ainda, necrose e vasculite necrosante. Nesse contexto, as leishmânias são encontradas, em geral, em pouca quantidade, no interior dos macrófagos; o achado da leishmânia é inversamente proporcional ao tempo de duração da lesão. Essas estruturas dependem, sobretudo, do linfócito T especificamente sensibilizado. Quando há falência imunológica, ou seja, inexistência de linfócitos T específico-sensíveis, observa-se verdadeira histiocitomatose, isto é, proliferação difusa de macrófagos plenos de leishmânias, como na forma difusa anérgica.

Por conta disso, há autores que procuram alinhar a leishmaniose como a hanseníase (doutrina polar de Rabello), ou seja, uma forma polar benigna (tipo "*botão do oriente*") e uma forma polar maligna (leishmaniose difusa anérgica), na maioria dos casos como formas *borderline* no centro do espectro. A imunidade celular determinada pelo linfócito T específico é avaliada pelo teste de Montenegro (*Leishmania* = suspensão de leptômonas, frações antigênicas polissacarídicas ou proteicas). A imunidade adquirida é, sobretudo, espécie-específica. A imunidade humoral, dependente do linfócito B, é revelada por anticorpos fixadores de complemento e por anticorpos séricos determinados pela imunofluorescência indireta (IFI). Convém frisar que a reação de Montenegro é positiva na maioria dos casos de LMC, sendo, entretanto, negativa nas primeiras semanas da doença e permanentemente negativa na forma difusa anérgica. Vale lembrar que pessoas infectadas pela leishmânia podem apresentar apenas a infecção, e não a doença, e, portanto, mostrarão positividade ao teste de Montenegro. Por outro lado, os anticorpos séricos estão presentes em todas as formas clínicas, inclusive na anérgica, mas não são protetores, porém podem servir como instrumento de confirmação diagnóstica e controle de cura.

Após a inoculação na pele, o parasita é fagocitado por macrófagos do hospedeiro e assume sua forma amastigota. Por se tratar de um parasita intracelular obrigatório, a imunidade celular – perfil de resposta Th1 – tem papel central no controle da infecção. Além disso, a espécie de *Leishmania* e a quantidade do inóculo no organismo parecem ter associação com a gravidade da doença.

Nos pacientes com resposta Th1 adequada, há produção de interferon-α e IL-2, tendência a formas clínicas limitadas e melhor evolução da doença.

A interferon-α é a citocina mais importante na eliminação de parasitas no interior dos fagolisossomos de macrófagos infectados. Ela induz a produção de espécies reativas de oxigênio e a transformação de células T CD4-*naïve* em células Th1. Também faz parte desse processo a IL-12, que estimula células *natural killer* (NK) a produzirem interferon-α.

O fator de necrose tumoral alfa (TNF-α) produzido por macrófagos e células NK, quando em níveis moderados, também propicia o controle da infecção, ampliando a ativação de macrófagos pela interferon-α. Sua produção é estimulada pela IL-2.

Contudo, uma deficiência na resposta Th1 ou o desenvolvimento de um padrão de resposta Th2, com produção de IL-4 e IL-10, estão relacionados com formas mais graves da doença.

Tal situação é observada na coinfecção por HIV e *Leishmania*, em que ocorre mudança da resposta imune celular Th1 para Th2 e, consequentemente, formas mais agressivas, com maior número de lesões, acometimento mucoso mais frequente e pior resposta ao tratamento. Nestes pacientes, níveis elevados de TNF-α podem estar relacionados com aumento na replicação viral e progressão da infecção pelo HIV para AIDS.

A forma anérgica é seletiva com relação à leishmânia e seus antígenos. Por sua vez, as leishmânias, isoladas de casos anérgicos e inoculadas em pessoas normais, produziram leishmaniose alérgica circunscrita; mais uma prova de que não se trata exclusivamente de qualidades intrínsecas do protozoário, mas da qualidade reativa do receptor. Ocorre com maior frequência com a *Leishmania (L.) amazonensis*.

Clínica

O período de incubação varia de 14 dias a 2 anos, em média 2 a 3 meses. A lesão de inoculação acontece em áreas expostas, e estas dependem dos hábitos sociológicos de cada região; entre nós, a localização mais frequente é nos membros inferiores (42%) e superiores (39%) (Figuras 48.1 e 48.2); em Teerã e Aleppo, a área preferencial é na face; no México, é na orelha (úlcera de los chicleros).

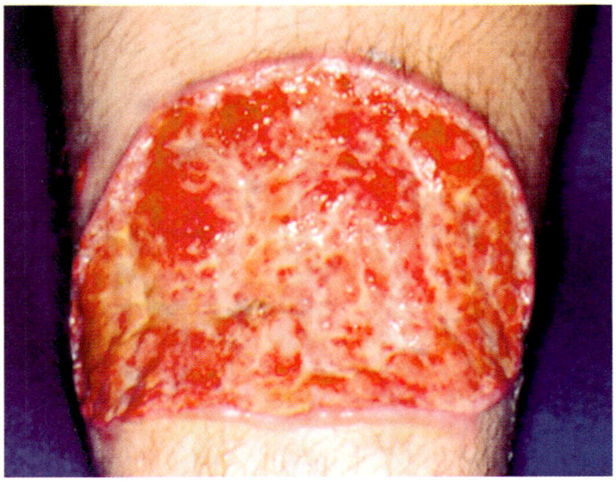

Figura 48.1 Leishmaniose mucocutânea – úlcera de inoculação, com a típica borda "em moldura"; no fundo, presença de granulações grosseiras, com localização característica (perna).

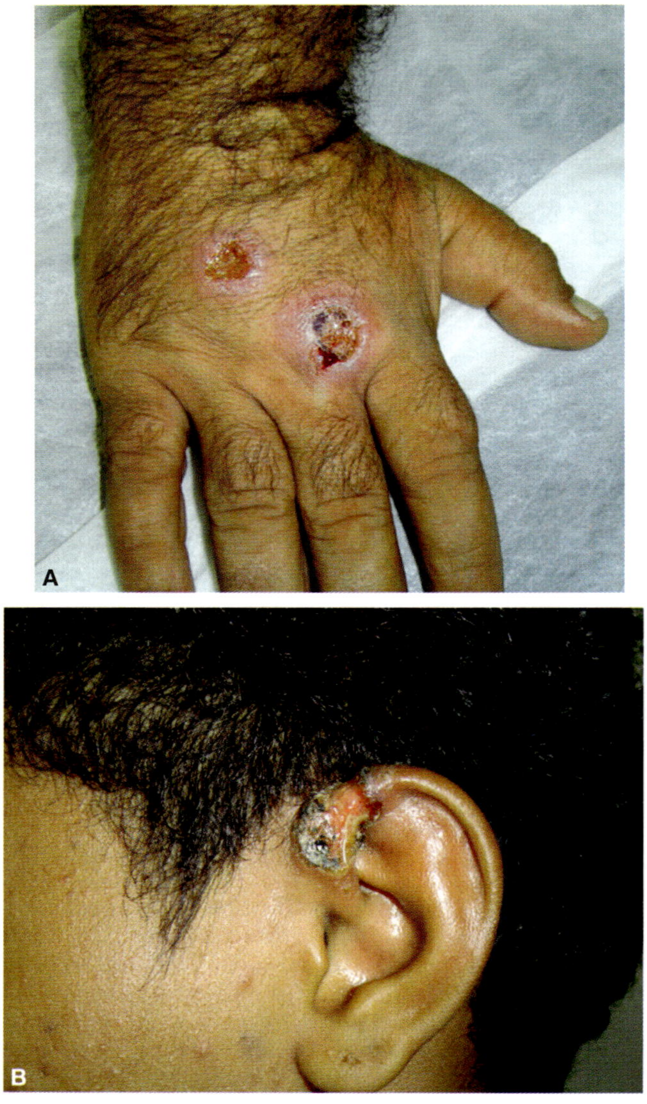

Figura 48.2 Leishmaniose mucocutânea. **A.** Duas lesões de inoculação com 2 meses de evolução. **B.** Lesão com 3 meses de evolução em área menos frequente, mas típica no México, úlcera de los chicleros. (Cortesia do Dr. Rafael Ramos.)

A morfologia da lesão pode ser apenas a de um eritema com edema e infiltração, pápula, tubérculo, verrucosidade (ver definição de PLECT no Capítulo 47, item *Esporotricose*), ou úlcera, medindo de alguns milímetros a centímetros (Figura 48.3 A a D). Em geral, a lesão de inoculação é única, mas pode ser múltipla. A partir da lesão de inoculação, pode surgir, com certa frequência, linfangite centrípeta discreta e, por vezes, com adenopatia não significativa (Figura 48.4).

A úlcera é a apresentação mais frequente (cerca de 95%); é caracteristicamente circular, com bordas elevadas e infiltradas (em moldura), fundo com granulação grosseira e avermelhada, recoberta por exsudato discreto, seroso ou seropurulento. Involui espontaneamente após alguns meses (6 a 15), deixando cicatriz atrófica e apergaminhada, pigmentação salpicada, muitas vezes mais intensa na periferia, com arranjo que lembra os raios da roda de uma bicicleta (Figura 48.5), denunciando o ponto de inoculação nos pacientes com a forma mucosa em investigação.

Lesões por disseminação hematogênica (forma disseminada) podem ocorrer em número variável (de algumas a mais de 1.000). São as leishmânides, que, normalmente, são lesões habitadas ou podem ser consequentes a antígenos ou restos da leishmânia. Na pele, apresentam morfologia variada: papulopustulosas (impetigoides), ulcerocrostosas (ectimatoides), papulofoliculares (liquenoides), tuberosas (micro e macrotuberosas), com arranjos circinados ou em placas de aspecto lupoide, nódulos (raramente), vegetantes (úmidas ou secas), ulceronodulares e ulcerosas. Essas lesões hematogênicas também podem acometer as mucosas (forma mucosa concomitante), com maior frequência na boca, no nariz, na laringe, na faringe e, menos frequentemente, nos órgãos genitais e na conjuntiva (Figura 48.6). Não tendem à cura espontânea e são também de morfologia variada: erosões, exulcerações e infiltrativas, com superfície grosseiramente mamelonada (estomatite "em paralelepípedo"); a chamada "cruz de Escomel" refere-se à interseção dos septos fibrosos do palato que estão preservados e às lesões mamelonadas adjacentes; com o passar do tempo, ocorrem úlceras, com destruição do septo cartilaginoso e, às vezes, subsepto, provocando a queda da ponta do nariz (aspecto buldoguiforme), ulcerovegetante (polipose, em especial nas formas nasais, com aspecto ozeniforme). Outras formas de acometimento mucoso são por contiguidade ou por inoculação direta, ambas bem menos frequentes.

Lesões mucosas, destrutivas ou não, surgem meses ou anos após o início da doença (forma tardia, mais frequente), em uma fase em que já não há lesões cutâneas, em que pese o achado eventual de leishmânias na mucosa nasal, mesmo sem lesão clínica. A mucosa pode estar espessada, edematosa, friável,

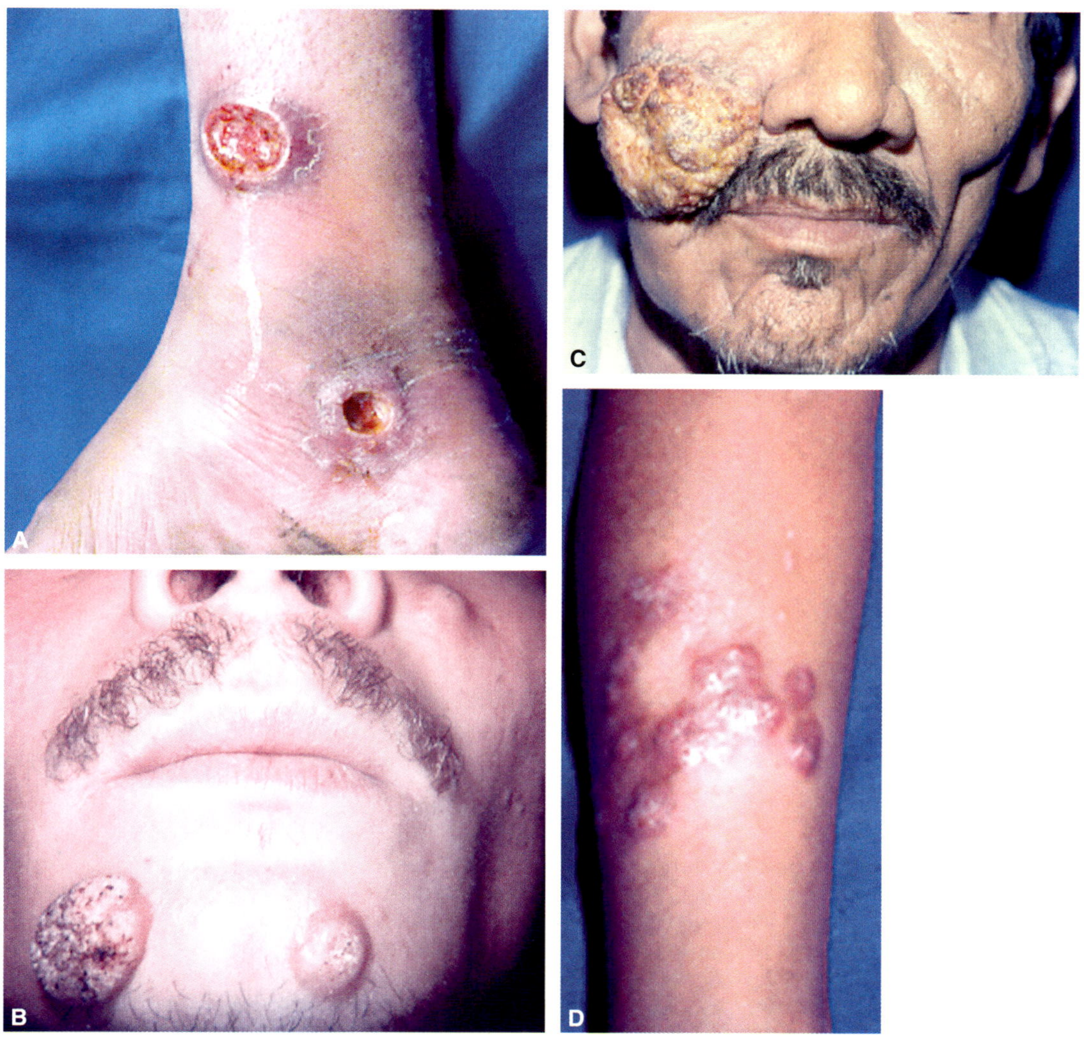

Figura 48.3 Leishmaniose mucocutânea. **A.** Lesões na perna. **B.** Lesões verrucosas. **C.** Forma verrucosa. **D.** Lesão de aspecto sarcoídico.

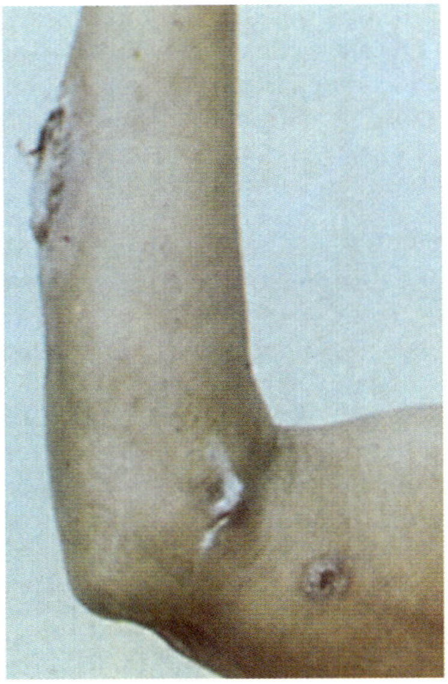

Figura 48.4 Linfangite discreta e úlceras grandes, ao contrário da esporotricose (**regra de Azulay**).

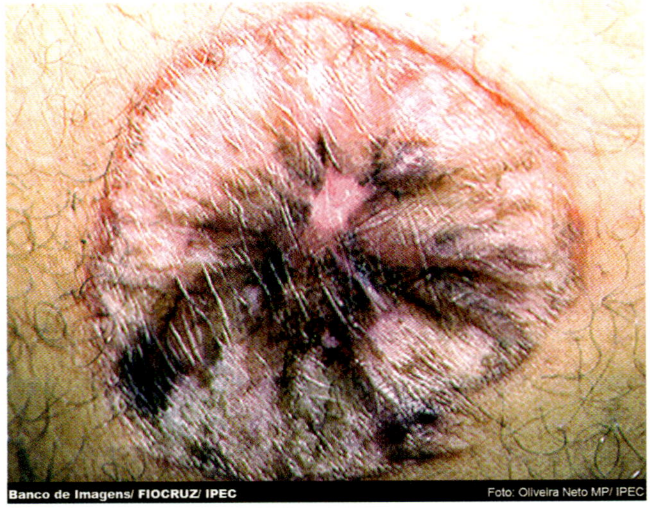

Figura 48.5 Leishmaniose cutânea: aspecto cicatricial típico. Lembra os raios da roda de bicicleta. (Cortesia do Dr. Manoel P. Oliveira-Neto.)

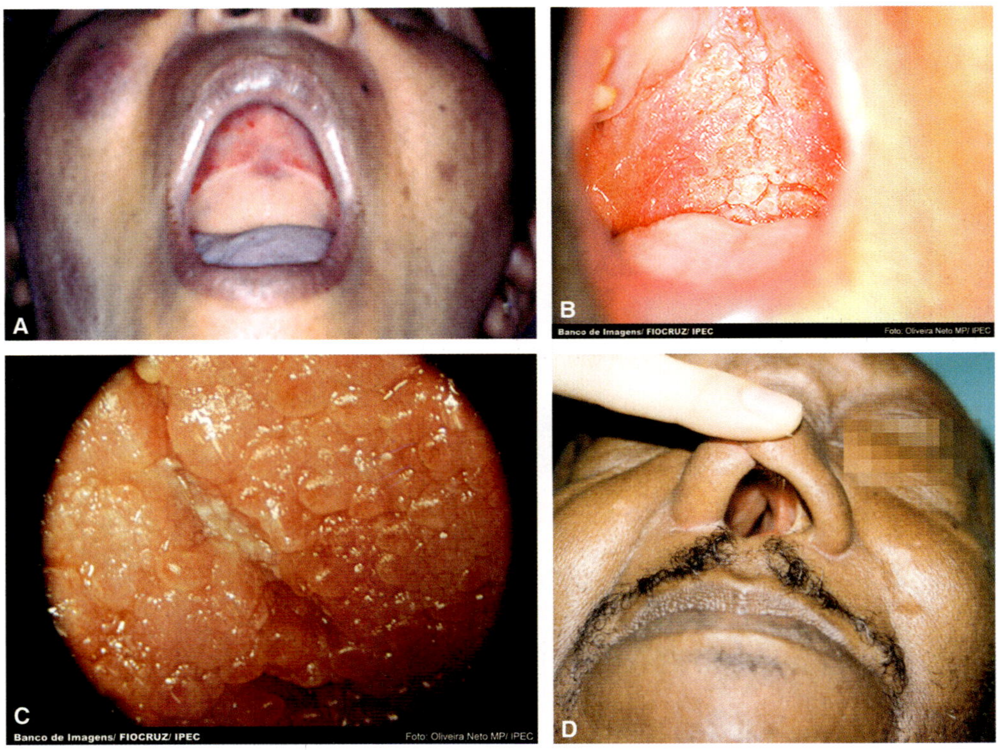

Figura 48.6 Leishmaniose mucocutânea. **A.** Acometimento de mucosa, fase recente. **B.** Lesão infiltrativa ocupando toda a extensão do palato, com acentuação marcada dos sulcos naturais e superfície finamente granular. **C.** *Close* obtido por fibra óptica que mostra uma superfície irregular, bosselada com aspecto típico de "rua calçada com seixos". **D.** Destruição do septo nasal.

dolorosa e com odor fétido. Entre as deformidades, distinguimos: *fácies buldoguiforme* (já referida); *fácies tapiroide* (devido à infiltração do lábio superior e da região nasal; Figura 48.7); *nariz em bico de papagaio*, quando há destruição apenas parcial do subsepto nasal (Figura 48.8); *aspecto gangosiforme*, quando o processo ulcerativo reúne, em cavidade única, boca e fossas nasais e é invasivo, comprometendo até a laringe (Figura 48.9). Disfonia, edema da glote, tosse, disfagia, sialorreia são complicações que podem ocorrer. O comprometimento ocular se caracteriza por conjuntivite, ectrópio e cegueira.

Osteoartrose deformante ocorre quando há intenso comprometimento ulcerocicatricial articular ou periarticular, o que é raro. Podemos observar, ainda, lesões tenossinoviais eburnizantes do córtex dos ossos e osteólise. Mutilações do pavilhão auricular são frequentes, sobretudo no México, onde são conhecidas como úlcera *de los chicleros* (seringueiros).

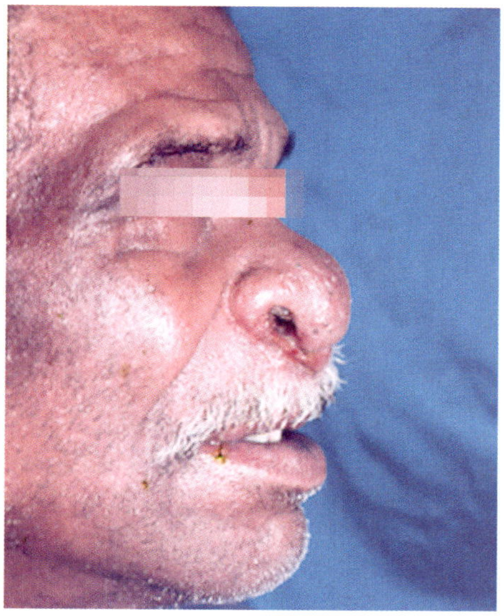

Figura 48.7 Leishmaniose mucocutânea: fácies tapiroide. (Cortesia do Dr. Roberto Maués.)

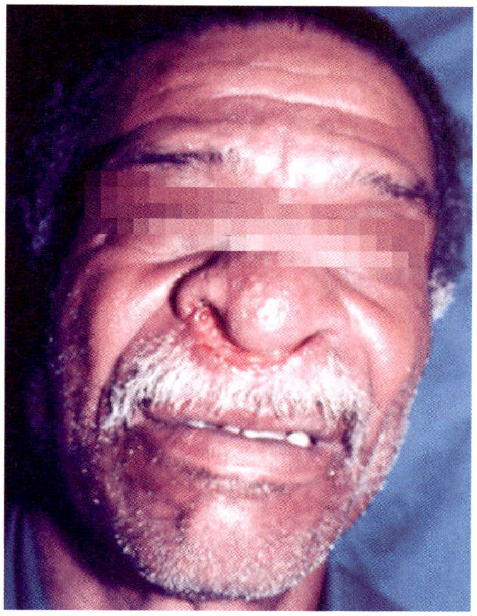

Figura 48.8 Leishmaniose mucocutânea: infiltração nasal.

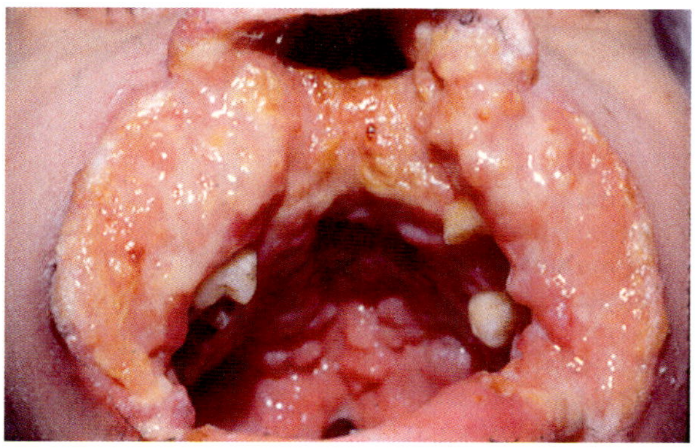

Figura 48.9 Leishmaniose mucocutânea: rinofaringite mutilante, com lesões no palato "em paralelepípedo"; gangosa. (Cortesia do Dr. Arnóbio da Penha Pacheco.)

Leishmaniose cutânea difusa (anérgica)

Forma rara, porém muito grave, causada principalmente pela *Leishmania (L.) amazonensis*. No Brasil, caracteriza-se por apresentar difusão de lesões por toda a pele, de aspecto predominantemente infiltrativo e tuberoso, assemelhando-se às lesões de paciente virchowiano (Figura 48.10), quadro histopatológico histiocitomatoide, com riqueza de parasitas, decorrente de deficiência específica seletiva do linfócito T (Montenegro sempre negativo), embora haja atividade do linfócito B (produção de anticorpos séricos). Completam o quadro: a evolução crônica, o comprometimento discreto ou ausente de mucosas, ausência de comprometimento visceral e resistência à terapêutica, com recidiva após suspensão do medicamento. Esse quadro já foi descrito tanto no Oriente como no Ocidente, e como casos esporádicos em focos de LT. Recentemente, foi descrito no contexto da síndrome de reconstituição imunológica em paciente com AIDS, ou seja, após o início de terapia antirretroviral.

Leishmanoide pós-calazar/para-calazar

Assemelha-se à anterior, diferenciando-se da forma difusa anérgica por ser secundária à infecção visceral anteriormente tratada ou em tratamento (ver item *Leishmaniose visceral*, mais adiante.)

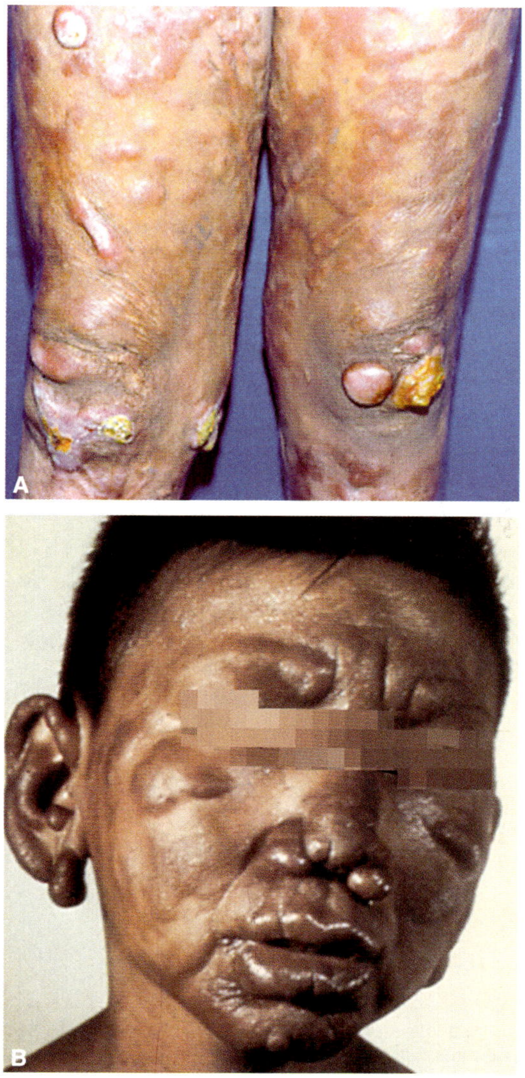

Figura 48.10 Leishmaniose cutânea difusa anérgica.

Leishmaniose recidivante

Consiste no aparecimento de tubérculos em torno de ou sobre as lesões cicatriciais; tem localização preferencial na face; é bastante rara. É a reativação causada por parasitas que ficaram confinados pelo processo cicatricial e que, possivelmente, está relacionada com uma diminuição da imunidade.

Situações especiais

- gestante: na gestação, ocorre predomínio da resposta Th_2, e cerca de 40% das pacientes durante o período gestacional apresentam úlceras maiores, maior quantidade de lesões e de aspecto verrucoso, vegetante ou atípico. O fármaco escolhido para o tratamento é a anfotericina B lipossomal, visto que o Glucantime® e a miltefosina são contraindicados nesse período
- diabetes melito: maior incidência de apresentações clínicas atípicas, com úlceras extensas e superficiais com baixa resposta ao tratamento convencional
- HIV: as úlceras tendem a ser múltiplas, irregulares e extensas. Lesões polimórficas e atípicas são frequentes. A infecção pelo HIV aumenta o risco de desenvolver leishmaniose visceral e pode haver acometimento do trato geniturinário. De acordo com o MS, todos os pacientes com as seguintes alterações clínicas devem ser testados para HIV (Quadro 48.1 e 48.2).

Espectro da infecção leishmânica

Dependendo, sobretudo, do estado imunológico do ser humano infectado com *Leishmania*, surgem as várias formas clínicas de leishmaniose; desde o polo resistente com a infecção subclínica até a forma mais grave visceral (calazar), conforme pode-se verificar na classificação adiante. Acredita-se que o estado imunológico seja o fator determinante do tipo de leishmaniose que poderá se desenvolver.

Esse espectro tem fundamento clínico, imunológico e patológico.

Alguns elementos que reforçam a ideia desse espectro:

- é clássico admitir que a forma mucocutânea é frequente e está relacionada com a *L. braziliensis*. É um erro de observação decorrente de estatísticas de clínicas universitárias, pois, para estas, só se dirigem os casos graves da zona rural; observações na zona rural mostram que aproximadamente 90% dos casos são idênticos aos da forma cutânea botão do oriente, isto é, curam-se espontaneamente e apresentam apenas lesão cutânea
- casos exclusivamente cutâneos ou mucocutâneos podem ser produzidos pelo complexo *Donovani*, o que, aliás, é confirmado pelas inoculações em macacos realizadas por Kirk
- a forma cutânea difusa primária seria produzida pela *Leishmania mexicana amazonensis*; entretanto, há referências de casos produzidos por outros complexos leishmânicos. Além disso, a inoculação de leishmânia isolada de caso de leishmaniose difusa primária em outro ser humano produz as formas circunscrita cutânea e alérgica (teste de Montenegro positivo)
- na guerra do Oriente Médio, soldados norte-americanos infectados com *L. tropica* apresentaram infecção visceral
- casos com aspectos dos dois polos e que não se enquadram nas outras formas bem distintas merecem a designação de formas *borderline* (fronteiriça).

Quadro 48.1 Condições que sugerem o comportamento oportunista da leishmaniose tegumentar e podem sugerir coinfecção com HIV.

- Qualquer forma cutânea, sem exposição recente (durante o último ano) a uma área de transmissão de leishmaniose.
- Forma disseminada, com ou sem acometimento mucoso concomitante.
- Forma cutânea ou mucosa com achado de parasitos em vísceras.
- Qualquer forma clínica associada à reação de Montenegro negativa.
- Achado de amastigotas no exame direto de material obtido de lesões mucosas.
- Isolamento em material de pele ou mucosas de espécie de leishmânias viscerotrópicas: *Leishmania (Leishmania) chagasi* (sin. *Leishmania infantum*) ou não descritas como causadoras de lesões tegumentares.
- Falha terapêutica, como definida neste Manual.
- Recidiva ou reinfecção, como definidas neste Manual, em especial quando ocorrer 1 ano ou mais após a cura clínica.
- Lesões cutâneas que aparecem após o diagnóstico de lesão mucosa em atividade.

Fonte: SVS/MS.

Quadro 48.2 Condições que indicam a necessidade de investigar leishmaniose tegumentar (LT) em pessoas vivendo com HIV ou AIDS.

- Qualquer tipo de lesão cutânea ou mucosa com mais de 2 semanas de evolução em pacientes expostos à área de transmissão de LT em qualquer época da vida.[1]

Fonte: SVS/MS.

Classificações das leishmanioses

Classificação clinicoimunopatológica das leishmanioses

As leishmanioses classificam-se clinicoimunopatologicamente (Azulay, 1977-1995) como:

- formas com hiper-reatividade celular:
  - forma abortada (infecção subclínica)
  - forma cutânea
  - forma mucosa
  - forma mucocutânea
- formas com hiporreatividade celular:
  - forma cutânea difusa primária (forma virchowianoide)
  - forma cutânea difusa secundária (leishmanoide pós e para-calazar)
  - forma visceral (calazar)
- formas *borderline*.

Classificação da leishmaniose tegumentar americana

A LT americana classifica-se (Marzochi e Marzochi, 1994) como:

- leishmaniose cutânea:
  - forma cutânea única
  - forma cutânea múltipla
  - forma cutânea disseminada
  - forma recidiva cútis
  - forma cutânea difusa
- leishmaniose mucosa:
  - forma mucosa tardia
  - forma mucosa concomitante
  - forma mucosa contígua
  - forma mucosa primária
  - forma mucosa indeterminada.

Diagnóstico

As bases para o diagnóstico são: procedência do doente, aspectos clínicos de lesões cutâneas tórpidas e de lesões mucocutâneas indolores, com mínimos sinais de inflamação (ausência de exsudato purulento), ou cicatriz atrófica, ovalar ou circular, lisa e brilhante, com pigmentação salpicada no seu interior; essas cicatrizes, muitas vezes, denunciam o ponto de inoculação. Os exames laboratoriais são:

- pesquisa direta da leishmânia: o exame direto corado pelo Giemsa (material da borda da lesão) revela as formas amastigotas no interior dos macrófagos; é praticamente 100% positivo nos casos recentes e progressivamente negativo com a duração da lesão. Dificilmente é positivo nas lesões mucosas
- isolamento em cultivo *in vitro* (meios de cultivo NNN- Neal, Novy, Nicolle e LIT – *Liver Infusion Triptose*): o parasita multiplica-se sob a forma promastigota (leptômona). A antissepsia da biopsia não deve ser feita com álcool iodado nos casos para cultura, pois o iodo inibe fortemente o crescimento da leishmânia (Figura 7.16)
- inoculação em animais de laboratório (*hamsters* ou camundongos): não é mais empregado como método diagnóstico, e sim para fins de pesquisa, como confecção de vacinas. O crescimento da leishmânia leva de 1 a 3 meses
- exame histopatológico (ver item *Etiopatologia e histopatologia*, anteriormente)
- intradermorreação de Montenegro: 0,1 mL intradérmico com suspensão de 10 milhões de leptômonas (promastigotas) por mL; a resposta positiva é obtida em 48 a 72 h; às vezes perdurando por semanas. O teste pode ser feito ainda com frações antigênicas, polissacarídicas ou proteicas de leishmania. O teste é altamente específico e muito sensível; permanece positivo para o resto da vida. É sempre negativo nas formas anérgicas e pode levar até 6 semanas para se tornar positivo após o início das lesões
- IFI: o soro do doente tem anticorpos contra as leishmânias e por reação cruzada contra o *T. cruzi*; os títulos variam e passam a ter valor diagnóstico a partir de 1/80 e não apresentam correlação com a positividade parasitológica, mas parecem correlacionar-se com o número de lesões e servir como controle de cura. Apesar da ocorrência da doença, o teste nem sempre tem resultado positivo
- reação em cadeia da polimerase (PCR): pode ser extremamente útil, sobretudo nos casos mucosos. É cada vez mais empregada, especialmente para diagnóstico. Atualmente, podem ser empregadas: PCR por hibridização, PCR-RFLP, PCR *real time*, PCR (G6PD). O método de dissociação de DNA em alta resolução (PCR-alta resolução) tem altíssima sensibilidade (96,4%) e permite a identificação das espécies em materiais biológicos
- imuno-histoquímica: utiliza anticorpos mono e policlonais, com maior precisão para identificar parasitas.

Diagnóstico diferencial

Correlaciona-se, evidentemente, com a apresentação clínica. São eles:

- úlcera: carcinoma espinocelular, sífilis terciária, úlcera tropical, vasculite
- lesão verrucosa: com as demais integrantes do grupamento PLECT, ou seja, paracoccidioidomicose, esporotricose, cromoblastomicose e tuberculose
- lesões infiltradas: rinofima, granuloma letal da linha média, sarcoidose, granulomatose de Wegener, hanseníase e entomoftoromicose
- leishmânides: ectima, dermatofitose, hanseníase, granuloma anular, sarcoidose, miíase, reação à picada de inseto
- lesões mucosas: paracoccidioidomicose, histoplasmose, rinoescleroma, vasculite, carcinoma espinocelular, bouba, goma sifilítica, lúpus vulgar e perfuração septal dos cocainômanos.

Evolução e prognóstico

Dependente da hipersensibilidade celular, a infecção pode evoluir de maneira benigna, inclusive com cura clínica e, até mesmo, biológica, ou de maneira grave, provocando grandes devastações. Do ponto de vista evolutivo, podemos classificar os casos em: forma abortiva sem cicatriz, forma abortiva com cicatriz, forma disseminada e forma anérgica difusa.

Tratamento

Deve ser precoce, a fim de evitar as deformidades que ocorrem quando, eventualmente, há acometimento mucoso. Cirurgia reparadora pode ser necessária. Antes de iniciarmos o tratamento específico, devemos estabilizar pacientes com outras doenças, como diabetes melito, hipertensão arterial, arritmias cardíacas, cardiopatias, insuficiência renal ou hepática, e evitar o uso concomitante de medicamentos que prolonguem o intervalo QT corrigido no ECG (antiarrítmicos classes IA e III, macrolídeos, fluconazol, haloperidol). Gestação contraindica o uso dos antimoniais (indicada anfotericina B lipossomal), assim como não devem ser empregados em pacientes acima de 50 anos.

Antimoniais

Os antimoniais pentavalentes constituem a medicação preferencial para o tratamento das diferentes formas da leishmaniose. Há dois sais com eficácia semelhante: a N-metilglucamina (glucamina), comercializada com o nome de Glucantime®, e o estibogluconato de sódio, comercializado com o nome de Pentostan®. Este é amplamente empregado nos países de língua inglesa e francesa na terapia do calazar e do botão do oriente, enquanto a glucamina é empregada no Brasil no tratamento tanto da leishmaniose cutaneomucosa quanto do calazar.

Os antimoniais são leishmanicidas que atuam na bioenergética das formas amastigotas de *Leishmania*. Tanto a glicólise quanto a oxidação dos ácidos graxos, processos que ocorrem em organelas específicas, são inibidas, e há redução na produção de ATP e GTP. Devido à alta toxicidade dos antimoniais, buscaram-se esquemas intralesionais para determinadas situações e também com doses menores (5 mg de Sb^v/kg/dia, menos efetivas, mas passíveis de serem repetidas) com boas respostas.

O Glucantime® é comercializado em ampolas de 5 mL, que contêm 1,5 g de N-metilglucamina, ou seja, 405 mg do antimônio pentavalente (cada mL terá 81 mg de Sb^v). Já o estibogluconato de sódio contém 100 mg de Sb^v por mL, ou seja, 500 mg por ampola.

A posologia é de 10 a 20 mg de Sb^v/kg/dia por via intramuscular (IM) ou intravenosa (IV) por 20 dias, que podem ser repetidos após 2 semanas, para as formas cutâneas (o MS recomenda 15 mg de Sb^v/kg/dia), e de 20 mg de Sb^v/kg/dia quando houver acometimento mucoso. Nesse caso, quando intenso, deve-se começar o tratamento com doses mais baixas ou mesmo em dias alternados, a fim de evitar edema importante e consequente obstrução.

O cálculo da dose só deve ser feito para até 60 kg de peso, por conta da toxicidade da medicação, ou seja, três ampolas. A via de administração é IV quando os pacientes estiverem internados, pois a via IM é muito dolorosa, sendo, no entanto a única alternativa para tratamento em larga escala. O fármaco pode ser aplicado diretamente em 5 min ou diluído em 200 mL de soro glicosado a 5% e administrado gota a gota por 30 a 60 min.

O uso intralesional (IL) via SC é uma forma de tratamento efetiva, menos tóxica, porém contraindicado nas formas mucosas, em lesões na cabeça e em pacientes imunossuprimidos. Nos casos selecionados com até 3 lesões, os resultados foram semelhantes ao uso sistêmico por 20 dias, e a aplicação IL foi feita por 3 vezes, com resultados que mostraram 82,8% de cura, comparados a 67,8% quando do uso sistêmico. O modo de aplicação deve ser feito com a inserção de uma agulha de calibre médio e alta resistência em um ângulo de 45°, a 0,5 a 1,0 cm de distância da borda da lesão, em cada um dos quatro quadrantes, em direção ao centro dela. Injetam-se de 5 mL a 15 mL, por aplicação, dependendo do tamanho e do número das lesões. Espera-se uma resposta terapêutica favorável até no máximo três sessões, com intervalo de 15 dias entre elas. Caso não haja reepitelização total da lesão em até 120 dias, recomenda-se repetir o mesmo procedimento. O volume necessário a ser injetado é calculado pela seguinte fórmula: diâmetro maior da lesão (mm) × diâmetro menor da lesão (mm) × 0,008 (mL). Essa fórmula nem sempre é útil, pois lesões maiores ou em maior número requerem maior volume. O uso de lidocaína injetável antes da aplicação IL não mostrou superioridade em relação à dor comparado ao uso exclusivo do Glucantime®. A aplicação IL deve ser feita com paramentação adequada.

Não há dose total definida nem duração de tratamento bem estabelecida com o Glucantime®; também permanece discutível o tempo de acompanhamento para a avaliação de cura, que vai de 14 a 20 meses.

A duração do tratamento pode ser de 30 dias, não necessariamente consecutivos. Outro esquema clássico são os ciclos de 10 a 20 dias com intervalos de 10 a 14 dias, até a cura clínica. A periodicidade pode ser determinada inclusive pelo aparecimento de efeitos colaterais.

Várias associações terapêuticas com a glucamina mostram resultados promissores: com alopurinol 15 mg/kg/dia/VO + 8 mg de Sb^v/kg/dia/IM; pentoxifilina 400 mg, 3 vezes/dia/VO + 20 mg de Sb^v/kg/dia/IM; vacina com amastigotas mortas de L. *amazonensis* + 8,5 mg de Sb^v/kg/dia/IM (essa associação é indicada como primeira linha pelo MS para o tratamento das formas mucosas em pacientes acima de 12 anos).

A resistência aos antimoniais, na maioria das vezes, é decorrente do uso inadequado do medicamento. É considerada falência terapêutica quando não houver resposta clínica ou parasitológica após pelo menos 20 dias de uso da meglumina na dose de 20 mg de Sb^v/kg/dia. Nestes casos, deve-se prolongar o tratamento por mais 10 a 20 dias, caso não tenham surgido novas lesões. Nesta situação ou na ausência de resposta, indicam-se fármacos de segunda linha: anfotericina B ou pentamidina.

A cicatrização plena das lesões leva até 180 dias, enquanto a reepitelização, cerca de 90 dias.

Efeitos colaterais

São essencialmente dose e tempo-dependentes. Vigilância maior deve haver em pacientes com idade superior a 50 anos, portadores de cardiopatias, nefropatias, hepatopatias e doença de Chagas; crianças toleram melhor doses mais elevadas. A aplicação IL causa menos efeitos colaterais clínicos (45,4% e 80,2%), no ECG (8,8% e 25,4%) e laboratoriais (26,5% e 73,3%), respectivamente, além de bem menor descontinuação do tratamento.

Artralgias e mialgias são frequentes, mas reagem bem aos analgésicos. Anorexia e astenia são também frequentes, assim como náuseas, vômitos e dor abdominal. Estes muitas vezes se associam à elevação de amilase e lipase, por vezes desencadeando franca pancreatite.

Alterações em todas as séries do hemograma podem ocorrer, assim como elevação das transaminases, bilirrubinas e fosfatase alcalina. Lesão renal pela glucamina é rara, no entanto, havendo insuficiência renal moderada ou grave, deve-se evitá-la.

Cardiotoxicidade é a alteração mais temida. As alterações eletrocardiográficas mais frequentes são distúrbios de repolarização, inversão da onda T, alargamento do espaço Q-T e bradicardia sinusal. O progressivo aumento desse espaço é indicação para interrupção imediata do medicamento devido ao risco de arritmias graves e mesmo morte súbita; alguns casos já foram descritos.

Em caso de alterações importantes, suspender a medicação até a normalização do quadro clinicolaboratorial, com reintrodução em dias alternados.

O monitoramento laboratorial deve ser feito antes e semanalmente, pelo menos no início do tratamento, com o controle de transaminases, bilirrubinas, fosfatase alcalina, ureia, creatinina, leucograma e ECG, com ausculta diária, se possível for. Alguns cuidados gerais devem ser tomados antes e depois das aplicações: verificação da pressão arterial, averiguar se o paciente está deitado e bem alimentado e observar se há calor no local das aplicações IM, que devem ser profundas.

Pentamidina

É o fármaco de segunda escolha, sendo muito usado, com sucesso, na Guiana Francesa, onde predomina a infecção pela *Leishmania (V.) guyanensis*; na Amazônia, também ocorrem casos com frequência. Caracteristicamente, pacientes infectados por esta espécie não reagem bem ao tratamento com glucamina. É uma diamina aromática que causa alterações estruturais nas amastigotas, desintegrando o cinetoplasto e diminuindo grânulos ribossomais. Cada frasco contém 300 mg da substância, dose que deve ser diluída em 5 mL de água destilada e aplicada em cada glúteo. A dose preconizada é de 4 mg/kg, máximo de 240 mg/dia, em dias alternados. A dose total depende da resposta clínica, requerendo, em geral, de 5 a 10 aplicações. O seu uso IL também é efetivo. Está contraindicada na gestação e em lactentes.

Efeitos colaterais

Nefrotoxicidade, hepatotoxicidade, hipotensão, hipoglicemia ou raramente hiperglicemia, alterações do ECG, abscesso glúteo, parestesia centrofacial, cefaleia, epigastralgia e vertigem.

Anfotericina B

É alternativa extremamente eficaz, porém tóxica e, inclusive, indicada para as formas resistentes aos antimoniais e gestação. Atua nos ésteres da membrana citoplasmática do parasita. Dose: 1 mg/kg/dia, máximo de 50 mg/dose, em 500 mL de soro glicosado a 5%, em dias alternados. Total de 1 a 1,5 g (ver Capítulo 85, item *Anfotericina B*).

Anfotericina B lipossomal

As formulações lipídicas constituem alternativa menos tóxica, com poucos efeitos colaterais, utilizadas na dose de 2 a 3 mg/kg/dia durante 20 dias. Estão disponíveis para uso: AmBisome®, Amphocil® e Abelcet®.

Alopurinol

De 100 a 300 mg/dia, uso isolado ou associado ao antimônio pentavalente.

Miltefosina

Trabalhos recentes mostram bons resultados com o emprego deste antineoplásico oral no tratamento da LMC e LVA, sendo eficaz contra espécies de *Leishmania* tanto *in vitro* como *in vivo*, inibindo a biossíntese de fosfolipídios e esteróis. Os índices de cura relatados foram de 90% para LMC e 97% para LVA, com doses entre 100 e 150 mg/dia/VO, por períodos de 3 a 4 semanas; resultados que nem sempre são reproduzíveis. É teratogênica. Dor testicular e diminuição do volume de esperma são raros, mas podem ocorrer.

A paromomicina, que é um antibiótico de uso tópico, apresenta atividade antileishmânia e é melhor empregada quando usada concomitantemente com o Glucantime®, pois potencializa a ação deste, assim como o imiquimode.

A termoterapia pode ser efetiva, embora essa modalidade possa ser feita de forma aleatória, a recomendação ideal segue um protocolo não tão simples. A aplicação utiliza um dispositivo eletromagnético gerador de ondas de alta frequência, após anestesia local, com o emprego de um eletrodo a 50 °C durante períodos de 30 s, no centro e na borda da lesão, de modo a cobri-la totalmente. Pode ser útil principalmente como coadjuvante ou na gestação.

Profilaxia

Combate aos animais reservatórios, supressão de fonte humana de infecção pelo tratamento, combate ao flebótomo doméstico ou semidoméstico, proteção do sadio por vários métodos (inseto-repelente, mosquiteiro, barreira animal, isto é, animais estabulados para atraírem flebótomos). Até o momento, a tão almejada vacina ainda não foi produzida.

Leishmaniose visceral

Conceito

A LV é doença infecciosa crônica, produzida por protozoários do gênero *Leishmania*, subgênero *Leishmania (L.)*, complexo *donovani* e transmitida por flebotomíneos. Três espécies são de importância médica: *Leishmania (L.) chagasi, Leishmania (L.) donovani* e *Leishmania (L.) infantum*. Nas Américas, a protozoose é causada pela *Leishmania (L.) chagasi*, responsável pela LV americana ou calazar americano, tendo como único vetor conhecido o *Lutzomyia longipalpis*, que sofreu uma adaptação urbana e tem sido o responsável pelo aparecimento de focos urbanos em Minas Gerais, no Nordeste e Norte do Brasil; tem como reservatórios, principalmente, o cão e, bem menos, a raposa, além do doente.

Epidemiologia

Segundo o MS, temos anualmente cerca de 3.500 casos novos (90% dos casos da América Latina). A AIDS favorece a sua instalação, sendo considerada infecção oportunista na Península Ibérica devido à toxicomania, constatando-se que a transmissão também se dá por meio de agulhas contaminadas.

Etiopatogenia

A doença evolui com febre irregular, anemia, desnutrição, estado geral comprometido, hepatoesplenomegalia e linfonodomegalias. Os parasitas induzem a produção sistêmica de TNF-α, citocina responsável por algumas manifestações clínicas como febre, caquexia, anorexia e pancitopenia. Em níveis moderados, o TNF-α facilita a eliminação da *Leishmania*, mas, em níveis muito elevados, pode provocar expansão dos vasos sanguíneos e extravasamento de fluidos para o interstício, e até choque hipovolêmico. Por este motivo, o nível de TNF-α pode ser considerado um marcador prognóstico na LV.

Clínica

As duas principais manifestações cutâneas são apresentadas a seguir.

Leishmanioma de inoculação

Pode ocorrer no local da picada do flebótomo infectante e caracteriza-se por lesão papulosa, nodular ou ulcerada, com numerosos parasitas. É indistinguível das lesões de inoculação da LT; entretanto, a diferenciação se faz pela confirmação de leishmânias na medula óssea, no fígado, no baço e no sangue; o teste de Montenegro é negativo.

Leishmanoide

Manifesta-se por lesões generalizadas maculares, papulosas ou nodulares (lembrando a leishmaniose cutânea difusa primária [LCDP]) que surgem em pacientes com LV, em vias de cura sob tratamento específico. São lesões ricas em leishmânias, e o teste de Montenegro é, em geral, negativo. Distingue-se da LCDP difusa pelo fato de aparecer em doente com LV prévia em tratamento ou já curados. É a denominada *leishmaniose para* ou *pós-calazar*.

Doença de Chagas ou tripanossomíase americana

Conceito

Doença sistêmica causada pelo *Trypanosoma (Schyzotrypanum) cruzi*, parasita digenético (ciclo em dois hospedeiros diferentes), cujas formas tripomastigotas metacíclicas são transmitidas pelas fezes de um triatomíneo (barbeiro), que penetra no mamífero através das mucosas ou de soluções de continuidade da pele. *Triatoma*, *Rhodnius* e *Panstrongylus* representam os principais vetores. A transmissão pode ser vetorial, transfusional, congênita, acidental, oral e por transplante de órgãos. Na região Norte, sobretudo no Pará, têm ocorrido surtos da doença devido à ingestão de polpa de açaí; tende a ser mais grave do que a adquirida pela picada do barbeiro.

Clínica

A doença apresenta duas fases: aguda (assintomática ou oligossintomática) e crônica (formas indeterminada, cardíaca e digestiva).

A fase aguda é caracterizada por sinais de porta de entrada (75%) e, ainda, por sinais e sintomas sistêmicos. Dois são os sinais de porta de entrada: *sinal de Romaña* e o *chagoma de inoculação*. O *sinal de Romaña* decorre da penetração do *Trypanosoma* pela conjuntiva e manifesta-se 5 a 10 dias após a inoculação, sob a forma de edema bipalpebral, dacrioadenite, conjuntivite e adenopatia-satélite; é geralmente unilateral e corresponde ao complexo primário oftalmoganglionar.

O chagoma de inoculação, decorrente da inoculação na pele, é caracterizado por lesão maculo ou papulonodular, eritematoarroxeada, dura e indolor; pode ulcerar-se, regredindo espontaneamente em 3 semanas, em geral associada a linfonodomegalia-satélite. Excepcionalmente, há *manifestações exantemáticas*, também chamadas "esquizotripânides", representadas por erupções maculopapulosas de tipo morbiliforme, roseoliforme ou urticariforme. Sinais e sintomas sistêmicos: febre, astenia, mal-estar geral, linfonodomegalias e hepatoesplenomegalia.

Complicações

Como complicações tardias da doença, têm-se megaesôfago, megacólon e acometimento cardíaco com miocardite, arritmias e bloqueio cardíaco completo, ocorrendo caracteristicamente o acometimento do ramo direito e do anterior esquerdo.

Diagnóstico

Na fase aguda, pesquisa direta do *T. cruzi*; pesquisa de anticorpos anti-*T. cruzi* IgM por IFI e PCR. Na fase crônica, utilizam-se exames sorológicos: hemaglutinação indireta, IFI e imunoenzimático (ELISA).

Tratamento

Realizado com dois fármacos: nifurtimox e benzonidazol.

Doença do sono ou tripanossomose africana

Doença sistêmica grave, produzida pelos *Trypanosoma (T.) brucei gambiense* e *Trypanosoma (T.) brucei rhodesiense*, transmitida pela picada de moscas (tsé-tsé) do gênero *Glossina*. Pode ocorrer, na fase aguda, o *cancro tripanossômico*, com linfadenite-satélite, e, mais tarde, erupção exantemática, com linfadenopatia generalizada.

Tricomoníase

Três espécies de *Trichomonas* acometem o ser humano: *T. tenax* (boca), *T. hominis* (intestino) e *T. vaginalis* (trato geniturinário); a última produz sinais de vulvovaginite (corrimento amarelo-esverdeado, edema, eritema, ardor, prurido e disúria), inclusive atingindo a pele adjacente e produzindo dermatite aguda; no homem, provoca uretrite.

A terapêutica pode ser local (óvulos), estando indicado metronidazol na dose de 250 mg, 2 a 3 vezes/dia, durante 7 a 10 dias.

Toxoplasmose

Infecção causada pelo *Toxoplasma gondii*, de distribuição universal, tendo como hospedeiro definitivo o gato e, intermediários, o ser humano, aves e vários mamíferos.

Podem ocorrer manifestações cutâneas caracterizadas por exantema morbiliforme, escarlatiniforme e maculopapulopetequial, simulando a febre maculosa, eritema polimorfo e nodoso. O diagnóstico é feito pelas provas sorológicas: IFI, imunoenzimática (ELISA), detecção de IgM, PCR (no liquor, líquido amniótico, humor aquoso, sangue). O tratamento é feito com: pirimetamina + sulfadiazina; clindamicina; espiramicina; claritromicina e azitromicina.

Amebíase

Conceito

Doença predominantemente intestinal, produzida pela *Entamoeba histolytica*, mas podendo apresentar sintomatologia cutânea, em geral secundária a procedimentos cirúrgicos (colostomia, apendicectomia, drenagem de abscesso hepático). As regiões perianal e genital são as mais frequentemente atingidas nos casos de disenteria.

Das amebas de vida livre, três gêneros (*Acanthamoeba*, *Naegleria* e *Balamuthia*) são os principais agentes de doenças em humanos e animais. Recentemente foi descrito um caso de infecção cerebral pelo gênero *Sappinia*. A *Naegleria fowleri* causa meningoencefalite primária fulminante e invariavelmente fatal; em geral, ocorre em jovens saudáveis que tomaram banhos com água contaminada em lagos, poços etc. Várias espécies de *Acanthamoeba* e a *Balamuthia mandrillaris* são os agentes causais da encefalite amebiana granulomatosa, que tem curso subagudo ou crônico, quase sempre fatal, com acometimento do sistema nervoso central e lesões cutâneas posteriores. Há também casos de meningoencefalite por *Acanthamoeba*.

Clínica

O acometimento cutâneo pode manifestar-se por lesões papulonodulares com descarga purulenta que evoluem para ulceração ou pápulas, placas, celulite etc.; quando de localização centrofacial, evoluem com necrose da região nasal e, por isso mesmo, fazem parte do diagnóstico diferencial com as causas do granuloma letal da linha média, denominação em franco desuso (ver Capítulo 37, item *Granuloma letal da linha média*).

Acanthamoeba e *Balamuthia* causam lesões oculares, como ceratite e úlceras na córnea, e já foram isoladas em soluções de lente de contato e secreções de indivíduos saudáveis (bem mais frequente que a apresentação sistêmica). Em geral, os pacientes são imunocomprometidos. A via de penetração é a pele ou a via respiratória.

Diagnóstico

O diagnóstico é feito pelo achado de *E. histolytica* no tecido. A diferenciação das espécies é feita através da cultura ou da IFI. O tratamento escolhido é uma combinação de fármacos, como anfotericina B, pentamidina e itraconazol.

Evolução e prognóstico

O prognóstico é muito reservado, sobretudo pela demora em se fazer o diagnóstico e pela gravidade intrínseca da doença sistêmica.

Tratamento

O tratamento de escolha é com derivados nitroimidazólicos: metronidazol (750 mg 3 vezes/dia), tinidazol (2 g/dia) e secnidazol (2 g/dia).

Rinosporidiose

Carmelia Matos Santiago Reis ◆ Ana Guiomar M. S. Reis ◆ David Rubem Azulay

Conceito

Infecção crônica granulomatosa que envolve, mais comumente, a mucosa nasal e a nasofaringe. É causada pelo *Rhinosporidium seeberi*. A doença pode também atingir a conjuntiva ocular, a pele, o tecido subcutâneo, o pênis, o ânus, a vagina e o conduto auditivo externo. A disseminação para membros, tronco e vísceras é descrita em alguns casos, podendo ser, raramente, por via hematogênica para locais anatômicos distantes.

Epidemiologia

A doença ocorre universalmente, sendo relatada em 70 países com características geográficas diversas, exceto na Austrália e na Nova Zelândia. É observada principalmente em zonas tropicais, sendo endêmica na Índia e no Sri Lanka, assim como na América do Sul e na África. No Brasil, foram descritos casos na Bahia, no Distrito Federal, no Maranhão, no Piauí, em São Paulo, no Rio Grande do Sul e no Ceará. Os casos isolados no Nordeste brasileiro têm origem na parte semiárida, onde existe grande número de açudes. Os primeiros casos descritos foram observados por Malbran em 1892 e publicados por Guillermo Seeber em 1900, sendo denominados, por este autor, como "doença de Posadas". A doença é observada em humanos e em várias espécies de animais domésticos, selvagens e do campo, principalmente equinos. No ser humano, acomete principalmente pacientes jovens (grupo entre 20 e 30 anos), do sexo masculino e que trabalham envolvidos com água de tanques, lagos e piscinas. O suposto modo de infecção do *habitat* aquático natural do *R. seeberi* é por meio do epitélio lesionado. A doença é infecciosa, mas não é contagiosa ou tóxica. Não há relatos de infecção cruzada entre membros da mesma família ou entre humanos e animais. Apesar da heterogenicidade genética, é notável que as características clínicas e histopatológicas da rinosporidiose sejam similares nos humanos e nos animais. A infecção causada por esse organismo não foi reproduzida experimentalmente em animais, e a cultura do agente etiológico ainda não foi realizada.

Clínica

A rinosporidiose caracteriza-se pela produção de pólipos volumosos, sésseis ou pedunculados, ricamente vascularizados e friáveis.

Em razão de sua localização típica, pode causar epistaxe, rinorreia, obstrução nasal e sensação de corpo estranho nas fossas nasais.

Diagnóstico

O ciclo de vida e a posição taxonômica desse microrganismo permaneceram por muitas décadas desconhecidos. Vários pesquisadores consideravam erroneamente o *R. seeberi* um fungo, e, posteriormente, uma cianobactéria. Porém, em 1999, Herr, analisando do ponto de vista filogenético a porção do gene *18S SSU* (*small-subunit*), DNA ribossômico do *R. seeberi*, classificou esse microrganismo em Mesomycetozoa, uma nova classe do reino Protista que se distancia do reino Fungi. Os microrganismos dessa classe têm estágios parasitários esféricos, são intratáveis em cultura de laboratório e todos são parasitas relacionados com o ambiente aquático.

O diagnóstico é baseado na detecção histológica da endoesporulação patognomônica do esporângio do *R. seeberi* nos tecidos, em vários estágios de desenvolvimento. Os esporângios medem de 6 a mais de 450 μm de diâmetro e são as únicas estruturas fenotípicas produzidas por esse patógeno. Estima-se que o esporângio maduro contenha mais de 12.000 endosporos (7 a 15 μm de diâmetro). Os estágios de desenvolvimento podem ser facilmente identificados pela técnica de Gomori e/ou associados à hematoxilina-eosina para melhor visualizar os endosporos no interior das esférulas, dependendo do tamanho alcançado em seu ciclo de desenvolvimento. As esférulas apresentam membrana interna celulósica, que, nessa fase, se apresenta mais espessa, divisão nuclear, clivagem sucessiva do citoplasma, formando inúmeros endosporos que aumentam de tamanho e reiniciam novo ciclo biológico.

Tratamento

Raros casos de regressão espontânea foram relatados. O tratamento é cirúrgico e deve ser realizada toda a excisão do pólipo, de preferência com a utilização do eletrocautério.

Bibliografia

Leishmaniose tegumentar | Leishmaniose visceral

Almeida R, D'Oliveira A Jr, Machado P *et al.* Randomized, double-blind study of stibogluconate plus human granulocyte macrophage colony-stimulating factor *versus* stibogluconate alone in the treatment of cutaneous leishmaniosis. *J Infect Dis.* 1999 Nov;180(5):1735-7.

Azulay RD. *Leishmaniose tegumentar.* Tese para Livre-Docente. Rio de Janeiro, 1952.

Azulay RD, Azulay DR. Immune-clinical-pathologic spectrum of leishmaniosis. *Int J Dermatol.* 1995 May;34(5):303-7.

Brasil. Ministério da Saúde. Secretaria de Vigilância em Saúde. Departamento de Vigilância das Doenças Transmissíveis. *Manual de vigilância da leishmaniose tegumentar.* Brasília: Ministério da Saúde; 2017.

Brasil. Vigilância em Saúde. Departamento de Vigilância das Doenças Transmissíveis. *Manual de vigilância da leishmaniose tegumentar americana.* 2. ed. Brasília: Ministério da Saúde; 2007.

Deslomtoes P. Application du concept de "systematization polaire" aux leishmaniosis cutanées. *Bull Soc Pathol Exot Filiales.* 1960 Mar-Apr;53:299-301.

Duque MCO, Vasconcellos ECF, Pimentel MIF *et al.* Standardization of intralesional meglumine antimoniate treatment for cutaneous leishmaniasis. *Rev Soc Bras Med Trop.* 2016 Nov-Dec;49(6):774-6.

Fernandes RM, Valle HA, Serra MS, Martins CJ. Leishmaniose cutaneomucosa psoriasiforme em paciente HIV/AIDS. *Rio Dermatológico.* 2006;15(3):16.

González U. Fluconazol for cutaneous leishmaniosis: looking for a better treatment. *Arch Dermatol.* 2002 Dec;138(12):1604-6.

Kaminsky R. Miltefosine Zentaris. *Curr Opin Investig Drugs.* 2002 Apr;3(4):550-4.

Kopke LFF, Vale ECS, Araújo MG *et al.* Tratamento da leishmaniose tegumentar americana pelo antimoniato de N-metil-glucamina. *An Bras Dermatol.* 1991 Jan-Feb;66(1):87-94.

Laison R, Shaw, JJ. Leishmaniosis of the new world: taxonomic problems. *Br Med Bull.* 1972 Jan;28(1):44-8.

Lima MVN, Oliveira RZ, Lima AP *et al.* Leishmaniose cutânea com desfecho fatal durante o tratamento com antimonial pentavalente. *An Bras Dermatol.* 2007 Mai-Jun;82(3):269-71.

Lyra MR, Liliane Oliveira FA, Schubach AO *et al.* A randomized, controlled, non-inferiority, multicenter trial of systemic versus intralesional treatment with meglumine antimoniate for cutaneous leishmaniasis in Brazil. *Clin Infect Dis.* 2023 Aug 22;77(4):574-82.

Magill AJ, Grögl M, Gasser RA Jr *et al.* Visceral infection caused by *Leishmania tropica* in veterans of Operation Desert Storm. *N Engl J Med.* 1993 May 13;328(19):1383-7.

Marsden PD, Sampaio RNR, Carvalho EM *et al.* High continuous Antimony therapy in two patients with unresponsive mucosal leishmaniasis. *Am J Trop Med Hyg.* 1985 Jul;34(4):710-3.

Mattos MS, Friedman RK, Silva Filho IL, Oliveira-Neto MP. Pancreatite: um dos efeitos adversos da terapia antimonial na leishmaniose. *An Bras Dermatol.* 2000 Jan-Feb;75(1):45-50.
Mayrink W, Michalick MSM, Melo MN *et al.* Tratamento da leishmaniose tegumentar americana utilizando vacina. *An Bras Dermatol.* 1991 Jan-Feb;66(1):55-9.
Mitropoulos P, Konidas P, Durkin-Konidas M. New World cutaneous leishmaniasis: updated review of current and future diagnosis and treatment. *J Am Acad Dermatol.* 2010 Aug;63(2):309-22.
Oliveira-Neto MP, Schubach A, Mattos M *et al.* Intralesional therapy of American cutaneous leishmaniasis with pentavalent antimony in Rio de Janeiro, Brazil – an area of *Leishmania (V.) braziliensis* transmission. *Int J Dermatol.* 1997;36:463-8.
Organización Panamericana de la Salud. *Directrices para el tratamiento de las leishmaniasis en la Región de las Américas.* 2. ed. Washington, DC: OPS; 2022
Pirmez C, Yamamura M, Uyemura K *et al.* Cytokine patterns in the pathogenesis of human leishmaniasis. *J Clin Invest.* 1993 Apr;91(4):1390-5.
Prata A, Silva-Vergara ML, Costa L *et al.* Efficacy of azithromycin in the treatment of cutaneous leishmaniosis. *Rev Soc Bras Med Trop.* 2003 Jan-Feb;36(1):65-9.
Sadeghian G, Nilforoushzadeh MA. Effect of combination therapy with systemic glucantime and pentoxifylline in the treatment of cutaneous leishmaniasis. *Int J Dermatol.* 2006 Jul;45(7):819-21.
Santos I, Santos IB, Montenegro D *et al.* Uso do itraconazol em 26 pacientes portadores de leishmaniose tegumentar americana. *An Bras Dermatol.* 1995 Mar-Apr;70(2):103-7.
Sinha S, Fernández G, Kapila R *et al.* Diffuse cutaneous leishmaniasis associated with the immune reconstitution inflammatory syndrome. *Int J Dermatol.* 2008 Dec;47(12):1263-70.
Siqueira-Batista R, Gomes AP, Corrêa AD, Geller M. *In*: Nauman AM. *Moléstia de Chagas.* 2. ed. Rio de Janeiro: Editora Rubio; 2007. p. 169.
Soto J, Toledo J, Gutierrez P *et al.* Treatment of American cutaneous leishmaniosis with miltefosine, an oral agent. *Clin Infect Dis.* 2001 Oct 1;33(7):E57-61.
Sundar S, Jha TK, Thakur CP *et al.* Oral miltefosine for Indian visceral leishmaniosis. *N Engl J Med.* 2002 Nov 28;347(22):1739-46.
Talhari S, Arias JR, Cunha MGS *et al.* Leishmaniose no estado do Amazonas. *An Bras Dermatol.* 1988 Nov-Dec;63(6):433-8.
Veasey JV, Zampiere RA, Lellis RF *et al.* Identificação de espécies de Leishmania por dissociação de DNA em alta resolução (HMR) em casos de leishmaniose tegumentar americana. *An Bras Dermatol.* 2020;95(4):459-68.

Doença de Chagas ou tripanossomíase americana | Doença do sono ou tripanossomose africana | Tricomoníase | Toxoplasmose | Amebíase

Galarza C, Ramos W, Gutierrez EL *et al.* Cutaneous acanthamebiasis infection in immunocompetent and immunocompromised patients. *Int J Dermatol.* 2009 Dec;48(12):1324-9.
Martinez AJ, Guerra AE, Garcia-Tamayo J *et al.* Granulomatous amebic encephalitis: a review and report of a spontaneous case from Venezuela. *Acta Neuropathol.* 1994; 87(4):430-4.
Pritzker AS, Kim BK, Agrawal D *et al.* Fatal granulomatous amebic encephalitis caused by Balamuthia mandrillaris presenting as a skin lesion. *J Am Acad Dermatol.* 2004 Feb;50(2):38-41.
Siqueira-Batista R, Gomes AP, Corrêa AD, Geller M. *Moléstia de Chagas.* 2. ed. Rio de Janeiro: Editora Rubio; 2007.

Rinosporidiose

Ahluwalia KB. Culture of the organism that causes rhinosporidiosis. *J Laryngol Otol.* 1999 Jun;113(6):523-8.
Arseculeratne SN. Recent advances in rhinosporidiosis and rhinosporidium seeberi. *Indian J Med Microbiol.* 2002 Mar;20(3):119-31.
Arseculeratne SN. Rhinosporidiosis: what is the cause? *Curr Opin Infect.* 2005 Feb;8(2):113-8.
Herr RA, Ajello L, Taylor JW, Arseculeratne SN, Mendoza L. Phylogenetic analysis of *Rhinosporidium seeberi*'s 18S small-subunit ribosomal DNA groups. This pathogen among members of the protoctistan Mesomycetozoa Clade. *J Clin Microbiol.* 1999 Sep;37(9):2750-4.
Lacaz CS, Porto E, Heins-Vaccari EM, Melo NT. *Guia para identificação: fungos, actinomicetos e algas de interesse médico.* São Paulo: Sarvier/FAPESP/1998. p. 314.
Mohapatra LN. Rhinosporidiosis. *In*: Warren KS, Mahmoud AAF. *Tropical and geographical medicine.* 2nd ed. Ohio: McGraw-Hill Publications; 1990. p. 991-3.
Richardson MD, Warnock DW. Rhinosporidiosis. *In*: *Fungal infection: diagnosis and management.* London: Blackwell Scientific Publications/1993. p. 183-4.
Seeber GR. *Un nuevo esporozoario parasito del hombre: dos casos encontrados en pólipos nasales* [Tesis]. Buenos Aires: Univ Nac de Buenos Aires; 1900. p. 1-62.

49

Dermatozoonoses

Fred Bernardes Filho ◆ Pedro Bezerra da Trindade Neto ◆ Vitoria Azulay ◆ David Rubem Azulay ◆ Rubem David Azulay

Dermatozoonose (zoodermatose) é uma designação ampla, pois engloba toda e qualquer alteração tegumentar, ocasional ou permanente, desencadeada por protozoários, vermes, insetos e celenterados, quer sejam parasitas ou não. Em virtude de sua importância, a leishmaniose e as demais doenças causadas por protozoários foram estudadas no Capítulo 48.

Parasitismo é definido como afecção causada por um ser vivo que retira do hospedeiro sua nutrição, vivendo, obrigatoriamente ou não, nos tecidos, como fazem percevejos, pulgas, piolhos, larvas de moscas e de vermes. A Figura 49.1 apresenta um esquema resumido das dermatozoonoses parasitárias e não parasitárias.

Dermatozoonoses
- parasitárias
  - exclusivas do ser humano
  - não exclusivas do ser humano
- não parasitárias

Figura 49.1 Esquema das dermatozoonoses.

Exemplos de dermatozoonoses:

- parasitárias exclusivas do ser humano: pediculose de couro cabeludo e oxiuríase
- parasitárias não exclusivas do ser humano: miíase, picada de pulgas e mosquitos
- não parasitárias: picadas de escorpião, aranhas e abelhas, e queimaduras por anêmonas e fisálias.

Mecanismos de lesão

Mecanismo traumático

Decorre, pura e simplesmente, da picada ou ferroada de determinados artrópodes, sendo caracterizada por lesão eritematosa e dolorosa com regressão espontânea.

Mecanismo tóxico

Decorre da inoculação de saliva com características de maior ou menor toxicidade, quer para o local da picada, produzindo-se necrose, quer para o estado geral, produzindo-se um quadro de envenenamento, em função de substâncias anticoagulantes, aglutininas, anti-hemácias, coagulantes, hemolisinas, e outras. Há animais que têm, inclusive, glândulas especializadas para a produção de veneno (escorpiões, aranhas), podendo levar à morte. Dentro do grupamento, destacam-se: escorpiões, aranhas, formigas, vespas e abelhas. A cantaridina é uma substância vesicante obtida a partir de determinado tipo de besouro (ver Capítulo 50).

Dermatite de contato

Certos animais (borboletas e suas larvas, besouros, anêmonas-do-mar e fisálias) produzem, em contato com a pele, lesões eritematovesicantes e, até mesmo, erupção do tipo eritema polimorfo.

Lesões de hipersensibilidade

Certos artrópodes, ao injetarem a saliva, podem sensibilizar o ser humano a novas inoculações, surgindo lesões pruriginosas, papuloeritematosas, urticariformes, vesicobolhosas, que podem ser acompanhadas de fenômenos gerais e até mesmo choque anafilático.

Granulomas tipo corpo estranho

A retenção na pele de ferrões ou similares pode levar à produção de granuloma tipo corpo estranho, de duração prolongada.

Granulomas pseudolinfomatosos

Por mecanismo de hipersensibilidade, podem surgir lesões papulonodulares e mesmo tumorais, lembrando clínica e histologicamente os linfomas.

Escabioses (sarcoptidíases)

São doenças causadas por acarinos do gênero *Sarcoptes,* que agridem vários animais, entre os quais o ser humano. Entretanto, em que pese a morfologia idêntica para as diversas variedades, os *Sarcoptes* são espécie-específicos, isto é, o *S. scabiei* var. *suis* só parasita o porco; a variedade *caprae*, os caprinos; a variedade *hominis*, o ser humano; e assim sucessivamente. Qualquer variedade de *Sarcoptes* pode, entretanto, albergar-se e produzir alterações transitórias na pele humana, sem obrigatoriamente parasitá-la, dando origem às sarnas zoógenas, de que trataremos mais adiante.

Escabiose humana

Conceito

É doença contagiosa produzida pelo *Sarcoptes scabiei* var. *hominis*, que produz uma dermatose pruriginosa predominantemente noturna (Figura 49.2).

Epidemiologia

É doença não só cosmopolita. O contágio é direto e geralmente ocorre no leito; existe a possibilidade longínqua de o contágio processar-se indiretamente, isto é, por roupa pessoal ou do leito usada recentemente pelo paciente. Incide em todas as idades, porém é mais comum no adulto; não tem predileção por sexo ou raça; é endêmica, com surtos epidêmicos, e tem certa relação com a promiscuidade, inclusive sexual, o que justifica sua inclusão entre as doenças de transmissão sexual. O parasita é exclusivo da pele humana, morrendo em algumas horas quando fora dela. Com a introdução dos parasiticidas residuais (DDT, gamexame, e outros), a escabiose parecia ter desaparecido por volta de 1945-1955; entretanto, seguiu-se um ressurgimento mundial dessa dermatozoonose. Antigamente considerada uma doença das classes socioeconômicas baixas, hoje a escabiose acomete com elevada frequência as classes socioeconômicas altas, como consequência, muitas vezes, da atividade sexual. Em geral, há mais de um caso no ambiente residencial ou familiar (Figura 49.3).

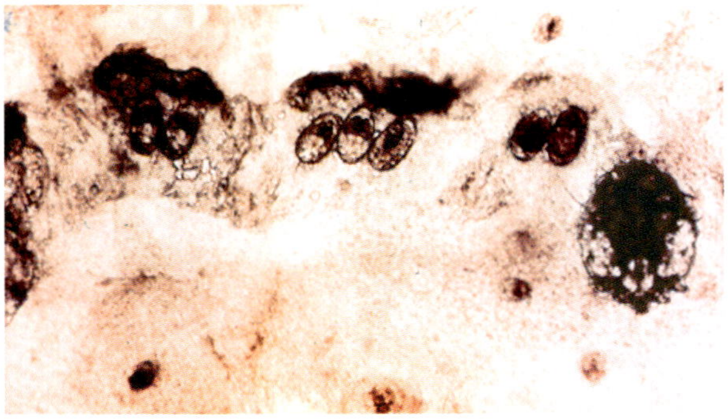

Figura 49.2 *Sarcoptes* fêmea com seus ovos.

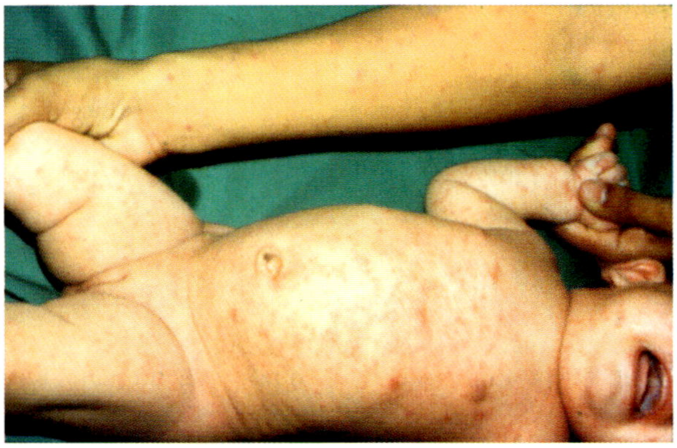

Figura 49.3 Escabiose – contágio familiar.

Etiopatogenia

O *Sarcoptes scabiei* var. *hominis* é um acarino de pequenas dimensões (a fêmea mede 0,35 a 0,25 mm, e o macho é menor, com 0,2 a 0,15 mm). Foi o primeiro parasita microscópico relacionado com uma doença humana (Bonomo, 1687). A escabiose é produzida exclusivamente pela fêmea fecundada, já que o macho morre após a cópula. Esta penetra na epiderme, fazendo um túnel subcórneo, com a progressão noturna de 2 a 3 mm/dia; seu ciclo vital é de 15 a 30 dias, durante o qual elimina cerca de 40 a 50 ovos, morrendo em seguida. Cada ovo origina, em 3 a 5 dias, uma larva hexápode (seis pernas) que se transforma em ninfa (octópode) e, finalmente, chega à fase adulta (Figura 7.19). O ciclo biológico do ovo ao adulto dura, em média, 15 dias. O período de incubação é de 3 a 4 semanas, quando aparece erupção pruriginosa, ou então de 1 ou 2 dias, nos casos de reinfecção dos pacientes que se alergizarem.

O prurido ocorre por dois mecanismos: alérgico (eosinofilia sanguínea às vezes elevada, sobretudo na escabiose crostosa), e mecânico, isto é, provocado pela progressão do parasita, a qual se faz especialmente à noite, como consequência do calor do leito (a contraprova está no fato de que as pessoas que dormem de dia apresentam o prurido nessa ocasião); não se trata, pois, de um fenômeno biológico de noctividade do parasita. Além da eosinofilia, testes intradérmicos com antígenos específicos, testes de transferência passiva e aumento de IgM e IgE falam a favor de um mecanismo imunoalérgico.

Clínica

A lesão típica é o *túnel escabiótico*, que mede de 5 a 15 mm, de cor acinzentada clara ou da cor da pele, em geral sinuoso, tendo na extremidade migrante uma pequena vesícula do tamanho de uma cabeça de alfinete – a *eminência acarina* (onde se encontra o parasita). Esses túneis, cujo número aumenta com a duração da doença, localizam-se preferentemente em dedos, pregas interdigitais e axilares, punhos, cotovelos, mamilos (sobretudo nas mulheres), genitália, nádegas e hipogástrio; nas crianças, as lesões localizam-se também em couro cabeludo, palmas e plantas. Além de papulocrostas, lesões ponfosas urticariformes de natureza alérgica podem ocorrer em áreas em que não há túneis (regiões escapular e abdominal). Observam-se, também, lesões de escoriação com impetiginização secundária. Como complicação, pode haver evolução para glomerulonefrite. No saco escrotal e pênis, por vezes ocorrem nódulos eritematosos típicos, muito pruriginosos, podendo persistir depois do tratamento, cuja patologia assemelha-se à de um linfoma, sendo, portanto, um pseudolinfoma. O prurido noturno completa o quadro. Em geral, há menos de 50 ácaros causando a infestação. Na sarna crostosa, esse número chega a muitos milhares (Figuras 49.4 a 49.6).

Sarna crostosa (escabiose crostosa)

Conhecida também como sarna norueguesa, por ter sido descrita inicialmente na Noruega, apresenta-se com formação de crostas estratificadas, que podem chegar a centímetros de espessura, localizadas, preferentemente, nas eminências ósseas, podendo, inclusive, comprometer unhas, face, cabeça e regiões palmoplantares (Figuras 49.7 a 49.9). Ocorre em indivíduos de hábitos higiênicos precários, neuropatas, deficientes mentais e imunodeprimidos; nesses casos, é astronômica a quantidade de parasitas, o que explica surtos nosocomiais obrigatórios, se não diagnosticada de pronto. Pode ser uma manifestação da infecção pelo vírus HTLV-1 e, portanto, deve-se considerar a solicitação de sorologia diante de um quadro suspeito.

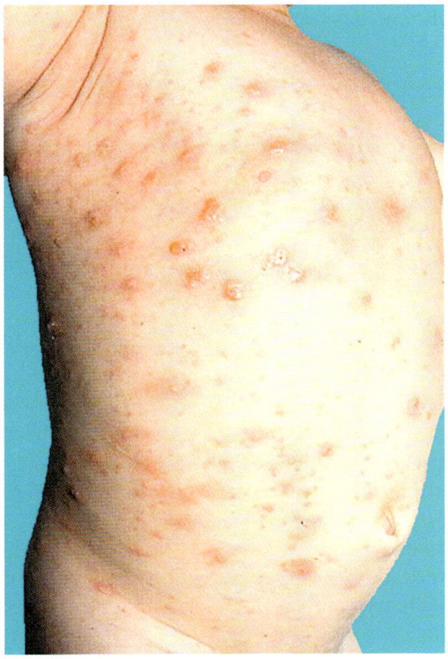

Figura 49.4 Escabiose – tronco.

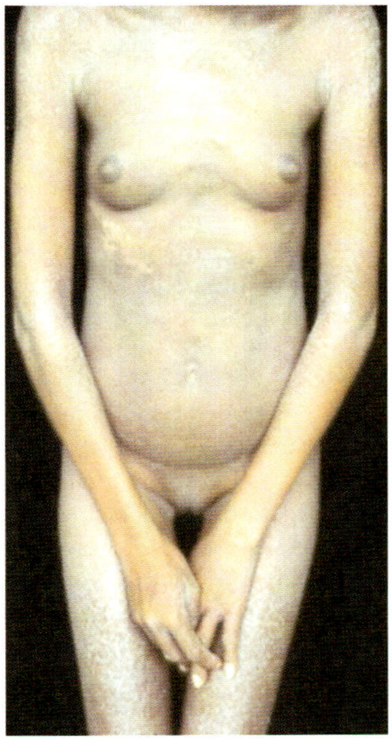

Figura 49.7 Sarna crostosa – corpo todo.

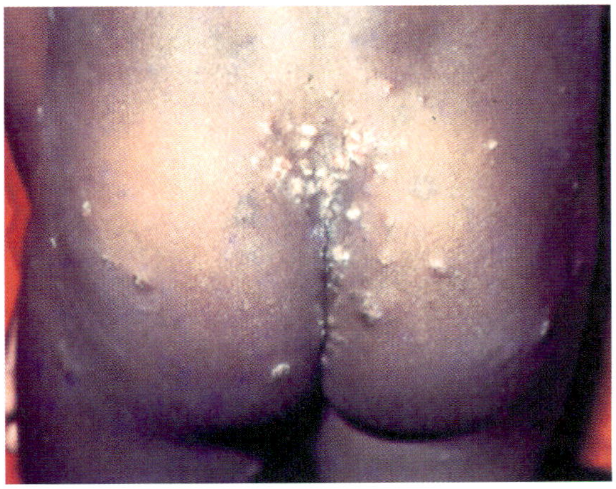

Figura 49.5 Escabiose – nádegas.

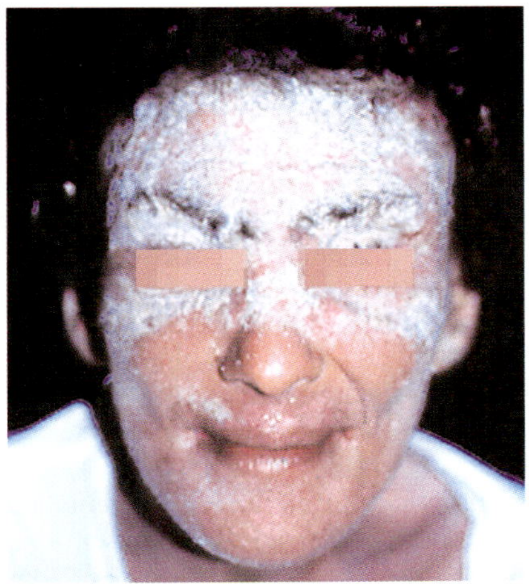

Figura 49.8 Sarna crostosa – face.

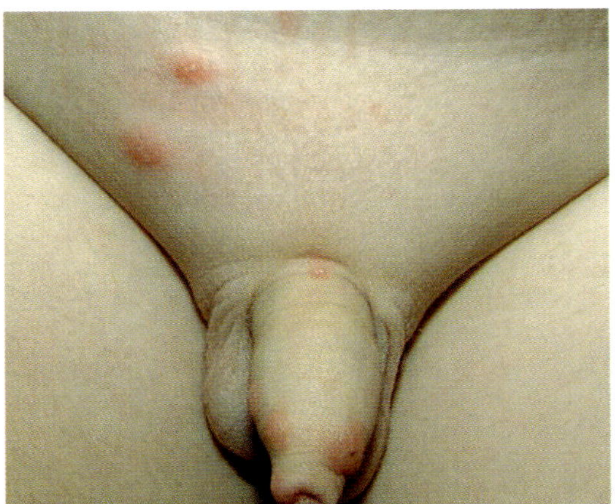

Figura 49.6 Escabiose – lesões nodulares típicas de regiões peniana e bolsa escrotal. Na experiência dos autores, há casos nos quais a lesão é exclusivamente nessa região.

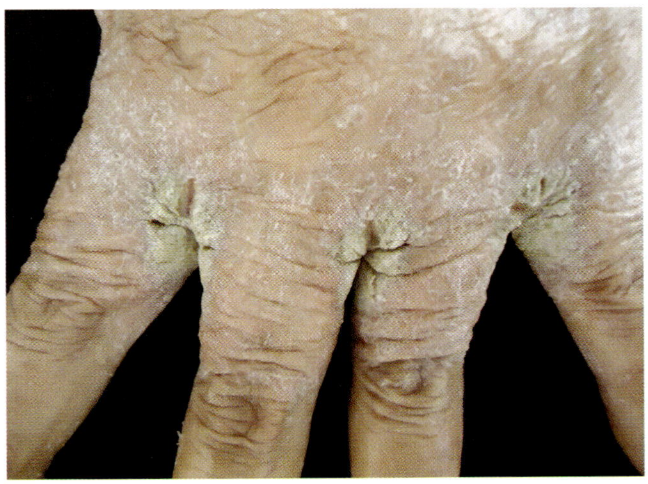

Figura 49.9 Sarna crostosa – lesões ceratósicas em dobras de pouco atrito.

O diagnóstico diferencial da sarna crostosa inclui psoríase (inclusive apresentação rupioide), doença de Darier, farmacodermia, dermatite seborreica e eczemas.

Diagnóstico

O prurido noturno e os túneis simetricamente dispostos nos locais de eleição levam ao diagnóstico, que pode ser confirmado pelo achado do *Sarcoptes* na eminência acarina (escarificar com um alfinete e lente de aumento pequena); a curetagem do túnel umedecido com uma solução de potassa possibilita o achado de ovos, larvas e ninfas, em preparado entre lâmina e lamínula com pequeno aumento, ao microscópio. O emprego do dermatoscópio viabiliza a confirmação do diagnóstico, pelo achado de pequenas estruturas triangulares (asa delta) e enegrecidas acompanhadas de um pequeno segmento linear encontrado na base do triângulo, que correspondem, respectivamente, à porção pigmentada anterior do ácaro e ao túnel escabiótico preenchido com ovos e fezes do parasita. Além disso, pode-se realizar o método de fita gomada (caso haja o acometimento de nádegas) e fazer raspado de lesão/biopsia (preferencialmente à noite, pois ocorre o aumento da temperatura corporal e a fêmea do *S. scabiei* fica mais ativa, logo, aumenta a sensibilidade).

Tratamento

Antes de se iniciar o tratamento da escabiose, é preciso fazer um levantamento de todos os habitantes da casa e avaliar os que estão de fato acometidos. Nos casos de dúvida, é melhor tratar todos, pois, do contrário, novo ciclo epidemiológico familiar pode ocorrer. Nesses casos, pode-se realizar um tratamento reduzido em relação ao número de aplicações de medicação (p. ex., aplicar em uma noite e repetir em outra 1 semana depois). Em termos gerais, todos os medicamentos causam dermatite por irritante primário e, por isso, os pacientes devem ser orientados a utilizar a medicação somente como prescrito. Frequentemente, o prurido persiste em função da alergia ao ácaro, mesmo após iniciado o tratamento. Os pacientes, na ânsia de se curarem, continuam a usar a medicação, gerando uma dermatite por irritante primário, que será responsável pela manutenção do prurido. Acredita-se que a comercialização de sabonetes escabicidas deveria ser proibida, pois, além de não serem curativos, desencadeiam também dermatite por irritante primário.

Os corticosteroides de uso local aplicados 2 a 3 vezes/dia devem ser empregados nos casos de prurido intenso. Os nódulos do pênis e da bolsa escrotal são persistentes e também necessitam de corticosteroide local de alta potência (3 a 4 vezes/dia, massageando) até o desaparecimento. Em caso de não melhora dos nódulos, pode-se aplicar corticosteroides intralesional (0,1 mL de triancinolona 5 mg/mL). Infecção secundária, quando presente, deve ser tratada conforme a extensão do processo (antibiótico local ou sistêmico).

Não há necessidade de ferver roupas pessoais, de cama ou toalhas, bastando apenas lavá-las até após o 2º dia de tratamento. Em condições habituais, o ácaro resiste fora do hospedeiro por, no máximo, alguns dias.

Nos casos em que, até após 1 semana de tratamento, persistam as lesões, recomenda-se repetir o tratamento, de preferência com outro escabicida. Todos os medicamentos são igualmente eficazes. A medicação deve ser administrada por 2 a 3 noites seguidas e repetida uma vez 1 semana após. No adulto, aplica-se do pescoço para baixo, no corpo inteiro, e, nas crianças até 10 anos, aplica-se inclusive no couro cabeludo. Os medicamentos devem ser removidos no banho na manhã seguinte ao tratamento.

Vários escabicidas tópicos estão disponíveis para tratamento da escabiose:

- permetrina – piretroide sintético, utilizada a 5% em loção e considerada muito efetiva e de baixa toxicidade. É muito pouco absorvida e rapidamente metabolizada. É recomendada aplicação única à noite; uma segunda, após 5 a 7 dias. Não deve ser usada em crianças menores de 2 meses, gestantes e durante o aleitamento
- monossulfeto de tetraetiltiuram em solução a 25% (monossulfiram) – diluir uma parte do medicamento em 2 a 3 de água, para adultos, e 3 a 4 de água, para crianças. A solução deve ser preparada no momento do uso. Por ser estruturalmente correlato ao dissulfiram, pode causar efeito *antabuse* quando da ingesta de álcool por até 10 dias após a aplicação da substância. Tal efeito se traduz por vasodilatação periférica, tontura, mal-estar, sensação de morte etc. (ver Capítulo 18, item *Eritemas generalizados*, subitem *Efeito* antabuse *ou dissulfiram*)
- benzoato de benzila (10 a 25%) – loção ou creme usado na escabiose desde 1937. É a substância ativa do bálsamo-do-peru. Seus principais efeitos adversos são irritação primária, xerose e prurido
- lindano a 1% (gama-hexacloro-ciclo-hexano) – utilizado há mais de 40 anos no tratamento da escabiose, pela eficácia e aceitabilidade cosmética. Além de neurotóxico, sobretudo para recém-nascidos, seu uso tem sido associado ao aumento de tumores cerebrais em crianças. Não deve ser utilizado em crianças, gestantes, durante o aleitamento e em pacientes com doenças neurológicas. No Brasil, teve comercialização proibida
- enxofre – na forma de enxofre precipitado (5 a 10%) em vaselina líquida ou pasta d'água, por 3 noites consecutivas. Embora cosmeticamente pouco aceitável e ocasionalmente irrite a pele, é efetivo e seguro. Adequado para crianças com menos de 2 meses, gestantes e durante a lactação.

O *tratamento sistêmico* é feito com ivermectina, agente antiparasitário de amplo espectro, que é utilizado no tratamento oral da escabiose desde 1993 e é também bastante eficaz no tratamento das demais ectoparasitoses. Existe na apresentação de comprimidos de 6 mg e a dose preconizada é de 200 μg/kg, ou seja, 1 comprimido para cada 30 kg, devendo ser empregado sempre para mais, já que a dose tóxica é 60 vezes a dose recomendada. Deve ser evitado em crianças com menos de 15 kg, em pacientes com alteração da barreira hematoencefálica (meningites, AVC, TCE) e no período de amamentação. Deve ser administrado com cautela a pacientes em uso de substâncias que atuam no sistema nervoso central. Causa pouquíssimos efeitos colaterais (ver *Reação de Mazzoti*, item *Oncocercose*). O seu mecanismo de ação é sobre os canais de cloro controlados pelo glutamato (presentes nos neurônios e células musculares dos ácaros e nematódeos), e bem menos importante pelo GABA (presente no ser humano apenas no SNC, daí as contraindicações mencionadas anteriormente), levando a uma paralisia flácida dos agentes etiológicos (item *Pediculose*, subitem *Tratamento*, adiante).

O tratamento se faz com dose única ou, preferentemente, repetida após 10 dias, em jejum ou longe das refeições. No tratamento da forma crostosa (pacientes com HIV/AIDS e imunodeprimidos), dependendo da gravidade e extensão do quadro, o CDC recomenda o seu emprego nos dias 1, 2 e 8; 1, 2, 8, 9 e 15; 1, 2, 3, 5, 8, 9, 15, 22 e 29. Além disso, escabicidas tópicos devem ser repetidos a cada 2 a 3 noites. Nesta forma, ceratolíticos devem ser empregados, assim como as unhas devem ser cortadas e tratadas.

Deve ser evitada utilização indiscriminada da ivermectina nas formas clássicas da doença, pelo risco de resistência. A moxidectina é semelhante à ivermectina, porém tem meia-vida bem superior (20 a 35 dias *versus* 18 h), bastando dose única; também é uma lactona macrolítica e, originalmente, de uso veterinário, assim como a ivermectina.

A vacina é a solução mais aguardada para escabiose endêmica, com reflexo direto na qualidade de vida das populações pobres em áreas super-habitadas. É racional a sugestão de que antígenos acarianos sejam alvo de imunidade protetora. Fontes de fragmentos de DNA complementar clonado, adequado para estudo e desenvolvimento de vacinas, estão disponíveis, e futuras pesquisas são necessárias para alcançar esse objetivo.

Evolução e prognóstico

Não se conhecem casos de involução espontânea, sendo, portanto, doença crônica que propicia eventuais infecções bacterianas em função do prurido.

Sarnas zoógenas

São as decorrentes do contato do ser humano com animais com escabiose (*S. scabiei* var. *ovis*, do carneiro; var. *suis*, do porco; var. *caprae*, dos caprinos etc.). Esses parasitas são exclusivos de seus animais e, portanto, não se implantam no ser humano, porém, passando para a pele humana, no trato profissional diário, migram na mesma e provocam prurido (que não é noturno). Em consequência, podem surgir escoriações e lesões vesicopapulosas, urticariformes e até impetiginização secundária. O simples afastamento do trabalho e um banho resolvem o problema. O mesmo quadro pode ser produzido por outros acarinos, como o *Dermanyssus gallinae*, das galinhas; o *D. avium*, dos pássaros; o *Pyemotes ventricosus*, dos cereais; e outros.

Pediculose

Conceito

Dermatoses pruriginosas produzidas por piolhos, com três localizações principais: cabeça (*Pediculus humanus* var. *capitis*), tronco (*P. humanus* var. *corporis*) e região pubiana (*Phthirus pubis*).

Epidemiologia

Afecções cosmopolitas, porém com certa preferência para os grupamentos de baixo nível socioeconômico. A pediculose da cabeça tem preferência por escolares e mulheres em função dos cabelos mais compridos; é a ectoparasitose humana mais prevalente. A pediculose pubiana ocorre predominantemente em adultos; e a do corpo é mais frequente nos adultos, em geral mendigos e soldados em campanha, nas regiões frias que exigem muita roupa. Esses parasitas fora do organismo humano podem sobreviver entre 1 e 2 semanas. A transmissão ocorre pelo contato direto pessoal e/ou por objetos (pentes, roupas etc.).

Etiopatogenia

O *Pediculus humanus* var. *capitis* é menor que o *P. humanus* var. *corporis*, que mede 3 a 4 mm. Ambos são constituídos por cabeça, tórax e abdome e têm três pares de pernas. O *Phthirus pubis* é menor que o *P. corporis*, porém é achatado (daí o nome "chato") e apresenta pernas muito desenvolvidas que lhe possibilitam uma segura fixação no osteofolículo. Todos os três perfuram a pele com suas probóscides, pois são hematófagos e possuem o primeiro par de patas muito desenvolvido, ao mesmo tempo que inoculam substâncias irritantes e sensibilizantes. O mecanismo de hipersensibilidade, causado pela presença de saliva e fezes do parasito, que se instala em torno de 10 dias após a infestação, é o responsável pela maioria das manifestações clínicas (Figuras 7.13 a 7.15).

Clínica

Na pediculose da cabeça, ocorre prurido intenso, com preferência pelas regiões occipital e retroauriculares. Pode haver sinais de escoriação e infecção secundária, com repercussão ganglionar regional; além do achado do parasito, encontram-se as lêndeas, que nada mais são que ovos alongados, esbranquiçados, que se fixam por meio de uma gelatina ao longo dos cabelos.

Na pediculose corporal, há lesões papulourticariformes e hemorrágicas decorrentes da picada, e sobretudo da sensibilidade provocada pela inoculação salivar. Localizam-se preferentemente no tronco, no abdome e nas nádegas, às vezes também nos membros; escoriações lineares, liquenificação e pigmentação completam o quadro ("doença do vagabundo"). Na pediculose pubiana, o parasita fixa-se firmemente ao osteofolículo, injetando saliva, que altera a hemoglobina, originando manchas puntiformes cerúleas; o prurido é intenso, havendo também escoriações e crostículas hemorrágicas; pode haver impetiginização e eczematização secundárias. Localiza-se preferentemente nas regiões pubiana e perineal, porém, também, às vezes, no abdome, no tórax, nas coxas e na região supraciliar (Figuras 49.10 a 49.12).

A dermatoscopia, ao possibilitar a visualização das lêndeas ou dos ectoparasitas, tornou o diagnóstico muito mais fácil.

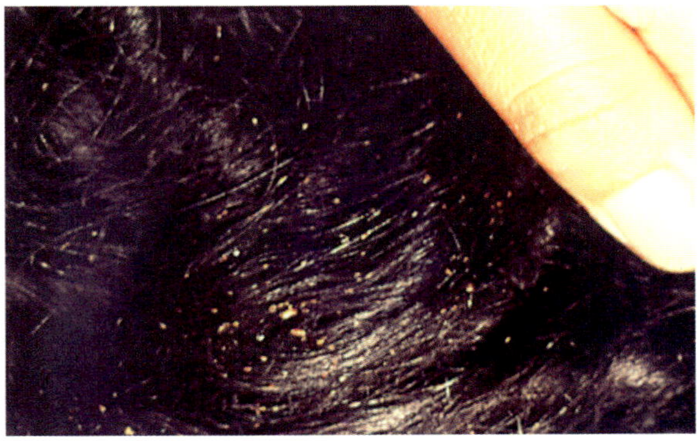

Figura 49.10 Pediculose *capitis*.

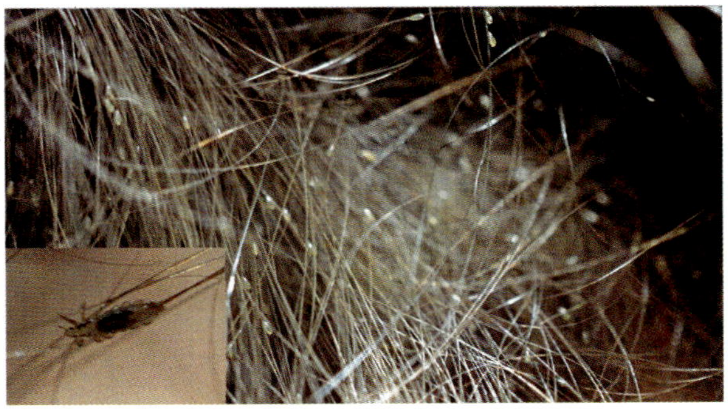

Figura 49.11 Pediculose *capitis* – múltiplas lêndeas aderidas aos fios de cabelos. Detalhe de um *Pediculus capitis*.

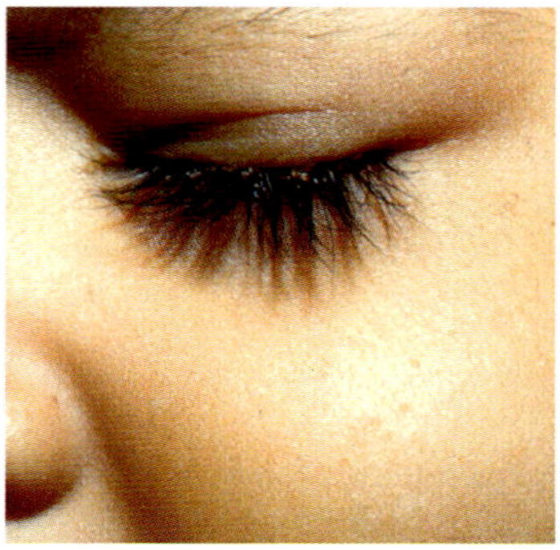

Figura 49.12 Pediculose ciliar.

Tratamento

Loção de permetrina 1%, ivermectina tópica 1%, lindano 1%, benzoato de benzila a 25% e monossulfiram a 25% apresentam bons resultados e devem ser empregados por apenas uma noite, com repetição 8 a 10 dias após; ivermectina é extremamente útil, mas não é de primeira linha (ver subitem *Tratamento*, no item *Escabiose humana*, anteriormente). Em geral, é imperativo fazer o tratamento conjunto dos comunicantes. O uso de pente fino metálico pode ajudar no diagnóstico e no tratamento, assim como o corte dos cabelos. Secador é efetivo e pode ser empregado por 30 min, matando 88% dos piolhos. Não se deve usar condicionador antes da aplicação das loções, nem removê-las com novo banho 1 a 2 dias após a aplicação.

Tem sido relatada uma crescente resistência desses ectoparasitas à permetrina e ao malation 0,5%, assim como ao lindano (proibido no Brasil). Embora isso seja demonstrado em testes de laboratório por meio do alelo mutante *kdr*, na prática isso não resulta em fracasso terapêutico, requerendo um tratamento apenas mais prolongado no tempo de exposição ou mais dias de tratamento.

Demodecidose (demodicose)

É o termo aplicado a doenças causadas por ácaros do gênero *Demodex*. O *D. folliculorum* e o *D. brevis* são comensais do aparelho pilossebáceo de áreas com grande quantidade de sebo, como a face e o tronco superior. Enquanto o *D. folliculorum* é mais encontrado no infundíbulo folicular, o *D. brevis* o é nos ductos sebáceos e nas glândulas de Meibomio. Os ácaros são semitransparentes e constituídos por cabeça, corpo alongado e oito pernas curtas; quando adultos, podem chegar a 0,3 a 0,4 mm de comprimento.

A maioria das pessoas é apenas portadora de ácaros *Demodex* e não desenvolve manifestações clínicas. Quando ocorrem lesões, em geral, estão associadas a maior quantidade deste ácaro, o que, por sua vez, associa-se mais frequentemente a quadros de imunossupressão; alguns casos estão associados a tratamento tópico na face com corticosteroides e inibidores da calcineurina.

Inicialmente foram descritas duas formas clínicas: *ptiríase folliculorum* e demodecidose rosácea-símile. O *Demodex* também tem sido implicado em diversas entidades como rosácea papulopustular, foliculite papulopustular, dermatite perioral e blefarite. Recentemente, foi descrita uma nova variante clínica, denominada *demodectic frost of the ear* ("geada de *Demodex* na orelha"), mais bem observada à dermatoscopia (Figura 49.13). Restringe-se à hélice e ao lóbulo das orelhas, onde cursa com descamação folicular fina, conferindo à pele uma aparência fosca ou pulverulenta e textura semelhante à de lixa. Uma variante rara e pouco conhecida é a demodecidose associada à pigmentação facial. Predomina no sexo masculino, possivelmente devido a glândulas sebáceas mais desenvolvidas e maior carga de *Demodex*; excepcionalmente, cursa com sintomas clínicos.

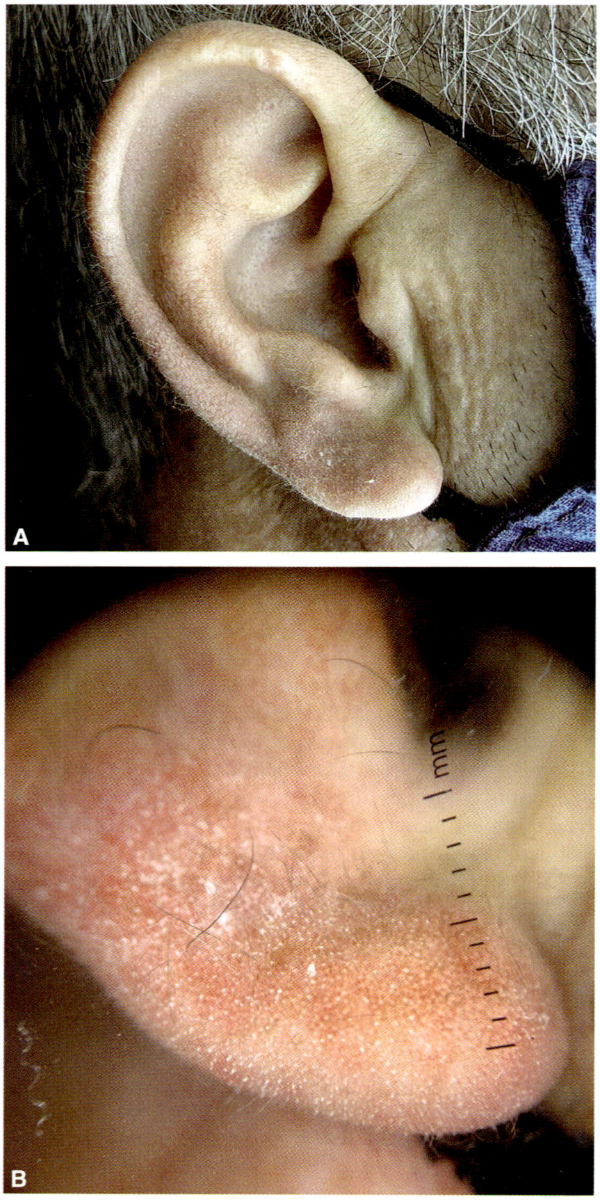

Figura 49.13 **A.** Demodecidose (*demodectic frost of the ear*). **B.** À dermatoscopia. (Cortesia da Dra. Lívia Cortizo.)

O método mais comumente utilizado para o diagnóstico de demodecidose é a biopsia da superfície da pele, em que se emprega uma lâmina de vidro com cola de cianoacrilato sobre a pele. É considerado resultado positivo o achado de > 5 ácaros/cm^2.

Há vários tratamentos possíveis que podem ser combinados: benzoato de benzila 10% mostrou-se mais eficaz em relação ao metronidazol de 0,75 a 1%, permetrina, composto de enxofre e lindano. A ivermectina 1% também tem sido utilizada com sucesso. Para terapêutica sistêmica, pode-se utilizar ivermectina e metronidazol. (Ver Capítulo 60, item *Rosácea*, subitem *Tratamento*.)

Dermatite vesicante por *Paederus*

Conceito

A ocorrência de acidentes provocados por insetos coleópteros do gênero *Paederus* (potós) é registrada desde 1901, na Indonésia, e descrita, posteriormente, em todos os continentes. Na região Nordeste do Brasil, o "potó" é conhecido desde 1912, descrito por Pirajá da Silva, na Bahia, quando observou que o líquido excretado por este gênero de besouro tinha ação cáustica e vesicante.

Epidemiologia

Os coleópteros responsáveis pela doença distribuem-se por todos os continentes, predominando na América do Sul e África. São encontrados em diferentes regiões brasileiras, sendo descritas epidemias no Nordeste do país, onde é conhecido como "potó".

A dermatite irritativa de contato pela toxina do *Paederus* é observada em determinados períodos do ano, com variação de uma região para a outra, conforme os períodos de chuva e estiagem, calor ou umidade, e respectivos hábitos das diferentes espécies. Em geral, são encontrados em vegetação rasteira ou durante a noite no ambiente domiciliar, atraídos pela luz.

Etiopatogenia

O agente etiológico é o *Paederus* sp. ("potó"), integrante da classe Insecta, ordem Coleoptera, família Staphilinidae, subfamília Paederinae e gênero *Paederus*. São descritas mais de 80 diferentes espécies de *Paederus* no mundo. No Brasil, predomina o *P. brasiliensis*, porém foram encontradas outras espécies como *P. columbinus*, *P. fuscipes*, *P. curtis*, *P. amazonicus* e *P. goeldi*. Abriga-se em vegetação rasteira nas margens de rios e riachos, debaixo de folhas secas, pedras e cascas de árvores e em plantação de milho, feijão, arroz, batata, cana-de-açúcar, e outras, conforme as diferentes espécies ou regiões onde são encontrados. Algumas espécies penetram nas casas à procura de alimentos ou atraídas pela luz. Variam de tamanho (8 a 15 mm), aspecto e coloração, voam em pleno sol, mas são mais ativas à noite. Liberam uma substância irritante, vesicante, semelhante a cantaridina, porém com diferentes propriedades químicas, biológicas e físicas. A *pederina* é considerada um dos produtos animais de maior toxicidade e é produzida como reação ofensiva quando o inseto é tocado ou agredido.

Clínica

Após a liberação do líquido vesicante (pederina) quando o inseto é tocado ou esmagado, ocorre ardor e/ou prurido, seguidos de eritema, vesículas, vesicopústula e crostas de arranjo variável: lineares, numulares ou radiadas. São mais frequentes em áreas expostas, principalmente pescoço, faces e braços (Figura 49.14). Pode acometer áreas extensas da pele pelo contato com múltiplos insetos, quando podem associar-se febre, calafrios e prostração. O quadro regride em 7 a 12 dias, podendo prolongar-se quando há infecção bacteriana secundária. Na região periorbital, com frequência, provoca blefarite, conjuntivite e, mais raramente, irites e úlcera de córnea.

Diagnóstico

É fundamentado em dados clínicos e epidemiológicos. O exame histopatológico mostra bolha intraepidérmica multilocular, com necrose da epiderme, edema inter e intracelular, com raras células acantolíticas; derme com infiltrado inflamatório perivascular composto por linfócitos, neutrófilos e eosinófilos na fase aguda da dermatite. A imunofluorescência, se necessária, será negativa em qualquer fase da dermatite.

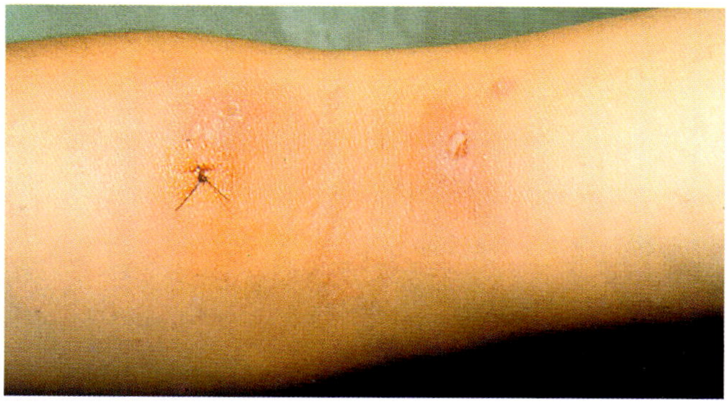

Figura 49.14 Dermatite por *Paederus* ("potó").

Diagnóstico diferencial

No diagnóstico diferencial, devem ser excluídos: herpes simples, herpes-zóster, dermatite de contato, dermatite seborreica, impetigo, fitofotodermatose, pênfigo foliáceo ou vulgar e queimaduras.

Tratamento

O tratamento deve ser conduzido de acordo com a fase evolutiva da dermatite: banhos e compressas úmidas seguidas de cremes ou pomadas com corticosteroide e/ou antibióticos, na fase aguda. Nos casos complicados com infecção bacteriana extensa ou grave, antibioticoterapia oral ou parenteral. Em caso de lesões oftalmológicas, recomendam-se banhos e/ou compressas com água boricada a 1% ou solução fisiológica; na suspeita de irites ou úlceras de córnea, deve-se solicitar o acompanhamento do oftalmologista.

Dermatoses por dípteros

Eduardo Bornhausen-Demarch ◆ David Rubem Azulay

Introdução

A ordem Diptera é uma das maiores da classe dos insetos, com distribuição universal. Os dípteros dividem-se em duas subordens, Nematocera (antenas longas, com mais de seis segmentos) e Brachycera (antenas curtas, com três segmentos). Os nematóceros são também chamados "dípteros inferiores", com diversas famílias, entre elas a dos mosquitos (Culicidae), borrachudos (Simuliidae), flebotomíneos (Psychodidae) e maruim ou mosquito-de-mangue (Ceratopogonidae). Os braquíceros são os dípteros superiores, da qual fazem parte todas as moscas, com diversas famílias. A maioria age como transmissor passivo de doenças, como no caso da mosca-doméstica (*Musca domestica*), bem adaptada ao ambiente urbano e que, pelos seus hábitos, é capaz de transmitir microrganismos aos humanos (bactérias, cistos de protozoários, ovos de helmintos etc.), causando doenças. As afecções causadas pelas larvas de moscas são denominadas "miíases".

Miíase

Conceito

Doença causada pela infestação de animais vertebrados, inclusive o ser humano, por larvas de moscas (dípteros). Uma vez no hospedeiro, as larvas alimentam-se de tecidos viáveis ou necrosados, fluidos corporais ou alimentos ingeridos e assim completam o seu ciclo de desenvolvimento, total ou parcialmente.

Epidemiologia

Ocorre predominantemente nas regiões tropicais e, sobretudo, em áreas rurais. Pessoas de baixo nível socioeconômico e com hábitos de higiene precários são mais propensas à infestação; alguns gêneros de mosca (*Hypoderma*, *Gastrophilus*) podem ter distribuição universal. Não há predileção por idade, sexo ou raça. Um estudo mostrou que, na Baixada Fluminense (RJ), as espécies mais associadas a miíase humana eram *Cochliomyia hominivorax* (30%), *Dermatobia hominis* (21,5%), *Cochliomyia macellaria* (18%), *Sarcophaga* sp. (12,5%), entre outras com menor incidência.

Etiopatogenia

De acordo com as características biológicas das moscas, a doença pode ser classificada em três grupos: (1) *miíase obrigatória ou miíase primária*, em que o parasita tem que passar necessariamente uma fase de seu ciclo na pele humana ou animal (larvas biontófagas). São exemplos as moscas da família Calliphoridae, em especial os gêneros *Cochliomyia*, *Lucilia* e *Chrysomya*, e da família Oestridae, sobretudo o gênero *Dermatobia*; (2) *miíase facultativa* ou *miíase secundária*, cujas larvas desenvolvem-se em matéria orgânica em decomposição na natureza, mas que eventualmente podem acometer tecidos necrosados de seres vivos e, portanto, não são parasitas obrigatórias (larvas necrobiontófagas). São depositadas em lesões ulceradas já existentes (miíase cutânea secundária) ou em uma cavidade corporal (miíase cavitária). Compõem esse grupo diversas espécies das famílias Sarcophagidae, Muscidae, Calliphoridae e Fanniidae; (3) *pseudomiíase*, ocasionada pela ingestão de larvas em alimentos e que passam pelo tubo digestório sem se desenvolver, pode causar distúrbios intestinais no hospedeiro, graves ou não, de acordo com a espécie e o número de larvas, além do estado imunológico hospedeiro. São exemplos as espécies *Hermetia illucens* (família Stratiomidae) e *Ceratitis capitata* (mosca das frutas) (família Tephritidae).

Clínica

Miíase primária

Miíase furunculoide. Produzida por moscas parasitas obrigatórias cujas larvas, em geral, uma ou poucas, penetram na pele exposta, produzindo uma lesão nodular, discretamente inflamatória, em geral dolorosa (sensação de ferroadas) e com eventual prurido, de aspecto furunculoide, cuja única abertura (de alguns milímetros) deixa sair um discreto exsudato, sobretudo quando a larva vem à tona respirar; a observação da lesão durante alguns segundos torna possível perceber esses movimentos produzidos pela larva (Figura 49.15). A dermatoscopia viabiliza o reconhecimento das estruturas próprias das larvas. Por vezes, ocorre infecção secundária (erisipela, abscesso). A larva da mosca *Dermatobia hominis* (família Oestridae), popularmente chamada *berne*, é a principal causa de miíase furunculoide nas Américas. A fêmea da mosca deposita os ovos no abdome de um inseto veiculador (preferencialmente um hematófago, pois a *D. hominis* não possui aparelho bucal desenvolvido). Esses insetos contaminados picam o animal ou o ser humano, e então as larvas penetram por esse orifício, à custa de fermentos proteolíticos, invadem a pele, produzindo lesão furunculoide. A larva, devido ao calor do hospedeiro, procura a ferida feita pelo hematófago e, após a maturação, deixa o local com posterior cicatrização da lesão. O tratamento consiste na retirada manual da larva com auxílio de pinça, após espremedura da lesão e aplicação de gaze embebida em éter no local para matar a larva, pois, quando viva, permanece aderida ao tecido. Deve-se tomar cuidado para não romper a larva na retirada, a fim de evitar infecção secundária, abscesso ou reação granulomatosa tipo corpo estranho posterior. Outra possibilidade terapêutica consiste em asfixiar a larva com vaselina na superfície do orifício com esparadrapo sobre a lesão, forçando sua saída, que, em geral, vem aderida no esparadrapo retirado após algumas horas. Uma vez retirada a larva, a lesão regride rapidamente. O uso de repelentes de insetos serve como medida preventiva. No interior, é comum o uso de toucinho para fazer a vedação, já que a larva penetra nele, sendo assim retirada.

Miíase migratória. Produzida pela deposição de ovos de certas moscas (*Gasterophilus* sp., *Gestromya leporina*, *Hypoderma bovis*, *H. lineata*) na pele humana, produzindo erupção muito pruriginosa, linear, serpeante, cujos túneis são mais finos do que aqueles produzidos por larva *migrans* (helmintíase migrante).

Miíase secundária

Miíase cutânea secundária. Produzida por moscas não parasitas obrigatórias, que, atraídas pelo cheiro de lesões abertas (úlceras, em geral), depositam seus ovos, que se transformam em larvas (em geral, numerosas, exatamente ao contrário da miíase furunculoide). À custa de seus fermentos proteolíticos, essas larvas agravam a úlcera, produzindo grandes devastações. Popularmente é conhecida por "bicheira", sobretudo no meio rural. Diversas espécies estão associadas: *Cochliomyia hominivorax, Cochliomyia macellaria, Lucilia illustris, Lucilia sericata* e *Sarcophaga* sp. A denominada *maggot therapy* utiliza larvas crescidas em laboratório para remoção de material necrótico de úlceras de qualquer natureza (Figuras 49.16 a 49.18).

Miíase cavitária. Em geral, é produzida por moscas, não obrigatoriamente parasitárias, que depositam seus ovos em uma cavidade corporal (órbita ocular, ouvidos, narinas, vagina) e invadem as estruturas anexas, inclusive com destruição de cartilagem e osso, produzindo sérias complicações (meningite, mastoidite, sinusite, faringite). Entre as espécies envolvidas, a *Cochliomyia hominivorax* é a mais temida, pela voracidade com que as larvas alimentam-se e pela consequente destruição tecidual que podem produzir (Figura 49.19).

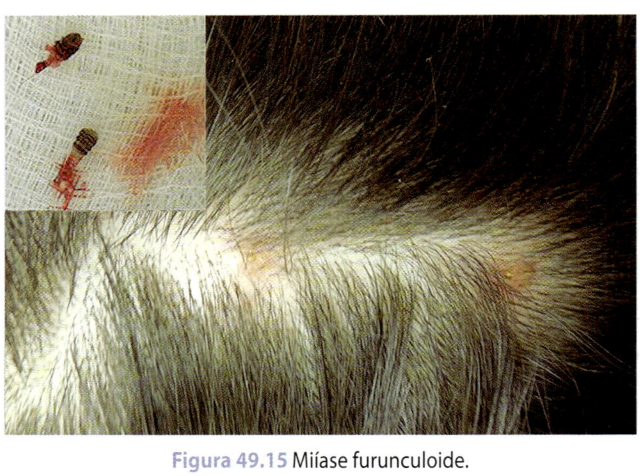

Figura 49.15 Miíase furunculoide.

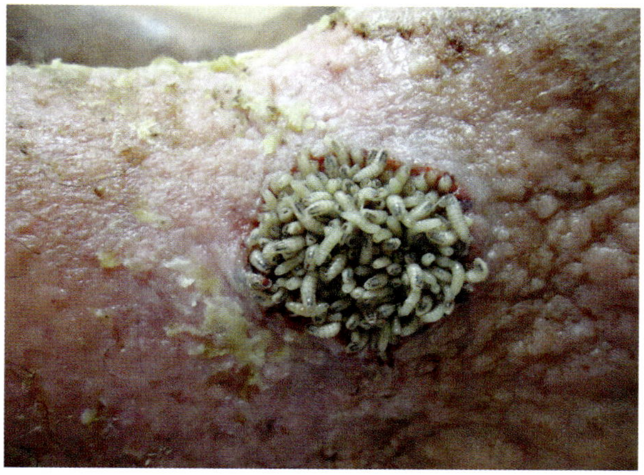

Figura 49.16 Miíase cutânea secundária em úlcera maleolar. (Cortesia do Dr. Fred Bernardes.)

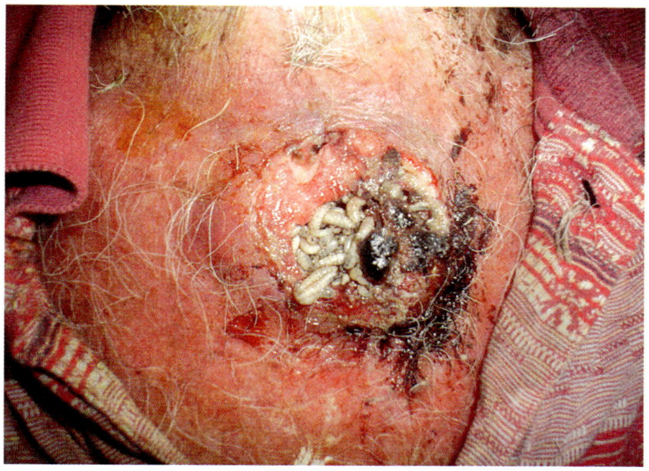

Figura 49.17 Miíase cutânea secundária.

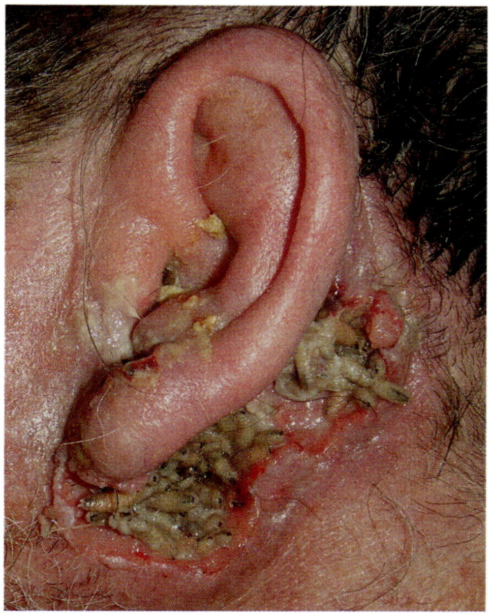

Figura 49.18 Miíase cutânea secundária em lesão de carcinoma basocelular ulcerado, cuja lesão apresentou regressão parcial após a infestação. (Cortesia do Dr. Guillermo Loda.)

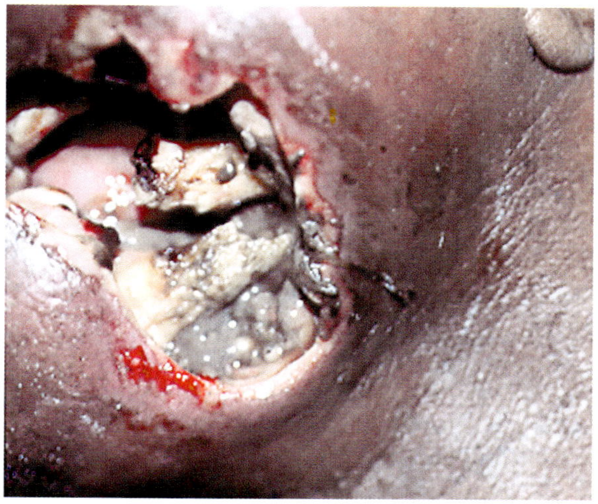

Figura 49.19 Miíase cavitária – boca.

Atualmente, nas formas cavitárias e cutânea secundária, o tratamento é feito com ivermectina na dose de 200 μg/kg e, se necessário, retirada com pinça das larvas, uma a uma, no caso da forma cutânea (ver subitem *Tratamento*, no item *Escabiose*, anteriormente).

Pseudomiíase

Miíase intestinal. É decorrente da ingestão de alimentos contaminados com larvas de moscas, com sintomatologia intestinal variada, relacionada com o número de parasitas, espécie envolvida e imunidade do hospedeiro. O tratamento da miíase intestinal pode ser feito com o emprego de anti-helmínticos, como o tiabendazol.

Larva *migrans* (helmintíase migrante)

Conceito

Dermatose pruriginosa produzida pela inoculação acidental na pele de larvas de ancilóstomos de animais (cão e gato).

Epidemiologia

Ocorre nas zonas tropical e subtropical, em áreas quentes e úmidas. Acomete qualquer idade, porém é mais comum em crianças que brincam em quintais, jardins e/ou praias.

Etiopatogenia

O agente causal é a larva de várias espécies de nematódeos do cão e do gato. A mais comum é a do *Ancilostoma braziliensis*; outras, como as do *Uncinaria stenocephala* e *A. caninum*, podem produzir a doença. O animal defeca em lugar com terra ou areia, onde deposita os ovos do parasita. Encontrando condições propícias (umidade e calor), esses ovos se transformam, em 24 h, em larvas rabditiformes que, após 1 semana, se tornam larvas filariformes infectantes. O ser humano, ao entrar em contato com essa terra ou areia, infesta-se pela penetração das larvas através da pele. Trata-se de inoculação acidental, pois essa larva deveria penetrar na pele do animal (cão e gato) para poder fazer o seu ciclo biológico, cujo final seria o alojamento no intestino.

Ao penetrar na pele "errada", a larva instala-se na epiderme e provoca uma reação inflamatória por parte do organismo, podendo ficar bloqueada ou, o que é a regra, progredir intraepidermicamente, formando um túnel, com maior progressão noturna (2 a 5 cm diários). Essas larvas não dispõem da colagenase específica necessária à penetração na derme humana e, consequentemente, não caem na circulação. A IgE sérica encontra-se elevada. A eosinofilia, às vezes elevada (até 70%), é comum.

Clínica

As lesões são em número imprevisível e têm localização mais frequente nos pés e nas nádegas. A lesão elementar é uma pápula eritematosa de alguns milímetros, intensamente pruriginosa; essa forma papulosa é menos frequente. Regra geral, a larva caminha e produz um túnel eritematopapuloso, sinuoso, cuja extremidade migrante apresenta-se mais ativa, enquanto a área terminal do túnel começa a entrar em regressão, apresentando-se discretamente escamosa. Essa forma migrante é a mais comum; casos reacionais intensos chegam a apresentar vesículas e bolhas (Figuras 49.20 a 49.23).

A larva *migrans* disseminada é rara e pode desencadear a síndrome de Loeffler, que cursa com febre, alterações respiratórias, infiltrados pulmonares e eosinofilia periférica.

Diagnóstico

A morfologia migrante é, por si só, diagnóstica, ao passo que a forma papulosa é de diagnóstico mais difícil, confundindo-se, frequentemente, com as reações à picada do inseto.

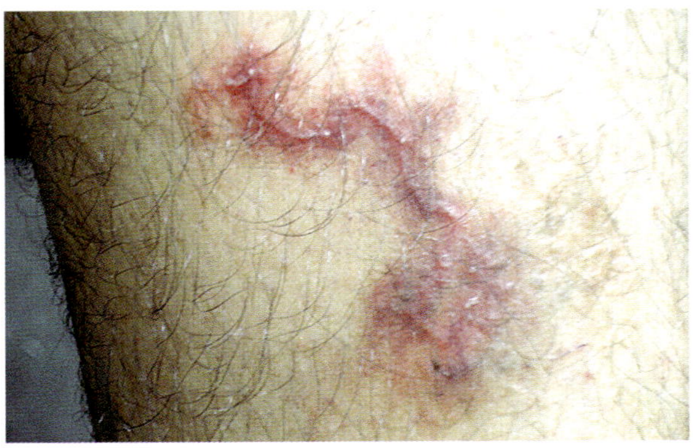

Figura 49.20 Larva *migrans*. (Cortesia do Dr. Luiz Eduardo Galvão.)

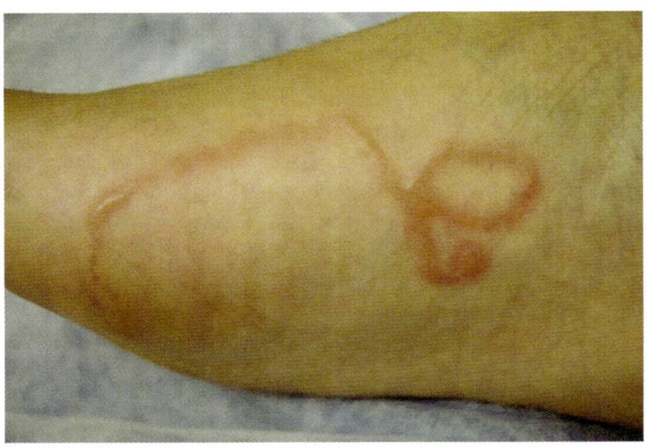

Figura 49.21 Larva *migrans*. (Cortesia da Dra. Luciana de Abreu.)

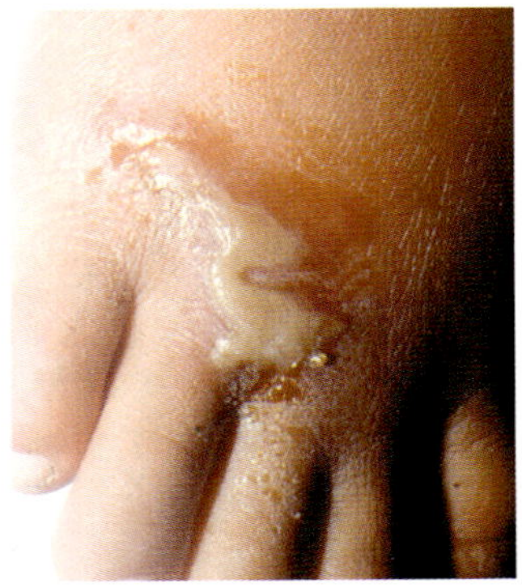

Figura 49.22 Larva *migrans* – apresentação bolhosa.

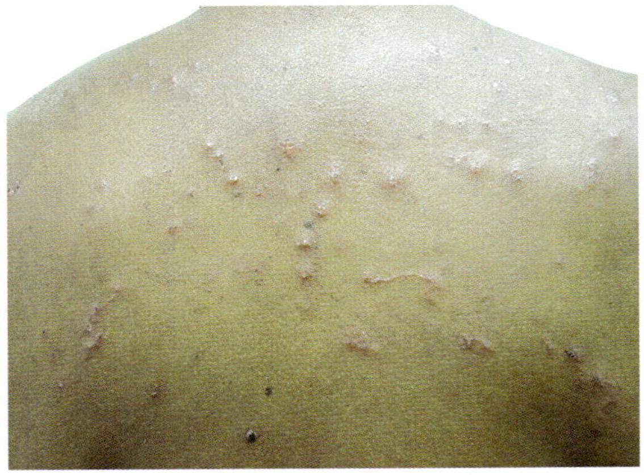

Figura 49.23 Larva *migrans* – o paciente trabalhava carregando sacos. (Cortesia do Dr. Luiz Eduardo Galvão.)

Tratamento

Nos casos de lesões numerosas, a indicação é o tiabendazol oral 30 a 50 mg/kg de peso, em dose única, antes de dormir ou em dose fracionada. A dose máxima para adultos é de 3 g, em tomada única. Náuseas e vômitos são efeitos colaterais comuns. Nos casos de poucas lesões, o tratamento tópico (pomada a 25%), 2 vezes/dia, é eficaz. Ivermectina utilizada conforme preconizado no tratamento da escabiose é extremamente eficaz, assim como o albendazol na dose de 400 mg por 3 dias.

Evolução e prognóstico

Trata-se de uma doença limitada, isto é, acaba por curar-se espontaneamente em alguns meses, pois a larva, em pele inóspita, acaba morrendo.

Pulicose

Conceito

Dermatose pruriginosa, produzida pela picada de pulga humana (*Pulex irritans*).

Epidemiologia

A afecção cosmopolita é contraída no domicílio ou em casas de diversões; é comum em crianças.

Etiopatogenia

A *Pulex irritans* é um parasita humano e aloja-se em tapetes, cortinas, roupas e mobiliário; por exceção, pode encontrar-se em animais domésticos; é hematófaga e mede 2 a 4 mm de comprimento. Pica o ser humano e, em geral, sensibiliza-o.

Clínica

O lugar da picada caracteriza-se por pequena pápula petequial. Ao estabelecer-se a hipersensibilidade, surge, como consequência de novas picadas, um quadro de estrófulo, isto é, erupção papuloeritematoedematosa com localização preferencial nos membros e, também, no tronco (Figura 49.24).

Tratamento

Corticosteroide local ou emulsões canforadas a 2 a 5% e anti-histamínico oral. Recomenda-se, também, a dessensibilização com vacina específica.

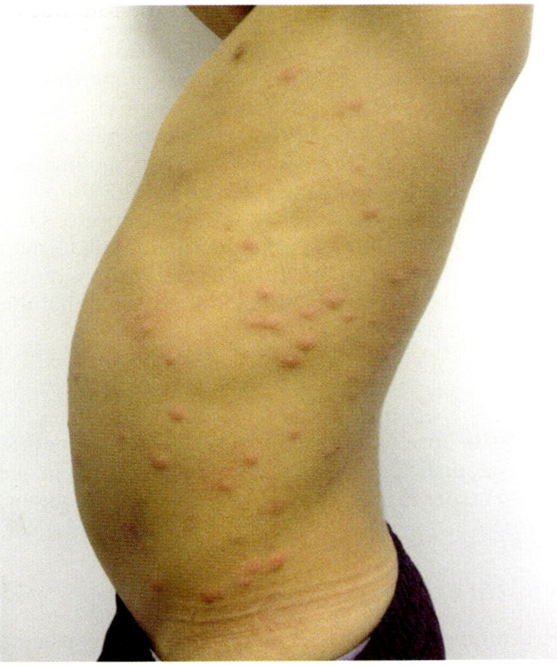

Figura 49.24 Múltiplas picadas de pulga. (Cortesia do Dr. Fred Bernardes.)

Tungíase (tunguíase)

Conceito

Dermatose autolimitada, produzida pela menor das pulgas, a *Tunga penetrans*.

Epidemiologia

Doença tropical, ocorrendo no porco e no ser humano; é adquirida em lugares arenosos, estábulos e pocilgas. Incide muito em viajantes.

Etiopatologia

A *Tunga penetrans* é a única espécie do gênero que parasita o ser humano; mede 1 mm de comprimento, sendo, portanto, a menor pulga conhecida. Tanto o macho como a fêmea são hematófagos e possuem a parte frontal pontiaguda, o que facilita a sua penetração. No entanto, o macho, após alimentar-se, deixa o hospedeiro e, portanto, não produz quadro clínico, enquanto a fêmea se fixa na pele, onde penetra parcialmente e ingere o sangue com a finalidade da ovulação, provocando lesão. Seus ovos, em grande número, intumescem-lhe a parte posterior do abdome, produzindo a lesão; finalmente, ocorre o rompimento do abdome, e os ovos são eliminados para o exterior, caindo no solo; consequentemente, a fêmea morre, havendo a cura espontânea do quadro clínico.

Clínica

A lesão é muito característica e consiste em pequena pápula esférica, branco-amarelada, com um ponto negro central; há prurido e dor discreta. Seu número é variável; quando numerosas e agrupadas, seu aspecto dá a impressão de favo de mel. Localizações preferenciais são as regiões plantares, periungueais e interdigitais; ocasionalmente, as lesões podem localizar-se na genitália, no períneo e nos membros (Figura 49.25). Na dermatoscopia, são observados poro central escuro, estruturas esbranquiçadas e manchas azul-enegrecidas.

Tratamento e prevenção

O tratamento padrão consiste na remoção completa do parasita. Em caso de poucas lesões, deve-se fazer a retirada com agulha estéril e posterior desinfecção. Quando houver infestação

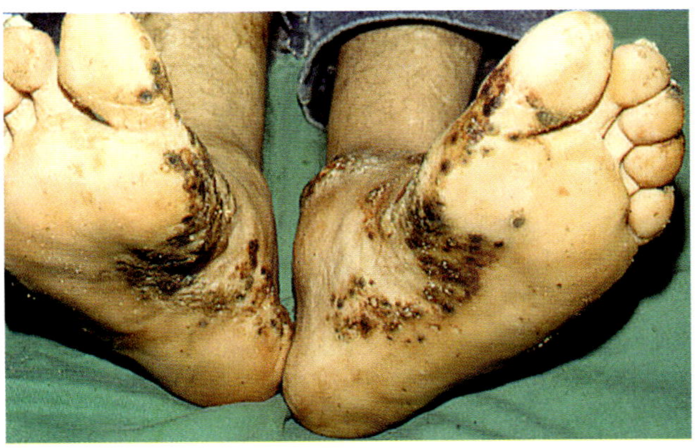

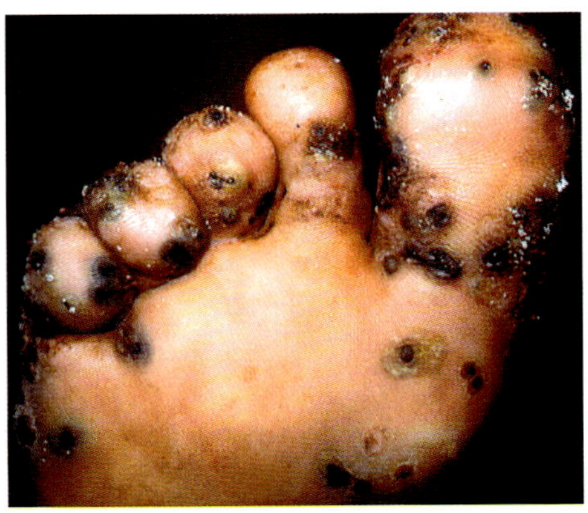

Figura 49.25 Tungíase.

maciça, tiabendazol, 30 a 50 mg/kg/dia durante 10 dias ou ivermectina podem ser úteis. Estudo controlado recente não confirma bons resultados com ivermectina. Em caso de infecção associada, fica indicado o uso de antibiótico. Como profilaxia, em área endêmica, recomenda-se uso de calçados, repelentes naturais e nas fontes, utilização de fogo ou DDT.

Evolução e prognóstico

É uma doença autolimitada, pois, ao eliminar os ovos para o exterior, a fêmea parasita morre. O ciclo dura aproximadamente 6 semanas após a penetração. Ocasionalmente, entretanto, ocorrem complicações (abscessos, linfangite, septicemia, gangrena gasosa e, até mesmo, tétano).

Cimidíase

Fred Bernardes Filho ◆ David Rubem Azulay

Conceito

É causada por picada de percevejo. Das espécies que parasitam o ser humano, o *Cimex hemipterus* predomina em áreas rurais; o *Cimex lectularius*, em centros urbanos; e a *Leptocimex boueti* é tipicamente encontrada na África.

Epidemiologia

Nos últimos anos, houve o ressurgimento global de infestações por percevejos, com relatos nas Américas, na Austrália, Europa, Ásia e África. Sua presença denota, de maneira geral, baixo nível social. A dispersão passiva é considerada a principal forma de disseminação, em que percorrem longas distâncias ao serem transportados em roupas, malas ou móveis. O risco de infestação reflete a rápida rotação e alta densidade demográfica associadas ao abandono de inseticidas mais potentes, à resistência a piretroides e à capacidade de sobreviver até 1 ano sem repasto.

Etiopatogenia

Percevejos são artrópodes da família Cimicidae dentro da ordem Hemiptera. Ocorrem cinco estágios ninfais que se interpõem entre o ovo e a fase adulta. Os adultos desta espécie são insetos vermelho-amarronzados, planos, ovais, sem asas, medindo de 4 a 7 mm, semelhantes a um confete. Ambos os sexos são hematófagos. A fertilidade das fêmeas de *Cimex lectularius* manifesta-se logo após a fecundação e a ovipostura ocorre após 3 dias. Todavia, tal período sofre a influência dos seguintes fatores: temperatura, alimentação sanguínea, densidade populacional e número de cópulas. Os percevejos completam a sucção em pouco tempo, alcançando o estado de repleção em cerca de 2 a 3 min para as ninfas jovens e 5 min para as formas adultas. Após concluírem o repasto, afastam-se do corpo e da proximidade de seus hospedeiros, procurando esconderijos onde se abrigam por tempo variável. No caso dos percevejos domiciliados, os abrigos são representados por fendas e rachaduras das paredes, de móveis, ou mesmo artefatos de uso doméstico, como colchões e travesseiros. Nesses locais, é possível encontrar aglomerados de percevejos que se misturam a exúvias (exoesqueleto), cascas de ovos e fezes (Figura 49.26). Em tais formações, denominadas "locais de ninhada", "incubação" ou *brood centers*, nota-se o característico "odor de agrupamento".

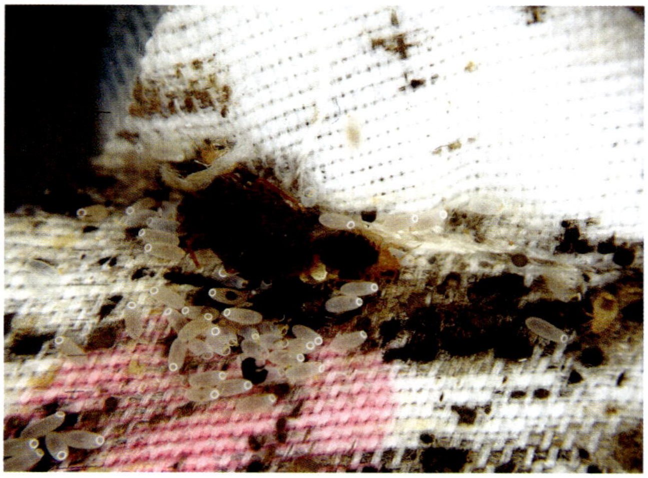

Figura 49.26 Cimidíase – aglomerado de percevejos, exúvias, cascas de ovos e fezes, denominado "ninhada", "incubação" ou *brood centers*.

Clínica

As picadas são indolores e os percevejos não são percebidos a menos que estejam presentes em grande número. As lesões cutâneas são decorrentes de picadas e consistem em seropápulas ou lesões papulourticadas eritematosas cobertas ou não por crostas hemorrágicas. Reações bolhosas não são incomuns e surgem por hipersensibilidade mediada por IgE à nitroforina, proteína produzida na secreção salivar do inseto. Quando múltiplas, as picadas podem estar distribuídas de forma irregular ou linear. Seu padrão em sequência linear, em número de três, é característico e denominado "café da manhã, almoço e jantar" (Figura 49.27).

Diagnóstico

Picadas de insetos nem sempre são fáceis de identificar e caracterizar, principalmente quando únicas ou em pequenos números. Lesões dispostas em sequência linear sugerem este diagnóstico.

Diagnóstico diferencial

De acordo com a história clínica, devem ser considerados diagnósticos diferenciais: prurigo, urticária, escabiose, varicela, alergias alimentares, infecções estafilocócicas, pitiríase liquenoide varioliforme aguda (PLEVA), eritema multiforme, dermatoses bolhosas e urticária papular induzida por hipersensibilidade à picada, contato com ácaro, aranhas, pulgas, mosquitos, moscas e até mesmo lagartas.

Tratamento

O tratamento é feito com corticosteroide tópico para diminuir a inflamação e anti-histamínicos orais para controle do prurido. Antissépticos ou antibióticos tópicos são indicados em caso de infecção secundária. Os principais grupos de inseticidas utilizados atualmente para o controle de percevejos incluem piretroides, silicatos e reguladores de crescimento de insetos. A erradicação de percevejos de locais em que há infestação é um desafio em função do elevado índice de resistência a esses inseticidas. Trata-se, muitas vezes, de um problema de saúde pública.

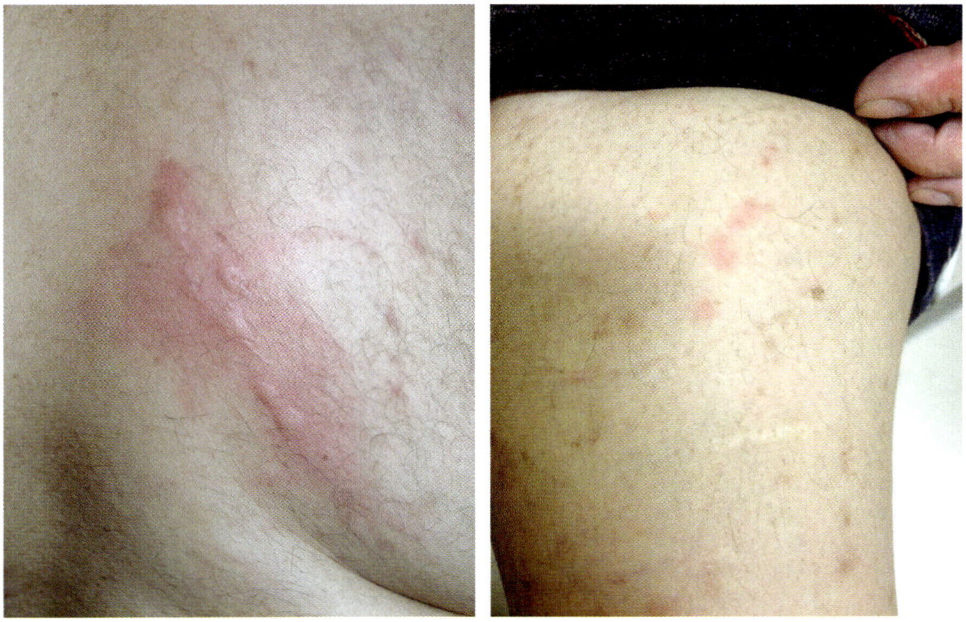

Figura 49.27 Cimidíase – lesões papulourticadas eritematosas, em distribuição linear. Padrão "café da manhã, almoço e jantar".

Triatomidíase

É produzida pela picada de barbeiros (triatomídeos) e, após várias picadas, ocorre a sensibilização. As manifestações cutâneas são de natureza alérgica (pápulas, vesículas, ponfos, petéquias, nódulos, bolhas, até mesmo o choque anafilático) (ver Capítulo 48, item *Doença de Chagas ou tripanossomíase americana*).

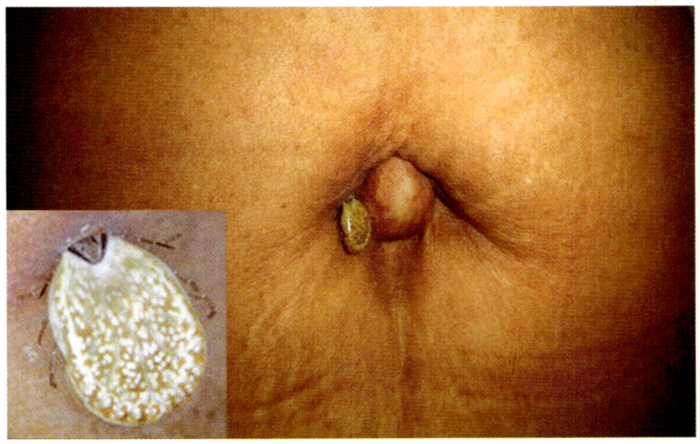

Figura 49.28 Carrapato-estrela aderido na região umbilical com detalhe da dermatoscopia. (Cortesia do Dr. André R. Adriano.)

Ixodidíase

Conceito

Dermatite produzida pela picada de carrapatos (Ixodoidea).

Epidemiologia

Doença de zona rural.

Etiopatogenia

A superfamília Ixodoidea inclui duas famílias: Argasidae e Ixodiidae. No Brasil, interessam os carrapatos da segunda família, sobretudo o *Amblyomma cajennense*, transmissor da febre maculosa. Os carrapatos atacam o ser humano nas suas fases larvária e adulta; as larvas recebem o nome popular de "micuim" (em função de seu pequeno porte); encontram-se aos milhares em arbustos, de onde passam para a pele humana, infectando-a maciçamente e produzindo hipersensibilidade a novas picadas. O carrapato adulto também pica o ser humano e se ingurgita de sangue (Figura 49.28). Seu número é pequeno.

Clínica

Quatro quadros clínicos podem ser observados:

- erupção intensamente pruriginosa de pequeninas e numerosíssimas pápulas, localizadas, preferentemente, nas pernas e, às vezes, no abdome. Corresponde à infestação pela ninfa hexápode
- erupção de poucas lesões maculoeritematopurpúricas, produzidas pelo carrapato na sua fase adulta; é pouco pruriginosa e quase só é percebida quando o carrapato ingurgita-se de sangue
- urticária, que ocorre em indivíduo previamente sensibilizado
- granuloma, representado por uma ou mais lesões papulotuberosas, que ocorrem em determinadas pessoas e cuja histologia é a de um pseudolinfoma.

Tratamento

Anti-histamínicos orais, corticosteroides tópicos e benzoato de benzila a 25%; encostar uma ponta de cigarro ou fósforo aceso próximo ao parasita adulto; o calor o pressionará a abandonar a pele humana, sem necessidade de tração, que, na maioria das vezes, deixa restos de seu *capitulum*, originando reação a corpo estranho.

Doença de Lyme

Conceito

As borrelioses compõem um grupo de doenças que ocorrem em diversos animais. No ser humano, o complexo *Borrelia burgdorferi lato sensu* inclui um grande número de espiroquetas capazes de acometer diversos órgãos; o espectro de apresentação clínica desta infecção difere conforme as regiões geográficas, associando-se às características antigênicas das *Borrelia* spp. próprias do local, assim como sua interação com o ecossistema e o vetor presente na região.

Etiopatogenia

Na doença de Lyme a transmissão é feita, em geral, pela picada de carrapatos do gênero *Ixodes*, porém também do gênero *Amblyomma*. Após essa etapa, a bactéria, que antes era restrita ao intestino médio do hematófogo, migra para suas glândulas salivares, e, após a inoculação, os espiroquetas se multiplicam na corrente sanguínea. Ocorre sua disseminação para articulações, cérebro, nervo, olhos e coração. A duração da permanência do carrapato aderido ao ser humano deve ser de 24 a 72 h para que ocorra infecção, cujo período de incubação é de 3 a 32 dias. Nos EUA, é a doença transmitida por carrapato mais frequente.

Clínica

O ***eritema crônico migratório*** ou ***eritema migratório*** é a principal manifestação cutânea da doença de Lyme (60 a 80%), sobretudo quando causada pela *Borrelia burgdorferi stricto sensu*, sendo menos frequentemente associado a *B. garinii* ou a *B. afzelii*, espécies mais encontradas na Europa. Lá, inclusive, predomina a acrodermatite crônica atrofiante (ver Capítulo 31).

Numerosas manifestações cutâneo-sistêmicas podem ocorrer. Existem tentativas de dividir a evolução desta enfermidade em três estágios:

Estágio I

Lesões cutâneas. Eritema migratório, urticária, *rash* malar, eritemas evanescentes, lesões anulares múltiplas (ver Capítulo 18).

Outras manifestações. Cefaleia, meningismo, mialgia, artralgia, dor testicular, linfadenopatia, sintomas respiratórios, conjuntivite, febre, astenia etc.; ocorrem em 50% dos pacientes.

Estágio II

Ocorre semanas ou meses após o eritema migratório.

Lesões cutâneas. Linfocitoma cútis (pavilhão auricular em crianças ou mama em adultos), eritema palmar.

Outras manifestações. Meningite, neurite (nervos cranianos, especialmente paralisia do facial ou dos nervos periféricos). Mioartralgias ou artrite (60%), anormalidades cardiológicas como bloqueio atrioventricular, cardite, precordialgia. Pode haver neuropatia óptica, panoftalmite, ceratite e irite.

Estágio III

Lesões cutâneas. Acrodermatite crônica atrófica, morfeia.

Outras manifestações. Artrite crônica oligoarticular (Figura 49.29), encefalomielite progressiva, síndrome similar a esclerose múltipla.

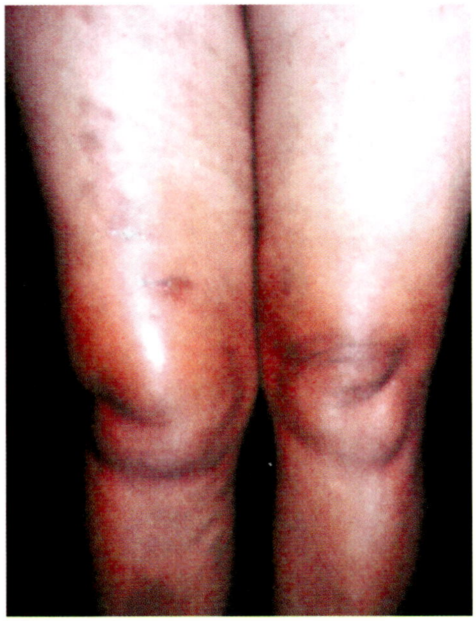

Figura 49.29 Doença de Lyme – artrite bilateral.

Em 75% dos pacientes não tratados ocorrem manifestações tardias, apesar da presença de anticorpos e imunidade celular para *B. burgdoferi*, em um período que varia de 1 semana a mais de 2 anos após o início da doença.

Diagnóstico

Pode ser feito em bases epidemiológicas, quadro clínico, cultura e sorologia (ELISA, imunofluorescência indireta). A pesquisa do agente, pela cultura, deve ser feita logo nos primeiros dias. A reação em cadeia da polimerase (PCR) é menos sensível. A sorologia só se torna positiva após mais de 10 dias (IgM).

É importante ressaltar que os métodos ELISA e imunofluorescência indireta podem dar diagnóstico falso-positivo para outros espiroquetas, e, por isso, nesses casos deve-se fazer o *Western blot*, que é um teste mais específico.

Tratamento

O tratamento das manifestações recentes baseia-se em antibioticoterapia (penicilinas, tetraciclinas e/ou ceftriaxona). Nem sempre ocorre resolução das lesões com a medicação. Existem vários esquemas terapêuticos:

- tetraciclina VO 250 mg – 4 vezes/dia – 14 a 21 dias
- doxiciclina VO 100 mg – 2 vezes/dia – 14 a 21 dias
- amoxicilina VO 250 a 500 mg – 4 vezes/dia – 14 a 21 dias, ou 20 mg/kg/dia
- ceftriaxona IM 2 g – 2 vezes/dia – durante 14 dias.

Para as demais manifestações, poderão ser necessários anti-inflamatórios não hormonais. As manifestações tardias podem ser irreversíveis.

Profilaxia

Deve-se dar ênfase à profilaxia, orientando quanto a vestimentas e repelentes químicos aplicados ao corpo ou às roupas. Atualmente, está sendo avaliado o uso de vacina que contém a proteína A de superfície das borrélias.

Manifestações cutâneas das helmintíases

Tanto os nematódeos como os platelmintos podem produzir manifestações cutâneas. Entre os nematódeos, é importante distinguir dois grupamentos: nematódeos intestinais e nematódeos do sangue e outros tecidos.

Nematódeos intestinais

Sumariamente, destacam-se algumas manifestações cutâneas produzidas na decorrência do parasitismo intestinal; foi excluído deste capítulo a helmintíase cutânea (descrita à parte), por não se tratar de nematódeo parasita humano. Destacam-se os descritos a seguir.

Ascaridíase

Tem como etiologia o nematódeo *Ascaris lumbricoides*, que pode causar urticária, angioedema, pruridos anal e nasal.

Oxiuríase

É causada pelo *Enterobius vermicularis*, que causa prurido anal, preferencialmente noturno, abscesso e intertrigo perineal.

Ancilostomíase

Pode ser causada pelo *Ancylostoma duodenale* e *Necator americanus* que produzem lesões papulosas e papulovesiculosas, muito pruriginosas, nos pontos de penetração da larva; urticária.

Estrongiloidíase

É causada pelo *Strongyloides stercoralis*. No local da penetração, podem surgir petéquias, lesões papulosas pruriginosas, urticária e, até mesmo, erupção tipo larva *migrans*.

A estrongiloidíase disseminada é definida quando este helminto invade órgãos além dos pulmões e trato gastrintestinal. O uso cada vez mais frequente de substâncias imunossupressoras, o aumento do número de casos de imunodeficiência avançada em pacientes com HIV, assim como o tratamento quimioterápico de tumores sólidos e hematológicos são fatores que expõem pacientes a maior chance de apresentar esta forma grave da doença ou mesmo a infestações maciças. O quadro clínico é apresentado de forma inespecífica e depende do órgão afetado pela estrongiloidíase, podendo ocorrer dor abdominal, rebaixamento do nível de consciência e insuficiência respiratória aguda com necessidade de intubação orotraqueal e ventilação mecânica.

A invasão do helminto na pele desencadeia lesões eritematosas purpúricas, reticuladas ou petéquias lineares de localização periumbilical, abdominal, flancos e até raiz proximal de membros inferiores, constituindo quadro clínico muito característico (Figura 49.30). Há diversos casos relatados na literatura sobre associação entre estrongiloidíase disseminada e infecção pelo HTLV-1. Essa suspeita deve se tornar imperativa quando fatores de risco clássicos não estão relacionados ao caso ou, principalmente, em áreas endêmicas para as duas infecções. O diagnóstico é feito quando o parasita é encontrado nos órgãos e na pele; pode ser encontrado em até dois terços dos exames histopatológicos. Nesses casos, o tratamento deve ser feito, preferencialmente, com ivermectina subcutânea, devido à gravidade. Ocorre óbito em mais de 50% dos casos.

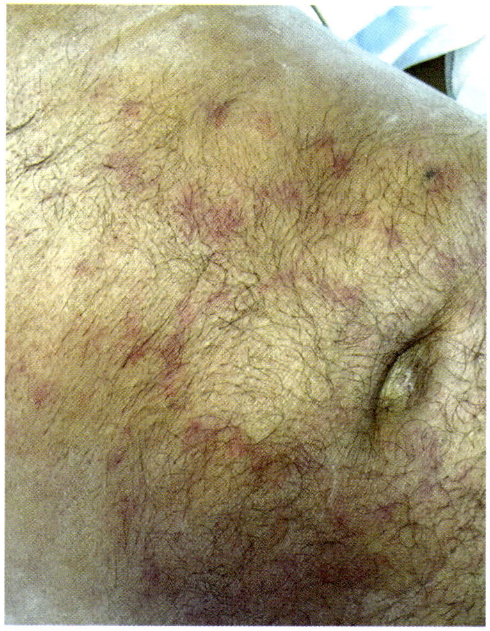

Figura 49.30 Estrongiloidíase disseminada. (Cortesia do Dr. Flávio M. Bacelar Guerreiro.)

Triquinose

É causado pela *Trichinella spiralis* que causa edema das pálpebras, no início; edema generalizado, petéquias subungueais, urticária e eritema morbiliforme.

Gnatostomíase

É uma parasitose causada pelo nematelminto *Gnathostoma* sp. Sendo a espécie *spinigerum* a mais descrita, embora novas espécies (*hipidum*, *doloresi*, *nipponicum* etc.) sejam frequentemente descritas. É endêmica em certos países asiáticos, como Japão e Tailândia, e recentemente tem havido um aumento do número de casos na América Central, onde se tem o hábito da ingestão de carne crua de peixes (ceviche marinado). A ingestão também de outras carnes cruas ou malcozidas, água contaminada ou pela simples manipulação sem luvas de peixes contaminados pela larva são descritas.

A larva causa mais frequentemente doença exclusivamente cutânea ou disseminada para outros órgãos como olhos, sistema nervoso central e pulmões. A lesão cutânea caracteriza-se por edema migratório, trajeto serpiginoso e prurido, o que evidencia a migração da larva; a localização mais habitual é o abdome ou a parte superior do tórax. As lesões podem desaparecer espontaneamente após dias a semanas e reaparecer em outros locais.

O diagnóstico é feito pelo aspecto característico da lesão cutânea, eosinofilia periférica, exame histopatológico onde se observa eosinofilia no infiltrado tanto na derme quanto na epiderme com o achado da larva em cerca de 30% dos casos e que são corroborados pela história epidemiológica.

O tratamento é feito com albendazol na dose de 400 a 800 mg/dia durante 21 dias ou pela ivermectina nas doses habituais em 1 ou 2 tomadas.

Nematódeos do sangue e outros tecidos

Por existirem no Brasil, filariose, oncocercose e monsonilíase destacam-se neste grupo. Fora do Brasil, há de se considerar ainda: loíase, dracunculíase e acantoqueilonemíase.

Loíase

Produzida pela filária *Loa loa*, frequente na África, transmitida pela picada de moscas do gênero *Chrysops* e induzindo a manifestação clínica conhecida com o nome de *edemas de Calabar* (áreas de edema, uma ou mais decorrentes da migração dos vermes adultos no tecido conjuntivo). Localizações mais frequentes são mãos, antebraços e próximo às órbitas.

O tratamento consiste em dietilcarbamazina (DEC) em doses progressivamente maiores, a fim de evitar encefalopatia, coma e morte. Iniciar com 50 mg, VO, no primeiro dia. A ivermectina em pacientes coinfectados com oncocercose deve ser evitada, pois, além da reação de Mazzotti (ver subitem *Diagnóstico*, em *Oncocercose*, mais adiante), pode levar à encefalopatia devido à morte acentuada das microfilárias no sangue. Albendazol 200 mg, VO, 2 vezes/dia, por 21 dias é menos eficaz, porém mais seguro, pois evita a encefalopatia e a reação de Mazzotti e é também empregado nos casos resistentes à DEC.

Dracunculíase (dracunculose)

Produzida por *Dracunculus medinensis*, frequente na África e na Ásia, transmitida por ingestão de água contaminada com *Cyclops* infestado pela larva do dracúnculo. No estômago, a larva deixa seu hospedeiro e penetra no mesentério, onde se torna sexualmente ativa (10 semanas); a fêmea vai para a pele com a finalidade de depositar sua larva, causando, então, lesões. Estas são dolorosas, eritematovesiculosas, formando até mesmo úlceras, por onde sai a nova larva que, na água, contaminará novo *Cyclops*. As lesões localizam-se preferencialmente nos membros inferiores, nádegas, braços e genitália. São comuns lesões urticariformes, febre, eosinofilia e perturbações gastrintestinais.

Acantoqueilonemíase

Produzida pela *Acanthocheilonema perstans*, frequente na parte norte da América do Sul e da África, transmitida por mosquito-pólvora do gênero *Culicoides* e caracterizada por febre e alterações das grandes cavidades serosas e lesões dermatológicas, como urticária, edema do escroto e membros inferiores, *edemas de Calabar* e prurido.

Filariose

Distribui-se nas zonas tropical e subtropical. No Brasil, é encontrada na Amazônia, no Nordeste e em alguns estados do Sul (Santa Catarina e Rio Grande do Sul). É produzida pela *Wuchereria bancrofti*, transmitida pela picada de mosquitos de vários gêneros (*Anopheles*, *Culex*, *Aedes* e *Mansonia*) que inoculam a microfilária na pele humana. Os parasitas adultos assestam-se nos linfáticos, e, à noite (em torno de meia-noite), as microfilárias vão para o sangue periférico. O diagnóstico é feito pela pesquisa noturna, em uma gota de sangue, entre lâmina e lamínula; a mobilidade das microfilárias facilita a pesquisa. A filariose pode ser assintomática no início e, até mesmo, para sempre; de outro modo, segue-se um período inflamatório agudo e, finalmente, a fase crônica, que se caracteriza por elefantíase, de localização preferencial nos membros inferiores e na genitália, resultado da obstrução linfática pelos parasitas e, também, pelo mecanismo alérgico; este último explica a concomitância de urticária, lesões eritematoedematosas, prurido e, até mesmo, asma. O tratamento é feito com dietilcarbamazina (Hetrazan®, Banocide®), 2 mg/kg, 3 vezes/dia, após as refeições, durante 3 a 4 semanas. A ivermectina é extremamente eficaz. Às vezes, ocorre a reação de Mazzotti (ver subitem *Diagnóstico*, no item *Oncocercose*, a seguir).

Oncocercose

Carolina Talhari ◆ Sinesio Talhari ◆ David Rubem Azulay

Conceito

Doença parasitária não contagiosa causada pelo nematelminto *Onchocerca volvulus*, caracterizada, principalmente, por nódulos cutâneos fibrosos e, muitas vezes, graves lesões oftalmológicas. Popularmente é conhecida por "cegueira dos rios".

Epidemiologia

Estima-se em 20 milhões o total de pacientes com oncocercose; desses, 270.000 desenvolveram amaurose ("cegueira dos rios").

É endêmica em 36 países africanos – do Senegal à Tanzânia. No Oriente Médio, está restrita ao Iêmen. No continente americano, constitui sério problema de saúde pública no México, na Guatemala e na Venezuela; pequenos focos de oncocercose são observados na Colômbia, no Equador e no Brasil. Em nosso país, até recentemente, o único foco conhecido estava restrito aos índios Yanomami, habitantes da região limítrofe entre a Venezuela e os estados de Roraima e Amazonas. É polêmica a existência de um novo foco brasileiro de oncocercose em Minaçu, no estado de Goiás. Esse novo foco teria surgido com a migração de garimpeiros que se infectaram entre os índios Yanomami.

Por meio do Programa de Controle da Oncocercose, desenvolvido pela Organização Mundial da Saúde (OMS) e financiado pelo Banco Mundial/FAO/UNDP, desde 1974/1986, o tratamento da oncocercose com a ivermectina (a partir de 1980) e o controle de vetores vêm sendo desenvolvidos em 11 países africanos. Esse programa cobre uma população de aproximadamente 30 milhões de pessoas. Resultado: 1,5 milhão de pacientes tratados; 11 milhões de crianças dessas áreas não estão sob risco de adquirir oncocercose. Estima-se que o tratamento tenha prevenido mais de 300 mil casos de cegueira.

Etiopatogenia

Os vermes adultos podem viver até 14 anos. A *O. volvulus* é transmitida pela picada de insetos do gênero *Simulium* ("borrachudo", "pium"). Verifica-se maior abundância dos transmissores da oncocercose às margens dos rios (daí a denominação "cegueira dos rios"), particularmente dos rios com cachoeiras. Na África, os principais vetores são o *S. damnosum* e o *S. neavei*. No Brasil, as principais espécies vetoras da oncocercose não estão bem estabelecidas.

A oncocercose é transmitida de humano para humano por meio das diferentes espécies de *Simulium*. Além do ser humano, não são conhecidos outros reservatórios. Ao picar o ser humano infectado, o *Simulium* ingere microfilárias. Na parede torácica do inseto, após 15 dias, as microfilárias transformam-se em larvas infectivas. Nesse momento, ao picar outro ser humano, há transmissão da doença. As larvas infectivas transformam-se em vermes adultos depois de aproximadamente 1 ano. Os vermes adultos, machos (2 a 4 cm de comprimento) e fêmeas (40 a 50 cm de comprimento), tendem a localizar-se nos espaços intersticiais e no tecido adiposo, formando os oncocercomas. Do acasalamento dos vermes adultos surgem as microfilárias, que migrarão para a derme superficial, olhos e vísceras.

Clínica

Os principais sinais e sintomas observados na oncocercose estão relacionados com microfilárias na pele e nos olhos.

Manifestações cutâneas

Nódulos cutâneos fibrosos sobre superfícies ósseas indolores, móveis (Figura 49.31), que abrigam os vermes adultos, os quais eliminam as microfilárias para os tecidos. Estas, ao se desintegrarem (morrerem) na pele, causam manifestações cutâneas como prurido e escoriações, que costumam ser as manifestações mais frequentes e mais precoces. O paciente tem sintomas muito parecidos com a escabiose, porém, o prurido é intenso e constante; hiperpigmentação é frequente e consequente ao prurido; liquenificação é consequente ao prurido crônico. A liquenificação é conhecida sob a denominação *lizard skin*, ou seja, pele de lagarto; despigmentação tardia: acromias secundárias às manifestações crônicas da oncocercose são comuns, particularmente nos membros inferiores. É clássica a denominação *leopard skin* para designar essas lesões cutâneas; atrofia é consequente à dermatite oncocercótica e ocorre nas fases tardias da doença. As atrofias podem ser discretas ou muito acentuadas, ocasionando aumento da bolsa escrotal e hérnias inguinais (Figura 49.32). As hérnias inguinais recebem a denominação *hanging groin* – virilha caída; *sowda* – em alguns pacientes as lesões cutâneas de oncocercose ficam limitadas a determinada área cutânea. O mais frequente é a localização unilateral, na perna, coxa e região glútea. Não há explicação para esta apresentação clínica.

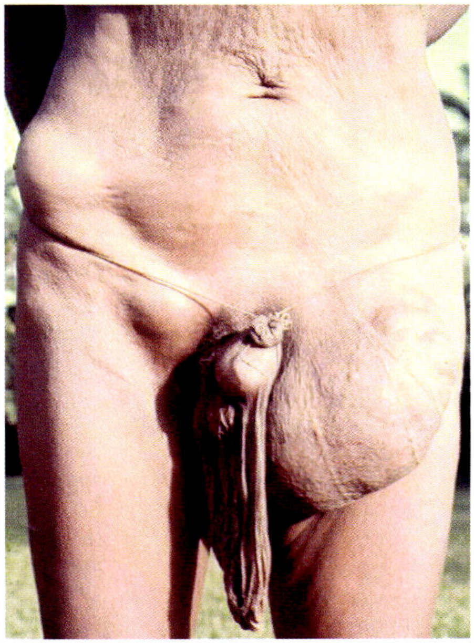

Figura 49.32 Oncocercose. Paciente com oncocercomas à direita e hérnia inguinal à esquerda. O prepúcio amarrado é uma tradição Yanomami.

Manifestações oculares

As microfilárias podem ser evidenciadas pelo exame oftalmológico, com a lâmpada de fenda.

As principais lesões oftalmológicas são ceratites, iridociclites, catarata, lesões coroidorretinais, atrofia óptica pós-neurítica e amaurose (Figura 49.33).

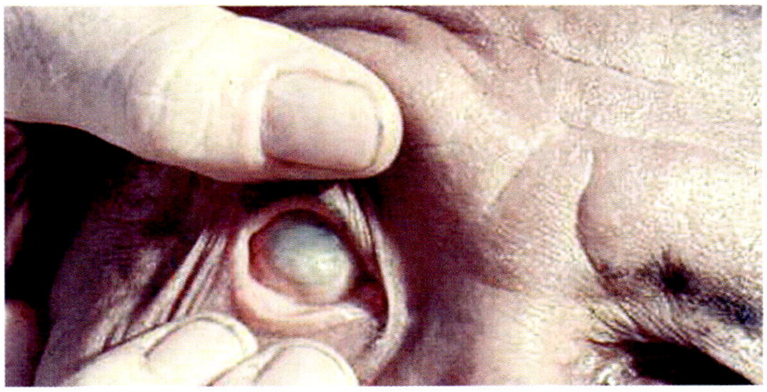

Figura 49.33 Oncocercose. Amaurose do olho direito.

Manifestações viscerais

A epilepsia associada à oncocercose é uma entidade bem reconhecida e foi reduzida com o emprego da ivermectina, assim como a *nodding syndrome* (síndrome do assentimento), em que a criança movimenta sistematicamente a cabeça. São descritos outros envolvimentos sistêmicos, porém, faltam estudos adequados.

Diagnóstico

A confirmação diagnóstica é feita por meio do encontro da microfilária, por exame direto ou histopatológico, ou, mais modernamente, por meio de PCR ou dosagem de anticorpos.

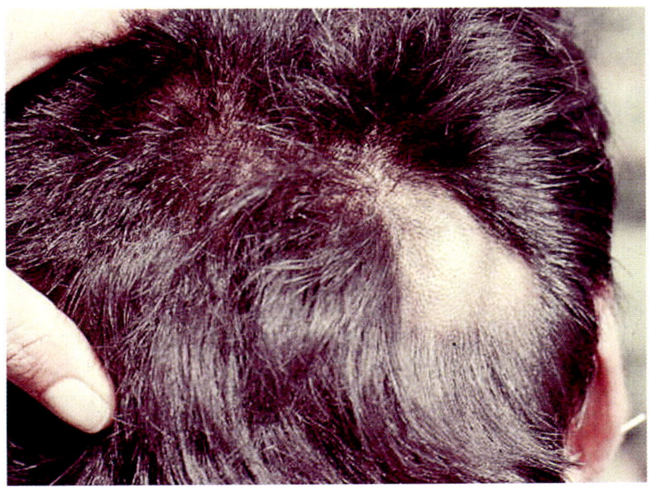

Figura 49.31 Oncocercose.

A suspeita diagnóstica pode ser feita pelo teste de Mazzotti, que consiste na aplicação tópica de dietilcarbamazina (DEC), substância filaricida, que leva a uma reação urticariforme local ou, na prática, com o uso da DEC na dose de 50 mg, ou ivermectina; em média, a reação, do tipo urticariforme, ocorre 24 h após a administração da primeira dose da substância. Essa reação é consequente à morte e à destruição maciça de microfilárias; é denominada "reação de Mazzotti" e equivale à de Jarisch-Herxheimer; é excepcionalmente fatal.

Tratamento

Atualmente, emprega-se basicamente a ivermectina, na dose de 150 μg/kg de peso, em dose única, a cada 6 meses. Com a administração da ivermectina, que é microfilaricida, o paciente deixa de transmitir a doença; os vermes adultos permanecem vivos por 10 a 14 anos, porém a fêmea se torna estéril. As doses semestrais por esse período vêm sendo administradas gratuitamente em vários países, por agências governamentais e internacionais.

A doxiciclina 100 mg/dia, administrada por via oral por 6 a 20 semanas, é efetiva nos casos de fêmeas adultas resistentes à ivermectina. Isto se deve a sua ação contra *Wolbachia*, bactéria gram-negativa que tem uma relação endossimbiótica e é essencial para a sobrevivência dos vermes adultos.

Mansonelíase

Produzida pela filária *Mansonela ozzardi* e transmitida por *Culicoides*, é exclusiva das Américas Central e do Sul e Caribe; no Brasil, só é encontrada na Amazônia. A clínica é de febre, dores articulares, erupção pruriginosa eritematopapulosa e adenopatia inguinocrural. O tratamento é feito com os derivados da piperazina.

Dermatoses por platelmintos

O filo dos platelmintos engloba os vermes com corpo achatado dorsoventralmente, divididos em quatro classes: Turbellaria, Trematoda, Cestodea e Monogenea.

Entre os trematódeos, pode-se destacar a esquistossomose e, entre os cestoides, a cisticercose e a equinococose. Convém, ainda, referir alguns aspectos cutâneos produzidos por outros trematódeos, como os que vivem: (1) no intestino (*Fasciolopsis buske*), com manifestações cutâneas representadas por edema de face, abdome e pernas; (2) no fígado (*Clonorchis sinensis* e *Fasciola hepatica*), com repercussão cutânea mínima (icterícia e urticária); (3) nos pulmões (*Paragonimus westermani*), cujo comprometimento cutâneo se reduz a abscessos.

Esquistossomose

Para compreender as manifestações cutâneas produzidas pelos esquistossomas, é necessário conhecer, em linhas gerais, seu ciclo: o animal contaminado (pássaro, mamífero) elimina os ovos, que se transformam em miracídios; estes, no ambiente aquático, penetram no hospedeiro intermediário (molusco), onde se transformam em cercárias; estas, no meio aquático, penetram na pele do hospedeiro definitivo (ser humano ou outro animal vertebrado), caindo, então, na corrente circulatória, indo alojar-se, conforme a espécie, em determinadas regiões; nos vasos, a cercária chega à forma adulta.

Há dois grupos de esquistossomas: *antropofílico* e *zoofílico*, se o hospedeiro definitivo for o ser humano ou outro animal, respectivamente. Se uma cercária zoofílica penetra na pele humana, acaba morrendo por ser essa pele inóspita; entretanto, ocorre um mecanismo de sensibilização, que aumenta com novas contaminações.

Clínica

As manifestações cutâneas produzidas pelos esquistossomas são:

Dermatite por cercária. Ocorre com a penetração de cercárias na pele. Dermatite muito pruriginosa, com eritema, pápulas e, até mesmo, petéquias, cuja intensidade varia com o tipo de cercária (a zoofílica é mais intensa), seu número e de prévias inoculações sensibilizantes anteriores; ocorre imediatamente após a penetração da cercária.

Síndrome de sensibilização esquistossomósica. Aparece 4 a 8 semanas após a penetração das cercárias; caracteriza-se por urticária, edema, púrpura, febre, artralgia, diarreia, bronquite, pneumonite, hepatomegalia, esplenomegalia e linfadenopatia. É conhecida no Japão com o nome de síndrome de Katayama e, na China, com o nome de febre Yangtse.

Granuloma paragenital. Lesões vegetantes, localizadas no períneo e nas nádegas, com trajetos fistulosos.

Esquistossomíase cutânea ectópica. Decorrente da deposição de ovos na pele, em especial no tronco e em outros órgãos (conjuntiva, pulmões e sistema nervoso central), produzindo-se pápulas aglomeradas, de coloração vermelho-escura, inclusive com liquenificação.

Diagnóstico

O diagnóstico, no caso de dermatite cercariana, é feito apenas pela clínica e epidemiologia (banhos em lugares endêmicos); nas demais formas, o diagnóstico é feito pelo achado de ovos nas fezes, ou mesmo em lesão cutânea (exame histopatológico).

Tratamento

Praziquantel, em dose única, que pode ser dividida em duas tomadas na dose de 30 a 70 mg/kg VO, é o fármaco de eleição, com eficácia em torno de 80% e, em geral, com discretos efeitos colaterais. Oxamniquina, em duas tomadas, na dose de 15 mg/kg, para adultos, e 20 mg/kg, para crianças. Náuseas, vômitos, sonolência e cefaleia não são raros. Cerca de 10% dos pacientes apresentam resistência, e a eficácia está em torno de 80%. As principais contraindicações no tratamento da doença são: insuficiência hepática, hipertensão portal descompensada, criança com menos de 2 anos, gestação, insuficiência cardíaca ou renal descompensada. O controle de cura é feito por exame parasitológico de fezes durante 6 meses, quando então se faz, se negativos, a biopsia retal.

Cisticercose cutânea

É causada pelo cisticerco da *Taenia solium*, um parasita do porco. Quando o ser humano ingere a carne de porco infestada com os cisticercos, estes se transformam, no tubo gastrintestinal, em vermes adultos, causando a teníase intestinal; quando, entretanto, são ingeridos os ovos, estes se transformam em cisticercos, que se localizam em numerosos órgãos (cérebro, olhos, pulmão) e no tecido subcutâneo, causando a cisticercose. Os nódulos são assintomáticos, de número variável, móveis, medindo de 1 a 2 cm; podem calcificar-se. O tratamento é cirúrgico.

Equinococose

A forma adulta (*Echinococcus granulosus*) parasita o intestino do cão; os ovos ingeridos pelo ser humano ou outro animal desenvolvem-se, no intestino, em larvas que perfuram a parede intestinal, caindo na corrente circulatória e indo alojar-se nos mais diversos órgãos (fígado, pulmão, ossos) e, mais raramente, na pele; os cistos hidáticos são de tamanho variável, indolores e flutuantes, de localização hipodérmica; persistem por anos e podem reabsorver-se ou calcificar-se. O *E. multilocularis*, parasita de animais selvagens, também pode produzir cistos hidáticos no ser humano. O tratamento é cirúrgico.

Prototecose

É uma infecção que vem aumentando a sua incidência devido a um número maior de pacientes com imunodepressão, talvez também por outros fatores como aumento de exposição, assim como, talvez, da temperatura global. É produzida por algas aclorofiladas, das espécies *vickerhamii* e *ciferrii* (anteriormente *zopfii*), do gênero *Prototheca*.

A inoculação se dá por contato direto ou, mais frequentemente, um trauma. A prototecose tem três formas de apresentação: cutânea, bursite olecraniana e sistêmica (disseminada). A cutânea ocorre em indivíduos imunocompetentes, mas que também podem ter algum nível de imunossupressão, enquanto a forma disseminada ocorre essencialmente naqueles com imunossupressão.

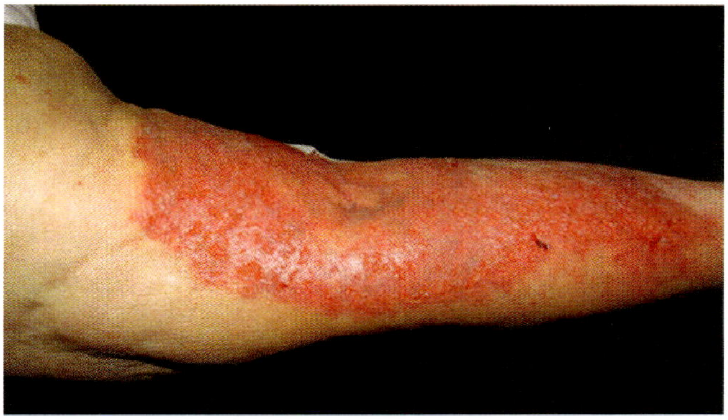

Figura 49.34 Prototecose causada pela espécie *P. vickerhamii*, a mais frequente. (Cortesia da Dra. Angela Fantin.)

As lesões podem ter diferentes aspectos: pápulas, nódulos, crostas, erosões ulcerovegetantes, abscessos verrucosos que formam muitas vezes placas características como os da Figura 49.34. Bursite no olécrano por trauma é relativamente comum. Há raríssimos casos de onicoprototecose; é descrita em outros animais.

A confirmação diagnóstica pode ser feita por meio do exame direto, no qual são vistas como estruturas ovoides e apresentam reprodução assexuada por clivagem múltipla. Podem ser visualizadas nos cortes histológicos de pele, por intermédio da coloração PAS ou pela impregnação prata-metenamina. Na cultura em meio de Sabouraud, cresce em 48 h, com aspecto leveduriforme, de coloração esbranquiçada; a ciclo-heximida inibe, nos meios de cultura, o seu crescimento. Por não apresentarem glucosamina nem ácido murâmico nas paredes celulares, não são bactérias ou fungos. Métodos modernos, como a PCR e o MALDI-TOF, permitem também a confirmação diagnóstica. O diagnóstico diferencial inclui infecções fúngicas subcutâneas, micobactéria marinum, erisipeloide, donovanose e algumas dermatoses neutrofílicas.

O tratamento da prototecose carece de protocolos bem estabelecidos, baseando-se principalmente em abordagens empíricas. A pesquisa sobre a sensibilidade aos medicamentos permanece limitada. As infecções disseminadas normalmente requerem tratamento com anfotericina B, enquanto as infecções localizadas são tratadas com antifúngicos azólicos e/ou excisão cirúrgica. No entanto, o tratamento continua a ser um desafio devido à baixa suscetibilidade geral das algas aos agentes antimicrobianos, levando a respostas clínicas inconsistentes.

Algumas algas clorofiladas podem, eventualmente, causar dermatite por irritante primário ou eczema de contato.

Alterações cutâneas produzidas por outros animais

As alterações cutâneas produzidas por outros animais (ver Capítulo 50) são:

- dermatite de contato a celenterados (medusas) em nadadores: é caracterizada por urticação
- mordida de peixes venenosos (*Trachinus*, *Siganus*): produz alterações tóxicas locais (dor, edema, necrose) e, até mesmo, gerais, podendo levar à morte
- hirudiníase: tem como característica hemorragias decorrentes de ataque de numerosas sanguessugas (injetam hirudina)
- equinoidíase: é evidenciada por urticação e/ou granuloma, decorrente de contato com os ouriços-do-mar
- quilopodíase: é manifestada por dor, edema, podendo ocorrer necrose, com ou sem linfangite produzida na pele picada por centopeias.

Bibliografia

Escabioses (sarcoptidíases)

Bandi KM, Saikumar C. Sarcoptic mange: a zoonotic ectoparasitic skin disease. *J Clin Diagn Res.* 2013 Jan;7(1):156-7.

Buffet M, Dupin N. Current treatments for scabies. Fundam *Clin Pharmacol.* 2003 Apr;17(2):217-25.

Chouela EN, Abeldaño AM, Pellerano G *et al.* Equivalent therapeutic efficacy and safety of ivermectin and lindane in the treatment of human scabies. *Arch Dermatol.* 1999 Jun;135(6):651-5.

Costa JB, Rocha de Sousa VL, da Trindade Neto PB *et al.* Sarna norueguesa mimetizando psoríase rupioide. *An Bras Dermatol.* 2012 Nov-Dec;87(6):910-3.

Dupuy A, Dehen L, Bourrat E *et al.* Accuracy of standard dermoscopy for diagnosing scabies. *J Am Acad Dermatol.* 2007 Jan;56(1):53-62.

Goyal NN, Wong GA. Psoriasis or crusted scabies. *Clin Exp Dermatol.* 2008 Mar;33(2):211-2.

Guldbakke KK, Khachemoune A. Crusted scabies: a clinical review. *J Drugs Dermatol.* 2006 Mar;5(3):221-7.

Karthikeyan K. Crusted scabies. *Indian J Dermatol Venereol Leprol.* 2009 Jul-Aug;75(4):340-7.

Meinking TL, Elgart GW. Scabies therapy for the millenium. *Pediatr Dermatol.* 2000 Mar-Apr;17(2):154-6.

Thomas C, Coates SJ, Engelman D, Chosidow O. Ectoparasites, scabies. *J Am Acad Dermatol.* 2020 Mar;82(3):533-48.

Pediculose

Bouvresse S, Berdjane Z, Duran R *et al.* Permethrin and malathion resistance in head lice: Results of ex vivo and molecular assays. *J Am Acad Dermatol.* 2012 Dec;67(6):1143-50.

Coates SJ, Thomas C, Chosidow O, Engelman D. Ectoparasites, pediculosis and tungiasis. *J Am Acad Dermatol.* 2020 Mar;82(3):551-69.

Mumcuoglu KY, Pollack RJ, Reed DL *et al.* International recommendations for an effective controlof head louse infestations. *Int J Dermatol.* 2021 March; 60(3):272-80.

Orion E, Matz H, Wolf R. Ectoparasitic sexually transmitted diseases: scabies and pediculosis. *Clin Dermatol.* 2004 Nov-Dec;22(6):513-9.

Wendel K, Rompalo A. Scabies and pediculosis pubis: an update of treatment regimens and general review. *Clin Infect Dis.* 2002 Oct 15;35(Suppl 2):S146-51.

Demodecidose (demodicose)

Antille C, Saurat JH, Lubbe J. Induction of rosaceiform dermatitis during treatment of facila inflammatory dermatoses with tacrolimus ointment. *Arch Dermatol.* 2004 Apr;140(4):457-60.

Feuerman H, Atzmony L, Glick M *et al.* Pigmented demodicidosis-an under-recognized cause of facial hyperpigmentation. *Int J Dermatol.* 2022 May;61(5):564-9.

Hsu C-K, Hsu M M-L. Demodicosis: A clinicopathological study. *J Am Acad Dermatol.* 2009 Mar;60(3):453-62.

Rather PA, Hassan I. Human Demodex mite: the versatile mite of dermatological importance. *Indian J Dermatol.* 2014;59(1):60-6.

Tatu AL, Ionescu MA, Clatici VG, Cristea VC. *Bacillus cereus* strain isolated from *Demodex folliculorum* in patients with topical steroid-induced rosaceiform facial dermatitis. *An Bras Dermatol.* 2016;91(5):676-8.

Wallace MM, Guffey DJ, Wilson BB. Demodectic frost of the ear. *JAMA Dermatol.* 2017;153(3):356-7.

Dermatite vesicante por *Paederus*

Cardoso AC. Dermatoses zooparasitárias. *In*: Talhari S, Neves RG. *Dermatologia Tropical.* Rio de Janeiro: Medsi; 1995.

Cardoso AE, Lima-Filho MR. Dermatite vesicante provocada pelo *Paederus.* Uma epidemia no Nordeste. *An Bras Derm.* 1986 Jul-Aug;61(4): 173-6.

Diógenes MJ. Contact dermatitis by pederine: clinical and epidemiological study in Ceará State, Brazil. *Rev Inst Med Trop São Paulo.* 1994 Jan-Feb;36(1): 59-65.

Frank JH, Kanamitsu K. Paederus, *sensu lato* (Coleoptera: Staphylinidae): Natural history and medical importance. *J Med Entomol.* 1987 Mar;24(2): 155-91.

Kerdel-Vegas F, Goihman-Yahr M. Paederus dermatitis. *Arch Dermatol.* 1966 Aug;94(2):175-85.

Pirajá da Silva M. Le Paederus colombinus es vésicant. *Arch Parasit.* 1912;15:431.

Dermatoses por dípteros

Burgess I, Davies EA. Cutaneous myiasis caused by the housefly, *Musca domestica*. *Br J Dermatol*. 1991 Oct;125(4):377-9.

Gordon PM, Hepburn NC, Willians AE *et al*. Cutaneous myiasis due to *Dermatobia hominis*: a report of fix cases. *Br J Dermatol*. 1995 May;132(5):811-4.

Oliveira JTM, Oliveira BMA, Gonçalves AS *et al*. Ocorrência de miíases humanas na região da Baixada Fluminense, Estado do Rio de Janeiro, Brasil. *Entomol Vect*. 2004;11:85-102.

Robbins K, Knachemoune A. Cutaneous myiasis: a review of the common types of myiasis. *Int J Dermatol*. 2010 Oct;49(10):1092-8.

Larva *migrans* (helmintíase migrante)

Berlin JM, Goldberg SJ, McDonough RD, Leeman DR. Serpiginous rumption on the leg. *J Am Acad Dermatol*. 2010 Nov;63(5):921-2.

Lesniak R. Cutaneous larva migrans. *Dermatol Nurs*. 2008 Dec;20(6):471-2.

Reavis M, Jorgensen S. Acute pruritic rash on the foot. Cutaneous larva migrans. *Am Fam Physician*. 2010;81(2):203.

Tungíase (tunguíase)

Coates SJ, Thomas C, Chosidow O, Engelman D. Ectoparasites, pediculosis and tungiasis. *J Am Acad Dermatol*. 2020 Mar;82(3):551-69.

Eisele M, Heukelbach J, Van Marck E *et al*. Investigations on the biology, epidemiology, pathology and control of *Tunga penetrans* in Brazil: I. Natural history of tungiasis in man. *Parasitol Res*. 2003 Jun;90(2):87-99.

Heukelbach J, Franck S, Feldmeier H. Therapy of Tungiasis: A double-blinded randomized controlled trial with oral ivermectin. *Mem Inst Oswaldo Cruz*. 2004 Dec;99(8):873-6.

Lefebvre M, Capito C, Durant C *et al*. Tungiasis: a poorly documented tropical dermatosis. *Med Mal Infect*. 2011 Sep;41(9):465-8.

Sachse MM, Guldbakke KK, Khachemoune A. Tunga penetrans: a stowaway from around the world. *J Eur Acad Dermatol Venereol*. 2007 Jan;21(1):11-6.

Cimidíase

Criado PR, Criado RF. Cimidíase (dermatose por percevejo): uma causa de prurigo a ser lembrada. *An Bras Dermatol*. 2011 Jan-Fev;86(1):163-4.

Delaunay P, Blanc V, Del Giudice P *et al*. Bedbugs and infectious diseases. *Clin Infect Dis*. 2011 Jan 15;52(2):200-10.

Doggett SL, Dwyer DE, Peñas PF, Russell RC. Bed bugs: clinical relevance and control options. *Clin Microbiol Rev*. 2012 Jan;25(1):164-92.

Bernardes-Filho F, Quaresma MV, Avelleira JCR *et al*. Bastos AQ, Gonçalves TCM. Cimidíase – descrição de dois casos na cidade do Rio de Janeiro, Brasil. *An Bras Dermatol*. 2015 Mar-Abr;90(2):240-3.

Haddad V Jr, Cardoso JL, Lupi O, Tyring SK. Tropical dermatology: Venomous arthropods and human skin: Part I. Insecta. *J Am Acad Dermatol*. 2012 Sep; 67(3):331.e1-14.

Steen CJ, Carbonaro PA, Schwartz RA. Arthropods in dermatology. *J Am Acad Dermatol*. 2004 Jun;50(6):819-42.

Doença de Lyme

Azulay RD, Azulay-Abulafia L, Sodré CT *et al*. Lyme Disease in Rio de Janeiro, Brazil. *Int J Dermatol*. 1991 Aug;30(8):569-71.

Fonseca AH, Salles RS, Salles SAN *et al*. Borreliose de Lyme símile: uma doença emergente e relevante para a dermatologia no Brasil. *An Bras Dermatol*. 2005 Mar-Apr;80(2):171-8.

Hu LT. In the clinic. Lyme disease. *Ann Intern Med*. 2012 Aug 7;157(3):ITC2-2 – ITC2-16.

Smith RP, Schoen RT, Rahn DW *et al*. Clinical characteristics and treatment outcome of early Lyme disease in patients with microbiologically confirmed erythema migrans. *Ann Intern Med*. 2002 Mar 19;136(6):421-8.

Wright WF, Riedel DJ, Talwani R, Gilliam BL. Diagnosis and management of Lyme disease. *Am Fam Physician*. 2012 Jun 1;85(11):1086-93.

Manifestações cutâneas das helmintíases

Arch EL, Schaefer JT, Dahiya A. Cutaneous manifestation of disseminated strongyloidiasis in a patient coinfected with HTLV-I. *Dermatol Online J*. 2007 Dec; 14(12):6.

Arch EL, Schaefer JT, Dahiya A. Epidemiological and clinical interaction between HTLV-1 and Strongyloides stercoralis. *Dermatol Online J*. 2008 Dec 15;14(12):6.

Brasil. Ministério da Saúde. Secretaria de Vigilância em Saúde. Departamento de Vigilância Epidemiológica. *Doenças infecciosas e parasitárias: guia de bolso*. 4. ed. ampl. Brasília: Ministério da Saúde; 2004.

Costa IMC, Moreira RR, Moraes MAP. Esquistossomose mansônica ectópica. *An Bras Dermatol*. 1989 Mai-Jun;64(3):183-4.

Dani CMC, Mota KF, Sanchotene PV *et al*. Gnatostomíase no Brasil – Relato de caso. *An Bras Dermatol*. 2009 Jul-Aug;84(4):400-4.

Laga AC, Lezcano C, Ramos C *et al*. Cutaneous gnathostomiasis: report of 6 cases with emphasis on histopathological demonstration of the larva. *J Am Acad Dermatol*. 2013 Feb;68(2):301-5.

Maia-Herzog M, Shelley AJ, Bradley JE *et al*. Discovery of a new focus of human onchocerciasis in central Brazil. *Trans R Soc Trop Med Hyg*. 1999 May-Jun;93(3):235-9.

Maia-Herzog M, Shelley AJ, Post RJ *et al*. Monitoring for the emergence of new foci of onchocerciasis (river blindness) in the Americas: a reply. *Trans R Soc Trop Med Hyg*. 2000 Jan-Feb;94(1):108-9.

Richards Jr. F, Carter K, Cupp E *et al*. Monitoring for the emergence of new foci of onchocerciasis (river blindness) in the Americas. *Trans R Soc Trop Med Hyg*. 2000 Jan-Feb;94(1):108-9.

Salles F, Bacellar A, Amorim M *et al*. Treatment of strongyloidiasis in HTLV-1 and Strongyloides stercoralis coinfected patients is associated with increased TNFα and decreased soluble IL12 receptor levels. *Trans Rev Soc Trop Med Hyg*. 2013 Aug;107(8):526-9.

Schwartz RA, Al-Qubati Y, Zieleniewski L, Shah R. Onchocerciasis (river blindness): larva-induced eczema (onchodermatitis) from an important oculocutaneous tropical disease spilling over into North America and Europe. *Int J Dermatol*. 2020 Sep;59(9):1065-70.

Talhari S. Oncocercose. *In*: Talhari S, Neves RG. *Dermatologia Tropical*. Rio de Janeiro: Medsi; 1995.

Vargas TJ, Kahler S, Dib C *et al*. Autochthonous gnathostomiasis, Brazil. *Emerg Infect Dis*. 2012 Dec;18(12):2087-9.

Prototecose

Aguinaga F, Carranza K, Azulay V *et al*. Cutaneous protothecosis: a new case and review of Brazilian patients. 2024 *Dermatol Online J*. 2024, 30(5).

Cho BK, Ham SH, Lee JY, Choi JH. Cutaneous protothecosis. *Int J Dermatol*. 2002 May;41(5):304-6.

Dalmau J, Pimentel CL, Alegre M. Treatment of protothecosis with voriconazole. *J Am Acad Dermatol*. 2006 Nov;55(5 Suppl):S122-3.

Sudman MS. Protothecosis. A critical review. *Am J Clin Pathol*. 1974 Jan;61(1):10-9.

Yun CH, Jeong JH, Ryu HR *et al*. Cutaneous prothotecosis responds rapidly to voriconzole. *Int J Dermatol*. 2016 Dec;55(12): 1373-7.

Zaitz C, Godoy AM, Colucci FM *et al*. Cutaneous protothecosis: report of a third Brazilian case. *Int J Dermatol*. 2006 Feb;45(2):124-6.

Zaitz C, Godoy AM, de Sousa VM *et al*. Onychoprotothecosis: report of the first case in Brazil. *Int J Dermatol*. 2006 Sep;45(9):1071-3.

50

Manifestações Dermatológicas Provocadas por Venenos, Peçonhas, Toxinas, Ferrões, Cerdas e Mordidas de Animais

Adebal de Andrade Filho ◆ Fabiano Leal ◆ Fred Bernardes Filho ◆ Luciana E. S. Saraiva ◆ Raul Cartagena Rossi

Este capítulo tem como objetivo apresentar as lesões dermatológicas provocadas por diversos animais capazes de agredir o homem, geralmente de modo acidental. A alta prevalência desses acidentes no Brasil é justificada pela rica fauna, flora e litoral extenso. Não raramente, essas lesões são graves, necessitando de pronto encaminhamento às unidades de referência; outras vezes, contudo, são lesões sem manifestações sistêmicas, de condução ambulatorial, por isso é importante o dermatologista saber diagnosticá-las, diferenciá-las e, consequentemente, conduzi-las de maneira adequada. A lesão dermatológica pode ser apenas parte do quadro clínico, que eventualmente acomete diversos outros órgãos, necessitando, muitas vezes, de abordagem multidisciplinar, equipe médica treinada no atendimento de emergência e, em alguns casos, suporte avançado de vida em unidades de tratamento intensivo.

São muitos os animais capazes de provocar acidentes em seres humanos, muitas vezes pela produção de veneno com ação local. É relevante diferenciar animais peçonhentos, que inoculam sua peçonha, de animais venenosos, pois estes não dispõem de aparelho inoculador especializado. São exemplos deste último o envenenamento passivo por contato, ingestão ou compressão. Ressalta-se também que picada não é sinônimo de envenenamento, pois nem sempre leva a quadro tóxico.

Serão abordados apenas os acidentes de maior interesse para a especialidade, lembrando que o diagnóstico é fundamentalmente clínico, corroborado pela história epidemiológica.

Animais aquáticos

Esponjas

São animais de estrutura corporal simples, imóveis, que se assemelham a um tubo, pelo qual extraem seus alimentos. São amplamente distribuídos na costa brasileira. Acidentes envolvendo esses animais ocorrem com biólogos e catadores de esponjas para fins cosméticos, sendo as mãos os locais mais envolvidos.

Apresentam um limo tóxico em sua superfície que, por ação irritativa, provoca reação eczematosa no ponto de contato. Em poucas horas, ocorre aparecimento de eritema, edema, vesículas, pápulas e, eventualmente, bolhas, acompanhados de prurido intenso e, por vezes, dor. Já foram relatados casos com lesões semelhantes a eritema multiforme na face, nas palmas e nas plantas 10 dias após o contato. A cura ocorre geralmente após 2 semanas e não há sintomas sistêmicos.

O tratamento consiste na extração das espículas com fitas adesivas ou ceras para depilação e aplicação de corticosteroides tópicos. Anti-histamínicos também podem acelerar a resolução do quadro.

Águas-vivas, caravelas e medusas (cnidários)

São os principais agentes causadores de acidentes em águas rasas do litoral brasileiro, embora poucas sejam as espécies de interesse médico. São seres de estrutura radial, portadores de nematocistos, células de defesa presentes em grande quantidade em seus tentáculos e corpos. Os nematocistos possuem um filamento urticante ejetável que fica imerso em uma mistura de toxinas. São armazenados no interior de estruturas saculares (cnidoblastos) e, quando ocorre o contato físico, são capazes de ejetar esses filamentos com velocidade suficiente para penetração na pele humana e descarregar uma mistura de toxinas de ação dermonecrótica, neurotóxica, hemolítica e cardiotóxica.

Todo o veneno do nematocisto é liberado, uma vez ativado, e a toxicidade depende da espécie em particular, da quantidade de nematocistos que conseguiram inocular o veneno com sucesso, do tempo de contato e da suscetibilidade individual do paciente (p. ex., crianças podem ter reações mais graves devido à menor superfície corporal). Os sinais e sintomas decorrem de ação tóxica imediata e de ação alérgica. No local de contato surge, em minutos, dor muito intensa seguida por erupção papuloeritematosa e placas urticariformes lineares. Pode haver piloereção na placa por excitação local das fibras nervosas terminais. Vesículas, bolhas e necrose superficial podem aparecer em horas. Edema agudo pulmonar e óbito são relatados em raros casos. As reações alérgicas correspondem à persistência de lesões por mais de 48 h.

Para o tratamento dos acidentes provocados por caravelas ou medusas, deve-se evitar coçar, arranhar, raspar, ou outras manobras mecânicas que possam liberar os nematocistos. As áreas afetadas deverão ser lavadas com água salina ou feitas compressas de água salina gelada no local por 20 min para alívio da dor, evitando a manipulação local excessiva. Não se deve usar água doce, pois esta pode precipitar ruptura de nematocistos íntegros por osmose, liberando mais toxina no local e agravando o quadro. Nos acidentes por medusas, está indicado borrifar ou embeber a área afetada em ácido acético (vinagre) durante aproximadamente 30 min; essa medida auxilia a desativar os nematocistos que ainda não se romperam. Deve ser feita a retirada dos tentáculos e nematocistos remanescentes. A remoção pode ser feita manualmente com uso de luvas para a proteção do profissional ou com auxílio de uma pinça. Em alguns casos, poderão persistir lesões residuais, como atrofia gordurosa local e hiperpigmentação.

Prurido do traje de banho

O prurido do traje de banho (PTB) é uma erupção caracterizada por pápulas eritematosas, intensamente pruriginosas, localizadas principalmente nas regiões cobertas por trajes de banho no momento ou logo após exposição à água do mar. O agente etiológico do PTB são as larvas plânulas da cifomedusa *Linuche unguiculata*.

A pequena água-viva *Linuche unguiculata* tem presença marcante nas águas dos mares do Caribe (Belize, México e Cuba), no Golfo do México e em regiões tropicais do Atlântico Norte Ocidental (Flórida, Cuba e Bahamas), onde foram feitos vários registros de PTB. Desde os primeiros cinco casos descritos no descritos em Ubatuba, SP, o PTB já foi relatado nas regiões Sudeste, Sul e Nordeste. O quadro ocorre por proliferação intensa e aprisionamento de larvas plânulas de *Linuche unguiculata* sob os trajes dos banhistas, que, sem poder escapar, disparam seus nematocistos (células urticantes de defesa), provocando erupção papuloeritêmato-pruriginosa (Figura 50.1). Ocasionalmente, podem ser observados sintomas sistêmicos como febre, calafrios, náuseas, vômitos, cefaleia, dor abdominal e diarreia, principalmente em crianças.

O diagnóstico é clínico e epidemiológico. Os principais diagnósticos diferenciais são o prurido do nadador (*swimmer's itch*), que ocorre após banhos em água doce, surge em áreas expostas do corpo e é causado por cercárias de *Schistosoma* sp.; estrófulo e escabiose. O uso do vinagre tópico desativa irreversivelmente os nematocistos da *L. unguiculata*, evitando descargas futuras, mas não exerce efeito sobre as toxinas já liberadas. O tratamento deve ser feito com anti-histamínicos sistêmicos e corticosteroides tópicos, podendo evoluir para resolução espontânea em 1 ou 2 semanas.

Ouriços-do-mar, estrelas-do-mar e pepinos-do-mar

Os acidentes por ouriços-do-mar são muito comuns e responsáveis por grande número de atendimentos nos serviços de urgência localizados no litoral brasileiro. Embora algumas espécies produzam toxinas, a maioria dos acidentes é apenas por penetração. O quadro clínico resulta da introdução de suas espículas na pele; a região plantar é a mais acometida. Algumas espécies apresentam veneno com ação hipotensora, cardiotóxica, neurotóxica e hemolítica. Existe risco de infecção bacteriana, inclusive tétano. Há relatos de eritema polimorfo associado a esses acidentes.

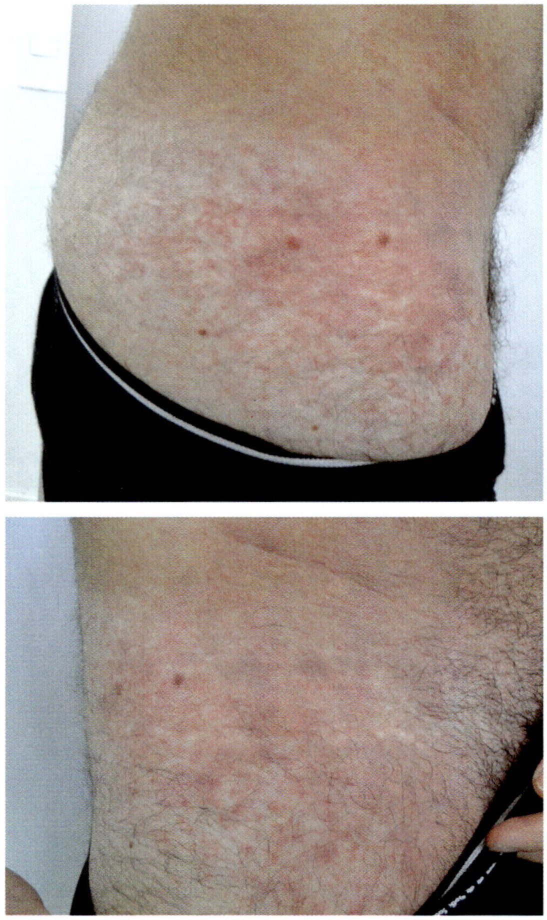

Figura 50.1 Prurido do traje de banho. (Cortesia da Dra. Lívia Souza.)

Acidentes por pepinos, estrelas e ouriços-do-mar venenosos provocam irritação cutânea com eritema, edema, pápulas, vesículas e eventual necrose; não há relato de estrelas-do-mar venenosas no Brasil.

O tratamento consiste na retirada imediata das espículas com pinça fina, sob anestesia local. A aplicação de amônia diluída ajuda a dissolver fragmentos pequenos. Fragmentos remanescentes podem provocar reação tipo corpo estranho e dor local. Está indicada profilaxia para tétano e antibioticoterapia se houver infecção associada.

Reações granulomatosas do tipo corpo estranho podem ocorrer nos cortes por corais.

Peixes venenosos brasileiros (marinhos e fluviais)

Os bagres são os principais responsáveis por acidentes em rios envolvendo peixes venenosos no Brasil. Arraias, peixes-escorpião, peixes-sapo, moreias e cações, entre outros, também causam acidentes, principalmente entre pescadores amadores. O acidente por peixe venenoso causa dor de intensidade variável e necrose ocasional, em função das propriedades necróticas e neurotóxicas dos venenos. Embora os efeitos sejam semelhantes, a gravidade dos acidentes é maior com o peixe-escorpião, seguindo-se as arraias e os bagres. Os acidentes por arraias fluviais costumam ter sintomatologia local mais exuberante quando comparados àqueles por arraias marinhas e requerem maior atenção pela possibilidade de sequelas funcionais nos locais da ferroada.

Diversos acidentes traumáticos podem ser causados por animais de água doce. Piranhas provocam lesões laceradas e sangrantes, peixes-elétricos aplicam correntes de até 300 volts, e o candiru, pequeno bagre hematófago, encontrado no Norte do Brasil, pode penetrar na uretra e no ânus de seres humanos, levando à obstrução de canais e quadros dolorosos.

O tratamento dos acidentes por peixes venenosos é semelhante em todos os casos e consiste na imersão do local afetado em água quente por pelo menos 40 min, pois o veneno é termolábil. Há de se ter controle da temperatura da água para evitar queimaduras. Recomendam-se limpeza local e retirada dos fragmentos de ferrões e espículas. Pode ser necessário o uso de analgésicos orais. O uso de antibióticos deve ser criterioso, considerando que nem todo acidente está associado à infecção bacteriana. A profilaxia do tétano, como em qualquer acidente que leve à solução de continuidade da pele, deve ser considerada.

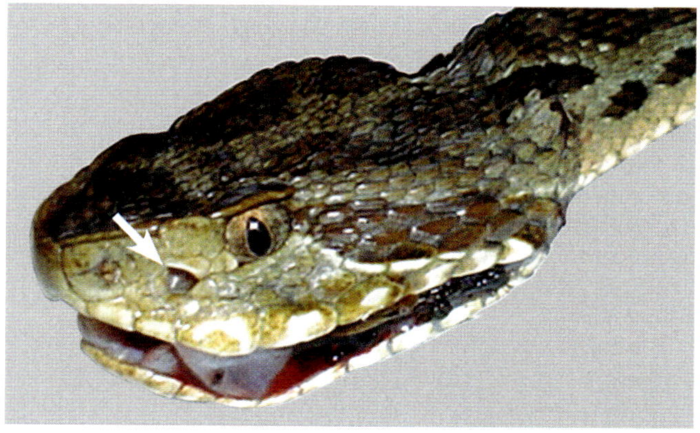

Figura 50.2 Serpente do gênero *Bothrops*. A *seta* indica presença de fosseta loreal, portanto trata-se de uma serpente peçonhenta (exceção a essa regra é a coral-verdadeira).

Moluscos e crustáceos

Não existem muitos relatos de acidentes com moluscos e crustáceos venenosos no Brasil. A única espécie brasileira conhecida por possuir peçonha é o caramujo marinho do gênero *Conus*, mais especificamente o *Conus regius*. Trata-se de uma espécie relativamente comum em águas rasas e sua incidência ocorre desde o Caribe até o litoral de São Paulo, em especial nas águas do Nordeste brasileiro. Acredita-se que o gastrópode possa inocular seu veneno através de uma probóscide (estrutura que lembra uma pequena tromba) que se interliga às glândulas de veneno. Não existem muitos estudos sobre a ação deste; contudo, acredita-se que possua ação paralisante e anestésica.

A maioria dos outros acidentes envolvendo moluscos ou crustáceos é de cunho traumático ou decorrente da ingestão com desenvolvimento de intoxicações ou reações alérgicas.

Serpentes

No Brasil, são notificados ao Ministério da Saúde (MS) cerca de 22.000 acidentes ofídicos por ano, com taxa de letalidade média de 0,45%. Os gêneros de interesse médico no país são representados por: *Bothrops*, *Crotalus*, *Lachesis* e *Micrurus*. Os acidentes provocados por serpentes não peçonhentas representam um percentual significativo de casos atendidos em unidades de pronto atendimento.

A identificação das serpentes pode ser realizada por um indivíduo minimamente treinado. O primeiro passo é localizar um orifício entre o olho e a narina presente nas peçonhentas, chamado "fosseta loreal" (Figura 50.2). Nas corais-verdadeiras, esse critério não pode ser usado, já que, apesar de peçonhentas, não apresentam a fosseta. A partir daí, deve ser seguido o fluxograma do *Manual de diagnóstico e tratamento de acidentes por animais peçonhentos,* de 2001, com pequenas modificações, conforme recomendado pelo MS.

Em mais de 80% dos acidentes ofídicos, as picadas ocorrem nos membros inferiores e nas mãos de trabalhadores rurais do sexo masculino. O uso de botas e luvas certamente reduz o número de acidentes por serpentes.

O veneno das serpentes é uma mistura de proteínas, com algumas ações razoavelmente conhecidas:

- ação proteolítica: algumas enzimas agem no local de inoculação do veneno, levando a uma lesão direta por ação proteolítica, além de lesão indireta secundária a distúrbios inflamatórios e à formação de trombos na microvasculatura. A reação local pode variar de edema, dor, bolhas a necrose de partes moles
- ação coagulante: o veneno, ao ativar o fibrinogênio, o fator X e a protrombina na cascata de coagulação, leva à formação de trombos. Em função do consumo do fibrinogênio, o sangue torna-se incoagulável
- ação hemorrágica: uma fração do veneno é capaz de determinar lesão endotelial que, por sua vez, pode dar origem a pequenos sangramentos antes mesmo da alteração do coagulograma; pode também produzir plaquetopenia
- ação neurotóxica: bloqueia a liberação de acetilcolina com consequente bloqueio neuromuscular
- ação miotóxica: provoca lise de células musculares esqueléticas.

Entretanto, os venenos não se limitam às ações apresentadas, pois dependem do gênero de cada serpente.

O tratamento para os acidentes ofídicos baseia-se na administração do soro específico por via intravenosa, o mais rapidamente possível. Os soros antiofídicos disponíveis são: antibotrópico, anticrotálico, antilaquético e, para algumas regiões, onde coabitam o gênero botrópico e laquético, há necessidade de soro divalente.

Podem ocorrer manifestações alérgicas imediatas ou tardias, cujo tratamento pode ser realizado com epinefrina, anti-histamínicos (inibidores H_1 e H_2) e corticosteroides. Além dessas manifestações agudas, pode aparecer, alguns dias após, a *doença do soro*, que é dose-dependente, caracterizada por artralgia, edema articular, urticária e prurido. O tratamento é feito com corticosteroide sistêmico, anti-inflamatórios e anti-histamínicos.

Os cuidados locais, como limpeza com água e sabão, elevação do segmento acometido, uso de analgésicos, hidratação e profilaxia contra tétano, são medidas importantes capazes de melhorar o prognóstico. Em casos mais graves (principalmente causados por cascavel e coral-verdadeira), pode ser necessário suporte ventilatório. O desbridamento cirúrgico deve ser indicado em casos de necrose, assim como antibioticoterapia quando houver evidência de infecção (evitar substâncias nefrotóxicas). Fasciotomia (na síndrome compartimental) e até mesmo amputação de membros são possíveis e temidas complicações nos acidentes botrópicos e laquéticos.

O prognóstico é favorável desde que haja atendimento precoce, com soroterapia específica e suporte clínico; então, a letalidade nesses casos é pequena.

Jararaca (*Bothrops*)

As serpentes do gênero *Bothrops* são responsáveis por cerca de 90% dos casos de acidentes ofídicos no Brasil, sendo também as que apresentam maior sintomatologia local.

São conhecidas popularmente como: jararaca, ouricana, jararacuçu, urutu-cruzeira, jararaca-do-rabo-branco, malha-de-sapo, patrona, surucucurana, comboia, caiçara, entre outras. São encontradas em locais úmidos, como margens de rios, hortas e celeiros, e dispõem de veneno com ação proteolítica, coagulante e hemorrágica.

Os sinais e sintomas geralmente se iniciam 1 a 2 h após o acidente e se caracterizam por dor, edema, eritema e equimose no ponto da picada (Figura 50.3 A). Com a evolução, podem aparecer infartamento ganglionar, bolhas e necrose (Figura 50.3 B). O quadro clínico varia com a quantidade de veneno injetado. Manifestações sistêmicas, como hemorragias a distância (gengivorragia, hematúria, epistaxe e hematêmese), podem ocorrer.

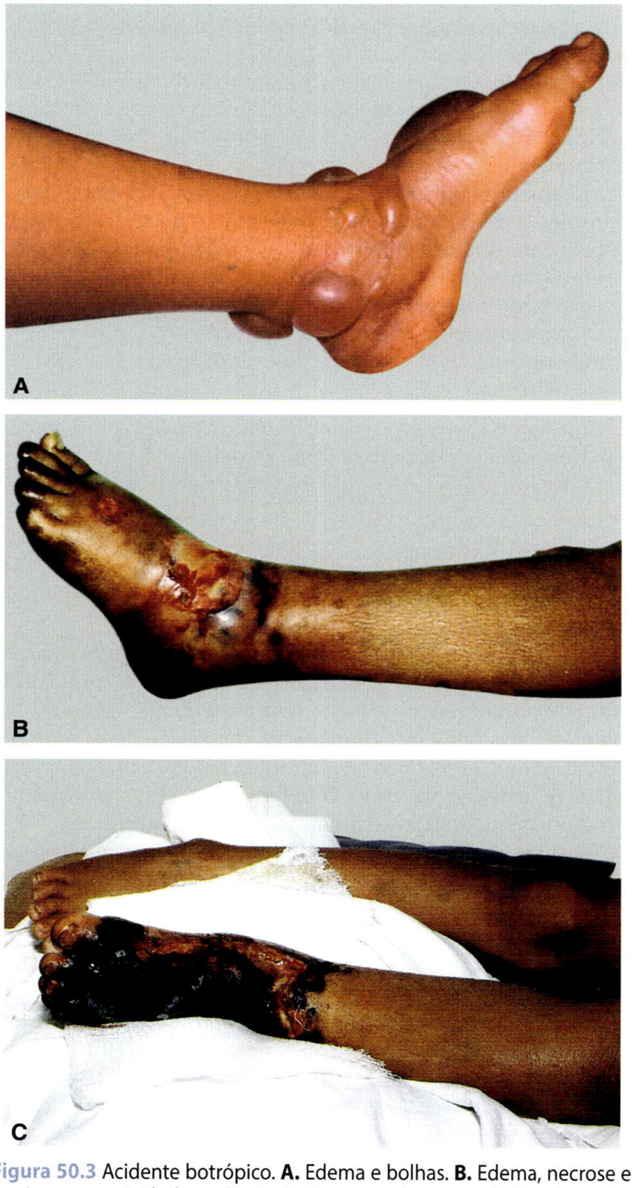

Figura 50.3 Acidente botrópico. **A.** Edema e bolhas. **B.** Edema, necrose e equimose com 36 h de evolução. **C.** Necrose extensa com 3 dias de evolução; a administração do soro antiveneno foi tardia.

No acidente provocado por filhote do gênero botrópico (serpente menor que 35 cm de comprimento), o veneno tem ação predominantemente coagulante, enquanto no espécime adulto observa-se maior ação proteolítica (quadro local mais exuberante).

As complicações locais são síndrome compartimental, abscesso e necrose (Figura 50.3 C), e as sistêmicas são choque e insuficiência renal aguda.

Cascavel (*Crotalus*)

Este gênero é responsável por cerca de 7,7% dos acidentes ofídicos notificados no Brasil e apresenta maior coeficiente de letalidade em função da frequência com que evolui para insuficiência renal aguda.

As serpentes dessa espécie são popularmente conhecidas como: cascavel, cascavel-quatro-ventas, boicininga, maracamboia, maracá, entre outras. São encontradas em campos abertos, áreas secas, arenosas e pedregosas e, raramente, na faixa litorânea. Não são encontradas em florestas e no Pantanal. Sua cauda dispõe de chocalho que emite ruído característico. Apresenta veneno com ação neurotóxica, miotóxica e coagulante.

As manifestações locais são pouco importantes. Não há dor, ou esta pode ser de pequena intensidade, mas costuma haver parestesia local ou regional, que pode ser acompanhada de edema discreto ou eritema no ponto da picada.

O edema pode ser mais importante nos casos em que após a picada o paciente apresenta garroteamento ou perfurações na tentativa (frustrante) de retirada de veneno. Infecção secundária não é frequente neste acidente. As manifestações sistêmicas são: mal-estar, prostração, sudorese, náuseas, vômitos, sonolência ou inquietação, secura da boca e insuficiência respiratória (nos envenenamentos graves).

A ptose palpebral, decorrente da ação neurotóxica do veneno, surge nas primeiras horas após a picada, podendo ser uni ou bilateral (Figura 50.4). Quando acompanhada de flacidez da musculatura facial, alteração do diâmetro pupilar, incapacidade de movimentação do globo ocular e diplopia, constitui a fácies miastênica (*fácies neurotóxica de Rosenfeld*). Dores musculares generalizadas precoces decorrentes de rabdomiólise são observadas.

As principais complicações são: parestesias no local da picada, insuficiência respiratória e insuficiência renal aguda.

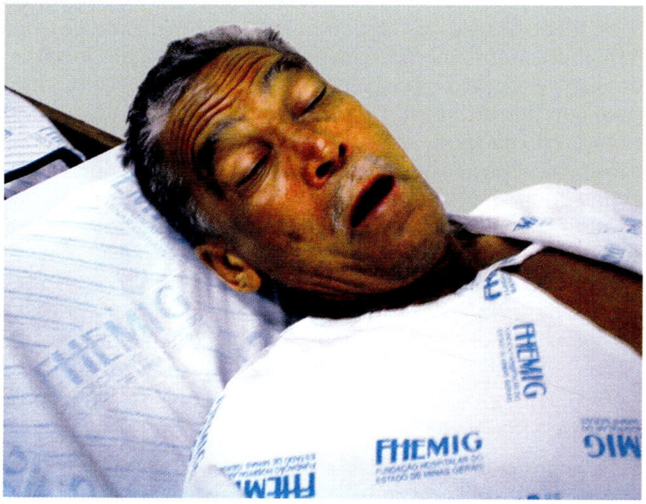

Figura 50.4 Acidente crotálico. Ptose palpebral.

Surucucu (*Lachesis*)

Corresponde a cerca de 1,4% dos acidentes por serpentes, sendo conhecida popularmente como surucucu, pico-de-jaca, surucutinga, malha-de-fogo, entre outros. Habita áreas florestais como Amazônia e Mata Atlântica, sendo raros os acidentes mesmo nessas regiões. Seu veneno tem ações proteolítica, coagulante, hemorrágica e neurotóxica (diarreia, cólica abdominal, bradicardia e choque).

As manifestações clínicas são semelhantes às do acidente botrópico (exceto pelas manifestações neurotóxicas), predominando a dor e o edema. Nas primeiras horas após o acidente, podem surgir vesículas e bolhas de conteúdo seroso ou hemorrágico. As manifestações hemorrágicas limitam-se ao local da picada na maioria dos casos.

As alterações sistêmicas são hipotensão arterial, escurecimento da visão, tonturas, bradicardia, cólicas abdominais e diarreia (síndrome vagal), além de distúrbios da coagulação manifestados por epistaxe, hematúria e hematêmese. As complicações são semelhantes às do acidente botrópico.

Coral-verdadeira (*Micrurus*)

O acidente causado pelas corais é bastante raro. Estas serpentes são bem menos agressivas, não apresentam fosseta loreal, têm *habitat* subterrâneo e presa inoculadora pequena, sem a mesma possibilidade de abertura da boca das outras serpentes. Os nomes populares são: coral, ibiboboca e boicorá (Figura 50.5).

O veneno das corais é um dos mais tóxicos para o homem, tem baixo peso molecular, sendo absorvido rapidamente, e produz bloqueio neuromuscular (pré e pós-sináptico, conforme a espécie), levando à paralisia muscular. Não desempenha atividade coagulante ou miotóxica.

No local da picada praticamente não há alteração, exceto pelas marcas das presas que podem estar ausentes e dor discreta geralmente acompanhada de parestesia. A sintomatologia sistêmica tem início alguns minutos após a picada: náuseas, sialorreia, ptose palpebral (fácies neurotóxica), oftalmoplegia, dificuldade para deglutição e paralisia da musculatura respiratória com consequente insuficiência respiratória.

A definição sobre qual antiveneno usar depende da história, dos dados epidemiológicos (é necessário verificar quais gêneros predominam na região em que ocorreu o acidente), das manifestações clínicas e da avaliação laboratorial. O somatório de todas estas variáveis conduzirá a um diagnóstico correto e à classificação da gravidade. A dose de soro antiofídico a ser administrada varia de acordo com a intensidade do empeçonhamento.

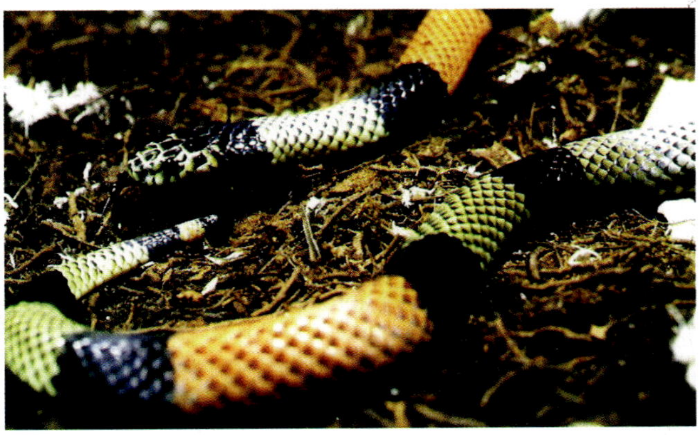

Figura 50.5 Coral-verdadeira. (Cortesia de Roberto Murta.)

Colubrídeos

As serpentes da família Colubridae são consideradas não peçonhentas; entretanto, algumas com dentição opistóglifa podem inocular veneno ao permanecer muito tempo "picando a vítima". Quando isso ocorre, pode haver quadro clínico muito parecido com aquele causado por serpentes dos gêneros botrópico e crotálico. No grupo das opistóglifas, a de maior importância médica é a *Philodryas olfersii* (cobra-verde – Figura 50.6). Esta serpente pode, eventualmente, levar a ferimentos superficiais na pele causados por dentição, eritema, edema e equimose (Figura 50.7). Alguns pacientes podem evoluir com infecção bacteriana secundária. O veneno dessas serpentes não produz alteração de coagulação. Não existe antiveneno para esse acidente e o tratamento é sintomático.

Aranhas

As aranhas pertencem à classe Arachnida e constituem a ordem mais ampla dos aracnídeos. Existem três gêneros de aranhas que podem causar envenenamento grave no ser humano: *Loxosceles*, *Phoneutria* e *Latrodectus*.

Aranha-marrom (*Loxosceles*)

Corresponde à forma mais grave de aracneísmo no Brasil, e os acidentes são mais frequentemente relatados no estado do Paraná. Seu veneno apresenta atividade proteolítica, coagulante e hemolítica.

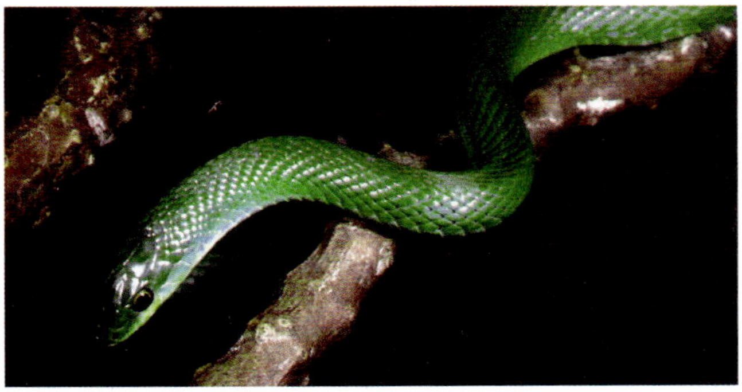

Figura 50.6 Cobra-verde. (Cortesia de Roberto Murta.)

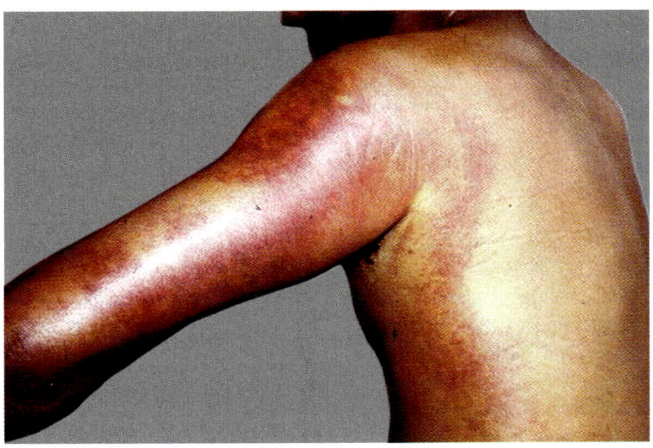

Figura 50.7 Edema e equimose secundários à picada por cobra-verde.

A aranha-marrom apresenta 1 a 3 cm de comprimento, possui coloração que varia entre marrom-claro e marrom-escuro e possui hábitos noturnos. Geralmente é encontrada em roupas de cama e vestimentas e pica ao ser comprimida contra a pele. Logo após a picada, o paciente não apresenta queixas; alguns indivíduos podem apresentar leve prurido e eritema local logo após a picada, mas em percentual significativo dos casos, o acidente é imperceptível na maioria das vezes. Após 8 a 10 h, surge dor que aumenta de intensidade com o passar do tempo. A região pode apresentar edema discreto, eritema e surgimento de bolha central, podendo ser acompanhada de equimose (Figura 50.8). Nesta ocasião, o paciente procura atendimento médico apresentando ou não sinais e sintomas sistêmicos como febre, mal-estar, exantema do tipo escarlatiniforme, prurido generalizado, mialgia, petéquias, náuseas, vômitos, visão turva, sonolência e obnubilação. Após 48 a 72 h, surge placa marmórea, caracterizada por áreas de isquemia entremeadas por sufusões hemorrágicas que, entre o 3º e 4º dias, evolui com necrose e formação de escara (Figura 50.9). Após o desprendimento da escara, surge uma úlcera de difícil cicatrização com bordas emolduradas, que pode involuir com formação de cicatriz atrófica de aspecto apergaminhado.

A forma cutaneovisceral é grave e, além dos sintomas referidos, causa hemólise intravascular, caracterizada por anemia, icterícia, hemoglobinúria e insuficiência renal aguda, que representa a principal causa de óbito nesses acidentes. As complicações locais são infecção secundária, perda tecidual e cicatrizes desfigurantes.

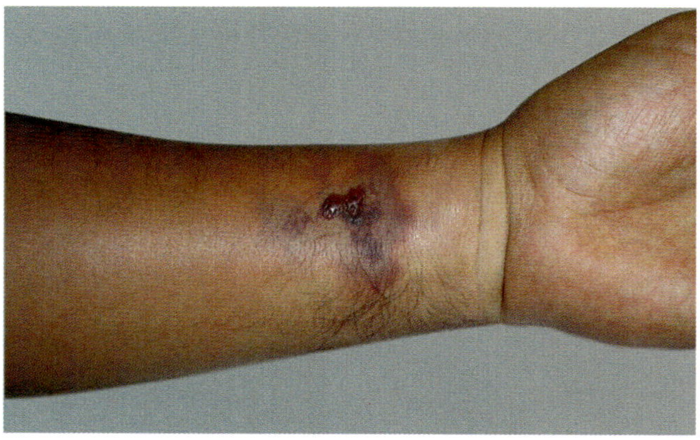

Figura 50.8 Picada por *Loxosceles* com 32 h de evolução. Placa marmórea.

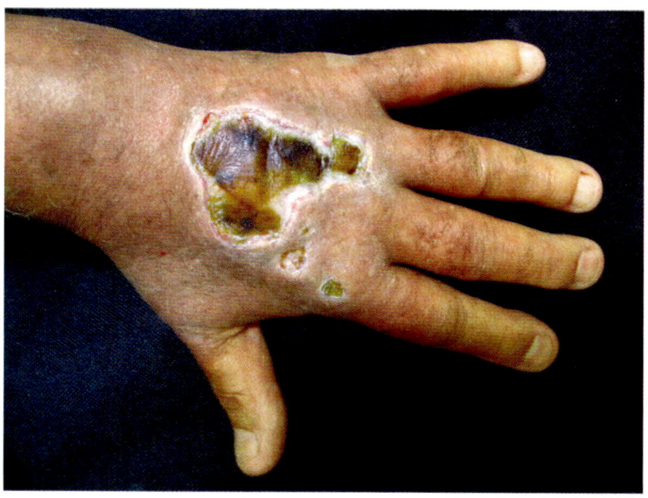

Figura 50.9 Necrose alguns dias após picada por aranha-marrom. (Cortesia da Dra. Aline Ramalho.)

O diagnóstico é fundamentalmente clínico e epidemiológico, já que poucos pacientes trazem o agente agressor, e é realizado na maioria dos casos quando o quadro clínico já está instalado.

O diagnóstico diferencial da lesão ulcerada se faz principalmente com o eritema migratório da doença de Lyme e o pioderma gangrenoso, e também com o nódulo do ordenhador (ver Capítulo 45, item *Nódulos dos ordenhadores e Orf*).

O prognóstico é favorável na maioria dos casos. A hemólise intravascular, quando presente, pode levar a quadros graves, e nesse grupo estão incluídos alguns raros óbitos.

O tratamento baseia-se no uso de soro antiloxosceles por via intravenosa. Deve-se proceder à antissepsia. Antibióticos são indicados na evidência de infecção. Está indicado o uso de analgésicos para controle da dor. O uso de corticosteroide sistêmico parece melhorar a evolução das lesões de pele. Uma vez instalada e definida a área de necrose, deve-se proceder ao desbridamento cirúrgico.

Armadeiras (*Phoneutria*)

Encontradas em quase todo o Brasil, são responsáveis pela maioria dos acidentes causados por aranhas. Os acidentes ocorrem frequentemente dentro das residências e proximidades durante o manuseio de material de construção, entulhos, lenha ou ao colocar calçados. A maior parte dos acidentes envolve mãos e pés.

O quadro clínico é representado por dor intensa, podendo irradiar até a raiz do membro afetado. No local da picada, podem surgir discreto edema, eritema, parestesia e fasciculação. A maioria dos pacientes apresenta apenas discretas manifestações locais.

O veneno tem ação fundamentalmente neurotóxica e, em crianças, raramente pode ocorrer choque do tipo neurogênico, com arritmias cardíacas, priapismo, insuficiência respiratória e até mesmo óbito (raro neste empeçonhamento).

A dor deve ser tratada com analgésicos, podendo ser necessário bloqueio anestésico. A imersão do local em água morna ou o uso de compressas quentes alivia a dor.

O uso do antiveneno é bastante raro nos casos de acidente com armadeira.

Viúva-negra (*Latrodectus*)

São aranhas pequenas, que medem de 1 a 2 cm. Sua coloração característica é negra-brilhante com desenhos variados em tons de vermelho vivo na região abdominal. O veneno dessa espécie é composto por proteínas, em especial a alfalatrotoxina, uma toxina de ação pré-sináptica no sistema nervoso central. É considerado um dos mais potentes venenos, sendo superior ao das cobras; no entanto, a quantidade inoculada é mínima em relação ao peso corporal da vítima, embora em crianças e idosos sem tratamento a picada possa ser fatal.

Os acidentes têm sido relatados principalmente no Nordeste. Costumam ser encontradas atrás de vasos sanitários, e as picadas geralmente ocorrem na genitália e nas nádegas.

O quadro tem início com dor local de pequena intensidade em cerca de 60% dos casos, evoluindo para sensação de queimadura após 15 min e, em 1 a 3 h, alcança seu ápice, podendo durar de 24 a 48 h. Fraqueza e letargia, quando presentes, podem persistir por mais tempo. Pápula eritematosa e sudorese localizada são observadas em 20% dos pacientes. Lesões puntiformes distando 1 a 2 mm da picada podem ser observadas, assim como placa urticariforme e hiperestesia ao redor, acompanhadas de infartamento ganglionar regional. Nas primeiras horas após o acidente, podem ocorrer tremor, ansiedade, excitabilidade, insônia, cefaleia, prurido, eritema da face e pescoço, distúrbio de comportamento e choque.

Alterações motoras, como dor irradiada para os membros inferiores, acompanhada de contraturas musculares periódicas, podem estar presentes. Dor abdominal intensa pode simular abdome agudo.

A fácies latrodectísmica, caracterizada por contratura facial e trismo dos masseteres, é observada em 5% dos casos. Pode haver também manifestações cardiovasculares, como opressão precordial com sensação de morte iminente, taquicardia e hipertensão arterial, seguidas de bradicardia.

A picada da viúva-negra pode ser erroneamente diagnosticada como reação medicamentosa, apendicite, meningite ou tétano.

São úteis analgésicos, benzodiazepínicos, gluconato de cálcio intravenoso, clorpromazina, fenitoína, fenobarbital e morfina. O soro antilatrodectus é indicado nos casos moderados e graves. Trata-se do único antiveneno cuja administração é feita por via intramuscular.

Tarântulas (*Lycosa*)

São conhecidas como aranha-de-grama ou aranha-de-jardim. Medem 3 cm de corpo e 5 cm de envergadura e, em seu abdome, há o desenho de uma seta negra (Figura 50.10).

Os acidentes são frequentes, mas sem grande importância. Provocam apenas dor discreta e transitória, acompanhada de edema e eritema. O tratamento baseia-se na limpeza do local da picada e no uso de analgésicos.

Caranguejeiras (Mygalomorphae)

Os principais representantes são as "caranguejeiras", densamente cobertas por pelos de cor negra, com até 30 cm de envergadura, e que vivem em hortas e matas. Apresentam quelíceras verticais e não dispõem de veneno ativo para a espécie humana (Figura 50.11).

Quando as caranguejeiras picam o homem, levam a um quadro leve de dor local (a dor é causada pelo trauma da picada, pois trata-se de animal de porte considerável) sem outros sinais e sintomas sistêmicos. Os pelos dessa aranha desencadeiam reação de hipersensibilidade com prurido, eritema e tosse.

O tratamento baseia-se na limpeza do local com antissépticos e no uso de analgésicos e anti-histamínicos quando necessário.

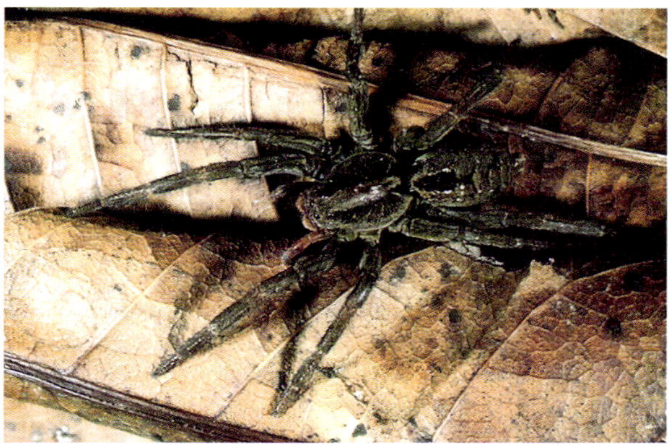

Figura 50.10 Tarântula. (Cortesia de Roberto Murta.)

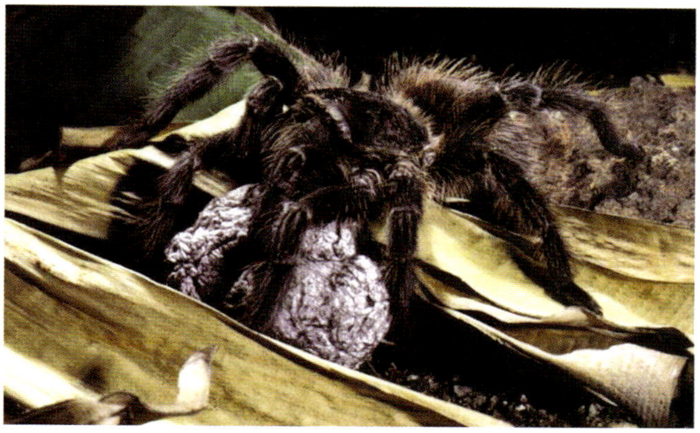

Figura 50.11 Caranguejeira. (Cortesia de Roberto Murta.)

Escorpiões

No Brasil, algumas espécies de escorpiões do gênero *Tityus* têm sido responsabilizadas por acidentes humanos, especialmente *T. serrulatus*, *T. stigmurus* e *T. bahiensis*. Anualmente, são registrados cerca de 8.000 casos pelo MS, com letalidade média de 0,6%. Os óbitos geralmente ocorrem na faixa etária pediátrica e decorrem principalmente do choque cardiocirculatório e do edema agudo de pulmão. O quadro mais grave está relacionado com os acidentes causados por *T. serrulatus*. Entretanto, a maioria dos casos é leve e requer apenas controle da dor.

O veneno dos escorpiões fica armazenado em glândulas de veneno no interior de um segmento bulboso, ao fim de sua cauda, chamado "télson". A quantidade de veneno injetada varia, podendo ser nenhum ou todo o conteúdo do télson.

As manifestações dermatológicas não são significativas nesse tipo de acidente. O quadro clínico consiste, basicamente, em dor intensa no local da picada, que surge imediatamente após o acidente. O ponto da picada pode ser de difícil detecção, observando-se apenas discreto edema e eritema, eventualmente com sudorese e piloereção local. Parestesias e irradiação no membro atingido também podem acompanhar o quadro. O surgimento de náuseas, vômitos, dor abdominal e sialorreia são indícios de gravidade, podendo evoluir com arritmias, insuficiência cardíaca congestiva, edema agudo de pulmão, choque e óbito.

O tratamento visa combater os sintomas do envenenamento, dar suporte às condições vitais do paciente e, quando necessário, neutralizar a toxina circulante. A analgesia pode ser feita com anestésicos sem vasoconstritor (lidocaína 2%) sob a forma de bloqueio. Em casos de dor intensa, e considerando que a dor é bastante duradoura, sugere-se o uso de analgésicos opioides com meia-vida maior. Todas as vítimas desse tipo de acidente devem permanecer em observação hospitalar por, no mínimo, 6 h. O soro antiescorpiônico está formalmente indicado em todos os quadros clínicos, de moderados a graves.

Abelhas (Hymenoptera)

Os acidentes provocados por abelhas e vespas são bastante frequentes, já que esses insetos são encontrados em todo o país. No Brasil, praticamente todas as abelhas (família Apidae) são fruto do cruzamento com as de origem africana, o que as torna mais agressivas, e os acidentes, mais comuns.

O veneno das abelhas é uma mistura complexa de proteínas e enzimas, como melitina e fosfolipase A2, que agem sobre membranas celulares causando lise de hemácias, dano aos hepatócitos, alterações plaquetárias, dano às células musculares, além de ação alergizante. A porção terminal do ferrão das abelhas possui pequenas farpas que auxiliam a fixar o ferrão na pele. Costuma haver evisceração do aparelho de veneno quando a abelha deixa o local; contudo, devido a contrações musculares ao redor do saco de veneno, mesmo após a evisceração, o veneno pode ser ejetado persistentemente no local.

A intensidade das manifestações clínicas pode variar de quadros benignos, com discretas reações locais, a quadros graves, incluindo choque anafilático. A sintomatologia varia de acordo com o número e a localização das picadas, e, principalmente, com a sensibilidade do paciente. Uma única picada pode levar a um quadro extremamente grave em um indivíduo alérgico.

O acidente caracteriza-se pelo surgimento imediato de intensa dor local e um ponto central claro circundado por halo eritematoso quase sempre acompanhado pelo ferrão. Em seguida, surgem prurido, eritema e edema com ou sem linfangite, pápulas, exantema, náuseas, vômitos, dor abdominal, dispneia, edema de glote, hipotensão arterial e coma.

As manifestações tóxicas geralmente ocorrem em indivíduos com múltiplas picadas (mais de 100) decorrentes de ataques de enxames (quando há inoculação de grande quantidade de veneno) e independem da sensibilidade do paciente (Figura 50.12). Caracterizam-se por urticária, vômitos, insuficiência respiratória (edema agudo de pulmão), insuficiência renal (de instalação mais tardia), choque e rabdomiólise.

Podem ocorrer outras complicações, como distúrbios hidreletrolíticos, arritmias cardíacas, lesão hepática, convulsões e lesão miocárdica.

O tratamento inicial deve ser direcionado para estabilização do paciente. Os ferrões devem ser retirados com movimentos de alavancas (raspagem leve da pele com uma lâmina), e não com movimento de pinça, o que faria com que fosse inoculado mais veneno na vítima.

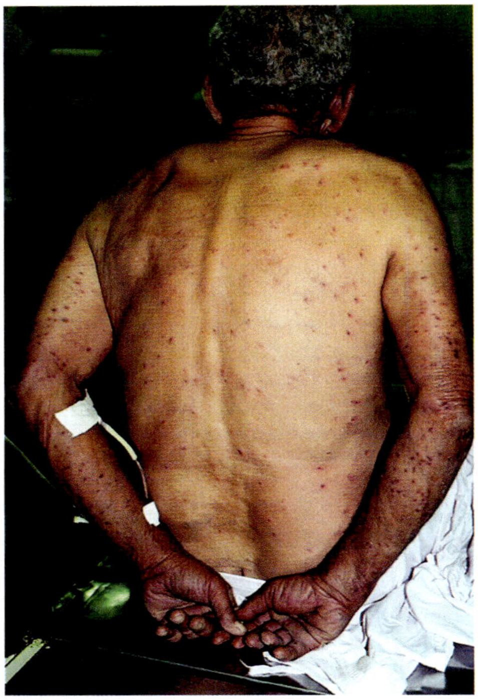

Figura 50.12 Vítima de múltiplas picadas de abelha.

A família Vespidae é composta por vespas e vespões. O veneno dessa família é composto por peptídios, fosfolipases e hialuronidases, enzimas essas que contribuem para a ruptura de membranas e tecidos celulares, facilitando, assim, a permeação das toxinas. Os sintomas esperados em um quadro leve de acidente com esses animais são dor local de forte intensidade, eritema e edema. Os quadros graves são semelhantes aos previamente descritos causados pela família Apidae.

A epinefrina e os anti-histamínicos são indicados para reversão do quadro de edema de glote, urticária e hipotensão, que porventura ocorra. É recomendado que indivíduos sabidamente sensíveis ao veneno de Hymenoptera carreguem consigo carteiras ou pulseiras de identificação e um *kit* autoinjetável de epinefrina para uso emergencial.

Formigas

Paraponera (formigas tocandira) e *Solenopsis* (formigas-de-fogo ou lava-pés) são os dois principais gêneros capazes de provocar acidentes em humanos. As primeiras são formigas maiores, de coloração escura e aguilhão abdominal, com picada muito dolorosa. Nos casos de múltiplas picadas, são frequentes reações urticariformes persistentes. As formigas do gênero *Solenopsis*, possivelmente as principais causadoras de acidentes no Brasil, fixam-se à pele pelas mandíbulas, fazem um movimento rotatório e picam até 10 vezes o mesmo local, com formação de várias pápulas eritematosas que, após 24 h, evoluem para vesículas claras e, após 24 h, costumam evoluir para pústulas estéreis, que tendem a se resolver em 3 a 8 dias; mas, quando há o rompimento das pústulas, lesões secundárias, como cicatrizes, fibrose local ou infecção secundária, podem ocorrer. Outra reação descrita é uma lesão eritematopruriginosa, edemaciada e indurada, que pode persistir por até 72 h no local da picada. Picadas de formigas raramente resultam em choque ou anafilaxia.

O tratamento consiste em analgesia, corticosteroide tópico e anti-histamínico, quando necessário. Uso de corticosteroide sistêmico pode ser aventado em caso de acidente maciço.

Lacraias (Chilopoda)

As lacraias são artrópodes, membros da classe Chilopoda, conhecidas também como centopeias ou escolopendras. Elas são distribuídas em todo o mundo. São descritas cerca de 3.000 espécies, e a mais conhecida na América é a *Scolopendrea gigantea*, que pode chegar a medir 26 cm. A cabeça é convexa, com antenas frontais, e as lacraias têm forma achatada e um par de garras de veneno no primeiro segmento do corpo. Vivem em lugares úmidos e escuros; em hortas, pomares, sob entulhos, cascas e troncos de árvores, garagens e porões. O seu veneno é composto majoritariamente por proteínas de alto peso molecular (proteinases e esterases), histamina, serotonina, lipídios e polissacarídeos, mas tem, principalmente, ação local. As vítimas desse acidente geralmente relatam dor logo após a picada e surgimento de área eritematosa e edemaciada no local; pode haver discreto sangramento. Alguns casos evoluem com necrose. As manifestações sistêmicas (cefaleia, náuseas e vômitos) são decorrentes de ansiedade e dor.

É descrita rabdomiólise, que pode induzir à insuficiência renal (complicações raras). Os acidentes não são muito frequentes no Brasil e, geralmente, são de baixa gravidade. O tratamento baseia-se em medidas de antissepsia e na retirada de pequenos fragmentos das garras de veneno que podem permanecer no local da picada. Para analgesia, dependendo da intensidade da dor, pode-se usar dipirona ou paracetamol a opioides. Raramente é necessário desbridamento cirúrgico. Não há soro específico.

Piolho-de-cobra (Diplopoda)

Estes artrópodes, da classe Diplopoda, são conhecidos popularmente por piolho-de-cobra ou gongolo (Figura 50.13). São descritas mais de 7.500 espécies, distribuídas em todo o mundo. Uma característica que ajuda na identificação desses animais é a presença de segmentos duplos no tórax, com dois pares de pernas cada um. Têm o corpo cilíndrico, de consistência endurecida, impregnado com sais de cálcio, de coloração marrom, alaranjada ou negra. Os piolhos-de-cobra também vivem em ambientes úmidos e escuros, sob entulhos, cascas de árvores e folhagens. Esses animais não dispõem de aparelho inoculador especializado, mas produzem uma secreção tóxica através de glândulas na porção lateral de cada segmento do corpo do animal. Essa secreção funciona como fator de proteção contra predadores e é secretada principalmente quando esses animais são esmagados ou apertados. A espécie brasileira mais relatada em acidentes é a *Rhinocricus padbergi*. Sua secreção é rica em compostos com benzoquinona, que são altamente irritantes para a pele. O contato do ser humano com essas substâncias pode levar ao surgimento de máculas e manchas eritematosas amareladas ou acastanhadas nas primeiras 24 h, que tendem a evoluir para lesões mais escuras com aparência cianótica. Essas manchas podem persistir por meses, dependendo da quantidade de veneno e do tempo da exposição. Em alguns casos, há a formação local de bolhas ou vesículas de conteúdo serossanguinolento, que podem se romper, deixando a pele erodida. Em casos mais graves, podem levar à necrose superficial (Figura 50.14). O tratamento baseia-se em limpeza local com água e sabão e, posteriormente, uso de álcool para auxiliar a dissolver o restante do veneno. Corticosteroides tópicos apresentam melhor resposta quando usados na fase inflamatória, além do tratamento sintomático para alívio da dor.

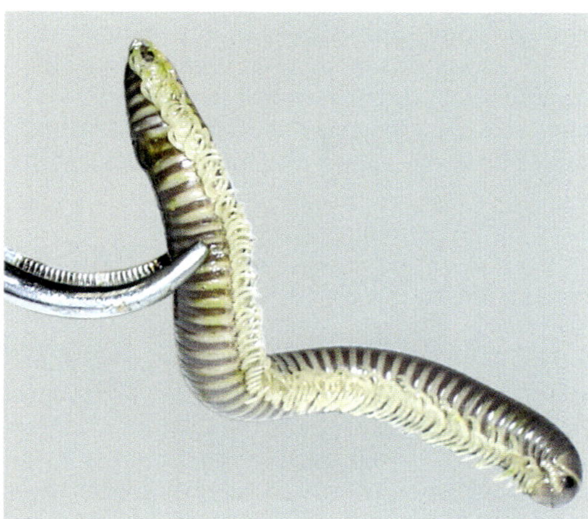

Figura 50.13 Piolho-de-cobra.

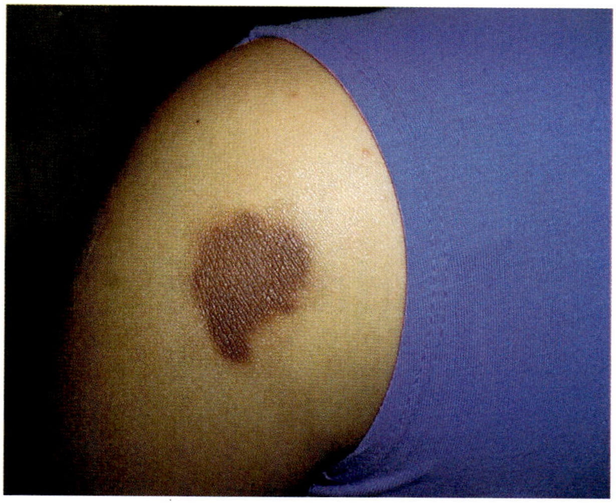

Figura 50.14 Lesão provocada pelo contato com piolho-de-cobra.

Lagartas, borboletas e mariposas (erucismo e lepidopterismo)

O termo *erucismo* refere-se ao acidente provocado por larvas ou lagartas de lepidópteros (borboletas ou mariposas; Figuras 50.15 a 50.17). Já o *lepidopterismo* diz respeito aos quadros cutâneos provocados pelo contato com as formas adultas aladas dos lepidópteros.

Os pelos, ou cerdas, urticantes de lagartas ou larvas de lepidópteros são anexados a glândulas de veneno unicelulares em sua base. A composição da toxina varia de acordo com a espécie em questão, e os sintomas podem variar desde prurido, dor, até defeitos na cascata de coagulação, com consumo de fibrinogênio e plasminogênio.

Inicialmente, todo acidente provocado por lagartas ou larvas de lepidópteros produz um quadro dermatourticante caracterizado por dor imediata que simula picada, seguida de ardor, prurido e queimação mais ou menos intensos, irradiados ou não (Figura 50.18). A dor pode durar até 36 h, dependendo da

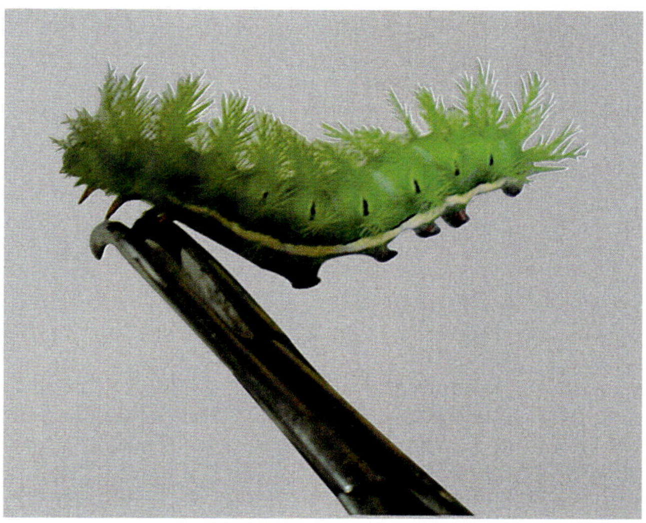

Figura 50.15 Lagarta da família Saturniidae (mariposa). Cerdas em pequena quantidade e com disposição arboriforme que lembram pequenos pinheiros.

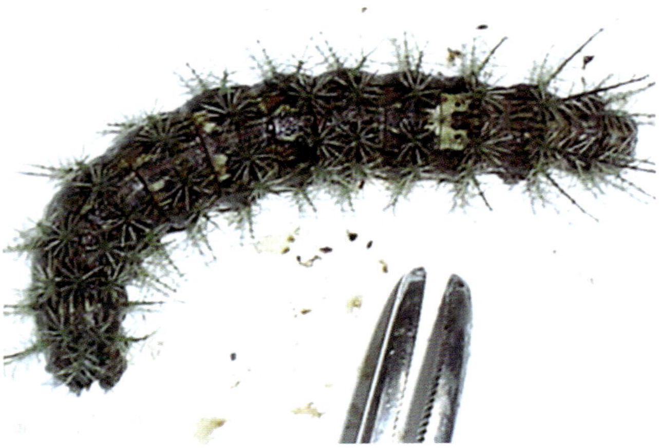

Figura 50.16 Lagarta da família Lonomia, responsável por graves acidentes hemorrágicos.

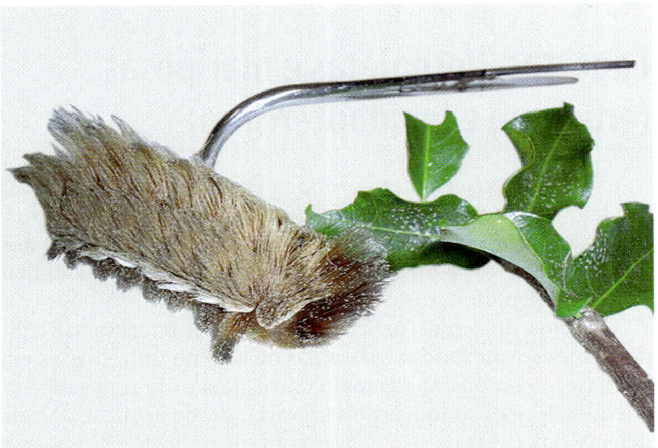

Figura 50.17 Lagarta da família Megalopygidae, cujas cerdas são finas e abundantes.

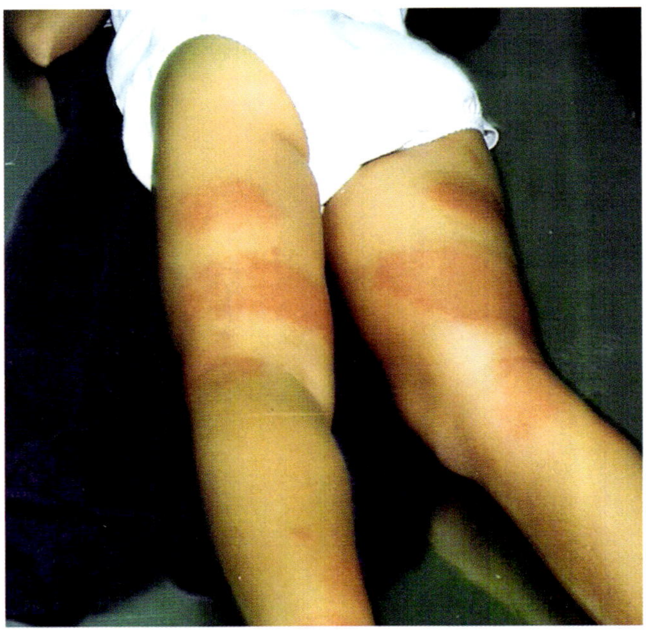

Figura 50.18 Placas eritematoedematosas provocadas por lagarta da família Megalopygidae.

sensibilidade da vítima, e pode ser desproporcional às manifestações cutâneas apresentadas. Posteriormente, podem surgir eritema, edema, pápulas, vesículas e até necrose local, concomitantemente a infarto ganglionar periférico regional. Manifestações sistêmicas, como mal-estar, febre, sudorese fria, náuseas, lipotimia e agitação, são ocasionalmente observadas. Nesses casos, impõe-se o diagnóstico diferencial com escorpionismo e araneísmo por *Phoneutria*. O comprometimento ocular pode levar a conjuntivite e ceratite, e a sensibilização pode desencadear crises de rinite ou asma.

As manifestações dermatológicas quase sempre são imediatas, porém podem demorar horas e até mesmo dias para sua instalação, dependendo da espécie. A extensão e a intensidade do contato também são determinantes. Os quadros geralmente são autolimitados e tendem à regressão em 2 a 3 dias. Raramente são descritos casos mais graves, com arritmias, dispneia e choque.

Desde o fim da década de 1980, acidentes por lagartas do gênero *Lonomia* ("taturana") constituem importante agravo na região Sul do país. É interessante notar que os acidentes provocados por esse gênero têm aumentado nos últimos anos, não só nos estados do Sul do país, mas também em São Paulo e Minas Gerais. O quadro clínico inicial é muito parecido ao já descrito para outras lagartas; entretanto, o diferencial é o consumo dos fatores de coagulação, levando a um quadro de incoagulabilidade sanguínea, além do comprometimento da função renal. São achados comuns a presença de equimoses, hematúria e outros sinais de hemorragia (Figura 50.19). As complicações mais graves são decorrentes desses distúrbios de coagulação, e o óbito pode ocorrer, principalmente, devido à hemorragia intracerebral.

Para o tratamento, uma vez confirmada a discrasia sanguínea, estará indicado o uso do soro antilonômico (SALon). Dada a possibilidade de hemorragias, todo acidentado cuja lagarta não

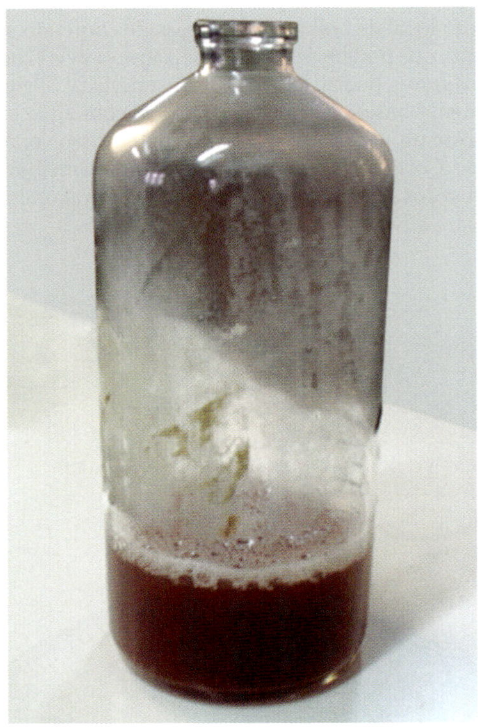

Figura 50.19 Hematúria macroscópica em paciente vítima de acidente por *Lonomia*.

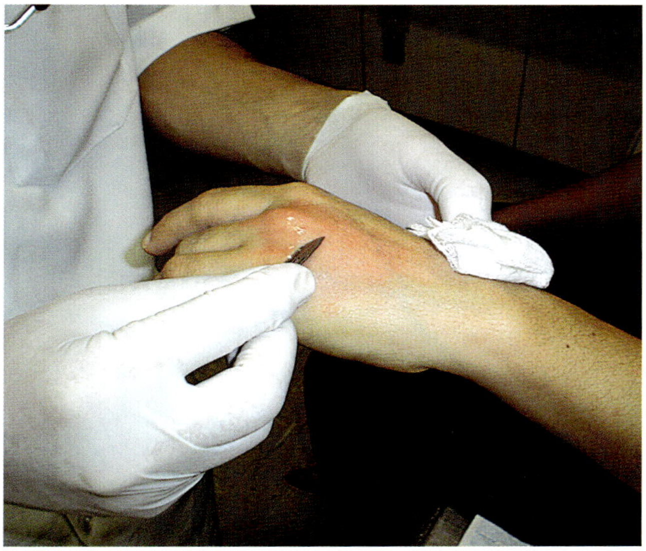

Figura 50.20 Tratamento feito com raspagem de área de hiperemia provocada por lagarta da família Megalopygidae.

for identificada deve ser orientado a retornar ao Serviço de Saúde em caso de surgimento de qualquer tipo de sangramento nas 48 h seguintes, pois pode-se estar diante de um acidente provocado por *Lonomia*.

A lavagem abundante do local com água fria e remoção das cerdas por meio de raspagem local com lâmina podem ser úteis no tratamento de todos os casos de erucismo (Figura 50.20). Analgésicos, anti-histamínicos e corticosteroides podem ser usados para controle dos sinais e sintomas causados pelas larvas dos lepidópteros.

As mariposas e algumas borboletas, quando entram em contato com a pele de seres humanos, podem causar um quadro de dermatite papulopruriginosa. Nas Américas do Sul e Central, fêmeas de mariposas do gênero *Hylesia* provocam surtos epidêmicos nos meses quentes e chuvosos, principalmente nas zonas rurais. As cerdas desses animais destacam-se com facilidade e podem permanecer flutuando nos ambientes ou mesmo depositar-se em roupas.

No lepidopterismo, o prurido é mais intenso e a resolução do quadro ocorre em cerca de 1 semana. Casos de ceratite e irite são ocasionalmente descritos. O tratamento do quadro alérgico é à base de anti-histamínicos.

Pararamose (lagarta-de-fogo)

Corresponde ao acidente provocado pelo lepidóptero *Premolis semirufa* (pararama), encontrado apenas na região Norte do país. Pode ser considerada doença ocupacional por ocorrer com seringueiros durante atividades extrativas de látex, acometendo sobretudo a mão direita desses trabalhadores. O contato com as cerdas dessa lagarta ou com seu casulo resulta em prurido imediato, seguido de dor e sinais inflamatórios locais. Formas crônicas com deformidades articulares são observadas em casos de múltiplos acidentes, graças à permanência das cerdas. Nesse estágio, as lesões são irreversíveis e deve ser feito diagnóstico diferencial com artrite reumatoide. No tratamento são empregados corticosteroides sistêmicos. O uso de corticosteroide intra-articular é provavelmente benéfico; os anti-inflamatórios também são empregados.

Besouros (Coleoptera)

Alguns gêneros de besouros associados aos acidentes no Brasil são *Epicauta* (potó-pimenta, potó-grande ou burrinho), que compreendem besouros de coloração amarela e verde, produtores de cantaridina, e o gênero *Paederus* (potó, fogo-selvagem), produtor de pederina. São insetos voadores, de hábitos noturnos, atraídos pela luz artificial das residências, causando acidentes principalmente nos meses quentes e chuvosos.

Todos esses animais são causadores de dermatite vesicante ou dermatite linear – lesões eritematopruriginosas com ardor e edema, que evoluem para vesículas, bolhas, descamação e necrose cutânea superficial. O ardor e o prurido são mais intensos nos acidentes provocados pela pederina, com formação de eritema mais intenso e vesículas menores que confluem e formam bolhas. A ejeção da substância tóxica ocorre quando a vítima tenta repelir o animal e acaba por comprimi-lo contra a pele. Normalmente, o quadro é autorresolutivo, durando aproximadamente 1 semana e resultando na permanência temporária de máculas eritematosas ou hipercrômicas residuais, alongadas, em faixas ou lineares. O diagnóstico diferencial deve ser feito com outras dermatites de contato, fitofotodermatoses, herpes-zóster, herpes simples e pênfigos.

O tratamento recomendado é feito com anti-histamínicos e corticosteroide tópico, sendo os orais reservados para lesões extensas ou oculares (ver Capítulo 49, item *Dermatite vesicante por* Paederus).

Morcegos

Há diversas espécies de morcegos no Brasil, sendo somente três hematófagas. A espécie *Desmodus rotundus*, conhecida como "morcego-vampiro", apresenta-se amplamente distribuída por todo o território brasileiro e é encontrada em maior número que as outras espécies.

Esses morcegos têm dentes incisivos centrais e afiados que usam para fazer cortes precisos e superficiais nas suas presas, das quais lambem o sangue. A mordedura geralmente tem o formato elíptico, com cerca de 0,5 cm no seu maior diâmetro. A morfologia das mordeduras dos morcegos-vampiros é em saca-bocado. Vasos sanguíneos superficiais são lesados e o sangramento proveniente desses vasos acumula-se no ferimento, servindo de fonte alimentar para o quiróptero. Além de superficial, a mordida alimentar é aparentemente indolor, pois o morcego-vampiro tem em sua saliva uma substância anestésica, além de um inibidor de fator Xa, denominado "draculina", e um ativador de plasminogênio: DSPA (*Desmodus Salivary Plasminogen Activator*). Dedos e dorso dos pés, região calcânea, mãos, cotovelos, couro cabeludo, orelhas, região frontal, ponta nasal e lábios são os locais mais frequentemente mordidos pelos morcegos.

A raiva humana merece destaque pela sua alta letalidade. O diagnóstico *in vivo* da raiva humana pode ser feito pela imunofluorescência direta (IFD) ou reação em cadeia da polimerase (PCR) no tecido bulbar de folículos pilosos, obtidos por biopsia de pele da região cervical. Todos os pacientes vítimas de acidentes com morcegos devem ser submetidos ao esquema para a profilaxia da raiva humana após a exposição.

Procedimento em caso de acidente com animais peçonhentos (ver Figura 50.21).

Fase pré-hospitalar

O que fazer:

- Localizar e identificar o animal agressor
- Capturar o animal agressor sem se expor a nova situação de risco
- Transportar o animal para o Serviço de Saúde, em segurança
- Limpar o local acometido com água e sabão
- Transportar a vítima o mais rapidamente possível para a unidade de saúde com os recursos necessários para o seu tratamento

O que não fazer:

- Não fazer torniquete
- Não fazer perfurações/cortes no local da picada
- Não tentar chupar o veneno do local da picada
- Não permitir que a vítima faça uso de bebidas alcoólicas
- Não administrar anti-histamínicos, ansiolíticos e analgésicos
- Evitar uso de via intramuscular para administração de medicamentos

Fase hospitalar

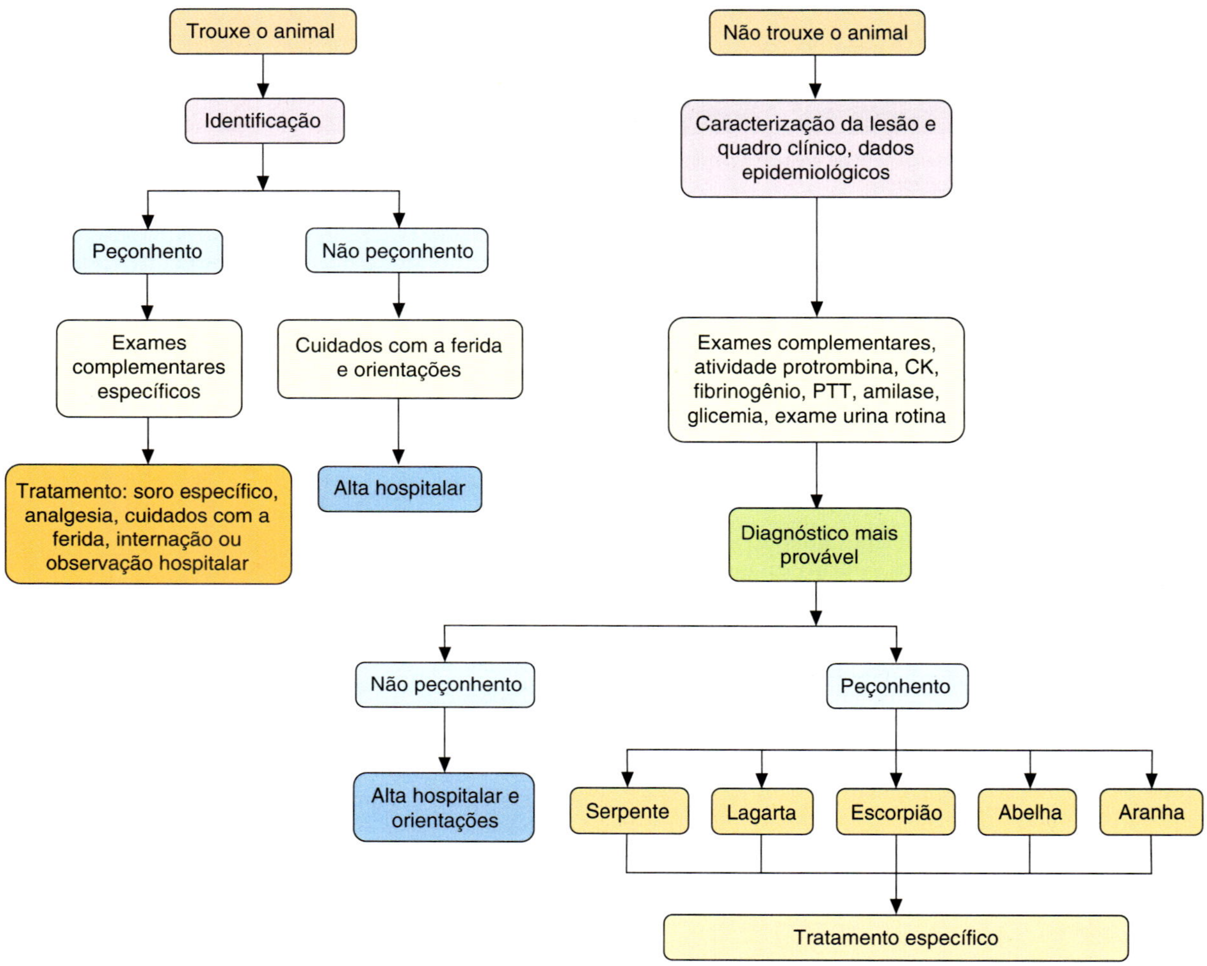

Figura 50.21 Acidentes provocados por animais peçonhentos. CK = creatinofosfoquinase; PTT = tempo de tromboplastina parcial.

Bibliografia

Animais aquáticos

Haddad Jr V, Cardoso JLC, Silveira FL. Seabather's eruption: report of five cases in southeast region of Brazil. *Rev Inst Med Trop São Paulo*. 2001 May-Jun;43(3):171-2.

Haddad Jr V, Cardoso JLC. Dermatoses provocadas por animais venenosos. *An Bras Dermatol*. 1999 Sep-Oct;74(5):441-7.

Haddad Jr V. Aquatic animals of medical importance in Brazil. *Rev Soc Bras Med Trop*. 2003 Sep-Oct;36(5):591-7.

Olson K R. *Poisoning & drug overdose*. 6th ed. New York: The Mc Graw-Hill Companies; 2012.

Rossetto AL, Dellatorre G, Silveira FL, Haddad Jr V. Seabather's eruption: a clinical and epidemiological study of 38 cases in Santa Catarina State, Brazil. *Rev Inst Med Trop São Paulo*. 2009 May-Jun;51(3):169-75.

Rossetto AL, Mora JM, Correa PR *et al*. Seabathers eruption: report of the six cases in southern Brazil. *Rev Soc Bras Med Trop*. 2007 Jan-Feb;40(1):78-81.

Rossetto AL, Proença LA. Seabather's eruption: report of case in Northeast region of Brazil. *An Bras Dermatol*. 2012 May-Jun;87(3):472-4.

Moluscos e crustáceos

Haddad Jr V, Coltro M, Simone LRL. Relato de um acidente em ser humano causado por Conus regius (Gastropoda, Conidae). *Rev Soc Bras Med Trop*. 2009 Jul-Ago;42(4):446-8.

Klassen C, Watkins III JB. *Casarett & Doulls Essentials of toxicology.* 2nd ed. New York: The Mc Graw-Hill Companies; 2010.

Serpentes

Andrade Filho A, Campolina D, Dias MB. Ofidismo. *In*: Andrade Filho A, Campolina D, Dias MB. *Toxicologia na prática clínica.* Belo Horizonte: Folium Comunicação; 2001.
Barry S, Gold MD, Richard C *et al.* Bites of snakes. *N Engl J Med.* 2002 Aug 1;347(5):347-56.
Brasil. Ministério da Saúde/FNS. *Manual de diagnóstico e tratamento de acidentes por animais peçonhentos.* Brasília, Fundação Nacional de Saúde; 2001.
França FOS, Fan HW. Acidente botrópico. *In*: Schvartsman S. *Plantas venenosas e animais peçonhentos.* 2. ed. São Paulo: Sarvier; 1992.
França FOS, Málaque CMS. Acidente botrópico. *In*: Cardoso JLC, França FOS, Wen FH *et al. Animais peçonhentos do Brasil: biologia, clínica e terapêutica dos acidentes.* São Paulo: Sarvier; 2003.
Málaque CMS, França FOS. Acidente laquético. *In*: Cardoso JLC, França FOS, Wen FH *et al. Animais peçonhentos do Brasil: biologia, clínica e terapêutica dos acidentes.* São Paulo: Sarvier; 2003.

Aranhas

Barraviera B, Machado JM. Araneísmo. *In*: Barraviera B. *Venenos animais: uma visão integrada.* Rio de Janeiro: EPUC; 1994.
Bonaldo AB. Aracnídeos. *In*: Nicolella A, Barros E, Torres JB, Marques MG. *Acidentes com animais peçonhentos – consulta rápida.* Porto Alegre: Hospital de Clínicas de Porto Alegre; 1997.
Brasil. Prefeitura Municipal de Curitiba. Secretaria da Saúde. *Loxosceles*: a aranha-marrom. *Cadernos de Saúde.* Curitiba: Secretaria Municipal de Saúde; 1993;1(2).
Campolina D, Andrade Filho A, Dias MB. Araneísmo. *In*: Andrade Filho A, Campolina D, Dias MB. *Toxicologia na prática clínica.* Belo Horizonte: Folium Comunicação; 2001.
David L, Swanson MD, Richard S, Vetter MS. Bites of brown recluse spiders and suspected necrot arachnidism. *N Engl J Med.* 2005 Feb 17;352(7):700-7.
Olson KR. *Poisoning & drug overdose.* 6th ed. New York: The Mc Graw-Hill Companies; 2012.
Rodrigues DS. Latrodectismo. *In*: Cardoso JLC, França FOS, Wen FH *et al. Animais peçonhentos do Brasil: biologia, clínica e terapêutica dos acidentes.* São Paulo: Sarvier; 2003.
Steen CJ, Carbonaro PA, Schwartz RA. Arthropods in dermatology. *J Am Acad Dermatol.* 2004 Jun;50(6):819-42.

Escorpiões

Andrade Filho A. Acidentes com animais peçonhentos. *In*: Ratton JLA. *Medicina intensiva.* 2. ed. Rio de Janeiro: Atheneu; 1997.
Andrade Filho A, Lima HFCA. Acidentes provocados por animais peçonhentos. *In*: Couto RC, Botoni FA, Serufo JC *et al. Emergências médicas e terapia intensiva.* Rio de Janeiro: Guanabara Koogan; 2005.
Dias MB, Campolina D, Guerra SD, Andrade Filho A. Escorpionismo. *In*: Andrade Filho A, Campolina D, Dias MB. *Toxicologia na prática clínica.* Belo Horizonte: Folium Comunicação; 2001.
Freire-Maia L, Campos JA, Amaral CF. Approaches to the treatment of scorpion envenoming. *Toxicon.* 1994 Sep;32(9):1009-14.
Olson KR. *Poisoning & drug overdose.* 6th ed. New York: The Mc Graw-Hill Companies; 2012.

Abelhas (Hymenoptera)

Oliveira FA, Guimarães JV, Reis MA, Teixeira VP. Human accidents with stings from Africanized bees. *Rev Soc Bras Med Trop.* 2000 Jul-Aug;33(4):403-5.
Elston MD. Life-threatening stings, bites, infestations and parasitic diseases. *Clin Dermatol.* 2005 Mar-Apr;23(2):164-70.
Klassen C, Watkins III JB. *Casarett & Doulls Essentials of toxicology.* 2nd ed. New York: The Mc Graw-Hill Companies; 2010.
Medeiros CR. Himenópteros de importância médica. *In*: Cardoso JLC, França FOS, Wen FH *et al. Animais peçonhentos do Brasil: biologia, clínica e terapêutica dos acidentes.* São Paulo: Sarvier; 2003.
Olson KR. *Poisoning & drug overdose.* 6th ed. New York: The Mc Graw-Hill Companies; 2012.
Pena CLS, Andrade Filho A. Abelhas e vespas. *In*: Andrade Filho A, Campolina D, Dias MB. *Toxicologia na prática clínica.* Belo Horizonte: Folium Comunicação; 2001.

Formigas

Klassen C, Watkins III JB. *Casarett & Doulls Essentials of toxicology.* 2nd ed. New York: The Mc Graw-Hill Companies; 2010.
Medeiros CR, Haddad Jr V. Acidentes por formigas. *In*: Cardoso JLC, França FOS, Wen FH *et al. Animais peçonhentos do Brasil: biologia, clínica e terapêutica dos acidentes.* São Paulo: Sarvier; 2003.

Lacraias (Chilopoda)

Dias MB, Andrade Filho A. Lagartas, lacraia e piolho de cobra. *In*: Andrade Filho A, Campolina D, Dias MB. *Toxicologia na prática clínica.* Belo Horizonte: Folium Comunicação; 2001.
Klassen C, Watkins III JB. *Casarett & Doulls Essentials of toxicology.* 2nd ed. New York: The Mc Graw-Hill Companies; 2010.

Piolho-de-cobra (Diplopoda)

Dias MB, Andrade Filho A. Lagartas, lacraia e piolho de cobra. *In*: Andrade Filho A, Campolina D, Dias MB. *Toxicologia na prática clínica.* Belo Horizonte: Folium Comunicação; 2001.
Klassen C, Watkins III JB. *Casarett & Doulls Essentials of toxicology.* 2nd ed. New York: The Mc Graw-Hill Companies; 2010.
Lima CAJ, Cardoso JLC, Magela A *et al.* Pigmentação exógena em pododáctilos simulando isquemia de extremidades: um desafio diagnóstico provocado por artrópodos da classe Diplopoda ("piolhos-de-cobra"). *An Bras Dermatol.* 2010 Mai-Jun;85(3):391-2.
Perrini SN, Rebello RFB, Guerra MGVB, Talhari S. Millipede accident with unusual dermatological lesion. *An Bras Dermatol.* 2019 Nov-Dez;94(3): 765-2.

Lagartas, borboletas e mariposas (erucismo e lepidopterismo)

Cardoso AEC, Haddad Jr V. Acidentes por lepidópteros (larvas e adultos de mariposas): estudo dos aspectos epidemiológicos, clínicos e terapêuticos. *An Bras Dermatol.* 2005 Nov-Dez;80(6):571-5.
Duarte A, Walter G, Barros E. *Lonomia obliqua. In*: Nicolella A, Barros E, Torres JB, Marques MG. *Acidentes com animais peçonhentos: consulta rápida.* Porto Alegre: Hospital de Clínicas de Porto Alegre; 1997.
Fraiha H, Costa Jr. D, Leão RNQ, Ballarini AJ. Acidentes hemorrágicos por larvas de Lonomia. *In*: Schvartsman S. *Plantas venenosas e animais peçonhentos.* São Paulo: Sarvier; 1992.
Haddad Jr V, Cardoso JLC. Erucismo e lepidopterismo. *In*: Cardoso JLC, França FOS, Wen FH *et al. Animais peçonhentos do Brasil: biologia, clínica e terapêutica dos acidentes.* São Paulo: Sarvier; 2003.
Wen FH. Acidentes por lonomia. *In*: Cardoso JLC, França FOS, Wen FH, Málaque CMS. *Animais peçonhentos do Brasil: biologia, clínica e terapêutica dos acidentes.* São Paulo: Sarvier; 2003.

Pararamose (lagarta-de-fogo)

Cardoso AEC, Haddad Jr V. Acidentes por lepidópteros (larvas e adultos de mariposas): estudo dos aspectos epidemiológicos, clínicos e terapêuticos. *An Bras Dermatol.* 2005 Nov-Dez;80(6):575-8.
Dias LB, Rodrigues MG. Pararamose. *In*: Leão RNQ. *Doenças infecciosas e parasitárias: enfoque amazônico.* Belém: CEJUP-UEPA: Instituto Evandro Chagas; 1997.

Besouros (Coleoptera)

Cardoso JLC, Haddad Jr V. Acidentes por coleópteros vesicantes e outros artrópodes. *In*: Cardoso JLC, França FOS, Wen FH *et al. Animais peçonhentos do Brasil: biologia, clínica e terapêutica dos acidentes.* São Paulo: Sarvier; 2003.

Morcegos

Bernardes-Filho F, Martins G, Luchi GS *et al.* Múltiplas lesões por mordedura de morcego hematófago em um paciente: descrição de um caso na cidade de Niterói, Brasil. *An Bras Dermatol.* 2014 Mar-Apr;89(2):340-3.

Neoplasias Cutâneas e Cistos

PARTE 15

51

Carcinogênese e Dermatoses Pré-Cancerosas

David Rubem Azulay ◆ Rubem David Azulay

Carcinogênese

Os mecanismos intrínsecos da transformação cancerígena têm sido cada vez mais desvendados nos últimos anos, e já se sabe há bastante tempo, em bases clínicas e experimentais, da existência de fatores carcinogênicos de diversas naturezas:

- físicos: raios ultravioleta, sobretudo na faixa de 290 a 320 nm (RUV-B); radiação ionizante (raios Grenz, raios X); calor e traumatismo
- químicos: alcatrão e seus derivados; arsênio etc.
- biológicos: vírus e hormônios.

Isolados ou concomitantemente, esses fatores agem sobre a epiderme e/ou derme do tegumento, provocando alterações iniciais (bioquímicas e ultraestruturais) que podem regredir nessa fase ou, após um período de latência, passar à fase proliferativa ou neoplásica propriamente dita. Ainda aqui pode ocorrer a regressão espontânea, até mesmo em câncer já plenamente constituído (melanoma e carcinomas).

O sarcoma de Kaposi, quando desencadeado por imunossupressão, pode apresentar involução espontânea assim que esta cessar. É notória a propensão ao desenvolvimento, em especial, de carcinoma espinocelular (CEC) em pacientes imunodeprimidos. Pacientes com síndrome da imunodeficiência adquirida (AIDS) apresentam risco aumentado de 3 a 5 vezes para o desenvolvimento de câncer de pele não melanoma. Na patologia, com frequência, observa-se infiltrado inflamatório predominantemente linfocitário peritumoral (é inclusive um dos critérios histopatológicos no diagnóstico do melanoma). Esses fatos mostram a importância do sistema imune além da conhecida existência das células chamadas *natural killer*, que teriam a incumbência de destruir células tumorais.

O conceito de "áreas imunologicamente vulneráveis" estaria relacionado à dificuldade de circulação de células imunocompetentes ou mesmo à sua diminuição/ausência, assim como à estimulação angiogênica, como ocorre nos linfedemas de qualquer natureza, favorecendo o aparecimento de neoplasias (ver Capítulo 54, item *Angiossarcoma*). Um conceito mais recente e abrangente refere-se a "distritos imunocomprometidos", em que o processo patológico estaria restrito a determinada área, ainda que a atividade inflamatória continue presente, ao contrário do que ocorre no fenômeno isotópico de Wolf, em que esta já cessou (ver Capítulo 5, item *Fenômenos*).

Conceitos fundamentais

Iniciação

É o primeiro estágio da indução ao câncer. Ocorre quando determinado agente é capaz de gerar alterações permanentes no genoma da célula e de sua progênie. São exemplos: hidrocarbonetos aromáticos policíclicos, agentes alquilantes, aminas aromáticas, radiação ultravioleta (RUV) etc.

Promoção

Deve ocorrer após a *iniciação* e o agente deve ser aplicado repetidas vezes, causando alterações reversíveis como inflamação, irritação, hiperplasia. São exemplos: óleo de cróton, antralina, RUV etc.

Carcinógeno completo

Seria o agente capaz de iniciar e promover desenvolvimento do tumor. Um exemplo é a RUV.

Cocarcinogênese

Quando houver efeito aditivo e, às vezes, sinérgico entre dois agentes, sendo pelo menos um deles necessariamente carcinógeno, o outro poderá atuar aumentando a suscetibilidade da célula-alvo ou modificando a cinética do carcinógeno. Um exemplo é a combinação de RUV e mostarda nitrogenada no tratamento da micose fungoide.

Proto-oncogenes

São genes normais relacionados com o crescimento e a diferenciação celular. Atuariam por meio da elaboração de fatores de crescimento, receptores, proteínas e fatores de transcrição. Estão presentes em todas as espécies. Ao sofrerem algum tipo de mutação, ou saírem do ambiente em que exerceriam um controle, tornam-se tumorigênicos. Atuam de modo dominante sobre o funcionamento da célula. *Oncogenes* (ou *genes transformadores*) é um termo genérico aplicado para um grupo de genes reguladores que, quando alterados e ativados, contribuem para o desenvolvimento do câncer. Sua existência foi documentada a partir da adição de vírus ou de seu material genético em certas culturas de células que se tornavam neoplásicas. O oncogene *myc* atuaria predominantemente no núcleo, enquanto a ação do *ras* seria mais citoplasmática. Este codifica, normalmente, um sinalizador intermediário crítico envolvido na resposta a múltiplos fatores de crescimento; encontra-se mutado e ativado em diversas neoplasias.

Genes supressores

Teriam como função modular o crescimento celular ao atuarem nos mecanismos que regulam a proliferação e a diferenciação celulares, a estabilidade genômica e a apoptose. O gene supressor mais conhecido é o P53, que está localizado no braço curto do cromossomo 17 e que codifica uma fosfoproteína de 53 kDa. A mutação dessa proteína promove a perda da função, possibilitando o crescimento celular desordenado. Trata-se do gene mutante mais frequentemente documentado em câncer humano, inclusive nos de fígado, bexiga, mama, pulmão, órgãos hematopoiéticos, entre outros. Há mais de 150 genes supressores ou protetores.

A família *Hedgehog* de proteínas sinalizadoras intercelulares está implicada no desenvolvimento da maioria dos carcinomas basocelulares (CBC) (ver Capítulo 52, item *Carcinoma basocelular* [*carcinoma tricoblástico*]).

Mecanismos desencadeadores da carcinogênese

A RUV é o principal carcinógeno para a pele e age de duas maneiras: a primeira gerando dímeros de timina (*iniciação*) e a segunda estaria relacionada com a imunodepressão que causa ao depletar células de Langerhans da epiderme e estimular o aparecimento de clones de linfócitos supressores (*promoção*), facilitando o crescimento tumoral.

As lesões pré-cancerosas mais frequentes são as *ceratoses* (actínica, alcatrão, arsênio). Os raios UV são do tipo A (320 a 400 nm), B (290 a 320 nm) e C (200 a 290 nm); os últimos não atravessam a ionosfera, de modo que apenas o A e o B atingem a pele do homem, provocando alterações benéficas e maléficas; estas últimas dependem de dois fatores básicos: a intensidade da radiação solar e a cor da pele. A intensidade é dada pela região geográfica, ou seja, está na dependência da latitude; pela exposição de áreas do corpo, de acordo com os hábitos culturais e de vestimenta; e pela profissão (marinheiros, lavradores). A pele mais vulnerável é aquela que nunca se pigmenta, isto é, que apenas se torna eritematosa após exposição solar, fotótipo I (Quadro 75.2). As observações clínica e estatística comprovam a relevância de tais fatores.

As ceratoses actínicas, assim como os carcinomas e melanomas, localizam-se preferentemente nas áreas mais expostas ao sol (face, pescoço, mãos e braços) e, em determinadas profissões (marinheiros, lavradores), também no tronco; cerca de 90% dos cânceres cutâneos têm localização em áreas expostas. Na Suécia, na Dinamarca e em outros países de latitude acima de 60°, as médias de incidência de câncer cutâneo são baixas (menores que 5 a 19 por 100.000), enquanto são elevadíssimas (maiores que 800 por 100.000) em regiões de latitude entre 20° e 35°, como Sidney (Austrália) e Cidade do Cabo (África do Sul). É evidente que a pele dos habitantes dessas regiões (imigrantes da Inglaterra, da Holanda e da Alemanha) é clara e justifica também essa incidência elevada. Com relação à cor da pele, independentemente da latitude, sabe-se que, na raça negra, a incidência de ceratose actínica, carcinomas e melanomas é baixíssima (muito menor que na branca, nas localizações de áreas expostas). Não há dúvida quanto à relação com o pigmento, pois a contraprova está na observação de albinos (racialmente negros) terem uma frequência muito elevada de câncer cutâneo; esse fato também já foi observado entre os índios albinos do Caribe (*los hijos de la luna*) que morrem, quase todos, na idade adulta jovem, vitimados por câncer cutâneo. É ainda a duração da exposição solar durante a vida que justifica a maior frequência de carcinoma entre os homens; em determinadas regiões onde o homem é quem, por decorrência profissional, mais se expõe ao sol, a diferença é grande (16/1) com relação às mulheres. Em outras regiões onde ambos se expõem igualmente ao sol, essa diferença é nula. Além disso, essa diferença só ocorre em populações brancas, sendo inexistente entre os indivíduos de fotótipo VI. Por outro lado, enquanto nas populações brancas a relação CBC/CEC é elevada, entre os negros bantus predomina o CEC, sendo raro o CBC. O efeito cancerígeno da radiação solar sobre a pele é cumulativo, isto é, vai-se processando progressivamente com o tempo, de modo que o fato justifica, pelo menos em parte, a maior frequência de carcinomas nas últimas décadas de vida. Experimentalmente, em animais de laboratório, tem sido reproduzido em camundongos apenas, após exposição com UV, o CEC. Por conta disso, postula-se que na gênese do CBC e do melanoma parece ter valor apenas a exposição intermitente à radiação solar. O UVB é mais carcinogênico do que o UVA.

Desde 1910, Rous demonstrou a reprodução de sarcoma em galinha, pela inoculação de vírus. Atualmente, já se entende melhor, pois os vírus ou suas partículas, ao se integrarem ao DNA da célula, ajudam a causar alterações cromossômicas como deleções, translocações etc. Os vírus DNA estão mais relacionados com neoplasias do que os RNA, à exceção dos retrovírus. Por outro lado, há trabalhos experimentais demonstrando a interação de vírus e substâncias químicas e/ou radiações, no sentido de um efeito sinérgico cancerígeno. As culturas de células sofrem uma transformação neoplásica mais rápida e mais intensa pela ação dos vírus quando essas células apresentam, previamente, alterações cromossômicas induzidas por substâncias químicas cancerígenas ou radiações de vários tipos, o que é explicado pelas alterações provocadas no DNA, originando-se, então, mutações celulares com características neoplásicas. Está bem estabelecido o potencial oncogênico dos papilomavírus humanos, sobretudo de algumas cepas (HPV 5, 16, 18, 31, 33 etc.) na gênese do CEC.

É preciso mencionar aqui o possível papel da genética na carcinogênese; sabe-se que existem famílias com tendência a certas estirpes de câncer. Um ponto digno de nota é a existência de autênticas genodermatoses suscetíveis à cancerização, como xeroderma pigmentoso, síndrome de Bloom e outras atualmente classificadas como doenças caracterizadas por instabilidade do DNA.

O uso terapêutico indiscriminado de raios X no passado viabilizou a verificação de elevada frequência de CEC secundários a radiodermites crônicas. A reprodução experimental, em animais de laboratório, de carcinomas e sarcomas tem sido obtida pelas radiações ionizantes. A elevada frequência de CEC em membros inferiores (60% desses tumores) entre os negros bantus é justificada por traumatismo e cicatrizes de queimaduras e úlceras crônicas; ainda nessa tribo, a frequência de melanoma é maior na região plantar em função, provavelmente, de traumatismo pela falta de uso de sapatos. A radiação calórica (radiação infravermelha) também leva inicialmente ao quadro de eritema *ab igne* e, posteriormente, ao aparecimento de câncer cutâneo, como já se observou em certos povos (Industão) que aplicam calor em determinadas áreas do corpo (Kangri-câncer); o número elevado de câncer trocanteriano em chineses que dormem em camas de tijolos aquecidos é outro bom exemplo do efeito cancerígeno da radiação calórica (ver Capítulo 18, item *Eritema a agentes físicos e químicos/eritema* ab igne).

O CEC de glande em indivíduos não circuncidados mostra o papel cancerígeno da irritação persistente, o que não ocorre entre os circuncidados. Desde o século XVIII, já se conhecia a elevada incidência de câncer de mama nos usuários de rapé, e câncer de escroto nos limpadores de chaminés, em decorrência dos resíduos de carvão nas dobras escrotais (Percivall Pott, 1775). A observação posterior de elevada incidência de câncer cutâneo em trabalhadores da indústria do petróleo e derivados, e a reprodução experimental de CEC em ratos, com aplicação tópica prolongada de coaltar, realizada em 1918 por Yamagiwa e Ichikawa, não deixam dúvidas quanto à ação cancerígena dessas substâncias; as mais ativas são os compostos hidrocarbonetos aromáticos, policíclicos, de benzopireno e de benzantraceno. É elevada a frequência de ceratoses por alcatrão entre os trabalhadores na indústria dessas substâncias, bem como nos portadores de dermatoses crônicas tratadas, a longo prazo, com coaltar; esse fato foi muito usual entre os brasileiros, quando se usava esse tipo de tratamento no pênfigo foliáceo. Outra substância química cancerígena é o arsênio; o alto índice de ceratose, de doença de Bowen, de CEC e, até mesmo, de CBC em pessoas que residem em áreas cuja água é rica em arsênio, ou em pessoas que, no passado, ingeriram arsênio como terapêutica (licor de Fowler), constitui uma evidência da ação cancerígena do arsênio trivalente. O mesmo ocorre entre os trabalhadores da indústria do arsênio ou com agricultores que lidam com inseticidas e herbicidas arsenicais; apenas o arsênio inorgânico é cancerígeno.

A hidroclorotiazida usada a longo prazo é capaz de favorecer o aparecimento de carcinomas ceratinocíticos *in situ* ou não em populações de fotótipos baixos.

O conceito de *campos de cancerização* advém de situações em que pacientes que apresentam neoplasia tem maior probabilidade de desenvolver outra neoplasia primária ou, ainda, recorrência da mesma devido ao comprometimento do tecido peritumoral. A explicação seria que as células contíguas ou próximas apresentariam alterações genéticas (mutações) ou displasias semelhantes, porém menos intensas do que as do próprio tumor, já que foram submetidas às mesmas agressões. Um bom exemplo na pele é o que ocorre em idosos calvos de longa duração (Figura 51.1 A). Diversos órgãos também podem apresentá-los, como: cavidade oral, orofaringe, esôfago, pulmão, vulva, cérvix uterina, mama, cólon e bexiga.

Tumor de colisão refere-se à coexistência de duas neoplasias distintas, de linhagens diferentes, no mesmo material excisado. Nem sempre o tumor de colisão é percebido clinicamente. A associação de CBC e nevo melanocítico é a mais frequente entre as combinações dos tumores cutâneos. É rara a associação de dois tumores malignos (Figura 51.1 B). Na *síndrome de Brooke-Spiegler* não é infrequente encontrar a associação, inclusive na mesma lesão, de cilindroma com tricoepitelioma ou, menos frequentemente, espiradenoma écrino. Nesse caso, a célula-mãe é comum aos três tipos de tumor. Com isso, essa associação não deve ser vista como tumor de colisão.

O câncer de pele é subdividido em *câncer de pele não melanoma*, que engloba a quase totalidade dos tumores cutâneos, que são representados pelo CBC e pelo CEC, e em *câncer de pele melanoma*. Recentemente, foi proposta a designação "carcinoma queratinocítico" para o CBC e o CEC por ser mais específica. A imprecisão da definição *câncer de pele não melanoma* seria que englobaria também as neoplasias das demais linhagens celulares como dermatofibrossarcoma *protuberans*, angiossarcoma, linfoma cutâneo, carcinoma de Merkel, neoplasias glandulares, entre outras.

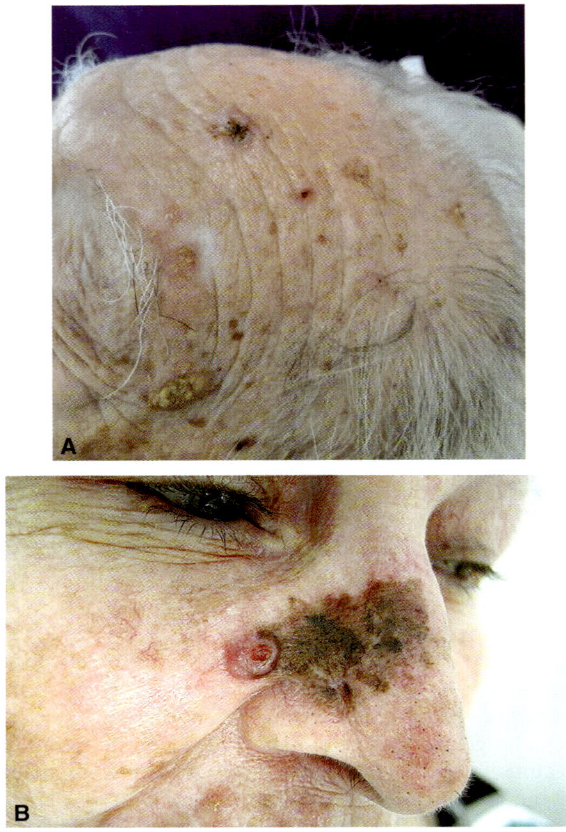

Figura 51.1 **A.** Campo de cancerização. Presença de ceratoses actínicas, algumas hipertróficas, ceratoses seborreicas, lentigos solares e, ao centro, um pequeno carcinoma basocelular com crosta hemática central. **B.** Tumor de colisão. Concomitância de um lentigo maligno melanoma com um CBC. (Cortesia da Dra. Mariana G. Guimarães.)

As estatísticas do câncer de pele do Instituto Nacional de Câncer (INCA) para o ano de 2020 são demonstradas nas Figuras 51.2 e 51.3. A ressaltar o reconhecimento pelo INCA da subnotificação em relação às neoplasias cutâneas.

Mecanismos genéticos envolvidos na carcinogênese

Virtualmente, todo câncer apresenta cariótipo anormal. Diferentes aberrações cromossômicas são observadas e, com frequência, combinadas, o que dificulta precisar o defeito característico de um câncer. Algumas associações importantes servem como exemplos: trissomia do 12 (leucemia linfoide crônica); perda do cromossomo 18 (carcinoma colorretal); deleção do 11 (tumor de Wilms) etc.

No conceito de *epigenética*, que estuda o desenvolvimento do indivíduo (ontogenia) com relação ao problema da diferenciação, o câncer pode ser considerado uma perda dessas funções reguladoras da diferenciação, levando ao retorno do estado primitivo com sua consequente autonomia celular.

O conceito dos autores sobre carcinogênese é que, após alteração cromossômica (na maioria das vezes), ocorreria um processo multissequencial que envolveria a ativação sucessiva de diversos oncogenes e/ou a inativação de genes supressores levando a um crescimento desordenado das células. Pacientes com imunodeficiência primária ou secundária, inclusive idosos, estão muito mais propensos à cancerização. Transplantados têm um risco muito aumentado de desenvolver CEC e CBC devido ao uso a longo prazo de múltiplos imunossupressores; estima-se que seja de 65 a 250 vezes para o CEC e de 10 vezes para o CBC. Com certeza, há diferenças estatísticas entre os diversos imunossupressores, porém é de difícil comparação devido à individualidade de cada paciente. A explicação seria a redução da dose de UV necessária à carcinogênese e/ou acúmulo de mutações não relacionadas com o UV.

Por meio de técnicas de biologia molecular e de engenharia genética já é possível curar, controlar ou melhorar o prognóstico de um grande número de neoplasias, tornando, com maior frequência, o câncer uma doença crônica. É a denominada "terapia individualizada", na qual se detecta no paciente determinada mutação ou desvios das vias de sinalização. A partir daí, são criados medicamentos específicos para a anormalidade existente. Muitas dessas alterações, inclusive, são bem definidas e associadas, graças a sua elevada frequência, a determinadas neoplasias. Exemplos do emprego dessas novas modalidades terapêuticas aplicadas à dermatologia são o tratamento do CBC e do melanoma inoperáveis ou metastáticos (ver Capítulos 52 e 53, respectivamente), nos quais se utilizam medicamentos específicos contra as mais frequentes alterações encontradas nestas neoplasias, a saber: a já mencionada via de sinalização *Hedgehog*, e a mutação do BRAF V600E (> 42%), se confirmadas previamente por exames específicos. Infelizmente, na maioria das vezes, o sucesso desses bloqueios perdura até o aparecimento de novas mutações ou desvios da via alterada que levou ao aparecimento da neoplasia.

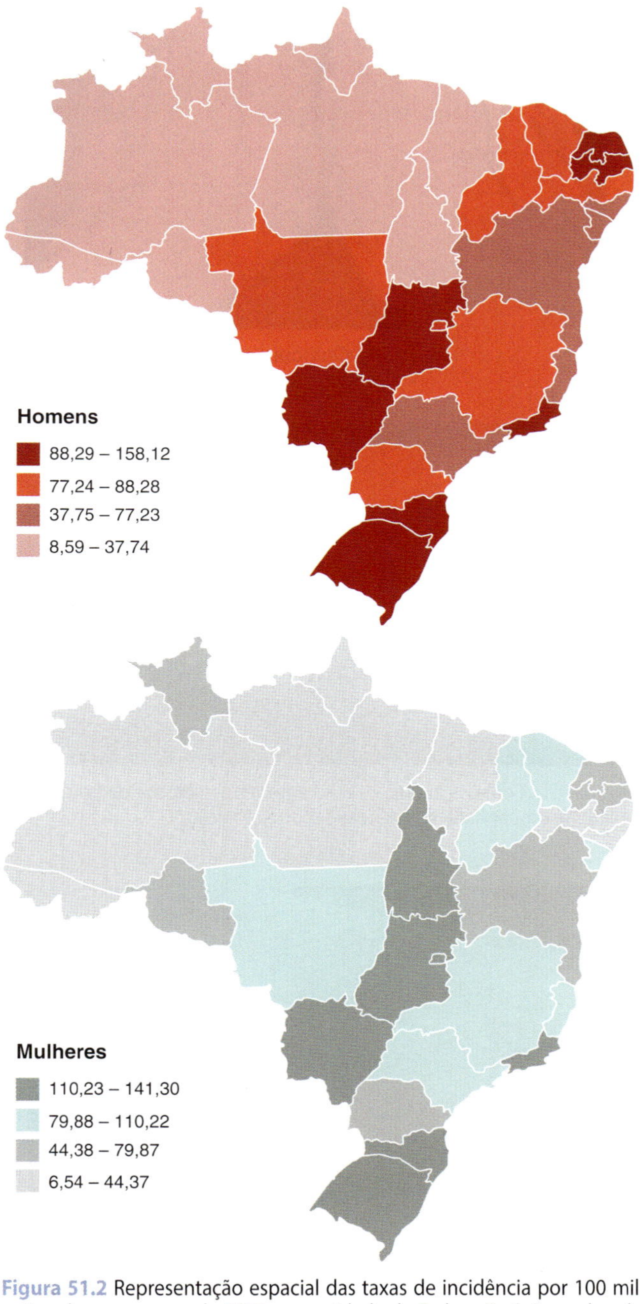

Figura 51.2 Representação espacial das taxas de incidência por 100 mil estimadas para o ano de 2020, por unidade da Federação (*câncer de pele não melanoma*). (Fonte: Incidência de câncer no Brasil (Estimativa 2020). Instituto Nacional de Câncer. Ministério da Saúde.)

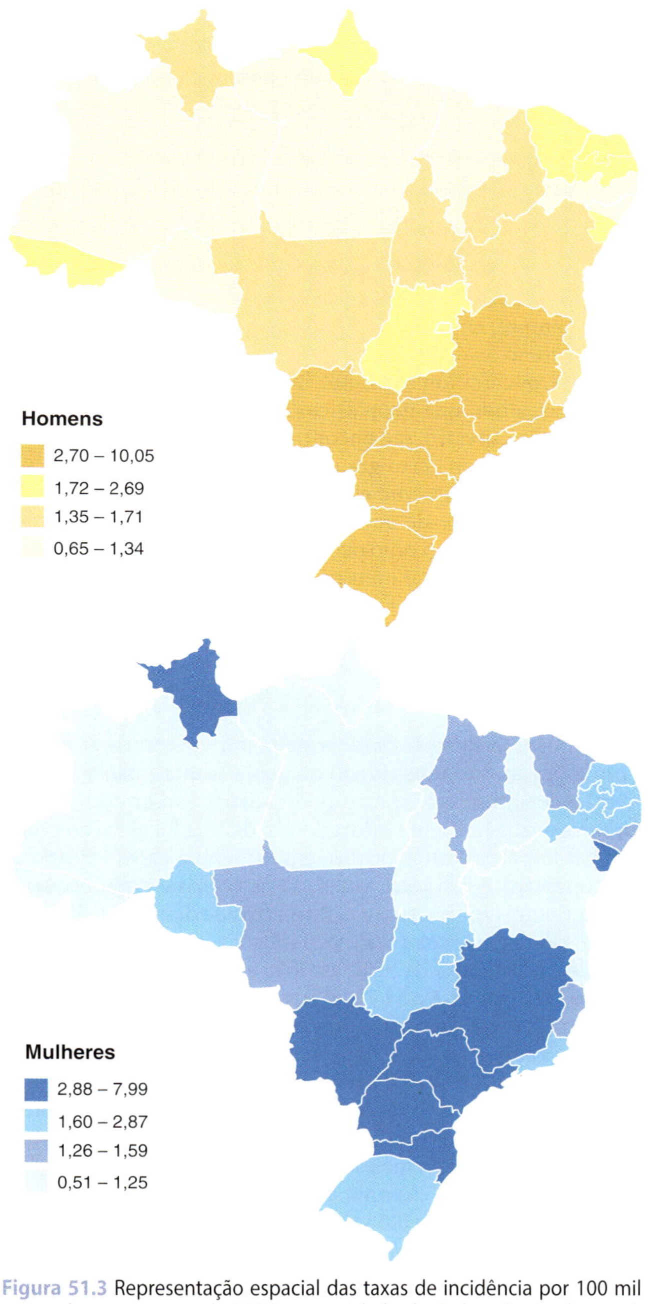

Figura 51.3 Representação espacial das taxas de incidência por 100 mil estimadas para o ano de 2020, por unidade da Federação (*melanoma*). (Fonte: Incidência de câncer no Brasil (Estimativa 2020). Instituto Nacional de Câncer. Ministério da Saúde.)

Dermatoses pré-cancerosas

Denominam-se *dermatoses pré-cancerosas* aquelas que, adquiridas ou genéticas, com frequência acima da casualidade, podem evoluir para um verdadeiro câncer cutâneo; além do aspecto estatístico (acima de 10 a 20% de transformação), vale salientar, em muitos casos, a presença, *ab initio*, de alterações histopatológicas de aspecto anaplásico. Por outro lado, os limites entre dermatose pré-cancerosa e câncer cutâneo nem sempre são precisos; há casos fronteiriços, inclusive do ponto de vista histopatológico, que dificultam uma precisão diagnóstica. Acresce ainda que há certas entidades (ceratose actínica) consideradas por alguns autores pré-cancerosas, enquanto, para outros, seriam já verdadeiros cânceres, isto é, um crescimento anormal de tecido, cujas células multiplicam-se infinitamente e, sem obedecer às leis de coordenação do organismo, invadem-no após algum tempo.

Não existe um quadro clínico peculiar; ao contrário, os quadros clinicopatológicos são extremamente variados e polimorfos. Existe, por outro lado, uma verdadeira gama de cancerização; assim, é possível observar: *afecções cancerizáveis*, como as cicatrizes, sobretudo as decorrentes de úlcera nas quais a evolução maligna é relativamente pouco comum, e seu aspecto histopatológico prima pela falta de atipias celulares; no outro extremo do espectro estão as *dermatoses blastoides*, que já têm as características histopatológicas da malignidade e que terminam, quase sempre, em quadros invasivos e, finalmente, metastatizantes, como as doenças de Bowen e de Paget – na realidade, verdadeiros carcinomas *in situ*. Tal conceito é aplicado quando as células, ainda que neoplásicas, não ultrapassam o epitélio. No meio do espectro, são encontrados os *estados cancerígenos*, que já apresentam certo grau de anaplasia celular e que, com frequência relativamente elevada, se transformam em verdadeiros cânceres, desde que sejam mantidos presentes os estímulos cancerígenos, como ocorre na leucoplasia e nas ceratoses actínica e tóxica (coaltar e arsênio). Neste capítulo, serão descritas apenas algumas das mais relevantes dermatoses pré-cancerosas, já que as demais foram descritas em outros capítulos.

Ceratose actínica

Também designada *ceratose senil*, por aparecer e aumentar com o passar dos anos (início na idade adulta); não é sinal de velhice, e sim manifestação de irradiação solar cumulativa, progressiva, persistente e duradoura; daí sua localização preferencial nas áreas fotoexpostas, em especial a calva (campo de cancerização). É, em geral, múltipla e caracteriza-se por pequenas lesões (alguns milímetros a centímetros de diâmetro) discretamente salientes, de coloração acastanhada, com superfície áspera; às vezes, o aspecto é de lesão atrófica e eritematosa com descamação (Figuras 51.4 a 51.7). A remoção mecânica das lâminas córneas (que, em geral, são aderentes) provoca, em alguns casos, a saída de uma gota de sangue, o que é indício, eventualmente, de uma possível transformação que ocorre entre 0,06 e 16% na dependência de vários fatores. Ressalta-se que os carcinomas espinocelulares advindos de ceratoses actínicas apresentam baixíssima capacidade metastática. O potencial de transformação para CEC aumenta exponencialmente com qualquer tipo de imunossupressão (5 a 8,6 vezes).

Pacientes submetidos à quimioterapia sistêmica podem apresentar um quadro de inflamação nas ceratoses actínicas; já foi descrito com o uso de 5-fluoruracila, do seu precursor capecitabina, doxorrubicina, cisplatina, sorafenibe, erlotinibe, entre outros, e mesmo interferon-alfa.

O uso da 5-fluoruracila tópica serve para o tratamento e, ao mesmo tempo, revela o início de algumas ceratoses ainda não constituídas em toda a sua plenitude clínica; isso se deve ao fato de que essa substância tem predileção por células em mitose, originando, nessas áreas, certo grau de eritema inflamatório, geralmente intenso. Aliás, esse é o grande problema, pois o quadro inflamatório muitas vezes inviabiliza seu uso. É o mais efetivo e barato tratamento a ser empregado, sobretudo nos campos de cancerização.

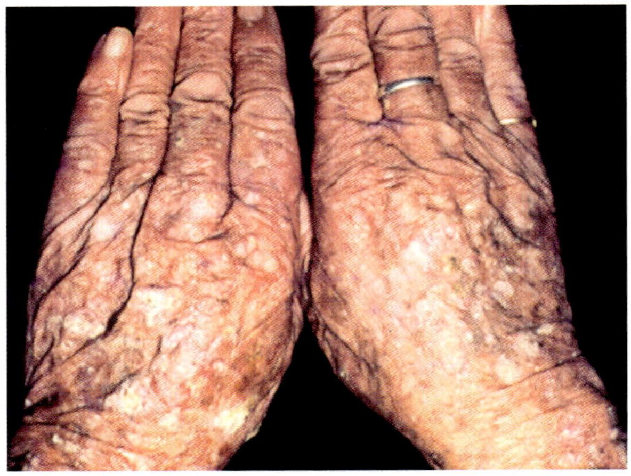

Figura 51.4 Ceratoses actínicas.

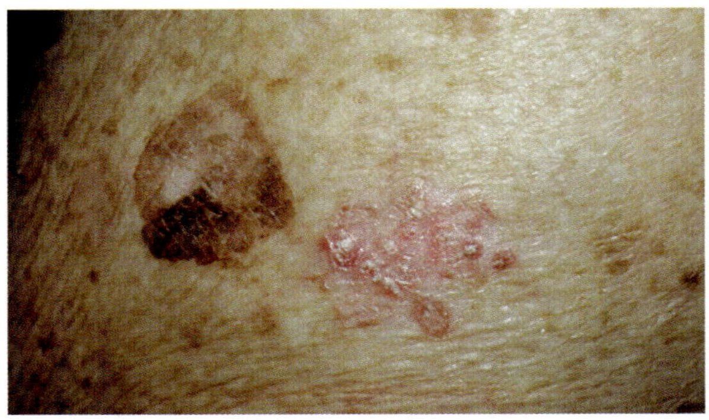

Figura 51.5 Ceratose actínica. Lesão eritematoescamosa de bordas irregulares acompanhada de ceratose seborreica inicial.

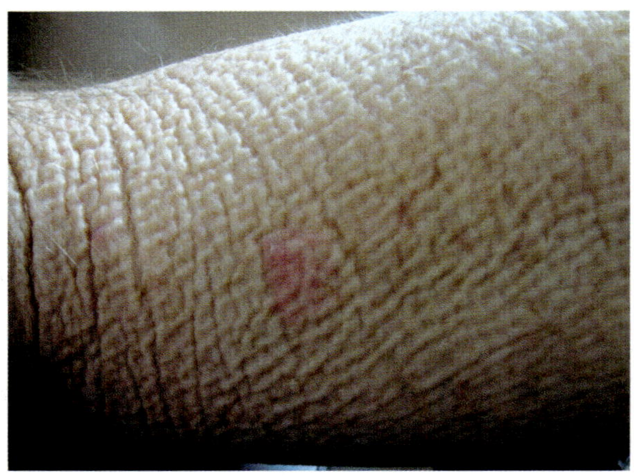

Figura 51.6 Ceratose actínica. Lesão inicial em pele elastótica. (Cortesia do Dr. Maluf Gabbay Belicha.)

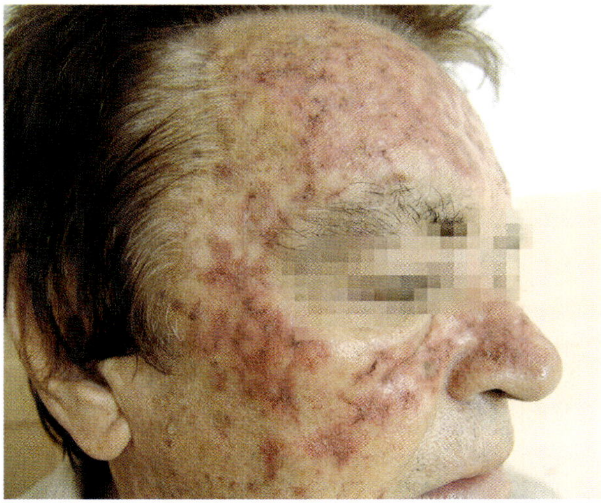

Figura 51.7 Ceratose actínica. Tratamento com 5-fluoruracila.

O tratamento é feito preferencialmente por destruição mecânica, quer seja por eletrodessecação, nitrogênio líquido ou aplicação de ácido (TCA 50 a 90%) nas lesões maiores ou isoladas. Quando ocorre uma grande quantidade de lesões, sobretudo nos campos de cancerização, o uso de substâncias químicas fica melhor indicado. A 5-fluoruracila a 5%, com uma aplicação diária por 4 a 5 semanas, é o tratamento mais efetivo. O diclofenaco de sódio a 3% em gel, 2 vezes/dia, por 60 a 90 dias, também é uma alternativa bastante efetiva, assim como o imiquimode a 5% por 5 dias a cada semana por 4 semanas é excelente. A aplicação do gel de mebutato de ingenol (retirado do mercado) nas concentrações de 0,015% para lesões na face ou no couro cabeludo e 0,05% para tronco/extremidades, por 3 e 2 dias respectivamente, mostrou-se igualmente eficaz. A área a ser tratada deve ser de 5 × 5 cm, e as mãos devem ser, lavadas para evitar contato com os olhos. Irritação local ocorre em mais de 90% dos casos, incluindo, em ordem decrescente, eritema, descamação, formação de crosta, edema, vesiculação/pustulização, erosão, prurido e dor, que tem seus picos com 7 dias após o tratamento e podem persistir por cerca de 2 semanas. Um novo medicamento de uso tópico é a tirbanibulina a 1%, por 5 dias, 1 vez/dia, que apresenta eficácia e efeitos adversos semelhantes aos demais medicamentos de uso tópico.

Uma boa alternativa é a terapia fotodinâmica, que emprega o ácido metilaminolevulínico 160 mg/g em creme e luz vermelha (comprimento entre 570 e 670 nm). A aplicação é feita com uma espessa camada e até por 5 mm da lesão, que deve ser coberta por material opaco. Aguarda-se por 3 h e a exposição dura cerca de 8 a 9 min; as lesões muito ceratósicas devem ser curetadas previamente. Deve-se repetir, se necessário, em 3 meses (ver Capítulo 78, item *Terapia fotodinâmica*).

Ceratoses tóxicas

Têm praticamente as mesmas características das anteriores, com diferenças de localização; as produzidas pelos hidrocarbonetos aromáticos localizam-se, sobretudo, nas áreas de contato da substância, quer como medicamento (coaltar, antralina e outros), quer como produto de manipulação industrial (derivados do petróleo). São muito menos frequentes atualmente devido à prática responsável de utilização dos equipamentos de proteção individual.

Arsenicismo crônico

As ceratoses arsenicais têm preferencialmente localização palmoplantar, sendo múltiplas e puntuadas. Podem ser decorrentes de ingestão de água contaminada (certas regiões), ingestão voluntária de solução de Fowler (remédio antigo para psoríase e tônico fortificante) ou outros preparados que contenham arsênio inorgânico e, mesmo, inalação (inseticida). Outras manifestações clínicas são hipercromias com pequenas despigmentações em gota, predominantemente em axilas, virilhas e mamilos. Múltiplas lesões de CBC do tipo superficial, bem como de doença de Bowen, podem ser encontradas, assim como a evolução desta e das ceratoses para CEC que, eventualmente, metastatiza. Polineuropatia simétrica, anemia, leucopenia, trombocitopenia, alopecia e alterações do tipo acrodermatite e tromboangiite nas pernas podem ocorrer.

Radiodermite

A terapia com radiações ionizantes já vem sendo, há algum tempo, cada vez mais empregada no tratamento de neoplasias malignas primárias, metastáticas e mesmo lesões benignas, com um perfil de efetividade e segurança muito superior ao do passado.

A radiodermite é decorrente de aplicações de radioterapia com fins terapêuticos, de exposição acidental ou mesmo de exposição profissional negligenciada. Fatores independentes de risco incluem predisposição genética a malignidades, consumo de álcool, fumo e medicamentos, assim como exposição a outros carcinógenos como, por exemplo, RUV.

Ela é subdividida em aguda ou crônica. É importante que os pacientes sejam acompanhados ao longo da vida, de modo que qualquer transformação neoplásica seja detectada precocemente e tratada de modo adequado (ver Capítulo 78, item *Reativação da dermatite pós-radiação*).

A *radiodermite aguda* surge após uma dose exagerada de radiação com eritema, edema, bolhas e, por vezes, úlcera de difícil cicatrização. Não é incomum uma discreta descamação relacionada à xerose, por vezes com eritema. É considerada aguda quando surge até 3 meses após a exposição.

A *radiodermite crônica*, em geral, é decorrente de múltiplas aplicações, e a lesão surge meses ou anos após as exposições. Clinicamente, a pele é xerótica e poiquilodérmica; portanto, a área acometida apresenta-se atrófica com telangiectasias, hipo-hiperpigmentada, podendo ter alguns pontos de ceratose e mesmo ulceração. Pode ocorrer alopecia, assim como fibrose dérmica e necrose de tecido mole, da cartilagem e mesmo óssea (Figura 51.8).

O aparecimento de malignidades primárias da pele secundárias no local da radioterapia é esperado e definido como aquelas que surgem, no mínimo, 2 anos após seu término. O CBC é o tipo mais comum, seguido, de longe, pelo CEC; tendem a ser mais agressivos e recorrentes do que nas apresentações habituais.

Transformação sarcomatosa (fibrossarcoma, sarcoma mesenquimal misto, fibro-histiocitoma maligno, sarcomas neurogênicos etc.) ocorre mesmo décadas após a exposição e são de mau prognóstico. Angiossarcoma representa 12% dos casos, e é mais provável a sua ocorrência quando o tumor for na mama ou ginecológico.

Algumas dermatoses podem ser desencadeadas pela radioterapia e podem ser restritas à área irradiada (eritema multiforme, penfigoide bolhoso, líquen escleroso e plano, doença

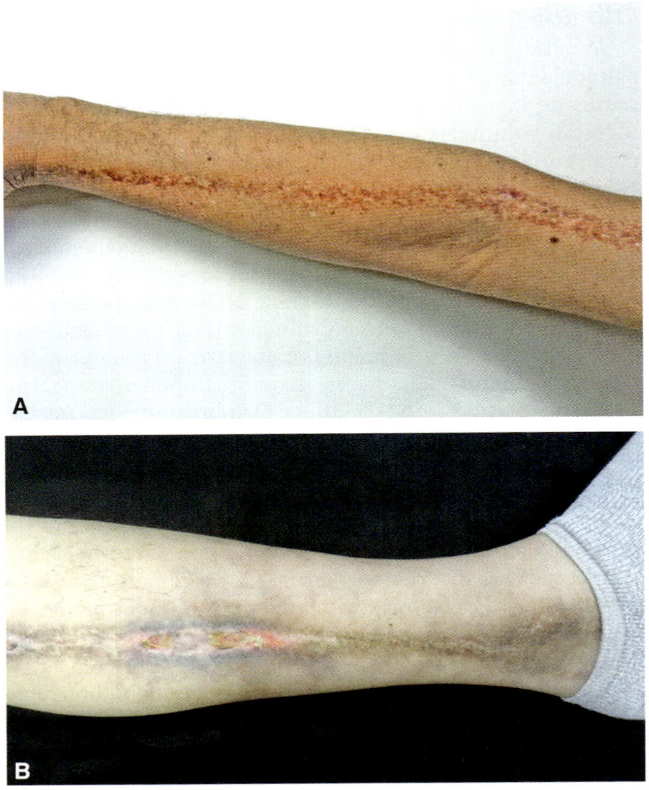

Figura 51.8 **A.** Radiodermite crônica – estado poiquilodérmico *pós-electron beam* terapia por superposição da dose no braço. (Cortesia da Dra. Beatriz Reis.) **B.** Radiodermite crônica (mesmo paciente). Na perna, o paciente apresentava úlceras recorrentes de difícil cicatrização, inclusive com calcinose. (Cortesia do Dr. Pablo Cirino.)

enxerto *versus* hospedeiro, acne comedoniana/foliculite, urticária pigmentosa e ceratoses digitiformes que são bastante peculiares) ou não (eritema multiforme, diferentes tipos de pênfigo, penfigoide bolhoso e cicatricial e herpes-zóster).

Radioterapia com certas peculiaridades pode ser empregada em lesões benignas como queloides, hiperplasia angiolinfoide com eosinofilia e pseudolinfomas.

Úlceras crônicas e cicatrizes

Qualquer que seja a natureza (leishmaniose, queimadura, lúpus eritematoso, tuberculose luposa, úlcera angiodérmica), úlceras e cicatrizes antigas podem, eventualmente, sofrer transformação para o CEC, o que constitui a chamada "úlcera de Marjolin". Descrito inicialmente em queimaduras, o termo tem sido empregado de modo mais abrangente para designar também os CEC que surgem a partir de úlceras e cicatrizes antigas; reconhece-se essa transformação quando, na borda da úlcera ou em uma brida da cicatriz, começa a surgir lesão vegetante, muitas vezes hemorrágica; nessa fase, deve-se considerar no diagnóstico diferencial, histologicamente, a hiperplasia pseudocarcinomatosa (Figuras 51.9 a 51.12). Em geral, são tumores com poucas atipias e bem diferenciados que podem requerer múltiplas biopsias para um diagnóstico de certeza. A luz de Wood pode auxiliar no local a ser escolhido para biopsia, pois, eventualmente, gera fluorescência que lembra brasa no local da transformação. Nos casos advindos de queimadura, tem comportamento mais agressivo (ver Capítulo 5, item *Luz de Wood*).

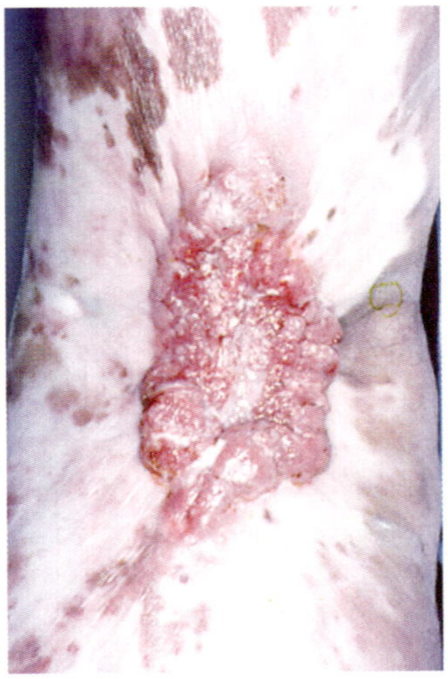

Figura 51.9 Úlcera de Marjolin.

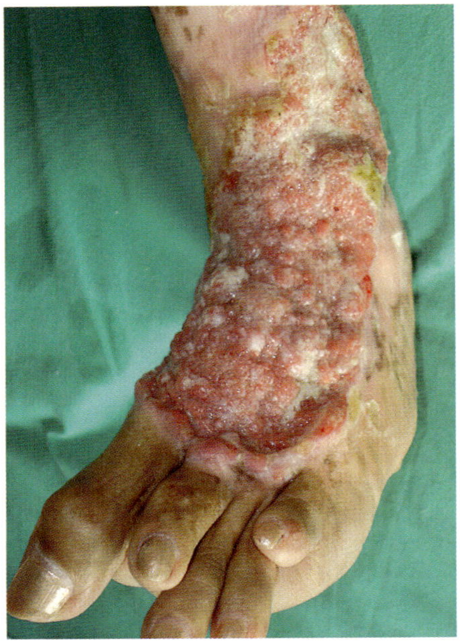

Figura 51.10 Úlcera angiodérmica crônica com transformação para CEC.

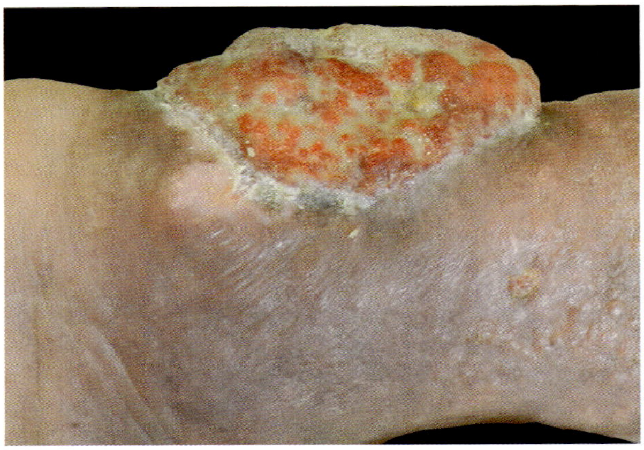

Figura 51.11 Úlcera angiodérmica crônica apresentando lesão ulcerovegetante que, apesar de inúmeras patologias, ainda não havia sofrido transformação para CEC. (Cortesia do Dr. Pablo Cirino.)

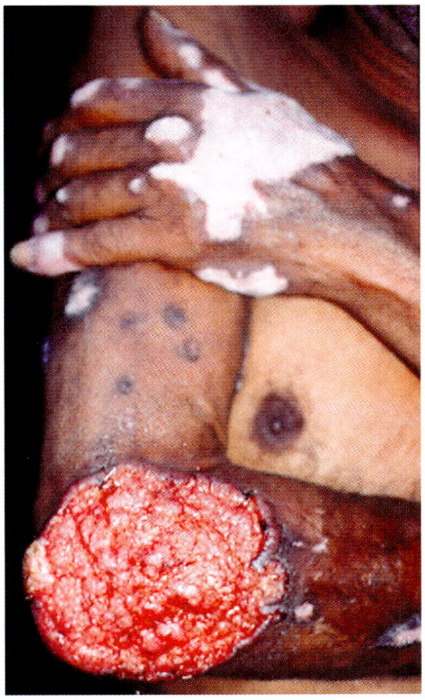

Figura 51.12 Lúpus eritematoso discoide com CEC.

Leucoplasia

Caracteriza-se por placas brancas em mucosas, sobretudo na mucosa oral; essas placas variam em número, são discretamente elevadas e não removíveis mecanicamente; outras vezes, o aspecto é salpicado e, até mesmo, variegado (Figura 51.13). Em alguns casos, tornam-se discretamente vegetantes, enquanto em outros, tornam-se erosivas e/ou ulceradas (sinal de possível malignização). Podem ser idiopáticas ou decorrentes de processos irritativos ou traumáticos (dentaduras, corrente galvânica por metais diferentes em prótese dentária, fumo). Podem localizar-se em qualquer área da boca, sendo o assoalho da boca uma localização perigosa. No lábio inferior, a placa deriva, em geral, do uso do cachimbo ou cigarro. Em cerca de 10 a 30% dos casos, há transformação para CEC. A retirada do agente causal quase sempre faz regredir a lesão; a exérese cirúrgica é um bom recurso. No diagnóstico diferencial, devem ser considerados líquen plano, disceratose congênita, sifílide secundária, lúpus eritematoso e candidíase.

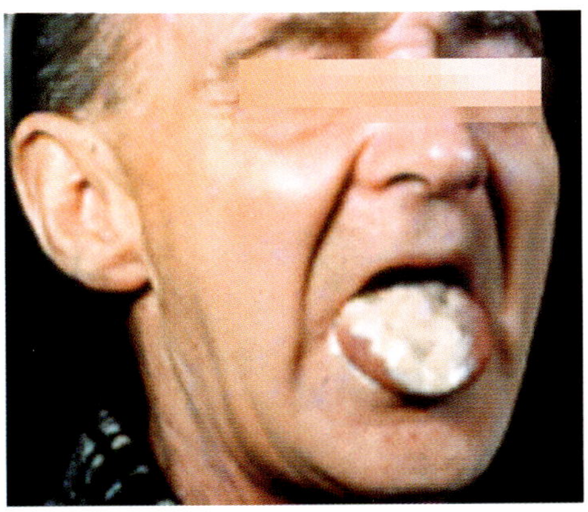

Figura 51.13 Leucoplasia.

Queilites

É preciso atenção, sobretudo, para a queilite actínica ou para sua forma mais evolutiva (queilite abrasiva pré-cancerosa de Manganotti), que se caracteriza por eritema, descamação, fissuras e erosão do lábio inferior, com acentuação após exposição solar e, consequentemente, piora durante o verão; em cerca de 10 a 20% dos casos, ocorre a transformação para CEC.

Com relação à queilite glandular simples, isto é, um processo inflamatório de glândulas salivares mucinosas ectópicas, não existe essa transformação; no que diz respeito à queilite glandular apostematosa de Puente (infecção crônica e persistente de glândulas salivares heterotópicas no lábio inferior, deixando sair pela expressão gotículas de pus), as opiniões dividem-se, havendo autores que a consideram pré-cancerosa (transformação para o CEC) e outros não; há ainda outros que acreditam que as transformações possam ocorrer quando associadas ao fator radiação solar (ver Capítulo 58, item *Queilites*).

Epitelioma intraepidérmico de Borst-Jadassohn

Foi descrito inicialmente na ceratose seborreica do tipo clonal. Trata-se de um aglomerado de células tumorais na epiderme cercado por queratinócitos normais. Nas outras situações em que ocorre é denominado "fenômeno de Borst-Jadassohn"; ninhos de células benignas de origem epidérmica são também observados no poroma écrino; ninhos de células atípicas ocorrem na doença de Bowen, poroma écrino maligno, doença de Paget e melanoma de crescimento superficial; quando malignos, seriam, então, carcinomas *in situ*.

Corno cutâneo

É mais um aspecto morfológico do que propriamente uma entidade clínica. A sua expressividade morfológica é, entretanto, tão relevante que merece uma descrição; trata-se de uma proliferação compacta e corniforme de queratina, assentada sobre uma base, cuja histopatologia revela a entidade básica (ceratose seborreica ou actínica, angioma, verruga, ceratoacantoma e até mesmo a poroceratose de Mibelli, como expressão maior, um carcinoma epidermoide – Figuras 51.14 a 51.16); seu tamanho varia de alguns centímetros a decímetros, podendo atingir as dimensões e o aspecto de um verdadeiro chifre. A exérese cirúrgica, com exame histopatológico da base da lesão, é a conduta adequada.

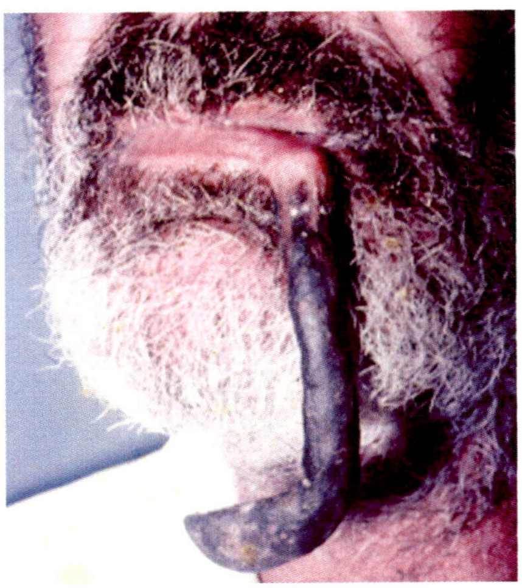

Figura 51.14 Corno cutâneo cuja base era ceratose actínica.

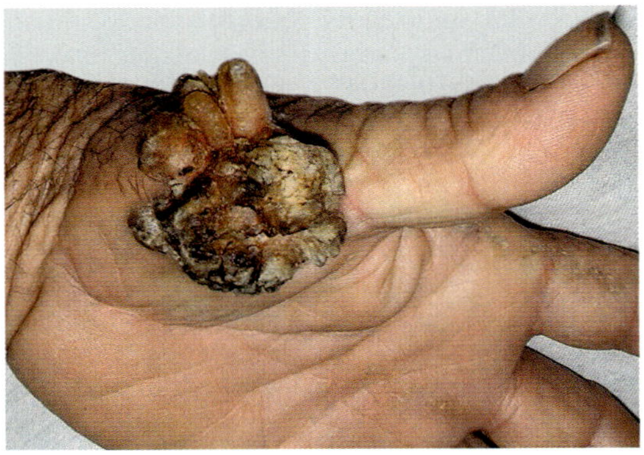

Figura 51.15 Corno cutâneo cuja base era CEC.

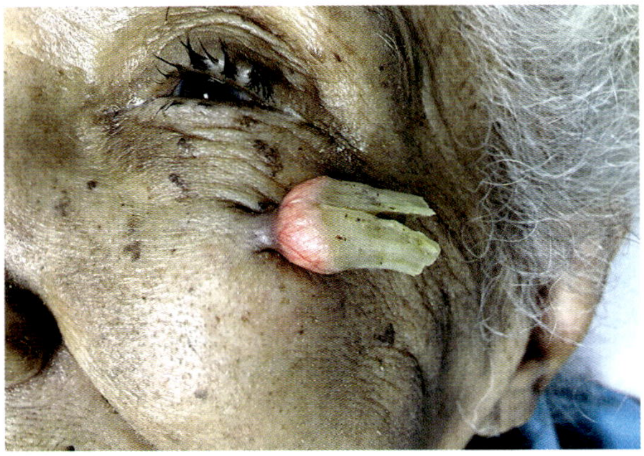

Figura 51.16 Corno cutâneo cuja base era ceratose seborreica. (Contesia do Dr. Kleber Ollague.)

Doença de Bowen

Caracteriza-se por lesão eritematoescamosa, bordas bem delimitadas, porém irregulares, superfície por vezes velvética, outras vezes exsudativa, pouco infiltrada, com crescimento centrífugo lento (Figuras 51.17 e 51.18). Em cerca de 20% dos pacientes, as lesões são múltiplas. Coloração enegrecida ocorre em cerca de 2% dos casos; pode ter localização ungueal. Ocorre mais em áreas fotoexpostas, mostrando o papel da RUV; é também bem conhecida a associação com arsenicismo. Pode ter localização mucosa (ver item *Ceratoses tóxicas*, anteriormente). Atualmente, já foram incriminados mais de 14 tipos de HPV. Geralmente, ocorre mais em adultos maduros ou idosos, sem predileção por sexo.

Trata-se de um verdadeiro CEC *in situ*, em que são observados os seguintes achados na patologia: hiperplasia epidérmica com paraceratose, células completamente desordenadas com núcleos grandes e hipercromáticos, por vezes multinucleadas, disceratose individual de queratinócitos atípicos; ocasionalmente ocorre vacuolização das células e, completando o quadro, denso infiltrado inflamatório mononuclear na derme (Figura 51.19). Pigmentação melânica é encontrada na apresentação pigmentada que é bastante rara.

Eritroplasia de Queyrat

É a denominação dada à lesão aveludada, em placa, localizada no pênis, em geral de homens não circuncidados, cuja patologia é semelhante à da doença de Bowen; seria a sua equivalência de localização na mucosa (Figura 51.20).

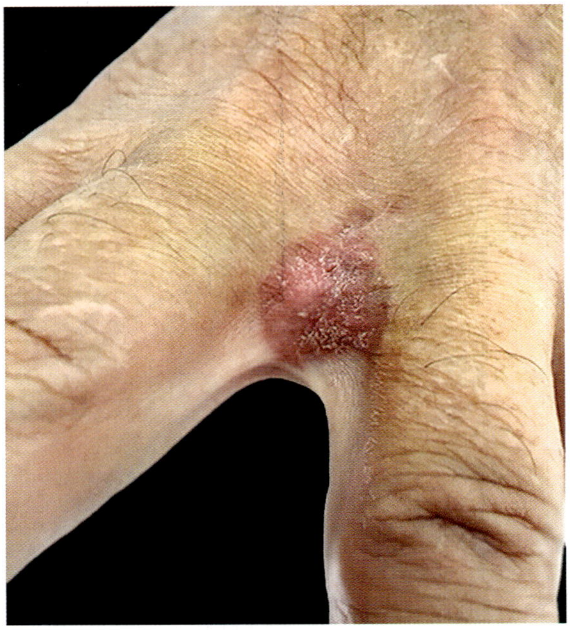

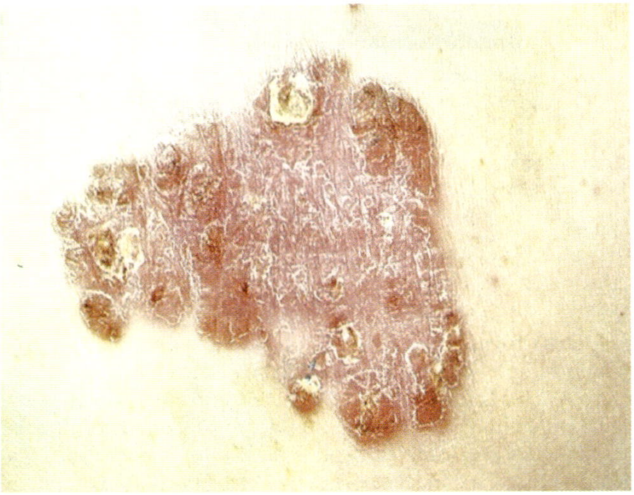

Figura 51.17 Doença de Bowen. (Cortesia do Dr. Edgar Ollague.)

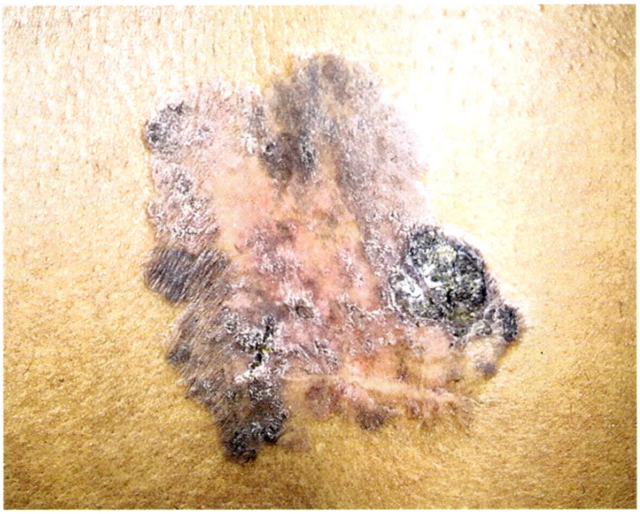

Figura 51.18 Doença de Bowen. Lesão com crosta focal indicando o local de uma possível evolução para CEC. (Cortesia do Dr. Edgard Ollague.)

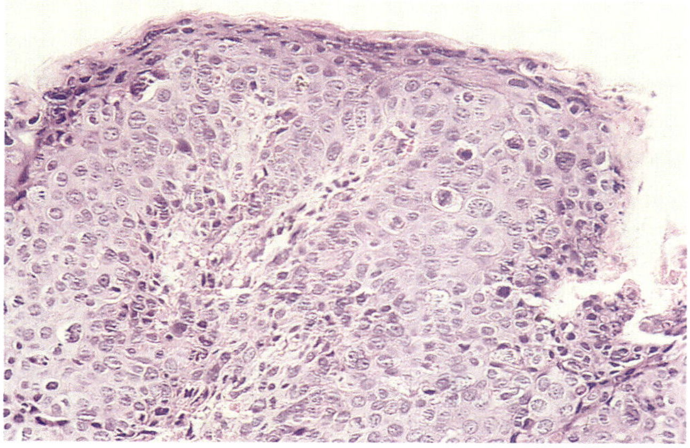

Figura 51.19 Doença de Bowen. Observam-se acantose, perda de polarização dos queratinócitos, atipias e disceratose.

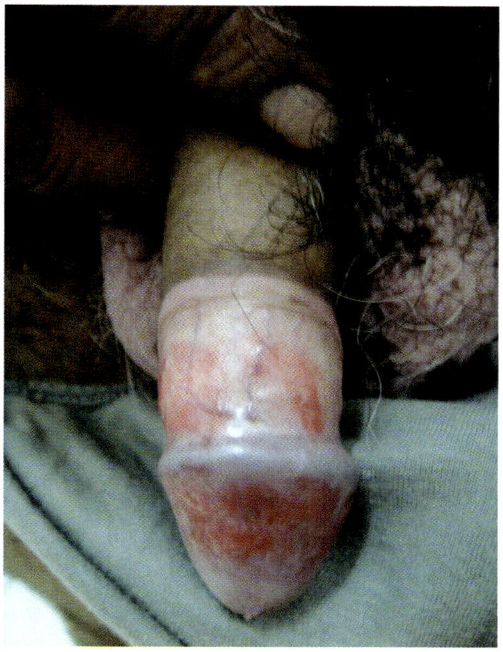

Figura 51.20 Eritroplasia de Queyrat. (Cortesia do Dr. Maluf Gabbay Belicha.)

A doença de Bowen é considerada paraneoplásica, sobretudo, quando de localização anogenital (câncer do trato geniturinário ou da cérvice uterina). Quando desencadeada por arsênio, a associação com carcinoma interno parece ocorrer, embora isso seja questionado por alguns.

Ulceração, sangramento e vegetação são sinais de transformação para CEC que ocorrem em cerca de 10% das lesões.

No diagnóstico diferencial, devem ser considerados carcinoma basocelular superficial (ausência de perolação nas bordas), papulose bowenoide, doença de Paget e melanoma quando a lesão for pigmentada.

O tratamento da doença de Bowen é, sobretudo, cirúrgico, visto que, frequentemente, ocorre envolvimento dos anexos; tal fato explicaria a elevada frequência de recorrência com as outras modalidades terapêuticas. A terapia fotodinâmica tem se mostrado eficaz, assim como o creme com imiquimode a 5%. O tratamento da eritroplasia de Queyrat com 5-fluoruracila a 5% ou com imiquimode a 5%, apresenta excelentes resultados.

Outras dermatoses pré-cancerosas

Além das já descritas, inúmeras outras dermatoses podem ser consideradas pré-cancerosas, as quais serão estudadas nos capítulos pertinentes. Dentre elas, destacam-se o xeroderma pigmentar, o albinismo, a ataxia-telangiectasia, entre outras.

Bibliografia

Carcinogênese

Adalsteinsson JA, Muzumbar S, Waldman R *et al.* Association between hydrochlorothiazide and the risk of in situ and invasive squamous cell skin carcinoma and basal cell carcinoma: A population-based case-contol study. *J Am Acad Dermatol.* 2021 Mar;84(3):669-75.

Bishop JM. Molecular themes in oncogenesis. *Cell.* 1991 Jan 25;64(2):235-48.

Braakhuis BJ, Tabor MP, Kummer JA *et al.* A genetic explanation of Slaughter's concept of field cancerization: evidence and clinical implications. *Cancer Res.* 2003;63(7):1727-30.

Capper D, Preusser M, Habel A *et al.* Assessment of BRAF V600E mutation status by immunohistochemistry with a mutation-specific monoclonal antibody. *Acta Neuropathol.* 2011 Jul;122(1):11-9.

Cornejo CM, Jambusaria-Pahlajani A, Willenbrink TJ *et al.* Field cancerization: Treatment. *J Am Acad Dermatol.* 2020 Set;83(3):719-31.

Epstein EH. Basal cell carcinomas: attack of the hedgehog. *Nat Rev Cancer.* 2008 Oct;8(10):743-54.

Helander SD, Peters MS, Pittelkow MR. Expression of p53 protein in benign and malignant epidermal pathologic conditions. *J Am Acad Dermatol.* 1993 Nov; 29(5 Pt 1):741-8.

Hussein MR. Ultraviolet radiation and skin cancer: molecular mechanism. *J Cut Pathol.* 2005 Mar;32(3):191-205.

Karimkhani C, Boyers LN, Dellavalle RP, Weinstock MA. It's time for "keratinocyte carcinoma" to replace the term "nonmelanoma skin cancer". *J Am Acad Dermatol.* 2015 Jan;72(1):186-7.

Lane DP, Benchimol S. P53 oncogenes or anti-oncogene? *Genes Dev.* 1990 Jan; 4(1):1-8.

Lupi O. Correlation between the Sonic Hedgehog Pathway and basal cell carcinoma. *Int J Dermatol.* 2007 Nov;46(11):1113-7.

Medeiros PM, Alves NR, Silva CC *et al.* Colisão de neoplasias malignas na pele: melanoma associado a carcinoma basoescamoso. *An Bras Dermatol.* 2015 Mai-Jun;90(3 Supl 1):S38-41.

Nagano T, Ueda M, Ichihashi M. Expression of 53 protein is an early event in ultraviolet light-induced cutaneous esquamous cell carcinogenesis. *Arch Dermatol.* 1993 Sep;129(9):1157-61.

Neuner RM, Lee J, Rieger KE *et al.* Immunotherapy for keratinocyte cancer. Part I: Immune-related epidemiology, risk factors, pathogenesis, and immunotherapy management of keratinocyte cancers. *J Am Acad Dermatol.* 2023 Jun; 88(6):1225-40.

Ruocco V, Schwartz RA, Ruocco E. Lymphedema: an immunologically vulnerable site for development of neoplasms. *J Am Acad Dermatol.* 2002 Jul; 47(1):124-7.

Scribner JD, Süss R. Tumor initiation and promotion. *Int Rev Exp Pathol.* 1978;18:137-98.

Sekulic A, Migden MR, Oro AE *et al.* Efficacy and safety of visdemogib in advanced basal-cell carcinoma. *N Engl J Med.* 2012 Jun 7;366(23):2171-9.

Solit D, Sawyers CL. Drug discovery: how melanoma bypass new therapy. *Nature.* 2010 Dec;16;468(7326):902-3.

Torezan LA, Festa-Neto C. Campo de cancerização cutâneo: implicações clínicas, histopatológicas e terapêuticas. *An Bras Dermatol.* 2013 Set-Out; 88(5):779-91.

Verma SB, Gupta S, Yadav A, Ruocco E. Varicella and herpes zoster appearing over sites of tinea corporis, hitherto unreposted examples of immunocompromised districts: a series of cases. *Int J Dermatol.* 2020 Jun;59(6): 758-9.

Wilkins K, Turner R, Dolev JC *et al.* Cutaneous malignancy and immunodeficiency virus disease. *J Am Acad Dermatol.* 2006 Feb;54(2):189-206.

Willenbrink TJ, Ruiz ES, Cornejo CM *et al.* Field cancerization: Definition, epidemiology, risk factors and outcomes. *J Am Acad Dermatol.* 2020 Set; 83(3):709-17.

Dermatoses pré-cancerosas

Amichai B, Grunwald M, Halevy S. A seborrheic keratosis like lesion. Intraepidermal epithelioma of Borst-Jadassohn. *Arch Dermatol.* 1995 Nov; 131(11):1331-4.

Andreasson L, Björlin G, Korsgaard R *et al.* Carcinoma and leukoplakia in the oral cavity in relation to AHH induction, smoking and dental status. *HNO.* 1984 Mar;32(3):112-4.

Baldursson BT, Hedblad MA, Beitner H, Lindelöf B. Squamous cell carcinoma complicating chronic venous leg ulceration: a study of the histopathology, course and survival in 25 patients. *Br J Dermatol.* 1999 Jun;140(6):1148-52.

Berman B, Villa AM, Ramirez CC. Mechanisms of action of new treatment modalities for actinic keratosis. *J Drugs Dermatol.* 2006 Feb;5(2):167-73.

Brownstein MH. Trichilemmal horn: cutaneous horn showing trichilemmal keratinization. *Br J Dermatol.* 1979 Mar;100(3):303-9.

Cabrera HN, Gómez ML. Skin cancer induced by arsenic in the water. *J Cut Medic Surg.* 2003 Mar-Apr;7(2):106-11.

Carrington PR, Horn TD. Cheilitis glandularis: a clinical marker for both malignancy and/or severe inflammatory disease of the oral cavity. *J Am Acad Dermatol.* 2006 Feb;54(2):336-7.

Chuang TY, Reizner GT. Bowen's disease and internal malignancy. A matched case-control study. *J Am Acad Dermatol.* 1988 Jul;19(1 Pt 1):47-51.

Deutsch A, Balagula Y, Mclellan BN. Anticancer therapies associated with secondary cutaneous malignancies: A review of the literature. *J Am Acad Dermatol.* 2020 Nov;83(5):1425-33.

Graham J. Selected precancerous skin and mucocutaneous lesions. *In*: *Neoplasmas of Skin and Malignant Melanoma*. Chicago: Year Book; 1976. p. 69.

Handa Y, Miwa S, Yamada M *et al.* Multiple pigmented basal cell carcinomas arising in the normal-appearing skin after radiotherapy for carcinoma of the cervix. *Dermatol Surg.* 2003 Dec;29(12):1233-5.

Haya Fernández MC, Bagán Sebastián JV, Basterra Alegría J, Lloria de Miguel E. Prevalence of oral lichen planus and oral leukoplakia in 112 patients with oral squamous cell carcinoma. *Acta Otorrinol Espan.* 2001 Apr;52(3):239-43.

Hernández-Gil J, Fernández-Pugnaire MA, Serrano-Falcón C, Serrano-Ortega S. Clinical and dermoscopic features of pigmented Bowen disease. *Actas Dermosifiliogr.* 2008 Jun;99(5):419-20.

Jeffes EW, Tang EH. Actinic keratosis. Current treatment options. *Am J Dermatol.* 2000 May-Jun;1(3):167-79.

Jung YJ, Shim J, Lee D. A case of Bowen's disease of the nails in siblings: detection of the same HPV 56. *Int J Dermatol.* 2024 Nov;63(11):1599-600.

Löning T, Ikenberg H, Becker J *et al.* Analysis of oral papillomas, leukoplakias and invasive carcinomas for human papillomavirus type related DNA. *J Invest Dermatol.* 1985 May;84(5):417-20.

Martínez A, Brethauer U, Rojas IG *et al.* Expression of apoptotic and cell proliferation regulatory proteins in actinic cheilitis. *J Oral Pathol Med.* 2005 May;34(5):257-62.

Miki Y, Kawatsu T, Matsuda K *et al.* Cutaneous and pulmonary cancers associated with Bowen's disease and internal malignancy. *J Am Acad Dermatol.* 1982 Jan;6(1):26-31.

Nazarro G, Carugno A, Bortoluzzi P *et al.* Efficay and tolerability of tirbanibulin 1% ontment in the treatment of cancerization field: a real-life Italian multicenter observational study of 250 patients. *Int J Dermatol.* 2024 Nov;63(11):1566-74.

Phillips TJ, Salman SM, Bhawan J *et al.* Burn scar carcinoma: diagnosis and management. *Dermatol Surg.* 1998 May;24(5):561-5.

Pigem R, Maroñas-Jiménez L, Pau-Charle I, Mascaró JM. Multiple inflammatory lesions in a oncology patient. *Int J Dermatol.* 2016 Dec;55(12):130-3.

Ribeiro CS, Azulay DR, Quintella DC, Cuzzi T, Ramos-e-Silva M. Cutaneous horn of the glans. *Case Rep Dermatol.* 2021;13:304-9.

Ristic B. Radiation recall dermatitis. *Int J Dermatol.* 2004 Sep;43(9):627-31.

Steffen C, Ackerman AB. Intraepidermal epithelioma of Borst-Jadassohn. *Am J Dermatopathol.* 1985 Feb;7(1):5-24.

Tsu-Yi Chuang, George T. Reizner. Bowen's disease and internal malignancy: a matched case-control study. *J Am Acad Dermatol.* 1988 Jul;19(1 Pt 1): 47-51.

Voisard JJ, Lazareth I, Baviera E, Priollet P. Leg ulcers and cancer. 6 case reports. *J Maladies Vasculaires.* 2001 Apr;26(2):85-91.

Ward KA, Jaimes JP, Coots NV. Cutaneous manifestations of acute radiation exposure: a review. *Int J Dermatol.* 2012 Nov;51(11):1282-91.

Wong SS, Tan KC, Goh CL. Cutaneous manifestations of chronic arsenicism: review of seventeen cases. *J Am Acad Dermatol.* 1998 Feb;38(2 Pt 1):179-85.

52

Neoplasias Epiteliais

Beatriz Reis ◆ David Rubem Azulay ◆ Rubem David Azulay

As três estruturas epiteliais da pele (epiderme, folículo pilossebáceo e glândula sudorípara) podem originar neoplasias benignas e malignas. As neoplasias anexiais benignas, quando múltiplas, são de transmissão autossômica dominante; podem fazer parte de diversas síndromes e, inclusive, seu reconhecimento torna possível o diagnóstico de algumas delas. Raramente são malignas.

Neoplasias benignas da epiderme

Nevo epidérmico e verrucoso

O conceito de nevo epidérmico é uma proliferação hamartomatosa originária do ectoderma embrionário, caracterizada por hiperplasia de estruturas epidérmicas como queratinócitos, glândulas sudoríparas écrinas, apócrinas, sebáceas ou folículo piloso. Fazem parte deste conceito as seguintes entidades: nevo epidérmico verrucoso, nevo sebáceo de Jadassohn, nevo comedônico, nevo écrino, nevo apócrino, nevo de Becker e nevo espongiforme branco.

Clinicamente, o nevo verrucoso é representado por lesões verrucosas cor da pele ou castanho-escuras (Figura 52.1).

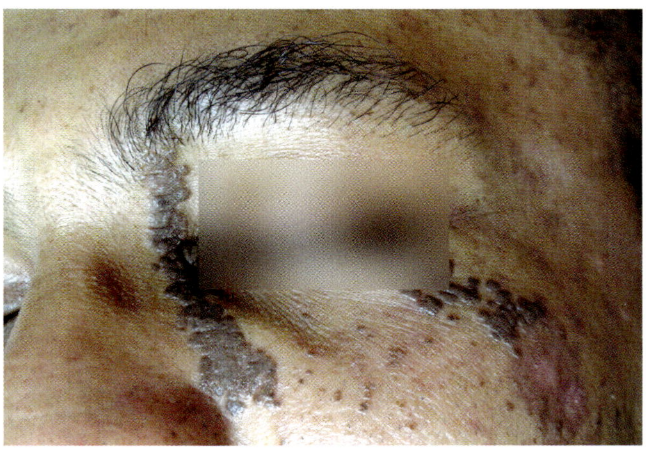

Figura 52.1 Nevo epidérmico. (Cortesia do Dr. Eduardo Bornhausen-Demarch.)

Em geral, a lesão é única e pequena, com disposição linear, mais frequentemente unilateral, com ou sem interrupção da linearidade. Trata-se de uma hiperplasia epidérmica papilomatosa (acantose) acompanhada de hiperceratose e hipergranulose. Quando o processo é mais extenso, podendo envolver até um membro em toda a sua extensão, recebe o nome de *nevo verrucoso unilateral*; mais raramente, podem ocorrer lesões múltiplas em um mesmo dimídio.

Lesões clinicamente idênticas, preferentemente seguindo as linhas de Blaschko (Figura 67.1), cuja patologia apresenta hiperceratose epidermolítica, na verdade, podem ser decorrentes de mosaicismo de um quadro de ictiose epidermolítica (IE), cuja patologia é diagnóstica. Portanto, a progênie desses pacientes poderá apresentar um quadro de IE (ver Capítulo 68, item *Ictiose epidermolítica [hiperceratose epidermolitica]* e Figura 67.2).

Há uma variedade conhecida pelo acrônimo *NEVIL (nevo epidérmico verrucoso inflamatório linear)*, que, na maioria das vezes, aparece nos primeiros anos de vida, tendo como característica principal exacerbações inflamatórias periódicas com prurido; em geral, acomete o sexo feminino (4:1). A genotipagem mostra uma heterogeneidade de mutações monogênicas essencialmente pós-zigóticas. Essa variabilidade pode justificar respostas terapêuticas tão diversas.

O conceito da *síndrome do nevo epidérmico* é a associação do nevo epidérmico com diversas anormalidades de origem ectodérmica (esqueléticas, oculares e do sistema nervoso central), com eventual coexistência de anormalidades de origem mesodérmica (cardiovasculares e urogenitais). Acredita-se que seja decorrente de mosaicismo (Figura 52.2).

As seguintes entidades são consideradas parte deste grupamento: síndrome do nevo sebáceo, síndrome CHILD (*congenital hemidyplasia, ichthyosiform erythroderma, limb defects*), síndrome de Proteus, síndrome do nevo de Becker, síndrome do nevo comedônico e facomatose pigmentoceratósica.

Transformações para carcinoma basocelular e carcinoma espinocelular têm sido observadas. O tratamento pode ser feito por eletrocoagulação, crioterapia, nitrogênio líquido e ácido retinoico local. *Lasers* ablativos podem ser de grande valia e, se comparados aos tratamentos anteriores, oferecem melhores e mais duradouros resultados. A cirurgia é o único tratamento definitivo; porém, pela extensão, pode ser inexequível. O uso de colesterol 2%/sinvastatina 2% em unguento, 2 vezes/dia, funcionou em alguns casos após 3 meses.

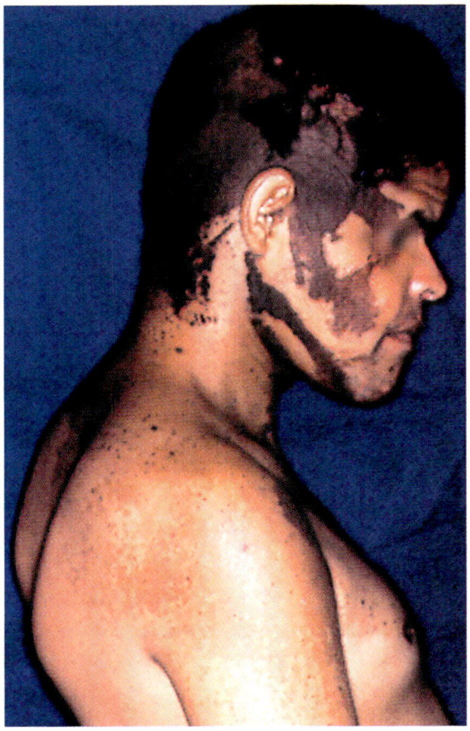

Figura 52.2 Síndrome névica epidérmica (associação de nevo verrucoso, alterações esqueléticas e retardo mental).

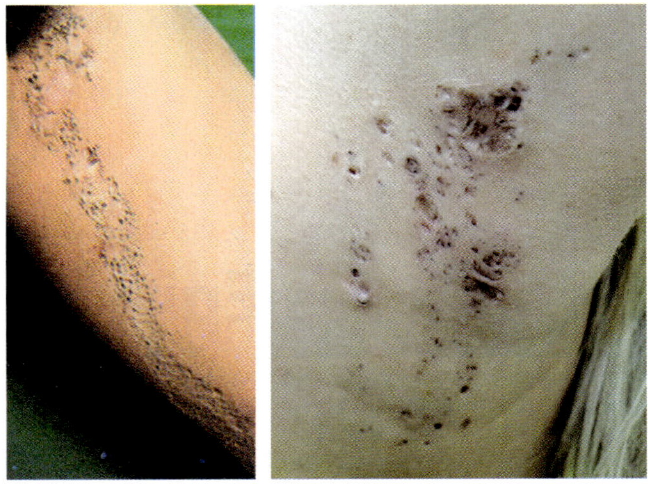

Figura 52.3 Nevo comedônico. (Cortesia do Dr. Fabiano Leal.)

Nevo comedônico

É um hamartoma raro, decorrente de um defeito na unidade pilossebácea resultando em numerosos comedões dilatados preenchidos por queratina. Está relacionado com a mutação pós-zigótica no gene *NEK9* e suas variantes.

É um quadro persistente, presente já ao nascimento em 50% dos casos; é uma variante do nevo verrucoso. A principal característica, do ponto de vista clinicopatológico, é o preenchimento dos folículos pilosos por grandes rolhas córneas de coloração enegrecida. Pode se apresentar de maneira circunscrita (alguns centímetros), que é o mais frequente, ou de modo muito extenso. A distribuição, que pode seguir as linhas de Blaschko, pode ser linear ou em placas, geralmente unilaterais. Episódios ocasionais de inflamação ocorrem com formação de pústulas e abscessos (Figura 52.3).

Faz parte da síndrome do nevo epidérmico (ver anteriormente).

O tratamento ideal é, se possível, a exérese cirúrgica das lesões. Alfa-hidroxiácidos e tretinoína podem ter alguma valia como terapia tópica. *Lasers* ablativos podem ser úteis.

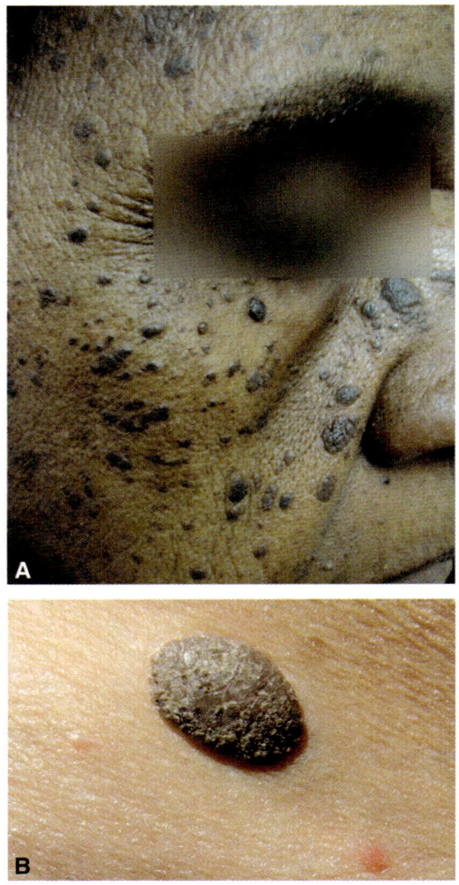

Figura 52.4 Ceratose seborreica. **A.** Múltiplas lesões. **B.** Lesão típica. (Cortesia do Dr. Maluf Gabbay Belicha.)

Ceratose seborreica

Caracteriza-se por lesões verrucosas de tamanhos variados (alguns milímetros a poucos centímetros), às vezes únicas, no entanto, em geral múltiplas, localizadas preferencialmente no tronco e na face. As lesões são bem demarcadas, acastanhadas, de superfície áspera, friáveis e, ao remover a parte superficial, que é untuosa, há exposição de uma superfície irregular velvética; quando bem desenvolvidas, lembram uma couve-flor, raramente são pedunculadas e podem estar inflamadas (Figura 52.4). Surgem em torno da 4ª década de vida; não há predileção por sexo e são raras em indivíduos negros. É um tumor nevoide, de provável herança autossômica dominante; tem estreita semelhança com a papulose *nigra* (ver item *Papulose* nigra, adiante).

A patologia revela uma hiperplasia epidérmica com seis tipos histopatológicos: ceratótico, acantótico, adenoide ou reticulado, irritado, clonal e melanoacantoma. Acredita-se que a origem da ceratose seborreica seja a partir do lentigo (Figura 52.5). A dermatoscopia é característica (ver Capítulo 9 e Figura 9.15).

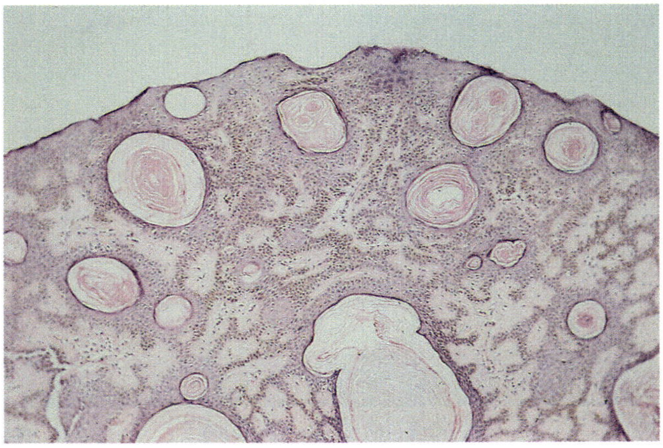

Figura 52.5 Ceratose seborreica tipo acantótico. Observa-se proliferação de células basaloides, com pigmento melânico e pseudocistos córneos.

O aparecimento súbito e eruptivo de inúmeras lesões pode ser indicativo de neoplasia maligna – é o denominado *sinal de Leser-Trélat* (Figura 52.6). Adenocarcinomas do trato gastrintestinal são responsáveis por aproximadamente um terço dos casos e doenças linfoproliferativas (linfoma e leucemia) por um quinto. Os adenocarcinomas mais frequentes são o do cólon, seguidos de mama e estômago. Na literatura, é controverso o valor desse sinal, visto que há um aumento simultâneo tanto de ceratoses seborreicas quanto de neoplasias no idoso. Sua gênese estaria relacionada com o aumento de fatores de crescimento epidérmico. Esse sinal deve ser entendido como potencialmente revelador de malignidade interna, e não como entidade paraneoplásica (ver Capítulo 63, item *Doenças potencialmente reveladoras de malignidade interna*).

A inflamação de múltiplas ceratoses seborreicas como paraefeito de tratamento quimioterápico de diversas neoplasias é raramente descrita, já tendo sido relatada com gencitabina, citarabina, 5-fluoruracila, docetaxel, vincristina, cisplatina, doxorrubicina e dactomicina. Há um relato de caso de desenvolvimento de numerosas ceratoses seborreicas em região previamente irradiada.

No diagnóstico diferencial, é necessário considerar o melanoma, quando se trata de lesão única, carcinoma basocelular pigmentado e a ceratose actínica. Na patologia, o tipo irritado faz diagnóstico diferencial com o carcinoma espinocelular. O tratamento é feito por curetagem, eletrodessecação, nitrogênio líquido e ácido tricloroacético. A dermatoscopia está indicada nos casos duvidosos.

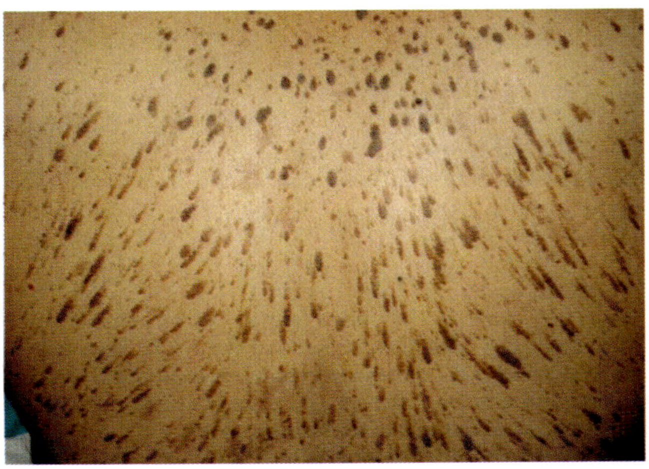

Figura 52.6 Ceratose seborreica – sinal de Leser-Trélat. (Cortesia do Dr. Vitor Azulay.)

Ceratose seborreica hipocrômica

O aspecto histopatológico lembra a ceratose seborreica, porém o aspecto clínico é o de uma pápula esbranquiçada, medindo, em média, 4 mm, em número de 3 a 15, situadas no dorso, pescoço, peito e abdome. O tratamento é a curetagem.

Estucoceratose (*stucco-keratosis*)

Para alguns autores, seria uma variedade de ceratose seborreica; caracteriza-se, no entanto, por lesão verrucosa, muitas vezes esbranquiçada, com localização quase exclusivamente nos membros inferiores, sobretudo próximo do calcanhar; acomete principalmente adultos do sexo masculino. Pode haver uma única lesão ou até mesmo dezenas. O tratamento é idêntico ao da ceratose seborreica (Figura 52.7).

Papulose *nigra*

Para alguns autores, seria uma variedade de ceratose seborreica; é muito mais prevalente em negros; pode ter origem na adolescência e aumentar em número e tamanho com a idade, chegando a dezenas na idade adulta; ocorre também em brancos. O caráter familial está frequentemente presente. Não é infrequente a sua ocorrência em pacientes com acantose *nigricans*.

As lesões são pequenas (alguns milímetros), planas como verrugas planas ou discretamente vegetantes, de tonalidade negra; a localização mais usual é a face, seguida da região axilar, podendo, contudo, localizar-se no pescoço, tronco e membros superiores (Figura 52.8). A patologia é semelhante à da ceratose seborreica do tipo hiperceratótico, mostrando, no entanto, o aspecto típico de *torre de igreja*. O tratamento é feito preferencialmente com uma tesoura Castroviejo, sem necessidade de anestesia; nas lesões maiores, é igual ao da ceratose seborreica.

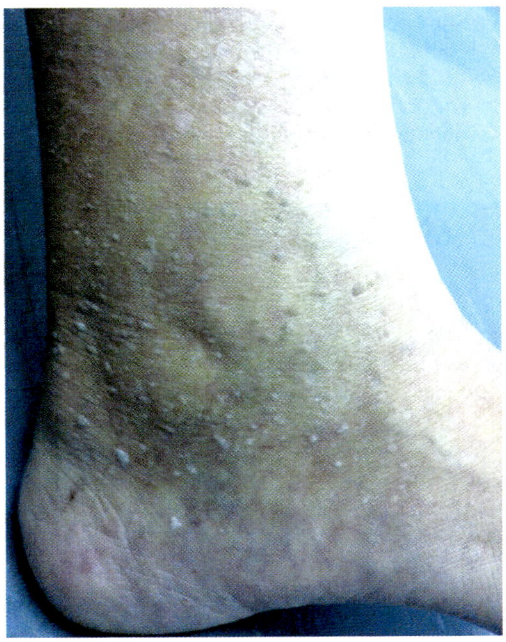

Figura 52.7 Estucoceratose.

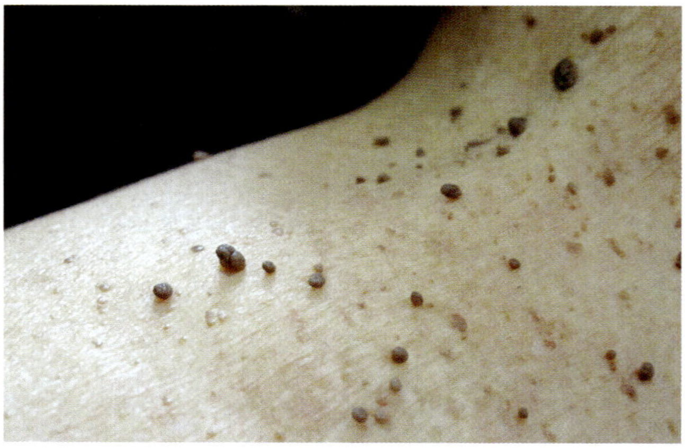

Figura 52.8 Papulose *nigra*. (Cortesia do Dr. Eduardo Bornhausen-Demarch.)

Acantoma de células claras

Trata-se de uma pápula ou nódulo elevado, ou ainda placa, bem circunscrita, rósea brilhante ou acastanhada, com colarete periférico, em cuja superfície observa-se crosta resultante de exsudação intermitente. Apresenta de 1 a 2 cm de diâmetro, sendo em geral lesão única, localizada preferencialmente nas panturrilhas (membros inferiores) de indivíduos acima da 5ª década de vida (Figura 52.9). Existem algumas variantes, como: polipoide/pedunculada, gigante (podendo chegar a 4 cm), pigmentada, eruptiva, atípica e cística. Sua patogênese exata não é bem compreendida.

Classicamente, é enquadrado como um tumor benigno da epiderme; no entanto, uma hipótese mais recente sugere que seja uma dermatose inflamatória reacional. Na histopatologia, caracteriza-se por hiperplasia epidérmica com predominância de queratinócitos pálidos (células claras) ricos em glicogênio e PAS+. A imuno-histoquímica revela ausência da enzima fosforilase, necessária para a degradação do glicogênio, nos queratinócitos da lesão.

O diagnóstico diferencial inclui: ceratose seborreica, granuloma piogênico, hemangioma, histiocitoma, verruga comum e até mesmo lesões malignas, como os carcinomas basocelular, espinocelular e o melanoma amelanótico. A terapêutica é feita por curetagem, eletrodessecação ou exérese cirúrgica. Houve um caso de longa duração que apresentou discreta melhora ao empregarmos imiquimode, 5 vezes/semana, por 4 semanas, no entanto, cerca de 2 meses após o término do tratamento, houve regressão total da lesão, restando apenas hipercromia residual (paciente da Figura 52.9; contribuição original). Há também um relato de caso com cura após 60 dias de tratamento com calcipotriol tópico, 1 vez/dia.

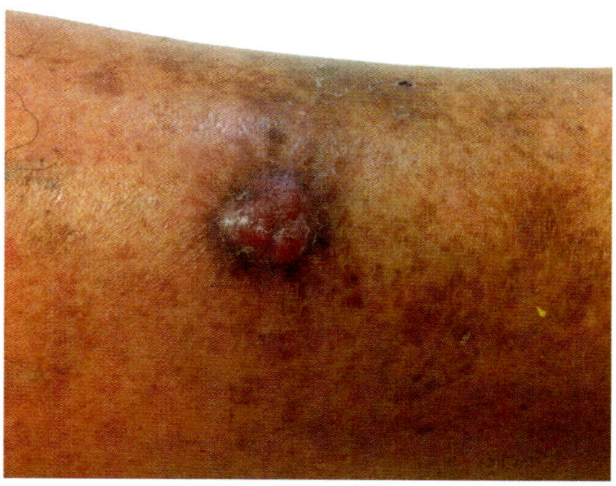

Figura 52.9 Acantoma de células claras. (Cortesia da Dra. Mariana M. Godinho.)

Disceratoma verrucoso

A lesão típica é uma pápula solitária marrom-avermelhada, com o centro, que é uma invaginação, ocupado por queratina. Localizações habituais são as regiões retroauricular, face, pescoço, couro cabeludo, axila e, raramente, a boca. Embora rara, incide mais em homens de 50 a 70 anos.

A patologia é característica e mostra uma invaginação preenchida por queratina; no epitélio, há lacunas com células acantolíticas e *pseudovilus*.

O vemurafenibe, utilizado no tratamento do melanoma metastático, é capaz de desencadear lesões isoladas ou disseminadas com achados histopatológicos de *disceratose acantolítica focal* (DAF), consistente com o diagnóstico de disceratoma verrucoso ou dermatose acantolítica transitória/doença de Darier-símiles. A DAF deve ser entendida não como uma entidade clínica, e sim como uma expressão histopatológica comum às doenças já mencionadas.

No diagnóstico diferencial, tem-se: ceratoacantoma, carcinoma basocelular, siringocistadenoma papilífero e granuloma *fissuratum*. O tratamento pode ser feito com *shaving*.

Nevo espongiforme branco

É uma genodermatose rara, com padrão de transmissão autossômica dominante, com penetrância variável, presente ao nascimento ou surgindo mais tarde, até a adolescência. Alguns autores citam uma prevalência maior em mulheres (3:1). É, caracterizada por lesão espongiforme esbranquiçada, com sulcos, assintomática, mais comumente situada na mucosa da boca (podendo ser bilateral nesses casos), mas também na mucosa labial e gengival. O envolvimento extraoral é raro, podendo acometer a mucosa nasal, do esôfago, da laringe e anogenital.

A histopatologia evidencia espessamento e vacuolização da camada espinhosa, queratinócitos com citoplasma transparente e extensas hiperceratose, paraceratose e acantose.

Trata-se de uma lesão benigna, sem correlação com displasia ou câncer; no entanto, seu correto diagnóstico é de fundamental importância, visto que o diagnóstico diferencial do nevo espongiforme branco é feito com lesões potencialmente mais graves, como leucoplaquia, queimadura química, trauma, sífilis, líquen plano e lúpus eritematoso. Deve também ser considerado no caso de candidíase refratária ao tratamento com antifúngico oral.

Neoplasias benignas foliculares

Ceratoacantoma

Trata-se de um tumor benigno que sofre involução espontânea, mas que se assemelha ao carcinoma espinocelular, tanto do ponto de vista clínico quanto histopatológico. As lesões iniciam-se por manchas eritematosas que se transformam em pápula, com a forma de cúpula, cor da pele, tendo, contudo, na parte central, uma rolha ceratósica (Figura 52.10); esta, ao ser retirada, possibilita ver um fundo crateriforme (Figura 52.11).

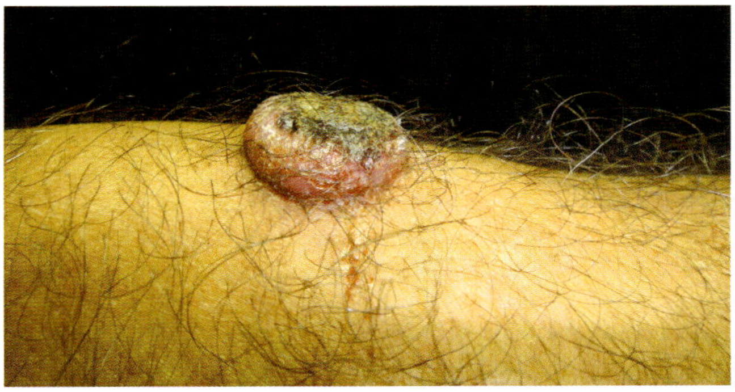

Figura 52.10 Ceratoacantoma. (Cortesia do Dr. André R. Adriano.)

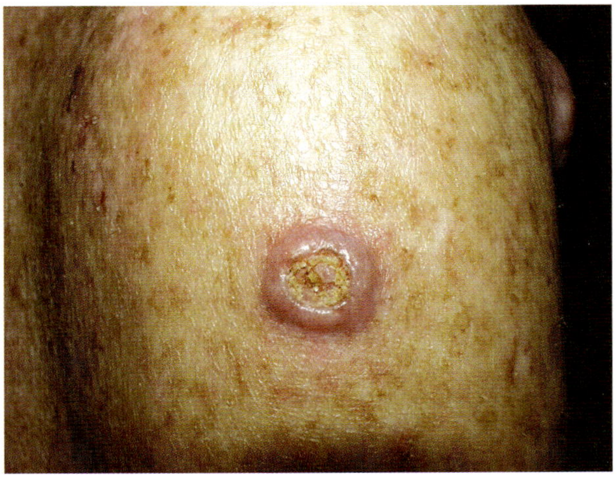

Figura 52.11 Ceratoacantoma. Observa-se o centro crateriforme. (Cortesia do Dr. Sergio Serpa.)

Outra característica importante é a velocidade do crescimento; chega ao maior desenvolvimento em algumas semanas, alcançando um tamanho médio de 1 cm. Importante também é a involução espontânea, na maioria das vezes, no espaço de 8 a 16 semanas, deixando uma cicatriz discretamente deprimida. Sua localização mais frequente é na parte central da face (60% dos casos), embora outras áreas (tronco, dorso da mão) possam ser afetadas.

O aspecto histopatológico é caracterizado principalmente pela sua arquitetura, sendo necessário que a biopsia compreenda a lesão em toda a sua extensão. É um tumor com hiperceratose muito acentuada no centro e boa delimitação periférica; observa-se proliferação das células de Malpighi, inclusive com certo grau de anaplasia; a massa tumoral é circunscrita nas bordas por formação epitelial pontiaguda, em forma de bico de papagaio. Quando a biopsia é parcial ou feita em planos diferentes, fica muito difícil realizar o diagnóstico diferencial com o carcinoma espinocelular, que é também, clinicamente, o principal diagnóstico diferencial. O tumor parece originar-se no terço superior do folículo piloso. Alguns o consideram uma variante benigna do CEC.

Além dessa forma *solitária*, às vezes mesmo com algumas lesões, tem-se ainda outras apresentações – a *múltipla*, com inúmeras lesões tanto em uma única área quanto em outras áreas do corpo com tendência à regressão espontânea (tipo Ferguson-Smith) que é, na maioria das vezes, de natureza familial; herança autossômica dominante; a *eruptiva* (tipo Grzybowski), caracterizada pelo aparecimento de centenas ou mesmo milhares de pequenos ceratoacantomas, em diversas fases evolutivas, alguns com umbilicação central, disseminados por toda a pele e com certo grau de prurido; e a *centrífuga marginada*, que pode chegar até 20 cm de diâmetro, com localização preferencial no dorso das mãos e pernas (Figura 52.12). Pode fazer parte da síndrome de Muir-Torre, sendo um ceratoacantoma com diferenciação sebácea (ver adiante, *Adenoma sebáceo*). Há ainda apresentações raras como a intraoral e a subungueal. Esta não involui espontaneamente e pode ser dolorosa. Pode ser secundária a um fenômeno de Köbner.

Há uma incidência maior de ceratoacantoma em pacientes imunodeprimidos. O vemurafenibe, utilizado no tratamento do melanoma metastático, é capaz de desencadear ceratoacantoma em mais de 25% dos pacientes rapidamente (< 2 meses). O inibidor do fator de crescimento endotelial vascular como o sorafenibe tem sido implicado no aparecimento de ceratoacantomas, por vezes múltiplos, em cerca de 7% dos pacientes, assim como o ruxolitinibe.

Eventualmente, podem ocorrer lesões de mucosa. É uma doença do adulto, acometendo mais o homem (3 vezes mais que a mulher) branco, sendo rara entre asiáticos e negros. Tem sido demonstrada com elevada frequência a ocorrência de HPV, em especial dos genótipos 6, 16 e 11, no ceratoacantoma. Aplicações sucessivas de coaltar podem originar ceratoacantomas; o sol tem sido associado. Acredita-se que a involução espontânea decorra de mecanismo imunológico.

O tratamento pode ser feito pela curetagem e eletrodessecação ou exérese cirúrgica. No caso de recidiva, é necessário repetir a técnica. Citostático intralesional pode ser empregado como coadjuvante ou não. Acitretina parece ser a melhor terapia para a forma eruptiva.

Pilomatricoma (epitelioma calcificado de Malherbe)

Trata-se de um hamartoma originário da matriz do folículo piloso e caracterizado por nódulo, em geral único, duro, pétreo, multifacetado, recoberto por pele normal ou de cor vermelho-azulada, móvel, medindo de 0,5 a 3 cm, situado na face, cabeça, pescoço ou membros superiores, em pessoas relativamente jovens e com predileção pelo sexo feminino.

A histopatologia é caracterizada por três tipos de células, a basófila – que predomina nas lesões iniciais – e a acidófila (células fantasmas ou sombras), que irá predominar na medida em que o tempo passar, e as intermediárias, que retratam essa

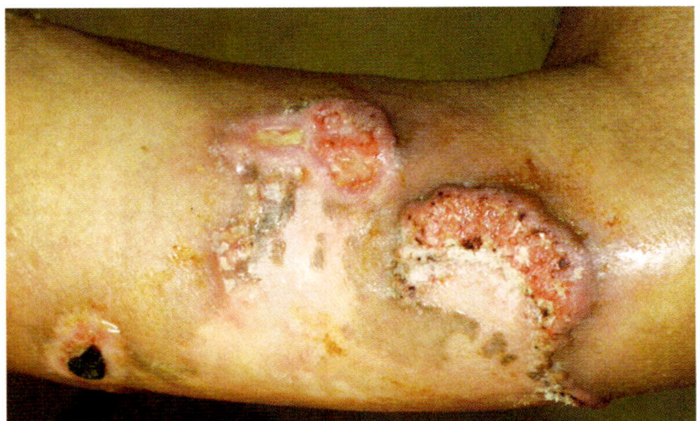

Figura 52.12 Ceratoacantoma, forma centrífuga marginada. (Cortesia do Dr. Sergio Serpa.)

evolução; ocorrem ainda áreas de calcificação, que ocasionalmente provocam reações inflamatórias do tipo granuloma por corpo estranho, assim como pode ocorrer extrusão (pilomatricoma perfurante).

Pilomatricomas múltiplos são raros e podem ser esporádicos, familiais ou associados à distrofia muscular miotônica (que mais frequentemente se manifesta na segunda ou terceira década de vida) e com as síndromes de Gardner e de Turner. Em tais situações, recomenda-se acompanhamento periódico dos pacientes. A apresentação perfurante é rara, sobretudo se forem múltiplos, assim como a variante bolhosa, que geralmente se apresenta como bolha translúcida com pregueamento sobre nódulo endurecido. Outras variantes clinicopatológicas são descritas como anetodérmica, proliferante, ossificante, pigmentada, acantolítica, cística e pseudocística. O carcinoma pilomatrical é extremamente incomum, sendo mais comum em idosos. A terapêutica é cirúrgica.

Tricofoliculoma

É um hamartoma constituído de desenvolvimento abortado de estrutura folicular; clinicamente, é típico e caracteriza-se por lesão única, papulosa, de aspecto cupuliforme, podendo apresentar no centro uma pequena abertura por onde saem rudimentos de pelos, geralmente brancos; trata-se de um quadro raro, de evolução lenta, cuja lesão apresenta em torno de 5 mm de diâmetro e com localização preferencial na face e couro cabeludo; ocorre em adultos (Figura 52.13).

Tricoepitelioma e tricoblastoma

São denominações relacionadas a neoplasias benignas com predominância de diferenciação germinativa folicular. O termo tricoblastoma é mais abrangente, portanto, atualmente, tricoepitelioma – uma denominação mais antiga – deve ser entendido como uma variante do tricoblastoma.

O tricoepitelioma múltiplo familial (TMF) é doença autossômica dominante, predominante no sexo feminino, que se manifesta devido à mutação de genes supressores tumorais: no TMF1, a mutação é no gene CYLD do cromossomo 16q12, enquanto no TMF2, a mutação é no cromossomo 9p21. Ressalta-se que a *síndrome de Brooke-Spiegler* (SBS), a cilindromatose familial e a TMF1 compartilham de uma mesma base genética, o que foi evidenciado pelo fato de manifestações de cada doença já terem sido descritas em uma mesma família. A maioria dos autores considera que elas representam espectros fenotípicos de uma única entidade clínica. A SBS completa é caracterizada pela associação de cilindromas, tricoepiteliomas e, menos frequentemente, espiroadenomas écrinos.

Clinicamente, os tricoepiteliomas agrupam-se no centro da face, e as lesões são pápulas normocrômicas, de crescimento lento, surgidas na infância ou na puberdade (Figura 52.14). Um tipo clínico que não é hereditário é o tricoepitelioma solitário, localizado geralmente na face.

Na patologia, são encontradas massas de células basais com globos córneos, simulando folículos pilosos e com retração não justatumoral como a vista no carcinoma basocelular. Quando ocorre aumento da fibroplasia na derme, é denominado "tricoepitelioma desmoplástico".

Os diagnósticos diferenciais do TMF incluem esclerose tuberosa, SBS, doença de Cowden, síndrome de Birt-Hogg-Dubé e *síndrome de Rombo*, doença autossômica dominante que se caracteriza por tricoepiteliomas e carcinomas basocelulares múltiplos, atrofoderma vermiculado, *milia*, hipotricose e vasodilatação periférica com cianose.

Não há tratamento eficiente; procura-se fazer eletrodessecação, cirurgia abrasiva, crioterapia e nitrogênio líquido, *laser* de CO_2, embora a recidiva seja a regra. Ver *Cilindroma* (tumor em turbante), mais adiante.

Tricolemoma

Trata-se de um tumor raro que simula, clínica e histopatologicamente, um carcinoma basocelular. É uma pápula, em geral cor da pele ou com tom amarelado, superfície verrucosa, de dimensões pequenas (alguns milímetros), solitária, situada preferencialmente na face, em pessoas adultas. Sua principal característica é a existência de células claras, ricas em glicogênio, que se originam da camada externa do folículo. Tricolemomas múltiplos são patognósticos da *doença de Cowden* (ver Capítulo 70, Figura 70.8). A exérese cirúrgica é a terapêutica de escolha.

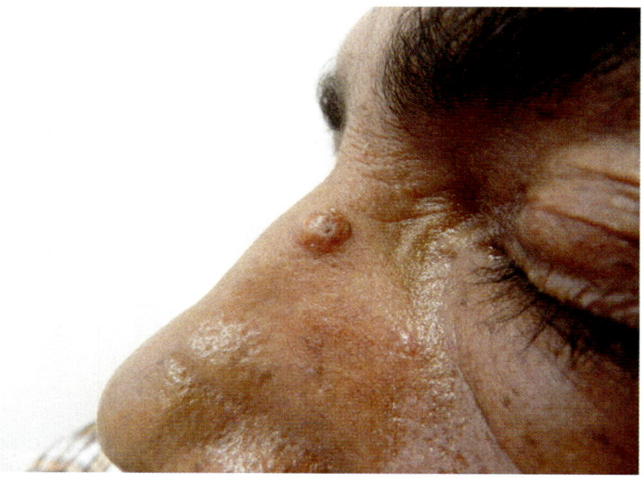

Figura 52.13 Tricofoliculoma. (Cortesia do Dr. Felipe Cupertino.)

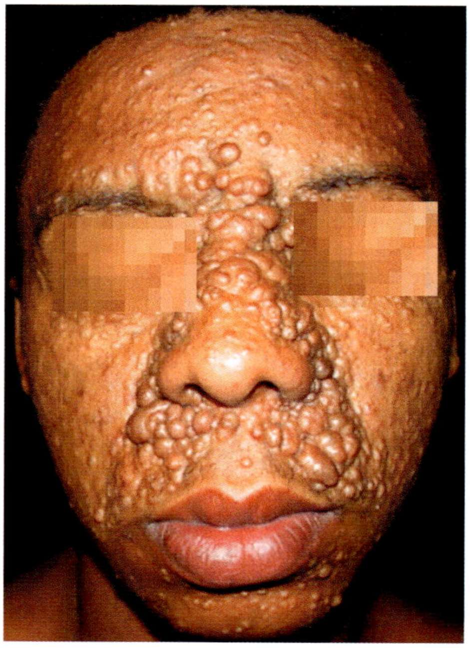

Figura 52.14 Tricoepiteliomas múltiplos.

Tricodiscoma

Caracteriza-se por dezenas de lesões cor da pele pequenas (alguns milímetros), achatadas ou cupuliformes, situadas na face, tronco e extremidades; derivam dos discos pilares do mesoderma. Quando associados a fibrofoliculomas e acrocórdons, constituem a *síndrome de Birt-Hogg-Dubé*, que se caracteriza também por cistos pulmonares (84 a 89%)/pneumotórax espontâneo (33 a 38%) e propensão ao desenvolvimento de tumores renais (23 a 34%) com aparecimento em torno dos 50 anos de idade. As lesões cutâneas têm início, em geral, na 3ª e 4ª décadas.

É de transmissão autossômica dominante, com mutações localizadas no cromossomo 17p11.2, que causa uma mutação no gene da proteína foliculina (FLCN) encontrada na pele, nos rins e pulmões.

Aconselhamento genético e controle clínico e por imagens são essenciais. O uso de *lasers* e eletrocautério apresenta resultados discordantes.

Tumor triquilemal proliferativo

São grandes lesões nodulares, alcançando até 25 cm de diâmetro, situadas na cabeça ou parte posterior do pescoço, com predileção por mulheres idosas; podem ulcerar-se e são confundíveis, clínica e histopatologicamente, com o carcinoma espinocelular – Capítulo 56, item *Cisto triquilemal (cisto pilar e cisto istmocatágeno)*.

Ceratose folicular invertida

Para alguns autores, trata-se de uma neoplasia benigna da porção intraepidérmica do ducto piloso; para outros, seria uma variedade de ceratose seborreica. São pápulas pequenas (alguns milímetros de diâmetro), cor da pele, centradas por uma rolha ceratótica, com localização na face ou couro cabeludo, em pessoas adultas.

Tricoadenoma

É um tumor solitário raro, medindo 4 a 15 mm, localizado na face, sem características clínicas próprias; o diagnóstico é histopatológico.

Neoplasias benignas sebáceas

Nevo sebáceo de Jadassohn (nevo organoide)

Trata-se de um hamartoma congênito da epiderme, derme e anexos com predominância do elemento sebáceo, pertencente ao conjunto dos nevos organoides (derivados de células embrionárias pluripotenciais epiteliais). Dessa maneira, a terminologia *nevo organoide* é mais adequada que o termo *nevo sebáceo*. Sua etiologia é desconhecida, mas se sugere uma alteração no desenvolvimento entre o 7º e o 8º mês de gestação. Estima-se sua incidência em até 0,3% dos nascidos vivos.

Localiza-se mais frequentemente no couro cabeludo (com alopecia focal) ou na face e pescoço, podendo alcançar até 10 cm de tamanho no seu maior eixo (Figura 52.15).

Mehregan e Pinkus descreveram as três fases de desenvolvimento da lesão: inicialmente, em uma primeira fase que compreende desde o nascimento até o final da infância, a lesão se apresenta plana, com superfície macia, de coloração amarelo-alaranjada.

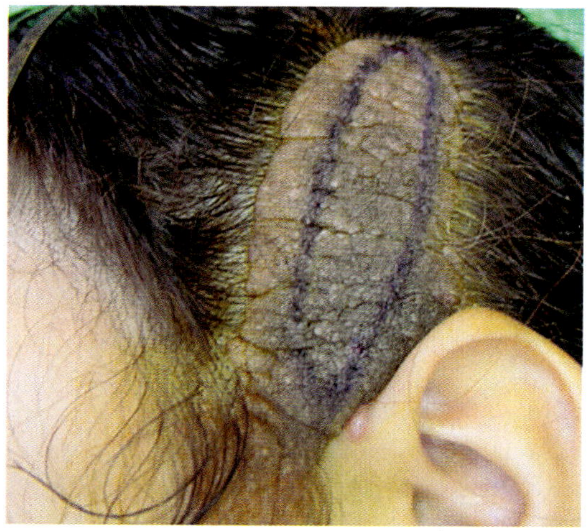

Figura 52.15 Nevo sebáceo de Jadassohn.

Em um segundo momento, durante a puberdade, a lesão torna-se vegetante, mamilonada, com tendência à linearidade, refletindo o crescimento dos elementos pilossebáceos e apócrinos, devido à influência hormonal androgênica. Um terceiro estágio pode ocorrer em cerca de 20% dos casos, geralmente na idade adulta, com o aparecimento de tumores no nevo original, como tricoblastoma, siringocistadenoma papilífero, triquilemoma, entre outros. Neoplasias malignas ocorrem em 2,5% dos casos: carcinoma basocelular, (1,1%), carcinoma epidermoide (0,57%) e outros (carcinoma sebáceo, apócrino etc.).

Na fase madura da lesão, a patologia é específica e caracteriza-se histopatologicamente por hiperplasia epitelial e papilomatose, existência de glândulas apócrinas ectópicas bem desenvolvidas, folículos pilosos rudimentares e glândulas sebáceas hiperplásicas.

Exérese cirúrgica está indicada a partir do início da idade adulta, já que transformação maligna não é esperada na infância. *Lasers* ablativos não conferem bons resultados. A aplicação de sirolimo a 1% em creme, 2 vezes/dia, promove excelente resposta após 2 a 3 meses, estando indicado para pacientes que não puderem ou quiserem excisar.

Adenoma sebáceo

É uma neoplasia organoide benigna de glândulas sebáceas incompletamente diferenciadas. Em geral, caracteriza-se por lesão única, arredondada, de tonalidade amarelada, séssil ou pedunculada, medindo alguns milímetros de diâmetro, situada na face ou couro cabeludo de pessoas idosas. O diagnóstico é histopatológico. O tratamento é cirúrgico.

A existência de múltiplos adenomas sebáceos, acompanhados ou não de múltiplos epiteliomas sebáceos, ceratoa-cantomas com diferenciação sebácea e câncer visceral de baixa malignidade, mais comumente intestino grosso (cólon e reto), trato urogenital ou neoplasia hematológica, constitui a *síndrome de Muir-Torre*, uma variante fenotípica da síndrome de Lynch. Sua patogênese envolve defeitos nos genes de reparo do DNA que resultam em instabilidade de microssatélites, sendo os principais o MLH1 e o MSH2; é bastante rara. Suspeita-se da síndrome pela história familiar positiva para neoplasias malignas e pela presença de tumores sebáceos cutâneos.

O diagnóstico pode ser confirmado por meio da pesquisa de mutações nos genes de reparo do DNA, exame imuno-histoquímico para os genes de reparo nos tumores e/ou análise de instabilidades microssatélites. O tratamento deve ser direcionado às neoplasias apresentadas, com a realização do rastreio periódico para os tumores mais frequentes.

Trata-se de doença autossômica dominante, rara, caracterizada por predisposição ao surgimento de tumores sebáceos precoces da pele e neoplasias. A associação de mutações no gene de reparo e malignidades viscerais torna imprescindível a avaliação mais precoce e mais frequente dos pacientes e de seus familiares. A isotretinoína empregada em ciclos de 3 meses, nas doses de 20 a 30 mg/dia, com ingesta por 2 meses diminui a incidência e o tamanho dos adenomas sebáceos.

Hiperplasia sebácea

Trata-se de uma proliferação benigna da unidade sebácea em pessoas idosas ou de pele muito oleosa. As lesões são pequenas pápulas amareladas, de poucos milímetros de diâmetro, com uma depressão central; podem ser poucas ou muitas, isoladas ou confluentes, localizadas de preferência nas regiões frontal, temporal e infraorbicular. É muito frequente em pacientes em uso de ciclosporina. A eletrodessecação é o tratamento de escolha. Recém-nascidos podem apresentá-las; no entanto, ocorre involução espontânea em alguns meses.

Neoplasias benignas das glândulas sudoríparas

Classicamente, as neoplasias sudoríparas são classificadas em écrinas e apócrinas. À luz dos conhecimentos atuais, sabe-se o quanto é imprecisa essa distinção. Inicialmente, essa subdivisão era feita mediante observações de histopatologia, em que os clássicos achados de secreção por decapitação (típico da secreção apócrina) nem sempre são encontrados, sobretudo quando o tumor tem origem ductal, visto que a semelhança entre as células ductais é muito grande. Há ainda outras características de microscopia das estruturas das glândulas em questão, como o tamanho maior das glândulas apócrinas. Posteriormente, a histoquímica e a imuno-histoquímica tornaram possível, muitas vezes, maior diferenciação entre essas glândulas, haja vista a existência de celularidade própria a cada uma delas, mas também comum a ambas. Além disso, é fundamental reconhecer que, em um mesmo tumor, em áreas distintas, pode haver diferenciação tanto no sentido écrino quanto no apócrino. A microscopia eletrônica não tem aplicabilidade prática para o diagnóstico rotineiro destes tumores.

Neoplasias écrinas têm uma distribuição mais abrangente, enquanto as apócrinas ficam mais restritas às zonas ricas nestas glândulas, como região axilar, genital, perianal etc. (ver Capítulo 1, itens sobre *glândulas sudoríparas*).

Neoplasias benignas das glândulas sudoríparas écrinas

Siringoma

Caracteriza-se por pequenas pápulas (alguns milímetros) translúcidas, discretamente normocrômicas ou róseo-amareladas, por vezes confluentes, localizadas, tipicamente, nas pálpebras inferiores (preferencialmente) de mulheres jovens. Outras localizações são a região peitoral, a face e o pescoço (Figuras 52.16 e 52.17). Há casos familiais.

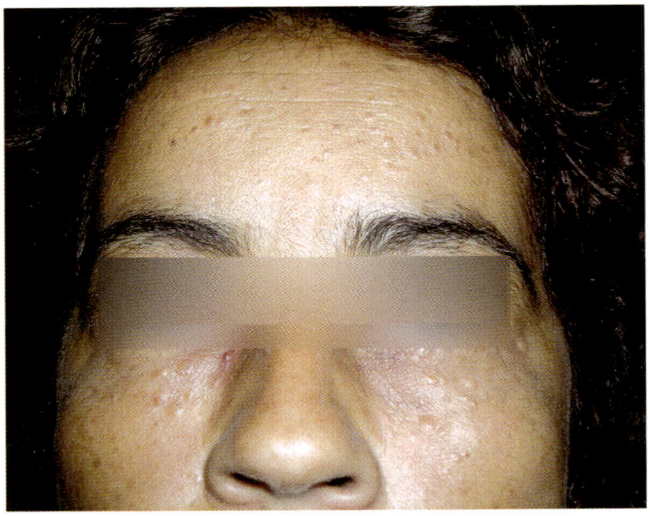

Figura 52.16 Siringoma. Múltiplas lesões, localização característica, inclusive fronte. Existência de nevo intradérmico na glabela.

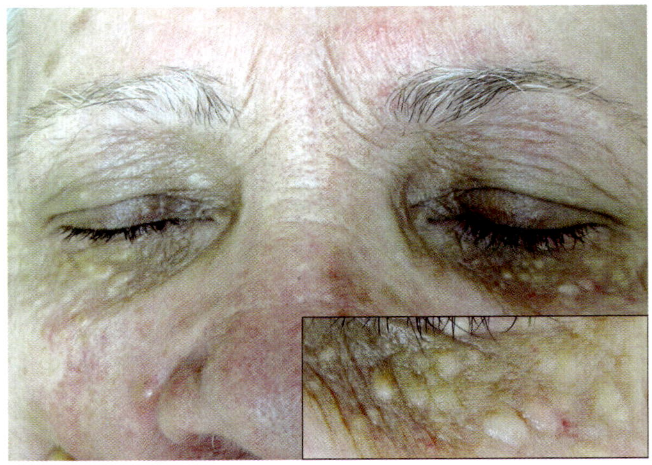

Figura 52.17 Siringoma. (Cortesia do Dr. Eduardo Bornhausen-Demarch.)

Há uma *apresentação eruptiva*, bem mais rara, na qual aparecem inúmeras lesões de maneira abrupta e, nesse caso, as localizações preferenciais são o abdome e a região peitoral. Quando extrapalpebrais, podem ter coloração que lembra a do líquen plano. Interessante é a frequência (19%) do siringoma em pacientes com síndrome de Down, 30 vezes maior que em pessoas sem a síndrome (ver Capítulo 65, item *Calcinose cutânea*).

Na patologia, há dilatações císticas proliferativas dos ductos sudoríparos; há formações muito peculiares representadas por amontoados celulares com morfologia de girino ou vírgula, e estruturas císticas com queratina no interior demonstram a origem escamosa decorrente da participação do acrossiríngio (porção intraepitelial dos ductos). A existência de glicogênio no interior das massas tumorais caracteriza uma variante histopatológica rara: o *siringoma de células claras*, que ocorre essencialmente em diabéticos.

A terapêutica é cirúrgica, podendo ser utilizados vários métodos: eletrodessecação, nitrogênio líquido, aplicação de ácido tricloroacético, excisão com ou sem sutura e *laser* ablativo com resultados razoáveis. Lesões novas tendem a aparecer lentamente.

Siringoma condroide (tumor misto)

É um tumor de origem tanto écrina quanto apócrina. Apresenta-se como nódulo endurecido e lobulado de evolução insidiosa. A cabeça é o local de acometimento em 70% dos casos, podendo cursar com ulceração. O tumor é assintomático, medindo, em geral, de 0,5 a 3 cm. A denominação *tumor misto* advém da associação de estruturas epiteliais com o estroma condroide. A histopatologia demonstra áreas cartilaginosas mescladas com estroma mixoide hialino, formações ductais pequenas e/ou estruturas ductais maiores, com dilatações císticas. Gimenez *et al.* (1983) sustentam que as zonas condroides não são a expressão de uma cartilagem normal, mas áreas pseudocartilaginosas representativas da pluripotencialidade das células mioepiteliais presentes na neoplasia. A malignização é um evento raro, com aproximadamente duas dezenas de casos descritos, predominando no sexo feminino e nos membros inferiores. A terapêutica cirúrgica é efetiva.

Poroma écrino

A lesão origina-se no acrossiríngio, em geral única, protuberante, pequena (alguns milímetros), de localização preferencial plantar; eventualmente, pode estar localizada nas palmas, nos dedos, na coxa, no dorso e na região peitoral. Chama-se *poromatose* quando há múltiplas lesões, o que é raro; pode estar relacionada à imunossupressão. As lesões são de coloração rósea e podem ulcerar, com sangramento.

A patologia é característica com nítida demarcação na epiderme entre as células tumorais que são menores, com núcleos arredondados e basofílicos, e os queratinócitos circunvizinhos.

A transformação para porocarcinoma é incomum. O diagnóstico diferencial se faz com granuloma piogênico, melanoma amelanótico, carcinoma espinocelular e basocelular. A dermatoscopia pode ajudar na diferenciação com a presença de vasos com flor e flores. Exérese cirúrgica é o tratamento de escolha.

Espiroadenoma écrino

Caracteriza-se por nódulo, com 1 cm de diâmetro em média, com crises dolorosas paroxísticas e de localização preferencial na região peitoral, acometendo pessoas entre 15 e 35 anos de idade. O tratamento é cirúrgico. Faz parte do grupo de tumores caracteristicamente dolorosos da pele e que compõem o acrônimo BLENDANEGG, um mnemônico utilizado para o diagnóstico diferencial de lesões tumorais dolorosas: ***b**lue bleb nevus*, **l**eiomioma, **e**spiradenoma écrino, **n**euroma, **d**ermatofibroma, **a**ngiolipoma, **n**eurilemoma, **e**ndometrioma, tumor **gl**ômico e tumor de células **g**ranulares. Os autores editores desta obra, de forma original, incluem os nódulos contraturais, que são caracteristicamente palpáveis e de localização dorsal. Quando múltiplos, os espiroadenomas écrinos fazem parte da síndrome de Brooke-Spiegler. Ver itens *Cilindroma* (*tumor em turbante*).

Hidroadenoma de células claras

Caracteriza-se por lesões nodulares, de 0,2 a 5 cm de diâmetro, com pele suprajacente normal ou rósea; pode haver ulceração; ocorre dor à pressão em 20% dos casos. Localizações comuns são: axilas, braços, coxas, região pubiana e couro cabeludo; surge em adultos. É constituído de massas celulares claras glicogênio-positivas. Eventualmente, podem malignizar-se. Tem como sinonímia: acrospiroma écrino, hidroadenoma nodular, hidroadenoma sólido-cístico e mioepitelioma de células claras (antigamente, no entanto, de modo equivocado, pois as células são de natureza écrina).

Hamartoma angiomatoso écrino

Ver Capítulo 59.

Cilindroma (tumor em turbante)

A apresentação solitária não é hereditária, e caracteriza-se por lesão medindo de alguns milímetros a vários centímetros, discretamente pedunculada, de tonalidade rósea, por vezes com aspecto bocelado e com telangiectasias, situada na cabeça e no pescoço e, de preferência, em mulheres. A apresentação múltipla é autossômica dominante, surge na puberdade e caracteriza-se por inúmeras massas lesionais anfractuosas; podem ser isoladas ou confluentes, lembrando um amontoado de pequenos tomates (Figuras 52.18 e 52.19). Quando circunscreve o couro cabeludo, pode se tornar desfigurante e recebe a denominação tumor "em turbante".

A cilindromatose familial (CF) e o tricoepitelioma múltiplo familial (TMF tipo 1) foram, primeiramente, descritos como entidades distintas. Relatos de casos de pacientes com TMF e CF

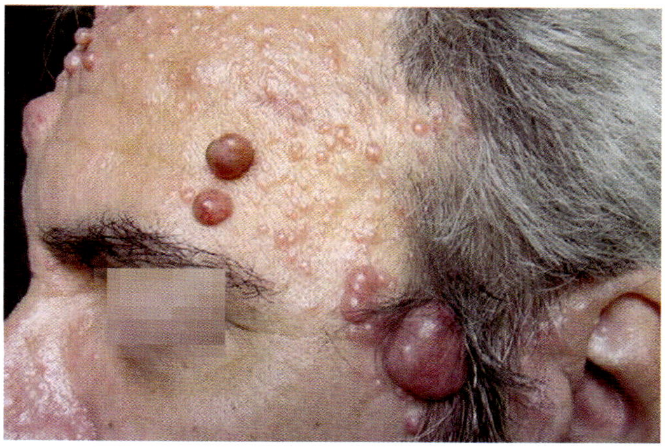

Figura 52.18 Cilindromatose. (Cortesia da Dra. Luna Barcelos.)

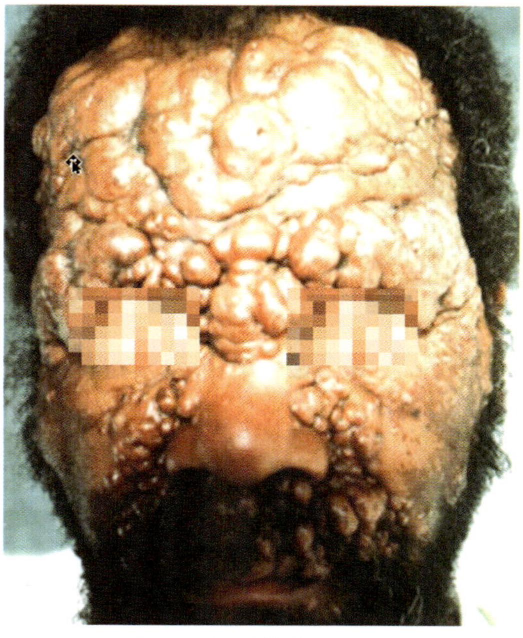

Figura 52.19 Cilindromatose.

demonstraram que essas neoplasias tinham em comum a mutação do gene supressor tumoral da cilindromatose (CYLD), localizado no cromossomo 16q12, sugerindo tratar-se de uma desordem alélica que leva à superposição de fenótipos distintos, compondo a tríade, juntamente com o achado menos frequente de espiradenomas écrinos, que em conjunto é conhecida como a *síndrome de Brooke-Spiegler* (SBS) (Figura 52.20).

A SBS é uma doença incomum, de herança autossômica dominante, resultante de mutações heterozigotas do gene CYLD. Embora o mecanismo patogênico ainda não esteja completamente esclarecido, acredita-se que a enzima deubiquitinase, codificada pelo gene CYLD, atue na modulação, como inibidora do fator nuclear (NF)-*kappa* B, um fator de transcrição essencial para a correta proliferação dos anexos cutâneos. A perda da função supressora do CYLD levaria a uma resistência aumentada à apoptose, com estímulo à proliferação celular e, consequentemente, à carcinogênese. São tumores benignos, mas a malignização tem sido descrita, especialmente no contexto da SBS. Foram identificadas associações desta síndrome com carcinomas basocelulares (CBC), nevo sebáceo, *milium*, adenoma e carcinoma de parótida, xeroderma pigmentoso, hipo e hipercromias, policistose nos pulmões, rins, mama e múltiplos fibromas. Há relatos de transformação maligna de cilindromas dérmicos, podendo ocorrer metástases em linfonodos, tireoide, fígado, pulmão e ossos, assim como de tricoepiteliomas e dos espiradenomas écrinos. Há descrição de casos excepcionais de cilindromatose pulmonar e mesmo mamária associados à SBS.

A patologia é típica e caracteriza-se pelo arranjo das massas tumorais que lembram um quebra-cabeça e são circundadas por membrana hialina e que, por vezes, apresentam lúmen; as células epiteliais são de dois tipos: uma, com núcleo escuro e pequeno, que representa células indiferenciadas; e a outra, com núcleo grande, citoplasma claro, que representa células com diferenciação no sentido de se tornarem secretórias ou ductais. A diferenciação das células tumorais ocorre, na maioria das vezes, no sentido da estrutura apócrina e, menos frequentemente, no sentido écrino (Figura 52.21).

Na SBS, por vezes, temos em uma mesma lesão a concomitância de achados histopatológicos de mais de um tipo de tumor (ver item *Tricoepitelioma e tricoblastoma*, anteriormente).

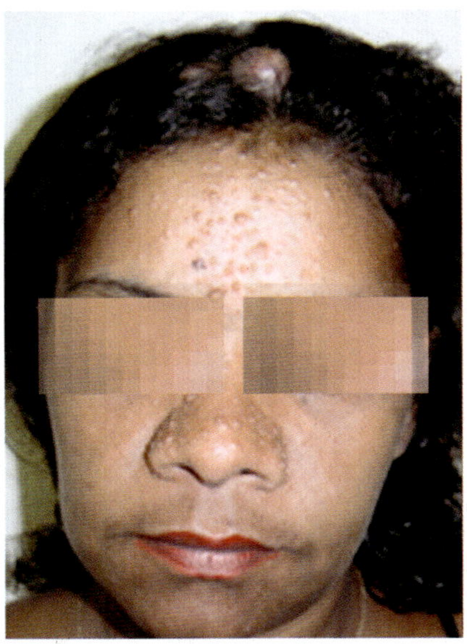

Figura 52.20 Síndrome de Brooke-Spiegler. (Cortesia da Dra. Marilza Ferreira da Silva.)

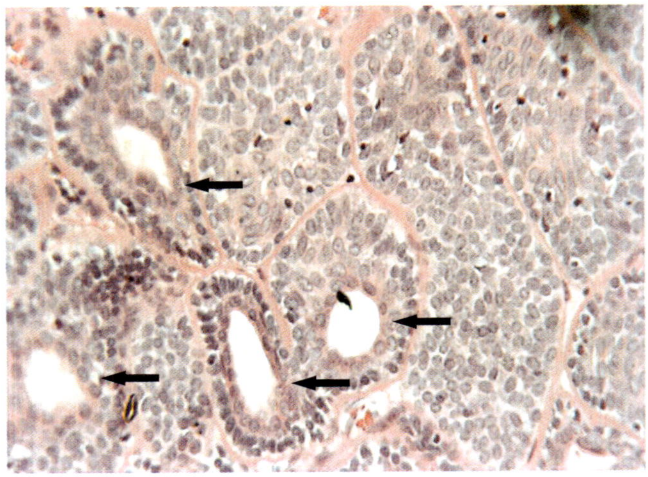

Figura 52.21 Cilindroma. Observam-se ilhas de células circundadas por membrana hialina e que se encaixam como quebra-cabeça. Na periferia, predominam células escuras e, no centro, claras, em que por vezes se observam lúmens.

Neoplasias benignas das glândulas apócrinas

Siringocistadenoma papilífero

Em geral, quando congênito, está associado ao nevo sebáceo (cerca de 30% dos casos). Quando adquirido, surge a partir da adolescência. É um tumor nevoide, raro, disposto linearmente. Clinicamente, são placas ou nódulos, de aspecto ora verrucoso, ora papilomatoso, com localização frequente no couro cabeludo; outras localizações menos comuns são: face, pescoço, genitália, axila e tronco. Na realidade, as lesões são constituídas de pequenas formações císticas e pápulas umbilicadas. Erosão ocorre dando lugar à saída de uma secreção mucoide, às vezes misturada com sangue; daí a formação de crostas. Esse tumor pode ter natureza écrina. Indício de transformação maligna, como ulceração e crescimento rápido, principalmente para carcinoma basocelular, sobretudo quando associado ao nevo sebáceo, o que ocorre em cerca de 20% dos casos. O tratamento é realizado por eletrodessecação ou cirurgia.

Hidroadenoma papilífero

Trata-se de um adenoma de glândulas apócrinas, com formações papiliformes dirigidas para o lúmen dos ácinos. Clinicamente, é um nódulo de pequenas dimensões (0,5 a 1,5 cm), de localização predominantemente vulvar em pessoas de 40 a 50 anos de idade; outras localizações eventuais são: axila, mama e ânus. Em geral, a lesão se ulcera, deixando sair secreção serossanguinolenta; podem ocorrer dor e prurido. O tratamento é cirúrgico.

Ceruminoma

É uma neoplasia benigna das glândulas ceruminosas do conduto auditivo externo; é nódulo solitário que, ao crescer, pode bloquear a abertura do meato ou crescer para dentro, comprometendo a audição. Ocasionalmente, pode ulcerar-se e, até mesmo, malignizar-se.

Cistadenoma apócrino

Adenoma cístico das glândulas apócrinas; é lesão única, papulosa, de formação em cúpula, com certa translucidez, localizada, frequentemente, na face.

Adenomatose erosiva do mamilo (papilomatose florida)

Ver Capítulo 57.

Neoplasias malignas da epiderme e dos anexos

Carcinoma basocelular (carcinoma tricoblástico)

Conceito

Trata-se de um tumor constituído de células morfologicamente semelhantes às células basais da epiderme, de crescimento muito lento, com capacidade invasiva localizada, embora destrutiva, sem, no entanto, provocar metástases (exceção a raríssimos casos relatados na literatura); é, portanto, a neoplasia maligna de melhor prognóstico.

Epidemiologia

Já foram apresentadas inúmeras informações no capítulo da carcinogênese; acentuaremos aqui que é a neoplasia maligna mais comum (cerca de 50% com relação à totalidade das neoplasias malignas); no que concerne aos cânceres de pele, sua frequência é a maior (cerca de 70%). Incide preferencialmente na idade adulta, na raça branca; sua incidência dobra dos 40 aos 70 anos. É mais frequente em homens (1,5 a 2:1). Em outras estatísticas, predomina no sexo feminino, o que depende da população em estudo. É raro em negros, devido à proteção do pigmento quanto à radiação solar. Sua frequência entre brancos é tanto maior quanto mais claro for o indivíduo (olhos claros, cabelos louros, pele clara que não se pigmenta quando exposta aos raios solares), sobretudo quando submetidos a maior exposição de raios solares (marinheiros, lavradores) (ver Capítulos 51 e 63, Figuras 51.2, 63.4 e 63.5).

Etiopatogenia

No Capítulo 51, já foi estudada a sua etiopatogenia; ressaltam-se como fatores etiológicos: radiações de todos os tipos, desde as calóricas até as ionizantes, certas substâncias químicas, como os derivados do alcatrão e do arsênico e, em escala quase desprezível, cicatrizes antigas (raro quando comparado ao carcinoma espinocelular). Como fatores relevantes, temos ainda a cor da pele e profissões de maior exposição às radiações (médicos, técnicos, marinheiros e lavradores).

Atualmente, está sendo questionada a exposição solar continuada, visto que o CBC não é reproduzível em animais de laboratório em exposição constante à luz e, sim, o carcinoma espinocelular (CEC). Acredita-se na importância da exposição de maneira intermitente.

Certas síndromes genéticas apresentam elevada frequência do tumor, caso da síndrome do nevo basocelular (SNBC). Em 1996, foram identificadas mutações no gene *patched* (PTCH), localizado no cromossomo 9q22.3, em pacientes portadores desta síndrome. Posteriormente, foi demonstrado que essas mutações também ocorrem nas formas esporádicas de CBC. O gene PTCH codifica uma proteína homônima que, na verdade, é um receptor proteico transmembrana que participa na via de sinalização *Sonic Hedgehog*, agindo como supressor tumoral.

O gene *Hedgehog* codifica uma série de proteínas mediadoras de processos cruciais para o desenvolvimento embrionário de vertebrados e invertebrados. Nos vertebrados, existem três genes homólogos: *Sonic Hedgehog* (Shh); *Indian Hedgehog* (Ihh) e *Desert Hedgehog* (Dhh). Nos seres humanos, a mutação desse gene, ainda no período fetal, resulta em graves malformações da linha média, como holoprosencefalia, ciclopia, agenesia nasal e fenda palatina. Nos adultos, o gene participa do processo de homeostase tecidual, renovação celular e manutenção das células-tronco. A ocorrência de mutações no gene, em especial o Shh, ou desequilíbrio da via sinalizadora das proteínas *Hedgehog* (Hh) desempenha papel essencial no processo de carcinogênese em vários tipos celulares: é o que ocorre no CBC, meduloblastoma, entre outros.

A cascata de sinalização celular tem início com a ligação da proteína Hh à proteína transmembrana *Patched* 1 (PTCH1). Na ausência de um ligante Hh, a PTCH inibe a atividade da proteína transmembrana *Smoothened* (SMO). A ligação da Hh à PTCH resulta na inativação da PTCH e na consequente ativação da proteína SMO, a qual irá transduzir o sinal da Hh ao citoplasma da célula. Esse sinal será transmitido por uma série de proteínas, entre as quais a proteína SUFU (*suppression fused*), que normalmente age como inibidora desta via. Após a ligação da Hh à PTCH, essa atividade inibitória da SUFU cessa, causando desequilíbrio entre as formas ativadoras e supressoras da família GLI (*glioma-associated oncogene*) de fatores de transcrição (sendo GLI-1 e GLI-2 ativadoras da via e GLI-3, supressora), e resultando na expressão dos genes-alvo. O complexo Hh/PTCH é então internalizado na célula, sendo posteriormente degradado (Figura 52.22).

A maior parte dos CBC apresenta dois tipos distintos de mutações que alteram a via *Hedgehog*: mutações inativadoras no alelo PTCH1 (90 a 85%), e mutações ativadoras no gene que codifica a proteína SMO (10%). Desse modo, sendo esses tumores independentes da ligação da proteína Hh, para que uma substância seja efetiva nesses casos, é necessário que ela atue na cascata de sinalização no nível da proteína SMO ou abaixo dela.

Histopatologia

Trata-se de proliferação com as características das células basais dispostas em paliçada na periferia das massas tumorais. Em geral, os núcleos são grandes, uniformes, pouco anaplásicos e com raras mitoses; as células não apresentam pontes intercelulares. São típicas e frequentes as lacunas contíguas às massas tumorais (retração justatumoral). Tal fato era explicado pela ausência do antígeno penfigoide nos locais em que ocorre. Uma teoria mais recente relaciona a existência de actina no estroma tumoral, que é um marcador de miofibroblastos. Estes, por sua vez, secretam estromalisina-3, uma metaloproteinase capaz de degradar a matriz tumoral.

O tumor pode apresentar diferenciação ou não. Quando indiferenciado, é dito sólido e é a apresentação mais frequente; neste caso, ser denominado *indiferenciado* não guarda nenhuma relação com agressividade, ao contrário de todas as demais neoplasias, sendo, portanto, motivo de confusão para estudantes. A diferenciação ocorre no sentido dos anexos: pelo (ceratótico), glândulas sudoríparas (adenoide) e glândula sebácea (cístico). Cerca de 40% dos tumores apresentam mais de um padrão histopatológico. Algumas apresentações clínicas têm patologia própria, como será visto a seguir (Figuras 52.23 a 52.25).

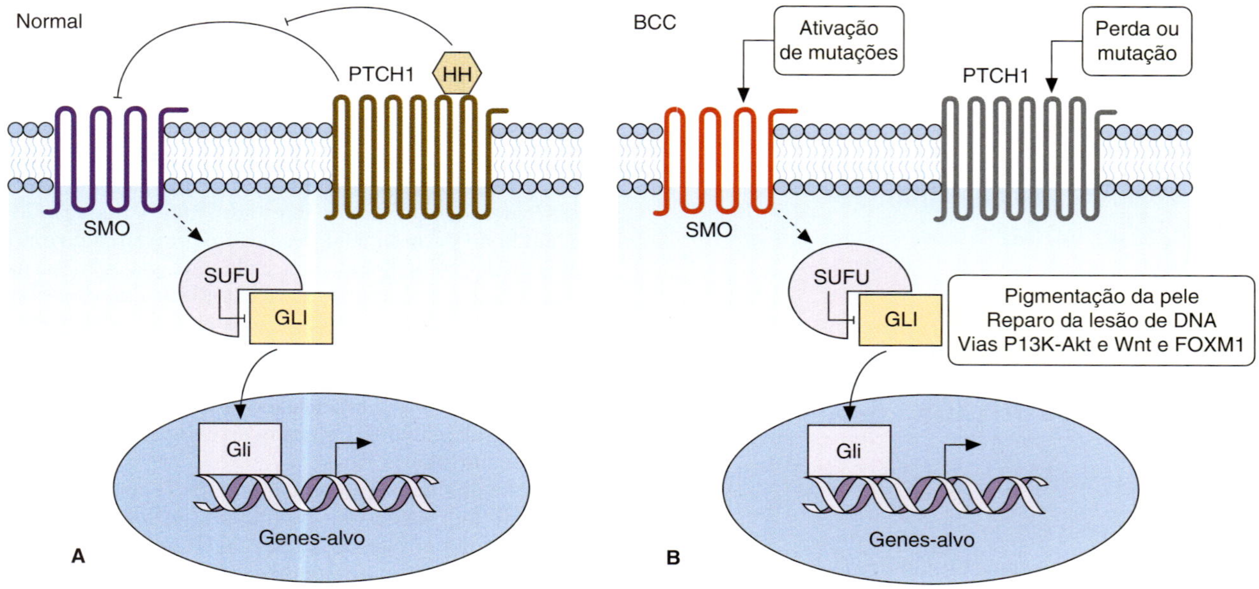

Figura 52.22 Cascata de sinalização celular da via *Hedgehog*. **A.** Ativação normal da via. **B.** Mutação inativadora no alelo PTCH1. SMO = proteína transmembrana *smoothened*; SUFU = proteína *suppression fused*; GLI = *glioma-associated oncogene*.

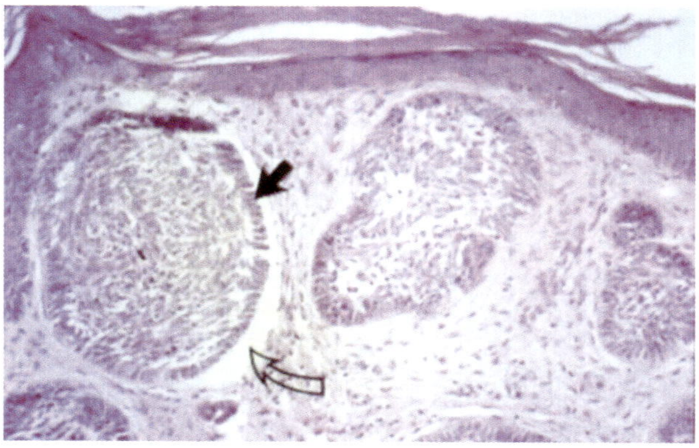

Figura 52.23 CBC indiferenciado. Observam-se massas de células basofílicas, paliçada periférica e retração justatumoral.

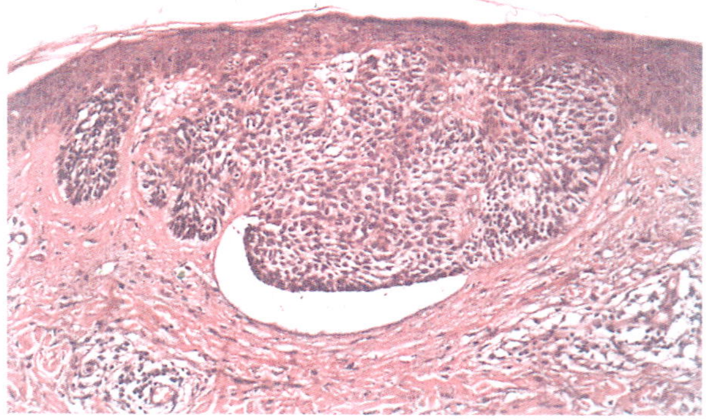

Figura 52.24 CBC superficial. Observam-se múltiplos brotos a partir da epiderme de células basofílicas, paliçada periférica e retração justatumoral.

É interessante notar que a neoplasia é estroma-dependente, ou seja, necessita de tecido conjuntivo para seu crescimento. A cultura de células tumorais, na ausência do tecido conjuntivo, mostra a conversão dessas células em células basais normais, inclusive com capacidade de ceratinização. Tal fato talvez explique a raridade de metástase; quando esta ocorre, é provável que o estroma tenha migrado com as células tumorais. A velocidade de crescimento do tumor é lenta; no entanto, a multiplicação das células neoplásicas é rápida, bem como é elevada a velocidade de morte dessas células, o que explicaria o achado frequente de amiloide intratumoral e/ou no estroma.

Denomina-se *carcinoma basoescamoso* ou *metatípico* o tumor que apresenta, conjuntamente, características histopatológicas de CBC e CEC. Tem localização no polo cefálico em 90% dos casos. Para alguns autores, seria uma forma transicional e, por isso mesmo, mais agressivo e com possibilidade de metástase. Não deve ser confundido com o *carcinoma misto*, que se caracteriza pela colisão entre um carcinoma basocelular e um espinocelular puro, não havendo, portanto, áreas de transição histopatológicas entre ambos. Outras apresentações histopatológicas raras são adamantoide, de células claras e granular.

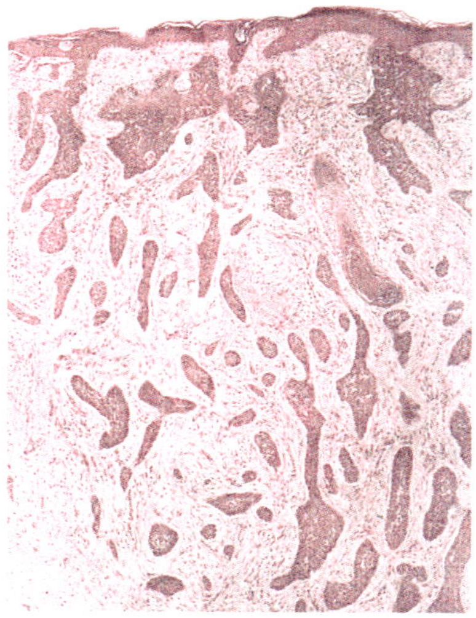

Figura 52.25 CBC esclerodermiforme. Observam-se, na derme, numerosos agregados de células tumorais, alongados e estreitos, por entre as fibras colágenas, o que o torna caracteristicamente infiltrativo.

As apresentações histopatológicas esclerodermiforme, micronodular, infiltrante e metatípica conferem agressividades ao CBC, assim como, evidentemente, invasão perineural.

Recentes estudos com queratina concluíram, finalmente, que a histogênese dos CBC está relacionada com o folículo piloso, mais precisamente na bainha externa, abaixo do istmo. Por conta dela, alguns autores preferem a denominação carcinoma tricoblástico a CBC.

Clínica

A lesão mais característica do CBC é a lesão "perolada", ou seja, lesão papulosa translúcida e brilhante de coloração amarelo-palha, frequente em quase todas as suas clínicas. Às vezes, a lesão papulosa perolada de dimensões pequenas (alguns milímetros) é a única manifestação do CBC; outras vezes, a pérola ocorre na borda da lesão, que cresce centrifugamente; em outras, ainda, a pérola cresce como tal, tornando-se uma lesão globosa em cuja superfície há discretas telangiectasias – essa lesão globosa acaba, mais cedo ou mais tarde, por ulcerar-se; outras vezes, a lesão é vegetante ou ulcerovegetante. Em torno das lesões não há inflamação, ou seja, as lesões estão encastoadas em pele sã; não há comprometimento ganglionar ou sistêmico.

A localização preferencial é na região cefálica (cerca de 90%), seguida do tronco e, finalmente, dos membros. Em nossa estatística, encontramos 83% na cabeça e pescoço, e a região nasal foi a mais acometida (27% do total dos casos); em outras estatísticas, a localização mais frequente é a orbitopalpebral. Quando a localização é nas orelhas, tende a ser mais agressivo, o que pode ser explicado por meio da patologia, pois comumente é do tipo esclerodermiforme, infiltrativo, basoescamoso ou micronodular. O acometimento de mucosas ocorre exclusivamente por contiguidade.

A seguir, são apresentadas as manifestações clínicas do CBC.

Papulonodular, globosa ou nodulocística

Na realidade, a pápula é a lesão inicial (alguns milímetros, com aspecto perolado); seu crescimento, após anos, leva à forma globosa ou nodular, que pode medir vários centímetros e que, se não for tratada, certamente ulcerará. É a apresentação mais comum (Figuras 52.26 e 52.27).

Ulcerada

Pode iniciar-se já como pequena úlcera ou em consequência do crescimento da forma globosa; a inflamação é mínima, e a secreção serosa é praticamente inexistente; a borda, no entanto, é sempre perolada.

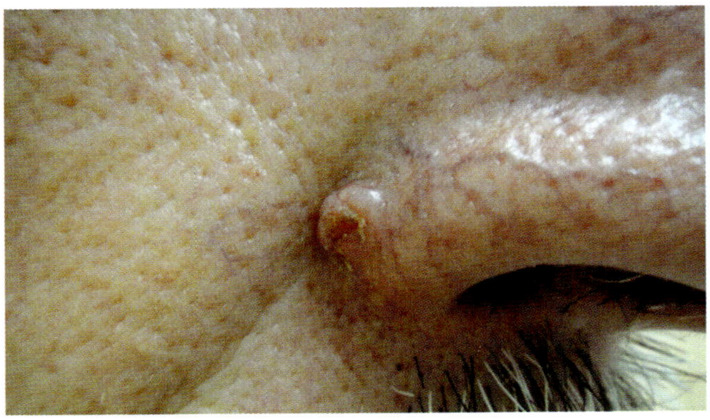

Figura 52.26 CBC – forma papulonodular. Observe o "brilho perolado" da lesão. (Cortesia do Dr. André R. Adriano.)

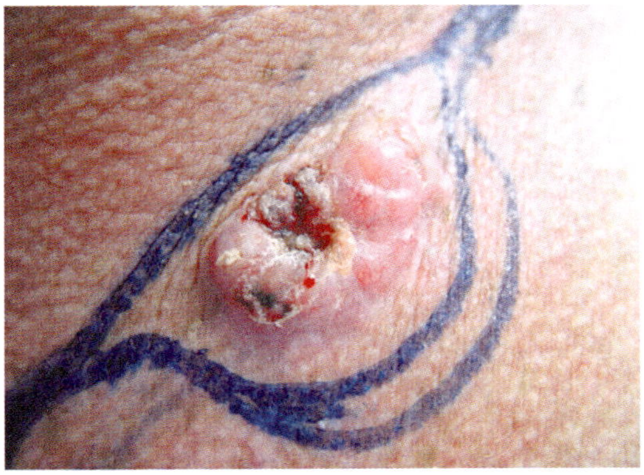

Figura 52.27 CBC – forma noduloulcerada. Observe, além da perolação da lesão, numerosas telangiectasias.

Terebrante (*ulcus rodens*)

É uma forma ulcerada com invasão rápida, provocando grande destruição do maciço central da face, reunindo em um só orifício boca e fossas nasais; instala-se, assim, a *síndrome da gangosa.* Outras vezes, a forma terebrante destrói o globo ocular, podendo invadir até mesmo a calota craniana (Figuras 52.28 e 52.29).

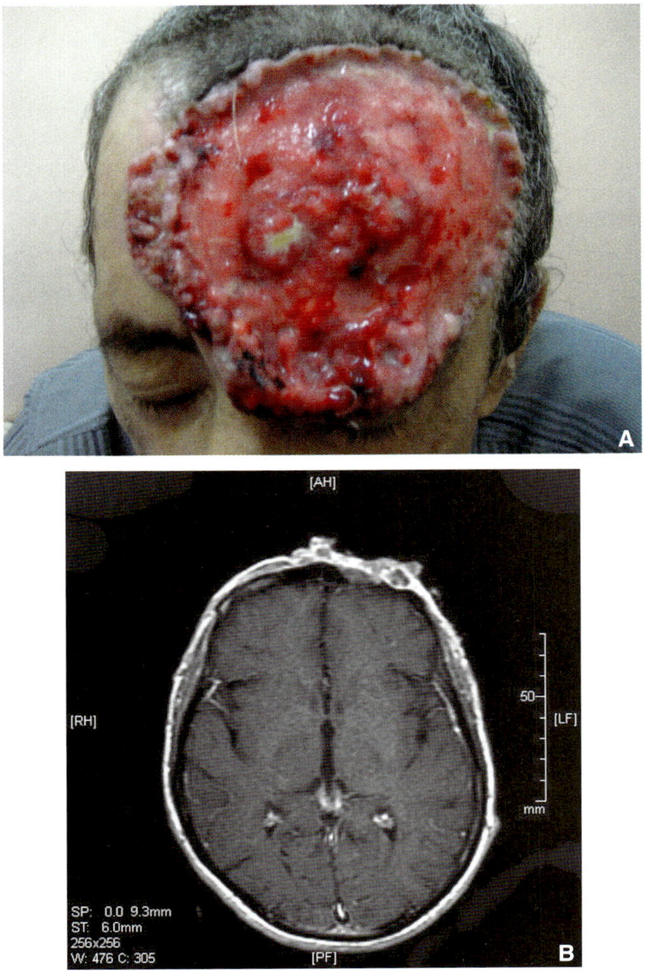

Figura 52.28 **A.** CBC – forma terebrante. **B.** CBC – forma terebrante – ressonância magnética mostrando invasão da tábua óssea e meninge do paciente em **A**. (Cortesia da Dra. Gabriella Vasconcellos.)

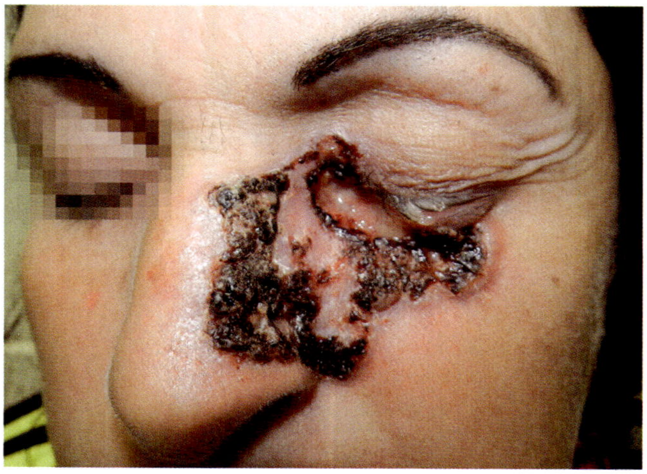

Figura 52.29 CBC – forma terebrante. (Cortesia do Dr. Cleilton Cirino.)

Plano cicatricial

É relativamente superficial e cresce centrifugamente, de modo que a parte central apresenta um aspecto cicatricial e a periferia é sempre perolada. Na lesão, podem ocorrer microulcerações com cicatrização posterior e seguir crescendo. É relativamente comum na região orbitária. Lembra a recidiva em um paciente submetido a um retalho (Figura 52.30).

Superficial, eritematosa ou pagetoide

É representada por área geralmente oval, eritematoescamosa ou superficial, lembrando o lúpus eritematoso; a borda é nítida, no entanto, delimitada por um cordão muito fino, nem sempre perceptível. É mais frequente no tronco; tem certa correlação com a ingestão de arsênico; lembra a doença de Bowen (DB). É a apresentação do CBC própria dos pacientes submetidos à radioterapia, porém sem evidências clínicas de radiodermite. Na patologia, há vários brotos superficiais do tumor, a partir da epiderme (Figura 52.31).

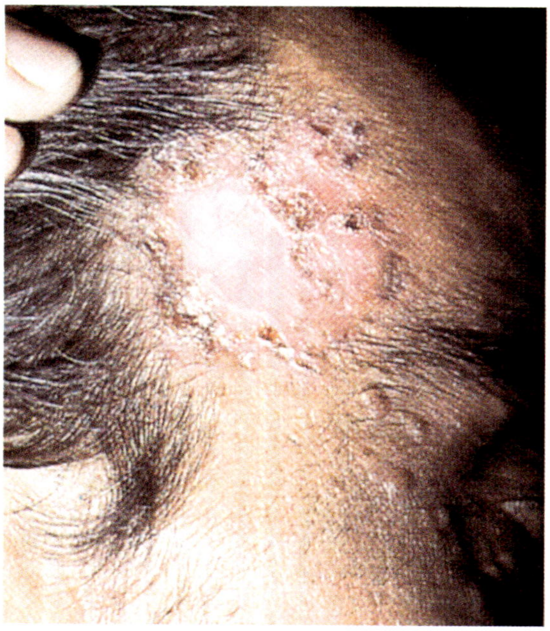

Figura 52.30 CBC – forma plano cicatricial.

Esclerodermiforme, fibrosante ou morfeia-símile

Assemelha-se a uma placa de esclerodermia, e a borda não é nítida nem perolada; a superfície é lisa e brilhante, de cor amarelada; à palpação, sente-se certo grau de dureza devido à fibrose; é uma forma rara, de limites pouco definidos e infiltrativa. Na patologia, encontram-se poucas camadas de células tumorais por entre as fibras colágenas, tornando-o mais infiltrativo. É altamente recidivante.

Pigmentada

Trata-se de uma lesão papulosa, globosa ou ulcerada, com grande quantidade de melanina, o que provoca certa confusão com o melanoma. É mais comum em negros (Figuras 52.32, 52.33 e 52.28).

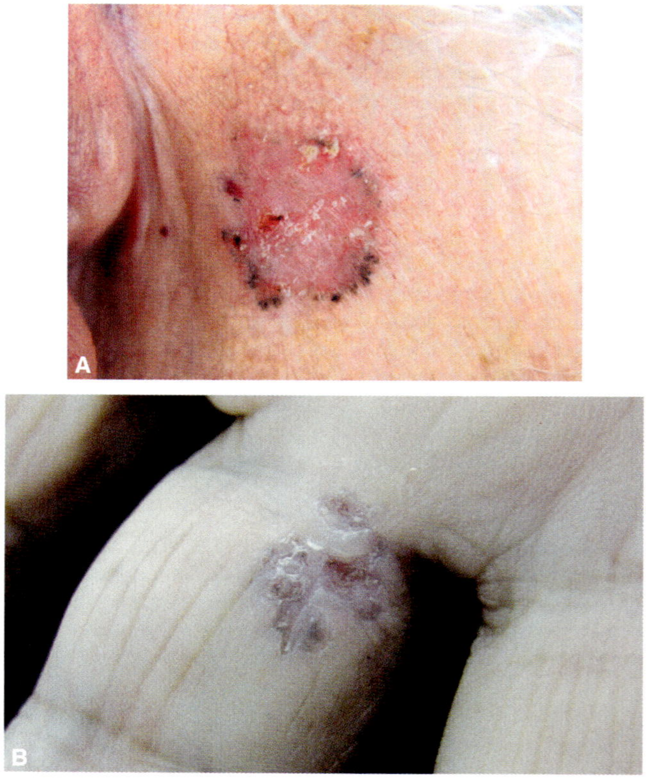

Figura 52.31 CBC – forma superficial. **A.** Observa-se discreta pigmentação na periferia. **B.** Localização rara (região palmar).

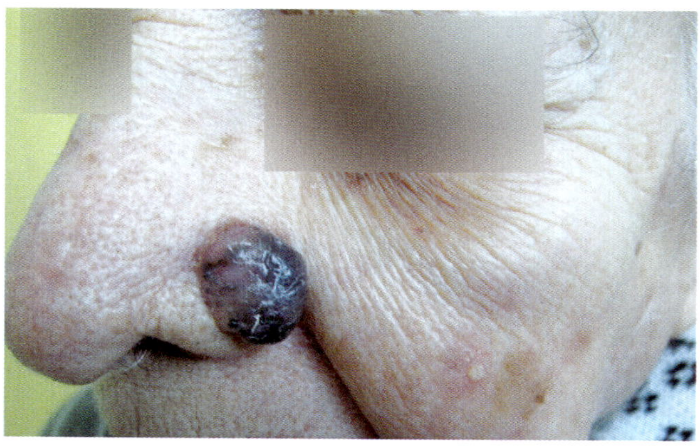

Figura 52.32 CBC – forma pigmentada. (Cortesia do Dr. Maluf Belicha.)

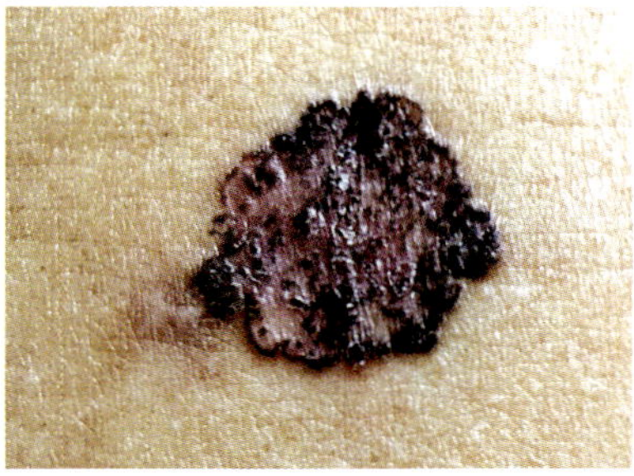

Figura 52.33 CBC – forma pigmentada. (Cortesia do Dr. Kleber Ollague.)

Vegetante

É muito rara (Figuras 52.34 e 52.35).

Fibroepitelial ou fibroepitelioma de Pinkus

Caracteriza-se por lesões solitárias ou múltiplas, moles, muitas vezes pedunculadas, localizadas no dorso, lembrando fibromas.

A histologia mostra massas tumorais estreitas interconectadas com estroma proeminente, que lembram a ceratose seborreica reticulada.

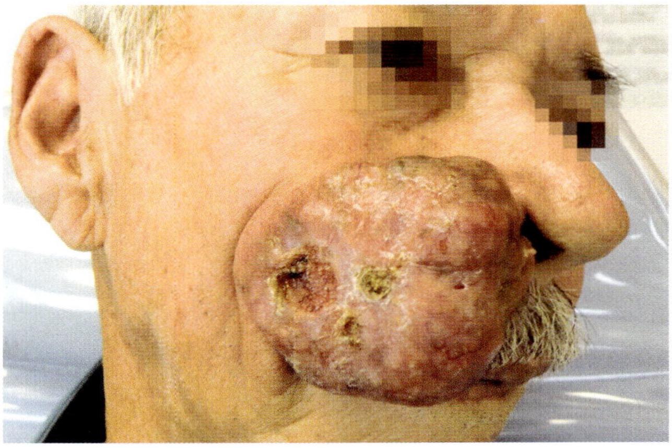

Figura 52.34 CBC – forma vegetante. Observa-se o "brilho perolado" da lesão. (Cortesia do Dr. Cleilton Cirino.)

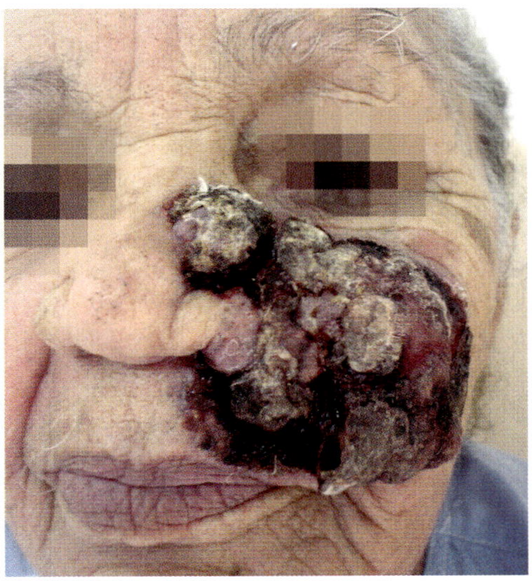

Figura 52.35 CBC – forma vegetante.

Síndrome do nevo basocelular (síndrome de Gorlin-Goltz)

Caracteriza-se pelo aparecimento, já na infância, de tumores que, com a idade, aumentam consideravelmente em número e tamanho. Os tumores podem lembrar nevos ou fibromas. Outras manifestações clínicas são: depressões puntiformes na região palmoplantar, cistos odontogênicos na mandíbula, anormalidades nas costelas, espinha bífida, macrocefalia, calcificação da foice do cérebro, eventual retardo mental e meduloblastoma na infância. É de herança autossômica dominante; a mutação ocorre no gene *PCTH1* na maioria das vezes, mas também nos genes *PTCH2* e *SUFU*. Nesta última, podemos ter associados meningiomas múltiplos, ameloblastomas e cistos infundibulares na face e genitália.

Síndrome do nevo basocelular linear unilateral

Caracteriza-se por inúmeros tumores e comedões, em distribuição linear, já presentes ao nascimento. É raríssima.

Síndrome de Bazex

Caracteriza-se por atrofodermia folicular já ao nascimento e desenvolvimento de numerosos CBCs na face, a partir da adolescência. A localização preferencial das cicatrizes foliculares é o dorso das mãos e pés. *Pili torti* e hipoidrose, sobretudo facial, podem ocorrer. A herança é autossômica dominante ou X-*linked*. É necessário atenção para não confundir com doença de Bazex (ver Capítulo 63).

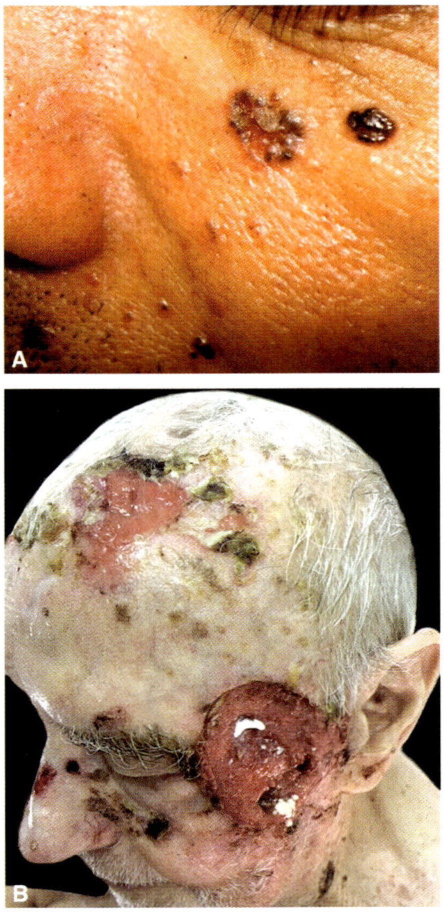

Figura 52.36 Síndrome do nevo basocelular. **A.** Observam-se, além das lesões bem estabelecidas, inúmeras outras em franco desenvolvimento (cortesia do Dr. Omar Lupi). **B.** Paciente idoso com múltiplos tumores agressivos.

Síndrome de Rombo

Ver item *Tricoepitelioma e tricoblastoma*, anteriormente.

Diagnóstico

É realizado com base na idade adulta do paciente e na morfologia da lesão, que é de crescimento lento, em geral na face e com aspecto perolado. Devemos suspeitar quando qualquer lesão passa a sangrar espontaneamente ou por mínimos traumas, crescimento súbito ou sintomatologia local. O exame histopatológico é decisivo. A dermatoscopia possibilita identificar critérios específicos para este diagnóstico. Novos métodos de imagem, como ultrassonografia, tomografia de coerência óptica e microscopia confocal por reflectância, permitem confirmar o diagnóstico, em especial quando houver a suspeita clínica.

Diagnóstico diferencial

Deve-se considerar: CEC, doença de Bowen, lúpus eritematoso, esclerodermia em placa, melanoma, ceratoses actínica, seborreica e liquenoide, nevo intradérmico, dermatoses ulceradas, pápula fibrosa do nariz, hiperplasia sebácea e dermatoses ulceradas e vegetantes de várias etiologias. A ceratose liquenoide se diferencia do CBC, sobretudo pela aparição súbita, enquanto alguns nevos intradérmicos o fazem por sua existência de longa data.

Evolução e prognóstico

A evolução é extremamente lenta (até vários anos); o prognóstico só passa a ser ruim dependendo da localização e da manifestação clínica (destruição da órbita ou do maciço central da face nas formas terebrantes). Na síndrome do nevo basocelular, temos recorrências frequentes, assim como novas lesões. Tumores localizados nos planos de fusão da pele (sulco nasogeniano, nasolabial e prega pré-auricular – "H da face" – Figura 52.37) têm maior chance de recidivar, assim como tumores maiores que 2 cm, CBC esclerodermiformes, com invasão perineural ou vascular e em pacientes imunodeprimidos (Figura 52.38).

A ausência de metástase no CBC é a regra (0,0028 a 0,005%); quando ocorre, se faz para os linfonodos, pulmão, ossos e fígado (Figura 52.39); cerca de 1/3 dos casos de metástase a distância se dá sem o envolvimento nodal. Nesses casos, o prognóstico muda radicalmente, com sobrevida média de 8 a 14 meses, e 10% apresentam sobrevida de 5 anos.

Pacientes que já apresentaram um CBC têm 10 vezes mais chance de apresentar um subsequente em comparação ao restante da população. Em situações habituais, o acompanhamento pode ser anual. Nos casos em que não houve excisão cirúrgica com margens livres, o acompanhamento médico deverá ser entre 3 e 6 meses.

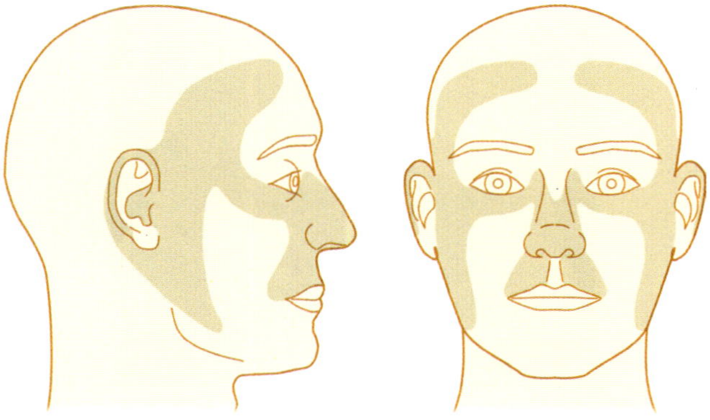

Figura 52.37 Áreas de fusão embrionária da face ("H da face"), portanto, com maior probabilidade de recidivar.

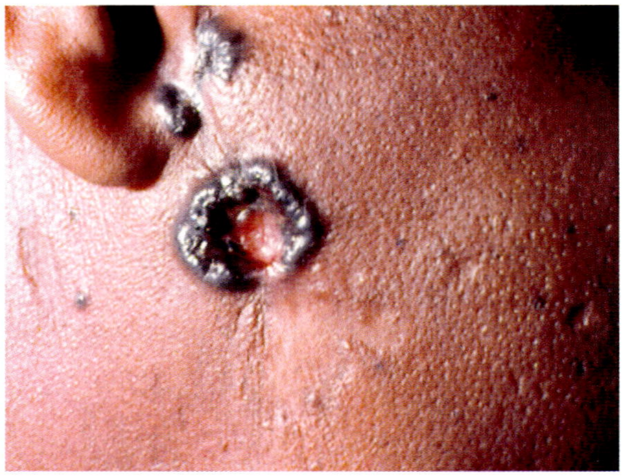

Figura 52.38 CBC – pigmentado com recidiva, localizado em plano de fusão.

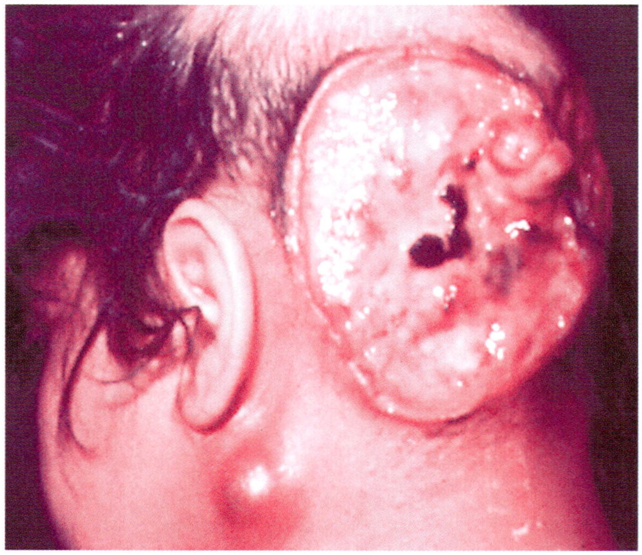

Figura 52.39 CBC – com metástase ganglionar.

Tratamento

Há vários métodos terapêuticos efetivos que estarão indicados em função do tamanho, localização, aspecto clínico, comorbidades, idade do paciente, se for recidivante ou não, disponibilidade técnica do meio e experiência do dermatologista, portanto, deve ser considerado um tratamento altamente individualizado. Exemplificando: o tratamento de lesão papulosa e globosa de pequenas dimensões pode ser feito por eletrodessecação seguida de curetagem; para evitar uma cicatriz menos estética, no caso de paciente jovem do sexo feminino, a exérese cirúrgica simples é a melhor indicação.

Para lesões menores de 1 cm, podem ser feitas curetagem simples, eletrodessecação e curetagem, ou o inverso e crioterapia. Nos CBC superficiais pode ser utilizado imiquimode a 5%, 5-fluoruracila ou terapia fotodinâmica (ver Capítulos 88 e 77, respectivamente). A criocirugia tem boa indicação para tumores menores que 1 cm na zona H da face ou até 2 cm, com limites bem definidos, não recidivantes e múltiplos.

A exérese cirúrgica está indicada e é o tratamento de escolha para a maioria dos CBC. Na forma nodular com margens bem definidas e menor que 2 cm, margens de 4 a 5 mm são adequadas. Para CBC maiores de 2 cm, esclerodermiformes, com padrão histológico agressivo, infiltração perineural ou recidivados, margens de 5 a 15 mm devem ser respeitadas e, preferentemente, com congelação peroperatória.

A rotação do retalho e o enxerto têm suas indicações nas lesões maiores. A cirurgia micrográfica de Mohs está indicada principalmente nos casos recidivantes, próximos aos olhos e no CBC esclerodermiforme (ver Capítulo 92). A radioterapia está bem indicada em pacientes muito idosos, debilitados ou com alto risco cirúrgico.

Uma conduta expectante pode ser adotada nos casos incompletamente excisados (*apenas* nas bordas laterais) e que não se trate de um tumor recorrente, histologicamente agressivo ou em região anatômica crítica, com maior chance de recidiva (H da face).

Os bloqueadores específicos das várias vias que compõem a família de receptores *Hedgehog* representam um avanço importante no tratamento de doenças como síndrome do nevo basocelular e xeroderma pigmentoso. O primeiro inibidor da via descoberto foi a ciclopamina, um esteroide alcaloide, a partir do qual muitos outros agentes foram derivados, com melhores propriedades farmacológicas. Um deles, o vismodegibe (Erivedge®), inibidor de grande potência da proteína SMO, teve como aprovação inicial de uso CBC inoperáveis ou metastáticos, na dose de 150 mg/dia ou mais, VO, com resposta geralmente temporária (menos de 2 anos) em cerca de 60% para os inoperáveis e de 48% para os metastáticos. Recentemente, também tem sido empregado na síndrome do nevo basocelular. Entre os efeitos adversos estão espasmos musculares, alopecia, disgeusia, perda de peso, hepatotoxicidade, fadiga, teratogenicidade, entre outros. O sonidegibe (Odomzo®) também atua na via *Hedgehog*, é igualmente efetivo e tem as mesmas indicações. A dose preconizada é de um comprimido de 200 mg, tomado 1 h antes ou 2 h após a refeição, para a população adulta. O cemiplimabe, um anticorpo anti-PD-1, é muito efetivo no tratamento de CBC localmente invasivo, em paciente sem condições cirúrgicas ou metástatico, 350 mg, a cada 3 semanas, por 6 semanas (ver Capítulo 53, item *Melanoma*, subitem *Tratamento*).

Profilaxia

É necessário educar a população no sentido de evitar a exposição solar desde o início da vida, ou expor-se sempre protegido, inclusive com o uso de roupas e de protetores solares adequados. Isso é útil, sobretudo para as pessoas que frequentam praia, mas elas não devem entender esse uso como um "passaporte" para a exposição ao sol. Evitar o uso de arsênico e alcatrão.

Carcinoma espinocelular (carcinoma epidermoide)

Conceito

Trata-se de uma neoplasia maligna, isto é, com capacidade de invasão local e de metastatizar, originária das células epiteliais do tegumento (pele e mucosa), com certo grau, maior ou menor, de diferenciação no sentido da ceratinização; são exceções a este último aspecto os carcinomas espinocelulares (CEC), altamente indiferenciados.

Epidemiologia

Ocorre em todas as raças; sua frequência é menor que a do carcinoma basocelular (CBC); no entanto, de algum modo, é elevada (cerca de 20% dos cânceres cutâneos). Ocorre com mais frequência no sexo masculino (54%) e após a 6ª década de vida (é mais tardio que o CBC). Outros dados de interesse estão no texto sobre carcinogênese (ver Capítulo 51).

Etiopatogenia

A etiopatogenia foi discutida no início do Capítulo 51. Relaciona-se de maneira direta com exposição solar e é o mais frequente dos tumores relacionados com a imunossupressão. Algumas síndromes genéticas estão associadas ao seu aparecimento, como xeroderma pigmentoso, albinismo oculocutâneo, epidermodisplasia verruciforme, entre outras. Medicamentos favorecem seu desencadeamento, como o uso crônico de tiazídicos, e, com incidência muito maior, o uso do voriconazol, mesmo por tempo limitado.

Histopatologia

O aspecto histopatológico do CEC é o de uma hiperplasia, em ninhos ou cordões, de células epiteliais com certa tendência à ceratinização e com anaplasia celular, invadindo a derme; as pérolas córneas são muito expressivas (Figuras 52.40 e 52.41). Quanto mais desdiferenciada a neoplasia, maior sua malignidade; daí a classificação de Broders em quatro grau. No grau I, a diferenciação é expressiva (> 75%), vendo-se inúmeros aspectos

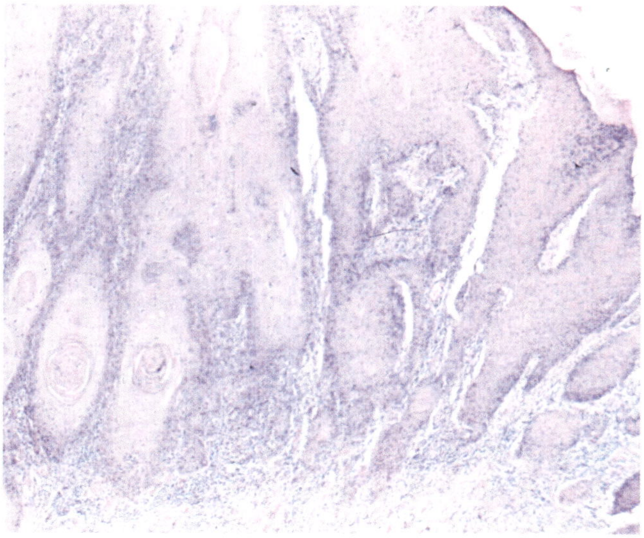

Figura 52.40 CEC – massas de células escamosas invadindo a derme: pérolas córneas. (Cortesia da Dra. Airá Novello Vilar.)

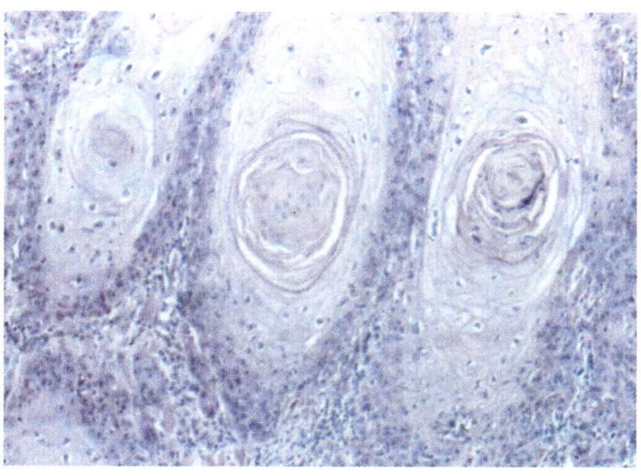

Figura 52.41 CEC – em maior aumento. (Cortesia da Dra. Airá Novello Vilar.)

da ceratinização, enquanto no grau IV, as células são totalmente indiferenciadas (< 25% de diferenciação) e, portanto, não há qualquer aspecto de ceratinização (é um tumor inteiramente anaplásico); entre esses dois graus, colocamos o II e o III (> 50% e > 25% de diferenciação, respectivamente). Essa é uma classificação, até certo ponto, pouco precisa, pois somente considera o grau de diferenciação, desprezando a profundidade da invasão e o número de mitoses. Variantes histológicas raras são adenoide acantolítica e de células claras. Uma variante clinicopatológica raríssima (0,01%) é a pigmentada, que tem localização preferencialmente, mucosa.

Clínica

Pode surgir em pele sã, embora origine-se mais frequentemente em pele alterada por um processo anterior. Entre as lesões que originam os CEC, destacamos ceratoses actínicas e tóxicas, radiodermites, úlceras crônicas, doenças cutâneas crônicas (lúpus vulgar, lúpus eritematoso), cicatrizes antigas, sobretudo de queimaduras (úlceras de Marjolin) e certas genodermatoses (xeroderma pigmentoso, albinismo). Quer se instale em pele sã ou em pele previamente comprometida, a lesão inicial surge como uma pequena pápula com certo grau de ceratose. Seu crescimento é mais rápido do que nos CBC, isto é, evolui ao longo de poucos meses: ocorre no sentido vertical para fora (vegetante) ou para dentro (invasão para a derme e hipoderme); o crescimento pode ser no sentido longitudinal, resultando em área de infiltração mais palpável do que visível, o que é relativamente comum no lábio inferior e em mucosas, de maneira geral. Além do crescimento, um ponto de referência importante é o sangramento discreto, embora frequente. Como resultado, temos lesões ulceradas de crescimento contínuo, ulcerovegetantes, vegetações verrucosas (secas) ou condilomatosas (úmidas), infiltrações e, menos frequentemente, nódulos.

As localizações mais comuns são as áreas expostas ao sol, sobretudo face e dorso das mãos; o tronco (dependendo dos hábitos e da raça)) também é um local de acometimento. Nos negros, essa localização preferencial nas áreas expostas não é válida, pelo papel protetor da melanina; no entanto, é digna de nota a elevada frequência de CEC nos membros inferiores, em negros de determinadas regiões (bantos), devido à frequência de úlceras tórpidas, traumatismo e cicatrizes nessas áreas. Em Papua-Nova Guiné e em Uganda, a frequência dos CEC nos membros inferiores é, respectivamente, de 79 e 80%, enquanto, na cabeça e pescoço, diminui para 7 e 13% em cada; essa observação contrasta com os brancos do Texas, nos quais a localização na cabeça e pescoço é de 81%. O CEC corresponde a 90 a 95% das neoplasias malignas da mucosa oral, com localização preferencial na borda lateral da língua e no assoalho oral (Figuras 52.42 a 52.47).

Em geral, e com certo valor prático, verifica-se que os carcinomas acima de uma linha que vai da comissura labial ao lóbulo da orelha são CBC, enquanto os abaixo são CEC; ao contrário dos CBC, os CEC surgem, com certa frequência, nas mucosas e semimucosas (boca, lábio inferior, glande e vulva). É relevante a transformação da queilite actínica do lábio inferior (em razão da incidência da radiação solar) em CEC; nesse caso, observa-se apenas uma superfície erosiva e sangrante, no entanto, com infiltração à palpação. Outro ponto importante é o das leucoplasias; essas lesões brancas, sobretudo as decorrentes do fumo, quando começam a erosar, ulcerar e sangrar, já indicam transformação maligna. O HPV está implicado na gênese do CEC da base da língua e da orofaringe, assim como do reto, sobretudo em homens que fazem sexo com homens.

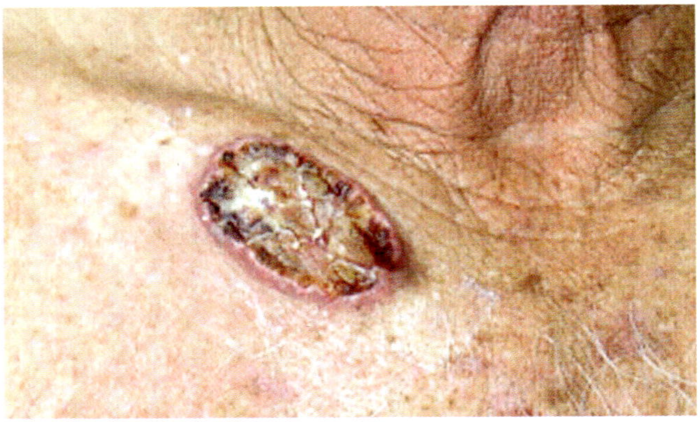

Figura 52.42 CEC – lesão ulcerada com ceratose central em pele fotoenvelhecida.

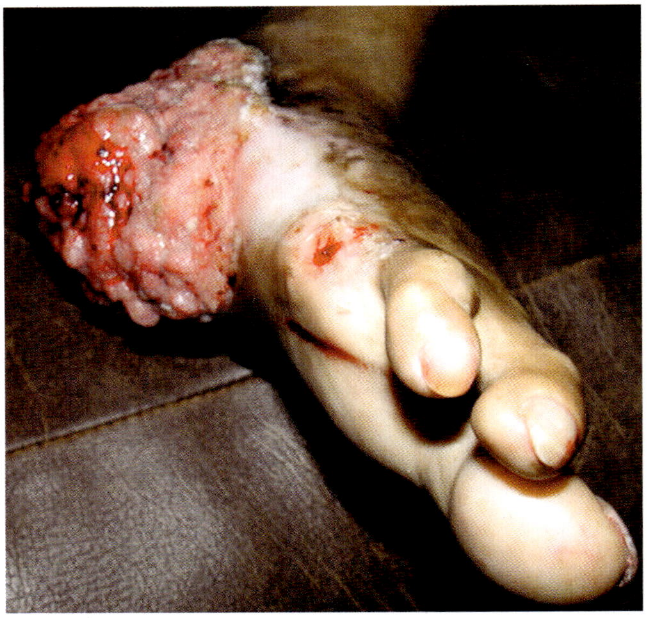

Figura 52.43 CEC – pé.

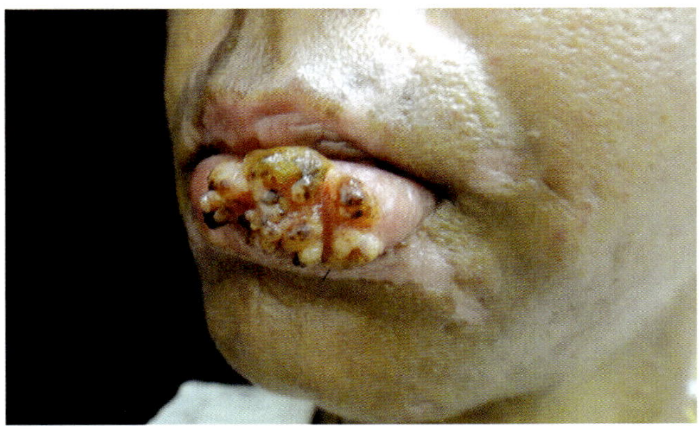

Figura 52.44 CEC – lábios. (Cortesia do Dr. André R. Adriano.)

O CEC apresenta maior capacidade de metastatizar quando localizado em superfície mucosa do que em semimucosa, e nesta maior do que na pele. No CEC do lábio, glande ou vulva, a ocorrência de metástase ganglionar é precoce; os gânglios

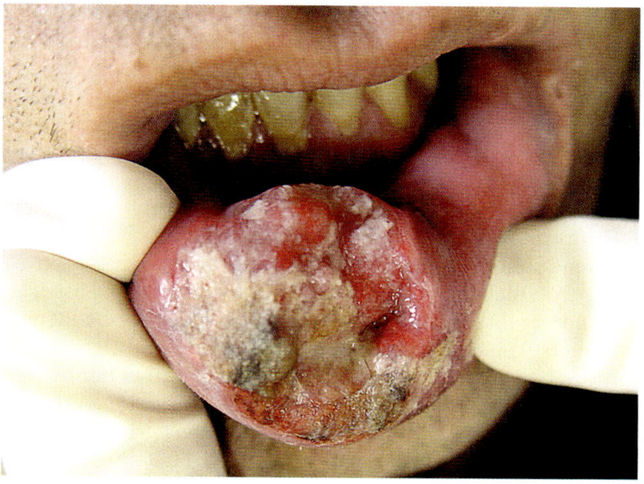

Figura 52.45 CEC – lábios. A infiltração é uma característica importante quando de localização mucosa. (Cortesia da Dra. Luiza S. Guedes.)

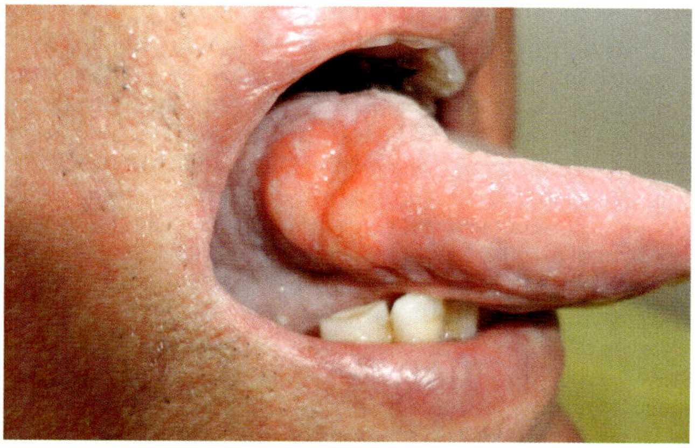

Figura 52.46 CEC – língua. (Cortesia do Dr. André R. Adriano.)

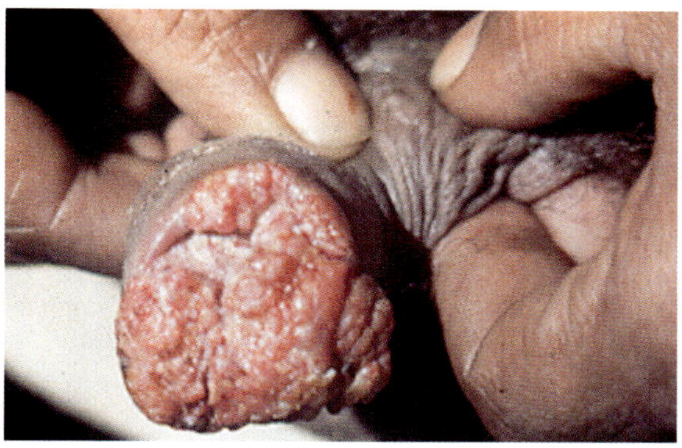

Figura 52.47 CEC – pênis.

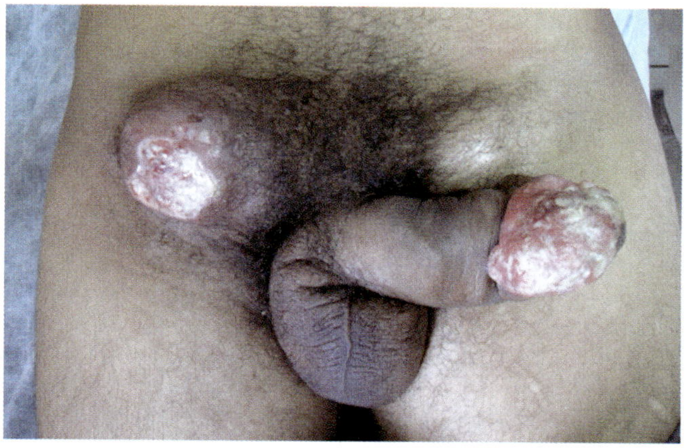

Figura 52.48 CEC – lesão ulcerovegetante no pênis, acompanhada de metástase bilateral. (Cortesia do Dr. Vitor Azulay.)

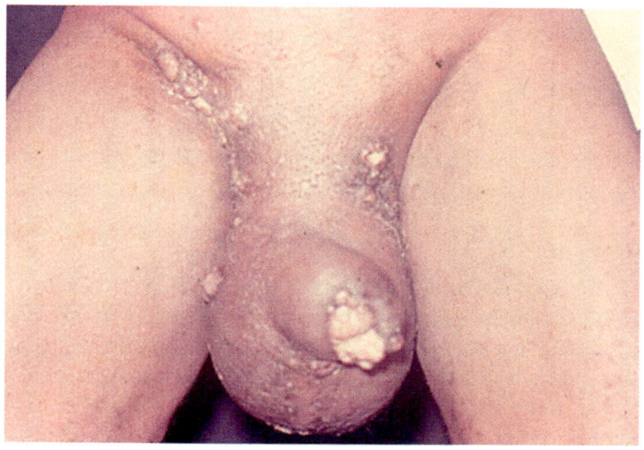

Figura 52.49 CEC metastático.

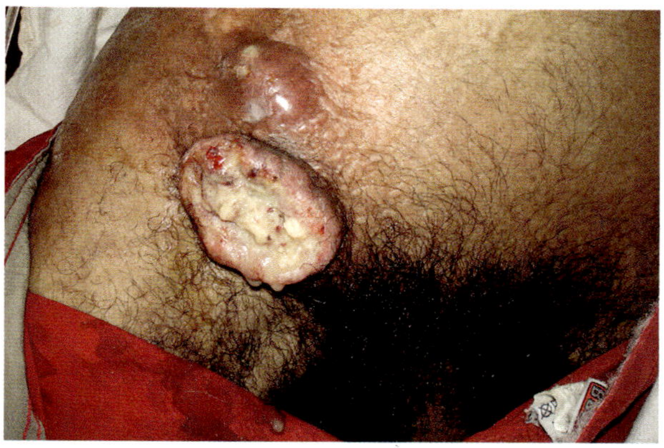

Figura 52.50 CEC – com metástase ganglionar. O paciente tinha epidermólise bolhosa distrófica. (Cortesia da Dra. Luciana E. S. Saraiva.)

crescem de volume, tornam-se duros, inicialmente móveis; contudo, depois, aderem entre si aos planos superficial e profundo, terminando em ulceração. Posteriormente, surgem metástases, por via hematogênica, em vários órgãos (pulmões, fígado, SNC, pele e ossos). A frequência de metástase do CEC também varia de acordo com a lesão de origem; assim: ceratose actínica 0,5%; cicatriz de queimadura 17%; radiodermite crônica 20%; e fístula de osteomielite crônica 31% (Figuras 52.48 a 52.50).

Em pacientes imunossuprimidos, o CEC é a neoplasia de aparecimento mais frequente (64,1%), seguida pelo CBC (17,9%) e doença de Bowen (10,2%) e carcinoma basoescamoso (5,1%). Esse estudo contou com 1.736 transplantados renais. Recorrência após excisão inicial ocorreu em 41%, confirmando uma reconhecida maior agressividade nestes pacientes. O vemurafenibe – utilizado no tratamento do melanoma metastático – é capaz de desencadear CEC em mais de 20% dos pacientes rapidamente (< 2 meses).

Diagnóstico

Lesão ceratósica de crescimento progressivo, que se instala em pele sã e/ou, preferencialmente, em pele já comprometida, em pessoas adultas, leva à suspeita de CEC, impondo-se o exame histopatológico. A biopsia deve ser realizada, sem nenhum inconveniente, o mais rapidamente possível.

Diagnóstico diferencial

Deve ser feito com CBC, melanoma amelanótico, granuloma piogênico, lesões ulceradas, vegetantes ou ulcerovegetantes de várias etiologias (micoses sistêmicas e subcutâneas – acrônimo PLECT –, cancro duro, donovanose etc.) e, sobretudo, com o ceratoacantoma. Nesse caso, a principal diferença clínica é a velocidade de crescimento, que é muito mais rápida no ceratoacantoma, assim como o aspecto da lesão. A maior dificuldade reside no diagnóstico diferencial, sobretudo histopatológico, com a hiperplasia pseudocarcinomatosa, que ocorre em processos ulcerados crônicos, inclusive com a donovanose, cujo aspecto clínico também é sugestivo; às vezes, impõem-se várias biopsias e cortes seriados para que o diagnóstico seja feito com mais segurança.

Evolução e prognóstico

A evolução do CEC é lenta, no entanto, bem mais rápida que a do CBC. Seu prognóstico é mais grave que o do CBC, em virtude de possibilidade, mais cedo ou mais tarde, de metastatização.

Tratamento

É idêntico ao do CBC, com alguns pequenos reparos. A curetagem simples não tem indicação; a eletrodessecação seguida de curetagem pode ser usada para lesões de até 10 mm. A criocirurgia pode ser empregada. A terapêutica ideal é a cirurgia, com ampla possibilidade de cura. A quimioterapia e/ou radioterapia são tratamentos coadjuvantes frequentemente empregados no tratamento de lesões maiores com sucesso; o esvaziamento ganglionar somente é indicado quando houver comprometimento ganglionar e possibilidade de cura; é rotineiramente indicado no tratamento do CEC de língua. O cemiplimabe, um anticorpo anti-PD-1, é muito efetivo no tratamento de CEC extenso em paciente sem condições cirúrgicas ou metastático, 350 mg, a cada 3 semanas, por 6 semanas (ver Capítulo 53, item *Melanoma, Tratamento*).

Profilaxia

Idêntica à dos CBC; é necessário tratar as ceratoses e as úlceras crônicas, bem como orientar os pacientes quanto à possibilidade de cancerização, devendo retornar imediatamente ao médico se for notada qualquer alteração em suas cicatrizes viciosas ou de radiodermite.

Carcinoma verrucoso

Conceito

É tipo especial de CEC. É consenso que são apenas variações topográficas as três apresentações mais representativas dessa entidade nosológica. São elas: carcinoma verrucoso plantar (carcinoma *cuniculatum*), carcinoma verrucoso da região anourogenital (condiloma acuminado gigante de Buschke-Löwenstein) e carcinoma verrucoso da cavidade oral (papilomatose oral florida, tumor de Ackerman).* Trata-se de um carcinoma espinocelular de baixa malignidade, capaz de causar raramente metástases para linfonodos regionais. É de crescimento lento, inicialmente exofítico, verrucoso, que acaba por invadir em profundidade os tecidos subjacentes. A histopatologia revela alto grau de diferenciação celular, quase sempre com ausência de atipias, diagnosticado erroneamente com frequência como verruga vulgar.

Há, portanto, necessidade de correlação clinicopatológica. Encontramos ainda feixes tumorais largos, bem como aspecto de pseudocistos cheios de queratina, por vezes com pus, invadindo a derme. Aliás, o termo *cuniculatum* advém desse aspecto, pois lembra toca de coelho, o que ocorre com maior frequência na região plantar. Deve-se suspeitar também desse diagnóstico sempre que a lesão for recidivante à terapêutica habitual e, inclusive, fazer biopsia mais profunda, se necessário, sobretudo nessas localizações. A etiologia está relacionada principalmente com o HPV, sendo os tipos 2, 6, 11, 16, 18 e 34 os mais frequentemente encontrados. Substâncias químicas derivadas do tabaco também são implicadas na gênese do processo na cavidade oral.

*Lauren V. Ackerman, portanto, não confundir com o dermatopatologista A. Bernard Ackerman.

Condiloma de Buschke-Löwenstein

A localização mais frequente do condiloma de Buschke-Löwenstein (CB-L) é a peniana, sobretudo de não circuncidados. Outras localizações são vaginal, cervical, perianal e perirretal. Na bexiga, relaciona-se frequentemente com a esquistossomíase (*S. haematobium*). A lesão é exofítica, francamente tumoral e pode alcançar enormes proporções. A adenopatia-satélite muitas vezes deve-se à infecção secundária que ocorre quando há ulceração.

Epitelioma cuniculatum

Ocorre mais na região plantar de homens. Inicialmente vegetante, o tumor torna-se também endofítico pela própria deambulação. A compressão pode dar saída a material purulento por meio de fístulas múltiplas, o que produz odor desagradável. Onicólise eventualmente ocorre, assim como a transposição interóssea do tumor. Deve-se considerar, no diagnóstico diferencial, micetoma (Figuras 52.51 a 52.53).

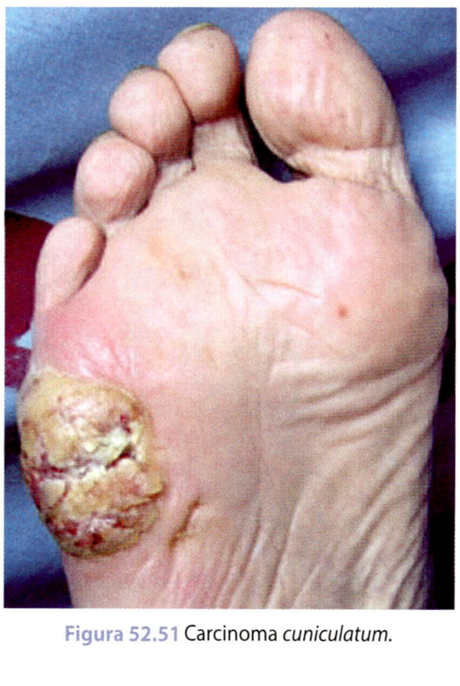

Figura 52.51 Carcinoma *cuniculatum*.

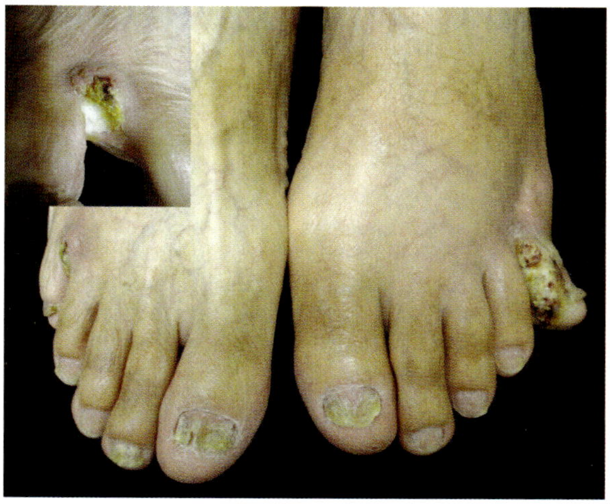

Figura 52.52 Carcinoma *cuniculatum* bilateral. Situação extremamente rara. (Cortesia do Dr. Cláudio Lerer.)

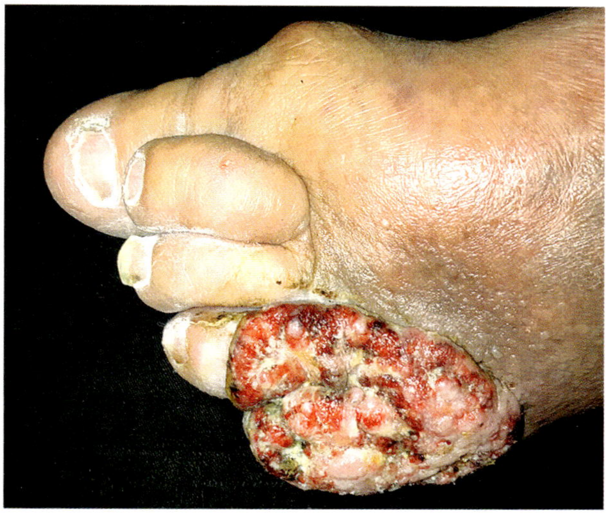

Figura 52.53 Carcinoma *cuniculatum*. (Cortesia do Dr. Edgar Ollague.)

Papilomatose oral florida

A papilomatose oral florida (POF) representa em torno de 5% de todos os carcinomas orais. Ocorre mais na mucosa geniana, mas também na laringe, faringe, entre outras. Muitas vezes, advém de leucoplasia. A lesão é inicialmente papilomatosa, vegetante, de crescimento lento, acabando por invadir o periósteo (Figura 52.54). Linfonodos aumentados também podem ser devidos à infecção secundária.

Carcinoma verrucoso cutâneo

É o termo empregado para os demais carcinomas verrucosos que surgem na pele e que não têm as localizações características descritas anteriormente. É bem mais raro. Já foi descrito em diversos locais e, também, em coto de amputação, úlceras crônicas e cicatrizes de qualquer natureza.

Evolução

Evolução para CEC agressivo pode ocorrer, sobretudo após radioterapia. O prognóstico é relativamente bom, principalmente se for diagnosticado precocemente e tratado de maneira adequada. O óbito advém por destruição local.

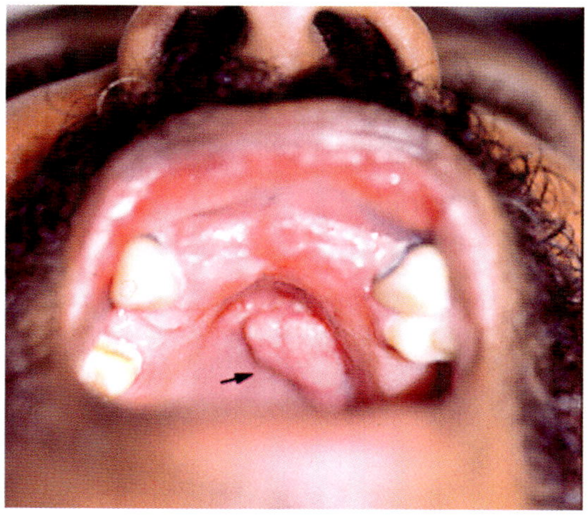

Figura 52.54 Papilomatose oral florida.

Tratamento

É eminentemente cirúrgico e, de preferência, com controle microscópico operatório. Ressonância magnética ou tomografia computadorizada pode ajudar na avaliação da invasividade do tumor. Amputação de pênis, vulva, pododáctilos, pé ou cirurgia desfigurante podem ser medidas necessárias. O uso profilático ou não de imiquimode intrarretal ou anal pode ser eficaz no tratamento de lesões de CB-L já tratadas previamente por meio de cirurgia. O uso de metotrexato prévio à cirurgia na POF diminui a extensão desta.

Carcinoma de células de Merkel

Conceito

Tem como sinonímia carcinoma neuroendócrino, carcinoma trabecular e merkeloma. A microscopia eletrônica revelou a existência de grânulos neuroendócrinos e, portanto, com origem nas células de Merkel (ver Capítulo 1, item *Célula de Merkel*). Acomete mais idosos e é indiferente quanto ao sexo. Biologicamente agressivo, pode ser inicialmente de difícil diagnóstico e, se não tratado adequadamente, é de mau prognóstico.

Etiopatogenia

Recentemente, foi identificado um novo poliomavírus integrado às células do próprio carcinoma de Merkel (CM), sendo denominado "polioma das células de Merkel", um fator ou cofator etiológico; é encontrado em 80% desses pacientes. Há dois casos descritos recentemente de associação de carcinoma de células de Merkel com epidermodisplasia verruciforme. Estudos citogenéticos demonstram deleções, translocações e trissomia dos cromossomos 1, 11 e 13.

Clínica

Em geral, é nódulo solitário, firme, de cor variando do eritema ao purpúrico, de tamanho médio em torno de 2,5 cm. Cerca de 10% ulceram. Localiza-se igualmente, na maioria das vezes, na cabeça ou extremidades. Infrequentemente são múltiplos em uma mesma região ou disseminados.

Histopatologia

A patologia é típica e caracteriza-se por cordões ou feixes de células tumorais na derme invadindo o subcutâneo. As células são uniformes e apresentam núcleo escasso, redondo, vesicular e citoplasma pouco definido. Em geral, os grânulos neuroendócrinos estão presentes em pequenas quantidades e a coloração pela prata não os evidencia. A confirmação do diagnóstico é feita pela microscopia eletrônica ou imuno-histoquímica; é típica a marcação para citoqueratina 20.

Diagnóstico diferencial

O diagnóstico diferencial, tanto clínico quanto patológico, inclui linfoma, *oat cell* carcinoma, metástase de tumores indiferenciados. Em muitos casos, as hipóteses clínicas iniciais foram granuloma piogênico, carcinoma espinocelular, melanoma (inclusive amelanótico), ceratoacantoma e carcinoide metastático.

Tratamento

O tratamento consiste, em caso de lesão única, em ressecção cirúrgica ampla (2,5 a 3,0 cm de margem), pois é alta a taxa de recorrência. Pode ser realizada a cirurgia micrográfica de Mohs; radioterapia é frequentemente utilizada como terapia coadjuvante. Linfadenectomia regional é indicada, pois mais da metade dos pacientes apresenta linfonodos comprometidos. O avelumabe, que é uma imunoterapia anti-PDL-1, padrão-ouro, está indicado como monoterapia para CM metastático na dose de 800 mg, IV, a cada 14 dias. Morte por metástases ocorre em 25% dos casos. Mulheres têm melhor prognóstico que homens (ver Capítulo 53, item *Melanoma, Tratamento*).

Neoplasias malignas dos anexos

São neoplasias raras com aspectos clínicos pouco característicos, muitas vezes ulceradas; o diagnóstico é sempre histopatológico. De qualquer maneira, destacamos alguns dados de interesse:

- os adenocarcinomas sebáceos (Figura 52.55) são mais benignos que os sudoríparos
- os adenocarcinomas sebáceos localizam-se mais frequentemente na cabeça e no pescoço; entre eles, destaca-se o da glândula de Meibomio (pálpebras). Pode ser classificado em ocular e extraocular
- os adenocarcinomas sudoríparos écrinos dão metástases precoces e frequentes. Quando muito indiferenciados, sua origem écrina é dada pela imuno-histoquímica, que confirma a existência de amilofosforilase e succinodesidrogenase, enzimas específicas; a existência de grânulos PAS+ resistentes à diástase é evidência da natureza sudorípara. O porocarcinoma corresponde a cerca de 50% das malignidades écrinas
- os adenocarcinomas apócrinos localizam-se nas axilas, na vulva, nas aréolas mamárias e no conduto auditivo externo; dão metástases precocemente; quando muito indiferenciados, a sua origem apócrina é dada pela imuno-histoquímica, que confirma a existência de fosfatases ácidas, β-glicuronidase ou proteína da doença fibrocística da mama, que são enzimas específicas; a existência de grânulos PAS+ resistentes à diástase é evidência da natureza sudorípara.

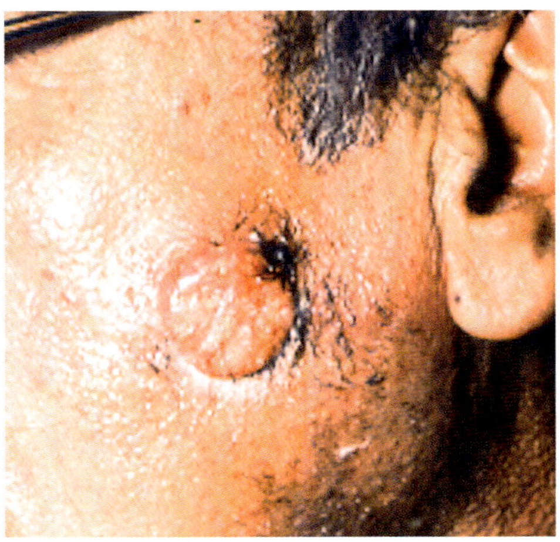

Figura 52.55 Carcinoma sebáceo. Localização mais frequente. (Cortesia da Dra. Gabriela Salgado.)

Bibliografia

Neoplasias benignas da epiderme

Ackerman AB, Reddy VB, Soyer HP. Neoplasms with follicular differentiation. 2nd ed. New York: Ardor Scrinbendi; 2001. p. 1109.

Alkhalifah A, Fransen F, Le Duff F *et al.* Laser treatment of epidermal nevi: A multicenter retrospective study with long-term follow-up. *J Am Acad Dermatol.* 2020 Dec;83(6):1606-15.

Becker SW, Reuter MJ. A familial pigmentary anomaly. *Arch Dermatol.* 1939 Dec;40(6):987-98.

Chagas DF, Diniz LM, Badaró BA, Lucas EA. Ceratoses seborreicas múltiplas em local previamente irradiado. *An Bras Dermatol.* 2020;95(6):771-3.

Chu EY, Wanat KA, Miller CJ *et al.* Diverse cutaneous side effects associated with BRAF inhibitor therapy: a clinicopathologic study. *J Am Acad Dermatol.* 2012 Dec;67(6):1265-72.

Cosendey FE, Martinez NS, Bernhard GA *et al.* Becker nevus syndrome. *An Bras Dermatol.* 2010 May-Jun;85(3):379-84.

Cunha Filho PR, Almeida Junior HL, Cartell A. Nevo epidérmico manifestando-se como hiperceratose do mamilo e aréola. *An Bras Dermatol.* 2006 Jul-Ago;81(4):377-9.

Happle R, Koopman RJ. Becker nevus syndrome. *Am J Med Genet.* 1997 Jan 31;68(3):357-61.

Jang EJ, Lee JY, Kim MK, Yoon TY. Warty dyskeratoma involving two adjoining follicles. *Ann Dermatol.* 2011 Feb;23(1):98-100.

Juratli HA, Jagle S, Theiler M *et al.* The novel pathogenic NEK9 variants in patients with nevus comedonicus: A case series. *J Am Acad Dermatol.* 2022 Apr;86(4):958-60.

Machado A, Cintra ML. Nevos epidérmicos tratados com *laser* de CO_2. *Med Cut Iber Lat Am.* 2000 Jul;28(5):262-5.

Martins Filho PR, Brasileiro BF, Piva MR *et al.* Caso familiar de nevo branco esponjoso oral: uma rara condição hereditária. *An Bras Dermatol.* 2011 Jul-Aug;86(4 Suppl 1):S39-41.

Mendoza ILI, Mosqueda-Taylor A, Aguirre-Urizar JM. Focal acantholytic dyskeratosis: a multifocal verrucous presentation in the oral cavity. *Int J Dermatol.* 2021 Feb;60(2):107-9.

Monari P, Farisoglio C, Gualdi G *et al.* Multiple eruptive clear cell acanthoma. *J Dermatol Case Rep.* 2010 Nov 19;4(2):25-7.

Polubothu S, Riachi M, Stadnik P *et al.* Inflammatory linear verrucous epidermal nevus should be genotyped to direct treatment and genetic couseling. *J Am Acad Dermatol.* 2024 Jun;90(6):1279-80.

Schier RM, Rasty G. Vulvar seborrheic keratosis. *J Obstet Gynaecol Can.* 2007 Dec;29(12):967-8.

Shah KR, Boland CR, Patel M *et al.* Cutaneous manifestations of gastrintestinal disease: part I. *J Am Acad Dermatol.* 2013 Feb;68(2):189.e1-21; quiz 210.

Siqueira CRS, Miot HA. Inflammation of multiple seborrheic keratoses induced by chemotherapy with gemcitabine. *An Bras Dermatol.* 2009 Jul-Aug;84(4):410-3.

Scanni G. Topical calcipotriolas anew therapeutic option for the treatment of clear cell acanthoma. *An Bras Dermatol.* 2014 Set-Out;89(5):803-5.

Songu M, Adibelli H, Diniz G. White sponge nevus: clinical suspicion and diagnosis. *Pediatr Dermatol.* 2012 Jul-Aug;29(4):495-7.

Sugarman JL. Epidermal nevus syndromes. *Semin Cutan Med Surg.* 2007 Dec;26(4):221-30.

Tempark T, Shwayder T. Clear cell acanthoma. *Clin Exp Dermatol.* 2012 Dec;37(8):831-7.

Neoplasias benignas foliculares

Almeida Junior HL, Ann R, Boling M, Mendonça R. Tricoepitelioma desmoplástico. *An Bras Dermatol.* 2001 Jul-Ago;76(4):459-62.

Almeida VOC, Camargo ACM, Ataíde MS *et al.* Pilomatricoma ossificante perfurante gigante. *An Bras Dermatol.* 2024;99:747-9.
Anzalone CL, Cohen PR. Generalized eruptive keratoacanthomas of Grzybowski. *Int J Dermatol.* 2014 Feb;53(2):131-6.
Blake PW, Toro JR. Update of cylindromatosis gene (CYLD) mutations in Brooke-Spiegler syndrome: novel insights into the role of deubiquitination in cell signaling. *Hum Mutat.* 2009 Jul;30(7):1025-36.
Chan JJL, Tey HL. Multiple pilomatricomas: case presentation and review of the literature. *Dermatol Online J.* 2010 Apr 15;16(4):2.
Chu EY, Wanat KA, Miller CJ *et al.* Diverse cutaneous side effects associated with BRAF inhibitor therapy: a clinicopathologic study. *J Am Acad Dermatol.* 2012 Dec;67(6):1265-72.
Cunha Filho RR, Gervini RL, Cartell A. Você conhece esta síndrome? *An Bras Dermatol.* 2005;80:639-42.
Delfino M, Monfrecola G, Ayala F *et al.* Multiple familial pilomatricomas: a cutaneous marker for myotonic dystrophy. *Dermatologica.* 1985;170(3):128-32.
Endo M, Yamamoto T. Um caso de múltiplos pilomatricomas perfurantes. *An Bras Dermatol.* 2022;97(2):263-4.
Fuller EN, Garcia MS, Fung MA, Eisen DB. Familial facial papules. Birt-Hogg-Dubé syndrome. *Int J Dermatol.* 2012 Nov;51(11):1279-81.
Gualdi G, Frasci F, Amerio P. Post-surgical eruptive keratoacanthoma: Koebner is not enough. *Int J Dermatol.* 2022 Jun;61(6):767-8.
Höpfl RM, Schir MM, Fritsch PO. Keratoacanthomas: human papillomavirus associated? *Arch Dermatol.* 1992 Apr;128(4):563-4.
Lam KH, Lee SK, Lee IJ *et al.* Características clinicopatológicas e imuno-histoquímicas do pilomatricoma bolhoso: estudo retrospectivo, unicêntrico e comparação com o pilomatricoma comum. *An Bras Dermatol.* 2024 Maio-Jun;99(3):362-9.
Michaëlsson G, Olsson E, Westermark P. The Rombo syndrome: a familial disorder with vermiculate atrophoderma, milia, hypotrichosis, trichoepitheliomas, basal cell carcinomas and peripheral vasodilation with cyanosis. *Acta Derm Venereol.* 1981;61(6):497-503.
Pimentel MIF, Segura MT, Silva MR. Pilomatricoma. *An Bras Dermatol.* 1991 Jan-Fev;66(1):15-8.
Toro JR, Glenn G, Hou L *et al.* Facial papules, spontaneous pneumothorax, and renal tumors. *J Am Acad Dermatol.* 2003 Jan;48(1):111-4.
Valenzuela MR, Navea OD, Etchart MC. Tricoepitelioma desmoplásico. *Rev Chil Fermatol.* 1997;13(1):58.
Van den Ouweland AM, Elfferich P, Lamping R *et al.* Identification of a large rearrangement in CYLD as a cause of familial cylindromatosis. *Fam Cancer.* 2011 Mar;10(1):127-32.
Vela RAR, Polettini J, Marques MEA *et al.* Detecção e genotipagem de papilomavírus humano em lesões de ceratoacantoma solitário de pacientes imunocompetentes. *An Bras Dermatol.* 2007;82(1):35-40.

Neoplasias benignas sebáceas

Idriss MH, Elston DM. Secondary neoplasms associated with nevus sebaceus of Jadassohn: A study of 707 cases. *J Am Acad Dermatol.* 2014 Feb;70(2):332-7.
John AM, Schwartz RA. Muir-Torre syndrome: An update and approach to diagnosis and management. *J Am Acad Dermatol.* 2016 Mar;74(3):558-66.
Kruse E, Rohrschneider K, Burk RO, Völcker HE. Nevus sebaceus of Jadassohn associated with macro optic discs and conjunctival choristoma. *Arch Ophthalmol.* 1998 Oct;116(10):1379-81.
Le S, Ansari U, Mumtaz A *et al.* Lynch Syndrome and Muir-Torre Syndrome: An update and review on the genetics, epidemiology, and management of two related disorders. *Dermatol Online J.* 2017 Nov 15;23(11):13030/qt8sg5w98j.
Morency R, Labelle H. Nevus sebaceus of Jadassohn: a rare oral presentation. *Oral Surg Oral Med Oral Pathol.* 1987 Oct;64(4):460-2.
Stokmans M, Colpaert SDM, Opsomer M *et al.* Retinoid use in Muir-Torre syndrome: a forgotten miracle drug. *Int J Dermatol.* 2023 Nov;62(11):1421-2.
Zanini M, Wilkan C, Paschoal LHC. Organoid nevus or Jadassohn's sebaceous nevus: a discussion. *Med Cut Iber Lat Am.* 2003;31(2): 121-2.
Zhou AG, Antaya RJ. Topical sirolimus therapy for nevus sebaceous and epidermal nevus: A case series. *J Am Acad Dermatol.* 2022 Aug;87(2):407-9.

Neoplasias benignas das glândulas sudoríparas écrinas

Blake PW, Toro JR. Update of cylindromatosis gene (CYLD) mutations in Brooke-Spiegler syndrome: novel insights into the role of deubiquitination in cell signaling. *Hum Mutat.* 2009 Jul;30(7):1025-36.
Bumgardner AC, Hsu S, Nunez-Gussman JK *et al.* Trichoepiteliomas and ecrine spiradenomnas with spiradenoms/cylindroma overlap. *Int J Dermatol.* 2005 May;44(5):415-7.
Gimenez JCM, Martinez FC. Siringoma condroide: aspectos clínico-histopatológicos. *Med Cut ILA.* 1983;31:159-62.
Hurt MA, Weedon D. Weedon D. *Weedon's Skin Pathology.* 3rd ed. London: Churchill Livingstone Elsevier; 2010. Section 7. p. 760-762; 785-787.
Mahlberg MJ, McGinnis K, Draft KS. Multiple ecrine poromas in the setting of total body irradiation and immunosupression. *J Am Acad Dermatol.* 2006 Aug;55(2 Suppl):S46-9.
Nicolino R, Zalaudek I, Ferrara G *et al.* Dermoscopy of eccrine poroma. *Dermatology.* 2007;215:160-3.
Santos OLR, Silva CM, Souto LA *et al.* Siringoma condroide: análise de quatro casos. *An Bras Dermatol.* 1992 Jul-Ago;67(4):145-50.
Schepis C, Siragusa M, Palazzo R *et al.* Perforating milia-like idiopathic calcinosis cutis and periorbital syringomas in a girl with Down syndrome. *Pediatr Dermatol.* 1994 Sep;11(3):258-60.

Neoplasias benignas das glândulas apócrinas

Briggs PL, Krapienis J. Siringocistoadenoma papilífero apócrino: relato de caso. *An Bras Dermatol.* 1997 Jan-Fev;72(1):84-92.

Neoplasias malignas da epiderme

Ackerman LV. Verrucous carcinoma of the oral cavity. *Surgery.* 1948 Apr; 23(4):670-8.
Boyd KP, Vincent B, Andea A *et al.* Nonmalignant cutaneous findings associated with vemurafenib use in patients with metastatic melanoma. *J Am Acad Dermatol.* 2012 Dec;67(6):1375-9.
Brownstein MH, Shapiro L. Verrucous carcinoma of skin: epitelioma cuniculatum plantare. *Cancer.* 1976 Oct;38(4):1710-6.
Cameron MC, Lee E, Hibler BP *et al.* Basal cell carcinoma: Contemporary approaches to diagnosis, treatments, and prevention. *J Am Acad Dermatol.* 2019;80(2):321-39.
Cameron MC, Lee E, Hibler BP *et al.* Basal cell carcinoma: Epidemiology: pathophysiology; clinical and histological subtypes; and disease associations. *J Am Acad Dermatol.* 2019;80(2):303-18.
Christian MM, Moy RL, Wagner RF, *et al.* A correlation of alpha-smooth muscle actin and invasion in micronodular basal cell carcinoma. *Dermatol Surg.* 2001 May;27(5):441-5.
Fidelis MC, Stelini RF, Saaffa LP *et al.* Carcinoma basocelular com margens comprometidas: estudo retrospectivo de condutas, evolução e prognóstico. *An Bras Dermatol.* 2021;96:17-26.
França TF, Gontijo JRV, Junior EFV, Lima EM. Carcinoma espinocelular de pavilhão auricular irressecável e metástase locorregional: relato de uso de cemiplimabe em paciente imunossuprimido. *An Bras Dermatol. 2024*;99(1):158-60.
Grinspan D, Abulafia J. Oral florid papillomatosis (verrucous carcinoma). *Int J Dermatol.* 1979 Oct;18(8):608-22.
Groover M, Gupta N, Granger E *et al.* Patterns of metastasis from a multicenter cohort of metastatic basal cell carcinoma. *J Am Acad Dermatol.* 2024 Jun;90(6):1252-4.
Hirata SK, Migliari DA, Sugaya NN. Carcinoma epidermoide oral em paciente jovem – relato de caso e revisão da literatura. *An Bras Dermatol.* 2006 Maio/Jun;81(3):251-4.
Jarell AD, Mully TW. Basal cell carcinoma on the ear is more likely to be of an agressive phenotype in both men and women. *J Am Acad Dermatol.* 2012 May;66(5):780-4.
Jurado I, Saez A, Luelmo J *et al.* Pigmented squamous cell carcinoma of the skin: report of two cases and review of the literature. *Am J Dermatopathol.* 1998 Dec;20(6):578-81.
Kaspari M, Gutzmer R, Kaspari T *et al.* Application of imiquimode by suppositories (anal tampons) efficiently prevents recurrences after ablation of anal canal condyloma. *Br J Dermatol.* 2002 Oct;147(4): 757-9.
Knobler RM, Schneider S, Neumann RA *et al.* DNA dot-blot hybridization implicates human papillomavirus type 11-DNA in epithelioma cuniculatum. *J Med Virol.* 1989 Sep;29(1):33-7.
Kuklinski LF, Li S, Weng WK, Kwong BY. Effect of voriconazole on risk of nonmelanoma skin cancer after hematopoietic cell transplantation. *J Am Acad Dermatol.* 2017;77(4):706-12.
Lara F, Santamaria JR, Garbers LEFM. Taxa de recorrência de carcinoma basocelular com margens comprometidas e fatores de risco relacionados. *An Bras Dermatol.* 2017 Jan-Fev;92(1):55-9.
Nelson R, Luu L, Silberstein P *et al.* Novel treatment of locally advanced cutaneous squamous cell carcinoma with cemiplimab: a case report. *Int J Dermatol.* 2021 Feb;60(2):233-5.
Oro AE, Higgins KM, Hu Z *et al.* Basal cell carcinomas in mice overexpressing sonic hedgehog. *Science* 1997 May 2;276(5313):817-21.
Pigem R, Sandoval-Clavijo A, Podlipnik S *et al.* When to suspect a supressor of fused homolog (SUFU)-associated basal cell nevus syndrome. *Int J Dermatol.* 2022 Aug;61(8):1026-33.
Rubin AI, Chen EH, Ratner D. Basal-cell carcinoma. *N Engl J Med.* 2005 Nov 24;353(21):2262-9.
Santos OLR, Costa e Silva SCM, Gurgel PJC *et al.* Carcinoma basoescamoso pigmentado. *An Bras Dermatol.* 1994 Jan-Fev;69(1):22-6.

Schwartz RA. Verrucous carcinoma of the skin and mucosa. *J Am Acad Dermatol.* 1995 Jan;32(1):1-21; quiz 22-4.

Tam M, Luu M, Barker CA *et al.* Improved survival in women versus men with Merckel cell carcinoma. *J Am Acad Dermatol.* 2021 Feb;84(2):321-9.

Telfer NR, Colver GB, Morton CA; British Association of Dermatologists. Guidelines for the management of basal cell carcinoma. *Br J Dermatol.* 2008 Jul;159(1):35-48.

Ting PT, Kasper R, Arlette JP. Metastatic basal cell carcinoma: report of two cases and literature review. *J Cutan Med Surg.* 2005 Jan;9(1):10-5.

Vargas TJS, Campos CMDCV, Coutinho RBA. Caso para diagnóstico: carcinoma espinocelular pigmentado. *An Bras Dermatol.* 2009 Maio-Jun;84(3):293-5.

Von Hoff DD, LoRusso PM, Rudin CM *et al.* Inhibition of the hedgehog pathway in advanced basal-cell carcinoma. *N Engl J Med.* 2009 Sep 17;361(12):1164-72.

Zavos G, Karidis NP, Tsourouflis G *et al.* Nonmelanoma skin cancer after renal transplantation: a single-center experience in 1736 transplantations. *Int J Dermatol.* 2011 Dec;50(12):1496-500.

Neoplasias malignas dos anexos

Feng H, Shuda M, Chang Y *et al.* Clonal integration of a polyomavirus in human Merkel cell carcinoma. *Science*, 2008 Feb 22;319(5866):1096-100.

Halvorson CR, McClain S, Rady P *et al.* Merkel cell carcinoma presenting in a young patient as a forme fruste of variant epidermodysplasia verruciformis. *J Am Acad Dermatol.* 2011 Sep;65(3):667-9.

Hanake E. Electron microscopy of Merkel cell carcinoma from formalin-fixed tissue. *J Am Acad Dermatol.* 1985;12:487-92.

Holvorson CR, Mcclain S, Rady P *et al.* Merkel cell carcinoma presenting in a young patient as a form fruste of epidermodysplasia verruciformis. *J Am Acad Dermatol.* 2011;65:667-9.

Oliveira WR, Sotto MN, Festa C *et al.* Merkel cell polyomavirus in Merkel cell carcinoma from a Brazilian epidermodysplasia verruciformis patient. *J Am Acad Dermatol.* 2010 May;62(5):889-90.

Ratner D, Nelson BR, Brown MD *et al.* Merkel cell carcinoma. *J Am Acad Dermatol.* 1993 Aug;29(2 Pt 1):143-56.

53

Neoplasias Melanocíticas

Francisco Burnier Pereira ◆ David Rubem Azulay ◆ Rubem David Azulay

Nesta seção, como tumores benignos são estudados os nevos melanocíticos, o nevo azul, o nevo de células fusiformes, o nevo halo e outros, e, como tumor maligno, o melanoma (e seus precursores). As outras lesões pigmentares melanocíticas foram estudadas no Capítulo 14 (efélides, lentigo, mancha mongólica e outros). Está claro que essa maneira de encarar o problema está sujeita à crítica, porém busca-se atender ao aspecto didático neste capítulo.

Conforme visto no Capítulo 1, os melanoblastos, ao saírem da crista neural, atravessam o mesênquima para alcançarem a camada basal da epiderme e outras estruturas extracutâneas (olhos, leptomeninges e algumas mucosas), onde já são melanócitos; durante tal migração, podem ficar detidos na derme, formando lesões melanocíticas de tonalidade azulada (efeito Tyndall), como a mancha mongólica, o nevo azul, de Ota e de Ito, sendo estes dois últimos considerados hamartomas. Para alguns autores, a célula névica melanocítica tem origem diferente do melanócito; os melanoblastos originam melanócitos, que são células dendríticas, formadoras de pigmento, localizadas na epiderme, enquanto os nevoblastos dão origem aos nevócitos, que são células maiores, não dendríticas, mas também formadoras de melanina e que, posteriormente, migram para a derme. No entanto, na opinião da maioria dos autores, com base em estudos de microscopia eletrônica, essas células são idênticas e as diferenças vistas pela microscopia óptica seriam consequência de um processo adaptativo delas. Os achados de microscopia eletrônica mostram que os complexos de Golgi, as mitocôndrias e os melanossomos são idênticos, e que as ditas células névicas teriam processos citoplasmáticos pseudopódicos semelhantes, porém menores que os dendritos dos melanóticos. Embora aceitando a ideia unicista, opta-se aqui por manter o nome *melanócito* para a célula dendrítica e *nevócito* para as de outra morfologia (ver Capítulo 67, item *Nevus ou nevo*).

Nevos melanocíticos

Conceito

São tumores benignos de melanócitos/nevócitos. Os nevos melanocíticos mais comuns são classificados, com base na histopatologia, em juncional, intradérmico e composto. Nos juncionais, as células névicas localizam-se no nível da camada basal da epiderme; nos intradérmicos, no nível da derme; nos compostos, há os dois aspectos na mesma lesão. Como se observará ao longo do capítulo, o aspecto clínico das lesões possibilita uma boa correlação com o tipo histológico, e outras formas menos frequentes de nevos ganham um complemento que viabiliza a sua individualização.

Epidemiologia

A maioria dos trabalhos destaca a raridade dos nevos melanocíticos em negros americanos (de origem do oeste da África), em comparação com a elevada frequência na raça branca; neste caso, entretanto, é possível haver um problema genético, pois o mesmo não parece ocorrer em relação aos negros do leste da África e do Sudão. É interessante ressaltar que, em Uganda, a incidência de nevos melanocíticos varia de tribo para tribo. Em geral, surgem após o nascimento, com dois picos de incidência, um dos 2 aos 3 anos de idade e outro na puberdade. Após a 3ª década, começa a diminuir essa incidência, podendo surgir até os 60 anos; não há predileção por sexo.

Histopatologia

Do ponto de vista histopatológico, os nevos melanocíticos comuns são divididos em três tipos: juncional, intradérmico e composto. O *juncional* caracteriza-se por ninhos ou tecas névicas no nível da camada basal; o *intradérmico* é caracterizado pela disposição em ninhos ou cordões de células névicas em plena derme, já bem menores do que quando ainda localizadas na epiderme (Figura 53.1), sendo separadas da epiderme por verdadeira faixa colágena (faixa de Unna); o *nevo composto* apresentaria a associação histopatológica dos dois. Quando os nevos são cortados em série, verifica-se que não existe essa pureza de localização; entretanto, há um predomínio evidente de um sobre o outro. Na realidade, a patologia dos nevos não é estática, e sim dinâmica; esse dinamismo está relacionado com a idade, ocorrendo um verdadeiro processo evolutivo, com um "envelhecimento" das células névicas. Na infância, predominam os *nevos juncionais*, enquanto no adulto predominam os *intradérmicos*; do mesmo modo, o número de nevos diminui muito a partir da 5ª década. Esses fatos demonstram que, com o aumento da idade, por um lado, ocorre a evolução de um tipo para o outro e, por outro lado, pode ocorrer regressão espontânea.

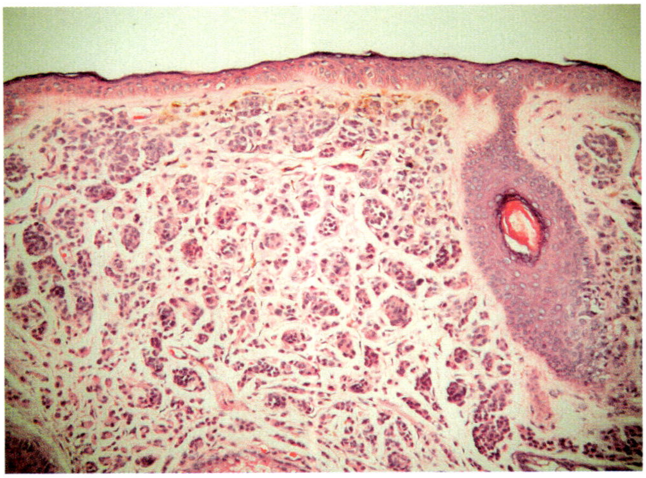

Figura 53.1 Nevo intradérmico. Epiderme sem alterações. Na derme, observam-se massas ou cordões de células névicas. Ao ganharem profundidade, as células adquirem morfologia fusiforme (neuroide).

A célula névica, inicialmente localizada na epiderme, sofre, à medida que migra para a derme, inúmeras alterações morfológicas que representam um processo involutivo/degenerativo. Existe nítida correlação entre a morfologia da célula e a sua localização; assim, na epiderme e na derme superior, o que predomina é a célula dita epitelioide, por ser cuboidal (nevo juncional). Na derme média, as células são menores e mais arredondadas e ditas linfoides (nevo composto); e, na parte mais profunda, a célula fica alongada (aspecto neuroide), idêntico ao das células de Schwann, sendo acompanhada, muitas vezes, de fibrose e adipócitos (*nevo intradérmico*).

As células névicas podem sofrer uma transformação balonizante (nevo de células baloniformes); essa vacuolização ocorre em 18% dos nevos e, até mesmo, em melanoma. Outros desvios morfológicos são a formação de células gigantes névicas resultantes da fusão de algumas células e, até mesmo, em alguns casos, de estrutura glandular.

É difícil precisar a frequência com que o melanoma surge a partir de nevos melanocíticos adquiridos, pois o que aparentemente parecia ser um nevo melanocítico poderia ser, *ab initio*, um melanoma; por sua vez, certos aspectos das lesões névicas são encontrados em 10 a 50% dos casos de melanoma; do mesmo modo que o melanoma, pode surgir de nevo melanocítico congênito (NMC) (ver adiante). Há autores que acreditam que metade dos melanomas origina-se em nevos preexistentes, processo que ocorre, em geral, a partir dos nevos juncionais.

Clínica

Existe uma correlação clinicopatológica quase precisa e que se fundamenta, agora já sem tanta precisão, com o tempo de evolução. Os aspectos morfológicos são os mais variados. Inicialmente, a lesão é uma mácula enegrecida (*nevo juncional*) que, à medida que vai se tornando elevada, fica cada vez mais despigmentada (*nevo composto*). As lesões evoluem para pápula, por vezes de maior tamanho, e podem ganhar aspecto papilomatoso ou pedunculado (*nevo intradérmico*) com a presença de pelo ou não; a cor também varia, de preto a cor da pele, passando por castanho, amarelo, azulado e marrom; varia, ainda, quanto ao tamanho, de milímetros a poucos centímetros, em geral menores de 6 mm; a quantidade varia de uma, poucas ou, mais raramente, dezenas.

Algumas peculiaridades são observadas em cada tipo de nevo. Os juncionais são planos ou minimamente elevados, porém de superfície bem lisa e sem pelos, de cor negra a acastanhada (Figura 53.2); os nevos palmares, plantares, genitais e de mucosa costumam ser juncionais; são mais frequentes na infância ou adolescência. Os nevos intradérmicos, em geral, são da cor da pele ou discretamente acastanhados, com aspecto hemisférico, superfície às vezes anfractuosa e, muitas vezes, com alguns pelos discretos; às vezes, há telangiectasias, sendo uma característica própria dos adultos. Outro aspecto morfológico exclusivo do nevo intradérmico do adulto é de, por vezes, serem lesões pedunculadas ou polipoides, como sacos enrugados de aspecto idêntico ao dos fibromas moles (Figura 53.3). Os nevos compostos são discretamente elevados e mais pigmentados do que os intradérmicos; a superfície muitas vezes é papilomatosa (Figura 53.4). Na realidade, essas características clínicas diferenciais nem sempre condizem com o aspecto histopatológico.

Denomina-se *nevo melanocítico agminado** um agrupamento de lesões confinado a uma pequena e restrita área da pele. Os nevos podem ser do tipo comum (como os apresentados anteriormente) ou displásicos (ver adiante).

Outras variedades de nevos melanocíticos são apresentadas a seguir.

Nevo melanocítico congênito

O nevo melanocítico congênito (NMC) ocorre em cerca de 1% dos recém-nascidos e, em geral, é maior do que os adquiridos. Pode ser classificado conforme o seu diâmetro: *pequeno* (< 1,5 cm), *médio* (1,5 a 20 cm – Figura 53.5) e *gigante* (> 20 cm – Figura 53.6). Essa divisão é importante em termos

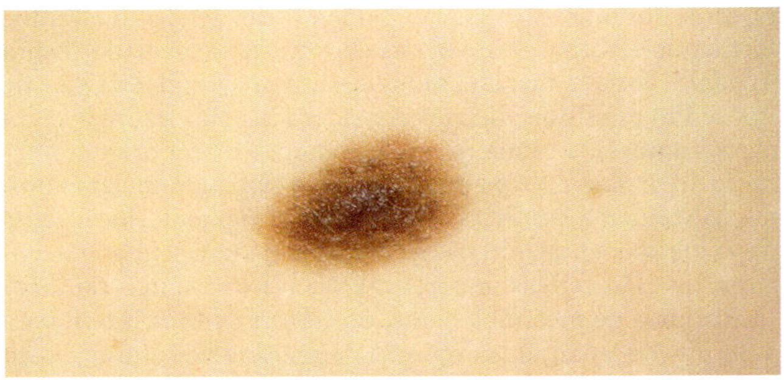

Figura 53.2 Nevo juncional.

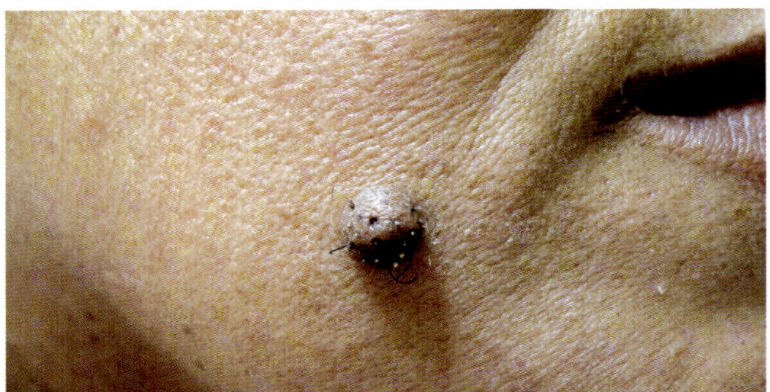

Figura 53.3 Nevo intradérmico. (Cortesia do Dr. Eduardo Bornhausen Demarch.)

*Agmen vem do latim e significa "agrupado".

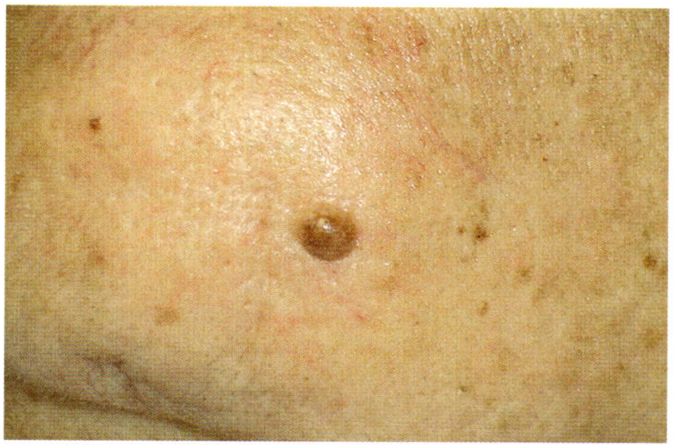

Figura 53.4 Nevo composto.

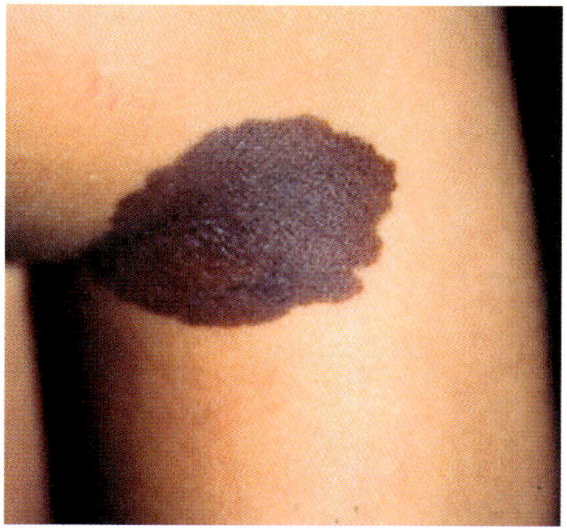

Figura 53.5 Nevo melanocítico congênito médio.

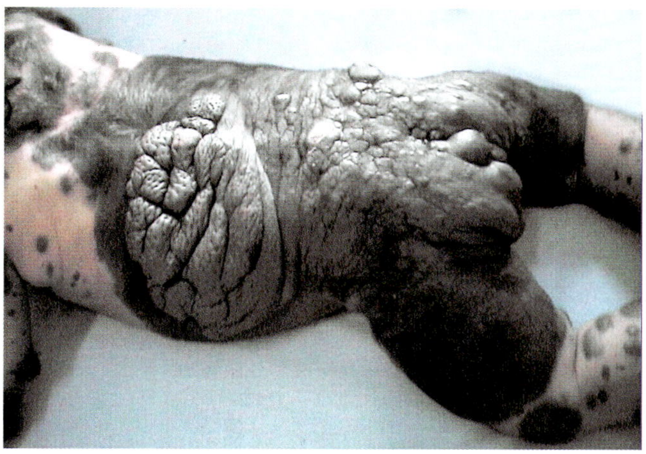

Figura 53.6 Nevo melanocítico congênito gigante. (Cortesia do Dr. Glauco Twardowski.)

prognóstico e terapêutico, pois a transformação para melanoma ocorre entre 2 e 5% dos *nevos gigantes* (NMCG) (aproximadamente metade desses casos nos primeiros 5 anos de vida), e em torno de 1% dos *não gigantes*. O risco de transformação é maior na infância e nos nevos gigantes localizados no tronco. Algumas mutações genéticas associadas à formação dessas lesões já foram identificadas, entre elas a da proteína MC91R, vista em nevos maiores que 60 cm.

A lesão clínica apresenta superfície rugosa, densamente pilosa e de cor matizada, do castanho ao preto. Os NMCG podem ocupar todo um membro ou toda uma área do corpo (nevo em calção, em bota etc.), representando também um grave problema estético e psicológico. Frequentemente são acompanhados de NMC pequenos (lesões satélites) que também podem ser sede de melanoma. Ocasionalmente, algumas áreas podem apresentar lesões nodulares de rápido crescimento no NMCG, denominadas *nódulos proliferativos*, o que causa grande confusão com uma possível transformação maligna, inclusive em termos histopatológicos; a diferenciação pode ser feita com segurança com a da hibridização do genoma, que é considerado o padrão-ouro. Em cerca de 80% dos casos, ocorre mutação no gene *NRAS*.

Pacientes com NMC, quando em localização axial posterior e/ou com múltiplas lesões satélites, podem apresentar concomitante infiltração das leptomeninges, configurando quadro de **melanose neurocutânea**, que pode estar associado a retardo mental e epilepsia; transformação para melanoma primário do sistema nervoso central pode ocorrer. Quando sintomática, tem prognóstico sombrio, independentemente de a proliferação melanocítica ser benigna ou não. Ao biopsiar áreas nodulares de lesões névicas congênitas gigantes sobre a coluna vertebral, deve-se ter cuidado com uma eventual associação com mielomeningocele e espinha bífida.

O **nevo intradérmico cerebriforme** (Figura 53.7) é uma variante do NMC que apresenta circunvoluções à semelhança do encéfalo e faz diagnóstico diferencial com *cutis vertix gyrata*. e nevo conjuntivo cerebriforme (ver Capítulos 70 e 71, respectivamente).

A histopatologia do NMC varia com a idade do paciente e com o tamanho da lesão; no entanto, os principais achados histopatológicos são melanócitos com morfologia variada nas camadas profundas da derme e do tecido subcutâneo, envolvimento de estruturas neurovasculares e anexiais (folículos pilosos, glândulas sebáceas, ductos écrinos), além de disposição em "fila indiana" entre as bandas colágenas.

Sempre que possível, a remoção cirúrgica precoce das lesões deve ser realizada, não só pelo risco de transformação maligna, como também pelos fatores estéticos e psicossociais. O uso de expansores é um método cirúrgico empregado com frequência. Nos casos inoperáveis, pode-se mitigar o problema estético temporariamente, por meio de dermabrasão. Alguns autores têm sugerido a curetagem neonatal dessas lesões.

Mais recentemente, debate maior tem acontecido a respeito da conduta quanto aos NMC pequenos (< 1,5 cm) e médios (1,5 a 20 cm). A transformação maligna nessas lesões é bem

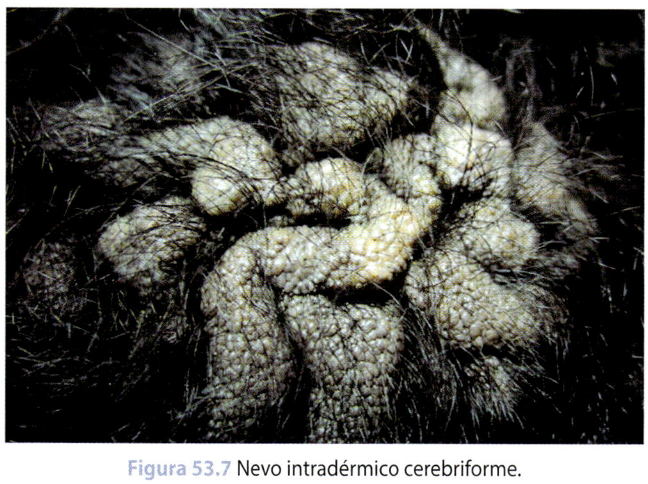

Figura 53.7 Nevo intradérmico cerebriforme.

menos frequente em comparação aos NMC gigantes e, quando ocorre, é apenas após a puberdade. Nos NMC pequenos, os melanomas, quando surgem, o fazem na epiderme; assim, são mais facilmente percebidos e têm melhor prognóstico; o acompanhamento regular dessas lesões é uma conduta bastante razoável. Já nos NMC médios, não há consenso quanto à conduta, e sua remoção após a puberdade tem sido preconizada por alguns autores.

Nevo azul

Na maioria das vezes ocorre na pele; no entanto, ocasionalmente, pode ter localização mucosa (ver Capítulo 14). Há duas formas histológicas benignas: o nevo azul de Jadassohn-Tièche e o nevo azul celular.

Nevo azul de Jadassohn-Tièche. Trata-se, em geral, de lesão única, nodular, bem circunscrita, de tonalidade azulada, de tamanho inferior a 1 cm, localizada, na maioria das vezes, no dorso das mãos ou dos pés (Figura 53.8). Quando múltiplos ou de variante epitelioide, síndromes como complexo de Carney devem ser consideradas (ver Capítulo 14, item *Complexo de Carney*). Na histopatologia, identifica-se acúmulo de melanócitos dérmicos, fibroblastos e melanófagos.

Nevo azul celular. Trata-se, também, de lesão nodular de coloração azulada, de tamanho maior que a anterior (1 a 3 cm), localizada, na maioria das vezes, na região sacrococcígea ou nas nádegas. Na histopatologia, além dos melanócitos pigmentados, observam-se, na derme, ilhas de células fusiformes com abundante citoplasma pálido, praticamente sem melanina. Pode sofrer transformação maligna, sendo, portanto, recomendável a sua retirada. A exérese é recomendada para as lesões maiores que 1 cm.

O *nevo azul maligno* é um tumor raro que pode ser maligno *ab initio* ou ter origem em um nevo azul celular ou em um nevo de Ota. A aparência clínica da lesão é semelhante à descrição anterior, mas apresenta crescimento rápido e pode ulcerar-se. Na verdade, é um tipo de melanoma. Seu tratamento é cirúrgico e a orientação é a mesma que a do melanoma.

No diagnóstico diferencial, temos, além do melanoma metastático (não teria acometimento epidérmico), tatuagens, sobretudo para marcação de radioterapia e introdução traumática acidental de grafite ou mesmo de asfalto. As melanocitoses dérmicas, que são bem maiores, estão descritas no Capítulo 14.

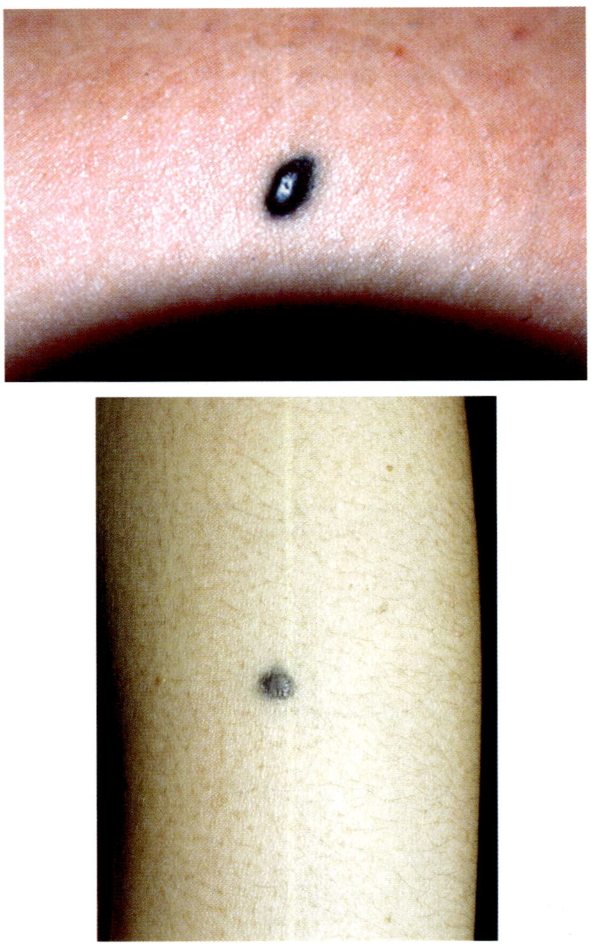

Figura 53.8 Nevo azul.

Nevo halo (nevo de Sutton)

Também denominado *vitiligo perinévico* ou *nevo de Sutton*, caracteriza-se pelo aparecimento de um halo hipoacrômico em torno de um nevo melanocítico (Figura 53.9); o halo parece ser resultante de uma reação imunológica do hospedeiro com destruição de melanócitos e mesmo da lesão; o soro de alguns desses doentes apresenta anticorpo anticitoplasma de melanócitos. Ocasionalmente é visto no vitiligo, podendo ser sua primeira manifestação. Eventualmente está presente no melanoma. Muito mais importante do que a simetria ou não do halo, a observação das estruturas dermatoscópicas presentes na área da lesão pigmentada é que deve ser levada em consideração na decisão de sua retirada.

Nos nevos, o halo costuma ser simétrico, enquanto no melanoma a tendência é de distribuição assimétrica da acromia, por vezes invadindo a porção central da lesão.

Nevo de Meyerson

Caracteriza-se por reação eczematosa ao redor de nevo melanocítico. É um fenômeno extremamente raro, e deve ser visto com atenção quanto à possibilidade de transformação.

Fenômeno de Meyerson é a denominação que se dá quando ocorrer em outras situações como nevos congênitos, displásicos, melanoma e lesões não melanocíticas. Após esclarecida a circunstância do caso, o tratamento pode ser feito com corticoide tópico.

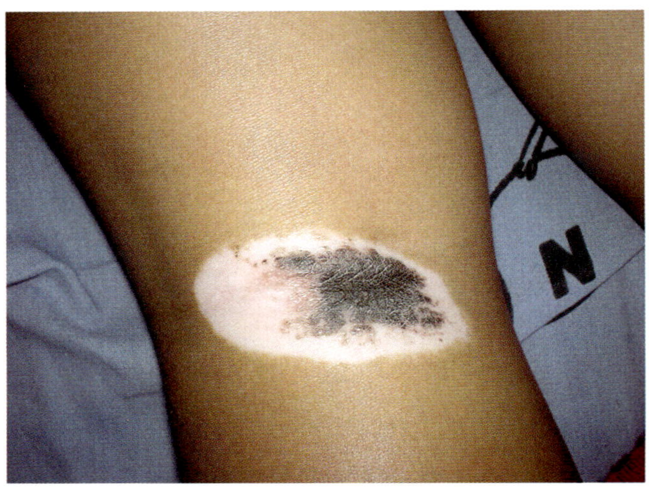

Figura 53.9 Nevo halo (nevo de Sutton).

Nevo da epidermólise bolhosa

Acredita-se que as lesões recorrentes da epidermólise bolhosa serviriam como estímulo à proliferação das células névicas, o que levaria a um aspecto clínico de melanoma, principalmente pela sua expansividade, de acordo com a regra do ABCD. É raríssimo e pode ocorrer com qualquer forma de epidermólise bolhosa, sobretudo a distrófica e a juncional. Com a mesma fisiopatogenia, pode ocorrer após episódios de síndrome de Stevens-Johnson, eritema multiforme, necrólise epidérmica tóxica e associado ao líquen escleroatrófico.

Nevo melanocítico eruptivo

O aparecimento súbito de numerosos nevos melanocíticos deve orientar o dermatologista no sentido de buscar alguma causa de imunossupressão, como medicamentos imunossupressores, inclusive biológicos, neoplasias ou infecções como a infecção pelo HIV. Também pode ocorrer após erupções bolhosas como eritema multiforme, Stevens-Johnson e necrólise epidérmica tóxica.

Nevo em cocar

É um nevo juncional com círculo(s) concêntrico(s) que apresenta(m) aspecto de lesão em alvo.

Nevo de células fusiformes

Alguns nevos melanocíticos, incluindo o melanoma, apresentam células fusiformes.

Nevo de Spitz (melanoma juvenil benigno)

Caracteriza-se por lesão, em geral, única, tumoral, rosada e com superfície lisa, tendo a face como localização preferencial. Sua incidência é maior em crianças; entretanto, pode ocorrer eventualmente no adulto.

A histopatologia revela se tratar de um nevo composto com intensa atividade juncional e com células fusiformes e epitelioides. Do ponto de vista histopatológico, assemelha-se ao melanoma, porém é uma lesão benigna, inclusive com involução espontânea. Ainda na patologia, corpúsculos eosinofílicos presentes na junção dermoepidérmica ajudam na sua diferenciação em relação às lesões malignas, os chamados *Kamino bodies*.

Mais recentemente, técnicas moleculares como hibridização genômica e hibridização fluorescente *in situ* têm oferecido uma nova perspectiva na diferenciação entre nevos de Spitz atípicos e o melanoma.

Existem as variantes *agminata* e a disseminada, que são bastante raras e podem ser eruptivas, de aparecimento rápido, ou se desenvolver ao longo dos anos; o número de lesões pode chegar a centenas. Algumas dessas lesões podem sofrer involução espontânea. Algumas associações foram descritas como desencadeadoras da patologia, como quimioterapia, gravidez, exposição solar e cirurgias.

O diagnóstico diferencial se faz com xantogranuloma juvenil e angioma.

Nevo de Reed

Alguns autores o consideram uma variante do nevo de Spitz clássico, sendo chamado *nevo de células fusiformes pigmentado*, enquanto, para outros, seria uma entidade com características distintas. Caracteriza-se por lesão plana ou em forma de cúpula ligeiramente elevada, medindo de 3 a 6 mm de diâmetro. Tendem a ser bastante pigmentadas, apresentando como padrão dermatoscópico mais comum glóbulos ou estrias distribuídos simetricamente na periferia da lesão (*starburst*). Acomete, preferencialmente, adultos jovens, e a localização mais comum é nos membros inferiores. As lesões costumam ser estáveis depois de um aparecimento relativamente súbito e um período de crescimento de curta duração. Na histopatologia, os ninhos de células fusiformes são verticalmente orientados e tendem a fundir-se com os queratinócitos adjacentes em vez de formarem fendas, como ocorre no nevo de Spitz. Diferencia-se do melanoma por ser menor, simétrico e com margens delimitadas com células tumorais notavelmente uniformes lado a lado. Se estas migrarem para a derme papilar, maturam-se segundo a evolução natural dos nevos. Figuras de mitoses podem estar presentes nas duas lesões, porém mitoses atípicas são raras. Em virtude do pigmento denso e da história de aparecimento súbito, é comum suspeitar-se do diagnóstico clínico de melanoma.

Nevo dividido ou Kissing nevus

Trata-se de um nevo, quase sempre melanocítico, que é separado em duas partes em razão de o fato de ter surgido sobre área anatômica que, durante o desenvolvimento embrionário, divide-se. É mais descrito nas pálpebras, mas também há alguns casos descritos no pênis. Geralmente, são nevos compostos ou intradérmicos; excepcionalmente podem sofrer transformação para melanoma. Nas pálpebras, pode causar transtorno funcional, como ptose, assim como queixa estética, o que também ocorre no pênis, no qual tem imagem simétrica em espelho em relação ao sulco da corona. Outros exemplos são: nevo epidérmico dos dedos e nevos de mastócitos.

Nevo spilus ou nevo lentiginoso salpicado

Ver Capítulo 14.

Tratamento

Se necessária, deve-se proceder à exérese cirúrgica do nevo melanócitico com margens de 2 a 3 mm. Entretanto, é necessário destacar que é preciso ter cuidado para não se cair no exagero de exéreses amplas com temor de possível transformação em melanoma. *Shaving* é uma ótima opção terapêutica para os nevos intradérmicos. Já para os nevos compostos, pode ser causa de recorrência, enquanto para os juncionais, se for necessária, a exerése deverá ser com sutura. Em caso de recorrência, essa nova lesão é denominada *pseudomelanoma* ou nevo recorrente, que também ocorre após procedimentos ablativos como *laser* de CO_2 ou exérese incompleta da lesão.

Síndrome do nevo displásico (síndrome B-K mole)

Embora não aceita por todos como entidade, a *síndrome do nevo displásico (SND)* ou atípico foi originalmente descrita em famílias nas quais vários membros apresentavam múltiplos nevos, inclusive melanoma (herança autossômica dominante). O nome B-K vem das iniciais dessas famílias. O gene *CDKN2A* está presente com alta frequência nessas famílias. Com o tempo, verificou-se não só a ocorrência de múltiplos nevos displásicos em casos isolados, como também em pacientes com lesão solitária (3 a 5% da população branca norte-americana). Ver adiante item *Etiopatogenia,* em *Melanoma*.

A síndrome do nevo atípico familiar tem sido relacionada com um risco aumentado de outras neoplasias além do melanoma, como pâncreas e mama, principalmente quando associadas às mutações CDKN2A.

Com a intenção de facilitar o estudo do risco de melanoma, foi criado um sistema de classificação dos pacientes com nevo atípico, organizando-os em quatro classes (A, B, C, D). A classe *A* comporta os indivíduos portadores de nevo atípico, sem história familiar de melanoma. A classe *B* compreende os indivíduos com mais de um membro na família portador de nevo atípico, sem história familiar de melanoma. A classe *C* é composta pelos indivíduos com nevo atípico e melanoma sem parentes afetados. Finalmente, a classe *D* consiste em pacientes com a SND; *D1* inclui os indivíduos com um caso familiar de melanoma e *D2,* aqueles com mais de um parente com melanoma na família.

O risco para o desenvolvimento do melanoma nessas categorias aumenta de maneira crescente até perto de 100% na classe *D2*. A associação entre o melanoma familiar e a ocorrência de múltiplos melanomas primários em um mesmo paciente tem sido relatada. O melanoma mais comum nesta situação é o melanoma extensivo superficial, enquanto indivíduos com grande número de efélides são mais propensos ao lentigo maligno.

Caracteristicamente, as lesões apresentam-se em grande número (dezenas). Embora possam ocorrer em qualquer região, incidem mais no tronco; as lesões são maiores (5 a 10 mm ou mais) que os nevos melanocíticos habituais; em geral, são máculas com eventual elevação central; de bordas irregulares ou mal definidas e variação na cor (marrom, acastanhado, preto, eritematoso e áreas de despigmentação). O aparecimento ocorre, sobretudo, na infância ou adolescência (Figuras 53.10 e 53.11).

As alterações encontradas no nevo atípico são numerosas e variam também em intensidade, o que leva, eventualmente, a dificuldades em relação ao diagnóstico diferencial com melanoma. Os principais achados são hiperplasia dos cones interpapilares com aumento do número de melanócitos, que podem estar vacuolizados, dando um aspecto pleomórfico, ou ninhos de melanócitos indo até a derme superior, muitas vezes alongados e paralelos à epiderme. Alguns melanócitos podem apresentar atipia nuclear caracterizada por núcleos irregulares, grandes e hipercromáticos. Infiltrado inflamatório é esperado, assim como fibroplasia.

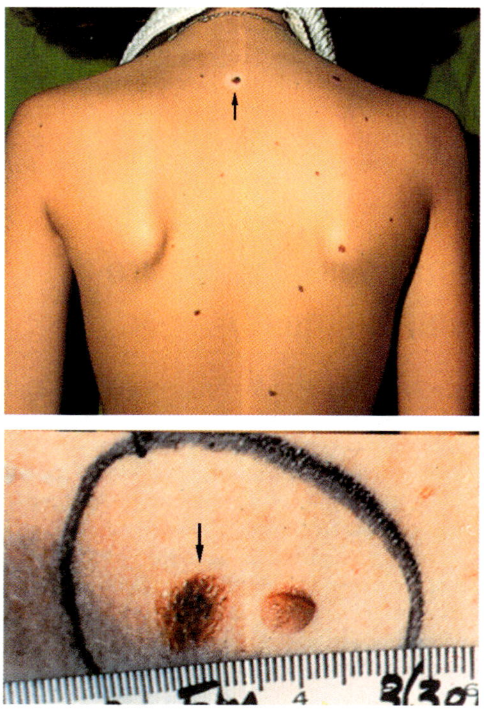

Figura 53.10 Síndrome do nevo displásico. Observe lesão com nevo halo e lesão displásica.

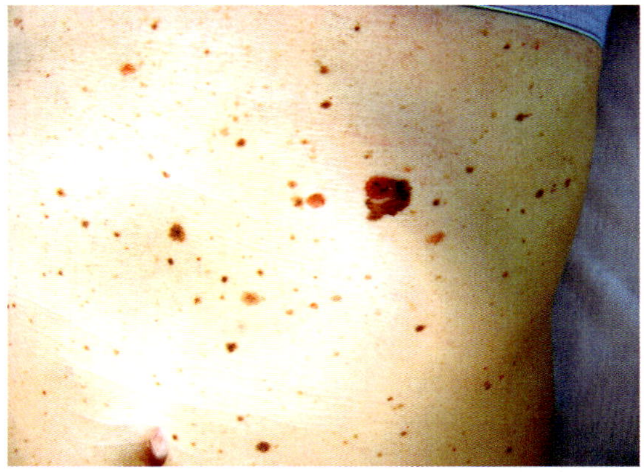

Figura 53.11 Síndrome do nevo displásico, com a presença de melanoma. (Cortesia do Dr. Carlos Barcaui.)

Todo paciente deve ser acompanhado clínica e dermatoscopicamente a cada ano e alertado para que qualquer mudança significativa na aparência das lesões deva ser motivo de nova consulta. É óbvio que membros de família com histórico de melanoma estão mais propensos ao seu aparecimento, sendo este o principal fator de risco, isoladamente. A dúvida sobre se uma lesão de nevo displásico poderia transformar-se em melanoma ou se, desde o início, já seria um melanoma permanece em aberto. O mapeamento fotográfico corporal, assim como a dermatoscopia digital, possibilita o acompanhamento seriado das lesões e pode ser de grande auxílio no acompanhamento evolutivo desses pacientes. Os autores deste capítulo posicionam-se contra o exagero de excisar todas as lesões, acreditando que devem ser excisadas apenas aquelas cujo aspecto clínico gere dúvidas ou que o exame dermatoscópico sugira alto risco de transformação. Lesões com dissociação clinicodermatoscópica também devem ser excisadas. Um intervalo de 3 meses para o acompanhamento evolutivo dermatoscópico das lesões atípicas ou pouco suspeitas, desde que planas à palpação, é considerado seguro e suficiente para a seleção das lesões candidatas à biopsia (ver Capítulo 9, *Dermatoscopia*).

Tumor neuroectodérmico melanocítico da infância

É um tipo de nevo que ocorre em crianças com menos de 1 ano de idade. Caracteriza-se por massa tumoral pigmentada, de localização preferencialmente maxilar, com invasão da cavidade oral; é muito confundido com melanoma, mas se trata de tumor benigno, com histopatologia representada por células cuboides em disposição alveolar e células neuroblastoides.

Melanoacantoma

Trata-se de um tumor benigno misto (epidérmico + melanocítico); para alguns, é uma variante de queratose seborreica. É muito raro e caracteriza-se por lesão verrucosa, medindo de 5 mm a 10 cm, de tonalidade castanha ou negra, situado, em geral, na cabeça ou no pescoço e, eventualmente, no tronco e nas extremidades.

Melanose circunscrita pré-cancerosa de Dubreuilh

Em função de sua elevada transformação em verdadeiro melanoma (metade dos casos), essa doença é estudada junto dos melanomas (já como lentigo maligno). É relevante lembrar, porém, que metade dos casos permanece como entidade à parte, inclusive pode ocorrer regressão total da lesão; regressões parciais são comuns. É uma lesão inicialmente pequena, oval, de crescimento lento, mas progressivo, podendo atingir muitos centímetros de diâmetro; sua tonalidade é castanho-clara, às vezes mais escura, ou parte clara e parte escura, de superfície por vezes rugosa. A face é a região mais acometida; localizações raras são o tronco, as extremidades e, sobretudo, o dorso das mãos e dos pés.

A histopatologia revela, na área juncional, um aumento do número de melanócitos grandes e pleomórficos; nas lesões mais antigas, é possível encontrar um aumento no número de melanócitos já com certo grau de atipia, quando, então, já deve ser considerado melanoma *in situ*.

Quando houver suspeita de transformação para melanoma, deve-se fazer exérese cirúrgica com margem adequada de segurança. Alguns autores recomendam a cirurgia micrográfica de Mohs com tecido fixado em bloco de parafina. Outros métodos eficazes são a crioterapia e o imiquimode a 5%.

Melanoma

Conceito

É um tumor maligno originário dos melanócitos, em geral de localização cutânea primária em 91,2%, podendo, eventualmente, surgir em outras áreas (olhos, mucosas, meninges, entre outras); o melanoma da pele é muito mais prevalente que as formas não cutâneas. Esses tumores caracterizam-se por seu potencial metastático e consequente letalidade. Cerca de 10 a 50% dos casos originam-se de nevo melanocítico preexistente.

Epidemiologia

Acomete todas as raças, porém é raro em negros. Nestes, a localização frequente é palmoplantar; nos caucasianos, os melanomas são tanto mais usuais quanto menor for o fototipo de Fitzpatrick e maior for o número de efélides ou de nevos (principalmente os atípicos).

A incidência é maior nas áreas mais próximas à linha do Equador, estando associado à história de queimadura solar nos caucasianos; desse modo, sua incidência é maior na Austrália e na África do Sul.

São mais comuns em adultos jovens, ocorrendo depois da puberdade, sendo o expansivo superficial o subtipo mais comum. Há um primeiro pico de incidência na 5ª década; na 7ª década, ocorre o segundo pico. Em pacientes com idade avançada e história de exposição solar frequente, há predominância do subtipo lentigo maligno, que surge nas áreas cronicamente fotoexpostas, como a face.

As diferenças em relação ao sexo não são relevantes quanto à incidência, havendo, antes dos 60 anos, uma distribuição mais frequente no tronco entre os homens e nos membros inferiores entre as mulheres.

No sexo feminino, o prognóstico é melhor em todos os estágios do melanoma (até agora sem evidências de uma correlação com fator hormonal), provavelmente devido a um diagnóstico mais precoce, visto que as mulheres tendem a se autoexaminar e buscar atendimento médico com maior assiduidade que os homens.

Algumas vezes, manchas acrômicas podem sugerir o local da lesão inicial ou mesmo um tumor a distância; na verdade, elas representam uma reação imunológica do organismo frente a essa neoplasia.

O número de mortes em decorrência do melanoma da pele é 3 vezes maior que o número de mortes em decorrência de todas as demais neoplasias cutâneas em conjunto. Entretanto, essa mortalidade varia entre subgrupos populacionais: entre negros, 36% das mortes relacionadas com o câncer de pele são causadas pelo melanoma, ao passo que, na população branca entre 15 e 50 anos, 90% das mortes por câncer de pele são decorrentes do melanoma.

A mortalidade do melanoma aumenta com a idade, porém sua incidência em relação a outras neoplasias cutâneas diminui até 44% nos indivíduos com mais de 85 anos (exceto os lentigos malignos). Ou seja, a importância relativa do melanoma na taxa de mortalidade de uma população declina com a faixa etária, apesar de permanecer representando uma parcela significativa das mortes entre todas as raças e grupamentos etários.

Nos EUA, o melanoma é a neoplasia mais frequente em adultos brancos entre os 25 e 29 anos e representa 3% dos tumores malignos em homens entre os 35 e 39 anos. É a principal causa de morte em dermatologia, e sua frequência está aumentando de maneira considerável: entre 1975 e 2010, quase triplicou o número de novos casos – de 7,9 para 23,6 por 100 mil habitantes. Entre adultos jovens, é a segunda neoplasia mais frequentemente diagnosticada, estando atrás apenas dos linfomas. Em 2013, excetuando o câncer ceratinocítico, houve 76.690 casos novos, tornando-o o 5º mais frequente, atrás do câncer de próstata, mama, pulmão e brônquios, e cólon e reto. (ver Capítulo 63, Figuras 63.4 e 63.5.)

Na Austrália, onde dois fatores importantes estão reunidos (pele clara e índice de ultravioleta elevado), ocorre a maior incidência de melanomas do mundo (59,1/100 mil habitantes entre os homens e 42,2/100 mil entre as mulheres).

Entretanto, tem-se observado uma tendência à diminuição da incidência do melanoma em pacientes com menos de 60 anos. Isto, provavelmente, é reflexo do esforço das campanhas de prevenção iniciadas décadas atrás que geraram mudanças comportamentais e uso de fotoproteção.

No Brasil, a maior incidência ocorre em Santa Catarina e no Rio Grande do Sul (8,2/100 mil entre os homens e 7,2/100 mil entre as mulheres), sendo o pico de ocorrência na 7ª década (ver Figuras 51.2, 63.4 e 63.5). Segundo o INCA, em 2023 tivemos 4.640 casos em homens e 4.340 em mulheres, número bem abaixo da realidade, que é, inclusive, reconhecida pelo Instituto Nacional de Câncer (INCA).

Etiopatogenia

De etiologia ainda não completamente esclarecida, sabe-se que alguns fatores, como genética, exposição solar, fototipo, número de nevos e síndrome do nevo displásico (SND) (síndrome do nevo atípico familiar), têm grande importância. Exposição solar intermitente, com queimadura, parece ser o fator mais importante entre os caucasianos, assim como bronzeamento artificial.

A idade na qual o indivíduo inicia o hábito de se expor ao sol parece ser fundamental na determinação da chance de desenvolver a doença. Dessa maneira, indivíduos que se expõem ao sol desde a infância têm maiores chances de desenvolver melanoma na idade adulta. Outro grupo de pacientes parece ter a origem de seus melanomas associada à exposição solar frequente, mas com surgimento tardio na vida, a partir da 7ª década.

É difícil precisar a frequência de transformação de lesão névica preexistente em melanoma, pois nem sempre é possível saber se a lesão inicial era ou não um melanoma desde o início; no entanto, em cerca de 20 a 70% dos melanomas, registram-se características névicas remanescentes. Quando ocorre antes da puberdade, a regra é originar-se nos nevos melanocíticos congênitos, sobretudo o gigante.

Um grupo especialmente propenso é o das famílias com síndrome do nevo displásico (SDN). Estima-se que 5 a 12% dos melanomas cutâneos ocorram em indivíduos com história familiar de melanoma, os quais são denominados "melanoma familiar", que, em geral, são mais precoces, menos espessos e, por vezes, múltiplos.

Essas famílias têm um risco aumentado de 30 a 70 vezes de desenvolver melanoma quando comparados à população geral.

Acredita-se que a transformação maligna do melanócito ocorra por acúmulo sequencial de alterações genéticas e moleculares, muitas vezes induzidas pela radiação UV. Apesar de os mecanismos patogênicos envolvidos no desenvolvimento do melanoma ainda não serem completamente conhecidos, diversos genes e vias de sinalização já foram identificados como locais dessas alterações. Alterações genéticas patogênicas hereditárias ocorrem em cerca de 15% dos casos de melanoma, sendo, portanto, o câncer cutâneo mais associado a mutações gênicas.

De todas as alterações genéticas envolvidas na gênese do melanoma, as mais frequentes estão no *locus CDKN2A* e no *RAS*. O *locus CDKN2A* tem dois genes de supressão tumoral, o p16 e o p14ARF, além da proteína p53. Já a via *RAS*, talvez a mais importante, está intimamente ligada ao *BRAF*, que, por sua vez, participa na via de ativação da MAPK (proteinoquinase mitógeno ativada). Essa é a proteinoquinase mais frequentemente mutada em neoplasias humanas, sendo detectada em até 66% dos melanomas.

Quando ocorrem mutações no *BRAF*, principalmente por uma única substituição (V600E), a proteína passa a um estado permanentemente ativado, independente da estimulação pelo RAS; dessa maneira, induz à proliferação celular e à oncogênese, como também à perda de controle da apoptose.

A maioria (97,3%) das mutações ativadoras do *BRAF* ocorre em virtude de uma única substituição do aminoácido ácido glutâmico (E) por valina (V) na posição 600 (*BRAF V600E*). Essa proteína é um alvo específico para um dos medicamentos empregados no tratamento do melanoma metastático.

Essas mutações são encontradas principalmente nos tumores avançados (lesões em fase de crescimento vertical) e na doença metastática.

O gene *CDKN2A* é um importante fator na gênese e na predisposição ao melanoma. Esse gene é encontrado no cromossomo 9 p21 e codifica duas proteínas supressoras de tumor: p16CDKN2A e p14CDKN2A.

Nos casos familiares, com dois ou mais parentes afetados, essas mutações podem ser encontradas em até 35% dos pacientes. Além disso, a ocorrência de mutações no gene *CDKN2A* também é mais elevada nos pacientes com melanomas múltiplos, sincrônicos ou não. Melanomas familiares com mutações nesse gene expressam preferencialmente um fenótipo histopatológico caracterizado por densa pigmentação, células não fusiformes e intensa disseminação de células pagetoides. Em especial, a p16CDKN2A também está muitas vezes presente em casos familiares de adenocarcinoma de pâncreas. A partir dessa constatação, criou-se o conceito da síndrome melanoma-câncer de pâncreas; portanto, todos os pacientes com história familiar para essas doenças devem pesquisar a presença desse gene, principalmente quando diagnosticados em mais de um membro de uma mesma família, antes dos 40 anos de idade. Associação com outras neoplasias internas também pode ocorrer, entre elas de mama e cólon.

O segundo gene mais implicado relaciona-se com a mesma via do gene *CDKN2A*; é o *CDK4* localizado no cromossomo 12q13, que codifica uma proteína que interage com o p16CDKN2A. Mutações neste gene são mais raras, porém são de alta penetrância.

Um interesse crescente vem sendo direcionado à atividade do gene *MITF* (*microphthalmia associated transcription factor*), considerado um regulador crucial da diferenciação da linhagem melanocítica e que se encontra alterado em alguns casos de melanoma.

Outro grupo distinto de melanomas apresenta mutações no receptor tirosinoquinase (KIT). Essas mutações são mais frequentes na forma acral lentiginosa e em melanomas de mucosas.

O *PTEN* é outro elemento importante na transdução alterada do melanoma humano. Trata-se de um gene de supressão tumoral, cuja expressão é perdida em até 30% de linhagens celulares de melanoma em estudos *in vitro*.

Em resumo, as mutações ocorrem na via *RAS* isoladamente, *PTEN* e *BRAF* ou *BRAF* apenas. As alterações do *BRAF* não guardam relação com a espessura tumoral, enquanto as do *PTEN* estão mais presentes em lesões avançadas.

Ainda no campo da genética, vale ressaltar o xeroderma pigmentoso, doença autossômica recessiva caracterizada por uma deficiência no mecanismo de reparação do DNA lesado pela radiação UV, causada por uma mutação em qualquer um dos 8 genes NER. As pessoas afetadas têm um risco até 2.000 vezes maior de adquirir melanoma do que a população normal e frequentemente apresentam seu primeiro câncer de pele antes dos 10 anos de idade. No albinismo, a deficiência de pigmento melânico aumenta a chance de desenvolver melanoma.

Apesar de raro, pode haver transformação de nevo azul em melanoma; casos congênitos raros (mãe com ou sem melanoma) já foram relatados; nos casos não metastáticos, o melanoma pode advir *de novo*, de nevos melanocíticos congênitos gigantes ou de *melanose neurocutânea*, que se caracteriza por múltiplos nevos melanocítico(s) congênito(s) gigantes ou não e melanose meníngea. As alterações neurológicas, em geral, começam a se manifestar nos 2 primeiros anos de idade. Em função do aumento da pressão intracraniana, podem ocorrer cefaleia, irritabilidade, letargia, vômitos recorrentes, fotofobia, convulsão, hidrocefalia e paralisia dos nervos cranianos VI e VII. Desenvolve-se melanoma nas leptomeninges em 62% dos casos. O prognóstico é sombrio.

Ambos os tipos de imunidade (humoral e celular) manifestam-se nos casos iniciais de melanoma, mas vão se tornando ausentes (anergia) à medida que o tumor evolui. A rara, porém indiscutível regressão total espontânea de melanomas explicaria a impossibilidade de identificar a lesão primária nos casos metastáticos (melanoma de local primário desconhecido). Regressões parciais de lesões são frequentes, bem como o fenômeno de halo de regressão – ver item *Nevo halo* (nevo de Sutton), anteriormente – e mesmo vitiligo; o infiltrado de linfócitos T na derme, nos casos iniciais, é indicador da existência de um esforço imunológico contra a agressão tumoral. A regressão não interfere no prognóstico do tumor.

O sistema imunológico também influencia a patogênese do melanoma, principalmente por meio da nevogênese e da modificação do comportamento biológico das lesões malignas. Dessa maneira, imunodeficiências congênitas, adquiridas e imunossupressão em transplantados ou por quimioterapia para outras neoplasias, constituem fatores facilitadores e agravantes do melanoma. A associação do melanoma com a infecção pelo vírus da imunodeficiência humana (HIV) tem sido relatada, sendo as lesões frequentemente descritas como atípicas, múltiplas ou metastáticas. Nessa situação, torna-se razoável supor que as alterações provocadas tanto no braço celular como no humoral do sistema imunológico propiciem o surgimento de lesões neoplásicas, em decorrência da falta de um sistema de supervisão específico, mediado por linfócitos T, no controle da proliferação de clones de células malignas. Com base nesse reconhecido esforço imunológico, vacinas a partir desses linfócitos vêm sendo testadas há anos.

Histopatologia

Nem sempre é fácil fazer o diagnóstico diferencial histopatológico entre nevo e melanoma; há casos *borderline* que dificultam uma decisão. Tal fato tem sido ainda mais observado a partir do advento da dermatoscopia, tendo-se em vista que as biopsias das lesões são feitas em momentos cada vez mais precoces de sua evolução. Diante da dificuldade de classificar algumas dessas lesões, termos como IAMPUS (neoplasia intraepitelial de significado incerto) foram criados. Essas lesões devem ser tratadas como se melanoma *in situ* fossem. Alguns autores têm demonstrado que o aumento da incidência do melanoma pode estar representado, em parte, por uma mudança nos critérios de diagnóstico. Eles reavaliaram casos que há 20 anos foram diagnosticados como lesões com atipia grave, e o diagnóstico foi mudado para melanoma em 15% dos casos.

No melanoma, as principais características histopatológicas são assimetria da arquitetura, margens mal definidas e perda da arquitetura névica, com variação no tamanho e na forma dos ninhos; alguns tornam-se confluentes e as células no interior dos ninhos mostram-se menos coesas. Há também migração de melanócitos atípicos para as camadas superiores da epiderme. Essas células são DOPA-positivas e apresentam abundante atividade tirosinásica. Em uma fase inicial, limitam-se à epiderme e, eventualmente, a seus anexos, a não ser nos casos metastáticos ou que tenham origem em NMC, ou no nevo azul, que terão origem dérmica. Em uma fase posterior, ocorre perda de maturação dos melanócitos quando estes penetram na derme (ver itens *Nevos melanocíticos* e *Histopatologia*, anteriormente). As células são volumosas, com núcleos atípicos, hipercromáticos e nucléolos proeminentes (Figura 53.12). Dependendo da forma e da fase, as células são chamadas "pagetoides", pois lembram as células da doença de Paget (ver Capítulo 57). Um infiltrado inflamatório composto por linfócitos costuma estar presente. Na fase de crescimento vertical, as alterações citológicas são mais intensas, diminuindo inclusive a síntese do pigmento melânico que pode estar ausente (melanoma amelanótico). Nesse caso, a confirmação é feita por imuno-histoquímica.

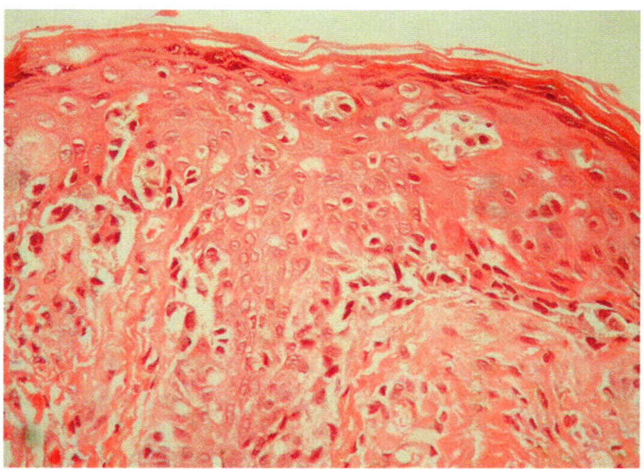

Figura 53.12 Melanoma. Observe as células e os ninhos de tamanhos variados na epiderme. (Cortesia da Dra. Tullia Cuzzi Teichner.)

Ulceração e o índice de Breslow ou maior espessura tumoral são de grande importância patológica, tendo em vista sua repercussão prognóstica. Antigamente, o número de mitose por mm^2 era incluso como um fator prognóstico de grande importância, porém foi excluído da 8ª edição do AJCC (2018). A despeito disso, a recomendação é documentá-la por continuar sendo um fator prognóstico importante.

A ulceração, definida por interrupção microscópica da superfície epitelial acometida pelo tumor, tem sido descrita como o melhor indicador de probabilidade do envolvimento linfonodal, sendo capaz de redefinir o estágio do melanoma entre A e B, além de ajudar a definir os tumores finos, menores que 0,8 mm (anteriormente 1 mm) de espessura, como de mau prognóstico. Apesar de estar fortemente associada à espessura do tumor, a ulceração tem sido relatada como um importante fator prognóstico independente nos estudos de análise multivariável. A ulceração foi incluída no sistema de estadiamento do AJCC (2002), substituindo os níveis de invasão de Clark (Quadro 53.1).

Uma das dificuldades associadas ao método de Clark é a falta de uniformidade entre patologistas na interpretação dos vários níveis, particularmente na distinção dos níveis II, III e IV. Os limites histológicos entre a derme papilar e a derme reticular são frequentemente de difícil visualização, especialmente na pele danificada pelo sol. Além disso, a espessura da derme varia de acordo com a localização anatômica: por exemplo, uma lesão de nível IV na face seria provavelmente um nível II no dorso.

O índice de Breslow é, isoladamente, o fator prognóstico mais fidedigno. É medido com um micrômetro ocular do topo da camada granulosa ao ponto de maior profundidade do tumor ou em lesões ulceradas na base da úlcera. É, portanto, uma mensuração objetiva, independente da interpretação do observador, o que justifica sua maior acurácia prognóstica.

É considerado melanoma fino aquele com até 1 mm de espessura; os intermediários, entre 1 e 4 mm; e os espessos, maiores que 4 mm. Na última edição do AJCC (2018), os melanomas finos foram subdivididos em tumores $< 0,8$ mm e tumores entre 0,8 e 1 mm.

No melanoma *in situ*, restrito à epiderme, a sobrevida de 5 anos é de quase 100% (Figuras 53.13 e 53.14). A espessura do tumor mostra que, quanto mais espesso, pior o prognóstico; as lesões com menos de 1 mm de espessura resultam em metástase em apenas 5% dos casos.

As metástases cutâneas do melanoma são divididas em microssatélites, satélites, em trânsito ou a distância. As primeiras são microscópicas e descontínuas do tumor primário, logo são

Quadro 53.1 Níveis de invasão de Clark.

Nível I	Células tumorais restritas à epiderme e aos anexos
Nível II	Extensão à derme papilar e algumas atingindo a interface com a derme reticular
Nível III	Ocupação de toda a derme papilar
Nível IV	Invasão da derme reticular
Nível V	Invasão do panículo adiposo

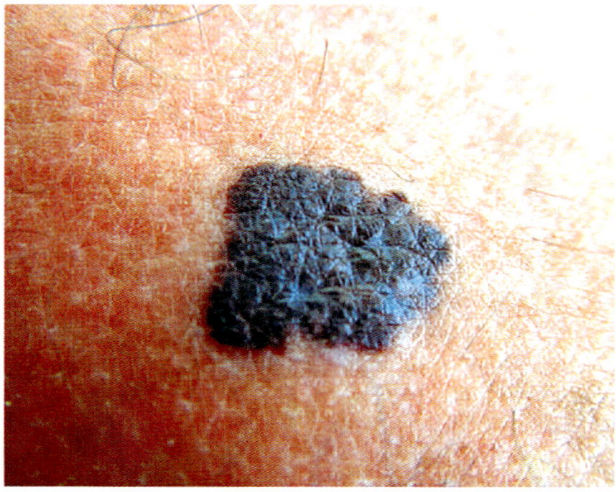

Figura 53.13 Melanoma *in situ*.

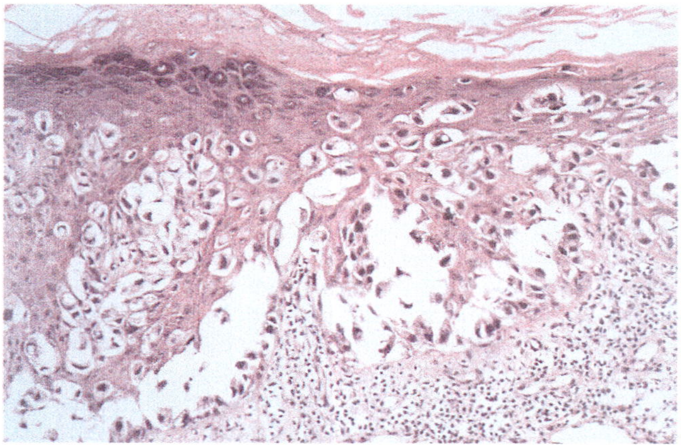

Figura 53.14 Melanoma *in situ*. Melanócitos atípicos, com amplo citoplasma claro, agrupados em ninhos ou isolados e confinados na epiderme. Processo inflamatório na derme.

evidenciadas apenas por meio do exame anatomopatológico. Já as metástases satélites são aquelas lesões perceptíveis com até 2 cm do sítio primário. As em trânsito são lesões cutâneas ou subcutâneas além de 2 cm, mas sobre a drenagem linfática regional. Tanto as lesões satélites quanto a metástase em trânsito correspondem à disseminação intralinfática e apresentam implicações prognósticas e terapêuticas semelhantes. A metástase a distância corresponde à disseminação hematogênica e longe da drenagem linfática da lesão do melanoma. Isso é relevante, pois nas primeiras a doença é considerada locorregional, enquanto, a distância, o prognóstico é muito pior. As metástases por via sanguínea atingem com maior frequência a pele, os pulmões, o sistema nervoso central (SNC) e o fígado. Há raros casos de metástase por via transplacentária.

Clínica e classificação

O melanoma pode advir de lesão preexistente ou surgir em pele sã. Os precursores são NMC, nevos displásicos, *nevus spilus* e proliferações melanocíticas de mucosas e extremidades ou névicas.

Modificações indicadoras de malignização são: sensação de prurido, alterações da pigmentação e do crescimento assimétrico da lesão, inflamação, ulceração e sangramento; um sinal indubitável é o derrame de pigmento além das bordas da lesão; quando ultrapassa a borda do tecido periungueal, tem-se o *sinal de Hutchinson* (ver Capítulo 61, itens *Melanoma do aparelho ungueal* e *Melanoniquia estriada ou melanoniquia longitudinal*).

Nos casos *iniciais*, surge uma pequena mancha hipercrômica, com crescimento lento, porém indiscutível, às vezes em superfície, outras vezes, em profundidade, originando-se uma pápula e, depois, um nódulo.

O estudo clínico de melanomas deve ser feito, de maneira mais precisa, de acordo com a sua forma clínica.

Antes de se classificar os melanomas, é conveniente informar que, no seu comportamento biológico, devem ser considerados dois tipos de crescimento: o horizontal, isto é, a expansão em superfície e que ocorre na maioria das lesões por um tempo que pode ser longo (até mesmo muitos anos); e o vertical, ou seja, a expansão para a profundidade, sendo esta última a mais grave. Na fase de crescimento vertical, com exceção do melanoma nodular, os melanomas passam por um período denominado "microinvasivo", quando as células tumorais ainda não apresentam capacidade de metastatização. Considerando que a célula de origem é a mesma, provavelmente ocorre participação do sistema imune do hospedeiro no processo invasivo. Mais recentemente, estudos genéticos têm questionado se essas lesões têm a mesma origem biológica.

Classicamente, o melanoma é dividido em quatro formas clínicas: *lentigo maligno*, *melanoma extensivo superficial*, *nodular* e *acral* (Figuras 53.15 a 53.20), cujos aspectos clínico, evolutivos e patológicos estão resumidos no Quadro 53.2. Além da localização cutânea, podem ser locais primários de melanoma: mucosas (1,3% – oral, anal, uretral, vaginal), globo ocular (5,3% – íris, corpo ciliar e principalmente coroide – Figuras 53.21 e 53.22) e, eventualmente, outras regiões (bexiga, nervos periféricos, leptomeninge, pulmões, parótidas, entre outras). Sítio primário desconhecido ocorre em 2% dos casos e já é relacionado com a presença de metástases em que não foi possível fazer o diagnóstico do tumor primário. Por vezes, por meio da anamnese, pressupõe-se a localização do sítio primário (p. ex., lesão prévia retirada sem comprovação anatomopatológica).

Há de se considerar os seguintes aspectos:

- qualquer das formas clínicas, com o tempo, pode ulcerar e sangrar
- qualquer das formas clínicas pode tornar-se, parcial ou totalmente, acrômica (melanoma amelanótico)
- o melanoma nodular e a evolução final destoa das demais apresentações.

Algumas particularidades em relação à localização devem ser referidas. Em Uganda, 60% dos melanomas localizam-se nos pés e, inclusive, nas mucosas, enquanto praticamente não ocorrem na cabeça e no tronco, ou seja, exatamente o contrário do que acontece em pacientes de fototipo claro de outras áreas do mundo; uma situação intermediária ocorre em países cujos habitantes têm fototipo IV (Egito e Índia). Em pacientes de fototipo claro com idade inferior a 60 anos, a localização preferencial no sexo masculino é o tronco e, nas mulheres, os membros inferiores. A partir da 6ª década, a incidência de lesões do tipo lentigo maligno aumenta na cabeça e no pescoço em ambos os sexos de pessoas com pele cronicamente fotoexposta (fototipos baixos). Mais recentemente, estudos australianos demonstraram uma significativa redução da incidência do melanoma nodular, o tipo clínico mais associado à queimadura solar e exposição intermitente.

No Brasil, alguns relatos demonstraram também maior predomínio do melanoma extensivo superficial sobre as demais formas clínicas do tumor.

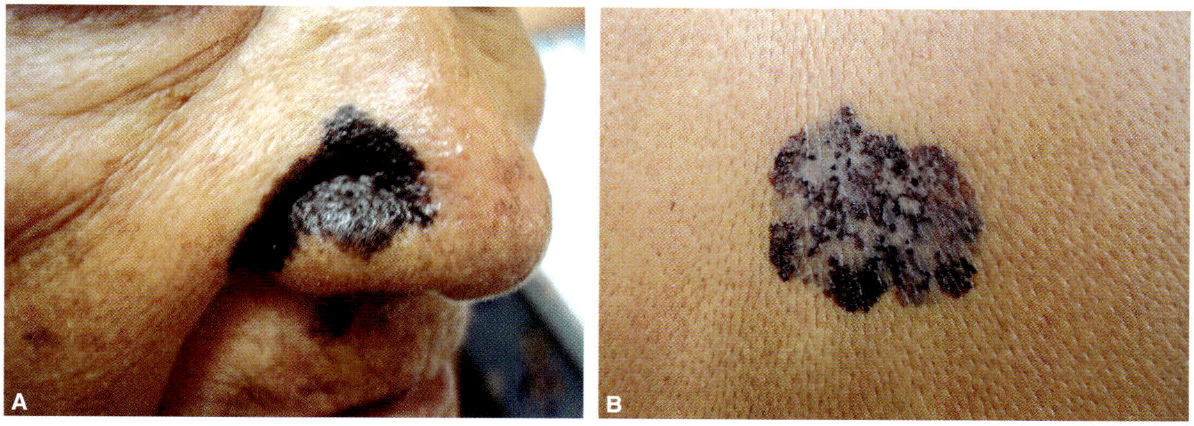

Figura 53.15 **A.** Melanoma lentigo maligno. **B.** Melanoma extensivo superficial. (Cortesia do Dr. Luiz Eduardo Galvão.)

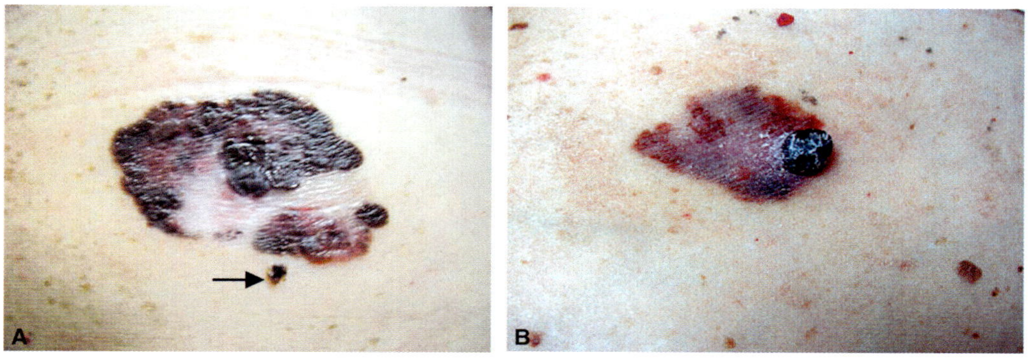

Figura 53.16 Melanoma extensivo superficial. **A.** Variação de cor com área de regressão e satelitose. **B.** Área de nodulação em paciente com síndrome do nevo displásico.

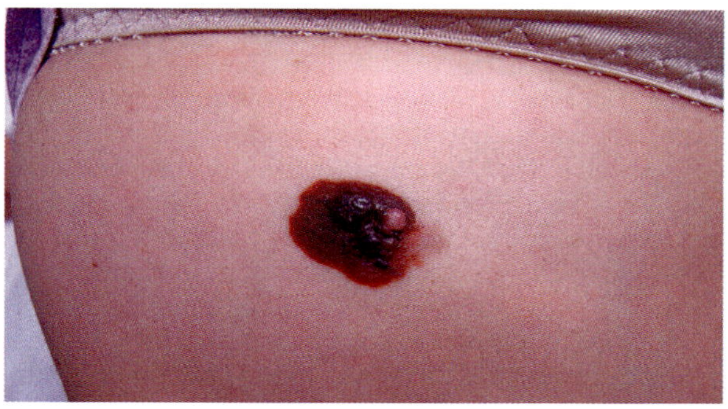

Figura 53.17 Melanoma extensivo superficial com áreas de nodulação e acromia. (Cortesia do Dr. Carlos Barcaui.)

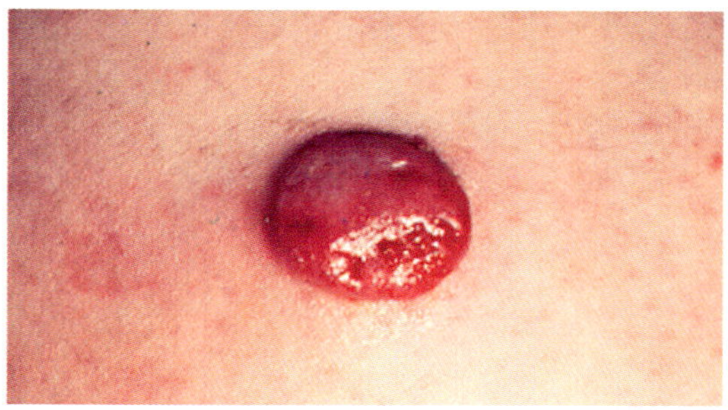

Figura 53.18 Melanoma nodular amelanótico.

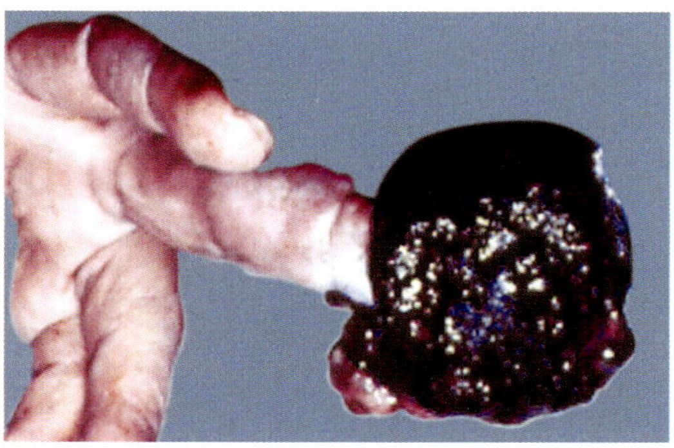

Figura 53.19 Melanoma acral.

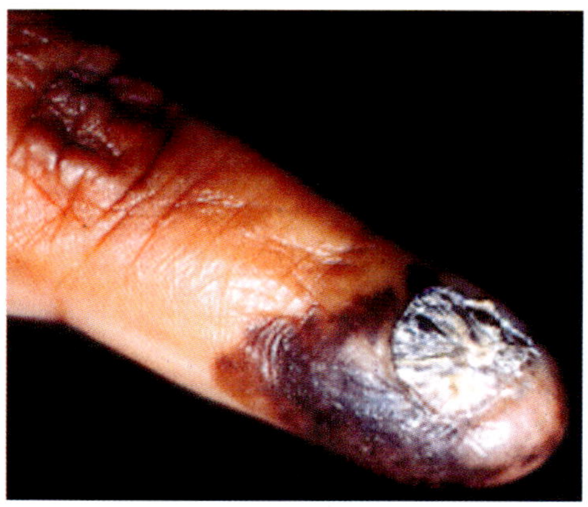

Figura 53.20 Melanoma acral com sinal de Hutchinson.

Quadro 53.2 Características diferenciais básicas das várias formas clínicas de melanoma.

Forma clínica	Idade média	Sexo	Duração média	Principais localizações	Lesão	Cor	Padrão de crescimento	Histologia	Prognóstico	Incidência relativa entre os melanomas
Lentigo maligno	70 anos	2F/1M	5 a 20 anos	Cabeça, pescoço, dorso e mãos	Maculosa com margem irregular, grandes diâmetros	Diferentes tonalidades, castanho ao preto; hiperpigmentação frequente	Radial com vertical tardio (5%)	Pleomorfismo celular, com melanócitos bizarros lado a lado, sobretudo na região basal	Bom	5%
Melanoma extensivo superficial	45/55 anos	Indiferente	1 a 5 anos	Dorso, em homens; membros inferiores, em mulheres	Maculopápula com margem pouco menor que 2,5 cm; comum hipopigmentação, halo irregular	Diferentes tonalidades, do castanho ao preto-acinzentado e róseo	Período longo radial, seguido tardiamente de vertical	Distribuição intradérmica difusa de grandes melanócitos atípicos que lembram as células de Paget	Moderado	60 a 70%
Melanoma nodular	45 anos	2F/1M	Meses	Dorso, cabeça e pescoço	Nódulo hemisférico ou lesão ulcerovegetante	Negra	Vertical precoce	Invasão da derme profunda e, até mesmo, da hipoderme	Ruim	15%
Melanoma acral	50/60 anos	Indiferente	1 a 10 anos	Extremidades digitais com predileção sobretudo pelo polegar ou 1º pododáctilo; peri ou subungueal e palmoplantar	Mancha negra inicial; depois, nódulo ou ulceração	Negra	Horizontal e, mais tarde, vertical	Semelhante ao do lentigo maligno, com cones alongados e hiperceratose	Ruim	10%

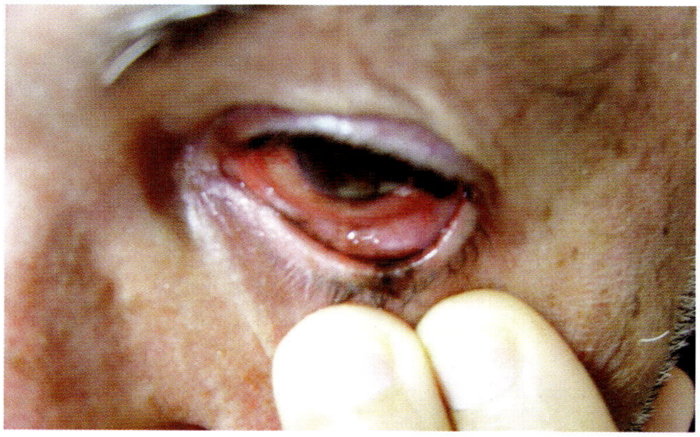

Figura 53.21 Melanoma ocular. (Cortesia do Dr. Carlos Barcaui.)

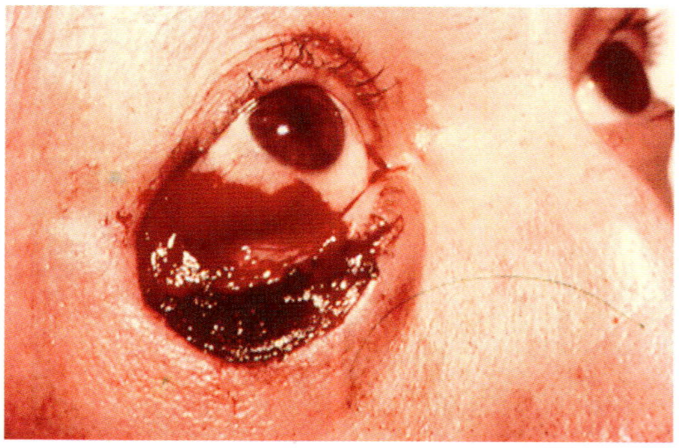

Figura 53.22 Melanoma ocular.

Os *melanomas amelanóticos*, em geral, são mais espessos, provavelmente pela demora em se reconhecer a lesão como maligna. Acredita-se que, pelo fato de serem incapazes de produzir melanina, que é sua função básica, essas células estariam em um estágio tal de indiferenciação que teriam maior capacidade de metastatização, justificando seu comportamento mais agressivo. Prevalecem no sexo masculino em torno da 6ª década de vida e em áreas fotoexpostas. Outros tipos histológicos menos frequentes são os melanomas *desmoplásicos*, neurotrópicos que se caracterizam por serem localmente agressivos e com altos índices de recorrência, em torno de 25%. O nome *desmoplásico* deve-se ao seu aspecto morfológico disposto em células fusiformes formando feixes (fibroblastos-símile), com neurotropismo. Clinicamente, esses melanomas manifestam-se como placas ou nódulos, muitas vezes amelanóticos, podendo assemelhar-se a lesões cicatriciais. Também são mais prevalentes em homens (2:1) e em idosos, estando associados à exposição solar crônica. Na sua terapêutica, recomendam-se margens amplas de 2 cm e a radioterapia pode ser útil em alguns casos.

O comprometimento ganglionar caracteriza-se por gânglios duros, palpáveis e aderidos; depois, há invasão dos planos subjacentes e suprajacentes, levando à ulceração; entre a lesão primária e os gânglios regionais, pode haver acometimento de vasos linfáticos (*satelitose*). Em raros casos, ocorre uma infiltração linfática maciça da pele, com eritema, simulando um quadro infeccioso, denominado *melanoma erisipeloide* (ver Figura 63.3). As metástases internas ocorrem por via hemática ou linfática, e podem ficar silenciosas por muito tempo ou ter sintomatologia peculiar, dependendo dos órgãos afetados; a frequência aproximada é: pulmão (18 a 36%), SNC (12 a 20%), fígado (14 a 20%), ossos (11 a 17%), tubo gastrintestinal (1 a 7%) e pele, subcutâneo ou linfonodo (42 a 59%). As lesões metastáticas sanguíneas cutâneas são frequentemente nodulares de início e, muitas vezes, amelanóticas. Raramente pode ocorrer melanose generalizada, inclusive com melanúria, devido à metastatização generalizada. Manifestações metastáticas podem ocorrer até 18 anos após a extirpação do tumor, caracterizando a denominada *metástase tardia*. Outras vezes, tem-se uma reação vitiligoide generalizada ou não, representando a resposta imunológica, não seletiva, ao tumor (Figuras 53.23 a 53.28).

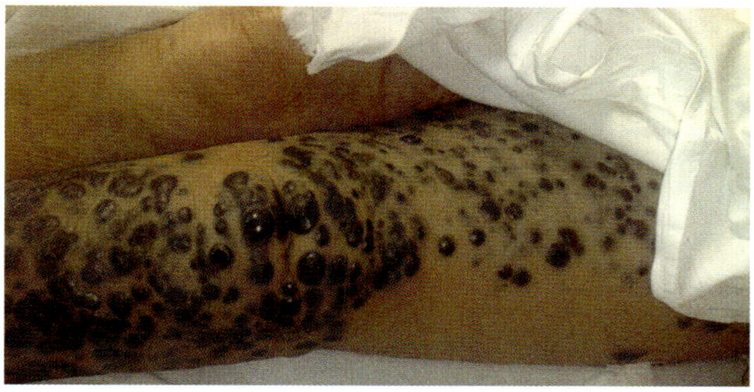

Figura 53.23 Melanoma metastático. (Cortesia da Dra. Beatriz Reis.)

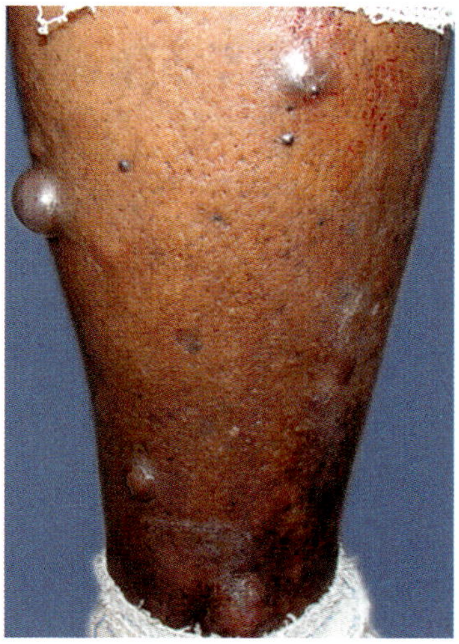

Figura 53.24 Melanoma metastático. (Arquivo do Ambulatório de Melanoma – IDPRDA.)

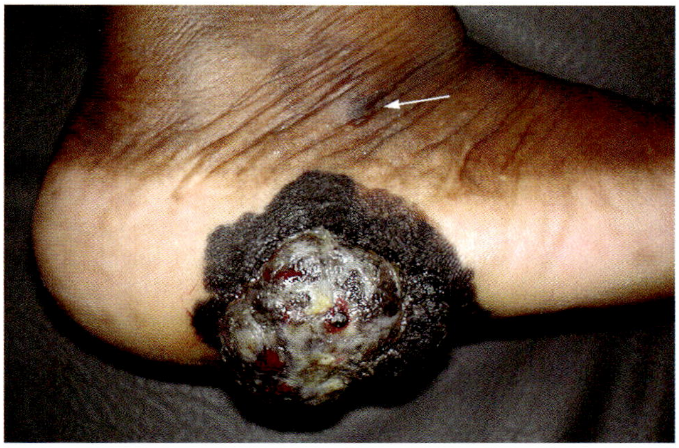

Figura 53.25 Melanoma acral. Observe metástase.

Diagnóstico

São pontos importantes: (1) aparecimento de manchas ou nódulo de crescimento rápido; (2) alterações de cor e tamanho de nevos preexistentes; (3) sintomatologia. A suspeita clínica de melanoma fundamenta-se na regra do ABCDE: *A*, assimetria; *B*, bordas irregulares e denteadas; *C*, variação da cor; *D*, diâmetro maior que 0,6 cm; *E*, evolução, ou seja, qualquer alteração que tenha ocorrido na lesão; anteriormente, *E* referia-se a *enlargment* (crescimento).

Outro ponto que tem sido valorizado em relação a lesões suspeitas é o sinal do "patinho feio", que é embasado na apresentação clínica de uma lesão que se torna suspeita por destoar, em aparência, das demais circunvizinhas. Há uma boa comprovação e reprodutibilidade desse sinal.

A dermatoscopia pode ser de grande valia, de preferência como complementação ao exame clínico, pois torna possível identificar, de imediato, a origem celular da lesão e, no caso de ser lesão melanocítica, se é benigna ou maligna, a não ser nos casos limítrofes, o que é frequente.

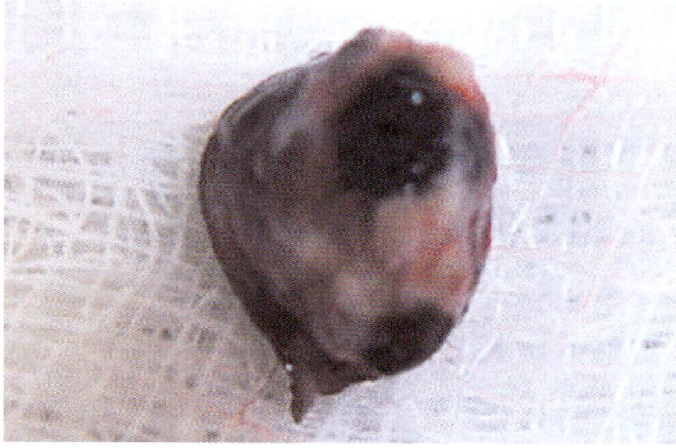

Figura 53.26 Peça cirúrgica de metástase em trânsito. (Arquivo do Ambulatório de Melanoma – IDPRDA.)

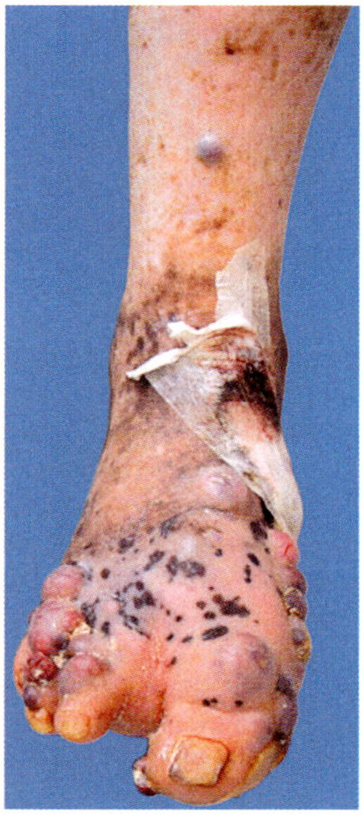

Figura 53.27 Melanoma metastático apresentando múltiplos nódulos, alguns amelanóticos após amputação do segundo pododáctilo, local primário.

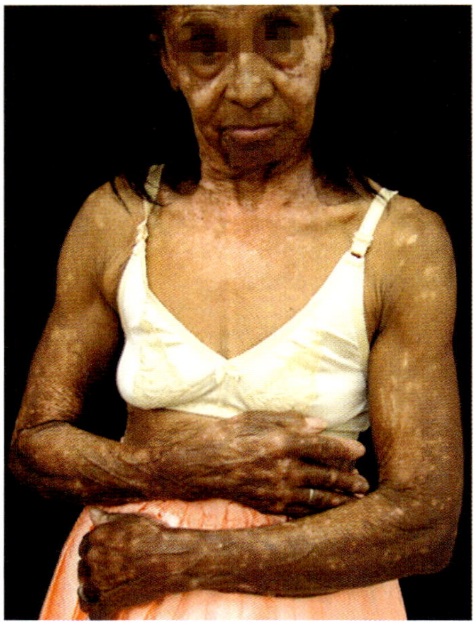

Figura 53.28 Paciente da Figura 53.27 apresentando lesões vitiligoides. (Coleção IDPRDASCMRJ.)

Na era da inteligência artificial (IA), uma nova perspectiva se abre na capacidade da dermatoscopia enquanto ferramenta diagnóstica. Embora muitos estudos ja demonstrem uma sensibilidade e especificidade, pelo menos semelhantes ao de dermatoscopistas experientes, o real impacto da IA na pratica diária ainda está por ser demonstrado. Por meio de uma percepção prática inicial, percebe-se um exagero na indicação para a retirada das lesões.

A dermatoscopia é um exame complementar eficaz e fácil, mas que não substitui o exame anatomopatológico (ver Capítulo 9, *Dermatoscopia*). Nessas situações, a confirmação deve ser obtida pelo exame histopatológico e, excepcionalmente, pela imuno-histoquímica.

O exame dermatológico de rotina é fundamental nas populações de risco. Estima-se que 60% dos melanomas finos são diagnosticados em exames periódicos, sem que houvessem sido notados pelo paciente.

A biopsia deve ser excisional, porém, em lesões extensas ou situadas em locais anatômicos nobres, uma biopsia incisional é permitida; deve incluir a parte mais elevada da lesão e a mais pigmentada nas planas. As margens de ressecção da lesão suspeita devem ser de 2 a 3 mm.

O laudo diagnóstico deve basear-se, preferencialmente, nos cortes em parafina, já que, por congelação, os melanócitos ficam muito alterados, dificultando a interpretação correta da lesão. As recomendações dos itens que devem constar do laudo histopatológico referido pelo GBM devem incluir: tipo histológico do melanoma, fase de crescimento (radial ou vertical), nível de Clark, profundidade (índice de Breslow), número de mitoses por milímetro quadrado, infiltrado inflamatório linfocitário peritumoral, infiltrado inflamatório intratumoral, invasão vascular linfática e sanguínea, invasão perineural, ulceração, regressão, satelitose microscópica e margens cirúrgicas. Deve-se observar também se a lesão é bem delimitada, se assimétrica; a presença de ninhos de tamanhos irregulares, se melanócitos ou os ninhos "sobem a epiderme"; se as células névicas estão seguindo seu padrão de maturação, se houver um nevo melanocítico associado. Há casos em que os achados histopatológicos geram controvérsias, quando os diagnósticos podem ser diferentes, mesmo em mãos de histopatologistas experientes (nevo para uns, melanoma para outros). Uma lesão pigmentada excisada no passado e diagnosticada como benigna pode ser a explicação para a presença atual da doença.

A imuno-histoquímica é um método de extrema valia na identificação da natureza da linhagem celular da lesão e é utilizada, no caso, na identificação de tumores primários ou metastáticos pouco diferenciados, em tumores de células fusiformes, melanomas amelanóticos e no diagnóstico diferencial com linfomas, carcinomas neuroendócrinos e em certos tumores com células pagetoides (p. ex., Paget extramamário). São dois os marcadores mais utilizados: a proteína S100 e o HMB-45. Este último é específico para lesões melanocíticas, porém é negativo em melanomas desmoplásicos, enquanto a proteína S100 é positiva. Esta, por sua vez, também é positiva para células de Langerhans, nervos, células de Schwann, condrócitos, glândulas écrinas, apócrinas, bem como nos respectivos tumores. Infelizmente, esses marcadores não tornam possível diferenciar se a lesão melanocítica é maligna ou benigna.

Outros métodos mais recentes, como a hibridização por fluorescência *in situ* (FISH), a hibridização genômica comparativa (CGH) e a espectrometria sequencial em massa (MS), têm agregado valor diagnóstico.

Alguns aplicativos para telefones celulares foram, recentemente, desenvolvidos para a detecção precoce do melanoma. Apesar de bom custo-benefício e amplo alcance, esses aplicativos se mostram, em diversos estudos, com baixa capacidade diagnóstica, classificando melanomas iniciais como benignos em até 30% dos casos.

Os pacientes com melanoma igual ou maior que 0,8 mm (espessura intermediária), ou quando a lesão estiver ulcerada, são candidatos à biopsia do linfonodo sentinela. O método baseia-se na ideia de progressão tumoral em múltiplas etapas, consistindo na realização de linfocintigrafia para detecção da cadeia linfática de drenagem da área do tumor primário, com posterior aplicação de corante associado a um radiotraçador. O primeiro linfonodo de drenagem é então identificado cirurgicamente com o auxílio de um detector de radiação manual. Esse linfonodo sentinela é submetido a cortes sequenciais com imuno-histoquímica e, se positivo, toda a cadeia deve ser retirada, e o paciente torna-se pertencente ao estágio III, candidato, portanto, à terapia adjuvante. Recentemente, tem-se utilizado a técnica de reação de transcriptase reversa associada à reação em cadeia da polimerase (RT-PCR) para detecção de micrometástases no linfonodo sentinela, demonstrando maior sensibilidade em relação às análises imuno-histoquímicas (S100 e HMB-45) e histopatológicas (HE).

A presença de tatuagem extensa regional deve ser considerada quando for analisado o pigmento encontrado no linfonodo sentinela, requerendo, portanto, coloração apropriada (Fontana-Masson) ou imuno-histoquímica para confirmação de metástase.

A avaliação dos pacientes com melanoma inclui exame completo da pele, pesquisa de linfonodos e palpação do abdome. Os seguintes exames complementares podem ser solicitados anualmente: radiografia de tórax, ultrassonografia abdominal e estudo da função hepática e desidrogenase láctica (LDH). A periodicidade do acompanhamento depende do estágio da lesão. A dosagem de LDH deve ser sempre realizada, já que faz parte do estadiamento. Estudos de tomografia e cintigrafia óssea devem ser solicitados quando identificados sinais e sintomas clínicos e se os exames estiverem alterados. tomografia por emissão de pósitrons (PET-TC), se disponível, deve ser realizada em pacientes no estágio III e no estágio IV com metástase única por exames de imagem convencionais. A taxa de detecção de metástase a distância é até 30% maior que com a tomografia convencional em pacientes no estágio III.

Diagnóstico diferencial

Deve ser feito com nevos pigmentados, carcinoma basocelular pigmentado, granuloma piogênico, queratose seborreica, melanoacantoma, histiocitoma, melanoniquia estriada e lesão traumática circunscrita (hemorragia com transformação do pigmento hemoglobínico em hemossiderínico). Esta é comum em atletas, sobretudo maratonistas, pois, com frequência, apresentam hematoma subungueal, em especial no hálux.

Evolução e prognóstico

Conforme visto, a evolução pode ser arrastada, como no melanoma do lentigo maligno, ou rápida, como no nodular; o prognóstico é tanto pior quanto mais demorados forem o diagnóstico e o início do tratamento. Se o diagnóstico e a cirurgia forem precoces, a sobrevida pode ser próximo a 100% dos casos.

Em termos de prognóstico, é fundamental estabelecer o estadiamento de acordo com a fase da doença. Um sistema padronizado de estadiamento padronizado é um requisito fundamental para que dados de diferentes populações possam ser comparados.

Em 1998, o National Cancer Data Base dos EUA (NCDB) apresentou uma retrospectiva de 84.836 casos de melanoma, estimando-se que a sobrevida em 5 anos do melanoma cutâneo na população norte-americana seja de 96% para o estágio 0 (melanoma *in situ*), 92,5% e 74,8% para estágios I e II, 49% nos casos de metástase linfonodal (estágio III) e 17,9% para o estágio IV (metástases a distância).

Os principais fatores prognósticos do tumor primário são a maior espessura tumoral, descrita por Breslow *et al.* (1970), e a presença de ulceração histopatológica.

Outros fatores prognósticos desfavoráveis incluem a localização na cabeça, no pescoço e no tronco, o sexo masculino e a idade superior a 60 anos, a intensidade da infiltração linfocitária, o tipo histológico, a regressão tumoral, o índice mitótico, a microssatelitose, o tipo celular predominante, os marcadores imuno-histoquímicos e a citomorfometria nucleolar.

Nos últimos anos, um painel genético de 31 marcadores (GEP – *gene expressão prognóstico teste)* tem sido proposto como ferramenta prognóstica para os pacientes com melanoma nos estágios I e II, na avaliação de seu risco para o desenvolvimento de metástases a distância. Seu valor prognóstico parece ser acrescido quando combinado à biopsia do linfonodo sentinela. Talvez, esse painel genético possa vir a selecionar pacientes candidatos a terapias adjuvantes.

Seu estadiamento é feito pelo sistema TNM (T = tumor primário, N = linfonodo, M = metástases a distância) estabelecido pelo AJCC. Sua versão mais recente é a 8ª, que passou a ser adotada em janeiro de 2018 e está disponível *on-line*. As principais modificações em relação à versão anterior estão descritas a seguir.

Para os tumores primários, as lesões são distribuídas em oito categorias, indo de T1a a T4b, além do Tx (caso em que a espessura não pode ser acessada), do T0 (sem evidências de tumor primário) e o Tis (melanoma *in situ*). De maneira geral, os melanomas primários dividem-se entre as categorias *a* ou *b*, segundo a presença ou não de ulceração, à exceção dos casos entre 0,8 e 1,0 mm de espessura, os quais passaram a ser classificados (à semelhança dos tumores < 0,8 mm com ulceração) como T1b. Esse novo subgrupo levará a um maior número de pacientes candidatos à pesquisa do linfonodo sentinela.

Apesar de o número de mitoses continuar como um importante fator prognóstico em melanomas de todas as espessuras, ele não mais entra na classificação TNM.

Quadro 53.3 Estadiamento do tumor primário e sobrevida em 10 anos.

Tumor	Espessura	Ulceração	Sobrevida em 10 anos
T0	*In situ*	–	–
T1		Desconhecida ou não especificada	
	Tla < 0,8 mm	Ausência de ulceração	98%
	Tlb < 0,8 mm 0,8 a 1,0 mm	Com ou sem ulceração	96%
T2		Desconhecida ou não especificada	
	T2a > 1,0 a 2,0 mm	Sem ulceração	92%
	T2b > 1,0 a 2,0	Com ulceração	88%
T3		Desconhecida ou não especificada	
	T3a > 2,0 a 4,0 mm	Sem ulceração	88%
	T3b > 2,0 a 4,0 mm	Com ulceração	81%
T4		Desconhecida ou não especificada	
	T4a > 4,0 mm	Sem ulceração	83%
	T4b > 4,0 mm	Com ulceração	75%

Em 2014, Morton *et al.* publicaram o relatório final sobre os ensaios clínicos a respeito da biopsia do linfonodo sentinela (BLS). Os resultados demonstraram que, nos pacientes com melanomas de espessura intermediária e que apresentam metástases nodais ocultas, a linfadenectomia precoce diminuiria: o risco de recorrência locorregional, o surgimento de metástases a distância e a morte provocada por melanoma.

Em 2016 e 2017, dois novos ensaios não observaram diferenças na sobrevida dos pacientes submetidos ao esvaziamento completo da cadeia acometida quando comparados aos pacientes submetidos à conduta conservadora.

Não há dúvidas de que a BLS é a mais importante ferramenta prognóstica nos pacientes nos estágios IB e II, oferecendo informações importantes e precisas quanto ao estadiamento e à sobrevida. Entretanto, nos anos recentes, uma ampla discussão vem sendo feita em relação à retirada completa das cadeias linfonodais com sentinela positivo *versus* uma conduta conservadora, em razão de novos tratamentos adjuvantes. Nos anos futuros, novos estudos e sistemas de estadiamento poderão melhor dirimir essas dúvidas.

As microssatelitoses, grupamentos de células tumorais justapostos, porém separados do todo tumoral, as lesões satélites, definidas por lesões distantes do tumor primário em até 2 cm, e as metástases em trânsito, representadas pelas lesões presentes a partir de 2 cm do tumor principal (entre este e a primeira cadeia de drenagem linfática), fazem parte agora do estágio IIIa.

As metástases a distância são classificadas na categoria M, variando de M1a a M1 d, sendo as metástases cutâneas as de melhor prognóstico e as cerebrais, as mais agressivas. Todas as categorias M são subclassificadas em (0) ou (l), conforme a elevação ou não da lactato desidrogenase (LDH).

A nova classificação TNM, clínica e patológica, assim como seus diferentes grupos de estadiamento, encontra-se nos Quadros 53.3 e 53.4 (estadiamento T, estadiamento N, estadiamento M e classificacão TNM).

Quadro 53.4 Estágio e sobrevida do melanoma cutâneo.

Localização	Estágio	Sobrevida aproximada em 5 anos
Pele	Ia (T1a)	95%
	Ib (T1b, T2a)	90%
	IIa (T2b)	78%
	IIb (T2a)	65%
Linfonodos (estadiamento microscópico)	III	–
	IIIa (micrometástase)	65%
	IIIb (micrometástase ou tumor primário ulcerado)	50%
	IIIc	25%
Matástase a distância	IV	–
	IVa (pele e linfonodo distantes)	18,8%
	IVb (pulmão)	6,7%
	IVc (outras vísceras, LDH)	9,5%

A gravidez não exerce efeito desfavorável em relação ao prognóstico. No entanto, existe a recomendação de evitá-la por pelo menos 3 anos após diagnóstico, já que esse é o tempo em que as metástases são mais frequentes.

Tratamento

Toda a abordagem terapêutica do melanoma cutâneo tem por base o seu estadiamento. O tratamento da lesão primária consiste na ampliação das margens cirúrgicas da biopsia (preferentemente) excisional prévia. A extensão dessa ampliação é determinada pela espessura do tumor (Quadro 53.5). A cirurgia está indicada, portanto, para os estágios I e II. Está claro que esse é o momento em que há a maior possibilidade de cura da doença. É considerada também válida a excisão cirúrgica de lesões metastáticas específicas, preferentemente quando um tratamento medicamentoso mais atual vem sendo empregado concomitantemente.

A pesquisa do linfonodo sentinela é uma importante ferramenta para o estadiamento do melanoma. Seu benefício na sobrevida desses pacientes ainda não está totalmente esclarecido, e espera-se um ponto final com o encerramento do ensaio MSLT-2 em 2022. Em estudo anterior, o MSLT-1, publicado em 2014, os tumores intermediários tiveram um prognóstico melhor quando a biopsia foi realizada. Tais achados não foram reproduzidos em outro estudo, o DeCOG- SLT, de 2016. Porém, até o momento, não há comprovação consistente de que ela ocasione um aumento da sobrevida desses pacientes. A linfadenectomia terapêutica é benéfica e deve ser realizada quando houver acometimento ganglionar clínico ou histologicamente detectável. Pacientes com melanomas em estágio clínico III (com metástases em trânsito) podem se beneficiar da perfusão isolada de membros com quimioterapia e hipertermia. Em pacientes com linfonodo sentinela positivo ou Breslow > 4 mm, o IFN-α em altas doses está indicado. Sua relação custo-benefício, porém, não é unanimemente reconhecida como valiosa.

Quadro 53.5 Margens recomendadas para excisão do melanoma.

Espessura da lesão	Margens recomendadas
In situ	0,5 a 1 cm
< 1,0 mm	1,0 cm
> 1,0 mm e < 2,0 mm	1,0 a 2,0 cm
≥ 2,0 mm	2,0 cm

A quimioterapia com citostáticos era ineficaz e tornou-se obsoleta com a chegada de medicamentos que atuam na mutação do BRAF (terapia-alvo) e dos denominados "imunoterápicos" (anticorpos anti-PD1), que, quando combinados, podem proporcionar sobrevida de até 60% em 3 anos, comparados com os 10% da dacarbazida (DTIC), o mais "efetivo" quimioterápico. Essas medicações são indicadas para pacientes com doença metastática a distância (estágio IV) e doença regional linfonodal irressecável (estágio III).

Representam essas duas novas classes de medicamentos já aprovadas pela Anvisa o vemurafenibe, o ipilimumabe, o nivolumabe e o pembrolizumabe.

O vemurafenibe é um inibidor do BRAF V600E, utilizado na dose de 960 mg VO 2 vezes/dia, e está indicado no tratamento do melanoma metastático ou do melanoma irressecável, apenas nos pacientes portadores dessa mutação (substituição do aminoácido ácido glutâmico por valina no códon 600). Até 90% dos pacientes apresentam regressão tumoral e a sobrevida em 6 a 12 meses está aumentada em comparação à DTIC. No entanto, a duração da resposta é de apenas 6 meses em média, após os quais se observa desenvolvimento de outras vias de proliferação celular tumoral. Entre os efeitos colaterais principais, que ocorrem em mais de 30% dos casos, estão: dermatites (algumas graves e, também de maneira intensa, outras entidades como dermatite seborreica ceratósica na face, queratose folicular, sensibilidade aumentada na região palmoplantar acompanhada de queratose local e milia/cistos em grande número), fotossensibilidade, artralgias, prurido, náuseas e ceratoacantomas. Carcinoma espinocelular ocorre em cerca de 20% dos pacientes em 2 meses. Alongamento do intervalo QT, alterações oftalmológicas (inclusive descolamento de retina) e mesmo melanoma primário também já foram descritos. A pesquisa da mutação BRAF pode ser feita em cortes de parafina desde que o formol empregado na conservação do fragmento seja tamponado. Um novo inibidor do BRAF, o dabrafenibe, está sendo submetido a ensaios clínicos.

O cobimetinibe, um inibidor seletivo das quinases tirosina-treonina MEK1 e MEK2, também já está liberado no Brasil e, em combinação com o vemurafenibe, leva a uma sobrevida maior do que outras combinações. Outros exemplos de bloqueadores do MEK são binimetinibe e trametinibe.

Essa abordagem terapêutica seletiva e direcionada às mutações oncogênicas torna possível que apenas as células tumorais, e não as células normais, sejam afetadas, e parece ser o futuro e uma esperança no tratamento do melanoma, assim como em numerosas outras neoplasias; é a denominada "terapia-alvo ou individualizada".

Outra modalidade de terapia é a imunoterapia. Essa parte do pressuposto de que o sistema imune atua no sentido de bloquear a proliferação celular tumoral e também de que diversas neoplasias, entre as quais os melanomas, produzem moléculas capazes de bloquear o sistema imune do paciente. Logo, medicamentos com ação específica contra essas moléculas e seus ligantes têm a função de estimular a resposta imune. Por outro lado, essa resposta favorece inúmeras manifestações de autoimunidade. Entre os efeitos colaterais mais significativos, estão colite, pneumonite, cardite, neurite, hepatite, vasculite, encefalopatia, entre outros que podem ser não só limitantes do uso desses medicamentos, mas também a causa de morte pela intensidade das manifestações; o tratamento delas é feito com corticoterapia sistêmica. Na pele, temos as buloses, sobretudo penfigoide bolhoso, reações liquenoides, eritema multiforme, síndrome de Stevens-Johnson, necrólise epidérmica tóxica, vitiligo, dermatose acantolítica transitória, entre outras.

O primeiro medicamento dessa classe foi o ipilimumabe, um anticorpo humano monoclonal que inibe o CTLA-4, um receptor com papel inibidor do sistema imune. Desse modo, estimula a resposta imune mediada por linfócitos T, que atuam contra as células neoplásicas. Como se trata de uma terapia que depende do sistema imune do paciente, o tempo para o início da resposta é mais demorado e sua duração tem grande variação individual. Além disso, a avaliação da resposta pode ser difícil, já que inicialmente os tumores podem apresentar um aumento de volume em função do infiltrado inflamatório e o uso sistêmico de corticosteroide é uma medida terapêutica necessária. Um novo anticorpo anti-CTLA-4, o tremelimumabe, está atualmente em estudo.

Outro grupo de imunoterápicos são os anticorpos monoclonais bloqueadores do receptor de morte celular programada (PD-1, *Programmed cell death*) e de seu ligante (PD-L1). O PD-L1 produzido pela célula neoplásica ao se ligar ao PD-1 presente no linfócito T o bloqueia. O anticorpo anti-PD-1 (nivolumabe e pembrolizumabe) é um bloqueador do receptor PD-1 (CD28) que, quando ativado, inibe a ação dos linfócitos T, e o anti-PD-L1 (avelumabe, atezolizumabe e durvalumabe) é o bloqueador do PD-L1 capaz de impedir sua ligação ao PD1, interrompendo a ativação dos linfócitos T (Figura 53.29).

O uso do ipilumabe associado ao nivolumabe produziu um aumento da sobrevida em 3 anos em cerca de 60% dos pacientes. Alguns pacientes, mesmo com metástases, têm se curado da doença.

Uma descrição recente de interesse dermatológico é a *melanose tumoral*, quando, após o uso dos imunoterápicos, lesões pigmentadas que simulam o melanoma surgem na pele do paciente; na histopatologia, é visto um grande número de melanófagos. A melanose tumoral também ocorre em outras situações clínicas.

O imiquimode 5 vezes/semana, 2 vezes/dia, por cerca de 10 a 12 semanas, é de comprovada eficácia no tratamento do lentigo maligno (leia-se melanoma *in situ*).

A vacinaterapia/imunoterapia mostrou-se pouco efetiva com BCG, *Corynebacterium parvum* etc. Outras vacinas também têm sido empregadas, sobretudo a que utiliza linfócitos do próprio paciente, mas também com resultados insatisfatórios. Vacinas mais atuais utilizam peptídios e fornecem sobrevida bem maior para aqueles pacientes que desenvolveram imunidade. Há ainda vacinas intratumorais com herpes-vírus oncolítico (T-VEC/talimogene e laherparepvec) geneticamente modificado, com indicação para lesões cutâneas metastáticas ou linfonodais.

A radioterapia tem seu valor para tumores irressecáveis, assim como para tratamento de lesões metastáticas sintomáticas. É também empregada em doses elevadas em casos especiais, sobretudo antes da cirurgia, especialmente para os tumores desmoplásicos. A associação de imunoterapia e quimioterapia tem indicação em alguns casos de metástases.

Em resumo, a terapia-alvo evoluiu nos últimos anos da abordagem direcionada ao BRAF para a combinação de medicações direcionadas à inibição da via BRAF (vemurafenibe e dabrafenibe) e da MEK (tramatinibe e cobimetinibe). Outros fármacos atualmente em uso são os anticorpos contra o antígeno 4 associado aos linfócitos T citotóxicos (CTLA-4/ipilimumabe), a proteína 1 da morte celular programada (PD-1) e seu ligante PD-L1 e o herpes-vírus oncológico modificado, este último apenas para um grupo específico de pacientes com metástases cutâneas e/ou linfonodais passíveis de infiltração intralesional (nesses pacientes houve redução em cerca de 17% do tamanho das lesões, no entanto sem melhora da sobrevida).

Entre os pacientes com melanoma ressecável, estágio III, terapia neoadjuvante com ipilimumabe associado a nivolumabe, seguido de cirurgia e terapia adjuvante responsiva, resultou em sobrevivência aumentada maior que cirurgia seguida de terapia adjuvante apenas com o nivolumabe.

Por fim, as metástases cerebrais ainda continuam sendo um desafio terapêutico à parte. Uma opção para esses pacientes é a combinação de dois agentes imunoterápicos, como pembrolizumabe com nivolumabe, por exemplo. Em grande parte dos pacientes com doença avançada, a expectativa de vida passou de 9 meses em média para um período de tempo ainda a ser determinado. A dosagem da LDH continua sendo importante no monitoramento destes pacientes.

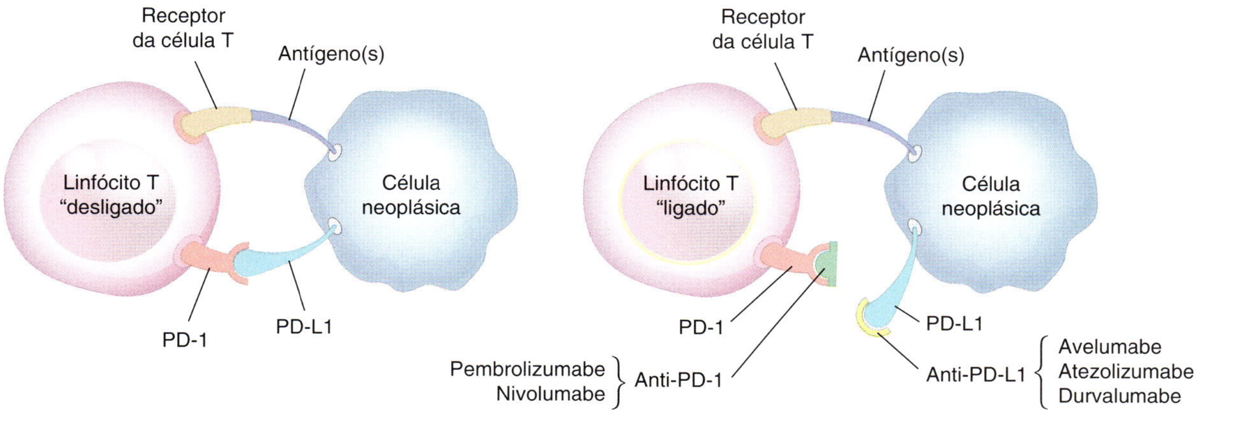

Figura 53.29 Esquema de ação na célula neoplásica da proteína PD-1 e seu ligante PD-L1. Este, ao se ligar ao receptor PD-1, "desliga o linfócito T". Os medicamentos específicos contra o próprio PD-1 ou o PD-L1 impedem essa interação e assim mantêm o linfócito T ativado, o que favorece numerosas manifestações de autoimunidade no linfócito T e na célula.

Prevenção

A associação do melanoma com a queimadura solar está estabelecida. As alterações provocadas pela radiação UVB nas vias genéticas do melanoma foram citadas anteriormente. Desse modo, a prevenção por meio de medidas de proteção solar, como o uso de fotoprotetores, roupas e chapéus, tem se mostrado eficaz e deve ser incentivada.

A avaliação em tempo real do índice de ultravioleta é uma ferramenta bastante útil no estabelecimento das medidas de proteção solar para o dia a dia desses pacientes.

Evidências *in vitro* levaram à pesquisa do benefício do ácido acetilsalicílico (AAS) e anti-inflamatórios não hormonais na prevenção do melanoma. Tais medicamentos parecem ajudar por meio da ativação ou inibição de quinases exercendo efeito citostático e antiproliferativo, como também pela inibição da expressão da COX-2 pelas células do melanoma. Apesar de alguns ensaios clínicos terem obtido resultados controversos, a administração do AAS a pacientes de alto risco para o melanoma tem sido preconizada.

Bibliografia

Nevos melanocíticos

Argenziano G, Soyer HP, Ferrara G *et al.* Superficial black network: an additional dermatoscopic clue for the diagnosis of pigmented spindle and/or epithelioid cell nevus. *Dermatolology.* 2001;203(4):333-5.

Bauer J, Curtin JA, Pinkel D, Bastian BC. Congenital melanocytic nevi frequently harbor *NRAS* mutations but not *BRAF* mutations. *J Invest Dermatol.* 2007;127:179-82.

Bauer JW, Schaeppi H, Kaserer C *et al.* Large melanocytic nevi in hereditary epidermolysis bullosa. *J Am Acad Dermatol.* 2001 Apr;44(4):577-84.

Bovenschen HJ, Tjioe M, Vermaat H *et al.* Induction of eruptive benign melanocytic naevi by immune suppressive agents, including biologicals. *Br J Dermatol.* 2006 May;154(5):880-4.

Clark Jr. WH, Elder DE, Guerrey D *et al.* A study of tumor progression: the precursor lesions of superficial spreading and nodular melanoma. *Hum Pathol.* 1984 Dec;15(12):1147-65.

Clark Jr. WH, Reimer RR, Greene M *et al.* Origin of familial malignant melanomas from heritable melanocytic lesions. 'The BK mole syndrome.' *Arch Dermatol.* 1978 May;114(5):732-8.

Cotrim CP, Tolstoy F, Lima RB *et al.* Nevo da epidermólise bolhosa: caso clínico e revisão da literatura. *An Bras Dermatol.* 2011 Jul-Ago;86(4):767-81.

DeDavid M, Orlow SJ, Provost N *et al.* A study of large congenital melanocytic nevi and associated malignant melanomas: review of cases in the New York University Registry and the world literature. *J Am Acad Dermatol.* 1997 Mar;36(3 Pt 1):409-16.

Ferrara G, Argenziano G, Soyer HP *et al.* The spectrum of Spitz nevi: a clinicopathologic study of 83 cases. *Arch Dermatol.* 2005 Nov;141(11):1381-7.

Hale EK, Stein J, Ben-Porat L *et al.* Association of melanoma and neurocutaneous melanocytosis with large congenital melanocytic naevi – results from the NYU-LCMN registry. *Br J Dermatol.* 2005;152:512-7.

Kanzler MH, Mraz-Gernhard S. Primary cutaneous malignant melanoma and its precursor lesions: diagnostic and therapeutic overview. *J Am Acad Dermatol.* 2001 Aug;45(2):260-76.

Linares-Navarro R, Sánchez-Sambucety P, Rodrigues-Pieto MA. Meyerson nevus triggered by covid-19. *An Bras Dermatol.* 2023;98(5):703-5.

Marghoob AA, Dusza S, Oliveira S *et al.* Number of satellite nevi as a correlate for neurocutaneous melanocytosis in patients with large congenital melanocytic nevi. *Arch Dermatol.* 2004;140:171-5.

Marchell R, Marghoob AA, Braun RP, Argenziano G. Dermoscopy of pigmented Spitz and Reed nevi: the starburst pattern. *Arch Dermatol.* 2005 Aug;141(8):1060.

Pizzichetta MA, Argenziano G, Grandi G *et al.* Morphologic changes of a pigmented Spitz nevus assessed by dermatoscopy. *J Am Acad Dermatol.* 2002 Jul; 47(1):137-9.

Richert S, Bloom EJ, Flynn K, Seraly MP. Widespread eruptive dermal and atypical melanocytic naevi in association with chronic myelocytic leukemia: case report and review of the literature. *J Am Acad Dermatol.* 1996 Aug; 35(2 Pt 2):326-9.

Ruth J. Congenital melanocytic nevus syndrome: An association between congenital melanocytic nevi and neurological abnormalities. *Semin Pediatr Neurol.* 2024 Oct;51:101153.

Vargas P, Cárdenas R, Cullen R, Figueroa A. Nevo de Spitz eruptivos disseminados – Relato de caso. *An Bras Dermatol.* 2020 Jan-Fev;95(1):71-4.

Wang S, Zhou M, Qiao AO J. Kissing nevus of the penis. Report of two cases and review of the literature. *An Bras Dermatol.* 2011 Mar-Abr;89(2):334-6.

Wu-Chen WY, Bernadino CR, Rubin PAD. The clinical evolution of a kissing naevus after complete excision. *Br J Ofphthalmol.* 2004 Jun;88(6):848-9.

Zanini M, Machado Filho CD, Paschoal FM, Vocci FL. Nevo de Sutton simulando nevo em cocar: relato de caso. *An Bras Dermatol.* 2004 Nov-Dez;79(6): 721-4.

Melanoma

Arnaut JRMB, Guimarães IS, Santos ACE *et al.* CDKN2A/CDK4 status in Brazilian patients meeting clinical criteria for hereditary melanoma: a cross sectional descriptive trial. *Int J Dermatol.* 2023. Aug;62(8):1060-6.

Bakos L, Wagner M, Bakos RM *et al.* Sunburn, sunscreens, and phenotypes: some risk factors for cutaneous melanoma in southern Brazil. *Int J Dermatol.* 2002 Sep;41(9):557-62.

Balch CM, Buzaid AC, Soong SJ *et al.* Final version of the American Joint Committee on Cancer staging system for cutaneous melanoma. *J Clin Oncol.* 2001 Aug;19(16):3635-48.

Bartsch DK, Sina-Frey M, Rieder H. CDKN2A Germiline mutations in familial pancreatic cancer. *An Surg.* 2002 Dec;236(6):730-7.

Berger MF, Hodis E, Heffernan TP *et al.* Melanoma genome sequencing reveals frequent PREX2 mutations. *Nature.* 2012 May;485(7399):502-6.

Bichakjian CK, Halpern AC, Johnson TM *et al.* Guidelines of care for the management of primary cutaneous melanoma. *J Am Acad Dermatol.* 2011 Nov; 65(5):1032-47.

Blank CU, Lucas MW, Scolyer RA *et al.* Neoadjuvant Nivolumab and Ipilimumab in Resectable Stage III Melanoma. *N Engl J Med.* 2024;391:1696-708.

Bonfá R, Bonamigo RR, Bonfá R *et al.* A precocidade diagnóstica do melanoma cutâneo: uma observação no sul do Brasil. *An Bras Dermatol.* 2011 Mar-Abr;86(2):215-21.

Boneti KK, Piñeiro-Maceira J, Pereira FB, Barcaui CB. Reed nevus (pigmented spindle-cell nevus): a report of three cases with distinct dermoscopic patterns. *An Bras Dermatol.* 2010;85(4):531-36.

Boyd KP, Vincent B, Andea A *et al.* Nonmalignant cutaneous findings associated with vemurafenib use in patients with metastatic melanoma. *J Am Acad Dermatol.* 2012 Dec;67(6):1375-9.

Brancaccio G, Balato A, Malvehy J *et al.* Artificial Intelligence in Skin Cancer Diagnosis: A Reality Check. *J Invest Dermatol.* 2024 Mar;144(3):492-9.

Breslow A. Thickness, cross-sectional areas and depth of invasion in the prognosis of cutaneous melanoma. *Ann Surg.* 1970 Nov;172(5):902-8.

Brodsky I, Baren M, Kahn SB *et al.* Metastatic malignant melanoma from mother to fetus. *Cancer.* 1965 Aug;18:1048-54.

Burton AL, Gilbert J, Farmer RW *et al.* Regression does not predict nodal metastasis or survival in patients with cutaneous melanoma. *Am Surg.* 2011 Aug;77(8):1009-13.

Chang AE, Karnell LH, Menck HR. The National Cancer Data Base report on cutaneous and noncutaneous melanoma: a summary of 84,836 cases from the past decade. *Cancer.* 1998 Oct;83(8):1664-78.

Chapman PB, Hauschild A, Robert C *et al.* Improved survival with vemurafenib in melanoma with BRAF V600E mutation. *N Engl J Med.* 2011 Jun; 364(26):2507-16.

Chen LL, Jaimes N, Barker CA *et al.* Desmoplastic melanoma: a review. *J Am Acad Dermatol.* 2013 May;68(5):825-33.

Davis LE, Shalin SC, Tackett AJ. Current state of melanoma diagnosis and treatment. *Cancer Biol Ther.* 2019 Aug;20(11):1366-79.

Driscoll MS, Martires K, Bieber AK *et al.* Pregnancy and melanoma. *J Am Acad Dermatol.* 2016 Out;75(4):669-78.

Famenini S, Young LC. Aspirin use and melanoma risk: a review of the literature. *J Am Acad Dermatol.* 2014 Jan;70(1):187-91.

Fildler IJ. Biology of melanoma metastasis. *In*: Balch M, Hougton AN, Sober AJ (eds.). *Cutaneous Melanoma.* 3rd ed. St Louis: QM Publishing; 1998. p. 493-516.

Fitzpatrick TB. The validity and practicality of sun-reactive skin types I through VI. *Arch Dermatol.* 1988 Jun;124(6):869-71.

Flaherty KT, McArthur G. BRAF, a target in melanoma: implications for solid tumor drug development. *Cancer.* 2010 Nov;116:(21):4902-13.

Flaherty KT, Puzanov I, Kim KB *et al.* Inhibition of mutated, activated BRAF in metastatic melanoma. *N Engl J Med.* 2010 Aug;26;363(9):809-19.

Forman SB, Ferringer TC, Peckham SJ *et al.* Is superficial spreading melanoma still the most common form of malignant melanoma? *J Am Acad Dermatol.* 2008 Jun;58(6):1013-20.

Funchain P, Ni Y, Heald B *et al.* Germline cancer susceptibility in individuals with melanoma. *J Am Acad Dermatol.* 2024 Aug;91(2):265-72.

Greenwald HS, Friedman EB, Osman I. Superficial spreading and nodular melanoma are distinct biological entities: a challenge to the linear progression model. *Melanoma Res.* 2012 Feb;22(1):1-8.
Haluska FG, Tsao H, Haluska FS *et al.* Genetic alterations in signaling pathways in melanoma. *Clin Cancer Res.* 2006 Apr;12(7 Pt 2):2301s-307s.
Happle R. Segmental lesions are not always agminated. *Arch Dermatol.* 2002 Jun;138(6):838.
Hauschild A, Grob JJ, Demidov LV *et al.* Dabrafenib in BRAF-mutated metastatic melanoma: a multicentre, open-label, phase 3 randomised controlled trial. *Lancet* 2012 Jul;380(9839):358-65.
Kadonga JN, Frieden IJ. Neurocutaneous melanosis: definition and review of the literature. *J Am Acad Dematol.* 1991 May;24(5 Pt 1):747-55.
Keung EZ, Gershenwald JE. The eighth edition American Joint Committee on Cancer (AJCC) melanoma staging system: implications for melanoma treatment and care. *Expert Rev Anticancer Ther.* 2018 Aug;18(8):775-84.
Kvaskoff M, Siskind V, Green AC. Risk factors for lentigo melanoma compared with superficial spreading melanoma: a case control study in Australia. *Arch Dermatol.* 2012 Feb;148(2):164-70.
Larkin J, Chiarion-Sileni V, Gonzalez R *et al.* Five-Year Survival with Combined Nivolumab and Ipilimumab in Advanced Melanoma. *N Engl J Med.* 2019 Oct;381(16):1535-46.
Leonardi GC, Falzone L, Salemi R *et al.* Cutaneous melanoma: From pathogenesis to therapy (Review). *Int J Oncol.* 2018 Apr;52(4):1071-80.
Luke JJ, Flaherty KT, Ribas A. Long GV. Targeted agents and immunotherapies: optimizing outcomes in melanoma. *Nat Rev Clin Oncol.* 2017 Aug;14(8):463-82.
Manganoni AM, Sereni E, Pata G *et al.* Pigmentation of axillary sentinela nodes from extensive skin tatttoo mimics metastatic melanoma: case report. *Int J Dermatol.* 2014 Jun;53(6):773-6.
Morton DL, Thompson JF, Cochran AJ *et al.* Final trial report of sentinel-node biopsy *versus* nodal observation in melanoma. *N Engl J Med.* 2014 Feb;370(7):599-609.
Palmieri G, Capone M, Ascierto ML *et al.* Main roads to melanoma. *J Transl Med.* 2009 Oct;14;7:86.
Pellacani G, Longo C, Malvehy J *et al.* *In vivo* confocal microscopic and histopathologic correlations of dermoscopic features in 202 melanocytic lesions. *Arch Dermatol.* 2008 Dec;144(12):1597-608.
Pereira F, Carey W, Shibata H *et al.* Multiple nevoid melanoma in an HIV/AIDS patient: the role of proliferating cell nuclear antigen in the diagnosis. *J Am Acad Dermatol.* 2002 Aug;47(2 Suppl):S172-4.
Pereira FB, Burnier Jr. MN, Shibata H *et al.* Cytomorphometric parameters and the metastatic potential of cutaneous and uveal melanoma: a comparison with prognostic factors. *Am J Dermatopathol.* 2001 Aug;23(4):304-7.
Piazza CD, Sampaio SAP. Remissão de lentigo maligno extenso após tratamento com imiquimod. *An Bras Dermatol.* 2008. Jan-Feb;84(1):82-4.
Potrony M, Puig-Butillé JA, Aguilera P *et al.* Increased prevalence of lung, breast and pancreatic cancers in addition to melanoma risk in families bearing the cyclin-dependent kinase inhibitor 2A mutation: Implications for genetic counseling. *J Am Acad Dermatol.* 2014 Nov;71(5):888-95.
Ramalingam K, Allamaneni SS. Staging Melanoma: What's Old and New. *Surg Clin North Am.* 2020 Feb;100(1):29-41.
Ray CM, Kluk M, Grin CM, Grant-Kels JM. Successful treatment of malignant melanoma in situ with topical 5% imiquimod cream. *Int J Dermatol.* 2005 May;44(5):428-34.
Robert C, Thomas L, Bondarenko I *et al.* Ipilimumab plus dacarbazine for previously untreated metastatic melanoma. *N Engl J Med.* 2011 Jun; 364(26):2517-26.
Sanchez Jr JA. *Boletim informativo GBM* 1999;II(7).
Sargen MR, Kanetsky PA, Newton-Bishop J *et al.* Histologic features of melanoma associated with CDKN 2A genotype. *J Am Acad Dermatol.* 1015 Mar; 72(3):496-507.
Souza BC, Miyashiro D, Pincelli MS, Sanches JA. Metástases cutâneas de neoplasias sólidas – Revisão de literatura. *An Bras Dermatol.* 2023;98(5):571-9.
Sosman JA, Kim KB, Schuchter L *et al.* Survival in BRAF V600 mutant advanced melanoma treated with vemurafenib. *N Engl J Med.* 2012 Feb;366(8):707-14.
Soura E, Eliades PJ, Shannon K *et al.* Hereditary melanoma: Update on syndromes and management: Genetics of familial atypical multiple mole melanoma syndrome. *J Am Acad Dermatol.* 2016 Mar;74(3):395-410.
Travers RL, Sober AJ, Bewick M *et al.* Increased thickness of pregnancy associated melanoma. *Br J Dermatol.* 1995 Jun;132(6):876-83.
Weir HK, Marrett LD, Cokkinides V *et al.* Melanoma in adolescents and young adults (ages 15-39 years): United States, 1999-2006. *J Am Acad Dermatol.* 2011 Nov;65(5 Suppl 1):S38-49.
Wix SN, Heberton M, Vandergriff TW *et al.* Tumoral melanosis: A case series of patients with metastatic melanoma after systemic immunotherapy. *JAAD Case Rep.* 2024 Jan 23;45:82-7.
Youl PH, Youlden DR, Baade PD. Changes in the site distribution of common melanoma subtypes in Queensland, Australia over time: implications for public health campaigns. *Br J Dermatol.* 2013 Jan;168(1):136-44.

54

Neoplasias Mesenquimais

Airá Novello Vilar ◆ Gustavo Moreira Amorim ◆ David Rubem Azulay

São tumores que se diferenciam a partir das várias células e estruturas de origem mesenquimal; são menos comuns do que os de origem epitelial e/ou melanocítica, e também evoluem para a malignidade com menor frequência. Compreendem quatro grupamentos: os de *natureza conjuntiva propriamente dita*, os de *células musculares lisas*, os *vasculares* e os *nervosos*; em todos, há neoplasias benignas e malignas, tendo as malignas menor variedade clínica e maior raridade. Os linfomas serão estudados no Capítulo 55. O Quadro 54.1 fornece uma visão panorâmica do problema; por motivos didáticos, não foram incluídas outras doenças (histiocitoses X, retículo-histiocitoma etc.), estudadas no Capítulo 27.

Quadro 54.1 Neoplasias cutâneas de origem mesenquimal.

Estrutura	Benignas e afins	Malignas
Tecido conjuntivo		
Fibroblasto	Dermatofibroma; queloide	Dermatofibrossarcoma
	Fibroma mole; mixomas	Sarcomas fibroblásticos
	Fasciite nodular; fibromatose digital infantil; fibroceratoma acral; coxim falangiano; tumor desmoide; doença de Dupuytren; *induratio penis plastica*; dermatofibrose lenticular disseminada	Sarcoma epitelioide
Histiócito	Histiocitoma; fibroxantoma atípico	Histiocitossarcoma
Adipócito	Lipomas	Lipossarcoma
	Hibernoma	Hibernossarcoma
Mastócito	Mastocitose	–
Tecido muscular liso	Leiomiomas	Leiomiossarcoma
Tecido muscular estriado	Rabdomioma	Rabdomiossarcoma
Tecido vascular		
Sanguíneo	Angiomas; tumor glômico; hemangiopericitoma; hiperplasia angiolinfoide com eosinofilia	Angiossarcoma
Linfático	Linfangioma	Linfangiossarcoma
Tecido nervoso		
–	Neuroma; neurofibroma: schwannoma (neurilemoma); ganglioneuroma; tumor de Abrikossoff	Neurofibrossarcoma

Neoplasias cutâneas benignas de origem mesenquimal e afins

Dermatofibroma

São lesões papulonodulares, pequenas (em geral menores que 1 cm de diâmetro), duras, acastanhadas, que formam discreta saliência, aderentes à epiderme e, à palpação, de tamanho bem maior do que aparentam (Figura 54.1). Para alguns, seria um processo inflamatório reativo e não tumoral, visto que podem involuir espontaneamente depois de anos; o número varia de uma ou poucas a múltiplas lesões que se situam, preferencialmente, nos membros inferiores de pessoas adultas. Em geral, são pacientes imunodeprimidos, inclusive aqueles que fazem uso de agentes biológicos como o efalizumabe e os bloqueadores de fator de necrose tumoral alfa (TNF-α), após uso da prednisolona e metotrexato para dermatomiosite, infecção por vírus

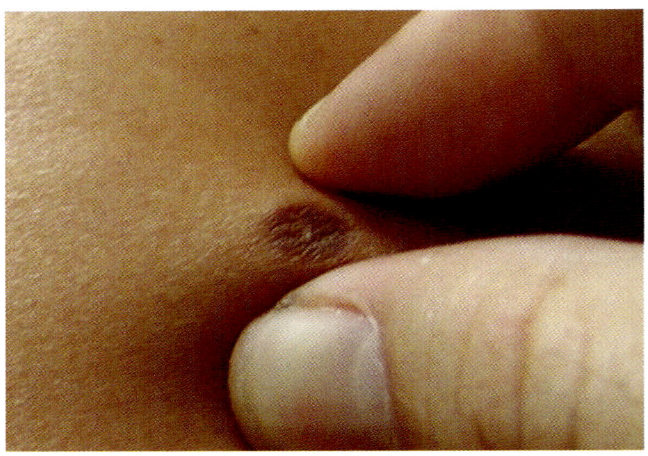

Figura 54.1 Dermatofibroma. Lesão acastanhada, consistência dura e tamanho maior do que aparenta.

da imunodeficiência humana (HIV), lúpus eritematoso sistêmico, doença de Basedow-Graves, dermatite atópica e pacientes com distúrbios lipídicos são os que apresentam propensão a desenvolver múltiplos dermatofibromas, sobretudo de maneira abrupta, caracterizando a *forma eruptiva* (aparecimento de pelo menos cinco lesões em 4 meses, podendo chegar a dezenas).

A histopatologia revela hiperplasia da epiderme com hiperpigmentação da camada basal que é separada da derme por uma zona clara chamada "zona Grenz" (por vezes, simula um carcinoma basocelular). Há proliferação de fibroblastos em disposição enovelada ou estoriforme na derme. Em alguns casos, a imuno-histoquímica se faz necessária para distingui-lo do dermatofibrossarcoma *protuberans,* com fator XIIIA positivo e CD34 negativo. Apresenta quatro variantes histopatológicas clássicas, a saber: *forma aneurismática*: semelhante a um tumor vascular e de crescimento rápido; *forma celular* ou *histiocitoma*: na histologia, as células se parecem mais com histiócitos do que com fibroblastos, com pouco colágeno presente; *forma atípica*: com aspecto sarcomatoso; e *forma atrófica*: na histologia apresenta componente fibro-histiocitário, porém com adelgaçamento da epiderme. Apesar de geralmente não causar dor, esse tumor é incluído entre os considerados dolorosos.

O tratamento é cirúrgico, sendo a criocirurgia muito eficaz.

Fibroma mole (acrocórdon, molusco pêndulo)

Na realidade, o fibroma mole não é uma neoplasia no sentido celular. É uma lesão filiforme (pólipo fibroepitelial), de pequenas dimensões, de coloração idêntica à da pele ou acastanhada, localizando-se, preferencialmente, na região cervical e axilar de adultos ou idosos; por vezes, apresenta maior dimensão, como se fosse uma herniação do tecido conjuntivo (Figura 54.2).

No exame histopatológico, encontram-se apenas tecido conjuntivo frouxo, adipócitos e ocasional hiperplasia epidérmica.

O diagnóstico diferencial se faz com certos nevos intradérmicos de morfologia clínica indistinguível, porém com histopatologia inteiramente diversa.

O tratamento inclui a exérese cirúrgica (cortar o pedículo com uma tesourinha), seguida ou não de discreta eletrocoagulação como hemostático. Nas lesões maiores, para evitar sangramento, é melhor inverter a ordem.

Histiocitoma

Tem a mesma clínica do dermatofibroma, sendo a diferença apenas histológica (proliferação de histiócitos). O histiocitoma evolui para o dermatofibroma, que, na verdade, é um histiocitoma antigo. É frequente ser encontrado, histologicamente, o aspecto de histiocitofibroma.

Pápula fibrosa do nariz

Esta é a localização habitual da lesão. É arredondada, pequena (0,5 mm), rósea ou normocrômica. No diagnóstico diferencial, temos principalmente os nevos melanocíticos intradérmico e composto, carcinoma basocelular e hiperplasia sebácea. Trata-se de um angiofibroma, caracterizado por proliferação de vasos sanguíneos e tecido colágeno.

Cisto mixoide (mixoma)

Trata-se de lesão solitária pequena (alguns milímetros de diâmetro), localizada na face, no tronco e nas extremidades; é de reconhecimento histológico (depósito de ácido hialurônico entre os fibroblastos). É também chamado *mucinose focal.* Quando de localização digital, recebe o nome de *cisto mixoide* (Figura 54.3). Se próximo à matriz ungueal, pode causar deformidade na unha, que se torna sulcada. Nesse caso, pode representar uma extensão de um cisto sinovial ou, como nas demais localizações, pode ser um processo degenerativo do colágeno (ver Capítulo 65, item *Mucinose cutânea focal*).

Fibromixoma acral superficial (FAS)

O FAS, também denominado "fibromixoma digital", é um tumor de partes moles, benigno, que acomete comumente as regiões subungueal e periungueal dos dedos das mãos e dos pés. É um tumor infrequente que predomina no sexo masculino, na idade adulta.

Clinicamente, caracteriza-se pelo surgimento de lesão nodular de consistência firme e crescimento lentamente progressivo, envolvendo geralmente o aparelho ungueal dos dedos das mãos e dos pés. Cerca de 50% dos pacientes queixam-se de dor associada à lesão. Aproximadamente 1/3 dos casos cursa com acometimento ósseo subjacente, representado por erosão, e mesmo lesões osteolíticas. O exame histopatológico permite a identificação de neoplasia não encapsulada, inicialmente dérmica, podendo se estender à hipoderme, e mesmo à musculatura.

O tumor é constituído de células fusiformes e estreladas, imersas em áreas alternadas de estroma mixoide e fibroso. A imuno-histoquímica apresenta positividade para CD34, CD99

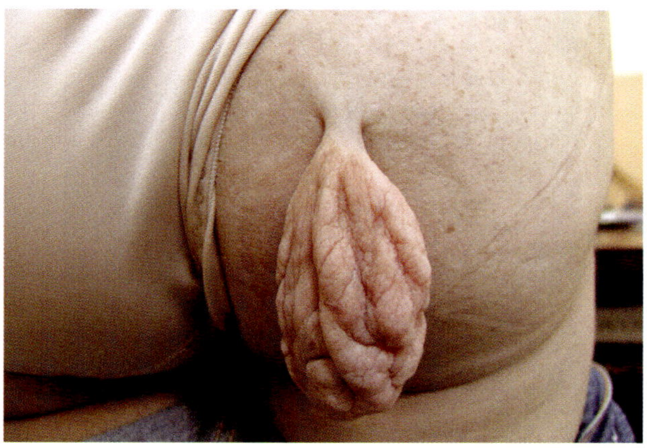

Figura 54.2 Fibroma mole – gigante.

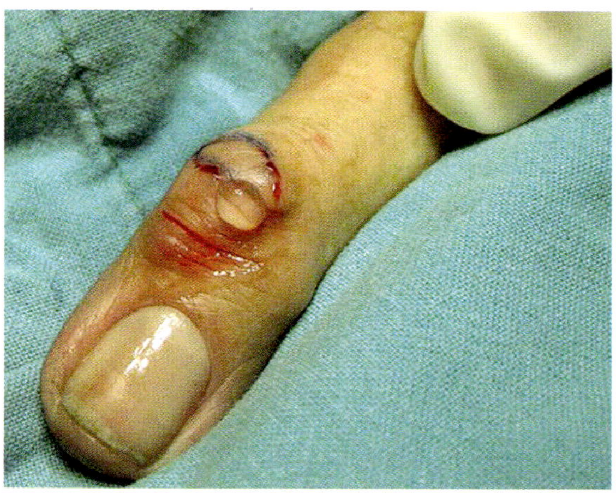

Figura 54.3 Cisto mixoide. (Cortesia da Dra. Dina Zylberszteyn.)

e EMA, sendo negativa para citoqueratinas, marcadores melanocíticos, SMA e desmina. Até o presente momento, não existe descrição de transformação maligna desse tumor.

Os principais diagnósticos diferenciais são: fibroqueratoma digital adquirido, cisto mixoide, fibroma periungueal, angiomixoma superficial, neurofibroma mixoide e sarcoma fibromixoide de baixo grau.

O tratamento de escolha é cirúrgico, com ressecção total do tumor. Pode haver recorrência, em geral associada às retiradas incompletas. Desse modo, é aconselhável manter o acompanhamento.

Nevo mucinoso

Trata-se de um hamartoma benigno que pode ser congênito ou adquirido. A apresentação mais característica é uma placa linear única. Na patologia, ocorre uma deposição de mucina na derme ocupando o espaço das fibras colágenas e elásticas; a epiderme pode ser normal ou hiperplásica.

Nevo conjuntivo

Ver Capítulo 71, item *Nevo do tecido conjuntivo ou colagenomas*.

Lipoma

São tumores de localização dermo-hipodérmica, às vezes mais palpáveis do que visíveis, constituídos por adipócitos; são de tamanho variável, em geral com alguns centímetros de diâmetro, de consistência amolecida e recobertos por epiderme normal; variam em número de um a alguns, com localização preferencial no tronco e nos membros. Em especial na fronte, costumam infiltrar-se por baixo do plano muscular. Não são dolorosos e têm limites bem nítidos (Figura 54.4).

Acometem principalmente obesos ou pessoas que apresentam distúrbio no metabolismo glicídico/lipídico ou que experimentam grandes e frequentes alterações de peso. A patogênese ainda é desconhecida, porém acredita-se que o aumento do tecido gorduroso seja decorrente de um defeito na lipólise induzida por catecolaminas que ocorreria nas mitocôndrias. O traumatismo (hematoma) pode ser um fator desencadeante.

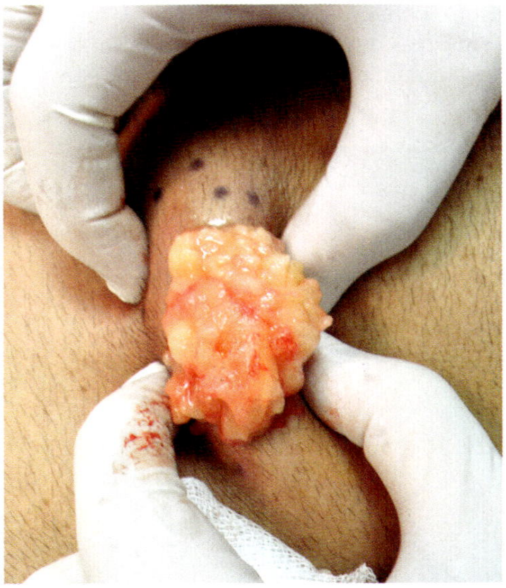

Figura 54.4 Lipoma: expressão durante a excisão cirúrgica. (Cortesia do Dr. Eduardo Bornhausen-Demarch.)

Quando as lesões são múltiplas (até centenas) ou mesmo volumosas, temos uma *lipomatose*, que, em geral, tem caráter familial (Figura 54.5). A *lipomatose assimétrica* é a forma mais comum de apresentação e normalmente não se associa a anormalidades no metabolismo lipídico, apresentando características de benignidade, sem significado clínico, exceto pelo aspecto cosmético. Raramente associa-se à *lipomatose encefalocraniocutânea*, que é uma condição cujas principais características são déficit intelectual, convulsões na infância, lesão cutânea unilateral do tipo lipomatose e lesão oftalmológica com manifestação cerebral ipsilateral. Quando de disposição simétrica, o quadro recebe o nome de *lipomatose simétrica*, *doença de Madelung* ou, ainda, *doença de Launois-Bensaude*, que se caracteriza por massas volumosas de gordura, não encapsuladas, acometendo tórax e região cervical, em especial o pescoço, classicamente descrita como "*colar de cavalo*", que confere um aspecto de halterofilista ao paciente, que tipicamente é do sexo masculino, etilista e não obeso. Frequentemente cursa com aumento de HDL, hipertrigliceridemia, hiperuricemia, intolerância glicídica, hipotireoidismo, diabetes, hepatopatia, tumores de vias respiratórias superiores e endócrinos, demandando avaliação clínica de todos os pacientes. Fenômenos compressivos que causam sintomas respiratórios ou sinais de compressão mediastinal e parestesias podem ocorrer.

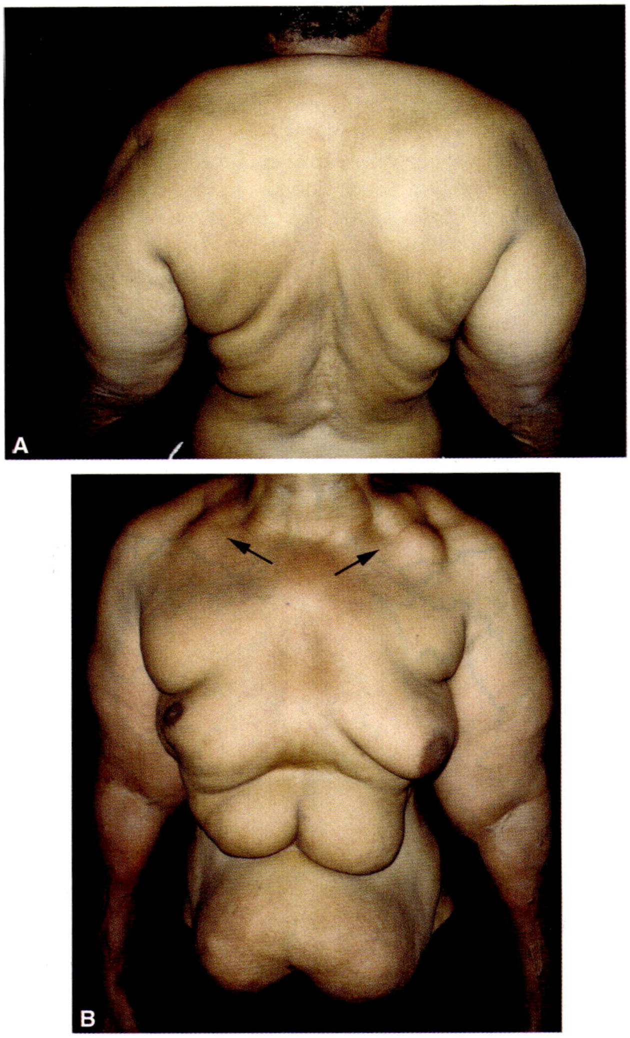

Figura 54.5 Lipomatose (doença de Madelung). **A.** Aspecto de halterofilista. **B.** Observe o "colar de cavalo" (*setas*).

A *doença de Dercum* ou *adipose dolorosa*, além de causar dor, que é geralmente paroxística e intensa, tipicamente ocorre em obesas a partir da meia-idade, e as lesões se localizam no tronco, nos braços e nos tecidos periarticulares (Figura 54.6). Lipomas volumosos são frequentes na *síndrome de Gardner*, assim como lipomatose pode ocorrer na *síndrome de Cowden* (ver Capítulo 70) e na *síndrome de Bannayan-Riley-Ruvalcaba* (ver Capítulo 14).

O tratamento é cirúrgico; pode-se fazer lipoaspiração. Aplicações intralesionais quinzenais (mais de 2) de desoxicolato de sódio a 1% têm indicação sobretudo nas lipomatoses. Na doença de Madelung, a ressecção cirúrgica via lipectomia ou lipoaspiração tem possibilitado resultados cosméticos satisfatórios; entretanto, as recorrências são frequentes, estando indicada apenas em casos de descompressão em pacientes com comprometimento funcional estrutural. Nesta doença, são indicadas abstinência alcoólica e dieta com baixo teor de gordura.

Hibernoma

É um lipoma imaturo, encapsulado, e suas células têm núcleo central e citoplasma vacuolizado. Em geral, é tumor único, situado mais frequentemente no pescoço ou na parte superior do dorso.

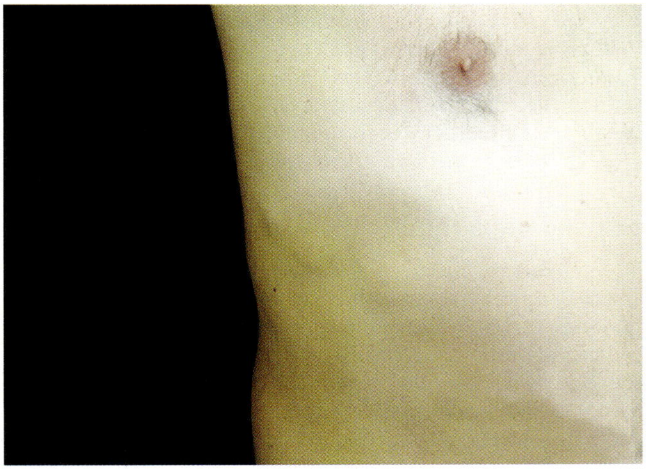

Figura 54.6 Doença de Dercum. (Cortesia do Dr. Pablo Cirino.)

Angiolipoma

Ocorre geralmente em adultos jovens, sob a forma de múltiplos tumores subcutâneos dolorosos. Na patologia, observa-se, além da proliferação dos adipócitos, grande quantidade de vasos sanguíneos. Faz parte do acrônimo BLENDANEGG, um mnemônico utilizado para o diagnóstico diferencial de lesões tumorais dolorosas: ***b****lue bleb nevus*, **l**eiomioma, **e**spiradenoma écrino, **n**euroma, **d**ermatofibroma, **a**ngiolipoma, **n**eurilemoma, **e**ndometrioma, tumor **g**lômico e tumor de células **g**ranulares.

Nevo lipomatoso

O nevo lipomatoso cutâneo superficial (NLCS) é uma entidade hamartomatosa rara. Há duas variantes: clássica (ou múltipla), presente ao nascimento ou surgindo nas duas primeiras décadas de vida, e solitária, com surgimento na idade adulta. A forma clássica caracteriza-se por múltiplas pápulas e nódulos, sésseis ou pedunculados, normocrômicos ou levemente amarelados (Figura 54.7), enquanto a forma solitária apresenta-se com lesão única de características similares. As lesões são indolores, podendo assumir uma distribuição linear. As regiões lombossacral, pélvica e nádegas são as mais acometidas quando da apresentação clássica, não havendo sítio preferencial para as lesões de surgimento tardio. Não há predominância de gênero.

O exame histopatológico evidencia a presença de pequenos lóbulos de adipócitos bem diferenciados, arranjados ao redor de vasos, no interior da derme reticular média ou profunda. Tal aspecto histopatológico justifica a hipótese de que o NLCS seria formado por adipócitos ectópicos originados de células mesenquimais indiferenciadas presentes nas adjacências do endotélio vascular.

São diagnósticos diferenciais pertinentes, tendo em vista a evolução característica de uma lesão névica e a própria distribuição linear, os nevos conjuntivo e sebáceo.

O NLCS tem um comportamento benigno e, consequentemente, seu tratamento não é necessário, a não ser por motivos estéticos. Quando indicado, o tratamento é cirúrgico e envolve a ressecção de toda a lesão. Recidivas são raras.

Leiomioma

São tumores raros, de células musculares lisas, em geral pequenos (menos de 1 cm de diâmetro), na maioria das vezes dolorosos à palpação ou espontaneamente, sobretudo quando

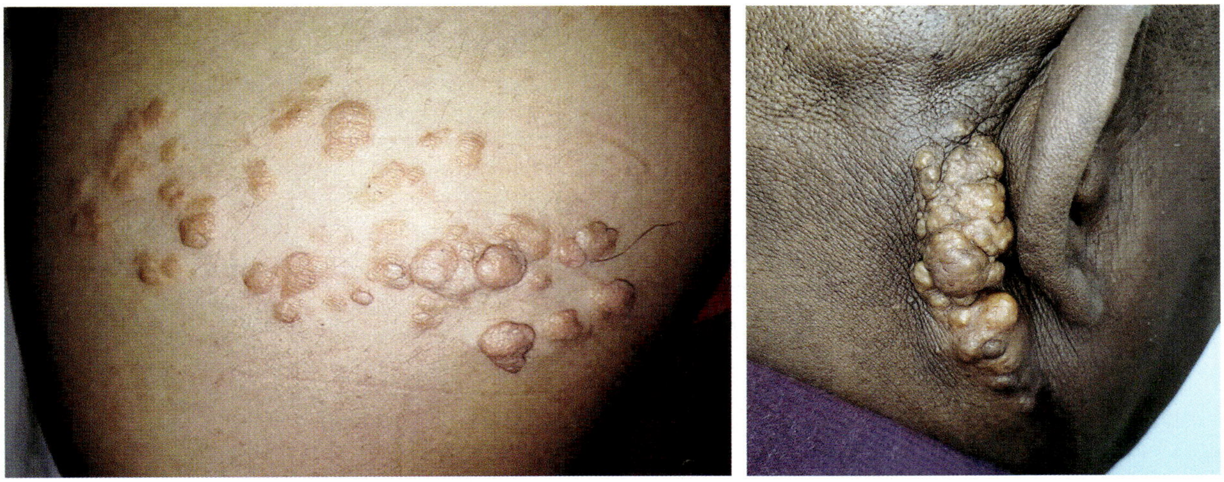

Figura 54.7 Nevo lipomatoso segmentar (início tardio). (Cortesia do Dr. Edgar Ollague e do Dr. Marcos Paulo Godinho, respectivamente.)

expostos ao frio; costumam ser únicos, porém pode haver vários, inclusive coalescendo para formar placa em determinada região. A histogênese mostra três variedades: (1) *angiomiomas*, que se originam na musculatura de pequenos vasos; em geral, é único e acomete preferencialmente os membros inferiores e o tronco; (2) *piloleiomiomas*, originários do músculo eretor dos pelos; são os mais frequentes e, muitas vezes, apresentam-se como múltiplos tumores; (3) *mioma dartoico*, originário dos músculos dartoicos e, por isso mesmo, localizado na genitália ou no mamilo; é único, nodular e mais profundo.

A *síndrome de Reed* se caracteriza pela associação de leiomiomas cutâneos com uterinos (Figura 54.8). É um distúrbio autossômico dominante, com penetrância incompleta, localizado no *locus* 1q42-43 em um gene que codifica a enzima fumarato hidratase. Essa mutação, encontrada em 89% dos portadores da síndrome, predispõe o surgimento do carcinoma de células renais, geralmente papilares do tipo 2 (14 a 30%). Outras neoplasias descritas associadas à síndrome de Reed são câncer de mama, astrocitoma, câncer de próstata e neoplasia endócrina múltipla. Há relatos também de associação a policetemia *vera* devido à atividade eritropoética dos leiomiomas, o que torna desejável uma investigação hematológica.

O tratamento é feito com a excisão cirúrgica; na impossibilidade, devido ao grande número de lesões, o tratamento com nifedipino 10 mg, de 8 em 8 h oferece, muitas vezes, excelentes resultados no alívio da dor. A aplicação periódica de toxina botulínica tem alguma eficácia, embora seja um tumor de musculatura lisa. Ao reduzir a intensidade e a periodicidade dos ataques paroxísticos da dor por até 3 meses, torna menor a necessidade de analgésicos como gabapentina ou tramadol (ver sobre o acrônimo BLENDANEGG, no item *Angiolipoma*, neste capítulo).

Angiomas, angioceratomas, tumor glômico e granuloma piogênico

Ver Capítulo 40.

Hemangiopericitoma

Tumor raro, resultante da proliferação de pericitos, com aspecto de células fusiformes em torno de capilares sanguíneos.

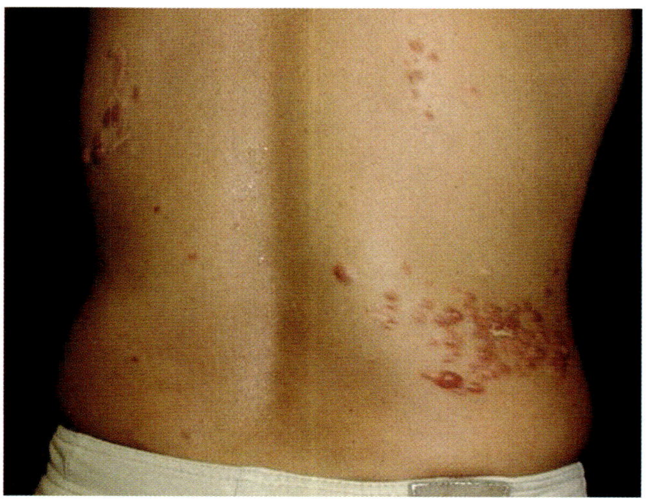

Figura 54.8 Piloleiomiomas múltiplos com várias áreas com múltiplas lesões em paciente com síndrome de Reed. (Cortesia da Dra. Ana Carolina de Amaral.)

Na imuno-histoquímica, é positivo para vimentina (proteína estrutural do citoesqueleto) e negativo para antígeno ao fator VIII, que o diferencia do hemangiossarcoma. É lesão única, grande (10 cm de diâmetro), situada na hipoderme, de tonalidade azulada; a pele que o recobre é normal; tende a invadir estruturas adjacentes. É mais frequente na infância, mas pode surgir em qualquer idade. Suas localizações preferenciais são: extremidades, pescoço e cabeça. Alguns casos evoluem de maneira maligna, com metástases. A terapêutica deve ser a excisão com certa margem de segurança.

Hemangioendotelioma

É um tumor benigno resultante da proliferação do endotélio vascular, em geral presente ao nascimento, apesar de também poder surgir algumas semanas depois. O couro cabeludo é a sua localização preferencial: simula um angioma, mas é mais firme. O tratamento pode ser roentgenoterápico ou cirúrgico.

Neuroma

Tumor cutâneo originário de nervo, caracterizado por pequena pápula ou nódulo (alguns milímetros de diâmetro), solitário ou múltiplo, doloroso, com localização preferencial no tronco, nas extremidades ou na mucosa oral, de pessoas adultas. Os chamados *neuromas traumáticos* ocorrem nos cotos de amputação. Múltiplos neuromas de localização mucosa fazem parte da síndrome endócrina múltipla neoplásica 2B; têm localização preferencial nas margens das pálpebras, nos lábios e na conjuntiva. É frequentemente acompanhada de alterações esqueléticas e carcinoma medular da tireoide e feocromocitoma (ver sobre o acrônimo BLENDANEGG, no item *Angiolipoma*, neste capítulo).

Schwannoma (neurilemoma ou neurinoma)

É, em geral, único, representado por pequeno tumor (milímetros a centímetros de diâmetro), às vezes doloroso, localizado ao longo do trajeto de nervos periféricos ou cranianos, preferencialmente na cabeça ou nos membros. Deve-se à proliferação das células de Schwann, com a constituição característica de arranjos celulares formando paliçadas em fileiras paralelas ao redor de material homogêneo anucleado com escasso colágeno (*corpos de Verocay*). Quando múltiplo, corresponde à schwannomatose, que é mais bem classificada como neurofibromatose do tipo 3. O tratamento é a remoção cirúrgica.

Ganglioneuroma

Tumor raro, porém benigno, de células nervosas do sistema nervoso periférico, ocorrendo em qualquer parte do corpo. Pode secretar neurotransmissores e hormônios, provocando, entre outros sintomas, diarreia, sudorese, hipertensão e sintomas de virilização em mulheres.

Tumor de células granulosas (tumor de Abrikossoff)

O tumor de células granulares (TCG) foi descrito por Abrikossoff em 1926, que postulou origem miogênica e o denominou *mioblastoma de células granulosas*. A histogênese permanece incerta, mas as evidências mais recentes apontam para origem neural (células de Schwann).

Apresenta-se como nódulo ocasionalmente sintomático e solitário; com localização em 45 a 65% dos casos na cabeça ou no pescoço, sendo 70% destes na língua. No entanto, pode afetar qualquer região do corpo, como glândula mamária, trato respiratório e esôfago. É próprio do adulto, entre a 4ª e a 6ª décadas de vida, e mais frequente nas mulheres. Sua superfície pode ser ocasionalmente verrucosa e a base endurada; raramente torna-se úlcera (Figura 54.9). Possui crescimento lento, chegando a 3 cm em média. A associação com trauma ou inflamação prévia é descrita em até 12% dos casos.

A variante multicêntrica e a incidência de múltiplos tumores ocorrem em 10 a 15% dos casos. É excepcionalmente rara essa associação com alterações sistêmicas como dismorfismo facial e craniano, alterações esqueléticas, cardiovasculares congênitas, eletrencefalográficas, neuromusculares, acompanhadas ou não de lentiginose difusa, constituindo a descrita *síndrome de Bakos*. Outras síndromes associadas ao TCG incluem as de Leopard e Noonan.

O diagnóstico é histopatológico: células poligonais, com citoplasma amplo, granuloso e eosinofílico, núcleo redondo e pequeno. Grânulos eosinofílicos maiores com halo claro ao redor, os denominados "corpúsculos pústulo-ovoides de Milian", são frequentemente encontrados e específicos do TCG; pode ser acompanhado de hiperplasia pseudoepiteliomatosa. A imuno-histoquímica é positiva para proteína S-100, antígeno CD68 e enolase neural específica (ENS).

A forma maligna ocorre em 2% dos casos. Os critérios histológicos de malignidade descritos são: presença de necrose, células fusiformes, núcleos vesiculosos com nucléolos proeminentes, aumento da relação núcleo/citoplasma, pleomorfismo nuclear e índice mitótico maior que 2 em 10 campos microscópicos de grande aumento. Na presença de até dois critérios histológicos, é denominado "atípico"; caso se identifiquem três ou mais critérios, é considerado maligno. No entanto, visto que grande parte dos tumores atípicos permanece com comportamento benigno, há uma tendência de reclassificação em TCG "com maior risco de metástase", em vez de maligno. Outros sinais clínicos sugestivos são: tamanho do tumor maior que 5 cm, crescimento rápido, necrose e recorrência precoce. Resumidamente, os critérios de malignidade são controversos, sendo a presença de metástase o único critério considerado definitivo. Invasão vascular e perineural são frequentes nos tumores benignos, não devendo ser interpretadas como critério de mau prognóstico (ver sobre o acrônimo BLENDANEGG, no item *Angiolipoma*, neste capítulo).

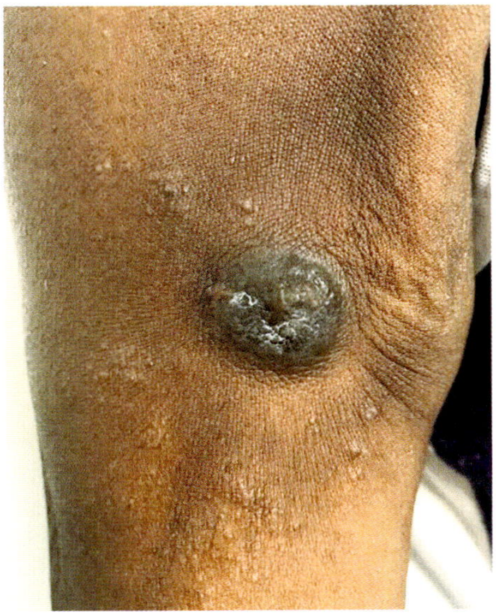

Figura 54.9 Tumor de células granulares. (Cortesia da Dra. Daniela Kampel Stolnicki.)

Entre os diagnósticos diferenciais, também apresentam variante com células granulares: dermatofibroma, melanoma, carcinoma basocelular, leiomioma, leiomiossarcoma, histiocitoses e tumor de células granulares não neural (TCG-NN). Este último difere-se do TCG pela expressão negativa da proteína S-100, marcador lisossomal NKI-C3 positivo e CD68 variável.

O tratamento consiste na excisão cirúrgica. Margens amplas e seguimento anual evitam recidivas, presentes em até 20% das ressecções com margens positivas.

Mastocitose

Conceito

Em sentido estrito, o termo *mastocitose* englobaria algumas doenças que apresentariam em comum o acúmulo de mastócitos em um ou mais órgãos; em sentido amplo, representaria um espectro de formas clínicas de uma mesma doença.

O Quadro 54.2 é uma adaptação da classificação das mastocitoses pela Organização Mundial da Saúde (OMS).

Epidemiologia

É doença relativamente rara. Pode apresentar-se ao nascimento; entretanto, em torno de 55% dos casos de urticária pigmentosa (UP) têm início antes dos 2 primeiros anos de vida; destes, aproximadamente 70% regridem ou desaparecem na puberdade. A mastocitose sistêmica é mais comum em adultos. É igualmente distribuída entre os sexos, com predileção por caucasianos. Na maioria dos casos, não há histórico familiar, mas há cerca de 40 relatos no mundo de ocorrência desse tipo.

Etiopatogenia

Os mastócitos são células derivadas de precursores pluripotentes na medula óssea, CD34+, e circulam no sangue periférico como células mononucleares, agranulares. Após a migração para os tecidos, elas assumem sua morfologia granular típica. Os precursores circulantes expressam, além de CD34, receptores para IgG, IgE de baixa afinidade e receptores do tipo III de tirosina quinase – Kit (CD117). Os mastócitos são fisiologicamente ativados pela ligação dos domínios extracelulares desse receptor *Kit* ao denominado *stem cell factor* (SCF), produzido pelos fibroblastos e células endoteliais. Nos casos com mutação

Quadro 54.2 Classificação (adaptada) das mastocitoses pela OMS, 2001.

Mastocitose cutânea	Mastocitoma solitário Urticária pigmentosa Mastocitose cutânea difusa (eritrodérmica) Telangiectasia macular eruptiva *perstans*
Sistêmica sem doença hematológica não mastocítica associada ou leucemia mastocitária (mastocitose sistêmica indolente)	Mastocitose isolada na medula óssea Mastocitose sistêmica latente
Sistêmica com doença hematológica não mastocítica associada	Síndrome mieloproliferativa Síndrome mielodisplásica Leucemia mieloide aguda Linfoma não Hodgkin
Sistêmica agressiva	Leucemia mastocítica Sarcoma mastocítico Mastocitoma extracutâneo Mastocitose sistêmica agressiva com eosinofilia

do proto-oncogene *c-Kit,* localizado no cromossomo 4q12, a maioria dessas mutações ocorre no códon 816 e pode levar ao aumento no tempo médio e crescimento autônomo dos mastócitos, porque eles passam a ser ativados mesmo na ausência do seu ligante SCF. Essa mutação corresponde a quase todos os casos em adultos e aos casos de doença disseminada em crianças. Outras mutações relatadas correspondem aos códons 560 e 820, ocorrendo exclusivamente em adultos. Geralmente, o acometimento sistêmico e o distúrbio hematológico estão associados a adultos mais velhos e, em sua maioria, sem lesões cutâneas, podendo se associar a várias condições hematológicas que não envolvem mastócitos: policitemia *vera*, síndrome hipereosinofílica, leucemia, mielofibrose, mielodisplasia, linfoma.

O mecanismo responsável pela mastocitose infantil difere da forma adulta; na infantil, em geral, não está associado à mutação do proto-oncogene *c-Kit*, e ela pode ser transmitida por herança autossômica dominante com baixa expressividade na UP.

A partir desses conhecimentos de patogênese, formulados apenas a partir de 1990, classificações com base em mutações genéticas têm sido elaboradas e poderão oferecer alvos terapêuticos direcionados.

O mastócito é encontrado normalmente no tecido conjuntivo e sua localização mais frequente é na pele, em torno dos vasos da derme papilar e no tecido subcutâneo; a maior parte do seu citoplasma é ocupada por grânulos que contêm inúmeras substâncias farmacologicamente ativas (histamina, serotonina, leucotrienos, fatores plaquetários, fatores quimiotáticos para eosinófilos, prostaglandinas, heparina etc.). O mecanismo de degranulação e suas consequências são abordados no Capítulo 19. O Quadro 54.3 sintetiza os estímulos que podem desencadear o processo.

Os sintomas e sinais clínicos decorrentes da degranulação mastocitária são: prurido, broncospasmo, cólica abdominal, síncope, diarreia, palpitação, emagrecimento, dor óssea, torácica, epigastralgia, distúrbio cognitivo, febre, sudorese, mal-estar, rubor, fadiga, vômitos, dispneia, osteoporose, urticária, hepatoesplenomegalia, linfadenopatia, citopenias pelo envolvimento da medula óssea.

Clínica

Urticária pigmentosa

A forma clínica mais comum de mastocitose é a UP, surgindo mais comumente na infância até os 2 anos e desaparecendo na maioria dos casos até a puberdade. Apresenta-se com múltiplos nódulos, placas ou máculas de cor vermelho-acastanhada, localizadas principalmente no tronco e nas extremidades. Enquanto na criança predominam os nódulos ou placas, no adulto predominam as máculas e o envolvimento de medula óssea é mais frequente. A apresentação predominantemente bolhosa encerra um pior prognóstico. Embora na maioria dos pacientes seja assintomática, em cerca de 30% dos casos as principais queixas são surtos de prurido e eritema. O eritema pode ocorrer mesmo que não haja envolvimento sistêmico e ser desencadeado por banhos quentes, exercício físico, frio, estresse emocional, certos fármacos e alimentos (Quadro 54.3). O sinal de Darier é positivo (após atritada a lesão suspeita, surgem edema com eritema e, mesmo, bolha ou vesícula acompanhados de prurido – Figuras 5.50 e 54.10).

Mastocitoma

Lesão habitualmente única, nodular, de tamanho maior que nas formas generalizadas (em geral, superior a 3 cm de diâmetro), de coloração vermelho-acastanhada ou róseo-amarelada e localizada com maior frequência no tronco e nas extremidades. Na maioria das vezes, é encontrada ao nascimento ou surge meses depois. É frequentemente sintomática. O sinal de Darier é positivo (Figura 54.11). Tende à regressão espontânea pela perda da atividade proliferativa das células mastocitárias e aumento da apoptose; em geral, não se indica ressecção cirúrgica.

Telangiectasia macular eruptiva *perstans*

A telangiectasia macular eruptiva *perstans* (TMEP) é rara, ocorre principalmente em adultos, caracterizando-se pelo aparecimento de máculas numerosas, quase sempre confluentes, hiperpigmentação e telangiectasias, sobretudo no tronco (Figura 54.12). Na maioria das vezes, não há sinal de Darier nem dermografismo, porém há alta incidência de envolvimento sistêmico. Há associação a doenças mieloproferativas e tem sido sugerido que mutação no proto-oncogene *c-Kit* poderia explicar as alterações de ambas.

Mastocitose cutânea difusa ou eritrodérmica

Muito rara, em geral ocorre precocemente na infância; a pele torna-se eritrodérmica, liquenificada e coberta por pápulas. Prurido e vesiculação são comuns, e a bolha formada é serossanguinolenta e mais persistente do que na UP; nódulos também podem ocorrer, sem indicar pior prognóstico. É comum acometimento sistêmico, e sempre há dermografismo.

Quadro 54.3 Estímulos que podem levar à degranulação de mastócitos.

Agentes físicos	Exercício, calor, banhos quentes, exposição ao frio, pressão, fricção local, ingestão de bebidas quentes
Fatores emocionais	Estresse, ansiedade
Substâncias e medicamentos	AAS, AINES, codeína, morfina, buprenorfina, dolantina, petidina, álcool, relaxantes musculares, opiáceos, polimixina B, quinina, indutores utilizados na anestesia geral, contrastes radiológicos e anestésicos locais contendo o grupo éster: procaína, prilocaína (EMLA®), clorprocaína, pentocaína
Alimentos	Chocolate, morango, banana, frutos secos, queijo e outros laticínios (exceto leite), conservas, mariscos, caranguejo, lagosta, alimentos condimentados e alcoólicos
Outros	Veneno de cobra, veneno de abelha, vespa, picada de insetos, polipeptídios liberados por áscaris, toxinas bacterianas

AAS = ácido acetilsalicílico; AINEs = anti-inflamatórios não esteroides.

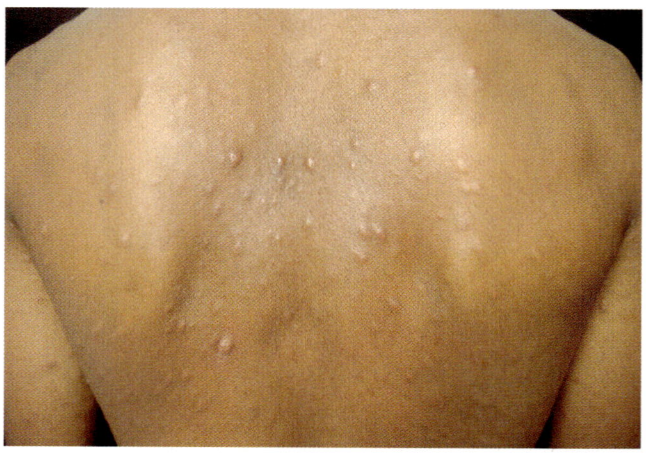

Figura 54.10 Urticária pigmentosa.

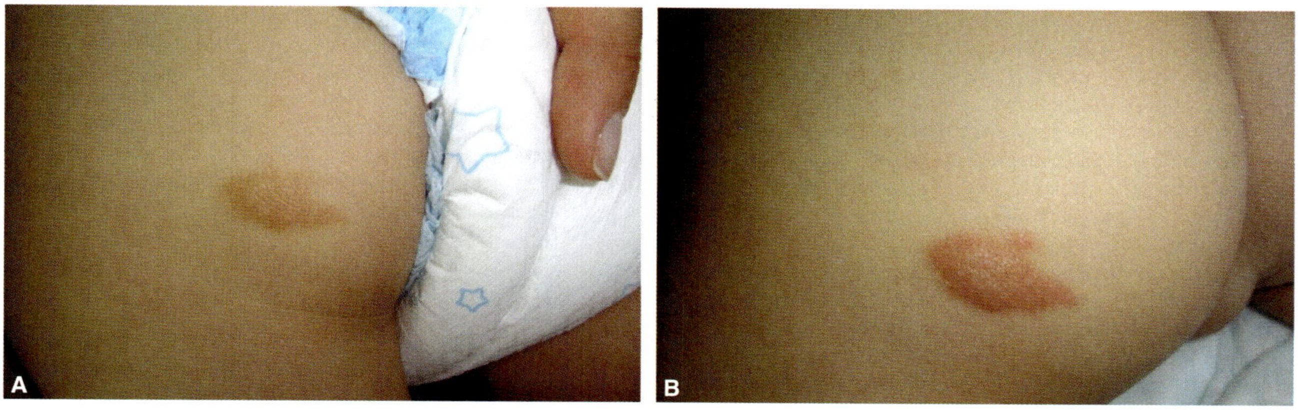

Figura 54.11 **A.** Mastocitoma. **B.** Mastocitoma após atrito (sinal de Darier). (Cortesia da Dra. Elisa Fontenelle.)

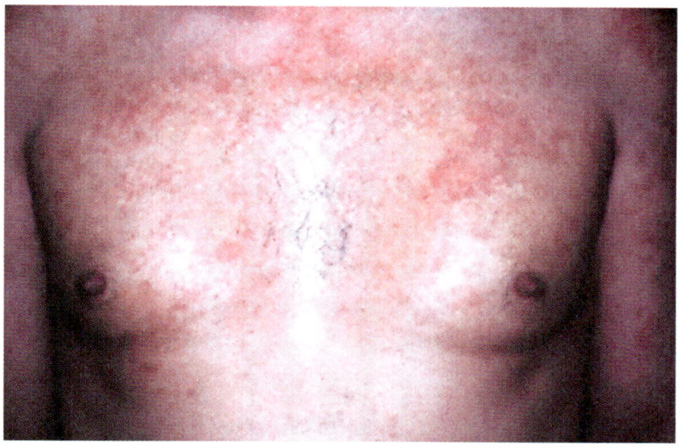

Figura 54.12 Mastocitose – forma telangiectásica macular eruptiva *perstans*.

Mastocitose sistêmica

Algumas vezes, nesta forma, a doença não é diagnosticada devido ao curso relativamente benigno, pela inespecificidade de muitos dos sintomas e pela ausência de lesões cutâneas. Entretanto, na maioria dos casos, há comprometimento cutâneo associado a outros órgãos, sendo de ocorrência mais comum nas seguintes situações: UP que persiste além da puberdade, em aproximadamente 40% dos casos de adultos com UP de longa evolução, mastocitose cutânea difusa e, com menor frequência, em alguns casos de TMEP. O órgão mais frequentemente acometido é a medula óssea (levando a lesões líticas e mesmo escleróticas, dor intensa e fratura patológica), seguida por fígado, baço, trato gastrintestinal (dor abdominal, diarreia, gastrite e úlcera péptica pela elevada liberação de histamina) e linfonodos. Os sintomas mais comuns devido à intensa liberação de histamina e afins são prurido, rinorreia, cefaleia, broncospasmo, dispneia, eritema súbito, hipotensão, síncope, diarreia. Na forma leucêmica, ocorrem ainda anemia, leucopenia, trombocitopenia por infiltração da medula óssea; eosinofilia manifesta-se em 15% dos casos, e é provável que seja devido ao excesso de fator quimiotático para eosinófilos. Trombocitose é uma rara manifestação. Em pacientes sem distúrbio hematológico associado, a dosagem de fosfatase alcalina sérica e seu acompanhamento apresentam valor prognóstico. Pode haver progressão para leucemia mastocitária e vários distúrbios linfoproliferativos e mieloproliferativos, particularmente leucemia mieloide; alguns estudos indicam essa evolução em 1/3 dos casos. As lesões cutâneas regridem em aproximadamente 10% dos pacientes idosos, embora, naqueles com neoplasia hematológica associada, a regressão seja acompanhada pela progressão da doença hematológica.

Doença mastocitária maligna

Pode haver proliferação progressiva de mastócitos atípicos levando à infiltração de vários órgãos, que, em geral, se segue à mastocitose sistêmica e tem sido designada mastocitose maligna e reticulose de células mastocitárias. O sarcoma mastocítico é extremamente raro e apresenta-se como massa localizada de células mastocitárias malignas em partes moles. A leucemia mastocítica pode ocorrer nesse contexto ou como progressão da mastocitose sistêmica, com extensa infiltração da medula óssea e células mastocitárias atípicas circulantes no sangue periférico, com prognóstico ruim.

Histopatologia

Com exceção da forma leucêmica, existe acúmulo de mastócitos nos vários órgãos. Só se podem identificar os grânulos por meio de colorações especiais (Giemsa ou azul de toluidina); os grânulos apresentam metacromasia (ver Capítulo 6). Nas lesões maculares e nas de TMEP, os mastócitos estão localizados no terço superior da derme, principalmente em torno dos vasos; nas lesões nodulares ou em placas, o infiltrado é mais intenso e pode mesmo chegar ao subcutâneo; na forma eritrodérmica, há um infiltrado em faixa em toda a derme. Para que a biopsia possa ajudar no diagnóstico, é necessário escolher uma lesão que não tenha sido traumatizada por pelo menos 2 dias, pois, do contrário, encontraremos apenas edema e um grande número de eosinófilos, devido à degranulação de mastócitos. Estímulos para degranulação de mastócitos também devem ser evitados, tanto previamente à biopsia como na execução desta, sendo preconizado não utilizar anestésicos tópicos previamente ao procedimento (Quadro 54.3) e não infiltrar o anestésico diretamente sobre a lesão, e sim a partir da borda, preferencialmente com apenas uma punctura.

Diagnóstico

A existência do sinal de Darier positivo diante de lesão suspeita praticamente assegura o diagnóstico. Entretanto, não deve ser considerado patognomônico, já que também está presente em lesões de xantogranuloma juvenil e leucemia linfoide aguda; ele é inclusive mais fidedigno do que a biopsia, ocasionalmente inespecífica em virtude de trauma prévio com consequente degranulação dos mastócitos, ou, mesmo, devido à esparsidade de mastócitos. A regranulação ocorre em 2 dias.

Investigação adicional estaria indicada nos casos de UP em adultos, TMEP, crianças com quadro disseminado e persistente após a puberdade e mastocitose difusa. Pelo maior acometimento da medula óssea, um acompanhamento por meio de hemograma e, no caso de anemia, leucopenia ou trombocitopenia, investigação adicional por punção ou mesmo biopsia de medula óssea seria uma abordagem de baixo custo e eficaz. Investigação do trato gastrintestinal deverá ser direcionada pela sintomatologia.

Nos casos de suspeita de mastocitose sistêmica, poderá ser dosada a excreção urinária do ácido metilimidazolacético, metabólito da histamina que se encontra aumentado nesta situação, bem como os níveis de triptase sérica e no sangue coletado diretamente da medula óssea. Paralelamente, a citometria de fluxo da amostra de medula óssea poderia contribuir para o diagnóstico nos casos de doença sistêmica indolente sem comprometimento cutâneo.

Diagnóstico diferencial

É feito com nevos pigmentados, lentiginose múltipla, xantogranuloma juvenil e síndrome carcinoide.

Evolução e prognóstico

O mastocitoma involui espontaneamente, em geral em 3 anos. Em grande parte dos casos, a UP adquirida na infância desaparece na adolescência, sendo de pior prognóstico as que não o fazem, as que surgem após 5 anos e quando há lesões bolhosas que acometem grande extensão do tegumento. Aquela que surge na idade adulta permanece indefinidamente, e, em 25% dos casos, ocorre sistematização da doença. As formas sistêmicas têm prognóstico variável, enquanto, na forma leucêmica, a morte advém dentro de 2 a 3 anos. Nas formas sistêmicas, elevação significativa da fosfatase alcalina associa-se a pior prognóstico.

Tratamento

A terapêutica é sintomática e não específica, sendo utilizados anti-histamínicos do tipo bloqueadores H_1 para alívio do prurido e H_2, especialmente quando há sintomas gastrintestinais. O cetotifeno, que apresenta ação anti-histamínica e de estabilização mastocitária, tem sido efetivo em combinação com ranitidina. Antidepressivos tricíclicos como doxepina apresentam atividade de bloqueio H_1 extremamente eficaz e são uma alternativa. Corticoterapia tópica sob oclusão, bem como por meio de infiltração pode ser empregada. A PUVA-terapia, 4 vezes/semana, pode ser utilizada em casos irresponsivos, especialmente em adultos com formas extensas, por reduzir o conteúdo de histamina no interior dos mastócitos; porém, não reduz o infiltrado mastocitário, tampouco apresenta indicação na mastocitose sistêmica. A resposta surge apenas com 1 a 2 meses de tratamento. Para as formas sistêmicas, tem-se usado com sucesso o cromoglicato dissódico (CD), por via oral, nas doses de 400 a 800 mg/dia, bem como inúmeros citostáticos, com resultados discordantes (principalmente imatinibe). O CD é, em geral, útil no alívio dos sintomas gastrintestinais. A epinefrina está indicada no caso de crise com liberação maciça de histamina e quadro respiratório de broncospasmo intenso ou sinais iminentes de choque.

Quando há comprometimento hematológico, a terapêutica é direcionada de acordo com a classificação e o estadiamento, segundo os protocolos específicos de oncologia e hematologia, que utilizam poliquimioterápicos, clorambucil e citostáticos.

Em todas as formas clínicas, os pacientes devem evitar substâncias capazes de degranular mastócitos (Quadro 54.3).

Há risco elevado de reação anafilática quando submetidos a procedimentos sob anestesia geral, com morfina, codeína, tubocurarina, tiopental, isofluorano e até mesmo lidocaína. São considerados anestésicos seguros para uso sistêmico: propofol, vecurônio e fentanil. Em contraste com o uso sistêmico, lidocaína é segura para anestesia local, respeitando as mesmas quantidades de anestésico/kg habitualmente usadas em cirurgia dermatológica.

Fibromatoses

Conceito

As fibromatoses compreendem um grupo heterogêneo de doenças não inflamatórias que apresentam aspectos patológicos e comportamento biológico semelhantes. São subdivididas em *superficiais* e *profundas* (tumores desmoides).

Etiopatogenia

Embora de causa e mecanismo desconhecidos, elas se caracterizam por proliferação agressiva de fibroblastos, consequente à perda local de controle da multiplicação deles; é interessante observar que as recorrências são frequentes, mesmo após excisão cirúrgica da lesão. Sabe-se que o fibroblasto tem origem na célula mesenquimal pluripotencial primitiva; na pele, tem como função principal a síntese de mucopolissacarídios que formam a substância fundamental, fibras colágenas e elásticas. Em 1964, Grillo demonstrou que uma cultura de fibroblastos sob condições adversas levaria tais células a adquirirem as propriedades morfológicas e fisiológicas dos histiócitos, inclusive com capacidade de fagocitose. Restabelecendo as condições ideais de cultura, as células também restabeleceriam suas características originais. Sabe-se, ainda, que histiócitos em cultura apresentam, por volta do 10º dia, as mesmas características morfológicas e funcionais dos fibroblastos.

Clínica

Além das *fibromatoses cutâneas* (superficiais), existem *fibromatoses extracutâneas* (tumores desmoides). A seguir, é apresentada a classificação de Fretzin (Quadro 54.4) e são abordadas apenas as doenças que interessam ao dermatologista. Na maioria das outras formas, o envolvimento cutâneo manifesta-se principalmente por meio de tumores duros, de tamanhos variados, localizados no tecido subcutâneo, denominados *tumores desmoides*.

Fibroceratoma digital adquirido (fibroceratoma acral)

Trata-se de lesão única, vegetante, córnea, que lembra um dedo supranumerário; situada nos dígitos e, menos frequentemente, na região palmoplantar; na base, há um típico colarete de escamas.

Quadro 54.4 Fibromatoses cutâneas e dos tecidos moles.

Congênita e juvenil	Juvenil e adulta
Fibromatose congênita generalizada	Fibromatose palmoplantar
Fibromatose congênita múltipla	Fibromatose do pênis
Fibromatose hialina juvenil	Desmoide extra-abdominal
Hamartoma fibroso da infância	Fibroma aponeurótico
Fibromatose *coli*	Desmoide abdominal
Fibromatose infantil agressiva	
Fibromatose digital infantil	
Paquidermodactilia	

Tem menos de 1 cm e geralmente é assintomático. Ocorre predominantemente em adultos do sexo masculino (Figura 54.13). Outros diagnósticos diferenciais incluem corno cutâneo, tumor de Köenen e verruga vulgar. É uma proliferação fibroepitelial, secundária a trauma. A dermatoscopia mostra uma área central branco-amarelada circundada por um colarete descamativo branco. O tratamento é cirúrgico.

Fibromatose digital infantil (fibroma digital infantil recorrente)

Clinicamente, caracteriza-se por nódulos fibrosos solitários ou múltiplos, sobretudo na face dorsolateral dos dedos dos pés e/ou das mãos. Podem existir desde o nascimento, porém seu aparecimento é mais comum antes do 1º ano de vida. Ocorre involução espontânea, e as recorrências, que são frequentes, cessam a partir dos 5 anos. A patologia apresenta como característica inclusões intracitoplasmáticas eosinofílicas e arredondadas nos fibroblastos, que são mais visíveis com colorações especiais (tricrômio de Mallory, hematoxilina férrica). A conduta a ser adotada é a conservadora.

Fibromatose palmar (contratura de Dupuytren)

Caracteriza-se inicialmente pelo aparecimento de um ou de múltiplos nódulos, normalmente indolores, na região ulnar da mão (4º e 5º quirodáctilos); após essa fase de crescimento, a lesão involui para cordões fibrosos que se estendem ao longo dos tendões flexores e que, dependendo da intensidade, podem levar à contratura fixa dos quirodáctilos acometidos (Figura 54.14). É bilateral em cerca de 45% dos casos. O diagnóstico diferencial se faz com hanseníase. É a mais frequente das fibromatoses e a prevalência aumenta com a idade; homens são 10 vezes mais afetados do que mulheres. Pode ter um caráter autossômico dominante e alguns fatores estão associados, como diabetes, instrumentos vibratórios e uso de anticonvulsivantes.

Fibromatose plantar (doença de Ledderhose)

Doença de etiologia desconhecida, caracterizada por proliferação fibroblástica anormal na fáscia plantar; está frequentemente associada a outras fibromatoses, como contratura de Dupuytren e doença de Peyronie, bem como à doença hepática alcoólica, ao uso de fármacos anticonvulsivantes, ao diabetes melito, além da forma familiar autossômica dominante. Apenas 25% dos casos têm envolvimento bilateral; o sexo masculino costuma ser mais acometido e prevalece em pacientes de meia-idade (Figura 54.15).

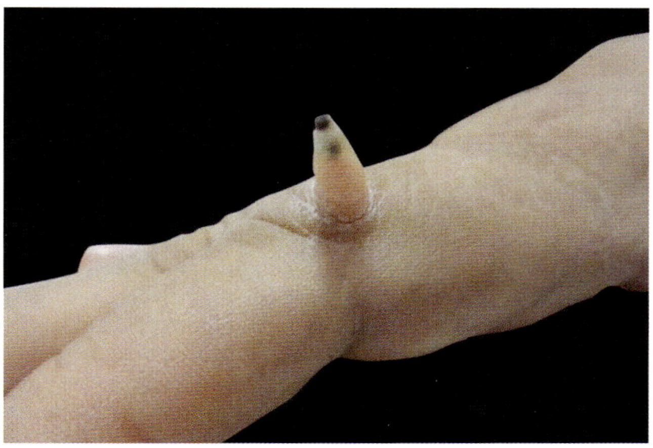

Figura 54.13 Fibroceratoma digital adquirido. Observe o colarete de escamas. (Cortesia do Dr. Felipe Aguinaga.)

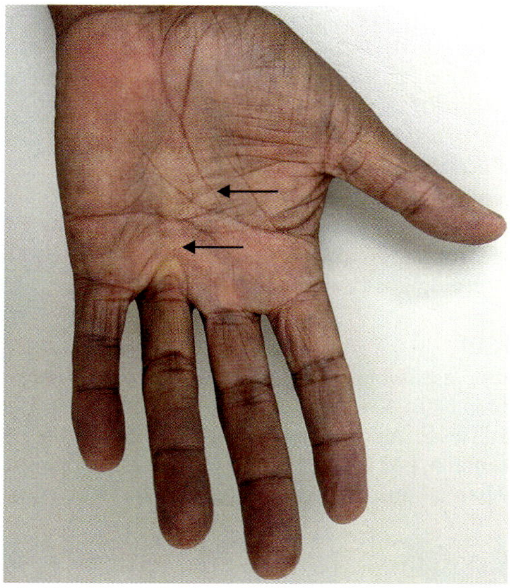

Figura 54.14 Fibromatose palmar contratura de Dupuytren. Observar, cordões fibrosos na ponta das setas. (Cortesia do Dr. Marcos S. Frota.)

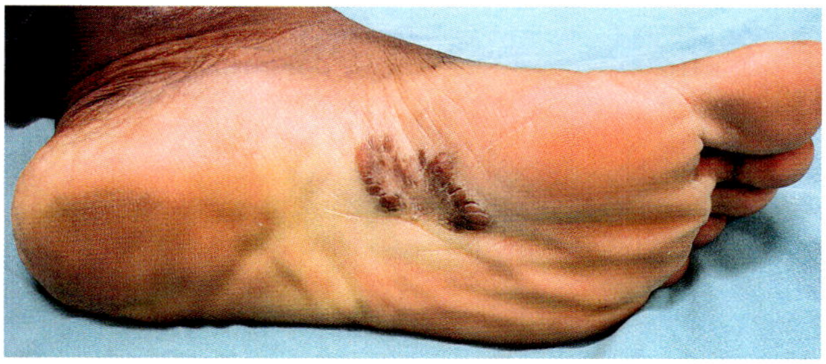

Figura 54.15 Fibromatose plantar/doença de Ledderhose. (Cortesia da Dra. Luciana E. S. Saraiva.)

Doença de Peyronie (*induratio penis plastica*)

É uma fibromatose dos septos intercavernosos que mantém o pênis permanentemente ereto e, em geral, encurvado. Sua associação à doença de Dupuytren induz a pensar que ambas as lesões sejam da mesma natureza. Nas fases iniciais de ambas, a injeção intralesional de corticosteroide de depósito é útil.

Paquidermodactilia

É uma fibromatose rara dos dígitos que ocorre tipicamente em adolescentes masculinos, caracterizada por espessamento da lateral das articulações interfalangeanas proximais do segundo ao quarto quirodáctilo. Acredita-se que seja decorrente de traumas repetidos.

Dermatofibrose lenticular disseminada (síndrome de Buschke-Ollendorff)

São fibromas papulosos, simétricos, localizados na parte superior do tronco, nos braços, nas nádegas e nas pernas, com associação de osteopoiquilose.

Tumor desmoide

Caracteriza-se por massas fibromatosas profundas (a pele que o recobre é normal) com caráter invasivo, apesar de não metastatizar. A localização mais frequente é na parede abdominal, preferencialmente em mulheres; é bem reconhecida sua ocorrência na parede torácica, assim como na mama. É frequentemente encontrado na síndrome de Gardner, inclusive no mesentério (ver Capítulo 70). A cirurgia deve ser feita com ampla margem.

Histopatologia

Basicamente, as lesões são constituídas de fibroblastos que podem apresentar aspectos morfológicos variados, colágeno e substância fundamental; algumas condições apresentam certos achados patológicos característicos.

Tratamento

Em uma fase inicial, consiste em aplicações intralesionais de triancinolona 20 a 40 mg/mL, em alguns pontos, dependendo da extensão da lesão. A colchicina pode ser útil na dose de 1 a 1,5 mg, 2 vezes/semana, por via oral. A abordagem cirúrgica consiste na remoção parcial ou completa da aponeurose junto com a lesão.

Fasciite nodular

Também conhecida como *fibromatose pseudossarcomatosa*, por apresentar um aspecto histológico proliferativo composto por fibroblastos e miofibroblastos com inúmeras mitoses. É mais frequente nas 3ª e 4ª décadas de vida. Clinicamente, trata-se de nódulo, em geral solitário, de crescimento rápido, com 1 a 4 cm de diâmetro, às vezes discretamente doloroso à pressão, com localização profunda (na ou sob a fáscia muscular). Acomete, na maioria dos casos, o antebraço (39 a 54%). Pode involuir espontaneamente. No entanto, quando necessário, o tratamento é cirúrgico, mas pode haver recorrência. O diagnóstico diferencial se faz, sobretudo, com proliferações fibro-histiocíticas malignas.

Coxim interfalangiano (*knuckle-pads*)

Trata-se, na realidade, de pequenos fibromas achatados, com superfície discretamente ceratótica, de localização típica: parte dorsal das regiões interfalangianas proximais (Figura 54.16). Muitas vezes, associa-se à doença de Dupuytren. Quando acompanhado de surdez e leuconiquia, constitui *síndrome de Bart-Pumphrey*, que é decorrente de mutação no gene *GJB*$_2$ relacionado com a conexina 26 (ver Capítulo 61, *Leuconiquia*). A extremamente rara síndrome PLACK (***P**eeling skin*, ***L**eukonychia*, ***A**cral punctate keratoses*, ***C**heilitis and **K**nuckle pads*) é autossômica recessiva, com mutação no gene *CAST*.

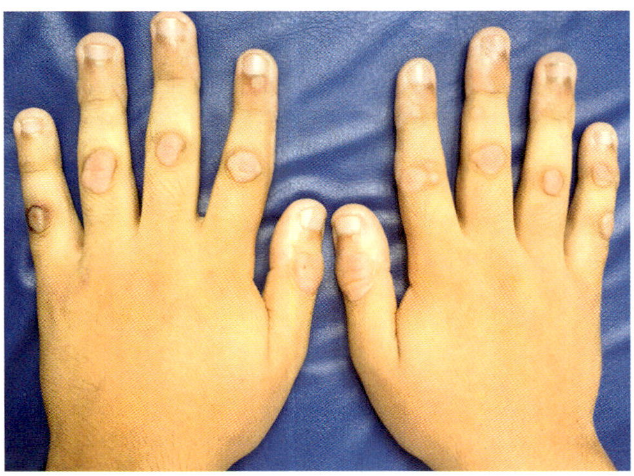

Figura 54.16 Coxim interfalangiano (*knuckle-pads*).

A histopatologia é bastante característica, verificando-se hiperceratose, acantose e prolongamento das cristas papilares. Também já foram observados acantose psoriasiforme, proliferação dos capilares e fibroblastos, inflamação perivascular e aumento das bandas de colágeno na derme. Lagier *et al.* classificam o coxim interfalangiano (CI) em duas formas: pseudo ou falso CI, resultado de atrito e representado por acantose e hiperceratose, é observado em lutadores, músicos, surfistas e pacientes com hábitos compulsivos; e o CI verdadeiro, caracterizado por hiperplasia epidérmica associada à proliferação de fibroblastos na derme.

Pacientes com CI consultam o dermatologista por motivos estéticos, porém não existe um tratamento específico para a doença. Alguns casos em crianças desaparecem espontaneamente na idade adulta, o que em geral não ocorre com a forma idiopática. Em se tratando de CI de origem traumática, uma vez removendo o atrito, pode haver remissão da lesão. Há várias tentativas terapêuticas descritas, entre elas fenol 50% e crioterapia, remoção cirúrgica e oclusão com gel de silicone; porém, a recidiva é frequente.

Miofibromatose infantil

É o tumor fibroso mais frequente na infância, embora raro; 50% são congênitos, 45% surgem antes dos 2 anos e 5% na idade adulta. É duas vezes mais frequente no sexo masculino. Alguns casos apresentam histórico familiar, com transmissão autossômica dominante ou recessiva, relacionada com os genes *PDGFR-B* e *NOTCH3*, respectivamente. Tem origem miofibroblástica e acomete predominantemente a pele, seguida de tecidos moles, ossos e/ou órgãos internos.

Na clínica, podem se apresentar como tumores roseoviolá- ceos, com superfície lisa ou arredondada, ou massas subcutâneas de consistência firme, indolores, de tamanhos variáveis; únicos ou de poucos a centenas (multicêntricos).

A patologia é típica e sela o diagnóstico com a presença de uma proliferação celular em que se observam, na periferia, células fusiformes com fascículos musculares liso-símiles e, no centro, arredondadas, com distribuição perivascular. A imuno-histoquímica é positiva para actina muscular, vimentina e desmina.

O diagnóstico diferencial inclui hemangiomas, malformações linfáticas macrocísticas, hamartomas, histiocitoses e sarcomas.

A regra é a involução espontânea. O prognóstico é excelente para as formas solitárias ou multicêntricas sem comprometimento visceral em 1 ou 2 anos. Ao contrário, quando há comprometimento visceral, o prognóstico muda consideravelmente.

Dermopatia fibrosante nefrogênica/fibrose sistêmica nefrogênica

É uma condição de descrição relativamente recente que ocorre em nefropatas crônicos caracterizada por grandes áreas de esclerose com placas fibrosas nos membros e no tronco associadas a contraturas flexurais. O mais importante agente etiológico é um radiocontraste que contém gadolínio (metal), utilizado em ressonância magnética; em geral, a doença se inicia em até 3 meses do uso do gadolínio. Há diferentes formulações com este material, e algumas têm um potencial bem menor de desencadear a doença do que outras. Deve-se, então, optar por essas formulações e tomar outras medidas preventivas, como a menor dose a ser injetada em pacientes renais com taxa de filtração glomerular muito reduzida e fazer diálise logo após o exame. Eritropoetina em altas doses é uma eventual causa.

Os pacientes também apresentam esclerose cutânea com subsequente limitação de movimentos, inclusive da boca, esclerodactilia, miopatia, eosinofilia, artrite e sintomas cerebrais como uma das muitas manifestações arterioscleróticas. O envolvimento sistêmico que foi posteriormente descrito inclui fibrose pulmonar, miocárdica, da musculatura estriada e do diafragma, o que confere um pior prognóstico.

O exame histopatológico mostra proliferação na derme de fibroblastos e de células dendríticas, espessamento das fibras colágenas, aumento das fibras elásticas e fragmentação, inflamação com quantidade variável de plasmócitos e deposição de mucina (ver Capítulo 65, item *Mucinoses*).

No diagnóstico diferencial, deve-se considerar fasciite eosinofílica, esclerose sistêmica e escleromixedema; neste, o acometimento ocorre por meio de pápulas céreas linearmente distribuídas, mais na face e no pescoço.

O tratamento consiste no uso de retinoides e PUVA, que podem controlar a evolução progressiva da doença.

Tumor de células gigantes da bainha do tendão

É um tumor de tecidos moles relativamente comum; porém, é raro encontrá-lo na literatura dermatológica. Deve-se a uma proliferação benigna dos histiócitos, na articulação e no tecido sinovial peritendinoso, que se desenvolve ao redor da bainha externa do tendão, no ligamento articular e na sinóvia articular. Na histopatologia, encontram-se células gigantes multinucleadas, histiócitos e fibroblastos em graus variáveis. A lesão se manifesta por nódulo firme de 1 a 3 cm, geralmente bilobulado e assintomático; a maior frequência ocorre nos quirodáctilos, no punho e nos pés e, em regra, é monoarticular. Ao exame radiológico, observa-se aumento das partes moles, com ou sem erosão óssea, em 80% dos casos. O tratamento é cirúrgico, podendo ocorrer de 10 a 20% de recidivas.

Neoplasias cutâneas malignas de origem mesenquimal

Dermatofibrossarcoma *protuberans* (Darier-Ferrand)

É um tumor fibroblástico de baixa malignidade, com representação clínica muito característica: vários nódulos aglomerados em placas, protuberantes, superfície bocelada de evolução lenta e progressiva, chegando a ulcerar-se, de localização preferencial nas paredes abdominal e dorsal, podendo, entretanto, ter outras localizações (extremidades e cabeça). A apresentação pigmentada recebe o nome de *tumor de Bednar* e ocorre em menos de 5% dos casos (Figura 54.17).

A histopatologia é típica, com células fusiformes dispostas em rodamoinhos, raras mitoses e atipias, invadindo derme profunda e hipoderme (ao contrário do dermatofibroma, é perifericamente mal delimitado do estroma circunjacente). A imuno-histoquímica revela positividade característica para CD34 e negatividade para XIIIA, exatamente ao contrário do que ocorre com os dermatofibromas.

Uma de suas características básicas é ser recidivante com muita frequência, mesmo após excisão cirúrgica ampla (Figura 54.18). Raramente, ocorrem metástases. A microcirurgia de Mohs é a melhor opção terapêutica.

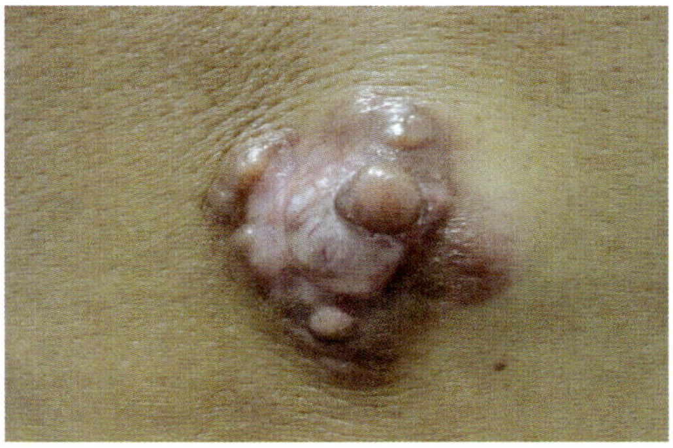

Figura 54.17 Dermatofibrossarcoma *protuberans*. (Cortesia da Dra. Chan I Lym.)

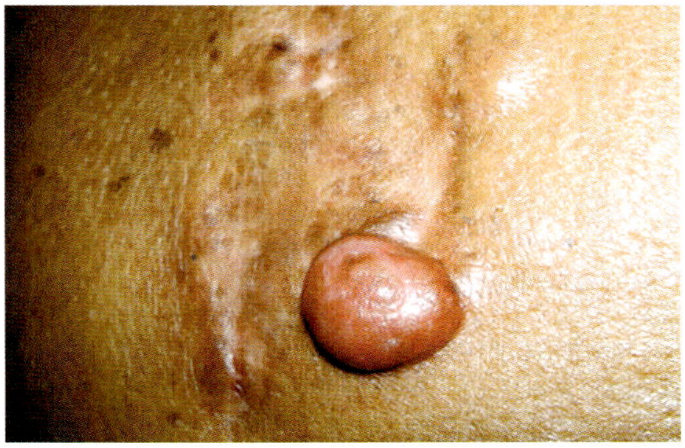

Figura 54.18 Dermatofibrossarcoma *protuberans*. Recidiva após algumas excisões prévias. (Arquivo IDPRDA-SCMRJ.)

Fibrossarcoma

É um sarcoma de células fusiformes com mitoses atípicas, representado clinicamente por tumor solitário profundo, de evolução lenta, podendo ulcerar-se; ocorre no adulto; é conhecida a rara apresentação congênita do tumor. Lesões-satélites são frequentes, havendo metástases na fase final. Pode advir de cicatrizes de queimadura ou de regiões irradiadas previamente.

Sarcoma epitelioide

É uma modalidade de sarcoma fibroblástico, cuja histopatologia mostra um aspecto epitelioide ao redor de focos de necrose e depósitos de hemossiderina. A imuno-histoquímica revela positividade para citoqueratina e vimentina. É um tumor profundo, nodular, de evolução lenta, podendo chegar a alguns centímetros de diâmetro, que se desenvolve em adultos jovens; localiza-se, de preferência, na face extensora dos membros e nas porções acrais; ocorrem metástases tardiamente (Figura 54.19).

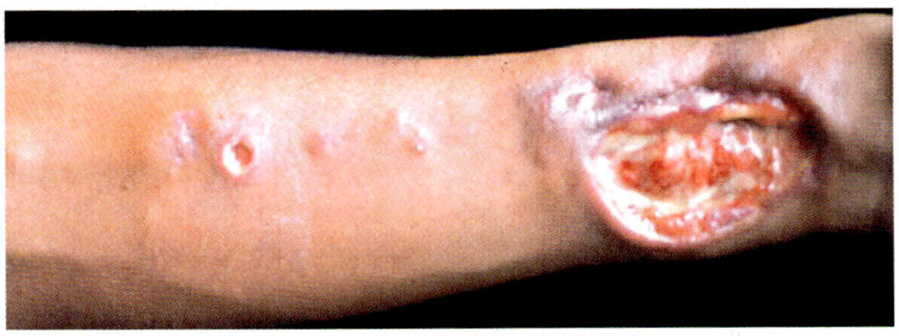

Figura 54.19 Sarcoma epitelioide – metástase com aspecto "esporotricoide" típico.

Fibroxantoma atípico

É uma neoplasia mesenquimal rara que acomete principalmente áreas fotoexpostas de idosos, mas também ocorre em jovens, muitas vezes em áreas não expostas. Recentemente, acompanhamos um pré-adolescente portador de xeroderma pigmentoso com lesão na face. Os principais fatores de risco são radiação ultravioleta, radioterapia prévia, trauma e queimaduras. A lesão raramente ultrapassa 2 cm de diâmetro e é de crescimento rápido. Clinicamente, se apresenta como pápula ou nódulo discretamente eritematoso ou cor da pele, por vezes ulcerado.

Trata-se de neoplasia de baixa malignidade, com eventual metástase para linfonodo. O diagnóstico é feito por meio da histopatologia e da imuno-histoquímica, sendo um diagnóstico de exclusão. A histopatologia contrasta com a evolução relativamente benigna do tumor, pois se caracteriza por células com núcleos hipercromáticos, pleomórficos, com figuras de mitose atípicas de linhagem fibrocítico-histiocítica, inclusive com células gigantes e algum grau de xantomização. Os principais marcadores da imuno-histoquímica são CD-10, actina e vimentina. O principal diagnóstico diferencial é com o histiocitoma fibroso maligno. Outros diagnósticos a considerar são carcinoma espinocelular, melanoma, granuloma piogênico, tumores de anexos e metástase. Embora infrequente, alguns casos de regressão espontânea após biopsia incisional já foram relatados. O tratamento é cirúrgico; é indicada a cirurgia de Mohs ou excisão ampla com margens de 2 cm. Recorrências são frequentes. Recomenda-se acompanhamento clínico semestral.

Hibernossarcoma

É a malignização do hibernoma.

Lipossarcoma

É um tumor mesenquimal maligno de partes moles; em geral, origina-se profundamente a partir da fáscia ou dos músculos. Há autores que acham que o tumor pode se desenvolver a partir de lipomas preexistentes. A OMS reconhece quatro subtipos histológicos: bem diferenciado (lipoma atípico), indiferenciado, mixoide e pleomórfico. Acomete sobretudo adultos entre 50 e 70 anos. Podem ocorrer metástases a distância, principalmente para os pulmões e o fígado; é raro o acometimento nodal. O tratamento inicial é a exérese cirúrgica ampla, embora a radioterapia e a quimioterapia também sejam indicadas.

Hemangiopericitoma e hemangioendotelioma malignos

Representam a malignização dos seus correspondentes benignos; metástases pulmonares são as mais frequentes; por vezes, podem ocorrer metástases cutâneas.

Angiossarcoma

Ocorre em vários órgãos, porém, ainda que raro, também na pele. Há duas formas frequentes e características, embora excepcionalmente também possa surgir muitos anos após radioterapia: (1) angiossarcoma (AS) do couro cabeludo e da face do idoso; (2) AS secundário ao linfedema crônico (*síndrome de Stewart-Treves*).

O AS do couro cabeludo e da face do idoso, como o nome diz, predomina em idosos do sexo masculino; surge muitas vezes como eritema ou placa eritematopurpúrica, por vezes simulando erisipela, no couro cabeludo ou, menos frequentemente, na face (Figura 54.20). É de crescimento centrífugo, relativamente rápido, inicialmente infiltrativo para, posteriormente, surgirem nódulos e/ou ulcerações (Figura 54.21). No início, muitas vezes é tratado como erisipela e, algumas vezes, ao longo da evolução, apresenta essa complicação; pode simular um angioedema facial. Podem levar à morte tanto as metástases (que são mais frequentes para linfonodos, pulmões e fígado) como, algumas vezes, as ulcerações com hemorragia ou destruição local.

A segunda forma, o AS secundário ao linfedema crônico, predomina no sexo feminino, pois é descrita com maior frequência em linfedema pós-mastectomia radical. Ocorre também em linfedema congênito crônico, linfedema idiopático de início tardio e, mesmo, no causado por filariose. As manifestações clínicas são placas e nódulos, por vezes azulados, que precedem ulcerações. Metástase pulmonar é frequente. A sobrevida é de 22,4% em 5 anos. O aparecimento do AS ocorre, em geral, após anos (média 15 anos) e corresponde a 90% dos casos. Os outros 10% são melanoma, sarcoma de Kaposi, CEC e CBC, que surgem mais tardiamente (média 23 anos).

No diagnóstico diferencial, devem ser consideradas lesões semelhantes, desencadeadas por radioterapia, denominadas *lesão vascular atípica pós-radioterapia*, que ocorre nas áreas previamente tratadas; pode ser vista como um *continuum* do AS.

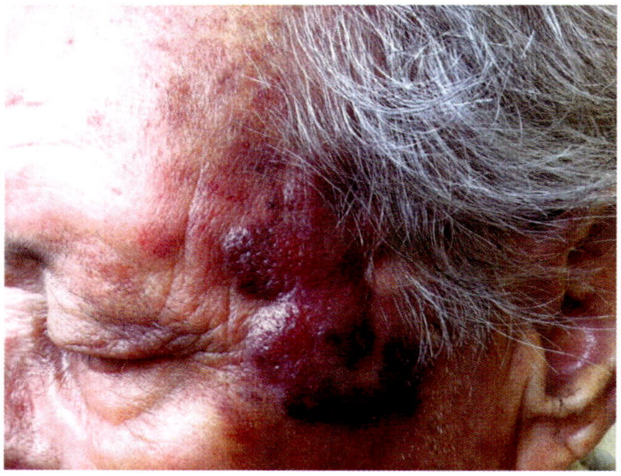

Figura 54.20 Angiossarcoma – lesão eritematoviolácea, infiltrada, na região temporal. (Cortesia da Dra. Mariana Godinho.)

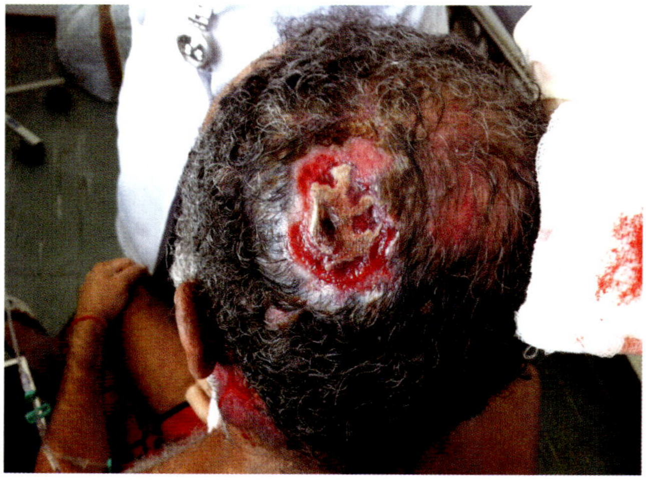

Figura 54.21 Angiossarcoma – lesão ulcerada no couro cabeludo. (Cortesia da Dra. Isabel Fonseca.)

Na patologia, podem-se encontrar graus variados de diferenciação celular, inclusive dentro de uma mesma lesão, bem como células endoteliais atípicas tendendo a formar canais vasculares, por vezes também massas ou infiltrações lineares entre as fibras colágenas.

O tumor é, quase invariavelmente, de péssimo prognóstico. Por ser infiltrativo, acomete áreas muito maiores do que se supõe clinicamente, demandando, portanto, cirurgia radical com amplas margens laterais e em profundidade. Radioterapia complementar pode aumentar a sobrevida dos pacientes.

Sarcoma de Kaposi

João Avelleira ◆ Mônica Manela Azulay ◆ Rubem David Azulay

Conceito

Trata-se de angiorreticulose multicêntrica, não metastática, capaz de surgir, simultânea ou progressivamente, na pele e/ou em vários órgãos. De etiologia inicialmente desconhecida, o sarcoma de Kaposi (SK) foi descrito em 1872 por *Moritz Kaposi*. Neoplasia raramente observada até 1980, o SK tem se tornado uma doença comum, distinguindo-se quatro formas epidemiológicas: *sarcoma de Kaposi clássico* (SKC), *sarcoma de Kaposi endêmico* ou *africano* (SKA), *sarcoma de Kaposi do imunodeprimido* (SKI) e *sarcoma de Kaposi epidêmico* (SKE) relacionado à AIDS.

Epidemiologia

O *SKC* é próprio dos idosos (5ª e 6ª décadas de vida) e de ocorrência rara (0,02 por 100 mil habitantes). Há predileção pelo sexo masculino (10:1). As manifestações tegumentares variam desde manchas, pápulas, nódulos, placas infiltradas, lesões vegetantes e tumorações de tonalidade eritematoviolácea (Figuras 54.22 a 54.24). Embora qualquer região possa ser acometida, na maioria dos casos as lesões se localizam nos membros inferiores, que são os mais afetados e, geralmente, há linfedema secundário. Lesões viscerais são raras (cerca de 10%) e, quando ocorrem, as localizações mais acometidas, em ordem de frequência, são trato gastrintestinal, pulmões e gânglios linfáticos. A doença tem evolução eminentemente crônica, sendo raras as formas letais. O *SKC* está associado à frequência aumentada de tumores de origem linforreticular em cerca de 10% dos casos.

O *SKA*, identificado na década de 1950 nas Áfricas Equatorial e Central, representa, nos dias atuais, 9% de todas as doenças malignas no Zaire e 5% em Uganda.

Apresenta quatro subtipos: nodular, florido, infiltrativo e linfoadenopático. A variante nodular é observada em adultos jovens, com preponderância do sexo masculino (6:1). Caracteriza-se por nódulos eritematoviolaceos nas mãos e nos pés. Envolvimento visceral é raro. Assemelha-se clinicamente à forma clássica. A variante florida caracteriza-se por massas tumorais localmente invasivas, e a infiltrativa invade estruturas subdérmicas, inclusive ossos. A variante linfoadenopática, que ocorre predominantemente em crianças, caracteriza-se por linfadenopatia generalizada, por vezes com invasão visceral e envolvimento cutâneo infrequente. O prognóstico é muito ruim, com evolução fulminante e fatal.

O *SKI* tem sido observado em pacientes em uso de fármacos imunossupressores pós-transplante ou para outras doenças (ciclosporina, ciclofosfamida, corticosteroide, azatioprina etc.). O tempo médio de desenvolvimento do tumor, após instituída a terapêutica imunossupressora, é de 16 meses. Nessa forma, manifestações tegumentares ocorrem com frequência. O envolvimento visceral ocorre em torno de 25% dos casos, sendo raro o acometimento ganglionar. Na maioria dos casos, a suspensão da terapêutica imunossupressora é suficiente para a involução do tumor, entretanto nem sempre é possível. O sirolimo tem sido usado nesses casos e foi eficaz na maioria dos casos relatados.

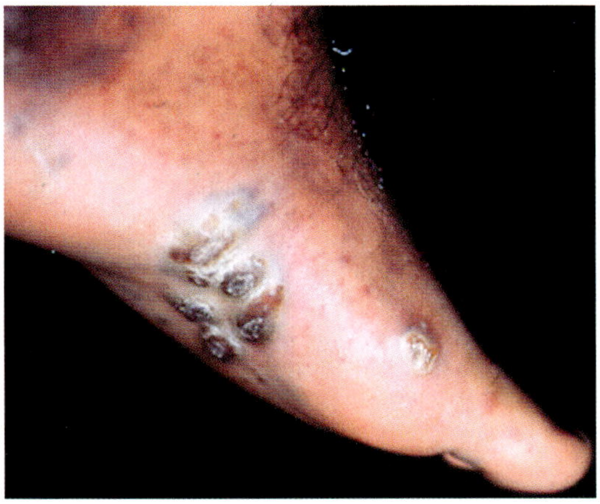

Figura 54.22 Sarcoma de Kaposi – forma clássica.

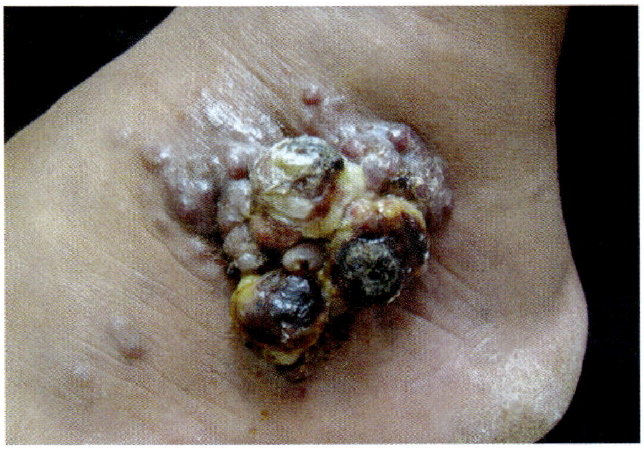

Figura 54.23 Sarcoma de Kaposi – forma clássica. (Cortesia do Dr. Maluf Gabbay Belicha.)

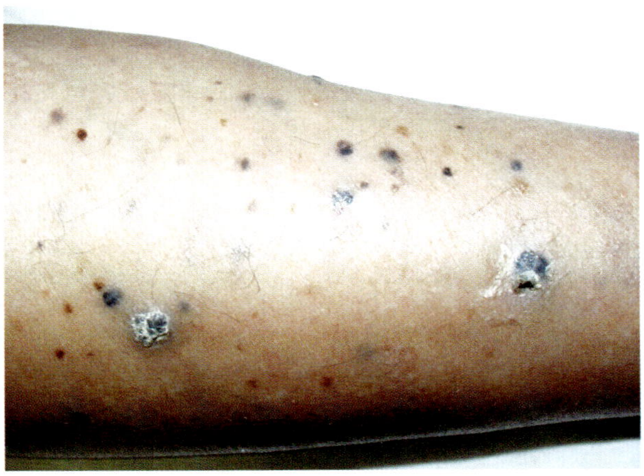

Figura 54.24 Sarcoma de Kaposi. Múltiplas lesões.

Em 1981, nos EUA, foram relatados 26 casos de sarcoma de Kaposi em Nova York e na Califórnia, no que se tornaria uma das maiores pandemias do século XX, a síndrome da imunodeficiência adquirida (SIDA/AIDS). O *SKE* é mais comum em homens que nas mulheres e, nestes, em homens que fazem sexo com homens (HSH) e bissexuais masculinos. Outro grupo de risco é o de usuários de drogas intravenosas. Apresentava um curso mais rápido e agressivo, com sobrevida de 2 anos após o diagnóstico, já que seu aparecimento era mais comum em pacientes com maior comprometimento imunológico (CD4 abaixo de 200 cél/mm^3). O declínio dos casos do SKE nos pacientes com HIV iniciou-se após a incorporação dos inibidores de protease ao tratamento da AIDS, em 1998.

Etiopatogenia

O agente etiológico do SK é um herpes-vírus 8 (HHV-8) descoberto em 1994 em pacientes com SKE e, posteriormente, em todas as formas da doença. Entretanto parece ser o vírus necessário, mas não o suficiente para eclosão da doença, visto que existem portadores assintomáticos do HHV-8. A transmissão ocorre por contato sexual, e também pela saliva.

O HHV-8 codifica proteínas que atuam na inflamação, na regulação do ciclo celular da angiogênese, fator de crescimento endotelial vascular, fator de crescimento básico de fibroblastos e interleucina-6. O gene mais importante do HHV-8 latente é o *ORF73*, que codifica o LANA ou LAN-1, antígeno que impede a apresentação do antígeno de histocompatibilidade (HLA) pelas células infectadas, ajudando a "driblar", desse modo, o sistema imune; o HHV-8 bloqueia ainda algumas proteínas supressoras tumorais, entre elas a p53. O gene *tat* do HIV codifica a proteína Tat-1, que amplifica a atividade de diferentes citocinas e fatores angiogênicos.

Histopatologia

A célula de origem parece ser de linhagem endotelial linfática, corroborando para isso a reatividade para EM4 e PAL E. No entanto, as células fusiformes apresentam o antígeno CD34, uma glicoproteína expressa nas células endoteliais de pequenos vasos, e não nas células de linhagem linfática.

Os achados histopatológicos são indistinguíveis nos quatro tipos de SK e guardam correlação íntima com a apresentação clínica das lesões (mácula, pápula, nódulo etc.). Os achados histopatológicos das lesões iniciais são inespecíficos e lembram tecido de granulação, eventualmente com células endoteliais proeminentes. Em lesões bem estabelecidas, são característicos os seguintes achados: fendas vasculares, extravasamento de hemácias, aumento do número de vasos sanguíneos, cujas paredes são revestidas por células endoteliais proeminentes e massas de células fusiformes com certo grau de atipia, e poucas figuras de mitose (Figuras 54.25 e 54.26). Têm sido reiteradamente observadas, em pele aparentemente sã de pacientes com SKE, alterações angioproliferativas denominadas "pré-SK".

Diagnóstico

Baseia-se fundamentalmente nos achados clínicos e no exame histopatológico. Contexto epidemiológico pode aumentar o grau de suspeição. A detecção imuno-histoquímica do antígeno LANA-1 do HHV-8 pode ser útil nos casos duvidosos. Exames de imagem como tomografia computadorizada ou ressonância magnética podem ser úteis na detecção de lesões em diversos órgãos, assim como endoscopia digestiva alta ou colonoscopia para o acometimento do trato gastrintestinal.

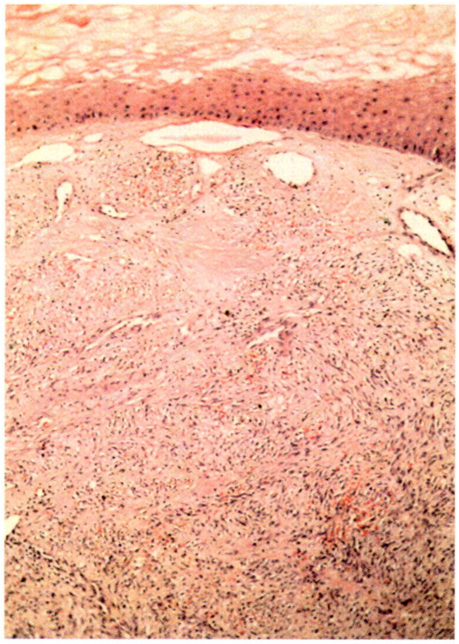

Figura 54.25 Sarcoma de Kaposi. Observam-se aumento da vascularização com células endoteliais proeminentes, numerosas fendas, extravasamento de hemácias e proliferação de células. (Cortesia da Dra. Tullia Cuzzi.)

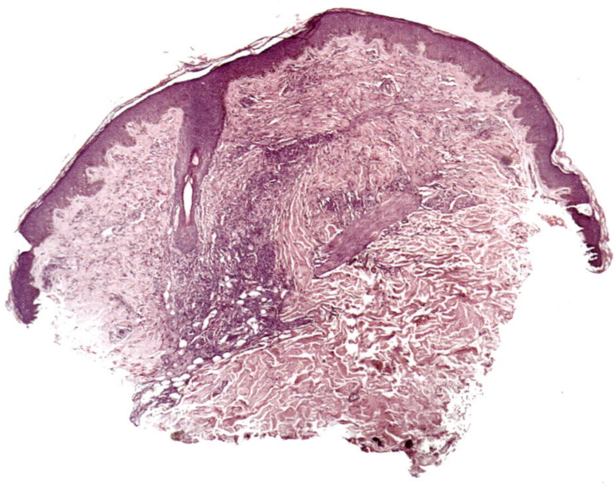

Figura 54.26 Sarcoma de Kaposi. Em maior aumento, observam-se proliferação de células fusiformes, esboço de fendas, extravasamento de hemácias. Lesão consolidada. (Cortesia da Dra. Tullia Cuzzi.)

Diagnóstico diferencial

Equimose (lesão inicial), angiodermite, líquen plano, hanseníase virchowiana, hemangioma, leucemia, dermatofibroma, melanoma, granuloma piogênico, pseudossarcoma de Kaposi e angiomatose bacilar.

Evolução

Em alguns casos de SK clássico, foi descrita a regressão espontânea de algumas lesões ao lado do aparecimento de novas lesões. Entretanto, foi o acompanhamento dos casos de SK em pós-transplantados renais que mostrou haver regressão após a retirada da medicação imunossupressora e recidiva das lesões após a reintrodução dos fármacos antirrejeição. Essas observações foram reforçadas após o início dos esquemas antirretrovirais mais agressivos, contendo inibidores da protease no tratamento dos pacientes infectados pelo vírus HIV. Nesses pacientes, regressão clínica e mesmo histopatológica, total ou parcial, das lesões cutaneomucosas e viscerais foi obtida em média de 2 a 7 meses após a introdução dos inibidores da protease. A regressão foi acompanhada pela não detecção do vírus pela reação em cadeia da polimerase (PCR) nas lesões e associada à queda dos níveis de HHV-8 em células mononucleares do sangue periférico também por PCR.

Tratamento

O objetivo do tratamento é diminuir o número de lesões cutâneas e viscerais, interromper ou retardar a progressão da doença e melhorar a sintomatologia, na dependência de variante clínica, extensão e localização das lesões, taxa de crescimento, situação imunológica do paciente e evolução clínica da doença. A investigação do acometimento sistêmico deve ser baseada na sintomatologia e complementada com endoscopia digestiva alta, US, TC abdominal, RX, TC do pulmão ou broncoscopia.

O tratamento local está indicado nas lesões solitárias de todas as variantes de SK que podem ser excisadas, submetidas a radioterapia ou irradiação por *laser*. Lesões superficiais e planas podem ser tratadas com sucesso pelo nitrogênio líquido. O tratamento sistêmico é realizado na maioria dos casos e obrigatório quando houver acometimento de mucosas ou vísceras, consistindo basicamente em quimioterapia e antivirais.

Houve disseminação da SKC em 5 pacientes que usaram rituximabe para o tratamento de outras comorbidades.

Quimioterapia

Pacientes com doença rapidamente progressiva ou com comprometimento sistêmico requerem quimioterapia com substâncias citotóxicas. Além dos alcaloides vincristina e vimblastina, que podem ser administrados por via intravenosa, intra-arterial ou intralesional, existem diferentes regimes poliquimioterápicos utilizando actinomicina D, adriamicina, bleomicina e dacarbazina, em várias combinações. Recentemente, resultados bem mais promissores foram obtidos com daunorrubicina ou doxorrubicina lipossomais e, como segunda opção, paclitaxel.

O interferon-α (IFN-α), embora eficaz apenas nas fases iniciais, deixou de ser recomendado devido à toxicidade e à maior eficácia dos esquemas atuais.

Antivirais

Um dos problemas na terapêutica dos herpes-vírus é que os medicamentos utilizados atuam apenas na replicação viral, sem atividade nos períodos de latência. Com relação ao HHV-8, os estudos mostraram que a maior parte das células de SK infectadas estaria na fase latente. Esses fármacos, no entanto, poderiam ser capazes de prevenir novas lesões ou mesmo o aparecimento do sarcoma de Kaposi em pacientes HIV-positivos infectados pelo HHV-8, conforme têm sugerido alguns trabalhos epidemiológicos retrospectivos, que observaram menor incidência de SK em pacientes imunodeprimidos que fizeram ou fazem uso de foscarnet e ganciclovir. Recentemente, Boulanger referiu que o HHV-8 *in vitro* foi sensível ao foscarnet, cidofovir e adefovir.

Leiomiossarcoma

O leiomiossarcoma (LMS) da pele é classificado em três grupos, com diferentes prognósticos: dérmico, hipodérmico e cutâneo metastático. O prognóstico é pior quanto mais profunda for a lesão.

O LMS dérmico origina-se das fibras musculares lisas do músculo eretor do pelo, do dartos (genital) ou da aréola mamária. Trata-se de tumor com risco de recidiva local (24%) e baixo risco de metástase (4%). Cerca de 50% localizam-se nas superfícies extensoras ou extremidades dos membros inferiores.

O LMS hipodérmico origina-se das paredes musculares de vasos sanguíneos e tem maior risco de recidiva local (37%) e metástase (43%). Metástases ocorrem principalmente por via hematogênica para o pulmão e para a própria pele.

É importante ressaltar que, antes de realizar um diagnóstico definitivo de LMS primário da pele, é fundamental descartar a possibilidade de LMS metastático na pele a partir de tumor de tecidos profundos ou visceral, sobretudo no caso de suspeita de LMS subcutâneo. Critério imprescindível para a adequada avaliação histológica é que a biopsia inclua boa amostragem de tecido celular subcutâneo. O sítio primário mais frequente de lesões metastáticas é o retroperitônio.

Além disso, não há uma classificação TNM (*tumor, node, metastasis*) específica para os LMS da pele, sendo utilizado o TNM dos sarcomas de partes moles. Para o LMS dérmico, é recomendável realizar ressonância magnética do local previamente à cirurgia, especialmente nas lesões maiores e nas infiltradas; alguns estudos sugerem que a ultrassonografia poderia substituir a ressonância magnética com relação ao custo financeiro. Também seria recomendável uma radiografia de tórax prévia à cirurgia. No LMS subcutâneo, recomenda-se sempre realizar ressonância magnética do local da cirurgia e tomografia computadorizada toracoabdominal para descartar a possibilidade de LMS metastático para a pele a partir de LMS de tecidos mais profundos.

A exérese completa com margens de segurança é o tratamento de escolha. Radioterapia pode ser usada nos casos em que margens cirúrgicas estiverem comprometidas, em situações inoperáveis ou como controle local paliativo em casos metastáticos. Na doença metastática, a quimioterapia também é fundamental, apesar de não curativa, pois retarda a progressão.

Sarcoma pleomórfico dérmico

Chamado anteriormente *histiocitoma fibroso maligno*, o sarcoma pleomórfico dérmico (SPD) é um tumor cuja célula de origem permanece desconhecida; para alguns autores, é um tipo de LMS. Tem características histológicas e imuno-histoquímicas idênticas às do fibroxantoma atípico, mas com um comportamento mais agressivo (metástases em 10 a 20% dos casos). Os critérios histológicos de diferenciação são principalmente a infiltração do tecido celular subcutâneo, a infiltração perineural ou vascular e a presença de focos de necrose. A taxa de recidiva é em torno de 20 a 28%. Trata-se de lesão que acomete principalmente idosos e localiza-se em áreas fotoexpostas (mais comum no couro cabeludo).

Neurofibrossarcoma (tumor maligno da bainha nervosa)

Cerca de 50% dos pacientes apresentam neurofibromatose e, destes, 4 a 5% apresentarão essa evolução. Dor, crescimento rápido, endurecimento e déficit motor sugerem transformação maligna. O tumor advém, em geral, de neurofibromas plexiformes com metastatização tardia e privilegia, nesta frequência: pulmão, fígado, sistema nervoso central e osso. Geralmente, a disseminação se dá por via linfática ou através das bainhas nervosas subcutâneas. Apresenta-se com massas fasciculadas ou em cordões de células fusiformes atípicas (Figura 54.27). Discordamos daqueles que pensam haver perigo de transformação com trauma cirúrgico de neurofibromas (biopsia e/ou ressecção de lesões – ver Capítulo 73, item *Neurofibromatoses*).

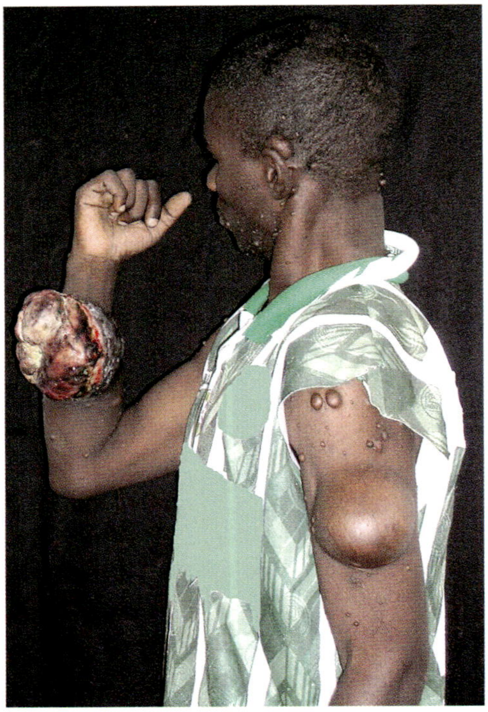

Figura 54.27 Neurofibrossarcoma. Paciente com neurofibromatose. Observam-se também neurofibromas e neurofibroma plexiforme no outro membro superior. (Cortesia da Dra. Fernanda Tassara.)

Bibliografia

Neoplasias cutâneas benignas de origem mesenquimal e afins

Alam NA, Barclay E, Rowan AJ *et al.* Clinical features of multiple cutaneous and uterine leiomyomatosis: an underdiagnosed tumor syndrome. *Arch Dermatol.* 2005 Feb;141(2):199-206.

Alam NA, Olpin S, Leigh IM. Fumerate hydratase mutations and predisposition to cutaneous leiomyomas, uterine leiomyomas and renal cancer. *Br J Dermatol.* 2005 Jul;153(1):11-7.

Almeida JH, Gvehr D, Pinto I. Nevo lipomatoso superficial de aparecimento tardio. *An Bras Dermatol.* 1999;74:601-3.

Arrua GG, Cadena GM, Filippo AA *et al.* Piloleiomioma múltiplo: Relato de três casos tratados com nifedipina. *An Bras Dermatol.* 1991 Nov-Dez; 66(6):303-5.

Bakos L. Multiple cutaneous granular cell tumors with systemic defects: a distinct entity? *Int J Dermatol.* 1993 Jun;32(6):432-5.

Bolognia J, Jorizzo J, Rapini RP. *Dermatology.* 2nd ed. London: Mosby, 2007.

Boneti KK, Mendonça IM, Azulay DR. Leuconíquia verdadeira congênita associada à surdez: síndrome de Bart-Pumphrey? *Med Cutan Iber Lat Am.* 2011 Jul-Ago;39:193-6.

Boyd AS, Zic JA, Abraham JL. Gadolinium deposition in nephrogenic fibrosing dermopathy. *J Am Acad Dermatol.* 2007 Jan;56(1):27-30.

Brockow K, Akin C, Huber M, Metcalfe DD. Assessment of the extent of cutaneous involvement in children and adults with mastocytosis: relationship to symptomatology, tryptase levels, and bone marrow pathology. *J Am Acad Dermatol.* 2003 Apr;48(4):508-16.

Brunsgaard EK, Wallis L, Cody B, Cavanaugh K. Atypical granular cell tumor developing within a tattoo. *JAAD Case Rep.* 2020 May;6(6):546-8.

Calikoglu E, Augsburger E, Chavaz P *et al.* CD44 and hyaluronate in the differential diagnosis of dermatofibroma and dermatofibrosarcoma protuberans. *J Cutan Pathol.* 2003 Mar;30(3):185-9.

Carvalho GS, Cavalcanti SM, Herênio AS *et al.* Nevus lipomatosus cutaneous superficialis. *An Bras Dermatol.* 2016 Sep-Oct;91(5 Suppl 1):114-5.

Champion RH, Burton JL, Burns DA *et al.* Rook/Wilkison/Ebling. *Textbook of dermatology.* 8th ed. New York: Blackwell Science, 2010.

Costa AL, Carvalho TC, Sousa AV. Mastocitose bolhosa na criança: relato de caso. *An Bras Dermatol.* 2005 Nov-Dez;80(6):603-5.

Cowper SE, Su LD, Bhawan J *et al.* Nephrogenic fibrosing dermopathy. *Am J Dermatopathol.* 2001 Oct;23(5):383-93.

Duffy KL, Green L, Harris R, Powell D. Treatment of nephrogenic systemic fibrosis with Re-PUVA. *J Am Acad Dermatol.* 2008 Aug;59(2 Suppl 1): S39-40.

Durmaz CD, Tekemenuray-Unal A. Novel nonsense CAST mutation in two siblings with PLACK syndrome. *Int J Dermatol.* 2023 Oct;62(10):1295-9.

Elder DE, Elenitsas R, Johnson Jr B *et al. Lever's histopathology of the skin.* 10th ed. Philadelphia: Lippincott-Raven, 2008.

Enzi G, Inelmen EM, Baritussio A *et al.* Multiple symmetric lipomatosis: a defect in adrenergic-stimulated lipolysis. *J Clin Invest.* 1977 Dec;60(6):1221-9.

Epstein DS, Pashaei S, Hunt Jr E *et al.* Pustulo-ovoid bodies of Milian in granular cell tumors. *J Cutan Pathol.* 2007; 34:405-9.

Fanburg-Smith JC, Meis-Kindblom JM, Fante R *et al.* Malignant granular cell tumor of soft tissue: diagnostic criteria and clinicopathologic correlation. *Am J Surg Pathol.* 1998 Jul;22(7):779-94.

França JA, Gayden T, Bareke E *et al.* Whole-exome sequencing reveals novel vacuolar ATPase genes' variants and variants in genes involved in lysosomal biology and autophagosomal formation in oral granular cell tumors. *J Oral Pathol Med.* 2021 Abr; 50(4): 410-7.

Gon AS, Minelli L, Mendes MF. Lipomatose simétrica benigna. *An Bras Dermatol.* 2005 Set-Out;80(5):545-6.

Gross VL, Lynfield Y. Multiple cutaneous granular cell tumors: a case report and review of the literature. *Cutis.* 2002 May;69(5):343-6.

Gündüz Ö, Erkin G, Bilezikçi B *et al.* Slowly growing nodule on the trunk: cutaneous granular cell tumor. *Dermatopathol.* 2016 Apr-Jun;3:23-7.

Hannaford R, Rogers M. Presentation of cutaneous mastocytosis in 173 children. *Australas J Dermatol.* 2001 Feb;42(1):15-21.

Hartmann K, Hermes B, Rappersberger K *et al.* Evidence for altered mast cell proliferation and apoptosis in cutaneous mastocytosis. *Br J Dermatol.* 2003 Sep;149(3):554-9.

Jones EW, Marks R, Pongsehirun D. Naevus superficialis lipomatosus. A clinical and pathological report of twenty cases. *Br J Dermatol.* 1975;93:121-33.

Kaatz M, Barta U. Mastocitose cutânea difusa na infância: tratamento bem-sucedido com PUVA. *An Bras Dermatol.* 2000 Nov-Dez;75(6):737-43.

Knight L, Gericke N, Pillay K, Hlela C. Progressively enlarging nodules over the distal interphalangeal joints of a 6-month old boy. Infantile digital fibromatosis. *Int J Dermatol.* 2021 Jan;60(1):41-3.

Komi DE, Rambasek T, Wöhrl S. Mastocytosis: from a molecular point of view. *Clinic Rev Allerg Immunol.* 2018:54:397-411.

Lee JW. Mutations in PDGFRB and NOTCH3 are the first genetic causes identified for autosomal dominat infantile myofibromatosis. *Clin Genet.* 2013 Out; 84(4):340-1.

Luna A, Molinari L, Garlatti LA *et al.* Nodular fasciitis, a forgotten entity. *Int J Dermatol.* 2019 Feb;58(2):190-3.

Maciel LD, Velasques E, Fortes AR *et al.* Tumor de Abrikossoff: múltiplas lesões. *RioDermatol.* 2008 Out-Dez;17:17-8.

Mansoor A, White CR Jr. Myxofibrosarcoma presenting in the skin: clinicopathological features and differential diagnosis with cutaneous myxoid neoplasms. *Am J Dermatopathol.* 2003 Aug;25(4):281-6.

Marcilly MC, Balme B, Haftek M *et al.* Sub-total hereditary leukonychia, histopathological and electron microscopy study of "milky" nails. *Ann Dermatol Venereol.* 2003 Jan;130(1 Pt 1):50-4.

Marcoval J, Bauer-Alonso A, Llobera-Ris C *et al.* Granular cell tumor: a clinical study of 81 patients. *Actas Dermo-Sifiliogr.* 2021 May;112(5):441-6.

Mobarki M, Dumollard JM, Dal Col P *et al.* Granular cell tumor a study of 42 cases and systemic review of the literature. *Pathol Res Pract.* 2020 Apr; 216(4):152865.

Muscardin LM, Paradisi M, Provini A *et al.* Multiple cutaneous granular cell tumors, joint hypermobility and mild facial dysmorphism in a child. *Int J Dermatol.* 2006 Jul;45(7):847-50.

Neto CF, Iamaguchi T, Cucê LC. Nevo lipomatoso cutâneo superficial – um caso de localização insólita. *An Bras Dermatol.* 1984;59:93-6.

Onder M, Adisen E. A new indication of botulinum toxin: leiomyoma-related pain. *J Am Acad Dermatol.* 2009 Feb;60(2):325-8.

Ortiz-Hidalgo C, Frías-Soria CL. Análisis histopatológico e inmunohistoquímico del tumor de células granulares: estudio de 12 casos con una breve nota histórica [The histopathology and immunohistochemistry of granular cell tumour: a study of 12 cases with a brief historical note]. *Rev Esp Patol.* 2019 Jan-Mar;52(1):11-9.

Pereira JM, Pereira FC, Pereira VC. Coxins interfalangeanos sobre paquidermodactilia. *An Bras Dermatol.* 2004 Mai-Jun;79(3):313-21.

Pitts FN Jr. Colchicine therapy for palmar fibromatosis. *N Engl J Med.* 1995 Aug;10; 333(6):393.

Porto AC, Nakandakari S, Soares CT. Fibromixoma acral superficial em paciente do sexo feminino: um relato de caso. *Surg Cosmt Dermatol.* 2014;6(3):297-9.

Revollar Y, Paredes A, Palomino V *et al.* Leiomiomatosis cutánea y uterina: síndrome de Reed. *Dermatol Peru.* 2005 Sep-Dic;15(3):241-4.

Sawaya JL, Khachemoune A. Superficial acral fibromyxoma. *Int J Dermatol.* 2015;54(5):499-508.

Shih S, Khachemoune A. Acquired digital fibrokeratoma: review of its clinical and dermoscopic features and differential diagnosis. *Int J Dermatol.* 2019 Feb;58(2):151-8.

Stout AP, Salter R. Tumors of the soft tissue. In: *Atlas of Tumor Pathology*. Washington, DC: Armed Forces Institute of Pathology, 1967.

Streams BN, Liu V, Liégeois N, Moschella SM. Clinical and pathologic features of nephrogenic fibrosing dermopathy: a report of two cases. *J Am Acad Dermatol.* 2003 Jan;48(1):42-7.

Swaminathan S, Ahmed I, McCarthy JT *et al.* Nephrogenic fibrosing dermopathy and high-dose erythropoietin therapy. *Ann Intern Med.* 2006 Aug 1;145(3):234-5.

Valent P, Horny H-P, Escribano L *et al.* Diagnostic criteria and classification of mastocytosis: a consensus proposal. *Leuk Res.* 2001 Jul;25(7):603-25.

Zaccaria E, Rebora A, Rongioletti F. Multiple eruptive dermatofibromas and immunosuppression: report of two cases and review of the literature. *Int J Dermatol.* 2008 Jul;47(7):723-7.

Zarur SAD, Ferreira JA, Lima RB, Valle HA. Fibroqueratoma adquirido: relato de 10 casos. *An Bras Dermatol.* 1999 Set-Out;74(5):475-9.

Neoplasias cutâneas malignas de origem mesenquimal

Aragão SSC, Cardoso AEC, Leite EJS, Houly RLS. Dermatofibrossarcoma protuberans atrófico: uma rara variante. *An Bras Dermatol.* 2018 Mar-Abr; 93(2):285-7.

Azulay RD. *Doença de Kaposi.* Tese de Docência Livre. Cadeira de Dermatologia e Sifilografia da Faculdade de Medicina da Universidade Federal do Brasil, Rio de Janeiro, 1949.

Bell D. Atypical fibroxanthoma and malignant fibrous histiocytoma. *Am J Dermatopathol.* 1979 Summer;1(2):185.

Boulanger E. Human herpesvirus 8 (HHV8). II. Pathogenic role and sensitivity to antiviral drugs. *Ann Biol Clin (Paris).* 1999 Jan-Feb;57(1):19-28.

Clifford KS, Demierre MF. Progression of classic Kaposi's sarcoma with rituximab. *J Am Acad Dermatol.* 2005 Jul;53(1):155-7.

Cordero E, López-Cortés LF, Viciana P *et al.* Foscarnet and AIDS-associated Kaposi's sarcoma. *AIDS.* 1997 Nov;11(14):1787-8.

Diaz-Cascajo C, Borghi S, Weyers W, Metze D. Fibroblastic/myofibroblastic sarcoma of the skin: a report of five cases. *J Cutan Pathol.* 2003 Feb;30(2): 128-34.

Evans DG, Baser ME, McGaughran J *et al.* Malignant peripheral nerve sheath tumors in neurofibromatosis 1. *J Med Genet.* 2002 May;39(5):311-4.

Ferner RE, Gutmann DH. International consensus statement on malignant peripheral nerve sheath tumors in neurofibromatosis. *Cancer Res.* 2002 Mar 1;62(5):1573-7.

Fleury LFF, Sanches JA. Sarcomas cutâneos primários. *An Bras Dermatol.* 2006 Mai-Jun;81(3):207-21.

Garcia GJT, Azulay DR, Azulay RD. Angiossarcoma de couro cabeludo e face em paciente idoso. *Arq Med.* 1995;9(3):176-8.

Humeda Y, Beasley J. Multiple purple papules of the breast in a patient with a history of breast cancer – a clinicopathological challenge (angiosarcoma). *Int J Dermatol.* 2020 Out;59(10):1217-8.

Helwig EB, May D. Atypical fibroxanthoma of the skin with metastases. *Cancer.* 1986 Jan;57(2):368-76.

Iglesias-Pena N, López-Solache L, Melián-Sánchez I *et al.* Incidence rate and clinicopathological features of 62 atypical fibroxanthomas in a North-Western Spanish population. *Austral J Dermatol.* 2020 Feb;61(1):e22-e27.

Kim PJ, Mufti A, Schdeva M *et al.* Stewart-Treves syndrome and other cutaneous malignancies in the context of chronic lymphedema: a systematic review. *Int J Dermatol.* 2021 Jan;61(1):62-70.

Llombart B, Serra-Guilléna A, Requena C *et al.* Leiomiosarcoma y sarcoma pleomórfico dérmico: directrices para el diagnóstico y tratamento. *Actas Dermo-Sifiliográficas.* 2019 ene-feb;110(1):4-11.

Manela-Azulay M. *Sarcoma de Kaposi na síndrome de imunodeficiência adquirida.* Tese de Mestrado. Área de concentração: dermatologia. Faculdade de Medicina da Universidade Federal do Rio de Janeiro, Rio de Janeiro, 1992.

Marshall ME, Hatfield ST, Hatfield DR. Arteriovenous malformation simulating Kaposi's sarcoma (Pseudo-Kaposi's sarcoma). *Arch Dermatol.* 1985 Jan;121(1):99-101.

Mocroft A, Youle M, Gazzard B *et al.* Anti-herpesvirus treatment and risk of Kaposi's sarcoma in HIV infection. Royal Free/Chelsea and Westminster Hospitals Collaborative Group. *AIDS.* 1996 Sep;10(10):1101-5.

Moore PS, Chang Y. Detection of herpesvirus like DNA sequences in Kaposi's sarcoma in patients with and those without HIV infection. *N Engl J Med.* 1995 May 4;332(18):1181-5.

Morais PM, Schettini APM, Chirano CA, Nakamura G. Tumor de Bednar (dermatofibrossarcoma pigmentado): relato de caso. *An Bras Dermatol.* 2005 Mai-Jun;80(3):273-6.

Nodit L, Hunt JL. Pathology quiz case: cutaneous angiosarcoma. *Arch Otolaryngol Head Neck Surg.* 2003 May;129(5):591-3.

Rodriguez-Lomba E, Molina-Lopez I, Parra-Blanco V *et al.* Clinical and histopathologic findings of cutaneous leiomyosarcoma: Correlation with prognosis in 12 patients. *Actas Dermosifilog.* 2018 Mar;109(2):140-47.

Schwartz RA, Micali G, Nasca MR, Scuderi L. Kaposi sarcoma: a continuing conumdrum. *J Am Acad Dermatol.* 2008 Aug;59(2):179-206.

Soleymani T, Tyler Hollmig S. Conception and management of a poorly understood spectrum of dermatologic neoplasms: Atypical fibroxanthoma pleomorphic dermal sarcoma, and undifferentiated pleomorphic sarcoma. *Curr Treat Options Oncol.* 2017 Aug;18(8):50.

Tiussi RM, Cau ALO, Diniz LM, Lucas EA. Sarcoma de Kaposi: achados clínico-patológicos nos pacientes atendidos no Hospital Universitário Cassiano Moraes – Vitória – Espírito Santo, Brasil. *An Bras Dermatol.* 2012 Mar-Abr;87(2):258-65.

Winchester DS, Hocker TL, Brewer JD *et al.* Leiomyosarcoma of the skin: clinical, histopathologic, and prognostic factors that influence outcomes. *J Am Acad Dermatol.* 2014 Nov;71(5):919-25.

55

Linfomas e Pseudolinfomas

Flavia de Freire Cassia ◆ David Rubem Azulay

Linfomas cutâneos

A infiltração da pele por linfócitos neoplásicos pode ser primária (linfoma cutâneo primário) ou secundária, pela disseminação de linfomas nodais e leucemias.

Linfomas cutâneos primários são definidos como neoplasias linfocíticas que se apresentam clinicamente na pele e que não apresentam doença extracutânea no momento do diagnóstico. Podem ter origem nas células T, *natural killer* (NK) ou B; mostram considerável variação na sua apresentação clínica, histológica, imunofenotípica e no prognóstico.

O comportamento clínico e biológico dos linfomas cutâneos primários é diferente dos linfomas nodais, sendo, portanto, um grupo distinto de doenças. Por esse motivo, o European Organisation for Research and Treatment of Cancer (EORTC) propôs, em 1997, uma nova classificação para os linfomas cutâneos, que correlacionava as características histológicas com o seu comportamento clínico. Em 2005, foi publicada uma classificação em conjunto com a Organização Mundial da Saúde (OMS), a qual é a base para todas as outras que foram publicadas posteriormente. A revisão da última classificação pode ser vista no Quadro 55.1. Recentemente, foram propostas duas novas classificações para malignidades hematológicas, incluindo entidades de linfomas cutâneos: a 5ª edição da classificação da OMS de tumores hematolinfoides e a Classificação de Consenso Internacional (ICC) de neoplasias linfoides maduras. As principais alterações compartilhadas por ambas as classificações incluem a mudança do linfoma de células T acral CD8+ para doença linfoproliferativa acral de células T CD8+ e o reconhecimento de entidades anteriormente categorizadas como provisórias, atualmente designadas como tipos definitivos, incluindo a doença linfoproliferativa de células T CD4+ cutâneas primárias pequenas ou médias, o linfoma cutâneo primário de células T gama/delta, o linfoma cutâneo primário de células T citotóxicas epidermotrópicas agressivas CD8+ cutâneas primárias e a úlcera mucocutânea positiva para o vírus Epstein-Barr (EBV). Ambas as classificações consideram a neoplasia clonal de células B da zona marginal cutânea primária como uma doença indolente, mas utilizam terminologias diferentes: linfoma cutâneo primário da zona marginal (OMS) e doença linfoproliferativa (LPD) cutânea primária da zona marginal (CPL). A 5ª classificação da OMS introduz e fornece critérios diagnósticos essenciais e desejáveis para cada tipo de doença e inclui capítulos sobre proliferações linfoides reativas ricas em células B ou T, anteriormente denominadas "pseudolinfomas cutâneos". Como já enfatizado em classificações anteriores de linfoma, a importância de integrar características clínicas, histológicas, fenotípicas e moleculares continua sendo a base conceitual crucial para a definição de linfomas cutâneos e extracutâneos.

Linfomas cutâneos de células T

O termo *linfoma cutâneo de células T* (LCCT) foi criado por Lutzner *et al.*, em 1975, para descrever um grupo de linfomas com manifestações primárias na pele. Com os avanços recentes das técnicas de imuno-histoquímica e biologia molecular, tornou-se claro que o termo *linfoma cutâneo de células T*, com seus diversos fenótipos, corresponde a um grupo heterogêneo de quadros clínicos com diferentes características histológicas, prognósticas e respostas terapêuticas. A *micose fungoide* é o subtipo de linfoma cutâneo de células T mais frequente, junto com suas variantes (reticulose pagetoide, micose fungoide foliculotrópica e *cutis laxa* granulomatosa). Outros exemplos de LCCT são: síndrome de Sézary, síndromes linfoproliferativas CD30+ (linfomas de células grandes anaplásicas CD30+ e papulose linfomatoide), leucemia/linfoma de células T do adulto, linfoma de células T subcutâneo do tipo paniculite, linfoma de células NK/T extranodal, tipo nasal, infecção crônica pelo EBV e linfomas T periféricos.

A etiologia do linfoma cutâneo permanece desconhecida. A ideia de que a doença poderia surgir a partir de uma estimulação antigênica crônica determinou inúmeros estudos sobre as possíveis causas dos LCCT, incluindo vírus (HTLV-1, EBV), bactérias (*S. aureus*) e exposição ocupacional a agentes químicos; no entanto, os resultados não foram conclusivos. Dupilumabe, um anticorpo monoclonal humanizado anti-IgG4 que bloqueia a IL-4 e é empregado no tratamento da dermatite atópica (DA) grave, tem sido apontado como capaz de desencadear ou potencializar a micose fungoide/síndrome de Sézary em pacientes diagnosticados equivocadamente com DA.

De modo geral, os LCCT são representados, na sua maioria, por epidermotropismo de linfócitos atípicos, caracteristicamente com pouca ou nenhuma espongiose. Contudo, as diferentes manifestações clínicas apresentam alterações histológicas próprias, que, com os achados de imuno-histoquímica e a correlação clinicopatológica, tornam possível a discriminação entre os diversos tipos de LCCT.

Quadro 55.1 Classificação WHO-EORTC para linfomas cutâneos primários (2018).

WHO-EORTC Linfomas cutâneos primários (2018)	OMS Tumores hematolinfoides 5ª edição (2022)	Consenso Internacional de neoplasias linfoides maduras (2022)
Linfomas cutâneos de células T	**Linfomas cutâneos de células T**	**Linfomas cutâneos de células T**
Micose fungoide ▪ Variantes • MF foliculotrópica • Reticulose pagetoide • Cutis laxa granulomatosa Síndrome de Sézary Doenças cutâneas primárias linfoproliferativas CD30+ • Papulose linfomatoide • Linfoma cutâneo primário de grandes células anaplásicas Leucemia/linfoma de células T do adulto Linfoma subcutâneo de células T paniculite-símile Alergia grave à picada de inseto Doença linfoproliferativa tipo hidroa vaciniforme Linfoma extranodal de células NK/T, tipo nasal Infecção crônica ativa pelo EBV • Linfoma cutâneo primário de células gama/delta • Linfoma cutâneo primário agressivo epidermotrópico CD8+ (provisório) • Doença linfoproliferativa de células pequenas e médias CD4+ (provisório) • Linfoma cutâneo primário acral de células T CD8+ (provisório) Linfoma cutâneo primário de células T periférico, sem outras especificações	Micose fungoide ▪ Variantes • MF foliculotrópica • Reticulose pagetoide • Cutis laxa granulomatosa Síndrome de Sézary • Papulose linfomatoide • Linfoma cutâneo primário de grandes células anaplásicas Linfoma subcutâneo de células T paniculite-símile Alergia grave à picada de inseto Doença linfoproliferativa hidroa vaciniforme Linfoma extranodal de células NK/T, tipo nasal Infecção crônica ativa pelo EBV • Linfoma cutâneo primário de células gama/delta • Linfoma cutâneo primário agressivo epidermotrópico CD8+ • Doença linfoproliferativa de células pequenas e médias CD4+ • Doença linfoproliferativa cutânea primária acral de células T CD8+ Linfoma cutâneo primário de células T periférico, sem outras especificações	Micose fungoide ▪ Variantes • MF foliculotrópica • Reticulose pagetoide • Cutis laxa granulomatosa Síndrome de Sézary Doenças cutâneas primárias linfoproliferativas CD30+ • Papulose linfomatoide • Linfoma cutâneo primário de grandes células anaplásicas Linfoma subcutâneo de células T paniculite-símile Alergia grave à picada de inseto Doença linfoproliferativa hidroa vaciniforme Linfoma extranodal de células NK/T, tipo nasal Infecção crônica ativa pelo EBV • Linfoma cutâneo primário de células gama/delta • Linfoma cutâneo primário agressivo epidermotrópico CD8+ • Doença linfoproliferativa de células pequenas e médias CD4+ • Doença linfoproliferativa cutânea primária acral de células T CD8+ Linfoma cutâneo primário de células T periférico, sem outras especificações
Linfomas cutâneos de células B	**Linfomas cutâneos de células B**	**Linfomas cutâneos de células B**
Linfoma cutâneo primário da zona marginal	Linfoma cutâneo primário da zona marginal	Doença linfoproliferativa cutânea primária da zona marginal
Linfoma cutâneo primário de centro folicular	Linfoma cutâneo primário de centro folicular	Linfoma cutâneo primário de centro folicular
Linfoma cutâneo primário de células B grandes difuso, tipo perna	Linfoma cutâneo primário de células B grandes difuso, tipo perna	Linfoma cutâneo primário de células B grandes difuso, tipo perna
Úlcera mucocutânea EBV+ (provisório)	Úlcera mucocutânea EBV+	Úlcera mucocutânea EBV+
Linfoma de células B grandes intravascular	Linfoma de células B grandes intravascular	Linfoma de células B grandes intravascular

Adaptado de Campo *et al.*, 2022.

As moléculas de superfície das células reconhecidas por anticorpos monoclonais são chamadas "antígenos de superfície" e possibilitam identificar diferentes populações celulares. O valor dos antígenos "CD" em classificar os linfócitos é enorme, servindo como marcadores fenotípicos de diferentes populações de linfócitos. Por exemplo, a maioria dos linfócitos T auxiliares é CD3+, CD4+ e CD8–, enquanto os linfócitos T supressores são CD3+, CD4– e CD8+.

Os LCCT não podem ser distinguidos de infiltrados cutâneos benignos de células T por critérios imunofenotípicos. Por sua vez, células T com fenótipos aberrantes (perda da expressão de alguns antígenos de superfície) não são observadas em infiltrados benignos de células T e constituem (quando presentes) forte evidência a favor de malignidade, como a perda da marcação do CD7. Contudo, as células T com fenótipos aberrantes são pouco vistas nos LCCT iniciais. A imunofenotipagem é feita por meio de métodos imuno-histoquímicos na pele e por citometria de fluxo no sangue periférico.

Micose fungoide

A *micose fungoide* (MF) corresponde a cerca de 50% dos casos de LCCT e é caracteristicamente uma doença do adulto. Suas variantes compreendem a MF foliculotrópica, a reticulose pagetoide e a *cutis laxa* granulomatosa.

Considerada uma doença rara, a micose fungoide tem sido diagnosticada com frequência crescente, sobretudo na América do Norte. A taxa de mortalidade, entretanto, parece ter diminuído. Isso se deve ao fato de pacientes com o diagnóstico de parapsoríase em grandes placas estarem sendo incluídos nos estudos de micose fungoide, uma vez que aquela é considerada uma fase inicial desse quadro. Contudo, tal fato ainda é motivo de discussão, já que, para alguns autores, as lesões de parapsoríase evoluiriam para MF em apenas 10% dos casos.

Achados clínicos. Na MF clássica, as lesões cutâneas são de três tipos fundamentais: lesões eritematoescamosas (*patches*), lesões eritematoinfiltradas (placas) e lesões tumorais, que se seguem, na maioria dos casos, com certa regularidade cronológica. No estágio inicial, há máculas únicas ou múltiplas, eritematosas, descamativas, de diferentes tamanhos e, em geral, bem definidas; têm preferência pelas áreas não expostas (nádegas, regiões inguinais, inframamárias) e sua tonalidade pode variar de laranja a vermelho-violeta. Podem ser assintomáticas ou intensamente pruriginosas. Por vezes, desaparecem espontaneamente sem deixar cicatriz. Esse estágio pode durar meses ou anos antes de progredir para o de placas, ou estas podem surgir *de novo*. As placas são lesões bem demarcadas, descamativas, elevadas, de cor vermelha a violácea e com enduração variável (Figuras 55.1 e 55.2).

As lesões nesse estágio podem também regredir espontaneamente ou coalescer para formar grandes placas com bordas arciformes ou serpinginosas, com clareamento central e ocorrer hiper ou hipopigmentação com ou sem poiquilodermia (Figura 55.3).

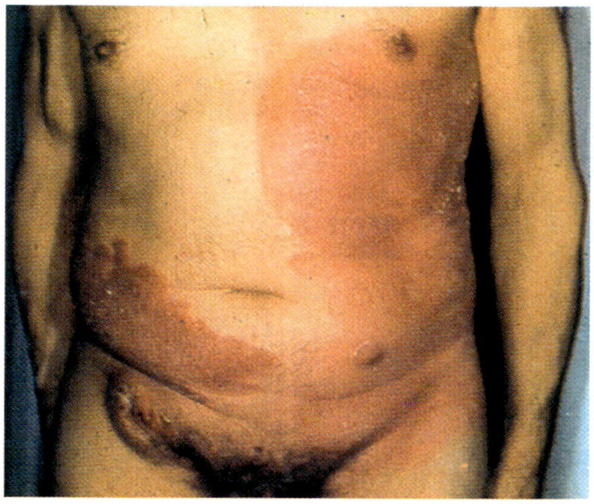

Figura 55.1 Micose fungoide – lesões em placa – tronco.

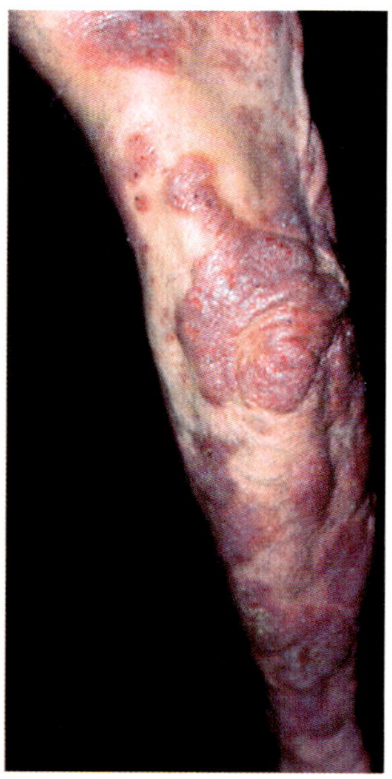

Figura 55.2 Micose fungoide – lesões em placa – braço.

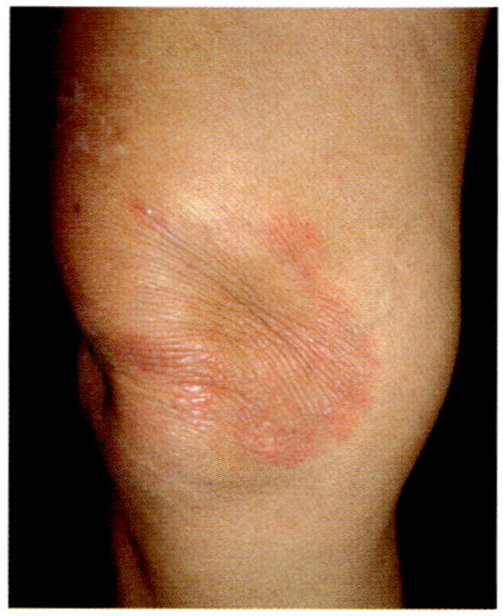

Figura 55.3 Micose fungoide em placas. Placa eritematoviolácea levemente descamativa com formato de "ferradura", como resultado da resolução espontânea que ocorreu em algumas lesões apresentadas pela paciente. (Cortesia do Dr. André R. Adriano.)

No estágio tumoral, as lesões são vermelho-amarronzadas ou violáceas, de superfície lisa, mas frequentemente ulceram e tornam-se secundariamente infectadas. Essas lesões ocorrem sobre placas ou máculas preexistentes, o que mostra a evolução em fases e o crescimento em profundidade. Têm predileção pela face e pelas dobras: axilas, virilhas, fossa antecubital, e, em mulheres, pela região inframamária; contudo, podem ocorrer em qualquer localização (Figuras 55.4 a 55.6).

A *forma d'emblée* constitui-se de lesões tumorais *ab initio*. Atualmente, é considerada outro tipo de linfoma cutâneo e deve ser investigada como tal. É da apresentação tumoral que adveio a terminologia fungoide, pelo aspecto de cogumelo.

A *forma eritrodérmica* pode surgir tanto *de novo* quanto como resultado de lesões de MF preexistentes e não deve ser confundida com a síndrome de Sézary (ver adiante). A pele está difusamente vermelho-brilhante com descamação aparente, sendo possível a ocorrência de áreas características de pele sã, simétricas. O acometimento da face pode levar a *fácies leonina* (Figura 55.7), com acentuação marcante das dobras.

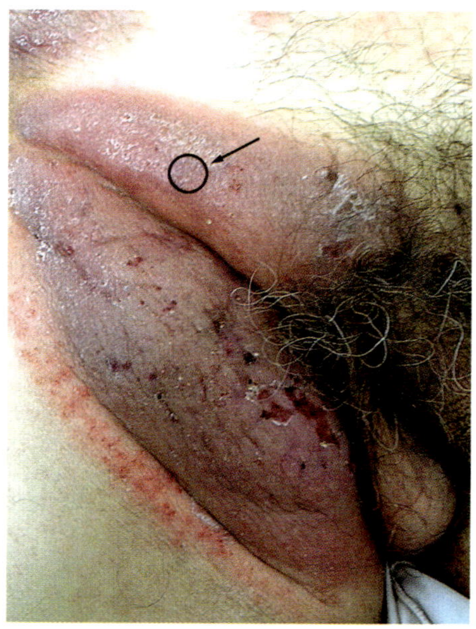

Figura 55.4 Micose fungoide – estágio tumoral.

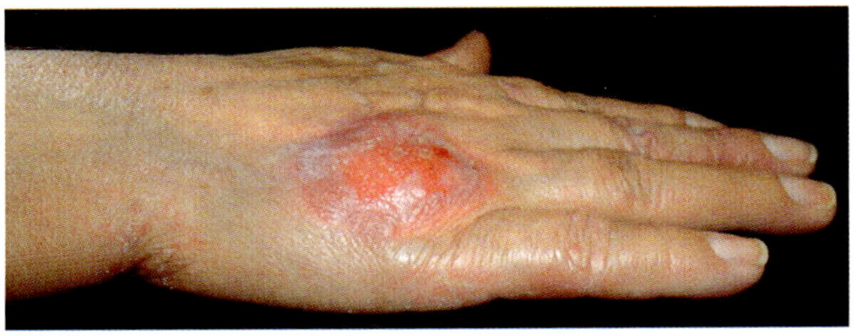

Figura 55.5 Micose fungoide – lesão tumoral exulcerada. (Cortesia do Dr. André R. Adriano.)

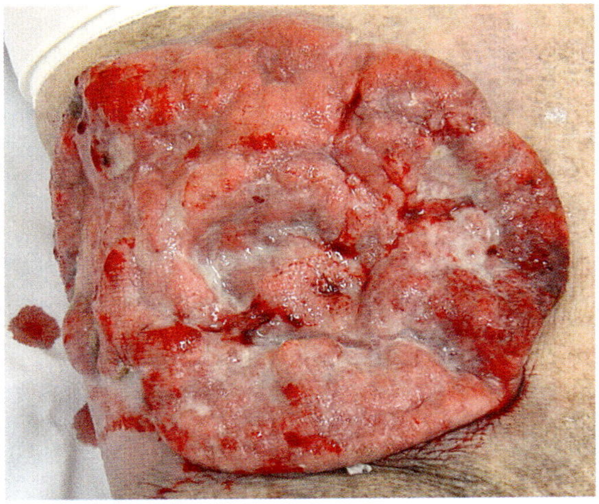

Figura 55.6 Micose fungoide – grande lesão tumoral, com áreas de exulceração. (Cortesia da Dra. Bruna M. Freire.)

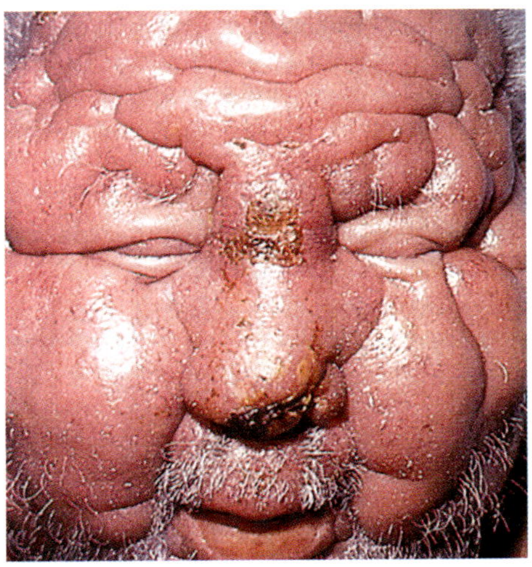

Figura 55.7 Micose fungoide – fácies leonina.

A "transformação da MF em linfoma de grandes células" representa maior agressividade, pior prognóstico e menor sobrevida. Clinicamente, há o surgimento ou crescimento abrupto de lesões nodulares ou tumorais sobre pele normal ou de lesões antigas. Na histopalogia, há linfócitos grandes (aproximadamente 4 vezes maiores que o tamanho de pequenos linfócitos) em quantidade superior a 25% da população das células. Essas células podem ser CD30 positivas ou não. A suspeita clínica é fundamentada pelo aparecimento de nódulo solitário sobre placa ou mácula de aspecto clássico, aparecimento abrupto de múltiplas pápulas ou nódulos, e em tumores novos ou que aumentaram de tamanho. Pacientes com MF têm um risco aumentado (7,5%) de apresentar uma segunda neoplasia primária, que pode ser sólida (64%) ou hematológica (36%).

Outras variantes clinicopatológicas da MF são: acneiforme, pustulosa, granulomatosa, bolhosa, papilomatosa e verrucosa, hipocrômica (mais comum em melanodérmicos; Figuras 55.8 e 55.9), ulcerosa disseminada (Azulay *et al.*, 1984), púrpura pigmentar e invisível. Alguns raríssimos casos descritos de MF disidrosiforme já foram descritos, ou seja, lesões restritas exclusivamente à região palmoplantar (Figura 55.10).

Achados histopatológicos. As fases inicial e eritrodérmica representam um desafio diagnóstico, já que o epidermotropismo pode ocorrer de maneira sutil e o quadro histopatológico ser inespecífico, consistindo em esparso infiltrado de linfócitos intraepidérmicos e na derme papilar. A epiderme apresenta leve hiperplasia psoriasiforme e, a derme, fibrose papilar, que aumenta com o tempo de evolução das lesões. A pronta detecção de atipia nuclear dos linfócitos do infiltrado é a exceção, e não a regra, em casos de MF em fase inicial. Em grande aumento, os linfócitos neoplásicos são um pouco maiores e têm núcleos hipercromáticos. Quando ocorrem, os principais critérios para o diagnóstico são o epidermotropismo desproporcional ao grau de espongiose, linfócitos hiperconvolutos na epiderme e na derme, linfócitos envoltos por halo e infiltrado dérmico de células mononucleares com padrão histológico variável. Os microabscessos de Pautrier (coleção de linfócitos atípicos na epiderme), tão característicos da doença, ocorrem em apenas 25% dos casos (Figura 55.11). Nas lesões em placa, há um

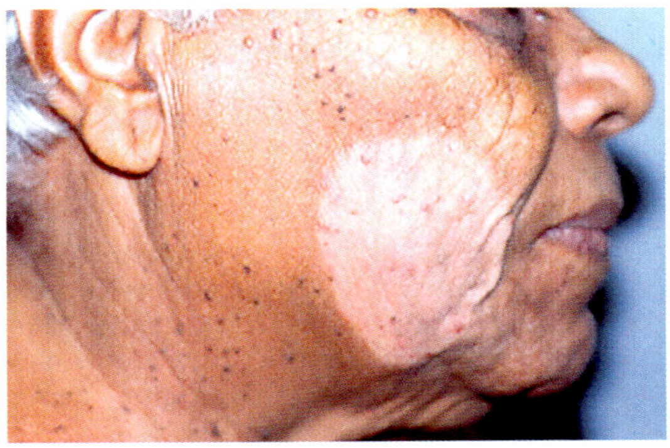

Figura 55.8 Micose fungoide – lesão hipocrômica.

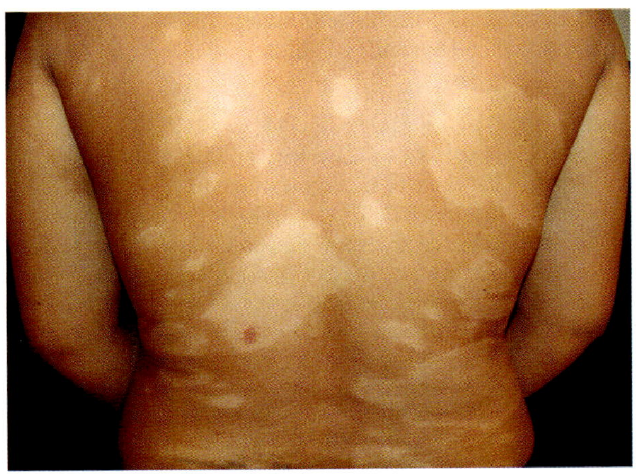

Figura 55.9 Micose fungoide – lesões hipocrômicas.

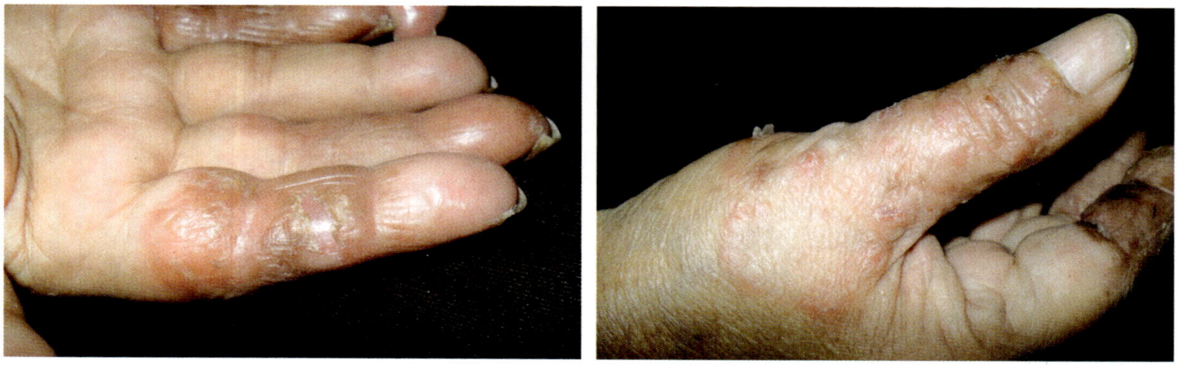

Figura 55.10 Micose fungoide – lesões na região palmar mimetizando eczema disidrótico. (Cortesia do Dr. Carlos Daniel Quiroz Alvarez.)

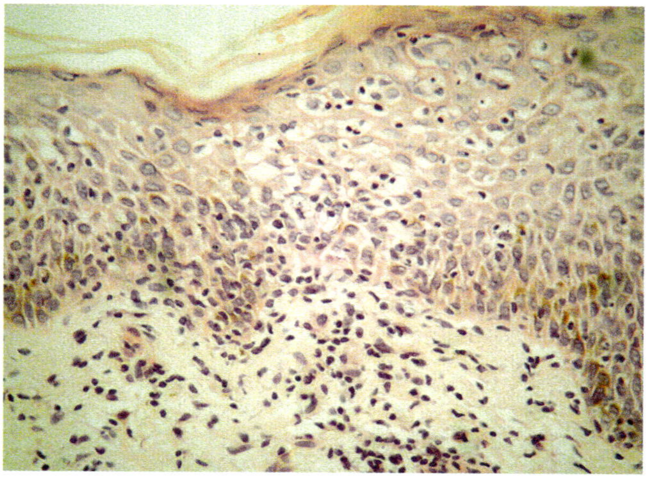

Figura 55.11 Micose fungoide. Epidermotropismo notável de linfócitos que fazem coleções na epiderme, formando os "microabscessos" de Pautrier. (Cortesia da Dra. Tullia Cuzzi Teichner.)

infiltrado linfocitário denso, em faixa, perivascular ou difuso na derme reticular superficial e profunda. A leve hiperplasia da epiderme e a fibrose papilar permanecem, e a atipia citológica, particularmente de linfócitos intraepidérmicos, é mais bem observada nessa fase. As lesões tumorais apresentam células neoplásicas dispostas densamente na derme reticular, enquanto o epidermotropismo geralmente diminui. Elas podem ser totalmente constituídas de células pequenas e médias com núcleo hiperconvoluto ou por linfócitos grandes, que, quando constituem 25% ou mais do infiltrado, sugerem uma transformação para um linfoma de grandes células.

Imunofenótipo. O fenótipo típico é CD2+, CD3+, TCR (*T cell receptor*) beta+, CD5+, CD4+, CD8–, TCR gama. Casos com fenótipo citotóxico (CD8+ e/ou TCR gama+) são bem reconhecidos. Esses casos têm o mesmo comportamento clínico e prognóstico nos casos de CD4+ e não devem ser considerados uma entidade clínica distinta. Casos CD8+ foram relatados mais comumente na população pediátrica. A falta de CD7 é frequente em todas as fases da doença. O antígeno linfocitário cutâneo (CLA) é expresso na maioria dos casos. Alterações na expressão de antígenos de células T podem ser vistas (fenótipos aberrantes), mas ocorrem principalmente em estágios avançados (tumorais).

Imunogenótipo. Os genes de TCR são reorganizados clonalmente na maioria dos casos.

Variantes da micose fungoide

Micose fungoide foliculotrópica. É caracterizada por um infiltrado de linfócitos T CD4+ atípicos (cerebriformes) envolvendo o folículo piloso, geralmente poupando a epiderme. Muitos casos mostram degeneração mucinosa dos folículos pilosos (mucinose folicular). Pápulas foliculares agrupadas, nódulos e placas associadas à alopecia e lesões acneiformes acometem preferencialmente a cabeça e o pescoço (Figura 55.12). Devido à profundidade da localização do infiltrado neoplásico, as lesões são menos acessíveis às terapias direcionadas à pele. A taxa de sobrevida específica da doença em 5 anos é de aproximadamente 70 a 80%, o que é significativamente pior do que o visto na MF clássica, estágio de placa.

Reticulose pagetoide. É caracterizada por *patches* ou placas infiltradas e proliferação de células T neoplásicas intraepidérmicas (Figura 55.13). Esse termo deve ser usado apenas para o tipo localizado (tipo Woringer-Kolopp), e não para o tipo disseminado (tipo Ketron-Goodman que, na verdade, deve ser classificado como linfoma cutâneo primário epidermotrópico agressivo de células T CD8+ citotóxicas ou como LCCT gama-delta). As células atípicas têm tamanho médio ou grande e núcleos cerebriformes e um fenótipo CD4–/CD8+ ou, menos comumente, CD4+/CD8. O CD30 é frequentemente expresso. Ao contrário da MF clássica, não foram relatadas disseminação extracutânea ou mortes relacionadas com a doença.

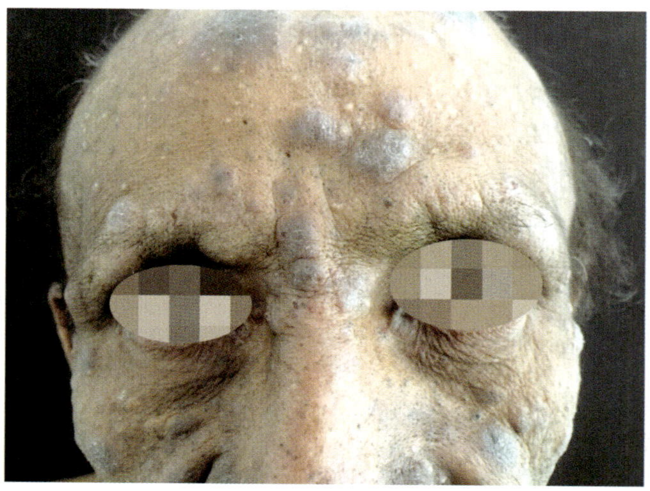

Figura 55.12 Micose fungoide – variante foliculotrópica. Lesões papulonodulares, associadas a outras do tipo acne na face, com áreas de alopecia nas sobrancelhas. (Acervo da autora.)

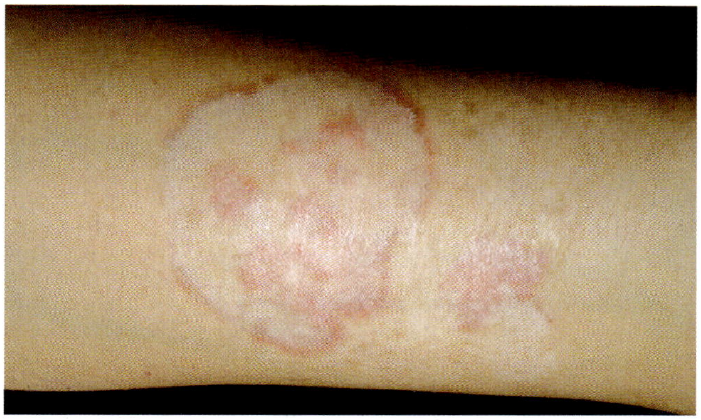

Figura 55.13 Micose fungoide – variante reticulose pagetoide. (Cortesia da Dra. Luna Azulay-Abulafia.)

Pele frouxa granulomatosa. A pele frouxa granulomatosa é um subtipo extremamente raro de linfoma cutâneo de células T caracterizado clinicamente pelo desenvolvimento de dobras volumosas e pendentes de pele nas áreas flexurais (axilas, virilhas) e histologicamente por um infiltrado granulomatoso na derme e no subcutâneo, com células T CD4+ clonais, macrófagos, células gigantes multinucleadas e perda das fibras elásticas. A maior parte dos casos está associada com a MF, mas, em alguns casos, foi concomitante à Doença de Hodgkin. É caracterizada pelo curso clínico indolente.

Estadiamento. É feito por meio da avaliação do tipo e da extensão das lesões cutâneas, acometimento de linfonodos, vísceras e sangue periférico (Quadros 55.2 e 55.3), por meio do exame físico (tipo e extensão das lesões cutâneas, linfonodos aumentados, fixos, endurecidos, visceromegalias), exames laboratoriais (hemograma completo, lactato desidrogenase, função hepática e renal, sorologia HTLV-1, imunofenotipagem do sangue periférico) e de imagem (radiografia de tórax, ultrassonografia de abdome e pelve ou tomografias de tórax, abdome e pelve). Linfonodos maiores que 1,5 cm devem ser biopsiados. O acometimento de vísceras deve ter comprovação histopatológica.

Tratamento. Com a doença confinada à pele, as terapias dirigidas à pele, como fototerapia com ultravioleta B (UVB) (banda estreita), fotoquimioterapia com PUVA (psoraleno mais radiação ultravioleta A), mostarda nitrogenada tópica, carmustina tópica (BCNU) ou radioterapia, incluindo a irradiação total da pele por feixe de elétrons, são preferidas. Em pacientes com doença limitada em estágios iniciais, esteroides tópicos ou gel de bexaroteno a 1% podem ser usados. Este teve maior eficácia e resposta sustentada por mais do que o dobro do tempo (55% resposta completa e em 25% resposta parcial por 10,5 meses) que o clobetasol a 0,05% (50% resposta completa e em 45% resposta parcial por 4 meses), embora demore mais para atingir os resultados; a taxa de efeitos colaterais locais com o bexaroteno foi de 55%; cada grupo tinha 20 pacientes (ver Capítulo 88, item *Bexaroteno sistêmico e tópico*). Agentes biológicos, como o interferon-alfa (IFN-alfa) e outras citoquinas, retinoides, como bexaroteno, acitretina e isotretinoína, e proteínas de fusão (p. ex., DAB389IL-2; denileuquina diftitox) devem ser empregados isoladamente ou combinados em casos mais avançados ou refratários às terapias iniciais. Nos casos de transformação para um linfoma de grandes células CD30+, o brentuximabe é uma indicação. Quimioterapia sistêmica com apenas uma medicação (gencitabina, metotrexato ou doxorrubicina), ou com múltiplas, é geralmente utilizada em casos de acometimento linfático ou sistêmico inequívocos, ou

Quadro 55.2 Estadiamento da micose fungoide e síndrome de Sézary (ISCL/EORTC 2007).

TNMB
Pele
T1 *Patches*, pápulas ou placas acometendo $<$ 10% da superfície da pele T2 *Patches*, pápulas ou placas acometendo $\geq$ 10% da superfície da pele T3 Um ou mais tumores ($\geq$ 1 cm de diâmetro) T4 Eritema confluente cobrindo mais de 80% da superfície corporal
Linfonodos
N0 Nenhum linfonodo periférico clinicamente suspeito; biopsia desnecessária N1 Linfonodo periférico clinicamente alterado; grau histopatológico de Dutch 1 ou NCI LN 0 a 2 N1a Clone negativo N1b Clone positivo N2 Linfonodo periférico clinicamente alterado; grau histopatológico de Dutch 2 ou NCI LN 3 N2a Clone negativo N2b Clone positivo N3 Linfonodo periférico clinicamente alterado; grau histopatológico de Dutch 3 ou NCI LN 4 (clone positivo ou negativo) Nx Linfonodo periférico clinicamente alterado; sem confirmação histológica
Vísceras
M1 Nenhum órgão visceral acometido M2 Acometimento de víscera (deve ter confirmação histopatológica); órgão envolvido deve ser relatado
Sangue periférico
B0 Ausência de envolvimento significativo do sangue; $<$ 5% dos linfócitos são atípicos B0a Clone negativo B0b Clone positivo B1 Carga tumoral no sangue baixa; $>$ 5% dos linfócitos são atípicos, mas não preenchem critérios para B2 B1a Clone negativo B1a Clone positivo B2 Carga tumoral no sangue alta; $\geq$ 1.000 células de Sézary/μL com clone positivo

Quadro 55.3 Estadiamento da micose fungoide e da síndrome de Sézary (ISCL-EORTC 2007).

	T	N	M	B
IA	1	0	0	0,1
IB	2	0	0	0,1
IIA	1 a 2	1 a 2	0	0,1
IIB	3	0 a 2	0	0,1
III	4	0 a 2	0	0,1
IIIA	4	0 a 2	0	0
IIIB	4	0 a 2	0	1
IVA1	1 a 4	0 a 2	0	2
IVA2	1 a 4	3	0	0 a 2
IVB	1 a 4	0 a 3	1	0 a 2

em casos em fase tumoral, com lesões difusas refratárias ao tratamento com as terapias dirigidas à pele, mas não deve ser considerada nas fases iniciais da doença.

Prognóstico e fatores preditivos. O fator prognóstico mais importante na MF é a extensão da doença cutânea e extracutânea, como refletido pelo estágio clínico. Pacientes com doença limitada geralmente têm um excelente prognóstico, com sobrevida semelhante à da população geral. Nos estágios avançados, o prognóstico é ruim, em particular em pacientes com tumores de pele ou disseminação extracutânea. Falha em alcançar remissão completa após o primeiro tratamento, idade acima de 60 anos e aumento de LDH são parâmetros prognósticos adversos, bem como é a transformação histológica com aumento de células blásticas acima de 25%.

Síndrome de Sézary

É definida por uma tríade de eritrodermia, linfadenopatia generalizada e presença de células T neoplásicas relacionadas clonalmente com núcleos cerebriformes (células de Sézary) na pele, nos linfonodos e no sangue periférico. A síndrome de Sézary (SS) e a MF são neoplasias intimamente relacionadas, mas são consideradas entidades separadas com base nas diferenças do comportamento clínico e da célula de origem (no caso da SS, células T centrais circulantes de memória; já no da MF, células T de memória residentes na pele). Trata-se de doença rara, responsável por < 5% de todos os linfomas cutâneos de células T. Ocorre em adultos (pacientes com mais de 60 anos) e tem predominância em homens.

Achados clínicos. Os pacientes apresentam eritrodermia e linfadenopatia generalizada (Figura 55.14). Outras características são prurido, alopecia, ectrópio, ceratodermia palmoplantar e onicodistrofia. Qualquer órgão visceral pode estar envolvido em estágios avançados, mas os sítios mais comuns são: orofaringe, pulmões e sistema nervoso central (SNC). O envolvimento da medula óssea é variável.

Microscopia, imunofenótipo e perfil genético. As características histológicas na SS podem ser semelhantes às da MF. Contudo, os infiltrados celulares na SS são mais frequentemente monótonos, e o epidermotropismo, às vezes, pode estar ausente. Em até um terço das biopsias de pacientes com SS clássica, o quadro histológico pode ser inespecífico. Linfonodos envolvidos mostram um infiltrado denso, monótono, de células de Sézary com apagamento da sua arquitetura normal. As células T neoplásicas são CD3+, CD4+, CD8–; perdem o CD7 e o CD26, e expressam PD1 (também conhecido como CD279) em quase todos os casos. A análise por citometria de fluxo dos linfócitos do sangue periférico mostra CD4+/CD7– em mais de 30% ou CD4+/CD26– em mais de 40% da população de células T. Os genes de receptor de células T (TCR) são rearranjados clonalmente.

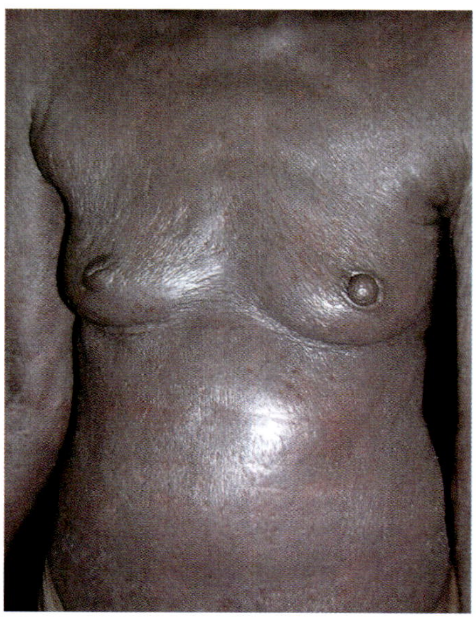

Figura 55.14 Síndrome de Sézary. (Cortesia da Dra. Luna Azulay-Abulafia.)

Estadiamento. O estadiamento da MF e da SS é realizado de acordo com o sistema da International Society of Cutaneous Lymphomas (ISCL) e com a EORTC. Os pacientes com SS são eritrodérmicos (T4) e têm envolvimento sanguíneo periférico, o que requer demonstração do rearranjo monoclonal do gene TCR, preferencialmente o mesmo clone na pele e no sangue periférico, em combinação com um destes três critérios: (1) um total de células Sézary maior ou igual a 1.000/μℓ, (2) expansão da população de células T CD4+ com uma proporção de CD4:CD8 maior que 10 ou (3) expansão da população de células T CD4+ com imunofenótipo anormal, incluindo perda de CD7 ou CD26. Para determinação da contagem de células, as células Sézary são definidas como linfócitos com núcleos cerebriformes, hiperconvolutos. Os casos de SS são de estágio IVA1, IVA2 ou IVB, de acordo com o sistema ISCL/EORTC.

Tratamento. A fotoférese extracorpórea, isoladamente ou em combinação com outras modalidades de tratamento (p. ex., IFN-alfa), foi classificada como um tratamento eficaz na SS e na MF eritrodérmica, com taxa de resposta global de 30 a 80% e taxas de resposta completa de 14 a 25%. Resultados benéficos também podem ser obtidos com IFN-alfa (isoladamente ou em combinação com o PUVA), em tratamento prolongado, com uma combinação de baixas doses de clorambucila e prednisona ou com metotrexato, mas respostas completas são incomuns.

Prognóstico e fatores preditivos. A SS é uma doença agressiva, com média de sobrevida de 32 meses e sobrevida global em 5 anos de 10 a 30%. A maioria dos pacientes morre de infecções oportunistas. Envolvimento de linfonodos (estágio IVA2) e visceral (estágio IVB) indicam pior prognóstico. O grau de envolvimento do sangue periférico no diagnóstico pode ter um impacto no prognóstico.

Doenças linfoproliferativas CD30+ cutâneas primárias

Representam o segundo grupo mais frequente de LCCT. Neste grupo, estão a papulose linfomatoide e o linfoma cutâneo primário de grandes células anaplásicas. Acredita-se que seja uma doença espectral, podendo haver casos *borderline*. A correlação clinicopatológica é essencial para a distinção entre essas formas de LCCT.

Papulose linfomatoide (PL)

Achados clínicos. Caracteriza-se por pápulas ou nódulos, que necrosam e ulceram, crônicos, recorrentes e em diferentes fases de desenvolvimento. A doença acomete mais adultos do sexo masculino, de 45 anos em média; contudo, 10% dos casos são em crianças. Remissões espontâneas de lesões individuais ocorrem em 3 a 12 semanas do seu aparecimento, podendo deixar cicatrizes superficiais. A duração da doença varia de alguns meses a 40 anos.

Atualmente, é considerada um linfoma T de baixo grau de malignidade; no entanto, os pacientes necessitam de acompanhamento a longo prazo devido à possibilidade de preceder, acompanhar ou evoluir para outro linfoma, como MF, linfoma anaplásico de grandes células e linfoma de Hodgkin. O diagnóstico diferencial é feito com pitiríase liquenoide, prurigo estrófulo, foliculite e linfoma anaplásico de grandes células.

Achados histopatológicos. O quadro histológico é extremamente variável e, em parte, correlaciona-se com a idade da lesão cutânea biopsiada. Vários subtipos histológicos de PL têm sido descritos. O tipo A é o tipo mais comum (> 80%) e caracteriza-se pela presença de células CD30+ grandes atípicas (por vezes multinucleadas ou tipo Reed-Sternberg), esparsas ou em pequenos grupos, misturadas com células inflamatórias como linfócitos pequenos, neutrófilos e eosinófilos. O tipo B é incomum (< 5%) e é caracterizado por infiltrado epidermotrópico de células atípicas pequenas CD30+ ou CD30– com núcleo cerebriforme, simulando histologicamente o estágio inicial de MF. Lesões de PL do tipo C (10%) demonstram uma população monótona ou camadas coesas de grandes células T CD30+ com relativamente poucas células inflamatórias misturadas, muito semelhante ao linfoma cutâneo de grandes células anaplásicas. Lesões do tipo D (< 5%) são caracterizadas por um infiltrado fortemente epidermotrópico, por vezes pagetoide, de células T CD8+ CD30+ pleomórficas, pequenas a médias, simulando linfoma cutâneo primário epidermotrópico agressivo de células T CD8+ citotóxicas. Alguns casos podem ter um fenótipo de células T gama-delta. O tipo E (< 5%) é caracterizado por infiltrado angiocêntrico e angiodestrutivo de células T CD8+ CD30+ pleomórficas pequenas a médias. Oclusão vascular, hemorragia, necrose extensa e ulceração podem estar presentes. Clinicamente, pacientes apresentam lesões papulonodulares que ulceram rapidamente e evoluem para grandes lesões necróticas. Diferentes subtipos de PL podem ocorrer em lesões concomitantes em um mesmo paciente, e uma única lesão de PL pode mostrar características histológicas de múltiplos subtipos. O reconhecimento desses diferentes subtipos de PL é importante para evitar erros de diagnóstico de linfomas cutâneos geralmente mais agressivos. No entanto, os diferentes subtipos histológicos não têm implicações terapêuticas ou prognósticas.

Imunofenótipo e perfil genético. As células atípicas são predominantemente positivas para CD4 nos tipos A-C, e CD8-positivas nos tipos D e E. O rearranjo monoclonal dos genes de TCR foi detectado na maioria dos casos de PL.

Tratamento. Os riscos e benefícios a curto prazo do tratamento devem ser avaliados, uma vez que terapias curativas não estão disponíveis e não alteram o curso natural da doença. Metotrexato oral em baixas doses (5 a 20 mg/semana) é a terapêutica mais eficaz para suprimir o desenvolvimento de novas lesões. Efeitos benéficos foram relatados com PUVA e quimioterapia tópica. Contudo, após a descontinuação do tratamento, a doença geralmente recai dentro de semanas ou meses.

Prognóstico e fatores preditivos. A PL tem um excelente prognóstico. Contudo, como os fatores de risco para o desenvolvimento de um linfoma sistêmico são desconhecidos, o acompanhamento a longo prazo é recomendado.

Linfoma cutâneo primário de grandes células anaplásicas

Afeta principalmente adultos, sendo os homens 2 a 3 vezes mais acometidos que as mulheres. A maioria dos pacientes exibe nódulos ou tumores, solitários ou localizados, de coloração vermelho-amarronzada e que ulceram (Figura 55.15). Raramente, a doença se manifesta com lesões multifocais (Figura 55.16). A regressão espontânea, completa ou parcial, das lesões é descrita na literatura em aproximadamente 44% dos casos. A disseminação extracutânea da doença ocorre em cerca de 10%, sendo necessária a investigação com exames laboratoriais, de imagem e biopsia de medula óssea para excluí-la. Os linfonodos regionais são os principais locais envolvidos e seu acometimento não está necessariamente associado a um prognóstico desfavorável.

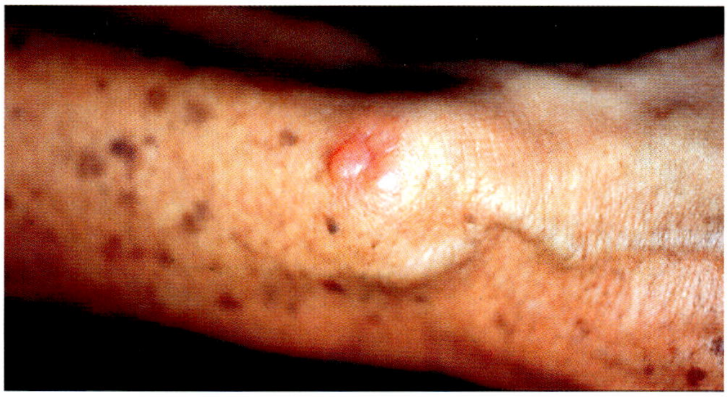

Figura 55.15 Linfoma cutâneo primário anaplásico de grandes células (CD30+).

Achados histológicos. Infiltrado difuso com camadas de células grandes CD30+. Na maioria dos casos, as células tumorais têm a morfologia característica de células anaplásicas, com núcleos redondos, ovais ou irregulares. Lesões ulceradas podem mostrar histologia semelhante à papulose linfomatoide, com infiltrado inflamatório abundante de células T, histiócitos, eosinófilos e neutrófilos, assim como relativamente poucas células CD30+. Nesses casos, a hiperplasia epidérmica pode ser proeminente.

Imunofenótipo e perfil genético. As células neoplásicas mostram um fenótipo de células T CD4+ com perda variável de CD2, CD5 e/ou CD3 e frequente expressão de proteínas citotóxicas (p. ex., granzima B, TIA1 e perforina). O CD30 é, por definição, expresso pela maioria (> 75%) das células neoplásicas. Ao contrário dos linfomas anaplásicos sistêmicos de grandes células, a maioria dos linfomas cutâneos anaplásicos de grandes células (LCAGC) expressa o CLA, mas não expressa EMA (do inglês *epithelial membrane antigen*) ou ALK (do inglês *anaplastic lymphoma kinase*). A maioria dos casos mostra rearranjo clonal dos genes de TCR. Ao contrário dos linfomas anaplásicos sistêmicos de grandes células, a maioria dos LCAGC não carrega translocações envolvendo o gene *ALK* no cromossomo 2.

Tratamento. Em pacientes com tumores solitários ou localizados, a radioterapia ou a excisão cirúrgica estão indicadas. Pacientes com pequeno número de lesões cutâneas multifocais podem ser tratados com radioterapia ou com baixas doses de metotrexato.

Prognóstico. É geralmente favorável, com uma taxa de sobrevida específica da doença, em 10 anos, de aproximadamente 90%.

Leucemia/linfoma de células T do adulto

É uma neoplasia de células T maduras. A doença é geralmente disseminada e causada pelo retrovírus HTLV-1 (ver Capítulo 66, item *Dermatoses associadas ao vírus HTLV*). A maior parte dos pacientes com leucemia/linfoma de células T do adulto (ATLL) apresenta-se com acometimento generalizado de linfonodos e do sangue periférico. As células leucêmicas têm uma aparência multilobulada, as chamadas *flower cells*. Células neoplásicas mostram integração monoclonal do HTLV-1 e expressam antígenos associados às células T (CD2, CD3, CD5), mas geralmente não possuem CD7. A maioria dos casos é positiva para CD4 e negativa para CD8. A ATLL ocorre mais frequentemente em regiões endêmicas para o HTLV-1, e a frequência é estimada em

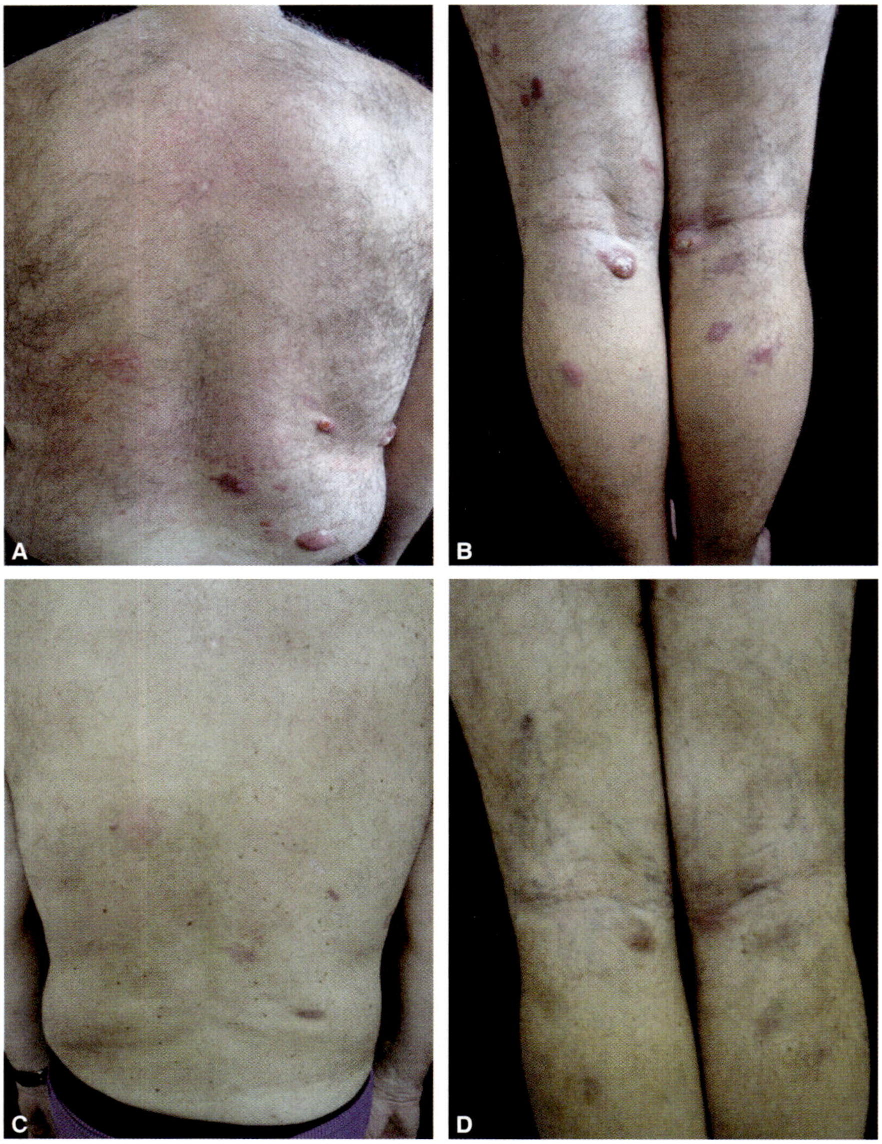

Figura 55.16 Linfoma cutâneo primário anaplásico de grandes células (CD30+) com várias lesões, antes (**A** e **B**) e depois (**C** e **D**) de seis sessões de quimioterapia com esquema CHOP (ciclofosfamida, doxorrubicina, vincristina e prednisona). (Cortesia da Dra. Andreia Munck.)

2,5% entre os carreadores de HTLV-1. A ATLL ocorre apenas em adultos, com idade média de 58 anos, com proporção homem/mulher de 1,5:1. Além disso, é endêmico em várias regiões do mundo, em particular no Sudoeste do Japão, na bacia do Caribe e em partes da região central da África. A distribuição da doença é intimamente ligada à prevalência de HTLV-1 na população. A doença tem uma longa latência e afeta os indivíduos que geralmente são expostos ao vírus muito cedo na vida. O vírus pode ser transmitido em leite materno, sangue e produtos do sangue contaminados. A doença é geralmente sistêmica, envolvendo o baço e tecidos extranodais, incluindo pele, pulmões, fígado, trato gastrintestinal e sistema nervoso central (SNC). Existem diferenças epidemiológicas nos padrões de apresentação. Por exemplo, a apresentação clínica leucêmica é muito menos comum em pacientes do Caribe do que em pacientes do Japão.

Características clínicas. Quatro variantes clínicas foram identificadas: aguda (60%), linfomatosa (20%), crônica (15%) e indolente (5%). As lesões de pele podem ser eritema, pápulas e nódulos. Tumores e eritrodermia são mais raros. A variante aguda é a mais comum e é caracterizada por uma fase leucêmica, frequentemente com leucocitose com linfócitos atípicos, erupção cutânea, linfadenopatia generalizada, hipercalcemia, hepatoesplenomegalia, sintomas constitucionais e desidrogenase láctica elevada. A variante linfomatosa é caracterizada por linfadenopatia proeminente, mas sem envolvimento sanguíneo periférico. As lesões de pele e a hipercalcemia são menos frequentes. A variante crônica é frequentemente associada a uma erupção cutânea esfoliativa. A linfocitose absoluta pode estar presente, mas linfócitos atípicos não são numerosos no sangue periférico. Não há hipercalcemia. Na variante indolente, a contagem de leucócitos é normal com > 5% de células neoplásicas circulantes. Pode ser assintomática ou ter lesões cutâneas. Não há hipercalcemia. Progressão das variantes crônica e indolente para variante aguda ocorre em 25% dos casos, em geral após longa evolução. Em pacientes com hipercalcemia, pode haver lesões ósseas líticas.

Microscopia, imunofenótipo e perfil genético. ATLL é caracterizada por um amplo espectro de alterações citológicas. As células linfoides neoplásicas têm núcleos pleomórficos. Infiltração epidérmica com coleções de linfócitos é comum. A infiltração dérmica é principalmente perivascular, mas nódulos tumorais maiores com extensão para a gordura subcutânea podem ser observados. Nas formas crônica e indolente, as células neoplásicas são pequenas, e pode haver atipia citológica mínima. Atipia citológica pronunciada é vista nas formas aguda e linfomatosa. A infiltração difusa de vários órgãos é indicativa da natureza sistêmica da doença. A cromatina nuclear é grosseira, com nucléolos, às vezes, proeminentes. Células gigantes, com núcleos convolutos ou multilobulados, podem estar presentes. No sangue periférico, a aparência multilobulada das células neoplásicas levou ao termo *flower cells*. Essas células de citoplasma profundamente basofílico são observadas com a coloração Giemsa em esfregaços de sangue periférico. As células tumorais expressam antígenos associados às células T (CD2, CD3, CD5), mas geralmente falta CD7. A maioria dos casos é CD4 positiva e CD8 negativa, mas alguns são CD4 negativos e positivos para CD8 ou duplo positivos para CD4 e CD8. O CD25 é fortemente expresso em quase todos os casos. As grandes células transformadas podem ser positivas para CD30, mas são negativas para ALK e moléculas citotóxicas. Os genes de TCR são rearranjados clonalmente.

Tratamento. É baseado no subtipo clínico. Observação apenas ou IFN-alfa/zidovudina (AZT) são geralmente reservados para pacientes com ATLL do tipo indolente, enquanto quimioterapia e transplante alogênico são preferidos para pacientes com ATLL do tipo agressivo. É importante ressaltar que um subconjunto de pacientes com ATLL do tipo indolente apresenta lesões cutâneas que podem ser tratadas ora com terapia direcionada à pele, como esteroides tópicos, luz ultravioleta ou radioterapia, ora com terapia sistêmica, como esteroides, retinoides orais ou quimioterapia com agente único.

Prognóstico e fatores preditivos. O subtipo clínico, a idade do paciente, o cálcio sérico e altos níveis de desidrogenase láctica são importantes fatores prognósticos. A sobrevida para as formas aguda e linfomatosa varia de 2 semanas a > 1 ano. A morte é frequentemente causada por complicações infecciosas, incluindo pneumonia por *P. jirovecii*, meningite criptocócica, herpes-zóster disseminado e hipercalcemia. As formas crônica e indolente têm quadro clínico mais prolongado e maior sobrevida, podendo progredir para a forma aguda em aproximadamente 25% dos pacientes.

Linfoma subcutâneo de células T tipo paniculite

O *linfoma subcutâneo de células T tipo paniculite* (LSCTP) é um linfoma de células T citotóxicas que preferencialmente infiltra o tecido subcutâneo. É composto por células linfoides atípicas de tamanho variável, caracteristicamente com atividade apoptótica proeminente de células tumorais e necrose gordurosa associada. Casos que expressam o receptor de células T gama-delta são excluídos e classificados como linfoma cutâneo primário de células T gama-delta. O LSCTP tem uma ampla distribuição etária, com casos observados em crianças e adultos. O prognóstico é geralmente bom, especialmente em comparação com outras formas de linfomas de células T periféricos. Forma rara de linfoma, correspondendo a < 1% de todos os linfomas não Hodgkin. É um pouco mais comum em mulheres do que em homens. Aproximadamente 20% dos pacientes têm idade < 20 anos (mediana: 35 anos); a doença também pode ocorrer na infância. Até 20% dos pacientes podem ter doença autoimune associada, sobretudo o lúpus eritematoso sistêmico. O diagnóstico diferencial com paniculite lúpica pode ser desafiador.

Características clínicas. Pacientes apresentam múltiplas placas ou nódulos subcutâneos nas extremidades e no tronco. Os nódulos variam de 0,5 cm a vários centímetros de diâmetro. Nódulos maiores podem tornar-se necróticos, mas a ulceração é rara. Os sintomas clínicos estão relacionados principalmente com os nódulos subcutâneos. Sintomas sistêmicos podem ser observados em 50% dos pacientes. Citopenias e elevação dos testes de função hepática são comuns, e a síndrome hematofagocítica é vista em 15 a 20% dos casos. Nesses, pode haver hepatoesplenomegalia. Em geral, não há envolvimento de linfonodos. O acometimento da medula óssea é raro, com envolvimento de células adiposas no espaço medular.

Microscopia, imunofenótipo e perfil genético. O infiltrado envolve os lóbulos de gordura e geralmente poupa os septos. A derme e a epiderme não estão envolvidas. O tamanho das células é variável. As células neoplásicas têm núcleo irregular e hipercromático. Uma característica útil para o diagnóstico é o *rimming* de células neoplásicas que rodeiam as células adiposas individualmente. Há histiócitos reativos, vacuolados, devido ao material lipídico ingerido, principalmente em áreas de infiltração e destruição de gordura. Plasmócitos e células dendríticas plasmocitoides, que são comuns na paniculite lúpica, estão tipicamente ausentes. Invasão vascular pode ser vista em alguns casos, e necrose e cariorrexe são comuns. O linfoma de células T gama-delta pode apresentar alterações do tipo paniculite, mas estas geralmente envolvem também derme e epiderme, além de evoluir com ulceração da epiderme. As células possuem um fenótipo de célula T alfa-beta madura, geralmente positivo para CD8, com expressão de moléculas citotóxicas, incluindo granzima B, perforina e TIA1. Expressam beta F1 e são negativas para CD56, facilitando a distinção com o linfoma cutâneo primário de células T gama-delta. CD123 é geralmente negativo; este marcador identifica frequentemente o aumento das células dendríticas plasmocitoides na paniculite lúpica. As células neoplásicas mostram rearranjo monoclonal dos genes de TCR e são negativas para EBV.

Tratamento. Não existe uma abordagem terapêutica padrão. Os glicocorticoides (prednisona 30 a 50 mg/dia) são geralmente utilizados, e pode ser acrescida pequena dose de metotrexato (MTX) em casos resistentes. A associação com a síndrome hemofagocítica exige a implementação das estratégias de tratamento para os linfomas mais agressivos, como a quimioterapia (CHOP, ciclofosfamida, doxorrubicina, vincristina, prednisona) ou a radioterapia.

Prognóstico e fatores preditivos. Disseminação para linfonodos e outros órgãos é rara. A taxa de sobrevida global em 5 anos é de 80%, no entanto, se a síndrome hemofagocítica está presente, o prognóstico é ruim. A distinção com o linfoma cutâneo de células T gama-delta é importante, uma vez que o linfoma subcutâneo tem um prognóstico muito melhor.

Linfoma extranodal de células NK/T, tipo nasal

Predominantemente extranodal, caracteriza-se por dano vascular, necrose proeminente, fenótipo citotóxico e associação com EBV. É chamado "linfoma de células NK/T" porque, embora a maioria dos casos seja de células NK, alguns casos são de linhagem de células T citotóxicas. A forte associação com EBV, independentemente da origem étnica, sugere um papel patogênico do vírus.

Características clínicas. No linfoma extranodal de células NK/T, o trato aerodigestivo superior (cavidade nasal, nasofaringe, seios paranasais e palato) é mais comumente envolvido; a cavidade nasal é o local mais típico. Outros locais incluem pele, tecidos moles, trato gastrintestinal e testículos. O envolvimento linfonodal pode ser secundário. Ocorre obstrução nasal ou epistaxe pela presença de uma massa na cavidade nasal ou de lesões extensas destrutivas no centro da face (antigamente denominado "granuloma letal da linha média"). Extensão para nasofaringe, seios paranasais, órbitas, cavidade oral, palato e orofaringe pode ocorrer. O envolvimento da medula óssea é incomum. A doença pode se disseminar para pele, trato gastrintestinal, testículos e linfonodos cervicais. Alguns casos podem ser complicados pela síndrome hemofagocítica. Linfomas extranodais de células NK/T fora do trato aerodigestivo superior (geralmente chamados "linfomas de células T/NK extranasais") têm apresentações variáveis, dependendo do principal local de envolvimento. Lesões cutâneas são comumente nodulares, geralmente com ulceração (Figura 55.17). Lesões intestinais manifestam-se como perfuração ou sangramento gastrintestinal. Outros locais envolvidos podem apresentar massas tumorais. Os pacientes geralmente têm doença em estágio avançado no diagnóstico, com envolvimento de múltiplos locais extranodais. Sintomas sistêmicos como febre, mal-estar e perda de peso podem estar presentes. Linfonodos podem ser envolvidos como parte da disseminação da doença, assim como a medula óssea e o sangue periférico.

Microscopia, imunofenótipo e perfil genético. As características histológicas são semelhantes, independentemente do local de envolvimento. As mucosas costumam mostrar ulceração extensa. O infiltrado linfomatoso é difuso; o padrão de crescimento é angiocêntrico e angiodestrutivo, com alterações fibrinoides nos vasos. Necrose coagulativa e corpos apoptóticos são achados comuns. Estes foram atribuídos à oclusão vascular por células de linfoma, quimiocinas e citocinas. Na maioria dos casos, o linfoma é composto por células de tamanho médio ou uma mistura de células pequenas e grandes. As células geralmente apresentam núcleos irregulares, que podem ser alongados. A cromatina é granular, exceto nas células muito grandes, que podem ter núcleos vesiculares. Nucléolos geralmente são discretos ou pequenos.

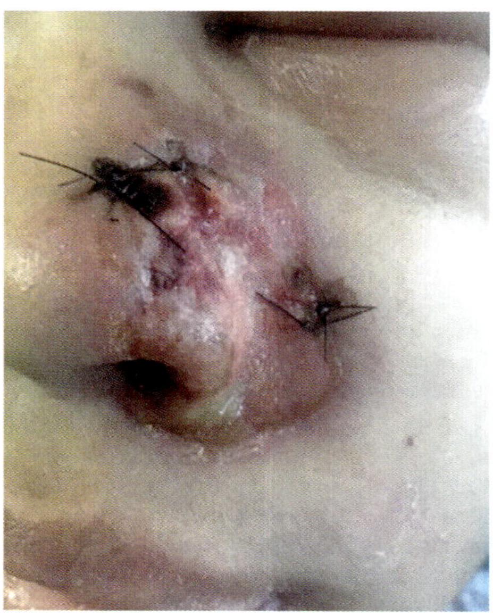

Figura 55.17 Linfoma extranodal de células T/NK do tipo nasal. (Acervo da autora.)

Figuras mitóticas são facilmente encontradas. Pode haver hiperplasia pseudoepiteliomatosa do epitélio sobrejacente. O imunofenótipo mais típico de linfoma extranodal de células NK/T é: CD2+, CD5– e CD56+. CD43 e CD45RO são frequentemente positivos, e CD7 tem expressão variável. Outros antígenos associados às células T e às células NK, incluindo CD4, CD8, CD16 e CD57, geralmente são negativos. O subconjunto de casos de linhagem de células T citotóxicas pode expressar CD5, CD8 e receptor de células T (gama-delta ou alfa-beta). Moléculas citotóxicas (granzima B, TIA-1 e perforina) são positivas. Hibridização *in situ* para EBV RNA (EBER) é o método mais confiável para demonstrar a presença de EBV, com marcação de praticamente todas as células do linfoma.

Prognóstico. Variável, em que alguns pacientes respondem bem à agressiva terapia e outros não.

Infecção crônica ativa pelo vírus Epstein-Barr na infância

A classificação atualizada da WHO-EORTC contém uma nova seção sobre doença linfoproliferativa EBV+ na infância, que inclui a doença linfoproliferativa do tipo *hidroa* vaciniforme e reações de hipersensibilidade a picadas de inseto (ver Capítulo 45, item *Vírus Epstein-Barr*). Ambas são manifestações cutâneas de infecção crônica ativa pelo EBV, com risco de progressão para linfoma sistêmico EBV+ de células T ou NK. A maior parte dos casos de doença linfoproliferativa do tipo *hidroa* vaciniforme será de células T CD8+, enquanto as reações de hipersensibilidade a picadas de inseto são compostas por células NK. Essas doenças são vistas principalmente em crianças e adolescentes da Ásia ou em populações indígenas do México, da América Central e do Sul. Clinicamente, a *hidroa* vaciniforme clássica apresenta erupção papulovesiculosa em áreas de pele expostas ao sol, em particular na face, nos lobos das orelhas e no dorso das mãos, geralmente com atividade sazonal, mas sem sintomas sistêmicos. Em casos mais graves, encontram-se lesões cutâneas tanto na pele exposta quanto na não exposta ao sol; há edema da face e ulceração extensa. Sintomas sistêmicos, como febre, emagrecimento, linfadenopatia e hepatoesplenomegalia, podem estar presentes. Pacientes com hipersensibilidade à picada de inseto desenvolvem lesões ulceronecróticas no local da picada e podem demonstrar sintomas sistêmicos semelhantes aos observados em pacientes com linfoma do tipo *hidroa* vaciniforme. O curso clínico é variável, e os pacientes podem apresentar lesões cutâneas recorrentes por muitos anos antes da progressão para um linfoma sistêmico.

Linfomas cutâneos primários de células T periféricos, subtipos raros

Linfomas periféricos de células T comumente envolvem a pele, como manifestações primárias ou secundárias de doença. Dentro desse grupo, estão quatro entidades raras: o linfoma cutâneo primário de células T gama-delta, o linfoma cutâneo primário epidermotrópico agressivo de células T CD8+, a doença linfoproliferativa acral de células CD8+ e, por fim, a doença linfoproliferativa de células T pequenas e médias CD4+. Um diagnóstico de MF deve ser descartado com base em história clínica e exame físico completos.

Linfoma cutâneo primário de células T gama-delta

É um linfoma que envolve principalmente a pele, composto por proliferação clonal de células T gama-delta, ativadas, maduras, com um fenótipo citotóxico. Raro, representando aproximadamente 1% de todos os linfomas cutâneos de células. A maior parte dos casos ocorre em adultos. Não há predileção por sexo.

Achados clínicos. Esse linfoma frequentemente apresenta lesões cutâneas generalizadas, afetando preferencialmente as extremidades. A apresentação clínica de pacientes é variável. Pode haver lesões eritematoescamosas, placas infiltradas, nódulos, tumores, com necrose da epiderme e ulceração. A disseminação para mucosa e outros sítios extranodais é frequentemente observada, mas o envolvimento de linfonodos, baço ou medula óssea é incomum. A síndrome hemofagocítica é comum, particularmente em pacientes com tumores do tipo paniculite. Sintomas B, incluindo febre, suores noturnos e perda de peso, ocorrem na maioria dos pacientes. Achados anormais de tomografia por emissão de pósitrons e/ou tomografia computadorizada são comuns em locais de doença ativa.

Microscopia, imunofenótipo e perfil genético. Três principais padrões histológicos de envolvimento podem estar presentes: epidermotrópico, dérmico e subcutâneo. Muitas vezes, mais de um padrão histológico está presente no mesmo paciente em diferentes amostras de pele ou em uma única biopsia. Pode ocorrer desde leve epidermotropismo até uma infiltração epidérmica marcante do tipo reticulose pagetoide. Acometimento do subcutâneo pode cursar com *rimming* de linfócitos nas células adiposas, semelhante ao linfoma subcutâneo paniculite-símile de origem alfa-beta, mas geralmente há envolvimento dérmico e/ou epidérmico adicional. As células neoplásicas são geralmente de tamanho médio a grande, com cromatina grosseira. Apoptose e necrose são comuns, geralmente com angioinvasão. As células tumorais apresentam caracteristicamente TCR gama-delta, beta F1–, CD3+, CD2+, CD5–, CD7+/–, CD56+ com forte expressão de proteínas citotóxicas, incluindo granzima B, perforina e TIA1. A maioria dos casos não possui CD4 ou CD8. As células mostram rearranjo clonal de TCR gama e delta. TCR-beta poderá estar rearranjado ou ausente, mas não é expresso. EBV é negativo.

Tratamento. Os pacientes são tratados com poliquimioterapia.

Prognóstico e fatores preditivos. O linfoma de células T gama-delta é geralmente resistente à quimioterapia multiagente e/ou à radiação. Tem prognóstico ruim, com média de sobrevida de aproximadamente 15 meses. Pacientes com envolvimento do subcutâneo tendem a ter um prognóstico mais desfavorável em comparação àqueles com somente doença epidérmica ou dérmica. Entretanto, casos raros com curso indolente foram relatados.

Linfoma cutâneo primário epidermotrópico agressivo de células T CD8+

Esta entidade provisória é caracterizada por uma proliferação de células T CD8+ epidermotrópicas com comportamento clínico agressivo. A diferenciação com outros tipos de linfomas de células T com fenótipo CD8+ é baseada na apresentação e no comportamento clínico e em certas características histológicas, como epidermotropismo acentuado e necrose epidérmica. Esta doença é rara, representando $<$ 1% de todos os linfomas cutâneos de células T. Ocorre principalmente em adultos. Não há fatores predisponentes conhecidos.

Características clínicas. Clinicamente, esses linfomas são caracterizados por pápulas eruptivas disseminadas, placas, nódulos ulcerados ou tumores com ulceração e necrose. Pode haver disseminação para pulmões, testículos, SNC e mucosa oral, mas os linfonodos são frequentemente poupados.

Microscopia, imunofenótipo e perfil genético. A aparência histológica é muito variável, desde um padrão liquenoide com epidermotropismo pagetoide marcante e edema subepidérmico (variante disseminada) até um padrão mais profundo, nodular, menos epidermotrópico (variante localizada). A epiderme pode ser acantótica ou atrófica, geralmente com necrose, ulceração e formação de bolhas. As células tumorais são pequenas, médias ou grandes, com núcleos pleomórficos ou blásticos. Invasão e destruição dos anexos podem ser vistas, assim como angiocentricidade e angioinvasão. As células tumorais apresentam caracteristicamente um fenótipo beta F1+, CD3+, CD8+, CD4–, granzima B+, perforina+, TIA1+, CD45RA+ e CD45RO. A maioria dos casos não possui CD5, CD2 ou CD30, com expressão variável de CD7. Esse linfoma pode ser histopatológico e fenotipicamente indistinguível de uma variante da papulose linfomatoide (tipo D). O quadro clínico será imprescindível para o diagnóstico diferencial. As células T neoplásicas mostram rearranjo monoclonal de TCR. O EBV é negativo.

Tratamento. Os pacientes são tratados com poliquimioterapia.

Prognóstico e fatores preditivos. Esses linfomas têm curso clínico agressivo, com sobrevida média de 12 meses. Não há diferença na sobrevida entre casos com células pequenas ou grandes, ou entre casos com lesões localizadas ou difusas.

Doença linfoproliferativa acral de células T CD8

Linfoma cutâneo raro caracterizado por infiltração cutânea de linfócitos atípicos citotóxicos de tamanho médio. O tumor é clinicamente caracterizado por envolvimento preferencial das regiões acrais (em particular as orelhas) e por um bom prognóstico. A doença afeta adultos; casos pediátricos não foram relatados. A média de idade dos pacientes é de 53 anos, e existe predominância masculina, com uma relação homem:mulher de 3,2:1.

Características clínicas. A lesão cutânea é em geral uma única pápula eritematosa ou nódulo medindo de vários milímetros a 3 a 4 cm, com uma história de crescimento lento ao longo de várias semanas ou meses. O local mais acometido é o pavilhão auricular (61%), geralmente a hélice ou a concha – raramente o lóbulo. O nariz é o segundo sítio mais frequente (22%), seguido pelo pé (8%). Ocasionalmente, as lesões são múltiplas.

Microscopia, imunofenótipo e perfil genético. Os tumores são compostos de uma proliferação monótona dérmica de linfócitos atípicos de tamanho médio e núcleo irregular, com pequenos nucléolos. Mitoses e figuras apoptóticas estão ausentes ou são muito raras. Agregados linfoides reativos de células B podem ser observados no meio do infiltrado. Células plasmáticas, histiócitos e eosinófilos estão ausentes ou são raros. A epiderme é mais frequentemente poupada, com uma zona Grenz. Ocasionalmente, mínimo epidermotropismo pode ser visto. Os anexos são poupados, e angiotropismo, angiodestruição ou necrose nunca são vistos. A proliferação frequentemente envolve o tecido adiposo subjacente. O infiltrado tumoral é composto por células T que expressam CD3, CD8, TIA1 e beta-F1. TIA 1 exibe marcação em pontos semelhantes a Golgi. O CD4 é sempre negativo, enquanto CD2, CD5 e CD7, geralmente são positivos. Granzima B e perforina são geralmente negativos, e CD56, CD57, CD30 e TdT são sempre negativos. CD68 é frequentemente positivo. Na maioria dos casos, o índice de proliferação do Ki-67 é muito baixo ($<$ 10%). As células T neoplásicas exibem rearranjo monoclonal. EBV é negativo.

Tratamento. Os pacientes podem ser tratados com excisão cirúrgica ou radioterapia.

Prognóstico e fatores preditivos. Bom prognóstico. Remissão completa após excisão cirúrgica ou radioterapia é a regra. Não há evidências de disseminação para outros órgãos ou tecidos linfoides. Quimioterapia não é necessária. É importante reconhecer essa doença para evitar tratamentos desnecessários.

Doença linfoproliferativa cutânea primária de células T CD4+ pequenas e médias

Caracterizada por uma predominância de células T CD4+ pleomórficas pequenas e médias. A lesão cutânea é solitária em quase todos os casos, sem evidência de lesões eritematoescamosas ou placas típicas da micose fungoide (MF). Como esses casos têm as mesmas características clinicopatológicas e evolução clínica benigna dos pseudolinfomas de células T com um padrão de crescimento nodular, é preferível usar o termo "doença linfoproliferativa cutânea primária" a "linfoma cutâneo primário". Casos raros que se apresentam com ampla disseminação de lesões cutâneas, grandes tumores de crescimento rápido, mais de 30% de células T pleomórficas grandes e/ou alta taxa de proliferação não pertencem a este grupo. Tais casos têm comportamento clínico mais agressivo e são mais bem classificados como linfoma periférico de células T, sem outras especificações (SOE).

Características clínicas. Placa ou nódulo solitário, mais comumente na face, no pescoço ou no tronco superior. Os pacientes são assintomáticos; a lesão cutânea é única e de crescimento lento. Em casos raros, múltiplas lesões estão presentes. Por definição, não deve haver lesões típicas de MF.

Microscopia, imunofenótipo e perfil genético. Infiltrados densos, difusos ou nodulares na derme, com tendência a infiltrar o subcutâneo, podem ser vistos. O epidermotropismo pode estar presente de forma focal, mas, se o epidermotropismo for difuso, o diagnóstico de MF deve ser considerado. Existe uma predominância de células T pleomórficas pequenas/médias. Uma pequena proporção (< 30%) de células pleomórficas grandes podem estar presentes. Em quase todos os casos, as células T CD4+ atípicas estão misturadas com pequenas células T CD8+ reativas, células B, plasmócitos e histiócitos (incluindo células gigantes multinucleadas). Essa proliferação tem um fenótipo CD3+, CD4+, CD8– e CD30. Perda de antígenos de células T (exceto CD7) é incomum. Proteínas citotóxicas não são expressas. As células T CD4+ atípicas expressam PD1, BCL6 (variável) e CXCL 13. CD10 é geralmente negativo. O índice de proliferação Ki-67 é baixo (tipicamente 5% e no máximo 20%). Os genes de TCR são rearranjados clonalmente na maioria dos casos. Anormalidades genéticas específicas não foram descritas. EBV é negativo.

Tratamento. Esteroides intralesionais, excisão cirúrgica e radioterapia são as formas preferidas de tratamento.

Prognóstico e fatores preditivos. Os pacientes têm um excelente prognóstico. Já foi relatada remissão espontânea após a biopsia. As recorrências locais são raras.

Linfoma cutâneo primário de células T periférico, sem outras especificações

Representa uma "cesta de lixo" de todos os casos que não podem ser classificados nos subtipos de linfoma cutâneo de células T maduras já descritos. O acometimento da pele não é bem documentado e pode ser que represente, na maior parte das vezes, um envolvimento secundário de doença extracutânea, sendo o sítio primário, em geral, nesses casos, o linfonodo. Para o diagnóstico, é necessária a ausência de outras lesões e/ou história clínica de micose fungoide. O tratamento deve ser feito com quimioterapia sistêmica, com regimes para linfoma não Hodgkin de alto grau. O prognóstico é ruim, com sobrevida em 5 anos menor que 20%.

Linfomas cutâneos de células B

Conceito

Os linfomas cutâneos primários de células B (LCCB) são menos frequentes que os de células T. Do ponto de vista dermatológico, caracterizam-se por lesões pouco numerosas, em geral nódulos ou infiltrações de crescimento relativamente rápido; ao contrário dos linfomas T, não apresentam prurido (Figura 55.18). Do ponto de vista histopatológico, são monomórficos (de pequenas ou grandes células), e o infiltrado está separado da epiderme por faixa de colágeno (zona Grenz); não são, pois, epidermotrópicos.

Classificação

Segundo a classificação WHO-EORTC dos linfomas cutâneos, os tipos de linfomas cutâneos B primários são: linfoma de células B da zona marginal, linfoma cutâneo centrofolicular, linfoma cutâneo primário difuso de células grandes B (incluindo o da perna) e linfoma intravascular de células B grandes. Linfomas B primários têm melhor prognóstico que os secundários.

Clínica

Linfoma cutâneo primário da zona marginal

Indolente, composto por células B pequenas, incluindo células da zona marginal, células linfoplasmocitoides e plasmócitos. Na maior parte dos casos, apresentam-se com pápulas, placas ou nódulos eritematovioláceos, preferencialmente no tronco ou nas extremidades, principalmente nos membros superiores. Em geral, as lesões são multifocais e raramente ulceram. Tendem a recorrer na pele; no entanto, a disseminação extracutânea é muito rara. Na histopatologia, o infiltrado é nodular a difuso, poupa a epiderme e é composto por linfócitos pequenos, células B da zona marginal e plasmócitos, misturados com um pequeno número de células do tipo centroblastos ou imunoblastos e de células T reativas. Podem ser observados centros germinativos reativos, que são envolvidos por células B da zona marginal. Os plasmócitos monotípicos localizam-se na periferia do infiltrado e na derme superficial, logo abaixo da epiderme. As células B da zona marginal expressam CD20, CD79a e bcl-2, e são negativas para CD5, CD10 e bcl-6. Os centros germinativos são bcl-6+, CD10+ e bcl-2. Plasmócitos expressam CD138 e CD79a, mas não CD20, e a expressão da cadeia leve de imunoglobulina no citoplasma é monotípica. O rearranjo dos genes da cadeia pesada de imunoglobulina é monoclonal. O prognóstico é

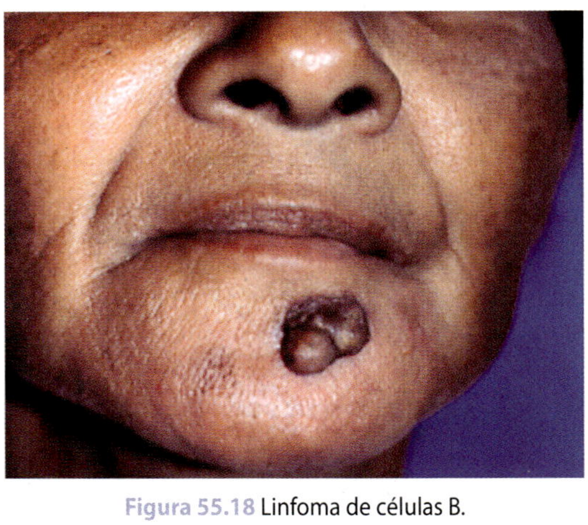

Figura 55.18 Linfoma de células B.

excelente, com sobrevida perto de 100% em 5 anos. Pacientes com poucas lesões podem ser tratados com radioterapia ou excisão cirúrgica; para lesões multifocais, é possível usar clorambucila, IFN-alfa intralesional ou subcutâneo, rituximabe intralesional ou sistêmico. Em pacientes com recidivas frequentes, pode-se tentar corticosteroides tópicos ou intralesionais. Uma estratégia expectante pode ser adotada em casos de lesões disseminadas, sendo tratadas apenas as lesões sintomáticas.

Linfoma cutâneo primário centrofolicular

Tumor de células neoplásicas centrofoliculares, geralmente uma mistura de centrócitos (células grandes e pequenas clivadas centrofoliculares) e um número variável de centroblastos (células grandes não clivadas com nucléolos proeminentes), com padrão folicular, folicular e difuso ou apenas difuso. Placas e tumores solitários ou agrupados, localizados geralmente na cabeça ou no tronco, em que os tumores são circundados por pápulas e placas eritematosas que podem preceder o aparecimento de lesões tumorais por meses ou anos (Figura 55.19). As apresentações com lesões multifocais são a minoria e não representam pior prognóstico. A disseminação extracutânea é incomum. O infiltrado pode ser nodular ou difuso e varia de acordo com o tempo, a taxa de crescimento e a localização das lesões. No couro cabeludo, as lesões têm um padrão de crescimento folicular; lesões pequenas e recentes têm uma mistura de centrócitos, poucos centroblastos e muitas células T reativas. Com a evolução para tumores, as células B neoplásicas aumentam de tamanho e número, enquanto o número de células T reativas diminui. As células neoplásicas exibem os marcadores de células B (CD20 – CD79a) e podem corar para imunoglobulinas monotípicas na superfície. São bcl-6+ e o CD10 é comum no padrão folicular, mas não no difuso. CD5, bcl-2 e CD43 são negativos. O rearranjo monoclonal de imunoglobulina está presente. O prognóstico é bom, com sobrevida de 95% em 5 anos. Nos casos com lesões localizadas, a radioterapia é o tratamento de escolha, inclusive quando há recidiva cutânea. Nos casos com lesões disseminadas ou envolvimento extracutâneo, a administração sistêmica de rituximabe é a primeira escolha.

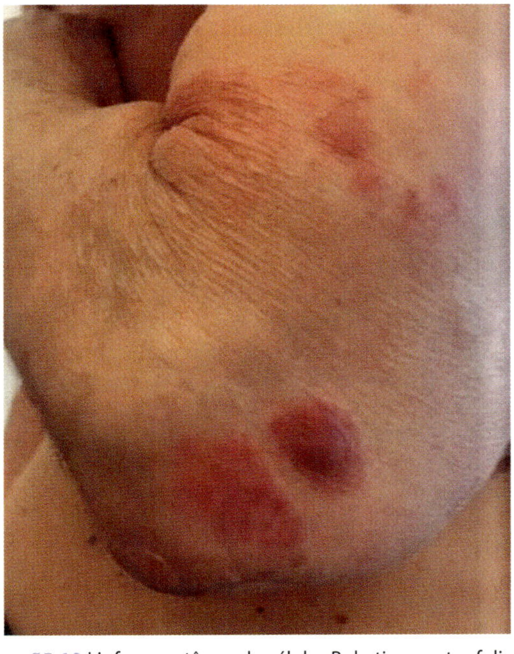

Figura 55.19 Linfoma cutâneo de células B do tipo centro folicular.

Linfoma cutâneo primário difuso de células B grandes | Tipo perna

Predominam centroblastos e imunoblastos, caracteristicamente com lesões na perna. Lesões com características morfológicas e fenotípicas similares em outros locais são incomuns. Afeta pacientes idosos, particularmente do sexo feminino. As lesões tumorais eritematosas ou eritematoazuladas apresentam crescimento rápido, frequentemente disseminam-se para locais além da pele e têm prognóstico desfavorável. O infiltrado é difuso e alcança o subcutâneo, com população monomórfica ou camadas de centrócitos e imunoblastos. Figuras de mitose são frequentemente vistas. As células B neoplásicas exibem sIg ou cIg monotípicas e CD20 e CD79a. A expressão de bcl-2 é marcante. O bcl-6 é visto na maior parte dos casos, mas o CD10 é ausente. A ocorrência de lesões múltiplas piora o prognóstico. Um estudo mostrou sobrevida de 100% em 5 anos para pacientes com lesão tumoral em uma perna, enquanto pacientes com múltiplas lesões em uma perna tiveram 45% de sobrevida, e com lesões em ambas as pernas, 36% de sobrevida em 5 anos. O tratamento deve ser feito com quimioterapia com múltiplos fármacos, com ou sem rituximabe. Em pacientes sem condições de receber quimioterapia, pode ser feita radioterapia de todas as lesões visíveis, ou rituximabe isoladamente.

Linfoma cutâneo primário difuso de células B grandes | Outros

Refere-se a casos raros de linfomas de células B grandes que surgem na pele e não se enquadram nos outros grupos. Em geral, se apresentam com lesões na cabeça, no tronco ou nas extremidades e podem ter similaridades clínicas com os linfomas cutâneos primários da zona marginal e centrofolicular. O infiltrado pode apresentar grande número de células T reativas, podendo estar ligado a algum tipo de imunodeficiência. Apresenta bom prognóstico em comparação aos linfomas nodais correspondentes.

Úlcera mucocutânea EBV+

A úlcera mucocutânea EBV+ é definida como uma lesão ulcerativa solitária e bem delimitada que envolve a pele, a mucosa orofaríngea ou o trato gastrintestinal em pacientes com imunossupressão relacionada com a idade ou iatrogênica (metotrexato, azatioprina, ciclosporina, inibidores do fator de necrose tumoral). Histologicamente, as lesões contêm células B grandes semelhantes às de Hodgkin EBV+ e um infiltrado inflamatório misto. Essas grandes células transformadas são PAX5+, apresentam expressão variável de CD20, um fenótipo central não germinativo (IRF4/MUM11, CD102, BCL62), e tipicamente expressam CD30 com coexpressão de CD15 em quase metade dos casos. Geralmente, tem um curso autolimitado e indolente. Em casos iatrogênicos, a redução da terapia imunossupressora sem quimioterapia ou radioterapia adicional pode resultar em remissão completa.

Linfoma intravascular de células B grandes

Subtipo de linfoma de células B grandes, definido pelo acúmulo de células B grandes neoplásicas dentro dos vasos sanguíneos; afeta preferencialmente o SNC, os pulmões e a pele e apresenta pior prognóstico. Casos com acometimento apenas cutâneo podem ocorrer, com placas violáceas ou lesões telangiectásicas nas pernas e no tronco. A existência de células neoplásicas nos vasos pode levar à oclusão de vênulas, capilares e arteríolas. O tratamento é feito com quimioterapia com múltiplas substâncias.

Neoplasias linfocíticas com envolvimento cutâneo secundário

O envolvimento secundário da pele por neoplasias linfoides é raramente observado e pode ser causado por infiltração específica das células neoplásicas ou por processos inflamatórios inespecíficos. Infiltrados específicos apresentam-se como nódulos, tumores, placas ou infiltração difusa. A histopatologia mostra infiltrado não epidermotrópico nodular ou difuso; a definição do subtipo de linfoma depende do imunofenótipo das células neoplásicas. As lesões não específicas são mais frequentemente observadas e ocorrem em 30% dos pacientes; incluem prurido, púrpura, úlceras orais e eritrodermia. A síndrome de Sweet e o pioderma gangrenoso ou granuloma anular já foram descritos em associação a esse grupo de doenças. Linfoma de Hodgkin, leucemia linfocítica crônica de células B, leucemia do tipo *hairy cell*, linfoma linfoplasmocítico plasmocitoma, linfoma folicular e linfoma de células do manto, linfoma difuso de grandes células B, linfoma intravascular de grandes células B, granulomatose linfomatoide e linfoma de Burkitt são neoplasias linfoides que podem apresentar envolvimento cutâneo secundário. Prurido noturno generalizado com ocorrência de calafrios, sudorese, emagrecimento e mesmo febre podem ser a manifestação inicial de linfoma de Hodgkin, ocorrendo menos comumente nos linfomas não Hodgkin.

Pseudolinfomas cutâneos

O termo *pseudolinfoma*, também conhecido como *hiperplasia linfoide cutânea*, aplica-se a um grupo de dermatoses benignas, em que a clínica e a patologia são semelhantes ou, mais raramente, indistinguíveis das observadas nos linfomas, podendo simular tanto o de células B quanto T (Quadro 55.4 e Figura 55.20).

Quadro 55.4 Diagnóstico diferencial entre pseudolinfoma e linfoma.

	Pseudolinfomas	Linfomas
Clínica		
Localização	Cabeça e pescoço	Variável
Evolução	Autolimitada	Geralmente progressiva
Número e tamanho das lesões	Geralmente única e pequena	Geralmente múltiplas
Histologia		
Tipo do infiltrado	Nodular ou difuso	Nodular ou difuso (necrose frequente)
Arquitetura do infiltrado	Em faixa na derme superior (*top-heavy*)	Em faixa ou nódulo cutâneo/subcutâneo (*bottom-heavy*)
Natureza do infiltrado	Misto com linfócitos pequenos	Composto por linfócitos
Atipia celular	Mínima ou ausente	Presente
Preservação de anexos	Sim	Não
Imunofenotipagem	Presença de marcadores de maturidade celular	Ausência de marcadores
Análise molecular		
Cadeia de imunoglobulina	Policlonal	Monoclonal
Cadeia de receptores de células	Policlonal	Monoclonal

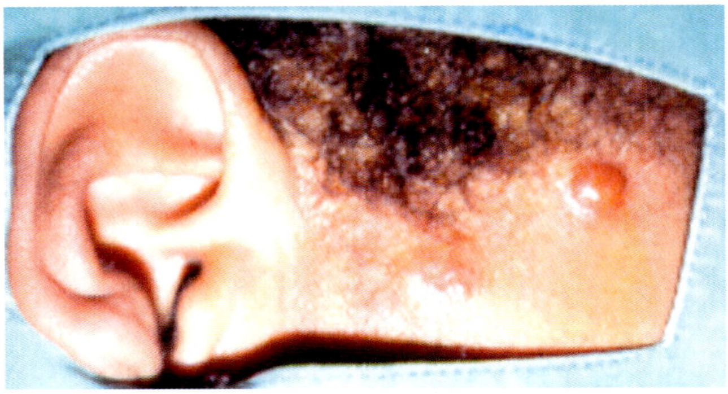

Figura 55.20 Pseudolinfoma.

Ocasionalmente, tal semelhança requer múltiplas biopsias com acompanhamento no tempo ou uso de anticorpos monoclonais. Em geral, os pseudolinfomas são idiopáticos, embora também estejam associados a medicamentos, em especial os anticonvulsivantes; numerosos outros fármacos têm capacidade limitada de desencadeá-los (antiarrítmicos, hipolipemiantes, hipotensores inclusive diuréticos, benzodiazepínicos, quimioterápicos, antidepressivos, anti-inflamatórios, antibióticos, cimetidina, ranitidina, ciclosporina etc.). Daí ser importante considerar o uso de medicamentos na história do paciente ou a estimulação antigênica mantida, por exemplo, reação a picadas de insetos, certos pigmentos de tatuagem e vacinas (hepatite B, *influenza*, entre outras). A existência de um único tipo de célula aponta o diagnóstico no sentido de linfoma, enquanto a policlonalidade, no sentido de pseudolinfoma.

Os pseudolinfomas de células B correspondem ao *linfocitoma cútis* (hiperplasia cutânea linfoide, pseudolinfoma de Spiegler-Fendt ou linfoadenose cutânea benigna), que pode ser inclusive desencadeado por *Borrelia burgdorferi* (Capítulo 49, item *Doença de Lyme*), *doença de Kimura*, *doença de Castleman* e *granulomatose linfomatoide*. Os achados histopatológicos são de infiltrado nodular ou difuso, acometendo a derme reticular.

Os pseudolinfomas de células T correspondem a *infiltrado linfocítico de Jessner-Kanof*, *síndrome de hipersensibilidade à fenitoína*, *reticuloide actínico* e *dermatite de contato linfomatoide*. Em geral, o infiltrado é perivascular e acomete a derme adventícia perianexial, como também a epiderme e o epitélio folicular. A tendência atual é classificar a papulose linfomatoide como pseudolinfoma, embora permaneça a controvérsia.

Linfocitoma cútis (pseudolinfoma de Spiegler-Fendt)

Na maioria dos casos, trata-se de lesão única, tuberonodular, de tamanho variável de milímetros (forma miliar *cútis*) a centímetros, da cor da pele ou eritematoviolácea, localizada na face em 70% dos casos, seguida de tronco e membros superiores. Acomete, principalmente, adultos do sexo masculino jovens. Ocasionalmente, as lesões podem ser múltiplas e em placas. Podem involuir espontaneamente após alguns meses ou até mesmo anos. No diagnóstico diferencial, além dos linfomas e do infiltrado linfocítico de Jessner, do ponto de vista clínico, é necessário considerar a hiperplasia angiolinfoide com eosinofilia e o granuloma facial. Este último é idêntico clinicamente; no entanto, a patologia revela infiltrado perivascular constituído principalmente de neutrófilos e eosinófilos, com ocasional leucocitoclasia; para alguns autores, seria um tipo crônico de vasculite leucocitoclástica. Eventualmente, pode estar vinculado à doença de Lyme.

Quando, na patologia, encontramos disposição folicular, a diferenciação com linfoma não é difícil; contudo, ocasionalmente, o infiltrado maciço composto de linfócitos, histiócitos, raros eosinófilos e plasmócitos não apresenta tal disposição, o que torna muitas vezes problemática essa diferenciação.

Infiltrado linfocítico de Jessner-Kanof

Trata-se de lesão eritematosa em placa, de crescimento centrífugo com clareamento periférico, sem atrofia ou queratose folicular, localizada na face, na maioria das vezes. Alguns autores o consideram entidade autônoma, outros um tipo de lúpus eritematoso discoide (LED). Entre as diferenças apontadas, temos: ausência de atrofia e queratose folicular, falta de degeneração hidrópica na basal e inexistência de globulinas e complemento na junção dermoepidérmica (tais achados no LED ocorrem em 90% dos casos).

Picada de inseto

Ocasionalmente, após a picada de inseto, desenvolve-se um mecanismo de hipersensibilidade que faz com que as lesões (pápulas ou nódulos) tenham evolução prolongada, o que muitas vezes pode trazer dificuldade diagnóstica; a ocorrência de prurido e uma história de hipersensibilidade à picada de insetos podem orientar o clínico no sentido do diagnóstico correto, o que pode evitar uma biopsia desnecessária. Reações exuberantes à picada de inseto estão associadas à infecção pelo vírus Epstein-Barr e são indicativas de linfoma de células NK ou T. A patologia revela infiltrado denso constituído de linfócitos, histiócitos, eosinófilos e plasmócitos, frequentemente em disposição folicular; pode simular um linfoma (ver Capítulos 6, 12, 45 e 78).

O tratamento desses tipos de pseudolinfomas consiste em retirar o fator desencadeante, se houver; pode ser feito com corticoide classe 1 ou mesmo corticoide intralesional de ação lenta (ver Capítulo 86, item *Corticoterapia intralesional*). Recente relato de sucesso terapêutico com o inibidor de JAK, delgocitinibe. Inibidores da calcineurina podem ajudar.

Reator persistente à luz (reticuloide actínico)

Trata-se de uma dermatite crônica decorrente de mecanismo de fotossensibilidade, de patogenia não muito clara; para alguns autores, seria idiopático; para outros, consequência de dermatite de contato que se autoperpetuou. As substâncias envolvidas seriam plantas da família *Compositae*, fragrâncias, componentes da borracha, bicromato de potássio e, mais raramente, salicilanilidas halogenadas.

As lesões localizam-se predominantemente nas áreas expostas e são, a princípio, eritematosas para, posteriormente, se tornarem liquenificadas e infiltradas, quando, então, o diagnóstico diferencial com micose fungoide é praticamente impossível, tanto do ponto de vista clínico quanto do patológico.

A erupção predomina em homens idosos e é extremamente pruriginosa. O mecanismo de fotossensibilidade é desencadeado com maior frequência por UVA; no entanto, a luz visível e UVB também já foram descritas como capazes de induzir a dermatose. O envolvimento de áreas predominantemente expostas é de grande valor para o clínico na realização do diagnóstico correto.

A princípio, o tratamento é realizado com fotoprotetor potente, não exposição à luz solar, inclusive à luz fluorescente, associado à corticoterapia tópica e sistêmica (prednisona, 40 a 60 mg/dia). Nos casos refratários, que são a regra, utiliza-se PUVA ou fototerapia com UVB, associado a corticoterapia oral ou azatioprina ou ciclosporina ou micofenolato mofetila (25 a 50 mg/kg/dia). Mostarda nitrogenada tópica tem indicação.

DRESS

Trata-se de uma síndrome clínica que, quando aguda e completa, é denominada *DRESS* (***d**rug **r**eaction with **e**osinophilia and **s**ystemic **s**ymptoms*/DISH (síndrome de hipersensibilidade induzida por droga) (***d**rug-**i**nduced **h**ypersensitivity **s**yndrome*). Surge 2 a 6 semanas após iniciada a medicação, caracteriza-se por erupção macular ou papulosa pruriginosa, de distribuição cefalocaudal, acompanhada de linfadenopatia generalizada, hepatoesplenomegalia, artralgia, febre e eosinofilia, não apenas no sangue periférico, mas também através de infiltrações em órgãos, como pulmões e rins. Edema, pústulas estéreis foliculares e não foliculares e púrpura surgem eventualmente, assim como eritrodermia; descamação intensa é esperada na involução (Figura 55.21). Alterações hematológicas como leucocitose, anemia e trombocitopenia podem ocorrer.

Ocasionalmente, a patologia das lesões cutâneas é indistinguível daquela da micose fungoide, assim como a do gânglio dos linfomas, tanto B quanto T. No sangue periférico, podemos ter também leucocitose, inclusive com linfócitos atípicos.

É caracteristicamente causada por anticonvulsivantes (1/3 dos casos) como fenitoína, fenobarbital e carbamazepina (Figura 55.22), devido à reação cruzada entre eles (dispõem de anel aromático). Pacientes com alelos HLA-B*1502 e HLA-A*3101 apresentam grande chance de apresentar o quadro ao utilizarem carbamazepina, oxicarbamazepina, lamotrigina e fenitoína. A metabolização é feita por oxidação, que os transforma em aromáticos reativos (óxidos arenos). Estes, por sua vez, devem ser metabolizados em metabólitos não tóxicos pelas enzimas hidroxilase epoxide ou transferase glutationa. Quando a ação destas está deficiente, ocorre acúmulo dos óxidos arenos, que se ligam a macromoléculas proteicas dos tecidos, desencadeando apoptose, necrose celular tóxica ou respostas imunes, inclusive com ativação de alguns tipos de herpes-vírus. A *síndrome de hipersensibilidade aos anticonvulsivantes* é uma das terminologias empregadas na literatura. A substituição deve ser feita por medicamentos não aromáticos, como ácido valproico, gabapentina, topiramato e levitiracetam. Alopurinol é uma causa frequente. Terapia empregada no tratamento do melanoma metastático como vemurafenibe (BRAF) isoladamente foi

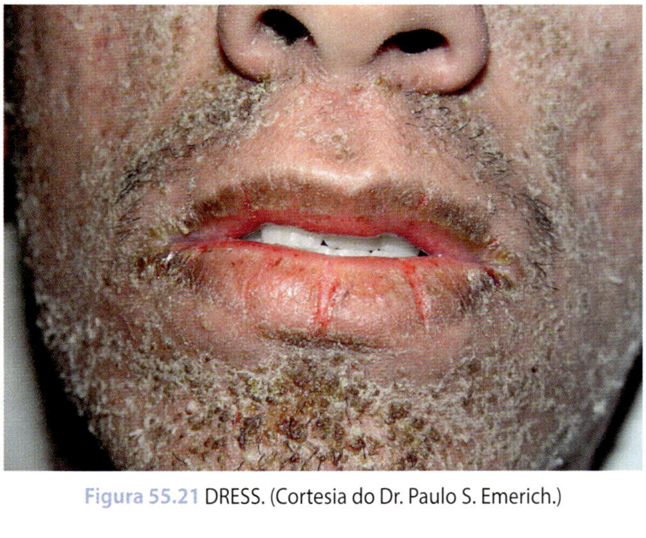

Figura 55.21 DRESS. (Cortesia do Dr. Paulo S. Emerich.)

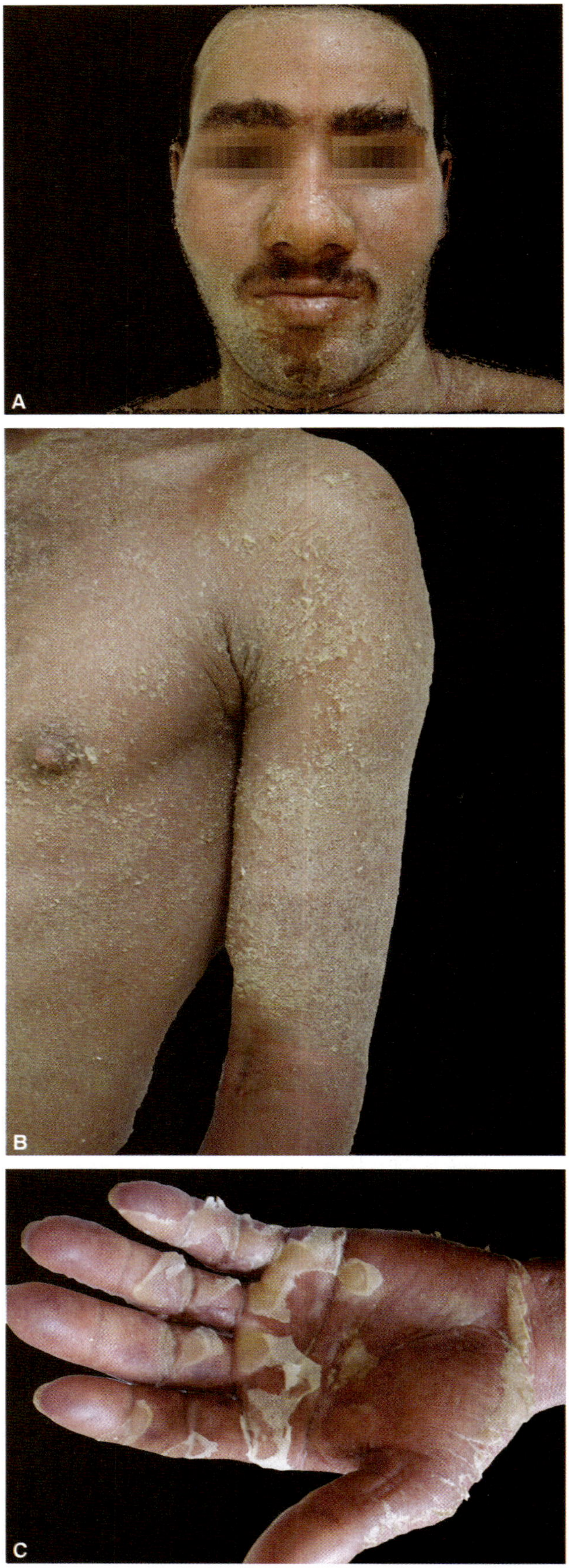

Figura 55.22 DRESS por carbamazepina. Observe, em **A**, o edema facial. (Cortesia da Dra. Luciana de Abreu.)

recentemente descrita. Quando associada a um inibidor de MEK como o cobimetinibe, esse número sobe para 16%. A substituição por outros medicamentos equivalentes (dabrafenide e trametinibe) não foi capaz de desencadear o DRESS.

A reativação de infecção latente (citomegalovírus, parvovírus B-19, Epstein-Barr, herpes-vírus tipos 6 e 7) pode ser simplesmente um epifenômeno. Contudo, pode ser o estímulo à expansão maciça de CD8 e CD4 vírus-específico e não específico e, portanto, ser corresponsável pelas manifestações da síndrome em sua plenitude.

O êxito letal ocorre em cerca de 10 a 20% dos casos e é devido, principalmente, à hepatopatia que está associada em mais de 50% dos casos. Complicações tardias autoimunes, como tireoidites, diabetes, lúpus eritematoso sistêmico, entre outras, podem ocorrer em meses a anos.

A apresentação mais insidiosa se caracteriza por nódulos solitários ou múltiplos, pápulas ou placas disseminadas ou mesmo eritrodermia semelhante na histopatologia à síndrome de Sézary, e que surge entre 1 e 11 meses após iniciada a terapia antiepiléptica; tende à remissão com a retirada do medicamento (ver Capítulos 15, item *Eritrodermia esfoliativa*, e 20, item *Síndrome de hipersensibilidade a medicamentos*).

Angioceratoma pseudolinfomatoso acral

Também conhecido pelo acrônimo **APACHE** (***a****cral* ***p****seudolymphomatous* ***a****ngiokeratoma of* ***ch****ildren*), é raro e caracteriza-se, como sugerido pelo próprio nome, pela combinação, na patologia, de proliferação vascular com infiltração linfocitária, por vezes formando folículos linfoides, de localização acral, em crianças; as lesões cutâneas são pápulas avermelhadas, múltiplas, por vezes confluentes ou raramente com disposição linear. O tratamento é cirúrgico ou pode ser feito com criocirurgia ou *laser*.

Bibliografia

Linfomas cutâneos

Alaggio R, Amador C, Anagnostopoulos I *et al.* The 5th edition of the World Health Organization classification of haematolymphoid tumours: lymphoid neoplasms. *Leukemia.* 2022;36:1720-48.

Alcántara-Reifs CM, Salido-Vallego R, Garnacho-Salcedo GM *et al.* Alemtuzumab in refractory Sézary syndrome. *An Bras Dermatol.* 2016;91(5):642-4.

Bouwhuis SA, Davis MD, el-Azhary RA *et al.* Bexaroteno treatment of late-stage mycosis fungoides and Sésary syndrome: development of extracutaneous lymphoma in 6 patients. *J Am Acad Dermatol.* 2005 Jun;52(6):991-6.

Campo E, Jaffe ES, Cook JR *et al.* The International Consensus Classification of mature lymphoid neoplasms: a report from the Clinical Advisory Committee. *Blood.* 2022;140:1229-53.

Çerman AA, Cetinkaya PO, Kurt BÖ *et al.* Comparação de eficácia do propionate de clobetasol e do bexaroteno tópicos no tratamento da micose fiungoide em estágio inicial. *An Bras Dermatol.* 2025;100:237-42.

de Souza A, Camilleri MJ, Wada DA *et al.* Clinical, histopathologic, and immunophenotypic features of lymphomatoid papulosis with CD8 predominance in 14 pediadric patients. *J Am Acad Dermatol.* 2009 Dec;61(6):993-1.000.

Diamantidis MD, Myrou AD. Perils and pitfalls regarding differential diagnosis and treatment of primary cutaneous anaplastic large-cell lymphoma. *Scientific World Journal.* 2011 May;5(11):1048-55.

Diehl J, Sarantopoulos GP, Chiu MW. Dyshidrotic mycosis fungoides. *J Cutan Pathol.* 2011 Jul;38(7):590-2.

Duarte I, Buense R, Aoki S. Micose fungoide: estudo epidemiológico de 17 casos e avaliação da resposta terapêutica à PUVA. *An Bras Dermatol.* 2006;81:40-5.

Elder DE, Massi D, Scolyer RA, Willemze R. *WHO Classification of Skin Tumours.* 4th ed. Lyon: IARC Press; 2018.

Goyal A, O'Leary D, Goyal K *et al.* Increased risk of second primary hematologic and solid malignancies in patients with mycosis fungoides: A systematic review. *J Am Acad Dermatol.* 2020 Aug;83(4):455-62.

Harris NL, Jaffe ES, Stein H *et al.* A revised European-American classification of lymphoid neoplasms: a proposal from the International Lymphoma Study Group. *Blood.* 1994 Sep;84(5):1361-92.

Hasan I, Parsons Duran S *et al.* Dupilumab therapy for atopic dermatitis is associated with increased risk of cutaneous T cell lymphoma: A retrospective cohort study. *J Am Acad Dermatol.* 2024 Aug;91(2):255-8.

Herrmann JL, Hughey LC. Recognizing large-cell transformation of mycosis fungoides. *J Am Acad Dermatol.* 2012 Oct;67(4):665-72.

Jaffe ES. The 2008 WHO classification of lymphomas: implications for clinical practice and translational research. *Hematology.* 2009;(1):523-31.

Jaffe ES, Harris NL, Stein H, Vardiman JW (eds). *World health organization classification of tumors: pathology and genetics of tumors of hematopoietic and lymphoid tissues.* Lyon, France: IARC Press; 2001. p. 352.

Jakob T, Tiemann M, Kuwert C *et al.* Dyshidrotic cutaneous T-cell lymphoma. *J Am Acad Dermatol.* 1996 Feb;34(2):295-7.

Jfri A, Smith JS, Larocca C. Diagnosis of mycosis fungoides or Sézary syndrome after dupilumab use: A systematic review. *J Am Acad Dermatol.* 2023. May;88(5):1164-6.

Kempf W, Mitteldorf C, Cerroni L *et al.* Classifications of cutaneous lymphomas and lymphoproliferative disorders: An update from the EORTC cutaneous lymphoma histopathology group. *J Eur Acad Dermatol Venereol.* 2024 Aug;38(8):1491-503.

Kempf W, Pfaltz K, Vermeer MH *et al.* EORTC, ISCL, and USCLC consensus recommendations for the treatment of primary cutaneous CD30-positive lymphoproliferative disorders: lymphomatoid papulosis and primary cutaneous anaplastic large-cell lymphoma. *Blood.* 2011 Oct;118(15):4024-35.

Kim YH, Chow S, Varghese A, Hoppe RT. Clinical characteristics and long term outcome of patients with generalized patch and/or plaque (T2) mycosis fungoides. *Arch Dermatol.* 1999 Jan;135(1):26-32.

Leboit PE, McCalmont TH. Cutaneous lymphomas and leukemias. *In*: Elder D, Elenitsas R, Jaworsky C, Johnson B (eds). *Histopathology of the Skin.* 8th ed. Philadelphia: Lippincott-Raven; 1997. p. 1.073.

Liebmann RD, Anderson B, McCarthy KP, Chow JW. The polimerase chain reaction in the diagnosis of early mycosis fungoides. *J Pathol.* 1997 Jul;182(3):282-7.

Lisboa FF, Piñeiro-Maceira JM. *Critérios histopatológicos para o diagnóstico de micose fungoide.* Dissertação de Mestrado. Curso de Pós-graduação em Dermatologia. Faculdade de Medicina UFRJ, 2001.

Lisboa FF, Piñeiro-Maceira JM. Micose fungoide: métodos de apoio ao diagnóstico. *An Bras Dermatol.* 2001;177(1):95-107.

Lutzner M, Edelson R, Schein P *et al.* Cutaneous T cell lymphomas: the Sézary syndrome, mycosis fungoides and related disorders. *Ann Intern Med.* 1975 Oct;83(4):534-52.

May SA, Netto G, Domiati-Saad R, Kasper C. Cutaneous lymphoid hyperplasia and marginal zone B-cell lymphoma following vaccination. *J Am Acad Dermatol.* 2005 Sep;53(3):512-6.

Olsen E, Vonderheid E, Pimpinelli N *et al.* Revisions to the staging and classification of mycosis fungoides and Sézary syndrome: a proposal of the International Society for Cutaneous Lymphomas (ISCL) and the cutaneous lymphoma task force of the European Organization of Research and Treatment of Cancer (EORTC). *Blood.* 2007;110(6):1713-22.

Park A, Wong L, Lang A *et al.* Cutaneous T-cell lymphoma following dupilumab use: a systematic review. *Int J Dermatol.* 2023 Jul;62(7):862-76.

Pujol RM, Gallardo F, Listosella E *et al.* Invisible mycosis fungoides: a diagnostic challenge. *J Am Acad Dermatol.* 2002 Aug;47(2)S168-71.

Ralfkier E. Controversies and discussion on early diagnosis of cutaneous T-cell lymphoma. Phenotyping. *Dermatol Clin.* 1994 Apr;12(2):329-34.

Ralfkier E, Wantzin GL, Mason DY *et al.* Phenotypic characterization of lymphocyte subsets in mycosis fungoides. Comparison with large plaque parapsoriasis and benign chronic dermatoses. *Am J Clin Pathol.* 1985 Nov;84(5):610-9.

Rosenbaum MM, Roenigk Jr HH, Caro WA, Esker A. Photochemotherapy in cutaneous T-cell lymphoma and parapsoriasis in plaques. Long-term follow-up in forty-three patients. *J Am Acad Dermatol.* 1985 Oct;13(4):613-22.

Sanchez Jr JA, Moriccs CZ, Festa Neto C. Processos linfoproliferativos da pele. Parte 2 – Linfomas cutâneos de células T e de células NK. *An Bras Dermatol.* 2005;81:7-23.

Santucci M, Biggeri A, Feller AC *et al.* Accuracy, concordance and reproducibility of histologic diagnosis in cutaneous T-cell lymphoma. An EORTC cutaneous lymphoma project group study. *Arch Dermatol.* 2000 Apr;136(4):497-502.

Senff NJ, Noordijk EM, Kim YH *et al.* European Organization for Research and Treatment for Cancer and International Socieety for Cutaneous Lymphoma consensus recommendations for the management of cutaneous B-cell lymphomas. *Blood.* 2008 Sep;112(5):1600-9.

Shehan JM, Kalaaji AN, Markovic SN, Ahmed I. Management of multifocal primary cutaneous CD30 anaplastic large cell lymphoma. *J Am Acad Dermatol.* 2004 Jul;51(1):103-10.

Slater DN. Cutaneous lymphoproliferative disorders: an assessment of recent investigative techniques. *Br J Dermatol.* 1991 Apr;124(4):309-23.

Trautinger F, Knobler R, Willemse R *et al.* EORTC consensus recommendations for the treatment of mycosis fungoides/Sézary syndrome. *Eur J Cancer.* 2006;42:1014-30.

Weinstock MA, Gardstein B. Twenty-year trends in the reported incidence of mycosis fungoides and associated mortality. *Am J Public Health.* 1999 Aug;89(8):1240-4.

WHO Classification of Tumours Editorial Board. *Haematolymphoid tumours* [Internet; beta version ahead of print]. WHO classification of tumours series. 5th ed. Lyon, France: International Agency for Research on Cancer; 2022. vol. 11. Disponível em: https://tumour classification. iarc.who.int/chapters/63 4. Acesso em: 31 maio 2023.

Willemze R, Cerroni L, Kempf W *et al.* The 2018 update of the WHO-EORTC classification for primary cutaneous lymphomas. *Blood.* 2019;133(16):1703-14.

Willemze R, Jaffe E, Burg G *et al.* WHO-EORTC classification for cutaneous lymphomas. *Blood.* 2005 May;105(10):3768-85.

Yamashita T, Abbade LP, Marques ME, Marques SA. Micose fungoide e síndrome de Sézary: revisão e atualização clínica, histopatológica, e imuno-histoquímica. *An Bras Dermatol.* 2012;87:917-30.

Zackheim HS, Kashani-Sabet, M, Amin S. Topical corticosteroids for mycosis fungoides. Experience in 79 patients. *Arch Dermatol.* 1998 Aug;134(8):949-54.

Zelickson BD, Peters MS, Muller SA *et al.* T-cell receptor gene rearrangement analysis: cutaneous T cell lymphoma, peripheral T cell lymphoma and premalignant and benign cutaneous lymphoproliferative disorders. *J Am Acad Dermatol.* 1991 Nov;25(5):787-96.

Neoplasias linfocíticas com envolvimento cutâneo secundário

Gusmão ML, Pierro AP, Coutinho MF *et al.* Linfoma cutâneo de células B. *An Bras Dermatol.* 2004;79:715-20.

Moriccs CZ, Sanchez Jr JA. Processos linfoproliferativos da pele. Parte I – Linfomas cutâneos de células B. *An Bras Dermatol.* 2005;80:461-71.

Yamazaki ML, Lum CA, Izumi AK. Primary cutaneous Richter syndrome: prognostic implications and review of the literature. *J Am Acad Dermatol.* 2009 Jan;60(1):157-61.

Pseudolinfomas cutâneos

Botelho LF, Higashi VS, Padilha MH *et al.* DRESS: clinicopathological features of 10 cases from an University Hospital in São Paulo. *An Bras Dermatol.* 2012;87:703-7.

Brégeon B, Bernier C, Josselin N *et al.* DRESS syndrome induced by the combination of vemurafenib and cobimetinib in melanoma: a series of 11 cases. *J Am Acad Dermatol.* 2019 Aug;80(2):558-62.

Criado PR, Criado RF, Avancini JM, Santi CG. Drug reaction with eosinophilia and systemic symptoms: a review of current concepts. *An Bras Dermatol.* 2012;87:427-41.

Criado PR, Criado RF, Vasconcellos C *et al.* Reações cutâneas graves adversas a drogas. *An Bras Dermatol.* 2004;79:587-601.

Ganeva M, Gancheva T, Lazarova R *et al.* Carbamazepine-induced drug reaction with eosinophilia and systemic symptoms (DRESS) syndrome: report of four cases. *Inter J Dermatol.* 2008 Aug;47(8):853-60.

Hosshina D, Kimura A. Cutaneous T-cell pseudolymphoma successfully treated with topical delgocitinib. *Int J Dermatol.* 2024 Nov;63(11):1610-1.

Kempf W, Mitteldorf C, Cerroni L *et al.* Classifications of cutaneous lymphomas and lymphoproliferative disorders: An update from the EORTC cutaneous lymphoma histopathology group. *J Eur Acad Dermatol Venereol.* 2024 Aug;38(8):1491-503.

Kiyohara T, Kumakiri M, Kawasaki T *et al.* Linear acral pseudolymphomatous angiokeratoma of children (APACHE): further evidence that Apache is a cutaneous pseudolymphoma. *J Am Acad Dermatol.* 2003 Feb;48:S15-7.

56

Cistos e Pseudocistos

Karin Krause Boneti ◆ **David Rubem Azulay**

Conceito

Cistos são formações cavitárias, circundadas por epitélio, cujos produtos de síntese acumulam-se no seu interior. Macroscopicamente ou à palpação, são estruturas arredondadas, nodulares, circunscritas, geralmente indolores e de tonalidade semelhante à da pele circunvizinha. Clinicamente, podem ser, ainda, pápulas ou alcançar grandes dimensões, tornando-se desfigurantes; ocasionalmente, sofrem processo inflamatório decorrente de infecção bacteriana, quando então se tornam dolorosos. Microscopicamente, são revestidos por epitélio e podem conter queratina, fluidos e/ou células. Podem estar ou não conectados ao epitélio da superfície ou com estruturas anexiais. A localização é dérmica ou, mais raramente, hipodérmica.

Muitos cistos surgem idiopaticamente, outros por traumatismos ou parasitas. Quando múltiplos, podem também fazer parte de síndromes e são de transmissão autossômica dominante.

Mucocele, cisto mixoide digital e cisto sinovial, apesar de não disporem desse revestimento epitelial, são impropriamente denominados *cisto* em função de seu aspecto clínico. O tratamento é fundamentalmente cirúrgico.

Neste capítulo, adota-se uma classificação baseada no tipo de epitélio ou na sua ausência (pseudocisto).

Cistos revestidos por epitélio escamoso estratificado

Cistos foliculares

As principais formas clinicopatológicas de cistos encontrados na pele são originárias de diferentes regiões do folículo piloso (Figura 1.13 A). Na região do infundíbulo (da epiderme até a inserção da glândula sebácea), há cistos epidermoides, *milium*, *vellus*; do ducto da glândula sebácea, o esteatocistoma; e da bainha externa do pelo, o cisto triquilemal. Muitos médicos chamam equivocadamente os cistos epidermoides e triquilemais de cistos sebáceos, já que o conteúdo deles é queratina, e não sebo.

Cisto epidermoide (cisto infundibular, epidérmico e de inclusão)

Geralmente, são poucas lesões, arredondadas, elevadas, localizadas na derme ou hipoderme, de consistência não endurecida, tamanho variável entre 1 e 5 cm, mais frequentemente localizadas no pescoço e no tronco. Ocasionalmente, o cisto apresenta orifício, por onde, à expressão, dá saída a um material esbranquiçado, de odor *sui generis*, "sulfuroso" (Figura 56.1 A). É no caminho inverso que, eventualmente, penetram bactérias que os deixam inflamados e dolorosos e os levam, com frequência, à ruptura, que ocasiona reação inflamatória do tipo corpo estranho, a mais frequente do organismo (Figura 56.1 B). O paciente pode apresentar lesão única ou múltiplas lesões; quando numerosas ou volumosas, podem ser uma das manifestações de *síndrome de Gardner*, doença genética de transmissão autossômica dominante caracterizada por polipose intestinal, osteomas, tumores desmoides etc. (ver Capítulo 70). Em muitos casos, há tendência familial. Chama-se *lúpia* a presença de inúmeros cistos epidermoides de coloração amarelada localizados no escroto ou nos grandes lábios (Figura 56.2).

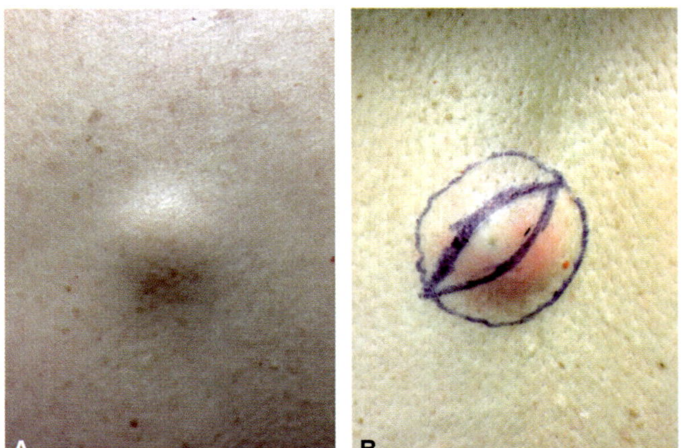

Figura 56.1 **A.** Cisto epidermoide sem inflamação. Este é o melhor momento para realizar a exérese da lesão. **B.** Cisto epidermoide inflamado. Dependendo da intensidade, deve-se drenar ou, simplesmente, iniciar antibioticoterapia acompanhada de calor local para posterior excisão. (Cortesia do Dr. Eduardo Bornhausen-Demarch.)

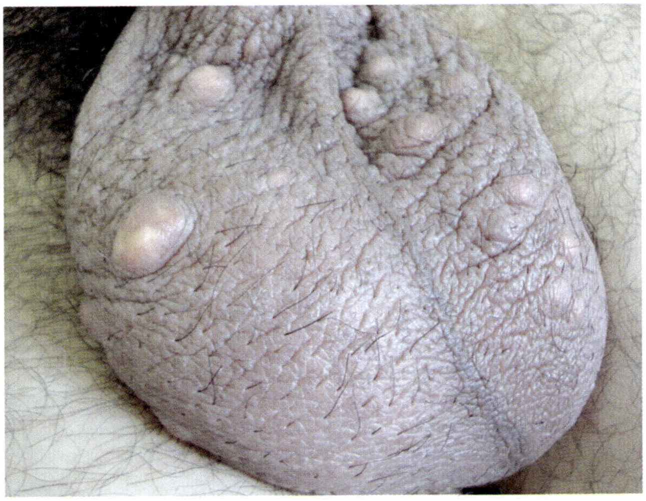

Figura 56.2 Lúpia. (Cortesia do Dr. Vitor Azulay.)

O processo tem início a partir da porção infundibular ou superior do folículo piloso; o cisto apresenta, na histologia, parede constituída por epiderme com todas as camadas, em tudo semelhante à epiderme interfolicular, e, no seu interior, queratina (Figura 56.3).

O tratamento é cirúrgico, procurando-se extirpá-lo depois da individualização da cápsula. Eventualmente, infecta-se, torna-se doloroso e requer drenagem; após o fim do processo infeccioso, pode-se, então, proceder à cirurgia. Nesse caso, a exérese é feita em bloco em função da intensa fibrose que impossibilita a individualização da cápsula. Recidivas são frequentes.

Milium (milia)

Entende-se por *milia* (plural de *milium*) pequenos cistos epidermoides de 1 a 2 mm, superficiais, de coloração esbranquiçada. O *milium* é dito *primário* quando surge espontaneamente, caso no qual a localização preferencial é na face, com processo iniciado a partir da porção inferior do infundíbulo folicular. É dito *secundário* quando surge durante o processo de reparação de bolhas subepidérmicas, sendo associado a doenças como epidermólise bolhosa distrófica, porfiria cutânea *tarda*, líquen escleroso e atrófico, penfigoide bolhoso etc.; pode surgir, ainda, após trauma (cirúrgico ou não) e dermabrasão. *Milia* são frequentemente encontrados em recém-nascidos e, por vezes, acompanhados de hiperplasia sebácea nessa população. Encontram-se associados a síndromes como Bazex e Rombo, em que ocorrem múltiplos carcinomas basocelulares, e à síndrome dígito-facial-oral, em que se associam diversos defeitos ósseos, língua lobulada, retardo mental, alopecia e rins policísticos. O vemurafenibe, empregado no tratamento do melanoma metastático, é capaz de desencadear *milia*, assim como cistos epidérmicos em grande número e volumosos.

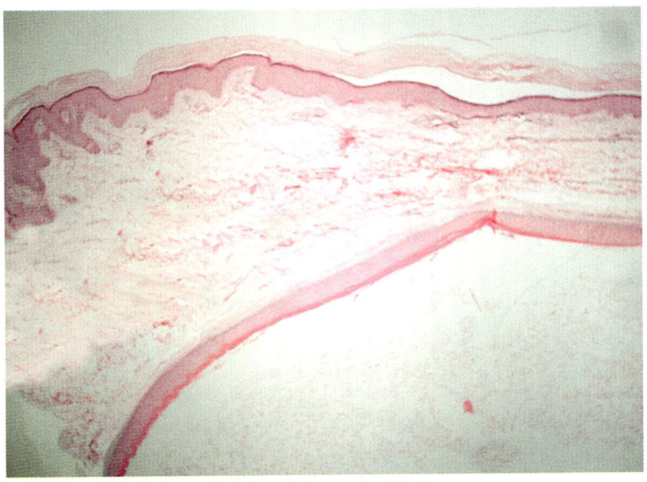

Figura 56.3 Cisto epidermoide. Paredes constituídas por verdadeira epiderme cujo conteúdo é queratina. (Cortesia da Dra. Tullia Cuzzi Teichner.)

Cisto eruptivo do vellus

Descrito em 1977, caracteriza-se por pápulas foliculares assintomáticas, de 1 a 2 mm de diâmetro, localizadas, em geral, no tórax de crianças ou adultos jovens; ocorre regressão espontânea em anos. A parede do cisto apresenta um revestimento estratificado pavimentoso com ceratinização em lamelas, como no cisto epidermoide, porém apresenta hastes de pelos estreitas e quebradiças no interior do lúmen. Como tratamento, pode-se tentar a isotretinoína, ou pode involuir espontaneamente.

Esteatocistoma múltiplo (steatocystoma multiplex)

Caracteriza-se por numerosos cistos, com tamanhos variando entre 1 e 3 cm, localizados preferencialmente em axilas, membros superiores e tronco; quando puncionados, dão saída a secreção oleosa fétida (Figuras 56.4 e 56.5). Quando múltiplos, a transmissão é autossômica dominante; no entanto, quando há lesão única, denomina-se esteatocistoma simples e não tem, nesse caso, conotação genética. A mutação genética ocorre no gene da queratina K17 (ver Capítulo 61, item *Paquioniquia congênita*).

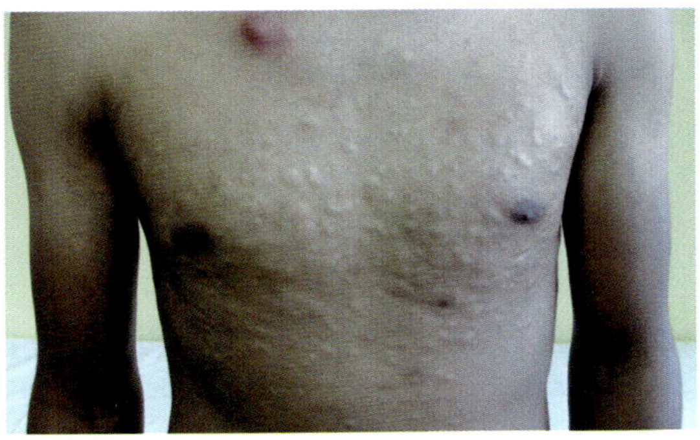

Figura 56.4 Esteatocistomas mútiplos. Obseve que um dos cistos está inflamado. (Cortesia do Dr. Felipe Nazareth.)

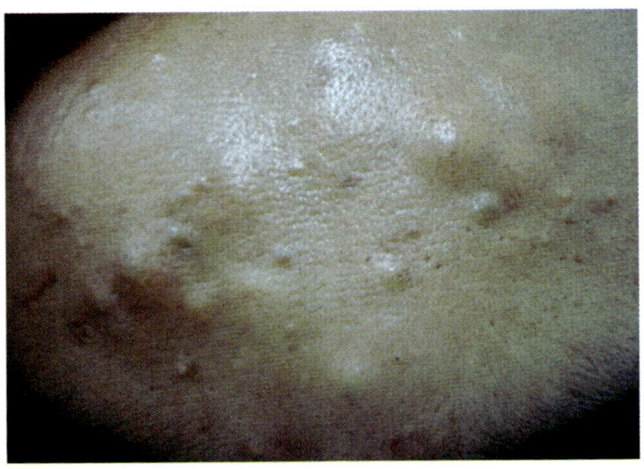

Figura 56.5 Esteatocistomas múltiplos. (Cortesia da Dra. Ariane Abrego Broce.)

A histopatologia apresenta, como característica, estruturas sebáceas dentro ou próximas da parede do cisto, que é irregular, e uma cutícula rósea e hialina em torno desta; a lesão parece ter origem na bainha externa do cabelo. Ocasionalmente, é difícil a diferenciação com hidrocistoma apócrino.

Cisto triquilemal (cisto pilar e cisto istmocatágeno)

Antigamente também chamado "cisto sebáceo", tem como sinonímia *cisto istmocatágeno*. Tem como etiopatogênese o bloqueio da fase catágena para telógena do folículo, o que justifica o fato de não se identificar a camada granulosa na histopatologia e apresentar ceratinização compacta com tendência à calcificação. Tem origem na bainha externa do folículo piloso, também chamada *triquilema*. Trata-se de lesão cística localizada, na maioria das vezes, no couro cabeludo, havendo, em geral, múltiplas lesões (Figuras 56.6 e 56.7). Caracteristicamente, não apresenta orifício na pele. Eventualmente, ocorre alopecia por sobre o cisto, que estará na dependência da pressão exercida por ele, o que se relaciona com o tamanho, o nível de profundidade e o tempo de evolução. Transmissão autossômica dominante é bem reconhecida. É característica a facilidade com que, durante a excisão cirúrgica, o cisto, por não estar aderido às estruturas circunvizinhas, após expressão, é liberado. O cisto triquilemal é cerca de 4 a 5 vezes menos frequente do que o epidermoide. O tratamento é cirúrgico.

O ***cisto triquilemal proliferante*** tem como sinonímia *tumor triquilemal proliferante* e pode desenvolver-se a partir de um cisto triquilemal normal. É mais frequente em mulheres idosas. Pode chegar a grandes dimensões, pode ser lobulado e ulcerar; raramente pode malignizar-se. Faz diagnóstico diferencial com ceratoacantoma, carcinoma espinocelular, dermatofibrossarcoma e pilomatricoma.

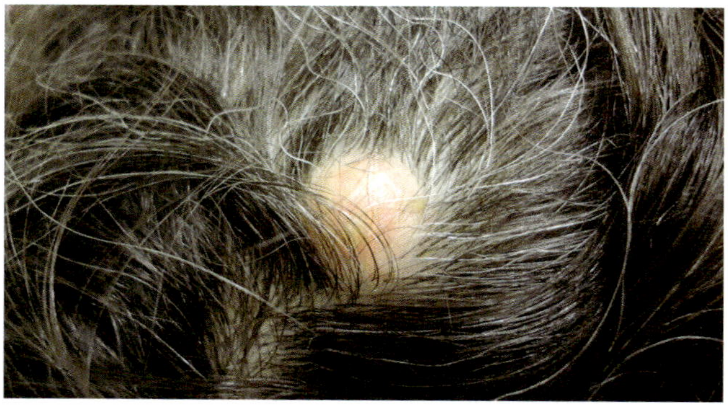

Figura 56.6 Cisto triquilemal. (Cortesia do Dr. Tiago Silveira Lima.)

Cisto híbrido. Denomina-se *cisto híbrido* aquele cujas características histopatológicas do seu epitélio combinam tanto aspectos de cisto epidermoide quanto triquilemal; em geral, tem localização na cabeça ou no pescoço.

Cisto dermoide

Em geral, já está presente durante o nascimento (60%) e surge como consequência do sequestro de células epiteliais durante a fusão dos planos na vida embrionária. Trata-se de lesão cística localizada, na maioria das vezes, na cabeça ou no pescoço, sobretudo em torno dos olhos e, frequentemente, aderida aos planos profundos (planos de fusão). Difere do cisto epidérmico pela presença, em sua parede, de qualquer uma das estruturas anexiais (pelo, glândula sebácea ou sudorípara). Cabe aqui lembrar que os teratomas benignos localizadas na região sacra são também chamadas, impropriamente, "cisto dermoide", visto que são dilatações; melhor seria chamá-las de *sinus* pilonidal. O tratamento é cirúrgico e são frequentes as recorrências.

Cisto pilonidal (sinus pilonidal)

Também conhecido como *doença do jipe* pelo traumatismo repetido por horas que ocorria com os soldados durante a guerra. Na maioria das vezes, apresenta-se na região coccígea ou glútea superior como lesão inflamatória e dolorosa de homens hirsutos. Em geral, manifesta-se após a primeira década. Faz parte da tétrade de oclusão folicular (ver Capítulo 60, item *Hidradenite supurativa, hidrosadenite*).

O tratamento é cirúrgico e, muitas vezes, é feito por segunda intenção após curetagem, tornando o pós-operatório longo e doloroso.

Cisto e fístula pré-auricular (fístula auricular congênita)

Representam invaginações epiteliais ou, mais raramente, verdadeiros cistos de localização pré-auricular. Geralmente, são unilaterais à direita. Pode ocorrer infecção, que é sua forma de manifestação clínica.

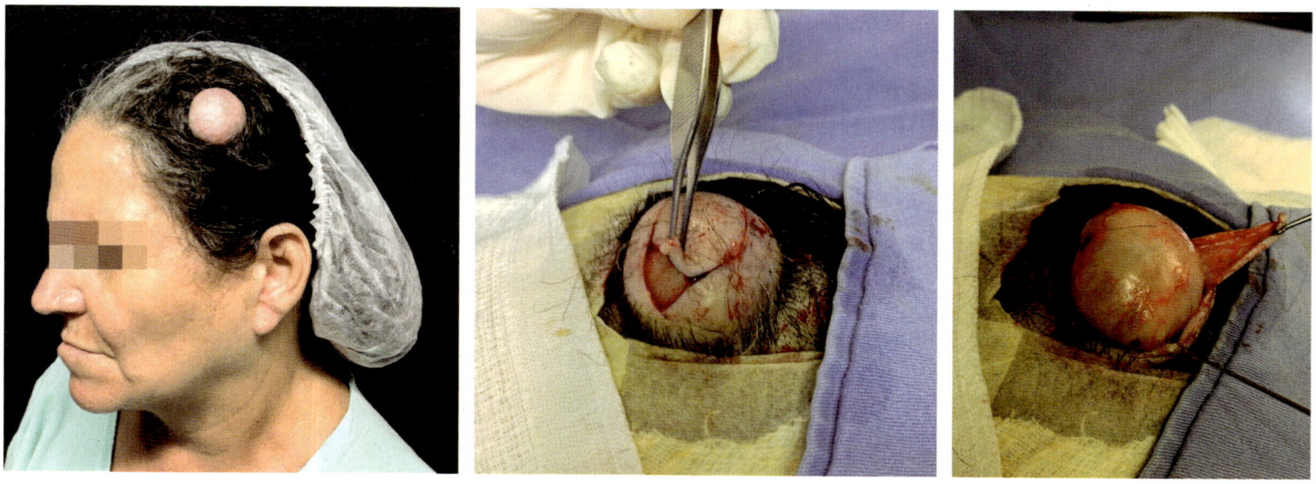

Figura 56.7 Cisto triquilemal. Exérese simples da lesão. (Cortesia do Dr. Eduardo Bornhausen-Demarch e do Serviço de Cirurgia Dermatológica do Hospital Federal de Bonsucesso.)

Cistos revestidos por epitélio escamoso não estratificado

Cisto da linha rafe mediana do pênis

A sua sinonímia *cistadenoma apócrino do pênis* já traduz a histogênese. Trata-se de lesão cística única de poucos milímetros, localizada na superfície ventral do pênis de adultos jovens de localização na glande ou próxima. Surge como consequência a um defeito do desenvolvimento do epitélio uretral. O tratamento é cirúrgico (ver Capítulo 52, item *Neoplasias benignas das glândulas sudoríparas*).

Cisto do ducto tireoglosso

A tireoide, originalmente no embrião, forma-se na base da língua, entre o 1º e o 2º arco branquial. Posteriormente, migra pela linha média até a sua localização anatômica habitual, na face anterior do pescoço. No curso normal desse evento, qualquer conexão entre a tireoide cervical e seu ponto de origem na base da língua sofre apoptose fisiológica e desaparece. Contudo, quando esse processo não se faz de maneira adequada, tecidos remanescentes podem, na idade adulta, levar à formação de cistos, fendas e fístulas, revestidos por células cilíndricas ciliadas pseudoestratificadas que, ocasionalmente, se infectam (Figura 56.8).

Cistos da fenda branquial

São também conhecidos como *cistos linfoepiteliais*. Quase sempre são de origem ectodérmica e resultantes da obliteração inadequada das fendas branquiais durante o desenvolvimento de um dos quatro arcos branquiais (Figura 56.9).

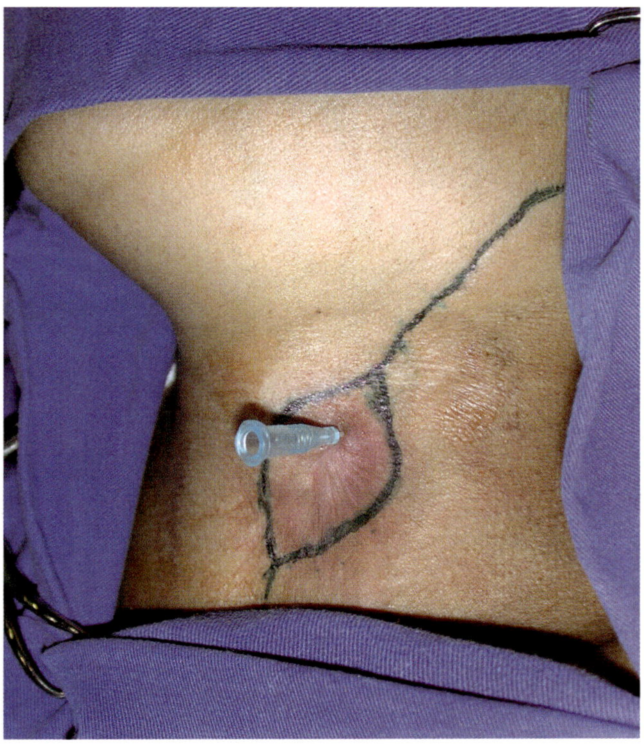

Figura 56.8 Cisto do ducto tireoglosso. (Cortesia do Dr. Cláudio Cernea.)

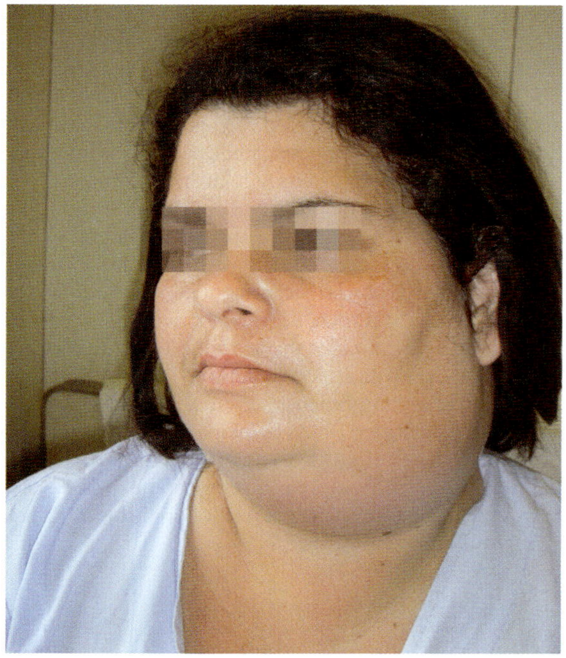

Figura 56.9 Cisto da fenda branquial. (Cortesia do Dr. Cláudio Cernea.)

O cisto do 1º arco é uma anomalia da infância e que corresponde a 90% dos casos descritos com menos de 10 anos. Já o cisto do 2º arco é o mais frequente e corresponde a cerca de 95% de todos os cistos branquiais. Apesar de congênito, raramente é identificado ao nascimento; aparece entre os 10 e 20 anos. O crescimento é lento e simula uma adenopatia cervical.

Ocorrem na região lateroanterior do pescoço, desde a porção pré-auricular até a clavícula, correspondente à 1ª ou 2ª fenda branquial. Portanto, podem conectar-se ao canal auditivo externo e à faringe. Geralmente, são revestidos por epitélio escamoso estratificado, mas também pode haver epitélio cilíndrico ciliado, focalmente associado a tecido linfoide.

Cisto broncogênico

É decorrente do sequestro na pele do epitélio respiratório durante o desenvolvimento embriológico da árvore traqueobrônquica. Manifesta-se como nódulo ou fístula epidérmica de localização preferencial acima do manúbrio e, com bem menos frequência, na região cervical anterior ou mesmo no mento. O tratamento é cirúrgico.

Pseudocistos

Por não terem revestimento epitelial, são considerados pseudocistos.

Cisto sinovial (*ganglia, cisto ganglia*)

Consiste em um acúmulo de líquido produzido a partir da cápsula articular ou bainha tendinosa adjacente. A gânglia ou cisto sinovial é a tumoração mais comum na mão. Rigorosamente falando, não é um cisto porque a coleção de líquido transparente e viscoso não está contida no interior de uma estrutura epitelial. O crescente volume líquido tende a empurrar gradualmente para longe o tecido adventício normal, e, quando esse tecido é estirado, forma-se um pseudocisto que envolve o líquido. O principal constituinte é o ácido hialurônico, um mucopolissacarídio normalmente presente no líquido sinovial.

É mais comum em indivíduos entre 20 e 50 anos. Mulheres são afetadas 2 vezes mais frequentemente que os homens. A maioria dos casos é indolor. Pode estar associado a esforços repetitivos ou a processos degenerativos osteoarticulares e tendinosos.

O mais comum é o cisto originar-se da articulação entre o escafoide e o semilunar. Se a cuidadosa análise da história e o exame físico dão razoável certeza de que a massa é um gânglio, uma aspiração por agulha pode confirmar o diagnóstico e, em alguns casos, esse procedimento é curativo. Entretanto, não deve ser tentada a aspiração de cistos localizados na face anterior do punho, porque a perfuração acidental da artéria radial com uma agulha de grosso calibre pode causar complicações significativas.

O tratamento é cirúrgico. As principais razões para a excisão são dor e aspecto estético. A parte crítica da cirurgia não é a remoção da própria massa, mas a remoção da área da cápsula articular ou bainha tendinosa produtora do líquido. A recidiva após a cirurgia não é infrequente.

Pseudocisto do pavilhão auricular

Ver Capítulo 57, item *Afecções das orelhas*.

Mucocele (cisto mucoso)

Ver Capítulo 58.

Cisto mixoide (mixoma)

Ver Capítulo 54.

Bibliografia

Cistos revestidos por epitélio escamoso estratificado

Covello SP, Smith FJ, Sillevis Smith JH *et al.* Keratin 17 mutations cause either steatocystoma multiplex or pachionyquia congenital type 2. *Br J Dermatol.* 1998 Sep;139(3):475-80.

Esterly NB, Fretzin DF, Pinkus H. Eruptive vellus hair cysts. *Arch Dermatol.* 1977 Apr;113(4):500-3.

Matte SM, Melo IS, Pinto MS, Melchior E. Cisto triquilemal proliferante: relato de um caso exuberante. *An Bras Dermatol.* 1997;72:206-10.

Requena L, Sánchez Yus E. Follicular hybrid cysts. An expanded spectrum. *Am J Dermatopathol.* 1991 Jun;13(3):228-33.

Schmook T, Burg G, Hafner J. Surgical pearl: mini-incisions for the extraction of steatocystoma multiplex. *J Am Acad Dermatol.* 2001 Jun;44(6):1041-2.

Cistos revestidos por epitélio escamoso não estratificado

Baek SC, Houh D, Byun DG, Cho BK. Hürthle cell adenoma of the thyroglossal duct fistula. *Int J Dermatol.* 1998 Oct;37(10):784-6.

Mavrogenis AF, Papagelopoulos PJ, Sapkas GS *et al.* Lumbar synovial cysts. *J Surg Orthop Adv.* 2012 Winter;21(4):232-6.

Nagore E, Sanchez-Motilla JM, Febrer MI, Aliaga A. Median raphe cysts of the penis: a report of five cases. *Pediatr Dermatol.* 1998 May-Jun;15(3):191-3.

Nicollas R, Guelfucci B, Roman S, Triglia JM. Congenital cysts and fistulas of the neck. *Int J Pediatr Otorhinolaringol.* 2000 Sep;55(2):117-24.

Ramon R, Betlloch I, Guijarro J *et al.* Brochogenic cyst presenting as a nodular lesion. *Pediatr Dermatol.* 1999 Jul-Aug;16(4):285-7.

Dermatologia Topográfica de Mucosas e Anexos

PARTE 16

57

Afecções Dermatológicas por Segmento Corporal

Luna Azulay-Abulafia ◆ **David Rubem Azulay**

Afecções das orelhas

Policondrite recorrente

Doença rara, caracterizada por episódios recorrentes de inflamação das cartilagens. A manifestação clínica mais frequente (80 a 90%) é uma condrite (eritema, dor e edema) auricular, muitas vezes unilateral, que caracteristicamente poupa o lóbulo (Figura 57.1). Outras cartilagens frequentemente envolvidas são: articular, ocular e do trato respiratório. Quando a doença está em atividade, podem ocorrer febre e artrite associadas; a velocidade de hemossedimentação é caracteristicamente elevada. Leucocitose e/ou hematócrito e hemoglobina diminuídos são frequentes. Os surtos recorrentes levam à queda do pavilhão auricular, e o nariz ganha o aspecto em sela; cada episódio dura de 1 a 2 semanas (ver Capítulos 24 e 58, itens *Doença de Behçet/síndrome de Behçet* e *Aftas e estomatite aftosa recorrente* respectivamente).

A patogenia está relacionada com a existência de anticorpos circulantes contra colágeno tipo II, que é quase exclusivo de cartilagens. A imunofluorescência direta revela depósitos granulares de imunoglobulinas e complemento. Cerca de 20% dos pacientes têm doença autoimune associada.

O tratamento é realizado com prednisona 20 a 30 mg/dia; citostáticos têm algum valor. Ocorre mortalidade em 1/3 dos casos por colapso e obstrução das vias respiratórias ou complicações cardíacas.

Pseudocisto do pavilhão auricular

Caracteriza-se por aumento de volume, por vezes deformante, com certa flutuação, de aproximadamente 1 cm de diâmetro, localizado na superfície anterior da orelha (Figura 57.2). O mecanismo desencadeante parece ser traumático, visto que é comum a ocorrência em lutadores de jiu-jítsu, bem como em pacientes com policondrite recorrente. A punção pode dar saída a fluido viscoso, claro, de tonalidade amarelada. A histopatologia revela uma cavidade na cartilagem, cuja parede não revela estrutura epitelial, mas cartilagem degenerada que ganha aspecto eosinofílico e amorfo. O tratamento inicial é feito por aspiração do conteúdo, acompanhada ou não de corticosteroide intralesional.

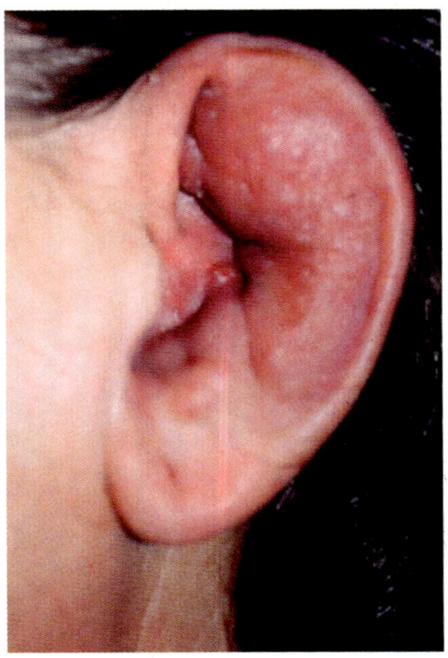

Figura 57.1 Policondrite recorrente. Observe que o eritema caracteristicamente poupa o lóbulo, já que não é cartilagem. (Arquivo IDPRDA-SCMRJ.)

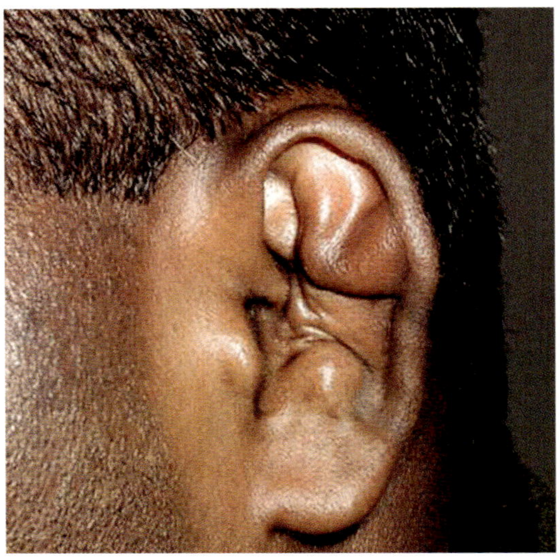

Figura 57.2 Pseudocisto de pavilhão auricular em lutador de jiu-jítsu. (Cortesia do Dr. Antonio D'Acri.)

Condrodermatite nodular da hélix (nódulo doloroso da orelha)

É absolutamente característica pela localização, pelo aspecto e pelo fato de ser dolorosa a ponto de interferir no sono, com predomínio em adultos do sexo masculino de idade superior a 40 anos. Vários fatores parecem atuar na patogenia: trauma (mecânico e ambiental), idade (perda de elasticidade, afinamento da pele, cartilagem e alterações vasculares e do tecido conjuntivo) e, por último, a pouca vascularização típica da região.

A lesão apresenta crescimento rápido até alcançar seu tamanho máximo, que varia de 0,5 a 2 cm de diâmetro. Em geral, é única, de aspecto cupuliforme, com crosta central que recobre pequena cratera e pequeno halo eritematoso. A localização preferencial é o ápex da orelha e é mais frequente na orelha direita; ocorre também na anti-hélix. Raramente é bilateral.

Na histopatologia, encontra-se acantose com paraceratose nas bordas do pertuito, pelo qual é eliminado material dérmico degenerado e necrótico (eliminação transepitelial). Na vizinhança, observa-se tecido de granulação com neoproliferação vascular, ocasionalmente semelhante ao encontrado nos tumores glômicos – o que justificaria manifestações dolorosas tão intensas.

O principal diagnóstico diferencial é feito com o carcinoma espinocelular, não apenas pelo aspecto clínico, mas também devido à hiperplasia pseudocarcinomatosa que ocorre na borda do pertuito. Outros diferenciais são ceratose actínica e carcinoma basocelular.

O tratamento inicial consiste em corticoterapia tópica, de preferência em creme de alta potência, 2 a 3 vezes/dia. Injeção intralesional de corticosteroide, triancinolona 10 mg/mL, 0,2 mL (uma ou poucas aplicações a cada semana) pode ser curativa. Há relato de boa resposta com aplicação de nitroglicerina a 2%, 2 vezes/dia; em caso de cefaleia ou queimação, é possível diluir à metade. Em caso de fracasso, fica indicada a excisão cirúrgica.

Trabalho recente com terapia fotodinâmica demonstrou, em 43 pacientes, resposta completa em 33 deles (76,7%) em relação à dor; cinco pacientes tiveram a dor diminuída, mas com persistência do nódulo; três não obtiveram resposta; e 10 (23,3%) pacientes apresentaram recorrência, em média, 24,9 meses depois. O número médio de sessões foi de 2,3.

Em termos evolutivos, no geral, ocorre persistência do processo, exceto se tratado adequadamente.

Granuloma *fissuratum*

Na realidade, não se trata de um granuloma, e sim de uma lesão que simula clinicamente um carcinoma basocelular; histopatologicamente, contudo, trata-se de uma hiperplasia pseudoepiteliomatosa com infiltrado inflamatório inespecífico na derme; localiza-se quase exclusivamente atrás da orelha, o que tem levado à suspeita de ser devido ao uso de óculos; é uma lesão papulosa fissurada, podendo medir até 2 cm.

Cistos

São frequentes cistos tanto no lóbulo da orelha como nas regiões periauriculares. Geralmente, infectam-se e tornam-se dolorosos. A grande quantidade de cistos torna bastante improvável a cura cirúrgica definitiva. Por vezes, a exérese é feita em bloco, tal a quantidade das lesões.

Nódulos elastóticos das orelhas (Carter)

São pequenas formações nodulares localizadas na anti-hélix de pessoas que já se expuseram ao sol em demasia (ver Capítulo 77).

Afecções dos pés

Pápulas piezogênicas

Caracterizam-se clinicamente pela erupção de pápulas, por vezes nódulos cor da pele, de consistência amolecida, mais frequentemente na lateral dos calcanhares, e se sobressaem na posição ortostática (Figura 57.3); raramente se localizam na lateral das mãos. Em geral, são assintomáticas e não costumam ser dolorosas, passando despercebidas na maioria das vezes. A patogenia está relacionada com um defeito estrutural do tecido conjuntivo, com consequente perda progressiva da septação normal do tecido celular subcutâneo, que sofre herniamento sob pressão, penetrando no conjuntivo dérmico. A orientação terapêutica é dada aos pacientes sintomáticos, que devem evitar a posição ortostática por longos períodos e o uso de sapatos de salto alto.

Queratólise puntuada

Ver Capítulo 41, item *Corinebacterioses cutâneas*.

Tumor glômico

Ver Capítulo 40.

Granuloma piogênico ou hemangioma capilar lobular

Ver Capítulo 40.

Ceratodermia

Ver Capítulo 68, item *Ceratodermias palmoplantares*.

Calo (tilose)

Trata-se de um problema médico frequente e, em geral, decorre de sapatos inadequados em pessoas com predisposição, por vícios e/ou deformidades ortopédicas. No local de pressão e/ou atrito, sobre proeminência óssea, surge lesão pouco elevada, endurecida, amarelada, de 0,5 a 2 cm de diâmetro. As localizações preferenciais são a face laterossuperior do quinto pododáctilo e

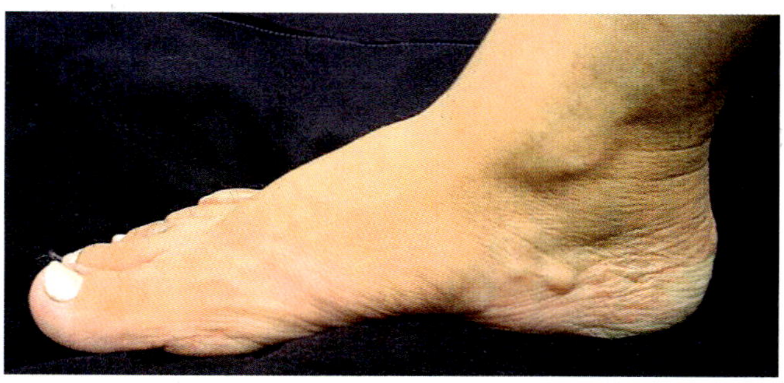

Figura 57.3 Pápulas piezogênicas. (Cortesia do Dr. Antonio D'Acri.)

a face plantar da articulação metatarsofalangiana próxima ao primeiro pododáctilo. É frequente também nos espaços interdigitais, devido à pressão de um dedo sobre outro, revelando, muitas vezes, à palpação, discreta proeminência óssea. Nesse caso, por ser região de dobra, a coloração é esbranquiçada e apresenta maceração. É o chamado **calo mole** ou **calo branco**, muitas vezes confundido com candidíase (Figura 57.4). Com o envelhecimento, os pés tendem à eversão ("desabamento") e isto explica tanto o calo mole quanto a incidência aumentada de calo nos quintos pododáctilos.

A patogenia está relacionada com o desenvolvimento de hiperceratose circunscrita, que se introduz e comprime a camada de Malpighi e também a papila dérmica subjacente, causando dor à pressão. Alguns pacientes relatam sensibilidade atmosférica, ou seja, referem dor relacionada a variações climáticas. Manipulação inadequada pode levar a quadros de celulite ou erisipela. Por vezes, o diagnóstico diferencial com verruga plantar é bastante difícil e requer tempo para o diagnóstico correto, já que, em princípio, biopsia seguida de exame histopatológico é exagero e pode, por vezes, não possibilitar conclusão. Nesta, em termos gerais, encontramos discreta depressão, centro encarquilhado e, eventualmente, visualizamos pontilhado hemorrágico, por se tratar de uma papilomatose (Quadro 57.1 e Figuras 45.6 e 61.18 A).

O tratamento consiste em corrigir o fator desencadeante. O uso de sapatos adequados, o emprego de almofadas ou anéis protetores e a correção das eventuais deformidades ortopédicas são medidas fundamentais. O uso de ceratolíticos é de grande valia (ácido salicílico em coloide ou vaselina na concentração de 20 a 40%). Nos calos interpododáctilos, pode ser necessária exérese da proeminência óssea dos artelhos envolvidos. A localização na face laterossuperior do quinto pododáctilo é fruto da eversão do arco plantar, o que é constatado pelo gasto assimétrico, na parte lateral da sola dos sapatos; nesse caso, está indicado o uso de palmilha apropriada.

Calosidade

Trata-se de um processo reativo mais à fricção do que à pressão continuada, e é menos focal que o calo (Figura 57.5). É frequente em desportistas ou operários, bem como em indivíduos negros. Por ser um tipo de ceratodermia, ocorre, ocasionalmente, fissura, que pode ser bastante dolorosa e também servir de porta de entrada para infecções. Uma nova apresentação tem sido observada em usuários contumazes de PlayStation®, onde pode se observar no polegar ou na ponta deste, dor, bolha, dormência, edema ou rigidez; eventualmente, ocorre uma calosidade no 3º quirodáctilo, que é o dedo que sofre a fricção com o controle do jogo (*PlayStation thumb*). O tratamento consiste, se possível, na mudança do hábito e também no uso de pomada, vaselina ou coloide contendo ácido salicílico na concentração de 20 a 40% ou ureia nas mesmas concentrações.

Petéquias calcâneas

Também conhecidas como *calcanhar preto* ou *sufusões hemorrágicas traumáticas puntiformes do calcanhar*; surgem em consequência de esforços físicos exagerados. Caracterizam-se por

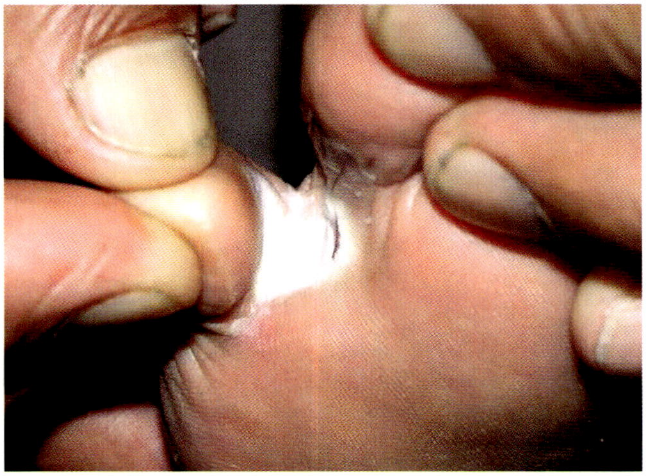

Figura 57.4 Calo mole ou branco. (Cortesia do Dr. Antonio D'Acri.)

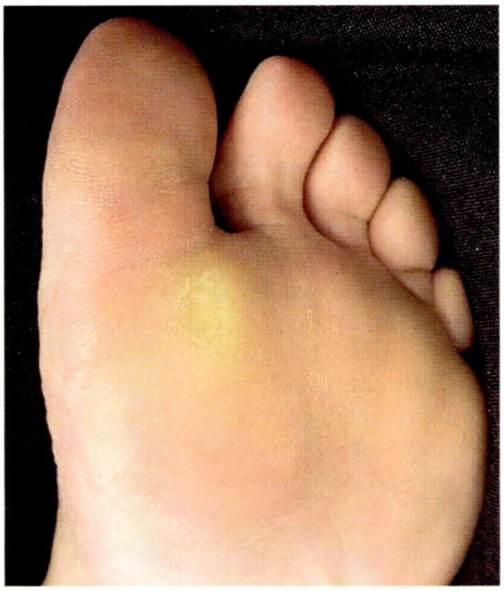

Figura 57.5 Calosidade. (Cortesia do Dr. Antonio D'Acri.)

Quadro 57.1 Diferenças entre calo e verruga plantar.

Diferenças	Calo	Verruga plantar
Localização	Exclusivo das regiões de maior pressão	Qualquer região
Dermatóglifos	Preservados	Não preservados
Dor maior	Compressão vertical	Compressão lateral
Sensibilidade atmosférica	Eventual	Não
Pontilhado hemorrágico	Não	Por eventual trauma (papilomatose)
Alterações histopatológicas	Hiperceratose exagerada	Hiperceratose, papilomatose e abundância de grânulos de cerato-hialina

lesões pontuadas de cor negra, isoladas ou agrupadas, secundárias a pequenas hemorragias da derme papilar que se infiltram em direção à camada córnea. Uma variante importante, eventualmente dolorosa, sobretudo porque faz diagnóstico diferencial com melanoma, é o hematoma subungueal, que pode provocar onicólise e é também decorrente de exercícios físicos exagerados ou trauma.

Mal perfurante plantar (úlcera neurotrófica plantar)

É uma síndrome caracterizada por ulceração plantar, e que ocorre em várias doenças em decorrência do envolvimento do sistema nervoso periférico ou central. É também conhecida como *úlcera anestésica*, pela característica ausência de dor. Inicialmente, surge ceratose circunscrita na região plantar, em geral unilateral, sobretudo nas áreas de maior apoio (área do primeiro ou quinto metatarsiano e calcâneo). Depois de alguns meses ou anos, estabelece-se um sulco em torno dessa área, que a elimina, formando-se, então, úlcera de evolução crônica, atônica, praticamente sem exsudato inflamatório e com fundo róseo (Figura 57.6). Na sua evolução, ocorrem com certa frequência episódios agudos de infecção secundária, edema, eritema, febre e exsudato seropurulento, podendo, nessas circunstâncias, haver dor. Há reabsorção óssea, inclusive com eliminação de esquírolas por úlcera. À medida que o comprometimento ósseo é maior, o tamanho do pé diminui e passa a ter aparência do pé de foca. Transtornos vasomotores, como cianose, hipo ou hiperidrose, onicodistrofias, osteomielite e outros, são observados com relativa frequência, enquanto tétano é raro. A principal causa é o diabetes, seguido pelo alcoolismo.

Diante de um caso de mal perfurante plantar, impõe-se o diagnóstico preciso da doença básica, conforme se segue.

Hanseníase. A ocorrência de lesões cutâneas com alterações da sensibilidade ajuda no diagnóstico. O mal perfurante plantar ocorre em quaisquer das formas de hanseníase (Figura 57.7).

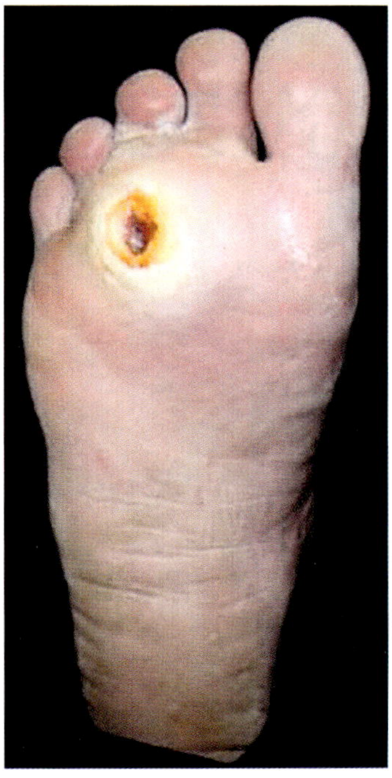

Figura 57.6 Mal perfurante plantar. (Coleção IDPRDA-SCMRJ.)

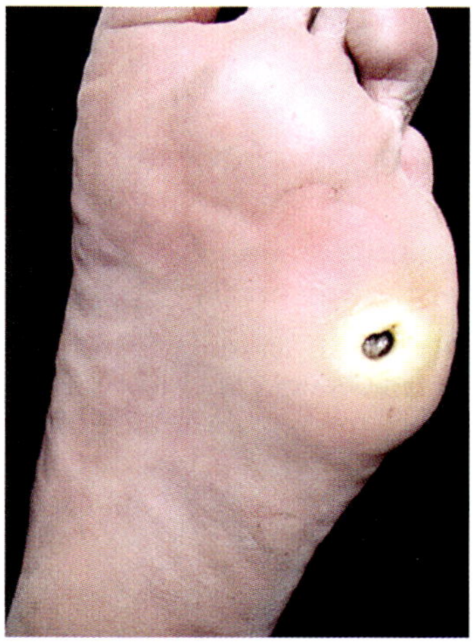

Figura 57.7 Mal perfurante plantar por hanseníase.

Ressalte-se o fato de que, na tuberculoide, é unilateral, enquanto na virchowiana é bilateral. A pesquisa de bacilo só tem valor nas formas virchowiana e dimorfa. Há espessamento dos nervos, sobretudo do tibial posterior, e diminuição ou abolição da sensibilidade térmica, dolorosa e tátil e da sudorese. Não há sintomatologia do sistema nervoso central, e os reflexos tendinosos estão normais (ver Capítulo 42).

Neuropatia sensorial hereditária tipo I (síndrome de Thevenard, acro-osteólise familiar). Manifesta-se, em especial, na adolescência e caracteriza-se por úlceras, mais frequentemente localizadas na região plantar. Há dissociação siringomiélica, lesões osteoarticulares das extremidades, perda do reflexo aquileu e acometimento do nervo auditivo com surdez progressiva. Inicialmente, as lesões são indolores, podendo surgir, em uma fase tardia, dores que lembram a *tabes dorsalis*. A doença é autossômica dominante, tendo sido relatados casos não familiais; é geneticamente heterogênea, com identificação de mutações em dois genes até o momento: *SPTLC1* e *RAB7A*, que se localizam nos cromossomos 9q22.2 e 3q21.3, respectivamente.

Tabes *dorsalis*. Além da sorologia positiva para sífilis, há alterações dos reflexos, sobretudo do aquileu (ausência). Outros achados são as dores lancinantes nos membros inferiores e abdominais, ptose palpebral discreta, juntas de Charcot e perda da libido.

Siringomielia. Seu início é na idade adulta e surge como consequência da existência de cavidades na medula, em geral na região cervical. Frequentemente, há associação de malformações congênitas da medula, do cérebro e do crânio. Há perda das sensibilidades térmica e álgica, com preservação da sensibilidade tátil, caracterizando a clássica *dissociação siringomiélica*. Devido a traumas repetidos, surgem calosidades, deformações ungueais e alterações ósseas. Observam-se, ainda, incontinências fecal e urinária. A mielografia é útil no diagnóstico.

Espinha bífida. A radiografia lombossacra possibilita o diagnóstico com facilidade.

Arterioesclerose. Ocorrem alterações de todos os tipos de sensibilidade, com outros sinais de comprometimento vascular: claudicação intermitente e diminuição ou ausência de pulso nos membros inferiores.

Polineuropatia diabética. O acometimento dos membros é bilateral e simétrico; há alterações da sensibilidade em luvas e botas. Ocorre em adultos diabéticos de longa duração (ver Figura 3.3).

Alcoolismo. Provoca polineuropatia motora e sensitiva. História e outros sinais de alcoolismo tornam possível o diagnóstico.

Analgesia congênita. O quadro caracteriza-se por ausência de dor, com conservação dos demais tipos de sensibilidade.

Neuropatia traumática. A história de lesão do nervo por traumatismos de diversas naturezas orienta o diagnóstico.

Neuropatias hipertróficas. São de natureza genética, com distúrbios predominantemente motores, espessamento de nervos e alterações do mioeletrograma. Cumpre distinguir três tipos clínicos: Déjèrine-Sottas, Refsum e Charcot-Marie-Tooth (decorrente da perda da conexina 32, que é responsável pela difusão de nutrientes e moléculas de sinalização aos nervos periféricos).

Neuropatia amiloidósica. Há perda das sensibilidades dolorosa e térmica, com anidrose, descontrole esfincteriano e atrofia muscular. Há os tipos hereditário e não hereditário (ver Capítulo 65).

Quando há possibilidade, a terapêutica deve ser voltada para a doença de base. O tratamento sintomático procura diminuir a possibilidade de infecção e reparar cirurgicamente o defeito. A bota de Unna é útil.

Exostose

A localização mais característica é sob a unha do primeiro pododáctilo e acaba por causar deformidade da parte acometida; simula verruga. Nessa localização, recebe o nome de *exostose subungueal*. O exame radiológico revela calcificação e o tratamento é cirúrgico.

Hipoqueratose palmar ou plantar circunscrita

Embora possa ter localização plantar, é muito mais frequente nas mãos, sobretudo na eminência tenar. Prevalece em mulheres de meia-idade. Geralmente, apresenta-se como lesão única, arredondada, bem definida e erosada com superfície eritematosa e pouca sintomatologia. Essa condição resulta de um comprometimento da proliferação ou diferenciação epidérmica, culminando em adelgaçamento da córnea. Pode ser observada em contextos infecciosos, inflamatórios ou genéticos. A biopsia deve ser feita na borda para demonstrar a súbita transição da pele normal para a lesional. Na patologia, temos essencialmente um afinamento súbito da camada córnea (pode lembrar uma escada) e, ocasionalmente, da camada granulosa. No diagnóstico diferencial, devemos considerar a poroceratose de Mibelli e a doença de Bowen. O tratamento pode ser feito com calcipotriol.

Intertrigo interpododáctilo (pé de atleta)

Ver item *Afecções das dobras*, adiante, e Capítulo 46.

Afecções dos mamilos

Doença de Paget

O consenso atual é de que a doença de Paget, de localização mamária, representa, de início, um carcinoma de células ductais, ou seja, um tumor intraepitelial (corresponde de 1 a 4,3% dos tumores de mama). A principal hipótese para explicar seu surgimento é a migração das células tumorais, a partir do tumor, através dos ductos, até chegar à epiderme, surgindo no mamilo a lesão clínica inicial. Esta é unilateral, tem aspecto eczematoso, bordas bem definidas e, às vezes, acompanha-se de prurido (Figura 57.8); com a progressão da lesão, a aréola e a pele adjacente são invadidas (Figura 57.9). A lesão pode ser bastante pigmentada (forma pigmentada). Ocorre predominantemente em adultos do sexo feminino; no entanto, raros casos foram descritos em homens, sobretudo em uso de estrogênio devido a carcinoma de próstata. Quando diagnosticada, já é relativamente alta a ocorrência de metástase ganglionar. O exame histopatológico é característico e revela as células de Paget, que têm origem apócrina. Estas são grandes e claras (PAS+ e DOPA–), localizadas na epiderme; infrequentemente, ocorre acantólise secundária. Se houver necessidade, a imuno-histoquímica confirma o diagnóstico com positividade para antígeno carcinoembrionário (CEA), antígeno de membrana epitelial (EMA) e citoqueratina 7.

A *doença de Paget extramamária* (Figura 57.10) é classificada em primária (maioria) e representa um tumor intraepitelial primário; as células teriam origem nas glândulas apócrinas intraepidérmicas ou a partir das células pluripotenciais da epiderme. A localização mais frequente ocorre em áreas ricas de glândulas apócrinas como regiões anogenital e axilar. A forma secundária ocorre por extensão (disseminação epidermotrópica) de um adenocarcinoma de reto, ânus ou cérvice etc. ou por um adenocarcinoma apócrino subadjacente. O aspecto clínico é semelhante ao da forma mamária e pode ser bastante pruriginoso.

O diagnóstico diferencial da lesão de mama é realizado com o eczema de contato, diferindo deste por ser unilateral, não tão pruriginoso, e pela evolução e resposta inadequada à terapia; a experiência mostra que tal erro diagnóstico é a mais frequente causa de atraso no diagnóstico de doença de Paget mamária.

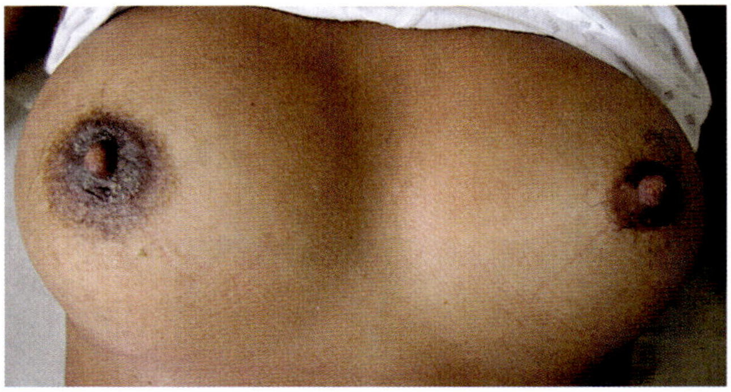

Figura 57.8 Doença de Paget. Aspecto eczematoso unilateral de mamilo. Momento em que todo médico deveria ser capaz de fazer o diagnóstico.

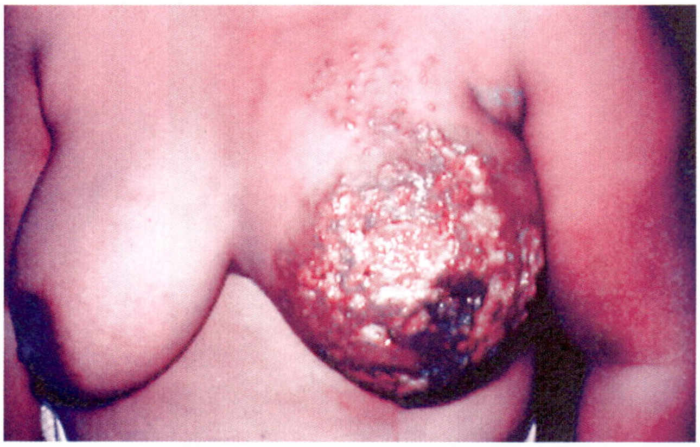

Figura 57.9 Doença de Paget já metastática. (Arquivo IDPRDA-SCMRJ.)

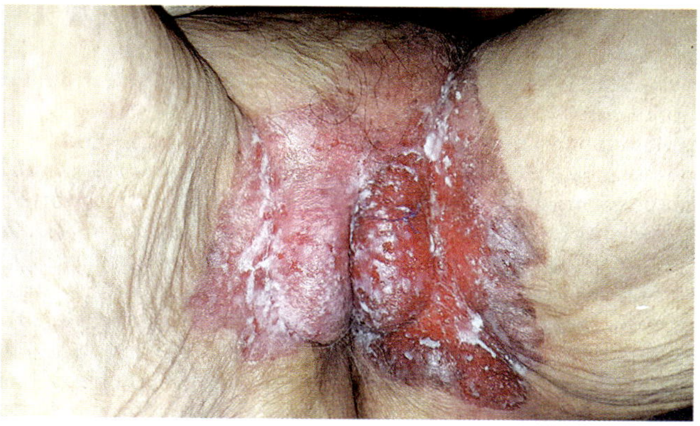

Figura 57.10 Doença de Paget extramamária. (Cortesia do Dr. Kleber Ollague.)

Quando pigmentada, a lesão faz diagnóstico diferencial com melanoma, inclusive do ponto de vista histológico. Outro diagnóstico a ser considerado é adenomatose erosiva do mamilo.

A biopsia deve ser feita, preferencialmente, no mamilo, pois, do contrário, a patologia pode revelar apenas processo inflamatório inespecífico reativo à ocorrência do tumor.

O diagnóstico diferencial da forma extramamária se faz com a doença de Bowen; na região perineal, muitas vezes, é diagnosticada erroneamente como infecção fúngica; do ponto de vista clínico e patológico, quando a lesão está localizada na região perineal, o diagnóstico diferencial é realizado com o melanoma. A doença de Paget extramamária pode anteceder ou acompanhar, em cerca de 30% dos casos, um adenocarcinoma (uretra, próstata, útero, intestino), podendo ser também considerada uma dermatose paraneoplásica.

O tratamento é cirúrgico, no entanto, quando extramamária primária, o tratamento com imiquimode, 1 vez/dia, durante 3 semanas e, posteriormente, em dias alternados por mais 3 semanas, mostrou-se curativo em três tumores de localização vulvar. Isso se aplica quando a doença não é invasiva e também pode ser útil para a doença recorrente, evitando cirurgias mutilantes.

Hiperceratose nevoide do mamilo

Ocorrem espessamento e hiperpigmentação do mamilo e ocasionais lesões papulares verrucosas ou filiformes. Doenças eventualmente associadas incluem linfoma de células T e algumas desordens de ceratinização. Em homens, ocorre mediante o uso de estrogênio. Como tratamento, recentemente foi proposto o calcipotriol, 2 vezes/dia, em pomada, com bons resultados. Outras modalidades de tratamento são agentes ceratolíticos, emolientes, criocirurgia e *laser* de CO_2, com resultados razoáveis.

Adenomatose erosiva do mamilo

Trata-se de um adenoma dos ductos mamilares principais; em geral, é unilateral; é doença rara que acomete mulheres na meia-idade. Há discreto eritema e exsudação, simulando a doença de Paget; por vezes, dá saída a sangue. Posteriormente, o mamilo se torna espessado e nodular. O tratamento consiste em excisão do mamilo.

Mamilo de corredora

A fricção continuada leva à irritação local e é mais pronunciada nas não usuárias de sutiã, embora também possa ocorrer em homens.

Neurofibromatose

É típica a localização mamilar de neurofibromas na neurofibromatose (ver Capítulo 73, item *Neurofibromatoses*).

Mamilos rudimentares

Pode ocorrer ausência ou malformação de maneira isolada ou acompanhada de outras anomalias.

Politelia

É a existência de mais de um mamilo, encontrado na denominada *linha láctea embriológica*, que vai da linha axilar anterior à prega inguinal. É confundido com nevo ou, mais dificilmente, com verruga. A localização facilita o diagnóstico (Figuras 57.11 e 57.12). A síndrome SNUB (*supernumerary **n**ipples, **u**ropathies, **B**ecker's melanosis*) caracteriza-se por mamilos supranumerários, uropatias e melanose de Becker (ver Capítulo 14, item *Nevo de*

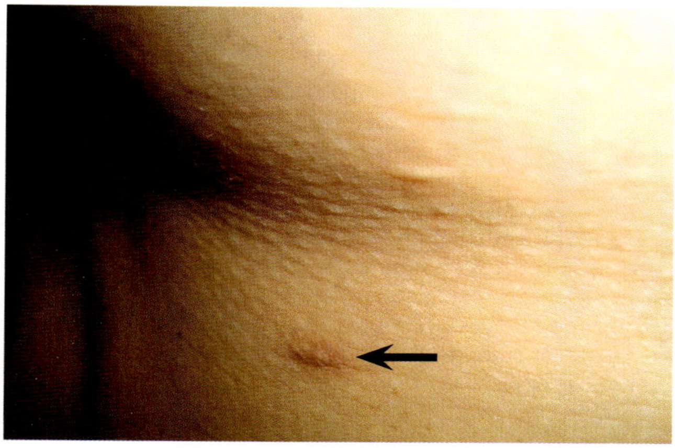

Figura 57.11 Politelia.

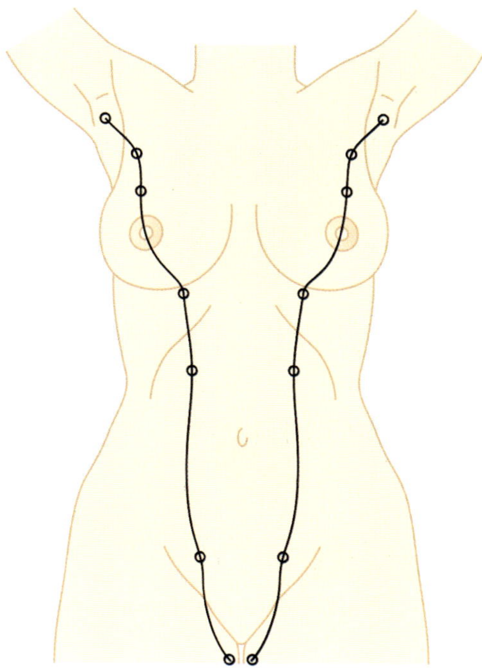

Figura 57.12 Linha láctea.

Becker [melanose de Becker]). Por vezes, podemos ter também massa tumoral de consistência fibroelástica na região axilar (70% dos casos) e o restante ao longo da linha láctea; em cerca de 20% dos casos é bilateral. A denominação para esse tecido mamário extranumerário é *mama ectópica, acessória* ou *polimastia*. O principal diagnóstico diferencial é com lipoma (Figura 57.13).

Afecções do umbigo e da região periumbilical

Essas regiões são sede frequente de numerosas afecções que já foram estudadas em outros capítulos, como: escabiose, dermatite seborreica, psoríase, pseudoxantoma elástico, granuloma piogênico e reação do tipo corpo estranho (*piercing*), hérnia umbilical, malformações congênitas, adenocarcinoma de elementos do úraco e metástases de diversos carcinomas e que são conhecidos, nessa localização, como *Sister Mary Joseph's nodules.**

Endometriose

Difere-se por tecido endometrial em atividade fora da cavidade uterina, com predileção pela 3ª e 4ª décadas de vida. A endometriose é relativamente comum, com prevalência em torno de 10% nas mulheres em idade reprodutiva. A localização extrapélvica ocorre em aproximadamente 34% das pacientes e se distribui, em frequência decrescente, em intestino, pele (umbigo e cicatrizes abdominais, sobretudo relacionadas com cirurgias uterinas), região inguinal e coxas, pulmões e pleura, pâncreas, meninges e vértebras. O umbigo é a localização mais frequente da endometriose cutânea e corresponde a 0,5 a 1% do total de casos.

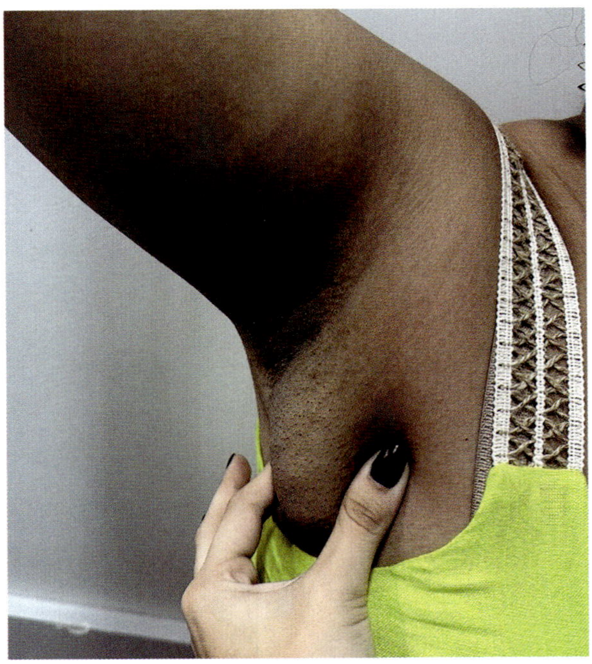

Figura 57.13 Polimastia. (Cortesia da Dra. Júlia Lessa Bretas.)

*Nome da irmã em que foi descrita essa localização de metástase. Ela trabalhava na Clínica Mayo, e o local primário do tumor era o ovário.

O aspecto pode ser de uma lesão sólida ou cística, com diâmetro que varia de poucos milímetros até 6 cm, coloração desde o preto-azulado ao vermelho intenso ou castanho, podendo apresentar ou não edema, dor, aumento da sensibilidade e sangramento no período menstrual (Figura 57.14). Acredita-se que ocorra, geralmente, devido a implantes durante procedimentos cirúrgicos uterinos; na ausência destes, o transporte e a implantação das células endometriais ocorrem pelo sistema linfático. Quando o tecido endometrial ectópico não responde aos hormônios progestogênicos, provavelmente por imaturidade ou incapacidade de diferenciação completa do tecido, não há sangramento, o que torna o diagnóstico clínico muito difícil.

Na histopatologia das lesões cutâneas, podem ser observadas luzes glandulares irregulares, circulares, alongadas ou angulares, na derme reticular ou hipoderme, circundadas por estroma altamente vascular e celular, semelhante ao do endométrio uterino, portanto, tende a se comportar conforme a fase do ciclo menstrual. O tratamento da endometriose umbilical é cirúrgico. É fundamental investigar outros focos da doença e, se presentes, deve-se associar terapia hormonal.

Granuloma umbilical

Em neonatos não é incomum (cerca de 3%) a ocorrência, no coto umbilical, de granuloma piogênico que, nesta região, recebe a denominação *granuloma umbilical*. Esse tecido de granulação é a principal causa de retardo no processo de cicatrização umbilical. O tratamento pode ser feito com bastão de nitrato de prata, aplicação diária, ou aplicação de TCA a 30%.

Afecções das dobras

Intertrigo

Entende-se por intertrigo qualquer processo inflamatório agudo ou crônico nas regiões de dobras, independentemente da etiologia. Na maioria das vezes, a gênese do intertrigo se relaciona com fricção, calor, umidade e, posteriormente, infecção; como fatores predisponentes, podem ser mencionados: obesidade, sudorese excessiva, atividade física e diabetes. Nos espaços interpododáctilos, é também conhecido como *pé de atleta* e é porta frequente para erisipela.

As lesões têm apresentação variada e podem depender da etiologia, assim como a ocorrência de prurido. Eritema, edema,

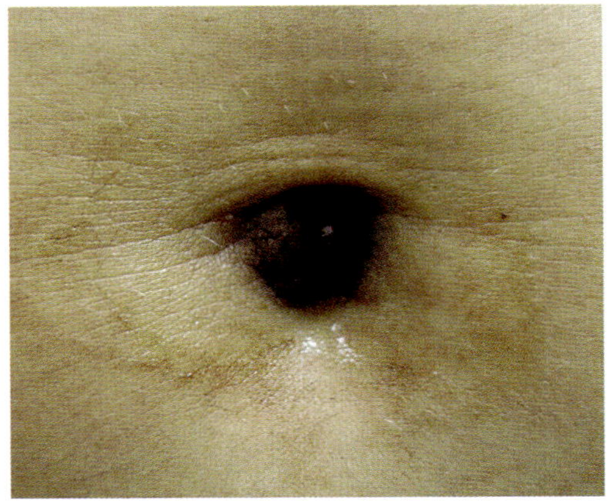

Figura 57.14 Endometriose. Observe discreta crosta hemorrágica. (Cortesia da Dra. Mônica Manela-Azulay.)

erosões, vesiculação, exsudação, maceração, descamação, fissura e crosta são possibilidades lesionais.

A etiologia é bastante variada: candidíase, dermatofitose, eritrasma, estreptocócica etc.; dermatite por irritante primário, eczema de contato, atópico, seborreico e psoríase invertida; doença de Hailey-Hailey, doença de Letterer-Siwe, deficiência de riboflavina e piridoxina (vitaminas B_2 e B_6).

O tratamento, quando possível, deve ser dirigido de modo específico à doença de base. Em termos gerais, lesões úmidas demandam banhos ou compressas.

Pustulose amicrobiana das dobras

Conceito

Descrita por Béatrice Crickx em 1991, essa dermatose neutrofílica ocorre predominantemente nas dobras, mas também no couro cabeludo e nas regiões periorificiais da face, bem como orelhas. Manifesta-se principalmente em mulheres com idade próxima aos 30 anos, associada a doenças autoimunes, especialmente lúpus eritematoso sistêmico (LES). É doença recidivante com lesões foliculares e não foliculares.

Etiopatogenia

Ainda não está estabelecida a etiopatogenia; porém, pode representar uma manifestação de processo autoinflamatório. Obviamente, as culturas para pesquisa de bactérias devem ser negativas.

Clínica

Presença de pústulas sobre base eritematosa, eventualmente evoluindo para exulceração. Sua localização nas flexuras incluem as dobras da região anogenital, além de axilas. Outras localizações são meato auditivo externo e umbigo.

Histopatologia

Na epiderme, há formação de pústula espongiforme; na derme, presença de infiltrado neutrofílico perianexial e perivascular.

Diagnóstico diferencial

Com outras pustuloses estéreis como pustulose subcórnea, variantes da psoríase pustulosa e impetigo bolhoso.

Tratamento

Responde à corticoterapia sistêmica, mas também há relatos do tratamento com dapsona, colchicina, ciclosporina, hidroxicloroquina ou metotrexato. Pela implicação autoinflamatória, também existem relatos do uso de anakinra e medicamentos anti-TNF.

Bibliografia

Afecções das orelhas

Epstein E. Granuloma fissuratum of the ears. *Arch Dermatol.* 1965 Jun;91:621-2.

Flynn V, Chisholm C, Grimwood R. Topical nitroglycerin: a promising treatment option for chondrodermatitis nodularis helicis. *J Am Acad Dermatol.* 2011 Sep;65(3):531-6.

García-Malinis AJ, Turrión-Merino L, Pérez-García B *et al.* Observational study of chondrodermatitis nodularis helicis treated with methyl aminolevulinate photodynamic therapy. *J Am Acad Dermatol.* 2017 Jun;76(6):1103-8.

Moncrieff M, Sassoon, EM. Effective treatment of chondrodermatitis nodularis chronica helices using a conservative approach. *Br J Dermatol.* 2004 May; 150(5):892-4.

Requena L, Aguilar A, Sanchwz YE. Elastic nodules of the ears. *Cutis.* 1989 Dec; 44(6):452-4.

Tristão OC, Baraky AK, Pereira CA. Pseudocisto no pavilhão auricular. *An Bras Dermatol.* 1995;70:235-7.

Afecções dos pés

Auer-Grumbach M. Hereditary sensory neuropathy type I. *Orphanet J Rare Dis.* 2008 Mar;18;3:7.

Dabas G, Vinay K, Saikia UN, Vishwajeet V. Unilateral nipple erosion with acantholysis. *Int J Dermatol.* 2019 Feb;58(2):169-71.

Fernandes NC, Pereira NG, Martins MA, Eiras MV. Úlcera angiodérmica, mal perfurante plantar, escara de decúbito e tétano. *An Bras Dermatol.* 1995;70:11-6.

Gondim-Gonçalves HM, Mapuruga AC, Melo MC. Pápulas piezogênicas dolorosas dos pés. *An Bras Dermatol.* 1993;68:161-2.

Wolf R, Wolf D. Playstation thumb. *Int J Dermatol.* 2014;53(5):617-8.

Afecções dos mamilos

Abbi TV, Valente NY, Castro LG. Doença de Paget pigmentada do mamilo simulando melanoma cutâneo: importância da imuno-histoquímica na diferenciação dessas doenças. *An Bras Dermatol.* 2006;81:457-60.

Byramgurler D, Bilen N. Nevoid hyperkeratosis of nipple and areola: treatment of two patients with topical calcipotriol. *J Am Acad Dermatol.* 2002 Jan; 46(1):131-3.

Cosechen MS, Wojcik AS, Piva FM *et al.* Adenomatoseerosiva do mamilo. *An Bras Dermatol.* 2011 Jul-Aug;86(Supl):S17-20.

Herranz P, Feito M, Ramirez P *et al.* Successful treatment of 3 cases of primary extramammary Paget's disease of the vulva with imiquimod. *J Eur Acad Dermatol Venereol.* 2010 Apr;24(4):490-2.

Kubota Y, Koga, T, Nakayama J, Kiryu H. Naevoid hyperkeratosis of the nipple and areola in a man. *Br J Dermatol.* 2000 Feb;142(2):382-4.

Luyten A, Sörget P, Clad A *et al.* Treatment of extramammary Paget disease of the vulva with imiquimod: A retrospective, multicenter study by the German Colposcopy Network. *J Am Acad Dermatol.* 2014 Apr;70(4):644-50.

Souza BC, Souza EP, Valente NY, Sanches JA. Angiomatose dérmica difusa da mama. *An Bras Dermatol.* 2022;97(2):243-6.

Afecções do umbigo e da região periumbilical

Cano MA, Vinha VH. Estudo da prevalência de estafilococo e incidência de granuloma umbilical em recém-nascidos. *Rev Bras Enferm.* 1979;32(3): 338-45.

Castro MC, Costa AP, Salles R *et al.* Endometriose umbilical. *An Bras Dermatol.* 1997 Mai-Jun;72(3):255-8.

Powell FC, Su WP. Dermatoses of the umbilicus. *Int J Dermatol.* 1988 Apr; 27(3):150-6.

Williams HE, Barsky S, Storino W. Umbilical endometrioma (silent type). *Arch Dermatol.* 1976 Oct;112(10):1435-6.

Afecções das dobras

Boms S, Gambichler T. Review of literature on amicrobial pustulosis of the folds associated with autoimmune disorders. *Am J Clin Dermatol.* 2006; 7(6):369-74.

García-Hidalgo L, Orozco-Topete R, Gonzalez-Barranco J *et al.* Dermatoses in 156 obese adults. *Obes Res.* 1999 May;7(3):299-302.

Schissler C, Velter C, Lipsker D. Amicrobial pustulosis of the folds: Where have we gone 25years after its original description? *Ann Dermatol Venereol.* 2017;144(3):169.

Williams HC, Burney PG, Strachan D, Hay RJ. The UK Working Party's diagnostic criteria for atopic dermatites. II. Observer variation of clinical diagnosis and signs of atopic dermatitis. *Br J Dermatol.* 1994 Sep;131(3): 397-405.

58

Afecções das Mucosas

Marcia Ramos-e-Silva ◆ David Rubem Azulay

Neste capítulo, serão discutidas apenas as afecções estritamente das mucosas que não foram alvo de estudo em outros capítulos deste livro. Reações liquenoides também ocorrem nas mucosas (ver Capítulo 16).

Queilites

Queilite actínica

Devido à incidência dos raios solares, localiza-se quase exclusivamente no lábio inferior e se caracteriza por edema, eritema, descamação e fissuras (Figura 58.1). Ocorre mais comumente em pacientes brancos, do sexo masculino, com mais de 50 anos e com história de exposição continuada ao sol. Pode haver transformação para leucoplasia e carcinoma espinocelular em 10 a 30% dos casos. O tratamento consiste na supressão da exposição solar, assim como a utilização sistemática de fotoprotetor solar, além do uso de métodos que possibilitem a destruição das lesões, como 5-fluoruracila, imiquimode, crioterapia e até mesmo cirurgia (ver Capítulo 93). *Laser* de CO_2 ou Er-YAG são os métodos mais efetivos.

Queilite angular (*perlèche*)

Processo inflamatório, geralmente bilateral, dos cantos da boca; há fissura e eritema com descamação na pele correspondente. Retirada de dentes, próteses inadequadas e até mesmo processo regressivo das arcadas dos idosos tornam possível o contato maior dos lábios nos cantos, criando um microclima favorável ao oportunismo microbiano (cândida, estafilococo e estreptococo); pode ocorrer em crianças com hábito de chupar os dedos e é comum nos pacientes em uso de retinoides sistêmicos. A terapêutica é feita por reparação protética e com antibióticos polivalentes locais, associados, preferencialmente, a corticosteroides tópicos (Figura 58.2) [ver Capítulo 46, item *Perlèche* (*queilite angular*)].

Queilite de contato

Trata-se de um eczema de contato dos lábios que, em geral, tem como fatores desencadeantes batons, pastas de dente e antissépticos bucais. Caracterizada por edema, eritema e vesículas na condição aguda e por descamação e fissuras quando crônica. Os pacientes que passam a língua nos lábios frequentemente podem desenvolver o quadro pela própria saliva.

Queilite esfoliativa

Processo crônico caracterizado por eritema, descamação e até mesmo fissuras; acomete ambos os lábios, com maior frequência e intensidade no lábio inferior. Pode apresentar várias causas, entre elas, atopia, psoríase e o hábito de morder os lábios (*queilofagia*). Parece haver casos idiopáticos. Ocorre em 100% dos pacientes que usam retinoide sistêmico. O tratamento preconizado é o uso de manteiga de cacau ou batons com ceras várias vezes ao dia. Nos casos mais intensos, pode ser necessário corticosteroide tópico. É fundamental a interrupção do hábito de morder os lábios nos casos em que isso seja um fator determinante.

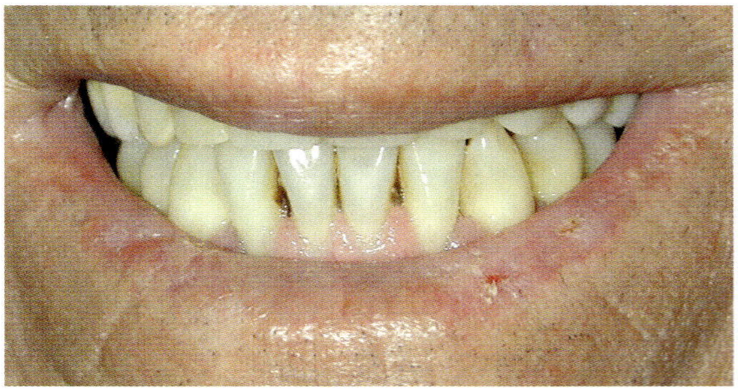

Figura 58.1 Queilite actínica.

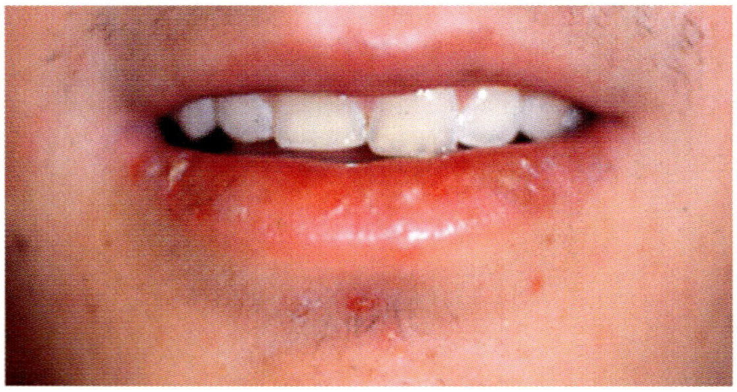

Figura 58.2 Queilite angular e esfoliativa por uso de retinoide oral.

Queilite glandular

Decorre das glândulas salivares menores hipertrofiadas nos lábios; possivelmente resulta de um processo irritativo crônico, como o dano actínico, daí a predominância no lábio inferior ou mesmo a queilofagia.

No tipo simples (*doença de Puente*), há apenas hipertrofia do lábio inferior, em cuja superfície se observa a abertura dos ductos glandulares, local de saída da saliva após a expressão. Na *queilite glandular apostematosa* ou *queilite de Volkmann*, há macroqueilite com invasão bacteriana dessas glândulas e formação de verdadeiros abscessos, com tendência à cronicidade (Figura 58.3).

O tratamento consiste na orientação quanto à etiologia; portanto, o uso de fotoprotetor pode ser mandatório e o de antibiótico, se for o caso. A exérese cirúrgica da mucosa labial, incluindo as glândulas salivares, é uma técnica que, além de curativa, evita o aparecimento de carcinoma espinocelular, que ocorre com frequência elevada se a condição não for tratada.

Queilite lúpica

Pode ser a única manifestação de lúpus eritematoso discoide e se apresenta como lesão eritematoescamosa.

Queilite plasmocitária

Caracteriza-se por placa eritematoinfiltrada de limites bem nítidos, devido à infiltração plasmocitária, sendo a contrapartida da balanite plasmocitária de Zoon (ver item *Balanites*, adiante).

Queilite granulomatosa (granulomatose orofacial)

Inicialmente, ocorrem repetidos surtos agudos edematosos nos lábios e na face, que evoluem para a cronicidade, com aumento de volume e infiltração celular, formando granuloma não caseoso na derme. Sialorreia pode ser uma manifestação presente, assim como exulcerações orais. É mais comum em jovens ou adultos jovens. Pode ocorrer como manifestação exclusiva ou como parte da ***síndrome de Melkersson-Rosenthal*** (queilite granulomatosa, glossite fissurada ou escrotal e paralisia facial).

Acredita-se que represente uma reação de hipersensibilidade a diversos antígenos, daí algumas dietas de eliminação e remoção de amálgama poderem favorecer a evolução. Teste de contato a alimentos deve ser feito e as respostas tendem a ser do tipo imediato, tipo urticária de contato. Dietas sem ácido benzoico e canela são sugeridas, assim como chocolate e cerveja. Cerca de 80% dos pacientes apresentam manifestações de atopia.

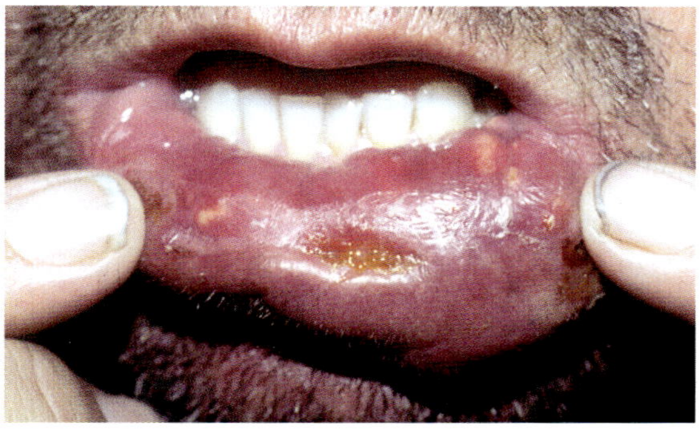

Figura 58.3 Queilite apostematosa de Volkmann com carcinoma espinocelular. (Reproduzida de Ramos-e-Silva, 1997, com autorização, de *Skin Cancer*.)

No diagnóstico diferencial deve-se considerar a doença de Crohn, sarcoidose e, na fase inicial, o angioedema.

O tratamento de escolha é a injeção intralesional precoce de corticosteroide, que apresenta resultados satisfatórios, assim como corticosteroide por via oral (VO). A clofazimina (100 a 200 mg) é a medicação mais efetiva com resposta completa ou parcial em 70% dos pacientes, superior à doxiciclina, à colchicina, aos citostáticos e aos imunobiológicos. Em alguns casos, a redução cirúrgica dos lábios ou da língua também tem sua indicação, sobretudo seguida das aplicações intralesionais (Figura 58.4).

Grânulos ou pontos de Fordyce

Correspondem a pequenos pontos amarelados ou róseo-amarelados, relativamente numerosos, situados nos lábios, mucosa jugal e até mesmo nas gengivas, devido à ocorrência ectópica de glândulas sebáceas (Figuras 58.5 e 58.6). Não costuma ser necessário tratamento, salvo por motivos estéticos.

Glossites e outras lesões

Glossite de Moeller ou superficial crônica

Caracteriza-se por pequenas áreas eritematosas, despapiladas, situadas nas áreas laterais e na ponta da língua, com sensação dolorosa e/ou parestésica. É associada à anemia perniciosa.

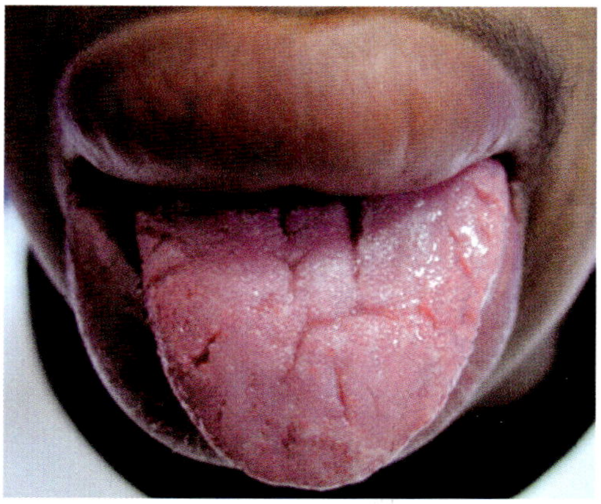

Figura 58.4 Síndrome de Melkersson-Rosenthal – queilite granulomatosa associada à língua escrotal.

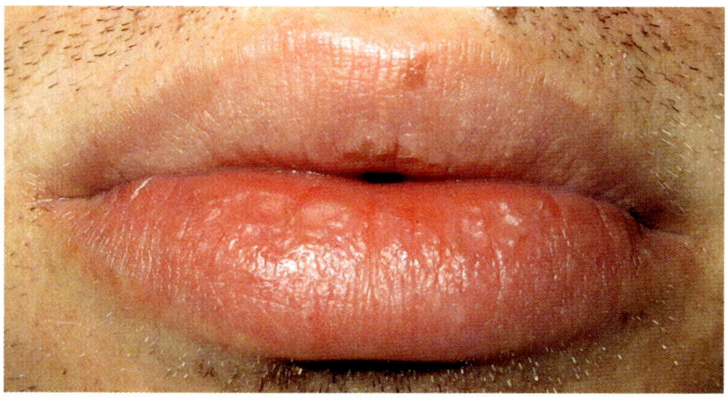

Figura 58.5 Grânulos de Fordyce no lábio superior. (Cortesia do Dr. André Ricardo Adriano.)

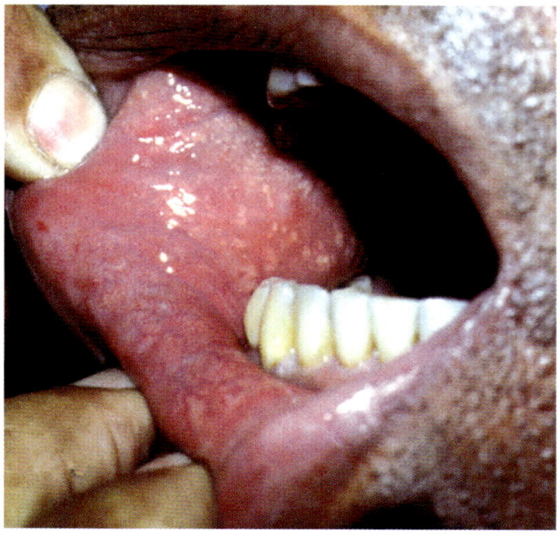

Figura 58.6 Grânulos de Fordyce. (Reproduzida de Ramos-e-Silva e Fernandes, 2001, com autorização, de *J Bras Med*.)

Glossite mediana romboidal

Caracteriza-se por lesão de formato losângico, eritematosa, lisa e brilhante na área mediana da parte posterior da língua (Figura 58.7). Acredita-se que seja uma anormalidade ocorrida durante o desenvolvimento da língua. Essa alteração é frequentemente associada à infecção por *Candida* e é comum a melhora com o uso de medicação tópica antifúngica.

Língua ou glossite fissurada, escrotal ou *plicata*

Em geral, é congênita e se caracteriza por um sulco mediano central profundo na face dorsal da língua, do qual partem inúmeros outros sulcos, que lhe conferem uma aparência de escroto (Figura 58.8). A higiene desses sulcos evita a halitose. É comum na síndrome de Down e é uma das alterações encontradas na síndrome de Melkersson-Rosenthal. Pode também estar associada à língua geográfica, assim como pode se entendida como manifestação da psoríase de início tardio e não se relaciona à gravidade da doença.

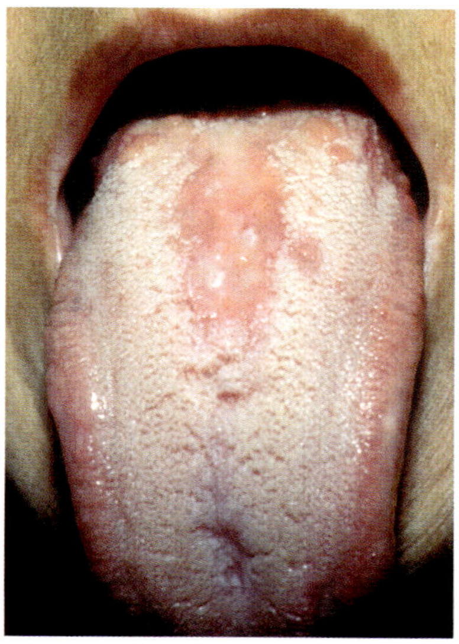

Figura 58.7 Glossite mediana romboidal.

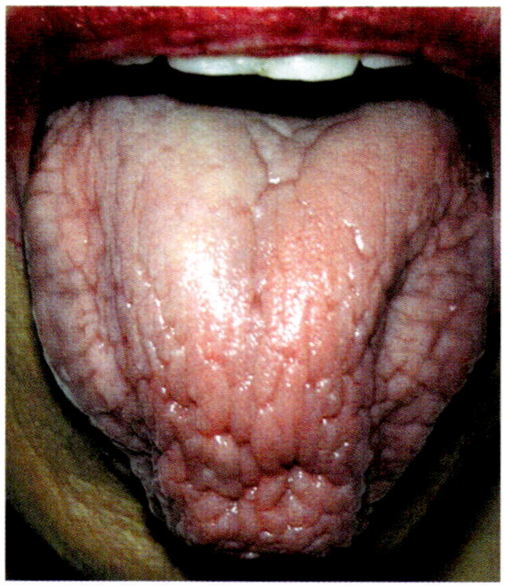

Figura 58.8 Língua escrotal.

Língua geográfica ou glossite migratória benigna

Trata-se de uma afecção relativamente comum (48% da população mundial), caracterizada por lesões erosadas, eritematosas e despapiladas, de contorno esbranquiçado, circinado ou serpiginoso, e migratório, de modo a simular um aspecto geográfico (Figura 58.9). Tanto a morfologia quanto a topografia das lesões sofrem variações quase diárias e pode haver sensação de queimação e dor. A língua geográfica é a alteração mucosa mais frequente nos pacientes com psoríase. Nesse grupo de pacientes, é considerada um marcador precoce do acometimento mucoso e guarda relação com a gravidade da doença. Quadro clínico semelhante pode ocorrer também na psoríase pustulosa e na artrite reativa. A patologia é indistinguível entre essas entidades. O corticosteroide em pomada ou em orobase está indicado nos casos sintomáticos, 3 vezes/dia.

Língua negra pilosa ou vilosa

É uma hiperplasia das papilas filiformes localizada nas partes posterior e central do dorso da língua. Sua cor varia do branco-amarelado ao preto (simulando cabelos); essa cor parece ser devido à ação microbiana (Figura 58.10). Ocorre, com frequência, após o

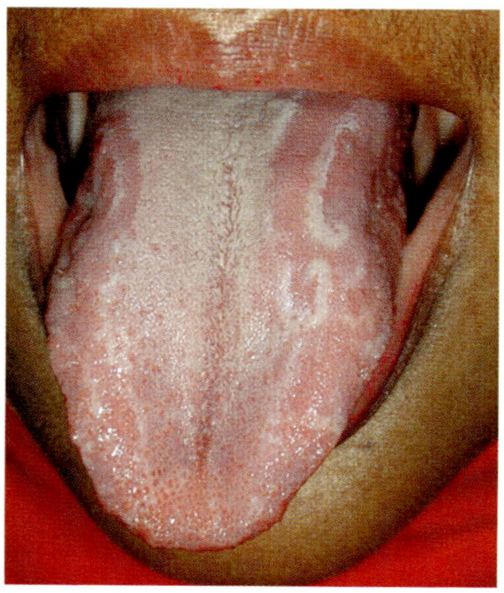

Figura 58.9 Língua geográfica. (Reproduzida de Ramos-e-Silva e Fernandes, 2001, com autorização, de *J Bras Med*.)

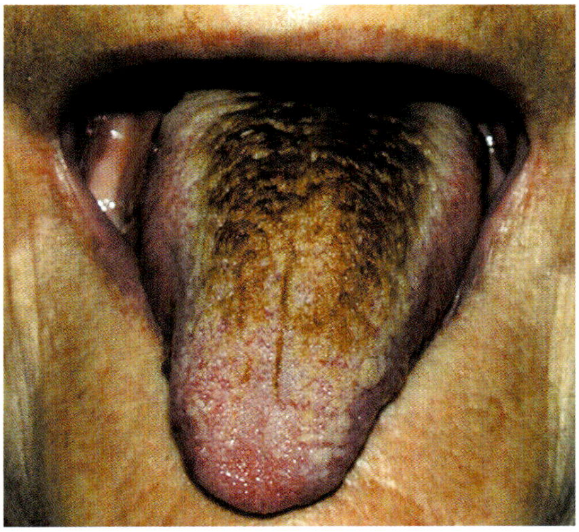

Figura 58.10 Língua negra pilosa.

uso de antibióticos locais ou sistêmicos. Já foi descrita entre os usuários de cigarros eletrônicos (ver Capítulo 20, *Farmacodermias*, item *Epidemiologia*). O tratamento é feito pela escovação da área alterada. Tem sido referido o uso de solução de ureia a 40% e de podofilina a 20%.

Úlcera eosinofílica da língua

Pode surgir também na zona sublingual, palato duro e gengivas. É de etiologia desconhecida, podendo estar relacionada com fatores traumáticos em alguns casos. É uma úlcera moderadamente dolorosa, de tamanho variado, cuja superfície encontra-se recoberta por material pseudomembranoso. Pode regredir espontaneamente. A histopatologia mostra um infiltrado rico em eosinófilos.

Estomatodinia (glossodinia)

Estomatodinia e *síndrome da boca queimante* (*burning mouth syndrome*) são algumas das denominações utilizadas para descrever sintomas de dor em queimação quando há mucosa oral de aspecto normal. O termo *glossodinia* é empregado quando a sintomatologia é exclusiva da língua. O fator emocional é implicado com maior frequência como causa. O resultado terapêutico é, em geral, insatisfatório, sendo utilizadas medicações para depressão ou ansiedade. Alguns pacientes se beneficiam de psicoterapia. O médico deve assegurar ao paciente que está familiarizado com a sua doença e que a causa não é orgânica local ou sistêmica, em especial no que se refere à ocorrência de neoplasia, já que esta é uma preocupação frequente. Pode haver boa resposta terapêutica com o antidepressivo pimozida, na dose de 1 mg/dia, VO, e também com o ácido alfalipoico (ácido tióctico) na dose de 600 mg por 20 dias e, posteriormente, 200 mg por mais 20 dias, VO, (ver Capítulo 79, item *Transtorno dismórfico corporal | Dismorfofobia ou hipocondríase cutânea*).

Epúlide (*epulis*)

Trata-se de um tumor benigno, solitário, protuberante, localizado na gengiva e, em geral, gigantocelular, fibroso ou angiomatoso. É mais frequente em crianças e adolescentes. O tratamento é a exérese cirúrgica.

Fibromatose gengival idiopática (hipertrofia gengival)

Doença genética, rara, caracterizada pelo espessamento progressivo das gengivas, iniciando-se na primeira infância. Quadro semelhante pode ocorrer também pelo uso de medicamentos – como difenil-hidantoína (Figura 58.11), bloqueadores dos canais de cálcio (nifedipino e verapamil), ciclosporina – e em casos de doenças sistêmicas, como leucemia monocítica aguda, esclerose tuberosa, fibromatose hialina juvenil, granulomatose de Wegener e sarcoidose. No entanto, costuma ocorrer principalmente em pacientes com maus hábitos de higiene, levando a inflamação e hipertrofia gengival.

Nevo espongiforme branco (leucoceratose hereditária das mucosas)

Caracteriza-se por espessamento da língua ou mucosa oral e, menos frequentemente, genital ou anal, com sulcos de coloração esbranquiçada e de aspecto espongiforme. As lesões orais surgem mais precocemente; pode estar presente ao nascimento ou surgir na primeira infância. É uma condição de transmissão autossômica dominante, causada por mutação nas queratinas 4 e 13. É frequentemente confundida com leucoplasia.

Leucoplasia pilosa

Descrita em 1984 por Greenspan, primeiramente em pacientes HIV-positivos e, posteriormente, também em outros tipos de imunossupressão. Caracteriza-se por placas esbranquiçadas, rugosas, aderentes, com frequência assintomáticas, que evoluem com períodos de remissão e atividade. Sua etiologia tem sido relacionada com o vírus Epstein-Barr. Localiza-se principalmente nas regiões laterais da língua, por vezes estendendo-se até a superfície ventral e dorsal (Figura 66.10); por ser assintomática, requer tratamento apenas em poucos casos. Alguns autores preconizam tratamento com aciclovir por via oral, na dose de 200 mg, 5 vezes/dia; recidivas são frequentes quando o antiviral é interrompido. O desconforto costuma ocorrer quando há associação à infecção por *Candida* e/ou bactérias. Nesses casos, deve-se proceder à terapêutica local ou sistêmica com antifúngicos e/ou antibióticos. Foi recentemente descrito o uso de violeta genciana a 2%, em aplicações semanais por 3 vezes, em único paciente.

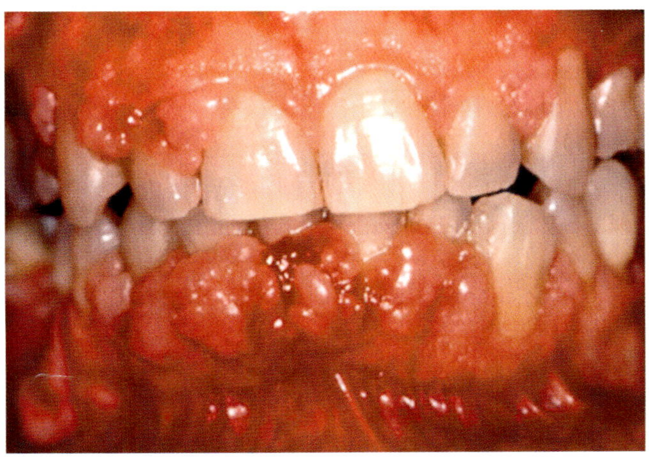

Figura 58.11 Hipertrofia gengival por hidantoína.

Mucocele

É um termo que inclui dois tipos de lesões: uma por extravasamento e outra por retenção de fluido das glândulas salivares menores. Na primeira, ocorre escape do muco para a submucosa adjacente pelo rompimento de um ducto salivar; já a lesão por retenção é considerada por alguns como um verdadeiro cisto, ainda que não tenha uma parede epitelial verdadeira. Ocorre no lábio inferior ou em qualquer outra área da boca (Figura 58.12). É frequentemente de origem traumática (mordedura). O tratamento consiste em eletrocoagulação, exérese cirúrgica ou marsupialização da glândula afetada, para evitar recidivas.

Torus palatinus e mandibularis

Os termos *torus palatinus* e *torus mandibularis* referem-se a exostoses benignas recobertas por epitélio normal, no palato e na mandíbula, respectivamente. São malformações do desenvolvimento de causa desconhecida que, em geral, não provocam nenhum transtorno, nem necessitam de tratamento. Aquela é simétrica e acomete a região posterior do palato duro em sua linha média (Figura 58.13), enquanto esta ocorre na superfície lingual e costuma ter disposição bilateral.

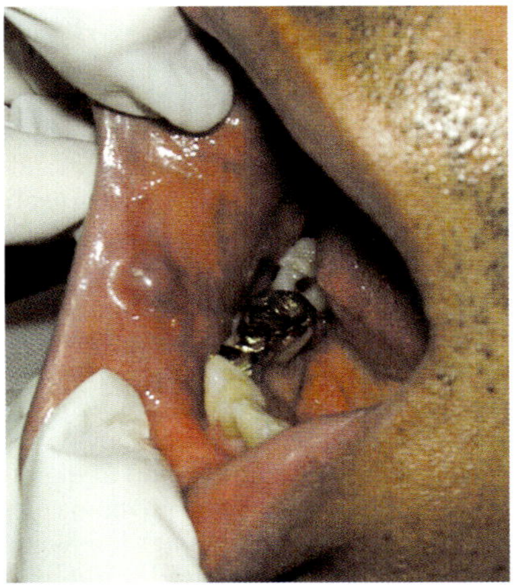

Figura 58.12 Mucocele.

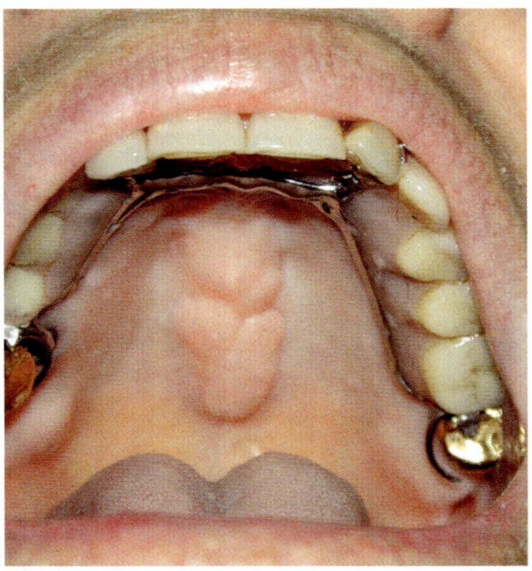

Figura 58.13 *Torus palatinus*. (Reproduzida de Ramos-e-Silva e Fernandes, 2001, com autorização, de *J Bras Med*.)

Angina bolhosa hemorrágica

Trata-se de uma entidade rara pouco descrita, decorrente de trauma, com a ingesta de alimentos duros, que ocorre em pessoas de meia-idade ou idosos. As bolhas são hemorrágicas, geralmente únicas e indolores, cujo tamanho varia de 0,5 a 3 cm. A localização preferencial é o palato mole, podendo se estender, excepcionalmente, para a faringe; pode ser recorrente. Não requer exames complementares, ou, no caso de dúvida, solicitar um coagulograma. Ausência de equimoses de maiores dimensões, epistaxe ou sangramento gengivais são indicadores da benignidade do processo.

Estomatites

Aftas (estomatite aftosa recorrente)

Karin Krause Boneti

A estomatite aftosa recorrente (EAR) é um quadro frequente, que acomete mais de 10% da população mundial, de etiologia desconhecida, podendo estar associada a fatores e condições predisponentes como: trauma local (mordedura, escovação dentária, fio dental, má oclusão dentária, injeções e tratamentos dentários), tabagismo (atua como fator de proteção local às úlceras da EAR devido à ceratose da mucosa provocada pelo tabaco), estresse emocional, ciclo menstrual (normalmente na fase luteínica, provavelmente pelo aumento dos níveis de progesterona e diminuição dos níveis de estrogênio), agentes biológicos – bactérias (associação entre EAR e *Streptococcus viridans* e *Helicobacter pylori*), vírus (herpes-vírus simples – HSV, varicela-zóster, Epstein-Barr, citomegalovírus e adenovírus); fatores genéticos: mais de 40% dos pacientes com EAR têm história familiar de ulceração oral e desenvolvem úlceras orais quando mais jovens, apresentando sintomas mais intensos em comparação aos que não têm antecedentes. Existe também uma grande incidência de EAR em gêmeos univitelinos, hipersensibilidade alimentar (glúten, ácido benzoico, ácido sórbico, cinamaldeído e corantes azóis), enteropatia glúten-sensível (5% dos pacientes com EAR), deficiências hematológica de ferro, ácido fólico ou vitamina B_{12} (2 vezes mais comum) e imunológicas (depressão ou inversão CD4/CD8 e aumento dos receptores $\gamma\delta$+ das células T e aumento do fator de necrose tumoral alfa).

A EAR também pode estar associada a doenças sistêmicas, como: doença de Behçet, síndrome *MAGIC* (*mouth and genital ulcers with inflamed cartilage*), síndrome *FAPA* (febre, aftose, faringite e adenite), síndrome de Sweet, neutropenia cíclica, ulceração aftosa-*like* da AIDS, deficiências hematológicas, enteropatia glúten-sensível (doença celíaca), doença inflamatória intestinal (podendo preceder, coexistir ou servir de marco na piora da atividade dessa doença) e artrite reativa. O uso dos imunossupressores sistêmicos sirolimo (20 a 60%) e, raramente, tacrolimo é causa recentemente descrita. Convém lembrar que pequenas ulcerações orais costumam ser uma das primeiras manifestações de toxicidade aguda pelo metotrexato.

A clínica se caracteriza pelo surgimento de lesões ulcerativas que podem variar em tamanho, quantidade e localização. Pode se apresentar em três classificações principais: *úlcera aftosa menor*, *maior* e *herpetiforme*.

A classificação menor é a variedade mais comum (80% dos casos), são de formato circular, rasas, medem no máximo 5 mm de diâmetro, podendo apresentar uma pseudomembrana branco-acinzentada bordeada por um halo eritematoso. Ocorre na mucosa jugal e labial, no soalho da boca e raramente na gengiva, palato ou dorso da língua. A sua evolução geralmente é para a cura espontânea em um período de 10 a 14 dias, sem deixar cicatriz.

A classificação maior é rara, conhecida como *úlcera de Sutton* ou *periadenite recorrente necrótica da mucosa*, e representa 10 a 15% dos casos de EAR. Ocorre na puberdade e é crônica, persistindo por 20 anos ou mais. Caracteriza-se por lesões ovalares de 1 a 3 cm de diâmetro nos lábios e no palato mole. Costuma ser muito dolorosa e pode persistir por mais de 6 semanas, com a possibilidade de deixar cicatriz; é acompanhada de adenopatia cervical. Para alguns autores, seria um tipo monossintomático da doença de Behçet (ver Capítulo 24).

A classificação herpetiforme é menos comum e acomete 5 a 10% desses pacientes, caracteriza-se por lesões múltiplas, pequenas e dolorosas, podendo ocorrer até 100 úlceras simultâneas. O tamanho é de 1 a 3 mm, em grupo, podendo confluir e aumentar de tamanho com bordas irregulares. Acometem qualquer região da cavidade oral, sendo mais comum no sexo feminino e em idade mais avançada. Em geral, levam de 7 a 30 dias para resolução e podem deixar cicatriz.

A evolução das lesões de EAR pode ser dividida em quatro estágios: prodrômico (ocorre nas primeiras 24 h e caracteriza-se por formigamento, ardência, dor e hiperemia locais), pré-ulcerativo (podem durar entre 18 h e 3 dias, com sensação dolorosa de moderada a intensa), ulcerativo (têm duração de 1 a 16 dias e formam lesões ulceradas que aumentam de tamanho até o quarto/sexto dia e são recobertas por uma membrana cinza ou amarelada, rodeadas por um halo vermelho – Figura 58.14) e estágio regenerativo (fase resolutiva, que na maioria das vezes não deixa cicatriz).

O diagnóstico diferencial é feito com herpes simples, doença de Behçet, buloses e eritema multiforme.

O tratamento varia de acordo com a intensidade das lesões e seus efeitos no paciente. Existem várias opções de tratamento: observação (se as úlceras forem pequenas e provocarem pouca dor), tratamento da doença sistêmica caso ocorra associação, medicações tópicas e sistêmicas e transformação da úlcera aftosa em feridas.

Em geral, há preferência pela medicação tópica, por apresentar pouco efeito colateral e menor interação medicamentosa. O principal recurso é o corticosteroide em orabase, elixir ou aerossol *spray* e até mesmo injeções intralesionais. O uso de antimicrobianos tópicos como clorexidina a 0,2% para bochechos ou gel a 1% pode reduzir a duração da úlcera e aumentar o número de dias sem lesão. Bochechos de tetraciclina podem reduzir a dor, mas não devem ser usados em crianças pelo fato de provocarem danos aos dentes. Analgésicos tópicos aliviam a dor, mas não trazem benefício na cura da úlcera. Imunomoduladores tópicos também podem ser benéficos como: azelastina, ácido aminossalicílico-5 tópico e prostaglandina E_2 gel. O sucralfato e o amlexanox podem diminuir a duração dos sintomas e aumentar o tempo de remissão.

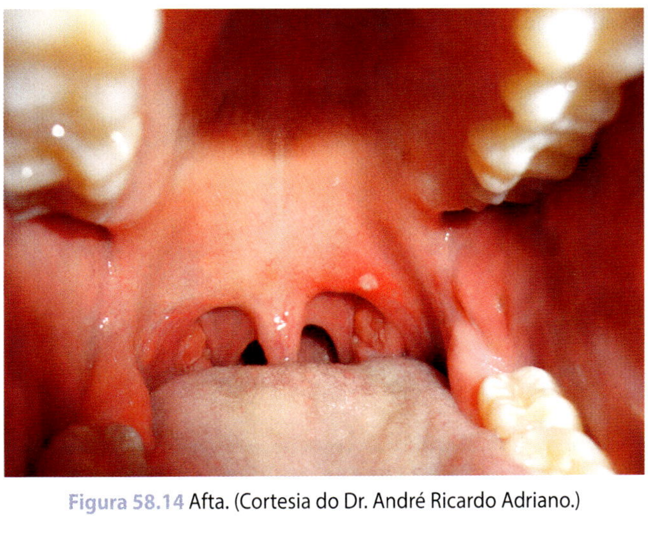

Figura 58.14 Afta. (Cortesia do Dr. André Ricardo Adriano.)

Entre as medicações sistêmicas, o agente mais comumente utilizado é o corticosteroide. Outros medicamentos incluem: ciclosporina, pentoxifilina, dapsona e talidomida.

A colchicina, empregada na dose entre 0,6 e 1,2 mg/dia, VO, dá bons resultados tanto em adultos quanto em crianças. A conversão da EAR em ferimento por meio de indução química (cauterização com nitrato de prata e formol) ou térmica (ablação a *laser*) também tem sido empregada como tratamento; no entanto, ela costuma retardar o tempo de evolução e, por isso, deve ser evitada.

Estomatite protética e hiperplasia papilar do palato

A *estomatite protética* ocorre nos indivíduos que utilizam prótese dentária por longos períodos. Afeta principalmente a mucosa maxilar, palatina e mandibular, podendo ser localizada ou generalizada. No local afetado, há edema e eritema, com ou sem áreas esbranquiçadas pela infecção por *Candida albicans* ou pela presença de alimentos. Deve-se proceder ao ajuste da prótese, à melhora da higiene oral, assim como à aplicação local de nistatina.

Já a *hiperplasia papilar do palato* caracteriza-se por numerosas papilas hiperplasiadas e eritematosas, localizadas na mucosa oral, e é considerada uma variedade da estomatite protética. Em geral, é assintomática e acomete, de preferência, o palato duro, podendo, no entanto, localizar-se em qualquer área da boca. O tratamento, nem sempre necessário e com resultados variados, pode ser feito com curetagem e eletrocirurgia ou criocirurgia.

Estomatite galvânica

Apresenta-se como lesões com vários aspectos, com sensação de queimação causada pela instalação de uma corrente galvânica, em pessoas com diferentes tipos de metais nas próteses dentárias. A saliva atua como meio condutor e os metais funcionam como eletrodos.

Estomatite nicotínica

Essa denominação é imprópria, visto não ser produzida pela nicotina, e sim pelo alcatrão e calor da fumaça. Ocorre em fumantes inveterados e se caracteriza por numerosas lesões papulosas, umbilicadas e esbranquiçadas, situadas no palato. Desaparece com a supressão do fumo e, em casos raros, evolui para malignidade. Tem sido descrita entre os usuários de cigarros eletrônicos; concentrações maiores, a depender da marca, a desencadearão com maior frequência e intensidade (ver Capítulo 20, *Farmacodermias*, item *Epidemiologia*).

Gengivite descamativa

A gengivite descamativa (GD) é um termo descritivo relacionado a descamação epitelial, eritema, erosões ou vesicobolhas de localização gengival e com eventuais sangramentos.

Este quadro leva a más condições de higiene oral que propiciam periodontite e mesmo a perda de dentes. A GD acompanha numerosas doenças, sendo a mais comum o líquen plano oral (75%), seguido por penfigoide cicatricial (9%) e pênfigo vulgar (4%); outras doenças eventuais em que pode se manifestar são: eritema multiforme, doença do enxerto *versus* hospedeiro, epidermólise bolhosa adquirida, pênfigo paraneoplásico, entre outras.

Doença de Behçet

A doença de Behçet é de natureza imunológica, provavelmente por ativação do complemento e formação de imunocomplexos. Tem base imunológica, com aumento do HLA-B51; é crônica, de prognóstico imprevisível, com períodos de exacerbação e remissão. Predomina em homens, na faixa etária entre 20 e 30 anos.

É definida clinicamente por meio de critérios, como os do Grupo Internacional para o Estudo da Síndrome de Behçet, sendo as aftas orais recorrentes obrigatórias. Dois dos demais critérios devem estar presentes: uveíte ou iridociclite (30 a 90%), úlceras genitais (60 a 80%), lesões cutâneas (50 a 80%). As manifestações cutâneas mais frequentes incluem: eritema nodoso, foliculite, pústulas e erupção acneiforme. O fenômeno de patergia pode ser observado devido a punções ou injeções. Outras manifestações são febre, astenia, artrite dolorosa, enterocolite, epididimite, tromboflebite recorrente, arterite, manifestações do sistema nervoso central (SNC) e história familial (ver Capítulo 24).

Papilomatose oral florida

Caracteriza-se por lesões vegetantes, numerosas e confluentes, com aspecto de couve-flor. Pode acometer não apenas a boca, como também a laringe, faringe e traqueia. Em grande número de casos, há relato de papilomavírus humano (HPV). A evolução é progressiva, e o tratamento é cirúrgico, embora haja recidivas frequentes (ver Capítulo 52, item *Carcinoma verrucoso*).

Piodermite vegetante (pioestomatite vegetante)

Ver Capítulo 24.

Balanites

São processos inflamatórios agudos ou crônicos, situados na glande e no prepúcio. As balanites podem ser causadas por mecanismos traumáticos (fricções repetidas), irritativos (sabão e detergentes usados de maneira exagerada), infecciosos (cândida [ver Capítulo 46, item *Vaginites e balanites*], ameba, tricômonas, micoplasma etc.) e outras causas de natureza desconhecida. Há variados tipos, citados a seguir (ver Capítulo 46, item *Vaginites e balanites*).

Balanopostite erosiva circinada

Caracteriza-se pela ocorrência, em adultos, de lesões erosivas, de contornos circinados na glande, sulco balanoprepucial e folheto interno do prepúcio. Apesar de ainda ser considerada de etiologia desconhecida, tem sido relacionada com associação fusoespiralar. A terapêutica pode ser feita topicamente com corticosteroides, antibióticos, hidroxiquinoleína e nistatina, entre outros (ver Capítulo 15, item *Artrite reativa*).

Balanite plasmocitária de Zoon

Ocorrem lesões eritematoinfiltradas (uma ou mais) de limites nítidos e superfície brilhante, por vezes erosadas. Localizam-se na glande ou no prepúcio de adultos, sobretudo idosos não circuncidados. A etiologia é desconhecida; alguns autores consideram irritação crônica e má higiene possíveis agentes causais. Sua histopatologia é característica, com infiltrado liquenoide predominantemente plasmocitário. Trabalhos recentes demonstram a eficácia do tacrolimo a 0,03%, assim como o pimecrolimo a 1%, ambos aplicados 2 vezes/dia, com boa resposta após 6 semanas. Corticosteroide local também é útil; recorrência é esperada. A circuncisão está sempre indicada. Existe, ainda de maneira bem mais rara, a contrapartida feminina, a denominada "vulvite plasmocitária".

Balanopostite xerótica e obliterativa

Para a maioria, trata-se de verdadeiro líquen escleroso da glande em estágio avançado. Caracteriza-se por placas porcelânicas nacaradas e brilhantes, que levam à distorção anatômica e que podem, inclusive, obliterar o meato urinário; por vezes, é necessária a dilatação do meato.

Balanite bowenoide da genitália

Ocorre predominante nos adultos jovens e se caracteriza por pequenas pápulas, em média de 5 mm de diâmetro, de coloração rósea ou amarronzada, localizadas no prepúcio e no sulco balanoprepucial. Sua etiologia é provavelmente viral, justificando a tendência ao aparecimento de novas lesões. A histologia revela aspectos da doença de Bowen. Aplicações tópicas de 5-fluoruracila apresentam bons resultados (ver Capítulos 45 item, *Papulose bowenoide,* e 51).

Pápulas perláceas ou peroladas do pênis

Também conhecida como *corona radiata* ou ***papulose perolada do pênis***, caracteriza-se por diminutas pápulas brilhantes na borda da coroa que circunda a glande (Figura 58.15). Mais comum em homens não circuncidados. O diagnóstico diferencial é feito com papilomas e hipertrofia das glândulas sebáceas; a histopatologia é de angiofibroma. Não é necessário tratamento. Existe a contrapartida feminina denominada ***papilomatose vestibular vulvar***, sobretudo em jovens, no vestíbulo e na face interna dos pequenos lábios, expressa como projeções papilares ou filiformes. Faz diagnóstico diferencial importante com infecção pelo HPV.

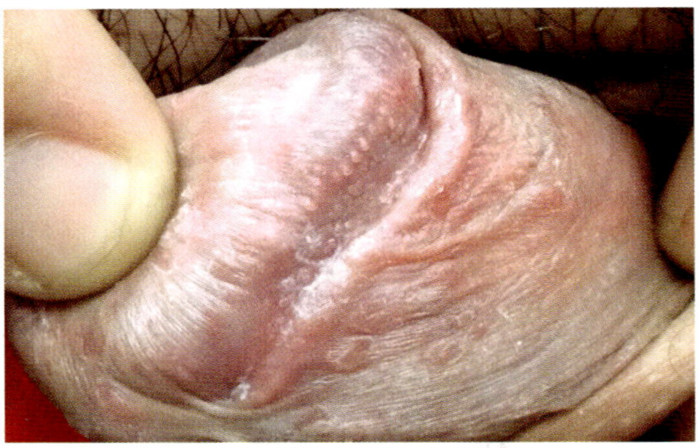

Figura 58.15 Pápulas perláceas ou peroladas do pênis. (Cortesia do Dr. André R. Adriano.)

Vulvovaginites

Processos inflamatórios que incluem a genitália externa (Figura 58.16). São, em geral, multifatoriais e necessitam de uma investigação mais intensa, que deve ser feita, de preferência, pelo ginecologista. Entre as infecciosas, temos *Neisseria*, corinebactérias, *Candida* (ver Capítulo 46, item *Vaginites e balanites*), vírus, *Chlamydia* e outras. Entre elas, destaca-se a infecção pela *Gardnerella vaginalis*, que faz parte, inclusive, da flora vaginal normal. Quando ela prolifera em associação ou não com outras bactérias, temos um quadro denominado "vaginose bacteriana". Produz um corrimento amarelo-acinzentado, com eventual odor muito intenso que lembra a **síndrome do odor de peixe** (ver Capítulo 59, item *Bromidrose*).

Como causas não infecciosas temos: estrogênica, diabetes, irritações e hipersensibilidade, líquen plano e outras (ver Capítulo 16, item *Líquen plano*).

Craurose vulvar

Quadro que acomete a vulva e se inicia geralmente com prurido (Figura 58.17). Há certa tendência a aceitar a craurose como manifestação final do líquen escleroso. Pode produzir estenose do orifício vulvar. Uma complicação não muito rara é a cancerização do processo. Corticosteroide tópico de alta potência, infiltração intralesional com corticosteroide, creme de testosterona a 2% e, às vezes, cirurgia são indicados (ver Capítulo 31, item *Líquen escleroso*).

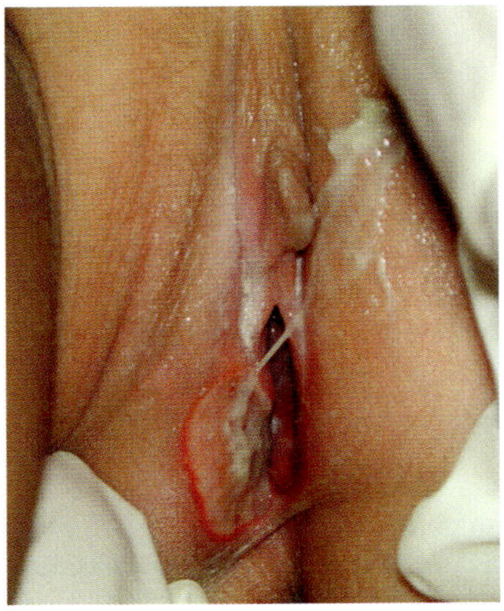

Figura 58.16 Vulvovaginite.

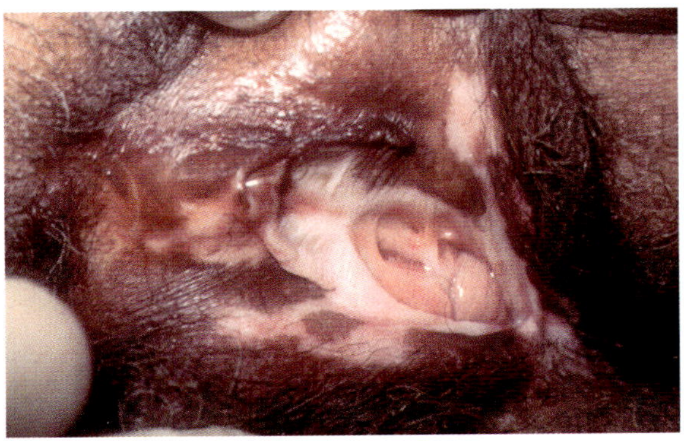

Figura 58.17 Craurose vulvar.

Atrofia senil genital da mulher

Com a senilidade, há regressão do tamanho dos grandes e pequenos lábios e da vulva; no entanto, sem esclerose e sem prurido, além de franco ressecamento.

Úlceras genitais agudas não sexualmente relacionadas

Também conhecidas como úlceras de Lipschütz, têm como principal etiologia o vírus Epstein-Barr. Outros agentes são: *Mycoplasma pneumoniae*, citomegalovírus, *Streptococcus* do grupo A, salmonela, toxoplasma, influenza A etc. (ver Capítulo 45, item *Vírus Epstein-Barr*).

Prurido anal, prurido vulvar e vulvodinia

O *prurido anal* é um sintoma comum que pode ocorrer na ausência de doenças cutâneas identificáveis. Devem ser excluídas condições como candidíase, oxiuríase ou enterobíase (prurido mais noturno), psoríase, líquen escleroso, eczema atópico, herpes simples recorrente, escabiose e dermatofitose ou doenças sistêmicas, diarreia crônica, diabetes e linfoma. Higiene deficiente ou inapropriada, irritantes primários, entre eles sabonetes e papel higiênico, líquidos em excesso, alimentos condimentados, fissuras e fístulas, hemorroidas e disfunção esfincteriana são causas a serem investigadas. É mais frequente em homens nas 5ª e 6ª décadas, que referem alívio do prurido pela coçadura da área. Há erosões, escoriações e liquenificação. Para o tratamento, são imperativas a cessação da coçadura compulsiva e a manutenção de rigorosa higiene perianal. A pasta d'água protege dos irritantes e os anti-histamínicos controlam o prurido durante o sono.

No *prurido vulvar*, é necessário certificar-se de que não haja outra doença contribuindo para o seu desenvolvimento. Devem ser procuradas doenças como líquen escleroso, eczema de contato, psoríase, candidíase, escabiose, ftiríase, verminose, vaginite e diabetes.

A sensação de prurido localizado, espontâneo e fisiológico parece ser mediada por fibras nervosas do tipo A, que também conduzem a dor, dependendo do grau de estímulo.

A *vulvodinia* é a sensação de ardência ou queimação na vulva, e não de prurido, sem que se encontre alteração da mucosa vulvar ou outras doenças associadas.

Fatores psicológicos contribuem para o surgimento e persistência dos pruridos anal e vulvar, assim como da vulvodinia.

Bibliografia

Queilites

Arias-Santiago S, Orgaz-Molina J, Naranjo-Sintes R. Persistent swollen lip: cheilitis granulomatosa. *Lancet*. 2013;381:2280.

Bakula A, Lugović-Mihić L, Situm M *et al*. Contact allergy in the mouth: diversity of clinical presentations and diagnosis of common allergens relevant to dental practice. *Acta Clin Croat*. 2011 Dec;50(4):553-61.

Banks T, Gada S. A comprehensive review of current treatments for granulomatous cheilitis. *Br J Dermatol*. 2012 May;166(5):934-7.

Boisnic S. Cheilitis. *Rev Prat*. 2002 Feb;15;52(4):370-4.

Chi AC, Neville BW, Krayer JW, Gonsalves WC. Oral manifestations of systemic disease. *Am Fam Physician.* 2010 Dec;1;82(11):1381-8.

Coulson IH, Marsden RA. Lupus erythematosus cheilitis. *Clin Exp Dermatol.* 1986 May;11(3):309-13.

Dufresne RG Jr, Curlin MU. Actinic cheilitis. A treatment review. *Dermatol Surg.* 1997 Jan;23(1):15-21.

Farrier JN, Perkins CS. Plasma cell cheilitis. *Br J Oral Maxillofac Surg.* 2008 Dec;46(8):679-80.

Goffin V, Blaise G, Henry F *et al.* How I explore...cheilitis. *Rev Med Liege.* 2006 Nov;61(11):780-2.

Ishida CE, Ramos-e-Silva M. Cryosurgery in oral lesions. *Int J Dermatol.* 1998 Apr;37(4):283-5.

Kuffer R, Husson C. Superficial cheilitis and angular cheilitis. *Ann Dermatol Venereol.* 2000 Jan;127(1):88-92.

Martínez Martínez ML, Azaña-Defez JM, Pérez-García LJ *et al.* Granulomatous cheilitis: a report of 6 cases and a review of the literature. *Actas Dermosifiliogr.* 2012 Oct;103(8):718-24.

Nico MM, Melo JN, Lourenço SV. Cheilitis glandularis: a clinicopathological study in 22 patients. *J Am Acad Dermatol.* 2010 Feb;62(2):233-8.

Park KK, Brodell RT, Helms SE. Angular cheilitis, part 1: local etiologies. *Cutis.* 2011 Jun;87(6):289-95.

Park KK, Brodell RT, Helms SE. Angular cheilitis, part 2: nutritional, systemic, and drug-related causes and treatment. *Cutis.* 2011 Jul;88(1):27-32.

Răchişan AL, Hruşcă A, Gheban D *et al.* Granulomatous cheilitis of Miescher: the diagnostic proof for a Melkersson-Rosenthal syndrome. *Rom J Morphol Embryol.* 2012;53(3 Suppl):851-3.

Ramos-e-Silva M. Squamous cell carcinoma in Volkmann's cheilitis. *Skin Cancer.* 1997;12(1):83-6.

Rebello PF, Pennini S, Ramos-e-Silva M. Queilites. *J Bras Med.* 2000 Jun; 78(6):104-10.

Rocha N, Mota F, Horta M *et al.* Plasma cell cheilitis. *J Eur Acad Dermatol Venereol.* 2004 Jan;18(1):96-8.

Rogers RS 3rd, Bekic M. Diseases of the lips. *Semin Cutan Med Surg.* 1997 Dec; 16(4):328-36.

Shah A, Kunkel H, Mohandesi NA. Efficacy of colchicine treatment for aphtous ulcers in pediatric patients: A retrospective review. *J Am Acad Dermatol.* 2024 Dec; 91(6):1207-8.

Skinner N, Junker JA, Flake D, Hoffman R. Clinical inquiries. What is angular cheilitis and how is it treated? *J Fam Pract.* 2005 May;54(5):470-1.

Taniguchi S, Kono T. Exfoliative cheilitis: a case report and review of the literature. *Dermatology.* 1998;196(2):253-5.

Vieira RA, Minicucci EM, Marques ME, Marques SA. Actinic cheilitis and squamous cell carcinoma of the lip: clinical, histopathological and immunogenetic aspects. *An Bras Dermatol.* 2012 Jan-Feb;87(1):105-14.

Wood NH, Khammissa R, Meyerov R *et al.* Actinic cheilitis: a case report and a review of the literature. *Eur J Dent.* 2011 Jan;5(1):101-6.

Yanagawa T, Yamaguchi A, Harada H *et al.* Cheilitis glandularis: two case reports of asian-Japanese men and literature review of Japanese cases. *ISRN Dent.* 2011;2011:457567.

Grânulos ou pontos de Fordyce

Celestino D, Di Carlo M, Proia E, Sauro S. Clinical study of Fordyce granules. *Stomatol Mediterr.* 1986 Apr-Jun;6(2):147-53.

Olivier JH. Fordyce granules on the prolabial and oral mucous membranes of a selected population. *SADJ.* 2006 Mar;61(2):072-4.

Glossites

Ada S, Seckin D, Tarhan E *et al.* Eosinophilic ulcer of the tongue. *Australas J Dermatol.* 2007 Nov;48(4):248-50.

Chi AC, Neville BW, Krayer JW, Gonsalves WC. Oral manifestations of systemic disease. *Am Fam Physician.* 2010 Dec;1;82(11):1381-8.

Goregen M, Miloglu O, Buyukkurt MC *et al.* Median rhomboid glossitis: a clinical and microbiological study. *Eur J Dent.* 2011 Aug;5(4):367-72.

Houston GD. Oral pathology. Benign migratory glossitis. *J Okla Dent Assoc.* 2010 Jul-Aug;101(5):28.

Lai M, Pampena R, Cornachia L *et al.* Treatment of actinic cheilitis: A systematic review of the literature. *J Am Acad Dermatol.* 2020 Set;83(3):876-87.

Nikitakis NG, Brooks JK. Persistent tongue ulcer. Eosinophilic ulceration. *Gen Dent.* 2010 Mar-Apr;58(2):150-3.

Noonan V, Kabani S. Median rhomboid glossitis. *J Mass Dent Soc.* 2011 Winter;59(4):41.

Pass B, Brown RS, Childers EL. Geographic tongue: literature review and case reports. *Dent Today.* 2005;24(8):54,56-7.

Picciani BL, Santos VC, Teixeira-Souza T *et al.* Investigation of the clinical features of geografic tongue: unveiling its relationship with oral psoriasis. *Int J Dermatol.* 2017 Apr;56(4):421-7.

Picciani BL, Teixeira-Souza T, Pessôa TM *et al.* Fissured tongue in patients with psoriasis. *J Am Acad Dermatol.* 2018 Feb;78(2):413-4.

Shimizu T, Tokuda Y. Hairy tongue. *BMJ Case Rep.* 2012 Oct;6:2012: bcr0220125755.

Estomatodinia (glossodinia)

Femiano F, Scully C. Burning mouth syndrome (BMS): double blind controlled study of alpha-lipoic acid (thioctic acid) therapy. *J Oral Pathol Med.* 2002 May;31(5):267-9.

Gurvits GE, Tan A. Burning mouth syndrome. *World J Gastroenterol.* 2013 Feb 7;19(5):665-72.

Klasser GD, Epstein JB. Oral burning and burning mouth syndrome. *J Am Dent Assoc.* 2012 Dec;143(12):1317-9.

Klasser GD, Epstein JB, Villines D. Management of burning mouth syndrome. *J Can Dent Assoc.* 2011;77:b151.

Martin WJ, Forouzanfar T. The efficacy of anticonvulsants on orofacial pain: a systematic review. *Oral Surg Oral Med Oral Pathol Oral Radiol Endod.* 2011 May;111(5):627-33.

Reiss M, Reiss G. Some aspects of glossodynia. *Schweiz Med Wochenschr.* 1999 Oct;9;129(40):1461-6.

Fibromatose gengival idiopática (hipertrofia gengival)

Livada R, Shiloah J. Gummy smile: could it be genetic? Hereditary gingival fibromatosis. *J Mich Dent Assoc.* 2012 Dec;94(12):40-3.

Nevo espongiforme branco (leucoceratose hereditária das mucosas)

López JP. White sponge nevus: presentation of a new family. *Pediatr Dermatol.* 2008 Jan-Feb;25(1):116-7.

Leucoplasia pilosa

Bhandakar SS, Mackelfresh J, Fried L. Targeted therapy of oral hairy leukoplakia with gentian violet. *J Am Acad Dermatol.* 2008 Apr;58(4):711-2.

Nokta M. Oral manifestations associated with HIV infection. *Curr HIV/AIDS Rep.* 2008 Feb;5(1):5-12.

Mucocele

Elzay RP, Sweeney WT, Peters PB, Malbon BA. Oral mucoceles: a review of 161 cases. *Va Dent J.* 1968 Jun;45(3):15-9.

Khandelwal S, Patil S. Oral mucoceles: review of the literature. *Minerva Stomatol.* 2012 Mar;61(3):91-9.

Torus palatinus e *mandibularis*

Beena JP. *Torus palatinus* in an infant: a case report. *J Dent Child (Chic).* 2012 Sep-Dec;79(3):181-4.

Thariat J, Marcy PY. *Torus palatinus. Presse Med.* 2010 Nov;39(11):1224-5.

Unterman S, Fitzpatrick M. *Torus mandibularis. West J Emerg Med.* 2010 Dec;11(5):520.

Angina bolhosa hemorrágica

Patigaroo AS, Sarah M, Nafees R. Angina Bullosa Haemorrhagica: Frightening experience – A case series. *Indian J Otolaryngol Head Neck Surg.* 2023;75(3):2293-7.

Souza PR, Dupont L, Mosena G *et al.* Variações da anatomia oral e afecções orais comuns. *An Bras Dermatol.* 2024;99(1):3-18.

Yamagita Y, Hayashi Y, Yokokawa T. Pharyngeal haemorrhage immediately after intake of fried foods: Angina Bullosa Haemorrhagica. *Eur J Case Rep Intern Med.* 2023;10(5):003874.

Estomatites

Amador VA, Pedraza LE, Topete RO. Frequency of oral conditions in a dermatology clinic. *Int J Dermatol.* 2000 Jul;39(7):501-5.

Baughman RA. Recurrent aphtohous stomatitis vs recurrent herpes: do you know the difference? *J Ala Dent Assoc.* 1996 Winter;80(1):26-32.

Bhaskar SN, Beasley JD, Cutright DE. Inflammatory papillary hyperplasia of the oral mucosa: report of 341 cases. *J Am Dent Assoc.* 1970 Oct;81(4): 949-52.

Eglin RP, Lehner T, Subak-Sharpe JH. Detection of RNA complementary to herpes-simplex virus in mononuclear cells from patients with Behçet's syndrome and recurrent oral ulcers. *Lancet.* 1982 Dec;18;2(8312):1356-61.

Fraiha PM, Bittencourt PG, Celestino LR. Estomatite aftosa recorrente revisão bibliográfica. *Rev Bras Otorrinolaringol.* 2002 Jul-Ago;68(4):571-8.

Ghodratnama F, Wray D, Bagg J. Detection of serum antibodies against cytomegalovirus, varicella zoster virus and human herpesvirus 6 in patients with recurrent aphthous stomatitis. *J Oral Pathol Med.* 1999 Jan;28(1):12-5.

Habib N, Salaro C, Phelps RG, Cohen SR. Severe aphthous stomatitis associated with oral calcineurin and mTOR inhibitors. *Int J Dermatol.* 2010 Jan;49(1):91-4.

Ortiz A, Grando SA. Smoking and the skin. *Int J Dermatol.* 2012 Mar;51(3):250-62.

Ramos-e-Silva M. Estomatite aftosa recorrente. *J Bras Med.* 1999 Nov-Dez;77(5/6):35-8.

Ramos-e-Silva M, Fernandes NC. Afecções das mucosas e semimucosas. *J Bras Med.* 2001 Mar;80(3):50-66.

Taybos G. Oral changes associated with tobacco use. *Am J Med Sci.* 2003 Oct;326(4):179-82.

Tucker KM, Heget HS. The incidence of inflammatory papillary hyperplasia. *J Am Dent Assoc.* 1976 Sep;93(3):610-3.

Gengivite descamativa

Lo Russo L, Fierro G, Guiglia R *et al.* Epidemiology of desquamative gingivitis: evaluation of 125 patients and review of the literature. *Int J Dermatol.* 2009 Oct;48(10):1049-52.

Maderal AD, Salisbury PL, Jorizzo JL. Desquamative gingivitis. *J Am Acad Dermatol.* 2018 May;78(5);839-61.

Doença de Behçet

Campagnolo AO, Sabatovich OD, Azulay MM *et al.* Colchicina em dermatologia. *An Bras Dermatol.* 1989 Nov-Dez;64(6):329-33.

Criteria for diagnosis of Behçet's disease. International Study Group for Behçet's Disease. *Lancet.* 1990 May;5;335(8697):1078-80.

Davatchi F, Shahram F, Chams-Davatchi C *et al.* Behcet's disease: from East to West. *Clin Rheumatol.* 2010 Aug;29(8):823-33.

Emmi L, Brugnolo F, Salvati G, Marchione T. Immunopathological aspects of Behçet's disease. *Clin Exp Rheumatol.* 1995 Nov-Dec;13(6):687-91.

Saadoun D, Wechsler B. Behçet's disease. *Orphanet J Rare Dis.* 2012 Apr;12;7:20.

Balanites

Bonnetblanc JM. Zoon's balanitis. *Ann Dermatol Venereol.* 2002;129(11):1323-5.

Chaine B, Janier M. Balanitis: diagnosis and treatment. *Ann Urol (Paris).* 2006 Apr;40(2):126-38.

Das S, Tunuguntla HS. *Balanitis xerotica obliterans*: a review. *World J Urol.* 2000 Dec;18(6):382-7.

Delgado L, Brandt HR, Ortolan DG *et al.* Balanite plasmocitária de Zoon: relato de dois casos tratados com pimecrolimo. *An Bras Dermatol.* 2011 Jul-Aug;86(4 Suppl 1):S35-8.

Edwards S. Balanitis and balanoposthitis: a review. *Genitourin Med.* 1996 Jun;72(3):155-9.

Georgala S, Gregoriou S, Georgala C *et al.* Pimecrolimus 1% cream in non-specific inflammatory recurrent balanitis. *Dermatology.* 2007;215(3):209-12.

Hague J, Ilchyshyn A. Successful treatment of Zoon's balanitis with topical tacrolimus. *Int J Dermatol.* 2006 Oct;45(10):1251-2.

Lisboa C, Ferreira A, Resende C, Rodrigues AG. Infectious balanoposthitis: management, clinical and laboratory features. *Int J Dermatol.* 2009 Feb;48(2):121-4.

Pastar Z, Rados J, Lipozencić J *et al.* Zoon plasma cell balanitis: an overview and role of histopathology. *Acta Dermatovenerol Croat.* 2004;12(4):268-73.

von Krogh G, Horenblas S. Diagnosis and clinical presentation of premalignant lesions of the penis. *Scand J Urol Nephrol Suppl.* 2000;(205):201-14.

Pápulas perláceas ou peroladas do pênis

Magid M, Garden JM. Pearly penile papules: treatment with the carbon dioxide laser. *J Dermatol Surg Oncol.* 1989 May;15(5):552-4.

Mansouri P, Naraghi ZS, Malilheh A, Chalangari R. Genital lesions masquerading as condyloma acuminata: a case series report. *Iran J Public Health.* 2019 Jun;6:1161-4.

Prieto MA, Gutiérrez JV, Sambucety PS. Vestibular papillae of the vulva. *Int J Dermatol.* 2004 Feb;43(2):143-4.

Vesper JL, Messina J, Glass LF, Fenske NA. Profound proliferating pearly penile papules. *Int J Dermatol.* 1995 Jun;34(6):425-6.

Craurose vulvar | Atrofia senil genital da mulher | Vulvovaginites | Prurido anal, prurido vulvar e vulvodinia

Bazex J, Bayle-Lebey P. Vulvar lichen sclerosus. *Contracept Fertil Sex.* 1993;21(3):237-40.

Calleja-Agius J, Brincat MP. Urogenital atrophy. *Climacteric.* 2009 Aug;12(4):279-85.

Foster DC. Vulvar disease. *Obstet Gynecol.* 2002 Jul;100(1):145-63.

Ilkit M, Guzel AB. The epidemiology, pathogenesis, and diagnosis of vulvovaginal candidosis: a mycological perspective. *Crit Rev Microbiol.* 2011 Aug;37(3):250-61.

Lavery HA. Vulval dystrophies: new approaches. *Clin Obstet Gynaecol.* 1984 Apr;11(1):155-69.

Quan M. Vaginitis: diagnosis and management. *Postgrad Med.* 2010 Nov;122(6):117-27.

Rosen T. Update on genital lesions. *JAMA.* 2003 Aug;27;290(8):1001-5.

Ventolini G. Vulvar pain: anatomic and recent pathophysiologic considerations. *Clin Anat.* 2013 Jan;26(1):130-3.

Welsh B, Howard A, Cook K. Vulval itch. *Aust Fam Physician.* 2004 Jul;33(7):505-10.

Welsh BM, Berzins KN, Cook KA, Fairley CK. Management of common vulval conditions. *Med J Aust.* 2003 Apr;21;178(8):391-5.

59

Afecções Glandulares

Luna Azulay-Abulafia ◆ David Rubem Azulay

Afecções das glândulas sudoríparas écrinas

Hiperidrose

É a produção excessiva de suor além do fisiológico, podendo ser generalizada, localizada, simétrica ou assimétrica. Há duas etiopatogenias principais para a explicação das hiperidroses: emocional ou cortical (*primária*) e termorreguladora ou hipotalâmica.

A *hiperidrose secundária* é decorrente de desordens neurais, vasomotoras ou medicamentos. Há ainda um tipo especial: a *hiperidrose gustativa*, que é localizada (lábios, fronte, nariz) e ocorre em determinadas pessoas, devido à ingestão de certos alimentos (picantes e condimentados). Não se conhece sua patogenia. A *síndrome de Frey* consiste em hiperidrose gustativa na hemiface após trauma cirúrgico ou infecção da região parotidiana. Diversos medicamentos são capazes de desencadeá-la, como antidepressivos, aspirina, opioides, entre outros.

Problema social de relevada importância é a *hiperidrose palmoplantar* (50 a 60%) e *axilar* (30 a 40%), que se agrava ou ocorre exatamente nos momentos de maior ansiedade; não ocorre durante o sono (Figura 59.1).

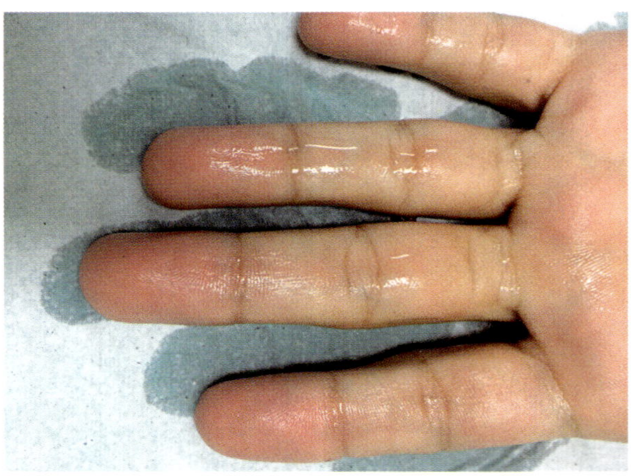

Figura 59.1 Hiperidrose. (Cortesia do Dr. Fabiano Leal.)

A toxina botulínica se tornou o padrão-ouro do tratamento da hiperidrose, cuja duração é de 4 a 12 meses após a injeção. Porém, para os pacientes com fobia à injeção, a toxina pode ser aplicada por iontoforese, com menor eficácia e durabilidade, mas com a mesma quantidade de unidades, a qual pode ser aumentada (ver Capítulo 98).

Tratamento local pode ser feito com soluções de cloreto de alumínio a 20% ou saturado e formol de 1 a 3%, aplicadas nas axilas secas e higienizadas antes de dormir.

Recente publicação recomenda o emprego oral de glicopirrolato (anticolinérgico) como segunda escolha após o uso de sais de alumínio em crianças. Em um trabalho, a dose média ministrada foi de 2 mg, e o efeito se fez notar em poucas horas, com recidiva dentro de 1 dia após a interrupção e boa resposta em 71% dos casos. Efeitos colaterais ocorreram em 26% dos pacientes e incluíram xerostomia (26%) e xeroftalmia (10%). Outro anticolinérgico bastante empregado é a oxibutinina, na dose de 5 mg, de 12/12 h. Ansiolíticos e betabloqueadores podem ajudar nos casos de natureza emocional, além de psicoterapia.

Outra opção de tratamento é a cirúrgica (simpatectomia ou exérese cirúrgica das glândulas sudoríparas).

Anidrose

Caracteriza-se pela ausência de suor, que pode ser *generalizada*, o que ocorre em uma série de doenças (displasias ectodérmicas congênitas, doença de Fabry, síndrome de Sjögren, neuropatia diabética etc.), *localizada* (hanseníase) ou *segmentar* (neuropatias adquiridas ou genéticas). A anidrose pode decorrer de agenesia das glândulas écrinas ou de disfunção delas (*histeria*), bem como de lesão da inervação simpática. Medicamentos com ação anticolinérgica, assim como psicotrópicos, também podem ser desencadeadores. Existe também uma rara forma idiopática adquirida, muitas vezes associada à urticária colinérgica, em que fica preservada a sudorese nas regiões palmoplantar e axilar; a explicação seria que, nessas áreas, a inervação é adrenérgica e há grande quantidade de glândulas apócrinas. Algumas doenças podem cursar com hipoidrose localizada especificamente sobre as lesões, como hanseníase, esclerodermia e necrobiose lipoídica. As síndromes que cursam com a anidrose são a síndrome de Claude Bernard-Horner e a de Arlequim.

Síndromes que cursam com anidrose

Síndrome de Claude Bernard-Horner*

A síndrome de Claude Bernard-Horner, ou simplesmente *síndrome de Horner* (1869), caracteriza-se por ptose palpebral, enoftalmia, miose e anidrose localizada na face. É decorrente da compressão do plexo simpático cervical e tem inúmeras causas: tumor de Pancoast (tumor de ápice pulmonar), outros tumores, siringomielia, infarto medular, infecções, aneurisma congênito etc. A *síndrome de Pourfour du Petit* é geralmente referida como a antítese da síndrome de Horner, muitas vezes precedendo-a como uma fase inicial, irritativa. Caracteriza-se por hiperidrose, midríase unilateral, retração palpebral e exoftalmia, e sua ocorrência é raríssima.

Síndrome de Arlequim

Suas características são anidrose unilateral e ausência de eritema (*flushing*) na face após estímulos variados, cujo processo pode não estar confinado à face. Trata-se de uma disautonomia que envolve fibras simpáticas e parassimpáticas. A natureza do processo pode ser traumática, pós-infecção, neoplásica (por compressão) ou, simplesmente, a manifestação de alguma enfermidade que afete assimetricamente a inervação vasomotora simpática, tal como doença de Guillain-Barré, neuropatia diabética, atrofia sistêmica múltipla etc. Os portadores dessa síndrome devem ser encaminhados à oftalmologia e à neurologia.

Granulose rubra nasal

É um quadro pré-puberal muito peculiar que, em geral, desaparece espontaneamente na fase puberal. Apresenta gotículas de suor na pele, com eritema puntiforme e, até mesmo, pápulas eritematosas no nariz, sobretudo na ponta. Áreas paranasais também podem ser comprometidas.

Miliária

É mais comum na criança e caracteriza-se por erupção sudoral aguda vesiculosa, disseminada pelo tronco e, às vezes, pelos membros, em consequência de superaquecimento ou, ocasionalmente, de exercício físico, exposição solar etc. Atribui-se o problema à produção excessiva de suor que não consegue ser totalmente excretado.

Há três tipos clínicos: a *miliária cristalina* (sudamina) é assintomática, e as vesículas são branco-cristalinas e subcórneas, porque a obstrução ocorre no mesmo plano da camada da córnea; a *miliária rubra* (brotoeja), em que as vesículas se assestam em pele eritematosa, devido ao fato de a obstrução ocorrer no mesmo plano da camada de Malpighi (as vesículas são intraepidérmicas e espongióticas), havendo prurido e sensação de picadura; a *miliária profunda*, em que as vesículas se assestam sobre pápulas eritematosas, porque a obstrução acontece no mesmo plano da junção dermoepidérmica. Nesse caso, o suor favorece uma infecção secundária estafilocócica, levando a um quadro de periporite (ver Capítulo 41). A evolução natural é observada com reparação integral em 1 a 2 semanas, e a terapêutica consiste em emulsão de calamina (ver Capítulo 82, item *Formulário dermatológico*) e, sobretudo, a não transpiração excessiva; o uso de ar-condicionado é preventivo (Figura 59.2).

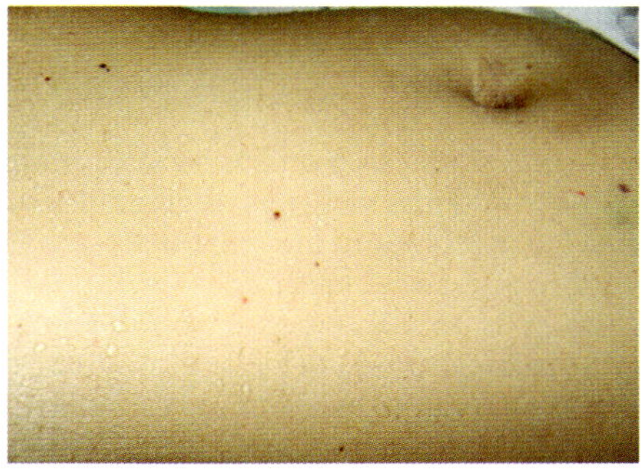

Figura 59.2 Miliária. Observam-se discretas papulovesículas; algumas cristalinas, outras eritematosas. (Cortesia do Dr. Gabriel Monteiro de Castro.)

Disidrose

Pode-se conceituar a disidrose como uma erupção sudoral súbita localizada nas mãos (mais frequentemente) e nos pés. Caracteriza-se por numerosas vesículas que lembram os grãos de sagu e que se devem à infiltração sudoral entre as células malpighianas. As vesículas podem confluir, formando bolhas. Quase sempre, a disidrose ocorre em pessoas emocionalmente instáveis e involui em 1 a 2 semanas. Compressas com antissépticos suaves de manipulação representam a medicação de escolha, porém o tratamento é difícil (ver Capítulo 17, item *Síndrome eczematosa das mãos e/ou pés (disidrose)*).

Erupções disidrosiformes

São erupções de aspecto clínico mais ou menos semelhante, mas sem nenhuma relação com o suor. Localizam-se nos pés e/ou nas mãos (mais frequentemente) e são recidivantes (Figura 59.3). Várias causas podem produzi-las; dentre as mais frequentes estão alergia de contato, ides micótica ou bacteriana, psoríase, atopia e uso de piroxicam e penicilina. O problema também é conhecido como síndrome eczematosa das mãos e/ou pés (ver Capítulo 17).

Tumores écrinos

Ver Capítulo 52.

Hidrocistoma écrino

Será abordado adiante neste capítulo, juntamente com o *Cistadenoma apócrino*.

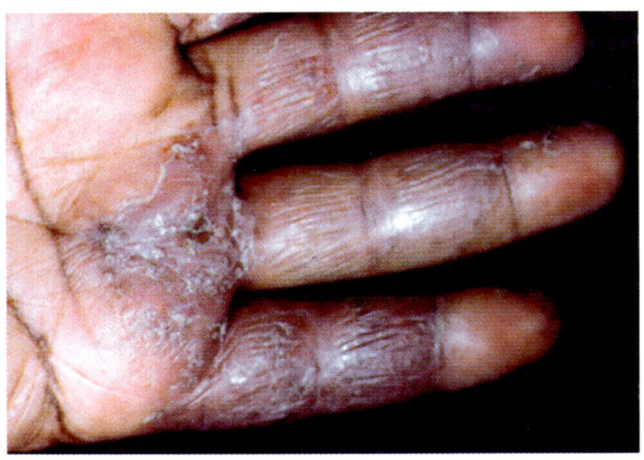

Figura 59.3 Erupção disidrosiforme.

*Claude Bernard (fisiologista francês) descreveu a síndrome em animais, em 1852. No entanto, o primeiro relato completo em humanos foi feito pelo oftalmologista suíço Johann Friedrich Horner, em 1869.

Hamartoma angiomatoso écrino (nevo écrino, angioma sudoríparo)

Trata-se de malformação hamartomatosa, em que a lesão é formada por quantidades variáveis de glândulas sudoríparas e vasos sanguíneos (componente angiomatoso). Caracteristicamente, sobre a lesão há hiperidrose e dor, que pode ser espontânea ou após pressão e ocorre, geralmente, ao nascimento ou na infância. Pode ser placa, nódulo, pápula ou mácula, preferencialmente localizadas nas palmas e plantas. É descrita de modo raro e pode ser familial. O tratamento é cirúrgico.

Hidradenite écrina neutrofílica

Ocorre, sobretudo, em vigência do uso de vários agentes citostáticos, em especial citarabina e bleomicina. Surge com maior frequência no tratamento da leucemia mieloide crônica. Já foi descrita em pacientes fazendo poliquimioterapia antirretroviral e fator estimulador de colônia de granulócito, paracetamol e pacientes em hemodiálise, assim como em uso de roquinimex (linomide), uma nova substância também imunomoduladora e associada à doença de Behçet e à infecção pelo vírus da imunodeficiência humana (HIV).

O provável mecanismo desencadeador é a excreção de quantidade tóxica do medicamento pelo suor.

Caracteriza-se clinicamente por pápulas, placas ou nódulos eritematosos, muitas vezes dolorosos, bem delimitados, geralmente localizados no tronco, no pescoço e nos membros superiores, que involuem espontaneamente em cerca de 10 dias. Surge cerca de 5 a 10 dias após a quimioterapia e recorre após nova exposição.

A patologia é típica e se caracteriza por infiltração neutrofílica da porção secretora das glândulas écrinas, acompanhada de necrose do epitélio. Esta pode ocorrer isoladamente se houver neutropenia, sendo, então, denominada *necrose das glândulas sudoríparas écrinas*.

Em alguns casos, pode-se usar corticosteroide sistêmico; a dapsona pode ser utilizada profilaticamente.

A *hidradenite palmoplantar recorrente idiopática* se caracteriza por placas e nódulos dolorosos na região plantar e, eventualmente, palmar de crianças. A patogenia não está clara e, por vezes, é desencadeada por exercício físico ou mesmo o frio. O diagnóstico diferencial a ser feito é com vasculite, e o tratamento consiste em repouso e corticoterapia.

A *siringometaplasia écrina* ou *siringometaplasia escamosa écrina* é um diagnóstico histopatológico de quadro clínico semelhante à hidradenite écrina neutrofílica. No entanto, na patologia, encontramos uma modificação do epitélio ductal cuboidal para células com citoplasma eosinofílico e núcleos maiores e irregulares, de modo a ser feito um diagnóstico diferencial com carcinoma espinocelular. O infiltrado inflamatório neutrofílico é mínimo ou ausente. Esse problema ocorre frequentemente associado à quimioterapia, mas também a outras enfermidades, como ulcerações crônicas de natureza variada e tumores.

Bolha do coma (bolha por barbitúricos, bolha por doenças neurológicas, bolha com necrose de glândula écrina)

Ver Capítulo 23.

Afecções das glândulas apócrinas

As glândulas apócrinas caracterizam-se por desembocarem na unidade pilossebácea (ver Capítulo 1). São encontradas em certas regiões, como axilas, aréola mamária, genitália externa, região inguinocrural e conduto auditivo externo. Seus quadros patológicos são apresentados a seguir.

Doença de Fox-Fordyce

Tem como sinonímia *miliária apócrina*. Trata-se de uma erupção de pápulas foliculares, individualizadas e localizadas em regiões de glândulas apócrinas, com intenso prurido (Figura 59.4). O processo decorre da obstrução do ducto sudoríparo, na junção com o folículo, e da consequente ruptura desse ducto, ocasionando inflamação e prurido. Sua frequência é 10 vezes superior na mulher, na época de maior atividade hormonal, ou seja, da puberdade até a menopausa. Parece melhorar na gravidez, pois está ligada às disendocrinias; é de evolução crônica. A melhor terapêutica é a hormonal (estrógenos e pílulas anticoncepcionais). O uso de adapaleno a 0,1%, em gel, por 3 semanas, mostrou-se uma boa opção terapêutica em dois casos.

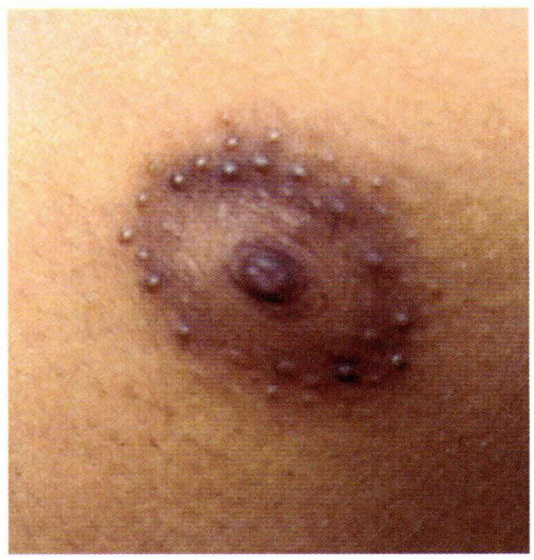

Figura 59.4 Doença de Fox-Fordyce – pápulas foliculares, pruriginosas, em áreas apócrinas.

Cistadenoma apócrino/Hidrocistoma écrino

O *cistadenoma apócrino* ocorre, em geral, como lesão única, cística, pequena, com aspecto translúcido ou, mais frequentemente, com tonalidade azulada. Tem localização preferencial na face de adultos, próximo às pálpebras, e recebe a denominação *cisto das glândulas de Moll* (Figuras 59.5 e 59.6). Quando múltiplo, esse problema pode fazer parte da *síndrome de Gorlin-Goltz* (hipoplasia dérmica focal) e de *Schopf-Schulz-Passarge*.

O **hidrocistoma écrino** (Figura 59.7) ocorre com menor frequência como lesão única e tende a tornar-se mais volumoso nos meses de verão. É decorrente da malformação dos túbulos, que pode ser herdada ou adquirida; por isso, é adequada a terminologia (verdadeiras cisternas), embora tenha como sinonímia *cistadenoma écrino*.

Já o *cistadenoma apócrino* tem um discreto componente celular proliferativo e, portanto, tem caráter "*tumoral*", sendo o termo *hidrocistoma* inadequado. A diferença entre os dois se faz por meio da patologia, na qual se observa a secreção por

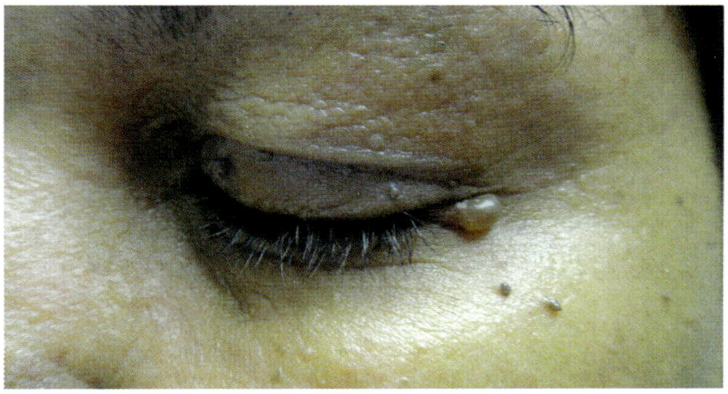

Figura 59.5 Cistadenoma apócrino (cisto das glândulas de Moll). (Cortesia do Dr. André R. Adriano.)

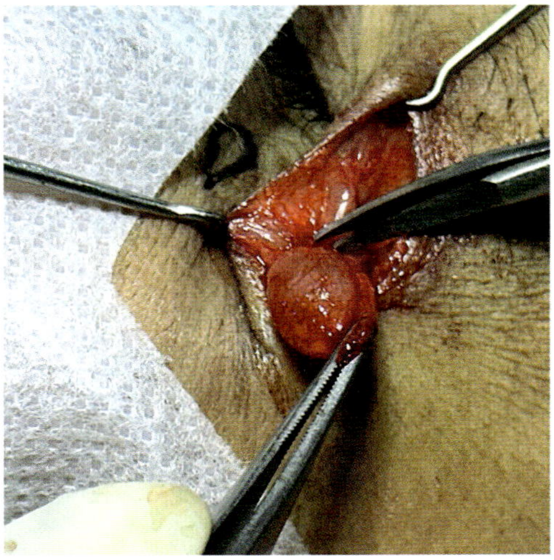

Figura 59.6 Cistoadenoma apócrino. Excisão cirúrgica: observar uma certa transparência.

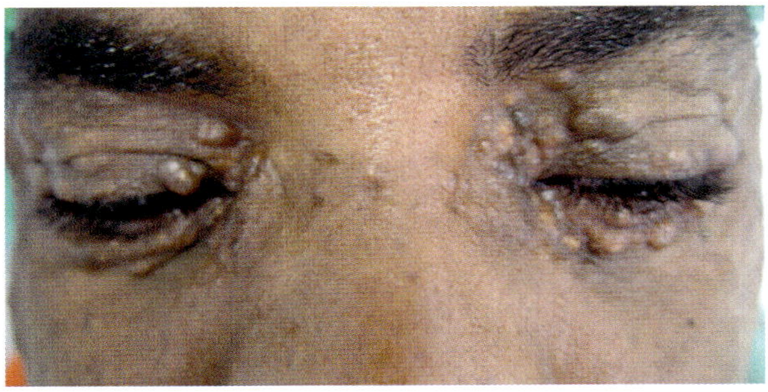

Figura 59.7 Hidrocistoma écrino – paciente com múltiplas pápulas translúcidas ou azuladas, em localização típica.

decapitação característica das glândulas apócrinas no cistoadenoma. Seu tratamento consiste na ruptura da lesão e na discreta eletrocoagulação do seu soalho ou simples excisão.

Bromidrose

É a sudorese de odor repulsivo. Há dois tipos: o apócrino, de localização, em geral, axilar, decorrente da formação de ácidos graxos por efeito de atividade enzimática bacteriana; e o écrino, que ocorre nos pés e está muito ligado à hiperidrose, o que leva à maceração da queratina interdigital e ao aumento da população bacteriana. Ambos só se manifestam após a puberdade. A terapêutica de escolha é a solução de bicloreto de mercúrio a 1/1.000, mas as soluções de sais de alumínio, de compostos de zinco e zincônio e de neomicina também podem ser utilizadas. O uso de sabonetes com triclosana a 1% é útil (ver Capítulo 82, item *Formulário dermatológico*).

A **síndrome do odor de peixe** (*fish odor syndrome*, trimetilaminúria) é uma doença metabólica rara, resultante da deficiência na oxidação da trimetilamina (TMA). Os pacientes apresentam hálito e odor corporal fortes (peixe podre), como resultado da excreção anormal de TMA na saliva, no suor, na urina e na secreção vaginal. É decorrente de um defeito no gene *FMO3*, que dificulta a capacidade do organismo de metabolizar TMA e transformá-la em compostos inodoros.

Essa desordem está presente desde o nascimento, porém torna-se aparente quando da introdução de alimentos contendo grandes quantidades de colina e carnitina na dieta. O diagnóstico é difícil, pois poucos médicos conhecem essa doença. A dosagem de TMA é feita no sangue.

O tratamento é feito com dieta restritiva, visando diminuir a ingestão de precursores da TMA, como a colina (presente em ovos, fígado, peixes de água salgada, amendoins, soja, feijão e nozes) e a carnitina (presente em chocolate, amendoins, passas, nozes e cereais), associada a uma terapêutica de curta duração com neomicina e metronidazol (400 mg/dia).

Outras doenças metabólicas hereditárias também podem causar a bromidrose (deficiência de dimetilglicina, doença da urina desidrogenase – odor de peixe; fenilcetonúria – cheiro de mofo, doença da urina do xarope de bordo – cheiro adocicado, entre outras). Algumas comidas em excesso, como alho e aspargo, eventualmente também. Pacientes com uremia elevada raramente podem apresentar um "*frost* urêmico".

Cromidrose

É o suor colorido (amarelo, azulado, preto, vermelho), que ocorre, em geral, nas axilas. Decorre de pigmentos endógenos (lipofucsina, medicamentos e outros) eliminados através das glândulas apócrinas, ou é de origem externa (falsa pseudocromidrose), devido a substâncias químicas como corantes e tintas. O suor de coloração azulada ocorre em pessoas que trabalham na laminação de cobre, em consequência da sua deposição na pele. A hematidrose é raríssima e ocorre excepcionalmente em doenças hemorrágicas. Quando relacionada a pigmentos relacionados a microrganismos, denomina-se pseudocromidrose infecciosa. A cor, quando causada por *Pseudomonas aeruginosa*, é azul-esverdeada; *Serratia marcescens*, rosa; *Corynebacterium* sp., marrom-enegrecido; *Malassezia furfur* e *Bacillus* sp., azulada.

A terapêutica da cromidrose é feita com antissépticos locais quando a causa é bacteriana (ver Capítulo 82, item *Formulário dermatológico*). Para a endógena, a terapêutica consiste na correção, se possível, da doença básica ou na interrupção da ingestão da substância responsável.

Tumores apócrinos

Ver Capítulos 52 e 57, item *Afecções dos mamilos*, subitem *Doença de Paget*.

Hidradenite (hidrosadenite)

Será abordada no Capítulo 60. Ver também *Hidradenite écrina neutrofílica*, anteriormente mencionada neste capítulo.

Paraceratose granular

Caracteriza-se clinicamente por pápulas ou placas ceratósicas ou descamativas, de coloração variada, em zonas intertriginosas, sobretudo na região axilar (daí a denominação original *paraceratose granular axilar*). A confirmação diagnóstica é dada pelo achado, na patologia, de hiperceratose, paraceratose com granulosa e retenção de grânulos de cerato-hialina na camada córnea (daí a denominação da entidade) e acantose.

Não há predileção por raça, e é mais frequente em mulheres e adultos.

Na verdade, essa enfermidade é mais bem compreendida como um padrão de reação do que como uma entidade nosológica própria. Acredita-se que o atrito (desodorantes, antiperspirantes, fraldas etc.) possa servir como fator deflagrador do processo.

No diagnóstico diferencial, devem-se considerar: nevo verrucoso, acantose *nigricans*, papilomatose confluente e reticulada, dermatite seborreica ou de contato, doença de Darier ou de Hailey-Hailey.

O uso de cremes com ácido salicílico de 3 a 5% é efetivo.

Bibliografia

Afecções das glândulas sudoríparas écrinas

Bachmeyer C, Chaibi P, Aractingi S. Neutrophilic eccrine hidradenitis induced by granulocyte colony-stimulating factor. *Br J Dermatol.* 1998 Aug;139(2):354-5.

Breunig JA, Hartmann M, Freire CF, Almeida Jr HL. Síndrome de arlequim na infância: relato de caso. *An Bras Dermatol.* 2012 Nov-Dec;87(6): 907-9.

Díaz Espejo CE, Boto de los Bueis A, López Domínguez JM *et al.* Pourfour du Petit syndrome. *Neurologia.* 1998 Mar;13(3):145-7.

Kuttner BJ, Kurban RS. Neutrophilic eccrine hidradenitis in the absence of an underlying malignancy. *Cutis.* 1988 Jun;41(6):403-5.

Ohsuga Y, Rowe JM, Liesveld J *et al.* Dermatologic changes associated with roquinimex immunotherapy after autologous bone marrow transplant. *J Am Acad Dermatol.* 2000 Sep;43(3):437-41.

Okada MAMU, Dexheimer LS, Bonamigo RR, Heck R. Anidrose idiopática generalizada adquirida: raro diagnóstico brasileiro. *An Bras Dermatol.* 2022;97(4):532-4.

Paller AS, Shah PR, Silverio AM *et al.* Oral glycopyrrolate as second-line treatment for primary pediatric hyperhidrosis. *J Am Acad Dermatol.* 2012 Nov;67(5):918-23.

Pinheiro AM, Ribeiro AM, Rodrigues HA. Hamartoma angiomatoso écrino: relato de caso e estudo clínico-patológico e ultrassonográfico. *An Bras Dermatol.* 2005 Jul-Ago;80(4):377-80.

Salvesen R. Innervation of sweat glands in the forehead. A study in patient's with Horner's syndrome. *J Neurol Sci.* 2001 Jan;183(1):39-42.

Ségura P, Speeg-Schatz C, Wagner JM, Kern O. Claude Bernard-Horner syndrome and its opposite, Pourfour du Petit syndrome, in anesthesia and intensive care. *Ann Fr Anesth Reanim.* 1998;17(7):709-24.

Shear NH, Knowles SR, Shapiro L, Poldre P. Dapsone in prevention of recurrent neutrophilic eccrine hidradenitis. *J Am Acad Dermatol.* 1996 Nov;35(5 Pt 2):819-22.

Shelley WB, Talanin NY, Shelley ED. Botulinum toxin therapy for palmar hyperhidrosis. *J Am Acad Dermatol.* 1998 Feb;38(2 Pt 1):227-9.

Stahr BJ, Cooper PH, Caputo RV. Idiopathic plantar hidradenitis: a neutrophilic occuring primarily in children. *J Cutan Pathol.* 1994 Aug;21(4):289-96.

Afecções das glândulas apócrinas

Chalmers RA, Bain MD, Michelakakis H *et al.* Diagnosis and management of trimethylaminuria (FMO3 deficiency) in children. *J Inherit Metab Dis.* 2006 Feb;29(1):162-72.

Giraldi S, Abagge KT, Carvalho VO *et al.* Paraqueratose granular: relato de seis casos em crianças. *An Bras Dermatol.* 2006 Jan-Fev;81(1):59-64.

Ip K H-K, Li A. Clinical features, histology, and treatment outcomes of granular parakeratosis: a systematic review. *Int J Dermatol.* 2022 Aug;61(8):973-8.

Kaimal S, Thappa DM. Diet in dermatology: revisited. *Indian J Dermatol Venereol Leprol.* 2010 Mar-Apr;76(2):103-15.

Kassuga LE, Medrado MM, Chevrand NS *et al.* Doença de Fox-Fordyce: resposta ao adapaleno a 0,1%. *An Bras Dermatol.* 2012 Mar-Apr;87(2):336-8.

Scheinfeld NS, Mones J. Granular parakeratosis: pathologic and clinical correlation of 18 cases of granular parakeratosis. *J Am Acad Dermatol.* 2005 May;52(5):863-7.

Sloan B. Pseudochromhidrosis and dupilumab. *J Am Acad Dermatol.* 2022 Out;87(4):750.

Verma SB. Multiples apocrine hidrocystomas: a confusing clinical diagnosis. *An Bras Dermatol.* 2010 Mar-Apr;85(2):260-3.

60

Acne, Erupções Acneiformes, Tríade de Oclusão Folicular e Rosácea

David Rubem Azulay ◆ **Luna Azulay-Abulafia** ◆ **Rubem David Azulay**

Entre o 3º e o 4º mês de gestação, o embrião já tem glândulas sebáceas, que estão em praticamente todo o corpo, exceto nas regiões palmoplantares, e em maior quantidade nas seguintes regiões: couro cabeludo, fronte e regiões interescapular e anogenital. São glândulas holócrinas, isto é, cujas células secretoras se desintegram e são eliminadas, de modo que novas glândulas são formadas a partir das células indiferenciadas. As glândulas sebáceas estão conectadas aos folículos pilosos, constituindo assim a unidade pilossebácea. Os folículos pilossebáceos são de cinco tipos: *sebáceos, terminais, apopilossebáceos, velos* e *lanuginosos*. Os folículos sebáceos caracterizam-se por apresentar pelos finos e curtos, em contraste com a glândula, que é extensa e polilobulada, com o acroinfundíbulo ocupando praticamente a totalidade da altura do canal folicular (como se as glândulas se abrissem quase diretamente para o exterior). Estão localizados principalmente na face e no dorso, sendo estes os folículos que nos interessam no estudo da acne. Os folículos terminais localizam-se com maior frequência no couro cabeludo e barba; o pelo é grosso e reto, a glândula sebácea é bem desenvolvida e a drenagem do sebo ocorre de maneira fácil. Os folículos apopilossebáceos são encontrados nas axilas e na região inguinal, principalmente. Os folículos velos caracterizam-se por apresentar pelos e poros foliculares muito reduzidos e glândulas sebáceas volumosas, localizando-se em todo o corpo. O lanugo aparece no embrião, sendo substituído por velo depois do nascimento.

As glândulas sebáceas têm maior atividade na época da puberdade, devido à ação hormonal androgênica, principalmente da testosterona. Esta é transformada, na célula sebácea, em di-hidrotestosterona, por intermédio da enzima 5α-redutase, sobretudo a do tipo 1. A di-hidrotestosterona liga-se a determinados receptores proteicos, estimulando a lipogênese em razão do aumento desencadeado no volume das glândulas sebáceas. As glândulas suprarrenais e a hipófise também têm, por intermédio de diferentes hormônios, ação direta ou indireta sobre os andrógenos; por outro lado, em doses fisiológicas, os estrogênios não têm efeito inibidor sobre os andrógenos; também nenhuma ação cabe à progesterona, que, no homem, tem sua origem nos testículos e, nas mulheres, nas suprarrenais e nos ovários.

O produto das glândulas sebáceas é o sebo, que vai lubrificar a parte externa da pele e constitui o *manto lipídico* que protege física e quimicamente a pele. Além do sebo, o manto lipídico é formado por lipídios derivados da desintegração das células epidérmicas no final de sua queratinização (lipídio epidérmico, este contém mais colesterol, e triglicerídios; não tem escaleno nem cerídeos esterificados). O sebo é constituído por triglicerídios, cerídeos esterificados, escaleno, ácidos graxos não esterificados e esteroides. Os ácidos graxos livres que são irritativos para a pele resultam da ação de lipases bacterianas (*Cutibacterium acnes*, anteriormente denominada *Propionibacterium acnes*) que hidrolisam os triglicerídios.

Convém comentar sobre a importante base genética da acne. Em um estudo realizado no Brasil, com 200 pares de gêmeos, foi verificada a concordância de 98% em gêmeos monozigóticos, diminuindo para 55% nos heterozigóticos. Existe tendência familial evidente, devendo ser investigada na anamnese.

O conceito da tríade de oclusão folicular foi criado em 1956, e inclui a acne *conglobata*, a foliculite dissecante e a hidradenite, que serão estudadas ao final deste capítulo. A ceratose folicular ou hiperceratose folicular (denominação imprópria, pois é uma terminologia histopatológica) é o ponto de partida para o desencadeamento dessas doenças que, não por acaso, muitas vezes estão associadas.

Acne vulgar

Conceito

Trata-se de uma doença genético-hormonal, autolimitada, de localização pilossebácea, com formação de comedões, pápulas, pústulas e lesões nodulocísticas, que podem surgir durante a evolução e que, dependendo da intensidade, o processo inflamatório leva a abscessos e cistos intercomunicantes, com frequente êxito cicatricial.

Epidemiologia

É doença dos adolescentes, de frequência elevadíssima (60% das mulheres e 70% dos homens na puberdade): é mais precoce na adolescência feminina (12 a 14 anos de idade) do que na masculina (14 a 16 anos de idade); em geral, regride espontaneamente após os 20 anos de idade. As formas mais intensas de acne são mais comuns no sexo masculino, porém são mais persistentes no sexo feminino, o que é explicado pela alta frequência de distúrbios endócrinos, sobretudo a síndrome do ovário policístico (SOP). Parece não poupar etnias, porém é incomparavelmente mais usual nos caucasianos do que nos asiáticos ou negros. Em certos países, como Coreia do Sul, Peru, Equador, Espanha e nas aldeias esquimós, a incidência é muito baixa (2,8 a 5,9%). A elevada frequência da acne dificulta, até certo ponto, a determinação do aspecto genético. Por este pode-se evidenciar maior índice de acne em determinadas famílias; além disso, os estudos em gêmeos mostram a concomitância de acne nos univitelinos, o que não ocorre nos gêmeos bivitelinos.

A acne é a principal causa de consulta dermatológica nos consultórios particulares dos grandes centros urbanos.

Etiopatogenia

Nos folículos sebáceos se instalam as lesões acneicas, cuja patogenia está relacionada com quatro parâmetros fundamentais: aumento da secreção sebácea (seborreia decorrente da hiperplasia das glândulas sebáceas); ceratose do canal folicular com consequente estreitamento e retenção do sebo (comedogênese); colonização do ducto sebáceo por *Cutibacterium acnes* (*C. acnes*); e inflamação.

O processo inicia-se com a hipersecreção do sebo, por efeito hormonal. Uma contraprova da importância da testosterona é a ausência de acne nos eunucos, em mulheres com agenesia ovariana ou em mulheres ooforectomizadas antes da puberdade. Por outro lado, a ação da testosterona sobre a secreção sebácea só ocorre por intermédio de hormônios hipofisários (somatotrofina, prolactina e tireotrofina); é relevante o fato de que a metabolização da testosterona pela célula sebácea parece ser geneticamente determinada. Na maioria das vezes não há excesso de andrógenos circulantes, apesar de os níveis plasmáticos de testosterona serem mais elevados em rapazes com acne mais intensa. O processo de hiperandrogenismo ocorre mais no nível das glândulas sebáceas graças à ação de algumas enzimas como a 5α-redutase tipo 1 e a 3α e a 17α-hidroxiesteroide desidrogenase, que convertem a testosterona em di-hidrotestosterona, que é de 5 a 10 vezes mais potente.

A comedogênese tem início com a retenção do sebo produzido pela glândula, em virtude da obliteração acroinfundibular por ceratose focal, formando-se, assim, o comedão. Com a retenção de sebo, há multiplicação de microrganismos, cocos aeróbios (estafilococos), leveduras do gênero *Malassezia* e, sobretudo, do difteroide anaeróbio gram-positivo *Cutibacterium acnes*; este compõe cerca de metade do microbioma da pele. Atualmente são identificados seis filotipos do *C. acnes* I, II e III, com o I apresentando vários subtipos (IA_1, IA_2, IB, IC). Há uma nova classificação fundamentada na unidade 16S do ribossoma com numerosos ribotipos. Haveria alguns ribotipos mais acnogênicos, IA_1. Na verdade, seria uma disbiose com uma super-representação do filotipo IA. Acredita-se que a formação de biofilmes seja uma das explicações para a manutenção da inflamação e a resistência amplamente reconhecida aos antibióticos.

C. acnes produz lipases e estas atuam, por sua vez, sobre triglicerídios, liberando ácidos graxos livres, os quais têm capacidade irritativa. Essa teoria teve grande importância anteriormente, admitindo-se que seria essa a origem do processo inflamatório que causaria lesões papulopustulosas. Na fase inflamatória, participam também os estafilococos, muitos dos quais são coagulase-positivos. A reação inflamatória, quando intensa, pode romper e destruir a glândula, desencadeando processo granulomatoso na derme.

Trabalhos recentes sugerem participação imunológica na inflamação da acne; a resposta imunológica a *C. acnes* inicia-se quando a sua concentração no folículo alcança 10^7 bactérias; revela-se por elevados títulos de anticorpos fixadores de complemento, ativação direta do sistema do complemento e inibição da migração de macrófagos. A participação de *C. acnes* na ativação dos receptores *toll-like 2* com liberação de citocinas inflamatórias é aspecto preponderante na patogenia da acne; acredita-se que a ceratose folicular seja secundária à inflamação. A ação anti-inflamatória e imunomoduladora do ácido retinoico, assim como do adapaleno, foi demonstrada pela diminuição da expressão desses receptores nas membranas de monócitos humanos. A interleucina-1 (IL-1), assim como andrógenos, e a diminuição de ácido linoleico são estímulos à proliferação do epitélio folicular (ceratose folicular).

Não podem ser desprezados também os fatores emocionais que, muitas vezes, desencadeiam ou agravam a acne, o que poderia ser explicado também pela participação do neuropeptídio substância P.

O sofrimento emocional dos jovens pacientes nunca deve ser negligenciado. Por vezes, a doença pode ser desprezível do ponto de vista clínico para o médico, porém para o paciente pode ser motivo de grande infelicidade, baixa autoestima e até depressão.

Clínica

A acne, em toda a sua plenitude, é uma erupção polimorfa caracterizada por comedões (cravos), pápulas, pústulas e lesões nodulocísticas, com grau variável de inflamação e cicatrizes. A classificação da doença serve pelo aspecto prático, inclusive para pesquisa clínica. Podemos classificá-la em:

- acne não inflamatória:
  - acne comedoniana (grau I)
- acne inflamatória:
  - acne papulopustulosa (grau II)
  - acne nodulocística (grau III)
  - acne *conglobata* (grau IV)
  - acne *fulminans* (grau V).

As lesões da acne localizam-se na face e no tronco; na face, por sua vez, têm preferência pela fronte, regiões malares e mento.

Acne comedoniana

A fase inicial é comedônica e não inflamatória apenas clinicamente pois, na patologia, podemos encontrar discreta inflamação. Há quatro tipos de comedões: microcomedões, comedões pretos ou brancos (1 a 3 mm de diâmetro) e macrocomedões; os primeiros não são percebidos clinicamente (só na patologia); os comedões pretos são abertos, com os poros dilatados e, no seu ápice, apresentam a cor escura em razão da oxidação da melanina e lipídios na superficie (Figura 60.1 A), enquanto, nos brancos, os poros são pequenos, quase invisíveis e fechados; os macrocomedões seriam comedões de maior tamanho (Figura 60.1 B). Os comedões são essencialmente constituídos de sebo e queratina.

Acne papulopustulosa e nodulocística

As pápulas e pústulas decorrem da inflamação dos comedões (Figuras 60.2 e 60.3), enquanto os nódulos decorrem de um processo inflamatório mais profundo (Figuras 60.4 e 60.5). Alguns autores consideram o termo *acne nodulocística* equivocado, já que as lesões nodulares inflamatórias não são cistos verdadeiros (não têm revestimento epitelial), os quais são observados raramente. As lesões nodulocísticas são as maiores responsáveis pelo aparecimento das cicatrizes quando sofrem involução.

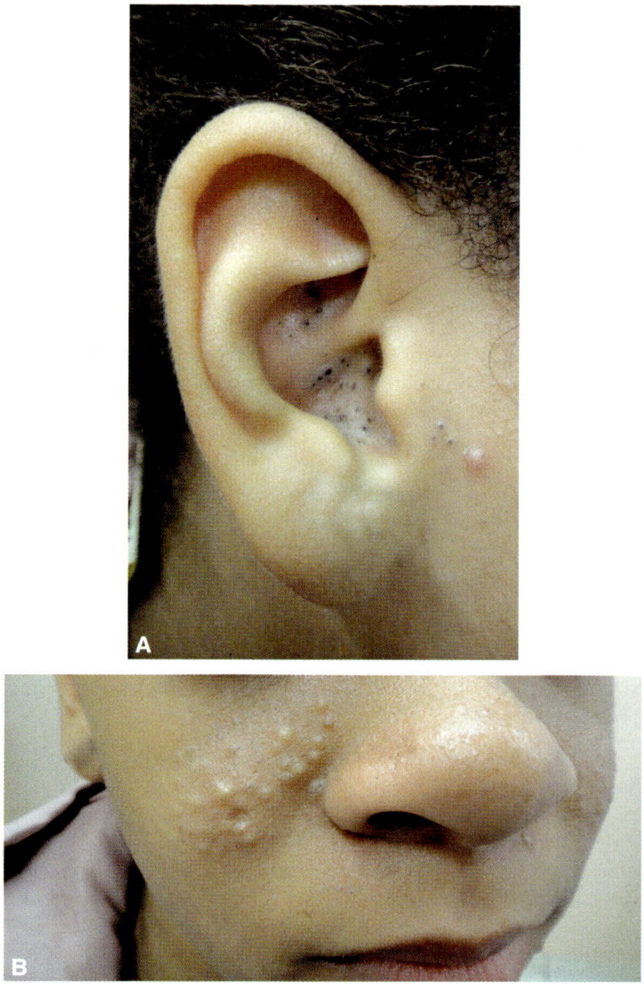

Figura 60.1 Acne comedoniana em um mesmo paciente. **A.** Comedões abertos. **B.** Comedões fechados e macrocomedões. (Cortesia do Dr. André R. Adriano.)

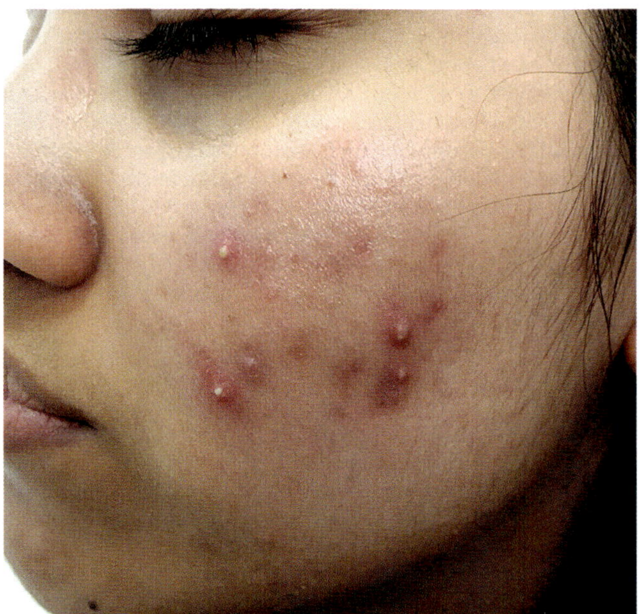

Figura 60.2 Acne papulopustulosa. (Cortesia do Dr. Kleber Ollague.)

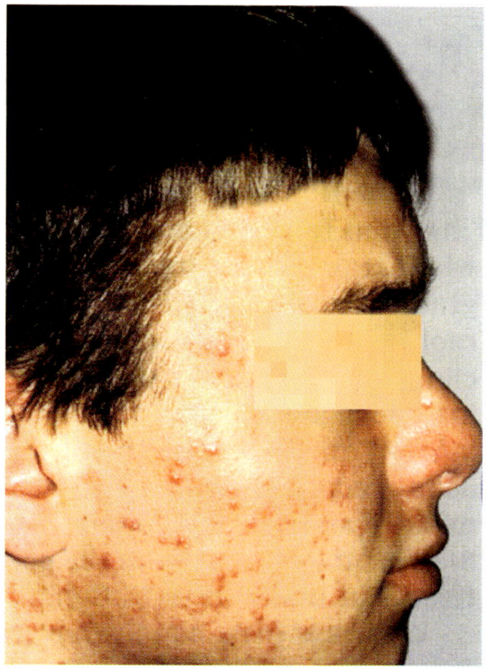

Figura 60.3 Acne papulopustulosa.

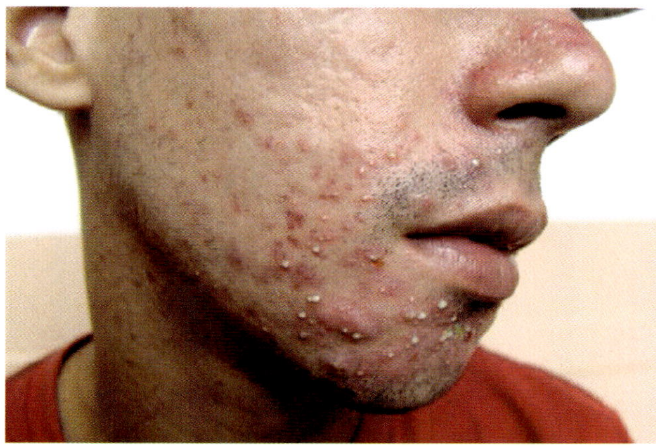

Figura 60.4 Acne nodulocística acompanhada de pústulas. (Cortesia do Dr. Fabiano Leal.)

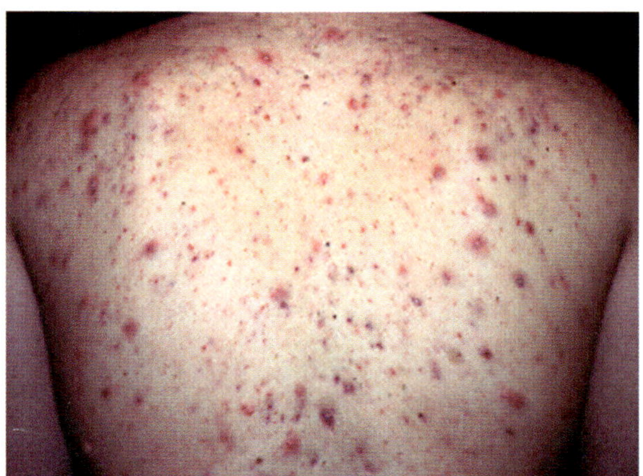

Figura 60.5 Acne nodulocística no tronco.

As cicatrizes, em geral pequenas e deprimidas, só ocorrem quando se processa a destruição completa do folículo e surgem, com mais frequência, nos casos mais exuberantes. Comedões de longa duração também são capazes de desencadeá-las. Se o paciente tiver tendência, apresentará queloide ou mesmo bridas cicatriciais (cicatrizes em ponte), assim como cicatrizes atróficas (ver Capítulo 93, item *Tratamento cirúrgico das cicatrizes de acne*). As lesões evoluem em tempos diferentes, de maneira que, em determinado momento, todos os tipos lesionais podem estar presentes.

Acne conglobata

É uma forma grave de acne, afetando, principalmente, o sexo masculino, com predomínio de lesões císticas grandes. Os fenômenos inflamatórios são exuberantes e formam-se verdadeiros abscessos e fleimões que se intercomunicam por fístulas. Bridas cicatriciais são frequentes, inclusive com hipertrofia, sem manifestações sistêmicas. As lesões predominam no tronco, e, além da face, outras áreas, como nádegas, abdome, pescoço, ombros e braços, podem ser acometidas. Faz parte da tríade de oclusão folicular (Figura 60.6).

Acne fulminans

Variação súbita e catastrófica da doença com sintomatologia geral como fadiga, febre, mal-estar, mialgia, artralgia, leucocitose (10 mil a 30 mil/mL), velocidade de hemossedimentação (VHS) aumentada e, eventualmente, lesões osteolíticas caracterizadas por pontos dolorosos sobre a superfície de ossos. Acomete essencialmente o tronco; e as lesões, que são dolorosas, logo ulceram, deixando grandes cicatrizes. É essencialmente uma doença de jovens do sexo masculino (Figura 60.7).

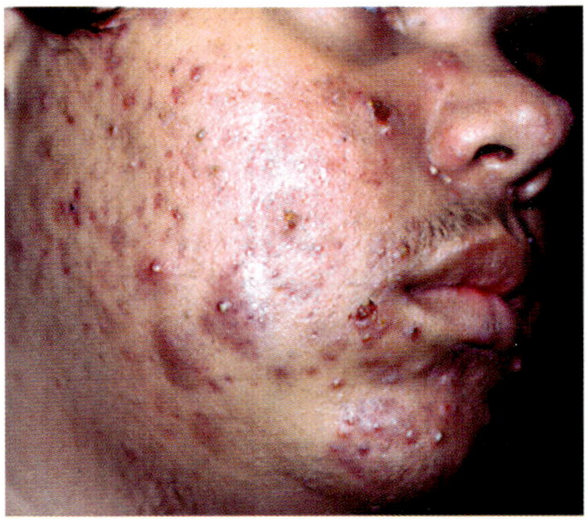

Figura 60.6 Acne *conglobata*.

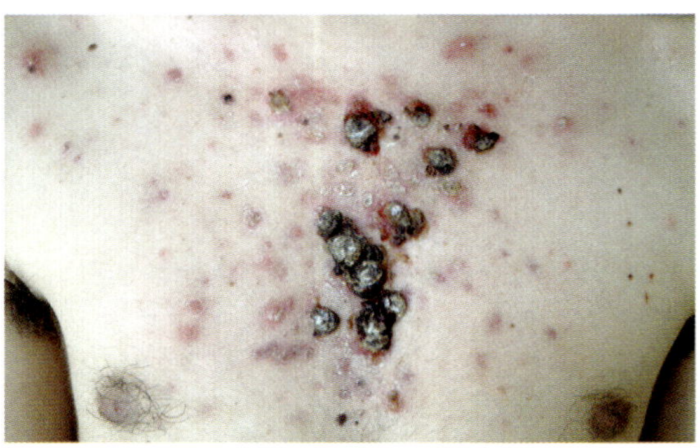

Figura 60.7 Acne *fulminans*. Paciente evoluiu com formação de tecido de granulação recoberto por crostas com o uso de isotretinoína.

O uso da isotretinoína oral é atualmente o principal fator desencadeante e ocorre, com maior frequência, em jovens que iniciam o tratamento com doses elevadas deste medicamento e/ou que apresentam macrocomedões fechados. O tratamento se faz fundamentalmente com corticoterapia oral.

A denominação pseudoacne *fulminans* refere-se ao quadro idêntico, porém sem as manifestações gerais ou laboratoriais; está associada à isotretinoína sistêmica.

Diagnóstico

É clínico, com base na idade do paciente quando as lesões surgiram, no seu polimorfismo e nas suas localizações habituais. Para o diagnóstico diferencial da acne vulgar, devemos considerar a atrofia vermiculada e as demais erupções acneiformes que serão vistas mais adiante.

Pode fazer parte também de síndromes, como a *SAPHO* (**s**inovite, **a**cne, **p**ustulose palmoplantar, **h**iperostose e **o**steíte). Esta é de evolução mais crônica e pode acometer também as articulações periféricas; no entanto, é típico o acometimento das articulações esternoclavicular e manubriocostoesternal, assim como a acne ser grave, podendo ser do tipo *conglobata*, *fulminans* ou fazer parte da tríade de oclusão folicular. Outras condições dermatológicas podem estar associadas, como síndrome de Sweet, pioderma gangrenoso e doença de Behçet (ver Capítulo 26).

- **síndrome SAHA (seborreia, acne, hirsutismo e alopecia):** pode estar associada a ovários policísticos, obesidade e infertilidade. As manifestações cutâneas são andrógeno-dependentes
- **síndrome HAIR-AN:** caracteriza-se por **h**iperandrogenismo, **a**cne, **i**nsulinor**r**esistência e **a**cantose **n***igricans*. É considerada um subtipo da síndrome dos ovários policísticos. As pacientes apresentam propensão ao diabetes e à doença cardiovascular
- **síndrome de Apert (acrocefalossindactilia):** é raríssima e de transmissão autossômica dominante, caracterizada por craniossinostose e sinostose das mãos e dos pés (sindactilia). Há erupção acneiforme papulosa disseminada, incluindo áreas não afetadas pela acne. Esta é geralmente intensa, exigindo múltiplos ciclos de isotretinoína e longo tempo de tratamento. Essa síndrome está associada à mutação no alelo do receptor do fator de crescimento 2 de fibroblastos
- **síndrome PAPA:** é caracterizada por **a**rtrite **p**iogênica (***p**yogenic **a**rthritis*) estéril associada a **p**ioderma **g**angrenoso e **a**cne; com manifestações sistêmicas, inclusive doença inflamatória intestinal e pancitopenia pós-uso de sulfa. É de transmissão autossômica dominante com defeito gênico localizado no cromossomo 15. Responde bem à terapia biológica com o anakinra, um bloqueador de receptor de IL-1 por ser a síndrome decorrente de um aumento da atividade da IL-1α (ver Capítulo 26).

Evolução e prognóstico

A doença é crônica, com fases de acalmia e exacerbação. As lesões, *per se*, têm um ciclo evolutivo que pode terminar com ou sem êxito cicatricial. A cura espontânea em geral ocorre poucos anos depois. O problema torna-se importante em virtude do aspecto psicológico, relevante em algumas pessoas, bem como pelo surgimento dos diferentes tipos de cicatrizes e tratamentos específicos. Uma complicação rara e de difícil tratamento é o aparecimento de edema sólido e persistente (ver, mais adiante, complicações no item *Rosácea*).

Tratamento

A terapêutica da acne deve ser global e integral. Não se deve tratar a acne apenas com um medicamento local ou sistêmico; deve-se atentar para o paciente como um todo, e a terapêutica deve ser múltipla, isto é, devem ser usados, ao mesmo tempo, técnicas e medicamentos que ajam nas várias etapas da patogenia da acne. Consequentemente, o tratamento deve visar: (1) à desobstrução dos comedões por meios físicos e químicos; (2) à diminuição do conteúdo bacteriano por meio de quimioterápicos locais ou antibióticos orais; (3) à aceleração da esfoliação da epiderme; (4) à diminuição do sebo; e (5) à diminuição da inflamação.

Tratamento local

Loções e sabões desengordurantes podem ser usados, ainda que sua ação tenha curta duração e pouca evidência na modificação da acne, devendo ser usados de 2 a 3 vezes/dia; caso contrário, serão também irritativos e estimularão à seborreia. Os sabões mais comumente indicados e empregados contêm enxofre e ácido salicílico. Formulações magistrais como a antiga *lotio alba* ou loção alba (sulfatos de zinco/potássio) e a loção ou gel de Kummerfeld (à base de enxofre) são muito ativas. O ácido salicílico é empregado por sua propriedade comedolítica e anti-inflamatória. Tópicos com ação comedolítica estão indicados, como o ácido retinoico a 0,025 a 0,1% em creme ou gel; este é muito útil, já que produz uma esfoliação eficaz. O adapaleno a 0,1% ou 0,3% e a isotretinoína a 0,025 a 0,05% têm eficácia semelhante e são menos irritantes do que o ácido retinoico. No verão, prefere-se o uso do adapaleno a 0,1% por ser menos fotossensibilizante. O peróxido de benzoíla a 2,5 a 10% é um esfoliante leve e com boa ação antibacteriana. É muito eficaz a associação do peróxido de benzoíla a 2,5% com adapaleno a 0,1%, de aplicação única, com efetividade superior ao seu uso separadamente (um pela manhã e o outro à noite). Já existe a formulação de adapaleno a 0,3% associada ao peróxido de benzoíla a 2,5%. O ácido azelaico a 15% em gel é usado por sua propriedade antibacteriana e comedolítica, e pode ser utilizado por gestantes. Nos casos muito inflamatórios, gel ou solução de eritromicina a 2 a 4% ou clindamicina a 2% têm sua indicação, mas podem induzir resistência bacteriana, o que limita seu emprego. É frequente a resistência cruzada a esses dois antibióticos. A monoterapia com antibióticos também deve ser evitada pelo mesmo motivo (ver Capítulo 83). Os autores deste livro contraindicam o uso tópico de antibióticos nesta afecção.

Os *peelings* químicos (ácido retinoico, resorcina e ácido tricloroacético em concentrações crescentes, entre outros) são indicados não só na correção de cicatrizes, mas também na acne comedoniana extensa. Triancinolona 5 mg/mL pode ser injetada na lesão, 0,1 a 0,2 mL nas lesões nodulares; é eficaz, mas se deve tomar cuidado para não provocar atrofia local, que é geralmente temporária. O *laser* e a terapia fotodinâmica são técnicas atuais e custosas que não representam nenhuma vantagem objetiva se comparados aos tratamentos já consagrados.

Tratamento sistêmico

O tratamento sistêmico com antibióticos orais deve ser feito preferivelmente com ciclinas, entre elas a limeciclina, considerada por alguns autores como a primeira opção. Pode ser empregada na dose de 300 mg/dia durante 6 a 12 semanas; muitas vezes, esta dose pode ser reduzida para 150 mg/dia, depois de um período inicial de ataque (4 semanas). A doxiciclina e a minociclina também são eficazes. As tetraciclinas são uma opção menos cômoda por sua posologia, que se inicia com 500 mg, 4 vezes/dia, diminuindo-se a dose e frequência lentamente. Outros antibióticos também são empregados, como a azitromicina; por sua indicação para vários quadros infecciosos, sua utilização restringe-se essencialmente à eventual concomitância ao uso de isotretinoína, se for o caso, pois não causa pseudotumor cerebral, diferentemente das ciclinas. É um fenômeno mundial crescente o número de *C. acnes* resistente aos clássicos antibióticos empregados no tratamento da acne.

A isotretinoína tem indicação precípua nas formas graves da doença, estando também indicada nas formas resistentes ou recorrentes aos tratamentos habituais ou naqueles pacientes muito afetados psicologicamente. O mecanismo de ação está relacionado com a correção do distúrbio de queratinização, com adelgaçamento da camada córnea e diminuição da adesividade dos queratinócitos, a atrofia temporária das glândulas sebáceas e a diminuição da quimiotaxia de neutrófilos. Deve ser usada na dose de 0,5 a 1,0 mg/kg/dia durante 4 a 6 meses, com excelentes resultados. É o padrão-ouro do tratamento da acne (ver Capítulo 88, Figuras 88.1 a 88.6). Há relato de pacientes que fizeram uso de isotretinoína oral e desenvolveram acne *fulminans*, além de apresentarem sacroileíte.

Em cerca de 7% dos pacientes pode ocorrer agravamento (*flare-up*) da acne no início da terapia, por vezes com lesões dolorosas, predominantemente no tronco (Figura 60.8). Pacientes com maior predisposição são do sexo masculino, faixa etária

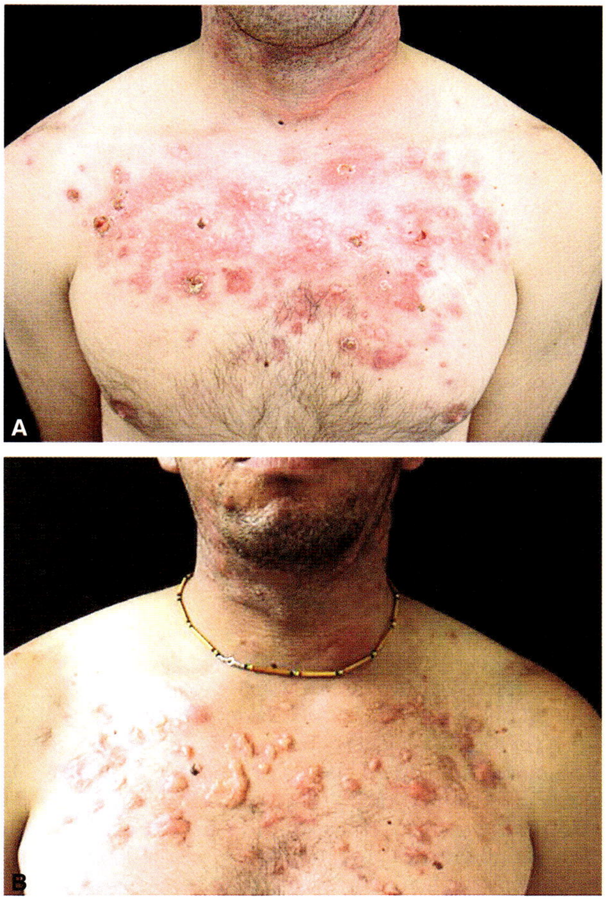

Figura 60.8 **A.** *Flare-up* com tratamento pela isotretinoína. Observam-se lesões granuloma piogênico-símiles. **B.** O paciente não pôde completar o tratamento com a isotretinoína. Observe os queloides. (Cortesia da Dra. Marcia Chouin.)

de 16 anos, tomando dose acima de 0,5 mg/kg/dia e que apresentam comedões fechados ou grandes (macrocomedões) ou tenham acne nodular grave. O *flare-up* deve ser tratado com corticoterapia sistêmica em doses anti-inflamatórias, redução da dose de isotretinoína oral ou, eventualmente, sua suspensão. Prednisona, na dose de 20 a 40 mg/dia, está indicada nos tipos de acne com processo inflamatório mais interno e, principalmente, na acne *fulminans*, preferencialmente administrada junto com isotretinoína (doses baixas) e, eventualmente, com antibióticos. A retirada do corticosteroide deve ser lenta e gradual. A sulfona (dapsona), em doses de 100 a 200 mg/dia, está indicada nas variantes nodulocísticas, quando a isotretinoína oral estiver contraindicada.

O uso de antiandrógenos tem indicação para mulheres com a síndrome SAHA e na acne da mulher adulta. A princípio deve ser evitado o tratamento com antiandrógenos, inclusive pílulas anticoncepcionais, que muitas vezes podem desencadear acne. Para pacientes com atividade sexual, a pílula com ciproterona (2 mg) e etinilestradiol (0,035 mg) é uma boa opção. A flutamida foi abandonada em razão da possibilidade de ocorrência de hepatite fulminante de natureza idiossincrásica, independentemente do tempo de uso. Há alerta da Agência Nacional de Vigilância Sanitária (Anvisa) com relação ao uso da flutamida: "o uso deste medicamento não é recomendado para tratamento da acne".

Cirurgia

A drenagem cirúrgica do abscesso e a retirada de lesões nodulares e cicatrizes têm raras indicações; a dermabrasão, menos usada hoje, continua como indicação para o tratamento das cicatrizes, assim como preenchimentos. Os *lasers* são empregados para o tratamento das cicatrizes, particularmente os ablativos (*laser* fracionado, CO_2, por exemplo). O *pulsed-dye laser* e a luz intensa podem ser úteis para elevar as cicatrizes deprimidas da acne. Pacientes submetidos a tratamento com isotretinoína não devem ser submetidos a *peelings* medianos e profundos ou dermabrasão por, pelo menos, 6 meses após o seu término (ver Capítulos 93, item *Tratamento cirúrgico das cicatrizes de acne*, 95).

Outros métodos empregados no tratamento da acne

Extração mecânica dos comedões logo no início do tratamento da acne, semanalmente ou mais comumente de 2 em 2 semanas, é de grande importância, sobretudo em pacientes com acne comedônica ou que fazem uso de isotretinoína, pois pode evitar *flare-up*. O emprego prévio de ácido retinoico tópico facilita a remoção dos comedões; em pouco tempo, ocorrerá maior periodicidade entre as sessões de extração dos comedões.

A crioterapia, por provocar excelente descamação, deve ser semanal, ou a cada 2 semanas, e pode ser feita de duas maneiras: ou pelo *slush* com enxofre, acetona e gelo seco, ou com bastão de gelo seco embebido com acetona passado de leve sobre a área com lesão (neve carbônica).

A fototerapia, com emprego de luz visível (azul e vermelha), e a terapia fotodinâmica têm sido relatadas ultimamente na literatura. *C. acnes* produz coproporfirinas endógenas, o alvo desse tipo de terapia que produz a fotodestruição da bactéria. Por esse motivo, não devem ser empregados antibacterianos antes dos tratamentos fototerápicos.

Dieta

Apesar de os fatores familial e racial estarem envolvidos na prevalência da acne, dados recentes indicam que a doença aumentou em virtude do estilo de alimentação ocidentalizado por populações com hábitos alimentares próprios até então preservados (Papua-Nova Guiné, ilhas Kitavan, os povos Ache do Paraguai e esquimós Inuit).

A ingestão de certos alimentos pode ter relação com o quadro clínico de acne vulgar. Apesar de estudos com conclusões diversas no passado, recentemente aceita-se a teoria da relação de acne com alimentos de alto teor glicídico.

Esses alimentos são ricos em compostos que aumentam a secreção e a resistência periférica à insulina. Hiper-insulinemia aguda e crônica elevam os níveis do fator de crescimento insulina-*like* 1 (IGF-1) e diminui os níveis da proteína ligadora do fator de crescimento insulina-*like* 3 (IGFBP-3). O aumento de IGF-1 que é um potente mitógeno, estimula crescimento tecidual, inclusive dos folículos, causando hiperqueratinização, o que explicaria a piora da acne. A diminuição de IGFBP-3, por sua vez, aumenta a disponibilidade do IGF-1 livre e promove a proliferação de queratinócitos. A produção do sebo é estimulada por andrógenos e a insulina e o IGF-1 estimulam a síntese de andrógenos ovarianos e testiculares. Estes também inibem a síntese hepática da globulina ligadora do hormônio sexual, aumentando a disponibilidade dos andrógenos no sangue e consequentemente o aumento do sebo. Portanto, a cascata endócrina induzida pela hiperinsulinemia aumenta a síntese de sebo e a ceratose folicular, desencadeando a acne. Pequenas quantidades desses alimentos, desde que consumidos moderadamente, parecem não agravar essa afecção.

Em condições habituais, não acreditamos tanto na influência da alimentação sobre a evolução do quadro e, portanto, só recomendamos dieta para aqueles pacientes que demonstrem grande convicção de que alimentos como amendoim e chocolate agravem o processo.

Psicoterapia

A perda da autoestima causa depressão e introspecção. Cabe-nos também saber estabelecer uma boa relação médico-paciente e, com isso, resolver, na maioria das vezes, o problema circunstancial do jovem paciente. Em situações particulares, devemos encaminhá-lo para tratamento especializado.

Ainda que, do ponto de vista clínico, a intensidade das manifestações possa ser considerada banal, o médico em nenhum momento pode desvalorizar a queixa e o sofrimento psicológico em razão da doença. As repercussões na autoestima de muitos jovens são evidentes.

O algoritmo criado pelo Grupo Brasileiro de Acne em 2003 ainda serve como guia na abordagem terapêutica dos pacientes com acne (Figura 60.9).

Variantes clínicas

Além das anteriormente descritas, que constituem o quadro mais conhecido pelo nome de *acne vulgar* ou *acne juvenil*, outras manifestações clínicas, com características peculiares, devem ser consideradas.

Acne neonatal e infantil

A *acne neonatal* ou *pustulose cefálica neonatal* ocorre nas três primeiras semanas de vida e é relacionada, por alguns autores, à presença de *Malassezia*. As lesões são papulopustulosas, sem comedões, e regridem espontaneamente sem deixar cicatriz.

A acne infantil surge entre 3 e 6 meses, sendo mais frequente em meninos (Figura 60.10). Resulta da hiperplasia das glândulas sebáceas devido a estímulo androgênico, assemelhando-se ao

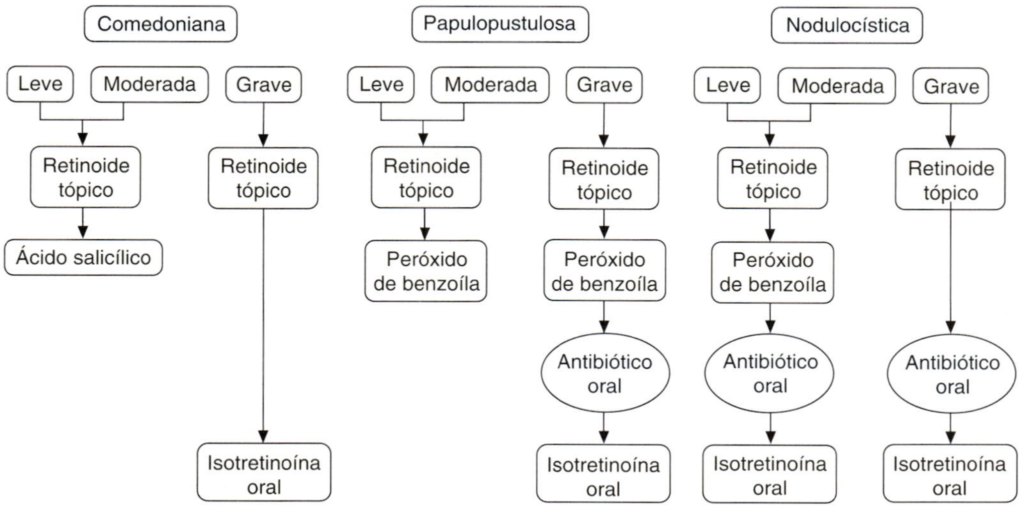

Observações:

1. Não significa sequência de tratamento, mas sim opções ou associações indicadas.
2. Todos os casos: terapia hormonal quando necessário.
3. Associações alternativas em acne papulopustulosa: ácido azelaico, antibiótico tópico (atenção para a resistência microbiana).
4. Antibiótico oral: aplicação também em acne *conglobata* e *fulminans*.

Figura 60.9 Algoritmo do tratamento da acne.

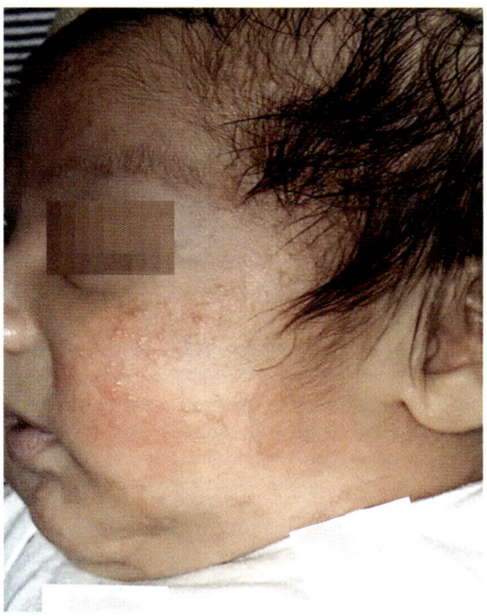

Figura 60.10 Acne neonatal. (Cortesia Dr. Edgar Ollague.)

quadro da acne vulgar. Regride espontaneamente em torno do primeiro ano de vida; porém, quando muito intensa, requer tratamento para não deixar sequelas. Em alguns casos, o aparecimento é tardio (1 a 2 anos de idade). Em raras ocasiões, a acne infantil pode decorrer de puberdade precoce, hiperplasia adrenal congênita ou até mesmo tumor adrenal que, obrigatoriamente, deverão ser investigados.

Acne escoriada

Caracteriza-se por lesões relativamente discretas de acne em pacientes, sobretudo do sexo feminino, geralmente com distúrbios emocionais, o que os leva compulsivamente a traumatizar com as unhas a pele do rosto, causando lesões erosadas com crostas hemáticas. Também conhecida como *acne excoriée des jeunes-filles*, por fazer certa correlação com os conflitos relacionados com o início da atividade sexual. No entanto, com a maior liberdade sexual, a acne escoriada teve a sua incidência muito diminuída.

Acne pré-menstrual e da mulher adulta

É uma variação clínica com as características da acne vulgar, porém com agravamento na fase pré-menstrual. Esses casos, quando intensos, devem ser submetidos à investigação hormonal e ultrassonográfica, pois, às vezes, podem revelar a SOP (maioria das vezes) ou outra doença endócrina.

Acne da mulher adulta é a que ocorre após os 25 anos, podendo persistir desde a adolescência ou iniciar nesse período. A acne persistente é a mais comum, enquanto a forma de início tardio está classicamente associada ao hiperandrogenismo.

As principais características clínicas são a presença de microcomedões e lesões inflamatórias, sobretudo no terço inferior da face, com disposição em U; muitas vezes, as lesões são escoriadas. Outras manifestações de hiperandrogenismo podem estar presentes como amenorreia ou ciclos irregulares, hirsutismo, intensa seborreia, alopecia androgênica (bem menos frequente do que as anteriores), dificuldade de engravidar, voz grave e acantose *nigricans*. Dependendo da situação é mandatória a investigação laboratorial e ultrassonográfica. O diagnóstico de SOP é dado com a presença de dois dos seguintes critérios: oligo/amenorreia, manifestações clínicas e/ou laboratoriais de hiperandrogenismo e ovários policísticos, após excluídas outras causas endocrinológicas.

O tratamento deverá considerar o interesse reprodutivo da paciente. É necessariamente feito com medicação capaz de bloquear a ação hormonal, inclusive pílula anticoncepcional com inibidores androgênicos (ver Capítulo 62, item *Antiandrogênios e inibidores androgênicos*). Medicamentos tópicos previamente mencionados e antibióticos sistêmicos podem ser empregados;

a isotretinoína só é útil enquanto usada. Por vezes, haverá a demanda para solução de algumas das manifestações do hiperandrogenismo. Exercício físico e emagrecimento têm ação favorável na oligo/amenorreia e, portanto, na infertilidade.

Erupções acneiformes

Acne ocupacional

A acne ocupacional varia de acordo com as substâncias com as quais o trabalhador tem contato. Assim, há diferentes quadros clínicos segundo o produto em questão, por exemplo, óleos minerais de corte, hidrocarburetos clorinados e coaltar. Alguns clorofenóis fazem parte de inseticidas, herbicidas, fungicidas, isolantes térmicos e condutores elétricos. A acne por contato é também conhecida como acne *venenata*.

Denominam-se *cloracne* os comedões fechados e cistos, inicialmente não inflamatórios, que surgem em pacientes que tiveram contato com produtos organoclorados. As lesões localizam-se tipicamente nas regiões retroauricular e malar, não afetando o nariz. A cloracne acomete trabalhadores da indústria química, podendo surgir 1 a 2 meses após a exposição. As lesões inflamam à medida que o estímulo é mantido. Pode haver acometimento sistêmico associado, como hepatopatia, porfiria cutânea *tarda* e neuropatia periférica. Outras manifestações como fadiga, anorexia e disfunção sexual são infrequentes. Os principais produtos causadores de cloracne são: tetraclorobenzodioxina, pentaclorofenato de sódio e bifenil policlorinato. Esses podem ser absorvidos por via percutânea, gastrintestinal ou pulmonar.

A acne produzida pela obliteração osteofolicular por óleos ou graxas recebe o nome de *elaioconiose*. Em geral, acomete trabalhadores da indústria metalúrgica, petrolífera e mecânicos. No passado, era uma doença ocupacional até certo ponto frequente, porém com o avanço tecnológico, a automação das indústrias, a melhoria da qualidade dos óleos solúveis, a utilização de uniformes de trabalho e **e**quipamentos de **p**roteção **i**ndividual (**EPI**, sigla empregada nos manuais de segurança do trabalho), o número de profissionais com essa afecção diminuiu significativamente. Clinicamente, observam-se comedões abertos, vistos como pontos negros nos óstios foliculares, e eventualmente pápulas e pústulas, localizados principalmente nos antebraços e mãos (Figuras 60.11 e 60.12). O diagnóstico baseia-se na morfologia, localização das lesões e história de exposição ocupacional a óleos ou graxas. A resposta ao tratamento é lenta, podendo-se utilizar agentes ceratolíticos, retinoides e, eventualmente, antibióticos. O afastamento do paciente de suas atividades laborativas faz parte do tratamento, assim como o uso de EPI.

Com a mesma patogenia, e com frequência crescente, temos a *acne cosmética* ou *acne por cosmético*, principalmente as que têm como base substâncias oleosas. Entre nós, é muito comum a acne que chamaríamos de *praiana*, responsável por grande número de consultas dermatológicas, que ocorre em consequência do uso de óleos na pele, hidratantes ou protetores solares oleosos. A acne por cosmético comumente afeta a fronte e as regiões pré-auriculares em decorrência de xampu e condicionador em excesso, ou quando localizada no dorso do paciente submetido a massagens com óleos corporais. Não é incomum a concomitância com a acne vulgar. O calor produzido por fornos ou fogões e o óleo aéreo agravam ou desencadeiam um quadro de acne denominado *McDonald's acne*.

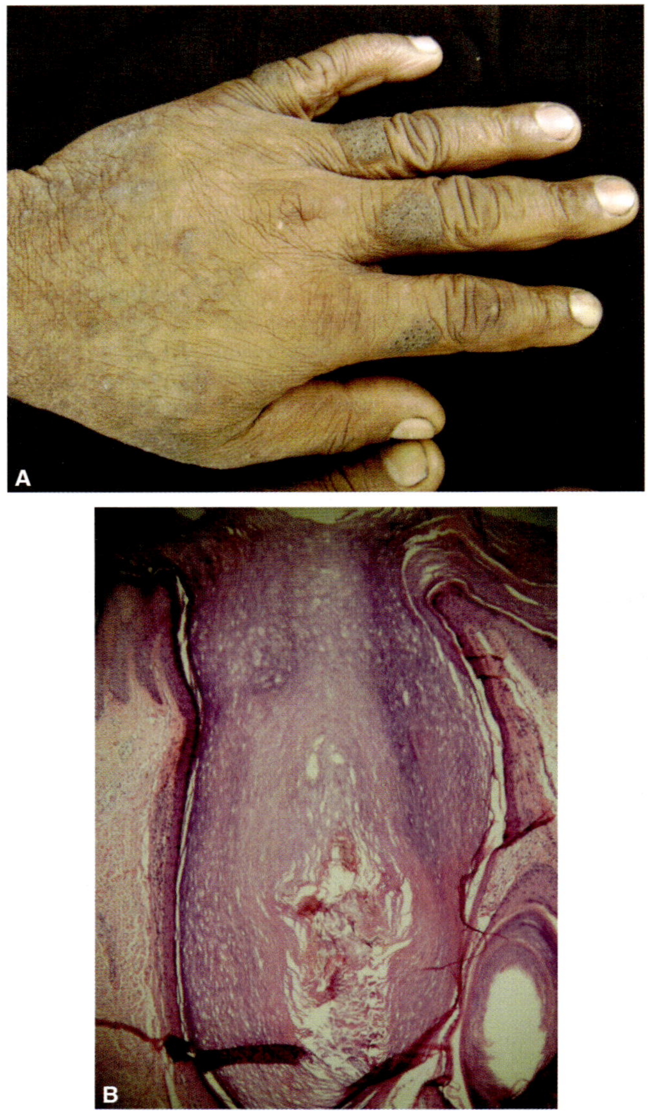

Figura 60.11 Elaioconiose. **A.** Obliteração osteofolicular no dorso das mãos e falanges. **B.** Hiperceratose infundibular, obstrução do óstio e atrofia da parede do folículo, com discreto infiltrado inflamatório; epiderme adjacente com acantose, hipergranulose e hiperceratose. (Cortesia da Dra. Nanashara Valgas.)

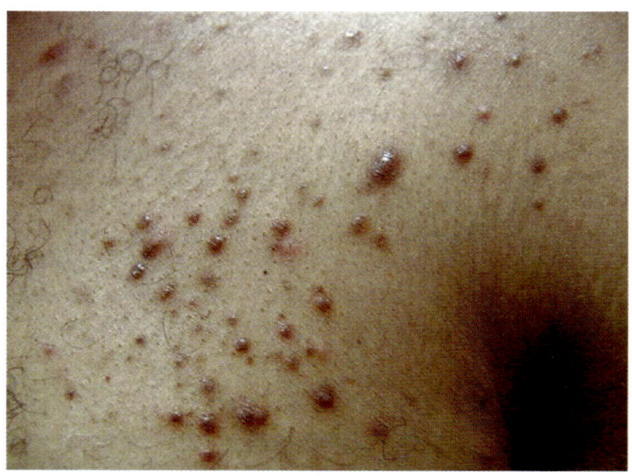

Figura 60.12 Elaioconiose. (Cortesia do Dr. Sergio Serpa.)

Acne solar (estival)

É a variedade de acne que ocorre no verão, localiza-se preferencialmente nas raízes dos membros superiores, na porção alta do tronco e teria como patogenia o edema do óstio folicular pelo calor e pela umidade. Comedões não estão presentes; há predomínio de pápulas eritematosas. Pode ser agravada pela oleosidade de protetores solares ou de outros produtos. É também conhecida como acne de Mallorca por ocorrer caracteristicamente em escandinavos de férias nessa ilha mediterrânea espanhola.

Acne tropical

É um quadro de acne que ocorre em climas extremamente quentes e úmidos, caracterizando-se por lesões nodulocísticas que acometem sobretudo tronco e nádegas; em geral, a face é poupada. Ocorre também em trabalhadores que operam fornos.

Acne medicamentosa

Decorre da ingestão de vários medicamentos, como andrógenos, esteroides anabolizantes, corticosteroides tópicos ou sistêmicos, halógenos à base de iodo, flúor e bromo (muitos ansiolíticos ou hipnóticos contêm halogênios), anticoncepcionais, isoniazida, vitamina B_{12}, fluconazol, tiouracil, lítio, ciclosporina, tacrolimo, difenil-hidantoína, entre outros. Recentemente, uma vez que os inibidores de JAK têm sido frequentemente descritos por serem responsáveis por causar acne leve/moderada relacionada à dose, foi criado o acrônimo JAKNE (Figura 60.13). Os inibidores do fator de crescimento epidérmico que tanto podem ser bloqueadores de receptor (cetuximabe e trastuzumabe) quanto inibidores da tirosinoquinase (erlotinibe e gefitinibe) empregados no tratamento de neoplasias, sobretudo metastáticas, causam erupção acneiforme cuja intensidade se correlaciona com a eficácia do tratamento e, peculiarmente, não surge em áreas previamente irradiadas (ver Capítulo 20, itens *Iododerma/bromoderma [halogenodermas]* e *Reações cutâneas por inibidores do EGFR e inibidores de multiquinases*).

Acne por radiação

A radioterapia superficial causa metaplasia do epitélio folicular e este, ao se tornar mais compacto, provoca o aparecimento de comedões e pápulas já ao final da fase aguda da radiodermite.

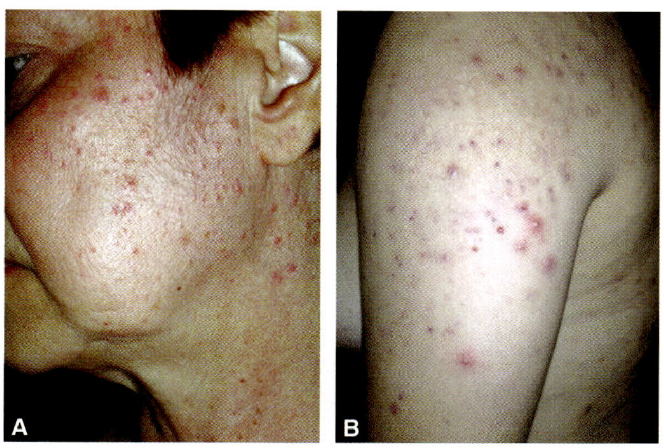

Figura 60.13 **A.** Erupção acneiforme por corticosteroide no tratamento do pênfigo foliáceo. É característica a ausência de comedões. **B.** Erupção acneiforme surgida após 5 dias após uso de anabolizante.

Acne oclusiva ou mecânica

Ocorre por ação irritativa ou friccional local, seguida de infecção bacteriana, geralmente em áreas de contato com vestuários, como roupa de ginástica, calça apertada, capacetes, carneira do chapéu, assim como no local de apoio de instrumentos musicais, por exemplo, violino. Na pandemia de covid-19, em razão do uso continuado de máscara, houve um aumento notável de casos, inclusive com a criação do termo MASKNE (*mask* + *acne*).

Pseudoacne da dobra nasal transversa

Por não ser hormônio-dependente é mais bem denominada "pseudoacne". A distribuição horizontal, por surgir na linha de demarcação que separa a cartilagem alar da cartilagem triangular, explica a localização no terço inferior do nariz. As lesões são comedões, *milia* e cistos; surge antes da adolescência.

Foliculite por gram-negativos

É uma complicação decorrente do uso prolongado de antibióticos tópicos ou sistêmicos e em razão de emergência de uma ou mais bactérias gram-negativas (*Proteus*, *Klebsiella*, *Escherichia coli* ou *Pseudomonas*), não só nas lesões, mas também nas fossas nasais. A confirmação microbiológica não é fundamental, mas pode ser realizada solicitando-se também o antibiograma. A foliculite por gram-negativos surge em pacientes que estavam com sua acne controlada por antibióticos e, subitamente, apresentam erupção de pústulas ou nódulos. O tratamento consiste, além da interrupção imediata do antibiótico vigente, em troca para ampicilina 250 mg, 4 vezes/dia. Isotretinoína é o tratamento de eleição. Topicamente, o peróxido de benzoíla é útil.

Hidradenite supurativa, hidrosadenite

Conceito

Acreditava-se que a hidroadenite supurativa (HS) fosse uma estafilococcia primária das glândulas apócrinas, o que explicaria a sua localização preferencialmente em áreas como axilas, mamas, regiões paragenitais e genitais.

O conceito atual é de que o processo se inicia por oclusão folicular por queratina. A ruptura do epitélio leva à inflamação e ao recrutamento de células, inicialmente da imunidade inata, mas também da adaptativa. A participação do complemento também é relatada. O processo pode se estender, por contiguidade, às glândulas apócrinas. Ocorre uma infecção secundária estafilocócica e, eventualmente, também por outras bactérias (flora residente, e na região perianal, bactérias gram-negativas do trato gastrintestinal). Bactérias podem estar presentes, promovendo mais inflamação (estafilococos, estreptococos, bastonetes gram-negativos e bactérias anaeróbias) e fazendo parte de um biofilme, o que dificulta o tratamento dessa condição. A HS é também descrita em associação a erros da imunidade inata (ver Capítulo 66, item *6. Defeitos da imunidade intrínseca e inata*), inclusive doenças autoinflamatórias como pioderma gangrenoso, acne *conglobata* e suppurativa hidroadenitis, compondo o acrônimo PASH, e posteriormente foi descrita a síndrome PAPASH, que acrescentaria à anterior a artrite piogênica (ver Capítulo 26, item *Outras síndromes autoinflamatórias não categorizadas*).

A associação com a acne *conglobata* e com a foliculite dissecante do couro cabeludo compõe a *tríade de oclusão folicular*, termo cunhado em 1956. Em 1975, com a inclusão do *sinus* pilonidal, passou a ser denominada, quando completa, como *tétrade de oclusão folicular*. A HS é atualmente também denominada *acne inversa* (1989), com mecanismo fisiopatológico similiar ao da acne vulgar, porém diferindo pelas localizações habituais dessa última, a saber, face e tronco.

Epidemiologia

Ocorre preferencialmente em mulheres 3:1 homens. Entretanto, no sexo masculino, ocorrem as formas mais graves da doença. Seu início na adolescência, a diminuição das crises a partir dos 55 anos, bem como a piora no período pré-menstrual, sugerem a participação hormonal na doença. A prevalência da HS varia de acordo com a população estudada de 0,1 a 1%. Em aproximadamente 40% dos pacientes há uma história familial presente, apontando para o fator genético. Outros fatores de risco são tabagismo, obesidade e atrito. Desodorantes, antiperspirantes com alumínio e roupas apertadas são fatores que podem favorecer HS e devem ser evitados. Pacientes com HS têm maior propensão a desenvolver síndrome metabólica, possivelmente devido à obesidade associada.

Clínica

Apresenta-se como nódulos inflamatórios de evolução aguda, que, quando se tornam crônicos, evoluem com fistulização e formação de bridas cicatriciais, as quais podem alcançar grandes dimensões, com eliminação periódica de exsudato purulento. São lesões eminentemente recidivantes e dolorosas, podendo haver acometimento simétrico ou em diferentes áreas ricas em glândulas apócrinas, concomitantemente. As regiões axilar e inguinal são as mais acometidas. Na mulher, é característica a localização genitoinguinal e mamária; no homem, a região perianal (Figuras 60.14 a 60.17).

Nos casos mais recorrentes e intensos, a qualidade de vida dos pacientes torna-se muito comprometida, inclusive na esfera sexual, sobretudo nas mulheres. Depressão, ansiedade e mesmo ideação suicida são frequentes. É nesse grupo de pacientes que ocorrem complicações a longo prazo como: carcinoma espinocelular (cerca de 1,5%), amiloidose secundária sistêmica, anemia, assim como a incidência incomum de artrite e entesopatia (inflamação de ligamentos e tendões dentro do quadro de uma espondiloartrite). Tem uma incidência 2 vezes maior de uveíte não infecciosa em comparação com o restante da população, sobretudo em pacientes de maior idade e com comorbidades reumatológicas.

Diagnóstico e diagnóstico diferencial

Métodos de imagem como ultrassonografia (ver Capítulo 10) e ressonância magnética devem ser empregados na avaliação das áreas acometidas, antes de grandes cirurgias. Fistulografia perianal pode ser necessária para esclarecimento diagnóstico. No

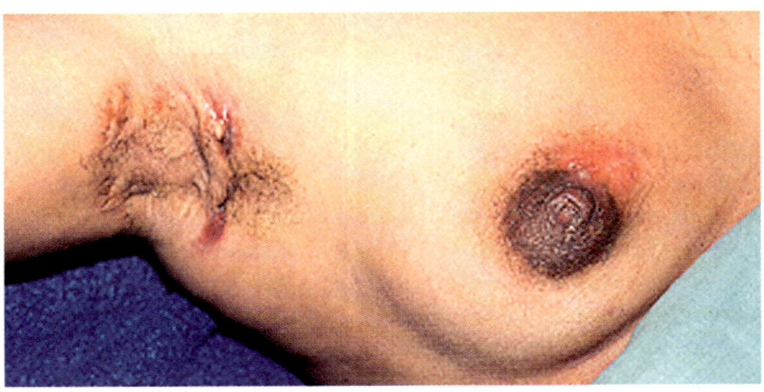

Figura 60.14 Hidradenite – acometimento axilar e periareolar.

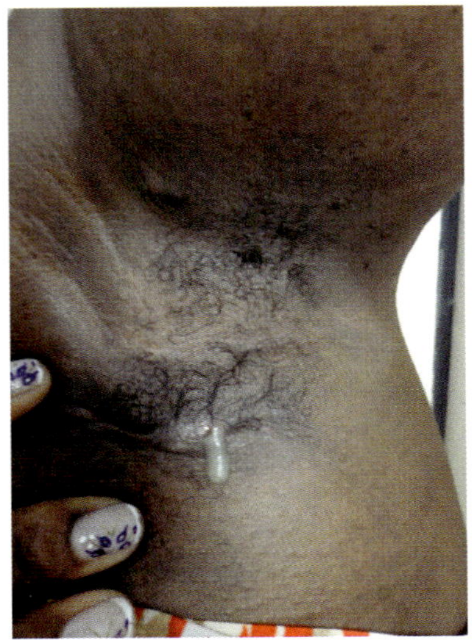

Figura 60.15 Hidradenite – eliminação de exsudato purulento. (Cortesia do Dr. André R. Adriano.)

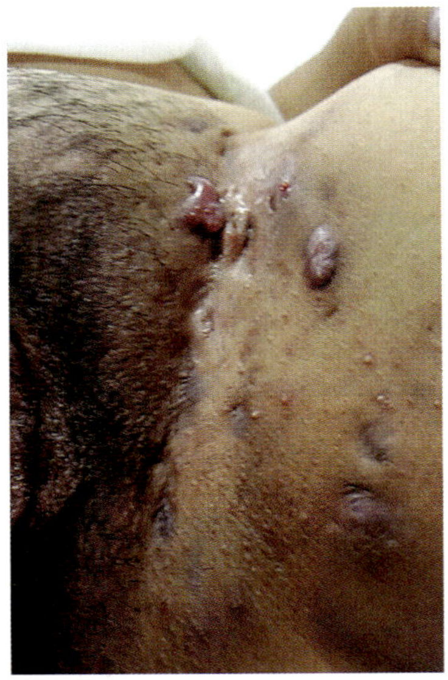

Figura 60.16 Hidradenite – presença de comedões, pústulas, nódulos, abscessos, fístulas e cicatrizes. (Cortesia do Dr. Edgar Ollague.)

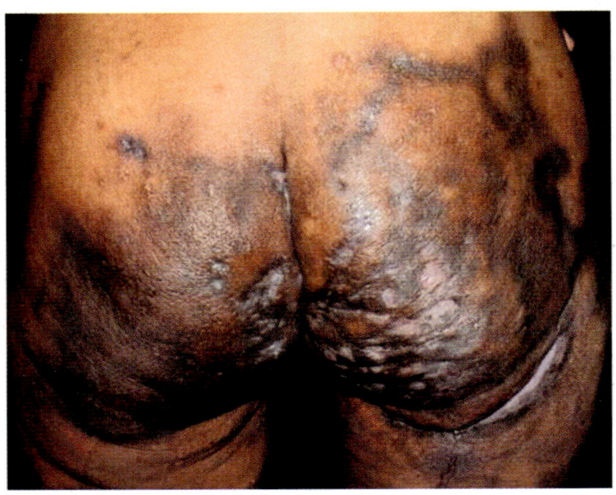

Figura 60.17 Hidradenite – fibrose, fístulas.

diagnóstico diferencial devem ser considerados: furúnculo, fístulas retais, doença de Crohn (inclusive, muitas vezes, ocorre associação) e pioderma gangrenoso (ver Capítulo 24, Figura 24.6).

Tratamento

Na orientação do tratamento, é necessário definir a gravidade da doença tanto do ponto de vista objetivo como a avaliação do impacto psicossocial na qualidade de vida dos pacientes. A classificação objetiva mais usada é a de Hurley. No estágio I, ocorrem nódulos inflamatórios ou abscessos únicos ou múltiplos sem a formação de fístulas e sem processo cicatricial; no estágio II, existem as fístulas e cicatrizes, cujas lesões ainda são separadas umas das outras; no estágio III, o acometimento é difuso com fístulas interconectadas e abscessos/nódulos inflamatórios em toda a região acometida. O tratamento dos casos agudos e recentes (Hurley I) pode ser medicamentoso; no estágio II, além de medicamentos, será necessária a intervenção cirúrgica, ainda limitada; no estágio III a complexidade cirúrgica é maior, além da abordagem medicamentosa (Figura 60.18).

Para a avaliação de melhora com os tratamentos, emprega-se a classificação de Sartorius, a qual, porém, é difícil para uso na prática clínica. Ela serve na avaliação comparativa de terapias, pois, inclusive, tem pontuação. Outras métricas usadas em estudos clínicos são a HiSCR (*Hidradenites Suppurativa Clinical Response*) e o IHS4 (*International Hidradenitis Suppurativa Severity Score System*).

Incluir assepsia nas áreas envolvidas (sabonete com triclosan a 1%, xampu de peróxido de benzoíla), antibióticos tópicos (p. ex., clindamicina a 1% associada ou não a peróxido de benzoíla, fusidato de sódio). No tratamento tópico, o uso de resorcinol a 15% em creme, 2 vezes/dia, promoveu a diminuição de lesões inflamatórias e do prurido que ocorre na HS, porém merece atenção a dermatite irritativa. Antibióticos sistêmicos da classe das ciclinas são os mais usados (p. ex., doxiciclina 100 mg, 2 vezes/dia; tetraciclina 500 mg, 2 vezes/dia). Em casos recalcitrantes ou graves, foi realizado um estudo utilizando a combinação de rifampicina 300 mg associada à clindamicina 300 mg, 2 vezes/dia, por 10 semanas. Entretanto, 20% dos pacientes não toleram esse regime em decorrência de distúrbios gastrintestinais. Do ponto de vista farmacocinético, a rifampicina pode provocar diminuição do nível da clindamicina.

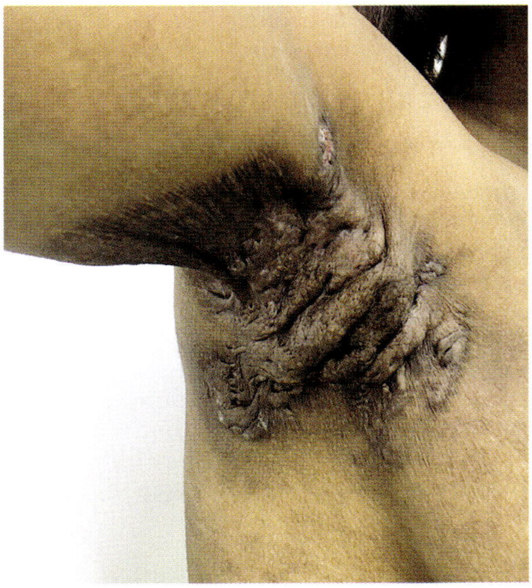

Figura 60.18 Hidradenite (Hurley III) – fístulas, fibrose e cicatrizes. (Cortesia do Dr. Edgar Ollague.)

Um esquema alternativo bem-sucedido, devido à dificuldade da obtenção da rifampicina, é o uso de ofloxacino 200 mg, a cada 12 h, com a clindamicina 600 mg/dia. O uso de sulfametoxazol-trimetoprima tem sido utilizado apesar da falta de estudos. Quando houver flutuação do nódulo, indica-se drenagem cirúrgica. Pequenos nódulos pouco ou não inflamatórios sofrem resolução com corticosteroide de depósito intralesional (triancinolona), diluído à concentração de 5 a 10 mg/mL. É bastante questionável a eficácia dos retinoides sistêmicos. A clascoterona (17α-propionato de cortexolona), um antagonista altamente seletivo dos receptores de androgênio em creme a 1%, tem sido empregada com sucesso em pacientes com a doença no estágio I. A toxina botulínica, aplicada nos mesmos moldes do tratamento da hiperidrose, também pode ajudar. A diminuição da sudorese diminuiria também a quantidade de bactérias na região. A terapia hormonal está indicada para pacientes do sexo feminino como anticoncepcionais combinados tipo etinilestradiol com acetato de ciproterona. Espironolactona pode ser considerada para pacientes mulheres, 100 mg/dia. Existem relatos de finasterida para os homens. A metformina 500 mg, 2 vezes/vezes, é interessante e amplamente usada nos casos de resistência periférica à insulina. A epilação a *laser* é de utilidade também. Eventualmente, cursos curtos de corticosteroide sistêmico e ciclosporina (3 a 5 mg/kg) promovem a melhora da inflamação, para dar lugar a outras terapêuticas de longo prazo ou mesmo na preparação para a cirurgia.

Nos casos crônicos com fibrose e formação de fístulas/túneis, o tratamento exige cirurgia. Às vezes, torna-se necessária a exérese cirúrgica (*toillete*) da pele de toda a área a fim de eliminar o maior número de folículos pilosos. O emprego de curativos adequados faz parte da abordagem do paciente com HS, especialmente nos momentos de drenagem de exsudato purulento com o odor desagradável que o acompanha.

A ultrassonografia pode ser de extrema valia em determinadas situações cirúrgicas. O uso de biológicos em casos graves tem sido empregado como bloqueadores de TNF-α como adalimumabe. Atualmente, biológicos anti IL-17 também estão liberados para uso em HS (ver Capítulo 90). Um conceito emergente seria a utilização dessa classe de medicamentos, em especial o adalimumabe, logo no início da doença (nos casos de prognóstico pouco animador) a fim de evitar uma provável evolução catastrófica. O adalimumabe pode ser usado mesmo nos casos de doença inflamatória intestinal.

O tratamento da HS será, em geral, com a combinação de terapêutica tópica e sistêmica, além dos cuidados locais. Todas essas medidas terapêuticas devem estar acompanhadas pelas seguintes mudanças de estilo de vida: perder peso, suspender o tabagismo e evitar atrito com roupas ajustadas.

Foliculite dissecante do couro cabeludo ou celulite dissecante

Originalmente era conhecida como perifoliculite *abscedens et suffodiens*, faz parte da tríade de oclusão folicular, em conjunto com a hidradenite e a acne *conglobata* (ver item *Hidradenite supurativa*, *hidrosadenite*, neste capítulo). Caracteriza-se por nódulos inflamatórios, com drenagem de material purulento, que se intercomunicam por meio de fístulas acompanhadas de cicatriz (Figuras 60.19 e 60.20) com a doença já instalada. É quadro raro que acomete com mais frequência os homens melanodérmicos. O *S. aureus* é o agente mais encontrado no local, apesar de outras etiologias também serem aventadas (*tinea capitis*).

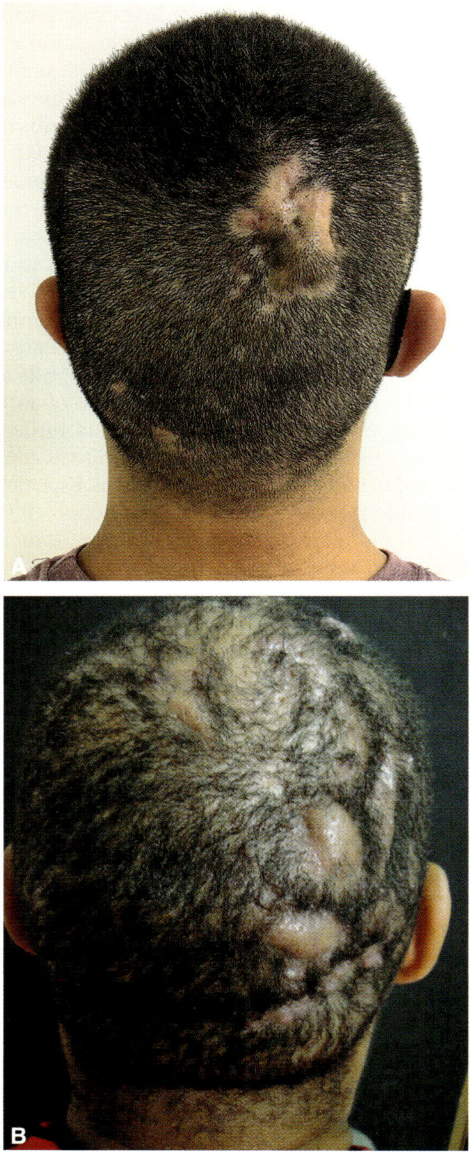

Figura 60.19 Foliculite dissecante. **A.** Fase mais inicial da doença. (Cortesia da Dra. Tainara Barreto.) **B.** Nódulos, algumas pústulas e áreas de alopecia cicatricial. (Cortesia da Dra. Bruna Duque Estrada.)

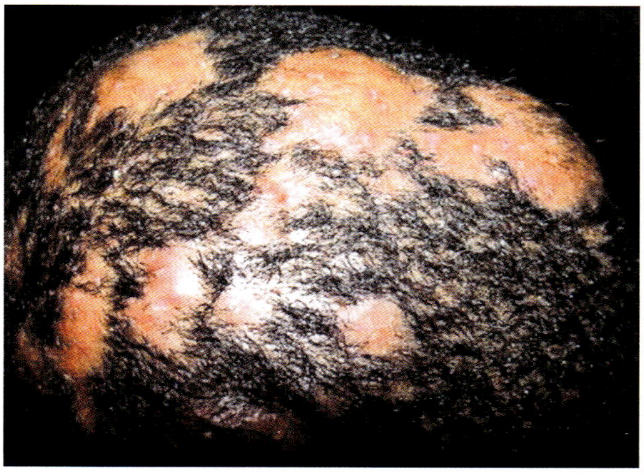

Figura 60.20 Foliculite dissecante (perifoliculite *abscedens et suffodiens* de Hoffman).

O tratamento é feito nos moldes da hidradenite, inclusive com drenagem e eventualmente excisão com ou sem retalho (ver anteriormente). Recentes publicações mostram eficácia do adalimumabe em doses maiores do que as utilizadas na psoríase no tratamento dessa afecção.

Seborreia

Conceito e clínica

Caracteriza-se pelo aumento do fluxo sebáceo, que confere à pele um aspecto luzidio, brilhante e sedoso: os poros foliculares apresentam-se dilatados, dando à pele o aspecto dos cítreos; em geral, as áreas mais afetadas são a face, o couro cabeludo e a parte superior do tronco.

Etiopatogenia

Além da seborreia, que poderíamos chamar idiopática, encontramos o estado seborreico em diversas patologias, como hipercorticalismo, hiperpituitarismo, hipertireoidismo e nas síndromes virilizantes; por outro lado, quando há hipofunção nesses setores, ocorre diminuição do fluxo seborreico. Como o estímulo sebáceo da esfera pituitária pode estar ligado ao cérebro e ao hipotálamo, compreende-se o estado seborreico em determinadas doenças neurológicas (doença de Parkinson, acidente vascular cerebral etc.) ou estados fisiológicos (gravidez). A secreção sebácea não é estimulada pelo aumento de temperatura (corporal ou ambiental); o que ocorre é que a temperatura mais alta facilita a excreção do sebo. Os alimentos não parecem ter ação sobre a secreção sebácea.

Tratamento

Limita-se a ser sintomático; são utilizados os xampus de alcatrão, as loções de enxofre, resorcina e ácido salicílico, as misturas de álcool-éter e o uso local de substâncias tensoativas, como o lauril-sulfato de sódio e loções de corticosteroide. Certamente, a isotretinoína sistêmica tem uma ação momentânea sobre o processo e, assim como bloqueadores hormonais de testosterona, está indicada nos casos mais exacerbados.

Rosácea

Conceito

Inicialmente, esse quadro foi descrito como acne rosácea, sendo diferenciado da acne vulgar, alguns anos depois. Não existem comedões na rosácea, o que também a distingue da acne. Sua patogênese é distinta, bem como a epidemiologia, constituindo quadros independentes. É uma doença inflamatória crônica, com episódios agudos, acometendo as convexidades da face. Caracteriza-se por ruborização (*flushing*) frequente, eritema persistente, telangiectasias, pápulas, pústulas e fimas. Manifestações oculares acompanham com frequência as cutâneas. A nova classificação de 2017 propõe a abordagem por fenótipos, e não por sinais e sintomas, como a de 2002.

Epidemiologia

Trata-se de um quadro eminentemente facial, com predileção pela mulher entre 30 e 40 anos de idade e de pele clara.

Pode ocorrer em pacientes com fotótipos elevados, porém o eritema é mais difícil de ser percebido. Formas especiais, como as fimatosas (hiperplasia e hipertrofia das glândulas sebáceas), são mais frequentes nos homens. O uso de DIU hormonal favorece seu desencadeamento ou agravamento.

Etiopatogenia

Alterações neurovasculares e inflamatórias estão na base do processo, com o envolvimento da imunidade inata (aumento de LL37 denominado "cathelicidina", um peptídio antimicrobiano e mastócitos) e adaptativa (presença de linfócitos Th1/Th17 nas biopsias cutâneas). A hiper-reatividade vascular é importante fator presente na rosácea (*flushing*). Os pacientes exibem, com facilidade, eritema pudico. O sol e determinados alimentos, como café e chá quentes, álcool e comidas condimentadas, pioram o quadro, pois favorecem os episódios de ruborização. *Demodex folliculorum* parece ter importância na patogênese, mas ainda não está estabelecida sua real participação (ver Capítulo 49, item *Demodecidose* [*demodicose*]). A rosácea já foi relacionada com alterações gastrintestinais, psicogênicas, elementos infecciosos, incluindo alteração do microbioma, climáticos, alimentares e genéticos.

Clínica

É uma dermatose crônica, com períodos de exacerbação, localizando-se nas áreas convexas do centro da face (nariz, fronte, regiões genianas e mento). São características clínicas o eritema persistente (Figura 60.21) agudizado por episódios de *flushing* facial, a presença de papulopústulas (Figura 60.22), telangiectasias e manifestações oculares. A rosácea ocular pode acometer pálpebras (blefarite, calázio e meibomianite), conjuntiva (conjuntivite e xeroftalmia), íris (irite e iridociclite) e córnea (afinamento, ulceração e ceratite) e pode ocorrer independentemente da gravidade da rosácea cutânea (Figura 60.23). Pacientes, sobretudo idosos e com rosácea ocular, têm maior prevalência de enxaqueca.

A classificação de 2002 divide, didaticamente, em quatro subtipos; porém, podendo ocorrer a superposição de mais de um subtipo:

- subtipo I: eritematotelangiectásica
- subtipo II: papulopustulosa
- subtipo III: fimatoso
- subtipo IV: rosácea ocular.

Entretanto, em 2017, houve uma reclassificação da rosácea, baseada em fenótipos. A presença de um dos dois *fenótipos diagnósticos* é suficiente para a caracterização da rosácea, conforme descrito a seguir.

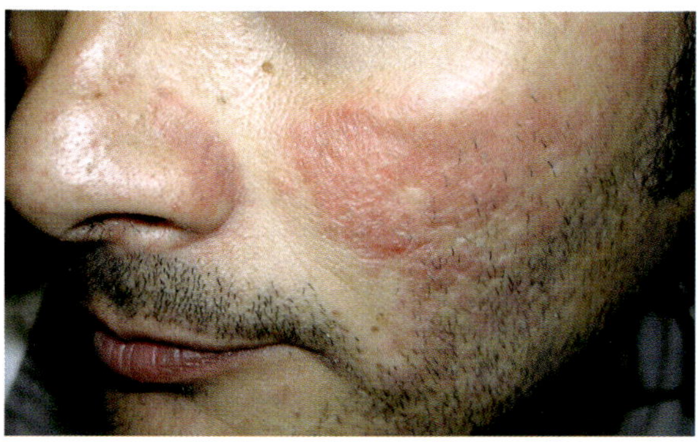

Figura 60.21 Rosácea – eritema nas convexidades da face.

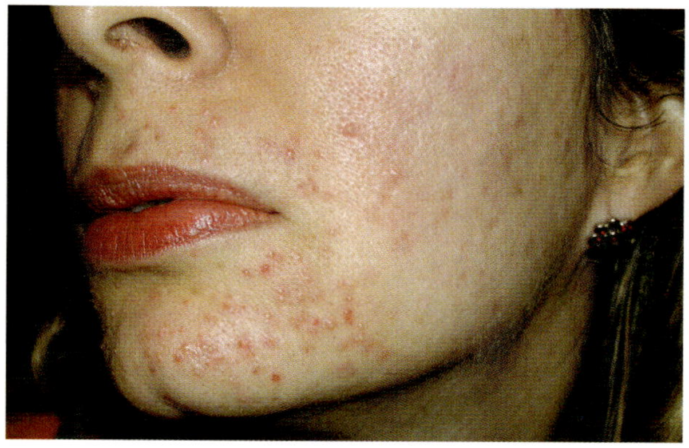

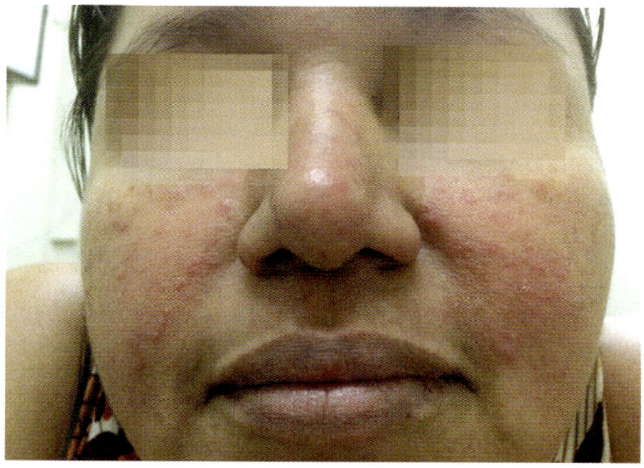

Figura 60.22 Rosácea – eritema difuso com algumas papulopústulas.

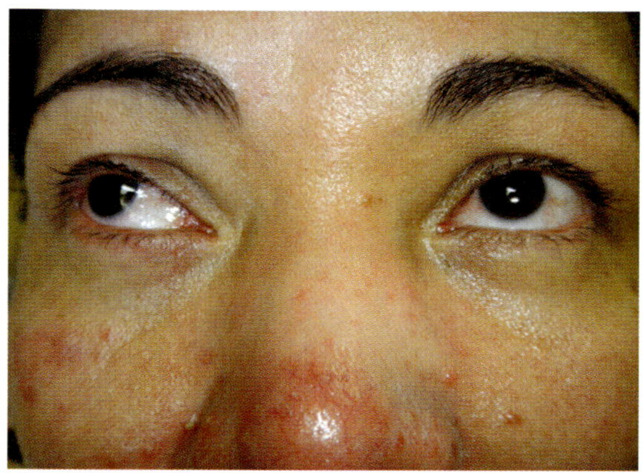

Figura 60.23 Paciente com rosácea e conjuntivite. (Cortesia do Dr. André R. Adriano.)

Eritema centrofacial fixo em distribuição característica e com intensificação periódica

O eritema centrofacial da rosácea deve ser avaliado criteriosamente para afastar os diagnósticos diferenciais como lúpus eritematoso ou eczema seborreico. O histórico de *flushing* é de grande auxílio. O acometimento de outros locais, como orelhas, couro cabeludo, pescoço e tronco pode ocorrer.

Alterações fimatosas

Os fimas caracterizam-se por hiperplasia e hipertrofia das glândulas sebáceas acompanhadas de fibrose, principalmente do nariz, provocando aumento de seu volume, constituindo o quadro

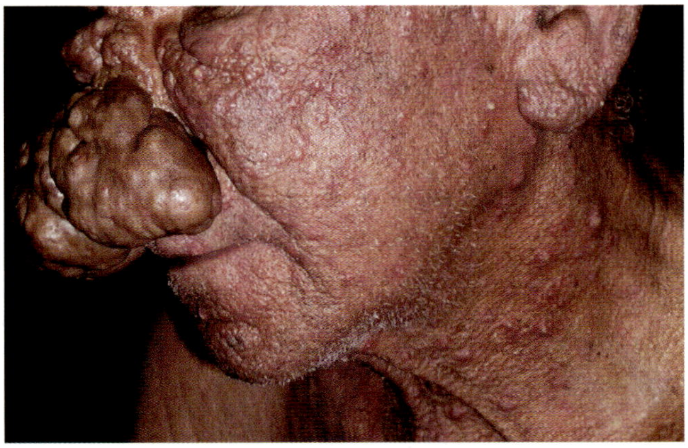

Figura 60.24 Rinofima.

de rinofima, que, muitas vezes, é deformante (Figura 60.24). Outros fimas são: otofima (orelha), gnatofima (mento), blefarofima (pálpebras) e metofima (fronte). É mais frequente em homens.

Doença de Morbihan

É uma complicação rara da rosácea, caracterizada por edema sólido centrofacial e superior da face que não se resolve espontaneamente. Requer tratamento sistêmico, que pode ser feito com isotretinoína como primeira linha, doxiciclina, ivermectina associada à tópica ou até mesmo corticosteroide. Drenagem linfática manual e máscara compressiva auxiliam na melhoria clínica após semanas.

Essa mesma classificação de 2017 definiu *fenótipos major* e *secundários*, que devem acompanhar os fenótipos diagnósticos. Na ausência de um fenótipo diagnóstico, dois ou mais fenótipos majores podem ser considerados diagnósticos. Os fenótipos secundários correspondem a sinais e sintomas que acompanham os fenótipos diagnósticos ou fenótipos majores.

Fenótipos majores

- pápulas e pústulas
- *flushing*
- telangiectasias
- manifestações oculares.

Fenótipos secundários

- sensação de queimação ou pinicação
- edema
- xerose
- manifestações oculares (alteração do filme lacrimal, crosta amarelada ao redor dos cílios).

A sensação de queimação ou pinicação ocorre sobre a área eritematosa, independentemente de descamação. O edema pode ser macio, sólido e/ou persistente, instalando-se, muitas vezes, em surtos acompanhados ou não de eritema facial, podendo causar dano estético.

A rosácea tem grande impacto na qualidade de vida dos pacientes, em todos os níveis. Ansiedade e depressão podem estar presentes.

Diagnóstico e diagnóstico diferencial

O diagnóstico é eminentemente clínico e, nos casos iniciais, apoiado pela anamnese; dificilmente será necessária a realização de exames complementares. A biopsia cutânea raramente está indicada. O diagnóstico diferencial deve ser feito com acne vulgar, dermatite seborreica, demodecidose, dermatite perioral, lúpus pérnio, lúpus eritematoso e outras doenças do colágeno. Quanto ao *flushing*, deve-se considerar reação a medicamentos como os empregados para disfunção erétil; inclusive naqueles de ação mais prolongada, é possível observar a presença de discretas pápulas eritematosas, síndrome carcinoide, mastocitose (ver Capítulo 18, item *Flushing*). Alguns pacientes apresentarão a síndrome da pele sensível (ver Capítulo 94).

Evolução e prognóstico

A evolução é crônica, com episódios agudos. O emprego de corticosteroides fluorados pode agravar o quadro. A orientação quanto a fatores agravantes ou desencadeantes já citados na etiopatogenia pode alterar a evolução da doença.

Tratamento

O tratamento tópico é eficaz na maioria das vezes. A proteção solar de amplo espectro está sempre indicada no tratamento da rosácea. Além disso, o principal fármaco é o metronidazol em gel, 0,75 a 2%, 2 vezes/dia; a ivermectina a 1% já mostrou ter eficácia superior ao metronidazol tópico. Outras opções são: a sulfacetamida sódica a 10% com enxofre a 5%, em gel ou solução, e o peróxido de benzoíla entre 5 e 10%. O retinaldeído a 0,05%, quando usado, deve ser aplicado no horário noturno. Apesar de os inibidores da calcineurina terem sido utilizados na rosácea induzida por corticosteroides, eles também podem desencadeá-la.

O tratamento sistêmico é feito basicamente pela tetraciclina 250 mg, 2 vezes/dia, durante 1 mês, com diminuição da dose nas semanas subsequentes; a limeciclina é usada na dose de 150 mg, 2 vezes/dia; e a doxiciclina pode ser usada nas doses de 100 ou 50 mg/dia. Todas as ciclinas são mais bem absorvidas em jejum. Metronidazol, na dose de 250 mg, 2 vezes/dia, também pode ser útil. A ivermectina oral nas doses empregadas no tratamento da escabiose, repetida semanalmente no início, seguida de administração quinzenal e, por fim, mensalmente tem se mostrado uma boa terapêutica. Com menor frequência, é empregada a eritromicina, na dose de 250 mg, 2 vezes/dia. Isotretinoína está indicada nos casos mais intensos, de preferência em doses baixas. O tratamento sistêmico e o tópico devem ser feitos concomitantemente. Em relação ao tratamento do *flushing* facial, é eficaz o uso de β-bloqueadores não seletivos como propranolol e carvedilol (ver Capítulo 18, item *Flushing*).

Especificamente, o tratamento das telangiectasias e do eritema é feito de maneira eficaz com luz pulsada ou *lasers* vasculares, assim como o tratamento de pápulas e pústulas (ver Capítulo 78). O rinofima é tratado de diferentes maneiras: radiofrequência, aplicação de ácido tricloroacético a 90%, cirurgia e *lasers* ablativos com resultados excelentes.

Variantes

Devemos chamar a atenção para a variante denominada "rosácea granulomatosa" (Figuras 60.25 e 60.26), na qual ocorre formação de múltiplas pápulas/tubérculos cuja histopatologia é de granuloma tuberculoide, simulando uma tubercúlide, antigamente denominada *lupus miliaris disseminatus faciei*. A paciente da Figura 60.25 relatava a eliminação ocasional do conteúdo das lesões. Alguns autores a consideram entidade independente da rosácea. Na classificação de 2017, não há referência à rosácea granulomatosa.

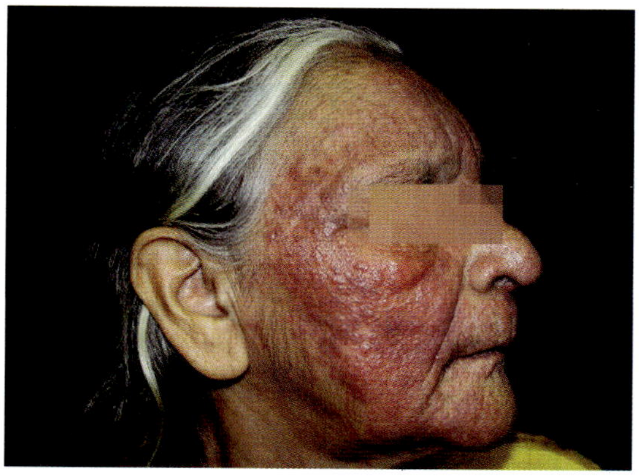

Figura 60.25 Rosácea granulomatosa – lesões eritematopapulosas com *Demodex folliculorum* ao exame microscópico. (Cortesia do Dr. Paulo S. Emerich.)

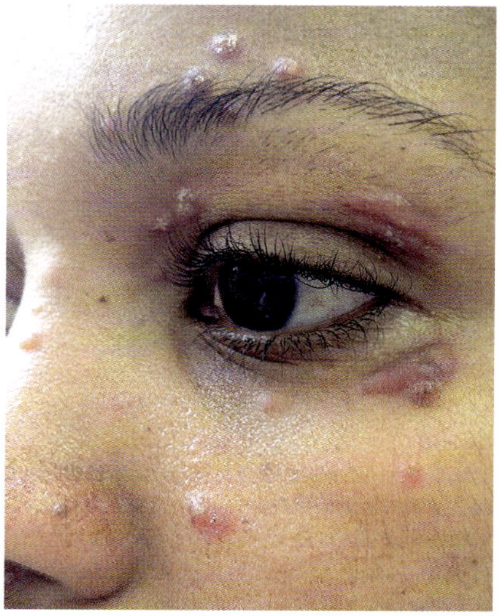

Figura 60.26 Rosácea granulomatosa. (Cortesia da Dra. Danielle Bonatto.)

Pioderma facial (*rosacea fulminans*)

É um quadro explosivo, semelhante à *acne fulminans*, que ocorre em pequeno número de pacientes com rosácea, em geral desacompanhado de sintomatologia sistêmica; acomete o sexo feminino. O tratamento é igual ao da *acne fulminans*.

Dermatite periorificial/oral

Trata-se de um quadro eritematoso, com discreta descamação, pápulas pequenas e, até mesmo, vesículas; é característica a sua disposição perioral, deixando, entretanto, uma zona clara na fronteira do vermelhão dos lábios (Figura 60.27). Em alguns casos, pode acometer a região periocular e em torno dos vestíbulos nasais; por isso, também é denominada *dermatite periorificial*. A dermatite periorificial granulomatosa já foi descrita em crianças e a sua relação com rosácea ainda não está clara, sendo considerada entidade independente por alguns autores.

O *Demodex folliculorum* tem sido apontado como responsável pela patologia. O que não resta dúvida é que os corticosteroides fluorados, utilizados localmente com outra finalidade, inclusive os de uso intranasal, podem desencadear quadros de dermatite perioral. Para o tratamento, deve-se suspender o uso de corticosteroide e, inicialmente, utilizar um inibidor da calcineurina para fazer a retirada gradual da corticoterapia. As outras opções são semelhantes às empregadas para a rosácea (ver Capítulo 49, item *Demodecidose* [*demodicose*]).

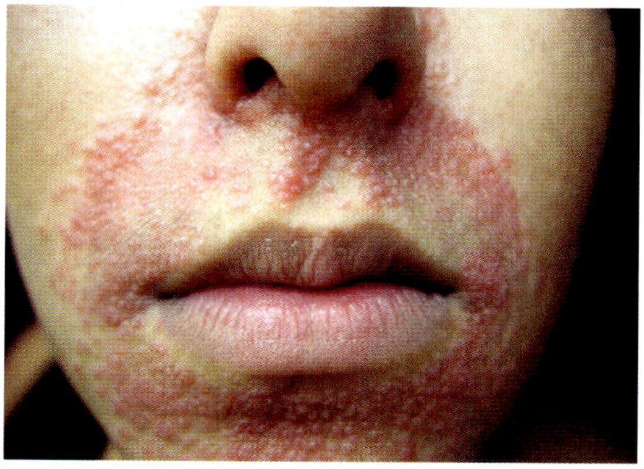

Figura 60.27 Dermatite perioral.

Bibliografia

Acne vulgar

Bottomley WW, Cunliffe WJ. Severe flares of acne following isotretinoin. *Acta Derm Venereo.* 1993 Feb;73(1):74.

Grando LR, Leite OR, Cestari TF. "Pseudoacne fulminans" associado à isotretinoína oral. *An Bras Dermatol.* 2014 Jul-Ago;89(4):657-9.

Chivot M. Poussées inflammatoires et aggravations d'acné sous isotrétinoine orale. *Ann Dermatol Venereol.* 2001 Mar;128(3 Pt 1):224-8.

Clark S, Cunliffe W. Acne flare and isotretinoin. Incidence and treatment. *Br J Dermatol.* 1995;133 (Suppl. 45):26.

D'Epenoux LR, Fayoux E, Veziers J *et al.* Biofilm of *Cutibacterium acnes*: a target of different active substances. *Int J Dermatol.* 2024 Nov;63(11):1541-50.

Housman E, Reynolds RV. Polycystic ovary syndrome: a review for dermatologists. Part I, II. *J Am Acad Dermatol.* 2014 Nov;71(5):847-73.

Hsich T, Ho N. Resolution of acne following therapy with oral contraceptive in a patient with Apert syndrome. *J Am Acad Dermatol.* 2005 Jul;53(1):173-4.

Jung JY, Yoon MY, Min SU *et al.* The influence of dietary patterns on acne vulgaris in Koreans. *Eur J Dermatol.* 2010 Nov-Dec;20(6):768-72.

Kim J, Ochoa MT, Krutzik SR *et al.* Activation of toll-like receptor 2 in acne triggers inflammatory cytokine responses. *J Immunol.* 2002 Aug 1;169(3):1535-41.

Lehucher Ceyrac D, Chaspoux C, Sulimovic L *et al.* Aggravation de l'acné sous isotrétinoine. *Ann Dermatol Venereol.* 1998 Aug;125(8):496-9.

Liu PT, Krutzik SR, Kim J, Modlin RL. Cutting edge: all-trans retinoic acid down-regulates TLR2 expression and function. *J Immunol.* 2005 Mar 1;174(5):2467-70.

Mendes-Bastos P, Ladizinski B, Guttman-Yassky *et al.* Characterization of acne associated with upadacitinib treatment in patients with moderate-to severe atopic dermatitits: a post hoc integrated analysis of 3 phase 3 randomized, double-blind, placebo-controlled trials. *J Am Acad Dermatol.* 2022 Out;87(4):784-91.

Neves JR, Francesconi F, Costa A *et al.* Propionibacterium acnes e a resistência bacteriana. *Surg Cosmet Dermatol.* 2015;7(3 Suppl 1):S27-38.

Rabello-Fonseca RM, Azulay DR, Luiz RR *et al.* Isotretinoina; isotretinoína oral: uso em dermatologia. *Trab Soc Port Dermatol Venereol.* 2006;64:309-24.

Ramos-e-Silva M, Brazilian Group of Acne. *Expert Rev Dermatol.* 2006;1(1), chp. 9.

Romiti R, Jansen T, Plewig G. *Acne Fulminans. An Bras Dermatol.* 2000 Jul-Ago;75(4):611-7.

Selçuk LB, Arica DA, Sahin HB *et al.* The prevalence of sacroiliitis in patients with acne vulgaris using isotretinoin. *Cutan Ocul Toxicol.* 2017 Jun;36(2):176-9.

Smith RN, Braue A, Varigos GA, Mann NJ. The effect of a low glycemic load diet on acne vulgaris and the fatty acid composition of skin surface triglycerides. *J Dermatol Sci.* 2008 Apr;50(1):41-52.

Sobral Filho JF, Silva CNA, Rodrigues JC *et al.* Avaliação da herdabilidade e concordância da acne vulgar em gêmeos. *An Bras Dermatol.* 1997 Set-Out;72(5):417-20.

Toyoda M, Nakamura M, Morohashi M. Neuropeptides and sebaceous glands. *Eur J Dermatol.* 2002 Sep-Oct;12(5):422-7.

Valanne S, McDowell A, Ramage G *et al.* Camp factor homologues in *Propionibacterium acnes*: a new protein family differentially expressed by types I and II. *Microbiology.* 2005;151(Pt 5):1369-79.

Yeon HB, Lindor HM, Seidman JG, Seidman CE. Pyogenic arthritis, pyoderma gangrenosum, and acne syndrome maps to chromosome 15q. *Am J Hum Genet.* 2000 Apr;66(4):1443-8.

Erupções acneiformes

Valgas N, Salaro CP, Bornhausen-Demarch E *et al.* Elaioconiose: relato de caso. *An Bras Dermatol.* 2011 Jul-Aug;86(4 Suppl 1):S5-66.

Yalçin S, Dizdar O, Yalin B, Gököz O. Sparing of previously irradiated skin from erlotinib-induced acneiform rash. *J Am Acad Dermatol.* 2008 Jan;58(1):178-9.

Foliculite por gram-negativos

Böni R, Nehrhoff B. Treatment of gram-negative folliculitis in patients with acne. *Am J Clin Dermatol.* 2003 Apr;4(4):273-6.

James WD, Leyden JJ. Treatment of gram-negative folliculitis with isotretinoin: positive clinical and microbiologic response. *J Am Acad Dermatol.* 1985 Feb; 12(2 Pt 1):319-24.

Plewig G, Nikolowski J, Wolff HH. Action of isotretinoin in acne rosacea and gram-negative folliculitis. *J Am Acad Dermatol.* 1982 Apr;6(4 Pt 2 Suppl):766-85.

Hidradenite supurativa, hidrosadenite

Alharbi Z, Kauczok J, Pallua N. A review of wide surgical excision of hidradenitis suppurativa. *BMC Dermatol.* 2012 Jun 26;12:9.

Alhusayen R, Shear NH. Pharmacologic interventions for hidradenitis suppurativa: what does the evidence say? *Am J Clin Dermatol.* 2012 Oct 1;13(5):283-91.

Alikhan A, Lynch PJ, Elsen BD. Hidradenitis suppurativa: a comprehensive review. *J Am Acad Dermatol.* 2009 Apr;60(4):539-61.

Ellis LZ. Hidradenitis suppurativa: surgical and other management techniques. *Dermatol Surg.* 2012 Apr;38(4):517-36.

Gender G, Caroul-Poitrine F, Revuz JE *et al.* Combination therapy with clindamycin and rifampicin for hidradenitis suppurativa: a series of 116 consecutive patients. *Dermatology.* 2009;219(2):148-54.

Gold DA, Reeder VJ, Mahan MG, Hamzavi IH. The prevalence of metabolic syndrome in patients with hidradenitis suppuratva. *J Am Acad Dermatol.* 2014 Apr; 70(4):699-703.

Hargis A, Yagbi M, Bermudez NM, Lev-Tov H. Clascoterone in the treatment of mild hidradenitis supurativa. *J Am Acad Dermatol.* 2024;90(1):142-4

Ingram JR. The epidemiology of hidradenitis suppurativa. *Br J Dermatol.* 2020; 183(6):990.

Jansen T, Plewig G. Acne inversa. *Int J Dermatol.* 1998 Feb;37(2):96-100.

Jemec GB. Clinical practice. Hidradenitis suppurativa. *N Engl J Med.* 2012 Jan 12;366(2):158-64.

Kurek A, Peters EMJ, Chanwangpong A *et al.* Profound disturbances of sexual health in patients with acne inversa. *J Am Acad Dermatol.* 2012 Sep;67(3):422-8.

Magalhães RF, Rivitti-Machado MC, Duarte GV *et al.* Consenso sobre tratamento da hidradenite supurativa – Sociedade Brasileira de Dermatologia. *An Bras Dermatol.* 2019;94(2 Supl 1):S7-19.

Messikh R, Atallah L, Aubin F *et al.* La toxine botulique dans les maladies dermatologiques invalidantes. *An Dermatol Venereol.* 2009;136:S129-31.

Midgette B, Strunk A, Sabat R *et al.* Overall and subgroups prevalences of noninfectious uveitis among patients with hidradenitis suppurativa. *J Am Cad Dermatol.* 2025;92:1096-8.

Plewig G, Steger M. Acne inversa (alias acne triad, acne tetrad or hidroadenitis suppurativa). In: Marks R, Plewig G (eds.). *Acne and related disorders.* London: Martin Dunitz, 1988. p. 345-57.

Rondag A, Straalen KR, Arends S *et al.* High prevalence of clinical spondyloarthritis features in patients with hidradenitis supurativa. *J Am Acad Dermatol.* 2019 Feb;80(2):551-8.

Sartorius K, Lapins J, Emtestam L, Jemec JB. Suggestions for uniform outcome variables when reporting treatments effects in hidradenitis suppurativa. *Br J Dermatol.* 2003 Jul;149(1):211-3

Schmitt JV, Bombonatto G, Martin M, Miot HA. Fatores de risco para hidradenite supurativa: um estudo piloto. *An Bras Dermatol.* 2012 Nov-Dec;87(6):936-8.

Selleyer K, Krahl D. "Hidradenitis suppurativa" is acne inversa. An appeal to (finally) abandon a misnomer. *Int J Dermatol.* 2005 Jul;44(7):535-40.

van Rappard DC, Limpens J, Mekkes JR. The off-label treatment of severe hidradenitis suppurativa with TNF-a inhibitors: a systematic review. *J Dermatolog Treat.* 2012 Apr 12.

Wall D, Kirby B. Rifampicin and clindamycin for hidradenitis. *J Am Acad Dermatol.* 2011 Apr;64(4):790.

Foliculite dissecante do couro cabeludo, celulite dissecante ou perifoliculite *abscedens et suffodiens* de Hoffman

Herman A, David M, Pitlik S. Perifolliculitis capitis abscedens et suffodiens. *Int J Dermatol.* 1992 Oct;31(10):746.

Jacobs F, Metzler G, Kubiak J *et al.* New approach in combined therapy of perifolliculitis capitis abscedens et suffodiens. *Acta Derm Venereol.* 2011 Oct;91(6):726-7.

Ljubojevic S, Pasic A, Lipozencic J *et al.* Perifolliculitis capitis abscedens et suffodiens. *J Eur Acad Dermatol Venereol.* 2005 Nov;19(6):719-21.

Varshney N, Al Hammadi A, Sam H *et al.* Perifolliculitis capitis abscedens et suffodiens in an 18-year-old Aboriginal Canadian patient: case report and review of the literature. *J Cutan Med Surg.* 2007 Jan-Feb;11(1):35-9.

Seborreia

Binder RL, Jonelis FJ. Seborrheic dermatitis in neuroleptic-induced Parkinsonism. *Arch Dermatol.* 1983 Jul;119(6):473-5.

Ercis M, Balci S, Atakan N. Dermatological manifestations of 71 Down syndrome children admitted to a clinical genetics unit. *Clin Genet.* 1996 Oct;50: 317-20.

Rosácea

Aggarwai I, Bunney R, Haber R. A case of Morbihan disease treated with ivermectina. *Int J Dermatol.* 2025 Mar;64(2):602-3.

Arza A, Stitzlein E, Gupta M. Incidence of rosacea associated with hormonal intrauterine devices: a comparative study with nonhormonalintrauterine devices. *J Am Acad Dermatol.* 2025;92(2):351-2.

Borman P, Yaman A. Successful treatment for the diferent and rare cause of facial lymphedema: Morbus Morbihan disease. *Int J Dermatol.* 2022 Jan;61(1):103-5.

Egeberg A, Ashina M, Gaist D. Prevaelence and risk of migraine inpatients with rosacea: a population-based cohort study. *J Am Acad Dermatol.* 2017;76(3): 454-8.

Gallo RL, Granstein R, Kang S *et al.* Standard classification and pathophysiology of rosacea. The 2017 update by the National Rosacea Society Exper Committee. *J Am Acad Dermatol.* 2018 Jan;78(1) 148-55.

Jaimovitch L. Rosácea: quadro clínico e tratamento. *Act Terap Dermatol.* 1996; 19:429-40.

Laughlin S, Dudley D. Laser therapy in the management of rosacea. *J Cut Med Surg.* 1998 Jun;(2 Suppl 4):S4-24-9.

Logger JGM, Olydam JI. Driessen RJB. Use of beta-blockers for rosacea-associated facial erythema and flushing: A systematic review and update on proposed mode of action. *J Am Acad Dermatol.* 2020 Oct;83(4):1088-97.

Lubbe J, Stucky L, Saurat JH. Rosaceiform dermatitis with follicular Demodex after treatment of facial atopic dermatitis with 1% pimecrolimus cream. *Dermatology.* 2003;207(2):204-5.

Macedo ACL, Sakai FDP, de Vasconcelos RCF, Duarte AA. Gnatofima: uma forma rara de rosácea. *An Bras Dermatol.* 2012 Nov-Dec;87(6):903-5.

Romiti N. Morbus Morbihan: edema e eritema sólido e persistente da face. *An Bras Dermatol.* 2002 Set-Out;75(5):599-603.

Sayed F, Ammoury A, Dhaybi R, Bazex J. Rosaiceform eruption to pimecrolimus. *J Am Acad Dermatol.* 2006 Mar;54(3):548-50.

Zierl S, Hildebrand JA, Guertler A *et al.* Clinical clues to identify patients with ocular rosacea – a Germany-wide epidemiologic analysis. *Int J Dermatol.* 2022 Jul;61(7):880-85.

Pioderma facial (rosácea *fulminans*)

Bettoli V, Mantovani L, Boccia S *et al.* Rosacea fulminans related to pegylated interferon alpha-2b and ribavirin therapy. *Acta Derm Venereol.* 2006 Nov; 86(3):258-9.

Bormann G, Gaber G, Fischer M *et al.* Dapsone in rosácea fulminans. *J Eur Acad Dermatovenereol.* 2001 Oct;15:465-7.

Romiti R, Jansen T, Heldwein W *et al.* Rosacea fulminans in a patient with Crohn's disease: a case report and review of the literature. *Acta Derm Venereol.* 2000 Mar;80:127-9.

Dermatite periorificial/oral

Jansen T. Azelaic acid as a new treatment for perioral dermatitis: results from an open study. *Br J Dermatol.* 2004 Oct;151(4):933-4.

Karincaoglu Y, Bayram N, Aycan O *et al.* The clinical importance of demodex folliculorum presenting with nonspecific facial signs and symptoms. *J Dermatol.* 2004 Aug;31(8):618-26.

61

Alterações Ungueais

Robertha Carvalho de Nakamura ◆ **Ignez Muri Mendonça** ◆ **Rubem David Azulay**

As alterações ungueais são observadas e estudadas na medicina há séculos, começando por Hipócrates, que descreveu as unhas hipocráticas ou baqueteamento digital. Essas alterações podem ser exclusivas do aparelho ungueal, no caso dos tumores, especificamente ungueais, denominados *onicotumores*, podem estar associadas a doenças dermatológicas, como parte de seu quadro clínico, ou relacionadas com doenças sistêmicas. No decorrer das últimas três décadas, o estudo mais específico das unhas tem se tornado fonte de interesse na dermatologia. A onicologia é uma subespecialidade da dermatologia direcionada ao diagnóstico e tratamento clínico-cirúrgico das doenças que acometem a unidade ungueal.

A unha é um importante anexo da pele, um órgão dinâmico, de crescimento contínuo e fisiologicamente importante, que se localiza no dorso distal dos dedos. As unhas de humanos e de seus ancestrais evolutivos são úteis desde os primórdios. Elas são componentes essenciais para a sensibilidade tátil e mecânica, além de seu componente estético, podendo interferir na autoestima e no posicionamento social.

A sua aparência, função e crescimento dependem da integridade da unidade ungueal, composta por matriz, leito, lâmina e dobra ungueais, tecidos circundantes e falange óssea. Sua principal função é proteger a extremidade distal dos dedos contra traumatismos e, muito particularmente, preservar o tato dos quirodáctilos. Outras funções são a defesa e a apreensão de pequenos objetos, além de funcionar como adorno, contribuindo para facilitar os processos de deambulação, defesa, ataque, manifestação de hábitos culturais e profissionais.

Diante de uma onicopatia (onicodistrofia), termo genérico usado para definir qualquer alteração da unidade ungueal, faz-se necessário um diagnóstico clínico sustentado no aspecto macroscópico e confirmado por exames complementares, sempre que possível, para que a terapêutica seja mais efetiva. Utilizam-se com frequência o exame micológico direto, a cultura e o *clipping* para fungos, o exame histopatológico para confirmar uma hipótese clínica, os exames de imagem para avaliação óssea e dos tecidos moles subungueais e periungueais, o exame dermatoscópico ou onicoscópico para melhor acurácia do exame físico da unidade ungueal. A técnica de obtenção e o processamento do material para cada exame são de grande importância, pois as amostras para o estudo costumam ser pequenas e de difícil obtenção, e o manuseio inadequado compromete os resultados.

O diagnóstico de uma onicopatia pode ser orientado pelo chamado *clipping* ungueal para análise histopatológica. Após cortado, o fragmento da lâmina ungueal é processado para análise histopatológica. Esta técnica, embora limitada, é menos invasiva que a biopsia ungueal. Além do diagnóstico da onicomicose, por meio do *clipping*, é possível diagnosticar psoríase ungueal, onicotrauma, onicobacteriose e avaliar a melanoniquia.

O exame clínico ungueal pode fornecer elementos para o diagnóstico tanto de doenças dermatológicas quanto sistêmicas, incluindo insuficiência renal, cardíaca, pulmonar, hepática, endócrina e até mesmo casos de envenenamento por arsênico.

O exame normal da unidade ungueal de um recém-nato mostra unhas delgadas, flexíveis e que facilmente se quebram. A borda livre tende a ser grande. O aumento da curvatura distal e transversa pode ser exagerado ou, ao contrário, a unha pode estar plana e invertida, com aspecto "em colher (coiloniquia)". Essas alterações são temporárias, na maior parte das vezes, assim como os sulcos de Beau, que ocorrem como resultado de uma parada transitória da queratinização na matriz ungueal pelo trauma do parto e são vistos em até 92% das crianças na 8ª ou 9ª semana de vida.

Na linguagem habitual, define-se unha como a placa ou lâmina ungueal dura, semitransparente, localizada no dorso da extremidade distal de cada dedo, e, de modo simplificado, a maior parte dos autores cita como doenças das unhas apenas aquelas que envolvem essa região. No entanto, a onicologia envolve todas as estruturas que compõem a unidade ungueal, designação sugerida por Baran e Dawber (2001) e que envolve o complexo ungueal formado por lâmina ungueal, leito ungueal, matriz e tecido periungueal da extremidade digital.

Segundo Lewis (1954), o primeiro esboço deste fânero começa a ser reconhecível por volta do 3º mês do desenvolvimento embrionário, a partir dos folhetos ectoderma e mesoderma, em um processo de invaginação epidérmica sobre a face dorsal da porção distal dos dedos.

A cronologia do desenvolvimento da unidade ungueal pode ser resumida nas seguintes etapas; no embrião de 9 semanas, a falange distal está presente, assim como está demarcado o chamado "campo ungueal". A partir da 10ª semana, as dobras proximais e distais formam-se, e, na 12ª semana, o esboço da matriz já estará presente. Na 15ª semana, toda a matriz já está formada, assim como a lâmina ungueal. Na 16ª semana, o leito estará presente, e, na 17ª, o hiponíquio finalizará a formação do fânero.

A matriz é a estrutura reprodutiva que dá origem à lâmina ungueal (Figura 61.1). As afecções ungueais que envolvem a matriz levam, em geral, a sequelas permanentes. É uma área áspera de epitélio estratificado escamoso, comparável ao hiponíquio; e, assim como o leito ungueal, não tem camada granular. A matriz ungueal contém melanócitos frequentemente dispostos na sua porção distal, na quantidade de 6,5/μm^2. Eles diferem de outros melanócitos, pois estão quiescentes, isto é, em repouso e não produzem melanina, que poderia pigmentar a unha. No entanto, essa pigmentação pode ocorrer e é denominada *melanoniquia*. O importante é determinar se esta ocorre devido a fatores externos, como a onicomicose; à ativação de melanócitos, por exemplo, medicamentos, doenças inflamatórias, como o líquen, ou devido à origem racial; ou à hiperplasia do leito, como no caso de situações benignas – lentigo e nevus – ou malignas – melanoma ungueal –, que é de extrema gravidade. A matriz pode ser dividida em proximal e distal. A matriz proximal é responsável pela formação das camadas superiores da lâmina ungueal, enquanto a distal, pelas inferiores. As células que compõem a matriz se movimentam tangencial e distalmente e cornificam-se gradualmente. As células da matriz tornam-se maiores, mais pálidas e, eventualmente, o núcleo desintegra-se. Progressivamente, há achatamento, alongamento e mais empalidecimento. A parte visível da matriz ungueal em formato de meia-lua é denominada *lúnula*; é a primeira porção a se diferenciar para formar a lâmina ungueal. É a matriz visível. O tamanho e o formato da lúnula variam, sendo bem marcada em alguns indivíduos e podendo estar oculta abaixo da dobra proximal em outros. Há controvérsias quanto ao motivo pelo qual a lúnula é esbranquiçada. Observações histológicas sugerem que a vascularização relativamente pobre na área, acompanhada do aumento do colágeno dérmico, gere a palidez característica. A epiderme fina do leito ungueal contribui para o contraste da lúnula pálida e do leito eritematoso. A cutícula, membrana fina derivada da dobra proximal da unha, e a ceratose periungueal lateral não devem ser removidas, pois funcionam como barreira proximal para a entrada de substâncias ou microrganismos.

O leito ungueal localiza-se entre a lúnula (matriz visível) e o hiponíquio, compreendendo o tecido mole embaixo da lâmina ungueal. Apresenta uma camada epitelial composta de células similares àquelas da matriz com as quais se continua, porém estas são destituídas de núcleos. O leito ungueal se apresenta com estrias longitudinais e tem a função de aderência da unha ao leito, para que a lâmina ungueal permaneça aderida e se locomova para a frente, conforme a diferenciação celular do leito. Lesões do leito ungueal podem ser reversíveis ou determinar onicólise definitiva. A margem distal do leito ungueal mostra uma faixa transversal de 1 a 1,5 mm e representa o ponto máximo da ligação do extrato córneo do leito com a lâmina ungueal (faixa ou banda onicocórnea, onicodérmica ou de junção).

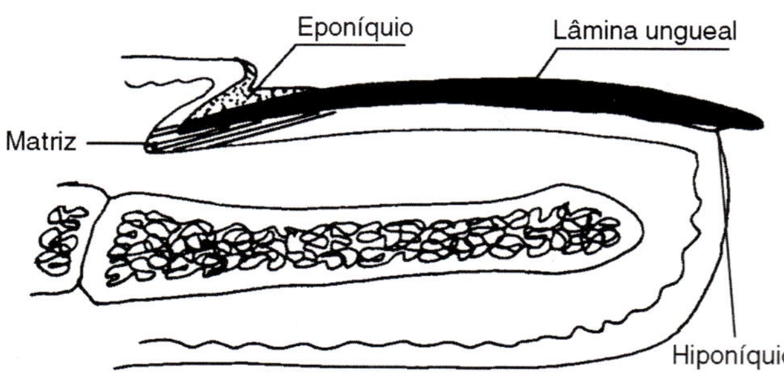

Figura 61.1 Unidade ungueal.

Esse ponto representa a primeira e maior barreira à passagem de materiais e organismos sob a lâmina ungueal distal. Para a preservação dessa barreira natural, deve ser sempre desencorajado qualquer procedimento que traumatize a região, inclusive ter cuidados especiais quando se fizer necessária a avulsão cirúrgica da lâmina ungueal. O hiponíquio compreende a área subungueal da borda livre da lâmina ungueal a partir da banda onicodérmica, incluindo o tecido periungueal distal.

A lâmina ungueal tem forma retangular ligeiramente convexa, e esse formato deve ser mantido a cada corte da borda livre, evitando posterior onicocriptose. O principal componente da lâmina ungueal é uma alfaproteína fibrosa com fibras paralelas à superfície e perpendiculares à zona de crescimento, ricas em enxofre. Está demonstrado que os filamentos de proteínas na lâmina ungueal estão orientados paralelamente em relação ao leito. Essa arquitetura ajuda na proteção contra fendas longitudinais. Investigações com microscopia eletrônica confirmam a orientação dos filamentos e revelam que existem estruturas intercelulares altamente desenvolvidas, como ocorre na pele e nos cabelos. A lâmina difere da pele porque não descama, e do pelo por não ter atividade cíclica. É um anexo ceratinizado cutâneo especializado que resulta de um processo de diferenciação celular das células da matriz, que, de cuboidais, se tornam achatadas, fragmentam seus núcleos e condensam o citoplasma, formando células córneas planas que aderem firmemente umas às outras. A derme subjacente ao leito ungueal está firmemente aderida ao periósteo da falange distal por fibras colágenas densas, e as alterações ósseas correspondentes podem determinar alterações no formato da lâmina, sendo o melhor exemplo disso a chamada "unha em pinça". Essa íntima relação anatômica entre o leito ungueal e a falange justifica a frequência da associação de lesões ósseas com alterações ungueais não infecciosas (psoríase ungueal e artropática) e infecciosas (osteomielite da falange distal por infecção de partes moles).

Por meio da impregnação pela prata, observa-se a lâmina ungueal ser dividida em três camadas: a camada intermediária (marrom-amarelada), a camada dorsal ou superficial e a camada ventral (azul-escura). Esta técnica pode ser proveitosa para diagnóstico das onicomicoses. A lâmina está presente a partir da 20ª semana de vida intrauterina e completa seu crescimento atingindo a ponta do dedo em torno da 36ª semana. A margem distal da lâmina que ultrapassa a união com a epiderme do dorso da falange é chamada "borda livre". Sua flexibilidade deve-se à presença de fosfolipídios, e, por sua vez, a rigidez deve-se ao alto teor de enxofre. A relativa escassez de água também ajuda na rigidez da lâmina (7 a 12%). Este conteúdo compara-se ao do cabelo, porém é muito menor que o do estrato córneo (15 a 25%). O fluxo de água através da lâmina é 10 vezes maior que através da pele. A velocidade de crescimento da lâmina ungueal é de aproximadamente 3 mm por mês (0,1 mm/dia), ou de 0,5 a 1,2 mm por semana, e cresce continuamente por toda a vida. A espessura da lâmina ungueal é de 0,5 a 0,75 mm, sendo mais espessa nos pés. Idade, infecções, inanição, lactação e fármacos diminuem a velocidade de crescimento da lâmina ungueal. Já gravidez, onicofagia e avulsão da lâmina estimulam o crescimento. A lâmina ungueal dos dedos da mão direita cresce mais rapidamente do que a da esquerda. O calor estimula o crescimento e o frio retarda. Além disso, as lâminas ungueais dos quirodáctilos crescem mais rapidamente do que as dos pododáctilos. Cada dígito tem uma velocidade própria de crescimento. Na 1ª e 2ª décadas da vida, as lâminas crescem mais rapidamente, sendo mais espessas no sexo masculino. Sua largura e espessura aumentam com a idade, assim como o crescimento se lentifica com a idade, o que justifica a grande prevalência de onicomicoses em idosos.

O tecido periungueal forma uma dobra profunda proximal, duas dobras laterais e um sulco distal. A invasão dessa área por fungos limita a penetração do tratamento tópico. Na região proximal, o tecido se dobra, formando uma dobra delicada que recobre a matriz (região de eponíquio) e, na região distal, a lâmina ungueal reveste a extremidade do dígito, formando o sulco distal, logo abaixo da onicólise fisiológica (região de hiponíquio) ou *clubbing*. O processo de queratinização dessa parte da unidade ungueal não difere daquele do resto da pele. O ângulo formado pela dobra ungueal proximal e pela lâmina ungueal é denominado *ângulo de Lovibond* (Figura 61.2), que deve ser menor que 180° nas pessoas normais e está aumentado nos dedos em *baqueta de tambor* ou *clubbing*.

A ultraestrutura da unha tem sido estudada por técnicas de microscopia eletrônica. A família das queratinas (citoqueratinas) é representada por mais de 20 diferentes queratinas e existem pelo menos oito, chamadas "queratinas duras", que são específicas de cabelos e unhas. Na unidade ungueal, os queratinócitos expressam queratinas diferentes dependendo da área: matriz, leito, ponta digital, mais ou menos intensamente. A pesquisa de anticorpos monoclonais antiqueratina pode incluir também o anticorpo LHTric-1, específico para queratina ácida Ha1. O citoesqueleto dos queratinócitos que compõem as camadas superficiais da matriz ungueal mostra intensa expressão de MAP-2 nos microtúbulos, proteína que faz parte da microanatomia dessa camada. Esse grupo de polipeptídios compõe também a estrutura do citoesqueleto de células dos sistemas nervosos central e periférico. Por estudo de imuno-histoquímica, a expressão de MAP-2 também pode ser observada exclusivamente em uma camada da bainha dos pelos em fase anágena. A expressão de MAP-2 alterada pode ser relacionada com a patogênese de algumas alopecias, o que poderia justificar alterações ungueais concomitantes. Também por estudos ultraestruturais é possível detectar defeitos na transglutaminase 1 (TGM1), que compõe o envelope das células córneas de unhas, cabelos e pele. A detecção deste defeito pode ser útil no diagnóstico de doenças autossômicas ou recessivas, como as ictioses.

A vascularização da unidade ungueal é composta por uma rica rede de vasos que chegam à extremidade dos dedos em paralelo à lateral das falanges, quatro artérias para cada dedo, sendo duas de cada lado. As anastomoses arteriovenosas digitais formam um complexo especializado, o *corpo glômico*. Essas estruturas são encontradas predominantemente na derme do leito ungueal, mas podem ser vistas na matriz e na região periungueal. Trata-se de estruturas encapsuladas, ovais, compostas de um enovelado de arteríolas e vênulas, um nervo e uma cápsula formada por células musculares colinérgicas modificadas (semelhantes a células epitelioides) e nervos colinérgicos. Dilatam-se com o frio, enquanto as artérias contraem-se. Assim, o corpo glômico, conhecido como "coração periférico de Masson", mantém o fluxo periférico digital nas mudanças de temperatura.

A configuração anormal da unha, as modificações da lâmina, do leito ungueal e dos tecidos periungueais, assim como a consistência e a cor alterada, recebem nomenclatura própria, que, em geral, tem prefixo *onix* (*onychos*), que significa unha, e compõem um glossário.

Glossário de afecções ungueais

Indicam-se, a seguir, a nomenclatura pertinente a cada afecção ungueal e suas causas mais frequentes.

Acaulose: infecção por *Scopulariopsis brevicaulis*.

Acropaquia: unha em "baqueta de tambor", uma hipertrofia de tecidos moles da polpa digital (Figura 61.3).

Anoniquia: ausência de unhas. Causas comuns: genodermatoses, líquen plano, fenômeno de Raynaud, síndrome de Stevens-Johnson e epidermólise bolhosa distrófica.

Braquioniquia: unhas curtas e largas que ocorrem devido ao desenvolvimento anormal da falange distal dos dedos, consequente a onicofagia, onicotomia excessiva, alterações congênitas dos septos cardíacos e síndrome de Down.

Ceratose subungueal: acúmulo de queratina sob a unha, o qual forma uma camada espessa e endurecida, o que pode causar elevação, deformação ou até descolamento parcial da lâmina ungueal; ocorre em micoses, psoríase e distúrbios de queratinização.

Coiloniquia (celoniquia): unhas côncavas em formato de colher (Figura 61.4). Comum em anemias, policitemia, síndrome de Plummer-Vinson, fenômeno de Raynaud, anomalia congênita (hipoplasia dérmica focal, displasia ectodérmica hipoidrótica), psoríase, líquen plano e diabetes melito. A identificação de coiloniquia no exame pode ser um indicativo de deficiência de ferro,

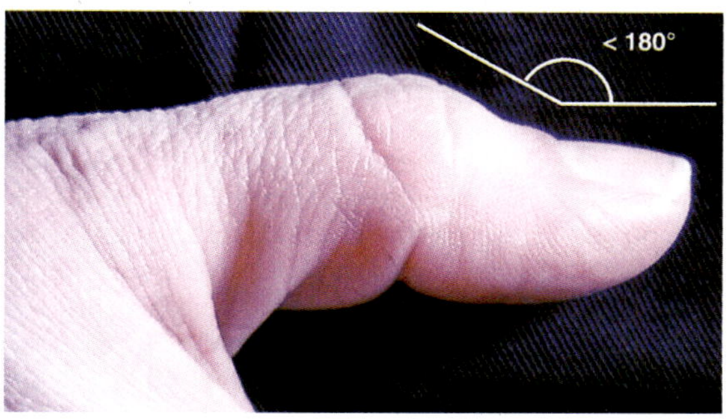

Figura 61.2 Ângulo de Lovibond menor que 180°, normalidade.*

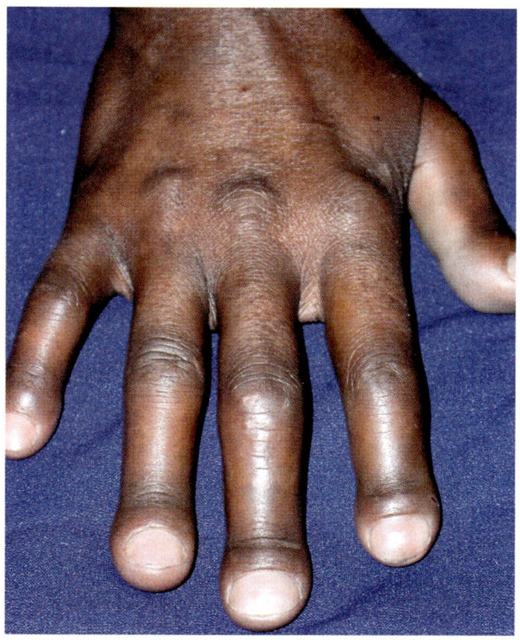

Figura 61.3 Acropaquia – dedos em "baqueta de tambor".

*As fotografias deste capítulo pertencem ao CEU (Centro de Estudos das Unhas), do Instituto de Dermatologia Prof. Rubem David Azulay – Santa Casa de Misericórdia do Rio de Janeiro.

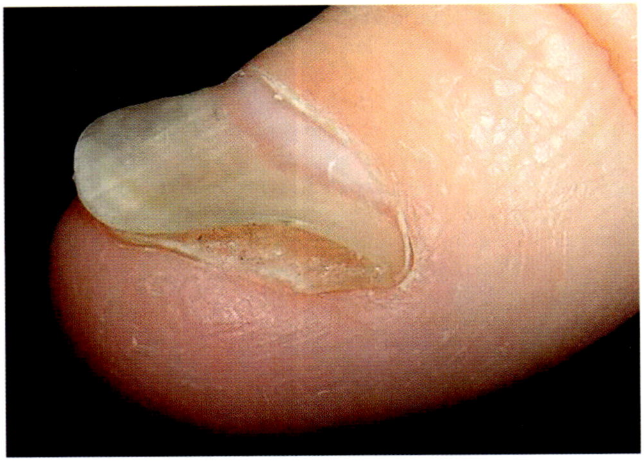

Figura 61.4 Coiloniquia. (Cortesia do Dr. Tiago Silveira Lima.)

frequentemente com hemoglobina normal. O estudo da cinética do ferro, incluindo a dosagem de ferritina, ferro sérico e capacidade total de combinação do ferro, pode ajudar no diagnóstico.

Cromoniquia: alteração da cor da unha de uma forma geral. Mais especificamente, alteração para a coloração marrom – melanoniquia; vermelho – eritroniquia; amarelo – xantoniquia; branco – leuconiquia; e verde – cloroniquia. Tem inúmeras causas, endógenas ou exógenas (Figuras 61.5 e 61.6). Entre as principais, figuram

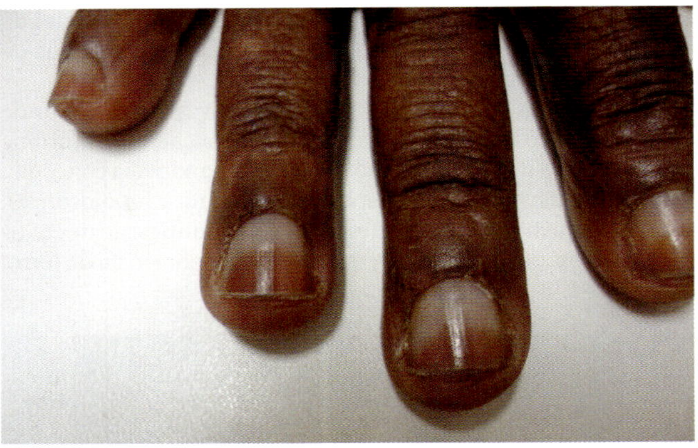

Figura 61.5 Cromoniquia exógena. Neste caso, a alteração da cor segue o contorno da prega ungueal proximal, enquanto, na cromoniquia endógena, segue o formato da lúnula. (Cortesia do Dr. Tiago Silveira Lima.)

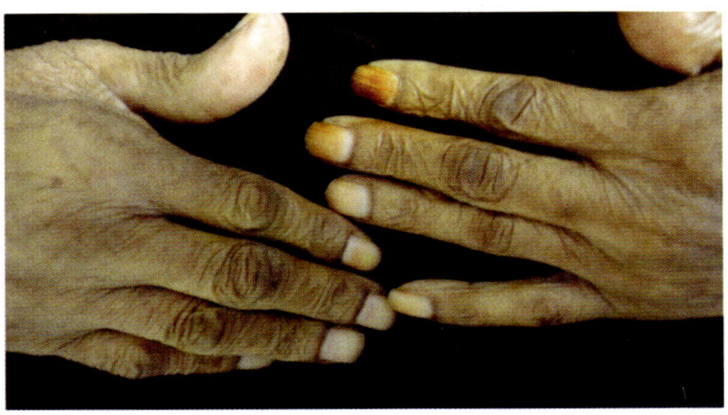

Figura 61.6 Cromoniquia exógena associada a tabagismo crônico. (Cortesia do Dr. André R. Adriano.)

carência de vitamina B_{12}, síndrome de Cushing, hemocromatose, doença de Addison, infecção por pseudômonas (tonalidade esverdeada), tabagismo e outros tipos de contato.

Distrofia canalicular: sulco longitudinal único deprimido iniciando-se na matriz e terminando na borda livre. Em geral, é temporária e decorre de uma lesão reversível da matriz; o mesmo processo pode ocorrer lateralmente. São causas a desnutrição proteico-calórica, os regimes alimentares e os tumores que comprimem a matriz ungueal. Chama-se distrofia canalicular de Heller quando há associação com trauma. Neste caso, observam-se sulco longitudinal único associado a pequenas ranhuras ou sulcos transversos.

Distrofia catenular: estrias longitudinais em colar de contas ou gotas de chuva; ocorre na insuficiência vascular periférica e no tratamento pela tiroxina. A ausência de contas em sequência denota uso irregular da substância. Pode ser idiopática.

Distrofia do quinto pododáctilo: modificação morfoestrutural provocada por traumatismo de repetição por sapatos apertados, muitas vezes por rotação óssea. No exame de mais de 1.000 pacientes, essa foi a alteração ungueal mais frequente.

Doliconiquia: unhas longas; ocorre na displasia ectodérmica hipoidrótica, nas síndromes de Marfan e Ehlers-Danlos, no eunucoidismo, no hipopituitarismo e no hematoma subungueal.

Hapaloniquia: unha mole e adelgaçada, levando o nome de unhas em "casca de ovo". É consequente a desnutrição, mixedema e hanseníase.

Helconixe (heliconixe): erosão na região proximal da lâmina ungueal que se movimenta com o crescimento contínuo da lâmina. Pode ocorrer no trauma local e é comum na sífilis.

Hemorragias em estilhas: pequenos pontos de hemorragia subungueal consequentes a fatores físicos (traumatismo), fármacos, doenças dermatológicas, doenças sistêmicas e condições idiopáticas. Medicamentos antineoplásicos modernos, como os inibidores do fator de crescimento endotelial vascular e da multiquinase, têm sido apontados na literatura recente.

Hiperceratose subungueal: termo reservado à histopatologia, mas que, na prática, muitas vezes, é empregado em substituição à denominação correta: ceratose subungueal. Representa material córneo aumentado entre a lâmina e o leito ungueal proveniente de alterações nas células do leito ungueal. Ocorre na onicomicose, na psoríase, no onicotrauma e no líquen plano.

Leuconiquia: coloração branca na lâmina ungueal, sem alteração de superfície. Surge em traumatismos, doença sistêmica (hepatopatia crônica), onicomicose, ou pode ser uma alteração congênita. A subdivisão inicial é em *verdadeira* ou *aparente*. Na leuconiquia *verdadeira*, a cor branca deve-se à anormalidade na matriz ungueal distal. A leuconiquia pode ser: total (completa) ou parcial (incompleta). A forma parcial pode ser *puntata* (comum), estriada (relativamente comum) ou distal (rara). Pode também ser classificada como temporária ou permanente. A chamada "pseudoleuconiquia" ocorre nas infecções fúngicas da lâmina ungueal ou com uso de esmaltes produzindo granulação da queratina. A leuconiquia *aparente* pode ser consequente à onicólise, com ou sem ceratose subungueal, ou à alteração da matriz e do leito (aspecto de macrolúnula). Leuconiquia congênita associada a surdez e coxim falangianos constituem a ***síndrome de Bart-Pumphrey***, que é autossômica dominante (ver Capítulo 54, item *Coxim interfalangiano [knuckle-pads]*). A deficiência de selênio pode levar à leuconiquia (ver Capítulo 65, subitem *Selênio*).

Linha de Milian: arco lilás, em forma de meia-lua, bem delimitado, com lâmina ungueal adjacente normal, medindo cerca de 0,5 a 1 mm de diâmetro e localizado a cerca de 4 a 5 mm da borda livre da unha. Pode ser encontrada na hanseníase, sífilis congênita e artrite reumatoide.

Linhas de Mees: são múltiplas linhas brancas transversais que ocorrem na lâmina ungueal e movem-se distalmente com o crescimento da unha, sem desaparecerem à digitopressão. São causadas por intoxicação pelo arsênico, envenenamento por monóxido de carbono, doença de Hodgkin, pneumonia, pelagra, trauma, viroses e quimioterapia.

Linhas de Muehrcke: são duas linhas brancas transversais originadas de uma anormalidade do leito vascular da unha. A pressão temporária da ponta do dedo faz com que elas desapareçam. Manifestam-se por duas bandas brancas paralelas à lúnula, não palpáveis e separadas por uma faixa de unha rosada. São mais visíveis no 2º, 3º e 4º dedos das mãos e quando os níveis séricos de albumina estiverem abaixo de 1,8 g/100 mL mantidos por 4 meses, desaparecendo quando os níveis sobem a 2,2 g/100 mL. Nos pacientes com síndrome nefrótica, elas são frequentes. Não desaparecem com o crescimento, o que as diferencia das linhas de Mees.

Macroniquia: unhas grandes, porém normais. Variante de normalidade, acromegalia, neurofibromatose e esclerose tuberosa.

Melanoniquia estriada ou melanoniquia longitudinal: são os termos clínicos empregados para definir uma faixa de coloração marrom-escura que se estende da dobra proximal em direção à região distal da lâmina ungueal.

É comum em pessoas da raça negra. Ocorre em 77% de afro-americanos com mais de 20 anos de idade. O polegar e o índex são os dedos mais comumente afetados. Acomete de 10 a 20% dos indivíduos japoneses e também indivíduos hispânicos, não sendo usual em caucasianos.

A melanoniquia também pode resultar da produção de pigmento advindo do sangue; de fungos, bactérias ou mesmo fármacos; no entanto, resulta mais comumente de melanina produzida por melanócitos da matriz ungueal. Esta situação é encontrada nas seguintes condições: mácula melanótica racial, lentigo, nevo melanocítico e melanoma. Clinicamente iguais e com o exame histopatológico próprio de cada uma dessas entidades, o seu manejo é visto como um dilema pelos dermatologistas em função da impossibilidade de identificar a natureza dessas lesões ao exame clínico e dermatoscópico. Quando mais larga que 0,3 cm, é mais provável que seja de natureza maligna.

Pigmento em outras unhas favorece o diagnóstico de pigmentação racial, mas não exclui o diagnóstico de melanoma subungueal.

Melanoniquia estriada de natureza incerta deve ser biopsiada para excluir o diagnóstico de melanoma subungueal. A biopsia deve ser feita após a remoção da lâmina ungueal, sendo considerada padrão-ouro diagnóstico (Figura 61.7). O dermatoscópio é um instrumento importante como método auxiliar diagnóstico e vem sendo cada vez mais utilizado para determinar a necessidade da biopsia e o local em que deve ser realizada (ver Capítulo 9, *Dermatoscopia*).

Condições clínicas associadas à melanoniquia: melanoniquia racial, trauma, nevo juncional, melanoma, onicomicose, infecções bacterianas, líquen plano, hematomas, medicamentos (AZT, ciclofosfamida, doxorrubicina, minociclina e uso tópico de 5-fluoruracila, bleomicina, entre outros), síndrome de Laugier-Hunziker (ver Capítulo 14).

Microniquia: unhas pequenas. Variante da normalidade, onicodisplasia congênita do indicador.

Onicectomia: extirpação parcial ou completa da unha. Ablação.

Onicoatrofia: diminuição de tamanho, da espessura e da textura das unhas. Doença vascular, epidermólise bolhosa, líquen plano e hanseníase.

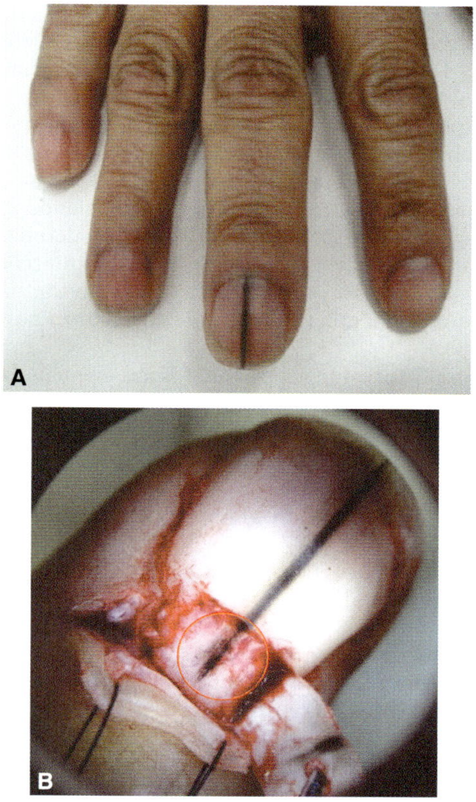

Figura 61.7 Melanoniquia. **A.** Clínica. **B.** Eversão da dobra proximal, reversão lateral da lâmina ungueal e exposição da matriz ungueal indicando o melhor local para realização da biopsia.

Onicobacteriose: comprometimento da unidade ungueal por bactérias; infecção fúngica pode ocorrer concomitantemente.

Onicoclasia (oniclasia, onicoclase): ruptura das unhas. Causada por tumorações e traumatismos.

Onicocriptose ou unhas encravadas: ocorre frequentemente devido ao espessamento com aumento da curvatura. É frequente no hálux.

Onicodinia (onicalgia): dor na unha. Traumatismo, inflamação, tumores e alterações vasculares (tumor glômico).

Onicodistrofia: termo genérico para indicar alteração morfológica da unha.

Onicofagia: hábito de roer as unhas e, eventualmente, engolir fragmentos da lâmina ungueal. Pode ser um transtorno compulsivo.

Onicofimia (onicofima): espessamento e intumescimento com hipertrofia da unha.

Onicofose: neoformação córnea subungueal, o chamado "calo ungueal", que ocorre frequentemente na junção entre a lâmina e a dobra na região lateral distal do dedo.

Onicogrifose (onicogripose): formato de garra ou gancho; consequente à insuficiência vascular periférica e em genodermatoses.

Onico-heterotopia: unha de localização anormal. Pode ser congênita.

Onicoide: forma semelhante à unha.

Onicólise: descolamento da lâmina ungueal de seu leito a partir da borda livre. São causas: micoses, bactérias, psoríase, fototoxicidade (tetraciclina, doxiciclina e cloranfenicol), hipertireoidismo, fármacos (5-fluoruracila, hipoclorito de sódio e anticoncepcionais), anemia ferropriva, regimes de emagrecimento, porfiria, alergia de contato a esmalte de unha, deficiência circulatória, fatores traumáticos, fatores ocupacionais. Onicólise distal em forma de V é característica da doença de Darier (Figura 61.8).

Onicologia: estudo das unhas.

Onicoma: tumor da unha ou da matriz.

Onicomadese (*defluvium* ungueal): descolamento completo da unha a partir da matriz. Numerosas são as causas: eczemas, paroniquia, psoríase, trauma e idiopática. Quando em várias unhas, sugere causa sistêmica, como febre, eritrodermia, quimioterápicos, carbamazepina, lítio, retinoides, e infecções virais, como doença de Kawasaki e doença mão-pé-boca.

Onicomalacia: unha amolecida. Pode ocorrer nas doenças de tireoide.

Onicomicetose: fungos localizados nas margens das unhas.

Onicomicose: infecção ungueal por fungos.

Onicopatia, onicose ou oniconose: qualquer enfermidade ou deformidade da unha.

Onicoptose: queda ou perda da unha. Pode ocorrer em casos de psoríase, líquen plano, traumatismos, tumores, genodermatoses.

Onicorrexe: sulcos longitudinais paralelos da superfície da lâmina ungueal. Comuns em idosos e na desnutrição proteico-calórica.

Onicosquizia (onicósquise): descamação da borda livre da unha em duas ou três lâminas superpostas. Ocorre pelo uso de esmaltes, retinoides, na síndrome das unhas frágeis e no líquen plano.

Onicotilomania: hábito de arrancar ou compulsão de traumatizar as unhas.

Onicotomia: incisão na unha.

Onicotrofia: estado trófico das unhas.

Oniquia, onixite ou oniquite: inflamação da unidade ungueal.

***Onyx*, *onychos* (em grego):** unha.

Panarício (paroniquia aguda, panariz, unheiro): inflamação aguda, extremamente dolorosa, da região distal dos dígitos, geralmente de um dedo. O processo pode iniciar-se pelas dobras ungueais proximal e laterais da unha, ou por uma porta de entrada decorrente de trauma, com a penetração de bactérias, fungos e herpes-vírus (ver *Paroniquia*, adiante, e sobre *panarício herpético* no Capítulo 45, item *Herpes simples*).

Paquioniquia (paquionixe, escleroniquia, onicauxe, onicosclerose): aumento da espessura da lâmina ungueal desde a matriz até a extremidade livre; ocorre em casos de paquioniquia congênita, genodermatoses, doença de Darier, psoríase e pitiríase rubra pilar.

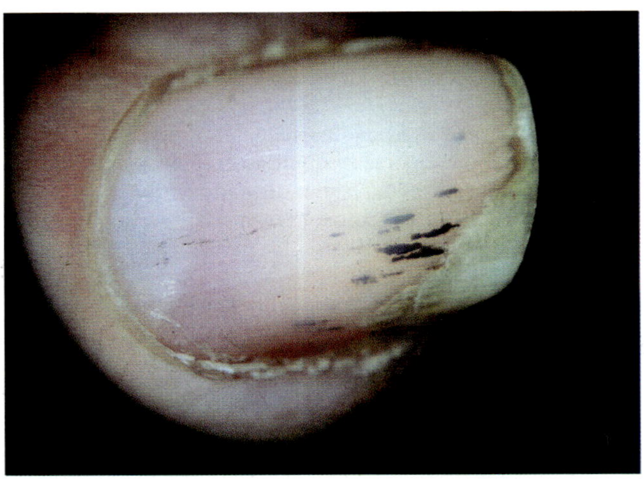

Figura 61.8 Onicólise por trauma simulando onicomicose.

Paroniquia (perionixe, perionixite): inflamação das partes moles periungueais (perioníquio). Pode ser aguda ou crônica; a *aguda* ocorre após traumatismo de natureza variada, infecção, em geral por *S. aureus*, que causa inflamação aguda da pele da dobra proximal ou lateral da unha ou da polpa digital e leva à formação de coleção purulenta com duração de até 6 semanas. Inúmeras doenças inflamatórias podem cursar com paroniquia (eczemas, psoríase, líquen plano, pênfigos etc.). A *paroniquia crônica* é mais comum nos 1º, 2º e 3º quirodáctilos da mão dominante de pessoas que permanecem com as mãos muito imersas. Traumatismo mecânico ou químico lesa a cutícula, o que facilita a penetração de agentes irritantes ou alergênios e leva a uma inflamação local com consequente invasão ocasional de agentes infecciosos como *Candida* sp. e bactérias. Alterações na superfície da lâmina ungueal podem ocorrer secundariamente. É considerada dermatose ocupacional por ser caracteristicamente encontrada em domésticas, enfermeiras, garçons, pescadores, mecânicos e outros profissionais que imergem frequentemente as mãos na água e lidam com irritantes. Algumas medicações antineoplásicas modernas, como os inibidores do fator de crescimento epidérmico e os inibidores da via m-TOR, são causas recentemente descritas e esperadas em mais de 10% dos pacientes (item *Cirurgia da paroniquia*, adiante, e Capítulo 20, item *Reações cutâneas por inibidores do EGFR e inibidores de multiquinases*).

Perioníquio: tecido que circunda a unha.

***Pitting* ou *pit* ungueal:** depressões puntiformes na superfície da lâmina ungueal devido a dano matricial na formação da placa ungueal. Quando numerosas e agrupadas, recebem o nome *crumbling*, indicando extenso envolvimento da matriz. Alteração comum em psoríase, principalmente na forma artropática, atopia, artrite reativa, lúpus eritematoso sistêmico, dermatomiosite, alopecia areata e pênfigo foliáceo (ver Figura 61.17).

Platoniquia: unha plana em forma de platô.

Polioniquia: presença de mais de uma unha em um mesmo dígito.

Pterígio ungueal (forma de asa): é a destruição focal da matriz com perda da unha na área correspondente e cicatriz unindo a dobra ungueal proximal ao leito. É característico na forma agressiva do líquen plano, da isquemia periférica e também de casos de onicotilomania, penfigoide cicatricial, queimadura e disceratose congênita (Figura 61.9).

Pterígio ventral (pterígio inverso): extensão distal do hiponíquio que adere à superfície ventral da lâmina, dificultando o crescimento. Pode ser congênito, familiar, idiopático, ocorrer na neuropatia periférica, na esclerose sistêmica progressiva, no fenômeno de Raynaud e no traumatismo.

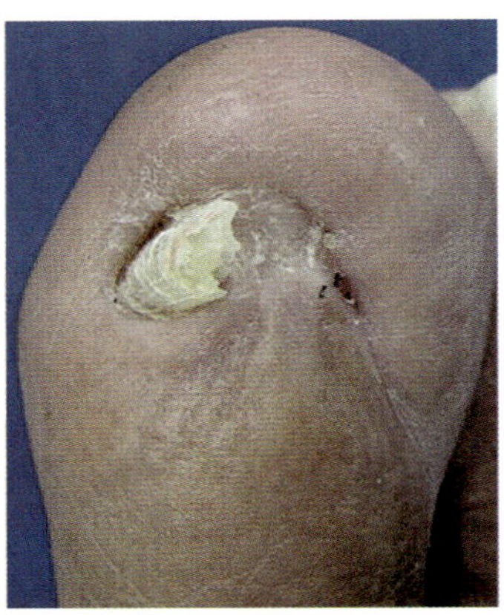

Figura 61.9 Pterígio.

Síndrome da unha amarela: caracteriza-se por unhas amarelas, linfedema e envolvimento do trato respiratório (derrame pleural, sinusite, bronquite e infecção respiratória crônica). O desenvolvimento de todas as manifestações pode demorar meses ou anos. As unhas tornam-se espessas e a curvatura aumenta. Essa síndrome pode ocorrer também nos pacientes com tireoidite, artrite reumatoide, síndrome nefrótica, deficiência imunológica, tuberculose, asma, derrame pleural, bronquiectasia, doença pulmonar obstrutiva crônica, hipoalbuminemia e diabetes. As unhas passam a crescer lentamente, adquirem coloração amarelada, a lúnula e a cutícula desaparecem e surge paroniquia com grau variável de onicólise. Recentemente foi descrito um caso de amarelamento proximal das unhas devido à ingesta excessiva de açafrão-da-índia (curcumina é o princípio ativo).

Síndrome da unha azul: lúnula de cor azul. Argiria, doença de Wilson (degeneração hepatolenticular), uso de zidovudina.

Síndrome da unha em raquete: ver item *Alterações ungueais congênitas da infância e do idoso*, adiante.

Síndrome da unha meio a meio: ver item *Unha meio a meio*, adiante.

Síndrome da unha-patela: ver item *Alterações ungueais congênitas da infância e do idoso*, adiante.

Síndrome da unha verde: onicólise e coloração esverdeada da unha. Infecção por *Pseudomonas aeruginosa*.

Sulco de Beau (linhas de Beau): as linhas de Beau ocorrem por alteração na atividade mitótica da matriz proximal. Apresentam-se como sulcos transversais no dorso ou na superfície da lâmina ungueal; quanto maior a profundidade do sulco, maior o dano que acometeu a matriz e, quanto maior a sua largura, maior o tempo do dano. Quando o dano da matriz ocorre de forma aguda, a margem distal da linha de Beau mostra-se bem delimitada. Traumas locais, como manicure, ou doenças sistêmicas, como eritrodermia, sarampo, paroniquia, farmacodermias e estados febris são eventuais fatores etiológicos (Figura 61.10).

Sulcos longitudinais: eminências lineares da lâmina ungueal correspondentes ao relevo estriado do leito. Acentuam-se com a idade.

Sulcos transversais: sulcos transversos e paralelos à dobra proximal, causados por paralisia temporária da matriz, geralmente em decorrência de trauma local.

Toxiconiquia: onicose por fármacos ou tóxicos.

Traquioniquia: unha de superfície áspera, opaca, rugosa e com aspecto irregular (Figura 61.11). Ver item *Alterações ungueais congênitas da infância e do idoso*, adiante).

Unha de Terry: banda ou faixa hipercrômica proeminente, com a parte proximal da unha brancacenta. Causada por traumatismo no leito vascular, hepatoma e cirrose. Está presente em 82% dos pacientes com cirrose hepática. A unha torna-se de coloração branco-opaca, escondendo ou não a lúnula. Essa coloração encobre a unha a partir do eponíquio, deixando livre apenas uma faixa distal rosada de 1 a 2 mm – a banda onicocórnea. Essa condição envolve todas as unhas. A coloração não muda com o crescimento.

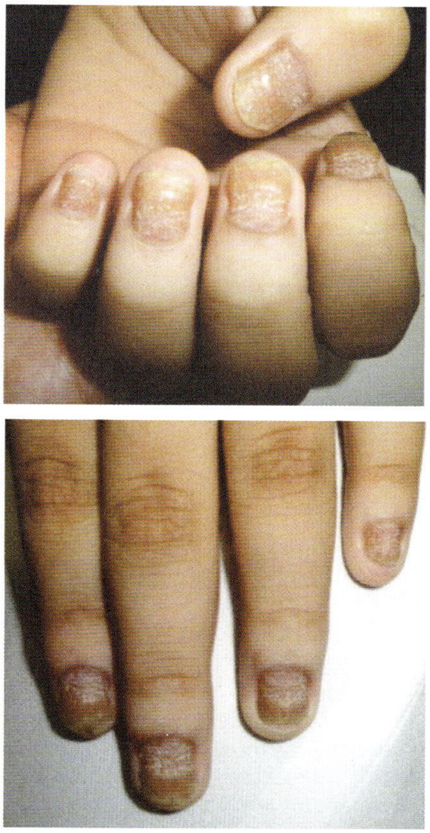

Figura 61.11 Traquioniquia.

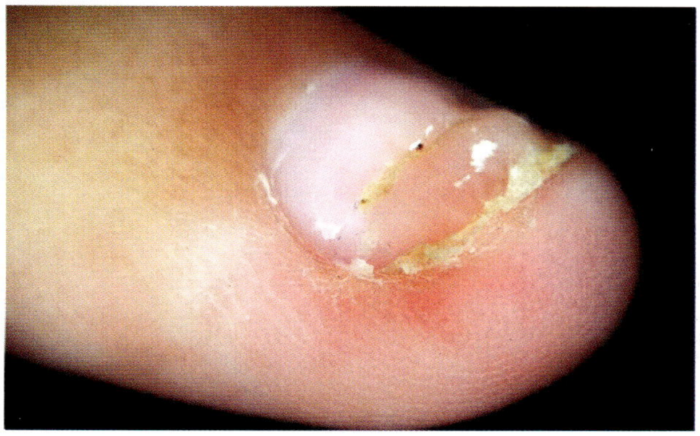

Figura 61.10 Sulcos de Beau.

Unha de usura: unhas desgastadas e pálidas pelo uso exagerado na coçadura.

Unha em casco de tartaruga: ocorre na doença de Fabry.

Unha frágil (*fragilita ungueum*): parte livre da unha frágil e quebradiça. Hipoparatireoidismo e hipotireoidismo.

Unha hipocrática: hipocratismo digital ou baqueteamento digital; caracteriza-se por aumento da curvatura longitudinal e transversal das unhas e aumento (hipertrofia) das falanges distais dos dedos e das unhas das mãos. Está associada a diversas doenças, a maioria cardíacas e pulmonares. Também pode ocorrer a forma idiopática.

Unha em bico de papagaio: exagero da convexidade da unha. Alterações vasculares e algumas genodermatoses.

Unha meio a meio: caracteriza-se por duas cores mais ou menos definidas por uma linha transversal, sendo a parte proximal branca, como vidro fosco e escondendo a lúnula, e a parte distal caracterizada por uma coloração vermelha, rósea ou marrom, ocupando 20 a 60% da unha dos pés e das mãos. Foi descrita inicialmente nos pacientes com uremia, e 9 a 50% dos pacientes com doença renal crônica mostram essa alteração.

Unha pinçada (unha em pinça): ocorre pelo aumento da curvatura transversal da unha, principalmente na porção distal. Causas: hereditária, presença de osteófitos, alterações ósseas (como joanete, que causam rotação do hálux), sapatos apertados, psoríase e uso de betabloqueadores, como o practolol (Figura 61.12).

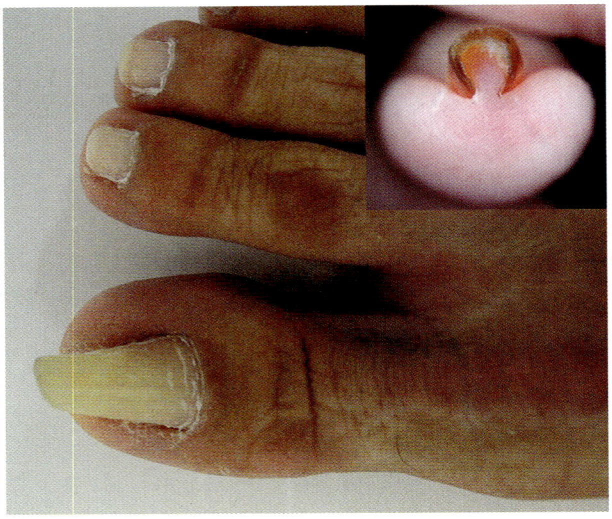

Figura 61.12 Unha em pinça. (Cortesia do Dr. Tiago Silveira Lima.)

Onicopatias infecciosas

Infecções são responsáveis por mais de 50% das alterações encontradas na unidade ungueal. Entre essas, sobressaem as de natureza micótica, por serem, de longe, a etiologia mais frequente com prevalência mundial de 5,5%. A onicomicose afeta principalmente as unhas dos pés, sendo o tipo clínico onicomicose subungueal distal e lateral (OSDL) o mais frequente. É comum em idosos e a prevalência aumenta com a idade (ver Capítulo 46, item *Onicomicoses*).

A onicomicose é causada por dermatófitos, 60 a 70% predominantemente *Trichophyton rubrum* (50%) e *Trichophyton mentagrophytes* (20%); fungos filamentosos não dermatófitos (20%) e leveduras, incluindo Candida spp. (10 a 20%). A onicomicose causada por dois organismos fúngicos está sendo cada vez mais identificada, e infecções bacterianas e fúngicas são relativamente comuns. Bactérias, em especial a *Pseudomonas aeruginosa* e a levedura *Trichosporon beigelii* (relativamente comum na Coreia), complementam as possibilidades etiológicas, embora haja casos descritos de onicoprototecose.

A paroniquia e o panarício costumam ter etiologia fúngica, bacteriana e, bem mais raramente, viral; *Candida* spp. constituem a principal etiologia de paroniquia crônica, sobretudo das unhas das mãos.

É clássica a tonalidade esverdeada da infecção por *Pseudomonas* (ver Capítulo 41, Figura 41.28).

Líquen plano ungueal

O líquen plano ungueal (LPU) é uma doença inflamatória crônica, benigna, que afeta pele, mucosas e unhas. Evidências sugerem que a doença represente um dano autoimune, mediado por células T, gerado por autoantígenos expressos por queratinócitos basais. Essa onicopatia é frequentemente observada na ausência de acometimento da pele. Em torno de 20% dos casos, há associação com alterações de mucosas. No entanto, cerca de 25% dos pacientes que têm LPU apresentam lesões cutâneas, e o acometimento de uma ou mais unhas pode ocorrer em 10 a 15% dos casos. Aproximadamente 4% dos casos resultam em cicatrizes permanentes nas unhas. O LPU é mais comum em adultos do que em crianças e afeta, principalmente, as unhas das mãos.

As alterações do LPU apresentam-se de acordo com a intensidade da inflamação na unidade ungueal, sendo agressiva na matriz ungueal, com evolução para onicoatrofia e anoniquia (perda completa da unha), revelando pouca resposta à terapia nesses casos. São representadas, principalmente, por sulcos longitudinais (onicorrexis), depressões puntiformes (*pits* ou *pitting*), afinamento e fragmentação da lâmina ungueal, estilhas hemorrágicas, melanoniquia longitudinal, onicólise, onicoatrofia, pterígio e anoniquia (Figura 61.13). Pode haver coiloniquia, ceratose subungueal, erosão, traquioniquia em algumas unhas ou acometimento das 20 unhas. O sinal físico característico da fase clínica agressiva é o pterígio dorsal (destruição permanente da matriz com a formação de cicatriz na dobra ungueal proximal) que evolui com fibrose, atrofia do leito

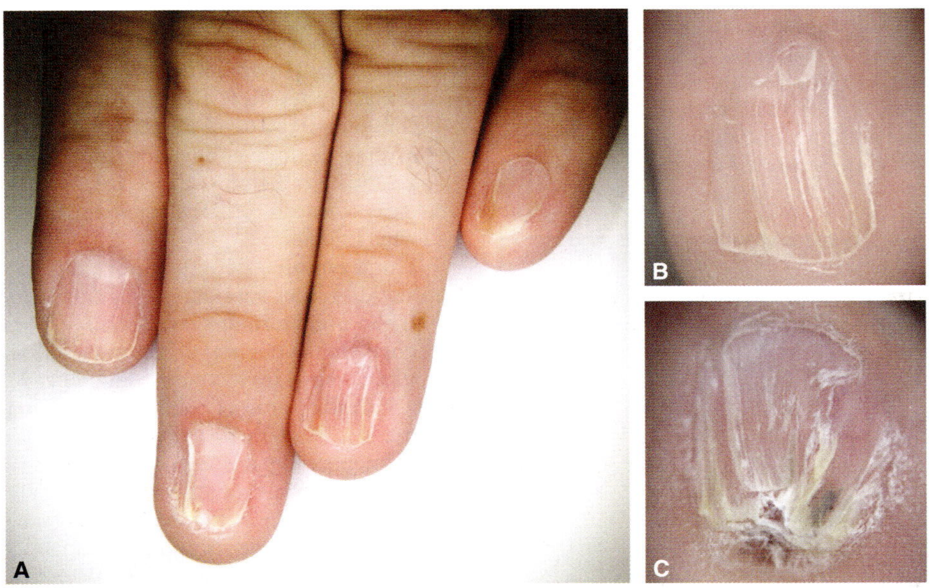

Figura 61.13 **A.** Líquen plano ungueal – clínica. **B.** Dermatoscopia – hapaloniquia, onicorrexe, fragmentação do dorso da lâmina ungueal. **C.** Dermatoscopia – onicorrexe, alteração do direcionamento dos sulcos longitudinais, pterígio, fragmentação do dorso da lâmina ungueal.

ungueal e anoniquia. É uma alteração irreversível. O LPU figura entre as causas da distrofia das 20 unhas na infância (Figuras 61.14 e 61.15). O diagnóstico é clínico e, por vezes, faz-se necessário o exame histopatológico.

Outras formas de líquen que também são capazes de levar ao acometimento ungueal são: líquen estriado, cujo acometimento ungueal é autolimitado e acomete um único dígito, podendo haver remissão espontânea; líquen nítido com acometimento ungueal raro e alterações superficiais, como *pits*, onicorrexe e fragilidade ungueal; líquen escleroso e líquen *aureus*, de acometimento ungueal excepcional, com poucos casos descritos na literatura. Na criança, a forma de apresentação com distrofia das 20 unhas tem bom prognóstico.

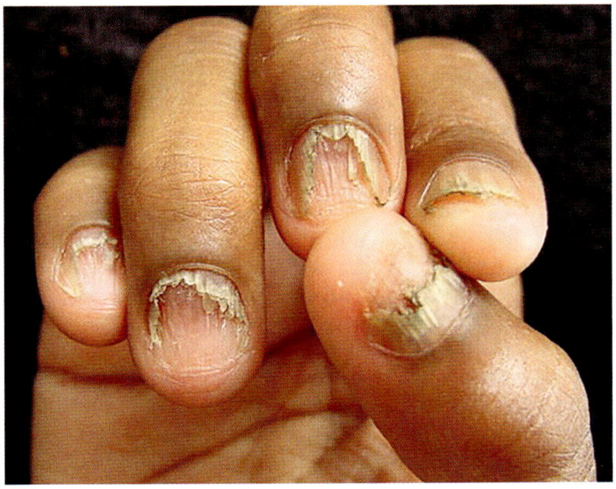

Figura 61.14 Líquen plano ungueal, uma das causas de distrofia das 20 unhas.

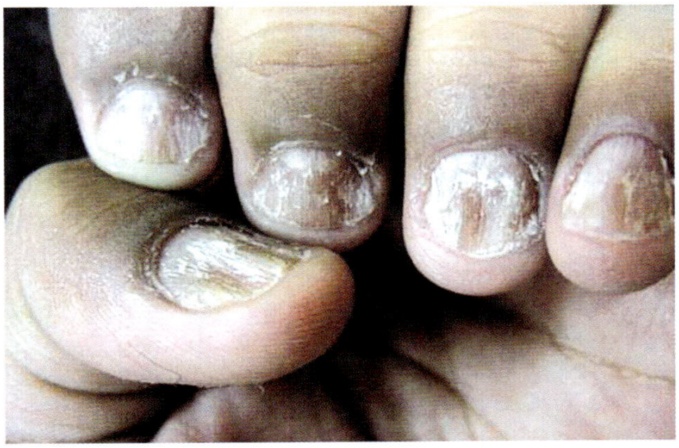

Figura 61.15 Distrofia das 20 unhas.

O tratamento do LPU depende do tempo de evolução da doença e do tipo de alteração encontrada, sendo o maior objetivo a prevenção de cicatrizes definitivas (Quadro 61.1). O LPU de forma clínica erosiva responde mal a qualquer forma de tratamento. Nos quadros em que predominam melanoniquias, depressões puntiformes e poucas lesões do leito ungueal, utilizam-se os corticosteroides tópicos de alta potência, sob oclusão à noite, com resultados variáveis. Nos casos em que os sulcos são proeminentes com fragilidade intensa da lâmina ungueal (traquioniquia) e com evolução inferior a 6 meses, indica-se corticoterapia sistêmica: 1 mg/kg/dia, 4 a 6 semanas, diminuindo progressivamente a dose a 20 mg/dia durante até 2 meses. A injeção intramuscular de triancinolona 0,5 a 1 mg/kg/mês durante 6 meses é uma excelente opção, tanto para o adulto quanto para a criança, prevenindo a evolução agressiva da doença.

A injeção na matriz ungueal de triancinolona 20 mg/mL (0,05 mL por dígito por vez), podendo ser associada à lidocaína a 1%, mensalmente, por 6 meses, é uma boa opção, muito embora seja extremamente dolorosa. A terapia de primeira linha é o acetonido de triancinolona, tanto intralesional quanto intramuscular. Retinoides orais são escolhas de segunda linha, e agentes imunossupressores também podem ser considerados. Azatioprina 100 mg/dia, ciclosporina 3 a 5 mg/kg/dia ou micofenolato de mofetila 1.000 mg, 2 vezes/dia, podem ser considerados como monoterapia ou como um adjuvante à terapia com corticosteroides em casos graves com resposta ruim aos esteroides.

Uma terapia potencial pode ser o tofacitinibe, um inibidor das enzimas Janus quinase 1 e Janus quinase 3, que são reguladas positivamente em líquen plano.

Psoríase ungueal

A psoríase ungueal manifesta-se clinicamente por depressões puntiformes (*pits* ou *pitting* ungueal), espessamento da lâmina, ceratose subungueal, onicólise distal e "onicólise em ilha", cromoniquia com aspecto de "mancha de óleo" e "mancha salmão", *red spots* na matriz (manchas vermelhas), estilhas hemorrágicas, paquioniquia e paroniquia (Figuras 61.16 e 61.17). Menos de 5% dos casos de psoríase ungueal ocorrem em pacientes sem outras lesões cutâneas de psoríase. Por sua vez, o envolvimento das unhas nos quadros de psoríase em atividade pode ocorrer em

Quadro 61.1 Tratamento do líquen plano ungueal.

Corticosteroide	Prednisona Adulto: 1 mg/kg/dia ou 30 a 60 mg/dia VO Criança: 0,05 a 2 mg/kg/dia VO	4 a 6 semanas diminuindo progressivamente a dose até 20 mg/dia VO por 2 meses até 2 semanas após os sintomas terminarem
	Triancinolona intramuscular	80 mg – 1ª dose
	0,5 a 1 mg/kg (tratamento de escolha)	60 mg – 30 dias após. Repetir a cada 30 dias por 3 a 6 meses
	Triancinolona 2,5 a 5 mg/mL em infiltrações periungueais	0,5 mL/dígito mensalmente
	Clobetasol oclusivo	1 vez/dia ocluindo com plástico-filme (aplicações noturnas – 12 h)
Retinoides	Acitretina 0,5 a 1 mg/kg/dia ou isotretinoína 20 a 60 mg/dia	Meses
Fototerapia	Ultravioleta B de banda estreita (*Narrow band* – ultravioleta B)	3 vezes/semana Resposta após 6 semanas

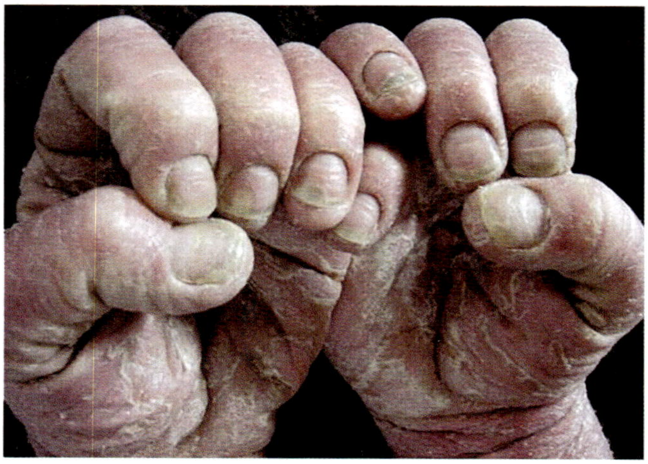

Figura 61.16 Psoríase com acometimento palmar.

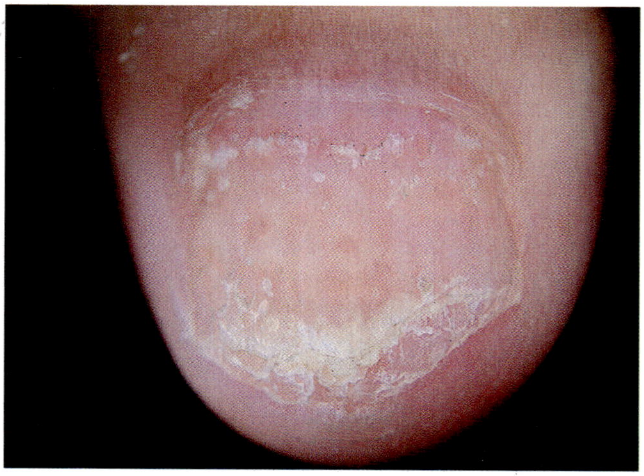

Figura 61.17 Psoríase – *pittings*, aspecto de "mancha de óleo" e "mancha salmão", *red spots* e discreta onicólise.

10 a 55% dos casos e estar presente em até 90% dos pacientes durante o percurso da vida. Alterações ungueais são vistas em 53 a 86% dos pacientes com artrite psoriática, sendo o acometimento ungueal um sinal físico preditivo de artrite psoriática já estabelecido pela Sociedade Brasileira de Reumatologia seguindo o critério de CASPAR (*classification criteria for* ***p****soriatic* ***ar****thritis*). O acometimento das unhas é descrito nos portadores de HLA-Cw6, Bw57, Cw2, Cw11 e B27. As depressões puntiformes são o primeiro sinal do acometimento das unhas e ocorrem em praticamente todas as crianças com artropatia psoriásica. A colonização por *Candida* sp., bem como por fungos dermatófitos e bactérias, é frequente e deve ser diagnosticada antes do uso de corticosteroides tópicos, sob pena de piora do prognóstico. Na psoríase pustulosa (acrodermatite contínua de Hallopeau), o envolvimento ungueal é típico com o surgimento de pústulas estéreis na região subungueal (leito ou matriz) e consequentes onicólise e perda da lâmina ungueal seguida de um processo inflamatório moderado a intenso, podendo acometer apenas um dígito.

O tratamento da psoríase ungueal é, muitas vezes, desanimador (Quadro 61.2). As opções terapêuticas para essa condição incluem agentes tópicos, intralesionais e sistêmicos, com o tratamento diferenciado conforme o número de unhas afetadas: poucas unhas (até 3) e múltiplas unhas (mais de 3).

Para casos que envolvem poucas unhas com acometimento do leito ungueal, a combinação de esteroides tópicos com análogos tópicos de vitamina D é a abordagem inicial recomendada, tendo a retirada gradual do corticosteroide local demonstrado resultados razoáveis com controle da onicodistrofia psoriásica. Para melhorar a penetração dos corticosteroides, podem-se utilizar ceratolíticos antes de cada aplicação. Uma nova proposta pode ser o tratamento com a apresentação em esmalte do clobetasol a 8%. Um tratamento alternativo tem sido o uso de uma solução de 5-fluoracila a 1% em propilenoglicol nas formas com depressões puntiformes e hipertrofia, mas não está indicada nas formas em que predomina a onicólise. O tazaroteno tópico tem sido aplicado com bons resultados, porém a substância não está disponível no Brasil. Quando há acometimento da matriz ungueal e poucas unhas são afetadas, as injeções intralesionais de esteroides são consideradas a primeira linha de tratamento.

Quadro 61.2 Tratamento da psoríase ungueal.

Corticosteroide	Triancinolona 2,5 a 5% 10 mg/mL em infiltrações periungueais	0,4 mL/dígito mensalmente
	Corticosteroide de alta potência oclusivo	1 vez/dia ocluindo com filme plástico (aplicações noturnas – 12 h)
	Esteroide tópico associado ao peróxido de benzoíla a 5 a 10% ou ao ácido retinoico a 0,1% ou ao ácido salicílico a 3% ou ao calcipotrieno	1 vez/dia
Análogo da vitamina D_3	Calcipotrieno tópico – calcipotriol	2 vezes/dia
Ciclosporina A (CsA)	Solução de CsA oral a 70% em óleo	0,2 mL da preparação massageando na dobra proximal, 1 vez/dia, durante 12 semanas
Quimioterápicos	5-fluoruracila solução a 1% em propilenoglicol	2 vezes/dia durante 6 meses
	5-fluoruracila solução a 5%	Sob oclusão com filme plástico (aplicações noturnas – 12 h)
	Metotrexato VO ou IM	7,5 mg – dose teste VO 15 a 75 mg IM intervalo de 1 a 2 semanas, ou 10 a 25 mg/semana VO/IM ou 2,5 a 7,5 mg VO 12 h – 3 doses/semana
Retinoides tópicos	Tazaroteno a 0,1% gel	1 vez/dia sob oclusão durante 4 a 12 semanas e sem oclusão durante 24 semanas
Retinoides sistêmicos	Acitretina 0,5 a 1 mg/kg/dia ou isotretinoína 20 a 60 mg/dia	Meses
Fototerapia	Ultravioleta B de banda estreita (*Narrow band* – ultravioleta B)	3 vezes/semana Resposta após 6 semanas
Fotoquimioterapia	8-MOP a 1% solução – ultravioleta A 3 mW/cm^3 em uma distância de 20 cm	2 a 3 vezes/semana

Utiliza se a triancinolona (2,5 mg/mL), injetada na dobra ungueal proximal, quando a lesão afeta a matriz. Se houver acometimento do leito ungueal, concomitantemente ao acometimento da matriz, pode-se injetar na região subungueal lateral através da região de dobras laterais.

Para pacientes com envolvimento de múltiplas unhas, lesões cutâneas extensas, artrite psoriática ou impacto significativo na qualidade de vida, são indicados agentes sistêmicos, incluindo agentes biológicos (inibidores de necrose tumoral, inibidores de interleucina-17, inibidores de interleucina-23, inibidores de interleucina-12/23), inibidores de pequenas moléculas (inibidores de fosfodiesterase-4, inibidores de Janus quinase) e imunomoduladores sistêmicos clássicos (metotrexato, ciclosporina, acitretina).

Unha nas doenças dermatológicas

Eczema

O eczema atópico e o de contato são capazes de determinar alterações da unidade ungueal. O aspecto das unhas simula candidíase ungueal. As alterações são consequentes a uma inflamação periungueal (paroniquia crônica) e a depressões puntiformes, sulcos de Beau e ceratose subungueal. O quadro agudo apresenta eritema e vesiculação do dígito. Um achado que auxilia o diagnóstico da distrofia ungueal consequente ao eczema de contato é o predomínio da afecção nos três primeiros dedos da mão dominante. O eczema ocupacional é comum nas diversas profissões, como faxineiras, pintores, dentistas, manicures, e pode ser atópico ou por irritante primário. A história clínica é fundamental para o diagnóstico. Teste de contato tem sido indicado para identificação do agente causal. A história clínica é fundamental para o diagnóstico. O tratamento baseia-se na determinação da causa e em sua remoção, aplicação de emolientes e esteroides tópicos.

Verrugas

Verrugas periungueais ou verruga *canthi* são um subtipo de verruga vulgar. Clinicamente, apresentam-se como pápula, única ou múltipla, de superfície ceratósica e pontos enegrecidos (capilares trombosados), localizados mais comumente no hiponíquio e leito ungueal levando a onicólise, ceratose periungueal subungueal e destruição da lâmina ungueal (Figura 61.18). A disseminação ocorre por autoinoculação. O sucesso terapêutico é limitado e o grande desafio é o alcance do tratamento em função da região subugueal acometida. Os tratamentos disponíveis para verruga periungueal são: ceratolíticos (ácido acetilsalicílico, ureia), ácido retinoico, ácido tricloroacético (ATA), fenol 88%, interferon, levamisol, podofilina, podofilotoxina, 5-fluoruracila, laserterapia com CO_2, terapia fotodinâmica, exérese cirúrgica, eletrocoagulação, ácido nítrico fumegante, sulfato de zinco, cimetidina e psicoterapia. A crioterapia é referida com resposta favorável, porém com riscos de cicatrizes definitivas quando há envolvimento da matriz. A cantaridina 1%, associada ou não ao ácido salicílico 30%, é uma boa opção, sendo utilizada no consultório com proteção das áreas perilesionais com vaselina – após 24 h surge uma bolha que deve ser removida e a verruga curetada. O imiquimode é de uso local, 1 vez/dia durante até 12 semanas. A injeção intralesional de bleomicina (1,0 UI/mL – pó diluído em solução salina) e vincristina são boas opções. Imunoterapia intralesional com candidina + *C. parvum* é utilizada com sucesso após sensibilização prévia.

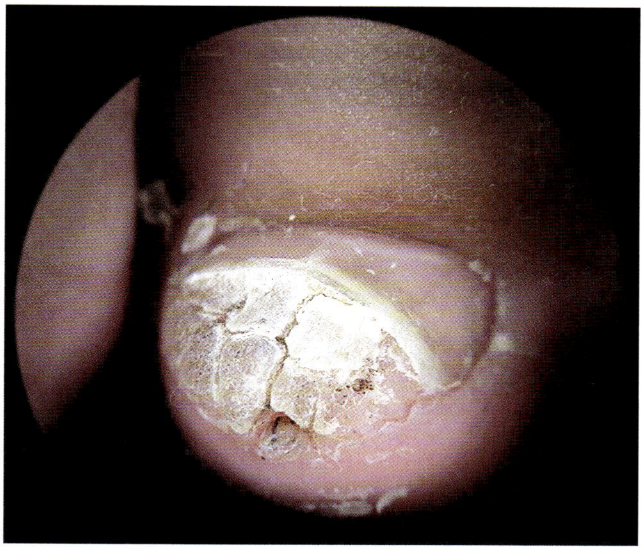

Figura 61.18 Verruga subungueal com ceratose subungueal e vasos trombosados.

A infiltração acidental na matriz pode levar à distrofia ungueal definitiva. A quimiocirurgia com aplicação de ATA a 80-90%, protegendo-se os tecidos perilesionais com vaselina e após remover a parte ceratótica da verruga, pode ter bons resultados. O curativo deve permanecer por 2 a 3 dias. Após 10 dias da primeira aplicação, deve-se curetar e, se necessário, fazer nova aplicação. O zinco por via oral é descrito na literatura como coadjuvante no tratamento e com boa resposta, mas são poucos casos descritos, não tendo eficácia ainda totalmente comprovada.

Esclerose sistêmica progressiva

O acometimento da unidade ungueal é mais comum na esclerose sistêmica do que na esclerodermia localizada. A ausência do fenômeno de Raynaud, de manifestações sistêmicas e mesmo o padrão de acometimento cutâneo diferenciam as formas localizadas das formas sistêmicas. As alterações ungueais na esclerodermia ocorrem devido à alteração do fluxo sanguíneo associada ao fenômeno de Raynaud (vasospasmo), manifestando-se com palidez intensa reversível ou cianose. As alterações microvasculares da dobra proximal são avaliadas por intermédio da capilaroscopia periungueal (CPU), *fotofinder* ou dermatoscópio. Os sinais iniciais são capilares dilatados associados a hemorragias que evoluem para a fase fibrótica, quando surgem áreas com deleção de vasos e alguns capilares dilatados. Pode haver alterações na forma da unha, como o *pseudoclubbing* (aumento da curvatura longitudinal) e desaparecimento do hiponíquio. Podem ocorrer *pittings*, hemorragias em estilhas, cutículas irregulares e ceratósicas com ocasional hemorragia local e pterígio ventral. Na região periungueal, podem ser observadas placas eritematosas, petéquias, lesões psoriasiformes e leucodermia. Úlceras ceratósicas dolorosas, com evolução para necrose e gangrena, podem ocorrer em resultado à isquemia.

Pênfigos

O acometimento ungueal e periungueal nos pênfigos ocorre no curso da doença. No pênfigo vulgar (PV), o acometimento ungueal relaciona-se com a gravidade da doença, sendo o acometimento das unhas das mãos mais comum que o das unhas dos pés. Hemorragia subungueal, cromoniquia, paroniquia, traquioniquia, *pitting*, sulco de Beau, onicólise e onicomadese são alterações ungueais relatadas na literatura. Inflamação, supuração e edema na região periungueal também podem ocorrer. Já no pênfigo foliáceo (PF), o acometimento ungueal inicia-se com cromoniquia amarelada, onicorrexe e onicólise, podendo evoluir para pterígio subungueal e anoniquia. Também são descritas ceratose subungueal e onicogrifose. As unhas podem ser finas e brilhantes, em função de coçaduras permanentes. No pênfigo vegetante, são descritas lesões vegetantes e pústulas estéreis na região periungueal e subungueal, onicólise e anoniquia. O envolvimento da unha nos penfigoides é raro, sendo descrito na literatura como relatos de caso. As alterações ungueais são decorrentes das bolhas na região de dobras ungueais com formação de paroniquia, sulcos transversos (Beau), onicólise, onicomadese e perda da lâmina ungueal (Figura 61.19).

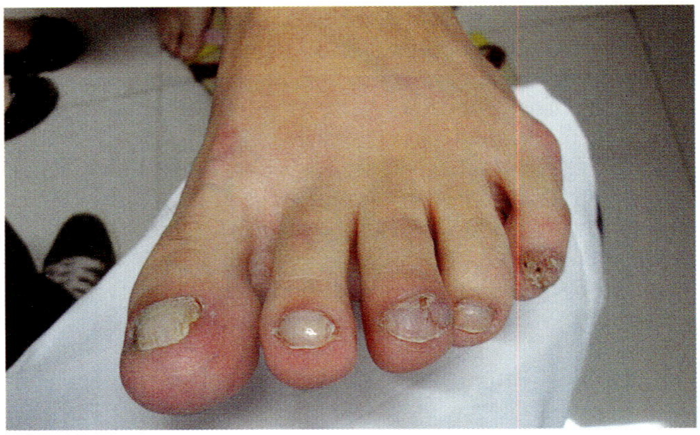

Figura 61.20 Múltiplos fibromas periungueais (tumor de Köenen da esclerose tuberosa).

Esclerose tuberosa

Fibroma periungueal, frequentemente múltiplo, conhecido como *tumor de Köenen*, é comum, sendo encontrado em mais de 15% dos pacientes com esclerose tuberosa (Figura 61.20). Localizado nas regiões periungueal ou subungueal, comum nos dedos dos pés, ocorre frequentemente em múltiplos dígitos. Apresenta-se como lesões papulosas firmes, lisas, cor da pele ou avermelhadas surgindo da dobra ungueal ou sob o leito ungueal, causando onicodistrofia e dor ocasional. O tratamento é a remoção cirúrgica das lesões (ver Figura 61.25 e Capítulo 73, item *Esclerose tuberosa | Complexo ET*).

Hanseníase

As onicodistrofias em pacientes hansênicos são frequentes, porém inespecíficas, e podem ser atribuídas a neuropatia periférica bilateral extensa, trauma, infecções, grau mais grave de deformidades, repetidas reações do tipo 2 e efeitos adversos das medicações usadas. Em pacientes virchowianos, as alterações ungueais geralmente ocorrem tardiamente, são bilaterais e simétricas. No entanto, em pacientes com hanseníase tuberculoide, as alterações ungueais costumam ocorrer no início do curso da doença e são normalmente unilaterais e assimétricas. Em função de trauma repetido, precipitado pela neuropatia, podem ocorrer onicólise, hematoma subungueal, aumento da espessura da lâmina, onicogrifose e acrosteólise (reabsorção óssea da extremidade) com onicoatrofia e anoniquia. A insuficiência vascular decorrente de reação hansênica tipo II grave pode levar a pterígio ungueal, sulcos de Beau e reabsorção das falanges distais. Infecções secundárias por *Pseudomonas aeruginosa* e estafilococos podem ocorrer. Alterações ungueais por efeito adverso da poliquimioterapia (dapsona e clofazimina) são sulco de Beau, cromoniquia, ceratose subungueal e onicólise. Outras alterações ungueais descritas são leuconiquia verdadeira ou aparente, unha de Terry e difusão da lúnula ou macrolúnula.

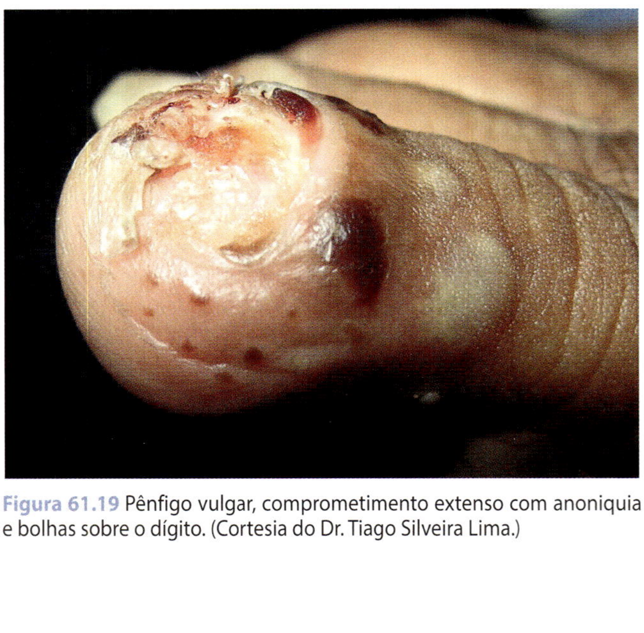

Figura 61.19 Pênfigo vulgar, comprometimento extenso com anoniquia e bolhas sobre o dígito. (Cortesia do Dr. Tiago Silveira Lima.)

Alterações ungueais nas doenças sistêmicas

A alteração ungueal pode ser a primeira manifestação da doença sistêmica ou surgir no curso desta. Importantes alterações secundárias às doenças sistêmicas podem ser observadas na unidade ungueal, principalmente em cardiopatias e doenças renais, endocrinológicas e metabólicas. Essas alterações podem ser órgão-específicas ou não. O seu reconhecimento é importante para o dermatologista, pois representam parte de um complexo de sinais e sintomas que pode ser usado para o diagnóstico clínico de uma doença sistêmica (Figura 61.21).

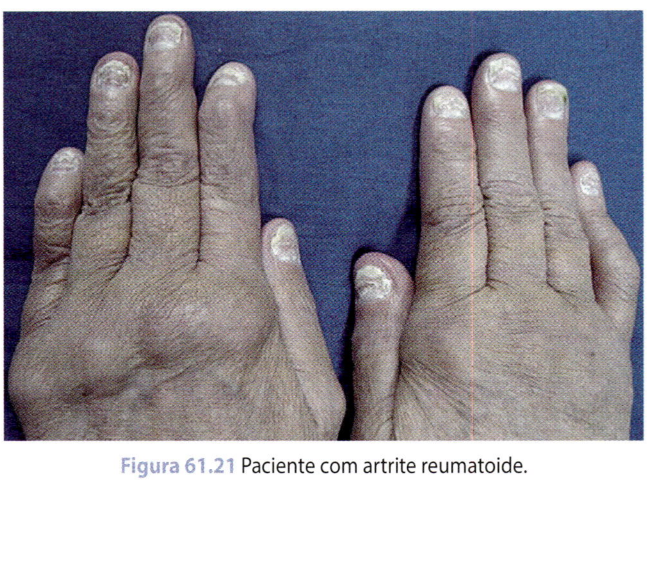

Figura 61.21 Paciente com artrite reumatoide.

Alguns aspectos são importantes para saber se a alteração da unha é consequente a uma doença sistêmica: em geral, várias unhas estão envolvidas; as unhas das mãos são mais frequentemente atingidas; é preciso complementar com o exame de todo o tegumento, buscando manifestações cutâneas de doenças sistêmicas; anamnese detalhada com a cronologia dos eventos e correlação com a alteração ungueal; devem-se confirmar suspeitas clínicas com exames de laboratório pertinentes.

São sinais ungueais mais específicos:

Unhas hipocráticas ou *clubbing*. Doença pulmonar (tumores, doença obstrutiva crônica, osteoartropatia hipertrófica pulmonar), cardiopatia congênita, valvulopatia, endocardite bacteriana, cirrose hepática, hepatite, enterite regional, porfiria cutânea tarda e hipertireoidismo.

Lúnula avermelhada. Insuficiência cardíaca, lúpus eritematoso sistêmico e linfogranuloma venéreo.

Lúnula azul-acastanhada. Doença de Wilson, argiria, antimaláricos, minociclina e infecção por *Pseudomonas*.

Coiloniquia. Anemia, poliglobulia, fenômeno de Raynaud, isquemia periférica, hemocromatose, desnutrição e síndrome de Plummer-Vinson.

Paroniquia. Acrodermatite enteropática e diabetes melito.

Leuconiquia hereditária. Úlcera duodenal e cálculo biliar.

Sulcos longitudinais. Artrite reumatoide, osteoartrite, hipotireoidismo, má nutrição.

Unha meio a meio. Insuficiência renal crônica.

Unha de Terry. Cirrose hepática, insuficiência cardíaca congestiva, diabetes melito e senilidade.

São sinais ungueais menos específicos:

Hemorragia em estilhas. Cirrose hepática, hepatite, diabetes melito (surge em 10% dos casos), tireotoxicose, hipoparatireoidismo, lúpus eritematoso sistêmico, estenose mitral, endocardite, hipertensão arterial, leucoses e fármacos.

Sulcos de Beau. Doenças crônicas agudizadas e epilepsia.

Onicólise. Doenças da tireoide, sífilis, anemia, amiloidose, pelagra, bronquiectasia, câncer de pulmão, mieloma múltiplo e porfiria eritropoiética.

Depressões puntiformes. Sífilis, sarcoidose, lúpus eritematoso sistêmico, atopia e dermatomiosite.

Alterações ungueais nas afecções do sistema cardiovascular

Nas cardiopatias congênitas, a cianose e o baqueteamento digital são sinais físicos comuns.

As alterações vasculares periféricas levam a lâminas ungueais finas, quebradiças, com sulcos longitudinais e rachaduras distais. Onicólise, platoniquia e coiloniquia podem estar presentes. Uma leuconiquia aparente, que afeta os 3/4 proximais do leito ungueal, também é característica. Sulcos de Beau com onicomadese podem ser observados, assim como onicogrifose. O vasospasmo grave pode levar ao pterígio ventral ou dorsal. Hiperestesia digital pode ser sinal de isquemia periférica e é uma queixa comum do idoso. Acroesclerose também pode estar presente em consequência de dano circulatório. Na estase venosa crônica, podem ocorrer unhas em vidro de relógio, eventualmente espessas, e o leito ungueal pode estar hiperceratósico. A onicogrifose é frequente, assim como a infecção fúngica. No tratamento com vasodilatadores periféricos, pode ser vista uma coloração mais avermelhada do leito ungueal (eritroniquia).

Alterações ungueais nas doenças pulmonares

Nas doenças pulmonares, o *clubbing* se manifesta em diversas patologias, como doença pulmonar crônica obstrutiva, neoplasias de pulmão e pleura, fibrose cística, osteoartropatia hipertrófica, doenças broncopulmonares, doenças pulmonares supurativas, cisto de pulmão, pneumonia, asma, fibrose cística e intersticial, sarcoidose, blastomicose, aspergilose, tuberculose, exposição a asbesto, cobalto, sílica e talcos. A osteoartropatia pulmonar hipertrófica é uma síndrome que combina baqueteamento digital, derrame articular e neoformação óssea periosteal. Frequentemente, associa-se à neoplasia torácica, primária ou metastática. No câncer de pulmão (primário ou metastático), está presente em até 80% dos casos; nos tumores de pleura, em até 10%; e, em outros tumores intratorácicos, em até 5% das vezes. As doenças inflamatórias do pulmão também podem levar à osteoartropatia, como empiema, abscessos pulmonares, blastomicose, aspergilose e tuberculose. (Ver Capítulo 70, item *Paquidermoperiostose*.)

Alterações ungueais na doença renal

Doenças que cursam com fenômeno de Raynaud secundário podem vir a apresentar alterações ungueais como onicólise, pterígio dorsal, entre outras (ver Capítulo 39, item *Fenômeno e doença de Raynaud*). Na insuficiência renal crônica com níveis elevados de creatinina, as unhas tornam-se quebradiças. Na calcifilaxia, pode haver necrose acral. Pacientes submetidos à hemodiálise ou diálise peritoneal apresentam hemorragias em estilha, unhas quebradiças, platoniquia e coiloniquia. Dos pacientes submetidos à diálise crônica, muitos desenvolvem lesões bolhosas nos dedos pela porfiria cutânea tarda e pseudoporfiria associadas. Na onicopatia urêmica ou "meio a meio", a lâmina ungueal apresenta uma leuconiquia verdadeira (não desaparece à pressão), que ocupa 20 a 60% da lâmina ungueal em sua porção proximal e, em sua porção distal, apresenta coloração vermelha, rósea ou marrom. A unha urêmica ocorre na doença renal crônica estabilizada em 9 a 50% dos casos. As linhas de Muehrcke, nas quais há dupla leuconiquia aparente (desaparece à pressão) transversa, são vistas na hipoalbuminemia crônica grave. Ocorrem na síndrome nefrótica e na glomerulonefrite, podendo também surgir nos casos de transplante cardíaco, hepatopatias, má nutrição, acrocianose e trauma.

Alterações ungueais nas doenças hepáticas

Nas hepatopatias, podem ser encontrados eritema da base da unha, faixas pigmentares múltiplas (hiperbilirrubinemia) e unhas amarelas na icterícia. Nos pacientes cirróticos, as unhas tornam-se quebradiças, quando há aumento de sódio, magnésio e fósforo, com diminuição de enxofre e cloro. A unha de Terry apresenta uma leuconiquia subtotal, branca proximal (2/3) e rósea distal (1/3).

Alterações ungueais são vistas frequentemente nos cirróticos, podendo ser vistas em outras doenças, como tirotoxicose, esclerodermia sistêmica, eosinofilia pulmonar, má nutrição.

Alterações ungueais nos distúrbios endócrinos e nutricionais

No hiperparatireoidismo, até 5% dos pacientes apresentam algum tipo de alteração ungueal, como unhas fracas, onicosquizia, onicólise e coiloniquia. Na tireotoxicose, a onicólise é característica e ocorre na borda livre. A unha torna-se ondulada e curvada para cima (unhas de Plummer), e o quadro reverte-se com o tratamento do hipertireoidismo. No hipotireoidismo, a onicólise é ocasional. Unhas polidas, fracas e com sulcos longitudinais podem estar presentes.

Eritema periungueal e telangiectasias podem ser manifestações precoces de diabetes. A capilaroscopia pode revelar veias dilatadas e tortuosas. Bolhas periungueais, espessamento das lâminas ungueais, hemorragias periungueais e ulcerações podem estar presentes. Paroniquia crônica e onicólise por *Candida* sp. são frequentemente observadas.

As unhas também se alteram em doenças nutricionais. Na pelagra, pode haver leuconiquia transversa; opacificação e onicólise podem ser observadas. Na deficiência de vitamina B_{12} (anemia megaloblástica por falta de vitamina B_{12} ou deficiência de folato), as unhas podem apresentar hiperpigmentação ou faixas longitudinais reversíveis após a administração da vitamina. Sugere-se que o déficit de vitamina B_{12} resulte em uma diminuição da redução intracelular da glutadiona, que normalmente inibe a atividade da tirosinase na melanogênese. As unhas podem tornar-se azuladas e com faixas pigmentares. Na deficiência aguda do zinco, que ocorre em pacientes submetidos a nutrição parenteral, descrevem-se paroniquia e bolhas pruriginosas. Na acrodermatite enteropática, 96% dos pacientes apresentam distrofia canalicular, estrias longitudinais, sulcos longitudinais e unhas acinzentadas, assim como paroniquia crônica, lesões vesiculosas e psoriasiformes dos dedos. Na deficiência do ferro, as unhas apresentam-se quebradiças, com sulcos longitudinais e com aspecto de colher (coiloniquia). A dosagem do ferro na lâmina ungueal não é diagnóstica. Na deficiência de vitamina C, a alteração característica é a hemorragia subungueal, que pode ser em estilhas (puntiformes) ou verdadeira equimose ou hematoma. Na deficiência de selênio, as unhas tornam-se enfraquecidas.

Nos casos de desnutrição e dietas rigorosas, verificam-se alteração no crescimento, melanoniquias em faixa, além de unhas fracas e com fissuras. Em casos extremos de desnutrição, como no *kwashiorkor*, as 20 unhas podem apresentar-se totalmente distróficas.

Alterações ungueais nas doenças reumatológicas

Na dermatomiosite, eritema e telangiectasias são as alterações típicas. Hemorragias cuticulares são frequentes, e *pittings* são ocasionais. Pode haver ceratose cuticular sem alterações ungueais. Lúnula avermelhada, pterígio dorsal e perda completa das unhas podem ocorrer. Lesões isquêmicas periungueais podem ser um sinal preditivo de malignidade no adulto com dermatomiosite. No lúpus eritematoso sistêmico, pode haver necrose focal do leito, úlceras digitais e gangrena, que representam as manifestações clínicas da vasculite, mas não são diretamente relacionadas com o lúpus. As alterações ungueais no lúpus eritematoso sistêmico, como queratinização da matriz, leuconiquia *puntata*, onicólise, onicomadese e lúnula avermelhada, não são patognomônicas. Hiperceratose do leito e hemorragias em estilhas ocorrem nos pacientes com anticorpos antifosfolipídio pela formação de trombos.

Na esclerodermia, as manifestações ungueais ocorrem predominantemente na forma sistêmica, podendo ocorrer na forma localizada nos casos de morfeia pan-esclerótica. A manifestação mais comum é a síndrome das unhas frágeis, com presença de onicorrexe, onicosquizia e hapaloniquia em decorrência da diminuição da circulação periférica. Podem ser observados pterígio inverso ou ventral, onicogrifose e onicólise. Em função da intensidade da vasculite, pode haver paroniquia, úlceras periungueais e evolução para atrofia da falange; com a perda do suporte ósseo, podem ser vistas a unha em bico de papagaio e a onicoatrofia. O exame complementar de capilaroscopia descreve a microangiopatia da esclerodermia – "padrão esclerodermiforme" – em 90% dos casos. A classificação de Cutolo foi descrita em 2006 e reflete o estágio da doença vascular. Padrão inicial: alguns capilares dilatados ou gigantes, hemorragias capilares, sem evidente perda capilar; padrão ativo: megacapilares, hemorragias, perda capilar moderada, leve desorganização da arquitetura; padrão final ou tardio, que significa a forma grave da esclerodermia: perda capilar, extensas áreas desvascularizadas, desorganização do arranjo capilar com capilares espessos e ramificados.

Na gota, os tofos podem ter localização periungueal e causar distorção da unidade ungueal. A onicogrifose tem sido descrita como manifestação comum da hiperuricemia.

Alterações ungueais na infecção pelo HIV/AIDS

Na infecção pelo HIV, a onicomicose é considerada um marcador clínico precoce que ocorre com frequência quando a contagem de células $CD4^+$ aproxima-se de 450 células/m^3. O *Trichophyton rubrum* tem sido relacionado em vários trabalhos como principal agente causal de onicomicose em HIV-positivos, sendo a onicomicose branca superficial a principal apresentação clínica. O eritema periungueal acompanhado de dor também é frequente. Acredita-se que a patogênese seja por fatores angiogênicos produzidos pelo HIV. Também são vistas onicomicose proximal subungueal pelo *T. rubrum*, onicomicose por *Candida* sp. (ver Capítulo 46, item *Onicomicoses*). Outras alterações vistas são melanoniquia longitudinal de várias unhas, carcinoma de células escamosas secundário a verrugas periungueais (sobretudo HPV tipos 16 e 35), cromoniquia amarela com alteração na curvatura. Descrevem-se a pigmentação azulada das unhas e a melanoniquia transversa associada ao uso de zidovudina (AZT).

Alterações ungueais na doença psiquiátrica

A onicotilomania é um reflexo de alterações psicológicas ou psiquiátricas. Morder as unhas é um hábito extremamente comum e tem sido associado a sintomas de obsessão, compulsão, ansiedade e transtornos mentais. O hábito mantido ao longo do tempo leva a alterações na lâmina ungueal, que se torna curta, em geral, com infecção secundária. Podem surgir melanoniquias por estímulo dos melanócitos da matriz. Os termos *perionicofagia* e *perionicomania* são utilizados quando, além da lâmina, se associa o hábito de morder e traumatizar os tecidos periungueais. As verrugas periungueais, o pterígio e a osteomielite são complicações possíveis desse hábito.

Alterações ungueais em outras doenças

Nos casos de amiloidose sistêmica, as alterações ungueais mimetizam as do líquen plano. Pode haver anoniquia, unhas amarelas, papilomatose subungueal e onicólise.

Na doença enxerto *versus* hospedeiro, as alterações ungueais descritas são estrias longitudinais (mais frequentes), pterígio e onicoatrofia. Há relação entre a alteração ungueal e a duração da doença.

Alterações ungueais por fármacos

Vários fármacos podem induzir alterações ungueais. Quimioterápicos podem levar a onicomadese, sulcos de Beau, leuconiquia verdadeira ou aparente, unhas finas e quebradiças, onicólise e melanoniquia. Tetraciclinas, psoralênicos e anti-inflamatórios não hormonais são causadores de onicólise (foto-onicólise). Melanoniquias também podem estar relacionadas com o AZT e com os psoralênicos. Minociclina, antimaláricos e ouro causam cromoniquia. Paroniquia crônica pode ser atribuída a retinoides orais, indinavir, lamivudina e metotrexato. Alterações isquêmicas podem estar relacionadas com os betabloqueadores e a bleomicina.

São descritas as várias alterações ungueais causadas por quimioterápicos. Em um estudo recente, foram analisados 205 pacientes em uso de quimioterápicos: 60,4% dos pacientes apresentaram alterações ungueais, sendo a hiperpigmentação difusa a mais comum (81,4%), resultado da combinação de ciclofosfamida e adriamicina. Outras onicodistrofias observadas foram melanoniquia longitudinal, sulcos de Beau, onicomadese, linhas de Mees, paroniquia, hiperceratose subungueal e linhas de Muehrcke. Todos os pacientes que desenvolveram linhas de Muehrcke estavam em uma combinação de ciclofosfamida/doxorrubicina/5-FU. Onicólise exsudativa foi observada em pacientes em terapia com paclitaxel, e a paroniquia aguda foi observada como resultado do uso de gefitinibe. Esses pacientes foram aconselhados a descontinuar o tratamento, sendo aconselhado o emprego de outra quimioterapia (ver Capítulo 20, *Reações cutâneas por inibidores do EGFR e inibidores de multiquinases*, bem como o Quadro 20.3).

Alterações ungueais congênitas da infância e do idoso

Paquioniquia congênita

Paquioniquia congênita (PC) é uma displasia ectodérmica de herança autossômica dominante caracterizada por espessamento deformante de todas as unhas das mãos e dos pés e hipercurvatura transversa decorrente da ceratose excessiva do leito ungueal. Pode já ser perceptível ao nascimento ou antes da puberdade. A classificação antiga da PC baseava-se no fenótipo dos pacientes, mas, com o surgimento do Pachyonicia Congenita Project em 2003, é possível identificar gratuitamente o defeito genético em todos os pacientes com esta doença. Com a criação da base de dados, foi evidenciada uma superposição de casos quando utilizada a classificação antiga, tendo sido sugerida uma nova classificação baseada no genótipo.

Classificação fenotípica. PC 1 (Jadassohn-Lewandowsky), PC 2 (Jackson-Lawler), PC 3 (associada à leucoceratose das córneas) e PC 4 (associada a anomalias nos cabelos) (Figura 61.22).

Classificação genotípica. Utiliza o defeito encontrado nas citoqueratinas como base para esta nova nomenclatura: PC 6a, PC 6b, PC 6c, PC 16 e PC 17.

As síndromes mais relatadas na literatura são: PC 1 (Jadassohn-Lewandowsky) e PC 2.

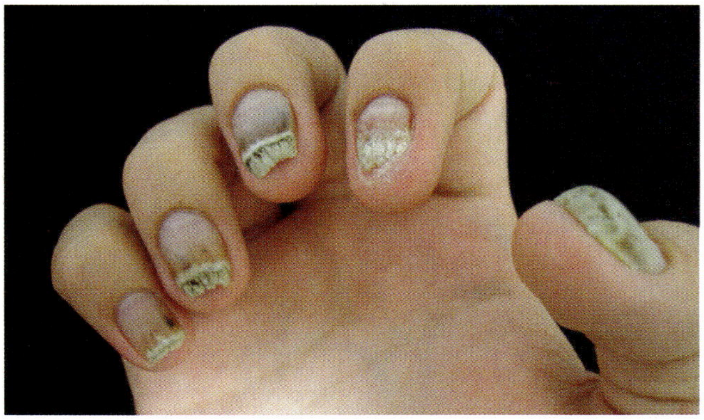

Figura 61.22 Paquioniquia congênita tipo 2. (Cortesia da Dra. Ariane Abrego Broce.)

PC 1 (Jadassohn-Lewandowsky). Decorrente de mutação nas queratinas K6a e K16, caracteriza-se também por ceratodermia palmoplantar focal não epidermolítica (60%), leucoceratoses orais, ceratose folicular, hiperidrose palmoplantar e bolhas acrais nos meses mais quentes; rouquidão e otalgia podem ocorrer.

PC 2. Nesse caso, as mutações são nas queratinas K6b e K17. A ceratodermia é menos intensa e dentição precoce, inclusive natal, assim como a eventual perda dos dentes, pode ocorrer; aparecimento progressivo a partir da puberdade de cistos pilossebáceos, sobretudo de esteatocistomas múltiplos; menos frequentemente, cistos *vellus* eruptivo e *pili torti* também ocorrem. Tais alterações refletem a presença da K17 em dentes, pelos e unhas.

Foi estabelecido um questionário baseado no *Dermatology Life Quality Index* (DLQI) direcionado para a PC, denominado *Pachyonychia Congenita Quality of Life* (PCQoL), incluindo fatores relevantes que impactam o cotidiano dos pacientes, sendo uma ferramenta validada para medir as modificações da qualidade de vida em indivíduos com PC, podendo guiar a escolha do tratamento.

Entre os diagnósticos diferenciais, estão inclusos onicomicose, epidermólise bolhosa simplex, síndrome de Clouston (displasia ectodérmica hidrótica), onicogrifose familial, síndrome das 20 unhas, ceratodermia palmoplantar estriada, disceratose congênita e síndrome de Olmsted.

O tratamento pode ser realizado com emolientes, ceratolíticos e retinoides tópicos. O tratamento sistêmico com retinoides orais tem demonstrado melhora nas lesões ceratósicas. Os retinoides orais utilizados, isotretinoína e acitretina, variam em doses de 10 mg/dia a 50 mg/dia e estão indicados principalmente nos pacientes com alto impacto na qualidade de vida, periodontite e pseudoainhum, para prevenir, respectivamente, a perda dentária e de falanges. Não há terapia a longo prazo efetiva para o tratamento da PC. O tratamento cirúrgico é o único efetivo para os casos com excisão cirúrgica das unhas, do leito ungueal e da matriz. Também há indicação de desbastamento cirúrgico em casos de ceratodermia com placas mais espessas. Atualmente, estudos sobre o bloqueio das mutações com correção de genes e RNA de interferência curta encontram-se em investigação, além do uso do sirolimo sistêmico e tópico e injeção da toxina botulínica.

Além do quadro de hipoestesia térmica e mecânica ocasionado pelo espessamento palmoplantar, cerca de 95% dos pacientes com diagnóstico de PC evoluem com dor crônica caracterizada por hiperalgesia mecânica e alodínia, corroborando com o envolvimento neuropático, principalmente por meio de canais iônicos de queratinócitos (TRPV3), que modulam a sensibilidade à dor.

O manejo da dor crônica deve ser abordado, sendo uma das indicações do uso de retinoides sistêmicos. Os tratamentos de primeira linha incluem antidepressivos tricíclicos, gabapentinoides e inibidores de recaptação de serotonina.

Paroniquia

A paroniquia bacteriana na infância é comum e ocorre frequentemente devido aos hábitos de sucção e onicofagia. Os agentes etiológicos mais comuns são provenientes da cavidade oral. Observam-se eritema e edema em dobra proximal, desaparecimento da cutícula e, por vezes, exsudato purulento.

Mal alinhamento congênito do hálux

Alteração comum e possivelmente causada por uma anormalidade no ligamento que conecta a matriz do periósteo à falange distal. A lâmina ungueal é desviada lateralmente, respeitando o eixo longitudinal da falange distal, resultando em dano à matriz ungueal, formação de sulcos de Beau e onicomadese, espessamento da lâmina ungueal e hipercurvatura transversal. O acometimento do hálux costuma ser bilateral. O tratamento é cirúrgico.

Anoniquia congênita

Ausência das unhas nos dedos das mãos e/ou dos pés, pode ocorrer de forma isolada (simples) ou fazer parte de síndromes. A anoniquia não sindrômica tem duas formas de apresentação: a parcial, em que há somente envolvimento dos polegares, uma herança com traço autossômico dominante; e a forma total, em que há envolvimento dos outros dedos, uma herança com traço autossômico recessivo. Quando fazem parte de síndromes, as anoniquias congênitas representam um padrão mais complexo de malformações e são vistas em associação a outros achados. Nestes casos, as formas de apresentação também podem ser total ou parcial. São exemplos de síndromes que cursam com anoniquia: onicodistrofia com braquidactilia tipo B, síndrome da unha-patela, displasias ectodérmicas hipoidróticas ou anidróticas, distrofia das 20 unhas, anoniquia com hipoplasia/aplasia das falanges distais.

Síndrome da unha-patela

A *síndrome da unha-patela* (SUP) é herdada de maneira autossômica dominante e conhecida como onico-osteodisplasia hereditária, doença de Fong, síndrome de Turner-Kiser, síndrome de cotovelo-patela-unha ou síndrome dos cornos ilíacos. Manifesta-se pela tétrade: patela hipoplásica ou ausente; unhas dos polegares distróficas, hipoplásicas ou ausentes; proeminências ilíacas; e anormalidades nos cotovelos, incluindo a cabeça do rádio hipoplásica. A alteração ungueal patognomônica da síndrome é a lúnula triangular, nem sempre presente. Pode haver também alterações oculares (catarata e heterocromia da íris) e renais, que são a manifestação mais grave da síndrome. As alterações localizam-se no braço longo do cromossomo 9q34, mais especificamente no gene *LMX1B*, e em 10% dos casos no mesmo cromossomo que carrega as informações do sistema ABO.

Síndrome das unhas em raquete

A síndrome das unhas em raquete (SUR) era considerada uma manifestação da sífilis congênita. É uma condição hereditária autossômica dominante, caracterizada por deformidade da falange distal, que é mais larga e mais curta que a normal. É mais comum no sexo feminino (3:1), frequentemente bilateral e mais comum nos polegares. Todos os dedos podem estar envolvidos. Normalmente, as epífises das falanges terminais dos polegares fecham entre 13 e 14 anos nas meninas e mais tardiamente nos meninos. Nos casos da SUR, a linha epifisária oblitera entre 7 e 10 anos de idade. Descrevem-se casos de associação com braquidactilia e tumores malignos.

Síndrome de Iko-Kikushi

Também chamada "onicodisplasia congênita dos dedos indicadores", é bastante rara; acomete, em sua maioria, japoneses. Apresenta-se sob várias formas de displasias ungueais nos dedos indicadores, como anoniquia, polioniquia, microniquia, irregularidade na lúnula, associadas a alterações ósseas.

Displasia ungueal congênita isolada

Recentemente descrita como uma doença hereditária autossômica dominante com penetrância completa em uma família na qual 22 membros estavam afetados. As alterações das unhas estão presentes desde a infância em diferentes graus de intensidade. Sulcos longitudinais e unhas finas, predominantemente nos dedos das mãos, lúnulas pouco desenvolvidas, sulcos longitudinais, platoniquia e coiloniquia, hiperplasia de dobra ungueal lateral e fissura na borda livre são as principais alterações.

Unhas ectópicas

Deformidade rara, com descrição de cerca de 40 casos na literatura. A matriz da unha ectópica é histologicamente similar à matriz das unhas normais. Sua patogênese não é bem esclarecida. Na maioria das vezes, localizam-se na superfície do quinto dedo. Deformidades das falanges podem ou não estar presentes e são verificadas por exames radiológicos. O tratamento é a excisão cirúrgica da unha ectópica.

Traquioniquia

É uma alteração física da unha comum na infância, podendo ocorrer também na idade adulta. Manifesta-se por alteração da matriz ungueal em produzir uma lâmina ungueal espessa ou fina, que se apresenta rugosa, opaca, áspera, sem brilho, de fina espessura e múltiplas depressões puntiformes. As cutículas são geralmente espessadas e irregulares. Atualmente, classifica-se a traquioniquia etiologicamente em três variedades: traquioniquia idiopática, correspondente à "distrofia das 20 unhas da infância" (DVU), que afeta uniformemente todas as unhas; traquioniquia como manifestação de dermatose (psoríase, líquen plano, dermatite atópica, alopecia areata, atrofias ungueais congênitas ou de surgimento tardio); e traquioniquia secundária à exposição a agente externo (p. ex., químico, como o petróleo) (Figura 61.11). A traquioniquia pode ser subdividida em dois subtipos clínicos e com critérios de gravidade. A traquioniquia opaca, o tipo mais grave, é caracterizada por unhas ásperas e que se parecem com lixa. O tipo menos grave, a traquioniquia brilhante, é caracterizada por unhas brilhantes e opalescentes com numerosos *pits*, esta muitas vezes associada a alopecia areata.

Onicocriptose da infância

É frequente no 1º pododáctilo e ocorre ao nascimento ou durante o 1º ano de vida. Nos lactentes, é comum a hipertrofia da dobra lateral, que impede o crescimento livre da lâmina.

Pode ocorrer desvio congênito da lâmina ungueal do hálux sem alteração da estrutura óssea subjacente. A causa também pode ser mecânica (corte errado, sapatos inadequados ou forçar a criança a ficar em pé antes do tempo). A onicocriptose tem início pela penetração da porção lateral da lâmina nas dobras ungueais laterais e/ou anterior, o que resulta em edema, eritema e dor no local. Pode evoluir para exsudação seguida de tecido de granulação, com dor à compressão. O tratamento é conservador, separando-se a unha da dobra lateral com fita elástica ou mecha de algodão. Aconselha-se o emprego de massagem com óleos essenciais com movimento contrário ao da lâmina ungueal, afastando a unha da dobra lateral. O uso de antibióticos tópicos e orais quando a infecção estender-se além das dobras laterais das unhas é indicado. O tratamento cirúrgico em crianças menores de 2 anos pode levar a uma onicodistrofia permanente e deve ser feito apenas quando métodos conservadores falharem.

Alterações ungueais comuns nos idosos

Os distúrbios ungueais correspondem a cerca de 10% de todos os distúrbios dermatológicos. A faixa etária acima dos 60 anos é comumente acometida. O envelhecimento da lâmina ungueal resulta da alteração da circulação periférica e pode estar associado a arteriosclerose, anemia, diabetes melito e menopausa. A matriz ungueal sofre alterações em tamanho e função; assim, começa a produzir uma lâmina ungueal frágil. As unhas dos pés apresentam taxa de crescimento mais lenta, em comparação à adolescência e à fase adulta, acumulando, assim, maior número de onicócitos, tornando-se mais espessas e de difícil manejo. No entanto, alguns idosos referem que a lâmina ungueal se torna mais fina em sua espessura, frágil, quebradiça e com sulcos mais profundos, sobretudo nas unhas das mãos. A coloração modifica-se, e as unhas tornam-se amareladas, acinzentadas ou opacas quando espessas (pés) e mais transparentes quando finas (mãos). A diminuição do ritmo de crescimento ungueal é uma alteração própria da senilidade e mais evidente no sexo feminino, o que favorece as onicomicoses nos pododáctilos. Os fatores que contribuem para uma redução de quase 40% no ritmo normal nessa fase da vida são: danos pelo sol na matriz ungueal, diminuição da circulação, deficiências nutricionais, alterações hormonais, infecções locais ou sistêmicas e o uso de medicações. Progressivamente, há aumento da convexidade transversal, tendendo ao pinçamento das dobras ungueais laterais. O crescimento da unha torna-se doloroso e, no idoso, associado à diminuição da circulação arterial, propicia desde infecções até gangrena. A correção cirúrgica com avulsão parcial ou completa da área de crescimento anormal e tecidos adjacentes pode ser necessária repetidas vezes. A criocirurgia com nitrogênio líquido (tempo de congelamento de 20 a 30 s), utilizando-se, no pós-operatório imediato, 600 mg de ácido acetilsalicílico 3 vezes/dia durante 3 dias VO, e um creme de clobetasol 0,05%, 2 vezes/dia, para diminuir o processo inflamatório, mostra-se uma opção para os casos que não apresentam doença vascular periférica associada. Nos pacientes que apresentam risco, prefere-se o tratamento conservador. O uso de órteses metálicas ou acrílicas torna-se uma boa opção conservadora para a onicocriptose de grau I, com alívio da dor em pouco tempo. Outra boa opção é o desbridamento periódico (abrasão mecânica) da lâmina ungueal com um dermabrasor (a orientação abrasar a parte medial da lâmina ungueal no sentido longitudinal, determinando um sulco que levará à diminuição da pressão nas dobras laterais).

As unhas frágeis, problema comum entre os idosos, costumam ser secundárias a ciclos repetidos de hidratação e desidratação da unha, ou causadas pelo uso crônico de agentes desidratantes, como removedores de esmaltes e de cutículas. Podem ser também idiopáticas, sinal de doença dermatológica ou sistêmica. O exame da unidade ungueal demonstra excesso de cristas longitudinais (onicorrexe), onicosquizia (lâmina ungueal em camadas na porção distal), fissuras transversais ou mesmo traquioniquia (Figuras 61.23 e 61.24). As unhas frágeis podem ser consideradas equivalentes à pele seca ou a cabelos com pontas quebradiças. Na maioria das vezes, trata-se de um problema adquirido. O tratamento básico é a prevenção e proteção das causas de desidratação da lâmina ungueal. Deve-se eliminar, se possível, hábitos ou agentes químicos associados. Uma boa opção é emergir os dedos na água por 10 a 20 min, à noite, e, a seguir, aplicar substâncias hidrofílicas, como fosfolipídios, ácido hialurônico, alfa-hidroxiácidos (ácido láctico, lactato de amônio a 12%), ureia, óleo mineral e vaselina, podendo-se até mesmo ocluir. O paciente deve ser orientado a não usar as unhas como ferramentas e mantê-las curtas, evitando que se quebrem.

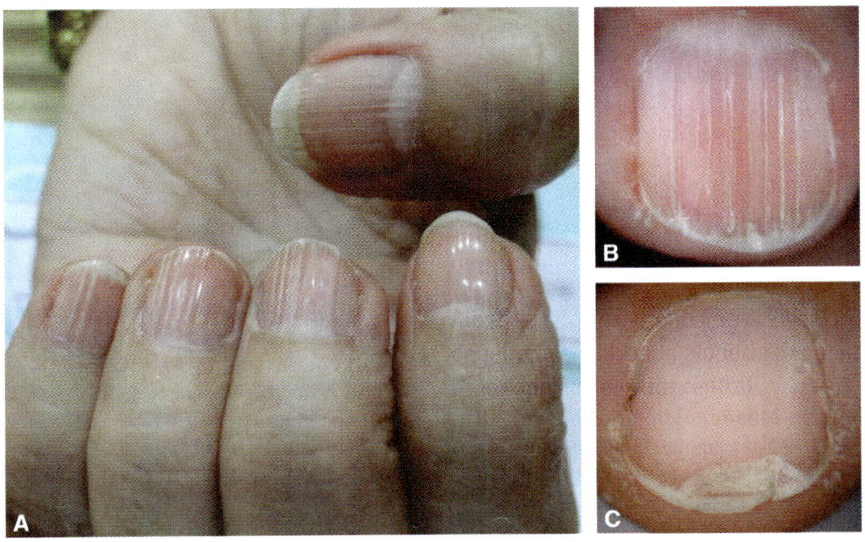

Figura 61.23 Síndrome das unhas frágeis. **A.** Clínica. **B.** Dermatoscopia (onicorrexe). **C.** Dermatoscopia (onicosquizia).

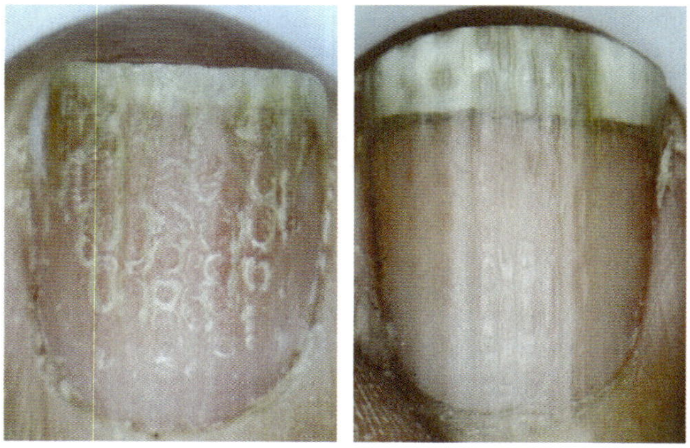

Figura 61.24 Síndrome das unhas frágeis. Granulação do dorso da unha.

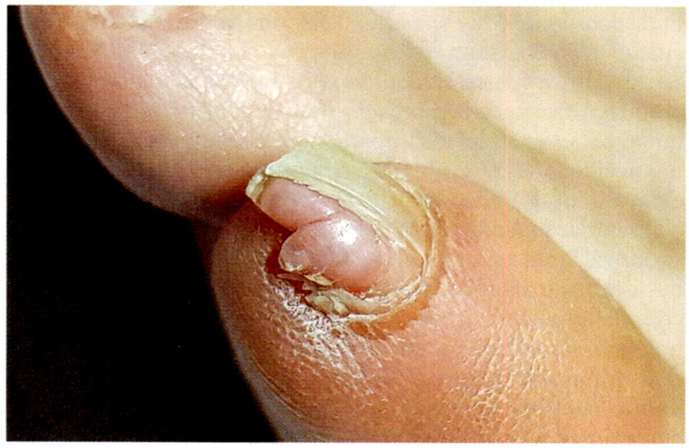

Figura 61.25 Tumor de Köenen.

Os esmaltes podem proteger de traumatismos, mas os removedores exacerbam a fragilidade. Esmaltes contendo formaldeído têm sido usados em alguns casos, porém podem causar dermatite de contato ou onicólise definitiva. O tratamento oral com biotina, 2,5 a 5 mg/dia durante vários meses, pode ser utilizado. O princípio de ação é estimular a síntese de moléculas de lipídios que produzem ligação entre os corneócitos da lâmina ungueal. O uso de glicina, selênio e gelatina é questionável.

Tumores ungueais

Existe uma variedade de tumores ungueais benignos e malignos. Embora a gravidade dessas condições possa variar, o diagnóstico correto e precoce é de extrema importância para a escolha da melhor opção terapêutica.

Tumores ungueais benignos

Fibromas

Fibromas ou tumores fibrosos da unidade ungueal são tumores benignos comuns, únicos ou múltiplos, constituídos de fibras colágenas espessas e densas dispostas irregularmente na derme reticular. Há uma variedade de tipos de fibromas que podem se desenvolver na região periungueal ou subungueal. Eles representam diferentes entidades ou podem ser variantes de uma mesma patologia. Esses fibromas apresentam-se como diferentes tipos clínicos nos quais a histopatologia faz o diagnóstico definitivo de acordo com a localização da origem da proliferação fibroblástica. Entre os fibromas, cita-se o tumor de Köenen, já descrito anteriormente como fibroma digital na esclerose tuberosa (Figuras 61.25 e 61.26). O fibroceratoma ungueal adquirido, de desenvolvimento espontâneo, apresenta-se como nódulos ou lesões filiformes, assintomáticos, que ocorrem principalmente na região periungueal. Podem emergir debaixo da dobra proximal, crescendo sobre o dorso da unha, causando depressão longitudinal. O fibroma subungueal filamentoso, também descrito como "rolha córnea" subungueal, cresce com a lâmina ungueal e emerge sob a borda livre, sendo visível através da lâmina ungueal como uma lesão longitudinal amarronzada de aproximadamente 1 mm de largura, por vezes contendo estilha hemorrágica. Os fibromas verdadeiros são tumores nodulares de maior dimensão, indolores e de crescimento lento, que se apresentam de forma esférica ou oval, com tecido de consistência firme ou elástica, podendo desenvolver-se em qualquer estrutura epidérmica da unidade ungueal, móvel ou fixo.

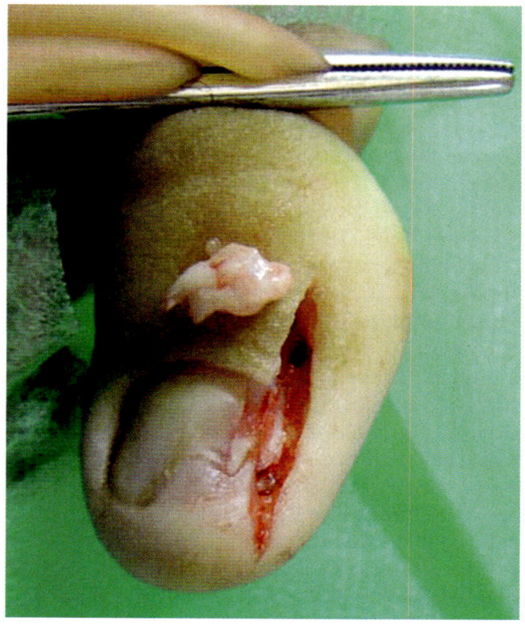

Figura 61.26 Exérese cirúrgica de fibroma periungueal.

Granuloma piogênico

Ver Capítulo 40.

Cisto mixoide digital

O *cisto mixoide digital* (CMD) é uma lesão cística benigna comum, localizada na falange distal dos dedos, região na periungueal, podendo envolver a matriz ou estar em localização subungueal. É comum o envolvimento da matriz, porém o leito pode estar envolvido. Ambos os locais de comprometimento causam onicodistrofia. A superfície da lâmina ungueal apresenta sulco e/ou fenda longitudinal quando a matriz ungueal é envolvida. Incide na faixa etária entre 40 e 70 anos, mais frequente no sexo feminino. Associa-se a alterações degenerativas das articulações distais, nódulos de Heberden, artrose e osteófitos. Do ponto de vista histopatológico, há dois tipos de CMD. O CMD tipo mixomatoso é análogo à mucinose focal, mostra um grande espaço cístico contendo mucina rodeado por fibras de colágeno sem revestimento epitelial, o que justifica ser um pseudocisto; é resultante de produção excessiva de ácido hialurônico pelos fibroblastos. Clinicamente, é solitário, pequeno (> 15 mm), redondo, oval ou nodular, de superfície lisa, macio, localizado no dorso dos dedos (mãos > pé). O CMD tipo gânglion evidencia um pedículo principal desde o espaço articular e mostra um cisto com revestimento epitelial. Resulta da herniação da bainha do tendão ou de revestimentos articulares e da superprodução de ácido hialurônico de uma articulação interfalangiana distal (IFD) degenerada. Já foi demonstrada na literatura a comunicação entre a articulação IFD e o cisto por meio da injeção de azul de metileno. Exames de imagem (radiografia, ultrassonografia e ressonância magnética) auxiliam no diagnóstico. São descritos múltiplos tratamentos para este tipo de lesão, incluindo aspiração de conteúdo cístico, incisões repetidas e drenagem, criocirurgia, eletrocoagulação, destelhamento por eletrodissecção, coagulação infravermelha, uso de fenol como quimiocáustico, radioterapia, injeção local de hialuronidase, corticosteroides diluídos ou álcool esclerosante, escleroterapia percutânea com polidocanol, *laser* de CO_2, terapia e excisão cirúrgica. A excisão é considerada uma terapia-padrão de CMD devido à sua elevada taxa de cura (ver Capítulo 54, item *Cisto mixoide [mixoma]*, e Figura 54.3).

Exostose óssea e osteocondroma

Tumores ósseos solitários têm semelhanças histológicas, porém história clínica distinta. O *osteocondroma* é assintomático, descoberto acidentalmente e relacionado com trauma. A *exostose óssea* acompanha história de infecções locais, trauma e sintoma de dor local. Há semelhanças histológicas entre a exostose óssea e o osteocondroma, porém a história clínica é distinta. A principal onicodistrofia associada à exostose óssea é o aumento de curvatura transversal da unha, "unha em pinça". Predominam em crianças e adultos jovens, sem predileção por sexo. Exames de imagem (radiografia, ultrassonografia e ressonância magnética) demonstram lesão densa com focos de calcificação e formação de osso trabecular sem reação periosteal, destruição óssea ou comprometimento do osso adjacente. O tratamento é cirúrgico.

Onicomatricoma

Tumor ungueal fibroepitelial benigno, de crescimento lento, raro, originado na matriz ungueal. Possui digitações filiformes provenientes da matriz. A história de trauma é referida como fator predisponente. É o único tumor ungueal no qual a alteração da lâmina ungueal é ativamente produzida pela lesão matricial. Apresenta a tétrade clínica: faixa longitudinal amarelada ou marrom de espessura variável, estilhas hemorrágicas, estriações longitudinais associadas à curvatura transversal e projeções digitiformes emergentes da matriz ungueal (Figura 61.27 A e B). São descritas variações clínicas de onicodistrofia com superfície verrucosa, onicodistrofia total simulando um carcinoma espinocelular e variação tipo pseudofibroceratoma.

Recentemente, foi descrita uma variante do onicomatricoma (OM), o matricoma onicocítico (MO). Este é um acantoma benigno da unha que se apresenta com espessamento e melanoniquia longitudinais da lâmina ungueal de forma localizada, com um padrão de favo de mel distinto, visto após o corte da lâmina ungueal.

O tratamento deve ser feito por excisão cirúrgica completa, incluindo toda a matriz proximal, para evitar recorrências.

Onicopapiloma

Onicopapiloma é um tumor benigno do leito ungueal e da matriz distal que comumente se apresenta como eritroniquia

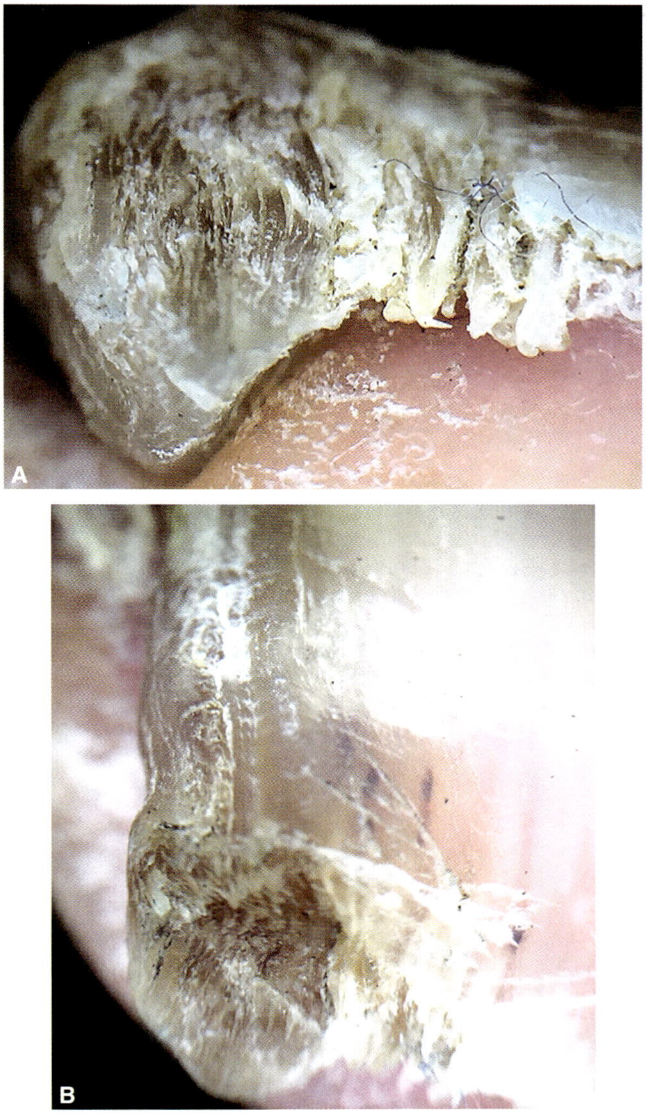

Figura 61.27 Onicomatricoma. Observe em **A** as projeções digitiformes e em **B**, estilhas hemorrágicas.

longitudinal, leuconiquia longitudinal ou melanoniquia. Estilhas hemorrágicas são comuns, bem como ceratose subungueal pontual ao longo da lesão longitudinal. Uma fenda distal pode ser vista, dependendo da espessura da lesão (ver Figura 61.28). Essa condição ungueal foi descrita pela primeira vez como "ceratose subungueal distal localizada com células multinucleadas" por Baran e Perin, em 1995, e renomeada onicopapiloma pelos mesmos autores em 2000. A etiologia exata do onicopapiloma permanece desconhecida. Três hipóteses na patogênese são descritas: (i) hiperplasia neoplásica do epitélio do leito ungueal, (ii) hiperplasia reativa devido à irritação crônica ou trauma e (iii) resposta concomitante a outras doenças inflamatórias ungueais. A localização mais comum na maioria dos estudos é o polegar.

Recentemente, foi descrita a síndrome de predisposição tumoral associada a onicopapilomas múltiplos. É uma condição rara em que o indivíduo apresenta uma predisposição genética ao desenvolvimento de múltiplos onicopapilomas. Em alguns casos, há mutações na proteína associada ao *BRCA1* (*BAP1*). A BAP1 é uma proteína que desempenha um papel importante

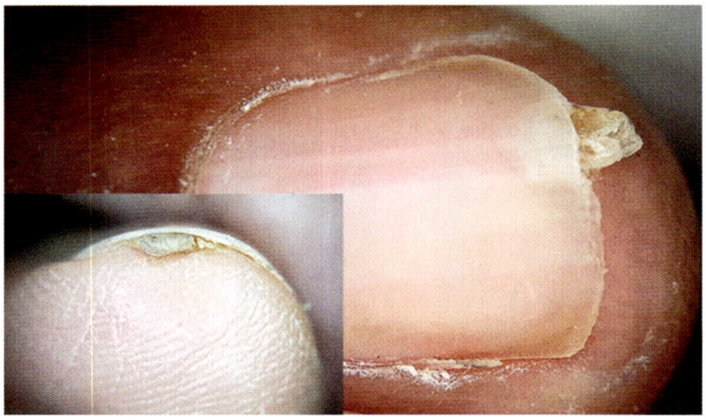

Figura 61.28 Onicopapiloma com leuconiquia longitudinal e projeção ceratósica focal.

no controle do ciclo celular, na reparação do DNA e na regulação do crescimento celular. Mutações no gene *BAP1* podem prejudicar essas funções, aumentando a predisposição ao desenvolvimento de tumores benignos e malignos em diferentes órgãos e sistemas, incluindo lesões na unidade ungueal, como onicopapilomas. Está associada a alto risco de melanoma uveal e cutâneo, carcinoma basocelular e múltiplas neoplasias malignas internas, incluindo mesotelioma e carcinoma de células renais. A detecção precoce da síndrome é importante para a vigilância do câncer e aconselhamento genético de familiares em risco.

TUMOR GLÔMICO

O tumor glômico (TG) é uma neoplasia benigna originada das células do corpúsculo glômico, estruturas neuromioarteriais especializadas na regulação termovascular, portanto localizadas nas extremidades digitais. Representa 1 a 5% dos tumores de partes moles da mão, com localização subungueal em 75% dos casos. Embora benigno, causa dor debilitante devido à rica inervação. A etiologia permanece desconhecida, mas traumas repetitivos devem ser considerados como fatores desencadeantes.

Enquanto o TG ocorre mais em adultos jovens e, em geral, é solitário, o glomangioma ocorre mais em lactentes ou crianças e costuma ser múltiplo e assintomático, ocorendo com muito menor frequência que o TG (ver Capítulo 40, item *Malformação glomovenosa*). Essa é mais uma malformação vascular revestida por células glômicas, enquanto o TG contém maior quantidade de células glômicas em torno de espaços vasculares.

A apresentação clínica inclui a tríade clássica: dor intensa e paroxística, hipersensibilidade ao frio e ponto doloroso preciso à pressão – sinal de Love, que pode ser feito com um alfinete ou ponta de caneta (Figura 61.29). Os achados físicos vistos incluem sulcos longitudinais, onicólise distal ou fenda ungueal, eritroniquia (faixa vermelha longitudinal) ou mancha azulada sob a placa ungueal. O exame de transiluminação identifica o local exato do tumor. Raramente se apresenta de forma múltipla e pode estar associado a neurofibromatose.

A dermatoscopia auxilia no diagnóstico e no momento cirúrgico. Entre os exames de imagem, a ressonância magnética é o mais preciso e, se disponível, também no momento pré-operatório, pois é a que melhor define a sua relação com as estruturas circunvizinhas. A ultrassonografia de alta frequência com Doppler, que é muito mais disponível, também ajuda.

O tratamento padrão-ouro é abordagem cirúrgica com excisão completa sob bloqueio anestésico digital. A taxa de recorrência ocorre em 15 a 20% dos casos devido à excisão incompleta. A análise histopatológica para confirmação diagnóstica é mandatória.

O prognóstico com cura definitiva é alcançado em 95% dos casos quando a excisão é completa. Pode haver sequelas em até 20% dos casos como pterígio ou malformação da placa ungueal quando ocorre lesão da matriz. Os tumores maiores que 3 mm se associam a maior dano estrutural. Por esse motivo, o diagnóstico precoce reduz a morbidade.

Entre os diagnósticos diferenciais, estão hemangioma, hemangiopericitoma, neuroma e schwanoma.

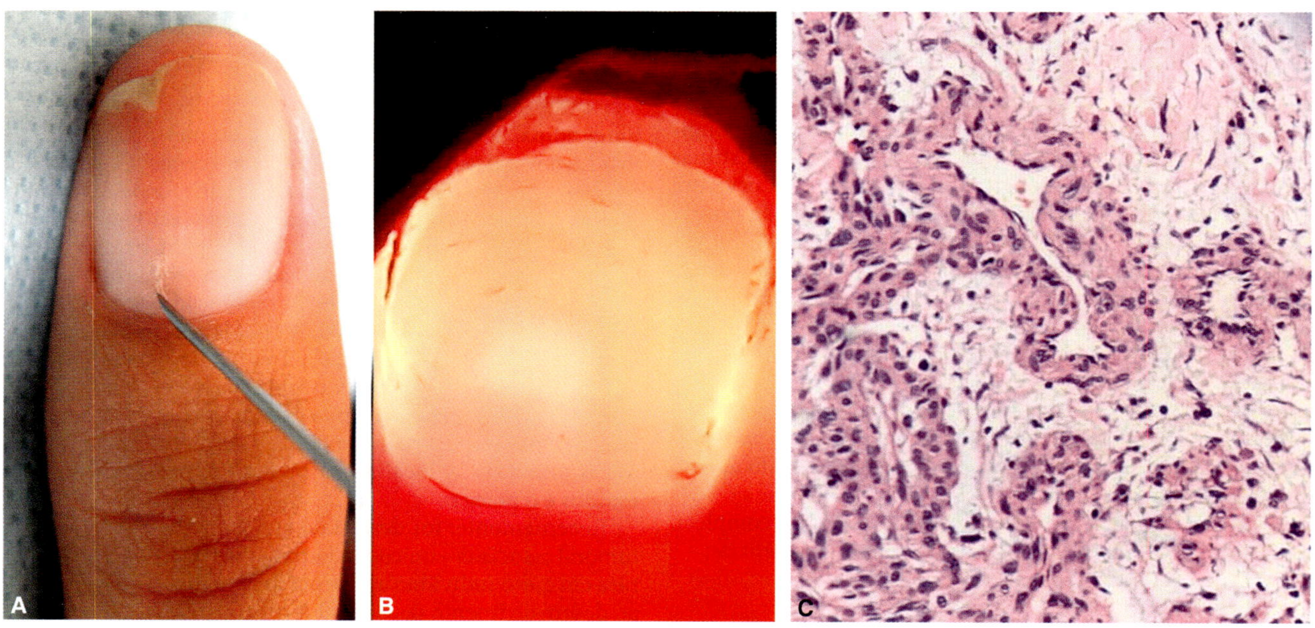

Figura 61.29 Exames complementares. **A.** Teste de LOVE – ponto doloroso preciso após contato com a ponta da agulha 30×7. **B.** Transiluminação observando o local exato do tumor. **C.** Histopatologia: confirmação diagnóstica da presença de corpos glômicos.

Tumores ungueais malignos

Carcinoma espinocelular subungueal ou carcinoma de células escamosas da unidade ungueal

O carcinoma espinocelular (CEC) é uma neoplasia maligna comum da mão e, ainda assim, é rara na unidade ungueal. Apresenta quadro clínico variável e curso indolente, o que atrasa o diagnóstico e dificulta o tratamento. A doença de Bowen refere-se a CEC *in situ*, porém alguns autores preferem ignorar esse termo, já que a biopsia incisional não exclui doença invasiva em outras áreas da lesão. A faixa etária mais comumente acometida é de 50 a 70 anos (média 56,9 anos), sem diferenças significativas entre os sexos. Em 80% dos casos, acomete os quirodáctilos, e, em 40% dos casos, situa-se no polegar. Tem predileção pela mão direita e envolvimento de um único dígito. Quando presente nos pododáctilos, localiza-se no hálux em quase todos os casos. A etiologia permanece desconhecida. Entre os fatores predisponentes, estão trauma de repetição, infecções crônicas, imunossupressão, genodermatoses, exposição ao arsênio, hipoclorito de sódio e alcatrão, exposição à radiação ultravioleta (RUV) e infecção por papilomavírus humano (HPV) 16, 34 e 35, com transmissão genital-digital.

A maioria das lesões apresenta alterações clínicas inespecíficas. Observam-se lesões verrucosas, eritroniquia, edema, infiltração e erosão, resultando em destruição da lâmina ungueal, acompanhados, muitas vezes, de dor, o que deve incitar o médico a uma conduta mais agressiva no sentido do diagnóstico, que é, fundamentalmente, histopatológico. A biopsia deve ser feita com incisão longitudinal, estendendo-se até o periósteo. Amostras inadequadas postergam o diagnóstico e favorecem a progressão da neoplasia. O exame de imagem deve sempre ser realizado, já que, em 20% dos casos, há invasão óssea, o que modifica a conduta cirúrgica.

Melanoma do aparelho ungueal

O melanoma do aparelho ungueal (MAU) é uma apresentação relativamente rara do melanoma, sendo considerada uma variante do melanoma lentiginoso acral. Estima-se que sua incidência varie entre 0,7 e 3,5% entre todos os casos de melanoma. Costuma ser diagnosticado em idosos, entre a 5ª e 7ª décadas de vida, não havendo preferência por sexo e sendo uma forma comum em negros e asiáticos. Muitas vezes, é diagnosticado erroneamente como nevo juncional, hematoma subungueal ou mesmo onicomicose. Essa realidade leva a um atraso no diagnóstico e, consequentemente, na instituição da terapêutica específica, contribuindo para agravar o prognóstico de uma doença que, por si só, já é muito agressiva.

Dor e desconforto são sintomas pouco frequentes e, em geral, são assintomáticos. Quando o tumor tem origem no leito ungueal, pode determinar deformidade da lâmina ungueal, porém grande parte dos pacientes nota, casualmente, lesão pigmentada em uma de suas unhas. A maior parte dos tumores localiza-se no 1º quirodáctilo ou no hálux. A apresentação clínica mais comum, em cerca de 70% dos casos, é uma lesão pigmentada longitudinal marrom ou negra denominada "melanoniquia estriada", com pouco tempo de evolução. O MAU pode evoluir para lesão tumoral e, em 25% dos casos, apresenta a forma amelanótica, que se confunde com granuloma piogênico. O derrame de pigmento melânico nas bordas proximal e lateral da lâmina ungueal (*sinal de Hutchinson*) é indicativo de doença avançada (Figuras 61.30 a 61.32).

Além do diagnóstico em bases clínicas, muitas vezes auxiliado pela dermatoscopia, a análise histopatológica é de fundamental importância para o diagnóstico definitivo e diferencial.

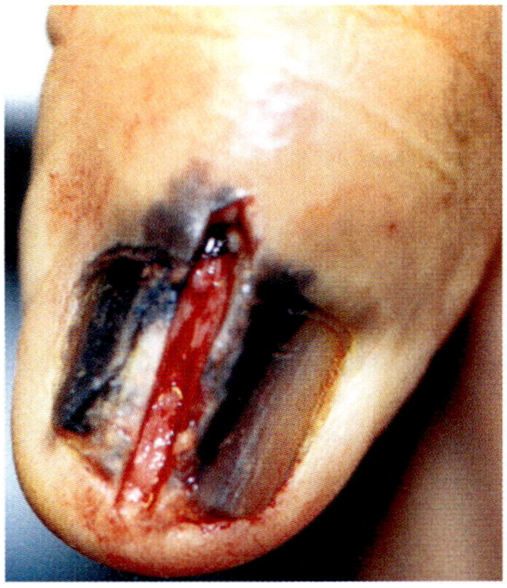

Figura 61.30 Melanoma subungueal biopsiado. Observe o derrame de pigmento (sinal de Hutchinson).

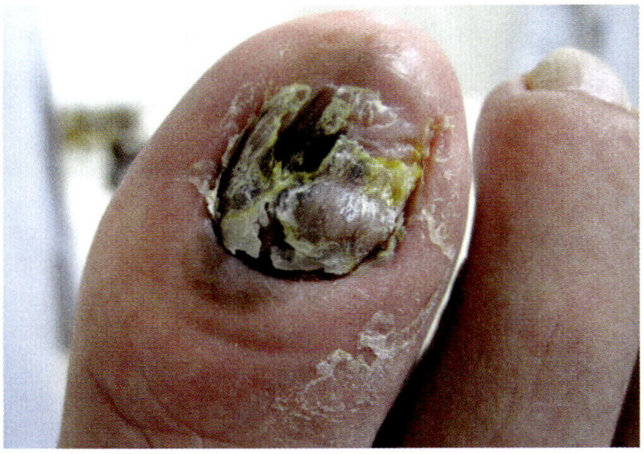

Figura 61.31 Melanoma ungueal com sinal de Hutchinson.

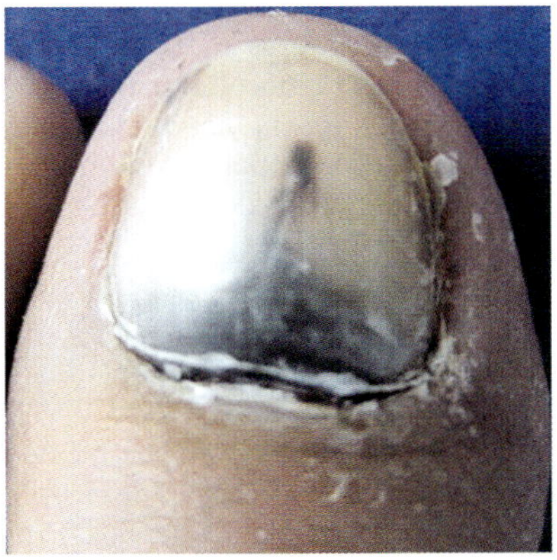

Figura 61.32 Hematoma subungueal. Diagnóstico diferencial importante com melanoma; a história de trauma ou início abrupto possibilita a diferenciação.

Na história clínica, devem ser considerados os seguintes fatores: idade, tempo de início e evolução (mudanças), traumas, trabalho, esportes, medicações, história pessoal ou familiar de melanoma. No exame físico, é importante avaliar o fotótipo, o número e a localização da melanoniquia, a largura, a homogenidade, as bordas laterais, a pigmentação periungueal e a distrofia ungueal. Devem-se avaliar sempre as 20 unhas (superfície, borda livre, periungueal).

Guia clínico do MAU, regra do ABCDEF:

- *age* (idade do paciente)
- ***b**rown/**b**lack/**b**readth* (largura maior que 3 mm)
- ***c**hange* ou modificação do pigmento
- **d**ígito envolvido
- **e**xtensão do pigmento além da dobra ungueal (sinal de Hutchinson)
- história **f**amiliar de melanoma e nevo displásico.

A dermatoscopia auxilia muito a hipótese diagnóstica, sendo possível observar irregularidade das linhas amarronzadas longitudinais, microssinal de Hutchinson e pigmento na cutícula (sinal visto à dermatoscopia). A dermatoscopia tem maior acurácia sem a presença da lâmina ungueal e revela o melhor local da biopsia. A histopatologia demonstra proliferação assimétrica de melanócitos atípicos, ninhos irregulares ao longo de todas as camadas do epitélio ungueal, células pagetoides e reação inflamatória associada. Os fatores prognósticos histológicos a serem considerados são contagem mitótica, invasão vascular e, principalmente, o índice de Breslow (50% dos indivíduos com lesão > 4 mm desenvolvem metástases). O linfonodo é o primeiro a receber a drenagem da cadeia linfonodal acometida pelo tumor. A linfocintigrafia pode ser feita no momento pré-operatório (corante vital azul patente) ou intraoperatório (*gamma probe*). O tratamento depende do estadiamento do tumor, e a cirurgia é a única opção. Atualmente, o melanoma *in situ* tem a opção de tratamento cirúrgico conservador com a retirada de toda a unidade ungueal, sem comprometimento da função da falange distal. O tratamento cirúrgico agressivo considera a amputação. Nos casos de doença mais avançada ou de impossibilidade cirúrgica, devem ser consideradas outras modalidades terapêuticas. Nos últimos anos, houve uma grande revolução no tratamento desses pacientes, em virtude do surgimento de um novo modelo de medicamentos inibidores da via do BRAF e do MEK. O ipilimumabe, um dos representantes da imunoterapia atual, revelou bons resultados. Dados mais atuais revelam outros imunoterápicos, com diferente mecanismo de ação, mostrando também efetividade, muitas vezes no tratamento do melanoma metastático (nivolumabe, pembrolizumabe avelumabe, entre outros – ver Capítulo 53, *Melanoma*, item *Tratamento*). Esses novos medicamentos revelam importante aumento da sobrevida global, sobretudo quando associados. A radioterapia é utilizada de forma paliativa na doença metastática.

Cirurgia ungueal

A cirurgia da unidade ungueal, em geral, é de porte ambulatorial, exigindo conhecimentos básicos de cirurgia, exceto nos casos com correção de deformidade óssea associada, como a "unha em pinça" ou exostose, que exigem técnicas elaboradas e maiores cuidados pelos riscos de sérias complicações.

As principais *indicações* da cirurgia na unidade ungueal são:

- alívio da dor: nos casos de onicocriptose nos mais diferentes graus
- tratamento das hipertrofias das dobras laterais, anterior e proximal, consequentes a processos inflamatórios recorrentes
- biopsia: contribuindo com o diagnóstico e o tratamento de doenças
- remoção de tumores
- correção de deformidades congênitas ou adquiridas
- estética.

As principais *contraindicações* são doença vascular periférica, diabetes descompensado, discrasias sanguíneas, colagenoses, doença neurológica periférica, próteses de válvulas cardíacas sem profilaxia, uso de fármacos que possam complicar com os anestésicos locais (inibidores da monoaminoxidase, betabloqueadores e fenotiazinas), uso de ácido acetilsalicílico e anticoagulantes (prolongam o sangramento) e o uso de corticosteroides (favorecem a infecção). As contraindicações relativas são história de alergia a lidocaína ou carbocaína e história de bloqueio cardíaco.

O pré-operatório inclui anamnese e exame físico detalhado da unidade ungueal, planejamento da técnica cirúrgica a ser empregada, inclusive com fotografias que auxiliam na comparação dos resultados no pós-operatório tardio, e execução de exames complementares, incluindo coagulograma, caso necessário. Os exames de imagens radiológicas, ultrassonográficas ou de ressonância magnética dos ossos e partes moles podem ser úteis. A imunização antitetânica deve estar em dia, principalmente na cirurgia dos hálux. O uso de antibióticos no pré-operatório pode ser útil nos casos de onicocriptose com sinais flogísticos. No dia do procedimento, pode-se indicar o uso de um ansiolítico.

No ato cirúrgico, as medidas de assepsia e antissepsia pré-operatórias incluem limpeza da área a ser operada com sabonete antisséptico, uso de degermante, campo cirúrgico para isolamento dos dígitos que não irão sofrer intervenção. Se houver necessidade de cortar as unhas, pode-se fazer 10 min de imersão em água com sabão para amolecer a queratina e facilitar o corte.

O material cirúrgico é o básico de cirurgia dermatológica ambulatorial, podendo-se acrescentar goivas para osteotomia, raspas de calo, ruginas para desbastamento ósseo, dermabrasor para onicoabrasão, tentacânula para descolamento da lâmina ungueal, elevador de septo para avulsionar a lâmina ungueal protegendo a matriz e o fenol a 88% para matricectomia química.

A anestesia é local, podendo-se, em crianças, utilizar a via inalatória. É fundamental que o paciente não sinta dor durante o ato cirúrgico. Os princípios básicos para a seleção do anestésico são: tempo de início da anestesia, duração da anestesia, potência do anestésico, risco de alergia e reações tóxicas. O anestésico mais usado é a lidocaína a 2% sem vasoconstritor. Uma solução tamponada com 1 mL de bicarbonato de sódio e 10 mL de lidocaína a 2% pode ser utilizada. Aquecer o dedo a 37 °C reduz a dor no momento da injeção do anestésico. Os riscos de alergia com a lidocaína são muito pequenos. A carbocaína, que tem efeito vasodilatador, também tem sido usada. A bupivacaína tem ação mais duradoura que a lidocaína e é mais potente, tornando-se outra opção. A epinefrina não deve ser usada nas cirurgias da unidade ungueal pelo risco de necrose.

Os principais *bloqueios anestésicos* são apresentados a seguir.

Bloqueio do nervo digital lateral. Utilizado para anestesia local distal. Provoca efeito imediato. A injeção deve ser iniciada 2 a 3 mm abaixo do ângulo formado entre a dobra ungueal proximal e a lateral. É utilizado para casos de onicocriptose em que o alívio da dor é imperativo.

Bloqueio digital central distal. Utilizado para bloqueio dos dedos das mãos e hálux de crianças. Injeta-se o anestésico acima da dobra ungueal proximal, com a agulha formando um ângulo de 45° com a articulação interfalangiana e o bisel direcionado para a região da matriz ungueal. Esse bloqueio é ideal para biopsias de matriz e do leito ungueal.

Bloqueio do nervo digital. Utilizado quando for preciso maior tempo de anestesia. Nas mãos, deve-se injetar na base do dedo-alvo e dirigir a agulha para sua região dorsolateral, bilateralmente. Não se deve injetar volume acima de 5 mL, pois pode interferir na circulação. Nos pés, deve-se injetar na base do hálux do lado fibular. A seguir, de forma tangencial, sobre a falange, embaixo do tendão extensor. Depois, bloqueia-se o lado tibial e, finalmente, o nervo plantar pela expansão do anestésico em circunferência pelo dedo.

Bloqueio metacarpiano. Usado para anestesia de dedos adjacentes. Injeta-se no dorso da mão, 2 a 3 cm abaixo da inserção dos dedos com agulha de 30 a 2 mL de anestésico local ao nível do nervo digital que corta o ligamento intermetacarpiano transverso. Deve-se reinserir a agulha do lado oposto e bloquear o outro nervo digital. Demora 10 a 15 min para o efeito anestésico.

Independentemente do bloqueio anestésico utilizado, o ato cirúrgico deve estar associado ao uso de garrote no dedo com um dreno de Penrose enrolado na base da falange proximal e fixado com uma pinça hemostática ou com um garrote feito com um dedo de luva enrolado. O torniquete pode permanecer por até, no máximo, 15 min.

As técnicas empregadas para biopsia da unha são apresentadas a seguir.

Biopsia por *punch*. Utiliza-se, em geral, um *punch* de 4 mm para remoção da lâmina ungueal e um *punch* de 3 mm para remoção do leito ou matriz. O bloqueio dorsal medial é uma boa opção. Está indicada nos processos que envolvem o leito e a lâmina ungueais, não sendo uma boa opção para biopsia de matriz. Após o bloqueio, são feitos movimentos rotatórios com o *punch* a partir da lâmina ungueal, ultrapassando o leito e chegando até o periósteo. O material deve ser fixado em formalina. Pela diferença de consistência entre a pele e a lâmina queratinizada, pode-se deixar o fragmento por algumas horas em ATA a 10% antes de fixar.

Biopsia por bisturi. As biopsias longitudinais devem ser feitas para casos de tumores ou lesões melanocíticas como procedimento cirúrgico definitivo (biopsia excisional). Em lesões de leito, é realizada de forma longitudinal; em lesões de matriz, de forma transversa. Em casos de melanoniquia longitudinal, a técnica consiste na feitura de duas incisões paralelas longitudinais à falange distal, separadas cerca de 3 mm uma da outra e atingindo até o periósteo. Devem ser removidos todos os elementos da unidade ungueal: hiponíquio, leito ungueal, lâmina ungueal, dobra proximal e matriz ungueal. A ferida cirúrgica deve ser suturada com fio 5.0. Em geral, deixa sequela, e o paciente deve ser previamente avisado.

Onicocriptose (unha encravada)

A onicocriptose, sinônimo de unha encravada, unha encarnada (*unguis incarnatus*) ou *ingrowing nail*, é uma condição comum, dolorosa, recidivante, que ocorre principalmente nos hálux e tem etiologia multifatorial. É mais comum em adolescentes e adultos (10 a 30 anos). É uma condição que afeta principalmente o sexo masculino em uma relação de 2 a 3:1. É uma das principais causas de incapacidade temporária para o trabalho. Ocorre quando a lâmina ungueal traumatiza o tecido periungueal, causando dor, inflamação, infecção e/ou granuloma piogênico (Figuras 61.33 e 61.34). Na forma mais frequente de unha encravada (hipertrofia da borda lateral), o encravamento deve-se à invasão do tecido dérmico (bordas ungueais) pela lâmina ungueal. Isso ocorre como resultado principalmente do corte errado da borda livre em formato de V. Uma "espícula lacerante" da margem lateral da lâmina em formato de degrau é empurrada para a frente, com o crescimento contínuo da

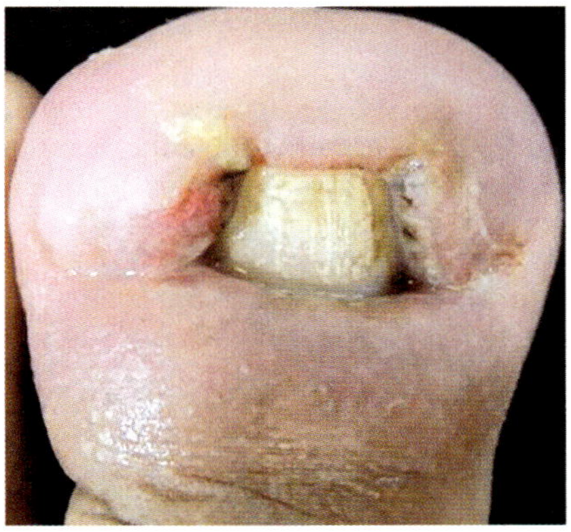

Figura 61.33 Onicocriptose com tecido de granulação.

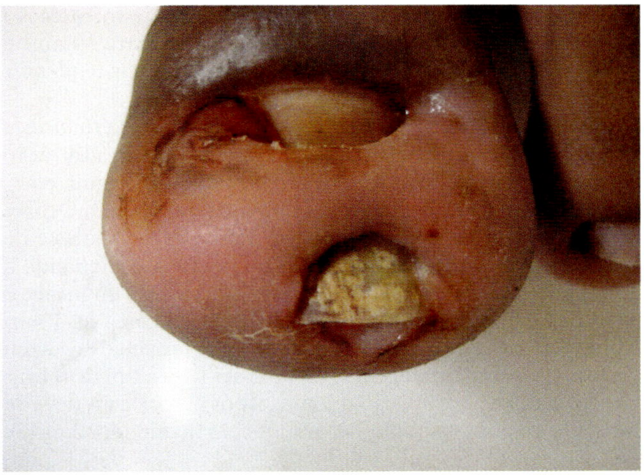

Figura 61.34 Onicocriptose. (Cortesia da Dra. Andrea Petrosemolo.)

lâmina, dentro dos tecidos moles periungueais, atuando como um corpo estranho e produzindo irritação e inflamação, com dor pela perfuração do epitélio da borda lateral da unha. O sulco lateral pode ser preenchido lentamente por um tecido de granuloma piogênico ("carne esponjosa") que se estende abaixo da lâmina e envolve parte do leito ungueal. Isso, junto com o intumescimento lateral da borda, pode recobrir a lâmina ungueal e promover a infecção com pus.

Os principais fatores que determinam essa condição são: hereditariedade, constituição física, desproporção entre a largura da lâmina ungueal e o leito, além de aumento da curvatura da lâmina. Fatores adicionais agravantes podem ser desvio medial do hálux, afinamento da lâmina, espessamento dos tecidos periungueais, sudorese, corte convexo da unha, sapatos altos e de "bico fino".

Diversas são as classificações de acordo com a etiologia, clínica e faixa etária. Segundo Baran, a onicocriptose pode ser classificada em cinco tipos, de acordo com sua etiologia:

- onicocriptose subcutânea juvenil
- aumento da curvatura transversa da unha: unha em "pinça", unha em "telha" e unha "*plicata*"
- hipertrofia da borda lateral
- hipertrofia da borda anterior
- retroniquia.

Entre estas, a onicocriptose subcutânea juvenil é a mais incidente e diferentes classificações clínicas são descritas.

Heifetz caracteriza os três estágios clínicos da unha encravada:

- grau I: unha normal que, em consequência de um corte inadequado, resulta em uma espícula lacerante na borda lateral ungueal com eritema, edema e dor local
- grau II: aumento dos sintomas com exsudato e inflamação local
- grau III: aumento dos sintomas, com tecido de granulação e/ou hipertrofia da borda lateral da unha (Figura 61.35).

Se não há infecção, curativos com corticosteroide podem controlar a condição, porém, se grandes massas de tecido recobrem a unha, é necessária curetagem ou intervenção cirúrgica maior.

Tratamento cirúrgico

Várias técnicas cirúrgicas podem ser utilizadas para correção dos diversos tipos de onicocriptose. O sucesso depende muito mais do domínio da técnica utilizada do que da sofisticação de recursos. Se for mantida a desproporção entre a lâmina ungueal e os tecidos periungueais hipertrofiados, há tendência de recorrência.

A técnica cirúrgica básica para a onicocriptose é a *técnica de Winograd*, que consiste em assepsia, anestesia sem utilização de vasoconstritor e colocação de um torniquete. A seguir, realizam-se laminectomia e matricectomia lateral parcial. Ocorre exposição de toda a área de hipertrofia de partes moles e de tecido de granulação. Faz-se a incisão em fuso englobando a dobra ungueal lateral (com ou sem fibrose), o leito ungueal e o tecido de granulação. O fuso deve iniciar-se a cerca de 4 mm da cutícula, no ângulo formado entre a dobra proximal e a lateral correspondente. Curetagem local deve ser feita a fim de retirar todo o tecido de granulação restante. Após hemostasia, deve-se suturar com pontos simples separados com fio mononáilon 4.0, envolver com algodão e cobrir com um dedo de luva, retirando-se o garrote. Há variações descritas na literatura na técnica de finalização de sutura, como o "ponto em alfa", cujo objetivo é a retificação da borda lateral a fim de evitar recidivas. Após cerca de meia hora, retira-se o dedo de luva, faz-se revisão da hemostasia, envolve-se com algodão, gaze e Micropore®.

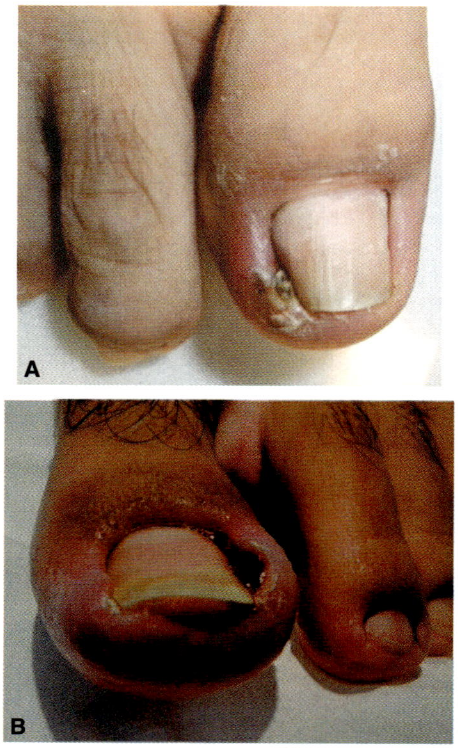

Figura 61.35 Onicocriptose subcutânea. **A.** Onicocriptose grau II. **B.** Onicocriptose grau III.

A cirurgia da unha em "pinça" (aumento da curvatura normal da lâmina) exige recursos mais sofisticados e maiores cuidados. O procedimento exige a avulsão cuidadosa da lâmina ungueal e o descolamento de todo o leito ungueal do periósteo. A falange distal exposta deve ser aplainada e lixada com uma rugina, e possíveis osteófitos devem ser removidos por uma goiva. A seguir, remove-se parte da dobra ungueal distal, inclusive o hiponíquio, e recoloca-se o leito como um retalho por avançamento.

Um tratamento alternativo da onicocriptose com tecido de granulação pode ser efetuado com matricectomia lateral parcial com uso de *laser* de CO_2. Mais recentemente, foram descritas técnicas de avulsão parcial da lâmina ungueal com matricectomia por eletrocoagulação e criocirurgia. Outras técnicas têm por objetivo a retirada da dobra lateral sem remoção da matriz ou lâmina ungueal.

A cirurgia da hipertrofia de borda lateral e anterior é realizada com a técnica do "super U", que tem como objetivo a retirada completa da fibrose das dobras por meio de incisão em forma de "U" no tecido mole paralelo às dobras laterais e anterior.

As principais complicações gerais da cirurgia da unidade ungueal estão resumidas no Quadro 61.3 e incluem alergia aos anestésicos locais, infecção, hematoma, deformação permanente da unha, dor persistente e tecido de granulação.

A despeito da técnica empregada, as recorrências são frequentes e o sucesso da cirurgia baseia-se justamente na correção da distorção entre a largura da lâmina e o leito ungueal estreito.

A avulsão da unha leva a alta recorrência e está completamente contraindicada. Além disso, a polpa do hálux é empurrada dorsalmente durante o apoio do peso, e o sulco distal da unha torna-se obliterado pela dobra ungueal distal. Quando uma nova unha é formada e avança (cresce), começa a encravar, originando a unha encravada distal.

Quadro 61.3 Complicações da cirurgia da unidade ungueal.

Complicação	Causa
Distrofia simpática reflexa	Lesão traumática do nervo por anestesia ou instrumental
Cisto epidérmico de inclusão	Sutura inadequada ou invaginação de pedaço da epiderme no subcutâneo
Tecido de granulação	Técnica cirúrgica inadequada/permanência de corpo estranho/pontos traumáticos/desalinhamento das bordas da ferida
Desalinhamento da lâmina ungueal	Biopsia da matriz/matricectomia inadequada
Onicólise	Biopsia do leito/cicatriz no leito
Pterígio	Biopsia da matriz/lesão definitiva da matriz
Hematoma	Hemostasia inadequada
Cicatriz hipertrófica e onicólise	Dano térmico/químico da matriz/sutura inadequada
Hiperestesia	Lesão do nervo/criocirurgia
Artrite/sinovite/tendinite	Infecção
Necrose	Lesão vascular/anestesia com vasoconstritor

Nos casos recidivantes para correção da onicocriptose, por vezes, tem-se de optar pela matricectomia parcial com a fenolização da área de matriz correspondente. Após a retirada da hipertrofia de dobra lateral, do tecido de granulação correspondente e laminectomia parcial, segue-se a fenolização, que é um procedimento definitivo no qual se utiliza fenol a 88% na área do corno ungueal retirado. O mecanismo de ação do fenol ocorre pela coagulação das proteínas da membrana das células, cauterizando-se quimicamente a área e protegendo-se os tecidos das dobras laterais para evitar sua necrose. O fenol apresenta, ao mesmo tempo, ação antibacteriana. Deve ser aplicado na área livre de sangue por 3 min e, a seguir, neutralizado pelo álcool a 70°. O pós-operatório é lento e com características inflamatórias que permanecem por até 3 semanas. A área cruenta deve ser suturada.

Retroniquia é uma forma de onicocriptose da dobra proximal. Ocorre após pequenos traumas com consequente destacamento da lâmina ungueal em sua região proximal. No início, a lâmina antiga tem seu crescimento interrompido, e a nova, ao emergir, encontra a lâmina parada e ocupa a mesma posição. Ocorre um desalinhamento da lâmina com consequente penetração da unha na região ventral da dobra proximal, resultando em inflamação e paroniquia. A avulsão cirúrgica simples da unha sobreposta é diagnóstica e curativa.

Tratamento conservador

Os procedimentos conservadores estão indicados para casos mais simples, ou para pacientes com doenças que contraindiquem a cirurgia, pois ajudam a prevenir ou minimizar a sintomatologia dolorosa. Entre eles, podem-se citar a *técnica de acolchoamento*, a diminuição da lâmina ungueal por lixamento medial e as órteses acrílicas (Figura 61.36).

O tratamento conservador apresenta índice de cura elevado, quando bem indicado. Sua maior desvantagem é o tempo despendido, dificultando a adesão ao tratamento, em especial em adultos. Em alguns casos, é possível separar a lâmina dos tecidos periungueais com um algodão e revestir com colódio. O colódio fixa o algodão no local e viabiliza o banho. A retirada da espícula, em um primeiro momento, pode aliviar a pressão e a dor. A seguir, um pequeno algodão é introduzido no local de onde se retirou a espícula.

A técnica de acolchoamento tem por objetivo separar o agente traumatizante (unha ou espícula ungueal) do traumatizado (borda lateral). É descrito na literatura, para este fim, o uso de algodão, tubo plástico e fio dental.

Uma das primeiras órteses desenvolvidas foi a órtese ungueal metálica, conhecida como *ortoniquia metálica* ou *técnica do grampo*. Consiste em fixar um grampo metálico ajustando-o na curvatura da lâmina ungueal, exatamente até um ponto escolhido de "ajustamento", no qual a lâmina ungueal molda-se ao grampo. Nos meses seguintes, faz-se uma série de ajustes até conseguir-se o aplainamento da lâmina ungueal. A desvantagem do método é, principalmente, a dificuldade no uso de calçados e meias, pois o grampo faz relevo na lâmina ungueal. O princípio da correção da curvatura da lâmina é o mesmo dos aparelhos de correção dentária. Os *brackets* com formatos especiais para cada caso e os fios metálicos modernos podem ser úteis. O objetivo do tratamento com as órteses é a estética, a função e a estabilidade. Quando se fala em estética, estipula-se como meta principal uma estratégia mecânica que resulte na melhora da curvatura da unha o mais próximo do normal. Quando se pensa em função, é preciso entender que se trata de um sistema complexo, no qual os ligamentos, os ossos, a lâmina ungueal e os tecidos periungueais relacionam-se entre si, todos precisando ser modificados. O maior desafio é tornar a correção definitiva, ou seja, a manutenção da correção pós-tratamento, e isso depende diretamente do tempo de tratamento, sendo fundamental um bom tempo de sobretratamento, bem como a eliminação de fatores agravantes e precipitantes.

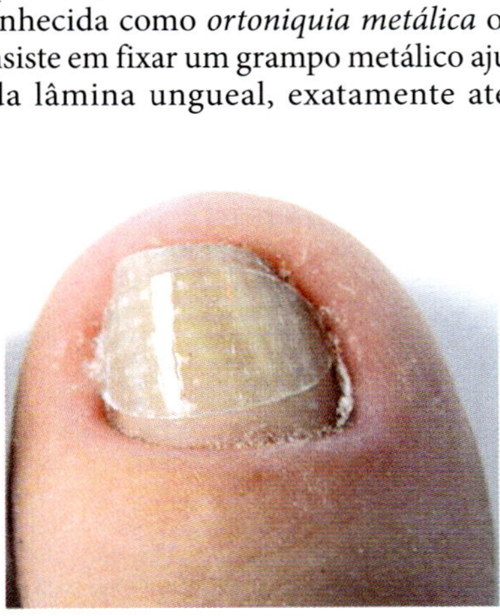

Figura 61.36 Onicocriptose tratada com órtese acrílica.

A órtese acrílica, também chamada *fibra de memória molecular* (FMM), é uma opção conservadora moderna que é colada na lâmina ungueal com o objetivo de tracioná-la lentamente, levando ao alívio da dor e à modificação progressiva da sua convexidade. Está indicada nos casos mais simples de onicocriptose. Pode ser aplicada em qualquer paciente, porém sua maior indicação são os idosos e portadores de doenças que contraindiquem intervenção cirúrgica convencional, como diabetes, hipertensão arterial e insuficiência venosa periférica. As órteses são pequenas próteses de acrílico colocadas sobre a superfície da lâmina ungueal deformada, fazendo tração lateral, ampliando o leito ungueal. São de fabricação espanhola, já bem conhecidas dos paramédicos que se dedicam à correção de alterações estéticas dos pés, e recentemente passaram a ser empregadas pelos dermatologistas. São fibras confeccionadas com várias camadas sintéticas entrelaçadas, as quais conferem uma memória molecular para efeito de correção ungueal. Graças a seu desenho, traciona as bordas laterais da lâmina ungueal de forma longitudinal e não focal, desencravando a unha. É um método de fácil execução e incruento. O uso prolongado resulta na correção da curvatura exagerada da lâmina. As recidivas ocorrem quando o tratamento for suspenso precocemente. Em geral, o tempo de tratamento é superior a 6 meses, podendo ser prolongado.

O material básico constitui-se de um conjunto de órteses acrílicas de diferentes tamanhos, gaze e éter ou álcool, caneta para marcação, lixa de água para a órtese, adesivo, aplicador de aço, lixa elétrica, pinça anatômica e roupa cirúrgica (jaleco, gorro, máscara, óculos, luvas).

O adesivo utilizado é o n-butil-2-cianoacrilato (Super Bonder®), monômero líquido similar à água em aparência e viscosidade, que, quando exposto a esta ou a alguma proteína, polimeriza rapidamente (em torno de 15 a 60 s), produzindo uma reação exotérmica, que constitui o princípio do seu poder adesivo. Estudos com cianoacrilatos marcados radioativamente mostraram que uma pequena quantidade do adesivo é absorvida através da pele e excretada pela urina e pelas fezes por aproximadamente 1 ano, sendo biodegradada sem deixar restos, apenas uma reação fibrótica local. Foi levantada a hipótese de um possível papel carcinogênico dos cianoacrilatos, porém, durante mais de 30 anos de uso, não existe na literatura nenhum caso relatado de carcinogênese em seres humanos. A técnica de aplicação consiste em: antissepsia com álcool iodado; lixar superficialmente a lâmina ungueal utilizando uma broca elétrica;

desengordurar a lâmina ungueal com éter; marcar o centro da FMM e da lâmina ungueal; lixar a face inferior da FMM; colocar pouca quantidade do adesivo sobre a espátula e espalhar no centro da lâmina ungueal; pressionar a FMM no centro da lâmina ungueal; fixar cada lado da FMM, um de cada vez; pressionar sobre a área colada e, finalmente, polir a FMM com a broca. A aplicação pode ser feita pelo dermatologista ou por técnico treinado para esse fim. O sucesso do tratamento depende da colagem adequada da órtese, de um lado a outro da lâmina ungueal, no sentido longitudinal, evitando-se a lúnula, além da troca periódica da fibra que vai perdendo a memória com o desgaste pelo uso.

O paciente deve retornar a cada 4 semanas, para substituição da fibra e mensuração do grau de curvatura. A avaliação subjetiva do paciente é importante principalmente no que se refere à dor. O sucesso do tratamento depende da indicação adequada a cada caso.

Como complicação do uso das órteses acrílicas, podem ocorrer reações alérgicas ao adesivo (cianoacrilato) usado também para colar unhas artificiais. As lâminas ungueais tornam-se distróficas, finas e quebradiças e pode ocorrer eczema periungueal. A confirmação do quadro pode ser feita por um teste de contato.

Cirurgia da paroniquia

A paroniquia crônica é caracterizada pelo processo inflamatório das dobras periungueais, com duração maior que 6 semanas. Clinicamente, observam-se hipertrofia das dobras proximal e lateral, ausência de cutícula e onicodistrofia. Esta afecção representa 18% das distrofias ungueais e acomete principalmente mulheres, como donas de casa, cozinheiras e empregadas domésticas. É causada por uma combinação de fatores, como dermatite crônica da região periungueal em decorrência da exposição a agentes irritantes, como detergentes, do rompimento da cutícula, com exposição do eponíquio pelo aumento da umidade local ou por trauma, propiciando a infecção secundária por bactérias e fungos, principalmente as leveduras.

O tratamento cirúrgico da paroniquia crônica é indicado quando não há melhora da fibrose local após tratamentos tópicos ou intralesionais (Figura 61.37). Em 1976, Keyser e Eaton descreveram a técnica de marsupialização do eponíquio, que consiste na remoção da superfície dorsal da dobra ungueal proximal por intermédio de uma excisão oblíqua, mantendo a sua porção ventral, sem a remoção da lâmina ungueal, com hemostasia compressiva e cicatrização por segunda intenção da área cruenta. Baran e Burean, em 1981, descreveram a técnica da excisão em bloco da dobra ungueal proximal. A técnica cirúrgica para correção da paroniquia crônica deve ser conhecida e dominada pelo dermatologista por se tratar de uma boa opção para o tratamento de uma onicopatia bastante frequente na prática cotidiana. Trata-se de uma técnica relativamente simples, rápida e feita ambulatorialmente. Recentemente, foi descrita a técnica de cura cirúrgica instantânea da paroniquia crônica, que propõe a remoção da fibrose da dobra ungueal proximal e lateral, poupando a epiderme. Essa técnica tem a vantagem de diminuir o efeito adverso de retração ungueal, exigindo pouco tempo de recuperação, porém necessita de experiência profissional.

A paroniquia aguda, sobretudo bacteriana, tem na incisão do abscesso, com a consequente saída de pus, uma medida de grande alívio imediato. É mandatória a elevação dos membros mediante qualquer quadro inflamatório ou após cirurgia nas extremidades.

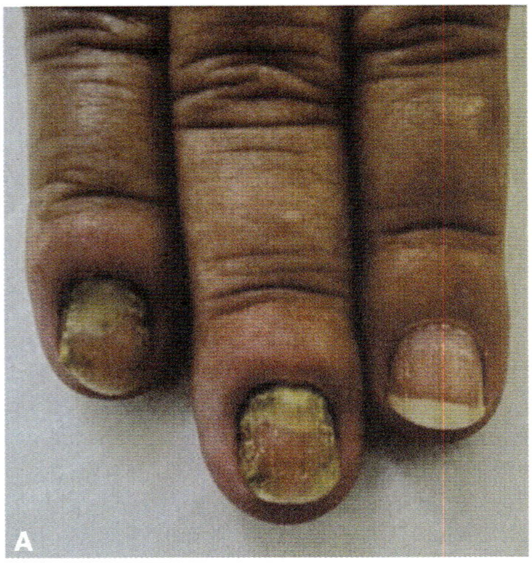

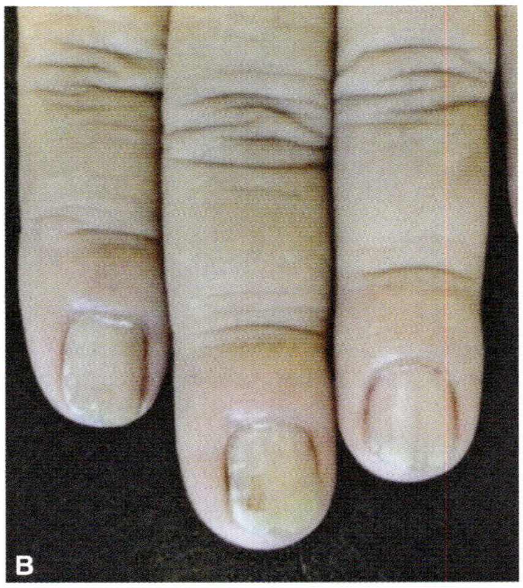

Figura 61.37 **A.** Paroniquia crônica antes do procedimento cirúrgico. **B.** Paroniquia crônica após procedimento cirúrgico.

Bibliografia

Avila-alvarez AM, Gomez-Vargas LM, Velez-Pelaez MC. The Nail Bed: Theories of Its Functioning and Therapeutic Mechanisms of Dermabrasion. *J Ski Stem Cell*. 2022;9(1);e123012.

Baran R, Berker DAR, Holzberg M *et al. Baran and Dawber's diseases of the nails and their management*. 5th ed. Hoboken, NJ: Wiley-Blackwell; 2019.

Bertanha L, Noriega LF, Di Chiacchio NG *et al*. Differential diagnosis of pigmented nail lesions. *An Bras Dermatol*. 2024 Nov-Dec;99(6):799-814.

De Berker D, Wojnarowska F, Sviland L *et al*. Keratin expression in the normal nail unit: markers of regional differentiation. *Br J Dermatol*. 2000 Jan; 142(1):89-96.

Dubrey S, Pal S, Singh S, Karagiannis G. Digital clubbing: forms, associations and pathophysiology. *Br J Hosp Med* (Lond). 2016 Jul;77(7):403-8.

Egawa K, Kuroki M, Inoue Y, Ono T. Nail bed keratinocytes express an antigen of the carcinoembryonic antigen family. *Br J Dermatol*. 2000 Jul; 143(1):79-83.

Hallman JR, Fang D, Setaluri V, White WL. Microtubule associated protein (MAP-2) expression defines the companion layer of the anagen hair follicle and an analogous zone in the nail unit. *J Cutan Path*. 2002 Oct;29(9): 549-56.

Kambhampati SBN, Choudhary R, Vinay K. Yellowish nail pigmentation of proximal nails secondary to turmeric intake. *Int J Dermatol*. 2022 Mar; 61(3):375-6.

Nakamura R, Baran R. *Doenças das unhas*. 2. ed. Rio de Janeiro: Elsevier, 2018.

Nozewicz J, Spaccarelli N, Roberts KM *et al*. The epidemiology, impact, and diagnosis of micronutrient nutritional dermatoses part 1: zinc, selenium, copper, vitamin A, and vitamin C. *J Am Acad Dermatol*. 2022 Feb;86(2): 267-80.

Perrin C, Langbein L, Schweizer J. Expression of hair keratins in the adult nail unit: an immunohistochemical analysis of the onychogenesis in the proximal nail fold, matrix and nail bed. *Br J Dermatol.* 2004 Aug;151(2):362-71.

Rathod DG, Sonthalia S. Spoon Nails. [Updated 2023 Aug 8]. *In*: *StatPearls* [Internet]. Treasure Island (FL): StatPearls Publishing; 2024 Jan-. Available from: https://www.ncbi.nlm.nih.gov/books/NBK559311/

Rice RH, Crumrine D, Uchida Y *et al.* Structural changes in epidermal scale and appendages as indicators of defective TGM1 activity. *Arch Dermatol Res.* 2005 Sep;297(3):127-33.

Rodriguez O, Elenitsas R, Jiang AJ *et al.* A call for nail clipping histopathology to become an essential component of the routine evaluation of melanonychia: benefitting patients as a triage and surgical planning maneuver. *J Cutan Pathol.* 2022;50:279-83.

Scarfi F, Arunachalam M, Galeone M, Dfonzo EM. An uncommon onychomadesis in adults. *Int J Dermatol.* Nov 2014;53(11)1392-4.

Wu SJ, Tanphaichitr A, Ly M. Recent advances in dermatology. *Clin Podiatr Med Surg.* 2002 Jan;19(1):65-78.

Zaias N. *The Nails in Health and Disease.* 2th ed. Norwalk: Appleton & Lange; 1990.

Onicopatias infecciosas

Chi CC, Wang SH, Chou MC. The causative pathogens of onychomycosis in Southern Taiwan. *Mycoses.* 2005 Nov;48(6):413-20.

Gupta AK, Stec N, Summerbell RC *et al.* Onychomycosis: a review. *J Eur Acad Dermatol Venerol.* 2020 Sep;34(9):1972-90.

Lipner SR, Scher RK. Onychomycosis: clinical overview and diagnosis. *J Am Acad Dermatol.* 2019 Apr;80(4):835-51.

Maleszka R, Adamski Z, Dworacki G. Evaluation of lymphocytes subpopulations and natural killer cells in peripheral blood of patients treated for dermatophyte onychomycosis. *Mycoses.* 2001 Dec;44(11-12):487-92.

Romano C, Papini M, Gilhardi A, Gianni C. Onychomycosis in children: a survey of 46 cases. *Mycoses.* 2005 Nov;48(6):430-7.

Schechtman RC. Nondermatophytic filamentous fungi infection in South America – reality or misdiagnosis? *Dermatol Clin.* 2008 Apr;26(2):271-83, vii.

Zaitz C, Godoy AM, Souza VM *et al.* Cutaneous protothecosis: report of the first brazilian case. *Int J Dermatol.* Set 2006;45(9)1071-3.

Líquen plano ungueal

Ceccarelli MA1, Gavinalles-Coloma MCH, D'Almeida L *et al.* Description of the most severe signs in nail lichen planus; a strategy to contibute to diagnosis of severe stage. *Int J Dermatol.* 2022 Set;61(9):1124-30.

Iorizzo M, Tosti A, Starace M *et al.* Isolated nail lichen planus: An expert consensus on treatment of the classical form. *J Am Acad Dermatol.* 2020 Dec;83(6):1717-23.

Piraccini BM, Saccani E, Starace M *et al.* Nail lichen planus: response to treatment and long term follow up. *Eur J Dermatol.* 2010;20:489-96.

Tosti A, Piraccini BM, Cambiaghi S, Jorizzo M. Nail lichen planus in children: clinical features, response to treatment and long-term follow up. *Arch Dermatol.* 2001;137:1027-32.

Psoríase ungueal

Haber JS, Chairatchaneeboon M, Rubin AI. Trachyonychia: review and update on clinical aspects, histology, and therapy. *Skin Appendage Disord.* 2017 Jan;2(3-4):109-115.

Hwang JK, Lipner SR. Treatment of nail psoriasis. *Dermatol Clin.* 2024 Jul;42(3): 387-98.

Rigopoulos D, Baran R, Chiheb S *et al.* Recommendations for the definition, evaluation, and treatment of nail psoriasis in adult patients with no or mild skin psoriasis: A dermatologist and nail expert group consensus. *J Am Acad Dermatol.* 2019 Jul;81(1):228-40.

Sánchez Regaña M, Martín Ezquerra G, Umbert Millet P *et al.* Treatment of nail psoriasis with 8% clobetasol nail lacquer: positive experience in 10 patients. *J Eur Acad Dermatol Venereol.* 2005 Sep;19(5):573-7.

Unha nas doenças dermatológicas

Sanli H, Arat M, Oskay T, Gürman G. Evaluation of nail involvement in patients with chronic cutaneous graft *versus* host disease: a single-center study from Turkey. *Int J Dermatol.* 2004 Mar;43(3):176-80.

Schlesinger F, Katz M, Ingber A. Nail involvement in pemphigus vulgaris. *Br J Dermatol.* 2002 May;146(5):836-9.

Alterações ungueais nas doenças sistêmicas

Daniel CR 3rd, Sams WM Jr, Scher RK. Nails in systemic diseases. *Dermatol Clin.* 1985 Jul;3(3):465-83.

Alterações ungueais congênitas da infância e do idoso

Barth HJ, Dawber PR. Diseases of the nails in children. *Pediatr Dermatol.* 1987 Dec;4(4):275-90.

Boneti KK, Mendonça IM, Azulay DR. Leuconíquia verdadeira congênita associada à surdez: síndrome de Bart-Pumphrey? *Med Cutan Iber Lat Am.* 2011 Jul-Ago;39(4):193-6.

Cohen PR, Scher RK. Geriatric nail disorders: diagnosis and treatment. *J Am Acad Dermatol.* 1992 Apr;26(4):521-31.

Covello SP, Smith FJ, Sillevis Smitt JH *et al.* Keratin 17 mutations causeeither steatocystoma multiplex or pachionyquia congenital type 2. *Br J Dermatol.* 1998 Sep;139(3):475-80.

Feinstein A, Friedman J, Schewach-Millet M. Pachyonichia congenita. *J Am Acad Dermatol.* 1988 Oct;19(4):705-11.

Ferreira TD, Garani R, Andrade JP *et al.* Síndrome da unha-patela. *Rev Bras Med.* 2010 Fev;67:23-6.

Hamm H, Karl S, Bröcker EB. Isolated congenital nail dysplasia: a new autosomal dominant condition. *Arch Dermatol.* 2000 Oct;136(10):1239-43.

Kaspar RL, Leachman SA, McLean WH, Schwartz ME. Toward a treatment for pachyonychia congenita: report on the 7th Annual International Pachyonychia Congenita Consortium Meeting. *J Invest Dermatol.* 2011 May;131(5):1011-4.

McLean WH, Hansen CD, Eliason MJ, Smith FJ. The phenotypic and molecular genetic features of pachyonychia congenita. *J Invest Dermatol.* 2011 May; 131(5):1015-7.

Miller SJ. Nutritional deficiency and skin. *J Am Acad Dermatol.* 1989 Jul; 21(1):1-30.

Starace M, Alessandrini A, Piraccini BM. Nail disorders in children. *Skin Appendage Disord.* 2018 Oct;4(4):217-29.

Tosti A, Bardazzi F, Priaccini BM, Fanti PA. Idiopathic trachyonychia (twenty-nail dystrophy): a pathological study of 23 patients. *Br J Dermatol.* 1994 Dec;131(6):866-72.

Tumores ungueais

Ávila de Almeida C, Guarçoni S, Leverone A *et al.* Characterization of a glomus tumor using 33-MHz ultrasound and superb microvascular imaging. *Skin Res Technol.* 2021 May;27(3):466-8.

Baran R, Perrin C. Longitudinal erythronychia with distal subungual keratosis: onychopapilloma of the nail bed and Bowen's disease. *Br J Dermatol.* 2000;143(1): 132-5.

Falcone MO, Asmar G, Chassat R. Subungual glomus tumor. *Hand Surg Rehabil.* 2024 Apr; 43S:101607.

Ferrari TA, Gioia Di Chiacchio N, Montagner S, Di Chiacchio N. Multiple Glomus Tumor and Neurofibromatosis Type 1. *Skin Appendage Disord.* 2023 Oct;9(5):388-91.

Haneke E. Important malignant and new nail tumors. *J Dtsch Dermatol Ges.* 2017 Apr;15(4):367-86.

Hirata SH, Yamada S, Almeida FA *et al.* Dermoscopy of the nail bed and matrix to assess melanonychia striata. *J Am Acad Dermatol.* 2005 Nov;53(5):884-6.

Husain S, Scher RK, Silvers DN, Ackerman AB. Melanotic macule of nail unit and its clinicopathologic spectrum. *J Am Acad Dermatol.* 2006 Apr; 54(4):664-7.

Kim TR, Bae KN, Son JH *et al.* Onychopapilloma: its clinical, dermoscopic and pathologic features. *J Eur Acad Dermatol Venereol.* 2022 Nov;36(11):2235-40.

Ko D, Oromendia C, Scher R, Lipner SR. Retrospective single-center study evaluating clinical and dermoscopic features of longitudinal melanonychia, ABCDEF criteria, and risk of malignancy. *J Am Acad Dermatol.* 2019 May;80(5):1272-83.

Lebensohn A, Ghafoor A, Bloomquist L *et al.* Multiple onychopapillomas and BAP1 tumor predisposition syndrome. *JAMA Dermatol.* 2024 Aug 1;160(8):838-45.

Nunes LF, Mendes GLQ, Koifman RJ. Subungueal melanoma: A retrospective cohort of 157 cases from Brazilian National Cancer Institute. *J Surg Oncol.* 2018 Dec;118(7):1142-9.

O'Toole EA, Stephens R, Young MM *et al.* Subungual melanoma: a relation to direct injury? *J Am Acad Dermatol.* 1995 Sep;33(3):525-8.

Santos MF, Souza MEV, Luzzaro L *et al.* Onicomatricoma gigante: relato de um caso. *Surg Cosmet Dermatol.* 2020 Aug;12(3):286-9.

Cirurgia ungueal

D'Almeida LFV, Papaiordanou F, Machado EA *et al.* Chronic paronychia treatment: square flap technique. *J Am Acad Dermatol.* 2016 Dec;39(6):993-9.

Silverman RA. Pediatric diseases. In: Scher RK, Daniel CJ. *Nails, Therapy, Diagnosis, Surgery.* Philadelphia: WB Saunders; 1990.

Wollina U. Acute paronychia: comparative treatment with topical antibiotic alone or in combination with corticosteroid. *J Eur Acad Dermatol Venereol.* 2001 Jan;15(1):82-4.

62

Afecções dos Pelos

Bruna Duque Estrada ◆ Celso Tavares Sodré ◆ Corina Isabel Salas-Callo ◆ Leonardo Spagnol Abraham ◆ Maria Fernanda Reis Gavazzoni Dias ◆ Rodrigo Pirmez ◆ Taynara de Mattos Barreto

Apesar de não desempenharem funções vitais no ser humano, os pelos exercem um papel psicológico de extrema importância, haja vista a frequência de queixas relacionadas com seus excessos ou reduções na clínica dermatológica diária, sempre que escapam das normas social, cultural e/ou esteticamente aceitas.

Estima-se que o couro cabeludo tenha cerca de 100.000 a 150.000 fios de cabelo e que o crescimento deles se faça em torno de 10 mm por mês. O ciclo evolutivo dos cabelos ocorre em três fases: (1) anágena (fase de crescimento), na qual há uma grande atividade mitótica e ceratogênica, que dura de 3 a 5 anos; (2) catágena, em que ocorre a interrupção da atividade mitótica, com regressão da matriz perifolicular, perda da metacromasia da papila e apoptose dos queratinócitos triquilemais, e que dura cerca de 3 semanas; (3) telógena (fase de repouso), que dura de 3 a 6 meses e tem seu término representado pela queda do fio telógeno do couro cabeludo (ver Capítulo 1).

O diagnóstico das doenças das hastes e do couro cabeludo torna-se cada vez mais apurado. Além do exame clínico e laboratorial prévios, a *tricoscopia* (termo empregado à dermatoscopia do couro cabeludo e das hastes) tornou-se uma ferramenta fundamental na rotina de avaliação desses pacientes, tanto para o diagnóstico quanto para o acompanhamento. Outras ferramentas de uso bastante restrito, como microscopia polarizada, microscopia de varredura, técnicas de fluorescência e de imunofluorescência, testes genéticos e análise química da haste, podem auxiliar em casos específicos.

De maneira muito simples, porém didática, neste capítulo as afecções pilares serão classificadas em grupos: *alopecias*, *distúrbios das hastes*, *hipertricose* e *hirsutismo*.

Alopecias

Classificação

Podem ser difusas ou circunscritas, cicatriciais e não cicatriciais:

- **alopecias difusas não cicatriciais**: eflúvio telógeno, eflúvio associado a endocrinopatias (hipotireoidismo, hipertireoidismo, hipopituitarismo, hipoparatireoidismo e diabetes descompensado), doenças metabólicas e nutricionais (desnutrição, deficiência de ferro e zinco, homocistinúria), colagenoses (lúpus eritematoso sistêmico – LES –, dermatomiosite etc.), medicamentosas (tálio, ácido valproico, antagonistas tireoidianos, anticoagulantes, citostáticos, hipervitaminose A, retinoides, ácido bórico, lítio, betabloqueadores, clofibrato, estatinas, sunitinibe etc.), tóxicas, androgenética, congênitas, entre outras
- **alopecias difusas cicatriciais**: radiações ionizantes (doses elevadas), queimaduras extensas, medicações quimioterápicas (bussulfano, docetaxel, cisplatina/etoposídeo), entre outras
- **alopecias circunscritas não cicatriciais**: areata, sífilis secundária, colagenoses sistêmicas, herpes-zóster, foliculites, fármacos, tração, desnutrição, entre outras
- **alopecias circunscritas cicatriciais**: esclerodermia, lúpus discoide crônico, colagenoses localizadas, quérion, *tinea* por *M. audouinii* e *T. schoenleinii*, foliculite decalvante, penfigoide cicatricial, neoplasias, foliculite dissecante, alopecia fibrosante frontal, entre outras.

Abordagem diagnóstica das alopecias

Exame físico

O exame físico de um paciente com alopecia é, sem dúvida, a etapa mais importante da abordagem deste paciente. A avaliação dos pelos de todo o couro cabeludo, bem como do corpo, deve ser sempre realizada. Cor, brilho, textura, densidade, comprimento das hastes, descamação e eritema são dados semióticos importantes. A avaliação das unhas é fundamental, principalmente frente à frequente associação de onicopatias e alopecias inflamatórias.

Teste de tração

É um teste simples para avaliar a atividade e gravidade da queda dos cabelos. Para realização do teste, o paciente deve permanecer 5 dias sem lavar ou pentear os cabelos. Devido à dificuldade de adesão, padronizam-se 24 h sem enxágue em alguns ambulatórios. Com uma pega usando o 1º, 2º e 3º quirodáctilos, deve-se fazer pequena tração de uma mecha com aproximadamente 60 fios de cabelos. O teste deve ser realizado nas diferentes regiões do couro cabeludo: frontal, centroparietal, parietal direita e esquerda, vértex e occipital. O exame com o dermatoscópio ou microscópio óptico dos fios desprendidos pode ser útil, uma vez que se considera normal somente o desprendimento de fios telógenos. Em geral, o teste é positivo quando mais de 10% dos fios tracionados se desprendem, ou mais de 6 fios, em cada tração. Deve-se repetir o exame com a mesma metodologia a cada visita do paciente, para não haver viés de contagem.

Tricograma

É um método microscópico para avaliação das hastes e do ciclo folicular, quantificando o percentual de folículos nas diferentes fases de crescimento. O cabelo não deve ser lavado por 5 dias para a realização do exame. Utiliza-se uma pinça reta ou porta-agulha para coletar os fios. Em média, 40 a 60 fios devem ser tracionados e analisados no microscópio ou dermatoscópio para estabelecimento dos percentuais. O exame deve ser realizado nas regiões parietal e occipital para efeitos de comparação. Está bem indicado no diagnóstico diferencial e no acompanhamento das alopecias difusas não cicatriciais, principalmente eflúvio telógeno agudo e alopecia androgenética (AAG). Considera-se alterado quando mais de 25% dos fios são telógenos.

Tipicamente, o fio telógeno caracteriza-se pelo bulbo globoso com pouca ou nenhuma melanina em seu interior, caracterizando a chamada "clava", ou "formato de cotonete". A bainha radicular externa forma o saco epitelial que envolve a clava. Os fios catágenos são raramente observados, por isso no tricograma costuma-se incluir os catágenos na contagem dos fios telógenos. O fio anágeno caracteriza-se pelo formato de taca ou em *tip* de golfe, com coloração escura pela alta concentração de melanócitos no seu interior. A bainha radicular interna é visível desde a matriz até a sua parte mais distal com a ajuda do pigmento que cora essa bainha (*anagen dye*). Dessa forma, a visualização torna-se mais fácil (Figura 62.1).

Tricoscopia

Ferramenta não invasiva, fácil de utilizar, que aumenta a acurácia diagnóstica em relação à inspeção clínica, já que possibilita a visualização de estruturas que não são visíveis a olho nu, facilitando o diagnóstico e o acompanhamento de diversas doenças dos cabelos e do couro cabeludo (Quadros 62.2 e 62.3, adiante).

Histopatologia

De extrema importância para a confirmação diagnóstica das alopecias cicatriciais, é usada em casos complexos de alopecias não cicatriciais, nos quais o exame clínico e a tricoscopia não foram suficientes para o estabelecimento do diagnóstico. Preconiza-se realizar biopsia do couro cabeludo com *punch* de 4 mm e enviar o material para corte horizontal (transversal), padrão-ouro para o diagnóstico das alopecias. Se possível, remover dois fragmentos e enviar um para corte transversal e outro, longitudinal.

Alopecias não cicatriciais

Alopecia areata

Clínica

A alopecia areata (AA) caracteriza-se mais frequentemente por perda rápida e completa de pelos em uma ou mais áreas do couro cabeludo (envolvido em 90% dos casos) e, ocasionalmente, de outras regiões pilosas (barba, supercílio, púbis etc.). Prurido e tricodinia (hipersensibilidade do couro cabeludo) podem acompanhar o quadro. Clinicamente, placas alopécicas, geralmente circulares, podem ser observadas com pele lisa e desnuda ou com pelos *velus* (Figuras 62.2 e 62.3). Eritema, coloração amarelada, ou leve descamação da área alopécica podem raramente ser observados. Na periferia das placas, pelos aparentemente normais são facilmente destacáveis ao teste da tração. Pelos "em ponto de exclamação" são característicos, com extremidade distal mais espessa que a proximal, e podem ser mais bem visualizados pela tricoscopia. Afeta igualmente homens e mulheres, sobretudo jovens. Embora, na maioria dos casos, haja repilação espontânea em alguns meses, outras vezes o processo progride com surgimento de novas lesões, que, por confluência, podem atingir todo o couro cabeludo (alopecia total) ou todo o corpo (alopecia universal).

Deve-se observar três variantes clínicas menos frequentes: a *ofiásica*, que se inicia na região occipital e avança bilateralmente para as regiões parietais; a *ofiásica inversa* ou "sisaihpo" ("*ophiasis*" escrito ao contrário), um tipo muito raro de acometimento da área frontoparietotemporal; e a *difusa*, em que não há formação de placas alopécicas, mas encontram-se pelos em pontos de exclamação entre os cabelos normais. Muitas vezes, quando ocorre repilação, os pelos nascem despigmentados (poliose).

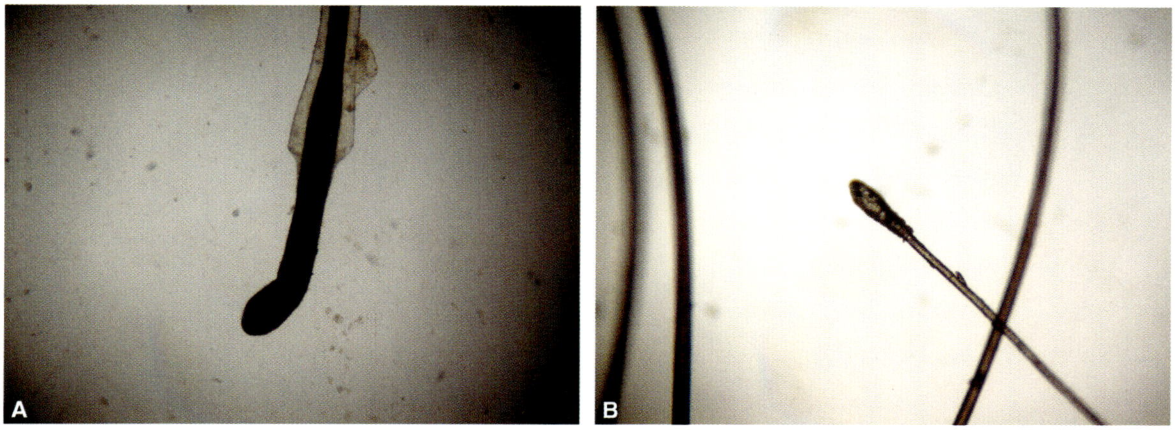

Figura 62.1 Tricograma. **A.** Fio anágeno com coloração escura em formato de taco ou *tip* de golfe. **B.** Fio telógeno em formato de cotonete ou clava e pouca melanina.

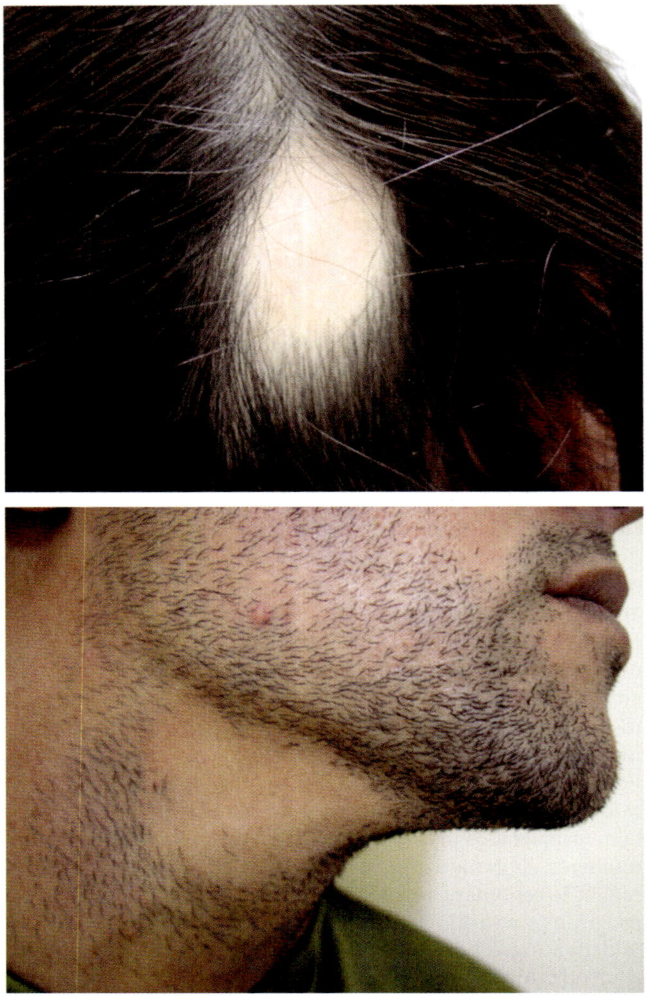

Figura 62.2 Alopecia areata.

Depressões cupuliformes (*pittings*) são as alterações ungueais mais comumente associadas. Outras anormalidades ungueais podem ser encontradas, como: traquioniquia, linhas de Beau, onicorrexe, coiloniquia, espessamento ou afinamento das unhas, onicomadese, leuconiquia *puntata* ou transversa e pontos vermelhos na lúnula. As alterações ungueais são encontradas em 7 a 66% dos casos (ver Capítulo 61). Achados oftalmológicos, como opacidade assintomática do cristalino e mudanças no fundo de olho, ocorrem em 51% e 41% dos pacientes com alopecia areata, respectivamente.

Embora o índice de recorrência seja alto, o prognóstico é variável, tendo como fatores agravantes o início antes da puberdade, atopia, distrofias ungueais, história familial de alopecia areata, concomitância com outras doenças autoimunes, variante ofiásica e desenvolvimento de alopecia total ou universal (Figura 62.4).

Etiopatogenia

Muitos fatores etiológicos estão associados ao desenvolvimento da AA, entre eles agentes infecciosos, vacinação, traumas psíquicos, fatores hormonais e genéticos, porém a exata causa ainda permanece desconhecida. A teoria mais aceita na literatura é a autoimune. Várias observações suportam esta hipótese, como a presença de células inflamatórias lesionais, o autoanticorpo folículo-específico no sangue dos pacientes, a resposta aos tratamentos com imunossupressores e a associação com doenças autoimunes. O infiltrado inflamatório peri e intrabulbar é composto predominantemente por linfócitos T $CD4^+$ e $CD8^+$, o que denota a perda do privilégio imunológico folicular. A inflamação mantém os folículos pilosos em estado anágeno distrófico, forçando-os a passar precocemente à fase telógena ou, em alguns casos crônicos, perpetuam na fase telógena. Alguns trabalhos evidenciam alterações do sistema nervoso periférico no nível da papila dérmica e bulbo, em que quantidades de neuropeptídios, como a substância P e o peptídio regulador da calcitonina, moduladores de resposta inflamatória, estariam alteradas.

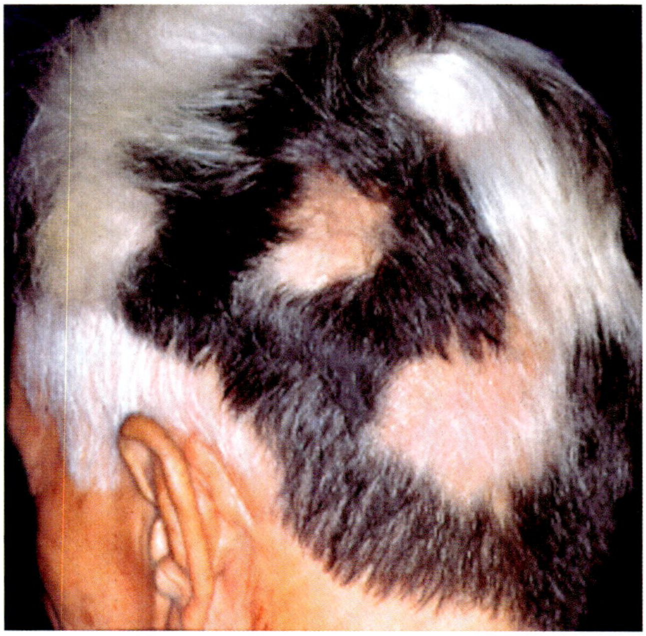

Figura 62.3 Alopecia areata. Repilação com canície gerando aspecto bizarro.

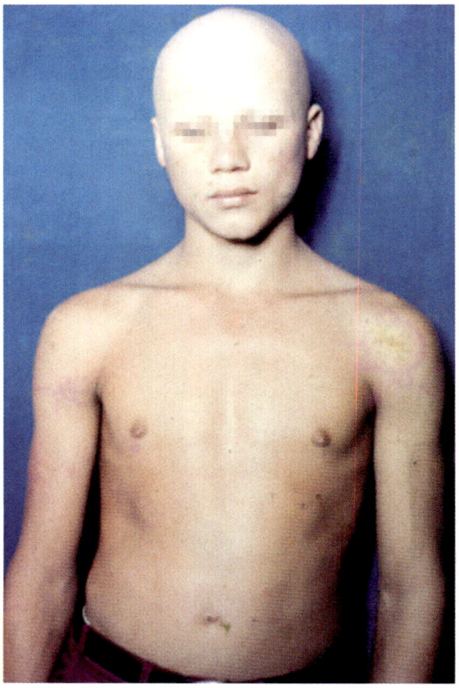

Figura 62.4 Alopecia universal.

O estresse emocional tem sido responsabilizado como desencadeador em grande proporção de pacientes, apesar de alguns trabalhos serem conflitantes com essa teoria. Diversos medicamentos estão relacionados com o início da AA, entre eles, cerca de 50% dos casos correspondem à classe de biológicos inibidores do fator de necrose tumoral α e 13% ao dupilumabe. Outros medicamentos incluem ribavirina, interferon-α, haloperidol, ciclosporina, pembrolizumabe, rifampicina, retinoides, entre outros. A AA surge, em média, 11 meses após o início e é localizada em 75% dos casos.

A associação de outras doenças com a AA é muito comum. A doença tireoidiana autoimune é a anormalidade mais comumente associada, e acomete entre 8 e 28% dos pacientes com AA. Entretanto, os anticorpos antitireoidianos parecem não estar correlacionados com a gravidade da doença. Vitiligo associa-se entre 3 e 8% dos casos, comparado a 1% da população norte-americana; atopia é duas vezes mais comum nos pacientes com a AA. Outras doenças e distúrbios genéticos estão associados à AA, como: síndrome de Down, doença de Addison, síndrome poliglandular autoimune autossômica recessiva, anemia perniciosa, psoríase, lúpus, síndrome de Sjögren, entre outras. Alterações psiquiátricas são descritas na AA, especialmente ansiedade e alteração do humor.

Tratamento

Poucas terapias para AA foram avaliadas em estudos controlados randomizados. A falta de evidências de métodos terapêuticos gera um desafio para o dermatologista no momento de escolher o melhor tratamento. A conduta terapêutica deve ser individualizada, considerando-se a faixa etária e a extensão da doença. O tratamento pode ser tópico, intralesional ou sistêmico.

Terapia tópica

Corticosteroides tópicos. Corticosteroides de alta a altíssima potência, como a betametasona e o clobetasol, são usados diariamente, com ou sem oclusão, isoladamente ou associados ao minoxidil. Um estudo com aplicação de propionato de clobetasol a 0,05% sob oclusão em AA total e universal mostrou que quase 30% dos pacientes apresentaram repilação completa e 20% tiveram benefício a longo prazo no lado tratado. Foliculite pode ser observada em 10% dos pacientes tratados com creme de clobetasol. Telangiectasia e atrofia raramente são observadas. O índice de recidiva vai de 37 a 63% com a suspensão do tratamento e até mesmo com a continuação deste.

Antralina. Mecanismo de ação é desconhecido, mas estudos em animais evidenciaram diminuição da expressão de TNF-α e TNF-β na área tratada. É usada na forma de creme, em concentrações que variam de 0,5 a 1%, como terapia de curto contato diário. O tempo de exposição pode começar com 5 min, aumentando gradualmente de 5 a 10 min por semana, até atingir 1 h ou até que apareça uma leve irritação, que é necessária para que a antralina seja efetiva. Se não houver resposta em 3 meses, o tratamento deve ser descontinuado. Reações adversas incluem irritação intensa, foliculite, linfadenopatia regional, manchas na pele, nos cabelos e nas roupas. A área tratada deve ser protegida do sol. É uma boa opção para crianças.

Minoxidil. Geralmente utilizado em associação a outras terapias tópicas ou sistêmicas. É utilizado em solução hidroalcoólica a 5%, 2 vezes/dia. Com mecanismo de ação ainda não totalmente comprovado, parece atuar na síntese do DNA folicular, estimulando o crescimento de pelos por meio do prolongamento da fase anágena, promovendo vasodilatação e aumento da espessura do bulbo capilar, angiogênese e há relatos de algum efeito imunossupressor. Eventualmente, pode ser observada hipertricose a distância, que é reversível com a suspensão do medicamento.

Solução de fenol a 88%. Imediatamente neutralizada com álcool, em aplicações de 14/14 dias pelo médico.

Inibidores da calcineurina. Os imunomoduladores (pimecrolimo e tacrolimo) podem ser utilizados na terapia da alopecia dos supercílios e das sobrancelhas; em outras regiões, não oferecem bons resultados, pois a substância tem alto peso molecular e não consegue atingir o infiltrado inflamatório no bulbo.

Imunoterapia tópica. É o tratamento de escolha para os casos crônicos de alopecia areata com mais de 50% do couro cabeludo acometido. O exato mecanismo de ação ainda é desconhecido, porém trabalhos demonstram um efeito imunomodulador, que consiste em apoptose de linfócitos perifoliculares, competição antigênica e mudança da relação de linfócitos CD4/CD8 (4:1 nas áreas não tratadas, a 1:1 nos pacientes responsivos a difenilciclopropenona – difenciprona, DPCP). As medicações mais utilizadas são o éster dibutílico do ácido esquárico (SADBE), a DPCP e o dinitroclorobenzeno (DNCB), sendo este último não mais utilizado, por ter se mostrado mutagênico em testes de laboratório. No Brasil, eventualmente está disponível a difenciprona.

Após 2 semanas da sensibilização com solução a 2% em acetona, inicia-se a terapia semanal com a menor concentração capaz de produzir um eczema leve, testando inicialmente concentrações de 0,01%. Ácido esquárico é uma alternativa para pacientes que desenvolvam reação alérgica incontrolável a DPCP.

Em geral, ocorre repilação 3 meses após o início do tratamento, que deve ser interrompido se não houver resposta em 6 meses. O índice de sucesso varia de 50 a 60%, com recidiva de 62% em 2 anos. Fatores prognósticos negativos incluem extensão da doença, alterações ungueais e duração prolongada da AA antes da terapia. Reações adversas incluem eczemas agudos intensos, linfadenopatia cervical, edema facial e do couro cabeludo, urticária de contato, sintomas gripais, reações tipo eritema multiforme e distúrbios pigmentares.

Corticosteroides intralesionais

Os corticosteroides intralesionais são a terapia de primeira escolha para o tratamento de lesões localizadas (até 50% de acometimento do couro cabeludo). O acetonido de triancinolona tende a ser utilizado com intervalos de 2 a 4 semanas. No couro cabeludo, a concentração utilizada é de 5 a 8 mg/mL, e na sobrancelha ou face, de 2,5 mg/mL, diluídos em solução salina ou em lidocaína sem vasoconstritor, não devendo exceder 20 mg/mL de triancinolona na dose total, por aplicação. Entretanto, estudo recente demonstrou que a concentração de 2,5 mg/mL, quando utilizada no couro cabeludo, é tão eficaz quanto 10 mg/mL, com menor incidência de efeitos adversos locais. Aplicam-se 0,05 a 0,1 mL a cada 1 cm em múltiplas injeções intradérmicas. Efeitos adversos incluem atrofia e telangiectasias no local de aplicação e síndrome de Cushing, se altas doses forem usadas repetidamente.

Terapia sistêmica

A terapia sistêmica está indicada nos casos de alopecia areata moderada a grave (Quadro 62.1). Classicamente, a terapia sistêmica da AA é realizada com corticosteroides, metotrexato, ciclosporina e sulfassalazina. Nos últimos anos, os inibidores da enzima Janus quinase (iJAK) passaram a ser a classe de medicamentos mais estudada no tratamento da AA grave. Baricitinibe (inibidor JAK 1/2) e ritlecitinibe (inibidor JAK 3/TEC) são

Quadro 62.1 Classificação de gravidade da alopecia areata.

Classificação	Extensão da alopecia
Leve	20% ou menos do couro cabeludo
Moderada	21 a 49% do couro cabeludo
Grave	50 a 100% do couro cabeludo

Nos casos de AA leve ou moderada, aumente a classificação de gravidade de AA em um nível se um ou mais dos seguintes estiverem presentes:

- Impacto psicossocial negativo resultante de AA
- Envolvimento perceptível de sobrancelhas ou cílios
- Resposta inadequada após pelo menos 6 meses de tratamento
- Teste de tração positivo multifocal.

Adaptado de King BA *et al*. (2002).

atualmente os dois medicamentos aprovados no Brasil pela Agência Nacional de Vigilância Sanitária (Anvisa) para o tratamento de AA grave em pacientes com idade ≥ 18 anos e ≥ 12 anos, respectivamente.

O uso de corticosteroides sistêmicos tem indicação limitada pela grande recorrência após sua interrupção, além dos potenciais efeitos colaterais da corticoterapia sistêmica prolongada. Um método alternativo seria o uso da corticoterapia intramuscular (associação de dipropionato/acetato de betametasona e fosfato dissódico de betametasona ou mesmo a triancinolona 40 mg/dose) a cada 4 semanas. Este tipo de terapia parece diminuir os efeitos colaterais dos corticosteroides, porém a recorrência também é alta com interrupção da terapia. Pulsoterapia, utilizando-se prednisona ou prednisolona 1 mg/kg/dia ou dexametasona 0,1 mg/kg/dia, 2 dias seguidos por semana, pode ser utilizada em casos extensos ou de evolução rápida; esta última opção tem apresentado bons resultados, com menos efeitos colaterais.

O metotrexato é uma droga imunossupressora, antagonista do ácido fólico, utilizada em diversas dermatoses. Em estudo que avaliou o metotrexato em formas graves de AA, os resultados foram satisfatórios (67,7% de repilação maior que 50%), com poucos efeitos adversos. Esses resultados são semelhantes a outros estudos, que relataram repilação satisfatória em cerca de 60 a 70% dos pacientes. Estudo realizado em crianças também não mostrou efeito colateral grave, com repilação maior que 50% em 5 de 13 pacientes avaliados. O metotrexato na AA costuma ser usado em doses que variam de 7,5 a 20 mg/semana. Dose acumulada média de 180 mg foi necessária para início da resposta, e doses acumuladas de 1.000 a 1.500 mg tiveram as melhores respostas.

A ciclosporina, na dose de 3 a 5 mg/kg/dia, também tem indicação excepcional, em função de seus efeitos colaterais e da recorrência após interrupção. O seu uso tópico não parece ser eficaz.

Terapias biológicas, como o etanercepte, o adalimumabe e o infliximabe, não demonstraram eficácia na AA. Alguns relatos mostram, inclusive, piora da AA com o uso de inibidores do TNF-α ou ainda desenvolvimento da AA em pacientes tratados com biológicos para outras enfermidades.

Estudos utilizando iJAK mostram resultados promissores nas formas extensas e refratárias da AA. Os iJAK foram avaliados em ensaios clínicos duplo-cegos, randomizados, controlados e multicêntricos e foram os primeiros medicamentos oficialmente aprovados para o tratamento de AA grave. Eles inibem as vias de sinalização IFN-γ e IL-15, que ativam e perpetuam as células T citotóxicas $CD8^+$, responsáveis pela inflamação autoimune contra o folículo piloso.

A eficácia do baricitinibe foi demonstrada em dois ensaios clínicos randomizados de fase 3 envolvendo 1.200 pacientes com AA grave. Na semana 36, 38,8% dos pacientes tratados na dose de 4 mg/dia atingiram SALT < 20 em comparação com 22,8% dos pacientes tratados com 2 mg/dia e 6,2% dos pacientes que receberam placebo. Estudos de extensão com uso contínuo de baricitinibe por até 104 semanas mostraram que a eficácia continua a aumentar após 52 semanas e há uma alta taxa de manutenção dos resultados clínicos. Uma dose de 2 mg, 1 vez/dia, pode ser apropriada para pacientes com idade ≥ 75 anos e para aqueles com histórico de infecções crônicas ou recorrentes. Uma dose de 2 mg, 1 vez/dia, também pode ser considerada para pacientes que alcançaram o controle sustentado da atividade da doença com 4 mg e são elegíveis para a terapia de redução e manutenção da dose.

A eficácia do ritlecitinibe na AA foi documentada em ensaios clínicos randomizados. Com a dose de ataque de ritlecitinibe de 200 mg/dia (4 semanas) e terapia contínua com 50 mg/dia, o SALT30 (30% de melhoria de SALT) foi alcançado por 50% dos pacientes e o SALT90, em 25%, no ensaio clínico de fase 2A. No estudo de fase 2B-3, o ritlecitinibe mostrou que, na semana 24, 31% dos pacientes no grupo ritlecitinibe 200 mg/50 mg, 23% dos pacientes no grupo ritlecitinibe 50 mg e 2% no grupo placebo tiveram uma resposta positiva com base em uma pontuação de SALT de 20 ou menos. Um aumento da eficácia foi demonstrado com o tratamento contínuo durante o período de observação de 48 semanas. Crescimento de sobrancelhas e cílios também foi observado. Quando os respondentes foram trocados para o placebo e depois voltaram ao ritlecitinibe após a recaída, apenas 57% dos pacientes responderam ao segundo curso do ritlecitinibe. Essas observações podem indicar que, em pacientes com um bom efeito terapêutico, o tratamento não deve ser descontinuado muito cedo.

Outros iJAK demonstraram eficácia em estudos não controlados e são considerados opções para uso *off-label*, como tofacitinibe (inibidor de JAK 1/3) na dose de 5 mg, 2 vezes/dia, ruxolitinibe (inibidor de JAK 1/2) na dose de 20 mg, 2 vezes/dia, e upadacitinibe (inibidor de JAK 1) na dose de 30 mg/dia. Preparações tópicas não demonstraram ser eficazes devido à profundidade do folículo piloso. O deuruxolitinibe foi aprovado para o tratamento de AA em 2024 pela Food and Drug Administration (FDA).

Até o momento, o uso de iJAK em AA é considerado seguro. Os principais eventos adversos relatados foram infecções do trato respiratório superior, infecções do trato urinário, acne, aumento dos níveis de transaminase, cefaleia e náuseas. Os efeitos adversos são geralmente leves e transitórios, e não houve aumento do risco de efeitos adversos graves, quando comparado ao placebo.

Todos os iJAK têm informações de segurança em suas bulas do estudo de segurança do tofacitinibe (ORAL Surveillance) realizado em pacientes com artrite reumatoide com idade ≥ 50 anos, com um ou mais riscos cardiovasculares, o qual mostrou um risco aumentado de eventos cardiovasculares adversos, tromboembolismo venoso, infecções graves, neoplasias malignas e morte em comparação com os inibidores de TNF, que têm um efeito cardioprotetor. Esse risco não foi observado em pacientes com doenças dermatológicas imunomediadas, incluindo AA. No entanto, até que mais estudos estejam disponíveis, o tratamento de pacientes idosos, fumantes ou aqueles com risco aumentado dessas condições deve ser avaliado com cautela.

Em relação aos exames laboratoriais que devem ser solicitados antes e durante o tratamento com iJAK, devem ser solicitados: hemograma completo, funções renal e hepática (pré-tratamento, após o primeiro mês e depois a cada 3 meses), perfil lipídico (pré-tratamento e a cada 3 meses), sorologia para hepatites B e C e HIV (pré-tratamento e após 1 ano), QuantiFERON ou PPD para rastreio de tuberculose (pré-tratamento e após 1 ano) e radiografia de tórax (pré-tratamento e após 1 ano). As vacinas do paciente devem ser atualizadas e considerar indicar a vacinação contra herpes-zóster.

A videodermatoscopia computadorizada em aumento de 20 a 70× tem sido utilizada como auxílio no diagnóstico e prognóstico desses pacientes (ver Quadro 62.2).

Na maioria das vezes, o suporte psicológico pode ser oferecido pelo dermatologista, sendo necessário o apoio de um psicoterapeuta em alguns casos. Está indicado o uso de órtese, temporária ou permanente, ou a aceitação do estado alopécico.

Eflúvio telógeno

Caracteriza-se por aumento da queda de cabelos, como consequência da reentrada em uma nova fase anágena, de grande número de folículos precipitados antecipadamente em telogeno, provocado por estresse físico ou psíquico. A queda de fios telógenos pode subir de 120 para 400 por dia. O diagnóstico pode ser feito pela observação da acentuação dos recessos bitemporais, associado ao teste de tração com mais de 6 fios destacados por tração ou mais de 10% do total de fios tracionados, ou ainda pelo tricograma, que apresenta mais de 25% de pelos telógenos. Histologicamente, não existem alterações relevantes, salvo um aumento na contagem de folículos telógenos.

Existem cinco mecanismos descritos para o eflúvio telógeno, apresentados a seguir.

Liberação anágena imediata. Evento agudo que gera conversão prematura fase anagênica. A queda é observada 2 a 3 meses depois (correspondendo à duração da fase telógena). Ocorre após doença consumptiva, doenças tireoidianas, febre alta, dietas radicais para emagrecer (principalmente as hipoproteicas), cirurgias, hemorragias, anemias, deficiência de ferro, zinco ou vitamina D, infecções, inclusive por covid-19, e em doenças sistêmicas graves. É típico do uso de certos fármacos como heparina, cumarínicos, lítio, estatinas, clofibrato, início ou término de medicamentos contraceptivos orais ou da reposição hormonal, agentes citostáticos, hipervitaminose A e retinoides, em especial acitretina, colchicina, betabloqueadores e outros.

Liberação anágena tardia. Mecanismo do eflúvio pós-parto. Durante a gestação, observa-se prolongamento da fase anágena, e, se muitos fios são envolvidos, a conversão para fase telógena será seguida de aumento da queda 2 a 3 meses após o parto.

Síndrome do anágeno curto. Encurtamento idiopático da fase anágena, o que pode causar queda persistente em alguns casos.

Liberação telógena imediata. Ocorre encurtamento da fase telógena, com consequente expulsão desses fios e conversão para anágena. Observado no início do tratamento com minoxidil.

Liberação telógena tardia. Prolongamento e sincronização de muitos fios na fase telógena e queda na transição para a fase anágena. Fenômeno provavelmente responsável pela queda sazonal experimentada por alguns pacientes. Trata-se de evento biológico normal similar ao fenômeno de muda que ocorre em muitos animais.

O eflúvio telógeno é considerado agudo quando a queda persiste até 6 meses. O prognóstico é bom, com recuperação espontânea em 95% dos casos em até 12 meses. Em cerca de 30% dos casos, a causa não é elucidada.

O eflúvio telógeno crônico pode ser primário ou secundário. A queda, em geral, persiste por mais de 6 meses, de forma contínua ou em ciclos. A forma primária é considerada idiopática e costuma acometer mulheres de idade entre 30 e 60 anos, de forma insidiosa e de curso flutuante, por diversos anos. Algumas pacientes referem como gatilho o estresse emocional. A diminuição de densidade é seguida de repilação e não há evidência de miniaturização a longo prazo (a não ser que exista o diagnóstico concomitante de alopecia senil ou AAG) (ver Quadro 62.2).

O eflúvio telógeno crônico secundário, em geral, associa-se à doença crônica.

No hipotireoidismo, com frequência, pode-se observar perda difusa de cabelos, rarefação de supercílios (é causa de madarose) e redução de pelos axilares, geralmente reversíveis com o controle da afecção. O tricograma mostra uma proporção muito alta de pelos telógenos. No hipertireoidismo, também pode haver alopecia difusa, em cerca de 40 a 50% dos casos, geralmente reversível. No hipoparatireoidismo e no pseudo-hipoparatireoidismo, os cabelos podem apresentar-se grossos, esparsos, secos e quebradiços, com áreas de alopecia. A taxa de ferritina inferior a 70 μg/L também pode ser causa de eflúvio telógeno.

Eflúvio anágeno

Ocorre nas quimioterapias antineoplásicas, pois os citostáticos, antimetabólitos e alquilantes agem inibitoriamente sobre a fase anagênica; a queda inicia-se poucas semanas após o início da medicação. O mesmo tipo de alopecia ocorre após intoxicação, acidental ou proposital, com sais de tálio (veneno de rato). Recentemente, a alopecia permanente foi descrita após uso de quimioterápicos, como bussulfano, docetaxel e o esquema cisplatina/etoposídeo, assim como com os inibidores de fator de crescimento epidérmico.

Síndrome do anágeno frouxo

É causada por um distúrbio de ancoragem de pelos anágenos entre a cutícula e a bainha radicular interna, que leva a uma adesão defeituosa desses pelos no folículo. Pode ser familial (autossômica dominante) ou adquirida. É mais comum em meninas, na infância. O diagnóstico pode ser feito por teste de tração, com observação ao microscópio de pelos anágenos modificados, com corrugamento da cutícula adjacente ao bulbo ("aparência de meia frouxa") e pelo tricograma, que mostra pelo menos 70% de pelos anágenos. A maioria dos casos melhora espontaneamente com a idade; o uso de minoxidil parece ser a primeira linha de tratamento. Os autores deste capítulo tiveram boa resposta com o uso da biotina em altas doses (10 mg/dia) em dois casos.

Alopecia androgenética

A alopecia androgenética (AAG) pode afetar de maneira significativa a vida psicossocial do indivíduo com graus variáveis de comprometimento da qualidade geral de vida. Sua prevalência não está totalmente estabelecida, mas sabe-se que o aparecimento da AAG está relacionado com a idade, o sexo e a etnia. Estima-se que aproximadamente 62% dos homens brancos entre 20 e 40 anos de idade apresentem recesso bitemporal e mais de 80% dos homens brancos mostrem sinais de AAG por volta dos 70 anos. É uma condição menos prevalente em negros e asiáticos. A AAG tem início em qualquer idade a partir da puberdade, apresentando dois picos de incidência, um entre a 2ª e a 3ª e outro entre a 5ª e a 6ª década de vida.

Como o próprio nome sugere, tem sua fisiopatogenia apoiada na interação entre fatores hormonais e genéticos. Na verdade, o desenvolvimento da AAG depende de vários fatores, incluindo predisposição genética, presença adequada de androgênios e de seus receptores, bem como de coativadores dos receptores de androgênio. Do ponto de vista genético, alguns autores defendem que se trata de um distúrbio de herança autossômica dominante com penetrância variável. Outros apontam para uma herança de natureza poligênica. Embora a herança genética da AAG seja objeto de muitos estudos, os genes envolvidos ainda não foram completamente elucidados. Do ponto de vista hormonal, postula-se que os androgênios promovam, em folículos geneticamente determinados, a transformação de folículos terminais em folículos miniaturizados. O folículo é um tecido-alvo para andrógenos e é também considerado um órgão periférico, capaz de sintetizar quantidades significativas de androgênios, que podem afetar o seu próprio crescimento fisiológico do folículo piloso (couro cabeludo e corpo). Na AAG, ocorre redução gradual da duração média da fase anágena em cada ciclo folicular. Esta redução é resultado da ação hormonal da di-hidrotestosterona (DHT) nas células da papila dérmica. A testosterona produzida pode ligar-se diretamente aos receptores intracelulares de androgênios (RA) expressos na papila dérmica e no bulbo capilar, ou pode ser transformada em DHT, que é metabolicamente mais potente e tem afinidade pelo menos cinco vezes maior comparado à testosterona por estes receptores. A testosterona é responsável pela massa muscular, pelo crescimento genitoescrotal, pela sexualidade e pela modificação da voz e pelos terminais axilares e pubianos. A conversão da testosterona em DHT nos folículos pilosos é predominantemente mediada pela enzima 5α-redutase do tipo II e é o hormônio responsável pelo crescimento de pelos terminais da área da barba, pela hiperplasia prostática benigna e pelo desenvolvimento dos recessos frontoparietais. A DHT é considerada o androgênio principal requerido para a indução da AAG masculina. Uma vez que a duração da fase anágena é o principal fator na determinação do comprimento do cabelo, o comprimento máximo do novo cabelo anágeno é sempre mais curto do que o seu antecessor. Na AAG, a duração do cabelo telógeno não é alterada, mas o tempo em que o folículo fica vazio, referido como o período de latência, ou fase quenógena, torna-se mais longo. Assim, os folículos capilares tornam-se progressivamente miniaturizados.

São duas as isoenzimas existentes da 5α-redutase: tipo 1, mais encontrada em glândulas sebáceas e sudoríparas; e tipo 2, que é mais encontrada nos folículos pilosos. Pessoas geneticamente deficientes dessa enzima são incapazes de desenvolver AAG. Os eunucos, se castrados antes ou na época da puberdade, não desenvolvem AAG; porém, podem fazê-lo com a administração de andrógenos, desde que esteja presente o fator genético. Nos homens, não se observa aumento dos níveis de andrógenos.

Alopecia androgenética masculina

O aspecto clínico da perda de cabelo no homem é uma rarefação de fios em graus variáveis nas regiões frontoparietal, bitemporal e vértice (áreas androgênio-dependentes). Alguns pacientes podem apresentar sintomas locais associados como dor, prurido e alteração da sensibilidade. A alopecia ocorre ao longo dos anos e segue um padrão segundo as classificações propostas por Hamilton-Norwood (Figuras 62.5 e 62.6).

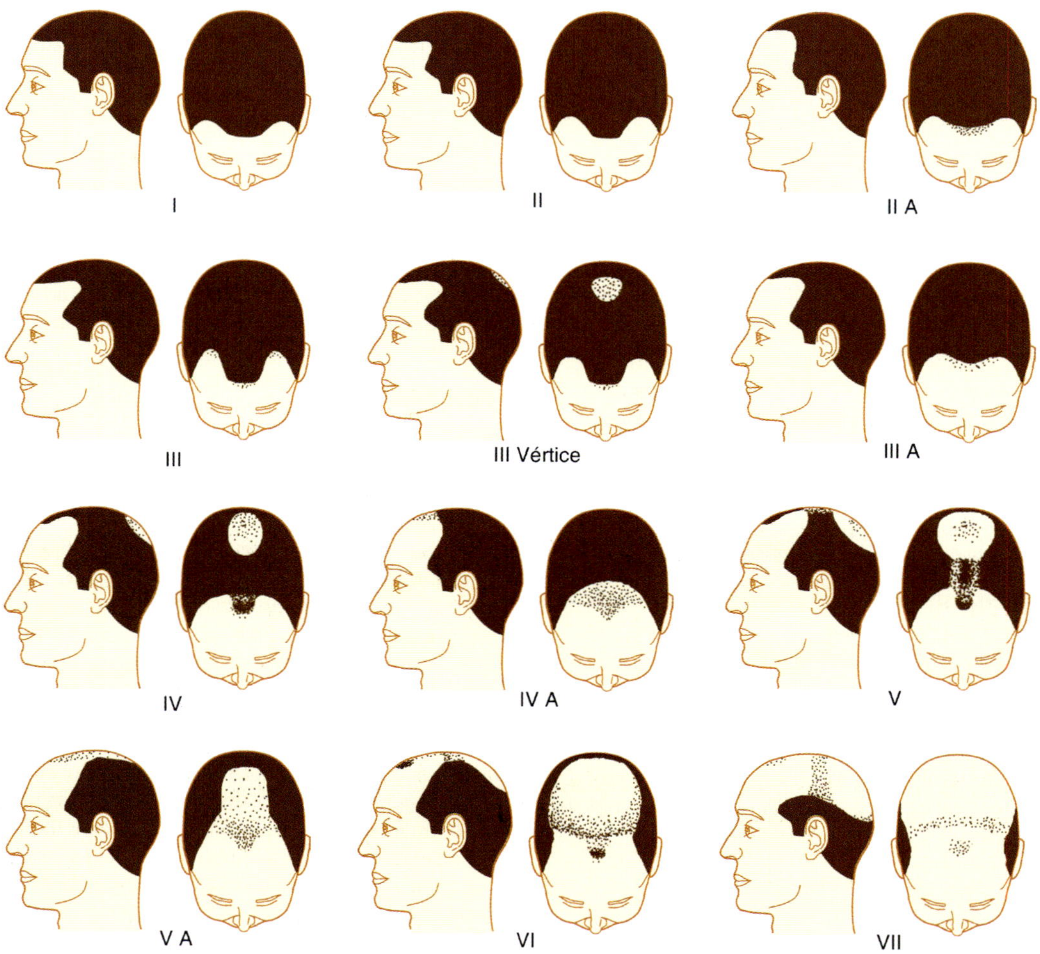

Figura 62.5 Escala de classificação da alopecia androgenética masculina de Hamilton-Norwood.

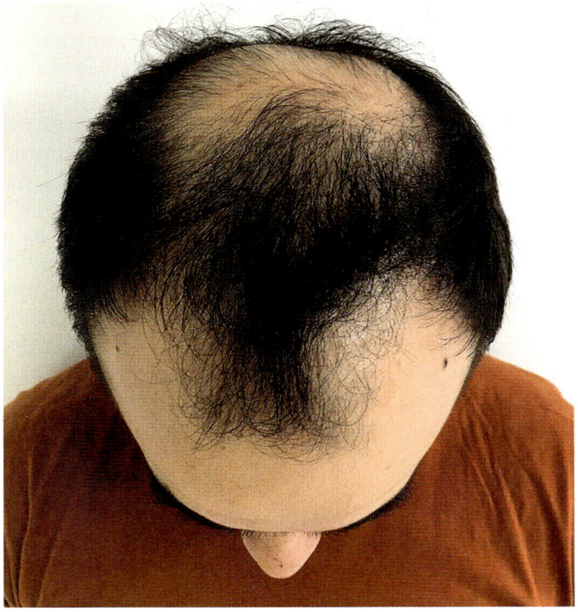

Figura 62.6 Alopecia androgenética masculina.

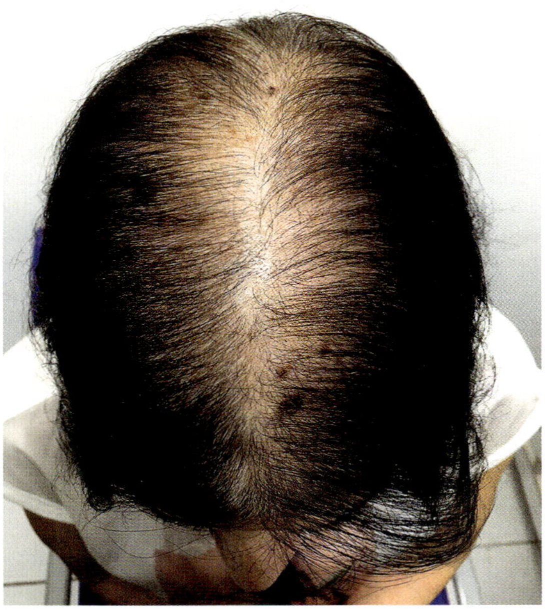

Figura 62.8 Alopecia androgenética feminina.

Alopecia androgenética feminina

Mais difusa que no padrão masculino, está classificada em três graus segundo a escala de Ludwig (Figura 62.7). Nota-se uma rarefação na região frontoparietal e no vértex, sendo mantida a linha de implantação frontal, possivelmente em decorrência da maior expressão de aromatase nos folículos dessa região (Figura 62.8). Pode ter início desde a puberdade, em indivíduos fortemente predispostos geneticamente, até a menopausa, fase em que são comuns alterações do metabolismo androgênico. Em casos de início mais precoce e/ou com outros sinais de hiperandrogenismo (acne, hirsutismo, alterações menstruais), convém realizar investigação endocrinológica, visando, especialmente, a síndrome dos ovários policísticos (SOP) e outras síndromes virilizantes, como a hiperplasia suprarrenal congênita. Os exames complementares mais úteis incluem a relação LH/FSH, níveis de testosterona total e livre, de androstenediona, 17-hidroxiprogesterona e sulfato de deidroepiandrosterona (S-DHEA). É importante ressaltar, no entanto, que a maioria dos casos de AAG na mulher tem avaliação hormonal normal e que esta deve ser reservada aos casos em que um estado hiperandrogênico é fortemente suspeitado por diversas manifestações. Associadas à alopecia, ocorrem, com certa frequência, seborreia e hiperidrose (muitos autores usam inadequadamente a designação *alopecia seborreica*).

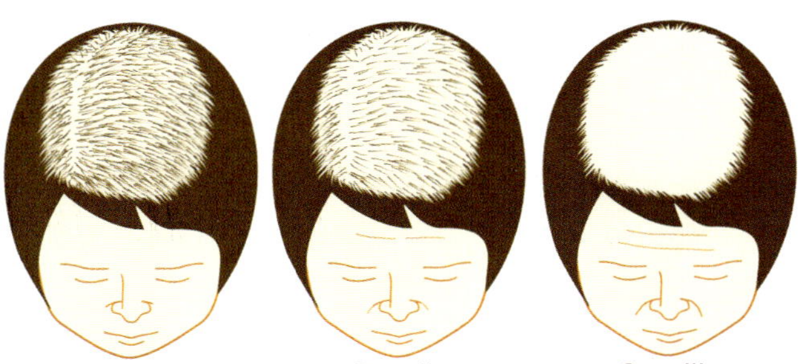

Figura 62.7 Escala de classificação da alopecia androgenética feminina de Ludwig.

O diagnóstico é feito com base na história clínica e no exame físico. A avaliação da perda de cabelo é feita por meio da aplicação de diferentes técnicas: tricoscopia, para a verificação da miniaturização dos fios do cabelo pela redução do diâmetro, do comprimento e da pigmentação dos fios, entre outros achados característicos (ver Quadro 62.2). O teste da tração pode ser positivo principalmente nas áreas afetadas pela AAG. O tricograma é considerado um exame muito útil na diferenciação de condições como eflúvio telogênico e AA.

Tratamento

Tanto no homem quanto na mulher, a AAG pode ser tratada de maneira tópica, sistêmica e/ou cirúrgica (ver item *Antiandrogênios e inibidores androgênicos*, adiante, e Capítulo 93, item *Cirurgia de restauração capilar/Técnica FUE*).

A medicação tópica de grande eficácia e consagrada é a solução de cloridrato de minoxidil. Este é utilizado em concentração de 2 ou 5%, 2 vezes/dia. Deve ser aplicado com os cabelos secos, e os resultados terapêuticos, que quase sempre ocorrem, se fazem a partir do 3º mês, sendo mantidos enquanto for aplicada a medicação. A medicação é bem tolerada, sendo os principais efeitos adversos esperados: dermatite de contato (ao minoxidil ou, mais frequentemente, ao veículo que contém propilenoglicol) e, a distância, hipertricose principalmente facial. Nas primeiras 2 a 6 semanas do tratamento, até 20% dos pacientes observam aumento da queda dos pelos em decorrência da aceleração da passagem da fase telógena para a fase anágena; a normalização se dá em 4 a 8 semanas, mas pode ser um motivo de não aderência ao tratamento se não devidamente explicado ao paciente. Os pacientes costumam reclamar que os cabelos ficam endurecidos pelo veículo alcoólico. Por conta disso, pode-se fazer uso da solução aquosa de sulfato de minoxidil, que é menos alcoólica. Estudos recentes mostram, em homens, uma taxa superior de repilação (45%) da solução a 5% em relação à solução a 2% após 1 ano de acompanhamento. A eficácia da solução de minoxidil é semelhante também na mulher, sendo sugerida a 2%. O 17α-estradiol, com poucas evidências científicas quanto ao mecanismo de ação e à eficácia, parece agir estimulando a aromatase e inibindo a enzima 5α-redutase no folículo piloso, sendo utilizado em aplicações locais diárias.

No homem, o tratamento sistêmico é feito com a finasterida, inibidor específico da 5α-redutase tipo 2, na dose de 1 mg/dia, e dutasterida, inibidor da 5α-redutase tipos 1 e 2, na dose de 0,5 mg/dia. Considerados medicamentos que modificam o curso de progressão da AAG de padrão masculino, a finasterida 1 mg/dia e a dutasterida 0,5 mg/dia são aprovadas em bula para esse uso. A literatura mostra que são eficazes no tratamento de pacientes com AAG, e o uso a longo prazo demonstrou crescimento capilar e estabilização da calvície. Sua eficácia é maior no tratamento da calvície de vértice do que na região frontoparietal, e é recomendado que sejam continuados indefinidamente para preservar o cabelo recuperado.

Na mulher, a finasterida oral não tem apresentado resultados uniformes, mas nas doses de 2,5 a 5 mg/dia, bem como a dutasterida, tem dado bons resultados. Antiandrógenos sistêmicos, como a espironolactona, o acetato de ciproterona (isolado ou associado a estrógenos), a flutamida e a bicalutamida, têm tido bons resultados, principalmente nos casos em que houver produção aumentada de andrógenos. Todos os antiandrógenos podem apresentar como efeitos colaterais depressão, redução de libido, mastodinia etc. A gravidez está contraindicada, pelo risco de feminilização da genitália fetal. Casos relatados de hepatotoxicidade grave e até mesmo fatal, com o uso da flutamida, fizeram com que a Anvisa proibisse o seu uso em indicações *off-label*, como AAG, acne e hirsutismo. Níveis de ferritina e de hormônios tireoidianos são importantes, pois a correção de distúrbios metabólicos que podem estar associados colabora nos resultados terapêuticos. Deve-se mencionar que a FDA não aprova finasterida ou dutasterida em mulheres. Recentemente, minoxidil oral em baixas doses tem sido proposto como alternativa terapêutica na AAG feminina e masculina (ver item *Minoxidil oral nas alopecias*, adiante).

Em casos mais avançados e resistentes à terapêutica clínica, a técnica de microimplantes capilares é de extrema utilidade na melhora cosmética dos pacientes. O controle do tratamento é comumente acompanhado de registros fotográficos periódicos e por imagens digitais de tricoscopia para avaliar o volume e a quantidade de pelos (ver Capítulo 93, item *Tratamento cirúrgico das alopecias*). A terapia oral é um importante coadjuvante na maioria dos casos. A aplicação de células-tronco no tratamento das AAG dentro de poucos anos deverá estar disponível (ver Capítulo 1, item *Células-tronco e pele*).

Alopecia senil

Também conhecida como alopecia senescente. Caracteriza-se pelo afinamento lento e difuso dos fios do couro cabeludo e dos pelos corporais, associado ao processo de envelhecimento capilar e não mediado por androgênios. Acomete indivíduos de ambos os sexos acima dos 50 anos de idade sem histórico familiar de alopecia androgenética (AAG). A histopatologia mostra uma proporção normal de folículos anágenos/telógenos e folículos terminais/*velus*. O principal diagnóstico diferencial é a AAG, não sendo infrequente a coexistência de AAG e alopecia senil. Portanto, muitas vezes, representa um desafio diagnóstico.

Alopecia lipedematosa

A alopecia lipedematosa (AL) e o couro cabeludo lipedematoso (CCL) são considerados por diversos autores como entidades do mesmo espectro, porém em estágios diferentes. AL é uma condição rara, não cicatricial, descrita pela primeira vez por Cornbleet *et al.* em 1935, com etiologia desconhecida, acomete com maior frequência mulheres de meia-idade. Caracteriza-se pelo aumento da espessura do tecido subcutâneo do couro cabeludo (CC), associado à incapacidade do crescimento capilar além de 2 cm de comprimento e presença de sintomas como prurido ou dor. Por sua vez, CCL está associado ao espessamento assintomático do CC e sem alterações no comprimento das hastes. Normalmente, a espessura média do CC é de 5 a 6 mm, em contraposição a 10 a 16 mm nos portadores de AL. A condição é mais palpável do que visível, depressível e de consistência amolecida. O espessamento pode ser quantificado a partir de métodos de imagem, como tomografia computadorizada, ressonância magnética, ultrassonografia ou introdução de uma agulha no vértice do CC. Na histopatologia, evidencia-se hiperplasia do tecido adiposo subcutâneo. O tratamento com corticosteroides tópicos e intralesionais mostrou pouca ou nenhuma resposta.

Tricotilomania

É decorrente do arrancamento dos cabelos pelo paciente. O couro cabeludo é o local mais acometido, no entanto sobrancelhas, cílios e outros pelos corporais podem ser afetados (ver Quadro 62.2). Há dois picos de frequência nas crianças: o primeiro até os 5 anos e o segundo entre 10 e 13 anos de idade. O primeiro grupo realiza de forma automática e inconsciente, com curso autolimitado, sem necessidade de tratamento. Na idade adulta, cerca de 90% dos pacientes acometidos são mulheres. O *Manual Diagnóstico e Estatístico de Transtornos Mentais* (DSM-V) inclui a tricotilomania entre os transtornos obsessivo-compulsivos e tem critérios definidos para o diagnóstico dessa afecção, que são: arrancamento recorrente de cabelos com perda visível; sentimento progressivo de tensão imediatamente antes do arrancamento do pelo ou ao tentar resistir ao ato; sentimento de prazer, gratificação ou alívio após o arrancamento; o distúrbio não é justificado por outra doença psiquiátrica ou médica; o distúrbio provoca marcado prejuízo clínico e/ou ocupacional e social para o paciente. Atualmente, a terapia cognitivo-comportamental é considerada o tratamento de escolha. Grant *et al.* avaliaram a eficácia da N-acetilcisteína (NAC) oral em doses de 1.200 a 2.400 mg/dia, em um estudo duplo-cego controlado com 50 pacientes adultos com tricotilomania, e observaram redução significativa no arrancamento dos fios em comparação ao grupo placebo. Provavelmente, a boa resposta terapêutica à NAC está associada à modulação negativa da neurotransmissão do glutamato, que é o principal neurotransmissor excitatório do sistema nervoso central. Outros fármacos descritos no tratamento são clomipramina, fluoxetina, sertralina e citalopram (Figura 62.9 e Capítulo 79).

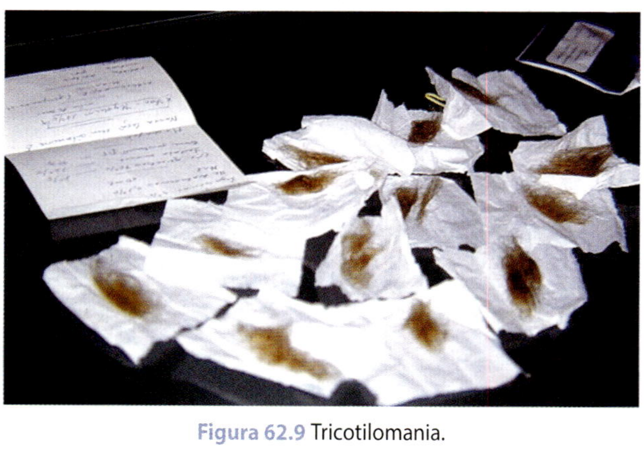

Figura 62.9 Tricotilomania.

Alopecias congênitas

Ocorrem de maneira total (atriquia congênita) ou parcial, às vezes com modificação da cor dos cabelos e com crescimento lento. Principalmente de modo parcial, as alopecias congênitas podem fazer parte de quadros genéticos, associadas a lesões dentárias, ungueais, ósseas, entre outras. Entre as doenças e os sintomas que se acompanham de alopecia, estão as síndromes de Papillon-Lefèvre, de Hallermann-Streiff, de Rothmund-Thompson, de Moynahan, a displasia fibrosa policística, as displasias ectodérmicas, a progeria, entre outras.

A alopecia triangular congênita (ATC) foi descrita pela primeira vez por Sabouraud em 1905. O termo "congênita" tornou-se inadequado, pois a maioria dos casos surge entre 2 e 9 anos de idade, podendo se manifestar, inclusive, na vida adulta, acometendo igualmente ambos os sexos, com predomínio em indivíduos brancos. Trata-se de uma alopecia rara, de etiologia desconhecida. Em casos associados a síndromes, a herança autossômica dominante pode estar presente. Clinicamente, a ATC se caracteriza por uma área de alopecia de formato triangular, arredondado, oval ou em forma de lança, localizada na região frontotemporal. O diagnóstico diferencial inclui alopecia areata, tricotilomania, alopecia por tração e aplasia *cutis* congênita. Além disso, algumas doenças estão associadas à ATC, como síndrome de Down, síndrome da íris-nevo, facomatose pigmentovascular, cardiopatias congênitas, anomalias ósseas e dentárias, retardo mental e aplasia *cutis* congênita. Os achados dermatoscópicos incluem a presença de aberturas foliculares normais, pelos *velus* na área de alopecia e fios terminais na periferia da lesão, sem pontos pretos ou amarelos, nem fios em "ponto de exclamação", característicos da alopecia areata. A histopatologia revela um número normal de folículos, com predomínio de pelos velus e raros fios terminais na derme superficial, sem sinais inflamatórios ou cicatriciais. Não há tratamento eficaz para a ATC e, na maioria dos casos, a intervenção terapêutica não é necessária. Há relatos de sucesso com o uso tópico de minoxidil, porém sem evidências científicas consistentes que comprovem sua eficácia. A orientação aos pais sobre a natureza benigna da dermatose é essencial. Quando há grande impacto estético ou emocional, as principais opções terapêuticas incluem transplante capilar e excisão cirúrgica, sendo essa última limitada a pequenas áreas de alopecia. Alguns autores consideram o transplante capilar a primeira linha de tratamento, com bons resultados cosméticos.

Alopecias por tração ou cosmética

A mais comum, a marginal traumática, ocorre principalmente na linha de implantação do couro cabeludo (frontotemporal) devido a trações permanentes no modo de pentear ou com a finalidade de esticar os cabelos com o calor, hábitos de prender o cabelo (rolinhos, "bobs") e, principalmente, apliques e alongamentos dos fios, como *megahair*. Acomete mais comumente crianças e mulheres negras. Como a linha de implantação dos fios no couro cabeludo é formada por pelos *velus* e intermediários e por estes serem mais frágeis à tensão, a região da orla do couro cabeludo é a mais comumente afetada, tanto anterior quanto posteriormente. Lesões agudas podem apresentar pústulas e placas de alopecia nas áreas tensionadas. A tração sobre o cabelo induz a uma foliculite inflamatória crônica, levando à alopecia progressiva. A alopecia de tração está associada a outros quadros de alopecia em 50 a 70% dos casos, principalmente pelas características étnicas da população brasileira composta por um grande número de negros e mestiços, o que piora a evolução da alopecia de base. O dermatologista deve insistir para que o paciente diminua ou evite tais hábitos, para que o quadro não se torne irreversível (Figura 62.10).

O tratamento envolve evitar a tração, e o uso do minoxidil 2 a 5% ou minoxidil oral pode proporcionar melhora do quadro. Em lesões agudas, corticosteroides tópicos e intralesionais podem estar indicados. Nas etapas iniciais, a queda de cabelos é reversível. Com a tração prolongada, a alopecia pode ser permanente e tornar-se cicatricial.

Ainda são reconhecidas as alopecias por escovação vigorosa, alisamento por calor (prancha quente), por massagem exagerada e por encrespamento (permanente), que são causadas por ruptura da haste formada (ver item *Cabelos com bolhas*, adiante).

Alopecia pós-operatória ou induzida por pressão

Essa forma de alopecia é vista mais comumente em pacientes que passaram por procedimentos cirúrgicos longos (com anestesia geral e intubação traqueal), e que tiveram uma porção do couro cabeludo (geralmente a occipital) em contato prolongado com a mesa de operação. Ao contrário do que se acredita, a queda capilar no recém-nato não está associada à pressão. Ao nascimento, ocorrem duas ondas ou picos de queda capilar: a primeira é a das regiões frontal e parietal, onde os fios já estão na fase telógena e serão liberados primeiro; já a segunda onda é a da região occipital, que está na fase anágena e entrará posteriormente na fase telógena, o que faz com que provavelmente os fios sejam liberados e caiam entre 8 e 12 semanas após o nascimento.

Ilustrações concernentes às alopecias não cicatriciais abordadas constam no Quadro 62.2.

Alopecias cicatriciais

O diagnóstico precoce e o início imediato do tratamento são fundamentais para evitar a progressão da área cicatricial. O diagnóstico deve sempre ser confirmado pelo exame histopatológico. O material enviado para exame deve ser coletado com *punch* de 4 mm, sendo um fragmento enviado para corte horizontal (de eleição) e outro, vertical.

A classificação de 2001 da North American Hair Research Society (NAHRS), baseada no infiltrado inflamatório predominante na histopatologia, é a mais utilizada para o diagnóstico das alopecias cicatriciais primárias e divide-as em três grupos: linfocíticas, neutrofílicas e mistas.

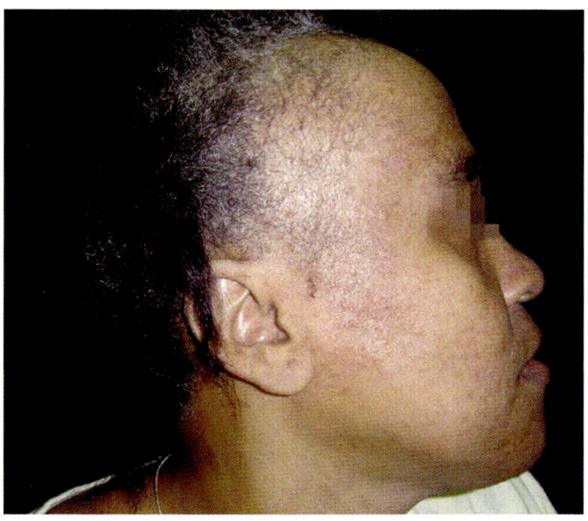

Figura 62.10 Alopecia por tração.

Quadro 62.2 Achados dermatoscópicos importantes para diagnóstico e acompanhamento das alopecias não cicatriciais.

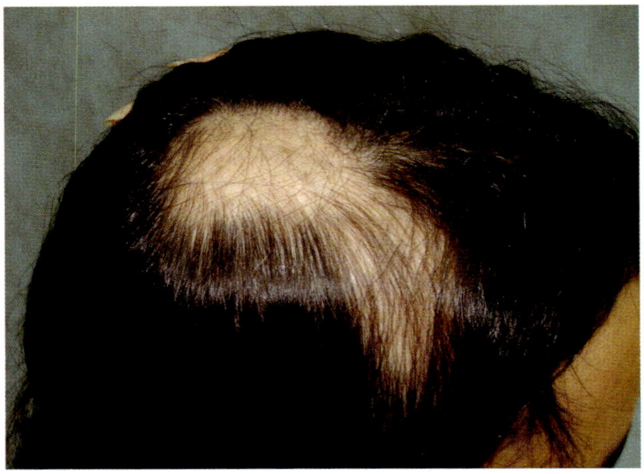

Alopecia areata

Placa de alopecia única ou múltipla e crescimento periférico

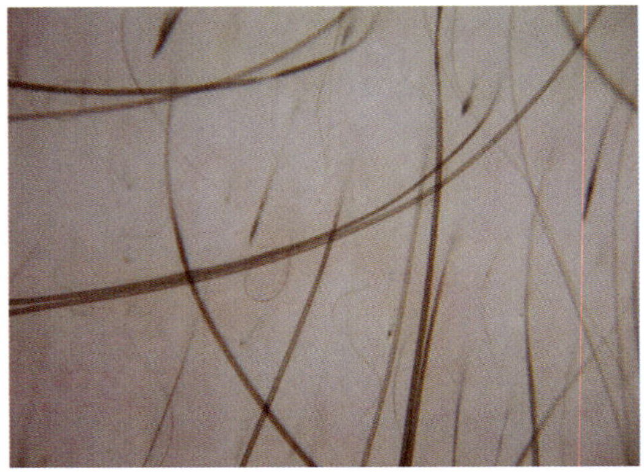

Sinais de atividade: pelos em ponto de exclamação, pontos pretos (pelos cadavéricos), pelos fraturados, *coudability hairs* e pelos distróficos

Repilação: pelos *velus*, pelos circulares e pelos curtos de repilação

Outros: pontos amarelos

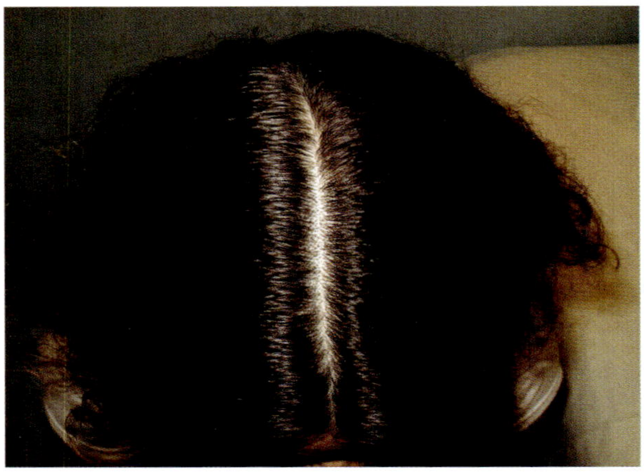

Eflúvio telógeno

Densidade capilar aparentemente normal e linha de divisão central sem alargamento evidente

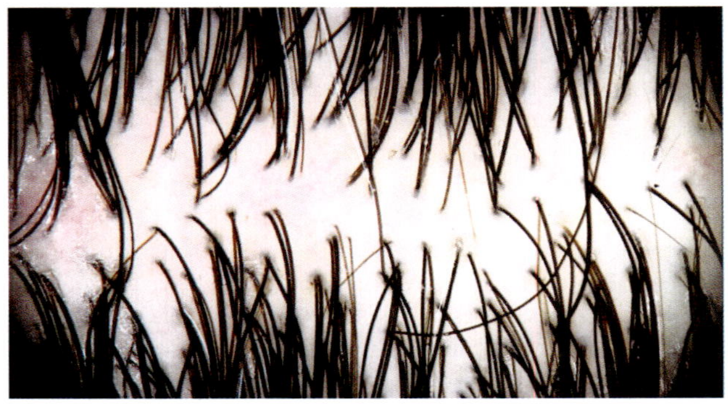

Diversidade de diâmetro das hastes menor que 20% e pelos curtos de repilação

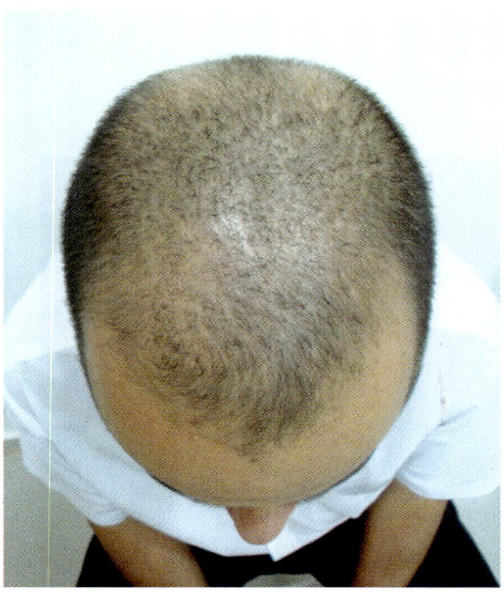

Alopecia androgenética masculina

Recessos frontoparietais, diminuição da densidade capilar frontoparietal e do vértice

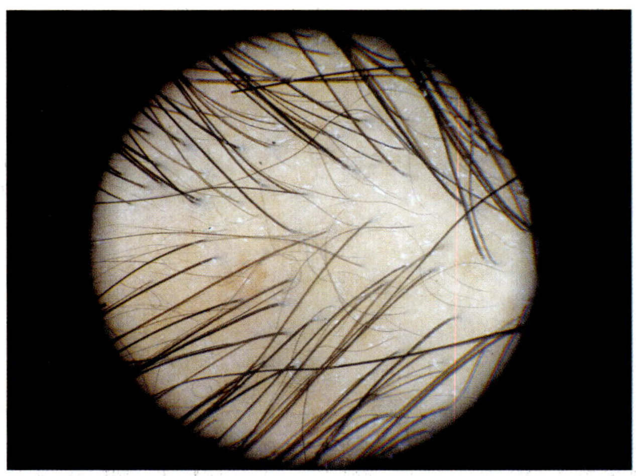

Miniaturização das hastes com variação do diâmetro (> 20%) (anisotricose) predominantemente na região frontoparietal

Pontos amarelos, sinal peripilar e diminuição do número de hastes por unidade folicular

(continua)

Quadro 62.2 Achados dermatoscópicos importantes para diagnóstico e acompanhamento das alopecias não cicatriciais. (*Continuação*)

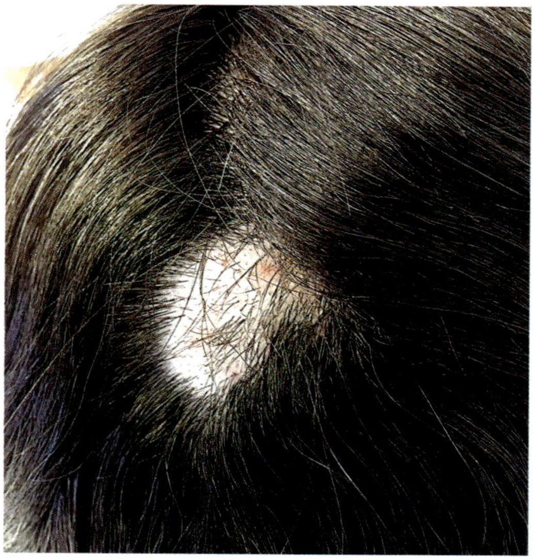

Tricotilomania
Placa de alopecia de aspecto irregular

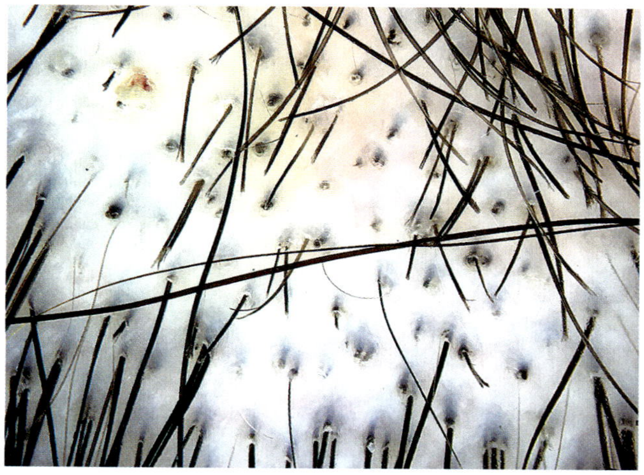

Tricoscopia com eritema, crosta hemática, pontos pretos e pelos fraturados de diferentes alturas

Grupo 1 | Linfocíticas

Líquen plano pilar

O líquen plano pilar (LPP) é a forma folicular do líquen plano (LP) e ocorre predominantemente em mulheres adultas. Na classificação da NAHRS, são descritas três formas de apresentação clínica: LPP clássico, alopecia fibrosante frontal (AFF) e síndrome de Graham-Little. No entanto, diversos autores consideram uma quarta variante clínica: alopecia fibrosante em padrão androgenético (AFPA), entidade mais conhecida pela sigla em inglês FAPD (*fibrosing alopecia in a pattern distribution*). O curso da doença inflamatória é caracterizado por períodos de ausência de atividade alternando com fases de reativação. Prurido intenso, queimação e aumento da queda diária são sinais de alerta para atividade inflamatória. O LPP clássico apresenta-se com pequenas placas de atriquia, com formato poligonal irregular, que podem evoluir para grandes áreas desnudas, com descamação e eritema perifolicular nas margens da placa de alopecia. Quando em fase ativa, o teste de tração pode apresentar pelos anágenos. Alguns pacientes podem apresentar concomitantemente LP na pele, nas unhas ou mucosas (Figura 62.11).

Houve um notável aumento de incidência, ou mesmo a descrição, de algumas dessas entidades já conhecidas anteriormente. Postula-se que o uso de substâncias químicas, como alisantes, corantes e hidratantes capilares, assim como fotoprotetores, possa servir como fatores desencadeantes.

A AFF afeta predominantemente mulheres menopausadas e caracteriza-se por alopecia progressiva da linha de implantação capilar frontotemporal, podendo se estender à região occipital, com ausência de pelos *velus* nos locais acometidos do couro cabeludo. Frequentemente está associada à perda total ou parcial das sobrancelhas e dos pelos corporais. Alterações na face, como pápulas faciais e pontos vermelhos glabelares, podem estar presentes. A associação com líquen plano pigmentoso (LPPigm) está bem estabelecida, especialmente em pacientes

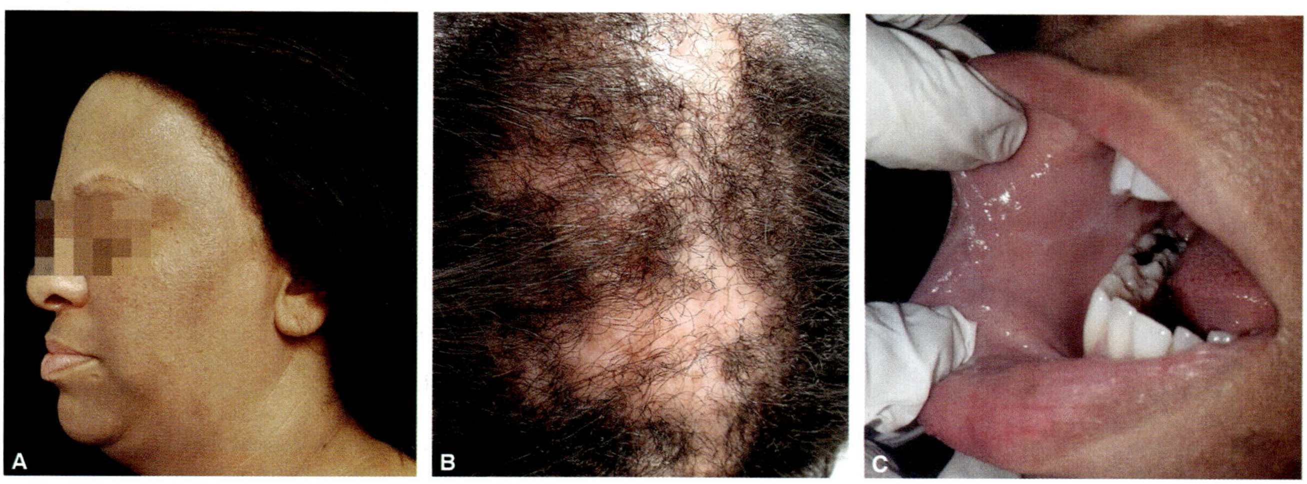

Figura 62.11 Alopecia fibrosante frontal (**A**), líquen plano pilar (**B**), líquen plano pigmentoso e líquen plano oral (**C**) em uma mesma paciente.

de fotótipo elevado. A AFF é considerada uma variante do LPP, já que apresenta achados dermatoscópicos e histopatológicos similares e pela coexistência de LPP clássico, AFPA ou LP em alguns pacientes.

O tratamento do LPPigm é desafiador. Já foram relatados tratamentos tópicos que incluíram inibidores da calcineurina, corticosteroides e tratamentos orais com isotretinoína e dapsona com resultados variáveis. Recentemente, foi descrito o uso de *laser* ND-YAG Q-switched 1.064 nm no tratamento do LPPigm com resultados promissores. No IDPRDA, foi realizado um estudo piloto que incluiu 13 mulheres com LPPigm facial e AFF tratadas com *laser* ND-YAG Q-switched 1.064 nm, modo *toning*, média de 8 sessões com intervalo quinzenal entre elas. Observou-se melhora no tamanho e na cor da hiperpigmentação facial em 10 pacientes em mais de 50% das áreas tratadas, três sem melhora e uma paciente piorou. As pacientes com sinais inflamatórios na histopatologia prévia de LPPIgm ao tratamento com *laser* usaram tacrolimo e metilprednisolona tópicos 1 vez/dia durante 2 meses antes do início do protocolo de laser (estudo em publicação: monografia da Dra. Salomé Cajas).

Raramente, um quadro sindrômico caracterizado pela tríade de áreas de alopecia cicatricial no couro cabeludo, alopecia não cicatricial na região axilar e pubiana e pápulas foliculares ceratósicas no tronco e nos membros foi denominado "síndrome de Piccardi-Lassueuer-Graham-Little", mais conhecida como síndrome de Graham-Little. Nesta, a alopecia cicatricial pode preceder a erupção folicular em meses ou anos. Na histopatologia, as áreas com atividade inflamatória apresentam dermatite de interface liquenoide perifolicular, infiltrado inflamatório linfocítico na porção superior do folículo piloso (istmo e infundíbulo), queratinócitos apoptóticos, ausência das glândulas sebáceas e, em estágios mais avançados, fibrose perifolicular concêntrica.

O tratamento, nas formas leves, é feito com corticosteroides tópicos de alta potência e intralesionais (acetato de triancinolona 5 mg/mℓ, máximo de 20 mg/mℓ por aplicação). Nas formas que acometem mais de 10% do couro cabeludo, o tratamento sistêmico pode ser feito com hidroxicloroquina 400 mg/dia, ou corticoterapia sistêmica (acetato de triancinolona 20 mg/mℓ intramuscular a cada 4 semanas, prednisolona 0,5 a 1 mg/kg/dia) para os casos de progressão rápida. Nos casos de LPP refratários, o metotrexato pode ser uma opção terapêutica. Tetraciclinas, ciclosporina, micofenolato de mofetila e pioglitazona foram relatados, com resultados variáveis. Tem sido descrita boa resposta, nos casos muito sintomáticos, com o uso de naltrexona oral em baixa dose (3 mg/dia). O tratamento visa principalmente parar a progressão da doença e evitar novas áreas de alopecia, o que se denomina urgência tricológica. Injeções com triancinolona nas sobrancelhas podem levar à repilação quando realizadas precocemente.

No tratamento da AFF, os inibidores de 5-alfa-redutase são frequentemente utilizados como tratamento de primeira linha. Em um estudo retrospectivo envolvendo 355 pacientes com AFF, o tratamento com finasterida obteve uma resposta positiva em 100% dos casos: 53% (54/102) alcançaram estabilização e 47% (48/102) apresentaram melhora. Além disso, verificou-se que a dutasterida foi eficaz na estabilização da doença (10/18) e na melhora clínica (8/18).

Os retinoides de primeira geração, como isotretinoína (10 a 40 mg/dia) e alitretinoína (30 mg/dia), e os de segunda geração, como acitretina (20 mg/dia), demonstraram eficácia no tratamento da AFF. Em um estudo conduzido por Rakowska *et al.* comparando a eficácia da isotretinoína, acitretina e finasterida, não foi observada progressão da doença após 12 meses de terapia em 76% dos pacientes tratados com isotretinoína, 73% daqueles tratados com acitretina e 42% dos tratados com finasterida. Além disso, a AFF não progrediu por 24 meses após a terapia em 72% dos pacientes tratados com isotretinoína e 73% daqueles tratados com acitretina. O uso de retinoides desempenha um papel importante nos casos de AFF que apresentam pápulas faciais. A adição de isotretinoína à terapia, na dose de 10 a 40 mg/dia, reduz essas lesões rapidamente, em alguns casos dentro de 2 semanas. A resolução completa geralmente ocorre após 1 a 5 meses. Os retinoides também são eficazes na redução do prurido, um sintoma comum em pacientes com pápulas faciais.

A alopecia fibrosante em padrão androgenético (AFPA), considerada por diversos autores uma variante do LPP, foi inicialmente descrita em 2000 por Ralph Trüeb *et al.* e representa um desafio no diagnóstico diferencial com a alopecia androgenética (AAG). No entanto, a AFPA compartilha aspectos histopatológicos com alopecias cicatriciais liquenoides (LPP e AFF). Clinicamente, caracteriza-se por diminuição da densidade capilar em áreas andrógeno-dependentes (frontoparietal e vértice), assemelhando-se à AAG. A tricoscopia da AFPA apresenta achados semelhantes a outras entidades do grupo do LPP: eritema e descamação perifolicular, perda dos óstios foliculares e, nas fases mais tardias, áreas brancas amorfas perifoliculares. Adicionalmente, são observadas características dermatoscópicas da AAG, como anisotricose. A presença de infiltrado liquenoide perifolicular, fibrose concêntrica perifolicular, associada a achados compatíveis com AAG, caracteriza a AFPA na histopatologia. O diagnóstico é baseado na clínica de AAG associada ao exame dermatoscópico e histopatológico de alopecia cicatricial liquenoide (Figura 62.12). O tratamento da AFPA pode ser feito com inibidores da 5α-redutase (finasterida ou dutasterida, que é superior na dose de 0,5 mg, 5 a 7 cápsulas por semana), hidroxicloroquina, corticoterapia intralesional na concentração de 5 mg/mℓ a cada 6 semanas. O uso de clobetasol tópico e minoxidil a 5% auxilia no tratamento.

Pseudopelada de Brocq

Descrita inicialmente por Neumann, em 1869, e publicada por Brocq, em 1885, é uma alopecia cicatricial caracterizada pela presença de placas pequenas de alopecia cicatricial em formato de "pegadas na neve", às vezes confluentes, cuja pele é lisa e brilhante, que progridem de modo semelhante a pseudópodos, sem inflamação clinicamente visível. Ocasionalmente, no centro de uma placa persistem uma ou mais hastes, por vezes em tufos (Figura 62.13). É de causa desconhecida. Pode ocorrer na infância, porém costuma manifestar-se mais em mulheres acima de 40 anos. Alguns autores negam a existência da pseudopelada de Brocq como entidade autônoma. Estudos retrospectivos sugerem que esta entidade possa representar o estágio final das alopecias cicatriciais primárias linfocíticas (principalmente LPP e lúpus eritematoso discoide – LED), ou uma forma não específica de alopecia cicatricial em estágio final. *Pseudopelada* é um termo ainda utilizado por alguns autores para representar as formas "queimadas" de alopecias cicatriciais (do termo em inglês *burnt out alopecia*), referindo-se às áreas de queimada na mata que restam após apagar o incêndio, ou seja, aquelas alopecias cicatriciais em que o processo inflamatório não está mais presente e em que não se consegue diferenciar o tipo de alopecia. Não há um tratamento efetivo para a pseudopelada. Se houver sinais inflamatórios, os tratamentos indicados no LPP estão também indicados.

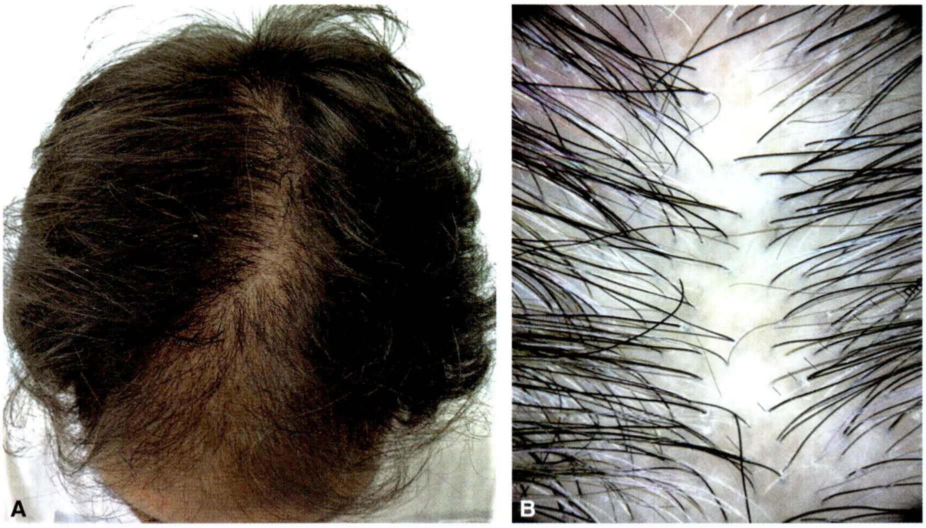

Figura 62.12 Alopecia fibrosante em padrão androgenético. **A.** Clinicamente assemelha-se à alopecia androgenética. **B.** A tricoscopia apresenta características de líquen plano pilar (descamação perifolicular, áreas de atriquia, minitufos capilares) e anisotricose.

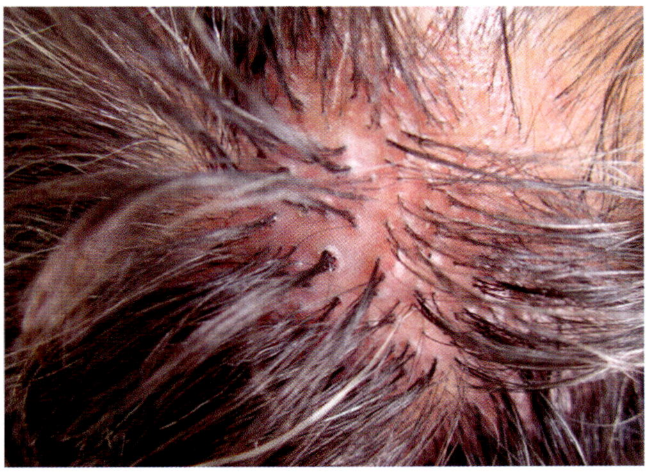

Figura 62.13 Pseudopelada de Brocq. (Cortesia da Dra. Daniella Spinato.)

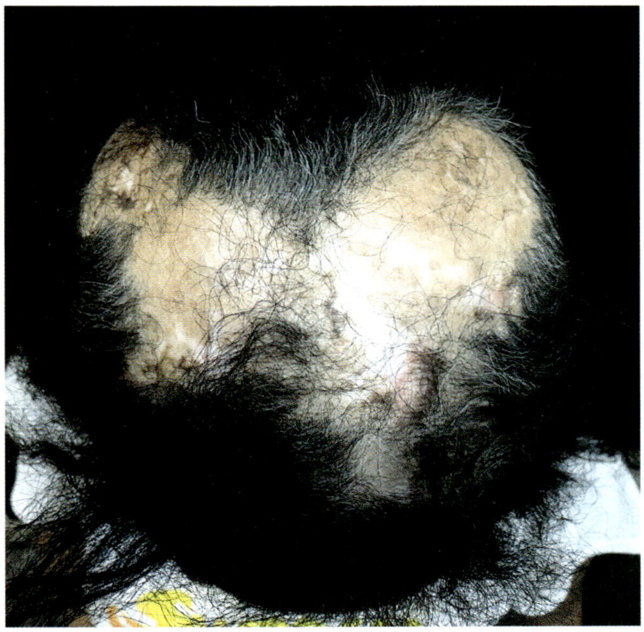

Figura 62.14 Lúpus eritematoso discoide com áreas de alopecia cicatricia e discreta acromia.

Lúpus eritematoso discoide

A lesão típica de lúpus eritematoso no couro cabeludo é o LED. Aproximadamente 50% dos pacientes com LED apresentam acometimento do couro cabeludo. Cerca de 10 a 20% dos pacientes com LED desenvolvem LES, aqueles com LED generalizado (lesões acima e abaixo do pescoço) têm maior risco de desenvolver LES. A lesão típica de LED no couro cabeludo consiste em placa eritematodescamativa, com crescimento irregular, que evolui para placas arredondas com graus variados de atrofia, tampões córneos foliculares (*plugs* ceratósicos), telangiectasias arboriformes e discromia. Se tratada precocemente, pode ocorrer repilação total ou parcial (Figura 62.14).

A histopatologia demonstra, em fase inicial, degeneração vacuolar perifolicular e interfolicular, com queratinócitos necróticos, espessamento da membrana basal, infiltrado linfocítico perivascular e perianexial, bem como em "faixa" na interface. Estágios tardios apresentam redução das unidades foliculares e fibrose perifolicular e intersticial.

O tratamento de casos restritos deve ser feito com corticosteroides tópicos e intralesionais, associado a hidroxicloquina em casos extensos ou corticosteroide sistêmico. Inibidores da calcineurina, como o tacrolimo e o pimecrolimo, podem ser usados em alguns casos para manutenção. A fotoproteção e a avaliação clínico-laboratorial para afastar LES são extremamente importantes no manejo destes pacientes.

Alopecia cicatricial centrífuga central | Síndrome de degeneração folicular, alopecia por pente quente, pseudopelada elíptica central

Ocorre mais frequentemente em mulheres adultas melanodérmicas, e a associação a práticas de cuidados com os cabelos, como alisamentos e pranchas quentes, pode ser um dos fatores desencadeantes em uma doença que parece ser multifatorial. Caracteriza-se por alopecia cicatricial no vértice, que lentamente progride de forma centrífuga pelo topo do couro cabeludo.

Prurido, dor e queimação no couro cabeludo são pouco frequentes ou leves e estão diretamente relacionados com a extensão da alopecia e a atividade inflamatória.

Na histopatologia, a alopecia em atividade pode demonstrar infiltrado inflamatório linfocítico perifolicular. A descamação prematura da bainha radicular interna é considerada um achado característico, porém pouco sensível. Na maioria dos casos, observa-se fibrose perifolicular compatível com uma fase tardia do processo.

O tratamento desta condição ainda não está bem estabelecido e há relatos de controle com corticosteroides tópicos potentes ou intralesionais, doxiciclina e interrupção dos agentes agressores.

Alopecia mucinosa

É a que ocorre, em geral, no couro cabeludo, nas sobrancelhas, ou na área da barba, em consequência do depósito de mucina no nível dos folículos; é caracterizada por pápulas ou placas eritematosas, por vezes levemente escamosas e alopécicas, com acentuação folicular. Reversível no início, torna-se cicatricial ao ter os folículos destruídos pelo acúmulo de mucina. Pode ser primária, idiopática ou secundária, mais comumente associada ou precedendo linfomas T cutâneos.

Quando secundária, o tratamento deve ser direcionado à doença de base. Nos casos primários, corticosteroides tópicos de alta potência ou infiltração intralesional de triancinolona têm sido relatados como primeira escolha. Outros possíveis tratamentos são retinoides sistêmicos, dapsona, tetraciclina, minociclina e PUVA (ver Capítulo 65, item *Mucinose folicular ou alopecia mucinosa*).

Ceratose folicular espinulosa decalvante

Genodermatose recessiva rara, ligada ao sexo, descrita por Siemens em 1925, caracteriza-se pela tríade alopecia cicatricial do couro cabeludo, ceratose folicular na face, no tronco e nas extremidades, associadas a fotofobia e alterações das córneas; atopia e ceratose palmoplantar podem acompanhar o quadro. As manifestações da doença iniciam-se na infância, frequentemente na face, podendo ainda atingir extremidades, ou generalizar-se. O quadro marcante da doença é a alopecia cicatricial do couro cabeludo e dos supercílios. Geralmente, apresenta-se de forma mais grave no sexo masculino (Figura 62.15).

À histologia, observa-se infiltrado inflamatório misto em alguns casos. Tampões córneos nos folículos, levando estes à dilatação, além de espongiose infundibular em casos agudos e infiltrado linfocitário perivascular e perifolicular. Há evolução para destruição do folículo piloso.

O tratamento é pouco eficaz e deve ser iniciado o quanto antes, durante a fase ativa da doença na infância. Corticosteroides potentes, tópicos ou infiltração intralesional, retinoides sistêmicos e dapsona podem ser utilizados.

Ceratose pilar atrofiante

Considerada por alguns uma variante da anterior, segundo Oranje *et al.* pode englobar quatro entidades por ela caracterizadas, a ceratose pilar atrofiante da face (*ulerythema ophryogenes*), a atrofodermia vermiculata, a ceratose folicular espinulosa decalvante e a foliculite ceratótica espinulosa decalvante. Baden *et al.* colocam todas como variantes clínicas da ceratose pilar atrofiante.

Grupo 2 | Neutrofílicas

Foliculite decalvante

A foliculite decalvante (FD) representa a terceira alopecia cicatricial primária mais frequente, após AFF e LPP. É a mais prevalente do grupo das neutrofílicas. Adultos jovens de ambos os sexos são acometidos, com predomínio no sexo masculino. Apesar de ter etiologia desconhecida, o *Staphylococcus aureus* parece desempenhar um papel importante, seja pela produção de superantígenos, persistência intracelular dentro de fagócitos ou hipersensibilidade do hospedeiro. Estudos recentes observaram alteração no microbioma do couro cabeludo nos pacientes com FD, e nesse microambiente disbiótico o *S. aureus* agiria como oportunista, levando à cronicidade. Clinicamente, caracteriza-se pela presença de pústulas perifoliculares, crostas hemorrágicas, exsudato piossanguinolento, que geralmente circunda a área de alopecia com extensa fibrose (Figura 62.16). Politriquia com mais de seis hastes por unidade folicular (ou foliculite em tufos), apesar de não exclusiva, é característica deste tipo de alopecia. Axilas, região pubiana e da barba podem raramente estar afetadas. O tratamento é feito à base de antibióticos sistêmicos e tópicos, com recidivas frequentes. A maior série de

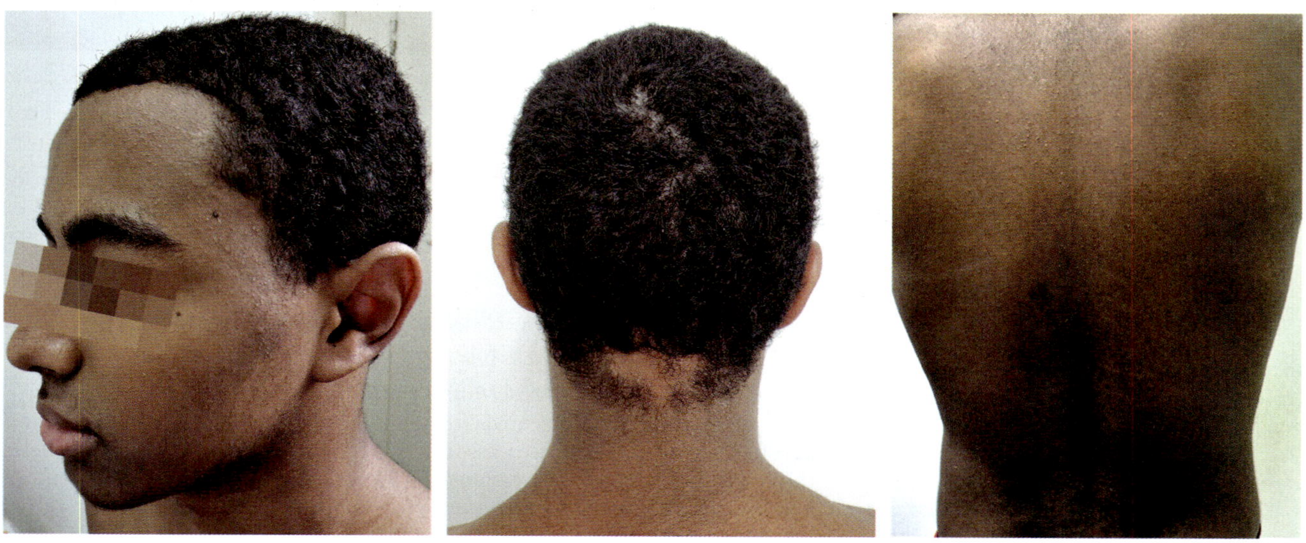

Figura 62.15 Ceratose folicular espinulosa decalvante.

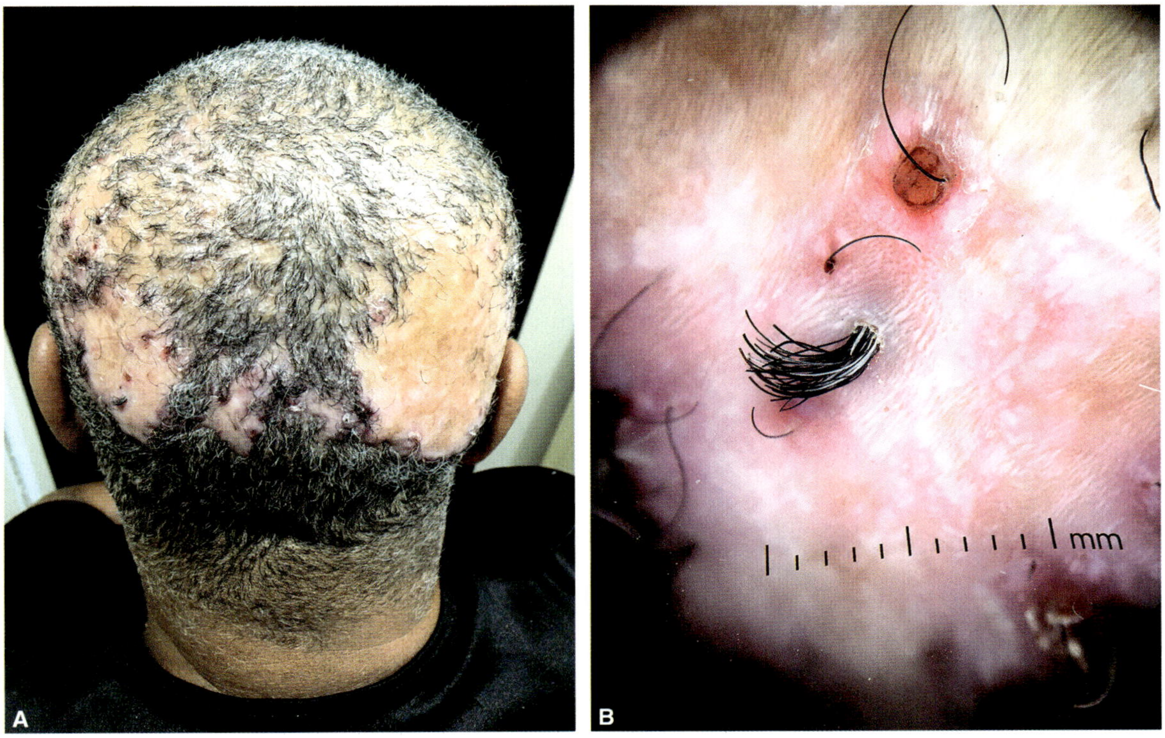

Figura 62.16 Foliculite decalvante. **A.** Alopecia cicatricial extensa. **B.** Tricoscopia com politriquia (tufos), achado característico da doença.

casos publicada até o momento observou que o esquema de rifampicina (300 mg, 2 vezes/dia) associada a clindamicina (300 mg, 2 vezes/dia) por 10 semanas é eficaz e possui o maior período de remissão (média de 7 meses) quando comparada com outros antibióticos. Outras opções incluem trimetoprima/sulfametoxazol, ciprofloxacino e azitromicina. A dapsona oral 100 mg/dia ou mesmo tópica a 5% em gel, 2 vezes/dia pode ser útil. A isotretinoína sistêmica tem sido utilizada com resultados variáveis. Nos casos muito inflamatórios, os corticosteroides intralesionais ou até mesmo sistêmicos podem ser utilizados.

Foliculite dissecante do couro cabeludo (celulite dissecante)

Conjuntamente a cisto pilonidal, hidradenite supurativa e acne conglobata, forma a tétrade de situações ligadas à oclusão folicular. Mais comum em homens melanodérmicos, caracteriza-se por múltiplos nódulos e abscessos dolorosos, por vezes interconectados por trajetos fistulosos, que acometem principalmente o vértice e a região occipital do couro cabeludo. Com a progressão da moléstia, instala-se a alopecia cicatricial. Apesar de haver superinfecção bacteriana, a ceratose folicular e consequente oclusão folicular desempenham papel primordial na patogênese da moléstia. Antibióticos sistêmicos, isotretinoína oral, corticosteroides intralesionais e medidas cirúrgicas estão entre suas opções terapêuticas. A sulfona pode ser vista como uma poupadora de isotretinoína, que é a melhor opção terapêutica (ver Capítulo 60, item *Hidradenite supurativa, hidrosadenite*).

Grupo 3 | Mistas

Foliculite necrótica

Mais comum em adultos, apresenta-se com pápulas edematosas e eritematosas, mais tarde com pústulas, que evoluem para necrose central, localizadas no nariz, na fronte e na porção anterior do couro cabeludo, eventualmente deixando cicatriz. Pode haver lesões também no tronco anterior e dorso. Seu mecanismo etiopatogênico não está bem estabelecido.

Foliculite queloidiana

A foliculite queloidiana da nuca, também conhecida como acne queloidiana da nuca, costuma ser mais frequente, embora não exclusiva, em homens melanodérmicos. Iniciando-se por pápulas eritematosas firmes na região occipital, as lesões estendem-se por toda a região, enclausurando tufos de pelos e folículos em meio a tecido conjuntivo hipertrofiado, com reação inflamatória de corpo estranho, formação de fístulas e superinfecção. A terapêutica, por vezes difícil, é feita com antibioticoterapia, corticosteroides intralesionais e medidas cirúrgicas de correção (ver Capítulo 41, item *Piodermites*).

Dermatose pustulosa erosiva do couro cabeludo

Entidade muito rara que afeta principalmente idosos com idade média de 75 anos. Fatores desencadeantes têm sido aventados, como herpes-zóster, cirurgia ou radioterapia para carcinoma espinocelular, bem como crioterapia, 5-fluoruracila tópica ou retinoides para ceratoses actínicas, em pacientes com dano actínico intenso. Apresenta-se com erosões que não cicatrizam e evoluem para placa de alopecia com aspecto esponjo-crostoso friável que pode ser facilmente destacada; "lagos de pus" podem ser vistos. Ocasionalmente, erosão úmida é a única forma de apresentação. Repilação pode ocorrer após tratamento com corticosteroides tópicos de alta potência, assim como calcipotriol e tacrolimo também foram relatados. Alguns relatos bem-sucedidos com uso de dapsona a 5% em gel (ver Capítulo 24, item *Dermatose pustulosa erosiva [couro cabeludo e pernas]*).

Ilustrações concernentes às alopecias cicatriciais abordadas, bem como sua classificação segundo a NAHRS, constam nos Quadros 62.3 e 62.4, respectivamente.

Quadro 62.3 Achados dermatoscópicos importantes para diagnóstico e acompanhamento das alopecias cicatriciais.

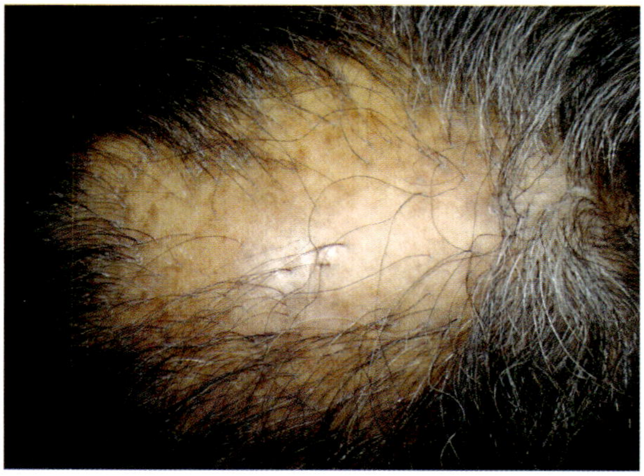

Líquen plano pilar clássico

Placa de alopecia cicatricial com eritema e descamação perifolicular visíveis à inspeção clínica

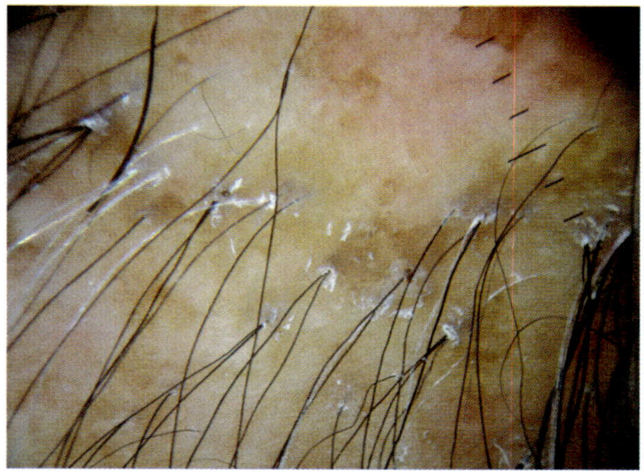

Eritema difuso, descamação perifolicular e pelos distróficos permeiam a área de alopecia cicatricial, evidente pela ausência de óstios foliculares. Presença de minitufos capilares $<$ 5 hastes por unidade folicular (*small tufting*)

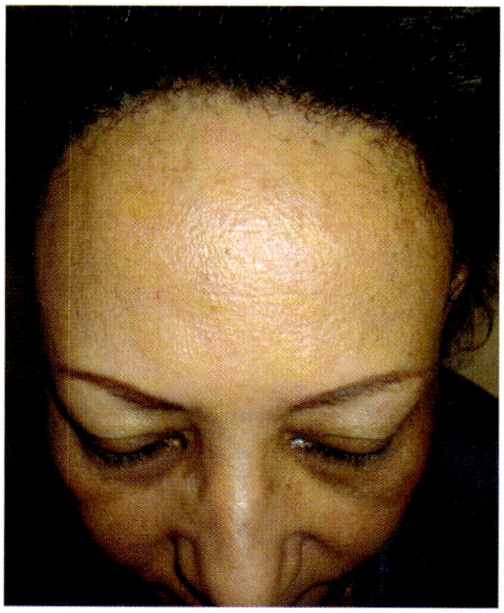

Alopecia fibrosante frontal

Recesso na linha de implantação frontotemporal e rarefação das sobrancelhas

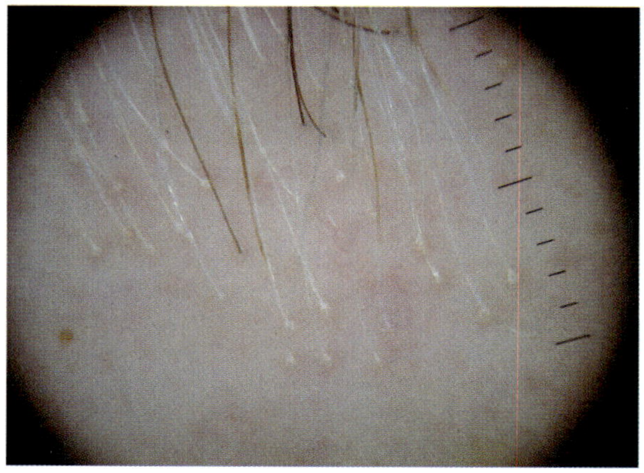

Ausência de pelos *velus*, descamação perifolicular, eritema perifolicular e atriquia periférica

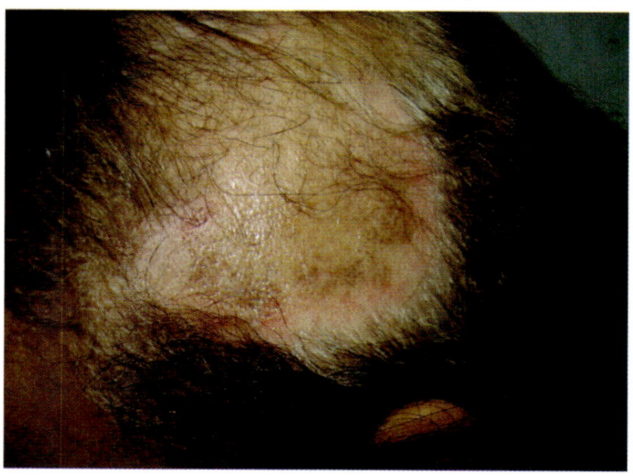

Lúpus eritematoso discoide

Placa de alopecia com eritema, ceratose e discromia (hipercromia, hipocromia), pelos *velus* no centro

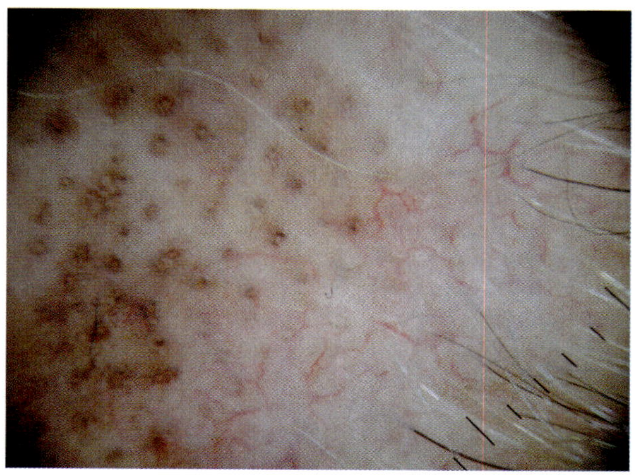

Discromia, eritema com telangiectasias arboriformes e *plugs* ceratóticos

Pontos azul-acinzentados na porção inferior são marcos da dermatite de interface

(*continua*)

Quadro 62.3 Achados dermatoscópicos importantes para diagnóstico e acompanhamento das alopecias cicatriciais. (*Continuação*)

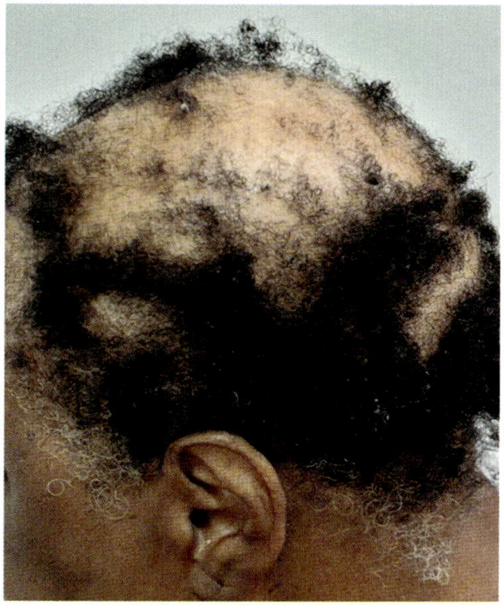

Alopecia cicatricial central centrífuga

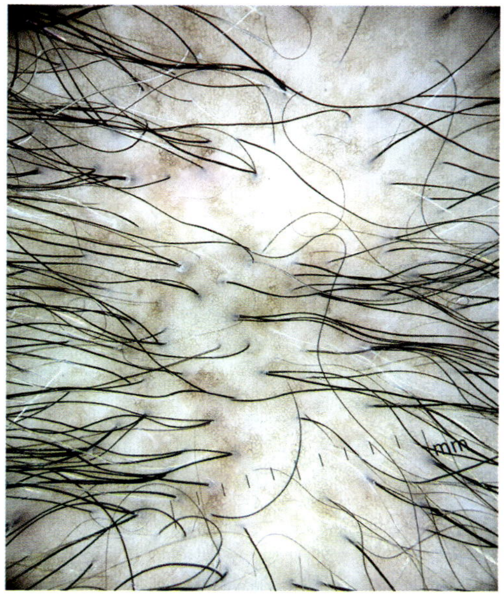

Áreas de atriquia, halos branco-acinzentados perifoliculares, anisotricose, áreas brancas amorfas, discreta descamação perifolicular

Quadro 62.4 Classificação das alopecias cicatriciais segundo a NAHRS (2001).

Linfocíticas	Líquen plano pilar Líquen plano pilar clássico Alopecia fibrosante frontal Alopecia fibrosante em padrão androgenético* Síndrome de Graham-Little Pseudopelada de Brocq Alopecia cicatricial central centrífuga Alopecia mucinosa Ceratose pilar espinulosa decalvante Lúpus eritematoso discoide
Neutrofílicas	Foliculite decalvante *Folicullitis capitis abscedans et sulfodiens*
Mistas	Acne queloidiana Acne necrótica Dermatose pustular erosiva do couro cabeludo
Inespecíficas	Em estágios tardios, algumas ACP podem apresentar achados inespecíficos

*Alopecia fibrosante em padrão androgenético não está na classificação original da NAHRS. No entanto, diversos autores a consideram uma quarta variante de LPP.

Distúrbios das hastes

São alterações morfológicas e/ou estruturais dos pelos, hereditárias ou não, congênitas ou adquiridas, que podem estar associadas ao aumento ou não da fragilidade capilar. A tricoscopia é fundamental e permite o diagnóstico de grande parte dos distúrbios das hastes. Nas formas congênitas, é importante a investigação das síndromes complexas associadas e a terapêutica, muitas vezes, é difícil, já que não há tratamentos específicos (Quadro 62.5).

Quadro 62.5 Distúrbios das hastes com e sem aumento da fragilidade capilar.

Congênitas e/ou hereditárias	Com aumento da fragilidade capilar: ▪ Moniletrix ▪ Tricorrexe *invaginata* ▪ Tricorrexe nodosa ▪ Tricotiodistrofia ▪ *Pili torti* Sem aumento da fragilidade capilar: ▪ *Pili annulati* ▪ *Pili trianguli* e *canaliculi* (síndrome dos cabelos impenteáveis) ▪ *Pili bifurcati* ▪ *Pili multigemini* ▪ Cabelo lanoso (*woolly hair*)
Adquiridas	Com aumento da fragilidade capilar: ▪ Triconodose ▪ Tricoptilose ▪ Cabelo com bolhas (*bubble hair*) ▪ Tricorrexe nodosa ▪ *Pili torti* Sem aumento da fragilidade capilar: ▪ Cabelo enroscado (*kinking* hair adquirido progressivo)

Distúrbios com aumento da fragilidade capilar

Moniletrix

É um distúrbio de transmissão autossômica dominante devido à mutação dos genes *KRT81*, *KRT83* e *KRT86*; no entanto, casos autossômicos recessivos associados à mutação do gene da desmogleína 4 (DSG-4) já foram descritos. Apresenta-se com hipotricose no couro cabeludo e, nas formas extensas, sobrancelhas, cílios, pelos axilares e pubianos podem estar acometidos. Na tricoscopia, são observados nódulos elípticos (com medula) e estreitamentos (sem medula) periódicos e regulares, com fraturas capilares frequentes nos estreitamentos, caracterizando o formato

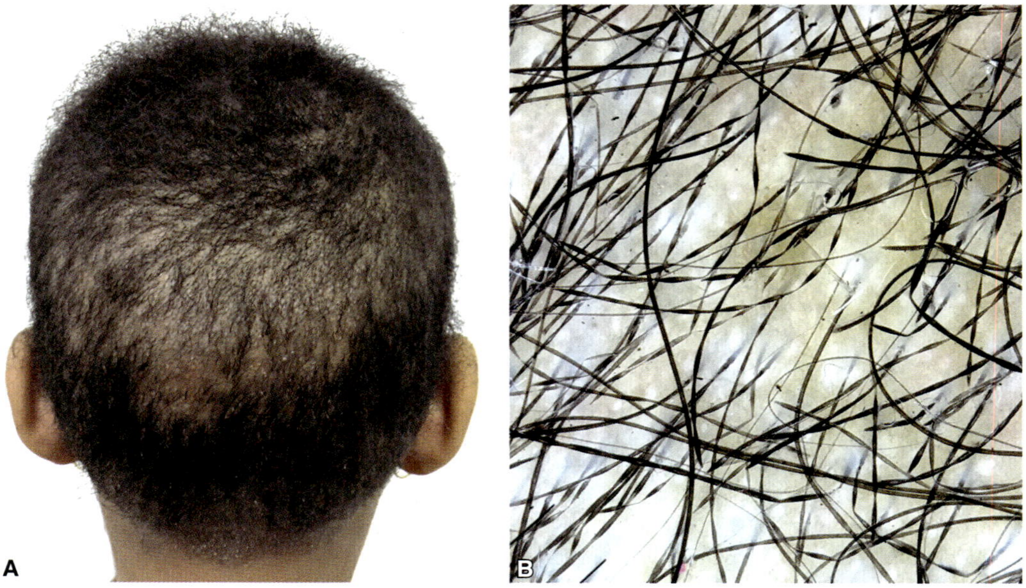

Figura 62.17 Moniletrix. **A.** Hipotricose no couro cabeludo. **B.** Tricoscopia característica com hastes em "contas de rosário".

em "contas de rosário" (Figura 62.17). Pode estar associada a ceratose folicular, coiloniquia, alterações ectodérmicas, neurológicas e oftalmológicas.

Tricorrexe invaginada

Consiste na invaginação da parte distal sobre a proximal da haste, e o aspecto dos pelos é exatamente o do bambu, com nódulos pequenos a intervalos irregulares ao longo da haste. É considerado específico da síndrome de Netherton, genodermatose autossômica recessiva, caracterizada por uma tríade que inclui tricorrexe invaginada, ictiose linear circunflexa e atopia.

Tricorrexe nodosa

É comumente de natureza adquirida (traumática), mas pode ser congênita. Nesta última condição, é importante investigar a associação com distúrbios metabólicos como acidúria argininossuccínica e citrulinemia. As hastes apresentam nodulações e, na tricoscopia, podem ser visualizados nódulos esbranquiçados com dissociação longitudinal de fibras em formato de pincéis alinhados em oposição, fazendo com que os cabelos se rompam com facilidade nesse nível.

Tricotiodistrofia

Refere-se a um grupo heterogêneo de alterações de transmissão autossômica recessiva. As hastes são curtas, quebradiças, secas e frágeis, sendo associadas a deficiência de enxofre na cutícula e no córtex capilar. Aproximadamente 50% dos pacientes acometidos apresentam fotossensibilidade. A tricoscopia não fornece achados específicos. No entanto, a tricosquise (fratura transversal das hastes) e a alternância de bandas claras e escuras ("cabelo em rabo de tigre") na microscopia sob luz polarizada permitem o diagnóstico.

Pili torti

É caracterizado por torções periódicas a intervalos irregulares na haste ao longo do seu próprio eixo. Pode ser congênita ou adquirida. A forma congênita é caracterizada por pelos espiralados, secos e quebradiços, cuja localização mais frequente é o couro cabeludo. É a anormalidade da haste encontrada com maior frequência na *síndrome de Menkes*, doença de transmissão genética recessiva ligada ao cromossomo X, caracterizada por absorção deficiente de cobre, o que resulta em níveis baixos no sangue, no fígado e no cabelo. Ocorrem progressivas degenerações mental e da elastina da aorta, além de alterações de metáfises. As alterações capilares caracterizam-se por *pili torti*. Também podem ser encontrados na síndrome de Bazex-Dupré-Christol, hipotricose com distrofia macular juvenil (decorrente de mutações na P-caderina), displasias ectodérmicas, distúrbios mitocondriais e defeitos no ciclo da ureia (p. ex., citrulinemia, acidúria argininossuccínica). A apresentação adquirida está geralmente associada às alopecias cicatriciais (Figura 62.18).

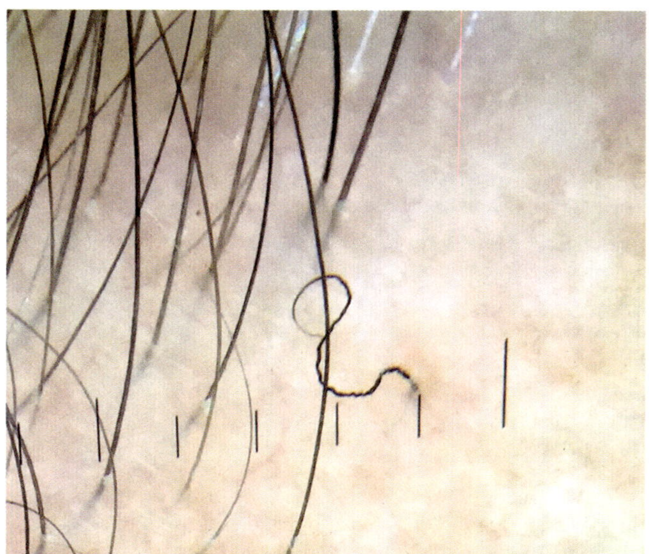

Figura 62.18 *Pili torti* adquirido em uma paciente com alopecia fibrosante frontal. (Aumento 10 vezes.)

Triconodose

Aparece sob a forma de laços ou nós e é, provavelmente, traumática. Mais comum em cabelos encaracolados.

Tricoptilose

Caracterizada por divisões longitudinais, geralmente no extremo distal da haste. As divisões centrais são infrequentes, e as pontas apresentam-se com filamentos de tamanhos diversos, como uma pena de ave. Geralmente está associada a outros sinais de dano capilar, como tricorrexe nodosa adquirida e triconodose.

Cabelos com bolhas (*bubble hair*)

Esta anormalidade distinta da haste geralmente é vista em mulheres com uma área de fragilidade localizada, em função da formação de bolhas capilares devido à exposição das hastes úmidas a temperaturas muito elevadas associada ao uso de pranchas e secadores capilares. Na tricoscopia, pode-se observar um aspecto em "queijo suíço" devido a espaços ovais brancos na presença de gás nas bolhas capilares. À microscopia óptica, as hastes apresentam bolhas largas irregularmente espaçadas que expandem e afinam o córtex piloso.

Distúrbios sem aumento da fragilidade capilar

Pili annulati

É um distúrbio autossômico dominante e caracteriza-se pela presença de faixas claras e escuras anulares alternantes ao longo da haste (cabelo "em anéis"). As faixas claras são decorrentes de cavidades com ar no córtex capilar. Clinicamente, as hastes são brilhantes, descritas como "brilho em lantejoula".

Pili pseudoannulati

O aspecto é idêntico ao anterior, mas difere porque, naquele, o anel mais claro decorre de alterações internas, enquanto, nesse tipo de pelo, o anel mais brilhante é resultante de reflexão e refração da luz por superfícies achatadas e torcidas do pelo.

Pili bifurcati

Bifurcação da fibra capilar em intervalos irregulares ao longo da haste, formando ramos separados, que, em seguida, se fundem novamente.

Pili multigemini

Caracteriza-se por vários pelos saindo de um único aparelho pilossebáceo.

Síndrome dos cabelos impenteáveis (pili trianguli et canaliculi)

É um distúrbio de herança autossômica dominante. Nesta síndrome (*uncombable hair*), a haste tem formato triangular à microscopia eletrônica de varredura, associada a uma depressão longitudinal. Os pelos apresentam alteração semelhante a "fibra de vidro" em função da luz refletida de superfícies achatadas com orientação variável. O cabelo é caracteristicamente seco, sem brilho, em diferentes direções e difícil de pentear. A densidade do pelo é normal, assim como o comprimento. Postula-se que haja queratinização prematura da bainha radicular interna.

*Cabelo lanoso (*woolly hair*)*

É caracterizado por hastes encaracoladas, finas, enoveladas e, geralmente, hipopigmentadas. Apresenta-se geralmente na infância. Há casos familiares (herança autossômica dominante), sendo também encontrado em associação com ceratodermia palmoplantar (CPP) e cardiomiopatia em dois distúrbios autossômicos recessivos: *doença de Naxos* (CPP difusa não epidermolítica, decorrente de mutações na placoglobina) e *síndrome de Carvajal* (CPP estriada epidermolítica, decorrente de mutações na desmoplaquina). Alguns pacientes podem apresentar uma forma localizada descrita como nevo com cabelos laniforme, que pode ser de três tipos: tipo 1, sem envolvimento cutâneo; tipo 2, associado a nevo verrucoso linear; e tipo 3, adquirido em adultos jovens com cabelos escuros, encaracolados e curtos.

*Cabelo enroscado (*kinking hair adquirido progressivo*)*

O cabelo aparentemente normal apresenta-se, na extremidade terminal, enroscado e de coloração diferente. Há inúmeras causas, como induzido por medicações (acitretina) e relatos de homens jovens que desenvolvem cabelos enrolados, frisados e sem brilho na região frontotemporal ou vértice do couro cabeludo, com posterior progressão para AAG nas regiões afetadas.

Outros

Pseudofoliculite

Condição inflamatória crônica em que as hastes curvas (ulotríquio), curtas e enoveladas penetram na derme de forma extrafolicular (após extrusão da pele), ou intrafolicular (por perfuração, antes da extrusão), o que provoca uma reação inflamatória do tipo corpo estranho e aspecto foliculite-símile. A localização mais usual é a região da barba e raiz das coxas de mulheres, em indivíduos que raspam ou depilam os pelos. Em função das características anatômicas dos pelos, é de ocorrência corriqueira em melanodérmicos na região da barba. Solução ou creme de ácido retinoico pode dar bons resultados. O ideal é deixá-los crescer. A laserterapia é efetiva.

Trichostasis spinulosa

Trata-se de um feixe de pelos moles com 2 a 3 mm de projeção para fora, simulando uma rolha córnea; ocorre em idosos e parece ser resultante de retenção de pelos telógenos originários de uma mesma matriz pilosa.

Cabelos esverdeados

O cobre, como fonte exógena, pode emprestar coloração esverdeada às hastes. É o que ocorre em pessoas de cabelos claros após banhos de piscina cuja água contenha grande quantidade de algicida, rico em cobre.

Hipertricose e hirsutismo

Hipertricose

É um crescimento desproporcional de pelos em qualquer parte do corpo, fugindo de padrões de idade, raça e sexo. Pode ser congênita ou adquirida, localizada ou generalizada.

As formas generalizadas são compostas principalmente pelas hipertricoses lanuginosas congênita e adquirida. A primeira é de herança autossômica dominante e associada a distúrbios dentários. A *síndrome de Cornelia de Lange* (hipertricose, *cutis marmorata*, hipogenitalismo, retardo mental, anomalias ósseas etc.) e o *leprechaunismo* (hipertricose, orelhas protuberantes, olhos muito afastados, hipertrofia ovariana, aumento de clitóris etc.) também fazem parte desse grupo. A forma adquirida está muitas vezes associada, podendo inclusive preceder as neoplasias malignas, como carcinomas de pulmão, sarcomas e de outros órgãos internos.

Entre as formas localizadas congênitas, destacam-se o nevo de Becker, os nevos melanocíticos associados à hipertricose e à hipertricose nevoide. Quando de localização sacral ou próximo à coluna, é mandatória a investigação para espinha bífida.

As formas localizadas adquiridas podem ser decorrentes de traumas e fricções repetidas, uso de psoralenos, doenças sistêmicas (porfiria cutânea tardia), desnutrição, dermatomiosite e medicamentos (minoxidil, difenil-hidantoína, ciclosporina, corticosteroides, penicilamina, estreptomicina, gefinibe etc.).

Hipertricose ciliar

Tem sido descrita ocasionalmente em pacientes com AIDS e em pacientes que fazem uso do colírio bimatroposta 0,03%, que é utilizado no tratamento do glaucoma.

Síndrome H

Ver Capítulo 14, no final do item *Hipercromias caracterizadas pelo aumento de melanina ou de melanócitos na epiderme*.

Hirsutismo

É um aumento de pelos terminais na mulher em áreas que, fenotipicamente, são usuais ao homem (Figura 62.19). Está diretamente relacionado com situações em que exista um aumento de andrógenos circulantes. Pode estar acompanhado de outros sinais de hiperandrogenismo, como seborreia, AAG, acne, irregularidades menstruais e clitoromegalia. As principais causas são: SOP, síndrome de Cushing, hiperplasia suprarrenal congênita, tumores ovarianos e suprarrenais, e estímulos hipofisários normalmente relacionados com hiperprolactinemia. Na *síndrome de Achard-Thiers*, pode haver hirsutismo associado (mulher barbada diabética) e na HAIR-AN, um acrônimo de **h**iperandrogenismo, **r**esistência à **i**nsulina e **a**cantose ***n**igricans*.

O hirsutismo idiopático representa 10 a 15% dos casos, situação em que não é identificada nenhuma alteração hormonal. Certas populações apresentam-se com maior quantidade de pelos que outras, em especial, mulheres de ascendência ibérica.

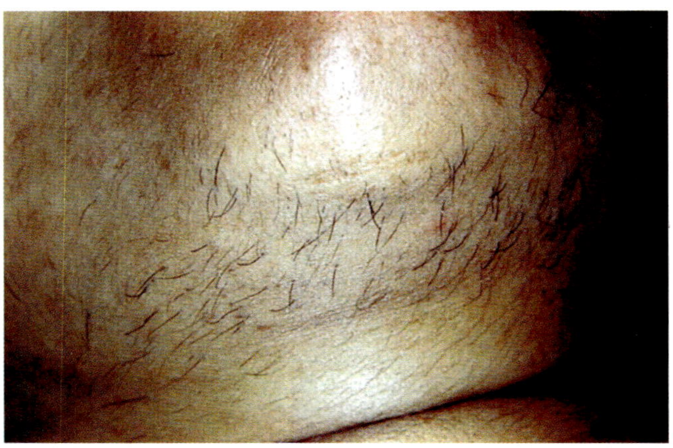

Figura 62.19 Hirsutismo no mento de mulher.

Os andrógenos circulantes na mulher são produzidos nas glândulas suprarrenais e nos ovários. São transportados por proteínas carreadoras até sua ligação com receptores hormonais localizados nas células-alvo. Os principais andrógenos secretados pelas suprarrenais são a androstenediona, a di-hidroepiandrosterona (DHEA) e o sulfato de DHEA (S-DHEA), produzidos na zona cortical. Nos ovários, as células da teca são as responsáveis pela produção de androstenediona a partir do estímulo do hormônio luteinizante (LH). A principal fonte de testosterona na mulher é resultado da conversão periférica da androstenediona produzida por ovários e suprarrenais. A resistência insulínica parece estar relacionada com a gênese do hirsutismo em alguns pacientes, sobretudo portadores de SOP.

A diagnose do hirsutismo é clínica, porém uma avaliação endócrina se faz necessária. Devem ser solicitados dosagem de testosterona livre, LH/FSH para identificar casos de SOP, androstenediona, DHEA e prolactina. O tratamento do hirsutismo passa inicialmente pela definição da doença de base, caso existente, podendo ser física ou medicamentosa.

Independentemente de sua etiologia, o hirsutismo pode ser amenizado pela descoloração dos pelos com peróxido de hidrogênio, pela epilação por eletrocoagulação, por depilatórios contendo sulfato de bário, ceras depilantes e raspagem com lâminas de barbear, métodos ampla e tradicionalmente utilizados. A laserterapia é efetiva no manejo do hirsutismo, sobretudo em pelos escuros e grossos.

Quando indicada, a terapia antiandrogênica sistêmica tem como principais agentes o acetato de ciproterona, a espironolactona, a flutamida e a finasterida. Em casos de hiperprolactinemia por adenomas hipofisários, está indicado o uso da bromocriptina. O acetato de ciproterona é um antiandrógeno que age no folículo pilossebáceo e inibe a secreção de gonadotrofinas por sua ação progestógena. Pode ser utilizado isoladamente, por anticoncepcional oral (ACO) com 2,0 mg de ciproterona e 0,035 mg de etinilestradiol, em ciclos de 21 dias de 28, ou a ele associado, na dose diária de 50 a 100 mg do 1º ao 10º dia do ACO. Os efeitos colaterais mais comuns são aumento de peso, irregularidades menstruais, diminuição de libido, depressão e mastodinia. A espironolactona é um antagonista da aldosterona e também tem ação antiandrogênica, diminuindo os níveis de testosterona; é utilizada na dose de 50 a 200 mg/dia. Potenciais efeitos adversos que devem ser monitorados são hiperpotassemia, diminuição de libido e cefaleia. A flutamida é um antiandrógeno puro considerado, por alguns, o melhor modo de tratar o hirsutismo de causa suprarrenal, ou em mulheres com ovários normais. É utilizado na dose de 125 a 250 mg, 1 a 2 vezes/dia. Xerodermia, mastodinia, redução de libido e depressão são efeitos adversos não raros. Extremo cuidado deve ser tomado em relação ao controle da função hepática, pois, muito embora raros, casos graves e até mesmo fatais de hepatotoxicidade foram relatados. Essa medicação não está liberada pela Anvisa para uso em mulheres. A finasterida, inibidor seletivo da 5α-redutase, mostrou reduzir o hirsutismo na dose de 2,5 mg/dia, sem efeitos colaterais relevantes. A dutasterida é, inclusive, mais efetiva. Deve haver um cuidado especial em gestantes pelo risco de feminilização de fetos masculinos com qualquer terapia antiandrogênica. Trabalhos recentes revelam que a redução da hiperinsulinemia pela utilização de metformina auxilia no tratamento do hirsutismo nos casos de SOP (ver Capítulo 63 sobre *Acantose* nigricans).

Minoxidil oral nas alopecias

Corina Isabel Salas-Callo

O minoxidil oral (MO) é um vasodilatador periférico aprovado pela FDA para o tratamento da hipertensão arterial sistêmica (HAS) em doses de 10 a 100 mg/dia. Na década de 1970, realizaram-se estudos para avaliar a eficácia e segurança do MO em pacientes com HAS refratária e observaram hipertricose em 60 a 80% dos pacientes, surgindo então o potencial do minoxidil como estimulante do crescimento capilar. Entretanto, a FDA aprovou o uso tópico para o tratamento da AAG (alopecia androgenética) masculina em 1988. O mecanismo de ação exato pelo qual o minoxidil age no folículo piloso (FP) não está completamente elucidado, porém, acredita-se que prolongue a fase anágena e encurte a telógena. Sabe-se que o metabólito ativo do minoxidil é o sulfato de minoxidil e essa conversão é realizada pela enzima sulfotransferase, que está localizada na bainha radicular externa do FP e no fígado.

Apesar da eficácia comprovada do minoxidil tópico, há algumas limitações relacionadas com esta via de administração, como a baixa adesão à aplicação 2 vezes/dia, cosmética desagradável e, inclusive, dermatite de contato. Diante disso, recentemente tem sido proposto o uso do MO em baixa dose como alternativa terapêutica. Em 2017, Sinclair publicou pela primeira vez um estudo piloto que incluiu 100 mulheres com diagnóstico de AAG em padrão feminino tratadas com minoxidil oral na dose de 0,25 mg/dia associado à espironolactona 25 mg/dia durante 12 meses, com melhora da densidade capilar aos 6 meses de tratamento. Desde então, diversos estudos têm surgido sobre MO em baixa dose no tratamento das alopecias, com doses de 0,25 a 5 mg/dia. Contudo, não há uma dose padrão, sobretudo porque, atualmente, a AAG é a condição que possui o maior número de estudos publicados na literatura. Indicações e doses descritas de MO no tratamento das alopecias podem ser vistas no Quadro 62.6.

No que se refere à eficácia da via oral em relação à tópica, Ramos *et al.* observaram eficácia similar do minoxidil tópico 5% 1 vez/dia e do minoxidil oral na dose de 1 mg/dia na 24ª semana de tratamento, em um estudo clínico randomizado em pacientes com AAG feminina. Em 2020, Sinclair *et al.* propuseram, em um estudo retrospectivo, a via sublingual como alternativa à oral, argumentando que a via sublingual evita a passagem do minoxidil pelo metabolismo hepático, o que aumentaria a biodisponibilidade do fármaco e, consequentemente, seriam necessárias doses menores para atingir uma boa resposta terapêutica, com menos efeitos adversos sistêmicos; nesse estudo, os autores concluíram que o minoxidil sublingual na dose de 0,45 mg/dia foi eficaz e com bom perfil de segurança em homens e mulheres com diagnóstico de AAG.

Os efeitos colaterais descritos do MO em baixa dose incluem: hipertricose, eflúvio telógeno inicial, edema periférico, hipotensão postural, urticária, cefaleia, taquicardia e insônia (Figura 62.20). Jimenez-Cauhe *et al.* relataram recentemente que a hipertricose é o efeito adverso mais frequente associado ao uso de MO em baixas doses, variando entre 4 e 93% em pacientes tratados com doses de 0,25 mg/dia e 5 mg/dia, respectivamente. O surgimento ocorre com frequência nos primeiros 3 meses de tratamento, e as áreas mais acometidas são as costeletas e a região temporal. O uso noturno poderia ser útil para diminuir a ocorrência de hipotensão postural. O MO agrava os sintomas de "ressaca"; portanto, deve ser evitado em dias de libações alcoólicas exageradas. O MO na terapêutica capilar é efetivo; no entanto, são necessários mais estudos para avaliar a dosagem mínima eficaz, assim como o perfil de segurança a longo prazo.

Quadro 62.6 Indicações de minoxidil oral em baixa dose descritas na literatura para o tratamento das alopecias.

Indicação	Dose
Alopecia androgenética masculina	0,25 a 5 mg/dia
Alopecia androgenética feminina	0,25 a 2 mg/dia
Eflúvio telógeno crônico	0,25 a 2,5 mg/dia
Líquen plano pilar (LPP). Melhor resposta no subtipo difuso quando comparado com o LPP em placas	Dose média nos homens: 2,5 mg/dia Dose média nas mulheres: 0,5 mg/dia
Alopecia areata	Homens: 5 mg/dia Mulheres: 2,5 mg/dia
Alopecia de tração	1,25 mg/dia
Moniletrix (relato de caso)	0,25 a 0,5 mg/dia
Síndrome dos cabelos anágenos frouxos (relato de caso)	0,5 mg/dia
Alopecia permanente induzida por quimioterapia (relato de caso)	1 mg/dia

Antiandrogênios e inibidores androgênicos

Larissa Hanauer ◆ David Rubem Azulay

Os androgênios exercem grande influência nas estruturas cutâneas, especialmente na unidade pilossebácea. A testosterona e a DHT, que é cerca de 5 a 10 vezes mais potente, relacionam-se com a patogênese de várias doenças, como AAG (alopecia androgenética), acne vulgar e hirsutismo. Desse modo, substâncias que bloqueiam a produção desses hormônios são cada

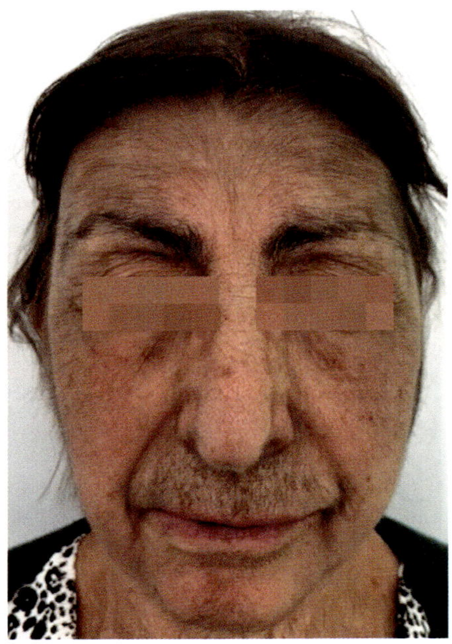

Figura 62.20 Hipertricose facial aos 2 meses de tratamento com minoxidil oral na dose de 2 mg/dia. (Cortesia da Dra. Aline Tanus.)

vez mais utilizadas na dermatologia. No tratamento da acne e da seborreia, já se notam os resultados em cerca de 2 meses, enquanto na hipertricose leva cerca de 8 a 12 meses.

O termo *antiandrogênio* designa, de maneira geral, qualquer substância que bloqueie a síntese ou a ação dos androgênios. Recentemente, com o desenvolvimento de novos medicamentos, surgiu o conceito de inibidores androgênicos, isto é, agentes que inibam e bloqueiem enzimas, como a 5α-redutase, relacionadas com a produção de DHT. O termo *antiandrogênio* fica reservado às substâncias que bloqueiem ou inibam diretamente os receptores androgênicos.

Para melhor entendimento de como atuam essas duas classes de substâncias, revertendo os efeitos biológicos dos androgênios na pele, é necessária a compreensão do mecanismo de ação da testosterona e da DHT, especialmente na unidade pilossebácea. Assim, a testosterona tem pequena atividade até ser convertida em DHT pela enzima 5α-redutase, que apresenta duas isoenzimas:

- tipo I: localizada amplamente em glândulas sebáceas, folículos pilosos e outros órgãos, como rins, fígado e baço
- tipo II: localizada em maior quantidade nos folículos pilosos do vértex e na região frontal do couro cabeludo e também nas glândulas sebáceas, nos órgãos sexuais e no trato urogenital.

Tanto a testosterona quanto a DHT ligam-se a receptores androgênicos intracelulares, e estes unem-se a locais específicos do DNA, aumentando, consequentemente, a síntese de mRNA e proteínas.

As contraindicações para o uso dessas substâncias incluem gravidez, sangramento genital e doenças hepática, cardiovascular e tromboembólica.

Todos os antiandrogênios e inibidores androgênicos podem potencialmente apresentar efeitos colaterais, como irritabilidade, mastodinia, diminuição da libido, depressão, cefaleia, ganho de peso, alterações hepáticas, sangramento uterino e feminilização do feto masculino.

Antiandrogênios

Espironolactona

A espironolactona é um antagonista da aldosterona com propriedades antiandrogênicas fracas. Ela bloqueia os receptores androgênicos intracelulares, impedindo a ligação destes com a DHT. Além disso, pode ser convertida em metabólitos ativos via 17-hidrolase progesterona, inibindo as enzimas ovarianas e suprarrenais da via do citocromo P450, resultando na redução da produção de testosterona e DHT.

A espironolactona é uma molécula esteroide que se liga quase totalmente a proteínas plasmáticas. Sua dose diária varia entre 25 e 200 mg, de maneira que doses inferiores a 75 mg/dia raramente são efetivas. Na dose de 100 mg/dia, a espironolactona reduz o escore de hirsutismo de 13 para 39,5% após 6 meses de tratamento e de 30 para 47% após 12 meses. Nesta dose, no entanto, disfunções menstruais, como menorragia, são comuns. Essas alterações regridem após 2 ou 3 meses de tratamento, mas podem ser aliviadas com: redução da dose de espironolactona para 50 a 75 mg/dia, adição de um contraceptivo oral ou uso da substância em ciclos de 21 dias consecutivos com pausa de 7 dias. Outros efeitos adversos incluem: feminilização de feto masculino por atravessar a barreira placentária; hipotensão, ginecomastia e sintomas gastrintestinais. O efeito colateral mais grave é a hiperpotassemia, que ocorre principalmente em pacientes com disfunção renal e naqueles que utilizam concomitantemente fármacos que aumentam o potássio plasmático, como inibidores da enzima conversora da angiotensina.

Assim, a espironolactona está contraindicada em pacientes com insuficiência renal aguda ou crônica, anúria, hiperpotassemia, durante a gravidez (categoria X), em mulheres com sangramento uterino e diante de história familiar de câncer dependente de estrogênio, como o câncer de mama.

Uma revisão sistemática de 7 estudos com 4,5 milhões de indivíduos não mostrou associação estatisticamente significativa entre o uso de espironolactona em homens e mulheres acima de 18 anos e o risco de câncer de mama. Com base nas evidências atuais, a espironolactona não parece ser um fator de risco para câncer de mama, e mulheres com câncer de mama não devem ser desencorajadas a utilizá-la no tratamento da alopecia.

A completa supressão dos efeitos androgênicos pode levar de 4 a 12 meses e deve ser idealmente monitorada pela dosagem de testosterona ou S-DHEA. A pressão arterial e a dosagem plasmática do potássio devem ser avaliadas antes do início do tratamento. O monitoramento regular de potássio deve ser considerado em pacientes mais velhos; naqueles com comorbidades, como hipertensão, diabetes melito, doença renal crônica, entre outras; e em pacientes tomando medicamentos que afetam a função renal, adrenal e hepática, incluindo inibidores da enzima de conversão da angiotensina, bloqueadores do receptor da angiotensina, digoxina, anti-inflamatórios não esteroides, entre outros. Por ser a espironolactona um antiandrogênico fraco, frequentemente é necessária a adição de outra substância para potencializar esse efeito.

Acetato de ciproterona

O acetato de ciproterona é uma progesterona sintética derivada da 17α-hidroxiprogesterona. Ele inibe a atividade de testosterona e DHT ao se ligar aos receptores intracelulares e reduz a secreção de andrógenos ovarianos por inibir LH. Além disso, reduz a atividade da 5α-redutase e aumenta a degradação da testosterona. Por ser lipofílica, acumula-se no tecido adiposo e permanece em atividade por até 8 dias após sua administração.

O acetato de ciproterona pode ser administrado isoladamente, via oral (50 a 100 mg/dia) do 5º ao 14º dia do ciclo menstrual ou por via intramuscular (300 mg/dia) ou, ainda, em combinação com etinilestradiol 50 μg/dia, nos casos mais intensos. Comumente, é utilizada como pílula anticoncepcional diariamente em baixas doses (2 mg) com etinilestradiol 35 μg/dia (Diane 35®) em um regime de 21 dias. Um estudo realizado em 21 mulheres com SOP em uso dessa pílula evidenciou redução do LH em 54%, do FSH em 42%, da testosterona livre em 55% após 6 ciclos, com melhora de manifestações como o hirsutismo.

Efeitos adversos com o uso desta medicação incluem astenia, perda da libido, mastalgia, cefaleia e náuseas. Doses excessivas podem causar amenorreia, edema, ganho de peso e hepatite. Quando utilizado por gestantes, pode bloquear a ação dos andrógenos no feto masculino, induzindo a uma forma de pseudo-hermafroditismo.

Progesterona

A secreção ovariana de progesterona é feita, principalmente, pelo corpo lúteo na segunda fase do ciclo menstrual, formando o endométrio secretor. Ela é fundamental para a manutenção da gestação e formação das glândulas mamárias.

A progesterona e um de seus derivados, a medroxiprogesterona, são hormônios estruturalmente semelhantes à testosterona. Por isso, são capazes de inibir a 5α-redutase e se ligar aos receptores androgênicos, atuando tanto como antiandrogênios quanto como inibidores androgênicos.

O acetato de medroxiprogesterona (Provera®) está disponível para administração oral no tratamento de doenças ovarianas, pós-menopausa e contracepção. Além disso, alguns autores sugerem a formulação tópica com concentrações a 5% de progesterona para o tratamento da alopecia androgenética.

Flutamida

A flutamida é o mais potente bloqueador dos receptores androgênicos, sendo primariamente utilizada para o tratamento de câncer de próstata. Está associada a alterações hepáticas, com raros relatos graves, porém fatais, de hepatite fulminante, sem relação comprovada com dose ou tempo de uso do medicamento. Pode ser empregada na dose de 125 a 500 mg/dia em mulheres com AAG e síndrome SAHA (**s**eborreia, **a**cne, **h**irsutismo, **a**lopecia). No entanto, a Anvisa indica a flutamida apenas para o tratamento do câncer de próstata, sendo contraindicado e proibido seu uso na dermatologia.

Bicalutamida

É um antiandrogênio não esteroidal de nova geração. No Brasil, o seu uso está aprovado para o tratamento de câncer de próstata. Entretanto, em 2019, surgiu o primeiro estudo-piloto avaliando o uso da bicalutamida em doses de 25 a 50 mg/dia no tratamento da AAG feminina; os autores do estudo relataram melhora clínica importante e estabilização em 9 (53%) e 8 (47%) pacientes, respectivamente. Houve aumento leve e transitório das enzimas hepáticas. Em 2020, Sinclair *et al.* observaram redução média na escala de Sinclair em até 1 estágio aos 24 meses de tratamento com bicalutamida oral na dose de 10 mg/dia; nesse estudo, foram incluídas 316 mulheres com AAG e houve elevação leve das transaminases hepáticas em 9 pacientes (2,85%). A bicalutamida oral poderia ser uma opção terapêutica nas pacientes com SAHA e, segundo os estudos recentes, parece ser menos hepatotóxica, com melhor perfil de segurança e tolerabilidade quando comparada à flutamida. No entanto, mais estudos são necessários para avaliar a segurança a longo prazo.

Inibidores androgênicos

Finasterida

A finasterida é um inibidor específico da 5α-redutase tipo II, responsável pela conversão da testosterona em DHT. Esta enzima está presente nos folículos pilosos principalmente no vértex do couro cabeludo e nas glândulas sebáceas. Como não atua diretamente nos receptores androgênicos, a finasterida não é considerada um antiandrogênio clássico.

Em homens tratados com doses de 5 a 400 mg de finasterida, a concentração sérica da DHT é reduzida em 60 a 80% e as concentrações de testosterona e estradiol aumentam 15%, embora permaneçam em níveis considerados normais. Além disso, reduz o nível de DHT e aumenta a concentração de testosterona nos folículos pilosos (Quadro 62.7).

Quadro 62.7 Efeitos dos antiandrogênios sobre os níveis de DHT e testosterona.

	Finasterida	Dutasterida
DHT nos folículos pilosos do couro cabeludo	↓	↓
Testosterona nos folículos pilosos do couro cabeludo	↑	↑
DHT sérica	↓	↓↓
Testosterona sérica	Sem efeito/↑ (dose-dependente)	↑↑

Adaptado de Rogers NE e Avram RM (2008). DHT = di-hidrotestosterona.

Os resultados são observados após 6 meses a 1 ano de uso. Estudos clínicos demonstraram que, após uso por 5 anos, aproximadamente 90% dos pacientes notaram uma parada na queda dos cabelos, enquanto 65% tiveram repilação. É necessário manter o seu uso indefinidamente; geralmente ocorre nova queda com sua suspensão.

A finasterida é bem absorvida pelo trato gastrintestinal, sendo metabolizada pelo fígado e excretada na urina e nas fezes. Quantidades mínimas da substância são encontradas no sêmen, sendo incapazes de causar efeitos colaterais nas mulheres expostas pelo contato sexual ao homem em tratamento.

É indicação precisa no tratamento da AAG masculina de leve a moderada, especialmente quando localizada no vértex, na dose de 1 mg/dia. Pode ser usada no hirsutismo, na acne e na hidradenite supurativa. Na alopecia feminina, é utilizada na dose de 2,5 a 5 mg/dia, porém seu uso em mulheres não é aprovado pela FDA. Na literatura, 50% das mulheres não respondem à terapia com finasterida. É contraindicada em crianças, gestantes (categoria X) e nos casos de hipersensibilidade à substância.

Os efeitos colaterais incluem redução da libido, disfunção erétil e redução do volume do esperma em menos de 4% nos homens em uso de finasterida 1 mg/dia. O seu efeito é dose-dependente, sendo reversível com a suspensão da substância. Os pacientes jovens devem ser alertados quanto à possibilidade de a substância ser causa de infertilidade temporária, principalmente por redução do volume de líquido prostático seminal, ou mesmo oligospermia.

Outro efeito colateral observado é a teratogenicidade, com alterações no trato geniturinário de fetos masculinos; por isso, a gravidez deve ser evitada durante a terapia e as mulheres em idade fértil devem usar método contraceptivo. O ressecamento da pele é observado em 20 a 25% dos pacientes. A doação de sangue deve ser evitada até 6 meses da última dose de finasterida, pelo risco de a transfusão ser realizada em mulheres com potencial para engravidar.

Não existe consenso quanto ao monitoramento laboratorial dos pacientes em uso de finasterida para AAG. Entretanto, os níveis do antígeno prostático (PSA) podem estar reduzidos de 20 a 30% com o uso da finasterida na dose de 1 mg/dia. Dessa maneira, propõe-se dosar o PSA basal antes do início da terapia e, caso seja necessária sua dosagem durante o uso da finasterida, sugere-se corrigir o valor do PSA, dobrando o valor encontrado em todos os homens com pelo menos 41 anos e sem hiperplasia prostática.

Síndrome pós-finasterida

É descrita sobretudo em homens jovens e caracteriza-se pela persistência de reações adversas por mais de 3 meses após a interrupção do uso desse medicamento. Os efeitos englobam manifestações nas esferas sexual, neuropsiquiátrica e física. Por exemplo: diminuição ou ausência da libido ou de resposta a estímulos sexuais, disfunção erétil, diminuição do volume de ejaculação, baixa qualidade do sêmen e infertilidade, encolhimento do pênis, dor testicular, curvatura anormal do pênis, ginecomastia, fadiga crônica, fraqueza, atrofia e dor muscular, dor articular, xerodermia, raciocínio lento, depressão, entre outras. Diante dessas manifestações, fica o questionamento quanto à existência de uma síndrome que englobe todos esses efeitos adversos. Certamente, algumas destas reações têm fundamentação essencialmente psiquiátrica.

Dutasterida

A dutasterida é um potente inibidor da 5α-redutase tipos 1 e 2, 50 e 11 vezes mais potente, respectivamente, que a finasterida. Após 24 h de sua administração, os níveis de DHT encontram-se reduzidos em até 90%. Em função de sua grande habilidade em inibir a DHT (94,7%, contra 71% da finasterida), acredita-se que a dutasterida seja mais eficaz em promover o crescimento dos folículos pilosos no couro cabeludo que a finasterida nos casos de AAG. Além disso, pode ser útil no tratamento do hirsutismo, da acne e de outras doenças relacionadas com os hormônios sexuais. É o tratamento de escolha na alopecia fibrosante frontal, na dose de 0,5 mg, de 5 a 7 cápsulas por semana.

Estudo recente, em fase II, comparou a dutasterida na dose de 2,5 a 5 mg de finasterida e demonstrou melhores respostas e maior rapidez e eficácia da dutasterida no estímulo ao crescimento capilar. Sabe-se que a dose de 2,5 mg (utilizada no tratamento da HPB) foi consistentemente superior à de 0,5 mg, porém com mais paraefeitos.

Como a dutasterida é metabolizada pelo citocromo P450, medicações como ritonavir, cetoconazol, verapamil, diltiazem, cimetidina e ciprofloxacino podem aumentar sua concentração sérica. Ela pode ser absorvida pela pele e, por isso, recomenda-se que mulheres em idade fértil ou grávidas não manipulem as cápsulas do medicamento.

A posologia proposta é de 0,5 mg/dia. Por apresentar meia-vida de aproximadamente 5 semanas, alguns autores propõem que ela possa ser utilizada em esquemas alternativos, como em dias alternados, semanalmente ou até mesmo mensalmente, porém faltam estudos para comprovar a eficácia desses esquemas.

Os efeitos colaterais são semelhantes aos da finasterida, podendo ocorrer disfunções erétil e da ejaculação, redução da libido e ginecomastia. No entanto, por apresentar meia-vida prolongada, seus efeitos colaterais podem ser mais prolongados e difíceis de reverter. Ainda não existe aprovação pela FDA para seu uso em homens e mulheres.

Cetoconazol

É um antifúngico imidazólico que, secundariamente, tem a capacidade de inibir enzimas relacionadas à síntese de hormônios esteroides, entre eles os glicocorticoides e os andrógenos. Doses entre 400 e 800 mg/dia são necessárias para inibir a produção androgênica. Há relatos do seu uso no tratamento do hirsutismo, mas não na terapia de outros distúrbios relacionados, como acne e AAG. Recentemente, tem sido empregado na apresentação loção a 2%, uso diário, nos pacientes com AAG.

Seus efeitos colaterais incluem náuseas, epigastralgia, cefaleia, trombocitopenia e ginecomastia. Disfunção hepática com aumento de transaminases ocorre em 5 a 10% dos pacientes. Há relatos de hepatite fulminante por hipersensibilidade após uso de cetoconazol oral. O seu emprego sistêmico foi proibido na França (ver Capítulo 85, item *Cetoconazol*).

Tratamento estético dos cabelos

Maria Fernanda Reis Gavazzoni Dias ◆ Leonardo Spagnol Abraham ◆ Taynara de Mattos Barreto

Os dermatologistas necessitam enriquecer o conhecimento a respeito não somente das doenças do couro cabeludo, como também das interações moleculares dos cosméticos usados na fibra capilar, incluindo a influência de tais produtos quando absorvidos pelo epitélio do couro cabeludo. A cada dia, aumentam as consultas médicas para esclarecimento de quais técnicas e produtos químicos são os mais indicados para promover as alterações desejadas nos cabelos e, ao mesmo tempo, para que se mantenham saudáveis e belos. Esta seção destina-se a fornecer ao dermatologista subsídios sobre a estrutura e o comportamento físico-químico da haste capilar e sua interação com os produtos químicos disponíveis.

Estrutura do cabelo

A haste capilar constitui-se de três partes a partir da camada mais externa: cutícula, córtex e medula (Figura 62.21, Capítulo 1 e Figuras 1.12 e 1.13).

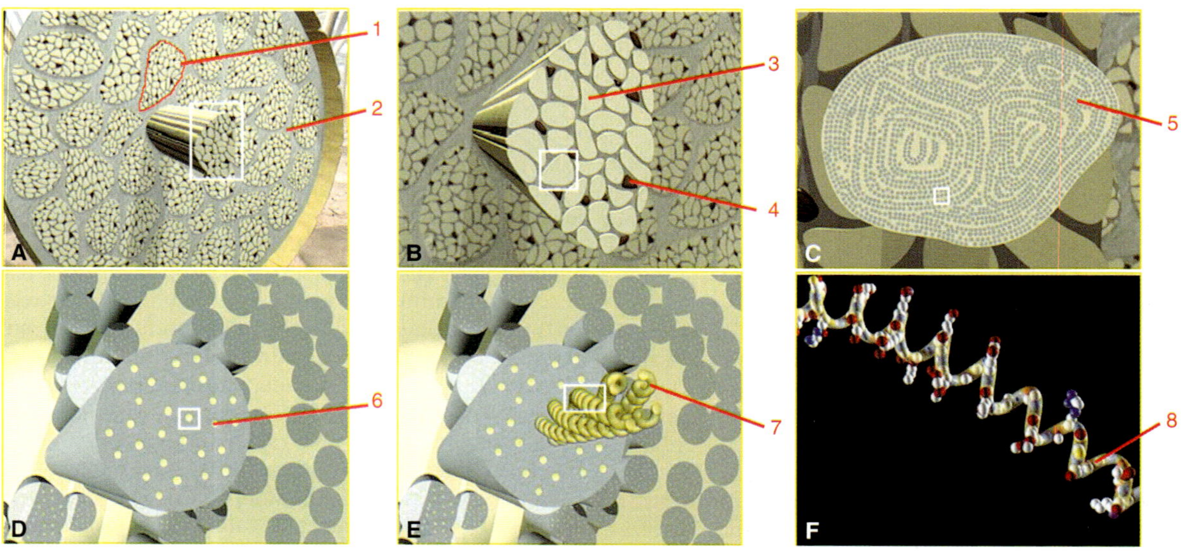

Figura 62.21 Estrutura do pelo. **A.** Células corticais (1) envolvidas por uma substância intercelular rica em lipídios e proteínas (2). **B.** Macrofibrilas de queratina (3) dispostas na mesma direção da célula. Pequenos grânulos de melanina (4). **C.** Em aumento, é possível observar que cada macrofibrila é composta por inúmeros elementos menores, as microfibrilas (5). **D.** Cada microfibrila aparece como um arranjo de elementos menores denominados "protofibrilas" (6). **E.** Aumentando ainda mais, é possível visualizar as quatro cadeias de queratina formando uma alfa-hélice (7). **F.** Estrutura molecular de uma das cadeias de queratina (8).

Cutícula

É o envelope externo da fibra, sendo uma região quimicamente resistente e com alta concentração de cistina. É formada por queratinócitos biologicamente inativos organizados em camadas denominadas "escamas", unidas por cimento intercelular rico em lipídios. As células sobrepõem-se umas às outras como telhas, formando uma camada com espessura que varia entre 5 e 10 células. A cutícula é a região que sofre os maiores danos provocados pelas agressões físicas diárias, como lavar, pentear e secar os fios, além das agressões químicas, como tinturas e alisamentos.

Normalmente, a cutícula é íntegra na parte da fibra próxima à raiz. Ao longo do comprimento da haste capilar, as escamas da cutícula sofrem desgaste e tornam-se abertas. Um dos objetivos dos tratamentos cosméticos é restaurar a cutícula e mantê-la fechada (selada). Cada célula cuticular contém uma fina membrana externa chamada "epicutícula". Abaixo desta, existem duas outras camadas: a camada "A", ou exocutícula, e a camada "B" ou endocutícula. As duas primeiras são camadas ricas em cistina. As proteínas ricas em cistina da epicutícula são denominadas "proteínas associadas à queratina". Na epicutícula, na zona do complexo da membrana celular, estão localizados os lipídios estruturais da haste capilar. A superfície da haste capilar é composta por 75% de proteínas com intenso *cross-linking* e 25% de lipídios estruturais, principalmente o ácido 18-metil eicosanoico (18-MEA). Os lipídios retirados pelo xampu são em sua maioria aqueles produzidos pela glândula sebácea, e não os lipídios estruturais, pois estes são mais difíceis de serem removidos. Os tratamentos químicos alcalinos, por sua vez, removem o 18-MEA definitivamente, e nenhum tratamento cosmético pode recuperá-lo até o momento. O 18-MEA é responsável pela hidrofobicidade da haste capilar. Sua remoção tornará o fio de cabelo permeável à água, poroso e com maior propensão aos danos mecânicos e àqueles provocados pelos tratamentos químicos.

Córtex

É o corpo real da fibra, com 90% de seu peso total. É formado por células preenchidas por queratina, ricas em enxofre, envolvidas por uma substância intercelular rica em lipídios. É a organização das fibras de queratina, assim como sua estrutura química, que confere à fibra capilar suas propriedades físico-químicas. As células do córtex contêm, no seu interior, estruturas alongadas denominadas "macro e microfibrilas de queratina". As macrofibrilas contêm as microfibrilas, que, por sua vez, contêm as protofibrilas. Estas últimas são compostas por cadeias polipeptídicas em formato de α-hélice, cujas estrutura e forma química são mantidas por ligações entre átomos de diferentes cadeias. Essas ligações podem ter forças variáveis: fracas, como as pontes de hidrogênio, ou fortes, como as ligações iônicas e pontes dissulfeto. Tais ligações químicas, quando rompidas em caráter permanente ou temporário, possibilitam a mudança da forma física do pelo (alisamento ou permanente).

As células da haste do pelo têm arranjo estrutural helicoidal e são separadas por um estreito espaço que contém um material proteico intercelular que as mantém coesas. O córtex divide-se em três camadas: ortocórtex, mesocórtex e paracórtex, no qual se encontram os polipeptídios de queratina dispostos dois a dois, um ácido com um básico, formando os protofilamentos, responsáveis pela capacidade da queratina de ser estendida e estirada. A endocutícula é a camada mais interna de cada célula da cutícula e consiste em proteínas amorfas. Esta é a área mais vulnerável ao ataque de xampus, a depósito de resíduos, a atritos e fraturas por tração, ao ato de pentear ou ao tratamento químico.

Medula

Ainda não se conhece a verdadeira função da medula no ser humano, apesar de diversos estudos, inclusive genéticos, estarem sendo conduzidos. Em alguns animais, como os ursos, sabe-se que a medula relaciona-se com mudanças nas fases do pelo vinculadas ao período de hibernação. Os pelos brancos do couro cabeludo apresentam medula e, por isso, são mais grossos do que os pelos pigmentados. Há várias hipóteses que tentam explicar este fato, como a manutenção do calor corporal em pacientes mais velhos e com menos cabelos.

Queratinas

São proteínas filamentosas que apresentam uma estrutura de α-hélice central, cujo principal aminoácido é a cisteína (17%). Quatro longas α-hélices separadas por três regiões não helicoidais formam um tetrâmero com dímeros idênticos dispostos antiparalelamente. Esses tetrâmeros formam um protofilamento cujos pares formam uma protofibrila. A associação lateral de quatro protofibrilas forma um filamento cilíndrico de queratina. Os cilindros de queratina ficam dispersos em uma matriz lipoproteica.

Conclui-se, então, que cabelos são estruturas formadas por unidades proteicas α-helicoidais, com formato espiralado, cujos aminoácidos ligam-se por meio de pontes dissulfeto, hidrogênio e ligações iônicas, conferindo-lhe ao mesmo tempo firmeza e flexibilidade.

Propriedades físicas do cabelo

A resistência do cabelo é dada pelo córtex, porém uma cutícula intacta é necessária para a proteção do interior da haste capilar. O cabelo na água, por sofrer hidrólise, pode ser esticado em até 30% do seu tamanho sem sofrer nenhum dano. A porosidade da haste capilar é de aproximadamente 20%, e o peso do cabelo pode aumentar em 12 a 18% quando molhado. A absorção é muito rápida, com taxa de absorção de 75% nos primeiros 4 min. A eletricidade estática afeta preferencialmente cabelos secos, pois são maus condutores. Pode-se criar um problema estético, pois cada haste repele-se, dando o aspecto "arrepiado" (*frizz*) do cabelo. Este problema pode ser contornado, penteando o cabelo sob condições de baixa temperatura, aumentando a umidade capilar e escolhendo corretamente os cosméticos capilares utilizados.

Cabelos e etnias

Cabelos afro-étnicos, asiáticos e caucasianos têm a mesma composição química, porém com algumas diferenças estruturais que conferem as características visuais tão peculiares a cada tipo.

Os cabelos afro-étnicos têm as moléculas de aminoácidos sulfurados dispostas de modo diferente, com pontos de constrição ao longo do fio, diâmetros variados ao longo da haste e forma elipsoide. Oferecem menor resistência à fratura quando penteados, apresentam menor lubrificação ao longo do fio e maior proporção cutícula/córtex, o que lhes confere menos massa. O fio é achatado em forma de fita, com crescimento paralelo ao couro cabeludo. Por tudo isso, é um cabelo mais difícil de desembaraçar e pentear. O bulbo do cabelo africano é assimétrico, o que ocasiona um crescimento irregular ao fio. O lado côncavo do fio cresce a uma velocidade diferente do lado convexo, resultando em um aspecto espiralado à haste. Fotótipos mais altos apresentam um ângulo mais fechado na curvatura do fio.

Os cabelos asiáticos são os mais lisos e mantêm um diâmetro invariável ao longo da haste. Têm a maior resistência à fratura quando penteados, maior lubrificação em toda a extensão do fio e maior proporção cutícula/córtex (mais massa). Os fios são cilíndricos e crescem perpendicularmente em relação ao couro cabeludo, sendo desembaraçados com maior facilidade. As células cuticulares, entretanto, são mais inclinadas do que as do cabelo caucasiano, o que pode justificar sua maior aspereza.

Os fios de cabelos caucasianos são intermediários em relação às características dos cabelos afro-étnicos e asiáticos, com ampla variação entre os indivíduos. O número de folículos pilosos distribuídos pelo couro cabeludo varia segundo a etnia e o tipo de cabelo:

- caucasiano loiro: 130.000 folículos
- caucasiano castanho-escuro/preto: 110.000 folículos
- caucasiano ruivo: 90.000 folículos
- afro-americano: 90.000 folículos
- asiático: 90.000 folículos.

As mulheres negras apresentam cabelos mais curtos quando comparados com os outros tipos de cabelo, mesmo após um período prolongado sem corte. Isto se explica pelo fato de o cabelo afro-étnico crescer mais lentamente do que o caucasiano (0,9 cm/mês contra 1,3 cm/mês). A secreção sebácea é superior no cabelo afrodescendente, entretanto, a configuração em espiral da haste torna mais difícil a distribuição homogênea da oleosidade natural do couro cabeludo ao longo dos fios, deixando-os com pouco brilho e aparência ressecada. No cabelo liso asiático ou caucasiano, a superfície lisa e regular promove melhor reflexão da luz e distribuição homogênea do sebo ao longo dos fios, que aparentam ser mais brilhantes e maleáveis.

Cor dos fios

A queratina é incolor. A cor dos cabelos do couro cabeludo é dada pela melanina do córtex e da medula, possivelmente oriunda dos melanócitos do bulbo capilar, que compõem apenas 3% da massa do fio. Existem dois tipos de melanina que determinam a cor natural dos cabelos: cinza, loiro, castanho, vermelho e preto, dependendo da quantidade e da taxa de eumelanina (marrom e preta) e feomelanina (amarela e vermelha). A melanina nos grânulos encontra-se ligada a uma proteína referida como melanoproteína. Ambas as melaninas são dependentes da quantidade de cisteína no melanócito. A pigmentação do cabelo ocorre durante a fase anágena e é promovida pela transferência de eumelanossomas ou feomelanossomas dos melanócitos na papila dérmica folicular. Esses melanócitos são diferentes dos presentes na epiderme, apresentam dendritos mais longos e relação melanócitos/queratinócitos menor (1:1 a 1:4) que a da epiderme (1:25 a 1:40).

Tipos de alisamento

Físico-químico

Destacam-se o secador e a piastra ("chapinha"), que promovem um alisamento temporário, que dura apenas até a próxima lavagem. A água provoca a hidrólise das pontes de hidrogênio, que também são responsáveis pela manutenção da forma do fio de cabelo, e este fica mais liso enquanto molhado. A desidratação rápida e o calor possibilitam uma selagem das cutículas na forma alisada, o que se mantém até que o fio seja novamente hidratado.

Químico

É definitivo. A área tratada não volta ao seu estado original. As substâncias empregadas no alisamento químico são o hidróxido de sódio (HS) ou lítio, hidróxido de guanidina (HG), sulfitos e tioglicolato de amônio ou de etanolamina.

Trata-se de um processo químico de redução, sob um pH alcalino, em que ocorre absorção de água com abertura das escamas e quebra das pontes dissulfeto da molécula de queratina. No caso do HS ou do HG, ocorre um processo denominado "lantionização", em que um terço dos aminoácidos de cistina é substituído por lantionina, com menor grau de hidrólise das pontes peptídicas. No caso do tioglicolato de amônio, ocorre a ruptura das pontes dissulfeto dos aminoácidos de cistina, resultando em duas moléculas de cisteína para cada cistina. Neste tipo de alisamento, há necessidade da adição de um agente neutralizador para que as pontes dissulfeto reconstituam-se novamente na nova forma do fio: lisa. Em geral, utiliza-se o peróxido de hidrogênio (água oxigenada) em uma reação química de oxidação. É interessante o fato de o tioglicolato também ser usado para permanentes, porém, nesse caso, o fio de cabelo é mantido na forma de espiral, e a aplicação do neutralizador é feita para preservar o cabelo na forma enrolada, sendo o processo químico igual ao do alisamento, só que, em vez de o fio ser enxaguado e secado na forma lisa, ele é secado na forma enrolada.

A queda de cabelo pós-alisamento químico com HS, HG ou tioglicolato pode ocorrer se houver um erro de técnica, resultando em fratura da haste capilar. Também pode ocorrer eczema de contato, por irritante primário ou alérgico, caso o produto entre em contato com o couro cabeludo. Não se sabe se tais alisamentos podem provocar dano ao folículo pilossebáceo ou indução de eflúvio telógeno e alopecia cicatricial central centrífuga. Entretanto, frente a um paciente com qualquer tipo de alopecia, é recomendada a suspensão, pelo menos temporária, dos alisamentos.

Escovas progressivas

O alisamento à base de formol, também chamado "escova progressiva", é um procedimento não liberado pela Anvisa, pelo fato de o formol ou formaldeído ser considerado uma substância potencialmente cancerígena, podendo causar câncer de pulmão, de cérebro e leucemia, tendo sua venda vedada a farmácias comuns. A adição do formaldeído líquido a cremes de cabelo e soluções contendo hidrolisado de aminoácidos carregados eletricamente promove a ligação química dos componentes da mistura à queratina do fio molhado que, quando desidratado rapidamente pelo secador e pela piastra, se mantém sob a forma lisa por muitas lavagens. O formaldeído é um produto volátil, porém, durante o uso do secador de cabelo, ele é potencializado, e a inalação do composto ocorre mais intensamente do que aquela do formaldeído misturado a líquidos usados na preservação de cadáveres em hospitais universitários. O uso de formol (formaldeído) é liberado pela Anvisa no limite máximo de 0,2% como conservante e 5% para esmaltes. Entretanto, a Anvisa não autoriza sua utilização nos cabelos, mesmo nas concentrações permitidas, em função de sua volatização durante o procedimento e sua consequente aspiração e possível absorção percutânea pelo couro cabeludo.

O formaldeído liga-se às proteínas da cutícula e aos aminoácidos hidrolisados da solução de queratina, formando um filme endurecedor ao longo do fio, impermeabilizando-o e mantendo-o rígido e liso. Algumas escovas progressivas se dizem "livres de formaldeído", mas apresentam em sua composição o metileno glicol, que, quando aquecido, se transforma em formol.

O efeito é o mesmo da calda da maçã do amor: por fora, lindo e brilhante, mas, por dentro, desidratado e quebradiço. O fio torna-se suscetível à fratura em consequência dos traumas normais do dia a dia, como pentear e prender os cabelos.

O glutaraldeído é um dialdeído saturado, ligeiramente ácido em seu estado natural, que foi utilizado como alisante após a proibição do formol. É um líquido claro, encontrado em solução aquosa a 50%. Sua atividade deve-se à alquilação de grupos sulfidrila, hidroxila, carboxila e amino, alterando DNA, RNA e síntese de proteínas. A mutagenicidade do glutaraldeído é extremamente similar àquela do formaldeído. A exposição por inalação ao glutaraldeído e ao formaldeído resulta em danos aos tecidos do trato respiratório superior. O glutaraldeído é de seis a oito vezes mais forte do que o formaldeído para produzir ligações cruzadas na proteína do DNA e cerca de dez vezes mais intenso do que o formaldeído na produção de danos teciduais no interior do nariz após a inalação. A International Agency for Research on Cancer (IARC) classifica a substância no grupo 2A, ou seja, como provável carcinógeno humano. Já a New Zealand Nurses Organization considera o glutaraldeído como neurotóxico, levando à perda de memória e à dificuldade de concentração, além de cansaço e fadiga. Por ser potencialmente cancerígeno, seu uso como alisante é proibido em qualquer concentração.

Posteriormente, o formaldeído e o glutaraldeído foram substituídos por agentes liberadores de formol, como o metilenoglicol e o óxido de metileno. Trata-se de substâncias que, ao serem aquecidas pela chapinha ou secador, desprendem o formaldeído responsável pelo efeito liso.

Outro aldeído utilizado em substituição ao formaldeído é o ácido glioxílico (AG). O AG é o mais simples dos ácidos aldeídicos. Após a proibição do formaldeído como alisante, o AG passou a ser amplamente utilizado em produtos para alisar cabelos. De acordo com a literatura, o AG liberaria formaldeído quando submetido a altas temperaturas. Por esse motivo, o AG atualmente não é permitido para uso em alisamentos de acordo com a legislação brasileira.

A preferência pelos alisamentos com aldeídos deve-se à incompatibilidade entre clareamento dos cabelos ou reflexos com os alisantes químicos éticos. Portanto, alguém que tornou seus cabelos louros de modo artificial não poderá alisá-los de modo convencional com tioglicolato, guanidina ou HS ou lítio, pois os fios imediatamente se partirão e cairão. Por isso, estas pessoas escolhem correr riscos desnecessários à saúde ao alisarem os cabelos com formol ou glutaraldeído.

Um dos efeitos colaterais mais comuns para alérgicos ao formaldeído é o aparecimento de lesões eritematodescamativas pruriginosas na área pré-auricular, exatamente a área da pele da face tocada pelos cabelos tratados com os aldeídos (Figura 62.22).

O couro cabeludo também pode apresentar certo grau de eritema e descamação, variando de intensidade. Na dermatoscopia, observam-se escamas brancacentas em formato de bulbo de cebola envolvendo o folículo piloso semelhante ao aspecto observado na dermatite seborreica, porém localizadas em áreas circunscritas (Figura 62.23). Os cabelos, mesmo limpos e recém-lavados, apresentam aspecto brilhoso e lustroso, como que revestidos por plástico.

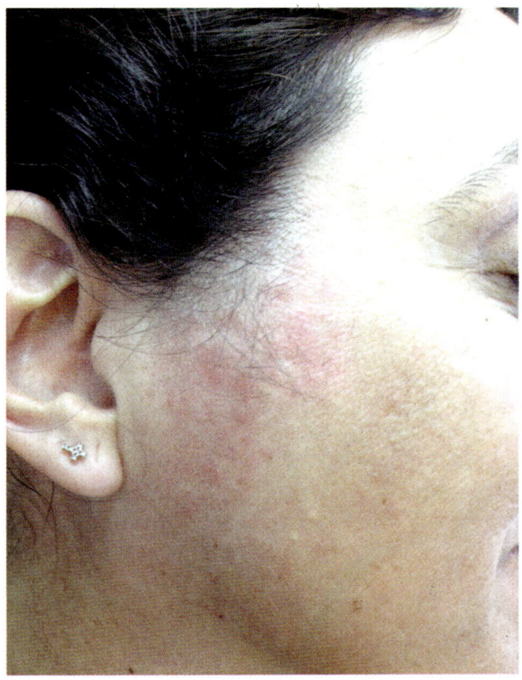

Figura 62.22 Lesão eritematodescamativa na região pré-auricular: eczema de contato ao formaldeído.

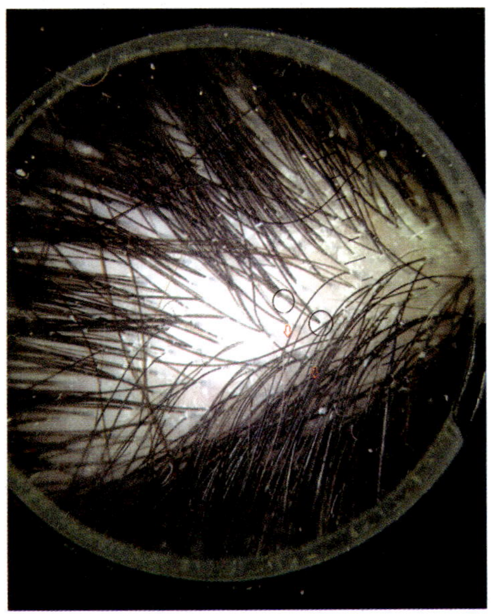

Figura 62.23 Alergia ao formaldeído. Na dermatoscopia, observam-se escamas brancacentas em formato de bulbo de cebola envolvendo o folículo piloso, semelhante ao aspecto observado na dermatite seborreica.

Coloração

A coloração permanente (oxidação) é feita por meio de soluções alcalinas (pH 9 a 10) à base de amônia que penetram pela cutícula. Podem escurecer ou clarear os fios, sendo mais eficazes para os fios grisalhos ou brancos. O pigmento é permanente, não sendo removido jamais por lavagens. A raiz deve ser tingida a cada 4 ou 6 semanas. A coloração permanente resulta de uma reação de oxidação entre paraminofenóis, metaminofenóis, fenilenodiaminas e peróxido de hidrogênio. É recomendado que procedimentos de alisamento ou permanente sejam realizados pelo menos 2 semanas antes da coloração.

A diferença entre a coloração com tintura permanente ou semipermanente (tonalizante) está somente na presença de amônia na primeira. A amônia atua elevando o pH do fio, o que provoca seu intumescimento. Com isso, o produto consegue penetrar profundamente pela cutícula, podendo chegar ao córtex. Popularmente, credita-se à amônia algum grau de toxicidade ao fio, fato que não é verdadeiro, pois a amônia não é tóxica, apenas aumenta a penetração de substâncias comuns aos dois tipos de tingimento. Portanto, os tonalizantes também contêm resorcina, resorcinol, parafenilenodiaminas e paraminofenóis, assim como as tinturas permanentes. Os dois diferem entre si pela presença ou ausência da amônia, ou seja, maior ou menor pH de atuação.

Descoloração

Refere-se à remoção parcial ou total da melanina natural do cabelo (luzes, mechas). O método mais comum envolve o uso de peróxido de hidrogênio a 12% em base alcalina (amônia). Inicialmente, os grânulos de melanina são dissolvidos, e o fio tende à cor marrom-avermelhada. Em seguida, existe uma etapa de descoloração mais lenta. O mecanismo de ação não é totalmente explicado, porém, acredita-se que a primeira fase envolva a destruição de diferentes ligações químicas, que mantêm as partículas dos pigmentos, enquanto a segunda etapa parece envolver a ruptura da estrutura polimérica da melanina. O processo também destrói algumas pontes dissulfeto da queratina, o que leva a um enfraquecimento do fio. Também ocorre dano à cutícula, o que faz com que os cabelos fiquem porosos.

Xampus

O principal objetivo dos xampus é a remoção de sebo, suor, restos celulares, íons, ácidos graxos dos produtos de cabelo, partículas metálicas oxidadas e impurezas do couro cabeludo. Mas, para as pessoas em geral, os xampus devem contribuir positivamente para a estética dos cabelos. Um xampu pode ter mais de 40 ingredientes em sua fórmula, pois, além dos surfactantes, que são os agentes limpadores, existem os agentes condicionantes para minimizar a agressão ao fio. Esses agentes podem ser lipídios, ácidos carboxílicos, agentes catiônicos e silicones (dimeticona, amodimeticona). O principal elemento de um xampu é o surfactante ou detergente.

Surfactantes

São agentes de limpeza que substituíram o sabão para higienização. Os surfactantes solubilizam estas impurezas, impedindo-as de se depositarem novamente na haste ou no couro cabeludo. Os detritos são gorduras lipossolúveis (sebo), que não se misturam com a água. Para que sejam retirados da haste capilar, os surfactantes apresentam uma porção molecular hidrofóbica e outra hidrofílica. A primeira liga-se quimicamente com a gordura e a outra parte, com a água. Os surfactantes são compostos de uma cadeia lipídica de hidrocarbonetos com uma extremidade polar no final da cadeia lipídica e uma cauda apolar. A extremidade polar é capaz de dar a esta porção da molécula características hidrofílicas que tornam possível solubilizar em água e enxaguar tais detritos. Os surfactantes em contato com a água adquirem a formação estrutural de uma micela. Sua estrutura torna-se esférica, com o exterior hidrofílico que pode ser enxaguado pela água, e o interior hidrofóbico, no qual se ligam as gorduras e os detritos. Dependendo da carga elétrica da extremidade polar, os surfactantes são classificados em quatro grupos: aniônicos, catiônicos, anfotéricos e não iônicos. Os principais agentes de limpeza são os aniônicos. O sabão, que também é um detergente aniônico, em contato com a água deixa um depósito alcalino muito danoso ao cabelo e à pele, e que se precipita em forma de sais de cálcio, os quais se acumulam nos fios, deixando-os opacos e embaraçados. Isso não acontece com os novos surfactantes aniônicos derivados da sulfatação de ácidos graxos e análogos polioxietilenos (alquil sulfatos, alquil éter sulfatos), que são higienizadores suaves e cosmeticamente superiores. São exemplos: lauril sulfato de sódio, lauril sulfato de amônio, laureto sulfato de amônio, alfa olefin sulfonato. A expressão atual "xampu sem sulfato" refere-se a uma preparação sem o surfactante aniônico, o que diminui a capacidade higienizadora do xampu.

Surfactantes catiônicos, anfotéricos e não iônicos são acrescentados a algumas fórmulas de xampus para minimizar os efeitos geradores de eletricidade estática provocados pelos surfactantes aniônicos. São agentes limpadores mais suaves. Os surfactantes catiônicos, por terem a carga elétrica positiva, ligam-se rapidamente aos fios que estão carregados negativamente pelo uso do surfactante aniônico, diminuindo o efeito *frizz*. Além disso, melhoram a formação de espuma e a viscosidade do produto final. A eletricidade estática verificada ao final da utilização do xampu resulta exatamente do equilíbrio entre as cargas elétricas durante a retirada do sebo e dos resíduos. A carga elétrica negativa das fibras capilares repele a carga elétrica, também negativa, da micela. A repulsão entre elas viabiliza o enxágue pela água. Porém, o resultado é um aumento na negatividade preexistente dos fios e a formação de complexos estáveis que se ligam com a queratina, provocando uma repulsão entre os fios por excesso de eletricidade estática. Os chamados "xampus *co-wash*" são aqueles que contêm apenas surfactantes não iônicos, como o cetil-álcool. É como lavar o cabelo com um condicionador, porém desprovido de outros agentes que causam depósito, como óleos minerais e silicones. A limpeza do *co-wash* é mínima, o que não permite uma higienização adequada do couro cabeludo, se for usado por longo tempo. Para evitar depósitos de resíduos e acúmulo de debris, é recomendado o uso de um xampu de limpeza profunda a cada 15 dias. O xampu de limpeza profunda é à base de surfactantes aniônicos, sem a adição de agentes condicionantes pesados como óleos e silicones. Apesar de a adição dos agentes catiônicos em qualquer formulação de xampu ter como função neutralizar o *frizz*, há a interferência do pH do xampu, que pode acentuar a eletricidade estática e diminuir a neutralização das cargas. O pH do couro cabeludo é 5,5 e do fio de cabelo é de 3,67. Há variações nos cabelos quimicamente tratados. Quando um xampu é alcalino em relação ao pH do pelo, ocorrem a abertura das escamas, uma entrada de água excessiva e o aumento da eletricidade estática entre os fios. O *frizz* intensifica-se e os fios apresentam-se mais ásperos e difíceis de pentear (Quadro 62.8).

Quadro 62.8 Surfactantes utilizados nos xampus.

Tipo	Exemplos	Características
Aniônico	Lauril sulfato, lauril éter sulfato, sarcosinas, sulfossuccinatos	Limpeza profunda Deixam o cabelo ressecado, duro, opaco
Catiônico	Sais de amônio quaternário	Limpeza fraca, produzem pouca espuma Deixam o cabelo macio e maleável
Não iônico	Cetil-álcool; álcoois graxos, álcool cetoestearil	*Co-wash*; limpeza muito leve Deixam o cabelo maleável
Anfotérico	Betaínas, sulfateínas	Sem sulfato, limpeza moderada, não irritam os olhos Deixam o cabelo maleável

Condicionadores

São substâncias que visam desembaraçar, facilitar o penteado e reduzir a agressão dos efeitos físicos e químicos aos quais os cabelos são submetidos diariamente, como o simples ato de pentear, mantendo o aspecto cosmético do fio, sua maciez e diminuindo o aspecto esvoaçado (efeito *antifrizz*). Os condicionadores compõem-se de óleos vegetais e minerais, ceras, álcool de cadeia longa, substâncias catiônicas (carregadas positivamente), triglicerídios, ésteres, silicones e ácidos graxos. As ligações e interações dos componentes dos cosméticos com a queratina são influenciadas por carga elétrica do ingrediente, tamanho da molécula, ponto isoelétrico do fio e pelos ingredientes previamente aderidos à cutícula. São ingredientes comuns aos condicionadores: cloreto de esteralcônio, cloreto de cetrimônio, cloreto de dicetilamônio, polímero JR (poliquaternário 10), polímeros quaternários, guar catiônico, acrilamida, metacrilato, polímeros neutros (copolímeros, polivinil) e ácidos graxos (ácidos láurico, mirístico e palmítico) e, especialmente, os silicones.

Os ingredientes podem agir tanto na superfície do fio quanto na profundidade do córtex. As substâncias que atuam na cutícula têm alto potencial de adsorção, que significa um modo de adesão ou revestimento, também denominado "efeito filme". Substâncias de peso molecular alto atuam mais na cutícula, enquanto as de peso molecular baixo penetram até as camadas mais internas do fio. Também existe influência do pH, pois substâncias de pH ácido atuam com mais rapidez, com efeito desembaraçante, por diminuírem a carga eletrostática. Já as substâncias alcalinas penetram mais no interior da haste e agem mais lentamente. As primeiras são os condicionadores e outros produtos de ação rápida (1 a 3 min), e as outras são as máscaras que necessitam de pelo menos 15 min de aplicação. O condicionador ideal deve ter pH entre 4,1 e 4,9. Uma categoria muito difundida entre os agentes condicionantes são os polímeros – substâncias encontradas nos xampus, condicionadores, cremes com e sem enxágue, mousses e fluidos. Sua função é diminuir a carga eletrostática dos fios e aumentar a substantividade do fio, formando um filme protetor.

Os polímeros ligam-se ao cabelo por três tipos de ligação (iônica e covalente, pontes de hidrogênio e forças de atração de Van Der Waals) e são classificados em: (1) catiônicos: poliquaternário de amônio, dimetil amônio, cloreto de estearalconium ou de cetrimonium; (2) mono e polipeptídios: hidrolisado de proteínas (aminoácidos), polipeptídios derivados do colágeno. O tamanho e o peso molecular do polímero influenciam em sua absorção e dispersão pela fibra capilar e sua ligação com a queratina. Os polímeros de baixo peso molecular difundem-se no interior da fibra (peso molecular de 10 mil a 250 mil), enquanto os de alto peso molecular difundem-se na superfície da fibra (acima de 250 mil). Além disso, a carga elétrica dos fios possibilita maior ou menor ligação dos polímeros. Os polímeros catiônicos têm difícil remoção por xampus comuns (resíduos). Os polipeptídios ligam-se à fibra por terem muitos pontos iônicos e locais de ligações polares. São moléculas grandes e dispõem de áreas para ligações de Van Der Waals. Já os monômeros de proteínas (metionina, tirosina, triptofano), quando em soluções aquosas, têm peso molecular baixo e penetram no interior da fibra. Atualmente, o agente mais utilizado como condicionador é o silicone. Os silicones como ciclopentassiloxane, dimeticonol, dimeticona e amodimeticona têm efeito de filme e protegem o fio das altas temperaturas do secador e da prancha, pois difundem o calor ao longo da fibra. Aminoácidos hidrolisados de origem vegetal têm baixo peso molecular e carga elétrica positiva, o que permite sua ação tanto na cutícula quanto no córtex, promovendo redução no *frizz* e poder desembaraçante imediato. Podem ser adicionados tanto às fórmulas dos xampus quanto às dos condicionadores, em diferentes concentrações. Produtos condicionadores para tratamento de cabelos danificados costumam ter em sua formulação um combinado de silicones, óleos vegetais e aminoácidos hidrolisados. O seu pH final é, em geral, entre 4,5 e 5,5. Os silicones insolúveis em água e os poliquaternários são as substâncias que criam maior quantidade de resíduo. Desse modo, o uso constante de produtos ricos nessas substâncias poderá ocasionar depósito de complexos insolúveis sob as cutículas, ocasionando mais *frizz* e dificuldade de desembaraçar os fios. Deve-se evitar o uso excessivo e repetido.

Bibliografia

Afecções dos pelos

Dawber RPR, De Berker D, Wojnarowska F. Disorders of hair. *In*: Champion RH, Burton JL, Burns DA, Breathnach SM (eds.). *Rook/Wilkinson/Ebling – Textbook of Dermatology*. 6th ed. Oxford: Blackwell, 1998; Vol. 4, Chap. 66. p. 2869-973.

Hoffmann R. TrichoScan: combining epiluminescence microscopy with digital image analysis for the measurement of hair growth *in vivo*. *Eur J Dermatol.* 2001 Jul-Aug;11(4):362-8.

Alopecias

Alarcon-Segovia D, Cetina JA. Lupus hair. *Am J Med Sci.* 1974 Apr;267(4):241-2.

Campos JG, Oliveira CM, Romero SA *et al.* Use of dermoscopy in the diagnosis of temporal triangular alopecia. *An Bras Dermatol.* 2015 Jan-Feb;90(1):123-5.

Chartier MB, Hoss DM, Grant-Kels JM. Approach to the adult female patient with diffuse nonscarring alopecia. *J Am Acad Dermatol.* 2002 Dec; 47(6):809-18; quiz 818-20.

Chen E, Patel R, Pavlidakey P, Huang CC. Presentation, diagnosis, and management options of lipedematous alopecia. *JAAD Case Rep.* 2018 Dec;5(1):108-9.

Chong AH, Sinclair R. Loose anagen syndrome: a prospective study of three families. *Australas J Dermatol.* 2002 May;43(2):120-4.

Das NK, Dutta RN, Sengupta SR. Skin lesions in lupus erythematosus: a marker of systemic involvement. *Indian J Dermatol.* 2011 Sep-Oct;56(5):537-40.

Decico JE, Furlan F. Scarring alopecias. *RBM Especiais.* 2008 Out;65:20-6.

Ezemma O, Devjani S, Jothisbankar B *et al.* Drug-induced alopecia areata: a systematic review. *J Am Acad Dermatol.* 2024;90(1):133-4.

Furdon SA, Clark DA. Scalp hair characteristics in the newborn infant. *Adv Neonatal Care.* 2003 Dec;3(6):286-96.

Goyal M, Verma A. Congenital triangular alopecia. *J Cutan Med Surg.* 2024 Mar-Apr;28(2):206.

Grant JE, Odlaug BL, Kim SW. N-acetylcysteine, a glutamate modulator, in the treatment of trichotillomania: a double-blind, placebo-controlled study. *Arch Gen Psychiatry.* 2009 Jul;66(7):756-63.

Hammerschmidt M, Mulinari Brenner F. Efficacy and safety of methotrexate in alopecia areata. *An Bras Dermatol.* 2014;89:729-34.

Hordinsky M. Cicatricial alopecia: discoid lupus erythematosus. *Dermatol Ther.* 2008 Jul-Aug; 21(4):245-8.

Kaufman KD, Olsen EA, Whiting D *et al.* Finasteride in the treatment of men with androgenetic alopecia. Finasteride Male Pattern Hair Loss Study Group. *J Am Acad Dermatol.* 1998 Oct;39(4 Pt 1):578-89.

King BA, Mesinkovska NA, Craiglow B *et al.* Development of the alopecia areata scale for clinical use: results of an academic-industry collaborative effort. *J Am Acad Dermatol.* 2022;86(2):359-64.

Lei Y, Nie Y, Zhang JM *et al.* Effect of superficial hypothermic cryotherapy with liquid nitrogen on alopecia areata. *Arch Dermatol.* 1991 Dec;127(12):1851-2.

Madani S, Shapiro J. Alopecia areata update. *J Am Acad Dermatol.* 2000; 42(4):549-66.

Maddy AJ, Tosti A. Hair and nail diseases in the mature patient. *Clin Dermatol.* 2018 Mar-Apr;36(2):159-66.

Matard B, Donay JL, Resche-Rigon M *et al.* Folliculitis decalvans is characterized by a persistent, abnormal subepidermal microbiota. *Exp Dermatol.* 2020 Mar;29(3):295-8.

Müller CS, Niclou M, Vogt T, Pföhler C. Lipedematous diseases of the scalp are not separate entities but part of a spectrum of lipomatous lesions. *J Dtsch Dermatol Ges.* 2012 Jul;10(7):501-7.

Naeini FF, Saber M, Asilian A, Hosseini SM. Clinical Efficacy and Safety of Methotrexate versus Hydroxychloroquine in Preventing Lichen Planopilaris Progress: A Randomized Clinical Trial. *Int J Prev Med.* 2017 May 25;8:37.
Olsen EA, Bergfeld WF, Cotsarelis G *et al.* Workshop on Cicatricial Alopecia. Summary of North American Hair Research Society (NAHRS)-sponsored Workshop on Cicatricial Alopecia, Duke University Medical Center, February 10 and 11, 2001. *J Am Acad Dermatol.* 2003 Jan;48(1):103-10.
Patel DR, Tandel JJ, Nair PA. Congenital triangular alopecia – a case report. *Int J Trichology.* 2020 Mar-Apr;12(2):89-92.
Pham CT, Hosking AM, Cox S, Mesinkovska NA. Therapeutic response of facial papules and inflammation in frontal fibrosing alopecia to low-dose oral isotretinoin. *JAAD Case Rep.* 2020;6:453-6.
Madani S, Shapiro J. Alopecia areata update. *J Am Acad Dermatol.* 2000 Apr; 42(4):549-66; quiz 567-70.
Olsen EA, Dunlap FE, Funicella T *et al.* A randomized clinical trial of 5% topical minoxidil *versus* 2% topical minoxidil and placebo in the treatment of androgenetic alopecia in men. *J Am Acad Dermatol.* 2002 Sep;47(3):377-85.
Olsen EA, Hordinsky M, Whiting D *et al.* The importance of dual 5alpha-reductase inhibition in the treatment of male pattern hair loss: results of a randomized placebo-controlled study of dutasteride *versus* finasteride. *J Am Acad Dermatol.* 2006 Dec;55(6):1014-23.
Olszewska M, Rudnicka L. Effective treatment of female androgenic alopecia with dutasteride. *J Drugs Dermatol.* 2005 Sep-Oct;4(5):637-40.
Pindalo-Ortega C, Saceda-Corralo, Moreno-Arrones OM *et al.* Efectiveness of dudasteride in a large series of patients with frontal fibrosing alopecia in real clinical practice. *J Am Acad Dermatol.* 2021 May;84(5):1285-94.
Pirmez R, Duque-Estrada B, Barreto T *et al.* Successful treatment of facial papules in frontal fibrosing alopecia with oral isotretinoin. *Skin Appendage Disord.* 2017;3:111-3.
Pirmez R, Tosti A. Trichoscopy Tips. *Dermatol Clin.* 2018 Oct;36(4):413-20.
Price VH, Roberts JL, Hordinsky M *et al.* Lack of efficacy of finasteride in postmenopausal women with androgenetic alopecia. *J Am Acad Dermatol.* 2000 Nov;43(5 Pt 1):768-76.
Rakowska A, Gradzinska A, Olszewska M, Rudnicka L. Efficacy of isotretinoin and acitretinin treatment of frontal fibrosing alopecia: retrospective analysis of 54 cases. *J Drugs Dermatol.* 2017;16(10):988–92.
Ramos PM, Anzai A, Duque-Estrada B *et al.* II Consensus of the Brazilian Society of Dermatology for the treatment of alopecia areata. *An Bras Dermatol.* 2025 Mar-Apr;100(2):328-341.
Ramos PM, Santos LDN, Mesinkovska NA *et al.* Can we halt male androgenetic alopecia progression without antiandrogenic drugs? *Dermatol Ther.* 2020 Jan;33(1):e13197.
Rudnicka L, Arenbergerova M, Grimalt R *et al.* European expert consensus statement on the systemic treatment of alopecia areata. *J Eur Acad Dermatol Venereol.* 2024 Apr;38(4):687-94.
Seo H-M, Oh SU, Kim S *et al.* Dutasteride in the treatment of frontal fibrosing alopecia: Systematic review and meta-analysis. *J Eur Acad Dermatol Venereol.* 2024 Aug;38(8):1514-21.
Strazzulla LC, Avila L, Lo Sicco K, Shapiro J. Novel treatment using low-dose naltrexone for lichen planopilaris. *J Drugs Dermatol.* 2017 Nov 1;16(11):1140-2.
Strober BE, Siu K, Alexis AF. Etanercept does not effectively treat moderate to severe alopecia areata: an open-label study. *J Am Acad Dermatol.* 2005 Jun;52(6):1082-4.
Tosti A, Camacho-Martinez F, Dawber R. Management of androgenetic alopecia. *J Eur Acad Dermatol Venereol.* 1999 May;12(3):205-14.
Trüeb RM. Involvement of scalp and nails in lupus erythematosus. *Lupus.* 2010 Aug;19(9):1078-86.
Trüeb RM; Swiss Trichology Study Group. Finasteride treatment of patterned hair loss in normoandrogenic postmenopausal women. *Dermatology.* 2004;209(3):202-7.
Vañó-Galván S, Molina-Ruiz AM, Fernández-Crehuet P *et al.* Folliculitis decalvans: a multicentre review of 82 patients. *J Eur Acad Dermatol Venereol.* 2015 Sep;29(9):1750-7.
Vañó-Galván S, Saceda-Corralo D, Blume-Peytavi U *et al.* Frequency of the types of alopecia at twenty-two specialist hair clinics: a multicenter study. *Skin Appendage Disord.* 2019 Aug;5(5):309-15.
Vañó-Galván S, Molina-Ruiz AM, Serrano-Falcón C *et al.* Frontal fibrosing alopecia: a multicenter review of 355 patients. *J Am Acad. Dermatol.* 2014 Apr;70(4):670-8.
Whiting DA. Cicatricial alopecia: clinico-pathological findings and treatment. *Clin Dermatol.* 2001 Mar-Apr;19(2):211-25.
Zinkernagel MS, Trüeb R. Fibrosing alopecia in a pattern distribuition: pattemed lichen planopilaris or androgenetic alopecia with lichenoid tissue reaction pattern? *Arch Dermatol.* 2000 Feb;136(2):205-11.

Distúrbios das hastes

Ferrando J, Grimalt R. Hair Shaft dysplasias. *In*: Ferrando J, Grimalt R. *Pediatric hair disorders: an atlas and text.* 3rd ed. Boca Raton FL: CRC Press; 2017. p 1-34.
March-Rodriguez A, Escolà H, Lobato-Berezo A. Wooly hair nevus typpe 1 caused by somatic HRAS p.A59T mutation. *Int J Dermatol.* 2024 Jan;63(1):135-6.
Mirmirani P, Huang KP, Price VH. A practical, algorithmic approach to diagnosing hair shaft disorders. *Int J Dermatol.* 2011 Jan;50(1):1-12.
Rakowska A, Slowinska M, Kowalska-Oledzka E, Rudnicka L. Trichoscopy in genetic hair shaft abnormalities. *J Dermatol Case Rep.* 2008 Jul 7;2(2):14-20.
Rudnicka L, Olszewska M, Waśkiel A, Rakowska A. Trichoscopy in hair shaft disorders. *Dermatol Clin.* 2018;36:421-30.
Singh G, Miteva M. Prognosis and management of congenital hair shaft disorders with fragility-Part I. *Pediatr Dermatol.* 2016 Sep;33(5):473-80.
Singh G, Miteva M. Prognosis and management of congenital hair shaft disorders without fragility-Part II. *Pediatr Dermatol.* 2016 Sep;33(5):481-7.
Tosti A. Hair shaft disorders. *In*: Tosti A. *Dermoscopy of the hair and nails.* 2nd ed. Boca Raton, FL: CRC Press; 2016. p 73-8.

Hipertricose e hirsutismo

Camacho-Martinez F. Hypertrichosis and hirsutism. *In*: Bolognia JL, Jorizzo JL, Rapini RP (eds). *Dermatology.* London: Mosby, 2003; Vol. 1, Chap. 70. p. 1051-9.
Pérez-Losada E, Pujol RM, Domingo P *et al.* Hypertrichosis lanuginosa acquisita preceding extraskeletal Ewing's sarcoma. *Clin Exp Dermatol.* 2001 Mar;26(2):182-3.
Wendelin DS, Pope DN, Mallory SB. Hypertrichosis. *J Am Acad Dermatol.* 2003 Feb;48(2):161-79; quiz 180-1.

Minoxidil oral nas alopecias

Jimenez-Cauhe J, Saceda-Corralo D, Rodrigues-Barata R *et al.* Effectiveness and safety of low-dose oral minoxidil in male androgenetic alopecia. *J Am Acad Dermatol.* 2019;81(2):648-9.
Jimenez-Cauhe J, Saceda-Corralo D, Rodrigues-Barata R *et al.* Characterization and management of hypertrichosis induced by low-dose oral minoxidil in the treatment of hair loss. *J Am Acad Dermatol.* 2021 Jan;84(1):222-3.
Messenger A, Rundegren J. Minoxidil: mechanisms of action on hair growth. *Br J Dermatol.* 2004;150(2):186-94.
Perera E, Sinclair R. Treatment of chronic telogen effluvium with oral minoxidil: A retrospective study. *F1000Research.* 2017 Sep 6:6:1650.
Pirmez R, Salas-Callo CI. Very-low-dose oral minoxidil in male androgenetic alopecia: A study with quantitative trichoscopic documentation. *J Am Acad Dermatol.* 2020 Jan;82(1):e21-2.
Ramos PM, Sinclair RD, Kasprzak M, Miot HA. Minoxidil 1 mg oral versus minoxidil 5% topical solution for the treatment of female-pattern hair loss: a randomized clinical trial. *J Am Acad Dermatol.* 2020;82(1):252-3.
Randolph M, Tosti A. Oral minoxidil treatment for hair loss: A review of efficacy and safety. *J Am Acad Dermatol.* 2020 Jul 1:S0190-9622(20)32109-5.
Sanabria B, Vanzela TN, Miot HM, Ramos PM. Adverse effects of low-dose oral minoxidil for androgenetic alopecia in 435 patients. *J Am Acad Dermatol.* 2021 Apr;84(4):1175-8.
Sinclair RD. Female pattern hair loss: a pilot study investigating combination therapy with low dose oral minoxidil and spironolactone. *Int J Dermatol.* 2018;57(1):104-9.
Sinclair R, Trindade de Carvalho L, Ismail FF, Meah N. Treatment of male and female pattern hair loss with sublingual minoxidil: a retrospective case-series of 64 patients. *J Eur Acad Dermatol Venereol.* 2020 Dec;34(12):e795-6.
Tör'ocsik D, Várvölgy T. Hairy drinking may cause severe hangover symptoms in patients taking low-dose minoxidil. *Int J Dermatol.* 2024 Jul;63(7):837-8.

Antiandrogênios e inibidores androgênicos

Bommareddy K, Hamade H, Lopez-Olivo M *et al.* Association of spironolactone use with risk of cancer: a systematic review and meta-analysis. *JAMA Dermatol.* 2022 Mar 1;158(2):275-82.
Buontempo MG, Alhanshali L, Shapiro J, Lo Sicco K. Exploring the historical stigma of spironolactone use in breast cancer survivors with alopecia. *Int J Womens Dermatol.* 2023 Apr 18;9(2):e083.
Carmina E, Lobo RA. Peripheral androgen blockade *versus* glandular androgen suppression in the treatment of hirsutism. *Obstet Gynecol.* 1991 Nov;78(5 Pt 1):845-9.
Falsetti L, Gambera A, Platto C *et al.* Management of hirsutism. *Am J Clin Dermatol.* 2000 Mar-Apr;1(2):89-99.
Falsetti L, Ramazzotto F, Rosina B. Efficacy of combined ethinyloestradiol (0.035 mg) and cyproterone acetate (2 mg) in acne and hirsutism in women with polycystic ovary syndrome. *J Obstet Gynaecol.* 1997 Nov;17(6):565-8.
Feldman D. Ketoconazole and other imidazol derivatives as inhibitors of steroidogenesis. *Endocr Rev.* 1986 Nov;7(4):409-20.
Fernandez-Nieto D, Saceda-Corralo D, Jimenez-Cauhe J *et al.* Bicalutamide: a potential new oral antiandrogenic drug for female pattern hair loss. *J Am Acad Dermatol.* 2020 Nov;83(5):e355-6.

Ismail FF, Meah N, Trindade de Carvalho L *et al.* Safety of oral bicalutamide in female pattern hair loss: A retrospective review of 316 patients. *J Am Acad Dermatol.* 2020 Nov;83(5):1478-9.
Marcondes JA, Wajchenberg BL, Abujamra AC *et al.* Monthly cyproterone acetate in the treatment of hirsute women: clinical and laboratory effects. *Fertil Steril.* 1990 Jan;53(1):40-4.
McConnell JD, Wilson JD, George FW *et al.* Finasteride, an inhibitor of 5 alpha-reductase, suppresses prostatic dihydrotestosterone in men with benign prostatic hyperplasia. *J Clin Endocrinol Metab.* 1992 Mar;74(3):505-8.
Pereira AFJR, Coelho TOA. Síndrome pós-finasterida. *An Bras Dermatol.* 2020;95(3):271-7.
Pindalo-Ortega C, Saceda-Corralo D, Moreno-Arrones OM *et al.* Efectiveness of dudasteride in a large series of patients with frontal fibrosing alopecia in real clinical practice. *J Am Acad Dermatol.* 2021 May;84(5):1285-94.
Rogers NE, Avram MR. Medical treatments for male and female pattern hair loss. *J Am Acad Dermatol.* 2008 Oct;59(4):547-66; quiz 567-8.
Rittmaster RS. Finasteride. *N Engl J Med.* 1994 Jan 13;330(2):120-5.
Sawaya ME. Antiandrogens and androgen inhibitors. *In*: Wolverton SE. *Comprehensive dermatologic drug therapy.* 2nd ed. Elsevier; 2007. p. 417-35.
Sawaya ME. Novel agents for the treatment of alopecia. *Semin Cutan Med Surg.* 1998 Dec;17(4):276-83.
Shum KW, Cullen DR, Messenger AG. Hair loss in women with hyperandrogenism: four cases responding to finasteride. *J Am Acad Dermatol.* 2002 Nov;47(5):733-9.

Tratamento estético dos cabelos

Abraham LS, Moreira AM, Moura LH, Dias MFG. Hair care: a medical overview (part 1). *Surg Cosmet Dermatol.* 2009;1(3):130-6.
Abraham LS, Moreira AM, Moura LH, Dias MFG. Hair care: a medical overview (part 2). *Surg Cosmet Dermat.* 2009;1(4):178-85.
Barreto T, Weffort F, Frattini S *et al.* Straight to the point: what do we know so far on hair straightening? *Skin Appendage Disord.* 2021;7(4):265-71.
Bulengo-Ransby SM, Bergfeld WF. Chemical and traumatic alopecia from thioglycolate in a black woman: a case report with unusual clinical and histologic findings. *Cutis.* 1992 Feb;49(2):99-103.
Callender VD, McMichael AJ, Cohen GF. Medical and surgical therapies for alopecias in black women. *Dermatol Ther.* 2004;17(2):164-76.
de Sá Dias TC, Baby AR, Kaneko TM *et al.* Relaxing/straightening of Afro-ethnic hair: historical overview. *J Cosmet Dermatol.* 2007 Mar;6(1):2-5.
Draelos ZD. Commentary: healthy hair and protein loss. *J Am Acad Dermatol.* 2010 Mar;62(3):409-10.
Draelos ZD. Essentials of hair care often neglected: hair cleansing. *Int J Trichology.* 2010 Jan;2(1):24-9.
Draelos ZD. *Hair care: an illustrated dermatologic handbook*. London: CRC Press; 2004. p. 217.
Draelos ZK. Hair cosmetics. *Dermatol Clin.* 1991 Jan;9(1):19-27.
Draelos ZD. Shampoos, conditioners, and camouflage techniques. *Dermatol Clin.* 2013 Jan;31(1):173-8.
Draelos ZK. Hair cosmetics. *Dermatol Clin.* 1991 Jan;9(1):19-27.
Draelos ZD, Kenneally DC, Hodges LT *et al.* A comparison of hair quality and cosmetic acceptance following the use of two anti-dandruff shampoos. *J Investig Dermatol Symp Proc.* 2005 Dec;10(3):201-4.
Fox GN, Stausmire JM, Mehregan DR. Traction folliculitis: an underreported entity. *Cutis.* 2007 Jan;79(1):26-30.
Gao T, Pereira A, Zhu S. Study of hair shine and hair surface smoothness. *J Cosmet Sci.* 2009 Mar-Apr;60(2):187-97.
Gray J, Thomas J. Hair care. *In*: Baran R, Maibach HI (eds.). *Textbook of cosmetic dermatology.* 4th ed. New York: Informa Healthcare; 2010. p. 218-28.
Gruber JV, Lamoureux BR, Joshi N *et al.* The use of x-ray fluorescent spectroscopy to study the influence of cationic polymers on silicone oil deposition from shampoo. *J Cosmet Sci.* 2001 Mar-Apr;52(2):131-6.
Gummer CL. Cosmetics and hair loss. *Clin Exp Dermatol.* 2002 Jul;27(5):418-21.
Halder RM. Hair and scalp disorders in blacks. *Cutis.* 1983 Oct;32(4):378-80.
Jones LN, Rivett DE. The role of 18-methyleicosanoic acid in the structure and formation of mammalian hair fibres. *Micron.* 1997 Dec;28(6):469-85.
LaTorre C, Bhushan B. Nanotribological characterization of human hair and skin using atomic force microscopy. *Ultramicroscopy.* 2005 Nov;105(1-4):155-75.
Nicholson AG, Harland CC, Bull RH *et al.* Chemically induced cosmetic alopecia. *Br J Dermatol.* 1993 May;128(5):537-41.
Obukowho P, Birman M. Hair curl relaxers: a discussion of their function, chemistry, and manufacture. *Cosmetics & Toiletries.* 1995;110:65-9.
O'Lenick T. Anionic/cationic complexes in hair care. *J Cosmet Sci.* 2011 Mar-Apr;62(2):209-28.
Persaud D, Kamath YK. Torsional method for evaluating hair damage and performance of hair care ingredients. *J Cosmet Sci.* 2004;55 Suppl:S65-77.
Robbins CR. The physical properties and cosmetic behavior of hair. *In*: Robbins (ed.). *Chemical and Physical Behavior of Human Hair.* 5th ed. New York: Springer-Verlag; 2012.
Robbins CR, Crawford RJ. Cuticle damage and the tensile properties of human hair. *J Soc Cosmet Chem.* 1991 Jan-Feb; 42,59-67.
Ruetsch SB, Kamath YK, Kintrup L *et al.* Effects of conditioners on surface hardness of hair fibers: an investigation using atomic force microscopy. *J Cosmet Sci.* 2003 Nov-Dec;54(6):579-88.
Rushton H, Gummer CL, Flasch H. H. 2-in-1 shampoo technology: state-of-the-art shampoo and conditioner in one. *Skin Pharmacol.* 1994; 7(1-2):78-83.
Savitha A, Sacchidanand S, Revathy T. Bubble hair and other acquired hair shaft anomalies due to hot ironing on wet hair. *Int J Trichology.* 2011 Jul;3(2):118-20.
Scott DA. Disorders of the hair and scalp in blacks. *Dermatol Clin.* 1988 Jul;6(3):387-95.
Sinclair RD. Healthy hair: what is it? *J Investig Dermatol Symp Proc.* 2007 Dec;12(2):2-5.
Swee W, Klontz KC, Lambert LA. A nationwide outbreak of alopecia associated with the use of a hair-relaxing formulation. *Arch Dermatol.* 2000 Sep;136(9):1104-8.
Trüeb RM. Hair loss. *Praxis (Bern 1994).* 2003 Sep 3;92(36):1488-96.
Trüeb RM. Shampoos: composition and clinical applications. *Hautarzt.* 1998 Dec;49(12):895-901.
Trüeb RM. Swiss Trichology Study Group. The value of hair cosmetics and pharmaceuticals. *Dermatology.* 2001;202(4):275-82.

Pele nas Doenças Sistêmicas

PARTE 17

63

Manifestações Cutâneas Reveladoras de Neoplasia

Mônica Manela Azulay ◆ Luna Azulay-Abulafia ◆ David Rubem Azulay ◆ Rubem David Azulay

Um médico bem treinado e atento pode chegar ao diagnóstico de uma neoplasia extracutânea por meio das alterações que ocorrem na pele. As manifestações cutâneas relacionadas com neoplasias subjacentes podem ser classificadas em quatro grupos:

- metástases cutâneas de câncer visceral
- linfomas ou infiltrações leucêmicas
- doenças potencialmente reveladoras de malignidade interna
- dermatoses paraneoplásicas.

O primeiro e o segundo grupos diferenciam-se dos demais pela presença de células neoplásicas nas lesões. Nos outros dois, as lesões clinicopatológicas não são de natureza neoplásica e apresentam-se sob a forma de doenças bem conhecidas, algumas hereditárias e/ou congênitas e outras adquiridas. A maioria dos autores não percebe com clareza as diferenças entre eles nem a importância de saber distingui-los e tendem a agrupá-los ora com a denominação "sinais cutâneos marcadores de malignidade", ora sob o nome "dermatoses paraneoplásicas (DP)", com os quais os autores deste capítulo não concordam pelas razões apresentadas.

As doenças potencialmente reveladoras de malignidade interna (DPRMI) indicam a possibilidade da existência de neoplasia, sem que haja, entretanto, uma correlação estreita entre os dois processos, enquanto na DP essa correlação é íntima e imprescindível.

A importância na distinção entre esses dois grupos se faz no sentido da conduta a ser tomada pelo médico, que pode, inclusive, determinar a sobrevida dos pacientes. Uma conduta investigatória agressiva nas DP e uma conduta mais expectante e dirigida, dependendo do contexto, nas DPRMI.

Metástases cutâneas de câncer visceral

Corresponde a metástases de tumores malignos de qualquer origem. A ocorrência de metástase cutânea em pacientes com carcinoma de outro órgão é relativamente infrequente, em torno de 3%. A disseminação geralmente ocorre por via hematogênica, com exceção dos carcinomas metastáticos de mama e da cavidade oral, nos quais as metástases ocorrem principalmente por via linfática; é rara a invasão secundária direta da pele por carcinoma (contiguidade).

As seguintes etapas devem ser obedecidas pelas células neoplásicas para que as metástases se estabeleçam: desprendimento do tumor primitivo; invasão da parede vascular; circulação através do sangue ou linfa; estase em vaso do leito vascular receptor; extravasamento através da parede vascular; e invasão do tecido receptor.

Clinicamente, são nódulos subcutâneos ou intradérmicos de consistência em geral pétrea, de crescimento rápido, aderidos, de cor variável, que às vezes ulceram; podem ser únicos ou múltiplos (Figuras 63.1 e 63.2).

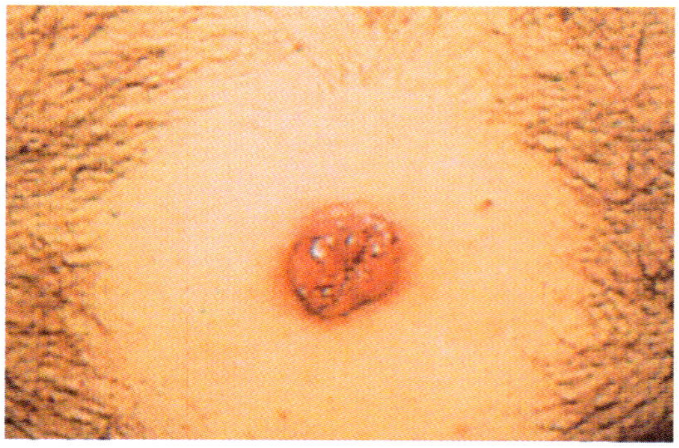

Figura 63.1 Carcinoma metastático de trato gastrintestinal – localização periumbilical. Quando de ovário, nessa localização, recebe a denominação *Sister Mary Joseph's nodules*.

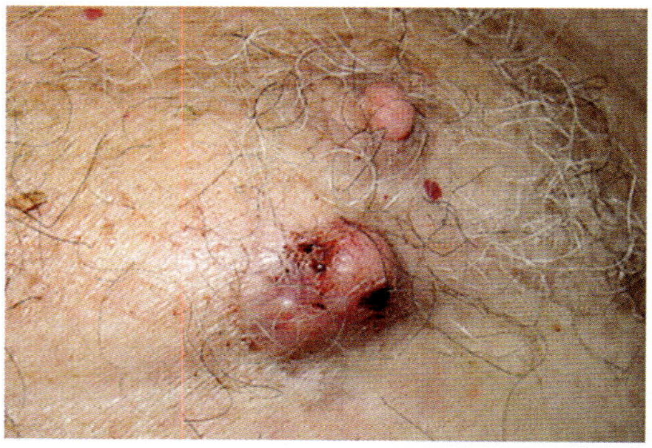

Figura 63.2 Câncer metastático, sem identificação da localização primária.

Em até 1/3 dos casos a metástase cutânea é identificada antes do tumor primário e, em alguns casos, a metástase cutânea indica a recidiva do câncer, havendo, em 79% das vezes concomitantemente, metástases viscerais.

Na mulher, a metástase cutânea mais comum é a do carcinoma de mama (70%; o adenocarcinoma corresponde a 80%), seguida de melanoma (12%), ovário (3,3%) e de localização desconhecida (3%). Outras formas de apresentação mais peculiares, porém não exclusivas ao de mama são: carcinoma *erisipelatoide*, *erisipeloide* ou *inflamatório*, que se caracterizam por lesões eritematoedematosas acompanhadas de calor que simulam erisipela (Figura 63.3); carcinoma *em couraça*, que ocorre quando o processo obstrutivo linfático torna-se mais crônico e infiltrativo e a pele torna-se esclerótica e com aspecto em "casca de laranja" (*peau d'orange*); carcinoma *telangiectásico*, no qual predominam áreas purpúricas mescladas com telangiectasias e pseudovesiculação, simulando um linfangioma circunscrito.

No homem, as metástases cutâneas ocorrem com a seguinte frequência: melanoma (32%), carcinoma de pulmão (12%), intestino grosso (11%), de cavidade oral e localização desconhecida (8,7%). É curioso, embora comum, que praticamente não haja relatos de metástase cutânea de tumor de próstata, sobretudo para outras regiões que não a inguinal (quatro casos).

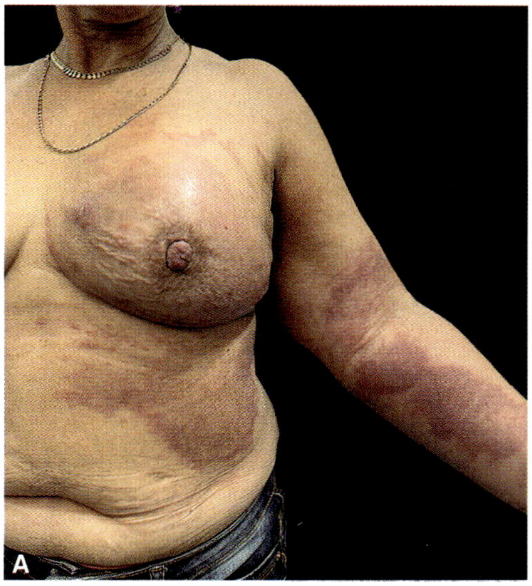

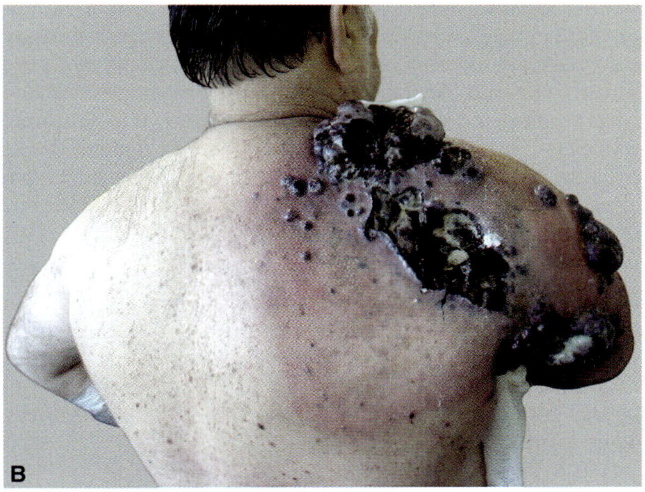

Figura 63.3 **A.** Carcinoma erisipeloide de mama. (Cortesia da Dra. Natália Franco.) **B.** Melanoma erisipeloide. (Cortesia do Dr. Luiz Eduardo Galvão.)

A incidência do câncer de mama no homem em relação à na mulher é de 1/100.

Nas crianças, os tumores que produzem mais metástases cutâneas são o rabdomiossarcoma e o neuroblastoma.

Certas variações estatísticas nos diferentes estudos podem estar relacionadas aos locais, às populações estudadas e às alterações da incidência dos tumores ao longo do tempo. Recente estudo em Buffalo, EUA, demonstrou o seguinte: câncer de mama (32,7%), pulmão e brônquios (13,2%) e melanoma (9,5%).

Algumas localizações são mais frequentes para metástases de certos carcinomas, como: o couro cabeludo, no qual, além dos nódulos clássicos, é possível ocorrer alopecia cicatricial (alopecia neoplástica), uma apresentação incomum devido à esclerose dérmica; os principais são os do trato geniturinário, pulmão, estômago e pâncreas. A parede torácica, para o de mama; a parede abdominal, em especial em torno do umbigo, para câncer principalmente do estômago e de outras localizações do tubo gastrintestinal, bem como ovários (*Sister Mary Joseph's nodules*); e do andar inferior do abdome e da genitália externa, para cânceres do trato geniturinário. As metástases de tumor renal e da tireoide podem ter aspecto angiomatoso e, inclusive, serem pulsáteis.

Muitas vezes, o grau de desdiferenciação das células tumorais é tal que não é possível fazer o diagnóstico da localização primária do tumor, sendo, portanto, necessário o uso de técnicas como imunoperoxidase, anticorpos monoclonais, imunoenzimáticas e reação em cadeia da polimerase (PCR) para esclarecimento etiológico. A histopatologia revela, na maioria das vezes, se tratar de um carcinoma espinocelular ou adenocarcinoma; no entanto, algumas peculiaridades merecem ser ressaltadas: adenocarcinoma com células "em sinete" (trato gastrintestinal); adenocarcinoma de ovário com padrão papilar e corpos psammoma; células claras com estroma vascular proeminente (carcinoma renal). É muito característico também o achado de células neoplásicas metastáticas "em fila indiana" entre as fibras colágenas.

Metástase cutânea é sinal de péssimo prognóstico, com morte em 3 a 6 meses após seu aparecimento. No entanto, devido às novas medicações antineoplásicas como terapia-alvo e imunoterapia, esse prognóstico está bem menos sombrio. Excepcionalmente, a metástase cutânea pode ser a primeira manifestação de câncer interno, à exceção dos de pulmão (*oat cell carcinoma*) e de rim.

As estatísticas do Instituto Nacional de Câncer (INCA), por meio dos dados gerados pelos Registros de Câncer de Base Populacional, em conjunto com o Sistema de Informações sobre Mortalidade e os Registros Hospitalares de Câncer para as principais neoplasias no Brasil, estão demonstradas nas Figuras 63.4 e 63.5. Estimou-se um total de 704 mil casos em 2023. O carcinoma do colo do útero é mais prevalente nos países subdesenvolvidos do que nos desenvolvidos, certamente pela vacinação antipapilomavírus humano (HPV) e melhor sistema de prevenção. O mesmo ocorre com o carcinoma de cólon, já que a colonoscopia periódica a cada 5 a 10 anos após 55 anos permite a exérese de lesões pré-malignas. É reconhecido pelo INCA que existe uma subnotificação do câncer de pele não melanoma, estimado em cerca de 101.920 casos no sexo masculino e 118.570 no sexo feminino. Temos plena convicção de que o mesmo ocorra com o melanoma, principal causa de morte em dermatologia. A estimativa para o melanoma é de 4.640 casos nos homens e 4.340 nas mulheres.

Linfomas e infiltrações leucêmicas

As infiltrações correspondem a acúmulos de células neoplásicas que podem ser de origem linfomatosa ou leucêmica (ver Capítulo 55).

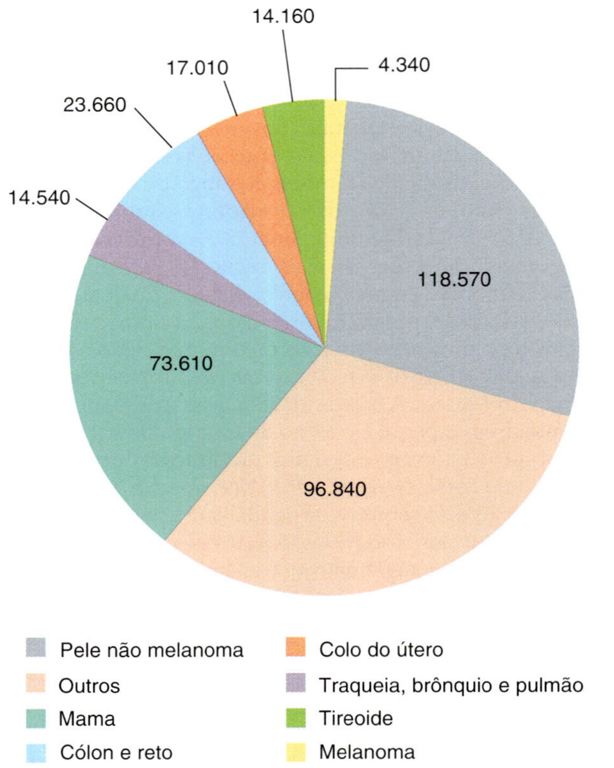

Figura 63.4 Estimativa de neoplasias (INCA) – 2023: sexo feminino, 362.730 casos.

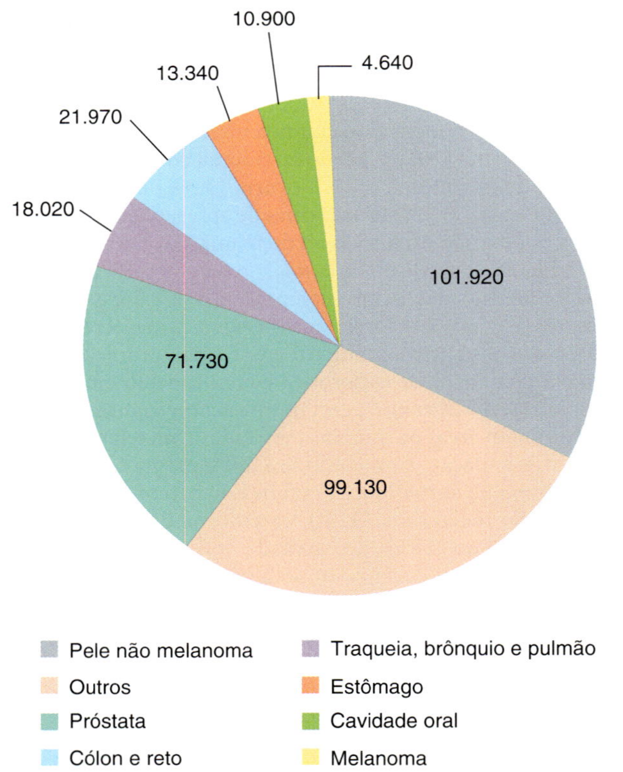

Figura 63.5 Estimativa de neoplasias (INCA) – 2023: sexo masculino, 341.650 casos.

Doenças potencialmente reveladoras de malignidade interna

São incluídas nesse grupo dermatoses ou doenças com expressão dermatológica que, quando presentes, revelam o potencial a desenvolver ou a coexistência de malignidade visceral sem que haja, entretanto, uma relação direta entre a neoplasia interna e a manifestação cutânea. O conceito desse grupo tem como base os quatro critérios apresentados a seguir.

Terreno (predisposição). O terreno que predispõe, hereditariamente ou não, à dermatose é o mesmo que leva à instalação, mais cedo ou mais tarde, da malignidade interna. Como exemplo tem-se a síndrome de Howel-Evans (ceratodermia palmoplantar familiar), cujos pacientes evoluem tardiamente com câncer de esôfago (100%).

Concomitância. A frenquência do aparecimento da dermatose com a malignidade visceral é variável, podendo ir de 2 a 6%, como ocorre na síndrome de Peutz-Jeghers, até 100%, como na síndrome de Muir-Torre.

Independência etiopatogênica. Na malignidade visceral ocorre mutação do DNA, enquanto nas dermatoses desse grupo a patogenia é variada.

Independência evolutiva. A evolução da dermatose é inteiramente diferente da apresentada pelo câncer visceral; a dermatose pode estar presente desde o nascimento e o câncer visceral aparecer na idade adulta. Em outros casos, a dermatose aparece e desaparece independentemente da persistência do câncer e, por último, a resolução do câncer não acaba necessariamente com a dermatose.

Como exemplo maior dessa confusão tem-se o herpes-zóster no idoso. Quem não o conheceu nos tempos de faculdade como exemplo de DP? Com certa frequência, no idoso, revela uma neoplasia interna, principalmente quando exuberante e quando não respeita a disposição metamérica (multidermatomal) e dimidial, inclusive com lesões a distância. Nesse caso, ainda que o quadro perdure um pouco mais, desaparecerá; no entanto, a neoplasia seguirá o seu curso. Um exemplo contrário é a cura cirúrgica do câncer de mama ou de tireoide sem modificar a evolução das demais manifestações da doença de Cowden.

As DPRMI são divididas em dois subgrupos: *genéticas* ou *adquiridas*.

Genéticas. Síndrome de Howel-Evans (ceratodermia palmoplantar familiar), com praticamente 100% de câncer de esôfago; síndrome de Gardner (osteomas, fibromas, cistos, polipose intestinal, fundo ocular pigmentado), com quase 100% de carcinoma de cólon; síndrome de Cowden (tricolemoma, fibromas), com cerca de 50 a 70% de câncer de mama (30%) e tireoide; síndrome de Muir-Torre (adenomas sebáceos), com elevada porcentagem de carcinoma do tubo digestivo; síndrome de Werner (estatura pequena e pangeria), com cerca de 10% de linfoma.

Adquiridas. Arsenicismo (ceratoses das mãos e dos pés, com hiperpigmentação punctuada generalizada) com frequência elevada de câncer de pulmão, bexiga, fígado, laringe e outros; doença de Bowen, com cerca de 30% de câncer interno; herpes-zóster do idoso, com 4,2% de linfomas; sarna crostosa e outras entidades.

Para que as DPRMI manifestem-se, há necessidade, em certo sentido, de coincidência de eventos, ou seja: exposição prévia a certos patógenos ou a agentes iniciadores/promotores de carcinogênese (ver Capítulo 51, item *Carcinogênese*). As DPRMI adquiridas estariam mais associadas à primeira, enquanto as genéticas estariam mais associadas à segunda. Inúmeras são as doenças que se enquadram nesse grupo; porém, o objetivo principal deste capítulo é apenas de ordem conceitual. Outros exemplos: parapsoríase, síndrome de neoplasia endócrina múltipla, síndromes de von Hippel-Lindau e de Wiskott-Aldrich, neurofibromatose, entre outros, assim como o sinal de Leser-Trélat.

Dermatoses paraneoplásicas

Conceito

São dermatoses as mais variadas, que, com frequência acima da simples casualidade, antecedem e/ou acompanham o aparecimento de um câncer interno. São, pois, reveladoras de um quadro grave; se diagnosticadas precocemente, é possível, em muitas ocasiões, graças a uma conduta investigatória mais agressiva, mudar radicalmente o prognóstico dos pacientes. Para que uma dermatose possa ser enquadrada como paraneoplásica, é necessário preencher os seguintes critérios:

- anteceda ou acompanhe um câncer não cutâneo
- tenha frequência muito acima da mera casualidade
- desapareça com a cura do câncer e reapareça quando houver recidiva
- apresente aspectos morfológicos diversos, simulando quadros dermatológicos bem conhecidos
- ocorra ausência de especificidade celular tumoral nas alterações patológicas cutâneas.

Etiopatogenia

Vários são os mecanismos em jogo; entretanto, para a compreensão de certos aspectos aparentemente desconhecidos, deve-se estudar o mecanismo de carcinogênese. A transformação de uma célula diferenciada em célula neoplásica implica uma perda da diferenciação celular, ou seja, a volta a um estágio primitivo; essa célula passa, então, a produzir substâncias hormônio-símiles que podem justificar o aparecimento de pigmentação, ceratoses, hiperplasia epitelial, aparecimento de lanugo, de tromboflebite migratória superficial devido à produção de fatores da coagulação etc. Outro mecanismo é a instalação de processos imunopatológicos contra a célula neoplásica ou contra antígenos produzidos por esta, ora do tipo de imunidade mediada por células, ora do tipo humoral (dermatomiosite). Um terceiro mecanismo refere-se à compressão de canais ou órgãos pelo crescimento da neoplasia (paniculite eosinofílica multicêntrica) ou, até mesmo, pela infiltração neoplásica de determinados órgãos, como a infiltração da medula óssea, levando à plaquetopenia e à consequente instalação de lesões purpúricas.

O que resta explicar é como pode ocorrer uma DP meses ou anos antes do real aparecimento do câncer. A explicação reside no fato de que, no desenvolvimento do câncer, há duas fases principais: uma em níveis molecular e celular, para a qual até agora, na maioria das vezes, não se dispõe de meios de diagnóstico, e outra, tecidual, facilmente diagnosticável pelo exame histopatológico. Ora, as alterações de ordem molecular que ocorrem no início da carcinogênese podem induzir a formação da DP antes, portanto, do diagnóstico (fase histopatológica) da neoplasia.

Prognóstico e tratamento

O que importa não é propriamente a cura da DP, mas, sim, da neoplasia, estreitamente ligada ao diagnóstico precoce; daí o grande interesse no diagnóstico de DP bem como o seu valor prognóstico. Sabe-se que a DP desaparece com a cura da neoplasia, porém seu reaparecimento denuncia a recidiva desta.

Classificação

Não é fácil fazer uma classificação das DP; considera-se possível, entretanto, dividi-las em dois grupos:

- dermatoses altamente reveladoras de câncer interno
- dermatoses eventualmente reveladoras de câncer interno.

O primeiro grupo é, evidentemente, o mais importante e restringe-se às seguintes dermatoses: eritema *gyratum repens*, acantose *nigricans* maligna, síndrome do glucagonoma, síndrome carcinoide, dermatomiosite do adulto, ictiose adquirida, tromboflebite migratória, paniculite eosinofílica multicêntrica, hipertricose lanuginosa adquirida e síndrome de Bazex.

O segundo grupo é constituído por dermatoses eventualmente reveladoras de câncer interno. Como a lista é extensa, são citadas a seguir apenas as de maior interesse:

- eritrodermia (linfomas de células T); diferindo das demais eritrodermias, caracteristicamente pode haver algumas áreas de pele sã no dorso. A eritrodermia relacionada a neoplasias corresponde a cerca de 1%. As principais são as de pulmão, hematológicas (excluindo as de células T) e gástricas
- melanodermia (tumores de suprarrenais, hipófise e ovários)
- mucinose folicular (micose fungoide)
- amiloidose primária sistêmica (mieloma múltiplo, paraproteinemias)
- paquidermoperiostose (carcinoma broncogênico, ver Capítulo 70, item *Genodermatoses aplásicas, displásicas e hiperplásicas*)
- síndrome de Sweet (leucemias, câncer de mama)
- urticária pigmentosa (linfoma)
- pioderma gangrenoso (mieloma múltiplo, leucemias)
- eritema nodoso, multiforme e anular (leucoses, carcinomas)
- doença de Bowen (carcinoma gastroduodenal, respiratório)
- pênfigos (timoma, linfoma)
- prurido (linfomas, leucemias, policitemia *vera* etc.). Possíveis explicações são: produtos de células necróticas e produção de mediadores ou de antígenos pelas células tumorais ou aumento da atividade proteolítica por compressão do trato biliar ou por tumores cerebrais (ver Capítulo 11).

Eritema gyratum repens

O eritema *gyratum repens* (EGP; Gammel, 1952) caracteriza-se por erupção generalizada de lesões eritematoescamosas, com desenhos bizarros migratórios (arabescos, nervuras de folhas), em ondas sucessivas, com descamação marginal (Figura 63.6). É DP por excelência, pois cerca de 70% dos casos descritos até o presente momento estão relacionados com câncer interno (pulmão, mama, estômago, próstata, faringe, útero, mieloma múltiplo), sendo mais frequente o broncopulmonar. Alguns casos estão associados à tuberculose. Há pouquíssimos casos descritos em pacientes com doenças autoimunes. Recentemente, foram descritos dois casos de EGP em pacientes com dermatose neutrofílica no contexto de lúpus eritematoso sistêmico, sendo nessa situação mais esperado ser um lúpus subagudo, assim como relacionados à infecção pelo SARS-CoV-2.

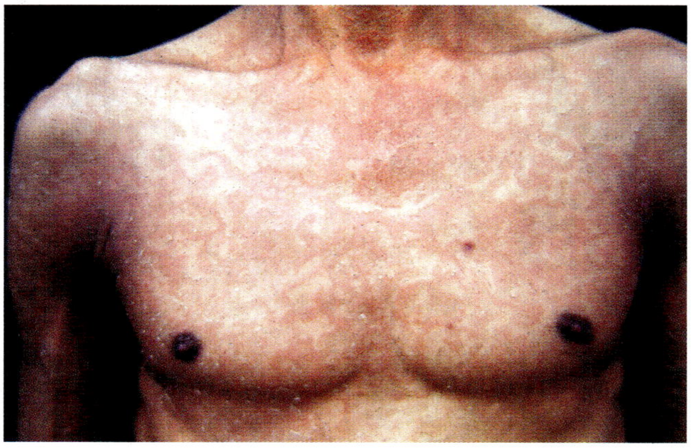

Figura 63.6 Eritema *gyratum repens*.

Acantose nigricans *associada à neoplasia*

Mariana Carvalho Costa ◆ David Rubem Azulay

A acantose *nigricans* (AN), na maioria dos casos, está associada a condições benignas. De etiologia incerta, acredita-se que a insulina possa ter papel preponderante, pois está bastante associada à obesidade, quando se verifica um aumento na insulinemia e da resistência periférica tecidual a ela. A insulina aumentada se une aos receptores do fator de crescimento insulina-símile, que estimulam a proliferação epidérmica, com a consequente hiperplasia epitelial. Outros fatores de crescimento, como o fator de crescimento epidérmico e o fator transformador do crescimento alfa (TGF-α), entre outros, também têm sido implicados. Há relatos de que esse padrão seja resultante de mutações nos receptores do fator de crescimento do fibroblasto.

A AN é rara como marcador paraneoplásico e, quando isso acontece, costuma acometer indivíduos mais velhos. A acantose *nigricans* associada à neoplasia (ANAN) também é referida na literatura médica como "AN maligna", termo inadequado, uma vez que não é uma dermatose maligna e sim associada à malignidade. Cerca de 90 a 95% dos casos relacionam-se com adenocarcinomas da cavidade abdominal, e em mais da metade dos casos, com tumores gástricos (Figura 63.7). Há também relatos isolados de carcinomas epidérmicos (carcinoma espinocelular do pulmão e do colo uterino) e sarcomas.

A apresentação clínica da AN é caracterizada por placas de lesões vegetantes, papilomatosas, de tonalidade castanho-escura, simétricas, com localizações preferenciais nas dobras cutâneas como pescoço, axilas e virilha. A proliferação epidérmica pode levar à presença de papilomas (acrocórdons; Figura 63.8). Na forma associada à neoplasia, as mesmas características permanecem, mas seu aparecimento costuma ser súbito e de disseminação rápida. Além das áreas intertriginosas, podem estar acometidos mucosas, lábios, aréolas mamárias, margens orbiculares, áreas de traumatismo e áreas de metástases cutâneas. Prurido e hiperpigmentação generalizados podem estar presentes, bem como ceratodermia palmoplantar. O seu aparecimento pode ser antes (20%), durante (60%) ou após (20%) a detecção do tumor primário.

A histopatologia da ANAN não difere da forma associada a condições benignas e é caracterizada por hiperceratose e papilomatose; algum grau de acantose pode estar presente. O diagnóstico de AN é eminentemente clínico.

O tratamento da ANAN associa-se à terapia do próprio tumor. A evolução dessa manifestação paraneoplásica, assim como as demais, relaciona-se estreitamente com o seu prognóstico.

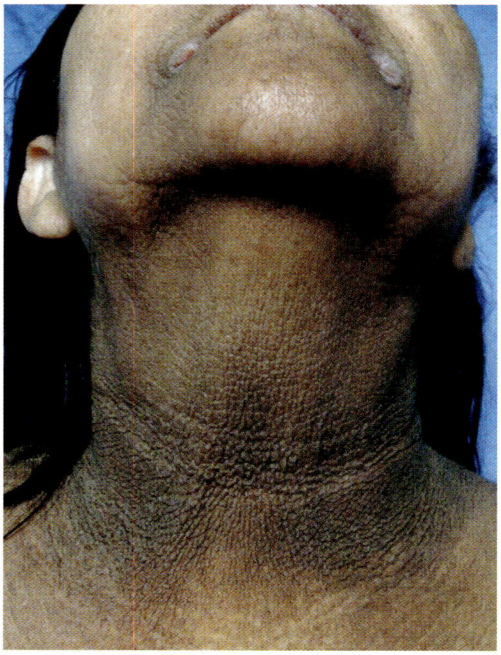

Figura 63.7 Acantose *nigricans*, associada a adenocarcinoma de ovário. Observe-se o não tão frequente acometimento mucoso. (Cortesia do Dr. Maluf Gabbay Belicha.)

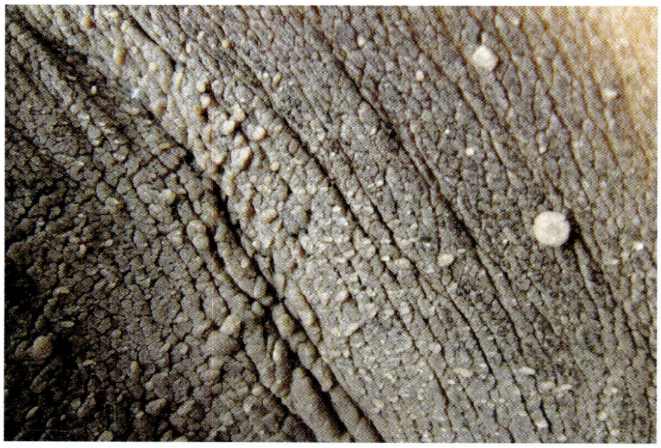

Figura 63.8 Acantose *nigricans* e acrocórdons. (Cortesia do Dr. Maluf Gabbay Belicha.)

Convém atentar para a existência de outras formas clínicas não paraneoplásicas, que são, em sua maioria: *benigna infantil* (dominância irregular), *sintomática* (presente em várias síndromes, como as de Bloom, Rud, Lawrence e outras), *pseudoacantose nigricans* (relacionada com obesidade e algumas síndromes endócrinas, como diabetes, síndrome dos ovários policísticos – SOP – e síndrome de Cushing), *medicamentosa* (doses altas de ácido nicotínico, corticosteroide, dietilestilbestrol e ácido fusídico tópico) e *idiopática* (ver no Capítulo 60, item *Síndrome HAIR-AN*).

No tratamento das formas relacionadas com obesidade e distúrbios hormonais em que geralmente há resistência insulínica periférica, a primeira medida a ser tomada visa ao emagrecimento, preferentemente associado a exercícios físicos. A metformina tem sido proposta como terapia de primeira linha no tratamento de mulheres com SOP (manifestações clínicas e/ou laboratoriais de hiperandrogenismo, distúrbios menstruais, inclusive anaovulação e metabólicos). A dose inicial é de 500 mg no jantar, que pode ser aumentada a cada semana até a dose máxima de 2.000 mg/dia, divididos em duas doses. O efeito é perdido após 3 meses da suspensão do fármaco. Os efeitos colaterais mais frequentes são náuseas e diarreia, e são dose-dependentes. A acidose láctica é rara, sendo desprezível quando avaliada a população com SOP, que é jovem e saudável. Esses efeitos também podem ser encontrados com uma nova classe de hipoglicemiantes orais (tiazolinedionas), na qual se destacam pioglitazona e rosiglitazona. O *laser* de alexandrita de pulso longo (5 ms) nas fluências de 16 a 23 J/cm com ponteira de 10 a 12,5 mm foi eficaz e duradouro (sem lesão após 2 anos), com 7 sessões.

"Palma em tripa"

O termo "palma em tripa", do inglês *tripe palm*, deve-se à semelhança dos dermatóglifos acentuados com a face interna do trato gastrintestinal bovino (Figura 63.9). Acantose palmar, AN das palmas e paquidermatoglifia adquirida são sinonímia dessa dermatose ainda pouco relatada, com cerca de 100 casos na literatura.

Para a maioria dos autores, a "palma em tripa" é uma variante da AN, embora possa ocorrer isoladamente. Parece acometer mais homens, principalmente quando acontece de maneira isolada. Cerca de 90% dos casos estão associados à malignidade, principalmente câncer de pulmão (se isolado) e, em seguida, carcinoma gástrico (se associado à AN). O aspecto clínico é caracterizado pelo aumento da demarcação dos sulcos dermatoglíficos palmares e, por vezes, também plantares. Não deve ser confundida, no entanto, com a tilose palmoplantar hereditária (ver Capítulo 68, item *Ceratodermias palmoplantares*). Pode aparecer antes e durante o diagnóstico de um tumor ou da sua recorrência. Algumas condições benignas, como psoríase, penfigoide bolhoso, dermatite esfoliativa e prurido, podem cursar com esse achado. A patologia, o diagnóstico, o prognóstico e o tratamento são os mesmos da ANAN.

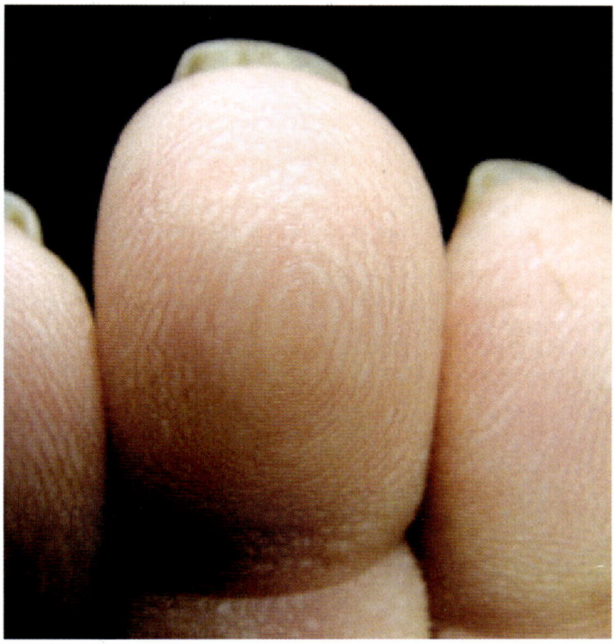

Figura 63.9 "Palma em tripa". Observe-se a acentuação dos dermatóglifos. (Cortesia do Dr. Maluf Gabbay Belicha.)

Síndrome do glucagonoma

Ver Capítulo 18, item *Eritema necrolítico migratório/síndrome do glucagonoma.*

Tromboflebite migratória (síndrome de Trousseau)

Caracteriza-se por ataques recorrentes de flebite, em geral de vasos superficiais, com duração média de 2 semanas em cada surto. Está relacionada, com frequência elevada (um terço dos casos), com o câncer de pâncreas, além de outros (linfomas, carcinomas de tubo gastrintestinal, brônquicos, bexiga e outros), também está associada a doenças do colágeno, doença de Behçet, policitemia *vera*, tromboangiite obliterante, uso de anticoncepcional etc. Pode ocorrer, ainda, associada às vasculites. As tromboflebites profundas podem, entretanto, por exceção, ser paraneoplásicas. A patogenia está relacionada com o aumento dos níveis sanguíneos de vários dos fatores de coagulação. Clinicamente, apresenta-se como nódulo único ou múltiplos nódulos, geralmente dolorosos e alongados, seguindo o trajeto venoso (Figura 63.10). O tratamento é feito sobretudo com heparina, pois costuma ser refratário à varfarina.

Síndrome carcinoide

Caracteriza-se por manifestações cutâneas (rubor facial, telangiectasia e pele pelagroide), abdominais (dor abdominal, diarreia, borborigmo), pulmonares (broncoespasmo) e cardíacas (estenose pulmonar e insuficiência tricúspide em função do espessamento do tecido conjuntivo; na pele, leva a alterações esclerodermoides). Classicamente, a síndrome carcinoide está associada a tumores localizados no jejuno, íleo e ceco com metástase hepática, tendo em vista que o fígado inativa produtos bioativos secretados na circulação portal. Entretanto, vale ressaltar que menos frequentemente pode ser causada por tumores extraintestinais e sem metástase hepática, como tumores gástricos ou pulmonares.

É tumor derivado das células enterocromafins que produzem mediadores neuroendócrinos como a serotonina, implicada, na maioria dos casos, na gênese da sintomatologia; no entanto, outras substâncias (aminas vasoativas, catecolaminas etc.) eventualmente também têm sido apontadas como causa. A excreção urinária em 24 horas de ácido 5-hidroxiindolacético configura teste diagnóstico inicial para investigação de síndrome carcinoide (ver Capítulo 65, item *Pelagra*).

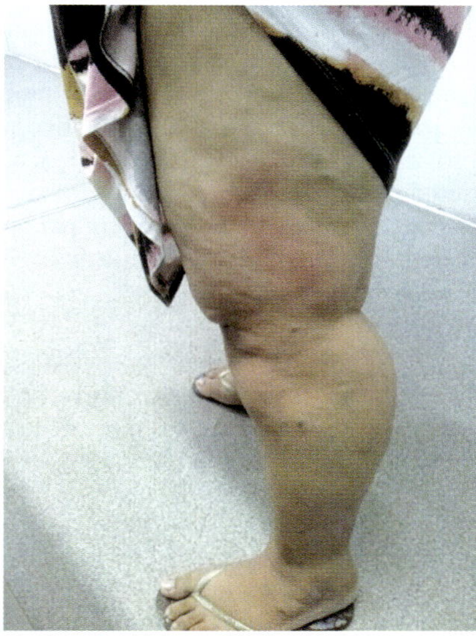

Figura 63.10 Tromboflebite superficial. (Cortesia do Dr. Fabiano Leal.)

Dermatomiosite

Suas características clínicas são estudadas no Capítulo 64; cabe ressaltar que a frequência de câncer visceral na dermatomiosite do adulto é 5 vezes maior que na população normal, sendo mais comumente associada aos cânceres de ovário, estômago, mama e brônquios.

Paniculite de origem pancreática

Ver Capítulo 34.

Hipertricose lanuginosa adquirida

Caracteriza-se clinicamente pelo crescimento excessivo de lanugem, cobrindo praticamente toda a face, pescoço, tronco e, eventualmente, as extremidades; já foi descrita associada a carcinoma de pulmão, bexiga, cólon, útero e mama. Em cerca de 50% dos casos, ocorre glossite dolorosa. A forma congênita está associada a anormalidades dentárias, deformidades das orelhas e retardo mental. Minoxidil, fenitoína, ciclosporina e corticosteroide também podem ser causas dessa alteração.

Pitiríase rotunda

É considerada por alguns uma forma localizada de ictiose vulgar, inclusive com patologia idêntica. Não é de ocorrência excepcional entre japoneses ou sul-africanos. Em caucasianos pode ser transmitida geneticamente. A etiologia é desconhecida, com a maior incidência entre 20 e 45 anos. As lesões são redondas ou ovais, bem delimitadas, descamativas, discretamente hipercrômicas, persistentes e de tamanho variável (1 a 25 cm). Na maioria das vezes, é acompanhada por alguma doença crônica ou neoplásica: tuberculose, hanseníase, doenças ginecológicas, diabetes (configurando o tipo I), leucemia, mieloma múltiplo e carcinoma hepatocelular.

É, portanto, eventualmente doença paraneoplásica, visto que a cura de neoplasia leva ao desaparecimento da doença. No diagnóstico diferencial, devem-se considerar: pitiríase versicolor, eritrasma, dermatofitose e parapsoríase. O tratamento é insatisfatório.

Ictiose adquirida

Surge na idade adulta, de maneira insidiosa ou abrupta, caracterizando-se por ressecamento cutâneo com grandes escamas (Figura 63.11), às vezes circunscritas aos membros e outras, acometendo praticamente todo o corpo; pode ser reveladora de linfomas, em especial doença de Hodgkin, e também de adenocarcinoma de mama. Medicamentos como agentes hipocolesterolêmicos (ácido nicotínico, triparanol e diazacolesterol), clofazimina, butirofenona (antipsicótico), nafoxidina (antiestrogênio) e cimetidina são causas de ictiose adquirida, assim como numerosas doenças (hanseníase virchowiana, AIDS, sarcoidose, lúpus eritematoso, insuficiência renal, síndromes disabsortivas, deficiência de zinco e disfunção tireoidiana, em especial hipotireoidismo etc.).

Acroceratose paraneoplásica (doença de Bazex)

É uma síndrome rara, reveladora de neoplasia, cuja clínica é característica por lesões eczematosas e, sobretudo, psoriasiformes, localizadas principalmente nos dedos, no nariz e nas orelhas; as unhas tornam-se distróficas, ceratóticas e pode ocorrer onicólise. Posteriormente, observa-se o surgimento de ceratodermia palmoplantar e, mesmo, disseminação das lesões.

Na quase totalidade dos casos, está associada ao carcinoma espinocelular originário da porção superior do trato aerodigestivo.

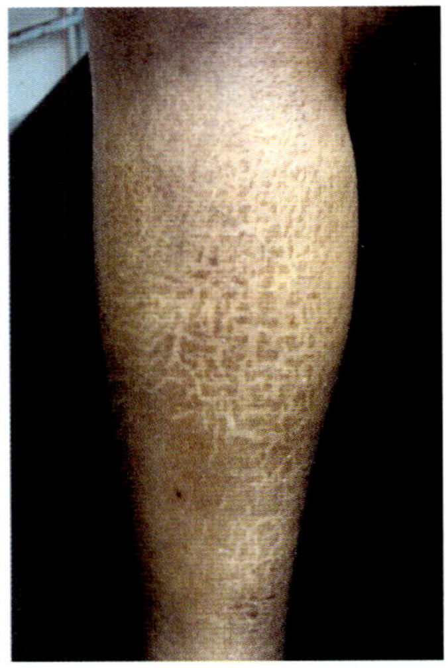

Figura 63.11 Ictiose adquirida. Paciente com mieloma múltiplo.

O diagnóstico diferencial da acroceratose inclui psoríase, *tinea*, artrite reativa e acrodermatite contínua. Aspectos importantes incluem o aparecimento súbito, distribuição atípica, evolução e resposta ruim à terapêutica. Não deve ser confundida com a síndrome de Bazex (ver Capítulo 52, item *Carcinoma basocelular [carcinoma tricoblástico]*).

Pioderma gangrenoso

Ver Capítulo 24.

Doença de Paget extramamária

Ver Capítulo 57.

Bibliografia

Metástases cutâneas de câncer visceral

Brasil. *Estimativa 2023: Incidência de Câncer no Brasil*. Brasília: Instituto Nacional de Câncer/Ministério da Saúde; 2022.

Brownstein MH, Helwig EB. Spread of tumors to the skin. *Arch Dermatol*. 1973 Jan;107(1):80-6.

Campbell IT, Friedmanm H, Alchorne M. Metástases cutâneas de neoplasias: estudo de 27 casos. *An Bras Dermatol*.1995 Sep-Oct;70(5):409-18.

Lookingbil D, Spengler N. Cutaneous metastases in 4020 patients. *J Am Acad Dermatol*. 1993 Aug;29(2 Pt 1):228-36.

Lupi O, Azulay DR. Manifestações dermatológicas do câncer de mama. *In*: Ribeiro RC, Saltz R. *Cirurgia da mama estética e reconstrutiva*. 1. ed. Rio de Janeiro: Revinter; 2001.

Ramos STS. *Metástases cutâneas: revisão da literatura e estudo de dois casos de carcinoma metastático de mama*. [Tese de Especialização em Dermatologia]. Faculdade Técnico-Educacional Souza Marques; 1996.

Souza BC, Miyashiro D, Pincelli MS, Sanches JA. Metástases cutâneas de neoplasias sólidas – revisão de literatura. *An Bras Dermatol*. 2023;98(5):571-9.

Wong CYB, Helm MA, Helm TN, Zeittouni N. Patterns of skin metastases: a review of 25 year's experience at a single cancer center. *Int J Dermatol*. 2014 Jan;53(1):56-60.

Wu JJ, Huang DB, Tyring SK. Cutaneous metastasis to the chest wall from prostate cancer. *Int J Dermatol*. 2006 Aug;45(8):946-8.

Dermatoses paraneoplásicas

Araujo LM, Porto MV, Netto EM, Ursich MJ. Association of acanthosis nigricans with race and metabolic disturbances in obese women. *Braz J Med Biol Res*. 2002 Jan;35(1):59-64.

Azulay RD, Azulay DR, Azulay-Abulafia L. Sinais malignos na pele versus síndromes paraneoplásicas. *An Bras Dermatol*. 2000 Sep-Oct;75(5):621-30.

Boyd AS, Neldner KH, Menter A. Erythema gyratum repens: a paraneoplastic eruption. *J Am Acad Dermatol.* 1992 May;26(5 Pt 1):757-62.

Brantsch KD, Moehrle M. Acanthosis nigricans in a patient with sarcoma of unknown origin. *J Am Acad Dermatol.* 2010 Mar;62(3):527-8.

Cárdenas AGS, Lima MS, Mendez-Flores S. Systemic lupus erythematosus-associated neutrophilic dermatosis presenting with an erythema gyratum repens-like appearance. *Int J Dermatol.* 2021 Jul;60(7):857-9.

César A, Cruz M, Mota A *et al.* A clinical and etiological study of 103 patients. *J Dermatol* Case Rep. 2016;10:1-9.

Chung VQ, Sci M, Moschella SL, Zembowicz A. Clinical and pathological findings of paraneoplastic dermatoses. *J Am Acad Dermatol.* 2006 May; 54(5):745-62.

Guimarães GC, Bastos Filho AF, Arruda LHF. Caso para diagnóstico. Pitiríase rotunda. *An Bras Dermatol.* 2007 May-Jun;72(3):276-9.

Hayden RJ, Sullivan LG, Jebson PJL. The hand in metastatic disease and acral manifestations of paraneoplastic syndromes. *Hand Clin.* 2004 Aug; 20(3):335-43.

Housman E, Reynolds RV. Polycystic ovary syndrome: a review for dermatologists. Part I, II. *J Am Acad Dermatol.* 2014 Nov;71(5):847-73.

Moore RL, Devere TS. Epidermal manifestations of internal malignancy. *Dermatol Clin.* 2008 Jan;26(1):17-29.

Pipkin CA, Lio PA. Cutaneous manifestations of internal malignancies: an overview. *Dermatol Clin.* 2008 Jan;26(1):1-15.

Plachouri KM, Georgiu S. Paraneoplastic erythroderm; an insight on the existing data. *Int J Dermatol.* 2020 Dec;59(12):1429-36.

Reis VNS, Pires MC, Martins SR. Acroceratose paraneoplásica de Bazex: relato de caso. *An Bras Dermatol.* 1997 Nov-Dec;72(6):551-3.

Ribas J, Peixoto LFAA, Almeida MF, Lima WC. Dermatologia comparativa: paquidermatoglifia adquirida associada a carcinoma gástrico avançado. *An Bras Dermatol.* 2007 Nov-Dec;82(6):582-3.

Rosenbach A, Ram R. Treatment of Acanthosis nigricans of the axillae using a long-pulsed alexandrite laser. *Dermatol Surg.* 2004 Aug;30(8):1158-60.

Shah KR, Boland R, Patel M *et al.* Cutaneous manifestations of gastrointestinal disease. *J Am Acad Dermatol.* 2013 Feb;68(2):189-210.

Silva RC, Silva CS, Silva MCC, Lupi O. Erythema gyratum repens after covid-19. *J Eur Acad Dermatol Venereol.* 2021 Dec;35(12):e859-61.

Teede HJ, Hutchison SK, Zoungas S. The management of insulin resistance in polycystic ovary syndrome. *Trends Endocrinol Metab.* 2007 Sep;18(7):273-9.

Thiers BH, Sahn RE, Callen JP. Cutaneous manifestations of internal malignancy. *CA Cancer J Clin.* 2009 Mar-Apr;59(2):73-98.

Weger W. Florid cutaneous papillomatosis with acanthosis nigricans in a patient with carcinomas of the lung and prostate. *J Am Acad Dermatol.* 2007 Nov;57(5):907-8.

64

Doenças Autoimunes de Interesse Dermatológico

Sueli Carneiro ◆ Luna Azulay-Abulafia ◆ David Rubem Azulay

O dermatologista Pautrier (1941) cunhou o termo "doenças do colágeno" baseado nas alterações físico-químicas da substância fundamental do tecido conjuntivo. O grupo do Hospital Mount Sinai, liderado por Klemperer, em 1942, utilizou o achado da histopatologia – alteração fibrinoide (edema mixomatoide, degeneração e, finalmente, necrose fibrinoide) – para caracterizar as colagenoses, que, a partir de 1952, receberam o nome de doenças do tecido conjuntivo (DTC).

As DTC são um grupo heterogêneo de doenças autoimunes que afetam um ou múltiplos sistemas orgânicos. Uma interação complexa de fatores imunológicos, genéticos e ambientais forma a base patogenética dessas doenças. O lúpus eritematoso (LE) é uma das doenças do tecido conjuntivo mais frequentes, presente em todo o mundo e que afeta todas as faixas etárias, gêneros e etnias.

Por vezes, é difícil, diante de um quadro clínico, definir qual o diagnóstico correto, sobretudo com as formas "*borderline*", as de superposição e as mistas. Sharp *et al.* (1969, 1971) destacaram a doença mista do tecido conjuntivo com características clínicas e imunológicas bem definidas. Em algumas situações, o diagnóstico dessas doenças se faz com o passar do tempo.

Em 2010, foi reconhecida uma nova síndrome autoimune, inflamatória, induzida por adjuvantes – ASIA (***A**utoimmune/inflamatory **S**yndrome **I**nduced by **A**djuvants*) e, posteriormente, também por preenchedores (ver Capítulo 97).

As doenças *autoimunes*, neste livro, por motivos didáticos, limitar-se-ão ao estudo daquelas de maior interesse para o dermatologista: LE, esclerodermia, dermatomiosite, doença mista do tecido conjuntivo, doença enxerto *versus* hospedeiro e doença autoagressiva hansênica. As buloses são estudadas no Capítulo 21.

Lúpus eritematoso

A palavra lúpus (termo latino para lobo) foi usada indistintamente desde a Idade Média para vários tipos de doenças caracterizadas por lesões ulcerosas. Em meados do século XVIII, o dermatologista francês Cazenave mencionou pela primeira vez o termo "lúpus eritematoso", enquanto Kaposi relatou o lúpus discoide como uma entidade separada. O verdadeiro ponto de virada na história do lúpus ocorreu no início do século XIX, quando a distinção entre lúpus vulgar e lúpus cutâneo, em seu sentido moderno, emergiu. As principais contribuições subsequentes de Kaposi, Osler, Sequeira e Balean permitiram o reconhecimento da natureza sistêmica da doença, com sua história moderna sendo marcada pelo reconhecimento do DNA como o principal alvo dos anticorpos antinucleares e pelo papel central dos interferons. Embora muitos tratamentos não farmacológicos tenham sido utilizados ao longo dos tempos, glicocorticoides, hidroxicloroquina e agentes imunossupressores surgiram principalmente na segunda metade do século XX. O início do século XXI é agora caracterizado por uma compreensão profunda da patogênese da doença e pelo surgimento de tratamentos biológicos e direcionados, abrindo caminho para um melhor cuidado dos pacientes com lúpus.

O LE cutâneo (LEC) pode estar confinado à pele ou ocorrer no contexto do LE sistêmico (LES). Estima-se que 70 a 85% dos pacientes com LES desenvolvam lesões cutâneas durante o curso da doença, e que o LEC possa ser o primeiro sinal de apresentação em aproximadamente 25% deles. Enquanto isso, apenas um pequeno subgrupo (10%) de pacientes com LEC desenvolverá LES, e essa frequência variará entre os diferentes subtipos de LE cutâneo. Por exemplo, o LE discoide localizado (LED) está associado a um risco muito menor de desenvolver LES em comparação ao LE cutâneo agudo (LECA).

As lesões específicas para LE, amplamente utilizadas como sinônimo de "LE cutâneo", também podem ocorrer nos pacientes com LE com envolvimento sistêmico. Essas lesões são subclassificadas em formas aguda, subaguda, crônica e intermitente. Por outro lado, lesões não específicas para LE são comumente observadas em pacientes com LES, mas também podem ser encontradas em outras doenças, por exemplo, vasculite, livedo reticular e urticária.

Lúpus eritematoso cutâneo crônico

Conceito

O LED é a forma mais comum de lúpus eritematoso cutâneo crônico (LECC), no qual as lesões são placas eritematosas e atróficas, com ceratose característica dos infundíbulos pilosos, o que confere aspereza às lesões, muitas vezes com telangiectasias. Em geral, essas lesões estão presentes em quadros restritos à pele, mas, em 5 a 10% dos casos, podem se associar ao LES.

Epidemiologia

Mais frequente na mulher, sobretudo na adulta jovem (2:1); não tem preferência racial ou geográfica; parece ter conotação genética (casos familiais e casos gemelares univitelinos).

Etiopatogenia e imunologia

Causa desconhecida, com fatores genéticos e predisponentes já relatados. Os anticorpos antinucleares (ANA), mais frequentemente do tipo homogêneo (anticorpos anti-DNA), podem chegar à positividade em um terço dos casos (ver item *Autoanticorpos*, adiante). Excepcionalmente, realiza-se a imunofluorescência direta da biopsia da lesão cutânea (ver item *Imunofluorescência direta/banda lúpica*, adiante).

Clínica

As lesões são eritematoedematosas no início, com evolução para a atrofia central e crescimento centrífugo; ao mesmo tempo, há ceratose folicular, o que confere a sensação de aspereza e, frequentemente, telangiectasias. Dependendo da intensidade do processo de vacuolização da camada basal e da incontinência pigmentar resultante, haverá acromia ou hipercromia como achados secundários. As lesões têm aspecto discoide ou arredondado, medem de alguns milímetros a alguns centímetros de diâmetro; por vezes, atingem grandes áreas, desfigurando a pessoa quando a localização é facial, o que ocorre com frequência. As áreas mais acometidas são as fotoexpostas, como o dorso do nariz, a região malar, as orelhas (acometimento da concha auricular é típico), as pálpebras, o pescoço e o couro cabeludo, com alopecia cicatricial. Outras localizações são tronco e membros; o dorso das mãos e dos pés pode ser acometido, bem como as regiões palmares e plantares. As lesões, em geral, não são simétricas e seu número varia entre uma, poucas (o que é a regra) e muitas (Figuras 64.1 a 64.3).

Em alguns casos, ocorrem certas peculiaridades, como a predominância de ceratose, causando lesões verrucosas, que podem ou não ser consideradas consequência do prurido (*lúpus verrucoso* ou *hipertrófico*) (Figura 64.4); discromia (hipocromia ou acromia, conferindo aspecto vitiligoide, *lúpus vitiligoide*; hipercromia residual não é incomum); acentuação do edema e infiltração, originando lesões túmidas (*lúpus túmido*), que

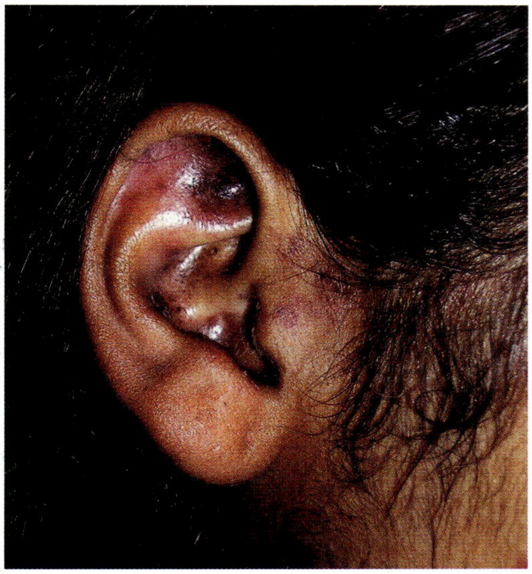

Figura 64.1 Lesão discoide na concha auricular – localização muito característica.

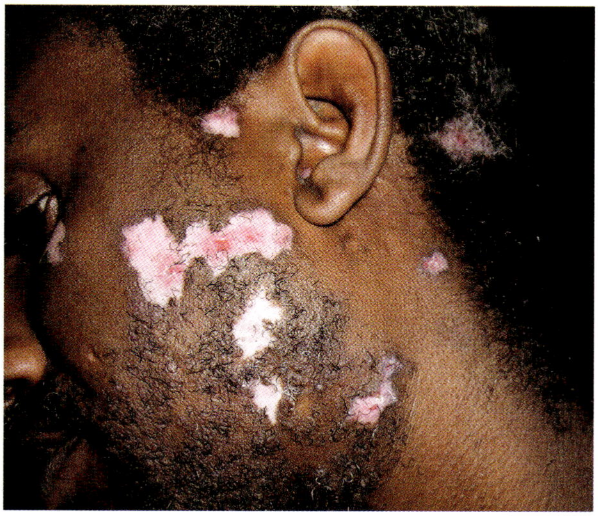

Figura 64.2 Lúpus eritematoso cutâneo crônico – aspecto típico das lesões: eritema, descamação e atrofia.

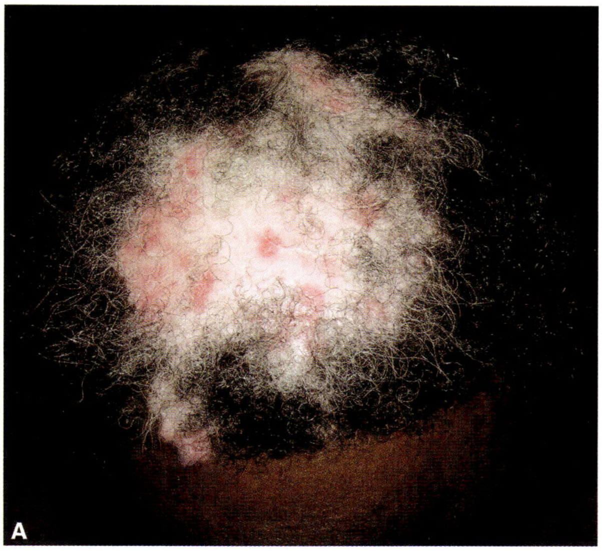

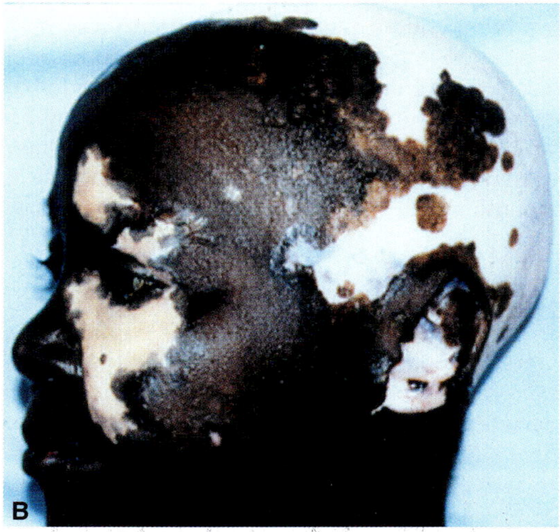

Figura 64.3 Lúpus eritematoso. **A.** Alopecia cicatricial. **B.** Acromia e alopecia não são raras. As lesões do LECC podem ser observadas também no LES, portanto há necessidade de dados clínicos e/ou laboratoriais para definir a forma clínica.

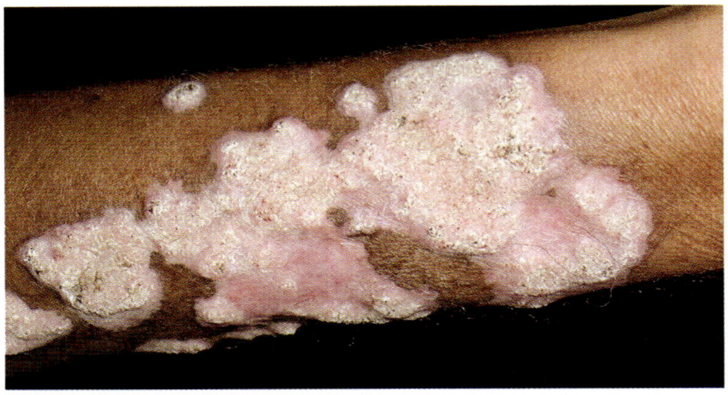

Figura 64.4 Lúpus eritematoso cutâneo crônico – lúpus hipertrófico.

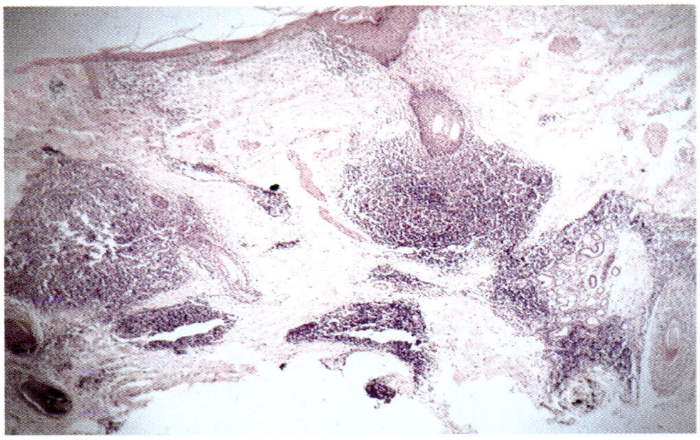

Figura 64.5 Lúpus eritematoso. Hiperceratose com espícula córnea, atrofia da camada de Malpighi, vacuolização da camada basal da epiderme e do folículo piloso, acompanhado de infiltrado mononuclear perianexial e perivascular.

caracteristicamente é acompanhado de maior grau de fotossensibilidade; com comedões e cistos (*lúpus comedoniano*). Excepcionalmente, a lesão pode ser linear.

Nos pacientes com LECC, em geral, não há prurido, exceto na forma verrucosa ou hipertrófica, e não ocorrem manifestações extrategumentares; mas, ocasionalmente, são descritos fenômenos de Raynaud e artralgia.

Perniose lúpica (*chilblain*): é mais comum em mulheres e se caracteriza por pequenos nódulos eritematosos; surge após traumas ou exposição ao frio, sobre protuberâncias ósseas, em especial nos dedos das mãos e dos pés, e, na sua evolução, tende a apresentar-se como lesão discoide; aspecto iridiforme, lembrando o eritema multiforme; predominância de telangiectasia; comprometimento das pontas dos dedos com ceratose do leito ungueal e distrofia ungueal e, excepcionalmente, bolhas (após exposição solar). Lesões eritematosas discretamente infiltradas, por vezes erosivas, e até mesmo ulceradas, que podem ser observadas na boca (lábios, palato, língua e mucosa jugal), na conjuntiva, na vulva e no ânus.

Histopatologia

O padrão histopatológico característico desse grupo é o de dermatite de interface vacuolar envolvendo a junção dermoepidérmica e, mais caracteristicamente, o folículo piloso. Presença de hiperceratose da camada córnea com rolhas córneas dos folículos pilosos e atrofia epidérmica. A composição e a profundidade do infiltrado inflamatório são determinadas pela cronicidade e pelo subtipo das lesões cutâneas. Lesões iniciais ou agudas podem conter neutrófilos, enquanto lesões crônicas tendem a apresentar predomínio de infiltrado mononuclear superficial e profundo. Há edema do estroma com deposição característica de mucina e vasos dilatados (telangiectasias) (Figura 64.5). Na variante conhecida como *lúpus túmido*, caracteristicamente não ocorrem alterações epidérmicas e há uma maior quantidade de mucina, o que também ocorre no LES.

Diagnóstico

É feito com base no aspecto morfológico característico das lesões e corroborado pela histopatologia. A imunofluorescência direta apresenta padrão diagnóstico altamente característico (ver Capítulo 6, Figura 6.5 E, e item *Lúpus eritematoso cutâneo agudo*, subitem *Diagnóstico*, adiante).

Diagnóstico diferencial

Infiltração linfocítica de Jessner, com infiltrado linfocítico mais evidente, não apresenta atrofia da epiderme e tampouco a faixa de IgG na membrana basal; erupção polimorfa solar, que se repete a cada exposição solar, sem resíduo cicatricial e imunofluorescência direta negativa; mucinose eritematosa reticulada, que não apresenta vacuolização da camada basal; vitiligo, que se caracteriza por manchas acrômicas sem descamação ou atrofia; líquen plano, prurido intenso que não é visto no LECC, no entanto há superposição das duas doenças. A alopecia cicatricial do LECC deve ser diferenciada das demais alopecias cicatriciais. Alguns autores consideram o LE uma das causas da pseudopelada de Brocq, embora o LES possa causar também alopecia não cicatricial (ver Capítulo 62, item *Alopecias cicatriciais*).

Evolução e prognóstico

A evolução é basicamente crônica, com aparecimento de lesões em períodos diferentes e, portanto, com morfologias diversas; alguns casos são desfigurantes, porém nunca fatais. Pode surgir carcinoma espinocelular em lesões discoides de longa duração (Figura 64.6). O aparecimento de febre, artralgias, fenômeno de Raynaud, alopecia difusa e outros sintomas, assim como velocidade de hemossedimentação (VHS) elevada persistente, além de proteína C reativa (PCR), fator antinuclear (FAN) positivo com variação do padrão inicial e títulos, anemia persistente sem causa aparente e leucopenia indica provável transformação para a forma sistêmica.

Tratamento

Fotoproteção é fundamental. Nos casos com poucas lesões, os corticosteroides locais, com ou sem oclusão ou intralesionais, oferecem bons resultados, assim como o tacrolimo a 0,1%; nos casos de múltiplas lesões, os antimaláricos, por via oral, são

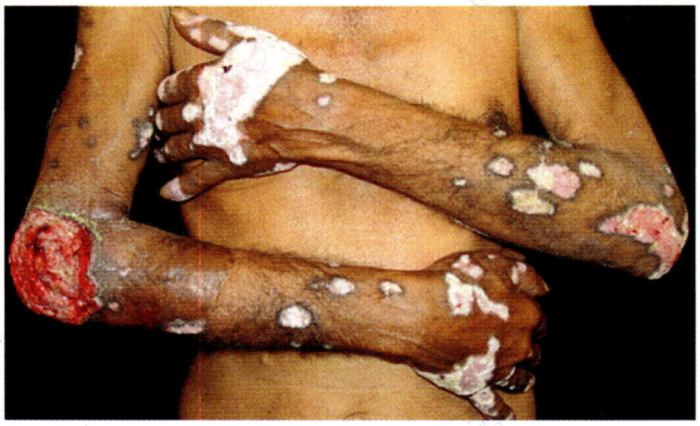

Figura 64.6 Lúpus eritematoso – ocorrência de carcinoma espinocelular sobre lesão de lúpus.

ideais e a hidroxicloroquina (5 mg/kg de peso total/dia) é a mais usada. Por ser fármaco de saturação, a dose pode ser diminuída 3 a 6 meses após a regressão das lesões até a retirada total. Deve-se ter o cuidado de realizar exame oftalmológico anual (retinopatia e depósito do fármaco na córnea, ver Capítulo 91, item *Antimaláricos*); outros efeitos colaterais são: erupção liquenoide, eritrodermia esfoliativa, pigmentação de unhas e palato, miastenia, miopatia, alterações neurológicas e mentais. Há um número razoável de pacientes, sobretudo fumantes, que não respondem bem aos antimaláricos, pois o fumo dificulta a absorção do medicamento.

A talidomida dá bons resultados (100 a 200 mg/dia), devendo ser evitada em mulheres em idade fértil (teratogenia); tem boa indicação nas formas verrucosas do LE. A clofazimina (100 mg/dia) também é ativa; erupção ictiosiforme e pigmentação são os seus efeitos colaterais mais expressivos, porém desaparecem tardiamente ao término do uso. O micofenolato de mofetila, associado à terapia tópica, mostrou eficácia nos casos resistentes aos antimaláricos. A dose inicial é de 500 a 1.000 mg, variando entre 1.500 e 3.500 mg/dia ao longo do tratamento, com evidência de melhora clínica no segundo mês de terapia. Nos casos de lesões residuais, quando necessário, está indicada a cirurgia reparadora.

Lúpus eritematoso cutâneo subagudo

Conceito

O lúpus eritematoso cutâneo subagudo (LECSA) foi descrito por Sontheimer *et al.* em 1979. A fotossensibilidade é marcante e as lesões estão localizadas principalmente nas áreas fotoexpostas; pode ser induzida tanto pelo espectro da UVA quanto pelo da UVB.

Epidemiologia

É observado em 5 a 10% dos pacientes com LE. Embora 40 a 50% dos pacientes com LECSA preencham os critérios do Colégio Americano de Reumatologia (ACR) para LES, apenas 10 a 15% desenvolvem doença sistêmica. Aproximadamente 30% dos casos são induzidos por medicamentos. O LECSA induzido por medicamentos ocorre e é causado por uma ampla variedade de medicamentos, incluindo diuréticos, biológicos, cardiológicos e quimioterápicos. Pacientes com LECSA comumente apresentam sintomas musculoesqueléticos, com raro envolvimento de outros órgãos. As manifestações extracutâneas são mais graves e frequentes em homens com LECSA.

Etiopatogenia e imunologia

A incidência de positividade para ANA ocorre em 50 a 80% dos pacientes, muitos dos quais testam positivo para anti-Ro/SSA (40 a 100%). Outros autoanticorpos são detectados com menos frequência, incluindo anti-La/SSB (15%), anti-dsDNA (5 a 24%) e anti-Sm (7 a 18%). Em mais de 75% dos pacientes, há associação ao HLA-D3. Esta forma clínica está mais relacionada com a deficiência congênita de C_2 e C_4. A incidência de síndrome de Sjögren e artrite reumatoide é elevada neste subgrupo de LE.

Clínica

As lesões cutâneas são policíclicas, anulares ou psoriasiformes, generalizadas ou não. A fotossensibilidade é caracteristicamente marcante e as manifestações sistêmicas são discretas. Observa-se pouca incidência de nefrite ou de sintomas neuropsiquiátricos. Também é típico o aspecto vitiligoide com descamação, o que torna possível a diferenciação com o vitiligo. Eventualmente, pode haver coexistência de vitiligo e LE. A gravidade das manifestações sistêmicas não se correlaciona com qualquer das lesões cutâneas. As lesões seguem principalmente dois padrões: papuloescamosa ou psoriasiforme e anulares policíclicas. Na variante papuloescamosa, as lesões progridem e confluem formando placas psoriasiformes, em arranjo muitas vezes reticulado; na variante anular, ocorre progressão periférica das lesões, com eritema e fina descamação na borda. Ocasionalmente, surgem hipopigmentação e telangiectasias no centro das lesões anulares, podendo ainda ocorrer arranjos policíclicos ou arciformes nas bordas (Figuras 64.7 e 64.8).

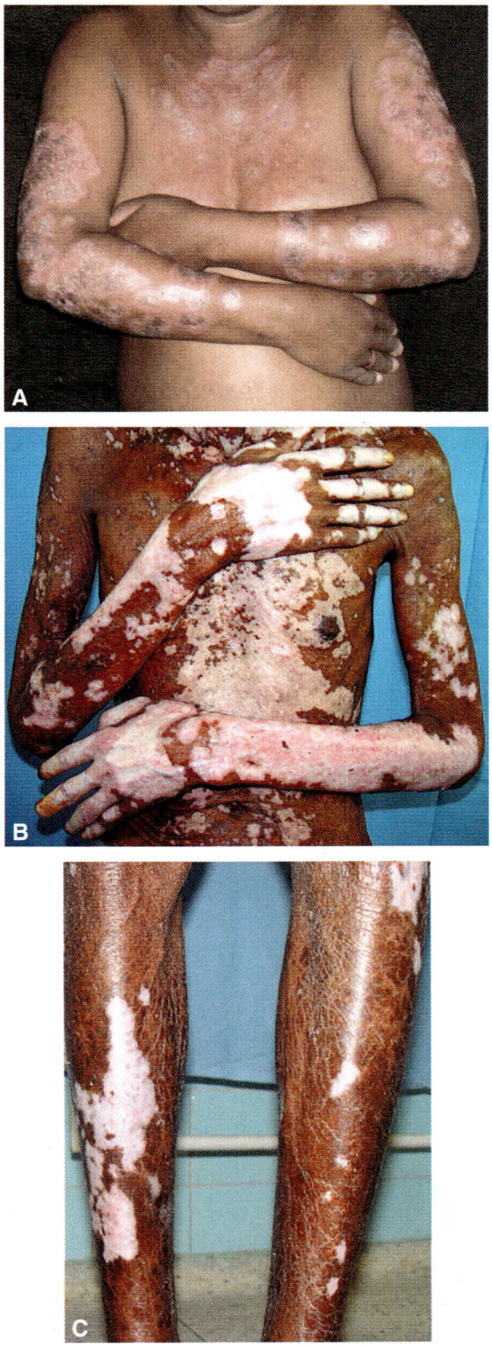

Figura 64.7 Lúpus eritematoso subagudo. **A.** Lesões eritematoescamosas e policíclicas em áreas fotoexpostas. **B.** Lesões vitiligoides que, por apresentarem discreta descamação, possibilitam o diagnóstico diferencial com vitiligo. **C.** Lesões vitiligoides; o paciente também apresenta ictiose.

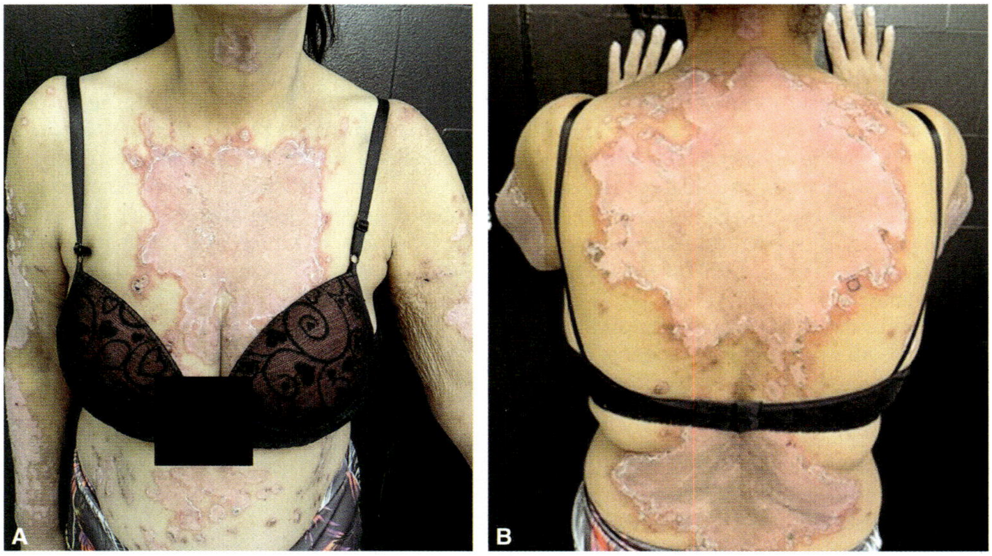

Figura 64.8 **A.** Lúpus eritematoso subagudo induzido por esomeprazol. **A** e **B.** Lesões circinadas e policíclicas predominantemente em áreas fotoexpostas. (Cortesia da Dra. Maria Vitória Milioli.)

Histopatologia

A epiderme é retificada e atrófica. A liquefação da camada basal é, muitas vezes, intensa, causando vesículas subepidérmicas. Os tampões córneos são discretos ou inexistentes. Na derme, observam-se edema do estroma e infiltração linfocitária, algumas vezes do tipo liquenoide.

A membrana basal epidérmica pode estar espessada. Há um infiltrado linfocítico perivascular superficial e, tipicamente, ausência de inflamação perianexial profunda. A ceratose folicular e a incontinência pigmentar são menos proeminentes em comparação com o LED. A deposição de mucina é mais comum no LECSA idiopático, ao passo que a vasculite leucocitoclástica foi associada ao LECSA induzido por medicamentos. Algumas lesões anulares de LECSA apresentam degeneração basal exuberante e até necrose epidérmica. Esses casos mimetizam microscopicamente o eritema multiforme e foram denominados "síndrome de Rowell"; atualmente a sua existência é considerada controversa.

Diagnóstico

A metade dos pacientes tem anticorpos antinucleares; o anti-Ro/SS-A é observado em 65% dos casos, especialmente naqueles com lesões policíclicas exuberantes. O anti-La/SS-B também é frequente. A histopatologia e a imunofluorescência direta estabelecem o diagnóstico, apesar de esta raramente ser realizada, por sua baixa especificidade.

Diagnóstico diferencial

Os principais são psoríase, dermatofitose e vitiligo.

Evolução e prognóstico

O curso clínico é relativamente benigno. As formas subagudas progridem basicamente com lesões cutâneas e articulares que têm boa reação ao tratamento. A doença renal é pouco frequente, mas quando ocorre, é menos grave.

Tratamento

Fotoproteção absoluta e retirada do medicamento implicado, se houver. Topicamente, o corticosteroide pode ser empregado, mas, se as lesões forem muito extensas, isto se torna impraticável. O uso de antimaláricos é obrigatório; o tabagismo diminui sua efetividade. Em caso de não ser eficaz, está indicado a corticoterapia sistêmica. Outros medicamentos empregados são o micofenolato de mofetila, a dapsona e o metotrexato.

Lúpus eritematoso cutâneo agudo

Conceito

O lúpus eritematoso cutâneo agudo (LECA) é representado pelas lesões cutâneas da doença sistêmica (LES). O LES é uma doença de etiologia desconhecida, com períodos de exacerbação e acalmia, caracterizada por comprometimento multissistêmico (pele, articulações, rins, coração, serosas, pulmões e outros), com exuberância de autoanticorpos e, em muitos casos, torna-se letal.

O impacto e as consequências da pandemia de covid-19 em pessoas com doenças autoimunes não estão claros.

Pacientes com LES apresentam não só um risco aumentado de infecções virais, mas também de desfechos desfavoráveis com a covid-19, o que pode ser particularmente verdadeiro para aqueles que fazem uso de rituximabe ou esteroides em altas doses. Embora historicamente tenha havido preocupação de que as vacinas possam desencadear crises de LES, há poucas evidências convincentes. Os pacientes com lúpus parecem ganhar boa proteção com a vacinação, embora possa haver redução da eficácia naqueles com alta atividade da doença ou naqueles em terapia imunossupressora.

Epidemiologia

É doença universal com marcada prevalência no sexo feminino (6 a 8 mulheres para 1 homem) elegendo, preferencialmente, o grupo etário entre a 2ª e a 4ª décadas, podendo ocorrer em crianças e idosos; parece haver predisposição genética com maior incidência em membros da mesma família. É 3 vezes mais frequente em negros do que em brancos.

Etiopatogenia e imunologia

A expressão do LES é o resultado das interações complexas do sistema imunológico inato e adaptativo e de fatores genéticos, epigenéticos e ambientais. Em 2022, foi dada ênfase especial ao papel da imunidade inata no LES, na esteira das recentes descobertas sobre a via do interferon tipo I (IFN I). Iwamoto *et al.* (2022) correlacionaram a atividade sérica do IFN com a expressão de genes e proteínas nas células do tecido renal (maior prevalência de nefrite lúpica [NL] proliferativa em pacientes com níveis séricos elevados de IFN). Siddiqi *et al.* (2022) encontraram uma associação entre um conjunto de genes regulados por IFN (IRGs) (IRGs tipo II) e a atividade da doença, abrindo caminho para a inclusão de outros genes IRGs em futuras avaliações. A análise dos dados dos ensaios clínicos iLLUMINATE mostrou uma associação entre anticorpos anti-RNP e assinaturas gênicas de IFN (IGS). Quanto às novas evidências sobre fatores genéticos na patogênese do LES, sete polimorfismos de nucleotídeo único dos genes IL-1β, IL-10 e TNF-α parecem estar conectados ao fenótipo do LES. Além disso, foi encontrada uma ligação entre genótipos específicos e as concentrações séricas de TNF-α, IL-1β e IL-10. Novas evidências sobre a sobreposição entre genética e epigenética foram descritas por Zhao *et al.* em 2023: alteração do gene 3D, que é responsável pela organização dos linfócitos T $CD4^+$ em pacientes com LES e sua associação com a atividade da doença por meio da relação potencial entre fatores de transcrição, modificações de histonas, variação genética e LES.

Clínica

O início pode ser polissintomático (fadiga, febre, lesões cutâneas, dores articulares e emagrecimento), oligo ou monossintomático. Neste caso, o diagnóstico pode permanecer obscuro por longo tempo, até que outras manifestações revelem a doença. Por vezes, existe apenas febre de origem desconhecida, em outras, predomina inicialmente a sintomatologia articular (58% dos casos). O quadro pode iniciar-se como abdome agudo, motivando cirurgia intempestiva e prejudicial. Com quadro bem estabelecido, predominam febre, lesões cutâneas e articulares, entretanto pode não haver lesões cutâneas (*lupus erythematosus sine erythema*). A erupção cutânea fotodistribuída transitória pode estar localizada na cabeça e no pescoço ou ser generalizada. A forma localizada é caracterizada por uma erupção malar simétrica ou em "asa de borboleta" nas bochechas, nariz, fronte e mento, poupando os sulcos nasolabiais. As lesões começam como pequenas máculas e pápulas eritematosas que gradualmente se tornam confluentes. Em sua forma generalizada, pápulas e placas eritematosas e edematosas generalizadas são encontradas em qualquer parte do corpo, acentuadas em áreas fotoexpostas. Eventualmente, são encontradas lesões discoides. Nas polpas digitais e áreas periungueais, observam-se telangiectasias. Também são observadas lesões de mucosa (20% dos casos) com apenas eritema, como no LED, ou mesmo exulceração e até ulceração. Quando as mãos e os pés são afetados, as articulações dos dedos são tipicamente poupadas, o que permite diferenciar as pápulas de Gottron da dermatomiosite. A alopecia é difusa, às vezes intensa, porém não cicatricial, como na forma discoide. Lesões de natureza diversa devido à vasculite podem estar presentes, como púrpura palpável, necrose, ulceração, lesões urticariformes ou do tipo eritema multiforme (Figura 64.9). O LES pode ser induzido por drogas (ver adiante). O fenômeno de Raynaud pode ser a primeira manifestação da doença ou surgir durante a evolução desta; a eritromelalgia também pode ocorrer. Livedo reticular é comum. Fenômenos trombóticos também ocorrem. O LECA pode se curar com discromia, mas sem formação de cicatrizes.

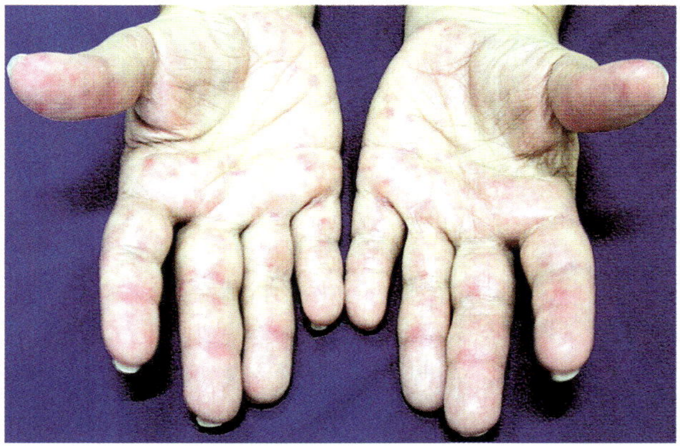

Figura 64.9 Lúpus eritematoso sistêmico – vasculite.

Lúpus eritematoso sistêmico e lesões bolhosas

O LES pode apresentar lesões bolhosas, sendo classificado como lúpus com bolhas ou lúpus bolhoso.

Lúpus com bolhas. Ocorre por dano extenso na membrana basal secundário à exposição solar intensa naqueles pacientes anti-Ro positivos. Nesses casos, surgem lesões vesicobolhosas na periferia das lesões anulares do lúpus subagudo ou estas podem assumir aspecto de necrólise epidérmica tóxica (**NET-símile**).

Lúpus bolhoso. Ocorre formação de bolhas tensas subepidérmicas, sugestivas de dermatite herpetiforme (DH), porfiria cutânea tarda e epidermólise bolhosa adquirida (EBA). As bolhas não estão circunscritas às áreas fotoexpostas. Elas são decorrentes da presença de autoanticorpos contra componentes da zona de membrana basal, sobretudo contra o domínio não colágeno (NC 1) do colágeno VII que se situa no lado dérmico da junção dermoepidérmica. A histopatologia é compatível com a da DH (presença de neutrófilos) e deve ser diferenciada da bolha que pode advir de um processo intenso de vacuolização da camada basal e pela imunofluorescência (lúpus com bolha). Deve-se lembrar que a EBA e o lúpus bolhoso apresentam anticorpos contra o colágeno tipo VII presente na sublâmina densa da zona de membrana basal, além de apresentarem características genéticas semelhantes, pois têm associação com HLA-DR2. Contudo, diferem na evolução da doença: enquanto o lúpus bolhoso, com frequência, se resolve dentro de 1 ano, a EBA tem curso mais prolongado e não preenche os critérios para LES. Métodos mais sofisticados, como microscopia imunoeletrônica, IFD com *salt-split skin* na pele perilesional, *imunoblotting* e IFI com *salt split-skin*, permitem essa diferenciação.

Existem alguns critérios propostos para o diagnóstico de lúpus bolhoso:

- diagnóstico de LES com base nos critérios estabelecidos pela Colégio Americano de Reumatologia (ver adiante)
- presença das vesículas ou bolhas em áreas expostas ao sol, porém não limitadas a esses locais
- histologia compatível com o diagnóstico de dermatite herpetiforme
- imunofluorescência indireta para anticorpos circulantes antimembrana basal negativa
- imunofluorescência direta positiva linear para IgG, IgM ou ambos, e positiva também para IgA na zona da membrana basal (Quadro 64.1 e Figura 64.10 A e B).

Quadro 64.1 Principais diferenças entre lúpus com bolhas e lúpus bolhoso.

Lúpus com bolhas	Lúpus bolhoso
Mulheres, brancas, adultas	Mulheres, negras, jovens
Área fotoexposta	Área não fotoexposta
Degeneração hidrópica da camada basal	Autoanticorpos anticolágeno VII
Lúpus cutâneo subagudo	Lúpus cutâneo agudo
Atividade de doença sistêmica	Atividade de doença sistêmica Maior acometimento renal
Fotoproteção Antimaláricos	Dapsona

Adaptado de Contestable JM, Edhegard KD, Meyerle JH (2014).

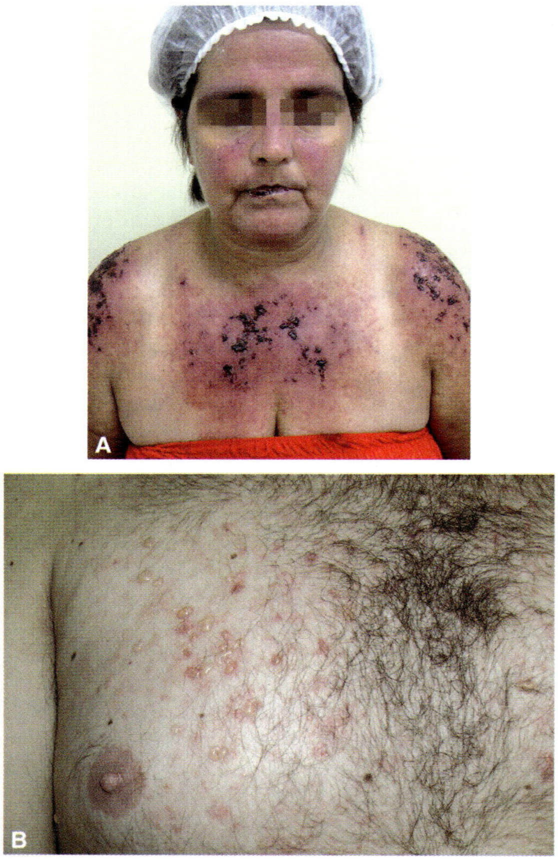

Figura 64.10 **A.** Lúpus eritematoso com bolhas. (Cortesia da Dra. Natalia Regina Martins.) **B.** Lúpus eritematoso bolhoso.

Manifestações extracutâneas

O *comprometimento articular* é a mais frequente manifestação do LES, podendo iniciar ou acompanhar a doença em toda a sua evolução; ocorre em 90% dos casos. Há dor, efusão articular e edema dos tecidos moles adjacentes. Artralgia e/ou artrite podem preceder as manifestações multissistêmicas por muitos anos. As articulações mais comprometidas são as interfalangianas proximais, os joelhos, os punhos e as metacarpofalangianas. Raramente ocorre deformidade articular, e a artrite desaparece com o tratamento. Mialgia pode ocorrer em 30% dos casos.

Quanto ao *comprometimento cardiovascular*, a pericardite ocorre em 35% dos pacientes; raramente, há efusão pericárdica e tamponamento. Têm sido descritas isquemia miocárdica, taquicardia persistente, arterite coronariana por aterosclerose ou cardite lúpica, insuficiências aórtica e mitral, causadas por espessamento e ruptura da cordoalha tendinosa. A endocardite asséptica verrucosa de Libman-Sacks é observada pela necropsia em praticamente todos os pacientes.

O *comprometimento pleuropulmonar* aparece em aproximadamente metade dos casos, sendo o derrame pleural discreto a manifestação mais frequente. Podem ocorrer infiltrações transitórias, recidivantes ou não, localizadas de preferência nas bases; a alveolite fibrosante e a "pneumonite lúpica", com dispneia, dor torácica, atelectasia com elevação e fixação do diafragma podem ocorrer, além de pneumonias bacterianas e fúngicas.

É pouco frequente (1/5 dos casos), o comprometimento do *aparelho gastrintestinal*; o quadro doloroso que simula o abdome agudo ocorre devido à serosite da parede ou de órgãos abdominais; disfagia, diarreia, hemorragia intestinal, hepatoesplenomegalia e pancreatite são ocasionalmente observadas. Hepatite crônica ativa, degeneração gordurosa do fígado e insuficiência hepática são muito raras.

O comprometimento do *sistema nervoso* inclui neuropatia periférica sensorial ou mista, mielopatia, síndrome de Guillain-Barré, neuropatia cranial (diplopia, ptose, paresia facial, neurite óptica), cefaleia persistente, pseudotumor cerebral, convulsões, doença orgânica cerebral e distúrbios psicológicos (alteração do humor, depressão, euforia) dependentes de vasculite, de anticorpos antineuronais ou, até mesmo, da terapêutica com esteroides. O anticorpo antissubstância P está presente na psicose lúpica, e ausente na psicose desencadeada pela corticoterapia sistêmica.

O *comprometimento ocular* caracteriza-se por edema periorbitário, hemorragias subconjuntivais, corpos citoides retinianos, esclerite, irite e conjuntivite.

As *alterações hematológicas* incluem anemia normocítica e normocrômica, anemia hemolítica; diminuição do número de plaquetas, levando ao aparecimento de púrpura trombocitopênica; e leucopenia e diminuição dos eosinófilos periféricos.

A doença *renal* geralmente acontece dentro dos primeiros 3 anos de evolução e tende a ser tanto mais grave quanto mais jovem for o paciente. A forma mais comum de nefrite lúpica é a glomerulonefrite difusa proliferativa e também a de pior prognóstico.

Histopatologia

Lúpus eritematoso cutâneo agudo é uma dermatite vacuolar de interface com inflamação linfocítica relativamente leve. Pode haver edema dérmico e micro-hemorragia. Os neutrófilos estão presentes em lesões muito precoces, possivelmente refletindo o papel da armadilha extracelular de neutrófilos na facilitação do LE. No LECA semelhante à necrólise epidérmica tóxica (NET), há degeneração vacuolar basal intensa, resultando em disceratoses confluentes, separação subepidérmica e necrose epidérmica. Os achados adicionais de envolvimento epitelial anexial, espessamento da membrana basal e aumento da mucina dérmica ajudam a corroborar esse diagnóstico em relação à SSJ/NET.

Os resultados da imunofluorescência direta (IFD) são altamente dependentes de onde a biopsia é feita. A pele lesionada é quase sempre positiva para uma "faixa lúpica" – uma faixa contínua de imunoglobulina granular [imunoglobulina (Ig) G > IgM > IgA] e/ou depósitos de C3 ao longo da zona da membrana. Um teste positivo para a faixa lúpica é observado na pele não lesionada e exposta ao sol em 70 a 90% dos pacientes com LES, mas também em até um terço dos indivíduos saudáveis. Por outro lado, um teste de banda lúpica positivo em pele ou mucosa protegida do sol e sem lesões fornece a maior especificidade (até 98%), mas a menor sensibilidade (10 a 55%) para LES.

Diagnóstico

Os critérios de classificação European League Against Rheumatology (EULAR)/American College of Rheumatology (ACR) de 2019 para LES incluem ANA positivo pelo menos uma vez como critério de entrada obrigatório, seguido por critérios aditivos agrupados em sete domínios clínicos (constitucionais, hematológicos, neuropsiquiátricos, mucocutâneos, serosos, musculoesqueléticos, renais) e três imunológicos (anticorpos antifosfolipídios, proteínas do complemento, anticorpos específicos para LES) e ponderados de 2 a 10. Pacientes que acumulem $\geq$ 10 pontos são classificados. Na coorte de validação, os novos critérios tiveram uma sensibilidade de 96,1% e especificidade de 93,4%, em comparação com sensibilidade de 82,8% e especificidade de 93,4% do ACR 1997 e com sensibilidade de 96,7% e especificidade de 83,7% dos critérios Systemic Lupus International Collaborating Clinics 2012.

Domínios clínicos

- constitucional: febre (peso 2)
- hematológico: leucopenia (peso 3); trombocitopenia (peso 4); anemia hemolítica (peso 4)
- neuropsiquiátrico: delírio (peso 2); psicose (peso 3); convulsão (peso 4)
- mucocutâneo: alopecia não cicatricial (peso 2); úlceras orais (peso 2); lúpus cutâneo subagudo ou discoide (peso 4); lúpus cutâneo agudo (peso 5)
- seroso: pleurite ou pericardite (peso 5); pericardite aguda (peso 6)
- musculoesquelético: envolvimento articular (peso 6)
- renal: proteinúria > 0,5 g/24 h (peso 4); biopsia renal indicando nefrite lúpica classe II ou V (peso 8); biopsia renal indicando nefrite lúpica classe III ou IV (peso 10).

Domínios imunológicos

- anticorpo anticardiolipina ou anti-β2GP1 ou anticoagulante lúpico (peso 2)
- complemento: C3 baixo ou C4 baixo (peso 3); C3 baixo e C4 baixo (peso 4)
- anticorpos LES-específicos: anticorpo anti-dsDNA ou anti-Smith (peso 6).

Observações: O critério de entrada é obrigatório (anticorpos antinucleares com título $\geq$ 1:80 em célula Hep2 ou um teste positivo equivalente). Se ausente, não se classifica como LES. Se presente, aplicar os domínios. A presença de um critério em pelo menos uma ocasião é suficiente. A classificação de LES requer pelo menos um critério clínico e $\geq$ 10 pontos. Os critérios não precisam ocorrer simultaneamente.

Alguns conselhos são pertinentes: a maioria dos pacientes com LES é (ou era) ANA-positivo, mas ocorre LES ANA-negativo; a qualidade dos testes de autoanticorpos é essencial. Embora a febre possa ser um sinal precoce de LES, infecção deve ser excluída (PCR alta indica infecção); os sintomas do LES também podem ser causados por outras doenças; não se deve reter a terapia apropriada para o LES porque o paciente não atende aos critérios de classificação.

Autoanticorpos

As anormalidades do sistema imune que caracterizam tão bem o LES manifestam-se devido aos muitos autoanticorpos, dos quais os de maior significado são aqueles contra antígenos nucleares. A introdução das células HEp-2 como substrato da reação de imunofluorescência possibilitou a investigação de anticorpos contra antígenos do núcleo, da membrana nuclear, do nucléolo, de estruturas citoplasmáticas, de estruturas proteicas expressas no aparelho mitótico e no núcleo nas diferentes fases do ciclo celular, como as proteínas do centrômero, além da marcação dos cromossomos na placa metafásica. Consequentemente, o II Consenso Brasileiro de Fator Antinuclear em células HEp-2 propôs a troca da nomenclatura busca de anticorpos antinucleares (ANA) por *pesquisa de autoanticorpos contra antígenos intracelulares.*

Os ANA no LES podem ser divididos em quatro grandes grupos:

- contra DNA nativo ou de cadeia dupla
- contra DNA desnaturado ou de cadeia simples, presentes em 90% dos pacientes com LES, mas também encontrado em outras doenças reumáticas e não reumáticas
- contra histona, família de proteínas básicas presentes no núcleo, encontrados em 70% dos pacientes e relacionados com o lúpus induzido por fármacos
- anticorpos contra antígenos associados ao RNA, como anti-Sm, anti-RNP, anti-Ro/SS-A e anti-La/SS-B.

O modo como o ANA se deposita é denominado "padrão do ANA". Assim, pode-se observar ANA periférico quando forma uma linha ao redor do núcleo; ANA homogêneo quando cobre todo o núcleo; ANA pontilhado quando apresenta pontos variados não uniformes; ANA centromérico quando está depositado no centrômero; além de outros padrões (Quadro 64.2).

Quando o padrão de ANA não é periférico ou homogêneo, faz-se necessária a avaliação da especificidade desse achado, correlacionando-se com a suspeita clínica. Títulos elevados do padrão periférico são encontrados em 50% dos casos em atividade.

Títulos baixos de ANA (até 1/20) podem ser encontrados em pessoas normais, porém o achado de títulos elevados em pessoas normais sugere instalação futura da doença.

Quando as manifestações clínicas do LES sugerem fenômenos tromboembólicos, a pesquisa de autoanticorpos antifosfolipídios é fundamental. São eles: (1) o anticorpo anticardiolipina pode ser detectado pela técnica de ELISA. Este apresenta reação cruzada com o VDRL; (2) o anticorpo anticoagulante lúpico pode ser identificado na presença de discreto aumento no tempo de protrombina e intenso aumento no tempo parcial de tromboplastina, não sendo corrigidos pela adição de volumes iguais aos do plasma normal. O anticorpo anticoagulante lúpico não está clinicamente relacionado com aumento de sangramento. Os tempos de sangramento e coagulação são normais. O anticorpo anticardiolipina é 5 vezes mais frequente do que o anticorpo anticoagulante lúpico.

Anticorpo anti-DNA nativo (anti-DNAn) ou de cadeia dupla (anti-dsDNA). Relaciona-se com o padrão de ANA homogêneo. É bastante específico e está presente em mais de 75% dos pacientes com doença sistêmica. Indica, em geral, juntamente com a hipocomplementemia, lesão visceral, em especial renal. É utilizado como controle da atividade da doença e mostra títulos decrescentes em sua remissão LES, mas com baixa positividade, ocorre em cerca de 20% dos pacientes. Parece conferir proteção renal mesmo na presença de anti-dsDNA, indicando doença sistêmica de bom prognóstico.

Quadro 64.2 Autoanticorpos, relevância clínica e padrões de autoanticorpos contra antígenos intracelulares HEp-2 (FAN/"ANA").

Autoanticorpo	Relevâncias clínicas	Padrões de "ANA"*
Lúpus eritematoso		
Anti-DNAn ou dsDNA	Específico, positivo > 75%, associado à nefrite lúpica	Nuclear homogêneo
Anti-histonas	LE induzido por medicamentos	Nuclear homogêneo
Anti-Sm	Mais específico, mas menos frequente no LE, proteção renal	Nuclear pontilhado grosso
Anti-Ro/SS-A	Fotossensibilidade, LECSA, lúpus neonatal, bloqueio cardíaco congênito, ANA negativo, síndrome de Sjögren	Nuclear pontilhado fino
Anti-La/SS-B	Proteção renal, lúpus neonatal, síndrome de Sjögren	Nuclear pontilhado fino
Anti-PCNA	Específico para LES e encontrado em 5 a 10% dos pacientes	Nuclear pontilhado pleomórfico
Anti-P	Psicose lúpica	Misto do tipo citoplasmático pontilhado fino, denso homogêneo e nucleolar homogêneo
Esclerodermia		
Antitopoisomerase 1 ou Scl-70	Na forma difusa; 13% em CREST; na polimiosite/esclerodermia (12%), prognóstico ruim	Misto do tipo nuclear e nucleolar pontilhado com placa metafisária positiva
Anticentrômero	Esclerodermia cutânea limitada, CREST, fenômeno de Raynaud, doença menos grave	Nuclear pontilhado centromérico
Antifibrilarina ou U3-RNP	Na forma difusa (5%); CREST (10%), alterações do músculo esquelético, intestino delgado e hipertensão pulmonar	Nucleolar em acúmulos
Anti-RNA polimerase I, II e III	Esclerose sistêmica difusa, doença mais grave	Nucleolar pontilhada
Anti-Ku	PM/esclerose sistêmica, esclerodermia	Misto do tipo nucleolar homogêneo e nuclear pontilhado grosso com placa metafisária em forma de anel (cromossomo-negativo)
Anti-PM/Scl	PM/esclerose sistêmica	Nucleolar homogêneo
Dermatomiosite/polimiosite (PM)		
Antissintetase (Jo-1)	Mais associado à polimiosite no adulto (5 a 15%)	Citoplasmático pontilhado fino
Anti-Mi-2 (*nuclear helicase/ATPase*)	Dermatomiosite clássica de prognóstico favorável	–
Anti-SRP (*signal recognition particle*)	Dermatomiosite com acometimento sistêmico grave (pulmonar) sem *rash* cutâneo	–
Doença mista do tecido conjuntivo		
Anti-U1 RNP	Critério diagnóstico de DMTC, pode ocorrer em outras doenças do colágeno	Nuclear pontilhado grosso

*Adaptados de Dellavance A *et al.* (2003). ANA: anticorpos antinucleares; CREST: calcinose, fenômeno de Raynaud, dismotilidade esofágica, esclerodactilia, telangiectasia; DMTC: doença mista do tecido conjuntivo; LE: lúpus eritematoso; LECSA: lúpus eritematoso cutâneo subagudo; LES: lúpus eritematoso sistêmico.

Anticorpo anti-Sm. Relaciona-se com o padrão de ANA nuclear pontilhado grosso. É considerado o mais específico.

Anticorpos anti-U1-RNP. Relacionam-se com o padrão de ANA nuclear pontilhado grosso. É indicador da doença mista do tecido conjuntivo.

Anticorpo anti-Ro/SS-A. Relaciona-se com o padrão de ANA nuclear pontilhado fino. É próprio do LECSA, em que a fotossensibilidade é a característica mais marcante. Foi relacionado com LES ANA-negativo em até 15% dos casos no passado, por conta do emprego de substrato de células de fígado de rato e, hoje, com as células HEp-2, este número caiu para menos de 1%. Atravessa a barreira placentária e é considerado o antígeno indicador LE neonatal, estando relacionado com o bloqueio cardíaco congênito, seguido do anti-La/SS-B e do anti-U1-RNP. É característico, juntamente com anti-La/SSB, da síndrome de Sjögren.

Anticorpo anti-La/SS-B. Relaciona-se com o padrão de ANA pontilhado fino. Também está secundariamente envolvido no LECSA e no LE neonatal. Parece conferir também proteção renal, como o anti-Sm.

Anticorpo anti-histona. Relaciona-se com o padrão de ANA homogêneo e é característico do LE induzido por medicamentos.

Anticorpo antissubstância P. Apresenta um padrão misto de ANA imunofluorescência positivo no citoplasma e nucleolar. Está relacionado com a psicose lúpica.

Anticorpo antiproteína do centrômero. Esta proteína é expressa nas células em proliferação e é denominada "antígeno nuclear de células em proliferação (PCNA)". É considerado um marcador específico do LES. O ANA é representado pelo padrão pontilhado pleomórfico.

Imunofluorescência direta/banda lúpica

Na imunofluorescência direta da lesão com mais de 6 semanas de duração, pode ser encontrada uma faixa de IgG, IgM, IgA e complemento na junção dermoepidérmica, constituindo a *banda lúpica* completa. Está presente na pele acometida em 60 a 80% dos pacientes com LED, 60% com LECSA e 50 a 94% dos com LES. A pesquisa da banda lúpica pode ser realizada na pele não lesionada e não fotoexposta. Nesses casos, quando positiva, é mais sugestiva de LE. A banda lúpica pode ser positiva em regiões fotoexpostas de 20% de pessoas saudáveis, revelando assim a falta de especificidade.

Diagnóstico diferencial

As lesões cutâneas do LES devem ser diferenciadas da rosácea pela presença de pústulas nesta última; do líquen plano, havendo casos de coexistência de ambas as doenças; das farmacodermias (a dermatite esfoliativa por cloroquina é semelhante à lesão NET-símile do próprio LE); das lesões das extremidades da perniose; de síndrome de Bloom pela fotossensibilidade e pelo *rash* malar. Exantemas virais febris, dermatomiosite e formas reacionais de hanseníase devem ser considerados.

O diagnóstico diferencial de quadros vesicobolhosos nos pacientes com LES é difícil e inclui dermatite herpetiforme, penfigoide bolhoso, epidermólise bolhosa adquirida e o próprio lúpus bolhoso.

Evolução e prognóstico

Dependem, fundamentalmente, dos órgãos afetados. As formas agudas, associadas a nefropatia e lesões do sistema nervoso central, têm prognóstico mais reservado.

Tratamento

São consensuais no tratamento do LE a fotoproteção e os antimaláricos. Os últimos interferem diretamente na patogênese da doença:

- na fotoproteção
- na dissociação do complexo antígeno-anticorpo
- reduzindo a inflamação
- estabilizando a membrana lisossomal
- estimulando diretamente as suprarrenais (ACTH)
- impedindo a agregação plaquetária
- inibindo a replicação do DNA
- diminuindo a replicação blástica de linfócitos *in vitro*.

As doses preconizadas são: cloroquina/difosfato de cloroquina – 4 mg/kg de peso corporal total/dia, com dose mínima eficaz e de 500 mg/dia (em média 250 mg/dia); hidroxicloroquina – a 5 mg/kg de peso corporal total/dia, com dose máxima de 600 mg/dia (em média 400 mg/dia). A retinopatia é o efeito adverso mais grave, porém é muito rara; deve-se ao fato de a substância acumular-se nos locais em que há melanina, por exemplo, na retina e na pele, chegando à concentração na pele até 15 vezes maior do que no sangue. Os antimaláricos são fundamentais e devem ser mantidos por um período de 3 a 6 meses após a remissão clínica e/ou sorológica do paciente e deverão ser reintroduzidos aos primeiros sinais de recidiva.

Os corticosteroides estão indicados nas formas agudas e iniciais da doença, de preferência a prednisona, por ser mais efetiva do que os demais. Pode ser utilizada na dose de 0,125 mg/kg/dia até 1 a 2 mg/kg/dia, nos casos graves. Estas doses são gradualmente diminuídas com a regressão dos sintomas, a diminuição dos títulos de ANA e a normalização do complemento, e deve-se passar ao seu uso em dias alternados.

Quando houver comprometimento renal, o período de administração da prednisona não deve ser inferior a 6 meses. A pulsoterapia tem sido preferida por alguns autores, tendo, porém, indicação precisa na doença renal, cerebral ou hematológica grave. O uso de imunossupressores como ciclofosfamida, azatioprina, ciclosporina, metotrexato, clorambucil e micofenolato de mofetila está indicado nos casos refratários e/ou para a redução das doses de corticoides.

Rituximabe, um anticorpo monoclonal anti-CD20 do linfócito B, tem se mostrado muito útil nos casos refratários às outras terapias. Embora não se tenha ainda estabelecido a dose ideal desse medicamento, tem sido mais frequentemente empregado da seguinte maneira: aplicação única semanal por 4 semanas, intravenoso (IV), na dose de 375 mg/m^2 de superfície corpórea ou 1.000 mg a cada 15 dias, 2 semanas. O uso de ciclofosfamida na dose de 750 mg, IV, nas semanas 1 e 4, potencializa os resultados, assim como pulsos IV de corticoide. Cerca de 90% dos pacientes apresentam remissão. Os efeitos adversos, sobretudo infecção, ocorrem em cerca de 20%, e a recorrência em aproximadamente 30% dos pacientes em um período médio de 12 meses.

A plasmaférese tem sua indicação, sobretudo, pela eliminação de imunocomplexos, o que diminui a atividade da doença.

Os anti-inflamatórios não hormonais e os derivados do ácido salicílico, podem ser indicados nos casos com predomínio de manifestações articulares.

Formas especiais de lúpus eritematoso

Lúpus eritematoso profundo (paniculite lúpica)

É uma forma pouco frequente de LE que afeta principalmente as mulheres, mas pode ocorrer em crianças. Caracteriza-se por nódulos inicialmente duros, dolorosos ou não, medindo alguns centímetros de diâmetro, que afetam principalmente as extremidades superiores, face, couro cabeludo, tronco e regiões glúteas, com evolução em surtos e ulceração frequente. Em geral se associam a traumatismo. As lesões podem involuir espontaneamente e deixar grandes depressões. A pele suprajacente pode estar poupada ou apresentar-se com lesão de lúpus discoide, poiquilodermia, eritema, atrofia ou ulceração.

A paniculite lúpica é predominantemente uma paniculite lobular, mas um padrão misto lobular-septal também pode ser observado. As principais alterações incluem um infiltrado linfocítico intenso nos lóbulos de gordura (paniculite lobular linfocítica), nódulos linfoides parasseptais contendo centros germinativos e necrose da gordura hialina. Alterações epidérmicas e dérmicas do LED estão presentes em 50 a 75% dos casos. Outras características, como esclerose dérmica e calcificação, são menos comuns. Acredita-se que a fase inicial do lúpus profundo seja uma vasculite linfocítica, enquanto a necrose e a calcificação da gordura hialina e lipomembranosa são alterações terminais resultantes de isquemia.

Teste de banda lúpica positivo com depósitos de IgG, IgM, IgA e/ou C3 na junção dermoepidérmica pode ocorrer em 70 a 90% dos pacientes e a deposição de IgM e C3 ao redor dos vasos sanguíneos, em mais de 80% dos casos. Anormalidades imunológicas semelhantes às do LES podem ocorrer. A deficiência parcial de C_4 pode ocorrer em alguns casos, especialmente nos familiais. O acometimento da região mamária é chamado de "mastite lúpica" e faz diagnóstico diferencial com o carcinoma ductal. A cloroquina dá resultados satisfatórios. Após estabilizado o processo, pode ser feita reparação por gordura autóloga (Figuras 64.11 e 64.12).

Lúpus túmido

O lúpus túmido é uma erupção fotossensível caracterizada por placas urticariformes eritematosas com alteração superficial mínima. Os locais mais comuns de envolvimento incluem a face, a área V do decote e as superfícies extensoras das extremidades superiores. Apresenta um curso clínico intermitente de recidiva e resolução espontânea sem cicatrizes ou despigmentação. A associação com LES é rara.

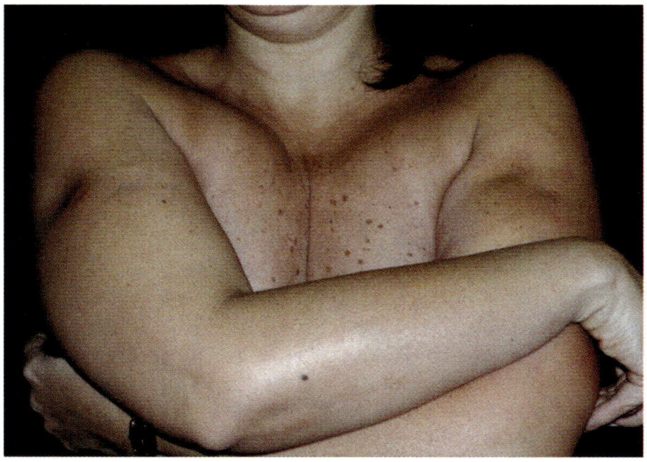

Figura 64.11 Lúpus eritematoso profundo.

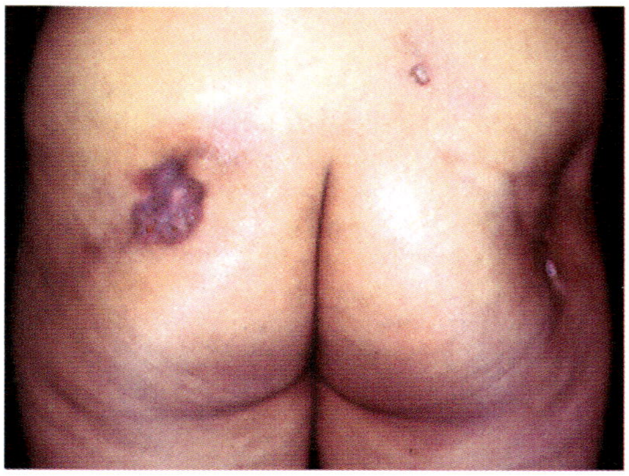

Figura 64.12 Lúpus eritematoso profundo – lesões cicatriciais características.

O teste para ANA geralmente é negativo, mas pode ser detectado em títulos baixos em 25 a 44% dos pacientes.

Na histopatologia há infiltrado linfocítico perivascular superficial a profundo e abundante mucina dérmica. Inflamação linfocítica de estruturas anexiais pode ser observada, enquanto o envolvimento epidérmico é ausente ou mínimo. O principal diagnóstico diferencial histopatológico é a erupção polimorfa à luz, que não pode ser excluída de forma confiável pela presença de mucina dérmica. O infiltrado linfocítico de Jessner é agora considerado parte do espectro do lúpus túmido, devido às semelhanças clínicas e histopatológicas.

Lúpus neonatal

O lúpus neonatal (LN) é uma doença autoimune resultante da transferência placentária de anticorpos maternos anti-Ro e anti-La, com ocorrência em 1% dos neonatos cujas mães são portadoras desses autoanticorpos. As manifestações cutâneas e cardíacas são as mais comuns, mas podem ocorrer doenças hepatobiliares e hematológicas. O LN cutâneo se apresenta alguns dias a semanas após o nascimento. As lesões cutâneas típicas são placas eritematosas anulares com clareamento central afetando a face, que pode ser marmórea ou com aparência de "olho de coruja", "olho de guaxinim" ou "máscara ocular", e o couro cabeludo. As lesões podem ser descamativas ou urticariformes. Os neonatos podem sofrer bloqueio cardíaco permanente, enquanto a erupção cutânea é, em geral, transitória e cura, com algumas alterações pigmentares, em semanas a meses.

Sorologia. O anticorpo anti-Ro materno é o principal anticorpo detectado. Outros anticorpos incluem anti-La e anti-U1-RNP. Apenas 10% dos pacientes continuarão a apresentar anticorpos positivos em 6 a 9 meses. A presença de anti-Ro está associada à apresentação cardíaca, enquanto o anti-La está associado à doença cutânea.

Histopatologia. A maioria dos casos relatados descreveu características histopatológicas semelhantes ao LEC. Recentemente, a dermatose neutrofílica não bolhosa e histiocitoide ganhou maior reconhecimento como outra manifestação histopatológica de LN.

Imunofluorescência direta. Pode ser negativa ou mostrar depósitos de IgG, IgM e/ou C3 na zona da membrana basal.

Síndrome de Rowell

Ocorre quando há concomitância de lesões de eritema multiforme com lesões de lúpus eritematoso, sobretudo LED ou subagudo. Em alguns casos, as lesões do eritema multiforme são intensas, formando bolhas e, até mesmo, necrose, com consequente ulceração. As mucosas podem estar afetadas. Deve-se ressaltar que, nas lesões de eritema multiforme, nunca se observa a faixa de IgG na junção dermoepidérmica. A imunofluorescência é negativa nas primeiras semanas. É característica a presença de anticorpos anti-Ro/SSA, anti-La/SSB e fator reumatoide.

Lúpus induzido por drogas

Conceito

Lúpus induzido por fármacos (LID) é uma reação adversa rara a medicamentos, com características clínicas semelhantes às do lúpus eritematoso idiopático. Recentemente, com a introdução de novos medicamentos na prática clínica, tem sido associada a quase uma centena de substâncias (Quadro 64.3). Estima-se que mais de 10% dos casos de LES

Quadro 64.3 Fármacos relacionados com a ocorrência de lúpus induzido por drogas.

Grupo	Fármacos
Fármacos que induzem lúpus	Hidralazina, procainamida, isoniazida, metildopa, clorpromazina, quinidina, minociclina
Fármacos provavelmente capazes de induzir lúpus	Sulfassalazina, anticonvulsivantes (carbamazepina, etosuximida, fenitoína, difenil-hidantoína, primidona, trimetadiona, valproato), fármacos antitireoidianos (propiltiouracila, metimazol), terbinafina, estatinas (sinvastatina, lovastatina, fluvastatina), penicilamina, betabloqueadores (propranolol, atenolol, acebutolol, labetalol, pindolol, metoprolol, timolol), hidroclorotiazida, interferon-α, fluoruracila
Fármacos possivelmente capazes de induzir lúpus	Sais de ouro, antibióticos (penicilina, estreptomicina, tetraciclina, ciprofloxacino, rifampicina), griseofulvina, fenilbutazona, estrógenos (anticonceptivos orais e terapia de reposição hormonal), reserpina, lítio, ácido para-aminossalicílico, captopril, bloqueadores dos canais de cálcio, clonidina, hidroxiureia, genfibrozila
Fármacos recentemente relatados como capazes de induzir lúpus	Interleucina-2, clobazam, clozapina, tocainida, lisinopril, anti-TNF (etanercepte, infliximabe, adalimumabe), efalizumabe, zafirlucaste, bupropiona, pembrolizumabe, nivolumabe, capecitabina

Adaptado de Mota LMH *et al.* (2007).

sejam fármaco-induzidos. Os anticorpos anti-histonas são considerados marcadores desta condição, apesar de não serem encontrados em todos os pacientes.

Etiopatogenia

Embora a patogênese não seja completamente elucidada, a predisposição genética é relevante, com envolvimento dos antígenos leucocitários humanos (HLA) DR4 e HLA-DR0301. Entre as hipóteses possíveis para a imunopatogênese do LID, estão: a inibição da acetilação do DNA, ocasionando a ativação das células T; a ação de metabólitos ativos que podem interferir na tolerância imunológica; a seleção tímica e/ou a ativação das células apresentadoras de antígenos, o que torna possível a ativação generalizada e inapropriada do sistema imunológico, com a exposição a antígenos ocultos.

Clínica

O quadro clínico é de instalação insidiosa e pode ser semelhante ao do LES, do LECSA e do LECC. Os sintomas mais frequentes são artralgia e/ou artrite, que acompanham o quadro em mais de 80% dos casos, independentemente da substância desencadeadora. Mais comumente, as lesões cutâneas surgem nas áreas fotoexpostas, semelhantes a um quadro de LECSA (ver Figura 64.8). Envolvimento sistêmico grave é raro, pois dificilmente há comprometimento dos sistemas nervoso central e hematopoético ou renal.

Embora não haja uma caracterização perfeita, certos medicamentos associam-se mais a determinadas formas da doença:

- **lúpus eritematoso cutâneo subagudo:** tiazídicos, bloqueadores dos canais de cálcio, terbinafina, griseofulvina, inibidores da bomba de prótons, quimioterápicos, anti-inflamatórios não esteroides (AINE), interferon e PUVA-terapia
- **lúpus eritematoso agudo:** hidralazina, isoniazida, procainamida, clorpromazina, metildopa, minociclina, practolol, propiltiuracila, quinidina, D-penicilamina e PUVA-terapia.

Diante da dificuldade diagnóstica, foram propostos critérios para facilitar o diagnóstico do LID (Quadro 64.4).

O reconhecimento da fármaco-indução evita investigações desnecessárias e permite o manejo adequado, com suspensão do medicamento desencadeador. A maioria dos casos é autolimitada. Entretanto, nos quadros clínicos mais graves, a administração de corticosteroides sistêmicos pode ser indicada. Quando não houver remissão da doença após a retirada do fármaco implicado, há a possibilidade de ser doença estabelecida e desencadeada pelo medicamento.

Quadro 64.4 Critérios para o diagnóstico do lúpus induzido por drogas.

1.	Relacionar fármacos de uso contínuo há pelo menos 60 dias
2.	Ocorrência de eritemas súbitos e persistentes acompanhados de artrite/artralgias, febre, perda de peso e mialgias
3.	Anticorpos anti-histona positivos, FAN nuclear homogêneo com anti-dsDNA negativo; ou FAN com títulos acima de 1/160 mesmo se nuclear pontilhado fino denso
4.	Leucopenia, trombocitopenia e anemia podem estar presentes
5.	Dosagem de complemento normal/ausência de positividade para Sm, dsDNA, U1-RNP, Ro/SS-A e La/SS-B; imunobiológicos podem positivar o dsDNA
6.	Desaparecimento das lesões e sintomas após, pelo menos, 2 semanas da suspensão da medicação

Observação: a presença conjunta dos itens 1, 2 e 3 estabelece o diagnóstico de LID, que pode ser corroborado pelos demais critérios. Adaptado de Duarte AA (2012).

Esclerodermia

Histórico

A palavra "esclerodermia" foi usada pela primeira vez em 1836 para descrever alterações na pele em um adulto por Fantonetti, um médico milanês. As alterações vasoespásticas trifásicas foram descritas pela primeira vez por Maurice Raynaud em 1862. A natureza sistêmica da doença, com aumento do envolvimento pulmonar e/ou renal e mortalidade foi descrita em 1894 no livro *Os princípios e prática da medicina*, de Osler. A síndrome de Thibierge-Weissenbach foi descrita em 1910, e mais tarde, renomeada para síndrome CREST, em 1964, por Winterbauer. Embora tenha havido progresso significativo na compreensão da fisiopatologia da esclerodermia nos últimos anos, a doença ainda representa morbidade e mortalidade significativas nos pacientes. Esclerose é o endurecimento da pele, o que dificulta o seu pregueamento, consequente à proliferação do tecido colágeno.

Conceito

A esclerodermia localizada (EL) (morfeia, esclerodermia limitada, esclerodermia focal) é uma doença autoimune crônica caracterizada por distúrbios fibroscleróticos na pele e no tecido subcutâneo. As estruturas subadjacentes podem, eventualmente, ser acometidas, como fáscia, músculo e tecido ósseo. No entanto, a denominação "esclerodermia localizada" não é apropriada, sendo o termo *morfeia*, introduzido na literatura para dirimir as confusões terminológicas, o mais indicado.

Novos biomarcadores têm sido identificados como IgG galactosilada (Ig-Gal), progranulina (PGRN), quimiocina CCXL 18, vários tipos de microRNA (miRNA-let-7a, miRNA-7, miRNA-196a, miRNA-155, miRNA-483-5p), periostina e proteína básica da mielina (MBP). A aplicação prática desses biomarcadores permitirá prevenir a progressão da EL nos estágios iniciais e sua transição eventual para a esclerodermia sistêmica (ES).

Por sua vez, a ES envolve a pele e órgãos internos e se caracteriza por respostas imunes aberrantes, dano vascular, deposição excessiva de colágeno e fibrose. A sua classificação é baseada no envolvimento da pele. A esclerose sistêmica cutânea limitada (ESCL), anteriormente conhecida como "síndrome CREST", está associada ao espessamento da pele distal aos cotovelos, distal aos joelhos e/ou à face, sem envolvimento do tronco. A esclerose sistêmica cutânea difusa (ESCD) está associada ao espessamento da pele, que pode envolver a pele proximal aos cotovelos, proximal aos joelhos, face e/ou tronco. Ambas, ESCL e ESCD, estão associadas a várias manifestações sistêmicas e positividade de autoanticorpos. Os ANA podem estar presentes em mais de 90% dos casos de ES, e pelo menos um dos autoanticorpos mais específicos (anticentrômero, anti-SCL70 e anti-RNA polimerase III) está presente em até 70% dos casos. Os órgãos internos mais frequentemente acometidos pela esclerodermia são: trato gastrintestinal, pulmões, rins, músculo esquelético e pericárdio.

Epidemiologia

A prevalência de EL é de aproximadamente 27 casos por 1 milhão de habitantes/ano. A EL é encontrada 2,6 a 6 vezes mais frequentemente em mulheres do que em homens.

A incidência e a prevalência de ES têm mostrado diferenças geográficas e são maiores em grupos de ascendência europeia e americana (prevalência > 100/milhão, incidência > 10/milhão) e menores em asiáticos (prevalência < 100/milhão, incidência < 10/milhão). Em geral, é doença do adulto jovem, mas há casos infantis (tipo linear infantil, ou mesmo casos sistêmicos infantis).

Etiopatogenia

Há uma série de fatores externos e predisponentes que contribuem para o desenvolvimento da EL. Os fatores externos incluem mecanismos epigenéticos, como a expressão de vários miRNAs, a metilação do DNA e a acetilação desregulada de histonas; e os fatores desencadeantes incluem trauma, cirurgia, atrito repetido (a região inguinal é a parte mais suscetível ao atrito, parte inferior do dorso e área do sutiã), injeções/vacinações (vitamina B_{12}, vitamina K, vacinas contra hepatite B, tétano), picadas de insetos (esclerodermia associada à borreliose), radioterapia e medicamentos (p. ex., bisoprolol, bleomicina, D-penicilamina).

Os fatores predisponentes incluem certos subtipos de antígeno leucocitário humano (HLA-B*37, HLA-DRB1*04:04), que levam ao aumento da suscetibilidade à EL, mosaicismo, doenças autoimunes concomitantes e hereditariedade. Os fatores etiológicos levam à ativação de queratinócitos e células T e à produção de muitos componentes que causam fibrose como, fator de crescimento transformador β (TGF-β), fator de necrose tumoral-α (TNF-α), fator de crescimento derivado de plaquetas (PDGF), fator de crescimento de fibroblastos (FGF), fator de transcrição de leucemia integrado (FLI-1), endotelina-1 (ET-1), fibrilina-1, hormônio estimulante de melanócitos α (α-MSH), interleucina (IL)-1, IL-2, IL-4, IL-6, IL-8, IL-12, IL-13 e IL-17, interferon (IFN)-α e IFN-γ e S100A9. Esses fatores induzem a proliferação de fibroblastos por meio do receptor *toll-like* 4 (TLR-4), reforçando a atividade do TGF-β. Existem alguns estudos sobre a importância de Th17 e Th22 na fibrose, ao produzirem TGF-β e fatores profibróticos. Também foi demonstrado que Th-17 e Th-22 são encontrados no sangue na ES. Uma expressão aumentada de IL-22 é observada na derme de pacientes com EL em comparação com ES e pessoas saudáveis no grupo-controle. Além disso, a destruição dos receptores FGF-1 e 2 leva à ativação de queratinócitos e à liberação de fatores profibróticos. Os queratinócitos interagem com células endoteliais e fibroblastos por meio de vias de sinalização, incluindo Wnt, *Sonic Hedgehog* (ver Capítulo 52, item *Carcinoma basocelular (carcinoma tricoblástico)*, subitem *Etiopatogenia*) e *Jagged-Notch*.

Em sua investigação, Goyal *et al.* estudaram a transmissão de sinais pelas vias *Hedgehog* e *Snail* na patogênese de doenças fibróticas cutâneas. Eles sugerem que essas vias podem ser o ponto de bloqueio para a inibição da fibrogênese (p. ex., com o uso de medicamentos como o vismodegibe).

Além disso, o dano às células endoteliais ocorre como resultado de infecção, inflamação, reação autoimune ou dano cutâneo, o que leva à secreção de citocinas e moléculas de adesão (molécula de adesão intracelular-1 [ICAM-1], molécula de adesão de células vasculares-1 [VCAM-1], E-selectina, CXCL-8), e esses fatores, por sua vez, levam à diferenciação de células imunes (linfócitos, macrófagos) que produzem os principais fatores de crescimento fibrótico, como TGF-β, CTGF e PDGF, fator de crescimento semelhante à insulina (IGF), estimulando a ativação, proliferação e diferenciação de fibroblastos. Tanto a proliferação quanto a diferenciação constante de fibroblastos em miofibroblastos resultam na síntese excessiva e na deposição de matriz extracelular (MEC). Além disso, a síntese da metaloproteinase-13 (MMP-13) é reduzida em pacientes com EL, o que destrói todos os tipos de proteínas da matriz extracelular, causando o aumento da produção de melanina nos melanócitos e levando à morte dos queratinócitos nas áreas afetadas. As plaquetas desempenham papel relevante na inflamação e nas imunidades inata e adaptativa, na hemostasia, na trombose e no reparo tecidual. Na patogênese da EL, a alteração inicial é o dano ao endotélio vascular que aumenta a expressão de moléculas de adesão, as quais facilitam a ativação plaquetária com liberação de TGF-β e PDGF, que, por sua vez, estimulam a proliferação de fibroblastos e, consequentemente, a deposição excessiva de MEC.

O anticorpo anti-ssDNA (anti-DNA fita simples) se correlaciona com as lesões musculares e da fáscia e a presença de contraturas articulares. O anti-dsDNA (anti-DNA fita dupla) não se correlaciona com o subtipo morfeia e as manifestações extracutâneas. O fator reumatoide (FR) é positivo em alguns pacientes com EL e se correlaciona com a gravidade da doença.

Vários autoanticorpos são detectados e têm valor preditivo (ver item *Autoanticorpos*, adiante).

Classificação clínica

As esclerodermias podem ser classificadas como:

- **morfeia (esclerodermia localizada):**
  - morfeia em placas:
    - morfeia *en plaque*
    - generalizada (em três ou mais regiões anatômicas)
    - em gotas (*gutata*)
    - nodular ou queloidiana
    - atrofodermia de Pasini e Pierini
    - líquen escleroso e atrófico
  - morfeia bolhosa
  - morfeias lineares ou em faixa:
    - na cabeça/pescoço *en coup* de sabre (em golpe de sabre), síndrome de Parry-Romberg ou hemiatrofia facial progressiva
    - no tronco e nos membros: linear
  - morfeias profundas:
    - morfeia profunda
    - variante linear
    - morfeia subcutânea (paniculite)
    - fasciite eosinofílica (síndrome de Shulman)
    - morfeia pan-esclerótica incapacitante infantil
- esclerose sistêmica (esclerodermia sistêmica):
  - limitada:
    - acroesclerose
    - EDCL (antiga CREST) e variantes
  - difusa.

Morfeia (esclerodermia localizada)

Morfeia em placas

As formas circunscritas caracterizam-se por lesões cutâneas (uma ou várias) localizadas e, em geral, sem outras manifestações clínicas; entretanto, em alguns casos, pode haver artralgia e, até mesmo, fenômeno de Raynaud; depósitos de cálcio são vistos em raros casos. A morfeia não afeta órgãos internos. Pode haver algumas apresentações clínicas como a seguir.

Morfeia *en plaque*

Esta forma é a mais frequente e a lesão pode chegar a vários centímetros de diâmetro, com uma fase inflamatória que se inicia como placa eritematosa, bem delimitada, com centro de cor amarelo-marfim, de superfície lisa e brilhante, pregueamento difícil e halo violáceo (*lilac ring*). Quando a doença se encontra instalada, este halo desaparece, caracterizando a fase de estado. A sudorese está diminuída e às vezes se percebe certo grau de hipoestesia. Há alopecia definitiva em áreas pilosas. As placas podem ser únicas ou múltiplas, e podem afetar qualquer área do corpo (Figura 64.13).

Morfeia generalizada (morfeia *en plaque*)

Forma grave da morfeia *en plaque* que acomete aproximadamente 13% dos pacientes com EL. Caracteriza-se por coalescência das lesões em mais de dois locais anatômicos distintos. Tem início insidioso e pode se estender para áreas diferentes do corpo, com maior probabilidade de evoluir para ES.

Morfeia em gotas (*gutata*)

Variante clínica em que as lesões tendem a ser múltiplas e de pequenas dimensões (alguns milímetros), com localização preferencial no pescoço e no tronco. A fase inflamatória é curta e logo passa à forma de estado, com placas hipocrômicas, atróficas e com depressão central. Faz diagnóstico diferencial com líquen escleroso e atrófico.

Morfeia nodular ou queloidiana

Variante rara que se manifesta sobre uma placa de esclerodermia típica, apresentando-se como pápulas ou placas da cor da pele que lembram queloides. Podem ocorrer somente sobre algumas placas, e não sobre todas no mesmo paciente.

Atrofodermia de Pasini e Pierini

Variante assintomática, caracterizada por lesões maculoatróficas, bem delimitadas, hipercrômicas, em geral localizadas no tronco e na raiz dos membros de indivíduos jovens, principalmente do sexo feminino. Alguns a consideram o estágio final de morfeia e outros a forma abortiva de morfeia (ver Capítulo 31).

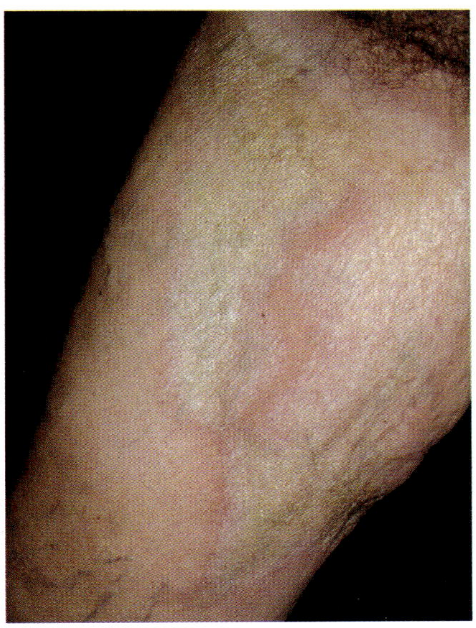

Figura 64.13 Esclerodermia localizada. Observe o halo eritematoviolláceo ao redor da placa de cor amarelo-marfim (*lilac ring*).

Líquen escleroso e atrófico

Classificado por muitos autores como uma forma de esclerodermia localizada. Esta ideia é reforçada pela existência da doença associada muitas vezes a outras formas de esclerodermia (ver Capítulo 31).

Morfeia bolhosa

Esta variante é caracterizada por apresentar bolhas subepidérmicas tensas, de conteúdo citrino, sobre uma placa de esclerodermia e quase sempre associada ao líquen escleroso e atrófico. Deve-se ao intenso edema observado na interface dermoepidérmica.

Morfeias lineares ou em faixa

Caracterizam-se por áreas de induração linear com comprometimento da derme e do tecido subcutâneo e, frequentemente, estendendo-se ao músculo. Afetam preferencialmente as crianças e os adolescentes, representando quase 65% dos casos nesta faixa etária e 20% de todas as formas de morfeia. As lesões tendem a ser unilaterais e únicas em alguma extremidade. A frequência de afecção em ordem decrescente é: membros inferiores, superiores, fronte e parte anterior do tronco. Pode estar associada a espinha bífida, flebectasias e *pes cavus* (Figura 64.14). A seguir, serão apresentadas algumas variantes clínicas em regiões peculiares.

Esclerodermia *en coup de sabre* (em golpe de sabre)

Lesão na região frontal ou frontoparietal, formando um sulco que pode ser progressivo, afetando toda a hemiface. Inicia-se no couro cabeludo, com alopecia cicatricial, estendendo-se ao nariz, ao lábio e até mesmo à língua. As complicações oculares são observadas em até 15% dos casos. Pode ocorrer acometimento neurológico, com convulsões (Figura 64.15).

Síndrome de Parry-Romberg ou hemiatrofia facial progressiva

A lesão afeta principalmente o tecido subcutâneo, o músculo e o osso, levando a hemiatrofia progressiva da face, com esclerose cutânea ausente ou mínima. Geralmente, ocorre em mulheres nas primeiras duas décadas de vida e pode envolver toda a área

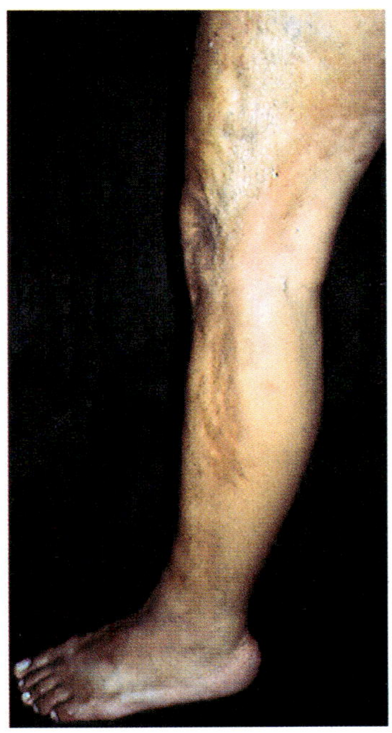

Figura 64.14 Esclerodermia em faixa.

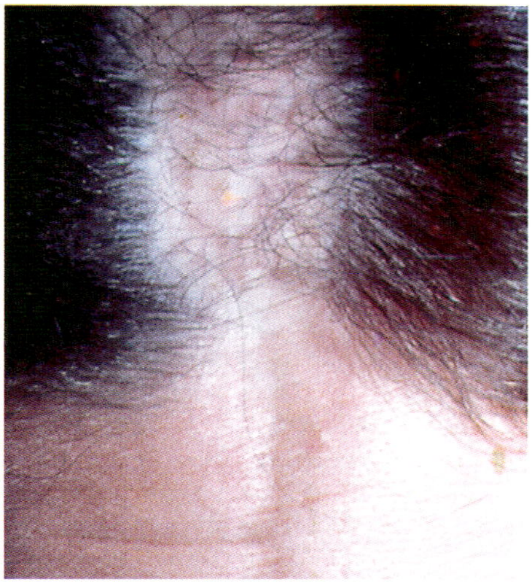

Figura 64.15 Esclerodermia *en coup de sabre*, na região frontal.

de inervação do trigêmeo, incluindo o globo ocular e a cavidade oral. De acordo com a progressão da doença, pode levar a enoftalmo, estrabismo, hipoplasia mandibular, atrofia da língua, entre outros (Figura 64.16).

Uma grande parte dos autores acredita que esta forma clínica faça parte da esclerodermia localizada, visto que, em muitos casos, são observadas lesões típicas de esclerodermia em outras regiões do corpo. Outros acreditam que esta condição ocorra devido à inervação regional anormal do simpático, um processo inflamatório subjacente ou um distúrbio na migração neuronal.

Algumas doenças dermatológicas já foram relatadas em associação com a síndrome, como vitiligo segmentar, mancha vinho do Porto, síndrome de Klippel-Trenaunay, lúpus profundo, poliose, entre outras. Em alguns casos, há acometimento do sistema nervoso central, com cefaleia, convulsões, além de neuropatias e alterações cognitivas.

Morfeias profundas

Estas variantes refletem a esclerose da derme profunda e do tecido subcutâneo e podem envolver estruturas subjacentes (fáscia e osso). Os pacientes podem desenvolver uma ou poucas placas endurecidas, ocasionando imobilidade da pele, em alguns casos.

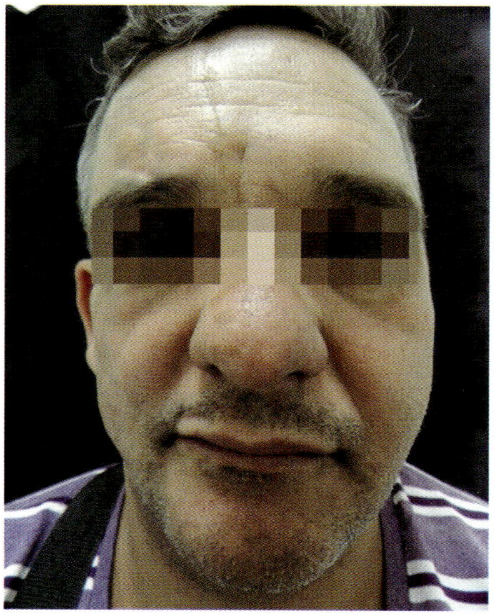

Figura 64.16 Síndrome de Parry-Romberg. (Cortesia do Dr. Pablo Cirino.)

Morfeia profunda

Caracteriza-se por placas difusas, escleróticas, deprimidas, aderidas aos planos profundos com acometimento de todos os planos da pele. A cor típica das formas em placas está ausente, pois a inflamação é profunda. As lesões podem calcificar-se, causando um osteoma *cutis* profundo.

Morfeia subcutânea (paniculite)

Nesta variante, o panículo adiposo está primariamente comprometido e os pacientes tipicamente apresentam início rápido das lesões endurecidas e aderidas a planos profundos, com bordas bem definidas e distribuição assimétrica (ver Capítulo 34, item *Morfeia profunda [paniculite da esclerodermia]*).

Fasciite eosinofílica (síndrome de Shulman)

A fasciite eosinofílica (FE) é uma doença rara caracterizada por início súbito de dor, edema, eritema e rigidez dos membros superiores e inferiores, incluindo mãos e pés, e, menos frequentemente, do tronco (espessamento da fáscia muscular e do tecido subcutâneo). A pele pode exibir aspecto de *peau d'orange* ou ondulado. Foi inicialmente descrita por Shulman em 1974. A FE é comumente considerada um subtipo grave do espectro da morfeia devido à sua apresentação clínica semelhante, sendo diferenciada pela ausência de esclerodactilia, fenômeno de Raynaud e alterações capilares nas dobras ungueais. Cerca de 50% dos pacientes relatam excesso de atividade física ou esforço físico inusitado anterior ao início da doença. A FE pode progredir para esclerodermia ou coexistir com lesões de morfeia. Complicações hematológicas, como trombocitopenia, anemia aplástica e síndromes mielodisplásicas, podem ocorrer em alguns pacientes, dão-se em qualquer fase da doença e não se correlacionam com a sua gravidade. Deve-se considerar a biopsia de medula óssea nesses casos. A biopsia cutânea deve ser profunda e incluir a fáscia e o músculo. A derme reticular e profunda está fibrosada, com enclausuramento das glândulas sudoríparas. O principal acometimento está na fáscia, que mostra espessamento, esclerose e infiltrado inflamatório crônico, com número variável de eosinófilos. Na maioria dos casos, há aumento da VHS, eosinofilia e hipergamaglobulinemia, geralmente IgG. Responde à corticoterapia, com remissão completa, mas há casos de recorrência e outros que evoluem para contratura articular.

Morfeia pan-esclerótica incapacitante infantil

Tem sido descrita na infância, antes dos 14 anos, e segue um curso crônico. Esta variante compromete pele, tecido celular subcutâneo, fáscia, músculo e osso. Pode afetar tronco, membros, face e couro cabeludo, causando limitações que incapacitam o movimento das articulações. Podem ocorrer ulcerações crônicas, que podem se desenvolver em carcinoma espinocelular; o fenômeno de Raynaud não é observado, mas pode apresentar acrocianose com grave acometimento das extremidades.

Esclerose sistêmica

A esclerodermia sistêmica (ES) envolve a pele e os órgãos internos, e se caracteriza por respostas imunes aberrantes, dano vascular e deposição excessiva de colágeno e fibrose. Com base na extensão do envolvimento da pele, os pacientes com ES se dividem em dois subtipos: *esclerose sistêmica cutânea limitada* (ESCL) e *esclerose sistêmica cutânea difusa* (ESCD).

A fibrose cutânea da ESCL limita-se a mãos, face, pés e antebraços, enquanto o tronco e as extremidades proximais são poupados. Calcificações, fenômeno de Raynaud, alterações da motilidade esofágica, esclerodactilia e síndrome da telangiectasia (CREST) são consideradas características clínicas da ESCL. Em comparação com a ESCD, o prognóstico e a taxa de sobrevida dos pacientes com ESCD são piores. Embora a ES seja pouco frequente, sua mortalidade ocupa o primeiro lugar entre as doenças reumáticas. As evidências existentes demonstraram que vários fatores estão relacionados com desfechos clínicos desfavoráveis na ES, incluindo níveis séricos elevados de IL-6 e sexo masculino. Considerando que a patogênese da esclerodermia é muito complexa, como refletido nos papéis complexos e na interação de fatores genéticos, epigenéticos e ambientais, o mecanismo específico subjacente à esclerodermia não está totalmente elucidado. Além disso, a esclerodermia é muito heterogênea, o que leva a desafios significativos no tratamento da doença. Raramente, pode haver uma forma de esclerose sistêmica sem acometimento cutâneo (forma visceral pura).

À diferença da esclerodermia localizada (morfeia), o endurecimento cutâneo apresenta limites imprecisos e não existe o *lilac ring*; lesões telangiectásicas são comuns e apresentam-se sob dois aspectos: a telangiectasia linear na cutícula e base da unha (também observada no lúpus eritematoso sistêmico e na dermatomiosite) e a telangiectasia macular plana medindo de 1 a 6 mm de diâmetro e de localização variável (cutânea e mucosa), lembrando a doença de Rendu-Osler-Weber (ver Capítulo 40).

O critério considerado maior para a classificação é a ocorrência de esclerodermia proximal. Critérios menores para o diagnóstico de esclerose sistêmica são: esclerodactilia, depressões ou perda de substância nas pontas dos dedos e fibrose pulmonar basal, bilateral. O critério maior e dois menores definem o diagnóstico.

Rodnan definiu um escore para avaliar o endurecimento da pele na esclerose sistêmica. Este escore foi modificado e atualmente utiliza-se uma graduação de 0 a 3, em 17 locais anatômicos, e o máximo de 51 pontos (grau máximo de endurecimento). Realiza-se a palpação da pele e atribuem-se valores que variam: 0 – pele normal; 1 – endurecimento leve; 2 – moderado; e 3 – grave. O escore de Rodnan possibilita acompanhar a evolução da doença e dos tratamentos indicados, sendo útil em ensaios clínicos. O durômetro é outro meio empregado para a avaliação do grau de endurecimento da pele.

Dado o acometimento cutâneo e sistêmico, os pacientes devem ser acompanhados por uma equipe multiprofissional.

Esclerose sistêmica limitada

O espessamento da pele é distal, restrito a face, antebraços, pés, mãos e dedos, em particular os dedos das mãos. O fenômeno de Raynaud pode ocorrer como manifestação inicial, mas a esclerose ocorre ao longo de muitos anos. A calcinose desenvolve-se precocemente. A esclerose sistêmica limitada (ESCL) inclui acroesclerose (doença restrita à face e aos dedos dos pés e das mãos, que se tornam duros e afilados), síndrome **CREST** (***c***alcinose, fenômeno de ***R***aynaud, disfunção ***e***sofágica, ***es***clerodactilia e ***t***elangiectasias) e algumas variantes desta última. Os pacientes com essa síndrome parecem ter um prognóstico bom, e raramente apresentam acometimento pulmonar. Podem ocorrer manifestações parciais dessa síndrome (CST, RST, ST) (Figura 64.17).

Esclerose sistêmica difusa

Na esclerose sistêmica difusa (ESCD), o espessamento da pele ocorre na porção proximal das extremidades e do tronco. No quadro inicial, há edema das mãos, endurecimento cutâneo, artralgia, com ou sem fenômeno de Raynaud. Este pode surgir 1 ano após o início da doença. O prognóstico é mais grave nesta forma de esclerose sistêmica, com evolução para a morte em 1 a 4 anos.

A despigmentação (hiper e/ou hipoacrômica) ocorre de forma circunscrita ou generalizada. A hipercromia é generalizada e mais intensa nos locais de pressão. A despigmentação, por sua vez, caracteriza-se por acromia e retenção de pigmento no nível dos folículos pilosos, podendo ocorrer sobre pele esclerótica ou não. Esta discromia tem aspecto de sal e pimenta, sendo mais observada no tronco superior e na face. A pele é seca devido à diminuição do fluxo sebáceo e sudoríparo (atrofia das glândulas). Além disso, podem ocorrer ausência de pelos e certo grau de hipoestesia. Ulcerações, sobretudo das pontas dos dedos, podem ocorrer nos casos antigos, bem como reabsorção óssea das falanges e, inclusive, autoamputação. Quando a pele da face está acometida, há tendência ao desaparecimento dos sulcos naturais, a abertura da boca é reduzida e os lábios se fixam. A microstomia dificulta o ato de comer e a higiene adequada dos dentes; a eversão da pálpebra inferior é dificultada, originando a "fácies inexpressiva", de boneca ou mumificada (Figuras 64.18 e 64.19).

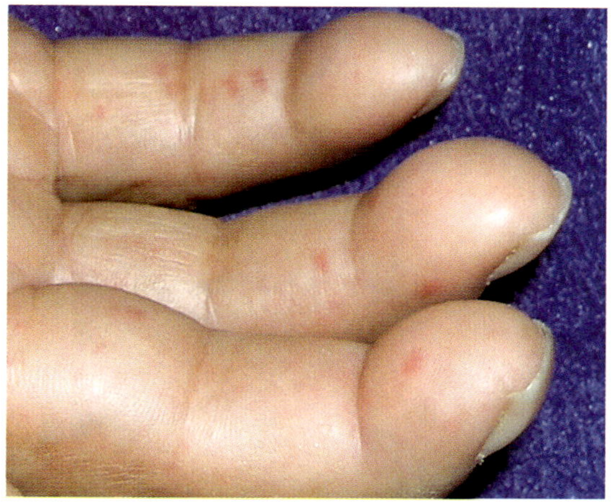

Figura 64.17 Esclerose sistêmica limitada (CREST) – telangiectasias nos dígitos.

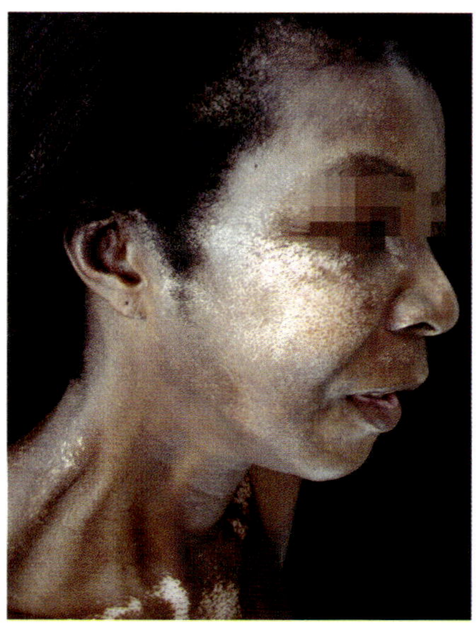

Figura 64.18 Esclerose sistêmica difusa – discromia em sal e pimenta.

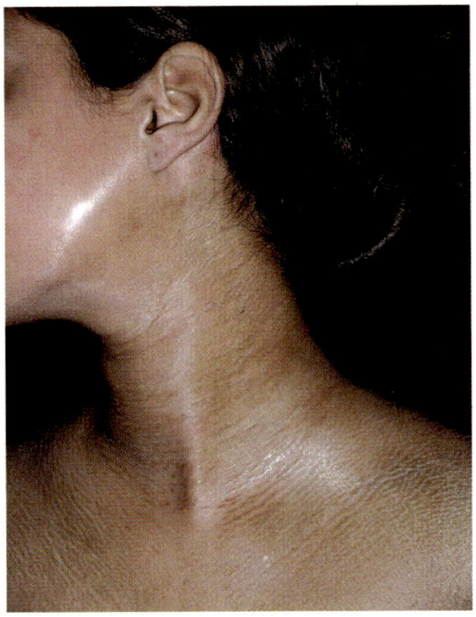

Figura 64.19 Esclerose sistêmica difusa.

A febre é rara e, quando ocorre, é baixa; observam-se emagrecimento, mal-estar, dores articulares e musculares com elevada frequência.

O comprometimento das articulações distais faz-se de maneira lenta, mas pode evoluir para contratura dos dedos, transformando-os em verdadeiras garras. Sinovite mimetizando a artrite reumatoide é incomum, mas pode ser a primeira manifestação. A crepitação tendínea é altamente específica da esclerodermia sistêmica difusa (ESD). A polimiopatia geralmente é proximal e observada em 20% dos casos.

O comprometimento do aparelho gastrintestinal manifesta-se por disfagia (o paciente informa necessidade de ingerir líquidos para deglutir alimentos sólidos), esofagite péptica por refluxo gastresofágico, diarreia, sinais e sintomas de má-absorção e constipação intestinal. A disfagia é um sintoma frequente (80%) e precoce, ocorrendo por comprometimento dos 2/3 inferiores do esôfago, no qual há atrofia da mucosa e aumento do colágeno na lâmina própria da *muscularis,* que pode ser quase totalmente substituída por tecido fibroso (na dermatomiosite, a disfagia é alta). O espessamento da membrana periodontal (*sinal de Blackburn*) é sinal radiológico de grande valor diagnóstico e ocorre em aproximadamente 1/4 dos casos.

No aparelho respiratório, a alteração mais usual é a fibrose, considerada critério menor, quando é bilateral e basal; muitas vezes, manifesta-se simultaneamente com formações císticas (pulmão em favo de mel), levando a uma síndrome restritiva com distúrbios de perfusão dos gases. A dispneia observada na metade dos casos não decorre da rigidez muscular da parede torácica, mas sim das alterações intrínsecas dos pulmões, como a fibrose pulmonar.

O acometimento do coração pode ser primário ou secundário à disfunção pulmonar. Pode instalar-se uma insuficiência cardíaca direita (*cor pulmonale*). A fibrose do miocárdio é frequente. Pericardite também é observada em 15% dos casos. A morte súbita pode ocorrer provocada por isquemia do miocárdio.

O comprometimento renal sintomático é raro, porém o assintomático é frequente. A insuficiência renal com quadro de hipertensão maligna pode causar a morte. Dados preditivos de crise renal são hipertensão arterial de início súbito, elevação rápida da creatinina, hematúria e proteinúria.

O comprometimento ocular é raro, porém pode haver retinopatia hipertensiva. O sistema nervoso é acometido por neuropatia periférica (síndrome do túnel do carpo), alteração dos nervos cranianos e disautonomia (dismotilidade gastrintestinal, fenômeno de Raynaud, arritmias cardíacas e impotência).

Histopatologia

Em termos gerais, o exame histopatológico de biopsias da pele lesionada não consegue distinguir entre as alterações da esclerodermia localizada e as da esclerose sistêmica. Ela mostra espessamento e hialinização das fibras de colágeno, ao lado de aumento dos mucopolissacarídios na substância fundamental; focos de linfócitos T são encontrados nas lesões cutâneas iniciais. Há ausência de anexos e a presença de discreta vacuolização da camada basal. A colagenização do panículo adiposo é a maior característica histopatológica da doença.

Diagnóstico

O endurecimento da pele é muito característico; as telangiectasias auxiliam o diagnóstico, que se torna difícil nos casos sem lesão cutânea, ou seja, nos casos viscerais primitivos. Para a caracterização do acometimento pulmonar, são solicitados radiografia, tomografia computadorizada do tórax e testes da função pulmonar. A manometria e a cintigrafia estão indicadas para avaliar a motilidade esofágica. A capilaroscopia é uma forma de avaliar o acometimento vascular. É feita em uma prega ungueal e caracteriza-se por capilares dilatados e espaços vazios, cujos capilares já foram destruídos.

Hipergamaglobulinemia policlonal (principalmente IgG) ocorre em aproximadamente 50% dos pacientes. Além disso, verifica-se o fator reumatoide em títulos baixos em 25% dos pacientes; a VHS pode estar elevada.

Autoanticorpos

Ver Quadro 64.1.

Anticorpo anti-Scl-70 ou anti-DNA topoisomerase I

Encontrado em um número significativo de pacientes com esclerose sistêmica difusa, sendo muito específico para doença pulmonar intersticial, manifestações renais, acro-osteólise e complicações intestinais, apresentando manifestações precoces e prognóstico reservado. São discrepantes os valores de sua positividade em revisão da literatura, variando entre 20 e 93%.

Anticorpos antifibrilarina (U3-nRNP)

Relacionados com a esclerose sistêmica, especialmente com acometimento visceral grave, entre outros, hipertensão pulmonar em homens, sem acometimento articular.

Anticorpos anti-RNA polimerase I, II e III

Associados à esclerose sistêmica difusa, com acometimento visceral mais intenso e grave. São altamente específicos desta doença. Há prevalência de complicações em órgãos internos, principalmente coração e rins.

Anticorpos anticentrômero

São dirigidos contra a porção centromérica dos cromossomos e estão presentes em 40 a 80% dos pacientes com esclerodermia cutânea limitada e na síndrome CREST (52 a 82%). Podem ser detectados em pacientes que apresentem fenômeno de Raynaud isolado (25%) ou na esclerodermia difusa (8%). São indicadores de doença provavelmente limitada à pele e encontrados geralmente em pacientes com doença menos grave.

Anticorpo anti-Ku

Mais associado à síndrome de superposição polimiosite/esclerodermia em 25 a 50% dos casos e 14% na esclerodermia.

Anticorpo anti-PM/Scl

Também está mais associado à síndrome de superposição polimiosite/esclerodermia em 24% dos casos e 10% na esclerodermia.

Anticorpo anti-U1-RNP

Presente em 10% na esclerodermia. É próprio da doença mista do tecido conjuntivo.

Imunofluorescência direta

Há depósito de IgG e complemento na parede dos capilares renais, o que não é observado nos capilares da pele.

Diagnóstico diferencial

É feito com as outras doenças do tecido conjuntivo, escleredema, escleromixedema, certas formas de porfiria e hanseníase. Merece destaque o quadro denominado *stiff skin syndrome* (SSS). Descrito inicialmente como alteração do metabolismo dos mucopolissacarídios restrita à pele, sem mucopolissacaridúria. Sua etiologia é desconhecida. Caracteriza-se por pele endurecida como pedra e limitação da mobilidade articular com início na infância, em geral no 1º ano de vida. Há casos familiais descritos, sugerindo doença de herança autossômica recessiva. Os pacientes não apresentam história prévia de infecções, paraproteinemia ou diabetes melito. A pele, principalmente na região das nádegas e dos membros inferiores, apresenta endurecimento não progressivo e simétrico, podendo ter também hipertricose e hiperpigmentação associadas. O envolvimento articular causa contraturas e postura característica com flexão coxofemoral e dos joelhos bilateralmente e lordose lombar acentuada. Não há envolvimento sistêmico e retardo mental.

A *síndrome Paraná*, descrita em famílias brasileiras do sul do Paraná, é considerada uma variante da SSS e caracteriza-se pelo endurecimento difuso da pele com hipertricose, hiperpigmentação e várias alterações sistêmicas, incluindo atraso do crescimento, restrição dos movimentos abdominais e torácicos, levando à insuficiência respiratória.

O exame histopatológico revela espessamento não inflamatório da fáscia (alguns autores consideram sinônimo da SSS o termo *distrofia congênita da fáscia*) com ou sem esclerose da derme. Em alguns casos, observa-se depósito de mucopolissacarídios. A microscopia eletrônica demonstra fibras de colágeno alteradas. O diagnóstico diferencial é feito pela constatação de escleredema, esclerodermia e fasciite eosinofílica. O tratamento é insatisfatório, mas podem ser tentados D-penicilamina, hialuronidase, corticosteroide intralesional ou ácido etilenodiaminotetracético (EDTA).

Evolução e prognóstico

Doença arrastada, crônica, de evolução progressiva. A ESD causa morte em alguns anos, diferentemente da morfeia, que tem bom prognóstico.

Tratamento

Esclerose sistêmica

Os tratamentos visam, principalmente, à inflamação, à fibrose e à disfunção vascular e incluem sistêmicos e tópicos. As terapias sistêmicas consistem em glicocorticoides, imunossupressores, agentes biológicos, compostos de pequenas moléculas e transplante de células-tronco hematopoiéticas (TCTH).

Não há indicação para os corticosteroides, exceto quando há vasculite. De modo geral, a medicação deve atender ao controle das manifestações, segundo o órgão afetado (anti-hipertensivos, vasodilatadores, anti-inflamatórios não hormonais, transplante renal). Há relatos de casos que se beneficiaram com plasmaférese. Outras substâncias são empregadas para inibir os fenômenos autoimunes e inflamatórios, como metotrexato e ciclofosfamida. A ciclofosfamida é o medicamento mais utilizado na doença pulmonar restritiva, que se tornou a principal causa de morte associada à esclerodermia, em pulsos intravenosos mensais, na dose de 15 mg/kg por um período de 2 anos. O metotrexato é empregado em doses semanais de 15 mg. Para prevenir os danos vasculares (Raynaud com úlceras e hipertensão pulmonar), são usados análogos de prostaciclina, como iloprosta, ou antagonistas da endotelina-1, como o bosentana, com muito bons resultados, assim como a toxina botulínica para casos graves, que mostra boa resposta à terapêutica (ver Capítulo 39, item *Fenômeno e doença de Raynaud*). O uso venoso de dextrana de peso molecular baixo tem sido recomendado para diminuir a viscosidade sanguínea e inibir o fenômeno de Raynaud. Evitar a exposição ao frio, tabagismo e manter as extremidades aquecidas são medidas para atenuar o fenômeno de Raynaud.

Para a calcinose, pode-se realizar a remoção cirúrgica. Não existe terapia medicamentosa realmente eficaz, mas têm sido empregados bloqueadores do canal de cálcio. Baixas doses de varfarina também foram empregadas, diminuindo a reação inflamatória associada ao depósito de cálcio, por mecanismo ainda desconhecido.

Está constatada a eficácia da PUVA-terapia, especialmente com UVA1, para a esclerose cutânea, na forma sistêmica ou na forma localizada da doença; UVB-*narrow band* também é eficaz. Topicamente, têm sido empregados creme com colchicina a 10%, 2 a 3 vezes/dia, e calcipotriol, sem estudos controlados.

O uso de hialuronidase no tratamento da microstomia mostrou-se efetivo tanto em relação à altura da boca quanto à largura. Foram feitas diversas injeções periorais: dose inicial de teste 75 a 150 U, com as subsequentes de 150 a 300 U, com média de 4,5 sessões e intervalos de 1,7 mês.

A fisioterapia é útil para prevenir incapacidades físicas, reduzindo a rigidez articular.

Esclerodermia localizada

As terapias locais envolvem o uso de imunomoduladores locais, enxerto de gordura e cirurgia e variarão de acordo com a forma clínica. Em 3 a 5 anos, as lesões da morfeia podem involuir deixando hiperpigmentação e atrofia residuais. Diversos tratamentos têm sido propostos para aqueles casos em atividade e progressão. A terapia sintomática inclui emolientes e agentes antipruriginosos. A corticoterapia tópica, os análogos da vitamina D (calcipotriol, calcitriol) e o imiquimode a 5% são empregados. A fototerapia com UVA é empregada em cabine, com os banhos que utilizam o 8-metoxipsoraleno diluído em água. Na morfeia generalizada, está indicada a associação da PUVA-terapia com corticoterapia sistêmica e metotrexato, assim como para acometimento facial importante ou para se evitar anquilose. Nos quadros já estabilizados com franca atrofia e deformidades, como nos casos *en coup de sabre* ou Parry-Romberg, que afetam a autoestima, preenchimento com gordura autóloga, ácido hialurônico ou polimetilmetracrilato representam alternativas extremamente efetivas.

Síndromes esclerodermiformes

Síndrome mialgia-eosinofilia

Esta síndrome foi descrita nos EUA em 1989, relacionada com a ingestão de aminoácido L-triptofano comercial contaminado. Caracteriza-se por mialgia, dispneia, tosse de início abrupto e *rash* cutâneo, que varia de maculopapuloso a urticariforme, quase sempre transitório. Prurido intenso e alopecia podem ser encontrados. Mais tarde aparece edema com fasciite típica de extremidades e tronco com contraturas e, algumas vezes, placas de morfeia. Pode haver comprometimento do sistema nervoso periférico com parestesia e/ou paralisia. Eosinofilia periférica é extremamente comum. A biopsia do subcutâneo e da fáscia é indistinguível, histologicamente, daquela da fasciite eosinofílica. Alterações pulmonares intersticiais inflamatórias são encontradas e podem resultar em hipertensão pulmonar. Os corticosteroides são úteis para reduzir edema, *rash*, inflamação pulmonar e eosinofilia, mas não atuam na neuropatia e na fibrose.

Síndrome do óleo tóxico

Ocorreu em 1981, na Espanha, pelo uso de óleo vegetal de canola contaminado, que é uma derivação transgênica da colza, a qual é da família da mostarda. Esta contaminação possivelmente se deu com a reutilização do óleo acrescida de anilina, empregado na culinária. Mais de 20 mil pacientes apresentaram artralgia, neuropatia periférica e mialgia, além de lesões escleroderma-símiles, particularmente na face, no tronco e nas extremidades. Alguns pacientes desenvolveram fenômeno de Raynaud e xerostomia.

Dermopatia fibrosante nefrogênica

Condição esclerodermiforme relacionada com a doença renal de longa duração. Ocorre em pacientes em diálise (hemodiálise ou diálise peritoneal), em pacientes transplantados ou com insuficiência renal. Caracteriza-se pelo surgimento de placas eritematosas ou acastanhadas, que adquirem aspecto de *peau d'orange*, com limites irregulares, localizadas no tronco e/ou nos membros. Áreas de pele saudável em meio às lesões sugerem o diagnóstico. As lesões podem ser pruriginosas ou dolorosas, acompanhadas de sensação de queimação (ver Capítulo 54, item *Dermopatia fibrosante nefrogênica/fibrose sistêmica nefrogênica*).

Outras síndromes esclerodermoides

São identificadas algumas síndromes induzidas por:

- medicamentos como bleomicina, cisplatina, pentazocina, bisoprolol, bromocriptina, inibidores do apetite, cocaína e injeção de vitamina K_1. Com os medicamentos assinalados, podem ocorrer também lesões localizadas de morfeia, assim como com balicatib (inibidor da catepsina K, para osteoporose). Com vitamina K_1, vitamina B_{12} e pentazocina, só ocorreu nos locais das injeções. Os dois casos de associação de L-5-hidroxitriptofano à cardiodopa apresentavam também hipereosinofilia
- produtos químicos nas pessoas que manipulam pesticidas, resinas de epóxi, cloreto de vinil e solventes orgânicos
- implantes de silicone ou parafina líquida usados para o aumento das mamas, dos glúteos e em cirurgias reconstrutoras
- doenças como fenilcetonúria, porfiria, progéria, doença enxerto *versus* hospedeiro e síndrome carcinoide
- infecção por *B. burgdorferi* (doença de Lyme).

Dermatomiosite/polimiosite

Conceito

As miopatias inflamatórias idiopáticas envolvem quatro subtipos principais: polimiosite, dermatomiosite, miosite de corpos de inclusão e miopatia necrosante. A polimiosite (PM), uma miopatia inflamatória autoimune e crônica, é caracterizada por fraqueza muscular proximal simétrica devido ao envolvimento das camadas endomisiais dos músculos esqueléticos. Já a dermatomiosite (DM) envolve as camadas perimisiais dos músculos e tem manifestações dermatológicas. A PM desenvolve-se ao longo dos meses em comparação com a miosite por corpos de inclusão (IBM, do inglês *inclusion body myositis*), que é uma miopatia crônica, lentamente progressiva, que se desenvolve em indivíduos mais velhos ao longo de muitos meses ou anos, com sintomas mais graves.

A DM ocorre quando temos lesões cutâneas associadas. Estas são muito características e são representadas pelo eritema heliotrópico periorbitário e malar (heliotropo), pápulas de Gottron sobre as articulações interfalangeanas e telangiectasias periungueais. A pele pode apresentar-se francamente poiquilodérmica. Quando não houver comprometimento cutâneo (30 a 40% dos casos), cabe a designação PM. Embora seja um distúrbio raro, a PM deve fazer parte do diagnóstico diferencial de pacientes que apresentam fraqueza muscular inexplicável, pois a falha em fazer um diagnóstico preciso pode ter um impacto significativo em termos de qualidade de vida devido a complicações graves.

Epidemiologia

Não tem características geográficas, porém é 4 vezes mais frequente nas mulheres negras; é bimodal, com a forma infantil (5 a 12 anos) e a forma adulta (50 a 70 anos).

Etiopatogenia

A DM é causada por uma resposta humoral mediada, na qual os capilares endomisiais servem como alvo antigênico, ativando o sistema complemento e a deposição do complexo de ataque à membrana (MAC) nas células endoteliais endomisiais. A deposição de complemento causa edema das células endoteliais, vacuolização, necrose capilar, inflamação perivascular, isquemia e destruição das fibras musculares. Os capilares remanescentes desenvolvem lúmens dilatados para compensar a isquemia. Por outro lado, a deposição de MAC lesiona os vasos perimisiais intermediários, reduzindo a densidade capilar na periferia do fascículo e induzindo isquemia com subsequente atrofia das miofibras em um padrão perifascicular.

Concomitantemente, a ativação do sistema complemento desencadeia a liberação de citocinas pró-inflamatórias, regula positivamente as moléculas de adesão nas células endoteliais e facilita a migração de linfócitos ativados, incluindo células B, células T CD4+ e células dendríticas plasmocitoides, para os espaços perimisial e endomisial. A imunidade inata também desempenha um papel baseado no aumento da expressão de proteínas induzíveis por IFN tipo I na região perifascicular.

Na PM, as células T CD8+ citotóxicas no endomísio atravessam a parede celular endotelial e circundam fibras musculares saudáveis que expressam de forma aberrante o antígeno MHC classe I na superfície da fibra muscular, formando o complexo MHC-CD8. Moléculas coestimulatórias, seus ligantes e a ICAM-1 estabilizam essa interação na fibra muscular.

Subsequentemente, as células T ativadas liberam perforina, uma molécula que danifica a membrana nas reações mediadas por células citotóxicas e leva à necrose das fibras musculares.

O complexo principal de histocompatibilidade (MHC) representa, até o momento, a principal associação genética para as miosites inflamatórias, principalmente o haplótipo ancestral 8.1. Uma associação entre o vírus Coxsackie B e DM ou PM foi estabelecida por Bowles *et al.*, em 1987.

Boehle *et al.* (2019) demonstraram que a miosite autoimune é desencadeada por alterações epigenéticas produzidas por vírus no genoma do hospedeiro, e não por dano tecidual direto.

Outros agentes desencadeantes são alguns medicamentos (hidroxiureia, estatinas, antimaláricos, anti-inflamatórios não hormonais e D-penicilamina) e irradiação solar (UVA e UVB). O quadro se inicia em poucos meses após a introdução do medicamento, exceto com a D-penicilamina, que pode ocorrer após anos de tratamento. Provavelmente a irradiação solar isolada ou em combinação com lesão tecidual local induz dano do DNA e aumento excessivo da apoptose de queratinócitos na epiderme (ver Capítulo 20, item *Dermatomiosite-símile/esclerodermia*).

É reconhecida a associação de câncer visceral (10 a 30%) na forma adulta (raríssimo na forma infantil), o que sugere as implicações imunológicas de reação cruzada entre os antígenos da neoplasia e os do tecido muscular. Dentre as neoplasias relacionadas com a DM se destacam, nas mulheres, o câncer de ovário e, nos homens, o de estômago e linfoma, embora se encontrem também outros, como de mama, pulmão, neoplasias esofágicas, pancreáticas, colorretais, próstata, melanoma e outros. A doença, quando associada a neoplasia pode ter início mais agudo, com manifestações cutâneas precoces e intensas, com lesões vesiculares e/ou bolhosas, necrose cutânea, ceratose folicular, vasculite, VHS persistentemente elevada, apesar da melhora clínica e das localizações atípicas. As alterações podem ser tardias, porém com gravidade rapidamente progressiva e refratária ao tratamento.

A remoção cirúrgica da neoplasia com a regressão da DM reforça o conceito de DM como doença paraneoplásica (ver Capítulo 63, item *Dermatoses paraneoplásicas*). O diagnóstico da neoplasia pode anteceder a DM (40%), sucedê-la (34%) ou as duas doenças podem ser diagnosticadas simultaneamente (26%).

Classificação

Em 1975, Bohan e Peter sugeriram critérios para a classificação e o diagnóstico da polimiosite/dermatomiosite. Estes se baseiam na correlação clinicopatológica em cinco categorias:

- polimiosite
- dermatomiosite
- dermatopolimiosite infantil
- polimiosite ou dermatomiosite associada à malignidade
- polimiosite ou dermatomiosite associada a outras colagenoses (síndrome de superposição – *overlap syndrome*).

Clínica

O início pode ser súbito ou insidioso, com ou sem febre, com comprometimento cutâneo e/ou muscular. A fotossensibilidade é marcante (lesões em V do decote ou na região superior do dorso, o chamado *sinal do xale*). As lesões cutâneas características são o eritema-edema heliotrópico, de cor violáceo-lilás, periorbitário ou malar; as *pápulas de Gottron* (pápulas violáceas, às vezes com atrofia e despigmentação na região dorsal das articulações interfalangianas e/ou metacarpofalangeanas); o *sinal de Gottron* (máculas eritematovioláceas com ou sem edema sobre quaisquer articulações); as lesões poiquilodérmicas (eritema, despigmentação salpicada ou reticulada com telangiectasia), que dão aspecto sujo; o eritema malar em asa de borboleta (nunca atrófico) e hipertrofia cuticular periungueal com telangiectasias. As lesões ceratósicas dão um aspecto de mão de mecânico a estes pacientes. Vesículas, bolhas, vasculite com ulceração subsequente, perfuração de septo nasal, doença de Degos, alopecia difusa e lesões de mucosa podem estar presentes, assim como o peculiar eritema flagelado desta enfermidade (ver Capítulo 14, item *Dermatite flagelada*). Na forma adulta, podemos ter fenômeno de Raynaud e aspectos esclerodermiformes; a calcinose é muito mais comum na forma infantil, bem como a hemorragia intestinal (Figuras 64.20 a 64.22).

A associação com tumor maligno interno é encontrada na forma adulta (10 a 30%), sendo raríssima na forma infantil. A doença, quando associada a neoplasias, pode ter início mais agudo, com manifestações cutâneas precoces e intensas, com lesões vesiculares e/ou bolhosas, necrose cutânea, ceratose folicular, vasculite, VHS persistentemente elevada apesar da melhora clínica e das localizações atípicas. As alterações musculares podem ser tardias, porém com gravidade rapidamente progressiva e refratária ao tratamento (ver Capítulo 63, item *Dermatoses paraneoplásicas*).

No adulto, predomina a PM, já que as lesões cutâneas só ocorrem em cerca de 35% desses casos. Em aproximadamente metade dos pacientes, as manifestações cutâneas antecedem em até 6 meses as alterações musculares. Para ser classificada como *dermatomiosite amiopática*, é necessário o mínimo de 1 ano de doença sem alterações musculares (10 a 20%); no entanto, alguns autores já consideram 6 meses tempo suficiente para esta definição. Esta última comporta o subtipo conhecido como *dermatomiosite hipomiopática*, caracterizada por miosite subclínica, ou seja, sem fraqueza muscular, mas com alterações demonstráveis das enzimas musculares, ressonância magnética, biopsia muscular ou eletromiográfica; este subtipo é raro na infância, sendo o prurido e a letargia sintomas frequentes. Há relatos de associação com neoplasias internas.

A *síndrome de superposição* ocorre quando a DM se associa a outra colagenose, sendo mais frequente a associação com esclerodermia. Os critérios diagnósticos para ambas as doenças devem estar presentes. A DM também pode estar associada a LES, síndrome de Sjögren e artrite reumatoide.

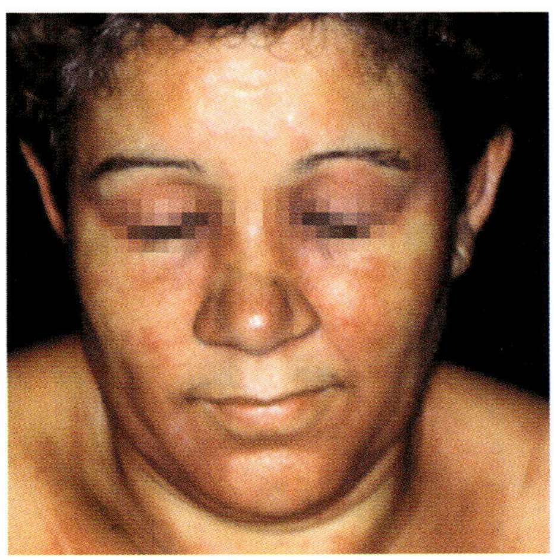

Figura 64.20 Dermatomiosite – marcada fotossensibilidade e heliotropo; forma paraneoplásica (tumor de ovário). (Arquivo IDPRDA-SCMRJ.)

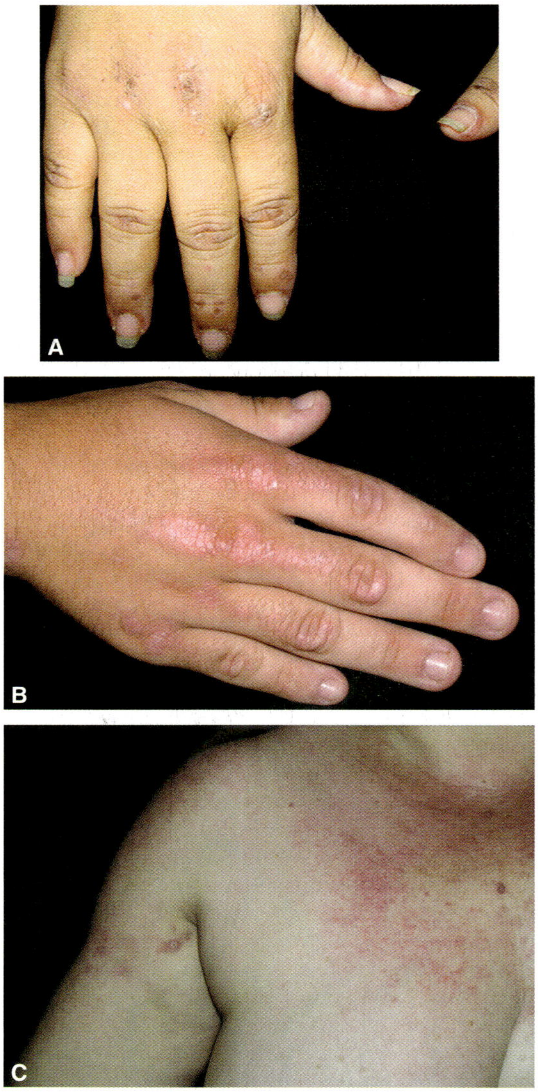

Figura 64.21 Dermatomiosite. **A.** Pápulas de Gottron e telangiectasias periungueais, mais bem observadas nas primeiras falanges. **B.** Sinal de Gottron. **C.** Observe o eritema no V do decote e a calcinose no braço direito.

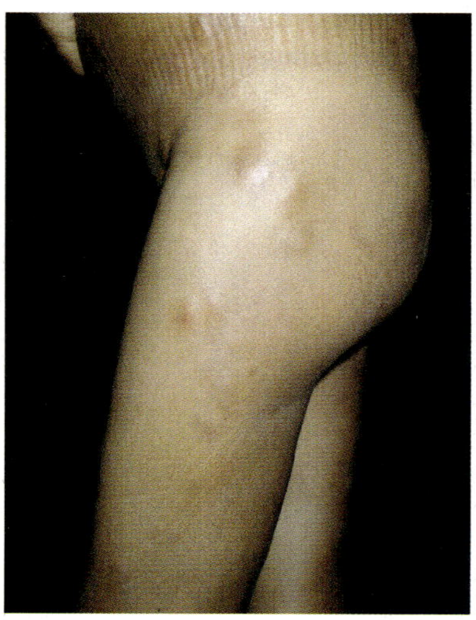

Figura 64.22 Dermatomiosite infantil – a calcinose é mais frequente em crianças.

Os sintomas musculares são mialgia intensa, fraqueza da musculatura proximal das articulações coxofemoral e escapuloumeral, que dificulta o ato de pentear-se e a movimentação; outros músculos, como os intercostais, o diafragma e os faríngeos, podem estar comprometidos, induzindo alterações na mecânica respiratória e na fonação. O acometimento de músculos faciais pode estar relacionado com a miastenia *gravis* e, portanto, neoplasia oculta. A disfagia, que é alta, ao contrário da esclerodermia, na qual é baixa, resulta de vários fatores: diminuição da contração faríngea, alterações da peristalse esofágica e fraqueza da língua. Em casos graves, há necrose intensa das fibras musculares, com consequente mioglobinúria. Nos casos mais graves, pode haver abolição dos reflexos tendinosos.

Os sintomas extracutâneos e extramusculares incluem comprometimento articular, sobretudo na fase prodrômica; obliteração das artérias digitais; dispneia (fraqueza da musculatura); fibrose pulmonar (raramente), taquicardia e arritmia.

Na rara síndrome de Wong, temos a associação de dermatomiosite e pitiríase rubra pilar.

Têm sido relatados casos de DM após terapia anti-PD-1 (*checkpoint inhibitors*).

A covid-19 está associada a uma miosite viral atribuível à invasão direta dos miócitos ou à indução de autoimunidade. A miosite induzida por covid-19 pode ter apresentação variada, desde DM típica até rabdomiólise e dor paraespinhal. Pode ou não apresentar elevações exponenciais agudas dos marcadores enzimáticos, como a creatinoquinase (CK). A inflamação muscular mediada por vírus é atribuída à entrada direta e ao comprometimento das fibras musculares mediado pelo receptor ACE2 (enzima de conversão da angiotensina), levando à ativação imune inata e adaptativa.

Histopatologia

Na pele, as alterações assemelham-se às do lúpus eritematoso (sem rolha córnea), porém bem menos intensas. No tecido muscular, observam-se aspectos degenerativos e inflamatórios, além de necrose da fibra muscular. Na forma infantil, a vasculite é comum. A calcinose também é mais frequente em crianças. O achado central de patologia do músculo é a morte das células musculares e, como consequência, regeneração e hipertrofia do músculo, atrofia e substituição por fibrose e gordura. Quando a célula morre, células inflamatórias podem ser encontradas no seu entorno.

Diagnóstico

Como a apresentação é heterogênea, o diagnóstico pode ser ocasionalmente desafiador. Os critérios cutâneos selecionados – eritema heliotrópico e sinal e/ou pápulas de Gottron – não estão presentes em todos os pacientes com DM amiopática. Existe um raro subgrupo de pacientes com manifestações cutâneas mínimas. Além disso, a DM apresenta manifestações cutâneas que se sobrepõem às de outras doenças do tecido conjuntivo como LEC, acne rosácea, psoríase, dermatite seborreica, dermatite fotoalérgica ou fototóxica e erupção polimórfica à luz. As alterações periungueais na capilaroscopia são capilares de baixa densidade, hemorragias e capilares gigantes em alça – conhecidos como padrão de esclerodermia. Recentemente, constatou-se que as alterações dos capilares periungueais se correlacionam com a gravidade da doença muscular e com a extensão da infiltração linfocítica nas biopsias musculares. Micro-hemorragias e perdas capilares também se correlacionam com fibrose nas tomografias computadorizadas. A avaliação tricoscópica de lesões cutâneas no couro cabeludo mostra capilares dilatados, cilindros peripilares e tufos com escamas interfoliculares. Curiosamente, 75% desses pacientes também apresentaram achados positivos na capilaroscopia periungueal. Duas novas formas de eritema facial têm sido descritas em pacientes hispânicos: sinais de bronzeamento e queimadura solar. O *sinal de queimadura solar* é um eritema vermelho vivo na fronte, na região malar, no nariz e no queixo. O *sinal de bronzeamento* refere-se à hiperpigmentação pós-eritema em áreas fotossensíveis sem atingir os sulcos nasolabiais. Esses achados representam eritema inflamatório facial e hiperpigmentação pós-inflamatória em pacientes melanodérmicos, como uma característica clínica dominante, mesmo na presença de inflamação cutânea ativa.

As alterações laboratoriais são aumento das transaminases glutâmico-oxaloacética e pirúvica, da fosfocreatinoquinase, da desidrogenase láctica, da aldolase, da creatinúria e da VHS. O diagnóstico depende da combinação de achados clínicos, laboratoriais e histopatológicos. Depois do diagnóstico confirmado, deve-se avaliar se há acometimento sistêmico com testes de função pulmonar, motilidade do esôfago e eletrocardiograma. Todos os casos de DM devem ser investigados para a existência de neoplasia maligna associada; a investigação deve ser realizada anualmente nos 3 primeiros anos da doença ou quando surgirem novos sintomas.

Foram propostos critérios diagnósticos para a DM, sendo quatro deles relacionados com a doença muscular. A doença é considerada "possível" quando existem dois dos cinco critérios, "provável" com três e "definida" com a presença de quatro critérios (Quadro 64.5).

Autoanticorpos

Um terço dos pacientes apresenta autoanticorpos contra proteínas citoplasmáticas e RNA relacionado com a síntese proteica, sendo conhecidos como anticorpos antissintetase. Estes se relacionam com manifestações clínicas como artrite, mão de mecânico, fenômeno de Raynaud e doença pulmonar intersticial. O principal exemplo é o anti-Jo-1, preditivo da afecção pulmonar, sendo mais frequente nos pacientes com PM. O anti-Mi-2 (helicase) é um anticorpo antiproteína nuclear; está presente na DM clássica com exuberância de lesão cutânea (hipertrofia cuticular, sinal do xale e eritema por fotossensibilidade no V do decote), boa resposta ao tratamento e com bom índice de recuperação muscular. O anti-Mi-2 é positivo em 25 a 30% dos casos, apresenta alta especificidade e baixa sensibilidade. Os autoanticorpos antifator-1γ intermediário transcricional (p155/140), que são prevalentes autoanticorpos, são um importante marcador da associação da DM com neoplasias. Este anticorpo apresenta boa sensibilidade (78%) e especificidade (89%) (TIF1γ) para miosite associada a câncer, contudo seu maior valor está em excluir a presença de neoplasia quando negativo, pois apresenta um valor preditivo negativo de 95%. O quadro clínico desses pacientes tende a ter menor envolvimento sistêmico e característico envolvimento cutâneo, que inclui pápulas ceratósicas palmares, lesões psoriasiformes e lesões circunscritas hipopigmentadas com telangiectasias (*red on white*). "O autoantígeno MDA5 (anticorpo da proteína 5 associada à diferenciação antimelanoma) está associado a DM amiopática ou miopatia leve e doença pulmonar intersticial. Ainda, o NXP-2 está associado a fraqueza muscular e calcinose; o SAE, a doença de pele grave, podendo preceder a fraqueza muscular; o ARS, a menor fotossensibilidade e achados cutâneos clássicos; e o PM/Scl, a mãos de mecânico e ceratose palmoplantar.

Quadro 64.5 Critérios diagnósticos para a dermatomiosite.

Perda de força muscular simétrica e proximal, com ou sem disfagia ou alteração da musculatura respiratória
Elevação de enzimas musculares séricas, especialmente da creatinoquinase, mas também das transaminases, da desidrogenase láctica e da aldolase
Eletroneuromiografia com unidades de potenciais motores polifásicos de pequena amplitude e curta duração; fibrilações, ondas pontiagudas positivas, aumento da irritabilidade após inserção da agulha; e descargas espontâneas, bizarras e de alta frequência
Exame anatomopatológico de biopsia muscular com alterações como degeneração, regeneração, necrose, fagocitose e infiltrado mononuclear intersticial
Alterações cutâneas típicas: heliótropo, pápulas de Gottron, eritema violáceo descamativo simétrico em ombros, joelhos, maléolos, dorso ou tronco

Adaptado de Quaresma MV *et al.*, 2012.

Imunofluorescência direta

A imunofluorescência direta (ID) da lesão cutânea revela depósito granular de imunoglobulinas e complemento na junção dermoepidérmica em aproximadamente 35% dos casos. Foi observado depósito de imunoglobulinas (IgG e IgM) e de componentes do complemento no músculo, apesar de tais achados serem controversos. A ID do músculo, em crianças, mostra depósito de IgM e C_3 nos vasos.

Diagnóstico diferencial

O diagnóstico diferencial deve ser feito pela constatação de outras doenças do tecido conjuntivo, distrofia muscular progressiva, miastenia *gravis*, doenças neurológicas ou da tireoide e infecções virais (HIV-1, HTLV-1 e outras). A investigação de toxoplasmose está indicada em alguns casos, tendo em vista a hipótese de que a infecção poderia desencadear a doença. O uso de determinados fármacos, sobretudo citostáticos, em especial o uso crônico de hidroxiureia, pode causar quadro semelhante (ver Capítulo 20). Não se pode prescindir da pesquisa de câncer visceral na forma adulta.

Evolução e prognóstico

Nas formas agudas, pode haver morte em 2 anos ou recuperação; há formas crônicas que se arrastam por muitos anos, mas podem também causar a morte; formas recorrentes e flutuantes também são observadas. Em alguns pacientes, a DM e, raramente, a PM podem ser doenças de curta duração seguidas de remissão, não requerendo terapia continuada. A maioria dos pacientes tem múltiplas exacerbações e remissões, necessitando do uso de corticosteroide cronicamente ou de imunodepressores. Cada episódio de miosite tem potencial para perda de massa muscular, que difere em cada paciente. A mortalidade pode ir até 85% nos casos com câncer visceral e em torno de 15 a 20% nos demais casos.

Indicadores de mau prognóstico incluem doença recalcitrante, demora no diagnóstico e início do tratamento, idade avançada, associação com malignidade, febre, astenia, doença pulmonar intersticial, disfagia e leucocitose.

Tratamento

O corticosteroide é a medicação de escolha; usa-se prednisona, 60 a 80 mg/dia, por prazo longo. Com a melhora do quadro e a estabilização das enzimas por 6 semanas, deve-se diminuir a dose gradativamente até a manutenção de 10 mg/dia e, finalmente, em dias alternados. A cloroquina é útil no tratamento das lesões cutâneas, e a dapsona, nos casos amiopáticos refratários a outras terapias. Nos casos com pouca resposta, pode-se adicionar o metotrexato (15 mg/semana); azatioprina e ciclofosfamida também têm sido usadas como segunda escolha. A terapêutica com imunoglobulina humana deve ser considerada nos pacientes que não apresentaram resposta às substâncias anteriores ou devido a efeitos colaterais insustentáveis. A fisioterapia deve ser precoce, adequada e continuada. O rituximabe, anticorpo monoclonal anti-CD20 contra os linfócitos B, mostrou-se eficaz não só com relação às alterações musculares, como também às alterações cutâneas, sendo alternativa eficiente nos casos refratários ou graves (ver item *Lúpus eritematoso*, subitem *Tratamento*, anteriormente). Em um caso DM amiopática, o upadacitinibe, na dose de 30 mg/dia, foi empregado com controle do prurido com 1 semana e com remissão da doença com 1 mês, assim como já relatado com o tofacitinibe. Os iJAK são efetivos em ajudar a controlar a DM. É reconhecida a refratariedade das lesões cutâneas aos tratamentos existentes. Recente publicação demonstrou boa resposta das lesões cutâneas ao anifrolumabe, um antagonista do receptor IFN tipo 1.

Síndrome antissintetase

A síndrome antissintetase (SAS) é uma doença rara, autoimune, sistêmica e de etiologia desconhecida. Possui prevalência estimada em 1,5 para cada 100 mil habitantes. Acomete mais mulheres brancas com idade média de 50 anos.

Faz parte de um subgrupo das miopatias inflamatórias idiopáticas, em que estão presentes anticorpos contra diferentes aminoacil-RNAt-sintetases, conhecidos como anticorpos antissintetases. Até o momento, oito desses anticorpos estão descritos: anti-Jo-1, anti-PL7, anti-PL12, anti-EJ, anti-OJ, anti-KS, anti-ZO e anti-HA, sendo o anti-Jo-1 o de mais fácil dosagem sérica.

Os elementos principais para o diagnóstico de SAS são a presença de: anticorpo antissintetase (anti-Jo-1), miosite, doença pulmonar intersticial, envolvimento articular (artralgia/artrite). Podem ocorrer, também, fenômeno de Raynaud, febre, fotossensibilidade e "mãos de mecânico", caracterizadas por ceratose, descamação e fissuras em polpas digitais e lateral dos dedos.

A exposição a vários antígenos inalados pode induzir a cascata autoimune, levando à SAS. As células *natural killer* (NK), com sua produção prejudicada de IFN-γ, bem como a formação de armadilhas extracelulares pelos neutrófilos (o que representa um mecanismo de ativação da resposta imune inata na fagocitose de patógenos), contribuem para a patogênese. Embora classificada como subtipo das miopatias inflamatórias idiopáticas, a miosite pode não ser necessariamente a manifestação proeminente. Uma vez que a apresentação clínica é heterogênea e os sintomas podem surgir gradualmente, SAS pode ser considerada um espectro heterogêneo em vez de uma entidade de doença homogênea. A taxa de mortalidade da doença varia de 12 a 40%, sendo o quadro pulmonar a principal causa de morbimortalidade.

O tratamento fundamenta-se basicamente em corticosteroide sistêmico associado ou não a imunossupressores, com boa resposta terapêutica.

Doença mista do tecido conjuntivo

Conceito

A doença mista do tecido conjuntivo (MCTD) é uma doença autoimune sistêmica rara, descrita em 1972 e que se caracteriza por sobreposição de pelo menos duas doenças do tecido conjuntivo (DTC), incluindo lúpus eritematoso sistêmico (LES), esclerose sistêmica (ES), polimiosite (PM), dermatomiosite (DM) e artrite reumatoide (AR), juntamente com a presença de um anticorpo característico, antirribonucleoproteína U1 (RNP), anteriormente conhecido como anticorpo para antígeno nuclear extraível (ENA). A maioria dos autores descreve a DMTC como uma entidade independente, enquanto alguns acreditam que pode representar um estágio inicial de uma doença definitiva do tecido conjuntivo, por exemplo, LES, ES ou síndrome de sobreposição. A DMTC não tem características clínicas únicas, e há uma variação interindividual considerável nessas manifestações. Um dos critérios de diagnóstico usados regularmente consiste em um alto título de anti-U1-RNP positivo (mais de 1:100) e três ou mais das seguintes manifestações clínicas: fenômeno de Raynaud, edema de mão, sinovite, miosite histologicamente comprovada e aterosclerose.

Um conjunto revisado de critérios diagnósticos para DMTC, que divide as características da doença em quatro categorias, foi proposto por um painel de consenso no Japão em 2019. São elas: fenômeno de Raynaud; presença de anticorpo anti-U1-RNP; envolvimento sistêmico, incluindo hipertensão arterial pulmonar, meningite asséptica, neuropatia trigeminal; manifestações sobrepostas do tipo LES, ES, PM e DM.

Etiopatogenia e epidemiologia

A etiologia da DMTC não é clara. Nenhum fator de risco foi identificado até agora. Acredita-se que a ativação imune devido a fatores ambientais em pessoas com predisposição genética desempenhe um papel fundamental. Determinados vírus e produtos químicos correlacionam-se com a doença. Diversos estudos demonstraram a associação com o HLA-DR4. É mais comum no sexo feminino (84%), na 3ª década de vida.

Clínica

As manifestações clínicas mais comuns são: artrite/artralgia (95%); fenômeno de Raynaud (85%); acometimentos esofágico (67%) e pulmonar (67%); edema difuso das mãos (66%), cujos dedos adquirem o aspecto de "salsicha"; miosite (63%); lesões esclerodermiformes (33%); serosite (27%); doença renal (10%); e afecção cerebral (10%).

O paciente que apresente este quadro clínico e no qual foi encontrado ANA com padrão pontilhado grosso deve ser investigado quanto a autoanticorpos que tenham maior valor diagnóstico (Quadro 64.2).

Diagnóstico

Inicialmente, foram descritos os anticorpos anti-ENA. Posteriormente, verificou-se que o sistema ENA é composto basicamente de 2 frações antigênicas: RNP (ribonucleoproteína) e Sm (Smith). O anti-U1-RNP em títulos elevados (mais de 1:1.000 até 1:1.600, pelo método da hemaglutinação) é, na prática, quase exclusivo da doença mista do colágeno, enquanto o anti-Sm ocorre no lúpus eritematoso sistêmico. Ao contrário do que ocorre no LES, na DMTC o complemento encontra-se normal ou aumentado. É importante ter em mente que anticorpos anti-Sm e anti-DNA negativos seriam considerados, por alguns, critério de exclusão de DMTC. O fator reumatoide pode estar presente em 70% dos casos.

Alguns estudos sugerem que a medida dos níveis do anticorpo anti-U1-RNP pelo método ELISA poderia ser útil a curto prazo para predizer agudizações da doença.

As imunoglobulinas podem estar aumentadas, principalmente IgG (acima de 40 g/L em alguns pacientes). Os achados hematológicos mais frequentes são: leucopenia, trombocitopenia e VHS elevada.

Prognóstico e tratamento

Tem prognóstico melhor do que as outras doenças do colágeno e, em geral, é responsiva ao tratamento com corticosteroides em doses baixas (prednisona, 15 a 30 mg/dia); no entanto, nos casos de doença sistêmica grave, como miosite, vasculite e alveolite fibrosante, devemos empregar altas doses de prednisolona (1 mg/kg/dia) por, pelo menos, 6 meses, para depois prosseguir com a diminuição gradual da dose.

A artrite e o acometimento cutâneo podem ser controlados pelo uso de antimaláricos. A hipertensão pulmonar é a causa de morte mais importante atribuída à DMTC. O tratamento da hipertensão pulmonar é feito com infusão de prostaciclinas ou com tratamento imunossupressor ou imunobiológico, obtendo-se bons resultados.

Os imunossupressores são usados em 2 condições: como indutores da remissão ou poupadores de corticosteroides; são empregados ciclofosfamida, azatioprina e metotrexato.

Síndrome do anticorpo antifosfolipídio

A síndrome do anticorpo antifosfolipídio (SAF) é uma doença autoimune sistêmica, caracterizada por episódios de tromboses arteriais ou venosas e perdas fetais recorrentes, além de trombocitopenia, livedo reticular, ulcerações e presença de anticorpos anticardiolipina e/ou anticoagulante lúpico. A patogênese parece relacionar-se com os anticorpos antifosfolipídios (AAFL) que se ligam aos fosfolipídios das plaquetas, resultando em aumento de sua adesão e agregação. Atualmente, existe certo consenso de que os anticorpos antifosfolipídio dirigem-se contra a β_2-glicoproteína-1 (β_2GP-1), proteína sérica que atua como anticoagulante natural por sua capacidade de unir-se a fosfolipídios e inibir a formação de trombina (Quadro 64.6).

Para identificar o AAFL, os testes laboratoriais incluem ensaio imunoenzimático (ELISA) e ensaios funcionais. Os três AAFL conhecidos são: anticorpos anticardiolipina IgG ou IgM (ELISA), anticorpos antibeta-2-glicoproteína-I IgG ou IgM (ELISA) e anticoagulantes lúpicos (ensaios funcionais).

Os locais mais comuns de trombose venosa e arterial são os membros inferiores e a circulação arterial cerebral, respectivamente. No entanto, a trombose pode ocorrer em qualquer órgão.

Muitas vezes, a SAF está associada ao LES, assim como a outras doenças autoimunes, neoplasia, doenças hematológicas, infecciosas e neurológicas, e ao uso de alguns medicamentos; nestes casos, é denominada *SAF secundária*. O fenômeno de Lucio pode ser considerado uma SAF secundária à hanseníase de Lucio, tendo sido detectados anticorpos anticardiolipina, dependentes de β_2-glicoproteína e anticoagulante lúpico.

No curso da pandemia de covid-19, anticorpos aFL mensuráveis foram detectados em um grande número de pacientes, desde testes positivos isolados a coortes com positividade muito alta. Enquanto alguns consideram haver correlação substancial de acordo com seus resultados, outros levantam questões sobre a significância de tal correlação. Em última análise, é necessário realizar mais estudos que testem especificamente os anticorpos aFL em maior número de pacientes.

As manifestações clínicas da SAF são heterogêneas e podem acometer qualquer órgão ou sistema. A gravidade é decorrente do tipo e da localização do vaso acometido, e o prognóstico está relacionado com os eventos desencadeantes.

A ***doença de Sneddon*** seria quadro semelhante, acompanhado de acidente vascular cerebral.

O tratamento é feito com heparina de baixo peso molecular ou cumarínicos, ácido acetilsalicílico, antiagregante plaquetário, além da educação dos pacientes quanto aos hábitos de vida. Os pacientes devem, por exemplo, interromper o tabagismo (Figura 64.23).

Síndrome de Sjögren

A síndrome de Sjögren (SS), também conhecida como síndrome seca, é uma doença autoimune sistêmica, caracterizada por infiltração linfocítica das glândulas secretoras. Isso

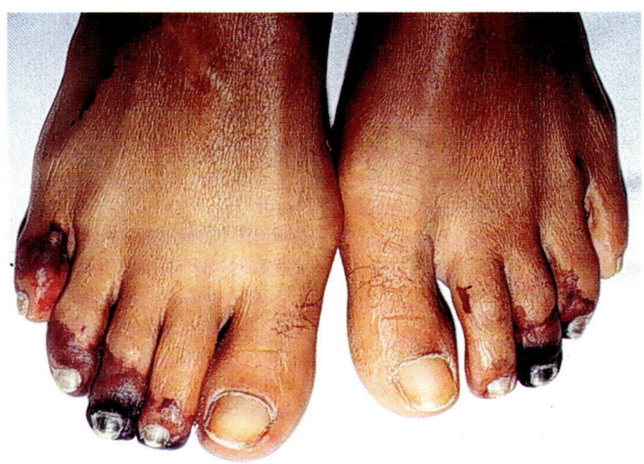

Figura 64.23 Síndrome do anticorpo antifosfolipídio – necrose devido a fenômenos trombóticos.

Quadro 64.6 Anticorpos na síndrome do anticorpo antifosfolipídio.

Anticorpo	Doença	Determinante antigênico	IF indireta	Técnica
Anticardiolipina (IgG, IgM)	LES, SAF, fenômeno de Lucio	Cardiolipina, fosfolipídio de carga negativa	–	ELISA
Anticoagulante lúpico	LES, SAF, fenômeno de Lucio	–	–	Testes de coagulação

LES: lúpus eritematoso sistêmico; SAF: síndrome do anticorpo antifosfolipídio; IF: imunofluorescência.

leva ao ressecamento das principais superfícies da mucosa, como boca, olhos, nariz, laringe, faringe e vagina. Embora haja poucos dados de morbidade no diagnóstico inicial, a SS pode ser uma doença grave, com mortalidade aumentada causada por câncer hematológico. A causa da SS é desconhecida, mas os fatores postulados para desempenhar papel relevante incluem fatores genéticos e ambientais, anormalidade hormonal e infecção viral (vírus Epstein-Barr, da hepatite C, HTLV-1 e outras retroviroses); cerca de 25% dos pacientes com amiloidose nodular apresentam SS.

O desarranjo das barreiras imunológicas inatas tem um papel fundamental na patogênese da SS, especialmente nas fases iniciais da doença, por meio de um mecanismo que envolve a via do IFN. Por outro lado, o sistema imunológico adaptativo tem um papel central no desenvolvimento da SS. De fato, a ativação persistente de células B e a proliferação de células Th1 e Th17 contribuem para a progressão da doença. Finalmente, nos últimos anos, os pesquisadores se concentraram no funcionamento das células epiteliais, que demonstraram ser fatores relevantes desse cenário patogênico complexo.

Diferentes agentes infecciosos, especialmente vírus, têm sido considerados potenciais gatilhos patogênicos da SS. Entre eles, o vírus Epstein-Barr, encontrado em biopsias de glândulas lacrimais e salivares e até na saliva, parecendo haver uma correlação entre a presença do vírus Epstein-Barr, a gravidade da doença e as manifestações extraglandulares. De fato, o vírus Epstein-Barr favorece a liberação de autoantígenos (ou seja, os complexos ribonucleoproteicos Ro/SSA e La/SSB) por meio da apoptose das células epiteliais e mecanismos de mimetismo molecular. O vírus Epstein-Barr também é capaz de ativar a resposta imune inata, aumentando a expressão de IFN por meio da interação com receptores *toll-like* endossomais 3, 7 e 9. Entretanto, até o momento, nenhuma associação clara com infecções virais (vírus Epstein-Barr, vírus da hepatite C, HTLV-1 e Coxsackie A) foi encontrada na SS.

Associações entre alelos do HLA DRB1*03:01, DQA1*05:01, DQB1*02:01 e a suscetibilidade à SS foram demonstradas, assim como polimorfismos do fator regulador do interferon 5 (IRF5,) que está envolvido na sinalização do IFN-I e do STAT4, regulando assim a via do IFN-I tipo I. A quimiocina CXCR5, a cinase linfoide B (BLK) e a via do fator nuclear (NF)-kB estão envolvidas no controle da diferenciação e proliferação de células B e na produção de anticorpos. Os fatores epigenéticos, como a metilação do DNA, podem regular as vias de IFN, a sinalização de micro-RNA e os loci genéticos responsáveis pela apresentação de antígenos, contribuindo assim para a ocorrência da SS.

As células epiteliais são consideradas as principais protagonistas na patogênese da SS, de modo que o termo "epitelite" autoimune é cada vez mais usado. Elas representam o alvo do processo autoimune e os gatilhos da ativação imunológica. Os principais processos regulados pelas células epiteliais são: a) a expressão de complexos de ribonucleoproteína (ou seja, Ro/SSA e La/SSB), como consequência de mecanismos apoptóticos; b) a interação com células T, por meio da expressão na superfície celular de proteínas coestimulatórias (CD86); c) a produção de citocinas (IL-21 e BAFF), que, por sua vez, regulam a atividade das células B; e d) a expressão de quimiocinas (CXCL12), capazes de recrutar leucócitos. A inflamação local e a produção de IFN-γ e TNF-α podem contribuir para a disfunção das glândulas secretoras ao romper a estrutura da glandular quando da entrada no epitélio. Todos esses eventos afetam a funcionalidade das glândulas e estão implicados na redução da qualidade e quantidade das secreções, contribuindo, assim, para o desenvolvimento e a manutenção da inflamação local.

As manifestações clínicas baseiam-se em sintomas glandulares e extraglandulares.

Sintomas glandulares. A xeroftalmia, presente em 95% dos pacientes, pode levar a sintomas da ceratoconjuntivite seca, como sensação de areia nos olhos, vermelhidão, prurido e fotossensibilidade. A xerostomia, presente em 90% dos pacientes, ocasiona incapacidade de mastigar e deglutir alimentos secos, falar continuamente, atrofia de papilas, maior incidência de cáries e parotidite.

Sintomas extraglandulares. Na pele, pode ser observada xerose importante, levando a prurido intenso, fenômeno de Raynaud, eritema anular e púrpura palpável. Outras manifestações são: artrite, mononeurite múltipla, acometimento pulmonar, renal e esofágico.

Frequentemente está associada a outras doenças autoimunes, sendo conhecida por *SS secundária*. Porém, quando não ocorre essa associação, é conhecida como *SS primária*. Os pacientes portadores da SS têm uma probabilidade 44 vezes maior de desenvolver linfoma que a população em geral.

As alterações laboratoriais mais frequentes são anemia de doença crônica, leucopenia, aumento da VHS com proteína C reativa normal e hipergamaglobulinemia.

Os critérios diagnósticos incluem: manifestações subjetivas da síndrome seca, positividade do teste de Schirmer (quando $\leqq$ 5 mm em 5 min), alteração do escore de Rosa Bengala, alteração histológica de glândulas salivares menores (padrão-ouro), cintigrafia de glândula salivar, sialografia de parótida, fluxo salivar não estimulado e positividade de autoanticorpos como Anti-Ro (SS-A) e/ou Anti-La (SS-B), antinucleares e fator reumatoide.

Não há cura para doença, portanto o tratamento é apenas sintomático, visando à melhora da qualidade de vida e evitando ou minimizando sequelas. Faz-se uso rotineiro de colírios e lágrimas artificiais, assim como administração de secretagogos, ingestão de líquidos, corticosteroide em caso de hipertrofia de parótidas, imunossupressores e imunobiológicos quando há sintomas extraglandulares significativos.

Doença enxerto *versus* hospedeiro

A cada dia há mais incidência de uma síndrome observada após transplante de medula óssea e causada por reação dos linfócitos T da medula do doador contra tecidos do receptor. A doença enxerto *versus* hospedeiro (DEVH) pode ocorrer ainda em pacientes imunossuprimidos que recebem transfusões de leucócitos e, mais raramente, pela passagem de linfócitos imunocompetentes maternos para a circulação fetal, em caso de feto que apresente alguma anormalidade imunológica.

A doença ocorre em cerca de 70% dos pacientes transplantados e pode ser classificada em aguda ou crônica, conforme a seguir.

Doença enxerto *versus* hospedeiro aguda

A DEVH aguda tem início entre 7 e 100 dias após o transplante. Ocorre em 35 a 50% de pacientes pós-transplante de medula óssea e compromete pele, fígado e intestino. É uma reação imune sistêmica em que células T maduras no inóculo do doador são ativadas de forma anormal pelo hospedeiro e pelas células apresentadoras de antígeno do doador. Essas células ativadas, então, atacam o tecido normal do hospedeiro após o transplante. A DEVH clínica desenvolve-se quando o dano excede o limite de tolerância do tecido. Além disso, o dano funcional de órgãos hematopoéticos e não hematopoéticos devido a essa resposta imune aguda desencadeia o desenvolvimento subsequente de DEVH crônica.

O acometimento cutâneo é frequente e manifesta-se por prurido ou sensação de dor na pele e erupção maculopapular. O surgimento de pápulas perifoliculares, eritema, dor à pressão palmoplantar e coloração violácea nos pavilhões auriculares e pescoço constitui indicador clínico altamente sugestivo de DEVH aguda. Outras formas são: a escarlatiniforme com placas descamativas extensas, as formas hiperagudas graves com eritrodermia, febre e necrólise epidérmica que se manifesta por bolhas e importante acometimento do estado geral. A mucosite é frequente e se manifesta por úlceras dolorosas que podem ser muito extensas e impedir a alimentação. É difícil diferenciá-la clinicamente da mucosite induzida pela quimioterapia, a qual aparece logo após o transplante, enquanto a mucosite por DEVH aguda surge, na maioria dos casos, após o 1º mês, assim como o envolvimento da face e da região palmoplantar. Diarreia simultânea à hiperbilirrubinemia favorece o diagnóstico de DEVH. A histopatologia é característica e revela, na epiderme, queratinócitos necróticos associados a linfócitos-satélites, sendo tal achado denominado "necrose celular satélite". Manifestações extracutâneas são o acometimento hepático, inclusive com insuficiência aguda, e o envolvimento do trato gastrintestinal e dos pulmões.

Como o paciente está sob tratamento com substâncias imunossupressoras, muitas vezes é difícil o diagnóstico diferencial com farmacodermia e infecção. A mortalidade varia com a intensidade do processo, mas é elevada, ocorrendo em 50% dos casos (Figura 64.24).

Doença enxerto *versus* hospedeiro crônica

Tem início meses a anos (100 a 500 dias) após o transplante e, em geral, ocorre nos pacientes que apresentaram manifestações da fase aguda da doença. A patogênese está relacionada com linfócitos imunocompetentes que se diferenciam no receptor. Ocorre não só nos transplantes alogênicos, mas também naqueles singênicos ou autólogos, e, ainda, após transfusão de sangue e hemoderivados. Os órgãos mais comprometidos são pele e fígado. Na fase inicial, pode haver xerodermia, prurido, eritema abrupto difuso e descamação. Erupção liquenoide, localizada principalmente nas extremidades, é comum, podendo ser generalizada. A histologia é semelhante à do líquen plano, podendo apresentar ainda necrose celular satélite. Em uma fase tardia, ocorrem alterações esclerodermiformes isoladas ou que podem tornar-se confluentes; têm localização central, ou seja, tronco, nádegas e coxas. Alterações poiquilodérmicas também ocorrem. Resolução espontânea tem sido observada 2 anos após. Estudos por meio de imunofluorescência direta revelam, na membrana basal, depósitos de IgM em 39% dos casos, na forma aguda, e em 86% dos casos, na forma crônica (Figura 64.25).

Tratamento

Pode ser profilático ou após doença estabelecida. O primeiro é imunossupressivo é obrigatório em todos os pacientes antes ou depois do transplante. Quando a doença está estabelecida, empregam-se corticosteroides, mais comumente, ou, ainda, ciclosporina, ciclofosfamida, azatioprina, talidomida, imunoglobulinas e, mais recentemente, inibidores da JAK.

Em trabalho recém-publicado, foi demonstrada eficácia do UVB-*narrow band* no tratamento da DEVH aguda em pacientes esteroide-dependentes ou refratários após cerca de 15 sessões, assim como a PUVA-terapia. Nesta, após 24 sessões foi observada uma melhor resposta nas lesões esclerodermoides do que nas lesões liquenoides. O tratamento deve ser mantido por um longo período e permite uma diminuição mais rápida das terapias

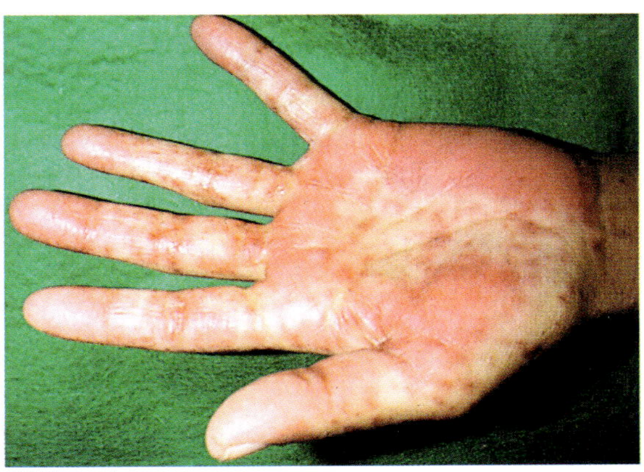

Figura 64.24 DEVH – fase aguda: acometimento palmar característico, que é doloroso. (Cortesia da Dra. Márcia de Matos Silva.)

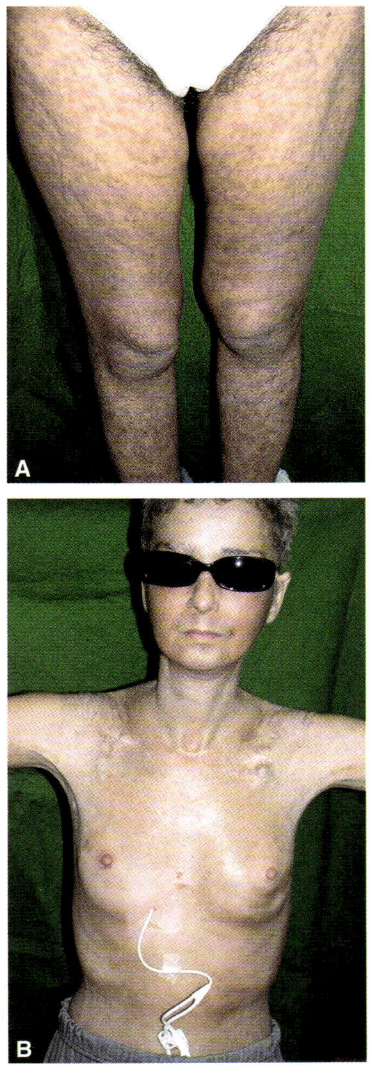

Figura 64.25 DEVH – fase crônica. **A.** Erupção liquenoide. **B.** Esclerose generalizada com impossibilidade de elevar os membros. (Cortesia da Dra. Márcia de Matos Silva.)

imunossupressoras concomitantes. Esta é também muito útil no tratamento da esclerose cutânea. As alterações esclerodermoides da fase crônica ocorrem em 20% dos pacientes; naqueles irresponsivos à corticoterapia sistêmica (50%), os inibidores da via Hedgehog podem ser úteis em cerca de 69% dos pacientes após 108 dias.

Doença autoagressiva hansênica

Conceito

A doença autoagressiva hansênica (Azulay, 1978) tem quadro clínico e imunopatológico de autoagressão, ocorrendo na hanseníase virchowiana e, menos frequentemente, na hanseníase *borderline*, devido à produção de grande quantidade de múltiplos autoanticorpos à custa de uma estimulação do linfócito B, provavelmente por complexos *M. leprae* + "*self*" tecidos, com provável disfunção do linfócito T supressor.

A primeira observação da doença foi feita por Azulay em 1955, em paciente de 18 anos de idade, do sexo feminino, que apresentava quadro completo de lúpus eritematoso sistêmico com presença de célula LE; na realidade, o caso estava com o diagnóstico errado – tratava-se de hanseníase virchowiana. Desde então, novos casos de observação pessoal e trabalhos de outros autores possibilitaram destacar, dentro da hanseníase, um quadro clínico e imunopatológico de autoagressão, o qual, em 1978, foi designado por Azulay como *doença autoagressiva hansênica*.

Clínica

A febre é o sintoma mais importante, podendo ser de intensidade variável; em geral, é o primeiro sintoma, permanece de semanas a meses sem que o clínico possa chegar a um diagnóstico etiológico; ao mesmo tempo, aparecem comprometimento articular intenso, anorexia, emagrecimento e, em alguns casos, neuralgias. As lesões cutâneas podem surgir no início ou mais tarde; são representadas por eritema nodoso e/ou multiforme com lesões numerosas e disseminadas; vasculite necrosante com ulcerações subsequentes não são incomuns (Figuras 64.26 e 64.27). Como manifestações extracutâneas, temos: artrite, irite, uveíte, nefrite, neurite, linfadenopatia, orquite, epididimite e hepatoesplenomegalia.

Etiopatogenia

A imunidade celular específica para o *M. leprae* está deprimida, bem como, em menor grau, a inespecífica para outros antígenos. Em contraposição, há um elevado teor de anticorpos,

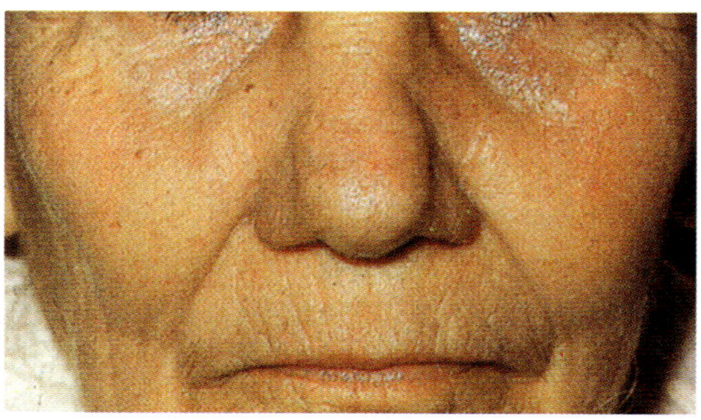

Figura 64.26 Doença autoagressiva hansênica – lesão simulando lúpus eritematoso sistêmico.

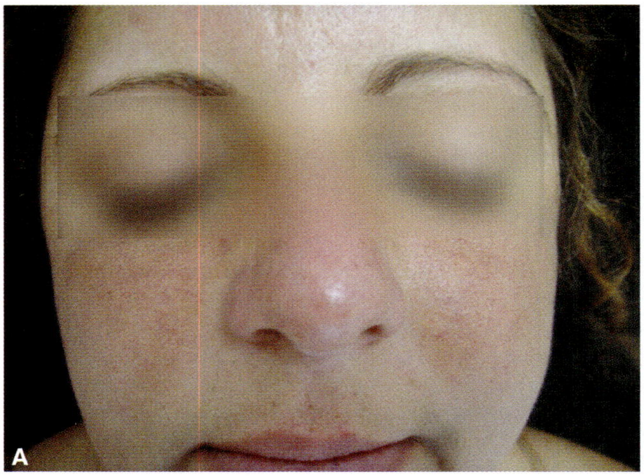

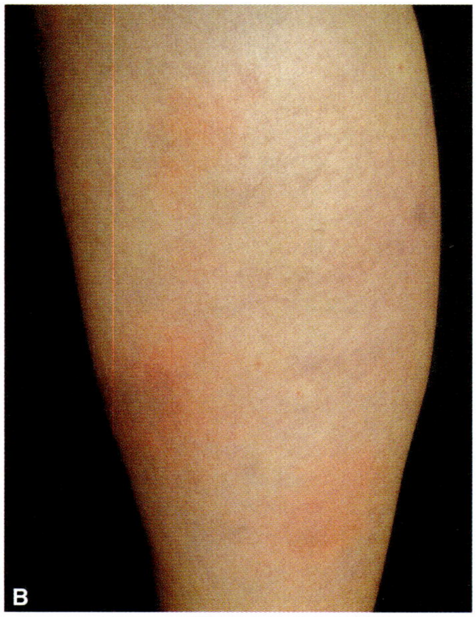

Figura 64.27 Doença autoagressiva hansênica. **A.** *Rash* malar. **B.** Eritema nodoso na mesma paciente. (Cortesia do Dr. Maluf Gabbay Belicha.)

a maioria dos quais autoanticorpos circulantes; imunocomplexos estão presentes e depositam-se nos vasos da pele e de outras estruturas, inclusive dos rins, explicando a vasculite, o eritema nodoso, a nefrite e outras manifestações clínicas. O fenômeno LE ocorre em cerca de 40% dos casos; o ANA é positivo em aproximadamente 26%; encontramos ainda anticorpos anticélulas germinativas, antipele (tipo pênfigo e tipo penfigoide, antitireoglobulinas e antilipídio [VDRL] positivo em 36% dos casos). Pode haver fator reumatoide em até 100% dos casos; as imunoglobulinas (IgG, IgM e IgA) estão aumentadas. Com relação aos níveis de complemento, há discrepâncias, o que deve ser explicado pela fase em que é feita a coleta do sangue. Crioproteína (até 100% de positividade), proteína C reativa (até 100% de positividade), antiestreptolisina O com títulos elevados e hemossedimentação elevada são outros tantos achados.

Diagnóstico

Diante de um caso de febre oculta ou de sintomatologia de doença autoagressiva, o médico, nos países com endemia hansênica, deve pensar nesse diagnóstico; na prática clínica, temos visto vários casos sendo tratados equivocadamente como artrite reumatoide ou lúpus eritematoso sistêmico. O diagnóstico de doença autoagressiva hansênica deve ser feito por pesquisa do *M. leprae*, biopsia de pele ou gânglio e teste de Mitsuda (é negativo em 100% dos casos).

Evolução e prognóstico

Em geral, é um quadro agudo, com fases sucessivas de acalmia e exacerbação; o prognóstico quanto à vida costuma ser bom.

Tratamento

A medicação de escolha é a talidomida (100 a 400 mg/dia), seguida da clofazimina (100 a 200 mg/dia); os corticosteroides são muito ativos, porém seu uso deve ser excepcional. Está claro que a doença de base (hanseníase) deve ser tratada pelas substâncias específicas.

Dermatite por progesterona autoimune

A dermatite por progesterona autoimune (DPA) é uma doença rara da pele causada pela sensibilidade a altos níveis de progesterona secretada durante a fase lútea do ciclo menstrual. Isso pode ser devido a vários mecanismos fisiopatológicos, incluindo uma reação de hipersensibilidade dos tipos I e IV. Caracterizada clinicamente por erupções cutâneas cíclicas recorrentes que são pruriginosas e podem se apresentar como eritematosas, urticariformes, eritema multiforme-símile, eczematosas ou bolhosas e até mesmo como eritema anular centrífugo. Excepcionalmente, pode ter a sua manifestação inicial na gravidez ou no pós-parto.

A confirmação diagnóstica se dá pela positividade à injeção intradérmica de progesterona, na maioria das vezes, que pode ser imediata (urticariforme) e/ou retardada (induração). Outros métodos que podem ser úteis incluem teste provocativo com progesterona oral ou intramuscular (10 mg) no início do ciclo, imunofluorescência indireta em corpo lúteo de rato e teste de desgranulação de basófilo. Na ausência de positividade aos testes com progesterona, deve-se considerar o diagnóstico de dermatite estrogênica, o que pode ser confirmado por reexposição ou teste intradérmico com estrona.

O tratamento com estrogênio conjugado é eficaz, a partir do 21º dia do ciclo, na dose de 1,25 mg/dia. Tamoxifeno, danazol, gonadotrofina e *spray* nasal de busserrelina são alternativas válidas e, em casos intratáveis, a ooforectomia bilateral é curativa. Há casos de resposta terapêutica satisfatória com o omalizumabe.

Um quadro cutâneo polimorfo, semelhante à forma autoimune, existe quando o paciente faz uso de progestógeno em ciclos anovulatórios ou em casos de reposição hormonal; entretanto, estes casos não são propriamente autoimunes; seriam considerados farmacodermia por progesterona.

Bibliografia

Lúpus eritematoso

Alves C, Vieira N, Meyer I *et al.* Antígenos de histocompatibilidade humanos e dermatologia: da pesquisa para a prática clínica. *An Bras Dermatol.* 2006 Jan-Fev;81(1):65-73.

Antonov D, Kazandjieva J, Etugov D *et al.* Drug-induced lupus erythematosus. *Clin Dermatol.* 2004 Mar-Apr;22(2):157-66.

Aringer M, Costenbader K, Daikh D *et al.* 2019 European League Against Rheumatism/American College of Rheumatology Classification Criteria for Systemic Lupus Erythematosus. *Arthritis Rheumatol.* 2019 Sep;71(9):1400-12.

Aringer M, Johnson SR. Systemic lupus erythematosus classification and diagnosis. *Rheum Dis Clin North Am.* 2021 Aug;47(3):501-11.

Aringer M, Petri M. New classification criteria for systemic lupus erythematosus. *Curr Opin Rheumatol.* 2020 Nov;32(6):590-6.

Ballestar E, Esteller M, Richardson BC. The epigenetic face of systemic lupus erythematosus. *J Immunol.* 2006 Jun;176(12):7143-7.

Berbert AL, Mantese SA. Lúpus eritematoso cutâneo: aspectos clínicos e laboratoriais. *An Bras Dermatol.* 2005 Mar-Abr;80(2):119-31.

Bitar C, Menge TD, Chan MP. Cutaneous manifestations of lupus erythematosus: a practical clinicopathological review for pathologists. *Histopathology.* 2022 Jan;80(1):233-50.

Callen JP. Drug-induced cutaneous lupus erythematosus, a distinct syndrome that is frequently under-recognised. *J Am Acad Dermatol.* 2001 Aug;45(2): 315-6.

Chen SJT, Tse JY, Harms PW *et al.* Utility of CD123 immunohistochemistry in differentiating lupus erythematosus from cutaneous T cell lymphoma. *Histopathology.* 2019;74:908-16.

Consenso sobre diagnóstico y tratamiento de lupus eritematoso. Sociedad Argentina de Dermatología; 2006.

Contestable JM, Edhegard KD, Meyerle JH. Bullous systemic lupus erythematosus: a review and update to diagnosis and treatment. *Am J Clin Dermatol.* 2014 Dec;15(6):517-24.

Dellavance A, Gabriel Júnior A, Cintra A *et al.* I Consenso Nacional para Padronização dos Laudos de FAN HEp-2. *J Bras Patol Med Lab.* 2002 Jul;38(3):207-16.

Dellavance A, Gabriel Júnior A, Nuccitelli B *et al.* II Consenso Brasileiro de Fator Antinuclear em Células HEp-2. *Rev Bras Reumatol.* 2003 Jun;43(3): 129-40.

Duarte AA. Lúpus eritematoso. *In*: Duarte AA. *Colagenoses e a dermatologia.* 2. ed. Rio de Janeiro: Di Livros, 2012.

Dubois EL. Procainamide induction of systemic lúpus erythematosus-like syndrome. Presentation of six cases, review of the literature, and analysis and followup of reported cases. *Medicine.* 1969 May;48(3):217-28.

Felten R, Lipsker D, Sibilia J *et al.* The history of lupus throughout the ages. *J Am Acad Dermatol.* 2022 Dec;87(6):1361-9.

Gammom B, Hansen C, Costner MI. Efficacy of mycophenolate mofetil in antimalarial-resistant cutaneous lupus erythematosus. *J Am Acad Dermatol.* 2011 Oct;65(4):717-21.

Garcia LC, Morato IB, Melo RF, Vale EC. Lúpus comedoniano: variante rara de lúpus eritematoso cutâneo crônico- Série de casos. *An Bras Dermatol.* 2022;97(3):159-67.

Ghafouri-Fard S, Shahir M, Taheri M, Salimi A. A review on the role of chemokines in the pathogenesis of systemic lupus erythematosus. *Cytokine.* 2021 Jul;10;146:155640.

Hausmann JS, Kennedy K, Simard JF *et al.* covid-19 Global Rheumatology Alliance. Immediate effect of the covid-19 pandemic on patient health, health-care use, and behaviours: results from an international survey of people with rheumatic diseases. *Lancet Rheumato*l. 2021 Oct;3(10):e707-14.

Herzum A, Gasparini G, Cozzani E *et al.* Atypical and rare forms of cutaneous lupus erythematosus: the importance of the diagnosis for the best management of patients. *Dermatology.* 2022;238(2):195-204.

Iwamoto T, Dorschner JM, Selvaraj S *et al.* High systemic type I interferon activity is associated with active class III/IV lupus nephritis. *J Rheumatol.* 2022;49(4):388-97.

Jatwani K, Chugh K, Osholowu OS, Jatwani S. Tumid lupus erythematosus and systemic lupus erythematosus: a report on their rare coexistence. *Cureus.* 2020;12(4):e7545.

Khandpur S, Das S, Singh MK. Rowell's syndrome revisited: report of two cases from India. *Inter J Dermatol.* 2005 Jul;44(7):545-9.

Klumb EM, Silva CA, Lanna CC *et al.* Consenso da Sociedade Brasileira de Reumatologia para o diagnóstico, manejo e tratamento da nefrite lúpica. *Rev Bras Reumatol.* 2015 Jan-Feb;55(1):1-21.

Lee LA, Werth VP. Lupus erythematosus. *In*: Bolognia JL, Schaffer JV, Cerroni L. *Dermatology*. Philadelphia: Elsevier Science; 2018.

Mason A, Anver H, Lwin M *et al.* Lupus, vaccinations and covid-19: What we know now. *Lupus.* 2021 Sep;30(10):1541-52.

Méndez-Flores S, Hernández-Molina G, Azamar-Llamas D *et al.* Inflammatory chemokine profiles and their correlations with effector CD4 T cell and regulatory cell subpopulations in cutaneous lupus erythematosus. *Cytokine.* 2019 Jul;119:95-112.

Moreira C, Gama GG. Lúpus eritematoso sistêmico. *In*: Moreira C, Carvalho MAP. *Reumatologia: diagnóstico e tratamento.* Rio de Janeiro: Medsi; 2001. p. 423-47.

Mota LMH, Haddad GP, Aires R *et al.* Drug-induced lupus: from basic to applied immunology. *Rev Bras Reumatol.* 2007 Nov-Dec;47(6):431-7.

Mutasim DF, Bilic M, Hawayek LH *et al.* Immunobullous diseases. *J Am Acad Dermatol.* 2005 Jun;52(6):1029-43.
Quaresma, MV, Bernardes Filho F, Oliveira FB *et al.* Anti-TNF-alfa and classical drug-induced lupus. *An Bras Dermatol.* 2015 Mai-Jun;90(3Supl1):S123-5.
Ramos-Casals M, Soto MJ, Cuadrado MJ, Khamashta MA. Rituximabe in systemic lupus erythematosus: a systematic review of off-label use in 188 cases. *Lupus.* 2009 Aug;18(9):767-76.
Rocha A, Almeida Jr HL, Zerwes G, Oliveira Filho UL. Lúpus eritematoso cutâneo subagudo desencadeado por capecitabina. *An Bras Dermatol.* 2019 Set-Out;94(5):618-9.
Rodsaward P, Chottawornsak N, Suwanchote S *et al.* The clinical significance of antinuclear antibodies and specific autoantibodies in juvenile and adult systemic lupus erythematosus patients. *J Allergy Immunol.* 2021 Dec;39(4).
Rothfield N, Sontheimer RD, Bernstein M.Lupus erythematosus: systemic and cutaneous manifestations. *Clin Dermatol.* 2006 Sep-Oct;24(5):348-62.
Saleh D, Grubbs H, Crane JS. Tumid lupus Erythematosus. 2021 Jul 18. *In*: StatPearls [Internet]. Treasure Island (FL): *StatPearls Publishing*; 2021 Jan. PMID: 29494121.
Sanders CJ, Van Weelden H, Kazzaz GA *et al.* Photosensivity in patients with lupus erytematosus: a clinical and photobiological study of 100 patients using a prolonged phototest protocol. *Br J Dermatol.* 2003 Jul;149(1):131-7.
Sarzi-Puttini P, Atzeni F, Capsoni F *et al.* Drug-induced lupus erythematosus. *Autoimmunity.* 2005 Nov;38(7):507-18.
Sato EI, Bonfá ED, Costallat LT *et al.* Consenso Brasileiro para o Tratamento do Lúpus Eritematoso Sistêmico. *Rev Bras Reumatol.* 2002 Nov-Dez;42(6):362-70.
Sharma M, Vignesh P, Tiewsoh K, Rawat A. Revisiting the complement system in systemic lupus erythematosus. *Expert Rev Clin Immunol.* 2020 Apr;16(4):397-408.
Siddiqi KZ, Zinglersen AH, Iversen KK *et al.* A cluster of type II interferon-regulated genes associates with disease activity in patients with systemic lupus erythematosus. *J Autoimmun.* 2022;132:102869.
Silveira CS, Lemos TB, Curty ER *et al.* Comedonic lupus, a rare variant of chronic cutaneous lupus erythematosus (CCLE): cases series and literature review. *Int J Dermatol.* 2023 Jul;62(7):924-33.
Simonsen AB, Kaae J, Ellebaek E *et al.* Cutaneous adverse reactions to anti-PD-1 treatment – A systematic review. *J Am Acad Dermatol.* 2020 Nov;83(5):1415-24.
Sonigo G, Jachiet M, Bessis D *et al.*; EMSED study group (Etudes des Maladies Systémiques en Dermatologie). Hydroxychloroquine dose tapering or discontinuation in cutaneous lupus erythematosus after remission: A retrospective multicenter cohort study of 56 patients. *J Am Acad Dermatol.* 2022 Jul;87(1):203-6.
Sontheimer RD, Thomas JR, Gilliam JN. Subacute cutaneous lupus erythematosus: a cutaneous marker for a distinct lupus erythematosus subset. *Arch Dermatol.* 1979 Dec;115(12):1409-15.
Tuffanelli DL. Lupus erythematosus panniculitis (profundus). *Arch Dermatol.* 1971;103(3):231-42.
Vargas AL. Lúpus eritematoso. *In*: Azulay L, Hanauer L, Leal F, Azulay DR. *Atlas de dermatologia: da semiologia ao diagnóstico*. 3. ed. Rio de Janeiro: Guanabara Koogan; 2020.
Walling HW, Sontheimer RD. Cutaneous lupus erythematosus: issues in diagnosis and treatment. *Am J Clin Dermatol.* 2009;10(6):365-81.
Zhao M, Feng D, Hu L *et al.* 3D genome alterations in T cells associated with disease activity of systemic lupus erythematosus. *Ann Rheum Dis.* 2023;82(2):226-34.
Zucchi D, Silvagni E, Elefante E *et al.* Systemic lupus erythematosus: one year in review 2023. *Clin Exp Rheumatol.* 2023 May;41(5):997-1008.

Esclerodermia

Adigun R, Goyal A, Bansal P, Hariz A. Systemic Sclerosis. 2021 May 9. *In*: StatPearls [Internet]. Treasure Island (FL): *StatPearls Publishing*; 2021 Jan. PMID: 28613625.
Arif T, Fatima R, Sami M. Parry-Romberg syndrome: a mini review. *Acta Dermatovenerol Alp Pannonica Adriat.* 2020 Dec;29(4):193-9.
Buense R, Duarte IA, Bouer M. Localized scleroderma: assessment of the therapeutic response to phototherapy. *An Bras Dermatol.* 2012 Jan-Feb;87(1):63-9.
Carneiro S, Brotas A, Lamy F *et al.* Eosinophilic fasciitis (Shulman syndrome). *Cutis.* 2005 Apr;75(4):228-32.
Elgash M, Kim R, Swallow M *et al.* Perioral hyaluronidase injection for the treatment of microstomia in systemic sclerosis patients: a retrospective cohort study. *J Am Acad Dermatol.* 2025 Jan;92(1):148-50.
Esterly NB, McKusick VA. Stiff skin syndrome. *Pediatrics.* 1971 Feb;47(2):360-9.
Fett N, Werth VP. Update on morphea, Part I. Epidemiology, clinical presentation, and pathogenesis. *J Am Acad Dermatol.* 2011 Feb;64(2):217-28.
Fett N, Werth VP. Update on morphea, Part II. Update on morphea: part II. Outcome measures and treatment. *J Am Acad Dermatol.* 2011 Feb;64(2):231-42.
Furst D, Khanna D, Matucci-Cerinic M *et al.* Systemic sclerosis-continuing progressive developing clinical measures of response. *J Rheumatol.* 2007 May;34(5):1194-200.
Gelpi E, de la Paz MP, Terracini B *et al.* The Spanish toxic oil syndrome 20 years after its onset: a multidisciplinary review of scientific knowledge. *Environ Health Perspect.* 2002 May;110(5):457-64.
Grabell D, Hsieh C, Andrew R *et al.* The role of skin trauma in the distribution of morphea lesion: A cross-sectional survey of the Morphea in Adults and Children cohort IV. *J Am Acad Dermatol.* 2014 Sep;71(3):493-8.
Guidolin F, Esmanhotto L, Magro CE *et al.* Prevalência de achados cutâneos em portadores de esclerose sistêmica: experiência de um hospital universitário. *An Bras Dermatol.* 2005 Set-Out;80(5):481-9.
Jablonska S, Blaszczyk M. Scleroderma-like indurations involving fascias: an abortive form of congenital facial dystrophy (Stiff Skin Syndrome). *Pediatr Dermatol.* 2000 Mar-Apr;17(2):105-10.
Klippel JH, Kimberly RP. Connective tissue disorders. *In*: Klippel JH, Dieppe PA. *Rheumatology*. London: Mosby; 1999.
Marques Neto JF, Sampaio-Barros PD. Esclerose sistêmica. *In*: Moreira C, Carvalho MA. *Reumatologia: diagnóstico e tratamento*. Rio de Janeiro: Medsi; 2001.
Mat C, Kalayciyan A, Arzuhal N *et al.* Stiff skin syndrome: a case report. *Pediatr Dermatol.* 2003 Jul-Aug;20(4):339-41.
Mazori DR, Femia AN, Vleugels RA. Eosinophilic fasciitis: an updated review on diagnosis and treatment. *Curr Rheumatol Rep.* 2017;19(12):74.
Papara C, De Luca DA, Bieber K *et al.* Morphea: The 2023 update. *Front Med (Lausanne).* 2023 Feb;13;10:1108623.
Peroni A, Zini A, Braga V *et al.* Drug-induced morphea: report of a case induced by balicatib and review of the literature. *J Am Acad Dermatol.* 2008 Jul;59(1):125-9.
Peterson LS, Nelson AM, Su WP. Classification of morphea (localizad scleroderma). *Mayo Clin Proc.* 1995 Nov;70(11):1068-76.
Riccardi MT, Chialà A, Lannone F *et al.* Treatment of digital ulcers in systemtic sclerosis with endothelin-1 receptor antagonist (bosentan). *Reumatismo.* 2007 Apr-Jun;59(2):135-9.
Rodríguez-Salgado P, García-Romero MT. Morphea: a practical review of its diagnosis, classification and treatment. *Gac Med Mex.* 2019;155(5):483-91.
Sehgal VN, Srivastava G, Aggarwal AK *et al.* Localized scleroderma/morphea. *Int J Dermatol.* 2002 Aug;41(8):467-75.
Snarskaya ES, Vasileva KD. Localized scleroderma: actual insights and new biomarkers. *Int J Dermatol.* 2022 Jun;61(6):667-74.
Tasleem A. *Morphea and Related Disorders*. Emirados Árabes Unidos: Bentham Science Publishers; 2024. Disponível em: https://doi.org/10.2174/97898150809881240101. Acesso em: 6 maio 2025.
Tolstoy F, Coimbra DD, Pessoa OM, Lowy G. Stiff skin syndrome. *Rio Dermatol.* 2008;17:17-8.
Yu EP, Ostor AJ, Hall FC. Succesful treatment with bosentan for severe digital ischemia in limited cutaneous systemic sclerosis. *Ann Rheumat Dis.* 2007 Aug;66(8):1122-3.
Zhao M, Wu J, Wu H *et al.* Clinical treatment options in scleroderma: recommendations and comprehensive review. *Clin Rev Allergy Immunol.* 2022 Apr;62(2):273-91.

Dermatomiosite/polimiosite

Boehler JF, Horn A, Novak JS *et al.* Mitochondrial dysfunction and role of harakiri in the pathogenesis of myositis. *J Pathol.* 2019;249(2):215-26.
Coustal C, Du Thanh A, Roubille F *et al.* Rare cutaneous toxicity of immune checkpoint inhibitors: a case of durvalumab-induced dermatomyositis. *Eur J Cancer.* 2021 Jul;28;155:25-7.
De Paepe B, Creus KK, De Bleecker JL. Role of cytokines and chemokines in idiopathic inflammatory myopathies. *Curr Opin Rheumatol.* 2009;21:610-6.
Dinh HV, McCormack C, Hall S, Prince HM. Rituximabe for the treatment of the skin manifestations of dermatomyositis: a report of 3 cases. *J Am Acad Dermatol.* 2007 Jan;56(1):148-53.
Dourmishev LA, Wolina U. Dermatomyositis: immunopathologic study of skin lesions. *Acta Dermatovenerol Alp Panonica Adriat.* 2006 Mar;15(1):45-51.
El-Banna G, Fiorentino D. Update on cutaneous signs to assist in the diagnosis of dermatomyositis. *Curr Rheumatol Rep.* 2022 May;24(5):156-65.
Findlay AR, Goyal NA, Mozaffar T. An overview of polymyositis and dermatomyositis. *Muscle Nerve.* 2015;51(5):638-56.
Fiorentino DF, Kuo K, Chung L *et al.* Distinctive cutaneous and systemic features associated with antitranscriptional intermediary factor-1γ antibodies in adults with dermatomyositis. *J Am Acad Dermatol.* 2015 Mar;72(3):449-55.
Galvão I, Reale J, Lima I, Santiago M. Eficácia da dapsona em dois casos de dermatomiosite amiopática. *An Bras Dermatol.* 2006 Mar-Abr;81(2):181-2.
Haro R, Revelles JM, Fariña MC *et al.* Wong's dermatomyositis: a new case and review of the literature. *Int J Dermatol.* 2013 Apr;52(4):466-70.
Henning JS, Witkiewicz A, Schaffer JV, Orlow SJ. Juvenile amyopathy dermatomyositis. *Dermatol Online J.* 2005 Dec;30;11(4):11.
Heymann WR. Refining dermatomyositis. *J Am Acad Dermatol.* 2024 Dec;91(6):1076-7.
Hui AC, Wong SM, Leung T. Prognosis of polymiositis and dermatomyositis. *Clin Reumathol.* 2007 Jan;26(1):92.

Lundberg IE, Tjärnlund A, Bottai M. 2017 European League Against Rheumatism/American College of Rheumatology Classification Criteria for Adult and Juvenile Idiopathic Inflammatory Myopathies and Their Major Subgroups. *Arthritis Rheumatol.* 2017;69(12):2271-82.
Maione V, Bighetti S, Rovaris S *et al.* A case of refractory amyopathic dermatomyositis succesfullly treated with upadacetinib. *Int J Dermatol.* 2024 Jul;63(7): 959-61.
Patel B, Khan N, Werth VP. Applicability of EULAR/ACR classification criteria for dermatomyositis to amyopathic disease. *J Am Acad Dermatol.* 2018;79(1):77-83.e1.
Quaresma MV, Bernardes F, Garcia EA *et al.* Paraneoplastic dermatomyositis: delayed diagnosis. *Rev Bras Med.* 2012 Out;69:24-8.
Ruiz-Lozano RE, Velazquez-Valenzuela F, Roman-Zamudio M et al. Polymyositis and dermatomyositis: ocular manifestations and potential sight-threatening complications. *Rheumatol Int.* 2022 Jul;42(7):1119-31.
Sampaio AL, Bressan AL, Vasconcelos BN, Gripp AC. Manifestações cutâneas associadas a doenças sistêmicas – Parte I. *An Bras Dermatol.* 2021;96(6): 655-71.
Sarwar A, Dydyk AM, Jatwani S. Polymyositis. 2021 Jul 12. *In*: StatPearls [Internet]. Treasure Island (FL): *StatPearls Publishing*; 2021 Jan. PMID: 33085276.
Saud A, Naveen R, Aggarwal R, Gupta L. covid-19 and myositis: what we know so far. *Curr Rheumatol Rep.* 2021 Jul;3;23(8):63.
Selva-O'Callaghan A, Trallero-Araguás E, Grau-Junyent JM *et al.* Malignancy and myositis: novel autoantibodies and new insights. *Curr Opin Rheumatol.* 2010 Nov;22(6):627-32.
Sontheimer, Richard D. Dermatomyositis: an overview of recente progress with emphasis on dermatologic aspects. *Dermatol Clin.* 2002;20(3):387-408.
Xu T, Hong S. A case of vesicobullous dermatomyositis: a marker of internal malignancy. *Int J Dermatol.* 2012 May;51(5):594-6.
Yu WY, North JP, McCalmont TH, Shinkai K. Wong-type dermatomyositis during anti PD-1 therapy. *J Am Acad Dermatol Case Reports.* 2018;4:1049-51.

Síndrome antissintetase

Alfraji N, Mazahir U, Chaudhri M, Miskoff J. Anti-synthetase syndrome: a rare and challenging diagnosis for bilateral ground-glass opacities-a case report with literature review. *BMC Pulm Med.* 2021 Jan;6;21(1):11.
Esposito AC, Miot HA, Gige TC. Você conhece essa síndrome? Síndrome antissintetase (anti-PL-7). *An Bras Dermatol.* 2016 Sept-Oct;91(5):683-5.
Opinc AH, Makowska JS. Antisynthetase syndrome – much more than just a myopathy. *Semin Arthritis Rheum.* 2021 Feb;51(1):72-83.
Shinjo SK, Levy-Neto M. Síndrome antissintetase anti-Jo-1. *Rev Bras Reumatol.* 2010 Sept-Oct;50(5):492-500.
Solomon J, Swigris JJ, Brown KK. Doença pulmonar intersticial relacionada a miosite e a síndrome antissintetase. *J Bras Pneumol.* 2011 Jan-Feb;37(1):100-9.
Theilacker LR, Brandão FS, Goulart FV *et al.* Antisynthetase syndrome: two case reports and literature review. *Rev Bras Reumatol.* 2015 Mar-Apr;55(2):177-80.

Doença mista do tecido conjuntivo

Chaigne B, Scirè CA, Talarico R *et al.* Mixed connective tissue disease: state of the art on clinical practice guidelines. *RMD Open.* 2018;4(Suppl 1):e000783.
Santacruz JC, Mantilla MJ, Rodriguez-Salas G *et al.* Interstitial lung disease in mixed connective tissue disease: an advanced search. *Cureus.* 2023 Mar;15;15(3): e36204.
Sapkota B, Al Khalili Y. Mixed Connective Tissue Disease. 2021 Apr 18. *In*: StatPearls [Internet]. Treasure Island (FL): *StatPearls Publishing*; 2021 Jan. PMID: 31194355.
Varma R, Szilagyi S, Harshan M. Breast involvement in mixed connective tissue disease. *Radiol Case Rep.* 2019 Apr;14(4):430-5.

Síndrome do anticorpo antifosfolipídio

Abulafia LA, Spinelli LP, Kac BK. Lepra de Lucio y fenómeno de Lucio: un caso en Brasil. *Dermatología Rev Mex.* 2004;48(5):279-83.
Azulay-Abulafia L, Pereira Spinelli L, Hardmann D *et al.* Lucio phenomenon. Vasculitis or occlusive vasculopathy? *Hautarzt.* 2006 Dec;57(12):1101-5.
Bustamante JG, Goyal A, Bansal P, Singhal M. Antiphospholipid syndrome. 2021 Jul 4. *In*: StatPearls [Internet]. Treasure Island (FL): *StatPearls Publishing*; 2021 Jan. PMID: 28613698.
Stelzer M, Henes J, Saur S. The role of antiphospholipid antibodies in covid-19. *Curr Rheumatol Rep.* 2021 Jul;14;23(9):72.

Síndrome de Sjögren

Burbelo PD, Ambatipudi K, Alevizos I. Genome-wide association studies in Sjogren's syndrome: what do the genes tell us about disease pathogenesis? *Autoimmun Rev.* 2014;13(7):756-61.
Du W, Han M, Zhu X *et al.* The multiple roles of B cells in the pathogenesis of Sjögren's syndrome. *Front Immunol.* 2021 Jun;8;12:684999.
Fox RI, Liu AY. Sjögren's syndrome in dermatology. *Clin Dermatol.* 2006 Sep-Oct;24(5):393-413.
Freitas TM, Medeiros AM, Oliveira PT *et al.* Sjögren's syndrome. Literature review and clinical case management. *Rev Bras Otorrinolaringol.* 2004 Mar-Apr;70(2):383-8.
Gomes RS, Brandalise R, Alba GP *et al.* Primary Sjögren's syndrome. *Rev Bras Clin Med.* 2010 May-Jun;8(3):254-65.
Konsta OD, Le Dantec C, Charras A *et al.* Defective DNA methylation in salivary gland epithelial acini from patients with Sjogren's syndrome is associated with SSB gene expression, anti-SSB/LA detection, and lymphocyte infiltration. *J Autoimmun.* 2016;68:30-8.
Liu Z, Chu A. Sjögren's syndrome and viral infections. *Rheumatol Ther.* 2021 Sep;8(3):1051-9.
Negrini S, Emmi G, Greco M *et al.* Sjögren's syndrome: a systemic autoimmune disease. *Clin Exp Med.* 2022 Feb;22(1):9-25.
Thabet Y, Le Dantec C, Ghedira I *et al.* Epigenetic dysregulation in salivary glands from patients with primary Sjogren's syndrome may be ascribed to infiltrating B cells. *J Autoimmun.* 2013;41:175-81.
Valim V, Trevisani VF, Pasoto SG *et al.* Recomendações para o tratamento da síndrome de Sjögren. *Rev Bras Reumatol.* 2015 Sep-Oct;55(5):446-57.

Doença enxerto *versus* hospedeiro

Byun HJ, Yang JI, Kim BK, Cho KH. Clinical differentiation on acute cutaneous graft-*versus*-host disease from drug hypersensitivity reactions. *J Am Acad Dermatol.* 2011 Oct;65(4):726-32.
Feldstein JV, Bolaños-Meade J, Anders VL, Abuav R. Narrowband ultravioleta B phototherapy for the treatment of steroid-refractory and steroid-dependent acute cutaneous graft-*versus*-host disease of the skin. *J Am Acad Dermatol.* 2011 Oct;65(4):733-8.
Kassem R, Barzilai A, Pras E *et al.* Bath psoralen plus ultraviolet-A auto-hemoterapia for chronic graft-versus-host disease: a retrospective cohort study. *Int J Dermatol.* 2023 Oct;62(10):1261-5.
Matsuoka KI. [Recent developments in prophylaxis and treatment of graft-versus-host disease]. *Rinsho Ketsueki.* 2021;62(6):602-9.
Mendez-Hernandez A, Gupta R, Arai Sally *et al.* Efficacy of hedgehog pathway inhibitors as adjuvant in treating steroid-refractory sclerodermatous chronic graft-versus-host disease. *J Am Acad Dermatol.* 92(5):1121-3.
Palacios-Diaz RD, López-Davia J, Gómez JM. Ruxolitinib for foreign body reaction to silicone in a patient with chronic graft-versus-host disease. *Int J Dermatol.* 2025 Jan;64(1):197-8.
Shimizu M, Shimbo A, Takagi M *et al.* Successful treatment of joint and fascial chronic graft-versus-host disease with baricitinib. *Rheumatology (Oxford).* 2021 Dec;24;61(1):e1-e3.
Silva MM, Bouzas LF, Filgueira AL. Manifestações tegumentares da doença enxerto contra hospedeiro em pacientes transplantados de medula óssea. *An Bras Dermatol.* 2005 Jan-Fev;80(1):69-80.

Doença autoagressiva hansênica

Azulay RD. Autoaggressive hanseniasis. *J Am Acad Dermatol.* 1987 Dec;17(6): 1042-6.
Azulay RD. Doença auto-agressiva hansênica. *An Bras Dermatol.* 1981 Mai-Jun; 56(3):159-64.

Dermatite por progesterona autoimune

Rasi A, Khatami A. Autoimmune progesterone dermatitis. *Int J Dermatol.* 2004 Aug;43(8):588-90.
Varghese A, Paul T, Kim H *et al.* Effect of omalizumab for autoimmune progesterone dermatitis refractory to bilateral oophorectomy: a case report. *Allergy Asthma Clin Immunol.* 2021 Jun;13;17(1):58.
Yee KC, Cunliffe WJ. Progesterone-induced urticaria: response to buserelin. *Br J Dermatol.* 1994 Jan;130(1):121-3.

65

Doenças Metabólicas

Felipe Aguinaga ◆ **Fred Bernardes Filho** ◆ **Michelle Botelho Caarls** ◆
David Rubem Azulay ◆ **Luna Azulay-Abulafia**

Distúrbios nutricionais

Marasmo

O marasmo é causado por deficiência proteico-calórica e ocorre, principalmente, nos países em desenvolvimento. Outras causas são: anorexia nervosa, alcoolismo, síndromes disabsortivas, neoplasias e HIV (mais do que no kwashiorkor).

As alterações cutâneas encontradas são: pele seca, fina, flácida e enrugada. Tipicamente, os pacientes apresentam fácies simiesca, devido à perda da gordura ao redor da boca. Os cabelos são finos e quebradiços. Há perda importante da gordura subcutânea; não ocorre edema.

Kwashiorkor

O kwashiorkor ocorre, em parte, devido a deficiência basicamente proteica, apesar de improvável consumo calórico relativamente adequado. É mais frequente em populações de baixo nível socioeconômico, sobretudo na infância. Outras causas são: enteropatia perdedora de proteína, cirurgias gastrintestinais extensas e HIV.

Caracteriza-se por edema, alterações dos cabelos, que perdem o brilho e tornam-se ralos e avermelhados; o *sinal da bandeira* se caracteriza por faixas com alternância de cores dos cabelos, relacionadas com os períodos de ingesta (cor normal) e de privação (cor avermelhada) (Figura 65.1). Lesões eritematovioláceas descamativas, palidez cutânea, unhas fracas, alterações em mucosas (queilite, xeroftalmia e vulvovaginite) e púrpura compõem o quadro (Figura 65.2). Os casos graves resultam em morte.

O tratamento consiste em alimentação adequada, com quantidade suficiente de proteínas, calorias e suplementos minerais e vitaminas.

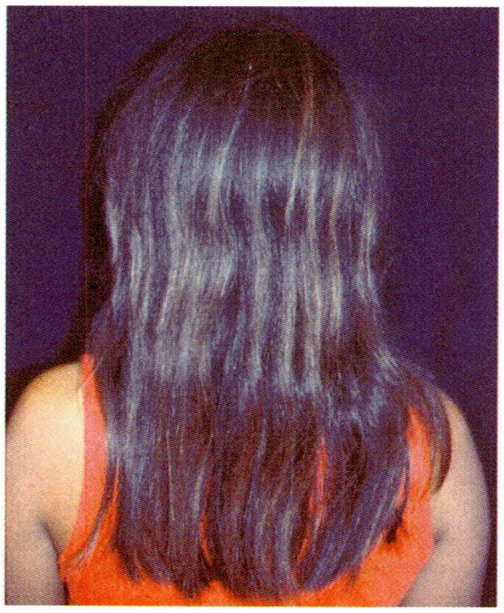

Figura 65.1 Kwashiorkor. Sinal da bandeira.

Desvitaminodermias

São alterações clínico-metabólicas causadas por excesso ou carência de vitaminas. As hipervitaminoses são, em geral, iatrogênicas e decorrem de tratamento vitamínico prolongado ou ingestão de doses excessivas. As hipovitaminoses são de relevância clinicossocial e derivam dos seguintes mecanismos básicos: ingestão inadequada, distúrbio de absorção, utilização e metabolização ou de síntese e aumento das necessidades orgânicas em determinadas fases (crescimento, gravidez, entre outros). Fatores de risco incluem alcoolismo, hepatopatias crônicas, cirurgia bariátrica, assim como outras, doença inflamatória intestinal, doença psiquiátrica, nutrição parenteral e hemodiálise.

Serão apresentadas apenas as desvitaminoses mais relevantes de interesse dermatológico.

Vitamina A

A vitamina A (retinol) é uma vitamina lipossolúvel importante no processo de ceratinização. É encontrada em alimentos como: leite, óleo de peixe, fígado e ovos. Pode ser obtida também pelo metabolismo de carotenoides em frutas e verduras, que são a principal fonte da vitamina nos seres humanos (ver Capítulo 88).

A *hipovitaminose A* ocorre principalmente por ingestão inadequada, má-absorção de gorduras e doenças hepáticas. Caracteriza-se por alterações oculares, cutâneas e no sistema imunológico. Na pele, a principal manifestação é conhecida como "frinoderma". Consiste em pápulas ceratósicas de vários tamanhos nos cotovelos, joelhos, face anterolateral das coxas, posterolateral dos braços e em outras localizações, lembrando a ceratose folicular. A pele dos locais afetados tem aspecto enrugado.

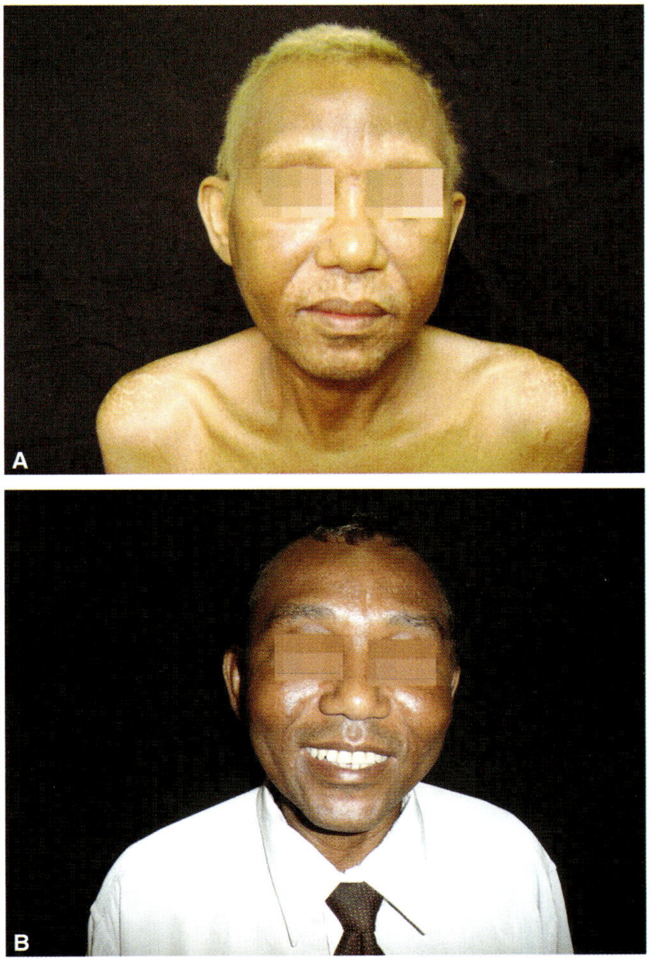

Figura 65.2 Kwashiorkor em paciente adulto de instalação após cirurgia de Whipple para tratamento de pancreatite crônica e pseudotumor pancreático. **A.** Antes do tratamento. **B.** Após instituição de dieta hipercalórica, hiperproteica e com suplementação de triglicerídios de cadeia média, vitaminas, oligoelementos e enzimas pancreáticas. (Cortesia do Dr. Alexandre Gripp.)

As manifestações oculares incluem cegueira noturna, xeroftalmia, manchas de Bitot na esclera e ceratomalacia. Há forte associação entre mortalidade e xeroftalmia.

A deficiência de vitamina A também foi relacionada com aumento da incidência e da gravidade de algumas infecções.

O diagnóstico é clínico, porém pode-se dosar o nível sérico de retinol. O diagnóstico diferencial deve ser feito com ceratose pilar e doença de Darier.

O tratamento é feito com a administração de retinol 100.000 a 300.000 UI/dia (1 UI = 0,3 μg).

A *hipervitaminose A* produz manifestações cutâneas como ressecamento de pele e mucosas, dermatite facial, queilite e alopecia. As manifestações sistêmicas incluem dor óssea e articular, aumento da pressão intracraniana, cefaleia, fadiga, esplenomegalia, hepatotoxicidade e pseudotumor cerebral. Os retinoides, análogos da vitamina A, produzem os mesmos sintomas.

A carotenemia ocorre por aumento dos níveis séricos de carotenoides, pigmentos vegetais precursores da vitamina A. As manifestações são exclusivamente cutâneas: pigmentação amarelada da pele, principalmente em palmas, plantas e sulco nasolabial (ver Figura 5.4).

Complexo B

Pelagra

A pelagra é causada por deficiência de niacina (vitamina B_3). Esta pode ser obtida na dieta (levedo de cerveja, fígado, amendoim, carne vermelha, carne de porco e salmão), ou sintetizada endogenamente a partir do aminoácido triptofano. Dois derivados da niacina (NAD e NADP) participam do metabolismo de carboidratos e ácidos graxos, por serem constituintes importantes da coenzima 1-NAD e da coenzima 2-NADP, as quais doam e recebem hidrogênio nas reações de oxidação e redução, que são vitais.

A causa mais comum de pelagra é a ingestão inadequada, principalmente em alcoolistas ou em populações com a alimentação à base de milho. Um fato curioso é que o milho, na realidade, contém quantidades adequadas da vitamina, porém esta se encontra de forma ligada, o que dificulta sua absorção. A doença também pode ser causada por má-absorção (doenças ou cirurgias, inclusive a bariátrica) e uso de medicações como: isoniazida (bloqueia a atividade da piridoxina, cofator na biossíntese de niacina), 5-fluorouracila, azatioprina, sulfonamidas, pirazinamida, etionamida, cloranfenicol, anticonvulsivantes e antidepressivos. A síndrome carcinoide também pode ser causa de pelagra, já que o triptofano é utilizado para síntese de serotonina.

As alterações cutâneas ocorrem em locais de pressão, fricção e exposição solar. A erupção aparece, frequentemente, na face, no pescoço, no dorso das mãos, nos braços e nos pés. É característica a simetria, bem como os limites bem definidos das lesões (Figuras 65.3 e 65.4). Uma localização interessante é ao

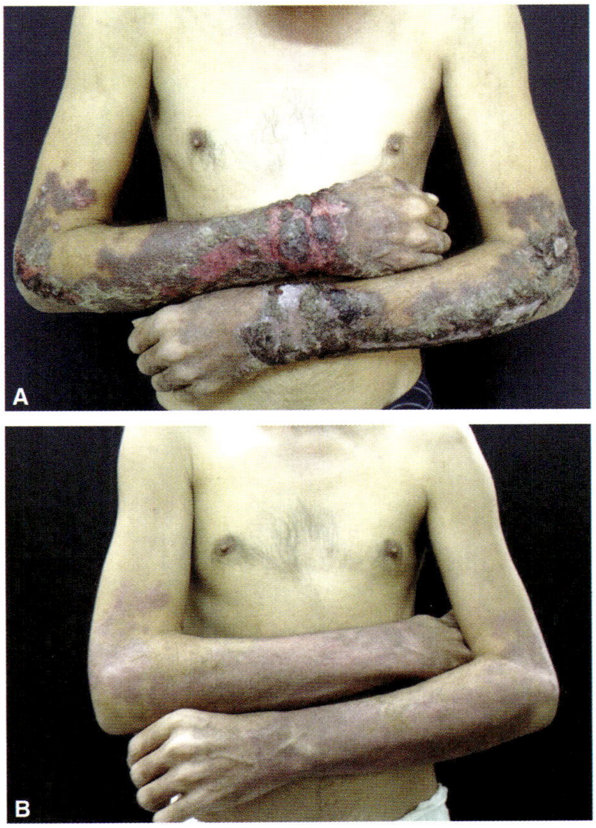

Figura 65.3 Pelagra. **A.** Lesões simétricas ulcerocrostosas nos antebraços. **B.** Melhora clínica das lesões do paciente da figura **A** após 20 dias de uso de niacinamida 600 mg/dia. (Cortesia da Dra. Natália Cordeiro.)

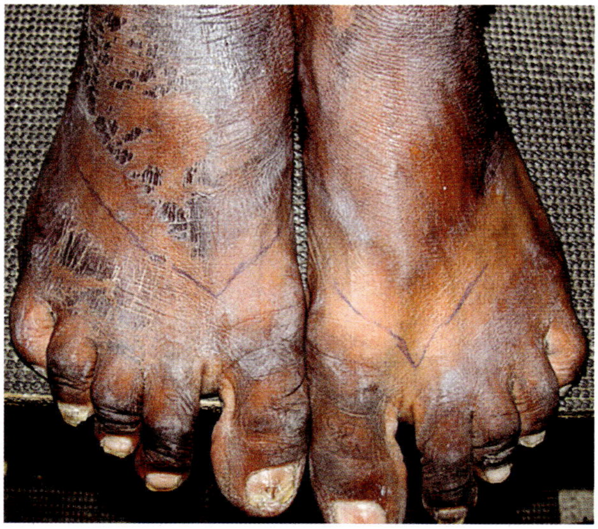

Figura 65.4 Pelagra: sinal da sandália. (Coleção IDPRDA-SCMRJ.)

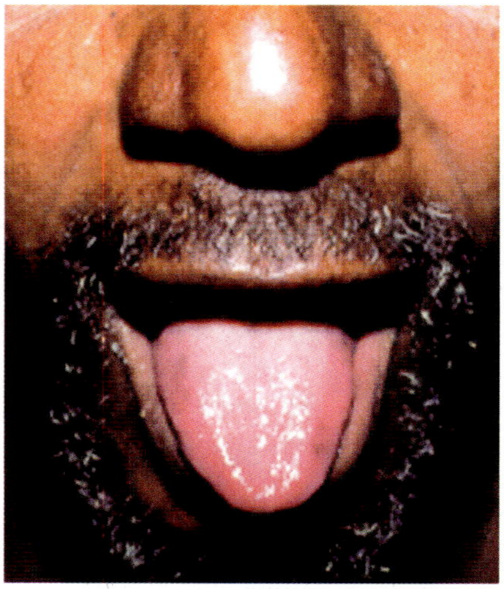

Figura 65.6 Pelagra: língua despapilada. (Arquivo IDPRDA-SCMRJ.)

redor do pescoço; o processo restringe-se à área descoberta pela conformação da camisa, reproduzindo um aspecto de colar (colar de Casal) (Figura 65.5).

Inicialmente, a doença caracteriza-se por eritema e leve edema após exposição solar, com prurido e sensação de queimação. Em casos mais graves, pode haver formação de bolhas. Em estágios mais avançados, ocorrem hiperpigmentação da pele afetada, ressecamento e aspecto apergaminhado, com formação de escamas grosseiras. As lesões se manifestam nas áreas fotoexpostas porque a diminuição da oferta de NAD e NADP prejudica as reações de oxidação/redução necessárias para o reparo do dano induzido em todas as células pela radiação ultravioleta (UV). Outra possível explicação seria a redução do ácido urocânico e/ou o acúmulo de ácido quinurênico.

Podem surgir também alterações mucosas, afetando boca (Figura 65.6) e vagina, além de queilite angular.

As manifestações sistêmicas incluem fraqueza, anorexia, dor abdominal, diarreia e fotossensibilidade. Entre os sintomas neurológicos destacam-se apatia, depressão, parestesias, cefaleia, perda de memória e síncopes. Em casos mais graves, alucinações, psicose, convulsões, demência e coma podem ocorrer. A doença resultará em morte se o tratamento não for instituído.

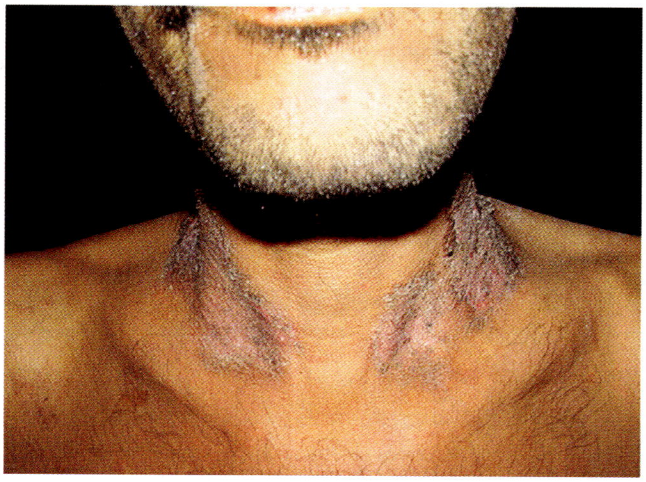

Figura 65.5 Pelagra: colar de Casal.

A pelagra é tradicionalmente conhecida como a "doença dos três D": **d**ermatite, **d**iarreia e **d**emência, apesar de, em muitos casos, não haver a tríade clássica; atualmente, em raríssimas ocasiões, pode ser acrescido um quarto D: ***d**eath* (morte).

A antiga expressão pelagra *sine pellagra* era utilizada para descrever casos sem a lesão cutânea típica da doença, porém descobriu-se que esses casos eram causados por deficiência de riboflavina, e não de niacina.

O diagnóstico é clínico, não havendo exames laboratoriais para confirmá-lo, porém baixos níveis na urina de N-metilnicotinamida e piridona indicam deficiência de niacina.

O tratamento consiste na administração de niacinamida na dose de 100 a 400 mg/dia. A forma amida é preferida por não precipitar distúrbios vasomotores.

A *doença de Hartnup*, que é extremamente rara e surge nos primeiros anos de vida, é transmitida de forma autossômica recessiva. Decorre da dificuldade de absorção intestinal e renal do triptofano, o que ocasiona excreção exagerada do mesmo. Na clínica, ocorrem dermatite pelagroide, ataxia cerebelar intermitente, manifestações psiquiátricas e aminoacidúria (ver Capítulo 72, *Doença de Hartnup*).

Riboflavina

A riboflavina (vitamina B_2) é encontrada em alimentos como leite, carne, peixe e ovos. Sua deficiência ocorre por ingestão inadequada e em associação ao hipotireoidismo, síndrome de Plummer-Vinson, uso de clorpromazina e fototerapia para hiperbilirrubinemia do recém-nascido.

As manifestações clínicas são principalmente cutâneas, podendo ocorrer também alterações orais, oculares e genitais, conhecidas como *síndrome oro-oculogenital.*

Na boca, ocorre glossite; a língua adquire coloração magenta, estomatite angular (*perlèche*), e surgem fissuras verticais nos lábios (queilose). Na face aparecem lesões similares às da dermatite seborreica. As manifestações oculares incluem conjuntivite e fotofobia, e as genitais incluem dermatite.

A resposta clínica é dramática com a administração de riboflavina na dose de 1 a 3 mg/dia, em crianças, e 10 a 20 mg/dia, em adultos.

Piridoxina

A piridoxina (vitamina B_6) é encontrada em alimentos como carne, cereais integrais, folhas verdes e batata.

A deficiência ocorre por ingestão inadequada, alcoolismo e uso de medicamentos que aumentem a excreção ou diminuam a atividade da vitamina, como: isoniazida, penicilamina e hidralazina.

As manifestações cutâneas são representadas por alterações semelhantes à dermatite seborreica na face, no pescoço, nos ombros, nas nádegas e no períneo. Outros achados incluem estomatite angular, queilose, glossite, conjuntivite e intertrigo.

Alterações sistêmicas também são encontradas, como: hiperestesia, parestesia ascendente, alterações vibratórias e de posição segmentar, reflexos tendíneos hipoativos, anemia normocítica normocrômica, linfopenia e eosinofilia.

A resposta ao tratamento é rápida com a administração de 10 a 25 mg/dia de piridoxina.

Cianocobalamina

A cianocobalamina (vitamina B_{12}) é produzida endogenamente por bactérias da flora bacteriana dos animais e obtida pela ingestão de produtos animais.

A deficiência de vitamina B_{12} ocorre por ingestão inadequada (principalmente em vegetarianos e alcoólatras), má-absorção (por diminuição de síntese de fator intrínseco gástrico) e doenças que provocam alterações na mucosa intestinal. As principais manifestações cutâneas são máculas e placas hipercrômicas, principalmente em áreas flexurais, palmas, plantas e mucosa oral. Também surgem estrias longitudinais hiperpigmentadas nas lâminas ungueais, e os cabelos podem adquirir coloração acinzentada. Se a deficiência de vitamina B_{12} for causada por anemia perniciosa, poderá haver associação ao vitiligo e alopecia areata.

Alterações sistêmicas incluem anemia megaloblástica, parestesias, dormência das extremidades, ataxia, reflexos alterados e alterações do estado mental (por diminuição da síntese de mielina).

A reversão do quadro cutâneo se dá aproximadamente após 1 ano de tratamento com vitamina B_{12}, 1 mg/semana no primeiro mês e, após, 1 mg/mês, por via intramuscular.

Biotina

Também conhecida como vitamina B_7 ou vitamina H, é um cofator de 5 carboxilases que estão envolvidas no metabolismo de ácidos graxos, aminoácidos e glicose. É encontrada na gema do ovo, nas nozes, nos grãos e no leite. A recomendação é a ingestão de 30 mcg/dia, sendo excepcional a ocorrência de deficiência. Após a ingesta, tem o seu pico sérico em 2 h e, após 8 h, já estará eliminada da circulação. Atua na biossíntese da queratina e aumenta a coesão entre os queratinócitos e, portanto, torna as unhas mais endurecidas. Em geral, tem sido empregada na dose de 2,5 a 5 mg/dia com excelentes resultados já perceptíveis em cerca de 90 dias. Está bem estabelecido que essa suplementação interfere em alguns exames laboratoriais e mesmo em alguns testes imunológicos; portanto, quando houver discrepância com a clínica, considerar essa possibilidade. É recomendado parar a ingesta 48 h antes de qualquer exame de sangue. Entre estes, os mais alterados são os da tireoide (TSH, T_3, T_4) e paratireoide (PTH).

Ácido fólico

A deficiência de ácido fólico (vitamina B_9) provoca pápulas e placas descamativas na face, no tronco e nas extremidades, principalmente nas superfícies extensoras. Também ocorrem glossite, queilite e anemia megaloblástica.

Vitamina C

A vitamina C (ácido ascórbico) desempenha um papel importante na formação de colágeno, absorção de ferro, metabolismo do ácido fólico e função leucocitária. É encontrada em frutas, sobretudo cítricas, e verduras frescas; surge após 1 a 3 meses de restrição absoluta da ingesta.

A deficiência dessa vitamina é conhecida como "escorbuto" e ocorre por ingestão inadequada, pós-cirurgias gástricas, neoplasias, distúrbios da absorção intestinal, diálise e uso de fármacos como ácido acetilsalicílico, indometacina, fenilbutazona, tetraciclina e anticoncepcionais orais.

As manifestações clínicas são representadas principalmente por fenômenos hemorrágicos. Estes podem limitar-se à pele (petéquias e equimoses perifoliculares são muito característicos, principalmente nos membros inferiores), sangramento gengival e epistaxe, ou, ainda, podem ocorrer hemorragias em músculos, tendões, periósteo e olhos. Ceratose folicular é frequentemente encontrada, e são possíveis alterações nos pelos, que se tornam enrolados (pelos em "saca-rolha"). Ocorre ainda dificuldade de cicatrização.

Manifestações sistêmicas incluem mialgia, fadiga, fraqueza, artralgia e edema. Se mantida, são esperadas anemia, leucopenia ocasional, assim como propensão a infecções.

O tratamento baseia-se na administração de vitamina C na dose de 300 a 1.000 mg/dia, resultando em melhora em poucos dias das manifestações.

Selênio

Devemos considerar a deficiência desse nutriente em pacientes em uso de nutrição parenteral e doenças disabsortivas que apresentem manifestações como leuconiquia, paroniquia, leucodermia, que pode ser extensa, e mesmo perda de pigmentação nos cabelos; além de má cicatrização, podem evoluir com cardiomiopatia e suscetibilidade a infecções. Outras situações de baixa de selênio são hemodiálise, uso de cisplatina e contraceptivo oral.

A concentração plasmática é de 8 μg/dL e, em estados inflamatórios agudos, pode baixar devido a uma redistribuição do selênio da albumina para a enzima peroxidase glutadiona. A suplementação via oral é suficiente para reverter o quadro em 8 semanas com a dose de 100 mcg/dia para adultos. Nos pacientes em nutrição parenteral, a adição de 20 a 100 mcg na solução é recomendada para prevenção da deficiência.

Histopatologia

Os achados histopatológicos das doenças carenciais são geralmente inespecíficos e incluem palidez e edema celular, que pode ser, se mais intenso, balonizante, sobretudo na camada superior da epiderme; espongiose, hiperqueratose, paraqueratose, vacuolização da camada basal e mesmo necrólise são achados frequentes. Na deficiência de vitamina C, são características a púrpura perifolicular e a ceratose folicular.

Dislipidoses

Dislipidemia significa anormalidade nos níveis séricos de lipoproteínas, podendo configurar hiper ou hipolipoproteinemia. Hiperlipemia, hiperlipidemia e hiperlipoproteinemia são sinônimos e significam aumento plasmático dos níveis de lipídios.

As lipoproteínas são complexos macromoleculares que viabilizam o transporte de lipídios através do plasma, tornando-os solúveis ao meio, já que o plasma é um meio aquoso e os lipídios são insolúveis em água. Os principais lipídios que compõem as lipoproteínas são colesterol, triglicerídios e fosfolipídios.

Os lipídios desempenham importantes funções no metabolismo celular. Os ácidos graxos são estocados sob a forma de triglicerídios; os fosfolipídios são constituintes das membranas celulares, e o colesterol forma membranas celulares e é precursor dos hormônios esteroides e da vitamina D, além de fazer parte da bile (sais biliares e colesterol).

Os xantomas, principais entidades desse grupo, são estudados no Capítulo 28.

Doença de Fabry ou angioceratoma *corporis difusum*

Discutida no Capítulo 40, item *Angioceratoma*.

Doença de Farber ou lipogranulomatose

Doença autossômica recessiva causada por acúmulo de esfingolipídios. Inicia-se nos primeiros meses de vida e caracteriza-se por massas subcutâneas periarticulares, principalmente nos punhos e tornozelos, além de rouquidão e irritabilidade. O prognóstico é reservado, e a morte ocorre no primeiro ano de vida por acometimento do sistema nervoso central.

Doença de Tangier

Condição rara, causada pela alteração no metabolismo do HDL com sua consequente diminuição sérica. Homozigotos manifestam acúmulos de colesterol nas tonsilas, nos linfonodos, na pele, no timo, na mucosa intestinal e no baço. Geralmente não apresentam lesões cutâneas, porém a aparência das amígdalas é marcadamente hipertrofiada e com estriações amareladas.

Doença de Gaucher

Doença rara, autossômica recessiva, com acúmulo de glicocerebrosídios no cérebro e nos órgãos do sistema reticuloendotelial. Caracteriza-se por acúmulo de glicocerebrosídio em histiócitos na medula óssea, no baço e nas células de Kupffer no fígado (células de Gaucher). Clinicamente, podem ser encontrados: distúrbios neurológicos, hepatoesplenomegalia, envolvimento ósseo e pulmonar, trombocitopenia, anemia, pigmentação das escleras e coloração bronzeada da pele. O transplante de medula óssea, quando realizado precocemente, oferece bom prognóstico com a estabilidade do quadro neurológico. O tratamento sintomático consiste em radioterapia e esplenectomia.

Doença de Niemann-Pick

Doença rara, relacionada com o acúmulo de esfingomielina e colesterol pela deficiência da esfingomielinase. Caracteriza-se por acúmulo de células espumosas na medula óssea, hepatoesplenomegalia, linfadenopatia, déficit intelectual e infiltração pulmonar. Na pele, pode-se observar coloração amarela, e, nas membranas, lesões maculosas enegrecidas.

Logo após a descoberta dos defeitos enzimáticos nessas outras lipidoses, uma terapia de suplementação enzimática foi proposta como possibilidade de tratamento específico para os pacientes com tais desordens metabólicas. Apenas recentemente conseguiu-se implementar uma terapêutica efetiva de reposição enzimática, cujo objetivo é equilibrar a biossíntese celular dos glicoesfingolipídios.

Porfirias

Conceito

Correspondem a um grupo de doenças metabólicas raras, ocasionadas pela anormalidade, herdada ou adquirida, de enzimas cruciais na biossíntese do heme. Consequentemente, há acúmulo exagerado e aumento da excreção de porfirinas e seus precursores. A cada tipo de porfiria é associado um defeito enzimático específico.

Etiopatogenia

As porfirinas são constituintes essenciais dos seres humanos e participam da composição de enzimas metabólicas, da hemoglobina e da mioglobina. Aproximadamente 85% da biossíntese de heme ocorre na medula óssea, onde é usada para a produção de hemoglobina. O restante ocorre no fígado e atua na produção de citocromo P450, catalase e vários citocromos mitocondriais, onde as porfirinas são metabolizadas e, em condições normais, excretadas na bile.

A taxa de produção é regulada, entre outros fatores, por uma série de sete enzimas catalisadoras (ALA sintetase, ALA desidratase, uroporfirinogênio I sintetase (PBG deaminase), uroporfirinogênio III cossintetase, uroporfirinogênio I decarboxilase, coproporfirinogênio oxidase e ferroquelatase). O próprio heme em excesso age regulando sua síntese, mediante a inibição da ALA sintetase, primeira enzima dessa via. A esquematização da via de biossíntese do heme encontra-se na Figura 65.7.

Fotossensibilidade

A principal manifestação cutânea da porfiria é a fotossensibilidade. Esta decorre de serem as porfirinas substâncias capazes de absorver a radiação UV em um espectro de 400 a 410 nm. A absorção produz um estado ativado, instável, que tende a retornar espontaneamente à sua forma não ativada. Esse retorno é acompanhado da liberação de energia sob a forma de luz (fluorescência), calor, e da transferência de energia para constituintes celulares ou para o oxigênio. Há formação de radicais livres de oxigênio, levando à peroxidação das membranas lipídicas e ao dano celular e tecidual.

Todas as formas de porfiria apresentam fotossensibilidade, exceto a porfiria aguda intermitente (PAI), na qual os precursores que se encontram aumentados não são fotossensibilizadores.

Classificação

As porfirias podem ser classificadas de duas maneiras. A primeira é de acordo com o local de expressão primário do defeito enzimático. Por essa classificação, consideram-se as porfirias hepáticas e as eritropoiéticas. As hepáticas abrangem a porfiria cutânea tarda (PCT), a porfiria aguda intermitente (PAI), a porfiria *variegata* (PV), a coproporfiria hereditária (CPH) e a porfiria hepatoeritropoiética (PHE). As eritropoiéticas abrangem a porfiria eritropoiética ou congênita (PEC), a protoporfiria eritropoiética (PPE) e a coproporfiria eritropoiética (CPE).

A segunda maneira pela qual as porfirias podem ser classificadas é de acordo com a presença ou não de ataques agudos neuroviscerais. Assim, consideram-se porfirias agudas (PAI, PV e CPH), cursando com crises agudas de dor abdominal e sintomas neuropsiquiátricos, e porfirias não agudas (PCT, CPE, PEC e PPE), nas quais não é observada tal sintomatologia.

O Quadro 65.1 apresenta as principais características das porfirias e os diferenciais de cada uma.

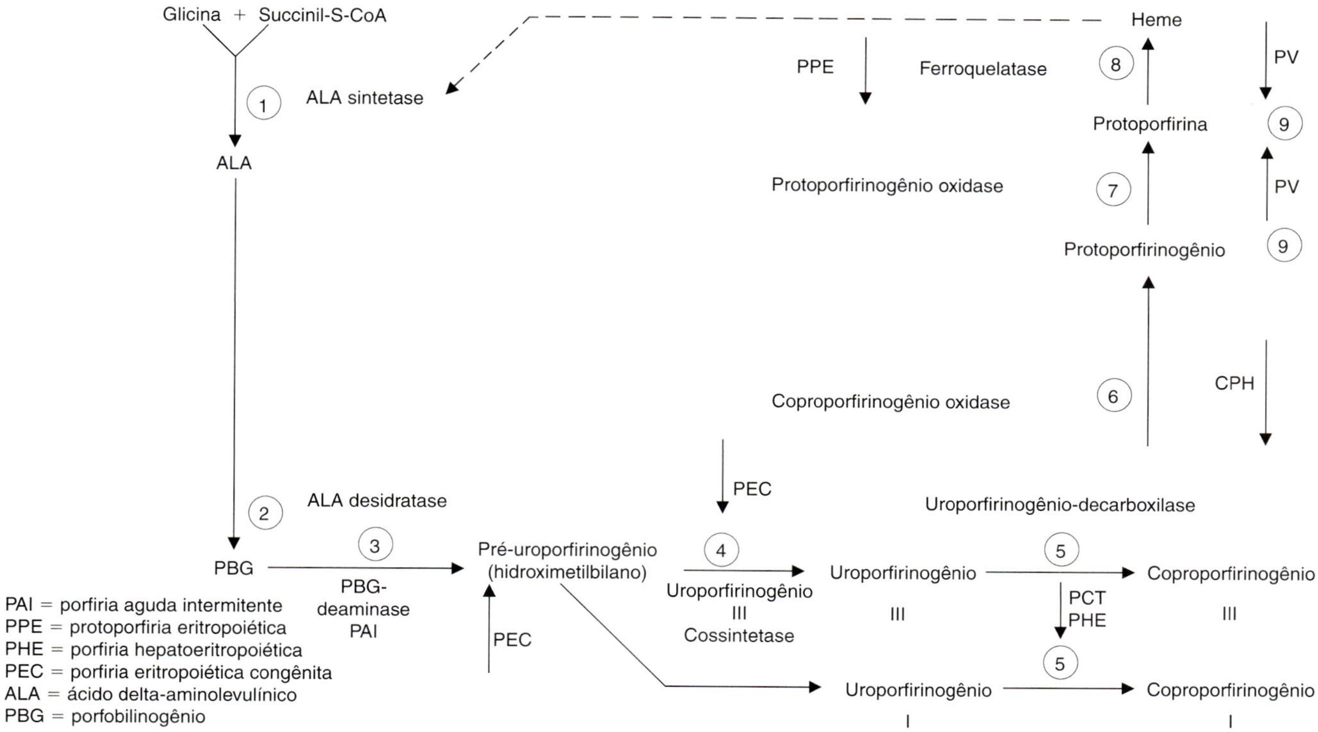

Figura 65.7 Alterações bioquímicas nas porfirias.

Quadro 65.1 Diagnóstico diferencial entre as porfirias.

Entidade nosológica	Genética e início	Peculiaridades cutâneas	Manifestações sistêmicas	Urina	Fezes	Hemácias	Defeito enzimático
PAI	Autossômica dominante Adolescência	Ausência de lesões cutâneas	Crises de abdome agudo, paralisias, hipertensão, epilepsia, neuropatia, psicoses	ALA e porfobilinogênio	Negativo	Negativo	Uroporfobilinogênio ALA sintetase
PCT	Autossômica dominante ou esporádica Adulto	Pele frágil a traumatismos (erosões), alopecia, *milia*, pigmentação periorbitária, hipertricose facial e lesões esclerodermiformes	Diabetes melito, LES, hepatite C, HIV, Fe^{++} sérico e hepático	Fluorescência Uroporfirina III permanente	Isocoproporfirina	Negativo	Uroporfirinogênio III decarboxilase
PV	Autossômica dominante Adolescência	Igual à PCT	Igual à PAI	Nas crises, igual à PAI	Protoporfirina permanente	Negativo	Protoporfirinogênio oxidase
PEC	Autossômica recessiva Infância	Bolhas; intensa hipertricose, lesões mutilantes de nariz e orelhas; despigmentação e eritrodontia (dentes vermelhos) ao ultravioleta	Esplenomegalia, anemia hemolítica	Uroporfirina I Coproporfirina I	Coproporfirina I	Uroporfirina I Fluorescência estável	Uroporfirinogênio III cossintetase
PPE	Autossômica recessiva Infância	Placas de urticária e intensa sensação de ardência; pele exposta com aparência cérea; bolhas excepcionais	Colelitíase; eventualmente insuficiência hepática	Negativo	Protoporfirina permanente	Protoporfirina Fluorescência transitória	Ferroquelatase (hemessintetase)
PHE	Autossômica dominante Infância	Bolhas, espessamento da pele, aspecto esclerodermiforme	Diminuição das funções hepáticas	Uroporfirinas I e II	Coproporfirinas I e III	Protoporfirina	Uroporfirinogênio descarboxilase
CPH	Autossômica dominante Adolescência	Idêntica à PCT	Idêntica à PAI	Coproporfirina, ALA e porfobilinogênio nas crises	Coproporfirina permanente	Negativo	Coproporfirinogênio oxidase

São consideradas taxas normais de porfirinas os níveis abaixo de: 0,05 μg/mL de uroporfirina I nas hemácias; 40 μg/100 mL de porfobilinogênio no sangue; 100 μg/24 h de uroporfirina I na urina; 15 μg/g de protoporfirina nas fezes; 0,35 μg/mL de protoporfirina IX nas hemácias; 2 μg/mL de porfobilinogênio na urina; 0,05 μg/mL ou 100 μg/24 h de uroporfirina I e III na urina; 6 μg/g de coproporfirina nas fezes não dessecadas.

Histopatologia

De modo geral, a lesão fundamental é a bolha subepidérmica com inflamação mínima. Além dela, na PPE ocorrem depósitos de ácido periódico de Schiff (PAS) em vasos; esse aspecto também pode ser encontrado na PCT, porém é mínimo. Festonamento, ou seja, manutenção da estrutura das papilas dérmicas mesmo na ausência da epiderme, é característico. Pela imunofluorescência, observa-se depósito de imunoglobulinas e complemento na membrana basal e parede vascular, particularmente na PCT.

Porfirias hepáticas

Porfiria cutânea tarda

Etiopatogenia

A porfiria cutânea tarda (PCT) decorre de deficiência congênita ou adquirida da enzima uroporfobilinogênio III decarboxilase, com acúmulo de uro e coproporfirinas urinárias e isocoproporfirinas fecais.

Epidemiologia

É a forma mais comum de porfiria e a de maior interesse dermatológico. Apresentava predomínio acentuadamente masculino, porém, com a disseminação do uso de anticoncepcionais orais e de terapia hormonal pós-menopausa, observa-se tendência à equivalência entre os dois sexos.

Classificação

Pode ser classificada em dois subtipos.

Tipo I ou porfiria cutânea tarda esporádica. Consiste em distúrbio enzimático, de origem genética ou adquirida, restrito ao fígado. Tem início em geral na idade adulta. Apresenta como fatores desencadeantes alcoolismo, uso de estrógenos (anticoncepcionais orais, terapia de reposição hormonal e de câncer de próstata) (Figura 65.8), outras medicações (barbitúricos, fenil-hidrazina, hexaclorobenzeno e derivados fenólicos), ferro, infecções virais (hepatite C e HIV) e, em alguns casos, hemodiálise.

Alguns estudos têm apontado os fármacos da terapia antirretroviral (TARV) como o fator desencadeante de casos de PCT. Vale ressaltar que os fármacos dos grupos de inibidores da protease, inibidores da transcriptase reversa nucleosídios ou não nucleosídios apresentam alto risco porfirinogênico. Algumas substâncias, como álcool e estrógenos, necessitam de predisposição individual para manifestação do quadro de PCT; já outras, como o hexaclorobenzeno (relacionado com a epidemia em turcos pós-ingesta dos grãos de trigo tratado com esse fungicida), não apresentam essa necessidade.

Tipo II ou porfiria cutânea tarda hereditária. Consiste na diminuição em cerca de 50% da atividade enzimática em todos os tecidos. Trata-se de distúrbio autossômico dominante de baixa penetrância (20%), com início geralmente antes dos 20 anos.

Clínica

Observa-se surgimento de vesículas e bolhas, seguidas por erosão e crostas em áreas de trauma e de superfícies fotoexpostas (principalmente dorso das mãos e face) (Figura 65.9). As lesões evoluem lentamente para cura, deixando cicatrizes atróficas, *milia* e melanodermia. Fragilidade cutânea importante pode ser verificada nessas áreas.

A fotossensibilidade é característica marcante, não havendo, porém, fotossensibilidade aguda como nas porfirias eritropoiéticas. Certa sazonalidade é observada, com piora nos meses de verão.

Placas esclerodermiformes semelhantes, clínica e histologicamente, à morfeia podem ocorrer em áreas expostas ou não. Eventualmente, podem calcificar e até fistulizar.

Outros aspectos encontrados são hipo e hiperpigmentação moteada, sufusão eritematopurpúrica periorbitária e hipertricose não virilizante, principalmente em regiões genianas e têmporas. Uma forma grave de hipertricose pode ocorrer em crianças com PCT, produzindo aspecto simiesco.

A coloração da urina é escurecida devido ao aumento da excreção de uro e coproporfirinas. Caracteristicamente, encontra-se aumento do ferro sérico e de suas reservas hepáticas. A associação com a hepatite C é descrita, havendo, porém, grande variação geográfica em sua frequência. Outras associações são diabetes melito, lúpus sistêmico e infecção pelo HIV. À luz de Wood, a urina caracteristicamente apresenta fluorescência (ver Figura 5.49).

Pseudoforfiria. Caracteriza-se por quadro semelhante à PCT, porém sem as anormalidades bioquímicas características, em associação a situações de estresse oxidativo como uremia, hemodiálise e uso de certas medicações (naproxeno, tetraciclinas, furosemida, sulfonamidas, oxaprozina, ciclosporina, pílula anticoncepcional, inibidores da ciclo-oxigenase, acitretina, voriconazol, entre outros).

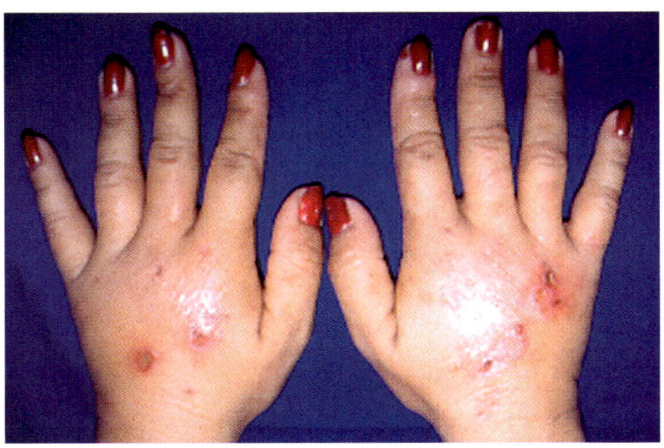

Figura 65.8 Porfiria cutânea tarda. A paciente fazia uso de pílula anticoncepcional.

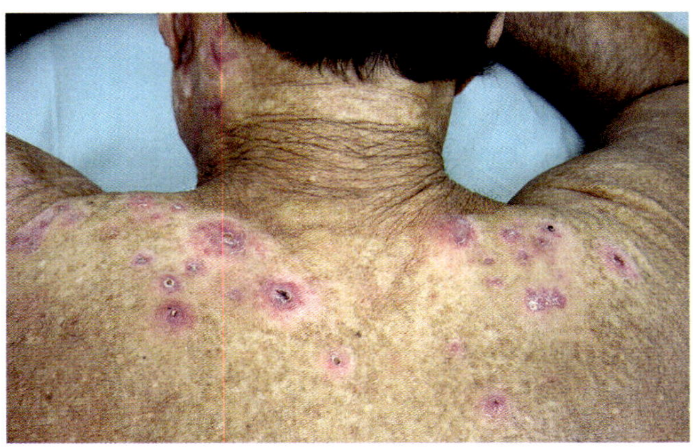

Figura 65.9 Porfiria cutânea tarda. Pele poiquilodérmica com múltiplas fístulas, de onde cálcio era eliminado.

Diagnóstico diferencial

PV, PHE, CPH, epidermólise bolhosa e esclerodermia.

Tratamento

O primeiro passo consiste na identificação e eliminação do fator desencadeante. A fotoproteção é outra medida de suma importância no manuseio da fotossensibilidade.

Na pseudoporfiria, há relatos de melhora clínica após uso de N-acetilcisteína oral na dose de 600 mg/dia. Esse agente é um precursor da glutationa com propriedades antioxidantes, o que poderia explicar a melhora dos pacientes nesse caso.

As flebotomias de repetição são o tratamento de escolha para as formas não complicadas de PCT. São terapêutica segura e eficaz, que visa depletar os estoques aumentados de ferro. Outra opção é a cloroquina em baixas doses (125 mg 2 vezes/semana), associada (o que acelera a remissão) ou não a flebotomias; apresenta eficácia semelhante a ambas conjuntamente, porém a recaída é mais precoce. Os antimaláricos são uma boa opção para pacientes que apresentem contraindicação à flebotomia, como doenças cardiopulmonares, anemia e HIV.

Porfiria aguda intermitente

Etiopatogenia

Decorre da deficiência da enzima uroporfirinogênio I sintetase (PBG deaminase) no fígado, nas hemácias e nos fibroblastos, com consequente aumento da atividade da enzima ALA sintetase hepática. Há acúmulo de porfobilinogênio e ácido delta-aminolevulínico (ALA), metabólitos excretados em grandes quantidades na urina durante as crises agudas.

Epidemiologia

Trata-se de porfiria aguda, autossômica dominante, em geral manifestando-se na adolescência, com leve predomínio no sexo feminino (1,5 a 2:1). São descritos inúmeros fatores desencadeadores das crises agudas, entre eles álcool, barbitúricos, sulfonamidas, estrogênios, griseofulvina. Há relatos de crises pré-menstruais.

Clínica

Consiste em doença neurovisceral, sem acometimento cutâneo ou fotossensibilidade. Caracteriza-se por ataques agudos de dor abdominal e sintomatologia neuropsíquica com períodos intercrises assintomáticos.

As crises agudas são potencialmente fatais, manifestando-se por meio de inúmeros sintomas mimetizadores de patologias clínicas e cirúrgicas. Entre estes, destacam-se: dor abdominal intensa, vômitos, alteração de eletrólitos, constipação intestinal, hipertensão arterial, taquicardia, fraqueza, mialgia, paresias, paralisias e sintomas neuropsiquiátricos.

Diagnóstico diferencial

Inúmeras doenças clínicas e cirúrgicas.

Tratamento

O diagnóstico precoce e a instituição imediata da terapêutica são extremamente importantes para a diminuição da morbimortalidade das crises. Hospitalização, suspensão das substâncias porfirinogênicas, sintomáticos para manifestações neuroviscerais, infusão de glicose e uso de hematina são medidas de grande valia na condução das crises agudas.

Porfiria variegata

Etiopatogenia

Decorre da redução, em cerca de 50%, da atividade enzimática da protoporfirinogênio oxidase. Consequente aumento da ALA sintetase hepática e da excreção da coproporfirina III na urina e nas fezes é observado.

Epidemiologia

Trata-se de patologia autossômica dominante, com acometimento neurovisceral e cutâneo. Prevalência elevada é observada em brancos da África do Sul. Apresenta como fatores desencadeadores de crises agudas os mesmos da PAI.

Clínica

A doença é caracterizada por crises agudas neuroviscerais semelhantes às da PAI e por lesões cutâneas indistinguíveis, clínica e histologicamente, das encontradas na PCT. As lesões cutâneas têm início na 2ª e 3ª décadas de vida, diferindo das da PCT, que tendem a ser mais tardias, na 4ª e 5ª décadas.

Diagnóstico diferencial

Os ataques agudos fazem diagnóstico diferencial com a PAI, e as lesões cutâneas o fazem com PCT e outras buloses. Se crises agudas e manifestações cutâneas coexistirem, é importante a diferenciação com PHE e CPH.

Tratamento

Evitar fármacos indutores, uso de fotoprotetores e condução das crises agudas, conforme descrito para PAI. Flebotomias e antimaláricos não apresentam benefícios na PV.

Coproporfiria hereditária

Decorre da mutação da enzima coproporfirinogênio oxidase, havendo consequente elevação de coproporfirina III na urina e nas fezes. É uma doença autossômica dominante, extremamente rara e predominante em mulheres. Caracteriza-se por ataques neuroviscerais agudos, semelhantes ao da PAI, porém com menor gravidade. Fotossensibilidade cutânea ocorre em cerca de 20% dos pacientes, assemelhando-se muito a PCT e PV. Os ataques agudos devem ser diferenciados da PAI, enquanto as lesões cutâneas, da PCT e da PV. O tratamento consiste em evitar substâncias indutoras, uso de fotoprotetores e condução da crise aguda conforme descrito para PAI.

Porfiria hepatoeritropoiética

Doença rara, autossômica recessiva, que corresponde à forma homozigótica, enquanto a PCT seria a forma heterozigótica. Apresenta-se no início da infância, e suas manifestações são um misto da PCT com a PEC. Decorre de grave deficiência da atividade enzimática da enzima uroporfirinogênio decarboxilase eritrocitária e hepática ($\leq$ 20%). Consequentemente, são encontradas excreção aumentada de uroporfirinas na urina e de copro e isocoproporfirinas nas fezes. Os níveis de protoporfirinas são elevados nas hemácias. Não apresenta relação com exposição a fármacos ou químicos.

Alteração na cor da urina é o sinal clínico mais frequente. Há fotossensibilidade, que tende a diminuir com a idade, hipertricose, cicatrizes esclerodermiformes e hiperpigmentação. Alterações oculares, como escleromalacia e ectrópio, podem ocorrer. Raramente é observada associação a anemia hemolítica, alteração da função hepática e esplenomegalia.

A histopatologia é semelhante à da PCT, e seu tratamento baseia-se na fotoproteção.

Porfirias eritropoiéticas

Porfiria eritropoiética congênita ou doença de Gunther

Etiopatogenia

Decorre da deficiência, em graus variáveis, da atividade da enzima uroporfirinogênio III cossintetase, acarretando excreção aumentada de uroporfirina I na urina e de coproporfirina I na urina e nas fezes.

Epidemiologia

Doença hereditária, autossômica recessiva, de início na infância. O paciente acometido raramente alcança a idade adulta.

Clínica

O início é precoce, geralmente nos primeiros meses de vida, com fotossensibilidade moderada a intensa associada a urina róseo-avermelhada. Manifestações como fragilidade cutânea importante, vesículas e bolhas, hipo e hipercromias irregulares e alopecias cicatriciais são observadas. Evolução com cicatrizes e perda de tecidos acrais tornam esta a forma mais mutilante das porfirias (Figura 65.10). Anemia hemolítica, esplenomegalia e outras manifestações crônicas, como alterações oculares (fotofobia, ectrópio, simbléfaro, ceratoconjuntivite e perda visual) e eritrodontia, podem estar associadas.

Diagnóstico diferencial

Outras porfirias, xeroderma pigmentoso, epidermólise bolhosa e demais buloses.

Tratamento

Consiste em evitar exposição solar, usar fotoprotetores e tratar as infecções cutâneas recorrentes, muito comuns nessa patologia. Esplenectomia é indicada em casos selecionados de anemias hemolíticas graves.

Protoporfiria eritropoiética

Etiopatogenia

Decorre da deficiência enzimática da ferroquelatase nas hemácias, nos linfócitos e nos fibroblastos. Acúmulo de protoporfirinas nas hemácias, no plasma e nas fezes ocorre como consequência. Por serem insolúveis em água, não é observado aumento de sua excreção urinária, a menos que haja falência hepática associada.

Epidemiologia

Doença autossômica dominante, é a segunda porfiria cutânea em frequência, perdendo apenas para a PCT.

Clínica

Inicia-se na infância, apresentando fotossensibilidade aguda, manifestada por sensação de queimação, dor intensa e prurido pós-exposição solar imediata. A esse quadro se seguem eritema, edema, lesões urticariformes e, menos comumente, púrpura.

As lesões cutâneas têm resolução lenta, com cicatrizes deprimidas e espessamentos céreos, principalmente na face e no dorso das mãos. Esse aspecto assemelha-se, clínica e histopatologicamente, à lipoidoproteinose. Vesículas e bolhas aparecem raramente, sendo mais frequentes em indivíduos expostos ao clima tropical.

Eritrodontia, pseudorrágades periorais, hipertricose, *milia* e alterações esclerodermiformes podem ser observadas. Associações a anemia (inclusive hemolítica), colelitíase e insuficiência hepática são prováveis.

Histopatologia

Homogeneização eosinofílica da derme papilar associada a espessamento da parede vascular por substância hialina PAS-positiva.

Diagnóstico diferencial

Porfirias, lipoidoproteinoses e outras causas de fotossensibilidade (urticária solar, hidroa estival e erupção polimórfica lumínica).

Tratamento

Há melhora da fotossensibilidade com uso de fotoprotetores e betacaroteno (60 a 180 mg/dia). Outros tratamentos são antimaláricos, vitaminas E e C e colestiramina.

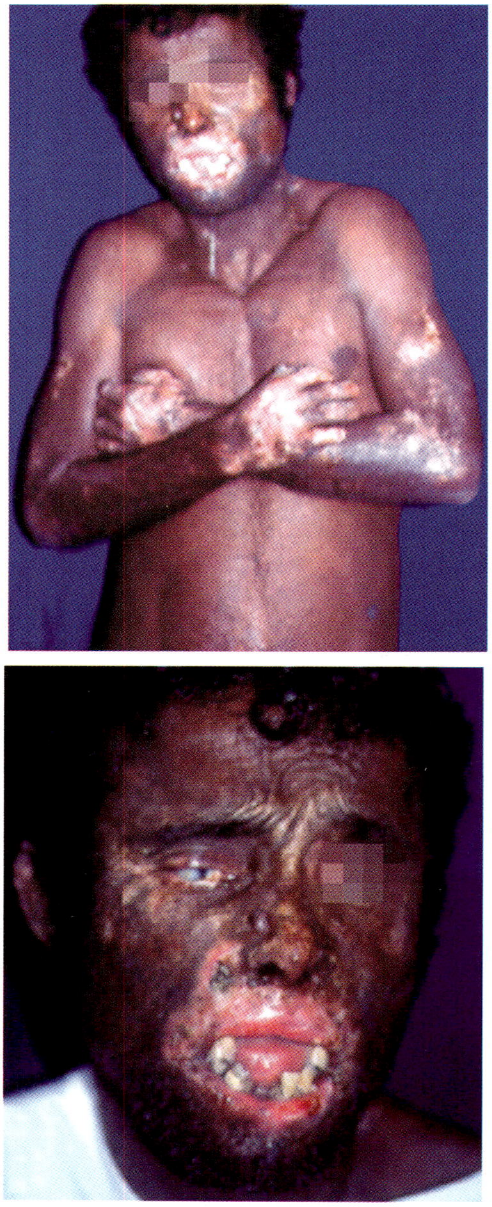

Figura 65.10 Porfiria eritropoiética congênita ou doença de Gunther.

Amiloidoses

Conceito

As amiloidoses compreendem um grupo de doenças causadas pela disfunção de diversos órgãos devido à infiltração tecidual de depósitos proteicos insolúveis e resistentes à proteólise. Estes são chamados "depósitos amiloides" e são caracteristicamente formados pela glicoproteína amiloide P sérica (SAP), pela apolipoproteína E, por glicosaminoglicanos e fibrilas que, mesmo sendo compostos por diferentes tipos de proteína, compartilham estruturas semelhantes, formadas por agregação com estrutura secundária predominantemente em folha β-pregueada (Figura 65.11). Uma visão mais moderna da medicina permite classificar as amiloidoses não mais como doenças de depósito, e sim como doença do enovelamento proteico, assim como as doenças de Alzheimer e Parkinson.

Etiopatogenia

Ainda não são completamente conhecidos os mecanismos que levam à formação de fibrilas amiloides insolúveis a partir de proteínas constitucionais do organismo. Acredita-se que, durante o enovelamento normal dessas proteínas, haja a formação de um intermediário conformacional parcialmente enovelado que, em concentrações adequadas ou em meio adequado, teria a propriedade de autoassociar-se, formando fibrilas insolúveis. Depois de iniciada a fibrilogênese, esse processo torna-se contínuo, com aumento progressivo da massa de fibrilas amiloides. Estas podem associar-se a proteínas da matriz extracelular e a glicosaminoglicanos, formando depósitos amiloides patogênicos nos espaços extracelulares dos tecidos. Esses depósitos têm a característica de ligarem-se ao corante vermelho Congo, apresentando coloração vermelha em luz normal ou verde birrefringente (metacromasia) sob luz polarizada. Eles também se ligam à tioflavina, que se torna fortemente fluorescente quando ligada às fibrilas amiloides, conferindo aspecto peculiar aos cortes histopatológicos. À microscopia eletrônica são visualizados filamentos lineares frouxamente entrelaçados. Após a confirmação histopatológica de amiloidose, a imuno-histoquímica determina o tipo de fibrila proteica.

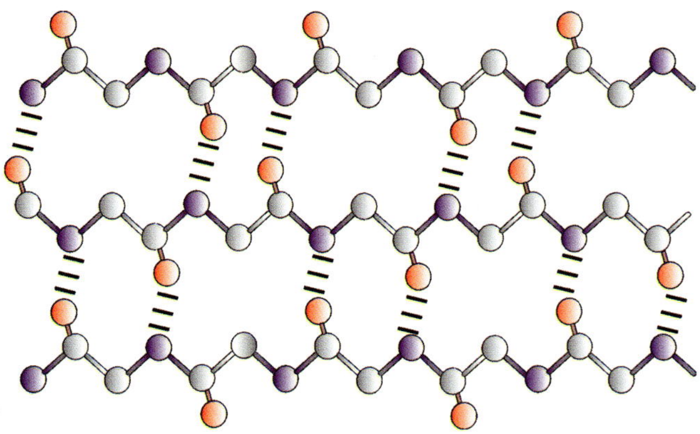

Figura 65.11 Esquema representativo de estrutura fibrilar em folha beta. *Círculos vermelhos* representam o grupo oxigênio, *círculos azuis* representam o grupamento amino (NH_3), e *círculos cinza* representam o carbono. Os hidrogênios e os grupamentos laterais não foram representados, para simplificação.

Classificação

As amiloidoses podem ser classificadas de acordo com critérios clínicos (classificação histórica) ou bioquímicos (classificação moderna) (Quadro 65.2). Pela classificação histórica, podem ser *sistêmicas ou localizadas, primárias ou secundárias, genéticas ou adquiridas*. Contudo, é difícil classificá-las. De modo geral, podem ser classificadas em sistêmicas ou localizadas, porém ambas podem ser primárias ou secundárias. Já a classificação moderna é baseada na fibrila proteica encontrada nos depósitos amiloides, tendo como denominação a letra A, de amiloide, seguida da inicial da fibrila proteica.

Na periferia dos depósitos de amiloide encontram-se numerosos plasmócitos que produzem grande quantidade de cadeias leves de imunoglobulina ou β_2-microglobulina, originando o depósito amiloide patogênico.

Quadro 65.2 Classificação bioquímica da amiloidose.

Tipo	Fibrila proteica	Principais características clínicas
Sistêmica	Imunoglobulina de cadeia leve	Gamopatias monoclonais
	Transtirretina	Amiloidose familial, amiloidose senil cardíaca
	Amiloidose A	Amiloidose secundária a doenças inflamatórias, febre familial do Mediterrâneo
	β_2-microglobulina	Amiloidose associada à hemodiálise
	Imunoglobulina de cadeia pesada	Amiloidose sistêmica familial
Hereditária	Fibrinogênio de cadeia alfa	Amiloidose sistêmica familial
	Apolipoproteína AI	Amiloidose sistêmica familial
	Apolipoproteína AII	Amiloidose sistêmica familial
	Lisozima	Amiloidose sistêmica familial
Sistema nervoso central	Betaproteína precursora	Doença de Alzheimer, síndrome de Down, hemorragia hereditária cerebral (alemã)
	Príon	Doença de Creutzfeldt-Jakob, doença de Gertzmann-Straüssler-Scheinker, insônia familiar fatal
	Cistatina C	Hemorragia hereditária cerebral (islandesa)
	Proteína precursora Abri	Demência familial (britânica)
	Proteína precursora ADan	Demência familial (dinamarquesa)
Ocular	Gelsolina	Amiloidose familial (finlandesa)
	Lactoferrina	Amiloidose familial da córnea
	Ceratoepitelina	Distrofia familial da córnea
Localizada	Calcitonina	Carcinoma medular da tireoide
	Polipeptídio amiloide de ilhota pancreática	Insulinoma, diabetes tipo 2
	Fator natriurético atrial	Amiloidose atrial isolada
	Prolactina	Amiloidose pituitária
	Queratina	Amiloidose cutânea
	Medina	Amiloidose aórtica em idosos

Amiloidose sistêmica

Amiloidose sistêmica primária

Ocorre como complicação grave de gamopatias monoclonais (células B em 85% dos casos e de mieloma múltiplo em 15%). Nesta forma o amiloide origina-se a partir das cadeias leves de imunoglobulinas monoclonais produzidas pela proliferação de linfócitos B monoclonais (plasmócitos); cadeias pesadas excepcionalmente formam amiloide.

Lesões cutâneas ocorrem em 20 a 40% dos casos sistêmicos primários. A ausência de prurido é uma característica marcante, e as lesões podem ser decorrentes da infiltração tecidual pelo amiloide, como na macroglossia (Figura 65.12 A), na linfadenomegalia, nas placas e nódulos subcutâneos.

A púrpura periorbitária bilateral (sinal de *raccoon*, em inglês, ou do guaxinim) é um achado clínico característico proveniente da fragilidade capilar devido à infiltração das paredes dos vasos pelo amiloide, assim como as petéquias e as equimoses após mínimos traumatismos (Figura 65.12 B). As áreas mais acometidas são pálpebras, pescoço, axila, região perianal e outras áreas de flexão. Também a ceratose subungueal, com um tom purpúrico, é muito característica e é melhor observada à dermatoscopia.

Como mencionado anteriormente, alguns pacientes podem apresentar alopecia e/ou alterações ungueais, com estrias longitudinais e unhas quebradiças. Pode associar-se à síndrome do túnel do carpo. Os órgãos mais comumente atingidos na amiloidose sistêmica, tanto na sua forma primária quanto na secundária, são fígado, rins, coração, baço e suprarrenais.

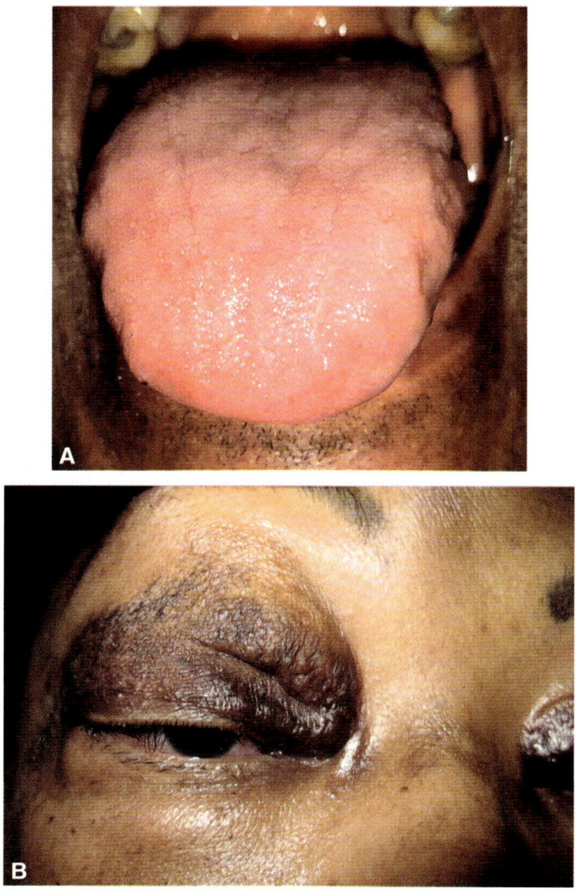

Figura 65.12 Amiloidose sistêmica primária por mieloma. **A.** Macroglossia. **B.** É característica a púrpura periorbitária.

Na histopatologia observam-se depósitos amorfos eosinofílicos de amiloide, superficialmente na derme papilar, como também no subcutâneo ou ao redor de vasos. Os depósitos ao redor dos vasos causam o extravasamento de sangue e o surgimento de púrpura. O infiltrado inflamatório é discreto. Outras localizações menos comuns para os depósitos amiloides são ao redor das unidades pilossebáceas, ocasionando alopecia, ou no leito ou pregas ungueais, ocasionando distrofia ungueal.

Na ausência de lesões mucocutâneas da amiloidose, pode-se realizar biopsia das glândulas salivares acessórias da mucosa jugal após eversão desta no lábio inferior, da gordura abdominal, da mucosa retal ou de órgãos acometidos para o diagnóstico.

Amiloidose sistêmica secundária

Ocorre como complicação de processos inflamatórios e infecciosos crônicos: artrite reumatoide, hanseníase, tuberculose, osteomielite. Menos frequentemente, pode acompanhar vários processos inflamatórios cutâneos crônicos, como psoríase extensa, hidradenite supurativa, acne conglobata, epidermólise bolhosa.

Nessa forma, as fibrilas amiloides têm origem em uma proteína sérica do tipo apolipoproteína de alta densidade que existe em pequenas quantidades no soro normal, designada "proteína AA". Ela é um reagente de fase aguda, portanto está aumentada em processos inflamatórios crônicos, na gravidez e em idosos. É a mesma proteína que causa o amiloide na febre familial do Mediterrâneo e na síndrome de Muckle-Wells.

Cabe salientar a existência de várias formas heredofamiliares, com acometimento primordial de alvos diversos, como nervos, coração, rins e córnea. Alguns exemplos são: a *doença dos pezinhos* de Corino de Andrade, autossômica dominante (AD) devido à polineuropatia (Póvoa de Varzim, em Portugal); a forma finlandesa, caracterizada por neuropatia cranial e distrofia córnea (que podem ser acompanhadas por *cutis laxa*, blefarocalázio e líquen amiloide); a forma que acompanha a *febre familial do Mediterrâneo* (AR), caracterizada por episódios febris com peritonite, artrite, entre outros; e a amiloidose familial com urticária e surdez (*síndrome de Muckle-Wells* – ver Capítulo 26).

Na amiloidose sistêmica secundária, excepcionalmente ocorrem lesões cutâneas.

Outras amiloidoses sistêmicas

Há outras proteínas precursoras de amiloide desencadeantes de algumas doenças no SNC, oculares e cardíacas, por exemplo, o material amiloide encontrado no cérebro na doença de Alzheimer (DA) e na doença de Creutzfeldt-Jakob. Na DA há também um acúmulo da proteína *tau*, que, em conjunto com o β-amiloide, formam placas que comprimem os neurônios, levando-os à morte.

Amiloidose cutânea

Amiloidose localizada primária

Tem como característica principal, que a difere da forma sistêmica, a deposição de amiloide limitada às papilas dérmicas, apresentando como manifestação clínica importante prurido (totalmente ausente nas demais formas). Nesse caso, as fibrilas amiloides são decorrentes da necrose de queratinócitos, que podem ser visualizados por meio de marcadores de células apoptóticas, por exemplo, Bcl-2 (Figura 65.13). A imunofluorescência direta revela diversas imunoglobulinas, que são consequência, e não causa, do processo.

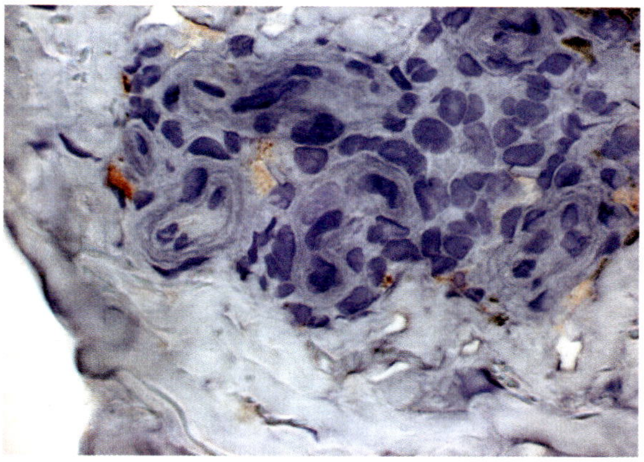

Figura 65.13 Amiloidose. Imuno-histoquímica evidenciando apoptose de queratinócitos marcados pelo Bcl-2. (Cortesia do Dr. Manoel P. de Oliveira Neto.)

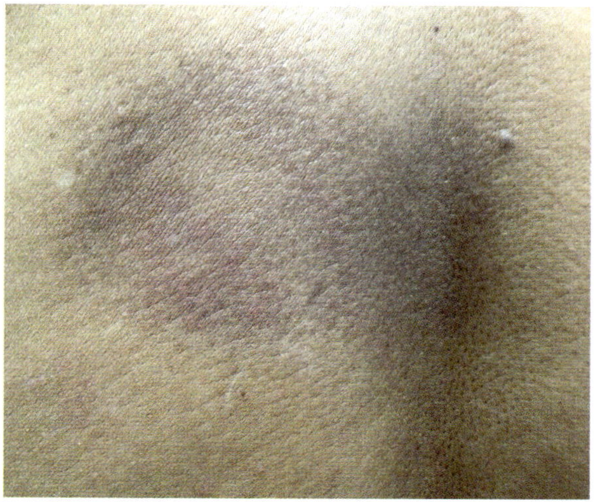

Figura 65.14 Amiloidose maculosa. Mancha acastanhada circunscrita em localização típica no dorso.

Uma das teorias para o desenvolvimento dessa forma de amiloidose cutânea considera como causa dermatoses pruriginosas preexistentes (eczemas, líquen plano, dermografismo, entre outras), que ocasionam necrose de queratinócitos com consequente depósito de amiloide no local.

A *amiloidose cutânea genuína* é aquela que realmente interessa ao dermatologista e que, de modo excepcional, pode ser generalizada ou associada a doenças sistêmicas, como a neoplasia endócrina múltipla tipo 2.

A amiloidose cutânea genuína localizada pode ter diferentes apresentações clínicas.

Maculosa

Manifesta-se com manchas acastanhadas, circunscritas, reticuladas, localizadas em geral no terço inferior das pernas ou na região interescapular; aspectos discrômico, ictiótico, vitiligoide ou pseudonévico são também observados. Incide principalmente nas populações das Américas do Sul e Central, sendo provavelmente esta a causa do seu maior achado em nosso meio em relação à forma papulosa, considerada a mais comum pela literatura mundial.

Maculopapulosa

Em geral decorre do aparecimento de pápulas hemisféricas nas lesões maculosas.

Papulosa

Também conhecida como *líquen amiloide*, é a forma mais comum de amiloidose cutânea genuína e caracteriza-se por pápulas hemisféricas, córneas, às vezes isoladas, outras vezes tipicamente dispostas "em rosário" (forma moniliforme) (Figuras 65.14 e 65.15); localizada com mais frequência nas pernas, sobretudo no terço inferior, podendo também acometer as extremidades superiores e o tronco. O prurido, na maioria das vezes, é intenso, de modo a provocar também liquenificação secundária. Lesões acrômicas podem aparecer. Regressão espontânea, em geral após décadas, é provável. A amiloidose cutânea primária da concha auricular se apresenta como pequenas pápulas agrupadas na orelha.

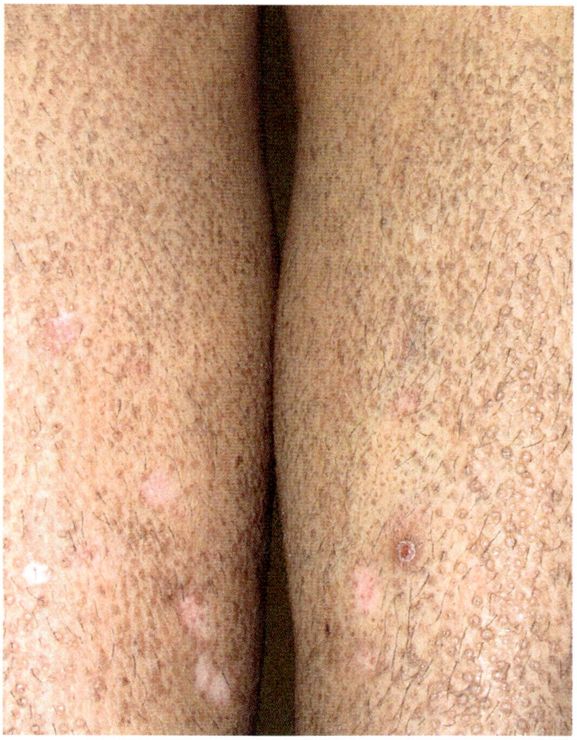

Figura 65.15 Líquen amiloide. Forma que se caracteriza por pápulas ceratósicas – crostas devido à escoriação. (Cortesia da Dra. Milena Afradique.)

Amiloidose nodular

É rara e caracteriza-se clinicamente por nódulo ou placa, único ou múltiplos, de 1 a 3 cm de diâmetro, localizado, preferencialmente, nas extremidades ou na face (Figura 65.16); aspecto corimbiforme já foi descrito. A epiderme sobre a lesão permanece atrófica. Na periferia dos depósitos de amiloide encontram-se numerosos plasmócitos que produzem grande quantidade de cadeias leves de imunoglobulina de forma localizada, originando o depósito amiloide patogênico. Portanto, a amiloidose nodular diferencia-se da forma papulosa ou maculosa da amiloidose cutânea genuína, pois os depósitos amiloides derivam de cadeias leves. Entretanto, na amiloidose nodular não há evidências de paraproteinemia nem de envolvimento de outros órgãos além da pele. Estima-se uma evolução de até 7% dos pacientes para amiloidose sistêmica; aproximadamente 25% têm síndrome de Sjögren associada.

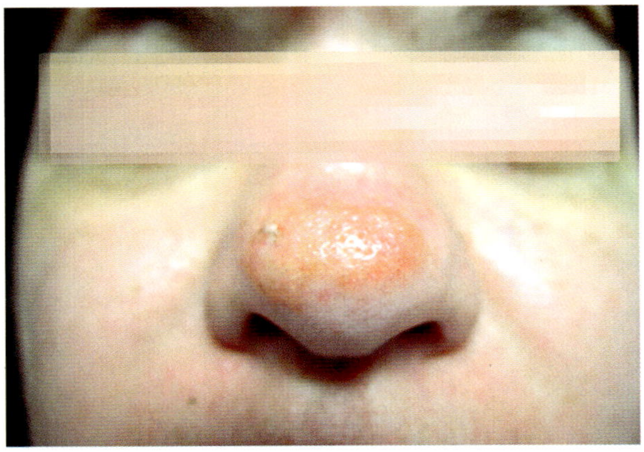

Figura 65.16 Amiloidose. Forma nodular.

Outra diferença entre essa forma de amiloidose e a forma cutânea localizada é que, na amiloidose nodular, os depósitos amiloides podem localizar-se também na derme reticular e em região subcutânea envolvendo os vasos da junção derme-hipoderme. Amiloidose nodular pode ser tratada por excisão cirúrgica ou ablação com *laser* de CO_2, porém o índice de recidiva é alto.

Formas raras de amiloidose cutânea localizada incluem a *amiloidose cutis discrômica*, doença congênita em que há hipersensibilidade à radiação ultravioleta B (UVB) e deposição de amiloide na papila dérmica em áreas fotoexpostas, com o surgimento principalmente de máculas hiper e hipopigmentadas. Apresentações bolhosas e poiquilodérmicas sem atrofia também existem, com essa última também apresentando uma forma familial. A elastose amiloidótica é um quadro com 11 casos descritos, sendo 7 relacionados com a amiloidose sistêmica e 4 com a cutânea. O aspecto clínico é o de lesões anetodérmicas e decorrente de material elastótico aumentado e distrófico, em virtude da interação com imunoglobulinas "amiloidogênicas".

Amiloidose localizada secundária

Não tem expressão clínica e ocorre nos epiteliomas, tumores, ceratoses, nevos, entre outros. O amiloide é um achado histológico ocasional e tem a mesma origem que a forma anterior.

Tratamento

O tratamento das amiloidoses deve ser dividido pelo seu tipo clínico: sistêmico ou cutâneo primário.

Amiloidose sistêmica

Não há um consenso sobre o que seria o tratamento de escolha do mieloma múltiplo (MM). De modo geral, a quimioterapia com esquemas como VAD (vincristina, adriamicina e dexametasona) ou melfalana em associação à prednisona, acompanhada de transplante autólogo de células-tronco, é a abordagem considerada padrão-ouro no tratamento inicial do MM em pacientes jovens. Embora a doença permaneça incurável, novos agentes terapêuticos, como a talidomida e seus análogos, e o bortezomibe, utilizados isoladamente ou em associação, têm sido responsáveis pelo aumento na sobrevida desses pacientes, verificado ao longo da última década.

O bortezomibe é um inibidor do proteassoma 26 S, aprovado pela Food and Drug Administration (FDA) como primeira linha de tratamento do MM em 2008. Seu efeito terapêutico está relacionado tanto com a citotoxicidade direta quanto com seus efeitos no microambiente da medula óssea. A inibição do proteassoma leva ao acúmulo do inibidor kappa B (IκB), inibidor do fator de transcrição nuclear kappa B (NF-κB). Com a inibição deste, ocorre diminuição da expressão das moléculas de adesão, de fatores inibidores de apoptose e de vários fatores de proliferação, de sobrevida tumoral e angiogênicos. Já estão em estudo os inibidores do proteassoma de segunda geração (carfilzomibe, salinosporamide A), apresentando resultados promissores.

A talidomida foi inicialmente utilizada de maneira empírica no tratamento do MM em virtude de suas propriedades antiangiogênicas. Posteriormente, descobriu-se que, de fato, ela atua como agente imunomodulador, induzindo diretamente a apoptose das células de MM, alterando sua adesão ao estroma da medula óssea, inibindo a produção de citocinas (interleucina-6, fator de crescimento do endotélio vascular) e reduzindo, assim, o crescimento celular e a migração de células do MM. A talidomida também altera a via de sinalização do TNF-α, estimulando a imunidade do paciente contra o mieloma por meio de células *natural killers*.

Além dessas ações, a talidomida e seus análogos (lenalidomida, já em uso) reduzem a atividade do fator de transcrição NF-κB, mediante um mecanismo distinto daquele desencadeado pelo bortezomibe. Um esquema terapêutico efetivo é feito com a combinação de bortezomibe, dexametasona e lenalidomida.

Anticorpos monoclonais, como daratumumabe, isatuximabe e elotuzumabe, que têm como alvo os plasmócitos alterados, vêm se mostrando eficazes no tratamento de população mais idosa e que não tolera o uso dos tratamentos convencionais. Outros anticorpos monoclonais que agem diretamente nos agregados amiloides também estão sendo empregados em estudos preliminares, com excelentes resultados (NEOD001, CAEL-101, dezamizumabe). As grandes vantagens do uso da terapia-alvo são seu efeito altamente seletivo e, portanto, baixa toxicidade. Consequentemente, um tratamento seletivo que atue diretamente no plasmócito alterado e conjuntamente nos depósitos amiloides vai representar um avanço importante e revolucionário no tratamento da amiloidose sistêmica.

Amiloidose cutânea primária

Não existe tratamento específico capaz de remover os depósitos de amiloide de forma eficiente. O planejamento terapêutico deve ser direcionado ao prurido, que é o principal incômodo e queixa do paciente, e ao aspecto cutâneo da lesão. O tratamento do prurido pode ser feito com anti-histamínicos sedativos, além do uso de emolientes e corticosteroides tópicos de alta potência ou intralesionais. Outras medicações tópicas utilizadas com alguma eficácia foram retinoides, tacrolimo e dimetilsulfóxido (DMSO). Algumas tecnologias também foram usadas em alguns estudos, mostrando redução do acúmulo do material amiloide na derme e melhora clínica de prurido e hiperpigmentação. Esses estudos utilizavam os *lasers* de CO_2, Er:YAG ou Nd:YAG, associados ou não ao uso de corticosteroide tópico e vitamina C oclusivos no pós-procedimento imediato, como um mecanismo de *drug-delivery*. Em quadros com a predominância de pápulas ceratósicas, poderão ser associados agentes ceratolíticos como ácido salicílico a 30% e retinoides. Fototerapia com UVB ou PUVA é descrita.

Lesões cutâneas de líquen amiloide extensas podem ser tratadas com sucesso pela acitretina (30 mg/dia), e há relatos de excelente resposta a outras medicações orais, como a ciclofosfamida em doses baixas, a ciclosporina e o dupilumabe (antagonista de interleucinas [IL] IL-4 e IL-13α), com melhora do prurido e da hiperpigmentação. A talidomida, na dose de 100 mg/dia, com redução progressiva após a melhora do prurido, também foi empregada em um estudo clínico. Tentativas de eliminar o material amiloide têm sido empreendidas pela utilização de anticorpos antiamiloide.

Mucinoses

Conceito

As mucinoses são doenças relativamente raras, em que a produção de quantidades aumentadas de mucina, essencialmente ácido hialurônico, é o processo base. Pode ser primária e, nesse caso, é de natureza degenerativa/inflamatória ou hamartomatosa/neoplásica. Mucinose secundária é a que pode ocorrer em doenças sistêmicas, como lúpus eritematoso e dermatomiosite, ou como um epifenômeno em tumores, como neurofibromas e carcinoma basocelular, e em outras entidades tumorais em que é possível ter um componente mucinoso na peça cirúrgica.

A seguir serão abordadas as principais formas de mucinose: mixedema generalizado, mixedema pré-tibial, mucinose papulosa e variantes, mucinose acral persistente, mucinose folicular, síndrome de mucinose eritematosa reticulada (REM) e mucinose cutânea focal. As duas primeiras, apesar de secundárias a tireoidopatias, serão didaticamente discutidas devido à sua importância clínica. Há também o nevo mucinoso, a mucocele (ver Capítulo 58) e o cisto mixoide (ver Capítulo 54).

Etiopatogenia

As mucinas são mucopolissacarídios ácidos (MPSa) normalmente presentes na derme em pequenas quantidades. São produzidas por fibroblastos e responsáveis pelo volume e pela textura dérmicos, devido à grande capacidade de reter água.

Em algumas doenças, fibroblastos produzem quantidades aumentadas de MPSa (geralmente ácido hialurônico), que, então, acumulam-se na derme. Esse acúmulo pode resultar em muitas doenças, apesar de ser um componente normal do processo cicatricial.

Mucinoses com tireoidopatias

Mixedema generalizado ou mucinose cutânea difusa

Faz parte da clínica do hipotireoidismo. Acredita-se que níveis baixos de T_3 circulante levariam à hiperfunção dos fibroblastos, que acumulariam MPSa na derme.

Há infiltração difusa da pele, que se encontra pálida, seca, intumescida e de aspecto céreo. Outras manifestações de hipotireoidismo estão presentes: hipotermia, obstipação intestinal, bradipsiquismo, hipotensão, madarose, entre outras. O quadro é resolvido com o tratamento do hipotireoidismo, em poucos dias.

Mixedema pré-tibial

É uma das manifestações clássicas da doença de Graves (dermopatia), ocorre mais frequentemente em situação de hipertireoidismo ou, mais raramente, no hipotireoidismo. Já foi relatado no hipotireoidismo primário.

Consiste em acúmulo cutâneo, pré-tibial, bilateral, assimétrico, de glicosaminoglicanos, formando placas ou nódulos do róseo ao castanho-violáceo. A profundidade e o grau de infiltração resultam em um aspecto que progride de "casca de laranja" a aspecto verrucoso, que remete à elefantíase *nostra*.

Tem nomenclatura inadequada, segundo alguns autores, já que pode ocorrer em outros locais, como braços, ombros, cabeça, pescoço, regiões de trauma e cicatrizes.

Há dificuldade terapêutica, uma vez que as lesões não regridem com o tratamento da doença de base. Costuma responder a injeções intralesionais de corticosteroides após alguns meses ou corticoterapia sob oclusão com clobetasol a 0,05%.

Mucinoses sem tireoidopatias

Escleromixedema | Líquen mixedematoso generalizado esclerodermoide | Mucinose papulosa

É doença rara que se expressa histopatologicamente por proliferação de fibroblastos e grande depósito de MPSa na derme reticular. Em sua maioria, os pacientes são adultos, entre 30 e 80 anos.

Caracteriza-se por formação de múltiplas pápulas liquenificadas (Figura 65.17) que coalescem para formar placas generalizadas, causando endurecimento e espessamento cutâneo extenso (Figuras 65.18 e 65.19).

As principais manifestações clínicas cutâneas incluem: erupção liquenoide generalizada, com discretas pápulas cobrindo todo o corpo, principalmente mãos, antebraços, tronco superior, face e pescoço; erupções nodulares e placas urticadas; esclerose cutânea sob pápulas confluentes (escleromixedema; síndrome de Arndt-Gottron). O aspecto clínico de numerosas pápulas pequenas de tamanho relativamente uniforme em arranjo linear sobre base eritematosa e espessada é típico.

O acometimento de órgãos internos não é incomum, e, eventualmente, o escleromixedema pode associar-se a plasmocitoma, leucemia, linfoma e mieloma, entre outras doenças. Aproximadamente 90% dos casos apresentam paraproteinemia, sendo descritos como gamopatia monoclonal, e cerca de 10% dos pacientes com escleromixedema evoluem para mieloma múltiplo. O principal diagnóstico diferencial se faz com a esclerodermia. O prognóstico é reservado, apesar do tratamento.

Trata-se de doença crônica que raramente involui de maneira espontânea. Melfalana, apesar de eficaz a curto prazo, mostrou-se extremamente tóxica a longo prazo e provavelmente é o tratamento de escolha, apesar da toxicidade. Outras opções, embora questionáveis, seriam corticosteroides, retinoides e plasmaférese.

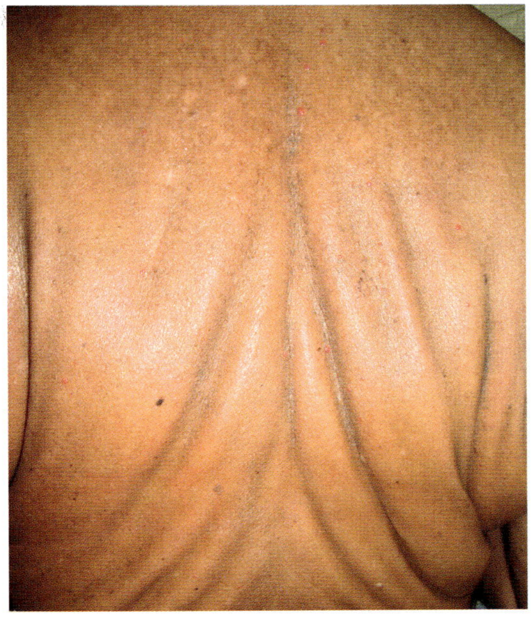

Figura 65.17 Escleromixedema. Dobras acentuadas dando o chamado "aspecto em Shar-Pei".

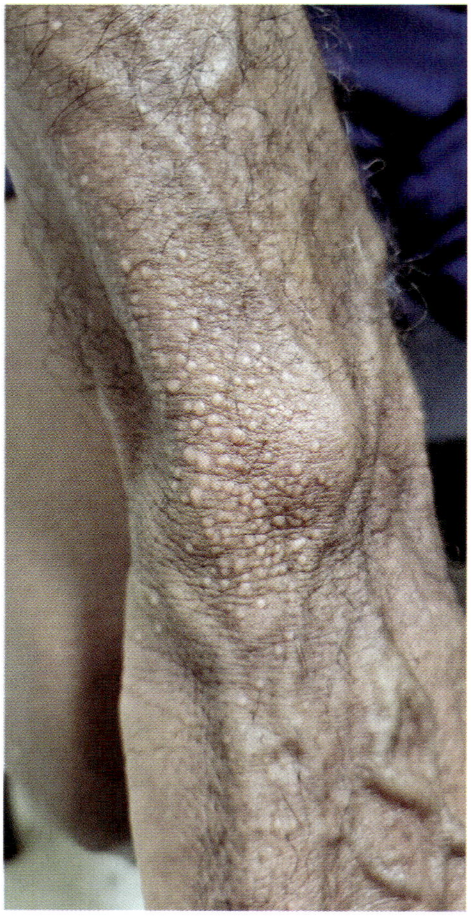

Figura 65.18 Escleromixedema. Pápulas dispostas linearmente sobre pele endurecida.

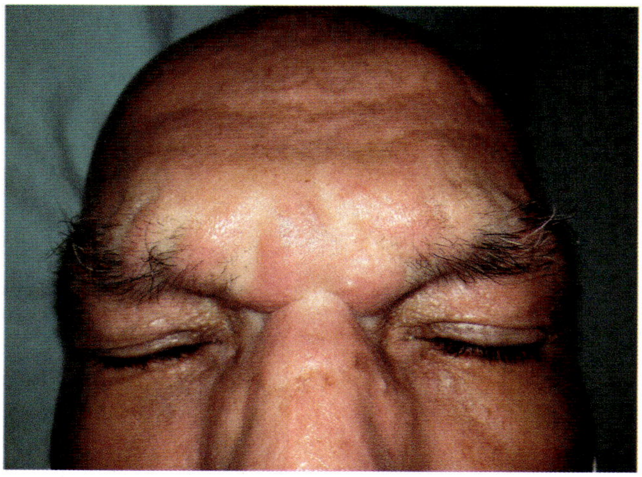

Figura 65.19 Escleromixedema. Aumento de sulcos na glabela dando o aspecto de fácies leonina.

Líquen mixedematoso | Formas localizadas

As formas localizadas são subdivididas em: forma de pápulas isoladas, a acral persistente, as mucinoses da infância e a nodular. Existe ainda uma denominada mucinose cutânea autocurável, que não mais está incluída nas limitadas. Descreveremos a acral persistente.

Mucinose papulosa acral persistente (líquen mixedematoso variante localizada)

É considerada por alguns autores subtipo raro de líquen mixedematoso enquadrado no grupo anterior, devido à sua semelhança com a forma discreta de líquen mixedematoso, caracterizando-se por pápulas cor da pele, simétricas, de 2 a 5 mm de diâmetro, localizadas nas mãos e nos punhos, frequentemente em mulheres. Joelhos e cotovelos são acometidos poucas vezes. Raramente há paraproteinemia. Na histologia não se encontram muitos fibroblastos, ao contrário do que ocorre no grupo anterior. É preciso avaliar os hormônios tireoidianos.

Outras mucinoses

Mucinose folicular ou alopecia mucinosa

De patogênese incerta, caracteriza-se histopatologicamente por degeneração mucinosa da bainha externa do folículo e das glândulas sebáceas. A mucinose folicular (MF) pode ser primária ou secundária. Na primária, as lesões podem se apresentar como: uma ou poucas lesões, geralmente na cabeça e/ou no pescoço de pacientes jovens, que desaparecem espontaneamente em meses ou em poucos anos ou lesões generalizadas, que persistem ou recorrem indefinidamente por anos, mais comuns em indivíduos mais velhos. Na mucinose associada a linfomas (MF secundária, cerca de 50%), a maioria dos casos é de linfoma T. Outras doenças linfoproliferativas podem estar associadas, como linfoma de Hodgkin, leucemia linfocítica crônica, linfoma de células B, entre outras. Na infância, a doença é autolimitada e não ocorre associação com linfomas. Outras associações são foliculite eosinofílica, hiperplasia angiolinfoide com eosinofilia, lúpus eritematoso sistêmico (LES), pós-radioterapia e induzida por medicamentos: diversos citostáticos clássicos, assim como imatinibe, captopril, oxicarbamazepina e biológicos anti-TNF-α.

As formas agudas caracterizam-se por papuloplacas infiltradas, eritematoescamosas, com folículos proeminentes e ausência de pelos. Face, couro cabeludo, pescoço e ombros são as áreas mais afetadas.

Já as formas crônicas costumam apresentar lesões mais numerosas e difusas, com morfologia mais variável, desde placas até nódulos ulcerados; ocasionalmente pode-se ter saída de mucina dos folículos.

Eczema seborreico, pitiríase rósea e *tinea capitis* são os principais diagnósticos diferenciais.

As opções terapêuticas incluem PUVA, corticoterapia tópica ou intralesional, mostarda nitrogenada tópica e radioterapia, entre outras. Como mencionado anteriormente, pode haver involução espontânea, sobretudo nos casos localizados. O gel de bexaroteno a 1%, 2 vezes ao dia, por muitas semanas, é uma opção válida de tratamento não somente para quando a MF está associada a linfoma de células T. Hidroxicloroquina e isotretinoína oral são opções para casos extensos.

Mucinose eritematosa reticulada ou síndrome REM

Também de origem desconhecida, pode ser exacerbada pela radiação UV. Acomete principalmente mulheres de meia-idade, caracterizando-se por áreas de eritema reticulado na região central do tórax e do dorso. As áreas tornam-se infiltradas e crescem lentamente. À histologia, observa-se infiltrado de mucina na derme reticular superior e derme papilar.

Ocasionalmente pode associar-se a hiper ou hipotireoidismo e lúpus eritematoso discoide, entre outros.

Os antimaláricos são os fármacos de primeira escolha. Corticosteroides tópicos, bem como ciclosporina, parecem ineficazes.

Mucinose cutânea focal

Clinicamente, caracteriza-se por pápula ou nódulo cor da pele, único, assintomático, na face, no tronco ou nas extremidades. Histologicamente, caracteriza-se por acúmulo de mucina na derme, com número aumentado de fibroblastos. Parece tratar-se de disfunção fibroblástica somente em uma área localizada. Caso seja necessário tratamento, pode-se tentar excisão cirúrgica, já que a recorrência é incomum. A condição pode sobrepor-se a outras mucinoses.

É também denominada *mixoma* e, quando de localização digital, "cisto mixoide". À exceção deste último, que, pela localização, é típico, possibilitando, com a apresentação arredondada, de cerca de 1 cm, o diagnóstico clínico, quando de outras localizações, o diagnóstico é, normalmente, um achado histopatológico. Naquele caso, o tratamento consiste em punctura seguida de expressão, de preferência acompanhada de injeção intralesional de corticosteroide (ver Figura 54.3).

Existe uma forma linear caracterizando uma das possibilidades patológicas dos colagenomas ou nevos do tecido conjuntivo. Os autores já tiveram a oportunidade de observar um caso linear que respeitava o dimídio (ver Capítulo 71, item *Nevo do tecido conjuntivo ou colagenomas*).

Mucinoses secundárias ou catabólicas

A lista de entidades sistêmicas que cursam com mucinose cutânea é grande. Além do mixedema generalizado e do pré-tibial, descritos anteriormente, podem ser citados, entre outros: LES, dermatomiosite, doença de Degos, granuloma anular, síndrome eosinofilia-mialgia e tumores cutâneos.

Escleredema ou escleredema de Buschke

Trata-se de doença rara, de etiologia desconhecida, em que surgem áreas de induração da pele devido ao espessamento da derme decorrente da deposição de mucina, na porção superior do corpo. O quadro clínico é melhor constatado à palpação do que à inspeção.

Em mais de 50% dos casos se inicia por um quadro infeccioso, sobretudo das vias respiratórias superiores (geralmente estreptocócico – tipo 1), ao qual se segue, após dias ou semanas, enrijecimento da pele, que não pode ser pinçada nem apresenta o sinal do cacifo. Essa apresentação é mais frequente em crianças ou adolescentes (mais da metade dos casos) e mulheres de meia-idade, daí a sinonímia escleredema *adultorum* ser imprópria. Geralmente involui em 1 ou 2 anos.

Uma associação relevante (20% dos casos) é com o diabetes de longa duração mal controlado, podendo ser tanto do tipo 1 quanto do tipo 2, daí a pertinente sinonímia escleredema *diabeticorum* (tipo 2) (Figura 65.20). Nesses casos, a persistência é a regra. Ocorre mais em homens de meia-idade.

A associação, em especial a gamopatias monoclonais (tipo 3), vem crescendo em incidência (cerca de 25% dos casos) e tende a persistir.

No adulto, o quadro começa, em geral, pela face e, progressiva e simetricamente, desce para o pescoço, o tronco e os membros superiores. Na criança, entretanto, o início ocorre, em geral, nos membros superiores, e a pele toma o aspecto céreo em couraça, mas sem eritema nem limites nítidos; às vezes, a mobilidade articular e a expansão torácica ficam dificultadas. Raramente, entretanto, o início se faz por lesões papulotuberosas isoladas que acabam por confluir, adquirindo o aspecto de lesão difusa. Manifestações sistêmicas podem ocorrer com comprometimento cardíaco e alterações eletrocardiográficas, bem como com derrame pleural, serosite, disartria, disfagia, miosite, parotidite e alterações oftálmicas, entre outras.

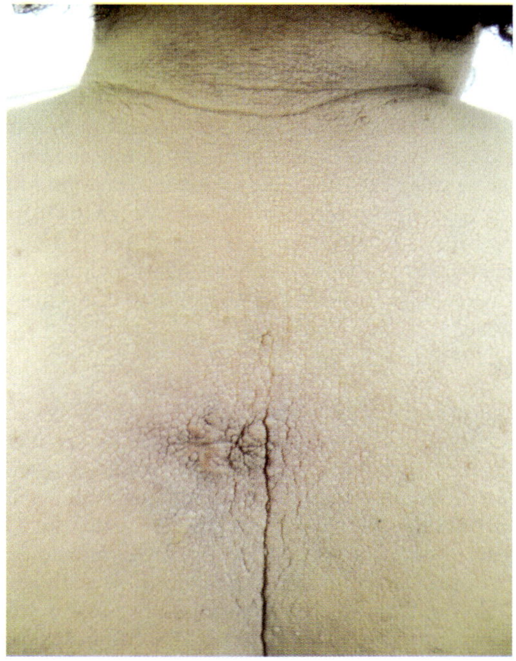

Figura 65.20 Escleredema *diabeticorum*. (Cortesia do Dr. Pablo Cirino.)

Na histopatologia, observa-se aumento na espessura da derme com separação das fibras colágenas que se encontram avantajadas e separadas por espaços claros decorrentes de acúmulo de material metacromático corado pelo azul de toluidina (mucina). Ocasionalmente, a quantidade de mucina é aumentada apenas de maneira discreta; não há aumento de fibroblastos.

O tratamento é sintomático. Corticosteroides parecem não surtir efeito e, evidentemente, são uma contraindicação relativa para os diabéticos. Uma nova modalidade terapêutica que tem se mostrado bastante eficaz é a fototerapia com PUVA e, em especial, UVA-1.

Mucopolissacaridoses

Conceito

As mucopolissacaridoses (MPS) constituem um grupo heterogêneo de doenças geneticamente determinadas que resultam da deficiência de enzimas lisossômicas específicas envolvidas no catabolismo dos glicosaminoglicanos (GAG), previamente denominados "mucopolissacarídeos ácidos". Como resultado, os GAG não degradados acumulam-se intracelularmente em vários tecidos ou órgãos, ocasionando graves alterações somáticas, inclusive neurológicas.

Epidemiologia

As MPS são herdadas de modo autossômico recessivo, com exceção da MPS II (síndrome de Hunter), de herança recessiva ligada ao X. A incidência de cada uma é relativamente rara, na faixa de 1/40.000 a 1/100.000 nascimentos.

Etiopatogenia

Até o momento, dez deficiências enzimáticas foram identificadas, e 13 diferentes síndromes clínicas foram reconhecidas. São elas: *síndrome de Hurler* ou *gargulismo*, com duas variantes (*síndrome de Scheie* e *síndrome de Hurler-Scheie*), *síndrome de Hunter*, com duas variantes (forma moderada e forma grave), *síndrome de Sanfilippo*, com quatro variantes (subtipos A, B, C e D), *síndrome de Morquio*, com duas variantes (subtipos A e B), *síndrome de Maroteaux-Lamy* e *síndrome de Sly*. Os achados clínicos e bioquímicos diferenciadores das MPS estão resumidos no Quadro 65.3.

Clínica

Em sua maioria, os pacientes com MPS apresentam-se normais ao nascimento, desenvolvendo gradualmente características patológicas nos primeiros 2 ou 3 anos de vida. São acometidos, em maior ou menor grau, todos os tecidos; os seguintes aspectos são os mais comuns, nem sempre presentes em todos eles: nanismo, hepatoesplenomegalia, opacificação da córnea, alterações esqueléticas e dos sistemas cardiovascular, ocular e auditivo, déficit intelectual progressivo e morte prematura por complicações cardiorrespiratórias. As alterações cutâneas são representadas por hirsutismo, pele infiltrada e inelástica e, em alguns casos, nódulos de coloração branco-marfim, localizados normalmente no dorso, podendo ser encontrados nos membros superiores, na região peitoral e na face externa das coxas. Têm sido descritos alguns casos de MPS associados a melanocitoses dérmicas extensas, sendo a mais frequente a doença de Hurler (ver Capítulo 14, item *Hipercromias caracterizadas por melanócitos na derme*).

Diagnóstico

Em geral, a suspeita se estabelece clinicamente, devendo ser confirmada pelo teste de rastreamento urinário para GAG e pela demonstração da deficiência da enzima específica nos leucócitos, nos fibroblastos e em outros tecidos. Muitos genes que codificam as enzimas envolvidas nas MPS foram clonados, viabilizando a análise da mutação nos pacientes individuais. O diagnóstico pré-natal é possível por meio da análise enzimática nas vilosidades coriônicas e/ou em cultura de amniócitos.

Evolução e prognóstico

As mucopolissacaridoses têm curso crônico, com dano sistêmico progressivo e evolução para o óbito entre o final da 1ª e a 4ª décadas de vida.

Tratamento

É principalmente sintomático, direcionado às principais complicações da doença. Estratégias terapêuticas incluem a terapia de reposição enzimática, mediante transfusões plasmáticas (em média, a cada 3 meses), com melhora clínica considerável em algumas formas de MPS. Tem-se tentado, ainda, a reposição enzimática pelo transplante heterólogo de medula óssea, com resultados favoráveis nos estágios precoces da doença. A terapia genética é um objetivo a ser alcançado. O diagnóstico precoce da doença torna possível oferecer às famílias aconselhamento genético oportuno e evitar novos casos.

Quadro 65.3 Tipos de mucopolissacaridoses (MPS).

Tipo de MPS	Deficiência enzimática	Glicosaminoglicano afetado	Manifestações clínicas
MPS I H, Hurler	α-L-iduronidase	Sulfato de dermatano Sulfato de heparano	Feições grosseiras, opacidade da córnea, visceromegalia, disostose múltipla, doença cardíaca, déficit intelectual, morte na infância
MPS I S, Scheie	α-L-iduronidase	Sulfato de dermatano Sulfato de heparano	Evolução lenta, inteligência normal, comprometimento brando do esqueleto
MPS IH/S, Hurler/Scheie	α-L-iduronidase	Sulfato de dermatano Sulfato de heparano	Fenótipo intermediário entre IH e IS
MPS II, Hunter (grave)	Iduronato, sulfatase	Sulfato de dermatano Sulfato de heparano	Disostose múltipla, visceromegalia, déficit intelectual, morte no final da infância
MPS II, Hunter (moderada)	Iduronato, sulfatase	Sulfato de dermatano Sulfato de heparano	Inteligência normal, baixa estatura, evolução lenta, sobrevida até a idade adulta
MPS III A, Sanfilippo A	Heparan-N-sulfatase	Sulfato de heparano	Deterioração neurológica/intelectual rápida, comprometimento visceral e esquelético brando tardio
MPS III B, Sanfilippo B	α-N-acetil-glicosaminidase	Sulfato de heparano	Fenótipo similar à III A
MPS III C, Sanfilippo C	N-acetil-CoA: α-glicosaminida acetiltransferase	Sulfato de heparano	Fenótipo similar à III A
MPS III D, Sanfilippo D	N-acetilglicosamina-6-sulfatase	Sulfato de heparano	Fenótipo similar à III A
MPS IV A, Morquio A	N-acetil-galactosamina-6-sulfatase	Sulfato de queratano	Fenótipo similar à IV A
MPS IV B, Morquio B	β-galactosidase	Sulfato de queratano	Fenótipo similar à IV A
MPS VI, Maroteaux-Lamy	Arilsulfatase B	Sulfato de dermatano	Fenótipo semelhante à doença de Hurler, porém com inteligência normal e sobrevida por décadas
MPS VII, Sly	β-glicuronidase	Sulfato de dermatano Sulfato de heparano Condroitina-6-sulfato	Déficit intelectual, disostose múltipla, hepatoesplenomegalia

Lipoidoproteinose ou doença de Urbach-Wiethe

Conceito

É uma genodermatose rara, de herança autossômica recessiva, caracterizada pelo depósito na pele, nas mucosas e, eventualmente, em outros órgãos, de substância hialina de constituição glicolipoproteica.

Epidemiologia

Atinge ambos os sexos igualmente, podendo manifestar-se ao nascimento ou surgir precocemente na infância. A maioria dos pacientes afetados apresenta descendência europeia, em particular alemã.

Etiopatogenia

É decorrente de mutações no gene codificador da proteína da matriz extracelular ECM1, localizado no cromossomo 1q21. Embora a etiopatogenia não seja totalmente conhecida, acredita-se que esteja relacionada com alterações na síntese e no metabolismo do colágeno, o que levaria ao aumento na produção de colágeno tipos IV e V pelas células endoteliais dos vasos sanguíneos, à diminuição da produção de colágeno tipos I e II e ao aumento na síntese de substância glicoproteica pelos fibroblastos. Estudos de imunofluorescência indireta e de microscopia eletrônica revelaram que o material hialino é composto basicamente de colágeno tipo IV.

Clínica

A pele apresenta-se com tonalidade levemente amarelada, amarfinada, cérea, em áreas preferenciais, como face, pescoço e mãos (Figura 65.21). Caracteristicamente, ocorrem pequenas pápulas translúcidas, dispostas de modo simétrico, em fileira, nas bordas das pálpebras; nos joelhos e cotovelos, as placas tornam-se discretamente verrucosas; vesicobolhas aparecem e produzem pequenas cicatrizes varioliformes ou atrofoderma-símiles. Podem ainda ocorrer ceratodermia palmoplantar, manchas hipocrômicas e alopecia cicatricial difusa ou circunscrita.

As mucosas orofaringolaringiana, conjuntival (Figura 65.22), retal e vulvar ficam comprometidas por áreas de infiltrações e, até mesmo, nódulos, que provocam disfonia (é o primeiro sintoma, já ao nascimento, com choro e, posteriormente, voz peculiar), dificuldade de respiração (às vezes levando à traqueostomia) e disfagia. Em cerca de 50% dos pacientes ocorrem calcificações cerebrais, de maneira característica nos lobos temporais (amígdalas cerebrais), com epilepsia em alguns casos.

Rins, pulmões, intestinos, gânglios e músculos podem estar comprometidos. Alopecia (cílios e couro cabeludo), perda precoce dos dentes e obstrução salivar e nasolacrimal são prováveis. Nenhum exame laboratorial mostra-se tipicamente alterado na doença; no entanto, em alguns pacientes, ocorrem anormalidades no metabolismo da glicose.

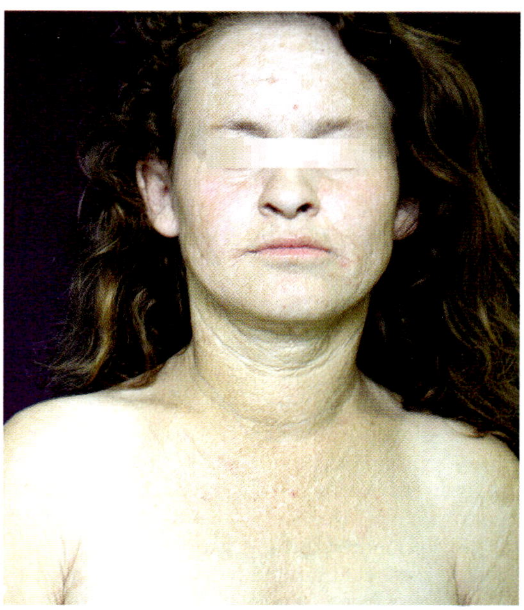

Figura 65.21 Lipoidoproteinose. A paciente apresenta pele de cor cérea e com numerosas cicatrizes. (Cortesia da Dra. Vivian Vianna.)

Histopatologia

É muito característica: degeneração hialina, com extensos depósitos de material PAS-positivo em torno de vasos e apêndices cutâneos, e figuras em candelabros constituídas por faixas hialinas em direção perpendicular à epiderme. À microscopia eletrônica podem ser observados na derme considerável adelgaçamento da lâmina basal e significativa redução do número e do tamanho das fibras colágenas.

Diagnóstico diferencial

O diagnóstico diferencial mais importante é com a protoporfiria eritropoiética, distinguindo-se desta por não apresentar fotossensibilidade, ter níveis sanguíneos normais de protoporfirina e lesões de mucosa. Xantomatoses e amiloidose também devem ser consideradas no diagnóstico diferencial.

Tratamento

Exceto pelo risco de obstrução respiratória, o prognóstico em geral é bom. Não há tratamento efetivo, sendo úteis as remoções cirúrgicas de nódulos (laringe) e a dermoabrasão. A acitretina foi efetiva em sete de dez pacientes com melhora da rouquidão e

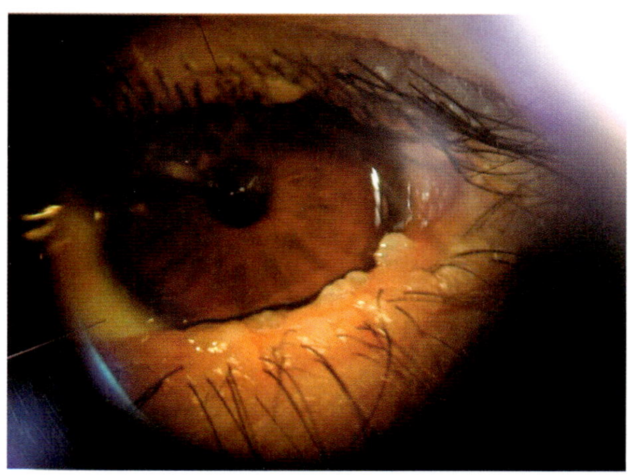

Figura 65.22 Lipoidoproteinose. Blefarose moniliforme: exame com lâmpada de fenda. (Cortesia do Dr. Jefferson da Cruz Dresch.)

das lesões cutâneas após 6 meses de tratamento com a dose de 0,5 mg/dia. Corticoterapia sistêmica de curta duração pode ser empregada nos casos de grande quantidade de vesicobolhas.

Aminoacidúrias

São doenças metabólicas caracterizadas por defeito genético da eliminação de aminoácidos pela urina. Algumas têm interesse dermatológico e serão apresentadas a seguir.

Fenilcetonúria ou oligofrenia fenilpirúvica

Genodermatose autossômica recessiva, em virtude da inatividade de uma enzima hepática – fenilalanina-hidrolase –, com consequente aumento da fenilalanina no sangue e na urina. Chama a atenção um odor de "rato" devido a produtos de decomposição, como o ácido fenilacético e o fenilacetaldeído, eliminados pelo suor e pela urina.

A sintomatologia restringe-se à pele e ao sistema nervoso. O indivíduo apresenta pele clara, olhos azuis e cabelos claros. Podem ocorrer eczema seborreico e lesões papuloeritematosas nos antebraços. As alterações no sistema nervoso podem ser: oligofrenia, alterações do eletroencefalograma, epilepsia, hipertonicidade muscular, tremores, microcefalia e inabilidade para falar.

O diagnóstico é obtido, facilmente, pela adição de algumas gotas de cloreto férrico a 10% à urina, o que produz coloração azul-esverdeada. A terapêutica só será útil se iniciada nos primeiros dias de vida, e consiste em dieta com nível baixo de fenilalanina.

Alcaptonúria ou ocronose endógena

Genodermatose autossômica recessiva decorrente da deficiência de uma enzima – a oxidase do ácido homogentísico –, o que provoca o acúmulo desse ácido na urina e nos tecidos, onde é polimerizado, conferindo-lhes coloração castanho-escura; essa coloração localiza-se preferentemente nas cartilagens (orelhas, laringe, traqueia) esclerótica, córnea e conjuntiva, nas regiões genital e axilar, nos tendões, no endocárdio, nas válvulas cardíacas e nas placas ateroscleróticas; a artrite, que aparece tardiamente, completa o quadro, e a cardiopatia ocorre eventualmente.

O diagnóstico é dado pela cor escura da urina, quando alcalina, o que se consegue pela adição de um pouco de alcalinizante, ou pela fermentação natural da urina. O tratamento com elevadas doses de vitamina C evita o depósito do pigmento; a dieta pobre em tirosina e fenilalanina também é indicada.

Ocronose exógena

Certas substâncias como fenol, resorcina e mepacrina são capazes de causar ocronose por inibição da enzima ácido homogentísico oxidase.

A utilização de cremes com hidroquinona em altas concentrações (≥ 5%), ou mesmo em baixas concentrações, mas por tempo prolongado, também pode desencadeá-la (Figura 65.23). Atualmente, com tal utilização amplamente difundida e continuada, espera-se aumento significativo na incidência desta doença, assim como ocorre em determinados países africanos.

A histopatologia, muito característica, confirma o diagnóstico. Nesta se observam incontinência pigmentar, elastose solar e fibras amarelo-acastanhadas (ocre), em forma de banana, na derme papilar com eventual degeneração do colágeno (Figura 65.24). É a cor ocre do pigmento dérmico que dá o nome à doença.

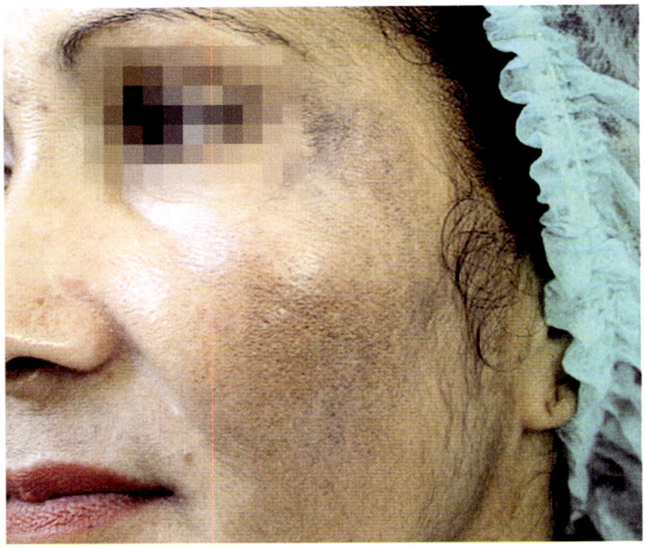

Figura 65.23 Ocronose exógena por hidroquinona. (Cortesia da Dra. Rosa Rabello.)

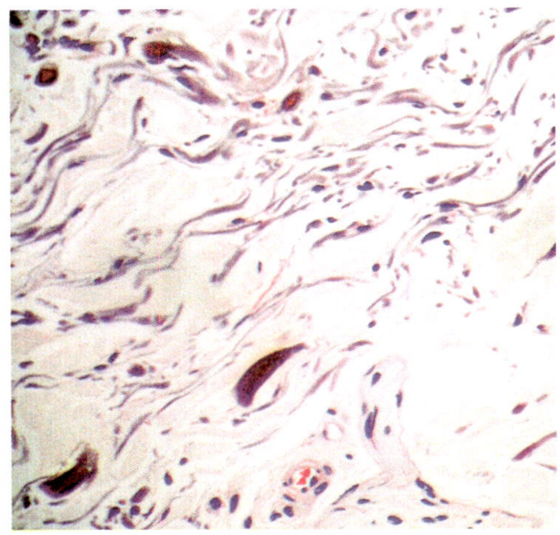

Figura 65.24 Ocronose exógena por hidroquinona. A patologia mostra as típicas estruturas ocres em forma de banana. (Cortesia do Dr. Raúl Charlín.)

A dermatoscopia tem achados peculiares que possibilitam dispensar biopsia confirmatória. São eles: áreas amorfas azul-acinzentadas que obliteram as estruturas foliculares; múltiplos glóbulos marrom-escuros; estruturas globular-símiles com glóbulos marrom-acinzentados; e finos arcos e estruturas anulares ao redor dos folículos.

Homocistinúria

A hiper-homocistenemia pode ser uma genodermatose autossômica recessiva decorrente da deficiência da enzima cistationina β-sintetase ou desencadeada por deficiência nutricional, insuficiência renal, hipotireoidismo e diabetes. Os cabelos são finos, secos, friáveis e alourados; a pele é clara; livedo reticular ocorre no tronco e nas extremidades; e osteoporose e trombose cerebral são frequentes. As alterações vasculares induzidas incluem dano endotelial, aumento da peroxidação lipídica e da agregação plaquetária, o que gera risco para pacientes com história de IAM, AVC e angina. O tratamento consiste em dieta com nível baixo de metionina e vitaminas do complexo B.

Acidúria argininossuccínica

Decorre da deficiência da enzima argininossuccinase, o que leva a deficiência mental e alterações eletroencefalográficas; os cabelos têm o aspecto da tricorrexe nodosa, as unhas são brilhantes e a pele apresenta áreas de xerodermia.

Calcinose cutânea

Conceito

Calcificação corresponde ao depósito de sais de cálcio insolúveis; quando isso ocorre na pele, é conhecido como "calcinose cutânea". Esta se caracteriza por nódulos de tamanhos variados. Às vezes são pequenos, com alguns milímetros de diâmetro, detectados somente pela radiografia; outras vezes apresentam-se com alguns centímetros de diâmetro e, até mesmo, muito grandes, podendo chegar ao tamanho de uma laranja (forma tumoral). São pétreos e, em geral, móveis, mas podem estar aderidos às estruturas subjacentes.

A calcinose cutânea pode ser dividida em quatro formas (Quadro 65.4), abordadas a seguir.

Calcinose distrófica

Os depósitos de sais de cálcio ocorrem em tecido conjuntivo ou adiposo alterado. A calcificação aparece anos após o dano tecidual. Dermatomiosite (principalmente a forma juvenil) e esclerodermia cutânea limitada (síndrome CREST) são exemplos clássicos e com boa resposta ao tratamento com diltiazem (bloqueador dos canais de cálcio) por longo período de tempo. Nesses casos, não há alteração no metabolismo do cálcio, apresentando níveis séricos de cálcio e fósforo normais (ver Figura 64.22).

Calcifilaxia/Calcinose metastática

É a complicação mais grave da calcinose metastática, de caráter agudo e decorrente da calcificação progressiva da camada média das artérias de pequeno e médio calibres da derme e do tecido subcutâneo, com hiperplasia da íntima e trombose (Figuras 65.25 a 65.27). Ela é classificada em nefrogênica e não nefrogênica.

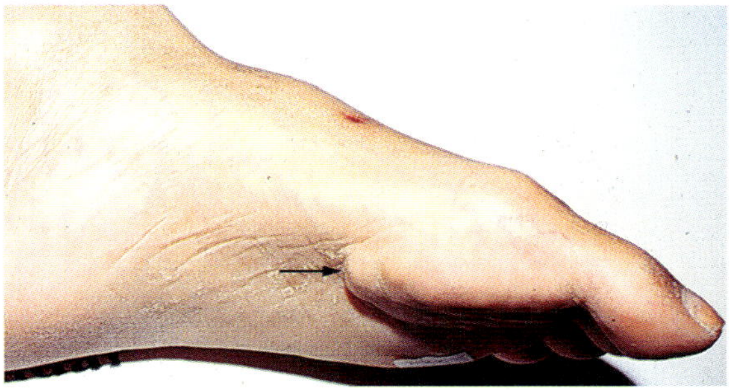

Figura 65.25 Calcinose metastática.

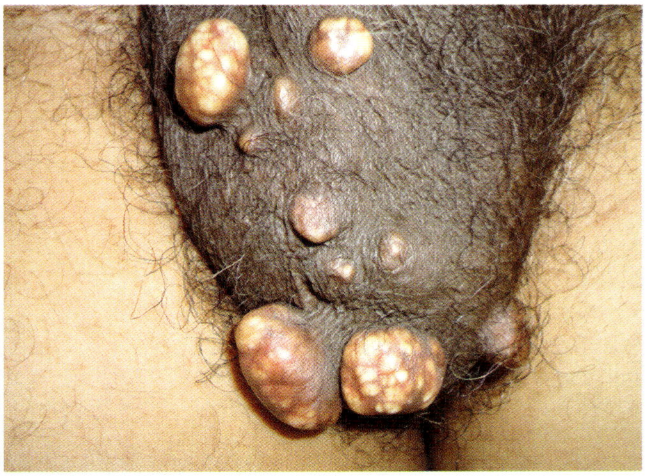

Figura 65.26 Calcinose da bolsa escrotal. (Cortesia da Dra. Yamileht Ararat.)

Ocorre em cerca de 4% dos pacientes com doença renal crônica avançada ou transplantados, excepcionalmente em não urêmicos (artrite reumatoide, LES, mielofibrose, hiperparatireoidismo primário, adenoma de paratireoide, algumas neoplasias e medicamentos; alguns casos foram desencadeados em vigência da infecção pela covid-19).

A apresentação clínica é de uma púrpura retiforme extremamente dolorosa ou placas induradas e ulcerações. Há obstrução ao fluxo sanguíneo, isquemia e necrose cutânea. A localização

Quadro 65.4 Formas de calcinose cutânea.

Distrófica	Metastática	Idiopática	Iatrogênica
Doenças do colágeno Paniculites Pseudoxantoma elástico Síndrome de Ehlers-Danlos Síndrome de Werner Síndrome de Rothmund-Thompson Elastose cálcica perfurante Porfiria cutânea tarda Neoplasias cutâneas Infecciosa (cistos de parasitas) Inflamatória (acne, veias varicosas, granulomas, cicatrizes cirúrgicas) Traumática	Insuficiência renal crônica Calcifilaxia Hipervitaminose D Sarcoidose Carcinoma metastático, linfomas, leucemias, mieloma múltiplo, doença de Paget	Calcificação escrotal idiopática Calcinose tumoral Calcinose universal Calcinose circunscrita	Infusões intravenosas de cálcio Uso continuado de solventes

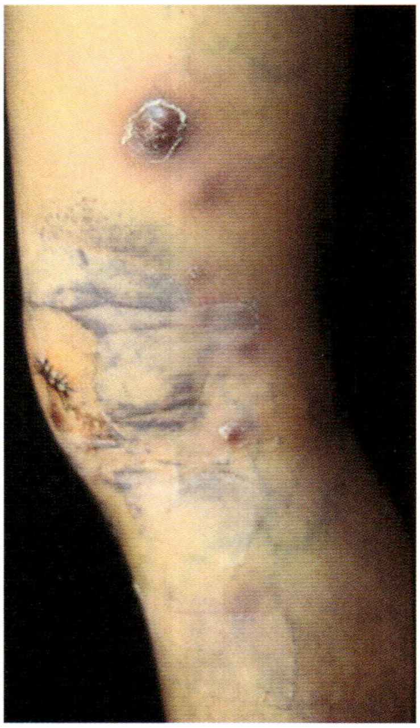

Figura 65.27 Calcifilaxia.

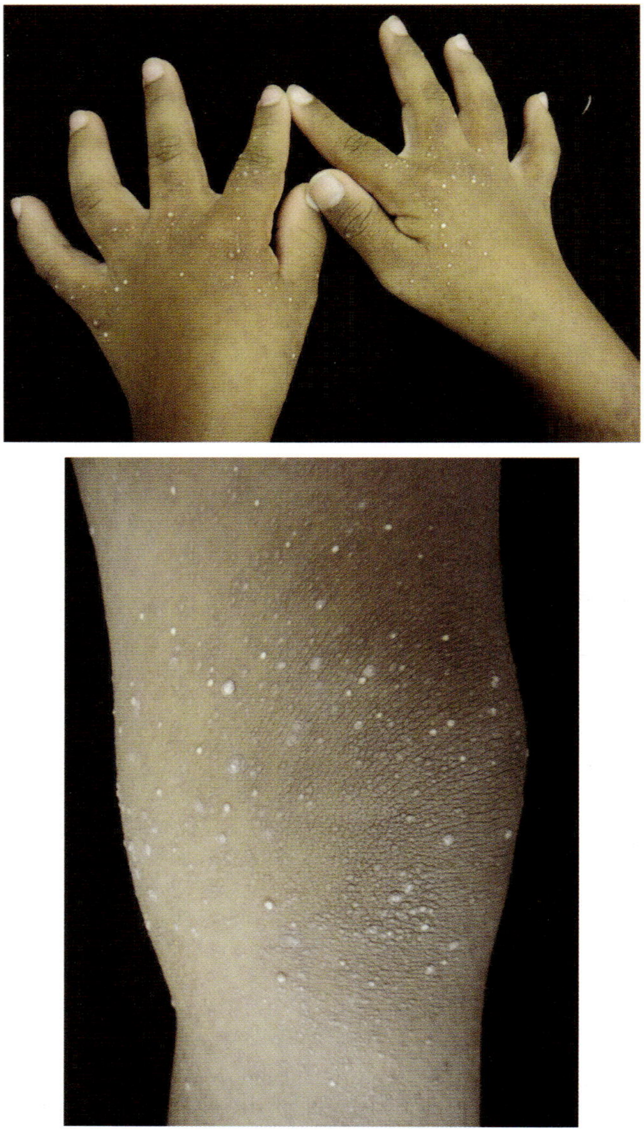

Figura 65.28 Calcinose cutânea idiopática *milia*-símile.

mais frequente é no abdome, nas coxas, nas nádegas e nas extremidades proximais. Quando extensa, a mortalidade pode chegar a 60%, sobretudo por sepse devido às ulcerações em 1 ano; o prognóstico é pior nos nefropatas.

A patologia é o padrão-ouro utilizado no diagnóstico. Métodos de imagem podem ser suficientes para o diagnóstico, sendo a cintilografia óssea um bom método diagnóstico.

O tratamento inicialmente é de suporte, analgesia, desbridamento das lesões necróticas e cuidados para evitar infecções. Em alguns casos, podem ser indicados quelantes de fósforo e paratireoidectomia total. O tiossulfato de sódio atua como antioxidante e vasodilatador pode ser útil; no entanto, é um tratamento prolongado.

Calcinose idiopática

Calcinose escrotal idiopática é a forma mais comum de calcinose cutânea idiopática. Geralmente, apresenta-se como pápulas amareladas, arredondadas, endurecidas, múltiplas, simétricas e assintomáticas. Calcinose cutânea idiopática *milia*-símile, associada ou não a siringomas, é uma entidade rara (Figura 65.28). Dos 19 casos descritos até hoje, dois terços estão associados à síndrome de Down.

Calcinose tumoral é uma doença de causa desconhecida, em que os depósitos de cálcio adquirem o formato de grandes massas tumorais envolvendo principalmente as grandes articulações. O tratamento de maior relevância dessas formas de calcinose é a excisão cirúrgica das lesões.

Calcinose iatrogênica

Infusões venosas de medicamentos como cloreto de cálcio, nadroparina cálcica e gluconato de cálcio e aplicações de substâncias empregadas em testes diagnósticos como o teste de infusão de cálcio e teste de Pak podem provocar a formação de nódulos calcificados pelo extravasamento da solução associado ao trauma tecidual local. O uso continuado de solventes ricos em sais de cálcio pode produzir calcinose mediante a absorção percutânea.

Recente artigo demonstrou eficácia do tiossulfato de sódio em vaselina 50:50, 2 vezes/dia em lesões menores que 0,5 cm e por via intradérmica (12,5 g diluídos em 50 mL) para lesões de até 2 cm; aplicações a cada 3 semanas de 0,1 a 1 mL.

Ossificação cutânea

Os quadros de ossificação cutânea são raros e caracterizam-se pela formação de osso maduro na derme e na hipoderme. São classificados em primários, quando não existem fatores predisponentes, podendo ocorrer isoladamente ou em associação com algumas síndromes; ou secundários, quando relacionados a alterações do metabolismo do cálcio, cicatrizes de acne, tumores cutâneos ou traumas.

A ossificação cutânea primária associa-se a síndromes genéticas raras, cada uma com características fenotípicas próprias, podendo ser limitada ou progressiva. São elas: fibrodisplasia ossificante progressiva, heteroplasia óssea progressiva, osteodistrofia hereditária de Albright e osteoma *cutis* em placa.

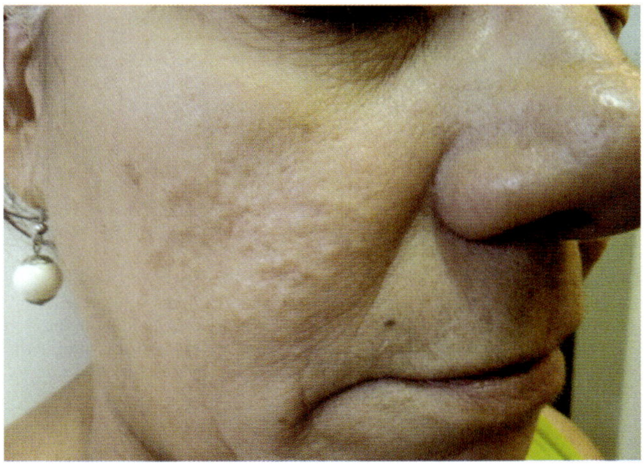

Figura 65.29 Osteoma *cutis* miliar.

A fibrodisplasia ossificante progressiva está associada a mutações no gene *ACVR1* e seu processo de ossificação é endocondral, enquanto as outras três doenças têm sobreposição de quadro clínico e ossificação intramembranosa, com mutação no gene *GNAS*.

As causas secundárias, ou metaplásicas, constituem 80% dos casos e aparecem como consequência a doenças inflamatórias, distúrbios endócrinos ou neoplásicas prévias. À semelhança da calcificação cutânea, podem ocorrer em colagenoses, como dermatomiosite e esclerodermia, em paniculites e em tumores, como o carcinoma basocelular e o pilomatricoma. Osteonevo de Nanta é caracterizado pela presença de tecido ósseo adjacente ou interposto com ninhos de células melanocíticas quase sempre benignas; nevo intradérmico é a associação mais comum.

O *osteoma cutis miliar* tem classificação controversa. Apesar de ser classicamente descrito como forma de ossificação primária, está associado em 50% dos casos à história prévia de acne, o que o enquadraria nas duas categorias. Caracteriza-se pelo surgimento de pequenas pápulas e nódulos, normocrômicos, semelhantes à *milia*, endurecidos à palpação, que acometem principalmente a face (Figura 65.29).

Pacientes que fizeram uso de tetraciclina ou minociclina podem apresentar lesões com tom azulado.

O tratamento é limitado para a maioria das ossificações, sendo uma opção a combinação entre abordagens clínica e cirúrgica. Devido à benignidade do quadro, a excisão somente é necessária se a lesão apresentar algum desconforto ao paciente, podendo ser realizada com curetagem, ressecção total ou parcial, com sutura primária. O uso de ácido retinoico a 0,1% pode ser ensaiado.

Gota

Conceito

Artrite inflamatória consequente à alteração do metabolismo das purinas que aumenta os níveis de ácido úrico no sangue e os depósitos de urato monossódico no líquido sinovial, em vários tecidos e em alguns órgãos. É essencialmente uma doença de homens adultos. Sua incidência aumenta com o grau e a duração da hiperuricemia, com a idade, obesidade, hipertensão e ingestão de álcool.

Etiopatogenia

Sua etiologia é principalmente multifatorial, resultando em aumentos na produção e redução na excreção de ácido úrico.

As formas primárias ocorrem por distúrbios genéticos e defeitos metabólicos hereditários específicos, como a deficiência de enzimas necessárias ao metabolismo das purinas.

As formas secundárias ocorrem por diminuição na excreção de ácido úrico, principalmente por uso abusivo de diuréticos e diminuição na função renal. O aumento na produção de ácido úrico secundário a maior *turnover* celular do ácido nucleico ocorre na policitemia *vera*, no mieloma múltiplo, nos linfomas e em pacientes com leucemia em tratamento quimioterápico. Apresentações ocasionais ocorrem na ausência de elevação dos níveis de ácido úrico.

Clínica

Há duas formas clínicas: *artrite inflamatória aguda*, caracterizada por ataque súbito de dor articular lancinante, que afeta principalmente membros inferiores e, pelo menos na metade dos casos, acomete a articulação metatarsofalangiana do hálux (podagra); perdura por poucos dias e desaparece espontaneamente; e a *forma crônica*, que se segue a ataques recorrentes e resulta na deposição de cristais (tofos gotosos) dentro e ao redor das articulações.

Clinicamente, caracteriza-se por nódulos amarelados nas pontas digitais, regiões palmares e plantares, por aumento assimétrico das articulações (Figuras 65.30 e 65.31) e aumento fusiforme ou nodular do tendão de Aquiles. Um local clássico, porém relativamente raro, para os tofos é a hélice das orelhas.

A *paniculite gotosa* é uma sequela dermatológica rara da gota, em que os cristais de urato são depositados no tecido subcutâneo, resultando em nódulos que podem ulcerar. A nefropatia gotosa pode levar à sintomatologia de litíase renal, nefrite intersticial e, até mesmo, nefrosclerose.

Na patologia, para melhor observação dos cristais de ácido úrico, o material biopsiado deverá ser colocado em álcool absoluto.

Síndrome de Lesch-Nyhan

Condição genética, ligada ao cromossomo X, de herança recessiva, também conhecida como *gota juvenil*. Ocorre por grave deficiência da enzima hipoxantina guanina fosforribosil transferase (HGPRT). É caracterizada por hiperuricemia

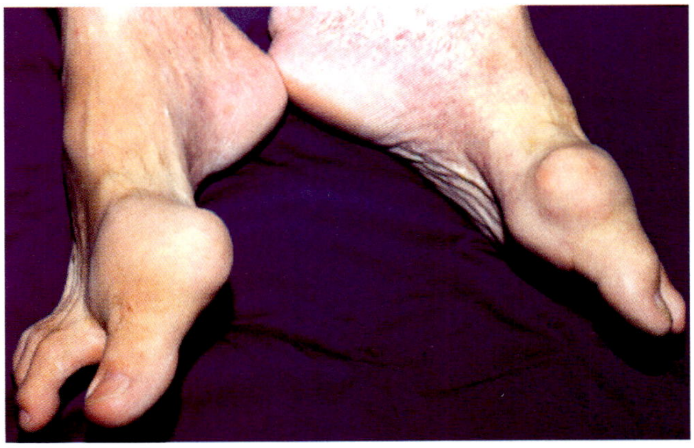

Figura 65.30 Gota com os típicos tofos. (Arquivo Serviço de Dermatologia/ Curso de Pós-Graduação, UFRJ.)

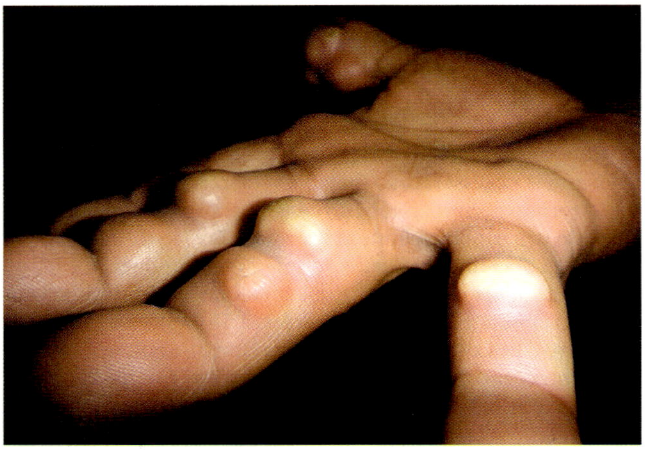

Figura 65.31 Gota com tofos na face palmar dos quirodáctilos. (Cortesia do Dr. André R. Adriano.)

acompanhada de déficit intelectual progressivo, fenômenos neurológicos (atetose, tetraplegia espástica, oligofrenia) e automutilação (principalmente dos lábios).

Tratamento

O tratamento da forma aguda consiste no repouso da articulação acometida e no uso regular de anti-inflamatórios não esteroides (indometacina ou outros). Os salicilatos (ácido acetilsalicílico) não devem ser usados por causa de seus efeitos sobre a excreção de urato. A colchicina oral é uma terapia eficaz, porém tem baixo índice terapêutico, e o alívio da dor costuma coincidir com a toxicidade gastrintestinal (diarreia; ver Capítulo 91).

Na fase crônica, o alopurinol é o fármaco de escolha por reduzir a produção de urato, inibindo a xantina oxidase. Medicações uricosúricas (probenecida e sulfimpirazona) podem ser úteis, exceto nos casos em que há insuficiência renal. Apesar de a maior parte do ácido úrico derivar do metabolismo endógeno das purinas, alimentos ricos em purinas contribuem para o *pool* total de ácido úrico. Desse modo, os pacientes devem diminuir o consumo de carnes, frutos do mar e álcool, e controlar o peso.

Bibliografia

Distúrbios nutricionais

Azulay V, Tansini PB, Azulay MM. Influência da dieta nas doenças cutâneas. *Med Cutan Iber Lat Am*. 2019;47(2):103-9.

Deirawan H, Fakhoury JW, Zarka M *et al*. Revisiting the pathobiology of scurvy: a review of the literature in the context of a challenging case. *Int J Dermatol*. 2020 Dec;59(12):1450-7.

Hegyi J, Schwartz RA, Hegyi V. Pellagra: dermatitis, dementia, and diarrhea. *Int J Dermatol*. 2004 Jan;43(1):1-5.

Hirschmann JV, Raugi GJ. Adult scurvy. *J Am Acad Dermatol*. 1999 Dec; 41(6):895-906.

Lakshmi AV. Riboflavin metabolism: relevance to human nutrition. *Indian J Med Res*. 1998 Nov;108:182-90.

Nakjang Y, Yuttanavivat T. Phrynoderma: a review of 105 cases. *J Dermatol*. 1988 Dec;15(6):531-4.

Nozewicz J, Spaccarelli N, Roberts KM *et al*. The epidemiology, impact, and diagnosis of micronutrient nutritional dermatoses part 1: Zinc, selenium, copper, vitamin A, and vitamin C. *J Am Acad Dermatol*. 2022 Feb; 86(2):267-80.

Nozewicz J, Spaccarelli N, Roberts KM *et al*. The epidemiology, impact, and diagnosis of micronutrient nutritional dermatoses part 2: B-complex vitamins. *J Am Acad Dermatol*. 2022 Feb;86(2):281-94.

Pitche PT. Pellagra. *Sante*. 2005 Jul-Sep;15(3):205-8.

Ryan AS, Goldsmith LA. Nutrition and the skin. *Clin Dermatol*. 1996 Jul-Aug; 14(4):389-406.

Souza PRM, Dupont L, Rodrigues FE. Escorbuto: difícil de lembrar, fácil de diagnosticar e tratar. *An Bras Dermatol*. 2021 Mar-Abr;96(2):257-8.

Yousif J, Farschian M, Potts GA. Oral nail growth supplements: a comprehensive review. *Int J Dermatol*. 2022 Aug;61(8):916-22.

Dislipidoses

Churchill DR, Pym AS, Babiker AG *et al*. Hyperlipidaemia following treatment with protease inhibitors in patients with HIV-1 infection. *Br J Clin Pharmacol*. 1998 Nov;46(5):518-9.

Daoud MS, Lust JA, Kyle RA, Pittelkow MR. Monoclonal gammopathies and associated skin disorders. *J Am Acad Dermatol*. 1999 Apr;40(4):507-35.

Santos RD; Sociedade Brasileira de Cardiologia. III Brazilian Guidelines on Dyslipidemias and Guideline of Atherosclerosis Prevention from Atherosclerosis Department of Sociedade Brasileira de Cardiologia. *Arq Bras Cardiol*. 2001 Nov;77 Suppl 3:1-48.

Porfirias

Bernardes Filho F, Santos MV, Carvalho FN *et al*. HAART: a risk factor for development of porphyria cutanea tarda? *Rev Soc Bras Med Trop*. 2012 Dec;45(6):764-7.

Bickers DR, Frank J. The Porphyrias. *In*: Freedberg IM, Eisen AZ, Wolff K *et al*. *Fitzpatrick's dermatology in general medicine*. 6. ed. New York: McGraw-Hill; 2003.

Chuang TY, Brashear R, Lewis C. Porphyria cutanea tarda and hepatitis C virus: a case-control study and meta-analysis of the literature. *J Am Acad Dermatol*. 1999 Jul;41(1):31-6.

Dolan CK, Hall MA, Blazes DL, Norwood CW. Pseudoporphyria as a result of voriconazole use: a case report. *Int J Dermatol*. 2004 Oct;43(10):768-71.

Friedman SJ, Doyle JA. Sclerodermoid changes of porphyria cutanea tarda: possible relationship to urinary uroporphyrin levels. *J Am Acad Dermatol*. 1985 Jul;13(1):70-4.

Guiotoku MM, Miot HA, Pereira FP, Marques MEA. Pseudoporfiria induzida pela diálise tratada com N-acetilcisteína oral. *An Bras Dermatolol*. 2011 Mar-Abr;86(2):383-5.

Mansourati FF, Stone VE, Mayer KH. Porphyria cutanea tarda and HIV/AIDS: a review of pathogenesis, clinical manifestations and management. *Int J STD AIDS*. 1999 Jan;10(1):51-6.

Martín Ezquerra G, Sola Casas M, Herrera Acosta E, Umbert Millet P. Pseudoporhyria secondary to acitretin. *J Am Acad Dermatol*. 2005 Jul;53(1):169-71.

Mustajoki P, Nordmann Y. Early administration of heme arginate for acute porphyric attacks. *Arch Intern Med*. 1993 Sep 13;153(17):2004-8.

Odom RB *et al*. Error in metabolism. *In*: Odom RB, James HD, Berguer TG. *Andrews' diseases of the skin*. 9. ed. Philadelphia: W. B. Saunders; 2000.

Thomas C, Ged C, Nordmann Y *et al*. Correction of congenital erythropoietic porphyria by bone marrow transplantation. *J Pediatr*. 1996 Sep;129(3):453-6.

Amiloidoses

Ahuja R, Kumar L, Agarwal S, Bhari N. Purpuric subungueal hyperkeratosis: a marker for systemic amiloidosis. *Int J Dermatol*. 2020 Jul;59(7):882-3.

An Q, Lin J, Zheng S *et al*. Dramatic improvement of primary cutaneous amyloidosis with thalidomide. *Eur J Dermatol*. 2011 Feb;21(2):270-1.

Behr FD, Levine N, Bangert J. Lichen amyloidosis associated with atopic dermatitis: clinical resolution with cyclosporine. *Arch Dermatol*. 2001 May;137(5):553-5.

Betttolini L, Alessandro F, Bighetti S *et al*. A new case of amyloid elastosis- dermoscopic findings and literature review. *Int J Dermatol*. 2024 May;63(5):579-81.

Botelho MG, Lupi O. Protein folding and cutaneous diseases. *Int J Dermatol*. 2008 Dec;47(12):1225-33.

Cannon JD, Pullen RL, Rushing JD. Managing the patient with amyloidosis. *Dermatol Nurs*. 2004 Mar;16(3):225-30, 234-35.

Ceglio WWQGW. Nico MMS. A widespread papular eruption. *Int J Dermatol*. 2020 Jul;59(8):936-7.

Chang YT, Wong CK, Chow KC, Tsai CH. Apoptosis in primary cutaneous amyloidosis. *Br J Dermatol*. 1999 Feb;140(2):210-5.

Clos AL, Lasagna-Reeves CA, Wagner R *et al*. Therapeutic removal of amyloid deposits in cutaneous amyloidosis by localised intra-lesional injections of antiamyloid antibodies. *Exp Dermatol*. 2010 Oct;19(10):904-11.

Das J, Gogoi RK. Treatment of primary localised cutaneous amyloidosis with cyclophosphamide. *Indian J Dermatol Venereol Leprol*. 2003 Feb;69(2):163-4.

Fawzy MM, Kamel MM, El Maadawi Z *et al*. Fractional erbium-doped yttrium aluminum garnet laser in the treatment of primary cutaneous amyloidosis. *Dermatol Surg*. 2021 Jul 1;47(7):e205-11.

Fawzi MMT, Gawdat HI, Mahmoud SB *et al*. Fractional carbon dioxide laser is effective in amelioration of pruritus in primary cutaneous amyloidosis: a clinical and biochemical study. *Lasers Surg Med*. 2021 Apr;53(4):482-7.

Garg T, Chander R, Jabeen M, Barara M *et al.* Amyloidosis cutis dyschromica: a rare pigmentary disorder. *J Cutan Pathol.* 2011 Oct; 38(10):823-6.
Gonçalves SVCB, Valente NYS, Passaro EMC *et al.* Amiloidose nodular com lesão corimbiforme. *An Bras Dermatolol.* 2012 Set-Out;87(5):757-80.
Hernandez-Nunez A, Dauden E, Moreno de Vega MJ *et al.* Widespread biphasic amyloidosis: response to acitretin. *Clin Exp Dermatol.* 2001 May; 26(3):256-9.
Hideshima T, Ikeda H, Chauhan D *et al.* Bortezomib induces canonical nuclear factor-kappaB activation in multiple myeloma cells. *Blood.* 2009 Jul 30;114(5):1046-52.
Holmes Jr RO, Baethge BA, Edison JD *et al.* Definition of Amyloid and Amyloidosis. *Medscape*, 27 mar. 2023. Disponível em: http://emedicine.medscape.com/article/335414-overview. Acesso em: 21 set. 2024.
Humeda Y, Beasley J, Calder K. Clinical resolution of generalized lichen amyloidosis with dupilumab: a new alternative therapy. *Dermatol Online J.* 2020 Dec 15;26(12).
Hungria VTM. Tratamento do mieloma múltiplo recidivado. *Rev Bras Hematol Hemoter.* 2007 Jan;29(1):48-53
Jakubikova J, Adamia S, Kost-Alimova M *et al.* Lenalidomide targets clonogenic side population in multiple myeloma: pathophysiologic and clinical implications. *Blood.* 2011 Apr 28;117(17):4409-19.
Korde N, Kristinsson SY, Landgren O. Monoclonal gammopathy of undetermined significance (MGUS) and smoldering multiple myeloma (SMM): novel biological insights and development of early treatment strategies. *Blood.* 2011 May 26;117(21):5573-81.
Llamas-Molina JM, Velasco-Amador JP, De la Torre-Gomar FJ *et al.* Localized cutaneous nodular amyloidosis: a specific cutaneous manifestation of Sjögren's syndrome. *Int J Mol Sci.* 2023 Apr 17;24(8):7378.
Ma H, Su X, Zhu G *et al.* Primary localized cutaneous amyloidosis with lichen and poikiloderma-like lesions and an excellent response to systemic acitretin. *An Bras Dermatol.* 2016 Sep-Oct;91(5):661-3.
Madarasingha NP, Satgurunathan K, De Silva MV. A rare type of primary cutaneous amyloidosis: amyloidosis cutis dyschromica. *Int J Dermatol.* 2010 Dec;49(12):1416-8.
Mitsiades CS, Davies FE, Laubach JP *et al.* Future directions of next-generation novel therapies, combination approaches, and the development of personalized medicine in myeloma. *J Clin Oncol.* 2011 May 10;29(14):1916-23.
Mitsiades N, Mitsiades CS, Poulaki V *et al.* Apoptotic signaling induced by immunomodulatory thalidomide analogs in human multiple myeloma cells: therapeutic implications. *Blood.* 2002 Jun 15;99(12):4525-30.
Moreau P, Avet-Loiseau H, Facon T *et al.* Bortezomib plus dexamethasone versus reduced-dose bortezomib, thalidomide plus dexamethasone as induction treatment before autologous stem cell transplantation in newly diagnosed multiple myeloma. *Blood.* 2011 Nov 24;118(22):5752-8.
Popkova T, Hajek R, Jelinek T. Monoclonal antibodies in the treatment of AL amyloidosis: co-targeting the plasma cell clone and amyloid deposits. *Br J Haematol.* 2020 Apr;189(2):228-38.
Rajkumar SV, Gahrton G, Bergsagel PL. Approach to the treatment of multiple myeloma: a clash of philosophies. *Blood.* 2011 Sep 22;118(12):3205-11.
Reider N, Sepp N, Fritsch P. Remission of lichen amyloidosis after treatment with acitretin. *Dermatology.* 1997;194(3):309-11.
Richardson PG, Weller E, Lonial S *et al.* Lenalidomide, bortezomib, and dexamethasone combination therapy in patients with newly diagnosed multiple myeloma. *Blood.* 2010 Aug 5;116(5):679-86.
Saki N, Ahramiyanpour N, Heiran A *et al.* Efficacy of topical dimethyl sulfoxide (DMSO) 50% solution vs tretinoin 0.5% cream in treatment of patients with primary macular amyloidosis: A split-side single-blinded randomized clinical trial. *Dermatol Ther.* 2020 May;33(3):e13305.
Silverstein SR. Primary, systemic amyloidosis and the dermatologist: where classic skin lesions may provide the clue for early diagnosis. *Dermatol Online J.* 2005 Mar 1;11(1):5.
Steciuk A, Dompmartin A, Troussard X *et al.* Cutaneous amyloidosis and possible association with systemic amyloidosis. *Int J Dermatol.* 2002 Feb;41: 127-32.
Truhan AP, Garden JM, Roenigk HH Jr. Nodular primary localized cutaneous amyloidosis: immunohistochemical evaluation and treatment with the carbon dioxide laser. *J Am Acad Dermatol.* 1986 Jun;14(6):1058-62.
Weidner T, Illing T, Elsner P. Primary localized cutaneous amyloidosis: a systematic treatment review. *Am J Clin Dermatol.* 2017 Oct;18(5):629-42.
Wenson SF, Jessup CJ, Johnson MM *et al.* Primary cutaneous amyloidosis of the external ear: a clinicopathological and immunohistochemical study of 17 cases. *J Cutan Pathol.* 2012 Feb;39(2):263-9.
Weyers W, Weyers I, Bonczkowitz M *et al.* Lichen amyloidosus: a consequence of scratching. *J Am Acad Dermatol.* 1997 Dec; 37(6):923-8.
Yamamoto T, Nishioka K. Alteration of the expression of Bcl-2, Bcl-x, Bax, Fas, and Fas ligand in the involved skin of psoriasis vulgaris following topical anthralin therapy. *Skin Pharmacol Appl Skin Physiol.* 2003 Jan-Feb; 16(1):50-8.

Mucinoses

Dirneem AM, Dicken CH. Scleromyxoedema. *J Am Acad Dermatol.* 1993 Sep; 3:37-43.
Eberlein-König B, Vogel M, Katzer K *et al.* Successful UVA-1 phototherapy in a patient with scleredema adultorum. *J Eur Acad Dermatol Venereol.* 2005 Mar;19(2):203-4.
Ferreira M, Zacaron LH, Valle AF, Gamonal ACC. Abordagem terapêutica de sucesso em paciente com mixedema pré-tibial elefantiasiforme. *An Bras Dermatol.* 2020;95(4):469-72.
Hager CM, Sobhi HA, Hunzelmann N *et al.* Bath-PUVA therapy in three patients with scleredema adultorum. *J Am Acad Dermatol.* 1998 Feb;38(2 Pt 1):240-2.
Harris JE, Purcell SM, Griffin TD. Acral persistent papular mucinosis. *J Am Acad Dermatol.* 2004 Dec;51(6):982-8.
Heyl J, Mehregan D, Kado J, Campbell M. A case of idiopathic follicular mucinosis treated with bexarotene gel. *Int J Dermatol.* 2014 Jul;53(7):838-41.
Ioannidou DI, Krasagakis K, Stefanidou MP *et al.* Scleredema adultorum of Buschke presenting as periorbital edema: a diagnostic challenge. *J Am Acad Dermatol.* 2005 Feb;52(2 Suppl 1):41-4.
Janiga JJ, Ward DH, Lim HW. UVA-1 as a treatment for scleredema. *Photodermatol Photoimmunol Photomed.* 2004 Aug;20(4):210-1.
Jin MF, Ali NS, Davis DMR. An update on long-term outcomes of pediatric follicular mucinosis over a 20-year period: a retrospective cohort study. *Int J Dermatol.* 2024 Aug;63(8):1056-9.
Khalil J, Kurban M, Abbas O. Follicular mucinosis: a review. *Int J Dermatol.* 2021 Feb;60(2):159-65.
Muscardin LM, Capitanio B, Concetta Fargnoli M, Maini A. Acneiform follicular mucinosis of the head and neck regions. *Eur J Dermatol.* 2003 Feb;13(2):99-202.
Neto PBT, Sales AO, Silva ACO, Nunes JC. Escleromixedema: um caso tratado com prednisona oral. *An Bras Dermatol.* 2006 Jan-Fev;81(1):55-8.
Nishiura S, Mihara M, Shimao S *et al.* Cutaneous focal mucinosis. *Br J Dermatol.* 1989 Oct;121(4):511-5.
Peres CCS, Peres BS, Peres AS, Peres ASS. Escleroderma diabeticorum: rara mas frequentemente não reconhecida complicação do diabetes mellitus. *Braz J Health Rev.* 2021;4(1):2524-30.
Righi A, Schiavon F, Jablonska S *et al.* Intravenous imunoglobulins control scleromyxoedema. *Ann Rheum Dis.* 2002 Jan;61(1):59-61.

Mucopolissacaridoses

Ashrafi MR, Tavasoli A, Shiva S *et al.* melanoma: case report. Diffuse dermal melanocytosis in two patients with Sandhoff disease and mucopolysaccharidosis IV. *Int J Dermatol.* 2014 Jun;53(6):736-8.
Black MM, Gawkrodger DJ, Seymour CA. Metabolic and nutritional disorders. *In*: Champion RH, Burton JL, Burns DA. *Rook textbook of dermatology.* 6. ed. Oxford: Blackwell Science; 1998.
Bosch A, Heard JM. Gene therapy for mucopolysaccharidosis. *Int Rev Neurobiol.* 2003;55:271-96.
Hopwood JJ. Prenatal diagnosis of Sanfilippo syndrome. *Prenat Diag.* 2005 Feb;25(2):48-50.
Jones KL. Storage disorders. *In*: *Smith's recognizable patterns of human malformation.* 5. ed. Philadelphia: W.B. Saunders; 1997.
Leistner S, Giugliani R. A useful routine for biochemical detection and diagnosis of mucopolysaccarides. *Genet Mol Biol.* 1998;21(1):163-7.
Miebach E. Enzyme replacement therapy in mucopolysaccharidosis type 1. *Acta Paediatr Suppl.* 2005 Mar;94(447):58-60.

Lipoidoproteinose ou doença de Urbach-Wiethe

An I. Cutaneous findings and treatment responses of lipoid proteinosis patients. *Int J Dermatol.* 2025 Jan;64(1):119-29.
Dertioglu SB, Çalik M, Çiçek D. Demographic, clinical, and radiologic signs and treatment responses of lipoid proteinosis patients: a 10-case series from Sanliurfa. *Int J Dermatol.* 2014 Apr;53(4):516-23.
Di Giandomenico S, Masi R, Cassandrini D *et al.* Lipoid proteinosis: case report and review of the literature. *Acta Otorhinolaryngol Ital.* 2006 Jun;26(3): 162-7.
Holme SA, Lenane P, Krafchik BR. What syndrome is this? Urbach-Wiethe syndrome. *Pediatr Dermatol.* 2005 Mar;22(3):266-7.
Konstantinov K, Kabakchiev P, Karchev T *et al.* Lipoid proteinosis. *J Am Acad Dermatol.* 1992 Aug;27(2 Pt 2):293-7.
Lapierg CM. Lipoid proteinosis. *In*: Freedberg IM, Eisen AZ, Wolff K *et al. Fitzpatrick's dermatology in general medicine.* 6. ed. New York: McGraw-Hill; 2003.
Muda AO, Paradisi M, Angelo C *et al.* Lipoid proteinosis: clinical, histologic and ultrastructural investigations. *Cutis.* 1995 Oct;56(4):220-4.
RingpfeiL F. Selected disorders of connective tissue: pseudoxanthoma elasticum, cutis laxa and lipoid proteinosis. *Clin Dermatol.* 2005 Jan;23(1):41-6.
Sampaio RF, Goldsztajn KO, Grynspan RL, Azulay DR. Lipoidoproteinose: relato de dois casos e revisão da literatura. *Rev Bras Med.* 2011 Jan;88:27-9.

Aminoacidúrias

Abdalla B, Oliveira RTG, Afonso RI, Criado PR. Diagnóstico tardio de hiper-homocistinemia com provável evolução para elefantíase mostra verrucosa e úlceras nas pernas. *An Bras Dermatol.* 2021 Mar-Abr;96(2):253-5.

Charlín R, Barcaui CB, Kac BK *et al.* Hydroquinone-induced exogenous ochronosis: a report of four cases and usefulness of dermoscopy. *Int J Dermatol.* 2008 Jan;47(1):19-23.

Fischer AA. Exogenous ochronosis from hydroquinone bleaching cream. *Cutis.* 1998 Jan;62(1):11-2.

Levin CY, Maibach H. Exogenous ochronosis. An update on clinical features, causative agents and treatment options. *Am J Clin Dermatol.* 2001 Apr;2(4):213-7.

Mishra SN, Dhurat RS, Deshpande DJ. Diagnostic utility of dermatoscopy in hydroquinone-induced exogenous ochronosis. *Int J Dermatol.* 2013 Apr;52(4):413-7.

Calcinose cutânea

Becuwe C, Roth B, Villedieu MH *et al.* Millia-like idiopathic calcinosis cutis. *Pediatr Dermatol.* 2004 Apr;21(4):483-5.

Briggs PL, Brennick J. Calcifilaxia. Relato de um caso com ênfase no diagnóstico histopatológico. *An Bras Dermatol.* 1996 Jan-Fev;71(1):15-6.

Gabel CK, Nguyen ED, Chakrala T *et al.* Assesment of outcomes of calciphylaxis. *J Am Acad Dermatol.* 2021 Oct;85(4):1057-64.

Gaster EE, Riemer C, Aird JL. Palliative care utilization in calciphylaxis: a single-center retrospective review of 121 patients. *Int J Dermatol.* 2022 Apr;61(4):455-60.

Howard RM, Smith GP. Treatment of calcinosis cutis with sodium thiosulfate therapy. *J Am Acad Dermatol.* 2020 Nov;83(5):1518-20.

Nichols B, Saadat P, Vadmal MS. Fatal systemic nonuremic calciphylaxis in a patient with primary autoimmune myelofibrosis. *Int J Dermatol.* 2011 Jul;50(7):870-4.

Oh DH, Eulau D, Tokugawa DA *et al.* Five cases of calciphylaxis and a review of the literature. *J Am Acad Dermatol.* 1999 Jun;40(6 Pt 1):979-87.

Palmieri GM, Sebes JI, Aelion JA *et al.* Treatment of calcinosis with diltiazem. *Arthritis Rheum.* 1995 Nov;38(11):1646-54.

Rick J, Rrapi R, Chand S *et al.* Calciphylaxis: treatment and outlook. *J Am Acad Dermatol.* 2022 May;86(5):985-92.

Sodré CT, Azulay DR, Carneiro S, Azulay RD. Calcinose da bolsa escrotal. *Med Cut ILA.* 1986;14:275-80.

Sornas SD, Padilha MHVQ, Machado TAR *et al.* Calcinose cutânea: relato de um caso. *An Bras Dermatol.* 2002 Jul-Ago;77(4):459-63.

Ossificação cutânea

Barbosa Jr. AA, Libório MS, Fohr GR, Guimarães NS. Solitary primary osteoma cutis. *An Bras Dermatol.* 1999 Sep-Oct;74(5):481-3.

Burgdorf W, Nasemann T. Cutaneous osteomas: a clinical and histopathologic review. *Arch Dermatol Res.* 1977;260:121-35.

Duarte IGL. Multiple lesions of cutis osteoma on the face: minimally invasive therapy in patients with acne sequelae – case report. *An Bras Dermatol.* 2010;85(5):695-8.

Melo ED, Couto PA, Schettini APM, Rodrigues CAC. Osteonevo de Nanta: relato de caso em nevo melanocítico combinado. *An Bras Dermatol.* 2020;95(3):351-4.

Moreira Amorim G, Falcão EMM, Carvalho Quintella D *et al.* Primary isolated osteoma cutis of the face. *Dermatol Online J.* 2017;23(4):13030/qt4zz8d3tm.

Myllylä RM, Haapasaari KM, Palatsi R *et al.* Multiple miliary osteoma cutis is a distinct disease entity: four cases reports and review of the literature. *Br J Dermatol.* 2011 Mar;164(3):544-52.

Gota

Kelley KN. Approach to the patient with hyperuricemia. *In*: Kelley WN (ed.). *Textbook of rheumatology*. Philadelphia: W. B. Saunders; 1985.

Masseoud D, Rott K, Liu-Bryan R, Agudelo C. Overview of hyperuricaemia and gout. *Curr Pharm Dis.* 2005;11(32):4117-24.

Schlesinger N. Dietary factors and hyperuricaemia. *Curr Pharm Des.* 2005; 11(32):4133-8.

Snider AA, Barsky S. Gouty panniculitis: a case report and review of the literature. *Cutis.* 2005 Jan;76(1):54-6.

66

Imunodeficiências e Imunizações na Prática Dermatológica

José Marcos Cunha • Luiza Campos • João Avelleira • Mônica Manela Azulay • Paulo Feijó Barroso • David Rubem Azulay • Kleiser Aparecida Pereira Mendes

Imunodeficiências

As imunodeficiências podem ser classificadas em *primárias* e *secundárias*.

As *imunodeficiências primárias* (IDP) abrangem um grupo heterogêneo de afecções associadas a defeitos quantitativos ou funcionais de componentes intrínsecos do sistema imunológico; mais recentemente, vêm sendo denominadas *erros inatos da imunidade* (EII). Por sua vez, nas *imunodeficiências secundárias*, são observadas anormalidades adquiridas que decorrem da interferência de fatores extrínsecos ao sistema imune, como desnutrição proteico-calórica, condições perdedoras de proteína (p. ex., síndrome nefrótica, determinadas enteropatias e linfangiectasia intestinal), alguns agentes infecciosos, entre eles o vírus da imunodeficiência humana (HIV), processos neoplásicos, radiação ionizante e uso de medicamentos como citostáticos, corticosteroides, bloqueadores do fator de necrose tumoral alfa (TNF-alfa) e outros imunobiológicos, cujo uso é crescente em muitas especialidades médicas. Além disso, incompetência imune pode ser observada em extremos de idade, decorrentes da imaturidade do sistema imune na primeira infância e de imunossenescência nos idosos.

Imunodeficiências primárias

José Marcos Cunha • Luiza Campos

Introdução

Centenas de síndromes ou fenótipos bem caracterizados de IDP já foram descritas, com 555 diferentes defeitos genéticos catalogados, atualmente designados como "erros inatos da imunidade humana (EII)", além de 17 fenocópias, associadas a mutações em 504 diferentes genes. Os EII são majoritariamente doenças monogênicas, com padrão variável de herança: algumas são ligadas ao cromossomo X, outras autossômicas recessivas ou dominantes, além dos casos esporádicos. O estudo molecular dos EII revolucionou o conhecimento a respeito da patogenia dessas doenças e também sobre a fisiologia normal do sistema imune.

As primeiras propostas de classificação dos EII surgiram em meados dos anos 1960, quando foram divulgadas publicações de um grupo de especialistas. Desde então, sob a égide da Organização Mundial da Saúde (OMS) e, mais recentemente, da International Union of Immunological Societies (IUIS), esta classificação vem sendo revista e atualizada regularmente, procurando descrever as síndromes conforme o mecanismo imune mais afetado. A partir de 2013, uma classificação adaptada para o clínico, baseada nas características clínicas e laboratoriais observadas nesses pacientes, tornou esta ferramenta mais acessível na prática clínica do que a classificação genotípica.

Alguns EII começaram a ser descritos, de modo isolado, ainda no início do século passado, como a neutropenia cíclica (1910), a deficiência de adesão leucocitária – LAD (1918), a epidermodisplasia verruciforme (1922) e a ataxia-telangiectasia (1926). Ao longo das décadas seguintes, novas síndromes e doenças foram sendo descritas, embora nem sempre com a respectiva elucidação da fisiopatologia ou descrição do gene responsável pelo fenótipo.

A literatura médica costuma incluir os EII entre as chamadas "doenças raras". Contudo, alguns EII podem alcançar frequências de até 1:1.000 no Brasil, como é o caso da deficiência seletiva de IgA. Ainda que a frequência individual de cada síndrome seja baixa, este grupo de doenças representa um problema de saúde pública, podendo chegar a afetar, pelo menos, 1 em cada 350 pessoas no Reino Unido. O Brasil possui um número potencialmente alto de pessoas com EII; porém, provavelmente subestimado devido à falta de conhecimento dos profissionais de saúde sobre essas doenças, à dificuldade de acesso a ferramentas diagnósticas adequadas e também de registro unificado dos casos diagnosticados. Muitas síndromes são identificadas em poucas famílias, com pequeno número de casos, e ganham destaque na área de pesquisa pelo fato de seu estudo contribuir de modo representativo para a elucidação do funcionamento da imunosenessência.

Os EII geralmente se manifestam por aumento da suscetibilidade a infecções. Em termos de apresentação clínica, costumam cursar com quadros infecciosos recorrentes e/ou infecções por agentes de baixa virulência, mas também podem ser vistos fenômenos autoimunes, autoinflamação, atopia, radiossensibilidade, falência hematopoética e neoplasias. Em vários pacientes diagnosticados, no entanto, nem sempre se observa o padrão de recorrência e a suspeita diagnóstica pode surgir a partir da ocorrência de um único evento infeccioso grave (p. ex., sepse ou osteomielite), ou com resposta lenta à terapêutica adequada ou, ainda, com apresentação ou evolução atípicas.

Existem EII caracterizados por infecções envolvendo um espectro restrito de agentes, muitas vezes por um único gênero de microrganismo. Nesses casos, é comum haver formas familiais (particularmente quando há consanguinidade) e avaliação laboratorial de rotina completamente normal. De maneira geral, o defeito imune nem sempre se reflete na redução acentuada no número total de células, mas no número e/ou na função de subgrupos específicos dessas células (p. ex., redução no número de linfócitos T regulatórios ou de linfócitos B e T de memória ou, ainda, redução na ativação e proliferação celular), ou prejuízo na função de anticorpos, ainda que o nível sérico de imunoglobulinas seja normal. Por esta razão, os especialistas alertam sobre a importância de aprofundar a investigação com testes imunológicos mais sofisticados, se possível, combinados à investigação genética.

Existem EII com apresentação clínica e aspectos fisiopatológicos que possibilitam sua classificação em mais de um grupo, dentro da proposta da classificação mais empregada.

1. Imunodeficiências afetando a imunidade celular e humoral

Nesta categoria, estão enquadrados os EII mais graves, assim classificados por afetarem os linfócitos T, responsáveis pela imunidade celular. Em vários EII combinados, ocorre também a redução acentuada dos números de linfócitos B e linfócitos citotóxicos naturais (*natural killer* – NK). O exemplo mais representativo deste grupo é o que denominamos "imunodeficiência combinada grave", geralmente designada pela abreviatura SCID (do inglês, ***s**evere **c**ombined **i**mmune **d**eficiency*). Esta denominação engloba, na verdade, um conjunto heterogêneo de defeitos genéticos que provocam bloqueios na maturação e/ou função dos linfócitos T e que se manifesta dentro do 1º ano de vida. Dependendo da ocorrência ou não de desenvolvimento normal de linfócitos B e células NK, é possível classificar os pacientes com SCID a partir do imunofenótipo, ou seja, pela existência ou ausência das populações linfocitárias específicas T, B e NK, avaliadas por citometria de fluxo. Todas as formas conhecidas de SCID são consideradas muito graves e devem ser tratadas como emergências médicas, sendo o transplante de células-tronco hematopoéticas indicado como principal estratégia terapêutica/curativa. A não ser por alguns defeitos genéticos que cursam com dismorfismo, bebês com SCID podem apresentar aparência saudável em estágios iniciais da doença, não havendo sinais externos que indiquem a gravidade do defeito imune de base. Atualmente, é possível rastrear pacientes com SCID por meio da triagem neonatal, já disponível em muitos países, inclusive no Brasil.

Neste grupo, também se encontram outras imunodeficiências combinadas menos graves que a SCID, com fenótipo parecido; porém, por apresentarem função residual de linfócitos T, geralmente cursam com manifestações clínicas mais tardias. Pacientes com imunodeficiência combinada (*combined immunodeficiency* – CID) geralmente apresentam infecções respiratórias e intestinais recorrentes, além de prejuízo na resposta contra vírus. Infecções por vírus Epstein-Barr (EBV) são problemáticas nesses pacientes, que apresentam risco aumentado de malignidades, especialmente linfoma por EBV. Há também dificuldade em controlar outros patógenos intracelulares, como micobactérias, e ocorrem infecções oportunistas ou por germes normalmente não patogênicos. Muitas cursam com autoimunidade de gravidade variável, a depender do defeito gênico envolvido (Figura 66.1).

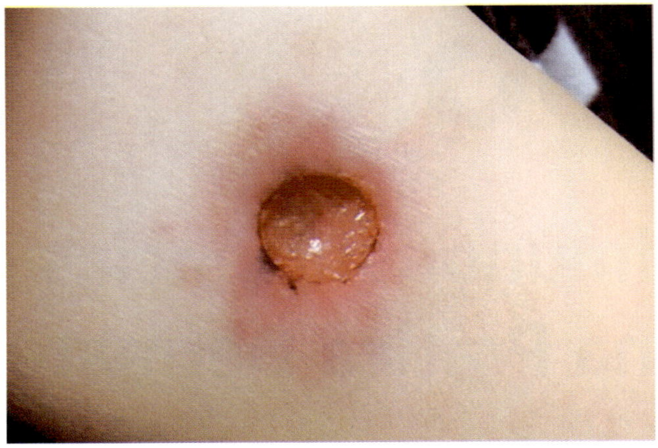

Figura 66.1 Imunodeficiência combinada grave (SCID): úlcera crônica, aos 11 meses de idade, em local de aplicação da vacina BCG. (Cortesia da Dra. Vanessa Soares Lanziotti.)

2. Imunodeficiências combinadas com aspectos peculiares ou síndromes bem definidas

Neste grupo, são listadas doenças e síndromes heterogêneas, muitas vezes com fisiopatologia bastante distinta. No entanto, são classificadas em um mesmo grupo por terem fenótipos bem caracterizados, alguns deles descritos há várias décadas. Entre as doenças alocadas neste grupo, temos várias com acometimento tegumentar:

2a. Imunodeficiências com plaquetopenia congênita

- síndrome de Wiskott-Aldrich: caracterizada por eczema, plaquetopenia com microplaquetas, risco aumentado de doenças autoimunes e infecções recorrentes, com mutações no gene da proteína WASp (***W**iskott **A**ldrich **S**yndrome **p**rotein*) e outros genes relacionados com o funcionamento do citoesqueleto (p. ex., *WIP* e *Arp2/3*).

2b. Síndromes com defeitos de reparo de DNA (não incluídas no grupo 1)

- ataxia-telangiectasia (A-T, mutação no gene *ATM*): manifestações neurodegenerativas progressivas, com ataxia, acompanhadas de granulomas cutâneos, telangiectasias mucocutâneas, dermatite esfoliativa e dermatite seborreica-símile. São característicos na A-T a radiossensibilidade e o envelhecimento precoce (ver Figuras 5.11 e 66.2)
- síndrome de Bloom (mutação no gene *BLM*): características faciais dismórficas, baixa estatura, falência hematopoética, fotossensibilidade (ver Capítulo 72)

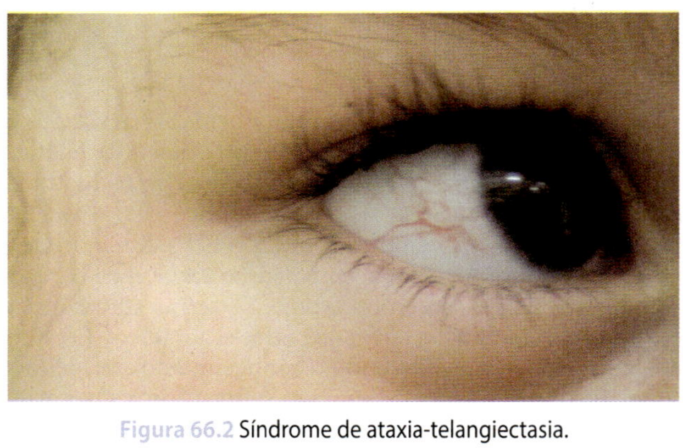

Figura 66.2 Síndrome de ataxia-telangiectasia.

- síndrome de Nijmegen (mutação no gene *NBS1*): microcefalia, dismorfismos faciais, linfomas e tumores sólidos e radiossensibilidade.

2c. Defeitos tímicos associados a outras anomalias congênitas

- síndrome de deleção monossômica 22q11.2, também conhecida como "síndrome velocardiofacial" ou "anomalia de DiGeorge". Os achados clínicos clássicos são a associação de hipoplasia do timo e das paratireoides, anomalias faciais e malformações cardíacas conotruncais congênitas. Na forma conhecida como "síndrome de DiGeorge completa", o repertório disfuncional de linfócitos T pode sofrer expansão oligoclonal, infiltrando diversos órgãos, inclusive a pele, causando eczema, que pode ser grave.

2d. Displasias imuno-ósseas

- hipoplasia cartilagem-cabelo (mutação no gene *RMRP*): apresentação clínica de gravidade variável, com nanismo de membros curtos, defeitos no desenvolvimento de pelos, distúrbios da hematopoese e suscetibilidade a neoplasias
- síndrome de Schimke (mutação no gene *SMARCAL1*): pode se apresentar como SCID, devido à falência medular. Baixa estatura e displasia espondiloepifiseal estão entre as manifestações clínicas da síndrome.

2e. Síndromes de hiper-IgE

- síndromes de hiper-IgE: incluindo o tipo autossômico dominante (síndrome de Jó, relacionada com mutações em *STAT3; CARD11*) e os tipos autossômicos recessivos (*DOCK8, PGM3. ZNF341, IL6R, IL6ST, STAT6, TGFBR, ERBIN*), entre elas a síndrome de Comel-Netherton, associada a mutações no gene *SPINK5* (Figura 66.3).

2f. Displasias ectodérmicas anidróticas

- defeitos na via do fator nuclear kappa B (NF-κB) (NEMO, modulador essencial do NF-κB), que ocorrem com infecções bacterianas, virais e fúngicas, colite e alterações variáveis nos dentes, na pele e nos fâneros (Figura 66.4 e Quadro 66.1).

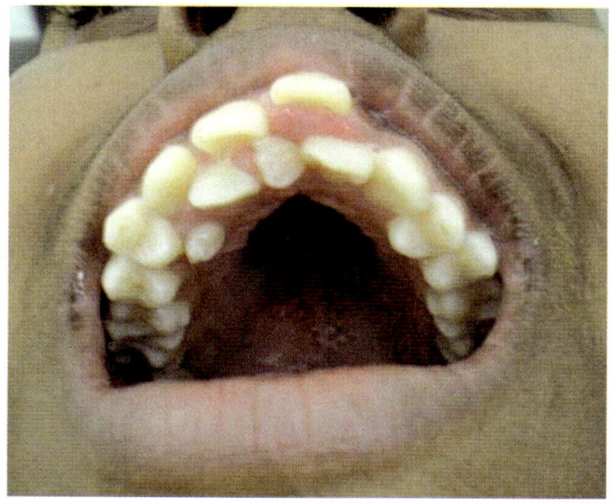

Figura 66.3 Síndrome de hiper-IgE. Retenção de dentes primários.

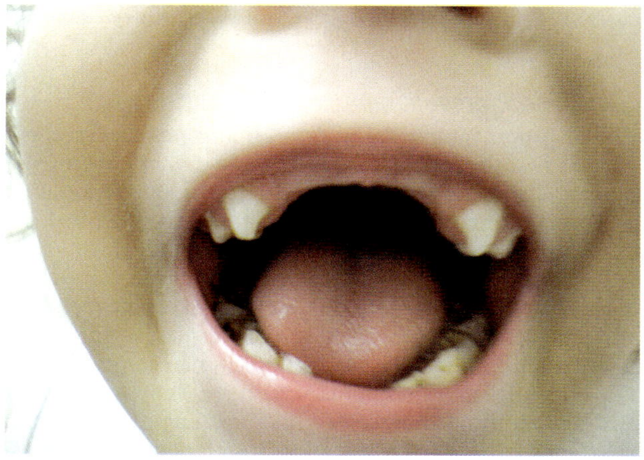

Figura 66.4 Displasia ectodérmica: anodontia parcial.

Quadro 66.1 Diagnóstico diferencial de genodermatoses que cursam com eczema e IgE sérica elevada.

Doença/herança genética	Manifestações cutâneas	Outras manifestações	Laboratório
Síndrome de hiper-IgE/AD ou síndrome de Jó Mutações em STAT3	Eczema moderado-grave (inclusive no período neonatal), abscessos, candidíase mucocutânea, piodermites	Pneumonias recorrentes com formação de pneumatoceles (por *S. aureus, Aspergillus, Pneumocystis jiroveci*), anormalidades esqueléticas (escoliose, fraturas patológicas, retenção dos dentes decíduos), dismorfismos faciais (base nasal alargada, fronte proeminente, assimetria facial), malformações vasculares (aneurismas)	IgE sérica elevada (> 2.000 UI/mL), eosinofilia, redução de linfócitos Th17, resposta vacinal prejudicada Histopatologia: dermatite perivascular com eosinofilia e espongiose
Síndrome de hiper-IgE/AD Mutações em CARD11	Eczema, infecções bacterianas, molusco contagioso, líquen plano	Alergia alimentar e respiratória, asma, infecções sinopulmonares recorrentes, colite	IgE sérica elevada, eosinofilia, redução na proliferação de linfócitos T, linfócitos B normais
Síndrome de hiper- IgE/AR Mutações em *PGM3*	Eczema grave de início precoce, infecções recorrentes por vírus e estafilococos, eritema multiforme	Asma, rinite, infecções sinopulmonares recorrentes, anomalias esqueléticas (escoliose e hipermobilidade articular), baixa estatura, dismorfismos faciais (lábios proeminentes e narinas alargadas), distúrbio neurocognitivo	IgE sérica elevada, IgM normal ou elevada, eosinofilia, redução de linfócitos B, incluindo linfócitos B de memória, linfócitos T CD4 e T CD8, podem estar reduzidas, aumento de citocinas Th2, defeitos de expressão de citocinas efetoras
Deficiência de DOCK8/AR	Eczema grave, infecções virais (HSV, HPV e molusco contagioso) e estafilocócicas, candidíase mucocutânea, atopia grave	Alergia alimentar, asma, infecções sinopulmonares recorrentes, vasculite, aneurismas e acidente vascular cerebral	IgE sérica elevada, IgM sérica reduzida, eosinofilia, número e função de células NK reduzidos, redução de linfócitos B de memória
Síndrome de Wiskott-Aldrich/ ligada ao X Mutações no gene *WASP*	Eczema moderado-grave, dermatite seborreica, piodermite, pioderma gangrenoso, petéquias, púrpura, infecções virais	Infecções sinopulmonares recorrentes, sangramentos, doença inflamatória intestinal, diarreia com sangue, anemia hemolítica, vasculite, linfoma, mielodisplasia	IgE e IgA séricas elevadas, IgM e IgG séricas reduzidas, trombocitopenia, microplaquetas, número normal de linfócitos B, redução de linfócitos T

(continua)

Quadro 66.1 Diagnóstico diferencial de genodermatoses que cursam com eczema e IgE sérica elevada. (*Continuação*)

Doença/herança genética	Manifestações cutâneas	Outras manifestações	Laboratório
Síndrome de Omenn/AR Mutações em *RAG1* e *RAG2*	Eritrodermia, alopecia difusa	Pneumonias recorrentes, diarreia crônica, déficit de crescimento e desenvolvimento	IgE sérica elevada, eosinofilia, linfócitos T oligoclonais, redução acentuada de linfócitos B
Síndrome IPEX (síndrome de desregulação imune, poliendocrinopatia e enteropatia ligada ao X) Mutações no gene *FOXP3*	Eczema grave, eritrodermia, dermatite esfoliativa, dermatite psoriasiforme, pênfigo bolhoso	Diabetes melito tipo 1 de início precoce, hipotireoidismo, enteropatia autoimune (diarreia grave), doença pulmonar intersticial, hipopituitarismo	IgE sérica elevada, IgA sérica normal ou elevada, números normais de linfócitos T e B, eosinofilia, citopenias autoimunes
Síndrome de Comel-Netherton/AR Mutações em *SPINK5*	Ictiose congênita, tricorrexe *invaginada* (cabelo "em bambu"), urticária, piodermites	Déficit de crescimento/desenvolvimento, alergia alimentar e anafilaxia	IgE e IgA séricas elevadas, defeitos na diferenciação de linfócitos T, redução na atividade de células NK Histopatologia: dermatite psoriasiforme, hipogranulose/agranulose, paraceratose, acantólise subcórnea

AD = autossômica dominante; AR = autossômica recessiva; CARD11 = proteína 11 contendo o domínio de recrutamento da casapase; DOCK8 = dedicador de citocinese 8; FOXP3 = fator de transcrição nuclear P3; HPV = papilomavírus humano; HSV = herpes-vírus simples; IgE = imunoglobulina E; IgM = imunoglobulina M; NK = *natural killer*; *PGM3* = gene de fosfoglicomutase 3; *RAG 1/2* = genes de ativação de recombinação 1 e 2; SPINK5 = inibidor Kazal de serina peptidase; STAT3 = fator de transcrição ativado por tirosinoquinase 3; *WASP* = gene da proteína da síndrome de Wiskott-Aldrich. (Adaptado de Aguilera *et al.*, 2016; Kasap *et al.*, 2021.)

3. Deficiências predominantemente de anticorpos

Neste grupo, são categorizadas as síndromes decorrentes de defeitos quantitativos e/ou qualitativos de anticorpos (com número variável de linfócitos B periféricos), que representam o grupo com maior número de pacientes diagnosticados na imensa maioria dos registros de pacientes com EII.

Considerado o EII mais frequente em todo o mundo, a *deficiência seletiva de IgA* está incluída nesta categoria, com apresentações clínicas diversas que vão desde pacientes assintomáticos ou com manifestações atópicas não complicadas até casos com infecções sinopulmonares recorrentes e autoimunidade. Em algumas doenças como a agamaglobulinemia, as manifestações clínicas costumam se instalar entre 6 e 12 meses de vida, quando os níveis de IgG materna adquiridos pela passagem transplacentária começam a cair. Alterações no esmalte dentário são observadas em parte dos pacientes com agamaglobulinemia ligada ao X (Figura 66.5). Porém, em outras doenças (como a imunodeficiência comum variável), a redução dos níveis de anticorpos circulantes pode ocorrer em diferentes idades a partir do 3º ano de vida, até mesmo em idosos. Além das infecções recorrentes, maior incidência de neoplasias e fenômenos autoimunes são observados (Figura 66.6). O Quadro 66.2 mostra as manifestações cutâneas comuns a esse grupo de doenças.

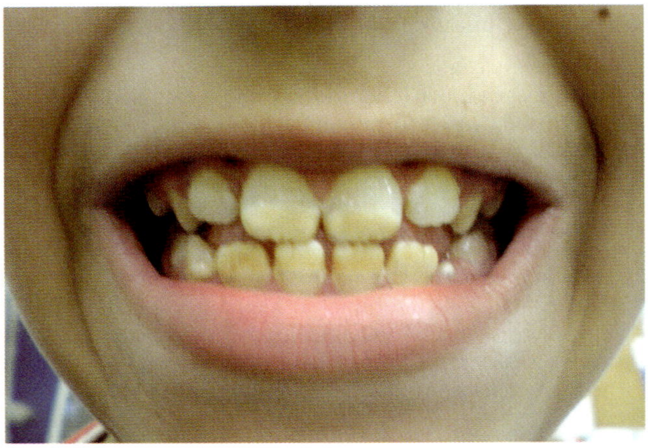

Figura 66.5 Displasia do esmalte dentário. Agamaglobulinemia ligada ao X.

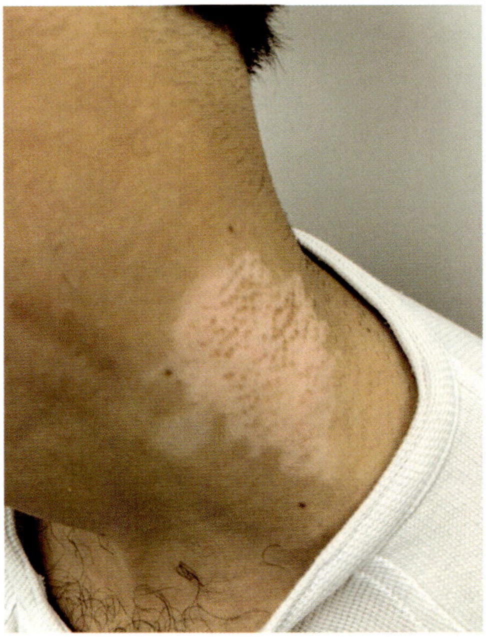

Figura 66.6 Vitiligo. Imunodeficiência comum variável. (Cortesia da Dra. Daniela Antelo.)

4. Doenças de imunodesregulação

A classificação dos EII designa algumas síndromes como doenças de desregulação da imunidade. Nas afecções incluídas neste grupo, ocorrem principalmente defeitos funcionais que causam ativação celular e produção descontrolada de citocinas, perda do controle da proliferação linfocitária e fenômenos autoimunes.

As *linfo-histiocitoses hemofagocíticas familiares* (FLH) se apresentam com quadros febris semelhantes à sepse, de alta mortalidade, e caracterizados por citopenias, elevação dos níveis séricos de proteínas de fase aguda, ferritina e triglicerídios, além de hemofagocitose na medula óssea, baço ou linfonodos. Essas síndromes decorrem de defeitos diversos na ativação de células citotóxicas (linfócitos T $CD8^+$ e células NK). Outras síndromes classificadas neste grupo são os EII com hipopigmentação (albinismo oculocutâneo parcial), como as síndromes de Chédiak-Higashi e de Griscelli, que também apresentam

Quadro 66.2 Manifestações cutâneas comuns às deficiências predominantemente de anticorpos.

Doença	Manifestações cutâneas
Deficiência seletiva de IgA	Dermatite seborreica-símile Lúpus discoide Pioderma gangrenoso
Deficiência de IgM	Dermatite atópica-símile Verrugas
Agamaglobulinemia ligada ao X	Dermatite atópica-símile Granulomas cutâneos Pioderma gangrenoso Dermatite seborreica-símile
Síndrome de hiper-IgM	Verrugas Dermatite atópica-símile Lesões lúpus-símile
Imunodeficiência comum variável	Dermatite atópica-símile Granulomas cutâneos Verrugas Lesões lúpus-símile

Adaptado de Abrams e Paller (2007).

quadros de linfo-histiocitose hemofagocítica (descritos com a designação de "fase acelerada", com fisiopatologia e tratamento semelhantes aos das FLH) (Figura 66.7). Um achado bastante característico destas síndromes, associadas a defeitos na fusão e no tráfego de vesículas intracelulares, é a modificação na morfologia e na distribuição dos grânulos de melanina, que resulta no aspecto cinza-prateado dos cabelos.

Existem também os EII que cursam como uma síndrome linfoproliferativa não clonal com disgamaglobulinemia (*síndrome linfoproliferativa ligada ao X*, XLP) e as associadas à autoimunidade, como ALPS (*síndromes autoimunes linfoproliferativas*), IPEX (*síndrome ligada ao X de imunodesregulação, poliendocrinopatia e enteropatia*) e APECED (*poliendocrinopatia autoimune, enteropatia, candidíase e displasia ectodérmica*).

5. Defeitos congênitos de número e/ou função de fagócitos

Os defeitos de fagócitos podem ser divididos em defeitos quantitativos e funcionais, que acometem neutrófilos e monócitos/macrófagos. Entre os defeitos quantitativos de neutrófilos, destacam-se a síndrome de Kostmann (agranulocitose congênita) e a neutropenia cíclica.

Já no grupo dos defeitos funcionais de fagócitos, estão incluídos os defeitos de adesão leucocitária (LAD), que comprometem a migração adequada dos leucócitos pela parede vascular, a síndrome de Papillon-Lefrève e a doença granulomatosa crônica (DGC) (Figuras 66.8 a 66.10).

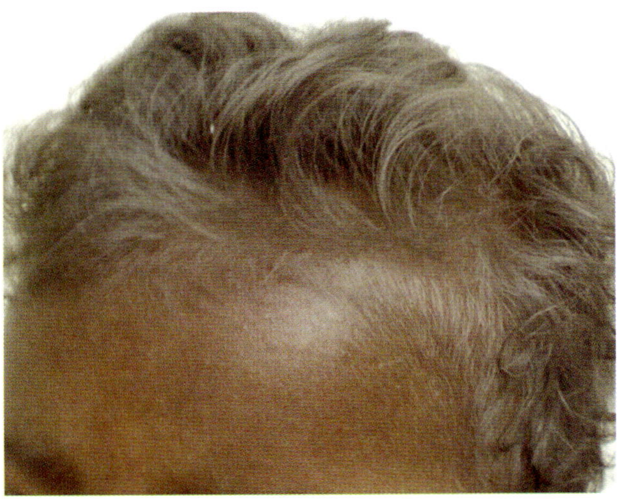

Figura 66.7 Síndrome de Chédiak-Higashi.

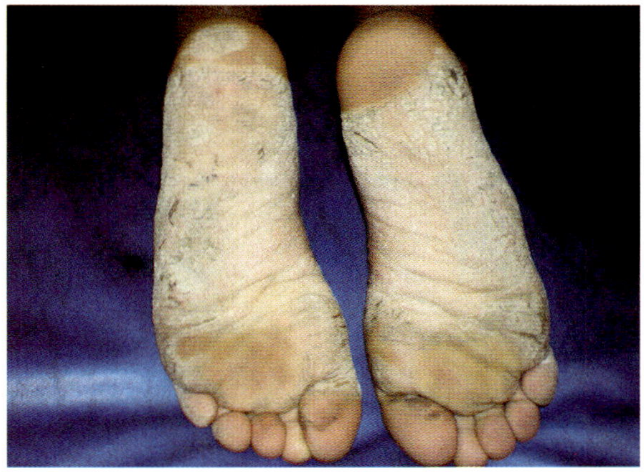

Figura 66.8 Ceratodermia plantar. Síndrome de Papillon-Lefèvre.

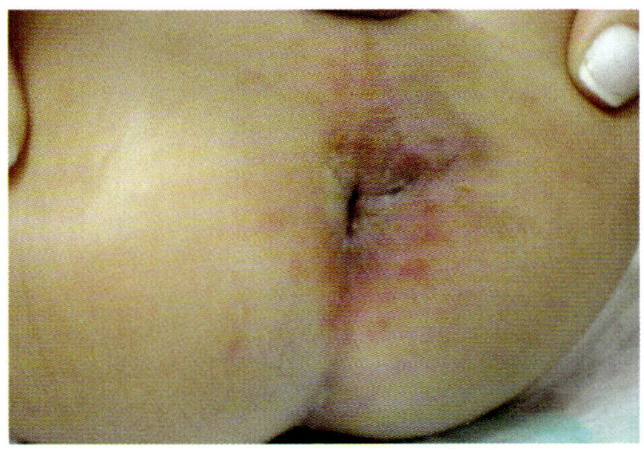

Figura 66.9 Fístula perianal. Doença granulomatosa crônica.

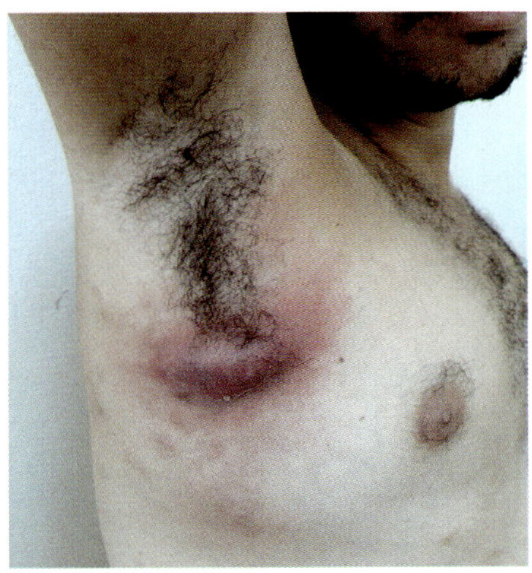

Figura 66.10 Abscesso por *Staphylococcus aureus* meticilina-resistente (MRSA) em paciente com neutropenia crônica grave associada à glicogenose tipo 1b.

A DGC é caracterizada pela deficiência na produção de superóxido por meio do complexo enzimático nicotinamida adenina dinucleotídeo fosfato, forma reduzida (NADPH-oxidase), causando inflamação granulomatosa em diversos órgãos (incluindo a pele) e infecções bacterianas e fúngicas recorrentes graves. É uma doença clinicamente variável no que diz respeito à apresentação clínica e à gravidade, sendo as infecções cutâneas a principal forma de apresentação e a pele, o sítio mais frequente de infecção nesses pacientes (Quadro 66.3).

6. Defeitos da imunidade intrínseca e inata

Este grupo foi criado para reunir doenças que afetam genes envolvidos na resposta imune inata ou inespecífica. De interesse particular para dermatologistas, encontramos neste grupo algumas das formas geneticamente caracterizadas de candidíase mucocutânea crônica, como os defeitos na resposta do tipo Th17. Nas três últimas décadas, foram sendo caracterizadas síndromes mendelianas de suscetibilidade a infecções por diferentes gêneros de micobactérias. Grande parte destas síndromes está associada a defeitos na ativação de macrófagos por citocinas do eixo interferon-gama-interleucina-12/interleucina-23 (Quadros 66.3 e 66.4). Aqui também estão incluídas as displasias ectodérmicas hipoidróticas ou anidróticas associadas à imunodeficiência (EDA-ID). São igualmente incluídos defeitos nas vias de sinalização intracelular de alguns receptores da imunidade inata, como deficiência de proteína de resposta primária à diferenciação mieloide 88 (MyD88), deficiência de quinase 4 associada ao receptor de interleucina-1 (IRAK4), síndrome WHIM (síndrome de verrugas, hipogamaglobulinemia, infecções e mielocatexia), epidermodisplasia verruciforme e síndromes de suscetibilidade seletiva ao herpes-vírus simples (HSV-1 e 2) (Figura 66.11). Recentemente, foi também descrita a associação entre mutações nos genes *NCSTN* (que codifica a proteína nicastrina, envolvida na regulação dos processos de queratinização nos folículos pilosos), *PSEN* e *PSENEM* (integrantes do complexo gamassecretase) e casos de hidradenite supurativa familial com herança autossômica dominante. A ocorrência de hidradenite supurativa tem sido crescentemente descrita em associação a outros EII (doenças autoinflamatórias, alterações de processos de sinalização nas vias de TNF-alfa e interleucina-17 [IL-17]), reforçando o papel da imunidade inata na patogênese dessa afecção cutânea para além dos fenômenos classicamente implicados nas síndromes de oclusão folicular.

O Quadro 66.4 apresenta algumas manifestações cutâneas comuns a esse grupo de doenças.

Quadro 66.3 Manifestações cutâneas comuns nas principais deficiências de fagócitos.

Doença	Manifestações cutâneas
Doença granulomatosa crônica	Abscessos cutâneos Dermatite atópica-símile Granulomas cutâneos Lesões lúpus discoide-símile (em mulheres portadoras, forma ligada ao X)
Deficiência de adesão leucocitária (LAD)	Abscessos cutâneos Pioderma gangrenoso Queda tardia do coto umbilical
Defeitos do eixo interferon-gama-IL-12/IL-23 (MSMD)	Linfadenites supurativas Infecções por micobactérias (diferentes espécies) e *Salmonella* sp.

MSMD = suscetibilidade mendeliana a doenças micobacterianas. (Adaptado de Abrams e Paller, 2007.)

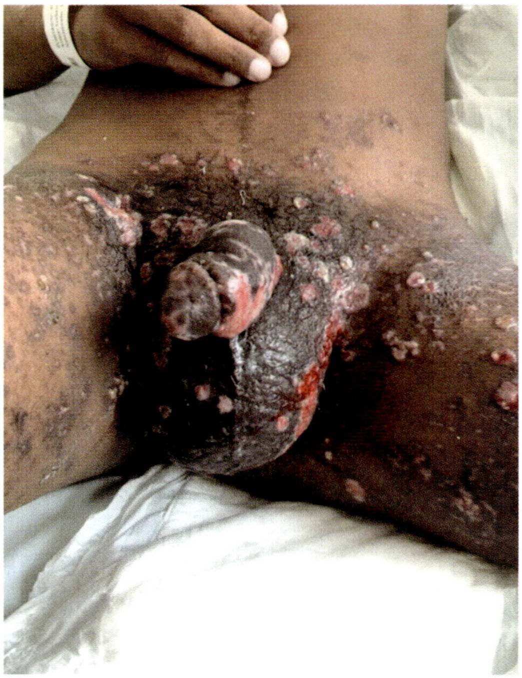

Figura 66.11 Herpes genital grave (primoinfecção). Deficiência do receptor tipo 1 de interferon-gama (IFNGR1). (Cortesia da Dra. Beatriz M. Trope.)

Quadro 66.4 Manifestações cutâneas comuns aos defeitos da imunidade inata.

Doença	Manifestações cutâneas
Candidíase mucocutânea crônica	Candidíase cutânea Candidíase em mucosas Granulomas cutâneos
Síndromes de suscetibilidade a micobacterioses com herança mendeliana	Reação adversa à vacina BCG Infecções por micobactérias e *Salmonella* sp. Verruga vulgar
Epidermodisplasia verruciforme	Verrugas Câncer de pele
Hidradenite supurativa	Nódulos e abscessos cutâneos recorrentes Formação de tratos fistulosos Formação de cicatrizes fibróticas

Adaptado de Abrams e Paller (2007).

7. Doenças autoinflamatórias

Ao fim dos anos 1990, foi descrito um grupo de doenças febris, que não estava relacionado com etiologia infecciosa, alergia, autoimunidade ou, ainda, com imunodeficiências clássicas. A descoberta dos defeitos gênicos causadores de doenças febris periódicas como a febre familial do Mediterrâneo e a febre periódica associada ao receptor de TNF (TRAPS) introduziu o conceito de um novo grupo de doenças, conhecido como *doenças autoinflamatórias*. Este novo termo foi cunhado para distinguir essas doenças decorrentes de defeitos da imunidade inata de outras condições autoimunes, que são causadas por desregulação da imunidade adaptativa, por intermédio de inflamação mediada por autoanticorpos e/ou linfócitos T antígeno-específicos.

As doenças autoinflamatórias são causadas por defeitos monogênicos em vias reguladoras da imunidade inata, levando a inflamações sistêmica ou órgão-específica descontroladas, que podem simular doenças infecciosas, porém com culturas para microrganismos sempre assépticas. A maioria se manifesta na infância, algumas no período neonatal, e se apresentam com inflamação em pele, articulações, meninges, olhos, trato gastrintestinal, orelha interna e membranas serosas. O infiltrado celular nos órgãos afetados é composto predominantemente por células do sistema imune inato. As lesões inflamatórias na pele se apresentam tipicamente como dermatose neutrofílica.

As doenças autoinflamatórias são divididas em subgrupos de acordo com o órgão predominantemente afetado, como ossos e articulações ou pele. Este grupo de doenças é discutido no Capítulo 26.

8. Deficiências do sistema complemento

As deficiências do sistema complemento são doenças classificadas, habitualmente, de acordo com a via de ativação afetada: via clássica, via alternativa ou via das lecitinas.

Os defeitos dos componentes iniciais da ativação da via clássica (C_{1q}, C_{1r}, C_{1s}, C_2 e C_4) podem determinar maior suscetibilidade ao desenvolvimento de manifestações autoimunes semelhantes às detectadas no lúpus eritematoso sistêmico (síndromes lúpus-símile). Do ponto de vista de suscetibilidade a infecções, a forma considerada mais grave é a deficiência de C_3, componente comum a todas as vias de ativação. Já as deficiências dos chamados "componentes terminais da via clássica" (C_5, C_6, C_7, C_8 e C_9) cursam com uma suscetibilidade particular a infecções por *Neisseria* sp., embora algumas outras infecções por bactérias encapsuladas possam ocorrer com maior frequência nestes pacientes (Quadro 66.5).

O angioedema hereditário tem sua etiopatogenia associada à deficiência de complemento (ver Capítulo 19).

9. Síndromes de falência medular

As doenças que envolvem defeitos ou desregulação do processo de hematopoese foram recentemente alocadas em um grupo distinto de erros inatos da imunidade. Neste grupo, estão algumas causas genéticas de mielodisplasia, anemia de Fanconi e a disceratose congênita (DC). A DC pode ser causada por defeitos em diversos genes, com padrão de herança variável (ligada ao X recessiva, autossômica dominante ou autossômica recessiva), e associada a encurtamento precoce de telômeros, que leva a linfopenia, hipogamaglobulinemia e função diminuída de linfócitos T. Além de mielodisplasia, a DC é caracterizada por pigmentação cutânea reticular, distrofia ungueal, hiperceratose palmar, cabelos e cílios esparsos, microcefalia e fibrose pulmonar e hepática. Outra afecção incluída neste grupo é a deficiência de GATA-2 ou síndrome de Emberger, uma síndrome mielodisplásica associada a monocitopenia, linfedema crônico e suscetibilidade a infecções micobacterianas e virais (Figura 66.12 A e B).

10. Fenocópias de imunodeficiências primárias

Este grupo de doenças engloba os casos de pacientes com fenótipo compatível com outros EII previamente descritos, porém sem detecção de mutações nos genes classicamente associados a estas síndromes. Este achado pode ser decorrente de mutações somáticas, como em algumas formas de síndrome autoimune linfoproliferativa (ALPS) e criopirinopatias (ver Capítulo 26). Também podem ser observados fenótipos de infecções recorrentes associadas à produção de autoanticorpos contra importantes mediadores da resposta anti-infecciosa ou imunorregulação, levando a um quadro de imunodeficiência secundário ao processo de autoimunidade (Quadro 66.6).

Quadro 66.5 Defeitos do sistema complemento.

Síndrome	Componentes	Via(s)	Herança	Apresentação clínica
Suscetibilidade a infecções	C_{1q}, C_{1r}, C_{1s}, C_4, C_2	Clássica	Autossômica	Síndrome LES-símile, infecções bacterianas recorrentes
	C_3	Clássica, alternativa, lectinas	Autossômica	Glomerulonefrite, infecções piogênicas graves
	C_5, C_6, C_7, C_8, C_9	Todas (comprometimento da formação do MAC)	Autossômica	Infecções por *Neisseria* sp.
	Fator H, fator I	Alternativa (inibidores)	Autossômica	Infecções piogênicas, glomerulonefrite, SHU
	Properdina	Alternativa (estabilizador)	Ligada ao X	Infecções por *Neisseria* sp.
	MBL	Lecitinas	Autossômica	Infecções piogênicas e sepse em crianças e neonatos, síndrome LES-símile
	C_{R3}	Receptor para fragmentos de C_3	Autossômica	LAD
Síndromes reumatológicas	C_1, C_2, C_3	Clássica	Autossômica	Síndrome LES-símile
	MBL	Lectinas	Autossômica	Síndrome LES-símile
Lesão renal	C_3	Clássica, alternativa, lectinas	Autossômica	Glomerulonefrite membranoproliferativa e infecções
	Fator H	Alternativa (inibidor)	Autossômica	SHU atípica, glomerulonefrite
	CD46	Inibidor da via alternativa	Autossômica	SHU atípica
Hemoglobinúria paroxística noturna	Fator acelerador de decaimento (DAF), CD59	Inibidor da via alternativa e da formação de MAC	Mutação somática do cromossomo X	Hemólise e trombose

LAD = deficiência de adesão leucocitária; LES = lúpus eritematoso sistêmico; MAC = complexo de ataque à membrana; MBL = lectina ligadora de manose; SHU = síndrome hemolítico-urêmica. (Adaptado de Al-Herz *et al.*, 2011.)

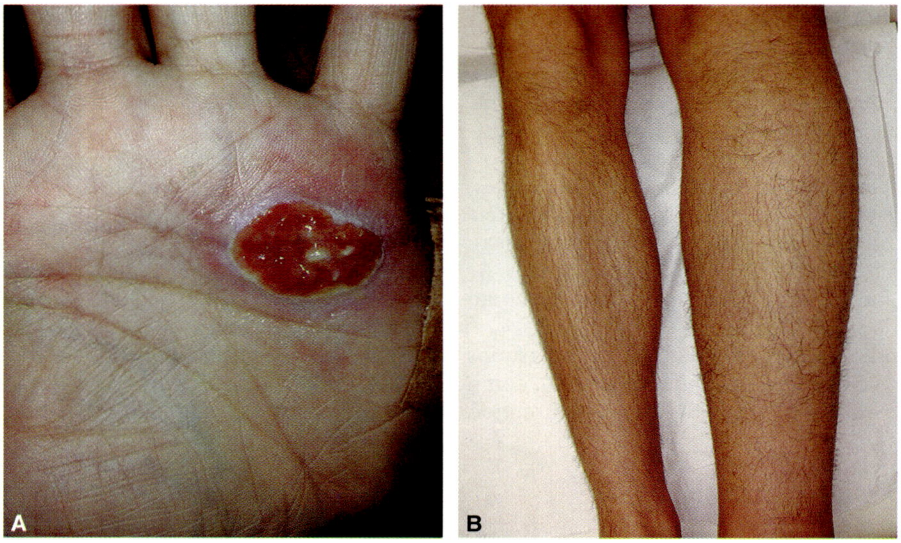

Figura 66.12 Síndrome de Emberger. **A.** Lesão palmar ulcerovegetante crônica por HSV-2. **B.** Linfedema crônico em membro inferior esquerdo.

Quadro 66.6 Algumas fenocópias de erros inatos da imunidade (EII).

Síndrome	Patogênese	Apresentação clínica/EII semelhante
Síndrome autoimune linfoproliferativa (ALPS S-FAS)	Mutação somática em TNFRSF6 Distúrbio de apoptose linfocitária	Linfadenopatias, esplenomegalia, citopenias autoimunes (ALPS)
Piodermites recorrentes	Autoanticorpos contra IL-6	Estafilococcias recorrentes/deficiência de STAT3
Candidíase mucocutânea crônica	Mutação em AIRE Autoanticorpos contra IL-17 e/ou IL-22	Endocrinopatias, candidíase mucocutânea crônica (CMC)
Angioedema adquirido	Autoanticorpos contra inibidor de C1-esterase (C1-INH)	Angioedema/ angioedema hereditário

STAT3 = transdutor de sinal e ativador de transcrição 3.

Classificação simplificada dos erros inatos da imunidade

Embora seja bastante útil do ponto de vista acadêmico, por compilar os achados clínicos, laboratoriais e genéticos, a classificação da IUIS nem sempre se mostra útil para uso na prática. Sabendo que as manifestações infecciosas, particularmente as recorrentes, são um achado extremamente frequente na clínica dos EII, uma maneira simplificada de agrupar as síndromes mais frequentes utiliza apenas quatro grupos de imunodeficiências, conforme o setor diretamente afetado da resposta imune:

- deficiências combinadas (defeitos da imunidade humoral e celular)
- deficiências de anticorpos (defeitos da imunidade humoral)
- defeitos de fagócitos
- defeitos do sistema complemento.

Esta classificação simplificada torna possível estabelecer a suspeita diagnóstica, de acordo com os agentes infecciosos mais frequentemente identificados em cada paciente (Quadro 66.7).

Quadro 66.7 Agentes infecciosos mais comuns nos erros inatos da imunidade.

Agentes infecciosos	Deficiências combinadas (T e B)	Defeitos de anticorpos	Defeitos de fagócitos	Defeitos do sistema complemento
Vírus	Herpes simples 1 e 2 Varicela-zóster Citomegalovírus	Enterovírus, Echo, coxsakie, pólio	Incomum	Incomum
Bactérias	Mesmos do defeito de anticorpo + *Listeria monocytogenes, Salmonella typhi,* flora entérica	*S. pneumoniae, H. influenzae, S. aureus, Pseudomonas aeruginosa, Clostridium fetus, N. meningitidis, Mycoplasma hominis, Ureaplasma urealyticum*	*Staphylococcus aureus,* flora entérica, *Pseudomonas aeruginosa, Salmonella typhi, Nocardia asteroides*	Semelhante aos defeitos de anticorpos, especialmente *Neisseria meningitidis*
Micobactérias	Micobactérias ambientais, BCG	Incomum	Micobactérias ambientais, BCG	Não
Fungos	*Candida albicans, Histoplasma capsulatum, Aspergillus fumigatus, Coccidioides immitis*	Não	*Aspergillus fumigatus, Candida albicans*	Não
Protozoários	*Pneumocystis jiroveci, Toxoplasma gondii*	*Giardia lamblia*	*Pneumocystis jiroveci*	Não

BCG = bacilo de Calmette & Guérin. (Adaptado de Bonilla e Geha, 2003.)

Aspectos dermatológicos dos erros inatos da imunidade

Estudos analisando crianças com infecções de repetição evidenciaram que apenas uma parcela das populações estudadas apresentava efetivamente um erro inato da imunidade. Dos pacientes avaliados, aproximadamente metade era saudável e os demais tiveram diagnóstico de alergia respiratória, outras doenças crônicas ou imunodeficiência secundária. Desse modo, a suspeita clínica é fundamental, a fim de evitar óbitos e sequelas preventivas pelo tratamento adequado.

Em termos de melhorar o diagnóstico precoce dos EII, grandes avanços foram obtidos a partir da divulgação dos chamados "Dez Sinais de Alerta dos Erros Inatos da Imunidade", uma iniciativa da Cruz Vermelha Norte-Americana e da Fundação Jeffrey Modell (Quadro 66.8).

Os resultados da divulgação destes "sinais de alerta" tiveram um marcante impacto no aumento do diagnóstico precoce dos EII e, consequentemente, melhora no prognóstico e na qualidade de vida dos pacientes. No entanto, vários EII apresentam aspectos peculiares que dificultam o estabelecimento da suspeita diagnóstica a partir destes 10 sinais de alerta. A fim de corrigir esta limitação, novas abordagens dos "Sinais de Alerta" têm sido divulgadas para aprimoramento do diagnóstico dos EII.

As lesões cutâneas fazem parte, em vários EII, dos critérios diagnósticos essenciais; contudo, em muitos casos, estas importantes manifestações clínicas passam despercebidas (ou subvalorizadas) ao médico não especialista.

Erros inatos da imunidade com quadro clínico de dermatite atópica moderada a grave

A associação entre eczema de moderado a grave e níveis séricos elevados de IgE são características clássicas (e também critérios diagnósticos da dermatite atópica – DA). Entretanto, não são achados exclusivos da DA e podem estar associados a defeitos em genes relacionados com EII. Assim, devem ser atentamente investigados, especialmente nos pacientes que não respondem adequadamente aos tratamentos convencionais.

As síndromes de hiper-IgE são EII caracterizados pela tríade: eczema, infecções cutâneas e pulmonares recorrentes e nível sérico elevado de IgE.

As primeiras publicações relatando uma síndrome hiper-IgE surgiram no fim dos anos 1960 e início da década de 1970, descrevendo uma doença autossômica dominante multissistêmica, com manifestações imunes e não imunes, incluindo anormalidades esqueléticas, dentárias e em tecidos conjuntivos (síndrome de Jó/Buckley). Somente em 1999 foi publicada a associação desta síndrome com mutações no gene *STAT3*. Em 2004, foram descritas as síndromes de hiper-IgE autossômicas recessivas associadas à imunodeficiência combinada, a partir de estudo realizado em um grupo de pacientes que, apesar de apresentarem a tríade característica da síndrome, se diferenciavam pela ausência de anomalias esqueléticas e em tecidos conjuntivos, e por apresentarem maior suscetibilidade a infecções virais cutâneas. Estudos subsequentes e os avanços nas tecnologias de sequenciamento gênico permitiram identificar a heterogeneidade desses defeitos moleculares e a constatação de que a tríade característica não está presente apenas nas síndromes de hiper-IgE, mas também em outros EII distintos, além de outras doenças com acometimento essencialmente cutâneo.

O diagnóstico correto, com identificação do defeito gênico envolvido, tem sido cada vez mais importante porque, embora fenotipicamente semelhantes, essas doenças requerem estratégias terapêuticas distintas e acompanhamento clínico-laboratorial individualizado.

Os principais EII que apresentam manifestações semelhantes à dermatite atópica com IgE elevada são descritos no Quadro 66.1.

Com o objetivo de facilitar o diagnóstico precoce dos EII e enfatizar a imensa contribuição da dermatologia ao estudo dessas síndromes, algumas propostas de novos "sinais de alerta" vêm sendo publicadas. Como detalhado no Quadro 66.10, adiante, são propostos alguns sinais de alerta de EII para dermatologistas procurando associar cada sinal de alerta proposto às doenças em que são observados.

Quadro 66.8 Os 10 sinais de alerta dos erros inatos da imunidade.

1. Duas ou mais pneumonias no último ano
2. Quatro ou mais novas otites no último ano
3. Estomatites de repetição ou monilíase por mais de 2 meses
4. Abscessos de repetição ou ectima
5. Um episódio de infecção sistêmica grave (meningite, osteomielite, septicemia)
6. Infecções intestinais de repetição/diarreia crônica
7. Asma grave, doença do colágeno ou doença autoimune
8. Efeito adverso à vacina BCG e/ou infecção por micobactéria
9. Fenótipo clínico sugestivo de síndrome associada à imunodeficiência
10. História familiar de imunodeficiência

Investigação diagnóstica nos erro inatos da imunidade | Avaliação da imunocompetência

O emprego de exames complementares é essencial para o correto diagnóstico dos EII. Na maioria dos casos, é possível estabelecer o diagnóstico a partir de testes relativamente simples (exames de triagem) e amplamente disponíveis. Em alguns pacientes, pode ser necessário empregar testes especiais, que devem ser solicitados quando os exames de triagem forem normais ou quando houver forte suspeita clínica de determinado EII. A infecção pelo HIV deve ser sempre investigada em pacientes com infecções graves e/ou recorrentes.

Exames para diagnóstico molecular (sequenciamento gênico e identificação de mutações) estão se tornando cada vez mais acessíveis e devem ser utilizados sempre que possível. Em geral, esses testes são realizados em centros de referência ou laboratórios de pesquisa, para ampliar o conhecimento fisiopatológico dos EII, caracterizar o comportamento clínico de pacientes portadores de mutações específicas (correlação genótipo-fenótipo) e viabilizar o aconselhamento genético.

Vários protocolos para diagnóstico de EII têm sido propostos. No Brasil, é necessário adaptar os protocolos recomendados à disponibilidade dos exames complementares, sendo poucos os centros que apresentam um painel amplo de exames para diagnóstico de EII, incluindo ensaios para avaliação de função celular (linfoproliferação, quimiotaxia, citotoxicidade, entre outros) e sequenciamento gênico (Quadro 66.9).

No entanto, é fundamental considerar a instituição de medidas terapêuticas imediatas e profiláticas para EII em pacientes com fenótipo compatível, porém com diagnóstico final ainda não esclarecido.

Quadro 66.9 Exames complementares empregados na investigação de EII, divididos em exames iniciais (triagem) e específicos para cada grupo de EII.

Exames	Deficiências combinadas (T e B)	Defeitos de anticorpos	Defeitos de fagócitos	Defeitos de complementos
Triagem	Leucograma (contagem absoluta de linfócitos) Perfil linfocitário (CD3/CD4/CD8/CD19/CD16/CD56) Dosagem de imunoglobulinas: IgA, IgG, IgM, IgE total	Dosagem de imunoglobulinas: IgA, IgG, IgM, IgE total	Leucograma com hematoscopia (contagem absoluta de neutrófilos)	Complemento hemolítico total (CH100 ou CH50) AP50 (via alternativa)
Específicos	Teste cutâneo de hipersensibilidade tardia (*Candida*, *Trychophyton*, tétano etc.) Quantificação de linfócitos ativados (CD45RA/RO, CD62 L etc.) Dosagem de ADA	Dosagem de subclasses de IgG (IgG1, IgG2, IgG3, IgG4) Iso-hemaglutininas Avaliação de anticorpos específicos (tétano, difteria, outros) Avaliação da resposta vacinal (polissacarídeos de pneumococos, outros)	Atividades oxidativas de neutrófilos (DHR, NBT) Pesquisa de moléculas de adesão (CD11, CD18) Atividade microbicida Ensaios de quimiotaxia	Dosagem de componentes isolados
Moleculares	Sequenciamento gênico	Sequenciamento gênico	Sequenciamento gênico	Sequenciamento gênico
Outros exames	Ensaio de linfoproliferação Radiografa de tórax (avaliação da sombra tímica) Dosagem de ácido úrico Biopsia de linfonodo	Eletroforese de proteínas Biopsia de linfonodo	–	Pesquisa de autoanticorpos

ADA = adenosina deaminase; DHR = di-hidrorrodamina; NBT = nitroblue tetrazólio.

Manejo clínico dos erros inatos da imunidade | Aspectos gerais

Uma vez estabelecido o diagnóstico de EII, é fundamental iniciar *imediatamente* os cuidados adequados, como meio de evitar complicações e sequelas. Dada a complexidade dos EII, é fortemente recomendado o seu manejo por equipe multiprofissional, com nutricionistas, enfermeiros, psicólogos, odontólogos, fisioterapeutas e médicos de diferentes especialidades (dermatologistas, pediatras, clínicos gerais, imunologistas, infectologistas etc.).

Higiene

Deve-se recomendar ao portador de EII que evite exposições desnecessárias ao risco de contrair doenças infecciosas (aglomerações, contato com pessoas sabidamente doentes etc.), observe cuidados de higiene pessoal e lavagem frequente das mãos, use com regularidade os medicamentos profiláticos recomendados.

Imunizações

Como regra geral, é necessário ter cautela no emprego de vacinas com patógenos atenuados (BCG, rotavírus, febre amarela, varicela, sarampo/caxumba/rubéola, vacina oral antipoliomielite,

Quadro 66.10 Erros inatos da imunidade: sinais de alerta para o dermatologista.

1. Eczema/dermatite grave:
- síndrome de hiper-IgE
- síndrome de Wiskott-Aldrich
- síndrome de Ommen
- IPEX (síndrome de imunodesregulação, poliendocrinopatia e enteropatia, ligada ao X)
- síndrome de hiper-IgM tipo 2 (AICD)
- síndrome de DiGeorge atípica
- doença enxerto contra hospedeiro (DECH).

2. Displasia ectodérmica hipoidrótica ou anidrótica (EDA):
- defeitos na via do NF-κB (NEMO, modulador essencial do NF-κB) (ver Figura 66.4):
  - EDA com imunodeficiência (tipo ligado ao X)
  - EDA com imunodeficiência (tipo autossômico recessivo).

3. Telangiectasias ou linfedema:
- síndrome de ataxia-telangiectasia (especialmente conjuntiva bulbar) (ver Figura 66.2)
- deficiência de GATA-2 (síndrome de Emberger: linfedema, mielodisplasia).

4. Defeitos de pigmentação:
- albinismo parcial:
  - síndrome de Chédiak-Higashi (ver Figura 66.7)
  - síndrome de Griscelli
  - vitiligo.

5. Lesões cutâneas granulomatosas necrosantes:
- deficiências de TAP1 e TAP2 (diagnóstico diferencial com sarcoidose crônica, granulomatose de Wegener, granuloma da linha média, doença granulomatosa crônica, imunodeficiência comum variável)
- deficiência de GATA-2 (síndrome de Emberger: linfedema, mielodisplasia).

6. Candidíase mucocutânea crônica ou recorrente:
- SCID
- APECED
- síndrome de hiper-IgE
- candidíase mucocutânea crônica.

7. Piodermites/impetigo/ectima:
- síndrome de hiper-IgE (*Staphylococcus aureus*)
- doença granulomatosa crônica (*S. aureus, Pseudomonas aeruginosa*)
- neutropenias (*S. aureus, Pseudomonas* sp.)
- agamaglobulinemias [ligada ao X, autossômica recessiva] (*S. aureus, Pseudomonas* sp.)
- defeitos no eixo IL-12/IL-23-IFN gama (*Salmonella* sp.)
- DIRA (deficiência de antagonista do receptor de IL-1).

8. BCGite, infecções por micobactérias atípicas/pouco virulentas:
- defeitos no eixo IL-12-IL-23/IFN gama
- SCID
- doença granulomatosa crônica.

9. Verruga vulgar disseminada:
- síndrome WHIM
- linfocitopenia CD4 idiopática
- SCID (mesmo após transplante de células-tronco hematopoéticas, especialmente em pacientes com mutações no gene de JAK3).

10. Gengivite/periodontite grave e úlceras orais recorrentes:
- neutropenia cíclica/neutropenia persistente
- doença granulomatosa crônica
- deficiência de adesão leucocitária (LAD) tipo 1 (apresentações grave ou branda)
- deficiência de adesão leucocitária (LAD) tipo 2 (manifestação usual após a infância)
- síndrome de Chédiak-Higashi
- síndrome WHIM.

entre outras), pelo risco potencial de desenvolvimento de doença desencadeada pelo agente vacinal. Em alguns EII, o emprego destas vacinas é formalmente contraindicado, como na imunodeficiência combinada grave, por exemplo (SCID).

É questionável a eficácia de vacinas inativadas em imunodeficientes, embora exista uma tendência mundial em aplicar estas vacinas em pacientes com imunodeficiências humorais, visto que pode haver algum grau de estimulação de resposta imune celular, sem oferecer riscos aos pacientes.

Os familiares e contactantes domiciliares diretos devem receber determinadas imunizações que podem contribuir para reduzir os riscos do paciente com EII contrair algumas infecções, como a vacina contra *influenza* sazonal. Por sua vez, algumas vacinas atenuadas como a antipoliomielite oral (Sabin) devem ser evitadas em contactantes diretos dos pacientes com EII humoral.

Uso de hemocomponentes

É necessário empregar apenas hemocomponentes irradiados em pacientes com EII celulares ou combinados, pelo risco potencial de doença enxerto contra hospedeiro (DECH) transfusional. Também é recomendado o uso cauteloso de hemoderivados em pacientes com deficiência seletiva de IgA, que podem ser sensibilizados contra IgA presente nas preparações infundidas. Quando possível, estes pacientes podem receber preferencialmente hemácias ou plaquetas lavadas, ou hemoderivados obtidos de doadores deficientes de IgA (disponíveis em alguns países).

Tratamento e profilaxia de doenças infecciosas

Sempre que houver evento infeccioso agudo em paciente com EII, é necessário instituir tratamento com antimicrobianos e/ou antivirais o mais brevemente possível. É recomendável realizar rastreamento microbiológico para identificação de agente(s) infeccioso(s), sempre que disponível. Todavia, não se deve retardar o início do tratamento em função da indisponibilidade de exames microbiológicos. Após o início do tratamento, recomenda-se prosseguir a investigação diagnóstica, empregando os métodos complementares disponíveis.

Nas deficiências predominantemente de anticorpos, nos EII combinados e em algumas síndromes bem definidas, é possível compensar os defeitos quantitativos e qualitativos da produção de anticorpos por meio da reposição de imunoglobulina G por via intravenosa ou subcutânea.

São vários os EII que justificam o emprego de antimicrobianos profiláticos, como SCID, doença granulomatosa crônica e outras imunodeficiências combinadas (p. ex., síndrome hiper-IgM ligada ao X), imunodeficiências humorais (nos pacientes com comorbidades como bronquiectasias, ou que se mantêm sintomáticos após otimização da reposição de imunoglobulinas) e algumas deficiências do complemento (deficiências de componentes terminais C_5-C_9). Embora não seja consenso entre os especialistas, a profilaxia antimicrobiana em portadores de EII costuma ser feita com doses de tratamento, em contraste com protocolos observados para outras doenças, que usam doses reduzidas. Vários esquemas são propostos e é recomendado rodízio periódico como meio de minimizar seleção de microrganismos resistentes.

Transplante de células-tronco hematopoéticas e terapia gênica

Em muitos EII, particularmente SCID e síndromes de imunodesregulação, a terapia de reposição de imunoglobulina e a antibioticoterapia não oferecem resultados satisfatórios. Nestes casos, o transplante bem-sucedido de medula óssea ou células progenitoras hematopoéticas de sangue de cordão umbilical/placentário pode oferecer cura. Protocolos de terapia gênica estão sendo desenvolvidos e aprimorados para vários EII (deficiência de ADA, SCID, síndrome de Wiskott-Aldrich, doença granulomatosa crônica etc.), com resultados encorajadores. Embora já seja uma opção terapêutica aprovada para algumas doenças, a dificuldade de acesso e o custo relativamente alto dificultam seu emprego em maior escala.

Imunodeficiências secundárias

Síndrome da imunodeficiência adquirida

João Avelleira ◆ Mônica Manela Azulay ◆ Paulo Feijó Barroso ◆ David Rubem Azulay

A AIDS é considerada a maior pandemia dos últimos tempos – há cerca de 37,6 milhões de pacientes vivendo com AIDS e estima-se que surjam 1,5 milhão de casos por ano, com 690 mil mortes por ano. Acredita-se que a transmissão heterossexual do HIV seja a principal via de transmissão da doença. Em algumas regiões da África, cerca de 10% da população tem a infecção. O Ministério da Saúde (MS) registra um número total de 1.011.617 casos de AIDS notificados. Destes, 664.721 são homens e 346.791 mulheres. Atualmente, cerca de 920 mil pessoas vivem com HIV no Brasil. Dessas, 90% foram aqui diagnosticadas. Do início da epidemia aos tempos atuais, a epidemiologia no Brasil mudou radicalmente. Em 1985, a proporção entre os doentes era de 28:1 entre homens e mulheres; em 2008 era de 1,5:1 e atualmente é de 2,3:1. Houve a interiorização da doença e o acometimento, principalmente, das classes mais pobres, ao contrário dos primórdios da infecção no país. A faixa etária mais acometida é entre 25 e 49 anos. No Brasil, em 2004, a taxa de detecção era de 9,6/100.000 pessoas, enquanto em 2015 foi de 20,7/100.000 e, em 2019, 17,8/100.000. A principal mudança ocorrida nos últimos anos no perfil epidemiológico da pandemia foi a ampliação de cobertura da população recebendo tratamento antirretroviral. É estimado que aproximadamente 18 milhões das 37 milhões de pessoas vivendo com HIV/AIDS estejam sob tratamento no mundo. No Brasil, aproximadamente 642 mil pessoas estavam em tratamento antirretroviral no fim de 2020 (77% das diagnosticadas). Esta ampliação da cobertura de tratamento levou a uma importante redução da mortalidade pela infecção, assim como contribui para a diminuição da transmissão do vírus. Os indivíduos em tratamento apresentam significativa redução da quantidade de partículas virais circulantes, inclusive nas secreções genitais, o que leva a importante redução da transmissibilidade. O MS estima que 94% das pessoas em tratamento não transmitem o HIV por via sexual por terem atingido carga viral indetectável.

A infecção pelo HIV apresenta manifestações clínicas próprias. Adicionalmente, a infecção crônica pelo HIV leva a uma progressiva destruição da capacidade imunológica dos indivíduos, favorecendo o aparecimento de doenças que caracterizam importante deficiência do sistema imunológico.

O vírus foi descoberto em 1983 e o impacto da epidemia, principalmente pelo número de óbitos, provocou uma intensa atividade de pesquisa para combate à doença.

A estrutura do HIV é formada por um envelope lipídico que apresenta, na sua superfície, 2 glicoproteínas principais: gp120 e gp41. Envolvendo o núcleo viral, há uma matriz proteica rica em proteína p17. O núcleo é envolvido por uma capa proteica em que há a proteína p24 e, além de 2 fitas de RNA com o código genético, contém as proteínas transcriptase reversa, a REV(p19), a TAT(p14), a integrase e a protease. O genoma do HIV mostra 3 regiões principais: a região *gag*, que codifica as proteínas p17 e p24; a região *pol*, que codifica a transcriptase reversa, a integrase e a protease; e a região *env*, que codifica as proteínas dos envelopes gp120 e gp41 (Figura 66.13).

A replicação do vírus tem início com o reconhecimento dos receptores CD4 em linfócitos e macrófagos pela proteína p120 do HIV, seguida pelo acoplamento e pela fusão à membrana das células-alvo. Perdido o envelope na fusão, o RNA viral sofrerá, no citoplasma, a ação da transcriptase reversa e transformação em DNA, que será transportado até o núcleo e integrado ao DNA da célula infectada por ação da integrase viral. Novamente encaminhado ao citoplasma, o mRNA produzirá novas partículas virais, que serão montadas junto à membrana celular, de onde serão liberadas já envelopadas ao exterior, por brotamento, para que possam infectar novas células.

A transmissão pode ser horizontal, quando é realizada por relações sexuais, pela inoculação de sangue e hemoderivados, ou materno-infantil, quando a transmissão é realizada durante a gravidez, parto ou amamentação. Após a contaminação, o indivíduo infectado, na maioria dos casos, apresenta, em torno de 2 a 4 semanas, um quadro clínico agudo denominado "síndrome de soroconversão", que se caracteriza por febre, astenia, mialgia, artralgia, cefaleia, linfadenopatia e *rash* cutâneo. A duração dessa fase é de 1 a 4 semanas, e os testes para a detecção de anticorpos anti-HIV podem estar negativos (janela imunológica). Laboratorialmente, há queda acentuada dos linfócitos CD4 e altos níveis de viremia plasmática durante essa fase, seguida da recuperação dos níveis de linfócitos CD4, redução da viremia e aparecimento dos anticorpos contra o HIV. A doença torna-se clinicamente assintomática, ou em latência clínica. Entretanto, há um processo de intensa replicação viral, que, se não controlada por meio do tratamento específico, após um período médio de 8 a 10 anos, levará à destruição do sistema imune, que pode ser exteriorizada pela ocorrência de síndrome consumptiva, infecções oportunistas, neoplasias e complicações neurológicas, que caracterizam a infecção sintomática (AIDS).

Antes da instituição da terapêutica ou nos indivíduos não tratados, essa última fase determinava o óbito, em média, após 3 anos. O desenvolvimento de fármacos e esquemas terapêuticos cada vez mais efetivos vem modificando a evolução da doença. O melhor exemplo é a chamada *síndrome inflamatória de reconstituição imunológica* (SIRI, do inglês *inflammatory reconstitution immunologic syndrome* – IRIS).

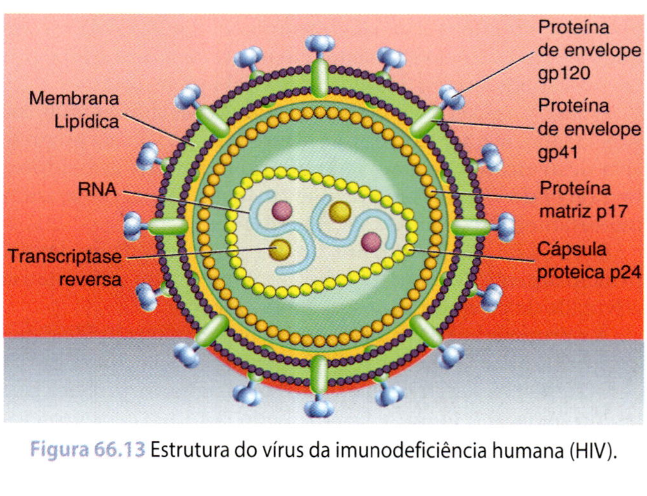

Figura 66.13 Estrutura do vírus da imunodeficiência humana (HIV).

Esta síndrome é um conjunto de sinais e sintomas que podem ocorrer em pacientes HIV-positivos cujo sistema imune recuperou a capacidade de resposta como consequência da instituição de terapia antirretroviral (TARV) eficaz. Ocorre uma recuperação parcial do sistema imune ou uma resposta imunológica acentuada do hospedeiro ao estímulo antigênico. Devido à resposta inflamatória, podem surgir clinicamente ou se exacerbarem doenças infecciosas, inflamatórias e neoplasias. Em geral, tem início de 2 a 12 semanas após a instituição da terapia antirretroviral, embora possa acontecer mais tardiamente. A incidência é de aproximadamente 10% do total dos pacientes que iniciam a terapia, podendo ser de 25% ou mais naqueles com contagem de CD4 < 50 células/mm^3.

Fatores de risco para o desenvolvimento da síndrome são: início de terapia antirretroviral pouco após o diagnóstico de uma infecção oportunista, contagem de linfócitos CD4 muito baixa (< 50 células/mm^3) ao início do tratamento e queda abrupta da carga viral em resposta ao tratamento. Os agentes infecciosos mais implicados são as micobactérias, o vírus varicela-zóster, o herpes-vírus simples, o citomegalovírus e os fungos.

A SIRI pode exteriorizar-se tanto por quadro de pouca gravidade e de resolução espontânea quanto por quadro grave e potencialmente fatal, em especial em pacientes com tuberculose ou com meningite criptocócica. O desenvolvimento de uma nova infecção oportunista ou de sua recorrência logo após o início da terapia antirretroviral não indica falha do tratamento, nem é indicação para interromper ou trocar o esquema antirretroviral. O tratamento consiste em tratar a etiologia no caso de uma infecção oportunista. Sempre que possível, a terapia antirretroviral deve ser mantida, e a infecção oportunista ou inflamatória, tratada. Em casos graves, recomenda-se uso de corticosteroides (prednisona na dose de 1 mg/kg/dia) durante 5 a 10 dias. Caso seja impossível manter a terapia antirretroviral, esta deve ser temporariamente suspensa e a infecção oportunista ou a condição inflamatória tratada. Logo que possível, o mesmo esquema antes em uso deve ser reintroduzido.

Manifestações dermatológicas da AIDS

A pele é um dos órgãos mais afetados no curso da infecção pelo HIV. Diversos trabalhos publicados mostram que 80 a 95% dos pacientes são acometidos em diferentes fases e por diversas manifestações. Algumas alterações surgem precocemente quando a imunodeficiência está se instalando e servem como sinal de alerta para a solicitação da sorologia para o HIV e até mesmo, em alguns casos, mostram a necessidade do início imediato da terapêutica antirretroviral. Outras vezes, a recidiva ou o aparecimento da dermatose sugere progressão da imunodeficiência, indicando a reavaliação do esquema terapêutico em uso. Frequentemente, essas dermatoses apresentam-se com manifestações clínicas inusitadas, maior agressividade e resposta alterada à terapêutica convencional.

A etiologia desse acometimento mucocutâneo é bastante variada, encontrando-se patógenos conhecidos e raros. No entanto, existe uma correlação importante entre estes e o estado imunitário do paciente. Deve ser ressaltado ainda que a introdução de medicamentos antirretrovirais mais potentes, aumentando a sobrevida dos pacientes, poderá favorecer o aparecimento de outras dermatoses, assim como alterações na incidência das dermatoses atualmente relatadas nos infectados pelo HIV (síndrome da reconstituição imunológica).

De modo geral, essas manifestações dermatológicas dos pacientes infectados pelo HIV podem ser subdivididas entre as de origem infecciosa (vírus, fungos, bactérias e parasitas), distúrbios proliferativos ligados a distúrbio do sistema imune, neoplásicas, um grupo mais heterogêneo no qual estariam alocados os quadros provocados pelas substâncias utilizadas no tratamento da doença e as não classificadas nos grupamentos anteriores (outras).

Manifestações de origem infecciosa

Virais

Síndrome de soroconversão. O acometimento dermatológico mais precoce está ligado ao próprio HIV. Estudos mostraram que grande parte das pessoas apresenta sinais e sintomas relacionados com a exposição ao HIV. Estes se iniciam de 5 dias a 3 meses após o contato, com média de 2 a 4 semanas. O quadro varia desde uma síndrome gripal até um quadro mononucleose-símile. Erupção cutânea maculopapulosa ou, mais raramente, vesicular, pustulosa ou urticariforme, costuma ocorrer em 50% dos pacientes. Nas mucosas, ulcerações autolimitadas podem ocorrer. A duração do quadro é de 1 a 4 semanas. Os testes para detecção do anticorpo anti-HIV geralmente são negativos, exceto a pesquisa do antígeno p24 e da carga viral. O diagnóstico diferencial deve ser feito com: mononucleose, citomegalovirose, toxoplasmose, hepatite, sífilis e rubéola.

Herpes simples. A infecção pelo herpes simples 1 e 2 em pacientes imunodeficientes pode ser suspeitada pela ocorrência de lesões extensas, ulceradas, evoluindo por mais de 30 dias, intensamente dolorosas, localizadas geralmente nas regiões anorretais e da mucosa oral. Não raramente, as úlceras complicam-se com infecção secundária. Embora mais raramente, lesões verrucosas podem ocorrer, sobretudo em pacientes resistentes ao aciclovir. É considerada infecção crônica quando ultrapassa 21 dias (Figura 66.14).

Eventualmente, o herpes simples se manifesta como ulceração, tanto na boca quanto na genitália, única e de grande dimensão; outras vezes, como ulcerações múltiplas, de menor tamanho. Lesões perianais são bastante comuns, evoluindo com úlceras gigantes na região interglútea, dolorosas ou não, ou tumorações eritematosas recobertas por úlceras rasas. Frequentemente, coexistem lesões ativas ulceradas com áreas cicatriciais. Panarício crônico por herpes deve ser considerado nestes pacientes (ver Capítulo 45, item *Panarício herpético*).

A primoinfecção na região genital pode provocar dor anal, tenesmo, constipação intestinal, hematoquezia e descarga retal. Podem ocorrer febre e calafrios, mal-estar geral, cefaleia e adenopatia inguinal; além de dificuldade para urinar, parestesia sacral, neuralgia e disfunção sexual. O diagnóstico é eminentemente clínico e pode ser complementado pela retossigmoidoscopia. Em fase avançada de imunodeficiência, pode ocorrer disseminação, com bolhas isoladas ou pápulas com halo eritematoso, recobertas por vesículas e centro com crosta necrótica, que sangra ao ser retirada. Herpes simples visceral e encefalite herpética também são mais comuns nesses pacientes. Para confirmar o diagnóstico nesses casos, é necessário recorrer aos exames citológico, histopatológico, imunofluorescência direta e cultura de material coletado da lesão.

O tratamento deve ser feito com aciclovir 400 mg 5 vezes/dia, a cada 4 h, por via oral (VO) ou intravenosa (IV), de acordo com a gravidade do quadro, durante aproximadamente 7 a 10 dias (ver Capítulo 84, item *Aciclovir*). Também podem ser usados o fanciclovir, na dose de 250 mg de 12/12 h, e o valaciclovir, 500 mg de 8/8 h. No caso de herpes perianal, cuidados tópicos são importantes e incluem higiene local e banho de assento, podendo ser associados cremes antifúngicos e antibióticos tópicos com cicatrizantes. Nas lesões extensas, a xilocaína creme/gel pode facilitar a higiene e a aplicação da medicação. Nos casos de resistência ao aciclovir (aproximadamente 5% entre os HIV-positivos), as substâncias indicadas são o foscarnete, 60 mg/kg/dose de 8/8 h, ou o cidofovir, 5 mg/kg/dia IV.

Apesar de a maioria dos pacientes responder bem ao tratamento, as recidivas são frequentes, e doses profiláticas do aciclovir (200 mg de 8/8 h), fanciclovir (125 mg 12/12 h) e valaciclovir (500 mg 12/12 h) podem ser necessárias como terapia supressiva.

Varicela-zóster. O vírus causador da varicela, o herpes-vírus varicela-zóster, em pacientes imunodeprimidos pelo HIV pode ocasionar um quadro clínico mais grave, com lesões hemorrágicas, disseminação para órgãos internos e até mesmo óbito. O tratamento usado é o aciclovir por via oral ou intravenosa, conforme a intensidade e a gravidade do acometimento.

A reativação da infecção é traduzida pelo quadro de herpes-zóster, normalmente acometendo indivíduos com mais de 45 anos. O sintoma inicial é a dor intensa, restrita a um

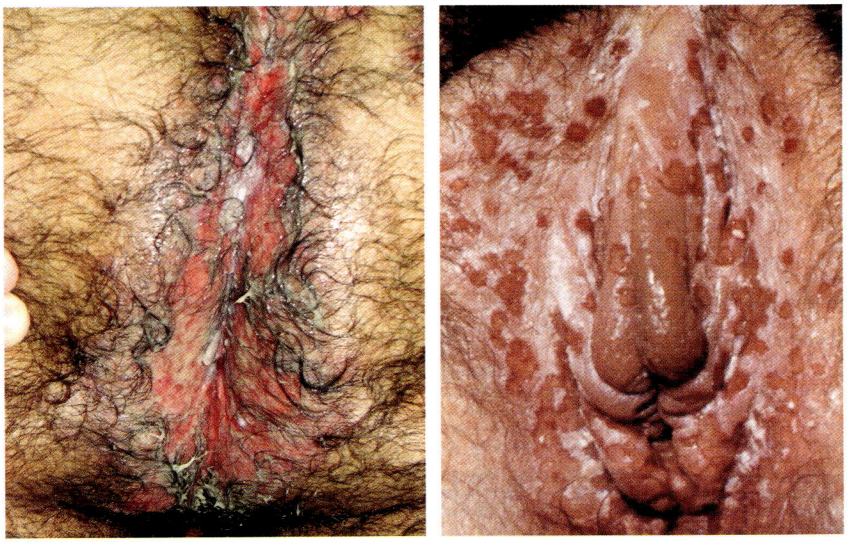

Figura 66.14 Herpes simples crônico. (Cortesia da Dra. Carolina Belo.)

dermátomo (principalmente os torácicos ou lombares), precedendo de 48 a 72 h as lesões cutâneas eritematopapulosas, que evoluem para vesículas e bolhas. Muitas vezes, a dor persiste mesmo após o desaparecimento das lesões, caracterizando a neuralgia pós-herpética. É de grande importância o envolvimento do nervo trigêmeo, visto que pode haver comprometimento do ramo oftálmico, podendo evoluir com acometimento da córnea, causando uveíte anterior e até mesmo a perda da visão. Em pacientes infectados pelo HIV, a doença ocorre em indivíduos mais jovens e pode ser mais agressiva, com acometimento concomitante de outros dermátomos, quadros disseminados e envolvimento mais comum do sistema nervoso central (SNC) e ocular, lesões verrucosas atípicas e recorrência. Incide em indivíduos com grau mais discreto de imunodepressão, inclusive podendo aparecer após a introdução do esquema antirretroviral nos pacientes que recuperaram parcialmente a imunidade, configurando a SIRI. O tratamento inclui aciclovir, na dose de 800 mg VO, de 4/4 h; fanciclovir, 500 mg VO, de 8/8 h; ou valaciclovir, 1 g VO, de 8/8 h, associados ou não a analgésicos. O aparecimento de casos da síndrome hemolítico-urêmica em pacientes imunodeprimidos em uso de valaciclovir em doses altas (6 a 8 g/dia) era antigamente descrito.

Citomegalovírus. As lesões cutâneas causadas pelo citomegalovírus nos pacientes com infecção pelo HIV caracterizam-se, mais frequentemente, por lesões ulceradas, por vezes verrucosas ou papulovesiculosas, localizadas na região perianal. O diagnóstico diferencial deve ser feito com infecções por herpes simples, sobretudo quando não houver resposta ao tratamento com aciclovir na dose e no tempo adequados, pois, na verdade, é muito menos frequente. O fármaco de escolha é o ganciclovir, por via intravenosa. Outras opções seriam o foscarnete e o cidofovir.

Leucoplasia pilosa oral. Tem o vírus Epstein-Barr como seu agente etiológico; foi descrita originalmente em pacientes com infecção pelo HIV, e está associada a imunodepressão importante.

A leucoplasia pilosa oral caracteriza-se por placas esbranquiçadas, rugosas, aderentes, frequentemente assintomáticas, que evoluem com períodos de remissão e recidivas (Figura 66.15). Localiza-se nas regiões laterais da língua, por vezes estendendo-se para o dorso e o ventre lingual. Outras localizações, mais raras, são mucosa gengival, lábio, palato mole e mucosa orofaríngea. Para fins diagnósticos, deve-se proceder à biopsia da lesão, com exame histopatológico suplementado por técnicas de imuno-histoquímica, microscopia eletrônica de transmissão e/ou hibridização *in situ*. A terapêutica está indicada nos casos em que há desconforto para o paciente. A sintomatologia, em geral, é decorrente da superinfecção por *Candida* sp. ou, mais raramente, outros fungos e bactérias. Nesses casos, a terapêutica é feita com antifúngicos locais ou sistêmicos. Alguns autores preconizam tratamento com altas doses de aciclovir, embora recidivas possam ocorrer.

Molusco contagioso. É produzido por um poxvírus (DNA vírus) e tem prevalência de 5 a 18% nos pacientes com infecção pelo HIV, em comparação a 1% na população soronegativa. Pode ocorrer em qualquer fase da infecção pelo HIV, mas é frequentemente refratário ao tratamento quando o CD4 é $\leq 200/mm^3$. As lesões localizam-se principalmente na face, no tórax, na genitália e nos membros superiores. São lesões papulosas, da cor da pele ou amareladas, com centro umbilicado (nesses pacientes, nem sempre presente) e massa esbranquiçada no interior, normalmente de maior tamanho que o habitual. Podem confluir e formar placas ceratóticas e acometer a mucosa labial e nasal. Na área de implantação da barba, é comum a disseminação pela lâmina de barbear. Pode aprofundar-se pela derme e causar abscessos frios. Algumas vezes, assemelha-se ao carcinoma basocelular, ao ceratoacantoma e ao corno cutâneo. A histopatologia mostra inclusões intracitoplasmáticas eosinofílicas (corpo molusco) nas células da epiderme. O envio do material à micologia é de importância para a exclusão de histoplasmose e criptococose, com lesões que podem mimetizar as do molusco.

O emprego da TARV efetiva é a melhor forma de abordagem desta dermatovirose. O tratamento pode ser feito com curetagem, seguida ou não de cauterização química com ácido tricloroacético (TCA) a 90% ou eletrocauterização. Além disso, ainda é possível utilizar a podofilina a 25%, o ácido retinoico tópico e o nitrogênio líquido. Recidivas são esperadas.

Verruga vulgar e condiloma acuminado. As lesões pelo HPV são bastante comuns em pacientes infectados pelo HIV. Numerosas lesões de verrugas vulgares e planas em extremidades e mesmo na mucosa oral são descritas (Figura 66.16). As lesões anogenitais ou condilomas têm evolução mais agressiva, podem acometer o reto e até mesmo o cólon. Lesões gigantes são mais facilmente encontradas, assim como a tendência à malignização. Os tipos oncogênicos 16 e 18 são mais frequentes nessa população imunodeprimida.

Recentemente, alguns casos de epidermodisplasia verruciforme adquirida têm sido descritos em pacientes imunodeprimidos, em especial com AIDS.

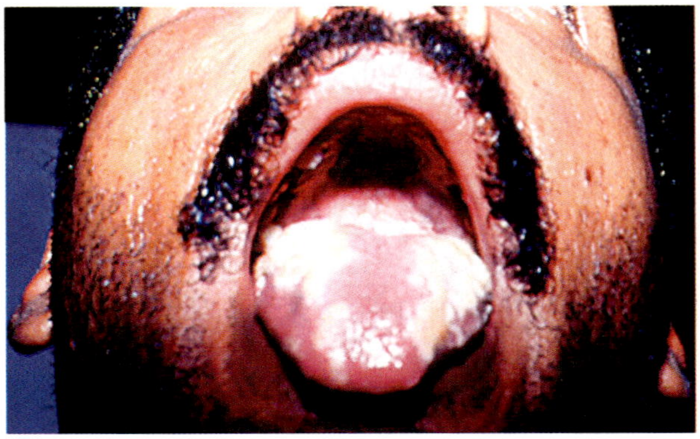

Figura 66.15 Leucoplasia pilosa oral.

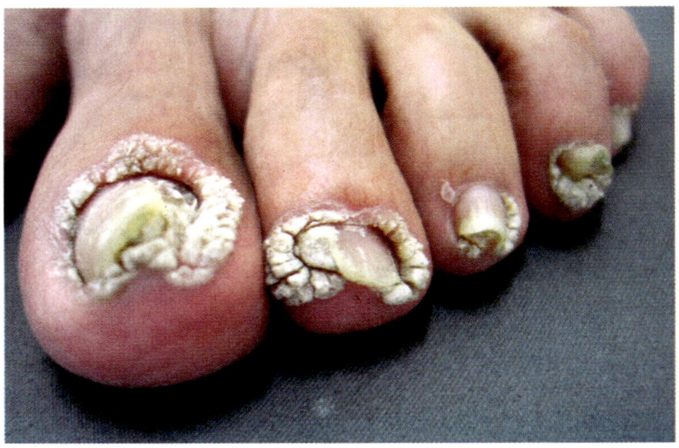

Figura 66.16 Verrugas periungueais e subungueais. (Cortesia da Dra. Daniella Spinato.)

O tratamento tópico é feito com TCA, nitrogênio líquido ou eletrocoagulação. No entanto, recidivas são muito frequentes. Nesses casos, preconiza-se o uso de interferon α-2A, ou bleomicina intralesional. Recentemente, um imunomodulador de uso tópico (imiquimode) tem mostrado bons resultados.

Bacterianas

Piodermites (foliculites, furunculoses, ectimas). As piodermites são comuns no curso da infecção pelo HIV. Entre essas, um quadro de acne-foliculite, peculiar a pacientes infectados pelo HIV, caracterizado pelo surgimento, por vezes abrupto, de lesões papulopustulosas na face e no tronco, às vezes acometendo membros inferiores. O *Staphylococcus aureus* é o agente etiológico mais frequente. O tratamento deve ser feito com cefalexina ou com um macrolídio (eritromicina, azitromicina, claritromicina) por 10 a 15 dias, além de cuidados locais, como higiene com antissépticos e antibiótico tópico (fusidato de sódio a 2% e mupirocina), que devem ser mantidos até a melhora do quadro.

Em estágios avançados da infecção pelo HIV, *Mycobacterium avium-intracellulare* e *Pseudomonas aeruginosa* também podem ser causas de piodermites. Pacientes com piodermites causadas por *P. aeruginosa*, especialmente no caso de foliculites, devem ser tratados com ciprofloxacino. Nas infecções mais profundas (ectima, celulite, abscessos), a terapêutica deve ser parenteral, com antibiótico betalactâmico também com ação anti-*Pseudomonas*.

Língua *nigra* vilosa. Caracteriza-se por hipertrofia das papilas filiformes, que chegam a alcançar mais de 1 cm de altura, acarretando náuseas e prurido palatino. Colônias de *Penicillium* sp., *Streptococcus* sp., *Staphylococcus* sp. e *Aspergillus* sp. são encontradas. O tratamento consiste em escovação local e aplicações de ácido retinoico ou de ureia (20%) em propilenoglicol por, pelo menos, 1 mês (ver Capítulo 58).

Angiomatose bacilar. Infecção bacteriana causada pela *Bartonella henselae* ou pela *Bartonella quintana*. Foi descrita em pacientes imunocomprometidos infectados pelo HIV; mais recentemente, houve relatos em pacientes imunocompetentes. Em geral, os pacientes apresentam contagem de linfócitos CD4 inferior a 200 células/mm^3. As lesões podem manifestar-se em qualquer área do tegumento, únicas ou múltiplas, de tamanho variado; pápulas vasculares friáveis, placas e nódulos subcutâneos, com coloração que varia do eritema ao violáceo (Figura 66.17). A superfície pode ser lisa, verrucosa, ulcerada ou crostosa. Em geral, são dolorosas. Pode haver comprometimento hepático (hepatite peliosa), febre, dor abdominal, perda de peso, linfadenopatia e hepatoesplenomegalia. Mais raramente, ossos, coração e cérebro podem ser acometidos. O diagnóstico diferencial deve ser feito principalmente com sarcoma de Kaposi, granuloma piogênico e pequenos hemangiomas. O diagnóstico é feito pelo caráter angiomatoso das lesões, pelas características histopatológicas e pela demonstração das estruturas bacterianas pela coloração de Warthin-Starry.

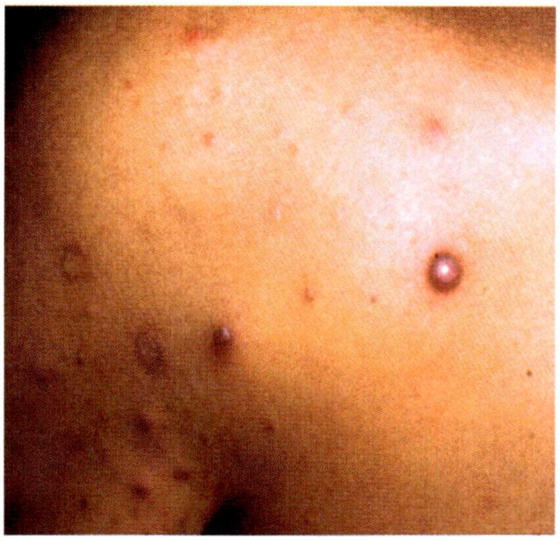

Figura 66.17 Angiomatose bacilar.

Os esquemas de tratamento propostos são a eritromicina, 500 mg 6/6 h, por 4 a 6 semanas, nos casos cutâneos, e durante 3 a 4 meses, quando houver evidências de acometimento sistêmico. A segunda escolha é a doxiciclina, 100 mg, 12/12 h, ou a rifampicina, 600 mg/dia, pelo mesmo período. A resposta clínica ocorre em 3 a 4 dias, mas a recidiva é comum. Há manutenção de focos infecciosos em órgãos internos, com bacilemias frequentes, o que muitas vezes obriga ao tratamento com eritromicina por períodos prolongados ou indefinidamente (ver Capítulo 41).

Sífilis. A sífilis, nos pacientes infectados pelo HIV, não apresenta um comportamento de infecção oportunista, mas dispõe de algumas características clínicas menos usuais e acometimento mais frequente e precoce do sistema nervoso. Na sífilis primária, podem existir múltiplos cancros, e tem sido observada a concomitância dessas lesões ulceradas com as lesões da sífilis secundária. Lesões ostráceas e ulceradas da sífilis maligna precoce também foram descritas. Alguns autores advogam a necessidade de punção lombar nos pacientes com sífilis latente, independentemente do período de duração da doença. O tratamento é feito nas mesmas dosagens da sífilis em imunocompetentes (ver Capítulo 43, item *Sífilis*).

Hanseníase. A coinfecção não altera o curso da doença. No entanto, a eficácia da terapia antirretroviral favorece o aparecimento de reações reversas, sendo, portanto, uma manifestação da SIRI (ver Capítulo 42, item *Sinal da raquete*, no item *Hanseníase tuberculoide*).

Fúngicas

Candidíase oral. A candidíase é a infecção fúngica mais comum em indivíduos com infecção pelo HIV, ocorrendo na quase totalidade dos pacientes com imunodeficiência avançada (é indicadora de contagem de CD4 < 100). Sua ocorrência na cavidade oral pode sugerir o diagnóstico da infecção pelo HIV ou falência do esquema antirretroviral nos pacientes em tratamento (Figura 66.18). A principal espécie envolvida é a *Candida albicans*, e a localização mais frequente é a oral. Clinicamente, pode apresentar-se em várias classificações:

- pseudomembranosa: com placas branco-acinzentadas, destacáveis, na língua, na mucosa gengival e no palato
- atrófica: com eritema e atrofia localizada, sobretudo no palato
- queilite angular: indutos esbranquiçados e fissuras nas comissuras labiais.

Além da cavidade oral, outras regiões – especialmente o esôfago e a área genital – podem ser acometidas. A propagação ao esôfago é a maior causa de disfagia em pacientes HIV-positivos. Podemos ressaltar que candidíase pulmonar ou disseminada raramente ocorre em pacientes com AIDS.

O tratamento envolve o uso de medicações antifúngicas tópicas (nistatina, clotrimazol) e/ou sistêmicas (itraconazol, fluconazol), de acordo com o grau de imunossupressão e a extensão do quadro. Muitas vezes, o uso da medicação poderá ser necessário por períodos prolongados, até a melhora da imunidade.

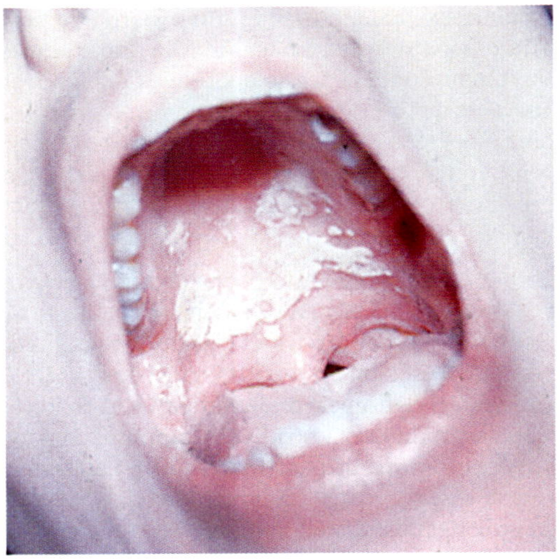

Figura 66.18 Candidíase oral.

Dermatofitoses. Dermatofitoses do corpo (*tinea corporis*), marginada (*tinea cruris*), dos pés (*tinea pedis*) e ungueais (*tinea unguium*) são relativamente comuns, por vezes acometendo grandes extensões (Figura 66.19). O aspecto clínico pode ser idêntico ao observado em pacientes imunocompetentes, no entanto, comumente, são mais extensas e recalcitrantes ao tratamento. O agente etiológico mais encontrado nesses pacientes também é o *Trichophyton rubrum*.

Formas não usuais, contudo, têm sido relatadas, e já foram descritos casos de dermatofitoses granulomatosas em pacientes com AIDS. Essas formas apresentam-se de modos variados, podendo ser localizadas ou generalizadas. Caracterizam-se por nódulos eritematosos que podem fistulizar, até quadros generalizados com lesões eritematodescamativas, pápulas, tubérculos, nódulos, adenopatias e, até mesmo, comprometimento ósseo.

O tratamento é realizado com os mesmos antifúngicos tópicos ou sistêmicos (dependendo da extensão das lesões), utilizados em pacientes imunocompetentes. Recidivas e reinfecções são comuns, mesmo após terapia sistêmica com terbinafina ou com compostos imidazólicos.

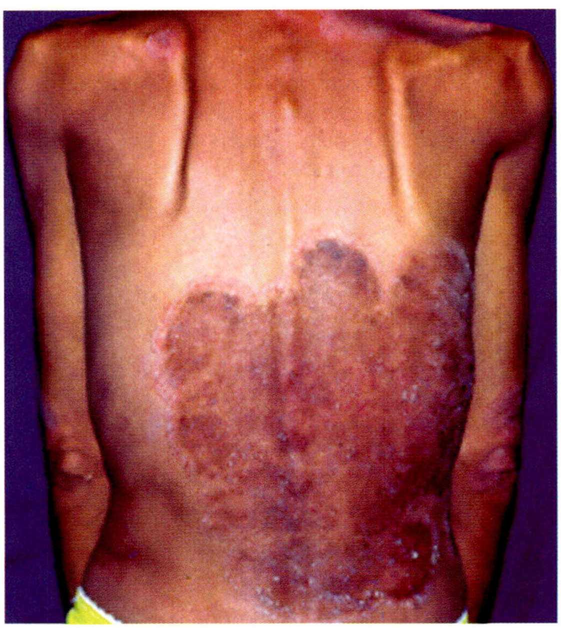

Figura 66.19 Dermatofitose extensa.

Onicomicoses. Em pacientes imunossuprimidos pelo HIV, é comum o envolvimento ungueal por dermatófitos ou *Candida* spp. Uma apresentação bastante característica é a da onicomicose branca subungueal proximal, que tem como agente etiológico mais comum nesses pacientes o *Trichophyton rubrum*. Sobretudo nesse grupo de pacientes, não se pode usar fluconazol, por ser uma substância que penetra no SNC e que deve ser guardada para casos em que ocorra esse tipo de acometimento (natureza fúngica) ao longo da doença, além de induzir *Candida* spp. à resistência. A coloração esverdeada nas unhas acometidas por fungos é característica da *Pseudomonas aeruginosa* como infecção oportunista (ver Capítulo 41, item *Infecções por* Pseudomonas aeruginosa e Figura 41.28 e Capítulo 46, item *Onicomicoses*).

Foliculite pitirospórica. A infecção pela *Malassezia* pode apresentar-se como pústulas foliculares, pruriginosas, localizadas na porção superior do tórax e nos membros. O tratamento é feito preferencialmente com o itraconazol VO.

Histoplasmose. É a micose sistêmica mais comum nos EUA. É endêmica em áreas com solos contaminados por fezes de morcegos e pássaros. Em pacientes com AIDS, é causa quase tão frequente de pneumonia quanto a criptococose. Apresenta-se por meio de febre, perda de peso, adenopatias, tosse, suores noturnos, dispneia, diarreia e hepatoesplenomegalia. Lesões cutâneas podem ocorrer em 10 a 25% dos pacientes, e em percentuais maiores nos casos com histoplasmose disseminada. Foram descritas, mais raramente, formas cutâneas primárias. As lesões cutâneas são polimórficas: manchas, nódulos, pápulas, umbilicadas (molusco-símiles) e, por vezes, lesões acneiformes, verrucosas ou ulcerações. Em geral, localizam-se na face, podendo ocorrer no tórax, nos membros e nas mucosas. O diagnóstico é confirmado pela histopatologia e pelo crescimento do fungo em cultura. O tratamento é feito com anfotericina B parenteral (dose cumulativa $\geq$ 2 g) e mantido com itraconazol oral por pelo menos 12 meses (fluconazol e cetoconazol não são efetivos).

Criptococose. Em pacientes com AIDS, a prevalência é de 3 e 20%, com taxa de mortalidade próxima a 100%. As lesões cutâneas estão presentes entre 10 e 20% dos pacientes com criptococose, podendo preceder os sintomas sistêmicos em 2 a 8 meses. As lesões também são pleomórficas, podendo apresentar-se como pápulas, pústulas, nódulos, úlceras, lesões acneiformes e, mais raramente, lesões que simulam molusco contagioso, herpes simples, sarcoma de Kaposi e pioderma gangrenoso. O diagnóstico é feito pelo exame micológico e/ou histopatológico. O tratamento é a anfotericina B ou o fluconazol por 6 a 10 semanas; este último deverá ser mantido por tempo indeterminado.

Talaromicose. Infecção por *Talaromyces marneffei*, previamente *Penicillium marneffei*. Nos países asiáticos, o fungo é causa relativamente comum de grave acometimento sistêmico em pacientes com imunodepressão importante. A penetração se dá por meio da inalação. O número de casos descritos vem aumentando em diversos países da região. A história de viagem, sobretudo a países asiáticos, é de valor na anamnese.

As manifestações cutâneas podem estar presentes em 70 a 80% dos pacientes e caracterizam-se por pápulas cor da pele ou levemente eritematosas, com umbilicação central, numerosas e disseminadas pelo corpo (molusco-símiles). Eventualmente, são encontradas lesões nas mucosas (principalmente orofaríngea, conjuntival e genital). O diagnóstico é feito por meio de exame histopatológico e cultura (dimorfo). O tratamento deve ser feito preferentemente com anfotericina B, 0,7 a 1,0 mg/kg/dia por 2 semanas seguida de itraconazol, 400 mg/dia, até a completa resolução do quadro (ver Capítulo 47, item *Infecções fúngicas em imunodeprimidos*).

Esporotricose. A incidência da infecção pelo *Sporothrix schenkii* em pacientes imunossuprimidos não é diferente da que ocorre em imunocompetentes. No entanto, nos pacientes HIV-positivos, têm sido descritas lesões cutâneas ulceradas, disseminadas e com comprometimento sistêmico (ósseo, articular, pulmões e do SNC); assim, o fármaco de escolha é o itraconazol para os casos não complicados.

Paracoccidioidomicose. A descrição de casos de paracoccidioidomicose em pacientes infectados pelo HIV mostra que o acometimento cutâneo é comum, inclusive com a ocorrência de lesões molusco-símiles. Geralmente, a doença ocorre de maneira aguda, à semelhança daquela que acomete jovens, com vários órgãos comprometidos simultaneamente. A paracoccidioidina é quase sempre negativa, e a sorologia, negativa ou em títulos baixos. O tratamento é feito com a anfotericina B.

Pacientes com leishmaniose cutaneomucosa tendem a apresentar maior número de lesões, acometimento mucoso mais intenso e pior resposta ao antimoniato de meglumina. A forma cutânea difusa anérgica já foi descrita na IRIS (SIRI), e o calazar é considerado, na Península Ibérica, uma infecção oportunista, devido ao grande número de casos entre usuários de drogas ilícitas intravenosas.

Distúrbios proliferativos

Dermatite seborreica. Dermatose eritematoescamosa cujas áreas de eleição são aquelas ricas em glândulas sebáceas, como o couro cabeludo e as regiões retroauriculares, pré-esternal, interescapular, axilar e pubiana. A etiologia é desconhecida, e é dermatose altamente frequente em pacientes com infecção pelo HIV, especialmente nos estágios avançados, acometendo cerca de 80% desses indivíduos, em contraste com os 3% da população geral. O papel da *Malassezia* é controverso, podendo o fungo ser o agente ou um infectante secundário.

A dermatite seborreica pode surgir até 2 anos antes do diagnóstico de AIDS, servindo como um marcador precoce da infecção pelo HIV. O aparecimento pode ser abrupto e intenso, e recidivas são comuns. À medida que a imunidade do paciente se deteriora, tende a disseminar-se, respondendo mais precariamente ao tratamento. O principal diagnóstico diferencial é a psoríase, quando acomete as regiões seborreicas. Alguns autores acreditam em um quadro de superposição entre as duas afecções.

O tratamento deve ser feito com cremes e xampus à base de enxofre, ácido salicílico e corticosteroides não fluorados. O uso de corticosteroides tópicos está indicado apenas temporariamente, para controle do eritema e do prurido, sendo contraindicado no caso de lesões concomitantes de molusco contagioso. Outros medicamentos, como o cetoconazol tópico ou sistêmico, também têm sido utilizados. Atenção especial deve ser dada à possibilidade de interação medicamentosa entre o cetoconazol e os fármacos usados no tratamento antirretroviral e das infecções oportunistas, pela potencialização dos efeitos adversos.

Psoríase. Doença eritematodescamativa de evolução crônica, com períodos de remissão, às vezes com comprometimento articular, cuja etiologia é desconhecida. Acomete 1 a 2% da população geral, e sua frequência não está aumentada em indivíduos infectados pelo HIV. Nestes, a psoríase pode apresentar-se de 2 maneiras: em indivíduos jovens, sem história prévia de psoríase, que subitamente apresentam a doença com lesões disseminadas, ou em pacientes com doença prévia que sofrem agravamento abrupto.

Clinicamente, as formas e lesões características da psoríase não são diferentes das observadas em pacientes imunocompetentes. No entanto, lesões nas regiões axilares, inguinais e flexuras (*psoríase invertida*) são mais frequentes, assim como a artrite psoriásica (30% em HIV-1 e 5% em HIV-2). Algumas vezes, pode assemelhar-se ou estar associada à dermatite seborreica.

O tratamento de pacientes com poucas lesões poderá ser realizado com medicações tópicas à base de antralina, ácido salicílico e/ou óleo de cade. Corticosteroides tópicos também poderão ser empregados. Nas formas generalizadas, ou que não responderam aos tópicos, está indicada a acitretina ou a fototerapia com ultravioleta B (UVB) ou psoraleno + ultravioleta A (PUVA). Em pacientes com carga viral indetectável, e com estabilidade dos níveis de CD4 que apresentam quadros mais graves de psoríase, tem havido relatos do controle da psoríase com terapia biológica. Por outro lado, tem sido descrita a melhora da psoríase com a instituição da terapia antirretroviral específica.

Artrite reativa (síndrome de Reiter). É uma síndrome rara que tem sido diagnosticada em pacientes HIV-positivos, com frequência de associação não casual. A síndrome caracteriza-se pelo aparecimento de artrite, uretrite e conjuntivite, com lesões cutâneas (10 a 20%) psoriasiformes em regiões palmares, plantares, couro cabeludo e face extensora dos membros. Podem ocorrer ainda úlceras nas mucosas e balanite circinada. O tratamento poderá ser realizado com dapsona ou retinoides, e com os medicamentos tópicos da psoríase. A denominação *síndrome de Reiter* foi proscrita pelo Colégio Americano de Reumatologia em 2000, passando a ser denominada *artrite reativa* (ver Capítulo 15, item *Artrite reativa*).

Ictiose adquirida. A patogenia é desconhecida, podendo estar relacionada com o próprio HIV ou com outras doenças associadas. A dermatose é caracterizada por xerodermia e pela existência de escamas semelhantes às de peixe, por vezes circunscritas aos membros inferiores, às vezes acometendo todo o corpo. É comum a sua observação em pacientes já em estágios avançados de imunodepressão (23 a 30%). Outras etiologias, tais como hanseníase virchowiana, e a administração de medicamentos (clofazimina, ácido nicotínico etc.) devem ser afastadas (ver Capítulo 68, item *Ictioses*).

O tratamento deve ser feito com cremes hidratantes associados a ácido salicílico (2 a 3%) ou ureia (5 a 10%).

Distúrbios neoplásicos

Sarcoma de Kaposi (SK). Neoplasia de células endoteliais causada por um vírus denominado "HHV-8" ou "KSHV" (*Kaposi's sarcoma herpesvirus*). O gene mais importante do HHV-8 latente é *ORF73*, que codifica o LANA ou LAN-1, antígeno que impede a apresentação do antígeno de histocompatibilidade (HLA) pelas células infectadas, ajudando a "driblar", desse modo, o sistema imune.

Antes do advento da epidemia de AIDS/HIV, três apresentações de sarcoma de Kaposi eram bem estabelecidas: (1) *sarcoma de Kaposi clássico (SKC)* – caracterizado pelo surgimento em pacientes com idade acima de 60 anos, de origem mediterrânea ou judaica; (2) *sarcoma de Kaposi endêmico africano (SKA),* que acometia indivíduos mais jovens; e

(3) *sarcoma de Kaposi iatrogênico (SKI)*, observado em pacientes submetidos a transplante e em uso de medicamentos imunossupressores, nos quais a suspensão pode ocasionar a regressão da neoplasia. Em 1981, nos EUA, o aparecimento de novos casos de sarcoma de Kaposi, acompanhados de uma resposta imune anormal, surpreendeu o mundo, todos ocorrendo em um perfil epidemiológico bem característico, isto é, indivíduos jovens, do sexo masculino, homo e bissexuais, e mais tarde também acometendo mulheres, usuários de drogas ilícitas, hemofílicos e hemotransfundidos, passando então a ser conhecido como *sarcoma de Kaposi epidêmico (SKE)*, associado à infecção pelo HIV. Na década de 1980, o SKE foi diagnosticado em 40 a 50% de todos os casos da síndrome da imunodeficiência adquirida (SIDA/AIDS) e representava 83% de todos os tumores diagnosticados nos pacientes com SIDA. O declínio da incidência só se iniciou com a introdução dos inibidores de protease; sua incidência diminuiu, mas continua como a neoplasia mais comum nos pacientes com SIDA/AIDS.

O SKE caracteriza-se clinicamente pela existência de máculas, pápulas, placas, nódulos ou tumores de tonalidade eritematoviolácea, podendo, nos estágios iniciais, apresentar-se eritematosas ou hipercrômicas. As lesões são normalmente assintomáticas, e alguns pacientes relatam prurido precedendo seu aparecimento. Pode ocorrer dor quando os pés são acometidos. Podem localizar-se em qualquer local do tegumento, com tendência à simetria, e frequentemente acometem também as regiões superiores do corpo: cabeça, pescoço e porção superior do tronco. Na cabeça, os locais comumente afetados são a ponta do nariz e a região periorbitária (Figura 66.20). A mucosa oral frequentemente é afetada, sobretudo palato, úvula e língua (Figura 66.21). Alguns pacientes podem apresentar uma ou duas lesões, no entanto, em geral, várias lesões desenvolvem-se rapidamente (Figuras 66.22 e 66.23). Fenômeno de Köbner é observado, no qual traumatismos podem ser responsáveis pelo surgimento de novas lesões (pode haver recidiva no local da cicatriz, quando é realizada a retirada cirúrgica das lesões). O trato gastrintestinal e os pulmões são acometidos em cerca de 40% dos casos (dados de necropsia). Náuseas, vômitos, disfagia, hemorragia digestiva, obstrução intestinal, tosse e dispneia podem ocorrer, de acordo com o órgão comprometido. Linfonodos acometidos podem determinar compressão de estruturas subjacentes e linfedema. A doença pode ser exclusivamente visceral, sem lesões cutâneas.

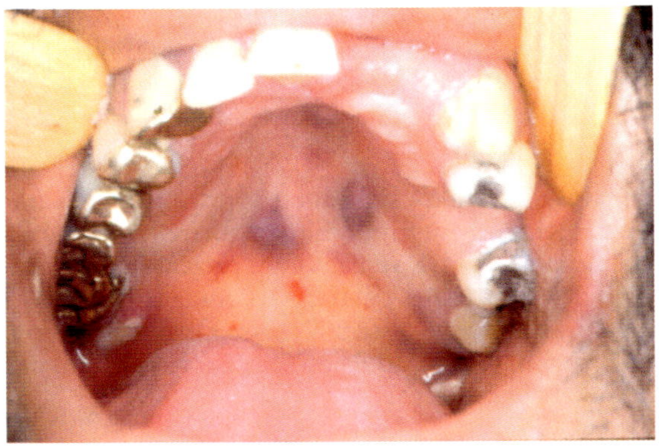

Figura 66.21 Sarcoma de Kaposi em palato.

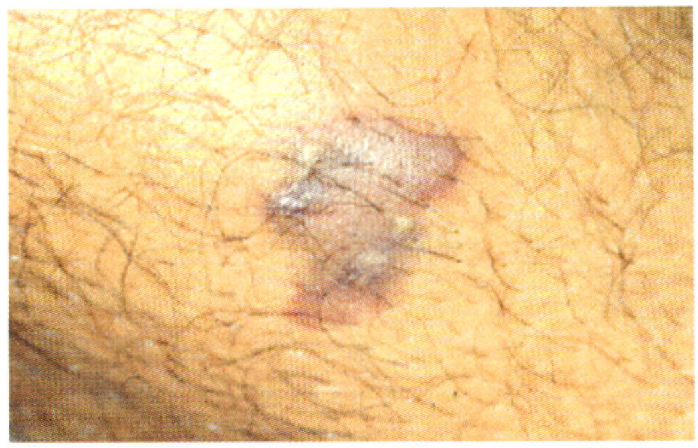

Figura 66.22 Sarcoma de Kaposi – lesão inicial.

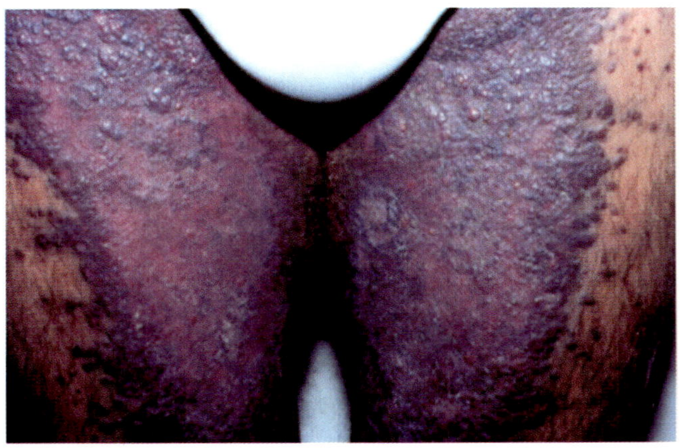

Figura 66.23 Sarcoma de Kaposi – lesões extensas.

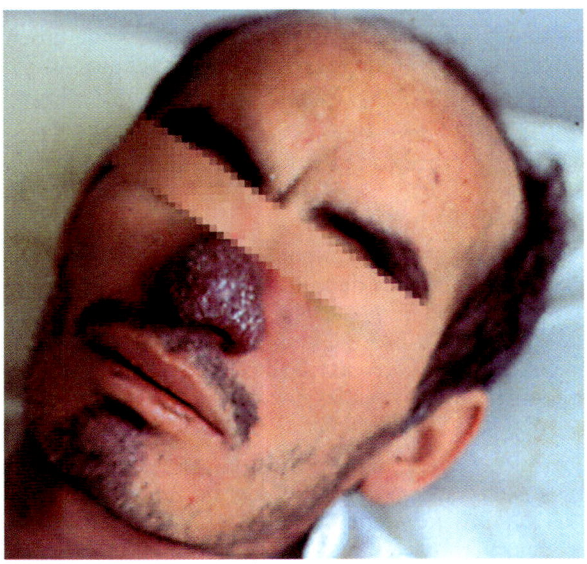

Figura 66.20 Sarcoma de Kaposi em localização característica em pacientes com AIDS.

O tratamento dependerá da extensão da neoplasia e do grau de imunodepressão do paciente (alguns autores preconizam terapia sistêmica para todos os casos). Os fármacos mais indicados por via sistêmica são as formulações lipossomais contendo daunorrubicina ou doxorrubicina e paclitaxel (Taxol®). Após a introdução da terapia antirretroviral altamente ativa (HAART), casos de regressão foram relatados associados à melhora imunológica dos pacientes; no entanto, raros casos de disseminação com eventual óbito já foram descritos no contexto da SIRI (síndrome de reconstituição imunológica). O tratamento local é paliativo, indicado em lesões localizadas por motivos cosméticos ou onde o crescimento do tumor pode determinar compressões. Pode ser feito com radioterapia, *laser*, crioterapia e quimioterapia intralesional (vimblastina, bleomicina), imiquimode a 5% e talidomida em lesões localizadas, o que pode ser útil (ver Capítulo 54, item *Sarcoma de Kaposi*).

Neoplasias cutâneas primárias

Alguns trabalhos têm demonstrado que a incidência de cânceres cutâneos – como carcinoma basocelular, carcinoma espinocelular e melanoma – estaria aumentada em pacientes imunodeprimidos. Os carcinomas basocelulares são a neoplasia cutânea mais frequente depois do sarcoma de Kaposi e têm sido descritos mesmo em áreas não fotoexpostas. Com relação aos carcinomas espinocelulares, estes, principalmente os que ocorrem na região anogenital, estão associados a pior resposta terapêutica quando comparados aos imunocompetentes. Os melanomas, apesar de serem raras as ocorrências, têm evoluído de maneira mais rápida e agressiva, e com a ocorrência de metástases mais precoces.

Erupções papulopruriginosas

O prurido é um sintoma muito comum em pacientes HIV-positivos, principalmente com doença avançada. Muitos pacientes apresentam pápulas pruriginosas que podem ter várias causas, incluindo foliculite eosinofílica, prurigo, escabiose, foliculite por *S. aureus* etc. (Figura 66.24).

Foliculite eosinofílica. A etiologia é desconhecida, com a dermatose ocorrendo em pacientes jovens, com estágio de imunodepressão avançado. Caracteriza-se por pápulas, pústulas foliculares e perifoliculares, pruriginosas, em disposição anular ou policíclica, localizadas na face e na parte superior do tronco e dos braços. O diagnóstico pode ser confirmado pela histopatologia, que mostra infiltrado inflamatório folicular com predomínio de eosinófilos e ausência de bactérias ou fungos. Sobre tratamento, ver Capítulo 25.

Erupção papular da AIDS, prurigo do HIV. A etiologia é desconhecida, embora, em muitos pacientes, esse tipo de lesão esteja associado a picadas de insetos (estrófulo). Caracteriza-se por lesões eritematopapulosas milimétricas, muito pruriginosas, localizadas preferencialmente na face e nas porções distais dos membros superiores e inferiores. De caráter recidivante, com períodos de piora e acalmia, levam ao aparecimento de cicatrizes atróficas e hipercrômicas, ao lado de lesões recentes escoriadas, mostrando o curso crônico da afecção. Em algumas regiões da África e do Caribe, o prurigo, sobretudo em adultos, está frequentemente associado à infecção pelo HIV e sua ocorrência é indicação de pesquisa de infecção retroviral.

A resposta é precária aos tratamentos já testados. Há tendência à melhora da sintomatologia em fases terminais da infecção, em que o desaparecimento de lesões é sinal de mau prognóstico. A histopatologia é semelhante à da foliculite eosinofílica, sem a riqueza de eosinófilos. As medicações são as mesmas usadas na foliculite eosinofílica, além de cuidados gerais, como a hidratação da pele com loções emolientes, já que a xerose é proeminente. Devem ser evitados sabonetes cáusticos, principalmente escabicidas, dando-se preferência àqueles à base de glicerina ou óleos vegetais. Os banhos devem ser frios e de curta duração, limitando o uso de sabonetes a regiões inguinal e perianal, pescoço e axilas.

Durante a síndrome de reconstituição imunológica, um prurido intenso e de difícil tratamento volta a aparecer em alguns pacientes; lembra a dermatite atópica e está frequentemente acompanhado de dermografismo exuberante. (Ver Capítulo 11, item *Prurido na infecção pelo HIV e na AIDS*.)

Escabiose

A infecção pelo *Sarcoptes scabiei* em indivíduos infectados pelo HIV, frequentemente, tem apresentação típica, isto é, pápulas pruriginosas, especialmente em áreas intertriginosas, genitália etc. Em fases mais avançadas da imunodepressão, pode haver infestação maciça, generalizada, refratária a tratamento e poupando áreas características. Em outros casos, existe o predomínio das lesões crostosas, altamente contagiosas, facilmente observadas na microscopia direta de material retirado por raspagem do topo da lesão – é a chamada *sarna norueguesa*.

O tratamento tópico é feito com benzoato de benzila, lindano, permetrina, acompanhado de ivermectina (ver Capítulo 49).

Fotossensibilidade

Alguns pacientes com a infecção pelo HIV apresentam evidente fotossensibilidade pela própria doença, visto que outras causas já foram excluídas (Figura 66.25).

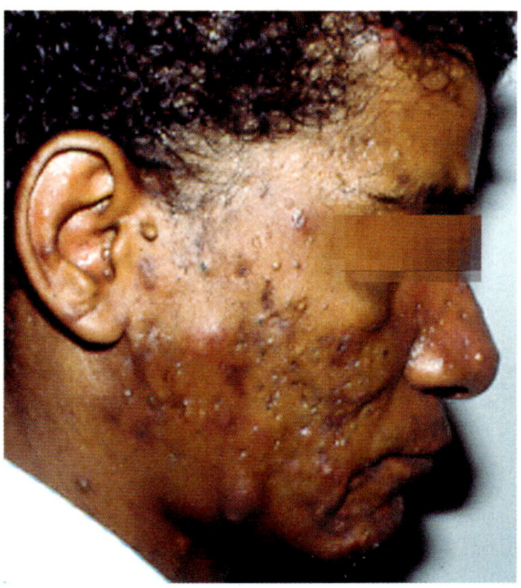

Figura 66.24 Acne-foliculite.

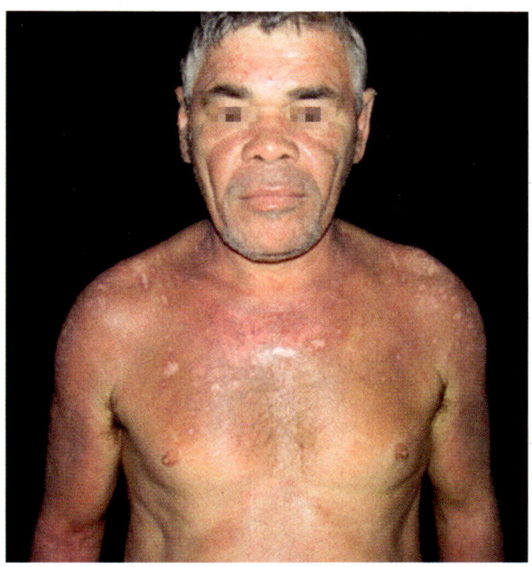

Figura 66.25 Fotossensibilidade em paciente com AIDS.

Hipertricose ciliar ou aumento dos cílios

Em alguns pacientes com AIDS, ocorre aumento, por vezes exagerado, do comprimento dos cílios. Embora existam relatos de associação temporal entre aumento de cílios e zidovudina (AZT), tal fenômeno também pode ser observado em pacientes que nunca fizeram uso dessa substância.

Ulcerações inespecíficas do HIV

Na infecção e, com maior frequência, na doença, podem ocorrer ulcerações orais múltiplas, extensas e dolorosas, que dificultam a alimentação e podem afetar o esôfago e, com menos frequência, outras mucosas (Figura 66.26).

Os agentes etiológicos mais comumente envolvidos em lesões ulceradas no paciente com HIV são herpes simples, citomegalovírus, papilomavírus, *Candida* spp. e *Histoplasma* spp. Substâncias antirretrovirais como a zalcitabina (ddC) e, menos frequentemente, a didanosina (ddI) e a estavudina (d4T) podem também provocá-las. Portanto, a ulceração inespecífica relacionada com o próprio HIV deve ser sempre um diagnóstico de exclusão.

O tratamento local é feito com xilocaína gel e bochechos com antissépticos. A talidomida tem se mostrado muito útil nesses casos; o corticosteroide por via sistêmica é ainda uma alternativa (prednisona 40 mg/dia).

Síndrome seca

Faz parte da denominada *síndrome linfocítica infiltrativa difusa* que pode preceder a eclosão da AIDS. Ocorre em jovens e caracteriza-se por aumento das parótidas, olhos secos, com ou sem xerostomia, e que não está associada à doença de Sjögren, pois os autoanticorpos anti-Ro/SSA e anti-La/SSB são negativos.

Porfiria cutânea *tarda*

Não é incomum o relato de casos de porfiria cutânea *tarda* em pacientes infectados pelo HIV, principalmente naqueles coinfectados com o vírus da hepatite ou portadores de hepatopatia prévia.

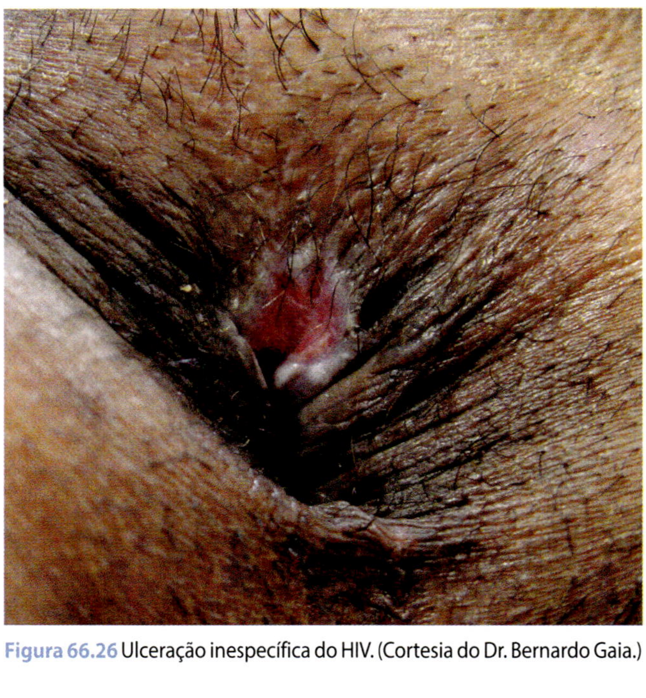

Figura 66.26 Ulceração inespecífica do HIV. (Cortesia do Dr. Bernardo Gaia.)

Leucoencefalopatia multifocal progressiva

É uma infecção oportunista rara e frequentemente fatal, decorrente da desmielização do SNC, causada pelo poliomavírus John Cunningham. Cerca de 50 a 70% da população tem anticorpos contra o vírus. A maioria dos casos descritos está relacionada com AIDS (85%), mas também com neoplasias hematológicas, imunossupressores e, recentemente, com as substâncias denominadas "biológicas" de uso crescente no tratamento de psoríase, artrite reumatoide, lúpus eritematoso sistêmico, doença de Crohn etc. Alguns casos foram descritos e, inclusive, o efalizumabe foi retirado do mercado devido à quantidade de casos registrados. Outras substâncias deste grupo com maior quantidade de casos foram o rituximabe e o natalizumabe.

Manifestações dermatológicas ocasionadas por fármacos utilizados no tratamento da AIDS

Ver item *Tratamento antirretroviral*, adiante.

Inibidores de protease (IP). Os pacientes em uso dos IP têm apresentado alterações na distribuição da gordura corporal, denominada *síndrome da lipodistrofia* ou *síndrome de redistribuição da gordura* (ver Capítulo 35, item *Lipodistrofia associada a HIV/AIDS*).

Outros achados dermatológicos são a ocorrência de múltiplos granulomas piogênicos, queilite, ressecamento da pele e alopecia.

Sulfametoxazol + trimetoprima. É causa muito comum de *rash* eritematoso maculopapuloso em pacientes HIV-positivos. Casos de síndrome de Stevens-Johnson e necrólise epidérmica tóxica (NET) já foram descritos.

Tratamento antirretroviral

A terapia antirretroviral (TARV) vem apresentando progressos constantes desde os primeiros testes com a zidovudina no final dos anos 1980. A maior mudança ocorreu a partir de 1996, com a inclusão de fármacos da classe dos inibidores de protease. Estudos demonstraram que as substâncias que atuaram em diferentes etapas da replicação do vírus levaram a importante redução de morbidade e mortalidade. A infecção pelo HIV passou a ser uma condição crônica, controlável pelos medicamentos. A combinação desses medicamentos levou à maximização da potência e à diminuição do risco de seleção de mutações virais capazes de levar à resistência aos antirretrovirais. Avanços no desenvolvimento desses fármacos levaram a esquemas terapêuticos mais simples, com menores efeitos colaterais. Hoje, a maioria das opções terapêuticas iniciais inclui 1 ou 2 comprimidos em doses únicas diárias.

Estudos clínicos desenvolvidos nas duas últimas décadas apontam benefícios do início precoce da terapia antirretroviral. Esse fato, aliado ao desenvolvimento destes esquemas terapêuticos simplificados, levou a mudança importante nas recomendações terapêuticas. Atualmente, o tratamento antirretroviral é recomendado para todos os pacientes (salvo raras exceções) infectados pelo HIV no momento do diagnóstico da infecção pelo HIV.

A TARV apresenta indiscutíveis benefícios para os pacientes infectados pelo HIV, com redução de mortalidade e morbidade. Considera-se que indivíduos que controlem a replicação viral (demonstrados por carga viral do HIV abaixo do nível de detecção no sangue por métodos convencionais) e mantenham ou restaurem os parâmetros imunológicos (demonstrados por níveis de linfócitos $CD4^+$ em sangue periférico) têm uma expectativa de tempo de vida muito próxima de indivíduos da mesma idade sem infecção pelo HIV.

A concomitância de uma infecção oportunista requer atenção especial quanto a maior toxicidade ou perda de eficácia dos fármacos por conta de interações medicamentosas. Nesse caso, as possibilidades são múltiplas e os manuais sobre o assunto deverão ser consultados. Este fato aponta para a importância do diagnóstico precoce da infecção pelo HIV. Estima-se que um percentual grande (entre 10 e 20%) dos indivíduos com infecção pelo HIV não tenha conhecimento deste fato. O início tardio da TARV (em especial com a presença de associações infecciosas como a tuberculose) aumenta a complexidade e a potencial toxicidade desses medicamentos. É importante que os profissionais de saúde incentivem a realização de testes diagnósticos em todas as oportunidades de encontro com os seus pacientes.

Os benefícios individuais da TARV são indiscutíveis. Adicionalmente, ao reduzir de forma drástica os níveis de vírus circulantes no sangue e em outros líquidos corporais, a terapia antirretroviral se mostra importante para o controle da disseminação da epidemia de HIV/AIDS. A terapia praticamente extinguiu a transmissão do HIV de gestantes para seu concepto. Para isso, é fundamental que o atendimento pré e perinatal seja conduzido de maneira adequada, identificando as mulheres infectadas pelo HIV para que elas tenham benefício do acesso a estas terapias. A TARV mostra-se, também, importante para controle da transmissão sexual do HIV. Considera-se não haver possibilidade de transmissão sexual do vírus quando a carga viral do HIV se encontra indetectável no sangue. A TARV tem sido utilizada também como profilaxia pós-exposição (PEP) naquelas situações em que houve potencial exposição ao vírus (acidentes ocupacionais em profissionais de saúde, violência sexual, entre outras). Recentes estudos mostraram, também, a alta efetividade da utilização de antirretrovirais para a prevenção da transmissão sexual do HIV. A profilaxia pré-exposição (PREP), utilizada por indivíduos sem a infecção, antes de potencial exposição, vem sendo utilizada com sucesso por indivíduos com risco acrescido de infecção pelo HIV.

Medicamentos para tratamento antirretroviral

Atualmente, existem mais de 20 medicamentos disponíveis para o tratamento antirretroviral. Esses são pertencentes a seis diferentes classes de medicamentos. O tratamento antirretroviral é feito com combinação de substâncias pertencentes a essas diferentes classes de medicamentos. As classes incluem:

- inibidores da transcriptase reversa nucleosídios/nucleotídios (ITRN)
- inibidores da trancriptase reversa não nucleosídios (ITRNN)
- inibidores da protease
- inibidores da integrase
- inibidores de fusão
- antagonistas de CCR5.

O tratamento antirretroviral para o início da terapia antirretroviral é feito, de uma maneira geral, com a associação de 3 ou 4 substâncias de, ao menos, duas classes diferentes. Há dados de estudos clínicos que mostram benefício similar do tratamento apenas com dois fármacos antirretrovirais. Nos últimos anos, o MS tem definido "esquemas preferenciais para o início do tratamento", o que uniformiza o tratamento empregado no país. Esquemas alternativos devem ser justificados pelos médicos, com base em contraindicações individuais.

Tradicionalmente, são incluídos dois fármacos do grupo dos inibidores de transcriptase reversa nucleosídios/nucleotídios e um fármaco de uma classe diferente (inibidores de integrase, inibidores de transcriptase reversa não nucleosídios ou inibidores de protease). O esquema preferencial utilizado no Brasil, a partir de 2017, inclui: tenofovir, lamivudina e dolutegravir, em uma combinação de dois comprimidos em dose única diária.

Principais medicamentos utilizados no Brasil

Inibidores da transcriptase reversa nucleosídios/nucleotídios

Lamivudina. É um antirretroviral nucleosídio incluído em quase todos os esquemas iniciais de tratamento. Apresenta boa tolerância, com raros efeitos colaterais; podem ocorrer cefaleia, náuseas, diarreia, dor abdominal e insônia. Tem ação sobre o vírus da hepatite B e deve ser incluído no tratamento dos pacientes com coinfecção HIV/HBV.

Tenofovir. Antirretroviral nucleotídio incluído no esquema preferencial do MS em comprimido combinado com lamivudina. Tem risco de toxicidade predominantemente renal, com elevação da ureia e creatinina (redução de depuração estimada) e disfunção tubular proximal (síndrome de Fanconi). Apresenta toxicidade óssea a longo prazo. Há molécula modificada tenofovir/alafenamida (TAF) com menor toxicidade. Tem ação sobre o vírus da hepatite B e deve ser incluído no tratamento dos pacientes com coinfecção HIV/HBV.

Abacavir. As doses utilizadas são de 300 mg de 12/12 h ou 600 mg em dose única diária. O efeito colateral mais comum é uma reação de hipersensibilidade (erupção cutânea, febre, sintomas digestivos, cefaleia, tosse e dispneia), ocorrendo nos primeiros 6 meses de tratamento. Há controvérsias sobre um potencial aumento de eventos coronarianos nos primeiros meses de uso.

Zidovudina. Disponível desde 1987, foi o primeiro medicamento usado para o tratamento antirretroviral. Pouco utilizado no momento devido à toxicidade. O principal efeito colateral é a mielotoxicidade, manifestada por granulocitopenia e anemia. No início do tratamento, é esperada a ocorrência de cefaleia, náuseas, insônia e dificuldade de concentração. Outros efeitos frequentes e tardios são miosite e hepatotoxicidade. Hiperpigmentação de unhas (algumas ou todas), mucosa oral e, mais raramente, da pele pode ocorrer em indivíduos em uso de AZT, especialmente naqueles de pele escura. Há relatos de casos de hipertricose.

Inibidores da transcriptase reversa não nucleosídios

Efavirenz (EFZ). Medicamento potente, tem boa penetração no SNC, pode apresentar resistência cruzada com outros ITRNN, dose única diária de 600 mg. Efeitos colaterais mais comuns são tontura, euforia e insônia. Assim como outras substâncias dessa classe, pode ocasionar erupção cutânea e, mais raramente, casos de síndrome de Stevens-Johnson. Os efeitos colaterais no SNC têm levado à redução de seu uso.

Nevirapina (NVP). Substância potente, com boa penetração no SNC. Metabolizada pelo fígado e excretada por via renal. Para evitar efeitos colaterais, deve ser utilizada nas primeiras 2 semanas na dose de 200 mg, 1 vez/dia, e, posteriormente, a cada 12 h. Erupções cutâneas frequentes, inclusive com casos de síndrome de Stevens-Johnson, podem ocorrer no início do tratamento. Seu uso vem diminuindo pela necessidade de mais de uma dose diária.

Inibidores da protease

Esse grupo de fármacos é utilizado sempre com uma segunda substância que modifique as suas características farmacológicas para obtenção de níveis séricos mais adequados. No Brasil, são sempre utilizados em combinação com outro inibidor de protease, ritonavir, em doses baixas. São associados a 100/200 mg de ritonavir, ou coebicistate. Esses fármacos, associados aos potencializadores farmacológicos, têm potência virológica, durabilidade de efetividade e alta barreira genética a resistência viral. Todos os fármacos têm alta frequência de interações medicamentosas. Há incompatibilidade de uso com a rifampicina.

Atazanavir. Dose única diária. Causa, com frequência, icterícia por hiperbilirrubinemia indireta. Pode causar litíase renal e nefropatia. Uma das principais contraindicações é o uso concomitante de fármacos que elevem o pH gástrico, o que impede a sua absorção.

Darunavir. Dose única diária ou duas tomadas por dia. Alta barreira genética à resistência viral. Associado a exantemas.

Lopinavir. Inibidor de protease mais utilizado até o momento no Brasil. Coformulado com o ritonavir. Alta frequência de toxicidade gastrintestinal. Efeitos deletérios em metabolismo lipídico e toxicidade potencial miocárdica a longo prazo. Em desuso pela alta frequência de efeitos colaterais.

Inibidores da integrase

Raltegravir. Necessita de duas tomadas por dia. Baixa barreira genética à resistência viral. Como todos os inibidores de integrase, menor frequência de interações medicamentosas quando comparado a fármacos alternativos de outras classes. Baixa frequência de efeitos colaterais.

Dolutegravir. Dose única diária e alta barreira genética à resistência viral. Essas duas características trazem superioridade ao raltegravir, o outro fármaco da classe disponível no Brasil. Como todos os inibidores de integrase, menor frequência de interações medicamentosas quando comparado a fármacos alternativos de outras classes. Baixa frequência de efeitos colaterais. Insônia entre outros poucos.

Dermatoses associadas ao vírus HTLV

Enio Ribeiro Maynard Barreto

O HTLV-1 (*human T lymphotropic virus type 1*) foi reconhecido como o primeiro retrovírus humano há cerca de 30 anos. Foi isolado de células de portador de linfoma cutâneo. O HTLV-1 e o HTLV-2 são pró-vírus incorporados ao DNA de linfócitos. A maioria dos portadores permanece como carreadores assintomáticos por toda a vida; no entanto o vírus causa doenças graves em alguns pacientes. O HTLV-1, identificado por Poiesz *et al.* (1980), é associado à dermatite infecciosa na criança (1990), paraparesia espástica tropical (Gessain *et al.*, 1985) no adulto jovem e leucemia/linfoma humano de linfócitos T (Takatsuk *et al.*, 1977) no adulto. Obviamente, nem sempre ocorre assim; na literatura, existe descrição das 3 entidades em uma mesma pessoa. Além das doenças referidas, há comprovações de comprometimento ocular (uveíte), articular, infecção broncopulmonar, endócrino (tireoidite), entre outros. Sua transmissão ocorre por transfusão sanguínea, relação sexual, objetos contaminados (agulhas) e por meio de transmissão vertical, em especial a amamentação.

A infecção pelo HTLV também causa grande desregulação no sistema imune. O vírus já foi detectado em linfócitos do sangue periférico e das lesões dermatológicas. Outras afecções cutâneas também são relacionadas com o HTLV, como xerodermia, ictiose adquirida, dermatite seborreica, prurigo nodular e outras doenças não infecciosas. Há também maior incidência de doenças infecciosas, provavelmente relacionadas com o acometimento do sistema imune do hospedeiro, como dermatofitoses, escabiose comum, sarna norueguesa, verruga vulgar e infecções bacterianas. Candidíase, eritema palmar e malar e xerose cutânea já foram descritos em associação à paraparesia espástica tropical.

Dermatite infecciosa

Conceito

A dermatite infecciosa (DI) foi descrita, em 1966, por Sweet, na Jamaica, como um tipo de eczema peculiar encontrado, principalmente em crianças desnutridas. Logo a seguir, em 1967, Margaret Walshe detalhou-a e estabeleceu alguns parâmetros. Em 1990, La Grenade *et al.* relacionaram-na com o HTLV-1. Tudo indica que as pessoas com dermatite infectiva apresentam uma carga viral maior que as somente portadoras do vírus, como também há possibilidade de fatores genéticos, antígenos de histocompatibilidade (HLA), estarem envolvidos no desenvolvimento da doença.

Lenzi *et al.*, em 1996, relataram o primeiro caso brasileiro. La Grenade *et al.* sugeriram os critérios para o diagnóstico da dermatite infectiva.

Os critérios para diagnóstico são:

1. Lesões dermatológicas.
2. Rinorreia crônica.
3. Pronta resposta à terapia antibacteriana estabelecida, com recidiva após a suspensão.
4. Início precoce na infância.
5. Soropositividade para HTLV-1.

Dos 5 critérios, 4 devem ser cumpridos e, destes, obrigatoriamente, os de n°s 1, 2 e 5.

Clínica

Trata-se de dermatite exsudativa, eczematosa, que se localiza principalmente no couro cabeludo, nas regiões retroauriculares, nos pavilhões auriculares e no conduto auditivo externo, no sulco nasogeniano, na região cervical, nas axilas, no umbigo e nas regiões inguinais acompanhada de rinorreia crônica (em especial, porção anterior das fossas nasais), mesmo que sejam somente crostas, e blefaroconjuntivite (Figuras 66.27 e 66.28). Outros achados frequentes são: cultura positiva para *Staphylococcus aureus* e/ou *Streptococcus* β-hemolítico da pele ou das fossas nasais, na maioria das vezes traduzindo infecção, erupção papulosa fina, disseminada, nos casos mais graves, linfadenomegalia generalizada, com linfadenopatia dermopática, anemia, velocidade de hemossedimentação (VHS) elevada, elevação de IgD, IgE e leve de IgG e aumento do CD4, CD8 e da relação CD4/CD8.

Diagnóstico diferencial

Dermatite atópica, dermatite seborreica e eritrodermias por outras causas.

Exames laboratoriais

Sorologia para HTLV-1/2-ELISA/*Western blot*, reação em cadeia da polimerase (PCR), quando necessário; exame bacteriológico do exsudato nasal e outros procedimentos, visando à avaliação do paciente, inclusive do ponto de vista imunológico.

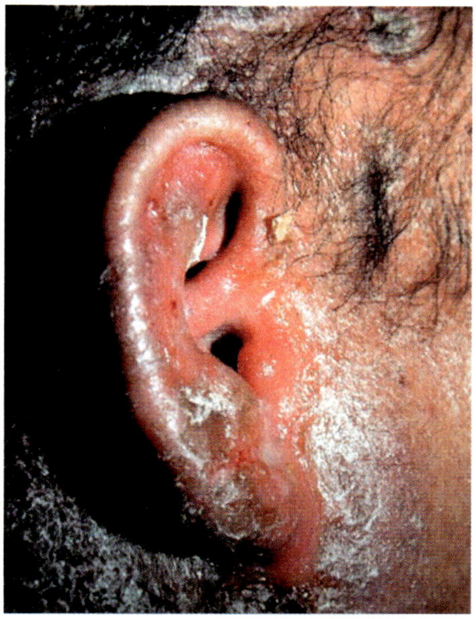

Figura 66.27 Dermatite infecciosa – quadro exsudativo acompanhado de infecção.

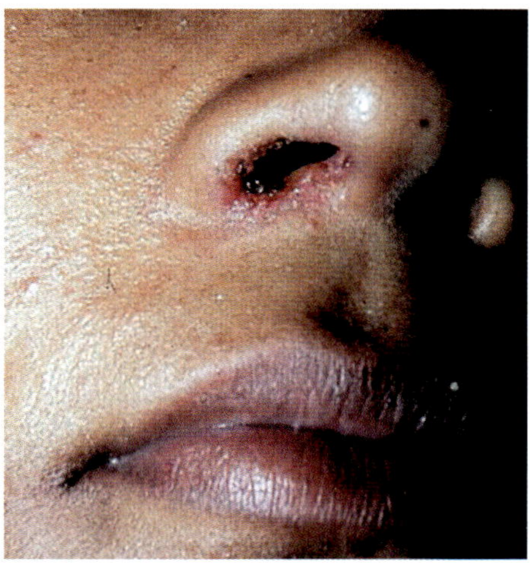

Figura 66.28 Dermatite infecciosa – erosões e crostas decorrentes de rinorreia crônica.

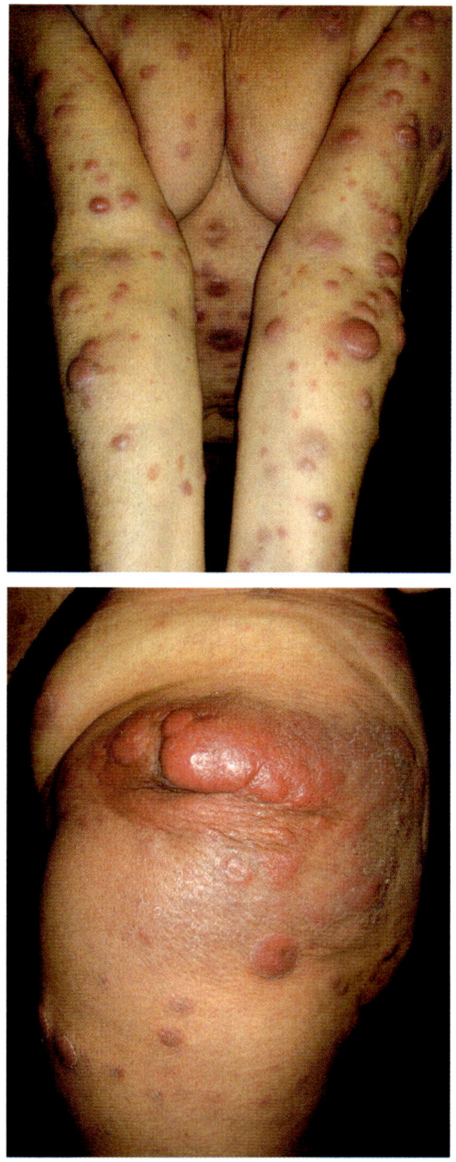

Figura 66.29 Leucemia/linfoma de linfócitos T do adulto. (Cortesia do Dr. André R. Adriano.)

Na patologia, temos hiperceratose ou paraceratose, espongiose, acantose variável e crostas, exocitose e abscessos de Pautrier e, mais raramente, de Munro. É uma dermatite eczematosa indistinguível, por exemplo, da dermatite seborreica ou atópica e, em alguns casos, muito semelhante à psoríase.

Tratamento

O uso de antibióticos/quimioterápicos antibacterianos tópicos ou sistêmicos está indicado, assim como corticosteroides tópicos e xampus ceratolíticos. Nos casos de infecções recorrentes, recomenda-se profilaxia com sulfametoxazol/trimetoprima.

Leucemia/linfoma de células T do adulto

Há 4 subtipos de apresentação do leucemia/linfoma humano de linfócitos T: leucêmico agudo, linfoma, crônico e *smoldering* (indolente, forma oligossintomática), que têm boa definição por critérios clínico-laboratoriais (Figura 66.29). As células leucêmicas no sangue são pleomórficas e apresentam um núcleo caracteristicamente lobulado (*flowers cells*). Elas representam uma expansão monoclonal; cada uma carrega cópias do DNA pró-viral. No tratamento da leucemia, quando se obtém sucesso com o controle da doença graças a esquema citostático agressivo (esquema CHOP, ou outros esquemas), está indicado o uso de interferon-α 2b associado à zidovudina (AZT), o que confere maior sobrevida. O tratamento com anti-CD25 está em experimentação e vem apresentando resultados promissores (ver Capítulo 55, item *Leucemia/linfoma de células T do adulto*).

Outras imunodeficiências secundárias

Neste grupo, enquadraríamos as imunodeficiências causadas por processos neoplásicos e pelo uso de fármacos imunossupressores. De modo geral, nesses casos, as manifestações dermatológicas não são muito diferentes das descritas anteriormente, e há maior propensão ao desenvolvimento de neoplasias, inclusive cutâneas, sobretudo carcinoma espinocelular.

Vacinas e imunização na prática dermatológica

João Avelleira ◆ Kleiser Aparecida Pereira Mendes

Histórico

A primeira vacina conhecida foi contra a varíola, doença cuja apresentação clínica era principalmente cutânea e marcava face e corpo dos sobreviventes com terríveis cicatrizes e que todos os anos ceifava milhares de vidas. Os relatos e imagens mais antigos desta tentativa de produzir imunidade, chamada "variolização", são originários da China, onde cascas das lesões eram trituradas com ervas e o pó resultante era inalado por indivíduos sadios, e do Oriente Médio, onde a inoculação direta era realizada com o pus das lesões. Embora o método pudesse levar a óbito, o comum era causar uma doença mais branda, tornando o indivíduo livre da doença. A variolização torna-se conhecida na Europa no início do século XVIII, divulgada pela esposa do embaixador britânico na Turquia, que a havia realizado nos seus filhos, e rapidamente se popularizou na aristocracia com a adesão do rei Luís XVI da França e de Catarina II da Rússia.

Um pouco mais tarde, em 1796, o jovem médico Edward Jenner observou que as pessoas que ordenhavam vacas contraíam a varíola bovina (*cowpox*), e não a varíola humana. Ele retirou o pus de uma lesão da mão de uma ordenhadora com varíola bovina e o inoculou em um menino saudável de 8 anos, James Phipps, que logo apresentou a doença bovina de forma branda e ficou curado. Após 2 meses, Jenner inoculou pus de varíola humana no menino, que não adoeceu. Dessa forma, quase duzentos anos depois, em 1980, a varíola estaria erradicada do mundo.

Como agem as vacinas

As vacinas são imunobiológicos derivados de vírus e bactérias capazes de estimular o sistema imunológico a produzir resposta imune humoral (anticorpos) e celular (linfócitos T) contra estes patógenos sem, no entanto, causar doença. São produzidas a partir de microrganismos vivos, inativados ou apenas fragmentos derivados destes agentes patogênicos com a finalidade de produzir memória imunológica. Pode ser necessária uma ou várias doses a fim de que esta memória imunológica seja suficiente para uma proteção prolongada e, assim, proteger o organismo de uma futura exposição com resposta rápida e efetiva.

É importante ressaltar que a formação da memória imunológica acontece cerca de 15 dias após a vacinação. Então, é possível haver infecção adquirida imediatamente antes ou depois da aplicação, o que pode confundir com a doença causada pela vacina.

Eventualmente, após a aplicação, surgem sintomas leves (p. ex., febre, mialgia) como resposta do sistema imune à vacina.

À medida que mais pessoas são vacinadas em um determinado grupo ou população, a transmissão diminui e a isso chama-se "imunidade de grupo", sendo possível o controle da infecção, sua eliminação ou até mesmo a erradicação. Apesar de nenhuma vacina conferir 100% de proteção, a imunidade da população é reforçada por aqueles que, mesmo não vacinados, adquiriram a infecção pela própria doença, "imunidade de rebanho", a forma como as epidemias se comportavam antes das vacinas com um grande custo em vidas para a população.

Tipos de vacina

As vacinas são produzidas de acordo com várias informações: quais infecções irão prevenir, como os vírus e bactérias infectam as células e como o sistema imune responde a eles. Além disso, informações acerca de condições geográficas como temperatura e risco de exposição a uma determinada cepa de vírus em uma população, área geográfica e disponibilidade de entrega e conservação das vacinas a serem usadas também são relevantes.

O tipo de vacina interfere diretamente na resposta imunológica e, consequentemente, na eficácia protetora, assim como na indicação, na contraindicação e nos prováveis efeitos adversos.

Há três tipos de vacinas disponíveis para uso: vacinas atenuadas, vacinas inativadas e vacinas obtidas por engenharia genética.

Vacinas atenuadas

As vacinas atenuadas são constituídas de vírus ou bactérias atenuados por processos especiais e apresentam grande capacidade imunogênica. Entretanto, são contraindicadas em gestantes e pessoas com deficiências do sistema imunológico (erros inatos da imunidade, imunodeficiências secundárias a doenças ou uso de medicação imunossupressora), pois não seriam capazes de produzir memória imunológica e, inclusive, apresentar a doença pela vacinação (infecção vacinal).

No Brasil, temos disponíveis as vacinas atenuadas tríplice viral (sarampo, caxumba e rubéola), tetraviral (sarampo, caxumba, rubéola e varicela), febre amarela, varicela, poliomielite oral, rotavírus, BCG e dengue (Quadro 66.11).

Vacinas inativadas

Os vírus e bactérias são inativados ou mortos no processo de produção da vacina (por calor, radiação ou processo químico) e, consequentemente, são menos imunogênicas, porém são menos virulentas. Por isso, gestantes e pacientes imunossuprimidos podem utilizá-las com segurança. Há vários tipos de vacinas inativadas. Geralmente, precisam de duas ou mais doses para obter a proteção adequada:

- microrganismos inteiros inativados por meios físicos como o calor e/ou químicos, como a formalina. Exemplos: vacina pertússis de células inteiras e vacina inativada poliomielite (VIP)
- toxinas bacterianas inativadas. Exemplos: toxoides tetânico e diftérico
- vacinas de subunidades ou de fragmentos de microrganismos (proteínas ou carboidratos). Constituem-se de partes dos patógenos que o sistema imune precisa reconhecer e a eles responder. Apresenta menor incidência de efeitos adversos. Exemplos: alguns tipos de vacina *influenza*, vacina pertússis acelular
- vacinas conjugadas – são aquelas que associam polissacarídeos (carboidrato presente no revestimento de determinadas bactérias que ajudam na evasão do patógeno do sistema imune) à molécula patogênica. Isso facilita o sistema imune a produzir resposta imunológica a estas bactérias. Exemplo: vacina contra *Haemophilus influenzae* tipo B (Hib)
- vacinas não conjugadas – são aquelas constituídas somente dos polissacarídeos do revestimento das bactérias. Exemplo: vacina contra pneumococos e meningococos
- vacinas obtidas por engenharia genética – essas vacinas utilizam parte do material genético do patógeno, DNA ou RNA mensageiro (mRNA), para que o sistema imune do indivíduo produza proteínas específicas do microrganismo (também chamados "antígenos protetores") que, consequentemente, ativam a resposta imunológica protetora, por exemplo, vacina do

herpes-zóster. As vacinas de vetores recombinantes são aquelas em que é necessário que um microrganismo inofensivo ao ser humano receba o DNA do patógeno nocivo que, ao se multiplicar, produza grandes quantidades do antígeno protetor. Exemplos: vacinas contra hepatite B, HPV e covid.

As vacinas são constituídas de vários componentes:

- componente ativo ou agente imunizante: induz a resposta do sistema imune
- diluente: líquido usado para diluir uma vacina até a concentração correta, imediatamente antes do seu uso. O diluente mais comumente utilizado é água esterilizada
- conservantes: impedem a contaminação dos frascos multidoses depois de abertos. O 2-fenoxietanol e o timerosal (este cada vez menos) são os mais utilizados. Não estão presentes nas vacinas atenuadas por inativarem o componente ativo
- estabilizadores (nutrientes): impedem reações químicas na vacina e que seus componentes adiram às paredes do frasco. Podem ser: açúcares (sucrose e lactose), proteínas (albumina humana recombinante), derivados de leveduras, gelatina, aminoácidos (glicina) e glutamato monossódico. Estão presentes principalmente nas vacinas atenuadas
- adjuvantes: aumentam a resposta imune de algumas vacinas inativadas por lentificar a absorção da vacina no local da injeção e estimular as células imunes locais. Os mais usados são os sais de alumínio (fosfato de alumínio, hidróxido de alumínio ou sulfato de alumínio e potássio). Não são necessários nas vacinas atenuadas, pois já são mais imunogênicas
- germicidas e antibióticos: evitam o crescimento de fungos e bactérias contaminantes. Nas vacinas atenuadas, usam-se a gentamicina e a neomicina, pois não inativam o vírus vacinal. Não se usa penicilina. A vacina BCG é uma exceção: não contém timerosal, 2-fenoxietanol nem antibióticos, pois inativam o bacilo e diminuem a resposta imunológica
- resíduos: pequeníssima quantidade (parte por milhão ou por mil milhões) de diversas substâncias usadas no processo de fabricação da vacina. Não são ingredientes ativos do produto, e podem ser proteína de ovos, leveduras ou antibióticos.

Uso da vacina

Está contraindicada nos casos de história de anafilaxia (reação alérgica sistêmica grave) com risco de vida em decorrência da aplicação de dose anterior da vacina ou de algum de seus componentes. Nesse caso, o indivíduo deverá ser encaminhado ao alergista/imunologista para avaliar a pertinência da associação causal com a vacina e definir a conduta.

As vacinas vivas atenuadas têm contraindicação a depender do grau de imunodeficiência/imunossupressão (infecção, doença ou tratamento imunossupressor), uma vez que há risco de desenvolvimento da doença. Não devem ser administradas em gestantes pelo risco de dano ao feto.

Atenção deve ser dada aos conviventes domiciliares, cuidadores, profissionais de saúde e de educação. Estes devem manter seus calendários vacinais atualizados. É importante ressaltar que pode haver necessidade de alterar o esquema vacinal caso a administração da vacina ofereça risco para os pacientes imunossuprimidos que apresentam contraindicação ou redução da eficácia da vacina.

As doenças febris brandas não são contraindicações absolutas para a aplicação de vacinas. Entretanto, deve-se ter cuidado na vacinação de indivíduos com doenças febris moderadas e graves, pois há risco de reações adversas graves a medicamentos ou comprometimento da resposta vacinal.

Chama-se vacinação de bloqueio aquela que ocorre imediatamente após a exposição e provável contaminação do hospedeiro e induz a produção de anticorpos específicos antes de o agente patogênico se replicar de forma a causar doença. As vacinas contra sarampo, varicela, raiva e hepatites A e B são os principais exemplos deste tipo de vacinação.

A vacinação é considerada uma das medidas preventivas de melhor custo-efetividade para as nações e a OMS estima que de 2 a 3 milhões de mortes/ano sejam evitadas pelas vacinas.

Vacinação em uso de imunossupressores

A vacinação é a forma mais eficaz de prevenção de doenças infecciosas e estas são uma das principais causas de morbidade e mortalidade em doentes imunossuprimidos, seja pela doença, seja pelo tratamento imunomodulador.

Nas últimas décadas, novas drogas imunossupressoras, sintéticas ou biológicas são usadas em milhares de pacientes para o controle de várias doenças dermatológicas como psoríase, dermatite atópica, hidradenite supurativa, dermatomiosite, pênfigos entre outras, e a profilaxia das infecções pelas vacinas é um dos cuidados mandatórios no seguimento deste grupo de pacientes.

Recomenda-se que o calendário vacinal seja atualizado antes do início do uso de drogas imunossupressoras/imunobiológicas.

Isso ocorre porque a resposta imunológica à vacina é mais robusta nesse período e, no caso de vacinas vivas, mais segura.

As vacinas disponíveis no Brasil estão no Quadro 66.11 e o intervalo mínimo de suspensão da medicação antes das vacinas e do reinício após a vacinação, no Quadro 66.12.

Em caso de vacinas inativadas, não há risco maior para pacientes imunossuprimidos ou em uso de imunobiológicos e pequenas moléculas, porém devem ser aplicadas no mínimo 14 dias antes do início do tratamento.

A indicação das vacinas vivas em pacientes que já se encontram em uso de drogas imunossupressoras e/ou imunobiológicas deve ser analisada ao se avaliar a relação risco/benefício. Orienta-se a suspensão da droga por um período de 5 meias-vidas antes e de 4 semanas após a vacinação. Em um cenário de risco epidemiológico, o médico pode recomendar a vacinação nestes pacientes desde que estejam em condições clínicas favoráveis e com a doença de base sob controle.

Nascidos de mães que fizeram uso de imunobiológicos durante a gestação deverão aguardar completarem 6 a 8 meses de vida para a aplicação de vacinas de vírus vivo/atenuado.

Quadro 66.11 Vacinas de agentes mortos/inativados e agentes vivos/atenuados.

Vacinas agentes mortos/inativados	Vacinas agentes vivos/atenuados
Tríplice bacteriana (difteria/tétano/coqueluche)	Tríplice viral (sarampo, caxumba, rubéola)
HPV	Varicela
Haemophilus	
Febre tifoide	BCG
Pneumocócica	Dengue
Meningocócica	Rotavírus
Influenza	Febre amarela
Hepatite A/hepatite B	Poliomielite oral
Raiva	Cólera
Poliomielite inativada	
Covid	

Quadro 66.12 Medicação imunossupressora e imunobiológicos e intervalos para vacinação.

Droga	Meia-vida	Intervalo pré-vacina inativada/vírus morto	Intervalo pré-vacina vírus vivo	Intervalo pós-vacinação
Metotrexato	3 a 10 h	Nenhum	2 a 4 semanas	2 a 4 semanas
Metotrexato $\geq 0{,}4$ g/kg/sem; ≥ 20 mg/dia	8 a 15 h	Nenhum	30 a 90 dias	4 semanas
Costicosteroides (prednisona ou equivalente)	3 h	30 dias	Nenhum	4 semanas
Corticoisteroides (prednisona ou equivalente) ≥ 2 mg/kg/dia ou ≥ 20 mg/dia por mais de 2 semanas	3 horas	30 dias	30 dias	4 semanas
Sulfassalazina	5 a 10 h	Nenhum	Nenhum	4 semanas
Antimaláricos	30 a 60 dias	Nenhum	Nenhum	4 semanas
Azatioprina	3 a 15 dias	Nenhum	Nenhum	4 semanas
Azatioprina 1 a 3 mg/kg/dia	–	Nenhum	90 dias	4 semanas
Ciclosporina	7 h	Nenhum	Nenhum	4 semanas
Ciclosporina $> 2{,}5$ mg/kg/dia	18 h	Nenhum	90 dias	4 semanas
Leflunomida	14 dias	Nenhum	Nenhum	4 semanas
Leflunomida 0,25 a 0,5 mg/kg/dia; ≥ 20 mg/dia	14 dias	Nenhum	90 dias	4 semanas
Ciclofosfamida	7 h	Nenhum	Nenhum	4 semanas
Ciclofosfamida 0,5 a 2 mg/kg/dia	7 h	Nenhum	90 dias	4 semanas
Cloroquina	40 dias	Nenhum	–	–
Tacrolimo 0,1 a 0,2 mg/kg/dia	35 h	Nenhum	90 dias	4 semanas
Micofenolato de mofetila	18 h	Nenhum	–	–
Adalimumabe	10 a 20 dias	Nenhum	90 dias ou 5 meias-vidas (o que for menor)	4 semanas
Infliximabe	7 a 14 dias	Nenhum	90 dias ou 5 meias-vidas (o que for menor)	4 semanas
Etanercepte	5 dias	Nenhum	90 dias ou 5 meias-vidas (o que for menor)	4 semanas
Golimumabe	14 dias	Nenhum	90 dias ou 5 meias-vidas (o que for menor)	4 semanas
Certolizumabe	14 dias	Nenhum	90 dias ou 5 meias-vidas (o que for menor)	4 semanas
Ustequinumabe	15 a 32 dias	Nenhum	90 dias ou 5 meias-vidas (o que for menor)	4 semanas
Secuquinumabe	27 dias	Nenhum	90 dias ou 5 meias-vidas (o que for menor)	4 semanas
Rizanquizumabe	20 a 28 dias	Nenhum	90 dias ou 5 meias-vidas (o que for menor)	4 semanas
Guselcumabe	18 dias	Nenhum	90 dias ou 5 meias-vidas (o que for menor)	4 semanas
Rituximabe	60 dias	5 meses	90 dias ou 5 meias-vidas (o que for menor)	4 semanas
Ixequizumabe	13 dias	Nenhum	–	–
Brodalumabe	–	Nenhum	–	–
Dupilumabe	–	Nenhum	–	–
Tocilizumabe	13 dias	Nenhum	65 dias	4 semanas
Apremilaste	10 horas	Nenhum	–	–
Tofacitinibe	3 horas	Nenhum	14 dias	–

Bibliografia

Imunodeficiências primárias

Abinun M, Spickett G, Appleton AL *et al.* Anhidrotic ectodermal dysplasia associated with specific antibody deficiency. *Eur J Pediatr*. 1996 Feb;155(2):146-7.

Abrams M, Paller A. Genetic immunodeficiency diseases. *Advances Dermatol.* 2007;23:197-229.

Aguilera CA, Planelles CA, Sánchez JT. Differential diagnosis of genetic disorders associated with moderate to severe refractory eczema and elevated immunoglobulin E. *Actas Dermosifiliogr*. 2016; 107(2):116-24.

Al-Shaikhly T, Ochs HD. Hyper IgE syndromes, clinical and molecular characteristics. *Immunol Cell Biol.* 2019;97(4):368-79.

AlYafie R, Velayutham D, van Panhuys N, Jithesh PV. The genetics of hyper IgE syndromes. *Front Immunol.* 2025;16:1516068.

Azar AE, Ballas ZK. Evaluation of the adult with suspected immunodeficiency. *Am J Med*. 2007 Sep;120(9):764-8.

Bonilla FA, Geha RS. Primary immunodeficiency diseases. *J Allergy Clin Immunol*. 2003 Feb;111(2 Suppl):S571-81.

Bonilla FA, Khan DA, Ballas ZK *et al.* Practice parameter for the diagnosis and management of primary immunodeficiency. *J Allergy Clin Immunol.* 2015;136(5):1186-205 e1-78.

Bousfiha A, Jeddane L, Picard C *et al.* Human inborn errors of immunity: 2019 update of the IUIS Phenotypical Classification. *J Clin Immunol*. 2020;40:66-81.

Boyle JM, Buckley RH. Population prevalence of diagnosed primary immunodeficiency diseases in the United States. *J Clin Immunol*. 2007 Sep;27(5):497-502.

Campos LC, Di Colo G,Dattani V *et al.* Long-term outcomes for adults with chronic granulomatous disease in the United Kingdom. *J Allergy Clin Immunol*. 2021 Mar;147(3):1104-7.

Carmo AP, Dufrayer MC, Cunha JM *et al.* Um paciente de cabelos prateados – qual o seu diagnóstico? *Residência Pediátrica*. 2013;3(3):90-4.

Carneiro-Sampaio M, Jacob CMA, Leone CR. A proposal of warning signs for primary immunodeficiencies in the first year of life. *Pediatr Allergy Immunol.* 2011 May;22(3):345-6.

Carneiro-Sampaio M, Moraes-Vasconcelos D, Kokron CM *et al.* Primary immunodeficiency diseases in different age groups: a report on 1,008 cases from a single Brazilian reference center. *J Clin Immunol*. 2013 May;33(4):716-24.

Carneiro-Sampaio MM, Coutinho A. Immunity to microbes: lessons from primary immunodeficiencies. *Infect Immun*. 2007 Apr;75(4):1545-55.

Castelo-Branco ABX. *Perfil clínico e laboratorial de pacientes com suspeita de imunodeficiência primária atendidos em um serviço de referência do Rio de Janeiro*. Dissertação de Mestrado em Saúde da Criança e da Mulher. Instituto Fernandes Figueira/Fiocruz. 150 f, 2008.

Colvin A, Petukhova L. Inborn errors of immunity in hidradenitis suppurativa pathogenesis and disease burden. *J Clin Immunol.* 2023 Aug;43(6):1040-51.

Conley ME, Stiehm ER. Immunodeficiency disorders: general considerations. In: Stiehm ER (ed.). *Immunologic disorders in infants and children*. Philadelphia: WB Saunders, 1996.

Delgado-Marquez AM, Zarco C, Ruiz R, Simarro A *et al.* Severe disseminated primary herpes simplex infection as skin manifestation of GATA2 deficiency. *J Eur Acad Dermatol Venereol*. 2016;30(7):1248-50.

de Vries E; European Society for Immunodeficiencies (ESID) members. Patient-centred screening for primary immunodeficiency, a multistage diagnostic protocol designed for nonimmunologists: 2011 update. *Clin Exp Immunol.* 2012 Jan;167(1):108-19.

Duarte AJS, Carneiro-Sampaio MMS, Grumach AS, Moraes-Vasconcelos D. Imunodeficiências primárias: sinais de alerta para o dermatologista. *Rev Bras Alergia e Imunopatologia*. 2005; 28(Supl 1):S33 [Resumo].

Fagundes FVB. *Aspectos clínicos dos pacientes com imunodeficiência primária submetidos a transplante de células progenitoras hematopoiéticas em um centro de referência do Estado do Rio de Janeiro*. Dissertação de Mestrado em Saúde da Criança e da Mulher. Instituto Fernandes Figueira/FIOCRUZ, xii, 110 f, 2010.

Grateau G, Duruöz MT. Autoinflammatory conditions: when to suspect? How to treat? *Best Prace Res Clin Rheumatol.* 2010 Jun;24(3):401-11.

Grumach A, Duarte AJ, Bellinati-Pires R *et al.* Brazilian Report on Primary Immunodeficiencies in children: 166 cases studied over a follow up time of 15 years. *Clin Immunol.* 1997 Jul;17(4):340-5.

Gubinelli E, Posteraro P, Cocuroccia B *et al.* Epidermodysplasia verruciformis with multiple mucosal carcinomas treated with pegylated interferon alfa and acitretin. *J Dermatolog Treat*. 2003 Sep;14(3):184-8.

Gungor T, Teira P, Slatter M *et al.* Inborn Errors Working Party of the European Society for Blood and Marrow Transplantation. Reduced-intensity conditioning and HLA-matched haemopoietic stem-cell transplantation in patients with chronic granulomatous disease: a prospective multicentre study. *Lancet.* 2014;383(9915):436-48.

Henrickson SE, Jongco AM, Thomsen KF *et al.* Noninfectious manifestations and complications of chronic granulomatous disease. *J Pediatric Infect Dis Soc*. 2018; 7(S1):S18-24.

Jeffrey Modell Foundation. *10 warning signs of primary immunodeficiency*, 2017. Disponível em: http://www.info4 pi.org/library/educational-materials/10-warning-signs. Acesso em: 10 jul. 2017.

Kasap N, Celik V, Isik S *et al.* A set of clinical and laboratory markers differentiates hyper-IgE syndrome from severe atopic dermatitis. *Clin Immunol.* 2021 Feb;223:108645.

Kastner DL, Aksentijevich I, Goldbach-Mansky R. Autoinflammatory disease reloaded: a clinical perspective. *Cell*. 2010 Mar 19;140(6):784-90.

Knerr V, Grimbacher B. Primary immunodeficiency registries. *Curr Opin Allergy Clin Immunol*. 2007 Dec;7(6):475-80.

Kokron C, Errante PR, Barros MT *et al.* Clinical and laboratory aspects of common variable immunodeficiency. *An Acad Bras Cienc*. 2004 Dec;76(4):707-26.

Lindegren M, Kobrynski L, Rasmussen S *et al.* Applying public health strategies to primary immunodeficiency diseases. A potential approach to genetic disorders. *MMWR Recomm Rep*. 2004 Jan 16;53(RR-1):1-29.

Milner JD, Brenchley JM, Laurence A *et al.* Impaired T(H)17 cell differentiation in subjects with autosomal dominant hyper-IgE syndrome. *Nature*. 2008 Apr 10;452(7188):773-6.

Nagy N, Grattan CE, McGrath JA. New insights into hereditary angio-edema: Molecular diagnosis and therapy. *Australas J Dermatol.* 2010 Aug;51(3): 157-62.

Olaiwan A, Chandesris MO, Fraitag S *et al.* Cutaneous findings in sporadic and familial autosomal dominant hypeT-IgE syndrome: a retrospective, single-center study of 21 patients diagnosed using molecular analysis. *J Am Acad Dermatol*. 2011 Dec;65(6):1167-72.

Padeh S, Berkun Y. Auto-inflammatory fever syndromes. *Rheum Dis Clin N Am*. 2007 Aug;33(3):585-623.

Pinto ALM. *Manifestações orais e dentárias em pacientes com deficiências de fagócitos: uma revisão sistemática da literatura científica*. Dissertação de Mestrado em Saúde da Criança e da Mulher. Instituto Fernandes Figueira/FIOCRUZ, 144 f, 2011.

Poli MC, Aksentijevich I, Bousfiha A *et al.* Human inborn errors of immunity: 2024 Update on the classification from the International Union of Immunological Societies Expert Committee. Disponível em: https://wp-iuis.s3.eu-west-1.amazonaws.com/app/uploads/2024/10/30094653/IUIS-IEI-list-for-web-site-July-2024V2.xlsx.

Renner ED, Torgerson TR, Rylaarsdam S *et al.* STAT3 mutation in the original patient with Job's syndrome. *N Engl J Med*. 2007 Oct 18;357(16):1667-8.

Torgerson TR. Overview of routes of IgG administration. *J Clin Immunol.* 2013 Jan;33 (Suppl 2):S87-9.

Síndrome da imunodeficiência adquirida

Anonymous. Nuevo nombre para el Pneumocystis del humano: Pneumocystis jiroveci. *Revista Panamericana de Salud Pública*. 2002;12(4):274.

Bartlett JG, Gallant JE. *Medical management of HIV infection*. Baltimore: Johns Hopkins University, 2001-2002.

Brasil. *Manual de controle das doenças sexualmente transmissíveis*. 2. ed. Brasília: Ministério da Saúde, 2006.

Brasil, Ministério da Saúde, Secretaria de Vigilância em Saúde. *Boletim Epidemiológico*. 2020; número especial. Disponível em: http://www.aids.gov.br/pt-br/pub/2020/boletim-epidemiologico-hivaids-2020.

Brasil, Ministério da Saúde, Secretaria de Vigilância em Saúde. Departamento de Doenças de Condições Crônicas e Infecções Sexualmente Transmissíveis (DCCI). *Indicadores e Dados Básicos do HIV/AIDS nos Municípios Brasileiros*. Disponível em: http://indicadores.aids.gov.br/.

Di Lernia V. Progressive multifocal leukoencephalopathy and antipsoriatic drugs: assessing the risk of immunosuppressive treatments. *Int J Dermatol.* 2010;49:631-5. 2010 Jun;49(6):631-5.

Emmelkamp JM, Rockstroh JK. CCR5 antagonists: comparison of efficacy, side effects, pharmacokinetics and interactions: review of the literature. *Eur J Med Res*. 2007 Oct 15;12(9):409-17.

Giamarellou H. AIDS and the skin: parasitic diseases. *Clin Dermatol*. 2000 Jul-Aug;18(4):433-9.

Katz IT, Maughan-Brown B. Improved life expectancy of people living with HIV: who is left behind? *Lancet*, online publication 10 May 2017.

Li Y, Luo H, Fan J, Lan X *et al.* Genomic analysis provides insights into the transmission and pathogenicity of Talaromyces marneffei. *Fungal Genet Biol.* 2019 Sep;130:54-61. doi: 10.1016/j.fgb.2019.05.002.

Manela-Azulay M. Manifestações dermatológicas. In: Marangoni D, Schechter M. *Doenças infectocontagiosas*. 2. ed. Rio de Janeiro: Guanabara Koogan, 1998.

Memar OM, Tryng SK. Antiviral agents in dermatology current status and future prospects. *Int J Dermatol.* 1995 Sep;34(9):597-606.

Moore PS, Chang Y. Detection of herpesvirus-like DNA sequences in Kaposi's sarcoma in patients with and without HIV infection. *N Engl J Med.* 1995 May 4;332(18):1181-5.

Murdoch DM, Venter WD, van Rie A *et al.* Immune Reconstitution Inflammatory Syndrome (IRIS): review of common infectious manifestations and treatment options. *AIDS Res Ther*. 2007 May 8;4:9.

Nair V, Chi G. HIV integrase inhibitors as therapeutic agents in AIDS. *Rev Med Virol.* 2007 Jul-Aug;17(4):277-95.
National Institutes of Health. Guidelines for the Use of Antiretroviral Agents in HIV-1-Infected Adults and Adolescents. Downloaded from https://aidsinfo.nih.gov/guidelines on 7/20/2017.
O'Brien JJ, Campoli DM. Acyclovir. An updated review of its antiviral activity, pharmacokinetic properties and therapeutic efficacy. *Drugs.* 1989 Mar; 37(3):233-309.
Peçanha EP, Antunes OAC. Estratégias farmacológicas para a terapia anti-AIDS. *Quim Nova.* 2002 Nov-Dez;25(6):1108-16.
Richmann DD. Antiviral therapy of HIV infection. *Annu Rev Med.* 1991;42:69-90.
Rogers HD, MacGregor JL, Nord KM *et al.* Acquired epidermodysplasia verruciformis. *J Am Acad Dermatol.* 2009 Feb;60(2):315-20.
Rosen T. Limited extent AIDS-related cutaneous Kaposi's sarcoma responsive to imiquimod 5% cream. *Inter J Dermatol.* 2006 Jul;45(7):854-6.
Rubini N. Epidemiology of AIDS. In: Basílio de Oliveira CA. *ATLAIDS.* 1. ed. Rio de Janeiro: Atheneu, 2010.
Singh F, Rudikoff D. HIV-associated pruritus: etiology and management. *Am J Clin Dermatol.* 2003;4(3):177-88.
Sinha S, Fernández G, Kapila R *et al.* Diffuse cutaneous leishmaniasis associated with the immune reconstitution inflammatory syndrome. *Int J Dermatol.* 2008 Dec;47(12):1263-70.
Stover KR, Molitorisz SS, Swiatlo E, Muzny CA. A fatal case of Kaposi sarcoma due to immune reconstitution inflammatory syndrome. *Am J Med Sci.* 2012 May;343(5):421-5.
The Antiretroviral Therapy Cohort Collaboration. Survival of HIV-positive patients starting antiretroviral therapy between 1996 and 2013; a collaborative analysis of cohort studies. *Lancet*, online publication 10 May 2017. See http://dx.doi.org/10.1016/S2352-3018(17)30066-8.
Tiussi RM, Cau ALO, Diniz LM *et al.* Sarcoma de Kaposi: achados clinico-patológicos nos pacientes atendidos no Hospital Universitário Cassiano Moraes – Vitória – Espírito Santo, Brasil. *An Bras Dermatol.* 2012 Mar-Abr; 87(2):258-65.

Dermatoses associadas ao vírus HTLV

Akamine H, Takasu N, Komiya I *et al.* Association of HTLV-1 with autoimune thyroiditis in patients with adult T-cell leukaemia (ATL) and in HTLV-1 carriers. *Clin Endocrinol (Oxf).* 1996 Oct;45(4):461-6.
Bittencourt A, Oliveira FM. Dermatite infecciosa associada ao HTLV1 – Revisão. *An Bras Dermatol.* 2001 Nov-Dez;76(6):723-32.
Bittencourt AL. Vertical transmission of HTLV-I/II: a review. *Rev Inst Med Trop Sao Paulo.* 1998 Jul-Aug;40(4):245-51.
de Oliveira MF, Bittencourt AL, Brites C *et al.* HTLV-1 associated myelopathy/tropical spastic paraparesis in a 7-year-old boy associated with infective dermatitis. *J Neurol Sci.* 2004 Jul 15;222(1-2):35-8.
Kawakami K, Miyazato A, Iwakura Y *et al.* Induction of lymphocytic inflammatory changes in lung interstitium by human T lymphotropic virus type 1. *Am J Respir Crit Care Med.* 1999 Sep;160(3):995-1000.
La Grenade L, Hanchard B, Fletcher V *et al.* Infective dermatitis of Jamaican children: a marker for HTLV-I infection. *Lancet.* 1990 Dec 1;336(8727):1345-7.
La Grenade L, Manns A, Fletcher V *et al.* Clinical, pathologic and immunologic features of human T-lymphotrophic virus type I: associated infective dermatitis children. *Arch Dermatol.* 1998 Apr;134(4):439-44.
La Grenade L, Sonoda S, Miller W *et al.* HLA DRB1*DQB1* haplotype in HTLV-I associated familial infective dermatitis may predict development of HTLV-I associated myelopathy/tropical spastic paraparesis. *Am J Med Genet.* 1996 Jan 2;61(1):37-41.
Lenzi M, Araújo AQ, Cuzzi T *et al.* Dermatite infectiva associada ao HTLV1: relato de um caso. *An Bras Dermatol.* 1996;71(2):115-8.
Nakao K, Matsumoto M, Ohba N. Seroprevalence of antibodies to HTLV-1 in patients with ocular disorders. *Br J Ophthalmol.* 1991 Feb;75(2):76-8.
Narayan D, Silva D, Doshi M. Multiple clinical manifestation of HTLV1 infection in a single patient. *West Indian Med J.* 2003 Dec;52(4):322-4.
Nobre V, Guedes AC, Proietti FA *et al.* Grupo Interdisciplinar de Pesquisas em HTLV-1/2. Lesões dermatológicas em pacientes infectados pelo vírus linfotrópico humano de células T do tipo 1 (HTLV-1). *Rev Soc Bras Med Trop.* 2005 Jan-Feb;38(1):43-52.
Santiago MB, Crusoé EQ, Matos AV. Manifestações reumatológicas associadas à infecção pelo HTLV-1. *Rev Bras Reumatol.* 2002 Set-Out;42(5):306-10.
Silva FA, Meis E, Dobbin JA, Oliveira MSP. Leucemia-linfoma de células T do adulto no Brasil: epidemiologia, tratamento e aspectos controversos. *Rev Bras Cancer.* 2002 Out-Dez;48(4):585-95.
Silveira-Lima T, Pinto APFL, Cuzzi T, Trope BM. Prurigo como marcador cutâneo de infecção pelo HTLV. *Rev Soc Port Derm Ven.* 2013 Abr-Jun;71(2): 229-32.
Sweet RD. A pattern of eczema in Jamaica. *Br J Dermatol.* 1966 Feb;78(2):93-100.
Walshe MM. Infective dermatitis in Jamaican children. *Br J Dermatol.* 1967 Apr;79(4):229-36.

Vacinas e imunização na prática dermatológica

Chat VS, Ellebrecht CT, Kingston P *et al.* Vaccination recommendations for adults receiving biologics and oral therapies for psoriasis and psoriatic arthritis: Delphi consensus from the medical board of the National Psoriasis Foundation. *J Am Acad Dermatol.* 2024 Jun;90(6):1170-81.
Garcillán B, Salavert M, Regueiro JR *et al.* Response to vaccines in patients with immune-mediated inflammatory diseases: a narrative review. *Vaccines (Basel).* 2022 Feb 15;10(2):297. doi: 10.3390/vaccines10020297. PMID: 35214755; PMCID: PMC8877652
Papp KA, Haraoui B, Kumar D *et al.* Vaccination guidelines for patients with immune-mediated disorders on immunosuppressive therapies. *J Cut Med Surg.* 2019 Jan/Feb;23(1):50-74.
https://www.who.int/pt/news-room/feature-stories/detail/how-are-vaccines-developed
https://www.who.int/pt/news-room/feature-stories/detail/how-do-vaccines-work
https://familia.sbim.org.br/vacinas
https://sbim.org.br/images/calendarios/calend-sbim-pacientes-especiais.pdf
Guia de imunização SBIm/ASBAI – Asma, Alergia e Imunodeficiências 2020-2021. Disponível em: https://sbim.org.br/publicacoes/guias/1369-guia-de-imunizacao-sbim-asbai-2020-2021.
https://www.cdc.gov/vaccines/index.html
https://sbim.org.br/images/files/guia-reumato-sbim-sbr-141014-141205a-web.pdf
SBIm – Sociedade Brasileira de Imunizações. Calendários de vacinação SBIm pacientes especiais – 2023-2024. Disponível em: sbim.org.br/calendarios-de-vacinacao

Genodermatoses, Disembrioplasias Cutâneas e Dermatoses da Gestação

PARTE 18

67

Conceitos Básicos e Exames Complementares em Genética

Aguinaldo Bonalumi Filho ◆ **David Rubem Azulay** ◆ **Rubem David Azulay**

As malformações cutâneas congênitas são alterações morfológicas e/ou funcionais que se originam durante a formação do embrião; podem ser clinicamente congênitas, quando já se apresentam em toda a plenitude ao nascimento, ou manifestar-se clinicamente apenas mais tarde, embora o defeito, em si, seja embrionário. Dividimos as malformações congênitas em 2 grandes grupos: *genodermatoses* e *disembrioplasias*, cujas diferenças estão resumidas no Quadro 67.1.

Cabe ainda definir alguns termos empregados com frequência em genética e na dermatologia, como os que se apresentam a seguir.

***Nevus* ou nevo (n.).** É uma malformação congênita, em geral circunscrita e sem conotação genética, que se apresenta ou não ao nascimento, à custa de células pertencentes a qualquer estrutura tecidual da pele. São exemplos: n. melanocítico (melanócitos), n. epidérmico (queratinócitos) e n. écrino (glândulas écrinas) etc. Os nevos são hamartomas na pele.

Hamartoma. Malformação tumoral à custa de uma proporção e/ou um arranjo anormal dos componentes habituais de determinado tecido ou órgão.

Facomatose. A palavra deriva do grego (*facus* = lente, mancha; e *oma* = tumor); o conceito surge a partir de um facoma retiniano nem sempre encontrado nas manifestações das doenças que compõem o grupamento, que são: esclerose tuberosa, neurofibromatoses, ataxia-telangiectasia, doença de von Hippel-Lindau e síndrome de Sturge-Weber. O sistema nervoso central bem como os órgãos de origem ectodérmica são os mais acometidos, em especial pele e olho. Displasia neuroectodérmica, genodermatose neuroectodérmica e genoneurodermatoses são sinônimos.

Linhas de Blaschko (1901). Constituem um sistema de linhas que corresponde ao padrão de desenvolvimento e crescimento das células da pele durante a embriogênese; não está relacionado com estruturas nervosas ou vasculares. É resultante provavelmente de mosaicismo. Alguns exemplos de doenças, névicas ou não, que podem apresentar este arranjo são incontinência pigmentar, líquen estriado, telangiectasia nevoide e nevo epidérmico (Figuras 67.1 e 67.2).

Quadro 67.1 Diferenças entre genodermatoses e disembrioplasias cutâneas.

Características	Genodermatoses	Disembrioplasias cutâneas
Genéticas (decorrentes de alterações cromossômicas)	Sim	Não
Seguem as leis da herança	Sim	Não
Antecedentes familiares	Sim, na maioria dos casos	Não
Instalação da patologia	Durante a concepção, por genes anormais ou por mutação espontânea	Depois da concepção, por alterações do mecanismo regulador dos tecidos
Extensão das lesões	Generalizadas ou circunscritas	Essencialmente circunscritas

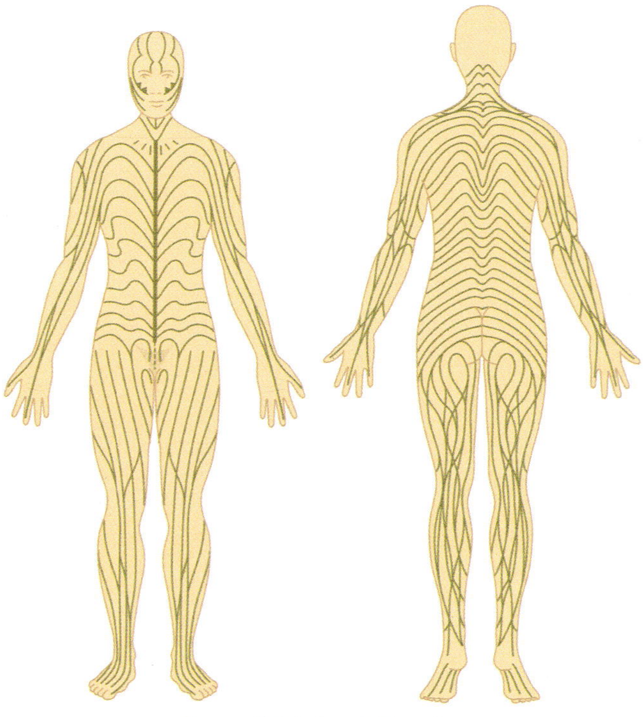

Figura 67.1 Linhas de Blaschko.

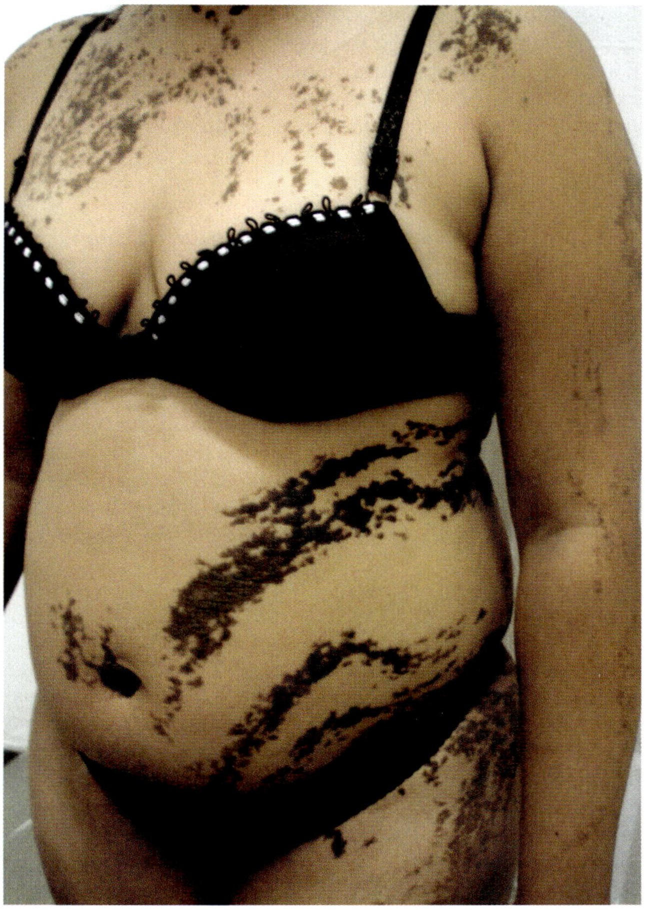

Figura 67.2 Linhas de Blaschko – síndrome do nevo epidérmico. (Cortesia do Dr. Gustavo Constanza.)

Mosaicismo. Ocorre quando um tecido contém células de diferentes zigotos, ou seja, coexistem células com características genéticas distintas, levando a uma diversidade fenotípica. É resultado de uma mutação genética pós-zigótica durante a embriogênese.

Doença familial/familiar. Familial é um fenótipo que ocorre geralmente em mais de um membro da família; tem natureza genética (p. ex., neurofibromatose). Doença familiar é a que ocorre no ambiente em que se vive, acometendo também não membros da família (p. ex., escabiose).

Doença congênita. É aquela que se apresenta desde o nascimento; pode ter etiologia genética (p. ex., feto arlequim) ou não genética (p. ex., sífilis congênita).

Doença hereditária. É aquela cujo mecanismo de transmissão depende, na grande maioria dos casos, da configuração genética dos progenitores. Nem sempre uma doença hereditária é congênita, uma vez que nem sempre se manifesta ao nascimento (p. ex., esclerose tuberosa). Mutações espontâneas explicam os casos não familiais.

Doença genética. Ocorre como consequência de anomalias (nem sempre hereditárias) da estrutura genética.

Éxons e íntrons. O DNA e o RNA controlam de maneira integrada a síntese de proteínas. Cada proteína que é sintetizada na célula tem sua função. O DNA se localiza no núcleo da célula e a síntese de proteína ocorre nos ribossomos. A informação para a síntese da proteína deve ser, portanto, transportada do núcleo para o citoplasma; o RNA faz esta função. O DNA é transcrito em RNA, e este, traduzido em proteína. O RNA é formado copiando a mensagem do DNA de modo complementar, mas determinadas porções não são copiadas, pois não apresentam função codificante e, portanto, não aparecem representadas na proteína. Essas porções são os *íntrons*, enquanto regiões com a informação codificada são os *éxons*. Desse modo, o RNA mensageiro maduro apresenta porções apenas correspondentes aos éxons. No citoplasma, o RNA mensageiro se liga ao ribossomo e, à medida que a fita de mRNA começa a ser traduzida, a cadeia polipeptídica vai sendo montada.

Códon. Sequência de três pares de bases de DNA ou RNA que codifica um aminoácido na proteína.

Noções básicas de genética

A cromatina do núcleo da célula é dividida em cromossomos que se distinguem uns dos outros pelas dimensões, forma e situação do centrômero; o cariótipo humano é constituído por 46 cromossomos dispostos em pares; 22 pares são chamados "autossômicos" e estão relacionados com a formação do corpo, e o 23º par é o sexual, sendo os seus 2 cromossomos designados pelas letras X e Y. Na mulher, o par sexual é constituído de 2 X (homogamético) e, no homem, esse par é constituído por um X e um Y (heterogamético). As células germinativas sofrem um processo de meiose, ou seja, cada uma delas (espermatozoide e óvulo) apresenta-se apenas com 23 cromossomos, de modo que, no ato da fecundação, a célula resultante (ovo) passa a ter novamente os 23 pares (diploide), reconstituindo-se, assim, o cariótipo humano. O sexo resulta, pois, da qualidade do espermatozoide; se este leva o cromossomo X, resulta no sexo feminino (recomposição do cromossomo sexual por 2 X); caso contrário, ou seja, se o espermatozoide leva o cromossomo Y, resulta no sexo masculino (recomposição dos cromossomos sexuais em par XY). Os cromossomos são constituídos por genes, que, por sua vez, são os responsáveis pelas características hereditárias do indivíduo; cada gene tem determinada localização (*locus*) no cromossomo; dentro destes, os genes estão ligados entre si (*linked*), separando-se somente durante o processo de divisão celular. Os genes que ocupam *loci* correspondentes em cromossomos diferentes, em uma mesma espécie, devem ser semelhantes; quando idênticos, são chamados "homozigóticos" e, quando diferentes, heterozigóticos. Um gene é dito "dominante" quando exerce seu efeito máximo, mesmo quando heterozigótico; e é dito "recessivo" quando, para tal, necessite ser homozigótico. A dominância e a recessividade raramente são completas. O termo *haploide* refere-se a células que carregam apenas metade do número total de cromossomos, e *diploide* a células que carregam o número total de cromossomos. A fusão de 2 células haploides resulta em uma célula diploide.

O código genético tem base no DNA (ácido desoxirribonucleico). Alterações no código genético são chamadas "mutações". Elas podem ocorrer por mecanismos extrínsecos ou intrínsecos ao corpo humano. Entre os extrínsecos, destacam-se, entre outros, a radiação ultravioleta ionizante e as infecções virais. Entre os intrínsecos, destaca-se o próprio processo de replicação do DNA, que, por ocorrer diversas vezes e ser complexo, está sujeito a erros. Tal mutação pode ser herdada de um ou ambos os genitores, ou pode ocorrer em um indivíduo por acidente genético na gametogênese ou mesmo após a fecundação, no período embrionário, fetal ou, ainda, após o nascimento, em células de um ou mais tecidos específicos. Se a mutação alterar o material genético de modo grosseiro, a ponto de ser vista por meio de simples microscopia, denominaremos "cromossômica" esse tipo de mutação. Já aquelas que só são visíveis por técnicas de análise do DNA são denominadas "mutações gênicas".

As principais *mutações cromossômicas* podem ser classificadas em:

Numéricas. Nas quais se destacam as aneuploidias e poliploidias.

Estruturais. Nas quais se destacam as translocações, deleções, inversões e duplicações.

As principais *mutações gênicas* são apresentadas a seguir:

Nucleotídio substituído no DNA, conhecido como "mutação de ponto". São as menores mutações que podem ocorrer e originar formas alélicas de alterações que envolvem um único par de bases nitrogenadas. Tais mutações são denominadas "mutações de sentido trocado" (*missense*), quando especificam um aminoácido diferente, ou mutação sem sentido (*nonsense*), quando a mudança gera um dos três códons de "parada" de transcrição do mRNA. Existem, ainda, as mutações da emenda (*splicing*) do mRNA; que afetam as bases necessárias no local doador (limite éxon-íntron) ou aceptor (limite íntron-éxon) da emenda, interferindo na emenda normal do mRNA naquele local, e em alguns casos até mesmo abolindo-a. Vale aqui lembrar que também existem mutações que envolvem um único par de bases nitrogenadas, mas que não têm efeito conhecido no fenótipo, ou que conferem suscetibilidade ou resistência a doenças. Essas mutações são conhecidas como "SNP" (*single nucleotide polymorphisms*) e são muito utilizadas hoje em dia no estudo da etiologia genética de doenças complexas, por exemplo, a psoríase.

Deleção ou inserção de um ou mais pares de bases na sequência do DNA. Essa variabilidade no número de cópias de determinado segmento de DNA vem sendo alvo de inúmeros estudos recentes, visto que novas técnicas, como a hibridização genômica comparativa por microarranjos de DNA, têm um enorme potencial de detectar tais alterações que, por serem submicroscópicas, só recentemente vêm sendo detectadas.

Quando ocorre uma mutação em uma célula somática, a mutação provavelmente será transmitida somente para as células-filhas descendentes, por exemplo, o desenvolvimento de um tumor ou de uma lesão de pele localizada. Caso ocorra uma mutação isolada ou associada em uma célula germinativa, provocará a formação de um óvulo ou de um espermatozoide com informação genética alterada; se essa informação for transmitida para o zigoto, afetará, como consequência, todas as células do futuro indivíduo e de sua prole.

Chamam-se *genótipo* o conjunto de elementos responsáveis pelo patrimônio hereditário e *fenótipo* as manifestações de genótipo acrescidas das alterações decorrentes do ambiente (hereditariedade + meio). *Penetrância* é a frequência com que um gene se manifesta, e *expressividade* refere-se à variação de intensidade das suas manifestações. *Mosaicismo* ocorre quando há 2 ou mais linhagens de células de diferentes genótipos derivados de um único zigoto.

Com a caracterização da localização do defeito genético, acredita-se que já na próxima década a terapia gênica seja empregada em larga escala. Quando, após o número do gene, estiver a letra p, isto significa que o defeito estará localizado no braço curto do cromossomo, enquanto, se for a letra q, o defeito se localizará no braço longo. MIM significa ***M**endelian **I**nheritance in **M**an* e corresponde ao número de identificação e entrada no projeto Genoma Humano, que descreve o *locus* e os fenótipos relacionados com os genes. O MIM tem 6 algarismos e, a título de exemplificação, o primeiro algarismo indica o modo de herança: 1, autossômico dominante; 2, autossômico recessivo; 3, *locus* X ou fenótipo; 4, *locus* Y ou fenótipo; 5, *loci* mitocondriais; 6, *loci* autossômicos ou fenótipo que foram identificados após 1994.

Leis da herança

Vamos discutir aqui apenas a herança genética simples, que pode ser classificada em: autossômica dominante, autossômica recessiva e ligada ao sexo (*X-linked*).

Herança autossômica dominante

Caracteriza-se por:

- um dos pais tem de apresentar o quadro da doença
- a transmissão se faz por qualquer dos sexos
- a transmissão se faz linearmente em todas as gerações
- ambos os sexos podem ser afetados em igual número
- aproximadamente 50% dos descendentes são afetados.

Herança autossômica recessiva

Caracteriza-se por:

- os pais, em geral, são clinicamente saudáveis
- quando um dos pais é doente, os filhos nascem sadios, exceto se o genitor doente casa com uma portadora, parente ou não
- a transmissão não é linear, isto é, as gerações com doentes alternam-se com gerações saudáveis
- a consanguinidade eleva muito a probabilidade do aparecimento desse defeito hereditário; a chance de que o defeito ocorra simultaneamente no pai e na mãe é maior na consanguinidade
- filhos masculinos e femininos podem ser igualmente afetados, e a frequência é menor (25%) que na dominante.

Herança recessiva ligada ao sexo

Caracteriza-se por:

- em geral, só o homem apresenta a doença
- o homem doente origina filhos sadios e 100% de filhas portadoras do defeito genético
- a mulher portadora do defeito origina 50% de filhos doentes e 50% de filhas portadoras do defeito genético
- a doença genética só aparece em gerações alternadas.

Herança dominante ligada ao sexo

Caracteriza-se por:

- a doença manifesta-se em qualquer dos sexos e em todas as gerações
- pai doente transmite o defeito genético a todas as filhas e a nenhum dos filhos
- mulheres heterozigotas apresentam a doença e transmitem o defeito genético a 50% dos filhos e a 50% das filhas.

Testes pré-natais para diagnóstico das genodermatoses

Vários métodos de análise do material genético encontram-se disponíveis. A origem do material genético para a realização dos exames pode ser variada: sangue, pele, líquido amniótico, entre outros. Como a sequência de DNA de uma pessoa é praticamente a mesma em todas as células do corpo, o material biológico rotineiro para os exames de DNA são os leucócitos do sangue periférico. Esses materiais podem ser analisados no período de vida pré-natal ou pós-natal. Alguns testes tornam-se mais simples, rápidos e precisos quando existem vários indivíduos afetados na mesma família. Mas os testes podem hoje ser aplicados para um paciente, mesmo que ele seja o único afetado na família.

Em dermatologia, o diagnóstico pré-natal de doenças genéticas está indicado principalmente quando o feto apresenta risco aumentado de ser acometido por genodermatoses letais ou incapacitantes. A maioria dos casais que procura o diagnóstico pré-natal apresenta história prévia de filho afetado. A solicitação do exame nesses casos ocorre quando o casal é portador assintomático de mutações em genes que codificam a proteína cuja falta levará a doenças recessivas, porém também ocorre quando um dos pais é afetado por uma genodermatose, geralmente em doenças de transmissão hereditária dominante.

Diagnóstico genético pré-implantação

Envolve reprodução assistida (fertilização *in vitro*) seguida por análise de uma única célula do embrião, retirada no estágio de blástula. O material genético dessa célula é analisado após amplificação pela técnica da reação em cadeia de polimerase (PCR) ou pela técnica de hibridização *in situ* por fluorescência (FISH).

Ultrassonografia fetal

Possibilita examinar o feto por meio de ondas sonoras de alta frequência. Este método é realizado rotineiramente para a estipulação da idade gestacional e vitalidade fetal. Deve-se realizar a ultrassonografia fetal no 1º e no 2º trimestres de gestação, e aquela realizada no período entre 20 e 24 semanas gestacionais apresenta grande poder de detectar anormalidades sugestivas de doenças genéticas. Aconselhamento genético e, às vezes, testes adicionais estão indicados quando os achados são anormais na ultrassonografia fetal.

Biopsia de vilo corial

A biopsia de vilo corial (BVC) é um método de coleta de vilosidades coriônicas (componente da placenta), que têm material genético idêntico ao do feto. Em geral, é realizada de 12 a 14 semanas de gestação. O tempo médio do resultado de uma BVC é de 7 a 10 dias, podendo ser feita uma análise rápida das principais cromossomopatias e sexo fetal em 2 a 5 dias (método de FISH ou por PCR). Podem ser analisadas células fetais por cariótipo, FISH, exames bioquímicos ou teste de DNA.

Amniocentese

É um método de coleta de líquido amniótico da "bolsa" na qual o feto está se desenvolvendo. Geralmente pode ser realizada a partir de 16 semanas de gestação. O tempo médio do resultado de uma amniocentese é de 14 a 21 dias, podendo ser feita uma análise rápida das principais cromossomopatias e do sexo fetal em 2 a 5 dias (método de FISH ou por PCR). A análise do cariótipo é realizada por meio de células fetais descamadas do feto e diluídas no líquido amniótico. Há necessidade de concentração dessas células por meio de centrifugação e posterior cultivo das células em laboratório (método tradicional), justificando o período mínimo para análise do material. Quando utilizada a técnica de FISH, não há a necessidade de cultivo celular, reduzindo-se o prazo para obtenção de resultados.

A decisão de realizar um teste genético pré-natal é polêmica, pois, diante do diagnóstico de uma doença grave, pouco se pode fazer, considerando que, no Brasil, a interrupção da gestação nessas circunstâncias é proibida. Atualmente, já é possível interferir no material genético com o intuito de corrigir a mutação. Valores morais e religiosos questionam a vantagem de se realizar esse tipo de teste. Entretanto, os familiares podem utilizar o resultado desses testes para se tranquilizar já durante a gestação (diante de um resultado negativo, afastando assim a possibilidade de uma doença genética, que é o que ocorrerá na maioria das vezes), ou se preparar melhor, nos aspectos psicológico, médico e financeiro, para receber um filho que necessitará de cuidados especiais.

Em adultos, os testes genéticos podem ser preditivos (ter a capacidade de fazer predição quanto à probabilidade de um indivíduo vir ou não a desenvolver determinada doença) ou diagnósticos (confirmando uma hipótese diagnóstica baseada na suspeita clínica). Existem Diretrizes do Conselho Federal de Medicina (CFM), elaboradas com o apoio da Sociedade Brasileira de Genética Médica, para ambas as situações.

Principais exames genéticos | Técnicas de realização

Screening *por múltiplos marcadores bioquímicos*

Este teste pré-natal dosa níveis de alfafetoproteína, gonadotrofina coriônica humana, proteína plasmática associada à gestação (PAPP-A) e estriol não conjugado no plasma de mulheres grávidas. *Screening* por múltiplos marcadores é normalmente realizado entre 11 e 17 semanas gestacionais para avaliar o risco de anomalias fetais, por exemplo, defeito de tubo neural, síndrome de Down e trissomia do cromossomo 18.

Análise completa da região codificante de um gene por sequenciamento de DNA

Processo no qual é determinada toda a sequência de nucleotídios da região de codificação do gene. É o método mais moderno, sensível e específico; porém, é trabalhoso e demanda equipamentos sofisticados e ainda caros.

Análise da região codificante por técnicas de rastreamento

Processo realizado em duas fases, no qual inicialmente uma por uma das regiões codificadoras do gene é analisada para identificar se existe alguma região alterada. Este teste não identifica com exatidão o(s) nucleotídio(s) alterado(s) e por isso deve ser seguido por mais análises (normalmente o sequenciamento) para identificação da sequência específica alterada.

Análise da sequência de éxons selecionados

Processo pelo qual éxons específicos são sequenciados para identificar variações de sequência; costuma agilizar análises quando se sabe, por estudos prévios, que determinadas mutações situadas em determinados éxons são mais frequentes.

Análise direta de mutações específicas

Teste usado quando, por outros métodos já citados, foi identificada a mutação presente na família, ou quando em determinada doença genética existe uma mutação que tem grande prevalência. Como exemplos desta última situação, temos a mutação principal que leva à anemia falciforme ou à fibrose cística.

Determinação de concentração de analito

Componente biológico complexo de uma reação enzimática; substância que é tipicamente quantificada em um laboratório especializado em bioquímica/metabolismo. O analito supostamente está em quantidade reduzida ou aumentada, como resultado de uma via metabólica anormal.

Ensaio enzimático

Utilizado para dosar a atividade enzimática com um substrato particular. Pode ser calculado de diferentes modos, incluindo quantificação do produto final ou análise calorimétrica.

Teste de DNA para identificação de portador

Teste usado para identificar indivíduos assintomáticos que apresentam mutação genética para doenças recessivas.

Análise de ligação

Teste da sequência de polimorfismo de DNA (variação normal) que está próxima ou dentro do gene de interesse. Trata-se de uma análise indireta, utilizada quando não é possível realizar os testes diretos de mutação.

Análise de deleção/duplicação dentro de um gene

Teste molecular genético usando métodos tais como hibridização genômica comparativa, PCR em tempo real, FISH ou *Southern blot*, para identificar deleções ou duplicações entre 40 pares de bases (pb) e 40 mil pb de DNA.

Análise de troca de cromátides-irmãs

Objetiva detectar mudança de material genético entre duas cromátides de um único cromossomo durante o processo de divisão celular.

FISH

Técnica usada para identificar a presença de cromossomos específicos ou região cromossômica por meio de "hibridização *in situ* por fluorescência". Exame feito sob luz fluorescente; detecta a existência de sinal fluorescente hibridizado (portanto, a presença de material cromossômico) ou a ausência de sinal fluorescente hibridizado (portanto, ausência de material cromossômico). As células a serem analisadas podem ser conduzidas até a etapa da metáfase do ciclo de divisão celular, quando os cromossomos são condensados e podem ser individualmente identificados. Como alternativa, FISH pode também ser realizada sem a necessidade de cultivo celular, na interfase, tornando o processo mais rápido, o que pode ser útil para a rápida detecção de tipos específicos de aneuploidia em células fetais e para a detecção de certas deleções, duplicações e outras anormalidades em células tumorais. Diferentemente da FISH em metáfase, a FISH em interfase não possibilita a exata visualização do cromossomo; portanto, certas estruturas reorganizadas podem não ser detectadas.

Western blot

Método que visa à análise de proteína. Revela a presença e a quantidade de um produto proteico particular.

Estudo de quebra cromossômica

Teste citogenético para detectar aumento da taxa de quebra cromossômica ou rearranjo de células metafásicas por meio da exposição da cultura celular a agentes clastogênicos, tais como diepoxibutano (DEB) ou mitomicina C (MMC). Cultura de células não exposta ao agente clastogênico de DNA ou cultura celular de um indivíduo sabidamente não afetado, exposta ao agente clastogênico de DNA, pode ser utilizada como controle para medir a taxa espontânea de quebra cromossômica ou de rearranjo.

Classificação das genodermatoses

Serão estudados nos capítulos a seguir os grupamentos que compõem a classificação apresentada no Quadro 67.2.

Quadro 67.2 Classificação das genodermatoses.

Genodermatoses com distúrbio da ceratinização e do metabolismo lipídico
Ictioses
Eritroceratodermias
Ceratodermias palmoplantares
Ceratoses foliculares
Pitiríase rubra pilar (PRP)
Pitiríase rotunda
Papilomatose confluente e reticulada de Gougerot e Carteaud
Poroceratose
Dermatoses perfurantes
Outros distúrbios da ceratinização
Genodermatoses acantolíticas com disceratose e doenças relacionadas
Doença de Darier
Acroceratose verruciforme de Hopf
Doença de Hailey-Hailey
Genodermatoses bolhosas
Epidermólises bolhosas congênitas
Genodermatoses hiperplásicas, aplásicas, displásicas e atróficas
Síndromes de envelhecimento precoce
Poiquilodermias congênitas
Defeitos ectodérmicos congênitos
Outras genodermatoses aplásicas, displásicas e hiperplásicas
Genodermatoses mesenquimais
Cutis laxa
Cútis hiperelástica (síndrome de Ehlers-Danlos)
Pseudoxantoma elástico
Outras genodermatoses mesenquimais
Genodermatoses com fotossensibilidade
Síndrome de Bloom
Síndrome de Hartnup
Xeroderma pigmentoso
Síndrome de Cockayne
Porfirias

(*continua*)

Quadro 67.2 Classificação das genodermatoses. (*Continuação*)

Genodermatoses neurocutâneas
Facomatoses
Esclerose tuberosa
Neurofibromatoses
Síndrome de Sturge-Weber
Disautonomia familial
Ataxia-telangiectasia (síndrome de Louis-Bar)
Doença de von Hippel-Lindau
Outras genodermatoses
Doença de Dowling-Degos
Acrodermatite enteropática
Anemia de Fanconi

Bibliografia

American Society of Human Genetics. Ad Hoc Committee on DNA Technology. DNA banking and DNA analysis: points to consider. *Am J Hum Genet.* 1988 May;42(5):781-3.

American Society of Human Genetics. Ad Hoc Committee on Genetic Testing/Insurance Issues. Genetic testing and insurance. *Am J Hum Genet.* 1995 Jan; 56(1):327-31.

Aylsworth AS. Genetic counseling for patients with birth defects. *Pediatr Clin North Am.* 1992 Apr;39(2):229-53.

Beresford HR, Bernat JL, Brin MF *et al.* Practice parameter: genetic testing alert. Statement of the Practice Committee Genetics Testing Task Force of the American Academy of Neurology. *Neurology.* 1996 Nov;47(5):1343-4.

Bird TD. Risks and benefits of DNA testing for neurogenetic disorders. *Semin Neurol.* 1999;19(3):253-9.

Carakushansky G. *Doenças genéticas em pediatria.* Rio de Janeiro: Guanabara Koogan; 2001.

Carter CO. Genetics of common single malformations. *Br Med Bull.* 1976 Jan;32(1):21-6.

Fanos JH. Developmental tasks of childhood and adolescence: implications for genetic testing. *Am J Med Genet.* 1997 Jul 11;71(1):22-8.

Farah SB. *DNA segredos e mistérios.* São Paulo: Sarvier; 2000.

Harper PS. What do we mean by genetic testing? *J Med Genet.* 1997 Sep; 34(9):749-52.

Hartwell L, Hood L, Goldberg M *et al. Genetics: from genes to genomes.* 4. ed. New York: McGraw-Hill Education; 2011.

Nussbaum RL, Mcinnes RR, Willard HF. *Thompson & Thompson genética médica.* 6. ed. Rio de Janeiro: Guanabara Koogan; 2002.

Sampaio MCA, Oliveira ZNP, Miguelez J. Diagnóstico pré-natal das genodermatoses. *An Bras Dermatol.* 2007 Jul-Aug; 82(4):353-8.

Spitz JL. *Genodermatoses.* 2nd ed. Philadelphia: Lippincott Williams & Wilkins; 2004.

Sybert V. *Genetic Skin Disorders.* New York: Oxford Univerity Press; 2010.

Williams MS. Genetics and managed care: policy statement of the American College of Medical Genetics. *Genet Med.* 2001 Nov-Dec;3(6):430-5.

68

Genodermatoses com Distúrbio da Ceratinização

Elisa Fontenelle ◆ **David Rubem Azulay**

Ictioses

Conceito

O termo "ictiose" deriva do grego (*ichtyos* = peixe), relacionando-se com o aspecto clínico de descamação das lesões, semelhante à escama de peixe. Englobadas neste termo, podemos identificar condições herdadas ou mesmo adquiridas. Atualmente, as ictioses hereditárias são preferencialmente reconhecidas como parte de um grupo heterogêneo, tanto na etiologia quanto na clínica, cujo ponto em comum é a diferenciação terminal anormal dos queratinócitos, denominado ***Me**ndelian **d**isorder **o**f **c**orneification* (MEDOC). Classicamente, expressam-se por descamação permanente e contínua, afetando todo ou parte do tegumento. Algumas dessas doenças poderão ter a sua expressão cínica modificada ao longo do tempo.

A associação infrequente, mas não fortuita, entre distúrbios de ceratinização e surdez tem uma explicação genética, dada por mutações na conexina 26 das *gap junctions* (ver Capítulo 1, item *Sistema queratinocítico*).

Classificação

Há várias classificações das ictioses – ora em bases clínicas, ora em bases histopatológicas e/ou genéticas. Em 2009, houve uma conferência de consenso e classificação clinicogenética das ictioses hereditárias, objetivando a uniformização da terminologia inerente a este grupo de doenças. Uma vez que não há ampla disponibilidade do diagnóstico molecular, dos testes genéticos ou mesmo da análise de ultraestrutura celular, foi proposta uma classificação clínica. A primeira ramificação sugerida para o raciocínio diagnóstico foi a diferenciação entre tipos em que a expressão fenotípica da doença é vista apenas na pele, sendo então denominadas *ictioses hereditárias não sindrômicas*. Quando as alterações cutâneas se associam a alterações sistêmicas, são denominadas *ictioses hereditárias sindrômicas*.

A classificação clinicogenética das ictioses herdadas divide-se em:

- *tipos não sindrômicos:*
  - ictioses comuns:
    - ictiose vulgar
    - ictiose recessiva ligada ao X não sindrômica
  - ictioses congênitas autossômicas recessivas:
    - variantes *major*:
      - ictiose arlequim
      - ictiose lamelar
      - eritrodermia ictiosiforme congênita
    - variantes *minor*:
      - bebê colódio autocurável
      - bebê colódio autocurável acral
      - ictiose em "roupa de banho"
  - ictioses ceratinopáticas:
    - variantes *major*:
      - ictiose epidermolítica
      - ictiose epidermolítica superficial
    - variantes *minor*:
      - ictiose epidermolítica anular
      - ictiose de Curth-Macklin
      - ictiose epidermolítica autossômica recessiva
      - nevo epidermolítico
  - outros tipos:
    - *loricrin keratoderma*
    - eritroceratodermia *variabilis*
    - *peeling skin disease*
    - eritrodermia ictiosiforme reticular congênita
    - *keratosis linearis-ichthyosis congenita-keratoderma* (KLICK)
- *tipos sindrômicos:*
  - síndromes ictiosiformes ligadas ao X:
    - ictiose recessiva ligada ao X sindrômica
    - síndrome ictiose folicular-atriquia-fotofobia (IFAP)
    - síndrome Conradi-Hünermann-Happle
  - síndromes ictiosiformes autossômicas:
    - com anormalidades de cabelos:
      - síndrome de Netherton
      - síndrome ictiose-hipotricose
      - síndrome ictiose-hipotricose-colangite esclerosante
      - tricotiodistrofia
      - tricotiodistrofia (não associada à ictiose congênita)
    - com sinais neurológicos:
      - síndrome de Sjögren-Larsson
      - síndrome de Refsum
      - síndrome déficit intelectual-enteropatia-surdez-neuropatia-ictiose-ceratodermia (MEDNIK)

- com curso de doença fatal:
  - síndrome de Gaucher tipo 2
  - deficiência de sulfatase múltipla
  - síndrome disgenesia cerebral-neuropatia-ictiose-ceratodermia palmoplantar (CEDNIK)
  - síndrome artrogripose-disfunção renal-colestase
- com outros sinais associados:
  - síndrome KID (ceratite-ictiose-surdez)
  - ictiose com doença de estoque de lipídio neutro
  - síndrome ictiose prematuridade.

A ictiose adquirida (ver Capítulo 63, item *Dermatoses paraneoplásicas*) pode ser encontrada em diferentes situações, como: distúrbios nutricionais (desnutrição proteica, doença celíaca), infecções (hanseníase, HIV), neoplasias (linfomas, carcinomas), uso de fármacos (clofazimina, ácido nicotínico, hipolipemiantes) ou em doenças como sarcoidose, lúpus eritematoso e doença enxerto *versus* hospedeiro.

Ictioses herdadas

As ictioses hereditárias nem sempre são congênitas, isto é, clinicamente aparentes ao nascimento ou até a primeira semana de vida, uma vez que determinados tipos podem se expressar mais tardiamente, de maneira espontânea ou mesmo em decorrência de alguma situação predisponente. Estas configuram o que se chama "ictioses de início tardio".

Além da subdivisão entre *não sindrômica* e *sindrômica*, as ictioses eram classificadas em *hiperproliferativas* e *por retenção*. As ictioses vulgar e recessiva ligada ao X são protótipos de ictioses por retenção, em que o defeito induz ao aumento da coesão das células do estrato córneo com descamação anormal. Já as ictioses lamelar/eritrodermia ictiosiforme congênita e a ictiose epidermolítica mostraram hiperplasia de células germinativas e diminuição do tempo de trânsito transepidérmico, fazendo parte do grupo das ictioses hiperproliferativas.

As ictioses hereditárias não sindrômicas são bem mais frequentes.

Ictiose vulgar

É o tipo mais comum de ictiose (1/300) e compromete qualquer etnia ou sexo indiferentemente. É genodermatose autossômica dominante, com expressividade variável. Em dois terços dos casos, manifesta-se no 1º ano de vida e, mais frequentemente, após os 6 meses (um terço dos casos).

Nos tipos frustros, há apenas ressecamento da pele com descamação fina (xerodermia), enquanto, nas manifestações mais intensas, as escamas são evidentes, losângicas, grandes, translúcidas, cujas margens se voltam para cima, conferindo sensação de aspereza, com predomínio nas faces extensoras dos membros (Figura 68.1). As pregas axilares, interglúteas, poplíteas e inguinais, no entanto, são poupadas. Quando houver comprometimento da face e do couro cabeludo, ocorre de maneira discreta. Há marcada variação sazonal, diminuindo em intensidade com calor e umidade. Podem ocorrer ceratose folicular, especialmente nos indivíduos mais jovens, hiperlinearidade e ceratodermia palmoplantares discretas. A associação com manifestações atópicas é frequente. A forma adquirida está associada a diversas doenças ou medicamentos (ver Capítulo 63, item *Ictiose adquirida*). Há tendência à involução com a idade.

A histopatologia mostra hiperceratose e, caracteristicamente, a camada granulosa está diminuída ou ausente. A atividade mitótica e o trânsito epidérmico estão normais. A base molecular dessa enfermidade ainda não foi determinada, mas verifica-se deficiência de profilagrina (ela é metabolizada à filagrina que, por sua vez, sofre degradação em aminoácidos osmoticamente ativos, o que exerce força mecânica sobre as junções intercelulares). Esta proteína existe nos corneócitos em condições normais e é responsável pela organização dos filamentos de queratina e sua ligação com o envelope corneificado, de modo que sua disfunção perturba o processo de destacamento dos corneócitos, resultando nas escamas encontradas na doença.

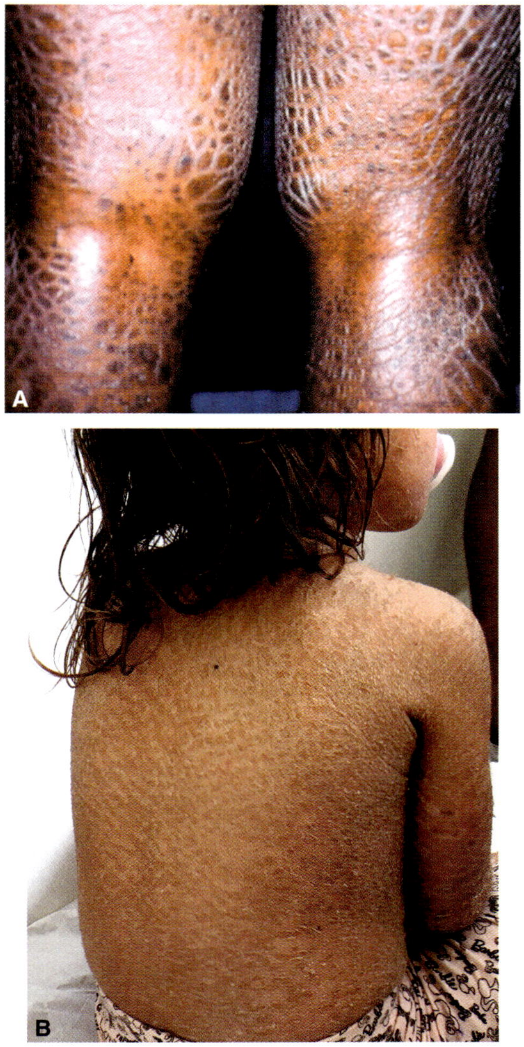

Figura 68.1 Ictiose vulgar. As escamas são grandes e, caracteristicamente, as dobras são poupadas (**A**). (Figura **B**: cortesia da Dra. Ana Carolina Serra Rodrigues.)

Ictiose recessiva ligada ao X não sindrômica ("ictiose do varão")

Segundo tipo mais comum de ictiose (1/2.000 a 6.000). Sua principal característica é o fato de ser exclusiva do sexo masculino; é genodermatose recessiva ligada ao cromossomo X (braço curto). Há descamação fina, logo após o nascimento, que diminui e, posteriormente, retorna aos 3 a 4 meses de idade, com aspecto que se assemelha à ictiose vulgar, da qual, contudo, se distingue pelo comprometimento – às vezes frustro – das flexuras. As regiões palmoplantares estão poupadas; as escamas são relativamente grandes e de cor escura (ictiose nigricante), comumente afeta o pescoço e os pavilhões auriculares. Frequentemente associada à opacificação da córnea, que felizmente não afeta a acuidade visual e surge na 2ª ou 3ª décadas em até 50% dos pacientes e também nas portadoras.

Deve-se à deficiência da atividade da enzima esteroide-sulfatase e, consequentemente, acúmulo de sulfato de colesterol nas células epidérmicas, o que justifica a maior adesividade destas (talvez ele impeça a proteólise dos desmossomos no estrato córneo). Geralmente, há história de complicações no parto (dilatação cervical insuficiente), visto que a enzima em questão também é expressa no tecido placentário das portadoras, e criptorquidia (20%). A deficiência de esteroide-sulfatase fetal leva a baixos níveis maternos de estriol sérico e urinário. Os achados histopatológicos são apenas adicionais. A eletroforese de lipoproteínas mostrará aumento da eletromobilidade da betalipoproteína (o sulfato de colesterol se acumula nessa fração, aumentando sua carga negativa). A mutação envolvida costuma decorrer de uma deleção, seja ela total ou parcial, inativando o gene *STS* no cromossomo Xp22.3. Deleções cromossômicas mais extensas podem caprichosamente associar o quadro a outras entidades, como a *síndrome de Kallmann* ou a *condrodisplasia puntata*.

Ictioses congênitas autossômicas recessivas

O acrônimo ARCI, do inglês *autossomal recessive congenital ichthyosis* (em português, ictioses congênitas autossômicas recessivas – ICAR), representa um segundo grupo de ictioses hereditárias não sindrômicas, englobando condições geneticamente heterogêneas de transmissão autossômica recessiva. Embora a maioria dos recém-nascidos com ARCI se apresente como bebê colódio, a apresentação clínica e a gravidade podem variar significativamente, indo desde a ictiose arlequim, o tipo mais grave e muitas vezes fatal, até a ictiose lamelar (LI) e eritrodermia ictiosiforme congênita. O ponto-chave da etiopatogenia destas entidades está centrado na alteração do metabolismo lipídico cutâneo, de tal modo que há alteração na função de formação da camada córnea, coesão dos corneócitos e descamação habitual. Diversos genes já foram correlacionados com ARCI, entre eles: *TGM* (transglutaminase), *ABCA12*, *NIPAL4*, *CYP4F22*, *ALOX12B* e *ALOXE3*.

Ictiose arlequim ("feto arlequim")

É genodermatose autossômica recessiva, congênita, caracterizada por intensa ceratose, semelhante a uma couraça com profundas fendas, que distorce as características corporais e restringe os movimentos, inclusive podendo determinar insuficiência respiratória e dificuldade de sucção. Parece representar um grupo heterogêneo geneticamente com um fenótipo uniforme. A mutação do gene *ABCA12*, um transportador transmembrana de lipídios, explica o acúmulo destes na epiderme, dispostos em grânulos, vistos por meio da microscopia eletrônica.

Em geral, o bebê é prematuro. Há ectrópio e eclábio (eversão dos lábios; "boca de peixe"), os olhos são pequenos e praticamente substituídos por massas avermelhadas; as orelhas, rudimentares, estão aderidas (Figura 68.2). Pode evoluir com hipoglicemia, desidratação hipernatrêmica, instabilidade da temperatura corporal e sepse. A sobrevivência é de horas ou dias, e pode ser prolongada graças aos cuidados neonatais e aos retinoides. Grande incidência de natimortalidade.

Bebê colódio

A criança nasce como se estivesse envolta em uma membrana constritiva transparente, que cobre toda a superfície corpórea, o que pode prejudicar a respiração e a sucção e dificultar o controle da temperatura corporal. Ectrópio, eclábio, orelhas rudimentares, obstrução das narinas e atrofia ungueal são aparentes de acordo com a intensidade da membrana colódia; muitas vezes, o bebê nasce prematuro (Figura 68.3).

Nas duas primeiras semanas de vida, a membrana se rompe, deixando escamas lamelares distribuídas pela face, tronco, membros superiores e inferiores, além de fissuras nas áreas flexurais e palmoplantares, as quais propiciam infecções, dor e desequilíbrio hidreletrolítico, principalmente a desidratação hipernatrêmica.

A biopsia não é indicada por ser a histopatologia semelhante às outras manifestações de ictioses e, portanto, em nada ajudará no diagnóstico, que é essencialmente clínico. Contudo, no exame histopatológico, observam-se: hiperceratose ortoceratótica, hipogranulose e tampão ceratótico folicular com obstrução de glândulas sudoríparas écrinas.

A doença raramente pode ser restrita às extremidades (bebê colódio acral). Na maioria das vezes, o bebê colódio é a apresentação inicial das ictioses congênitas recessivas. A maioria desenvolverá ictiose lamelar/eritrodermia ictiosiforme congênita. Cerca de 10% dos pacientes terão pele normal (*bebê colódio autocurável*).

Foram descritos bebês com características intermediárias entre a ictiose arlequim e o bebê colódio, denominados "bebês casulos" ou, em inglês, *chrysalis babies*.

Ictiose lamelar/eritrodermia ictiosiforme congênita

A maioria nasce como bebê colódio. É genodermatose autossômica recessiva, alcançando praticamente todo o tegumento (universal) e, portanto, com um aspecto de grande valor diagnóstico, o comprometimento das dobras, que pode ser mais

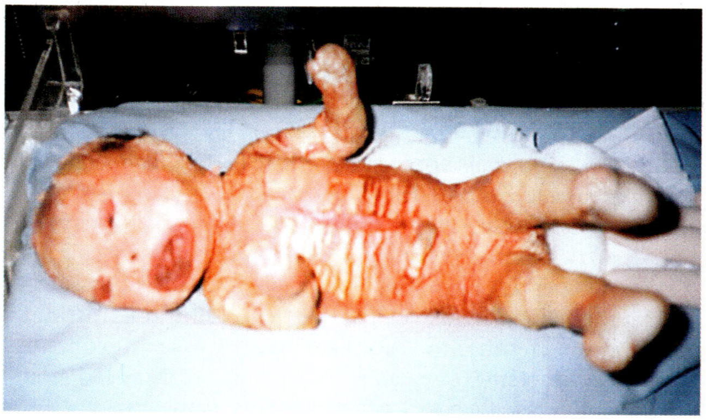

Figura 68.2 Feto arlequim. (Cortesia do Dr. Juliano Pereira.)

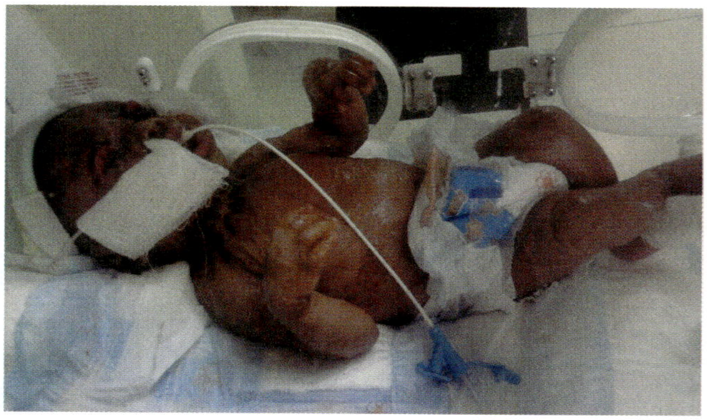

Figura 68.3 Bebê colódio, com ectrópio e eclábio.

intenso, chegando mesmo à formação de papilomas córneos. Uma característica importante é o eritema que há em quase todos os casos. Naqueles em que o eritema é mais intenso, as escamas tendem a ser mais finas e translucentes (eritrodermia ictiosiforme congênita); já a ictiose lamelar clássica tem pouco eritema e as escamas são muito espessas em virtude da intensa ceratose. Dentro de uma mesma família, o fenótipo pode variar muito, com ou sem eritrodermia. Ectrópio (importante sinal diagnóstico), deformidade das orelhas e onicogrifose são frequentes, bem como descamação do couro cabeludo e alteração dos cabelos, que são mais finos e ralos. Fissuras palmoplantares podem causar transtornos. A obstrução das glândulas sudoríparas pode diminuir a sudorese e elevar a temperatura corporal. A baixa estatura é comum (Figuras 68.4 e 68.5).

O quadro histopatológico caracteriza-se por hiperceratose, paraceratose focal, hipergranulose com células pseudovacuoladas e atividade mitótica aumentada. O tempo de trânsito epidérmico está diminuído. Do ponto de vista bioquímico, observa-se, no tipo eritrodérmico, elevação de N-alcanos nas escamas, e, no não eritrodérmico, elevação de esteroides livres.

Ictiose em roupa de banho

Considerada uma variante rara dentro das ICAR, também denominada "ictiose de tronco" apresenta-se com membrana coloide ao nascimento, e desenvolvimento posterior de ictiose lamelar/eritrodermia ictiosiforme. Nos primeiros meses de vida, a pele das extremidades se normaliza, diferentemente das áreas mais aquecidas do corpo (axilas, couro cabeludo, tronco), que persistem acometidas.

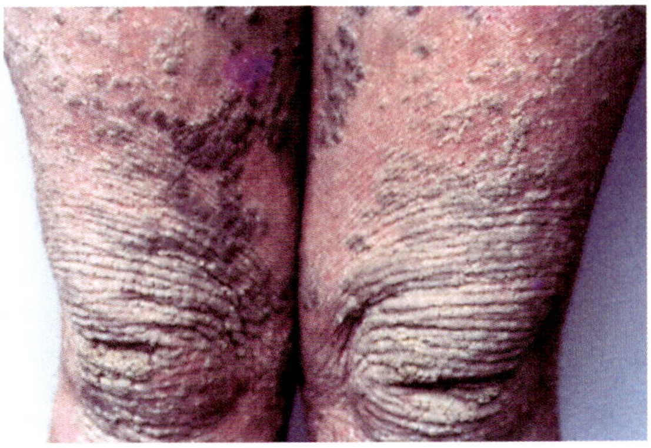

Figura 68.4 Ictiose bolhosa – típico aspecto verrucoso.

Ictioses ceratinopáticas

Expressam fenotipicamente mutações ocorridas sobre os genes que codificam a formação dos subtipos de queratina 1, 2 e 10, representadas pela ictiose epidermolítica e a ictiose epidermolítica superficial, além de outras variantes menos comuns.

Ictiose epidermolítica (hiperceratose epidermolítica)

A ictiose epidermolítica (IE) é uma doença autossômica dominante rara (1/250.000). Deve-se à mutação no gene das citoqueratinas (CKs) 1 ou 10. Elas formam uma rede estrutural dentro da célula, conferindo suporte e estrutura tridimensional aos queratinócitos. As CKs 1 e 10 são expressas nas camadas espinhosa e granulosa. Dessa forma, mutações nessas estruturas conferem fragilidade aos queratinócitos das camadas superiores da epiderme, que adquirem o aspecto vacuolar caracteristicamente encontrado nessa doença. A presença de hiperceratose palmoplantar está associada à mutação da CK1, enquanto a mutação da CK10 está habitualmente relacionada à ausência de ceratodermia palmoplantar.

As lesões ocorrem ao nascimento e caracterizam-se por eritema e bolhas, podendo ser discretas ou intensas, pondo em risco, nesse caso, a vida do paciente (ictiose epidermolítica letal). Com o tempo, as lesões bolhosas passam a dar lugar às lesões ceratósicas, que podem assumir aspecto verrucoso. O processo pode ser localizado ou generalizado e tende ao acometimento das dobras flexoras; pode haver ceratodermia palmoplantar (se houver mutação no gene da citoqueratina 1, haverá ceratodermia, o que não ocorre na mutação da citoqueratina 10). O sinal de Nikolsky pode se manifestar nos casos graves. As repercussões sistêmicas se assemelham às das ictioses mais graves anteriormente descritas.

A histopatologia é muito característica e conhecida como "hiperceratose epidermolítica", dando origem a uma das denominações da doença (ver Capítulo 6, item *Glossário de dermatopatologia*). Consiste em hiperceratose, papilomatose e acantose marcantes, associadas a um aumento da granulosa que contém grânulos de cerato-hialina agrupados e muito aumentados.

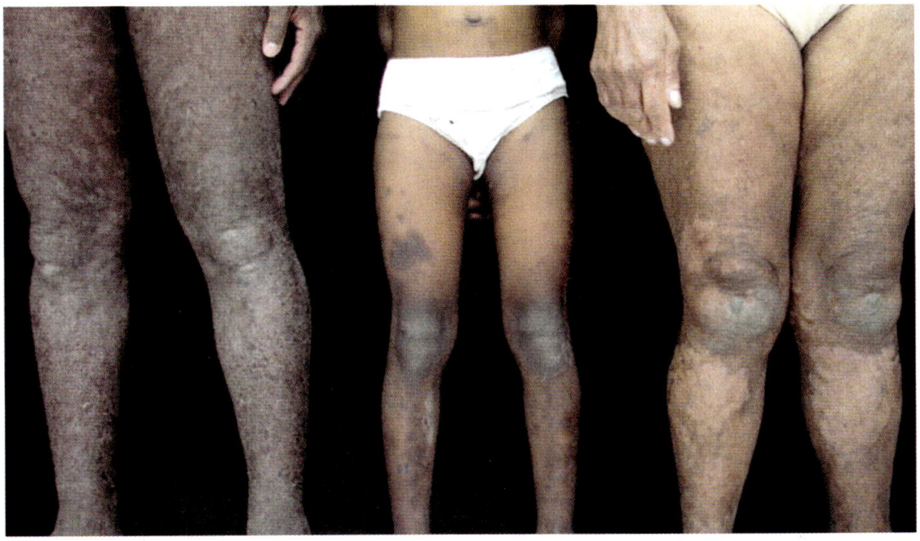

Figura 68.5 Eritrodermia ictiosiforme congênita bolhosa. Três gerações acometidas.

Os queratinócitos suprabasais mostram edema intracelular, resultando na formação da bolha intraepidérmica. A atividade mitótica está aumentada, e o tempo de trânsito transepidérmico, diminuído. A mutação pode acontecer depois da fecundação, *de novo* e originar apenas um nevo epidérmico ou uma forma em mosaico (distribuída pelas linhas de Blaschko). Sua importância está no fato de que tais indivíduos podem gerar filhos com o tipo clássico da doença.

Ictiose epidermolítica superficial

Um tipo diferente de ictiose com bolhas é a ictiose epidermolítica superficial (*ictiose bolhosa de Siemens*), que se deve a uma mutação do gene da citoqueratina 2e. O quadro clínico é semelhante ao da IE, mas é mais discreto, poupando as superfícies palmoplantares e o tronco, exceto por uma pequena área periumbilical.

Ictiose de Curth-Macklin (*ictiosis hystrix*)

É um termo usado para se referir à hiperceratose maciça progressiva, ou ceratodermia palmoplantar estriada, com fissuras profundas e risco de contratura flexural, além de constrição digital.

Ictioses sindrômicas

As *ictioses sindrômicas* representam entidades dentro das ictioses hereditárias, cujo fenótipo de apresentação de defeitos genéticos subjacentes associa alterações cutâneas ictiosiformes a sistêmicas, representadas por diversas alterações em outros órgãos. Além da subdivisão de condições cuja herança mendeliana está ligada ao cromossomo X, o consenso propõe que as demais ictioses sindrômicas sejam agrupadas de acordo com manifestações extracutâneas predominantes. Neste sentido, ictioses sindrômicas com exuberante comprometimento neurológico compõem um subgrupo, e assim por diante. Por fim, aquelas em que houve falha na classificação dessa maneira acabaram aglutinadas em um subgrupo denominado "ictioses sindrômicas associadas a outros sinais". A seguir, alguns exemplos são apresentados.

Ictiose sindrômica ligada ao X

Síndrome de Conradi. As lesões ictiosiformes são descamativas sobre base eritematosa, lembrando novelo (disposição em rodamoinho) e estão associadas a encurtamento do úmero e fêmur. Ocorre catarata bilateral em 50% dos casos. Achados menos frequentes são déficit intelectual, palato alto, nariz em sela e graves deformidades esqueléticas. Há manifestações generalizadas e em mosaico.

Ictioses sindrômicas com sinais neurológicos

Síndrome de Refsum. É autossômica recessiva, relacionada com uma deficiência enzimática (ácido fitânico oxidase), com consequente aumento de ácido fitânico nos tecidos. Processo ictiósico de início na infância (ou mais tardio, na vida adulta), semelhante a um tipo discreto de ictiose vulgar. Há associação a retinite pigmentosa atípica, alteração da visão noturna (pode ser o primeiro sinal da doença na puberdade), constrição dos campos visuais, anosmia, surdez neurossensorial, ataxia cerebelar, neuropatia periférica com paresia progressiva. O tratamento baseia-se em dieta isenta de laticínios e vegetais ricos em ácido fitânico e, nos casos graves, pode ser tentada a plasmaférese.

Síndrome de Sjögren-Larsson. É autossômica recessiva, iniciando-se ao nascimento ou nos primeiros meses de vida. Há eritrodermia ictiosiforme leve, de aspecto aveludado, com grande variação no grau de envolvimento cutâneo, prurido, associados a oligofrenia, paralisia espástica, epilepsia, defeitos na fala, alterações esqueléticas e dentárias e retinite degenerativa. Foi relatada diminuição dos metabólitos do ácido linoleico.

Ictiose sindrômica com alteração proeminente dos cabelos

Síndrome de Netherton. É autossômica recessiva; a mutação é no gene *SPINK5*, cromossomo 5q33.1. Frequentemente associada à atopia, com elevação de IgE. A maioria dos casos se apresenta como ictiose linear circunflexa (fenótipo particular determinado por lesões serpiginosas e anulares com dupla borda descamativa, porém também por outras formas de ictiose, como a forma eritrodérmica, que é muitas vezes a inicial ou, menos frequentemente, a localizada; Figura 68.6). Está associada também a alterações características dos pelos (*trichorrhexis* invaginata ou cabelo "em bambu") bem como a outras como *trichorrhexis nodosa* e *pili torti* (ver Capítulo 62). À microscopia com luz polarizada, um padrão específico em banda pode ser observado. Na idade adulta, as alterações capilares tendem a melhorar ou mesmo normalizar-se. Alguns casos descritos de déficit intelectual; investiga-se a possibilidade de consanguinidade. Tendência a diversas infecções de repetição na infância.

Ictioses sindrômicas associadas a outros sinais

Síndrome BIDS (*brittle hair, intellectual impairment, decreased fertility, short stature*). Cabelos quebradiços, déficit intelectual, diminuição da fertilidade e baixa estatura, associados à ictiose. A mutação se dá no gene *GJB2* (conexina 26).

Síndrome KID (*keratitis, ichthyosiform dermatitis, deafness*). Ceratite e surdez associadas à ictiose. Existe maior propensão a infecções e desenvolvimento de carcinoma espinocelular.

Síndrome ICE (*ichthyosis, cheeks, eyebrows*). Ictiose vulgar, bochechas proeminentes, rarefação de supercílios, podendo ser acompanhada de anomalias esqueléticas.

Paquioniquia congênita. Ver Capítulo 61, *Alterações Ungueais*.

Síndrome CHILD (*congenital hemidysplasia, ichthyosiform erythroderma, limb defects*). Trata-se de uma afecção rara, de herança dominante ligada ao X (essencialmente letal para o sexo masculino). É resultante de mutações no gene *NSDHL* [*NAD(P)H Steroid Dehydrogenase-Like Protein*], que inibe a síntese do colesterol a partir do lanosterol. Caracteriza-se por ser uma dermatose ictiosiforme bem demarcada e que respeita a linha média; ocorre ao nascimento ou nas primeiras semanas

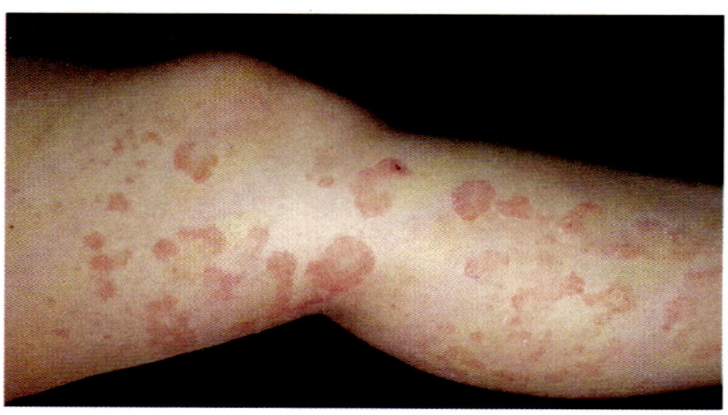

Figura 68.6 Síndrome de Netherton – ictiose linear circunflexa. A paciente apresentava também déficit intelectual e *tricorrhexis invaginata*.

de vida, acompanhada de hemidisplasia e defeitos esqueléticos; pode ser segmentar ou mesmo seguir um padrão de linhas de Blaschko. Alterações ipsilaterais renais, pulmonares, endócrinas e do sistema nervoso central (SNC) são incomuns. As lesões cutâneas apresentam-se de modo mais pronunciado e persistente nas áreas de dobras, caracterizando o denominado *pticotropismo* (lesões cutâneas tendem a se localizar e ser mais pronunciadas e persistentes nas dobras). Devido à semelhança com o nevo epidérmico inflamatório linear, é também conhecida como "síndrome CHILD". Representaria um fenótipo particular dentro do heterogêneo grupo das síndromes do nevo epidérmico.

Um tratamento tópico efetivo das lesões cutâneas após poucas semanas é feito com a associação de colesterol e lovastatina a 2% (pode ser feito com sinvastatina), pois corrige a deficiência intrínseca de colesterol, que modifica a formação da membrana celular do queratinócito e o acúmulo tóxico de seus precursores.

Tratamento

Na ictiose arlequim (e no bebê colódio, em menor grau), cuidados intensivos são fundamentais, incluindo incubadora umidificada, controle hidreletrolítico, analgesia (a dor decorrente das fissuras pode diminuir a amplitude da respiração), monitoramento da demanda aumentada de aporte calórico (principalmente se houver dificuldade de ingestão de alimentos devido ao eclábio) e da temperatura corporal (tendência à hipertermia). O acompanhamento multidisciplinar é importante, principalmente envolvendo oftalmologista (lubrificação dos olhos e manejo do ectrópio), otorrinolaringologista (desobstrução dos canais auditivos externos pela escamação intensa), neonatologista, cirurgião pediátrico (eventual necessidade de intervenção das constrições e do ectrópio). Devido à grande probabilidade de infecção, é necessário ter atenção a qualquer suspeita para início imediato de antibioticoterapia. Sempre após os banhos, deverá ser feita hidratação de todo o tegumento, de preferência com vaselina estéril.

Com o passar do tempo, deve-se dar atenção à mobilidade do bebê, sendo muitas vezes necessária fisioterapia para evitar contraturas.

Os pacientes com ictioses têm necessidades calóricas e hídricas maiores se comparados ao restante da população, além de poder existir déficit de vitamina D.

O banho é de extrema importância, pois auxilia na remoção das escamas e na limpeza, contribuindo para a melhora das infecções e do odor. É possível adicionar vinagre ou alvejante à água do banho, em baixas concentrações, como recomendado recentemente para dermatite atópica. Alguns recomendam a adição de bicarbonato de sódio, cujo efeito seria possibilitar maior desprendimento dessas escamas aderentes, pelo menos 1 vez/semana. Como tratamento local, auxiliam as emulsões A/O e os cremes hidratantes com vaselina, carbamida (10 a 20%) e/ou ácido láctico; o propilenoglicol a 40 a 60% em água, em oclusão; e o emprego de tópico com ácido salicílico (2 a 6%), cuidando para que a extensão da aplicação não seja grande ou evitar muitas reaplicações pelo risco de salicilismo ou intoxicação por ácido láctico. Nas ictioses hiperproliferativas, a emulsão A/O com N-acetilcisteína a 10% em ureia a 10%, 2 vezes/dia, é bastante efetiva. Pode ser necessário direcionar diferentes produtos para partes do corpo distintas: couro cabeludo, face e restante do corpo. O melhor produto para um paciente pode não ser para outro e esta escolha deve ser individualizada, inclusive com base no custo total. Dê preferência a produtos hipoalergênicos, principalmente na vigência da síndrome de Netherton.

São usados, com sucesso terapêutico, os retinoides, sobretudo a acitretina nas doses de 0,25 a 1 mg/kg/dia. Essas medicações são efetivas na eritrodermia ictiosiforme/ictiose lamelar e hiperceratose epidermolítica (nesta, em baixas doses). Seu uso em crianças somente deve ser feito em situações de intenso comprometimento e com controle clinicolaboratorial periódico (ver Capítulo 88).

Eritroceratodermias

Conceito

As eritroceratodermias, assim como as ictioses, estão inseridas no grupo das alterações mendelianas da corneificação (***Me**ndelian **d**isorder **o**f **c**orneification* – MEDOC), podendo ser entendidas como uma expressão localizada de ictiose em virtude do acometimento não difuso do tegumento.

Eritroceratodermia *variabilis* (Mendes da Costa)

A eritroceratodermia *variabilis* (ECV) é uma genodermatose rara, caracterizada por um distúrbio da ceratinização associado a eritema não inflamatório de transmissão autossômica dominante; no entanto, também existe a transmissão de maneira recessiva. Está relacionada com a mutação do cromossomo 1, que codifica membros da família das conexinas (30.3 e 31), responsáveis pelos canais que possibilitam as trocas iônicas e de moléculas entre células adjacentes.

Cerca de 30% dos casos iniciam ao nascimento e, em geral, a doença se manifesta até o primeiro ano de vida. As lesões são de dois tipos: placas ceratósicas persistentes e eritematosas, sobretudo nas regiões extensoras; lesões eritematosas migratórias policíclicas ou circinadas que evoluem em horas ou dias (*variabilis*), sendo a maior característica da doença; podem ser induzidas por mudanças climáticas e trauma. Ceratodermia pode estar presente. Mulheres podem sofrer exacerbação das lesões com o uso de contraceptivo oral ou durante a gestação. No verão, tende a melhorar. Membros de uma mesma família podem apresentar graus diferentes de acometimento (Figura 68.7).

A peculiaridade do eritema migratório associado às lesões ceratósicas persistentes firma o diagnóstico. O defeito básico é uma anomalia na coesão dos queratinócitos na camada córnea. A atividade mitótica é normal.

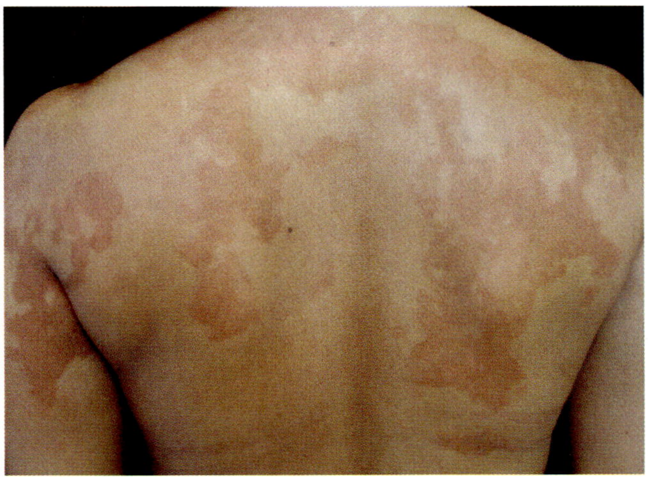

Figura 68.7 Eritroceratodermia *variabilis*. (Cortesia da Dra. Lucila D'Amico Póvoa.)

A patologia é inespecífica e revela acantose com orto ou paraceratose com papilomatose; as áreas eritematosas apresentam vasos dilatados e congestos com infiltrado inflamatório mononuclear.

O diagnóstico diferencial é feito principalmente com as demais eritroceratodermias.

A acitretina é o medicamento de escolha; fototerapia com psoraleno + ultravioleta A (PUVA) pode ser eficaz. Em caso de prurido, estão indicados anti-histamínicos.

Eritroceratodermia simétrica progressiva

Autossômica dominante. Manifesta-se logo após o nascimento como placas ceratósicas, simetricamente distribuídas nas extremidades, nádegas e face; o tronco é poupado. Progridem continuamente até a puberdade e, finalmente, acabam por regredir. Pode haver ceratodermia palmoplantar. É caracterizada por placas policíclicas, ceratósicas sobre base eritemato-alaranjada, com simetria quase perfeita das lesões, que são distribuídas sobre os joelhos, cotovelos, mãos e pés. O tronco e o abdome são raramente acometidos. Palmas e plantas são afetadas mais frequentemente; ceratodermia palmoplantar ocorre em 50% dos casos (Figura 68.8).

A mutação ocorre na proteína loricrina (principal constituinte do envelope celular), que, quando alterada, interfere nas fases tardias do processo de ceratinização. Utiliza-se o termo *progressiva* pelo caráter evolutivo da lesão que, uma vez presente, progride durante um curto período em termos de extensão. Há aumento da atividade mitótica na pele dos pacientes e o defeito básico é o excesso de produção de células córneas.

Giraux (1972) descreveu outra manifestação clínica – a *eritroceratodermia com ataxia*; e, no mesmo ano, Beare referiu-se a outra, que se acompanha de surdez, neuropatia e atraso físico. São autossômicas dominantes. Os retinoides sistêmicos são extremamente eficazes enquanto em uso.

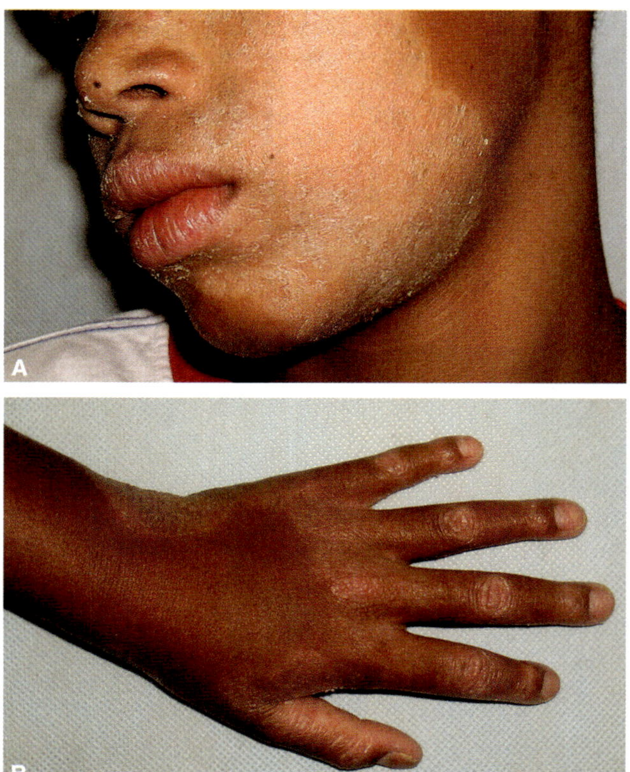

Figura 68.8 **A.** Eritroceratodermia simétrica progressiva – placas ceratósicas, sem eritema na face. **B.** Eritroceratodermia simétrica progressiva – mesmo paciente de **A**, com placa psoriasiforme fixa na extremidade.

Ceratodermias palmoplantares

Mariana Carvalho Costa ◆ David Rubem Azulay

Conceito

Grupo heterogêneo e numeroso de distúrbios da ceratinização, caracterizado pelo espessamento da pele das palmas e/ou plantas, frequentemente de tonalidade amarelada. Podem ser difusas ou circunscritas, transgressivas ou não, com ou sem associação de manifestações extrapalmoplantares; há também formas mutilantes. Podem ser classificadas em *simples* (apenas a ceratodermia), *complexas* (com alterações de pelos, dentes, unhas e glândulas sudoríparas) e *sindrômicas* (anormalidades em outros órgãos). Do ponto de vista histopatológico, além do necessário espessamento da camada córnea, teremos uma hiperplasia epidérmica que pode ser epidermolítica ou não, o que permite também um outro tipo de classificação (ver Capítulo 6, *Dermatopatologia*, item *Hiperceratose epidermolítica [degeneração granular]*).

Há formas hereditárias e adquiridas. Distinguem-se vários tipos clínicos hereditários (primitivos). As ceratodermias palmoplantares, assim como as eritroceratodermias e as ictioses, estão inseridas no grupo das alterações mendelianas da corneificação (MEDOC), podendo ser entendidas como uma expressão localizada da alteração dos corneócitos e seu habitual processo de diferenciação. As ceratodermias ditas secundárias ou adquiridas são aquelas de natureza não genética. Podem ser expressões de várias doenças, inclusive genéticas. Entre elas, podemos citar: psoríase (pode ser, raramente, a única manifestação da doença [forma palmoplantar]), síndromes de Sézary, artrite reativa, neurodermite, eczema de contato, líquen plano, pitiríase rubra pilar, arsenicismo crônico, sarna crostosa, *tinea* em bota e/ou em luva, entre outras. Pode ser secundária a atrito (por vícios posturais, mecânico e químico), paraneoplásica, fisiológica (menopausa), hormonal (hipotireoidismo) e por fototoxicidade (ceratodermia marginada palmar [ceratodermia de Ramos e Silva]) (ver Capítulo 77). Alguns medicamentos podem desencadeá-las: lítio, verapamil, imatinibe, capecitabina, venlafaxina, tegafur, entre outros.

Ceratodermias palmoplantares difusas

Tipo Unna-Thost

É autossômica dominante, relacionada com a mutação do gene da citoqueratina 1. Aparece, em geral, nos primeiros meses de idade, tornando-se mais evidente até os 2 anos. Há borda hiperceratósica espessa, cobrindo difusamente as regiões palmoplantares, sendo comum faixa eritematosa na periferia. Raramente é transgressiva (ultrapassa as bordas das mãos e dos pés, chegando à área dorsal). Podem ser encontradas lesões ceratósicas aberrantes (mãos, pés, joelhos e cotovelos), hiperidrose, alterações ungueais e clinodactilia (Figura 68.9).

Tipo Greither

É autossômica dominante. Tem início na infância e é progressiva, afetando os lados das mãos e dos pés (transgressiva) e, até mesmo, as pernas e os braços. Em alguns casos, a ceratose diminui com o tempo, podendo até desaparecer na 5ª década. É comum hiperidrose. Podem ocorrer coiloniquia, ceratose subungueal e braquifalangia.

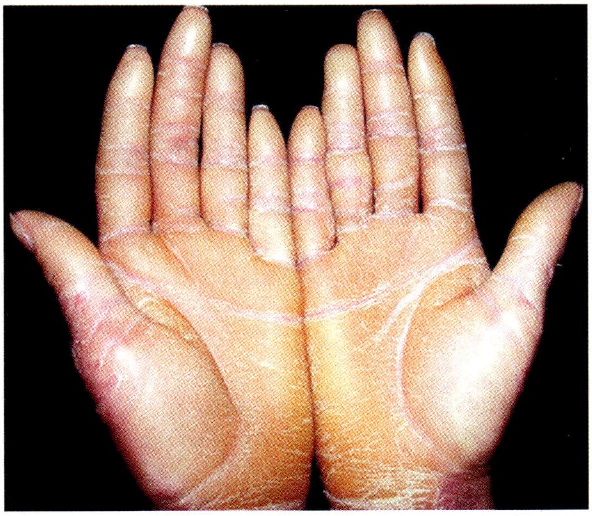

Figura 68.9 Ceratodermia tipo Unna-Thost. (Arquivo IDPRDA-SCMRJ.)

Tipo Meleda

É autossômica recessiva, relacionada com a mutação do gene da proteína SLURP-1 (*secreted mammalian Ly-6/uPAR-related protein-1*). Descrita inicialmente na ilha de Meleda, onde se realizavam frequentes casamentos consanguíneos. Começa no início da infância e tem curso progressivo. Há ceratodermia espessa difusa, com borda eritematosa proeminente, que pode levar à flexão em contratura, transgressiva, além de apresentar lesões em joelhos, punhos, antebraços, cotovelos e periorais; há hiperidrose, com consequente odor peculiar; e podem ocorrer alterações ungueais e faixas de constrição nos dedos, levando à amputação espontânea.

Tipo Papillon-Lefèvre

É autossômica recessiva, relacionada com a mutação do gene da catepsina C. Inicia-se, em geral, no primeiro ano de vida e caracteriza-se clinicamente por apresentar: hiperidrose palmoplantar difusa transgressiva, que lembra o mal de *Meleda*; difere deste por apresentar ainda gengivite, alterações do periósteo alveolar – resultando em perda dos dentes e calcificação de foice do cérebro. Alterações da função leucocitária contribuem para infecções proeminentes na gengiva e na pele. Podem existir ainda lesões eritematodescamativas nos pés, cotovelos e regiões interfalangianas (muitas vezes, erroneamente diagnosticadas como psoríase). A higiene oral adequada deve ser sempre orientada.

Tipo Vörner

É autossômica dominante, relacionada com a mutação do gene da citoqueratina 1 ou da 9. Assemelha-se ao tipo *Unna*, exceto pelo fato de não haver hiperidrose e poder apresentar bolhas. A ceratose pode ser mais acentuada nos locais de pressão. Na histopatologia, há vacuolização perinuclear, grânulos grosseiros de cerato-hialina e degeneração celular nas camadas granulosa e espinhosa. O emprego de retinoides orais deve ser feito com baixas doses, pelo risco de poder aumentar, no início, o surgimento de bolhas.

Tipo Vohwinkel

É autossômica dominante, relacionada com a mutação do gene da conexina 26 ou da loricrina. Surge na infância; é transgressiva e a ceratodermia palmoplantar tem o aspecto em favo de mel. Há ceratoses lineares sobre as articulações e, no dorso dos pés, tem o aspecto de estrela-do-mar; há estrangulamento ainhoide de dedos das mãos e pés. Déficit intelectual, surdez neurossensorial e alopecia cicatricial podem ocorrer.

Tipo Schopf

É autossômica recessiva. Há ceratodermia palmoplantar difusa, não transgressiva, cistos palpebrais, onicodistrofia, hipodontia e hipotricose.

Tipo Olmsted

Inicia-se na infância; é autossômica dominante na maioria dos casos, ou recessiva. A ceratodermia é eritematosa e bem demarcada, de natureza mutilante, o que pode levar à amputação dos dedos e à dificuldade de deambulação. Alteração dos cabelos e consequente alopecia ocorrem. O mais característico é a ceratodermia periorificial. Existe dor e prurido associados, e alguns casos são agravados por eritromelalgia. A principal mutação na síndrome ocorre no gene *TRPV3* (*transient receptor potential vanilloid* 3), que tem atuação sobre queratinócitos e tricócitos por meio do receptor do fator de crescimento epitelial (EGFR). Isso permitiu acrescentar no tratamento o erlotinibe à acitretina, com bom resultado. Também o *TRPV3* tem ação sobre a dor e o prurido. Mutações nos genes *MBTPS2* e *PERP* também causam a doença.

Ceratodermias palmoplantares focais e pontilhadas

Tipo estriado (Brunauer-Fohs-Siemens)

Há indícios de ser autossômica dominante, relacionada com a mutação da desmoplaquina ou da desmogleína 1, surgindo em torno dos 2 anos de idade. São lesões estriadas principalmente nas plantas; nas palmas, podem aparecer mais tarde, associadas a trabalhos manuais e principalmente nos dedos.

Tipo Howel-Evans (tilose hereditária)

Distúrbio autossômico dominante caracterizado por ceratodermia palmoplantar bem demarcada. Em geral, o aparecimento é tardio (5 a 10 anos de idade) e se acentua principalmente nas áreas de pressão. Dos tipos familiares de tilose palmoplantar, podem ser mencionadas a não epidermolítica (alterações genéticas no cromossomo 12q11-q13, referentes aos queratinócitos tipo II) e a epidermolítica (alterações genéticas no cromossomo 17q25, referentes aos queratinócitos tipo I). Nesta última, os pacientes apresentam uma chance 40% maior de desenvolver carcinoma de células escamosas do esôfago. Esta associação de tilose palmoplantar com neoplasia esofágica denomina-se *síndrome de Howel-Evans*.

Tipo Buschke-Fischer

É autossômica dominante com grande variedade interfamiliar. As lesões aparecem entre a 2ª e a 4ª década. É uma ceratose pontilhada, caracterizada por pápulas ceratósicas semelhantes a *clavus*, nos aspectos volares das mãos e dos pés, que pioram por trauma. Na histopatologia, há coluna de paraceratose compacta semelhante à lamela cornoide.

Tipo Richner-Hanhart

É autossômica recessiva. A ceratodermia aparece entre a infância e a adolescência; pode ser puntiforme (tipo *clavus*) e/ou difusa, não transgressiva, com tendência ao estrangulamento ainhoide e opacidade da córnea. Pode coexistir com déficit intelectual e baixa estatura. Ocorre deficiência da aminotransferase hepática com elevação da tirosina sérica e tirosinúria. Deve-se seguir dieta pobre em fenilalanina e tirosina.

Acroceratoelastoidose (tipo Oswaldo Costa)

É uma genodermatose autossômica dominante rara, que também pode ocorrer de maneira esporádica, descrita por Oswaldo Costa. Revisão recente da literatura associada à experiência dos autores nos leva à conclusão de que predomina no sexo feminino e possivelmente na etnia negra. As primeiras manifestações têm início geralmente na infância ou na adolescência, com múltiplas pápulas amareladas, medindo de 2 a 4 mm de diâmetro, por vezes umbilicadas, localizadas na margem lateral das mãos e dos pés, bilateralmente, o que é o indício clínico mais característico desta afecção. Há ainda espessamento cutâneo sobre as articulações metarcarpofalangianas, metatarsofalangianas e interfalangianas proximais. Embora não seja consenso, alguns autores referem que as pápulas tendem a aumentar em quantidade com o decorrer do tempo. Associação à hiperidrose pode ocorrer (Figura 68.10 A e B).

Os achados histopatológicos mais comuns são hiperceratose, acantose discreta e alteração das fibras elásticas na derme, que se encontram em menor quantidade e fragmentadas (elastorrexe) (Figura 68.10 C). Quanto ao diagnóstico diferencial, a ceratodermia focal acral apresenta quadro clínico muito semelhante, mas sem a elastorrexe. Pela característica assintomática das lesões e por não haver associação à morbidade, nenhum tratamento é necessário, exceto por questões estéticas. Dos tratamentos locais com corticosteroides, ácido salicílico e tretinoína ao tratamento sistêmico com imunossupressores (prednisona e metotrexato), foram encontrados resultados muito discretos. A acitretina parece demonstrar maior eficácia embora seja regra a recorrência após sua suspensão. Técnicas cirúrgicas incluem criocirurgia e cirurgia a *laser* usando *Erbium-YAG laser*; contudo, assim como as demais mencionadas, com pouca melhora, o que deve ser reforçado ao paciente.

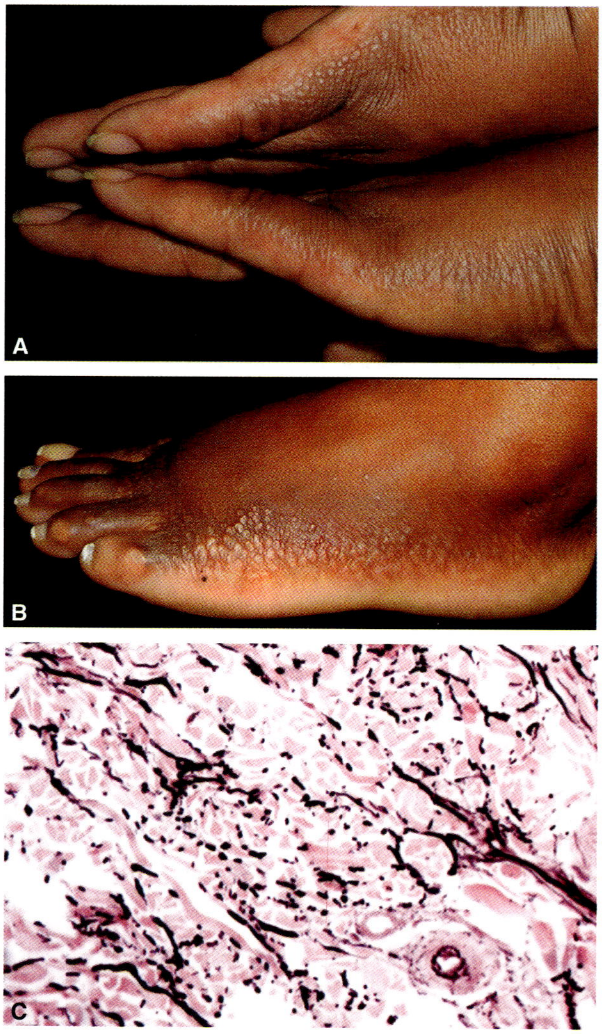

Figura 68.10 **A** e **B.** Acroceratoelastoidose de Oswaldo Costa – acometimento simétrico da margem lateral das mãos e dos pés. (Cortesia da Dra. Mariana Costa.) **C.** Acroceratoelastoidose de Oswaldo Costa. Observe a elastorrexe, coloração pela orceína.

Acroceratodermia aquagênica

Esta entidade apresenta vasta sinonímia: acroceratodermia siríngea aquagênica, acroceratodermia papulotranslucente reativa transitória, enrugamento aquagênico das mãos, acroceratodermia papulotranslucente aquagênica adquirida, entre outros.

Na maioria das vezes, é uma condição adquirida que se manifesta após poucos minutos de contato com a água, independentemente da temperatura; a resolução ocorre em até 70 min a contar do afastamento da água. A localização habitual é a região palmar, embora, na apresentação genética, a região plantar também possa estar acometida; há um caso com acometimento exclusivo dos quirodáctilos. As lesões são simétricas e caracterizam-se por pápulas ou placas translúcidas e/ou esbranquiçadas, que podem formar placas que se acentuam após o contato com água. Eventualmente sofrem inflamação com queixa de dor. Cerca de 60% dos pacientes com fibrose cística apresentam o quadro. Na dermatoscopia podem ser observadas estruturas arredondadas translúcidas correspondendo aos ductos écrinos dilatados localizados nas cristas dos dermatóglifos (Figura 68.11).

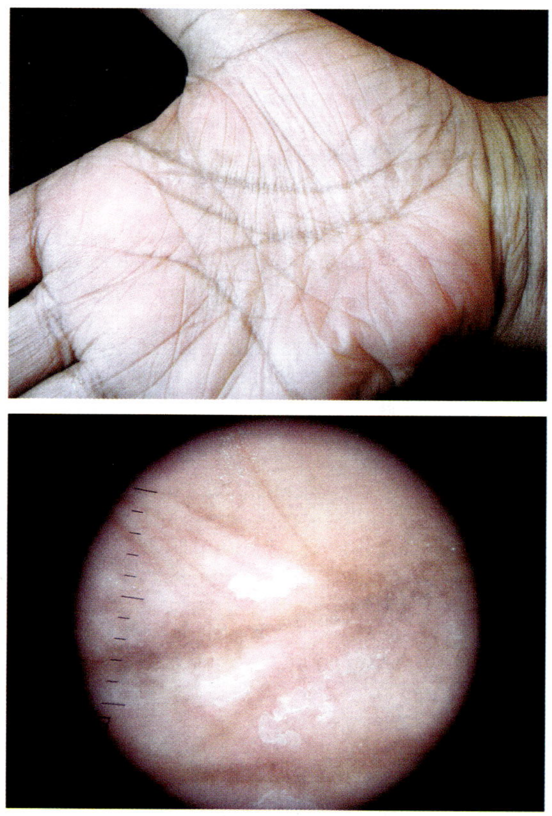

Figura 68.11 Acroceratose aquagênica. Lesões esbranquiçadas nas palmas após exposição à água. (Cortesia da Dra. Mayra Brito do Nascimento.)

A maioria dos casos ocorre no sexo feminino e é esporádica. Acredita-se que, quando de natureza genética, seja de transmissão autossômica dominante. Ocorre com elevada frequência nos pacientes com fibrose cística e, excepcionalmente, nos pacientes com dermatite atópica, em uso de anti-inflamatórios e aminoglicosídeos. A patogênese parece estar relacionada com um distúrbio funcional transitório da função da barreira da epiderme, que resulta em uma absorção exagerada de água. É possível que as enzimas transglutaminase estejam alteradas. Há relato recente de melhora com toxina botulínica.

Ceratoses foliculares

Conceito

Denominação abrangente para várias doenças, cujo denominador comum é um tampão córneo na abertura dos folículos pilosos; a maioria desses casos é representada por genodermatoses.

Ceratose folicular (ceratose pilar)

As lesões caracterizam-se por pequenas pápulas foliculares que provocam, à palpação, a sensação de aspereza; por vezes, ocorre um halo eritematoso em torno das lesões. A distribuição é típica e acomete raízes dos membros (superior, preferentemente); pode ser um processo generalizado (Figura 68.12). Existe como doença de caráter familial; no entanto, é mais frequentemente associada à dermatite atópica, assim como existe invariavelmente na ictiose vulgar. Tende à involução com o passar dos anos. O vemurafenibe, utilizado no tratamento do melanoma metastático, é capaz de desencadeá-la com apresentação intensa e disseminada, assim como os inibidores da tirosinoquinase (imatinibe, erlotinibe, entre outros), que são empregados no tratamento de neoplasias metastáticas ou não.

O tratamento é realizado com ceratolíticos, ácido retinoico, emolientes e corticosteroides tópicos de média potência quando houver inflamação associada.

Ceratose pilar tipo Brocq-Darier

Surge nos primeiros anos de vida e sofre discreta involução na idade adulta; é autossômica dominante. As lesões localizam-se preferentemente nas zonas externas dos membros, cintura e quadris, e acabam por provocar o desaparecimento dos pelos, deixando cicatrizes foliculares mínimas.

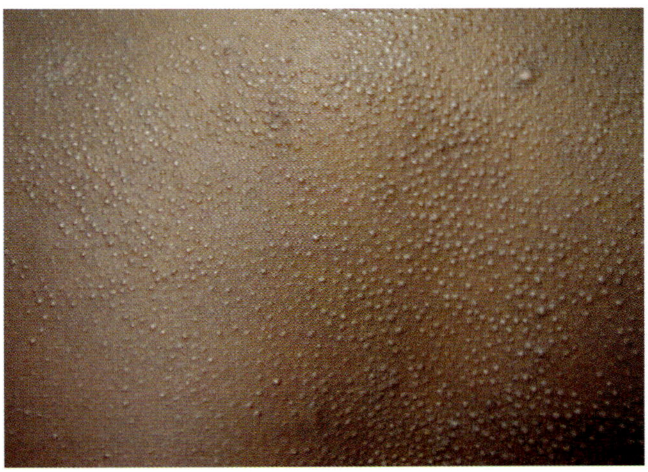

Figura 68.12 Ceratose folicular. (Cortesia do Dr. Fabiano Leal.)

Ceratose folicular rubra tipo Brocq (*keratosis pilaris atrophicans faciei, ulerythema ophryogenes*)

As pápulas foliculares apresentam-se simetricamente, na parte externa das sobrancelhas, com componente eritematoso importante; os pelos das sobrancelhas tornam-se gradualmente finos; as regiões frontal e geniana também podem ser afetadas; é autossômica dominante.

Ceratose folicular espinhosa decalvante e ofiásica tipo Siemens

A principal característica é o fato de as pápulas foliculares levarem à instalação de alopecia do tipo ofiásico; é relevante também a existência de opacidade córnea e fotofobia. Outras localizações são face, nuca, membros e supercílios; é congênita ou aparece nos primeiros anos de idade; em certas famílias, é recessiva ligada ao sexo.

Atrofodermia vermiculada (foliculite uleritematosa reticular)

As pápulas foliculares são discretíssimas, acompanhadas, por vezes, de eritema e levam à atrofia reticulada da face; em certas famílias, é sexo-recessiva. Faz diagnóstico diferencial com acne; seu início, em geral, ocorre na infância.

Erythromelanosis follicularis faciei et colli

É outra condição rara caracterizada por hiperpigmentação eritemato-amarronzada simétrica da região frontal, malar e temporal associada ao envolvimento do folículo piloso. É frequentemente acompanhada de ceratose folicular no pescoço e ombros. As três principais características clínicas são: eritema com ou sem telangiectasias, pequenas pápulas foliculares e hiperpigmentação. Difere do *ulerythema ophryogenes* pela ausência de atrofia folicular, alopecia cicatricial e cicatriz.

Há relato do uso do tacalcitol (análogo da vitamina D), 1 vez/dia durante 12 semanas, com boa resposta. O eritema facial pode ser tratado com luz intensa pulsada, no entanto, são necessárias algumas sessões. As lesões cicatriciais respondem bem ao *laser* de CO_2.

Pitiríase rubra pilar

Conceito e classificação

A pitiríase rubra pilar (PRP) é um grupo heterogêneo de doenças caracterizadas pela existência de pápulas foliculares eritemato-alaranjadas e descamativas. De etiopatogenia incerta, parece compartilhar com a psoríase a importância do eixo interleucina (IL)-23/IL-17.

É classificada em seis tipos: tipo I: clássico no adulto (55%); tipo II: atípico no adulto (5%); tipo III: classicamente juvenil (10%); tipo IV: circunscritamente juvenil (joelhos, cotovelos com placas ceratósicas, eritematosas) (25%); tipo V: atipicamente juvenil, que ocorre nos primeiros anos de vida; aspecto esclerodermiforme das palmas e plantas, além de ceratose e eritema, com curso mais crônico; tipo VI: ocorre em pacientes infectados pelo HIV, guardando boa correlação com a progressão da doença. Os tipos I e III diferem apenas na faixa etária de aparecimento das manifestações clínicas.

A maioria dos casos é adquirida, sendo aproximadamente 6% com transmissão, em geral, autossômica dominante. A doença se apresenta com dois picos definidos; o primeiro na 1ª e 2ª décadas e o segundo, na 6ª. Os tipos clássicos involuem no período de 3 a 5 anos. O familial tende a persistir e a adquirida pode evoluir com remissões e exacerbações.

Casos familiais de PRP são geralmente do tipo V. Alguns autores acreditam que o tipo V represente uma doença diferente. Trabalhos de Olsen *et al.*, realizados em crianças com PRP, não observaram padrão de herança familiar ou predileção por sexo. O tipo mais observado foi o tipo III (classicamente juvenil).

A associação de PRP e dermatomiosite parece ser mais que fortuita e recebe a denominação *síndrome de Wong*.

Poucos casos de PRP já foram descritos relacionados com o emprego de imunoterapia antineoplásica, como nivolumabe e pembrolizumabe (PD-1/PD-L1, ver Figura 53.29).

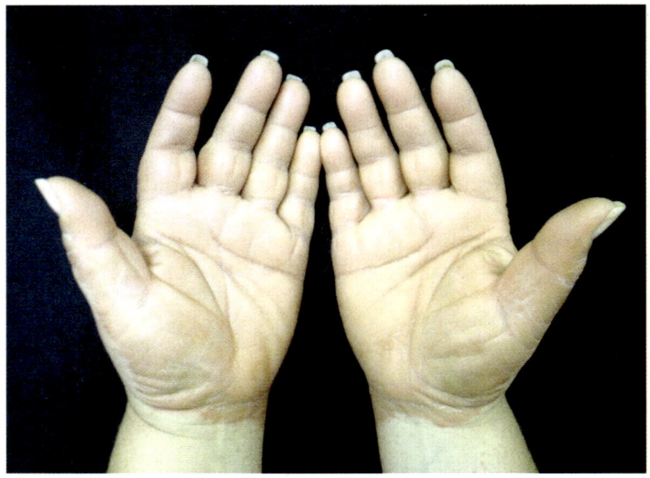

Figura 68.14 Pitiríase rubra pilar – ceratodermia palmar. (Cortesia do Dr. Fred Bernardes.)

Clínica

Nas manifestações clássicas, ocorre erupção cefalocaudal de pápulas ceratósicas foliculares que podem evoluir para eritrodermia. As pápulas foliculares são centradas por pelos (Figura 68.13), sendo de grande valor diagnóstico as situadas na região dorsal das falanges; ceratodermia palmoplantar compõe o quadro (Figura 68.14), assim como ocorre acometimento intenso das unhas, principalmente espessamento, amarelamento, sem distrofia nem as "gotas de óleo" e pouquíssimo *pitting*, o que ajuda na diferenciação com psoríase (Figura 68.15). É muito característica a ocorrência de ilhas de pele sã (Figura 68.16) no interior das lesões eritematoescamosas; o couro cabeludo está sempre comprometido; podem existir ectrópio e lesões de mucosa. As manifestações clínicas podem ser precedidas por diarreia, infecção do trato respiratório superior ou trauma.

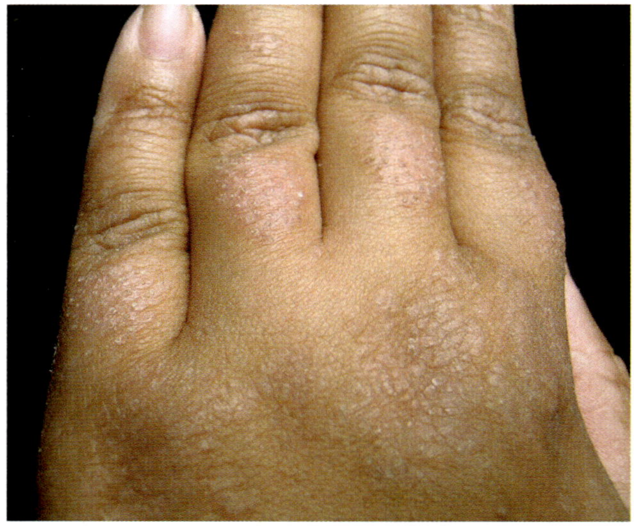

Figura 68.15 Pitiríase rubra pilar – pápulas ceratósicas nos espaços interfalângicos no dorso das mãos ajudam no diagnóstico diferencial com psoríase.

Diagnóstico diferencial

O principal diagnóstico diferencial é com psoríase, que pode ser diferenciada pelas características clínicas e pela evolução; a patologia torna possível uma diferenciação com certa facilidade,

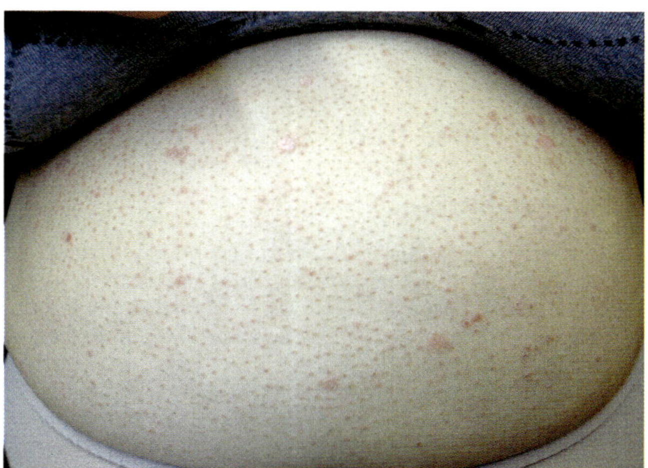

Figura 68.13 Pitiríase rubra pilar – pápulas foliculares centradas por pelos na região abdominal. (Cortesia do Dr. Fred Bernardes.)

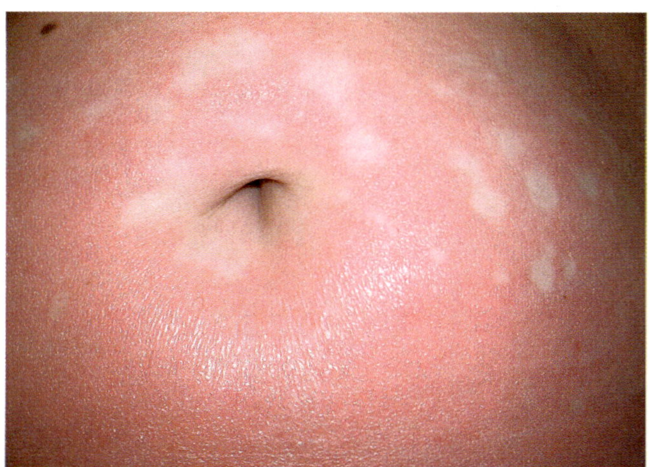

Figura 68.16 Pitiríase rubra pilar – lesões eritematodescamativas com ilhas de pele sã de permeio – aspecto característico.

e nela observamos hiperceratose predominantemente folicular com colunas de paraceratose intercaladas com ortoceratose, acantose com ausência de atrofia da camada suprapapilar, vasos dilatados e ausência de neutrófilos (ver Capítulo 15, item *Psoríase*, Figuras 15.27 a 15.29).

Tratamento

O tratamento é feito com isotretinoína (dose de 1 a 1,5 mg/kg por mais de 3 meses) ou mesmo acitretina. Metotrexato tem sua indicação na fase eritrodérmica, ocasionalmente, associado à isotretinoína; nesta fase, medidas de suporte devem ser adotadas. Infliximabe na dose de 5 mg/kg promoveu boa e rápida melhora mesmo antes da segunda dose, que ocorreu na 2ª semana e depois na 6ª e 12ª semanas, em um paciente com o tipo I. Etanercepte 50 mg, subcutâneo (SC), 2 vezes/semana por 4 meses, promoveu melhora evidente em paciente com o tipo III. O brodalumabe mostrou-se efetivo no tratamento de um caso do tipo V, na dose de 210 mg SC, nas semanas 0, 1 e 2, e, então, a cada duas semanas, com resolução das lesões no segundo mês. Também pode se associar aos biológicos o metotrexato ou retinoide. Embora muitos pacientes possam se beneficiar das várias modalidades de fototerapia associada à isotretinoína, alguns podem sofrer agravamento. Hidratantes ajudam a diminuir a descamação e reparam a pele.

Pitiríase rotunda

Ver Capítulo 63.

Papilomatose confluente e reticulada de Gougerot e Carteaud

Conceito

A papilomatose confluente e reticulada (PCR) é uma dermatose relativamente incomum que acomete principalmente jovens após puberdade. Alguns estudos mostraram predileção por caucasianos do sexo masculino. Há poucos casos familiais.

Etiopatogenia

Inúmeras teorias tentam explicar a sua etiopatogenia. A hipótese mais aceita atualmente atribui a PCR a uma desordem de ceratinização. Análises de imuno-histoquímica e microscopia eletrônica evidenciaram aumento dos grânulos lamelares na camada granulosa, aumento das células de transição e maior expressão de proteínas marcadoras de diferenciação e maturação de queratinócitos (involucrina, queratina 16 e Ki-67), o que reforça essa hipótese. Outras teorias enfocam distúrbios endócrinos, com destaque para obesidade e diabetes melito, devido à resistência insulínica; no entanto, a maioria dos pacientes é saudável. Fatores genéticos e resposta anormal à infecção fúngica por *Malassezia* sp. são outras teorias para sua etiopatogenia. Estudos recentes identificaram a bactéria *Dietzia* (cepa X) na pele de pacientes portadores de PCR, sendo esta a responsável por uma infecção dos folículos, o que desencadearia a dermatose. Tal fato explicaria a resposta satisfatória ao tratamento com antibióticos orais. Diante de tantas associações, na opinião dos autores, é mais provável que a PCR não seja em si uma doença, e sim um padrão de resposta da pele a diversos estímulos que ocorreria em indivíduos propensos. Há ainda quem considere a PCR e a acantose *nigricans* espectros de uma mesma entidade.

Clínica

A lesão elementar da PCR é uma pequena pápula verrucosa, plana, pouco saliente, de coloração variável (hipocrômica, levemente eritematosa ou acastanhada), medindo aproximadamente 5 mm. As pápulas tornam-se confluentes, formando placas com aspecto reticulado na periferia, iniciando-se nas regiões interescapular, epigástrica e intermamária, podendo progredir até a nuca, a região cervical lateral, as axilas e a região pubiana (Figuras 68.17 e 68.18). Ocasionalmente, ocorre aspecto pseudoatrófico. As lesões são geralmente assintomáticas, mas pode haver leve prurido.

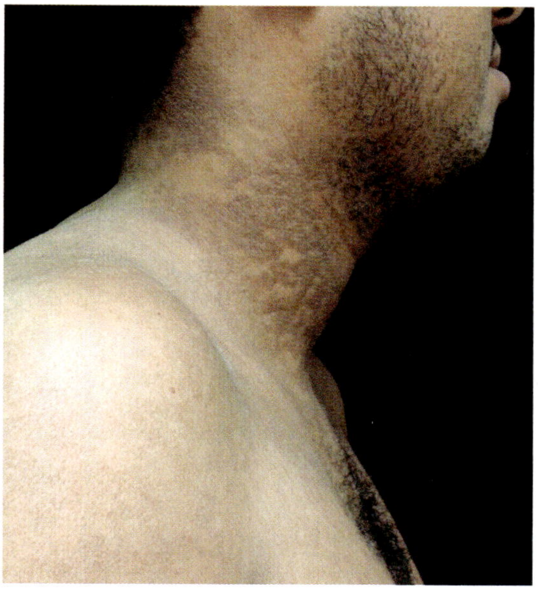

Figura 68.17 Papilomatose confluente e reticulada de Gougerot e Carteaud. (Cortesia da Dra. Maria Isabel Cárdenas.)

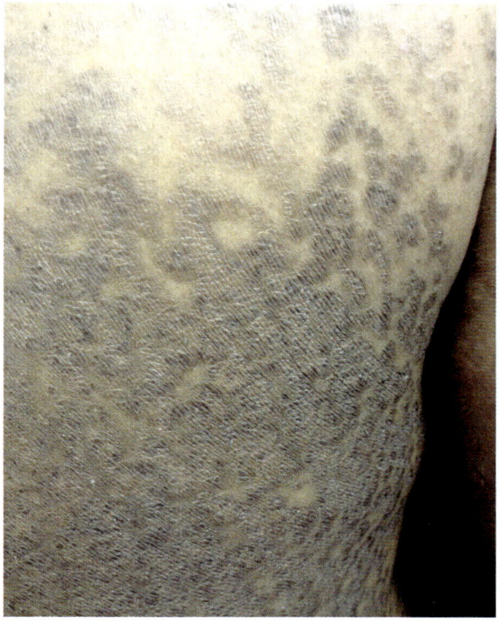

Figura 68.18 Papilomatose confluente e reticulada de Gougerot e Carteaud – aspecto confluente e reticulado característico. (Cortesia do Dr. Fred Bernardes.)

Diagnóstico

O diagnóstico é predominantemente clínico, mas a realização de exame micológico é mandatória. O uso da lâmpada de Wood pode demonstrar coloração amarela fluorescente quando há fungo. Em casos de dúvida no diagnóstico, a histopatologia pode ser útil, porém não específica, sendo encontrada hiperceratose, na maioria das vezes ortoceratósica, com papilomatose irregular, acantose focal e redução da granulosa. Pode ocorrer hiperpigmentação na camada basal, sem alteração na quantidade de melanócitos.

Diagnóstico diferencial

O diagnóstico diferencial mais importante é com pitiríase versicolor e, eventualmente, com acantose *nigricans*, doença de Dowling-Degos e amiloidose cutânea.

Tratamento

O tratamento com antifúngicos pode ter resposta satisfatória nos casos de colonização maciça por *Malassezia* sp. O uso de minociclina 50 a 100 mg 2 vezes/dia apresenta bons resultados, também relatados com o uso de doxiciclina, assim como outros antibióticos, como macrolídios, tetraciclinas e cefalosporinas. Outras modalidades incluem peróxido de benzoíla, retinoides tópicos e orais e calcipotriol. Relato recente de um caso exuberante mostrou excelente resposta ao uso de metotrexato. No entanto, nenhuma terapia mostrou-se completamente eficaz, sendo verificada recidiva frequente com a interrupção do tratamento. O controle do sobrepeso deve ser estimulado por meio de dieta e exercícios físicos.

Poroceratoses (poroqueratoses)

Conceito

Distúrbio da ceratinização que se caracteriza clinicamente por pápulas ceratósicas, de crescimento centrífugo, que aumentam progressivamente, tomando um arranjo circular ou oval, com centro discretamente deprimido ou não e cujos limites são dados por uma "muralha ceratósica", cuja histopatologia é característica e representada pela *lamela cornoide* (coluna de paraceratose). A hipótese patogenética mais aceita para a ocorrência da lamela cornoide é que esta representaria um clone mutante de queratinócitos. São conhecidas diversas apresentações: a de Mibelli, a actínica superficial disseminada, a superficial disseminada, a palmoplantar com a sua variante puntata, a linear e, mais recentemente, a piticotrópica.

Ainda que raramente, as poroceratoses fazem parte do grupo de doenças decorrentes de desordens epidérmicas de ceratinização que apresentam predisposição a sofrer malignização, em especial o tipo linear; a exceção, entre todas, é a apresentação puntata. Lesões maiores e antigas apresentam esta possibilidade.

Há diferentes genes envolvidos nas diversas apresentações e, quando ocorre transmissão genética, é autossômica dominante.

Existe uma constelação de entidades genéticas raras que combinam craniossinostose, hipoplasia clavicular, retardo no fechamento da fontanela, defeitos cranianos, surdez, ânus imperfurado ou de localização anterior, anormalidades geniturinárias e alterações cutâneas, em especial lesões poroceratose-símiles. Mutações nos ativadores dos receptores do fator de crescimento dos fibroblastos são as responsáveis por algumas síndromes que compartilham os achados descritos anteriormente.

Poroceratose de Mibelli

Corresponde à variante inicialmente descrita e representa cerca de 30% de todas as poroceratoses. Inicia-se na infância e pode ficar restrita a uma única lesão ou, ao contrário, ocorrendo inúmeras lesões; pode alcançar grandes dimensões, evidenciando mais a muralha ceratósica. A localização preferencial é nas extremidades, face e área genital, inclusive podem ocorrer lesões mucosas; excepcionalmente pode surgir um corno cutâneo a partir das lesões (Figuras 68.19 e 68.20). É 3 vezes mais frequente no sexo masculino.

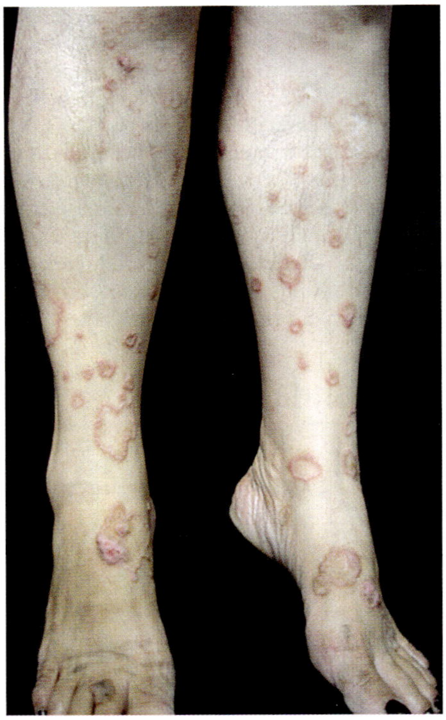

Figura 68.19 Poroceratose de Mibelli – aspecto típico das lesões.

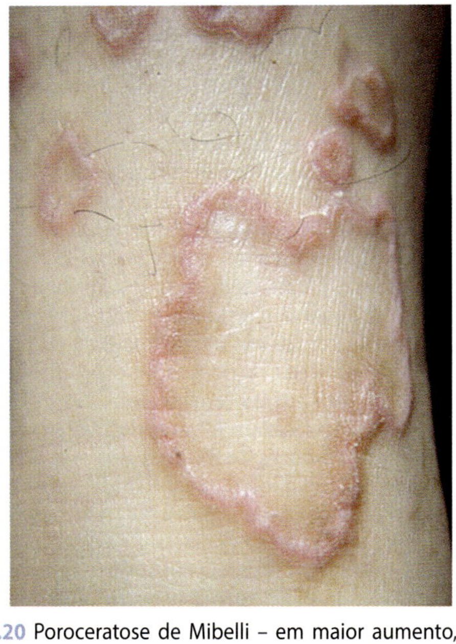

Figura 68.20 Poroceratose de Mibelli – em maior aumento, a muralha característica.

Poroceratose actínica superficial disseminada

Foi descrita por Chernosky e caracteriza-se pelos seguintes fatos: lesões menos evidentes, muito numerosas e de localização em áreas expostas ao sol, com frequência maior em mulheres caucasianas, evidentemente. É o tipo mais comum.

Poroceratose superficial disseminada

É semelhante à anterior, no entanto, as lesões também ocorrem em áreas não fotoexpostas (Figura 68.21). É também mais frequente em mulheres. Existe, em especial, uma associação clara a diversos quadros de imunodepressão, inclusive AIDS.

Poroceratose palmoplantar disseminada

As lesões acometem inicialmente a região palmoplantar e, posteriormente, se disseminam, podendo inclusive acometer mucosas. O início ocorre na adolescência ou logo a seguir, sendo mais frequente em homens.

Existe uma forma puntata localizada apenas na região palmoplantar.

Poroceratose linear

Assemelha-se ao nevo verrucoso pela distribuição linear. Muitas vezes, mantém o padrão anular; segue as linhas de Blaschko e surge na infância ou na adolescência. Pode estar associada a outras apresentações da doença. Há 6 casos descritos na literatura relacionados à radioterapia, sendo 5 na região pélvica (Figura 68.22).

Poroceratose piticotrópica

A lesão é verrucosa e pode lembrar uma placa de psoríase; as lesões podem ser múltiplas. É pruriginosa. Tem como sinonímia poroceratose hiperceratósica, genitoglútea, folicular e poroceratoma. Pela sinonímia observa-se que as localizações preferenciais são a glútea, seguida da genitoglútea e, por vezes, acompanhadas de lesões nas extremidades (23%). Alguns autores a consideram uma neurodermite.

Poroceratose eruptiva

Essa rara apresentação se caracteriza pela rápida instalação de numerosas lesões de poroceratose e geralmente está associada à imunodepressão sistêmica, inclusive neoplasias sólidas, ou a medicamentos imunossupressores, inclusive corticoterapia. Pacientes com essa apresentação devem ser investigados nesse sentido.

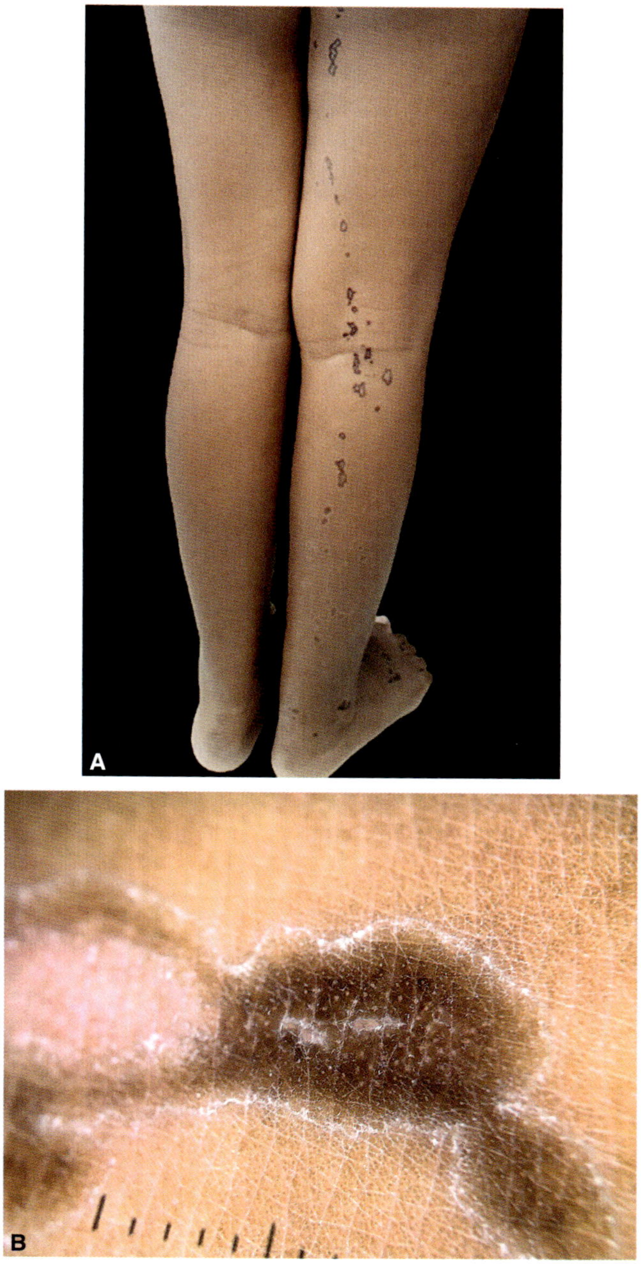

Figura 68.22 **A.** Poroceratose linear. **B.** Dermatoscopia na qual se observa a lamela cornoide circundando as lesões. (Cortesia da Dra. Lívia Cortizo Reis.)

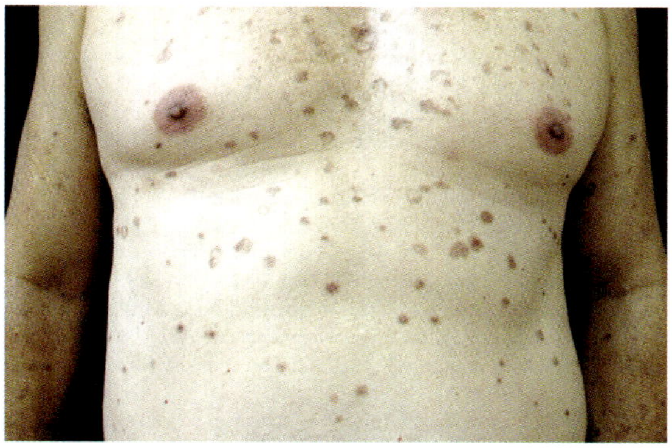

Figura 68.21 Poroceratose superficial disseminada. (Cortesia do Dr. Fred Bernardes.)

Outros distúrbios da ceratinização

Ceratose esfoliativa congênita

Caracteriza-se por descamação simples, não eritematosa, afetando praticamente todo o corpo, mas poupando as regiões palmoplantares. Não involui com a idade; é, provavelmente, autossômica recessiva.

Comedões disceratósicos familiares

Aparecem na época da puberdade, como pápulas centradas por rolha ceratósica enegrecida, com disceratose focal; as lesões são múltiplas e generalizadas.

Hiperceratose lenticular *perstans* (doença de Flegel)

As lesões são papuloescamosas eritematosas ou amarronzadas, geralmente assintomáticas, que se iniciam pelo dorso dos pés, na idade adulta (40 a 70 anos), predominando em mulheres. Estendem-se aos membros inferiores, braços e dorso das mãos. Embora esporádica, muitas vezes pode ter uma herança autossômica dominante. Ocorre diminuição ou ausência dos corpúsculos de Odland (ver Capítulo 1, item *Camada granulosa*).

A patologia também é característica e tem os seguintes achados: hiperceratose compacta focal, estrato de Malpighi afinado levando a atrofia epidérmica e denso infiltrado linfocítico em faixa na derme papilar, com alguns linfócitos com núcleos hipercromáticos e cerebriformes.

Além do uso de emolientes, o tratamento inicial pode ser feito com corticosteroide de alta potência 2 vezes/dia seguido de 5-fluoruracila a 5% ou calcipotriol. A terapia com PUVA é efetiva por algum tempo após o seu término. Métodos destrutivos são efetivos, porém ficam limitados pelo grande número de lesões (*laser* de CO_2, crioterapia, eletrocoagulação e curetagem).

Tratamento das genodermatoses da ceratinização

Houve grande progresso no tratamento das genodermatoses depois da introdução dos retinoides sistêmicos, cujas doses, indicações e efeitos colaterais encontram-se no Capítulo 88. Retinoides tópicos, como o tazaroteno, são apontados na literatura como opções de tratamento. A poroceratose de Mibelli pode responder a tratamento tópico com 5-fluoruracila, calcipotriol (durante 3 meses, 2 vezes/dia), acitretina, isotretinoína, crioterapia, dermoabrasão e *laser* de CO_2, além de fotoproteção, sobretudo na poroceratose actínica superficial. O imiquimode tem se mostrado útil em vários casos de poroceratose. Emolientes ajudam a tornar menos ásperas as lesões e corticoterapia tópica preferentemente associada ao ácido salicílico está indicada quando houver inflamação associada nas ceratoses foliculares.

Recentemente foi introduzido, no tratamento das poroceratoses, colesterol 2% com lovastatina a 2% em creme, 2 vezes/dia, por até 3 meses, com boa resposta, ou outra estatina como atorvastatina ou a sinvastatina, também a 2%. A resposta, independentemente da forma da doença, costuma ser efetiva, à exceção da forma linear, que tende a ser menos eficaz.

O mecanismo de ação ocorre por meio da inibição da coenzima A (HMG-CoA) redutase, que evita o acúmulo de metabólitos citotóxicos (mevulonato) na célula. O colesterol é acrescido de forma a reconstituir o produto final dessa via e, assim, manter a integridade celular e estabilizar a matriz lipídica extracelular.

Bibliografia

Ictioses

Bassotti A, Moreno S, Criado E. Successful treatment with topical N-acetylcysteine in urea in five children with congenital lamellar ichthyosis. *Pediatric Dermatol.* 2011 Apr;28(4):451-5.

Diaz LZ, Browning JC, Smidt AC *et al.* Complications of ichthyosis beyond the skin. *Dermatologic Therapy.* 2013 Jan-Feb;26(1):39-45.

Digiovanna JJ, Mauro T, Miolstone LM *et al.* Systemic retinoids in the management of ichthyoses and related skin types. *Dermatoc Ther.* 2013 Jan-Feb; 26(1):26-38.

Dyer JA, Spraker M, Williams. Care of the newborn with ichthyosis. *Dermatol Ther.* 2013 Jan-Feb;26(1):1-15.

Fleckman P, Newell BD, Steensel MA *et al.* Topical treatment of ichthyosis. *Dermatol Ther.* 2013 Jan-Feb;26(1):16-25.

Hernandes-Martin A, Torrelo-Fernandez A, Lucas-Laguna R *et al.* I Jornada de experto en ictiosis. *Actas Dermosifiliogr.* 2013 Jan 30 pii: S0001-7310(12) 00577-7.

Macéa JM, Oliveira ZNP, Machado MCMR. Você conhece a síndrome CHILD? *An Bras Dermatol.* 2005 Jul-Aug;80(4):417-20.

Milstone LM. Scaly skin and bath pH: Rediscovering baking soda. *J Am Acad Dermatol.* 2010 May;62(5):885-6.

Oji V, Tadini G, Akiyama M *et al.* Revised nomenclature and classification of inherited ichthyosis: Results os the First Ichthyosis Consensus in Sorèze 2009. *J Am Acad Dermatol.* 2010 Oct;63(4):607-41.

Redondo P, Bauzá A. Topical N-acetylcysteine for lamellar ichthyosis. *Lancet.* 1999 Nov; 354(11):1880.

Sander B, Hashimoto K. Collodion baby and lamellar ichthyosis. *J Cutan Pathol.* 1998 Feb;25(2):116-21.

Sandoval KR, Machado MCR, Oliveira ZNP, Nico MMS. Síndrome CHILD: tratamento das suas lesões cutâneas com preparado tópico de lovastatina e colesterol. *An Bras Dermatol.* 2019;94(3):341-3.

Traupe H. Ichthyosis keeps surprising us. *Actas Dermosifiliogr.* 2013 May;104(4):267-9.

Traupe H. The genetic ichthyosis. *In*: Harper J, Oranje A, Prose N (eds.). *Textbook of Pediatric Dermatology.* Oxford: Blackwell Science;2000. p. 1101-21.

Traupe H, Burgdorf WHC. Treatment of ichthyosis: there is always something you can do! Im Memorian: Wolfgang Küster. *J Am Acad Dermatol.* 2007 Sep; 57:542-7.

Utsumi D, Yasuma M, Amano H *et al.* Hair abnormality in Netherton syndrome observed under polarized light microscopy. *J Am Acad Dermatol.* 2020 Set;83(3):847-53.

Verma A, Uttamani N. Collodion baby. *Indian Pediatr.* 2001 Dec;38(12):1428.

Eritroceratodermias

Barzallo M, Legña D, Legña M. Eritroqueratodermia variabilis: reporte de un caso. *Dermatol Pediatr Lat.* 2006 Dec;4(3):217-9.

Claro TMC, Barreto AGMW, Yoshida FM *et al.* Eritroceratodermia variabilis: relato de dois casos. *An Bras Dermatol.* 1997 May-Jun;72(3):263-7.

Richard G. Erythrokeratodermia variabilis. Emedicine specialties: dermatology. Disponível em: http://emedicine.medscape.com/article/1110820-overview.

Zanini M, Bertizo D, Corrêa e Silva K *et al.* Eritroqueratodermia simétrica progressiva: relato de um caso esporádico e de surgimento tardio. *Med Cutan Iber Lat Am.* 2003 May-Jun;31(3):192-4.

Ceratodermias palmoplantares

Accioly-Filho JW, Holanda EM, Almeida TLP, Cavalcante LIS. Ceratodermia mutilante de Vohwinkel: relato de três casos em uma família. *An Bras Dermatol.* 2003 May-Jun;78(3):311-8.

Butala S, Phan S, Siegel DH *et al.* Two for two: dual therapy with erlotinib and acitretin for twins with severe keratoderma in Olmsted syndrome. *Pediatr Dermatol.* 2023 Jul-Aug;40(4):735-37.

Campbell IT, Campbell G, Leite E. Síndrome de Olmsted: ceratodermia palmoplantar e periorificial mutilante. *An Bras Dermatol.* 1996 MaI-Jun;71(3): 223-6.

Costa MC, Bornhausen-Demarch E, Hertz E *et al.* Acroceratoclatoidose de Oswaldo Costa. *An Bras Dermatol.* 2011 Nov-Dec;86(6):1222-32.

Costa OG. Acrokeratoelastoidosis: a hitherto undescribed skin disease. *Dermatologica.* 1954 Aug;70(2):228-31.

Johnson BI, Yan A. Congenital diseases (genodermatoses). *In*: Elder DE, Elenitsas R. *Lever's histopathology of the skin.* 10. ed. Philadelphia: Lippincott, 2009.

Kimyai-Asadi A, Kotcher LB, Jih MH. The molecular basis of hereditary palmoplantar keratodermas. *J Am Acad Dermatol.* 2002 Sep;47(3):327-43.

Lu A, Li K, Huang C *et al.* Pathogenesis and management of *TRPV3*-related Olmsted syndrome. *Front Genet.* 2024 Dec 11;15:1459109.

Messikh R, Atallah L, Aubin F *et al.* La toxine botulique dans les maladies dermatologiques Invalidantes. *An Dermatol Venereol.* 2009;136:S129-31.

Meziane M, Senouci K, Ouidane Y *et al.* Acrokeratoelastoidosis. *Dermatol Online J.* 2008 Sep 15;14(9):11.

Oldham J, O'Toole E. A case of Olmsted syndrome with dramatic response to erlotinib. *Clin Exp Dermatol.* 2024 Nov 22;49(12):1755-7.

Saray Y, Seçkin D. Familial aquagenic acrokeratoderma: case reports and review of the literature. *Int J Dermatol.* 2005 Nov;44(11):906-9.

Souza CA, Santos AC, Santos LC, Carneiro AL. Síndrome tilose hereditária e câncer de esôfago. *An Bras Dermatol.* 2009 Set-Out;84(5):527-9.
Tsai S, Kageyama N, Warthan M, Cockerell JSA. Acrokeratoelastoidosis. *Int J Dermatol.* 2005 May;44(5):406-7.
Xia Q. Aquagenic acrokeratoderma: case report with no involvement of the palms. *Int J Dermatol.* 2012 Nov;51(11):1391-3.
Zanini M. Hiperceratose focal acral: relato de caso e discussão sobre as ceratodermias marginais. *An Bras Dermatol.* 2006 Set-Out;81(5 Supl 3):293-6.

Ceratoses foliculares

Boyd KP, Vincent B, Andea A *et al.* Nonmalignant cutaneous findings associated with vemurafenib use in patients with metastatic melanoma. *J Am Acad Dermatol.* 2012 Dec;67(6):1375-9.
Carvalho CA, Carvalho AV, Kiss A *et al.* Keratosis pilaris and ulerythema ophryogenes in a woman with monosomy of the short arm of chromosome 18. *An Bras Dermatol.* 2011 Jul-Ago;86(4 Suppl 1):S42-5.
Castela E, Chiaverini C, Boralevi F *et al.* Papular, profuse, and precocious keratosis pilaris. *Pediatr Dermatol.* 2012 May-Jun;29(3):285-8.
Kim WJ, Song M, Ko HC, Kim BS. Topical tacalcitol ointment can be good therapeutic choice in erythomelanosis follicularis faciei et colli. *J Am Acad Dermatol.* 2012 Aug;67(2):320-1.
Luria RB, Conologue T. Atrophoderma vermiculatum: a case report and review of the literature on keratosis pilaris atrophicans. *Cutis.* 2009 Feb;83(2):83-6.
Patrizi A, Bianchi T, Orlandi C, Mazzanti L. Ulerythema ophryogenes and keratosis pilaris. *Eur J Dermatol.* 2002 Nov-Dec;12(6):572.
Silva RS, Fonseca JCM, Obadia D. What is your diagnosis? erythomelanosis follicularis faciei et colli. *An Bras Dermatol.* 2010 Nov-Dec;85(6):923-5.

Pitiríase rubra pilar

Cox V, Lesesky EB, Garcia BD. Treatment of juvenile pitryasis rubra pilaris with etarnecepte. *J Am Acad Dermatol.* 2008 Nov;59(5 Suppl):S113-4.
Goldberger T, Armoni G, Lavie D, Merims S. Pityriasis rubra pilaris induced by PD-1 inhibitor nivolumab. *Int J Dermatol.* 2021 Aug;60(8):1038-9.
Guimarães P, Belo J, Branco A *et al.* Pitiríase rubra pilar: relato de caso com boa resposta à acitretina e revisão da literatura. *An Bras Dermatol.* 2001 Nov-Dec;76: 717-22.
Haro R, Revelles JM, Fariña MC *et al.* Wong's dermatomyositis: a new case and review of the literature. *Int J Dermatol.* 2013 Apr;52(4):466-70.
Muller H, Gattringer C, Zelger B. Infliximabe monotherapy as first-line treatment for adult-onset pityriasis rubra pilaris: case report. *J Am Acad Dermatol.* 2008 Nov;59(5 Suppl):S65-70.

Papilomatose confluente e reticulada de Gougerot e Carteaud

Ahogo KC, Gbery PI, Bamba V *et al.* Confluent and reticulated papillomatosis of Gougerot-Carteaud on black skin: two observations. *Case Rep Dermatol Med.* 2016;2016:2507542. doi:10.1155/2016/2507542.
Bernardes Filho F, Quaresma MV, Rezende FC *et al.* Papilomatose confluente e reticulada de Gougerot-Carteaud e obesidade: achados dermatoscópicos. *An Bras Dermatol.* 2014 Mai-Jun;89(3):509-11.
Davis MD, Weenig RH, Camilleri MJ. Confluent and reticulate papillomatosis (Gougerot-Carteaud syndrome): a minocycline-responsive dermatosis without evidence for yeast in pathogenesis. A study of 39 patients and a proposal of diagnostic criteria. *Br J Dermatol.* 2006 Feb;154(2):287-93.
Ferreira LM, Diniz LM, Ferreira CJM. Papilomatose confluente e reticulada de Gougerot e Carteaud: relato de três casos. *An Bras Dermatol.* 2009 Jan-Fev;84(1):78-81.
Lim JH, Tey HL, Chong WS. Confluent and reticulated papillomatosis: diagnostic and treatment challenges. *Clin Cosmet Investig Dermatol.* 2016 Aug 25;9:217-23.
Nunes de Mattos AB, Brummer CF, Funchal GDG, Nunes DH. Use of methotrexate in an exuberant case of confluent and reticulated papillomatosis of Gougerot and Carteaud in a teenager. *An Bras Dermatol.* 2019 Nov-Dec; 94(6):717-20.

Poroceratoses

Arranz-Salas I, Sanz-Trelles A, Ojeda DB. P53 alterations in porokeratosis. *J Cutan Pathol.* 2003 Aug;30(7):455-8.
Atzmony L, Lim YH, Hamilton C *et al.* Topical cholesterol/lovastatin for the treatment of porokeratosis: a pathogenesis-directed therapy. *J Am Acad Dermatol.* 2020 Jan;82(1):123-31.
Bakardzhiev I, Kavaklieva S. Sucessful treatment of disseminated superficial actinic porokeratosis with calcipotriol. *Int J Dermatol.* 2012 Sep;51(9): 1139-42.
Felice C, Graceffa D, Morrone A, Bonifati C. Familial pityriasis rubra pilaris successfully treated with brodalumab. *Int J Dermatol.* 2020 Jul;59(7): 885-7.
Flanagan N, Boyadjinev, Harper J *et al.* Familial craniosynostosis, anal anomalies, and porokeratosis: CAP syndrome. *J Med Genet.* 1998 Sep;35(9): 763-6.
Herranz P, Pizarro A, Lucas R *et al.* High incidence of porokeratosis in renal transplant recipients. *Br J Dermatol.* 1997 Feb;136(2):176-9.
Hynes MC, Biagi JJ, Mahmud A. Unilateral porokeratosis associated with neoadjuvant radiotherapy of the pelvis. *Int J Dermatol.* 2025 Feb;64(2):405-7.
Ishikawa M, Yamamoto T. Poroceratose eruptiva em paciente com síndrome nefrótica. *An Bras Dermatol.* 2022;97(3):399-400.
Kostopoulos-Kanitakis K-A, Kanitakis J. Porokeratoses: an update on pathogenesis and treatment. *Int J Dermatol.* 2025 Jan;64(1):62-71.
Lin JH. Coexistence of three variants of porokeratosis with multiple squamous cell carcinomas arising from lesions of giant porokeratosis. *J Eur Acad Dermatol Venereol.* 2006 May;20(5):621-3.
Marks S, Varma R, W Cantrell *et al.* Diclofenac Sodium 3% gel as a potential treatment for disseminated superficial acinic porokeratosis. *J Eur Acad Dermatol Venereol.* 2009 Jan;23(1):42-5.
Schena D, Papagrigoraki A, Frigo A, Girolomoni G. Eruptive disseminated porokeratosis associated with internal malignancies: a case report. *Cutis.* 2010 Mar;85(3):156-9.
Taylor A, Nguyen RH, Glass DA, Agim NG. Annular plaques and craniosynostosis. *J Am Acad Dermatol.* 2013 May;68(5):881-4.
Tebet ACF, Oliveira TG, Oliveira ARFM *et al.* Poroqueratose piticotrópica – Relato de caso. *An Bras Dermatol.* 2016 Set-Out;91(5 Suppl 1):S134-6.
Wei S, Yang S, Lin D *et al.* A novel locus for disseminated superficial porokeratosis maps on chromospme 18p11.3. *J Invest Dermatol.* 2004 Nov;123(5): 872-5.

Outros distúrbios da ceratinização

Bortoluzzi P, Cusini M, Veraldi S, Nazzaro G. Hyperkeratosis lenticularis perstans (Flegel's disease): our experience and review of the literature. *Int J Dermatol.* 2021 Jan;60(1):33-8.
Cunha Filho RR, Almeida Jr HL. Hyperkeratosis lenticularis perstans. *An Bras Dermatol.* 2011 Jul-Ago;86(4 Suppl 1):S76-7.
Humphrey S, Crawford RI, Au S. Long-standing spiny papules on the lower extremities. Flegel disease, or hyperkeratosis lenticularis perstans (HLP). *Arch Dermatol.* 2008 Nov;144(11):1509-14.
Sterneberg-Vos H, van Marion AM, Frank J, Poblete-Gutierrez P. Hyperkeratosis lenticularis perstans (Flegel's disease): successful treatment with topical corticosteroids. *Int J Dermatol.* 2008 Nov;47(1 Suppl):S38-41.

69

Genodermatoses Acantolíticas com Disceratose e Doenças Relacionadas

Maria Victória Quaresma ◆ Luna Azulay-Abulafia

Doença de Darier

Conceito

Genodermatose autossômica dominante, também chamada "doença de Darier-White" ou *keratosis follicularis* (1889).

Epidemiologia

A incidência da doença de Darier (DD) pode variar de 1 a 30.000/100.000 nascimentos.

Na maioria dos casos, tem início entre os 8 e os 16 anos, sem preferência por sexo, e evolui de maneira crônica.

Distúrbios neuropsiquiátricos como epilepsia, esquizofrenia, depressão maior e transtorno bipolar podem acompanhar a doença. Outra associação descrita é o diabetes melito tipo 1.

Etiopatogenia

É um exemplo de doença de herança autossômica dominante, causada por insuficiência haploide. Resulta da mutação no gene *ATP2A2* do cromossomo 12q23-24, o qual codifica a enzima ATPase cálcio-dependente do retículo sarco/endoplasmático (SERCA-2, que mantém o cálcio dentro do retículo endoplasmático). O cálcio armazenado está envolvido no final do ciclo celular e na diferenciação celular terminal. Ocorre diminuição da coesão celular dos ceratinócitos e alteração na diferenciação terminal deles, resultando em queratinização anormal. A radiação UV diminui a expressão do gene *ATP2A2*.

Clínica

Caracteriza-se por pápulas, predominantemente foliculares, embora também haja interfoliculares. São de aspecto untuoso e tonalidade amarelo-acastanhada; localizam-se, de preferência, nas áreas seborreicas, como face e couro cabeludo, e nas regiões esternal, interescapular e periumbilical, por vezes com odor desagradável (Figuras 69.1 e 69.2). Nas regiões axilares e na genitália há tendência à formação de lesões vegetantes. Em geral, há simetria, embora existam raros casos zosteriformes (nevo epidérmico disceratósico acantolítico ou doença de Darier localizada). Observam-se numerosas pápulas eritemato-acastanhadas,

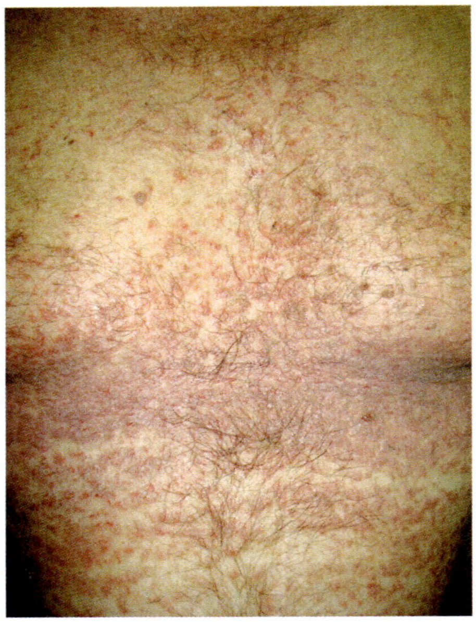

Figura 69.1 Doença de Darier – pápulas eritemato-acastanhadas de aspecto untuoso em áreas seborreicas, como na região presternal. Fazem diagnóstico diferencial com dermatite seborreica.

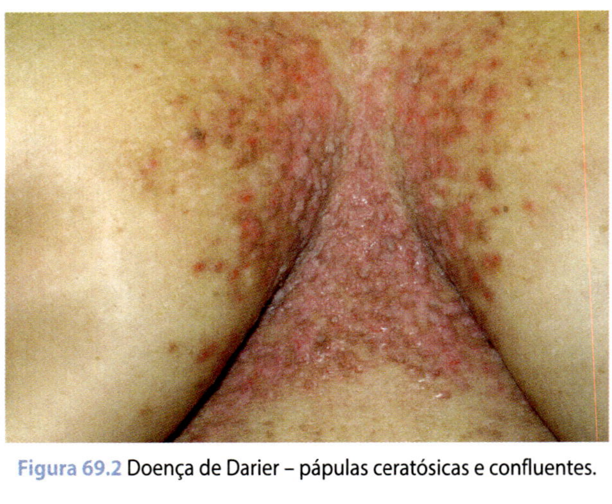

Figura 69.2 Doença de Darier – pápulas ceratósicas e confluentes.

achatadas e brilhantes no dorso das mãos e dos pés, idênticas às da acroceratose verruciforme (Figura 69.6). Nas superfícies palmoplantares observam-se depressões puntiformes (*pits*) e, por vezes, ceratoses. Em geral, há simetria, embora lesões localizadas ocorram em cerca de 10% dos casos, com diferentes variantes descritas: unilateral, linear, segmentar ou zosteriforme. Dois fenótipos são reconhecidos na doença localizada. O tipo I é caracterizado pela distribuição unilateral ao longo das linhas de Blaschko. Na variante do tipo II, os pacientes apresentam doença disseminada com áreas localizadas de envolvimento mais grave. Acredita-se que o nevo epidérmico com disceratose acantolítica seja uma forma de doença de Darier localizada.

Outras apresentações clínicas singulares da DD com presença de lesões cutâneas atípicas são: pápulas ceratóticas simulando comedões abertos (variante comedônica); máculas hipocrômicas semelhantes à leucodermia gutata (variante hipopigmentada) e lesões hemorrágicas acrais, caracterizadas por máculas e vesículas com conteúdo sanguinolento são observadas em cerca de 5% dos casos (variante hemorrágica acral).

Fatores ambientais, incluindo exposição à luz solar, calor, fricção, suor e umidade desempenham um papel fundamental no agravamento e na recidiva das lesões cutâneas. Além disso, o uso de medicamentos como lítio pode exacerbar as lesões cutâneas. Infecções bacterianas e virais secundárias podem ocorrer prurido local e fenômeno de Köbner.

As alterações ungueais incluem fragilidade das unhas com onicólise distal na característica forma de V, bem como estrias longitudinais eritematosas e brancas ao longo de toda a lâmina. Outros sinais ungueais inespecíficos são hemorragias em estilhas, fissuras na lâmina, ceratose subungueal e pápulas ceratóticas da dobra ungueal proximal.

Na DD pode ocorrer o envolvimento das superfícies mucosas (orofaringolaríngea, retal, vulvar e esofágica), por vezes de apresentação exuberante. A mucosa oral é afetada em 13 a 50% dos casos, e o envolvimento oral é possivelmente paralelo à gravidade da doença cutânea. As lesões consistem em pápulas hipocrômicas de tamanhos variados com uma depressão central e que ocasionalmente coalescem, formando placas irregulares, dando à mucosa uma textura rugosa. O palato é o local mais comumente afetado seguido pela gengiva. Embora as lesões orais tenham sido relatadas como não tendo potencial maligno, há um relato de transformação carcinomatosa. Acometimento ocular deve ser interrogado durante a anamnese e o encaminhamento para o oftalmologista pode ser necessário. Em um estudo com 36 pacientes, 39% apresentavam problemas oculares. Em parte, as queixas ocorrem pela origem ectodérmica das glândulas lacrimais, do epitélio da córnea e das pálpebras. Nessas, as lesões de Darier propriamente são vistas em aproximadamente 50% dos casos, e blefarite em 44%. Olho seco em 36% dos casos pode existir com ou sem síndrome de Sjögren, havendo necessidade de lubrificantes de forma contínua. As alterações na córnea e retinite pigmentosa podem estar presentes. Cuidados devem ser tomados, especialmente se houver intervenção cirúrgica, pela possibilidade de infecção por estafilococos. Não foi encontrada relação entre os achados oftalmológicos e o uso do retinoide oral.

Histopatologia

É característica, apresentando dois achados histopatológicos marcantes: (1) acantólise suprabasal, com formação de fendas, e que provavelmente é resultante de alterações desmossomais; (2) disceratose peculiar resultante da diferenciação anormal/prematura de ceratinócitos, com presença de células disceratóticas chamadas "corpos redondos e grãos". Os corpos redondos são observados nos estratos espinhoso e granuloso como células que têm núcleo picnótico, basofílico e central, circundado por um halo claro e citoplasma eosinofílico. Os grãos são células pequenas com núcleos alongados e escasso citoplasma, encontrados nos estratos mais superiores da epiderme, sobretudo no estrato córneo. A epiderme sobrejacente às células disceratóticas mostra hiperceratose e paraceratose, por vezes formando um tampão córneo espesso. Outras alterações epidérmicas incluem acantose irregular e papilomatose.

O vemurafenibe, utilizado no tratamento do melanoma metastático, é capaz de desencadear lesões isoladas ou disseminadas com achados histopatológicos de disceratose acantolítica consistente com o diagnóstico de disceratoma verrucoso ou dermatose acantolítica/doença de Darier-símiles.

Tratamento

O tratamento é feito com resultados excepcionais, sobretudo com isotretinoína, mas também com acitretina nas formas generalizadas (Figura 87.4 A e B) e com ácido retinoico tópico e 5-fluoruracila nas formas localizadas. Os pacientes devem evitar o sol e usar hidratantes. Exacerbações da doença são precipitadas por infecções bacterianas e, com menos frequência, por herpes; além disso, respondem prontamente à terapia específica. Em contraste com a DD convencional, a variante clínica comedônica tende a não responder tão bem aos retinoides tópicos e sistêmicos. Em casos refratários aos tratamentos e com exacerbação pelo ultravioleta, o uso do tocilizumabe (anticorpo monoclonal contra IL-6) foi útil por assim aumentar a expressão gênica do *ATP2A2*. Claro que a ação desse medicamento está restrita à diminuição do processo inflamatório.

Doença de Hailey-Hailey

Conceito

Genodermatose autossômica dominante, também chamada "pênfigo crônico benigno familial".

Epidemiologia

É rara, sendo ambos os sexos acometidos igualmente. As lesões surgem entre as 2ª e 3ª décadas de vida, evoluem por surtos e não costumam deixar cicatrizes. A história familiar é positiva em 75% dos casos.

Etiopatogenia

É desencadeada por mutação no cromossomo 3q21-24, que codifica um tipo de ATPase transportadora de cálcio. Manifesta-se por fragilidade na adesão epitelial, comprometendo a epiderme e, em casos raros, as mucosas.

Há raríssimas ocorrências com acometimento segmentar relacionadas com mosaicismo. São descritos: *tipo 1*, decorrente de mutação pós-zigótica em embrião normal, e *tipo 2*, em que ocorre mutação pós-zigótica com perda de um alelo no *locus* em que o embrião apresenta mutação autossômica dominante. O tipo 2 pode estar ligado ao cromossomo X.

Clínica

Manifesta-se por pápulas, vesículas e vesicobolhas com líquido límpido, no início, mas que logo se torna turvo. Elas rompem-se rapidamente, deixando erosões e crostas. As lesões são confluentes e assumem contornos serpiginosos. Os locais de predileção são o pescoço e as regiões flexurais, como axilar, inguinal e interglútea (Figuras 69.3 e 69.4). É comum haver prurido, sensação de queimação e odor fétido, bem como infecções fúngicas ou bacterianas. As lesões tendem a melhorar com o passar dos anos.

Histopatologia

O quadro histopatológico é de fenda acantolítica suprabasal; por essa razão, a doença recebeu a designação imprópria de *pênfigo crônico familial benigno*, embora bem mais exuberante e denominada, por analogia, "muro de tijolo dilapidado". São vistos, ainda, corpos redondos e grãos, apesar de menos frequentes que na doença de Darier (Figura 69.5).

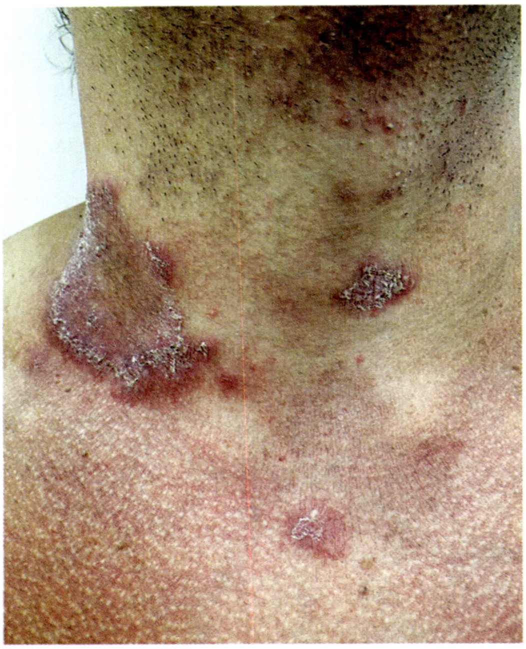

Figura 69.3 Doença de Hailey-Hailey – lesão de contornos serpiginosos com bolhas e erosão.

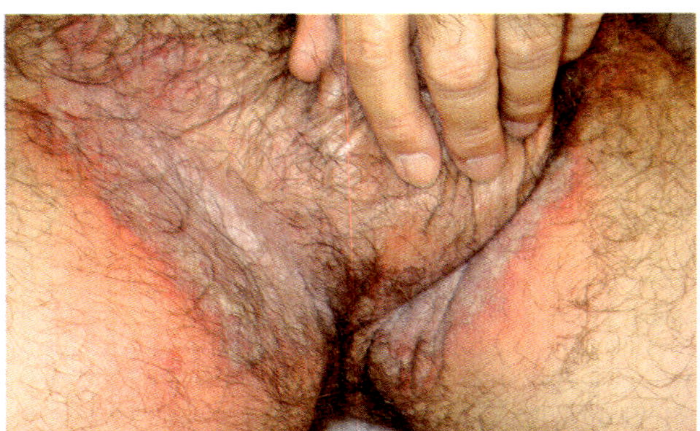

Figura 69.4 Doença de Hailey-Hailey – acometimento típico das dobras; aspecto macerado. É também típico ser crônica e recorrente.

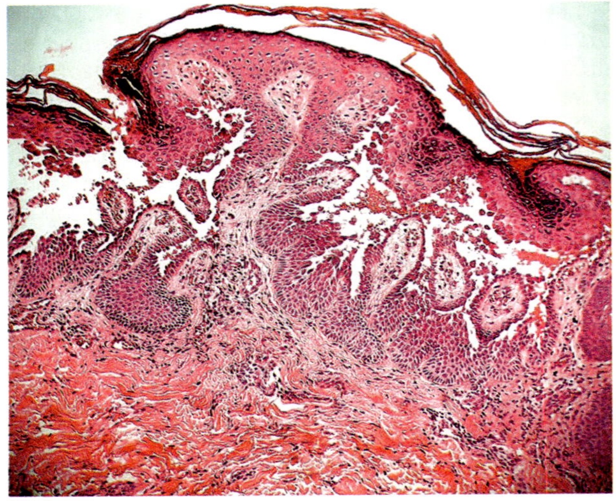

Figura 69.5 Doença de Hailey-Hailey – observar as fendas intraepidérmicas e a intensa acantólise que leva à imagem de "muro de tijolo dilapidado". (Cortesia do Dr. Raúl Charlín.)

Tratamento

A terapêutica é feita com antibióticos tópicos e/ou corticosteroides locais de potências média a alta. Em casos mais intensos, é indicado o uso de antibióticos orais, em especial a tetraciclina (1 a 2 g/dia), seguida de dose de manutenção de 500 mg/dia, por período de tempo variável. Sulfona, acitretina, psoralenos com UVA (PUVA), talidomida, metotrexato e, inclusive, ciclosporina podem ser utilizados em ocasiões eventuais. Recentemente, houve a oportunidade de se acompanhar um caso que apresentou boa resposta ao tacrolimo 0,03%, 2 vezes/dia. Nos casos refratários, 30 mg/dia de prednisona produzem rápida melhora das lesões.

Há numerosos relatos na literatura de pacientes que apresentaram bons resultados após o uso de toxina botulínica A em doses de 50 a 100 unidades por local na região inframamária, nas axilas e na região inguinal (áreas de dobras), isoladamente ou em associação a outras estratégias terapêuticas, como dermoabrasão, *laser erbium:YAG* ou corticosteroides. Em todos os casos, houve melhora clínica das lesões e, em alguns, indução de remissão por período de até 6 meses. O mecanismo de ação proposto para a atuação da toxina botulínica nessa doença é a inibição da transmissão colinérgica nas fibras simpáticas pós-ganglionares das glândulas sudoríparas, inibindo assim a secreção sudoral e favorecendo um ambiente de menor umidade. O alto custo de toxina é um fator restritivo para seu uso rotineiro, sendo sua indicação principal como terapia adjuvante, bem tolerada a longo prazo. Recente publicação mostrou a efetividade do apremilaste (inibidor da fosfodiesterase-4; ver Capítulo 90) 30 mg, 2 vezes/dia, VO, nas lesões cutâneas, em associação à toxina botulínica nas dobras. O uso de naltrexona 4,5 mg, VO, mostrou-se efetiva apenas na abolição do prurido.

Acroceratose verruciforme de Hopf

Conceito

A acroceratose verruciforme de Hopf (AVH) é uma genodermatose autossômica dominante, de penetrância incompleta, o que pode explicar a dificuldade de encontrar casos semelhantes na família. Casos esporádicos com início tardio também foram relatados. A etiologia provável é uma mutação missense no gene *ATP2A2*, localizado no cromossomo 12q24, o mesmo gene afetado na doença de Darier. Acomete de igual modo ambos os sexos, podendo manifestar-se logo ao nascimento, bem como na infância ou até mesmo na idade adulta.

Clínica

Caracteriza-se por pápulas achatadas simétricas, cor da pele, as quais lembram verruga plana, com localização preferencial no dorso das mãos e dedos, no dorso dos pés, na face extensora dos braços e nas regiões palmoplantares (Figura 69.6). Lesões pouco numerosas, apresentando-se isolada ou agrupadamente, podem ser vistas em áreas de joelhos e cotovelos; as regiões palmoplantares podem apresentar depressões puntiformes. Achados adicionais incluem as alterações ungueais caracterizadas por estrias e fissuras longitudinais, leuconiquia e ceratose subungueal. A associação com a doença de Darier pode ser explicada pela genética.

Histopatologia

A histopatologia é típica, e mostra epiderme com hiperceratose, hipergranulose, acantose e papilomatose (com projeções epidérmicas distintas que se assemelham a "torre de igreja").

Embora haja evidências crescentes de que a AVH e a doença de Darier sejam distúrbios alélicos, histopatologicamente, a AVH diferencia-se por não demonstrar disceratose ou acantólise. Na AVH, o processo de ceratinização está exagerado, embora normal, enquanto na doença de Darier a ceratinização, além de exagerada, é anormal e incompleta.

Embora a histologia da acroceratose verruciforme não demonstre evidência de disceratose ou de acantólise, acredita-se na correlação desta com a doença de Darier, pois também, por apresentar mutação do gene *ATP2A2*, seria, portanto, causada por gene alelo. Na acroceratose verruciforme de Hopf, o processo de queratinização está exagerado, embora normal, enquanto na doença de Darier a queratinização, além de exagerada, é anormal e incompleta.

Tratamento

Pode ser feito com dermoabrasão, ácido retinoico, crioterapia, *laser* de CO_2 ou Nd:YAG.

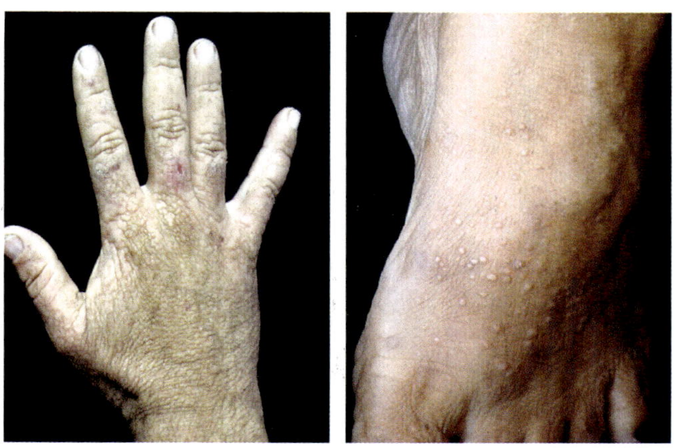

Figura 69.6 Doença de Hopf. Aspecto e localização típicos; um dos pacientes tem, concomitantemente, a doença de Darier.

Bibliografia

Doença de Darier

Al Robaee A, Hamadah IR, Khuroo S, Alfadley A. Extensive Darier's disease with esophageal involvement. *Int J Dermatol.* 2004 Nov;43(11):835-9.
Cederlöf M, Curman P, Ahanian T *et al.* Darier disease is associated with type 1 diabetes: Findings from a population-based cohort study. *J Am Acad Dermatol.* 2019;81(6):1425-6.
Chacon GR, Wolfson DJ, Palacio C, Sinha AA. Darier's disease: a commonly misdiagnosed cutaneous disorder. *J Drugs Dermatol.* 2008 Apr;7(4):387-90.
Chen L, Wang W, Zhou S, Li Z. The first report of tocilizumab for Darier disease with summer exacerbations. *An Bras Dermatol.* 2024 Mai-Jun;99(3): 485-6.
Chu EY, Wanat KA, Miller CJ *et al.* Diverse cutaneous side effects associated with BRAF inhibitor therapy: a clinicopathologic study. *J Am Acad Dermatol.* 2012 Dec;67(6):1265-72.
Cooper SM, Burge SM. Darier's disease: epidemiology, pathophysiology and management. *Am J Clin Dermatol.* 2003;4(2):97-105.
Cunha JL, Tomo S, Magalhães MC *et al.* Exuberant oral manifestation of Darier disease. *Int J Dermatol.* 2011 Jun;60(6):775-7.
Dolci M, Favia G, Scully C, Di Alberti L. Keratosis follicularis of the oral mucosa with oral squamous cell carcinoma. *Oral Oncol.* 2004;40(8):856-8.
Frezzini C, Cedro M, Leao JC, Porter S. Darier disease affecting the gingival and oral mucosal surfaces. *Oral Surg Oral Med Oral Pathol Oral Radiol Endod.* 2006;102(4):e29-33.
Hammad H, Adler E, Yeshurun A *et al.* Ophthalmic assessment in patients with Darier disease. *Am J Ophthalmol.* 2021;227:139-42.
Hua PT, Caplan JP. Darier disease and neuropsychiatric illness: a dermatologic condition that is more than skin deep. *Psychosomatics.* 2020;61(3):281-3.
Jaime JT, Alves MFS, Azulay-Abulafia L. Doença de Darier hemorrágica acral: relato de 3 casos. *RioDermatol.* 2007 Out-Dez;16:20-1.
Lora V, Cota C, Grammatico P *et al.* Comedonal Darier disease: report of 2 cases. *J Am Acad Dermatol.* 2013;69(6):e307-9.
Mielke J, Grüb M, Besch D, Schlote T. Recurrent corneal ulcerations with perforation in keratosis follicularis (Darier-White disease). *Br J Ophthalmol.* 2002;86(10):1192.
Zeglaoui F, Zaraa I, Fazaa B *et al.* Dyskeratosis follicularis disease: case reports and review of the literature. *J Eur Acad Dermatol Venereol.* 2005 Jan; 19(1):114-7.

Doença de Hailey-Hailey

Antoñanzas J, Tomás-Velasquez A, Rodríguez-Garijo N *et al.* Apremilast in combinations with botulinum toxin-A injection for recalcitrant Hailey-Hailey disease. *Int J Dermatol.* 2022 May;61(5):564-9.
Bessa GR, Grazziotin TC, Manzoni AP *et al.* Hailey-Hailey disease treatment with Botulinum toxin type A. *An Bras Dermatol.* 2010 Sep-Oct;85(5):717-22.
Koeyers WJ, van Der Geer S, Krekels G. Botulinum toxin type A as an adjuvant treatment modality for extensive Hailey-Hailey disease. *J Dermatolog Treat.* 2008;19(4):251-4.
Konrad H, Karamfilov T, Wollina U. Intracutaneous botulinum toxin A *versus* ablative therapy of Hailey-Hailey disease-a case report. *J Cosmet Laserlaser Ther.* 2001 Dec;3(4):181-4.
Lapiere JC, Hirsh A, Gordon KB *et al.* Botulinum toxin type A for the treatment of axillary Hailey-Hailey disease. *Dermatol Surg.* 2000 Apr;26(4): 371-4.
Silveira K de S, Zac RI, Oliveira PJ *et al.* Hailey-Hailey disease. Case for diagnosis. *An Bras Dermatol.* 2009 Nov-Dec;84(6):680-1.

Acroceratose verruciforme de Hopf

Bang CH, Kim HS, Park YM *et al.* Non-familial acrokeratosis verruciformis of Hopf. *Ann Dermatol.* 2011 Sep;23 (Suppl 1):S61-3.
Bergman R, Sezin T, Indelman M *et al.* Acrokeratosis verruciformis of Hopf showing P602 L mutation in ATP2A2 and overlapping histopathological features with Darier disease. *Am J Dermatopathol.* 2012 Aug;34(6):597-601.
Dhitavat J, Macfarlane S, Dode L *et al.* Acrokeratosis verruciformis of Hopf is caused by mutation in ATP2A2: evidence that it is allelic to Darier's disease. *J Invest Dermatol.* 2003;120(2):229-32.
Farro P, Zalaudek I, Ferrara G *et al.* Unusual association between acrokeratosis verruciformis of Hopf and multiple keratoacanthomas. Successful therapy with acitretin. *J Dtsch Dermatol Ges.* 2004;2(6):440-2.
Rallis E, Economidi A, Papadakis P, Verros C. Acrokeratosis verruciformis of Hopf (Hopf disease): case report and review of the literature. *Dermatol Online J.* 2005 Aug;1;11(2):10.

70

Genodermatoses Atróficas, Aplásicas, Displásicas e Hiperplásicas

Luna Azulay-Abulafia ◆ **Rubem David Azulay**

Síndromes de envelhecimento precoce

Existem algumas doenças em que os pacientes apresentam aparência de bem mais velhos do que a sua idade cronológica e que estão associadas a complicações sistêmicas. As causas de um fenótipo prematuramente envelhecido podem ser heterogêneas. As síndromes progeroides humanas são raras e se distinguem por evolução clínica, manifestações sistêmicas associadas a marcadores genéticos e bioquímicos. Ocasionalmente, os sintomas se superpõem, como na acrometageria, tornando a classificação difícil.

Progeria

Progeria (*síndrome de Hutchinson-Gilford* – Figura 70.1; Hutchinson, 1886/Gilford, 1904) é uma doença rara, decorrente de uma mutação na laminina A (progerina), proteína que faz parte do envelope do núcleo celular. Sua frequência é estimada em 1:4 a 8.000.000, mais frequente em homens do que em mulheres (1,5:1). A aparência ao nascimento é normal, mas, precocemente, os sinais da doença se manifestam, no 1º ou 2º ano de vida. Caracteriza-se por envelhecimento precoce, baixa estatura e manifestações clássicas na pele e nos pelos. O desenvolvimento mental é normal. Há atrofia gradual do tecido adiposo e a pele apresenta-se atrófica, enrugada, configurando uma aparência senil, com pigmentação mosqueada e alteração esclerodermoide, particularmente nas coxas. Os cabelos são finos, progredindo para alopecia, que se estabelece antes do 2º ano de vida. As veias superficiais são proeminentes, ocorrendo também bossa frontal, micrognatia, nariz em forma de bico de pássaro, lábios finos e alterações musculoesqueléticas. Associa-se a aterosclerose prematura que leva à doença coronariana precoce e grave com a morte advindo na 1ª ou 2ª década de vida.

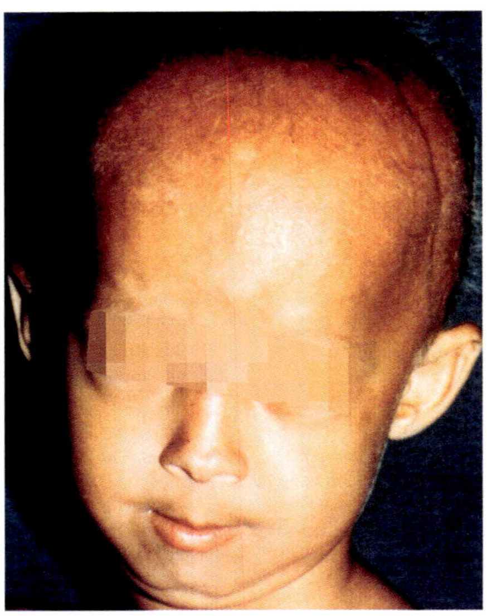

Figura 70.1 Progeria (síndrome de Hutchinson-Gilford). (Cortesia do Dr. Luis Fernando Kopke.)

Progeria do adulto

Progeria do adulto (*síndrome de Werner*; Werner, 1904) é uma doença autossômica recessiva rara devido a mutações no gene *RECQL2* que codifica a enzima DNA helicase. A alteração genética está no cromossomo 8p12, que foi denominado “WRN”, e é um membro da família ReCq das DNA helicases. A proteína Werner (que é defeituosa na síndrome) participa nos processos de reparação, recombinação, transcrição e replicação do DNA. A característica principal dessa síndrome é o desenvolvimento normal na 1ª década de vida. Manifesta-se na 3ª ou 4ª década de vida com envelhecimento acelerado. Ocorre atrofia da pele (epiderme, derme e subcutâneo), com aspecto escleropoiquilodérmico. Os pacientes têm baixa estatura, membros delgados, mãos e pés pequenos, nariz afilado (forma de bico de pássaro) ou comprimido, os olhos proeminentes, rugas periorais, dentes protuberantes e micrognatia. O rosto é magro, com aparência de face de pássaro. Coexistem diabetes melito tipo 2, doença aterosclerótica grave, catarata precoce (muitas vezes é o oftalmologista que faz o diagnóstico), glaucoma, hipogonadismo e risco aumentado para tumores, sobretudo sarcomas (em especial, fibrossarcoma, 10%), meningiomas e tumores cutâneos. Ocorre o surgimento de úlceras cutâneas, nos membros inferiores, particularmente nas regiões plantares, que requerem intenso cuidado. O óbito ocorre precocemente entre a 4ª e 6ª décadas por malignidades ou por infarto agudo do miocárdio ou acidente vascular encefálico.

Acrogeria

Acrogeria (*síndrome de Gotron*; Gotron, 1941) é uma síndrome rara, podendo ser transmitida por padrão autossômico recessivo, mas também há relato de casos por herança dominante. O aspecto da pele é poiquilodérmico, com atrofia acentuada nas mãos e nos pés. A face torna-se envelhecida e o nariz tem aparência de bico de ave. As veias são proeminentes pela atrofia do tecido subcutâneo. Os cabelos não sofrem modificação. A maioria dos pacientes tem baixa estatura. Micrognatia é achado frequente, com atrofia da pele da ponta do nariz. A marca registrada desta síndrome é a pele fina (atrófica) e enrugada, com hipercromia, telangiectasias e veias proeminentes na parte superior do tronco, no dorso de mãos e pés. Geralmente, não há aterosclerose grave, sendo a expectativa de vida normal.

Metageria

Metageria (Gilkes, 1974) é de herança autossômica recessiva e extremamente rara. Os sinais aparecem desde o nascimento. O biotipo é alto e magro, com face de pássaro e unhas normais. A pele é poiquilodérmica e atrófica nas extremidades, com perda acentuada de tecido adiposo. Os cabelos são finos e a genitália é normal. Diabetes melito e aterosclerose são mais comuns. Expectativa de vida reduzida. Para pacientes que apresentam concomitantemente alterações típicas de acrogeria e metageria, propôs-se *acrometageria* como termo único, que englobaria um espectro mais amplo das síndromes de envelhecimento precoce.

Síndrome de Cockayne

Síndrome de Cockayne (Cockayne, 1936) é uma doença autossômica recessiva por defeito na reparação do DNA após exposição ao sol; ocorre por alteração do gene *ERCC8* no cromossomo 5q11 (síndrome de Cockayne tipo A) e no gene *ERCC6* no cromossomo 10q11 (síndrome de Cockayne tipo B). Caracteriza-se por grave falha no crescimento, disfunção neurológica progressiva e morte precoce. Os problemas aparecem logo ao nascimento, com fotossensibilidade acentuada e aspecto poiquilodérmico na face, no pescoço e no dorso das mãos. O tecido subcutâneo é escasso; os olhos são encovados e a face tem aspecto envelhecido. Os pacientes são pequenos, com microcefalia e mãos e pés grandes. Ocorrem desmielinização do sistema nervoso, retardo mental, catarata e surdez. Não há aumento de neoplasias. A morte ocorre em torno dos 20 a 30 anos, causada por degeneração neurológica, crises epilépticas, caquexia, hipertensão e falência renal. Alguns pacientes têm sido descritos com síndrome de Cockayne tipo C, quando há uma superposição com padrões clínicos de xeroderma pigmentoso (*overlap*).

Poiquilodermias congênitas

Síndrome de Rothmund-Thomson

Síndrome de Rothmund-Thomson (*poiquilodermia congênita*; von Rothmund, 1868/Thomson, 1923) é doença autossômica recessiva com alteração no gene *RECQL4* (DNA helicase) do cromossomo 8q.24.3 (MIM 268400); este gene é importante na manutenção da estabilidade genômica. Predomina em mulheres, existindo poucas centenas de casos relatados. Inicia-se na infância, caracterizada por eritema nas regiões malares da face, com padrão reticulado, poiquilodérmico característico. Posteriormente, acomete o restante da face, glúteos e extremidades. Os pacientes podem apresentar fotossensibilidade e ceratoses acrais que podem evoluir para carcinoma espinocelular. Os cabelos são finos ou há alopecia, comprometendo cílios e sobrancelhas. A estatura é baixa e as mãos e os pés, pequenos. Coexistem malformações ósseas, risco aumentado para tumores, especialmente osteossarcomas, sobretudo de tíbia ou perônio, e carcinomas espinocelulares cutâneos, anomalias dentárias, catarata juvenil e hipogonadismo. A inteligência é normal e a expectativa de vida também é normal, se não for abreviada por tumores. O uso de retinoides orais pode melhorar as lesões ceratósicas. Evitar exposição ao sol e orientar quanto à proteção solar são obrigatórios.

Disceratose congênita

Disceratose congênita (*síndrome de Zinsser-Engman-Cole*; Zinsser, 1910/Engman, 1926/Cole, 1930) é uma doença degenerativa caracterizada por pigmentação reticulada da pele, unhas hipoplásicas, leucoplaquia e falência da medula óssea. É causada por mutação em seis genes diferentes. A mais frequente é a no *DKC1*, localizado no cromossomo Xq28. Esse gene codifica a proteína discerina, que interage com a enzima telomerase. Dependendo do gene afetado a herança pode ter padrões autossômicos dominante, recessivo e ligado ao X. Predomina em homens. Inicia-se na infância, com lesões de aspecto poiquilodérmico, reticulado, em face e tronco. As unhas são distróficas, os dentes malformados e ocorre lacrimejamento por hipoplasia do ducto lacrimal. Pode haver hiperidrose. As alterações mais significativas estão nas mucosas, com placas ceratósicas nas mucosas oral, genital e anal. Falência da medula óssea ocorre em 50 a 90% dos casos da 2ª à 3ª década de vida, apresentando-se como anemia aplásica, trombocitopenia e pancitopenia, que é a causa principal de morte. Degenerações malignas ocorrem na 3ª ou 4ª década, especialmente carcinoma espinocelular em boca, ânus, cérvice, vagina, esôfago e pele. As áreas de leucoplasia devem ser monitoradas e, em caso de displasia, devem ser removidas. Retinoides orais podem ser usados para tratamento da leucoplasia e teoricamente diminuiriam a tendência à degeneração maligna. O diagnóstico diferencial se faz com a doença enxerto *versus* hospedeiro, síndrome de Rothmund-Thomson e paquioniquia congênita.

Poiquilodermia acroceratósica hereditária

Poiquilodermia acroceratósica hereditária (*síndrome de Kindler-Weary*; Kindler, 1954/Weary, 1969) combina padrões de epidermólise bolhosa congênita com a poiquilodermia congênita. É genodermatose recessiva rara causada por mutação no gene *KIND1* que regula uma proteína da matriz extracelular. Clinicamente se caracteriza por formação de bolhas acrais na infância, fotossensibilidade, poiquilodermia generalizada progressiva e atrofia cutânea difusa. Apresenta-se com bolhas congênitas ou neonatais e fotossensibilidade, que melhoram na infância, e poiquilodermia progressiva com atrofia cutânea importante. O padrão predominante no adulto é a poiquilodermia. Outros achados incluem ceratodermia palmoplantar, acometimento de mucosas e alterações de gengiva e dentes. É fundamental a fotoproteção. O diagnóstico diferencial é com epidermólise bolhosa, incluindo a síndrome de Bart, e, em crianças maiores e adultos, com a síndrome de Rothmund-Thomson. A expectativa de vida em princípio é normal.

Defeitos ectodérmicos congênitos

Engloba um grupo complexo e diverso de doenças genéticas que têm em comum o desenvolvimento de anormalidades estruturais ou funcionais de dois ou mais apêndices ectodérmicos: cabelos, dentes, unhas, glândulas mucosas, sudoríparas e sebáceas, e outras estruturas ectodérmicas, tais como glândulas mamárias, tireoide, timo, pituitária anterior, medula suprarrenal, sistema nervoso central, orelha externa, melanócitos, córnea, conjuntiva, glândula e ducto lacrimal. Já foram descritos mais de 195 tipos de displasias ectodérmicas. A diferenciação entre as diversas condições se baseia na existência ou não de sudorese, na combinação de estruturas afetadas e no tipo de herança. Apenas quatro genes são responsáveis por 90% de todos os casos.

Displasia ectodérmica hipoidrótica

Displasia ectodérmica hipoidrótica (displasia ectodérmica anidrótica, *síndrome de Christ-Siemens-Touraine*; Christ, 1913 – Figura 70.2) é a mais comum das displasias ectodérmicas, ocorrendo em cerca de 1:100.000 nascidos do sexo masculino, em todos os grupos raciais. É resultante de uma alteração no gene localizado no cromossomo Xq12-13 que codifica a proteína transmembrânica ectodisplasina 1 (EDA-1), membro da via de sinalização relacionada com o TNF-α, que está envolvida no desenvolvimento ectodérmico embrionário. Essas mutações causam alterações na iniciação, na formação e na diferenciação dos anexos cutâneos. O padrão de herança mais frequente é o recessivo ligado ao X, mas podem ocorrer mutações *de novo*. As mães são portadoras do gene e podem apresentar alterações discretas da síndrome. Clinicamente, caracteriza-se pela tríade: hipotricose, dentição anômala e hipoidrose. Os cabelos são finos, esparsos e crescem lentamente; hipotricose generalizada pode ocorrer. As dentições primária e secundária são afetadas, e os dentes podem estar ausentes, reduzidos em quantidade ou alterados, de forma cônica. Na maioria dos casos, as unhas são normais, mas podem ser frágeis e adelgaçadas, bem como apresentar sulcos. A sudorese está extremamente diminuída e a hipertermia pode causar convulsões e dano cerebral em crianças pequenas. A face é característica, com bossa frontal, lábios evertidos e nariz em sela. A pele é fina, seca e lisa. Diminuição ou ausência de glândulas salivares e glândulas mucosas do nariz, da boca e dos ouvidos causa inúmeras complicações infecciosas respiratórias e dentárias. (ver Capítulo 66, Figura 66.4.)

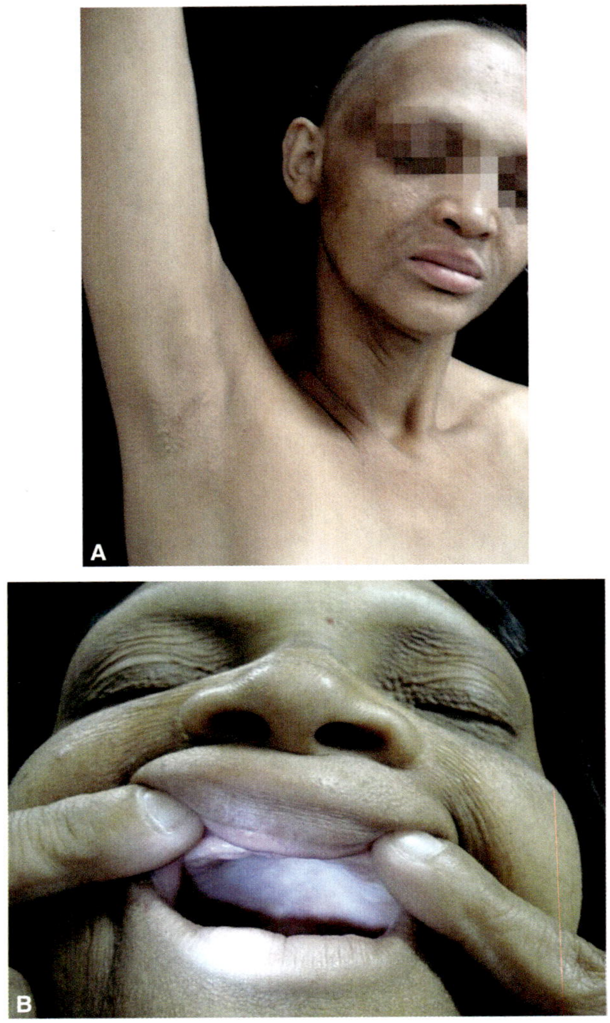

Figura 70.2 **A.** Displasia ectodérmica hipoidrótica. Observe a fácies típica e a ausência de pelos. (Cortesia da Dra. Lucila D'Amico Póvoa.) **B.** Observe a anodontia; mesmo paciente da figura **A**.

Foi descrita recentemente uma displasia ectodérmica hipoidrótica com imunodeficiência devida às alterações na ativação de fator nuclear kappa B (NF-κB). Algumas das manifestações imunes defeituosas são: resposta imune pobre perante antígenos polissacarídios, disgamaglobulinemia com diminuição de imunoglobulina G (IgG) e eventualmente aumento de imunoglobulina M (IgM), função defeituosa dos receptores *Toll*.

Displasia ectodérmica hidrótica

Displasia ectodérmica hidrótica (*síndrome de Clouston*; Clouston, 1923) é de herança autossômica dominante. É decorrente de mutações no gene *GJB6* que codifica a conexina 30, um componente intercelular das *gap junctions*. Caracteriza-se pela tríade: alopecia, unhas distróficas e ceratodermia palmoplantar. Os cabelos parecem normais ao nascimento, porém tornam-se esparsos, finos, claros e de crescimento lento. Os dentes são normais, sendo comuns as cáries dentárias. A sudorese é normal, pois as glândulas sudoríparas não são afetadas. As unhas são distróficas, a pele é seca e áspera, e ceratodermia palmoplantar é frequente. Pode ocorrer alteração nas falanges terminais, dando aspecto estufado característico e estrabismo.

Síndrome de displasia ectodérmica/fragilidade cutânea

Associa as alterações clássicas das doenças ectodérmicas à fragilidade cutânea, como nas epidermólises bolhosas. Na sua evolução, surge ceratodermia palmoplantar progressiva e grave. A sudorese pode estar comprometida. Há diminuição ou ausência de placofilina 1. Na histopatologia, observam-se grandes espaços claros entre os queratinócitos suprabasais e os desmossomos estão reduzidos ou ausentes.

Existem ainda muitas outras síndromes raras descritas, como a síndrome dente e unha, displasias ectodérmicas com fissura de lábio e palato, síndromes tricorrinofalangianas, síndrome de Rapp-Hodgkin, síndrome de Hay-Wells, dentre outras. O desenvolvimento da genética vai gradualmente identificando os defeitos subjacentes, permitindo maior compreensão dos aspectos clínicos dessas doenças.

Genodermatoses aplásicas, displásicas e hiperplásicas

Aplasia cutânea congênita

Aplasia cutânea congênita (Gordon, 1767) é uma condição congênita em que a pele, de maneira localizada ou disseminada, está ausente ou já cicatrizada ao nascimento. Pode ser um evento isolado ou associar-se com outras anomalias do desenvolvimento, bem como ser componente de outras síndromes. Em 80% dos casos, as lesões se localizam no couro cabeludo e, em 75% das vezes, são únicas. Lesões mais profundas requerem avaliação radiológica do osso subjacente. A biopsia mostra uma cicatriz atrófica com ausência de anexos cutâneos. A lesão ulcerada cicatriza lentamente. Grandes ulcerações podem ser tratadas com pele sintética ou mesmo cultivada (Figura 70.3).

A *síndrome de Adams-Oliver* é constituída por aplasia cutânea congênita em sua localização característica associada a diversos defeitos relacionados com encurtamento distal assimétrico dos membros. É de transmissão autossômica dominante.

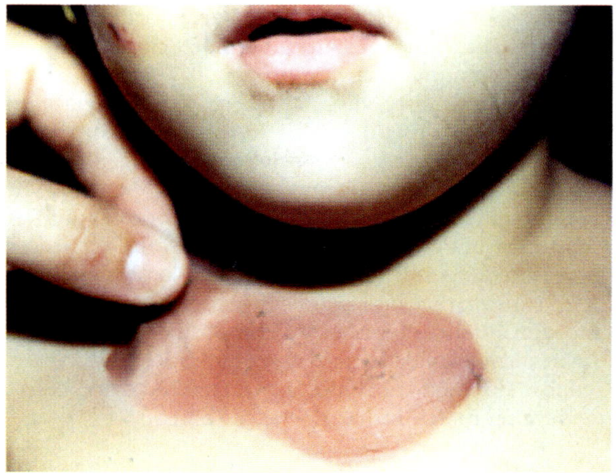

Figura 70.3 Aplasia cutânea congênita – existência de fina membrana que revela a aplasia cutânea.

Hipoplasia dérmica focal

Hipoplasia dérmica focal (síndrome de Goltz, *síndrome de Goltz-Gorlin*; Goltz, 1962) é uma doença rara, causada pela mutação no gene *PORCN*, acometendo quase exclusivamente o sexo feminino (a transmissão é X-*linked* dominante, sendo letal para os meninos). Casos esporádicos em meninos podem ser explicados por mosaicismo somático e mutação de meia cromátide. Acomete pele, mucosa oral, dentes, unhas, ossos e sistema nervoso central. A formação defeituosa de colágeno e o depósito de gordura em vários níveis da derme são observados nesta síndrome. Envolve múltiplos órgãos, de várias maneiras, sendo a pele e o sistema esquelético os mais afetados. Caracteriza-se por áreas lineares de hipoplasia de pele, lembrando estrias, telangiectasias, hipo e hiperpigmentação, seguindo as linhas de Blaschko. Pode ocorrer herniação de gordura nessas faixas, que têm coloração amarelada. Alterações ungueais, alopecia, papilomas periorais e anogenitais, hipodontia e defeitos oculares também podem ocorrer, assim como múltiplos hidrocistomas. As alterações mais características são as ósseas, especialmente com mãos e pés malformados e ausência de dedos ("garra de lagosta"). Radiografia dos ossos das extremidades inferiores mostra o achado característico de osteopatia *estriata* (Figura 70.4).

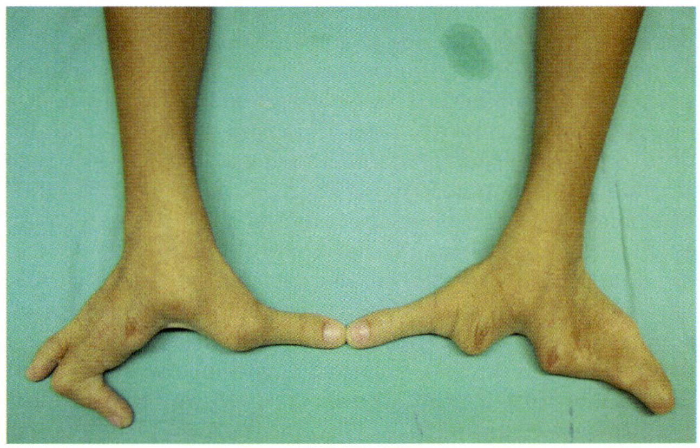

Figura 70.4 Síndrome de Goltz-Gorlin. Ausência de dedos – "garra de lagosta". (Cortesia do Dr. Claudio Lerer.)

Cutis verticis gyrata

Quadro congênito ou adquirido, caracterizado por excesso de pele no couro cabeludo, formando dobras espessas e sulcos profundos que conferem à superfície um aspecto cerebriforme (Figura 70.5). As dobras, geralmente alinhadas na direção ântero-posterior sobre o vértice, são de consistência amolecida à palpação. Tipicamente, observa-se redução da densidade de pelos terminais nas dobras, mas não nos sulcos.

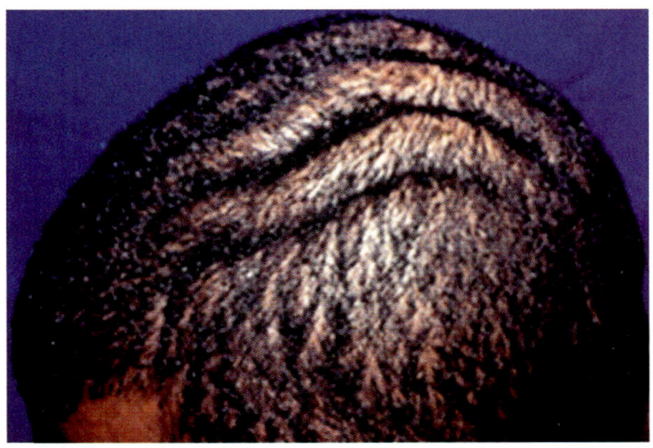

Figura 70.5 *Cutis verticis gyrata.*

A cutis verticis gyrata (CVG) pode ser classificada como primária ou secundária. A CVG *primária* é idiopática, com predominância em homens, e pode ocorrer isoladamente ou associada a alterações neuropsiquiátricas e/ou oftalmológicas. Costuma se desenvolver na puberdade, e acredita-se que fatores endócrinos possam estar envolvidos em sua patogênese.

A forma *secundária*, ligeiramente mais comum que a forma primária, pode surgir em qualquer idade, e não apresenta predileção por sexo. Está associada a distúrbios endócrinos – como acromegalia, mixedema, cretinismo, doença de Graves, resistência insulínica, lipodistrofia associada ao HIV – ou a diversas síndromes genéticas, incluindo: paquidermoperiostose, síndrome de Beare-Stevenson, síndrome de Turner, síndrome de Noonan, síndrome do X frágil, Síndrome de Klinefelter, amiotrofia neurálgica hereditária, complexo da esclerose tuberosa, síndrome de hiper-IgE (forma autossômica dominante), Síndrome de Rosenthal-Kloepfer e síndrome de Goeminne. Pode, ainda, ser paraneoplásica.

A histopatologia geralmente revela pele normal ou difusamente espessada, com colágeno hialinizado e compactado, além do aumento no número de fibroblastos.

Algumas condições podem simular a CVG, configurando os chamados casos de pseudo-CVG, que compõem os principais diagnósticos diferenciais: nevo melanocítico congênito cerebriforme do couro cabeludo, mucinose focal, nevo lipomatoso, nevo do tecido conjuntivo, neurofibroma plexiforme, amiloidose sistêmica primária, celulite dissecante do couro cabeludo, leucemia cútis, micose fungoide foliculotrópica e angiossarcoma.

A CVG primária é uma condição benigna e não exige tratamento. Entretanto, em casos de comprometimento estético relevante ou deformidade, podem ser indicados procedimentos de redução do couro cabeludo. Já o tratamento da CVG *secundária* deve ser direcionado à doença de base.

Paquidermoperiostose

Síndrome genética rara, caracterizada pela tríade clínica: baqueteamento digital, paquidermia – definida pelo espessamento e enrugamento da pele facial e/ou do couro cabeludo – e periostose, que corresponde ao aumento do tecido periarticular e à neoformação óssea subperiosteal. Inicialmente denominada síndrome de Touraine-Solente-Golé, representa a forma *primária* da osteoartropatia hipertrófica (OAH), com prevalência mundial de 0,16%, acometendo predominantemente indivíduos do sexo masculino, na proporção de sete homens para cada mulher. A transmissão pode ser autossômica dominante ou recessiva, com penetrância variável, manifestando-se habitualmente no início da adolescência. A história familiar está presente em aproximadamente 30% dos casos. Clinicamente, a doença pode se apresentar nas formas completa (paquidermia, periostose e baqueteamento digital), incompleta (periostose sem paquidermia) ou frustra (paquidermia com mínima ou nenhuma alteração esquelética).

As mutações responsáveis localizam-se nos genes *SLCO2A1* e *HPGD*, que codificam, respectivamente, um transportador de prostaglandina (PGT) e a enzima 15-hidroxiprostaglandina desidrogenase (15-PGDH). A prostaglandina E2 (PGE2), derivada do ácido araquidônico por meio da atividade das enzimas ciclooxigenase 1 e 2 (COX-1/COX-2), é uma molécula lipídica de ação parácrina com baixos níveis circulantes em condições fisiológicas. Na PDP, o acúmulo de PGE2, decorrente da disfunção no transporte e na degradação, leva à ativação de vias biológicas que incluem indução da expressão do fator de crescimento endotelial vascular (VEGF) em osteoblastos, estímulo à angiogênese, aumento da permeabilidade capilar, além de promover migração e ativação de osteoblastos, culminando em formação óssea periosteal e edema. Esses mecanismos explicam as alterações ósseas e vasculares características da síndrome.

A paquidermia é observada em portadores de mutações em ambos os genes, porém as alterações cutâneas mais exuberantes, semelhantes à *cutis verticis gyrata* (CVG), são mais frequentemente associadas às mutações no *SLCO2A1*. Os achados histopatológicos da paquidermia incluem deposição de mucina dérmica, edema, degeneração das fibras elásticas, fibrose dérmica e hiperplasia anexial.

Além dos achados principais, a PDP pode cursar com características faciais grosseiras, fácies leonina, poliartrite, CVG, seborreia, ptose palpebral, hiperidrose, acne, artropatia e acro-osteólise de ossos longos. Alterações em cabelos e cílios, como fios mais longos, pigmentados e espessos, também podem ocorrer (Figura 70.7), atribuídas à interação da PGE2 com receptores da papila folicular, que induz a entrada precoce e o prolongamento da fase anágena, retarda o catágeno, estimula a melanogênese folicular e promove o espessamento do bulbo capilar.

O diagnóstico é de exclusão, sendo fundamental descartar a OAH *secundária*, mais frequente em indivíduos mais velhos e associada a doenças cardiopulmonares e neoplasias, especialmente o adenocarcinoma de pulmão.

O prognóstico caracteriza-se pela estabilização do quadro após 5 a 20 anos, sem regressão dos sinais já estabelecidos. Entretanto, a morbidade pode ser significativa, com cifose acentuada, restrição de movimentos e complicações neurológicas. As alterações cutâneas, particularmente na face, resultam em deformidades estéticas e funcionais importantes, configurando uma síndrome estigmatizante, com repercussões significativas na qualidade de vida dos pacientes.

Atualmente, não há tratamento padrão aprovado para a PDP, mas existem abordagens terapêuticas descritas em relatos de caso. Baseado na fisiopatologia da superprodução de VEGF induzida pela PGE2, utilizam-se AINES seletivos da COX-2 (com preferência dos estudos pelo etoricoxibe), colchicina, bisfosfonatos e anticorpos monoclonais anti-VEGF. Os AINEs parecem ser a melhor opção para controle das manifestações musculocutâneas. A paquidermia pode ser atenuada com retinoides, toxina botulínica e cirurgia plástica.

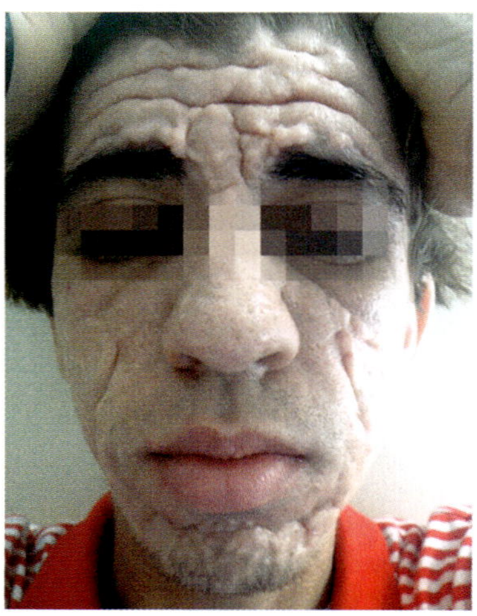

Figura 70.6 Paquidermoperiostose. Observe o espessamento cutâneo com acentuação dos sulcos e circunvoluções cutâneas na região frontal. (Cortesia da Dra. Fabiana Zarur.)

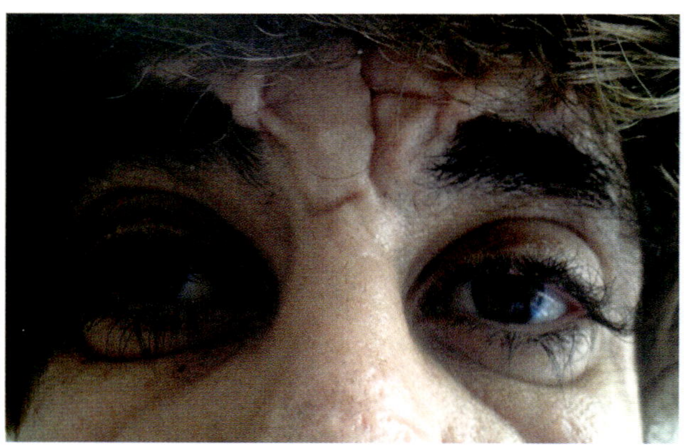

Figura 70.7 Paquidermoperiostose. Observe o prolongamento dos cílios e a hipertrofia palpebral. (Cortesia da Dra. Fabiana Zarur.)

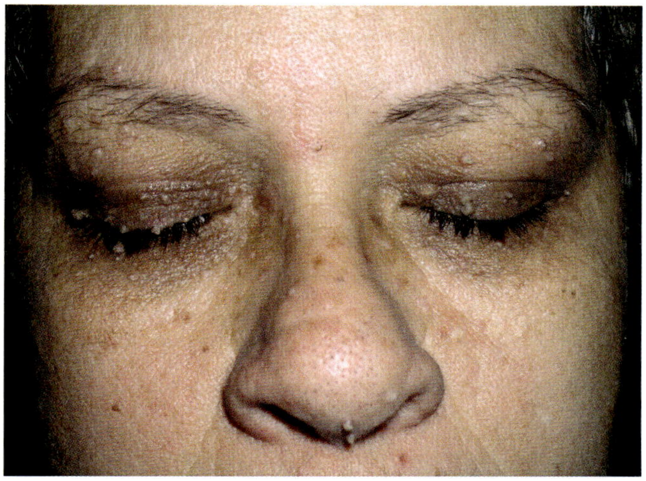

Figura 70.8 Doença de Cowden. Observe triquilemomas faciais e fibromas. (Cortesia da Dra. Karin Krause.)

Síndrome de Gardner

Síndrome de Gardner (polipose familial do cólon; Gardner, 1950) é uma doença de herança autossômica dominante com alto grau de penetrância e expressividade variável, acometendo ambos os sexos. É devida a mutações do gene *APC* (*adenomatous polyposis coli*), presente no cromossomo 5q21-22. A função do gene é a supressão tumoral. A síndrome compõe-se de múltiplos cistos epidérmicos, tumores de tecidos fibrosos, osteomas e polipose do colo. Alterações cutâneas e ósseas ocorrem antes do desenvolvimento da polipose. Manifestações extraintestinais incluem volumosos e mesmo desfigurantes cistos epidermoides, lipomas, osteomas e tumores desmoides (pele, mesentério e retroperitônio) (ver Capítulo 54, item *Fibromatoses*). Os achados clássicos dessa síndrome são múltiplos pólipos adenomatosos do colo e reto, que, se não tratados, têm evolução para carcinoma do cólon em 100% dos casos.

Síndrome de Cowden

A síndrome de Cowden, também designada doença de Cowden (*síndrome de hamartomatose múltipla*; Lloyd/Dennis, 1963), é uma doença autossômica dominante, de expressão variável, com franco predomínio feminino; a primeira paciente chamava-se Rachel Cowden. Nesta doença rara (1/250.000), lesões hamartomatosas múltiplas da pele, membranas mucosas, mamas e tireoide estão associadas à predisposição a tumores malignos, particularmente de mamas e tireoide. Caracteriza-se por múltiplos tumores hamartomatosos do ectoderma, mesoderma e endoderma. Mutações na linha germinativa do gene supressor de tumor (*PTEN*), localizado no cromossomo 10q22-23, são achadas na maioria dos casos, cerca de 80%. As lesões mucocutâneas manifestam-se em quase 90% dos pacientes, são características e começam a surgir durante a 2ª e 3ª décadas de vida. Triquilemomas múltiplos são patognomônicos e caracterizam-se por pápulas ceratósicas ou verrucosas de localização facial e retroauricular que, devido à confluência, podem ter aspecto "em paralelepípedo" (Figura 70.8). Ceratose acral também é encontrada. Os hamartomas e tumores que se associam, frequentemente, são: lipomas, neuromas, hemangiomas e fibromas. Acometimento mamário ocorre em torno de 75% dos pacientes e inclui doença fibrocística de mama e papilomas ductais; acometimento da tireoide ocorre em cerca de 60% dos pacientes e inclui bócio, adenomas, cistos e adenocarcinoma folicular ou papilar. Alterações esqueléticas são frequentes, e craniomegalia ocorre em 80% dos pacientes; com menor frequência, ocorrem: escoliose, cifose, cistos ósseos, palato arqueado e alto, entre outros. Tumores e cistos como mioma uterino, cistos ovarianos, teratomas e diversas neoplasias do sistema geniturinário são também encontrados.

A *doença de Lhermitte-Duclos*, que é um hamartoma das células dos ganglia do cerebelo, existe isoladamente, mas quando de aparecimento no adulto é considerada patognomônica, assim como a tríade de lesões cutâneas da doença de Cowden. Ambas apresentam mutação no gene *PTEN*, bem como a síndrome de Bannayan-Riley-Ruvalcaba, macrocefalia associada a autismo e síndrome Proteus (ver Capítulos 14 e 40, respectivamente). Essas doenças fazem parte do espectro das síndromes de mutação do gene *PTEN*, que funciona como supressor tumoral. Elas seriam expressões fenotípicas de doenças alélicas. Essas doenças surgem como consequência a uma desregulação da proliferação celular dos três folhetos embrionários.

É elevada a frequência de neoplasias malignas, daí a importância do seu reconhecimento; câncer de mama (25 a 50%) e de tireoide (< 10%) são os mais comuns, seguidos pelo de endométrio. Está contraindicado o uso de estrogênio, e acompanhamento periódico deve incluir mamografia. Diferentes métodos cirúrgicos podem ser utilizados no tratamento das lesões cutâneas.

Acantose *nigricans*

Há um tipo genético autossômico dominante de acantose *nigricans* que se inicia na infância, tornando-se mais evidente na puberdade e podendo acompanhar-se de outras manifestações (ceratodermia palmoplantar, estriação ungueal e outras), e um tipo sintomático que é parte de outras síndromes genéticas. Há outras apresentações de acantose *nigricans* não genéticas: a paraneoplásica, a relacionada com distúrbios endócrinos (diabetes) e com obesidade, a idiopática e a relacionada com o uso de fármacos (ver Capítulo 63, item *Acantose* nigricans *associada à neoplasia*).

Bibliografia

Síndromes de envelhecimento precoce

Greally JM, Boone SG, Lewkey SL *et al.* Acrometageria: a spectrum of "premature aging" syndromes. *Am J Med Genet.* 1992 Oct 1;44(3):334-9.

Hashimoto C, Abe M, Onozawa N *et al.* Acrogeria (Gottron type): a vascular disorder? *Br J Dermatol.* 2004 Aug;151(2):497-501.

Lowy G. Envelhecimento patológico precoce. *An Bras Dermatol.* 1991 Out;66(5A):9S-13S.

Mohaghegh P, Hickson ID. Premature aging in a RecQ helicase-deficient human syndromes. *Int J Biochem Cell Biol.* 2002 Nov;34(11):1496-501.

Rapin I, Weidenheim K, Lindenbaum Y *et al.* Cockayne syndrome in adults: review with clinical and pathologic study of a new case. *J Child Neurol.* 2006 Nov;21(11):991-1006.

Defeitos ectodérmicos congênitos

Almeida Jr HL, D'Elia PB, Garcias GL *et al.* Spontaneous chromossomal instability in a female child with dyskeratosis congenita. *An Bras Dermatol.* 1998 Jan-Fev;73(1):57-60.

Berg D, Weingold DH, Abson KG *et al.* Sweating in ectodermal dysplasia syndromes. A review. *Arch Dermatol.* 1990 Aug;126(8):1075-9.

Cluzeau C, Hadj-Rabia S, Jambou M *et al.* Only four genes (EDA1, EDAR, EDARADD, and WNT10A) account for 90% of hypohidrotic/anhidrotic ectodermal dysplasia cases. *Hum Mutat.* 2011;32:70-7.

González García J, Galera Ruiz H, Muñoz Borge F. ENT expression of hypohidrotic ectodermal dysplasia. *Acta Otorrinolaringol Esp.* 2005 Apr;56(4):176-8.

Piletta PA, Calza AM, Masouyé I *et al.* Hypohidrotic ectodermal dysplasia with recurrent otitis and sebaceous gland hypertrophy of the face. *Dermatology.* 1995;191(4):355-8.

Priolo M, Laganà C. Ectodermal dysplasias: a new clinical-genetic classification. *J Med Genet.* 2001 Sep;38(9):579-85.

Wessagowit V, McGrath JA. Clinical and molecular significance of splice site mutations in the plakophilin 1 gene in patients with ectodermal dysplasia-skin fragility syndrome. *Acta Derm Venereol.* 2005;85(5):386-8.

Genodermatoses aplásicas, displásicas e hiperplásicas

Albawa'neh A, Al Mansoori MG, Diab S, Al Jasmi F, Akawi N. Etoricoxib as a treatment of choice for patients with SLCO2A1 mutation exhibiting autosomal recessive primary hypertrophic osteoarthropathy: A case report. *Front Genet.* 2022;13:1053999.

Braun-Falco, Plewig G, Wolff HH *et al. Dermatology.* 2nd ed. Berlin: Springer-Verlag, 2000.

Chander R, Kakkar S, Jain A *et al.* Complete form of pachydermoperiostosis: a case report. *Dermatol Online J.* 2013 Feb 15;19(2):10.

Eng C. Mendelian genetics of rare and not so rare cancers. *Ann N Y Acad Sci.* 2010 Dec;1214:70-82.

Eng C. Will the real Cowden syndrome please stand up: revised diagnostic criteria. *J Med Genet.* 2000 Nov;37(11):828-30.

Giriz M, Mujawar N, Anekar U *et al.* Adams-Oliver syndrome: new evidence in variable expressivity? *Int J Dermatol.* 2014 Jul;53(7):891-3.

Ghosn S, Uthman I, Dahdah M, Kibbi AG, Rubeiz N. Treatment of pachydermoperiostosis pachydermia with botulinum toxin type A. *J Am Acad Dermatol.* 2010;63(6):1036-41.

Harper J, Oranje A, Prose N. *Textbook of pediatric dermatology.* 2nd ed. Massachusetts: Blackwell, 2006.

Landenberger GMC, Ongaretti BR, Pereira-Lima JFS, Oliveira MC. Cutis verticis gyrata: achado cutâneo na acromegalia. *An Bras Dermatol.* 2022;97(3):321-5.

Lima JSF, Costa SM, Chiari Júnior A, Bezerra MM, Polizzi LQR, Polizzi RJ. Surgical treatment of primary pachydermoperiostosis: report of two cases. *Rev Bras Cir Plást.* 2014;29:165-8.

Lu Q, Xu Y, Zhang Z, Li S, Zhang Z. Primary hypertrophic osteoarthropathy: genetics, clinical features and management. *Front Endocrinol* (Lausanne). 2023;14:1235040.

Macedo GM, Fusari VC, Almeida JRP *et al.* Baqueteamento digital como manifestação inicial de neoplasia pulmonar. *An Bras Dermatol.* 2004 Jul-Ago; 79(4):457-62.

Marsh DJ, Coulon V, Lunetta KL *et al.* Mutation spectrum and genotype phenotype analyses in Cowden disease and Bannayan-Zonana syndrome, two hamartoma syndromes with germline PTEN mutation. *Hum Mol Genet.* 1998 Mar;7(3):507-15.

Perriard J, Saurat J, Harms M. An overlap of Cowden's disease and Bannayan-Riley-Ruvalcaba syndrome in the same family. *J Am Acad Dermatol.* 2000 Feb;42(2 Pt 2):348-50.

Pilarski R. Cowden syndrome: a critical review of the clinical literature. *J Genet Couns.* 2009 Feb;18(1):13-27.

Rezgui-Marhoul L, Douira-Khomsi W, Bouslama K *et al.* Pachydermoperiostosis: a report of two cases. *J Radiol.* 2005 Mar;86(3):340-3.

Salomão PR, Nogueira GC, Café ME. Do you know this syndrome? *An Bras Dermatol.* 2005 Mar-Apr;80(2):192-4.

Sasaki S, Hozumi Y, Kondo S. Influence of prostaglandin F2alpha and its analogues on hair regrowth and follicular melanogenesis in a murine model. *Exp Dermatol.* 2005 May;14(5):323-8.

Tauchi M, Fuchs TA, Kellenberger AJ *et al.* Characterization of an *in vivo* model for the study of eyelash biology and trichomegaly: mouse eyelash morphology, development, growth cycle, and anagen prolongation by bimatoprost. *Br J Dermatol.* 2010 Jun;162(6):1186-97.

Tanese K, Niizeki H, Seki A, *et al.* Pathological characterization of pachydermia in pachydermoperiostosis. *J Dermatol.* 2015;42(7):710-4.

71

Genodermatoses Mesenquimais

Luiza Laborne Kalil ◆ Jackson Machado Pinto ◆ Rubem David Azulay

São as genodermatoses cujas alterações determinantes ocorrem nos tecidos de origem mesenquimal. Estão incluídas nesse grupo a *cutis laxa*, a síndrome de Ehlers-Danlos, o pseudoxantoma elástico (PXE), a fibromatose hialina juvenil, a lipodistrofia congênita generalizada e os colagenomas. Os vários tipos de transmissão genética de algumas dessas doenças são explicados pela grande quantidade de genes envolvidos na formação do tecido colágeno (ver Capítulo 1, item *Derme*).

Cutis laxa

Conceito

Também denominada *dermatocalazia* e *elastólise generalizada*, caracteriza-se pela alteração das fibras elásticas, levando à frouxidão da pele, com dobras pendentes de maneira mais ou menos generalizada. Parece não haver predileção por sexo ou raça.

Etiopatogenia

As formas hereditárias de *cutis laxa* são raras e podem ter herança autossômica dominante (AD), recessiva (AR) ou ligada ao sexo.

A forma AD está associada à mutação no gene *ELN*, que gera uma tropoelastina alterada. Na forma AR tipo I, os genes mutados são *FBLN5* ou *FBLN4/EFEMP2*, que codificam a fibulina 5 e a fibulina 4, respectivamente. Na forma AR tipo II e tipo III, ocorrem mutações em *ATP6V0A2* ou *PYCR1*, que interferem no metabolismo da tropoelastina e da prolina. A forma ligada ao sexo está associada à deficiência da enzima lisil-oxidase.

Está demonstrado que a interação dos alelos A55V e G773D para elastina com o alelo para fibulina 5 (FBLN5) resulta na produção de fibras elásticas mais suscetíveis à destruição por processos inflamatórios, o que explicaria os casos não hereditários de *cutis laxa*.

Clínica

A pele é extensível, mas não elástica, ou seja, após tracionada, não retorna à posição anterior. Esse estado decorre de alterações histopatológicas das fibras elásticas (fragmentadas, granulosas e esparsas) não apenas da pele, mas também de órgãos internos, podendo haver: enfisema pulmonar, estenose pulmonar, aneurisma de grandes vasos, hérnias, cardiomegalia, prolapsos e outras manifestações. Características faciais típicas incluem aparência envelhecida, fronte alargada e lóbulos auriculares aumentados.

A forma AD dominante geralmente não está associada a alterações internas graves, e os achados cutâneos habitualmente só se tornam evidentes na adolescência. O quadro clínico geralmente piora com a idade, mas pode manter-se estável. A forma AR se inicia ao nascimento, com excesso de dobras na face e pescoço e aparência envelhecida. É frequente a associação com enfisema, defeitos diafragmáticos, tortuosidade arterial e aneurismas.

As formas adquiridas da doença são frequentemente mais tardias. Nos casos de *cutis laxa* adquirida, as manifestações tendem a ser localizadas, com início na face e progressão caudal. Podem ter acometimento sistêmico, com enfisema, divertículos intestinais, hérnias e dilatações vasculares. Em geral, ocorrem após a puberdade, frequentemente precedidas por diversas doenças inflamatórias e infecciosas, distúrbios hematológicos, linfoma, ou uso de determinados fármacos e substâncias, especialmente D-penicilamina, entre outras. Existem formas localizadas características, como o blefarocalázio (Figura 71.1) e a das extremidades distais (plantas e palmas).

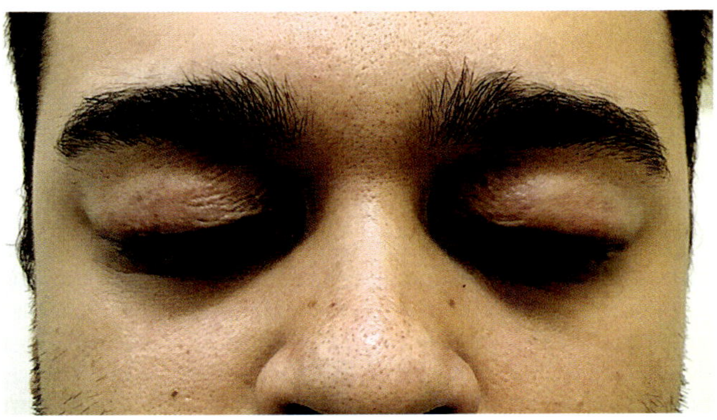

Figura 71.1 *Cutis laxa*. Blefarocalázio, paciente de 24 anos com episódios de edema palpebral recorrente há 8 anos. (Cortesia da Dra. Stephanie Galiza.)

Tratamento

A redundância de pele é uma queixa dos pacientes, e, em alguns casos, a cirurgia plástica reconstrutora pode ser indicada, garantindo importante melhora estética, além de benefícios psicossociais.

Há relato de melhora do aspecto de paciente com *cutis laxa* após aplicação de toxina botulínica em locais indicados para o tratamento de rugas dinâmicas da face. O acometimento de órgãos internos requer tratamento específico.

Síndrome de Ehlers-Danlos

Conceito

Também denominada *cútis hiperelástica*. Esse termo engloba um grupo heterogêneo de distúrbios herdados do colágeno, decorrentes de anormalidades na sua constituição. Para alguns tipos da síndrome, mutações genéticas e/ou defeitos moleculares básicos já foram identificados. Esse grupo de distúrbios caracteriza-se por apresentar:

- hiperelasticidade cutânea: a pele é hiperextensível e elástica, mas volta à sua posição normal quando cessado o tracionamento
- hiperelasticidade articular: é mais evidente no nível das articulações das mãos e dos punhos, mas também está nas grandes articulações (é o que ocorre com os contorcionistas)
- fragilidade cutânea: dilacerações frequentes e equimoses aos pequenos traumatismos, sendo localizações preferenciais os cotovelos, joelhos e fronte. A cicatrização é precária, demorada e pode resultar em aspecto atrófico e apergaminhado e, por vezes, redundante. Pseudotumores moluscoides de aspecto esponjoso, acinzentados devido ao acúmulo de tecido conjuntivo, podem ser encontrados, sobretudo em cicatrizes ou sobre áreas de pressão. Na infância, tais achados podem ser confundidos com aqueles decorrentes de maus-tratos. Cirurgias plásticas, como colocação de prótese mamária, estão contraindicadas por apresentarem alto risco de insucesso devido à precariedade na qualidade da cicatrização
- alterações ósseas: osteoporose, malformações e luxações congênitas
- alterações viscerais: aneurismas, lesões ventriculares, diverticulose, perfuração e sangramento gastrintestinal, pneumotórax, ruptura de bexiga e outros.

Epidemiologia

A prevalência estimada é de 1 caso para 5.000, sem haver predileção por sexo ou etnia.

Etiopatogenia

Trata-se de uma anomalia primária das fibras colágenas (as fibras elásticas são absolutamente normais), tendo sido descritos 13 tipos relacionados com as alterações na síntese ou no processamento das fibras colágenas (ora ausência de colágeno III ora deficiência de lisil-oxidase, de lisil-hidroxilase, pró-colágeno-peptidase e outras alterações ainda em estudo). De acordo com esta ou aquela alteração, o padrão hereditário varia, daí existirem padrões hereditários autossômicos dominantes, recessivos e recessivos ligados ao X.

Clínica

Em geral, sua expressão clínica se inicia na infância ou na adolescência, apesar de as alterações bioquímicas de colágeno existirem desde o nascimento.

Em geral, as manifestações na síndrome de Ehlers-Danlos incluem hiperextensibilidade, fragilidade cutânea e hipermobilidade articular (Figura 71.2 A e B). Entretanto, as diferentes variantes da síndrome apresentam manifestações adicionais, e testes genéticos disponíveis comercialmente tornam possível diagnosticar os diferentes tipos dessa síndrome:

- tipo clássico ou *gravis* (anteriormente classificada como tipos I e II): é a variante mais comum e em geral tem herança autossômica dominante, mas pode ocorrer como uma nova mutação, sem história familial. As mutações ocorrem nos genes *COL5A1* e *COL5A2*. Os achados clínicos incluem hipermobilidade das articulações e hiperextensibilidade da pele, tendo aparência de "papel de cigarro". O *sinal de Gorlin* (capacidade de tocar a ponta do nariz com a própria língua) é verificado em até 50% dos casos, enquanto, na população em geral, apenas 10% dos indivíduos são capazes de realizar essa ação

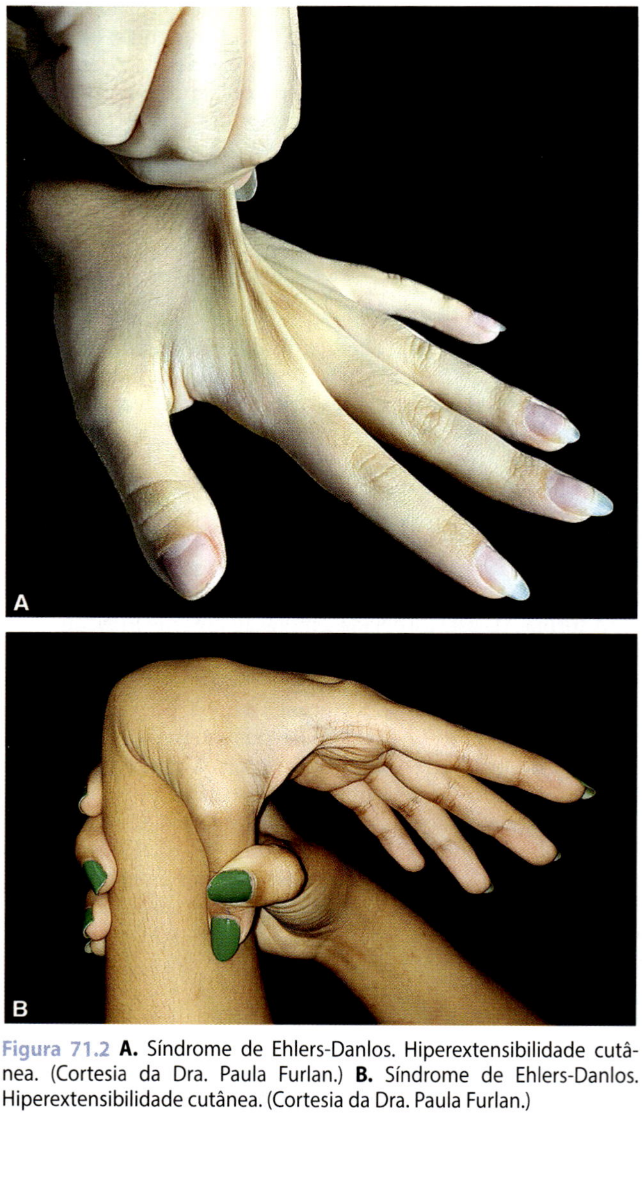

Figura 71.2 **A.** Síndrome de Ehlers-Danlos. Hiperextensibilidade cutânea. (Cortesia da Dra. Paula Furlan.) **B.** Síndrome de Ehlers-Danlos. Hiperextensibilidade cutânea. (Cortesia da Dra. Paula Furlan.)

- tipo hipermobilidade (anteriormente classificada como tipo III): herança autossômica dominante, apresenta principalmente alterações articulares como hiperflexibilidade e hiperextensibilidade. É o subtipo mais comum
- tipo vascular (anteriormente classificada como tipo IV): é a mais grave das variantes, por mutação no gene *COL3A1*, de herança autossômica recessiva. Os pacientes apresentam pele translúcida e grande risco de ruptura arterial, intestinal e uterina. Esses pacientes são particularmente propensos a desenvolver complicações perigosas na gravidez, como: sangramento pós-parto, dificuldade de cicatrização, inclusive deiscência, lacerações perineal e vaginal, prolapso uterino, vesical e hérnia abdominal. Parto cesáreo não diminui o risco de complicações. Em 183 gestações de 81 pacientes, 12 foram a óbito; 7 por ruptura de vaso e 5 por ruptura uterina. Elastose perfurante serpiginosa é mais encontrada associada a esta variante.

Tratamento

Não existe tratamento específico. É importante identificar o tipo de síndrome apresentado pelo paciente para prover orientações quanto aos cuidados com trauma e gestação.

Pseudoxantoma elástico

Conceito

Também denominada *síndrome de Grönblad-Strandberg* ou *elastorrexe sistematizada*, é uma genodermatose heterogênea rara.

Pode ser congênita ou adquirida, sendo que a forma congênita pode ser transmitida por herança autossômica dominante ou recessiva (tipos I, II e III), ou ainda por herança ligada ao X; a forma adquirida é dividida em tipos I e II.

Epidemiologia

Estima-se que haja prevalência de 1 caso para 25 a 100 mil na população nos EUA. Não há predileção por etnia, porém, quanto ao sexo, é mais comum na mulher, na proporção de 2:1.

Etiopatogenia

Causada por mutações no gene *ABCC6* no cromossomo 16p. Apresenta comprometimento primário do tecido elástico, cujas fibras sofrem processo de calcificação e fragmentação progressiva.

Clínica

Apresenta-se clinicamente como perda quase total da elasticidade da pele, que forma pregas pendentes pelo corpo, conferindo ao paciente, com o tempo, aspecto de envelhecimento precoce. Inicia-se na infância ou na idade adulta jovem. Observam-se principalmente acometimento *cutâneo*, *ocular* e *cardiovascular*.

As *lesões cutâneas* são representadas por típicas pápulas amareladas em disposição linear e agrupadas em placas, situadas, predominantemente, nas dobras naturais da pele (pescoço, axilas, regiões antecubital e poplítea), com aspecto de "pele de galinha" (Figura 71.3). Nódulos de calcificação ocorrem com certa frequência; a pele comprometida é flácida e pode apresentar dobras, e quadros muito extensos podem fazer diagnóstico diferencial com a *cutis laxa*. O acometimento mucoso é pouco discutido na literatura (Figura 71.4).

As *lesões oculares* são simétricas e ocorrem na membrana de Bruch (rica em tecido elástico), manifestando-se por estrias angioides, degeneração maculosa coriorretiniana e hemorragias, o que leva à diminuição e, até mesmo, à perda da visão.

As *lesões cardiovasculares* atingem grandes e pequenos vasos, levando às seguintes manifestações: infarto do miocárdio, hipertensão, hemorragias intestinal e cerebral, claudicação intermitente, ausência ou diminuição de pulso, entre outras.

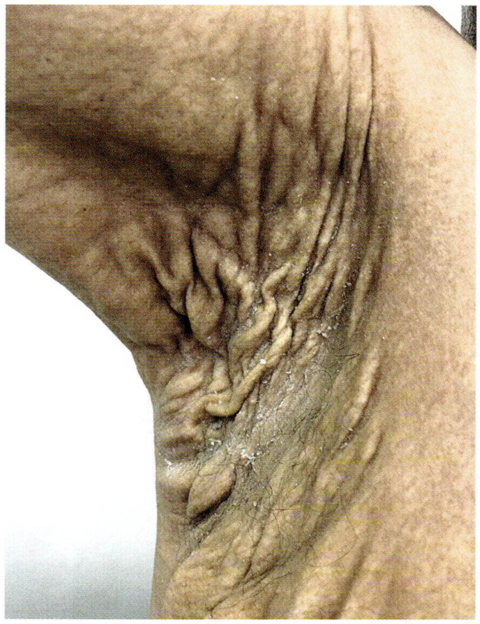

Figura 71.3 Pseudoxantoma elástico – pápulas amareladas agrupadas em áreas de dobras ou com arranjo linear; pele abundante. (Cortesia da Dra. Ana Carolina Serra.)

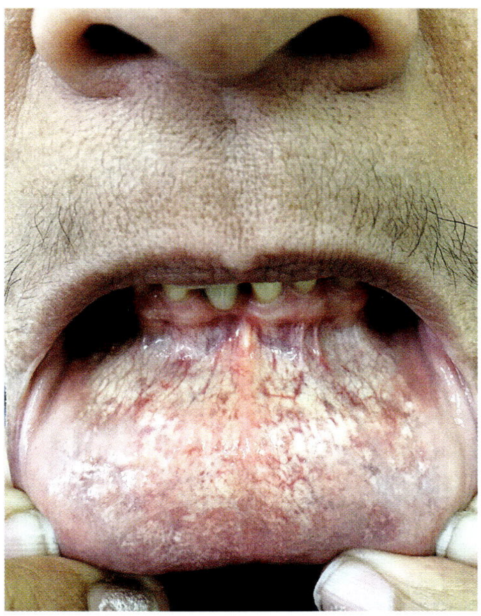

Figura 71.4 Pseudoxantoma elástico – observar as pápulas amareladas na mucosa labial. (Cortesia da Dra. Ana Carolina Serra.)

Durante a gestação, cuidado maior deve ser adotado em relação ao controle dos níveis pressóricos pelo risco aumentado de hemorragia. Sangramento do trato gastrintestinal, particularmente gástrico, manifestado por hematêmese, é a principal complicação durante a gravidez. Existe um risco aumentado de abortamento no primeiro semestre, possivelmente em decorrência de uma falha no desenvolvimento placentário.

Há cinco padrões de herança que têm importância prática pela expressão clínica variável: na forma recessiva tipo II, praticamente só ocorrem lesões cutâneas (é a mais benigna), enquanto na forma dominante tipo I, o quadro é complexo e extenso (com distribuição flexural das lesões cutâneas, comprometimentos cardiovascular [CV] e ocular [OC] graves); na forma dominante tipo II, as lesões cutâneas são maculares e os comprometimentos CV e OC são menos graves; a forma recessiva tipo I é semelhante à forma dominante tipo I, porém os comprometimentos OC e CV são discretos; na forma recessiva tipo III, os comprometimentos cutâneo e CV são leves, porém, a partir da 3ª década, as alterações OC podem levar à cegueira.

Histopatologia

O aspecto histopatológico, mesmo à coloração pela hematoxilina e eosina (HE), é diagnóstico e caracteriza-se por apresentar calcificação das fibras elásticas degeneradas, de coloração basofílica (devido à calcificação) de localização na derme média e profunda. Colorações específicas para fibra elástica (orceína e Verhoeff) demonstram melhor a degeneração das fibras elásticas (não são necessárias). Essas alterações são encontradas em todos os órgãos ou estruturas ricas em fibras elásticas (Figura 71.5).

Diagnóstico e diagnóstico diferencial

O diagnóstico de PXE se faz com base na apresentação clínica característica e nos achados histopatológicos da biopsia de pele. O teste genético confirma mutações no gene *ABCC6*, mas nem sempre é necessário. O diagnóstico diferencial deve ser feito com uma série de "síndromes progeroides", entre as quais a de Hutchinson-Gilford, que tem evolução semelhante, mas pode ser diferenciada pela biopsia de pele, que mostra alterações no colágeno. A *elastose focal linear* é uma condição rara caracterizada por placas lineares e amareladas na região lombar de idosos masculinos. No entanto, descrições recentes foram feitas em jovens e em outras localizações. A patologia revela, na coloração para fibras elásticas (Verhoeff-van Gieson), aumento destas na derme média e na alta; não há calcificação das fibras elásticas como no PXE.

O *pseudo-PXE elástico (PXE-like)* é um quadro clínico cujas lesões cutâneas lembram o PXE, sem o acometimento sistêmico e que é desencadeado pela D-penicilamina. Nesses casos a coloração de Von Kossa é negativa, indicando que não existe calcificação das fibras (ver Capítulo 31, item *Elastólise da derme papilar pseudoxantoma elástico-símile*).

Tratamento

Ainda não existe nenhuma terapêutica efetiva para tratamento ou prevenção da mineralização sistêmica decorrente do pseudoxantoma elástico. Estudos experimentais envolvendo uso de pirofosfatos orgânicos, bisfosfonatos e suplementação dietética de magnésio obtiveram bons resultados, mas ainda são necessárias maiores evidências para justificar o uso dessas medicações na prática clínica.

Fibromatose hialina juvenil (síndrome de Puretic)

Síndrome genética rara, autossômica recessiva, por mutação no gene *CMG2* (também conhecido como *ANTXR2*). Caracteriza-se por deposição de matriz hialina extracelular em vários órgãos e tecidos. Tem início nos primeiros anos de vida, sob a forma de contraturas dolorosas em várias articulações, com lesões papulonodulares e hiperplasia gengival. Observam-se ainda deformidades ósseas do crânio e osteólise de falanges terminais. É uma doença de curso crônico, com perda progressiva na capacidade de deambulação devido às contraturas articulares. O diagnóstico é clínico. O exame anatomopatológico das lesões cutâneas demonstra deposição de material amorfo hialino na derme reticular e papilar.

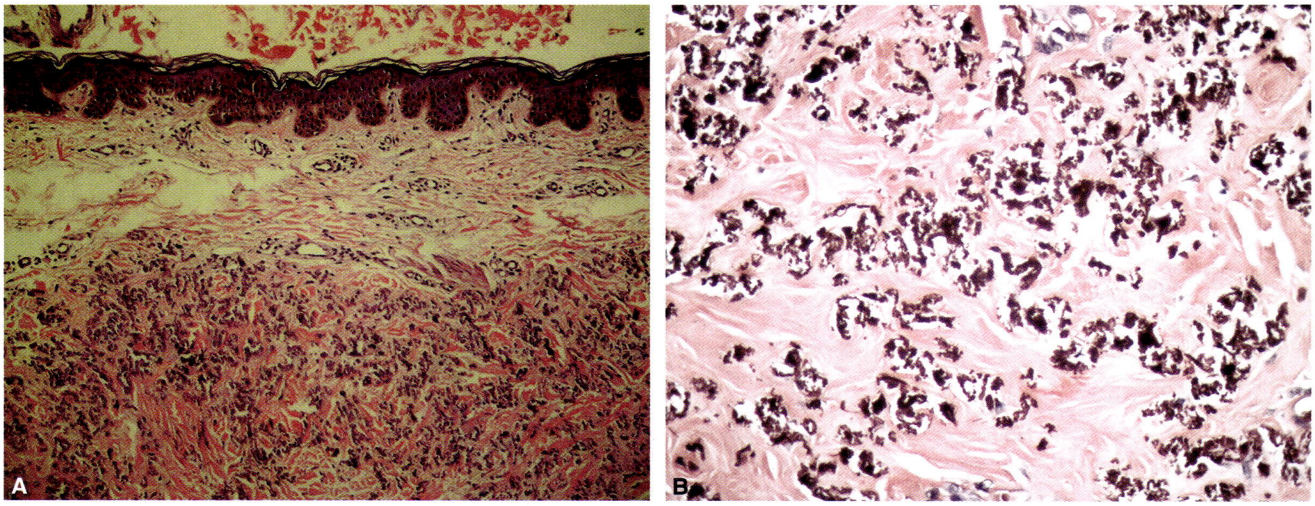

Figura 71.5 **A.** Pseudoxantoma elástico – a patologia na HE já possibilita o diagnóstico por conta da avidez por cálcio das fibras elásticas degeneradas que se coram em roxo-enegrecido. (Cortesia da Dra. Danielle Souza.) **B.** A coloração pela orceína torna mais evidente o envolvimento das fibras elásticas. (Cortesia do Dr. Thiago Jeunon.)

Pseudoxantoma elástico perfurante periumbilical

Conceito

Pseudoxantoma elástico perfurante periumbilical (elastose cálcica perfurante periumbilical) é uma dermatose adquirida rara e que ocorre essencialmente em multíparas da raça negra.

Clínica

Caracteriza-se por placa, geralmente restrita à região periumbilical, de superfície amarelada, reticulada e atrófica com pápulas ceratósicas, na periferia, que elimina material esbranquiçado (cálcio).

Histopatologia e patogênese

A histopatologia é semelhante à do pseudoxantoma elástico. O estiramento recorrente da pele seria o fator desencadeante na gênese das alterações que ocorrem nas fibras elásticas.

Nevo do tecido conjuntivo ou colagenomas

Os nevos (hamartomas) do tecido conjuntivo são constituídos por vários componentes da matriz extracelular dérmica, podendo predominar um de seus componentes: fibras colágenas ou elásticas e glicosaminoglicanos. São subdivididos em *hereditários* (colagenoma cutâneo familial e a placa *chagrin* – pele de lixa – da esclerose tuberosa) e *adquiridos* (colagenoma eruptivo e o isolado).

O colagenoma cutâneo familiar é um distúrbio genético autossômico dominante, que se caracteriza pelo aparecimento de múltiplos nódulos cutâneos normocrômicos em idade precoce. O aparecimento concomitante de colagenomas com osteopoiquilose é característico da síndrome de *Buschke-Ollendorff*, decorrente da mutação no gene *LEMD3* que conduz à perda de antagonismo ao fator transformado de crescimento beta (TGF-β) e das vias de sinalização da proteína morfogênica óssea.

O *colagenoma eruptivo* caracteriza-se pelo desenvolvimento agudo de pápulas ou de pequenos nódulos duros, arredondados ou ovais, pouco elevados, assintomáticos, cor da pele ou róseos, distribuídos principalmente na parte superior do dorso, braços e abdome, sem relato prévio de inflamação ou trauma (Figura 71.6). Algumas lesões podem ter o aspecto em "casca de laranja" devido à dilatação dos óstios foliculares. Em geral surge a partir da puberdade; deve ser afastada a história familiar. Uma variante ainda mais rara é o colagenoma eruptivo dos pavilhões auriculares.

Os autores já tiveram a oportunidade de observar um caso de mucinose linear (nevo mucinoso) que respeitava o dimídio.

O nevo conjuntivo isolado pode ocorrer, assim como múltiplas lesões constituídas por pápulas, placas ou nódulos cor da pele que podem já estar presentes ao nascimento ou surgirem durante a infância. Existe uma forma muito peculiar denominada *nevo conjuntivo* ou *colagenoma cerebriforme plantar*, um critério específico para a síndrome de Proteus.

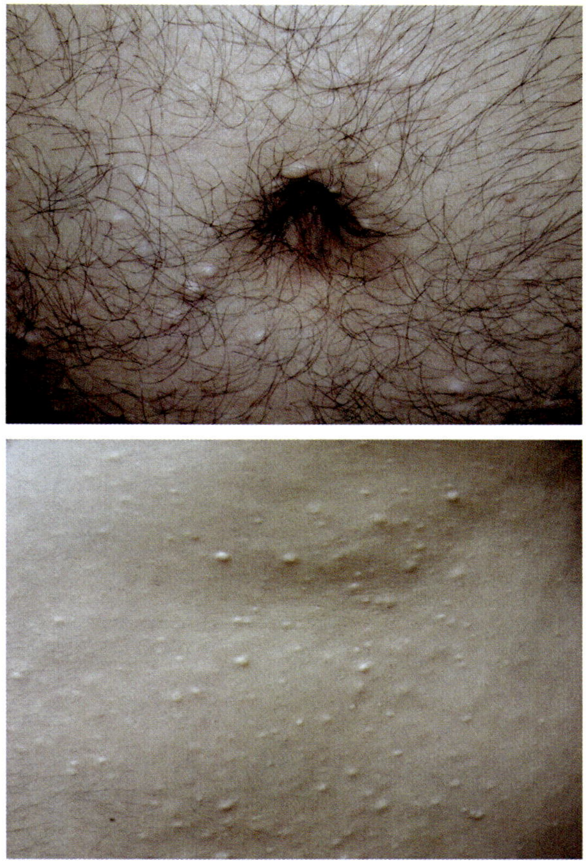

Figura 71.6 Colagenoma eruptivo. Múltiplas pápulas normocrômicas, assintomáticas, localizadas no abdome. (Cortesia do Dr. Paulo Veizaga.)

Lipodistrofia congênita generalizada (síndrome de Lawrence-Berardinelli)

Ver o Capítulo 35.

Bibliografia

Cutis laxa

Berk DR, Bentley DD, Bayliss SJ *et al.* Cutis laxa: a review. *J Am Acad Dermatol.* 2012;66:842.e1.

Dantas SG, Trope BM, Magalhães TC *et al.* Blefarocalásia: uma rara apresentação de cutis laxa. *Actas Dermosifiliogr.* 2019 May;110(4):327-9.

Fauconneau A, Sokoloswsky N, Camus M *et al.* Acquired cutis laxa associated with neutrophilic urticarial dermatosis. *Int J Dermatol.* 2011 Jun;60(6):771-2.

Hatamochi A, Mori K, Arakawa M *et al.* Collagenase gene expression in cutis laxa fibroblasts is upregulated by transcriptional activation of the promoter gene through a 12-0-tetradecanoyl-phorbol-13-acetate (TPA)-responsive element. *J Invest Dermatol.* 1996 Apr;106(4):631-6.

McCarty MJ, Davidson JM, Cardone JS, Anderson LL. Cutis laxa acquisita associated with multiple-myeloma: a case-report and review of the literature. *Cutis.* 1996 Apr;57(4):267-70.

Síndrome de Ehlers-Danlos

Castori M, Dordoni C, Morlino S *et al.* Spectrum of mucocutaneous manifestations in 277 patients with joint hypermobility syndrome/Ehlers-Danlos syndrome, hypermobility type. *Am J Med Genet C Semin Med Genet.* 2015;169C:43.

Georgy MS, Anwar K, Oates SE. Perineal delivery in Ehlers-Danlos syndrome. *Br J Obstet Gynaecol.* 1997 Apr;104(4):505-6.

Pepin M, Schwarze U, Superti-Furga A, Byers PH. Clinical and genetic features of Ehlers-Danlos syndrome type IV, the vascular type. *N Engl J Med.* 2000 Mar 9;342(10):673-80.

Rudd NL, Nimrod C, Holbrook KA, Byers PH. Pregnancy complications in type IV Ehlers-Danlos Syndrome. *Lancet.* 1983 Jan 1;1(8314-5):50-3.

Pseudoxantoma elástico

Burge S, Ryan T. Penicillamine-induced pseudo-pseudoxanthoma elasticum in a patient with rheumatoid arthritis. *Clin Exp Dermatol.* 1988 Jul;13(4): 255-8.

Elejalde BR, de Elejalde MM, Samter T *et al.* Manifestations of pseudoxanthoma elasticum during pregnancy: a case report and review of the literature. *Am J Med Genet.* 1984 Aug;18(4):755-62.

Hu X, Peek R, Plomp A *et al.* Analysis of the frequent R1141X mutation in the ABCC6 gene in pseudoxanthoma elasticum. *Invest Ophthalmol Vis Sci.* 2003 May;44(5):1824-9.

Luo H, Li Q, Cao Y, Uitto J. Therapeutics development for pseudoxanthoma elasticum and related ectopic mineralization disorders: update 2020. *J Clin Med.* 2020;10(1):114.

Lupi O, Moreira AM, Duque H *et al.* Pseudoxantoma elástico: considerações clínicas e diagnósticas (análise de cinco casos). *An Acad Nac Med.* 1993 Out-Dez;153(4):174-82.

Pugashetti R, Shinkai K, Ruben BS *et al.* Calcium may preferentially deposit in areas of elastic tissue damage. *J Am Acad Dermatol.* 2011 Feb;64(2):296-301.

Pulkkinen L, Nakano A, Ringpfeil F, Uitto J. Identification of ABCC6 pseudogenes on human chromosome 16p: implications for mutation detection in pseudoxanthoma elasticum. *Hum Genet.* 2001 Sep;109(3):356-65.

Rose S, On SJ, Fuchs W *et al.* Magnesium supplementation in the treatment of pseudoxanthoma elasticum: A randomized trial. *J Am Acad Dermatol.* 2019 Jul;81(1):263-5.

Fibromatose hialina juvenil

Krishnamurthy J, Dalal BS, Sunila, Gubanna MV. Juvenile hyaline fibromatosis. *Indian J Dermatol.* 2011 Nov;56(6):731-3.

Liu L, Ren F, Tan Q. Infantile systemic hyalinosis. *JAMA Dermatol.* 2019 Nov;155(11):1306.

Muniz ML, Lobo AZ, Machado MC *et al.* Exuberant juvenile hyaline fibromatosis in two patients. *Pediatr Dermatol.* 2006 Sep-Oct;23(5):458-64.

Pseudoxantoma elástico perfurante periumbilical

Budania A, De Dipankar, Sikia UN *et al.* Periumbilical perforating pseudoxanthoma elasticum: an acquired perforating disorder. *Int J Dermatol.* 2012 Apr;51:439-41.

Enos T, Vasquez R, Vandergriff T *et al.* Treatment of extensive elastosis perforans serpiginosa with acitretin in a man with Down syndrome. *Int J Dermatol.* 2021 May;60(5):611-2.

Kanasiro T, Sobania LRS, Barreto AMW, Fillus Neto J. Pseudoxantoma elástico perfurante periumbilical: a propósito de um caso. *An Bras Dermatol.* 1994 Set-out;69(5):401-3.

Shakhashiro M, Mckay KM, Wilson CL. Linear rash in an 11-year-old girl. *Int J Dermatol.* 2024 Jan;63(1):41-2.

Nevo do tecido conjuntivo ou colagenomas

Coimbra DDA, Streck AP, Rezende ALAM *et al.* Colagenoma eruptivo. *Caso apresentado na Reunião Mensal da SBD-RJ*, 2005.

Hershkovitz D, Amitai B, Sprecher E. Familial cutaneous collagenomas resulting from a novel mutation in LEMD3. *Br J Dermatol.* 2007 Feb;156(2):375-7.

Smith LR, Bernstein BD. Eruptive collagenoma. *Arch Dermatol.* 1978 Nov; 114(11):1710-1.

72

Genodermatoses com Fotossensibilidade

Luiza Laborne Kalil ◆ **Jackson Machado Pinto** ◆ **David Rubem Azulay**

Como elemento de elevada expressão, a fotossensibilidade ocorre em uma série de genodermatoses. Estas apresentam características que possibilitariam sua inclusão em outros grupos de doenças, mas, por motivos didáticos, serão abordadas neste capítulo.

Síndrome de Bloom

Conceito e etiopatogenia

Trata-se de genodermatose de herança autossômica recessiva, com defeito em um gene do cromossomo 15, responsável pela codificação da BLM-helicase – enzima que protege o DNA contra os danos que podem ocorrer durante a replicação. É uma doença rara, mais comum em judeus asquenaze.

A doença é acompanhada de fragilidade cromossômica com rupturas e quebras, sendo característica uma configuração quadrirradial. O diagnóstico pré-natal pode ser feito pela detecção de grande quantidade de trocas de cromátides-irmãs em células do líquido amniótico.

Clínica

Os três sinais cardeais referidos por Bloom são: *eritema telangiectásico facial congênito*, *fotossensibilidade* e *crescimento físico retardado*.

O eritema telangiectásico pode aparecer na criança quando nasce ou nos primeiros meses de vida. Como característica, acomete a face em forma de asa de borboleta, semelhante às lesões de lúpus, e pode ocorrer no pescoço, nos antebraços e no dorso da mão.

À primeira exposição solar, surgem bolhas nas áreas expostas, inclusive com sangramento dos lábios. À medida que cresce, a fotossensibilidade tende a diminuir, e a pele da face torna-se atrófica. Mais de 50% dos pacientes apresentam manchas *café-au-lait*.

Desde o nascimento, o peso da criança é insuficiente, e seu desenvolvimento físico é retardado, embora o intelectual seja normal. Clinicamente, o diagnóstico pode ser confundido com nanismo. É comum haver atrofia dos testículos, e a infertilidade é uma regra para os homens acometidos pela enfermidade. Pode também ocorrer hipospadia. Entre as anormalidades cefálicas estão dolicocefalia, face pequena e estreita e nariz longo.

Os indivíduos acometidos têm maior chance de apresentar intolerância à glicose e resistência insulínica. Há maior incidência de neoplasias em pacientes com síndrome de Bloom, especialmente leucemia, linfoma e carcinomas, sobretudo do trato digestivo.

Do ponto de vista laboratorial, o paciente apresenta níveis séricos diminuídos de IgA, IgG e IgM. Após a suspeita clínica, o teste genético confirma o diagnóstico.

Evolução e prognóstico

A expectativa de vida dos pacientes com síndrome de Bloom é reduzida, em razão da maior incidência de infecções bacterianas (geralmente respiratórias ou digestivas) e por causa das neoplasias que, eventualmente, surgem. É indicado o rastreamento precoce de câncer de mama e cólon (ver Capítulo 66, item *Imunodeficiências combinadas com aspectos peculiares ou síndromes bem definidas*).

Doença de Hartnup

Conceito e etiopatogenia

Descrita, inicialmente, na família Hartnup, passou a ser encontrada, mesmo raramente, em outras famílias. A herança é autossômica recessiva, por um defeito em um gene no cromossomo 5p, resultando em um fenótipo deficiente no transporte de ácidos monoaminocarboxílicos, tanto nos túbulos renais quanto no trato gastrintestinal. A absorção intestinal diminuída de triptofano leva a baixos níveis de triptofano e ácido nicotínico. Laboratorialmente, ocorre o aumento da excreção urinária de compostos indólicos, especialmente indoxil-sulfato e produtos do triptofano não absorvidos e degradados pelas bactérias intestinais. Há, ainda, aumento de protoporfirina fecal.

Clínica

Frequentemente, o primeiro sinal da doença é a fotossensibilidade pelagra-símile na face, no pescoço, nas mãos e nas pernas. A erupção pode variar de eritema até dermatite espongiótica aguda com vesículas numerosas, e cada episódio pode durar semanas. Além disso, os locais acometidos pela fotossensibilidade tendem a tornar-se hiperpigmentados com o tempo. São ainda relatados problemas como alopecia, fragilidade e embranquecimento precoce dos cabelos. Mais de dois terços dos pacientes apresentam ataxia cerebelar grave, porém reversível, com início, geralmente, entre 5 e 10 anos de idade. Entre os sinais neuropsiquiátricos, cuja intensidade é frequentemente paralela à das lesões dermatológicas, incluem-se movimentos involuntários das mãos e da língua, nistagmo, ptose palpebral, diplopia e labilidade emocional.

O diagnóstico diferencial mais importante a ser considerado é a pelagra, mas a diferença dos achados neurológicos e a história da dieta também são de valor. A dosagem de aminoácidos urinária é sugestiva e o teste genético confirma o diagnóstico.

Tratamento e evolução

A doença tende a melhorar com a idade. O uso de nicotinamida resulta em melhora rápida do quadro dermatológico, embora a do neurológico seja mais lenta, e a aminoacidúria permaneça inalterada.

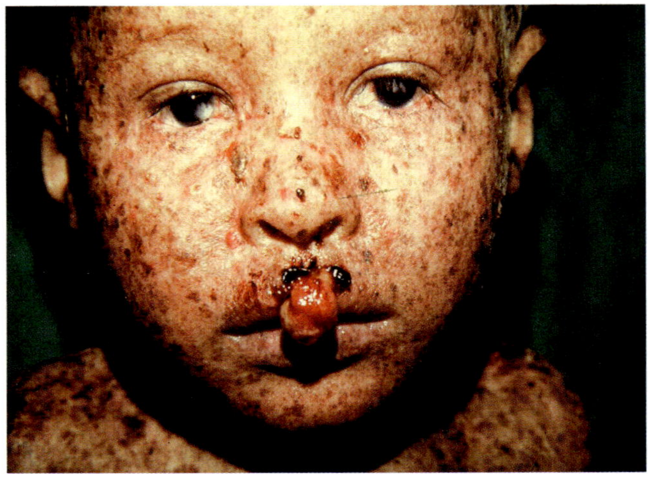

Figura 72.1 Xeroderma pigmentoso. (Cortesia do Dr. Pablo Cirino.)

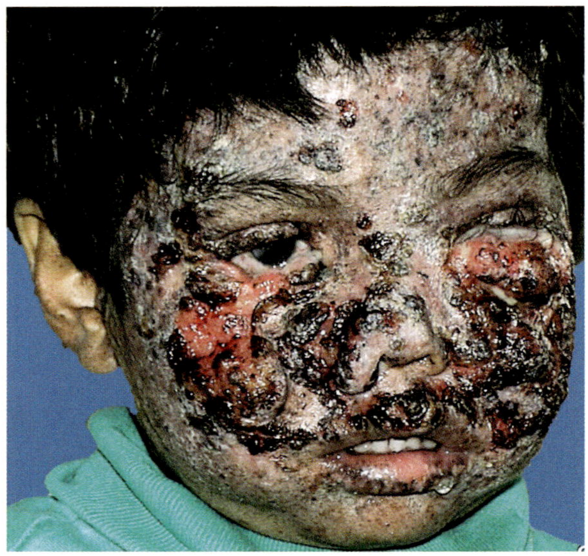

Figura 72.2 Xeroderma pigmentoso – paciente tomado por tumores. (Cortesia do Dr. Luciano de Bortoli.)

Xeroderma pigmentoso

Conceito

O xeroderma pigmentoso (XP) é uma doença de transmissão autossômica recessiva rara, com distúrbio no reparo do DNA. Caracteriza-se por exuberante fotossensibilidade com consequente intensa cancerose cutânea e precocidade do envelhecimento cutâneo. Diagnóstico pré-natal pode ser feito.

Epidemiologia

Tem frequência que varia de 1/1.000.000 nos EUA a 45/1.000.000 no Japão; é indiferente quanto ao sexo.

Etiopatogenia

Mutações herdadas em qualquer dos oito genes envolvidos no reconhecimento e reparo do dano ao DNA induzido pela radiação ultravioleta causam a doença, tanto na via de reparo de excisão de nucleotídeos (NER) (genes *XPA*, *XPB*, *XPC*, *XPD*, *XPE*, *XPF* e *XPG*) como na correção via DNA polimerase (*XPV*). Esse mesmo sistema de reparação deficiente também atua de forma inadequada contra agressões ambientais como as causadas por substâncias químicas como fumo, quimioterapia e aflatoxinas, o que justifica também um aumento de neoplasias internas.

Clínica

Pele xerodérmica e numerosas efélides são as manifestações iniciais da doença e justificam o seu nome. Já no primeiro ano podem aparecer efélides e, em seguida, atrofia, telangiectasias e lentigo solar. Além disso, inúmeras ceratoses actínicas e múltiplos tumores cutâneos surgirão ao longo da vida, sobretudo nas áreas fotoexpostas a partir de tenra idade (Figuras 72.1 e 72.2).

Carcinomas espinocelulares, basocelulares e melanoma ocorrem com elevadíssima frequência, sendo o melanoma a principal causa de morte; outros tumores cutâneos mais raros também ocorrem como fibrossarcoma, angiossarcoma, carcinoma triquilemal, entre outros. O acometimento da mucosa oral é frequente, e não só nos lábios, que naturalmente ficam expostos. O CEC é o tumor mais frequente nessa localização; lesões benignas como granuloma piogênico e papilomas também ocorrem.

Alterações oftálmicas como fotofobia, nistagmo, estrabismo, lagoftalmo e cânceres oculares e perioculares ocorrem com elevada frequência. Até 20% dos pacientes podem ter acometimento neurológico, o qual se relaciona com a sensibilidade dos fibroblastos ao dano pela radiação ultravioleta (UV). A hiporreflexia, seguida de perda auditiva neurossensorial, pode ser a primeira manifestação. Alterações motoras, sensitivas e piramidais também são vistas, com eventual evolução para o retardo mental. Raramente se observa deficiência imunológica. Os pacientes com XP apresentam um risco 10 a 20 vezes maior de desenvolver neoplasias extracutâneas.

A expressividade das manifestações clínicas do XP está na decorrência do tipo, que, por sua vez, correlaciona-se com a deficiência específica de uma ou mais enzimas relacionadas com a reparação do DNA. As manifestações mais graves representam um dos quadros clínicos mais dramáticos da Dermatologia.

A classificação é fundamentada na reparação de DNA por fusão de células de diferentes pacientes com a doença. Existem oito grupos complementares diferentes que são designados por letras que vão de XPA a XPG e um grupo XPV (variante). Eles são dispostos em ordem crescente de níveis de reparação residual; portanto, o XPA apresenta a menor atividade reparadora (até 7,5% da capacidade dos controles). O XPV é definido por sobrevivência celular, normal ou quase, após irradiação por UV e reparação normal de DNA, embora haja replicação de DNA anormal após exposição à radiação UV.

O XP, quando acompanhado de microcefalia, hipogonadismo, alterações neurológicas múltiplas, retardo mental e de crescimento, compõe a ***síndrome de De Sanctis-Cacchione*** (1932), a forma mais rara e grave da doença (XPA), portanto, a mais precoce.

O diagnóstico é realizado por meio de achados clínicos sugestivos, associados a história familiar da doença e/ou teste genético confirmatório.

Tratamento

A principal orientação do tratamento consiste em conscientizar os responsáveis da criança sobre a importância fundamental de evitar toda e qualquer exposição solar; do uso de protetores solares, inclusive dentro de casa, e óculos escuros com proteção lateral; e do estímulo a atividades noturnas (Figura 72.3). O tratamento de tumores e precursores, principais causas de morte da doença, deve ser prontamente realizado. O uso continuado de retinoides, em especial acitretina, ajuda na prevenção de tumores de origem epitelial, assim como o uso tópico de 5-fluoruracila ou imiquimode, de forma intermitente. O uso de nicotinamida oral ainda não foi testado nos pacientes com XP, mas devido aos seus efeitos antioxidantes e quimiopreventivos, parece ser benéfico para reduzir a incidência das neoplasias cutâneas.

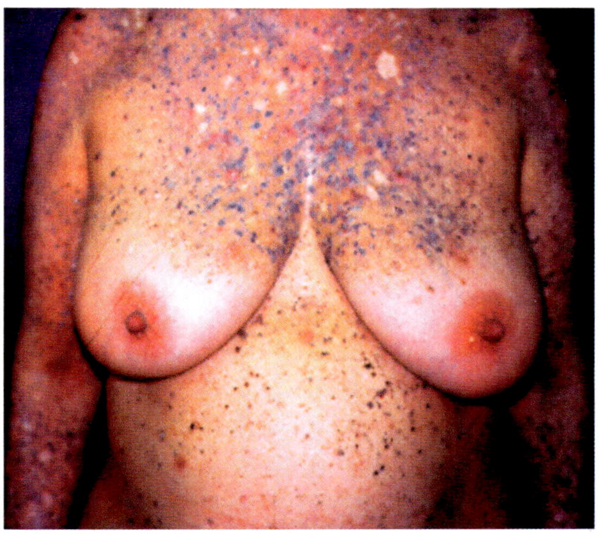

Figura 72.3 Xeroderma pigmentoso – paciente com uma apresentação branda da doença, que mostra a importância da fotoproteção.

Síndrome de Cockayne

Ver Capítulo 70.

Porfirias

Ver Capítulo 65.

Bibliografia

Síndrome de Bloom

Diaz A, Vogiatzi MG, Sanz MM, German J. Evaluation of short stature, carbohydrate metabolism and other endocrinopathies in Bloom's syndrome. *Horm Res*. 2006;66:111-7.

German J. Bloom's syndrome. *Dermatol Clin*. 1995 Jan;13(1):7-18.

German J, Sanz MM, Ciocci S *et al*. Syndrome-causing mutations of the BLM gene in persons in the Bloom's Syndrome Registry. *Hum Mutat*. 2007; 28(8):743-53.

Masmoudi A, Marrakchi S, Kamoun H *et al*. Clinical and laboratory findings in 8 patients with Bloom's syndrome. *J Dermatol Case Rep*. 2012 Mar 27;6(1):29-33.

Moghaghegh P, Hickson ID. The Bloom's syndrome helicase: keeping cancer at bay. *Biologist (London)*. 2003 Feb;50(1):29-33.

Thomas ER, Shanley S, Walker L, Eeles R. Surveillance and treatment of malignancy in Bloom syndrome. *Clin Oncol* (*R Coll Radiol*). 2008;20(5):375-9.

Doença de Hartnup

Nozaki J, Dakeishi M, Ohura T *et al*. Homozygosity mapping to chromosome 5p15 of a gene responsible for Hartnup disorder. *Biochem Biophys Res Commun*. 2001 Jun 8;284(2):255-60.

Patel AB, Prabhu AS. Hartnup disease. *Indian J Dermatol*. 2008 Jan;53(1):31-2.

Xeroderma pigmentoso

Baskurt D, Veril S, Ertekin SS, Baycal C. Oral mucosa involvement in pediatric patients with xeroderma pigmentosum: a comprehensive review. *Int J Dermatol*. 2024 Jan;63(1):59-72.

Bhullar S, Christensen SR. Effectiveness of acitretin for skin cancer prevention in immunosuppressed and non immunosuppressed patients: A retrospective cohort study. *J Am Acad Dermatol*. 2024;90(4):821-2.

Caldas ALR, Rodrigues MM. Síndrome de De Sanctis-Cacchione em lactente do sexo feminino – Relato de caso. *An Bras Dermatol*. 2013 Nov Dec;88(6):979-81.

Esporcatte APGC, Rutowitsch MS. Xeroderma pigmentoso. Estudo clínico em dois irmãos de raça negra. *An Bras Dermatol*. 1995 Set-Out;70(5):467-71.

Keriel A, Stary A, Sarasin A *et al*. XPD mutations prevent TFIIH-dependent transactivation by nuclear receptors and phosphorylation of RARalpha. *Cell*. 2002 Apr 5;109(1):125-35.

Lehmann AR, McGibbon D, Stefanini M. Xeroderma pigmentosum. *Orphanet J Rare Dis*. 2011 Nov;6:70.

Nichols AF, Itoh T, Zolezzi F *et al*. Basal transcriptional regulation of human damage-specific DNA-binding protein genes DDB1 and DDB2 by Sp1, E2F, N-myc and NF1 elements. *Nucleic Acids Res*. 2003 Jan 15;31(2):562-9.

Weon JL, Glass DA 2nd. Novel therapeutic approaches to xeroderma pigmentosum. *Br J Dermatol*. 2019 Aug;181(2):249-55.

73

Genodermatoses Neurocutâneas

Aguinaldo Bonalumi Filho ◆ **Bruna Ducker Bastos Amorim** ◆ **David Rubem Azulay**

Facomatoses

Conceito

A palavra deriva do grego (*facus* = lente, mancha; e *oma* = tumor); o conceito surge a partir de um facoma retiniano nem sempre presente nas manifestações das doenças que compõem o grupamento e que são: esclerose tuberosa, neurofibromatoses, ataxia-telangiectasia, doença de von Hippel-Lindau e síndrome de Sturge-Weber. Órgãos de origem ectodérmica são os mais acometidos, em especial pele, olhos e sistema nervoso central (SNC). Displasia neuroectodérmica, genodermatose neuroectodérmica e genoneurodermatoses são sinônimos.

Esclerose tuberosa | Complexo ET

Conceito

Esclerose tuberosa (ET) é conhecida como "doença de Pringle-Bourneville", "doença de Bourneville" ou "EPILOIA", contração de *epilepsy*, *low intelligence* e *adenoma sebaceum*.

Trata-se de uma síndrome neurocutânea, genética, de caráter autossômico dominante, em que dois terços dos casos surgem por meio de mutações espontâneas. É caracterizada por múltiplos hamartomas em diversos órgãos, principalmente naqueles em que células se originam no ectoderma e no mesoderma, como pele, SNC, olhos, coração e rim. Os aspectos mais frequentes da ET e que compõem a clássica tríade são: epilepsia, déficit intelectual e angiofibromas (antes impropriamente denominados "adenoma sebáceo").

Epidemiologia

Estima-se que a incidência da doença seja de 1/10 mil nascidos vivos. Porém, como é uma síndrome com expressividade clínica bastante variável, uma série de casos de indivíduos levemente afetados não são diagnosticados, tornando difícil avaliar com precisão os dados epidemiológicos. É de distribuição universal, afeta igualmente ambos os sexos e não tem predileção por grupo étnico.

Etiopatogenia

Existem dois genes supressores tumorais, que participam do crescimento tecidual e da proliferação celular, conhecidos como *CET1* e *CET2*. O primeiro (*CET1*) está presente na porção distal do braço longo do cromossomo 9, *locus* 34, e codifica uma proteína chamada "hamartina". Já o segundo (*CET2*) está presente no braço curto do cromossomo 16, *locus* 13, e codifica a tuberina. Com isso, forma-se o complexo hamartina-tuberina, que possui uma ação inibitória sobre uma proteína de sinalização conhecida como "Rheb" (RAS *homolog enriched in brain*). Essa proteína é responsável por controlar a via mTOR (*mammalian target of rapamycin*), que tem participação na fosforilação das proteínas ribossomais, levando a crescimento tecidual e proliferação celular normais.

Ao se utilizar análise de *linkage* do grupo ABO e de polimorfismo de DNA, verificou-se que mutações gênicas do *CET1* ou *CET2*, independentes entre si, levam ao mesmo conjunto de manifestações que caracterizam a doença, daí a denominação complexo esclerose tuberosa.

Em razão da mutação desses genes supressores tumorais, ocorre uma falha na ação inibitória do complexo hamartina-tuberina sobre a Rheb. Com isso, a via mTOR estimulará as proteínas ribossomais, ocasionando, em última instância, um desenfreado processo de crescimento tecidual e de proliferação celular, que dá origem aos diversos tumores benignos, que na essência são hamartomas (Figura 73.1).

As mutações ocorreram de forma homogênea nos casos de transmissão familial, mas as alterações de *CET2* foram 5 vezes mais frequentes nos casos de mutação espontânea. A doença tende a ser mais grave quando decorre de mutação do *CET2*.

Clínica

A doença pode já se manifestar ao nascimento, no entanto, o recém-nascido costuma ter aparência normal. A tríade clássica nem sempre estará presente. Geralmente as manifestações têm início antes dos 5 anos; contudo, podem ocorrer na adolescência ou na idade adulta. Inúmeros pacientes só terão o diagnóstico firmado na necropsia, já que apresentavam manifestações frustras da doença.

As manifestações cutâneas da ET representam o achado clínico mais frequente da síndrome, por isso o conhecimento pelos dermatologistas é de suma importância, tanto para o diagnóstico quanto para o tratamento precoce de possíveis complicações.

Manchas hipocrômicas (acrômicas)

Costumam ser o primeiro achado cutâneo da doença. Acometem cerca de 98% dos pacientes com ET. Apresentam-se

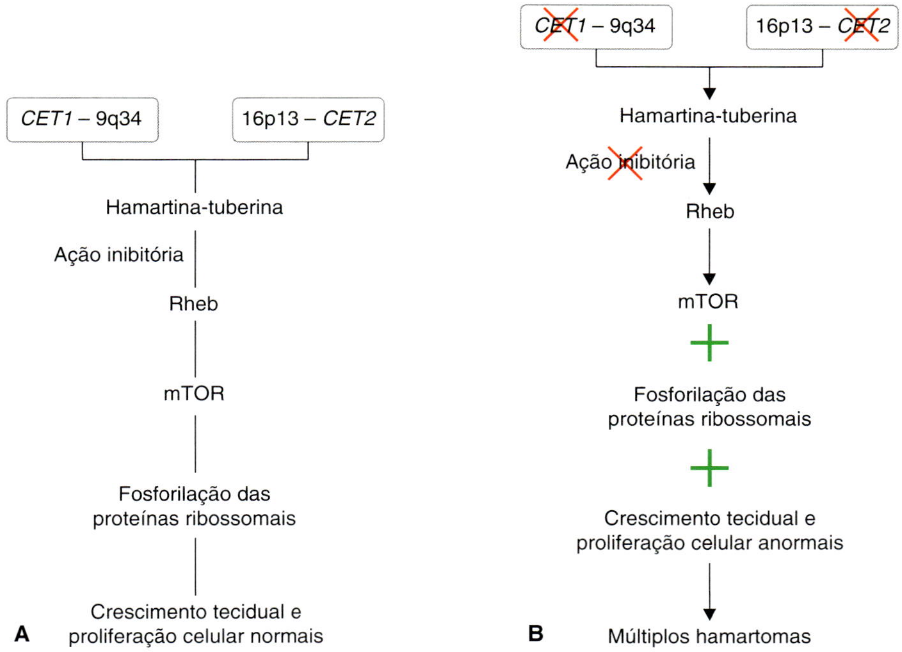

Figura 73.1 **A.** Modelo genético molecular para os genes supressores tumorais com controle de crescimento e proliferação celular. **B.** Mutação dos genes supressores tumorais, com consequente perda da ação inibitória do complexo hamartina-tuberina sobre Rheb, levando a um desenfreado processo de crescimento tecidual e proliferação celular, dando origem aos múltiplos hamartomas presentes na ET.

na forma ovalada ou em formato de folha (*ash leaves*), e geralmente acometem tronco e raízes de membros (Figura 73.2). O número de lesões é variável e apresentam tamanho de 0,5 a 0,8 cm de diâmetro. Raramente ocorre despigmentação focal do cabelo (poliose). Lesões em confete, preferencialmente nas extremidades, podem surgir a partir da adolescência. Exame com luz de Wood facilita a identificação da lesão.

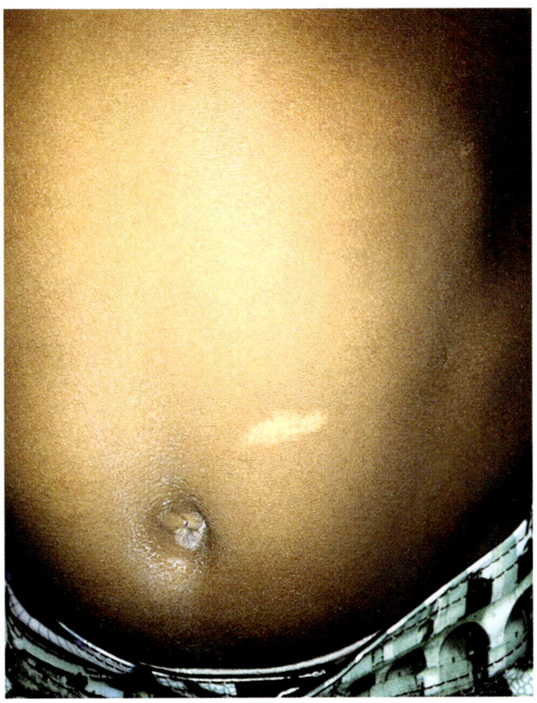

Figura 73.2 Mácula hipo/acrômica em formato de folha (*ash leave*) em abdome.

Angiofibromas

Ocorrem em cerca de 80% dos pacientes e costumam surgir por volta de 5 a 7 anos de idade. Apresentam-se como múltiplas pápulas normocrômicas ou eritematosas, por vezes percorridas por telangiectasias, que acometem principalmente a região centrofacial, como o sulco nasogeniano, mento e região malar, de forma simétrica e bilateral. Geralmente crescem até os 20 anos de idade, e, em alguns casos, a confluência das lesões leva ao aspecto de couve-flor, tornando-se desfigurante e causando prejuízo estético significativo. Ocasionalmente, podem inflamar devido à presença de cistos epidermoides sob os angiofibromas (Figura 73.3).

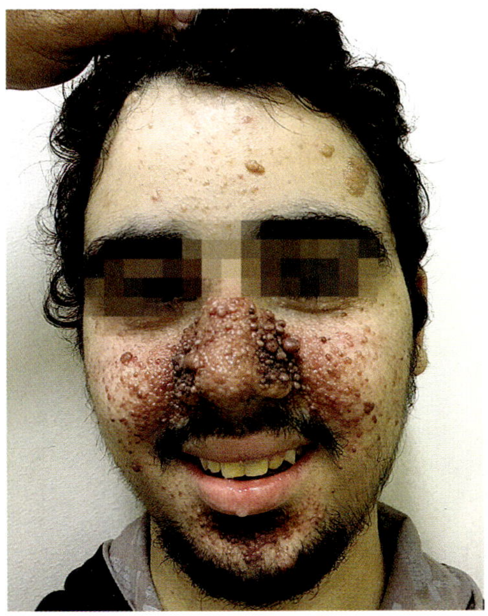

Figura 73.3 Angiofibromas faciais confluentes de localização centrofacial.

Placa *shagreen* (ou *chagrin*)

Denominada "placa *shagreen*" no inglês e *chagrin* no francês. Ocorre em até 70% dos pacientes e manifesta-se por volta dos 3 anos de idade. É uma placa ligeiramente elevada, normocrômica/acastanhada, fibrótica, de aspecto de casca de laranja. Possui tamanho variável e localização preferencial na região lombossacra (Figura 73.4).

Fibromas periungueais (tumor de Köenen)

É manifestação mais tardia da doença, ocorrendo geralmente após a puberdade. São excrescências normocrômicas ou eritematosas que emergem das dobras ungueais ou até mesmo subungueais. Podem ser múltiplos e alcançar mais de 1 cm de comprimento (Figuras 73.5, 61.25 e 61.26).

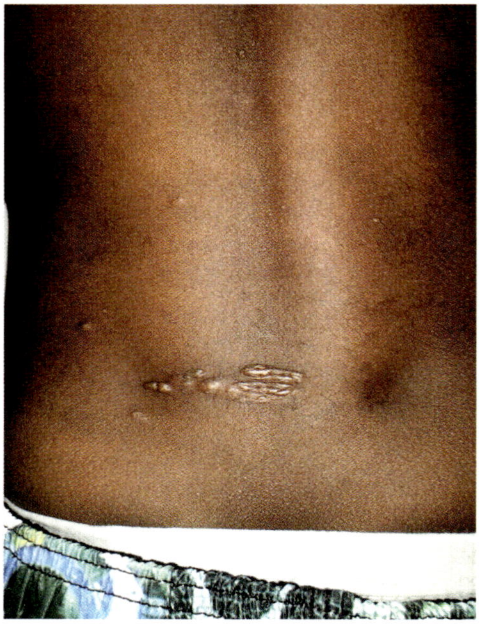

Figura 73.4 Placa *shagreen* em região lombossacra.

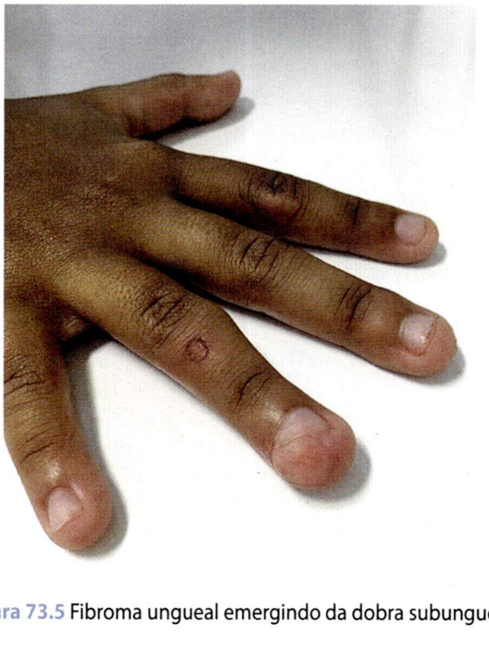

Figura 73.5 Fibroma ungueal emergindo da dobra subungueal.

Alterações neurológicas

São a principal causa de morbidade e mortalidade nos pacientes com ET. Aproximadamente 90 a 96% dos pacientes apresentam convulsões. Os hamartomas cerebrais na forma de tubérculos corticais, nódulos subependimários e astrocitomas de células gigantes subependimais são frequentemente responsáveis por convulsões intratáveis.

Cerca de 85% dos pacientes têm seu primeiro episódio epilético antes dos 2 anos de idade. Disfunção comportamental e cognitiva, incluindo autismo e déficit intelectual, podem ser vistos em 40 a 50% dos casos.

Alterações orais

É frequente e característica a ocorrência de múltiplas depressões puntiformes (*pitting* dental) no esmalte do dente de pacientes com ET. É um achado precoce e pode ajudar no diagnóstico de pacientes com manifestações frustras da doença.

Outra alteração importante são os fibromas gengivais. São nódulos fibrosos que geralmente se localizam no segmento anterior da mandíbula superior, porém, podem tornar-se imperceptíveis devido à hiperplasia gengival causada por medicações anticonvulsivantes bastante utilizadas na ET.

Alterações renais

Acometimento renal ocorre em 60 a 80% dos casos de ET. Na maioria das vezes é silencioso, sendo descoberto em uma investigação sistemática. O angiomiolipoma é a lesão renal mais comumente encontrada e sua incidência aumenta com a idade. Cistos renais também são vistos com frequência. Raramente se manifestam com proteinúria, hematúria, dor abdominal ou massa lombar, porém, em alguns casos podem levar à insuficiência renal. Metade dos pacientes terão de se submeter à nefrectomia; a transformação maligna é rara.

Alterações pulmonares

É raro o envolvimento pulmonar, com uma incidência estimada em 1 a 6%. A lesão mais comum é a linfangiomiomatose, mais frequente nas mulheres entre a 3ª e 5ª décadas de vida. Cistos na pleura e nos pulmões, bem como fibrose intersticial, têm sido descritos.

Alterações cardiovasculares

O rabdomioma é o tumor cardíaco primário mais comum entre lactentes e crianças. Geralmente são múltiplos, localizados nas paredes dos ventrículos, e sua incidência varia entre 47 e 60%. A maioria dos pacientes com rabdomioma cardíaco permanece assintomática e os tumores tendem a regredir com o avançar da idade.

Alterações oculares

Hamartomas (facomas) retinianos são observados em 40 a 50% dos casos e sua incidência aumenta com a idade, porém, na maioria dos pacientes, eles permanecem estáveis e assintomáticos.

Alterações gastrintestinais

Não são raros os casos de pólipos hamartomatosos, principalmente no reto, geralmente assintomáticos, mas que podem causar hemorragia digestiva baixa. Também há relatos de papilomas, angiomas, fibrolipomas, entre outros.

Alterações endócrinas

Há relatos de desenvolvimento sexual precoce e outras manifestações isoladas de natureza variada.

Alterações ósseas

São descritos cistos ósseos, principalmente nas falanges dos dedos das mãos e pés, bem como lesões escleróticas que podem propiciar o aparecimento de fraturas patológicas.

Histopatologia

As alterações microscópicas de vários tipos de lesões cutâneas são essencialmente constituídas por uma proliferação colágena com numerosos vasos sanguíneos configurando os achados dos angiofibromas. Na derme, os fibroblastos são maiores que o habitual e apresentam uma configuração estrelada.

As máculas hipo/acrômicas apresentam melanócitos anormais com reduzida atividade tirosinásica, que, à microscopia eletrônica, revela tratar-se de um distúrbio na melanização dos melanossomos. Os fibromas ungueais, do ponto de vista histopatológico, são semelhantes aos angiofibromas, enquanto a placa *shagreen* é essencialmente uma proliferação de colágeno, envolvendo toda a derme, cuja patologia é idêntica à de um nevo conjuntivo.

Diagnóstico e acompanhamento

O diagnóstico é fácil quando se encontra a tríade clássica da doença, porém, é excepcional a sua ocorrência na primeira infância. Diversos outros sintomas, já mencionados anteriormente, são característicos da síndrome e, se associados a uma história familiar positiva ou um achado de imagem, podem possibilitar um diagnóstico correto. Porém, há os casos de manifestações frustras da doença, que tornam o diagnóstico bastante difícil. Para isso, o diagnóstico da síndrome se baseia nos critérios para ET revisados no International Tuberous Sclerosis Complex Consensus Conference 2012 (Quadro 73.1).

Quadro 73.1 Critérios diagnósticos atualizados para ET 2012.

A. Critério diagnóstico genético
Identificação de uma mutação patogênica do gene *CET1* ou *CET2* em tecido normal é suficiente para o diagnóstico definitivo de ET
B. Critérios diagnósticos clínicos – maiores
Máculas hipomelanóticas (≥ 3, pelo menos 5 mm de diâmetro) Angiofibromas (≥ 3) ou placa fibrótica cefálica (face ou couro cabeludo) Fibromas ungueais (≥ 2) Placa *shagreen* Hamartomas retinianos múltiplos Displasias corticais (tuberosidades corticais ou linhas de migração radial na substância branca cerebral) Nódulos subependimários Astrocitoma subependimário de células gigantes Rabdomioma cardíaco Linfangioleiomiomatose (LAM)* Angiomiolipoma (≥ 2)*
C. Critérios diagnósticos clínicos – menores
Lesões de pele em confete *Pitting* dental (> 3) Fibromas intraorais (≥ 3) Acromia retiniana localizada Cistos renais múltiplos Hamartomas não renais

*Uma combinação de LAM e angiomiolipomas, sem qualquer outro critério, não se encaixa no diagnóstico definitivo, sendo considerado um único critério maior.

Considera-se definitivo o diagnóstico de ET quando há dois critérios maiores ou um maior e dois ou mais menores. É considerado possível quando há um maior ou dois ou mais menores.

Diversos exames devem ser solicitados para diagnóstico, possíveis complicações, acompanhamento e seguimento do paciente: eletroencefalograma, ecocardiograma, eletrocardiograma, ultrassonografia, radiografia simples, tomografia computadorizada, ressonância magnética, endoscopia digestiva e fundoscopia.

O acompanhamento ideal dos pacientes com ET requer uma equipe multidisciplinar composta de pediatra, neurologista, dermatologista, nefrologista, oftalmologista, cardiologista, pneumologista, gastrenterologista, psiquiatra, endocrinologista, geneticista e dentista. As consultas médicas devem ser regulares, aumentando a frequência quando se suspeitar de complicações.

Aconselhamento genético

Nada pode ser feito para evitar o aparecimento da doença, a não ser o aconselhamento genético. Sabe-se que é uma doença de caráter autossômico dominante, mas em 65% dos casos não há história familial de ET, ou seja, decorrem de mutação espontânea.

Em toda gestação há um risco de 50% de transmissão para o filho. Deve ser dada ênfase aos pacientes com manifestações frustras, alertando-os para o fato de que seus filhos poderão apresentar doença incapacitante em razão da expressividade clínica bastante variável da doença.

Os testes moleculares dos genes *CET1* e *CET2* produzem um resultado de mutação positivo em 75 a 90% de indivíduos afetados. Uma fração significativa de pacientes com ET não tem mutação identificada por testes genéticos convencionais; portanto, um teste normal não exclui ET.

O estudo genético é útil para o diagnóstico pré-natal ou para pré-implantação, quando um dos genitores tem ET. Inseminação artificial, pós-avaliação gênica, é a solução futura para aqueles que desejam ter filhos.

Tratamento

O tratamento basicamente é sintomático. Para lesões cutâneas como angiofibromas faciais, placa *shagreen* e fibromas ungueais e gengivais existem vários tratamentos propostos, como eletrocoagulação, *shaving*, crioterapia, dermabrasão e *laser* de argônio.

Para crises convulsivas são indicados medicamentos anticonvulsivantes como fenitoína, fenobarbital, hidantoinatos e vigabatrina, sendo esta a mais recomendada para convulsões intratáveis.

A cirurgia somente é indicada em tumores quando houver indícios de compressão, hipertensão intracraniana ou hidrocefalia. Radioterapia tem indicação quando houver transformação maligna.

Nos últimos anos, com o advento de novas técnicas moleculares e maior compreensão da biologia molecular da ET, surgiram novas terapias promissoras que justificam a eficácia dos inibidores da via mTOR. Sirolimo e everolimo já apresentaram resultados satisfatórios no tratamento de astrocitoma de células gigantes subependimais e angiomiolipomas renais, levando à aprovação regulamentar em muitos países. Com esses resultados encorajadores, diversos outros estudos com inibidores de mTOR estão em andamento, como nos casos de epilepsia refratária e angiofibromas faciais, neste último caso aplicado topicamente.

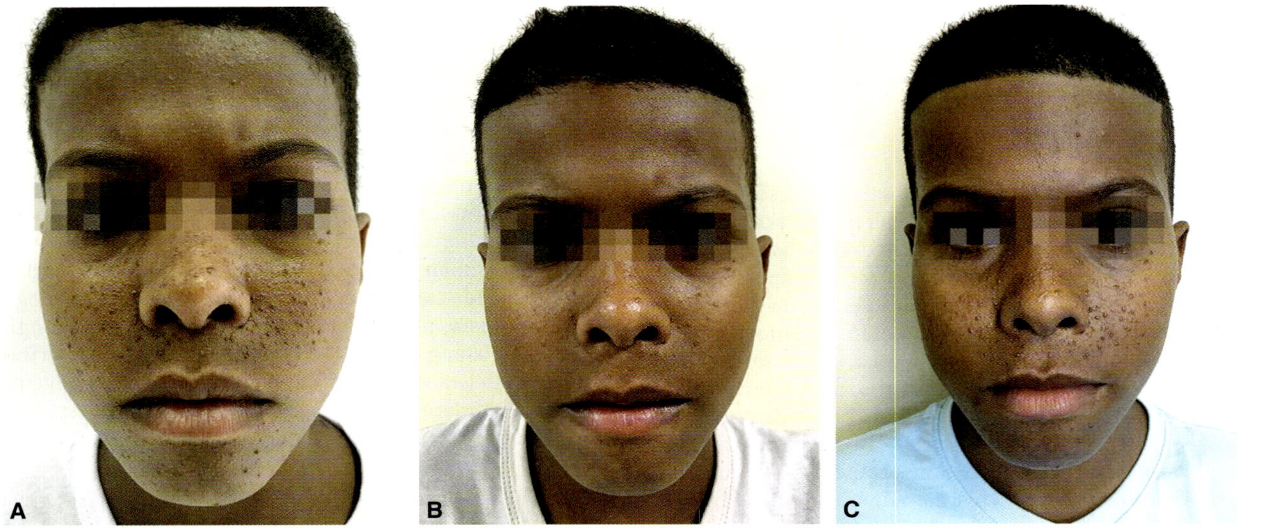

Figura 73.6 **A.** Paciente no início do tratamento com sirolimo tópico. **B.** Melhora significativa dos angiofibromas faciais após 6 meses de uso. **C.** Recidiva de lesões após 3 meses de suspensão do medicamento.

Os autores deste capítulo propuseram manipular rapamicina (sirolimo) tópica, por meio de maceração de comprimidos adicionados a gel de Aristoflex®, obtendo um composto concentrado a 0,2%. Feita a aplicação do gel uma única vez ao dia, por um período consecutivo de 6 meses e descartando absorção sistêmica do medicamento por meio de dosagem sérica, observou-se melhora significativa dos angiofibromas faciais, sem qualquer relato de efeito adverso (Figura 73.6). Após 3 meses da suspensão do tratamento, observou-se recidiva de algumas lesões (Figura 73.6 C).

Evolução e prognóstico

As manifestações cutâneas têm importância apenas estética e tendem a aumentar até a idade adulta, estabilizando-se por volta dos 20 anos de idade. Já as lesões sistêmicas podem produzir manifestações clínicas importantes, ou mesmo levar à morte.

Comprometimento do SNC leva a epilepsia, déficit intelectual, paresias, paralisias e, frequentemente, esquizofrenia catatônica. Envolvimento renal pode acarretar insuficiência renal (IR), hipertensão e infecções recorrentes. Rabdomiomas cardíacos estão relacionados a insuficiência cardíaca congestiva (ICC), sopros, cianose, arritmias e morte súbita. O acometimento ósseo leva a fraturas patológicas. Lesões pulmonares podem ocasionar pneumotórax espontâneo.

A morte, na maioria das vezes, é consequência de estado epiléptico, infecções recorrentes, ICC, IR e insuficiência pulmonar, e, em 6% dos casos, por transformação maligna. Cerca de 30 a 40% dos pacientes morrem antes dos 5 anos, e 75% antes dos 25 anos de idade. As terapias atuais, como anticonvulsivantes, neurocirurgia e inibidores de mTOR, prolongam a vida dos pacientes.

Neurofibromatoses

As neurofibromatoses correspondem a três diferentes doenças genéticas com vários aspectos em comum: a *doença de von Recklinghausen*, que corresponde à *neurofibromatose tipo 1* (NF-1), representando mais de 90% dos casos; a *neurofibromatose tipo 2* (NF-2), que corresponde à *neurofibromatose acústica bilateral*; e a *schwannomatose*, que se caracteriza pela presença de múltiplos schwannomas e se manifesta clinicamente por meio de dor localizada ou não. Existe uma forma segmentar.

Neurofibromatose 1 ou doença de von Recklinghausen

Conceito

A NF-1 é uma doença genética das mais frequentes, que se caracteriza clinicamente por lesões cutâneas peculiares (manchas *café-au-lait*, efélides-símiles em dobras, neurofibromas múltiplos) e lesões hamartomatosas em ossos, olhos, glândulas e SNC.

Epidemiologia

A sua incidência é de 1/2.500 a 3.000 nascimentos; acomete ambos os sexos e todas as raças igualmente. A transmissão ocorre de maneira autossômica dominante, com 100% de penetrância aos 5 anos de idade e expressividade bastante variável, inclusive intrafamilial. Os casos esporádicos resultam de uma elevada frequência de mutações (50% dos casos) e 80% advêm do pai.

Etiopatogenia

O defeito cromossômico localiza-se no braço longo do cromossomo 17 *locus* 11.2. Trata-se de um gene muito grande (350 kb), o que o torna mais suscetível a mutações, já tendo sido descritas mais de 500; portanto, não há nenhuma específica. O gene da NF-1 codifica uma proteína denominada "neurofibromina", que atua como modeladora de crescimento tecidual. Ela regula negativamente os produtos proteicos do proto-oncogene *ras*, por apresentar um *domain* com as propriedades da proteína ativadora da GTPase, ajuda a promover a conversão da guanosina trifosfato (GTP) em guanosina difosfato (GDP). Sua mutação eleva o nível de GTP, que favorece a expressão máxima do oncogene *ras*-GTP, um fator de crescimento para esses tumores.

Clínica

Neurofibromas

Em geral, começam a aparecer a partir do final da infância, de localização dérmica ou subcutânea, com origem na bainha dos nervos raquidianos, cranianos e simpáticos. São tumores de consistência amolecida, sésseis, por vezes pedunculados, de superfície lisa e arredondada, cor da pele, rosados, purpúricos ou acastanhados. Variam, em número, de poucos a centenas, e em tamanho, de alguns milímetros a vários centímetros (Figuras 73.7 a 73.9).

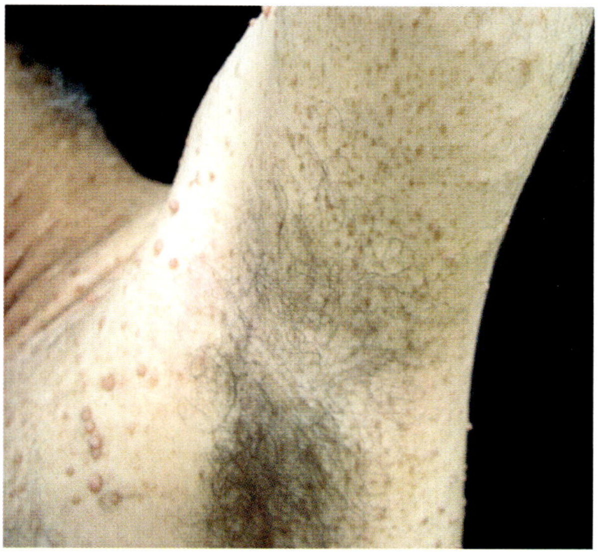

Figura 73.7 Efélides axilares (sinal de Crowe) e múltiplos neurofibromas. (Arquivo IDPRDA-SCMRJ.)

Quando pressionados, tendem a invaginar através de pequeno orifício (sinal do botão). A localização na aréola mamária é típica e ocorre em 90% das mulheres.

Os tumores subcutâneos podem se apresentar como nódulos ou podem ser alongados e aderidos aos nervos, sendo estes denominados *neurofibroma plexiforme*. *Tumeur royale*, paquidermatocele ou elefantíase neurofibromatosa são as denominações dadas para quando ocorrer um grande aumento de volume à custa de conjuntivo e, por vezes, osso, causando grande desfiguramento. À palpação, lembram um saco de vermes; pode ser recoberto por pelos, apresentar hiperpigmentação ou causar dor. Os neurofibromas plexiformes são congênitos ou surgem, em geral, antes dos 2 anos de idade (Figuras 73.10 e 73.11). Prurido relacionado com o grande número de mastócitos encontrados nos tumores é um sintoma ocasional.

Tumor em nervos periféricos pode causar dor, atrofia, fraqueza muscular, disestesias e anestesia. Raramente o diagnóstico é feito durante neurocirurgia devido a diversas síndromes compressivas, que ocorrem eventualmente na evolução da doença. Glioma do nervo óptico é o tumor solitário mais frequente (20%); astrocitomas e schwannomas também são encontrados. Epilepsia pode ocorrer mesmo na ausência de lesão focal demonstrável. Podem ocorrer dificuldade de aprendizado e déficit intelectual.

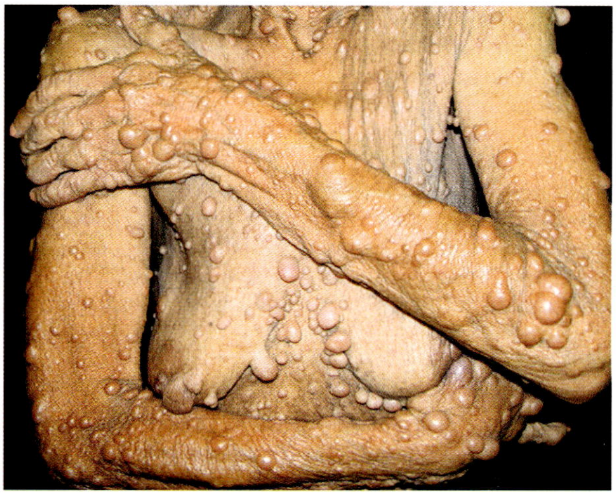

Figura 73.8 Grande quantidade de neurofibromas, sésseis ou pedunculados; a localização mamilar é frequente.

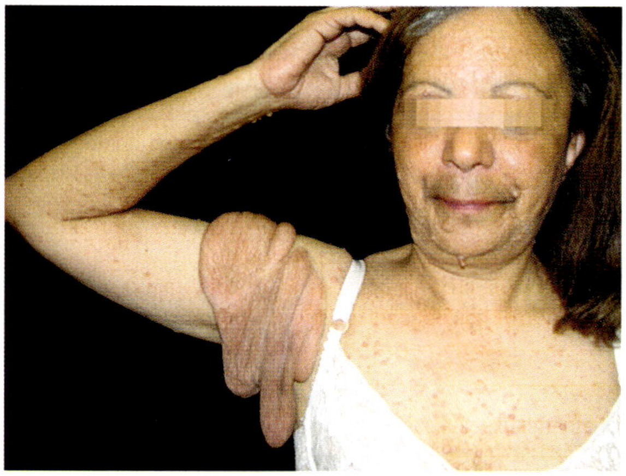

Figura 73.10 Neurofibroma plexiforme. A paciente usava a alça do sutiã para sustentar o tumor.

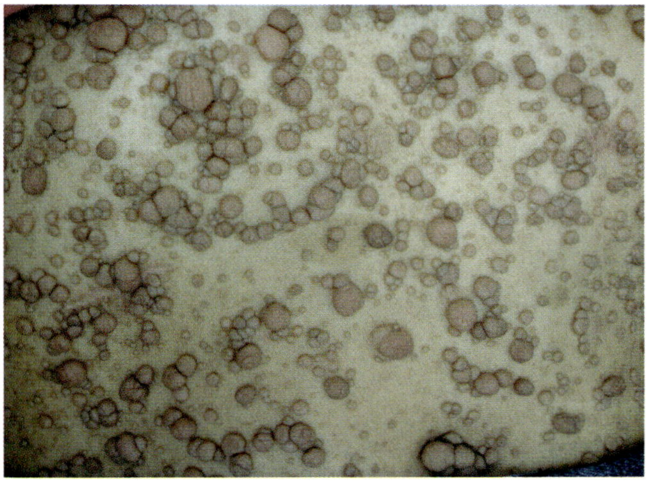

Figura 73.9 Neurofibromatose.

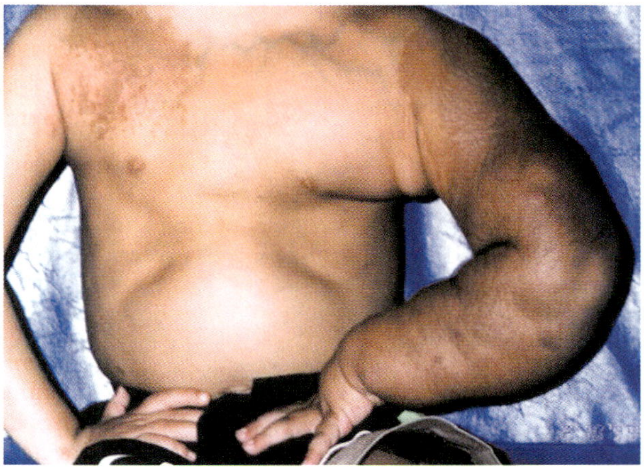

Figura 73.11 Neurofibroma plexiforme (elefantíase neurofibromatosa) recoberto por mácula hipercrômica e hipertricose. Posteriormente, a criança amputou o braço devido ao tumor estar comprimindo as estruturas da caixa torácica. (Cortesia da Dra. Ana Luiza Araripe.)

Manchas *café-au-lait*

São lesões acastanhadas, de bordas bem-definidas, de tamanho bastante variável (0,5 a 50 cm), detectáveis em 82% dos pacientes no 1º ano de vida e em 97% aos 6 anos. Tendem a aumentar em número e tamanho na primeira década (ver Capítulo 14, item *Manchas* café-au-lait.)

Lesões efélide-símiles

São vistas em cerca de 80% dos pacientes e ocorrem em especial nas axilas e períneo (sinal de Crowe), sendo quase patognomônicas, pois estão em áreas fotoprotegidas. São mais tardias que as manchas *café-au-lait* (Figura 73.7).

Nódulos de Lisch (hamartomas de íris)

Ocorrem em 10% dos pacientes de até 6 anos de idade e, nos de 60, em quase 100%. O exame através da luz de fenda torna mais perceptíveis as manchas ou lesões em forma de domo branco-acinzentadas; não interferem com a visão. A dermatoscopia com luz polarizada sem contato, em olhos castanhos, pode ser útil na identificação dos nódulos e também no caso de crianças que ainda não tenham critérios suficientes para o diagnóstico de NF-1.

Alterações ósseas

Escoliose ocorre em cerca de 20% dos casos e tem início precoce; eventualmente, se associa com cifose e pode ter rápida progressão, que leva a alterações cardiopulmonares, a não ser que a cirurgia seja feita de imediato. Displasia ou agenesia da asa maior do esfenoide pode causar exoftalmia pulsátil. Baixa estatura (10%), macrocefalia e pseudoartrose (11%) de tíbia e perônio podem ser encontradas.

Outros

Nevo anêmico, embora ocorra em cerca de 50% dos casos, não é considerado um critério para a NF1.

Puberdade precoce, acromegalia, feocromocitoma, doença de Addison, hiperparatireoidismo e ginecomastia são alterações endócrinas eventuais. Papilomas orais ocorrem em 5 a 10% dos casos. Devido às malformações vasculares, a doença é causa de acidente vascular cerebral em crianças.

Hipertensão essencial ocorre em cerca de 10% dos pacientes e, menos frequentemente, é devido à malformação da artéria renal. Acometimento do trato urinário inferior e alterações gastrintestinais (constipação intestinal por disfunção da musculatura colônica, hemorragia e obstrução) podem ocorrer.

Neurofibromatose segmentar é rara e seria decorrente de mutação já no período embrionário, o que levaria a um mosaicismo e, nesse caso, quando houvesse acometimento também das células germinativas, seria explicado o eventual aparecimento da doença na progênie (Figura 73.12). Há raríssimos casos de NF segmentar de aparecimento súbito, inclusive bilateral, já na idade adulta, relacionado, muitas vezes, com carcinomas de órgãos internos.

Neurofibroma plexiforme e neurofibroma do trato digestivo isolados ocorrem eventualmente e não caracterizam a doença, assim como excepcionais pacientes com múltiplos neurofibromas.

Algumas síndromes associadas a NF-1:

- síndrome de Watson (estenose pulmonar e manchas *café-au-lait*): relacionada com baixa inteligência e, por vezes, com efélides. Descrita em três famílias sem outras manifestações de NF-1

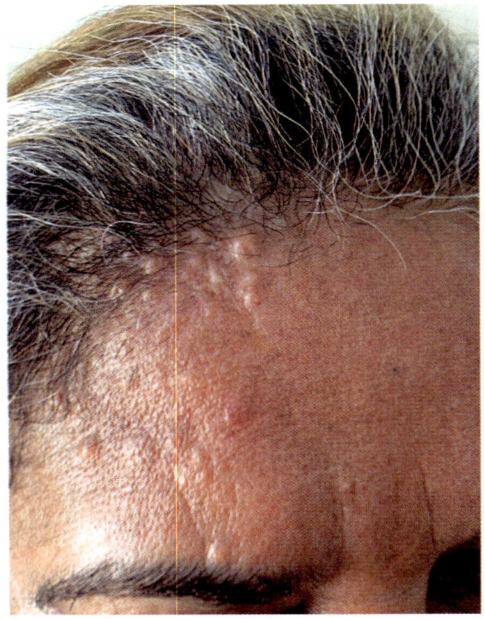

Figura 73.12 Neurofibromatose segmentar. (Cortesia da Dra. Vivian Ferreira.)

- xantogranuloma juvenil, leucemia mieloide crônica juvenil e NF-1: a associação das duas primeiras é mais do que fortuita e encerra um risco relativo aumentado de 20 a 32 vezes de desenvolver esse tipo de leucemia. Há também um aumento de casos com diferentes tipos de leucemia
- síndrome de Noonan-neurofibromatose: síndrome de transmissão autossômica dominante caracterizada por pacientes com baixa estatura, pescoço alado, fáscies peculiar, hipertelorismo, alterações ósseas e estenose de válvula pulmonar; para alguns autores, seria apenas uma expressão fenotípica da NF-1.

Diagnóstico

Nos casos francos, o diagnóstico é fácil; no entanto, pode ser duvidoso nos monossintomáticos e principalmente em crianças, que poderão, por vezes, ter o diagnóstico confirmado apenas posteriormente (geralmente já aos 8 anos), o que reforça a importância do estabelecimento de critérios. A constatação de dois ou mais dos achados seguintes sugere fortemente o diagnóstico.

Critérios diagnósticos para NF-1:

- seis ou mais manchas *café-au-lait* com diâmetro maior que 5 mm em crianças com menos de 6 anos de idade, e maior que 15 mm em mais velhos
- dois ou mais neurofibromas de qualquer tipo ou um plexiforme
- lesões efélide-símile nas regiões axilares ou inguinais
- glioma em nervo óptico
- dois ou mais nódulos de Lisch
- displasia do esfenoide ou afinamento dos córtex de ossos longos, com ou sem pseudoartrose
- parente de primeiro grau com a doença
- teste molecular confirmatório.

Patologia e diagnóstico diferencial

Neurofibromas são constituídos de nervo periférico e seu suporte, ou seja, células de Schwann e, possivelmente, fibroblastos (ambas fusiformes), associados a grande quantidade de mastócitos; o estroma colágeno é frouxo e com mucina em quantidade variável.

As manchas *café-au-lait* são constituídas de melanócitos que contêm melanossomos gigantes. Não são específicas e são vistas também na neurofibromatose tipo 2, doença de Albright, xeroderma pigmentoso, síndrome LEOPARD, nevo de Becker, esclerose tuberosa, indivíduos saudáveis, inclusive de caráter familial, entre outros.

No diagnóstico diferencial, deve-se considerar a doença de Albright e a síndrome LEOPARD. A *síndrome de Proteus*, retratada no filme *O homem elefante* (1980, direção: David Lynch), caracteriza-se por crescimento assimétrico de qualquer parte do corpo, nevo verrucoso e vascular, hamartomas lipomatosos subcutâneos; cilindromatose, lipomatose e neoplasia endócrina múltipla tipo 2B (ver Capítulo 40).

Aconselhamento genético

É fundamental para pacientes interessados em ter filhos, pois cada gestação encerra 50% de chance de gerar filho acometido, além do agravamento da doença materna durante a gestação. Avaliação pré-natal de DNA acusará aqueles que desenvolverão a doença.

Evolução e prognóstico

São bastante variáveis, sendo em geral bons. Início precoce, rápida progressão, envolvimento importante de trato urinário, trato digestivo e SNC indica mau prognóstico.

Na gravidez, ocorre aumento dos neurofibromas já existentes, assim como novas lesões surgem em aproximadamente 55% das gestações. O crescimento de lesões na região pélvica pode ser causa de distócia. Os raros tumores do SNC associados também tendem a se desenvolver; as manchas *café-au-lait* tornam-se mais hipercrômicas. Pacientes com a doença apresentam maior taxa de aborto espontâneo (21%), natimorto (9%) e desenvolvimento intrauterino retardado (13%). A hipertensão arterial não é infrequente na doença e tende a se agravar durante a gestação.

Transformação neoplásica (neurofibrossarcoma) ocorre em até 5% dos casos, sobretudo em neurofibromas plexiformes profundos e após os 40 anos. Outras neoplasias relacionadas a NF-1 são: tumor de Wilms, rabdomiossarcoma, retinoblastoma e alguns tipos de leucemia.

Tratamento e conduta

Lesões desfigurantes, inclusive as causadas pelos neuromas plexiformes, altamente recidivantes, podem ser tratadas cirurgicamente. Nos casos suspeitos de malignização, faz-se exame anatomopatológico prévio à cirurgia, que deve ser mais ampla e seguida de radioterapia. Quimioterapia pode ser empregada como coadjuvante e também é usada no tratamento dos gliomas ópticos e astrocitomas. Cirurgia ortopédica pode ser necessária. No controle da epilepsia, além de medicação anticonvulsivante, pode ser necessária neurocirurgia. Anti-histamínicos e cetotifeno são usados nos pacientes com prurido.

O selumetinibe (inibidor da via MEK) foi recentemente aprovado para o tratamento de neuromas plexiformes com sintomatologia relevante ou inoperáveis em crianças maiores de 2 anos. O tratamento se faz VO em jejum, 2 h antes ou 1 h depois da ingesta de alimentos, na dose de 25 mg/m^2, 2 vezes por dia. Há resposta em cerca de 70% dos pacientes, com melhora progressiva após alguns meses do tratamento, que deve ser mantido enquanto houver melhora clínica ou toxicidade aceitável. Efeitos adversos ocorrem em mais de 50% dos pacientes e incluem vômito, erupção cutânea, dor abdominal, diarreia, náusea, xerodermia, fadiga, dor musculoesquelética, febre, acne, cefaleia, paroniquia e prurido. A substância é um inibidor seletivo da quinase, mais especificamente da enzima proteinoquinase mitógena ativada.

Nas manchas *café-au-lait* o *laser Q-switched* de rubi oferece melhora após algumas sessões.

Todos os pacientes devem ser investigados com teste de QI, EEG, radiografia de ossos, tomografia de crânio, exame com luz de fenda e audiografia. A repetição deve ser feita a cada 1 ou 2 anos, conforme a evolução da doença.

Neurofibromatose 2 ou neurofibromatose acústica bilateral

A NF-2 é entidade autônoma, cuja alteração genética localiza-se no braço longo do cromossomo 22 *locus* 12. A proteína mutante é denominada "Merlin" ou "schwannomina", uma proteína supressora de tumor. É transmitida de maneira autossômica dominante e calcula-se a sua incidência em 1/40 mil a 50 mil pessoas.

Na clínica, encontram-se neuromas acústicos bilaterais e tumores de meninges e gliais. Neurofibromas cutâneos e manchas *café-au-lait* podem ocorrer; todavia, são menos frequentes e em menor quantidade do que na NF-1. Opacificação precoce de cristalino ou catarata subcapsular pode ocorrer em 50% dos pacientes. Em geral, os primeiros sintomas surgem logo após os 20 anos de idade (Figura 73.13).

Na investigação dos pacientes e familiares, a ressonância magnética é o exame mais sensível.

Os critérios diagnósticos para NF-2 são:

- massas bilaterais, no VIII nervo craniano,* (nervo vestibulococlear ou aditivo) evidenciadas por tomografia ou ressonância

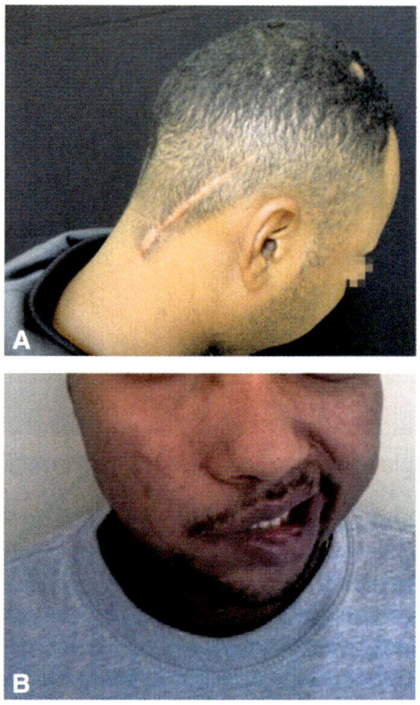

Figura 73.13 **A.** Neurofibromatose 2. Observe os poucos neurofibromas e o corte cirúrgico. **B.** Observe o discreto desvio à esquerda da comissura labial, alguns meses após a cirurgia. (Cortesia da Dra. Francine Papaiordanou.)

*Trata-se de um nervo exclusivamente sensitivo que tem dois ramos: o nervo vestibular, responsável pelo equilíbrio, e o nervo coclear, responsável pela informação auditiva.

- história familial de NF-2 em parente de primeiro grau associado a um dos seguintes sinais:
  - massa unilateral no VIII nervo craniano
  - dois dos seguintes:
    - neurofibroma
    - meningioma
    - glioma
    - schwannoma
    - opacidade subcapsular lenticular juvenil
    - calcificação cerebral.

Síndrome de Sturge-Weber

Ver Capítulo 40.

Disautonomia familial ou síndrome de Riley-Day

Trata-se de um desequilíbrio funcional do sistema nervoso autônomo, devido a um defeito enzimático no metabolismo das catecolaminas, caracterizado por: alacrimia (a criança chora sem lágrimas), exotropia, anisocoria, miopia, hiperidrose, anestesia córnea, eritema fugaz, sobretudo na face; acrocianose, hipertensão e ausência relativa de papilas linguais. As manifestações neurológicas são: ausência relativa de dor, dificuldade de coordenação, disestesia, artropatia neuropática, cifoescoliose, estatura física reduzida e psiquismo anormal; é autossômica recessiva.

Ataxia-telangiectasia ou síndrome de Louis-Bar

Trata-se de síndrome caracterizada por ataxia cerebelar progressiva, telangiectasias oculocutâneas e imunodeficiência combinada que predispõe a infecções sinopulmonares e ao aparecimento de linfoma. É doença rara, de transmissão autossômica recessiva, cuja alteração do DNA está localizada no braço longo do cromossomo 11 *loci* 22-23 (ver Capítulo 66 e Figuras 5.11 e 66.2).

Doença de von Hippel-Lindau

Suas sinonímias incluem angiomatose retinocerebelar. Quando expressa em sua plenitude, caracteriza-se por hemangioblastoma no cerebelo e medula e por angioma retiniano. É doença rara, de transmissão autossômica dominante, cuja alteração do DNA está localizada no braço curto do cromossomo 3. É raro o aparecimento de angiomas cutâneos. Associações importantes e frequentes são hipernefromas, angiomas de fígado e rim e cistos de pâncreas, rim e epidídimo.

Bibliografia

Facomatoses/esclerose tuberosa

Amorim BDB, Azulay D, Ramos-e-Silva M. Tuberous sclerosis. *Skinmed.* 2021;19:179-85.

Azulay DR. Esclerose tuberosa. *Arq Bras Med.* 1990 Nov-Dec;64(6):413-7.

Balestri R, Neri I, Patrizi A *et al.* Analysis of current data on the use of topical rapamycin in the treatment of facial angiofibromas in Tuberous Sclerosis Complex. *J Eur Acad Dermatol Venereol.* 2015 Jan;29(1):14-20.

Carbonera LA, Lajús JAS, Rodrigues CFA. Esclerose tuberosa – relato de caso. *Rev Neurocienc.* 2013 May-Jun;21(3):392-95.

Curatolo P, Bombardieri R, Jozwiak S. Tuberous sclerosis. *Lancet.* 2008 Aug;372:657-68.

DiMario FJ, Sahin M, Ebrahimi-Fakhari D. Tuberous sclerosis complex. *Pediatr Clin North Am.* 2015 Jun;62(3):633-48.

Northrup H, Krueger DA. Tuberous sclerosis complex diagnostic criteria update: Recommendations of the 2012 International Tuberous Sclerosis Complex Consensus Conference. *Pediatr Neurol.* 2013 Oct;49(4):243-54.

Rodrigues DA, Gomes CM, Costa IM. Tuberous sclerosis complex. *An Bras Dermatol.* 2012 Mar-Apr;87(2):184-96.

Santalha M, Carrilho I, Temudo T. Esclerose tuberosa: diagnóstico, seguimento e tratamento. *Acta Pediatr Port.* 2013 Mar-Apr;44(2):82-9.

Schwartz RA, Fernández G, Kotulska K, Jóswiak S. Tuberous sclerosis complex: Advances in diagnosis, genetics, and management. *J Am Acad Dermatol.* 2007 Aug;57(2):189-202.

Tanaka M, Wataya-Kaneda M, Nakamura A *et al.* First left-right comparative study of topical rapamycin vs. vehicle for facial angiofibromas in patients with tuberous sclerosis complex. *Br J Dermatol.* 2013 Dec;169(6):1314-8.

Tonekaboni SH, Tousi P, Ebrahimi A *et al.* Clinical and paraclinical manifestations of tuberous sclerosis: a cross sectional study on 81 pediatric patients. *Iran J Child Neurol.* 2012 Summer;6(3):25-31.

Neurofibromatoses

Azulay DR, Bonalumi Filho A. Aspectos dermatológicos da neurofibromatose. *In*: Geller M, Bonalumi Filho A. 1. ed. Rio de Janeiro: Guanabara Kogan; 2004.

Bruckner HW, Gorbaty M, Kieniaci G, Lebwohl MG. Treatment of a large high-grade neurofibrosarcoma with concomitant vinblastine and radiotherapy. *Mt Sinai J Med.* 1992;59(5):429-32.

Gara S, Jones M, Litaiem N *et al.* Dermoscopy is a useful tool for diagnosing Lisch nodules on brown eyes. *Int J Dermatol.* 2020 Jul;59(7):882-3.

Geller M, Bonalumi A. Neurofibromatose. *In*: Carakushansky G. *Doenças genéticas em pediatria.* 1. ed. Rio de Janeiro: Guanabara Koogan; 2001.

Gutmann DH, Collins FS. Recent progress toward understanding the molecular of von Recklinghausen neurofibromatosis. *Ann Neurol.* 1992;311(5):556-61.

Jarvis GJ, Crompton AC. Neurofibromatosis and pregnancy. *Br J Obstet Gynecol.* 1978;85:844-6.

Kajimoto A, Oiso N, Fukai K, Ishii M. Bilateral segmental neurofibromatosis with gastric carcinoma. *Clin Exp Dermatol.* 2007;32:43-4.

Lopes MRA, Vilar AN, Pockstaller MP *et al.* Bilateral segmental neurofibromatosis. *Int J Dermatol.* 2014 Sep;53(9):1136-7.

Marque M, Roubertie A, Jaussent A *et al.* Nevus anemicus in neurofibromatosis type 1: a potential new diagnostic criteria. *J Am Acad Dermatol.* 2013 Nov;69(5):768-75.

Passos J, Nzwalo H, Azevedo M *et al.* Dramatic improvement of a massive plexiform neurofibroma after administration of selumetinib. *Pediatr Neurol.* 2020;105;69-70.

Shannon KM, Walterson J, Johnson P *et al.* Myeloproliferative disease in children with neurofibromatosis type 1 epidemiology and molecular analysis. *Blood.* 1992;79(5):1311-8.

Woody RC, Perrot LJ, Beck SA. Neurofibromatosis cerebral vasculopathy in an infant clinical, neuroradiographic and neuropathologic studies. *Pediatr Pathol.* 1992;12(4):613-9.

Disautonomia familial ou síndrome de Riley-Day

Mass E. A review of the oro-dento-facial characteristics of hereditary sensory and autonomic neuropathy type III (familial dysautonomia). *Spec Care Dentist.* 2012;32(1):15-20.

Ataxia-telangiectasia ou síndrome de Louis-Bar

Götz A, Eckert F, Landthaler M. Ataxia-telangiectasia (Louis-Bar syndrome) associated with ulcerating necrobiosis lipoidica. *J Am Acad Dermatol.* 1994 Jul;31(1):124-6.

Lanser MJ, Sussman SA, Frazer K. Epidemiology, pathogenesis and genetics of acoustic tumors. *Otolaryngol Clin North Am.* 1992;23(3):499-520.

Doença de von Hippel-Lindau

Ferzli PG, Millett CR, Newman MD, Heymann WR. The dermatologist's guide to hereditary syndromes with renal tumors. *Cutis.* 2008;81(1):41-8.

74

Outras Genodermatoses

Larissa Hanauer ◆ Luna Azulay-Abulafia

Acrodermatite enteropática

Conceito

Trata-se de uma genodermatose autossômica recessiva, provocada por um erro inato do metabolismo que resulta na falha de absorção do zinco (Zn) pelo trato gastrintestinal, portanto, pela sua deficiência.

Epidemiologia

Ocorre mutação genética no gene *SDL39A4*, no *locus* cromossômico 8q24.3, que codifica o transportador de zinco Zip 4. Estima-se que haja 1 caso para 500.000 na população da Dinamarca. Não há preferência por sexo ou raça.

Etiopatogenia

Em geral, os sintomas têm início em torno do 1º ano após a suspensão do aleitamento materno ou nas crianças não amamentadas, entre o 1º e o 3º mês de vida, quando o estoque de Zn já foi depletado. É determinada por inadequação do mecanismo de transporte do íon – o leite de vaca não tem as moléculas ligantes necessárias para transferir o Zn através da parede intestinal.

O Zn é um nutriente essencial a diversas funções biológicas, pois atua como cofator de enzimas, age no metabolismo de ácidos nucleicos, na fagocitose e na quimiotaxia de neutrófilos. Sua falta desencadeia lesões cutâneas acrais e periorificiais, alopecia, diarreia crônica, imunodeficiência e retardo no crescimento.

Clínica

Caracteriza-se pela tríade dermatite periacral e periorifical, alopecia e diarreia. No entanto, apenas cerca de 20% dos casos apresentam todo esse conjunto de sinais e sintomas.

As primeiras manifestações de deficiência ocorrem, em geral, na pele, com lesões inicialmente vesicobolhosas ou erosadas, com eritema e escamas em disposição periorificial e na área das fraldas; há também estomatite, retite e blefarite associadas (Figuras 74.1 a 74.4). Com a evolução da doença, as lesões podem assumir aspecto psoriasiforme, ocorre alopecia do couro cabeludo e, às vezes, das sobrancelhas e dos cílios, bem como distrofia das unhas. A diarreia crônica frequentemente induz à síndrome de má-absorção, com retardo no desenvolvimento neuropsicomotor por desnutrição proteico-calórica. São comuns as alterações psíquicas e a maior predisposição a infecções bacterianas e fúngicas.

A doença se agrava ou pode ser desencadeada nos casos limítrofes durante a gravidez, mas não somente pelo aumento de demanda, pois pode ser observada também diminuição dos níveis de Zn quando do uso de anticoncepcionais devido ao estrogênio.

No adulto, podem surgir quadros de dermatite seborreica e erupção acneiforme.

A deficiência de Zn pode também ser causada por ingesta inadequada, como em pacientes que estejam recebendo alimentação parenteral sem suplementação, em prematuros nos quais a necessidade do mineral é maior, não sendo suprida apenas

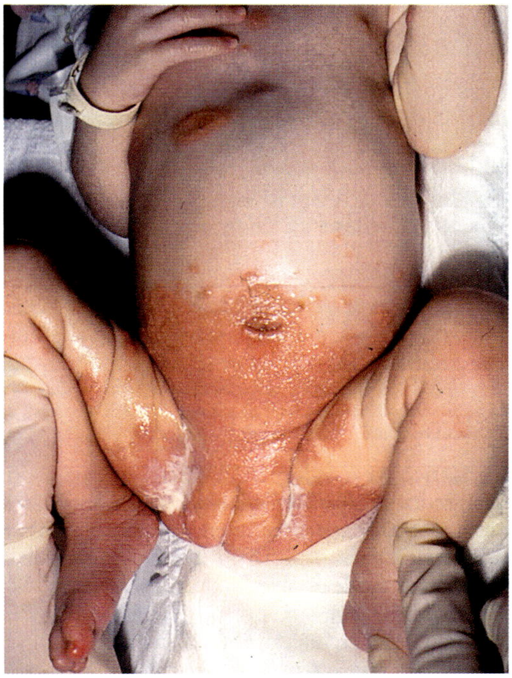

Figura 74.1 Acrodermatite enteropática. Lesões erosivas localizadas no períneo e nas regiões plantares.

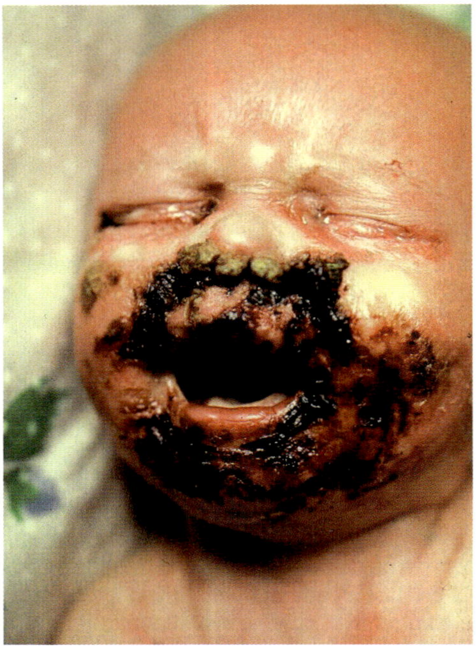

Figura 74.2 Lesões periorificiais em bebê após desmame do leite materno. (Cortesia do Dr. Pablo Cirino.)

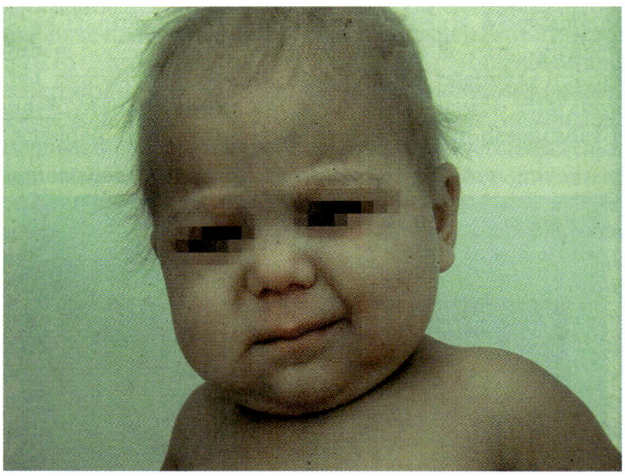

Figura 74.3 Ausência de lesões na mesma criança da Figura 74.2 logo após a introdução do tratamento. (Cortesia do Dr. Pablo Cirino.)

pelo leite materno e na eventualidade de ocorrer ausência de transferência do Zn plasmático para o leite, por alteração enzimática hereditária.

Diagnóstico

O diagnóstico da acrodermatite enteropática é confirmado pelos níveis reduzidos de Zn plasmático, inferiores a 50 mg/mL (normal: 70 a 110 mg/mL) e, eventualmente, também pela deficiência de fosfatase alcalina Zn-dependente. Além disso, a dosagem de cobre pode estar elevada.

Tratamento

O tratamento é a longo prazo e realizado pela administração oral, ou em casos de alimentação parenteral por essa via, de sulfato de zinco, na dose de 1 a 3 mg/kg/dia, com rápida melhora dos pacientes, inicialmente demonstrada pela diminuição da irritabilidade e, após, com a reparação das lesões cutâneas.

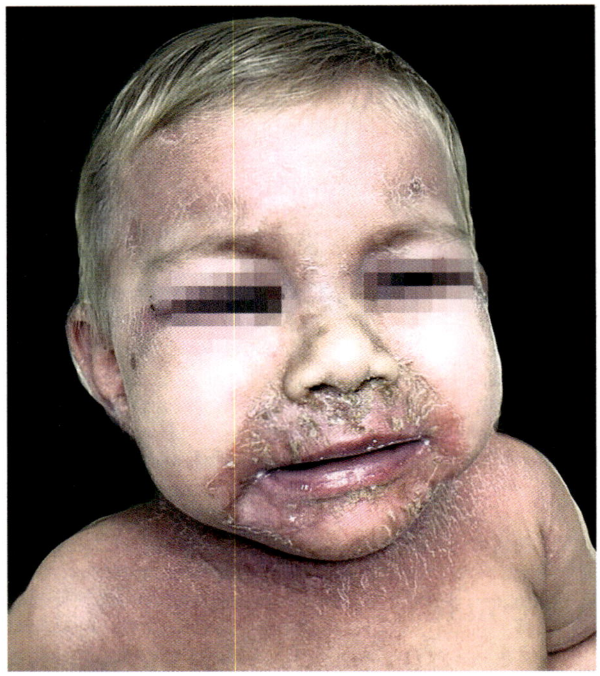

Figura 74.4 Acrodermatite enteropática. (Cortesia do Dr. Edgar Ollague.)

Doença de Dowling-Degos ou anomalia pigmentada reticular das flexuras

Caracteriza-se por máculas hipercrômicas de pequenas dimensões, superfície lisa, variando do castanho ao negro, com disposição reticular, localizadas nas flexuras (axilas, regiões inguinocrural, cervical e inframamária, fossas cubital e poplítea) e face (Figuras 74.5 e 74.6). Concomitantemente, ocorrem lesões comedão-símiles e pápulas ceratósicas foliculares e, sobretudo na região perioral, encontram-se lesões cicatriciais, sem a ocorrência prévia de lesões inflamatórias como acne.

É doença de transmissão autossômica dominante, de penetrância e expressividade variáveis, geralmente de início tardio (após a segunda década). Trata-se de uma mutação do gene *KRT5* da citoqueratina 5.

Na histopatologia, observam-se proliferações filiformes da epiderme, por vezes semelhantes a chifre de rena, com hiperpigmentação da camada basal mais intensa na ponta das digitações; brotamentos similares podem surgir a partir do infundíbulo pilar. O número de melanócitos é normal (Figura 74.7).

O diagnóstico diferencial mais importante é com *acantose nigricans*. Atualmente, acredita-se que a doença de Dowling-Degos (DD) seja uma entidade clinicopatológica com variantes, incluindo o tipo acantolítico, denominado *doença de Galli-Galli*, e o tipo acral, *doença de Kitamura (acropigmentação reticulada)* (ver Capítulo 14).

O tratamento é realizado com a associação de hidroquinona, tretinoína ou adapaleno tópicos. Retinoides sistêmicos como isotretinoína oral podem ser utilizados.

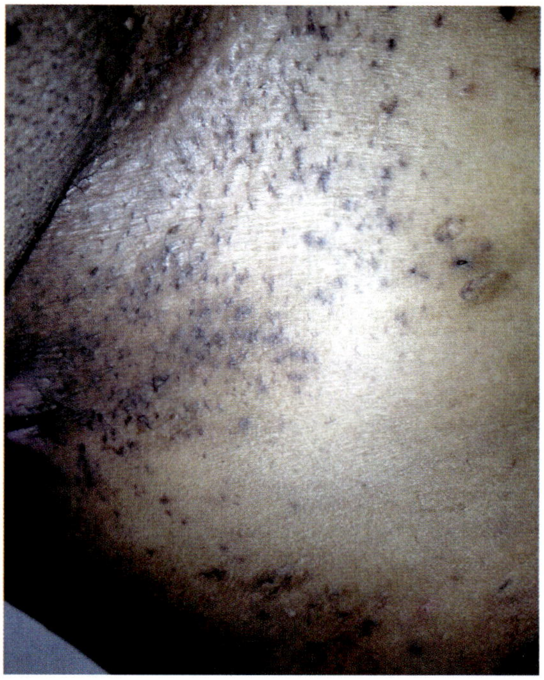

Figura 74.5 Doença de Dowling-Degos. Localização flexural com presença de comedões e máculas hipercrômicas.

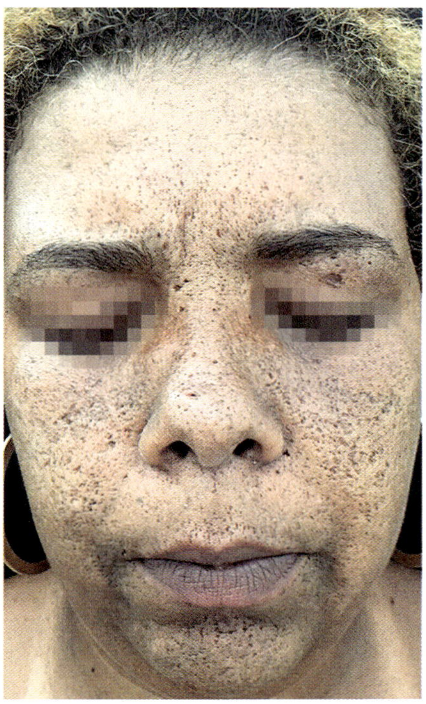

Figura 74.6 Doença de Dowling-Degos. Lesões comedão-símiles e lesões cicatriciais. (Cortesia do Dr. Edgar Ollague.)

Anemia de Fanconi

Doença rara, de herança autossômica recessiva, cujo fenótipo é extremamente variável até dentro da mesma família. É decorrente de uma mutação relacionada com o reparo de dano ao DNA. Caracteriza-se por pancitopenia, trombocitopenia, alterações ósseas (rádio e polegar), baixa estatura, suscetibilidade a tumores sólidos e hematológicos; eventualmente, anomalias renais (hipoplasia), cardíacas e do sistema nervoso central e microftalmia. As alterações cutâneas são discretas e bem definidas: manchas café com leite (92%), máculas hipopigmentadas (50%) e hiperpigmentadas, concomitantes ou não, e discretas efélides nas dobras cutâneas que surgem na puberdade e são infrequentes. Pode evoluir com leucemia. O risco de desenvolvimento de anormalidades hematológicas é de aproximadamente 98%, com ocorrência de morte em torno dos 40 anos de idade. Acompanhamento hematológico rigoroso é essencial, até com armazenamento de células pré-aplásicas da medula óssea do próprio paciente para futuro transplante.

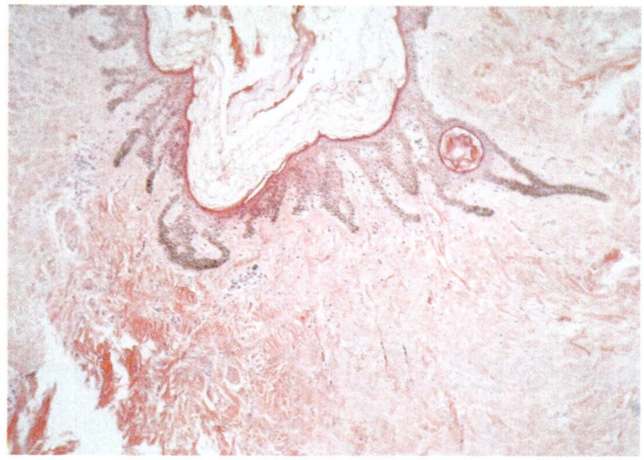

Figura 74.7 Doença de Dowling-Degos. Patologia com hipercromia da camada basal com projeções epiteliais que lembram um chifre de rena.

Bibliografia

Acrodermatite enteropática

Azevedo PMC, Gavazzoni-Reis MF, Avelleira JCR *et al.* Acrodermatitis enterophatica in a full-term breast-fed infant: case report and literature review 2008; *Inter J Dermatol.* 2008;47:1056-7.

Bernardi CDV, Souza PRM, Biasi TB, Trez EG. Acrodermatite enteropática: diagnóstico em idade tardia: relato de caso. *An Bras Dermatol.* 2002;77(4):453-7.

Souza AS, Dib C. Acrodermatite enteropática. *In*: Azulay L, Hanauer L, Leal F, Azulay DR. *Atlas de dermatologia: da semiologia ao diagnóstico*. 3. ed. Rio de Janeiro: Guanabara Koogan; 2020. p. 49-51.

Winton GB. Skin diseases aggravated by pregnancy. *J Am Acad Dermatol.* 1989;20:1-13.

Doença de Dowling-Degos ou anomalia pigmentada reticular das flexuras

Azulay-Abulafia L. *Doença de Dowling-Degos*. [Tese de Mestrado em Medicina]. Universidade Federal do Rio de Janeiro; 1991.

Gontijo B, Pereira LB. O espectro doença de Kitamura-doença de Dowling-Degos. *An Bras Dermatol.* 1993;69:89-92.

Wu YH, Lin YC. Generalized Dowling-Degos disease. *J Am Acad Dermatol.* 2007;57:327-34.

Anemia de Fanconi

Auerbach AD. Fanconi anemia. *Dermatol Clin.* 1995;13(1):41-9.

Johansson E, Niemi KM, Siimes M, Pyrhönen S. Fanconi's anemia. Tumor-like warts, hyperpigmentation associated with deranged keratinocytes, and depressed cell-mediated immunity. *Arch Dermatol.* 1982;118 (4):249-52.

Mseddi S, Ben Aribia N, Horchani R *et al.* Nosologic discussion between Fanconi disease and congenital dyskeratosis: 1 case of congenital bone marrow aplasia. *Arch Pediatric.* 2006;13(9):1239-43.

Ruggiero JL, Dodds M, Freese R, Polcari IC. Cutaneous findings in Fanconi anemia. *J Am Acad Dermatol.* 2021 Nov;85(5):1253-8.

75

Gravidez | Dermatoses Próprias e Colestase Intra-Hepática

Luna Azulay-Abulafia ◆ Larissa Hanauer

A gestante que consulta o dermatologista por alguma condição acompanhada de prurido requer anamnese detalhada. A primeira diferenciação é feita no exame físico para verificar se existem ou não lesões cutâneas e, quando presentes, se são primárias ou secundárias ao próprio ato da coçadura. Além disso, é importante seguir um algoritmo que parta da definição do período da gestação (Figura 75.1).

Com relação às dermatoses que surgem na gravidez, existem ainda algumas reflexões quanto à classificação. Recentemente, uma nova classificação propõe que a *erupção atópica da gravidez* inclua o *prurigo da gravidez* (*prurigo de Besnier*) e a *foliculite pruriginosa da gravidez*. Na Figura 75.1, ainda mantivemos a separação dessas dermatoses, aguardando melhor caracterização, já que as lesões elementares diferem entre eczema, foliculite e prurigo; outrossim, o próprio substrato de atopia e o achado de IgE elevada não necessariamente estão presentes nestas duas últimas.

A *erupção polimórfica da gravidez*, anteriormente chamada *pápulas e placas urticariformes pruriginosas da gravidez* (PUPPP, do inglês *pruritic urticarial papules and plaques of pregnancy*), teve sua nomenclatura modificada porque as lesões não são apenas papulosas, pois vesículas também podem coexistir.

Outra dermatose própria da gestação é o *penfigoide gestacional*, entidade autoimune que guarda algumas semelhanças com o penfigoide bolhoso (PB) propriamente dito.

A *psoríase pustulosa* que ocorre na gravidez merece destaque por ser importante para o desfecho da gestação, porém não é específica do período (ver Capítulo 15, item *Psoríase*).

A doença mais grave para a saúde do feto é a *colestase intra-hepática da gravidez*, uma condição pruriginosa que não é propriamente uma dermatose.

Cabe ainda assinalar que essas dermatoses podem persistir ou até mesmo sofrer agravamento no puerpério.

Erupção atópica da gravidez ou eczema da gravidez

Conceito

É uma erupção papulosa ou eczematosa em paciente atópica, sem repercussão no feto ou em outros desfechos da gravidez. Foi colocada como entidade separada no ciclo gravídico-puerperal por Ambros-Rudolph *et al.*, em 2006.

Na nova classificação proposta para as dermatoses da gravidez, o prurigo da gestação (prurigo de Besnier), a dermatite papulosa de Spangler e a foliculite pruriginosa da gravidez foram incluídos no novo conceito de eczema da gestação; entretanto, não há consenso sobre o tema, já que essa atopia não está presente no prurigo nem na foliculite pruriginosa da gravidez. A dermatite papulosa de Spangler, por ser extremamente rara, deixou de ser considerada entidade.

Epidemiologia

É considerado por alguns autores o quadro pruriginoso mais frequente na gestação, responsável por cerca de 50% das dermatoses da gravidez. Tem início precoce, antes do 3º trimestre, em cerca de 75% dos casos. Tende a ser recidivante em gestações posteriores, dado o contexto de atopia (rinite, asma ou dermatite atópica).

Etiopatogenia

Acredita-se que esta dermatose seja desencadeada pelas alterações imunológicas da gestação: a diminuição da imunidade celular e da produção de citocinas Th_1 (IL-2, interferon gama, IL-12), em contraste com o aumento da imunidade humoral e o aumento da secreção de citocinas Th_2 (IL-4, IL-10). Este fato favorece uma resposta Th_2 dominante, o que, por conseguinte, altera o equilíbrio da maioria das pacientes atópicas, facilitando o surgimento do eczema atópico da gravidez. Não obstante, ainda existe alguma controvérsia sobre a relação com a atopia.

Clínica

A apresentação clínica é variável. Cerca de 20% das pacientes sofrem uma exacerbação da dermatite atópica preexistente. Nesses casos, o quadro clínico é típico, envolvendo as flexuras, mas também pode ser generalizado, sendo, neste caso, um quadro típico de eczema atópico.

As demais pacientes (80%) apresentam manifestações atópicas pela primeira vez ou reativam o quadro após longa remissão (p. ex., desde a infância). Destas, 2/3 apresentam manifestações eczematosas generalizadas, que, muitas vezes, afetam locais típicos de atopia, como face, pescoço e superfícies flexoras dos membros (Figuras 75.2 e 75.3).

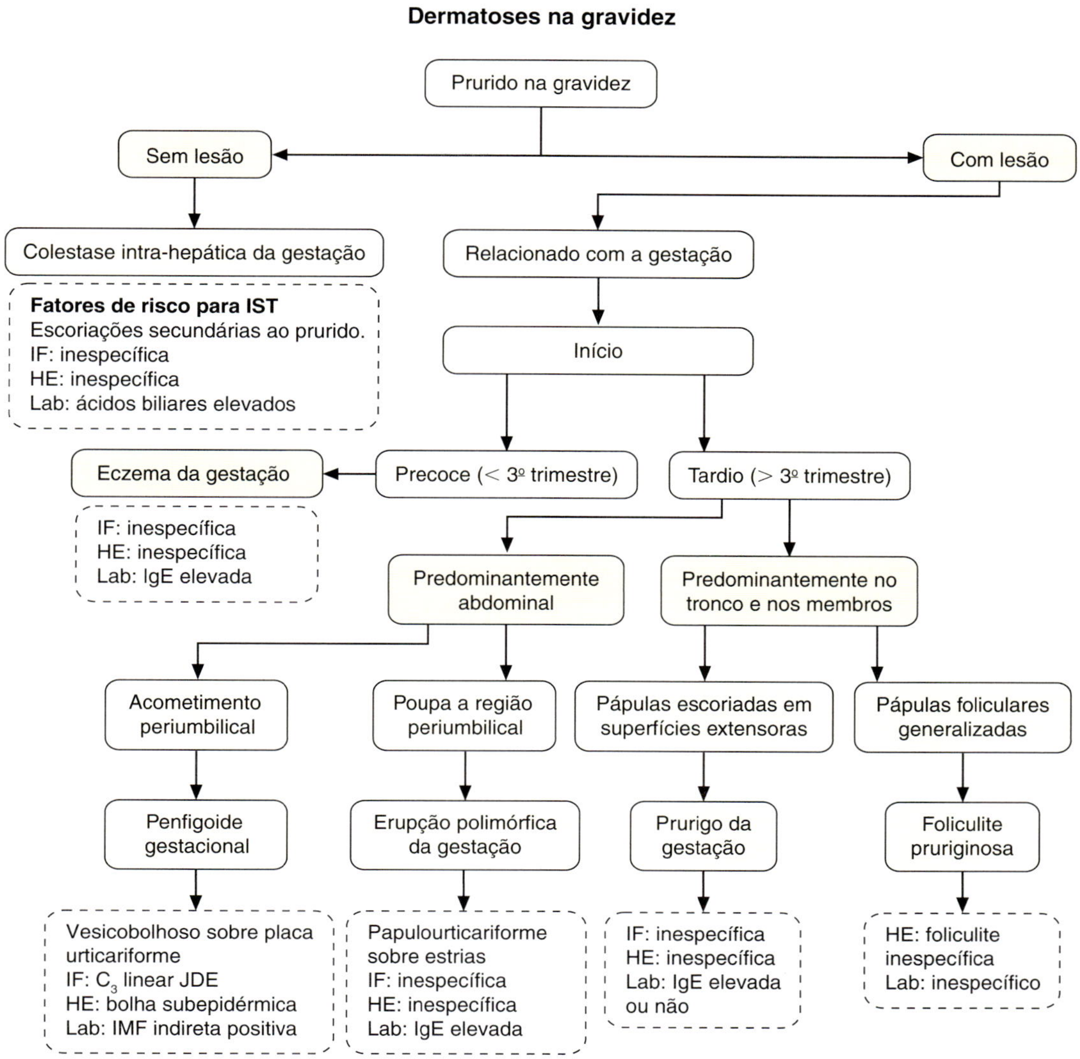

Figura 75.1 Abordagem da paciente com prurido na gravidez. HE = hematoxilina-eosina; IF = imunofluorescência; IST = infecções sexualmente transmissíveis; JDE = junção dermoepidérmica; Lab = laboratório. (Adaptada de Carvalho *et al.*, 2009.)

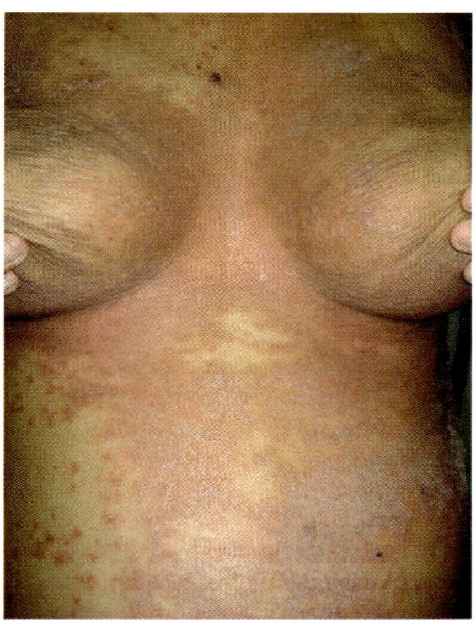

Figura 75.2 Eczema da gravidez. Lesões eritematosas em placas acompanhadas de prurido.

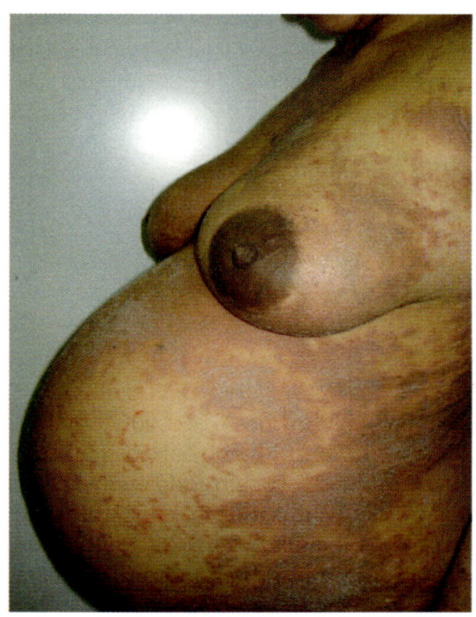

Figura 75.3 Eczema da gravidez. Mesma paciente da figura anterior com placas eritematosas, pruriginosas e persistentes.

O restante, 1/3 das pacientes, apresenta lesões papulosas que variam de pequenas pápulas eritematosas, disseminadas no tronco e nos membros, a nódulos pruriginosos típicos, a maioria localizada nas pernas e nos braços, configurando o quadro de prurigo (Figura 75.4). Quando as lesões assumem disposição folicular, o quadro é de foliculite pruriginosa da gravidez, com lesões papulopustulosas estéreis (Figura 75.5). Estas duas últimas dermatoses ainda podem ser consideradas entidades separadas do eczema. Mais estudos são necessários para melhorar essa classificação.

Diagnóstico

É clínico, baseado na história de atopia. A biopsia raramente é realizada, mas a histopatologia revela espongiose, infiltrado mononuclear perivascular sem eosinófilos ou vasculite. IgE sérica pode estar elevada e não é infrequente história pessoal ou familial de atopia.

Diagnóstico diferencial

Dermatite alérgica por contato, foliculite bacteriana, prurigo nodular.

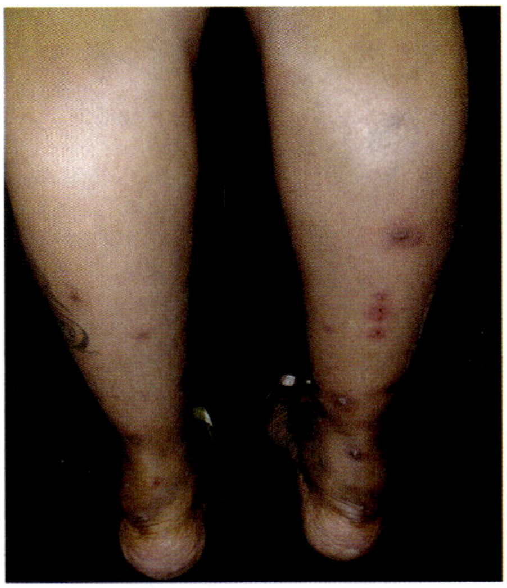

Figura 75.4 Prurigo da gravidez. Lesões papulosas encimadas por crostas, pruriginosas, nos membros inferiores.

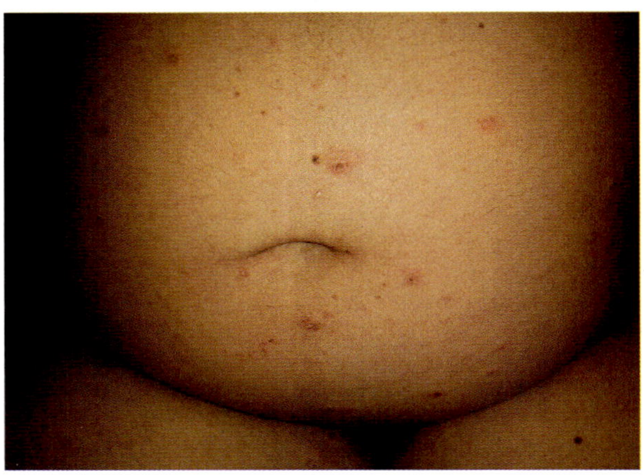

Figura 75.5 Foliculite pruriginosa da gravidez. Lesões papulosas, algumas pústulas estéreis e crostosas com distribuição folicular.

Tratamento

O tratamento tópico básico utilizado é com emolientes e aditivos antipruriginosos, como o mentol, cujo uso é considerado seguro na gravidez. O uso controlado de corticosteroides tópicos pode ser indicado.

Quando o tratamento com corticosteroides sistêmicos for necessário, a prednisolona é o fármaco de escolha, na dose inicial habitual de 0,5 mg/kg/dia. O uso de anti-histamínicos de primeira geração, como a dexclorfeniramina, pode ser necessário para controle dos sintomas, mas deve ser evitado no periparto.

Além disso, a fototerapia com ultravioleta B (UVB) é uma opção útil e segura para casos graves.

Evolução e prognóstico

O prognóstico materno é bom, mesmo em casos extensos. Porém, a recidiva em gestações subsequentes é frequente. Não há risco para o feto.

Erupção polimorfa da gravidez

Conceito

Também conhecida como *pruritic urticarial papules and plaques of pregnancy* (PUPPP). É dermatose de evolução benigna e autolimitada, ocorrendo ao final da gestação.

Epidemiologia

É considerada a mais frequente dermatose específica da gravidez, com incidência de 1:160 a 1:300 gestações; acomete primíparas no último trimestre da gestação.

Etiopatogenia

Gestações em que há um estiramento intenso do abdome podem favorecer dano ao tecido conjuntivo, acarretando a exposição de antígenos, o que despertaria a reação inflamatória. Outra hipótese é que seja resposta a antígenos fetais circulantes.

Clínica

Caracteriza-se por erupção eritematopapulosa ou urticariforme intensamente pruriginosa, inicialmente no abdome inferior, principalmente sobre as estrias (ver Capítulo 5, item *Fenômeno isotópico ou isotópico de Wolf e resposta isotópica reversa ou não resposta isotópica*), com posterior evolução para as extremidades proximais. A face, as palmas e as plantas costumam ser poupadas, e, apesar de ser possível observar pequenas vesículas, não se observam bolhas, diferentemente do penfigoide gestacional. Caracteristicamente, a região periumbilical não apresenta lesões. O final do 3º trimestre da gestação é o período mais acometido (Figuras 75.6 e 75.7).

Diagnóstico

Não há teste laboratorial para estabelecer o diagnóstico. Sendo assim, este se baseia na história e no quadro clínico da paciente.

Muitas vezes, não é necessário o exame histopatológico. Todavia, a histopatologia mostra epiderme normal, edema da

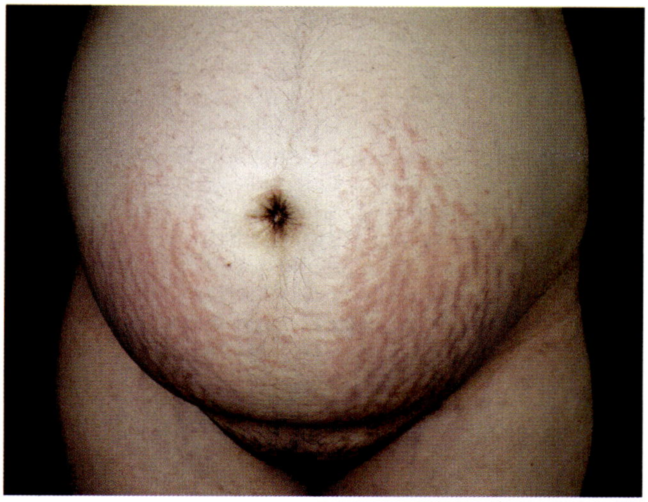

Figura 75.6 Erupção polimorfa da gestação. As lesões pruriginosas ocorrem principalmente sobre as estrias e caracteristicamente poupam a região do umbigo.

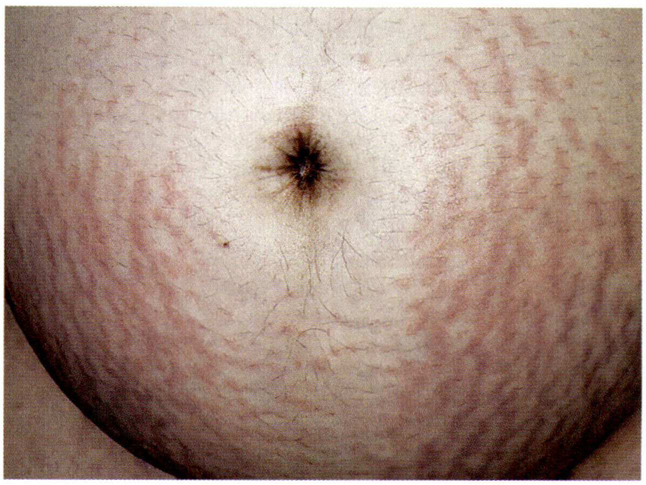

Figura 75.7 Erupção polimorfa da gestação. É mais difícil identificar as lesões sobre as estrias de quem tem fototipo elevado.

derme com infiltrado perivascular superficial e profundo, linfo-histiocitário com número variável de eosinófilos. Pode haver depósito de mucina.

Imuno-histoquímica revela predomínio de células T, CD1a+ e CD54+. Por sua vez, a imunofluorescência direta (IFD) pode mostrar depósitos de IgG, IgM, IgA e C_3 em 30% dos casos. Não há anticorpos circulantes contra o epitélio.

Diagnóstico diferencial

No início, pode haver confusão com penfigoide gestacional e, eventualmente, necessidade de realizar a IFD para estabelecer a distinção entre as duas condições. Dermatite de contato, eritema multiforme e escabiose são quadros que também podem guardar alguma semelhança com a erupção polimorfa da gravidez.

Tratamento

Responde satisfatoriamente aos corticosteroides tópicos. Nos casos mais intensos, prednisona ou prednisolona podem ser empregadas na dose de 0,5 mg/kg/dia com redução dos sintomas em poucas semanas.

No caso de necessidade de anti-histamínicos orais, recomenda-se usar a dexclorfeniramina, exceto no período próximo do parto.

Evolução e prognóstico

O prognóstico é bom e parece não haver comprometimento materno-fetal. Tende a apresentar resolução espontânea após o parto ou até mesmo antes. Raramente há recidivas em futuras gestações.

Penfigoide gestacional

Conceito

Anteriormente era denominado *herpes gestationis* (HG), mas este termo foi abandonado, pois a dermatose não guarda relação com doença viral. O penfigoide gestacional é uma erupção pruriginosa, de natureza autoimune, que pode se iniciar por placas urticariformes, evoluindo com o surgimento de lesões vesicobolhosas tensas. Ocorre no 2º ou 3º trimestre da gestação, sendo relacionado em aproximadamente 30% dos casos com a prematuridade.

Epidemiologia

É raro (1:50.000 parturientes) e menos comum em mulheres negras. Já foi associado à mola hidatiforme (doença trofoblástica gestacional) e ao coriocarcinoma gestacional (tumores trofoblásticos).

Etiopatogenia

Há fortes evidências de que se trata de doença imunológica induzida por alguma alteração antigênica que ocorre na placenta, onde se ligam anticorpos, como também na membrana basal da epiderme. De especial interesse é a existência do fator HG sérico, que é um anticorpo da classe IgG_1 com grande capacidade de fixar complemento, anticorpo contra o antígeno do PB de 180 kDa ou colágeno XVII. Este antígeno é compartilhado com o PB (ver Capítulo 21, item *Penfigoide bolhoso*). Além disso, há correlação com os antígenos leucocitários humanos (HLA) da classe II, a saber: o HLA-DR3 e o HLA-DR4.

Clínica

Surge no 2º ou 3º trimestre da gravidez e pode ocorrer uma exacerbação no pós-parto imediato. Caracteriza-se pelo polimorfismo lesional: eritema, lesões urticariformes, bolhas pequenas (como vesículas), bolhas tensas, escoriações e crostas (Figura 75.8 A e B). As lesões geralmente começam ao redor do umbigo (80%), generalizando-se para todo o tronco e as extremidades (Figura 75.8 C). Não afeta as mucosas nem a face. Pode haver exacerbação das lesões com o uso de estrógenos ou progesterona em pílulas anticoncepcionais.

Diagnóstico

É baseado nos achados clínicos, na histopatologia e na imunofluorescência. Quando for possível, é interessante realizar ELISA

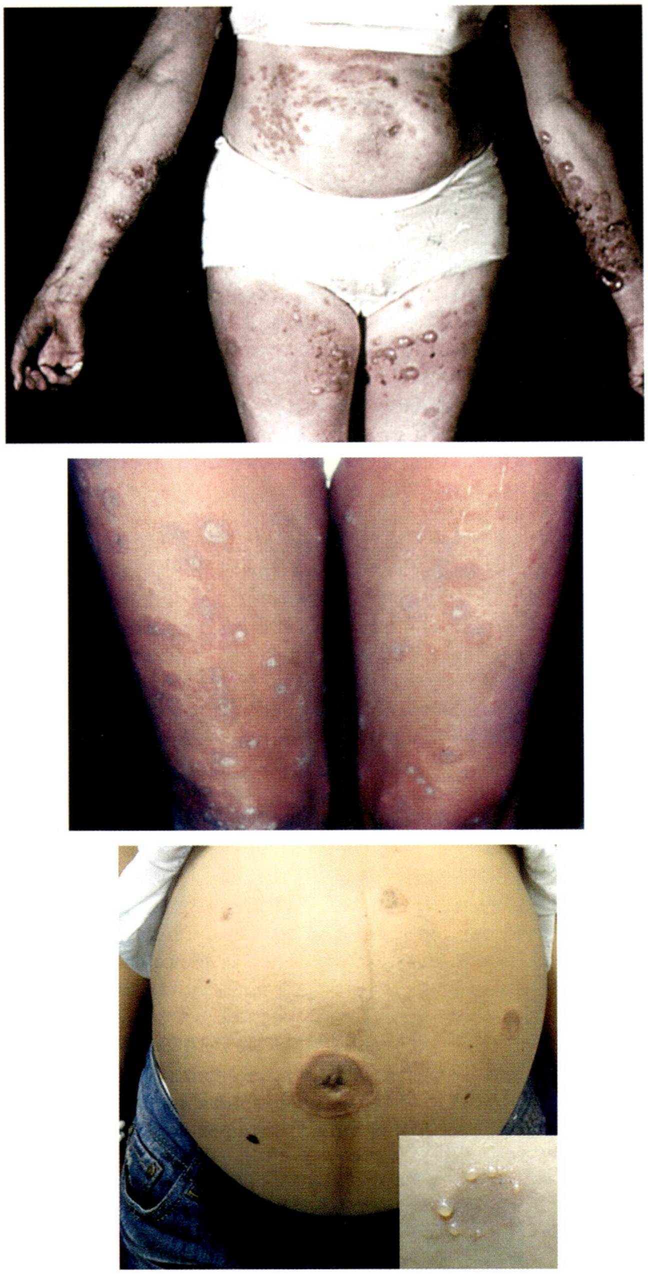

Figura 75.8 Penfigoide gestacional.

para medir os níveis séricos de anticorpos anti-BP-180, uma vez que a atividade da doença está relacionada com os níveis desses anticorpos.

A histopatologia evidencia bolha subepidérmica com eosinófilos e necrose focal basocelular. À luz da IFD, encontra-se uma banda linear de C_3 na junção dermoepidérmica, sendo esse achado característico na pele perilesional ou normal. Pode ser encontrada IgG em 40% dos casos. É importante ressaltar que, às vezes, esse padrão de IFD também tem sido encontrado no recém-nascido, com ou sem manifestação clínica, comprovando a existência de anticorpo da classe IgG na gênese da doença.

A imunomicroscopia eletrônica revela C_3 e IgG depositados na lâmina lúcida, como no PB. Realizando-se a técnica de imunofluorescência com *salt-split*, o depósito se dá no teto das bolhas, como no PB.

Diagnóstico diferencial

Outras doenças vesicobolhosas e dermatoses da gravidez devem ser consideradas, principalmente a dermatose denominada *erupção polimorfa da gravidez.*

A erupção polimorfa da gravidez, entretanto, caracteristicamente, surge sobre as estrias abdominais, poupando a área do umbigo, desaparece após o parto e não apresenta deposição de imunoglobulinas na junção dermoepidérmica; sua histopatologia lembra eczema com numerosos eosinófilos.

Outros diagnósticos diferenciais são o eritema polimorfo, a dermatite alérgica de contato e reações a medicamentos.

Tratamento

O tratamento, nos casos mais brandos, é feito com corticosteroides tópicos de alta ou média potência, sem grandes respostas.

Nos casos mais graves, doses de 0,5 mg/kg, em geral 20 a 40 mg/dia, de prednisolona ou prednisona estão indicadas. Caso exista piora da doença após o parto, podem ser acrescentadas a ciclosporina, a azatioprina ou até mesmo imunoglobulina ou rituximabe.

O anti-histamínico dexclorfeniramina, que é sedativo, pode ser usado para controlar, pelo menos em parte, o prurido; quando forem utilizados os não sedativos, considerar a loratadina ou a cetirizina, na dose de 10 mg/dia, exceto no período periparto.

Evolução e prognóstico

Comumente, em um período de 3 meses pós-parto, ocorre melhora clínica acentuada ou até mesmo cura. No entanto, podem surgir exacerbações no período menstrual ou após uso de pílula anticoncepcional que contenha progesterona.

O prognóstico fetal normalmente é como o da população em geral. O risco de aborto ou natimorto é raro. Todavia, pode ocorrer prematuridade ou bebês pequenos para a idade gestacional. Existem relatos de lesões bolhosas no recém-nascido, de resolução em curto espaço de tempo. Em futuras gestações, pode haver recidivas.

Prurido colestático intra-hepático da gravidez

Conceito

Esta condição própria da gravidez é a que mais inspira cuidados quanto ao concepto, necessitando de contato imediato e constante com o obstetra. Quando a gestante procura o dermatologista no último trimestre da gravidez com queixa de prurido intenso sem lesões cutâneas primárias, deve-se levantar a suspeita da colestase intra-hepática da gravidez.

Epidemiologia

A incidência é variável, dependendo da distribuição geográfica: varia de 0,5% em alguns países da Europa a 27,6% no Chile, na população de índios araucanos. A história familial deve ser pesquisada, uma vez que ela é positiva em alguns casos, sugerindo participação da genética.

Etiopatogenia

É provável que os níveis de estrogênio tenham um papel no desencadeamento da condição, já que o quadro ocorre ao final da gravidez. É relevante destacar, ainda, que ocorre uma incidência maior em gravidez gemelar, em decorrência do nível de estrogênio mais elevado. Além disso, é possível que o metabolismo da progesterona tenha alguma participação.

Ademais, provavelmente existe um componente genético, já que a incidência varia entre diferentes populações e em núcleos familiares. Raramente pode haver uma doença hepática subjacente.

Clínica

Início súbito de prurido cuja intensidade varia de moderada a grave. Pode começar nas palmas e plantas, mas rapidamente se torna generalizado. É persistente e pode ser muito intenso. O prurido permanece até o parto, resolvendo-se em questão de dias; casos persistentes são raros. A icterícia é incomum, ocorre em cerca de 10% das pacientes, normalmente após 2 a 4 semanas do início da doença. Não há lesões cutâneas primárias. As lesões ocorrem pela coçadura (Figura 75.9). Serão tanto mais graves quanto maior for a duração do prurido.

Diagnóstico

Os exames bioquímicos do sangue podem ser normais ou compatíveis com colestase intra-hepática. Há aumento sérico dos níveis de ácidos biliares, especialmente o ácido cólico, porém este exame nem sempre está disponível. Será considerada grave a colestase quando os ácidos biliares estiverem acima de 40 μmol/L.

As transaminases podem não sofrer alteração nos seus valores de referência, pelo menos no início do quadro. O aumento da fosfatase alcalina e das bilirrubinas pode ocorrer. A gamaglutamil transferase (GGT) pode permanecer normal. A ultrassonografia hepática também pode estar normal. Diante disso, há certa dificuldade para diagnosticar essa condição.

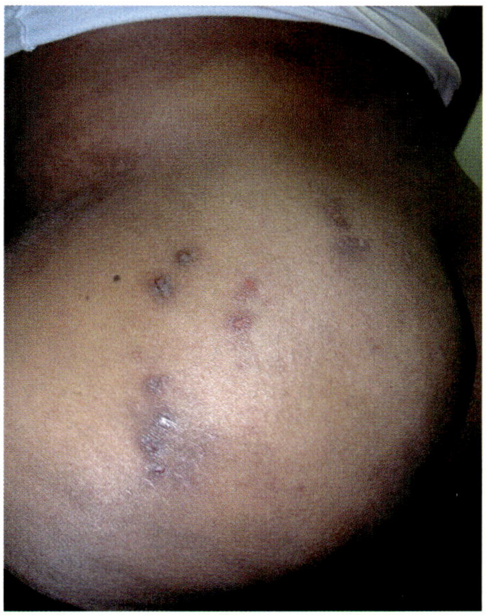

Figura 75.9 Colestase intra-hepática da gravidez. Escoriação na região glútea por intenso prurido.

Diagnóstico diferencial

Hepatites de natureza viral, hepatotoxicidade por medicamentos.

Tratamento

Antipruriginosos tópicos à base de mentol e calamina, além de emolientes, podem oferecer alívio temporário.

A medicação de escolha é o ácido ursodesoxicólico na dose de 300 mg, 3 vezes/dia, podendo ser aumentada em razão da gravidade do prurido. Outros medicamentos como colestiramina e rifampicina já foram empregados.

Antecipação do parto para a 36ª ou 37ª semana de gestação deve ser considerada se a concentração de ácidos biliares estiver acima de 40 μmol/L.

Evolução e prognóstico

O prurido colestático intra-hepático da gravidez implica risco fetal (nascimentos prematuros, natimorto); pode haver necessidade de unidade de terapia intensiva (UTI) neonatal. Sendo assim, é necessário acompanhamento rigoroso com o obstetra para monitoramento do feto, com realização de exames 2 vezes/semana.

Além disso, deve-se manter a paciente sob acompanhamento depois do parto para ficar atento à doença hepatobiliar.

Outras dermatoses na gravidez

Além das dermatoses anteriormente citadas, existem algumas outras, conforme descrito a seguir:

- dermatite autoimune por progesterona: pode ocorrer durante a gestação, porém seu quadro clínico é muito variável e raro (ver Capítulo 64)
- eritema nodoso: pode ser desencadeado pela gravidez, todavia merece a investigação habitual para o quadro
- dermatoses pruriginosas, como a escabiose, que é sempre um diagnóstico diferencial importante
- dermatoses inflamatórias, infecciosas e neoplásicas, que deverão ser manejadas de acordo com as guias de tratamento para cada caso, levando-se em consideração o período gestacional.

Bibliografia

Alves GF, Nogueira LSC, Varella TCN. Dermatologia e gestação. *An Bras Dermatol.* 2005;80(2):179-86.

Ribeiro de Carvalho ML, Alves GF, Azulay-Abulafia L. Dermatoses específicas da gravidez. *Dermatologia e Gravidez.* 2009;175-85.

Roth MM, Cristodor P, Kroumpouzos G. Prurigo, pruritic folliculitis, and atopic eruption of pregnancy: Facts and controversies. *Clin Dermatol.* 2016 May-Jun;34(3):392-400.

Teixeira V, Coutinho I, Gameiro R *et al.* Dermatoses específicas da gravidez. *Acta Med Port.* 2013 Sep-Out;26(5):593-600.

Erupção atópica da gestação

Ambros-Rudolph CM, Mulegger RR, Vaughan-Jones SA *et al.* The specific dermatoses of pregnancy revisited and reclassified: results of a retrospective two-center study on 505 pregnant patients. *J Am Acad Dermatol.* 2006 Mar;54(3):395-404.

Roth MM, Cristodor P, Kroumpouzos G. Prurigo, pruritic folliculitis, and atopic eruption of pregnancy: Facts and controversies. *Clin Dermatol.* 2016 May-Jun;34(3):392-400.

Savervall C, Sand FL, Thomsen SF. Dermatological diseases associated with pregnancy: pemphigoid gestationis, polymorphic eruption of pregnancy, intrahepatic cholestasis of pregnancy and atopic eruption of pregnancy. *Dermatol Res Pract*. 2015 Nov; 2015:979635.

Penfigoide gestacional

Azulay DR, Azulay RD. Doenças intercorrentes no ciclo grávido-puerperal. *In*: Montenegro CAB, Rezende Filho J. *Rezende Obstetrícia*. 13. ed. Rio de Janeiro: Guanabara Koogan; 2016.

Jenkins RE, Jones AS, Black MM. Clinical features and management of 87 patients with pemphigoid gestationis. *Clin Exp Dermatol*. 1999 Jul;24(4):255-9.

Katz SI, Hertz KC, Yaoita H. Herpes gestations: immunopathology and characterization of the HG factor. *J Clin Invest*. 1976 Jun;57(6):1434-41.

Semkova K, Black MM. Pemphigoid gestacionais: Current insights into pathogenesis and treatment. *Eur J Obst Gynecol Reprod Biol*. 2009;145:138-44.

Erupção polimórfica da gravidez

Buccolo LS, Viera AJ. Pruritic urticarial papules and plaques of pregnancy presenting in the postpartum period: a case report. *J Reprod Med*. 2005 Jan;50:61-3.

High WA, Hoang MP, Miller MD. Pruritic urticarial papules and plaques of pregnancy with unusual and extensive palmoplantar involvement. *Obstet Gynecol*. 2005 May;105(5 Pt 2):1261-4.

Fotodermatologia

PARTE 19

76

Princípios da Fotodermatologia

Absalom Filgueira ◆ Beatriz Reis ◆ Eduardo Bornhausen-Demarch ◆ Mônica Manela Azulay ◆ David Rubem Azulay ◆ Rubem David Azulay

Princípios das radiações

A luz solar é a principal fonte de radiação que envolve os seres humanos. Ela é constituída de radiações de comprimentos de ondas diversos que, por sua vez, são parte do chamado *espectro eletromagnético*. A radiação eletromagnética é uma forma de energia, como as energias mecânica, química, sonora, térmica etc. Dentre as radiações que compõem o espectro eletromagnético, são de especial interesse para a dermatologia a radiação ultravioleta (UV), a luz visível e a radiação infravermelha, tanto pelas doenças cutâneas causadas ou agravadas por elas quanto pelas diversas formas de tratamento que proporcionam. Para melhor compreensão dos conceitos apresentados neste capítulo, é preciso inicialmente analisar todo o espectro eletromagnético, entender a natureza das radiações e seus mecanismos de interação com a pele.

Espectro eletromagnético

A radiação eletromagnética é constituída de campos elétricos e magnéticos que se propagam de modo variável no espaço e no tempo, sendo bem caracterizada pela amplitude (tamanho) e pela frequência (ou, alternativamente, pelo comprimento de onda) da oscilação. A energia eletromagnética é emitida por qualquer corpo com temperatura acima de zero absoluto (0 kelvin), sendo, na prática, o sol a maior fonte natural de emissão eletromagnética.

A radiação eletromagnética pode ser ordenada de maneira contínua em função de seu comprimento de onda ou de sua frequência. Essa disposição é denominada "espectro eletromagnético" (Figura 76.1), que se estende desde comprimentos de onda muito curtos (raios cósmicos) a grandes comprimentos de onda de baixa frequência (ondas de rádio). É importante mencionar que, quanto menor o comprimento de onda, maior é sua energia.

De maneira didática, o espectro eletromagnético pode ser dividido em três regiões distintas: a da radiação elétrica (inclui as ondas de rádio e micro-ondas, com grande comprimento de onda e baixa energia), a da radiação óptica (radiação infravermelha, luz visível e ultravioleta) e outra na qual se localizam os raios X, raios gama e os raios cósmicos (com pequeno comprimento de onda e grande energia). A energia associada às ondas eletromagnéticas é conhecida pelo nome de "energia fotônica", cuja unidade de medida é o *fóton* ou *quantum*. Os fótons não têm massa e, quando absorvidos, a energia incorpora-se à matéria absorvente, exercendo o seu efeito, que guarda relação com a frequência e o comprimento de onda.

As radiações com comprimento de onda inferior a 10 nm geralmente ionizam as moléculas que as absorvem (removem elétrons); já as radiações com comprimento de onda superior a 10 nm têm a capacidade de excitar as moléculas que as absorvem. Em química molecular, a energia *fotônica* pode ser expressa em

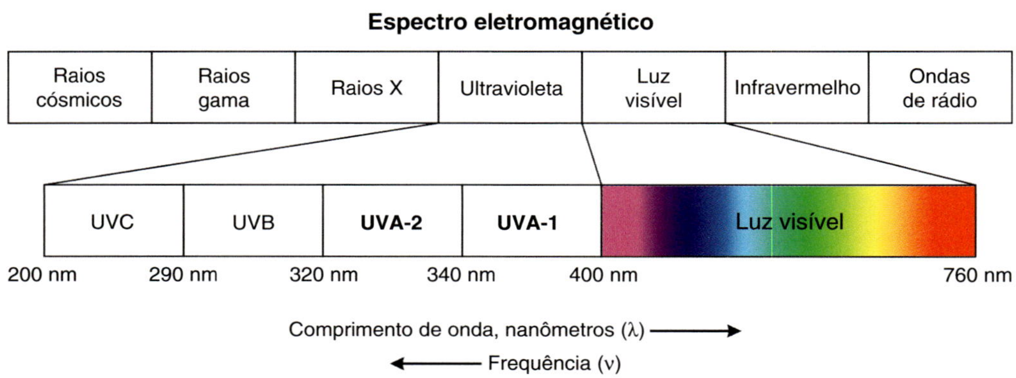

Figura 76.1 Espectro eletromagnético.

kcal/mol (quilocaloria por mol). Sabe-se que a maioria das reações fotoquímicas requer energia da ordem de 40 a 120 kcal/mol, o que demonstra a importância do espectro UV na medicina cutânea. Assim, as radiações de alta frequência (raios cósmicos) e energia são ditas *ionizantes* (incluem, além dos já mencionados raios X, raios gama e os raios cósmicos, sendo as demais, de menor energia e frequência, ditas *não ionizantes* (geram apenas movimentos rotacionais e vibracionais nas moléculas). As radiações não ionizantes, quando interagem com a matéria viva, produzem efeitos biológicos diversos. O estudo da interação das radiações *não ionizantes* sobre a matéria viva pertence ao campo da *fotobiologia*; a *radiobiologia*, por sua vez, cuida da atuação das radiações *ionizantes* sobre a matéria viva. A *fotomedicina* tem como objetivo incrementar o estudo da resposta normal ou anormal do homem às radiações não ionizantes, assim como cuidar das aplicações terapêuticas de tais radiações.

Composição da radiação solar

Sendo a maior parte da radiação solar constituída de energia não ionizante, justifica-se o seu estudo no campo da fotobiologia. Essas radiações que atingem a Terra constituem o chamado *espectro fotobiológico* e são responsáveis por: melanogênese, fotopercepção visual, fotossíntese e outras reações fotoquímicas de interesse biológico. Das radiações que compõem a luz solar, cerca de 39% correspondem à luz visível, 54% encontram-se na faixa do infravermelho, 7% na faixa da UV e uma fração desprezível é representada por raios X e ondas de rádio (hertzianas) (Figura 76.2).

Radiação ultravioleta

A radiação UV (10 a 400 nm) pode ser didaticamente dividida em UVA (320 a 400 nm), UVB (290 a 320 nm) e UVC (200 a 290 nm); o espectro UVA, por sua vez, é subdividido arbitrariamente em UVA-1 (340 a 400 nm) e UVA-2 (320 a 340 nm). A radiação com comprimento de onda inferior a 200 nm é bastante absorvida pela camada de ar e, consequentemente, as faixas UV que se aproximam da radiação ionizante apresentam pouca importância nesse contexto. Aproximadamente 95% da radiação UV que chega à superfície da Terra é formada por UVA e somente 5% por UVB.

Radiação visível e infravermelha

A radiação visível (400 a 760 nm) corresponde aos comprimentos de onda percebidos como cores pela retina, respondendo por cerca de 39% da composição da radiação solar. A infravermelha (760 nm a 1 μm), invisível e responsável pela produção de calor, corresponde a cerca de 54% do total da radiação emitida pelo sol que chega à superfície terrestre.

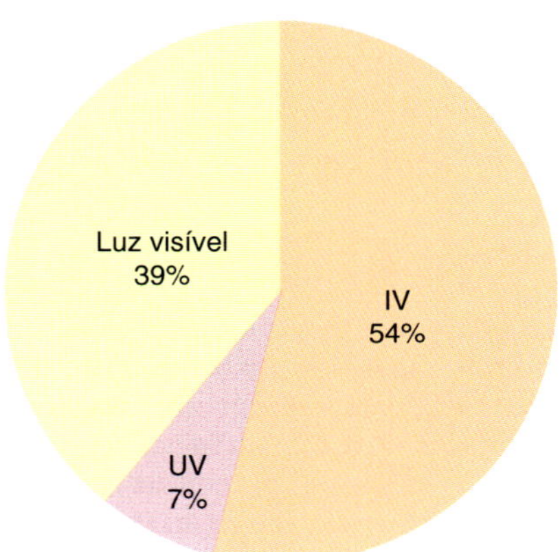

Figura 76.2 Composição da radiação solar.

Camada de ozônio e vida na Terra

O espectro eletromagnético solar impediu, durante milhões de anos, a existência de vida na superfície terrestre. Por esse motivo, a vida iniciou-se no fundo do mar, fora do alcance dessas radiações. No fundo do mar, formaram-se algas unicelulares, que iniciaram a produção de O_2, enviado em quantidade cada vez maior à superfície terrestre. Os raios UV agiram sobre o O_2, transformando-o em O_3 (ozônio). Lentamente, o O_3 foi se acumulando na estratosfera, formando, assim, a camada de ozônio. Essa camada impediu a chegada de radiações UVC (a vida é incompatível com a presença de UVC), de quantidade expressiva de UVB e de quantidade pequena de UVA. Desse modo, a camada de ozônio possibilitou o surgimento da vida na superfície terrestre (Figura 76.3).

Apenas para relembrar: a atmosfera atual é composta de troposfera (15 km), estratosfera (50 km) e ionosfera (300 km). A camada de ozônio encontra-se na estratosfera e está entre 15 e 35 km acima da superfície terrestre.

Entretanto, a indústria começou a produzir certas substâncias utilizadas em diversas condições pelo homem. Dentre elas, destaca-se o clorofluorcarbono (CFC), que, por ser não inflamável, não tóxico, relativamente inerte e altamente estável, tem sido utilizado pela indústria na fabricação de geladeiras (o gás), nos *sprays*, nos aparelhos de ar-condicionado, em plásticos e produtos de limpeza. O fato é que, anualmente, são levadas à atmosfera milhares de toneladas de CFC. Essa substância vem

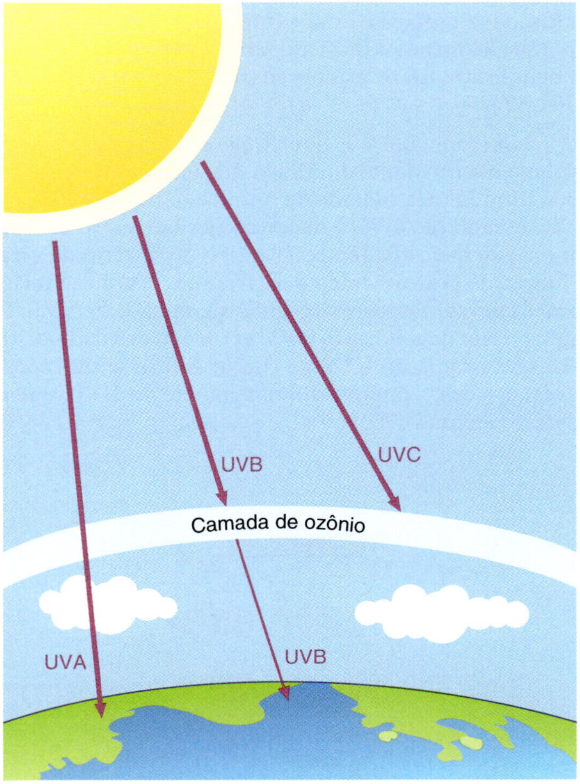

Figura 76.3 Penetração da radiação UV na superfície terrestre. A radiação UVC é filtrada na camada de ozônio, já a UVA e a UVB chegam à superfície da Terra.

destruindo parcialmente a camada de ozônio, formando-se, então, os chamados "buracos da camada de ozônio", ou seja, diminuição da sua espessura em determinadas áreas sobre a Terra. Na Antártida, observa-se uma falha de aproximadamente 11,2 milhões de km^2, quase equivalente à superfície da Europa e maior do que a área do Brasil, que é de 8,56 milhões de km^2. O processo na Antártida é mais intenso, sobretudo na primavera, porque lá estão reunidas as condições ideais de luminosidade e temperatura para que ocorra essa reação físico-química. O CFC, ao alcançar a estratosfera, fica exposto aos raios UV, liberando o cloro. Este ataca e destrói o O_3, o que constitui um problema gravíssimo, pois um átomo de cloro destrói 10 mil moléculas de O_3 e persiste na estratosfera por cerca de 70 anos.

É verdade que, além dessa depleção, ocorre uma renovação natural permanente de O_3, mas que não consegue acompanhar a diminuição.

Há ainda outros produtos químicos com capacidade menor, manipulados pelo homem para determinados fins industriais, que também colaboram no processo de destruição da camada de O_3. Podem ser citados o metilclorofórmio, os halogênios (que contêm bromo), o óxido nitroso (originário da combustão de motores de avião), o CO_2 (originário de combustível fóssil) e os fertilizantes.

A maior ou menor chegada dos raios UV à superfície terrestre depende dos seguintes fatores:

- horário: ao meio-dia, a radiação solar está a uma menor distância da Terra
- latitude: a radiação é gradativamente maior a partir dos polos para o Equador (neste ponto, a camada de ozônio é menos espessa)
- estação: a radiação é maior no verão (o ângulo de incidência é perto dos 90°)
- altitude: a radiação é mais intensa em grandes altitudes porque há menos atmosfera para absorvê-la
- poluição atmosférica: as nuvens diminuem a radiação entre 10 e 80%.

A quantidade de UVA que atinge a superfície terrestre é praticamente constante durante o dia, uma vez que o UVA é pouco filtrado pela camada de ozônio, ao passo que a quantidade de radiação UVB é maior no período entre 10 e 14 h, com pico ao meio-dia (entre 11 e 15 h no horário de verão), em função do posicionamento da Terra em relação ao sol, pois a camada de ozônio absorve grande quantidade de UVB. Vale ressaltar o fato de a radiação UVA ter uma intensidade 20 vezes maior que a radiação UVB ao chegar à Terra e ser capaz de atravessar vidros comuns, diferentemente do UVB, que não atravessa (Figura 76.4).

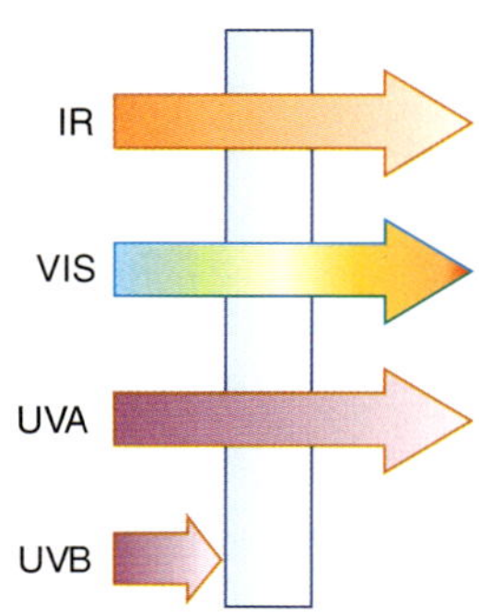

Figura 76.4 Penetração das radiações em vidros comuns. IR = infravermelho; UVA = ultravioleta A; UVB = ultravioleta B; VIS = luz visível.

Interação das radiações com a pele

As radiações, ao atingirem a pele, são parcialmente refletidas, refratadas e, em parte, absorvidas. É importante ressaltar que apenas a radiação absorvida dá início à reação fotoquímica inaugural da resposta biológica (lei de Grotthus-Draper).

A pele é constituída de moléculas orgânicas (lipídios, glicídios, proteínas e ácidos nucleicos) e água, trazendo em solução íons inorgânicos. Uma das características das moléculas orgânicas é o chamado "espectro de absorção", que guarda relação com a estrutura eletrônica delas. A maioria dessas moléculas tem o seu espectro de absorção máximo na faixa do UV; como exemplos, podem ser citados o triptofano e a tirosina, que absorvem 280 nm; os esteroides, que absorvem acima de 300 nm. Assim, essas radiações de diferentes comprimentos de onda, interagindo sobre diferentes moléculas orgânicas que se encontram na epiderme e derme, determinam reações fotoquímicas cujo efeito final está relacionado com a importância do papel biológico da molécula envolvida. A molécula que absorve o fóton é denominada "cromóforo". Quando o cromóforo absorve o fóton, a molécula deixa o estado de repouso e torna-se excitada e, portanto, capaz de reagir com moléculas do meio biológico, acarretando: formação de fotoprodutos (oxidação de fosfolipídios de membrana); modificações bioquímicas (síntese de prostaglandinas); alterações celulares (apoptose); ou, ainda, alterações teciduais identificáveis do ponto de vista clínico (eritema, bolha, pigmentação). Deve-se assinalar que o DNA é o principal cromóforo da pele, relacionando-se não apenas com as modificações da resposta imunológica da pele, como também com a indução de mutações celulares e o desenvolvimento de malignidades como consequência da interação da radiação UV com a pele.

Efeitos da radiação ultravioleta sobre a pele

A luz UV atinge diferentes camadas da pele, dependendo do comprimento de onda; sendo assim, interage com diferentes células, localizadas em profundidades distintas. A radiação UV de comprimento de onda curto (UVB) é absorvida predominantemente na epiderme, afetando os queratinócitos. A radiação de comprimento de onda longo (UVA) penetra profundamente e interage tanto com queratinócitos da epiderme quanto com fibroblastos dérmicos (Figura 76.5). Em linhas gerais, a luz UVA atua principalmente gerando radicais livres que serão, posteriormente, responsáveis pela peroxidação lipídica e ativação dos fatores de transcrição. Já a radiação UVB, embora possa também gerar radicais livres, tem como principal mecanismo de ação a interação direta com o DNA, causando diversas alterações.

Em termos práticos, os efeitos perceptíveis da radiação UV podem ser divididos em *precoces* (eritema, queimadura, bronzeamento, espessamento da epiderme, imunossupressão) e *tardios* (fotoenvelhecimento, fotocarcinogênese).

Efeitos precoces da radiação ultravioleta

Eritema

A reação eritematosa à radiação UV é um processo inflamatório e depende do comprimento de onda em questão, sendo maior quanto menor for o comprimento de onda; assim, a radiação UVB é mais eficaz na indução de eritema que a radiação UVA, que é 1.000 vezes menos potente na indução de eritema, sendo responsável por cerca de 15% do eritema induzido pelo sol. O eritema ocorre de 4 a 8 h após a exposição solar como resultado de um processo de oxidação das proteínas aromáticas

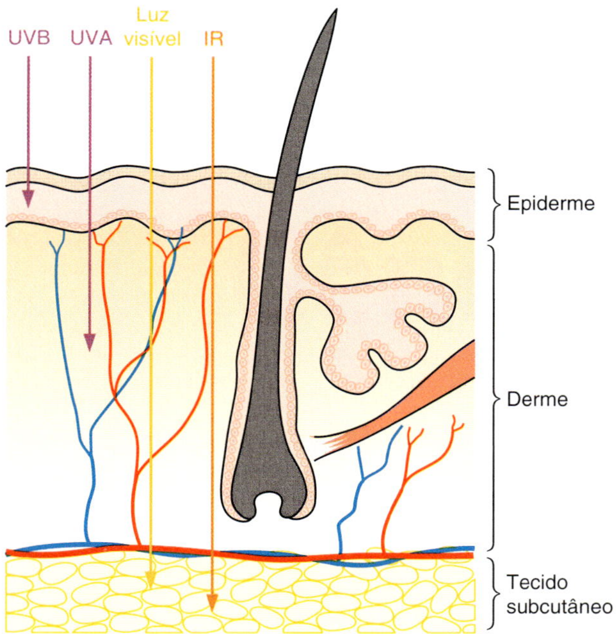

Figura 76.5 Penetração dos diferentes tipos de radiação na pele. IR = infravermelho; UVA = ultravioleta A; UVB = ultravioleta B.

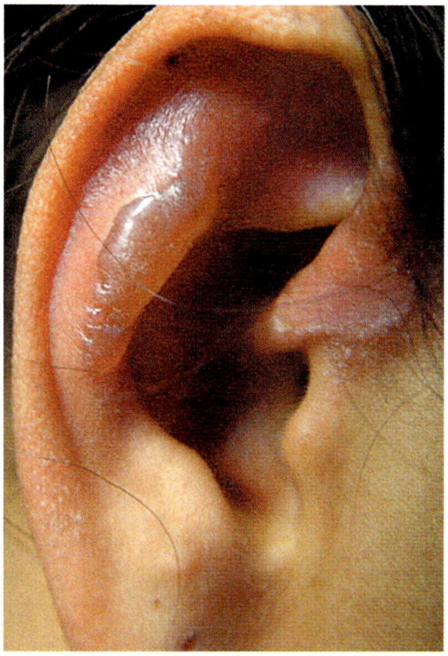

Figura 76.6 Queimadura solar de segundo grau em paciente fazendo tratamento para vitiligo com trisoraleno tópico (PUVAsol).

pericapilares; essa alteração molecular leva à liberação de substâncias mediadoras da vasodilatação, dentre as quais se sobressaem as prostaglandinas. Acrescente-se, ainda, que os fótons absorvidos degranulam os mastócitos, liberando histamina, com as suas já conhecidas consequências. Por sua vez, a lesão dos leucócitos, dos lisossomos e dos queratinócitos libera substâncias eritrogênicas. O pico do eritema ocorre entre 6 e 24 h, desaparecendo gradativamente ao longo de 1 dia ou pouco mais, dependendo do fotótipo. Esse eritema pode ser retardado ou diminuído pelo uso, em tempo, de inibidores das prostaglandinas, como o ácido acetilsalicílico e a indometacina. A avaliação do eritema se faz pela determinação, experimentalmente, da dose eritematosa mínima (DEM), ou seja, a menor quantidade de radiação necessária para produzir discreto (porém nítido) eritema 24 h após a exposição. Em geral, a DEM é determinada exclusivamente pelos UVB.

Queimadura

Não difere das queimaduras em geral; na queimadura solar de primeiro grau, observam-se apenas eritema e edema das áreas irradiadas, com desconforto relativo; na queimadura de segundo grau, como o edema é muito intenso, há formação de bolhas que, ao se romperem, eliminam grandes quantidades de eletrólitos e proteínas (Figura 76.6). Dependendo da extensão e/ou intensidade do processo, ocorre sintomatologia geral: náuseas, febre, calafrios, taquicardia, delírio, prostração e, até mesmo, choque. Acrescente-se, ainda, que, nos climas quentes, a superexposição solar leva à hiperidrose, com grandes perdas de água e eletrólitos, além de graves repercussões para o equilíbrio térmico e o hidreletrolítico. O tratamento dos casos leves é feito por emulsões, uso de pasta d'água e administração de corticosteroides locais; os casos graves necessitam de terapêutica sistêmica com corticosteroide, sobretudo triancinolona (intramuscular), bem como cuidados especiais (reidratação, reposição de eletrólitos etc.), sendo muitas vezes necessária a internação em centro de tratamento intensivo (CTI) (ver Capítulo 4).

Até certo ponto, após exposição solar exagerada, sobretudo em pessoas de pele fotótipos I a III, impõe-se, nas primeiras horas, bloquear o efeito das prostaglandinas pelo uso de ácido acetilsalicílico ou indometacina.

A ocorrência de queimaduras em pacientes que fazem tratamento com o método PUVAsol é frequente (ver Capítulo 78, item *Fototerapia com UVA*).

Pigmentação

Há dois tipos de pigmentação melânica da pele: a cor intrínseca da pele, geneticamente determinada e imutável; e a facultativa, decorrente da ação dos raios solares e dos hormônios, que é mutável. Esta, quando estimulada pelos raios solares ou UV artificialmente produzidos, é conhecida pelo nome de *bronzeamento*.

Chama-se *unidade melanina-epiderme* o conjunto constituído funcionalmente de um melanócito e cerca de 36 queratinócitos; é do funcionamento dessas unidades que dependem a cor genética da pele e a cor facultativa (bronzeamento). Os melanócitos fabricam grânulos – os melanossomos –, os quais sofrem a melanização por meio da tirosinase, que, pela oxidação da tirosina, leva à formação da melanina; os melanócitos injetam, por meio de seus dendritos, os melanossomos no interior dos queratinócitos que os incorporam. Com a maturação dos queratinócitos, os melanossomos são eliminados.

O bronzeamento é induzido tanto pela radiação UVA quanto pela UVB. Pode ser classificado em duas categorias:

- bronzeamento imediato (BI): conhecido pelo nome *fenômeno de Meirowsky*, ocorre poucos minutos após a exposição solar e persiste até 24 h
- bronzeamento tardio (BT): inicia-se de 2 a 3 dias após a irradiação e dura, em média, semanas a meses.

O BI decorre de melanização, isto é, da foto-oxidação da melanina previamente existente; o BT, por sua vez, deriva da melanogênese e da transferência da melanina aos queratinócitos. A radiação UVA provoca o BI, que, por seu caráter efêmero, não oferece proteção contra os efeitos da radiação UVB. Doses subsequentes de luz UVA promovem BT e pigmentação persistente. Já a radiação UVB em dose eritrogênica produz BT, visível após cerca de 72 h e capaz de fornecer proteção contra doses subsequentes de radiação UVB. Assim, tanto a radiação UVA quanto a UVB podem causar bronzeamento, mas a UVA é menos eficaz (sendo a UVA curta um pouco mais eficaz). Convém lembrar que os raios infravermelhos e os raios visíveis (luz) também produzem BT, mas em escala muito menor. O Quadro 76.1 apresenta mais informações sobre os mecanismos de proteção contra luz e irradiação UVA, UVB e UVC.

Do ponto de vista prático, é interessante saber que:

- antes das 9 e depois das 15 h, o eritema solar é mínimo e o bronzeamento é máximo (sobretudo BI, mas também BT), pois a quantidade de UVB que chega à Terra é pequena, e a de UVA é grande
- ao meio-dia, a quantidade de UVB é máxima, por isso o eritema é intenso, bem como o BT, embora se saiba que, nesse momento, o UVB represente 1/100 em relação ao UVA
- além da quantidade de radiação que chega à Terra, deve-se considerar o acréscimo decorrente da reflexão na neve, na areia e no mar; essa reflexão é bem maior com o UVA do que com o UVB.

Em decorrência dos diferentes padrões de resposta à radiação determinados geneticamente, criou-se uma classificação dos vários fotótipos de pele (classificação de Fitzpatrick), que até certo ponto é arbitrária, porém de grande valor prático (Quadro 76.2).

Imunossupressão

A imunossupressão local resulta, principalmente, da inibição funcional de células de Langerhans (principal célula apresentadora de antígenos da pele). A imunossupressão sistêmica é causada, em grande parte, pela liberação induzida por UV de mediadores imunossupressores pelos queratinócitos. Várias citocinas parecem estar envolvidas na imunossupressão sistêmica, incluindo interleucina (IL-10), IL-12, fator de necrose tumoral alfa (TNF-α) e fator transformador do crescimento beta (TGF-β). Entre essas, a IL-10 parece ser a mais importante, já que a imunossupressão é notavelmente reduzida na presença de anticorpos anti-IL-10.

Espessamento da epiderme

Em decorrência das radiações solares, a pele reage tornando-se mais espessa. Nos 2 primeiros dias, o espessamento decorre de edema inter e intracelular; a partir do terceiro dia, há uma verdadeira hiperplasia de todas as camadas epidérmicas, com exceção da camada basal. Por outro lado, observa-se, ainda, o aumento do número de mitoses. A cada nova exposição às radiações, há maior espessamento da epiderme. O retorno à normalidade pode ocorrer depois de alguns meses.

Efeitos tardios da radiação ultravioleta

Fotocarcinogênese

Dentre os efeitos tardios da exposição à radiação UV, a fotocarcinogênese é o mais importante. Sabe-se, há muito, da relação entre exposição solar e aumento da incidência de câncer cutâneo (certamente para o carcinoma espinocelular e provavelmente para o carcinoma basocelular). Até recentemente, apenas se considerava o papel da radiação UVB nesse processo; no entanto, evidências mais recentes apontam para a participação da radiação UVA, tanto por seu papel depressor da imunidade local quanto pela geração de espécies reativas de oxigênio.

É bem conhecido o fato de que a radiação UVB pode danificar proteínas ou membranas celulares e gerar estresse oxidativo; no entanto, seus principais efeitos deletérios são mediados pela absorção direta de fótons pela molécula de DNA. Experimentos demonstraram que a luz UVB gera danos ao DNA principalmente pela formação de fotoprodutos diméricos entre as bases de pirimidina adjacentes na mesma cadeia. A dimerização das pirimidinas gera distorção da estrutura do DNA, e o reparo incorreto dessas lesões conduz não só a mutações, como também ao bloqueio da replicação do DNA e da divisão celular, bem como acarreta interrupção da transcrição do DNA necessária para a síntese de RNA mensageiro, etapa fundamental para a síntese proteica e para a sobrevivência celular.

Embora a formação de dímeros de pirimidina também ocorra pela ação da radiação UVA, são necessárias de 3 a 6 ordens de magnitude a mais de energia do que a requerida pela radiação UVB. Na verdade, os efeitos da radiação UVA decorrem principalmente da atuação de mecanismos indiretos, nos quais espécies reativas de oxigênio (ROS – superóxido, peróxido de hidrogênio e radical hidroxila) são geradas por fotoativação de compostos endógenos (p. ex., porfirinas, riboflavina, quinonas). As ROS, por sua vez, induzem danos diversos, incluindo quebras de DNA e modificações oxidativas das bases nucleicas.

Quadro 76.1 Proteção contra luz e irradiação.

	UVA	UVB + UVC
Eritema	+	+++
Modo de pigmentação	Escurecimento dos pós-pigmentos existentes	Formação de novos pigmentos
Início da pigmentação	Imediato (após horas)	Latência (2 a 3 dias)
Duração da pigmentação	Mais curta (pigmentação direta)	Mais prolongada (pigmentação indireta)

Quadro 76.2 Classificação de Fitzpatrick dos fotótipos de pele.

Fotótipos	Cor da pele	Cor do cabelo	Cor da íris	Sensibilidade à luz solar
Fotótipo I	Muito clara	Ruivo	Azul	Queima fácil, nunca pigmenta
Fotótipo II	Clara	Louro	Azul/verde	Queima fácil, pigmenta pouco
Fotótipo III	Morena clara	Castanho-claro	Castanho-clara	Queima e pigmenta com moderação
Fotótipo IV	Morena	Castanho-escuro	Castanho-escura	Queima pouco, pigmenta
Fotótipo V	Parda	Castanho-escuro/negro	Castanho-escura/negra	Dificilmente queima, pigmenta
Fotótipo VI	Negra	Negro	Negra	Nunca queima, pigmenta intensamente

A fotossensibilização do DNA por produtos químicos pode aumentar o risco de fotocarcinogênese, como ocorre, por exemplo, com o psoraleno associado ao UVA (PUVA) ou com o uso de antibióticos como as tetraciclinas e as fluoroquinolonas. A ideia mais intuitiva que vem à mente quando se discute o dano ao DNA é o processo de mutagênese e, como consequência, o risco relacionado com o aumento da carcinogênese. Na verdade, o papel das mutações em locais onde houve dimerização das bases de pirimidina está bem estabelecido no caso do gene supressor de tumor *p53*, em particular no câncer de pele não melanoma. No entanto, é também importante considerar que as lesões do DNA podem constituir eventos primários que provocam uma grande variedade de respostas moleculares: liberação de citocinas, ativação de genes envolvidos na resposta inflamatória, apoptose e pigmentação.

Fotoenvelhecimento

Mônica Manela Azulay

Conceito

O termo *fotoenvelhecimento* refere-se às alterações clínicas, histológicas e funcionais características da pele cronicamente exposta à irradiação solar. Embora compartilhe alguns aspectos com a pele cronologicamente envelhecida, não exposta ao sol, alguns são exclusivos do fotoenvelhecimento, tornando-se uma entidade independente, com fisiopatologia própria.

Clínica

As alterações clínicas na pele cronologicamente envelhecida são sutis e consistem, primariamente, em flacidez, rugas finas, certo grau de maciez e palidez cutânea. Em contraposição, a pele fotoenvelhecida caracteriza-se pela aspereza, por rugas mais proeminentes, pigmentação irregular e difusa, telangiectasias, tom amarelado e uma variedade de lesões benignas, pré-malignas e neoplásicas. A maioria dessas alterações é causada por mudanças ocorridas na derme; na epiderme, as modificações mais proeminentes são as alterações de pigmentação, tais como lentigos e hiperpigmentação difusa.

A diferença mais relevante entre o envelhecimento intrínseco e o fotoenvelhecimento ocorre na derme. As alterações no colágeno, o principal componente estrutural da pele, têm sido sugeridas como a causa fundamental das modificações clínicas observadas na pele fotoexposta e na envelhecida naturalmente. Vale destacar que modificações induzidas pelo fotoenvelhecimento podem ocorrer bem antes dos sinais do envelhecimento cronológico e, sem dúvida, dependem de inúmeros fatores, como fotótipo, natureza e quantidade de exposição solar, tabagismo, capacidade individual de reparação do dano solar etc.

Etiopatogenia e histopatologia

Existem dois processos que levam às alterações cutâneas associadas ao envelhecimento. O primeiro é o do *envelhecimento intrínseco* ou *cronológico*, determinado fundamentalmente pela genética. Nele, estão presentes os efeitos naturais da gravidade ao longo dos anos, as linhas de expressão, as alterações hormonais e a programação genética de atrofia tanto da derme como do tecido subcutâneo; ocorre também reabsorção óssea. O segundo componente do processo de envelhecimento é o denominado *envelhecimento extrínseco*. Neste, a agressão externa está relacionada com a influência de fatores ambientais, tais como radiação UV, tabagismo, vento e exposições a agentes químicos. A exposição solar é, indubitavelmente, o principal fator contribuinte para o envelhecimento extrínseco, ocasionando ceratoses actínicas, lentigos, rítides, aspereza da pele, telangiectasias etc. O dano relacionado com a irradiação UV, denominado *fotoenvelhecimento*, e as alterações ocorridas pela passagem do tempo (*envelhecimento cronológico*) são, portanto, considerados entidades distintas, mas que obviamente se superpõem.

Na histopatologia do envelhecimento intrínseco da pele, observa-se afinamento da epiderme com achatamento da junção dermoepidérmica. Na pele cronologicamente envelhecida e não exposta à irradiação solar, as células dérmicas estão diminuídas e a hipocelularidade é a regra. Fibroblastos são exíguos e hipodesenvolvidos; mastócitos são raramente vistos. Na pele cronicamente exposta ao sol, ocorre o oposto: a epiderme torna-se espessada. Há maior número de fibroblastos, na maioria das vezes hiperplasiados; mastócitos são abundantes, e o número de histiócitos e de outras células mononucleares está bastante aumentado, caracterizando o processo inflamatório denominado *heliodermatite* ou *dermato-heliose*. Somente no estágio final do fotoenvelhecimento é que ocorre a atrofia da epiderme. A acantose, na pele fotoenvelhecida, é acompanhada de atipia celular, perda da polaridade dos núcleos e irregularidade marcante no tamanho das células e das propriedades tintoriais. Os melanócitos estão aumentados em número e tamanho, ao passo que as células de Langerhans estão diminuídas e com sua função comprometida.

Outras alterações encontradas incluem um aumento substancial na deposição de glicosaminoglicanos e fibras elásticas fragmentadas, bem como de proteínas da matriz extracelular dérmica, como elastina e colágeno intersticial. No entanto, a característica histológica mais proeminente do fotoenvelhecimento é a *elastose*, que geralmente se inicia na junção da derme papilar e reticular, não sendo observada na pele cronologicamente envelhecida. Além disso, no fotoenvelhecimento, ocorre a substituição de fibras colágenas maduras por colágeno com aparência basofílica, a chamada *degeneração basofílica do colágeno* (ver Figura 77.6); sabe-se que esse material é constituído de elastina degradada e proteínas microfibrilares ligadas à fibronectina, uma glicoproteína da matriz dérmica.

As características clínicas e histológicas do fotoenvelhecimento são conhecidas há algum tempo, porém só recentemente os mecanismos moleculares responsáveis por suas alterações têm sido identificados. Há diversos trabalhos que demonstram a existência de uma significativa diferença nos mecanismos que levam à deficiência de colágeno na pele fotoenvelhecida em comparação aos que atuam na pele cronologicamente envelhecida.

Foi demonstrado que a irradiação UV induz a síntese de metaloproteinases de matriz (MMP) na pele humana *in vivo*. De fato, evidências consistentes indicam que as MMP desempenham papel de destaque na patogênese do fotoenvelhecimento, apresentando atividade proteolítica para degradar proteínas da matriz. Seu surgimento pode ser induzido tanto por UVB como por UVA, e cada MMP degrada componentes diferentes das proteínas da matriz dérmica. A metaloproteinase-1 (MMP-1), por exemplo, é responsável pela degradação dos colágenos tipos I, II e III, ao passo que a MMP-9 degrada colágenos tipos IV e V. A atividade das MMP é controlada pela regulação transcricional e por inibidores tissulares específicos das MMP, conhecidos como "TIMPs" (*tissue inhibitory metalloproteinases*); atualmente, são conhecidas quatro dessas TIMPs (ver Capítulo 1, item *Derme*).

A ativação dos fatores de transcrição, desencadeada pela exposição solar, parece ser responsável pela indução das MMP, que resulta na degradação das proteínas da matriz dérmica. Além dessa ativação, tem sido proposto um segundo mecanismo fisiopatológico responsável pelo fotoenvelhecimento: as alterações no DNA mitocondrial iniciariam esse processo a partir de mutações resultantes nessas organelas celulares. O estudo das mutações do DNA mitocondrial induzidas pelos raios UVA e do impacto desse mecanismo no fotoenvelhecimento baseia-se na denominada *teoria mitocondrial do fotoenvelhecimento*. Mitocôndrias são organelas celulares cuja principal função é gerar energia para a célula. Esse processo é realizado por meio de uma série de etapas chamada *fosforilação oxidativa*. Essas organelas contêm seu próprio DNA (organizado em uma molécula circular), em que as informações necessárias para o correto funcionamento da mitocôndria estão codificadas. No caso de mutação, há prejuízo na habilidade mitocondrial de produzir adenosina trifosfato (ATP) e prover energia para a célula.

Tratamento e prevenção

O ácido retinoico (AR) é capaz de melhorar as alterações causadas pelo fotoenvelhecimento, além de interferir na resposta cutânea à radiação UV que leva à degradação do colágeno. Estudos realizados em pele de cobaia e em humanos demonstraram que a aplicação tópica do AR antes da exposição a raios UV (RUV) inibe a indução do fator de transcrição c-Jun, que é um proto-oncogene detectável ainda que em quantidade mínima nos queratinócitos da pele humana; ao contrário, o c-Fos é muito expresso. Os RUV não alteram o nível do c-Fos, mas induzem a formação da proteína c-Jun, que passa, então, a formar heterodímeros com o c-Fos, constituindo o fator de transcrição ativo para a proteína ativadora-1 (AP-1). A proteína c-Jun é necessária para a ativação do complexo AP-1, que, por sua vez, estimula a transcrição das MMP-1, 3 e 9 e inibe a expressão de procolágeno I e III. A AP-1 tem uma importância crítica na transformação de papilomas em carcinomas.

Os retinoides atuam na prevenção da carcinogênese por interferir nesse mecanismo, ao suprimir a indução do fator c-Jun pelo UV, reduzindo, assim, a atividade das MMPs na degradação da matriz extracelular e, por conseguinte, prevenindo a perda da expressão de procolágeno. Além disso, reduz a perda e acelera a recuperação dos principais receptores de retinoides nos queratinócitos, os RAR-γ e RXR-α, após a exposição solar. O estímulo da capacidade ainda que reduzida de reparação do colágeno na pele fotoenvelhecida é parcialmente responsável pela melhora clínica observada com o uso de retinoides.

Conforme visto, tem sido proposto que mutações no DNA mitocondrial desempenham papel importante no processo de envelhecimento cronológico, sendo o acúmulo de mutações acompanhado de declínio da função dessa organela. Do mesmo modo, mutações no DNA mitocondrial também estariam envolvidas no processo de fotoenvelhecimento. Vários estudos demonstraram que a pele cronicamente exposta ao sol, com sinais de fotoenvelhecimento, apresenta frequência substancialmente mais elevada de mutações do DNA mitocondrial em comparação à pele não fotoexposta.

Os telômeros têm grande importância no processo de envelhecimento, pois as células humanas dispõem de um número finito de divisões celulares até alcançarem um estágio de não divisão celular denominado *senescência replicativa*. Tem sido proposto que o encurtamento dos telômeros seria o relógio molecular que desencadearia o início do processo de envelhecimento. Os telômeros são complexos DNA-proteína encontrados nas extremidades dos cromossomos, protegendo-os da degradação e da recombinação cromossômica. Ao longo da vida, observa-se, nas duplicações celulares, um encurtamento do telômero até um tamanho mínimo que interrompe a proliferação celular. Criou-se, então, a hipótese de que este funcionaria como um "relógio celular" capaz de controlar a entrada na senescência. Especula-se que a telomerase, uma enzima do tipo transcriptase reversa (cuja função é adicionar sequências repetitivas de pares da base à extremidade 3′ da fita de DNA na região dos telômeros) seja capaz de "atrasar" o relógio telomérico, despontando como uma possibilidade terapêutica na eterna procura pela fonte da juventude.

Ademais, é discutido o envolvimento dos radicais livres no desencadeamento da mais frequente deleção do DNA mitocondrial, a chamada "deleção comum". Isso sugere que substâncias com potencial de destruição ou neutralização de radicais livres possam ser empregadas para prevenir o fotoenvelhecimento. Uma vez que o fotoenvelhecimento e a fotocarcinogênese apresentam características em comum, é tentador especular que estudos sobre o fotoenvelhecimento, bem como a pesquisa de novas substâncias capazes de melhorar ou reparar os danos causados pelo fotoenvelhecimento, possam colaborar de alguma maneira com a prevenção da fotocarcinogênese.

Por fim, a compreensão do complexo processo de fotoenvelhecimento evoluiu substancialmente nos últimos anos. Todavia, a elucidação dos mecanismos de base envolvidos continua sendo fundamental para o desenvolvimento de estratégias de tratamento e prevenção desse problema (ver Capítulos 94 a 98).

Efeitos da luz visível e da radiação infravermelha sobre a pele

Recentemente, muito se tem falado sobre os efeitos biológicos da luz visível e da radiação infravermelha sobre a pele. Como visto na Figura 76.1, a luz visível corresponde a comprimentos de onda entre 400 e 760 nm, com diferentes cores. A participação da luz visível na produção de pigmentação cutânea, na exacerbação de fotodermatoses e no estresse oxidativo formador de radicais livres com potencial de danificar o DNA das células é cada vez mais bem estabelecida. Estima-se que a radiação UVA seja responsável por cerca de 65% dos radicais livres gerados na camada córnea; já a luz visível seja responsável pelo restante. Dentro do espectro visível, a luz azul (400 a 450 nm) é a que apresenta maior ação fotobiológica.

A radiação infravermelha abrange comprimentos de onda entre 760 nm e 1 μm, sendo tradicionalmente dividida em curta, média e longa, mas pode ser arbitrariamente dividida em infravermelha A (IRA, 760 a 1.440 nm), IRB (1.440 a 3.000 nm) e IRC (3.000 nm a 1 μm), de acordo com a interação entre as diferentes camadas da pele. A IRA passa pela epiderme, derme e chega até o tecido subcutâneo ainda mais profundamente que o UVA, promovendo discreto aumento da temperatura epidérmica; a IRC, por sua vez, é completamente absorvida na epiderme e provoca aumento considerável da temperatura da pele. A exposição crônica à radiação infravermelha, sobretudo à IRA, contribui para o fotoenvelhecimento ao promover a ativação direta da MMP-1 em nível molecular, uma das enzimas responsáveis pela degradação do colágeno, e ao inibir a síntese do colágeno propriamente dito, além de ser potencialmente carcinogênica.

Fotoproteção

O conceito correto de fotoproteção vai muito além do uso regular de protetor solar. Abrange as várias maneiras de proteger o corpo contra os efeitos nocivos da exposição excessiva à radiação UV, como queimadura solar, fotoenvelhecimento, fotoimunossupressão e fotocarcinogênese.

A fotoproteção ideal é obtida não apenas com o uso do protetor solar, mas também por: uso de roupas adequadas e com capacidade de proteção contra a radiação UV; uso de chapéus com abas largas e óculos de sol com proteção UV; busca de abrigo na sombra; e medidas comportamentais para evitar o excesso de exposição solar no dia a dia.

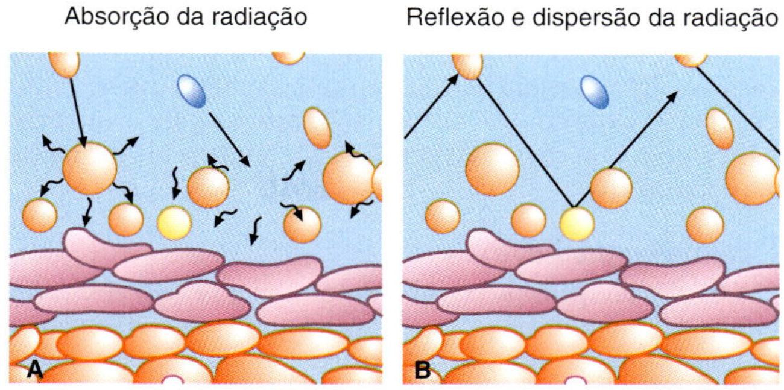

Figura 76.7 Mecanismos de ação dos protetores solares. **A.** Absorção da radiação em filtros orgânicos. **B.** Reflexão e dispersão da radiação em filtros inorgânicos.

Protetores solares

Historicamente, o uso de protetor solar tópico remonta aos antigos egípcios, que tentaram utilizar o azeite de oliva como forma de fotoproteção. O uso moderno de protetor solar é creditado a Veiel, que, em 1887, descreveu o uso do tanino como medida de fotoproteção. Comercialmente, o primeiro protetor solar surgiu apenas em 1928, porém foi somente a partir da Segunda Guerra Mundial que os protetores solares começaram a ter seu uso difundido, com posterior desenvolvimento de protetores UVA no final dos anos 1970, tornando possível a fotoproteção de largo espectro com a combinação de protetores UVA e UVB.

Os protetores solares são considerados fundamentais para a fotoproteção. Consistem em formulações tópicas preparadas em diferentes veículos (creme, gel, loção, *spray*) com adição de agentes orgânicos ou inorgânicos capazes de interagir com a radiação incidente, neutralizando-a de diferentes modos (reflexão, dispersão ou absorção), e, assim, conferir proteção à pele.

Nas últimas décadas, observou-se um grande avanço no desenvolvimento da tecnologia da proteção solar. A demanda por produtos mais eficazes na proteção contra a radiação UV aumenta a cada dia, seja pela compreensão dos mecanismos pelos quais o raio UV afeta a pele, seja pelo número cada vez maior de consumidores conscientes e exigentes quanto à cosmética. Isso proporcionou o desenvolvimento de novos ativos e veículos cosméticos mais eficientes com o intuito de aumentar a proteção solar, sem ser necessário, obrigatoriamente, aumentar a concentração dos ativos, evitando reações adversas.

Assim, o protetor solar ideal deve proteger completamente contra as radiações UVA, UVB, infravermelha e luz visível, sendo, ao mesmo tempo, cosmeticamente aceitável e de uso agradável, sem manchar tecidos. Deve ser fotoestável, mantendo suas propriedades quando exposto à luz solar. Deve ter boa substantividade, isto é, ter a capacidade de aderir à pele e nela permanecer, resistindo ao suor, ao atrito ou à imersão na água. Para não causar efeitos adversos, deve ser não irritante, não sensibilizante e atóxico. Sob o aspecto financeiro, ser de baixo custo, acessível a todos.

A classificação atual dos protetores divide-os em agentes inorgânicos (físicos) e orgânicos (químicos), que diferem entre si pelo mecanismo de ação utilizado para atenuar a radiação incidente (Figura 76.7).

Protetores inorgânicos

Os agentes inorgânicos são partículas minerais fotoestabilizadas que protegem a pele primariamente pela reflexão e dispersão de fótons, criando uma barreira física na pele (por isso, também são chamados *bloqueadores solares*). Em geral, os protetores inorgânicos apresentam maior espectro de ação, atuando tanto sobre a radiação UVA e UVB quanto sobre a luz visível. Os mais amplamente utilizados são o dióxido de titânio (TiO_2) e o óxido de zinco (ZnO). O ZnO oferece melhor proteção UVA, e o TiO_2 fornece proteção UVB superior, apresentando um tom mais branco em decorrência de seu maior índice de refração. Todavia, por serem moléculas originalmente grandes (200 a 500 nm), apresentam aspecto esbranquiçado, opaco, que aumenta conforme a concentração do agente. Esse efeito inconveniente, porém, pode ser atenuado por meio da diminuição do tamanho das partículas.

Com o emprego da nanotecnologia, são geradas apresentações com aspecto quase transparente quando aplicadas sobre a pele. A nanotecnologia envolve a concepção, produção e aplicação de materiais na faixa de tamanho de 1 a 100 nm. Desde o final da década de 1990, formulações nanométricas de TiO_2 e ZnO passaram a ser integradas em protetores solares vendidos comercialmente em larga escala.

O uso da nanotecnologia proporciona formulações de fotoprotetores com altos índices de fator de proteção solar (FPS), alta proteção UVA e boa fotoestabilidade em produtos com excelente cosmética. As nanopartículas de protetores inorgânicos diminuem a dispersão da luz visível, mantendo a capacidade de absorção da radiação UV e gerando produtos cosmeticamente mais aceitáveis. Por sua vez, a micronização das partículas minerais gera tendência à agregação do material, reduzindo sua eficácia. Para evitar esse efeito, as partículas são revestidas com dimeticona ou sílica, o que também reduz a formação de radicais livres, aumentando a fotoestabilidade e tornando possível que a formulação mantenha a capacidade de fotoproteção após longos períodos de exposição à radiação. Além disso, o advento da nanotecnologia possibilitou que os protetores inorgânicos, tradicionalmente com difícil dispersão em veículos não oleosos, passassem a apresentar melhor solubilidade em emulsões à base de água, viabilizando sua adição a veículos não oleosos.

Outra característica interessante dos protetores inorgânicos é o fato de serem quimicamente inertes e, por conseguinte, não provocarem sensibilização alérgica, sendo os mais indicados para crianças ou pacientes com peles sensíveis e com história de alergia, os quais tendem a tolerar melhor essas substâncias em detrimento dos protetores orgânicos. Além disso, protetores opacos oferecem melhor proteção contra doenças fotossensíveis desencadeadas pela luz visível.

Segurança das formulações contendo nanopartículas

O uso de partículas com tamanho tão diminuto vem gerando preocupação crescente acerca das implicações de segurança, em decorrência da possível penetração percutânea e toxicidade local e sistêmica das nanopartículas de TiO_2 e ZnO. Até o momento, estudos demonstram que, na pele íntegra, o estrato córneo continua sendo uma barreira eficaz contra a penetração de agentes externos, inclusive nanopartículas de protetores inorgânicos, sem efeitos adversos à saúde humana identificáveis até o momento.

Protetores orgânicos

Os agentes orgânicos, por sua vez, são moléculas que absorvem fótons da radiação UV e, por reação fotoquímica, dissipam a energia UV incidente na forma de energia térmica, promovendo, assim, a fotoproteção. Desse modo, os protetores orgânicos correspondem, na verdade, aos filtros solares, embora o termo seja indistintamente utilizado para se referir também aos protetores inorgânicos.

Inúmeros ativos compõem a lista de agentes orgânicos, com diferentes espectros de ação: UVA, UVB ou ambos. São exemplos os derivados do ácido para-aminobenzoico (PABA, já em desuso), os cinamatos, as benzofenonas, os derivados da cânfora, os salicilatos e outros. Nas formulações comercialmente disponíveis, muitos agentes estão associados, sejam orgânicos, sejam inorgânicos, com o intuito de proporcionar maior efeito fotoprotetor, cosmética aceitável e baixo índice de efeitos adversos. Dentre os compostos mais empregados, merece destaque a avobenzona (butilmetoxidibenzoilmetano), por ser o único filtro orgânico a oferecer ótima proteção na faixa do UVA-1. No entanto, é uma molécula extremamente instável (1 h de exposição ao sol diminui suas propriedades fotoprotetoras em cerca de 50 a 60%), sendo necessária a adição de um agente estabilizador (geralmente outro filtro orgânico, como o octocrileno) à formulação. É importante, ainda, mencionar que, dentre os protetores orgânicos utilizados atualmente, os derivados do PABA e as oxibenzonas são os principais fotoalérgenos de contato. No Quadro 76.3, constam os principais ativos utilizados na formulação dos fotoprotetores.

Fotoproteção contra luz visível e radiação infravermelha

Até o momento, somente agentes inorgânicos não micronizados são capazes de proteger efetivamente contra a luz visível. Para atenuar o problema do efeito esbranquiçado dessas partículas grandes, a indústria vem utilizando aditivos pigmentares como o óxido de ferro, a fim de produzir um tom de base colorida no produto final, portanto mais opaco, mantendo a capacidade de filtrar a radiação visível. Deve-se ressaltar, porém, que ainda não foi estabelecido um método definitivo para quantificar o efeito fotoprotetor nesse espectro da radiação.

Assim como o UVA e a luz visível, a radiação infravermelha é capaz de gerar radicais livres. Geralmente, os protetores inorgânicos oferecem alguma proteção contra a radiação infravermelha, porém, até o momento, nenhum protetor disponível apresenta capacidade total de proteger a pele contra esse espectro da radiação solar.

Quantificação da fotoproteção

Embora o FPS seja um padrão mundialmente aceito – índice adotado desde 1978 pela Food and Drug Administration (FDA), dos EUA –, ele mede, na prática, apenas a proteção contra a radiação UVB. O FPS é obtido pela razão entre a DEM na pele

Quadro 76.3 Principais ativos dos fotoprotetores.

Nome do ativo UV	Espectro de ação	Comentários
Protetores inorgânicos		
Dióxido de titânio	UVB, UVA	Fotoestável; não absorvido sistemicamente; não há relatos de sensibilização
Óxido de zinco	UVB, UVA	Fotoestável; não absorvido sistemicamente; não há relatos de sensibilização
Protetores orgânicos		
Aminobenzoatos		
Ácido para-aminobenzoico (PABA)	UVB	Um dos primeiros ativos comercialmente disponíveis; diversos casos de dermatite de contato e fotoalérgica relatados; fora do mercado
Cinamatos		
Octilmetoxicinamato (OMC)	UVB	Protetor UVB mais utilizado nos EUA atualmente
Salicilatos		
Salicilato de homomentilo	UVB	Utilizado em associação a outros ativos para minimizar a fotodegradação
Benzofenonas		
Oxibenzona (benzofenona-3)	UVB, UVA-2	Fotoinstável; benzofenona mais utilizada nos EUA atualmente
Antranilatos		
Antranilato de metila	UVA-2	Atualmente considerado fraco; pouco utilizado
Derivados do dibenzoilmetano		
Avobenzona (butilmetoxidibenzoilmetano)	UVA-1	Único com forte absorção de UVA-1, porém fotoinstável
Ácido dicanforsulfônico	UVA	Hidrossolúvel, fotoestável
Benzotriazolil tetrametilbutilfenol	UVB, UVA	Fotoestável

protegida por um protetor solar e a DEM na mesma pele quando desprotegida; além disso, independe do fotótipo do indivíduo em que foi testado.

Em termos práticos, o FPS representa o número de vezes em que o fotoprotetor intensifica a proteção natural do indivíduo em relação à radiação UVB. Por exemplo, um indivíduo que normalmente ficaria discretamente eritematoso após uma exposição ao sol durante 30 min, sem fotoprotetor, ao usar um protetor solar com um FPS 10, só apresentará eritema após 300 min de exposição ao sol. Isto é, o protetor aumentou em 10 vezes a sua proteção natural à radiação UVB. No entanto, como o critério analisado é o eritema, não se pode utilizá-lo para aferir a proteção contra radiação UVA, que produz pouco eritema.

Até o momento, não há consenso sobre qual o melhor método para aferição da capacidade de proteção contra UVA. Muitos países utilizam como padrão o grau de PPD (*pigmented persistent darkening*), que é o índice de pigmentação persistente, realizado por meio de testes *in vivo* e *in vitro*. No Japão, por exemplo, esse índice é avaliado observando-se a pigmentação persistente induzida na pele protegida com protetor solar em comparação à pele não protegida, após 2 a 24 h da exposição à radiação UVA. A razão entre esses índices produz o fator de proteção UVA (FPUVA). No Brasil, a Agência Nacional de Vigilância Sanitária (Anvisa) estabelece que o nível de FPUVA deve corresponder a, no mínimo, um terço do FPS. Em 2011, nos EUA, o método PPD foi desconsiderado pela FDA em detrimento do uso exclusivo do comprimento de onda crítico (CW, do inglês *critical wavelength*) para determinar a capacidade de proteção UVA, por considerarem o PPD um método dispendioso, demorado e cujos resultados dos testes podem não ser reproduzíveis de maneira igual entre os diferentes laboratórios de análises. Além disso, havia a necessidade de expor seres humanos aos riscos da radiação. Em contrapartida, o CW é determinado exclusivamente por testes *in vitro*, é simples, de baixo custo e fácil de reproduzir. No CW, afere-se o comprimento de onda abaixo do qual residem 90% da área total de absorbância UV. É, portanto, a medida da amplitude de absorbância da radiação UV. A FDA determinou que apenas produtos com CW ≥ 370 nm podem ser rotulados como de amplo espectro. É fundamental que o método CW seja aplicado conjuntamente ao FPS a fim de evitar discrepância nos índices de proteção UVA/UVB. Vale lembrar que, na Europa, assim como no Brasil, as agências reguladoras ainda recomendam índices CW ≥ 370 e FPUVA de pelo menos um terço do FPS como métodos necessários para determinar se o protetor tem capacidade de proteção UVA e se é também de largo espectro.

Além disso, a partir de 2011, a FDA permitiu, pela primeira vez, que produtos compostos de protetores com amplo espectro de ação e alto fator de proteção solar tragam no rótulo a informação de que "se usados conforme indicado e conjuntamente a outras medidas de fotoproteção, diminuem o risco de câncer de pele e envelhecimento cutâneo precoce causados pelo sol".

Em relação à capacidade de resistência à água, os protetores solares com essa finalidade são classificados em: "resistente à água" (capaz de manter o FPS no local da aplicação após duas imersões de 20 min) ou "muito resistente à água" (capaz de manter o FPS no local da aplicação após quatro imersões de 20 min). A simplificação ajuda os consumidores a entenderem claramente o potencial do produto.

Orientação quanto ao uso correto do protetor solar

Para muitos indivíduos, a aplicação de protetor solar é a única forma de proteção, suficiente *per se*. Pelo uso inadequado (pequena quantidade ou reaplicação infrequente), muitos não obtêm um grau adequado de fotoproteção, mas, por acharem que estão protegidos, acabam ficando mais tempo expostos ao sol e, como resultado, expõem-se mais à radiação UV. Assim, é fundamental a orientação correta a cada paciente sobre como utilizá-lo, recomendando-se sua aplicação, pelo menos, 20 a 30 min antes da exposição solar e reaplicação a cada 2 h. Os pacientes ainda devem ser lembrados de que a radiação UV não é afetada por frio, calor ou vento e que os raios refletidos na superfície terrestre variam conforme o local: 5% na água, 25% na areia e 85% na neve.

A quantidade de protetor solar aplicada é outro fator importantíssimo para a efetiva fotoproteção. Para que o fator de proteção indicado no rótulo seja alcançado, a quantidade de fotoprotetor empregada deve ser de 2 mg/cm^2 (mesma quantidade utilizada no cálculo da DEM). Na prática, as pessoas aplicam cerca de um terço da quantidade preconizada, em torno de 0,5 a 1 mg/cm^2, diminuindo consideravelmente o FPS do rótulo. Diante disso, a FDA estabeleceu, em 2011, que o índice mínimo de FPS seja 15; por sua vez, a American Academy of Dermatology (AAD), nos EUA, recomenda um FPS mínimo de 30. Considerando que a relação entre dose e efeito não é linear (Figura 76.8), o que implica pouco aumento relativo da eficácia dos fotoprotetores com FPS acima de 30, o uso de FPS mais elevados pode servir como medida compensatória para a quantidade bem menor que o ideal, normalmente aplicada pelos usuários. Estudos demonstram que, ao aplicar um fotoprotetor de largo espectro com alto FPS em quantidade menor que a preconizada, fato comum no dia a dia do consumidor, consegue-se obter um nível de proteção que atenda aos níveis mínimos recomendados para prevenção do câncer de pele e do fotoenvelhecimento. A "regra da colher de chá" serve como uma boa orientação aos pacientes em relação à quantidade a ser aplicada: 1 colher para a face e o pescoço; 1 colher para cada membro superior; 2 colheres para o tórax anterior e 2 colheres para o dorso; e 2 colheres para cada membro inferior (Figura 76.9).

É importante também orientar os pacientes a não terem a percepção equivocada de que o uso dos protetores represente um "passaporte" para a exposição solar. Além disso, devem ser advertidos de que, se não evitarem o excesso de sol e se não colocarem em prática as medidas complementares de fotoproteção, desperdiçarão dinheiro em produtos cosméticos e procedimentos. Em relação às medidas comportamentais, deve-se, além de buscar abrigo à sombra quando em áreas de lazer como a praia, observar uma regra prática, que consiste em medir o tamanho da sombra projetada em pé. A exposição ao sol é mais prejudicial quando a sombra projetada é menor em relação à sua altura. A aplicação do protetor em todas as áreas expostas

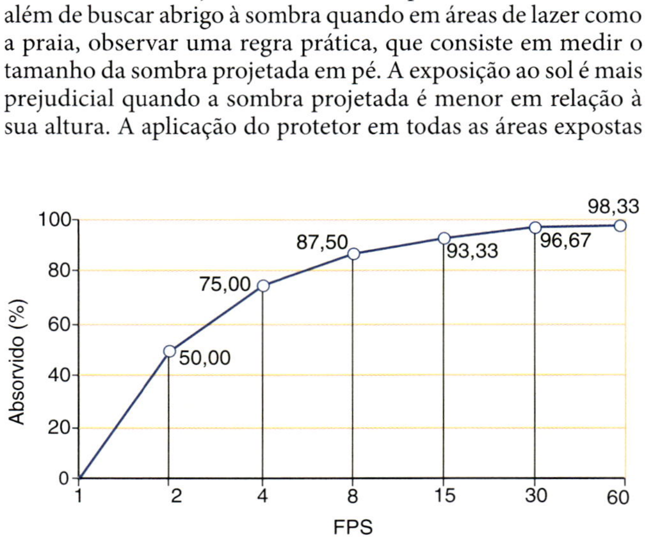

Figura 76.8 Relação entre o percentual de radiação UVB absorvida e o fator de proteção solar (FPS). (Schalka e Reis, 2011.)

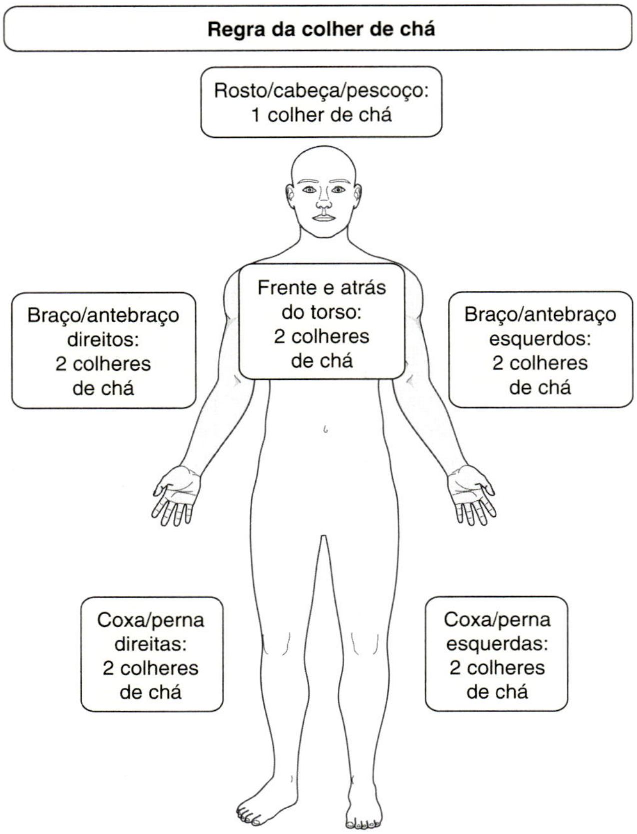

Figura 76.9 Esquema mostrando a "regra da colher de chá" para aplicação de filtro solar em quantidades adequadas. (Adaptada do Consenso Brasileiro de Fotoproteção – Sociedade Brasileira de Dermatologia, 2014.)

nem sempre ocorre. Tomando a face como exemplo, é comum não se aplicar protetor solar na parte posterior do pescoço ou nas orelhas. O momento ideal para aplicação do fotoprotetor é pelo menos 20 a 30 min antes de se expor ao sol.

Individualização da prescrição

A indicação precisa de um fotoprotetor para cada paciente, de modo personalizado, ajuda a aumentar a aderência ao uso diário do fotoprotetor. Atletas devem ser orientados a aplicar o fotoprotetor sempre abaixo da linha dos olhos, pois a transpiração leva à conjuntivite química com frequência. Pacientes com pele acneica devem utilizar produtos não comedogênicos em gel ou isentos de óleo (*oil-free*), e protetores oleosos são causa frequente de acne; estes, na verdade, contêm substâncias oleosas (que sofreram esterificação, acetilação ou etoxilação) com moléculas hidrossolúveis, o que resulta em uma formulação menos oleosa, mais facilmente removível com água. Loções ou emulsões aquosas estão mais bem indicadas para extensas áreas corporais ou para regiões pilosas. É possível observar no Quadro 76.4 os principais veículos utilizados nos fotoprotetores.

Fotoproteção e vestuário

O grau de proteção oferecido pelas roupas deve-se a diversas características intrínsecas ao material e à sua modelagem (Quadro 76.5); pode ser acessado pelo índice denominado *fator de proteção ultravioleta* (FPU), que mede a porcentagem de radiação UV filtrada pelo tecido. Esse índice é calculado *in vitro* pela alteração na quantidade de radiação detectada quando o

Quadro 76.4 Principais veículos utilizados nos fotoprotetores.

Apresentação	Característica	Indicação usual
Creme	Emulsão água/óleo (A/O), resistência moderada à água	Peles normais a secas
Loção	Emulsão óleo/água (O/A), resistência moderada à água	Peles normais a oleosas
Gel	Polímero de base aquosa ou alcoólica, pouco resistente à água	Peles oleosas ou com acne
Aerossol	Emulsão ou loção em base propelente, pouco resistente à água	Áreas pilosas e áreas de grande extensão
Bastão	Combinação de ceras, resistente à água	Lábios, contorno dos olhos

Quadro 76.5 Características dos tecidos e fotoproteção.

Característica	Alta proteção	Baixa proteção
Trama	Trama apertada	Trama frouxa
Peso da fibra	Pesada	Leve
Tipo de fibra	Lã, 100% poliéster, poliacrílico	Algodão, poliamida (náilon), seda
Cor	Escura	Clara
Umidade	Seca	Molhada
Ajuste ao corpo	Frouxa	Apertada

tecido é colocado entre o detector e uma fonte de UV com espectro conhecido. Por exemplo: FPU 50 significa que 1 em cada 50 raios atinge a pele, ou seja, 2% da radiação total; portanto, 98% foram bloqueados. O FPU também pode ser aumentado pela adição de protetores solares em detergentes e amaciantes, persistindo por algumas lavagens. Confecções especiais já trazem destacado esse índice. São exemplos: microfilamento de poliamida contendo TiO_2; poliamida com elastano (ideal para natação); poliéster (favorece a absorção do suor e suas microfibrilas facilitam o transporte deste para o exterior); e algodão tratado com Tinofast®, capaz de absorver a radiação UV.

Ao recomendar o uso de chapéus como estratégia de fotoproteção, deve-se ressaltar que eles precisam proteger a cabeça, as orelhas e o pescoço; outrossim, devem ser confeccionados em tecidos não transparentes à radiação UV. O tamanho da aba é um fator importante, devendo ser de, no mínimo, 7 cm em todo o perímetro cefálico. Fica claro, portanto, que o uso de bonés não confere fotoproteção adequada. Quando adequados, os chapéus conferem FPS em torno de 5 para a face.

Fotoprotetores e repelentes de insetos

Produtos que associam fotoprotetores e repelentes de insetos não são recomendados, pois, além de poderem reduzir o efeito individual das substâncias contidas, aumentam a chance de toxicidade do repelente (n, n-dietil-meta-toluamida, DEET), visto que um fotoprotetor deve ser reaplicado várias vezes durante o dia, enquanto o repelente, nem tanto. Quando necessário, devem ser aplicados isoladamente e no seu tempo (fotoprotetor a cada 2 h, repelente a cada 6 h). O uso concomitante de DEET e oxibenzona pode aumentar a absorção de ambos.

Fotoproteção e antioxidantes

Os antioxidantes compõem um grupo heterogêneo de substâncias que impedem ou pelo menos reduzem o efeito danoso dos radicais livres no organismo. Como já visto anteriormente, os radicais livres são representados pelas ROS (superóxidos, peróxidos e radicais hidroxila), altamente instáveis, provenientes de fontes endógenas (subprodutos do metabolismo oxidativo mitocondrial) e fontes exógenas (radiação UV, poluição, cigarro). São capazes de danificar a membrana lipídica, estruturas de proteínas e o DNA celular, desencadeando, em última instância, imunossupressão, carcinogênese e envelhecimento precoce. Para impedir o processo oxidativo, os antioxidantes doam elétrons para o radical livre, tornando-o um composto eletricamente estável. Embora a defesa inata do organismo seja capaz de neutralizar esses radicais livres, o reservatório natural de antioxidantes pode ser rapidamente depletado quando exposto a estresse oxidativo intenso. Assim, pelo menos em teoria, o incremento dessas substâncias aos fotoprotetores tópicos traria um benefício adicional de proteção para a pele. No entanto, para atuar de maneira eficaz, os antioxidantes precisam penetrar na camada córnea e manter concentrações adequadas na epiderme e na derme, além de permanecer estáveis na formulação final. Essas demandas específicas provocam um conflito na formulação, uma vez que, como visto, os protetores solares inorgânicos, que proporcionam maior espectro de ação, atuam superficialmente na pele. Assim, a formulação conjunta desses compostos pode não ser tão interessante, sendo preferível a aplicação, em uma primeira etapa, de uma preparação com antioxidante tópico, seguida de aplicação do protetor solar.

Exemplos de substâncias antioxidantes tópicas com efeitos *in vitro* e *in vivo* bem estudados são a vitamina C, a vitamina E e alguns antioxidantes de origem vegetal (ver Capítulo 94, *Tratamento Medicamentoso em Dermatologia Cosmética*).

Fotoproteção sistêmica

Consiste na utilização de agentes orais capazes de conferir proteção da pele contra a radiação UV. O betacaroteno é um constituinte natural e não tóxico de muitos vegetais (tomate, cenoura, mamão, laranja etc.). De mecanismo de ação desconhecido, o betacaroteno atua melhorando reações de fotossensibilidade causadas pela radiação visível (400 a 760 nm) em pacientes com protoporfiria eritropoiética, porfiria eritropoiética e *variegata*. Trata-se, portanto, de um fotoprotetor sistêmico atóxico que, em geral, tem indicação em doenças importantes (síndrome de Bloom, xeroderma pigmentoso e outras) e, mesmo assim, deve ser acompanhado da aplicação de protetor solar potente, bem como da adoção de outras medidas. Para máxima eficácia, deve ser administrado por, pelo menos, 6 a 8 semanas. As doses recomendadas são 30 a 60 mg/dia para crianças de 1 a 8 anos; 90 a 120 mg/dia de 9 a 16 anos; e 120 a 180 mg/dia para adultos. Atualmente encontra-se disponível o uso oral do extrato de *Polypodium leucotomos* com a finalidade de fotoproteção oral; porém, as evidências científicas de sua eficácia são incipientes.

Autobronzeadores

São substâncias que promovem certa pigmentação da pele, por vezes de tom alaranjado. Um exemplo de substância de uso tópico é a di-hidroxiacetona (DHA) a 3 a 5%, que se auto-oxida e liga-se ao estrato córneo. Por vezes, a DHA vem acompanhada de um pigmento vermelho ou amarelo. Substâncias como cantaxantina e até mesmo o betacaroteno também produzem uma tonalidade amarelo-alaranjada na pele. O uso de bronzeadores feitos em casa que empregam substâncias como folha de figueira e outros furocumarínicos pode causar queimaduras importantes, por vezes fatais.

Fotoproteção e vitamina D

Como uma das vitaminas essenciais, a vitamina D parece estar relacionada com diversos mecanismos de homeostase, e sua deficiência, em tese, poderia estar associada à diminuição do desempenho físico, doenças neurológicas, cardiovascular, óssea e alguns tipos de câncer. Essas associações, no entanto, ainda carecem de comprovação científica; o que se sabe até o momento é que a deficiência dessa vitamina é prejudicial à saúde óssea, devido à sua participação no metabolismo do cálcio.

A forma ativa da vitamina D não está naturalmente presente no organismo, e sua deficiência está relacionada com inúmeros fatores como dieta, estação do ano, localização geográfica, estilo de vida, prática de fotoproteção, fotótipo e idade. Existem apenas três fontes de vitamina D: produção endógena mediante absorção de UVB na pele em doses suberitrogênicas; ingestão de alimentos que contenham vitamina D_3 (colecalciferol), como óleo de fígado de bacalhau, gema de ovo e alguns peixes de água salgada; e por meio de suplementos dietéticos contendo vitamina D.

A síntese endógena, que tem início com a exposição cutânea à radiação UVB, é o principal meio de acumulação de vitamina D no corpo humano. Após a exposição à radiação UVB, o 7-desidrocolesterol é fotoisomerizado na pele para pré-colecalciferol, ou pré-vitamina D_3. Essa molécula é então convertida em colecalciferol, ou vitamina D_3, e armazenada no interior dos adipócitos. Quando a demanda fisiológica aumenta, a vitamina D_3 entra na circulação para ser ainda modificada, em duas reações de hidroxilação. A primeira ocorre no fígado: a conversão de colecalciferol a calcidiol, também conhecida como "25-hidroxicolecalciferol" (25[OH]D, utilizada para a medida de níveis séricos). A segunda hidroxilação ocorre nos túbulos proximais do rim, gerando a forma ativa da vitamina D, também conhecida como "calcitriol" ou "1,25-di-hidroxicolecalciferol" ($1,25[OH]_2D$). Níveis séricos de 25(OH)D $\leq$ 20 ng/mL são considerados inadequados.

Existe uma sobreposição considerável entre os perfis de absorção UV dos protetores solares e o espectro de ação para a síntese de vitamina D. Em tese, o uso correto de protetores solares deveria reduzir significativamente os níveis de vitamina D. No entanto, isso não ocorre na prática, já que, como tem sido demonstrado em vários estudos, os protetores solares raramente são aplicados corretamente, nas quantidades certas e com frequência adequada. Por conseguinte, sob condições reais, é improvável que o uso de protetores solares possa interferir na produção de vitamina D. Ainda assim, o risco de deficiência de vitamina D pode ser eliminado com uma dieta balanceada associada à suplementação de vitamina D_3 quando indicada (400 UI/dia em crianças e 1.000 UI/dia em adultos).

Fotoproteção e câncer de pele

Segundo dados recentes da Organização Mundial da Saúde (OMS), a cada três casos de câncer diagnosticados no mundo, um é de câncer de pele. No Brasil, no ano de 2023, estimou-se que o câncer de pele do tipo não melanoma tenha sido o tipo de câncer mais incidente na população brasileira, com cerca de 220.490 casos novos, segundo dados do Instituto Nacional de Câncer (Inca). Esses números, porém, não representam a totalidade, pois o próprio Inca reconhece que um número substancial de casos não é notificado. Entre os estados brasileiros, os da região Sul apresentam as maiores estimativas para novos casos de câncer de pele não melanoma e melanoma, em ambos os sexos. Nos EUA, são estimadas aproximadamente 8 mil mortes ao ano por melanoma, sendo esta a principal causa de morte em dermatologia.

O uso rotineiro de protetor solar tem se mostrado eficaz na redução do desenvolvimento tanto do carcinoma espinocelular (CEC) como da ceratose actínica, conhecida precursora do CEC. No entanto, os efeitos profiláticos dos protetores solares na prevenção do carcinoma basocelular (CBC) e do melanoma não foram estatisticamente comprovados. Até o momento, um único estudo randomizado controlado (Green *et al.*, 1999) avaliou o efeito do uso de protetor solar no desenvolvimento de câncer de pele. O estudo acompanhou um grupo de 1.621 australianos por um período de 4,5 anos, de 1992 a 1996. Os investigadores observaram que o uso de protetor solar não teve efeito algum sobre a incidência de CBC, ou no número total de CBC. No entanto, a incidência global de CEC, em termos de pessoas tratadas, foi reduzida em 12% entre os participantes randomizados para o grupo do protetor solar.

Antes de descartar o benefício da fotoproteção na prevenção de CBC e melanoma, alguns pontos importantes devem ser considerados: a escassez de estudos clínicos com desenho adequado (randomizados, contando com número expressivo de participantes, com longo tempo de seguimento), além do fato de se tratar de neoplasias com padrão multifatorial. Portanto, a fotoproteção adequada continua a ser um dos poucos recursos disponíveis para a prevenção desses cânceres cutâneos.

Como postulado pela OMS, embora o câncer de pele seja menos comum na pele negra, o prognóstico é pior em função do diagnóstico tardio. Além disso, o fototipo alto não confere proteção aos possíveis danos causados pela radiação UV aos olhos, que se manifestam pela formação de catarata. Assim, as medidas de fotoproteção diárias são imprescindíveis para todos, independentemente do fototipo.

Fotoproteção na infância

Durante essa fase da vida, a exposição solar é maior em virtude dos hábitos e das atividades comuns dessa faixa etária. O dano actínico é cumulativo e o excesso de exposição solar e queimaduras desde a infância aumentam o risco de desenvolvimento do câncer de pele na vida adulta. Estima-se que cerca de 50% da radiação UV recebida durante toda a vida ocorra até os 18 anos de idade. Portanto, é fundamental educar e conscientizar crianças e adolescentes sobre as medidas de fotoproteção, alertando-os em relação aos riscos da exposição solar desenfreada, para que no futuro possa ser observada uma redução nos índices de câncer de pele. Essa abordagem deve ser ainda mais incisiva nas crianças com fototipos baixos, com inúmeros nevos ou efélides e com história familiar de melanoma. Nos EUA, no Reino Unido e na Austrália, organizações governamentais já participam e incentivam as escolas a desenvolverem campanhas de fotoproteção desde o ensino básico, fundamentadas no comportamento inteligente de exposição ao sol, alterando o horário das atividades ao ar livre para evitar o horário de pico da radiação UV, conjuntamente a outras medidas de fotoproteção. São atitudes simples e de baixo custo, mas de grande impacto na futura redução da mortalidade por câncer de pele.

Embora não haja evidência para sugerir que os protetores solares sejam prejudiciais para as crianças com menos de 6 meses de idade, a ausência de estudos de segurança faz com que o uso desses produtos em crianças nessa faixa etária não seja rotineiramente recomendado. Até os 6 meses, a American Academy of Pediatrics (AAP), dos EUA, orienta evitar a exposição solar. Não sendo possível, recomenda o uso de roupas e chapéus adequados, bem como a adoção de outras medidas de fotoproteção. Somente caso seja impossível seguir tais medidas, o uso de fotoprotetor, inorgânico, apenas em pequenas áreas da pele, é recomendado. Após os 6 meses de idade, o uso regular de fotoprotetor já é liberado, sendo sugerido o uso de protetores inorgânicos até os 2 anos, por serem menos alergênicos do que os orgânicos. A quantidade aplicada recomendada é a mesma que em adultos, 2 mg/cm^2.

Índice ultravioleta

Com o aumento do número de casos de câncer de pele em todo o mundo, passou a haver um crescente interesse por parte das autoridades em diminuir a sua incidência, assim como a morbidade e mortalidade associadas. Medidas efetivas que possam vir a ser adotadas passam pela conscientização da população e, em última análise, pelas medidas individualmente adotadas para proteção dos malefícios da radiação UV, em especial da radiação UVB, diretamente relacionada com o câncer de pele. Com esse fim, foi criado o índice ultravioleta (IUV), diariamente noticiado pelos meios de comunicação em diversas partes do mundo.

O IUV é um parâmetro que passou a ser divulgado, em 1994, pela Agência de Proteção Ambiental dos EUA com a finalidade de indicar a intensidade de radiação UV a que os seres humanos estão expostos. É uma previsão, calculada por satélites, da quantidade de radiação UV que alcançará um local específico (1 m^2) durante o meio-dia solar (11h30 a 12h30; tempo-padrão local). Fatores atmosféricos, como a quantidade de ozônio e de aerossóis em suspensão e a presença de nuvens, interferem na incidência da radiação UV na superfície terrestre. Em geral, quanto mais nuvens, ozônio e aerossóis atmosféricos houver, menos radiação UV incidirá sobre a superfície. Fatores topográficos como a altitude e o tipo de solo também são importantes. Quanto mais alta a localidade, mais radiação UV ela recebe. Se o solo é claro, como a areia ou a neve, maior é a quantidade de radiação UV refletida.

O IUV é apresentado como um número inteiro. De acordo com recomendações da OMS, esses valores (de 1 a 15) são agrupados em categorias de intensidade. Para índices maiores que 6, a pele humana já pode sofrer queimaduras, dependendo, obviamente, do fototipo e do tempo de exposição (Quadro 76.6).

No Brasil, a adaptação do IUV à realidade dos fototipos da população foi desenvolvida, a partir de 1999, pela Sociedade Brasileira de Dermatologia em parceria com o Departamento de Meteorologia da Universidade Federal do Rio de Janeiro.

Quadro 76.6 Índice ultravioleta.

Categoria	Índice ultravioleta
Baixo	< 2
Moderado	3 a 5
Alto	6 a 7
Muito alto	8 a 10
Extremo	> 11

Fonte: DAS/CPTEC-IMPE (Instituto Nacional de Pesquisas Espaciais).

Usando o índice UV como uma ferramenta educacional, os médicos e as autoridades têm a oportunidade de demonstrar à população o padrão da intensa radiação do meio-dia e reforçar as recomendações para que medidas efetivas de fotoproteção sejam adotadas.

Considerações finais

Como demonstrado, evitar a exposição solar, em associação a outras medidas de proteção (uso de roupas adequadas, de chapéu de aba larga, de óculos de sol com proteção de todo o espectro UV [até 400 nm, a fim de prevenir catarata e danos à retina] em ambientes externos, seja trabalhando, praticando esportes ou dirigindo) e a busca pela sombra fazem parte de uma estratégia de fotoproteção abrangente e eficaz, devendo ser sempre encorajada.

Bibliografia

Princípios das radiações

Azulay RD, Azulay DR. Importância da camada de ozônio na saúde do homem. *Rev Bras Med.* 2001;58:428-34.

Brys LM. *Página dinâmica para aprendizado do sensoriamento remoto.* Porto Alegre: UFRS/CEPSRM; 2008. Disponível em: https://lume.ufrgs.br/bitstream/handle/10183/13788/000653289.pdf?sequence=1&isAllowed=y. Acesso em: 15 fev. 2013.

Diffey BL. What is light? *Photodermatol Photoimmunol Photomed.* 2002 Apr; 18(2):68-74.

Gonçalves G, Farias J, Gonçalves T. Radiações ionizantes e não ionizantes. Disponível em: https://eaulas.usp.br/portal/video.action;jsessionid=4AC63E3767ED94639236A0B3CD704998?idItem=16535. Acesso em: 15 fev. 2013.

Marrot L, Meunier JR. Skin DNA photodamage and its biological consequences. *J Am Acad Dermatol.* 2008 May;58(5 Suppl 2):S139-48.

Shaath N. Infrared radiation & skin protection. *Happi Magazine.* 2012;55-8.

Interação das radiações com a pele

Kullavanijaya P, Lim HW. Photoprotection. *J Am Acad Dermatol.* 2005 Jun; 52(6):937-58.

Marrot L, Meunier JR. Skin DNA photodamage and its biological consequences. *J Am Acad Dermatol.* 2008 May;58(5 Suppl 2):S139-48.

Fotoenvelhecimento

Azulay DR. *Estudo do colágeno através da imuno-histoquímica com o uso da isotretinoína oral no tratamento do fotoenvelhecimento.* [Tese de Doutorado]. Área de concentração: Anatomia Patológica. UFRJ; 2018.

Berneburg M, Gattermann N, Stege H *et al.* Chronically ultravioletexposed human skin shows a higher mutation frequency of mitochondrial DNA as compared to unexposed skin and the hematopoietic system. *Photochem Photobiol.* 1997 Aug;66(2):271-5.

Berneburg M, Plettenberg H, Krutmann J. Photoaging of human skin. *Photodermatol Photoimmunol Photomed.* 2000 Dec;16(6):239-44.

Bodnar AG, Ouellette M, Frolkis M *et al.* Extension of lifespan by introduction of telomerase into normal human cells. *Science.* 1998 Jan 16;279(5349):349-52.

Bravo BSF, Azulay DR, Luiz RR *et al.* Avaliação e acompanhamento dos efeitos clínico-histológicos da isotretinoína oral no fotoenvelhecimento. *An Bras Dermatol.* 2015 Jul-Ago; 90(4):478-86.

Chung JH, Seo JY, Choi HR *et al.* Modulation of skin collagen metabolism in aged and photoaged human skin in vivo. *J Invest Dermatol.* 2001 Nov;117(5):1218-24.

Collins K. Mammalian telomeres and telomerase. *Curr Opin Cell Biol.* 2000 Jun;12(3):378-83.

Goldfarb MT, Ellis CN, Voorhees JJ. Topical tretinoin: its use in daily practice to reverse photoageing. *Br J Dermatol.* 1990 Apr;122 Suppl 35:87-91.

Lange T. Telomerases and senescence: ending the debate. *Science.* 1998 Jan 16;279(5349):334-5.

Manela-Azulay M. *Efeitos clínicos e histológicos resultantes da aplicação da vitamina C tópica a 5% no tratamento do fotoenvelhecimento.* [Tese de Doutorado]. UFRJ; 2003.

Oikarinen A. The aging of skin: chronoaging versus photoaging. *Photodermatol Photoimmunol Photomed.* 1990 Feb;7(1):3-4.

Raduan AP, Luiz RR, Manela-Azulay M. Association between smoking and cutaneous ageing in a Brazilian population. *J Eur Acad Dermatol Venereol.* 2008 Nov; 22(11):1312-8.

Fotoproteção

Burnett ME, Hu JY, Wang SQ. Sunscreens: obtaining adequate photoprotection. *Dermatol Ther.* 2012 May-Jun;25(3):244-51.

Burnett ME, Wang SQ. Current sunscreen controversies: a critical review. *Photodermatol Photoimmunol Photomed.* 2011 Apr;27(2):58-67.

Chen L, Hu JY, Wang SQ. The role of antioxidants in photoprotection: A critical review. *J Am Acad Dermatol.* 2012 Nov;67(5):1013-24.

Diffey BL. Solar ultraviolet radiation effects on biological systems. *Phys Med Biol.* 1991 Mar;36(3):299-328.

Dupuy A, Dunant A, Grob JJ. Randomized controlled trial testing the impact of high-protection sunscreens on sun-exposure behavior. *Arch Dermatol.* 2005 Aug;141(8):950-6.

Geller AC, Hufford D, Miller DR *et al.* Evaluation of the ultraviolet index: Media reactions and public response. *J Am Acad Dermatol.* 1997 Dec;37(6):935-41.

González S, Fernández-Lorente M, Gilaberte-Calzada Y. The latest on skin photoprotection. *Clin Dermatol.* 2008 Nov-Dec;26(6):614-26.

Green A, Williams G, Neale R *et al.* Daily sunscreen application and betacarotene supplementation in prevention of basal-cell and squamous-cell carcinomas of the skin: a randomised controlled trial. *Lancet.* 1999 Aug 28;354(9180):723-9.

Hexsel CL, Bangert SD, Hebert AA, Lim HW. Current sunscreen issues: 2007 Food and Drug Administration sunscreen labelling recommendations and combination sunscreen/insect repellents products. *J Am Acad Dermatol.* 2008 Aug;59(2):316-23.

Isedeh P, Osterwalder U, Lim HW. Tea spoon rule revisited: proper amount of sunscreen aplication. *Photodermatol Photoimmunol Photomed.* 2013;29(1):55-6.

Kullavanijava P, Lim HW. Photoprotection. *J Am Acad Dermatol.* 2005 Jun; 52(6):937-58.

Mahmoud BH, Hexsel CL, Hamzavi IH, Lim HW. Effects of visible light on the skin. *Photochem Photobiol.* 2008 Mar-Apr;84(2):450-62.

Medeiros VL, Lim HW. Sunscreen in the management of photodermatosis. *Skin Therapy Lett.* 2010 Jun;15(6):1-3.

Ministério da Saúde. Instituto Nacional de Câncer. *Estimativa 2012:* incidência de câncer no Brasil/Instituto Nacional de Câncer. Rio de Janeiro: INCA; 2011.

Moyal D, Chardon A, Kollias N. Determination of UVA protection factors using the persistent pigmented darkening (PPD) as the end point. (Part 1). Calibration of the method. *Photodermatol Photoimmunol Photomed.* 2000 Dec;16(6):245-9.

Moyal D, Chardon A, Kollias N. UVA protection efficacy of sunscreens can be determined by the persistent pigment darkening (PPD) method. (Part 2). *Photodermatol Photoimmunol Photomed.* 2000 Dec;16(6):250-5.

Naylor MF, Boyd A, Smith DW *et al.* High sun protection factor sunscreens in the suppression of actinic neoplasia. *Arch Dermatol.* 1995 Feb;131(2):170-5.

Osterwalder U, Herzog B. Broad spectrum UV protection and its assessment. *Br J Dermatol.* 2009 Nov;161 Suppl 3:13-24.

Osterwalder U, Herzog B. Broad spectrum UV protection and its assessment. *Austr J Dermatol.* 2006 May;47(1)1:A50.

Ou-Yang H, Stanfield J, Cole C *et al.* HighSPF sunscreens (SPF ≥ 70) may provide ultraviolet protection above minimal recommended levels by adequately compensating for lower sunscreen user application amounts. *J Am Acad Dermatol.* 2012 Dec;67(6):1220-7.

Robinson JK, Rademaker AW. Sun protection by families at the beach. *Arch Pediatr Adolesc Med.* 1998 May;152(5):466-70.

Sage RJ, Lim HW. Therapeutic hotline: recommendations on photoprotection and vitamin D. *Dermatol Ther.* 2010 Jan-Feb;23(1):82-5.

Sambandan DR, Ratner D. Sunscreens: an overview and update. *J Am Acad Dermatol.* 2011 Apr;64(4):748-58.

Schalka S, Reis VM. Fator de proteção solar: significado e controvérsias. *An Bras Dermatol.* 2011 May-Jun;86(3):507-15.

Schalka S, Steiner D, Ravelli FN *et al.* Consenso Brasileiro de Fotoproteção. *An Bras Dermatol.* 2014;89(6 Suppl 1):1-74.

Stahl W, Heinrich U, Jungmann H *et al.* Carotenoids and carotenoids plus vitamin E protect against ultraviolet lightinduced erythema in humans. *Am J Clin Nutr.* 2000 Mar;71(3):795-8.

Taylor HR, West SK, Rosenthal FS *et al.* Effect of ultraviolet radiation on cataract formation. *N Engl J Med.* 1988 Dec 1;319(22):1429-33.

Wang SQ, Lim HW. Current status of the sunscreen regulation in the United States: 2011 Food and Drug Administration's final rule on labeling and effectiveness testing. *J Am Acad Dermatol.* 2011 Oct;65(4):863-9.

Wang SQ, Tooley IR. Photoprotection in the era of nanotechnology. *Semin Cutan Med Surg.* 2011 Dec;30(4):210-3.

Weinstock MA. Cutaneous melanoma: public health approach to early detection. *Dermatol Ther.* 2006 Jan-Feb;19(1):26-31.

World Health Organization (WHO). Global solar UV index: a practical guide. Geneva: WHO/SDE/OEH/02.2; 2002. 32 p. Disponível em: https://www.who.int/publications/i/item/9241590076. Acesso em: 3 fev. 2003.

77

Fotodermatoses

Beatriz Reis ◆ **David Rubem Azulay** ◆ **Rubem David Azulay**

Classificação das fotodermatoses

As chamadas *fotodermatoses* constituem um grupo heterogêneo de doenças que compartilham a característica de serem desencadeadas ou agravadas em resposta à exposição à radiação ultravioleta. Elas podem ser classificadas em: (I) tóxicas primárias (ocorrendo em *todas as pessoas saudáveis*), como queimadura solar, envelhecimento cutâneo etc.; (II) induzidas por substâncias químicas diversas (remédios, inseticidas, sabões etc.), e, nesse caso, as reações fotoquímicas podem ser *imunológicas* ou *não*, caracterizando as reações de fotoalergia e de fototoxicidade, respectivamente; (III) idiopáticas, ou seja, por sensibilidade exagerada a determinadas radiações, em algumas pessoas aparentemente normais; (IV) miscelânea, grupo no qual se encaixam dermatoses nitidamente produzidas pelas radiações solares, mas que não têm um mecanismo conhecido e não se incluem nos parâmetros estabelecidos para as demais classificações; e (V) doenças precipitadas ou agravadas pela radiação solar que podem ser de natureza genética ou adquirida. Um número muito maior de dermatoses poderia ser incluído no grupo IV, como líquen plano actínico, poroceratose actínica, púrpura solar etc. (Quadro 77.1).

Quadro 77.1 Classificação das fotodermatoses em base etiopatogênica e clínica.

I. Fotodermatoses tóxicas primárias
I.1. Precoces
I.1.1. Eritematosa: queimadura
I.1.2. Pigmentar: bronzeamentos imediato e tardio
I.1.3. Espessamento epidérmico
I.2. Tardias
I.2.1. Dermatose elastótica actínica, nome genérico que engloba os seguintes quadros:
• Elastoma difuso (*Dubreuilh*, 1913)
• Pele citreína (*Milian*, 1921)
• Pele romboidal (*Jadassohn*, 1925)
• Elastoidose cística e comedônica (*Favre-Racouchot*, 1931, 1937)
• Ceratodermia marginal das palmas (*Ramos e Silva*, 1949)
• *Milium* coloide do adulto (*Wagner*, 1966)
• Nódulos elastóticos das orelhas (*Carter*, 1969)
• Granuloma actínico (*O'Brien*, 1975)
• Dermatite verrucosa elastótica solar (*Padilha-Gonçalves*, 1984)
• Lagos venosos (*Bean e Walsh*, 1956)
• Banda elastótica solar (*Raimer*, 1986)
I.2.2. Câncer cutâneo e dermatoses pré-cancerosas
II. Fotodermatoses induzidas por substâncias químicas
II.1. Fototóxicas
II.2. Fotoalérgicas
III. Fotodermatoses idiopáticas
III.1. Erupção lumínica polimorfa
III.2. Reação lumínica persistente (*reticuloide actínica*. *Cripp*, 1969)
III.3. Urticária solar
III.4. Prurigo estival (*prurigo de Hutchinson*)
III.5. Hidroa vaciniforme
IV. Grupo miscelânea
IV.1. Poiquilodermia actínica (melanose de Riehl, 1917; poiquilodermia de Civatte, 1923)
IV.2. Lentigo actínico
IV.3. Púrpura senil (*Bateman*, 1818)
IV.4. Pseudocicatrizes estelares (*Colomb et al.*, 1967)
IV.5. Hiperplasia sebácea
IV.6. Miliária solar (*Padilha-Gonçalves*, 1979)
IV.7. Outras entidades
V. Doenças precipitadas ou agravadas pelas radiações solares
V.1. Hereditárias: síndromes de Hartnup, Cockayne e de Bloom; doença de Darier, xeroderma pigmentoso, porfirias etc.
V.2. Adquiridas: lúpus eritematoso, cloasma, porfiria cutânea *tarda*, eczema de contato, pênfigo vulgar, doença de Grover etc.

Fotodermatoses tóxicas primárias

Os aspectos precoces das fotodermatoses tóxicas primárias (eritema e queimadura, espessamento da epiderme, hiperpigmentação e, ainda, as efélides, estudadas no Capítulo 14) já foram abordados anteriormente no Capítulo 76, no contexto dos efeitos imediatos da radiação ultravioleta (UV) sobre a pele. No que tange às manifestações tardias dessas fotodermatoses, além do câncer de pele, devem-se considerar outras alterações que se manifestam a longo prazo (décadas), caracterizando o chamado "envelhecimento da pele" (na realidade, trata-se, na sua maior parte, de efeitos patofotobiológicos). Esses efeitos apresentam diferentes aspectos morfológicos, agrupados sob a denominação *fotoenvelhecimento*, e não guardam relação direta com o envelhecimento cronológico do indivíduo. Nos tabagistas, o fotodano é marcadamente mais exacerbado (ver Capítulo 76, item *Fotoenvelhecimento*).

A pele torna-se atrófica, apergaminhada, com sulcaturas pronunciadas, mosqueada de pigmentações (melanose senil). Ao mesmo tempo, pode-se ver uma série de alterações morfológicas, descritas no passado como entidades distintas, que podem se apresentar em todo o seu espectro, de maneira parcial ou total, em um mesmo indivíduo. Essas alterações correspondem a um efeito fotobiológico cumulativo em função de décadas e cujo aparecimento é mais frequente quanto mais clara for a pele e maior a exposição solar. Nos fotótipos I a III, aparecem em torno das 4ª e 5ª décadas de vida e, nos demais tipos, depois da 6ª década; nos negros (fotótipo VI), essa distrofia involutiva cutânea é mitigada e bem mais tardia. Ocorre também variação de fotodano em relação à raça. Na pele negra, a quantidade de UVB que atinge a derme é de 6% comparada a 30% na raça branca e, em relação ao UVA, aproximadamente 18 e 55%, respectivamente. As alterações morfológicas encontradas podem ser resumidas nos aspectos definidos a seguir.

Elastoma difuso de Dubreuilh. A pele é espessa, discretamente pastosa e de um colorido que lembra o marfim velho; é comum na face e na área do decote (ver Figura 51.6).

Pele citreína (Milian). Caracteriza-se por pápulas agrupadas de coloração amarelada, lembrando casca de laranja; ocorre em áreas expostas.

Pele romboidal (*cutis romboidalis*, Jadassohn). A pele apresenta-se com aspectos losângicos delimitados por sulcaturas relativamente profundas; sua localização típica é na nuca, podendo, entretanto, ocorrer em outras áreas (face e antebraços) (Figura 77.1). É mais prevalente nos homens por não terem, em geral, a proteção dos cabelos longos.

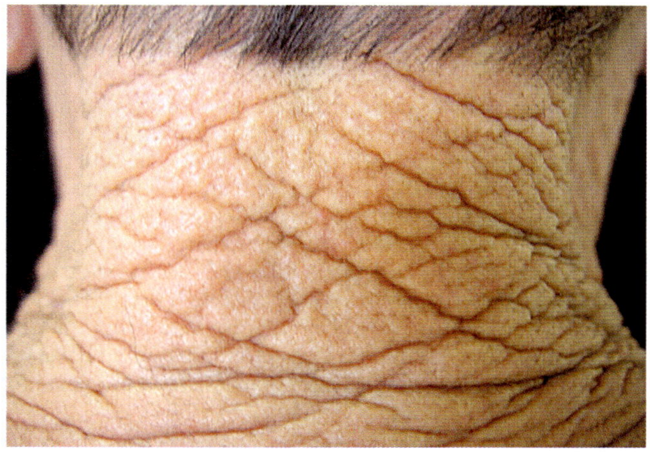

Figura 77.1 Pele romboidal (*cutis romboidalis*).

Elastoidose cística e comedônica (Favre-Racouchot). Caracteriza-se por cistos e grandes comedões implantados em pele amarelada, ao redor dos olhos e nas regiões temporais (Figura 77.2).

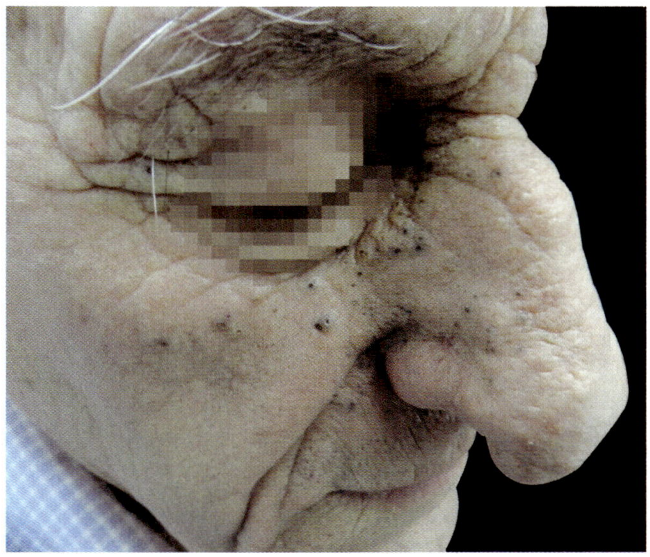

Figura 77.2 Elastoidose cística e comedônica (Favre-Racouchot). (Cortesia do Dr. Pablo Cirino.)

Ceratodermia marginada palmar (ceratodermia de Ramos e Silva). Caracteriza-se por ceratodermia em faixa, nos limites das partes dorsal e palmar, em disposição nas bordas cubital e radial. Atinge, em geral, homens adultos que tenham tido intensa exposição solar durante a vida. Acredita-se que trauma local continuado participe na gênese do quadro (Figura 77.3).

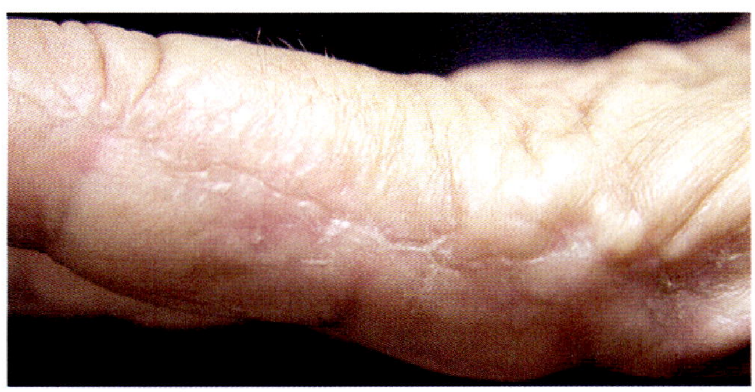

Figura 77.3 Ceratodermia marginada de Ramos e Silva.

***Milium* coloide do adulto.** Caracteriza-se por pequenas pápulas (1 a 3 mm) branco-amareladas, inúmeras, porém isoladas e agrupadas, no dorso das mãos, na face e no dorso. Correspondem à degeneração dos tecidos colágeno e elástico em cada papila ácido periódico de Schiff positivo [PAS+]). É, de longe, a forma mais frequente de *milium* coloide. A forma juvenil apresenta-se antes da puberdade e o coloide advém dos queratinócitos degenerados (microscopia eletrônica); a forma pigmentada está associada ao uso de hidroquinona e pode ser considerada uma ocronose exógena; já a existência da forma nodular é discutível, pois suas características não possibilitam uma clara diferenciação da amiloidose nodular.

Nódulos elastóticos das orelhas (Carter). São pequenas formações nodulares que se localizam na anti-hélice.

Dermatite verrucosa elastótica solar. Descrita por Antar Padilha, em 1984, em dois pacientes com fotodano cutâneo expressivo que desenvolveram dermatite com lesões vegetantes, verrucosas e ulcerativas nos antebraços, com tendência a lenta regressão espontânea. Na histopatologia, verificam-se hiperplasia epidérmica e exuberante infiltrado inflamatório com neutrófilos e plasmócitos acompanhados das alterações características da elastose solar.

Lagos venosos. São ectasias venosas que se apresentam como pápulas violáceas ou azul-escuras, compressíveis, localizadas em áreas de exposição solar como as hélices das orelhas, as pálpebras, a região malar e, caracteristicamente, o lábio inferior. Tende a ocorrer em idosos e, em princípio, desenvolve-se a partir do dano solar sobre a adventícia vascular e o tecido elástico dérmico. A histopatologia revela vênulas dilatadas constituídas de uma camada fina de células endoteliais ancoradas por tecido fibroso na derme superior.

Banda elastótica solar (banda elastótica solar dos antebraços). Descrita por Raimer, em 1986, em três pacientes agricultores de fotótipos baixos com lesões lineares constituídas de pápulas e nódulos localizados em antebraços, daí o nome original da entidade. Posteriormente, quadro clínico igual foi descrito em outra localização, o que justifica a sugestão do autor em retirar da denominação inicial a palavra "antebraços", tornando-se, assim, apenas *banda elastótica solar*. O sexto caso da literatura de localização apenas em tronco e braços, que reforça a sugestão mencionada, foi publicado por Azulay *et al.* No referido caso, a paciente apresentava fotótipo II e, durante 20 anos, se expôs quase diariamente ao sol por recreação. Pela primeira vez, apresentou-se um tratamento bem-sucedido, que consistia na expressão mecânica com os dedos após ser feito um pertuito nas extremidades das lesões (Figuras 77.4 e 77.5).

Púrpura senil. Discutida nos Capítulos 31 e 36, itens *Dermatoporose* e *Púrpura senil*, respectivamente.

Granuloma actínico (O'Brien). Discutido no Capítulo 30.

Dermatoses pré-cancerosas e câncer cutâneo. Já estudados nos Capítulos 51, 52 e 53.

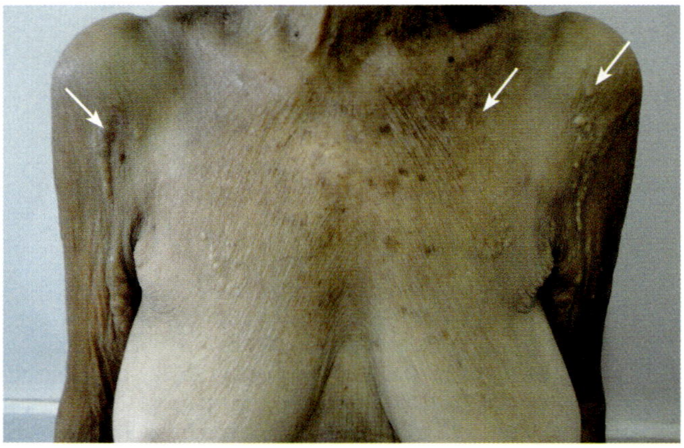

Figura 77.4 Banda elastótica solar de Raimer. Observam-se os cordões lineares formados por pápulas e nódulos nos braços e no colo. (Cortesia do Dr. Tiago Silveira Lima.)

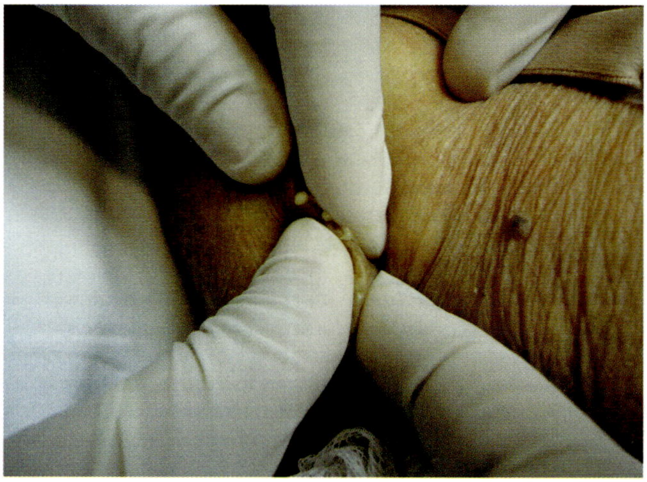

Figura 77.5 Banda elastótica solar de Raimer. Mesma paciente da Figura 77.4. Saída do material cremoso à expressão manual dos nódulos. (Cortesia do Dr. Tiago Silveira Lima.)

Histopatologia das fotodermatoses tóxicas primárias

Em praticamente todas essas distintas apresentações clínicas do fotodano, ressalta-se um aspecto histopatológico característico, a chamada *elastose solar*, ou seja, faixas ou nódulos de degeneração basofílica de colágeno, quando em sua plenitude (coloração acinzentada de fibrilina, glicosaminoglicanos, degradação de colágeno da matriz e maior produção de elastase, que resultaria na degradação da arquitetura tridimensional das fibras elásticas na hematoxilina & eosina [HE]), orceína-positiva (material elastótico composto de fibras elásticas grosseiras) que faz perder a estrutura fibrilar do colágeno. Essa faixa se localiza na derme superior, porém está separada da epiderme, que pode estar atrófica, por faixa estreita de colágeno normal (zona Grenz) (Figura 77.6).

Tratamento

Ver Capítulo 94.

Fotodermatoses induzidas por substâncias químicas

No grupo anterior de fotodermatoses, *todos* os indivíduos acometidos apresentam o mesmo padrão de reação, e a intensidade do processo depende *apenas* do fotótipo de pele (I a VI). No grupo a ser estudado agora, apenas *algumas* pessoas reagem de maneira anômala, e o fato independe do fotótipo da pele, mas depende de alterações moleculares induzidas por substância química, em conjunção com fótons. O espectro de ação mais frequentemente envolvido está entre 320 e 425 nm; portanto, na área de ação do ultravioleta A (UVA) e da luz visível. Nesse grupamento, serão destacados dois tipos diferentes de reação: *fototóxica* e *fotoalérgica*. Na reação *fototóxica*, não há fenômeno imunitário, ao passo que na *fotoalérgica*, sim. As diferenças entre esses dois tipos reacionais são encontradas no Quadro 77.2.

Na *reação fototóxica*, o que ocorre é uma ativação de determinada molécula do organismo, passando aos estados singleto e tripleto com transferência de energia e provocando, consequentemente, alterações patológicas nas membranas celular e/ou nuclear. A amiodarona causa fototoxicidade em 30 a 57% dos seus usuários e, após uso por muitos meses, raramente tem sido descrito o aparecimento de múltiplos basaliomas (ver Capítulo 14, item *Hiperpigmentação por medicamentos e substâncias químicas*).

Na *fotoalergia*, a substância química introduzida sob a ação da radiação modifica uma molécula celular que, em geral, é o DNA; quando alterado (DNA-UV), passa a funcionar como

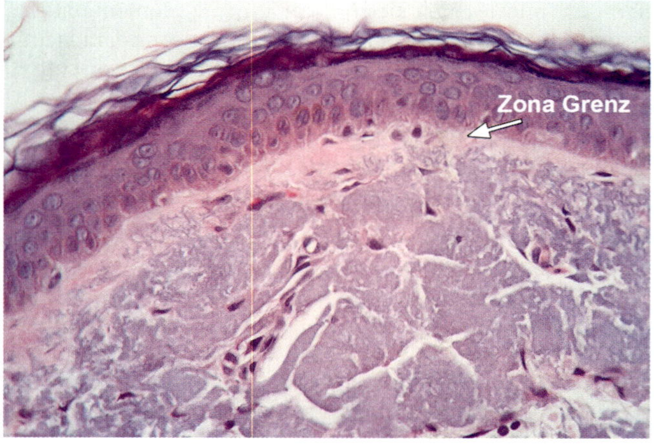

Figura 77.6 Elastose solar. Observa-se a zona Grenz, o material elastótico (acinzentado) com a consequente perda da estrutura fibrilar. Coloração por HE. (Cortesia da Dra. Danielle Quintella.)

Quadro 77.2 Diferenças entre fototoxicidade e fotoalergia.

Características	Fototoxicidade	Fotoalergia
Incidência	Elevada	Baixa
Quadro clínico	Lesões eritematoedematosas com ou sem bolhas; seguidas de pigmentação em área exposta	Quadro de eczema
Lesões a distância	Não	Sim
Possibilidade de reatores persistentes*	Não	Sim
Espectro de ação	Idêntica à da absorção	Em geral, ondas mais elevadas
Tempo-dependente	Sim	Não
Alteração química do fotossensibilizador	Não	Sim
Fenômenos imunológicos		
Primeira exposição	Sim	Não
Período de sensibilização após a primeira exposição	Não	Sim
Tempo de aparecimento das lesões após a exposição	Primeiras horas	24 a 48 h
Sensibilidade cruzada	Não	Sim
Concentração de substância	Elevada	Baixa
Ligação covalente com proteína	Não	Sim

*Chamam-se "fotorreatores".

hapteno e une-se a uma proteína; esse composto antigênico é inicialmente processado pelas células de Langerhans, sensibilizando, em seguida, o linfócito T. É, pois, o mecanismo IV de Gell e Coombs, ou seja, o da imunidade mediada por células. Experimentalmente, já se demonstrou o fato em animais de laboratório e conseguiu-se a transferência do fenômeno pela inoculação de papa de linfócitos sensibilizados em um animal não sensibilizado. As substâncias químicas são apresentadas à pele de fora para dentro (contatantes externos, como cosméticos, plantas, inseticidas etc.) ou de dentro para fora (contatantes internos, como remédios, alimentos etc.); em última instância, na fotoalergia, reproduz-se um fotoeczema de contato.

As substâncias químicas que produzem tanto a fototoxicidade como a fotoalergia estão presentes em várias utilidades cotidianas: remédios, inseticidas, cosméticos, roupas, conservantes de alimentos etc. Algumas dessas substâncias podem agir como fototóxicos e/ou fotoalérgicos; qualquer fototóxico pode passar a ser fotoalérgico, porém a recíproca não é verdadeira. Nos Quadros 77.3 e 77.4 estão relacionadas as substâncias fototóxicas e fotoalérgicas mais comuns, bem como as fontes usuais de exposição.

Quadro 77.3 Substâncias indutoras de fototoxicidade para uso oral e/ou tópico.

Antimicrobianos
Sulfas
Griseofulvina
Tetraciclinas
Demeclociclina
Quinolonas
Trimetoprima
Outras substâncias
Amiodarona
Dronedarona
Quinidina
Furosemida
Clordiazepóxido
Alprazolam
Fluoruracila
Metotrexato
Vimblastina
Imipramina
Fenotiazinas (tranquilizantes e inseticidas)
Benoxiprofeno
Tiazidas (diuréticos)
Ciclamatos (adoçantes)
Sulfeto de cádmio (tatuagem)
Riboflavina
Retinoides
Corantes
Eosina (batom)
Acridina
Antraquinona
Azul de metileno
Rosa de bengala
Alcatrões
Coaltar cru
Acridina
Fenantreno
Perideno
Antraceno
Furocumarinas (plantas, frutos e sintéticos)
Bergapteno (óleo de bergamota)*
Metoxaleno
Trimetilpsoraleno

*Usado em loção de barba e perfumes.

Manifestações clínicas e patológicas

Fototoxicidade

Ocorre basicamente uma aceleração da resposta eritrogênica. Após a ingestão ou aplicação da substância, o paciente começa a sentir prurido, sensação de queimadura e eritema; em torno de 2 a 6 h (reação imediata), o eritema já é bastante acentuado e acompanhado de edema; em 12 a 24 h, podem surgir bolhas (Figura 77.7); nos dias subsequentes, há regressão dessas lesões, com instalação de pigmentação residual que persiste por várias semanas. Praticamente todas as áreas expostas (face, colo, antebraço etc.) são difusamente atingidas. Esse tipo imediato de fototoxicidade ocorre com mais frequência após ingestão de sulfas, tetraciclinas, griseofulvina, hipoglicemiantes, fenotiazinas, tiazídicos, quinolonas, retinoides e sulfonilureia.

Quadro 77.4 Substâncias indutoras de fotoalergia.

Antimicóticos
Buclosamida
Griseofulvina
Antimicrobianos
Bitionol
Sulfonamidas
Hexaclorofeno (Phisoex®)
Salicilanilidas halogenadas (Irgasan, triclosana)
Quinolona
Diclorofeno (G4)
Fenotiazinas
Clorpromazina
Promazina
Prometazina
Procloperazina
Trifluoperazina
Fotoprotetores
Derivados do ácido aminobenzoico (padimato) Cinamatos (Parsol MCX®)
Salicilatos (Eusolex HMS®)
Antranilatos
Benzofenonas
Dibenzoilmetano
Perfumes
6-metilcumarina
Musk ambrette
Óleo de sândalo
Diuréticos
Clorotiazidas
Antiarrítmicos
Amiodarona
Dronendarona
Quinetazona
Anti-histamínicos
Difenidramina
Prometazina
Anti-inflamatórios
Piroxicam
Hipoglicemiantes
Clorpropamida
Tolbutamida
Furocumarinas
Óleo de limão, bergamota, cedro, lavanda

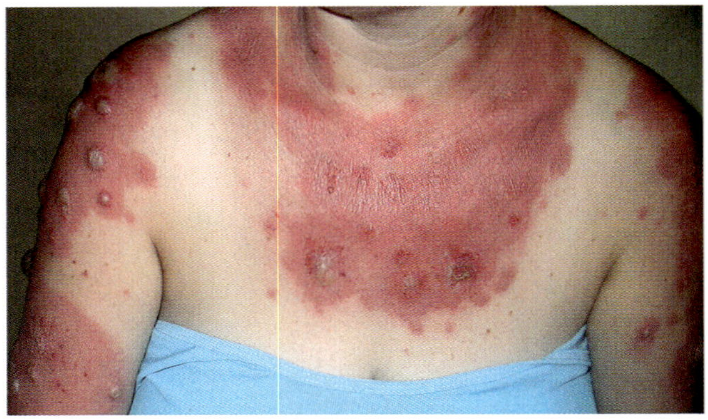

Figura 77.7 Fototoxicidade. Reação eritematoedematosa intensa, inclusive com formação de bolhas restrita à área fotoexposta.

Na fototoxicidade tardia, o início das manifestações ocorre em 6 a 12 h, atingindo o seu máximo em 48 h; esse subtipo tardio é o que ocorre com as furocumarinas existentes em determinadas plantas das famílias Rutaceae e Umbilliferae, bem como com o óleo essencial de bergamota (perfumes) e os produtos sintéticos psoralênicos (usados na PUVA-terapia). As lesões também são eritematoedematosas, com ou sem bolhas (depende da intensidade do processo, que, por sua vez, é dependente do tempo de exposição e da concentração da substância), seguidas de pigmentação. Vale destacar a morfotopografia muito peculiar de determinados casos, como a *dermatite berloque*, que se apresenta em forma de gota ou em disposição linear, consequente ao uso de perfume que contenha bergamota. Outro tipo é nas mãos de indivíduos que espremem limões e se expõem ao sol; nesse caso, aparecem lesões erráticas (antebraços, coxas, tronco etc.), na maioria das vezes puntiformes (salpico do sumo de limão) ou em pequenas áreas de morfologia bizarra em decorrência do contato das mãos com essas áreas; esse fato é muito observado nas épocas de veraneio (praia e piscina) (ver Capítulo 14, item *Fitofotodermatose*, e as Figuras 14.17 a 14.19, assim como a 77.8). A *fitofotodermatite dos prados* apresenta-se com morfotopografia correspondente ao contato com as plantas já referidas aqui; não deve ser confundida com a *dermatite venenata*, visto que esta independe da radiação, é tóxica primária

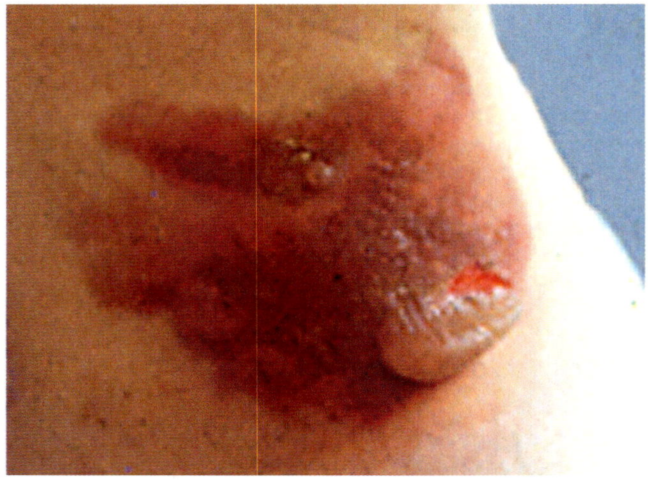

Figura 77.8 Fototoxicidade. Com o formato de mão e bolha no polo inferior, onde se acumulou maior quantidade da substância fotossensibilizante (limão).

e, por isso mesmo, ocorre em todos os indivíduos expostos. O uso de hidroclorotiazida está contraindicado em quem apresenta cancerose cutânea.

Outra manifestação clínica de fototoxicidade é a *fotonicólise* precedida de dor intensa seguida de eritema, deslocamento das unhas e pigmentação; alguns casos por tetraciclina foram observados anteriormente (ver Figura 20.6).

As duas principais variáveis para que ocorra uma reação fototóxica são a concentração da substância química e o tempo e/ou quantidade da radiação lumínica.

A histopatologia da fototoxicidade caracteriza-se por lesões predominantemente epidérmicas com células apresentando citoplasma vacuolado e grande (*sunburn cells*), paraceratose e disceratose; na derme superior, há vasodilatação com discretos focos inflamatórios; na fase residual, a epiderme é rica em melanina.

Fotoalergia

As manifestações clínicas são basicamente as de um eczema (eritema com vesiculação e prurido), sendo, em última análise, um fotoeczema. Surgem 24 a 48 h após a exposição solar, diferindo, portanto, da fototoxicidade. A morfotopografia depende das áreas expostas às radiações. O contatante pode ser *exógeno* (sabonetes antissépticos à base de triclosana [Soapex® e Protex®]), tópicos com sulfas, substâncias anti-histamínicas, protetores solares tipo benzofenonas, substâncias antimicóticas, inseticidas etc.) ou *endógeno* (sulfas, losartana, tranquilizantes tipo clorpromazina, quinolonas, griseofulvina, anticoncepcionais etc.). A reação independe da quantidade da substância química desencadeadora, bastando, pois, quantidades mínimas dela, devendo-se distinguir de um eczema de contato potencializado pela luz (Figuras 77.9 a 77.11).

A histopatologia é a do eczema; na epiderme, há edema intercelular, espongiose, vesiculação e paraceratose; na derme, pequenos focos de linfócitos T.

Na fotoalergia, há necessidade de uma exposição prévia ao sensibilizante (período de sensibilização), para que futuras exposições sejam capazes de desencadeá-la (ver Capítulos 17 e 20).

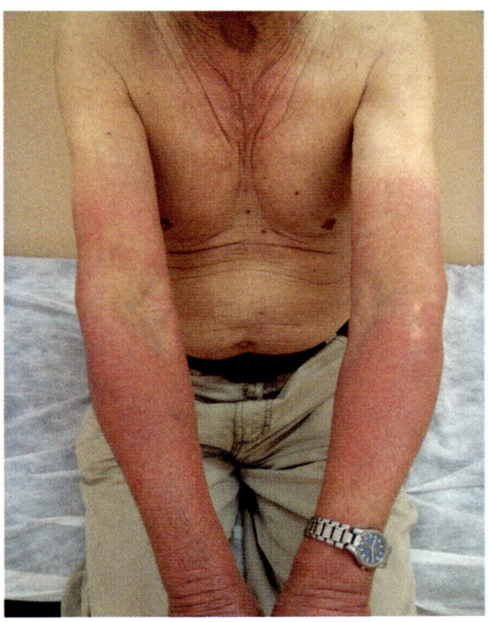

Figura 77.9 Fotoalergia. Paciente apresenta teste de contato positivo para carbamix, tiuram e cloreto de cobalto. (Cortesia do Dr. Maluf Gabbay Belicha.)

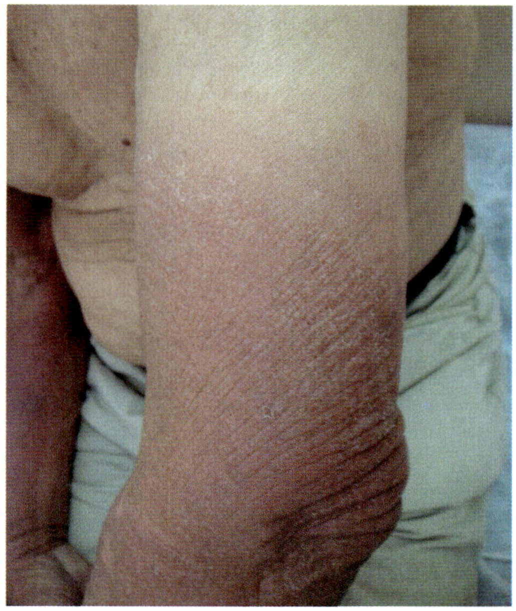

Figura 77.10 Fotoalergia. Mesmo paciente da Figura 77.9. (Cortesia do Dr. Maluf Gabbay Belicha.)

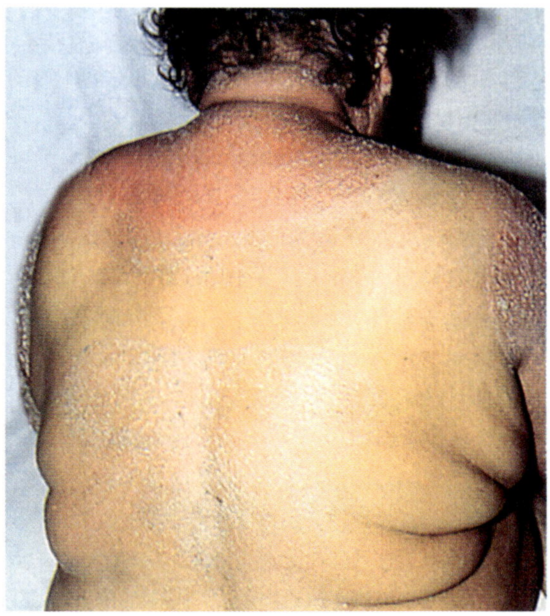

Figura 77.11 Fotoalergia por clorpropamida.

Fotodermatoses idiopáticas

Nesse grupo de entidades nosológicas diferentes, conhecem-se bem os efeitos patológicos dos fótons, porém desconhecem-se, até o presente, todos os *cromóforos* que absorvem as radiações. São, por assim dizer, determinadas pessoas que apresentam uma verdadeira idiossincrasia às radiações.

Neste grupo estão incluídas as entidades determinadas a seguir.

Erupção lumínica polimórfica

É a mais frequente fotodermatose idiopática. Trata-se de uma erupção de morfologia variada, porém de localização exclusiva nas áreas expostas ao sol, sem interferência de qualquer outro fator (imunológico, substâncias, metabolismo etc.) que não seja a radiação. A patogênese parece relacionar-se com uma falha na imunossupressão normalmente induzida pela radiação UV que resulta em reatividade aumentada a fotoalérgenos presentes na pele.

Testes de fotoprovocação mostram que a doença é induzida por UVA em 59 a 94,2% e UVB em 23 a 40%. Há casos que vão até o limite de 480 nm, o que equivale dizer que a luz fluorescente também pode produzir e/ou agravar a doença. Em alguns casos, a vidraça protege, mas em outros, não. As manifestações surgem algumas horas a poucos dias após a exposição. Inicia-se e/ou piora no verão, e aparece em surtos na dependência da exposição. Ocorre com maior frequência em mulheres: é mais comum na 1ª década de vida, sendo menos comum na 2ª e 3ª décadas e excepcional em idade avançada. Em geral, há diminuição da sintomatologia após muitos surtos em virtude da pigmentação secundária e do espessamento da pele provocados pelas radiações.

Do ponto de vista morfológico, as lesões podem ser mais frequentemente papuloeritematosas, lembrando o lúpus eritematoso discoide e a infiltração linfocítica de Jessner; não há atrofia. Outras lesões são placas eritematosas, lesões eritematopapulovesiculosas, eritematoedematosas e liquenificação (Figuras 77.12 e 77.13). O prurido é frequente e, às vezes, o primeiro sintoma. Na face, são poupados o lábio superior, a região submentoniana e a pálpebra superior. A queilite do lábio inferior é comum.

A histopatologia é semelhante à da lesão do lúpus eritematoso discoide, porém a imunofluorescência é decisiva (negativa). Quando característica, o que ocorre mais na apresentação em placa, pode ser encontrado infiltrado mononuclear, predominantemente linfocitário perivascular (em manguito); porém, não ocorre vacuolização da camada basal.

O tratamento é realizado com antimaláricos (ver Capítulo 91). A fotoproteção adequada, idealmente, deve ser efetiva contra a radiação capaz de desencadear o quadro. O emprego oral do *Polypodium leucotomos* tem sido descrito como capaz de controlar alguns destes casos.

Reação lumínica persistente

A reação lumínica persistente (reticuloide actínico) é uma entidade nosológica que costuma afetar homens de idade avançada. Caracteriza-se clinicamente pelo desencadeamento de

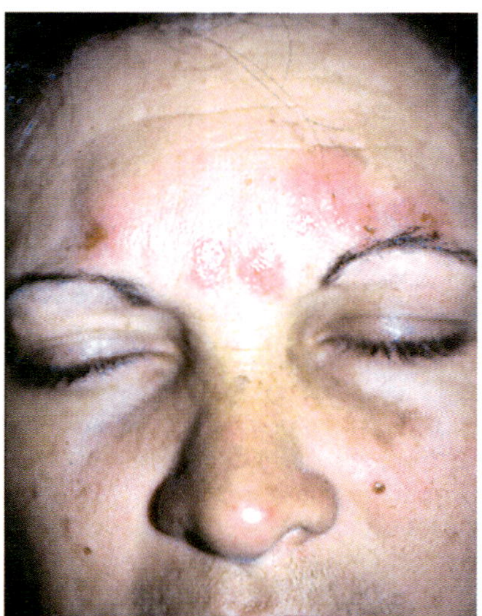

Figura 77.12 Erupção lumínica polimórfica. Lesões eritematopapuloedematosas em áreas fotoexpostas.

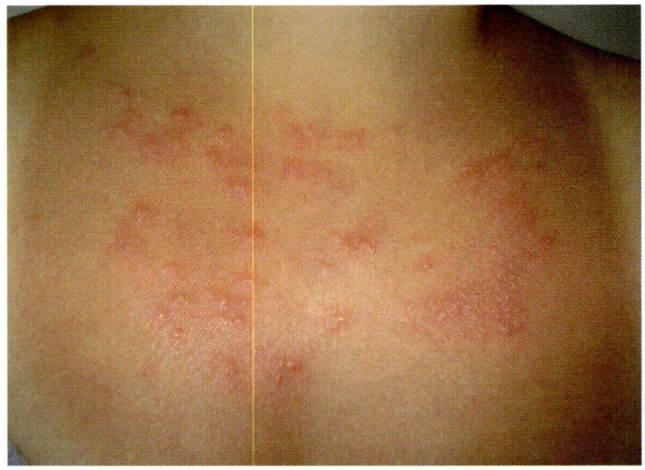

Figura 77.13 Erupção lumínica polimórfica. Lesões eritematopapuloedematosas no V do decote.

uma reação fotoalérgica (mantida mesmo após a retirada do agente causal) que se exacerba a cada nova exposição lumínica, tornando-os *reatores persistentes à luz*. Trata-se de erupção eritematoescamosa em placas, com prurido, em áreas expostas a radiações. Quando a histopatologia simula os achados da micose fungoide, emprega-se o nome *reticuloide actínico*, com histologia indistinguível da micose fungoide. Há poucos casos no sexo feminino. Há formas localizadas e generalizadas, inclusive de tipo eritrodérmico, simulando a forma de Sézary; na fase crônica, há liquenificação. O espectro da absorção está na faixa do UVA, porém pode ir até o da luz visível, isto é, de 290 até 600 nm. As principais substâncias desencadeadoras são as salicilanidas halogenadas e a fragrância *musk ambrette*. Esse quadro foi estudado entre os pseudolinfomas no Capítulo 55.

Urticária solar

É uma urticária, do ponto de vista morfológico, que se inicia após minutos de exposição solar, e continua atingindo o pico em torno de 30 e 60 min. É como uma urticária colinérgica, apresentando, às vezes, sintomatologia geral (mal-estar e cefaleia). Depois de várias exposições, pode haver certa tolerância (taquifilaxia). É mais comum na 3ª década de vida, com preponderância feminina.

Há vários tipos (6 para Hacher), dependendo do espectro de absorção, variável para cada pessoa; entretanto, os vários espectros de absorção estão incluídos entre 285 e 700 nm. É uma urticária mediada por mastócitos ou por toxicidade direta; há, entretanto, urticária solar secundária relacionada com porfiria, lúpus eritematoso etc. A urticária solar pode coexistir com erupção lumínica polimórfica. A urticária solar deve ser diferenciada das urticárias ao calor em função dos raios infravermelhos, pois, nestes, reproduz-se a doença pela imersão em água tépida (35 a 40°C). A prevenção e o tratamento são realizados, primordialmente, com anti-histamínicos e fotoproteção, incluindo roupas (ver Capítulo 19).

Prurigo estival (prurigo de Hutchinson)

É um prurigo (lesões papuloponfosas com ou sem vesiculação) que se relaciona com a chegada do verão. Localiza-se, sobretudo, no dorso das mãos, nos antebraços e nas pernas, porém, em muitos casos, há lesões em áreas não expostas, como as nádegas. Alguns autores consideram-no uma variedade de erupção lumínica polimórfica.

Hidroa vaciniforme (de Bazin)

Caracteriza-se por erupção de lesões papulovesiculosas com umbilicação central (varioliforme) e discreta necrose com involução cicatricial em áreas fotoexpostas. É doença rara. Aparece na 1ª década da vida, predomina em meninos e, geralmente, desaparece na idade adulta; em alguns casos, há conjuntivite e ceratite. A etiologia está relacionada com o vírus Epstein-Barr (ver Capítulo 45, item *Vírus Epstein-Barr*).

Há duas apresentações: a forma clássica é a descrita anteriormente, e a forma atípica ou grave de erupção hidroa vaciniforme-*like* é a mais intensa e crônica. Nesta, estão associadas linfocitose e células NK, reações exageradas à picada de inseto e síndrome hemofagocítica. Muitos desses pacientes evoluem para linfoma de células NK ou T.

O diagnóstico diferencial inclui as porfirias eritropoiética congênita e cutânea *tarda*, erupção lumínica polimórfica e prurigo actínico.

Fotodermatoses do grupo miscelânea

Poiquilodermia de Riehl-Civatte

Ver Capítulo 14 e Figura 77.14.

Lentigo actínico (lentigo solar)

Ver Capítulo 14 e Figura 77.15.

Púrpura senil de Bateman

Caracteriza-se por sufusões hemorrágicas em surtos constantes, de localização preferencial nos antebraços e no dorso das mãos de pessoas idosas. É decorrente de mínimos traumas e é agravada pelo uso de anticoagulantes e antiagregantes plaquetários (ver Figura 36.5).

Pseudocicatrizes estelares

Acompanham, em geral, a púrpura senil e têm, conforme o nome, o aspecto de cicatrizes estelares, com localização preferencial nos antebraços (Colomb *et al.*) (Figura 77.16).

Hiperplasia sebácea senil

Caracteriza-se por pequenas lesões amareladas (alguns milímetros) isoladas e separadas umas das outras, com morfologia de discos com umbilicação central; localizam-se, sobretudo, nas regiões frontal e temporal.

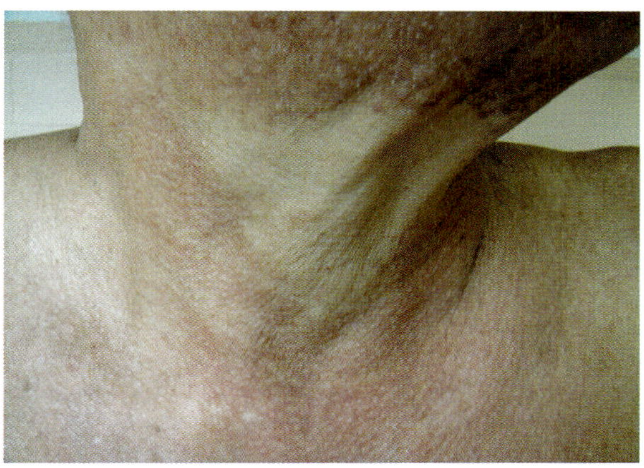

Figura 77.14 Poiquilodermia de Civatte. Observa-se a área supra-hióidea que, quando poupada, revela a importância da radiação na gênese do processo. (Cortesia do Dr. Maluf Gabbay Belicha.)

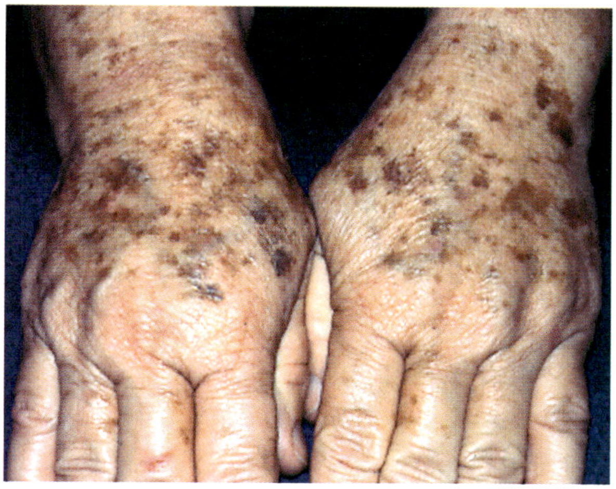

Figura 77.15 Lentigo solar. (Arquivo IDPRDA-SCMRJ.)

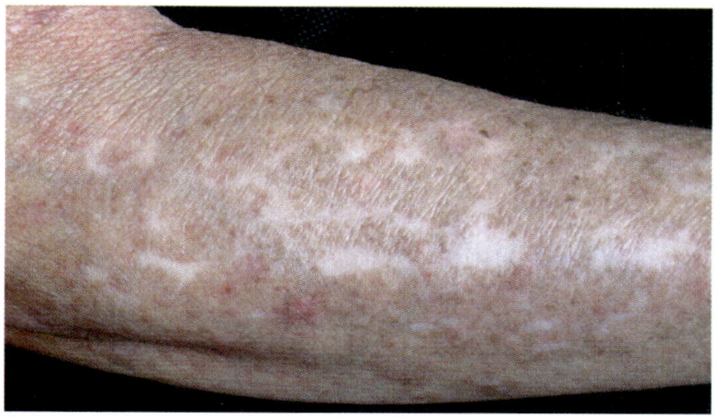

Figura 77.16 Pseudocicatriz estelar. (Cortesia do Dr. Eduardo Bornhausen-Demarch.)

Miliária solar

Erupção caracterizada por micropápulas e microvesículas pruriginosas em áreas de exposição solar intensa e recente. Difere da miliária comum, pois é causada pela ação da radiação solar, e não da temperatura. Acredita-se que a radiação solar, ao produzir espessamento da camada córnea, gere a obstrução dos ductos excretores das glândulas écrinas, dificultando sua drenagem, com consequente retenção da secreção, levando à formação de vesículas intradérmicas por ruptura dos ductos excretores na epiderme. O uso de protetores solares em veículos oleosos pode colaborar para o aparecimento desse quadro. Tem como sinonímia "acne solar ou de Mallorca" (ver Capítulo 60).

Doenças precipitadas ou agravadas pelas radiações solares

Sabe-se que há uma série de entidades morfológicas que se iniciam após exposição solar e/ou se agravam com esta. Existe, em alguns casos, uma fotossensibilidade enzimática induzida. É o que ocorre em certas porfirias: algumas substâncias agem sobre determinadas enzimas, alterando suas atividades e levando à formação de substâncias fotossensibilizantes, como os tetrapirróis e, especificamente, a porfirina. Entre essas substâncias, estão o hexaclorobenzeno, os estrógenos, os barbitúricos, a griseofulvina e outras.

As várias entidades desse grupo (à exceção da doença de Grover) foram estudadas nos capítulos correspondentes e são aqui distribuídas em dois subgrupos:

- hereditárias: síndromes de Hartnup, de Cockayne e de Bloom; doença de Darier, porfirias, xeroderma pigmentar e outras
- adquiridas: lúpus eritematoso, rosácea, eritema polimorfo, porfiria cutânea tarda, pênfigo foliáceo, doença de Grover e outras.

Por motivos didáticos, será abordada a seguir a doença de Grover.

Doença de Grover (dermatose acantolítica transitória)

Caracteriza-se por pápulas eritematosas e vesículas situadas, de preferência, na parte anterior do tórax de pacientes adultos do sexo masculino; outras localizações são o dorso e os membros. Raramente ocorrem lesões bolhosas. Há notável piora com o calor, exposição ao sol, atrito e transpiração (Figura 77.17).

É preferível utilizar o termo *doença de Grover* a *dermatose acantolítica transitória*, visto que alguns pacientes apresentam o processo por anos. A regra, em geral, é a involução em poucos anos. Atualmente, é classificada em idiopática ou adquirida. Frequentemente está associada a quadros de eczema. Na forma adquirida, existe a apresentação relacionada com causas variadas, como radiação ionizante, doença renal em estágio final/hemodiálise, transplantes de órgãos e estados febris. Medicamentos também podem induzir a doença, como sulfadoxina-pirimetamina, rivabirina, anastrozol, penicilamina, estatinas e interleucina-4. Medicamentos antineoplásicos, como citarabina, etoposídeo, cetuximabe, entre outros, podem desencadeá-la,

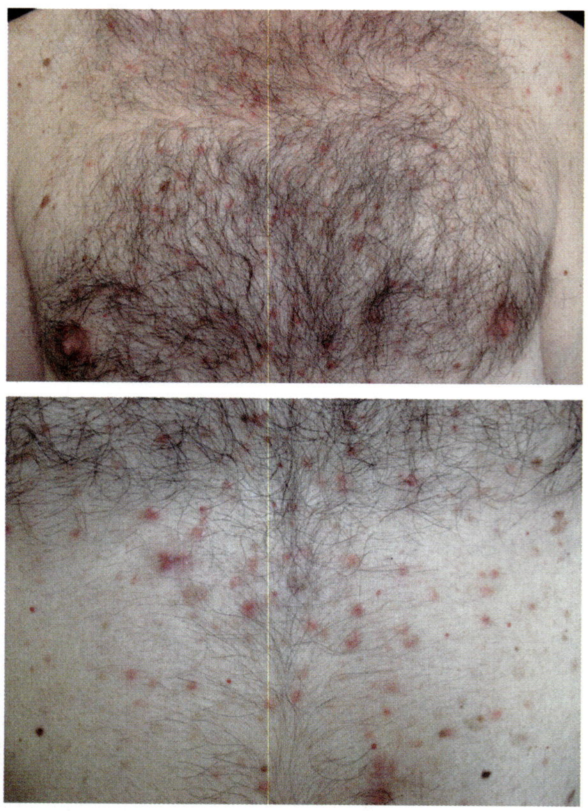

Figura 77.17 Doença de Grover. (Cortesia da Dra. Andrea Petrosemolo.)

possivelmente por toxicidade no epitélio das glândulas sudoríparas. O vemurafenibe e o dabrafenide (inibidores do BRAF), utilizados no tratamento do melanoma metastático, são capazes de desencadear lesões isoladas ou disseminadas com achados histopatológicos de disceratose acantolítica consistente com o diagnóstico de disceratoma verrucoso ou dermatose acantolítica/doença de Darier-símiles.

É crescente o número de casos relacionados com a imunoterapia, e que pode ser concomitante à presença de penfigoide bolhoso. A histopatologia revela fendas acantolíticas que podem simular os achados histopatológicos das seguintes doenças: pênfigo vulgar ou foliáceo, doença de Darier e doença de Hailey-Hailey.

Para o diagnóstico, há necessidade de correlação clinicopatológica, o que, em geral, torna desnecessária a imunofluorescência.

O tratamento consiste em evitar radiação UV, calor e sudorese excessivos. O uso de emolientes (principalmente contendo aveia coloidal) e de creme de corticosteroide pode ser suficiente. Anti-histamínicos podem ser usados nos casos muito pruriginosos, assim como corticosteroide sistêmico nos casos mais extensos. Há ainda relatos de sucesso em pequenas séries de casos com o uso de calcipotriol tópico 2 vezes/dia por 4 semanas, acitretina 0,5 mg/kg/dia, bem como isotretinoína 40 mg/dia por até 12 semanas.

Abordagem diagnóstica e terapêutica das fotodermatoses

Diagnóstico

O diagnóstico clínico das fotodermatoses é concebido, basicamente, a partir de três parâmetros:

- história de coincidência frequente de instalação do quadro após exposição solar
- morfotopografia das lesões relacionada com as áreas de fotoexposição
- prevenção, melhoria e/ou desaparecimento do quadro clínico quando não há exposição (uso de roupas adequadas e/ou fotoprotetores).

Passada essa barreira de diagnóstico presuntivo muito genérico, outros parâmetros auxiliam a definir o tipo de fotodermatose, como:

- investigação do uso concomitante de substâncias no sentido da verificação de fototoxicidade ou fotoalergia
- erupção eritematopigmentar que orienta no sentido de fototoxicidade
- esse mesmo tipo eruptivo com morfologia peculiar na dependência do contatante (em gota, em linhas escorridas etc.) orienta no sentido de fitofotodermatite ou afim
- erupção tipo fotoeczema orienta no sentido de fotoalergia
- erupção papuloeritematosa com prurido, lembrando o lúpus eritematoso discoide ou o infiltrado linfocítico de Jessner, orienta no sentido de erupção polimorfa lumínica.

O diagnóstico fotobiológico procura demonstrar não só o tipo de reação (fototoxicidade ou fotoalérgica), mas também o espectro de ondas capaz de produzir a manifestação clínica. No primeiro caso, o diagnóstico é feito no próprio consultório, utilizando-se os UVA, os mais comuns; no segundo caso, tenta-se realizar os testes com várias fontes luminosas com diferentes tamanhos de onda. A segunda opção pode ser realizada em laboratórios de investigação fotobiológica. No consultório, podem ser realizados os testes a seguir.

Fototeste

Consiste em expor uma pequena área de pele (não comumente exposta, como o dorso) a uma dose suberitematosa, ou mesmo eritematosa, e observar se a pele toma as características morfológicas da entidade.

Fototeste contatante

Determina a um só tempo a ação da substância indutora e da radiação. A substância suspeita é incorporada a um veículo (em geral, vaselina) na concentração de 1% que se apõe à pele como teste de contato. São escolhidas duas pequenas áreas quadradas: na primeira e na segunda, coloca-se a substância em causa; depois de 48 h, descobre-se a área 2 e faz-se a irradiação com dose suberitematosa ou dose eritematosa. Depois de mais de 48 h, faz-se nova leitura. Os resultados são definidos quando:

- 1 e 2 são igualmente positivos, trata-se apenas de alergia de contato
- 1 e 2 são negativos, não há alergia de contato
- a positividade é apenas em 2, trata-se de fotoalergia.

Teste fotointradérmico

Injeta-se 0,2 mL de uma solução de substância-problema em dois pontos separados da pele; depois de 15 min, irradia-se um e não o outro, o que torna possível a conclusão pela positividade ou negatividade.

Terapêutica

Além da eliminação da exposição solar e das possíveis substâncias indutoras, o tratamento varia, em parte, com o tipo de fotodermatose em causa. Nas queimaduras de 2º grau, o tratamento é idêntico ao das queimaduras em geral. É interessante ressaltar que, quando o indivíduo muito claro (tipo I-II de pele) expõe-se por prazo longo que induz a queimadura, pode-se, antes da instalação desta, diminuir a intensidade da reação pelo uso de ácido acetilsalicílico e indometacina (bloqueadores das prostaglandinas). Do ponto de vista tópico, nos casos agudos de quaisquer fotodermatoses vesicobolhosas, o uso de compressas nas primeiras 24 h é o ideal; na sequência, aplica-se creme de corticosteroide. Anti-histamínicos são usados na urticária solar e no prurigo estival. Antimaláricos de síntese, sobretudo a cloroquina, são usados em erupção polimorfa lumínica. Em casos intensos e extensos de fotoalergia, pode-se adotar a corticoterapia sistêmica. O uso oral de betacaroteno é indicado na erupção polimorfa lumínica e nas porfirias.

Prevenção

A prevenção para as fotodermatoses deve ser feita com a não exposição solar. O uso de vestimentas e de fotoprotetores adequados é indicado; é muito importante usar um fotoprotetor que elimine especificamente o espectro de ondas na entidade particular ou que seja de amplo espectro. Dada a importância do assunto, foi feito anteriormente, no Capítulo 76, um estudo pormenorizado dos protetores solares.

Bibliografia

Classificação das fotodermatoses

Azulay RD, Abulafia LA, Azulay DR. Uma nova classificação das fotodermatoses. *Med Cutan Ibero Lat Am.* 1989;17(1):22-7.

Boonstra HE, van Weelden H, Toonstra J, van Vloten WA. Polymorphous light eruption: A clinical, photobiologic, and follow-up study of 110 patients. *J Am Acad Dermatol.* 2000 Feb;42(2 Pt 1):199-207.

Bylaite M, Grigaitiene J, Lapinskaite GS. Photodermatoses: classification, evaluation and management. *Br J Dermatol.* 2009 Nov;161(Suppl 3):61-8.

Cuzzi T, Quintela DC. *Dermatopatologia compreensiva e ilustrada.* 1. ed. Rio de Janeiro: Di Livros; 2025.

Davis BE, Koh HK. Faces going up in smoke. A dermatologic opportunity for cancer prevention. *Arch Dermatol.* 1992 Aug;128(8):1106-7.

Ferguson J. Photosensitivity due to drugs. *Photodermatol Photoimmunol Photomed.* 2002 Oct;18(5):262-9.

Gendler EC. Topical treatment of the aging face. *Dermatol Clin.* 1997 Oct;15(4):561-7.

Glatz M, Hofbauer GF. Phototoxic and photoallergic cutaneous drug reactions. *Chem Immunol Allergy.* 2012;97:167-79.

Hall LD, Eminger LA, Hesterman KS, Heymannn WR. Part I Mucocutaneous manifestations of Epstein-Barr virus and nonmalignant disorders. (Hydroa Vacciniforme). *J Am Acad Dermatol.* 2015 Jan;72(1):3-19.

Kaidbey KH, Sayre SM, Kligman AM. Photoprotection by melanin – a comparison of black and caucasian skin. *J Am Acad Dermatol.* 1979 Sep;1(3):249-60.

Klaber RE. Phytophotodermatitis. *Arch Dis Child.* 2006 May;91(5):385.

Kroon S. In vitro and in vivo phototoxicity of furocoumarin-containing plants. *Clin Exp Dermatol.* 1988 Mar;13(2):92-6.

Mehregan D, Hooten J. Adult colloid milium: a case report and literature review. *Int J Dermatol.* 2011 Dec;50(12):1531-4.

Padilha-Gonçalves A. Nota prévia: miliária solar. *An Brasil Dermat.* 1979; 54:303.

Padilha-Gonçalves A, Cotta-Pereira G, Carvalho JJ, Basílio de Oliveira CA. Dermatitis verrucosa elastótica solaris. *Arch Dermatol.* 1984 Dec;120(12):1613.

Requena L, Sangueza OP. Cutaneous vascular anomalies. Part I. Hamartomas, malformations, and dilation of preexisting vessels. *J Am Acad Dermatol.* 1997 Oct;37(4):523-49.

Rucker BU, Haberle M, Koch HU *et al.* Ultraviolet light hardening in polymorphous light eruption a controlled study comparing different emission spectra. *Photodermatol Photoimmunol Photomed.* 1991 Apr;8(2):73-8.

Santoro FA, Lim HW. Update on photodermatoses. *Semin Cutan Med Surg.* 2011; 30(4):229-38.

Taranto V, Shvarstsbeyn M, Meehan AS. Dronedarona-induced phototoxic dermatitis. *Int J Dermatol.* 2024 Jan;63(12):1553-4.

Doenças precipitadas ou agravadas pelas radiações solares

Awe O, Pavilidakey P, Kole L. Drug-induced Grover's disease: a case report and review of the literature. *Int J Dermatol.* 2022 May;61(5):591-4.

Azulay-Abulafia L, Azulay DR, Azulay RD. Transient acantholytic dermatosis. Presentation of a case. *Med Cutan Ibero Lat Am.* 1986;14(5):345-8.

Boix-Vilanova J, Gracia-Darder I, Saus C *et al.* Grover-like skin eruption: another cutaneous manifestation in a covid-19 patient. *Int J Dermatol.* 2020 Jul;59(10):1290-2.

Bylaite M, Grigaitiene J, Lapinskaite GS. Photodermatoses: classification, evaluation and management. *Br J Dermatol.* 2009 Nov;161 Suppl 3:61-8.

Chu EY, Wanat KA, Miller CJ *et al.* Diverse cutaneous side effects associated with BRAF inhibitor therapy: a clinicopathologic study. *J Am Acad Dermatol.* 2012 Dec;67(6):1265-72.

Helfman RJ. Grover's disease treated with isotretinoin. Report of four cases. J *Am Acad Dermatol.* 1985 Jun;12(6):981-4.

Keohane SG, Cork MJ. Treatment of Grover's disease with calcipotriol (Dovonex). *Br J Dermatol.* 1995 May;132(5):832-3.

Miljković J, Marko PB. Grover's disease: successful treatment with acitretin and calcipotriol. *Wien Klin Wochenschr.* 2004;116 Suppl 2:81-3.

Mota AV, Correia TM, Lopes JM, Guimarães JM. Successful treatment of Grover's disease with calcipotriol. *Eur J Dermatol.* 1998 Jan-Feb;8(1):33-5.

Paolino G, Brunetti AP, Guida S *et al.* Grover´s disease in oncologic patients: clinicopathologic features and systematic review. *Int J Dermatol.* 2025 Mar;64(2):617-9.

Santoro FA, Lim HW. Update on photodermatoses. *Semin Cutan Med Surg.* 2011;30(4):229-38.

Abordagem diagnóstica e terapêutica das fotodermatoses

Bylaite M, Grigaitiene J, Lapinskaite GS. Photodermatoses: classification, evaluation and management. *Br J Dermatol.* 2009 Nov;161 Suppl 3:61-8.

Santoro FA, Lim HW. Update on photodermatoses. *Semin Cutan Med Surg.* 2011;30(4):229-38.

Stahl W, Heinrich U, Jungmann H *et al.* Carotenoids and carotenoids plus vitamin E protect against ultraviolet light-induced erythema in humans. *Am J Clin Nutr.* 2000 Mar;71(3):795-8.

Prevenção

Gonzalez E, Gonzalez S. Drug photosensitivity, idiopathic photodermatosis and sunscreens. *Skin Therapy Lett.* 2008 Jul-Aug;13(6):5-7.

Medeiros VLS, Lim HW. Sunscreen in the management of photodermatosis. *Skin Therapy Lett.* 2010 Jun;15(6):1-3.

78

Tratamento pelas Radiações

Absalom Filgueira ◆ Bogdana Victoria Kadunc ◆ Emmanuel França ◆ Hernan E. Duque R. ◆ Maria Claudia Almeida Issa ◆ Luna Azulay-Abulafia ◆ Rubem David Azulay

Introdução

O termo *radiação* refere-se ao transporte de energia na forma de partículas pelo espaço, neste caso mediante ondas com um componente elétrico e um magnético.

Conforme visto no Capítulo 76, o espectro eletromagnético solar é constituído de ondas de comprimentos diversos, que variam de frações de nanômetros (nm), como os raios cósmicos, raios gama e raios X, até metros, como nas ondas hertzianas. A radiação do espectro eletromagnético é uma constante. A amplitude da onda está relacionada à quantidade de energia por ela transportada. Já o comprimento de onda é inversamente proporcional à frequência (menor comprimento de onda, maior frequência; maior comprimento de onda, menor frequência). A relação comprimento/frequência da onda é uma constante no espectro eletromagnético (Figura 78.1).

Na terapêutica dermatológica, interessa, sobretudo, a aplicação dos raios ultravioleta, do *laser*, da luz intensa pulsada, da radiofrequência e do ultrassom.

Fototerapia

Os raios ultravioleta (RUV) são de três tipos: os A, de ondas mais amplas (A1: 340 a 400; e A2: 320 a 340 nm); os B, de ondas médias (290 a 320 nm); e os C, de ondas menores (200 a 290 nm). Os últimos são bactericidas e sem aplicação terapêutica na dermatologia; não alcançam a superfície terrestre, pois são absorvidos pela atmosfera, mais precisamente pela camada de ozônio, e têm aplicação na indústria. Os RUV B provocam eritema precocemente, em 24 h ou até em menos tempo, ocorrendo descamação no local quando regride e, finalmente, a pigmentação da pele. Dependendo da intensidade da exposição, pode haver eritema sintomático e até mesmo formação de bolhas.

Para iniciar a terapia com UVB, pode-se estabelecer a dose eritematosa mínima (DEM) para o paciente. É usado o chamado *método de Saidman*, que consiste em fazer a irradiação de uma área coberta por um papel-cartão no qual são configurados quadrados com aberturas de 4 cm^2, os quais são colocados no dorso do indivíduo. A cada minuto, cobre-se uma área, de modo que, ao fim de 5 ou 6 min, irradiam-se todas as áreas em doses crescentes. Verifica-se, então, dentro de 18 a 24 h, qual o tempo que provocou o eritema (dose eritematosa mínima, DEM). A terapêutica inicia-se com 50 a 70% da dose eritematosa, acrescida progressivamente (10 a 20% em cada aplicação) nas exposições seguintes. Está claro que se deve considerar o fotótipo de pele do indivíduo nesses acréscimos subsequentes, bem como o caráter absolutamente individual da DEM. A fototerapia é indicada principalmente para psoríase, vitiligo, dermatite atópica e linfoma cutâneo. Historicamente, foram usados raios UVB com aplicação prévia de solução de bergamota a 25% para o tratamento da alopecia areata.

Os raios ultravioleta B foram muito utilizados associadamente ao coaltar (*método de Goeckerman*) e à antralina (*método de Ingram*).

Os RUV A, por sua vez, são empregados em associação oral ou tópica com psoralenos (P, substância fotoativa). Os raios UVA1 são emitidos por dois tipos diferentes de lâmpadas e são empregados sem uso de psoraleno. Desse modo, a terapia com UVA1 pode ser realizada por meio de aparelhos de raios ultravioleta com lâmpadas de características diferentes, como as fluorescentes, atualmente em uso no Brasil, ou as de mercúrio, não existentes no país.

Método de Goeckerman

É um método antigo, datado de 1925, trabalhoso, mas relativamente barato e de grande eficácia, pois a remissão é a mais duradoura, em comparação às outras modalidades terapêuticas. Recentemente, esse método foi utilizado para tratar pacientes que não reagiram bem a pelo menos um tratamento com agente biológico, e o resultado foi considerado muito bom: nenhum dos pacientes piorou ou apresentou efeitos colaterais durante as 3 semanas do estudo.

Consiste na combinação de UVB (ultravioleta B) com aplicação de coaltar a 2%. Aplica-se uma geleia de coaltar cru sobre as lesões; o coaltar deverá ser totalmente removido antes da aplicação de UVB, em torno de 50 a 70% da dose eritematosa, por meio de uma lâmpada de quartzo de amplo espectro. Nas futuras aplicações, aumenta-se o tempo de 15 a 25%; as aplicações podem ser diárias ou 3 vezes/semana. É útil a remoção prévia de escamas com pomada de ácido salicílico 3 a 5%. O mecanismo de ação parece ser a depressão ou a supressão da síntese de DNA.

Os resultados na psoríase são bons e possibilitam o clareamento das lesões em torno de 20 a 30 sessões. Entre os efeitos adversos, incluem-se sensibilização ao coaltar, foliculite e carcinogênese. Esse método não é empregado no Brasil.

Método de Ingram

Variante da técnica de Goeckerman, o método de Ingram utiliza a antralina. Está contraindicada nos casos de psoríase pustulosa ou eritrodérmica.

A técnica consiste em banho imerso com 120 mL de *liquor carbonis detergens* (LCD, solução de coaltar), dissolvidos em água suficiente para encher a banheira. Nesse banho, que deve ser demorado, o paciente procura retirar todas as escamas com movimentos delicados; depois de enxugar-se, é submetido ao UV, de preferência de largo espectro. Os raios UV são usados em doses crescentes: inicialmente por 30 s, aumentando-se gradativamente até o máximo de 10 min. O objetivo é provocar apenas um leve eritema com discreta descamação.

Deve-se proteger a pele perilesional com pasta de dióxido de titânio (fotoprotetor). Em seguida, é colocada a pasta de antralina com curativos adequados, para que a substância não seja eliminada e não suje a roupa. Esse procedimento é repetido diariamente; em geral, 15 a 20 dias são necessários. A concentração de antralina varia de acordo com a sensibilidade do paciente (0,1 a 2%). A princípio, os primeiros tratamentos devem ser feitos com concentrações baixas. Certas áreas (dobras cutâneas) exigem também concentrações menores. Esse método não é aplicado no Brasil.

Fototerapia com UVA

Existem duas modalidades para o uso dessa radiação: com psoraleno oral ou tópico (P, substância fotoativa) acompanhando a faixa de UVA, o que constitui a PUVA-terapia ou método PUVA (P + UVA de 320 a 400 nm), um processo fotoquimioterápico; a outra modalidade não utiliza o psoraleno e usa exclusivamente a faixa UVA1 (340 a 400 nm).

Com a radiação UVA, o eritema é mais tardio (início em 24 h e pico em 48 a 72 h). Os psoralenos são furocumarinas que existem em certas plantas e frutas (como no limão, nas folhas do figo, entre outras). São substâncias fotossensibilizantes que se tornam ativas após a aplicação do UVA. Agem, inicialmente, ligando-se às bases pirimidínicas e, por fim, inibindo a síntese do DNA, após a exposição ao UVA. A PUVA-terapia tem ainda ação depressora sobre o sistema imunológico, possivelmente pela inibição das células de Langerhans. Duas são as substâncias usadas: o metoxaleno (8-metoxipsoraleno, ou simplesmente 8-MOP) e o trimetilpsoraleno. A primeira é usada, de preferência, no tratamento da psoríase, e a segunda, no vitiligo. São administradas por via oral (VO), na dose de 0,5 mg/kg, atingindo os níveis sanguíneos máximos em 2 a 3 h. São metabolizadas no fígado e eliminadas pelos rins dentro de 8 a 10 h. O UVA é fornecido por aparelhos especiais sob a forma de cabine. Esse método tem como vantagem, em relação ao sol, não depender de fatores climáticos, como nuvens, estação do ano e horário. É excepcional a ocorrência de queimadura, o que é quase regra quando o sol é a fonte de luz; é o denominado, entre os colegas, equivocadamente "PUVA-sol", pois evidentemente todo o espectro está presente. Tais queimaduras podem, muitas vezes, desencadear o fenômeno de Köbner (ver Figura 15.7).

O paciente ingere a substância 2 h antes da aplicação e, em seguida, é exposto nu à cabine de UVA, usando óculos especiais que não deixam penetrar o UVA. O tempo de exposição é estabelecido por joules/cm^2 de pele. A princípio, as doses variam entre 0,5 e 5 J/cm^2, dependendo do tipo de pele. As aplicações são feitas 3 vezes/semana; em cada aplicação, aumenta-se 0,5 a 1 J/cm^2. As peles mais sensíveis são as claras (que sempre se queimam e nunca se bronzeiam), nas quais a dose inicial é de 1 J/cm^2, enquanto nos fotótipos mais elevados a dose inicial pode ser de 3 a 5 J/cm^2.

As maiores indicações para utilização desse método são a psoríase e o vitiligo. Como outras indicações, temos: micose fungoide (fase pré-infiltrativa), eczema atópico, esclerodermia, doença do enxerto *versus* hospedeiro, líquen plano, erupção polimorfa à luz, urticária pigmentar e pruridermias. Não podem utilizar essa técnica: cardíacos, crianças, grávidas, pessoas em uso de tetraciclinas e citotóxicos e com história pessoal e familial de melanomas (relativo). Os efeitos colaterais mais comuns da ingesta são imediatos (náuseas, prurido, eritema e xerodermia). Também é possível ocorrerem efeitos tardios, como lentigos, fotoenvelhecimento, lesões cutâneas pré-neoplásicas e neoplásicas, além de dano ocular, como catarata.

Na psoríase, os resultados aparecem em 20 a 30 aplicações, com regressão das lesões em aproximadamente 80% dos casos. Impõe-se a terapêutica de manutenção (uma aplicação por semana, depois a cada 2 semanas e, finalmente, 1 vez por mês). De todos os métodos, é o que oferece recidivas mais tardias. No caso do vitiligo, a resposta terapêutica é mais demorada (meses de tratamento). Entre os cuidados especiais, estão o uso, durante o dia, de óculos com lentes especiais refratárias à penetração de UVA e à superexposição solar. A PUVA-terapia também pode ser feita com aplicação tópica de 8-MOP psoralênica a 0,1 a 1%, meia hora antes da exposição solar; após isso, a área deve ser abundantemente lavada; outra forma de uso tópico do psoraleno é o *bath*-PUVA (banhos de imersão e exposição ao UVA após 15 a 20 min). Em casos específicos (psoríase palmoplantar), são utilizados aparelhos apropriados para mãos e pés. Ademais, na psoríase, a associação de retinoide à PUVA (*RePUVA*) e a associação de calcipotriol local são medidas úteis. A PUVA-terapia em circulação extracorpórea – fotoferese – tem alcançado bons resultados na síndrome de Sézary porque, sendo o linfócito mais sensível à radiação, é destruído primeiramente. É um método promissor, principalmente para o tratamento da doença enxerto *versus* hospedeiro.

UVA1

A fototerapia com UVA1, diferentemente da PUVA, não necessita do uso de psoralenos. É dividida em três faixas de energia: baixa dose (10 a 20 J/cm^2); dose intermediária (> 20 a 70 J/cm^2); e alta dose (> 70 a 130 J/cm^2). As lâmpadas empregadas são de halogenetos metálicos de alta emissão (inexistentes no Brasil), as quais emitem altas doses de energia (130 J/cm^2). Essa modalidade é utilizada em poucas clínicas de dermatologia no mundo, pois implica alta emissão de calor e tempo prolongado de exposição. Atualmente, no Brasil, são utilizadas como opção as lâmpadas fluorescentes UVA1, comercializadas pela Philips (TL10R 100W). Como é recente no nosso meio, a eficácia da modalidade ainda está sendo avaliada nos centros em que a terapêutica é empregada.

Fototerapia com UVB-311 nm

A observação de que as radiações ultravioleta de comprimentos de onda de 300 a 313 nm tinham um efeito favorável sobre as lesões de psoríase possibilitou o desenvolvimento de uma lâmpada que, nessa faixa, fosse menos eritematogênica e mais eficaz na redução do infiltrado inflamatório das lesões dessa condição cutânea. Surgia assim a lâmpada Philips TL01, que emite raios UVB em uma estreita faixa de 311 a 312 nm (*narrow-band, NB-UVB*). Como essas lâmpadas são do tipo fluorescente, os mesmos equipamentos utilizados para a PUVA podem ser adaptados.

Estabelecida a DEM, as sessões são iniciadas com 50 a 70% da DEM; em média 2 a 3 sessões semanais. A dose inicial também pode ser estabelecida conforme o fotótipo do paciente: no fotótipo I, recomenda-se começar com 130 mJ/cm^2; no II, com 220 mJ/cm^2; no III, com 260 mJ/cm^2; no IV, 330 mJ/cm^2; no V, 350 mJ/cm^2; e 400 mJ/cm^2 no VI. É uma modalidade terapêutica alternativa à PUVA; no entanto, a última continua a ser mais eficaz para formas mais graves de psoríase, com lesões espessas. É opção terapêutica nos casos iniciais de psoríase, parapsoríase, dermatite seborreica, dermatite atópica, linfoma cutâneo de linfócitos T, doença enxerto *versus* hospedeiro e casos de prurido idiopático, como os de origem hepática e diabetes melito. O *NB-UVB* em relação à PUVA tem as seguintes vantagens: não necessita da substância fotossensibilizante (psoraleno) com todos os seus possíveis inconvenientes, inclusive custo; não é contraindicado na infância, gravidez ou lactação. Atualmente, é a modalidade mais empregada, demonstrando eficácia.

O mecanismo de ação da fototerapia é muito diversificado. A RUV B induz a formação de dímeros de pirimidina no DNA; e a RUV A, na presença do psoraleno, induz a formação de fotoadutos psoraleno-pirimidina que subsequentemente suprimem a síntese de DNA; a expressão do gene supressor *P53* se eleva, reduzindo, assim, a atividade do ciclo celular. Essa redução na síntese de DNA explica a sua eficácia no tratamento de doenças proliferativas como a psoríase e a micose fungoide. Exerce também importante atividade sobre o sistema imune com redução na população das células de Langerhans, diminuição da produção da interleucina (IL)-1, IL-2, IL-6, IL-8, IL-17 pelos linfócitos T, da degranulação e liberação dos mediadores dos mastócitos assim como prostaglandinas. Está bem comprovada a sua capacidade bacteriostática sobre o *Staphylococcus aureus*, assim como a redução na produção de superantígenos por essa bactéria, o que justifica a boa eficácia quando empregada no tratamento, sobretudo da dermatite atópica.

Contraindicações absolutas para essa modalidade terapêutica são: xeroderma pigmentoso e lúpus eritematoso. Entre as relativas, estão: história de câncer cutâneo não melanoma, doenças por fotossensibilidade, tratamento prévio com radioterapia ou uso de arsênico e imunossupressão para pacientes com transplante de órgãos; alguns autores consideram o melanoma contraindicação relativa.

Eventos adversos na fototerapia com UVB podem ser imediatos ou tardios. Entre os primeiros, estão: eritema, xerodermia, prurido, formação de bolhas por queimadura e aumento de episódios de herpes simples; já os tardios são fotoenvelhecimento e fotocarcinogênese.

O maior problema para implementar a terapia consiste na logística para o paciente, que deve se deslocar até a clínica. A fototerapia em domicílio é interessante para pacientes com nível de esclarecimento e comprometimento quanto à necessidade de se respeitarem o tempo e o número de exposições.

Laser em dermatologia

Emmanuel França ◆ Hernan E. Duque R.

Conceito

A palavra *laser* é um acrônimo que corresponde a ***l**ight **a**mplification by **s**timulated **e**mission of **r**adiation*, que significa "amplificação de luz por emissão estimulada de radiação", em que a luz é uma radiação eletromagnética cuja energia é transmitida em ondas pelo espaço por meio de partículas chamadas "fótons".

Os princípios do *laser* se baseiam na Teoria Quântica de Einstein, a qual estabelece que, quando um átomo excitado passa a um estado estável, ele libera um fóton de luz com comprimento de onda específico que, por sua vez, atuará sobre outro átomo excitado, que liberará outro fóton de iguais características e, desse modo, a resposta irá se ampliando, gerando um feixe de luz composto de fótons sincrônicos no tempo e no espaço.

Trata-se de uma emissão de luz *monocromática*, ou seja, apresenta um único comprimento de onda, que é dado pelo átomo ou pela molécula estimulada (meio); *coerente*, o que significa que as ondas estão em uma mesma fase no tempo e no espaço; e *colimadas*, ou seja, as ondas são paralelas e, por serem não divergentes, conservam a energia da luz, sendo isso, portanto, uma consequência direta da *coerência* (Figura 78.1).

Existem múltiplas fórmulas físicas para entender o que é o *laser* e o seu funcionamento, mas em termos práticos é importante saber que:

- a *potência* é expressa em watts (W)
- a *energia* é expressa em joules (J)
- a *duração do pulso* pode ser expressa em segundos, milissegundos, microssegundos, nanossegundos, picossegundos ou femtossegundos, dependendo do equipamento
- a *fluência* (densidade de energia) é outro termo que significa energia por unidade de área para um tempo específico (F = joule/cm^2).

A composição dos equipamentos de *laser* é descrita a seguir (Figura 78.2):

Meio ativo. É a substância que confere as características especiais e o nome a cada equipamento. Pode ser gasoso (CO_2, argônio, *excimer*), líquido (corantes) ou sólido (rubi, neodímio, alexandrita).

Tubo de ressonância. É a estrutura que contém o meio ativo.

Fonte desencadeadora. Produz o estímulo inicial e pode ser elétrica, óptica, mecânica ou química.

Espelhos. Estão localizados em cada extremidade do tubo de ressonância. Um deles reflete totalmente os fótons e o outro os reflete parcialmente, sendo por este último que sai o feixe de luz.

Sistemas de entrega. Podem ser por fibra óptica ou braços articulados.

As formas de condução dos diferentes *lasers* podem ser:

- contínua: na qual a energia é constante
- pseudocontínua: com pulsos rápidos que parecem contínuos
- pulsada: a energia é transformada em calor rapidamente; provoca menos alterações teciduais; os pulsos podem ser longos (*Flash-Lamp*) ou curtos (*Q-switched*).
- A maioria dos *lasers* usados na dermatologia é de modo pulsado, sendo o contínuo usado como *laser* cirúrgico de corte (p. ex., CO_2).

Na *interação laser-tecido*, devem-se considerar os seguintes aspectos, que serão discutidos a seguir:

- comportamento sobre o tecido
- cromóforo
- fototermólise seletiva
- tempo de relaxamento térmico.

Comportamento da luz sobre os tecidos. A luz, ao entrar em contato com a superfície da pele, pode ser: absorvida, provocando um grande efeito local; difundida, o que causa um efeito inespecífico; transmitida a tecidos internos sem causar efeito na superfície; e refletida, tendo um efeito reduzido (Figura 78.3).

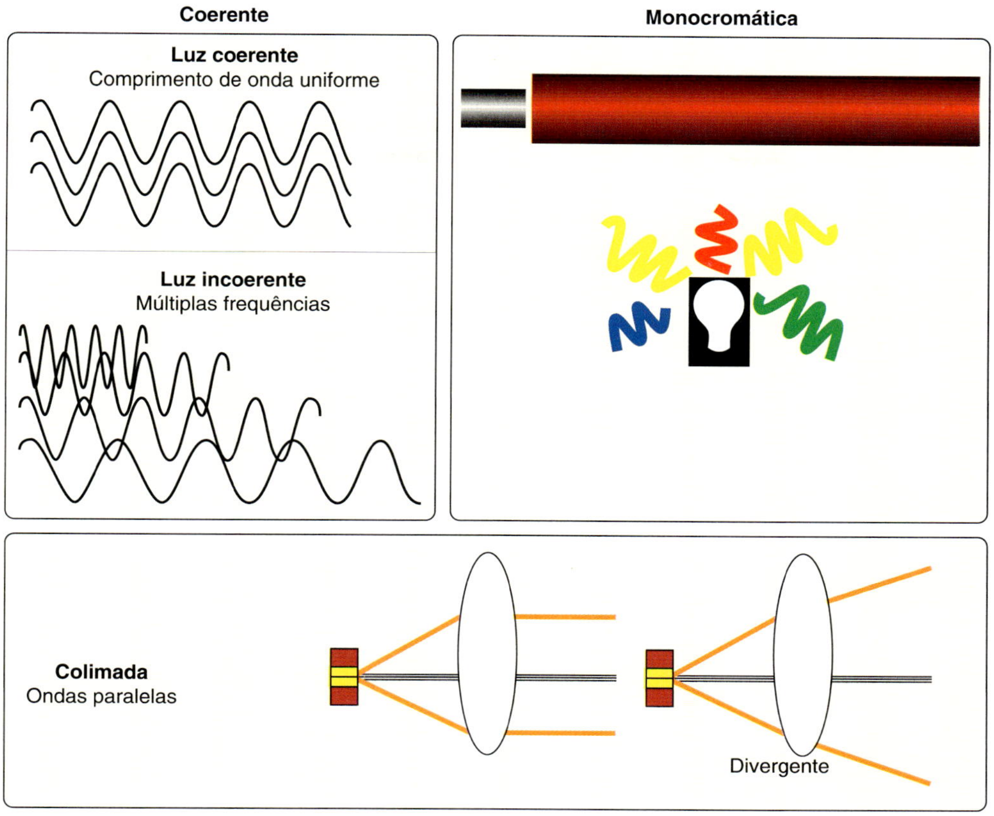

Figura 78.1 Características da luz *laser*.

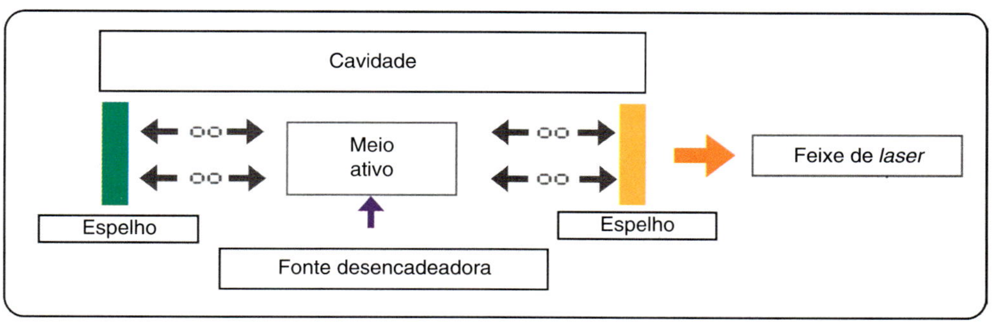

Figura 78.2 Esquema do equipamento *laser*.

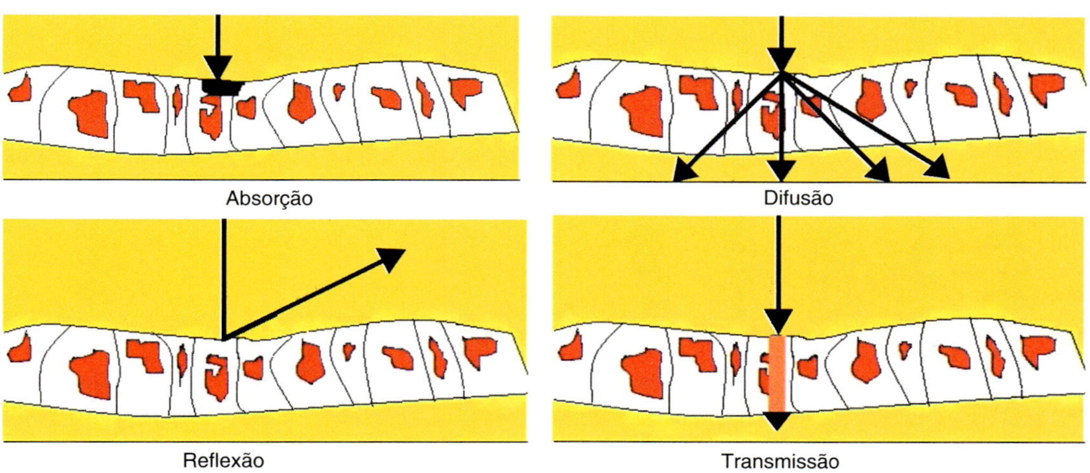

Figura 78.3 Comportamento sobre o tecido.

Cromóforos e fototermólise. Os cromóforos são átomos ou grupo de átomos que absorvem a luz do *laser* de maneira específica. Os cromóforos mais importantes da pele são a água, a hemoglobina e a melanina. Quando a luz é absorvida pelo cromóforo, há produção de calor intenso, causando a destruição exclusivamente do tecido que contém o cromóforo. Esse é o conceito de *fototermólise seletiva*. Na Figura 78.4, observam-se os espectros heterogêneos dos cromóforos, os quais permitem a fototermólise seletiva.

Tempo de relaxamento térmico (TRT). Tempo que o tecido irradiado demora para perder 50% do calor sem conduzi-lo aos tecidos vizinhos. O TRT tem relação direta com a espessura do tecido. A duração do pulso deve ser igual ou menor que o TRT, ou seja, o pulso deve ser suficientemente longo para destruir o tecido-alvo e capaz de não difundir calor aos tecidos vizinhos. O TRT da pele é de 695 milissegundos; o dos melanossomos varia de 50 a 100 μs; e, nos vasos sanguíneos, depende do diâmetro de cada vaso.

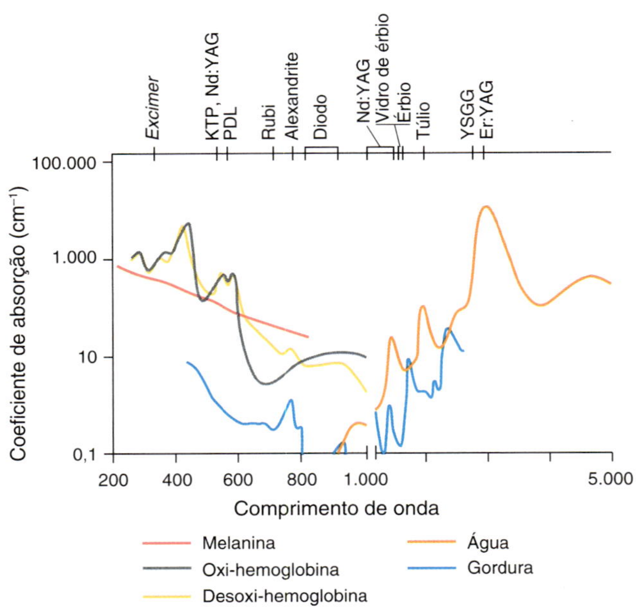

Figura 78.4 Espectro de absorção dos *lasers*.

Os efeitos da luz do *laser* nos tecidos ocorrem pelos seguintes mecanismos:

- *fotoacústico:* com os *lasers Q-switched* (QS), cuja duração de pulso está na faixa dos nanossegundos e, neste período, provocam a explosão do tecido. Existem já equipamentos com durações de pulso em picossegundos, nos quais a amplitude do pulso é 100 vezes mais curta quando comparada aos equipamentos de nanossegundos
- *fotoablativo: excimer*
- *térmico:* corte, vaporização ou coagulação (mais comuns)
- *não térmicos ou fotobioquímicos:* são de baixa densidade de potência e requerem fotorreceptores endógenos ou exógenos. Exemplo desse tipo é a *terapia fotodinâmica* (*TFD*). Igual mecanismo de ação ocorre com as luzes emitidas pelos diodos (*LED*). Esses processos são chamados *fotobioestimulação*.

A proteção da epiderme com sistemas de resfriamento (*cooling device*) eficientes reduz o risco de efeitos colaterais, aumenta a tolerabilidade do paciente e torna possível o uso de fluências mais elevadas para aumentar a eficácia do tratamento.

Na Figura 78.5 estão ilustradas as profundidades de penetração dos diversos tipos de *laser*, e no Quadro 78.1 são apresentados os comprimentos de onda e suas principais indicações.

Lasers para lesões vasculares

A oxi-hemoglobina é o cromóforo nas lesões vasculares, tendo picos de absorção de 418 nm, 517 nm, 542 nm e 577 nm. A luz absorvida pelo cromóforo produz aquecimento do sangue, alteração do endotélio e obliteração do vaso. É necessário reconhecer a classificação das lesões vasculares em malformações ou em tumores, bem como as diferenças na patogênese e na evolução para estabelecer adequadamente o diagnóstico, a terapêutica e o prognóstico. As malformações vasculares subdividem-se, por sua vez, em: baixo e alto fluxo, podendo ser complexas e combinadas.

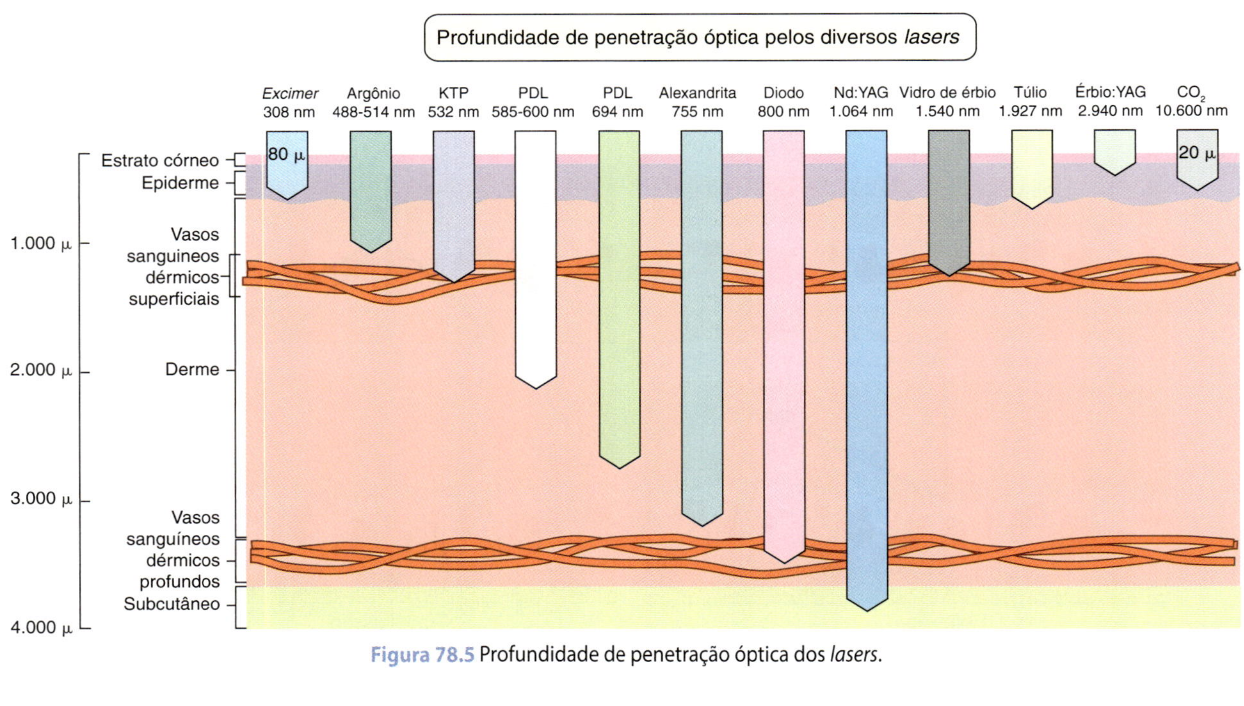

Figura 78.5 Profundidade de penetração óptica dos *lasers*.

Quadro 78.1 *Lasers* – comprimentos de onda e suas indicações.

Tipo de *laser*	Comprimento	Indicações de onda (nm)
Excimer	308	Psoríase, vitiligo
Argônio (CW)	418/514	Lesões vasculares
Fosfato de titanil potássio (KTP)	532	Lesões vasculares, lesões pigmentadas
Laser de corante pulsado (*Dye*)	585/595	Lesões vasculares
Nd:YAG	532	Lesões pigmentadas, tatuagens com cor amarela, vermelha e laranja
Nd:YAG, pulso longo	1.320	Rejuvenescimento dérmico não ablativo
Nd:YAG QS	1.064	Lesões pigmentadas, tatuagem com cor azul, preta ou verde
Nd:YAG de pulso longo	1.064	Remoção de pelo, veias nas pernas, rejuvenescimento não ablativo
Luz intensa pulsada (LIP = IPL)	515 a 1.200	Lesões pigmentadas superficiais, lesões vasculares, estrias, remoção de pelo, rejuvenescimento não ablativo
Rubi QS	694	Lesões pigmentadas, tatuagem com cor azul, preta ou verde
Rubi de pulso longo	694	Remoção de pelo
Alexandrita QS	755	Lesões pigmentadas, tatuagem com cores azul e verde
Alexandrita de pulso longo	755	Remoção de pelo, veias nas pernas
Diodo	800-810	Remoção de pelo, veias nas pernas
Diodo pulso longo CW	1.450	Rejuvenescimento não ablativo, acne
Vidro de érbio	1.540	Rejuvenescimento não ablativo
Érbio:YAG pulsado	2.490	Rejuvenescimento ablativo, lesões epidérmicas
Dióxido de carbono CW	10.600	Queilite actínica, verrugas, rinofima, tumores benignos, cirurgia
Pulsado	10.600	Rejuvenescimento ablativo, lesões epidérmicas, dérmicas

As de baixo fluxo compreendem as venosas, as linfáticas e as capilares. Nas capilares, são encontrados: mancha vinho do Porto, telangiectasias e angioqueratomas, que são suscetíveis ao tratamento com *laser*.

Para decidir sobre o tratamento, deve-se ter em consideração: minimizar a ansiedade, prevenir complicações com risco à vida, evitar tratamentos agressivos se não forem necessários e prevenir ou tratar ulcerações.

Em geral, as malformações capilares respondem melhor aos tratamentos com *laser* que os tumores e estes últimos respondem melhor a terapias farmacológicas em comparação às malformações.

Os principais *lasers* usados para este fim são: *pulsed dye laser* (PDL), *neodymium yttrium-aluminum-garnet (Nd:YAG) laser* e o *potassium titanyl phosphate (KTP) laser*. Em alguns casos, utiliza-se também a luz intensa pulsada. Os *flash-lamp-pumped pulsed dye laser* (PDL) de 585 nm, 595 nm e 600 nm são, no momento, o padrão para o tratamento de lesões vasculares mais superficiais e de menor diâmetro. Quanto menor o comprimento de onda, maior será a afinidade também pela melanina, podendo ocorrer alterações pigmentares ao tratar vasos da superfície da pele. Há equipamentos que combinam no mesmo aparelho o PDL e o Nd:YAG, tornando-os mais versáteis e mais efetivos. O *laser* de argônio de 488 nm foi substituído porque era intensamente absorvido pela melanina e apresentava elevado risco de cicatrizes hipertróficas. As manchas vinho do Porto requerem seis ou mais sessões, sendo algumas resistentes, principalmente as mais profundas, com espessuras superiores a 1,5 mm e localizadas no centro da face ou nas extremidades (Figuras 78.6 e 78.7). A púrpura é o principal efeito colateral dos PDL, em decorrência de imediata hemorragia microvascular, trombose e aparecimento de vasculite tardia.

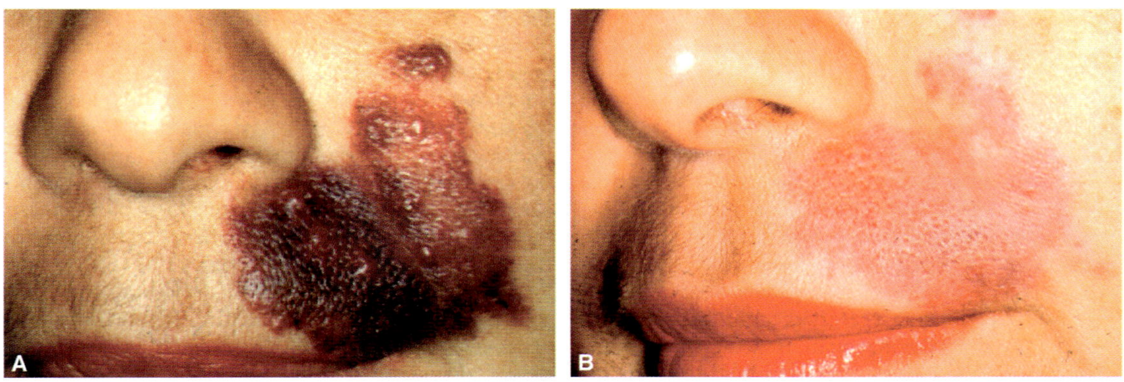

Figura 78.6 Mancha vinho do Porto tratada com LIP: antes (**A**) e após 5 sessões (**B**).

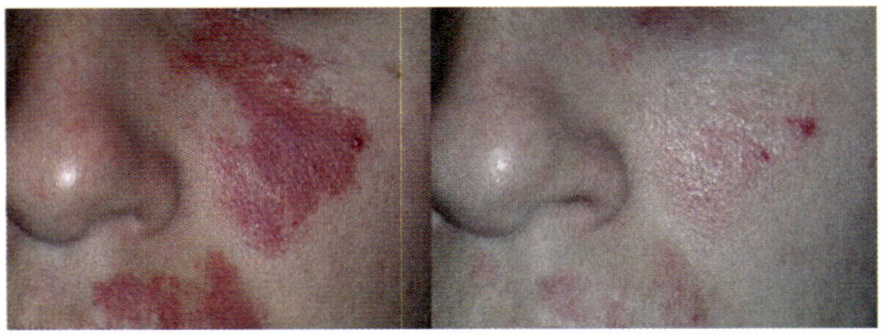

Figura 78.7 Malformação vascular tratada com LIP.

A LIP não é propriamente um *laser*, embora obedeça ao princípio da fototermólise seletiva. É uma luz não coerente emitida por uma lâmpada de xenônio com espectro de ondas contínuas entre 515 e 1.200 nm, desenvolvendo picos altos de energia em pulsos rápidos. O emprego de filtros (560 nm, 590 nm, 640 nm) possibilita uma seleção (*cut-off*) dos comprimentos de onda, simulando os *lasers* (Quadro 78.2).

Uma das aplicações com maior utilidade na prática diária da dermatologia e que tem muito bom resultado é a rosácea nas suas diversas apresentações. Em qualquer das indicações, a principal precaução a ser tomada é que o paciente a ser tratado não tenha sofrido exposição solar recente ou tenha fotótipo V ou VI.

Quadro 78.2 *Lasers* pulsados para remoção de lesões vasculares, além da luz intensa pulsada.

Tipo de *laser*	Comprimento de onda	Duração do pulso
KTP	532 nm (verde)	1 a 200 ms
Dye laser	585 nm (amarelo), 590 nm, 595 nm, 600 nm	450 ms, 1,5 ms, 0,5-40 ms
Alexandrita	755 nm (vermelho)	3-20 ms
Diodo	800, 810, 930 nm	1-1.000 ms
Nd:YAG	1.064 (IR)	1-500 ms
LIP	515-1.200 nm	0,5-20 ms

Quadro 78.3 *Lasers* para lesões pigmentadas.

Tipo de *laser*	Comprimento de onda	Duração do pulso
Picossegundo *alexandrite*	755 nm	750 ps
Q-switched ruby	694 nm	25-40 ns
Q-switched alexandrite	755 nm	50-100 ns
Q-switched Nd:YAG	532-1.064 nm	5 a 7 ns

Lasers para lesões pigmentadas

O pigmento endógeno envolvido é a melanina. O alvo do *laser* é o melanossomo, cujo tempo de relaxamento térmico vai de 10 a 100 ns, porém qualquer *laser* com comprimento de pulso menor que 1 μs pode seletivamente lesá-lo. O espectro de absorção da melanina (de 250 a 1.200 nm) torna possível que qualquer *laser* produtor de luz ultravioleta, visível e infravermelha remova pigmentações melânicas não desejadas em algum grau.

Os *lasers* vermelhos são representados pelo *Q-switched ruby laser* – QSRL (694 nm) e pelo *Q-switched alexandrite* (755 nm). Seus longos comprimentos de onda penetram mais profundamente na derme, tendo indicação formal para o tratamento do nevo de Ota.

Seu mecanismo de ação envolve fototermólise seletiva, ruptura mecânica fotoacústica e alteração química do alvo tecidual. As partículas de pigmento, fragmentadas, são removidas (capturadas) pelos vasos linfáticos. Há perda nas crostas epidérmicas e refagocitação por células dérmicas.

O grande comprimento de onda do *Q-switched* Nd:YAG (1.064 nm – *laser* infravermelho) possibilita penetração dérmica profunda e melhor reação nas peles mais escuras, tendo resposta semelhante ao rubi e à alexandrita no tratamento dos nevos de Ota e Ito, com um número de aplicações variável de 5 a 15 vezes, com intervalos mensais (Quadro 78.3).

Como regra geral, os lentigos solares são tratados 1 ou 2 vezes com boa resposta em torno de 70% dos casos. Já as manchas *café-au-lait* necessitam de 1 a 6 sessões em média, com resposta de 33%; a repigmentação acontece em 50% dos pacientes depois de 1 ano. O nevo *spilus* pode ser tratado eficientemente com o *QSRL*. As lesões pigmentadas das membranas mucosas podem ser removidas facilmente. Já o melasma, as pigmentações pós-inflamatórias e o nevo de Becker não podem ter o QSRL rotineiramente recomendado para o seu tratamento.

O melasma merece considerações especiais. Sem dúvida, o tratamento de escolha continua a ser medicamentoso, embora haja evidência de melhora adicional quando são utilizados *lasers* QS ou IPL com fluências baixas. A probabilidade de recorrência é alta se não houver uma aderência total ao tratamento. Com os mesmos aparelhos, empregando fluências elevadas, existe o risco muito alto de pigmentação pós-inflamatória ou hipopigmentações. Ultimamente, tem-se usado também *lasers* para o componente vascular pela evidência de vasos sanguíneos aumentados, tanto em número quanto em tamanho, comparado à pele não lesada, em certos tipos de melasma. O fator de crescimento endotelial vascular tem um papel fundamental na patogênese. Essa combinação consegue remissões mais prolongadas.

Lesões melanocíticas geralmente não são tratadas com esses *lasers*, pois células não pigmentadas, existentes nas proximidades das lesões melanocíticas, não absorvem a luz do QSRL e, assim, não reagem a essa forma de tratamento. Não existem informações suficientes sobre o risco de essas células se tornarem malignas. A redução das células névicas superficiais é observada histologicamente, mas não há redução na derme reticular profunda. São exceções os nevos de Ota e Ito, para os quais não existem terapêuticas alternativas.

A maior parte dos pigmentos das tatuagens responde bem a esses *lasers*, com exceção do vermelho para o rubi e do verde para o *Nd:YAG*. O *laser Q-switched Nd:YAG* tem a particularidade de, em alguns equipamentos, multiplicar sua frequência por 2 e conseguir um fluxo adicional de 532 nm, o qual é muito útil para as cores escuras e o vermelho, além de atuar de maneira excepcional nos lentigos e nas manchas *café-au-lait*. As cores verdes respondem bem ao *laser* de alexandrita (755 nm). Os pigmentos brancos ou da cor da tonalidade da pele podem apresentar escurecimento imediato e permanente ao serem expostos ao *laser*. As tatuagens amadoras clareiam após 4 a 6 sessões, em média, ao passo que as tatuagens profissionais requerem mais 2 a 4 sessões adicionais. Eventualmente podem surgir bolhas e, em alguns pacientes, quando se usa uma fluência elevada, pode haver sangramento no momento da aplicação. Despigmentação transitória pode ocorrer em 1 a 5% dos casos (Figura 78.8).

Já existe uma nova tecnologia cuja duração do pulso é de 750 ps. O meio ativo é alexandrita (755 nm). Tem se mostrado efetivo em tatuagens coloridas e em lesões pigmentadas benignas com menos sessões do que com os QS anteriores, apresentando menos efeitos adversos, inclusive menor despigmentação pós-inflamatória.

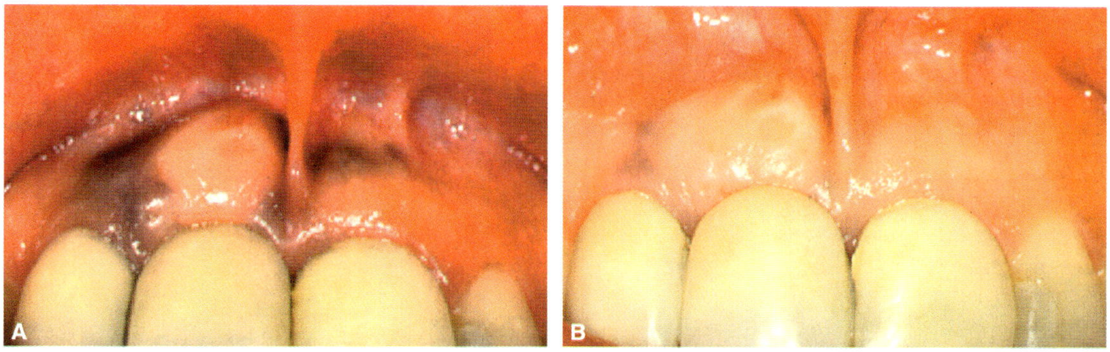

Figura 78.8 Tatuagem de amálgama tratada com *laser* rubi: antes (**A**) e após 5 sessões (**B**).

Lasers para rejuvenescimento

O *resurfacing* consiste em uma renovação cutânea por meio do *laser* com base no princípio da fototermólise seletiva, no qual o cromóforo é a água presente nas células. A epiderme e a derme papilar são retiradas com um mínimo de sangramento. É indicado principalmente para a correção das rugas causadas pelo fotoenvelhecimento e para cicatrizes de acne (Figura 78.9). Existem *lasers* ablativos e não ablativos, tendo cada um suas próprias indicações, contraindicações e efeitos colaterais.

Os *lasers* mais usados para esses procedimentos ablativos são o érbio de 2.940 nm e o CO_2 de 10.600 nm, infravermelho, sendo este a primeira escolha, por produzir melhor hemostasia e causar, além de renovação epidérmica, um aquecimento dérmico muito importante, que ajuda na remodelação do colágeno por estímulo aos fibroblastos.

Essa técnica pode ser válida em casos de queilite actínica, doença de Hailey-Hailey, doença de Darier, eritroplasia de Queyrat, entre outras. O princípio pelo qual a técnica é utilizada na doença de Hailey-Hailey é que o defeito estrutural só compromete as células epidérmicas, respeitando o epitélio folicular, a partir do qual a reepitelização vai se realizar.

O *laser* de CO_2 também pode ser empregado de maneira focalizada em diversas incisões cirúrgicas para remoção de tumores de etiologias variadas, em blefaroplastias ou na vaporização de tumores benignos (Figuras 78.10 a 78.15).

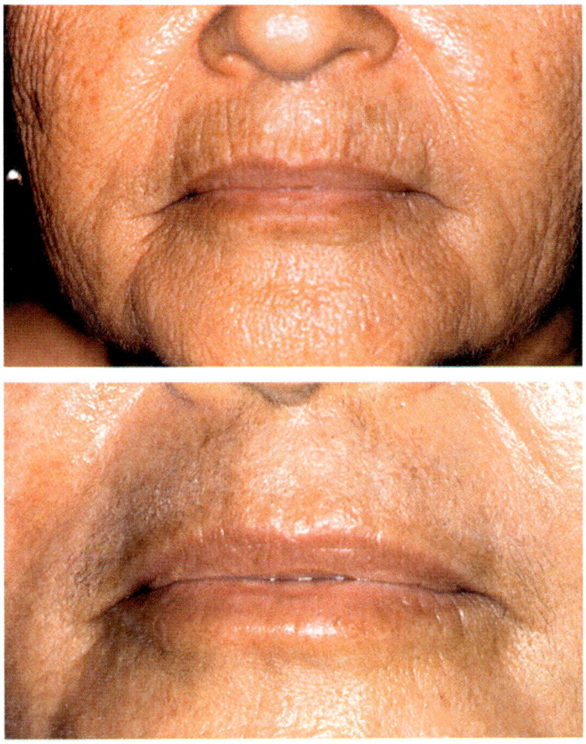

Figura 78.9 *Resurfacing* com *laser* de CO_2.

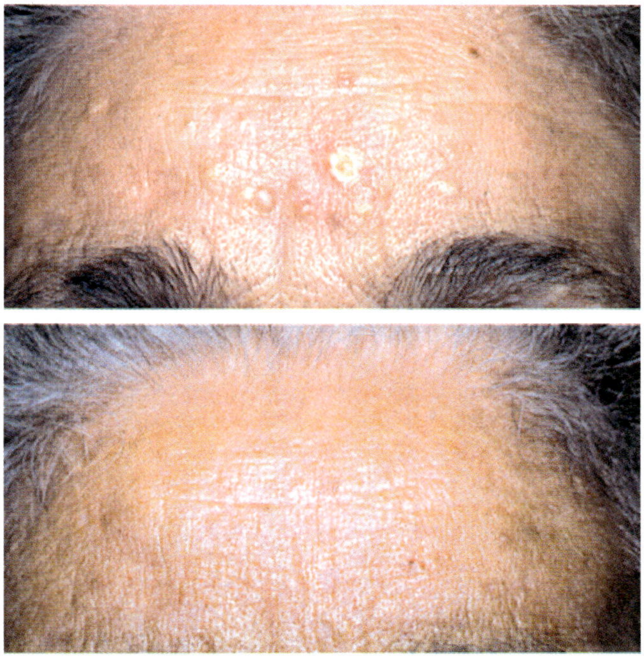

Figura 78.10 Hiperplasia sebácea tratada com *laser* de CO_2.

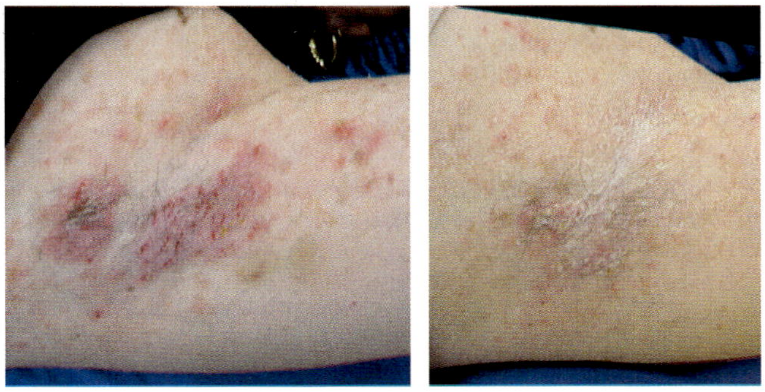

Figura 78.11 Paciente com Hailey-Hailey tratado com *laser* de CO_2.

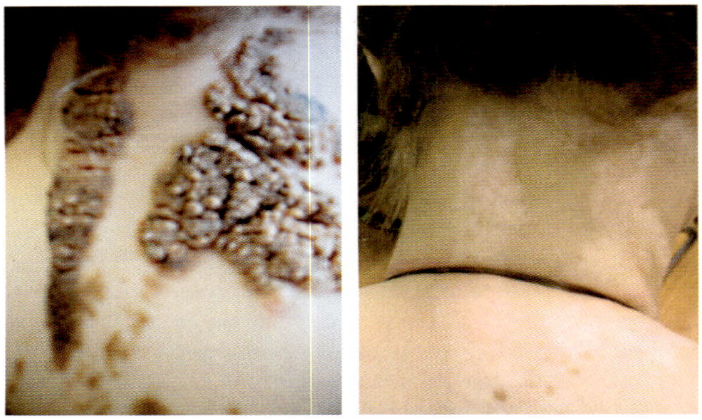

Figura 78.12 Paciente com nevo epidérmico sistematizado, tratado com *laser* de CO_2.

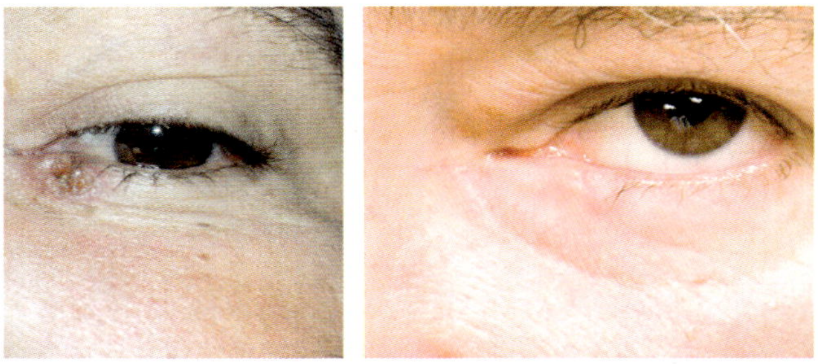

Figura 78.13 Paciente com carcinoma basocelular (CBC) tratado com *laser* de CO_2 e criocirurgia.

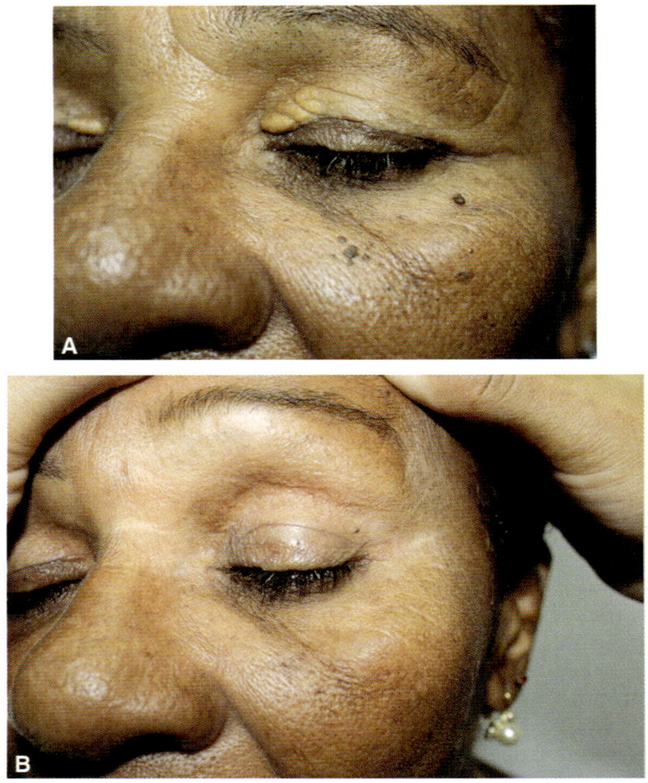

Figura 78.14 Xantelasma e dermatose papulosa *nigra* tratadas com *laser* de CO_2. **A.** Antes do procedimento. **B.** Depois do procedimento.

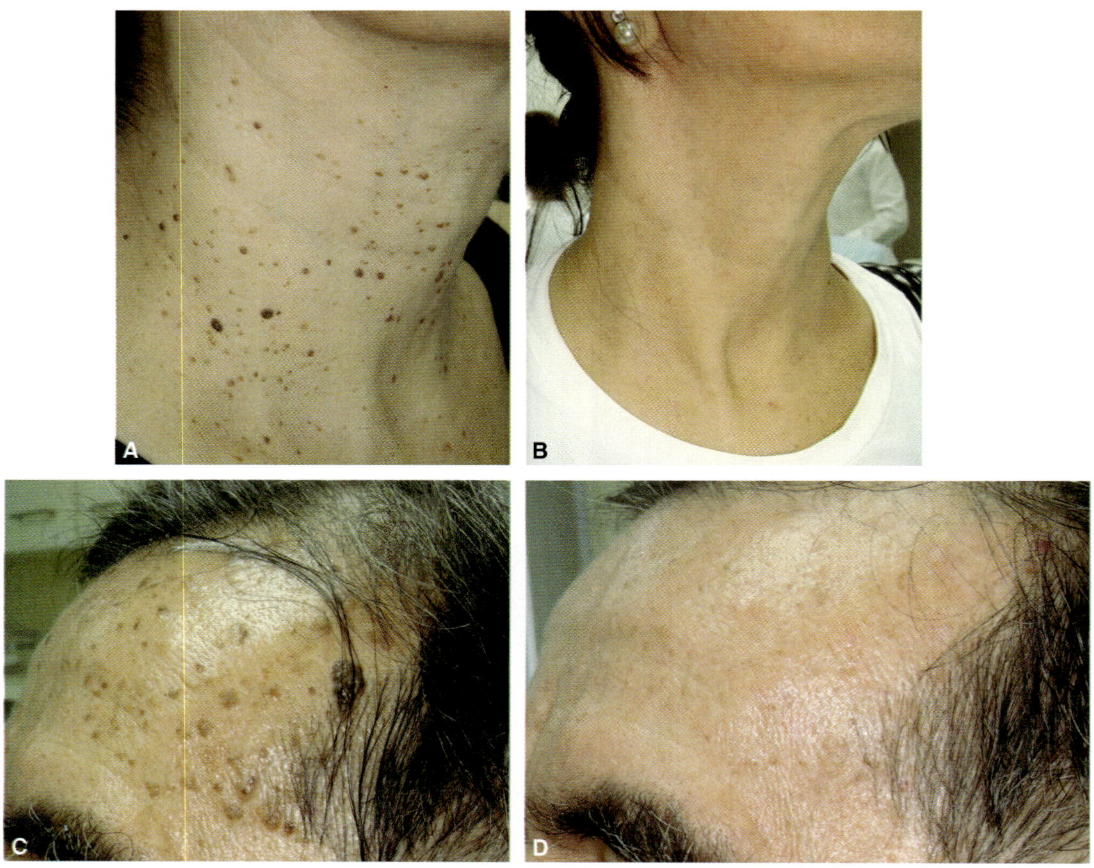

Figura 78.15 Ceratoses seborreicas tratadas com *laser* de CO_2. **A** e **C.** Antes do procedimento. **B** e **D.** Depois do procedimento.

Entre as complicações, há: eritema persistente, hipercromia, cicatrizes hipertróficas e uma hipo ou acromia permanente, que surge de modo tardio 6 a 12 meses após o procedimento. Essas complicações foram minimizadas com o advento do *laser* de CO_2 fracionado, o qual apresenta as seguintes vantagens:

- menor tamanho do *spot*, o que provoca, portanto, menor aquecimento e, consequentemente, menor eritema posterior
- menor densidade de padrão, deixando pontes intactas que permitem melhor relaxamento térmico e maior rapidez de recuperação
- o escaneamento dos *spots* é feito de maneira aleatória, e não sequencial, o que possibilita também um melhor relaxamento térmico.

O rejuvenescimento com *lasers* não ablativos ou LIP oferece uma alternativa aos *lasers* de *erbium*:YAG (Er-YAG) e CO_2, sem produzir *downtime* importante, para os pacientes com rugas discretas e cicatrizes. Têm-se desenvolvido múltiplos equipamentos com essas características que combinam diversos comprimentos de onda com uma emissão fracionada, mas cujo objetivo final é a preservação da epiderme e a lesão térmica da derme que melhora o fotoenvelhecimento pelo estímulo sobre o fibroblasto. Evidências histológicas, 6 meses após o tratamento, mostram aumento das fibras colágenas e elásticas na derme superficial, com aumento da celularidade e do depósito de mucina.

Lasers para remoção de pelos

A maioria dos *lasers* usados para a remoção de pelos destrói o pelo seletivamente, atingindo a melanina, o cromóforo natural do folículo. Comprimentos de onda entre 600 e 1.100 nm são efetivos em decorrência de sua boa absorção pela melanina e de sua profunda penetração na derme. Para remover os pelos de modo prolongado, é necessário destruir a região do *bulge*, da matriz do pelo ou da papila dérmica.

A perda permanente de pelos é obtida quando se aplica uma fluência adequada que leve à miniaturização do folículo, com sua degeneração e fibrose. Um índice de sucesso de até 95% pode ser obtido quando se usa o *laser* de diodo, principalmente com pulsos superiores a 20 ms. Uma perda a longo prazo de 15 a 35%, após cada sessão, é observada quando fluências adequadas, geralmente superiores a 30 J/cm^2, são usadas em pacientes com pelos terminais grossos e pretos.

O uso de sistemas de resfriamento (*cooling device*) pode reduzir a agressão à epiderme e a dor, principalmente em peles escuras. Nenhum dos *lasers* atualmente disponíveis consegue destruir bem pelos loiros ou brancos; sucessos limitados têm sido obtidos com o uso de *laser* de alexandrita ou LIP, mas só em fotótipos baixos (Quadro 78.4).

Lasers para outras condições da pele

O *laser* de CO_2 é, no momento, o equipamento mais indicado para os pequenos procedimentos cirúrgicos do consultório.

Quadro 78.4 *Lasers* para remoção de pelos.

Tipo de *laser*	Comprimento de onda	Duração do pulso
Rubi pulso longo	694 nm	1,2-3 ms
Alexandrita	755 nm	2-40 ms
Diodo	800 nm	5-100 ms
Nd:YAG pulso longo	1.064 nm	10-100 ms
LIP550	1.200 nm	Variável

A utilização do *laser* de CO_2 é de extrema utilidade na vaporização da maioria das lesões benignas da pele e mesmo em lesões malignas como o carcinoma basocelular (CBC) superficial (Quadro 78.5).

O cuidado com a fumaça liberada no ato cirúrgico é fundamental devido aos perigos potenciais para o paciente e sobretudo para o próprio médico, devendo-se sempre usar aspiradores.

O *laser* de Er:YAG tem um comprimento de onda de 2.940 nm, sendo 16 vezes mais absorvido pela água do que o *laser* de CO_2, o que faz com que seja menos efetivo na coagulação dos vasos; tendo em comum muitas de suas indicações.

Os queloides e as cicatrizes hipertróficas podem ser tratados com PDL, respondendo satisfatoriamente em percentuais que variam de 57 a 83%. Isso pode ser explicado pela destruição seletiva das estruturas vasculares nas cicatrizes, com resultante isquemia tissular, alteração do metabolismo do colágeno e indução da liberação de colagenase. Ainda se observa aumento dos mastócitos provocando uma resposta imunomediada. Outros equipamentos que têm se mostrado efetivos nestas indicações são os LIP, os *lasers* ablativos e os não ablativos.

Também se verificou que o uso do PDL (585 nm, 450 ms, 3 J/cm^2) levou à melhora de estrias, principalmente das pequenas. Os *lasers* de luz visível, a baixas fluências, estimulam a proliferação dos fibroblastos.

O PDL destrói seletivamente os capilares dérmicos superficiais; sendo assim, pode efetivamente tratar verrugas.

O *excimer laser* de 308 nm (comprimento de onda semelhante ao UVB *narrow-band*) é usado para o tratamento de lesões localizadas de psoríase e vitiligo.

Também existe evidência da eficácia dos *lasers* no tratamento de onicomicoses, sem ter ainda uma comparação com a terapia farmacológica.

O *laser* de CO_2 fracionado profundo pode ser útil no tratamento de ocronose exógena.

Considerações sobre a segurança com o uso dos *lasers*

Lesão ocular

É fundamental o uso de óculos protetores adequados, inclusive para *lasers* com duplo comprimento de onda. A lesão é comprimento de onda-dependente. Assim, *lasers* como o CO_2

Quadro 78.5 Indicações para uso dos *lasers* de CO_2 e Er:YAG.

Lesões benignas da pele	Lesões pré-malignas e malignas da pele
Acne – cicatrizes atróficas	Ceratoses actínicas
Acrocórdons	Queilite actínica
Angiofibromas	Doença de Bowen
Cicatrizes hipertróficas	Eritroplasia de Queyrat
Cisto mucoso	CBC superficial
Granuloma piogênico	
Hiperplasia sebácea	
Lentigos solares	
Nevo epidérmico	
Ceratoses seborreicas	
Rítides faciais	
Siringomas	
Tricoepiteliomas	
Verrugas	
Xantelasma	
Rítides não faciais (somente Er:YAG)	

e o *excimer*, que são absorvidos pela água, afetam a córnea. Os tipos 411, 510, 532, 577, 585, 694 e 1.064 nm são absorvidos pelo pigmento do epitélio retiniano. O argônio, 532 nmYAG, e *pulsed dye*, 585 nm, são absorvidos pela hemoglobina, provocando lesão vascular na coroide. Ocasionalmente pode causar cegueira.

Infecções

Devem-se usar luvas, máscaras e óculos protetores. Esporos de bactérias sobrevivem a baixas irradiâncias. Já se cultivou papilomavírus-humano (HPV) na fumaça após tratamento de verruga com *laser* de CO_2. Os evacuadores de fumaça devem ficar a 2 polegadas do campo cirúrgico. A fumaça pode ser carcinogênica. Fragmentos de tecidos produzidos pelos Q-*switched lasers* não são carbonizados e podem ser infectantes.

Fogo

A alta energia pode provocar combustão em contato com: oxigênio, metano (ter cuidado perto do tubo endotraqueal e da região perineal), cabelo, produtos de papéis e roupas. Áreas próximo ao campo cirúrgico devem ser protegidas com compressas úmidas para evitar combustão.

Choque elétrico

Lasers requerem altas voltagens. Mortes já foram relatadas.

Terapia fotodinâmica

Maria Claudia Almeida Issa

Conceito

A combinação de luz e produtos químicos para tratar doenças de pele é amplamente praticada na dermatologia. Na terapia fotodinâmica (TFD), uma reação química ativada por luz é usada para destruição seletiva de um tecido. A reação requer um produto químico fotossensível no tecido-alvo e uma fonte de luz. A reação fotoquímica, desencadeada devido ao oxigênio, produz radicais livres e, principalmente, oxigênio *singlet*, que são citotóxicos.

Pesquisas clínicas culminaram com aprovação mundial da TFD para tratamento de câncer de bexiga, esôfago e pulmão. A utilização dessa terapia na dermatologia, em muitos centros do mundo, tem revelado eficácia no tratamento de lesões pré-malignas, câncer e de algumas doenças benignas da pele.

Histórico

O uso de fotossensibilizantes químicos para tratamento de doenças da pele já ocorria no antigo Egito, na Índia e na Grécia: extratos botânicos e luz eram utilizados para tratar psoríase e vitiligo. Esse conceito é conhecido como "fotoquimioterapia" e representa a base das diferentes terapias, como PUVA, fotoforese extracorpórea e terapia fotodinâmica.

A era da TFD foi iniciada em 1900 por Raab, que observou a morte de *Paramecium caudatum* depois da exposição de luz na presença de corante. Subsequentemente, em 1904, von Tappeiner e Jesionek usaram eosina tópica e luz visível para tratamento de tumores da pele, condiloma e lúpus vulgar. No início dos anos 1960, Lipson e Schwartz, na Clínica Mayo, usaram hematoporfirina em pacientes submetidos à cirurgia, para fluorescência de tecido neoplásico, demonstrando localização tumoral do fotossensibilizante.

A expansão clínica da TFD se deve ao trabalho pioneiro de Dougherty *et al.*, que apresentaram aplicação bem-sucedida dessa técnica para tratamento de câncer cutâneo e outras malignidades, em 1978. Para evitar as limitações dos fotossensibilizantes de uso sistêmico, como fotossensibilidade prolongada, investigadores começaram a estudar agentes fotossensibilizantes que pudessem ser usados topicamente. Em 1990, Kennedy *et al.* introduziram o ácido 5-aminolevulínico (5-ALA) como novo agente fotossensibilizante. Esse é um profármaco com capacidade de penetrar o estrato córneo em uma variedade de tumores cutâneos, bem como as glândulas sebáceas. Os autores observaram que o ácido 5-ALA pode ser transformado, dentro das células, em derivado porfirínico altamente fotoativo, a protoporfirina IX.

Em 1999, pesquisas resultaram em aprovação pela Food and Drug Administration (FDA) do ácido 5-aminolevulínico, Levulan Kerastick® (Dusa Pharmaceuticals, Inc.) para tratamento de ceratoses actínicas múltiplas do segmento cefálico. Em 2001, na Europa, o metilaminolevulinato (MAL 16%), Metvix® (PhotoCure ASA) foi aprovado para tratamento de ceratoses actínicas e carcinoma basocelular (CBC). Em 2004, MAL foi aprovado para tratamento de ceratoses actínicas nos EUA. No Brasil, o Metvix® foi aprovado para tratamento de ceratoses actínicas e para CBC em 2006. Em 2009, o Metvix® também foi aprovado para tratamento da doença de Bowen. Uma nova apresentação farmacêutica de MAL a 20% deverá ser comercializada em futuro próximo.

Em 2014, foi aprovada no Brasil a TFD com a luz do dia, em substituição à luz visível artificial (lâmpada de LED) usada na TFD convencional (TFD-c). Essa nova modalidade é chamada mundialmente, em inglês, *day light* terapia fotodinâmica (DLTFD). Está aprovada para tratamento de ceratoses actínicas e campos de cancerização, mantendo a eficácia da TFD-c, sem seus efeitos colaterais.

Fotossensibilizantes

Um fotossensibilizante ideal deve ser minimamente tóxico, penetrar mais rapidamente no tecido anormal (alvo) do que no tecido normal, ser rapidamente eliminado do tecido normal, ser ativado por comprimento de onda que penetre adequadamente no tecido-alvo e ser capaz de produzir grande quantidade de produtos citotóxicos. A utilização de fotossensibilizantes sistêmicos é limitada pela fotossensibilização prolongada (4 a 6 semanas). A principal vantagem da utilização de TFD tópica é a fotossensibilidade limitada à área tratada e à duração de poucos dias, aproximadamente 2.

Os fotossensibilizantes utilizados em terapias dermatológicas são, em geral, produzidos endogenamente, depois de aplicados na pele. Penetram no tecido-alvo e no tecido normal adjacente. Os fotossensibilizantes podem ser derivados de porfirinas ou não. As porfirinas absorvem a luz em diferentes comprimentos de onda, com absorção máxima próximo de 400 nm e em outros 4 picos de menor absorção entre 500 e 635 nm. Outros fotossensibilizantes incluem o derivado de benzoporfirina usado para tratamento de CBC. O SnET2 (tinetiletiopurpurina) é usado para CBC, metástase cutânea de câncer de mama, sarcoma de Kaposi e câncer prostático. É administrado por via intravenosa, e alguns pacientes apresentam fotossensibilidade por até 30 dias. A mono-1-aspartilclorina e6 (Npe6) é um fármaco de administração intravenosa que tem sido usado para tumores cutâneos, mamários e do trato geniturinário.

Ácido aminolevulínico e metilaminolevulinato

O ácido aminolevulínico (ALA) é um precursor da protoporfirina IX (PpIX), composto fotossensível. A formação de PpIX ocorre pela via de biossíntese do heme. A PpIX pode ser sintetizada localmente, por esta via, em todas as células nucleadas. O acúmulo de PpIX no tecido tumoral ocorre, provavelmente, pela atividade reduzida da ferroquelatase e pelo aumento da atividade da porfobilinogênio deaminase.

A penetração do ALA é influenciada pela espessura da pele e pela ocorrência de lesões cutâneas. O ALA tem maior penetração sobre pele alterada, como nas ceratoses actínicas, dano solar, abrasões, inflamação. A quantidade anormal de queratina nos carcinomas facilita a penetração do ALA. A penetração também é facilitada pela curetagem prévia das lesões.

O MAL é um derivado esterificado do ALA; por ser lipofílico, é esperado que o MAL penetre mais facilmente e mais profundamente nas lesões. É descrita maior seletividade do MAL às células neoplásicas, quando comparado ao ALA.

Fontes de luz

A fonte de luz a ser utilizada para a TFD deve emitir comprimentos de onda no espectro de absorção do fotossensibilizante. Os picos de absorção das porfirinas são 410 (máximo), 505, 540, 580 e 630 nm. A fotoativação depende da quantidade de luz absorvível que alcança o fotossensibilizante no tecido-alvo, e o comprimento de onda adequado depende da profundidade do tecido-alvo e da capacidade de absorção do fotossensibilizante.

Lasers e não *lasers* têm sido usados com sucesso na TFD para tratamento dermatológico. Entre os *lasers*, estão o de vapor de ouro (628 nm) e os *pumped dye lasers*, *lasers* de corante bombeados por vapor de cobre, Nd-YAG e de argônio. As fontes de luz policromática são mais econômicas do que os *lasers*. Elas incluem desde projetores de *slides* modificados (400 a 650 nm) até lâmpadas de xenônio (600 a 660 nm) e halogênio (600 a 800 nm) que produzem luz filtrada para excluir a emissão de luz infravermelha. A luz intensa pulsada (LIP) emite de 590 a 1.200 nm e tem sido usada para remoção de ceratoses actínicas simultaneamente ao fotorrejuvenescimento.

As lâmpadas LED (*light-emitting diode*) são usadas com frequência para TFD tópica. Elas podem emitir luz com comprimentos de onda azul, como a BLU-U® (Dusa Pharmaceuticals), bem como a BI-LIGHT® (Alma Lasers), que pode emitir, separada e/ou simultaneamente, luz com comprimento de onda azul e vermelho. O Aktilite® (Galderma) usado com o MAL emite luz de comprimento de onda vermelho.

Recentemente, a fração visível da luz do sol vem sendo usada como fonte natural de luz para TFD, chamada "TFD com luz do dia" ou "DLTFD", que tem o mesmo mecanismo de ação da TFD-c, mas seu protocolo de tratamento foi modificado, conforme explicado a seguir.

Mecanismo de ação

Na TFD, ocorre reação química ativada por luz, quando há oxigênio, para destruição seletiva de um tecido. A reação requer um fotossensibilizante no tecido-alvo e uma fonte de luz que emita comprimento de onda que seja absorvida pelo fotossensibilizante escolhido. A reação fotoquímica produz radicais livres e oxigênio *singlet*, citotóxicos ao tecido-alvo. A TFD provoca a morte das células tumorais por destruição direta do tecido, por dano dos vasos sanguíneos e por ativação da resposta imune.

Durante a TFD, o agente fotossensibilizante ligado ao tumor é ativado. Essa ativação leva-o do estado de repouso ao estado de ativação chamado *singlet*, de meia-vida curta. As moléculas podem progredir na cadeia de reações químicas até alcançar o estado *triplet* de meia-vida longa. As moléculas no estado *triplet* podem sofrer dois tipos de reação. Na reação do tipo I, as moléculas interagem com substratos biológicos para formar radicais livres, como os radicais superóxido, hidroxila e peróxido. Na reação do tipo II, as moléculas transferem sua energia diretamente para o oxigênio intracelular, formando o oxigênio *singlet*, altamente reativo e responsável pela morte celular. A reação do tipo II predomina na TFD, e a do tipo I, no tratamento que envolve 8-metoxipsoraleno e ultravioleta A (PUVA).

Aplicações clínicas

A TFD deve ser considerada principalmente nos casos em que há lesões pré-malignas, como ceratoses actínicas, ou malignas não melanoma superficiais (CBC e doença de Bowen). As lesões superficiais, múltiplas, extensas e disseminadas são indicações precisas, evitando cicatrizes. A TFD pode ser repetida várias vezes, se necessário; é também indicada para pacientes imunossuprimidos, como os transplantados e pacientes idosos que precisariam de internação para cirurgia. A TFD como método de fluorescência diagnóstica tem sido recomendada para diagnóstico e delimitação de margem tumoral, diminuindo a retirada de pele sã durante a remoção de CBC.

A TFD está contraindicada para portadores de porfiria e para pacientes que apresentem reação alérgica aos medicamentos fotossensibilizantes. O uso de anticoagulante não contraindica o procedimento, mas exige cuidado no preparo da lesão. Pacientes que utilizam antioxidantes orais ou anti-inflamatórios poderão ter resposta fototóxica e inflamatória diminuída.

DLTFD está aprovada para tratamento de ceratose actínica e campo de cancerização. Não tem aprovação para CBC ou doença de Bowen.

Ceratose actínica

A TFD atua seletivamente nas lesões de ceratose actínica e nas células alteradas ainda sem lesão visível clinicamente. *Laser* ou luzes não coerentes podem ser usados para tratamento de ceratoses. Luz visível de amplo espectro ou luzes de comprimentos de ondas azuis ou vermelhos podem ser usadas com sucesso. Antes da aplicação do fotossensibilizante, as lesões devem ser preparadas. Curetagem superficial, principalmente das lesões hipertróficas, é fundamental para penetração do medicamento e para eficácia terapêutica. A TFD para ceratoses actínicas apresenta taxa de cura de até 100%, com excelente resultado cosmético. Estudos iniciais relatavam 3 a 20 horas de tempo de aplicação do medicamento antes da exposição da luz. Atualmente, o chamado "tratamento de contato curto", com tempo de aplicação do fotossensibilizante de 30 a 60 min, também se mostra eficaz. Eritema, edema discreto e crosta com dor de pequena intensidade são efeitos colaterais temporários e bem tolerados (Figuras 78.16 a 78.20).

Carcinoma basocelular

A TFD com fotossensibilizante sistêmico, derivado de hematoporfirina, tem relato de reação total em até 100% dos casos. Apesar de bom efeito cosmético, o paciente precisa evitar a luz solar por 6 a 8 semanas. É descrito que a TFD tópica com ALA pode curar o carcinoma em 50 a 100% dos casos. A taxa de

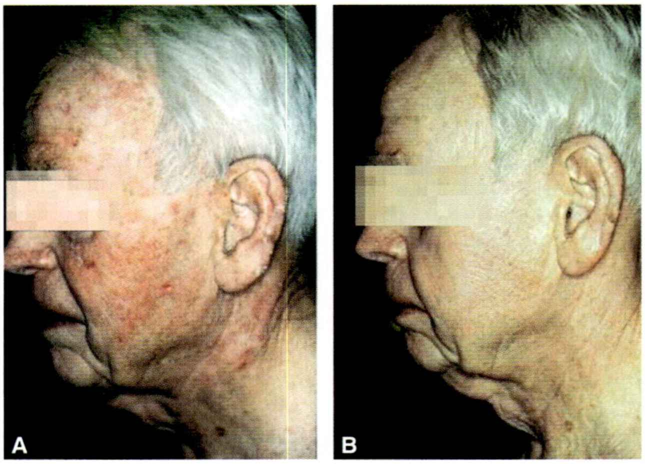

Figura 78.16 **A.** Ceratose actínica. **B.** Após 3 meses de tratamento com metilaminolevulinato e luz vermelha.

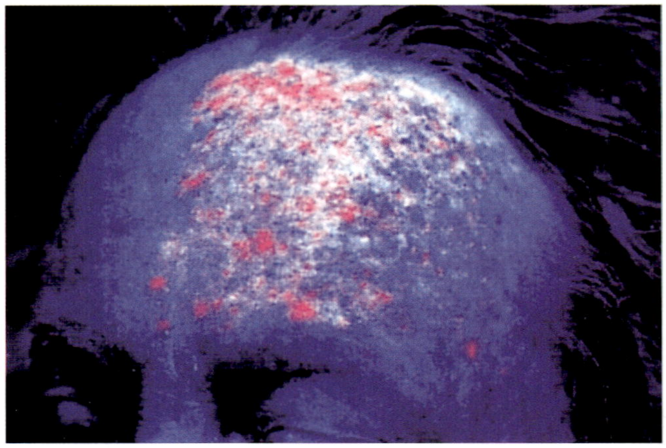

Figura 78.18 Ceratose actínica. Observe a fluorescência do conjunto de células com maior atividade mitótica. Tratamento com Metvix® e Aktilite®.

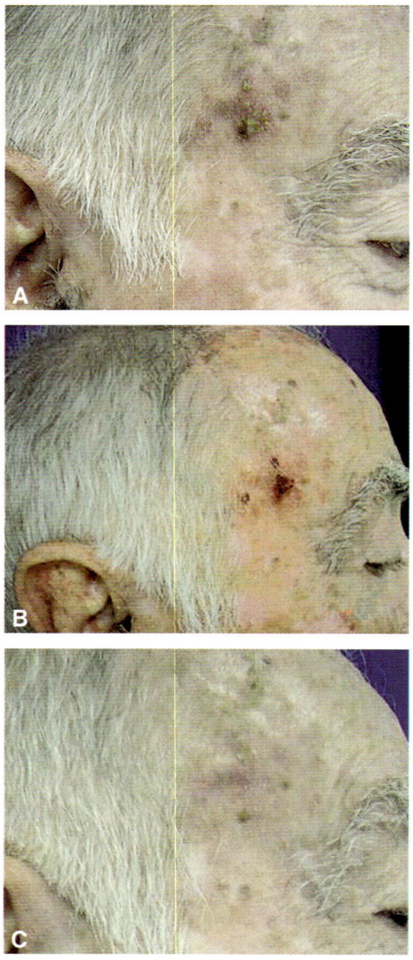

Figura 78.17 **A.** Ceratose actínica. Evolução do tratamento com ALA e luz azul. **B.** Com 3 dias. **C.** Com 30 dias.

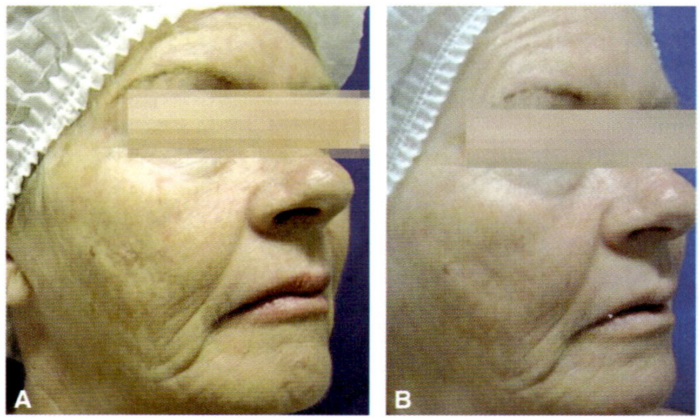

Figura 78.19 **A.** Ceratoses actínicas na face. **B.** Após 6 meses de tratamento com MAL 16% e luz vermelha.

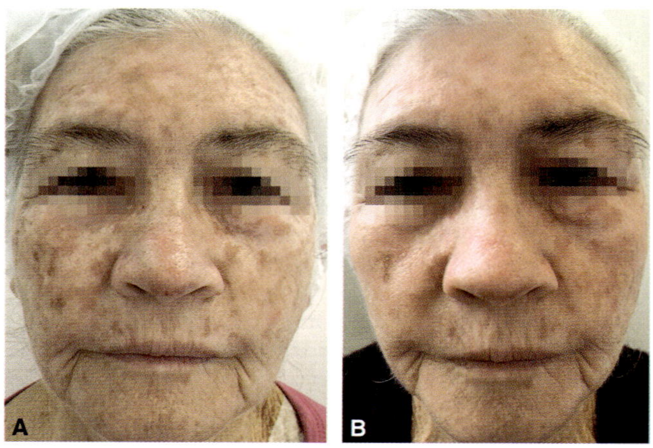

Figura 78.20 **A.** Campo de cancerização na face. **B.** Após 30 dias, sessão 2 com MAL-DLPDT: melhora global da pele fotodanificada – campo de cancerização.

recidiva é menor quando o CBC superficial tem menos de 2 mm de espessura. Para preparo da lesão, é feita curetagem ou abrasão com a própria gaze, e o tempo de aplicação do ALA é de 4 a 6 h.

A utilização de MAL por 3 h, associada à exposição à luz vermelha (Aktilite®), pode alcançar taxa de cura de até 100% para CBC superficial. Há relatos de remissão completa em 78 a 83% dos casos de CBC superficial e nodular com MAL e luz vermelha. Apenas o MAL está aprovado para tratamento de CBC superficial e nodular (Europa e Brasil) (Figuras 78.21 e 78.22).

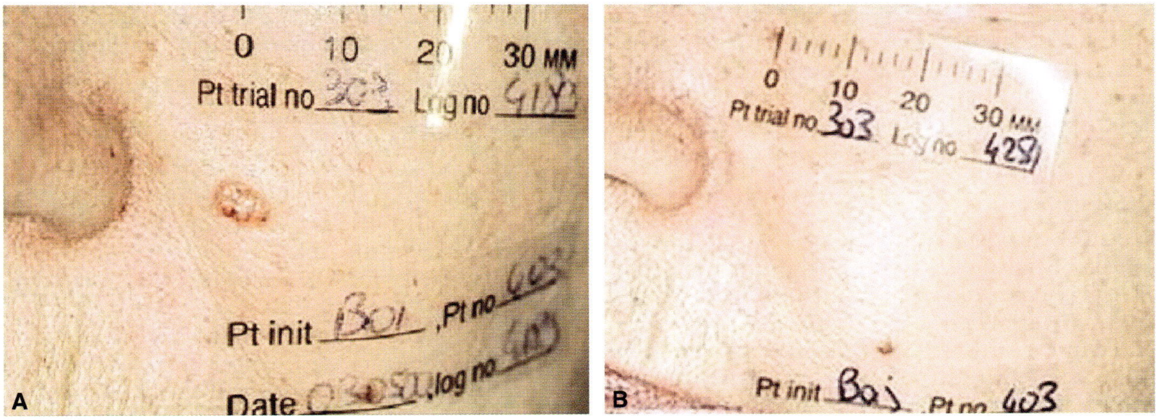

Figura 78.21 **A.** Carcinoma basocelular. **B.** Evolução com 3 meses de tratamento com Metvix® e Aktilite®.

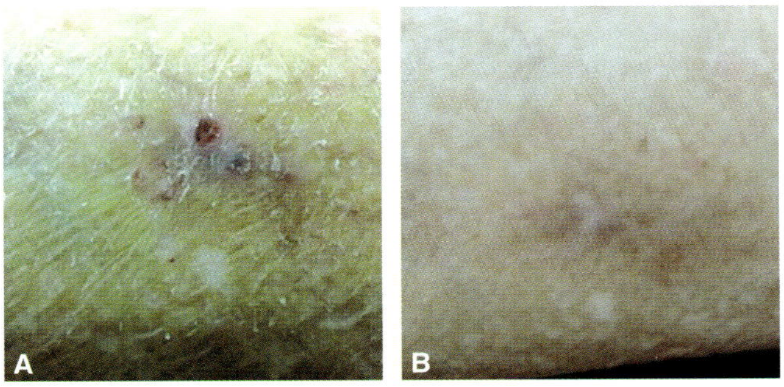

Figura 78.22 **A.** Carcinoma basocelular superficial na perna. **B.** Evolução com 12 meses do tratamento com MAL 20% e luz vermelha.

Doença de Bowen

A TFD é potencialmente útil para tratamento de placas grandes, com 40 a 80 mm de diâmetro. O ALA pode ser aplicado sob oclusão antes da exposição à luz. A taxa de cura é de 89 a 100%, e a taxa de recorrência é de 10% ou menos por até 18 meses de acompanhamento. Entre os efeitos colaterais, dor de pequena intensidade durante a exposição à luz ou nas primeiras 48 h. Nesse mesmo período, edema e eritema. Regressão desses efeitos, com formação de crostas, em 7 a 10 dias (Figuras 78.23 e 78.24).

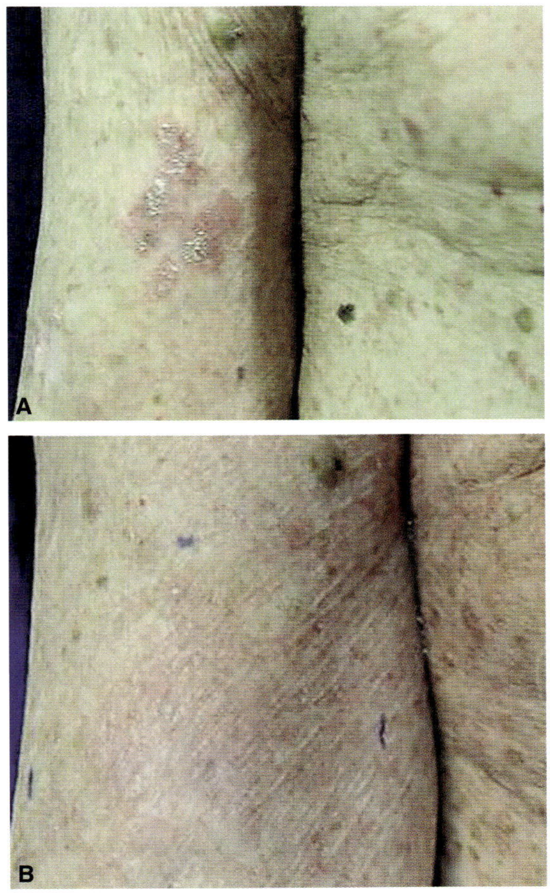

Figura 78.23 **A.** Doença de Bowen. **B.** Evolução com 3 meses de tratamento com Metvix® e Aktilite®.

Carcinoma espinocelular

Tratamentos repetidos com ALA-TFD para câncer cutâneo não melanoma têm mostrado taxa de cura histológica de 83% para carcinoma espinocelular (CEC) superficial e de 33% para lesões nodulares em pacientes acompanhados por 24 a 36 meses. O ALA tem sido aplicado por 6 a 8 h e as lesões tratadas com *dye laser* (630 nm). Resultados semelhantes, com menor número de pacientes tratados, são descritos com a utilização de luz visível de amplo espectro.

Acne

A TFD é uma nova possibilidade terapêutica para a acne. O ALA aplicado topicamente é absorvido preferencialmente pela glândula sebácea, onde é metabolizado em protoporfirinas, principalmente PpIX, que absorve significativa quantidade de luz azul, vermelha e amarela. A subsequente irradiação provoca a fotodestruição do *Propionibacterium acnes*, bem como a destruição da glândula sebácea. Pode também ser usado para rosácea e seborreia. A TFD pode tratar a acne da face e do

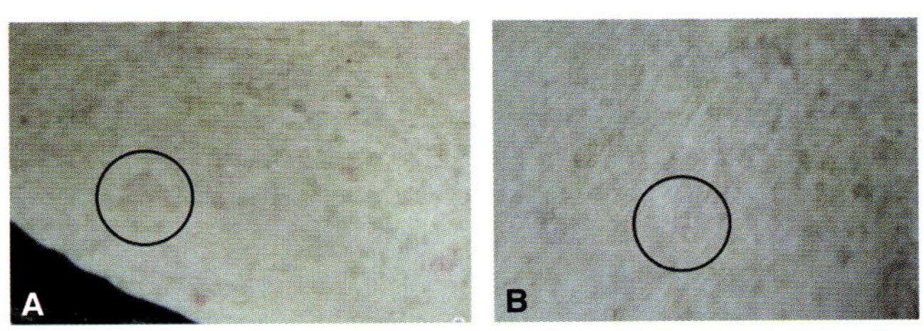

Figura 78.24 **A.** Doença de Bowen no tronco. **B.** Evolução com 18 meses de tratamento com Metvix® e Aktilite®.

tronco, utilizando-se ALA oral ou tópico. Há relatos de melhor resposta clínica utilizando-se ALA + luz azul, quando comparado ao tratamento com ALA + luz intensa pulsada. A irradiação com luz azul (410 nm) provoca intensa fotoativação, no entanto, para tratamento de lesões mais profundas do que 2 mm da superfície cutânea, a luz vermelha (630 nm) é mais eficaz.

Fotorrejuvenescimento

O fotorrejuvenescimento por meio da TFD, denominado *rejuvenescimento fotodinâmico*, é uma modalidade recente de tratamento. A TFD tópica torna possível tratar qualquer componente do fotoenvelhecimento, como rugas, textura, hiperpigmentação e ceratoses actínicas. A indicação para tratamento da pele fotodanificada foi baseada nos achados clínicos da pele após tratamento das lesões malignas. Entretanto, mais estudos são necessários para avaliar a remodelação dérmica induzida pela terapia fotodinâmica tópica.

Para o rejuvenescimento fotodinâmico, o tempo de incubação do ALA pode ser reduzido para 30 a 60 minutos. Como fontes de luz, podem ser usados *lasers* (PDL), luz pulsada e luzes que emitem comprimentos de onda azuis e vermelhos.

O fotorrejuvenescimento também pode ser alcançado por meio da DLTFD no tratamento do campo de cancerização (ver Figura 78.20 A).

Outras indicações

O tratamento de verrugas recalcitrantes das mãos e dos pés é uma boa indicação para TFD. A aplicação do ALA por 4 h ou MAL por 3 h, após curetagem superficial das lesões seguida da aplicação de luz correspondente, proporciona bom resultado cosmético, sem danos ao tecido adjacente. Dor imediata e em até 24 h é citada. Existem relatos de dor de menor intensidade com utilização de MAL e luz vermelha.

Por ser um procedimento técnico relativamente simples, há poucos efeitos colaterais e bom resultado cosmético; vem sendo avaliado para tratamento de vários distúrbios dermatológicos. O tratamento do linfoma de linfócitos T e da psoríase é foco de alguns estudos. Existem poucos relatos de TFD para líquen escleroso, líquen plano, esclerodermia e tumor vascular. Os protocolos para esses tratamentos ainda não foram bem definidos.

Técnica

O protocolo de aplicação e o tempo de incubação do fotossensibilizante variam de acordo com a dermatose a ser tratada, com o fotossensibilizante e com a fonte de luz.

O preparo da lesão inclui a limpeza da pele com álcool ou acetona, com curetagem superficial da lesão ou com microdermoabrasão, imediatamente antes da TFD, com o objetivo de aumentar a penetração do medicamento.

O tempo de incubação do ALA varia de 30 min a 1 h para o fotorrejuvenescimento, 1 a 4 h para ceratoses actínicas e acne e 4 a 6 h para carcinomas (CBC e doença de Bowen). O protocolo da aplicação do MAL é de 3 h. Curativo oclusivo pode ser usado para aumentar a penetração do produto.

Antes da aplicação da luz, o medicamento fotossensibilizante deve ser retirado da pele com loção de limpeza e água (ALA) ou solução salina (MAL). O paciente deve usar óculos para se proteger durante a irradiação da luz. O tempo de irradiação da luz varia conforme a fonte de luz utilizada. Os parâmetros de ajuste da fonte variam com o equipamento utilizado. Após o término do tratamento, o paciente é orientado a não fazer exposição solar por 48 h.

O protocolo de tratamento da TFD com luz do dia (DLTFD, *day light* terapia fotodinâmica) cumpre as seguintes etapas:

1. Limpeza da área a ser tratada, de forma semelhante ao preparo na TFD-c.
2. Aplicação de protetor solar orgânico (químico puro) para absorver a radiação ultravioleta e, ao mesmo tempo, permitir a permeação da luz visível, responsável pela ativação da PpIX. O protetor solar deve ser aplicado em toda a área de exposição à luz solar, não apenas na área de tratamento.
3. Curetagem das lesões de ceratose actínica deve ser feita após 15 min.
4. Aplicação do MAL creme na área a ser tratada.
5. Encaminhamento do paciente, no período de 30 min, para exposição à luz do dia por 2 h (a qualquer hora do dia, não precisando de exposição direta ao sol, dias claros ou com nuvens escassas são suficientes como fonte de luz visível para a DLTFD; essa técnica não pode ser realizada em dias de chuva ou com nuvens escuras).
6. Retorno do paciente ao consultório após 2 h, para remoção do creme, usando gaze e soro fisiológico 0,9%, com reaplicação de protetor solar.
7. Orientação para não mais fazer exposição solar nesse dia. Nos dias seguintes, proteção solar como na sua rotina.

Alguns profissionais preferem curetar as lesões após a limpeza da pele e antes da aplicação do protetor solar orgânico. Nesse caso, mantém-se o tempo de 15 min antes da aplicação do MAL sobre o protetor solar. As outras etapas devem ser as mesmas.

Efeitos adversos

Durante a irradiação da luz, pode haver dor muitas vezes intensa ou sensação de queimação. No pós-imediato, até 48 h, surgem eritema e edema de intensidade variável; se surgirem em 2 semanas ou mais após o tratamento, deve ser diferenciado da dermatose papulosa erosiva do couro cabeludo (ver Capítulo 24).

Compressas geladas, corticosteroide tópico e analgésicos podem ser usados para alívio dos sintomas. Eritema discreto pode permanecer por 1 a 2 semanas. A complicação mais comum é a fototoxicidade, geralmente quando o paciente não obedece às orientações. Quando o eritema e o edema são acentuados, anti-inflamatório não hormonal e até corticosteroide oral podem ser usados.

São raras as infecções bacterianas ou virais. Profilaxia para herpes simples está indicada para pacientes que tenham história pregressa.

Na DLTFD, a dor durante a exposição à luz solar é mínima ou inexistente. A reação inflamatória é muito discreta, com leve eritema, após 2 h, e descamação leve nos primeiros 5 dias.

O que há de novo?

A DLTFD é uma novidade em TFD nos dias de hoje. Além disso, a associação de técnicas para aumentar a permeação do fotossensibilizante na TFD vem sendo usada. Entre as técnicas para aumentar penetração de substâncias na pele, também chamada *técnica para drug delivery* (TED, do inglês *transepidermal drug delivery*), estão principalmente os *lasers* ablativos fracionados e o microagulhamento, que podem ser usados em associação com TFD-c ou, mais recentemente, com DLTFD. Importante ressaltar que os métodos ablativos fracionados (*laser* de érbio ou CO_2; e radiofrequência ablativa) devem ser aplicados antes do fotossensibilizante. De maneira diferente, o microagulhamento pode ser aplicado antes ou após o fotossensibilizante.

A associação de *drug delivery* parece aumentar principalmente a eficácia no rejuvenescimento da pele, com melhora da pigmentação e das rugas finas, uma vez que a taxa de cura das ceratoses actínicas já é muito alta com a TFD-c ou DLTFD de forma isolada. Wenande *et al.* (2019) compararam duas técnicas de TED (microdermoabrasão e *laser* ablativo fracionado) associadas à DLTFD no tratamento do campo de cancerização e relataram melhor resultado clínico com a aplicação de *laser* + DLTFD.

Bento *et al.* realizaram um estudo comparativo (enviado para publicação em maio de 2021) sobre efeitos clínicos e histológicos da DLTFD de forma isolada ou associada a métodos físicos para TED no tratamento do campo de cancerização da face. Como resultados clínicos e histológicos iniciais, o estudo mostrou que a associação de TED (microabrasão, microagulhamento ou *laser* de CO_2) foi melhor que a DLTFD isolada no tratamento de campo cancerizável; o fotorrejuvenescimento e a melhora das ceratoses actínicas foram mais evidentes após aplicação de *laser* + DLTFD.

Perspectivas

Uma terceira geração de fotossensibilizantes (não aprovada ainda) inclui *lutetium texaphyrin* e anticorpo conjugado ao fotossensibilizante. Essas substâncias têm absorção de luz em 700 a 800 nm, o que possibilita maior penetração da radiação no tecido e entrega seletiva ao tecido tumoral. Em adição à eficácia em diversas doenças cutâneas, o resultado estético favorece sua indicação. A evolução da TFD com a utilização de fotossensibilizantes tópicos e a diminuição do tempo de incubação dos fotossensibilizantes no tratamento de algumas dermatoses favorecem o aparecimento de novas indicações. Apesar dos relatos de eficácia dessas indicações recentes, os tratamentos de ceratoses actínicas e carcinomas são as indicações aprovadas pela FDA.

A TFD é uma alternativa prática, segura, eficaz, dolorosa, sem efeitos colaterais significativos; desperta o interesse do dermatologista como modalidade terapêutica alternativa aos métodos convencionais. Novas perspectivas incluem o uso da nanotecnologia, além de terapias combinadas para reforçar a resposta imune do paciente, como o uso de imiquimode após a TFD tópica no tratamento de ceratoses actínicas e papulose bowenoide.

Radiofrequência e remodelação dérmica

Bogdana Victoria Kadunc ◆ Hernan E. Duque R.

Conceito

Ao falar de radiofrequência (RF), é preciso também mencionar o espectro eletromagnético e saber que as ondas de rádio situam-se no extremo deste, com grandes comprimentos de onda e baixa frequência. O princípio físico em que se baseiam esses equipamentos é chamado "Lei de Ohms", segundo a qual a impedância ou resistência ao movimento de elétrons cria um calor relacionado com a corrente produzida (ampères) e o tempo de exposição a essa corrente (segundos). Isso, em termos práticos, pode ser traduzido do seguinte modo: a energia emitida pelo equipamento está em relação direta com a resistência do tecido subjacente e se manifesta por meio de calor.

As impedâncias variam de um paciente para outro e, em um mesmo paciente, de um local para outro. A impedância é maior no braço do que no antebraço; neste, é maior do que nas bochechas; nestas, por sua vez, é maior do que nas costas (Quadro 78.6).

Quadro 78.6 Quadro de impedâncias.

Coração	32 ohms
Pele	289 ohms
Gordura	2.180 ohms

Na RF, não interferem cromóforos; portanto, a cor da pele do paciente não tem nenhuma implicação.

Existem três tipos de radiofrequência:

- monopolar: o emissor de RF em contato com a pele e uma placa dispersiva em um local a distância induzem a produção de calor de maneira profunda
- bipolar: na mesma parte da mão em contato com a pele encontram-se o emissor de RF e o polo que se faz de massa, formando-se um pequeno arco de resistência que gera calor superficial
- unipolar: o emissor de RF está em contato com a pele a ser tratada, mas a massa se encontra em uma antena localizada no equipamento; isso vai produzir calor profundo no tecido de uma maneira dispersa.

O tratamento não cirúrgico do envelhecimento cutâneo é uma indicação emergente da radiofrequência, abordando seletivamente a flacidez tecidual. É uma das alternativas dos chamados "procedimentos minimamente invasivos", com pouco ou nenhum tempo necessário à recuperação, atualmente com grande demanda.

Esse procedimento utiliza a corrente elétrica alternada para fabricar energia térmica que penetra profundamente (3 a 6 mm) na derme e no subcutâneo. Os tecidos faciais ou corporais são aquecidos devido à resistência ao fluxo da corrente, tendo sua temperatura elevada de 65 a 75° C, quando ocorre mudança na estrutura molecular do colágeno. Produz-se um aquecimento uniforme da derme profunda e dos septos fibrosos do subcutâneo, além de um resfriamento concomitante que protege a epiderme, a qual não é alterada pelo procedimento. Tal aquecimento provoca a contração imediata das microfibrilas do colágeno (identificada na microscopia eletrônica), e, posteriormente, a síntese e a deposição de neocolágeno na derme, que podem ser identificadas na microscopia óptica.

Várias empresas vêm desenvolvendo aparelhos para a realização desse procedimento. O Thermacool® foi aprovado para tratamento de rugas periorbitais em 2002. O equipamento tem um gerador de radiofrequência monopolar que produz corrente alternada de 6 MHz e libera energia térmica controlada para a pele por meio de disparos sucessivos de frio, calor volumétrico e frio, emitidos por ponteiras descartáveis. A maioria dos estudos publicados sobre o uso da radiofrequência no envelhecimento refere-se especificamente a esse aparelho.

Outras tecnologias têm surgido com o mesmo propósito. Algumas combinam radiofrequência com *laser* diodo (Polaris® WR(TM), Syneron Medical Ltd., Israel), enquanto outros acoplam os raios infravermelhos e dispositivos para massagens aos seus sistemas.

Técnica

Trata-se de um processo doloroso, especialmente nas áreas cujo tecido celular subcutâneo é escasso, porém tolerável. Utilizam-se anestesia tópica, bloqueios regionais e analgesia e/ou sedação sistêmica, uma vez que a infiltração local de anestésicos prejudica a distribuição do calor na derme e no subcutâneo.

O protocolo inicial da Thermage® para a face, utilizado até 2004, recomendava 1 a 2 passadas de disparos com ponteiras de superfície de contato de 1 ou 1,5 cm^2, com níveis altos de energia (o mais alto que o paciente tolerasse). Atualmente, a empresa recomenda protocolos com múltiplas passadas, ponteiras maiores e níveis baixos de energia. A partir do novo protocolo, têm sido notados não só melhores resultados, como também a prevenção de alguns efeitos indesejáveis observados inicialmente, por exemplo: eritema, vesículas, discromias e cicatrizes pelo superaquecimento da epiderme, bem como lipoatrofia de algumas regiões da face causadas pelas altas temperaturas acumuladas no tecido gorduroso e nos septos fibrosos.

O acoplamento capacitivo, ou seja, o fato de a energia ser distribuída de modo regular por toda a superfície da ponta que está sendo utilizada, mais o aquecimento em forma volumétrica da derme papilar subjacente, associado a aplicações sucessivas (4 a 6 passadas) de todo o processo na área tratada, com reforços nas áreas de maior ptose facial, asseguram-nos efeito uniforme, que resultará na melhoria da flacidez. Os depósitos indesejáveis de gordura podem ser alcançados pelo superaquecimento profundo. O procedimento pode ser repetido, se necessário, após intervalo mínimo de 30 dias.

Resultados

As traduções macroscópicas da remodelação dérmica proporcionada pela radiofrequência são o estiramento e o enrijecimento da pele, aceitos hoje como alternativa de tratamento não cirúrgico da flacidez gravitacional.

Cabe ressaltar que os resultados são individuais e bastante variáveis. São observadas contração cutânea visível imediatamente após o procedimento e, a médio prazo (1 a 6 meses), melhora geral importante da aparência e textura da pele e diminuição do diâmetro dos poros, da acne (termoterapia) e de suas cicatrizes. Clinicamente são percebidas a elevação da sobrancelha e do sulco palpebral superior, diminuição dos sulcos nasogeniano e da comissura labial e definição do ângulo cervicomentoniano e do contorno mandibular. Quanto à flacidez, a resposta é modesta.

Iniciam-se pesquisas sobre a possível ação da radiofrequência em pele extrafacial, para tratar condições tais como fotoenvelhecimento, estrias, adiposidade localizada e lipodistrofia ginoide.

Os parâmetros ideais ainda estão em período de avaliação, assim como a duração dos efeitos de enrijecimento cutâneo. Trata-se de técnica emergente, promissora, porém ainda com baixo número de publicações. Na leitura desses trabalhos, observa-se, assim como para a maior parte da literatura que se refere a tratamentos cosméticos, a dificuldade da utilização de métodos objetivos de avaliação. Na verdade, a avaliação, na maioria das vezes, acaba por embasar-se no que chamamos *melhora visualmente observável*. Os métodos subjetivos compreendem: impressão clínica do médico, aplicação de escalas não padronizadas que medem a intensidade das rugas, atribuição de escores, séries fotográficas julgadas por observadores cegos e a opinião dos pacientes. Os métodos objetivos da quantificação da melhora, mais raramente utilizados, incluem: avaliação histológica (microscopia óptica e eletrônica, análise imuno-histoquímica), ultrassonografia cutânea, avaliação de moldes físicos, análise morfológica computadorizada de sistemas digitais de imagens e estudos experimentais.

Nahm *et al.*, em 2004, conduziram um estudo comparativo (lado tratado *versus* lado não tratado), observando a influência de 1 sessão com 1 passada de RF sobre mudanças na posição e angulação da sobrancelha, na altura do sulco palpebral superior e na área de acúmulo de gordura submandibular. Os autores aplicaram a análise morfológica computadorizada para avaliação de fotografias digitais padronizadas, processadas previamente e após 30, 60 e 90 dias do procedimento. Concluíram que ocorreram mudanças estatisticamente mensuráveis na elevação da porção médio-pupilar da sobrancelha (4,3 mm).

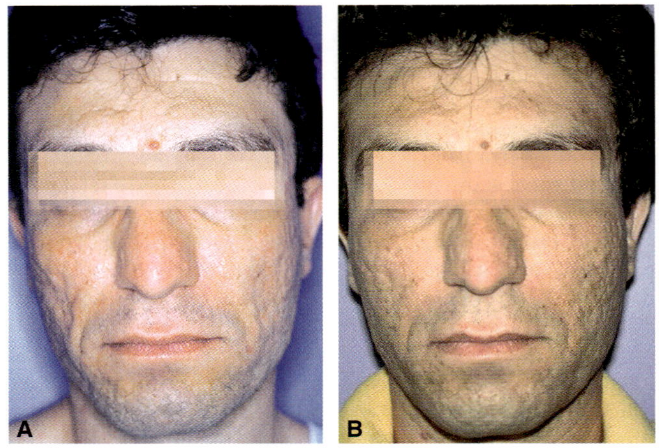

Figura 78.25 **A.** Paciente com cicatrizes de acne distensíveis e flacidez cutânea – antes de sessão única de radiofrequência com 450 disparos. **B.** Seis meses após procedimento.

Outros pesquisadores, em 2005, esclareceram, por meio de estudo experimental em pele de porco, a influência da aplicação direta da RF sobre cinco materiais para preenchimento. Foi aplicada a RF sobre áreas previamente tratadas com: ácido hialurônico, colágeno humano, ácido poli-L-láctico, silicone líquido e hidroxiapatita de cálcio. Não foram observadas modificações na propagação do calor da RF na área em que estavam contidos os implantes (risco de queimadura) ou na persistência do material. Por sua vez, observaram-se aumento da fibroplasia e deposição de colágeno circundando os ácidos hialurônico e poli-L-láctico, bem como a hidroxiapatita de cálcio.

Segundo opiniões recentes, a radiofrequência não ablativa é um procedimento seguro quando aplicado nos moldes atuais e resulta em estiramento e enrijecimento cutâneos de leves a moderados, nos terços superior, médio e inferior da face. Vários autores concordam quanto à necessidade de estudos cegos, randomizados e controlados para validar cientificamente o procedimento.

Para otimização dos resultados, podem ser combinados outros métodos de rejuvenescimento (toxina botulínica, materiais de preenchimento, lipoenxertia). Sem dúvida, a neocolagênese obtida com a radiofrequência não ablativa é menos significativa do que a obtida com outros métodos ablativos, acrescentando-se o fato de que o procedimento não substituirá a ritidectomia. As melhores indicações são a flacidez facial precoce ou discreta, sem indicação cirúrgica, e retoques de ritidoplastias, podendo ser utilizado em todas as tonalidades de pele (Figura 78.25).

Radiações ionizantes

Foram muito utilizadas de 1970 a 1980 para tratamento de inúmeras dermatoses não tumorais (psoríase, eczemas, acne, verrugas plantares, angiomas e outras) e cânceres de pele (CBC, CEC, melanomas e linfomas). Com os progressos das terapêuticas medicamentosa e cirúrgica, bem como em razão de seus efeitos mutagênicos e carcinogênicos, além da precariedade tecnológica, o tratamento pelas radiações ionizantes (rádio e roentgenterapia) foi quase abolido na dermatologia. Na virada deste século, entretanto, com o desenvolvimento de novos conhecimentos, radiações e aparelhos, houve uma merecida revalorização dessa efetiva abordagem terapêutica.

Radioterapia

A radioterapia (RT) age por meio da absorção de fótons de alta energia (raios X e gama) pelas células, o que leva à ruptura das duplas-hélices de DNA e, secundariamente, à diminuição da mitose nas células tumorais em rápida proliferação, além da produção de espécies reativas de oxigênio. Células com alta taxa de crescimento (hematopoiéticas e cabelos) são mais sensíveis à radiação do que células com baixo índice mitótico, como as neurais.

A unidade internacional de dose é o gray (Gy). O fracionamento da RT consiste na administração da dose total em várias sessões, geralmente iguais, para minimizar complicações. Os tratamentos costumam ser realizados por 5 dias seguidos, divididos entre 10 e 30 sessões de curta duração; uma dose total de até 50-55 Gy geralmente é suficiente, dependendo da indicação clínica.

A RT é uma opção indolor extremamente válida no tratamento de inúmeras situações clínicas extremas, por vezes como adjuvante, por vezes apenas como paliativa. Algumas indicações são: tumores inoperáveis, seja pela localização, seja pelo tamanho ou pela falta de condições clínicas do paciente (ver Capítulo 81).

No tratamento de lesões cutâneas, é preferível utilizar um aparelho de ortovoltagem superficial. As energias mais utilizadas são elétrons de 6 a 18 MeV ou raios X de 100 a 250 kV [baixa energia em quilovoltagem (kV) com fótons de 50 a 300 kVp].

A superficialidade do feixe de radiação é determinada pela colocação de filtros. As principais indicações dermatológicas são: carcinoma basocelular, carcinoma espinocelular, lentigo maligno, tumor de Merkel, ceratoacantoma, sarcoma de Kaposi, angiossarcoma, linfomas e como paliativo no tratamento de metástases. O índice de cura é elevado, acima de 90%, mas apresenta declínio conforme o tamanho do tumor: 99% para menores de 2 cm, 92% entre 2 e 5 cm e 60% para maiores de 5 cm; em tumores recidivantes, o êxito fica em torno de 83%.

A *electronbeam*-terapia (raios Grenz) é feita utilizando um acelerador linear. É uma excelente indicação para o tratamento da micose fungoide não tumoral e para a síndrome de Sésary em todo o corpo; tem penetração de até 5 mm. A dose a ser empregada é de 36 Gy ao longo de 6 a 9 semanas. Eventualmente, pode ser necessária repetição após alguns meses do tratamento. Efeitos colaterais permanentes incluem hipoidrose, discromia e alopecia em decorrência da destruição dos anexos.

Braquiterapia

Refere-se à colocação intratumoral da fonte radioativa, geralmente em lesões com profundidade de até 4 mm; são utilizados moldes tridimensionais. As melhores indicações são regiões de pouca vasculatura ou de cicatrização lenta. Também é efetiva e tem sido empregada em situações de exceção, como impossibilidade de ir ao centro radioterápico ou má condição de saúde do paciente.

Outrossim, lesões benignas refratárias ou desfigurantes também se beneficiam com a aplicação dessa terapia. Exemplos de indicações são: queloides, pseudolinfomas e mesmo escleredema refratário a outras abordagens terapêuticas. Em pacientes jovens, entretanto, fica aumentada a chance de surgirem malignidades ao longo da vida.

As radiodermites são estudadas no Capítulo 51.

Reativação da dermatite pós-radiação

Trata-se de um quadro clínico muito peculiar, caracterizado pelo reaparecimento de inflamação exclusivamente em área previamente irradiada até mesmo há anos e que é precipitado por determinados medicamentos, principalmente quando utilizados por via intravenosa. A média de tempo por esta via é de 3 dias, e pela via oral é de 8 dias. Ocorre também em outros órgãos (ver Capítulo 20, item Recall *dermatitis*, *reativação de queimadura solar e dermatite pós-radiação*).

Na clínica, são vistos variados tipos de lesões: eritema, descamação, edema, urticária-símile, vesiculação, necrose e ulceração, concomitantes com prurido e/ou dor. Em geral, ocorre apenas após a primeira exposição à substância, destacando-se, em especial, os citostáticos (actinomicina-D, gencitabina, bleomicina, metotrexato, doxorrubicina etc.) seguidos de tamoxifeno, interferon α-2b, sinvastatina e tuberculostáticos. Recentemente foram incluídos o vemurafenibe e o nivolumabe (imunoterapia para tratamento do melanoma metastático) e o erlotinibe (ver Capítulo 20, itens *Erupções acneiformes* e *Reações cutâneas por inibidores do EGFR e inibidores da multiquinase*; e Capítulo 60, item *Acne medicamentosa*).

Na patologia, são encontrados achados próprios de lesão epidérmica aguda ou crônica concomitante com fibrose e processo inflamatório inespecífico. A patogênese é incerta e pode estar relacionada com o fator de crescimento transformador β1. Acúmulo de mastócitos em torno do tumor é fato bem conhecido e pode ser fonte de óxido nítrico.

Involução espontânea é a regra. A sintomatologia pode ser abreviada ou atenuada com o uso de corticosteroide, tópico ou sistêmico, assim como anti-histamínico.

No diagnóstico diferencial, devem ser considerados: erisipela, farmacodermias, herpes-zóster, paniculite, carcinoma erisipelatoide e outras reações à radioterapia.

Erupção pruriginosa polimórfica e eosinofílica associada à radioterapia

Ver Capítulo 25.

Bibliografia

Fototerapia

Bandow GD, Koo JY. Narrow-band ultraviolet B radiation: a review of the current literature. *Int J Dermatol.* 2004 Aug;43(8):555-61.

Barros NM, Sbroglio LL, Buffara MO *et al.* Phototherapy. *An Bras Dermatol.* 2021;96(4):397-407.

Duarte I, Buense R, Kobata C. Fototerapia. *An Bras Dermatol.* 2006 Jan-Fev;81(1):78-82.

Honigsmann H, Elmets C. UVB therapy (broadband and narrowband). *UpToDate.* Aug 19; 2020.

Krutman J, Morita A. UVA1 phototherapy. *UpToDate.* Jan 2021.

Palma S, Follador I. *Manual prático de fototerapia.* 1. ed. Rio de Janeiro: SBD; 2020.

Serrao R, Davis MD. Goeckerman treatment for remission of psoriasis refractory to biologic therapy. *J Am Acad Dermatol.* 2009 Feb;60(2):348-9.

Van Weelden H, Baart de la Faille H, Young E, van der Leun JC. Comparison of narrow-band UV-B phototherapy and PUVA photochemotherapy in the treatment of psoriasis. *Acta Derm Venereol.* 1990;70(3):212-5.

Yoshimura-Mishima M, Akamatsu H, Namura S, Horio T. Suppressive effect of ultraviolet (UVB and PUVA) radiation on superantigen production by Staphylococcus aureus. *J Dermatol Sci.* 1999:19(1):31-6.

Laser em dermatologia

Alster TS, Bettencourt MS. Review of cutaneous lasers and their applications. *South Med J.* 1998 Sep;91(9):806-14.

Bergstrom KG Onychomycosis: is there a role for lasers? *J Drugs Dermatol.* 2011 Sep;10(9):1074-5.

Brauer JA, Reddy KK, Anolik R *et al.* Successful and rapid treatment of blue and green tattoo pigment with a novel picosecond laser. *Arch Dermatol.* 2012 Jul;148(7):820-3.

Duke D, Grevelink JM. Care before and after laser skin resurfacing. A survey and review of the literature. *Dermatol Surg.* 1998 Feb;24(2):201-6.

Ge Y, Yang Y, Guo L *et al.* Comparison of a picosecond alexandrite laser versus a Q-switched alexandrite laser for the treament of nevus of Ota: A randomized, split-lesion, controlled trial. *J Am Acad Dermatol.* 2020 Aug;83(4):397-403.

Kim EH, Kim YC, Lee ES, Kang HY. The vascular characteristics of melasma. *J Dermatol Sci.* 2007;46(2):111-6.

Manuskiatti W, Fitzpatrick RE. Treatment response of keloidal and hypertrophic sternotomy scars: comparison among intralesional corticosteroid, 5-fluorouracil, and 585-nm flashlamp-pumped pulsed-dye laser treatments. *Arch Dermatol.* 2002 Sep;138(9):1149-55.

Nanni CA, Alster TS. Complications of cutaneous laser surgery. A review. *Dermatol Surg.* 1998 Feb;24(2):209-19.

Passeron T. Long-lasting effect of vascular targeted therapy of melasma. *J Am Acad Dermatol.* 2013 Sep;69(3):141-2.

Rodewald EJ, Housman TS, Mellen BG, Feldman SR. Followup survey of 308-nm laser treatment of psoriasis. *Lasers Surg Med.* 2002;31(3):202-6.

Rosenbach A, Alster TS. Cutaneous lasers: a review. *Ann Plast Surg.* 1996 Aug;37(2):220-31.

Saedi N, Metelitsa A, Petrell K *et al.* Treatment of tattoos with a picosecond alexandrite laser: a prospective trial. *Arch Dermatol.* 2012 Dec;148(12):1360-3.

Spencer JM, Nossa R, Ajmeri J. Treatment of vitiligo with the 308-nm excimer laser: a pilot study. *J Am Acad Dermatol.* 2002 May;46(5):727-31.

Torezan LAR, Osório N. Laser in dermatology: physical principles, types and indications. *An Bras Dermatol.* 1999 JanFeb;74(1):13-20.

Terapia fotodinâmica

Almeida Issa MC, Piñeiro-Maceira J, Farias RE *et al.* Immunohistochemical expression of matrix metalloproteinases in photodamaged skin by photodynamic therapy. *Br J Dermatol.* 2009;161(3):647-53.

Bento CO, Pantaleão L, Souza MB *et al.* Comparison of clinical and histologic findings in daylight photodynamic therapy for skin field cancrizante: A randomized controlled four-arm study on physical methods-assisted delivery of methyl aminolevulinate. *Photodiagnosis and Photodynamic Therapy.* 2021;35:102404.

Bissonete R, Bergeron A, Liu Y. Large surface photodynamic therapy with aminolevulinic acid: treatment of actinic keratoses and beyond. *J Drugs Dermatol.* 2004 JanFeb;3(1 Suppl):S26-31.

Gold MH, Goldman MP. 5 Aminolevulinic acid photodynamic therapy: where we have been and where we are going? *Dermatol Surg.* 2004 Aug;30(8):1077-83; discussion 1083-4.

Haerdersdal M, Sakamoto FH, Farinelli WA *et al.* Fractional CO2 laser-assisted drug delivery. *Laser Surg Med.* 2010;42(2):113-22.

Issa MCA, Boechat M, Fassini A. Aplicação transepidérmica de medicamentos na terapia fotodinâmica no tratamento da pele fotodanificada. *Surg Cosmetic Dermatol.* 2016;8(4 Suppl 1):S22-33.

Issa MCA, Boechat M, Fassini A. Terapia fotodinâmica no Brasil: 10 anos de história. *Surg Cosmetic Dermatol.* 2016;8(4 Suppl 1):S16-22.

Issa MCA, Fassini A, Boechat M, Ferolla ACJ. Terapia fotodinâmica no fotoenvelhecimento: revisão da literatura. *Surg Cosmetic Dermatol.* 2016;8(4 Suppl 1):S10-16.

Issa MCA, Manela-Azulay M. Terapia fotodinâmica: revisão da literatura e documentação iconográfica. *An Bras Dermatol.* 2010;85(4):501-11.

Issa MCA, Pineiro-Maceira J, Vieira MTC *et al.* Photorejuvenation with topical methyl aminolevulinate and red light: a randomized, prospective, clinical, histopathologic, and morphometric study. *Dermatol Surg.* 2010;36(1):39-48.

Kalka K, Merk H, Mukhtar H. Photodynamic therapy in dermatology. *J Am Acad Dermatol.* 2000 Mar;42(3):389-413; quiz 414-6.

Marmur ES, Schmults CD, Goldberg DJ. A review of laser and photodynamic therapy for the treatment of nonmelanoma skin cancer. *Dermatol Surg.* 2004 Feb;30(2 Pt 2):264-71.

Morton CA, Brown SB, Collins S *et al.* Guidelines for topical photodynamic therapy: report of a workshop of the British Photodermatology Group. *Br J Dermatol.* 2002 Apr;146(4):552-67.

Torezan L, Chaves Y, Niwa A *et al.* A pilot split-face study comparing conventional methyl aminolevulinate-photodynamic therapy (PDT) with microneedling-assisted PDT on actinically damaged skin. *Dermatol Surg.* 2013;39(8):1197-201.

Touma D, Yaar M, Whitehead S *et al.* A trial of short incubation, broadarea photodynamic therapy for facial actinic keratoses and diffuse photodamage. *Arch Dermatol.* 2004 Jan;140(1):33-40.

Touma DJ, Gilchrest BA. Topical photodynamic therapy: a new tool in cosmetic dermatology. *Semin Cutan Med Surg.* 2003 Jun;22(2):124-30.

Wang XL, Wang HW, Guo MX, Huang Z. Combination of immunotherapy and photodynamic therapy in the treatment of Bowenoid papulosis. *Photodiagnosis Photody Ther.* 2007 Jun;4(2):88-93.

Wenande E, Phothong W, Bay C *et al.* Efficacy and safety of daylight photodynamic therapy after tailored pretreatment with ablative fractional laser or microdermabrasion: a randomized, side-by-side, single-blind trial in patients with actinic keratosis and large-area field cancerization. *Br J Dermatol.* 2019 Apr;180(4):756-64.

Wiegell SR, Wulf HC, Szeimies RM *et al.* Daylight photodynamic therapy for actinic keratosis: an international consensus: International Society for Photodynamic Therapy in Dermatology. *J Eur Acad Dermatol Venereol.* 2012;26(6):673-9.

Zhao B, YuYing He. Recent advances in the prevention and treatment of skin cancer using photodynamic therapy. *Expert Rev Anticancer Ther.* 2010 Nov;10(11):1797-809.

Radiofrequência e remodelação dérmica

Alster TS, Tanzi EL. Cellulite treatment using a novel combination radiofrequency, infrared light, and mechanical tissue manipulation device. *J Cosmet Laser Ther.* 2005 Jun;7(2):815.

Dosh SN, Alster TS. Combination radiofrequency and diode laser for treatment of facial rhytides and skin laxity. *J Cosmet Laser Ther.* 2005 Mar;7(1):115.

England LJ, Tan MH, Shumaker PR *et al.* Effects of monopolar radiofrequency treatment over softtissue fillers in an animal model. *Lasers Surg Med.* 2005 Dec;37(5):356-65.

Fisher GH, Jacobson LG, Bernstein LJ *et al.* Nonablative radiofrequency treatment of facial laxity. *Dermatol Surg.* 2005 Sep;31(9 Pt 2):1237-41; discussion 1241.

Fitzpatrick R, Geronemous R, Goldberg D *et al.* Multicenter study of noninvasive radiofrequency for periorbital tissue tightening. *Lasers Surg Med.* 2003;33(4):232-42.

Goldberg DJ. Nonablative laser surgery for pigmented skin. *Dermatol Surg.* 2005 Oct;31(10):1263-7.

Nahm WK, Su TT, Rotunda AM, Moy RL. Objective changes in brow position, superior palpebral crease, peak angle of the eyebrow, and jaw surface area after volumetric radiofrequency treatments to half of the face. *Dermatol Surg.* 2004 Jun;30(6):922-8; discussion 928.

Rotunda AM, Bhupathy AIRE, Rohrer TE. The new age of acne therapy: light, lasers and radiofrequency. *J Cosmet Laser Ther.* 2004 Dec;6(4):191-200.

Zelickson BD, Kist D, Bernstein E *et al.* Histological and ultrastructural evaluation of the effects of a radiofrequencybased nonablative dermal remodeling device: a pilot study. *Arch Dermatol.* 2004 Feb;140(2):204-9.

Radiações ionizantes

Cognetta AB, Howard BM, Heaton HP *et al.* Superficial x-ray in the treatment of basal and squamous cell carcinomas: a viable option in select patients. *J Am Acad Dermatol.* 2012 Dec;67(6):1235-41.

Diefenhardt M, Chatzikonstantinou G, Meissner M *et al.* HDR brachytherapy with individual epithetic molds for facial skin cancer: techniques and first clinical experience. *Int J Dermatol.* 2021 Jun;60(6):717-23.

Fogarty GB, Hong A, Scolyer RA *et al.* Radiotherapy for lentigo maligna: a literature review and recommendations for treatment. *Br J Dermatol.* 2014 Jan;170(1):52-8.

Garbutcheon-Sign KB, Veness MJ. The role of radiotherapy in the management of non-melanoma skin cancer. *Australas J Dermatol.* 2019 Nov;60(4):265-72.

Jones GW, Kacinski BM, Wilson LD *et al.* Total skin electron radiation in the management of mycosis fungoides: consensus of the European Organization for Research and Treatment of Cancer (EORTC) Cutaneous Lymphoma Project Group. *J Am Acad Dermatol.* 2002 Set;47(3):364-70.

Smith BD, Glusac EJ, McNiff JM *et al.* Primary cutaneous B-cell lymphoma treated with radiotherapy: a comparison of the European Organization for Research and Treatment of Cancer and the WHO classification systems. *J Clin Oncol.* 2004 Aug;22(4):634-9.

Wilmas KM, Garner WB, Ballo MT *et al.* The role of radiation therapy in the management of cutaneous malignancies. Part I. *J Am Acad Dermatol.* 2021 Set;85(3):539-48.

Reativação da dermatite pós-radiação

Dauendorffer JN, Dupuy A. Radiation recall dermatitis induced by erlotinibe. *J Am Acad Dermatol.* 2009 Dec;61(6):1086.

Gruber BL, Marchese MJ, Kew RR. Transforming growth factor-b mediates mast cell chemotaxis. *J Immunol.* 1994 Jun 15;152(12):5860-7.

Ristić B. Radiation recall dermatitis. *Int J Dermatol.* 2004 Sep;43(9):627-31.

Gênero, Cidadania e Saúde Mental

PARTE 20

79

Psicodermatologia e Transtornos Psicocutâneos

Carlos Eduardo Freire Estellita-Lins ◆ David Rubem Azulay ◆ Rubem David Azulay

Introdução

O paralelismo psicogênico verificado entre a pele e o sistema nervoso encontra, em parte, sua explicação no fato de que a origem da epiderme e do sistema nervoso ocorre no mesmo folheto embrionário: o ectoderma. A inter-relação pele-psiquismo não passou despercebida pelos antigos dermatologistas: Falconer, em 1788, dissertou sobre o efeito das paixões na pele; em 1868, Damon publicou seu livro *Neuroses Cutâneas*; em 1891, Bloch cunhou o termo *neurodermite*; e, em 1895, Kaposi escreveu também sobre as *neuroses da pele*. É bem conhecida a *epiloia*, síndrome que comumente associa epilepsia, angiofibromas múltiplos (adenoma sebáceo de Pringle, atualmente denominada esclerose tuberosa [ver Capítulo 73]) a nódulos de esclerose no córtex cerebral; na doença de von Recklinghausen, também há comprometimento do sistema nervoso. Do ponto de vista neuropsiquiátrico, a deficiência intelectual é um denominador comum de dermatoses hereditárias e/ou congênitas: doença de Darier, doença de Pringle-Bourneville, albinismo, neuroictioses e outras. Essa afinidade se apresenta ainda com o envolvimento do sistema nervoso periférico, como em certas viroses (herpes-zóster). A correlação entre eventos vitais estressantes e erupções de dermatoses já é bastante estabelecida; fatores emocionais influenciam significativamente a maioria das doenças da pele (Locala, 2009). A "conexão corpomente" é uma via fisiológica elaborada, por meio da qual ocorre comunicação bilateral entre o corpo e o cérebro (Koo, 2001; Poot, 2007). Verifica-se, portanto, a interseção entre o sistema nervoso-mente-subjetividade (aquilo que é tido por mais íntimo pelo senso comum) e a derme em sua exterioridade, em seu caráter mais visível e público.

Denomina-se *psicodermatologia* o ramo da dermatologia que estuda essa correlação expressa nos distúrbios psicocutâneos. Trata-se de um setor da dermatologia dotado de crescente interesse nas últimas décadas (Bridgett, 2004; Davis, 2007; Editorial, 2011; Almugaddam *et al.*, 2011; DeWeerdt, 2012; Bewley *et al.*, 2013; Editorial, 2013). Sua terminologia ainda não está consolidada, permanecendo ausente dos principais descritores ou indexadores da biomedicina, como MeSH (NIH e MEDLINE, EUA) ou DeCS (BIREME, Brasil). São encontrados apenas unitermos como "educação" diretamente relacionados com a dermatologia. A maioria dos autores sugere termos como *psicodermatologia*, *dermatologia psicossomática* ou *medicina psicocutânea* (Burns *et al.*, 2004; Harth, 2008; Sterry, 2009; Kleinman, 2011), havendo debate acerca do caráter eventualmente estigmatizante do prefixo "psico-", objeção que, por sua vez, foi considerada preconceituosa. A despeito disso, várias forças-tarefa, como a British Association of Dermatologists' Psychodermatology Working Party, tendem a consolidar o nome dessa subdisciplina. Trata-se de uma área específica de pesquisa em intersecção com a medicina psicossomática e a psiconeuroimunologia (Lotti *et al.*, 1999), envolvendo igualmente pediatria, saúde pública, psicologia e psicanálise. Para Koo – que tem se destacado na difusão da psicodermatologia, reputando-a muito útil e de impacto em distúrbios bastante prevalentes –, dermatologistas que buscam ajudar seus pacientes com transtornos psicocutâneos podem ampliar seu arsenal terapêutico familiarizando-se com a psicofarmacologia básica (Lee *et al.*, 2008) e aprendendo a indicar psicoterapia, quando necessário. Os dermatologistas são responsáveis pela maioria dos atendimentos ambulatoriais de problemas psicocutâneos; contudo, estudos recentes sugerem que eles se veem despreparados para lidar com a maior parte dos distúrbios psicodermatológicos (Humphreys e Humphreys, 1998; Jafferany *et al.*, 2010). Em um estudo tipo inquérito-Delphi com as equipes do Massachusetts General Hospital (Boston, EUA), 57% estavam tranquilos para indicar diagnóstico de depressão, somente 11% em prescrever antidepressivos e apenas 3% na prescrição de antipsicóticos; no manejo da dor neuropática, 66% dos dermatologistas sentiam-se aptos. Um quarto desses médicos revelou que jamais prescreve psicofármacos (Gee *et al.*, 2013). A ênfase no elevado custo dos pacientes psicodermatológicos, a baixa adesão aos tratamentos e a precária qualidade de vida têm reforçado o interesse pelo assunto (Lavda *et al.*, 2012; Gieler e Harth, 2013; Marshall *et al.*, 2016).

"A pele é o que há de mais profundo", disse o poeta Rimbaud, ao que podemos acrescentar que a pele é também o maior e mais extenso órgão do corpo humano. A pele constitui uma importante dimensão da imagem corporal, que, junto ao esquema corporal, integra o organismo ao corpo próprio. Nosso corpo é visto por nós mesmos e pelos outros, embora seja realmente vivido enquanto corpo por meio da imagem corporal estudada pela fenomenologia. Convém lembrar que o indivíduo com a pele comprometida, sobretudo em áreas descobertas, fica frequentemente envergonhado, ansioso ou triste. Desse modo, danos em sua integridade representam perturbações homólogas no esquema corporal, no corpo próprio ou *eu corporal*, ou, ainda, no que os psicanalistas denominam *ideais da pessoa* (*superego e ideal do Eu*) – instâncias psíquicas que sofrem regulação parental, cultural e social. Em geral, isso se expressa por algum tipo de sofrimento psíquico, cuja proporção ao dano na imagem de si próprio somente pode ser verificada na esfera da subjetividade a partir de uma relação interpessoal sólida (médico-paciente).

A pele é igualmente um suporte para manifestações simbólicas (escarificação, pintura ritual em selvagens), culturais (tatuagem, *body-piercing*), expressão de sentimentos e troca de signos que compõem o campo de funcionamento psíquico, mediado pela linguagem (Schildkrout, 2004). Muitas alterações em sua fisiologia adquirem significações no campo das relações humanas, comportando a expressão de emoções: enrubescimento (vasodilatação), empalidecimento (vasoconstrição), pele arrepiada (ereção pilosa), prurido (estímulo a terminais nervosos), hiperestesia ou parestesia (perturbações vasculares ou nervosas), hiperidrose (sudorese excessiva que pode ser localizada em axilas, regiões palmar e/ou plantar) e outras. O rosto humano tem enorme valor simbólico, estético, jurídico e antropológico. A integridade e a funcionalidade da face dependem de uma superfície recoberta por milímetros de epiderme e derme absolutamente visíveis e hierarquicamente superiores. Desse modo, é possível afirmar que a pele está situada na fronteira entre interior e exterior do organismo, atuando como via de mão dupla que comunica ambos os territórios, podendo receber sinais provenientes de ambas as jurisdições, assim como atuar como representante das emoções, emitindo signos por meio de sua própria integridade ou disfunção. Como disse Panconesi (2000), o dermatologista é paradoxalmente arrastado da superfície do corpo até áreas mais profundas, como a *psyché*.

Psicopatologia dermatológica

Por todas as observações e semelhanças dessa complexa inter-relação psiquismo-pele, cresce dia a dia a importância da psicodermatologia, cujo objetivo é estudar quadros dermatológicos que advêm dessa relação. Assim, ao inspecionar a pele, o dermatologista faz o diagnóstico, sem se esquecer de que o doente não é apenas a sua pele, mas também um todo, um ser complexo e global, sujeito a uma multiplicidade de causas que se superpõem, interpenetram-se, criam sinergismos e somatórios, determinam-se e sobredeterminam-se. Qualquer que seja a doença, é preciso adotar uma visão bidirecional entre corpo e psique. Para isso, é preciso abandonar uma concepção unicausal, mais adequada ao modelo etiológico infeccioso, em favor de um modelo multifatorial mais utilizado em doenças degenerativas, neoplásicas e distúrbios psíquicos. É igualmente necessário compreender que são elementos terapêuticos de valor inestimável: a anamnese, o exame físico, os procedimentos diagnósticos, assim como a clareza e a sinceridade no prognóstico e no tratamento, cuja importância para cada paciente não pode ser determinada de antemão.

É preciso reconhecer que:

- é o ser humano em sua globalidade que adoece, e não simplesmente sua pele
- qualquer distúrbio da pele é capaz de comprometer o psiquismo
- a integridade da pele relaciona-se com a integridade do ser psíquico
- síndromes depressivas, transtornos somatoformes e quadros psicóticos frequentemente cursam com queixas de pele nas mais variadas formas
- é necessário compreender o conceito de esquema corporal, que pressupõe a integridade neurológica e tem expressão cultural antropológica, mas também considerar a existência da imagem corporal, dimensão ainda mais singularizada, que ultrapassa o referido esquema no processo de individuação
- a integridade da imagem corporal depende não somente da visão, do tato, da sensibilidade térmica, dolorosa e proprioceptiva, mas também da história e memória cognitivo-afetiva do indivíduo. Ela torna-se ainda mais complexa no rosto humano, capaz de emitir e receber signos próprios (Mumme *et al.*, 1996; Weinberg e Tronick, 1996; Kanwisher *et al.*, 2006).

A pele e as mucosas são a sede anatomofisiológica de muitas atividades eróticas e sexuais. Os órgãos genitais e caracteres sexuais secundários sofreram progressiva especialização filogenética na pele e nas mucosas e, quando estimulados, respondem nos níveis sensitivo, motor e, inclusive, endócrino. Durante o desenvolvimento do indivíduo, a sexualidade infantil tem grande importância na constituição da subjetividade, incluindo o erotismo genital característico do sexo nos adultos. Define-se a sexualidade infantil por experiências de prazer e desprazer, constituindo zonas erógenas a partir dos orifícios corporais (em que a pele é o órgão principal). Em 1903, Freud descreveu a importância da fase polimorfo-perversa como etapa entre as zonas erógenas. Trata-se de um privilégio de toda a superfície corporal como órgão sensível e fonte de estímulos, que coloca a pele em primeiro plano e destaca seu potencial de estimulação não somente tátil, mas também visual (escópico), térmico e doloroso.

A sexualidade humana é elemento constituinte da etiologia das neuroses e coadjuvante em qualquer distúrbio psíquico (Freud, 1905); além disso, representa um dos elementos principais de conflitos psíquicos permanentes, podendo ser verificados inclusive em pessoas normais (embora muito pouco acessíveis à observação, seja de si próprio ou por outrem). Estes se originam de uma incongruência paradoxal entre fantasias desejantes arcaicas e um aspecto incontornável da realidade atual, expressando-se por sintomas neuróticos (conversão histérica, fobias, obsessões), angústias, inibições e ansiedade. Também em perversões ou psicoses, é possível encontrar conflitos entre realidade e fantasias oriundas da sexualidade infantil; no entanto, geralmente com grave prejuízo para a primeira.

A experiência de doença crônica costuma trazer o problema do estigma no bojo de seu sofrimento. A estigmatização não deve ser encarada simplesmente como discriminação social, mas principalmente como complexo processo cognitivo em que o paciente toma parte ativa, segregando-se e justificando sua exclusão. Fica em questão não apenas como o outro nos vê, mas também como nos vemos por meio dos olhos dos outros. Grupos vulneráveis, como crianças, adolescentes, minorias étnicas e pessoas com deficiência (PcD), devem receber atenção especial quando a estigmatização envolve a pele, a imagem do corpo e, por conseguinte, a imagem ideal do *eu*. Muito frequentemente, crianças e jovens são objeto de *bullying* (Estellita-Lins *et al.*, 2012), cujo escopo de violência envolve características ou distúrbios da pele (manchas, cicatrizes, acne, deformidades). A insatisfação com a imagem corporal varia em um contínuo que vai das queixas comuns do adolescente com relação ao cabelo, ao rosto e à compleição física até o transtorno dismórfico corporal e a anorexia (mais prevalentes na adolescência e no adulto jovem). Estudos sugerem que tal insatisfação tem aumentado com as tecnologias de modificação corporal (fisiculturismo, cirurgia plástica e cosmetologia) e que pessoas solteiras ou solitárias apresentam mais queixas em comparação aos casais (Sarwer e Crerand, 2004; 2008; Tom *et al.*, 2005). A relação entre a sociedade digital midiática e as *transformações* da imagem corporal é relevante e tem suscitado perguntas que vão da sociologia até a clínica (Sweetman, 1999; Featherstone, 2010). Nunca foram prescritos tantos psicotrópicos como atualmente, o que sugere profundo desencontro entre o indivíduo e seu meio.

Um campo de investigação relevante para a compreensão de afecções psicocutâneas é a medicina psicossomática, voltada para o estudo dos mecanismos do adoecer orgânico que apresentam esse nexo causal; isso exige que a conduta terapêutica suscite intervenções visando aos conflitos psíquicos em questão. Por meio da resolução ou da transformação de um conflito, é possível curar a doença ou modificar o estado psicopatológico. Denomina-se "psicoterapia" toda conduta, especializada ou não, que possa cumprir esse objetivo por uma dimensão de intercâmbio interpessoal – cognitivo, comportamental, afetivo, inconsciente, familiar – que envolva processos mediados pela linguagem. Para o dermatologista, o conhecimento da interação de conflito emocional e estados mórbidos da pele pode ser tão importante quanto o conhecimento detalhado da farmacopeia dermatológica. A psicodermatologia constitui o domínio de aplicação desses conhecimentos.

Pesquisas recentes têm revelado a conexão entre estresse e psicopatologia dermatológica. Fala-se em uma vulnerabilidade ao estresse que danifica a integridade da barreira epidérmica. O estresse afeta a permeabilidade da pele em humanos. Há um papel importante desempenhado pelos glicocorticoides, neuropeptídios e a flora da pele com sua barreira de defesa danificada (Orion e Wolf, 2012). A ruptura da barreira homeostática da derme foi associada a alterações no nível do cortisol circulante, assim como à liberação de substâncias neuroimunes que ativam processos inflamatórios ou imunológicos nas várias camadas da derme, prejudicando a homeostase cutânea. Acredita-se, também, que fibras de nervos aferentes com terminações livres extensíveis até a derme possam atuar como efetores neurossecretores, liberando, durante períodos de maior estresse psicológico, neuropeptídios próximo à epiderme. O peptídio intestinal vasoativo e a substância P são potentes mitógenos de queratinócitos, estando envolvidos na patogênese de algumas doenças dermatológicas (Peters *et al.*, 2012). Alguns autores sustentam inclusive a ousada hipótese de um eixo êntero-dermato-cerebral (*gut-brain-skin axis*) articulando certas respostas ao estresse (Arck *et al.*, 2010). Este conceito sugere que a modulação do microbioma por meio da extensão de probiotas poderia reduzir a inflamação neurogênica da derme induzida por estresse, além de interferir em fenômenos cutâneos altamente complexos, como a transformação de miniórgãos, como no ciclo do folículo capilar.

Postula-se que o estresse psicológico modificaria o limiar de resistência aos danos físicos eventuais contra a derme, facilitando, assim, o desencadeamento de uma cascata de eventos, como o aumento da síntese e a liberação de citocinas da epiderme, seguidos de hiperplasia epidérmica, ativação de células de Langerhans e processo inflamatório subsequente (Garg *et al.*, 2001). Há, portanto, forte evidência do papel potencialmente patógeno das perturbações induzidas pelo estresse psicológico no desencadeamento ou no agravamento de doenças de pele. Paradoxalmente, há alguma evidência de que a autopercepção do estresse não esteja associada à recuperação da barreira de integridade dérmica, mas que a qualidade do sono guarda alguma correlação (Arck *et al.*, 2010; Coneo *et al.*, 2017).

Classificação dermatológica

Existem algumas propostas de classificação de entidades clínicas sob o aspecto psicodermatológico. A pioneira classificação de Medansky e Handler (1981) tem caráter abrangente e didático, embora privilegie aspectos etiológicos que ainda não são muito conhecidos ou foram contestados. Partindo da tendência atual da psiquiatria clínica (DSM-5 e CID11), que valoriza sistemas de classificação amplos e descritivos, evitando inferências etiológicas, utilizaremos a classificação de Fitzpatrick *et al.*, modificada com finalidade didática (Quadro 79.1).

Quadro 79.1 Distúrbios psicocutâneos.

Condições em que há influência psíquica maior ou comorbidade com transtornos psiquiátricos
Lesão autoinfligida Dermatoses manipulativas: dermatite factícia, escoriações neuróticas, tricotilomania
Sintoma desprovido de sinal ou lesão Distúrbio de pensamento ou sensopercepção envolvendo a pele ou fâneros (delírios, obsessões e fobias relacionadas com a pele): psicose hipocondríaca monossomática, dismorfofobia
Sinais dermatológicos nos transtornos alimentares Anorexia nervosa subtipo purgativo ou bulímico Anorexia nervosa subtipo privativo: predomínio de hipovitaminoses (ver Capítulo 65)
Dermatoses com evidência de desencadeamento psíquico
Hiperidrose
Síndrome da púrpura psicogênica
Urticária crônica
Prurido generalizado
Alopecia areata
Vitiligo
Dermatoses e outras condições cujo curso é afetado por estresse ou desequilíbrio emocional
Dermatite atópica
Psoríase
Eczema disidrótico
Acne vulgar
Dermatite seborreica
Líquen simples crônico
Líquen plano
Herpes simples recorrente
Expressão concomitante de quadro neuropsiquiátrico e dermatológico sem nexo causal (em geral, algum grau de déficit intelectual e alterações cutâneas típicas)
Erro inato metabólico
Anormalidade cromossômica
Enfermidade congênita
Distúrbio dermatológico de prevalência elevada em pacientes cronificados e negligentes (déficit intelectual, esquizofrenia)
Parasitismo cutâneo (escabiose, pediculose)
Infecções fúngicas
Tumores extensos, gigantes, pediculados (estágio avançado)
Cutis verticis gyrata ou paquidermite *verticis gyrata*
"Dedo de tabagista"

Medansky e Handler classificaram as psicodermatopatias em três grupos.

O *grupo primário* inclui patologias de expressão dermatológica em que o distúrbio psíquico é primário e a dermatose é expressão secundária e contingente. Aqui se situam: dermatite factícia, tricotilomania, dismorfofobia, parasitose delirante etc.

No chamado *grupo secundário*, o distúrbio psíquico é coadjuvante de patologia cutânea: "embora a patologia seja primariamente orgânica, ocorrem alterações emocionais em grau variável; nesse grupo, estão incluídas todas as dermatoses".

O *grupamento colaborador* implica que causas orgânicas e perturbações emocionais colaborem e interajam em diferentes graus na produção da dermatose (psoríase, dermatite atópica, acne, vitiligo etc.).

Fitzpatrick, Elsen e Wolff classificam o grupo primário como de influência psíquica maior ou comorbidade com transtornos psiquiátricos (ver Quadro 79.1), que pode ser caracterizado como de *maior determinação de nexos subjetivos* na patoplastia do caso clínico. Em geral, situa-se na esfera de atuação do psiquiatra clínico ou do psicoterapeuta (psicanalista, psicólogo cognitivo-comportamental), embora produza demanda de consulta dermatológica, que, eventualmente, pode ser o primeiro contato médico com a situação. Cabe ao dermatologista iniciar o tratamento e/ou fazer uma indicação precisa, além de se mostrar capaz de atuar como consultor especializado. Em outra classe, há dermatoses em que ocorre desencadeamento emocional, embora o quadro básico não seja psiquiátrico (p. ex., hiperidrose, síndrome da púrpura psicogênica, urticária crônica, prurido generalizado, alopecia areata etc.). Essas são doenças conhecidas de qualquer dermatologista, para as quais a medicina psicossomática tem grande importância, sendo imprescindível uma boa relação médico-paciente para que o especialista possa conduzir a terapêutica a termo. É importante observar que qualquer evolução clínica atípica sugere influência de um estado de sofrimento psíquico no desencadeamento de uma dermatose, como está indicado no Quadro 79.2.

Em outro grupo, estão entidades cujo curso clínico e evolução são afetados por estresse ou desequilíbrio emocional; contudo, seria equivocado falar simplesmente em desencadeamento emocional. O modelo clássico é a psoríase, bem como herpes simples, líquen, acne, dermatite atópica e/ou seborreica, eczema disidrótico, dentre outros. Nessa classe, estão doenças potencialmente cronificantes, cujo tratamento dermatológico pode associar-se a intervenções psicofarmacológicas ou psicoterápicas.

Por último, é necessário ter atenção com a associação frequente de déficit intelectual com alterações típicas de pele, modo de apresentação muito comum na prática do pediatra ou do psiquiatra da infância e adolescência. Há uma vasta gama de anormalidades genéticas, como erros inatos do metabolismo, aberrações cromossômicas etc., que são observadas desde o nascimento, demandando parecer do dermatologista e intervenções específicas.

Quadro 79.2 Evidências clínicas sugestivas de desencadeamento emocional de qualquer dermatose.

Flutuação inexplicável na intensidade da erupção
Resposta temporária a cada novo tratamento
Prurido noturno com ou sem escoriação
Mudanças ambientais provocando melhora
Paroxismos de prurido
Regiões desencadeantes de prurido

Há duas classificações psiquiátricas internacionais de transtornos mentais: o manual diagnóstico denominado "DSM-5" (*Manual Diagnóstico e Estatístico dos Transtornos Mentais*, 2013), norte-americano com predomínio no mundo anglo-saxão; e a Classificação Internacional de Doenças, a CID-11, da OMS, que atualmente está em revisão. No DSM-IV, as comorbidades ficavam reservadas ao eixo 3, em que se situava a dimensão clínica envolvendo especialidades como dermatologia, infectologia, neurologia etc. Infelizmente, em detrimento de uma compreensão mais holista dos transtornos mentais, isso foi abolido; em compensação, o transtorno escoriativo (*dermatilomania*, "futucador da pele", *skin-picking*) tornou-se uma nova categoria incluída no DSM-5, entre os transtornos do controle dos impulsos, ficando incluída no espectro dos transtornos obsessivo-compulsivos (TOC). Há uma tendência atual em pesquisa que valoriza o transtorno escoriativo como área de estudo e entidade autônoma, apresentando, inclusive, um descritor correspondente no MeSH.

Para Koo e Kyung-Hwa Park, é possível falar em: transtornos psiquiátricos primários; transtornos psiquiátricos secundários – em que a dermatose é evidente e antecedente (hiperidrose, vitiligo, alopecia areata e acne); transtornos sensoriais cutâneos; e, ainda, transtornos não psiquiátricos, nos quais se utilizam empiricamente psicofármacos (Koo, 1995; Park *et al.*, 2013). Gupta e Gupta (1996) propõem apenas duas grandes categorias classificatórias em psicodermatologia: associação cutânea de transtorno psiquiátrico e associação psiquiátrica de distúrbios cutâneos. De acordo com esta revisão narrativa, a maioria dos diagnósticos psiquiátricos em dermatologia compreende: transtornos depressivos (episódio depressivo maior e possivelmente doenças afetivas em geral); transtornos ansiosos; TOC e do controle dos impulsos, incluindo transtorno escoriativo e dismorfofobia (*body dysmorphic disorder* do DSM-5), além de perturbações psicóticas delirantes. Na segunda categoria, estão: dermatite atópica, psoríase, urticária/angioedema e alopecia areata. Ao final do capítulo, é possível observar os transtornos psiquiátricos de comorbidade dermatológica mais prevalentes, de acordo com a CID-11.

Instrumentos de avaliação

O avanço da medicina a partir de evidências vem fomentando tecnologias de aferição dos fenômenos clínicos em caráter tanto qualitativo como quantitativo (Estellita-Lins, 2002). A tentativa de quantificar aspectos psicossociais e fenômenos mentais ganha crescente importância em psicodermatologia. A disfunção ocasionada por qualquer problema, doença ou transtorno tem impacto na qualidade de vida dos pacientes. Alguns distúrbios dermatológicos podem ser tão prejudiciais que certos autores propuseram o conceito de insuficiência dermatológica em paralelo à insuficiência cardíaca ou renal (Ryan, 1991; Curry *et al.*, 2002). A partir de uma racionalidade que investiga qualidade de vida e estressores psicossociais, tem sido possível desenvolver questionários estruturados (inclusive autoaplicáveis), escalas e métodos de avaliação de condições clínicas específicas ou aspectos mentais envolvidos em dermatoses. Alguns desses instrumentos são efetivamente utilizados na prática clínica para *follow-up* regular de casos (eczema atópico, acne na adolescência e queda de cabelo), assim como em pesquisa, buscando aspectos epidemiológicos de determinada população. Considerando que muitas enfermidades têm curso cronificado ou recidivante, foram desenvolvidas ferramentas para avaliação da qualidade de vida durante o tratamento dermatológico, que podem estar dirigidas para uma dermatose específica ou geral e orientadas para adulto, adolescente, criança ou familiares. Pode-se mencionar o *Dermatology Life Quality Index* (DLQI), o *Children's Dermatology Life Quality Index* (CDLQI), o *Infant Dermatitis Quality of Life Index* (IDQOL), o *Family Dermatitis Index* (FDI), entre outros (Lewis-Jones e Finlay, 1995; Gupta e Gupta, 1995; Morgan *et al.*, 1997; Lobato Martins *et al.*, 2008). Cumpre notar que a tradução, a adaptação transcultural e a validação desse tipo de instrumento no Brasil têm importância estratégica em pesquisa e carecem de maior interesse acadêmico e iniciativas mais sólidas.

Há instrumentos específicos como o *Simplified Psoriasis Index* (SPI), desenvolvido (autoaplicável) para que pacientes com psoríase avaliem o grau de gravidade de seu acometimento psíquico, sendo passível de correlação com o *Psoriasis Area and Severity Index* (PASI), o qual é aplicável de maneira objetiva nas lesões de psoríase pelos dermatologistas. Esse tipo de iniciativa tenta fornecer medidas de aspectos emocionais implícitos que são muito relevantes para a terapêutica de distúrbios crônicos (Kirby *et al.*, 2000). Como a psoríase pode ter grande impacto na vida dos pacientes, de suas famílias e companheiros, desenvolveu-se também um instrumento específico para medir o impacto secundário da psoríase na qualidade de vida (relacionada com a doença) dos familiares de pacientes que sofrem dessa afecção (Eghlileb *et al.*, 2009).

O *Milwaukee Inventory for the Dimensions of Adult Skin picking* (MIDAS) consiste em uma medida com a finalidade de avaliar a escarificação automática, assim como aquela localmente orientada (Walther *et al.*, 2009), bastante relevante na clínica dermatológica da escarificação compulsiva. Na acne vulgar, têm sido utilizados: o questionário de Motley e Finlay (ADI com 13 itens); o questionário de doença crônica da pele (CSDQ), que avalia aspectos psíquicos ligados ao distúrbio; ou, ainda, instrumentos de avaliação de autoestima ou bem-estar de caráter geral aplicáveis em doenças crônicas. É possível mencionar igualmente: o instrumento adaptado por Norwood para a classificação de Hamilton de queda de cabelo (Norwood, 1975; Hamilton, 1951); instrumentos adaptados para vitiligo ou para angioma vinho do Porto – 24 itens, centrado no impacto das manchas e expectativas do tratamento (Augustin *et al.*, 1998). A tendência é de que surjam instrumentos do tipo questionário estruturado para cada transtorno psicocutâneo relevante.

Da mesma maneira, foram desenvolvidos instrumentos para condições clínicas determinadas, em que as escalas de avaliação de imagem corporal têm destaque. Acredita-se que a imagem corporal pode ter papel importante na busca de intervenções cosméticas. Recentemente, surgiram estudos interessados na preocupação com a imagem corporal destes pacientes; a insatisfação com esse tipo de imagem pode motivar a busca por tratamentos médicos de caráter cosmético; contudo, alguns destes pacientes apresentam transtornos psiquiátricos caracterizados por grave perturbação da imagem corporal, como transtornos somatoformes, dismorfofobias e transtornos alimentares. Recentemente, Cash *et al.* (2002) desenvolveram a *Body Image States Scale*, que articula 6 facetas de experiências de imagem corporal. Deve-se mencionar também a subescala de orientação da aparência do *Multidimensional Body-Self Relations Questionnaire* (MBRSQ), desenvolvida por Brown, Cash e Mikulka, 1990; Cash, 2000.

Quando se pretende desenvolver o automonitoramento, pode-se utilizar o Diário de Imagem Corporal (*Body Image Daily*, de Cash, 1997; Cash e Hrabosky, 2004). Deve-se mencionar ainda: o questionário de imagem corporal e pensamentos automáticos (BIATQ); o SIBID, que é um inventário situacional de disforia relativa à imagem corporal; e, ainda, como exemplo, as escalas de imagem corporal de Frankfurt (FKS, 1983), que incluem 52 itens distribuídos em 3 subescalas: mal-estar e incerteza física, autoconfiança/atratividade e sensibilidade para processos corporais. A despeito do interesse crescente neste tipo de instrumento, não se deve esquecer que a seleção e a utilização de medidas de imagem corporal mostraram-se dificultosas, muitas vezes induzindo ao erro quando aplicadas inadequadamente.

Para avaliar o grau de estresse psíquico ou, ainda, fatores em comorbidade provenientes da psiquiatria clínica, ou para auxiliar no diagnóstico de determinadas entidades prevalentes, são utilizados instrumentos e escalas gerais de aferição de saúde global, de estresse ou saúde mental. Constituem exemplos emblemáticos: SF-12, Skindex-29, GHQ-12, listas de checagem sintomática (SCL-90-R ou SCL53-R), índice de saúde mental (MHI-5), escore global de estresse emocional (GSI), breve escala de pontuação psiquiátrica (BPRS-A), entre muitos outros.

A depressão pode ser avaliada e monitorada com a escala de Hamilton (HAM-D 21/23) ou de Montogomery-Asberg (MADRS); instrumentos mais simples, como o inventário de depressão de Beck (BDI) ou mesmo o SRQ-20, dispõem de boas propriedades psicométricas e são úteis ao clínico não especialista. Todos esses se encontram em domínio público.

O trabalho de interconsulta e diálogo com os profissionais de saúde mental pode ser aprimorado com o conhecimento compartilhado desses métodos de aferição. Atitudes críticas e uma política científica focada nos interesses nacionais podem auxiliar na consolidação desses instrumentos e sua adequação às necessidades efetivas de nossa comunidade clínica e de pesquisa, inclusive fomentando o desenvolvimento autóctone deles, sempre desejável e esperado.

Aspectos dermatológicos na comorbidade psiquiátrica

O dermatologista deve atentar para algumas evidências clínicas do desencadeamento emocional de qualquer dermatose (ver Quadro 79.2). Contudo, é preciso estar ciente de quadros dermatológicos que cursam em comorbidade com distúrbios psiquiátricos.

Um contingente de pacientes com queixas reiteradas, mas inespecíficas, tem sido agrupado sob o nome de niilodermia – sem achados objetivos, mas com solicitação insistente de exame médico. Trata-se de transtornos somatoformes que não são aceitos pelo paciente como emocionais, havendo expectativa de tratamento puramente somático. O padrão clínico geralmente inclui dor, prurido, eritrofobia, sentimentos de desfiguração, ecossíndromes, pseudoeflúvio psicogênico (Harth *et al.*, 2007).

Escoriações neuróticas (psicogênicas)

Trata-se do conjunto de atitudes compulsivas de dano sistemático à pele que apresenta distribuição corporal e mecanismos bastante variados. Irregularidades da superfície são motivadoras, estados afetivos ou estilos cognitivos são mantenedores, há sempre associação com ansiedade, depressão e estresse (Snorrason *et al.*, 2011; Tucker *et al.*, 2011; Schuck *et al.*, 2012). O paciente admite provocar lesões, repetida e muitas vezes involuntariamente, sendo incapaz de evitar o processo repetitivo (compulsão) (Figuras 79.1 e 79.2). As unhas da mão ou a boca são os agentes usuais; no entanto, há tipos inusitados, e as escoriações podem assumir apresentações típicas, dependendo da zona escolhida (frequentemente, tema das ideias e atos compulsivos, isto é, a *escolha da zona do corpo* para as escoriações muitas vezes está ligada ao conteúdo dos pensamentos obsessivos e à natureza dos atos compulsivos da pessoa). São mais observados em adolescentes no caso de acne escoriada (Bowes e Alster, 2004) e em mulheres, com idade média de aparição em torno de 40 anos. A compulsão escoriativa pode ocorrer conjuntamente a tricotilomania e transtorno dismórfico corporal. De 27 a 50% dos indivíduos com transtorno dismórfico costumam "futucar" a pele compulsivamente (Tucker *et al.*, 2011). Na literatura americana seria denominada *skin picking disorder* e definida como uma manipulação repetitiva da pele que resulta em lesões teciduais evidentes com comportamento social inadequado. A N-acetilcisteína tem sido preconizada na dose de 600 mg, duas vezes/dia por no mínimo 3 meses. Há relato de melhora em 61% dos pacientes. Efeitos colaterais gástricos ocorrem em cerca de 7% dos pacientes.

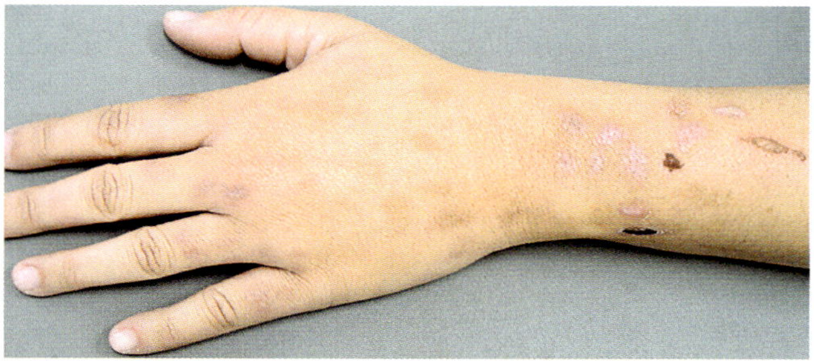

Figura 79.1 Escoriação neurótica: lesões escoriadas lineares, assim como lesões hipercrômicas residuais, indicando que foram feitas pela própria paciente. (Cortesia da Dra. Luiza S. Guedes.)

As lesões podem ser primárias ou associar-se à lesão preexistente de outra natureza. Podem ocorrer na face, por meio de acne escoriada, queilite factícia (lesão de mordedura nos lábios ou até no nariz), ou em qualquer parte do corpo, como nas lesões decorrentes da lavagem excessiva das mãos, no prurigo subagudo, na cutisfagia (morder a pele) ou na onicofagia (roer unhas). Prurido pode estar presente, e raramente se percebe a lesão "primária", embora a biopsia possa mostrar espongiose e infiltração mononuclear da parede folicular com edema e infiltrado de monócitos e eosinófilos da derme adjacente. As escoriações costumam ter menos de 1 cm de diâmetro e estão recobertas por crostas sanguíneas e apresentam bordas eritematosas. A resolução pode deixar uma cicatriz clara com bordas hiperpigmentadas. À inspeção, é possível notar lesões em todos os estágios, normalmente mais frequentes e concentradas em antebraço, face, pescoço e ombros. Em geral, verificam-se ansiedade generalizada e sintomas de TOC. Muitos pacientes estão estressados e deprimidos. O aspecto compulsivo remete a sentimentos de culpa inconscientes e necessidade de punição. O suicídio de adolescentes e adultos jovens tem aumentado no mundo, inclusive no Brasil. Nesse contexto de globalização e novas práticas midiáticas em rede social, observa-se uma expressiva tendência de autoagressão entre jovens. Imagens de ferimentos autoinfligidos são divulgadas e promovem competições, disputas, imitações, ritos iniciáticos. Da utilização de gelo ou cosméticos abrasivos até formas compartilhadas de instrumentação do *piercing* com tração ou dor – encontra-se um variado espectro de práticas corporais em que o sofrimento psíquico ou transtornos mentais podem se aninhar insidiosamente. Muitas situações de sofrimento autoinfligido constituem estratégias para suportar dor psíquica ou desorganização da pessoa. Especialmente em adolescentes, o risco de suicídio pode estar presente – ansiedade extrema, situações de violência e humilhação, estados distímicos ou flutuações do humor –, recomendando-se ao dermatologista atenção especial para situações

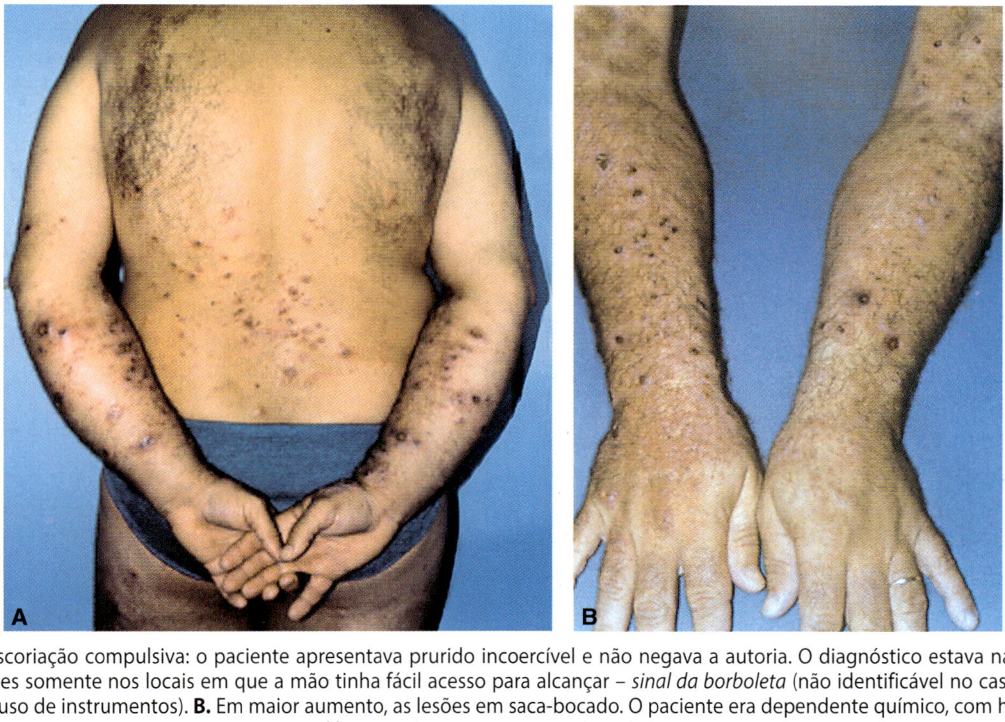

Figura 79.2 **A.** Escoriação compulsiva: o paciente apresentava prurido incoercível e não negava a autoria. O diagnóstico estava na distribuição das lesões; havia lesões somente nos locais em que a mão tinha fácil acesso para alcançar – *sinal da borboleta* (não identificável no caso; não descarte a possibilidade do uso de instrumentos). **B.** Em maior aumento, as lesões em saca-bocado. O paciente era dependente químico, com história familial de transtorno psiquiátrico e estava em separação conjugal litigiosa. (Arquivo IDPRDA-SCMRJ.)

deste tipo e para esse contexto. As boas práticas de prevenção do suicídio recomendam cuidado especializado, urgente, com atitudes de apoio e não recriminação.

O apoio social é fundamental no desenvolvimento de linhas de cuidado em psicodermatologia que envolve autoagressão e expressão de raiva, ódio e emoções destrutivas. Maiores níveis de ansiedade correlacionam-se a maior agressão. Observa-se que o padrão orientado por gênero – macho, internalizante, violento, masculino – mostra-se predominante (Magin, 2017). Atitudes autodestrutivas têm sido concebidas em saúde coletiva como um espectro que vai de uma situação corriqueira como onicofagia até o desfecho suicídio.

Tricotilomania

Ato compulsivo de arrancar os cabelos, podendo incidir sobre pelos do corpo como sobrancelhas, cílios, pelos pubianos ou do tronco. Caracteriza-se por áreas com má definição de alopecia não cicatricial (Figura 79.3); ao lado de cabelos mais longos, observam-se cabelos fraturados (ver também Figura 62.9). Pode ser episódica ou crônica. A tricoscopia permite o diagnóstico. Em geral, é vista em crianças e adolescentes e cursa para resolução espontânea, sendo mais frequente no sexo feminino. Na fase adulta, indica problemas psíquicos mais sérios e de pior prognóstico; o quadro histopatológico é característico. Quando o paciente ingere os próprios cabelos ou pelos (fâneros), pode consequentemente levar à formação do *tricobezoar** e, eventualmente, a complicações obstrutivas, sobretudo gástricas.

Embora seja discriminada como um diagnóstico na CID-11, deve ser encarada como síndrome, estando associada ao TOC; no entanto, pode ocorrer em quadros de ansiedade, depressão, déficit intelectual, autismos, esquizofrenia e transtorno limítrofe de personalidade. Há características peculiares de estilo cognitivo que a aproximam bastante da escoriação compulsiva de pele, embora não se tenha comprovado a perturbação na inibição do impulso.

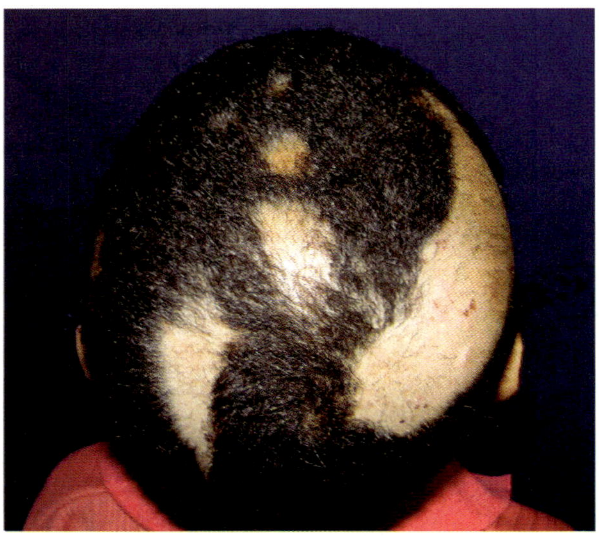

Figura 79.3 Tricotilomania. O aspecto peculiar da alopecia sugere o diagnóstico. (Cortesia do Dr. Paulo S. Emerich.)

*Tricobezoar: massa compacta de cabelos e pelos não digeridos que se acumula no trato gastrointestinal, mais frequentemente no estômago. Fitobenzoar: quando plantas forem o material ingerido.

Transtorno dismórfico corporal | Dismorfofobia ou hipocondríase cutânea

Trata-se de um transtorno mais comum do que se imagina e potencialmente incapacitante. Consiste em uma percepção distorcida da imagem corporal, caracterizada pela preocupação exagerada com um suposto defeito na aparência ou com um defeito corporal sutil, porém supervalorizado. Guarda semelhança com a distorção de imagem corporal característica da anorexia nervosa. Caracteriza-se por um limiar de sensibilidade alterado, com relação à pele ou aos fâneros, que leva o paciente à consulta com sintomas que não correspondem a sinais evidentes de patologia dermatológica. Poderia ser incluída na categoria "não doença dermatológica", em que o aspecto estético e a integridade da imagem corporal abstrata estão muito ameaçados por motivos insuspeitos, produzindo demandas cosméticas por vezes surpreendentes. Sua prevalência é de 1 a 2% na população geral (Conrado, 2009). Frequentemente, o cirurgião plástico lida com esse mesmo tipo de queixa. Em pacientes dermatológicos ou de cirurgia estética, a prevalência vai de 2,9 a 16%. Geralmente, a distorção catatímica se fixa em qualquer alteração visível (eritema, pelos etc.), calor, dor, ardência, desconforto, prurido, queda de cabelos. A condição afeta mais frequentemente as mulheres, com maior incidência na face e no couro cabeludo; curiosamente, nos homens, envolve também os genitais. Podemos mencionar como ilustração: glossodinia ou síndrome da boca queimante, com seu repertório de queixas característico; o concernimento excessivo com danos causados pela radiação solar; ou, ainda, a eritrofobia, em que o paciente teme a frequente ruborização (Sarwer e Crerand, 2004; 2008; Harth e Blume-Peytavi, 2013).

Psicose hipocondríaca monossintomática

Pode ser encarada como uma forma mais grave da dismorfofobia que geralmente cursa com manifestações psicóticas. Foi descrita por Munro, em 1982, como queixa dermatológica envolvendo alucinações sensoriais táteis, térmicas ou dolorosas e subsequente deformação delirante do pensamento. Eventualmente, constitui quadro de abertura de transtorno psicótico, pois, nessa fase, restringe-se à insistente suspeita de que algo grave se passa com sua pele. Assume formas plausíveis, como na sifilofobia (medo da sífilis) ou acarofobia (cisma com infestações por ácaros), ou formas mais bizarras, como a parasitofobia, o delírio de parasitismo, ideias de influência ou delírios de tortura, manipulação e/ou abuso sexual noturno. Muitas vezes, o paciente leva material estranho e enuncia que é proveniente da própria pele (Figura 79.4). Há raríssimos relatos de casos possivelmente induzidos por medicamento, em especial a amantadina, que é utilizada no tratamento da doença de Parkinson.

Dermatite factícia ou artefacta

O paciente provoca deliberadamente as lesões sem admitir o fato na consulta (Figuras 79.5 a 79.7; ver também Figuras 34.7 e 34.8). Por vezes, a dissociação psíquica é tamanha que o próprio paciente não tem consciência do fato. Caracteriza-se por lesões assimétricas, ao alcance do membro superior dominante, com morfologia variável de acordo com o objeto utilizado na autoflagelação: arredondado (ponta de cigarro), linear (objeto cortante), escorrido (líquidos cáusticos) etc. O "sinal do gotejar" (de gota) é bastante característico.

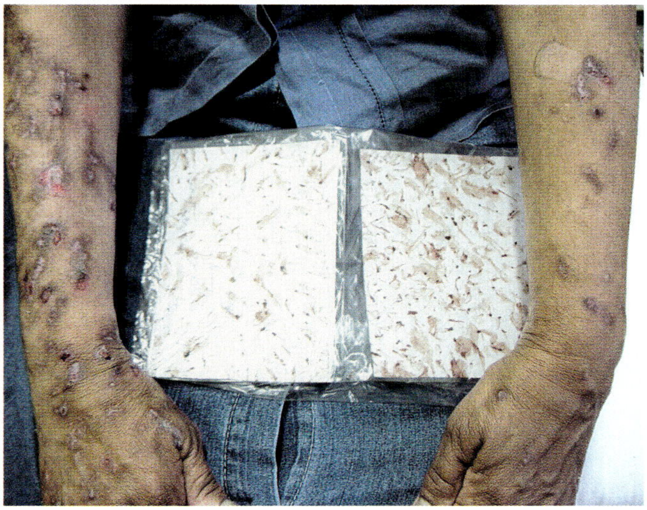

Figura 79.4 Psicose hipocondríaca monossintomática: a paciente alegava que o material exposto tinha saído da própria pele. (Cortesia da Dra. Domenique Fausto de Souza.)

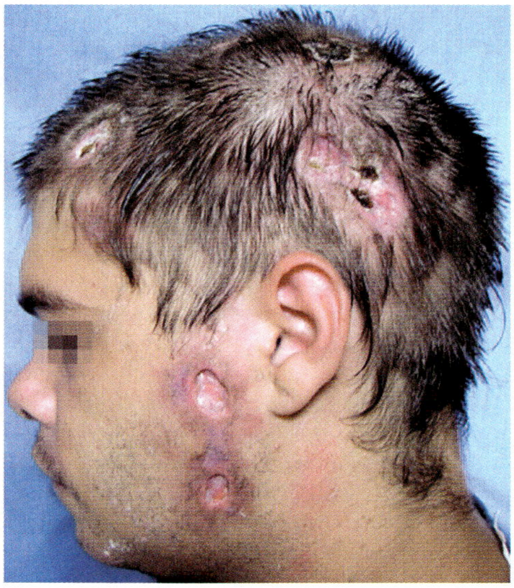

Figura 79.6 O paciente aplicava solução de bateria sobre as lesões de lúpus eritematoso discoide. Quadro de alcoolismo e consequente perda de emprego; buscava o lucro secundário.

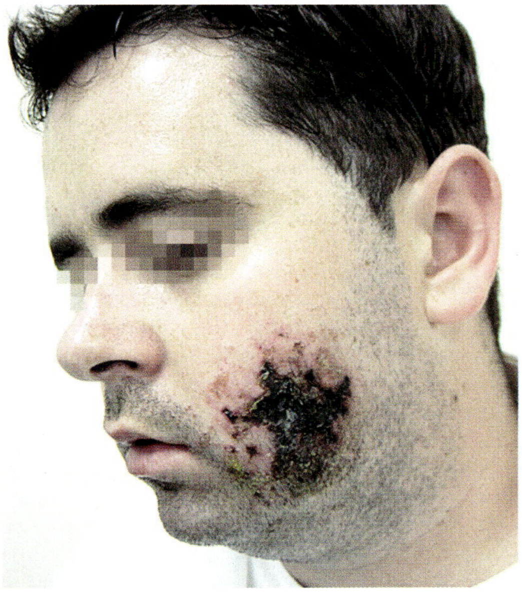

Figura 79.5 Dermatite factícia: o paciente provocava as lesões com soda cáustica, simulando algumas manifestações em função do que ouvia das conversas entre os médicos. Essa lesão surgiu após ter sido feito curativo oclusivo das mãos (local em que inicialmente apresentava lesões arredondadas e necróticas que simulavam vasculite). (Cortesia da Dra. Patrícia Gusmão.)

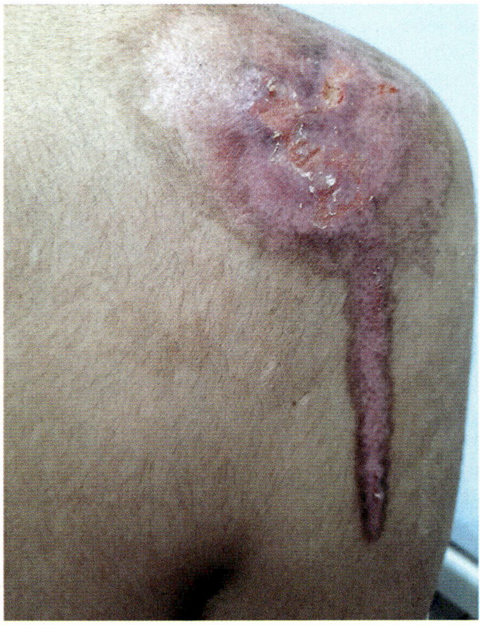

Figura 79.7 Dermatite factícia. O aspecto escorrido da lesão denuncia o autoflagelo, francamente negado na consulta.

O tipo de lesão varia de queimadura a franca necrose. É importante notar que se situam em regiões acessíveis às mãos do paciente. Geralmente, representam um desafio diagnóstico, pois faltam informações verídicas na história; Lyell (1979) menciona a "história oca" como característica. Configuração antinatural, observação rigorosa e, mesmo, aplicação de curativo oclusivo com fiscalização podem confirmar o diagnóstico. Ocorrem dificuldades no diagnóstico diferencial: procedimentos de sucção já simularam lesão de penfigoide, e lesões de porfiria cutânea tardia em braços e mãos podem parecer artefato, assim como as formas bizarras de necrose de pele vistas na poliarterite nodosa. Deve haver relutância em diagnosticar dermatite factícia em paciente psicologicamente estável. O prognóstico é melhor em jovens, solicitando atenção para problemas que podem ser resolvidos. No entanto, a dermatite factícia costuma ser apenas um incidente em uma longa história de doença psiquiátrica.

De algum modo, os pacientes intencionam atrair atenção, buscando a simpatia ou a compaixão de outrem ou, mais precisamente, o benefício secundário (mais atenção e isenção de obrigações). Em casos mais graves, pode-se pensar em transtorno psicótico; no entanto, as automutilações são infrequentes na prática dermatológica. O masoquismo pode ocorrer como atitude de autoflagelação ou como perversão sexual. Alguns autores estabelecem correlação com perda e luto recente e, eventualmente, com personalidade obsessivo-compulsiva. Observações da clínica psicanalítica também sugerem um processo de luto patológico, no qual a perda do objeto de amor suscita um ódio recalcado. O paciente volta-se enigmaticamente contra si próprio, já que o lugar da pessoa amada (que está sendo pranteada) permanece confundido com o *eu*, na fantasia, até que a elaboração do luto promova seu término. Esse tipo de autoagressão seria uma represália real contra uma parte do objeto fantasmático perdido (morto) dentro de si próprio.

Podemos ainda mencionar situações inusitadas, como a "síndrome da feitiçaria", que pode ser descrita como uma dermatite factícia heteroinfligida. O exemplo clássico é a filha da dona de um salão de beleza que provocou urticária de contato em várias clientes ao utilizar cosmético adulterado, sem que ninguém percebesse. Há ainda a "dependência" de curativo oclusivo em idosos, engendrando apresentações atípicas de dermatoses com complicação secundária pela recusa em interromper o seu uso (ver Capítulo 34, item *Paniculite factícia*) ou as complicações do uso continuado de preparações tópicas de glicocorticoide (eritema, angiectasias) por idosos com comprometimento cognitivo (dano cognitivo leve, demência vascular ou Alzheimer). Há também dermatites factícias em crianças (Shah e Fried, 2006).

Alguns estudos de custo-benefício indicam tendência para valorizar o manejo de pacientes com enfermidade psicodermatológica, especialmente dermatite artefacta, em ambiente especializado ou clínicas de psicodermatologia. Em contrapartida, não se percebe verdadeira demanda de pacientes ou grupos organizados de pressão/advocacia nesse sentido (Atkar *et al.*, 2012; Marshall *et al.*, 2016). A baixa prevalência de transtornos deste tipo não parece justificar sua utilização padronizada no planejamento da saúde pública.

Doença simulada

Raramente, apresenta-se como queixa dermatológica. Não há lesão dermatológica significativa, e sim maquiagem e camuflagem simulando lesão dermatológica. Na *síndrome de Ganser*, o paciente forja alguma doença no intuito de obter vantagens práticas, envolvendo muitas vezes a seguridade social e a aposentadoria. Ocorre em períodos de guerra como subterfúgio ou na atitude deliberada de enganar o examinador. Na Segunda Guerra, dermatologistas membros da resistência (*maquis* e *partisans*) usaram sua *expertise* para forjar lesões de pele factícias e heteroinfligidas em indivíduos. O objetivo era burlar os exames nazistas e impedir que essas pessoas fossem designadas para trabalhos forçados durante o conflito. Pode ser considerada uma variante da dermatite factícia. Quando faz parte de um conjunto de atitudes factícias que desafiam a semiologia, pode denominar-se *síndrome de Münchhausen*,* que, como foi mencionado, implica transtorno mental pela compulsão inadequada em fantasiar e mentir. Um exemplo característico poderia ser a queixa de prurido. A síndrome de Meadow (ou *síndrome de Münchhausen*, por procuração) é definida quando o foco das atitudes factícias é uma criança ou algum dependente, estabelecendo nexos perversos entre o cuidador e o sujeito vulnerável sob cuidados.

Patomímia

O paciente agrava uma dermatose já existente, utilizando elementos da explicação fornecida pelo médico para a gênese da lesão. Fatores desencadeantes da doença são deliberada e insidiosamente introduzidos. A clínica consiste em uma exacerbação da lesão dermatológica, sem o aspecto bizarro das lesões químicas, mecânicas ou térmicas da dermatite factícia.

*Encontramos este nome associado ao conjunto de lendas e contos que falam de um nobre prussiano extremamente fantasioso, mentiroso e grandiloquente que protagoniza estórias absurdas e fantásticas. O sentido é de uma mitomania compulsiva sem temor ao ridículo.

Escoriações por autoagressão estereotipada

Lesão polimorfa e estratificada temporalmente, característica dos atos estereotipados nos transtornos invasivos do desenvolvimento (espectro autístico). Varia de calosidades hiperqueratinizadas a lesões bizarras com infecção secundária; frequentemente se vê o paciente em ação e muitas vezes é difícil impedi-lo. O diagnóstico é evidente, embora o tratamento apresente muitas dificuldades, pois depende de períodos de interrupção ou transformação do alvo corporal da autoagressão. O dermatologista deve colaborar com o psiquiatra da infância e adolescência, sendo sempre necessário eleger prescrição tópica e curativos compatíveis com a capacidade dos cuidadores e efetivos caso o paciente não colabore.

Dermatite *passivata* ou síndrome de Diógenes

Mais comum em pacientes idosos, dependentes químicos e com transtorno psiquiátrico cronificado, negligenciados ou com autocuidado muito comprometido, cuja falta de higiene propicia o surgimento de crostas ceratóticas e sujeira na superfície cutânea. Geralmente, há infestações com lesões secundárias.

Sinais dermatológicos nos transtornos alimentares

Os sinais mais frequentes são xerose (58,3%), eflúvio capilar (50%), acne, queilite (41,6%), gengivite, alterações ungueais (45,8%) e acrocianose. A literatura discute os mecanismos patogenéticos envolvidos, como deficiência de vitaminas e oligoelementos, hipotireoidismo compensatório, hipervitaminose A, diminuição na atividade das glândulas sebáceas, intolerância ao frio, disfunção da imunidade cutânea, limpeza compulsiva e aumento dos níveis de peptídios opioides do sistema nervoso central.

No tipo restritivo de anorexia, predominam, além da xerose e da acrocianose comum a ambos os subtipos, queilite, hipertricose, carotenodermia, hiperpigmentação, estrias, dermatite factícia, melasma e lentificação da cicatrização (Strumìa *et al.*, 2001). No subtipo purgativo/bulímico, predominam eflúvio capilar, acne, alterações ungueais, gengivite e prurido generalizado, ocorrendo inclusive *sinal de Russell* (presença de lesões que variam de escoriação a calos no dorso das mãos dos pacientes, devido à introdução repetida da mão indutora dos vômitos na boca), protuberância parotídea associada ao emagrecimento facial e dermatite seborreica com certa frequência.

Na bulimia, também podemos encontrar lesões no dorso das mãos decorrentes das marcas dos dentes por provocação de vômito, alterações dentárias e de gengiva, que são sistematicamente ocultas dos médicos.

Púrpura psicogênica ou síndrome de Gardner-Diamond

São equimoses de aparecimento súbito, predominantemente nos membros, sem história ou com história de mínimos traumas, em pacientes com transtorno psicológico, em especial no gênero feminino (ver Capítulo 36).

Cosmetologia e psicodermatologia

Complicações iatrogênicas da cosmetologia envolvem três aspectos: indicações terapêuticas descuidadas; aspectos da personalidade de pacientes que insistentemente demandam juventude, beleza e modificações corporais; reações adversas inerentes aos procedimentos. Novos problemas surgiram no quadro da psicodermatologia, como a chamada "face congelada" ou "botocada", situação em que o paciente demanda frequentes e excessivos procedimentos com Botox® (ou qualquer outra intervenção na face), resultando em frustração progressiva, ansiedade e queixas com evidente prejuízo da imagem corporal (Gieler e Harth, 2013). Com a progressiva judicialização da saúde, é importante observar a eventualidade de psicoses querelantes envolvendo demanda acerca de procedimentos, como pode ocorrer em cirurgia plástica ou cirurgias de transgenitalização. Schmidt-Borko propõe o termo *tanorexia* para pacientes adictos em bronzeamento artificial (Alemanha e França), geralmente padecendo de transtornos alimentares e sistematicamente desdenhando o risco de câncer de pele, a despeito da superexposição (Schmidt-Borko, 2011). A síndrome pós-finasterida descreve homens que utilizam medicação para alopecia e desenvolvem síndrome de fadiga crônica, sintomatologia depressivo-ansiosa e efeitos colaterais sexuais, como: alteração da libido, perturbação da ejaculação, modificações no pênis e nos testículos. Este quadro, que pode cursar com outros efeitos colaterais de longo prazo, ocorre após suspensão da medicação. Suspeita-se que possa resultar de uma suscetibilidade individual para alterações metabólicas duradouras e mesmo irreversíveis em casos raros (Melcangi *et al.*, 2013; Ganzer *et al.*, 2014; Mirela *et al.*, 2015).

Harth (2008) alerta para a prescrição indiscriminada de *lifestyle drugs* sem indicação médica adequada e cuidadosa, pois podem levar à cronificação de transtornos emocionais que, a rigor, foram a causa de demanda por essas drogas. Desse modo, adia-se indefinidamente um tratamento adequado com psicoterapia e psicofármacos e prolonga-se um sofrimento – medicalizado, completamente sujeito a modismos e bastante sintomático da época de antropoceno adiantado em que vivemos.

Tratamento

Em uma época de busca por evidência sólida para justificar intervenções terapêuticas, por vezes dispendiosas, cabe notar que tanto a dermatologia quanto a psiquiatria carecem de estudos robustos e evidências suficientes para indicar de modo definitivo grande parte de seu arsenal terapêutico. Pode-se afirmar que a base Cochrane de revisões sistemáticas e metanálises não tem sido generosa com essas especialidades, tampouco com a psicodermatologia. Os mais prevalentes e perturbadores diagnósticos estudados, a saber, vitiligo, psoríase, rosácea, eczema e urticária crônica, constituem um desafio para a pesquisa clínica. Por um lado, suspeita-se que intervenções psicossociais, tratamento psiquiátrico e psicoterapias tenham eficácia e efetividade nessas entidades clínicas, mas, por outro lado, inexistem até o momento revisões sistemáticas que sustentem de modo claro intervenções baseadas em evidência. Uma importante exceção é a revisão de Ersser *et al.*, publicada na Coleção Cochrane em 2014 e ainda sem atualização; esse estudo percorre 10 ensaios clínicos sobre tratamento de eczema atópico em crianças e conclui que poderíamos adotar com segurança, embora de modo provisório, os seguintes critérios: o desfecho principal favoravelmente impactado é composto de melhora na gravidade da doença, melhora do sono, alteração do perfil de coceira compulsiva e melhora na qualidade de vida. Como desfechos secundários com impacto positivo: diminuição do comportamento de coceira autolesiva, adesão ao tratamento, diminuição do uso de medicamentos tópicos, aumento da habilidade do cuidador em manejar problemas de pele. O resultado sugere que intervenções educativas, de relaxamento, psicoterápicas de controle da coceira e estratégias voltadas para ansiedade são tão importantes quanto aquelas dirigidas aos pais e cuidadores (Ersser *et al.*, 2014).

Igualmente, há uma tendência em valorizar o apoio aos familiares no caso de crianças e adolescentes. Psicoterapias mais sofisticadas, altamente customizadas e dispendiosas não têm sido suficientemente estudadas, gerando um viés de baixa representação e uma ilusão de que modelos massificados seriam mais científicos.

Interconsulta ou psiquiatria de ligação

Um importante setor da psiquiatria clínica consiste na consultoria fornecida em ambiente hospitalar (e na prática ambulatorial) por profissionais de saúde mental com experiência em medicina interna, inclusive a telemedicina vem abrindo novas frentes nessa cooperação (Santos *et al.*, 2011; Astruc, 2012; Jacob *et al.*, 2012). O paciente e sua queixa são objeto de orientação especializada que o psiquiatra fornece a outros profissionais envolvidos com o caso. Na psiquiatria de interconsulta (*liaison psychiatry*), o paciente é visado em seu contexto clínico – a partir das dificuldades do dermatologista, da enfermagem, dos técnicos afins, dos familiares etc.

O desenvolvimento de uma colaboração profissional sistemática com um psiquiatra habilitado e experiente pode ser bastante útil para o dermatologista (Healy *et al.*, 2009). Sua pertinência reside tanto na possibilidade de indicação de casos para tratamento conjunto quanto na função de consultoria regular para situações específicas, ou no monitoramento da resposta ao tratamento. Esse tipo de colaboração geralmente leva tempo para ser estabelecido e, idealmente, deveria iniciar-se na residência médica, à medida que ambos aprendem sobre as afinidades entre suas especialidades (Philbrick, 2012).

Alguns autores (Fritzsche *et al.*, 2001; Malt *et al.*, 1996) valorizam serviços de ligação psicossomática em clínica dermatológica, destacando uma prevalência em torno de 40% de perturbações psiquiátricas, havendo indicação de psicoterapia em 50% da população estudada. Na pesquisa de Aktan *et al.*, (1998), 7,8% apresentavam distimia (depressão crônica subclínica); 7,5%, transtorno somatoforme indiferenciado; 3,2%, transtorno de ansiedade generalizada (TAG); 2,7%, TOC; e 5,5%, fobias e outros quadros ansiosos. As intervenções variam de aconselhamento ao paciente e seus acompanhantes, educação e informação em saúde até psicoterapia interpessoal *stricto sensu*. Não foi encontrada, contudo, correlação entre índices de gravidade aferidos por instrumentos clínicos e demanda de psicoterapia: pacientes com estresse e problemas imperceptíveis solicitam indicação de tratamento, ao passo que pacientes cronificados ou de maior gravidade podem recusar a orientação.

Treinamento psiquiátrico do dermatologista

A boa prática clínica implica uma atitude positiva, construtiva e tranquila que caracteriza a relação médico-paciente. A postura, o concernimento e o respeito pelo sofrimento são indispensáveis.

Pesquisas recentes sobre a imagem do médico e, em particular, do dermatologista sugerem que os pacientes têm expectativas elevadas com relação às características da figura do médico no primeiro atendimento – ele deve ser sóbrio, trajar-se de modo convencional e sem modismos, ter atitudes previsíveis e sem afetação.

Além disso, o dermatologista precisa conhecer os mecanismos básicos de conflitos psíquicos. A compreensão psicológica deve abranger a sexualidade humana, o crescimento e o desenvolvimento psíquico, a crise, a dinâmica familiar e os problemas de grupo ou sociais. O papel do cônjuge e de membros da família também precisa ser considerado, pois portadores de algumas dermatoses podem atuar como indicadores de distúrbios do âmbito familiar.

O consultório médico deve oferecer ambiente de tolerância e compreensão, no qual o paciente poderá dizer o que nunca foi dito a ninguém. A construção de uma boa relação médico-paciente é parte indispensável de uma prática clínica adequada. Lembre-se, inclusive, de que alguns pacientes poderão falar com seu dermatologista, mas evitarão a ida ao psiquiatra. Estudos epidemiológicos indicam que morbidade psiquiátrica é frequente entre pacientes dermatológicos ambulatoriais, com prevalência variando entre 25,2 e 42,7% (Hugues *et al.*, 1983; Wessely *et al.*, 1989; Aktan *et al.*, 1998; Picardi *et al.*, 2000). A indicação de um especialista em saúde mental (psiquiatra clínico, psicanalista, psicólogo habilitado em psicoterapia) requer habilidade, pois, em princípio, a maioria dos pacientes procura o médico para resolver um problema "exclusivamente" cutâneo. É importante tentar desfazer o estigma da psiquiatria como controle social da loucura, esclarecendo e informando. Antes, contudo, é fundamental sempre avaliar as opiniões ou expectativas de cada paciente com relação a uma indicação de consulta com psicólogo ou psiquiatra. É importante esclarecer a importância diagnóstica da psiquiatria clínica e informar sobre o tratamento que está sendo indicado, além de ressaltar a valia não apenas em termos dermatológicos, mas também em qualidade de vida para o paciente e/ou seus familiares.

A indicação de um especialista em saúde mental pode abalar o interesse de alguns pacientes, embora costume ser razoavelmente aceita e muito útil para a maioria das afecções psicocutâneas. Psicoterapias e acompanhamentos têm eficácia e efetividade suficientes para justificar a recomendação ou prescrição formal, como em casos de transtorno da imagem corporal.

Pesquisas voltadas para o problema da adesão ao tratamento revelam que há dois fatores principais associados à baixa adesão à prescrição dermatológica: insatisfação com a assistência ministrada (plano de saúde, confiança e segurança no médico) e morbidade psiquiátrica. O estudo longitudinal de Renzi *et al.* (2002) avaliou 1.389 pacientes ambulatoriais na Itália, encontrando associação significativa entre problemas psiquiátricos e não complacência ao tratamento dermatológico (51,7%).

As situações de ansiedade, inibições, sentimentos de culpa, necessidade de punição inconsciente e fantasias desejantes podem ser extremamente penosas e, ante a falta de compreensão de seus próprios problemas ou de sentir-se compreendido, o indivíduo tende a transformá-las, de modo involuntário e inconsciente, em sofrimentos que têm expressão no corpo. A tarefa do médico ficará bastante facilitada se ele levar em conta a "linguagem somática", que aponta, ajudando bastante, para certos elementos, como localização (área da pele), nexo causal e cronológico, evolução, resposta terapêutica. Além disso, é necessário estar sempre atento para a função da doença na economia subjetiva de seu paciente e sua respectiva vantagem. Uma anamnese cuidadosa, muitas vezes, conduz a um diagnóstico e prognóstico, antes mesmo do exame físico. O dermatologista pode lidar com essas situações simplesmente ao escutar e fazer perguntas dirigidas. Consultas regulares fornecem oportunidade para esse tipo de acolhida. O suporte psicoterápico do médico clínico pode ser suficiente para produzir maior entendimento do conflito emocional e sua consequente atenuação ou deslocamento.

O efeito nocebo, embora metodologicamente questionável ou de difícil determinação, pode ser definido como a ocorrência de efeitos adversos atribuídos à intervenção devido à expectativa de que ocorram (nesse sentido, constitui uma inversão simétrica do efeito placebo). Essa circunstância psicossomática, mediada pela relação médico-paciente, tem sido discutida na literatura dermatológica quando associada a coceira compulsiva "contagiosa", efeitos adversos de isotretinoína, finasterida e reações alérgicas a medicamentos. Emerge como temor durante a prescrição (na fase de discussão sobre efeitos adversos e riscos), transformando-se em "profecia autorrealizada" no início do tratamento. Deve-se lembrar que omitir qualquer aspecto relevante das reações adversas constitui falta ética e revela-se inútil em uma sociedade de informação globalizada. Alguns autores sugerem a importância de identificar "pacientes difíceis" e promover orientação detalhada e customizada com ênfases distintas (Sonthalia *et al.*, 2015).

Por último, devemos frisar que, virtualmente, qualquer dermatose comporta alterações emocionais em grau variável. Isso deriva do fato de que, em qualquer processo de adoecimento, há seu correlato psíquico como agravante, dependendo do maior ou menor grau de ansiedade e culpa do inconsciente do paciente. Assim, podemos também entender um dos motivos para o insucesso de um dermatologista diante de certas dermatoses: elas tendem a funcionar como alívio para a ansiedade do paciente e podem chegar a satisfazer necessidades ocultas de punição.

Quando pouco ou nada for obtido com essas atitudes clínicas, deve-se optar por outra conduta, quando será imprescindível solicitar um diagnóstico especializado e, bastante aconselhável, encaminhar o paciente ao psiquiatra/psicoterapeuta.

Psicofarmacologia

Os psicofármacos ganharam importância crescente desde seu surgimento na década de 1950. Pesquisas de eficácia promovidas pela epidemiologia clínica levaram ao aperfeiçoamento de antidepressivos e neurolépticos, possibilitando maior resolutividade, menor sofrimento e alguma compreensão dos transtornos mentais. Os grandes manicômios tornaram-se inúteis e o tempo médio de internação em países do G8 (Estados Unidos, Japão, Alemanha, Canadá, França, Itália, Reino Unido e Rússia) é menor que 2 semanas. O ensaio clínico duplo-cego, aleatório e controlado tornou-se o padrão-ouro da pesquisa terapêutica, diagnóstica e prognóstica em todas as áreas da medicina. A psiquiatria e a dermatologia têm feito esforços para operar dentro de uma racionalidade médica com base em evidências. A pesquisa qualitativa, por sua vez, despontou como complemento necessário desta vertente, especialmente com ênfase em narrativas e experiência de doença. Os principais avanços da "década do cérebro" ocorreram com os antidepressivos. Nesta década, há algumas novas patentes de estabilizadores do humor e certa ênfase na estimulação magnética transcraniana (tratamento biológico semelhante à eletroconvulsoterapia ou eletrochoqueterapia [ECT], no entanto, sem indução anestésica e equivalente comicial). Especula-se que faltam novas moléculas ou substâncias candidatas na pesquisa psicofarmacológica.

Além dos tricíclicos, tetracíclicos e inibidores da monoaminoxidase (IMAO), já conhecidos, passamos a dispor de inibidores seletivos de recaptação de neurotransmissores, IMAO reversíveis e fármacos de ação dupla seletiva (mirtazapina, venlafaxina, desvenlafaxina). As novas medicações aumentaram a efetividade no tratamento dos transtornos depressivos: início de ação mais precoce, observação mais rápida e fidedigna da resposta, reações adversas e efeitos colaterais mais brandos e menos duradouros. Nesse sentido, podemos falar de uma importância crescente dos antidepressivos na psicodermatologia. Os estabilizadores de humor também se mostram pertinentes; a gabapentina e o topiramato têm sido utilizados na dor crônica. Um ensaio clínico com lamotrigina em *skin pickers* compulsivos não demonstrou eficácia (Grant *et al.*, 2010), assim como tampouco o citalopram (Arbabi *et al.*, 2008). Ambos os estudos constam na base Cochrane Collaboration, testemunhando falta de evidência suficiente para indicar tratamentos, assim como a inexistência de revisões sistemáticas até o momento.

Koo *et al.* (2013) lembram que as classificações psicocutâneas podem ser reduzidas às quatro principais afecções psiquiátricas encontradas em dermatologia: (1) transtornos psicóticos e delirantes; (2) transtornos depressivos; (3) transtornos de ansiedade; (4) transtorno obsessivo-compulsivo e de controle dos impulsos. Delírios de parasitose e psicose hipocondríaca podem se beneficiar de neurolépticos em doses baixas. Embora a pimozida possua uma tradição considerável de pesquisa e prática em psicodermatologia, seu perfil significativo de reações adversas torna relevante reiterar que neurolépticos atípicos como risperidona e olanzapina representam uma alternativa segura e de efeito rápido. Sua utilização a longo prazo depende do custo-benefício em função da elevada incidência de síndrome metabólica.

Acredita-se que considerável repertório de queixas clínicas inespecíficas consista em equivalentes depressivos ou sintomas hipocondríacos de síndrome depressiva (subclínica ou prodrômica). Naturalmente, dermatofobias e delírios envolvendo a pele podem exigir o uso de neurolépticos (tranquilizantes maiores) ou ansiolíticos (tranquilizantes menores), com a finalidade de diminuir a intensidade dos transtornos de sensopercepção ansiogênicos. A ansiedade ou a depressão podem acompanhar qualquer patologia clínica. Independentemente do problema dermatológico, pacientes muito deprimidos merecem tratamento com antidepressivos, pois a melhoria do *status* psíquico ajuda na evolução do problema dermatológico e vice-versa.

Os ansiolíticos (benzodiazepínicos, azapironas) têm utilidade no TAG, na ansiedade somatoforme ou nos sintomas de conversão, fornecendo igualmente resposta nas dermatoses suscetíveis de intensificação por estresse. Os vários fármacos desse grupo diferem basicamente na meia-vida. Os benzodiazepínicos podem ser úteis em vários tipos de insônia; no entanto, sua utilização deve ser controlada em razão da elevada incidência de dependência e do prejuízo do padrão de sono no uso prolongado. Em geral, não se recomenda prescrição por períodos ininterruptos superiores a 15 dias. Novos fármacos com menor potencial de dependência e efeito colateral têm sido muito utilizados, como o zolpidem. Discute-se atualmente em psiquiatria biológica o papel negativo dos benzodiazepínicos na cronificação de síndromes ansiosas, indicando um deslocamento na direção de antidepressivos menos potentes ou com menor potencial de reação adversa.

Considerando que ansiedade e estresse apresentam impacto no desencadeamento e na manutenção de dermatoses, é relevante tratar a ansiedade de modo racional e criterioso. Estudos sugerem a importância dos inibidores seletivos de recaptação de serotonina (ISRS) no tratamento de vários transtornos relacionados com ansiedade, como fobia social, agorafobia, transtorno de estresse pós-traumático, transtorno do pânico, TAG e TOC. Alguns antidepressivos específicos como venlafaxina (acima de 150 mg/dia), citalopram ou escitalopram (10 a 20 mg/dia) mostraram-se eficazes no TAG.

Discute-se a eficácia de psicofármacos no controle dos impulsos no TOC. Há evidência clínica de benefício, utilizando-se carbamazepina, buspirona e, também, carbonato de lítio; contudo, sua indicação é restrita a situações especiais. Alguns autores tiveram êxito nos casos de TOC com imipramina ou desipramina, que são antidepressivos tricíclicos não seletivos de manejo mais difícil em função dos efeitos colaterais. Ensaios clínicos controlados sugerem eficácia de fluvoxamina, fluoxetina, paroxetina e sertralina (ISRS), além da clomipramina.

A tricotilomania representa um desafio para intervenções psicofarmacológicas, pois ainda não existe evidência suficiente para sustentar a utilização sistemática de psicofármacos. Há relatos de sucesso no uso prolongado de ISRS, assim como de clomipramina (Flessner *et al.*, 2012). Estudos *open label* com amostra restrita testaram com alguma eficácia citalopram, fluoxetina, fluvoxamina, haloperidol, inositol e carbonato de lítio. Alguns pesquisadores propõem a associação de olanzapina e ISRS ou de risperidona e fluvoxamina. Um estudo comparando psicoterapia com clomipramina na tricotilomania sugere que a terapia cognitivo-comportamental seria mais eficaz que o fármaco ou o placebo. Em psicodermatologia, deve-se atentar para a necessidade de articulação do tratamento biológico medicamentoso com o suporte psicoterápico, pois são medidas complementares e jamais excludentes, assim como os pacientes referidos ao psiquiatra permanecem necessitando de um suporte contínuo e compreensivo do dermatologista.

Por último, é fundamental recordar que o dermatologista poderá lidar com situações que envolvam diagnóstico diferencial de farmacodermias, quando o medicamento suspeito poderá ser um psicofármaco ministrado a um paciente muito instável do ponto de vista emocional (Quadro 79.3). Benzodiazepínicos costumam provocar apresentações polimorfas, como erupções exantemáticas, prurido, fotossensibilidade, acne e reações de hipersensibilidade. Igualmente, os antidepressivos podem

Quadro 79.3 Efeitos adversos cutâneos dos fármacos psicoativos.

Carbonato de lítio: erupções acneiforme, folicular e maculopapulosa, ulcerações pré-tibiais, psoríase, alopecia
Benzodiazepínicos (bromazepam, nitrazepam, oxazepam): erupções acneiforme e maculopapulosa, prurido, dermatite alérgica de contato, síndrome esclerodermiforme, púrpura, foto-onicólise, eritema fixo, reação liquenoide da gengiva
Antidepressivos tricíclicos (imipramina, clomipramina, nortriptilina): fotossensibilidade ao UVA, erupção papulosa, prurido, urticária, petéquias, necrose de glândulas sudoríparas, vasculite, acne, rosácea, necrólise epidérmica tóxica, leuconiquia, eritema multiforme, síndrome lúpus-*like*
Inibidores seletivos de recaptação de serotonina (ISRS) (fluoxetina, sertralina, paroxetina): piora da psoríase, alopecia, síndrome de Lyell, síndrome de Stevens-Johnson, doença do soro
Neurolépticos (haloperidol, clorpromazina, olanzapina): reações fototóxicas e fotoalérgicas da pele e dos olhos (urticária de fotocontato, pigmentação azul-cinza da pele, olho e córnea), necrólise epidérmica tóxica, leuconiquia, eritema multiforme, síndrome lúpus-*like*

provocar reações cutâneas (inclusive os ISRS recentes e muito difundidos – fluoxetina, paroxetina e sertralina). A maprotilina provocou erupções exantematosas em 4 a 5% dos casos. Neurolépticos derivados de fenotiazinas (clorpromazina) podem ter efeito anti-histamínico e, desse modo, produzir quadros frustros ou camuflados em processos patológicos subjacentes. O tratamento com lítio pode provocar quadro de psoríase ou piorar doença preexistente (Jafferany, 2008). O dissulfiram, utilizado na terapia aversiva ao álcool, pode provocar urticária e erupção exantemática mesmo sem reação positiva com o álcool, que se caracteriza por dilatação periférica intensa, rubor com prurido generalizado e hipotensão subsequente (*efeito antabuse*). O monossulfiram, utilizado no tratamento da escabiose, desencadeia reações semelhantes.

A carbamazepina pode produzir reações cutâneas, como erupção exantemática, urticária, lesões na boca, eczema leve, dermatite esfoliativa, síndrome de Stevens-Johnson e agravamento do lúpus eritematoso sistêmico. O divalproato de sódio, estabilizador do humor tão difundido quanto o carbonato de lítio, também tem extensa polimorfia na apresentação de farmacodermias. O manejo dessas situações solicita habilidade psicodinâmica do dermatologista e estreita colaboração com o psiquiatra, que valorizará o parecer do dermatologista como peça-chave nas decisões terapêuticas e no prosseguimento do tratamento psiquiátrico do paciente.

Por sua vez, o dermatologista deve ficar atento para a iatrogenia de seu arsenal terapêutico. Glicocorticoides podem induzir mania ou depressão em aproximadamente 5% dos casos; a psicose provocada por esteroides depende de doses mais elevadas. Psicose induzida por aciclovir pode ocorrer no início do tratamento em pacientes com função renal deteriorada. Cabe lembrar o relato anedótico de Snyder sobre um homem que passou dietiltoluamida 70% (repelente de insetos) na superfície de todo o corpo antes da sauna e, 2 semanas depois, apresentou um quadro maníaco agudo.

Para finalizar, devemos dizer que "o primeiro medicamento que o paciente ingere é a personalidade de seu médico" (Michel Balint); pena que se conheça tão pouco de sua farmacologia.

Fundamentos psicodinâmicos e psicoterapias

Pode-se afirmar que o fundamento das principais intervenções psicoterápicas deriva das descobertas psicanalíticas realizadas por Freud no início do século XX. Esse novo domínio do conhecimento foi descortinado a partir dos estudos sobre a histeria, empreendidos na esteira das experimentações com o tratamento hipnótico. Freud descobriu uma relação entre conflitos psíquicos e sintomas físicos. Com o nome de "conversão", descreveu fenômenos nas áreas sensitiva e motora; contudo, em sua obra, não há nenhuma menção aos transtornos psicossomáticos. Foi Franz Alexander quem iniciou esse tipo de investigação, possivelmente a partir de algumas intuições de Sandor Ferenczi, tendo Michael Balint como continuador em uma pesquisa que privilegia a relação médico-paciente.

Há diferença entre manifestações psicossomáticas e conversão histérica – sua psicopatologia, patoplastia e apresentação clínica são muito distintas. A teoria psicanalítica tenciona precisar esses limites, ainda que seu principal objetivo seja a busca da compreensão de um todo dinâmico. O conceito de uma ordem "real" do corpo, inacessível à linguagem, em oposição ao campo da realidade psíquica, "simbólico" por excelência e, portanto, recoberto pelo "imaginário" (Lacan, 1955), mostra-se útil para a compreensão da diferença entre sintomas de conversão e doenças psicossomáticas. Não é difícil admitir que certas doenças possam constituir aspectos defensivos contra conflitos inconscientes extremamente penosos, mas a investigação desses mecanismos ainda é incipiente, precisando avançar ou ser totalmente refutada. Doenças orgânicas desencadeadas por conflitos emocionais não seriam sua mera expressão somática, e sim efeitos de representações, ou até mesmo da ausência de qualquer possibilidade de representação, como mencionado anteriormente. Desse modo, a medicina psicossomática constitui um campo de investigação clínica que recebe significativa contribuição da psicodermatologia. Os psicanalistas do *middlegroup*, como Bälint e Winnicott, foram pioneiros no interesse por problemas médicos em ambiente hospitalar ou ambulatorial. Suas relações com a psicanálise de crianças e uma profunda compreensão da relação mãe-bebê auxiliaram na reconsideração de paradigmas herdados da tradição freudiana. Verifica-se atualmente uma forte tendência de valorização do apoio educativo ou psicoterápico dirigido aos familiares no caso de dermatoses envolvendo crianças e adolescentes, sustentada por evidência de estudos clínicos controlados (Gava *et al.*, 2007; Eleftheriadou, 2013; Ersser *et al.*, 2014).

É possível conjecturar a respeito do que teria sido deslocado do psiquismo para o orgânico, sobre as fantasias inconscientes e seu alcance simbólico. Quais finalidades inconscientes são mais bem alcançadas por meio do sofrimento físico? Quais as necessidades que um ser humano tem de não querer se curar? Que lucro retira dessas doenças? Que tipo de relação de objeto arcaica se reconfigura no processo de adoecimento? Como devemos pensar o cuidado terapêutico em tais circunstâncias? O que a psicanálise pode ensinar ao dermatologista?

A reversão dessa "linguagem somática" depende de uma busca de nexos no psiquismo que tornem possível a compreensão de tais deslocamentos ou transformações (repetição, encenação, transferência e intervenção), transpondo-se para um nível mais original por meio de uma palavra que possa ir à procura de sua dimensão significante e eficácia simbólica. Esse retorno do conflito para o psíquico é uma verdadeira luta entre o médico e o paciente, porque, desde a infância, a doença orgânica despertou carinho, atenção, isenção de obrigações e outras vantagens, ao passo que o conflito psíquico pode ter como resposta uma atitude de intolerância, inclusive castigos. Daí surge uma tendência "natural" nas pessoas de não terem vergonha de suas doenças físicas, mas esconderem seus problemas psíquicos. No caso da pele, isso acontece de modo paradoxal.

Além disso, é necessário acrescentar que o ser humano busca encadeamento lógico, sendo mais fácil reconhecer/aceitar aquilo que vê e pega concretamente. Sendo assim, como pode um indivíduo admitir (às vezes, até mesmo para o médico que o acompanha) que ele quer se defender/proteger por meio de uma doença? Quanto maior o nível de abstração, mais se impõe um aparente absurdo. Nesse contexto, a doença física, a rigor, independentemente de qual seja, transforma o indivíduo em vítima merecedora de cuidado, ao passo que a doença mental nunca é tolerada por nenhum familiar quando chega a certos limites. Vale a pena mencionar uma diferença fundamental entre doença física e psíquica – na doença somática, de alguma maneira, o paciente obtém aquilo que Freud chamou "lucro secundário", com uma gama de vantagens muito variadas e por vezes inverossímeis. Esse "lucro secundário", verdadeiro gozo do sintoma, pode mobilizar reações hostis da família do paciente, companheiros de trabalho e até da própria equipe de saúde. Na doença psíquica, a possibilidade de obter esse "lucro secundário" é menor, mais matizada e complexa, sendo relevante no início do transtorno.

Nos fundamentos do método psicanalítico, está o tratamento pela palavra (*talking-cure*), que visa circunscrever os conflitos psíquicos inacessíveis por sua natureza inconsciente por meio do processo de recordar espontaneamente e de repetir essas situações no âmbito da relação transferencial. Transferência é o nome que se dá ao envolvimento afetuoso que caracteriza a relação médico-paciente e que, no tratamento psicoterápico, revela-se um laboratório experimental em que são revividas situações afetivas do passado. Empatia e transferência são conceitos bastante próximos, podendo-se falar em "vínculo" de modo genérico. Isso implica superar as resistências que emanam do conflito e modificar os mecanismos de defesa que são suas cristalizações, tendo acesso às produções de pensamento desejante inconsciente que dominam o sujeito e produzem reações. Tais sintomas têm função psíquica importante na dinâmica do adoecer, pois precipitam o sofrimento ao mesmo tempo que produzem suporte simbólico para o conflito. São conscientemente desagradáveis e incômodos, embora seja fácil para o psicanalista perceber que produzem prazer e satisfação inconsciente de diferentes maneiras. O desenlace de um sintoma é sua modificação. Qualquer que seja a doença, verifica-se seu correlato psíquico como agravante, dependendo do maior ou menor grau de ansiedade e culpa inconsciente do paciente. Podemos, assim, entender o porquê do insucesso de um dermatologista perante certas doenças cutâneas: elas são o alívio da ansiedade do paciente e podem representar mesmo a sua necessidade de punição masoquista.

A psicanálise mantém profunda relação com o domínio do significante quando postula que o inconsciente é estruturado como uma linguagem. Organismo e linguagem tornam-se campo de investigação científica a partir da linguística e da antropologia social (atente-se para a importância do conceito de ordem simbólica). A hipótese estruturalista sobre a eficácia da psicanálise admite que a materialidade da língua, do ponto de vista de sua expressão simbólica e social, guardaria homologia com estruturas em nível neurofisiológico (como redes neurais). Haveria, portanto, um intrincado encadeamento de corpo, mente, pensamento e linguagem mediado por estruturas articuladas em cada um de seus respectivos níveis.

Em uma vertente biológica, nos últimos anos, têm surgido estudos que relacionam depressão (incluindo suas variantes subclínicas) ou ansiedade com uma cascata de alterações do sistema imunológico. Durante uma síndrome depressiva, podem ocorrer alterações de linfócitos T-*killer*, imunidade humoral, ritmo circadiano, *feedback* hormonal, eixo hipotálamo-hipofisário, dentre outras perturbações; fala-se no modelo estresse-diátese. Há também um importante papel da ansiedade em dermatoses cujo curso é notoriamente afetado por alterações psíquicas. O estresse psíquico ou físico representa, atualmente, um modelo de perturbação multifatorial na homeostase da derme. Esse tipo de investigação, ao correlacionar uma condição neuropsiquiátrica conhecida a alterações fisiológicas globais, poderá fornecer as bases para uma teoria que articule organismo e inconsciente de modo mais aprofundado do que dispomos até o momento.

Conforme salientado, deve-se observar que as intervenções mais estudadas são aquelas mais fáceis de descrever, como intervenções educativas discretas ministradas pela equipe de enfermagem ou equipes multiprofissionais. As psicoterapias interpessoais situam-se em um extremo de maior complexidade, sofrendo viés de sub-representatividade nas revisões sistemáticas e metanálises. Isso poderia estar reforçando a ilusão de que modelos massificados seriam mais científicos ou rigorosos do que procedimentos altamente sofisticados e customizados, conforme mencionado anteriormente.

Além das psicoterapias interpessoais, pode-se destacar o sucesso de intervenções cognitivas derivadas da escola de Beck no tratamento da psoríase e de outras dermatoses com desencadeante psicogênico. O esquema cognitivo-comportamental de intervenção costuma ser mais facilmente aceito em ambiente de pesquisa médica devido à sua praticidade – tratamento com número de sessões predeterminado e duração limitada, objetivos mais modestos que aqueles da psicanálise e clareza nos critérios de inclusão e na avaliação dos resultados. Ainda que se possa contrapor a essa metodologia seu caráter simplificador do ponto de vista da constituição da subjetividade, não é possível negar resultados ou eficácia simplesmente em função de sua aparente superficialidade. Existe evidência fraca para sustentar tratamentos com hipnose e técnicas de relaxamento para dermatite atópica extensa ou refratária, acne escoriada e tricotilomania. *Biofeedback* foi utilizado em hiperidrose ou eczema disidrótico em estudos *open label*. A terapia comportamental clássica é um frequente coadjuvante no tratamento de escoriações neuróticas, tricotilomania e no pensamento ruminativo do transtorno dismórfico corporal. Uma metanálise acerca da efetividade de tratamentos psicológicos (educativos e comportamentais) para afecções da pele concluiu que as intervenções psicológicas são benéficas e dotadas de efeito moderado sobre condições psicodermatológicas (Lavda *et al.*, 2012).

Saúde mental, cidadania e sociedade

Deve-se mencionar que saúde mental não é uma especialidade médica, e sim uma tarefa de qualquer profissional de saúde. Uma compreensão da psicodermatologia não pode prescindir da responsabilidade do especialista em dermatologia diante das questões contemporâneas que envolvem sua experiência, seu conhecimento e sua atitude crítica. Aspectos éticos, bioéticos, políticos, de legislação e informação encontram-se diretamente envolvidos. Ao fazermos uma revisão nos principais periódicos de dermatologia da atualidade, notamos um crescente interesse em temas e pesquisas envolvendo questões da vida cotidiana, cultura e sociedade.

Pode-se citar a discussão crescente sobre os padrões de beleza na sociedade globalizada, bem como a necessidade de informação fidedigna em cosmetologia, cirurgia plástica e áreas afins. O envelhecimento é uma questão de saúde pública que interessa especialmente ao dermatologista. Hábitos que entram e saem de moda trazem questões clínicas, assim como de caráter jurídico ou legal. A difusão da prática de tatuagens conclama o especialista a pronunciar-se sobre sua retirada cirúrgica, sobre a qualidade das tintas ou acerca do potencial tóxico e antigênico dos corantes avermelhados. Igualmente, questões mais setorizadas, como as complicações e cicatrizes do *piercing* ou o dano dermatológico nas práticas de escarificação e autoflagelação, começam a ocupar a cena principal.

A qualidade da informação coloca novas questões para a relação médico-paciente e para a saúde pública. Em avaliações da informação fornecida por internet, discute-se a ênfase concedida ao produto em detrimento do caráter educacional esperado. Percebe-se, por meio de pesquisas, que o profissional que disponibiliza medicamentos em seu consultório atua a partir de uma atribuição de confiança e conhecimento reconhecido, demandando, portanto, maior cuidado ético e técnico. A própria natureza do ato médico transforma-se, pois o advento da telemedicina começa a fornecer subsídios para modos remotos de atuação com as vantagens e desvantagens implícitas nesse deslocamento da relação médico-paciente.

É importante destacar que a psicodermatologia envolve múltiplos aspectos, em que o dermatologista atua, em geral, independentemente de sua parceria com a área de saúde mental. Em função disso, constitui uma importante dimensão da formação do especialista, não devendo jamais ser negligenciada em detrimento do conhecimento técnico isolado. A estratégia de saúde da família (ESF) que vem sendo implantada pelo Sistema Único de Saúde (SUS) demanda colaboração de dermatologistas com clínicos, pediatras e ginecologistas. O conhecimento das principais dermatoses e distúrbios psicocutâneos de elevada prevalência torna-se ainda mais relevante para o médico de família, a partir deste tipo de iniciativa em saúde pública.

Vinhetas clínicas

- considere-se o herpes simples. É sabido que essa doença é produzida por um vírus; todavia, sabe-se também que um conflito psíquico diminui a resistência orgânica, e este alinha-se, então, dentro dessa etiologia. Essa dermatose pode ser extremamente recorrente, cabendo ao dermatologista, ante uma situação dessa, ter sempre em mente três possibilidades, apenas a título de ilustração, no caso de sua localização ser genital:
    - poderia esse(a) paciente necessitar de algo que impeça ou prejudique o intercurso sexual?
    - pode um quadro de herpes cumprir a função de impedir uma relação extraconjugal? Ou ainda encenar aspectos de punição, remorso ou culpa?
    - pode estar a serviço de uma rejeição sexual inconsciente do parceiro?
- como exemplo, pode ser tomado o conceito de unidade da pessoa humana ante sua desdita causada por uma doença. Tomemos, como exemplo, a hanseníase. Do ponto de vista de sua patologia, nada há que inclua o problema psíquico em sua etiologia. É uma doença causada por bactéria, transmitida a outrem por contato íntimo e prolongado.

  O dermatologista examina uma lesão de bordas circinadas, discretamente discrômica e anestésica, e faz o diagnóstico. O paciente pode encarar isso como algo simples; todavia, ao ser informado, estampa-se a angústia em sua face e, quase sempre, a necessidade de perguntar para o médico: por que em mim? Essa pergunta, se não verbalizada, certamente tem seu correlato interno: o que fiz (de que sou culpado) para ser "leproso"? A partir desse momento, a hanseníase não será mais simplesmente uma doença orgânica; passa a ser uma doença psicossomática. São frequentes as reações hansênicas diante de situações de ansiedades e conflitos. Qual, então, deve ser a conduta de um dermatologista nessa situação? Jamais deixe de tentar estabelecer um diálogo com a pessoa que ali, naquele momento, tem uma dermatose; ela é alguém que, às vezes, com um pouco de atenção e amor, pode, até mesmo para agradar o médico, seguir o tratamento e ficar curada.
- uma senhora de mais de 70 anos procura o dermatologista porque sente algo nos lábios e na boca. Parece uma monilíase perioral acompanhada de líquen plano de língua, de acordo com o diagnóstico inicial. Os tratamentos se sucedem: antifúngicos, corticosteroides, anti-inflamatórios, orientações sobre higiene oral, parecer de dentistas especializados, umidificantes e saliva artificial. A região perioral normaliza-se, no entanto, sem alívio da paciente, que sente a região alterada e incômoda. Na história patológica pregressa, a paciente havia sido tratada de uma depressão crônica com venlafaxina e buspirona. O desânimo com sua condição oral a torna mais deprimida e desesperançosa. Finalmente, torna-se patente o caráter hipocondríaco dos sintomas em questão. Reintroduzido o antidepressivo e iniciadas as sessões de suporte psicoterápico, o quadro cede de modo significativo
- um homem de meia-idade e boa saúde apresenta uma dermatose súbita, papular e pruriginosa que lhe obriga a uma busca entre vários especialistas, muito a contragosto, pois jamais frequentara clínicos ou dermatologistas. Finalmente, recebe um glicocorticoide de uso tópico complementado por uma dose baixa para uso interno, com prescrição por 10 dias. A remissão do quadro é tão espetacular que sua adesão à prescrição revela-se contínua. Após 6 meses de tratamento contínuo, é recebido em uma emergência psiquiátrica porque agrediu o porteiro do edifício após bater com seu veículo em vários automóveis estacionados na garagem. Foi encontrado com fácies cushingoide, prolixo, inquieto, com o pensamento e a fala acelerados, e está há muitos dias sem dormir nem alimentar-se. Teve diagnóstico sindrômico imediato de quadro maníaco; no entanto, deixou o emergencista hesitante entre um diagnóstico de transtorno bipolar e de transtorno do humor induzido por medicamento, pois morava sozinho e mostrava-se desatento e impreciso ao ser questionado sobre prescrições anteriores
- a jovem executiva bem-sucedida consulta um psiquiatra porque fica muito nervosa quando fala em público. A consulta afasta a hipótese de fobia social e revela um estado depressivo-ansioso leve, que se iniciou com a separação conjugal iminente. Durante a avaliação do verdadeiro ônus do transtorno ansioso, a paciente afirma que transpira excessivamente, que "mancha a roupa", que "todos percebem que não está bem". É iniciado tratamento com antidepressivo ISRS, buspirona e psicoterapia regular. A paciente não refere melhora após 8 semanas. Ao ser indicada a um dermatologista, apresenta melhora significativa global após aplicação de toxina botulínica. Ambos os especialistas passam a trabalhar em conjunto e a apoiar a paciente ao longo do tratamento de manutenção exigido por ambas as classes terapêuticas. Após 3 anos, houve remissão total e alta.

Transtornos psiquiátricos classificados na CID-11 passíveis de comorbidade psicodermatológica

Ver Quadro 79.4.

Quadro 79.4 Classificação de transtornos psiquiátricos passíveis de comorbidade psicodermatológica na CID-11.

F20-F29 Esquizofrenia, transtornos esquizotípico e delirantes
F31.31 Transtorno afetivo bipolar, episódio atual depressivo leve ou moderado, com sintomas somáticos
F32.01 Episódio depressivo leve, com sintomas somáticos
F32.11 Episódio depressivo moderado, com sintomas somáticos
F32.3 Episódio depressivo grave com sintomas psicóticos
F42 Transtorno obsessivo-compulsivo
F42.0 Com predominância de ideias ou de ruminações obsessivas
F42.1 Com predominância de comportamentos compulsivos (rituais obsessivos)

(*continua*)

Quadro 79.4 Classificação de transtornos psiquiátricos passíveis de comorbidade psicodermatológica na CID-11. (*Continuação*)

F42.2 Forma mista, com ideias obsessivas e comportamentos compulsivos
F43.0 Reação aguda ao estresse
F43.2 Transtornos de adaptação
F43.8 Outras reações ao estresse grave
F43.9 Reação não especificada a um estresse grave
F44.6 Anestesia e perda sensorial dissociativas
F44.80 Outros transtornos dissociativos (de conversão): síndrome de Ganser
F45.0 Transtorno de somatização
F45.1 Transtorno somatoforme indiferenciado
F45.2 Transtorno hipocondríaco
F45.38 Disfunção autonômica somatoforme: afetando pele
F45.4 Transtorno doloroso somatoforme persistente
F45.8 Outros transtornos somatoformes
F50.0 Anorexia nervosa
F50.2 Bulimia nervosa
F50.5 Vômitos associados a outros distúrbios psicológicos
F55 Abuso de substâncias que não produzem dependência
F55.5 Esteroides ou hormônios
F55.6 Ervas, fitoterápicos ou remédios folclóricos específicos
F63.3 Tricotilomania
F68 Outros transtornos de personalidade e de comportamento em adultos
F68.0 Sintomas físicos aumentados por fatores psicológicos
F68.1 Produção deliberada ou simulação de sintomas ou de incapacidades físicas ou psicológicas (transtorno factício)
F68.8 Outros transtornos especificados da personalidade e do comportamento do adulto
F72.1 Retardo mental grave; comprometimento significativo do comportamento, requerendo vigilância ou tratamento
F72.8 Retardo mental grave; outros comprometimentos do comportamento
F73.1 Retardo mental profundo; comprometimento significativo do comportamento, requerendo vigilância ou tratamento
F73.8 Retardo mental profundo; outros comprometimentos do comportamento
F84.0 Autismo infantil
F84.1 Autismo atípico
F84.2 Síndrome de Rett
F84.3 Outro transtorno desintegrativo da infância
F84.4 Transtorno com hipercinesia associada a retardo mental e a movimentos estereotipados
F95.1 Tique motor ou vocal crônico
F95.8 Outros tiques
F98.4 Estereotipias motoras

Bibliografia

Abraham N, Torok M. *A casca e o núcleo*. 1. ed. São Paulo: Escuta; 1995.

Aktan S, Ozmen E, Sanli B. Psychiatric disorders in patients attending a dermatology outpatient clinic. *Dermatology.* 1998;197(3):230-4.

Almugaddam F, Augusterfer EF, Mufaddel A, Osman OT. The psychiatric aspects of skin disorders. *Expert Rev Dermatol.* 2011 Fev;6(2):195-9.

Alpsoy E, Ozcan E, Cetin L *et al.* Is the efficacy of topical corticosteroid therapy for psoriasis vulgaris enhanced by concurrent moclobemide therapy? A double-blind, placebo-controlled study. *J Am Acad Dermatol.* 1998 Feb;38(2 Pt 1):197-200.

Anzieu D. *Eu pele*. Rio de Janeiro: Casa do Psicólogo; 1988.

Arbabi M, Farnia V, Balighi K *et al.* Efficacy of citalopram in treatment of pathological skin picking, a randomized double blind placebo controlled trial. *Acta Medica Iranica.* 2008(5):367-72.

Arck P, Handjiski B, Hagen E *et al.* Is there a 'gut–brain–skin axis'? *Exp Dermatol.* 2010;19(5):401-5.

Atkar R, Bewley A, Taylor R. The cost effectiveness of a dedicated psychodermatology service in managing patients with dermatitis artefacta. *Br J Dermatol.* 2012;167:43.

Augustin M, Zschocke I, Wiek K *et al.* Psychosocial stress of patients with port wine stains and expectations of dye laser treatment. *Dermatology.* 1998 Apr;197(4):353-60.

Bewley A, Affleck A, Bundy C *et al.* Psychodermatology services guidance: the report of the British Association of Dermatologists Psychodermatology Working Party. *Br J Dermatol.* 2013 Jun;168(6):1149-50.

Bowes LE, Alster TS. Treatment of facial scarring and ulceration resulting from acne excoriee with 585-nm pulsed dye laser irradiation and cognitive psychotherapy. *Dermatol Surg.* 2004 Jun;30(6):934-8.

Bridgett C. Psychocutaneous medicine. *J Cosm Dermatol.* 2004 Fev;3(2):116.

Burns T, Breathnach S, Cox N, Griffiths C (eds.) *Rook's Textbook of Dermatology.* 7th ed. Oxford: Blackwell; 2004.

Carroll BJ, Feinberg M, Smouse PE *et al.* The Carroll rating scale for depression. I. Development, reliability and validation. *Br J Psychiatry.* 1981 Mar;138:194-200.

Castilho SM. *A imagem corporal*. Santo André: Esetec Editores Associados; 2001.

Christenson OS. Treatment options on trichotillomania. *CNS Drugs.* 1996; 6:23-34.

Coneo AMC, Thompson AR, Lavda A. The influence of optimism, social support and anxiety on aggression in a sample of dermatology patients: an analysis of cross-sectional data. *Br J Dermatol.* 2017;176(5):1187-94.

Conrado LA. Transtorno dismórfico corporal em dermatologia: diagnóstico, epidemiologia e aspectos clínicos. *An Bras Dermatol.* 2009 NovDez;84(6): 569-78.

Costa A. *Tatuagem e marcas corporais*. São Paulo: Casa do Psicólogo; 2003.

Cotterill JA. Are developments in information technology, a threat to the dermatological consultation? Telemedicine and psychodermatology. *JEADV.* 1998 Set;11(Suppl. 2):S8-S9.

Cotterill JA, Cunliffe WJ. Suicide in dermatological patients. *Br J Dermatol.* 1997 Aug;137(2):246-50.

Cowley RB. *Benzodiazepines in clinical practice*. Washington: American Psychiatric Press; 1998.

Curry ML, Curry JA, Cockerell CJ. Dermatology and the Americans With Disabilities Act: a review of the case law. *J Am Acad Dermatol.* 2002 Dec;47(6):926-9.

Davis LSMD. Psychodermatology: the psychological impact of skin disorders. *JAMA.* 2007;297(1):97-8.

DeWeerdt S. Psychodermatology: an emotional response. *Nature.* 2012 Dec 20;492(7429):S623.

Dolto F. *A imagem inconsciente do corpo*. 1. ed. São Paulo: Perspectiva; 1992.

Editorial. Overview of psychodermatology. *Psychopharm Rev.* 2011;46(1):8-9.

Editorial. Why psychodermatology is gaining ground. *J Cut Med & Surg.* 2013 Jan;17(1):1-2.

Eghlileb AM, Basra MKA, Finlay AY. The psoriasis family index: preliminary results of validation of a quality of life instrument for family members of patients with psoriasis. *Dermatology.* 2009;219(1):63-70.

Eleftheriadou V. Future horizons in vitiligo research: focusing on the recommendations of the Cochrane systematic review 'Interventions for vitiligo' 2010. *Br J Dermatol.* 2013;169(Suppl 3):67-70.

Ersser SJ, Cowdell F, Latter S *et al.* Psychological and educational interventions for atopic eczema in children. *Cochrane Database Syst Rev.* 2014 Jan 7;2014(1):CD004054.

Estellita-Lins C. A diáspora dos métodos de pesquisa em saúde da criança e da mulher. *In*: Deslandes S, Minayo MC (orgs.). *Caminhos do pensamento. epistemologia e método*. Rio de Janeiro: Editora Fiocruz; 2002. p. 155-94.

Estellita-Lins C. De Projeto e de Máquinas. *Letra Freudiana. Escola, Psicanálise e Transmissão.* 1995;XIV(15):87-98.

Estellita-Lins C, Guimarães MC, Silva CH. Bullying. *In*: Assumpção Jr. FB, Kuczynski E (eds.). *Tratado de psiquiatria da infância e da adolescência*. Rio de Janeiro: Atheneu; 2012, Vol. 2. p. 705-14.

Featherstone M. Body, image and affect in consumer culture. *Body & Society.* 2010 Mar;16(1):193-202.

Feinberg M, Carroll BJ, Smouse PE, Rawson SG. The Carroll rating scale for depression. III. Comparison with other rating instruments. *Br J Psychiatry.* 1981 Mar;138:205-9.

Ferrão YA, Ferrão TA, da Cunha D. Dermatotilexomania em estudantes de medicina: um estudo piloto. *Rev Bras Psiq.* 1999 AbrJun;21(2):109-13.

Flessner CA, Knopik VS, McGeary J. Hair pulling disorder (trichotillomania): genes, neurobiology, and a model for understanding impulsivity and compulsivity. *Psychiatry Res.* 2012 Oct 30;199(3):151-8.

Freud S. *A pulsão e seus destinos*. 7. ed. 1913.

Freud S. *Introdução ao narcisismo*. 7. ed. 1914.

Freud S. *Luto e melancolia*. 7. ed. 1914.

Fritzsche K, Ott J, Zschocke I *et al.* Psychosomatic liaison service in dermatology: need for psychotherapeutic interventions and their realization. *Dermatology.* 2001 Jan;203(1):27-33.

Ganzer CA, Jacobs AR, Iqbal F. Persistent sexual, emotional, and cognitive impairment post-finasteride. *Am J Mens Health.* 2014;9(3):222-8.

Garg A, Chren MM, Sands LP *et al.* Psychological stress perturbs epidermal permeability barrier homeostasis: implications for the pathogenesis of stress-associated skin disorders. *Arch Dermatol.* 2001 Jan;137(1):53-9.

Gava I, Barbui C, Aguglia E *et al.* Psychological treatments versus treatment as usual for obsessive compulsive disorder (OCD). *Cochrane Database Syst Rev.* 2007 Apr 18;(2):CD005333.

Gee SN, Zakhary L, Keuthen N *et al.* A survey assessment of the recognition and treatment of psychocutaneous disorders in the outpatient dermatology setting: how prepared are we? *J Am Acad Dermatol.* 2013 Jan;68(1):47-52.

Gieler U, Harth W. Psychodermatologie. *Der Hautarzt.* 2013;64(6):400-1.

Girman CJ, Rhodes T, Lilly FR *et al.* Effects of self-perceived hair loss in a community sample of men. *Dermatology.* 1998 Mar;197(3):223-9.

Goldsmith LA, Katz SI, Gilchrest BA *et al. Fitzpatrick's Dermatology in General Medicine*. New York: McGraw-Hill; 1997.

Grant JE, Odlaug BL, Chamberlain SR, Kim SW. A double-blind, placebo-controlled trial of lamotrigine for pathological skin picking: treatment efficacy and neurocognitive predictors of response. *J Clin Psychmacol.* 2010 Apr(4): 396-403.

Gupta MA, Gupta AK. Age and gender differences in the impact of psoriasis on quality of life. *Int J Dermatol.* 1995 Oct;34(10):700-3.

Gupta MA, Gupta AK. Psychodermatology: an update. *J Am Acad Dermatol.* 1996 Jun;34(6):1030-46.

Gupta MA, Gupta AK, Kirkby S *et al.* Pruritus in psoriasis. A prospective study of some psychiatric and dermatologic correlates. *Arch Dermatol.* 1988 Jul;124(7):1052-7.

Gupta MA, Gupta AK, Schork NJ. Psychosomatic study of self-excoriative behavior among male acne patients: preliminary observations. *Int J Dermatol.* 1994 Dec;33(12):846-8.

Gupta MA, Gupta AK, Schork NJ, Ellis CN. Depression modulates pruritus perception: a study of pruritus in psoriasis, atopic dermatitis, and chronic idiopathic urticaria. *Psychosom Med.* 1994 Jan;56(1):36-40.

Gupta MA, Gupta AK, Watteel GN. Stress and alopecia areata: A psychodermatologic study. *Acta Derm Venereol.* 1997 Jul;77(4):296-8.

Gupta MA, Schork NJ, Gupta AK *et al.* Suicidal ideation in psoriasis. *Int J Dermatol.* 1993 Mar;32(3):188-90.

Harth W. Psychosomatic dermatology (psychodermatology). *J Dtsch Dermatol. Ges.* 2008 Jan;6(1):67-76.

Harth W, Blume-Peytavi U. Psychotrichology: psychosomatic aspects of hair diseases. *J Dtsch Dermatol Ges.* 2013 Nov;11(2):125-35.

Harth W, Hermes B, Seikowski K, Gieler U. Nihilodermie in der Psychodermatologie. *Der Hautarzt.* 2007;58(5):427-34.

Healy R, Taylor R, Dhoat S *et al.* Management of patients with delusional parasitosis in a joint dermatology/liaison psychiatry clinic. *Br J Dermatol.* 2009 Jan;161(1):197-9.

Hersom K, Neary MP, Levaux HP *et al.* Isotretinoin and antidepressant pharmacotherapy: a prescription sequence symmetry analysis. *J Am Acad Dermatol.* 2003 Sep;49(3):424-32.

Huang W, Rothe MJ, Grant-Kels JM. The burning mouth syndrome. *J Am Acad Dermatol.* 1996 Jan;34(1):91-8.

Humphreys F, Humphreys MS. Psychiatric morbidity and skin disease: what dermatologists think they see. *Br J Dermatol.* 1998 Oct;139(4):679-81.

Hundley JL, Yosipovitch G. Mirtazapine for reducing nocturnal itch in patients with chronic pruritus: a pilot study. *J Am Acad Dermatol.* 2004 Jun; 50(6):889-91.

Hwang AS, Campbell EH, Sartori-Valinotti JC. Evidence of N-acetylcysteine efficacy for skin picking disorder: A retrospective cohort study. *J Am Acad Dermatol.* 2022Jul;87(1):148-9.

Jacob MK, Larson JC, Craighead WE. Establishing a telepsychiatry consultation practice in rural Georgia for primary care physicians: a feasibility report. *Clin Pediatr (Phila).* 2012 Nov;51(11):1041-7.

Jafferany M. Lithium and skin: dermatologic manifestations of lithium therapy. *Int J Dermatol.* 2008 Nov;47(11):1101-11.

Jafferany M, Vander Stoep A, Dumitrescu A, Hornung RL. The knowledge, awareness, and practice patterns of dermatologists toward psychocutaneous disorders: results of a survey study. *Int J Dermatol.* 2010 Jul;49(7):784-9.

James WB. The inner mirror. *J Prosth Orth.* 1997 Mar;9(3):107-12.

Kahtalian A, Rosa RLA. Uma criança é espancada: contribuição à psicogênese da psoríase. *J Bras Psiq.* 1995;44(9):129-32.

Kanwisher N, Yovel G. The fusiform face area: a cortical region specialized for the perception of faces. *Philos Trans R Soc Lond B Biol Sci.* 2006 Dec 29;361(1476):2109-28.

Kirby B, Fortune DG, Bhushan M *et al.* The Salford Psoriasis Index: an holistic measure of psoriasis severity. *Br J Dermatol.* 2000 Apr;142(4):728-32.

Kleinman AS. Overview of psychodermatology. *Psychopharm Review.* 2011 Jan;46(1):1-7.

Koblenzer CS. Psychodermatology of women. *Clin Dermatol.* 1997 Jan-Feb;15(1):127-41.

Koo J, Lebwohl A. Psychodermatology: the mind and skin connection. *Am Fam Physician.* 2001 Dec 1;64(11):1873-8.

Koo JY, Do JH, Lee CS. Psychodermatology. *J Am Acad Dermatol.* 2000 Nov;43(5 Pt 1):848-53.

Koo JYM. Psychodermatology in the 21st century. *Curr Prob Dermatol.* 2000 Feb;12(2):93-4.

Lee CS, Accordino R, Howard J, Koo J. Psychopharmacology in dermatology. *Dermatol Ther.* 2008 Jan-Feb;21(1):69-82.

Krieger N. Embodiment: a conceptual glossary for epidemiology. *J Epidemiol Community Health.* 2005 May;59(5):350-5.

Lacan J. Le stade du mirroir comme formateur de la fonction du Je. *In*: Lacan J (ed.). *Écrits*. 1. ed. Paris: Seuil; 1966 (1949). p. 87-100.

Lavda AC, Webb TL, Thompson AR. A metaanalysis of the effectiveness of psychological interventions for adults with skin conditions. *Br J Dermatol.* 2012 Nov;167(5):970-9.

Lee CS, Accordino R, Howard J, Koo J. Psychopharmacology in dermatology. *Dermatol Ther.* 2008 JanFeb;21(1):69-82.

Lewis-Jones M, Finlay A. The Children's Dermatology Life Quality Index (CDLQI): initial validation and practical use. *Br J Dermatol.* 1995;132(6):942-49.

Lobato Martins BD, Nogueira Torres F, Wand-Del-Rey de Oliveira ML. Impacto na qualidade de vida em pacientes com hanseníase: correlação do dermatology life quality index com diversas variáveis relacionadas à doença. *An Bras Dermatol.* 2008;83(1):39-43.

Locala JA. Current concepts in psychodermatology. *Curr Psychiatry Rep.* 2009 Jun;11(3):211-8.

Lotti T, Bianchi B, Panconesi E. Neuropeptides and skin disorders. The new frontiers of neuroendocrine-cutaneous immunology. *Int J Dermatol.* 1999 Sep;38(9):673-5.

Magin P. Aggression and its associations in patients with skin disease. *Br J Dermatol.* 2017;176(5):1118-9.

Marshall C, Taylor R, Bewley A. Psychodermatology in clinical practice: main principles. *Acta Derm Venereol.* 2016;96:30-4.

Melcangi RC, Caruso D, Abbiati F *et al.* Neuroactive steroid levels are modified in cerebrospinal fluid and plasma of post-finasteride patients showing persistent sexual side effects and anxious/depressive symptomatology. *J Sex Med.* 2013 Oct;10(10):2598-603.

Menandro PRM. Aspectos motivacionais da decisão de tatuar-se: uma revisão. *J Bras Psiq.* 1995;44(3):129-32.

Merleau-Ponty M. *Fenomenologia da percepção*. 1. ed. São Paulo: Martins Fontes; 1994 (1945).

Mirela M, Ioana P, Maria PG, Mihnea MC. Finasteride side effects and post-finasteride syndrome in male androgenic alopecia. *J Mind Med Sci.* 2015;2(2):142-9.

Montagu A. *La peau et le toucher*. Paris: Seuil; 1979.

Monti M, Sambvani N, Sacrini F. Obsessive-compulsive disorders in dermatology. *J Eur Acad Dermatol Venereol.* 1998 Sep;11(2):103-8.

Morgan M, McCreedy R, Simpson J, Hay RJ. Dermatology quality of life scales– a measure of the impact of skin diseases. *Br J Dermatol.* 1997;136(2):202-6.

Moussaoui A, Fejjal N, Cantaloube D. Prise en charge chirurgicale de la pathomimie cutanee. A propos d'un cas avec revue de la litterature. *Ann Chir Plast Esthet.* 2005 Dec;50(6):743-5.

Mulder MM, Sigurdsson V, van Zuuren EJ *et al.* Psychosocial impact of acne vulgaris. Evaluation of the relation between a change in clinical acne severity and psychosocial state. *Dermatology.* 2001;203(2):124-30.

Mumme D, Fernand A, Herrera C. Infants responses to facial and vocal emotional signals in a social referencing paradigm. *Child Dev.* 1996 Dec;67(6):3219-37.

Orion E, Wolf R. Psychological stress and epidermal barrier function. *Clin Dermatol.* 2012 MayJun;30(3):280-5.

Panconesi E. Psychosomatic dermatology: past and future. *Int J Dermatol.* 2000 Oct;39(10):732-4.

Panconesi E, Hautmann G. Psychoterapeutic approach in acne treatment. *Dermatology.* 1998 Jan;196(1):116-8.

Peters EMJ, Liezmann C, Klapp BF, Kruse J. The neuroimmune connection interferes with tissue regeneration and chronic inflammatory disease in the skin. *Ann N Y Acad Sci.* 2012 Jul;1262:118-26.

Philbrick KL. *Clinical manual of psychosomatic medicine: a guide to consultationliaison psychiatry.* 2nd ed. New York: American Psychiatric Pub.; 2012.

Poot F, Sampogna F, Onnis L. Basic knowledge in psychodermatology. *J Eur Acad Dermatol Venereol.* 2007 Feb;21(2):227-34.

Rumsey N, Harcourt D. Body image and disfigurement: issues and interventions. *Body Image.* 2004 Jan;1(1):83-97.

Salzer BA, Schallreuter KU. Investigation of the personality structure in patients with vitiligo and a possible association with impaired catecholamine metabolism. *Dermatology.* 1995 Fev;190(2):109-15.

Santos NCA, Slonczewski T, Prebianchi HB *et al.* Interconsulta psicológica: demanda e assistência em hospital geral. *Psicol Estud.* 2011;16(2):325-34.

Sarwer DB, Crerand CE. Body dysmorphic disorder and appearance enhancing medical treatments. *Body Image.* 2008 Mar;5(1):50-8.

Sarwer DB, Crerand CE. Body image and cosmetic medical treatments. *Body Image.* 2004 Jan;1(1):99-111.

Schepis C, Siragusa M. Primary cutis verticis gyrata or pachydermia verticis gyrata: a peculiar scalp disorder of mentally retarded adult males. *Dermatology.* 1995;191(4):292-4.

Schilder P. *A imagem do corpo. As energias construtivas da psique.* 2. ed. São Paulo: Martins Fontes; 1994.

Schildkrout E. Inscribing the body. *Annu Rev Anthropol.* 2004;33:319-44.

Schmidt-Borko K. Tanorexia – a new life-style disease. *Deutsche Medizinische Wochenschrift.* 2011;136(20):16-21.

Schuck K, Keijsers G, Rinck M. Implicit processes in pathological skin picking: Responses to skin irregularities predict symptom severity and treatment susceptibility. *J Behav Ther Exp Psychiatry.* 2012 Mar;43(1):685-91.

Shah KN, Fried RG. Factitial dermatoses in children. *Curr Opin Pediatr.* 2006 Aug;18(4):403-9.

Sicari MC, Lebwohl M, Baral J *et al.* Photoinduced dermal pigmentation in patients taking tricyclic antidepressants: Histology, electron microscopy, and energy dispersive spectroscopy. *J Am Acad Dermatol.* 1999 Feb;40(2 Pt 2):290-3.

Sonthalia S, Sahaya K, Arora R *et al.* Nocebo effect in Dermatology. *Indian J Dermatol Venereol Leprol.* May-Jun 2015;81(3):242-50.

Snorrason Í, Smári J, Ólafsson RP. Motor inhibition, reflection impulsivity, and trait impulsivity in pathological skin picking. *Behav Ther.* 2011 Sep;42(3): 521-32.

Sterry BW. Clinical management in psychodermatology. *J Dtsch Dermatol.* 2009;7(1):88.

Strumìa R, Varotti E, Manzato E, Gualandi M. Skin signs in anorexia nervosa. *Dermatology.* 2001;203(4):314-7.

Sweetman P. Anchoring the (Postmodern) Self? Body modification, fashion and identity. *Body & Society.* June 1999;5(23):51-76.

Swick BL, Walling HW. Drug induced delusions of parasitosis during treatment of Parkinson's disease. *J Am Acad Dermatol.* 2005 Dec;53(6):1086-7.

Tasman A, Kay J, Libermann JA *et al. Psychiatry.* 3. ed. Chichester, Sussex: WileyBlackwell; 2008.

Tom G, Chen A, Liao H, Shao J. Body image, relationships and time. *J Psychol.* 2005 Sep;139(5):458-68.

Tucker BT, Woods DW, Flessner CA *et al.* The Skin Picking Impact Project: Phenomenology, interference, and treatment utilization of pathological skin picking in a populationbased sample. *J Anxiety Disord.* 2011 Jan;25(1): 88-95.

Van Moffaert M. Training future dermatologists in psychodermatology. *Gen Hosp Psychiatry.* 1986 Mar;8(2):115-8.

Walther MR, Flessner CA, Conelea CA, Woods DW. The Milwaukee Inventory for the Dimensions of Adult Skin Picking (MIDAS): initial development and psychometric properties. *J Behav Ther Exp Psychiatry.* 2009 Mar;40(1):127-35.

Weinberg MK, Tronick EZ. Infant affective reactions to the resumption of maternal interaction after stillface. *Child Dev.* 1996 Jun;67(3):905-14.

Willemsen R, Vanderlinden J, Deconinck A, Roseeuw D. Hypnotherapeutic management of alopecia areata. *J Am Acad Dermatol.* 2006 Aug;55(2):233-7.

Zachariae R, Oster H, Bjerring P, Kragballe K. Effects of psychologic intervention on psoriasis: a preliminary report. *J Am Acad Dermatol.* 1996 Jun;34(6):1008-15.

80

Dermatologia na População LGBTQI+

Felipe Aguinaga ◆ **Vitoria Azulay**

Introdução e terminologia

A população de lésbicas, *gays*, bissexuais e pessoas transgênero no Brasil é estimada em mais de 21 milhões de pessoas. Apesar de sua expressiva representatividade, trata-se de um grupo historicamente marginalizado na sociedade e frequentemente negligenciado também no campo da saúde. Nos últimos anos, essa população tornou-se mais visível na esfera pública, o que contribuiu para o desenvolvimento de uma consciência mais ampla sobre suas demandas sociais, emocionais e de saúde. Com isso, observa-se um compromisso crescente, em diversas áreas da medicina, com a compreensão e a promoção da saúde e do bem-estar das minorias sexuais e de gênero. Nesse contexto, a dermatologia, em seus diversos campos de atuação, assume um papel essencial no cuidado integral dessa população.

A saúde LGBTQI+ não é um tema novo para a dermatologia. No início da década de 1980, dermatologistas estiveram entre os primeiros a diagnosticar casos de sarcoma de Kaposi e outras infecções oportunistas em homens *gays*, marcando o início da epidemia de HIV. Desde então, a especialidade tem acolhido pacientes LGBTQI+ em sua prática clínica e contribuído com a literatura médica, inicialmente com foco em doenças infecciosas, e, mais recentemente, abordando também condições não infecciosas e demandas relacionadas com procedimentos estéticos.

Pacientes LGBTQI+ compartilham muitas das necessidades de saúde da população em geral, mas também apresentam demandas e características específicas. Evidências indicam que essa população enfrenta uma carga desproporcionalmente alta de doenças, especialmente nos campos da saúde mental, sexual e reprodutiva. A exposição a situações de violência e discriminação também é significativamente maior. Além disso, pessoas de minorias sexuais e de gênero encontram barreiras no acesso a cuidados e a recursos essenciais à saúde. Tais obstáculos estão amplamente relacionados com a privação legal, econômica e social, incluindo marginalização e estigmatização vivenciadas cotidianamente.

Ao abordar a saúde da população LGBTQI+, é comum que o foco recaia sobre aspectos relacionados com as práticas sexuais, como as infecções sexualmente transmissíveis (IST) e HIV/AIDS. No entanto, a sexualidade representa apenas uma dimensão da vida e da saúde dessas pessoas. É fundamental compreender a orientação sexual e a identidade de gênero como determinantes sociais de saúde. Esses fatores podem influenciar não apenas o risco e a prevalência de agravos, mas também a forma de apresentação clínica, a gravidade e as abordagens preventivas e terapêuticas de diversas condições, inclusive dermatológicas.

A terminologia relacionada com a saúde LGBTQI+ é complexa e está em constante evolução. O termo *LGBT*, por exemplo, inclui três orientações sexuais, representadas pelas letras L, G e B, que indicam, respectivamente, lésbicas, *gays* e bissexuais, além do T para transgênero e travestis, que se relaciona com a identidade de gênero. Outras letras foram adicionadas à sigla, incluindo Q para *queer* (singular, bizarro, peculiar), I para intersexo, A para assexual. Uma definição mais detalhada dos termos encontra-se no Quadro 80.1.

É essencial distinguir entre sexo biológico, identidade de gênero, orientação sexual e comportamento sexual, pois esses são conceitos distintos, embora frequentemente confundidos. O reconhecimento dessas diferenças é fundamental para uma abordagem clínica adequada e sensível. A coleta dessas informações deve ser feita com respeito, empatia e sem preconceitos. Durante a anamnese sexual, é importante evitar suposições sobre a identidade de gênero ou a orientação sexual do paciente, assim como sobre o gênero de seus parceiros. Tais dados são clinicamente relevantes e, quando obtidos de forma acolhedora e livre de julgamentos, contribuem para um cuidado mais preciso e humanizado.

Os termos *gay*, *lésbica* e *bissexual* referem-se à orientação sexual, definida como a capacidade de cada pessoa de sentir atração afetiva, emocional e/ou sexual por pessoas do mesmo sexo, de outro sexo ou de ambos. Esses termos expressam a forma como o indivíduo se identifica e se reconhece em sua vivência do desejo e do afeto, bem como carregam dimensões culturais, subjetivas e políticas importantes. No entanto, na prática clínica e na vigilância epidemiológica, especialmente no contexto das IST, também é relevante considerar o comportamento sexual – ou seja, com quem a pessoa mantém relações sexuais –, independentemente de sua identidade declarada. Isso se deve ao fato de que nem todas as pessoas que se identificam como *gays*, lésbicas ou bissexuais são sexualmente ativas; por outro lado, nem todas as pessoas que praticam sexo com pessoas do mesmo gênero adotam essas identidades. Por essa razão, ao longo deste capítulo, serão utilizados tanto os conceitos de identidade quanto

Quadro 80.1 Terminologia empregada na população LGBTQI+.

Sexo biológico	Refere-se às diferenças biológicas entre macho/fêmea. É a soma de elementos como cromossomos, gônadas, genitália externa e hormônios sexuais
Intersexo	Termo usado para designar uma variedade de condições em que uma pessoa nasce com uma anatomia reprodutiva ou sexual que não se encaixa na definição típica de sexo feminino ou masculino
Identidade de gênero	Como a pessoa se sente e se percebe em relação ao seu gênero. É um sentimento e um sentido profundo sobre si mesmo(a)
Transgênero ou transexual	Indivíduo que, ao longo de sua vida, identifica-se com um gênero diferente daquele que lhe foi atribuído ao nascimento
Cisgênero	Indivíduo que se identifica com o gênero que lhe foi atribuído ao nascimento
Homem transgênero (FTM, *female-to-male*) ou homem trans	Indivíduo cujo sexo biológico, designado ao nascimento, é feminino, mas que se identifica como homem
Mulher transgênero (MTF, *male-to-female*) ou mulher trans	Indivíduo cujo sexo biológico, designado ao nascimento, é masculino, mas que se identifica como mulher.
Travesti	Identidade tradicionalmente reconhecida na cultura latino-americana, situada no espectro transfeminino. Refere-se a pessoas designadas do sexo masculino ao nascimento que apresentam uma expressão de gênero feminina e constroem sua identidade de forma singular, nem sempre alinhada às normas binárias de gênero. Durante muito tempo considerado pejorativo, o termo vem sendo ressignificado, e as travestis reivindicam a legitimidade de sua identidade como expressão legítima e autônoma de gênero
Orientação sexual	É a capacidade de ter, sentir ou desenvolver atração e/ou relação emocional, afetiva ou sexual por outra(s) pessoa(s). A orientação sexual pode ser: ▪ Heterossexual: pessoa que sente atração e/ou se relaciona com pessoas do gênero oposto ▪ Homossexual: pessoa que sente atração e/ou se relaciona com pessoas do mesmo gênero ▪ Bissexual: pessoa que sente atração e/ou se relaciona com pessoas de ambos os gêneros ▪ Assexual: pessoa que não sente atração sexual por nenhum dos dois gêneros
Não binário	Indivíduo que não se identifica totalmente com o gênero masculino nem com o feminino
Queer	Originalmente usada como termo pejorativo – significando "estranho" em inglês –, a palavra foi ressignificada pela própria comunidade LGBTQI+. Atualmente, é utilizada como um termo guarda-chuva que abarca diversas identidades e expressões de gênero e sexualidade que não se encaixam nas normas de gênero nem nas categorias tradicionais de identidade

os de comportamento sexual, com ênfase nas categorias frequentemente utilizadas em estudos populacionais e políticas públicas, como "homens que fazem sexo com homens" (HSH) e "mulheres que fazem sexo com mulheres" (MSM).

A identidade de gênero refere-se à experiência interna de cada pessoa em relação ao seu gênero, que pode ou não corresponder ao sexo atribuído ao nascimento. O termo *transgênero* é utilizado para designar pessoas cuja identidade de gênero difere do sexo atribuído ao nascer. Trata-se de uma categoria que inclui diferentes vivências e expressões de gênero, o que não está necessariamente vinculado à realização de modificações corporais. Algumas pessoas trans optam por alinhar corpo e identidade por meio de intervenções como hormonização, procedimentos estéticos ou cirurgias afirmativas, com vistas a promover seu bem-estar biopsicossocial. Segundo estudo publicado em 2021 na revista *Nature*, estima-se que 1,9% da população brasileira, o equivalente a quase 3 milhões de pessoas, identifica-se como transgênero ou não binária. O termo não binário refere-se a pessoas que não se reconhecem exclusivamente como homem ou mulher, situando-se fora do binário de gênero tradicional.

Os profissionais de saúde devem estar atentos à terminologia preferida pelos pacientes, demonstrando disposição para solicitar esclarecimentos de forma respeitosa quando necessário e desculpando-se por eventuais falhas de comunicação. Essa postura contribui para o fortalecimento da relação médico-paciente. No atendimento à população transgênero, é fundamental respeitar o nome social e os pronomes escolhidos pelos pacientes. No Sistema Único de Saúde (SUS), o direito ao uso do nome social em todos os documentos dos usuários, incluindo o Cartão SUS, é garantido desde 2009 pela Carta de Direitos dos Usuários do SUS.

Estabelecer um ambiente seguro e acolhedor para todos os pacientes é vital para melhorar os cuidados de saúde para pessoas LGBTQI+. Reconhecer e respeitar as diversas identidades e vivências, demonstrar respeito pelas preferências de cada um quanto ao nome, ao pronome e à identidade de gênero e evitar estereótipos sobre orientação sexual e gênero com base na aparência ou em outros fatores são condutas que devem ser adotadas por todos os profissionais de saúde. Para que o paciente se engaje nos cuidados preventivos e terapêuticos necessários, é preciso agir com empatia e respeito, praticando um atendimento humanizado que una o conhecimento técnico e o comportamento ético dirigidos ao bem-estar do indivíduo.

A seguir, serão abordadas algumas das demandas dermatológicas específicas da população LGBTQI+, cuja compreensão mais abrangente permitirá que os dermatologistas pratiquem um cuidado mais inclusivo e contribuam para amenizar as disparidades de saúde e para melhorar a qualidade de vida desses pacientes.

Homens que fazem sexo com homens

HSH ainda são desproporcionalmente vulneráveis à infecção pelo HIV. Os fatores de risco incluem múltiplos parceiros sexuais, relações sexuais desprotegidas (particularmente sexo anal receptivo), coinfecção com outras IST e uso de drogas durante o sexo. A sífilis também apresenta alta prevalência nesse grupo, sendo um importante fator biológico associado à infecção pelo HIV. Estudos recentes e revisões de literatura mostram um crescimento da prevalência da sífilis na população dos HSH, encontrando-se acima de 30% em alguns países da América Latina. No Brasil, um diagnóstico de sífilis em algum momento da vida foi estimado em 14% dos HSH.

Infecções por *Neisseria gonorrhoeae* e *Chlamydia trachomatis*, que causam a gonorreia e a clamídia, respectivamente, podem afetar a faringe, o reto e/ou a uretra. Em um estudo, aproximadamente 70 a 85% das infecções por essas doenças em HSH assintomáticos foram detectadas na faringe ou no reto, e não na uretra, ressaltando a importância de se realizar a pesquisa em todos os três sítios em caso de possível exposição ou suspeita clínica. Casos de *linfogranuloma venéreo* causados pelos sorovares L1, L2 e L3 de *C. trachomatis* têm sido relatados entre HSH na América do Norte e na Europa, e, ao contrário da apresentação clássica de úlcera genital e linfadenopatia inguinal, a maioria dos casos se apresentou como proctocolite sem linfadenopatia.

Além disso, surtos de infecções por *Staphylococcus aureus* resistentes à meticilina associados à comunidade (CA-MRSA) têm sido relatados entre HSH, afetando principalmente pele e tecidos moles nas nádegas, nos genitais ou no períneo. A transmissão pode ocorrer por contato direto durante o sexo, tendo como fatores de risco: colonização nasal e perianal, uso de drogas ilícitas, múltiplos parceiros sexuais e infecção anterior por MRSA (ver Capítulo 41, item *Infecções por* Staphylococcus aureus *resistente à meticilina [MRSA]*).

Já o herpes genital, causado principalmente pelo *herpes-vírus simples tipo 2* (HSV-2), é caracterizado por úlceras dolorosas recorrentes. A soroprevalência do HSV-2 é maior entre HSH, quando comparada à soroprevalência entre homens heterossexuais. A infecção por HSV-2 pode aumentar o risco de aquisição do HIV entre HSH em até 70%.

A infecção por *papilomavírus humano* (HPV), que afeta desproporcionalmente os HSH, pode causar verrugas anogenitais, lesões pré-malignas e malignas anais e penianas, além de câncer orofaríngeo. Em comparação a homens heterossexuais, os HSH têm maior prevalência de infecção anal, peniana e oral por HPV. O rastreio anual por meio de citologia anal e anuscopia com magnificação é recomendado para pessoas que praticam sexo anal, pessoas com história de verrugas anais e perianais, bem como para portadores do vírus do HIV e outros imunossuprimidos.

O sarcoma de Kaposi, causado pelo *herpes-vírus humano-8* (HHV-8), também afeta desproporcionalmente os HSH fora de regiões endêmicas; a soroprevalência de HHV-8 entre HSH varia de 8 a 38%. Além de sua associação com estágios avançados da AIDS, o sarcoma de Kaposi também foi relatado em HSH HIV-positivos com contagens altas de CD_4 e cargas virais baixas, bem como em HSH HIV-negativos.

Ademais, alguns estudos sugerem que a incidência de câncer de pele pode ser mais alta entre homens *gays* e bissexuais. Acredita-se que esse aumento esteja relacionado com práticas de bronzeamento e exposição à luz ultravioleta (UV), especialmente o bronzeamento artificial em países da América do Norte e da Europa, método que atualmente é proibido no Brasil. Em pesquisas nos EUA, homens *gays* e bissexuais apresentaram probabilidade duas vezes maior do que homens heterossexuais de ter câncer de pele não melanoma, sendo o bronzeamento artificial duas a seis vezes mais comum entre *gays* e bissexuais. Os homens *gays* também são mais propensos a fazer uso de autobronzeadores e menos propensos a usar roupas de proteção ao ar livre, por um maior desejo por ter uma pele bronzeada e, potencialmente, uma maior exposição crônica ao sol. Estudos propõem que níveis mais elevados de insatisfação com a imagem corporal e sofrimento psicológico entre homens *gays* e bissexuais podem estar relacionados com a maior busca por bronzeamento e com outras práticas de risco associadas ao desenvolvimento de câncer de pele.

Nitritos de alquila voláteis, comumente chamados *poppers*, são usados por alguns HSH como droga inalante recreativa para induzir uma breve sensação de euforia, vasodilatação, relaxamento do músculo liso e excitação sexual. A *dermatite por poppers* se apresenta como lesões eczematosas ao redor das narinas, na região perioral ou na parte superior do tórax; uma crosta amarelada é comumente presente em decorrência de reação xantoproteica do ácido nítrico. Leucodermia química na região perinasal, acrocianose e metemoglobinemia foram relatadas em usuários crônicos. Hipotensão com risco de vida pode ocorrer se *poppers* forem usados simultaneamente com inibidores da fosfodiesterase, como a sildenafila.

Finalmente, homens *gays* e bissexuais que usam esteroides anabolizantes por motivos médicos (p. ex., para tratar a perda muscular no HIV/AIDS) ou por motivos recreativos (p. ex., para parecer mais forte ou mais atraente ou para melhorar o desempenho atlético) podem desenvolver acne. Um estudo com homens *gays* em academias de ginástica relatou o uso de anabolizantes por 15% dos respondentes, dos quais 40% relataram ter apresentado acne.

Mulheres que fazem sexo com mulheres

Doenças dermatológicas em MSM são pouco estudadas na literatura. Embora previamente considerada uma população de baixo risco para HIV e outras IST, é sabido que as MSM podem adquirir HIV e IST de suas parceiras. Poucas MSM empregam práticas de sexo seguro, uma vez que muitas não enfrentam riscos de gravidez e imaginam haver baixo risco de aquisição de IST. Contudo, transmissões de HIV, verrugas genitais, HSV, tricomoníase, sífilis, hepatite A e vaginose bacteriana entre MSM já foram relatadas. O risco parece ser maior durante o período menstrual e entre MSM que também fazem sexo com homens. A frequência de rastreamento de câncer do colo uterino (Papanicolaou) e de vacinação para HPV também parece ser menor entre mulheres lésbicas, quando comparadas às heterossexuais.

Outros fatores de saúde encontrados em mulheres lésbicas também podem influenciar direta ou indiretamente a apresentação de doenças dermatológicas, como: frequência mais alta de uso de tabaco, álcool e outras substâncias; problemas de saúde mental, incluindo depressão e ansiedade; e maior incidência de obesidade e sobrepeso.

Pessoas transgênero

Aspectos dermatológicos em mulheres trans

Mulher transgênero (MTF, do inglês *male-to-female*), ou mulher trans, é uma pessoa designada do sexo masculino ao nascimento que se identifica como mulher. As demandas dermatológicas desse grupo podem estar associadas a diversos fatores, como práticas e hábitos específicos, uso de hormônios, realização de procedimentos estéticos e cirúrgicos, maior vulnerabilidade a determinadas doenças, além das consequências físicas e psicológicas da violência e do estigma social.

A hormonização para afirmação de gênero produz alterações notáveis na pele e nos pelos. Mulheres trans geralmente usam estrogênios (principalmente estradiol), frequentemente associado a uma medicação antiandrogênica (espironolactona ou ciproterona). Os estrógenos reduzem a produção de sebo e causam ressecamento da pele. Pacientes com tendência à xerose, como atópicas e idosas, podem se queixar de prurido e apresentar alterações eczematosas. Fragilidade ungueal é outro efeito adverso relatado.

Embora a hormonização com estrogênios e antiandrógenos possa atenuar os quadros de alopecia androgenética (AAG), essa condição costuma representar uma fonte significativa de disforia de gênero para mulheres trans. Por ser socialmente associada ao padrão masculino, a AAG é um motivo frequente de busca por tratamentos clínicos ou cirúrgicos. Em relação aos pelos faciais e corporais, embora o uso de estrogênio promova alguma redução, essa diminuição costuma ser insuficiente. Por isso, muitas mulheres trans mantêm pelos nessas regiões e recorrem ao barbear ou aparo frequente, o que favorece o surgimento de pseudofoliculite da barba. Além disso, as técnicas de remoção, como eletrólise e depilação a *laser*, estão entre os procedimentos dermatológicos mais procurados por mulheres trans.

As técnicas cirúrgicas para a afirmação de gênero consistem principalmente em cirurgia de feminização facial, colocação de próteses mamárias, orquiectomia e vaginoplastia. As cicatrizes decorrentes dessas cirurgias podem apresentar complicações, como hipertrofia, hiperpigmentação, queloide, podendo até mesmo agravar a disforia de gênero da paciente. Portanto, a prevenção e o tratamento das cicatrizes são outras queixas frequentes nessa população.

Outro aspecto relacionado com a vaginoplastia é a necessidade de depilação pré-operatória. O uso de retalhos de pele escrotal e peniana é a técnica mais usada para construir a neovagina, sendo necessária a depilação a *laser* ou eletrólise pré-operatória da área doadora para evitar a formação de bolas de pelo intravaginais, que podem resultar em complicações como dor, infecções e cálculos.

Ademais, diversas dermatoses que acometem neogenitálias têm sido descritas na literatura, incluindo condiloma acuminado, carcinoma de células escamosas e líquen escleroso, com ocorrência tanto na parte interna quanto externa da neovagina. Embora ainda não haja consenso sobre a realização de exames citológicos periódicos em mulheres trans, recomenda-se o rastreamento regular e o exame clínico por dermatologistas ou ginecologistas.

No Brasil, é comum que mulheres trans e travestis recorram a procedimentos estéticos ilícitos para modificação corporal e afirmação de gênero, como a aplicação de silicone líquido industrial por profissionais não médicos. Essa prática está relacionada com a dificuldade de acesso a cuidados de saúde seguros e com o alto custo de procedimentos regulamentados. A injeção desse material está associada a riscos significativos. Diversas complicações são descritas, como formação de granulomas por corpo estranho, infecções bacterianas, fúngicas ou por micobactérias, cicatrizes, ulcerações, necrose, migração do material, embolia de silicone e até óbito. O volume injetado pode ultrapassar 8 litros, geralmente utilizando silicone de grau industrial, e não o silicone de grau médico. As reações adversas podem surgir tardiamente, mesmo muitos anos após a aplicação, incluindo celulite crônica, linfedema, nódulos, placas subcutâneas e reações inflamatórias recorrentes e persistentes (Figuras 80.1, 30.12 e 30.13). Volumes elevados favorecem a migração do silicone, por gravidade, podendo resultar na formação de nódulos e granulomas em regiões distantes do local original da injeção.

O tratamento das complicações dermatológicas relacionadas com o silicone baseia-se principalmente em medidas de prevenção. A ultrassonografia com Doppler venoso pode descartar trombose venosa profunda associada. Todas as pequenas feridas e infecções comuns de pele devem ser tratadas para reduzir o risco de infecções graves nas pacientes com edema crônico de membros inferiores. Em alguns casos, os surtos inflamatórios são controlados com uso de ciclinas ou colchicina por algumas semanas. Deve-se evitar o uso de corticoterapia sistêmica por tempo prolongado. Os episódios infecciosos são tratados com antibioterapia empírica. O tratamento cirúrgico deve ser reservado para fascite necrosante.

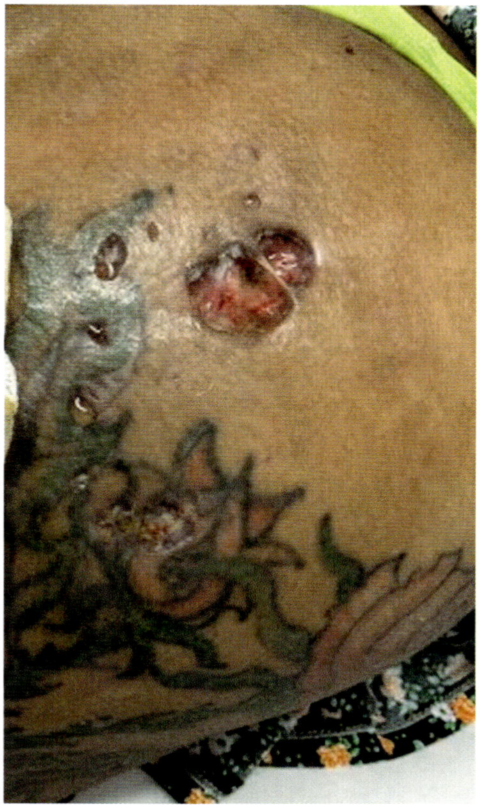

Figura 80.1 Infecção bacteriana aguda e ulceração após aplicação de silicone industrial em uma mulher trans.

É importante destacar que os médicos devem estar cientes de que não é possível remover os depósitos de silicone. Devem também informar às pacientes que a automedicação, principalmente o uso de corticosteroides, é deletéria. Ainda, tem sido relatada a ocorrência de doenças autoimunes relacionadas com a injeção de silicone (esclerose sistêmica, artrite reumatoide, doença de Still, lúpus eritematoso sistêmico e fibromialgia). Essas complicações foram descritas em 2011 por Shoenfeld e denominadas "síndrome ASIA" (síndrome autoimune/autoinflamatória induzida por adjuvantes, ver Capítulo 97).

Mulheres trans também têm maior incidência de IST e de HIV. Dados do Programa Conjunto das Nações Unidas para HIV/AIDS (Unaids) de 2019 mostram que, globalmente, a população trans tem 12 vezes mais chance de infecção pelo HIV do que a população em geral. No Brasil, estima-se que a taxa de infecção da população trans possa chegar a 36,9%. Alguns transtornos psiquiátricos e condições psicossociais, incluindo depressão, ansiedade, ideação suicida e uso abusivo de substâncias, são altamente prevalentes nessas populações. Ou seja, o estigma social e a discriminação também são determinantes sociais da saúde. Em conjunto, esses fatores contribuem não apenas para as vulnerabilidades ao HIV e às IST, mas também podem estar associados ao agravamento de algumas dermatoses sabidamente influenciadas por fatores psicológicos.

Aspectos dermatológicos em homens trans

Homem transgênero (FTM, do inglês *female-to-male*), ou homem trans, é alguém cujo sexo atribuído ao nascimento (sexo biológico) é feminino, mas se identifica como homem. A hormonização com androgênios, como a testosterona, costuma ser uma das primeiras etapas no processo de afirmação de gênero. O uso de testosterona influencia diretamente a pele e os cabelos, estimulando a atividade das glândulas sebáceas e o crescimento de pelos. Como consequência, podem surgir ou se agravar quadros de acne, além de outras alterações cutâneas e capilares que frequentemente motivam a busca por cuidados dermatológicos. Entre as manifestações cutâneas associadas aos androgênios, estão o aumento dos pelos faciais e corporais, a rarefação frontotemporal e a AAG de grau moderado a grave.

A prevalência de AAG moderada a grave entre homens trans tende a ser menor do que entre homens cisgênero, possivelmente devido à menor exposição sustentada a altos níveis de androgênios e/ou à presença residual de aromatase nos folículos pilosos, que pode exercer um efeito protetor. Assim como nos homens cisgênero, o desenvolvimento da AAG depende de predisposição genética e não afeta todos os indivíduos.

As opções terapêuticas para AAG apresentam considerações específicas para homens trans. O minoxidil tópico serve como opção de primeira linha, seguida da via oral, ao passo que o uso de finasterida oral é mais controverso. Para evitar que a finasterida interfira no desenvolvimento de características sexuais secundárias desejáveis, recomenda-se que seu uso seja adiado até 2 anos após o início da hormonização. Dado que a finasterida é um teratógeno conhecido, há uma preocupação adicional com seu uso em homens trans. É importante considerar que a testosterona não é contraceptiva e, mesmo em amenorreia, homens trans podem engravidar. Por isso, é essencial discutir as práticas sexuais e o uso de contraceptivos com o paciente antes de iniciar a medicação.

A acne é uma doença comum em homens trans, afetando até 88% dos pacientes nos primeiros 6 meses de hormonização com testosterona, sendo um dos principais motivos de consulta com o dermatologista (Figura 80.2). Embora a maioria dos pacientes apresente apenas acne leve, alguns podem ter acne inflamatória grave e cicatrizes que justificam o uso de isotretinoína. A isotretinoína também é altamente teratogênica, por isso é fundamental garantir que haja um método contraceptivo eficaz em uso sempre que a medicação for prescrita a pacientes com potencial de gestação.

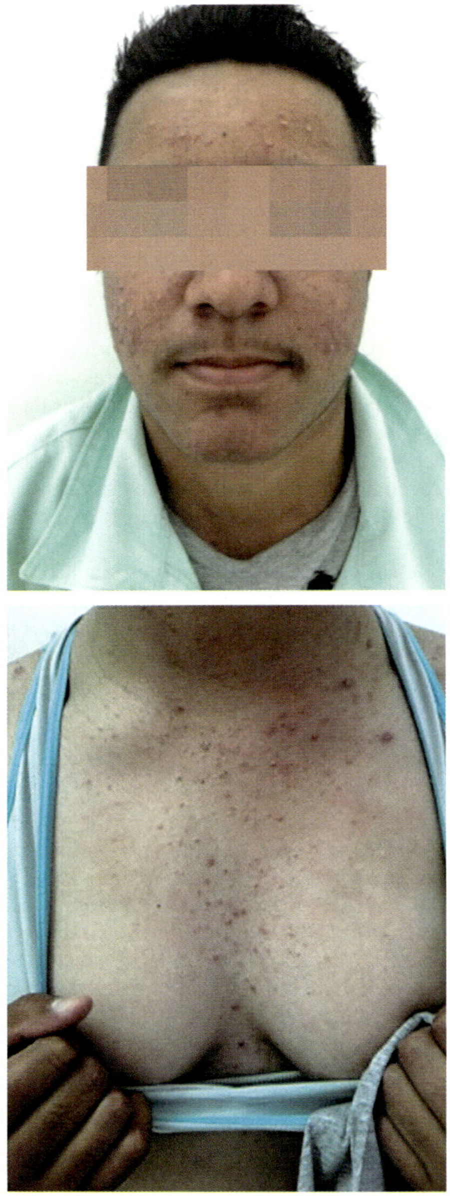

Figura 80.2 Acne em homens trans em uso de testosterona.

Para homens trans, cicatrizes cirúrgicas inestéticas após mastectomia representam uma preocupação importante, podendo até mesmo agravar a disforia de gênero (Figura 80.3). Em contraste com a mastectomia em mulheres cis, a cirurgia em homens trans é mais complexa, com o objetivo de achatar o tórax e moldar o mamilo para se parecer com o fenótipo masculino. O dermatologista, portanto, pode atuar na prevenção e no tratamento de cicatrizes pós-operatórias, por meio do uso de placas e gel de silicone, injeção intralesional de corticosteroides e outros medicamentos, além de tecnologias disponíveis para este fim (luz intensa pulsada, *lasers* não ablativos etc.).

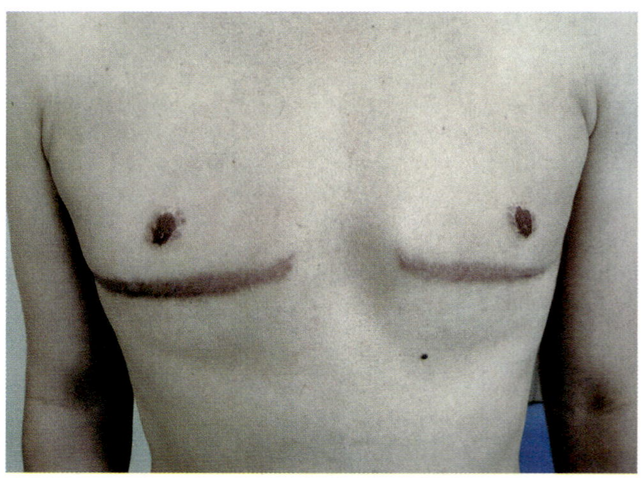

Figura 80.3 Cicatrizes de mastectomia em homem trans.

A prática de *binding* é comum entre os homens trans que não realizaram mastectomia. A técnica consiste em ocultar as mamas por meio do uso de bandagens elásticas, fita adesiva, plástico-filme ou peças chamadas *binders*, disponíveis comercialmente e criadas especificamente para essa função. A compressão da pele com materiais que não permitem a circulação livre de ar pode, entretanto, criar ambientes úmidos, quentes e propícios para o desenvolvimento de bactérias e infecções fúngicas. A oclusão também pode ser um fator de piora da acne, bem como do surgimento de miliária, eczemas e outras dermatoses na região. Já foi observado fenômeno de Köbner em paciente com psoríase pelo uso de *binder* (Figura 80.4). Diante disso, os médicos devem orientar os homens trans a evitar compressão com fitas adesivas ou plástico-filme e dar preferência aos *binders* de tecido, bem como evitar o uso de *binders* por mais de 8 a 12 h e durante a prática de exercícios.

Procedimentos estéticos em pacientes trans

O processo de afirmação de gênero dos pacientes transgêneros contempla aspectos sociais, hormonais e estéticos, sendo necessário o acompanhamento por uma equipe multiprofissional. Os dermatologistas, nesse cenário, têm um papel emergente na transformação física de pacientes transgênero, com a adoção de procedimentos estéticos minimamente invasivos. O uso da toxina botulínica e de preenchedores, por exemplo, pode dar uma aparência mais masculina ou feminina à face.

A hormonização, seja com antiandrógenos como ciproterona associada a estradiol oral ou transdérmico em mulheres trans, seja com o uso de testosterona gel ou intramuscular em homens trans, induz à feminização e à masculinização corporal, respectivamente, por vários mecanismos. Em mulheres trans, há uma nítida mudança na distribuição de gordura corpórea, levando a um corpo de forma ginoide, crescimento dos seios, aumento no volume da bochecha e diminuição no tecido mandibular.

Por outro lado, nos homens trans, o corpo adquire um aspecto de forma androide associada a engrossamento da voz e alteração de massa muscular. Essas alterações já se tornam evidentes após 3 meses do início da hormonização.

Muitos pacientes buscam o dermatologista para realizar procedimentos estéticos para feminização ou masculinização da face, especialmente aqueles que não desejam se submeter a procedimentos cirúrgicos definitivos.

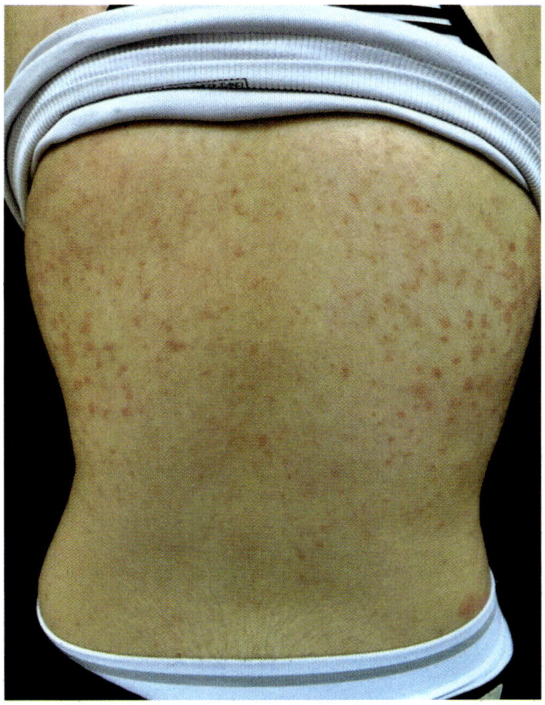

Figura 80.4 Fenômeno de Köbner em homem trans com lesões de psoríase na área do *binder*.

Um estudo recente demonstrou que mulheres transgênero consideram a face a principal parte do corpo que gostariam de modificar. Dos procedimentos faciais, elas relataram que a remoção de pelos é o principal procedimento estético desejado, seguido de cirurgia de feminização facial e, por fim, dos injetáveis.

É fundamental registrar fotograficamente os pacientes antes e após procedimentos dermatológicos, tanto para acompanhamento clínico quanto para auxiliar na comunicação sobre os resultados esperados. É igualmente importante evitar a imposição de padrões estéticos com base em referências cisnormativas, ou seja, padrões tradicionalmente atribuídos a homens ou mulheres cis. O cuidado deve partir da escuta atenta às preferências e aos objetivos do paciente, respeitando sua identidade e suas escolhas. Assim, evita-se alimentar expectativas irreais baseadas em comparações a corpos cisgênero e promove-se um cuidado mais ético, sensível e alinhado ao processo de afirmação de gênero de cada indivíduo.

Terço superior da face

O crânio masculino é 20% mais largo, com a fronte mais alargada, que se achata acima das sobrancelhas e se inclina posteriormente em direção à linha de implantação do cabelo. Já a fronte feminina é mais arredondada, com leve projeção para a frente. A órbita feminina é ovoide; já a masculina é mais larga e redonda.

Estudos indicam que o terço superior da face exerce papel central na percepção do gênero, sendo frequentemente o mais determinante no reconhecimento facial como masculino ou feminino. Assim, intervenções que feminilizam essa região tendem a ter maior impacto na leitura social do gênero e são, portanto, especialmente relevantes no contexto das modificações faciais.

Além disso, essas mudanças faciais tendem a ser mais perceptíveis na visão frontal do que no perfil, sugerindo que a região das sobrancelhas tem papel fundamental na percepção do gênero. Mulheres trans que desejam um aspecto mais feminino podem se beneficiar do uso de toxina botulínica na glabela, com o objetivo de reduzir a protrusão central da região ao promover a atrofia do músculo prócero, que tende a ser mais desenvolvido em homens cis. O arqueamento das sobrancelhas também pode ser desejado; pode ser alcançado com a aplicação estratégica de neurotoxina. Já para homens trans que buscam um aspecto mais masculino, a toxina botulínica pode ser usada para suavizar a contração do músculo frontal em suas porções medial e lateral, promovendo abaixamento e retificação das sobrancelhas.

É importante considerar que, devido à diferença na massa muscular facial, mulheres trans podem necessitar de doses mais altas de neurotoxina para obter os efeitos desejados. O uso de preenchedores também pode contribuir para harmonizar o terço superior da face, criando, quando for esse o objetivo da pessoa, uma fronte mais delicada.

Terço médio da face

O dorso nasal masculino é largo e reto; o de mulheres, mais estreito. Além disso, há elevação da ponta nasal no sexo feminino, pois o ângulo nasolabial é maior (95 a 100°, comparado a 90 a 95° em homens). Ademais, é importante salientar que as mulheres apresentam mais gordura subcutânea, o que resulta em um rosto menos angular e mais arredondado, em forma de coração.

O procedimento mais utilizado para essa região facial é o preenchimento. Em mulheres trans, aplica-se o preenchedor principalmente em pontos específicos no arco zigomático e na região malar, acentuando assim o contorno e a convexidade dessa região.

Em contrapartida, homens trans podem se beneficiar de preenchimento na porção inferior do arco zigomático para alargá-lo e diminuir a projeção anterior de seu ápice.

Terço inferior da face

Em mulheres trans que desejam suavizar o terço inferior da face, a aplicação de toxina botulínica no músculo masseter pode promover uma atrofia gradual, reduzindo a projeção do ângulo mandibular e contribuindo para um formato de rosto mais estreito em forma de coração.

Já em homens trans, o preenchimento do mento pode ser realizado com o intuito de torná-lo mais quadrado. Para isso, utiliza-se como referência a projeção vertical dos dentes caninos em relação à base óssea, guiando o local de aplicação. Além disso, o contorno da mandíbula pode ser reforçado com preenchimento nas regiões pré-auricular e ao longo do corpo mandibular, com o intuito de acentuar a definição do terço inferior.

A distância entre a base nasal e o lábio superior também difere entre os sexos, sendo, em média, menor nas mulheres. Em mulheres trans, o preenchimento labial para o aumento dos lábios superior e inferior pode favorecer um aspecto mais feminino, enquanto em homens trans o preenchimento do lábio inferior pode reforçar características consideradas mais masculinas.

Bibliografia

Bertin C, Abbas R, Andrieu V *et al.* Illicit massive silicone injections always induce chronic and definitive silicone blood diffusion with dermatologic complications. *Medicine (Baltimore).* 2019 Jan;98(4):e14143.

Boos MD, Yeung H, Inwards-Breland D. Dermatologic care of sexual and gender minority/LGBTQIA youth, Part I: An update for the dermatologist on providing inclusive care. *Pediatric Dermatol.* 2019 Sep;36(5):581-6.

Brasil. Ministério da Saúde (MS). Política Nacional de Saúde Integral de Lésbicas, Gays, Bissexuais, Travestis e Transexuais – LGBT. Brasília: MS; 2013.

Brignol S, Dourado I, Amorim LD, Kerr L R. Vulnerability in the context of HIV and syphilis infection in a population of men who have sex with men (MSM) in Salvador, Bahia State, Brazil. *Cad Saúde Pública.* 2015 May;31(5):1035-48.

Colebunders B, Brondeel S, D'Arpa S *et al.* An update on the surgical treatment for transgender patients. *Sex Med Rev.* 2017 Jan;5(1):103-9.

Dhingra N, Bonati LM, Wang EB *et al.* Medical and aesthetic procedural dermatology recommendations for transgender patients undergoing transition. *J Am Acad Dermatol.* 2019 Jun;80(6):1712-21.

Gao Y, Maurer T, Mirmirani P. Understanding and addressing hair disorders in transgender individuals. *Am J Clin Dermatol.* 2018;19(4):517-27.

Ginsberg B. Dermatologic care of the transgender patient. *Int J Womens Dermatol.* 2017 Mar;3(1):65-7.

Hermosura Almazan T, Kabigting FD. Dermatologic care of the transgender patient. *Dermatol Online J.* 2016 Oct;22(10):13030/qt01j5z8ps.

Jarrett BA, Corbet AL, Gardner IH *et al.* Chest binding and care seeking among transmasculine adults: a cross-sectional study. *Transgender Health.* 2018 Dec;3(1):170-8.

Katz KA, Furnish TJ. Dermatology-related epidemiologic and clinical concerns of men who have sex with men, women who have sex with women, and transgender individuals. *Arch Dermatol.* 2005 Oct;141(10):1303-10.

Kosche C, Mansh M, Luskus M *et al.* Dermatologic care of sexual and gender minority/LGBTQIA youth, Part 2: Recognition and management of the unique dermatologic needs of SGM adolescents. *Pediatric Dermatol.* 2019 Sep;36(5):587-93.

MacGregor JL, Chang YC. Minimally invasive procedures for gender affirmation. *Dermatol Clin.* 2020 Apr;38(2):249-60.

Marks DH, Awosika O, Rengifo-Pardo M *et al.* Dermatologic surgical care for transgender individuals. *Dermatol Surg.* 2019 Mar;45(3):446-57.

Morrison SD, Vyas KS, Motakef S *et al.* Facial feminization: systematic review of the literature. *Plast Reconstr Surg.* 2016 Jun;137(6):1759-70.

Popadiuk GS, Oliveira DC, Signorelli MC. A Política Nacional de Saúde Integral de Lésbicas, Gays, Bissexuais e Transgêneros (LGBT) e o acesso ao Processo Transexualizador no Sistema Único de Saúde (SUS): avanços e desafios. *Ciênc Saude Colet.* 2017 Maio;22(5):1509-20.

Spiegel JH. Facial determinants of female gender and feminizing forehead cranioplasty. *Laryngoscope.* 2011 Feb;121(2):250-61.

Stevenson M, Wixon N, Safer J. Scalp hair regrowth in hormone-treated transgender woman. *Transgend Health.* 2016 Out;1(1):202-4.

Tebbens M, Nota NM, Liberton NPT *et al.* Gender-affirming hormone treatment induces facial feminization in transwomen and masculinization in transmen: quantification by 3D scanning and patient-reported outcome measures. *J Sex Med.* 2019 May;16(5):746-54.

Wansom T, Guadamuz TE, Vasan S. Transgender populations and HIV: unique risks, challenges and opportunities. *J Virus Erad.* 2016 Apr;2(2):87-93.

Yeung H, Kahn B, Ly B *et al.* Dermatologic conditions in transgender populations. *Endocrinol Metab Clin North Am.* 2019 Jun;48(2):429-40.

Yeung H, Luk KM, Chen SC *et al.* Dermatologic care for lesbian, gay, bisexual, and transgender persons: epidemiology, screening, and disease prevention. *J Am Acad Dermatol.* 2019 Mar;80(3):591-602.

Yeung H, Luk KM, Chen SC *et al.* Dermatologic care for lesbian, gay, bisexual, and transgender persons: terminology, demographics, health disparities, and approaches to care. *J Am Acad Dermatol.* 2019 Mar;80(3):581-9.

Terapêutica Medicamentosa

PARTE 21

81

Princípios Gerais da Terapêutica Dermatológica na Gravidez e Lactação

Luna Azulay-Abulafia ◆ **Rubem David Azulay**

Introdução

O principal objetivo do médico é curar, o que justifica as pesquisas em torno da etiologia e patogenia das doenças. Quando a doença tem a etiologia bem determinada, o tratamento é feito com maior segurança e precisão – é o que acontece com a penicilina na sífilis, os antibióticos em determinadas infecções cutâneas, a sulfa na paracoccidioidomicose, a terbinafina e o itraconazol nas micoses. Por sua vez, há doenças cuja etiologia ainda é indeterminada, mas sua patogenia é bem estudada, tornando possível a instituição de uma terapêutica racional – é o que ocorre com os anti-histamínicos na urticária, com os citostáticos nos cânceres, com os fotoprotetores nas fotodermatoses e no melasma, com os despigmentantes, como a hidroquinona, em alguns casos de hiperpigmentação, com os ceratolíticos nas ceratodermias, com os psoralenos associados ao ultravioleta A (PUVA) para o vitiligo e a psoríase. Além disso, há o uso de retinoides, como a acitretina para tratar psoríase e a isotretinoína na acne cística e em inúmeras genodermatoses, bem como os biológicos na psoríase e na dermatite atópica. Por fim, os anti-JAKs no vitiligo e na dermatite atópica.

De outras vezes, entretanto, são usados certos fármacos sem que se saiba exatamente o porquê, baseando-se no efeito benéfico do seu uso empírico, como acontece na administração do iodeto de potássio (KI) na esporotricose.

Na terapêutica dermatológica, ocorre exatamente o mesmo que nas outras especialidades. Na medicina interna, como na dermatologia, há um número apreciável de doenças crônicas com soluções precárias (artrite reumatoide, doenças renais, hepatites, cirroses, doença celíaca). No entanto, em dermatologia, a doença é visível e, por isso, *mais evidente*, daí a cobrança maior por parte do paciente.

Nos últimos anos, novos conceitos de terapia combinada, sobretudo em oncologia, foram introduzidos na nomenclatura médica como:

- *terapia adjuvante*: tratamento de intenção curativa, empregado para evitar a recorrência de doenças oncológicas após o tratamento definitivo já ter sido instituído com sucesso; apesar de não ser possível mais identificar doença, sabe-se que o risco de recidiva é elevado. Após mastectomia, por exemplo, apesar de a cirurgia ter removido completamente o tumor, sabe-se que, por algumas características do laudo histopatológico, o risco de recidiva é elevado, logo se indica quimioterapia e/ou hormonoterapia adjuvantes, em alguns cenários
- *terapia coadjuvante*: o que coadjuva, auxilia ou concorre para um objetivo comum; é quando o tratamento é feito concomitantemente, pois potencializa o resultado
- *terapia neoadjuvante*: tratamento de intenção curativa, instituído antes do tratamento definitivo, na tentativa de tornar o procedimento definitivo (normalmente cirurgia) mais fácil, possível e/ou com melhor resultado. Pode-se citar como exemplo paciente com câncer de mama e lesão extensa cuja única possibilidade de tratamento curativo seria uma mastectomia radical e, mesmo assim, com alta chance de insucesso; indica-se quimioterapia neoadjuvante para tentar fazer a redução do tumor, possibilitando, assim, uma segmentectomia (ressecção de parte e não de toda a mama) com margem livre. No carcinoma epidermoide cutâneo, a terapia neoadjuvante já é aprovada
- *terapia paliativa de primeira linha*: primeiro tratamento, sem intenção curativa, instituído normalmente em cenário de doença oncológica disseminada para além do sítio primário; para controlar sintomas e/ou aumentar a sobrevida dos pacientes. Como exemplo, pode-se citar: paciente com câncer gástrico e metástases hepáticas e ósseas, com dor abdominal, submetido pela primeira vez à quimioterapia paliativa para reduzir a doença e, com isso, a dor, bem como para aumentar o tempo de sobrevida em relação aos pacientes tratados com suporte clínico exclusivo. Em caso de progressão da doença, uma nova linha de tratamento sistêmico será indicada, sendo então denominada "terapia paliativa de segunda linha", e assim por diante
- *terapia de conversão*: tratamento com intenção curativa, instituído em cenário de doença oncológica disseminada para além do sítio primário a fim de, em caso de resposta, permitir um procedimento definitivo curativo. Exemplo: paciente com câncer de cólon e metástase hepática irressecável, submetido à quimioterapia de conversão, que em caso de resposta favorável pode possibilitar a ressecção da doença hepática e do tumor de cólon, deixando o paciente potencialmente curado.

História natural das dermatoses

O bom médico deve conhecer bem a história natural das dermatoses, a fim de evitar tratamentos inoportunos e, às vezes, prejudiciais. Deve ter em mente que pode se processar a cura espontânea da pitiríase rósea (de 6 a 9 semanas), do herpes-zóster (3 semanas), do hemangioma (meses a anos), do líquen plano (meses a anos), para citar apenas alguns exemplos. Entretanto, a intervenção é necessária para que a doença não deixe sequelas permanentes.

Duração do tratamento

Sempre que possível, devem ser evitados tratamentos prolongados, sobretudo quando se trata de terapêutica sintomática, mesmo que indicados de modo racional; caso contrário, como acontece com os corticosteroides em altas doses nos pênfigos e nas colagenoses, podem facilitar infecções intercorrentes por bactérias e fungos, às vezes fatais. O senso clínico e a experiência são elementos fundamentais para avaliar a diminuição gradativa e a interrupção do uso de determinado medicamento. Novas medicações exigem a atualização permanente do profissional, a fim de minimizar os eventos adversos. De alguns anos para cá, cada vez mais rapidamente, o conhecimento médico se torna ultrapassado.

Excesso de tratamento

Os norte-americanos criaram o termo *overtreatment* com o objetivo de chamar a atenção para essa nova síndrome, muito comum, aliás, em terapêutica tópica, originária da aplicação indiscriminada de variada e múltipla medicação local por parte de médicos gerais, menos informados. Frequentemente, dermatologistas são procurados por pacientes com quadro de dermatite por *overtreatment*, que necessitam apenas da suspensão da medicação para que as lesões desapareçam, uma vez que a doença primária já desaparecera.

Oportunidade do tratamento | Janela de oportunidade

Certos fármacos estão contraindicados em determinadas doenças, salvo em momentos oportuníssimos, para evitar sequelas, às vezes mais graves que a própria doença. É o que acontece com a corticoterapia no herpes-zóster: em idosos costuma ocorrer a neuralgia pós-herpética; para evitá-la, deve-se fazer uso oral de corticosteroide em doses elevadas na primeira semana da doença, associado a antivirais. Uma crise de urticária aguda generalizada, que poderia ser tratada com anti-histamínicos de maneira lenta, pode ser tratada por corticosteroide parenteral, a fim de resolver uma situação social importante. Um caso de psoríase com poucas placas pode ser tratado topicamente, entretanto, se estiver com outros comemorativos como dor articular inflamatória, é necessário empregar medicação mais assertiva. Hoje em dia, discute-se a janela de oportunidade na hidradenite supurativa, para evitar a formação de túneis e fístulas.

Idade e tratamento

Além dos problemas da relação peso corporal-dose ou superfície corporal-dose da substância, sabe-se que, em determinadas idades, certas substâncias têm ação farmacodinâmica maior do que a esperada, em decorrência da menor capacidade de metabolização ou excreção. Na infância, por exemplo, a absorção do corticosteroide tópico é muito maior que na fase adulta, assim como a metabolização alterada ou eliminação diminuída são mais comuns em idosos.

Avaliação do estado geral do paciente

É prudente e recomendável que se faça uma avaliação geral prévia tanto clínica quanto laboratorial. Nos casos de sulfonoterapia, deve-se fazer avaliação da deficiência de glicose-6-fosfato desidrogenase (G6PD), além de hemograma e função hepática; quando for necessário administrar fármacos como citostáticos ou corticosteroides para tratamento sistêmico prolongado, uma avaliação clínica e laboratorial completa e periódica é indicada. É importante não esquecer que nem sempre o objetivo do tratamento é a cura total, mas sim a melhora do quadro clínico, como o uso do metotrexato na psoríase cutâneo-articular. Por vezes, é preferível observar o paciente e contemporizar com uma medicação menos eficaz para evitar maiores riscos (intercorrências graves e, até mesmo, fatais).

O uso de qualquer medicamento, sobretudo sistêmico, implica risco maior ou menor, dependendo da substância em questão. Certamente fármacos sistêmicos estão indicados quando não se puder controlar o processo por via tópica. Visando minimizar esse percalço natural da atividade médica, é fundamental conhecer bem o medicamento a ser prescrito, obter história clínica adequada em relação a doenças preexistentes, hábitos de vida, uso prévio de medicamentos, uso concomitante de outros fármacos, idade do paciente e funcionalidade das vias de eliminação. No Capítulo 20, *Farmacodermias*, expõem-se as numerosas reações adversas ao uso de medicamentos.

O metabolismo das substâncias ocorre principalmente no fígado; para torná-las mais polares, ou seja, mais hidrossolúveis e, portanto, mais facilmente excretáveis, ocorrem as reações conhecidas como de fase I e fase II. Nas reações de fase I, incorporam-se grupos polares à substância (p. ex., oxidação, redução e hidrólise); nas de fase II, ocorrem as reações de conjugação.

As reações de oxidação (metabolismo oxidativo) ocorrem por meio do citocromo P450 (CYP450), um conjunto de enzimas e isoenzimas. Algumas substâncias são metabolizadas por mais de um grupo de enzimas. É possível uma substância induzir ou inibir a atividade de um grupo de isoenzimas, mesmo não sendo substrato nesse local, o que possibilita tantas interações medicamentosas (ver Capítulo 20).

Interações medicamentosas e o citocromo P450

As enzimas metabólicas do CYP450 encontram-se principalmente no retículo endoplasmático dos hepatócitos. A maioria das interações medicamentosas constitui-se de expressões da inibição ou indução das enzimas hepáticas do citocromo P450. A nomenclatura de cada enzima dessa via é dada pelas letras CYP seguidas de um número arábico, uma letra e outro número arábico. Os subtipos enzimáticos mais envolvidos nas interações medicamentosas são CYP 3A4 (50%) e CYP 2D6 (20 a 25%).

Os inibidores do citocromo P450 podem potencializar toxicidade, uma vez que lentificam a metabolização de outros fármacos.

A eritromicina e o cetoconazol são exemplos de potentes inibidores da enzima CYP 3A4. A terbinafina é um inibidor da CYP 2D6 e não deve ser prescrita com betabloqueadores, como o propranolol, pelo risco de bradicardia. Já o fluconazol é um potente inibidor da CYP 2C9 e um inibidor moderado da CYP 3A4. As estatinas são também inibidores importantes (sinvastatina, atorvastatina e lovastatina); a única exceção é a pravastatina, que não é metabolizada pela via do citocromo P450. Em termos práticos, é válido ressaltar:

- azólicos inibidores (ordem de potência): cetoconazol, fluconazol, itraconazol. As interações medicamentosas mais graves são relacionadas com prescrição de azólicos com fenitoína, varfarina e ciclosporina. Outras substâncias não indicadas para uso concomitante são: midazolam, estatinas, tacrolimo, indinavir, digoxina. Recomenda-se monitorar a ocorrência de edema periférico e hipotensão quando se utilizam azólicos com bloqueadores de canais de cálcio (ver Capítulo 85, Quadro 85.1)
- macrolídeos inibidores (ordem de potência): eritromicina, claritromicina, azitromicina. Deve-se evitar a prescrição quando o paciente fizer uso de varfarina e carbamazepina.

Já os indutores do citocromo P450 podem resultar na perda lenta de eficácia (em geral, mais de 1 semana) do substrato farmacológico, pois, diferentemente dos inibidores, necessitam de síntese proteica para atuarem. A rifampicina é um dos indutores mais potentes e, classicamente, diminui a ação dos anticoncepcionais. Outros indutores: anticonvulsivantes e griseofulvina.

Terapêutica dermatológica na gestação e lactação

Gestação

O uso de medicamentos permitidos na gestação e na lactação é, por vezes, um tema controverso. Cerca de 90% das gestantes têm prescrição de algum medicamento durante a gravidez. Por isso, um assunto de grande relevância é quanto ao potencial teratogênico das substâncias envolvidas, principalmente no cenário brasileiro, no qual a maioria das gestações é não planejada e o período de maior suscetibilidade do embrião é até a 12ª semana da gestação. Como regra, deve-se tentar evitar, se possível, o uso de medicações no 1º trimestre, por se tratar de um período de maior vulnerabilidade do embrião, principalmente em relação a malformações estruturais.

O critério de escolha do tratamento deve basear-se, primordialmente, nas evidências científicas disponíveis, bem como no exercício do bom senso, que, nesse caso, é traduzido pelo binômio risco-benefício. Pretende-se, portanto, expor de forma simplificada as informações estabelecidas até o presente momento, ressaltando a importância de uma prescrição consciente na prática médica diária e, sobretudo, nesses estados fisiológicos em que a iatrogenia recairá, forçosamente, sobre o concepto ou sobre o recém-nascido.

A princípio, há que se considerar que a própria gravidez é uma fase de profundas transformações fisiológicas, inclusive da pele, pois ocorre aumento do volume extracelular e da vascularização, resultando, inclusive, em maior absorção dos agentes tópicos empregados. A metabolização sistêmica também sofre alterações, o que justifica a preocupação quanto à segurança na administração de fármacos no período.

No início dos anos 1960, com a utilização da talidomida como sedativo, descobriu-se o potencial teratogênico dos medicamentos; lamentavelmente, em proporções epidêmicas (ver Capítulo 89, item *Talidomida*). A partir desse episódio, a teratologia experimental tornou-se uma ciência e atualmente os medicamentos só são liberados pelas agências reguladoras após avaliações referentes a seu potencial teratogênico em mais de uma espécie animal.

Muitas condições em gestantes são tratadas com dados extrapolados dos estudos em animais, que nem sempre correspondem ao observado em humanos. Relatos de casos são publicados após a exposição em uma gestação inadvertida. Observa-se, portanto, a dificuldade lógica de se realizarem estudos controlados em grávidas.

Existem diferentes sistemas internacionais para classificar o uso de substâncias durante a gestação, como o da FDA (U. S. Food & Drug Administration), o do ADEC (Australian Drug Evaluation Committee) e o do FASS (Swedish Catalogue of Approved Drugs).

Internacionalmente, o mais usado é o da FDA, de 1998; entretanto, a partir de 2015, ele foi substituído e as regras gerais dessas mudanças estão no documento publicado em 2014 pela FDA, denominado *Content and Format of Labeling for Human Prescription Drug and Biological Products; Requirements for Pregnancy and Lactation Labeling.*

A FDA determinou que fossem retiradas as categorias A, B, C, D e X das bulas dos medicamentos, porque levavam a uma prescrição que induzia o médico a uma avaliação inadequada dos diferentes riscos para o feto, o que, de certa forma, demonstrava praticidade. Naqueles casos em que houver um registro que reúna os dados de gestantes que se expuseram à substância, deve haver menção ao fármaco. Nesse documento, na parte intitulada *RISCO*, ficam exigidos dados sobre todas as fontes (humana, animal e/ou farmacológica) que descrevam o uso da substância e os desfechos adversos no desenvolvimento do concepto e na morbimortalidade.

Ainda continuamos nos baseando na classificação de 1998 para aqueles medicamentos aprovados antes da publicação das novas regras da FDA de 2014. Os medicamentos foram subdivididos em cinco categorias, de acordo com os riscos do seu uso durante a gestação (Quadro 81.1), não sendo mais classificados dessa forma. Os novos agentes a partir dessa data precisam esclarecer nas bulas os estudos realizados.

Em 2024, foi publicada uma atualização com relação a fármacos sistêmicos e tópicos na gestação. Entretanto, a antiga classificação da FDA, válida até 2014, ainda é empregada; assim, as principais substâncias usadas em algumas das afecções dermatológicas mais frequentes ainda recebem o ABCDX, como:

- Acne e rosácea
  - B: eritromicina (tópica e sistêmica, exceto o estolato, pois causa icterícia colestática), clindamicina (tópica), metronidazol tópico, ácido azelaico
  - C: peróxido de benzoíla e ivermectina (tópico)
  - D: tetraciclinas
  - X: tazaroteno (tópico) e isotretinoína (sistêmica).

Observação: tretinoína tópica é considerada categoria C; entretanto, preferencialmente deve-se evitar retinoides tópicos, inclusive o adapaleno. Ainda persiste a discussão sobre o uso de retinoides tópicos na gestação, portanto é preferível evitar a sua prescrição.

- Psoríase
  - B: imunobiológicos anti TNF-α para o tratamento de psoríase (usar com cautela); certolizumabe não atravessa placenta

Quadro 81.1 Categorias de risco para medicamentos utilizados na gravidez.

Categorias	Comentários
A	Não foram demonstrados, em estudos adequados, riscos ao feto no 1º trimestre da gravidez tampouco nos demais trimestres de gestações humanas
B	Estudos em animais não mostraram risco fetal, porém não foram feitos estudos em mulheres grávidas ou Estudos em animais evidenciaram riscos, porém estudos adequados em seres humanos não mostraram riscos no 1º trimestre nem evidência de riscos nos demais trimestres da gestação
C	Estudos em animais mostraram efeitos adversos fetais, porém sem existirem estudos humanos adequados; a relação risco-benefício pode ser aceitável na gravidez ou Não há estudos em animais, nem estudos adequados em seres humanos
D	Há evidências de risco fetal humano, porém o benefício potencial na grávida pode ser aceitável
X	Estudos em animais ou em seres humanos mostraram anomalias fetais ou Relatos de reações adversas indicam a evidência de risco fetal. A relação risco-benefício é desfavorável na gravidez

Classificação da Food and Drug Administration (1998).

- C: ciclosporina, psoralenos (tópicos e oral), calcipotriol e corticosteroides (tópicos)
- X: acitretina, metotrexato (sistêmico), tazaroteno (tópico).

Observação: a fototerapia com ultravioleta B de banda estreita é segura, mas necessita reposição de ácido fólico.

- Prurido (dependendo da etiologia)
  - B: clorfeniramina, difenidramina, cetirizina, loratadina
  - C: fexofenadina, hidroxizina
- Infecções bacterianas
  - Antibióticos sistêmicos
    - B: penicilinas, cefalosporina, eritromicina, azitromicina
    - C: claritromicina e quinolonas
  - Antibióticos tópicos
    - B: mupirocina, ácido fusídico
    - C: bacitracina, neomicina, sulfacetamida
- Infecções fúngicas
  - Antifúngicos sistêmicos
    - B: terbinafina
    - C: cetoconazol, fluconazol, itraconazol, griseofulvina
  - Antifúngicos tópicos
    - B: ciclopirox, terbinafina, clotrimazol, miconazol
    - C: cetoconazol, sulfeto de selênio
- Infecções virais
  - Antivirais sistêmicos
    - B: aciclovir, valaciclovir, fanciclovir
  - Antivirais tópicos (para verrugas)
    - C: imiquimode, ácido salicílico (áreas restritas, menos de 20 g/semana)
    - X: podofilina
- Escabiose e pediculose
  - Uso sistêmico
    - Ivermectina: evitar a menos que seja indispensável
  - Uso tópico
    - B: permetrina
    - C: benzoato de benzila, lindano, ivermectina
- Outras substâncias
  - Uso sistêmico
    - B: sulfassalazina
    - C: hidroxicloroquina, imunoglobulina intravenosa, dapsona
    - D: azatioprina
    - X: talidomida.

Observação: micofenolato de mofetila e rituximabe são contraindicados na gravidez.

- Uso tópico
  - B: lidocaína
  - C: corticosteroide, pimecrolimo, tacrolimo, minoxidil.

Alguns detalhes merecem ser observados com relação às medicações correntemente empregadas.

Antibióticos

As sulfonamidas não devem ser usadas próximo ao termo, período no qual há maior risco de hiperbilirrubinemia e *kernicterus* para o recém-nascido. As tetraciclinas estão associadas à alteração da coloração dos dentes e à mineralização dos ossos. O uso de rifampicina pode reduzir a produção de vitamina K, assim, a suplementação é necessária, especialmente ao final da gestação.

Anti-histamínicos

Não devem ser empregados em altas doses próximo ao parto devido à possibilidade de mimetizar a ação da ocitocina. Loratadina e cetirizina são os anti-histamínicos de escolha entre os de segunda geração. Hidroxizina deve ser evitado no primeiro trimestre pelo risco de malformação congênita.

Biológicos para psoríase

Infliximabe, etarnecepte e adalimumabe são anticorpos monoclonais IgG anti-TNF-α e parecem não ser teratogênicos, sendo classificados como categoria B, segundo a FDA. Esses medicamentos estão indicados no tratamento da psoríase artropática ou extensa, da doença de Crohn e da artrite reumatoide. No entanto, a partir da 30ª semana de gestação, são capazes de atravessar a placenta e, portanto, bloquear a resposta imune do concepto e do recém-nato por até 7 meses de vida. Há um relato de lactente que foi a óbito após ser vacinado com BCG aos 3 meses por disseminação deste bacilo. A partir desse caso, recomenda-se interromper esta medicação a partir da 30ª semana de gestação, ou, no caso de continuação, não aplicar vacinas com agentes vivos atenuados antes do 7º mês de vida. O certolizumabe é um anti-TNF-α que não cruza a barreira placentária; entretanto, também não se recomenda vacina como BCG, por exemplo.

Não houve eventos adversos com relação aos desfechos da gravidez em uso de anti-interleucina (anti-IL)-12/IL-23. Os dados com relação aos anti-IL-17 e anti-IL-23 não são suficientes para tomar decisão com relação à gravidez.

Corticosteroides

A prednisona e a prednisolona (os que se enquadram na categoria C são inativados pela placenta) são os corticosteroides sistêmicos de escolha. Doses de 10 a 15 mg/dia são bem toleradas. Entretanto, prednisona em doses maiores está associada a complicações para a gestante, como baixo peso ao nascer do concepto.

Quando o objetivo for transpor a barreira, são recomendadas betametasona, dexametasona e hidrocortisona (como nos casos de bloqueio atrioventricular congênito do lúpus neonatal).

Quanto aos corticosteroides tópicos, dá-se preferência aos de potência baixa a moderada, sempre com o cuidado de evitar tratamentos longos e a aplicação em áreas extensas. O uso intermitente é bem tolerado.

Medicações tópicas

Destacam-se, ainda, alguns exemplos de agentes tópicos de relevância.

O enxofre precipitado é muito utilizado como antisseborreico e esfoliante. Apesar de classificado como categoria C na gestação, é considerado seguro na gravidez por não apresentar absorção percutânea; entretanto, é interessante que seu uso seja em pequenas áreas.

O ácido salicílico é contraindicado, especialmente no período final da gestação (em decorrência da toxicidade potencial).

O emprego rotineiro de iodo (pelo risco de intoxicação e alterações tireoidianas) deve ser evitado. Recomenda-se a clorexidina como antisséptico de escolha na gravidez em substituição ao iodo.

Cosmecêuticos

Os hidratantes, em sua maioria, também são liberados, embora recente parecer emitido pela Câmara Técnica de Cosméticos da Agência Nacional de Vigilância Sanitária (Anvisa) tenha recomendado a proibição do uso da ureia acima de 3% durante a gestação (Parecer Técnico nº 7, 21 de outubro de 2005).

Apesar de não serem categorizados pela FDA, os protetores solares são considerados seguros para uso na gestação.

Os cosmecêuticos contendo vitamina C, vitamina E e ácido glicólico têm aplicação crescente durante a gravidez, ainda que necessitem de maiores evidências quanto à sua real segurança.

Poucas substâncias enquadram-se na categoria A: vitaminas (como ácido fólico, vitamina D). Desse modo, muitas condições podem ser tratadas com substâncias da categoria B ou C, obedecendo à relação risco-benefício de cada caso (especialmente para as da classe C, que devem ser encaradas com maior cautela).

Lactação

Quanto à lactação, um valor aleatório de 10% da dose pediátrica excretada no leite materno (ajustada pelo peso do lactente) é o valor de corte para se considerar um fármaco seguro ou não. Logo, medicamentos com valores próximos ou superiores a 10% de excreção devem ser evitados. De maneira mais simplificada, a quantidade de um medicamento excretado no leite não deve ultrapassar 2% da dose materna para ser considerado seguro. É notório que a maioria dos fármacos é excretada no leite materno em pequenas quantidades, reforçando a tendência atual, inclusive da American Academy of Pediatrics (AAP), de reduzir o número de fármacos formalmente contraindicados na lactação.

Hale (2008) elaborou algumas recomendações, segundo o risco na lactação:

- L1 – muito seguro (*safest*)
- L2 – seguro (*safer*)
- L3 – moderadamente seguro (*moderately safe*)
- L4 – provavelmente perigoso (*possibly hazardous*)
- L5 – contraindicado.

A seguir, em dermatoses frequentemente tratadas por dermatologistas, alguns dos medicamentos com comentários ou, quando possível, aplicando as recomendações de Hale:

- Acne e rosácea
  - Tratamento tópico
    - Tretinoína tópica (L3)
    - ácido azelaico é seguro (L1), não aplicar no mamilo
  - Tratamento sistêmico
    - espironolactona (L2); porém, teoricamente pode reduzir a quantidade de leite
    - azitromicina é compatível com a lactação
    - doxiciclina (L3) pode ser usada por período inferior a 3 semanas
    - isotretinoína oral (L5) é contraindicada na lactação
- Psoríase
  - Tratamento sistêmico
    - ciclosporina (L3): evitar ou acompanhar possíveis eventos relacionados com toxicidade, como hirsutismo, tremores, edema, hipertensão
    - metotrexato (L5)
    - ustequinumabe e anti-TNF-α (L3), exceto certolizumabe, com estudo específico na lactação
    - acitretina (L1, L5): deve ser evitada pelo seu depósito no tecido adiposo
  - Tratamento tópico
    - calcipotriol e formulações contendo calcipotriol (L3), desde que usados em menos de 20% de superfície corporal
    - corticosteroides (tópicos) (L1): não aplicar no mamilo se for de alta potência, pelo risco de hipertensão no bebê
    - tacrolimo (L2), desde que não aplicado no mamilo
- Prurido (dependendo da etiologia)
  - Anti-histamínicos
    - segunda geração: loratadina (L1), cetirizina (L2), fexofenadina (L2)
    - primeira geração: devem ser evitados – clorfeniramina (L3), difenidramina (L2) (observar sedação, taquicardia, xerostomia)
- Infecções bacterianas
  - Antibióticos sistêmicos
    - penicilinas (L1), cefalosporinas (L1, L2), claritromicina (L2), azitromicina (L2), clindamicina (L2) e rifampicina (L2). Evitar: sulfonamidas (L3), quinolonas (L3). Vale observar que, embora existam registros de anemia hemolítica em lactentes, a Academia Americana de Pediatria (AAP) considera as sulfonamidas compatíveis com o aleitamento materno
  - Antibióticos tópicos
    - mupirocina (L1), neomicina (L2), bacitracina (L2)
- Infecções fúngicas
  - Antifúngicos sistêmicos
    - Terbinafina (L2), itraconazol (L2) e griseofulvina (L2), fluconazol (L2) (seguro para prematuros)
  - Antifúngicos tópicos
    - nistatina (L1), clotrimazol (L1), terbinafina (L2)
- Infecções virais
  - Antivirais
    - valaciclovir (L1), aciclovir (L2), fanciclovir (L2, terceira linha)
- Escabiose e pediculose
  - permetrina (L2), ivermectina tópica (L3)
  - ivermectina oral categorizada como segura (níveis muito baixos no leite – 0,98%)
  - Enxofre precipitado é seguro, porém não aplicar no mamilo.

Observações importantes sobre alguns medicamentos

- Os corticosteroides sistêmicos (L2) são amplamente empregados em várias condições patológicas, devendo ser usados logo depois da amamentação, com um intervalo de 3 a 4 h até a próxima mamada, preferentemente por menos de 3 semanas
- Novas medicações, como os inibidores de Janus quinase (anti-JAK), passam para o leite materno em níveis semelhantes aos do plasma materno (estudos em animais); portanto, estão contraindicados na lactação. Isso também vale para os inibidores de fosfodiesterase 4 tanto tópicos (crisaborol, roflumilaste) quanto sistêmico (apremilaste).

As contraindicações formais para a amamentação são o uso de antineoplásicos e de substâncias radioativas. Outras substâncias incompatíveis com a lactação já citadas são: isotretinoína, acitretina e metotrexato.

De modo geral, destacam-se as seguintes recomendações: ter atenção redobrada com recém-nascidos, especialmente prematuros (mais suscetíveis a paraefeitos em decorrência da maior imaturidade renal, hepática e de sistemas enzimáticos); no período de colostro, o transporte de medicamentos é mais rápido; monitorar os efeitos colaterais nas crianças em aleitamento para interrupção imediata da medicação, caso necessário; orientar a lactante a ingerir a medicação logo após a mamada; evitar múltiplos esquemas concomitantes; dar preferência ao uso de tópicos e sempre pesar o risco-benefício no momento da prescrição.

Considerações finais

Novos remédios são frequentemente elaborados. Tanto quanto possível, deve-se evitá-los na gravidez assim como na lactação. Mesmo os já conhecidos só devem ser usados quando os benefícios justificarem os riscos. No que se refere à lactação, uma fonte interessante de pesquisa é o LactMed® (Drugs and Lactation Database).

Por fim, uma recomendação importante é que, sempre que possível, deve-se escolher um tratamento em monoterapia, o que diminui os riscos para o bebê. Entretanto, uma doença materna não tratada pode trazer mais risco ao embrião/feto em formação do que o seu tratamento. Por isso, é importante realizar a avaliação de cada caso em seu contexto de maneira atualizada. O Sistema de Informação sobre Agentes Teratogênicos (SIAT) é um serviço gratuito de informação vinculado à Universidade Federal do Rio Grande do Sul (UFRGS) que presta assistência a médicos e pacientes sobre os riscos durante a gravidez e lactação, compilando toda a informação científica disponível. As consultas podem ser realizadas no *site* (http://gravidez-segura.org), após o médico efetuar o cadastro.

Bibliografia

Introdução e interações medicamentosas e o citocromo P450

Cupp MJ, Tracy TS. Cytochrome P450: new nomenclature and clinical implications. *Am Fam Physician*. 1998;57(1):107-16.

Donato MT, Castell JV. Strategies and molecular probes to investigate the role of cytochrome P450 in drug metabolism: focus on in vitro studies. *Clin Pharmacokinet*. 2003;42(2):153-78.

Fowler S, Zhang H. In vitro evaluation of reversible and irreversible cytochrome P450 inhibition: current status on methodologies and their utility for predicting drug-drug interactions. *AAPSJ*. 2008;10(2):410-24.

Kumar S, Sharma R, Roychowdhury A. Modulation of cytochrome-P450 inhibition (CYP) in drug discovery: a medicinal chemistry perspective. *Curr Med Chem*. 2012;19(21):3605-21.

Lin JH, Lu AY. Inhibition and induction of cytochrome P450 and the clinical implications. *Clin Pharmacokinet*. 1998;35(5):361-90.

Nettleton DO, Einolf HJ. Assessment of cytochrome p450 enzyme inhibition and inactivation in drug discovery and development. *Curr Top Med Chem*. 2011;11(4):382-403.

Zhang T, Zhao M, Xie Z *et al*. Recent progress on bioinformatics, functional genomics, and metabolomics research of cytochrome P450 and its impact on drug discovery. *Curr Top Med Chem*. 2012;12(12):1346-55.

Gravidez e lactação

Alves GF, Nogueira LSC, Varella TCN. Dermatologia e gestação. *An Bras Dermatol*. 2005;80(2):179-86.

Butler DC, Heller MM, Murase JE. Safety of dermatologic medications in pregnancy and lactation Part I. Pregnancy. *J Am Acad Dermatol*. 2014;70(3):401-14.

Butler DC, Heller MM, Murase JE. Safety of dermatologic medications in pregnancy and lactation Part II. Lactation. *Am Acad Dermatol*. 2014;70(3):417-26.

Briggs RFGG, Yaffe SJ. *Drugs in pregnancy and lactation*. 9th ed. Philadelphia (PA): Lippincott Williams & Wilkins; 2011.

Hale TW. *Medications and mothers' milk 2000*. 13th ed. Amarillo, TX: Pharmasoft Medical Publishing; 2008.

Leite CSM, Bozko MP, Gervini R, Bakos L. Medicações de uso tópico e gestação. *An Bras Dermatol*.1997;72(2):199-204.

Lenz W. A short history of thalidomide embryopathy. *Teratology*. 1988;38(3):203-15.

McMullan P, Yaghi M, Truong TM *et al*. Safety of dermatologic medications in pregnancy and lactation: An update – Part I: Pregnancy. *J Am Acad Dermatol*. 2024;91(4):619-48.

Pande S, Nischal KC, Mahajan S. Safety of dermatologic agents in lactation. *Indian J Dermatol Venereol Leprol*. 2004;70(3):190-3.

Reed BR. Dermatologic drugs, pregnancy and lactation. A conservative guide. *Arch Dermatol*. 1997;133(7):894-8.

Rennick GJ. Use of systemic glucocorticosteroids in pregnancy: be alert but not alarmed. *Australas J Dermatol*. 2006;47(1):34-6.

Schaefer C, Peters PWJ, Miller RK. *Drugs in pregnancy and lactation:* treatment options and risk assessment. 2nd ed. San Diego: Academic Press; 2007. p. 904.

Schuler-Faccini L, Leite JCL, Sanseverino MTV, Peres RM. Avaliação de teratógenos na população brasileira. *Ciênc Saúde Coletiva*. 2002;7(1):65-71.

Yaghi M, McMullan P, Truong TM *et al*. Safety of dermatologic medications in pregnancy and lactation: An update-Part II: Lactation. *J Am Acad Dermatol*. 2024;91(4):651-68.

Zakhem GA, Motosko CC, Mu EW, Ho RS. Infertility and teratogenicity after paternal exposure to systemic dermatologic medications: a systematic review. *J Am Acad Dermatol*. 2019;80(4):957-69.

Zierler S, Purohit D. Pre-natal anti-histamine exposure and retrolental fibroplasia. *Am J Epidemiol*. 1986;123(1):192-6.

82

Terapêutica Tópica

David Rubem Azulay ◆ Rubem David Azulay

Alguns problemas da terapêutica tópica

Ao aplicarmos determinado tópico, quer sobre a pele doente, quer sobre a pele sã, estamos, de certo modo, agredindo-a com a chegada de elementos estranhos. Por esse motivo, ocorrem as reações mais diversas e que caracterizam as ações farmacológicas específicas desses medicamentos (antipruriginosos, redutores etc.); não obstante essas reações benéficas, que *diríamos* medicamentosas, a pele pode reagir de modo diferente e nocivo. Além dessa reação anômala, em geral, por irritação ou alergia, há de se levar em consideração, em terapêutica tópica, outros parâmetros, como a adequação do tipo de pele e do aspecto lesional, assim como maior ou menor penetração do princípio ativo em função do veículo da formulação, o que pode trazer inconvenientes até mesmo pela sua ação sistêmica que, em princípio, não se deseja com o uso de tópicos. Na mesma concentração, o princípio ativo penetra mais quando veiculado em pomada do que em creme, e o mesmo ocorre entre o creme e a loção. Abordaremos, a seguir, vários desses problemas. Nos últimos anos, graças ao *boom* ocorrido na área da cosmética, foi introduzido grande número de princípios ativos e veículos de qualidade superior, o que contribuiu significativamente para a melhora dos resultados.

Alergização aos tópicos

O parênquima cutâneo (epiderme + cório papilar) é um dos órgãos que mais facilmente se sensibiliza, sobretudo quando alterado. Na prática, não é incomum observarmos casos que, além da doença primária, apresentam outra complicação: a dermatite de contato. Esta pode se dar em razão do princípio ativo, de um dos componentes da base ou de um dos conservantes do preparado. Como regra geral, procuramos evitar o uso tópico de substâncias indicadas para uso parenteral. Além disso, sabemos da existência de substâncias (sulfa, penicilina) que sensibilizam, com facilidade, quando utilizadas sob a forma tópica. Substâncias dessa ordem estão absolutamente contraindicadas na terapêutica tópica. Por outro lado, há de se levar em conta a alergia cruzada, isto é, substâncias com ações e indicações diferentes, que têm, no entanto, o mesmo radical sensibilizante, como, por exemplo, o NH_2, na posição *para* do anel benzênico, que ocorre nas sulfas (quimioterápico), em determinados anestésicos locais (procaína ou novocaína), em corantes (parafenilenodiamina) e em protetores solares (ácido para-aminobenzoico). Outros tipos de reações cruzadas são: timerosal e piroxicam; cefalosporina e penicilina etc.

Independentemente da maior ou menor facilidade de sensibilização de determinados grupos químicos, evitamos, de qualquer maneira, o uso de tópicos com antibióticos e quimioterápicos que sejam de uso oral ou parenteral. Não desejamos correr o risco de sensibilizar o paciente com penicilina, por exemplo, e ficarmos impossibilitados de utilizá-la no dia seguinte em uma eventualidade grave, como a endocardite estreptocócica; preferimos – e, com isso, obtemos os mesmos resultados – utilizar antibióticos de uso exclusivamente local (ácido fusídico, neomicina e mupirocina) ou quimioterápicos de ação local (óxido amarelo de mercúrio ou precipitado branco de mercúrio). Às vezes, o agente sensibilizante é um componente do veículo, o que torna a situação ainda mais complexa, sobretudo quando se trata de uma substância comum a vários tópicos; a lanolina é um exemplo. Em outras ocasiões, o conservante é o responsável, e, assim como os veículos, pode ser comum a diferentes produtos tópicos, o que agrava e amplia o problema, como ocorre com os parabenos.

Adequação do tópico ao tipo de pele e à localização

Quando se prescreve uma fórmula, deve-se adequá-la ao tipo de pele. Assim, caso seja necessário o efeito ceratolítico, deve-se utilizar o princípio ativo (p. ex., o ácido salicílico) em uma base adequada à pele seca, à pele gordurosa ou à pele eudérmica. Na pele seca, está indicada a emulsão água em óleo (A/O), enquanto na pele normal ou oleosa, a indicação é a emulsão óleo em água (O/A). Áreas pilosas requerem soluções ou loções, assim como áreas extensas.

Adequação do tópico ao aspecto lesional da lesão

Não é infrequente o fato de se tratar determinado caso com sucesso, mesmo que não se tenha feito o diagnóstico preciso da dermatose, desde que o tipo da medicação – isto é, o veículo – seja adequado às características clínicas das lesões. Assim, o tratamento de lesões exsudativas (independentemente de sua etiologia) deve ser feito com compressas (24 a 48 h), que passam a ser um verdadeiro dreno dermatológico; em uma fase subaguda, a indicação é a pasta (pó + líquido), a qual é porosa e, assim, adsorve melhor o restante do exsudato, ao mesmo tempo que protege a pele; se a lesão é seca, descamativa ou não, indica-se pomada (veículo oleoso inerte) ou emulsão A/O. Daí o *princípio da adequação de Azulay*:

> Em terapêutica tópica, a forma do veículo deve estar diretamente relacionada com o aspecto objetivo da lesão e independe da etiologia da dermatose e dos princípios ativos porventura existentes no mesmo.

Essa terapêutica racional resolve uma série de problemas na prática clínica.

Penetração do princípio ativo

Quando, pela natureza da patologia cutânea, desejamos atingir a derme, há necessidade de uma penetração maior do fármaco. No que concerne à penetração, há de se levar em consideração dois pontos: (1) as substâncias do veículo que facilitam sua penetração; (2) a própria natureza química do fármaco, que, no tocante à penetração, pode ser maior ou menor. Dois outros parâmetros devem ser considerados no que concerne ao fármaco: concentração e maior atividade. Como exemplo válido, citamos o problema dos corticosteroides. Já se tornou comum o aparecimento de corticosteroides tidos como mais ativos e de veículos com maior penetração. Por um lado, esses aspectos são bons; por outro, têm seus inconvenientes. O que se deseja é que essa penetração seja suficiente, embora não excessiva, isto é, que aja sobre a lesão dermatológica com o máximo de intensidade e que sua absorção pela circulação geral seja mínima; do contrário, cai-se também nos inconvenientes – exatamente o que se procura evitar com a indicação da terapêutica tópica – de ações gerais indesejáveis; ademais dos efeitos colaterais locais como estria, atrofia, hipertricose e favorecimento de infecções.

Alguns sistemas modernos de liberação dos princípios ativos têm sido incorporados à prática médica. Essas formas, ditas encapsuladas, podem ser feitas por meio de nanosferas e lipossomas. As nanosferas são diminutos polímeros capazes de armazenar em seu interior, ou fixar na superfície, ativos de natureza diversa; penetram pelos folículos e demais apêndices cutâneos, possibilitando a diminuição da concentração do princípio ativo e aumentando a sua permanência na pele. Os lipossomas são esferas de fosfolipídios que guardam o princípio ativo em seu interior, penetram e liberam os ativos nos locais de ação; podem ser uni ou multilamelares.

Arte de formular

Há certa tendência, em parte por comodismo dos dermatologistas, ao desuso da arte de formular para uso tópico. No entanto, esse fato impede o dermatologista de obter melhores resultados terapêuticos. Os tópicos industrializados, afora os específicos (antimicóticos e antibacterianos), são, em geral, corticosteroides de ampla aplicação ou produtos de indicações em uma pequena faixa de dermatoses, com finalidades precisas, como o enxofre na seborreia, o ácido retinoico na acne etc. Compreende-se essa conduta da indústria farmacêutica pelo fato de a diversificação, além de antieconômica, ser restritiva nas suas indicações.

No que diz respeito ao dermatologista, uma exploração bem-feita e lógica da arte de formular possibilitará a obtenção de melhores resultados. É antirracional decorar fórmulas, sobretudo as originariamente de fonte anglo-saxônica, as quais utilizam sistema de pesos e medidas pouco racional, conforme o exemplo a seguir:

Antracol	1,0
Enxofre precipitado	2,0
Ácido salicílico	0,4
Óleo de rícino	2,0
Vaselina amarela q.s.p.	20,0

q.s.p. = quantidade suficiente para atingir o total prescrito.

Elas poderiam ser transportadas para o sistema métrico decimal, com vantagens de memorização, da seguinte maneira:

Antracol	5%
Enxofre precipitado	10%
Ácido salicílico	2%
Óleo de rícino	10%
Vaselina amarela q.s.p.	50,0 ou 100,0

q.s.p. = quantidade suficiente para atingir o total prescrito; q.s. = quantidade suficiente para se obter determinado efeito; P.A. = pró-análise (alto grau de pureza).

Por outro lado, não se deve ater-se a fórmulas fixas, ou seja, com composição precisa e irredutível; deve-se ter a mente aberta para se formular com precisão matemática, mas com precisão médica. Com tal objetivo, será citada, mais adiante, uma lista de princípios ativos com os limites percentuais de suas ações específicas; dentro desses limites, pode-se elaborar um número infinito de fórmulas, seja pela variedade de seus componentes, seja pela variação limitada (sem grande valor) de suas concentrações. Assim, seguem quatro fórmulas que podem ser utilizadas no tratamento do impetigo, com os mesmos resultados, ainda que com concentrações diferentes:

	1ª fórmula	2ª fórmula	3ª fórmula	4ª fórmula
Óxido amarelo de Hg	1,0	1,2	1,5	2,0
Óxido de zinco	20,0	30,0	35,0	40,0
Vaselina	ãã	30,0	35,0	30,0
Lanolina	40,0	40,0	30,0	30,0

ãã = em partes iguais.

Como se vê, é possível variar as concentrações dos princípios ativos e do veículo, desde que elas tenham a mesma atividade específica (princípio ativo) e o veículo não perca as suas características básicas – inclusive de estabilidade, o que lhe confere durabilidade. No caso anterior, a concentração de óxido amarelo de mercúrio na faixa de 1 a 2% não modifica seu efeito antibacteriano; por outro lado, a base continua sendo, de qualquer maneira, uma pasta graxa, modificando-se apenas sua dureza. Variações na dureza também têm suas indicações.

Respeitadas as indicações precisas do tipo de base a ser empregada e as concentrações dos princípios ativos dentro de limites que não prejudiquem a ação desejada e que também não sejam incompatíveis, o dermatologista tem grandes possibilidades de formular sem decorar fórmulas irredutíveis em seus números. Com tal objetivo, serão citadas adiante, neste capítulo, as concentrações limite das diversas substâncias, com seus efeitos específicos, e, em seguida, serão reunidos os vários princípios sob a rubrica de sua ação farmacológica.

É importante ressaltar que os chamados "veículos *oilfree*" são aqueles contendo óleos que sofreram esterificação, acetilação ou etoxilação, não sendo, necessariamente, não comedogênicos.

Veículos ou excipientes

São, por definição, as substâncias empregadas para incorporar ou dissolver princípios ativos. Modificando-se os veículos, é possível obter resultados e apresentações diferentes em relação à consistência, à dispersão, ao pH, à estabilidade e ao conteúdo de água e óleo, consequentemente, possibilitando penetrações diferentes aos princípios ativos. O veículo ideal deve ser: estável, de reação neutra, não graxo, não irritante, não desidratante, não higroscópico, eliminável pela água, compatível com todas as medicações, eficiente em peles secas ou oleosas e facilmente feito pelo farmacêutico.

Classificação físico-química dos veículos

1. Pós
2. Loção: solução
   suspensão
3. Emulsão: A/O – água em óleo
   O/A – óleo em água
4. Bases hidrossolúveis não graxas: géis
5. Barreira: oleosos
   siliconados

Pós

São representados por minúsculas esferas, podendo ser de origem vegetal (amido, fécula etc.) ou mineral (talco, óxido de zinco, caulim etc.). Os pós agem absorvendo água, o que explica sua ação descongestionante e refrescante; não são penetrantes e possuem efeito físico de proteção (evitar o atrito de duas superfícies cutâneas). Em geral, são utilizadas misturas de diversos pós, por exemplo:

Óxido de zinco .... 10 g
Carbonato de magnésio .... 30 g
Talco .... 30 g
Estearato de magnésio .... 30 g

Os pós podem ser classificados em:

- lubrificantes: talco, amido seco etc.
- aderentes: estearato de magnésio, de alumínio e de zinco, óxido de zinco
- absorventes: caulim, bentonita, amido, óxido de tântalo, carbonato de magnésio
- protetores: óxido de zinco, dióxido de titânio etc.

Aos pós, podemos acrescentar, quando necessário, substâncias ativas, como antissépticos, antimicóticos, antimicrobianos etc.

Exemplo de pó antisséptico:

Ácido bórico .... 5 g
Óxido de zinco .... 10 g
Talco .... 85 g

Solução

É uma mistura homogênea constituída de um líquido e outra substância solúvel no mesmo. Exemplo: solução de permanganato de potássio a 1/20.000 significa que 1 g de $KMnO_4$ foi diluído em 20 L de água; água d'Alibour, água boricada, líquido de Burow etc. são utilizados para limpeza e antissepsia da pele, em compressas ou banhos, para a remoção de exsudatos. Solução saturada é aquela em que o acréscimo de mais soluto provocará apenas a precipitação do soluto, já que a capacidade do solvente está esgotada (ver Capítulo 47, item *Esporotricose*, subitem *Tratamento*). A de iodeto de potássio é usada no tratamento da esporotricose e do eritema nodoso. As soluções alcoólicas contêm maior poder de penetração e maior volatilidade que as aquosas, embora sejam mais irritantes e desidratantes. O álcool coagula as albuminas e é um antisséptico muito usado a 70%. Vinagre branco de pH mais baixo é muito efetivo no tratamento das infecções não só por *Pseudomonas* sp., inclusive das unhas, mas também por outros agentes. Compressas com diluição 1/4 a 1/8, de acordo com o aspecto lesional, assim como a localização.

Tintura

Em geral, é uma solução corada, alcoólica, extrativa, de natureza vegetal, que se obtém por maceração após 8 a 10 dias. Exemplo: tintura de jaborandi, camomila, açafrão, violeta de genciana etc. Um conceito mais amplo engloba também as soluções aquosas, por exemplo, a tintura de iodo.

Banho e compressa

São formas de terapêutica utilizadas para o corpo inteiro ou parte dele; podem ser feitos com gaze para processos localizados. Em geral, são feitos com objetivos diversos (antieczema, antiprurido, antiexsudação etc.). Por exemplo, banhos com permanganato de potássio a 1/10.000 (cuidado com o final dessa preparação, pois pode estar mais concentrada e causar queimadura), banhos de aveia (diluir o decoto da aveia em água), banho de amido, de maisena, de farelo etc.

Linimento

Para sua elaboração, utiliza-se sempre graxa fundida ou óleo quente; provoca ação revulsiva ou é utilizado para facilitar a absorção de certas substâncias ativas. Como exemplo, temos: linimento óleo-calcário (óleo de amêndoa doce e água de cal, em partes iguais), linimento canforado, linimento amoniacal etc. É um tipo de solução oleosa.

Loção (suspensão)

É um veículo líquido ou semilíquido que contém em seu interior partículas insolúveis. Por exemplo: loção de Kummerfeld, loção de calamina, *lotio alba* (loção alba) etc. Além de utilizadas com várias finalidades terapêuticas (antiacne, antisseborreica, antieczema), são muito úteis para tratamento de áreas relativamente grandes, e mais estéticas do que cremes, pastas ou pomadas.

Emulsão

É uma mistura de dois líquidos não miscíveis; um dos quais, sob a forma de glóbulo, está disperso no outro. Ao se agitar a mistura de água e óleo, obtém-se uma emulsão instável, pois, ao repouso, voltam a separar-se em duas fases; a estabilização da emulsão é obtida pela adição de uma substância emulsificante (tensoativa ou surfactante); esta é uma ponte constituída de moléculas hidrófilas, que se unem à água, e de moléculas lipófilas, que se unem à substância gordurosa. Os emulsificantes podem ser aniônicos (álcool cetílico, *carbowax* etc.), catiônicos (brometo de cetilatrimetilamônio) ou não iônicos (monoesterato de glicerila, sorbitan, *tweens* etc.). As emulsões têm vantagens cosméticas sobre as pomadas, pois não engorduram a roupa e são facilmente retiradas devido à sua solubilidade em água.

As emulsões são de dois tipos:

- O/A, na qual a fase interna, descontínua, dispersa, é o óleo, e a fase externa, contínua, dispersiva, é a água
- A/O, na qual a fase dispersa (água) é interna, e a fase dispersiva (óleo) é externa.

Os cremes e as loções cremosas são emulsões. Estas, em cosmética, são frequentemente denominadas "leite".

As *emulsões O/A* têm as seguintes características:

- são laváveis em água, de maneira que seu uso é muito agradável aos pacientes pela facilidade de remoção, além de não engordurarem as roupas
- são mais penetrantes, de modo que haverá maior atividade das substâncias ativas incorporadas; por isso, o percentual dessas substâncias ativas deve ser menor do que o utilizado comumente nos veículos tipo óleo inerte, como a vaselina
- são mais agradáveis do ponto de vista cosmético
- são as preparações ideais para o couro cabeludo
- são, entretanto, um pouco irritantes para as peles secas devido à sua capacidade desidratante.

As *emulsões A/O* têm as seguintes características:

- são lubrificantes, em virtude de sua fase externa ser o óleo, e, por essa razão, devem ser usadas em peles secas
- retêm o calor da pele
- são menos penetrantes que as O/A
- são usadas como veículos de antibióticos
- dificultam a evaporação.

Gel

É uma dispersão coloidal transparente, que se liquefaz em contato com a pele; não é oleoso e é miscível em água; ao mesmo podem ser incorporadas substâncias ativas (corticosteroides, enxofre etc.). A fim de melhorar a cosmética, têm sido adicionados cremes, gerando assim o denominado "gel-creme".

O gel de carbopol (gel puro, gel base) é mais indicado para peles oleosas e mistas. Entre os géis, é o veículo mais utilizado na manipulação de fórmulas farmacêuticas; é ideal para a veiculação de princípios ativos hidrossolúveis e lipossomas. Características: gel aniônico, estável em pH entre 6,5 e 7,5, de alta viscosidade, sem essência.

O gel de Cellosize® (natrosol) é o veículo de escolha para a incorporação de princípios ativos de caráter ácido. Características: gel não iônico, de média viscosidade, estável em pH 3,0 a 8,0, sem essência.

Verniz e coloide

São constituídos de líquidos voláteis (éter, clorofórmio), aos quais são incorporadas substâncias ativas; ao ser aplicado à pele, há evaporação, ficando um resíduo sob a forma de película. Por exemplo: o verniz de coaltar para a psoríase; o colódio (mistura de derivados da nitrocelulose com álcool-éter), ao qual se incorporam ácido salicílico, ácido láctico etc., para aplicação em verrugas.

Barreira

São os veículos que aderem à superfície cutânea sem penetrar, com *base oleosa*.

Pomada

É uma forma medicamentosa, constituída basicamente de substância oleosa e princípios ativos. As substâncias oleosas podem ser de origem mineral (hidrocarburetos: vaselina ou petrolato), vegetal (manteiga de cacau) ou animal (lanolina – da lã). Portanto, é hidrófoba e anticosmética, por engordurar a roupa e ser de difícil remoção; atua por meio do estado congestivo que provoca e terá sua ação potencializada caso seja coberta com material impermeável; só deve ser usada em processos crônicos e secos. Como exemplo de pomada, tem-se a antralina a 0,02% em vaselina. A palavra advém de *pomatum*, pois, originalmente, era feita do sumo da maçã.

Unguentos

São considerados iguais às pomadas, mas com maior consistência; trata-se da mistura de óleo, ceras e resinas.

Pasta

É a mistura de um líquido (água ou óleo, daí pasta aquosa ou graxa) com pós; tem a consistência que se desejar, na dependência da concentração do pó. É chamada "pasta mole" quando a concentração de pó for entre 2 e 5%. Exemplo: pasta mole de zinco (óxido de zinco 5 g, gelatina 5 g, glicerina 45 g, água 45 mL) ou pasta dura de zinco (a concentração do óxido de zinco pode ir de 15 a 20%). A essas pastas podemos incorporar substâncias ativas (enxofre, resorcina, coaltar etc.). As pastas são porosas, o que permite certo grau de drenagem de exsudato e melhor perspiração da pele; são utilizadas nos processos subagudos.

Glicerólio

É uma forma medicamentosa que se obtém pela transformação físico-química do amido sob a ação da glicerina e do calor. O glicerólio de amido é constituído de amido 10 g, água 15 g e glicerina 80 g.

Glicerogelatina

É uma forma medicamentosa constituída de glicerina, gelatina e água e, eventualmente, óxido de zinco; podemos incorporar substâncias ativas (ácido salicílico, resorcina, crisarobina etc.). É uma massa mole cuja consistência e ponto de fusão variam de acordo com a proporção de seus componentes. O exemplo clássico é o da bota de Unna.

Ceratos

Mistura de ceras e óleos que podem ou não levar água.

Com base siliconada

O silicone é constituído por óxido de silício; é hidrófobo e desprovido de princípios nutritivos capazes de serem utilizados pelas bactérias. Muito utilizado no tratamento da dermatite das mãos.

Princípios ativos

São as substâncias que se agregam aos diversos veículos, com uma ou mais ações específicas; algumas dessas ações têm fundamentos científicos (quimioterápicos, citostáticos etc.), outras são utilizadas empiricamente, ou seja, no desconhecimento preciso de suas ações farmacodinâmicas, porém sabidamente úteis na prática médica pelo seu uso frequente há décadas e até séculos (ceratoplásticos, antisseborreicos etc.). Os princípios ativos usados em dermatologia são de natureza mineral, vegetal e até mesmo animal; alguns, de fórmula química imprecisa ou variável, e outros, bem definidos quimicamente e obtidos por síntese. Preferencialmente, são classificados por sua ação farmacodinâmica, ainda que na maioria das vezes de composições inteiramente diferentes.

Adstringentes

São substâncias que coagulam as albuminas e provocam uma finíssima capa com capacidade protetora; diminuem a exsudação e a contaminação bacteriana exógena e estimulam a epitelização. Destacam-se: permanganato de potássio (1/1.000), acetato de alumínio (0,3%), nitrato de prata e outros.

Anidróticos

São substâncias com capacidade de diminuir a secreção sudorípara; algumas agem até mesmo contra os odores (bromidrose) que ocorrem nas áreas de hiperidrose. Como exemplos, podem ser citados: formol a 1 a 5%, ácido tânico 5%, cloreto de alumínio 10 a 25%.

Antiactínicos

Impedem a agressão dos raios solares à pele. Funcionam por dois mecanismos diferentes: como barreira, refletindo os raios (dióxido de titânio, óxido de zinco, bentonita, calamina e neocalamina, óleos minerais e gorduras), ou como absorventes dos raios (quinina, salicilato de metila, antipirina 5 a 10%, ácido para-aminobenzoico 5 a 10%, benzofenonas 10%, ácido cinâmico, compostos cumarínicos).

Antibióticos

Deve-se evitar o uso tópico de antibióticos de uso geral, pois muitos são sensibilizantes e ficarão impedidos de serem usados de maneira sistêmica, quando necessário. Assim, é importante que o dermatologista se limite a indicar os que têm uso exclusivamente local: neomicina a 0,5%, tirotricina a 0,05%, ácido fusídico, gramicidina e polimixina B a 0,1 a 0,25%. Têm sua maior indicação nas piodermites. Às vezes, estão associados a corticosteroides, antifúngicos ou a outros fármacos.

Antiflogísticos

Atuam sobre a inflamação, diminuindo seus efeitos. Destacam-se os corticosteroides, linimento óleo-calcário, pasta d'água. Atualmente, alguns anti-inflamatórios não esteroides têm sido utilizados com certo sucesso: ácido bendazólico, azulenos. As substâncias redutoras (coaltar, antralina, trioxiantraceno, pirogalol) também exercem ação anti-inflamatória.

Antimicóticos

São substâncias que atuam, por mecanismos variados, contra os fungos, matando-os ou impedindo a sua multiplicação. Podem ser as substâncias químicas ou antibióticas (ver Capítulo 85).

Antiparasitários

São substâncias com atividade contra os parasitas metazoários, quer na sua fase adulta, quer em uma de suas fases evolutivas. Têm indicações em:

- escabiose: tiabendazol a 1%; DDT a 2,5% (larvicida); benzoato de benzila a 20 a 25%; benzocaína a 2% (ovicida e anestésico); carpotrochato de etila a 20%; bálsamo-do-peru a 10 a 100%; enxofre precipitado a 10%
- pediculose: benzoato de benzila 20%; tiabendazol a 1%; DDT (2 a 10%, conforme o veículo); bicloreto de mercúrio a 0,5%
- helmintíase migrante: tiabendazol a 1%.

Antipruriginosos

São substâncias que atuam, por mecanismos variados, diminuindo ou anulando a sensação de prurido:

- suprimem o prurido induzindo uma sensação (frio) estimuladora competitiva dos receptores; mentol a 0,1 a 1%; cânfora 0,1 a 4%; timol 0,5 a 1%; cloral hidratado 1 a 5%
- atuam analgesicamente sobre os receptores da dor: fenol 0,1 a 2%; benzocaína 3 a 5%; xilocaína 1 a 2%; nupercaína 7%; capsaicina 0,5% etc.
- atuam combatendo a inflamação: corticosteroides.

Antissépticos

São substâncias químicas que atuam sobre os diversos microrganismos, matando-os. Destacam-se: ácido bórico 1 a 2%; viofórmio a 3%; iodovinilpirrolidona 5 a 10%; nitrofurazonas 0,2%; sulfato de cobre 0,1 a 0,2%; sulfato de zinco 0,4%; óxido amarelo de mercúrio e bicloreto de mercúrio 0,1%; precipitado branco de mercúrio 2 a 5%; oleato de mercúrio 3 a 20%; permanganato de potássio 0,01 a 1%; crisarobina 1 a 10%; resorcina 0,5 a 5%; iodo 1 a 10%; azul de metileno 1 a 5%; violeta de genciana 2 a 4%.

Antivirais

Ver Capítulo 84.

Cáusticos

São utilizados sobretudo no tratamento de verrugas e ceratoses; entre eles, os mais citados são: ácido láctico, ácido tricloroacético, fenol e ácido salicílico em concentração elevada (acima de 10%).

Ceratolíticos

Agem sobre a camada córnea, modificando a sua espessura; podem causar apenas descamação superficial ou, dependendo da concentração, ter ação cáustica. Entre eles, estão: ácido salicílico 5 a 20%, resorcina 2 a 30%, crisarobina 1 a 10%, ácido tricloroacético 1 a 10%, ácido retinoico 0,25 a 0,1%, peróxido de benzoíla 5 a 10%, ureia $>$ 10%.

Ceratoplásticos

Trata-se de substâncias que favorecem a queratinização normal; são indicados nos casos em que a queratinização está alterada, como nos eczemas (sobretudo na sua fase crônica), na psoríase, nas eczemátides etc. Exemplos: coaltar 1 a 5%, ictiol 1 a 5%, ácido salicílico 1 a 2%, antralina 0,01 a 0,2%, vitamina A ácida 0,01 a 0,025%.

Citostáticos

Destacamos em uso tópico a mostarda nitrogenada, a 5-fluoruracila, a podofilina e a colchicina. Um estudo mais detalhado dessas substâncias é feito no Capítulo 89.

Decapantes

São substâncias utilizadas com a finalidade de remover as escamas, como óleos e gorduras.

Depilatórios

São substâncias que agem de modo mecânico, arrancando os pelos (ceras), ou quimicamente, destruindo-os (sulfeto de bário).

Despigmentantes

São indicados nas hiperpigmentações, sobretudo no melasma. A substância de maior ação é a hidroquinona (5 a 10%); o éter monobenzílico de hidroquinona não deve ser utilizado. Outros despigmentantes de menor ação são: a água oxigenada a 20 volumes (50%), o bicloreto de mercúrio (1 a 2%), o acetato de chumbo (1%), o sulfato de zinco (1%) e o ácido kójico (2 a 7%).

O ácido tioglicólico ou ácido mercaptoacético (5 a 12%) – um alfa-hidroxiácido da classe dos tioglicolatos, substâncias amplamente empregadas pela indústria farmacêutica nos alisantes capilares e nos cremes depilatórios – pode ser utilizado em gel, creme ou loção, como despigmentante nos casos em que haja depósito de hemossiderina; deve ser aplicado com tempo de exposição progressiva para se evitarem queimaduras (ver Capítulo 14, item *Angiodermite pigmentar e purpúrica de Favre [dermatite ocre]*).

Detergentes

Além de removedores de sujeira e oleosidade da pele, agem também na remoção de microrganismos e substâncias de odor desagradável, resultantes de ação microbiana. Ver ao final do capítulo a diferença entre sabonetes e *syndets*.

Epitelizantes

São substâncias que estimulam a epitelização, sobretudo nas lesões ulceradas muito granulosas, como o nitrato de prata a 10% em emulsão ou em bastão.

Hidratantes

Têm por objetivo restabelecer o grau adequado de umidade na pele normal; visam à retenção de água e são indicados nas xerodermias como vistas na dermatite atópica, na pele envelhecida e nas ictioses. As bases emulsionadas (cremes ou loções) são as mais indicadas para a promoção da hidratação, pois a fase oleosa promove a oclusão, enquanto a fase aquosa promove umectação e confere ao produto boa cosmética.

Os mecanismos da hidratação podem ser por *oclusão*, a qual atua por impedir a evaporação transepidérmica da água (*transepidermal water loss*, TEWL), promovida por vaselina, óleo mineral, pomadas, silicone etc.; por *umectação*, quando as substâncias são higroscópicas e capazes de reter água na superfície da pele, seja do interior da epiderme, seja pela retirada da água do meio ambiente (quando a umidade for maior que 80%). Exemplos clássicos são a ureia (carbamida), a glicerina e o sorbitol. Substâncias *emolientes* (do latim, *mollire*, que significa "abrandar", "suavizar") atuam de maneira a suavizar, preencher os espaços entre os corneócitos que estão a descamar, como a vaselina e os ésteres de ácidos graxos, ceramidas etc. Na prática, os chamados "hidratantes" combinam várias dessas substâncias, pois há necessidade de o produto ser também de cosmética agradável. A vaselina é possivelmente o melhor hidratante, além de ser barata, porém sua cosmética é precária.

A denominada *hidratação ativa* funciona pelo mesmo mecanismo da umectação, diferenciando-se por ser um processo ativo, pois induz a formação de moléculas capazes de reter água, por exemplo, os glicosaminoglicanos, e tem nos alfa-hidroxiácidos (AHA) e no lactato de amônio os seus melhores exemplos. Outro conceito de hidratação é feito por meio da reposição conjunta de diversas substâncias lipídicas que se complementariam e, assim, passam a restabelecer as propriedades do manto lipídico (ver Capítulo 94, conceito de *fator natural de hidratação*, no item *Hidratação*).

Pigmentantes

São substâncias que têm por objetivo repigmentar a pele. A di-hidroxiacetona (5% em solução) repigmenta temporariamente a pele logo nas primeiras horas e mantém-se por alguns dias; não é eliminada pelo banho nem necessita de sol. Os psoralenos ativados pelo sol (UVA) são excelentes pigmentantes, tanto em uso local como sistêmico.

Proteolíticos

São enzimas que destroem o tecido necrosado e causam uma verdadeira desbridação química; entre elas, destacam-se tripsinas, peptidases, colagenases, papaína e outras.

Redutores

São substâncias ávidas de oxigênio e que, por isso, agem como anti-inflamatórias e ceratoplásticas; daí o seu uso em psoríase, neurodermites, eczemas crônicos etc. Entretanto, em doses elevadas, os redutores podem tornar-se esfoliantes e irritantes. Os redutores fracos são: óxido amarelo de mercúrio 1 a 5%, coaltar 1 a 5%, óleo de cade 10 a 40%, ictiol 1 a 10%, resorcina 1 a 5%. Redutores fortes são: ácido pirogálico 1 a 10%, crisarobina 2 a 10%.

Repelentes de insetos

Agem de maneira a evitar as picadas de insetos. Destacam-se em uso tópico: éter monoexílico de trietilenoglicol e etilexanodiol. A ingestão de vitamina B_1 (200 a 400 mg/dia) também age como repelente de inseto.

Rubefacientes

São substâncias que provocam hiperemia; são indicadas nas alopecias, com a finalidade de ativar a nutrição dos folículos pilosos, pelo aumento da circulação sanguínea local. Destacam-se: ácido acético glacial 2 a 20%, hidrato de cloral 1 a 2%, fenol 1 a 2%, cânfora 1 a 5% e minoxidil 5%.

Fórmulas e veículos consagrados em dermatologia

Água d'Alibour: sulfato de cobre 1,0 g/sulfato de zinco 3,5 g/soluto de cânfora 10,0 mL/tintura de açafrão 1,0 mL/água destilada q.s.p. 1.000,0 mL.

Água de hamamélis: é a solução saturada de essência da hamamélis obtida por destilação mediante o vapor d'água de córtex, ramas e folhas das plantas.

Creme *lanette*: feito à base de álcool cetoestearílico. É um dos veículos mais utilizados na manipulação de fórmulas. É ideal para peles normais ou oleosas, desde que não haja incompatibilidade com os princípios ativos. Características: creme não iônico, O/A, de média consistência, compatível com a maioria dos princípios ativos, estável em pH próximo da neutralidade (6,0 a 7,5), sem essência.

Creme refrescante (*cold cream*): preparações que contêm cera de abelha, vaselina, bórax (borato de sódio) e água. O nome *cold cream* é devido ao conteúdo de água ser tal que, ao evaporar-se, proporciona uma sensação refrescante. Dependendo do conteúdo de água, ele pode ser A/O ou O/A. *Cold cream*: cera de abelha 18,0%/óleo mineral 50,0%/bórax 0,8%/água destilada q.s.p. 100,0 g.

Cremes evanescentes: são constituídos por emulsões que contêm alta porcentagem de água (50% no mínimo). Penetram na pele sem deixar resíduo graxo. As emulsões O/A com 10 a 25% de ácido esteárico são chamadas "diaderminas".

Lanolina: cera, untuosa e translúcida, extraída de lã de carneiro ou ovelha, tem 8% de colesterol. A lanolina pode absorver 3 vezes o seu peso em água.

Licor de Hoffman: álcool e éter em partes iguais.

Loção *alba*: sulfato de zinco 4,0 a 15,0%/sulfureto de potássio 4,0 a 15,0%/água destilada q.s.p. 100,0 mL.

Loção de Rees: enxofre 3,0 g/sulfato de zinco 3,0 g/óxido de zinco 5,0 g/borato de sódio 5,0 g/acetona, água canforada, água de rosas ãã q.s.p. 100,0 mL.

Loção rosada: resorcina 5,0%/enxofre precipitado 10,0%/ácido láctico 1,0%/glicerina 10,0%/bentonita 5,0%/fenol 0,025%/álcool canforado 30,0 mL/óxido de ferro neutro marromclaro q.s.p./água destilada q.s.p. 100,0 mL.

Luvas de silicone: ureia 5,0 g/silicone 5,0 g/alantoína 2,0 g/veículo hidratante q.s.p. 100,0 g.

Pasta d'água: talco, óxido de zinco, glicerina, água ãã 25,0 g.

Pasta de Lassar: óxido de zinco, amido, lanolina anidra, vaselina branca ãã 25,0 g.

Pó antisseborreico: lauril sulfato de sódio 10,0 g/ácido salicílico 2,0 g/óxido de zinco 5,0 g/bentonita q.s.p. 100,0 g.

***Shake lotion*:** são loções que necessitam de agitação prévia. São compostos líquidos ou semilíquidos, incorporados em suspensão ou solução, que levam um ou mais elementos ativos.

Solução de Burow: sulfato de alumínio 85,0 g/acetato de chumbo 150,0 g/água q.s.p. 1.000,0 mL.

Vaselina líquida ou parafina líquida (óleo mineral): constituída por hidrocarbonetos saturados, desde $C_{16}H_{34}$ a $C_{26}H_{42}$, obtidos por destilação fracionada do petróleo.

Vaselina sólida ou branca: petrolato.

Princípios ativos com as concentrações mais usadas

Acetato de alumínio a 8%: antisséptico, calmante e descongestionante.

Ácido acético a 1 a 10%: rubefaciente, antipruriginoso, antisséptico e cáustico.

Ácido benzoico a 1 a 3%: antifúngico e antisséptico.

Ácido bórico a 2 a 3%: antibacteriano e antifúngico.

Ácido para-aminobenzoico a 10 a 15%: antiactínico.

Ácido retinoico a 0,01 a 0,1%: eritematógeno e descamativo.

Ácido salicílico a 1 a 2%: ceratoplástico e acima de 2% é ceratolítico.

Ácido tânico a 2 a 6%: adstringente e antisseborreico.

Ácido tioglicólico a 5 a 12%: capacidade de quelar o ferro da hemossiderina.

Ácido tricloroacético a 30 a 90%: cáustico.

Água de cal a 1 a 100%: calmante, anti-inflamatória e antipruriginosa.

Água de louro-cereja a 2 a 5%: antipruriginosa.

Água oxigenada em 20 volumes: antisséptica e desbridante.

Alantoína *in natura*: estimula a proliferação celular.

Amido a 1 a 10%: calmante e antipruriginoso.

Amoníaco a 1 a 5%: excitante.

Antibióticos:

- ácido fusídico a 2%
- bacitracina 500 U/g
- canamicina a 0,5%
- clindamicina a 1 a 2%
- gentamicina a 0,1%
- neomicina a 0,5%
- nistatina a 25.000 U/g
- polimixina a 0,025 a 0,1%
- tetraciclinas a 0,5 a 2%.

Antifúngicos:

- butilamida do ácido cloro-hidroxibenzoico a 10%
- ciclopirox a 1%
- clotrimazol a 1%
- glutaraldeído 1 a 10%
- haloprogin a 1%
- iodo a 1 a 3%
- iodocloro-hidroxiquinoleína a 1,5 a 3%
- lactato de solventol a 2,5%
- miconazol a 2%
- tolnaftato a 1%
- tribromo-hidroxitolueno a 2,5%.

Antiprina a 5%: fotoprotetor.

Antralina a 0,01 a 1%: reduz o índice mitótico.

Azul de metileno a 1 a 5%: antisséptico e fotoativador.

Bálsamo-do-peru a 10 a 100%: ceratoplástico e parasiticida.

Benzoato de benzila a 20 a 35%: parasiticida.

Benzocaína a 1 a 10%: anestésico, antipruriginoso e ovicida.

Betanaftol a 1 a 10%: redutor e descamante.

Bismuto (subnitrato de) a 10 a 30%: calmante.

Bórax (borato de sódio) a 2 a 10%: ceratoplástico, antisseborreico e antisséptico.

Cânfora a 0,5 a 2%: antipruriginosa.
Cantaridina a 0,7%: vesicante.
Capsaicina a 0,5 a 5%: revulsivo.
Cloral a 1 a 10%: piloexcitador e antisséptico.
Coaltar a 1 a 10%: ceratoplástico e redutor.
Corticosteroides: ver Capítulo 86.
Crisarobina a 1 a 10%: redutor e antisséptico.
DDT a 10%: inseticida e larvicida.
Enxofre precipitado a 1 a 10%: antisseborreico, antiacneico e escabicida.
Fenol a 0,5 a 1%: antipruriginoso e, acima de 50%, cáustico (*peeling*).
Fluoruracila a 1 a 5%: citostático.
Hexaclorocicloexano a 1%: pediculicida e escabicida.
Hexaclorofeno a 3%: antisséptico.
Hidroquinona a 2 a 6%: antipigmentógeno.
Ictiol a 1 a 10%: redutor e antieczemático.
Idoxiuridina a 0,1 a 0,5%: antiviral.
Magnésio (carbonato) a 1 a 50%: anti-inflamatório.
Mentol a 0,25 a 2%: antipruriginoso.
Mercúrio (bicloreto) a 0,1 a 1%: antisséptico e antisseborreico.
Mercúrio (óxido amarelo) a 1 a 5%: antisséptico e redutor.
Monossulfiram a 5%: escabicida e pediculicida.
Nitrato de prata a 0,1 a 2%: antibacteriano; em concentrações maiores, é cáustico.
Óleo de cade a 10 a 50%: redutor, anti-inflamatório e antieczemático.
Permanganato de potássio 1/100 a 1/1.000: antisséptico.
Peróxido de benzoíla a 2,5 a 10%: esfoliante, antibacteriano e antiacneico.
Pilocarpina a 0,2%: piloexcitante.
Podofilina a 25%: citostático.
Resorcina a 0,5 a 5%: redutor antisséptico e ceratolítico.
Selênio a 2,5%: antisseborreico.
Silicone a 30%: protetor.
Sulfato de zinco a 10%: antisséptico e adstringente.
Terebintina a 5 a 20%: piloexcitador.
Tiabendazol 5%: anti-helmíntico (larva *migrans*).
Tigenol a 1 a 10%: redutor fraco.
Titânio (óxido de) a 2%: fotoprotetor.
Ureia a 2 a 40%: ceratolítico.
Zinco (óxido de) a 5 a 10%: anti-inflamatório.
Zinco (sulfato de) a 0,1 a 5%: antisséptico e anti-inflamatório.

Formulário dermatológico

1. Antiacne

1.1. *Loção para acne*

Resorcina .... 2 a 5,0 g
Enxofre .... 6 a 12,0 g
Loção umectante q.s.p. .... 100 mL

1.2. *Solução canforada para acne*

Enxofre pp. .... 10,0 g
Resorcina .... 5,0 g
Álcool canforado .... 40,0 mL
Glicerina .... 10,0 mL
Água de rosas q.s.p. .... 200,0 mL

1.3. *Gel com peróxido de benzoíla*

Clindamicina 1,0%
Peróxido de benzoíla .... 5 a 10,0%
Gel base q.s.p. .... 50 g

1.4. *Loção antiacneica e antisseborreica*

Resorcina .... 2,5 a 7,0 g
Mentol .... 0,5 g
Irgasan DP 300 .... 0,3 g
Enxofre .... 0,5 g
Calamina líquida .... 2,0 a 8,0 g
Propilenoglicol .... 0,3 mL
Álcool etílico .... 45,0 mL
Água destilada q.s.p. .... 100,0 mL

1.5. *Loção para higiene cutânea*

Azuleno (alfabisabolol) .... 0,1 g
Irgasan DP 300 .... 0,3 g
Ácido salicílico .... 0,5 g
Propilenoglicol .... 2,0 mL
Álcool canforado .... 60,0 mL
Tween 80 .... 5,0 mL
Água destilada q.s.p. .... 100,0 mL

1.6. *Loção* alba

Sulfato de zinco .... 4,0 a 15,0 g
Sulfureto de potássio .... 4,0 a 15,0 g
Água destilada q.s.p. .... 100,0 mL

1.7. *Loção de Kummerfeld*

Enxofre pp .... 1,0 g
Álcool canforado .... 1,0 g
Alcoolato de lavanda .... 2,0 g
Água de colônia .... 4,0 g
Propilenoglicol .... 4,0 mL
Água destilada q.s.p. .... 60,0 mL

1.8. *Loção de Rees*

Enxofre .... 3,0 g
Sulfato de zinco .... 3,0 g
Óxido de zinco .... 5,0 g
Borato de sódio .... 5,0 g
Acetona, água canforada, água de rosas ãã q.s.p. .... 100,0 mL

1.9. *Pó antisseborreico*

Lauril sulfato de sódio .... 10,0 g
Ácido salicílico .... 2,0 g
Óxido de zinco .... 5,0 g
Bentonita q.s.p. .... 100,0 g

2. Xampus

2.1. *Xampu para cabelos normais*

Extrato de *Ginkgo biloba* 2%
D-Pantenol 0,5%
Xampu base q.s.p. .... 120,0 mL

2.2. *Xampu para cabelos secos*

Aminoácidos do leite 0,5%
Queratina 0,1%
Xampu base q.s.p. .... 120,0 mL

2.3. *Xampu para cabelos oleosos*

Extrato de quilaia 2,0%
Extrato de hamamélis 2,0%
Xampu base q.s.p. .... 120,0 mL

2.4. *Xampu antisseborreico*

Enxofre 3,0%
Ácido salicílico 2,0%
LCD 3,0%
Xampu base q.s.p. .... 120,0 mL

2.5. *Xampu com LCD*

Alantoína 0,5%
Viofórmio 3,0%
LCD .... 5,0-8,0 mL
Xampu base q.s.p. .... 120,0 mL

2.6. *Xampu anticaspa*

Piritionato de zinco 2,0%
Xampu base perolada q.s.p. .... 120,0 mL

3. Ceratolíticos

3.1. *Creme ceratolítico*

Ácido salicílico .... 6,0 %
Ureia .... 5 a 20,0%
Creme umectante q.s.p. .... 100,0 g

3.2. *Vaselina salicilada*

Ácido salicílico .... 10 a 40,0%
Vaselina sólida q.s.p. .... 100 g

3.3. *Creme para ceratose pilar*

Enxofre 5,0%
Ácido salicílico 5,0%
Creme base q.s.p. .... 50,0 g

3.4. *Colódio composto*

Ácido láctico .... 3,0 g
Ácido salicílico .... 5,0 g
Colódio elástico q.s.p. .... 24,0 g

4. Rubefacientes

4.1. *Solução de alcoolato de Fioravanti*

Ácido acético glacial .... 2 a 10,0 mL
Tintura de alecrim .... 15,0 mL
Tintura de *Capsicum* .... 15,0 mL
Tintura de jaborandi .... 15,0 mL
Alcoolato de Fioravanti q.s.p. .... 100,0 mL

4.2. *Loção rubefaciente*

Cloridrato de pilocarpina .... 0,5 g
Tintura de *Capsicum* .... 1,0 mL
Álcool .... 15,0 mL
Glicerina .... 2,0 g
Água destilada q.s.p. .... 100,0 mL

4.3. *Solução de jaborandi a 40%*

Resorcina .... 2,0 g
Ácido salicílico .... 2,0 g
Tintura de jaborandi .... 40,0 mL
Álcool a 70% q.s.p. .... 00,0 mL

5. *Peelings*

5.1. *Resorcina* .... 20 a 60%
5.2. *TCA* .... 10 a 90%
5.3. *Ácido retinoico* .... 3 a 10%
5.4. *Ácido glicólico* .... 30 a 70%
5.5. *Ácido salicílico* .... 20 a 30%

5.6. Peeling *de Jessner*

Ácido salicílico .... 14 g
Resorcina .... 14 g
Ácido lático (85%) .... 14 g
Etanol q.s.p. .... 100 mL

5.7. Peeling *de Cimel*

Ácido salicílico 3%
Ácido kójico 5%
Ácido ascórbico 1%
Ácido retinoico encapsulado 0,1%
Ácido láctico 9%
Hidroquinona 6%
Gel creme q.s.p. .... 30 g

5.8. Peeling *de Cimel modificado para peles negras e acneicas*

Ácido salicílico 3%
Nanossomas de ácido kójico 3%
Ácido ascórbico 1%
Ácido mandélico 5%
Ácido retinoico 3%
Ácido láctico 9%
Gel creme q.s.p. .... 30 g

6. Antipsoriásicos

6.1. *Loção de alantoína*

Alantoína 1,0%
LCD 5,0%
Loção umectante q.s.p. .... 100,0 mL

6.2. *Creme com antralina*

Antralina .... 0,1 a 0,5%
Ácido salicílico 2,0%
Antioxidante q.s.
Hidrocortisona (opcional) 0,1%
Creme base q.s.p. .... 100 g

6.3. *Vaselina com coaltar*

Coaltar 5,0%
Vaselina sólida q.s.p. .... 50,0 g

6.4. *Creme com viofórmio*

Viofórmio 3,0%
LCD 5,0%
Ácido salicílico 4,0%
Creme *lanette* q.s.p. .... 100,0 g

6.5. *Pomada PEG composta*

Óleo de cade 8,0%
Óxido amarelo de mercúrio 4,0%
Ácido salicílico 4,0%
Pomada PEG q.s.p. .... 50,0 g

6.6. *Vaselina com coaltar*

Antralina .... 0,5 a 2,0%
Vaselina sólida q.s.p. .... 30,0 g

7. Antimicóticos

Anticândida

7.1. *Solução com violeta de genciana*

Ácido bórico 2,0%
Violeta de genciana 2,0%
Água q.s.p. .... 100,0 mL

7.2. *Creme com nistatina*

Nistatina .... 100.000 UI/g
Creme *lanette* q.s.p. .... 50,0 g

7.3. *Creme com miconazol*

Miconazol 2,0%
Creme *lanette* q.s.p. .... 50,0 g

7.4. *Creme com nistatina*

Nistatina 0,8%
Ácido bórico 2%
Creme *lanette* q.s.p. .... 20,0 g

Antidermatófitos

7.5. *Solução antimicótica composta*

Ácido salicílico 1,0%
Ácido benzoico 2,0%
Ácido bórico 3,0%
Propilenoglicol 2,0%
Iodo metaloide 0,3%
Álcool a 70% q.s.p. .... 100,0 mL

7.6. *Solução antimicótica (onicomicose)*

Timol 5,0%
Álcool a 70% q.s.p. .... 100,0 mL

Pitiríase versicolor

7.7. *Loção ou xampu com hipossulfito de sódio*

Hipossulfito de sódio .... 20,0 a 40,0%
Loção ou xampu q.s.p. .... 100,0 mL

7.8. *Loção ou xampu de sulfeto de selênio*

Sulfeto de selênio 2,5%
Propilenoglicol 10,0%
Álcool a 70% ou xampu q.s.p. .... 100,0 mL

7.9. *Creme ou xampu com cetoconazol*

Cetoconazol 2,0%
Creme base ou xampu q.s.p. .... 100,0 mL

8. Antimicrobianos

8.1. *Água d'Alibour a 10%*

Sulfato de cobre .... 1,0 g
Sulfato de zinco .... 3,5 g
Soluto de cânfora .... 10,0 mL
Tintura de açafrão .... 1,0 mL
Água destilada q.s.p. .... 1.000,0 mL

8.2. *Gel com peróxido de benzoíla 2,5 a 10%*

9. Antiparasitários (escabicidas e similares)

9.1. *Loção ou xampu com gamabenzeno hexaclorado*

Gamabenzeno hexaclorado 1,0%
Loção base ou xampu q.s.p. .... 100,0 mL

9.2. *Pasta d'água com enxofre*

Enxofre 20,0%
Pasta d'água q.s.p. .... 100,0 g

9.3. *Pomada com bálsamo-do-peru*

Bálsamo-do-peru .... 10 a 20,0%
Enxofre 3,0%
Pomada q.s.p. .... 100,0 g

9.4. *Creme escabicida*

DDT 5,0%
Benzoato de benzila .... 10 a 20,0%
Benzocaína 2,0%
Creme *lanette* q.s.p. .... 100,0 g

9.5. *Loção ou creme com tiabendazol*

Tiabendazol 5%
Loção ou creme hidrossolúvel q.s.p.. .... 50,0 g
Tiabendazol 5%
Loção ou creme hidrossolúvel q.s.p. .... 50,0 g

10. Desodorantes

10.1. *Creme desodorante*

Irgasan DP 300 .... 2,0%
Cloridrato alantoinato de alumínio 0,5%
Creme base q.s.p. .... 50,0 g

10.2. *Desodorante para bromidrose*

Ácido salicílico 1,0%
Formol 1,0%
Ácido bórico 2,0%
Cloridrato alantoinato de alumínio 0,5%
Álcool canforado q.s.p. .... 100,0 mL

10.3. *Talco desodorante*

Irgasan DP 300 .... 0,5%
Cloridrato alantoinato de alumínio 0,5%
Dióxido de titânio 5,0%
Talco q.s.p. .... 100,0 g

11. Antissépticos e cicatrizantes

11.1. *Pomada cicatrizante vitaminada*

Vitamina A .... 100.000 UI
Vitamina D_3 .... 40.000 UI
Óxido de zinco .... 15,0 g
Benzocaína .... 0,5 g
Talco de Veneza .... 10,0 g
Conservante q.s.
Silicone q.s.
Glicerina .... 10,0 mL
Lanolina anidra q.s.p. .... 25,0 g

11.2. *Água boricada*

Ácido bórico 3,0%
Água destilada q.s.p. .... 100,0 mL

11.3. *Solução de clorexidina*

Gluconato de clorexidina 0,2%
Água destilada q.s.p. .... 100,0 mL

11.4. *Creme cicatrizante para fissura de mamilo*

Clorexidina 0,2%
Própolis 4,0%
Alantoína 2,0%
Lanolina 10,0%
Creme base q.s.p. .... 30,0 g

11.5. *Creme de sulfadiazina de prata*

Sulfadiazina de prata 1,0%
Creme hipoalergênico q.s.p. .... 30 a 50,0 g

12. Fotoprotetores
Antimelasma
12.1. *Gel clareador*

Hidroquinona .... 2 a 10,0%
Ácido glicólico .... 5 a 10,0%
Antioxidante q.s.
Gel q.s.p. .... 15,0 g

12.2. *Creme composto para melasma*

Hidroquinona .... 5 a 10,0%
Ácido retinoico .... 0,02 a 0,1%
Dexametasona 0,3%
Antioxidante q.s.
Creme base q.s.p. .... 15,0 g

Observação: pode-se trocar a dexametasona por hidrocortisona a 1,0%.

12.3. *Loção clareadora*

Ácido glicólico 8,0%
Vitamina C 5,0%
Loção base q.s.p. .... 15,0 mL

13. Anti-inflamatórios/antiexsudativos/antipruriginosos
13.1. *Pasta d'água mentolada*

Mentol 0,3%
Pasta d'água q.s.p. .... 100,0 g

13.2. *Solução de Thiersch*

Ácido bórico .... 12,0 g
Ácido salicílico .... 2,0 g
Mentol .... 2,0 g
Álcool 90 .... 50,0 mL
Água destilada q.s.p. .... 1.000,0 mL

13.3. *Gel antipruriginoso*

Mentol 0,2%
Cânfora 2,0%
Propilenoglicol 5,0%
Extrato de camomila 2,0%
Gel base q.s.p. .... 100,0 g

13.4. *Loção antipruriginosa com calamina*

Mentol 0,15%
Cânfora 0,3%
Loção de calamina 25,0%
Óleo de oliva .... 50,0 mL
Água destilada q.s.p. .... 100,0 mL

13.5. *Permanganato de potássio*

Papéis com 0,1 g de $KMnO_4$ a serem diluídos em 1 a 4 L de água no momento do uso.

14. Antieczemáticos
14.1. *Creme com coaltar composto*

Coaltar 6,0%
Ácido salicílico 4,0%
Cânfora 0,6%
Mentol 1,0%
Creme base q.s.p. .... 50,0 g

14.2. *Creme com ictiol*

Ictiol 5,0%
Ácido salicílico 3,0%
Cold cream q.s.p. .... 50,0 g

14.3. *Creme com betametasona*

Valerato de betametasona 0,1%
Creme base q.s.p. .... 30,0 g

14.4. *Creme com enxofre 1%*

Coaltar 0,2%
Ácido salicílico 1,0%
Creme base q.s.p. .... 20,0 g

15. Antisseborreicos
Faciais
15.1. *Loção para higiene cutânea*

Alfabisabolol .... 0,1 g
Ácido bórico .... 3,0 g
Ácido salicílico .... 0,5 g
Propilenoglicol .... 2,0 g
Álcool canforado .... 60,0 mL
Água destilada q.s.p. .... 100,0 mL

15.2. *Loção* pellium

Sulfacetamida sódica .... 8 a 10,0%
Álcool etílico .... 60,0 mL
Veículo q.s.p. .... 100,0 mL

15.3. *Pó antisseborreico*

Lauril sulfato de sódio 10,0%
Ácido salicílico 2,0%
Óxido de zinco 5,0%
Bentonita q.s.p. .... 100,0 g

Couro cabeludo
15.4. *Solução de alcoolato de Fioravanti composto*

Ácido acético glacial .... 2 a 10,0%
Tintura de alecrim 15,0%
Tintura de cantárida 15,0%
Tintura de jaborandi 15,0%
Alcoolato de Fioravanti q.s.p. .... 100,0 mL

15.5. *Loção com óleo de cade*

Óleo de cade .... 2,0 mL
Tintura de quilaia .... 20,0 mL
Tintura de iodo .... 20 gotas
Loção alcoólica q.s.p. .... 200,0 mL

16. Umectantes

16.1. *Creme de ureia com óleo de amêndoas doces "O/A"*

Ureia 10,0%
Óleo de amêndoas doces 10,0%
Veículo hidratante q.s.p. .... 120,0 g

16.2. *Emulsão hidratante com ureia a 10% "A/O"*

Ureia 10,0%
Ceras vegetais .... 6,0 g
Lanolina super .... 3,0 g
Veículo q.s.p. .... 120,0 g

16.3. *Loção de lactato de amônio com ureia*

Ureia 10,0%
Lactato de amônio 12,0%
PCA-Na 2,0%
Loção hidratante q.s.p. .... 100,0 mL

16.4. *Creme com óleo de amêndoas doces*

Óleo de amêndoas doces 25,0%
Veículo q.s.p. .... 100,0 g

16.5. *Fluido A.H.A.*

Ácido láctico, ácido glicólico, ácido málico, ácido cítrico e ácido ascórbico 4,0%
Veículo especial q.s.p. .... 100,0 g

Sabonetes comuns e *syndets*

Habitualmente, para a higiene da pele são utilizadas substâncias com ação surfactante, ou seja, compostos orgânicos com propriedades anfipáticas (que interagem com substâncias polares e apolares). Esses produtos são capazes de quebrar e emulsificar a maioria das impurezas e contaminantes da pele em partículas menores, permitindo seu subsequente desprendimento e remoção da superfície da pele. No entanto, nesse processo, terminam muitas vezes por desestabilizar também a matriz lipídica presente no estrato córneo, que é crucial para a manutenção da função de barreira da pele. Nesse sentido, devem-se considerar as diferenças entre as substâncias contendo surfactantes. Existem aquelas mais tradicionais, que são os à base de sabão ("sabonetes") e os *syndets* (de "***syn****thetic* ***det****ergents*"). Em comum, tantos os sabonetes quanto os *syndets* possuem em suas estruturas ao menos um (geralmente até mais do que um) surfactante, que é o elemento que de fato permite a solubilização da sujidade e sua consequente remoção da pele. No entanto, os *syndets* possuem algumas características peculiares que os distinguem dos sabonetes comuns, e que permitem uma limpeza menos agressiva à integridade da barreira cutânea. As principais diferenças dizem respeito ao processo de síntese e consequentes propriedades físico-químicas do composto resultante.

Os surfactantes (sejam eles não iônicos, aniônicos, catiônicos ou anfotéricos) são os principais constituintes da maioria das formulações de sabonetes e *syndets*, visto que são responsáveis por sua ação de limpeza e atividade antimicrobiana. O tipo, a concentração e a combinação do surfactante, seu fator de enxágue e o pH podem influenciar os produtos e resultar em ressecamento e potencial de irritação para peles íntegras e já comprometidas.

Além dos surfactantes, os sabonetes e *syndets* também costumam conter uma combinação de alguns ou da maioria dos seguintes ingredientes: (1) água (ou um solvente orgânico adequado); (2) hidratantes; (3) aglutinantes e plastificantes para estabilizar a formulação; (4) cargas para endurecer a formulação, se necessário; (5) intensificadores de espuma; (6) conservantes e (7) fragrância e cor.

O sabão é na verdade um sal de ácido graxo obtido por saponificação de gordura animal, como sebo e banha de porco (que contêm ácidos graxos como os ácidos palmítico e esteárico saturados e um ácido graxo insaturado como o ácido oleico) ou gordura vegetal, como azeite de oliva, óleo de palma e óleo de coco, com uma base forte como hidróxido de sódio (soda cáustica), hidróxido de potássio (potassa) e hidróxido de magnésio. Essas combinações produzem vários tipos diferentes de sabão, incluindo sebo de sódio, palmitato de sódio, laurato de sódio, cocoato de sódio, oleato de sódio e estearato de magnésio. A escolha entre soda cáustica e potassa influenciará na natureza do sabão à temperatura ambiente: os sabões de soda cáustica são sólidos, enquanto os sabões de potassa são líquidos.

Sendo assim, o processo de saponificação requer o uso de uma base forte, o que sempre resulta em um produto altamente alcalino. Como a pele em si tem um pH ligeiramente ácido, entre 4,0 e 6,0, a aplicação de um produto alcalino obviamente levará, na maioria das vezes, a múltiplos efeitos negativos. Por outro lado, os *syndets* costumam ser a melhor escolha para todos os tipos de pele, pois os processos utilizados para criá-los permitem que seu pH seja ajustado para ser semelhante ao da pele, resultando em mínima alteração da barreira cutânea e da microflora nativa.

Os *syndets* são sintetizados quimicamente a partir de gorduras, petróleo/petroquímicos ou produtos à base de óleo (oleoquímicos) e álcalis por meio de uma combinação de processos químicos diferentes da saponificação, como a sulfonação (o processo de ligação do ácido sulfônico, grupo funcional $-SO_3H$), a etoxilação (o processo de ligação do óxido de etileno, C_2H_4O) e a esterificação (ácidos carboxílicos reagindo com álcoois para formar ésteres). Portanto, um *syndet* geralmente compreende uma mistura de compostos sintéticos, como isotionatos de ácidos graxos ou ésteres de ácido sulfossuccínico (p. ex., sulfatos de alquila e sulfossuccinatos de alquila).

Estudos que avaliam a integridade das proteínas e lipídios presentes no estrato córneo antes e após o uso de sabonetes e *syndets* revelaram que houve maior perda de água transepidérmica e dano ultraestrutural à barreira cutânea quando do uso de sabonetes comuns quando comparados aos *syndets*. Os sabonetes possuem a capacidade de romper e potencialmente danificar os lipídios da bicamada lipídica da pele, extraindo colesterol endógeno, ácidos graxos e ceramidas ou intercalando-se na bicamada lipídica. A dissolução da barreira lipídica tem inúmeras consequências clínicas para a pele, incluindo ressecamento, aumento da perda de água transepidérmica, fissuras, descamação, eritema e prurido. Mesmo uma remoção sutil ou parcial desses lipídios pode tornar a bicamada lipídica instável. Foi demonstrado que um sabonete remove mais colesterol do que um *syndet*. Embora as razões exatas para essa diferença não sejam claras até o momento, é provável que o pH alcalino do sabonete permita a ionização dos ácidos graxos da bicamada, facilitando a extração do colesterol do estrato córneo. Além disso, é possível que o aumento do edema do estrato córneo danificado permita que camadas mais profundas do estrato córneo sejam facilmente expostas ao sabonete.

Por fim, torna-se absolutamente necessário entender as propriedades físico-químicas dos produtos de limpeza da pele, sua atividade biológica, uso e potenciais efeitos colaterais para otimizar a prescrição dermatológica para os pacientes, tanto aqueles com pele normal quanto, em especial, os que sofrem com eczemas e outras afecções cutâneas.

Bibliografia

Arndt KA. *Manual of dermatologic therapeutics with essentials of diagnosis.* 5th ed. Boston: Little, Brown; 1995.

Azulay RD. Terapêutica tópica com novos medicamentos. *O Hospital.* 1951;40:435.

Cisneros JL, Del Río R, Bouffard F. Innovación en el concepto de peeling: cimel, con acción despigmentante y rejuvenecedora. *Med Cutan Iber Lat Am.* 2003 Mai-Jun;31(3):173-8.

Costa A, Basile AVD, Medeiros VLS *et al.* Peeling de gel de ácido tioglicólico 10%: opção segura e eficiente na pigmentação infraorbicular constitucional. *Surg Cosmet Dermatol.* 2010 Jan-Fev;2(1):29-33.

Gamonal A. *Dermatologia farmacêutica.* Juiz de Fora: Gamonal; 1999.

Korolkovas A. *Dicionário terapêutico.* Rio de Janeiro: Guanabara Koogan; 1997.

Mijaljica D, Spada F, Harrison IP. Skin cleansing without or with compromise: soaps and syndets. *Molecules.* 2022;27(6):2010.

Paludetti LA. Editorial. *Int J Pharm Compd (Ed. Bras.).* 1999;1(6):175.

Vicente AG. *Manual e formulário do Oficial de Farmácia.* 3. ed. São Paulo: Andrei; 1982.

Wester RC, Noonan PK, Maibach HI. Frequency of application on percutaneous absorption of hydrocortisone. *Arch Dermatol.* 1977 May;113(5):620-2.

83

Antibióticos

David Rubem Azulay

Em sentido estrito, antibióticos são substâncias elaboradas por microrganismos (fungos, bactérias e actinomicetos) que agem sobre outros microrganismos. Em sentido amplo, incluem-se as substâncias semissintéticas e sintéticas, como sulfas e quinolonas. Quando empregados como antibacterianos, podem ser *bactericidas*, por serem capazes de matar bactérias, ou *bacteriostáticos*, inibindo a multiplicação delas – sendo, nesse caso, necessária a atuação de um sistema imune competente para destruí-las. A não ser em situações de granulocitopenia, ou em infecções em locais "protegidos" como as do sistema nervoso central (SNC) e vegetações cardíacas, essa diferenciação não é relevante. Essa classificação não depende apenas da substância, mas também da bactéria em questão. Sabe-se, atualmente, que um bacteriostático, quando em maior concentração, muitas vezes pode tornar-se bactericida; o contrário também é verdadeiro.

Embora Fleming tenha descoberto a penicilina em 1928, ao observar que o *Penicillium notatum* era capaz de inibir o crescimento do *S. aureus* em cultura, a sua aplicação em humanos só ocorreu em 1941, por Florey e Chain. A sulfa, que era originalmente um corante, foi utilizada pela primeira vez em 1932 e, na época, apresentou eficácia contra estafilococos.

O desenvolvimento de resistência bacteriana aos antibióticos, sobretudo como consequência do seu uso excessivo e indiscriminado, configura-se como um gravíssimo problema da Medicina atual. Em 2021, estima-se que cerca de 1,14 milhão de mortes possam ter sido atribuídas a esse problema. Prevê-se que a América Latina esteja entre as principais regiões com maior taxa de mortalidade por resistência bacteriana até 2050, assim como o Caribe e o sul da Ásia.

Mecanismo de ação dos antibióticos

Os antibióticos agem por diversos mecanismos ao interferirem: (1) na síntese da parede celular (penicilinas, cefalosporinas e fosfomicina); (2) na permeabilidade da membrana citoplasmática (polimixina, tirotricina, gramicidina e polienos); (3) na síntese dos ácidos nucleicos (no DNA: quinolona e griseofulvina; no RNA: rifampicinas); (4) na síntese de proteínas (clindamicina, eritromicina, tetraciclinas, cloranfenicol e outros). A grande vantagem dos antibióticos é o fato de eles serem seletivos, isto é, atuam, em grande parte, contra determinados microrganismos, respeitando as outras células; daí seu uso em terapêutica. Na verdade, conforme seu mecanismo básico, determinado antibiótico também pode agir contra outras células, originando-se, assim, efeitos colaterais por vezes graves; como exemplo, podemos citar os poliênicos (anfotericina B e outros), que atuam sobre a membrana citoplasmática dos fungos pela conjugação com esteroides nela existentes; produzem também anemia hemolítica, pelo fato de haver esteroides na membrana das hemácias.

De acordo com essa seletividade, podemos, com objetivo prático terapêutico, dividir os antibióticos em:

- antibactérias gram-positivas: clindamicina, eritromicina, penicilinas naturais (G e V), isoxazolilpenicilinas (oxacilina, cloxacilina e dicloxacilina), rifampicinas, bacitracina, gramicidina e tirotricina
- antibactérias gram-negativas: gentamicina, estreptomicina, canamicina e polimixinas
- antigram-positivo e gram-negativo, ou seja, de largo espectro: cefalosporinas, cloranfenicol, fosfomicina, penicilinas semissintéticas (ampicilinas) e tetraciclinas
- anti-*Mycobacteria*: estreptomicina, canamicina, ciclosserina, rifampicinas e tetraciclinas
- anti-*Bedsonia*, *Mycoplasma* e *Rickettsia*: tetraciclinas, eritromicina e cloranfenicol
- anti-*Chlamydia*: tetraciclinas, rifampicinas, azitromicina e cloranfenicol
- antimicóticos: anfotericina B, nistatina, pimaricina etc.
- antiprotozoários: paromomicina (balantídeos, amebas e giárdias), anfotericina B (leishmânias), paromomicina e partricina (tricômonas)
- antineoplásicos: actinomicinas, bleomicina, mitomicinas etc.

Resistência

O fenômeno de resistência aos antimicrobianos é natural e já era conhecido, desde 1905, por Paul Ehrlich, e em 1940 já se sabia que cepas de *E. coli* eram capazes de produzir penicilinase.

Concentração inibitória mínima (CIM). É definida como a menor concentração de antibiótico capaz de inibir o crescimento da bactéria após 18 a 24 h, a partir do método de difusão em disco.* Um germe pode ser considerado resistente quando a CIM para

*Recentemente, sistemas automatizados (Bactec™, BacT/Alert® etc.) tornam possível a identificação de bactérias aeróbicas, anaeróbicas e leveduras em 4 a 12 h e micobactérias em poucos dias ou mais.

tal antibiótico excede as concentrações médias obtidas no soro com as doses habituais desse medicamento. Portanto, trata-se de um conceito dose-dependente.

Técnicas de biologia molecular como reação em cadeia da polimerase (PCR) e PCR em tempo real (PCR-RT) trouxeram uma nova perspectiva não só na identificação da etiologia das infecções, mas também na identificação quanto à presença de genes relacionados com a resistência ao antibiótico. Além disso, o resultado do exame fica pronto em apenas 2 h. A título de exemplificação, o método Xpert® MTB/RIF, além de identificar o DNA de *M. tuberculosis*, identifica as principais mutações que conferem resistência à rifampicina.

Antibióticos não são mutagênicos e, por isso, são primordialmente seletivos, ou seja, capazes de induzir resistência por *seleção* ao possibilitar que subpopulações menos sensíveis sobrevivam ao seu uso. *Indução* seria o desenvolvimento de resistência transitória apenas durante o uso de determinado antibiótico contra uma bactéria específica previamente sensível. A explicação para esse fenômeno é de que o próprio antibiótico seria capaz de ativar algum gene indutor de resistência. Um exemplo relevante e de aspecto prático é o que ocorre no antibiograma de pacientes com CA-MRSA que apresentam o *D-teste* positivo. Este é decorrente da indução à resistência pela eritromicina contígua à clindamicina no antibiograma (ver Capítulo 41, item *Infecções por* Staphylococcus aureus *resistente à meticilina [MRSA]*, e Figura 41.21).

A resistência pode ser *natural* (todos os microrganismos apresentam aquelas características) e de antemão conhecida ou *adquirida*, o que provoca uma situação clínica potencialmente fatal. Nesse caso, a resistência se dá por mutação (raro) ou por transferência de genes, podendo ser mediada por genes cromossômicos, por plasmídios* ou transpósons* mediante um dos mecanismos apresentados a seguir:

Transdução. Consiste na transferência de genes de uma bactéria para outra por bacteriófagos (vírus bacterianos). É o principal mecanismo de aquisição para os estafilococos.

Conjugação. Consiste na transferência de plasmídio de uma bactéria para outra por meio de contato e que pode ser também transmitido por uma fímbria sexual. É o principal mecanismo para bactérias gram-negativas.

Transformação. É raríssimo, consiste na captação e incorporação de material genético por bactéria de cromossomo ou plasmídio liberado ao meio externo por outra bactéria.

Transposição. É a transferência de material genético, dentro da própria célula, por meio de transpósons, de plasmídio para cromossomo ou bacteriófago e vice-versa.

Antibióticos de maior uso em dermatologia

As indicações de antibióticos nas doenças de pele são muito amplas; há, contudo, dermatoses nas quais o tratamento básico e efetivo é feito por antibiótico, como a sífilis (penicilina), a hanseníase (rifampicina) e dermatofitoses (griseofulvina, em franco desuso).

*Plasmídios são estruturas circulares de DNA de dupla cadeia capazes de se multiplicar no citoplasma ou integrados ao cromossomo bacteriano (epissomo) e que podem transmitir genes de resistência.

**Transpósons são constituídos de partículas de DNA capazes de passar por dentro da bactéria.

Penicilinas

Atualmente, compreendem várias substâncias bactericidas com atividades diferentes com relação aos microrganismos, de acordo, sobretudo, com a estrutura química. As penicilinas agem por meio do grupo ácido 6-aminopenicilânico sobre a parede celular. Podemos dividi-las em seis grupos principais:

Naturais. Somente podem ser ministradas por via parenteral, pois são destruídas pelo suco gástrico; são de pequeno espectro, agindo sobre cocos gram-positivos, dois cocos gram-negativos (o gono e o meningococo), os treponemas e afins e alguns bacilos gram-positivos (*Clostridium*, *Corynebacterium*) e o *Actinomyces bovis*. Essas penicilinas naturais não resistem à betalactamase, uma enzima produzida principalmente por muitas cepas de estafilococos; está claro, pois, que não devem ser utilizadas nas estafilococcias. A maior indicação das penicilinas naturais está nas treponematoses e piodermites por estreptococo. Os três grupos de penicilinas naturais (cristalina, procaína e benzatina) têm suas indicações precisas em dermatologia; assim, a cristalina, que é metabolizada e eliminada rapidamente e, por isso mesmo, deve ser aplicada a intervalos curtos (4 h), por via intravenosa (IV), tem sua indicação dermatológica quase exclusiva na actinomicose, neurossífilis e erisipela grave com doses elevadíssimas (10 a 20 milhões UI/dia). A penicilina procaína é exclusivamente de uso intramuscular (IM), e sua absorção e eliminação são mais lentas, o que torna possível a aplicação de 12/12 h (400 a 600.000 UI em cada aplicação); pode ser indicada na actinomicose, na sífilis e na gonorreia. A penicilina benzatina é de absorção e eliminação muito lentas (absorção eficaz dentro de 8 h e eliminação dentro de 2 a 3 semanas); é de uso exclusivamente IM (ampolas de 1,2 a 2,4 milhões UI); tem sua maior indicação no tratamento das treponematoses e da amigdalite estreptocócica na infância e na profilaxia da erisipela e da febre reumática; as doses são estudadas nos capítulos correspondentes.

Biossintéticas. Formadas a partir de modificação na cadeia lateral de penicilina, são mais bem representadas pela penicilina V, praticamente sem uso na dermatologia.

Penicilinas antiestafilocócicas. São resistentes à ação das penicilinases. A de maior uso é a oxacilina, na dose de 50 a 150 mg/kg/dia de 4/4 h IV. Quando houver resistência à meticilina, diz-se que o estafilococo é *MRSA* (***m**ethicillin-**r**esistant **S**taphylococcus **a**ureus*), e apresentará às demais isoxazolilpenicilinas (dicloxacilina, cloxacilina) que compõem o grupo (ver Capítulo 41, item *Piodermites*).

Aminopenicilinas. Ampicilina, amoxicilina e bacampicilina. Embora de espectro semelhante, a ampicilina é mais eficaz contra *Shigella* sp., enquanto a amoxicilina age contra *Salmonella* sp. Tem alguma ação contra gram-negativos, que não resistem às penicilinases dos estafilococos. Para adultos, a dose de ampicilina é de 500 mg de 6/6 h, enquanto a de amoxicilina é de 8/8 h.

Carboxipenicilinas. Carbenicilina e ticarcilina.

Ureidopenicilinas e piperazopenicilinas. Azlocilina, mezlocilina e piperacilina. Na prática, esse último grupamento vem substituindo o anterior por ser mais eficaz contra *P. aeruginosa*.

▪ **Combinações com inibidores de betalactamase.** Ampicilina + sulbactam, amoxicilina + ácido clavulânico. Apresentam boa indicação no tratamento de estafilococcias, embora sejam ineficazes quando for MRSA. Quando administrada por via oral (VO) para adultos, a dose de amoxicilina + ácido clavulânico é de 500 mg/125 mg ou 875 mg/125 mg, a cada 8 h ou a cada 12 h, respectivamente.

Efeitos colaterais

Efeitos tóxicos são praticamente nulos; contudo, observam-se importantes efeitos colaterais de ordem imunológica: a do tipo I (anafilaxia) ocorre em menos de 0,01% dos tratamentos e é fatal em menos de 8% dos casos. Outras manifestações tardias de hipersensibilidade que podem ocorrer são erupções maculopapulares, febre, eosinofilia e nefrite intersticial. Tipo II: anemia hemolítica, trombocitopenia e teste de Coombs positivo na ausência de hemólise. Tipo III: doença do soro. Distúrbio de homeostase, diarreia, leucopenia, síndrome de Stevens-Johnson e elevação de transaminases (oxacilina).

Alergia à penicilina

Anamnese

O diagnóstico de alergia à penicilina deve ser adequadamente avaliado antes de se indicar outro medicamento para o tratamento da sífilis e, para isso, é necessária, em primeiro lugar, uma anamnese eficiente que oriente para a real necessidade de realização dos testes de sensibilidade à penicilina que, em cerca de 90% dos casos, não são necessários.

O determinante antigênico *major* da penicilina é o benzilpeniciloil (em torno de 95% dos casos positivos), e como *minor* citam-se o peniloato e o peniciloato.

Testes cutâneos

Os testes têm como base a administração cutânea de volumes mínimos de penicilina G cristalina, na concentração de 10.000 UI/mL. São de 2 tipos: teste de puntura e teste intradérmico.

Teste de puntura (*prick test*). Deve ser realizado pingando-se uma gota da solução na face anterior do antebraço e pressionando-se a pele no centro da gota com um puntor plástico descartável ou com a ponta de uma agulha tipo insulina; o mesmo procedimento deverá ser feito no outro antebraço (ou no mesmo, mantendo-se uma distância mínima de 2 cm) utilizando-se soro fisiológico (teste-controle); aguarde 30 min.

- **Negativo.** Sem alterações locais quanto a cor da pele, prurido ou outro sinal; nesse caso, proceda, em seguida, ao teste intradérmico.
- **Positivo.** Formação de pápula, eritema e/ou prurido locais; o teste intradérmico não é indicado; nesse caso, é necessária a dessensibilização.

Teste intradérmico. Deve ser realizado apenas no caso de o teste de puntura ser negativo; é feito injetando-se 0,02 mL da solução na derme da face anterior do antebraço, com agulha de insulina; deverá aparecer imediatamente no local uma pequena pápula; o mesmo procedimento deverá ser feito no outro antebraço (ou no mesmo, mantendo-se uma distância mínima de 2 cm) utilizando-se soro fisiológico (teste-controle); aguarde 30 min.

- **Negativo.** Sem alterações locais quanto a cor da pele, prurido ou outro sinal; nesse caso, estará descartada a possibilidade de reação alérgica imediata e grave e, portanto, poderá ser aplicada a penicilina.
- **Positivo.** Aumento da pápula inicial, com ou sem eritema e/ou prurido locais; nesse caso, é necessária a dessensibilização.

Dessensibilização

É feita com a administração oral de penicilina V (fenoximetilpenicilina potássica) em diluições gradativamente menores (concentrações maiores) e em volumes maiores (Quadro 83.1). Na verdade, trata-se de uma indução à imunotolerância. Todo esse processo deverá ser realizado em ambiente hospitalar ou onde se possa assegurar atendimento de urgência caso ocorram manifestações de alergia importantes (mediadas por IgE). Nesse caso, a dessensibilização será interrompida e o tratamento alternativo, instituído. O período de observação deverá ser de 30 min após o término, para que se possa proceder à administração parenteral de penicilina.

Preparo da solução de penicilina V. Para chegar à concentração de 1:80.000, reconstitua um frasco de penicilina V colocando água filtrada diretamente dentro do frasco, aos poucos, e agite até que a solução alcance a marca indicada no rótulo; o frasco conterá 60 mL, assim:

Cada 5 mL = 400.000 UI de fenoximetilpenicilina potássica
Cada 1 mL = 80.000 UI de fenoximetilpenicilina potássica.

Quadro 83.1 Dessensibilização oral da penicilina em pacientes com teste cutâneo positivo.

Dose da suspensão de penicilina V	Quantidade (UI/mL)	mL	UI	Dose cumulativa (UI)
1	1.000	0,1	100	100
2	1.000	0,2	200	300
3	1.000	0,4	400	700
4	1.000	0,8	800	1.500
5	1.000	1,6	1.600	3.100
6	1.000	3,2	3.200	6.300
7	1.000	6,4	6.400	12.700
8	10.000	1,2	12.000	24.700
9	10.000	2,4	24.000	48.700
10	10.000	4,8	48.000	96.700
11	80.000	1,0	80.000	176.700
12	80.000	2,0	160.000	336.700
13	80.000	4,0	320.000	656.700
14	80.000	8,0	640.000	1.296.700

Para a concentração de 1:10.000, aspire 1 mL da solução citada anteriormente e dilua em 7 mL de água filtrada, resultando em uma concentração de 1 mL = 10.000 UI de fenoximetilpenicilina potássica.

Para a concentração de 1:10.000, aspire 1 mL da solução citada anteriormente e dilua em 9 mL de água filtrada, resultando em uma concentração de 1 mL = 1.000 UI de fenoximetilpenicilina potássica.

Cefalosporinas

Apresentam o mesmo mecanismo de ação das penicilinas; o seu grupo característico é o ácido 7-aminocefalosporânico – 7-ACA (semelhante ao 6-APA das penicilinas), daí a ocorrência de hipersensibilidade cruzada em cerca de 10% dos casos.

Classicamente, as cefalosporinas são divididas em gerações. Em termos gerais, ao longo das gerações, houve perda de atividade contra gram-positivos e aumento contra gram-negativos, bem como aumento de penetração no SNC. Todas são inativas contra listéria e enterococos. São muito utilizadas na profilaxia de infecção em cirurgia. São elas:

- primeira geração: cefalotina, cefazotina, cefalexina e cefadroxila
- segunda geração: cefaclor, cefamandol, cefoxitina, cefuroxima e cefotetana
- terceira geração: cefotaxima, ceftriaxona, cefixima e aquelas com ação antipseudômonas (ceftazidima e cefoperazona)
- quarta geração: cefpiroma.

Algumas características individuais das cefalosporinas:

- cefalotina: é ativa contra estafilococos produtores de penicilinase; no entanto, não contra os meticilina-resistentes. É utilizada por via intravenosa diluída e infundida em 20 a 30 min, na dose de 1 a 2 g a cada 6 h
- cefalexina e cefadroxila: têm espectro semelhante ao da cefalotina. Portanto, são de uso oral e aplicam-se em situações menos graves ou na complementação da terapia IV. Diferem entre si pela meia-vida; a da cefadroxila possibilita uma posologia mais prática de 8/8 h ou mesmo de 12/12 h, enquanto a da cefalexina é de 6/6 h na dose de 500 mg por vez para adultos, excepcionalmente 1 g/vez
- ceftriaxona: tem excelente atividade contra bactérias aeróbicas gram-negativas. É o mais ativo dos compostos betalactâmicos contra *Neisseria* sp. e *Haemophilus* sp., incluindo os cocos gram-positivos produtores de betalactamase. É ativa contra *Treponema pallidum*, *Salmonella* sp. e *Streptococcus pneumoniae*. É usada na dose de 1 g a cada 24 h ou a cada 12 h IM ou IV.

Efeitos colaterais

Flebite, reações cutâneas de hipersensibilidade, diarreia, elevação discreta de transaminases, nefrotoxicidade, teste de Coombs positivo, hipoprotrombinemia etc. A probenecida bloqueia a secreção renal de quase todas as cefalosporinas e, portanto, as potencializa.

Macrolídeos

Eritromicina é a precursora do grupo. Posteriormente, foram introduzidas outras como azitromicina, claritromicina e roxitromicina, que apresentam vantagens em termos de eficácia, tolerabilidade, aumento do espectro, comodidade posológica, com custo bem mais elevado. Não podem ser coadministrados com a terfenadina, pois eventualmente causam arritmias cardíacas potencialmente fatais.

Eritromicina. Existe na condição de base ou de vários sais, todos de eficácia semelhante. Apresenta amplo espectro, sendo ativa contra gram-positivos, alguns gram-negativos, *Chlamydia* sp., *Mycoplasma* sp., *Rickettsia* sp. e *Treponema* sp. É o agente de escolha no tratamento das pneumonias atípicas, inclusive as causadas pela *Legionella* sp. Em dermatologia, suas principais indicações são no tratamento das piodermites, inclusive as estafilocócicas, desde que não muito graves, e no tratamento da acne, sobretudo em solução ou em gel a 2%, com bons resultados. É alternativa para pacientes alérgicos à penicilina, principalmente no tratamento da sífilis. Trata-se de um antibiótico bastante seguro, embora a frequência com que causa intolerância gástrica e náuseas em adultos limite o seu uso. O sal de estolato causa icterícia colestática com frequência, sobretudo na gravidez. Erupções cutâneas são raras. A dose preconizada é 500 mg para adultos e, em crianças, de 30 a 50 mg/kg/dia, ambas de 6/6 h.

Azitromicina. Suas principais indicações são no tratamento das piodermites, nas infecções do aparelho geniturinário e infecções do trato respiratório. Deve ser administrada longe das refeições, para absorção adequada; tem meia-vida longa (2 a 4 dias) e, nos tecidos, alcança níveis 50 vezes maiores que no plasma. Para adultos, a dose total é de 1,5 g, que deve ser ministrada em dose diária única de 500 mg por 3 dias ou 500 mg na dose inicial, seguida de doses orais de 250 mg por 4 dias. Para crianças, a dose total é de 30 mg/kg, administrada no mesmo esquema de adulto. Nas uretrites por *Chlamydia*, faz-se dose única de 1 g. Apresenta poucas interações medicamentosas, e os principais efeitos colaterais, que são raros, ocorrem no nível do trato gastrintestinal (diarreia, cólica, vômitos) e erupções cutâneas alérgicas.

Claritromicina. É eficaz no tratamento de infecções por micobactérias (em geral associada a outros antibióticos), *Neisseria gonorrhoeae*, estafilococos e *Chlamydia*. Sua principal indicação é no tratamento das micobactérias do grupo *avium-intracellulare* em pacientes HIV+. Deve-se salientar que o uso concomitante de zidovudina diminui a concentração deste – fato que não costuma ser observado em crianças. Pode ser administrada tanto VO (250 a 500 mg de 12/12 h) quanto IV. Digoxina, terfenadina e varfarina têm seus níveis elevados quando utilizadas concomitantemente a esse antibiótico.

Roxitromicina. Tem espectro de ação semelhante ao das demais substâncias do grupo. É bem absorvida VO e não sofre influência de alimentos; tem meia-vida de cerca de 10 h. Os efeitos colaterais são semelhantes aos demais, e não pode ser administrada com carbamazepina e ergotamina. A dose para adultos é de 300 mg/dia, em tomada única ou dividida em duas tomadas. Para crianças, a dose é de 5 a 8 mg/kg/dia.

Quinolonas

As fluoroquinolonas são extremamente eficazes e concentram-se bem no interior de fagócitos, sendo, portanto, muito efetivas contra organismos intracelulares, como micobactérias, *Salmonella* sp. e *Brucella* sp. São bactericidas que agem na girase DNA bacteriana, enzima essencial no processo de transcrição do DNA. São substâncias de amplo espectro por atuarem contra bactérias gram-positivas e gram-negativas. São extremamente ativas contra bactérias enteropatogênicas (*Shigella*, *Salmonella*, *Campylobacter* e *Yersinia*). Apresentam ação contra *Neisseria* sp., *Mycoplasma*, *H. influenzae*, *Legionella* sp. e *P. aeruginosa*. Têm sido empregadas com sucesso em algumas infecções sexualmente transmissíveis – IST (cancro mole, gonorreia e infecções por *Chlamydia*). Mostram ação *in vitro* contra plasmódios, inclusive o *P. falciparum* resistente à cloroquina. São efetivas contra estafilococos, inclusive os MRSA; no entanto, durante o tratamento, costumam desenvolver resistência. Não são muito eficazes contra estreptococos (incluindo pneumococos e enterococos). Na hanseníase, o ofloxacino parece ser mais ativo que os demais medicamentos do grupo. Acreditamos que possa vir a fazer parte do esquema de multidrogaterapia no futuro. Pefloxacino, ciprofloxacino e ofloxacino têm eficácia semelhante e superior à do norfloxacino. Além das infecções já citadas, são extremamente úteis no tratamento de infecções urinárias e osteomielite por gram-negativos. O pefloxacino penetra melhor no SNC, sobretudo em casos com inflamação meníngea. São medicamentos de baixa toxicidade e, portanto, bem tolerados. Apresentam boa aceitação por via oral, mas também existem na apresentação injetável.

Efeitos colaterais

O principal efeito colateral é o seu acúmulo em cartilagens, o que pode causar erosão e parada de crescimento dessas estruturas. Por esse motivo, seu uso é contraindicado em crianças e grávidas. Outros efeitos menos importantes são cefaleia, fadiga, insônia, intolerância gastrintestinal e erupção cutânea. Laboratorialmente, podemos ter eosinofilia, anemia, leucopenia, elevação de transaminases e escórias nitrogenadas. A apresentação e a posologia são: ofloxacino, 200 a 400 mg de 12/12 h VO ou IV; pefloxacino, 400 mg de 12/12 h VO ou IV; ciprofloxacino, 500 a 750 mg de 12/12 h VO, ou 200 mg de 12/12 h IV; norfloxacino, 400 mg de 12/12 h VO.

Aminoglicosídeos

São eficazes contra germes gram-negativos e contra *Mycobacteria*; são oto e nefrotóxicos em maior ou menor grau. De interesse dermatológico, temos a estreptomicina e a canamicina.

Estreptomicina. Tem sua indicação maior na tuberculose cutânea e na donovanose; a dose utilizada é de 1 a 2 g/dia, IM; na tuberculose, foi de primeira linha e ainda tem suas indicações; na donovanose, 1 g/dia, 20 a 30 dias, apresenta bons resultados.

Canamicina. Indicada nas piodermites por *Pseudomonas*; é utilizada na dose de 1 a 1,5 g/dia, em doses parceladas (8/8 h ou 12/12 h).

Gentamicina. Tem a mesma indicação da canamicina, sendo também eficaz na donovanose na dose de 40 a 80 mg a cada 12 h, durante 14 dias, IM.

Clindamicina

É muito eficaz contra anaeróbios tanto gram-positivos quanto gram-negativos, incluindo *B. fragilis*, contra cocos gram-positivos, inclusive estafilococos; em geral, é bactericida. Apresenta excelente absorção por via oral e concentração em ossos. Em dermatologia, tem indicação em piodermites e acne e oferece excelente resultado com o uso local em solução a 2%; embora, excepcionalmente, também já tenha sido descrito nessa modalidade o aparecimento de colite pseudomembranosa causada pelo *Clostridium difficile*, que ocorre raramente (1/10.000). Diarreia é frequente (20 a 30%), além de aumento de transaminases, trombocitopenia e bloqueio neuromuscular, sobretudo quando empregada com anestésicos. As vias utilizadas podem ser VO, IV e IM, na dose de 20 a 50 mg/kg/dia divididos em três ou quatro tomadas.

Rifampicina

Sua indicação maior em dermatologia é no tratamento da hanseníase, por ser a única substância bactericida do esquema atual de multidrogaterapia. Tem sido utilizada na dose de 600 mg em única tomada mensal, acompanhando a sulfona e a clofazimina. É também fármaco de primeira linha no tratamento da tuberculose. É o medicamento mais usado na profilaxia da meningite meningocócica e naquela por *H. influenzae*. Está indicada também no tratamento de estafilococcias graves, deve ser empregada sempre associada a outro antibiótico, pois, caso contrário, pode-se desenvolver resistência rapidamente.

Efeitos colaterais

Efeitos colaterais são infrequentes e incluem *rash*, febre, eosinofilia, distúrbios gastrintestinais e elevação assintomática de transaminases e, mais raramente, hepatite. A *síndrome pseudogripal* surge poucas horas após a ingesta da substância e caracteriza-se por febre, calafrios, mialgias e artralgias; está associada ao seu uso intermitente ou a doses superiores a 10 mg/kg/dia.

Tetraciclinas

Apresentam amplo espectro; seu uso mais comum em dermatologia é no tratamento da acne, por meio do qual, além da ação *anti-Cutibacterium acnes*, anteriormente denominada *Propionibacterium acnes*, exerce outras ações (ver adiante). De maneira geral, pode-se dizer que a minociclina e a dicloxacilina são mais efetivas. São medicamentos importantes no tratamento das infecções por *Chlamydia* sp., *Mycoplasma* sp., riquetsioses, peste, tularemia, doença de Lyme e brucelose. São extremamente eficazes no tratamento das IST (cancro mole, linfogranuloma venéreo, donovanose, gonorreia e sífilis em pacientes alérgicos à penicilina). Podem ser utilizadas em algumas infecções estreptocócicas; não são recomendáveis para estafilococcias, a não ser no MRSA comunitário, visto que muitas vezes é sensível, em especial à minociclina. À exceção da doxiciclina e da limeciclina, não podem ser administradas próximo às refeições (1 h antes ou 2 h depois), nem com leite ou antiácidos.

As tetraciclinas são classificadas em: de *ação curta* (tetraciclina e oxitetraciclina: meia-vida de 8,5 h – 250 a 500 mg, 6/6 h); *ação intermediária* (demeclociclina, metaciclina e limeciclina – 150 a 300 mg, 12/12 h) e *ação longa* (doxiciclina: meia-vida de 14 a 22 h – 100 mg de 12/12 h; e minociclina: meia-vida de 11 a 13 h – 100 mg de 24/24 h).

Além da ação antimicrobiana, as tetraciclinas têm atividade anti-inflamatória, por inibirem a migração de neutrófilos; também inibem a proteólise (colagenases e gelatinases), a angiogênese, a apoptose e a formação de granulomas (em especial, a minociclina); por essas propriedades, têm sido indicadas nas buloses, sarcoidose cutânea, rosácea, acne, artrite reumatoide etc. Devido a todas essas características, somadas à lipossolubilidade, o que favorece a penetração nos comedões em que é encontrada maior quantidade de *C. acnes*, as ciclinas são, de longe, os antibióticos de escolha no tratamento da acne. É crescente o número de cepas resistentes de *C. acnes*.

Dose de 40 mg de minociclina (apresentadas à classe médica como subantimicrobiana) mostrou-se também, como esperado, capaz de desencadear resistência.

Sareciclina de uso oral é uma ciclina de pequeno espectro recentemente lançada nos EUA e mostrou-se com bastante eficácia contra *C. acnes* resistente à eritromicina; acredita-se que cause menos disbiose intestinal comparada a tetraciclinas de amplo espectro como a minociclina.

A tigeciclina é uma glicilciclina por dispor de uma porção glicilamido ligada à posição 9 da minociclina. A dose de ataque é de 100 mg, seguida de 50 mg a cada 12 h, em infusão venosa por 30 a 60 min. A dose não precisa ser reajustada nos pacientes com insuficiência hepática moderada e nos renais em diálise. Está indicada no tratamento das estafilococcias cutâneas inclusive por MRSA, infecções intra-abdominais complicadas por *E. coli*, *Enterococcus fecalis*, *Streptococcus anginosus*, *Bacteroides fragilis*, *Clostridium perfrigens* etc. É contraindicada em gestantes, na lactação, em menores de 18 anos e em pacientes alérgicos às tetraciclinas.

Efeitos colaterais

Reações fototóxicas são frequentes, inclusive com onicólise; reações cutâneas de hipersensibilidade são raras; distúrbios gastrintestinais (diarreia, náuseas e vômitos) podem ocorrer, assim como retenção nitrogenada na insuficiência pré-renal. Entre os antibióticos, são os que desencadeiam candidíase com maior frequência. A minociclina causa zumbido, cefaleia e vertigem com frequência, além de eventual hiperpigmentação azulada da pele ou mesmo, excepcionalmente, nas lesões de acne. As tetraciclinas não podem ser utilizadas em crianças, na gravidez ou em lactentes por conta da deposição em ossos e dentes em processo de calcificação, levando à pigmentação permanente dos dentes e à parada temporária de crescimento. Reduzem a atividade de anticoagulantes e de pílulas anticoncepcionais.

Os principais efeitos colaterais da tigeciclina são náuseas, vômitos, cefaleia e diarreia, o que deve provocar suspeita até mesmo de colite pseudomembranosa, seguidos de tontura, alterações hepáticas, coagulação, flebite, ureia e reações no local da infusão, e raramente reações anafilactoides e mesmo anafilaxia, assim como pancreatite.

Cloranfenicol

É indicado em poucas dermatoses: donovanose, linfogranuloma venéreo e riquetsioses; como efeito colateral grave, temos hipersensibilidade no nível da medula, o que pode causar citopenias dose-dependentes e anemia aplásica, que é idiossincrásica (1/40.000). Apresenta amplo espectro, atua contra gram-positivos e negativos, anaeróbios, micoplasmas e *Chlamydias*; tem boa absorção via oral, baixo custo e excelente penetração no SNC. A dose é de 50 a 100 mg/kg/dia, 6/6 h.

Antibióticos de uso local

Ao prescrevê-los, deve-se optar por aqueles que não sejam de uso sistêmico, pois, em caso de eventual eczematização, é possível inviabilizá-los em uma situação clínica importante (ver Capítulo 17, conceito de *recall dermatitis*, no item *Dermatite de contato alérgica*). As principais opções atuais exclusivamente de uso local são mupirocina a 2%, derivada da *Pseudomonas fluorescens,* e ácido fusídico a 2%, derivado do grupo dos fusidanos, 3 vezes/dia; no entanto, a mupirocina deveria ter o seu uso reservado apenas para descolonização de estafilococos MRSA.

A retapulina é um novo antibiótico tópico, primeiro da classe dos pleuromutilinas, com as mesmas indicações dos demais, embora com maior comodidade posológica, que é de 2 vezes/dia durante 5 dias. Não está indicada no tratamento de MRSA.

Outros antibióticos de uso também local são a neomicina associada ou não a bacitracina, gentamicina e rifampicina (verdadeiro absurdo em um país endêmico de tuberculose e hanseníase). Formulações oftalmológicas utilizam muito as quinolonas associadas ou não a corticosteroides. Na dermatologia as associações muito empregadas contêm gentamicina 0,1% + dipropionato de betametasona 0,05%, gentamicina 0,1% + desonida 0,05%, ácido fusídico + valerato de betametasona 0,1%, neomicina 0,35% + fludroxicortida 0,0125% e neomicina 0,35% + valerato de betametasona 0,1%. Também há outras, cuja prescrição revela, devido ao excesso de componentes, a incerteza diagnóstica; por exemplo: neomicina + betametasona + cetoconazol, neomicina + gramicidina + triancinolona + nistatina, entre outros.

Somos absolutamente contrários ao uso inconstante de antibióticos tópicos na acne. Não questionamos a eficácia, pelo menos em princípio, e sim a facilidade com que se produz a resistência do *C. acnes* por motivos como monoterapia, agente no interior do comedão (não é alcançado pelo antibiótico), assim como aplicação tópica irregular, inclusive com menor quantidade à medida que se aproxima do pescoço, o que favorece a seleção de cepas resistentes.

Bibliografia

Chon SY, Doan HQ, Mays RM *et al.* Antibiotic overuse and resistance in dermatology. *Dermatol Ther.* 2012 Jan-Feb;25(1):55-69.

Drucker CR. Update on topical antibiotics in dermatology. *Dermatol Ther.* 2012 Jan-Feb;25(1):6-11.

Fraimow HS, Abrutyn E. Pathogens resistant to antimicrobial agents. Epidemiology, molecular mechanisms, and clinical management. *Infect Dis Clin North Am.* 1995 Sep;9(3):497-530.

George S, Muhaj FF, Nguyen CD, Tyring ST. Antimicrobial resistance: Bacterial pathogens and dermatologic significance and implications of rising resistance. *J Am Acad Dermatol.* 2022 Jun;86(6):1189-204.

Kiehl LF. A resistência bacteriana. *Rassegna Méd Cult.* 1973 Ago. [Coleção de Trabalhos].

Leyden JJ. Current issues in antimicrobial therapy for the treatment of acne. *J Eur Acad Dermatol Venereol.* 2001;15 Suppl 3:51-5.

Naafs B, Matemera BO. A possible 'flu' syndrome on once monthly rifampicin. *Lepr Rev.* 1986 Sep;57(3):271-2.

Naghavi M *et al.* Global burden of bacterial antimicrobial resistance 1990-2021. A systematic analysis with forecasts to 2050. Lancet. 2024 Sep;404(10459):1199-226.

Novick RP. Plasmids. *Sci Am.* 1980 Dec;243(6):102-4.

Sambrano B, Gordon R, Mays R *et al.* Intravenous antibiotics used in dermatology. *Dermatol Ther.* 2012 Jan-Feb;25(1):70-81.

Sapdin NA, Fleischmajer R. Tetracyclines: nonantibiotic properties and their clinical implications. *J Am Acad Dermatol.* 2006 Feb;54(2):258-65.

Shah RA, Hsu JI, Patel RR *et al.* Antibiotic resistance in dermatology: The scope of the problem and strategies to address it. *J Am Acad Dermatol.* 2022 Jun;86(6):1337-45.

Suassuna I. Noções gerais e incidência da resistência bacteriana. *In*: Anais do Simpósio Internacional sobre Resistência Bacteriana e Infecções Mistas. São Paulo, 1982. São Paulo: Unipress; 1983.

Viana F, Avelleira JCR, Marques AB. Síndrome pseudogripal. *An Bras Dermatol.* 1991;66(3):127-8.

84

Antivirais

Larissa Hanauer ◆ **David Rubem Azulay**

Aciclovir

O aciclovir (ACV) é um potente análogo nucleosídio inibidor da replicação viral. Sua especificidade em inibir apenas a replicação das células infectadas pelo herpes-vírus (HSV) deve-se ao seu mecanismo de ação sobre as enzimas virais timidina cinase e DNA polimerase. A timidina cinase viral fosforila o ACV até a formação do ACV trifosfato, que inibe a DNA polimerase viral (Figura 84.1).

Estudos demonstram que o ACV é capaz de reduzir a duração da replicação viral, aumentar a velocidade de reparação das lesões, interromper o desenvolvimento de novas lesões e reduzir a duração da dor e a incidência de complicações neurológicas. Embora o ACV não altere a taxa de futuras recorrências do herpes simples genital (HSV-2), ele prolonga o tempo da primeira recorrência e reduz a frequência de episódios recorrentes na infecção pelo HSV-1.

Está disponível nas formulações tópica, oral e intravenosa, sendo a última reservada a infecções graves ou pacientes imunodeprimidos. Apresenta eliminação renal, sendo necessário o ajuste da dose em pacientes com *clearance* de creatinina inferior a 50 mL/min.

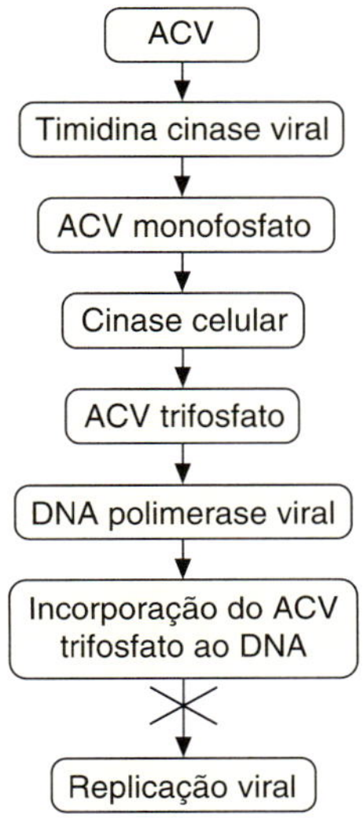

Figura 84.1 Mecanismo de ação do aciclovir (ACV).

É indicado no tratamento e na profilaxia das diversas doenças causadas por HSV, devendo ser iniciado o mais precocemente possível. Sua posologia é variável conforme o tipo de infecção e o grau de imunidade do paciente (Quadro 84.1).

O maior inconveniente do ACV é sua baixa biodisponibilidade oral e, com isso, a necessidade de 5 doses diárias. Geralmente é bem tolerado; seu principal risco é a cristalização da substância nos túbulos renais, levando a uma nefropatia obstrutiva. Esse risco aumenta diante de doses altas, desidratação e infusão intravenosa rápida. Além disso, pode, raramente, causar nefrite intersticial, erupções cutâneas, neutropenia e alterações no sistema nervoso central, como letargia, tremores e vertigens,

Quadro 84.1 Esquemas terapêuticos propostos para herpes-vírus.

Infecção por herpes-vírus	Esquema terapêutico
Varicela	
Crianças	Tratamento sintomático ou aciclovir 20 mg/kg VO, 4/4 h, 5 dias
Adultos	Aciclovir 800 mg VO, 4/4 h, 7 dias
Imunodeprimidos	Aciclovir 10 mg/kg IV, 8/8 h, no mínimo por 7 dias
	Foscarnete 40 mg/kg IV, 8/8 h, até a cura
Herpes-zóster	
< 50 anos	Tratamento sintomático ou aciclovir 800 mg VO, 4/4 h, 7 dias
> 50 anos e/ou envolvimento ocular	Aciclovir 800 mg VO, 4/4 h, 7 dias
	Valaciclovir 1 g VO, 8/8 h, 7 dias
Imunodeprimidos	Fanciclovir 500 mg VO, 8/8 h, 7 dias
	Aciclovir 10 mg/kg IV, 8/8 h, 7 a 10 dias
	Foscarnete 40 mg/kg IV, 8/8 h, até a cura
Herpes orofacial	
Primoinfecção	Aciclovir 200 mg VO, 4/4 h, 7 a 10 dias
	Aciclovir 400 mg VO, 8/8 h, 7 a 10 dias
	Valaciclovir 1 g VO, 12/12 h, 7 a 10 dias
	Fanciclovir 250 mg VO, 8/8 h, 7 a 10 dias

(*continua*)

Quadro 84.1 Esquemas terapêuticos propostos para herpes-vírus. (*Continuação*)

Infecção por herpes-vírus	Esquema terapêutico
Recorrência	Aciclovir 400 mg VO, 4/4 h, 5 dias
	Valaciclovir 2 g VO, 12/12 h, 1 dia
	Fanciclovir 500 mg VO, 8/8 h, 5 dias
	Fanciclovir 1.500 mg VO, dose única
	Fanciclovir 750 mg VO, 12/12 h, 1 dia
Herpes genital	
Primoinfecção	Aciclovir 200 mg VO, 4/4 h, 7 a 10 dias
	Aciclovir 400 mg VO, 8/8 h, 7 a 10 dias
	Valaciclovir 1 g VO, 12/12 h, 7 a 10 dias
	Fanciclovir 250 mg VO, 8/8 h, 7 a 10 dias
Recorrência	Aciclovir 200 mg VO, 4/4 h, 5 a 10 dias
	Aciclovir 400 mg VO, 8/8 h, 5 a 10 dias
	Valaciclovir 500 mg ou 1 g VO, 12/12 h, 5 a 10 dias
	Fanciclovir 500 mg VO, 8/8 h, 5 a 10 dias

IV = intravenosa; VO = via oral.

assim como manifestações neuropsiquiátricas de intensidade variável. Tais manifestações ocorrem sobretudo em nefropatas e acredita-se que seja por sobredose.

Valaciclovir

Valaciclovir (VAL) é um éster do ACV que apresenta três a cinco vezes mais biodisponibilidade em comparação ao ACV. O VAL é um profármaco, obtido pela adição do aminoácido L-valina ao ACV. Antes mesmo de sua absorção, ainda no intestino, é rapidamente convertido por hidrólise em ACV após administração oral, resultando em concentrações plasmáticas de ACV comparáveis àquelas obtidas pelo uso do ACV intravenoso e mais altas do que as obtidas com o uso dele oral. Isso possibilita a instituição de esquemas terapêuticos com duas doses diárias, ao contrário do ACV, que necessita de cinco doses.

Um estudo comparando o uso de VAL 1.000 mg, por via oral (VO), 12/12 h, com ACV 200 mg, VO, 5 vezes/dia, durante 10 dias, demonstrou que os dois regimes terapêuticos são igualmente eficazes e toleráveis, embora tenha sido proposto que o VAL, por apresentar posologia mais aceitável, possibilita maior aderência ao tratamento e, com isso, maior eficácia.

Outro estudo demonstrou que a dose de 500 mg, 2 vezes/dia, apresenta a mesma eficácia que a dose de 1 g, 2 vezes/dia, no tratamento do HSV, sendo, portanto, comumente empregada a posologia mais baixa. Acréscimo recente na bula é o uso de 2 g de 12/12 h por 1 dia de tratamento do herpes labial. A segunda dose deve ser tomada 12 h (não antes de 6 h) após a primeira. Quando utilizado esse regime, o tratamento não deve exceder 1 dia, uma vez que não foi demonstrado nenhum benefício clínico adicional.

Apresenta a mesma farmacocinética e os mesmos efeitos colaterais que o ACV, embora cefaleia seja mais comumente associada ao uso de VAL. Foram relatados casos de síndrome hemolítico-urêmica/púrpura trombocitopênica trombótica em pacientes transplantados ou com AIDS que receberam doses maiores que 8 g/dia de VAL.

Fanciclovir

Fanciclovir (FAN) é o profármaco do penciclovir. Esse profármaco apresenta baixa absorção pelo trato gastrintestinal, por isso é utilizado somente na apresentação tópica. Para ser empregado por via oral, o penciclovir foi reformulado em FAN. Quando comparado ao ACV, o FAN apresenta maiores biodisponibilidade e meia-vida intracelular (1 h do ACV *versus* 10 a 20 h do FAN), o que possibilita menor quantidade de doses diárias.

VAL e FAN apresentam níveis de absorção, biodisponibilidade, eliminação renal e eficácia semelhantes.

O FAN é apresentado em comprimidos de 125, 250 e 500 mg e administrado por via oral a cada 8 horas, com tempo de duração do tratamento variando conforme indicação clínica. Geralmente é bem tolerado, mas pode desencadear os seguintes efeitos colaterais: diarreia, cefaleia, náuseas, *rash*, prurido, sonolência e confusão mental; insuficiência renal aguda é descrita com a administração de altas doses do FAN.

Como apresenta excreção renal, as doses devem ser ajustadas em pacientes com *clearance* de creatinina inferior a 50 mL/min.

Brivudina

É um análogo sintético da pirimidina que inibe a replicação do vírus por bloquear a DNA polimerase viral. É utilizada em alguns países europeus para o tratamento do herpes-zóster (VZV) agudo em pacientes adultos imunocompetentes. Estudos *in vitro* demonstraram que a inibição viral pela brivudina é 200 a 1.000 vezes mais efetiva que aquela causada pelo ACV ou penciclovir.

Apresenta tanto eliminação renal quanto hepática, não estando relacionada com o metabolismo do citocromo P450, de maneira que não necessita de ajuste posológico nos pacientes com disfunção hepática ou renal. Seu principal metabólito ativo é o bromoviniluracil, o qual inibe irreversivelmente a desidrogenase di-hidropirimidínica, que regula o metabolismo dos derivados pirimidínicos. Assim, substâncias como 5-fluoruracila, flucitosina e tegafur não devem ser administradas concomitantemente e até 1 mês após o tratamento com brivudina.

Em função de sua alta eficácia e longo período de meia-vida plasmática, a brivudina é administrada na dose única de 125 mg/dia, VO. Estudos multicêntricos têm demonstrado que ela apresenta eficácia e tolerância semelhantes às do ACV e do FAN.

Cidofovir

É um análogo nucleosídio da citosina eficaz contra muitos HSV, inclusive HSV resistente ao ACV por mutação na enzima timidina cinase viral. Isso porque, assim como o foscarnete e a vidarabina, o cidofovir não necessita da fosforilação pela timidina cinase. No entanto, por inibir a replicação viral ao bloquear a DNA polimerase, não tem efeito sobre os vírus com mutação nesta enzima.

A meia-vida de seu metabólito ativo é de 17 a 65 h, o que possibilita esquemas com intervalo de até 2 semanas entre as doses. Tem indicação precisa no tratamento da retinite por citomegalovírus (CMV) na dose de 5 mg/kg, por via intravenosa (IV), 1 vez/semana por 2 semanas, com dose de manutenção a cada

2 semanas. Essa solução pode ser empregada de forma intralesional. Existe a apresentação em creme a 1%, que pode ser aplicada 1 a 2 vezes/dia por semanas.

Séries de casos demonstram a eficácia do cidofovir tópico ou intralesional em dermatoviroses por DNA-vírus, como nas infecções por HSV resistente, papilomavírus e molusco contagioso. No caso de lesões exuberantes, deve-se inicialmente excisá-las ou debridá-las ao máximo para depois iniciar o tratamento com uso tópico, 2 vezes/dia.

O uso intralesional em verrugas de longa duração e recalcitrantes, mesmo em pacientes HIV-positivo, com 3 a 4 aplicações e intervalos de no mínimo 4 semanas, mostrou-se efetivo em 97,6% dos pacientes. Os efeitos colaterais mais comuns foram: bolhas (19%), dor (10,3%) e edema (5,1%). Os efeitos colaterais mais comuns com o seu uso sistêmico incluem proteinúria e neutropenia. Sintomas como febre, náuseas, cefaleia, astenia e alopecia são descritos. Aproximadamente 25% dos pacientes em uso do cidofovir param o tratamento em razão da nefrotoxicidade, que pode ser minimizada com o uso concomitante de probenecida e hidratação venosa, além de esquemas intermitentes de cidofovir.

Não há relatos de resistência viral ao cidofovir e, assim como na terapia com foscarnete, vírus ACV-resistentes tornam-se sensíveis ao ACV após o uso de cidofovir.

Ganciclovir

Ganciclovir (GAN) é um análogo sintético de nucleosídio da guanosina 50 a 100 vezes mais eficaz que o ACV no tratamento de infecções por CMV, sendo a medicação de escolha para as citomegaloviroses. Uma vez que o GAN é virustático, e não virucida, quando descontinuado, ocorre recorrência ou progressão da doença.

O GAN necessita da fosforilação pelas cinases virais para tornar-se ativo; posteriormente, liga-se à DNA polimerase para inibir a replicação do vírus. Em função do grande índice de mutações nessas enzimas virais, é frequente o desenvolvimento de resistência do CMV ao GAN, por isso terapias prolongadas e de manutenção devem ser evitadas.

Pode ser administrado por via oral, intravenosa ou por implantação intravítrea no tratamento e na profilaxia de retinite e doenças cutânea e gastrintestinal por CMV. Lesões cutâneas por CMV são raras, sendo geralmente manifestação tardia de infecção disseminada. A úlcera perianal em imunodeprimidos é uma forma comum de doença cutânea por CMV, podendo ser tratada com GAN 500 mg/dia. Para a profilaxia da retinite por CMV em pacientes com AIDS e CD4 inferior a 100, o GAN na dose de 1.000 mg, por via oral, 2 vezes/dia é eficaz.

Os efeitos colaterais mais comuns são aumento da creatinina, granulocitopenia/neutropenia e azoospermia; a mielotoxicidade é o efeito mais grave e limitante, sendo reversível com a interrupção do tratamento. Aproximadamente 30% dos pacientes com AIDS precisam parar a terapia com GAN em função da toxicidade. Deve-se ter cautela na administração concomitante de zidovudina (AZT) e GAN, uma vez que os efeitos mielossupressivos são cumulativos.

Valganciclovir

É um profármaco do GAN. Um estudo comparativo com as duas substâncias mostrou segurança e eficácia semelhantes entre os esquemas de 900 mg de valganciclovir, por VO, 2 vezes/dia, e 5 mg/kg de GAN, IV, por 3 semanas consecutivas no tratamento da retinite por CMV.

Está indicado no tratamento de retinite por CMV em pacientes HIV-positivos e na profilaxia dessa infecção nos pacientes transplantados, com dose de 900 mg, VO, 4 vezes/dia. Também foi aprovado para a prevenção de CMV em crianças transplantadas. Os efeitos colaterais são semelhantes aos do GAN, sendo o mais comum a mielotoxicidade.

Foscarnete

É um análogo orgânico do pirofosfato. É um agente antivirostático que inibe seletivamente a DNA polimerase viral e também a transcriptase reversa do HIV.

Apresenta baixa biodisponibilidade e deve ser usado pela via intravenosa em infusão por 1 ou 2 h. Está indicado para o tratamento de infecções causadas por CMV, especialmente nos casos resistentes ao GAN, e de lesões mucocutâneas causadas por HSV resistentes ao ACV. Alguns estudos têm demonstrado eficácia do foscarnete tópico no tratamento de herpes genital e labial, mas essa apresentação ainda não está disponível.

O foscarnete na dose de 40 mg/kg, IV, a cada 8 a 12 h, é efetivo na terapia de lesões causadas por HSV resistentes ao ACV e deve ser continuado por no mínimo 10 dias ou até a cura completa das lesões. Geralmente é utilizado concomitantemente ou em esquema sequencial com o GAN para reduzir a chance de resistência e evitar doses tóxicas de cada uma dessas medicações quando usadas isoladamente.

Apresenta diversos efeitos colaterais, como: nefrotoxicidade em até 30% dos casos, por depósito de cristais de foscarnete nos capilares glomerulares. Distúrbios eletrolíticos como hiperfosfatemia ou hipocalcemia podem se manifestar como parestesias, arritmias e vertigens. Podem ocorrer ainda anemia, náuseas, vômitos e úlceras genitais. Há relatos de desenvolvimento de resistência ao foscarnete em terapias crônicas repetitivas, especialmente nos pacientes HIV-positivos. A adição ou a substituição por altas doses de ACV oral ou intravenoso pode ser efetiva em alguns desses casos.

Por apresentar eliminação renal, sua dose deve ser ajustada nos pacientes com insuficiência renal. Além disso, os eletrólitos e a função renal devem ser monitorados durante o tratamento.

Pritelivir

É uma nova classe de antivirais que inibe a replicação do HSV por atuar no complexo viral helicase-primase. Ao contrário dos análogos do nucleosídio, não necessita de ativação por fosforilação, sendo, por isso, ativo nas células não infectadas. Além disso, a meia-vida do pritelivir é de 50 a 80 h, ao passo que a do aciclovir é de apenas 3 h. O pritelivir apresenta atividade *in vitro* contra HSV-1 e HSV-2, inclusive nos casos resistentes aos análogos do nucleosídio.

Estudos demonstram maior eficácia do pritelivir na dose de 75 mg/dia em relação ao valaciclovir no tratamento do herpes simples genital, reduzindo o tempo de lesões ativas, a quantidade do DNA viral nas lesões, além de diminuir a recorrência das crises em homens e mulheres infectados. Os efeitos colaterais relatados são leves e incluem cefaleia e náuseas.

Mais estudos são necessários para demonstrar eficácia do pritelivir no tratamento de casos graves de HSV e na redução da transmissão sexual e perinatal.

Interferons

Os interferons (IFNs) são citocinas que apresentam efeitos antivirais, imunomoduladores e antiproliferativos, sendo utilizados em diferentes doenças, infecciosas ou não. Suas atividades antivirais variam conforme o tipo de célula e os vírus envolvidos. Não são primariamente virucidas, mas ajudam as células a se tornarem resistentes. São compostos de aminoácidos e há três IFNs antigenicamente distintos: α, β e γ. A diferenciação do IFN-α2a para o IFN-α2b é de apenas um aminoácido. A técnica do DNA recombinante possibilita a obtenção de grandes quantidades de IFN altamente purificado. Na dermatologia, sobretudo no tratamento de doenças virais, o IFN-α é o mais amplamente utilizado.

O IFN pode ser administrado por vias intravenosa, subcutânea ou intramuscular, apresentando meia-vida plasmática de 2 a 3 h quando utilizado por via intravenosa ou de 4 a 6 h por via subcutânea ou intramuscular. O IFN peguilado apresenta maior meia-vida plasmática e é produzido ao anexar a uma molécula de IFN uma grande molécula solúvel em água chamada "polietilenoglicol (PEG)". Esse processo aumenta o tamanho do IFN, o que torna possível que ele seja absorvido pelo organismo mais lentamente. Assim, por apresentar maior meia-vida plasmática, possibilita que as doses sejam oferecidas a intervalos maiores.

É indicado no tratamento das hepatites crônicas B e C e, na dermatologia, é utilizado no tratamento do condiloma acuminado com aplicação intralesional de IFN-α2b, 1.000.000 UI, 3 vezes/semana por 3 semanas. Além disso, o IFN-α sistêmico é indicado na terapia do sarcoma de Kaposi extenso por inibir angiogênese e crescimento tumoral. Alguns estudos demonstram benefício na utilização do IFN-α2b como terapia adjuvante no tratamento do melanoma metastático.

Os efeitos colaterais mais frequentes incluem sintomas gripais, depressão, mialgia, artralgia, sintomas gastrintestinais, granulocitopenia, trombocitopenia, alopecia, hepatotoxicidade e neurotoxicidade. Os sintomas gripais podem ser mitigados com o uso de anti-inflamatórios ou analgésicos 1 a 2 h antes da aplicação. Na pele, são descritos agravamento das lesões de psoríase e necrose no local da injeção em pacientes com esclerose múltipla.

Outros antivirais

A idoxuridina (IDU), a vidarabina (ARA) e a trifluridina (TFT) são medicamentos antivirais utilizados na oftalmologia nos casos de ceratoconjuntivite ou ceratites por herpes simples. Já foram empregados em afecções dermatológicas, porém hoje em dia estão em desuso na dermatologia.

Idoxuridina

A IDU foi a primeira medicação antiviral aprovada pela Food and Drug Administration (FDA) dos EUA. Está indicada no tratamento tópico das ceratites por herpes. Existe na apresentação de solução oftálmica a 1%.

Vidarabina

Em função de sua neurotoxicidade, a ARA é usada apenas topicamente nas ceratoconjuntivites herpéticas, na forma de pomada a 3%.

Trifluridina

A TFT é ativa contra HSV (tipos 1 e 2) e CMV. Está indicada no tratamento da ceratoconjuntivite e da ceratite epitelial recorrente. É efetiva em alguns casos resistentes à IDU e à ARA. A apresentação se dá na forma de solução a 1%, que deve ser usada a cada 2 h, 1 gota em cada olho, durante o dia.

Vacinação

Varicela

A vacina contra a varicela é preparada a partir de vírus vivos atenuados (cepa OKA), derivada do vírus varicela-zóster selvagem. Atualmente estão disponíveis no mercado a Varivax® (Merck) e a Varilrix® (GSK). Essa vacina foi aprovada pela FDA em 1995, e estudos mostram proteção de 97% das crianças vacinadas até os 13 anos. É contraindicada em gestantes, prematuros e imunodeficientes.

Está disponível no calendário de vacinação do Ministério da Saúde (MS) em formulação combinada (tetraviral) desde 2013 e em dose de reforço isolada desde 2018.

A indicação pelo MS é a aplicação aos 12 meses (tetraviral ou tríplice viral + varicela), com repetição entre 15 e 18 meses. Para crianças mais velhas, adolescentes e adultos, são indicadas duas doses com intervalos de 1 a 2 meses. Em casos de surto ou quando houver caso de varicela intradomiciliar, a vacina pode ser aplicada a partir dos 9 meses.

Herpes-zóster

A relevância da vacinação contra o herpes-zóster (HZ) não está apenas no impacto sobre a fase aguda da doença, mas também na possibilidade de comprometimento de outros órgãos (HZ oftálmico e disseminado) e pelo desenvolvimento da neuralgia pós-herpética (NPH) em cerca de 20% dos casos, com a sua incidência aumentando significativamente com a idade, a partir dos 55 anos. Com o envelhecimento da população mundial, a vacinação é uma importante estratégia para promover melhor qualidade de vida.

No Brasil, registram-se cerca de 10 mil internações ao ano, no Sistema Único de Saúde (SUS), causadas por complicações do HZ, sendo que 80% dos casos de morte ocorrem nos indivíduos com mais de 50 anos.

A vacina de subunidades recombinantes do vírus varicela-zóster (VZV), Shingrix® (GSK), é composta de 50 μm de antígeno recombinante do VZV (glicoproteína E). Deve ser administrada em duas doses, com 2 (preferentemente) a 6 meses de intervalo, por via intramuscular. Sua indicação é para adultos maiores de 50 anos ou a partir dos 18 anos para imunocomprometidos. Estudos demonstraram que teve eficácia de 97% nos indivíduos com idade entre 50 e 69 anos e 91% em adultos acima dessa faixa etária. Essa vacina foi aprovada pela FDA em 2017 e está disponível na rede privada de vacinação brasileira. Ela pode ser administrada mesmo depois de o paciente já tiver sido vacinado com uma vacina viva atenuada contra herpes-zóster. Um estudo recente demonstrou que a eficácia da vacina dura em média 8 anos, podendo se estender por mais de 10 anos. Não há dados que justifiquem a revacinação após esse período. Há diversas vantagens para seu uso: pode ser usada independentemente do histórico de varicela ou vacinação contra a doença (no caso de paciente que tenha recebido a vacina de vírus atenuado contra o herpes-zóster). No caso de gestantes, apesar de ser vacina inativada, não está recomendada como rotina. Pode ser usada concomitantemente com as vacinas inativadas para influenza, pneumocócica e tríplice bacteriana acelular do tipo adulto sem interferência na resposta imune. A recomendação da Sociedade Brasileira de Imunizações (SBIm) é que haja um intervalo mínimo de 6 meses após o quadro agudo de herpes-zóster para que a vacinação seja feita.

A vacina para HZ não substitui a vacina contra varicela e não deve ser dada à população pediátrica.

As reações adversas mais comuns são relatadas no local da injeção e incluem dor, eritema e enduração no local da aplicação; como manifestações sistêmicas, pode ocorrer febre, cefaleia, fadiga, sintomas gastrintestinais (náuseas, vômitos, diarreia e/ou dor abdominal) e mialgia, com início de 6 a 12 h após a vacinação, podendo persistir por 1 ou 2 dias.

Papilomavírus humano

A cada ano, cerca de 270 mil mulheres em todo o mundo morrem devido ao câncer de colo de útero causado pelo papilomavírus humano (HPV). No Brasil, o número estimado de casos novos de câncer do colo do útero para cada ano do triênio de 2023 a 2025 é de 17.010, correspondendo a um risco estimado de 15,38 casos a cada 100 mil mulheres. Em termos de mortalidade no Brasil, em 2020 ocorreram 6.627 óbitos. A quase totalidade dos casos de câncer de colo de útero decorre da infecção persistente pelo HPV, especialmente os subtipos 16 e 18 (cepas oncogênicas), que juntos correspondem a 70% dos tumores detectados. Além disso, 90% das verrugas genitais são causadas pelo HPV-6 e HPV-11. Cerca de 63% dos casos de câncer de pênis e 72% dos casos de câncer de orofaringe também são causados pelo papilomavírus, assim como 90% dos cânceres retais.

Inicialmente, havia no mercado duas vacinas distintas contra o HPV, a quadrivalente e a bivalente. A vacina quadrivalente (Gardasil®) é distribuída de forma gratuita pelo SUS (Quadro 84.2) e protege contra os subtipos 6, 11, 16 e 18, apresentando proteção cruzada contra o HPV-31. A vacina 9-valente (Gardasil®9), que confere imunidade contra os subtipos 6, 11, 16, 18, 31, 33, 45, 52 e 58, foi aprovada em 2014 pela FDA. Confere imunidade de 90% contra infecções nas mucosas por HPV oncogênicos. Ela está disponível na rede privada de vacinação no Brasil desde 2023.

Atualmente, indica-se a administração da vacina quadrivalente para homens e mulheres entre 9 e 26 anos. Em casos selecionados, quando o médico indicar, a vacina pode ser aplicada em pessoas com mais de 26 anos.

A vacina quadrivalente é contemplada no Programa Nacional de Imunizações do Ministério da Saúde. No início de 2024, seguindo orientação da Organização Mundial da Saúde (OMS), o Brasil alterou o calendário nacional para dose única do imunizante HPV4 para crianças de 9 a 14 anos para maior cobertura vacinal. Os pacientes imunocomprometidos ou vítimas de abuso sexual seguem recebendo 3 doses.

Quadro 84.2 Esquema vacinal quadrivalente.

População/sexo	Idade	Esquema vacinal
Meninas	9 a 14 anos	dose única
Meninos	11 a 14 anos	dose única
Indivíduos com HIV/AIDS com prescrição médica	9 a 26 anos	0, 2 e 6 meses

Fonte: Ministério da Saúde, 2024.

A eficácia vacinal é de aproximadamente 100% quando administrada nas mulheres antes da primeira relação sexual. Já em mulheres sexualmente ativas, a eficácia cai para 44%, mas não invalida sua aplicação. Além disso, a exposição anterior a um subtipo de HPV não contraindica a vacina.

A vacina é de vírus inativo, por isso pode ser administrada em pacientes com HIV/AIDS ou com qualquer outro tipo de imunossupressão. Faltam estudos para avaliar seus riscos em gestantes, sendo, assim, contraindicada nesta fase.

Por serem vacinas relativamente novas, o período de imunidade conferido por elas ainda não está bem definido. Acredita-se que seja em torno de 8 a 9 anos. Por isso, alguns países adotam um reforço após 5 anos da primeira dose.

Os efeitos colaterais geralmente são leves, como dor no local da injeção, cefaleia, vertigem e náuseas. Casos de síncope após vacinação e trombose venosa de membros inferiores foram relatados. Não há evidências de que aumente o risco de ocorrência da síndrome de Guillain-Barré.

Bibliografia

Aloi F, Solaroli Papotti M. Perianal cytomegalovirus ulcer in an HIV-infected patient. *Dermatol*. 1996;192(1):81-3.

Andrei G, Snoeck R, Reymen D *et al*. Comparative activity of selected antiviral compounds against clinical isolates of varicella-zoster virus. *Eur J Clin Microbiol Infect Dis*. 1995;14(4):318-29.

Anshelevich EE, Barbiere JS, Kovarik CL. Intralesional cidofovir for treatment of recalcitrant warts in both immunocompetent and immunocompromised patients: a retrospective analysis of 58 patients. *J Am Acad Dermatol*. 2021;84(1):206-7.

Carrasco DA, Newman C, Tyring SK. Treatment of viral hepatitis. *Dermatol Ther*. 2000;13(3):318-25.

Chakrabarty A, Beutner K. Therapy of other viral infections: herpes to hepatitis. *Dermatol Ther*. 2004;17(6):465-90.

Crumpacker L. The pharmacological profile of famciclovir. *Semin Dermatol*. 1996 Jun;15(2 Suppl 1):14-26.

Cunningham A, Griffiths P, Leone P *et al*. Current management and recommendations for access to antiviral therapy of herpes labialis. *J Clin Virol*. 2012;53(1):6-11.

Drew WL. Cytomegalovirus infection in patients with AIDS. *Clin Infect Dis*. 1992;14(2):608-15.

D'Souza GF, Zins JE. Severe plantar warts in an immunocompromised patient. *N Eng J Med*. 2017;377(3):2:267.

Elgart GW, Sheremata W. Cutaneous reactions to recombinant human interferon beta-1b: the clinical and histologic spectrum. *J Am Acad Dermatol*. 1997;37(4):553-8.

Fife KH, Barbarash RA, Rudolph T *et al*. Valaciclovir *versus* acyclovir in treatment of first episode genital herpes infection. Results of an international, multicenter double-blind randomized clinical trial. The Valaciclovir International Herpes Simplex Virus Study Group. *Sex Transm Dis*. 1997;24(8):481-6.

Harper DM, DeMars LR. HPV vaccines – a review of the first decade. *Gynecol Oncol*. 2017;146(1):196-204.

Hinkle AM, Lee JA, Bell KA, Hsu S. A review of antiviral therapies in the treatment of cytomegalovirus. *Dermatol Ther*. 2000;13:269-76.

Martin DF, Sierra-Madero J, Walmsley S *et al*. A controlled trial of valganciclovir as induction therapy for cytomegalovirus retinitis. *N Engl J Med*. 2002;346(15):1119-26.

Martinez CM, Luks-Golger DB. Cidofovir use in ACV resistant herpes infections. *Ann Pharmacother*. 1997;31(12):1519-21.

Nikkels AF, Piérard GE. Oral antivirals revisited in the treatment of herpes zoster. What do they accomplish? *Am J Clin Dermatol*. 2002;3(9):591-8.

Perry CM, Faulds D. Valaciclovir. A review of its antiviral activity, pharmacokinetic properties and therapeutic efficacy in herpesvirus infections. *Drugs*. 1996;52(5):754-72.

Pescovitz MD. Valganciclovir: recent progress. *Am J Transplant*. 2010;10(6):1359-64.

Pielop J, Wood AC, Hsu S. Update on antiviral therapy for herpes simplex virus infection. *Dermatol Ther*. 2000;13:235-57.

Razonable RR. Antiviral drugs for viruses other than human immunodeficiency virus. *Mayo Clin Proc*. 2011;86(10):1009-26.

Safrin S, Kemmerly S, Plotkin B *et al.* Foscarnet-resistant herpes simplex virus infection in patients with AIDS. *J Infect Dis.* 1994;169(1):193-6.

Spector SA, McKinley GF, Lalezari JP *et al.* Oral ganciclovir for the prevention of cytomegalovirus disease in persons with AIDS. *N Engl J Med.* 1996; 334(23):1491-7.

Spruance SL, Tyring SK, DeGregorio B *et al.* A largescale, placebo-controlled, dose-ranging trial of perioral valaciclovir for episodic treatment of recurrent herpes genitalis. *Arch Intern Med.* 1996;156(15):1729-35.

Straus SE, Oxman MN, Schmader KE. Varicella and herpes zoster. *In*: Wolff K, Goodsmith LA, Katz SI *et al. Fitzpatrick's dermatology in general medicine.* 7th ed. New York: McGraw Hill; 2008.

Tanton C, Mesher D, Beddows S *et al.* Human papillomavirus (HPV) in young women in Britain: population-based evidence of the effectiveness of the bivalent immunisation programme and burden of quadrivalent and 9-valent vaccine types. *Papillomavirus Res.* 2017;3:36-41.

Volpi A, Gross G, Hercogova J, Johnson RW. Current management of herpes zoster. The European view. *Am J Clin Dermatol.* 2005;6(5):317-25.

Wald A, Corey L, Timmler B *et al.* Helicase-primase inhibitor pritelivir for HSV-2 infection. *NEJM.* 2014;370(3):201-10.

Wald A, Timmler B, Magaret A *et al.* Effect of pritelivir compared with valacyclovir on genital HSV-2 shedding in patients with frequent recurrences – a randomized clinical trial. *JAMA.* 2016;316(23):2493-4.

Warren-Gash C, Forbes H, Breuer J. Varicella and herpes zoster vaccine development: lessons learned. *Expert Rev Vaccines.* 2017;16(12):1191-201.

Wassilew S. Brivudin compared with famciclovir in the treatment of herpes zoster: effects in acute disease and chronic pain in immunocompetent patients: a randomized, double-blind, multinational study. *J Eur Acad Dermatol Venereol.* 2005;19(1):47-55.

Wassilew SW, Wutzler P. Oral brivudin in comparison with acyclovir for herpes zoster: a survey study on postherpetic neuralgia. *Antiviral Res.* 2003; 59(1):57-60.

Wills RJ. Clinical pharmacokinetics of interferons. *Clin Pharmacokinet.* 1990; 19(5):390-9.

Winston DJ, Mullane KM, Boeckh MJ *et al.* A phase III, double-blind, randomized, placebo-controlled, multicenter clinical trial to study the safety, tolerability, efficacy, and immunogenicity of inactivated Vzv vaccine (ZVIN) in recipients of autologus hematopoietic cell transplants (auto-HCTs). *Biol Blood Marrow Transplant.* 2017;23(3)S24-S25.

Yang H-H, Hsiao Y-P, Shih H-C. Acyclovir-induced neuropsychosis successfully recovered after immediate hemodialysis in an end-stage renal disease patient. *Int J Dermatol.* 2007;46(8):883-4.

Zabawski EJ, Cockerell CJ. Topical and intralesional cidofovir: a review of pharmacology and therapeutic effects. *J Am Acad Dermatol.* 1998;39(5 Pt 1): 741-5.

85

Antifúngicos Sistêmicos

Alvaro Andrés Luque Acevedo ◆ Regina C. Schechtman ◆ David Rubem Azulay

Antifúngicos são substâncias antibióticas ou quimioterápicas que agem direta ou indiretamente contra fungos e, portanto, são empregadas no tratamento das micoses.

O ergosterol é o principal lipídio constituinte da parede celular dos fungos. Para o desenvolvimento de um antifúngico eficaz, é fundamental entender a biossíntese do ergosterol. A produção do ergosterol ocorre mediante algumas etapas enzimáticas em que o esqualeno, por intermédio da enzima esqualeno epoxidase, converte-se em lanosterol e este, por meio da esterol-14-α-dimetilase, em ergosterol.

O objetivo do tratamento é curar o doente, interromper a cadeia epidemiológica – se houver –, diminuir ou evitar os efeitos colaterais e as recidivas.

O tratamento sistêmico das micoses superficiais deve ser sempre acompanhado de terapia tópica. Quando prolongado (onicomicoses), deve ser laboratorialmente monitorado a cada 6 a 8 semanas.

Quanto à gravidez, apenas a terbinafina e a anfotericina B são classe B, os demais são classe C e, portanto, estão contraindicados na gestação e, essencialmente, todos são secretados na lactação.

É crescente a resistência aos antifúngicos. Os fatores responsáveis mais importantes são o uso irregular/inadequado e o uso excessivo de outros medicamentos que acabam por diminuir sua concentração sanguínea. Os dermatófitos desenvolveram resistência a vários azóis. Além disso, o *T. rubrum* e o *T. indotineae* já demonstraram resistência à terbinafina. Testes moleculares como reação em cadeia pela polimerase (PCR) são capazes de identificar não só a etiologia da micose, como também a presença ou não de resistência a antifúngicos (ver Capítulos 7 e 8, itens *Métodos diagnósticos em micologia* e *Biologia molecular*, respectivamente).

Cerca de 500.000 indivíduos são afetados pela resistência antimicrobiana, e as previsões sugerem que esse número pode chegar a 10 milhões de mortes nos próximos 25 anos. No mesmo período, houve um aumento significativo na resistência aos medicamentos antifúngicos. Cerca de um quarto da população global já teve infecções fúngicas. Além disso, a pandemia de covid-19 foi associada ao aumento de mortes por infecções fúngicas.

Medicamentos antifúngicos

Antibióticos

- polienos: produzidos pela fermentação de *Streptomyces* spp., são cerca de 50 substâncias
- tetraenos: nistatina, pimaricina e variotina
- heptaenos: anfotericina B e griseofulvina
- equinocandidinas: caspofungina, micafungina, anidulafungina.

Quimioterápicos

- derivados azólicos:
  - imidazólicos: clotrimazol, econazol, miconazol, cetoconazol
  - triazólicos: 1ª geração: itraconazol, fluconazol; 2ª geração: voriconazol, posaconazol, ravuconazol, isavuconazol, albaconazol
- terbinafina (alilamina)
- 5-fluorocitosina
- outros: iodeto de potássio, derivados benzênicos (tiabendazol), derivados da quinoleína, tolnaftato, tolciclato, haloprogina, corantes, hipossulfito de sódio, sulfeto de selênio, hidroxipirodinas (ciclopiroxolamina), amorolfina, quelantes de ferro, inibidores da síntese de quitina.

Azóis

Conceito

Ao longo da década de 1960 e início da de 1970, a descoberta dos derivados imidazólicos com atividade antifúngica foi um marco importante na terapêutica das micoses superficiais por sua eficácia e relativa baixa toxicidade. Além de sua atividade antimicrobiana, anti-helmíntica e antifúngica, os derivados imidazólicos também são dotados de atividade imunomoduladora.

Inicialmente, os azóis eram de uso exclusivamente tópico. Posteriormente, surgiu o cetoconazol, também de uso sistêmico, útil para o tratamento eficaz de diversas micoses superficiais e da paracoccioidomicose, assim como de algumas micoses subcutâneas.

Cerca de 10 anos depois, foram introduzidos os derivados triazólicos (por conterem um terceiro átomo de nitrogênio) itraconazol e fluconazol, de menor toxicidade e muito maior eficácia com indicações, inclusive, no tratamento de grande número de micoses subcutâneas e sistêmicas. Nos últimos anos, foram introduzidos o voriconazol, o posaconazol e o ravuconazol, os quais compõem a 2ª geração dos triazólicos, apresentam efetividade comprovada também no tratamento da fusariose e da aspergilose sistêmica e maior efetividade e menor capacidade de interações medicamentosas. Os azóis são essencialmente fungistáticos, embora alguns possam ser fungicidas em altas concentrações.

Os derivados azólicos inibem a desmetilação do carbono 14 do esterol da parede celular do fungo e, em consequência, inibem a biossíntese normal do ergosterol e, ao modificar sua composição bioquímica, levam à perda dos constituintes celulares (proteínas, aminoácidos, nucleotídios, cátions monovalentes) aliada a falhas de absorção de nutrientes extracelulares importantes. Esta inibição bloqueia o sistema enzimático microssômico dependente do citocromo P450 do fungo. Por ser dependente da via CYP450, em especial das isoenzimas CYP2C9, 2C19 e 3A4, presentes também em células humanas, os derivados azólicos propiciam a ocorrência de inúmeras interações medicamentosas que podem se fazer presentes com o uso sistêmico dessa classe de medicamentos. Os fármacos desse grupo (cetoconazol, itraconazol e fluconazol) não podem ser coadministrados com cisaprida, terfenadina e macrolídeos, pois podem desencadear arritmia cardíaca fatal (Quadro 85.1). O cetoconazol sistêmico tem seu uso proibido na França.

Os triazólicos podem causar hepatotoxicidade, mas apenas em cerca de 5 a 7% dos pacientes requerem interrupção do tratamento, quer seja por hepatite, colestase ou insuficiência hepática. Estas reações são idiossincrásicas e, portanto, não ocorrem reações cruzadas com os demais triazólicos.

Cetoconazol

Este foi o primeiro antifúngico de amplo espectro utilizado por via oral, introduzido em 1979. Embora mais bem absorvido em meio ácido, pode ser ingerido com alimentos, pois estes diminuem alguns efeitos colaterais; é metabolizado na sua totalidade pelo fígado e eliminado *in natura* pelo rim, na porcentagem de 2 a 4%. Atinge a pele principalmente por meio do suor. É uma substância em franco desuso, tanto pela menor eficácia quanto pelo perfil de segurança; seu uso sistêmico é proibido na Europa, sendo autorizado apenas no tratamento da síndrome de Cushing.

Tem eficácia terapêutica em todas as micoses superficiais e em poucas micoses sistêmicas e subcutâneas, em especial na paracoccidioidomicose e na histoplasmose. Encontra-se disponível em creme, xampu e comprimidos. A dose diária para adultos com micoses superficiais é de 1 comprimido de 200 mg/dia, chegando a 600 mg/dia em algumas micoses sistêmicas, e, em crianças, a posologia recomendada é de 3 a 6 mg/kg/dia. Nas dermatofitoses, o tempo de tratamento é semelhante ao da griseofulvina. Na pitiríase versicolor, sua principal indicação, a duração costuma ser de 10 dias. Já na candidíase cutânea, mucosa e mucocutânea, o tratamento varia entre 10 e 20 dias, sempre associado à terapia tópica. Nas infecções fúngicas subcutâneas ou sistêmicas, as doses são o dobro, pelo menos no início do tratamento, e requerem longos períodos de administração, conforme a doença.

São efeitos colaterais: gastralgia, vômitos, náuseas, efeito *antabuse*, erupções cutâneas, sonolência, anemia hemolítica. Ocorre hepatotoxicidade em 5% ou mais dos casos, inclusive raramente com alguns fatais. Com doses mais elevadas, o

Quadro 85.1 Interações medicamentosas e azóis sistêmicos.

Medicamento	Resultado	Azóis envolvidos
Antiácidos, didanosina, anticolinérgicos, inibidores da bomba de prótons, anti-histamínicos H_2	↓ absorção dos azóis Omeprazol + V ↑ níveis de ambas	C, I, V
Astemizol, terfenadina, eritromicina e cisaprida	Arritmia, *torsade de pointes*	C, I, F, V
Benzodiazepínicos	Sedação	C, I, F, V
Ciclosporina, tacrolimo e sirolimo	↑ níveis, nefro e neurotoxicidade e hipertensão; sirolimo contraindicado com V	C, I, F, V
Contraceptivos orais	↓ níveis com eventual falha	C, I, F, V
Corticosteroides	↑ níveis dos corticosteroides	C
Cumarínicos	↑ nível	C, I, F, V
Digoxina	↑ níveis da digoxina	I, F, V
Di-hidropiridina, bloqueadores de canais de cálcio	Edema	I, V
Diuréticos tiazídicos	↑ níveis de F	F
Estatinas (inibidores da HMG-CoA redutase)	Rabdomiólise e miopatia	I, V
Fenitoína	↓ níveis de C e I; F ↑ níveis de fenitoína	C, I, F, V
Fenobarbital, carbamazepina, revirapina, isoniazida	↓ níveis de I	I, V
Hipoglicemiantes orais	Hipoglicemia	C, I, F, V
Indinavir	↑ níveis do indinavir	C
Pimozida, buspirona, quinidina, vincristina	↑ níveis de todos os medicamentos	I, V
Rifamicinas	↓ níveis dos azóis (↓ absorção da rifamicina)	C, I, F, V
Sildenafila	↑ níveis da sildenafila	C, I, F, V
Teofilina, análogos de nucleosídios	↑ níveis de ambos os medicamentos	F, V

C = cetoconazol; F = fluconazol; I = itraconazol; V = voriconazol.

cetoconazol tem ação antiandrogênica com eventual diminuição de libido e ginecomastia pela ação antiandrogênica em nível de suprarrenal e testículo, por isso seu emprego esporádico no tratamento do câncer de próstata e hirsutismo. Está bem indicado no tratamento da dermatite seborreica extensa.

Por sua atuação no citocromo P450, vários medicamentos metabolizados no fígado sofrem interação com o cetoconazol. Antiácidos e anti-histamínicos H_2 diminuem sua absorção, potencializam cumarínicos e a ciclosporina, e diminuem a absorção da rifampicina. Também pela inibição das enzimas do citocromo P450, pode inibir a síntese do tromboxano e dos esteroides suprarrenais como aldosterona, cortisol e testosterona (ver Quadro 85.1) (ver Capítulo 62, item *Antiandrogênios e inibidores androgênicos*, subitem *Cetoconazol*.)

Itraconazol

Representa, assim como o fluconazol, um novo grupo de antifúngicos conhecidos como "triazólicos" (um terceiro átomo de nitrogênio) de eficácia em muito superior ao grupo imidazólico, substituindo-o na prática, à exceção do tratamento da pitiríase versicolor. Apresenta também bem menos efeitos colaterais do que o cetoconazol, sobretudo em nível hepático, assim como menor potencial de interações medicamentosas, que, no entanto, continua elevado.

O itraconazol é secretado principalmente pelo sebo e atinge níveis mais elevados na pele do que no plasma. No estrato córneo, os níveis do medicamento atingem um platô em 21 dias e persistem por cerca de 3 semanas após a interrupção do tratamento; isto constitui o racional para o seu uso no regime de pulso semanal/mês.

A apresentação é na forma de cápsulas de 100 mg que são mais bem absorvidas após a refeição pelo aumento do pH gástrico, enquanto a solução oral (10 mg/mL) tem de ser ingerida de estômago vazio; existe também na apresentação intravenosa (não disponível no Brasil). A sua biodisponibilidade é bastante variável intra e interpacientes. É metabolizado pelo fígado e eliminado pela urina e pela bile.

É empregado no tratamento de dermatofitose da pele glabra por 15 dias; na candidíase vaginal, 2 cápsulas, 2 vezes/dia durante 1 dia; na pitiríase versicolor, 1 cápsula, 2 vezes/dia durante 5 a 7 dias. Nas onicomicoses, têm sido empregadas 2 cápsulas, 2 vezes/dia durante 7 dias/mês, por alguns meses (pulsoterapia) – 3 para as mãos e 6 ou mais para os pés –, assim como de uso diário, 1 cápsula, preferencialmente até a cura clínica e micológica, o que pode levar meses, de acordo com a extensão do acometimento e da sensibilidade do fungo. A dose pediátrica é de 3 a 5 mg/kg e, na candidíase cutânea, da mucosa e mucocutânea, por cerca de 10 a 20 dias; na forma granulomatosa, após a interrupção do tratamento, espera-se recidiva em curto período de tempo.

É também muito eficaz em doses de 200 a 400 mg/dia no tratamento das micoses sistêmicas e subcutâneas. É efetivo na profilaxia e no tratamento da aspergilose, assim como nas micoses endêmicas (p. ex., coccidioidomicose, blastomicose, paracoccidioidomicose, histoplasmose, esporotricose e cromomicose) e na maioria das candidíases. Apresenta efeito limitado contra zigomicetos.

Os principais efeitos colaterais são: gosto desagradável, erupções cutâneas diversas, prurido, alopecia, anorexia, náuseas, vômitos, tontura, cefaleia, febre, dor abdominal, hipopotassemia, hipertrigliceridemia e, raramente, insuficiência cardíaca congestiva, edema pulmonar e neuropatia periférica. Em geral, alterações nas enzimas hepáticas ocorrem em 10 dias após o início da terapia; 0,5 a 1% dos pacientes desenvolvem hepatite. O itraconazol é um medicamento da categoria C e deve ser evitado durante a gravidez. A contracepção deve ser respeitada por até 2 meses após o fim do tratamento. Também é excretado no leite materno, de forma que seu uso deve ser adiado até que a amamentação seja concluída.

As principais interações medicamentosas são demonstradas no Quadro 85.1.

Fluconazol

É uma substância solúvel em água e, por ter dois grupos triazólicos, resiste à degradação metabólica, o que resulta na excreção urinária de altas concentrações da substância inalterada, precisando-se reajustar sua dosagem em nefropatas. A maior parte do fármaco (88%) encontra-se livre no sangue. Apresenta alta e rápida absorção por via oral, que não é influenciada por alimentos nem por pH gástrico. Tem meia-vida plasmática longa (30 h), atinge concentrações no estrato córneo até 50 vezes maiores do que as detectadas no plasma; é encontrado principalmente nos fluidos corporais por ser de natureza hidrofílica, ao contrário da terbinafina e do itraconazol, que são retidos no tecido adiposo, no sebo e na queratina, devido às suas características lipofílicas. O fluconazol inibe a síntese de ergosterol fúngico, mas também inibe as enzimas humanas CYP2C9, CYP2C19 e CYP3A4; é um medicamento da categoria D da Food and Drug Administration (FDA), e há relatos de casos de anomalias fetais em humanos. Como é excretado no leite humano, seu uso deve ser postergado até após a gravidez e a amamentação.

Efeitos colaterais são pouco frequentes e incluem dor abdominal, náuseas, vômitos, reações cutâneas, inclusive acne e erupções bolhosas, cefaleia e insônia. Ao contrário do itraconazol, penetra no sistema nervoso central (SNC) e, portanto, tem indicação também no tratamento das meningites fúngicas. Na criptocócica, a dose é de 400 mg IV no 1º dia, seguidos de 200 a 400 mg/dia, e a duração dependerá da resposta clínica, em geral 6 a 8 semanas. Candidíase vaginal, 150 mg em dose única; na orofaringe, por 2 a 3 semanas. Pitiríase versicolor, 450 mg, em dose única. Na *tinea corporis* ou *cruris*, 150 mg/semana, por 2 a 3 semanas; na *tinea pedis* e *capitis*, de 4 a 6 semanas; nas onicomicoses, de 4 a 6 meses ou mais. Está indicado profilaticamente em pacientes com imunossupressão. O uso rotineiro no tratamento das micoses superficiais não é aconselhado em função da possibilidade de desencadear resistência a longo prazo e tornar inócuo o seu uso no caso de uma eventual meningite.

O fluconazol não tem atividade contra *Candida krusei*, *Aspergillus* spp., *Fusarium* spp., *Scedosporium* spp. e zigomicetos e contra algumas cepas de *Candida glabrata*.

A apresentação se dá em forma de cápsulas de 50, 150, 200 mg e em solução para infusão, de 100 e 200 mL na concentração de 2 mg/mL. É pequena a possibilidade de produzir alterações endócrinas porque tem 20 a 200 vezes menos capacidade de inibir os processos mediados pelo citocromo P450 de mamíferos. Pode ser empregado após os 6 meses de idade.

Interações medicamentosas importantes são: aumento do tempo de protrombina em 12% quando o fluconazol é usado concomitantemente com varfarina; aumento do risco de rabdomiólise quando associado a sinvastatina; também potencializa hipoglicemiantes orais, fenitoína, teofilina e, discretamente, ciclosporina. A rifampicina reduz a meia-vida do fluconazol em cerca de 20%. A rapamicina tem sinergia com o fluconazol, e a sertralina diminuiu a carga fúngica no cérebro de ratos com criptococose.

Voriconazol

É o principal representante da 2ª geração dos triazólicos, e seu uso está aprovado pela FDA na aspergilose invasiva (fungicida). É o tratamento de escolha para pacientes com acometimento cerebral e ósseo, e pulmonar, quando houver falha terapêutica ou intolerância ao itraconazol. É efetivo para *Candida* spp. (fungistático), *Candida krusei*, e algumas, mas não em todas *C. glabrata* resistentes ao fluconazol e nas infecções refratárias por *Fusarium* spp., *Scedosporium apiospermum*, *Paecylomyces*, *Cryptococcus neoformans*, *Trichosporum* spp., *Blastomyces dermatitidis*, *Coccidioides immitis* e *Histoplasma capsulatum*. Demonstra eficácia *in vivo* e *in vitro* contra diversos agentes da cromomicose. Mostra-se bastante eficaz no tratamento da prototecose (ver Capítulo 49, item *Prototecose*). É inativo contra Mucorales e tem atividade variável contra *Scedosporium prolificans*. É empregado na profilaxia de pacientes com neutropenia ou imunodepressão grave.

A dose empregada em adultos é de cerca de 4 a 6 mg/kg/IV, 2 vezes/dia, seguida de 200 a 300 mg, 2 vezes/dia/VO; aprovado em crianças ≥ 12 anos; o *clearance* em crianças é maior que em adultos e sua biodisponibilidade é menor (65%); a dosagem de 7 mg/kg pode ser comparada com 4 mg/kg em um adulto.

Para atingir concentrações terapêuticas, deve ser administrada uma dose de carga (6 mg/kg/IV ou 400 mg/VO em 2 doses) seguida por uma dose de manutenção (4 mg/kg/IV ou 200 mg/VO de 12/12 h).

Também é necessário reajustar a dosagem em hepatopatas. Não é nefrotóxico e a insuficiência renal não tem impacto na farmacocinética; no entanto, a ciclodextrina presente na formulação IV aumenta sua solubilidade e pode se acumular em pacientes com insuficiência renal moderada; está contraindicado com índice de creatinina < 50 mL/min.

Alguns efeitos colaterais importantes são descritos: distúrbios visuais (20% com visão turva e 30 a 40% com fotofobia), hepáticos (20%) e tegumentares em 7% (síndrome de Stevens-Johnson, necrólise epidérmica tóxica, pseudoporfiria, lúpus discoide e queilite). Ocasionalmente, associa-se a alargamento do intervalo QT no eletrocardiograma (ECG) e, raramente, a arritmias e/ou morte súbita.

Fototoxicidade significativa ocorre em 2% dos pacientes, caracterizada até mesmo por bolhas, com maior frequência com uso a longo prazo. Inclusive, já foram descritas, apesar do curto tempo (5 semanas), manifestações de fotoenvelhecimento, assim como lentigos (ver Figura 14.6). Com seu uso crônico e profilático em pacientes submetidos a transplante de medula, assim como de pulmões, vem sendo constatado, além de fotoenvelhecimento, o aparecimento de carcinomas espinocelulares agressivos, inclusive metastático, mesmo em crianças, assim como melanoma. O mecanismo fisiopatológico não está claro; acredita-se que, após a administração, ele seja metabolizado pelo fígado, gerando um metabólito ativo, que é o n-óxido, capaz de sensibilizar os queratinócitos, ao atuar como um cromóforo diante da radiação UV, e levar a danos oxidativos no DNA, além da ativação dos melanócitos. É mandatório fazer fotoproteção desde o início.

Recentemente, foi relacionado com o surgimento de cepas de *A. fumigatus* resistentes ao voriconazol e itraconazol, em decorrência da mutação *TR-L98H* do gene que codifica CYP51A, como também pelo seu uso prolongado.

Pode existir um risco maior de miopatia esteróidea ao ser associado a metilprednisolona quando a dose for superior a 20 mg/dia. O uso concomitante de medicamentos como rifampicina, carbamazepina, barbitúricos de longa duração, cisaprida, rifabutina, terfenadina e astemizol é contraindicado. O uso concomitante de voriconazol aumenta as concentrações plasmáticas de ciclosporina, tacrolimo, varfarina, estatinas, benzodiazepínicos, bloqueadores dos canais de cálcio e sulfonilureias. Inibidores da transcriptase reversa de nucleotídios e omeprazol podem inibir o metabolismo do voriconazol e, consequentemente, aumentar os níveis séricos.

Posaconazol

É muito similar ao fluconazol; tem o maior espectro dos azóis, incluindo *Candida* spp., *Aspergillus* spp., Mucorales, *Fusarium*, *Scedosporium apiospermum* e é o único eficaz no tratamento da zigomicose. A dose empregada nas infecções fúngicas é de cerca de 200 mg/dia VO, 3 a 4 vezes/dia, dependendo da gravidade; é mais bem absorvido com alimentos gordurosos ou refrigerantes carbonatados ácidos. Anti-histamínicos e inibidores da bomba de prótons não devem ser utilizados concomitantemente. A apresentação se dá na forma de suspensão oral (40 mg/mL); a meia-vida é de 25 a 35 h, e é excretado principalmente pelas fezes e em menor proporção pela urina.

O seu uso está indicado na profilaxia de infecções fúngicas em pacientes granulopênicos ou com imunodeficiência em pacientes a partir de 13 anos. Em situações em que não haja risco à vida, pode ser ministrado 2 vezes/dia. A duração do tratamento varia com a resposta do paciente. Atualmente, o posaconazol pode ser considerado tratamento alternativo às onicomicoses devido a sua eficácia e perfil de segurança. Tem indicação potencial para infecções refratárias a terbinafina, itraconazol e fluconazol, para pacientes intolerantes a esses medicamentos ou para infecções por fungos filamentosos não dermatófitos (FFND).

A dosagem é 800 mg/dia, podendo ser incrementada até 1.600 mg ou fracionada (200 mg de 6/6 h ou 400 mg 12/12 h). Uma dosagem diária total de 800 mg dividida em 200 mg 6/6 h resulta em maior concentração sérica; apresenta variação significativa entre os pacientes. Preconiza-se o monitoramento do fármaco, que leva de 7 a 10 dias para adquirir a dose adequada; deve-se suspender, sempre que possível, a coadministração de medicamentos que aumentem sua absorção (p. ex., rifampicina, carbamazepina e fenitoína).

Fosravuconazol

Apresenta meia-vida plasmática longa (100 h) e tem eficácia similar à do fluconazol, uma vez que, assim como os demais triazólicos de 2ª geração, deriva estruturalmente dele. Existe na apresentação oral e intravenosa. O fosravuconazol oral (aprovado no Japão desde 2018 para *tinea unguium*) tem sido bem-sucedido no tratamento da onicomicose por *Fusarium* no Japão. Tem boa atividade *in vitro* contra *Candida* spp., incluindo muitas *Candida* spp. não *albicans* resistentes ao fluconazol e contra *Aspergillus* spp. Apresenta atividade variável contra outros fungos filamentosos e pobre contra *Fusarium* spp. e *Scedosporium prolificans*, mas exibe atividade favorável contra *Scedosporium apiospermum*. Em modelos animais, este composto foi eficaz no tratamento de candidíase, criptococose e aspergilose.

Ravuconazol

A combinação do ravuconazol com anfotericina B lipossomal é antagônica, mas sua eficácia contra *Aspergillus* spp. em modelos animais aumenta quando em combinação com a micafungina. É altamente ligado às proteínas (98%), passa por metabolismo hepático e é eliminado nas fezes. Ravuconazol (400 mg/dia) mostrou resposta melhor em comparação com o fluconazol (86 *versus* 78% de taxa de cura na 1ª visita de *follow-up*) no tratamento de pacientes imunocomprometidos com esofagite, principalmente por *Candida albicans*.

Isavuconazol

Tem amplo espectro contra fungos oportunistas patógenos do tipo *Candida* spp., *Aspergillus* spp., *Cryptococcus* spp., *Coccidioides* spp. e leveduras raras. No entanto, o isavuconazol tem atividade limitada contra Mucorales e pouca atividade contra *Fusarium* spp. e *Scedosporium prolificans*.

O isavuconazol é um novo triazol de espectro estendido e está aprovado para o tratamento primário da aspergilose invasiva, além da mucormicose invasiva. Para a última, também se encontra aprovado como terapia primária pela FDA ou, quando a anfotericina B for contraindicada, pela European Medicines Agency (EMA).

Em contrapartida às formulações intravenosas do itraconazol e voriconazol, o isavuconazol não precisa da adição de ciclodextrina para facilitar a sua solubilidade; pode ser administrado oralmente em cápsulas de gelatina na dosagem de 200 mg 8/8 h ou IV, também na mesma dose nos primeiros 2 dias, e então 200 mg/dia IV ou oral.

O ajuste da dose provavelmente será necessário em pacientes com insuficiência hepática.

O isavuconazol é ativo contra a maioria das espécies de *Candida*, assim como contra *P. kudriavzevii*, *N. glabrata* e *Cryptococcus*. No entanto, sua atividade é variável em relação a *C. auris*. Mostra boa atividade contra fungos filamentosos, segundo estudos com diferentes cepas de *Aspergillus*, com valores de concentração inibitória mínima (CIM) estabelecidos em torno de 1 mg/L, semelhantes aos apresentados pelo voriconazol. No caso dos Mucorales, o isavuconazol é menos ativo que o posaconazol.

Albaconazol

É um novo triazol, que apresenta potente atividade *in vitro* contra *Cryptococcus neoformans* e *Cryptococcus* var. *gattii*. Também é ativo *in vitro* contra *Scedosporium prolificans* e *Scedosporium apiospermum*, bem como contra *Candida* spp. e *Aspergillus* spp. É de formulação oral e, como os outros triazóis, parece ser metabolizado no fígado e eliminado nas fezes. A apresentação é em comprimidos de 100 mg, e a dose diária pode chegar a 400 mg.

Oteseconazol

Os estudos RENOVATE examinaram a segurança e a eficácia do oteseconazol como um agente oral, um novo inibidor do tetrazol sintético do CYP51. No estudo para onicomicose, os pacientes receberam ou 300 ou 600 mg do medicamento ou placebo, 1 vez/semana, por 10 ou 22 semanas, após 14 dias de uma dose diária. Na semana 48, as taxas de cura completa foram de 32 a 40%, e as taxas de cura micológica foram de 61 a 72% para VT-1161; além disso, mostrou farmacocinética e perfil de segurança favoráveis.

Foi aprovado pela FDA em 2022 para mulheres com histórico de candidíase vulvovaginal recorrente (CVVR) que não têm potencial reprodutivo. Este antifúngico tetrazol recém-introduzido é um membro da classe dos azóis e representa uma nova geração de inibidores do CYP51 fúngico, o que lhe confere maior especificidade para essa enzima, menor interação medicamentosa e boa tolerabilidade, o que reduz os efeitos colaterais e as interações medicamentosas.

Ele inibe a biossíntese do ergosterol via 14-desmetilase, semelhante a outros azóis, e tem maior afinidade pelo CYP51 fúngico em comparação com enzimas humanas, o que reduz os efeitos colaterais e as interações medicamentosas.

É eficaz contra várias espécies de *Candida*, incluindo cepas resistentes, bem como dermatófitos e espécies selecionadas de Mucorales. Em testes de atividade antifúngica contra várias espécies de *Candida*, demonstrou atividade significativamente melhor: é 40 vezes mais potente em média do que o fluconazol para a maioria das espécies. Particularmente para *C. glabrata* resistente ao fluconazol, a CIM foi 64 vezes menor do que a do fluconazol. Mostra-se promissor no tratamento de infecções por *Candida* em superfícies mucosas e unhas, particularmente para CVVR e onicomicose. Embora o oteseconazol tenha atividade potente contra CVVR, algumas limitações devem ser observadas: tem uma meia-vida mediana muito longa de 138 dias ; é contraindicado em gestantes e mulheres com potencial reprodutivo devido ao risco de dano fetal e em lactantes, apesar da falta de dados sobre sua presença no leite ou efeitos na produção de leite. Nenhum efeito adverso foi relatado em lactentes, mas a duração limitada do acompanhamento impede conclusões definitivas. Está disponível apenas por via oral e não há planos atuais para desenvolvê-lo para candidíase invasiva.

Opelconazol (PC945)

Trata-se de um novo azol sintético desenvolvido para uso tópico e administração por nebulização; o fármaco apresenta alta exposição e longa retenção no local da infecção (pulmões). Por não ser absorvido, evitam-se efeitos sistêmicos, como toxicidade e interações medicamentosas hepáticas. É o primeiro antifúngico inalatório da classe dos triazóis de amplo espectro, apresenta atividade potente contra espécies de *Aspergillus*, semelhante ao posaconazol, e *Candida*, incluindo cepas multirresistentes.

A substância é administrada diretamente aos pulmões por inalação. Proporciona altas concentrações locais, o que aumenta sua eficácia contra infecções pulmonares (as concentrações sistêmicas são mínimas) e minimiza os efeitos adversos, conforme demonstrado por uma Cmáx plasmática média de 0,951 ng/mL após doses de 5 mg, 1 vez/dia por 7 dias. Isso sugere que ele terá um efeito antifúngico sistêmico insignificante e um risco de interação medicamentosa muito menor do que os antifúngicos triazólicos administrados por via oral, tornando-o um agente promissor para o tratamento da aspergilose pulmonar em pacientes não neutropênicos sem infecção disseminada. Seu mecanismo de ação primário é familiar e comparável ao dos azóis estabelecidos, visto que o opelconazol também contém a estrutura triazólica heterocíclica típica.

In vitro, demonstrou-se que a substância se liga fortemente e, portanto, inibe a lanosterol 14-desmetilase (CYP51A1 e CYP51B). Essa enzima é crucial para a biossíntese de ergosterol, um componente essencial da membrana celular fúngica, necessário para manter a integridade e a função da membrana. Ao bloquear a enzima, interrompe a produção da síntese de ergosterol, levando ao acúmulo de esterol tóxico intermediado e à subsequente ruptura da membrana celular fúngica. Essa ruptura causa instabilidade da membrana celular, aumento da permeabilidade e, por fim, morte da célula fúngica. Resultados preliminares mostraram que foi bem tolerado e ajudou a reduzir a carga fúngica nos pulmões, potencialmente oferecendo um benefício terapêutico significativo para pacientes transplantados de pulmão em risco de aspergilose. O estudo OPERA-T (NCT05238116) está investigando a segurança e a eficácia em combinação com outras terapias antifúngicas para o tratamento da aspergilose pulmonar invasiva refratária. Até o momento, não há resultados disponíveis. Dados de modelos animais demonstraram eficácia do opelconazol no tratamento e prevenção da aspergilose pulmonar invasiva. Dados clínicos em humanos ainda são muito limitados.

Seu espectro de atividade ainda não foi bem estudado, mas demonstra atividade *in vitro* contra *C. auris*, *C. albicans*, *C. glabrata*, *C. krusei*, *Cryptococcus*, *A. terreus* e *A. fumigatus* (atividade sinérgica combinada com voriconazol ou posaconazol foi observada contra este último). A atividade *in vitro* contra *A. flavus*, *A. niger* e Mucorales é baixa. Apresenta atividade dose-dependente, e o melhor preditor do índice farmacocinética (PK)/farmacodinâmica (PD) é desconhecido. Dados de modelos animais demonstraram eficácia do opelconazol no tratamento e prevenção da aspergilose pulmonar invasiva.

Para a levedura emergente *C. auris*, que potencialmente constituirá um patógeno com opções limitadas de tratamento devido à sua natureza multirresistente, foi observada inibição potente. Potência notável também foi observada contra *Rhizopus arrhizus/oryzae*. O opelconazol demonstrou superioridade *in vitro* sobre posaconazol, itraconazol e voriconazol em cepas de *A. fumigatus* sensíveis e resistentes a azóis. O opelconazol demonstrou potência 2,5 vezes maior em comparação ao voriconazol contra cepas clinicamente isoladas de *A. fumigatus* e potência comparável ao posaconazol. Os métodos CLSI, bem como o método de microdiluição EUCAST, validaram a superioridade sobre o voriconazol. Em camundongos imunocomprometidos, foram observados resultados *in vivo* comparáveis. O opelconazol não apresenta atividade contra *Aspergillus niger*, *Lichteimia corymbifera*, *Fusarium graminearum*, *Penicillium chrysogenum* e *Penicillium citrinum*. Efeitos sinérgicos notáveis foram relatados em um modelo *in vitro* de bicamada de alvéolo humano quando o opelconazol foi administrado apicalmente combinado com posaconazol basolateral ou voriconazol, ilustrando um modelo *in vitro* de terapia pulmonar tópica e sistêmica concomitante. Curiosamente, esses efeitos não estavam presentes ao combinar posaconazol ou voriconazol local e sistemicamente, destacando a superioridade da farmacocinética do opelconazol em relação à atividade local do medicamento, em comparação com os azóis estabelecidos.

A eficácia do opelconazol inalatório foi investigada em camundongos neutropênicos infectados por *A. fumigatus*, com foco na carga fúngica, na dinâmica de biomarcadores (fluido de lavagem broncoalveolar [BALF], galactomanano [GM] sérico) e na resposta inflamatória relacionada ao fungo após vários regimes de tratamento, incluindo profilaxia. Os resultados demonstraram forte inibição da carga fúngica no tecido pulmonar, redução substancial do GM e supressão do acúmulo de células inflamatórias em relações dose-dependentes. O opelconazol demonstrou superioridade marcante em relação ao voriconazol e ao posaconazol na avaliação dos parâmetros mencionados, sendo necessárias dosagens muito altas de voriconazol e posaconazol para obter resultados semelhantes, destacando mais uma vez que a força do opelconazol reside na retenção pulmonar sustentada e na atividade antifúngica persistente. Particularmente para abordagens de terapia combinada em aspergilose invasiva, o opelconazol seria uma nova opção terapêutica de grande valor potencial, por atingir altas concentrações locais sem concentrações sistêmicas do fármaco e toxicidade, especialmente atraente para aspergilose invasiva, principalmente das vias aéreas em pacientes não neutropênicos, incluindo aqueles com aspergilose pulmonar associada à covid-19. Outras funções podem incluir a profilaxia antifúngica após transplante pulmonar e em unidade de terapia intensiva, ou também em outros cenários onde a profilaxia com mofo ativo ainda não está firmemente estabelecida (p. ex., quimioterapia de indução para leucemia linfocítica aguda ou transplante de células-tronco em fase inicial), bem como terapia combinada com um agente antifúngico sistêmico para casos de aspergilose pulmonar angioinvasiva.

Além de eventos adversos leves a moderados (p. ex., tosse, aperto na garganta, dor de cabeça, náusea, fadiga), que se resolveram ao final do estudo, nenhum evento grave foi observado. Em comparação com a coorte placebo, não foram observadas diferenças significativas nos valores de espirometria, registro de eletrocardiograma, sinais vitais ou valores laboratoriais médios. Na coorte de asma leve, não foi identificada diminuição significativa na função pulmonar ou desencadeamento de broncospasmo. Efeitos inibitórios foram encontrados em substratos do CYP3A4/5, mas o opelconazol não demonstrou interação com outras isoformas do CYP. Essas primeiras descobertas clínicas em humanos ressaltam que as propriedades PK do PC945 e a administração do medicamento por inalação provavelmente levarão a um perfil de segurança superior em comparação com a aplicação sistêmica.

Reações adversas a agentes antifúngicos azólicos de uso sistêmico

As reações de hipersensibilidade notificadas com mais frequência aos azólicos são a dermatite de contato alérgica, devido ao seu uso tópico reiterado, como também foram relatadas reações de hipersensibilidade sistêmica.

Embora o cetoconazol tenha sido o primeiro agente a ser utilizado por via oral, poucos relatos de caso de reações de hipersensibilidade do tipo imediato, como urticária-angioedema ou anafilaxia, foram descritos na literatura. Houve um relato de caso de anafilaxia induzida por itraconazol e casos raros de urticária/angioedema, assim como com o voriconazol. Apesar de seu uso difundido, mesmo para o fluconazol, existem apenas alguns relatos de casos de anafilaxia, um caso de angioedema e até mesmo um de síndrome de Kounis, que é definida por isquemia coronariana, ocorrida durante uma reação de hipersensibilidade do tipo imediato.

Outras farmacoderrmias

Eritema fixo

Embora o eritema fixo (EF) tenha sido descrito com cetoconazol oral, miconazol e itraconazol, é a administração de fluconazol oral que é mais frequentemente associada ao EF, principalmente em pacientes do sexo feminino que tomam fluconazol para candidíase vaginal. Além disso, EF induzido por fluconazol pode apresentar aspectos morfológicos particulares, como lesões que se assemelham a vesículas nos lábios semelhantes a herpes ou múltiplas lesões bolhosas. O aparecimento de lesões semelhantes a herpes nos lábios em pacientes do sexo feminino tomando fluconazol deve ser considerado patognomônico para hipersensibilidade ao fluconazol.

Exantema e dermatite

Exantema maculopapular com eosinofilia já foi relatado após uso de itraconazol, fluconazol e cetoconazol, mas às vezes as lesões podem aparecer como dermatite purpúrica. Manifestações sistêmicas, como hepatite aguda induzida por medicamentos, já foram relatadas para fluconazol e voriconazol, além de início de febre durante erupção cutânea maculopapular eritematosa após o uso de fluconazol.

Assim, a sensibilidade cruzada entre azóis tópicos e sistêmicos foi demonstrada para miconazol com cetoconazol, clotrimazol e cetoconazol com itraconazol e clotrimazol com fluconazol. Também foi investigada a sensibilidade a imidazóis/nitroimidazóis em indivíduos sensibilizados a metilcloroisotiazolinona/metilisotiazolinona. Um aspecto particular da dermatite alérgica de contato geral é o exantema intertriginoso e flexural simétrico relacionado com o medicamento, também conhecido como "SDRIFE" (anteriormente conhecido como "síndrome do babuíno", por conta das lesões eritematosas que acometem as nádegas). Morfologicamente, SDRIFE é expresso como um eritema purpúrico nitidamente demarcado das nádegas e da zona perianal ou um eritema em forma de V da área inguinal com envolvimento simétrico das flexuras, mas não está associado a quaisquer sintomas sistêmicos. A síndrome de babuíno/SDRIFE já foi descrita após uso de cetoconazol, itraconazol e fluconazol (ver Capítulo 17, item *Dermatite de contato alérgica*).

Reações adversas cutâneas graves (SCARS)

Síndrome de Stevens-Johnson e necrólise epidérmica tóxica

O primeiro relato de caso de síndrome de Stevens-Johnson (SJS) induzida por fluconazol data de 1991 e, 2 anos depois, foi descrito o primeiro caso de necrólise epidérmica tóxica (NET) por fluconazol em paciente HIV+ do sexo masculino. Desde então, foram relatados outros casos de SSJ/NET causada por fluconazol e voriconazol, principalmente em pacientes HIV+ ou oncológicos. Curiosamente, a fotodermatite induzida pelo itraconazol e, em especial, pelo voriconazol é uma reação fototóxica, e não fotoalérgica.

Outra síndrome de hipersensibilidade cutânea desencadeada por triazóis sistêmicos é a pustulose exantemática generalizada aguda (PEGA ou AGEP). Caracteriza-se por pústulas cutâneas disseminadas assépticas associadas a febre, mal-estar e leucocitose do sangue periférico – foi relatada com cetoconazol, itraconazol e fluconazol. Recentemente, um caso de síndrome DRESS atípica sem eosinofilia e agranulocitose foi relatado na literatura, após a administração de voriconazol em mulher japonesa de 48 anos de idade em uso de medicamento para aspergilose pulmonar.

Na maioria das vezes, a reação cutânea adversa esteve associada à ingestão oral de triazóis, incluindo o voriconazol antifúngico de segunda geração, em que a reação ocorreu quando o fármaco passou da via intravenosa para a via oral.

Procedimentos de diagnóstico e gestão da hipersensibilidade ao triazol

A dessensibilização a medicamentos e um teste escalonado com outro triazol configuram desafio e estratégia para evitar o uso da anfotericina B, em vista da sua alta toxicidade. Bittleman utilizou pela primeira vez um protocolo de dessensibilização ao itraconazol em 1994, em uma erupção cutânea pruriginosa. Ver protocolos de dessensibilização com triazóis orais ou intravenosos na referência Calogiuri *et al.* (2019).

Alilaminas

Terbinafina

É uma alilamina que atua inibindo a enzima esqualenoepoxidase na membrana citoplasmática do fungo, levando a deficiência do ergosterol e acúmulo intracelular do esqualeno.

É fungicida contra dermatófitos, e contra leveduras é fungicida ou fungistática, dependendo da espécie; não tem eficácia contra a pitiríase versicolor por via oral. É bem mais eficaz do que o itraconazol no tratamento das dermatofitoses.

Conforme demonstrado em estudos *in vitro*, a terbinafina e o itraconazol são os melhores candidatos para o tratamento da onicomicose por dermatófitos; uma razão para esse bom efeito da terbinafina é a sua penetração adequada na matriz ungueal.

Foram descritos vários casos de resistência à terbinafina por *T. rubrum* e, em crescimento, por *T. mentagrophytes*, sobretudo na Índia. A infecção superficial da pele causada por *T. indotineae* (inicialmente definida como *T. interdigitale* resistente) introduziu uma nova dimensão no tratamento da dermatofitose, nestes casos o itraconazol é a melhor opção terapêutica. Consequentemente, as práticas variam, e doses elevadas acima de 200 a 400 mg por dia são às vezes adotadas por duração prolongada, apesar da falta de justificativa científica ou validação clínica, principalmente na Índia. A terbinafina é prescrita no tratamento da esporotricose com bons resultados.

A biodisponibilidade do medicamento não é modificada pela alimentação, e o pico de concentração no plasma ocorre em 2 h, ligando-se fortemente a proteínas plasmáticas (99%). A meia-vida de eliminação é de 17 h. A meia-vida de eliminação do fármaco é lenta a partir do sebo e da camada córnea, ou seja, 3 a 5 dias. Assim, para a maioria dos dermatófitos, os níveis de concentração acima da CIM podem persistir por mais de 3 semanas após a interrupção da terapia oral.

O metabolismo é hepático, e os metabólitos formados que não têm ação são eliminados na urina; portanto, pacientes com insuficiência renal ou hepática devem ter sua dosagem diminuída.

É metabolizada por algumas isoenzimas do sistema citocromo P450, em especial a CYP2D6, o que explica seu baixo potencial de interações medicamentosas, ao contrário do itraconazol. É capaz de elevar os níveis séricos de betabloqueadores, antidepressivos tricíclicos, inibidores da recaptação da serotonina e antiarrítmicos da classe IC e tipo B; diminui a eficácia da codeína e eleva em 15% o *clearance* da ciclosporina e reduz o da cafeína em 19%. Administrada em conjunto com a tioriodazina pode provocar alargamento do espaço Q-T e arritmias. O seu metabolismo pode ser acelerado pela rifampicina e retardado pela cimetidina.

Os efeitos colaterais mais frequentes são gastrointestinais, alteração de paladar e cutâneos, em especial, irritação local com o uso do creme. Foram relatados casos de granulocitopenia grave. A apresentação em creme ou loção tem ação na pitiríase versicolor, ao contrário dos comprimidos. A dose/dia em crianças acima de 12 kg é de 62,5 mg, de 20 a 40 kg é de 125 mg, e naquelas acima de 40 kg e em adultos é de 250 mg; na *tinea pedis*, por 4 a 6 semanas; na onicomicose, por 3 a 6 meses ou mais.

As unhas mantêm as concentrações fungicidas semanas após a retirada, por isso podem ser utilizadas doses intermitentes, 500 mg/dia durante 1 semana por mês. A administração de 250 mg/dia durante 1 mês com intervalo de 1 mês e administração de 1 novo mês pode ter cura micológica semelhante ao regime-padrão, com menor custo e sem comprometer a eficácia do medicamento.

A apresentação é na forma de comprimidos de 125 mg, 250 mg, creme, gel, *spray* e solução a 1%.

Polienos

Anfotericina B

É um antibiótico poliênico assim como a nistatina, obtido a partir do *Streptomyces nodosus*. Os polienos são caracterizados por um anel macrolídeo de átomos de carbono com um duplo enlace; ligam-se irreversivelmente ao ergosterol, resultando em alterações na permeabilidade ao criar porosidades na membrana celular com a consequente perda de componentes intracelulares e posterior morte do fungo. Recentemente, foi descrito um novo mecanismo de ação da anfotericina B (AmB), que atuaria também como uma esponja que extrai o ergosterol da membrana, o que provocaria a instabilidade desta. A nistatina é de ação exclusivamente tópica.

É fungistática ou fungicida, dependendo da concentração e da sensibilidade do fungo. Tem ação na criptococose, na coccidioidomicose, na paracoccidioidomicose, na esporotricose, na candidíase, na leishmaniose e, mais recentemente, no tratamento da fusariose e da aspergilose, muitas vezes associada a outros antifúngicos, sobretudo da classe das equinocandinas.

A apresentação é em ampolas de 50 mg (Fungizon®), dose que deve ser dissolvida em 10 mL de água esterilizada e adicionada a uma solução de glicose a 5% (500 mL), para uso intravenoso durante 4 a 6 h. Não há necessidade de fotoproteção do preparado, que não pode ser diluído em soro fisiológico, pois precipita. A dose inicial deve ser de 0,25 mg/kg/dia, para ser aumentada em 0,25 mg/kg/dia, diariamente, até o máximo de 1 mg/kg/dia. A dose diária não deve ultrapassar 50 mg/dia, pois diminui os efeitos colaterais, e pode ser feita, em função da longa meia-vida, em dias alternados. O fármaco não penetra bem no SNC, embora possa ser feita infusão intratecal, nos casos de meningite, 2 a 3 vezes/semana. Embora não seja absorvida por via oral, pode ser empregada no tratamento da candidíase oral.

Os efeitos colaterais são flebite, calafrios, hipertermia, náuseas, vômitos, cefaleia, anorexia, diarreia, hipotensão ortostática, hipertensão, erupções cutâneas, diminuição da função renal e hepatite, anemia e trombocitopenia (mas não comumente com leucopenia). Também pode provocar hipopotassemia, que leva a alterações da repolarização ventricular (diminuição da onda T e aumento da onda U). Tiazídicos, assim como diuréticos de alça e corticosteroides sistêmicos, potencializam o risco de desencadear hipopotassemia. Medicamentos nefrotóxicos (aminoglicosídios, cisplatina, vancomicina, fluocitosina etc.) agravam o potencial nefrotóxico da anfotericina. O uso concomitante de antipsicóticos pode prolongar o intervalo QT e causar arritmias, assim como elevar o nível de digoxina.

Alguns desses efeitos colaterais podem ser evitados com o uso prévio de ácido acetilsalicílico, paracetamol, difenidramina, meperidina e/ou hidrocortisona IV. O paciente, antes de iniciar a terapia, deve fazer ECG, hemograma completo e bioquímica. A anfotericina B está formalmente contraindicada em nefropatas, cardiopatas, hepatopatas e pacientes acima de 60 anos.

Três formulações lipídicas de anfotericina estão disponíveis: L-AMB (ou AmBisome®), complexo lipídico de anfotericina B (ABLC ou Abelcet®) e ABCD (ou Amphotec®). A FDA aprovou L-AMB para uso em crianças $\geq$ 1 mês de idade, ABLC para crianças $\geq$ 16 meses de idade, e ABCD para crianças e adultos.

A anfotericina B lipossomal (AmBisome®) é a mais eficiente das três apresentações lipídicas existentes, em que a substância se encontra sob a forma de um preparado lipossomal unilamelar. Tem como vantagem, com relação à anfotericina B deoxicolato (é um sal biliar empregado para torná-la solúvel), alcançar concentrações muito mais elevadas e mantidas no sangue (livre no plasma é menor) e, portanto, maior eficácia; está associada também a menores toxicidades renal e hepática que seriam explicadas pela menor quantidade de substância excretada sem ter sido previamente metabolizada. Tornou-se a opção terapêutica no tratamento de pacientes com insuficiência renal crônica. O seu uso de maneira mais ampla é limitado pelo alto custo. A dose empregada fica, em geral, em torno de 3 a 5 mg/kg/dia.

Os lipossomas presentes na formulação AmBisome®, ao desviarem a sinalização de TLR2 para TLR4, ativam os neutrófilos para um estado antifúngico enquanto diminuem os efeitos pró-inflamatórios da anfotericina B deoxicolato.

As crianças, em especial os neonatos, toleram melhor que os adultos a AMB convencional (deoxicolato). Formulações lipídicas de anfotericina B são as preferidas em crianças maiores, sendo provável a necessidade de um período prolongado de tratamento. A combinação de derivados de anfotericina B com quelantes de ferro (deferasirox) apresentou maior taxa de mortalidade em pacientes com mucormicose.

Reações anafiláticas com a anfotericina B lipossomal têm sido descritas e relacionadas com a perfusão, podendo estar relacionadas com a síntese de prostaglandina E_2.

Anfotericina B encocleada é uma nova apresentação. A molécula obtém proteção em veículos lipídicos encocleados, o que significa aumento da estabilidade química, segurança e eficácia clínica, além de permitir absorção oral. A anfotericina B encocleada é mais estável que a lisossomal e menos propensa à oxidação, resiste à degradação enzimática e apresenta liberação lenta do fármaco. O espectro de atividade é semelhante ao das demais formulações do fármaco; apresenta atividade limitada contra *A. terreus*, *A. flavus* e *A. nidulans*. Dados de modelos animais demonstraram eficácia da anfotericina B encocleada no tratamento de candidíase sistêmica, meningite criptocócica e aspergilose pulmonar invasiva.

Equinocandinas

As equinocandinas são uma nova classe de antimicóticos com potente ação fungicida contra *Candida* spp. (primeira linha), e fungistática contra *Aspergillus* spp. (segunda linha); não são ativas contra *C. neoformans* ou leveduras não *Aspergillus*. São cinco os sais atualmente existentes. Apresentam excelente tolerância e baixa incidência de efeitos secundários; podem ser empregadas em pacientes com instabilidade hemodinâmica.

Inibem competitivamente a síntese de β-1,3-glucanos, um componente essencial da parede celular dos fungos (não presente nos mamíferos), por isso são pouco tóxicas; não são metabolizadas pelo sistema enzimático CYP450 e, portanto, apresentam pequena probabilidade de interações metabólicas. Exceção ao uso concomitante de ciclosporina por agressão hepática e por esta incrementar sua concentração em 35%.

As equinocandinas estão disponíveis apenas para uso parenteral.

Caspofungina

A caspofungina é um lipopeptídeo cíclico e utilizada no tratamento de infecções fúngicas graves, abrangendo condições como candidemia, candidíase esofágica, outras infecções por cândida e aspergilose pulmonar.

É um produto da fermentação do fungo *Glarea lozoyensis*, de uso intravenoso exclusivo e de metabolismo hepático. É aprovada pela FDA para adultos e utilizada em dose inicial de 70 mg/dia e posteriormente 50 mg/dia e em crianças $>$ 3 meses de idade na dosagem de 50 mg/m^2/dia. Não deve ser usada em solução com dextrose; penetra pouco no SNC. A sua meia-vida é de 9 a 10 h. Está aprovada para uso em candidíase esofágica, candidemia, infecção por *Aspergillus* spp. e terapia empírica de pacientes neutropênicos com febre refratária. Tem como efeitos colaterais: febre (10 a 35%), calafrios, cefaleia, flebite/tromboflebite, dor abdominal, náuseas, vômitos, diarreia, taquicardia, *rash* (15 a 20%) e *flushing* por liberação de histamina, alterações laboratoriais nos eletrólitos, transaminases, proteinúria, hematúria e elevação da creatinofosfoquinase. Apenas a dose de manutenção deve ser ajustada para 35 mg/dia na insuficiência hepática moderada, o que não é necessário na insuficiência renal, mas é contraindicada em pacientes com doença hepática grave.

A taxa de resposta por espécies varia desde 71%, na *Candida parapsilosis*, *Candida krusei* e *Candida tropicalis*, até 76%, para a *C. albicans* e 78% *C. glabrata*. A eficácia contra candidíase no SNC ainda não foi demonstrada.

A ciclosporina pode aumentar a biodisponibilidade da caspofungina. A caspofungina reduz as concentrações do tacrolimo e mostrou interação com rifampicina, efavirenz, fenitoína, dexametasona e carbamazepina.

Micafungina

Produto da fermentação do fungo *Coleophoma empetri*, está indicada no tratamento da candidíase esofágica e na profilaxia de pacientes transplantados do sistema hematopoiético, e é empregada nas doses de 150 mg e 50 mg/dia, respectivamente; ou 100 mg/dia em > 40 kg ou 2 mg/kg/dia em < 40 kg; em pacientes com resposta inadequada (p. ex., sem melhora clínica ou com culturas positivas), a dosagem pode ser incrementada a 200 mg/dia ou 4 mg/kg/dia, respectivamente. Deve ser administrada em infusão intravenosa por 1 h, com meia-vida aproximada de 12 h em adultos. Causa menos efeitos colaterais que a caspofungina; pode provocar em adultos: cefaleia (7%), artralgias (7%), hipofosfatemia (4%), insônia (4%), *rash* (4%), náuseas, vômitos e aumento das enzimas hepáticas. Também foram descritos ansiedade, fezes pretas ou com aspecto de alcatrão, sangramento gengival, edema da face, braços, mãos, pernas ou pés, suor frio, coma e pele fria e pálida. Além disso, a micafungina pode levar à diminuição da frequência ou quantidade de urina.

É um substrato débil do citocromo P3A4 e incrementa os valores de sirolimo (21%), nifedipino (18%) e itraconazol (22%), mas não modifica de modo significativo os da ciclosporina e do tacrolimo.

Na candidíase esofágica, a dosagem recomendada em pacientes ≥ 16 anos de idade é 150 mg/dia com peso > 40 kg e 3 mg/kg/dia com peso ≤ 40 kg. A duração do tratamento para candidíase invasiva deve ser maior que 2 semanas e deve ser prolongada por 1 semana após a resolução dos sintomas clínicos e até duas hemoculturas sequenciais negativas. Para a profilaxia da candidíase, recomenda-se a administração por até 1 semana após a resolução da neutropenia. Os ajustes da dose não são necessários em pacientes com disfunção renal ou insuficiência hepática leve a moderada. A dose de 10 mg/kg/dia promove níveis adequados que possibilitam a penetração no SNC, podendo ser a dose ótima para prematuros e recém-nascidos.

Caspofungina e micafungina podem induzir reação anafilática na infusão em cerca de 1 a 2% dos pacientes. A reação anafilática relacionada com a infusão de caspofungina pode ser mediada pela liberação de histamina.

Anidulafungina

A anidulafungina é utilizada no tratamento de pacientes com candidíase esofágica.

Tem meia-vida mais longa (18 h) e atividade similar à das demais equinocandinas. Também é de uso exclusivamente intravenoso, com dose de ataque de 200 mg/dia seguida de 100 mg/dia; o tratamento deve ser mantido por 2 semanas após a última cultura positiva. A candidíase esofágica requer dose de 50 mg/dia.

Ao contrário das outras duas equinocandinas, seu metabolismo não é hepático e apresenta mínimas interações medicamentosas; pode constituir uma vantagem em pacientes com disfunção hepática ou transplantados. Tem meia-vida longa de aproximadamente 26 h para adultos e 20 h para crianças. A eliminação do produto ocorre via excreção biliar e pelas fezes. Como é degradado no sangue, não é necessário o ajuste da dose em hepatopatas ou nefropatas. As concentrações tissulares depois de várias doses são maiores nos pulmões, no fígado, no baço e nos rins.

Para pacientes de 2 a 17 anos com neutropenia, a dose inicial é de 1,5 a 3 mg/kg, com dose de manutenção de 0,75 a 1,5 mg/kg/dia; um paciente adulto recebe 100 mg/dia.

No tratamento de pacientes graves, é recomendável utilizar associação com voriconazol e caspofungina. O tratamento combinado pode estar indicado para pacientes com doença disseminada e/ou com alteração do SNC.

Pode estar associada a efeitos adversos, incluindo fezes pretas ou com aspecto de alcatrão, calafrios, diminuição da urina, febre, aumento da sede, batimentos cardíacos irregulares e dor lombar ou lateral. Além disso, a anidulafungina pode causar alterações de humor ou mentais.

Aminocandina

É um produto semissintético da fermentação do *Aspergillus sydowi*, estruturalmente similar às equinocandinas, com a vantagem de meia-vida 3 a 4 vezes mais longa do que as demais. É um lipopeptídeo não metabolizado no fígado e não é substrato das enzimas do citocromo P450. Tem alta afinidade por proteínas (> 99%). Apresenta boa atividade contra *Aspergillus* spp. e *Candida* spp., incluindo espécies resistentes aos azóis, a outras equinocandinas e à anfotericina B. É inativa contra *Scedosporium* spp., *Fusarium* spp. e Mucorales. Tem sido administrada de 1 a 2 vezes/semana tanto para profilaxia como para o tratamento, reduzindo a carga fúngica e melhorando a sobrevida das infecções por *Candida albicans*.

Outros antifúngicos

Griseofulvina

É um antibiótico fungistático, produto metabólico do *Penicillium griseofulvum*, de ação exclusiva contra dermatófito que age interferindo com a síntese de DNA, interrompendo a mitose na fase de metáfase, afetando a estrutura e as funções dos microtúbulos. É mais bem absorvida como microcristais (não disponível no Brasil) e na presença de gordura, recomendando-se, pois, sua ingestão após refeições gordurosas. É metabolizada no fígado e eliminada pelos rins, chegando à superfície cutânea, possivelmente, pela sudorese.

A dose para adultos é de 1 a 2 comprimidos de 500 mg/dia, enquanto na criança a dose fica entre 15 e 20 mg/kg/dia, devendo ser usada conforme orientação. O tratamento da *tinea corporis* extensa dura cerca de 20 dias; da *tinea capitis*, 4 a 6 semanas. É bem menos efetiva que os derivados imidazólicos, sobretudo os triazólicos; no entanto, continua como primeira escolha no tratamento da *tinea capitis*, em especial quando a etiologia for microspórica. Há numerosos casos de resistência, sobretudo quando for por *Trichophyton rubrum*; portanto, não é uma boa indicação no tratamento da *tinea pedis* e *ungueum*.

Barbitúricos diminuem os níveis plasmáticos da griseofulvina; esta diminui o efeito de anticoagulantes orais (cumarínicos) e, talvez, de anticoncepcionais. Os efeitos colaterais mais frequentes são: epigastralgia, cefaleia, fototoxicidade, urticária, erupções cutâneas, efeito *antabuse*, hepatotoxicidade, desencadeamento ou exacerbação de síndrome lúpus-símile e porfiria aguda intermitente, alterações neurológicas diversas, leucopenia e, até mesmo, anemia aplástica.

5-fluorocitosina

É um quimioterápico de apresentação oral ou venosa, análogo à pirimidina, de ação em certas micoses: candidíase, criptococose meníngea (como terapia coadjuvante com anfotericina B), cromoblastomicose, aspergilose e esporotricose. É aprovada apenas para adultos e empregada na dose de 25 a 150 mg/kg/dia VO, de 6/6 h. Age por intermédio da sua conversão em 5-fluoruracila pela citosina deaminase. A resistência à substância ocorre rapidamente quando utilizada isoladamente, por isso mesmo é recomendado associá-la à anfotericina B. Sua principal indicação é no tratamento da meningite criptocócica. Efeitos colaterais são infrequentes (gastrointestinais) e, raramente, podem ocorrer hepatotoxicidade, citopenias e diversas alterações neurológicas.

Clofazimina

Utilizada no tratamento da hanseníase, tem ação na doença de Jorge Lobo na dose de 200 a 300 mg/dia VO, durante meses.

Iodeto de potássio

A solução saturada de idodeto de potássio (SSKI) é eficaz, barata e tem indicação no tratamento da esporotricose e da entomoftoromicose ou zigomicose subcutânea causada pelo *Basidiobulus ranarum*, nocardiose linfocutânea causada por *Nocardia brasiliensis* e fitiose humana causada por *Pythium insidiosum*. Nessas indicações, em geral, é como segunda opção. No caso de falha no tratamento da esporotricose com itraconazol associado ou não à terbinafina, o seu acréscimo tem solucionado os casos refratários.

É rapidamente absorvido pelo trato intestinal e se distribui rapidamente no espaço extracelular com maior concentração na tireoide, nas glândulas salivares e mamárias, na mucosa gástrica, no plexo coroide e na placenta. Cerca de 90% da dose é excretada na urina; o restante, pelo suor, pela lactação e pelas fezes.

Embora não esclarecido completamente o mecanismo de ação, atua por meio da inibição da imunidade celular por meio da desestruturação dos granulomas, da inibição da quimiotaxia de neutrófilos e da supressão de intermediários de oxigênio produzidos por neutrófilos, atua na fagocitose do *Sporothrix* e inibe a formação do biofilme nas fases leveduriforme e filamentosa.

É utilizado na dose de 2 a 4 g/dia. A SSKI é uma boa forma de administração, devendo-se iniciar com 5 gotas em cada refeição (3 vezes/dia) e aumentar gradativamente, conforme a tolerância do indivíduo, até alcançar a dose ideal de 20 a 30 gotas em cada refeição. Para tornar a solução saturada, é necessário adicionar 142,85 g de KI para cada 100 mL de água; logo, 1 mL, aproximadamente 20 gotas, contém 1,4 g de KI. O tempo de tratamento é de 6 a 10 semanas, e a manutenção é de 1 a 2 meses após a cura clínica. Em crianças, 1 a 10 gotas, 3 vezes/dia, por 2 a 3 meses. Deve ser administrado com água, sucos ou leite para diminuir a irritação gástrica. O uso concomitante de diuréticos poupadores de potássio e de inibidores da enzima conversora de angiotensina pode levar a hiperpotassemia e eventual toxicidade.

Outras indicações incluem dermatoses neutrofílicas (síndrome de Sweet, doença de Behçet e pioderma gangrenoso), paniculites (eritema nodoso, vasculite nodular e paniculite migratória nodular superficial), eritema multiforme e granulomatose de Wegener.

Os efeitos colaterais são: gosto metálico, coriza e expectoração, urticária, petéquias, erupções bolhosa (inclusive agrava a dermatite herpetiforme) e acneiforme, iododerma, pruridermia, foliculite, vasculite, eritema nodoso, aumento das glândulas salivares ou lacrimais, efeito Wolff-Chaikoff (indução de hipotireoidismo) e fenômeno de Jod-Basedow (indução de hipertireoidismo). Está contraindicado na gestação por risco de hipotireoidismo congênito – ver Capítulo 20, item *Iododerma/bromoderma (halogenodermas)*.

Sulfas

A associação de sulfametoxazol com trimetoprima, em especial, tem ação muito expressiva na paracoccidioidomicose. A dose de ataque é de 2.400 mg/480 mg/dia em três tomadas diárias por 2 meses VO; continua sendo utilizada na dose de 1.600 mg/320 mg, em duas tomadas diárias até a cura da doença. O seu uso intravenoso é indicado na neuroparacoccidioidomicose ou nas formas graves.

Novos medicamentos em desenvolvimento clínico

Novos agentes antifúngicos estão atualmente em desenvolvimento para superar as limitações das substâncias existentes, que incluem questões como toxicidade, perfis farmacocinéticos abaixo do ideal, potenciais interações medicamentosas, eficácia clínica limitada e o problema da resistência antifúngica emergente. Essas novas terapias visam melhorar os resultados do tratamento, visando a novos mecanismos de ação, minimizando os efeitos adversos e combatendo os desafios da resistência.

Inibidores da síntese da quitina

A quitina é um polissacarídio importante na parede celular fúngica, que é importante na determinação da forma da célula, embora a concentração de quitina na parede celular seja de apenas cerca de 1%. A quitina é um polímero praticamente insolúvel de unidades ligadas de β-(1,4)-N-acetilglucosamina. É bem separada do glucano na parede celular, embora seja covalentemente ligado a ela, de modo a reforçar a parede celular. A quitina é essencial para os fungos e é ausente no organismo humano. Portanto, a síntese de quitina é um alvo atrativo de pesquisa.

A *nicomicina* age por inibição competitiva de quitina-sintase. A enzima fúngica que forma quitina é ativa para os fungos dimórficos altamente quitinosos, por exemplo, *C. immitis*,

B. dermatitidis e *H. capsulatum*. Ela tem pouca ou nenhuma atividade contra *C. albicans*, *C. tropicalis*, leveduras e *Cryptococcus neoformans* e é praticamente inativa contra *Aspergillus fumigatus*; sua combinação com azóis, quer com o fluconazol ou o itraconazol, mostra a atividade sinérgica *in vitro* contra cepas de *Candida* spp., *Cryptococcus neoformans* e *Aspergillus fumigatus* e atividade *in vivo* contra *Histoplasma capsulatum*. Interações sinérgicas também foram demonstradas com equinocandinas (caspofungina) contra *Aspergillus fumigatus* e *Coccidioides* spp.

Inibidores da cadeia respiratória mitocondrial (ATI-2307)

É um composto aromático do tipo diamidina-pentamidina com atividade antifúngica contra *Candida* spp., *Aspergillus* spp., *Fusarium* e *C. neoformans*. O ATI-2307 atua por meio da inibição seletiva dos complexos III e IV da cadeia respiratória mitocondrial de leveduras. Dados de modelos animais demonstraram eficácia do composto no tratamento da meningite criptocócica em coelhos.

Inibidores da di-hidro-orotato desidrogenase

Olorofim (F901318)

Olorofim é um medicamento pioneiro pertencente a uma nova família de agentes antifúngicos, os orotomidas, cujo mecanismo de ação reside na inibição da biossíntese de pirimidinas, bloqueando a ação da enzima di-hidro-orotato desidrogenase (DHODH). O olorofim apresenta um espectro de atividade peculiar e não apresenta atividade *in vitro* contra *Candida* spp. e Mucorales. Em contraste, possui atividade potente contra a maioria das espécies clinicamente relevantes de *Aspergillus* spp. (incluindo cepas resistentes a azóis) e *Scedosporium*. A razão entre a concentração plasmática total mínima/CIM (Cmín/CIM) foi o índice PK/PD que melhor prediz a resposta clínica. Atualmente, o olorofim está sendo avaliado para o tratamento de infecções invasivas por fungos em pacientes com opções de tratamento limitadas.

Olorofim (F901318) é um novo antifúngico e pertence à classe dos orotomídeos. Seu mecanismo de ação envolve a inibição da DHODH fúngica, uma enzima essencial para a síntese de DNA. O fármaco não apresenta atividade contra a DHODH humana, resultando em toxicidade limitada e um perfil de segurança favorável. Está disponível por via oral, é eficaz contra fungos resistentes a triazóis e multirresistentes, mas apresenta baixa solubilidade em água e alta ligação a proteínas. No entanto, é bem distribuído nos tecidos, incluindo rins, fígado, pulmões e até mesmo no cérebro em baixas concentrações. Olorofim é um inibidor fraco do CYP3A4, o que o torna propenso a interações medicamentosas. A exposição prolongada leva a um efeito fungicida retardado. *In vitro*, apresenta atividade de amplo espectro contra fungos como *Aspergillus* spp., *H. capsulatum* e *Fusarium* spp. É altamente ativo contra espécies patogênicas de *Aspergillus*, incluindo cepas resistentes a azóis, com CIMs $< 0{,}1$ g/mL, superando a anfotericina B, o voriconazol e o posaconazol. A resistência a esse agente não é facilmente induzida, como observado para *Aspergillus fumigatus*. Não foi observada resistência cruzada com espécies de *Aspergillus* resistentes a azóis. No entanto, não é eficaz contra *Candida* spp., *C. neoformans* e Mucorales devido a diferenças na DHODH. *In vivo*, demonstrou forte eficácia em modelos murinos de aspergilose invasiva, incluindo cepas selvagens e resistentes a azóis. Ele estendeu significativamente a sobrevivência, com até 88% de sobrevivência em camundongos infectados com *A. fumigatus*, *Aspergillus nidulans* e *Aspergillus tanneri*. Em camundongos imunossuprimidos com infecções por *Aspergillus flavus*, o olorofim reduziu os níveis de galactomanana e limpou o tecido pulmonar.

O estudo FORMULA-OLS (NCT03583164), recentemente concluído, investigou o olorofim como tratamento para infecções fúngicas invasivas em pacientes com opções limitadas. Esse estudo aberto, de braço único, concentrou-se em infecções causadas por espécies de *Lomentospora prolificans*, *Scedosporium* e *Aspergillus*, e outros fungos resistentes suscetíveis ao olorofim. As principais descobertas do estudo foram que o olorofim teve duração mediana de dosagem de 84 dias, estendendo-se para 308 dias para alguns pacientes. Ele mostrou um perfil de risco-benefício positivo, com 44% dos pacientes alcançando uma resposta completa ou parcial no dia 42 e uma taxa de resposta geral de 69%. A mortalidade por todas as causas foi de 15% no dia 42 e 20% no dia 90. O olorofim foi geralmente bem tolerado, com 8% dos pacientes apresentando eventos adversos graves, incluindo lesão hepática induzida por medicamento, e 2% necessitando de descontinuação. Os efeitos adversos não graves incluíram diarreia, náusea e vômito. Olorofim é o único antifúngico com a designação de Terapia Inovadora da FDA dos EUA. O estudo de fase III OASIS está avaliando a eficácia, a segurança e a tolerabilidade do olorofim em comparação com a anfotericina B lipossomal e o tratamento padrão em pacientes com aspergilose invasiva resistentes ou inadequados para terapia com azol. A previsão é de que o estudo seja concluído até 2026.

Na FDA foi aprovado seu uso para o tratamento da aspergilose e infecções por *L. prolificans*.

A dosagem oral é de 45% de biodisponibilidade. Fungos suscetíveis apresentam efeito de eliminação dependente do tempo após a dosagem. Olorofim é metabolizado por múltiplas enzimas CYP450, incluindo CYP3A4 e, portanto, é suscetível a fortes inibidores e indutores do CYP3A4. Olorofim não parece ter qualquer efeito sobre as enzimas CYP450 e tem baixo potencial para interações medicamentosas.

Espectro de atividade. Olorofim não é um antifúngico de amplo espectro; no entanto, apresenta uma novidade significativa e um espectro de atividade que será relevante no futuro. Olorofim não apresenta atividade contra leveduras, *Exophiala dermatitidis* ou o grupo Mucorales de fungos termicamente monomórficos, e não apresenta atividade contra *Alternaria alternata*, mas apresenta atividade contra vários grupos clinicamente importantes de fungos, incluindo fungos dimórficos (p. ex., *Histoplasma* e *Coccidioides* spp.), hifomicetos hialinos (p. ex., *Aspergillus* spp.) e fungos demáceos (p. ex., *Scedosporium* spp.). Olorofim foi altamente ativo *in vitro* e *in vivo* contra coccidioidomicose do SNC em um modelo murino. Olorofim demonstrou excelente atividade *in vitro* contra as fases de fungos e leveduras de *Talaromyces marnefei*, e também contra *Madurella mycetomatis*, o principal agente causador de eumicetoma, bem como contra dermatófitos, incluindo *Trichophyton* spp. Em virtude de sua nova enzima-alvo e mecanismo de ação, olorofim apresenta atividade contra fungos resistentes às opções de tratamento atuais, incluindo diversas espécies que podem ser resistentes a todos os antifúngicos disponíveis comercialmente, como *Scedosporium apiospermum*, *L. prolificans*, *Rasamsonia* spp., *Penicillium* spp. e *Scopulariopsis* spp. (incluindo *Scopulariopsis brumptii*).

Olorofim também mantém boa atividade contra isolados de *A. fumigatus* resistentes a azóis, incluindo mutantes ativos de CYP51A e espécies crípticas de *Aspergillus* de difícil tratamento, como *A. nidulans*, *A. tubingensis*, *A. lentulus* e *A. calidoustus*. Entre os fungos hialinos comuns, o olorofim exibe boa atividade geral contra o complexo de espécies *Fusarium solani* e *Fusarium oxysporum*, com alguns isolados demonstrando CIMs de até 4 mg/L, enquanto outros demonstram CIMs baixas.

Nenhum evento adverso grave foi relatado, embora dois participantes tenham apresentado náusea e diarreia e um tenha apresentado tontura. Em um estudo de doses múltiplas com 40 voluntários saudáveis do sexo masculino (NCT02142153), também não foram relatados eventos adversos graves, com a seguinte frequência de eventos adversos não graves: dor musculoesquelética em 0/30 participantes no grupo olorofim *versus* 1/10 no grupo placebo; parestesias ou cefaleia em 2/30 no grupo olorofim *versus* 0/10 no grupo placebo; epistaxe em 2/30 no grupo olorofim *versus* 1/10 no grupo placebo; e eczema em 1/30 participantes no grupo olorofim *versus* 0/10 no grupo placebo. Por fim, no grupo olorofim, foram relatadas reações relacionadas à infusão, incluindo tontura (67%), dor no local da infusão (44%) e flebite (39%); cada um desses eventos adversos foi relatado em 17% dos participantes no grupo placebo.

Monoterapia com olorofim: dose de ataque de 180 mg seguida de 60 mg, 2 vezes/dia, seguida de 90 mg 2 vezes/dia.

Olorofim terá um papel central no tratamento de infecções por fungos multirresistentes, incluindo a aspergilose resistente a azóis. Em particular para *L. prolificans*, em que outras opções de tratamento são escassas devido à resistência pan, olorofim pode representar uma opção de tratamento "inovadora", pois não está apenas associado a CIMs muito baixas, como também possui atividade antibiofilme. Além disso, olorofim terá um papel muito importante no tratamento de micoses endêmicas, particularmente coccidioidomicoses, como também de infecções causadas por *T. marnefei* e *Madurella mycetomatis*.

Olorofim é o primeiro agente antifúngico a receber a designação de terapia inovadora, concedida pela FDA em novembro de 2019 para o tratamento de infecções invasivas por fungos em pacientes com opções de tratamento limitadas ou inexistentes, incluindo pacientes com aspergilose refratária ou intolerantes à terapia atualmente disponível. Também é indicado para infecções causadas por espécies de *Lomentospora prolificans*, *Scedosporium* e *Scopulariopsis*.

Olorofim é o primeiro agente antifúngico a receber a designação de terapia inovadora, concedida pela FDA em novembro de 2019 para o tratamento de infecções invasivas por fungos em pacientes com opções de tratamento limitadas ou inexistentes, incluindo pacientes com aspergilose refratária ou aqueles intolerantes à terapia atualmente disponível. Também é indicado para infecções causadas pelas espécies *Lomentospora prolificans*, *Scedosporium* e *Scopulariopsis*.

Olorofim recebeu uma segunda designação de terapia inovadora em outubro de 2020. A segunda designação foi concedida para o tratamento de coccidioidomicose do SNC refratária ou para casos que não podem ser tratados com a terapia padrão.

Inibidores da enzima aciltransferase (Gwt1)

Fosmanogepix/Manogepix

Fosmanogepix (APX001, anteriormente E1211) é um profármaco de fosfato solúvel em água que pode ser administrado por via intravenosa ou oral e é metabolizado em sua forma ativa, manogepix (APX001A – Amplyx Pharmaceuticals, Inc., San Diego, CA, EUA –, anteriormente E1210 – Eisai Co., Ltd., Tóquio, Japão), por fosfatases alcalinas sistêmicas. Após administração oral ou intravenosa, as fosfatases sistêmicas convertem rapidamente fosmanogepix em manogepix.

O medicamento inibe a enzima fúngica Gwt1, que é crucial para ligar manoproteínas à parede celular fúngica. Ao atingir essa enzima, o fosmanogepix rompe a integridade da parede celular fúngica, levando à morte celular. O fosmanogepix é altamente seletivo e específico para fungos e não inibe o ortólogo humano mais próximo de Gwt1, a proteína classe W de *biossíntese* de âncora de fosfatidilinositol glicano (PIG-W). O medicamento exibe atividade de amplo espectro contra espécies de *Candida*, incluindo *C. auris*, que é conhecida por sua resistência a muitos medicamentos antifúngicos. Além disso, é eficaz contra espécies de *Aspergillus*, *Cryptococcus*, *Fusarium* e *Scedosporium*. No entanto, não tem atividade contra certas espécies, como *C. krusei* e *Candida inconspicua*. A eficácia do fosmanogepix foi avaliada em diversos modelos *in vivo* de infecções fúngicas invasivas, incluindo infecções disseminadas (*C. albicans*, *C. glabrata*, *C. auris*, *C. neoformans*, *Fusarium solani*) e infecções pulmonares (*Aspergillus* spp., *Scedosporium prolificans*, *Rhizopus* spp.) e outras infecções por fungos (*Scedosporium* e *Fusarium*). Dados preliminares (incluindo tolerabilidade e eficácia clínica) são encorajadores. Além de demonstrar aumento da sobrevida, diversos modelos de infecção em murinos e coelhos demonstraram redução da carga fúngica nos pulmões, rins, olhos, medula espinhal e cérebro.

Os ensaios de fases I e II demonstraram segurança e eficácia para o tratamento da candidíase invasiva, com sucesso terapêutico promissor e toxicidade muito baixa. Um ensaio de fase III está em andamento para comparar a segurança e a eficácia do fosmanogepix para o tratamento da candidemia e/ou candidíase invasiva com a terapia padrão utilizando caspofungina e fluconazol (NCT05421858).

Em comparação com os medicamentos antifúngicos habituais de uso clínico, foi mostrada uma maior eficácia e taxa de sobrevivência em modelos murinos com aspergilose pulmonar. Também tem atividade contra leveduras do gênero *Candida* resistente a azóis e equinocandinas, exceto *P. kudriavzevii*.

Foi relatada potente atividade *in vitro* contra *Candida* spp., incluindo isolados de *C. albicans*, *C. auris* e *C. glabrata* resistentes a azóis e equinocandinas, *Cryptococcus neoformans* e *C. gatti*, *Coccidioides* spp., *Aspergillus* spp., incluindo *A. fumigatus* resistente a azóis, *Fusarium* spp., *Scedosporium* spp., *Lomentospora prolificans* e outros fungos raros.

Foi relatado que o manogepix não apresenta atividade *in vitro* contra *C. krusei* e alguns dos Mucorales, incluindo atividade variável contra *Rhizopus* e *Lichtheimia*, bem como *Mucor* e *Cunninghamella*. No entanto, trabalhos recentes demonstraram atividade em modelos murinos contra *Rhizopus delemar* e atividade *in vitro* e *in vivo* contra *Rhizopus arrhizus/oryzae*, uma causa frequente de mucormicose em humanos. Em um modelo murino, uma combinação de manogepix com anfotericina B lipossomal demonstrou um efeito sinérgico significativo, reduzindo a carga fúngica pulmonar e melhorando a sobrevivência na aspergilose pulmonar invasiva, além de reduzir a carga fúngica pulmonar e cerebral e melhorar a sobrevivência na mucormicose.

Eficácia. No estudo de fase II mencionado anteriormente, o fosmanogepix foi iniciado como terapia de primeira linha e os pacientes foram tratados por até 14 dias. Os pacientes receberam prescrição de fosmanogepix 1.000 mg por via intravenosa, 2 vezes/dia, durante 1 dia, seguidos de 600 mg por via intravenosa uma vez ao dia por pelo menos 2 dias, seguidos de 600 mg por via intravenosa 1 vez/dia ou 700 mg por via oral 1 vez/dia. O fosmanogepix recebeu o *status* de tratamento acelerado pela FDA dos EUA para candidíase invasiva, aspergilose, escedosporiose, fusariose, mucormicose, criptococose e coccidioidomicose.

Vários estudos em andamento definirão ainda mais o papel deste agente no tratamento de infecções fúngicas invasivas, embora o perfil favorável de efeitos colaterais e a atividade contra múltiplos patógenos com opções de tratamento limitadas o tornem uma opção atraente e um acréscimo ao arsenal terapêutico para uma ampla gama de infecções por fungos (atividade variável apenas contra Mucorales) e leveduras (exceto aquelas causadas por *C. krusei*), bem como micoses endêmicas.

Novos inibidores de beta-d-glucanas

Rezafungina

A rezafungina (anteriormente SP3025 e CD101; Cidara Therapeutics Inc. e Melinta Therapeutics LLC) é um lipopeptídeo antifúngico semissintético. É considerado o primeiro membro das equinocandinas de segunda geração, desenvolvido para o tratamento de pacientes com 18 anos ou mais, particularmente aqueles com opções alternativas limitadas ou inexistentes para o manejo de candidemia e candidíase invasiva. Derivada de seu análogo estrutural, a anidulafungina, a anequinocandina foi desenvolvida para reduzir os problemas farmacológicos e de estabilidade das equinocandinas de primeira geração por meio de alterações estruturais.

Sua estrutura é análoga à da anidulafungina, com a exceção de que um grupo OH na última é substituído por uma fração (trimetilamônio) etoxi na primeira. A substância inibe a síntese da parede celular fúngica, atuando no complexo enzimático (1,3)-d-glucano sintase, codificado pelos genes *FKS1* e *FKS2*. A rezafungina e a anidulafungina compartilham a mesma cadeia lateral e um núcleo cíclico semelhante. No entanto, na rezafungina, a região hemiaminal do núcleo cíclico da equinocandina é substituída por um éter aminal de colina.

Essa modificação reduz a degradação química que normalmente ocorre na região hemiaminal da anidulafungina, aumentando assim a estabilidade e a solubilidade. É estável à biotransformação em microssomos hepáticos ou hepatócitos, reduzindo o risco de hepatotoxicidade. A depuração renal desempenha um papel menor na excreção da rezafungina, com frações excretadas. Como resultado, a rezafungina apresenta interação mínima com o CYP450, com meia-vida plasmática de 80 h após a primeira dose e cerca de 150 h após a segunda ou terceira dose, permitindo administração uma vez por semana, melhor penetração nos tecidos e segurança aprimorada. Em 6 de janeiro de 2021, a EMA aceitou a rezafungina para o tratamento de candidíase invasiva em adultos. O pedido foi apoiado por dados do estudo clínico de fase III ReSTORE (identificador clinicaltrials.gov: NCT03667690), que indicou que a rezafungina, quando administrada uma vez por semana, foi estatisticamente comparável em eficácia ao tratamento padrão com caspofungina, que requer dosagem diária. Além disso, a rezafungina foi geralmente bem tolerada e teve um perfil de segurança semelhante ao da caspofungina.

O ensaio clínico ReSTORE é um estudo multicêntrico, randomizado e duplo-cego que examina o regime de rezafungina 400 mg/200 mg uma vez por semana para o tratamento de candidemia e candidíase invasiva. O comparador ativo é a caspofungina intravenosa seguida de redução gradual opcional da dose de fluconazol. O desfecho primário é a mortalidade por todas as causas no 30º dia e a cura global no 14º dia, medida por índices clínicos, radiológicos e micológicos. O ensaio clínico randomizado, duplo-cego e controlado de fase III ReSPECT visa avaliar a rezafungina para a prevenção de doenças inflamatórias intestinais (DII), incluindo *Candida* spp., *Aspergillus* spp. e *P. jirovecii*, em pacientes submetidos a transplante alogênico de sangue e medula óssea. A dose de rezafungina 400 mg/200 mg, 1 vez/semana, é comparada a um regime-padrão contendo profilaxia diária com azóis, como fluconazol ou posaconazol, e profilaxia anti-*P. jirovecii*, com trimetoprima-sulfametoxazol oral. A sobrevida livre de fungos em 90 dias será avaliada como desfecho primário.

A rezafungina recebeu em 22 de março de 2023 sua aprovação da FDA nos EUA para o tratamento de candidemia e candidíase invasiva em pacientes com 18 anos ou mais que têm opções de tratamento alternativas limitadas ou nenhuma. A aprovação é baseada em dados clínicos limitados de segurança e eficácia. A rezafungina é eficaz contra várias espécies de *Candida*, incluindo *Candida albicans*, *Candida dubliniensis*, *Candida krusei* e *Candida tropicalis*, bem como *Aspergillus* spp. e uma grande atividade contra *C. auris*; no entanto, espécies de Basidiomycota, Mucorales, *Fusarium* e espécies dentro da família Ajellomycetaceae apresentam resistência intrínseca à rezafungina. Os efeitos da rezafungina estão atualmente sendo investigados em três estudos em andamento. Todos os três estudos estão em fase de recrutamento. O primeiro estudo (identificador clinicaltrials.gov: NCT05534529) é um estudo de fase I, multicêntrico e aberto para avaliar a farmacocinética, a segurança e a tolerabilidade de uma dose intravenosa única de rezafungina em pacientes pediátricos recebendo antifúngicos sistêmicos como profilaxia para infecção fúngica invasiva ou para tratar uma infecção fúngica suspeita ou confirmada. O estudo não está recrutando participantes atualmente, pois foi suspenso por motivos estratégicos.

O segundo estudo (identificador no clinicaltrials.gov: NCT05835479) é um estudo de fase II, multicêntrico, aberto, randomizado, com controle ativo, de prova de conceito, para avaliar a eficácia, segurança e tolerabilidade da rezafungina combinada com 7 dias de cotrimoxazol *versus* monoterapia com cotrimoxazol em adultos infectados pelo HIV com pneumonia por *P. jirovecii*.

O último estudo (identificador no clinicaltrials.gov: NCT04368559, ReSPECT) é um estudo de fase III, que investiga a eficácia e a segurança da rezafungina intravenosa na prevenção de doenças fúngicas invasivas em indivíduos submetidos a transplante alogênico de sangue e medula óssea, em comparação com a terapia padrão (fluconazol ou posaconazol).

A rezafungina é administrada por via intravenosa e demonstrou diversos efeitos adversos, incluindo hipocalemia, pirexia, diarreia, anemia, vômitos, náuseas, hipomagnesemia, dor abdominal, constipação e hipofosfatemia.

Ensaios clínicos que avaliam o papel da rezafungina na prevenção de infecções fúngicas invasivas em transplante de células-tronco hematopoéticas (TCE) alogênico e avaliam as propriedades farmacocinéticas em pacientes pediátricos estão em andamento.

No entanto, sua maior vantagem reside em sua farmacocinética, com uma vida média muito prolongada que permite sua utilização em intervalos de dosificação semanais. Essa característica faz com que sua indicação seja especialmente direcionada à profilaxia da micose por *Candida*, *Aspergillus* e *Pneumocystis jirovecii* em pacientes receptores de transplante de medula óssea.

Candida albicans parece ser muito suscetível à rezafungina, visto que a maioria dos isolados foi inibida por $\leq$ 0,125 μg/mL em diferentes laboratórios utilizando os métodos CLSI e EUCAST.

Candida dubliensis, *C. fabianii*, *C. glabrata*, *C. inconspicua*, *C. kefyr*, *C. krusei*, *C. lipolytica*, *C. pulcherrima*, *C. sojae* e *C. tropicalis* também foram inibidas por valores de CIM ≤ 0,125 μg/mL e foram suscetíveis a outras equinocandinas utilizando critérios interpretativos de valor de corte epidemiológico (VCE). Para isolados de *C. lusitaniae* e *C. auris*, as CIMs foram de 0,25 μg/mL pela metodologia CLSI. Concentrações inibitórias mínimas de 0,5 μg/mL foram encontradas para *C. metapsilosis* e 1 μg/mL para *C. orthopsilosis* e *C. guilliermondii*, *Candida parapsilosis* foi o organismo menos suscetível, com CIMs de até 4 μg/mL. CIMs intrinsecamente elevadas para *C. parapsilosis* são descritas de forma semelhante para outras equinocandinas e atribuídas a um polimorfismo no gene *FKS* de *C. parapsilosis*.

Em resumo, a rezafungina demonstra potente atividade *in vitro* contra a maioria das *Candida* spp. selvagens e resistentes a azóis, incluindo *C. auris*. A rezafungina também apresenta potente atividade contra dermatófitos comuns (p. ex., *Trichphyton mentagrophytes*, *T. rubrum*, *Microsporum gypseum*, *Epidermophyton foccosum*).

A rezafungina também demonstrou eficácia no tratamento de candidíase invasiva *in vivo*, com potente atividade contra *C. albicans*, incluindo cepas de *C. albicans*, *C. glabrata* e *C. parapsilosis* resistentes a azol em modelos murinos de candidíase disseminada imunocomprometida. Para *Aspergillus* spp., foram relatadas faixas de CEM de rezafungina de ≤ 0,015 a 0,125 μg/mL e ≤ 0,015 a 2 μg/mL contra *A. fumigatus* selvagem e espécies resistentes a azol, respectivamente. Contra *A. favus*, *A. niger* e *A. terreus*, a rezafungina demonstrou ser ativa com CEMs de ≤ 0,008 a 0,03 μg/mL. A rezafungina também tem atividade contra espécies crípticas, incluindo *A. calidoustus*, *A. lentulus*, *A. thermomutatus* e *A. udagawae*.

A atividade da rezafungina contra *Aspergillus* spp. é, portanto, comparável à de outras equinocandinas. Em um modelo murino de infecção disseminada de aspergilose causada por *A. fumigatus*, taxas de sobrevida semelhantes foram demonstradas com a rezafungina em comparação ao tratamento com anfotericina B.

A eficácia *in vivo* também foi demonstrada em um modelo murino de aspergilose disseminada causada por um isolado de *A. fumigatus* resistente a azol, portador de uma mutação TR34/L98H CYP51A. Estudos adicionais são necessários para determinar se esta pesquisa pré-clínica se traduz em experiência clínica e se a rezafungina tem o potencial de prevenir e tratar infecções causadas por *Aspergillus* spp.

As equinocandinas não são comumente usadas para tratar ou prevenir infecções por *P. jirovecii*. No entanto, a rezafungina demonstrou prevenir a infecção por *P. murina* em um modelo murino imunossuprimido de pneumonia por *P. jirovecii*. Uma diminuição significativa no número de núcleos tróficos e uma contagem reduzida de formas císticas foram demonstradas nos grupos tratados com rezafungina, com eficácia comparável à do controle ativo trimetoprima-sulfametoxazol. Assim como outras equinocandinas, a rezafungina é inativa contra fungos não *Aspergillus*, isolados de *Cryptococcus*, *Trichosporon* e *Rhodotorula* com CIMs > 8 μg/mL. De modo geral, a rezafungina apresenta ampla potência *in vitro* contra patógenos fúngicos, comparável à de outras equinocandinas. Até o momento, faltam dados *in vitro* para a maioria dos fungos e leveduras raros e emergentes.

Os estudos de fase I de segurança da rezafungina consistiram em dois estudos randomizados, duplos-cegos e controlados por placebo de escalonamento de dose com doses de até 400 mg 1 vez/semana durante 3 semanas consecutivas (NCT02516904 e NCT02551549). A segurança foi avaliada pelo número de eventos adversos clinicamente significativos em adultos saudáveis. A maioria dos eventos adversos relatados foi leve, com desconforto no peito, constipação, rubor facial, náusea e mialgia sendo frequentemente relatados. Uma tendência a taxas mais altas de eventos adversos, incluindo reações transfusionais, foi observada no grupo que recebeu a dose mais alta de rezafungina. Todos os eventos adversos foram transitórios e resolvidos completamente. Não foram relatados eventos adversos graves ou sérios, retiradas devido a eventos adversos ou mortes. Além disso, não foram relatados problemas de segurança relacionados a resultados laboratoriais, exame físico ou sinais vitais. Assim, a rezafungina demonstrou ter um perfil de segurança favorável em doses semanais de 400 mg.

Além disso, um estudo randomizado, duplo-cego, de fase I foi conduzido em voluntários saudáveis para avaliar os efeitos cardíacos de doses únicas de rezafungina intravenosa. Para equinocandinas, os dados sobre prolongamento do intervalo QT entre equinocandinas são limitados. Para anidulafungina, o prolongamento do intervalo QT é relatado como um evento adverso. As infusões de rezafungina não prolongaram o intervalo QT/QTc em doses de até 1.400 mg, e não houve efeito aparente na repolarização ou na duração do QRS em um eletrocardiograma de 12 derivações. Os ecocardiogramas não mostraram alteração na fração de ejeção ou em outros parâmetros cardíacos em comparação com o valor basal, e um aumento no intervalo PR foi observado no grupo da dose de 1.400 mg, mas foi considerado clinicamente irrelevante. Nenhum evento adverso grave foi relatado, e nenhum indivíduo interrompeu o estudo devido a um evento adverso. A dose de 1.400 mg é seis vezes maior do que a esperada em exposições terapêuticas em estado estacionário e não foi associada a um maior número ou gravidade de eventos adversos, o que implica um alto índice terapêutico da rezafungina. De modo geral, não foram encontradas evidências dos efeitos adversos da rezafungina a partir de dados de eletrocardiograma ou ecocardiograma.

Na avaliação de fase II, o ensaio clínico randomizado e duplo-cego STRIVE (NCT02734862) teve como objetivo avaliar a segurança e a eficácia da rezafungina intravenosa para o tratamento de candidemia e candidíase invasiva. Os eventos adversos transmissíveis (EATs) mais comuns foram diarreia leve a moderada, febre, hipocalemia e vômitos. Não foi observada tendência entre os grupos rezafungina e padrão (SOC, do inglês *standard of care*), portanto, o ensaio STRIVE foi considerado para validar ainda mais o robusto perfil de segurança da rezafungina no regime posológico de 1 vez/semana. Um segundo estudo de fase II, o ensaio clínico randomizado, multicêntrico, aberto, cego para o patrocinador, com controle ativo e com variação de dose RADIANT (RADIANT, NCT02733432), foi desenvolvido para investigar formulações tópicas de rezafungina em gel e pomada para o tratamento de candidíase vulvovaginal (CVV) aguda, com e sem histórico de recorrência. Em três braços de tratamento, foram comparadas as formulações de rezafungina e a SOC com fluconazol oral. A maioria dos eventos adversos emergentes do tratamento não estava relacionada aos medicamentos do estudo e todos foram de intensidade leve ou moderada. Infecções foram os eventos mais comuns em todos os grupos de tratamento. Sintomas vaginais, como dor e dispareunia, ocorreram com mais frequência com a pomada de rezafungina a 6% e nenhum evento adverso grave foi relatado. No geral, ambas as formulações tópicas de rezafungina foram seguras e bem toleradas.

Eficácia. Na análise de eficácia de fase II do estudo STRIVE para o tratamento de candidemia e candidíase invasiva, o desfecho primário de eficácia foi o sucesso geral no dia 14, conforme demonstrado pela erradicação micológica e cura clínica.

A rezafungina foi administrada em doses de 400 mg semanais ou 400 mg na primeira semana e 200 mg semanais depois disso e comparada ao tratamento de emergência com caspofungina 1 vez/dia e troca opcional para fluconazol oral. O regime de rezafungina 400 mg/200 mg apresentou a maior cura geral, com as maiores taxas de cura clínica e micológica e a menor taxa de mortalidade por todas as causas no dia 30 em todos os braços de tratamento. A candidemia desapareceu mais rapidamente nos pacientes tratados com rezafungina em comparação ao tratamento de emergência, possivelmente refletindo maior atividade fungicida com exposição antecipada ao medicamento, e demonstrou altas taxas de eficácia precoce do tratamento em pacientes com candidemia. As taxas de cura clínica também foram mais elevadas com rezafungina 400 mg/200 mg na diferenciação entre *C. albicans* e *Candida* spp. não *albicans*. É importante notar que certas formas de candidíase invasiva, como osteomielite, endocardite ou miocardite, e endoftalmite, foram excluídas. Diferenças aparentes entre os dois grupos de rezafungina levantaram a discussão sobre o crescimento paradoxal com concentrações mais elevadas. Estudos *in vitro* e em animais com outras equinocandinas relataram esse fenômeno, no qual a carga fúngica aumenta em doses acima de um determinado limite. No entanto, as diferenças com a rezafungina ocorreram no dia 5, quando ambos os braços de tratamento receberam uma dose semelhante de 400 mg. Portanto, um efeito paradoxal sobre o crescimento parece improvável.

Seu uso como agente profilático para a prevenção de doenças fúngicas invasivas causadas por *Candida* spp., *Aspergillus* spp. e *P. jirovecii* poderia superar os regimes multidrogas atuais, e a dosagem semanal com interações medicamentosas limitadas pode ser atrativa também para a profilaxia durante a fase inicial após transplante de órgãos sólidos (p. ex., fígado). Uma exposição antecipada ao medicamento sugere vantagens na prevenção da seleção de cepas resistentes.

Bibliografia

Al Musaimi O. FDA-approved antibacterials and echinocandins. *Antibiotics (Basel)*. 2025 Feb 7;14(2):166.

Bekersky I, Fielding RM, Dressler DE *et al.* Plasma protein binding of amphotericin B and pharmacokinetics of bound versus unbound amphotericin B after administration of intravenous liposomal amphotericin B (AmBisome®) and amphotericin B deoxycholate. *Antimicrob Agents Chemother*. 2002 Mar;46(3):834-40.

Boswell GW, Bekerksy I, Buell D *et al.* Toxicological profile and pharmacokinetics of a unilamellar liposomal vesicle formulation of amphotericin B in rats. *Antimicrob Agents Chemother*. 1998 Feb;42(2):263-8.

Boucher HW, Groll AH, Chiou C, Walsh TJ. Newer systemic antifungal agents. *Drugs*. 2004;64(18):1997-2020.

Butts A, Krysan DJ. Antifungal drug discovery: something old and something new. *PLoS Pathog*. 2012 Sep;8(9):e1002870.

Calogiuri G, Garvey LH, Nettis E *et al.* Skin allergy to azole antifungal agents for systemic use: a review of the literature. *Recent Pat Inflamm Allergy Drug Discov*. 2019;13(2):144-57.

Chen SCA, Sorrell TC. Antifungal agents; new drugs, old drugs. *MJA*. 2007 Oct;187(7):404-9.

Cohen PR, Holder WR, Rapini PR. Concurrent Sweet's syndrome and erythema nodosum: a report, world literature review and mechanism of pathogenesis. *J Rheumatol*. 1992 May;19(5):814-20.

Cowen EW, Nguyen JC, Miller D *et al.* Chronic phototoxicity and aggressive squamous cell carcinoma of the skin in children and adults during treatment with voriconazole. *J Am Acad Dermatol*. 2010 Jan;62(1):31-7.

Cucé LC, Wroclawski EL, Sampaio SAP. Treatment of paracoccidioidomycosis, candidiasis, chromomycosis, lobomycosis and mycetoma with ketoconazole. *Int J Dermatol*. 1980 Sep;19(7):405-8.

Denning DW. Echinocandin antifungal drugs. *Lancet*. 2003 Oct 4;362(9390): 1142-51.

Dias MFG, Bernardes-Filho F, Quaresma-Santos MV *et al.* Atualização no tratamento das micoses superficiais: artigo de revisão. Parte II. *An Bras Dermatol*. 2013 Nov-Dec;88(6):937-44.

Dias MFG, Quaresma-Santos MV, Bernardes-Filho F *et al.* Atualização no tratamento das micoses superficiais: artigo de revisão. Parte I. *An Bras Dermatol*. 2013 Sep-Oct;88(5):767-78.

Dolan CK, Hall MA, Blazes DL, Norwood CW. Pseudoporphyria as a result of voriconazole use: a case report. *Int J Dermatol*. 2004 Oct;43(10):768-71.

Dolton MJ, Ray JE, Marriott D, McLachlan AJ. Posaconazole exposure response relationship: evaluating the utility of therapeutic drug monitoring. *Antimicrob Agents Chemother*. 2012 Jun;56(6):2806-13.

Fortún J, Carratalá J, Gavaldá J *et al.* Recomendaciones sobre el tratamiento de la enfermedad fúngica invasiva por Aspergillus spp. y otros hongos filamentosos de la Sociedad Española de Enfermedades Infecciosas y Microbiología Clínica (SEIMC). Actualización 2011. *Enferm Infecc Microbiol Clin*. 2011;29(6):435-54.

Frellick M. FDA passes on Olorofim despite critical need for antifungals [Internet]. *Medscape*; 2023. Disponível em: https://www.medscape.com/viewarticle/993520. Acesso em: 21 jun. 2023.

Girmenia C, Iori AP. Safety and interactions of new antifungals in stem cell transplant recipients. *Expert Opin Drug Saf*. 2012 Sep;11(5):803-18.

Grover C, Khurana A. An update on treatment of onychomycosis. *Mycoses*. 2012 Nov;55(6):541-51.

Gu D, Hatch M, Ghannoum M, Elewski BE. Treatment-resistant dermatophytosis: a representative case highlighting an emerging public health threat. *J Am Acad Dermatol*. 2020;83(6):1153-5.

Guinea J. New trends in antifungal treatment: what is coming up? *Rev Esp Quimioter*. 2023 Nov;36 Suppl 1(Suppl 1):59-63.

Gupta AK, Katz HI, Shear NH. Drug interactions with itraconazole, fluconazole, and terbinafine and their management. *J Am Acad Dermatol*. 1999 Aug;41(2 Pt 1):237-49.

Gupta AK, Stec N, Summerbell RC *et al.* Onychomycosis: a review. *J Eur Acad Dermatol Venereol*. 2020 Sep;34(9):1972-90.

Hoenigl M, Sprute R, Egger M *et al.* The antifungal pipeline: fosmanogepix, ibrexafungerp, olorofim, opelconazole, and rezafungin. *Drugs*. 2021 Oct;81(15):1703-29.

Howard SJ, Felton TW, Gomez Lopez A, Hope WW. Posaconazole: the case for therapeutic drug monitoring. *Ther Drug Monit*. 2012 Feb;34(1):72-6.

Jain S, Sehgal VN. Onychomycosis: treatment perspective. *Int J Dermatol*. 2000 Jan;39(1):10-4.

Kathiravan MK, Salake AB, Chothe AS *et al.* The biology and chemistry of antifungal agents: a review. *Bioorg Med Chem*. 2012 Oct 1;20(19):5678-98.

Kauffman CA, Hajjeh R, Chapman SW. Practice guidelines for the management of patients with sporotrichosis. For the Mycoses Study Group. Infectious Diseases Society of America. *Clin Infect Dis*. 2000 Apr;30(4):684-7.

Labro MT. Immunomodulatory effects of antimicrobial agents. Part II: antiparasitic and antifungal agents. *Expert Rev Anti Infect Ther*. 2012 Mar;10(3):341-57.

Lacaz CS, Porto E, Martins JEC, Heins-Vaccari EM, Takahashi de Melo N. Drogas antifungicas, terapeutica das micoses, provas de sensibilidade *in vitro*, dosagem sanguinea. *In*: *Tratado de Micologia Médica Lacaz*. 9. ed. Sao Paulo: Sarvier, 2002.

Lass-Florl C. Triazole antifungal agents in invasive fungal infections: a comparative review. *Drugs*. 2011 Dec 24;71(18):2405-19.

Ledoux M-P, Denis J, Nivoix Y, Herbrecht R. Isavuconazole: A new broad-spectrum azole. Part 2: pharmacokinetics and clinical activity. *J Mycol Med*. 2018;28:15-22.

Leyden J. Pharmacokinetics and pharmacology of terbinafine and itraconazole. *J Am Acad Dermatol*. 1998 May;38(5 Pt 3):S42-7.

Lima AM, Sacht GL, Paula LZP *et al.* Resposta da cromoblastomicose ao voriconazol. *An Bras Dermatol*. 2016;91(5):679-81.

Livermore J, Hope W. Evaluation of the pharmacokinetics and clinical utility of isavuconazole for treatment of invasive fungal infections. *Expert Opin Drug Metab Toxicol*. 2012 Jun;8(6):759-65.

Lyra MR, Sokoloski V, Macedo PM, Azevedo ACP. Esporotricose refrataria ao tratamento convencional: sucesso terapeutico com iodeto de potassio. *An Bras Dermatol*. 2021 Mar-Abr;96(2):231-3.

Miller DD, Cowen EW, Nguyen JC, McCalmont TH, Fox LP. Melanoma associated with long-term voriconazole therapy: a new manifestation of chronic photosensitivity. *Arch Dermatol*. 2010 Mar;146(3):300-4.

Paiva JA, Pereira JM. New antifungal antibiotics. *Curr Opin Infect Dis*. 2013 Apr;26(2):168-74.

Pincelli TPH, Brandt HRC, Motta AL, Maciel FVR, Criado PR. Fusariose em paciente imunocomprometido: sucesso terapeutico com voriconazol. *An Bras Dermatol*. 2008 Jul-Ago;83(4):331-4.

Racette AJ, Roenigk HH Jr, Hansen R, Mendelson D, Park A. Photoaging and phototoxicity from long-term voriconazole treatment in a 15-year-old girl. *J Am Acad Dermatol*. 2005 May;52(5 Suppl 1):S81-5.

Riya B, Sharma G, Dogra S, Katare OP. Nanotechnological interventions in dermatophytosis: from oral to topical, a fresh perspective. *Expert Opin Drug Deliv*. 2019;16(4):377-96.

Sardana K, Khurana A, Gupta A. Parameters that determine dissolution and efficacy of itraconazole and its relevance to recalcitrant dermatophytoses. *Expert Rev Clin Pharmacol.* 2019 May;12(5):443-52.

Scott LJ. Micafungin: a review of its use in the prophylaxis and treatment of invasive *Candida infections. Drugs.* 2012 Nov 12;72(16):2141-65.

Shahid J, Ihsan Z, Khan S. Oral fluconazole in the treatment of pityriasis versicolor. *J Dermatol Treat.* 2000 Jun;11(2):101-3.

Steinbach W. Antifungal agents in children. *Pediatr Clin North Am.* 2005 Jun;52(3):895-915.

Sterling JB, Heymann WR. Potassium iodide in dermatology: a 19th century drug for the 21st century: uses, pharmacolgy, adverse effects, and contraindications. *J Am Acad Dermatol.* 2000 Oct;43(4):691-7.

Saag MS, Graybill RJ, Larsen RA *et al.* Practice guidelines for the management of cryptococcal disease. Infectious Diseases Society of America. *Clin Infect Dis.* 2000 Apr;30(4):710-8.

Tang H, Shi W, Song Y, Han J. Voriconazole exposure and risk of cutaneous squamous cell carcinoma among lung or hematopoietic cell transplant patients: A systematic review and meta-analysis. *J Am Acad Dermatol.* 2019;80(2): 500-7.

Testoni D, Smith PB, Benjamin DK Jr. The use of antifungal therapy in neonatal intensive care. *Clin Perinatol.* 2012 Mar;39(1):83-98.

Vasquez JA, Sobel JD. Anidulafungin; a novel echinocandin. *Clin Infect Dis.* 2006 Jul 15;43(2):215-22.

Vickers AE, Sinclair JR, Zollinger M *et al.* Multiple cytochrome P-450s involved in the metabolism of terbinafine suggest a limited potencial for drug-drug interactions. *Drug Metab Dispos.* 1999 Sep;27(9):1029-38.

Yun CH, Jeong JH, Ryu HR *et al.* Cutaneous prothotecosis responds rapidly to voriconale. *Int J Dermatol.* 2016 Dec;55(12):1373-7.

Zhang AY, Camp WL, Elewski BE. Advances in topical and systemic antifungals. *Dermatol Clin.* 2007 Apr;25(2):165-83.

86

Corticosteroides

Maria Victória Quaresma ◆ David Rubem Azulay ◆ Rubem David Azulay

Com a introdução da corticoterapia em 1949 no tratamento de doenças inflamatórias, houve uma verdadeira revolução na medicina. Além da função fisiológica de substituição, os corticosteroides passaram a ter ampla indicação em medicina geral, sobretudo em doenças potencialmente fatais, graças aos seus potentes efeitos anti-inflamatórios e imunossupressores. Também são denominados "glicocorticosteroides" (GC), por sua ação no metabolismo glicídico.

Aspectos fisiológicos e farmacológicos

Os corticosteroides são formados a partir de colesterol no córtex suprarrenal e têm sua produção regulada pelo hormônio adrenocorticotrófico (ACTH) secretado pela hipófise anterior em resposta à liberação, pelo hipotálamo, do neuropeptídio denominado "fator liberador de corticotrofina" (CRH), e influenciada pelo ritmo circadiano, pelo estresse e pelo *feedback* negativo sobre os seus receptores no hipotálamo e na hipófise. A produção diária de cortisol é de 20 a 30 mg e tem pico matinal às 8 h; em situações de estresse, pode chegar a 300 mg/dia.

Normalmente apenas 5 a 10% do cortisol circulam livremente, sendo o restante inativo por estar essencialmente (cerca de 80%) conjugado com a transcortina (globulina carreadora de cortisol) e 10% ligado à albumina. Os GC ligados à transcortina e à albumina não são biologicamente ativos, sendo, portanto, a fração livre responsável pelos efeitos fisiológicos. Indivíduos com hipoalbuminemia devem receber doses mais baixas de GC. A afinidade da transcortina pelos análogos sintéticos do cortisol é menor que a afinidade pelo cortisol.

O metabolismo dos GC é hepático e sua eliminação na forma inativa ocorre por via renal. A prednisona é convertida no fígado em prednisolona e, portanto, não deve ser prescrita para hepatopatas. Tanto o cortisol quanto os seus análogos sintéticos são bem absorvidos pelo trato gastrintestinal.

Mecanismo de ação

O mecanismo fundamental de atuação é a transcrição gênica. Por ser lipofílico, o GC livre atravessa por difusão passiva a membrana celular da célula-alvo e no citoplasma liga-se a receptores proteicos específicos presentes em praticamente todos os tecidos. O complexo GC-receptor sofre transformação estrutural e se torna capaz de penetrar no núcleo celular, no qual se liga a regiões promotoras de certos genes, denominadas *elementos responsivos aos GC*, induzindo a síntese não somente de proteínas anti-inflamatórias, como a lipocortina-1 e IκB, mas também de proteínas que atuam no metabolismo sistêmico (p. ex., proteínas que promovem gliconeogênese), processo chamado "transativação". Os GC também atuam por meio do mecanismo genômico chamado "transrepressão", em que monômeros de moléculas de GC e receptores de GC interagem com fatores de transcrição como a proteína ativadora 1 (AP-1) e o fator nuclear κB (NF-κB) por interação proteína-proteína e promovem efeito inibitório de suas funções. Por essa via, por exemplo, a síntese de citocinas pró-inflamatórias como fator de necrose tumoral alfa (TNF-α), interleucina (IL-6), IL-2 e prostaglandinas é reduzida.

Nos últimos anos, os estudos têm demonstrado que a maior parte dos efeitos clínicos procurados ao se utilizarem os GC, ou seja, o efeito anti-inflamatório e imunossupressor, é resultante do mecanismo de transrepressão, enquanto grande parte dos efeitos adversos está relacionada com os mecanismos de transativação.

Além desse aspecto molecular intracelular, sabe-se que: a resposta de proteção celular é inespecífica quanto a qualquer tipo de agressão; o grau de supressão da inflamação está relacionado diretamente com a concentração do corticosteroide no local da inflamação; a permeabilidade do endotélio capilar, que é extraordinariamente aumentada na inflamação, passa a ser bloqueada pelo corticosteroide; o sequestro de água intracelular e, consequentemente, o edema e a ruptura da membrana celular passam a ser inibidos pelo corticosteroide; ocorre estabilização da membrana dos lisossomos, impedindo a ruptura, o que evitaria um derrame de enzimas proteolíticas com a consequente destruição das células e, também, das fibras do tecido colágeno, o que perpetuaria e aumentaria o processo inflamatório.

O principal mecanismo anti-inflamatório dos corticosteroides parece ser decorrente do bloqueio do metabolismo do ácido araquidônico e, sobretudo, da ação sobre citocinas (TNF-α, várias interleucinas e moléculas de adesão), neutrófilos e monócitos no local da inflamação. Os corticosteroides produzem leucocitose neutrofílica, com eosinopenia, linfocitopenia e monocitopenia; têm ação bem mais pronunciada sobre o sistema monócito-macrófago (redução da ação bactericida) do que sobre os neutrófilos; *in vitro*, inibem a resposta macrofágica aos fatores quimiotáticos e também reduzem a produção pirogênica leucocitária, o que, provavelmente, justifica o seu efeito antifebril; reduzem o número de linfócitos periféricos, especialmente as células T; inibem a síntese linfocitária de uma variedade de citocinas; modulam direta e indiretamente a função das células B; inibem a resposta proliferativa dos monócitos ao fator de estimulação das colônias e sua diferenciação em macrófagos, também inibindo suas funções fagocíticas e citotóxicas; inibem a ação da histamina, a síntese de prostaglandinas e a ação dos ativadores do plasminogênio. Esses efeitos anti-inflamatórios e imunossupressores são transitórios e estão relacionados com a dose e com a potência dos corticosteroides, que, como sabemos, estão subordinadas à sua composição química.

Parâmetros farmacocinéticos e farmacodinâmicos

Os GC podem ser classificados de acordo com sua meia-vida, potência e duração de ação. A caracterização de duração de ação, como curta, intermediária e longa, tem como base a duração da supressão do ACTH após dose única, com atividade anti-inflamatória equivalente a 50 mg de prednisona:

- ação curta: cortisona, hidrocortisona; supressão do ACTH por 8 a 12 h
- ação intermediária: prednisona, prednisolona, metilprednisolona e triancinolona; supressão do ACTH por 12 a 36 h
- ação longa: dexametasona e betametasona; supressão do ACTH por 36 a 72 h.

A potência dos GC é avaliada por sua afinidade aos receptores citoplasmáticos e pela duração de sua ação. O Quadro 86.1, transcrito em vários trabalhos, apresenta uma noção bem aproximada da equivalência dos principais corticosteroides, em termos de potência anti-inflamatória, mineralocorticosteroide e GC.

Taquifilaxia

Em geral tópico, significa a perda do efeito de um corticosteroide, em decorrência de seu uso prolongado. É interessante ressaltar que a substituição por outro, até mesmo de menor potência, restaura a ação farmacológica. A explicação fisiopatogênica seria decorrente de um sistema de *feedback* negativo com *down-regulation* dos receptores após uso prolongado.

Corticoterapia sistêmica

A terapêutica por substituição está indicada na doença de Addison e em outras insuficiências adrenocorticais secundárias; na prática dermatológica o que interessa são as terapêuticas anti-inflamatória e imunossupressora. As principais indicações são: nas doenças alérgicas, como doença do soro, urticária, farmacodermias, dermatite de contato e choque anafilático; nas doenças autoimunes, como lúpus eritematoso, dermatomiosite, doença enxerto *versus* hospedeiro, doença autoagressiva hansênica; nas doenças vasculares imunológicas, como vasculites necrosantes e granulomatosas; nas buloses, sobretudo pênfigos e penfigoides; em outras doenças, como sarcoidose em atividade comprovada no que diz respeito a pulmões e olhos; pioderma gangrenoso, eritrodermias, aftose, eritemas polimorfo e nodoso, púrpura anafilactoide, eventualmente em acne cística, hidroadenite supurativa e vitiligo em atividade.

Estratégias terapêuticas

Existem diversos esquemas terapêuticos, que variam com as indicações; de qualquer maneira, há regras gerais que devem ser obedecidas: (1) evitar tanto quanto possível o uso de corticosteroide sistêmico; (2) procurar a dose mínima necessária à obtenção do efeito terapêutico, o que se consegue, em geral, por tentativas, sobretudo nas doenças que exigem tratamento prolongado; (3) procurar diminuir o tempo de tratamento; (4) uma dose única, mesmo em dose elevada, é praticamente inofensiva; (5) ao contrário das terapêuticas prolongadas, a realizada por poucos

Quadro 86.1 Características farmacológicas dos principais corticosteroides sistêmicos.

Corticosteroide	Dose equivalente	Potência do glicocorticosteroide	Potência do mineralocorticosteroide	Meia-vida plasmática (min)	Meia-vida biológica (h)
Curta ação					
Cortisona	25	0	1	30 a 90	8 a 12
Hidrocortisona	20		0,8	60 a 120	8 a 12
Média ação					
Prednisona	5	4	0,25	60	24 a 36
Prednisolona	5	4	0,25	200	24 a 36
Metilprednisolona	4	5	0	180	24 a 36
Triancinolona	4	5	0	300	24 a 36
Deflazacorte	7,5	4	0,5	180	24 a 36
Longa ação					
Dexametasona	0,75	20 a 30	0	200	36 a 54
Betametasona	0,6	20 a 30	0	200	36 a 54

dias (até 3 semanas) não produz, em geral, paraefeitos; (6) nas terapêuticas prolongadas a suspensão da medicação deve ser lenta e em doses progressivamente menores, caso contrário, além de recidiva do quadro, pode ocorrer crise addisoniana; (7) a terapêutica em dias alternados com doses ministradas pela manhã (8 h), mesmo que seja prolongada, minimiza os riscos e apresenta bons resultados terapêuticos; (8) quando o uso é prolongado, a medicação deve ser tomada sempre pela manhã (8 h), respeitando-se, assim, o ciclo circadiano da glândula suprarrenal. A prednisona é o corticosteroide mais empregado por via oral (VO).

Em dermatoses graves, que não põem em risco a vida do paciente e de curta duração, podem ser administradas doses pequenas divididas em duas tomadas diárias, o que as torna mais eficazes, ou a mesma dose em única tomada pela manhã (8 h). Em dermatoses graves, como pênfigos, penfigoide e lúpus eritematoso sistêmico, a terapêutica é prolongada (meses e até mesmo anos) e em doses elevadas; deve-se procurar encontrar a dose mínima de manutenção para cada um; isso é feito pela diminuição gradativa da dose inicial; de modo geral, a primeira dose e a manutenção por muito tempo variam de 1 a 2 mg/kg/peso de prednisona; se a terapêutica for iniciada com 100 mg e não houver resposta clínica, a orientação é no sentido de aumentar a dose (30 a 50%, cada vez) até o paciente não apresentar novas lesões; depois de 2 a 3 semanas de inatividade, inicia-se a diminuição gradativa da dose, e o que regula esse procedimento são os critérios clínicos (semanal, quinzenal). A associação de citostáticos e/ou imunomoduladores visa diminuir a dose total dos GC. Na prática médica, usa-se o jargão "poupar corticosteroide" para estas associações.

A *pulsoterapia* (PT) é uma modalidade terapêutica que consiste na aplicação de doses elevadas de corticosteroide por via intravenosa (IV). Inicialmente, foi empregada no controle das rejeições agudas de transplantes renais e atualmente é utilizada na nefropatia do lúpus eritematoso sistêmico, em angiites necrosantes, glomerulonefrite rapidamente progressiva e artrite reumatoide. Na dermatologia, é bastante empregada nos casos de pênfigo vulgar, com resultados satisfatórios. Há relatos do seu uso também no pênfigo paraneoplásico, penfigoide bolhoso, pioderma gangrenoso, urticária vasculite, fasciite eosinofílica, linfoma cutâneo de células T, entre outros.

A dose administrada é de 0,5 a 1 g de metilprednisolona em 2 a 3 h por 3 a 5 dias e repetida mensalmente de acordo com a evolução do paciente. A maioria dos efeitos adversos da PT não é vista com a terapia oral convencional. Esses efeitos adversos costumam ser leves e incluem *flushing* facial, artralgias, psicose aguda, depressão, soluço, entre outros. Têm sido descritos efeitos graves como morte súbita, arritmias, isquemia miocárdica, hiper e hipotensão e alteração de eletrólitos. Esses efeitos são raros, tendem a ocorrer nas primeiras 24 h, e estariam associados a uma administração muito rápida do GC e a comorbidades preexistentes.

Quando bem indicada, a PT é de grande valor terapêutico. Em seguida à PT, deve-se continuar a corticoterapia com doses clássicas, dependendo do caso.

Efeitos colaterais dos corticosteroides sistêmicos

Os efeitos adversos do uso de GC são bastante frequentes e variam desde situações leves e reversíveis com a parada do medicamento até manifestações irreversíveis e por vezes letais. Apesar de alguns sintomas como irritabilidade e insônia poderem ocorrer com administrações curtas, os efeitos adversos costumam ser diretamente proporcionais à duração do tratamento e à frequência de administração (Quadro 86.2).

Quadro 86.2 Efeitos colaterais da corticoterapia sistêmica.

Olhos	Catarata subcapsular posterior, glaucoma
Sistema imunológico	Suscetibilidade a infecções secundárias
Sistema musculoesquelético	Osteoporose, miopatia em especial pela triancinolona, necrose asséptica de cabeça de fêmur
Sistema nervoso	Pseudotumor cerebral, distúrbio do humor como estados depressivos e eufóricos, convulsão; psicoses
Sistema gastrintestinal	Pancreatite, úlcera gastrintestinal, ulceração e sangramento digestivo
Sistema cardiovascular	Retenção hídrica, hipertensão arterial, insuficiência cardíaca congestiva, equimoses
Sistema endócrino/metabólico	Síndrome de Cushing, supressão do eixo hipotálamo-hipófise-suprarrenal, diabetes, intolerância à glicose, obesidade central, dislipidemia, atraso do crescimento, hirsutismo, distúrbios menstruais, impotência, balanço negativo de cálcio e nitrogênio
Dermatológicos	Acne, estrias róseas, fragilidade capilar, dificuldade de cicatrização de feridas e equimoses

Insuficiência suprarrenal pode ocorrer nos pacientes em corticoterapia prolongada, pois o retorno da função normal do eixo hipotálamo-hipófise-suprarrenal pode demorar até 12 meses. Sempre que for feita a redução da dose do GC devem ser avaliados os sintomas da deficiência de GC ou crise addisoniana, que se apresenta classicamente com febre, náuseas, vômitos, hipotensão, hipoglicemia, hiperpotassemia e hiponatremia. Pode ocorrer reativação da doença de base e alguns pacientes podem desenvolver mialgia, artralgia, perda de peso e cefaleia. Recomenda-se manter o paciente em acompanhamento por um período de 1 a 2 anos e fazer a prevenção com uso de doses suplementares de corticosteroide, se submetido a estresse (p. ex., cirurgia, infecção).

Os corticosteroides interagem com diversos fármacos, em função do metabolismo hepático (via citocromo P450). O Quadro 86.3 apresenta as principais interações medicamentosas dos GC com outros agentes terapêuticos.

A fim de evitar ou minimizar complicações, deve-se fazer uma rigorosa avaliação pré-tratamento. Determinados exames complementares devem ser solicitados para a exclusão de algumas doenças antes do início e durante a terapia, sobretudo se esta for prolongada ou utilizar altas doses. Exame parasitológico de fezes para pesquisa de *Strongyloides stercoralis* ou mesmo tratamento direto, exame oftalmológico, derivado proteico purificado (PPD), radiografia de tórax, hemograma completo, glicemia de jejum, perfil lipídico, função renal e hepática, assim como cálcio e pesquisa de sangue oculto nas fezes devem ser solicitados.

Algumas medidas preventivas devem ser adotadas visando reduzir a morbidade decorrente do tratamento prolongado, além do uso concomitante de outras substâncias "poupadoras de corticosteroide", como citostáticos e imunomoduladores. A dieta deve ter restrições calórica, de gordura e de sódio, ser rica em proteína, potássio e cálcio. Recomendam-se atividade física 3 vezes/semana e restrição de fumo, álcool e café.

Em relação à tuberculose, deve-se fazer uso profilático com isoniazida (10 mg/kg/dia, dose máxima de 300 mg VO, por 6 meses) em caso de doença prévia, doença ativa intradomiciliar e PPD forte positivo associada a alguma condição debilitante.

A terapia preventiva da osteoporose consiste em dieta rica em cálcio, suplementação diária de cálcio (1,5 g) e vitamina D (800 UI) e deve ser considerada para pacientes que farão

Quadro 86.3 Interações medicamentosas dos corticosteroides.

Fármaco	Interação	Consequência
Fenitoína; barbitúricos; carbamazepina; rifampicina	Aceleram o metabolismo hepático dos GC	Podem reduzir o efeito farmacológico
Antiácidos	Reduzem a biodisponibilidade dos GC	Podem reduzir o efeito farmacológico
Insulina; hipoglicemiantes orais; anti-hipertensivos; medicações para glaucoma; hipnóticos e antidepressivos	Necessitam de aumento da dose	Alterações da glicemia; pressão arterial e intraocular
Digitálicos	GC podem facilitar a toxicidade associada a hipopotassemia	GC podem facilitar a toxicidade associada a hipopotassemia
Estrogênios e contraceptivos	Aumentam a meia-vida dos GC	Aumentam a meia-vida dos GC
Anti-inflamatórios não esteroides (AINE)	Diminuem a incidência de alterações gastrintestinais	Diminuem a incidência de úlcera
Vacinas e toxoides	Atenuam a resposta	Potencialização da replicação dos microrganismos em vacina de vírus vivos
Diuréticos depletadores de potássio	Acentuação da hipopotassemia	Acentuação da hipopotassemia
Salicilatos	GC reduzem os níveis plasmáticos	Redução da eficácia dos salicilatos

tratamento prolongado (> 3 meses) e não jovens; reposição hormonal deve ser considerada para mulheres na menopausa assim como para mulheres que se tornaram amenorreicas durante a corticoterapia. Os bisfosfonatos, ao inibirem a atividade osteoclástica, diminuem a reabsorção óssea e são bem mais efetivos do que vitamina D ou cálcio suplementar na prevenção e no tratamento da osteoporose, embora seja necessária a oferta destes para a ação efetiva desta classe de medicamento. Alendronato e risendronato são empregados nas doses VO semanais de 70 e 35 mg, respectivamente; outros bisfosfonatos mais onerosos são de posologia mais cômoda: ibandronato 150 mg VO, por mês; zolendronato 5 mg IV, por ano. Ressonância magnética ou cintigrafia são bem mais sensíveis do que os raios X na detecção da necrose avascular. O uso de testosterona deve ser considerado para homens com deficiência deste hormônio.

Antiácidos, bloqueadores de receptores H_2 e inibidores da bomba de prótons podem ser empregados no caso de sintomatologia epigástrica, passado de úlcera, uso de outro anti-inflamatório e doença maligna avançada. O uso de estatinas está indicado em pacientes que desenvolverem dislipidemia.

Os corticosteroides sistêmicos são classificados como categoria C quanto ao seu uso na gestação. Insuficiência placentária, aborto espontâneo, retardo de crescimento intrauterino e lábio leporino foram descritos como relacionáveis com o uso sistêmico de altas doses. Com relação ao uso tópico, parece não haver risco.

Corticoterapia tópica

O corticosteroide tópico é considerado o produto dermatológico mais frequentemente prescrito. Desde sua introdução, há mais de 50 anos, tem exercido um papel importante no tratamento de inúmeras doenças nas quais estejam envolvidos mecanismos imunes e inflamatórios, inibindo seus mediadores.

As principais indicações são: eczemas de qualquer natureza (seborreico, atópico, de contato), neurodermites, placas de psoríase, certas pruridermias, prurigos, desidrose, intertrigos, dermatites e agentes físicos e químicos.

Os corticosteroides tópicos são utilizados sob a forma de gel, creme, pomada, xampu e loção; esta última tem sua indicação máxima nas zonas pilosas, sobretudo no couro cabeludo; os cremes têm melhor efeito cosmético, porém as pomadas e o gel, por serem mais penetrantes, produzem efeito terapêutico mais rápido e melhor.

A corticoterapia tópica pode provocar efeitos colaterais sistêmicos, dependendo da absorção e da intensidade, em casos extremos, como a síndrome de Cushing; é preciso considerar que determinadas áreas são mais permeáveis (p. ex., o escroto é 36 vezes mais permeável do que a região palmoplantar); por outro lado, as lesões erosadas, extensas e áreas de dobras possibilitam maior absorção com efeitos sistêmicos. A variação na absorção percutânea é discutível, e estudos *in vitro* têm demonstrado que é causada pela espessura do estrato córneo e sua composição lipídica. Por essa razão, locais de maior absorção são mais passíveis de sofrerem efeitos adversos do corticosteroide. Na dermatite atópica há um defeito na barreira epidérmica, e a penetração de corticosteroide tópico é 2 a 10 vezes maior que a pele normal.

Deve-se ter em mente que as crianças estão mais sujeitas à supressão do eixo hipotálamo-hipofisário por apresentarem pele mais fina e, consequentemente, maior absorção. Os tratamentos sob oclusão com película de plástico aumentam a absorção em cerca de 10 vezes; o plástico não deve permanecer mais de 8 a 12 h, pelo risco de provocar miliária, infecção por cândida e bactérias.

Os corticosteroides tópicos podem ser divididos em duas classes: fluorados, quando estão quimicamente modificados a fim de que haja aumento na sua potência; e não fluorados.

A eficácia e a toxicidade têm relação direta com a concentração, com a capacidade de penetração do corticosteroide e com o veículo. Por meio de bioensaios e experimentações clínicas foram determinados sete níveis de potência com base na capacidade de promover vasoconstrição, conforme demonstrado no Quadro 86.4, por ordem decrescente de potência. Baixa e média potências geralmente são empregadas em lesões inflamatórias agudas da face e de áreas intertriginosas, e preferencialmente, em crianças e idosos por causa da superfície corporal e da maior permeabilidade da pele. A alta potência é frequentemente usada para tratamento de lesões crônicas, ceratóticas, liquenificadas ou lesões na região palmoplantar; são aplicados 2 a 3 vezes/dia. Uma maior frequência de aplicação pode ser requerida para a região palmoplantar porque o produto é facilmente removido durante atividades normais, como caminhar e lavar as mãos, e a penetração no estrato córneo é bem menor.

Quadro 86.4 Potência dos corticosteroides tópicos.

Nome farmacológico, apresentação	Nome comercial
Classe 1 – superpotente	
Propionato de clobetasol 0,05% gel, creme, pomada, solução, emulsão	Psorex®, Clob-x®, Dermacare®, Therapsor®, Propiosol®, Topirex®, Clobesol®
Propionato de halobetasol 0,05% (creme e pomada)	Halobex®
Fludroxicortida fita oclusiva 4 mcg/cm²	Drenison® oclusivo
Classe 2 – alta potência	
Dipropionato de betametasona 0,05% pomada	Diprosone®, Diprogenta®,* Diprosalic®*
Furoato de mometasona 0,1% pomada	Elocom®, Resgat®, Topison®
Desoximetasona 0,25% creme, pomada	Esperson®
Classe 3 – média/alta potência	
Acetonido de triancinolona 0,5% creme, 0,1% pomada	Kenalog®
Dipropionato de betametasona 0,05% creme	Diprosone®, Cortifar®
Valerato de betametasona 0,1% pomada	Betaderm®, Betnovate®
Classe 4 – média potência	
Furoato de mometasona 0,1% creme	Elocom®, Resgat®, Topison®
Acetonido de fluocinolona 0,025% pomada	Synalar®, Dermoxin®
Valerato de hidrocortisona 0,2% pomada	Hidrocortisona
Valerato de diflucortolona 0,1%	Nerisona®
Dipropionato de betametasona 0,05% solução	Diprosalic®*
Classe 5 – média/baixa potência	
Propionato de fluticasona 0,5% creme	Flutivate®
Dipropionato de betametasona 0,05% loção	Diprosone®
Fludroxicortida creme 0,0125%	Drenison®
Acetonido de fluocinolona 0,025% creme	Synalar®, Dermoxin®
Valerato de betametasona 0,1% creme	Betaderm®, Betnovate®, Betnovate® N,* Betsona®, Benevat®, Dermovat®
Valerato de hidrocortisona 0,2% creme	Hidrocortisona
Butirato de hidrocortisona 0,1% creme	Locoid®
Acetonido de triancinolona 0,1% loção	Kenalog®
Classe 6 – baixa potência	
Valerato de betametasona 0,1% loção	Betaderm®, Betnovate®
Desonida 0,05% creme	Desonol®, Adinos®, AdinosGen®,* Desoskin®, Candicort**
Acetonido de fluocinolona 0,025% loção	Synalar®
Acetonido de triancinolona 0,01% creme	Kenalog®
Classe 7 – baixíssima potência	
Acetato de hidrocortisona 1% creme	Berlison®, Cortigen®
Dexametasona 0,1% creme	Dexametasona, Neodex®,* Cortitop®, Dexason®, Cetadex®, Cortidex®

*Associação com ácido salicílico, gentamicina ou neomicina. **Associação com cetoconazol.
Observação: fludroxicortida é equivalente a flurandrenolida.

O veículo influencia a absorção e, portanto, a potência da substância. Os cremes são usados nas dermatoses agudas, subagudas e regiões intertriginosas. Já as pomadas são preconizadas nas lesões liquenificadas, infiltradas e também quando se deseja o efeito oclusivo para aumentar a hidratação do estrato córneo. O uso de propilenoglicol adicionado ao veículo aumenta a solubilidade do corticosteroide.

Efeitos colaterais locais:

- atrofia: efeito adverso mais comum da corticoterapia tópica. Não apenas por causa da ação supressiva nas células proliferativas, mas também pela inibição da síntese de colágeno e mucopolissacarídios ácidos, favorecendo o aparecimento de púrpura
- telangiectasia: estímulo das células endoteliais e da atrofia dérmica caracterizada por dilatação anormal dos vasos capilares e arteríolas
- distúrbio da barreira epidérmica: diminuição da formação dos corpos lamelares lipídicos, aumento da perda de água transepidérmica e demora na regeneração epidérmica
- acne: alguns autores atribuem esse efeito à degradação do epitélio folicular, resultando em extrusão do conteúdo folicular
- hipertricose: surgimento de pelos *velus* por indução de fatores de crescimento
- hipopigmentação: provável interferência dos corticosteroides com a síntese de melanina em melanócitos jovens, levando a pequenas áreas de hipopigmentação; as lesões geralmente são reversíveis após a descontinuação do fármaco
- infecções cutâneas: são comuns as infecções mucocutâneas durante a terapia e incluem pitiríase versicolor, onicomicose e dermatofitose
- eczema de contato: é raro (prevalência entre 0,2 e 6%), e o risco aumenta com a exposição prolongada. Sabe-se que os corticosteroides não fluorados (hidrocortisona, butirato de hidrocortisona e budesonida) resultam em aumento dessa prevalência em comparação aos compostos fluorados. A ligação do corticosteroide ao aminoácido arginina, que é parte de certas proteínas, parece ser uma condição prévia para que essa reação alérgica ocorra. A sensibilização ao corticosteroide tópico deve ser distinguida da desencadeada pelos demais constituintes do veículo; por exemplo, a lanolina (utilizada como base de pomadas) e os preservativos como parabenos (conservantes necessários para se manter a integridade do medicamento). Para essa distinção, é realizado o teste de contato com os diversos componentes da medicação, isoladamente. Diversas reações (eritemas, prurido, urticária, erupções maculopapulosas generalizadas ou localizadas) ocorrem com o emprego de corticosteroides por qualquer das demais vias de administração. Anafilaxia está mais associada à via intravenosa
- outros efeitos colaterais locais:
  - estrias, rosácea esteroide, dermatite perioral, púrpura e estados poiquilodérmicos. Granuloma glúteo infantil (erupção papulonodular, vermelho-purpúrica e granulomatosa) ocorre raramente nos glúteos, nas coxas e na prega inguinal de crianças em que se utilizou corticoterapia potente de modo intempestivo (Figuras 86.1 e 86.2).

Efeitos adversos sistêmicos incluem supressão do eixo hipotálamo-hipófise-suprarrenal após uso de corticosteroide potente (2 g/dia de propionato de clobetasol 0,05% creme, uso prolongado), síndrome de Cushing, hiperglicemia, diabetes melito e efeitos mineralocorticosteroides, assim como hipocalcemia.

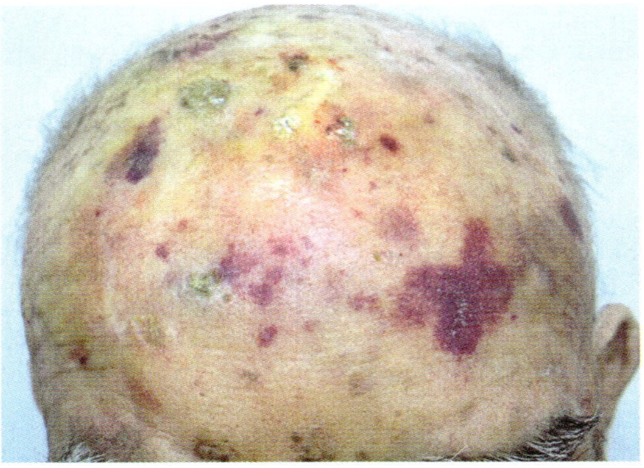

Figura 86.1 Púrpura por corticosteroide. O paciente já apresentava a lesão purpúrica maior e as menores foram ocasionadas por puncturas relacionadas com o uso de anestésico para tratamento das ceratoses actínicas. Fazia uso prolongado de corticosteroide local de alta potência e ressalta-se a não utilização de antiagregantes plaquetários ou anticoagulantes. (Cortesia do Dr. Camilo Zabaleta.)

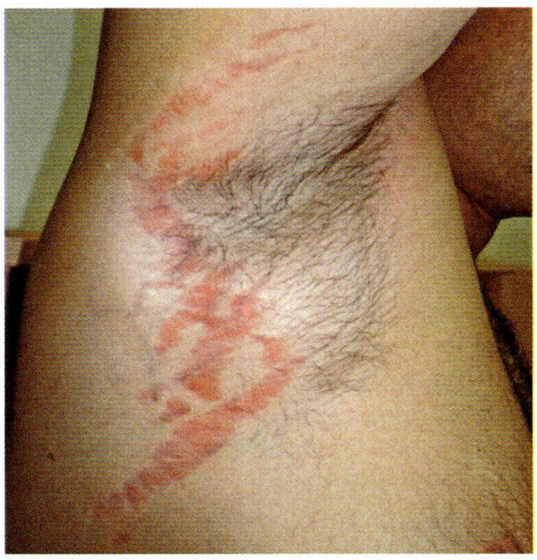

Figura 86.2 Estrias axilares pelo uso de corticosteroide tópico. (Cortesia do Dr. André Ricardo Adriano.)

Associações a outros fármacos

Com indicações precisas, podem-se associar aos corticosteroides tópicos:

- antibióticos: ácido fusídico, neomicina, gentamicina, rifamicina, gramicidina, polimixina B, cloranfenicol, terramicina e nistatina (ver Capítulo 83, item *Antibióticos de uso local*)
- antissépticos: compostos quinoleicos, hexaclorofeno, cloreto de benzalcônio, compostos quaternários de amônio, hidrocloridrato de clorexidina
- outras substâncias: ácido salicílico, coaltar, antralina e anabolizantes.

Algumas considerações devem ser feitas em relação a essas associações, como procurar usar antibióticos de efeito estritamente local ou, caso contrário, antibióticos com pouca capacidade de sensibilização; o coaltar e a antralina têm excelentes indicações nos eczemas crônicos e na psoríase; a nistatina, na candidíase, e os antibióticos, como curativos e/ou preventivos de infecções bacterianas. Na face, estão indicados apenas os não fluorados, como a hidrocortisona; dessa maneira, evita-se, além dos efeitos colaterais, o desencadeamento de dermatite perioral e, talvez, até mesmo de rosácea.

Corticoterapia intralesional

O objetivo é obter concentração elevada em determinada área com pequenas doses; usam-se, preferencialmente, as preparações de absorção retardada, de modo que o corticosteroide vai sendo liberado gradativamente, durante 2 a 3 semanas; o protótipo é o dipropionato de triancinolona (5 a 10 mg/mL). Injeta-se, em cada ponto, a quantidade de 0,01 a 0,03 mL; não se deve injetar em cada sessão mais de 1 mL, pela possibilidade de efeitos sistêmicos. As apresentações de 20 a 40 mg/mL devem ser diluídas em soro fisiológico (nossa preferência) ou em lidocaína; a dor advém da distensão tecidual, portanto, a lidocaína não terá ação.

As sessões podem ser repetidas preferencialmente a cada 2 semanas e a maior indicação é a alopecia areata (nas sobrancelhas utiliza-se na concentração de 0,3 mg/mL). A repilação ocorre em torno de 4 a 6 semanas. Outras indicações são: placas de eczema crônico, de liquenificação, de psoríase, queloide, lúpus eritematoso crônico, granuloma anular, acne cística, neuralgia pós-zóster, líquen escleroatrófico, esclerodermia em placa, necrobiose lipoídica e, eventualmente, outras dermatoses localizadas. No tratamento do queloide, utilizam-se concentrações maiores (20 a 40 mg/mL), enquanto no vitiligo, considerando múltiplas lesões, a concentração é de 0,025 a 0,03 mg/mL.

Os efeitos colaterais incluem atrofia local temporária ou definitiva, estrias atróficas, telangiectasias e eritema (ver Capítulo 35, item *Lipodistrofia relacionada à insulina*). Efeitos sistêmicos por supressão suprarrenal podem ocorrer raramente, caso ultrapassada a dose mensal de 20 mg de triancinolona. A única apresentação disponível no Brasil é a de 20 mg/mL, devendo-se proceder à diluição com soro fisiológico quando necessário.

As suspensões que contêm acetato ou dipropionato são de liberação lenta, enquanto as que contêm fosfato dissódico são de liberação rápida. A associação de ambas é muito empregada por via intramuscular no tratamento de quadros intensos e agudos de várias afecções como urticária aguda e farmacodermia; assim como intra-articular no tratamento de bursites, artralgias e artrites.

Bibliografia

Axelrod L. Glucocorticoid therapy. *Medicine*. 1976 Jan;55(1):39-65.

Brien TG. Human corticosteroid binding globulin. *Clin Endocrinol (Oxf)*. 1981 Feb;14(2):1931212.

Feldman SR. The biology and clinical application of systemic glucocorticosteroids. *Curr Probl Dermatol*. 1992;4(6):211-34.

Freitas THP, Souza DAF. Corticosteroides sistêmicos na prática dermatológica. Principais efeitos adversos. *An Bras Dermatol*. 2007 Jan-Fev;82(1):63-9.

Freitas THP, Souza DAF. Corticosteroides sistêmicos na prática dermatológica. Estratégias para minimizar os efeitos adversos. *An Bras Dermatol*. 2007 Mar-Abr;82(2):177-82.

Hengge UR, Ruzicka T, Schwartz RA, Corck M. Adverse effects of topical glucocorticosteroids. *J Am Acad Dermatol*. 2006 Jan;54(1):1-15.

Hill CJ, Rostenberg A Jr. Adverse effects from topical steroids. *Cutis*. 1978 May;21(5):624-8.

Lans SJ, Lee TH. Mechanisms of corticosteroid resistance in asthmatic patients. *Int Arch Allergy Immunol*. 1997 May-Jul;113(1-3):193-5.

Lester RS. Corticosteroids. *Clin Dermatol*. 1989 Jul-Sep;7(3):80-97.

Pereira ALC, Bolzani FCB, Stefani M, Charlín R. Systemic corticosteroids: a review. *Med Cutan Iber Lat Am*. 2007;35(1):35-50.

Pimenta ME, Anti SMA. Glicocorticoides: atualização de fármacos utilizados em Reumatologia. *Rev Bras Reumat*. 2006 Jun;7(3):88-95.

Ramirez R, Brancaccio RR. Reações cutâneas alérgicas a corticoides sistêmicos. *An Bras Dermatol*. 2007 Mar-Abr;82(2):169-76.

Song IH, Gold R, Straub RH *et al*. New glucocorticoids on the horizon: repress, don't activate! *J Rheumatol*. 2005 Jul;32(7):1199-207.

William LC, Nesbitt LT Jr. Update on systemic glucocorticoid use. *Dermatol Clin*. 2001 Jan;19(1):63-77.

87

Anti-Histamínicos

Paulo Ricardo Criado ◆ **David Rubem Azulay**

Conceito

Os anti-histamínicos surgiram a partir do aminoácido histidina. São substâncias sintéticas que atuam ocupando os receptores da histamina. De interesse na dermatologia, há os receptores H_1 e H_2 e, de acordo com a ação exercida, são denominados, atualmente, "bloqueadores H_1 ou H_2". Eles constituem os medicamentos de escolha no tratamento das urticárias, sendo os anti-H_1 muito mais utilizados, embora os anti-H_2, particularmente a cimetidina, também tenham seu valor no tratamento dos pacientes com urticária física. Os receptores H_2 estão relacionados com a secreção gástrica. Existem ainda receptores H_3, que estão presentes em neurônios histamina-dependentes; e H_4, que têm importância na hematopoiese.

Em situação de normalidade, o organismo mantém a homeostase com um equilíbrio entre receptores inativos e ativos da histamina (Figura 87.1 A). Quando ocorre a liberação dela, esse mediador ocupa seus receptores nas diferentes células e desloca os receptores inativos para o estado de atividade (Figura 87.1 B). Atualmente, demonstrou-se que os anti-histamínicos não atuam como antagonistas, mas como *agonistas inversos*, uma vez que, quando se ligam aos receptores inativos da histamina, deslocam os receptores ativos para o estado inativo (Figura 87.1 C).

Os anti-histamínicos mais antigos, denominados *clássicos* ou *de 1ª geração*, como a dexclorfeniramina e a hidroxizina, são efetivos no combate às urticárias, aos pruridos e prurigos em geral, mas também apresentam acentuados efeitos sedativos (o que se deseja em certas ocasiões) e anticolinérgicos. Já os novos anti-histamínicos, denominados *2ª geração* ou *não sedantes*, foram desenvolvidos para apresentar menos efeitos adversos, porque não cruzam a barreira hematoencefálica por serem bem menos lipofílicos, além de terem estrutura química modificada. Assim, esses agentes (acrivastina, cetirizina, levocetirizina, loratadina, desloratadina, mizolastina, fexofenadina, ebastina, azelastina e epinastina) causam menores sedação e disfunção psicomotora do que seus similares mais antigos e são os de primeira escolha no tratamento das urticárias agudas ou crônicas.

Alguns anti-histamínicos, particularmente os de 1ª geração, podem atuar também em receptores muscarínicos (colinérgicos), serotoninérgicos, α-adrenérgicos e nos canais iônicos cardíacos. Os anti-histamínicos anti-H_1 podem ser classificados quanto à sua estrutura química ou sua atividade sobre o sistema nervoso central (SNC) em clássicos ou sedantes e não clássicos ou não sedantes.

Classes

Há vários grupos de anti-histamínicos, alguns com certas peculiaridades, como os descritos a seguir:

- *alquilaminas*: *clorfeniramina* (6 mg/dia), *dexclorfeniramina* (2 a 6 mg/dia, 2 a 3 vezes/dia), que têm efeito moderado e sedação mínima; e *bromofeniramina* (4 a 8 mg, a cada 4 h)
- *fenotiazinas*: *prometazina* (10 a 30 mg, 3 vezes/dia), *trimeprazina* (2,5 mg, 3 vezes/dia) e *metdilazina* (8 mg, 3 vezes/dia). Esse grupo tem marcante efeito depressor sobre o SNC, produzindo sedação e controle do vômito. São antipruriginosos e fotossensibilizantes. A *clorpromazina* é o protótipo do grupo e muito usada na psiquiatria

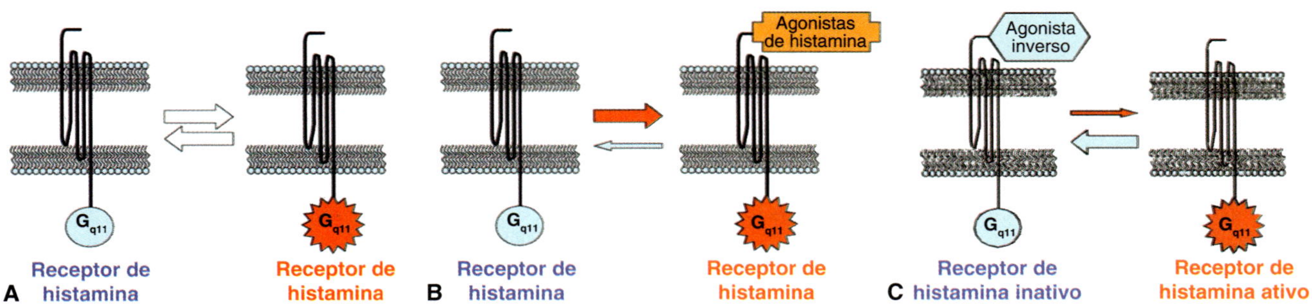

Figura 87.1 **A** a **C.** Mecanismo geral de ação dos anti-histamínicos.

- *etilenodiaminas*: *tripelenamina* (25 a 50 mg, 3 vezes/dia), frequentemente associada a distúrbios do trato gastrintestinal
- *etanolaminas*: *difenidramina* (25 a 50 mg, 3 vezes/dia), correspondente ao Benadril®. É um potente sedativo e anti-histamínico
- *piperidinas*: cipro-heptadina (4 mg, 3 vezes/dia)
- *piperazinas*: *clorciclizina* é depressora do SNC e também anticolinérgica; *cloridrato de hidroxizina* é usado, inicialmente, como medicação pré-anestésica e tem potente ação anti-histamínica, anticolinérgica e antisserotoninérgica. É indicado, principalmente, em casos de urticárias físicas (10 a 25 mg, 1 a 3 vezes/dia).

Muitos dos novos anti-histamínicos não sedantes (2ª geração) são metabólitos dos da 1ª geração, como a cetirizina, que é metabólito da hidroxizina. Fexofenadina e desloratadina, que são mais recentes, têm ainda menos efeitos sedantes quando comparados à acrivastina e à cetirizina. Exemplos de anti-histamínicos de 2ª geração:

- *cetirizina*: comprimidos de 10 mg; dose única diária de 10 mg
- *levocetirizina*: comprimidos de 5 mg; dose única diária de 5 mg
- *acrivastina*: utilizada na dose de 8 mg, 3 vezes/dia
- *fexofenadina*: é empregada em doses de 180 mg na urticária. Está disponível também em drágeas de 60, 120 e 180 mg e não necessita de metabolização hepática
- *mizolastina*: comprimidos de 10 mg; dose única diária de 10 mg
- *ebastina*: comprimidos de 10 mg; dose única diária de 10 mg
- *loratadina*: comprimidos de 10 mg; dose única diária de 10 mg
- *desloratadina*: comprimidos de 5 mg; dose única diária de 5 mg. Não necessita de metabolização hepática
- *epinastina*: comprimidos de 10 e 20 mg; dose única diária de 20 mg para urticária
- *rupatadina*: comprimidos de 10 mg. Foi introduzida, recentemente, no tratamento da rinite alérgica. Além dos efeitos anti-histamínicos, tem ação anti-PAF (fator ativador plaquetário).

Nos Quadros 87.1 e 87.2, é possível consultar as posologias dos diversos anti-histamínicos disponíveis no Brasil, para uso em crianças e adultos. Em termos gerais, fica evidente que, devido à metabolização, os anti-histamínicos de 1ª geração requerem doses mais frequentes dos que os de 2ª geração.

A associação de antagonistas dos receptores H_1 e H_2 (cimetidina, ranitidina) tem respaldo teórico, porém sua eficácia é discutível. Os receptores H_2 na pele influenciam a vasodilatação e a vasopermeabilidade, mas não determinam prurido nem eritema.

Entre as principais indicações dos anti-histamínicos, temos: urticárias, prurigos e pruridos, mastocitose e eczemas atópico e de contato. No tratamento da urticária, o uso de anti-histamínicos de 2ª geração constitui conduta terapêutica considerada de grau A, com recomendação na medicina baseada em evidências (prova científica estabelecida por estudos comparativos randomizados com grande casuística). Caso não seja responsiva, pode-se aumentar a dose em até 4 vezes a dose normalmente empregada. Já nos eczemas, têm indicação apenas os sedantes, ou seja, de 1ª geração.

Os anti-histamínicos são absorvidos rapidamente pelo tubo gastrintestinal (início de ação em cerca de 30 min com níveis terapêuticos em até 3 h), metabolizados no fígado – com exceção de fexofenadina, desloratadina e levocetirizina – e eliminados rapidamente pela urina. São de uso oral; porém, em casos excepcionais, podem ser administrados pela via parenteral e, até mesmo, como supositórios. O uso tópico em dermatologia deve ser evitado pelo potencial elevado de causar eczema de contato alérgico e bem menor efetividade que os corticosteroides tópicos.

Os efeitos colaterais mais frequentes são sonolência, secura da boca, vertigem, alterações digestivas (náuseas, vômitos) e da personalidade (desde sedação até desorientação total), depressão medular e fotossensibilidade. Sendo assim, os pacientes devem ser orientados a não exercerem certas atividades que exijam habilidades envolvidas com as funções cognitivas, como a de motorista. O álcool, assim como benzodiazepínicos, potencializa a ação deles e, por isso, não deve ser coadministrado. Idosos com hiperplasia prostática não devem fazer uso de anti-H_1 por risco de retenção urinária; os de 2ª geração, por sua vez, estão bem indicados no tratamento de diferentes condições alérgicas.

Quadro 87.1 Anti-histamínicos de 1ª geração e doses habitualmente empregadas.

Grupo químico	Substância	Dose
Alquilaminas	Dexclorfeniramina	Adultos: 2 mg a cada 4 a 6 h Crianças: 0,15 mg/kg/dia
Piperazinas	Hidroxizina	Adultos: 25 a 100 mg/dia Crianças: 1 a 2 mg/kg/dia
Piperidinas	Cipro-heptadina	Adultos: 4 a 20 mg/dia Crianças: 0,25 mg/kg/dia
Etanolaminas	Clemastina Difenidramina	Adultos: 1 mg, 2 vezes/dia Crianças: 0,1 mg/kg/dia
Etilenodiaminas	Tripelenamina Pirilamina	Não disponíveis no Brasil
Fenotiazinas	Prometazina	Adultos: 50 mg, 4 vezes/dia Crianças: 0,5 mg/kg/dia, fracionada 4 vezes/dia

Quadro 87.2 Anti-histamínicos de 2ª geração e doses habitualmente empregadas.

Grupo químico	Substância	Dose
Alquilaminas	Acrivastina	Não disponível no Brasil
Piperazinas	Cetirizina	Adultos: 10 mg/dia Crianças: 0,2 mg/kg/dia
	Levocetirizina	Crianças (apenas maiores de 6 anos) e adultos: 5 mg/dia
Piperidinas	Loratadina	Adultos: 10 mg/dia Crianças: maiores de 2 anos até 29 kg, 5 mg/dia; com peso maior que 30 kg, 10 mg/dia
	Desloratadina	Adultos: 5 mg/dia Crianças: 6 a 11 meses, 1 mg/dia (2 mL); 1-6 anos, 1,25 mg/dia (2,5 mL); 6-12 anos, 2,5 mg/dia (5 mL)
	Fexofenadina	Apenas adultos: 60 a 180 mg/dia
	Ebastina	Adultos: 10 mg/dia Crianças (apenas acima de 6 anos): 5 mg/dia

Outros efeitos anticolinérgicos são constipação intestinal, hipotensão postural etc. Os anti-histamínicos estão contraindicados nos pacientes com glaucoma de ângulo aberto ou que estejam em uso de inibidores da monoaminoxidase (IMAO).

O uso dos anti-histamínicos de 1ª geração na gestação deve ser restrito. A clorfeniramina e a difenidramina são consideradas medicamentos de categoria B pela Food and Drug Administration (FDA). Quanto aos de 2ª geração, também são consideradas de categoria B a cetirizina e a loratadina. No aleitamento materno, a fexofenadina e a loratadina (e, consequentemente, a desloratadina) são consideradas compatíveis com o uso nesse período. Apenas a hidroxizina e a clorfeniramina são licenciadas para o uso em lactentes; no entanto, não devem ser empregadas de forma continuada por trazerem risco de bloqueio psicomotor. A desloratadina pode ser empregada em crianças acima de 6 meses e a cetirizina, acima de 1 ano, na dose de 0,25 mg/kg em duas tomadas (ver Capítulo 81, item *Terapêutica dermatológica na gestação e lactação*).

Em certas situações de prurido intenso, deve-se dar preferência a anti-histamínicos de maior capacidade sedante (apenas 1ª geração). Convém chamar a atenção para o cetotifeno, que, além de ter propriedades anti-histamínicas, tem um efeito preventivo na liberação de histamina, porque age estabilizando a membrana dos mastócitos e, assim, impede a degranulação deles. A doxepina é um antidepressivo tricíclico que não só apresenta atividade anti-H_1 potente como também bloqueia os receptores H_2. É utilizada em doses de 10 mg, 3 vezes/dia, ou ainda 25 mg, 2 vezes/dia. Pode provocar xerostomia e não deve ser administrada a pacientes em uso de IMAO. A mirtazapina é um antidepressivo tetracíclico que também apresenta propriedades anti-H_1 e está indicada no tratamento do prurido renal, colestático e relacionado com o câncer (ver Capítulo 11, item *Tratamento do prurido*).

Bibliografia

Akdis CA, Simons FE. Histamine receptors are hot in immunopharmacology. *Eur J Pharmacol.* 2006 Mar 8;533(1-3):69-76.

Ciprandi G, Tosca MA, Consentino C *et al.* Effects of fexofenadine and other antihistamines on components of the allergic response: adhesion molecules. *J Allergy Clin Immunol.* 2003 Oct;112(4 Suppl):S78-82.

Devillier P. Comparing the new antihistamines: the role of pharmacological parameters. *Clin Exp Allergy.* 2006 Jan;36(1):5-7.

Simons FE. Advances in H1 antihistamines. *N Engl J Med.* 2004 Nov 18;351(21): 2203-17.

Simons FE. Comparative pharmacology of H1 anti-histamines: clinical relevance. *Am J Med.* 2002 Dec 16;(113 Suppl 9A):38S-46S.

88

Retinoides

Vitoria Azulay ◆ David Rubem Azulay

A definição atual de *retinoide* engloba todos os compostos naturais ou sintéticos com atividade semelhante à da vitamina A, ou seja, capazes de ativar os receptores nucleares de retinoides. No ser humano, a vitamina A existe sob a forma de vários compostos interconversíveis, dos quais os principais são o retinal (essencial à visão) e o retinol, análogo mais potente e principal forma de armazenamento (hepático) e de transporte; é essencial à reprodução. Outras funções transcendentais dessa vitamina são crescimento embrionário, morfogênese, diferenciação e manutenção dos tecidos epiteliais.

A vitamina A é obrigatoriamente obtida de uma fonte exógena. Pode ser por meio da ingestão do caroteno, em especial do betacaroteno contido nos vegetais e de produtos animais, como carne, leite e ovos, na forma retinil ésteres. Ainda no lúmen intestinal são convertidos, após hidroxilação, em retinol, quando é absorvido e armazenado no fígado, principalmente na forma de éster.

Já em 1920 sabia-se que dietas isentas de vitamina A levavam à metaplasia epitelial e, se suspensas, ocorria reversão do processo; se mantidas, evoluíam para neoplasia epitelial gástrica. Daí a ideia inicial de estudar os retinoides como substâncias antineoplásicas.

Em 1987, graças à descoberta dos receptores nucleares para ácido retinoico, teve início o maior entendimento da ação desses compostos e a possibilidade de se desenharem moléculas com atuações específicas em diversos processos patogênicos que são a causa de inúmeras doenças. A ação dos retinoides se dá por intermédio da ativação dos receptores nucleares pelas moléculas decorrentes da metabolização da vitamina A.

Classificação dos retinoides

Os retinoides são classificados em gerações (Figura 88.1).

Primeira geração

A 1ª geração é composta de ácido retinoico (AR), tretinoína ou vitamina A ácida; alitretinoína (ácido 9-cis-retinoico); e isotretinoína (ácido 13-cis-retinoico).

Todos têm a mesma composição química, porém configuração espacial diferente, daí serem isômeros. Todos ocorrem naturalmente no organismo.

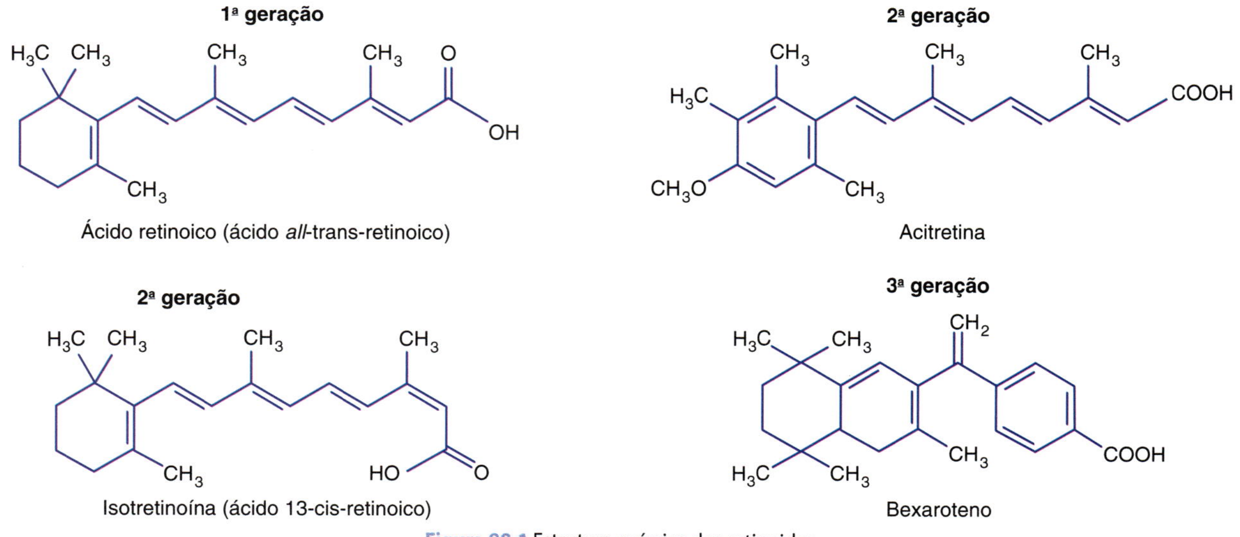

Figura 88.1 Estrutura química dos retinoides.

O baixo índice terapêutico (IT = eficácia/toxicidade) do AR nas doenças de ceratinização e na acne impossibilitou sua utilização nessas condições; já a isotretinoína, por ter melhor IT, tem sido empregada há muitos anos, com grande sucesso, no tratamento dessas condições. A alitretinoína tem sido empregada topicamente e em cápsulas para o tratamento de sarcoma de Kaposi, AIDS e eczema crônico das mãos.

O AR tem uma apresentação tópica e outra sistêmica. Esta tem ação efetiva no tratamento da leucemia promielocítica aguda. Ele atua impedindo a translocação do braço longo do cromossomo 17 para o cromossomo 15 por atuar no receptor para AR do tipo α, que é o local onde ocorre a ruptura do gene.

Segunda geração

A 2ª geração é composta de etretinato e acitretina. São retinoides monoaromáticos, ou seja, obtidos a partir da substituição ou não do grupamento cíclico terminal da vitamina A acrescido de um anel aromático.

O etretinato já foi retirado do mercado devido à sua longa meia-vida de 120 dias; por ser extremamente lipofílico, acumula-se no panículo adiposo, daí a recomendação de evitar gravidez por até 3 anos após a última dose. A acitretina, que é o principal metabólito do etretinato, ao perder o ácido carboxílico, torna-se mais hidrossolúvel e tem, portanto, vida média de 2 dias. Infelizmente, nos obesos e, sobretudo com ingestão alcoólica, ocorre reconversão da acitretina em etretinato. Portanto, ainda que com menor potencial teratogênico, as medidas anticonceptivas de 3 anos foram mantidas. O IT é semelhante entre os dois compostos.

Terceira geração

A 3ª geração é composta de bexaroteno, adapaleno, tazaroteno, motretinida e arotinoides. São retinoides poliaromáticos, ou seja, formados a partir da ciclização da cadeia poliênica lateral; alguns têm apenas ação retinoide-símile (adapaleno e tazaroteno), pois já não se assemelham estruturalmente à vitamina A. O bexaroteno já está aprovado para uso sistêmico no tratamento do linfoma cutâneo de células T (LCCT) refratário a, pelo menos, uma medicação sistêmica prévia. Alguns arotinoides são cerca de 1.000 vezes mais potentes do que os demais retinoides, porém o IT não é superior, à exceção dos derivados glucuronídeos.

Quarta geração

A 4ª geração é representada pelo trifaroteno, aprovado em 2019 pela Food and Drug Administration (FDA) dos EUA, que tem forte seletividade para o receptor RAR-γ (20 vezes maior) na pele em relação aos demais receptores. Além dos já conhecidos mecanismos dos retinoides, modula proteólise, reduz a adesão intercelular e ativa transportadores relacionados com a hidratação cutânea. É o primeiro retinoide tópico a ser desenhado para tratamento de acne no tronco, além da facial. Uma nova classe de compostos denominados "agentes bloqueadores do metabolismo do ácido retinoico" (liarozol e rambazol) vem sendo testada. A ação é essencialmente de bloqueio da enzima CYP 26 (4-hidroxilase ácido retinoico), que impossibilita a degradação oxidativa do AR e, dessa maneira, aumenta os níveis teciduais do AR. O grande potencial do emprego dessa nova classe de medicamentos é que os níveis de AR retornam ao normal em cerca de 24 horas após a interrupção do medicamento. Existe na apresentação tópica também.

Retinoides sistêmicos

Farmacocinética

Os retinoides têm sua absorção aumentada em até 50% quando ingeridos com a alimentação. No sangue, são transportados por proteínas plasmáticas (*retinol-binding protein* [RBP] e transtiretina). A metabolização é hepática, ocorrendo nos citocromos P450, 3A4 e 26.

Mediante oxidação ocorre a metabolização irreversível do ácido retinoico e de seus isômeros (todos ocorrem naturalmente no organismo) em, respectivamente, 4-oxo-ácido retinoico, 4-oxo-9-cis-ácido retinoico e 4-oxo-isotretinoína, que também se interconvertem. Durante o tratamento com isotretinoína, a 4-oxo-isotretinoína é encontrada em uma concentração 5 a 6 vezes maior do que a própria isotretinoína; as duas são os únicos retinoides verdadeiramente sebostáticos.

Já a metabolização da acitretina se inicia com a formação do isômero 13-cis-acitretina, e ambos são posteriormente transformados por demetoxilação do anel aromático e eliminados como β-glucuronídeo.

A excreção dos retinoides é feita essencialmente pela bile e pela urina (Quadro 88.1).

Farmacodinâmica

Nas membranas das células-alvo, os retinoides se ligam a receptores de superfície, penetram na célula, são metabolizados e transportados até o núcleo por proteínas citosólicas. A CRBP (do inglês *cytosolic retinol-binding protein*) modula o processo pelo qual o retinol sofre oxidação e se converte reversivelmente em retinaldeído, que se converte irreversivelmente em AR, o qual, por sua vez, é transportado ao núcleo pelas enzimas denominadas "CRABP-I" e "CRABP-II" (do inglês *cytosolic retinoic acid binding protein*), as quais também modulam a quantidade de AR e de seus isômeros livres na célula. A CRABP-II é a proteína predominante na epiderme humana; a sua expressão aumenta com a diferenciação epitelial, e os retinoides diminuem a sua expressão.

O AR é o principal retinoide intracelular e seu principal isômero, ácido 9-cis-retinoico (alitretinoína), tem receptores específicos; já o ácido 13-cis-retinoico (isotretinoína), não.

Esses receptores foram chamados "RAR" e "RXR". A denominação "X" deveu-se a um desconhecimento inicial de que seria o receptor do ácido 9-cis-retinoico. Fazem parte da superfamília de receptores, encontrados em praticamente todos os animais, que atuam como fatores de transcrição de DNA, assim como ocorre com os receptores para cortisol, vitamina D e hormônio da tireoide.

Quadro 88.1 Farmacocinética.

	Absorção e transporte			Eliminação	
	Pico sérico	Proteína	Meia-vida	Metabolismo	Excreção
Tretinoína	1 a 2 h	Albumina	48 min	Hepático	Bile, urina
Isotretinoína	3 h	Albumina	20 h	Hepático	Bile, urina
Etretinato	4 h	Albumina	120 dias	Hepático	Bile, urina
Acitretina	4 h	Albumina	2 dias	Hepático	Bile, urina
Bexaroteno	2 h	Proteína plasmática	7 h	Hepático	Hepatobiliar

Esses dois receptores atuam como heterodímeros, ou seja, um RXR com um RAR, como dímero do RXR ou como heterodímero do RXR com outros receptores nucleares, tais como o da tireoide, vitamina D e receptores proliferadores ativados de peroxissoma. Os receptores do RXR e do RAR apresentam três subtipos, denominados "α, β e γ", que são sintetizados por diferentes genes. Os mais encontrados na epiderme são o RAR-γ e o RXR-α; na derme, RAR-β. O RAR-γ se relaciona mais com diferenciação terminal de anexos; e o principal receptor relacionado com a teratogenicidade é o RAR-α, que é onipresente e se relaciona com a proliferação de queratinócitos.

O bexaroteno, por ativar apenas os RXR, é um protótipo de "reXinoide".

Esses receptores estão acoplados a determinadas regiões do DNA que são responsivas (RARE, do inglês *retinoic acid responsive elements*) à ativação pelo retinol e/ou ácido retinoico. Após isso, ocorre a transcrição de mensagem (RNA mensageiro) para os ribossomos, onde serão sintetizadas proteínas que poderão ser estruturais ou voltar ao núcleo, podendo agir como agonistas, ser neutras ou antagonistas em vários processos imunológicos, inflamatórios, na oncogênese, na apoptose e na produção de citoqueratinas, de fatores de crescimento, do sebo e da matriz do colágeno, entre outros. Consequentemente, acabam por atuar na diferenciação celular, morfogênese embrionária e carcinogênese. A ativação dessas proteínas em outros genes determina a denominada "amplificação da resposta ou expressão gênica".

A descoberta dos receptores nucleares para o AR representou um grande avanço no estudo dos retinoides e possibilitará desenhar moléculas com maior especificidade, melhor índice terapêutico e, principalmente, sem teratogenicidade.

Indicações

Ácido retinoico

Sua apresentação oral tem indicação precípua no tratamento da leucemia promielocítica aguda.

Isotretinoína

Por ser sebostática está indicada na acne vulgar – nas formas nodulocística, recalcitrante, em especial com tendência à formação de cicatriz. Sua eficácia é tão grande que se tornou o padrão-ouro no tratamento da acne. Indicações *off-label* incluem acne, ainda que discreta e que esteja afetando psicologicamente o paciente, e acne com edema facial sólido. Também é indicada no tratamento de outras doenças foliculares, como foliculite por gram-negativo, foliculite eosinofílica associada ao HIV, rosácea nas formas papulopustulosa e granulomatosa, foliculite dissecante do couro cabeludo e na hidradenite supurativa (nesta com resultados insatisfatórios). É efetiva na profilaxia e na diminuição dos tumores sebáceos na síndrome de Muir-Torre. Tem boa ação também nas doenças de ceratinização, em especial na doença de Darier, bem como em outras doenças, mas, em geral, tem mais efeitos colaterais a longo prazo do que a acitretina, principalmente sobre o osso.

A isotretinoína tem sido empregada em baixas doses (10 a 20 mg em dias alternados por 12 semanas) no tratamento do fotoenvelhecimento. Nessa situação, seu uso a longo prazo, embora efetivo, pode gerar risco incalculável em relação à ossatura, devido à faixa etária desse grupo de pacientes. Seu uso deve ser considerado em mulheres em idade fértil, devido à sua metabolização bem mais rápida, com menor eficácia, no tratamento da psoríase.

Acitretina

Tem seu uso aprovado pela FDA na psoríase nas formas pustulosa generalizada ou localizada, eritrodérmica, recalcitrante e grave; também pode ser usada na psoríase vulgar em placas extensas. Tem ótima ação nas doenças de ceratinização, como a doença de Darier, pitiríase rubra pilar, ictioses e ceratodermias. Na forma epidermolítica das ceratodermias, bem como das ictioses (eritrodermia ictiosiforme congênita bolhosa), deve-se iniciar com baixas doses, pois, caso contrário, levará ao surgimento de grandes erosões.

Vem sendo empregada como quimioprofilaxia em diversas doenças que evoluem com o aparecimento de neoplasias cutâneas, tais como xeroderma pigmentoso, síndrome do carcinoma basocelular e epidermodisplasia verruciforme. Pacientes imunodeprimidos por quimioterapia apresentam tendência a desenvolver carcinoma espinocelular (CEC) ou basocelular, sendo bem mais efetiva nas lesões de CEC. Doença de Bowen, leucoplasia e queilites graves têm se beneficiado de um tratamento continuado na dose de 2 a 30 mg/dia. A isotretinoína também tem eficácia comparável nessas situações (ver Capítulo 94, item *Retinoides*).

Outras indicações menos ortodoxas são lúpus eritematoso, líquen plano, líquen escleroso e atrófico, doença enxerto *versus* hospedeiro e até mesmo infecções desencadeadas pelo HPV.

Bexaroteno

Está aprovado para o tratamento sistêmico do linfoma cutâneo de células T (LCCT não responsivo a tratamento prévio).

Alitretinoína

É empregada no tratamento de eczema das mãos irresponsivo a terapias prévias – ver Capítulo 17, item *Síndrome eczematosa das mãos e/ou pés* (*disidrose*).

Contraindicações

Absolutas

Gravidez ou mulheres com probabilidade de engravidar; não complacência ao uso de métodos contraceptivos; amamentação; hipersensibilidade a parabenos (nas cápsulas de isotretinoína); paciente instável ou não confiável; paciente que tenha passado por cirurgia para miopia com *laser* há menos de 6 meses.

Relativas

Leucopenia; hipotireoidismo (para pacientes com indicação de bexaroteno); níveis elevados de colesterol e triglicerídios; disfunção hepática; disfunção renal.

Teratogenicidade

O uso de retinoides é contraindicação absoluta para gravidez (categoria X) e lactação. A maior experiência é com a isotretinoína, certamente pela população-alvo usuária. Ocorre teratogenicidade em cerca de 20 a 40% das gestações a termo, assim como abortamento espontâneo em cerca de 33% das gestações.

As principais manifestações são típicas, sendo denominadas "embriopatia retinoide": sistema nervoso central (hidrocefalia, alterações corticais, microcefalia, agenesia cerebelar); aparelho cardiovascular (defeitos septais no átrio e no ventrículo, alterações na aorta); olhos (microftalmia e atrofia do nervo óptico); ouvidos (microtia, ausência do canal auditivo, surdez, disfunção vestibular etc.); anormalidades craniofaciais (malformação mandibular, fenda palatina, anencefalia e alterações ósseas diversas) e hipo ou aplasia tímica.

Alterações no desenvolvimento, incluindo defeitos sensoriais, motores e cognitivos, são relatadas em 50% das crianças aparentemente normais cujas mães se expuseram à isotretinoína durante a gestação. Esses problemas incluem surdez, amaurose e dificuldade de aprendizado.

O período de anticoncepção pós-tratamento para isotretinoína, tretinoína e bexaroteno é de 1 mês, e, para a acitretina, é de 3 anos, nos EUA, e 2, na Europa.

Algumas observações importantes sobre o uso do retinoide são:

- do ponto de vista legal, embora todas as pacientes e seus responsáveis (quando menores de 18 anos) assinem o termo de consentimento pós-informado, isso não isenta o médico de um processo
- do ponto de vista científico, os retinoides não são mutagênicos nem afetam a espermatogênese; no entanto, é recomendável evitar a concepção durante o tratamento, a fim de se evitar uma eventualidade médico-legal injustificada
- Pelo risco de teratogenicidade, conforme descrito anteriormente, pacientes em uso de retinoides sistêmicos não devem doar sangue.

Alterações laboratoriais

Antes do início da terapia com retinoide sistêmico, deve-se comprovar que o β-HCG é negativo e que os demais exames mencionados adiante estejam na faixa da normalidade. Anteriormente, era indicado o acompanhamento laboratorial mensal com a isotretinoína; e com aproximadamente 2 e 3 meses e, posteriormente, a cada 3 meses com acitretina e bexaroteno. Atualmente, caso o exame do primeiro mês esteja normal, pode-se solicitar a cada 2 meses os exames de sangue com a isotretinoína; já o teste de gravidez pode ser feito por meio do exame de urina ou por punctura.

A intensidade das alterações durante a terapia determinará a frequência de novos exames.

À exceção da teratogenicidade, a maioria das alterações é essencialmente dose-dependente, e, portanto, uma redução das doses poderá ser suficiente. Medidas restritivas de natureza alimentar (sobretudo alcoólica) ou em relação a excesso de exercícios físicos podem ajudar.

A rotina laboratorial inclui β-HCG, hemograma completo, TGO, TGP, fosfatase alcalina, γ-GT, glicemia, colesterol, triglicerídios, CPK, ureia, creatinina; T_3, T_4 e TSH (bexaroteno) e EAS.

Tratamento com retinoides sistêmicos

Conforme visto, só se deve iniciar a terapêutica se exames laboratoriais estiverem na faixa de normalidade e β-HCG for negativo.

Devem ser ingeridos com a alimentação, pois sua absorção é aumentada em até 50%, e deve-se fracionar, preferencialmente, em duas doses, no caso da isotretinoína. O uso sistêmico, independentemente da doença, não dispensa terapia tópica coadjuvante. A acitretina, em geral, tem eficácia discretamente superior à isotretinoína nas doenças de ceratinização, à exceção da doença de Darier, e parece ser menos tóxica a longo prazo.

O uso de umectante labial é mandatório, principalmente para os usuários de isotretinoína (100% deles) devido à queilite.

Isotretinoína

É extremamente eficaz no tratamento da acne (Figura 88.2). O mecanismo de ação está relacionado com correção do distúrbio de ceratinização com adelgaçamento da camada córnea, diminuição da adesividade dos queratinócitos, atrofia temporária das glândulas sebáceas e com a diminuição da quimiotaxia de neutrófilos. Age também modificando a composição do sebo (menor conversão de triglicerídios).

Embora doses baixas sejam discretamente inferiores em termos de eficácia e menos tóxicas, a possibilidade de recidiva é muito superior. A dose recomendada deve ser entre 0,5 e 1 mg/kg/dia para alcançar a dose total de 120 mg/kg em pouco mais de 5 meses. Diz-se que, quando se chega à dose total de 120 a 150 mg/kg, o risco de recidiva torna-se menos provável. Tratamentos prolongados potencializam o risco em caso de gravidez, devido a suas implicações legais em caso de teratogenia.

Embora seja muito difícil comparar as diversas situações, estima-se que haverá necessidade de novo tratamento em cerca de 20% dos pacientes, e, em um número bem maior de pacientes, deverá ser feito um controle posterior da acne com terapia tópica. A acne no tronco, em geral, demanda tratamento mais prolongado e dose maior.

Pacientes propensos a recidivas são os portadores das formas mais graves da doença ou pacientes muito jovens. Mulheres com distúrbios hormonais certamente apresentarão recidiva. Pode haver um agravamento inicial do quadro da acne entre 2 e 8 semanas (*flare-up*), em especial em pacientes masculinos, com menos de 16 anos, que apresentam comedões fechados e em uso de doses acima de 0,5 mg/kg/peso.

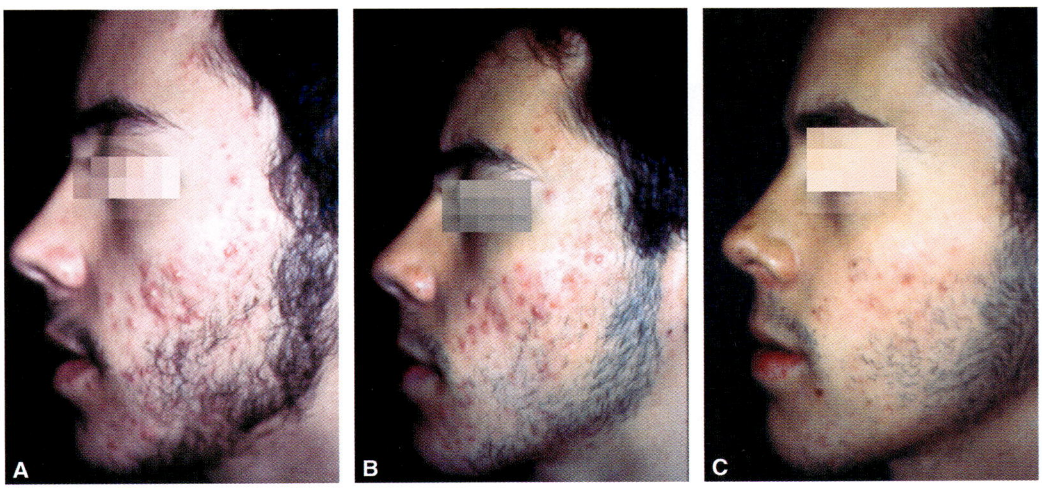

Figura 88.2 **A.** Acne – tratamento com isotretinoína oral. **B.** Evolução de 2 meses; dose 0,75 mg/kg/dia. **C.** Evolução de 5 meses.

Estão contraindicados *peelings*, químicos ou cirúrgicos, dermabrasão, microagulhamento assim como *laser*, por até 6 meses após o tratamento com isotretinoína de acordo com a bula. No entanto, algumas publicações têm demonstrado que talvez não haja necessidade de se aguardar tanto tempo. Sua apresentação é em cápsulas de 10 e 20 mg.

Acitretina

É extremamente eficaz no tratamento de diversas dermatoses: psoríase, doença de Darier, pitiríase rubra pilar, ictioses, ceratodermia palmoplantar, entre outras (Figuras 88.3 a 88.7). A resposta clínica e a toxicidade são dose-dependentes.

A resposta terapêutica nas diversas formas de psoríase pode ser considerada de muito boa a excelente, sobretudo nas formas pustulosas e eritrodérmica, à exceção da forma vulgar, não extensa. É eficaz na psoríase desencadeada por infecção pelo HIV.

A dose inicial total deve ser entre 20 e 30 mg, devendo ser reajustada, para mais ou para menos, em função da resposta terapêutica e da eventual toxicidade após 2 a 3 semanas. A dose poderá chegar até 0,75 mg/kg/dia. Na psoríase, o uso inicial de altas doses pode se associar a um agravamento inicial do eritema ou extensão.

O uso de metotrexato associado pode potencializar a hepatotoxicidade. Pode-se fazer psoraleno + ultravioleta A (PUVA) associado (método REPUVA). Não ocorre rebote ao término da terapia. A apresentação é em cápsulas de 10 e 25 mg.

Bexaroteno

Está indicado no tratamento de LCCT refratário a, pelo menos, uma terapia sistêmica. É mais responsivo quando atua na fase em placas. Ocorre resposta em 50 a 60% dos casos em 2 meses. Pode desencadear hipotireoidismo; portanto, há que se avaliar periodicamente TSH e T_4 e pode ser mielotóxico. É empregado na dose de 300 mg/m^2/dia, dose essa que deverá ser reajustada conforme a eficácia e a toxicidade. A apresentação é em cápsulas de 75 mg; dose única.

Ácido retinoico

Apesar de não ser da prática clínica do dermatologista, o ácido retinoico, na sua apresentação sistêmica em hematologia, tem alguns eventos adversos cutâneos. Tem indicação no tratamento da leucemia promielocítica aguda. Seu uso está associado ao aparecimento da *síndrome do ácido retinoico*, que é potencialmente fatal e se caracteriza por febre, dificuldade respiratória, edema generalizado, inclusive pleural e pericárdico, com eventual hipotensão em 25% dos casos, cerca de 3 semanas após o início; alguns casos de ulceração do escroto têm sido descritos e um da língua foi descrito associado a esse quadro. Essa síndrome se insere no conceito da *síndrome de extravasamento capilar sistêmico* ou *leak-syndrome*, sendo, portanto, uma de suas etiologias. Outra causa medicamentosa desta é o fator estimulador de granulócitos. Temos ainda doenças cutâneas como as eritrodermias (psoriáticas ou não) e a psoríase pustulosa generalizada. A etiologia idiopática é a mais prevalente. É recorrente, e os fatores desencadeantes mais reconhecidos são a menstruação, a sinusite e a alergia ao pólen.

Outro quadro mórbido associado é o desencadeado por hiper-histaminemia associada ao aumento de basófilos (diferenciação induzida pela substância), que leva a choque e ulcerações gastrintestinais. Na remissão da leucemia, pode ocorrer síndrome de Sweet. A dose empregada é de 45 mg/m^2/dia. A apresentação é em cápsulas de 20 mg.

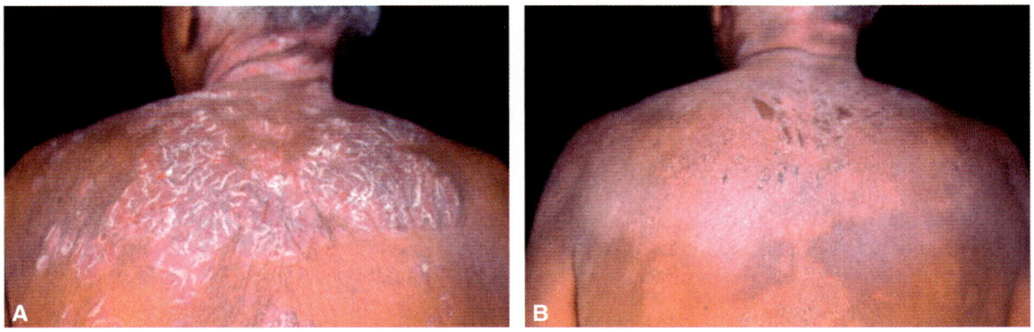

Figura 88.3 A. Psoríase – tratamento com acitretina. **B.** Evolução de 10 semanas; dose 40 mg/dia.

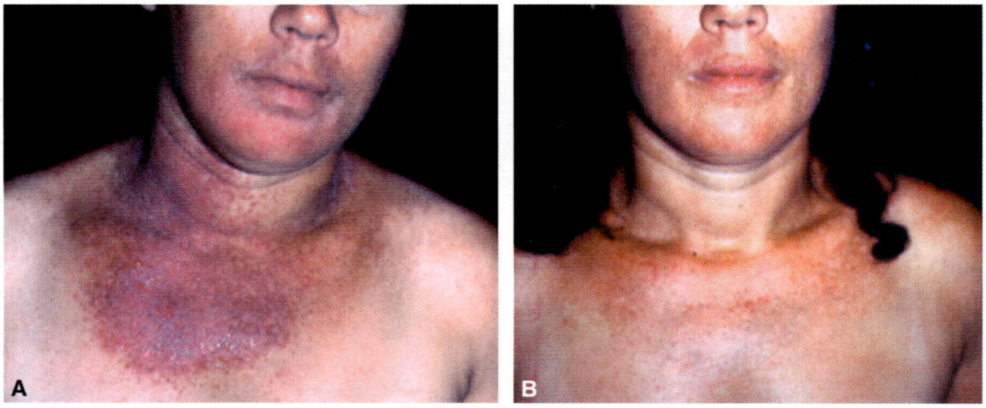

Figura 88.4 A. Doença de Darier – tratamento com acitretina. **B.** Evolução de 5 meses e meio; dose 30 mg/dia.

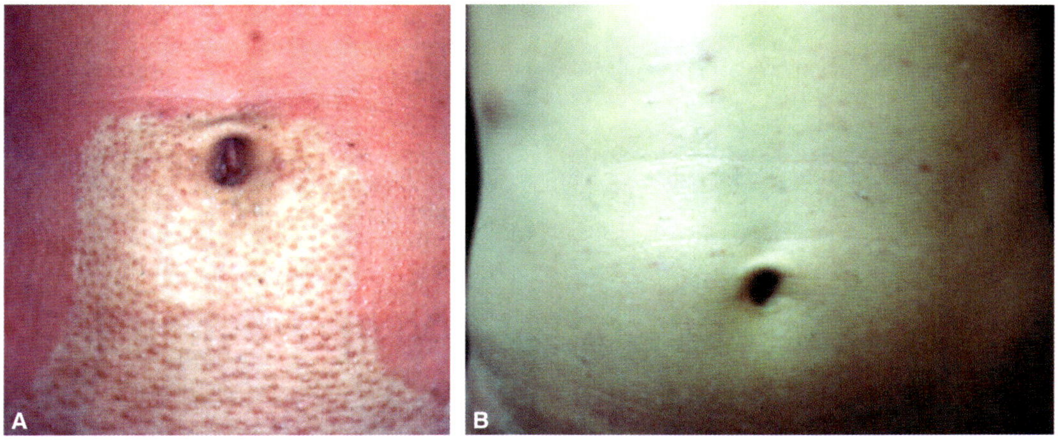

Figura 88.5 **A.** Pitiríase rubra pilar – tratamento com etretinato. **B.** Evolução de 4 meses.

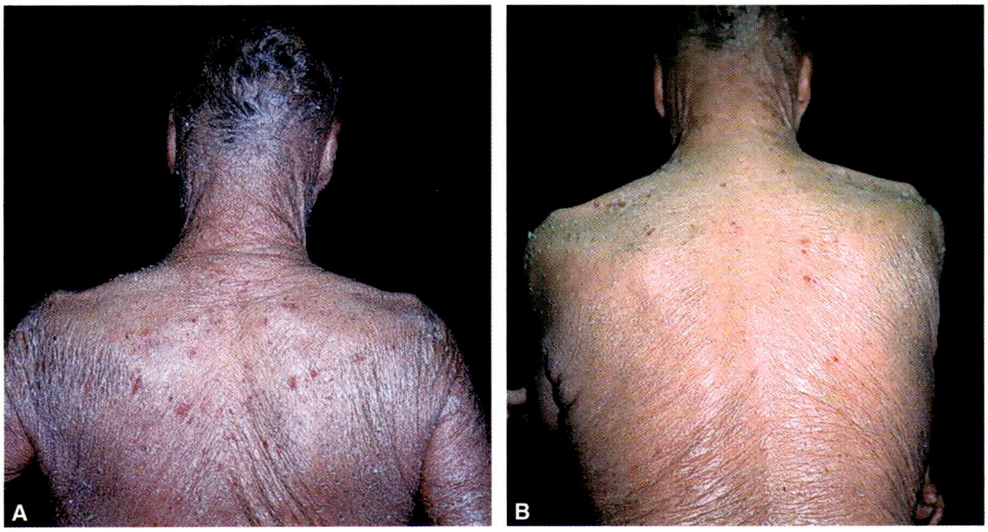

Figura 88.6 **A.** Ictiose lamelar – tratamento com acitretina. **B.** Evolução de 5 meses; dose 30 mg/dia.

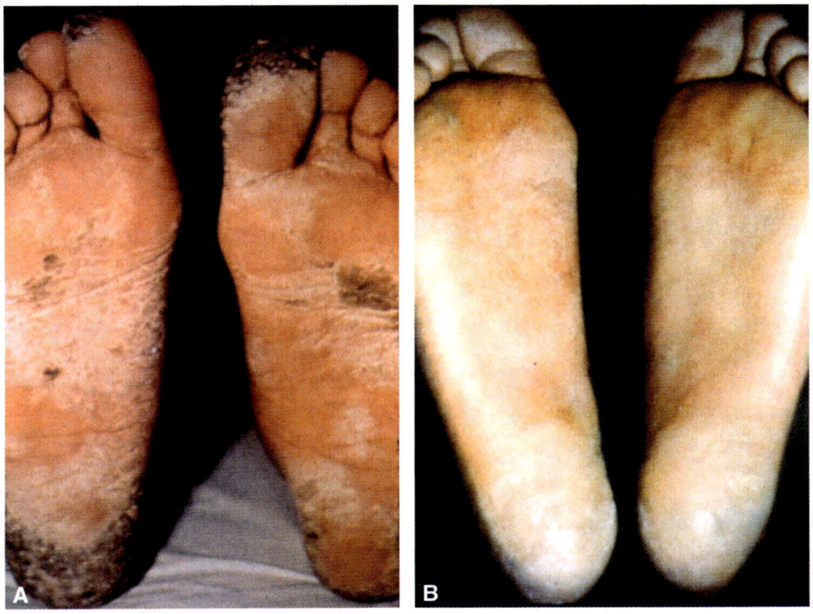

Figura 88.7 **A.** Ceratodermia plantar – tratamento com acitretina. **B.** Evolução de 4 meses; dose 30 mg/dia.

Interações medicamentosas

As substâncias que aumentam o nível plasmático ou a toxicidade dos retinoides são: vitamina A, tetraciclinas, genfibrozila (bexaroteno), macrolídios e azóis.

As substâncias que podem diminuir os níveis plasmáticos dos retinoides são: rifampicina, rifambutina, fenitoína, fenobarbital e carbamazepina, via CYP 3A4.

Retinoides podem aumentar o nível plasmático da ciclosporina, via CYP 3A4.

Acitretina pode diminuir o nível de contraceptivos à base de progesterona (minipípula).

Outras interações importantes são álcool e metotrexato, por conta da hepatotoxicidade.

Excepcionalmente, pode haver interação dos retinoides sistêmicos com retinoides tópicos. Não infrequentemente, utilizamos somente no início do tratamento esta associação, sendo os tópicos na apresentação creme e em noites alternadas, ou conforme o grau da dermatite retinoide.

Efeitos colaterais

São muito numerosos e, essencialmente, dose-dependentes, à exceção da teratogenicidade, que é, indiscutivelmente, o motivo mais preocupante do ponto de vista médico. É certo que 100% dos pacientes apresentarão algum tipo de efeito colateral, com medicação por via oral, que pode ser clínico e/ou laboratorial; excepcionalmente, é potencialmente fatal ou seriamente preocupante.

Considerando as indicações clínicas e o tempo de uso, pode-se dizer que o tratamento de acne com isotretinoína é bastante seguro, pois se espera a reversão de todos os efeitos colaterais após o término do tratamento. Já o uso da acitretina, devido à natureza crônica das doenças a serem tratadas, pode deixar algumas sequelas irreversíveis, porém é a única opção terapêutica para determinadas doenças desfigurantes, como as ictioses, que até então não tinham terapia efetiva. É uma classe de medicamentos extremamente eficaz que, pelo exposto, deve ser prescrita após avaliação consciente do risco-benefício.

Teratogenia

É recomendável sempre o uso de dois métodos anticoncepcionais. Só iniciar o tratamento após a menstruação e com um teste negativo para gravidez. Pacientes não confiáveis não devem receber a prescrição (itens *Contraindicações* e *Interações medicamentosas*, anteriormente).

Efeitos mucocutâneos

A queilite ocorre em 100% dos pacientes que usam isotretinoína e serve como marcador para saber se o paciente está de fato realizando o tratamento. A pele se torna xerótica, fina, e um aumento da fragilidade ocorre em 80% dos casos, predispondo a infecções pelo *Staphylococcus aureus*. É a denominada *dermatite retinoide*, que, devido ao adelgaçamento da pele, a torna mais sensível à radiação solar; esse efeito é dose-dependente. Deve-se recomendar evitar exposição solar intensa e usar fotoprotetores. A dermatite retinoide não deve ser confundida com uma autêntica fotossensibilidade. Alguns pacientes apresentam prurido devido provavelmente à xerodermia. Em casos extremos e que não se resolvem apenas com medidas de hidratação cutânea, postula-se o uso de anti-histamínicos orais. Na literatura, há relatos com desloratadina ou levocetirizina; no entanto, por ser um prurido não histaminérgico, na opinião dos autores deste capítulo, ficaria melhor um anti-histamínico de primeira geração.

Descamação das palmas e/ou plantas ocorre com maior frequência com a acitretina. Ressecamento nasal com epistaxe (cerca de 20%), oral e ocular é frequente. É difícil precisar a incidência, pois depende de onde (latitude) provém o relato.

Tecido de granulação exuberante pode ocorrer nas lesões mais inflamadas da acne, sobretudo no tronco, e a acitretina desencadeia tipicamente no canto das unhas; descrevemos um caso único de localização conjuntival com acitretina.

Alguns casos de urticária (provavelmente devido ao parabeno da cápsula), assim como eritema nodoso e multiforme, já foram descritos.

Unhas podem se tornar frágeis, com onicorrexe e onicosquizia; onicólise pode ocorrer. Essas alterações são mais frequentes com acitretina. A isotretinoína torna mais fina as lâminas ungueais e aumenta a velocidade de crescimento das unhas.

O eflúvio telógeno é mais frequente com a acitretina do que com isotretinoína ou bexaroteno. Em geral, surge após o término da terapia ou em caso de redução acentuada da dose. Hematúria por alteração da mucosa pode ocorrer e relaciona-se mais com a acitretina.

Alterações hepáticas

Ocorre alteração de TGO e TGP em cerca de 15 a 20% dos pacientes, porém franca hepatite é infrequente, podendo-se, pois, reduzir a dose ou interromper o tratamento. Há casos excepcionais de hepatite fulminante. Suspensão imediata deve ser adotada no caso de elevação maior que 3 vezes em relação ao valor normal e suspensa ou reduzida em caso de 2 a 3 vezes. É recomendável evitar bebidas alcoólicas também pelas alterações lipídicas.

Metabolismo lipídico

Torna-se alterado com frequência em quase 50% dos casos (triglicerídios 50% e colesterol 30%) dos pacientes que utilizam acitretina e isotretinoína e em 70% dos casos de usuários de bexaroteno, que inclusive são recomendados a utilizar atorvastatina (item *Interações medicamentosas*, anteriormente). Evitar álcool e instituir controle dietético podem ser medidas suficientes para corrigir a dislipidemia. Níveis de triglicerídios acima de 500 mg/dL ou colesterol acima de 250 mg/dL devem levar o médico a suspender o tratamento.

Pancreatite

É rara, potencialmente fatal e consequente à dislipidemia (aumento de triglicerídios acima de 770 mg/dL). Ocorre com maior frequência nos usuários de bexaroteno.

Alterações neuropsiquiátricas

Embora a maioria dos casos descritos de pseudotumor cerebral tenha ocorrido com o uso concomitante de antibióticos da família das tetraciclinas, os retinoides podem, por si sós, desencadeá-lo. O pseudotumor se manifesta por cefaleia intensa, náuseas, vômitos e papiledema. Cefaleia leve e transitória é frequente.

Quanto às alterações de comportamento, o assunto é bastante controverso, pois é difícil saber se, de fato, está relacionado com o uso da isotretinoína em si. Se for considerado o número de suicídios relatados entre os mais de 5 milhões de usuários, é encontrado um número 5 a 6 vezes menor do que na população geral. Depressão ocorre em cerca de 17% dos jovens. Particularmente, os autores não estão convencidos dessa relação. No entanto, é possível que alguém que utilize a acne como justificativa para suas dificuldades de relacionamentos socioafetivos possa entrar em depressão após a cura da doença. Todo paciente merece atenção cuidadosa, e, se forem identificadas manifestações de depressão, o médico deve reforçar e melhorar a relação médico-paciente; caso isso não seja suficiente, é preciso encaminhar o paciente a um psiquiatra.

Alterações ósseas e musculares

São numerosas e tendem a ocorrer, sobretudo, com doses mais elevadas e em tratamentos prolongados. Dores ósseas podem ocorrer sem alterações radiológicas associadas. Osteoporose, calcificação dos ligamentos e inserção dos tendões (particularmente tornozelos), espessamento periosteal, fechamento prematuro das epífises, remodelação de ossos longos e hiperostose cortical (DISH, do inglês *diffuse idiopathic skeletal hyperostosis*). O desenvolvimento de osteófitos durante o tratamento pode ser uma das manifestações da DISH; quando intensa, com acometimento dos ligamentos posteriores, pode levar a quadros compressivos medulares graves que podem requerer cirurgia. Em geral, a típica calcificação dos ligamentos na DISH é assintomática. Tratamentos prolongados, dependendo da situação, merecem avaliação radiológica pré-terapêutica e anual. Mialgia e cãibras ocorrem em 15% dos pacientes que fazem uso de isotretinoína e raramente nos usuários de acitretina.

Pacientes com índice de massa corporal (IMC) mais elevados são mais suscetíveis a elevações maiores da CPK. Há um caso descrito de óbito secundário à rabdomiólise com exercícios físicos exagerados, mesmo já tendo parado a isotretinoína na semana anterior. Diante disso, conforme a elevação da CPK, além da diminuição da carga de exercícios, deve-se considerar a redução da dose ou mesmo, dependendo da situação, a suspensão do medicamento.

Alterações oculares

Certo grau de blefaroconjuntivite ocorre com frequência, porém conjuntivite estafilocócica ocorre em 7% dos casos (a colonização do saco conjuntival chega a 62% dos pacientes). Tais dados da literatura não coincidem com a prática clínica. O uso de colírios ajuda a melhorar as manifestações. Pacientes que usam lente de contato devem ser bem orientados sobre o risco de complicações. Erosões de córnea raramente ocorrem. Distúrbios da visão, acompanhados de cefaleia intensa, podem ser prenúncio do quadro de pseudotumor cerebral (ver adiante). Perda da visão noturna é rara, assim como dificuldade de distinção entre cores, devido à diminuição da formação de rodopsina.

Alterações tireoidianas

Ocorrem exclusivamente em 40% dos usuários do bexaroteno e caracterizam-se por aumento do TSH e redução de T_4.

Alterações hematológicas

Não costumam ser importantes nem frequentes, porém o são com bexaroteno (leucopenia em 28% dos pacientes).

Outras alterações

Em pouquíssimos casos, a isotretinoína parece ter sido correlacionada à doença inflamatória intestinal, em especial retocolite ulcerativa, e não Crohn.

Alterações gastrintestinais inespecíficas são ocasionalmente relatadas. Os retinoides não são cardiotóxicos e a isotretinoína pode ser usada em pacientes com insuficiência renal avançada.

Retinoides tópicos

O mecanismo de ação dos retinoides tópicos é semelhante aos sistêmicos, assim como sua metabolização. Também são eliminados pela descamação.

Testado inicialmente no tratamento dos distúrbios de ceratinização, o ácido retinoico foi empregado pela primeira vez no tratamento da acne em 1969. Há cerca de 30 anos, foi demonstrado o seu efeito antifotoenvelhecimento e, por muitos anos, foi o único retinoide disponível.

Nos últimos anos, foram introduzidos no mercado adapaleno (acne e fotoenvelhecimento), isotretinoína (acne e fotoenvelhecimento), tazaroteno (psoríase, acne e fotoenvelhecimento) e alitretinoína (sarcoma de Kaposi).

No tratamento da acne, podem ser encontrados nos veículos creme ou gel e nas formulações antifotoenvelhecimento associadas a emolientes.

A participação do *C. acnes* na ativação dos receptores *toll-like* 2 com liberação de citocinas inflamatórias é aspecto relevante na patogenia da acne; a ação anti-inflamatória e imunomoduladora do AR e do adapaleno tópicos foi demonstrada com a diminuição da expressão desses receptores nas membranas de monócitos humanos.

A denominada *dermatite retinoide* é, de longe, o principal efeito colateral do AR; consiste em irritação cutânea caracterizada por eritema, descamação, ardência e/ou prurido. É tão frequente ou esperada que os pacientes devem ser orientados previamente a diminuir a frequência ou a quantidade da substância aplicada em caso de manifestação intensa.

A maioria dos pacientes apresenta sensibilidade ao sol e ao calor; sendo assim, devem estar orientados a evitá-los e utilizar fotoproteção. Isso não significa fotossensibilidade, mas, sim, um processo secundário ao afinamento da pele. Em geral, os retinoides são fotolábeis e, por isso, somente devem ser aplicados à noite. Alguns ensaios demonstram certa atividade no tratamento de lesões pré-neoplásicas. Embora seja improvável que o uso tópico cause teratogenicidade, é contraindicado na gravidez.

Os efeitos do AR já se fazem notar após poucos meses de uso nas alterações histopatológicas do fotoenvelhecimento. Esses efeitos consistem em substituição da atrofia por hiperplasia epitelial, aumento da produção de colágeno e da angiogênese; há, ainda, maior uniformidade na distribuição dos grânulos de melanina, destruição de ceratoses actínicas microscópicas e evidente melhora das rugas finas (ver Capítulo 94, item *Retinoides*).

Está indicado também no tratamento sobretudo das estrias eritematosas, que são as recentes, em concentrações mais elevadas (0,1%), por atuar também estimulando a síntese do colágeno por inibição da colagenase.

O AR (vitamina A ácida ou tretinoína) é encontrado já industrializado nas concentrações de 0,25 e 0,05% na apresentação gel, ou creme a 0,025, 0,05 e 0,1%. Pode ser manipulada, sendo utilizada, com frequência, a solução a 0,05% no tratamento da acne no tronco.

O adapaleno é extremamente eficaz no tratamento da acne e é bem menos irritante e "fotossensibilizante". Existe na concentração de 0,1% em creme ou gel e, mais recentemente, em gel a 0,3%, sendo utilizado também no tratamento do fotoenvelhecimento. Outra formulação empregada no tratamento da acne é a que associa adapaleno a 0,1% e peróxido de benzoíla a 2,5%, assim como, recentemente, na concentração a 0,3% com peróxido de benzoíla a 0,25%, com eficácia ainda maior.

A isotretinoína é também extremamente eficaz no tratamento da acne, sendo bem menos irritante do que o AR. Existe na concentração de 0,025 e 0,05% em gel ou creme.

O trifaroteno é um retinoide que tem forte seletividade para o receptor RAR-γ na pele. É o primeiro a ser indicado também para a acne do tronco, além da acne facial A sua apresentação é de 50 μg/grama em creme com a posologia de aplicação 1 vez/dia. O uso tópico demonstrou ser seguro, bem tolerado e mais eficaz na redução de lesões de acne não inflamatórias e inflamatórias na face e no tronco. Os efeitos adversos relatados foram os típicos da dermatite retinoide. O tazaroteno em creme, 0,05 ou 0,1%, é o primeiro retinoide de uso tópico para psoríase, embora também seja útil no tratamento da acne. Está indicado nos casos com acometimento de até 20% da superfície corpórea. Deve ser aplicado 1 vez/dia. Efeitos colaterais ocorrem em 10 a 30% dos pacientes: prurido, sensação de queimação, eritema, irritação, descamação, xerodermia, piora da psoríase e dor local; esses efeitos são dose-dependentes. Está contraindicado em grávidas, e mulheres devem ser alertadas a tomarem medidas anticonceptivas efetivas. Fármacos reconhecidamente fotossensibilizantes devem ser evitados, pois pode haver efeito somatório. Tem sido preconizada a sua associação a corticosteroides de média potência, 1 vez/dia. Nesse caso, ocorre melhora de 50% ou mais, na avaliação dos médicos, e em 90%, na opinião dos pacientes, na 12ª semana de tratamento.

A alitretinoína tem seu uso aprovado para o tratamento tópico do sarcoma de Kaposi cutâneo a 0,1% em gel, 3 vezes/dia. O uso sistêmico ainda está em estudo para essa doença e já aprovado seu uso no tratamento do eczema crônico das mãos e/ou pés (ver Capítulo 17). O bexaroteno é um agonista seletivo do receptor retinoide X que exerce seu efeito antineoplásico por meio da modulação da proliferação celular, diferenciação e apoptose pela regulação da expressão gênica. A apresentação a 1% em gel, 1 vez/dia, está bem indicada no tratamento da micose fungoide estágios IA-IB. A dermatite retinoide ocorre em mais de 50% dos pacientes (ver Capítulo 55, item Micose fungoide, subitem *Tratamento*).

Quanto à teratogenicidade dos retinoides tópicos (ver Capítulo 81, item *Terapêutica dermatológica na gestação e lactação*).

Bibliografia

Armstrong RB, Kim HJ. Retinoids for the future: investigational approaches for the identification of new compounds. *J Am Acad Dermatol.* 1992 Dec;27(6 Pt 2):S38-42.

Azulay DR, Azulay-Abulafia L, Costa JA, Sodré CT. Tecido de granulação exuberante. Efeito colateral da terapêutica com isotretinoína. *An Bras Dermatol.* 1985 Jul-Aug;60:179-82.

Azulay DR, Bravo BSF, Azulay V *et al.* Durability of the improvement of collagen I and collagen III with the use of oral isotretinoin in the treatment of photoaging. *Int J Dermatol.* 2023 Dec;62(12):1538-42.

Bagatin E, Costa CS. Anti-histamines reduce isotretinoin-induced pruritus. *Int J Dermatol.* 2024 Jul;63(7):839-40.

Bavinck JN, Tieben LM, Van der Woude FJ *et al.* Prevention of skin lesion and reduction of keratotic skin lesion during acitretine therapy in renal transplant recipients. *J Clin Oncol.* 1995 Aug;13(8):1933-8.

Berbis P, Bun H, Geiger JM. Acitretin and oral contraceptives: interaction study. *Arch Dermatol Res.* 1988;280(6):388-9.

Bhullar S, Christensen SR. Effectiveness of acitretin for skin cancer prevention in immunosupressed and non immunosppressed patients: A retrospective cohort study. *J Am Acad Dermatol.* 2024;90(4):821-2.

Bravo BSF, Azulay DR, Luiz RR *et al.* Avaliação e acompanhamento dos efeitos clínico-histológicos da isotretinoína oral no fotoenvelhecimento. *An Bras Dermatol.* 2015 Jul-Ago; 90(4):478-86.

Bressan AL, Gripp AC, Oliveira EF, Silva RS. Síndrome de extravasamento capilar sistêmico. *An Bras Dermatol.* 2011 May-Jun;86(3):593-5.

Busetti BR, Azulay DR, Aguinaga F, Cordova EO. Evaluation of CPK levels during acne treatment with oral isotretinoin. *An Bras Dermatol.* 2021;96: 626-7.

Çerman AA, Cetinkaya PO, Kurt BÖ *et al.* Comparação de eficácia do propionate de clobetasol e do bexaroteno tópicos no tratamento da micose fiungoide em estágio inicial. *An Bras Dermatol.* 2025;100:237-42.

DiGiovanna JJ. Isotretinoin effects on bone. *J Am Acad Dermatol.* 2001 Nov;45(5):S176-82.

DiGiovanna JJ. Retinoids for the future: oncology. *J Am Acad Dermatol.* 1992 Dec;27(6 Pt 2):S34-7.

Dong D, Ruuska SE, Levinthal DJ *et al.* Distinct roles for retinoic acid-biding proteins I and II in regulating signaling by retinoic acid. *J Biol Chem.* 1999 Aug 20;274(34):23695-8.

Ellis CN, Krach KJ. Uses and complications of isotretinoin therapy. *J Am Acad Dermatol.* 2001 Nov;45(5):S150-7.

Elmazar MM, Reichert U, Shroot B, Nau H. Pattern of retinoid-induced teratogenic effects related to receptor RAR alpha, RAR beta and RAR gamma. *Teratology.* 1996 Mar;53(3):158-67.

Frankel SR, Eardley A, Lauwers G *et al.* The "retinoic acid syndrome" in acute leukemia. *Ann Intern Med.* 1992 Aug 15;117(4):292-6.

Jacobs DG, Deutsch NL, Brewer M. Suicide, depression and isotretinoin: is there a causal link? *J Am Acad Dermatol.* 2001 Nov;45(5):S168-75.

Jick H. Retinoids and teratogenicity. *J Am Acad Dermatol.* 1998 Aug;39(2 Pt 3): S118-22.

Kang S, Li XY, Duell EA *et al.* The retinoid X receptor agonist 9-cis-retinoic acid and the 24-hydroxylase inhibitor ketoconazole increase activity of 1,25-dihydroxyvitamin D3 in human skin in vivo. *J Invest Dermatol.* 1997 Apr;108(4):513-8.

Katz HI, Waalen J, Leach EE. Acitretin in psoriasis: an overview of adverse effects. *J Am Acad Dermatol.* 1999 Sep;41(3 Pt 2):S7-S12.

Le S, Ansari U, Mumtaz A *et al.* Lynch syndrome and Muir-Torre syndrome: An update and review on the genetics, epidemiology, and management of two related disorders. *Dermatol Online J.* 2017 Nov 15;23(11):13030/qt8sg5w98j.

Lee AG. Pseudotumor cerebri after treatment with tetracycline and isotretinoin for acne. *Cutis.* 1995 Mar;55(3):165-8.

Liu PT, Krutzik SR, Kim J, Modlin RL. Cutting edge: all-trans retinoic acid down-regulates TLR2 expression and function. *J Immunol.* 2005 Mar 1;174(5):2467-70.

Marqueling AL, Zane LT. Depression and suicidal behavior in acne patients treated with isotretinoin: a systematic review. *Semin Cutan Med Surg.* 2007 Dec;26(4):210-20.

Miles S. The importance of screening for laser-assisted in situ keratomileusis operatio (LASIK) before prescribing isotretinon. *J Am Acad Dermatol.* 2006 Jan;54(1):180-1.

Naik PP. Trifarotene: a novel therapeutic option for acne. *Dermatol Res Pract.* 2022 May 27;2022:1504303.

Nguyen EQH, Wolverton SE. Systemic retinoids. In: Wolverton, SE. *Comprehensive Dermatologic Drug Therapy.* 1st ed. Philadelphia: W. B. Saunders, 2001.

Özçelik S, Kiliç FA. Effects of isotretinoin on the growth rate and thickness of the nail plate. *Int J Dermatol.* 2021 Oct;60(10):1258-62.

Petkovich PM. Retinoic acid metabolism. *J Am Acad Dermatol.* 2001 Nov; 45(5):S136-42.

Rabello-Fonseca RM, Azulay DR, Luiz RR *et al.* Oral isotretinoin in photoaging: clinical and histopathological evidence of efficacy of an off-label indication. *J Eur Acad Dermatol Venereol.* 2009 Feb;23(2):115-23.

Rabello-Fonseca RM, Chieppe J, Avè M *et al.* Isotretinoína oral: uso em dermatologia. *Rev Soc Port Dermatol Venereol.* 2006 Jul-Set;64(3):309-24

Raso PB, Avelleira JCR, Azulay DR. Granulation tissue in palpebral conjunctivae associated with acitretin. *J Am Acad Dermatol.* 2008 Feb;58(2 Suppl):S41-2.

Riganti J, Caviedes MP, Torre AC *et al.* Lingual ulceration associated with retinoic acid syndrome during treatment of acute promyelocytic leukemia. *Int J Dermatol.* 2014 Jul;53(7):912-6.

Ruzicka T, Lynde CW, Jemec GB *et al.* Efficacy and safety of oral alitretinoin in patients with severe chronic hand eczema refractory to topical steroids. *Br J Dermatol.* 2008 Apr;158(4):808-17.

Sardana R, Seghal N. Retinoids fascinating up-and-coming scenario. *J Dermatol.* 2003 May;30(5):355-80.

Staels B. Regulation of lipid and lipoprotein metabolism by retinoids. *J Am Acad Dermatol.* 2001 Nov;45(5):S158-67.

Tan J, Chavda R, Baldwin H, Dreno B. Management of acne vulgaris with trifarotene. *J Cutan Med Surg.* 2023 Jul-Aug;27(4):368-74.

Tangrea JA, Kilcoyne RF, Taylor PR *et al.* Skeletal hyperostosis in patients receiving chronic, very-low-dose isotretinoin. *Archives of Dermatology.* 1992 Jul;128(7):921-5.

Tinoco MP, Tamler C, Maciel G *et al.* Pyoderma gangrenosum following isotretinoin therapy for acne nodulocystic. *Int J Dermatol.* 2008 Sep;47(9):953-6.

Törmä H. Interaction of isotretinoin with endogenous retinoids. *J Am Acad Dermatol.* 2001 Nov;45(5):S143-9.

Wiegand UW, Chou RC. Pharmacokinetics of acitretin and etretinate. *J Am Acad Dermatol.* 1998 Aug;39(2 Pt 3):S25-33.

Wright S, Strunk A, Garg A. Risk of new-onset inflammatory bowel disease among patients with acne vulgaris exposed to isotretinoin. *J Am Acad Dermatol.* 2021;84(1):41-5.

Wolbach SB, Howe PR. Tissues changes following deprivation of fat-soluble vitamin A. *J Exp Med.* 1925 Nov 30;42(6):753-77.

89

Agentes Citotóxicos e Imunomoduladores

Larissa Hanauer ◆ Tiago Silveira Lima ◆ David Rubem Azulay

Agentes citotóxicos

Os agentes citotóxicos incluem os agentes *alquilantes* (mostarda nitrogenada, ciclofosfamida, clorambucila e melfalana) e os *antimetabólitos* (metotrexato, azatioprina, micofenolato de mofetila, hidroxiureia e 5-fluoruracila). De maneira geral, essas medicações atuam interferindo na síntese proteica e/ou nucleica, alterando a replicação celular e, consequentemente, causam a morte celular.

Os agentes citotóxicos são empregados com sucesso em inúmeras doenças dermatológicas, como psoríase, buloses, doenças do tecido conjuntivo, dermatoses neutrofílicas e micose fungoide, trazendo melhora importante na qualidade de vida do paciente. Entretanto, por potencialmente causarem inúmeros efeitos colaterais, como mielossupressão, imunossupressão, carcinogênese e teratogenicidade, seu uso é restrito a casos graves e recalcitrantes. Quando esses medicamentos estiverem indicados, o dermatologista deve estar capacitado a administrar, monitorar, além de identificar e tratar possíveis efeitos adversos.

É importante ressaltar que essas medicações são amplamente utilizadas por outras especialidades médicas e, muitas vezes, o dermatologista é chamado a opinar sobre reações cutâneas frequentemente causadas por esses fármacos. No Quadro 20.3 (ver Capítulo 20) são apresentados os principais efeitos adversos cutâneos desses medicamentos.

Agentes alquilantes

São fármacos amplamente utilizados no tratamento de neoplasias. Pertencem a esse grupo: mostarda nitrogenada, ciclofosfamida, clorambucila e melfalana. Todos eles reagem por intermédio da alquilação do DNA, levando à sua destruição e, com isso, alteram o funcionamento celular. São considerados agentes não específicos em relação ao ciclo celular, uma vez que não atuam pontualmente em determinada fase do ciclo, embora seus efeitos sejam mais significativos em células de alto *turn-over* em proliferação. Desencadeiam uma série de efeitos colaterais no organismo, principalmente nas estruturas de maior replicação celular, como medula óssea, mucosa gastrintestinal e folículo piloso. Por isso, são pesquisados novos agentes com ação mais específica nos locais indicados, diminuindo os danos em tecidos sadios, como RRx-001, 3-bromopiruvato e TH-302. Merece destaque seu grande efeito gonadotóxico, principalmente nos testículos, e a relação com teratogenicidade e infertilidade, por vezes irreversível. Na dermatologia, são úteis como poupadores de corticosteroides em alguns casos.

Mostarda nitrogenada (cloridrato de mecloretamina)

A mostarda nitrogenada (Onco-cloramin®) apresenta ampla aplicação no tratamento antineoplásico. Pode ser usada por via sistêmica (esquema MOPP – mecloretamina, Oncovin® [vincristina], procarbazina e prednisona), clássico no tratamento de linfomas, ou por via tópica.

Na dermatologia, a aplicação tópica está indicada na fase não tumoral da micose fungoide. Seu exato mecanismo de ação não é conhecido, mas parece atuar como citotóxico e como sensibilizante, já que, invariavelmente, ocorre eczema de contato, o que, muitas vezes, inviabiliza o tratamento. Há relatos de sucesso também no tratamento de psoríase e histiocitose de células de Langerhans. Não há absorção sistêmica significativa com o seu uso local, sendo seus níveis sanguíneos indetectáveis.

Recomenda-se a aplicação logo após preparada a solução a 20% (duas ampolas de 5 mg em 50 mL de água), que deve ser pincelada sobre as lesões diariamente até sua remissão completa. Deve-se aplicar pouca quantidade sobre as dobras, evitar áreas já irritadas, bem como a face, a região genital e aquelas com solução de continuidade (absorção). As aplicações podem, inclusive, ser realizadas pelo próprio paciente, devidamente instruído, em casa, com supervisão médica semanal. Após remissão completa, segue-se a terapia de manutenção por período de 1 a 2 meses. A recaída após a suspensão do medicamento geralmente é rápida. Nesses casos, o tratamento pode ser reiniciado sem redução da eficácia.

É contraindicada em pacientes com hipersensibilidade prévia à medicação e deve ser utilizada com cautela nos pacientes anteriormente submetidos à radiação. O efeito adverso mais comum é o eczema de contato por irritante primário ou alérgico, principalmente em formulações aquosas. Nesses casos, deve-se reduzir a frequência de aplicações, realizar a dessensibilização por meio de diluição ou terapia com psoraleno +

ultravioleta A (PUVAterapia), já que esta diminui o número de células de Langerhans. Posteriormente, pode-se reintroduzir a mostarda nitrogenada em concentrações mais baixas.

Além da eczematização, podem ocorrer hiper e/ou hipopigmentação pós-inflamatória e há relatos de surgimento de neoplasias cutâneas não melanoma, sobretudo carcinoma espinocelular, em pacientes submetidos à terapia com mostarda nitrogenada por longo prazo.

Ciclofosfamida

A ciclofosfamida (Enduxan®) é um agente alquilante derivado da mostarda nitrogenada (mecloretamina). Na dermatologia, é utilizada no tratamento de micose fungoide, vasculites, buloses, dermatoses neutrofílicas e doenças do tecido conjuntivo, sobretudo em associação com corticosteroides.

É biologicamente inativa, sendo necessária metabolização hepática, via cromossomo p450, para sua ativação. Ela deprime mais intensamente os linfócitos B que infócitos T; além disso, entre as células T, os linfócitos T supressores (CD8) são significativamente mais afetados que os T *helpers* (CD4). É contraindicada na gestação, lactação, mielossupressão e hipersensibilidade à ciclofosfamida. Além disso, há relatos de reação cruzada entre a ciclofosfamida, a clorambucila e a mostarda nitrogenada. Infecção ativa e alterações nas funções hepáticas e renais são contraindicações relativas.

Os efeitos colaterais incluem carcinogenicidade (linfoma não Hodgkin, leucemia, carcinoma de bexiga e carcinoma espinocelular), mielossupressão, alopecia reversível (eflúvio anágeno), náuseas, vômitos, linhas pigmentadas irreversíveis nos dentes, eritema acral, cistite hemorrágica e, raramente, síndrome de Stevens-Johnson. Cistite hemorrágica ocorre em 5 a 40% dos casos e requer monitoramento cuidadoso, já que aumenta em 10 vezes a chance de desenvolvimento de carcinoma de células transicionais da bexiga. É mais frequente em pacientes que recebem dose baixa por longo período do que naqueles em pulsoterapia. A hematúria é sinal precoce da cistite hemorrágica; nesses casos, deve-se suspender a medicação. A toxicidade na bexiga provavelmente é decorrente de um metabólito inativo da ciclofosfamida chamado "acroleína". Tem-se utilizado mesna (2-mercaptoetanossulfanato de sódio) para reduzir esse efeito adverso.

A dose varia entre 1 e 3 mg/kg/dia; quando maior que 200 mg/dia, invariavelmente ocorre mielossupressão. Os pacientes devem ser monitorados, principalmente mediante hemograma e exame de urina, e devem ser orientados a beber bastante líquido e urinar frequentemente.

Na dermatologia, a ciclofosfamida é comumente utilizada como poupadora de corticosteroide. Nesses casos, a combinação das duas medicações é feita até a remissão da doença, sendo a ciclofosfamida mantida após a retirada do corticosteroide. Há tendência a sua utilização sob regime de pulsos, por via intravenosa, com boa eficácia e menos efeitos adversos.

Clorambucila

Agente derivado da mostarda nitrogenada, a clorambucila está indicada nos linfomas de baixa malignidade, no xantogranuloma necrobiótico, na leucemia linfocítica, nas buloses, nas dermatoses neutrofílicas e nas colagenoses. É utilizada por via oral na dose de 0,05 a 0,2 mg/kg/dia durante 3 a 6 semanas. Sua apresentação comercial é em comprimidos de 2 mg (Leukeran®). Comumente é utilizada em combinação com a corticoterapia. É a menos tóxica dos alquilantes, embora também menos efetiva. Pode causar mielossupressão, carcinogênese e eritrodermia esfoliativa.

Melfalana

É um agente também derivado da mostarda nitrogenada, sendo 80 a 90% do fármaco ligado a proteínas plasmáticas. Tem sido utilizado no tratamento de amiloidose sistêmica, melanoma metastático, xantogranuloma necrobiótico, pioderma gangrenoso e escleromixedema. Como efeitos adversos, pode aumentar o risco de desenvolvimento de neoplasias, causar mielossupressão e redução da fertilidade. É administrada por vias oral ou intravenosa, em doses diversas (a maioria em torno de 0,15 a 0,2 mg/kg/dia), com intervalos variáveis. Sua apresentação comercial recebe o nome de Alkeran®, em frascos de 50 mg e comprimidos de 2 mg.

Antimetabólitos

Os agentes metabólitos mais comumente utilizados em dermatologia são o metotrexato e a azatioprina. Outras medicações fazem parte desse grupo: o micofenolato de mofetila, a hidroxiureia e a 5-fluoruracila (5-FU). Todos eles agem especificamente na fase S do ciclo celular, incorporando-se ao DNA celular e, por meio de quebras ou mutações nas cadeias, levam à morte da célula. Assim, os efeitos adversos mais comuns desses medicamentos ocorrem em tecidos com altos índices mitóticos, como medula óssea e trato gastrintestinal.

Metotrexato

O metotrexato (MTX) é um potente antagonista competitivo da enzima diidrofolato redutase, sendo estruturalmente semelhante ao ácido fólico. Sua administração sistêmica pode ser feita por via oral, intramuscular, intravenosa ou subcutânea. É rapidamente absorvido pelo trato gastrintestinal. Administração concomitante de alimentação não prejudica sua biodisponibilidade em adultos, mas em crianças, dietas ricas em leite podem diminui-la. O MTX é um ácido fraco, excretado predominantemente pelos rins. Aproximadamente 50% do MTX absorvido são ligados a proteínas plasmáticas, e a porção ativa do fármaco permanece livre. Medicações como barbitúricos, cloranfenicol, fenitoína, probenecida, retinoides, sulfonilureias, salicilatos, sulfonamidas e tetraciclinas, assim como hipoalbuminemia, podem aumentar a fração livre de MTX e, dessa forma, aumentar tanto seu efeito benéfico no tecido quanto o potencial de toxicidade. Há evidências de que o MTX seja metabolizado intracelularmente, originando poliglutamatos. Esses metabólitos são potentes inibidores da folato redutase e estão implicados na toxicidade do MTX, uma vez que tende a permanecer longos períodos nos tecidos.

Os mecanismos de ação do MTX incluem:

- efeito na síntese do DNA: ocorre na fase S do ciclo celular por meio da ligação competitiva e reversível à diidrofolato redutase; essa união de grande afinidade impede a formação do tetraidrofolato, cofator fundamental na síntese de bases nucleotídicas para a síntese de DNA e RNA. Essa primeira ligação ocorre dentro da primeira hora de administração do MTX. Dentro das 24 h iniciais, ocorre uma segunda inibição competitiva do timidilato sintetase, dessa vez mais lenta e parcial. O ácido folínico (Leucovorin®) ou a timidina podem reverter a toxicidade hematológica aguda do MTX
- sobre os linfócitos T: o MTX suprime mil vezes mais as células T do que a hiperproliferação dos queratinócitos. Assim, parece que ele atua muito mais como um imunossupressor do que como agente antiproliferativo. No entanto, o mecanismo exato de ação sobre os linfócitos permanece desconhecido

- efeito imunossupressor: pode suprimir primária ou secundariamente respostas de hipersensibilidade, mas não atua na hipersensibilidade do tipo tardio
- efeito anti-inflamatório: inibe indiretamente o metabolismo intracelular da adenosina.

O MTX tem duas apresentações: em comprimido de 2,5 mg e solução injetável de 50 mg/mL. É de longe o citostático mais utilizado na dermatologia, sobretudo na psoríase, mas também em pitiríase rubra pilar, pitiríase liquenoide aguda e crônica, urticária crônica, sarcoidose, granuloma anular, micose fungoide, papulose linfomatoide e outros distúrbios linfoproliferativos cutâneos $CD30^+$, buloses, vasculites, doenças neutrofílicas, colagenoses (em especial na morfeia, na dermatomiosite e no lúpus eritematoso cutâneo), dermatite atópica, alopecia areata, entre outros.

Na psoríase, o MTX está indicado nos casos eritrodérmicos, artrite psoriásica, psoríase pustulosa e na psoríase em placas extensa. De modo geral, 75 a 80% dos pacientes com psoríase respondem bem ao MTX, sendo a resposta inicial observada entre 1 e 4 semanas do tratamento, com o benefício máximo ocorrendo entre 2 e 3 meses. Geralmente são dadas doses semanais do MTX por via oral, sendo duas as formas de administração: dose única semanal ou três doses divididas em um período de 24 h (esquema preferido). A razão para essa última forma de utilização é explicada pela cinética celular na psoríase. Entretanto, os dois métodos apresentam as mesmas efetividade e toxicidade. Inicialmente, são utilizadas doses de 5 a 10 mg/semana, sendo fundamental solicitar função hepática e hemograma completo 6 a 7 dias após a primeira dose, ou seja, logo antes da dose seguinte. Semanalmente, pode-se aumentar em 2,5 a 5 mg a dosagem do MTX até aproximadamente 30 mg/semana. Os pacientes com psoríase beneficiam-se muito de doses entre 10 e 15 mg/semana. Quando o máximo benefício terapêutico é alcançado, pode-se reduzir paulatinamente (2,5 mg/semana) até a menor dose eficaz. É sugerido o início do tratamento por via oral e, em caso de resposta inadequada ou intolerância gastrintestinal, a medicação deve ser administrada por via subcutânea, na mesma dose. A mudança de via também pode promover melhora da astenia.

O uso concomitante de ácido fólico para reduzir os efeitos adversos gastrintestinais e o risco de pancitopenia com MTX é controverso, porém majoritariamente indicado. Muitos autores sugerem que seu uso não reduz a eficácia do metotrexato, não havendo consenso sobre o assunto.

Antes de se iniciar o tratamento, é fundamental avaliar as contraindicações e solicitar hemograma completo, testes de função hepática (principalmente transaminases) e renal, e sorologia para HIV e hepatites A, B e C. Para o acompanhamento terapêutico, são solicitados semanal ou quinzenalmente, por 1 mês: hemograma completo, função hepática e creatinina; posteriormente, os exames são realizados a cada 1 ou 2 meses. O MTX deve ser suspenso ou sua dose reduzida caso o leucograma seja inferior a $3.500/mm^3$, ou as plaquetas menores de $100.000/mm^3$, ou se houver aumento de duas vezes no valor normal das transaminases.

Embora a biopsia hepática seja o padrão-ouro para avaliação da fibrose/cirrose induzida por MTX, existem controvérsias sobre a rotina de monitoramento dos pacientes por meio dela. A necessidade de biopsia hepática antes de iniciar a terapia é questionável. Já a maioria dos autores preconiza que seja feita, preferencialmente guiada por ultrassonografia, após dose acumulada de 1,5 a 2,0 g em pacientes de baixo risco e a cada 1 g para pacientes de alto risco. Avaliação não invasiva da função hepática (dosagem do peptídio procolágeno tipo III – PIIINP) está atualmente indicada no acompanhamento de pacientes com duas biopsias hepáticas prévias consecutivas normais. Outro exame útil para investigação não invasiva de fibrose hepática é a elastografia hepática (FibroScan®), que consiste em um transdutor de ultrassom montado no eixo de um vibrador, cuja vibração de moderada amplitude e baixa frequência (50 Hz) produz uma onda elástica que se propaga pelo do fígado; o ultrassom, então, mede a velocidade da onda, que é diretamente proporcional à rigidez hepática. Há também o FibroTest®, um biomarcador sérico não invasivo utilizado para medir o grau de fibrose hepática e a atividade necroinflamatória no fígado. Os protocolos de manejo dos exames são variáveis, mas a combinação dos três exames parece ser o método ideal para acompanhamento de toxicidade hepática. Metanálise recente indicou maior sensibilidade e especificidade com o PIIINP. Outro estudo demonstrou que o FibroTest® é o maior preditor de presença, ao passo que o FibroScan® é o maior preditor de ausência de fibrose hepática, não tendo sido avaliado o PIIINP. Assim, pacientes com longos períodos de tratamento com MTX podem ser submetidos à biopsia a cada 3 g de dose acumulada; nesse intervalo, são realizados testes não invasivos para investigar hepatotoxicidade. De qualquer maneira, a fibrose hepática induzida pelo MTX é um evento excepcional e parece não ter grande relação com a dose acumulada, mas sim com outras comorbidades e fatores de risco, principalmente consumo de álcool, obesidade e diabetes melito tipo II. O Quadro 89.1 resume as condutas sugeridas pelas diretrizes da American Academy of Dermatology e de Manchester para o monitoramento clínico de pacientes em uso de MTX.

As contraindicações absolutas ao uso do MTX são gravidez e lactação. As contraindicações relativas incluem etilismo, redução da função renal, diabetes melito, doença hepática, alterações hematológicas, infecções ativas, imunodeficiência, mulheres ou homens que planejem ter filhos nos próximos 3 meses.

Quadro 89.1 Protocolos para controle de hepatotoxicidade na vigência de metotrexato.

American Academy of Dermatology Guidelines
Pacientes de baixo risco ▪ Biopsia hepática a cada 1 a 1,5 g de dose acumulada ▪ Após dose cumulativa de 4 g, biopsia a cada 1 g de terapia
Pacientes de alto risco ▪ Considerar tratamento alternativo ▪ Considerar biopsia de base (início de tratamento) e depois de 2 a 6 meses de terapia, para estabelecer eficácia e tolerabilidade da medicação ▪ Repetir biopsia a cada 0,5 a 1 g de terapia, após resultados alterados na biopsia ▪ Para padrões histológicos de grau IIIA, repetir a cada 6 meses; considerar terapias alternativas ▪ Para graus histológicos IIIB e IV, descontinuar terapia
Manchester Guidelines
▪ Nível basal de PIIINP (se possível) ▪ Repetir PIIINP a cada 2 a 3 meses enquanto durar a terapia
Indicações de considerar biopsia ▪ Níveis de PIIINP pré-tratamento > 8 mg/L ▪ Ao menos três valores anormais de PIIINP (> 4,2 mg/L) por mais de 12 meses ▪ Níveis de PIIINP acima de 8 mg/L em duas amostras consecutivas
Indicações de considerar retirada da terapia ▪ Nível de PIIINP > 10 mg/L em três amostras consecutivas em um período de 12 meses

PIIINP = pró-colágeno tipo III.

Como efeitos colaterais, podem ser citados:

- toxicidade hepatocelular: doses acumuladas de MTX maiores que 4 g apresentam maior risco de fibrose e cirrose hepática
- toxicidade pulmonar: ocorre em raros casos. É uma reação idiossincrásica e pode levar à morte se o MTX não for suspenso. Pode manifestar-se como pneumonite aguda ou ocorrer de maneira gradual por meio da fibrose pulmonar. Radiografias de tórax ou testes de função pulmonar não previnem a toxicidade pulmonar, devendo ser realizados apenas se o paciente apresentar sintomas sugestivos de pneumonite
- efeitos hematológicos: a pancitopenia é o principal risco de morte nos pacientes em uso de MTX. O risco de pancitopenia é maior quando não há suplementação concomitante de ácido folínico, doença renal (creatinina maior que 1,5 a 2 mg/dL), pacientes idosos com mais de 65 anos e uso concomitante de outras medicações, principalmente sufametoxazol-trimetoprima e anti-inflamatórios não hormonais. Outros fatores que podem contribuir para a pancitopenia são comorbidades (infecções graves, cirurgia), albumina menor que 3 g/dL e esquemas de administração de MTX diário. O risco é maior nas primeiras 4 a 6 semanas do tratamento, sendo fundamental o acompanhamento clínico e laboratorial nessa fase (ver Figura 36.2)
- efeitos gastrintestinais: náuseas e anorexia são os sintomas mais comuns. Podem ocorrer vômitos, diarreia e estomatite ulcerativa. A presença desses dois últimos sintomas requer a suspensão imediata do MTX, pois podem ser as primeiras manifestações indicativas de toxicidade
- teratogenicidade e infertilidade: MTX é teratogênico e contraindicado na gestação. Mulheres em idade fértil em uso de MTX devem ser submetidas a métodos anticoncepcionais. Os homens podem apresentar oligospermia
- alterações no sistema nervoso central: cefaleia, sonolência e vertigem
- carcinogênese: o uso prolongado de MTX parece aumentar o risco de doenças linfoproliferativas e câncer cutâneo, principalmente nos indivíduos submetidos à fototerapia atual ou prévia
- miotoxicidade: mialgias e fadiga em 10% dos usuários da medicação. Há remissão com a interrupção do uso. Há relato de piora dos sintomas com a associação com pantoprazol.

Azatioprina

A azatioprina (Imuran®) é uma medicação imunossupressora e anti-inflamatória, derivada da 6-mercaptopurina, utilizada em diversas doenças inflamatórias com base autoimune, de forma geral nas imunobuloses, nas fotodermatoses e nos distúrbios eczematosos generalizados.

Na dermatologia, comumente é usada como medicação poupadora de corticosteroides em buloses, vasculites, dermatoses neutrofílicas, colagenoses, dermatite atópica, dermatite actínica crônica, psoríase, líquen plano, doença do enxerto-*versus*-hospedeiro, eritema multiforme, dermatite de contato, *pompholyx*, reação hansênica tipo 1, entre outras.

Seu exato mecanismo de ação é desconhecido. Sabe-se que seus metabólitos ativos são estruturalmente similares às purinas e, por isso, ocorreria inibição do metabolismo das purinas e da divisão celular. A azatioprina também diminui principalmente a função das células T, e ainda de células B e células apresentadoras de antígenos. A medicação demonstrou reduzir o número de monócitos e células de Langerhans, com pouco efeito nos neutrófilos, e prejudicar a síntese de gamaglobulinas.

Após administrada por via oral, a azatioprina é amplamente absorvida pelo trato gastrintestinal, sendo rapidamente transformada no interior das hemácias em seu metabólito ativo chamado "6-tioguanina", que lentamente se deposita nos tecidos, levando à máxima imunossupressão em torno de 8 a 12 semanas de tratamento. A metabolização da azatioprina depende de três enzimas:

- hipoxantina-guanina fosforribosiltransferase: metaboliza o fármaco no seu metabólito ativo 6-tioguanina
- tiopurina metiltransferase (TPMT): degrada a tiopurina em metabólitos inativos
- xantina oxidase: degrada a azatioprina em metabólitos inativos.

Essas três vias de metabolização podem estar inibidas em determinados pacientes e, com isso, pode ocorrer aumento do risco de mielossupressão.

A via da tiopurina metiltransferase está reduzida ou até mesmo ausente em alguns pacientes com polimorfismo genético. Nesses casos, o risco de toxicidade é maior, sendo sugerida a substituição da azatioprina por outros agentes imunossupressores. No entanto, alguns pacientes apresentam altos títulos de TPMT e podem não apresentar resposta clínica adequada com a dose prescrita, uma vez que ocorre intensa catabolização do fármaco. Testes para mensurar a atividade dessa enzima já estão disponíveis em alguns centros, sendo indicados para ajuste da dose do medicamento antes do início do tratamento.

A via da xantina oxidase pode estar inibida por alguns medicamentos, sobretudo pelo alopurinol. Desse modo, há aumento da formação de 6-tioguanina e, consequentemente, maior risco de toxicidade. Nos pacientes em que é necessário o uso concomitante desses medicamentos, é aconselhável reduzir a dose da azatioprina em 75%.

A dose habitual de administração é de 1 a 3 mg/kg/dia, porém alguns autores consideram mandatório o ajuste da dose de acordo com a atividade da TPMT para reduzir o risco de imunossupressão catastrófica. Se não houver resposta clínica adequada em 3 meses de tratamento com a dose ajustada, a azatioprina deve ser suspensa. Antes do início da terapia, devem ser feitos anamnese, exame clínico e a solicitação de hemograma completo, bioquímica, provas de função renal e hepática, exame de urina, derivado proteico purificado (PPD) e teste de gravidez. A cada 2 semanas, nos 2 meses iniciais, deve-se solicitar hemograma completo e transaminases. Posteriormente, esses exames podem ser realizados a cada 2 ou 3 meses de tratamento. O medicamento está disponível na apresentação de 50 mg por comprimido.

A azatioprina interage com poucas medicações: alopurinol (inibe xantina oxidase), mesalazina, sulfassalazina (inibe TPMT) e sulfametoxazol, aumentando o risco de toxicidade; inibidores da enzima conversora da angiotensina aumentam o risco de leucopenia; varfarina e pancurônio devem ter suas doses aumentadas em pacientes em uso concomitante com azatioprina.

Está contraindicada em pacientes gestantes (categoria D) com hipersensibilidade ao fármaco e na presença de infecções ativas. Seu uso tem contraindicação relativa em pacientes com história de uso prévio de agentes alquilantes (pelo maior risco de malignidade) e em uso de alopurinol. Não parece ter relação com infertilidade. Embora concentrações mínimas de azatioprina tenham sido detectadas no leita materno, a Organização Mundial da Saúde (OMS) considera que o risco associado à amamentação supera o benefício.

Os efeitos adversos gastrintestinais são os mais comumente observados e incluem náuseas, vômitos e diarreia. Estão presentes nos 10 primeiros dias de tratamento e podem ser minimizados com a redução ou a divisão da dose, que pode ser tomada durante a alimentação.

Pode ocorrer a indução de carcinogênese, com relatos de desenvolvimento de neoplasias linfoproliferativas e carcinomas espinocelulares. Embora esse risco aumentado de neoplasias não seja bem documentado em pacientes dermatológicos, aconselha-se acompanhamento clínico-laboratorial nos casos de terapias prolongadas.

A mielossupressão é um evento raro e ocorre especialmente nos pacientes com deficiência de TPMT. Deve-se monitorar a terapia com pedidos seriados de hemograma completo, além de suspender a azatioprina com leucócitos abaixo de 3.500/mm³, hemoglobina inferior a 10 g/dL e/ou plaquetas abaixo de 100.000/mm³.

A *síndrome de hipersensibilidade à azatioprina* é um evento adverso muito raro, descrito como uma síndrome semelhante à hipersensibilidade a anticonvulsivantes. Os sintomas incluem falência cardiovascular, febre, leucocitose, náuseas, artralgias, mialgias e cefaleias, lembrando uma sepse. Erupção maculopapular é o achado cutâneo mais frequente, mas há relatos de eritema multiforme, urticária, angioedema, eritema nodoso e lesões síndrome de Sweet-símile; no entanto, não são dolorosas. Os exames anatomopatológicos das lesões cutâneas caracterizam uma dermatose neutrofílica em sua maioria. Podem ocorrer hepatotoxicidade, pancreatite, insuficiências renal e respiratória. Essa hipersensibilidade ocorre mais frequentemente nas 4 semanas iniciais do tratamento e é mais comum em pacientes em uso concomitante de ciclosporina ou MTX.

Micofenolato de mofetila

O micofenolato de mofetila (MFM) (Cellcept®) é um profármaco do ácido micofenólico (MFA), sendo este primeiramente isolado como produto da fermentação do *Penicillium stoloniferum*. O MFA era previamente usado como opção terapêutica para psoríase nos anos 1970, até que evidências de carcinogênese levaram à interrupção de seu uso. O MFM ressurge anos depois, com benefícios no campo dos transplantes de órgãos sólidos, sendo aprovado pela Food and Drug Administration (FDA) em 1995 para prevenção de rejeição a transplantes renais, hepáticos e cardíacos.

Após a administração oral ou intravenosa, o MFM é rapidamente hidrolisado a MFA por estearases plasmáticas; 97% do MFA circula ligado à albumina. Ele é predominantemente metabolizado no fígado em glicuronídeo fenólico de MFA (GMFA), um metabólito inativo que pode ser convertido para a forma ativa por meio da circulação êntero-hepática. Sua excreção é renal, com menos de 1% da substância sendo eliminada na forma ativa; demonstra relativa segurança em relação à hepato e à nefrotoxicidade.

O MFM é um agente imunossupressor seletivo para linfócitos (o que traz menor toxicidade) que inibe a via de síntese de purinas. Seu mecanismo de ação se faz por meio da inibição não competitiva e reversível da inosina monofosfato desidrogenase, depletando os nucleotídios de guanosina. Assim, o MFM bloqueia a proliferação de linfócitos T e B que dependem dessa via. Além dos efeitos citostáticos sobre os linfócitos, o MFM suprime a formação de anticorpos e inibe o recrutamento de leucócitos para as áreas de inflamação. Muitos dos efeitos do MFM podem ser comparados aos da azatioprina. Entretanto, o MFM é muito mais seletivo e apresenta menor risco de toxicidade e mutagenicidade em comparação à azatioprina. Investigações recentes sugerem, ainda, efeito antitumoral (inibe a angiogênese e aumenta a apoptose), anti-hipertensivo, antiaterosclerótico e antifibrótico (agindo favoravelmente na esclerose sistêmica e doença do enxerto-*versus*-hospedeiro).

Na dermatologia, o MFM está indicado no tratamento de dermatite atópica, dermatite actínica, eczema disidrótico, vasculites, psoríase, buloses, doença do enxerto-*versus*-hospedeiro, colagenoses e dermatoses neutrofílicas. Chama a atenção seu crescente uso *off-label* no manejo de doenças cutâneas. Em estudo, vale citar a sua aplicação em diversas apresentações de líquen plano, sarcoidose, eritema multiforme, eritema nodoso e reações hansênicas.

É utilizado concomitantemente a outros medicamentos ou em monoterapia, como um agente poupador de corticosteroide e nos casos de refratariedade a outras medicações. As doses usuais variam de 1,5 a 2 g/dia, máximo de 3 g/dia, com boa tolerância. Deve-se monitorar cuidadosamente o hemograma completo e a função hepática. Seu efeito terapêutico máximo é esperado em 2 a 3 meses. Para os pacientes portadores de doença renal crônica, não se recomenda dose maior que 2 g/dia se a taxa de filtração glomerular for menor que 25 mL/min. Para pacientes pediátricos, a literatura preconiza doses entre 600 e 900 mg/m².

Está contraindicado na gravidez (teratogenicidade) e em casos de alergia ao fármaco. As contraindicações relativas incluem lactação, doenças renal, hepática, cardiopulmonar e medicações que interfiram na circulação êntero-hepática. O Quadro 89.2 mostra a relação de medicamentos que alteram os níveis plasmáticos de MFM.

O MFM apresenta menos efeitos colaterais que outros imunossupressores, sendo bem tolerado pela maioria dos pacientes. O efeito adverso mais comum e dose-dependente é a intolerância gastrintestinal, com diarreia, dores abdominais, constipação intestinal, náuseas e vômitos. Esse efeito acomete até 20% dos pacientes na dose de 2 g/dia, mas tende a regredir com a continuidade da terapia e pode ser minimizado com a divisão da dose diária do MFM e seu uso durante as refeições. Raramente são observadas úlceras orais, hemorragia gastrintestinal e esofagite. As alterações hematológicas, como anemia e leucopenia, podem ser observadas em até 5% dos casos. Além disso, efeitos geniturinários, como disúria, urgência, hematúria e infecção urinária, podem ocorrer mais comumente no primeiro ano de tratamento. Outros efeitos incluem febre, dor torácica anterior e posterior, tremores, tontura, acne, erupções cutâneas, edema periférico, hipercolesterolemia, hipofosfatemia, hipopotassemia, hiperpotassemia, hiperglicemia, dispneia, tosse, faringite, bronquite, pneumonia e disfunção renal.

O MFM vem sendo associado a um aumento no risco de infecções, principalmente nas doses acima de 2 g/dia. Nos pacientes que tomavam entre 2 e 3 g/dia, foi demonstrada taxa de infecção de 2% no caso dos transplantes renais e cardíacos

Quadro 89.2 Interações medicamentosas do micofenolato de mofetila (MFM).

Medicações que podem reduzir o nível sérico de MFM	Medicações que podem aumentar o nível sérico de MFM	Medicações que podem ter níveis séricos aumentados se administradas com MFM
Rifampicina	Salicilatos	Nevirapina
Fluoroquinolonas	Furosemida	Levonorgestrel
Metronidazol	Probenecida	Aciclovir
Glicocorticosteroides	Aciclovir	Ganciclovir
Ciclosporina	Ganciclovir	
Colestiramina		
Antiácidos		
Sevelâmer		
Ferro		

e 5% nos transplantes hepáticos. Entretanto, regimes terapêuticos complexos e imunossupressão intensa tornam as conclusões difíceis na análise desses pacientes. A maior parte dos estudos focaliza a citomegalovirose, e é sugerido um aumento na gravidade, mas não na incidência de doença invasiva. Há ainda relatos de infecções por herpes-vírus simples, herpes-zóster, herpes-vírus tipo 6, papilomavírus (HPV), aspergilose, epididimite recorrente por *Escherichia coli*, microsporidiose intestinal, varicela disseminada, criptococose, candidíase, mucormicose, pneumocistose, entre outras.

Como toda medicação imunossupressora, o potencial de desenvolvimento de malignidades é o efeito colateral mais preocupante. O MFM não demonstrou carcinogênese em estudos animais; nos estudos em humanos, por sua vez, o risco de malignidade parece ter relação com a intensidade e a duração da imunossupressão; aparenta ser mais um efeito imunossupressivo cumulativo que um efeito específico dessa medicação. Nesse caso também, a maioria dos estudos foi realizada em pacientes em regime de terapias múltiplas, causando viés na análise intrínseca da medicação. A maior parte dos relatos refere-se a doenças linfoproliferativas e cânceres cutâneos não melanoma. Também já foram citados carcinoma de mama, carcinoma de células escamosas da epiglote, entre outros.

Atualmente, só está disponível para administração sistêmica, mas pesquisas estão sendo realizadas para avaliar o uso do MFM tópico no tratamento de doenças como psoríase em placas, evitando os efeitos sistêmicos indesejáveis. Além disso, uma forma de MFM com proteção entérica tem sido utilizada para reduzir os efeitos gastrintestinais e aumentar a sua tolerância.

Hidroxiureia

Agente antimetabólito quimicamente semelhante à ureia, acrescido de um grupo hidroxila. Seu mecanismo de ação consiste na inibição da ribonucleotídio-redutase, enzima fundamental na síntese do DNA. É indicada no tratamento do carcinoma espinocelular de cabeça e pescoço, do melanoma metastático e da síndrome hipereosinofílica. Pode ser usada também no tratamento da psoríase refratária a outros medicamentos tópicos e em pacientes com comorbidades que contraindiquem o tratamento sistêmico. Sua combinação com fotoquimioterapia (PUVA ou *UVB-narrow band*), retinoides ou ciclosporina é eficaz na remissão da psoríase. Gestação, lactação e alergia ao fármaco são contraindicações absolutas. Administração concomitante de ARA-C (citarabina), discrasia sanguínea, infecção, doenças renal, hepática, endócrina e cardiopulmonar são contraindicações relativas. Pequeno número de pacientes refere sintomas gripais ao início da terapia, que deve ser feita na dose de 20 a 30 mg/kg/dia (Hydrea®). Efeitos colaterais incluem sintomas gastrintestinais e cutâneos (úlcera de perna, reações dermatomiosite-símile). Anemia é observada em 12 a 34% dos pacientes, e alterações megaloblásticas no hemograma estão presentes em quase todos os pacientes em uso da medicação. Já foi descrito o desenvolvimento de leucemia aguda na vigência do uso de hidroxiureia.

5-fluoruracila

A 5-FU é um antimetabólito análogo de pirimidina amplamente utilizado na dermatologia por via tópica para o tratamento de ceratose e queilite actínica, verruga plana, carcinoma basocelular superficial, doença de Bowen, entre outros. Também pode ser utilizada por via intralesional no tratamento do ceratoacantoma e dos carcinomas basocelular e espinocelular.

As aplicações devem ser diárias, 1 vez/dia ou, preferencialmente, 2 vezes/dia, mas devem ser suspensas se ocorrerem erosões. A duração média do tratamento é de 2 a 4 semanas, e os resultados são mais bem observados com 1 a 2 meses após o término das aplicações. A área a ser tratada não deve ser superior a 500 cm^2, pelo maior risco de efeito sistêmico, em decorrência da absorção percutânea que se situa em torno de 10%. Deve-se fazer o tratamento escalonado quando a região a ser tratada for de tamanho maior.

Com o tratamento, ocorre eritema, que se estende muitas vezes a áreas contíguas à lesão, vesiculação, erosão, irritação, dor, prurido e hipercromia. Os pacientes devem estar bem orientados quanto à intensidade dessas manifestações, que são esperadas. Em função da fotossensibilidade, os pacientes devem evitar exposição solar durante e após o tratamento.

A 5-fluoruracila deve ser aplicada com luva ou aplicador não metálico; caso seja aplicada com os dedos, eles têm de ser lavados imediatamente após. Cuidado especial é necessário para evitar contato com os olhos pelo risco de irritação e mesmo ulceração. Está contraindicada em grávidas e deve ser avaliado o risco-benefício durante a amamentação. Sua administração sistêmica é feita por via intravenosa e não tem aprovação pela FDA para uso em dermatologia. No entanto, há relatos clínicos descritos do seu uso na psoríase, na poroceratose, na micose fungoide, na esclerodermia e no melanoma metastático.

Apresentação comercial: Efurix® 5% em creme. Sua administração sistêmica é feita por via intravenosa. A capecitabina (Xeloda®) é um profármaco da fluoropirimidina que sofre conversão enzimática para 5-FU; é administrada por via oral; apresenta efeitos adversos que podem ser limitantes: diarreia, síndrome mão-pé (ver Capítulo 18, item *Eritema palmar*), hiperbilirrubinemia, hiperpigmentação (ocorre em diferentes padrões e locais como mucosas e unhas), fadiga, dor abdominal, entre outros.

Agentes imunomoduladores sistêmicos

Ciclosporina

É um agente imunossupressor não citotóxico obtido a partir do fungo *Tolypocladium inflatum gams*. Como supressor, inibe especificamente a função dos linfócitos T auxiliares (CD4$^+$), bloqueando a produção das interleucinas, em particular a interleucina-2 (IL-2), por inibição da calcineurina. O bloqueio na produção da IL-2 diminui o número de células CD4. A ciclosporina parece, ainda, inibir a interação dos linfócitos T com antígenos sem alterar os linfócitos supressores, o que favorece a tolerância a transplantes. Além disso, inibe a produção de interferon-gama (IFN-γ), que regula a expressão da molécula de adesão intercelular tipo 1 (ICAM-1) presente na superfície de queratinócitos e endotélio, sendo responsável por parte da via de migração de células inflamatórias. Dessa maneira, ao inibir IFN-γ e, consequentemente, ICAM-1, há uma redução de linfócitos e de células inflamatórias. Tem marcada eficácia e rápido início de ação.

Após ingestão, a ciclosporina é metabolizada pelo fígado via CYP3A4 (citocromo P450 3A4, membro da família do citocromo P450) e alguns de seus metabólitos concentram-se no fígado, timo, baço e pâncreas; em função do elevado peso molecular, não é adequadamente absorvida pela pele. É excretada parcialmente pela bile, sendo cerca de 10% eliminados pelos rins. O pico plasmático é alcançado cerca de 3 h após a ingestão, e deve ser utilizada na dose de 4 a 10 mg/kg/dia, em geral 5 mg/kg/dia. É apresentada na forma de solução

100 mg/mL (Neoral®, Sigmasporin Microral®, Sandimmun®) e administrada em doses fracionadas; ingesta pré-prandial aumenta a absorção.

Merece destaque o regime de tratamento por curto período, de resgate, rotacional, ou associado a outras medicações, reduzindo os efeitos indesejáveis. Muitas vezes, é aplicada também como poupador de corticosteroide. Suas principais indicações são psoríase (autorizada pela FDA em 1997) e dermatite atópica. Outras indicações são: eczema disidrótico, pioderma gangrenoso, doença de Behçet, pitiríase rubra pilar, pênfigos, penfigoides, epidermólise bolhosa adquirida, doença de Hailey-Hailey, lúpus eritematoso sistêmico e outras colagenoses, alopecia areata, urticária crônica refratária, fotodermatoses (urticária solar, dermatite actínica crônica, erupção polimorfa à luz), líquen plano, líquen plano pilar, doença de Ofuji, hidradenite supurativa, prurigo nodular, doença enxerto-*versus*-hospedeiro, síndrome de Sézary.

Diante da possibilidade do uso da ciclosporina, devem-se fazer anamnese minuciosa e exame físico que inclua duas aferições de pressão arterial. Além disso, devem-se solicitar dosagem de creatinina, *clearance* de creatinina, urina de 24 h, exame simples de urina, hemograma completo, testes de função hepática, lipidograma, bioquímica (magnésio, potássio e ácido úrico). Nos dois primeiros meses de tratamento, devem ser solicitados novos exames a cada semana ou 15 dias e medir a pressão arterial. Em seguida, o paciente deve ser examinado a cada 1 ou 2 meses de terapia, sendo necessárias a cada visita a verificação da pressão arterial e a solicitação novos exames. O ideal é que o paciente tenha o calendário vacinal completo antes do tratamento programado e que seja feito acompanhamento odontológico conjunto para se detectar possível hipertrofia gengival (ver Figura 58.11), bem como realizar investigação regular para malignidades.

Seus efeitos colaterais importantes incluem nefrotoxicidade aguda e, possivelmente, crônica; as crianças são menos suscetíveis a lesão renal que os adultos. Há ação tóxica no sistema nervoso central, que é reversível com a diminuição da dose e que pode se manifestar como cefaleia, confusão mental, paresias, plegias e, mesmo, coma. Hipertensão arterial, hirsutismo, hiperplasia gengival, hiperlipidemia, hiperpotassemia, infecções e erupção acneiforme são outros efeitos adversos possíveis. Além disso, pode favorecer o aparecimento de neoplasias quando usada por longo período, especialmente por mais de 2 anos, com doses superiores a 5 mg/kg/dia e concomitantemente a outras medicações imunossupressoras. A literatura registra aumento de doenças linfoproliferativas e câncer cutâneo, principalmente se houver história de fototerapia. Nesse último caso, o uso concomitante de retinoides tem efeito protetor.

Em relação ao manejo dos efeitos adversos, é importante lembrar que a medicação idealmente deve ser prescrita em sua dose máxima (5 mg/kg/dia) por no máximo 1 ano; deterioração aguda da função renal em função do uso da ciclosporina é normalmente reversível, ao passo que disfunção renal crônica tende a ser permanente; se houver aumento de 30% da creatinina basal do paciente, confirmado por dois valores consecutivos, com intervalo de 2 semanas, a dose deve ser reduzida; quando há surgimento de hipertensão arterial sistêmica, a dose tem de ser diminuída em 25 a 50% ou introduzidos bloqueadores dos canais de cálcio di-hidropiridínicos; em casos de erupção acneiforme, tetraciclinas não podem ser utilizadas, por risco de desenvolvimento de pseudotumor cerebral.

A interação com outras substâncias é comum, podendo-se potencializar os efeitos da ciclosporina ao inibir o CYP3A4: amiodarona, bloqueadores do canal de cálcio, cetoconazol, itraconazol, macrolídios (principalmente a eritromicina), quinolonas, inibidores de protease (ritonavir), fluoxetina e sertralina. Medicações como corticosteroides, diuréticos e alopurinol aumentam os níveis séricos da ciclosporina por outros mecanismos. A ciclosporina pode ter sua eficácia reduzida quando medicações que induzem CYP3A4 são utilizadas concomitantemente: rifampicina, betalactâmicos, fenitoína, fenobarbital, griseofulvina, efavirenz e bexaroteno. Atenção deve ser dada ao uso concomitante de outras medicações potencialmente nefrotóxicas capazes de aumentar a toxicidade da ciclosporina: aminoglicosídios, sulfametoxazol-trimetoprima, anfotericina B, anti-inflamatórios não hormonais.

A ciclosporina é contraindicada em pacientes com hipertensão descontrolada, insuficiência renal, infecções graves e história de malignidades prévias (exceto carcinoma basocelular). Como contraindicação relativa vale destacar a história de alta dose cumulativa de PUVAterapia. O fármaco é excretado no leite materno e, portanto, a amamentação está contraindicada. É considerada categoria C na gestação, mas os registros não mostram aumento de teratogenicidade, apesar de apontarem para prematuridade e baixo peso ao nascimento.

A voclosporina é o mais novo inibidor sistêmico da calcineurina e causa maior imunossupressão do que a ciclosporina. Desencadeia efeitos colaterais semelhantes e, por ora, tem aprovação pela FDA para tratamento de nefrite lúpica.

Tacrolimo

O tacrolimo (Prograf®) foi inicialmente isolado do fungo *Streptomyces tsukubaensis* como um antibiótico macrolídio com propriedades imunossupressoras e efeitos colaterais semelhantes aos da ciclosporina. É considerado um profármaco, uma vez que se torna ativo somente após se ligar a proteínas intracitoplasmáticas chamadas "imunofilinas". Esse complexo imunofilina-tacrolimo inibe a calcineurina, impedindo a desfosforilação de fatores nucleares e transcrição gênica. Dessa maneira, inibe a formação de IL-2, bloqueando a ativação de linfócitos T $CD4^+$, $CD8^+$, células *natural killer* e monócitos.

Além disso, diminui a liberação de histamina, reduz a função das células de Langerhans e inibe os receptores de alta afinidade para IgE. O tacrolimo também inibe os linfócitos B e a produção de citocinas como IL-3, IL-5, IFN-γ e fator de necrose tumoral alfa (TNF-α).

O acompanhamento do paciente em uso de tacrolimo é semelhante ao da ciclosporina, com especial atenção à função renal e à pressão arterial.

Seus efeitos colaterais são semelhantes aos da ciclosporina, sendo mais frequentes os casos de hiperglicemia e sintomas neurológicos, e menos comuns alterações mucocutâneas e cardiovasculares (Quadro 89.3).

Na dermatologia, sua eficácia tem sido relatada no tratamento de psoríase, doença de Behçet, pioderma gangrenoso, linfoma cutâneo de linfócitos T e doença do enxerto-*versus*-hospedeiro. (ver, adiante, *Inibidores da calcineurina tópicos*.)

Sirolimo/rapamicina

O sirolimo (Rapamune®), também conhecido como *rapamicina*,* apresenta potente atividade imunossupressora e antiproliferativa. Embora estruturalmente semelhante à ciclosporina e ao tacrolimo, não é considerado um inibidor da calcineurina. Ele e seus sucedâneos (everolimo e tensirolimo, que têm melhores

*Rapa Nui é o nome maori para a Ilha de Páscoa, local onde foi isolada a rapamicina a partir da bacteria *Streptomyces hygroscopicus*.

propriedades farmacocinéticas e antiproliferativas), ao inibirem a via mTOR (*mammalian target of rapamycin*), por meio da formação de um complexo com a imunofilina ou FKBP-12, que tem a capacidade de inibir a cinase dos mamíferos, importante para a continuidade do ciclo celular, bloqueiam o ciclo na fase G1 para S. Esse mecanismo resulta na redução da atividade e da proliferação de linfócitos T e queratinócitos, além da diminuição da produção de anticorpos. Além disso, diminui a concentração sanguínea do fator de crescimento do endotélio vascular (VEGF), podendo levar à regressão de hamartomas e neoplasias cutâneas.

Dessa maneira, o sirolimo apresenta-se como medicamento promissor no tratamento da psoríase, esclerose tuberosa, sarcoma de Kaposi, queloides e síndrome de Muir-Torre.

É administrado por via oral e 95% da substância absorvida liga-se às hemácias, sendo excretado principalmente pelas fezes. Os níveis sanguíneos recomendados para terapia imunossupressora variam de 5 a 15 ng/mL; apresentações em drágeas de 1 ou 2 mg ou em solução. As doses de everolimo e tensirolimo são, respectivamente, 10 mg/dia, via oral, e 25 mg/semana, intravenosa.

Seus efeitos colaterais incluem hipercolesterolemia, erupção cutânea, ulcerações orais, artralgia, diarreia, hipopotassemia, anemia, trombocitopenia, leucopenia, febre, edema, angioedema e linfedema (ver Quadro 89.3). Quando comparado a outros imunossupressores, apresenta menor risco de nefrotoxicidade, neurotoxicidade e distúrbios linfoproliferativos. Ver Capítulo 20, item *Reações cutâneas por inibidores do EGFR e inibidores de multiquinases*.

Por apresentar mecanismo de ação diferente da ciclosporina, bem como menor risco de efeitos colaterais, alguns autores sugerem a utilização concomitante do sirolimo e da ciclosporina, ou em substituição desta. O sirolimo tem se mostrado capaz de prevenir o aparecimento de câncer de pele não melanoma e até outras neoplasias em pacientes submetidos a transplantes de órgãos sólidos ou com história de fototerapia. Tem sido empregado com grande sucesso (cerca de 95%) nos pacientes com angiofibromas na esclerose tuberosa na concentração de 0,03 a 1% em solução, creme, gel ou pomada. Tivemos a oportunidade de constatar essa ação em quatro pacientes, na concentração a 0,2% em gel. Acredita-se que a sua ação seja decorrente da capacidade de inibir o VEGF (ver Capítulo 73, item *Esclerose tuberosa | Complexo ET*). É também efetivo como tratamento tópico do nevo sebáceo (ver Capítulo 52, item *Nevo sebáceo de Jadassohn (nevo organoide)*).

Quadro 89.3 Perfis de toxicidade do tacrolimo e sirolimo.

Mecanismo	Tacrolimo – inibidor da calcineurina	Sirolimo – inibidor de mTOR
Potência imunossupressora	+ + + +	+ + +
Nefrotoxicidade/metabolismo	+ +	–
Neurotoxicidade	+ +	–
Diabetogenicidade	+ +	–
Supressão da medula	–	++
Efeitos mucocutâneos	+	+
Prurido	+	+
Úlceras orais	+	+++
Acne/foliculite	+	++
Retardo da cicatrização	–	+
Hidrosadenite	–	+
Distrofia da unha	–	++
Hirsutismo	+	–
Alopecia	+	–

(–) nenhum efeito; (+) leve; (+ +) moderado; (+ + +) alto; (+ + + +) extrema toxicidade/potência/incidência.

Talidomida

Fernanda Sales Luiz Vianna ◆ David Rubem Azulay ◆ Rubem David Azulay

Na década de 1960, a talidomida foi amplamente utilizada em todo o mundo como um sedativo seguro. Estudos de toxicidade falharam em mostrar uma dose letal; assim, essa medicação passou a ser comercializada sem receita médica, alcançando altos índices de venda em todo o mundo. No entanto, pouco tempo após o início da comercialização, surgiram relatos de nascimentos de bebês com graves malformações congênitas, principalmente defeitos de redução de membros, que foram chamados na época de *focomelia*, por se assemelharem aos membros de focas. Pouco tempo após sua retirada, a medicação foi descoberta como importante terapia no eritema nodoso da hanseníase (ENH), tornando-se um dos medicamentos de escolha nessa condição. Entretanto, seu uso não ficou restrito a essa condição, pois, na década de 1990, foram descobertas outras propriedades farmacológicas: antiangiogênicas, anti-inflamatórias e imunomoduladoras.

Trata-se de um derivado não polarizado do ácido glutâmico, sendo uma α-N-ftalimidoglutarimida. Após ingestão oral, é rapidamente absorvida; sua excreção é predominantemente não renal e menos de 1% da substância é encontrada na urina após 24 h. É hidrolisada no fígado.

O mecanismo de ação se faz pelos seus efeitos nos tecidos neural e vascular (inibe a angiogênese), por efeitos hipnossedativos e suas propriedades imunomoduladoras e anti-inflamatórias. Entre essas últimas, destacam-se a degradação do RNA mensageiro (mRNA) do TNF-α, diminuição de linfócitos CD4 no sangue circulante, com aumento discreto de linfócitos T supressores. Também inibe potencialmente a IL-12, a qual tem participação fundamental na resposta imune celular. A imunidade humoral também é alterada, com aumento da produção de IL-4 e IL-5 (ativadores de linfócitos B) e inibição simultânea de IFN-γ. Seus efeitos anti-inflamatórios incluem redução da quimiotaxia de neutrófilos e fagocitose, sendo já demonstrado seu antagonismo a mediadores inflamatórios como histamina, prostaglandinas e serotonina.

O efeito adverso mais significativo é a teratogenicidade, sendo a focomelia a manifestação mais característica. Essa condição se caracteriza pela ausência ou hipoplasia grave dos ossos longos dos membros, com mãos e pés variando entre o normal e o rudimentar. Entretanto, praticamente todos os órgãos do corpo podem ser afetados pela exposição intraútero à talidomida, e os clínicos que prescrevem essa medicação devem estar atentos a esse tipo de fenótipo entre parentes próximos de usuários de talidomida.

Está contraindicada nos casos de hipersensibilidade ao fármaco e em gestantes (categoria X). Essa medicação pode, em casos extremamente necessários, ser prescrita para mulher em idade fértil desde que dois métodos contraceptivos sejam seguramente utilizados, testes de gravidez sejam realizados mensalmente. Além disso, a paciente deve estar ciente dos riscos teratogênicos e assinar um termo de consentimento antes da prescrição. Essas precauções estão disponíveis na Lei nº 10.651/2003 e na Resolução RDC nº 11, de 22 de março de 2011, que a complementa. Ainda assim, deve-se estar atento, pois, mesmo com o conhecimento disponível e as restrições impostas, o Brasil ainda registra casos de embriopatia talidomídica.

Outros efeitos adversos, por ordem de frequência, são sonolência, vertigem, constipação intestinal, xerostomia, náuseas, cefaleia, prurido, edema de extremidades, erupções cutâneas e ginecomastia. Essas manifestações quase sempre são toleráveis e tendem a melhorar com a diminuição da dose. Neuropatia sensitiva periférica, a princípio detectada quase exclusivamente por eletromiografia, não é incomum no uso crônico e em altas doses. Caso mantida a medicação, a lesão se torna irreversível por degeneração axônica com perda seletiva de fibras sem desmielinização segmentar. O risco de trombose venosa profunda, assim como atrial, está aumentado.

A apresentação se dá na forma de comprimidos de 100 mg, e a dose diária varia de 100 a 400 mg/dia, em 1 a 4 tomadas diárias. Suas indicações clínicas incluem:

- condições inflamatórias e autoimunes: eritema nodoso hansênico (pela diminuição do TNF-α), doença do enxerto-*versus*-hospedeiro, lúpus eritematoso discoide, lúpus eritematoso sistêmico, lúpus eritematoso bolhoso e paniculite de Weber-Christian
- doenças mucocutâneas: prurigo actínico ou de Hyde, lesões mucosas da doença de Behçet, aftose recidivante, ulcerações nas mucosas de origem não viral e na AIDS; pioderma gangrenoso, líquen plano generalizado, pênfigo vulgar e penfigoide
- outras condições: histiocitose X, infiltrado linfocítico de Jessner, entre outras.

Entretanto, no Brasil, essa medicação não é comercializada e só pode ser adquirida por programas especiais do governo para o tratamento de ENH, lúpus eritematoso sistêmico, mieloma múltiplo (até 800 mg/dia), doença enxerto-*versus*-hospedeiro e ulcerações idiopáticas (AIDS). Outras indicações podem ser utilizadas excepcionalmente, desde que a eficácia da talidomida nessa condição seja cientificamente comprovada e não haja uma alternativa terapêutica.

Em função da grande utilidade da talidomida no tratamento de doenças refratárias, novas medicações conhecidas como *IMiD* (*imunomoduladores análogos da talidomida*) estão sendo desenvolvidas. Entre elas, a lenalidomida (Revlimid®) está sendo testada no tratamento de mieloma múltiplo, síndromes mielodisplásicas, leucemia linfocítica crônica, além de muitos tumores sólidos, como o melanoma metastático. Mais recentemente, vem sendo estudada a pomalidomida (Actimid®) em doenças como mielofibrose e mieloma múltiplo. É uma promissora classe de imunomoduladores para tratamento de algumas doenças inflamatórias, autoimunes e neoplásicas. Como a talidomida, esses imunomoduladores inibem o TNF-α, interleucinas 1-β, 6 e 12, e o fator estimulador de colônias de granulócitos; estimulam a proliferação de linfócitos T, produção de citocinas e atividade citotóxica; são antiangiogênicos, antiproliferativos e pró-apoptóticos. Demonstraram maior potência se comparados à talidomida, com grande perfil de segurança, ainda sem evidência de teratogênese. Estudos mostram, ainda, menores efeito sedativo e neurotoxicidade quando comparados à substância precursora. O mecanismo de ação preciso dessas substâncias em cada doença específica não foi totalmente elucidado e pode variar de acordo com a fisiopatologia de cada uma. Por isso, apesar de terem efeitos semelhantes, cada IMiD tem um perfil único de atividade, o que pode indicar aplicabilidade específica para diferentes doenças e condições. Na área dermatológica, ainda são necessários novos estudos. Há relatos de usos dessas substâncias para tentativa de tratamento de lúpus cutâneo, doença do enxerto-*versus*-hospedeiro, xantogranuloma necrobiótico, entre outros. Em relação a efeitos colaterais, merecem atenção a neutropenia, a trombocitopenia e o tromboembolismo venoso.

Agentes imunomoduladores tópicos

Inibidores da calcineurina tópicos

Silmara C. P. Cestari

Imunomoduladores tópicos, tacrolimo e pimecrolimo, foram desenvolvidos para o tratamento de dermatite atópica, dermatite de contato e algumas formas de psoríase. A descoberta de que essas substâncias não esteroides são efetivas no tratamento das doenças inflamatórias da pele, sem riscos de efeitos colaterais significativos, reflete um novo avanço terapêutico. Atuam de maneira semelhante aos corticosteroides, tendo ação anti-inflamatória e inibindo a liberação de interleucinas, porém de forma mais seletiva e, portanto, sem causar os efeitos colaterais indesejáveis e tão bem conhecidos desses. A ciclosporina A é de uso sistêmico; o seu alto peso molecular impede uma absorção percutânea adequada.

O *tacrolimo* é um macrolídio imunossupressor, produzido pelo *Streptomyces tsukubaensis*, com apresentações de 0,03 e 0,1% em pomada. Foi aprovado nos EUA para tratamento da dermatite atópica de moderada a intensa, em pacientes com idade superior ou igual a 2 anos. A eficácia e a tolerabilidade do tacrolimo ainda não foram estabelecidas em pacientes com idade inferior a 2 anos. A apresentação sistêmica é empregada em transplantados como medicação antirrejeição.

O *pimecrolimo* é um derivado macrolactâmico da ascomicina com apresentação oral e tópica a 1% em creme. Foi aprovado no Brasil para uso em crianças abaixo dos 2 anos. Estudos randomizados e duplos-cegos demonstraram eficácia e segurança da substância em lactentes, crianças e adultos. Quando usado logo no início das crises, nos estudos de tratamentos a longo prazo, reduziu o número de crises e a necessidade de uso de corticosteroides.

Por apresentarem semelhança estrutural, o tacrolimo ($C_{44}H_{69}NO_{12}$) e o pimecrolimo ($C_{43}H_{68}ClNO_{11}$) bloqueiam o mesmo receptor celular nos linfócitos T (principalmente CD4), unindo-se às imunofilinas (macrofilina 12, também denominada *proteína FK-BP12*) e formando um complexo. Esse complexo inibe de forma competitiva a atividade da enzima calcineurina, um fosfato que sofre ativação somente quando se une ao cálcio e à calmodulina. A inibição da calcineurina é essencial para o início da ativação das células T *helper* e, consequentemente, inibe a transcrição de genes para a formação de linfocinas (IL-2, IL-3, IL-4, IL-5, IFN-γ, fator estimulador de colônia de macrófago-granulócito [GM-CSF], TNF-α).

Após a ligação do antígeno com o receptor da célula T, o cálcio intracelular aumenta e, sucessivamente, liga-se à calmodulina para ativar a calcineurina fosforilase. A calcineurina ativada, direta ou indiretamente, desfosforila a subunidade citosólica (e preexistente) do fator nuclear de células T ativadas (NF-ATc), possibilitando a translocação do NF-ATc do citoplasma para o núcleo. Uma vez no núcleo, NF-ATc acopla-se à subunidade nuclear do NF-AT (NF-ATn), que então se liga à unidade promotora de vários genes de citocinas (IL-2, 3, 4, GM-CSF, TNF-α) para induzir a transcrição dos genes das citocinas (Figura 89.1).

Estudos *in vitro* sugerem que os inibidores tópicos da calcineurina atuam também em outras células envolvidas na patogenia da dermatite atópica, como as células de Langerhans, mastócitos e basófilos.

Tem sido demonstrado que o tacrolimo inibe a desgranulação e a síntese de mediadores pró-inflamatórios dos mastócitos, inibindo a liberação de histamina e alterando a expressão de moléculas funcionalmente importantes. Reduz a capacidade das células de Langerhans de ativar linfócito T, reduzindo a expressão de receptores IgE de alta afinidade (FCεRI), diminuindo a capacidade de apresentação de antígenos por parte dessas células dendríticas.

Estudos demonstram que o pimecrolimo atua nos mastócitos e inibe a liberação de substâncias mediadoras, como hexasominidase, triptase e histamina. Inibe também a transcrição da citocina da fase tardia, o TNF-α. Também foi descrita a ação do pimecrolimo como inibidor da manifestação dos correceptores CD134, CD137 e a manifestação de CD25 e ICAM-1. O pimecrolimo não depleta as células de Langerhans (como ocorre ao usar os corticosteroides) nem afeta o eixo hipotálamo-hipofisário ou as glândulas suprarrenais.

Os inibidores tópicos da calcineurina não afetam os queratinócitos, os fibroblastos e a síntese de colágeno; portanto, não induzem a atrofia cutânea. Além disso, não afetam o endotélio dos vasos sanguíneos cutâneos e, por isso, não produzem telangiectasias. Sua absorção não é cumulativa, e até o momento não foram relatados efeitos colaterais sistêmicos cientificamente comprovados.

Vários ensaios clínicos multicêntricos e duplos-cegos demonstraram a eficácia e a segurança dessas substâncias na dermatite atópica, principalmente nas formas leves e moderadas, tanto em adultos quanto em crianças. Não se confirmaram suspeitas de que o uso tópico poderia propiciar o desencadeamento de neoplasias. Os efeitos adversos mais frequentes foram reações locais na área de aplicação, como ardor e sensação de queimação local. Esse sintoma foi de intensidade leve a moderada e de duração transitória, desaparecendo com a continuidade da aplicação (Quadro 89.4). *Flushing* ocorre em cerca de 7% dos pacientes ao ingerir álcool.

Estudos formais de interação de fármacos ainda não foram feitos. Com base na mínima absorção cutânea, acredita-se que a interação com substâncias administradas sistemicamente seja de ocorrência improvável. No entanto, o uso dos imunomoduladores deve ser feito com muita cautela nos pacientes com doença disseminada ou eritrodérmicos, tendo em vista a maior possibilidade de absorção; bem como nos pacientes que estão em uso sistêmico de substâncias inibidoras da isoenzima CYP3A (cetoconazol, itraconazol, fluconazol), inibidoras da isoenzima CYP3A4 (eritromicina, cimetidina) e bloqueadores do canal de cálcio, em função da possibilidade de interação medicamentosa.

Os imunomoduladores tópicos representam um enorme avanço em relação às opções terapêuticas para o tratamento de dermatite atópica, dermatite de contato e algumas formas de psoríase. No entanto, estudos comparativos ou associando corticosteroides tópicos e inibidores da calcineurina ainda são necessários para maior contribuição ao controle dessas afecções.

Imiquimode

Omar Lupi

O ácido imiquimódico é um imunomodulador indutor de citocinas capaz de exercer ação direta sobre as células apresentadoras de antígenos (células de Langerhans). Induz a apresentação dos antígenos do HPV de forma mais efetiva aos linfócitos T CD4+. Apresenta também um efeito inibitório direto da replicação do HPV, diminuindo sua carga viral. Tal efeito é obtido por meio da liberação de citocinas IL-1, IL-5, IL-6, IL-8, IL-10, além do TNF-α e do IFN-α.

A indicação original do imiquimode recai, portanto, na infecção genital produzida pelo HPV. A substância é capaz de reduzir a carga viral do HPV em 90%, ajudando a prevenir recorrências. Seu efeito sobre a imunidade mimetiza a resposta normal, amplificando a liberação de interferon, substância

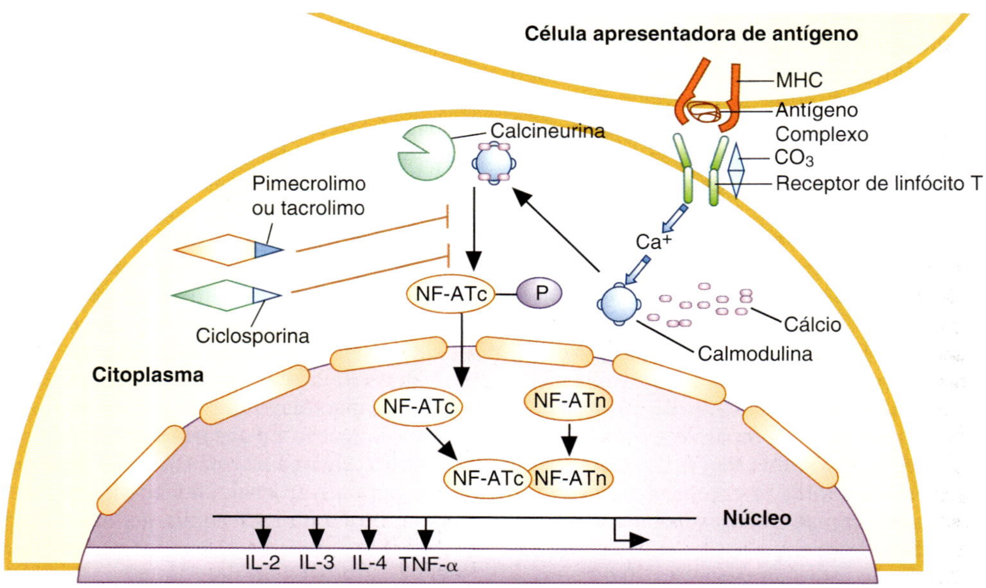

Figura 89.1 Mecanismo de ação dos inibidores da calcineurina. IL = interleucina; MHC = complexo de histocompatibilidade principal; NF-ATc = fator nuclear de células T ativadas; NF-ATn = subunidade nuclear do NF-AT; TNF-α = fator de necrose tumoral alfa.

Quadro 89.4 Incidência de eventos adversos em estudos de 12 meses com tacrolimo e pimecrolimo.

Eventos adversos	Tacrolimo 0,1% unguento		Pimecrolimo 1% creme	
	Adultos n = 316	Crianças (2 a 15 anos) n = 255	Adultos n = 328	Crianças (2 a 15 anos) n = 272
Ardor	47	26	26	8
Prurido	25	25	5	2
Alergia	22	15	NS	NS
Influenza	22	35	12	15
Infecção	14	8	NS	NS
Eritema	12	9	2	2
Herpes simples	12	5	4	3
Foliculite	11	2	6	2
Piodermite	11	11	6	2
Cefaleia	10	18	7	25
Asma	5	16	2	5
Faringite	5	10	1	8
Tosse	3	15	2	16
Febre	2	18	1	12
Nasofaringite	NS	NS	8	26
Bronquite	3	6	2	11
Reação local	NS	NS	14	3

Alomar A, Berth-Jones J, Bos JD *et al.*; European Working Group on Atopic Dermatitis (2004). NS = não especificado. Obs.: o tacrolimo, na concentração de 0,03%, causa muito menos efeitos colaterais que a 0,1%.

antiviral de efeito antiproliferativo e antiangiogênico, além de aumentar a produção de mRNA dos linfócitos T CD4+ locais. Parece haver também aumento da memória imunológica anti-HPV, fato que poderia reduzir significativamente recorrências posteriores.

Deve ser aplicado topicamente em forma de creme a 5%, 3 vezes na semana, durante 16 semanas. Aumento na posologia amplifica em muito os paraefeitos locais (edema, eritema e prurido), sem influenciar a resposta terapêutica. A recorrência em até 6 meses após o tratamento é inferior a 15%. A melhor estratégia parece ser a remoção cirúrgica das lesões maiores de condiloma acuminado seguida da aplicação tópica local do imiquimode. Verrugas vulgares e plantares também podem ser tratadas com imiquimode, desde que a camada córnea seja escarificada e a lesão seja previamente submetida à crioterapia ou eletrocoagulação com curetagem. O imiquimode pode ser utilizado em seguida, não devendo ser aguardada a completa reepitelização da lesão.

Outras indicações incluem o tratamento do molusco contagioso e, mais recentemente, de carcinomas basocelulares superficiais, ceratoses actínicas, doença de Bowen, papulose bowenoide, eritroplasia de Queyrat, lentigo maligno, sarcoma de Kaposi e queloides. Diversos estudos já demonstraram a eficácia do imiquimode no tratamento do molusco contagioso, com concentrações de 1 e 5%. Queloides recorrentes podem ser excisados, e a aplicação da medicação já começa no próprio pós-operatório imediato, seguindo por um período de 8 semanas. O esquema terapêutico pode ser feito com aplicações diárias por 5 dias consecutivos por semana, de 6 a 8 semanas, sem necessidade de intervenção cirúrgica. Algumas poucas descrições já foram efetuadas envolvendo o tratamento de doença de Paget extramamária e o carcinoma espinocelular *in situ* de pênis, com bons resultados. Tem sido empregado com sucesso como coadjuvante no tratamento do herpes vegetante dos imunodeprimidos, assim como nos pacientes com refratariedade aos antivirais de uso corrente (imunossuprimidos) com excelente resposta.

No processo de cura, as lesões exulceram, gerando sintomatologia local variada, como edema, eritema, descamação, erosão e ulceração. A reação local pode ser mais intensa na presença de dano actínico concomitante. Raramente ocorre inflamação a distância em outras lesões. Lesões psoriasiformes ou novas lesões em pacientes com psoríase controlada têm sido descritas. Em 1 a 2% dos casos ocorre sintomatologia sistêmica com quadro gripal-símile.

Bibliografia

Agentes citotóxicos

Assier-Bonnet H, Aractingi S, Cadranel J *et al.* Stevens-Johnson syndrome induced by cyclophosphamide: report of two cases. *Br J Dermatol.* 1996 Nov;135(5):864-6.

Bader U, Banyai M, Böni R *et al.* Leg ulcers in patients with myeloproliferative disorders: disease- or treatment-related? *Dermatology.* 2000;200(1):45-8.

Bangert CA, Costner MI. Methotrexate in dermatology. *Dermatol Ther.* 2007 Jul-Aug;20(4):216-28.

Barbero-Villares A, Mendoza J, Trapero-Marugan M *et al.* Evaluation of liver fibrosis by transient elastography in methotrexate treated patients. *Med Clin (Barc).* 2011 Nov 26;137(14):637-9.

Barbero-Villares A, Mendoza Jiménez-Ridruejo J, Taxonera C *et al.* Madrid Group for the Study of Inflammatory Bowel Disease ENICMAD. Evaluation of liver fibrosis by transient elastography (Fibroscan®) in patients with inflammatory bowel disease treated with methotrexate: a multicentric trial. *Scand J Gastroenterol.* 2012 May;47(5):575-9.

Bardek I, Milavec-Puretić V, Lipozencić J. Azathioprine in dermatology. *Acta Dermatovenerol Croat.* 2007;15(4):264-8.

Berends MA, Snoek J, de Jong EM *et al.* Biochemical and biophysical assessment of MTX-induced liver fibrosis in psoriasis patients: Fibrotest predicts the presence and Fibroscan predicts the absence of significant liver fibrosis. *Liver Int.* 2007 Jun;27(5):639-45.

Berthelot C, Rivera A, Duvic M. Skin directed therapy for mycosis fungoides: a review. *J Drugs Dermatol.* 2008 Jul;7(7):655-66.

Bidinger JJ, Sky K, Battafarano DF, Henning JS. The cutaneous and systemic manifestations of azathioprine hypersensitivity syndrome. *J Am Acad Dermatol.* 2011 Jul;65(1):184-91.

Blumenfeld Z. Chemotherapy and fertility. *Best Pract Res Clin Obstet Gynaecol.* 2012 Jun; 26(3):379-90.

Boyd AS, Neldner KH. Hydroxyurea therapy. *J Am Acad Dermatol.* 1991 Sep;25(3):518-24.

Breathnach SM, Griffiths CEM, Hay RJ. Systemic therapy. In: *Rook's. Textbook of dermatology*. 7th ed. Hoboken: Blackwell; 2004.

Bulte CA, Hoegler KM, Kutlu Ö, Khachemoune A. Hidroxyurea: a reappraisal of its cutaneous side effects and their management. *Int J Dermatol.* 2021 Jul;60(7):810-7.

Burruss JB, Farmer ER, Callen JP. Chlorambucil is an effective corticosteroid-sparing agent for recalcitrant pyoderma gangrenosum. *J Am Acad Dermatol* 1996 Nov;35(5 Pt 1):720-4.

Ceilley RI. Mechanisms of action of topical 5-fluorouracil: review and implications for the treatment of dermatological disorders. *J Dermatolog Treat.* 2012 Apr;23(2):83-9.

Chalmers RJG, Kirby B, Smith A *et al.* Replacement of routine liver biopsy by procollagen III aminopeptide for monitoring patients with psoriasis receiving long-term methotrexate therapy: a multi-center audit and routine and health economic analysis. *Br J Dermatol.* 2005 Mar;152(3):444-50.

Chaves-Alvarez S, Herz-Ruelas M, Villareal-Martinez A *et al.* Azatioprina: usos em dermatologia. *An Bras Dermatol.* 2020;95(6):731-6.

Cummins DL, Mimouni D, Anhalt GJ, Nousari CH. Oral cyclophosphamide for treatment of pemphigus vulgaris and foliaceous. *J Am Acad Dermatol.* 2003 Aug;49(2):276-80.

Dacey MJ, Callen JP. Hydroxyurea-induced dermatomyositis-like eruption. *J Am Acad Dermatol.* 2003 Mar;48(3):439-41.

Defty CL, Marsden JR. Melphalan in regional chemotherapy for locally recurrent metastatic melanoma. *Curr Top Med Chem.* 2012;12(1):53-60.

Diernoes JEF, Kromann CB, Boel M *et al.* Patient-reported adverse effects when switching from oral to subcutaneous administration of methotrexate: A prospective, multicenter, paired cohort study. *J Am Acad Dermatol.* 2022 Oct;87(4):920-2.

Fox LP, Pandya AG. Pulse intravenous cyclophosphamide therapy for dermatologic disorders. *Dermatol Clin.* 2000 Jul;18(3):459-73.

Geilen CC, Orfanos-Boeckel H, Offermann G, Orfanos CE. Mycophenolate mofetila: a new immunosuppressive drug in dermatology and its possible uses. *Hautarzt.* 2000 Feb;51(2):63-9.

Grossberg AL, Gaspari AA. Topical antineoplastic agents in the treatment of mucocutaneous diseases. *Curr Probl Dermatol.* 2011;40:71-82.

Guillevin L. How to treat systemic necrotizing vasculitides? *Presse Med.* 2012 Oct;41(10):1024-30.

Guis S, Mattéi JP, Lioté F. Drug-induced and toxic myopathies. *Best Pract Res Clin Rheumatol.* 2003 Dec;17(6):877-907.

Halfon P, Munteanu M, Poynard T. FibroTest-ActiTest as a non-invasive marker of liver fibrosis. *Gastroenterol Clin Biol.* 2008 Sep;32(6 Suppl 1):22-39.

Handa S, Saraswat A, Kaur I, Kumar B. Excessive drowsiness with low-dose methotrexate. *Int J Dermatol.* 2004 Sep;43(9):701-2.

Harris RB, Perry HO, Kyle RA, Winkelmann RK. Treatment of scleromyxedema with melphalan. *Arch Dermatol.* 1979 Mar;115(3):295-9.

Ivnitskiĭ IuIu, Reĭniuk VL, Shefer TV. Early resorptive effects of highly toxic alkylating substances. *Voen Med Zh.* 2012 Apr;333(4):24-8.

Jung KS, Kim SU. Clinical applications of transient elastography. *Clin Mol Hepatol.* 2012 Jun;18(2):163-73.

Kazlow Stern D, Tripp JM, Ho VC, Lebwohl M. The use of systemic immune moderators in dermatology: an update. *Dermatol Clin.* 2005 Apr;23(2):259-300.

Kim YH, Martinez G, Varghese A, Hoppe RT. Topical nitrogen mustard in the management of mycosis fungoides. *Arch Dermatol.* 2003 Feb;139(2):165-73.

Knable Jr AF, Davis LS. Miscellaneous systemic drugs. *In*: Wolverton SE. *Comprehensive Dermatologic Drug Therapy.* 2nd ed. Amsterdam, Elsevier; 2007.

Kozub P, Simaljakova M. Systemic therapy of psoriasis: methotrexate. *Bratisl Lek Listy.* 2011;112(7):390-4.

Kruh J, Foster CS. Corticosteroid-sparing agents: conventional systemic immunosuppressants. *Dev Ophthalmol.* 2012;51:29-46.

Laharie D, Seneschal J, Schaeverbeke T *et al.* Assessment of liver fibrosis with transient elastography and FibroTest in patients treated with methotrexate for chronic inflammatory diseases: a case-control study. *J Hepatol.* 2010 Dec;53(6):1035-40.

Lecomte P, de Meeus MC, Lorette G *et al.* Hypogonadism and alkylating agents (author's transl). *J Gynecol Obstet Biol Reprod (Paris).* 1981;10(6):597-602.

Lindahl LM, Fenger-Grøn M, Iversen L. Topical nitrogen mustard therapy in patients with Langerhans cell histiocytosis. *Br J Dermatol.* 2012 Mar;166(3):642-5.

Liu V, Mackool BT. Mycophenolate in dermatology. *J Dermatolog Treat.* 2003 Dec;14(4):203-11.

Mehregan DA, Winkelmann RK. Necrobiotic xanthogranuloma. *Arch Dermatol.* 1992 Jan;128(1):94-100.

Menter A, Vamvakias G, Jorizzo J. One-week treatment with once-daily fluorouracil cream 0.5% in participants with actinic keratosis. *Cutis.* 2008 Jun;81(6):509-16.

Milligan A, Hutchinson PE. The use of chlorambucil in the treatment of bullous pemphigoid. *J Am Acad Dermatol.* 1990 May;22(5 Pt 1):796-801.

Mimouni D, Anhalt GJ, Cummins DL *et al.* Treatment of pemphigus vulgaris and pemphigus foliaceus with mycophenolate mofetil. *Arch Dermatol.* 2003 Jun;139(6):739-42.

Montaudié H, Sbidian E, Paul C *et al.* Methotrexate in psoriasis: a systematic review of treatment modalities, incidence, risk factors and monitoring of liver toxicity. *J Eur Acad Dermatol Venereol.* 2011 May;25 (Suppl 2):12-8.

Musto P, D'Auria F. Melphalan: old and new uses of a still master drug for multiple myeloma. *Expert Opin Investig Drugs.* 2007 Sep;16(9):1467-87.

Mydlarski PR. Mycophenolate mofetil: a dermatologic perspective. *Skin Therapy Lett.* 2005 Apr;10(3):1-6.

Naldi L. Malignancy concerns with psoriasis treatments using phototherapy, methotrexate, cyclosporin, and biologics: facts and controversies. *Clin Dermatol.* 2010 Jan-Feb;28(1):88-92.

Nascimento ADA, Porto DM, Vidal AKL. Hiperpigmentação da mucosa oral induzida pela capecitabina e associada à síndrome mão-pé – revisão da literatura. *An Bras Dermatol.* 2023;98(3):302-9.

Oronsky BT, Reid T, Knox SJ, Scicinski JJ. The scarlet letter of alkylation: a mini review of selective alkylating agents. *Transl Oncol.* 2012 Aug;5(4):226-9.

Nouari HC, Anhat GJ. The role of mycophenolate mofetil in the management of pemphigus. *Arch Dermatol.* 1999;135(7):853-4.

Orvis AK, Wesson SK, Breza TS Jr *et al.* Mycophenolate mofetil in dermatology. *J Am Acad Dermatol.* 2009 Feb;60(2):183-99; quiz 200-2.

Patel AA, Swerlick RA, McCall CO. Azathioprine in dermatology: the past, the present, and the future. *J Am Acad Dermatol.* 2006 Sep;55(3):369-89.

Perlis C, Pan TD, McDonald CJ. Cytotoxic agents. *In*: Wolverton SE. *Comprehensive Dermatologic Drug Therapy.* 2nd ed. Amsterdam; Elsevier: 2007.

Pourquier P. Alkylating agents. *Bull Cancer.* 2011 Nov;98(11):1237-51.

Renner R, Sticherling M. The different faces of cutaneous lupus erythematosus. *G Ital Dermatol Venereol.* 2009 Apr;144(2):135-47.

Roenigk HH Jr, Auerbach R, Maibach H *et al.* Methotrexate in psoriasis: consensus conference. *J Am Acad Dermatol.* 1998 Mar;38(3):478-85.

Rosenzweig M, Landau H. Light chain (AL) amyloidosis: update on diagnosis and management. *J Hematol Oncol.* 2011 Nov 18;4:47.

Scerri L. Azathioprine in dermatological pratice. An overview with special emphasis on its use in non-bullous inflammatory dermatoses. *Adv Exp Med Biol.* 1999;455:343-8.

Schram ME, Borgonjen RJ, Bik CM *et al.*; Off-Label Working and Project Group of Dutch Society of Dermatology and Venereology. Off-label use of azathioprine in dermatology: a systematic review. *Arch Dermatol.* 2011 Apr;147(4):474-88.

Shaw MG, Burkhart CN, Morrell DS. Systemic therapies for pediatric atopic dermatitis: a review for the primary care physician. *Pediatr Ann.* 2009 Jul;38(7):380-7.

Shen S, O'Brien T, Yap LM *et al.* The use of methotrexate in dermatology: a review. *Australas J Dermatol.* 2012 Feb;53(1):1-18.

Silvis NG. Antimetabolites and cytotoxic drugs. *Dermatol Clin.* 2001 Jan; 19(1):105-18, viii-ix.

Smith CH. Use of hydroxyurea in psoriasis. *Clin Exp Dermatol.* 1999 Jan; 24(1):2-6.

Tsuruta D, Ishii N, Hashimoto T. Diagnosis and treatment of pemphigus. *Immunotherapy.* 2012 Jul;4(7):735-45.

Volkmer BG, Seidl-Schlick EM, Bach D *et al.* Cyclophosfamide is contraindicated in patients with a history of transitional cell carcinoma. *Clin Rheumatol.* 2005 Aug;24(4):319-23.

Vonderheid EC, Tan ET, Kantor AF *et al.* Long-term efficacy, curative potential, and carcinogenicity of topical mechlorethamine chemotherapy in cutaneous T cell lymphoma. *J Am Acad Dermatol.* 1989 Mar;20(3):416-28.

Wise M, Callen JP. Azathioprine: a guide for the management of dermatologic patients. *Dermat Ther.* 2007 Jul-Aug;20(4):206-15.

Yang S, McHargue C. An asymptomatic papulopustular eruption in an immunosuppressed patient. Azathioprine. *Int J Dermatol.* Nov 2014;53(11):1303-4.

Zachariae H. Have methotrexate-induced liver fibrosis and cirrhosis become rare? A matter for reappraisal of routine liver biopsies. *Dermatology.* 2005;211(4):307-8.

Zhou AG, Antaya RJ. Topical sirolimus therapy for nevus sebaceous and epidermal nevus: A case series. *J Am Acad Dermatol.* 2022 Aug;87(2):407-9.

Zwerner J, Fiorentino D. Mycophenolate mofetil. *Dermatologic Therapy.* 2007 Jul-Aug;20(4):229-38.

Zwischenberger BA, Jacobe HT. A systematic review of morphea treatments and therapeutic algorithm. *J Am Acad Dermatol.* 2011 Nov;65(5):925-41.

Agentes imunomoduladores sistêmicos

Agência Nacional de Vigilância Sanitária (Anvisa). Lei nº 10.651, de 16 de abril de 2003. Brasília, DF, *Diário Oficial da União*, 17 abr. 2003. Disponível em: http://www.planalto.gov.br/ccivil_03/Leis/2003/L10.651.htm. Acesso em: 28 de mar. 2013.

Agência Nacional de Vigilância Sanitária (Anvisa). RDC nº 11, de 22 de março de 2011, Brasília, DF, *Diário Oficial da União*, 2011. Disponível em: https://bvsms.saude.gov.br/bvs/saudelegis/anvisa/2011/res0011_21_03_2011.html. Acesso em: 28 mar. 2013.

Amor KT, Ryan C, Menter A. The use of cyclosporine in dermatology: part I. *J Am Acad Dermatol.* 2010 Dec;63(6):925-46; quiz 947-8.

Aragon-Ching JB, Li H, Gardner ER, Figg WD. Thalidomide analogues as anticancer drugs. *Recent Patents Anticancer Drug Discov.* 2007;2(2):167-74.

Bornhövd EC, Schuller E, Bieber T, Wollenberg A. [Immunosuppressive macrolides and their use in dermatology]. *Hautarzt.* 2000 Sep;51(9):646-54.

Brasil. Ministério da Saúde. Fundação Nacional de Saúde. Centro Nacional de Epidemiologia. Coordenação Nacional de Dermatologia Sanitária. *Guia de Controle da Hanseníase.* 6. ed. Brasília: MS; 2005.

Bukvić Mokos Z, Kralj M, Basta-Juzbašić A, Lakoš Jukić I. Seborrheic dermatitis: an update. *Acta Dermatovenerol Croat.* 2012;20(2):98-104.

Carr WW. Topical calcineurin inhibitors for atopic dermatitis: review and treatment recommendations. *Paediatr Drugs.* 2013 Aug;15(4):303-10.

Castilla EE, Ashton-Prolla P, Barreda-Mejia E *et al.* Thalidomide, a current teratogen in South America. *Teratology.* 1996;54(6):273-7.

Cunha PR, Oliveira Jr, Salles MJ *et al.* Pemphigus vulgaris with involvement of the cervix treated using thalidomide. *Inter J Dermatol.* 2004;43:682-4.

Dai A, Kim SJ. Systemic calcineurin inhibitors tacrolimus and voclosporin: a review off-label dermatologic uses. *J Am Acad Dermatol.* 2024;90(2):358-67.

Dahl MV. Imiquimod: a cytokine inducer. *J Am Acad Dermatol.* 2002 Oct;47(4 Suppl):S205-8.

De Sanctis JB, Mijares M, Suárez A *et al.* Pharmacological properties of thalidomide and its analogues. *Recent Pat Inflamm Allergy Drug Discov.* 2010 Jun;4(2):144-8.

Dehesa L, Abuchar A, Nuno-Gonzalez A *et al.* The use of cyclosporine in dermatology. *J Drugs Dermatol.* 2012 Aug;11(8):979-87.

Fernandez A, Hu S, Kirsner RS. Sirolimus: a potential chemopreventive agent. *J Invest Dermatol.* 2008 Oct;128(10):2352.

Firnhaber JM. Diagnosis and treatment of basal cell and squamous cell carcinoma. *Am Fam Physician.* 2012 Jul 15;86(2):161-8.

Fistarol SK, Itin PH. Diagnosis and treatment of lichen sclerosus: an update. *Am J Clin Dermatol.* 2013 Feb;14(1):27-47.

Knight R. IMiDs: a novel class of immunomodulators. *Semin Oncol.* 2005 Aug;32(4 Suppl 5):S24-30.

Lauerma AI, Granlund H, Reitamo S. Use of the newer immunosuppressive agents in dermatology. *BioDrugs.* 1997 Aug;8(2):96-106.

Lenz W. A short history of thalidomide embryopathy. *Teratology.* 1988; 38:203-15.

Lin AN. Innovative use of topical calcineurin inhibitors. *Dermatol Clin.* 2010 Jul;28(3):535-45.

Madan V, Griffiths CE. Systemic ciclosporin and tacrolimus in dermatology. *Dermatol Ther.* 2007 Jul-Aug;20(4):239-50.

Marsland AM, Griffiths CE. The macrolide immunosuppressants in dermatology: mechanisms of action. *Eur J Dermatol.* 2002 Nov-Dec;12(6):618-22.

Naylor M. Imiquimod and superficial skin cancers. *J Drugs Dermatol.* 2005 Sep-Oct;4(5):598-606.

Paghdal KV, Schwartz RA. Sirolimus (rapamycin): from the soil of Easter Island to a bright future. *J Am Acad Dermatol.* 2007 Dec;57(6):1046-50.

Palumbo A, Freeman J, Weiss L, Fenaux P. The clinical safety of lenalidomide in multiple myeloma and myelodysplastic syndromes. *Expert Opin Drug Saf.* 2012 Jan;11(1):107-20.

Persaud A, Lebwohl M. Imiquimod cream in the treatment of actinic keratoses. *J Am Acad Dermatol.* 2002 Oct;47(4 Suppl):S236-9.

Proença NG. Emprego da talidomida em Dermatologia. *An Bras Dermatol.* 1995;70:61-7.

Proença NG. Talidomida, uma medicação eclética em dermatologia. *An Bras Dermatol.* 1990;65:11-4.

Ryan C, Amor KT, Menter A. The use of cyclosporine in dermatology: part II. *J Am Acad Dermatol.* 2010 Dec;63(6):949-72; quiz 973-4.

Sampaio EP, Haplan G, Miranda A *et al.* The influence of thalidomide on the clinical and an immunologic manifestation of erithema nodosum leprosum. *An Bras Dermatol.* 1993;168:408-14.

Schuler-Faccini L, Soares PC, de Sousa AC *et al.* New cases of thalidomide embryopathy in Brazil. *Birth Defects Res A Clin Mol Teratol.* 2007;79:671-2.

Stucki L, Piguet V. The paradox of sirolimus-induced immunosuppression and tumor control. *Dermatology.* 2006;213(1):3-5.

Umezawa Y, Mabuchi T, Ozawa A. Preprandial vs. postprandial pharmacokinetics of cyclosporine in patients with psoriasis. *Int J Dermatol.* 2007 Aug;46(8):880-2.

Vianna FS, Schuler-Faccini, Leite JC *et al.* Recognition of the phenotype of thalidomide embryopathy in countries endemic for leprosy: new cases and review of the main dysmorphological findings. *Clin Dysmorphol.* 2013;22:59-63.

Wulff BC, Kusewitt DF, VanBuskirk AM *et al.* Sirolimus reduces the incidence and progression of UVB-induced skin cancer in SKH mice even with co-administration of cyclosporine A. *J Invest Dermatol.* 2008 Oct;128(10):2467-73.

Agentes imunomoduladores tópicos

Alomar A, Berth-Jones J, Bos JD *et al.*; European Working Group on Atopic Dermatitis. The role of topical calcineurin inhibitors in atopic dermatitis. *Br J Dermatol.* 2004 Dec;151(Suppl 70):3-27.

Barbosa LN, Souto R, Furtado AL *et al.* Associação de aciclovir oral e imiquimod no tratamento de herpes simples genital hipertrófico em paciente com sida: relato de dois casos. *An Bras Dermatol.* 2011 Sep-Oct;86(5):1043-5.

Berman B, Kaufman J. Pilot study of the effect of postoperative imiquimod 5% cream on the recurrence rate of excised queloids. *J Am Acad Dermatol.* 2002 Oct;47(4 Suppl):S209-11.

Colucci R, Lotti T, Moretti S. Vitiligo: an update on current pharmacotherapy and future directions. *Expert Opin Pharmacother.* 2012 Sep;13(13):1885-99.

Cowen E, Mercurio MG, Gaspari AA. An open case series of patients with basal cell carcinoma treated with topical 5% imiquimod cream. *J Am Acad Dermatol* 2002 Oct;47(4 Suppl):S240-8.

Ho VC, Gupta A, Kaufmann R *et al.* Safety and efficacy of nonsteroid pimecrolimus cream 1% in the treatment of atopic dermatitis in infants. *J Pediatr.* 2003 Feb;142(2):155-62.

Idezuki T. Field cancerization and field therapy – the therapy of actinic keratosis by imiquimod. *Gan To Kagaku Ryoho.* 2013 Jan;40(1):1-5.

Kyllönen H, Remitz A, Mandelin JM *et al.* Effects of 1-year intermittent treatment with topical tacrolimus monotherapy on skin collagen synthesis in patients with atopic dermatitis. *Br J Dermatol.* 2004 Jun;150(6):1174-81.

Lakhanpaul M, Davies T, Allen BR, Schneider D. Low systemic exposure in infants with atopic dermatitis in a 1-year pharmacokinetic study with pimecrolimus cream 1%. *Exp Dermatol.* 2006 Feb;15(2):138-41.

Mengjun B, Zheng-Qiang W, Tasleem MM. Extramammary Paget's disease of the perianal region: a review of the literature emphasizing management. *Dermatol Surg.* 2013 Jan;39(1 Pt 1):69-75.

Naylor M. Imiquimod and superficial skin cancers. *J Drugs Dermatol.* 2005 Sep-Oct;4(5):598-606.

Paller AS, Fölster-Holst R, Chen SC *et al.* No evidence of increased cancer incidence in children using topical tacrolimus for atopic dermatitis. *J Am Acad Dermatol.* 2020 Aug;83(4):563-86.

Reitamo S, Harper J, Bos JD *et al.* 0.03% tacrolimus ointment applied once or twice daily is more efficacious than 1% hydrocortisone acetate in children with moderate to severe atopic dermatitis: results of a double-blind controlled trial. *Br J Dermatol.* 2004 Mar;150(3):554-62.

Reitamo S, Rissanen J, Remitz A *et al.* Tacrolimus ointment does not affect collagen synthesis: results of a single-center randomized trial. *J Invest Dermatol.* 1998 Sep;111(3):396-8.

Reitamo S, Wollenberg A, Schöpf E *et al.* Safety and efficacy of 1 year of tacrolimus ointment monotherapy in adults with atopic dermatitis: the European Tacrolimus Ointment Study Group. *Arch Dermatol.* 2000 Aug;136(8):999-1006.

Reynolds NJ, Al-Daraji WI. Calcineurin inhibitors and sirolimus: mechanisms of action and applications in dermatology. *Clin Exp Dermatol.* 2002 Oct;27(7):555-61.

Staab D, Pariser D, Gottlieb AB *et al.* Low systemic absorption and good tolerability of pimecrolimus, administered as 1% cream (Elidel®) in infants with atopic dermatitis – a multicenter, 3-week, open-label study. *Pediatr Dermatol.* 2005 Sep-Oct;22(5):465-71.

Wahn U, Bos JD, Goodfield M *et al.* Flare Reduction in Eczema with Elidel (Children) Multicenter Investigator Study Group. Efficacy and safety of pimecrolimus cream in the long-term management of atopic dermatitis in children. *Pediatrics.* 2002 Jul;110(1 Pt 1):e2.

90

Terapia Imunobiológica e por Pequenas Moléculas em Dermatologia

Luna Azulay-Abulafia ◆ Analia Viana

Terapia imunobiológica

Luna Azulay-Abulafia

Avanços na compreensão dos processos imunológicos e na etiopatogenia de algumas doenças tornaram possível o desenvolvimento de medicamentos cujo alvo são receptores celulares ou citocinas específicas que participam da resposta imune em algumas doenças. Esses medicamentos são proteínas obtidas a partir de organismos vivos pela técnica do DNA recombinante e têm a capacidade de modificar respostas biológicas. Por esse motivo, recebem o nome de *imunobiológicos*, ou simplesmente *biológicos*. Podem ser anticorpos monoclonais, proteínas de fusão ou citocinas humanas recombinantes. Nas duas primeiras categorias, estão incluídos os medicamentos já aprovados para o tratamento da psoríase e da artrite psoriásica. Os agentes biológicos são moléculas grandes, de natureza proteica, suscetíveis à digestão no intestino. Por isso, são administrados por via parenteral (subcutânea, intramuscular ou intravenosa), e não oral.

Os *anticorpos monoclonais* podem ser: quiméricos, humanizados ou humanos. Os primeiros são obtidos combinando-se a parte variável de uma imunoglobulina oriunda de rato e a parte constante de origem humana. Já os humanizados são gerados por meio da substituição de aminoácidos individuais por sequências específicas de anticorpos monoclonais murinos em um arcabouço humano; e os humanos quando são geradas, por engenharia genética, sequências específicas de anticorpos humanos, obtidas a partir de ratos. As *proteínas de fusão* são resultado da união da porção Fc constante de uma IgG humana com o domínio extracelular de um receptor de superfície de células com atividade imune. Essa molécula, assim constituída, liga-se a receptores complementares da superfície de outras células imunes, bloqueando a ligação da verdadeira molécula participante do curso da resposta normal. Desse modo, impossibilitam a emissão dos sinais necessários para propagação da resposta imune.

A nomenclatura dos biológicos baseia-se na utilização de sufixos que identificam a sua natureza: tipo de anticorpo monoclonal ou proteína de fusão (Quadro 90.1).

Esquematicamente, os biológicos podem ser representados como a Figura 90.1.

Quadro 90.1 Nomenclatura dos imunobiológicos.

Sufixo	Significado
Ximabe	Anticorpo monoclonal quimérico
Zumabe	Anticorpo monoclonal humanizado
Humabe	Anticorpo monoclonal humano
Cepte	Proteína de fusão

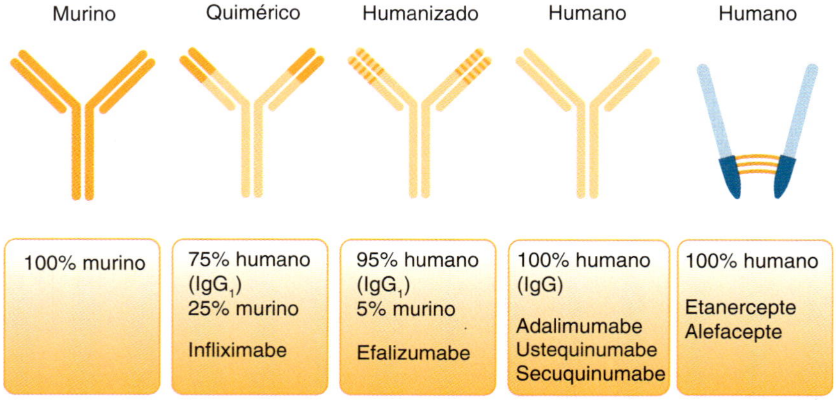

Figura 90.1 Agentes imunobiológicos.

A ação dos imunobiológicos aprovados para o tratamento da **psoríase em placas** e/ou para o tratamento da **artrite psoriásica** pode ocorrer por bloqueio de: citocinas inflamatórias, entre elas o fator de necrose tumoral alfa (TNF-α) – etanercepte, adalimumabe, infliximabe, certolizumabe pegol; interleucinas, como IL-12/IL-23 (ustequinumabe), IL-17 (secuquinumabe, ixequizumabe, brodalumabe, bimequizumabe) e da IL-23 (risanquizumabe, guselcumabe e tildraquizumabe).

Na dermatologia, o maior uso dos imunobiológicos atualmente é para o tratamento de psoríase e artrite psoriásica, sendo desejável o atendimento conjunto com a reumatologia, nos casos de comprometimento musculoesquelético.

Em 2016, o adalimumabe foi aprovado para tratar **hidradenite supurativa** (HS) ativa moderada a grave, resistente às terapias convencionais. Em 2024, o secuquinumabe também foi aprovado para HS.

No tratamento da psoríase, as proteínas de fusão foram desenhadas para atuar tanto no bloqueio de receptores de superfície para citocinas como o TNF-α (etanercepte) como na ativação linfocitária (alefacepte). Esse último teve sua produção descontinuada voluntariamente, não por efeitos adversos, mas provavelmente pela baixa eficácia. Os anticorpos monoclonais também podem ligar-se tanto a citocinas quanto a receptores da superfície de células (efalizumabe). O efalizumabe foi descontinuado por estar vinculado a óbitos por leucoencefalopatia multifocal progressiva provocada pelo vírus John Cunningham (JC).

Outras medicações imunobiológicas também usadas em dermatologia são: a) rituximabe, anticorpo monoclonal quimérico dirigido contra a proteína de superfície celular CD20, encontrada primariamente em linfócitos B, utilizado no tratamento de linfoma B não Hodgkin, pênfigo vulgar, outras doenças bolhosas autoimunes e lúpus eritematoso sistêmico (LES), embora para as últimas duas ainda não haja aprovação regulatória (uso *off-label*); b) dupilumabe e lebriquizumabe, aprovados para *dermatite atópica*; c) omalizumabe, anticorpo monoclonal anti-IgE, aprovado para o tratamento da urticária crônica espontânea refratária ao tratamento com anti-histamínicos.

Os principais agentes aprovados no Brasil, seu mecanismo de ação, apresentação, doses e indicações clínicas são apresentados de maneira sucinta no Quadro 90.2.

Imunobiológicos na psoríase e artrite psoriásica no Brasil

Imunobiológicos anti-TNF-α

Adalimumabe (Humira®)

É um anticorpo monoclonal totalmente humano, anti-TNF-α. Está disponível em seringa pronta para uso ou caneta, contendo 20, 40 ou 80 mg. Sua meia-vida é de 14 dias. Para o tratamento de psoríase, deve ser utilizado por via subcutânea, na dose inicial de 80 mg (duas injeções de 40 mg ou uma injeção de 80 mg) na semana 0, seguida de 40 mg em semanas alternadas, uma semana após a dose inicial. Para a artrite psoriásica, a dose é de 40 mg a cada 2 semanas. Em caso de resposta insuficiente após 16 semanas, recomenda-se dose semanal de 40 ou 80 mg a cada 14 dias. Pode ser usado como monoterapia ou combinado ao metotrexato. Já estão aprovados no Brasil os biossimilares de adalimumabe: Amgevita®, Hyrimoz®, Xilbrilada® e Idacio®.

Etanercepte (Enbrel®)

É uma proteína produzida pela fusão entre uma porção extracelular do receptor de 75 kDa do TNF-α e a porção Fc de uma IgG_1 humana. Seu mecanismo de ação é o bloqueio do TNF-α, inibindo a sua ligação aos receptores celulares. No Brasil, está aprovado para o tratamento de psoríase em placas em adultos e crianças a partir de 8 anos. Sua administração é subcutânea, autoaplicada, com intervalo de 72 a 96 h, 2 vezes/semana, na dose de 50 mg por aplicação por 12 semanas, seguidos de 50 mg uma vez/semana. Para crianças (≥ 8 e < 18 anos), a dose recomendada é de 0,8 mg/kg uma vez/semana, no máximo 50 mg por dose, por até 24 semanas. Nos casos de artrite psoriásica, a dose é de 50 mg por semana. É comercializado em seringas preenchidas de 25 e 50 mg. É o anti-TNF-α de menor meia-vida, são 3 a 5 dias. O etanercepte pode funcionar precocemente em alguns pacientes, porém a melhora vai sendo obtida mais lentamente em outros casos. Produz resposta efetiva tanto para a artrite quanto para as lesões cutâneas. O efeito colateral mais frequente é a reação no local da injeção, que costuma ser transitória. Os casos de tuberculose são menos prováveis do que com os outros anti-TNF-α. Seu uso é compatível com a administração simultânea de metotrexato. Atualmente, dois biossimilares estão aprovados no Brasil: Brenzys® e Erelzi®. Brenzys® está contraindicado para uso em crianças ou para pacientes menores de 18 anos.

Infliximabe (Remicade®)

É um anticorpo monoclonal quimérico que se liga especificamente ao TNF-α. A dose é de 5 mg/kg, administrada por via intravenosa. É apresentado em frascos com 100 mg de pó para ser diluído. Após diluição adequada, deve ser infundido lentamente por, no mínimo, 2 h, repetindo-se a infusão em 2 e 6 semanas após a primeira infusão e, depois, a cada 8 semanas. Sua posologia não varia no caso de artrite psoriásica. A meia-vida é de 8 a 10 dias aproximadamente. A melhora da psoríase ocorre logo nas primeiras semanas do uso do medicamento. Pode ser usado com o metotrexato, sendo até mesmo recomendada essa associação para evitar a formação de anticorpos contra o biológico. Durante a infusão, podem ocorrer febre ou calafrios, prurido ou urticária, reações cardiopulmonares (dor torácica primária, hipotensão, hipertensão ou dispneia), entre outros. Em geral, as reações agudas estão relacionadas com a velocidade da infusão. É recomendado que os pacientes sejam observados por pelo menos 1 h após a infusão de infliximabe, para verificação de efeitos adversos. Os pacientes que produzem anticorpos contra o infliximabe têm um risco maior de desenvolver reações durante a infusão. Raramente pode ocorrer o desenvolvimento de síndrome lúpus-símile, inclusive com aumento de FAN e anticorpos anti-DNA dupla-hélice. Passados 3 a 4 dias da infusão, ainda podem surgir mialgia; febre; prurido; edema na face, nas mãos e nos pés; urticária, entre outros. Foi observado o aumento da incidência de tuberculose nos pacientes submetidos ao infliximabe, o que é relevante para o Brasil. Os biossimilares Remsima®, Avsola®, Xilfya® e Renflexis® já estão aprovados no Brasil.

Certolizumabe pegol (Cimzia®)

É um anticorpo humanizado, composto de uma fração Fab conjugada a polietilenoglicol, neutralizando TNF-α tanto solúvel quanto ligado à membrana celular. Por não conter a porção Fc, que é necessária à transferência placentária ativa de IgG, o medicamento não deve ultrapassar a placenta e, assim, pode ser utilizado na gravidez. Também é considerado relativamente

Quadro 90.2 Principais agentes imunobiológicos, sua estratégia de ação, apresentação, doses e suas indicações clínicas.

Molécula e mecanismo de ação	Tipo de agente/apresentação/ via de aplicação	Dose inicial e de manutenção	Indicações terapêuticas	Meia -vida
Adalimumabe (anti-TNF-α) (Humira®, Amgevita®, Hyrimoz®, Xilbrilada®, Idacio®)	Anticorpo monoclonal humano/ seringa preenchida ou caneta 40 mg Aplicação SC	Semana zero: 80 mg (duas injeções de 40 mg ou 1 injeção de 80 mg); em seguida, 40 mg em semanas alternadas, uma semana após a dose inicial. Para PsA 40 mg a cada 2 semanas	Aprovado para PsO em placa, PsA, HS, AR, EA, EpAax-nr, DC, RCU e uveíte. Na população pediátrica, é aprovado para AIJ poliarticular e uveíte pediátrica (a partir de 2 anos), artrite relacionada com entesite, DC e RCU (a partir de 6 anos)	14 dias (entre 10 e 20 dias)
Etanercepte (anti-TNF-α) (Enbrel®, Brenzys®)	Proteína de fusão/seringa preenchida 50 mg Aplicação SC	2 vezes/semana, na dose de 50 mg por aplicação por 12 semanas, seguido de 50 mg uma vez/semana	Aprovado para PsO em placa (a partir de 8 anos) e PsA, AR, EA e EpAax-nr	80 h
Infliximabe (anti-TNF-α) Remicade® Remsima®, Avsola®, Xilfya®, Renflexis®	Anticorpo monoclonal quimérico/Pó liofilizado para solução concentrada para infusão em embalagem com 1 frasco-ampola com 100 mg de infliximabe	5 mg/kg, administrados por via intravenosa nas semanas zero, dois e seis, seguido de infusão a cada 8 semanas	Aprovado para PsO em placa, PsA, AR, EA e DC	8-9 dias/5 dias
Certolizumabe peguilado (anti-TNF) (Cimzia®)	Anticorpo monoclonal humanizado peguilhado/Seringa preenchida 200 mg Aplicação SC	Duas seringas de 200 mg nas semanas zero, dois e quatro. Após esse período, 200 mg subcutâneo a cada 2 semanas se o paciente tiver menos do que 90 kg. No caso de peso superior, então serão 400 mg a cada 2 semanas	Aprovado par tratamento da PsO em placa PsA, AR, espondiloartrite axial (EA e EpAx-nr) e DC	14 dias
Ustequinumabe (anti-IL-12/IL-23) (Stelara®)	Anticorpo monoclonal humano/caneta ou seringa preenchida 45 ou 90 mg Aplicação SC	45 mg nas semanas zero e quatro, em seguida, a cada 12 semanas	Aprovado para tratamento da PsO em placa (a partir de 6 anos), PsA, DC e RCU	21 dias
Secuquinumabe (anti-IL-17) (Cosentyx®)	Anticorpo monoclonal humano/ caneta preenchida 150 mg/mL ou 300 mg/2 mL Aplicação SC	300 mg por injeção SC (2 injeções de 150 mg) nas semanas zero, um, dois, três e quatro, seguido por administração mensal	Aprovado para tratamento da PsO em placa, PsA, EA e EpAax-nr	27 dias
Ixequizumabe (anti-IL-17) (Taltz®)	Anticorpo monoclonal humanizado/80 mg/mL Aplicação SC	Dose inicial de 160 mg (duas injeções de 80 mg) na semana zero, seguida de 80 mg nas semanas dois, quatro, seis, oito, dez e doze; depois, injeções de 80 mg a cada 4 semanas	Aprovado para tratamento da PsO em placa PsA, EA, EpAax-nr	13 dias
Bimequizumabe (anti-IL-17) (Bimzelx®)	Anticorpo monoclonal humanizado/ caneta preenchida 160 mg/mL Aplicação SC	320 mg (duas injeções de 160 mg/mL) nas semanas zero, quatro, oito, doze, dezesseis, seguido por 160 mg a cada 8 semanas	Aprovado para tratamento de PsO em placa	23 dias
Brodalumabe (anti-IL-17) (Kyntheum®)	Anticorpo monoclonal humano/ seringa preenchida 140 mg/mL com 1,5 mL (210 mg/mL) Aplicação SC	210 mg nas semanas zero, um e dois, seguido por 210 mg de 2 em 2 semanas	Aprovado para tratamento de PsO em placa	11 dias
Risanquizumabe (Skyrizi®) (anti-IL-23)	Anticorpo monoclonal humanizado/ seringa 75 mg/0,83 mL ou 150 mg/mL Aplicação SC	150 mg (2 injeções de 75 mg) nas semanas zero e quatro, seguido por 150 mg a cada 12 semanas	Aprovado para tratamento da PsO em placa	28-29 dias
Guselcumabe (anti-IL-23) (Tremfya®)	Anticorpo monoclonal humano/caneta 100 mg/mL Aplicação SC	100 mg nas semanas zero e quatro, seguido por 100 mg a cada 8 semanas	Aprovado para tratamento da PsO em placa e PsA	17 dias
Tildraquizumabe (anti-IL-23) (Ilumya®)	Anticorpo monoclonal humanizado/ seringa 100 mg/mL Aplicação SC	100 mg nas semanas zero e quatro, seguido por 100 mg a cada 12 semanas	Aprovado para tratamento da PsO em placa	23,4 dias

AIJ = artrite idiopática juvenil; AR = artrite reumatoide; DC = doença de Crohn; EA = espondilite anquilosante, EpAax-nr = espondiloartrite axial não radiográfica; HS = hidradenite supurativa; IL = interleucina; PsA = artrite psoriásica; PsO = psoríase em placa; RCU = retocolite/colite ulcerativa; SC = subcutânea; TNF = fator de necrose tumoral.

seguro na lactação, já que também não foi detectado no leite materno ou ocorreu em níveis mínimos. Ainda assim, a vacinação do recém-nascido com BCG deve ser adiada como com todos os outros. É aprovado para o tratamento de psoríase e artrite psoriásica. Sua apresentação é em seringa preenchida de 200 mg. A indução é feita com duas seringas de 200 mg nas semanas zero, dois e quatro. Na manutenção, 200 mg subcutâneo a cada 2 semanas se o paciente tiver menos de 90 quilos. No caso de peso superior, serão 400 mg a cada 2 semanas.

Imunobiológico anti-IL-12/IL-23

Ustequinumabe (Stelara®)

É um anticorpo monoclonal humano que se liga à subunidade p40 das IL-12 e IL-23. Está disponível em frasco-ampola ou seringa pré-preenchida de 45 ou 90 mg, para aplicação subcutânea. Deve ser usado na dose de 45 mg nas semanas zero e quatro na fase de indução e depois a cada 12 semanas. Sua meia-vida é de 21 dias. Caso o paciente tenha peso acima de 100 kg, deverá usar dose dobrada. Para a artrite psoriásica, a dose se mantém igual à indicada para psoríase em placa. O seu uso está previsto como monoterapia ou em associação com metotrexato. Está indicado também para o tratamento de psoríase em pacientes pediátricos a partir de 6 anos e artrite psoriásica.

Imunobiológicos anti-IL-17

Secuquinumabe (Cosentyx®)

É um anticorpo monoclonal IgG1 humano que se liga seletivamente à interleucina-17A (IL-17A), neutralizando-a. É aprovado para o tratamento de psoríase, artrite psoriásica e espondiloartrite axial. A dose recomendada para o tratamento de psoríase é de 300 mg (duas injeções subcutâneas de 150 mg) nas semanas zero, um, dois, três e quatro, na fase de indução. Na fase de manutenção, as injeções devem ser aplicadas a cada 4 semanas. Para a artrite psoriásica, a dose fica reduzida a 150 mg, no mesmo esquema posológico. Está disponível em canetas pré-carregadas com 150 mg. Sua meia-vida é de 27 dias, em média. Candidíase pode ocorrer em menos de 1% dos pacientes em uso de secuquinumabe, porém costuma ser de leve intensidade, responsiva ao tratamento padrão, geralmente não sendo necessária a descontinuação da terapia. Deve-se ter cautela ao prescrever secuquinumabe a pacientes com doença inflamatória intestinal, já que esse medicamento infrequentemente pode exacerbar ou precipitar casos novos de doença de Crohn e colite ulcerativa. Portanto, incluir na anamnese perguntas dirigidas para queixas possivelmente relacionadas com doença inflamatória intestinal. Está indicado também para o tratamento de psoríase em pacientes pediátricos a partir de 6 anos e artrite psoriásica.

Ixequizumabe (Taltz®)

É um anticorpo monoclonal IgG4 humanizado, que se liga e neutraliza a IL-17A, não permitindo a ligação com o receptor. Está indicado para o tratamento de psoríase, artrite psoriásica e espondiloartrite axial. É apresentado em seringas de 80 mg para aplicação subcutânea. Sua dose inicial é de 160 mg (duas injeções de 80 mg) na semana zero, seguida de 80 mg nas semanas dois, quatro, seis, oito, dez e doze. A partir desse momento, as injeções de 80 mg devem ser aplicadas a cada 4 semanas. Sua meia-vida é de 13 dias. À semelhança de secuquinumabe, podem ocorrer candidíase e exacerbação ou novos casos de doença inflamatória intestinal, raramente. Ixequizumabe demonstrou eficácia na psoríase de área genital, em estudo com 149 pacientes, dentre os quais 73% deles apresentaram acometimento ausente ou mínimo da região após 12 semanas de tratamento. Está indicado também para o tratamento de psoríase em pacientes pediátricos a partir de 6 anos e artrite psoriásica.

Bimequizumabe (Bimzelx®)

É um anticorpo IgG1 monoclonal humanizado que neutraliza de forma seletiva a função biológica da IL-17A/A, IL-17F/F e IL-17A/F humanas. Como eventos adversos, bimequizumabe pode aumentar o risco de candidíase oral e vulvovaginal, bem como infecções do trato respiratório superior. Recomenda-se cautela no caso de pacientes com doença inflamatória intestinal. Esses eventos adversos são comuns à classe dos anti-IL-17. Está indicado para o tratamento de psoríase em placas moderada e grave em pacientes acima de 18 anos.

A dose recomendada é de 320 mg (administrada como duas injeções subcutâneas de 160 mg cada nas semanas zero, quatro, oito, doze, dezesseis e a cada 8 semanas posteriormente. Para alguns pacientes com um peso corporal ≥ 120 kg que não alcançaram ausência completa de lesões na pele na semana dezesseis, 320 mg a cada 4 semanas após a semana dezesseis podem melhorar ainda mais a resposta ao tratamento. A meia-vida de eliminação de bimequizumabe foi de 23 dias.

Brodalumabe (Kyntheum®)

É um anticorpo monoclonal humano IgG2 que se liga com elevada afinidade ao receptor IL-17RA, ou seja, inibe a subunidade A dos receptores da família IL-17 humana e bloqueia as atividades biológicas das citocinas pró-inflamatórias IL-17A, IL-17F, heterodímero IL-17A/F e IL-25. A dose recomendada é de 210 mg administrada por injeção subcutânea nas semanas zero, um e dois, seguida de 210 mg a cada 2 semanas.

O estudo AMAGINE-1 demonstrou PASI 90 e 100 em 70,3% e 41,9% dos pacientes, respectivamente, na semana doze, além de resposta sustentável nas semanas 48 e 52.

Imunobiológicos anti-IL-23

Risanquizumabe (Skyrizi®)

Esse anticorpo monoclonal IgG1 humanizado tem como mecanismo de ação sua ligação com a subunidade p19 da IL-23, bloqueando a ligação ao seu receptor. Por esse mecanismo, regula a produção de citocinas como a IL-17A, IL-17F, IL-22 e TNF-α pelo linfócito Th17 dito patogênico, considerado atualmente como central para o surgimento de psoríase. Entretanto, ainda se mantém produção de certa quantidade de IL-17 pelo linfócito Th17 não patogênico, e, portanto, a ação antifúngica, antibacteriana e de proteção da barreira intestinal dessa citocina não fica bloqueada totalmente, o que é importante do ponto de vista da segurança da medicação. Está aprovado apenas para o tratamento da psoríase em placa. Está disponível em seringas preenchidas de 75 mg. Sua meia-vida é de 28 a 29 dias. Deve ser usado na dose de 150 mg (duas injeções de 75 mg), por via subcutânea, nas semanas zero e quatro (fase de indução) e depois a cada 12 semanas (manutenção). Atualmente, também está disponível a seringa com 150 mg.

Guselcumabe (Tremfya®)

Esse anticorpo monoclonal humano bloqueia a IL-23, ligando-se à subunidade p19. Está aprovado para o tratamento da psoríase e artrite psoriásica. Um dos estudos com guselcumabe avaliou o seu uso contra placebo em relação a áreas especiais como a genital (estudo GULLIVER). Na semana vinte e oito, 93,1% dos pacientes obtiveram melhora da psoríase genital. Guselcumabe foi avaliado em comparação a ustequinumabe (estudo NAVIGATE) e em relação ao secuquinumabe (estudo ECLIPSE). Nesse mesmo estudo, foi demonstrada a ação de guselcumabe na diminuição dos linfócitos T de memória. Sua meia-vida é de 17 dias. Está disponível em seringas preenchidas ou canetas de 100 mg, devendo ser aplicado via subcutânea nas semanas zero e quatro, na etapa de indução. Posteriormente, a injeção deve ser dada a cada 8 semanas. No caso de psoríase artropática, pode haver um ajuste de dose para aplicação a cada 4 semanas.

Tildraquizumabe (Ilumya®)

É um anticorpo monoclonal humanizado que inibe seletivamente a subunidade p19 da interleucina IL-23. Está indicado para adultos com psoríase em placa candidatos a terapia sistêmica ou fototerapia. Nos estudos pivotais reSURFACE 1 e reSURFACE 2, pacientes com a dose de 100 mg alcançaram PASI 75 na semana doze, respectivamente, 64% e 61%.

Sua posologia é de 100 mg/mL por via subcutânea, uma seringa pré-preenchida aplicada nas semanas zero, quatro e a cada 12 semanas. Sua meia-vida é de 23,4 dias.

Os eventos adversos mais frequentes foram infecções de vias aéreas superiores, reação no local da injeção e diarreia. Nos estudos clínicos, foi observada a ocorrência de angioedema e urticária.

Indicações dos imunobiológicos em psoríase

No Brasil, o Consenso Brasileiro de Psoríase 2024 fornece diretrizes e recomendações para o tratamento nos casos de psoríase moderada a grave, acometimento de áreas especiais ou falha a tratamentos tópicos. Aborda cada um dos imunobiológicos aprovados no Brasil.

Para pacientes com psoríase que apresentam resistência ao tratamento tópico, o Protocolo Clínico de Diretrizes Terapêuticas (PCDT) prevê a possibilidade de tratamento com imunobiológicos nos casos de extenso acometimento do aparelho ungueal, psoríase palmoplantar e em outras áreas especiais como genitália, rosto, couro cabeludo e dobras, contanto que haja falha, intolerância ou contraindicação à fototerapia e às terapias sistêmicas clássicas (acitretina, ciclosporina e metotrexato). No caso da artrite psoriásica, o GRAPPA recomenda a indicação de imunobiológicos após a falha, intolerância ou contraindicação aos anti-inflamatórios não esteroidais (AINEs) ou medicamentos modificadores de curso de doença (MMCDs ou *DMARDs*, em inglês) dependendo do domínio envolvido (artrite periférica, doença axial, entesite, dactilite). No momento, os biológicos com aprovação para tratamento de psoríase no Brasil também estão aprovados para o tratamento de artrite psoriásica, com exceção do inibidor de IL-23 (risanquizumabe) e dos inibidores de IL-17 (brodalumabe, bimequizumabe e tildraquizumabe).

Imunobiológicos na hidradenite supurativa

Adalimumabe está aprovado para o tratamento da hidradenite supurativa (HS). É indicado para pacientes adultos com hidradenite supurativa moderada a grave, nos quais a terapia antibiótica tenha sido inadequada, ou seja, caso ocorra persistência da atividade da doença, intolerância ou contraindicação aos antibióticos comumente utilizados. O esquema posológico para a hidradenite supurativa é diferente do utilizado para psoríase. Estão indicados 160 mg inicialmente: no dia 1, o medicamento é administrado em quatro injeções de 40 mg ou duas injeções de 80 mg em um dia OU em duas injeções de 40 mg OU uma injeção de 80 mg por dia durante 2 dias consecutivos), seguidas de 80 mg 2 semanas depois. No dia 15, o medicamento é administrado em duas injeções de 40 mg ou uma injeção de 80 mg. A partir do dia 29, deve-se continuar com uma dose de 40 mg, a cada 7 dias, ou 80 mg, a cada 14 dias.

Secuquinumabe também foi aprovado para o tratamento de HS moderada a grave, não responsiva a tratamentos convencionais. A eficácia foi avaliada tendo como base a semana 16.

Para HS, a dose de secuquinumabe é 300 mg por injeção subcutânea, com administração inicial nas semanas zero, um, dois, três e quatro, seguida por administração de manutenção mensal. De acordo com a resposta clínica, essa dose pode ser aumentada para 300 mg a cada 2 semanas.

Relatos e séries de casos publicados com os seguintes medicamentos mostraram resultados positivos no tratamento da hidradenite supurativa: infliximabe, ustequinumabe, anacinra (antirreceptor de IL-1), bermekimab (anti-IL-1a) e inibidores de pequenas moléculas, como apremilaste e tofacitinibe. Etanercepte e certolizumabe pegol falharam em demonstrar eficácia em estudos já publicados. Atualmente, estão em andamento ensaios clínicos com bimequizumabe, risanquizumabe e guselcumabe.

Avaliação do paciente pré-tratamento

Para a administração de um medicamento imunobiológico, devem ser obedecidos alguns passos (Consenso Brasileiro de Psoríase – Guias de Avaliação e Tratamento – SBD, 2024).

Como exposto, existem dois grandes grupos de imunobiológicos: os anti-TNF-α e os anti-interleucinas bloqueando-as diretamente ou os receptores aos quais elas se ligam. Ambos os grupos são contraindicados em pacientes com infecções ativas, incluindo tuberculose.

Os anti-TNF-α são contraindicados também em pacientes com insuficiência cardíaca congestiva graus III e IV (New York Heart Association), doença desmielinizante e malignidade atual ou doença linfoproliferativa. Devem ser avaliados cuidadosamente em pacientes com alto risco de contrair ou reativar tuberculose latente. Deve-se, inclusive, avaliar pacientes para tuberculose e completar calendário vacinal antes de iniciar o imunobiológico, o que nem sempre é possível na nossa realidade.

Os inibidores de IL-17 têm de ser utilizados com cautela em pacientes com história de doença inflamatória intestinal. Com relação aos inibidores de IL-23, ainda não foram identificados efeitos adversos específicos à classe.

História clínica completa e exame físico

A história clínica deve ser detalhada, seguida pelo exame físico. Devem ser excluídos: tuberculose, infecções crônicas, doença neurológica desmielinizante, esclerose múltipla, neurite óptica, insuficiência cardíaca congestiva, malignidade nos últimos 5 anos, exceto câncer cutâneo não melanoma tratado adequadamente.

Devem ser realizados exame de urina e de sangue – hemograma completo, creatinina, ureia e eletrólitos, função hepática, sorologias para as hepatites B e C, HIV. Esses exames podem ser ampliados dependendo do perfil de cada biológico. No caso de suspeita de artrite psoriásica, deve-se afastar outras doenças que possam comprometer as articulações.

É essencial efetuar um cuidadoso *screening* para tuberculose. Além de exames laboratoriais, a história epidemiológica deve ser investigada. Os passos a seguir estão descritos na Figura 90.2.

Para a investigação da tuberculose latente, pode ser utilizada a intradermorreação com o PPD ou exame de sangue para testar a avaliação da produção de interferon-gama (IFN-γ) nos testes denominados *IGRA* (do inglês *interferon gamma realease assay*), como o *Quantiferon gold* e o *Tb-Spot* (ver Capítulo 42, item *Tuberculose cutânea*). É mandatória a realização da radiografia de tórax. Caso o PPD ou IGRA sejam negativos, esses testes deverão ser repetidos anualmente.

Acompanhamento clínico

No acompanhamento dos pacientes, deve ser realizado hemograma com contagem de plaquetas a cada 3 ou 6 meses. Essa frequência foi necessária principalmente para aqueles que usavam efalizumabe, pelo risco de plaquetopenia. Enzimas hepáticas também devem ser dosadas em intervalos regulares, a cada 3 meses no primeiro ano, além da avaliação da função renal. A partir do segundo ano, o acompanhamento laboratorial deve ser de acordo com o perfil clínico do paciente. Não existe consenso com relação às medidas necessárias para o acompanhamento dos pacientes em uso de biológicos. Deve haver reavaliação para tuberculose a cada ano, ou em qualquer momento, dependendo da sintomatologia. Suas manifestações não necessariamente são pulmonares, podendo ocorrer em localização extrapulmonar.

Contraindicações e efeitos colaterais

Os anti-TNF são contraindicados em pacientes com infecção ativa, tuberculose, insuficiência cardíaca congestiva moderada a grave (classes III e IV), neoplasias, doença desmielinizante e com algum tipo de sensibilização já identificada ao próprio medicamento.

Entre os efeitos colaterais mais frequentes, estão a reação no local da aplicação subcutânea. A reação infusional pode ocorrer no caso do infliximabe, porém não contraindica a manutenção da medicação, que sempre deve ser feita em ambiente hospitalar, sob supervisão. Pode haver elevação de transaminases, sendo necessária a suspensão do medicamento se for superior a cinco vezes o valor de referência. Alguns eventos adversos dermatológicos podem ocorrer, como urticária, síndrome lúpus-símile, alopecia areata e uma forma peculiar que mescla características da alopecia areata com psoriásica. Pode ocorrer autoimunidade apenas laboratorial ou, menos frequentemente, manifestações clínicas.

Cada imunobiológico pode ter suas peculiaridades em termos de eventos adversos.

A candidíase mucocutânea é um evento adverso relacionado com a classe dos anti-IL-17. É necessário observar a ocorrência de neutropenia. Outrossim, cabe avaliar doença inflamatória intestinal como precaução quando for prescrito um medicamento dessa classe, apesar de haver controvérsia sobre o tema.

Em geral, os eventos adversos mais temidos são infecções graves ou oportunistas, doença desmielinizante, malignidades.

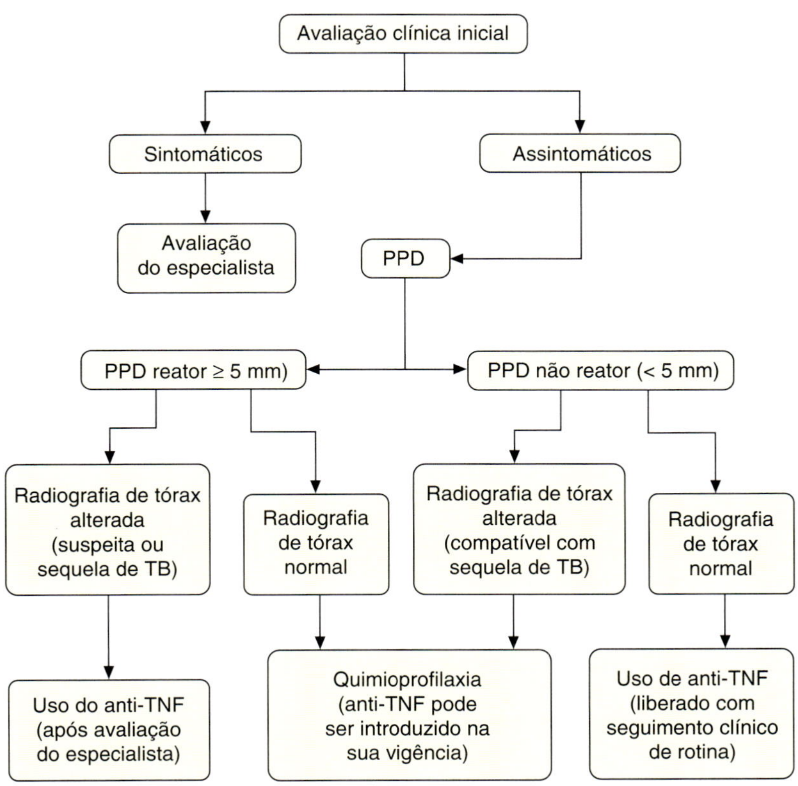

Figura 90.2 *Screening* para tuberculose no uso de biológicos. PPD = derivado de proteína purificada; TB = tuberculose; TNF = fator de necrose tumoral.

Vacinação

É importante a atualização do calendário vacinal antes do início da terapia biológica. Podem ser administradas vacinas de vírus morto ou inativado: influenza, pneumocócica, hepatites A e B, HPV, meningocócica, pólio injetável e antitetânica. Não podem ser aplicadas as vacinas de vírus vivo ou atenuado: BCG (particularmente não permitir vacinar o neonato cuja mãe estivesse usando imunobiológico), febre amarela, varicela, herpes-zóster, pólio oral, rotavírus. Sempre é importante checar a atualização do Ministério da Saúde e orientação de especialistas no tema.

Caso essa vacinação seja necessária, o medicamento biológico deverá ser interrompido por 4 a 5 meias-vidas. O tratamento só deverá ser reiniciado 4 semanas após a aplicação da vacina em questão.

Reações paradoxais aos imunobiológicos anti-TNF

São manifestações patológicas que ocorrem durante a terapêutica com os diferentes agentes anti-TNF: infliximabe, adalimumabe e etanercepte. São chamadas "paradoxais" porque são manifestações de doenças que, a princípio, podem ser tratadas com esses imunobiológicos.

Há relatos de uveíte, vasculite, sarcoidose e de particular interesse são as reações psoriasiformes. Essas podem surgir como psoríase ou como exacerbação de psoríase diagnosticada anteriormente. Nesses casos, a morfologia pode ser idêntica ou não. Psoríase ou reação psoriasiforme ocorrem mais em pacientes do sexo feminino, com artrite reumatoide ou doença inflamatória intestinal, variando a incidência relatada entre 0,5 e 5% dos pacientes em tratamento. Esse tipo de reação ocorre, em geral, no primeiro ano de tratamento. Na artrite reumatoide, a maioria dos relatos é de psoríase pustulosa palmoplantar; nas doenças inflamatórias intestinais, é da forma em placas ou uma sobreposição de lesões psoriasiformes e de alguma forma eczematosa. Ocorre mais com o infliximabe seguido pelo adalimumabe e menos com o etanercepte.

Uma explicação para a ocorrência das reações paradoxais é a ruptura no equilíbrio entre TNF e interferon, em pacientes geneticamente predispostos, ou ainda a possibilidade de infecções bacterianas e virais favorecidas pelas medicações em uso. Não é clara a patogenia dessas reações psoriasiformes. Se essas forem leves, deve-se tratar topicamente e não interromper a medicação anti-TNF em uso. Caso sejam de intensidade moderada ou mesmo mais intensa, é preciso considerar a eficácia do medicamento para a doença de base (artrite reumatoide, doença inflamatória intestinal). Nesses casos, devem-se acrescentar fototerapia, acitretina, metotrexato ou mesmo ciclosporina.

Reações cujo exame anatomopatológico revela um padrão liquenoide ou ainda reações paradoxais de natureza granulomatosa, como sarcoidose, dermatite granulomatosa intersticial ou do tipo granuloma anular disseminado, podem implicar suspensão do medicamento. Embora possam ser empregados como tratamento, há casos de desencadeamento ou simplesmente agravamento de sarcoidose sistêmica (a maioria com acometimento pulmonar e/ou de linfonodos). Nessa associação o etanercepte é o mais frequentemente descrito.

Há ainda outras doenças desencadeadas por esses medicamentos, como vasculite, pioderma gangrenoso. O interessante é que a simples troca por outro anti-TNF pode solucionar a nova doença. Eventualmente é necessária a troca por imunobiológico de outro grupo, particularmente quando ocorre a perda da eficácia do medicamento.

Gravidez e lactação

Recentemente foram publicados estudos de certolizumabe pegol específicos para gestação (CRIB) e lactação (CRADLE). Os imunobiológicos e medicamentos em geral usados no tratamento da psoríase foram classificados como categoria B para a gestação, segundo a Food and Drug Administration (FDA), até o ano de 2015, quando houve uma mudança nas exigências com relação à inclusão, nas bulas, de detalhes com relação aos estudos em gestantes e/ou lactantes. O importante é pesar o risco-benefício no caso das gestantes. A recomendação é que a mulher não engravide durante o tratamento com imunobiológicos.

Biossimilares

Existem diferentes eventos adversos aos imunobiológicos, alguns característicos de cada grupo. Assim é importante o acompanhamento clínico, prestando atenção às queixas do paciente. Convém, porém, assinalar o alto custo desses medicamentos; entretanto, seus resultados mostram grande impacto na qualidade de vida dos pacientes, promovendo não somente a melhora física como o bem-estar psicossocial.

Nessa esteira, houve o desenvolvimento de biossimilares, em parte pelo alto custo dos imunobiológicos e pelo vencimento de patentes. Eles são produtos biológicos similares aos medicamentos inovadores, devendo cumprir estudos de comparabilidade. A intenção é baratear os custos com esses medicamentos.

O biossimilar infliximabe CT-P13 foi aprovado pela Agência Europeia de Medicamentos (EMEA) em 2013 e pela FDA em 2016. A aprovação baseou-se em um estudo de não inferioridade, comparando infliximabe (o medicamento originador) com o CT-P13 no tratamento da espondilite anquilosante e de artrite reumatoide. A partir disso, foi realizada a extrapolação para as outras indicações do produto. Um dos problemas que se coloca é o da intercambialidade do produto e a troca não médica, podendo gerar eventos adversos e perda do controle de doença até então estável.

Em 2015, a Agência Nacional de Vigilância Sanitária (Anvisa) aprovou no Brasil o Remsima®, similar do infliximabe. Atualmente, existem outros biossimilares de infliximabe (Avsola®, Xilfya® e Renflexis®), biossimilares de etanercepte (Brenzys® e Erelzi®), adalimumabe (Amgevita®, Hyrimoz®, Xilbrilada® e Idacio®) e rituximabe (Rimixyo®, Ruxience®, Truxima® e Vivaxxia®). A experiência prática vai nos mostrar a segurança e a eficácia desses medicamentos. O maior problema fica na intercambialidade sem comunicar ao médico encarregado do tratamento.

Imunobiológico na dermatite atópica

Dupilumabe (Dupixent®)

É um anticorpo monoclonal humano, cujo mecanismo de ação se dá pela ligação à subunidade α do receptor para IL-4, o que provoca o bloqueio tanto da IL-4 quanto da IL-13, ambas diretamente implicadas na patogênese da dermatite atópica. Pode ser usado em casos de difícil controle com os tratamentos habituais, sendo indicado tanto para adultos quanto para crianças acima de 6 anos. Também pode ser empregado na erupção eczematosa crônica do idoso. A medicação é apresentada em seringas preenchidas com 200 ou 300 mg do produto para ser aplicada por via subcutânea. Para o tratamento de adultos, são aplicadas duas injeções na semana zero, portanto 600 mg, e, em seguida, 300 mg a cada 2 semanas. A dose utilizada para crianças a partir de 6 anos é calculada conforme o peso. Não existem recomendações específicas para a monitorização durante o uso do fármaco. Conjuntivite pode ser um evento adverso. Outras indicações aprovadas são: asma e rinossinusite crônica com pólipos nasais.

Lebriquizumabe (Ebglyss®)

É um anticorpo monoclonal IgG4 que se liga à IL-13 solúvel. Indicado no tratamento de dermatite atópica para adultos e crianças acima de 12 anos e com peso de 40 quilos ou mais. Dois estudos fase 3, duplos-cegos, incluindo placebo, foram realizados com a duração de 52 semanas. Foram avaliados o IGA (do inglês *investigator's global assessment*), o EASI (do inglês *eczema area and severity index*), bem como o prurido, incluindo a interferência com o sono. No primeiro estudo, o EASI 75 ocorreu em 58,8% dos pacientes que receberam lebriquizumabe; no segundo estudo, 52,1%. Também melhoraram do prurido e do sono os pacientes que fizeram uso do medicamento em estudo. A dose inicial é de 500 mg (duas injeções de 250 mg), por via subcutânea nas semanas zero e dois, seguidas por uma injeção de 250 mg a cada 2 semanas. até a semana dezesseis. Caso não haja resposta clínica, deve ser considerada a suspensão do medicamento. Se a resposta for parcial, o paciente pode se beneficiar mantendo o esquema posológico até a semana vinte e quatro. Na bula, como evento adverso, a conjuntivite é frequente, bem como a reação no local da injeção. Considera-se frequente quando ocorre em ≥ 1/100 a < 1/10 dos pacientes tratados. Herpes-zóster e eosinofilia foram pouco frequentes (≥ 1/1.000 a < 1/100).

Imunobiológico na urticária crônica espontânea

Omalizumabe (Xolair®)

É um anticorpo monoclonal humanizado que se liga diretamente à IgE livre, formando complexos constituídos de moléculas de IgE e omalizumabe. Sua apresentação é em seringa preenchida de 150 mg/mL ou 75 mg/0,5 mL. Em dermatologia, tem sido usado para o tratamento da urticária crônica espontânea (UCE), em pacientes adultos e pediátricos a partir de 12 anos, sem resposta a anti-histamínicos em dose otimizada. Não existe acordo sobre a previsão da eficácia do medicamento dependendo do nível de IgE. O omalizumabe vem como uma opção anterior ao uso de ciclosporina nos casos de UCE. Existe possibilidade de anafilaxia durante o primeiro ano de tratamento em percentual muito baixo (0,1 a 0,2%), em pacientes que apresentavam história prévia de anafilaxia. Também é aprovado para tratamento de asma refratária em pacientes a partir de 6 anos.

Imunobiológico no tratamento das buloses autoimunes

Rituximabe (Mabthera®, Riximyo®)

É um anticorpo monoclonal quimérico que se liga ao antígeno CD20 na superfície das linfócitos B e promove a depleção dessas células por diferentes mecanismos. Desde 2018, está aprovado para o tratamento do pênfigo vulgar (PV), empregado em casos refratários ao tratamento convencional. Entretanto, atualmente está sendo proposto o seu uso como primeira escolha no tratamento tanto do PV quanto do pênfigo foliáceo. A depleção de linfócitos B ocorre em algumas semanas e pode durar por 6 meses. Importante assinalar que os plasmócitos não são afetados pelo rituximabe. Alguns outros usos potenciais são epidermólise bolhosa adquirida, lúpus eritematoso cutâneo ou sistêmico. As infusões com rituximabe podem obedecer a diferentes esquemas terapêuticos: a) 1.000 mg administrados com intervalo de 14 dias, seguidos de uma dose de manutenção de 500 mg nos meses 12, 18 e a cada 6 meses; b) 375 mg/m^2 semanalmente por 4 semanas consecutivas, o que corresponde aproximadamente a 500 mg por semana. Nos pacientes com pênfigos tratados com rituximabe, o uso do corticoide oral é reduzido lentamente até a sua suspensão. Previamente ao uso de rituximabe, são necessários exames para detecção de tuberculose, sorologias para hepatite B, C, anti-HIV, além de hemograma e bioquímica. Idealmente também deve-se verificar os títulos de antidesmogleína 1 e 3 no caso de tratamento de pacientes com pênfigos. As vacinas devem ser atualizadas; outrossim, mulheres devem ser orientadas a evitar gravidez e lactação.

Terapia por pequenas moléculas em dermatologia

Analia Viana

Os medicamentos de pequenas moléculas são drogas sintéticas, inorgânicas, de baixo peso molecular (menor que 1 kDa), que têm boa biodisponibilidade após a administração por via oral ou tópica. Diferentemente do imunobiológico, que age ligando-se a um alvo específico, o medicamento de pequena molécula inibe vias de sinalização intracelular entre receptores de membrana de diferentes citocinas e o núcleo, modulando a transcrição gênica. É promissor o papel dos inibidores de pequenas moléculas em diversas doenças imunomediadas na dermatologia.

Inibidores de fosfodiesterase 4

A fosfodiesterase 4 (PDE-4 é uma enzima citosólica que degrada AMP cíclico em AMP em células inflamatórias, como células dendríticas, linfócitos T, macrófagos, entre outros. A inibição da PDE-4 leva ao aumento da transcrição de genes anti-inflamatórios, como IL-10, e à inibição do fator nuclear *kappa* B (NF-κB), diminuindo a produção de mediadores pró-inflamatórios, como TNF-α, IFN-γ e IL-23. A atividade da PDE-4 pode estar aumentada em pacientes com psoríase ou dermatite atópica.

Apremilaste (Otezla®)

Apremilaste é um medicamento oral inibidor de PDE-4 aprovado no Brasil em 2020 para o tratamento de psoríase em placas moderada a grave e artrite psoriásica, em adultos. Nos EUA, é aprovado também para tratamento de úlceras orais da doença de Behçet. É metabolizado por via hepática, por vias mediadas ou não por CYP, e eliminado pela urina e fezes. No estudo LIBERATE, 39,8% dos pacientes com apremilaste alcançaram PASI 75, assim como 48,2% com etanercepte, na semana dezesseis. Os pacientes em uso de apremilaste podem apresentar sintomas gastrointestinais nas primeiras semanas de tratamento, como diarreia e náusea, que, em geral, se resolveram no primeiro mês. Em até 2% dos pacientes tratados, pode ocorrer perda ≥ 10% do peso corpóreo.

Crisaborole (Eucrisia®)

É um medicamento inibidor da PDE-4 tópico, disponível na formulação de pomada a 2%. Não é aprovado no Brasil, porém está disponível nos EUA desde 2016 para o tratamento de dermatite atópica leve a moderada em adultos e crianças a partir de 3 meses de vida. É considerada uma medicação segura, podendo ocorrer dor no local da aplicação em até 4% dos pacientes.

Inibidores de Janus quinases

A via JAK/STAT é uma via de sinalização intracelular, envolvida na comunicação entre receptores de superfície celular de diversas citocinas, interleucinas, fatores de crescimento e até hormônios, e o núcleo da célula. Após a ligação de uma citocina ao seu receptor, ocorre fosforilação das proteínas JAKs, criando, na porção intracitoplasmática do receptor de superfície celular, um sítio de ligação para as STATs (do inglês *signal transducer and activator of transcription*). As STATs são fosforiladas e formam dímeros, que são translocados ao núcleo da célula e promovem transcrição de genes envolvidos com diversas funções celulares, entre elas a produção de mediadores pró-inflamatórios. São quatro as proteínas da família JAK: JAK-1, JAK-2, JAK-3 e TYK-2; e são sete proteínas STATs, podendo gerar diferentes combinações, que vão determinar o gene a ser transcrito.

Os inibidores de JAK são moléculas de baixíssimo peso molecular que se ligam às JAKs, impedindo a sua fosforilação e, portanto, a ativação de toda a cascata de sinalização entre o receptor e o núcleo. Por meio desse mecanismo, os inibidores de JAK podem inibir múltiplas citocinas simultaneamente, o que pode ser muito favorável no tratamento de doenças imunomediadas. Esse espectro de ação mais amplo também traz algumas considerações sobre o aspecto de segurança: aumento de risco de trombose venosa profunda, eventos cardiovasculares, neoplasias e infecções herpéticas são algumas das preocupações com essa classe de medicamentos. Estudos são necessários para melhor determinar sua segurança a longo prazo.

Para artrite psoriásica e psoríase

Tofacitinibe (*Xeljanz*®)

É um medicamento oral inibidor de JAK, com baixa seletividade para JAK-1 e JAK-3, sendo por vezes dito como um inibidor de pan-JAK. Está aprovado no Brasil para o tratamento de artrite reumatoide, artrite psoriásica e colite ulcerativa. Preocupações em relação à segurança da medicação a longo prazo levaram a FDA a solicitar um estudo de coorte em pacientes de artrite reumatoide maiores de 50 anos e com pelo menos um fator de risco cardiovascular, comparando-o ao inibidor de TNF-α. Os pacientes em uso de tofacitinibe apresentaram aumento na frequência de eventos cardiovasculares graves e neoplasias, quando comparados aos pacientes em uso de anti-TNF. Herpes-zóster também foi observado em pacientes em uso de tofacitinibe. Mais estudos são necessários para estabelecer segurança a longo prazo de pacientes em uso do medicamento.

Deucravacitinibe (*Sotyktu*®)

É um inibidor alostérico, seletivo da tirosina quinase 2 (TYK 2), não havendo, portanto, inibição de outras JAKs, dada a diferença do sítio de ligação. Assim, seu perfil de segurança é melhor. Sua eficácia foi comparada a placebo e ao apremilaste, sendo superior a estes. Alcançou PASI 75 em 58,4% na semana um. Houve melhora do seu desempenho com a continuidade do tratamento até a semana cinquenta e dois (Estudo POETYK PSO 1). Sua meia-vida é de 10 h. A posologia é de um comprimido de 6 mg/dia, com ou sem alimentos. Como eventos adversos, estão: infecções respiratórias de vias aéreas superiores, herpes-simples, úlceras orais e erupção acneiforme.

Para dermatite atópica

Baricitinibe (*Olumiant*®)

É um medicamento oral inibidor de JAK-1 e JAK-2. No Brasil, recebeu, no fim de 2018, aprovação para o tratamento de artrite reumatoide. Estudos de fase III (BREEZE AD-1 e 2) demonstraram eficácia e segurança da medicação no tratamento de pacientes adultos com dermatite atópica moderada a grave. Outro estudo de fase III, BRAVE-AA2, mostrou resultados favoráveis na repilação de pacientes com alopecia areata, sendo aprovado para essa indicação pela FDA. O baricitinibe também está sendo avaliado para o tratamento de lúpus eritematoso sistêmico, arterite de células gigantes, miosite inflamatória idiopática, artrite idiopática juvenil e covid-19.

Upadacitinibe (*Rinvoq*®)

É um inibidor seletivo de JAK-1. Foi aprovado no Brasil em 2020 para o tratamento de adultos portadores de artrite reumatoide. É contraindicado em pacientes com insuficiência hepática grave. Ensaios de fase III (MEASURE Up 1 e 2) demonstraram eficácia e segurança no tratamento de pacientes adultos e adolescentes a partir de 12 anos com dermatite atópica moderada a grave, também aprovado pela Anvisa para essa indicação. Estão em andamento estudos para avaliar o uso de upadacitinibe no tratamento de artrite psoriásica, hidradenite supurativa, arterite de células gigantes, lúpus eritematoso sistêmico, doença de Crohn, colite ulcerativa, espondilite anquilosante e artrite idiopática juvenil. Os comprimidos são usados na dose de 15 mg/dia.

Abrocitinibe (*Cibinqo*®)

O abrocitinibe também é um inibidor seletivo de JAK-1 que reduz a produção de IL-4 e IL-13. Um extenso programa clínico de fase III (estudos JADE) demonstrou eficácia e segurança no tratamento de dermatite atópica moderada a grave em adultos e adolescentes a partir de 12 anos. Está disponível em comprimidos de 50, 100 ou 200 mg ao dia, com ou sem alimento. Seu uso deve ser interrompido se não houver melhora após 24 semanas.

Para alopecia areata

Ritlecitinibe (*Litfulo*®)

É um inibidor seletivo de JAK3, além de inibir as quinases da família TEC. Dessa forma, poupa a inibição dos outros membros da família JAK. Além de reduzir a produção de citocinas inflamatórias (IL-2, IL-4, IL-7, IL-15 e IL-21), também reduz a atividade citolítica de células do sistema imune, como as NK e linfócitos T CD8+. O estudo ALLEGRO demonstrou a eficácia do ritlecitinibe para alopecia areata do couro cabeludo na dose de 50 mg/dia. Na semana quarenta e oito, sobrancelhas repilaram 43,6%; e os cílios, 40%, com diferença significativa com relação ao placebo. Com relação à segurança, apenas 3% dos pacientes necessitaram suspender o tratamento por evento adverso. Acne ocorreu em 9% dos casos, assim como herpes-zóster, ambos previstos nos anti-JAKs. Cefaleia e infecções do trato aéreo superior ocorreram em 12% e 8%, respectivamente. O medicamento é aprovado para tratamento de herpes-zóster em adultos e crianças acima de 12 anos, bem como para alopecia areata grave, com mais do que 50% de área sem cabelos ou SALT50. Além do SALT (do inglês *Severity of Alopecia Tool*), a prescrição do ritlecitinibe também depende da gravidade do impacto psicológico e do acometimento de cílios e/ou sobrancelhas. O *screening* laboratorial deve ser feito para tuberculose e hepatites virais, além do hemograma. Este deverá ser repetido em 4 semanas.

Bibliografia

Biológicos

Psoríase

Adams R, Maroof A, Baker T *et al.* Bimekizumab, a novel humanized IgG1 antibody that neutralizes both IL-17A and IL-17F. *Front Immunol.* 2020 Aug 21;11:1894.

Arruda L, Ypiranga S, Martins GA. Tratamento sistêmico da psoríase – Parte II: imunomoduladores biológicos. *An Bras Dermatol.* 2004 Jul-Ago;79(4):3932-408.

Blauvelt A, Papp KA, Griffiths CEM *et al.* Efficacy and safety of guselkumab, an anti-interleukin-23 monoclonal antibody, compared with adalimumab for the continuous treatment of patients with moderate to severe psoriasis: Results from the phase III, double-blinded, placebo- and active comparator-controlled VOYAGE 1 trial. *J Am Acad Dermatol.* 2017 Mar;76(3):405-17.

Böhm M, Luger TA. Lichen planus responding to efalizumabe. *J Am Acad Dermatol.* 2007 May;56(5 Suppl):S92-3.

Charles CA, Lun A, Banta MR, Kisner RS. Etanercepte for the treatment of refractory pyoderma gangrenosum: a brief series. *Int J Dermatol.* 2007 Oct;46(10):1095-9.

Clowse ME, Förger F, Hwang C *et al.* Minimal to no transfer of certolizumab pegol into breast milk: results from CRADLE, a prospective, postmarketing, multicentre, pharmacokinetic study. *Ann Rheum Dis.* 2017;76(11):1890-6.

ENBREL®: etanercepte. São Paulo: Laboratórios Pfizer Ltda. Bula do remédio.

Faillace C, Duarte GV, Cunha RS *et al.* Severe infliximab-induced psoriasis treated with adalimumab switching. *Int J Dermatol.* 2013;52:234-8.

Fardet L, Dupry A, Kerob D *et al.* Infliximab for severe hidradenitis suppurativa: transient clinical efficacy in 7 consecutive patients. *J Am Acad Dermatol.* 2007 Apr;56(4):624-8.

Gardem M, Keystone E, Menzie R. Anti-tumor necrosis factor agents and tuberculosis risk: mechanisms of action and clinical management. *Lancet Infect Dis.* 2003 Mar;3(3):148-55.

Gonçalves HS, Romit R, Carvalho AVE, Duarte GV. *Consenso brasileiro de psoríase 2024*: algoritmo de tratamento da Sociedade Brasileira de Dermatologia. 4. ed. Rio de Janeiro: Sociedade Brasileira de Dermatologia, 2024.

Guenther L, Potts Bleakman A, Weisman J *et al.* Ixekizumab results in persistent clinical improvement in moderate-to-severe genital psoriasis during a 52 week, randomized, placebo-controlled, phase 3 clinical trial. *Acta Derm Venereol.* 2020 Jan 7;100(1):adv00006.

Guhl G, Díaz-Ley B, Fernández-Herrera J. Off label use of biologic agents in the treatment of dermatosis. Part 2. Etarnecept, efalizumab, alefacept, rituximab, daclizumab, eclizumab and cetuximab. *Acta Dermosifiliogr.* 2008 Jan-Feb;99(1):5-33.

Guillot X, Prati C, Sondag M, Wendling D. Etanercept for treating axial spondyloarthritis. *Expert Opin Biol Ther.* 2017 Sep;17(9):1173-81.

Heller MM, Wu JJ, Murase JE. Fatal case of disseminated BCG infection after vaccination of an infant with in utero exposure to infliximab. *J Am Acad Dermatol.* 2011 Oct;65(4):870.

HUMIRA AC®: adalimumabe. São Paulo: Abbvie Farmaceutica Ltda. Bula do remédio.

Keystone E, Schiff M, Kremer J *et al.* Once weekly administration of 50 mg etarnecept in patients with active rheumatoid arthritis: results of a multicenter, randomized, double-blind, placebo-controlled trial. *Arthritis Rheum.* 2004 Feb;50(2):353-63.

Krueger GG. The immunologic basis for the treatment of psoriasis with new biologic agents. *J Am Acad Dermatol.* 2002 Jan;46(1):1-23.

Krueger GG, Langley RG, Leonardi C *et al.* A human interleukin-12/23 monoclonal antibody for the treatment of psoriasis. *N Engl J Med.* 2007 Feb 8;356(6):580-92.

Mariette X, Förger F, Abraham B *et al.* Lack of placental transfer of certolizumab pegol during pregnancy: results from CRIB, a prospective, postmarketing, pharmacokinetic study. *Ann Rheum Dis.* 2018;77(2):228-33.

Menter A (ed.). Psoriasis for the clinician: a new therapeutics era ("the Biologics") beckons. *J Am Acad Dermatol.* 2003 Aug;49(2 Suppl):S39-142.

Ministério da Saúde. *Protocolo Clínico e Diretrizes Terapêuticas da Psoríase (PCDT).* Disponível em: https://www.gov.br/saude/pt-br/assuntos/pcdt/p/psoriase/. Acesso em: 15 mar. 2025.

Papp K, Menter A, Leonardi C *et al.* Long-term efficacy and safety of brodalumab in psoriasis through 120 weeks and after withdrawal and retreatment: subgroup analysis of a randomized phase III trial (AMAGINE-1). *Br J Dermatol.* 2020 Jul;183(6):1037-48.

Prata LB, Rego JCG, Duque-Estrada B *et al.* Alopecia secundária à terapia com bloqueadores do fator de necrose tumoral alfa (anti-TNF-α). *An Bras Dermatol.* 2015;90(2):235-8.

Reich K, Gordon KB, Strober BE *et al.* CEM. Five-year maintenance of clinical response and health-related quality of life improvements in patients with moderate-to-severe psoriasis treated with guselkumab: results from VOYAGE 1 and VOYAGE 2. *Br J Dermatol.* 2021 Dec;185(6):1146-59.

Reich K, Papp KA, Blauvet A *et al.* Tildrakizumab versus placebo or etanercept for chronic plaque psoriasis reSURFACE 1 and reSURFACE 2): results from two randomised controlled, phase 3 trials. *Lancet.* 2017 Jul 15;390(10091): 276-88.

Santos G, Sousa LE, João AMBL. Exacerbation of recalcitrant cutaneous sarcoidosis with adalimumab – a paradoxical effect? A case report. *An Bras Dermatol.* 2013;88(6 Suppl 1):S198-201.

STELARA®: ustequinumabe. São Paulo: Jannsen-Cilag Farmacêutica Ltda. Bula do remédio.

TALTZ®: São Paulo: Eli Lilly do Brasil Ltda. Bula do remédio.

TREMFYA®: guselcumabe. São Paulo: Jannsen-Cilag Farmacêutica Ltda. Bula do remédio.

Unterstell N, Serpa LA, Castro PPF *et al.* Sarcoidose sistêmica induzida por etanercepte: primeiro relato de caso brasileiro. *An Bras Dermatol.* 2013;88(6 Suppl 1):S26-8.

Wollina U, Hansel G, Koch A *et al.* Tumor necrosis factor-alpha inhibitor-induced psoriasis or psoriasiform exantema. *Am J Clin Dermatol.* 2008;9(1):1-14.

Hidradenite supurativa

Folkes AS, Hawatmeh FZ, Wong A. Emerging drugs for the treatment of hidradenitis suppurativa. *Expert Opin Emerg Drugs.* 2020;(25)3:201-11.

Kimball AB, Jemec GBE, Alavi A *et al.* Secukinumab in moderate-to-severe hidradenitis suppurativa (SUNSHINE and SUNRISE): week 16 and week 52 results of two identical, multicentre, randomised, placebo-controlled, double-blind phase 3 trials. *Lancet.* 2023 Mar 4;401(10378):747-61.

Lim SYD, Oon HH. Systematic review of immunomodulatory therapies for hidradenitis suppurativa. *Biologics.* 2019;13(13):53-78.

Moschella SL. Is this a role for infliximabe in the current therapy of hidradenitis suppurativa? A report of three treated cases. *Int J Dermatol.* 2007 Dec;46(12):1287-91.

Dermatite atópica

DUPIXENT®: dupilumabe. São Paulo: Sanofi Medley Farmacêutica Ltda. Bula do remédio.

Guttman-Yassky E, Bissonnette R, Ungar B *et al.* Dupilumab progressively improves systemic and cutaneous abnormalities in patients with atopic dermatitis. *J Allergy Clin Immunol.* 2019 Jan;143(1):155-72.

Koskeridis F, Evangelou E, Ntezani EE *et al.* Treatment with dupilumab in patients with atopic dermatitis: systematic review and meta-analysis. *J Cutan Med Surg.* 2022 Nov-Dec;26(6):613-21.

Silverberg JI, Guttman-Yassky E, Thaçi D *et al.* Two phase 3 trials of lebrikizumab for moderate-to-severe atopic dermatitis. *N Engl J Med.* 2023 Mar 23;388(12):1080-91.

Urticária crônica espontânea

Domingo C, Monserrate DR, Sogo A *et al.* The incredible adventure of omalizumab. *Int J Mol Sci.* 2024 Mar 6;25(5):3056.

Tharp MD, Bernstein JA, Kavati A *et al.* Benefits and harms of omalizumab treatment in adolescent and adult patients with chronic idiopathic (spontaneous) urticaria: a meta-analysis of "real-world" evidence. *JAMA Dermatol.* 2019 Jan 1;155(1):29-38.

XOLAIR®: omalizumabe. São Paulo: Novartis Biociências S.A. Bula do remédio.

Buloses autoimunes

Frampton JE. Rituximab: a review in pemphigus vulgaris. *Am J Clin Dermatol.* 2020 Feb;21(1):149-56.

Joly P, Maho-Vaillant M, Prost-Squarcioni C *et al.* French study group on autoimmune bullous skin diseases. First-line rituximab combined with short-term prednisone versus prednisone alone for the treatment of pemphigus (Ritux 3): a prospective, multicentre, parallel-group, open-label randomised trial. *Lancet.* 2017 May 20;389(10083):2031-40.

MABTHERA®: rituximabe. São Paulo: Produtos Roche Químicos e Farmacêuticos Ltda. Bula do remédio.

Pequenas moléculas

Inibidores de fosfodiesterase 4

OTEZLA®: apremilaste. São Paulo: Amgem Biotecnologia do Brasil Ltda. Bula do remédio.

Paller AS, Tom WL, Lebwohl MG *et al.* Efficacy and safety of crisaborole ointment, a novel, nonsteroidal phosphodiesterase 4 (PDE4) inhibitor for the topical treatment of atopic dermatitis (AD) in children and adults. *J Am Acad Dermatol.* 2016 Sep;75(3):494-503.e6.

Reich K, Gooderham M, Green L *et al.* The efficacy and safety of apremilast, etanercept and placebo in patients with moderate-to-severe plaque psoriasis: 52-week results from a phase IIIb, randomized, placebo-controlled trial (LIBERATE). *J Eur Acad Dermatol Venereol.* 2017 Mar;31(3):507-17.

Inibidores de Janus quinases

Armstrong AW, Gooderham M, Warren RB *et al.* Deucravacitinib versus placebo and apremilast in moderate to severe plaque psoriasis: Efficacy and safety results from the 52-week, randomized, double-blinded, placebo-controlled phase 3 POETYK PSO-1 trial. *J Am Acad Dermatol.* 2023 Jan;88(1):29-39.

Bieber T, Reich K, Paul C *et al.* BREEZE-AD4 study group. Efficacy and safety of baricitinib in combination with topical corticosteroids in patients with moderate-to-severe atopic dermatitis with inadequate response, intolerance or contraindication to ciclosporin: results from a randomized, placebo-controlled, phase III clinical trial (BREEZE-AD4). *Br J Dermatol.* 2022 Sep;187(3):338-52.

Costello C, Maarouf M, Shi V. Navigating targeted therapies in dermatology: biologics and small molecules. *J Drugs Dermatol.* 2018;17(12) 1330-32.

Damsky W, King BA. JAK inhibitors in dermatology: The promise of a new drug class. *J Am Acad Dermatol.* 2017 Apr;76(4):736-44.

King B, Ohyama M, Kwon O *et al.* BRAVE-AA Investigators. Two phase 3 trials of baricitinib for alopecia areata. *N Engl J Med.* 2022 May 5;386(18):1687-99.

King B, Soung J, Tziotzios C *et al.* An integrated safety analysis of ritlecitinib, an oral JAK3/TEC family kinase inhibitor, for the treatment of alopecia areata from the ALLEGRO Clinical Trial Program. *Am J Clin Dermatol.* 2024 Mar;25(2):299-314.

Mease P, Hall S, FitzGerald O *et al.* Tofacitinib or adalimumab versus placebo for psoriatic arthritis. *N Engl J Med.* 2017;377:1537-50.

Murray, PJ. The JAK-STAT signaling pathway: input and output integration. *J Immunol.* March 1, 2007;178(5):2623-29.

OLUMIANT®: baricitinibe. São Paulo: Eli Lilly do Brasil Ltda. Bula do remédio.

RINVOQ®: upadacitinibe. São Paulo: AbbVie Farmacêutica Ltda. Bula do remédio.

Simpson EL, Sinclair R, Forman S *et al.* Efficacy and safety of abrocitinib in adults and adolescents with moderate-to-severe atopic dermatitis (JADE MONO-1): a multicentre, double-blind, randomised, placebo-controlled, phase 3 trial. *Lancet* 2020 Jul;396(10246):255-66.

Schwartz DM, Kanno Y, Villarino A *et al.* JAK inhibition as a therapeutic strategy for immune and inflammatory diseases. *Nat Rev Drug Discov.* 2017 Dec;16(12):843-62.

Wan H, Jia H, Xia T *et al.* Comparative efficacy and safety of abrocitinib, baricitinib, and upadacitinib for moderate-to-severe atopic dermatitis: a network meta-analysis. *Dermatol Ther.* 2022 Sep;35(9):e15636.

XELJANZ®: tofacitinibe. São Paulo: Wyeth, Pfizer, 2025. Bula do remédio.

Adams R, Maroof A, Baker T *et al.* Bimekizumab, a novel humanized IgG1 antibody that neutralizes both IL-17A and IL-17F. *Front Immunol.* 2020 Aug 21;11:1894.

Armstrong AW, Gooderham M, Warren RB *et al.* Deucravacitinib versus placebo and apremilast in moderate to severe plaque psoriasis: Efficacy and safety results from the 52-week, randomized, double-blinded, placebo-controlled phase 3 POETYK PSO-1 trial. *J Am Acad Dermatol.* 2023 Jan;88(1):29-39.

Arruda L, Ypiranga S, Martins GA. Tratamento sistêmico da psoríase – Parte II: imunomoduladores biológicos. *An Bras Dermatol.* 2004 Jul-Ago;79(4):3932-408.

Bieber T, Reich K, Paul C *et al.* BREEZE-AD4 study group. Efficacy and safety of baricitinib in combination with topical corticosteroids in patients with moderate-to-severe atopic dermatitis with inadequate response, intolerance or contraindication to ciclosporin: results from a randomized, placebo-controlled, phase III clinical trial (BREEZE-AD4). *Br J Dermatol.* 2022 Sep;187(3):338-52.

Blauvelt A, Papp KA, Griffiths CEM *et al.* Efficacy and safety of guselkumab, an anti-interleukin-23 monoclonal antibody, compared with adalimumab for the continuous treatment of patients with moderate to severe psoriasis: Results from the phase III, double-blinded, placebo- and active comparator-controlled VOYAGE 1 trial. *J Am Acad Dermatol.* 2017 Mar;76(3):405-17.

Böhm M, Luger TA. Lichen planus responding to efalizumabe. *J Am Acad Dermatol.* 2007 May;56(5 Suppl):S92-3.

Guhl G, Díaz-Ley B, Fernández-Herrera J. [Off-label use of biologic agents in the treatment of dermatosis. Part 2. Etarnecept, efalizumab, alefacept, rituximab, daclizumab, eclizumab and cetuximab]. *Acta Dermosifiliogr.* 2008 Jan-Feb;99(1):5-33.

Charles CA, Lun A, Banta MR, Kisner RS. Etanercept for the treatment of refractory pyoderma gangrenosum: a brief series. *Int J Dermatol.* 2007 Oct;46(10):1095-9.

Clowse ME, Förger F, Hwang C *et al.* Minimal to no transfer of certolizumab pegol into breast milk: results from CRADLE, a prospective, postmarketing, multicentre, pharmacokinetic study. *Ann Rheum Dis.* 2017;76(11):1890-6.

Gonçalves HS, Romit R, Carvalho AVE, Duarte GV. *Consenso brasileiro de psoríase 2024*: algoritmo de tratamento da Sociedade Brasileira de Dermatologia. 4. ed. Rio de Janeiro: Sociedade Brasileira de Dermatologia; 2024.

Domingo C, Monserrate DR, Sogo A, Mirapeix R. The incredible adventure of omalizumab. *Int J Mol Sci.* 2024 Mar 6;25(5):3056.

Costello C, Maarouf M, Shi V. Navigating targeted therapies in dermatology: biologics and small molecules. *J Drugs Dermatol.* 2018;17(12):1330-32.

Damsky W, King BA. JAK inhibitors in dermatology: the promise of a new drug class. *J Am Acad Dermatol.* 2017 Apr;76(4):736-44

DUPIXENT®: dupilumabe. São Paulo: Sanofi Medley Farmacêutica Ltda., 2021. Bula do remédio.

ENBREL®: etanercepte. São Paulo: Laboratórios Pfizer Ltda., 2020. Bula do remédio.

Faillace C, Duarte GV, Cunha RS *et al.* Severe infliximab-induced psoriasis treated with adalimumab switching. *Int J Dermatol.* 2013;52:234-8.

Fardet L, Dupry A, Kerob D *et al.* Infliximab for severe hidradenitis suppurativa: transient clinical efficacy in 7 consecutive patients. *J Am Acad Dermatol.* 2007 Apr;56(4):624-8.

Folkes AS, Hawatmeh FZ, Wong A, Kerdel FA. Emerging drugs for the treatment of hidradenitis suppurativa. *Expert Opin Emerg Drugs.* 2020;(25)3:201-11.

Frampton JE. Rituximab: a review in pemphigus vulgaris. *Am J Clin Dermatol.* 2020 Feb;21(1):149-56.

Gardem M, Keystone E, Menzie R. Anti-tumor necrosis factor agents and tuberculosis risk: mechanisms of action and clinical management. *Lancet Infect Dis.* 2003 Mar;3(3):148-55.

Guenther L, Potts Bleakman A, Weisman J *et al.* Ixekizumab results in persistent clinical improvement in moderate-to-severe genital psoriasis during a 52 week, randomized, placebo-controlled, phase 3 clinical trial. *Acta Derm Venereol.* 2020 Jan 7;100(1):adv00006.

Guillot X, Prati C, Sondag M, Wendling D. Etanercept for treating axial spondyloarthritis. *Expert Opin Biol Ther.* 2017 Sep;17(9):1173-81.

Guttman-Yassky E, Bissonnette R, Ungar B *et al.* Dupilumab progressively improves systemic and cutaneous abnormalities in patients with atopic dermatitis. *J Allergy Clin Immunol.* 2019 Jan;143(1):155-72.

Heller MM, Wu JJ, Murase JE. Fatal case of disseminated BCG infection after vaccination of an infant with in utero exposure to infliximab. *J Am Acad Dermatol.* 2011 Oct;65(4):870.

HUMIRA AC®: adalimumabe. São Paulo: Abbvie Farmacêutica Ltda., 2021. Bula do remédio.

Joly P, Maho-Vaillant M, Prost-Squarcioni C *et al.* French study group on autoimmune bullous skin diseases. First-line rituximab combined with short-term prednisone versus prednisone alone for the treatment of pemphigus (Ritux 3): a prospective, multicentre, parallel-group, open-label randomised trial. *Lancet.* 2017 May 20;389(10083):2031-40.

Papp K, A Menter, Leonardi C *et al.* Long-term efficacy and safety of brodalumab in psoriasis through 120 weeks and after withdrawal and retreatment: subgroup analysis of a randomized phase III trial (AMAGINE-1). *Br J Dermatol.* 2020 Jul;183(6):1037-48.

Keystone E, Schiff M, Kremer J *et al.* Once weekly administration of 50 mg etarnecept in patients with active rheumatoid arthritis: results of a multicenter, randomized, double-blind, placebo-controlled trial. *Arthritis Rheum.* 2004 Feb;50(2):353-63.

Kimball AB, Jemec GBE, Alavi A *et al.* Secukinumab in moderate-to-severe hidradenitis suppurativa (SUNSHINE and SUNRISE): week 16 and week 52 results of two identical, multicentre, randomised, placebo-controlled, double-blind phase 3 trials. *Lancet.* 2023 Mar 4;401(10378):747-61.

King B, Ohyama M, Kwon O *et al.* BRAVE-AA Investigators. Two phase 3 trials of baricitinib for alopecia areata. *N Engl J Med.* 2022 May 5;386(18):1687-99.

King B, Soung J, Tziotzios C *et al.* An integrated safety analysis of ritlecitinib, an oral JAK3/TEC family kinase inhibitor, for the treatment of alopecia areata from the ALLEGRO Clinical Trial Program. *Am J Clin Dermatol.* 2024 Mar;25(2):299-314.

Koskeridis F, Evangelou E, Ntezani EES *et al.* Treatment with dupilumab in patients with atopic dermatitis: systematic review and meta-analysis. *J Cutan Med Surg.* 2022 Nov-Dec;26(6):613-21.

Krueger GG. The immunologic basis for the treatment of psoriasis with new biologic agents. *J Am Acad Dermatol.* 2002 Jan;46(1):1-23.

Krueger GG, Langlei RG, Leonardi C *et al.* A human interleukin-12/23 monoclonal antibody for the treatment of psoriasis. *N Engl J Med.* 2007 Feb 8;356(6):580-92.

Lim SYD, Oon HH. Systematic review of immunomodulatory therapies for hidradenitis suppurativa. *Biologics.* 2019;13(13):53-78.

MABTHERA®: rituximabe. São Paulo: Produtos Roche Químicos e Farmacêuticos Ltda. Bula do remédio.

Mariette X, Förger F, Abraham B *et al.* Lack of placental transfer of certolizumab pegol during pregnancy: results from CRIB, a prospective, postmarketing, pharmacokinetic study. *Ann Rheum Dis.* 2018;77(2):228-33.

Mease P, Hall S, FitzGerald O *et al.* Tofacitinib or adalimumab versus placebo for psoriatic arthritis. *N Engl J Med.* 2017;377(16):1537-50.

Menter A (ed.). Psoriasis for the clinician: a new therapeutics era ("the Biologics") beckons. *J Am Acad Dermatol.* 2003 Aug;49(2 Suppl):S39-142.

Ministério da Saúde. *Protocolo Clínico e Diretrizes Terapêuticas da Psoríase (PCDT).* Disponível em: https://www.gov.br/saude/pt-br/assuntos/pcdt/p/psoriase/. Acesso em: 15 mar. 2025.

Moschella SL. Is this a role for infliximabe in the current therapy of hidradenitis suppurativa? A report of three treated cases. *Int J Dermatol.* 2007 Dec;46(12):1287-91.

Murray, PJ. The JAK-STAT signaling pathway: input and output integration. *J Immunol.* 2007 March 1;178(5):2623-29.

OLUMIANT®: baricitinibe. São Paulo: Eli Lilly do Brasil Ltda. Bula do remédio.

OTEZLA®: apremilaste. São Paulo: Amgem Biotecnologia do Brasil Ltda. Bula do remédio.

Paller AS, Tom WL, Lebwohl MG *et al.* Efficacy and safety of crisaborole ointment, a novel, nonsteroidal phosphodiesterase 4 (PDE4) inhibitor for the topical treatment of atopic dermatitis (AD) in children and adults. *J Am Acad Dermatol.* 2016 Sep;75(3):494-503.e6.

Prata LB, Rego JCG, Duque-Estrada B *et al.* Alopecia secundária à terapia com bloqueadores do fator de necrose tumoral alfa (anti-TNF-α). *An Bras Dermatol.* 2015;90(2):235-8.

Reich K, Gooderham M, Green L *et al.* The efficacy and safety of apremilast, etanercept and placebo in patients with moderate-to-severe plaque psoriasis: 52-week results from a phase IIIb, randomized, placebo-controlled trial (LIBERATE). *J Eur Acad Dermatol Venereol.* 2017 Mar;31(3):507-17.

Reich K, Gordon KB, Strober BE *et al.* CEM. Five-year maintenance of clinical response and health-related quality of life improvements in patients with moderate-to-severe psoriasis treated with guselkumab: results from VOYAGE 1 and VOYAGE 2. *Br J Dermatol.* 2021 Dec;185(6):1146-59.

Reich K, Papp KA, Blauvet A *et al.* Tildrakizumab versus placebo or etanercept for chronic plaque psoriasis reSURFACE 1 and reSURFACE 2): results from two randomised controlled, phase 3 trials. *Lancet.* 2017 Jul 15;390(10091):276-88.

RINVOQ®: upadacitinibe. São Paulo: AbbVie Farmacêutica Ltda. Bula do remédio.

Santos G, Sousa LE, João AMBL. Exacerbation of recalcitrant cutaneous sarcoidosis with adalimumab – a paradoxical effect? A case report. *An Bras Dermatol.* 2013;88(6 Suppl 1):S198-201.

Schwartz DM, Kanno Y, Villarino A *et al.* JAK inhibition as a therapeutic strategy for immune and inflammatory diseases. *Nat Rev Drug Discov.* 2017 Dec;16(12):843-62.

Silverberg JI, Guttman-Yassky E, Thaçi D *et al.* Two phase 3 trials of lebrikizumab for moderate-to-severe atopic dermatitis. *N Engl J Med.* 2023 Mar 23;388(12):1080-91.

Simpson EL, Sinclair R, Forman S *et al.* Efficacy and safety of abrocitinib in adults and adolescents with moderate-to-severe atopic dermatitis (JADE MONO-1): a multicentre, double-blind, randomised, placebo-controlled, phase 3 trial. *Lancet* 2020 Jul;396(10246):255-66.

STELARA®: ustequinumabe. Jannsen-Cilag Farmacêutica Ltda. Bula do remédio.

TALTZ®: Eli Lilly do Brasil Ltda. Bula do remédio.

Tharp MD, Bernstein JA, Kavati A *et al.* Benefits and harms of omalizumab treatment in adolescent and adult patients with chronic idiopathic (spontaneous) urticaria: a meta-analysis of "real-world" evidence. *JAMA Dermatol.* 2019 Jan 1;155(1):29-38.

TREMFYA®: guselcumabe. São Paulo: Jannsen-Cilag Farmacêutica Ltda. Bula do remédio.

Unterstell N, Serpa LA, Castro PPF *et al.* Sarcoidose sistêmica induzida por etanercepte: primeiro relato de caso brasileiro. *An Bras Dermatol.* 2013;88(6 Suppl 1):S26-8.

XELJANZ®: tofacitinibe. São Paulo: Wyeth, Pfizer. Bula do remédio.

XOLAIR®: omalizumabe. São Paulo: Novartis Biociências S.A. Bula do remédio.

Wan H, Jia H, Xia T, Zhang D. Comparative efficacy and safety of abrocitinib, baricitinib, and upadacitinib for moderate-to-severe atopic dermatitis: a network meta-analysis. *Dermatol Ther.* 2022 Sep;35(9):e15636.

Wollina U, Hansel G, Koch A. Tumor necrosis factor-alpha inhibitor-induced psoriasis or psoriasiform exantema. *Am J Clin Dermatol.* 2008;9(1):1-14.

91

Outras Medicações de Grande Valor na Terapêutica Dermatológica

Beatriz Reis ◆ **Gustavo Moreira Amorim** ◆ **Tiago Silveira Lima** ◆ **Rubem David Azulay**

Antimaláricos

O tratamento da malária baseou-se, por muitos anos, no uso de substâncias pertencentes à classe das quinolinas. Entre estas, a primeira a ser utilizada efetivamente foi a quinina, derivado alcaloide da árvore conhecida como "cinchona", nativa da América do Sul. Há registros de que os índios peruanos utilizavam o extrato dessa planta no tratamento de quadros febris, o que foi percebido por padres jesuítas, os quais difundiram seu uso na Europa, por volta do ano de 1640.

Com o tempo, outros derivados quinolínicos foram identificados na natureza ou artificialmente sintetizados, entre os quais se destacam a cloroquina (CQ) e a hidroxicloroquina (HCQ), de especial interesse para a Dermatologia.

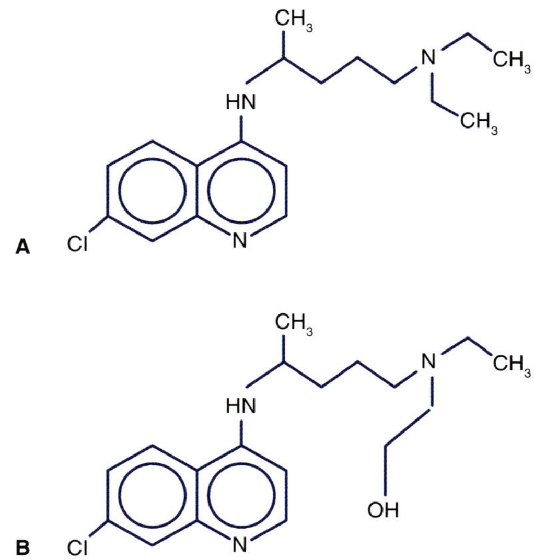

Figura 91.1 Estrutura química dos antimaláricos. **A.** Cloroquina. **B.** Hidroxicloroquina.

Metabolismo e posologia

A cloroquina (CQ, Quinacris®, Diclokin®) e a hidroxicloroquina (HCQ, Plaquinol®, Reuquinol®) pertencem a uma classe de moléculas conhecidas como "4-aminoquinolinas" – lembrando que existem outras classes de fármacos antimaláricos, como as 8-aminoquinolinas, as biguanidas, as diaminopirimidinas e as artemisinas. A essa classe pertence também a quinacrina, menos utilizada na prática do dermatologista, mas que pode ser útil em algumas situações, como veremos a seguir.

A diferença entre a CQ (7-cloro-4-[4-dietilamino-1-metilbutil]amino]- quinolina-fosfato) e a HCQ (7-cloro-4-[4-[N-etil-N-(2-hidroxietil)-amino]-1-metilbutilamino]-quinolina) reside na presença do radical hidroxila nesta última (Figura 91.1 A e B); no entanto, elas guardam entre si grande semelhança em suas propriedades farmacocinéticas.

Tanto a CQ como a HCQ são bem absorvidas a partir do trato gastrintestinal, assim como pelas vias intramuscular e subcutânea, distribuindo-se amplamente nos tecidos, principalmente no fígado, no baço, nos rins, nos pulmões e nos tecidos contendo melanina. Essa afinidade pela melanina ajuda a explicar os efeitos oculares e, embora se ligue à epiderme em concentrações relativamente altas, não altera a dose eritematosa mínima.

O processamento metabólico de ambos os fármacos é feito por enzimas do citocromo P450 (CYP): a CQ sofre biotransformação em desetilcloroquina, e a HCQ é transformada tanto em desetilcloroquina como em desetil-hidroxicloroquina (ambos metabólitos ativos). Ao fim, os dois metabólitos são novamente transformados em outro metabólito ativo, a bisdesetilcloroquina (Figura 91.2).

Algumas das propriedades farmacocinéticas da CQ e da HCQ diferem entre si: embora ambas possuam amplo volume de distribuição (65.000 L para a CQ e 47.257 L para a HCQ) e, consequentemente, grande meia-vida (41 ± 11 dias para a CQ e 45 ± 15 dias para a HCQ), o *clearance* renal de ambas é bastante diferente: 51% para a CQ e 21% para a HCQ. Essa informação é de especial interesse quando se avalia a escolha da melhor medicação para pacientes portadores de insuficiência renal, considerando-se que a diminuição do *clearance* pode levar a níveis séricos indesejáveis da medicação.

O amplo volume de distribuição de ambos os fármacos explica também o fato de a sua concentração tecidual ser muito maior do que no plasma. Isso implica a necessidade de uma "dose de ataque", para que se possa alcançar concentrações efetivas da substância no plasma, nos casos em que se necessite de uma ação imediata do fármaco (como no tratamento da malária).

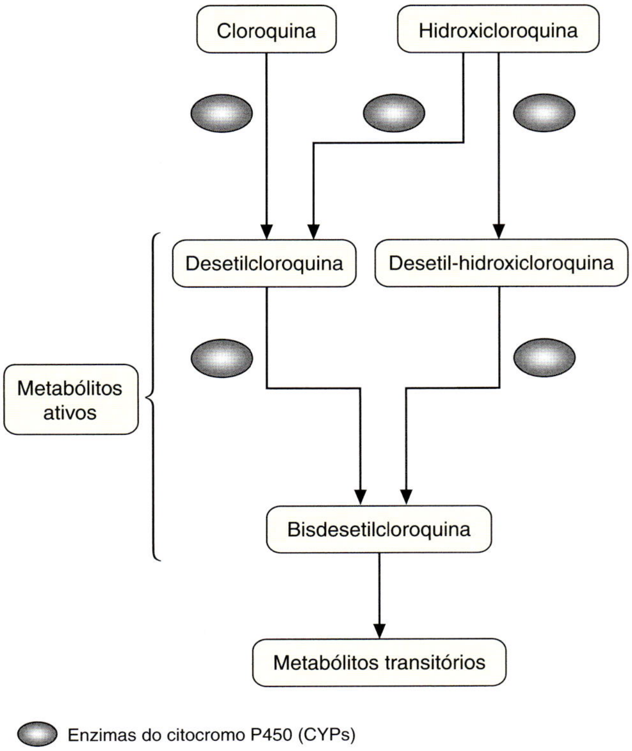

Figura 91.2 Transformação metabólica da cloroquina e da hidroxicloroquina pelas enzimas hepáticas.

A administração intravenosa deve ser feita de maneira cuidadosa, pois a rápida entrada da substância na corrente sanguínea não é proporcional à velocidade de distribuição. Isso pode resultar em níveis transitoriamente altos e potencialmente letais do fármaco no plasma. Assim, deve-se realizar a administração de modo lento ou fracionado por via subcutânea ou intramuscular.

A via oral é muito mais segura, pois as taxas de absorção e distribuição são mais próximas. O pico de concentração plasmática é de cerca de 5 h para essa via, com eficácia máxima alcançada após 3 a 4 meses do início do tratamento. Antiácidos diminuem a absorção dos antimaláricos; portanto, recomenda-se intervalo de 4 h entre a administração dessas medicações.

Outras interações medicamentosas dos antimaláricos ocorrem com cimetidina (esta eleva os níveis dos antimaláricos), digoxina e metoprolol (os antimaláricos aumentam suas biodisponibilidades) e anticonvulsivantes (os antimaláricos diminuem sua biodisponibilidade). O uso concomitante de amiodarona (bem como de outros fármacos antiarrítmicos) e CQ/HCQ eleva o risco de arritmia por aumento do intervalo QT. Fumantes com lúpus apresentam resposta diminuída aos antimaláricos.

Os exames laboratoriais que devem ser solicitados antes do início da terapia com antimaláricos são: hemograma, função hepática e dosagem de G6PD (esta em casos selecionados). A dose equivalente de CQ e HCQ é: CQ, 250 mg; HCQ, 400 mg; e quinacrina, 100 mg. Pode-se iniciar a terapia com CQ, 250 mg, 1 ou 2 vezes/dia e reduzir após melhora clínica para 1 vez/dia; a HCQ é feita na dose de 400 mg/dia e após resposta clínica inicial pode ser reduzida para 200 mg/dia. Nesta fase, a quinacrina pode ser acrescentada na dose de 100 mg/dia para potencializar o efeito terapêutico da HCQ sem aumentar o risco da toxicidade ocular, ao contrário do que ocorre no caso de associação CQ e HCQ. A quinacrina na dose de 100 mg, após 2 meses de uso, também mostrou eficácia em 50% dos pacientes que não responderam ou toleraram a HCQ.

Na porfiria cutânea tardia (PCT), a CQ deve ser administrada em doses menores, pois, do contrário, pode levar à eliminação maciça das uroporfirinas na urina, com consequente agravamento da doença, com febre, mal-estar, cefaleia etc. Nesse caso, a dose é de 125 mg de CQ, 2 vezes/semana, acompanhada das outras medidas terapêuticas da PCT, como flebotomia, e evitar, se houver, os fatores desencadeantes.

Mecanismo de ação

Os vários mecanismos de ação propostos para justificar os efeitos clínicos dos antimaláricos baseiam-se em estudos *in vitro*, e suas relações com os efeitos clínicos observados dessas moléculas ainda seguem como objetos de estudo.

Em síntese, os antimaláricos aumentam o pH dos lisossomos e de outros compartimentos intracelulares, promovendo estabilização das membranas lisossomais, inibição de enzimas hidrolíticas, alterações na fagocitose e, em última análise, mudança no padrão de apresentação de antígenos, interferindo diretamente na via de sinalização dos receptores *toll-like* 7 e 9. Os antimaláricos também bloqueiam a resposta de linfócitos T, reduzindo a produção de citocinas pró-inflamatórias (interferon [IFN]-gama, fator de necrose tumoral [TNF], interleucina [IL]-1 e IL-6), o que leva à inibição da quimiotaxia de neutrófilos, macrófagos e eosinófilos. Atuam também na inibição da liberação da IL-2 pelos linfócitos T-*helpers*, ligam-se ao DNA e inibem a atividade das enzimas DNA e RNA polimerases, coibindo a replicação do DNA e a transcrição do RNA. Por fim, estimulam a produção de óxido nítrico pelas células endoteliais, apresentando efeito antitrombótico por meio da diminuição da agregação plaquetária e prevenindo a ligação dos anticorpos antifosfolipídios à anexina-A5 (fator anticoagulante), o que causaria sua inativação. Desse modo, apresentam ação antiproliferativa, anti-inflamatória e imunomoduladora, sem produzir imunossupressão.

Em relação à ação fotoprotetora, o mecanismo não é por completo conhecido. Em primeiro lugar, é possível que os antimaláricos funcionem absorvendo alguns comprimentos de ondas solares. Por sua vez, inibem a resposta inflamatória desencadeada pela apoptose e consequente exposição de antígenos dos queratinócitos, ambos os processos induzidos pela radiação. Além disso, potencializariam um mecanismo natural de fotoproteção da epiderme, induzindo a transcrição do gene *c-jun*.

Na PCT, seu efeito benéfico deve-se, provavelmente, à formação de complexos com as uroporfirinas, promovendo sua excreção na bile.

Ainda, são atribuídos a essas medicações efeitos hipolipemiantes, hipoglicemiantes, antitrombóticos e de aumento da densidade mineral óssea.

Indicações clínicas

A seguir, listaremos as indicações aprovadas pela Food and Drug Administration (FDA) e as indicações *off-label* da CQ e da HCQ.

Indicações da CQ aprovadas pela FDA

- tratamento da malária não complicada causada por cepas suscetíveis de *Plasmodium falciparum*, *P. malariae*, *P. ovale* e *P. vivax*
- profilaxia da malária em áreas geográficas onde não haja resistência a CQ/HCQ
- tratamento da amebíase extraintestinal.

Indicações da HCQ aprovadas pela FDA

- tratamento da malária não complicada causada por cepas suscetíveis de *P. falciparum*, *P. malariae*, *P. ovale* e *P. vivax*
- profilaxia da malária em áreas geográficas onde não haja resistência a CQ/HCQ
- tratamento da artrite reumatoide em adultos
- tratamento do lúpus eritematoso sistêmico em adultos (melhor resposta quanto às manifestações cutâneas do que sistêmicas)
- tratamento do lúpus eritematoso discoide em adultos.

Indicações off-label *de CQ e HCQ*

Além das indicações presentes na bula, a CQ e a HCQ podem também ser utilizadas no tratamento das seguintes doenças:

- dermatoses fotossensíveis: dermatomiosite, erupção polimorfa à luz solar, urticária solar, pênfigo foliáceo
- dermatoses granulomatosas: sarcoidose, granuloma anular, granuloma anular elastolítico de células gigantes
- paniculites: paniculite idiopática, eritema nodoso
- infiltrados linfocíticos benignos: linfocitoma cútis, infiltrado linfocítico de Jessner, eritema anular eosinofílico
- alopecia fibrosante frontal, líquen plano pilar, líquen plano
- urticária vasculite, angioedema por deficiência de inibidor de C1q
- morfeia
- estomatite crônica ulcerativa
- mucinoses: mucinose reticular eritematosa, mucinose folicular
- doença do enxerto *versus* hospedeiro
- PCT.

Existem ainda evidências de benefício do uso da CQ e da HCQ, no contexto do paciente lúpico, na melhora da dislipidemia, da resistência insulínica periférica, com redução do risco de diabetes e diminuição do risco cardiovascular nesses pacientes.

Há também relatos sugerindo benefícios por inibição da autofagia no carcinoma de células renais, no mieloma múltiplo, bem como na leucemia (diminuindo a resistência aos antineoplásicos) e na artrite pelo vírus Chikungunya.

Efeitos colaterais

Considerando-se o uso por tempo limitado e em doses adequadas, a CQ e a HCQ são medicações bastante seguras. A maior parte dos efeitos colaterais graves dos antimaláricos ocorre quando da administração intempestiva da substância por via parenteral, e incluem toxicidade cardíaca (arritmia, hipotensão, vasodilatação, disfunção miocárdica e eventualmente parada cardíaca) e alterações do sistema nervoso central (neuropatia, convulsões e coma). Doses de CQ acima de 5 g administradas por via parenteral costumam ser fatais.

Efeitos incomuns são náuseas, vômitos, cefaleia, irritabilidade, psicose, depressão, insônia, leucopenia, alterações visuais, urticária e, excepcionalmente, anemia aplásica. Esses efeitos estão mais relacionados com altas doses administradas por via oral.

O uso prolongado de doses diárias acima de 250 mg, comuns na prática dermatológica, pode levar a miopatia tóxica, cardiopatia, neuropatia periférica, ototoxicidade e, mais frequentemente, a alterações oculares; daí a necessidade do exame oftalmológico prévio ao tratamento, após o início do tratamento por dois semestres e, então, anualmente.

Como mencionado, tanto a CQ quanto a HCQ se ligam fortemente à melanina presente na pele e na retina, o que pode explicar tanto seus efeitos terapêuticos (como a eficácia no tratamento de lesões cutâneas) quanto os efeitos indesejáveis (retinopatia por depósito da substância). No entanto, a HCQ demonstra ser uma opção mais segura do que a CQ no que diz respeito aos efeitos adversos oculares, o que pode ser explicado pelo seu maior volume de distribuição quando comparada à CQ. Assim, em função de sua menor toxicidade ocular, deve-se dar preferência ao uso de HCQ nos tratamentos de longa duração ou nos quais sejam empregadas altas doses.

A retinopatia irreversível é dose-dependente e, por isso, os pacientes que fazem uso crônico do medicamento devem ser acompanhados periodicamente por um oftalmologista. A eletrorretinografia é capaz de detectar alterações precoces. Algumas vezes, após suspensão do medicamento, ocorre reversão do quadro.

Após administração por longos períodos, pode também ocorrer deposição reversível na córnea, que se manifesta sob a forma de halos claros em torno dos objetos.

Outras manifestações oculares incluem fotofobia, diplopia e borramento da visão, que estão relacionadas com alterações da musculatura ocular. A deposição do fármaco na córnea está mais associada à CQ do que à HCQ e ocorre em cerca de 90% dos pacientes em uso de CQ, embora na maior parte das vezes seja assintomática.

Na pele, após meses de uso, em cerca de 25% dos casos ocorre pigmentação azul-enegrecida na região pré-tibial, no palato, na face e no leito ungueal, reversíveis após meses da interrupção da terapia; a quinacrina causa pigmentação amarelada da pele. Clareamento de fâneros ocorre em menos de 10% dos pacientes e, menos frequentemente, fotossensibilidade. Exacerbação da psoríase, inclusive com evolução para eritrodermia esfoliativa, é bem conhecida, assim como erupção liquenoide e pustulose exantemática generalizada aguda. Prurido ocorre com certa frequência, bem como pode desencadear farmacodermias importantes como síndromes de Stevens-Johnson e de Lyell e eritrodermia esfoliativa. Alguns casos de estomatite e de melanoniquia foram descritos.

Tanto a CQ quanto a HCQ enquadram-se na categoria C em relação ao risco fetal e podem, portanto, ser utilizadas na gestação, avaliando-se a relação risco-benefício. Em estudos realizados com pacientes lúpicas, verificou-se que é aceitável o uso de antimaláricos na gestação, situação em que o benefício de continuar o tratamento durante a gravidez supera o risco para o feto cuja mãe sofreu complicações da doença. Embora excretadas no leite, podem ser administradas durante o período de lactação.

Contraindicações

- **Absolutas.** Epilepsia, *miastenia gravis*, doença hepática avançada, retinopatia prévia, hipersensibilidade conhecida, terapia supressora de medula óssea concomitante.
- **Relativas.** Psoríase e outras dermatoses esfoliativas, deficiência de glicose-6-fosfato desidrogenase (G6PD), doença renal, hepática, hematológica, neuromuscular ou psiquiátrica prévia.

Colchicina

Trata-se de um alcaloide extraído das plantas do gênero *Colchicum*, principalmente da *Colchicum autumnale* (conhecida popularmente como "narciso-do-outono" ou "açafrão-do-campo").

Desde 1793, a colchicina é empregada com sucesso no tratamento das crises agudas de gota. No entanto, desde o século VI a.C. os gregos conheciam a sua eficácia no tratamento das dores articulares. Há cerca de 40 anos foi "redescoberta" e vem sendo utilizada com êxito em muitas doenças, não somente na Dermatologia.

Metabolismo e posologia

A colchicina é um alcaloide solúvel em água, de cor amarelada, que escurece e se converte em diferentes fotoisômeros quando exposta à irradiação ultravioleta. Os comprimidos devem ser armazenados em frascos à prova de luz e firmemente fechados.

É rapidamente absorvida por via oral, o pico da concentração plasmática é atingido entre meia hora e 2 h e a meia vida é de aproximadamente 9 h. Cerca de 50% da substância circula ligada a proteínas plasmáticas e a concentração no interior de leucócitos é muito superior à plasmática; tem ampla distribuição, excetuando-se o cérebro e o tecido cardíaco. A colchicina apresenta baixo índice terapêutico (dose tóxica muito próxima da dose terapêutica). Assim, os efeitos gastrintestinais funcionam como um marcador da toxicidade sistêmica (ver item *Efeitos colaterais*, adiante).

A colchicina sofre desacetilação hepática pelo citocromo P450 3A4 (CYP3A4), e é também um substrato da glicoproteína-P (a qual participa do mecanismo de efluxo de fármacos das células). Assim, os níveis de colchicina podem ser alterados quando na presença de substâncias inibidoras da CYP3A4 e/ou glicoproteína-P. A maior parte do metabólito é excretada nas fezes e em quantidade menor pela via renal.

A colchicina encontra-se comercialmente disponível em comprimidos de 0,5 mg e 1 mg. A solução estéril para administração parenteral teve seu uso descontinuado em função dos riscos associados à administração venosa. As doses empregadas habitualmente variam de 0,5 a 2 mg/dia, preferencialmente em duas tomadas. É de custo baixíssimo e, nas doses habituais, muito mais segura do que a maioria dos agentes imunossupressores. As seguintes avaliações mensais devem ser solicitadas: hemograma, função renal e eletrólitos.

Mecanismo de ação

A colchicina e seus análogos apresentam propriedades antimitóticas por meio da interrupção do ciclo celular na metáfase. Ao se ligar às proteínas microtubulares, a colchicina causa despolimerização e desaparecimento dos microtúbulos fibrilares, inibindo a formação dos fusos na placa metafásica e levando a alterações nucleares importantes que resultam em morte celular. Esse processo ocorre preferencialmente nas células com alta taxa de divisão celular, como as células da mucosa do trato gastrintestinal, os granulócitos e outras células móveis. Desse modo, a colchicina inibe também a quimiotaxia de polimorfonucleares, além de estabilizar a membrana lisossômica. Ao inibir a migração de granulócitos para a área inflamada, interrompe o ciclo da inflamação. A colchicina, ainda, reduz a síntese de pró-colágeno e estimula a produção de colagenase, o que justifica sua eventual indicação no tratamento da esclerodermia.

Indicações clínicas

Além da gota, suas principais indicações são: psoríase vulgar, palmoplantar e pustulosa; urticária vasculite; doença de Schamberg; estomatite aftosa recorrente; doença de Behçet; dermatite herpetiforme; dermatose bolhosa por IgA linear; epidermólise bolhosa adquirida; síndrome de Sweet; pioderma gangrenoso; vasculites; esclerodermia; fibromatoses e amiloidose e, em especial, febre familial do Mediterrâneo.

O mecanismo de ação da colchicina explica, com facilidade, a sua indicação de uso no grupo das doenças denominadas "neutrofílicas", assim como nas doenças em que há participação relevante de neutrófilos. É verdade que, na maioria das vezes, está indicada como segunda ou terceira opção. Na esclerodermia, mesmo na forma sistêmica, pode ser útil, sobretudo se empregada ao início da doença. A sua utilização nas fibromatoses segue o mesmo racional do seu uso na esclerodermia e está justificada por alguns dos seus mecanismos de ação. Em relação à febre familial do Mediterrâneo, o uso da colchicina tem papel fundamental ao prevenir a deposição de amiloide e, assim, retardar a evolução da doença.

Efeitos colaterais

Os efeitos colaterais mais comuns são: dor abdominal, diarreia, náuseas e vômitos. Ocorrem em até 80% dos pacientes que fazem uso de dose plena e que guardam certa proporcionalidade com a quantidade ingerida. Essas manifestações podem servir de parâmetro para que o nível de toxicidade esteja se aproximando. Alimentação prévia antes da ingesta do medicamento pode mitigar esses efeitos.

Toxicidade aguda e de monta é rara e está associada à falência múltipla de órgãos, levando à insuficiência renal. A *causa mortis* mais frequente é o choque. Hemodiálise não altera de forma efetiva a eliminação da substância, que é reconhecidamente lenta.

Alopecia, miopatia com rabdomiólise e neuropatia ocorrem com certa frequência e, em geral, são reversíveis com a suspensão do medicamento.

Alterações hematológicas incluem pancitopenia, que surge, em geral, poucos dias após uma superdosagem, mas também pode ser observada a longo prazo. Agranulocitose e anemia aplásica são raras.

Efeitos colaterais na pele são incomuns. Já foram descritos: urticária, angioedema, sensação de queimação e um caso de necrólise epidérmica tóxica (NET).

Contraindicações

- **Absolutas.** Disfunção hepática, renal ou cardiovascular grave.
- **Relativas.** Alcoólatras, portadores de doenças gastrintestinais, pacientes que usam medicações inibidoras da glicoproteína-P e da CYP3A4 (em especial a ciclosporina), antibióticos macrolídios (claritromicina, azitromicina), bloqueadores do canal de cálcio (diltiazem, verapamil), cetoconazol e ritonavir, uma vez que essas medicações potencializam a toxicidade da colchicina, podendo, inclusive, levar a óbito. Nesses casos, deve-se considerar a interrupção da medicação ou a redução da dose de colchicina.

Sulfona

A 4,4′-diaminodifenil sulfona, também conhecida como "dapsona", "dapsone" ou "DDS", é um medicamento amplamente utilizado em Dermatologia, indicada desde 1943 no tratamento da hanseníase. Tem ação bacteriostática por inibir a conversão do ácido para-aminobenzoico (PABA) em ácido fólico e, consequentemente, a formação do DNA e RNA.

Nas doenças inflamatórias, atua em diversos processos. Parece inibir a ativação da via alternada do complemento, tendo efeito supressor no processo inflamatório inespecífico por suas numerosas ações sobre os neutrófilos (reduz a ação da IL-8 e da beta-2-integrina, o que reduz a aderência deles, assim como a quimiotaxia); parece inibir a atividade lisossomal e o sistema citotóxico mediado pela mieloperoxidase – H_2O_2 – haloide dos polimorfonucleares, bem como a produção de espécies reativas de O_2. Reduz também a geração de leucotrienos e do TNF-α de forma dose-dependente. Promove redução importante na ação da peroxidase eosinofílica dos mastócitos e, assim, diminui sua desgranulação, o que explica a sua boa ação na urticária idiopática crônica e na depressão tardia.

A absorção é lenta e ocorre no tubo digestivo (60 a 80% da substância ingerida). A concentração plasmática máxima ocorre 3 a 5 h após a ingestão, e a meia-vida na circulação é longa (20 a 50 h); no entanto, sua permanência no organismo é ainda maior devido ao ciclo êntero-hepático do fármaco. No fígado, sofre acetilação e hidroxilação de um dos grupamentos amino, formando amino-hidrolaminodifenil sulfona, composto responsável pela metemoglobulinemia, pela hemólise e pela formação dos corpúsculos de Heinz, ou seja, pelos efeitos farmacológicos colaterais esperados. A excreção é feita pelas vias urinárias (70 a 80%).

Efeitos colaterais

Hemólise, em grau variável, é esperada e ocorre, em geral, com doses maiores (200 a 300 mg/dia), ou com qualquer dose naqueles com deficiência de G6PD (mais frequente na raça negra). Quando muito intensa, pode resultar em necrose tubular aguda. A metemoglobulinemia ocorre à custa da oxidação do ferro do estado ferroso para o estado férrico. É relacionada com a dose e a concentração sérica do fármaco, e pode causar hipoxia tecidual. Outras manifestações cutâneas ocorrem com certa frequência e incluem eritema fixo, polimorfo ou nodoso, exantemas, fotossensibilidade, eritrodermia esfoliativa, NET, síndrome de Stevens-Johnson. No rim, podem ocorrer necrose papilar e síndrome nefrótica. A colestase hepática não parece ser dose-dependente. Neuropatia motora, manifestada por parestesia e fraqueza, é bastante conhecida. Podem ocorrer leucopenia, agranulocitose, psicose, cefaleia, náuseas e irritação gástrica.

Síndrome sulfônica

É uma reação de hipersensibilidade observada entre 4 e 6 semanas do início do tratamento, caracterizando-se por combinações de lesões dermatológicas variadas, astenia, febre, mal-estar, linfadenopatia, leucopenia ou leucocitose com eosinofilia, anemia hemolítica, esplenomegalia e hepatite; pode evoluir para insuficiência renal aguda e óbito (15%), sobretudo por insuficiência hepática; ocorre nos pacientes que apresentam acetilação lenta. Parece que a sua incidência aumentou com a multidrogaterapia, e teria como explicação a metabolização também da rifampicina por determinadas enzimas do CYP-450. O tratamento é realizado nos 3 primeiros dias com corticoterapia intravenosa na dose equivalente de 1 a 2 mg/kg de prednisona e, posteriormente, por via oral. O conceito atual é que se trata de um exemplo de síndrome de hipersensibilidade a drogas com eosinofilia e sintomas sistêmicos (DRESS) (ver Capítulos 20 e 55).

Sulfonorresistência

O uso de DDS no tratamento de várias doenças é apontado por alguns como uma das causas do desenvolvimento de sulfonorresistência na hanseníase. Inicialmente empregada como monoterapia.

Há dois tipos de sulfonorresistência: primária, observada em pacientes que nunca foram tratados e que se infectaram com cepas de *M. leprae* já substância-resistentes; e secundária, que resulta de tratamento irregular, intermitente, dosagem insuficiente, ou consequência à mutação do próprio bacilo. O paciente inicialmente melhora; no entanto, apesar do tratamento correto, apresenta recaída. Devemos suspeitar de resistência quando pacientes virchowianos ou dimorfos apresentarem lesões em áreas habitualmente poupadas, como regiões inguinocrural, antecubital, axilar, oco poplíteo, couro cabeludo, extensão da coluna vertebral, dorso do pescoço e globos oculares, bem como reativarem com lesões tipo histoide.

A inoculação do *M. leprae* no coxim plantar do camundongo, técnica desenvolvida por Shepard, que viabiliza a multiplicação dos bacilos, possibilitou pela primeira vez comprovar a resistência. Os camundongos inoculados são submetidos a dietas com concentrações diferentes de dapsona e, posteriormente, são sacrificados. Se a multiplicação ocorrer em animais com 0,0001% de dapsona na dieta, mas não com 0,001 ou 0,01%, ocorre resistência parcial; nos casos em que houver multiplicação de bacilos com dietas com 0,0001 a 0,001% de dapsona, mas não com 0,01%, a resistência é intermediária. Por fim, quando houver multiplicação nas três concentrações da substância, cepas são totalmente resistentes.

Atualmente, essa técnica tem valor apenas histórico por estar completamente ultrapassada pelo método da reação em cadeia da polimerase (PCR) que é empregado na pesquisa de resistência medicamentosa.

Outras indicações

Há indicação na quimioterapia ou quimioprofilaxia de malária causada pela *P. falciparum* e na prevenção de pneumonia pelo *Pneumocystis jirovecii* e toxoplasmose (SIDA). É de uso consagrado no tratamento da dermatite herpetiforme e na dermatose por IgA linear, bem como no eritema *elevatum diutinum* devido aos excelentes resultados. É empregada na acropustulose infantil, pustulose subcórnea, na síndrome de Sweet, na psoríase vulgar ou pustulosa; no tratamento das buloses, por ter efeito poupador de corticosteroide, em especial no penfigoide bolhoso, quando, na histologia, predominarem polimorfonucleares sobre eosinófilos, no pênfigo foliáceo, pênfigo por IgA e no penfigoide cicatricial. Outras condições são: artrite reumatoide, doença de Behçet, lúpus eritematoso sistêmico bolhoso, actinomicetoma, pioderma gangrenoso, policondrite recorrente, granuloma facial e certas vasculites leucocitoclásticas. Recentes indicações são nas foliculites (dissecante, decalvante e eosinofílica), na celulite eosinofílica e no eritema anular eosinofílico.

Antes de iniciarmos o tratamento, devemos solicitar hemograma completo e testes de função renal e dosagem da enzima, G6PD. Tais exames devem ser repetidos com 2 a 3 semanas após o início do tratamento. Na hanseníase, inicia-se em adultos o tratamento com 100 mg/dia; nas doenças inflamatórias, recomendamos iniciar com dose de 50 mg/dia a fim de evitar, possivelmente, reações que poderiam ser mais graves caso a dose fosse plena. A apresentação é em comprimidos de 50 e 100 mg. O uso tópico primordial seria no tratamento da acne da mulher adulta, rosácea e pustulose erosiva (5 a 7,5%). Há alguns casos de meta-hemoglobulinemia descritos relacionados com esta via.

Pentoxifilina

A pentoxiflina (PTX) é derivada da metilxantina, também conhecida como "oxipentifilina", com propriedades semelhantes, porém com menos efeitos sobre o coração do que as demais xantinas (teofilina, cafeína e teobromina).

Metabolismo e posologia

A absorção intestinal da PTX é rápida, com pico plasmático em 3 h e 20 min; é metabolizada pelo fígado e pelas hemácias e tem meia-vida de 3 h e 40 min. Cerca de 90% do fármaco absorvido é excretado na urina na forma de seis metabólitos inativos que, anteriormente, fizeram o ciclo êntero-hepático.

A PTX pode ser administrada por via oral ou intravenosa. Para adultos, a dose recomendada é de 400 mg em drágeas 3 vezes/dia, às refeições. Para doença vascular periférica grave, pode ser indicada a via intravenosa com dose inicial de 100 mg/dia em infusão lenta, aumentando-se 50 até 300 mg/dia.

Mecanismo de ação

A PTX apresenta propriedades hemorreológicas importantes, ou seja, é capaz de restaurar ou aumentar a capacidade de deformação de células como hemácias e leucócitos e, portanto, favorecer a diminuição da viscosidade e o aumento do fluxo sanguíneo, sendo indicada primordialmente no tratamento de doenças isquêmicas. Por meio de numerosos estudos, verificou-se uma ação fisiológica celular, que serve de base para várias outras indicações.

Como imunomodulador, atua aumentando a deformidade e a quimiotaxia de leucócitos; diminui a adesão endotelial de leucócitos e a desgranulação e a liberação de superóxidos. Diminui também a produção de TNF-α pelos monócitos e a responsividade de leucócitos à IL-1 e ao TNF-α, assim como inibe a ativação de linfócitos T e B e diminui a atividade da célula *natural killer*. Atua sobre a coagulação e a fibrinólise por reduzir a agregação e adesão plaquetárias, aumentar a ação do ativador de plasminogênio, plasmina, antitrombina III e 2α-macroglobulina. Nos processos de regeneração, atua aumentando a síntese de colagenase por fibroblastos e diminuindo a produção de fibronectina, glicosaminoglicanos e colágeno.

Indicações clínicas

As principais e clássicas indicações são para doenças vasculoclusivas, que incluem úlceras de perna, doença cerebral isquêmica, policitemia *vera*, distúrbios auditivos e circulatórios dos olhos e anemia falciforme. Outras indicações são para furunculose de repetição, psoríase, síndrome por hiper-IgE, complicações trombóticas pós-operatórias, tromboflebite superficial, crioglobulinemia e eritema nodoso hansênico (bem menos eficiente que a talidomida). Há registro de alguns relatos de casos, ou mesmo estudos iniciais, relacionados com as seguintes doenças: doença do enxerto *versus* hospedeiro, morfeia, necrobiose lipoídica, livedo reticular, vasculite leucocitoclástica, parestesia diabética, astenozoospermia idiopática normogonadotrópica, paralisia facial, síndrome de Sweet e prevenção de nefrotoxicidade por ciclosporina.

Um estudo realizado em pacientes com leishmaniose cutaneomucosa que apresentaram falha no tratamento isolado com antimonial demonstrou completa melhora e resposta ao tratamento associando-se PTX ao antimoniato de meglumina em doses mais baixas. A PTX potencializa o efeito do antimônio, apresentando ação antileishmânia e anti-inflamatória.

Efeitos colaterais

Os efeitos colaterais ocorrem com menor frequência e intensidade quando a PTX é administrada na forma de tabletes com liberação mantida do que com drágeas, e, em geral, é dose-dependente. As alterações gastrintestinais mais frequentes (65%) são dispepsia, náuseas, vômitos, diarreia, sensação de plenitude e flatulência. No sistema nervoso central, podem ocorrer vertigens e cefaleia (63%), enquanto tremor, ansiedade e confusão mental são raros. Alterações cardiovasculares incluem taquicardia, arritmia, angina, *flushing* facial e hipotensão. Manifestações alérgicas cutâneas são raras. Alterações laboratoriais são incomuns, à exceção da diminuição dos níveis de fibrinogênio. Embora não tenha sido constatada teratogenicidade em animais, é recomendável evitar sua administração nos 3 primeiros meses de gravidez. É necessário um ajuste posológico para pacientes com insuficiência renal, bem como para hipotensos.

Interações medicamentosas

A associação de anti-hipertensivos e antidiabéticos, inclusive insulina com PTX, deve ser feita com cautela, pois pode levar à hipotensão e à hipoglicemia. A cimetidina potencializa a PTX, enquanto esta potencializa a teofilina, a cisplatina, os agentes alquilantes e a anfotericina B, bem como a radioterapia. A PTX parece ter um efeito protetor sobre o rim quando usada concomitantemente com a ciclosporina.

Leflunomida

A leflunomida é uma medicação do grupo dos DMARDs (***D**isease **M**odifying **A**nti**R**heumatic **D**rugs* – drogas antirreumáticas modificadoras de doença) aprovada e indicada para o tratamento da artrite psoriática. É um medicamento inibidor da biossíntese *de novo* das pirimidinas, com propriedades imunomoduladoras. Administrada por via oral, na dose de 100 mg durante 3 dias consecutivos para indução, e manutenção com dose diária de 20 mg, a leflunomida é efetiva na artrite psoriásica periférica. É segura e bem tolerada. Os efeitos colaterais mais comuns são diarreia, alopecia, hipertensão arterial e prurido. Em raras oportunidades, cursa com alteração das transaminases e exige, portanto, monitoramento regular.

Bibliografia

Antimaláricos

Askanase A, Shum K, Mitnick H. Systemic lupus erythematosus: an overview. *Soc Work Health Care*. 2012;51(7):576-86.

Basavaraj KH, Ashok NM, Rashmi R, Praveen TK. The role of drugs in the induction and/or exacerbation of psoriasis. *Int J Dermatol*. 2010 Dec;49(12):1351-61.

Green PJ, Pasternak S. Hypertrophic and ulcerated discoid lupus erythematosus. *J Cutan Med Surg*. 2012 Nov-Dec;16(6):453-7.

Heras MO, Muñoz NP, Sancho MI, Millet PU. Eosinophilic annular erythema in adults: report of two cases and review of the literature. *An Bras Dermatol*. 2017;92(5 Suppl 1):65-8.

Kalia S, Dutz JP. New concepts in antimalarial use and mode of action in dermatology. *Dermatol Ther.* 2007 Jul-Aug;20(4):160-74.

Kiedrowicz M, Kacalak-Rzepka A, Bielecka Grzela S, Maleszka R. [Antimalarial drugs in contemporary dermatologic therapy]. *Ann Acad Med Stetin.* 2011;57(1):38-44.

Kordac V, Papezová R, Semrádová M. Chloroquine in the treatment of PCT. *N Engl J Med.* 1977 Apr 21;296(16):949.

Landewé RB, Miltenburg AM, Verdonk MJ *et al.* Chloroquine inhibits T cell proliferation by interfering with IL-2 production and responsiveness. *Clin Exp Immunol.* 1995 Oct;102(1):144-51.

Morita TCAB, Criado PR, Criado RFJ *et al.* Update on vasculitis: overview and relevant dermatological aspects for the clinical and histopathological diagnosis – Part II. *An Bras Dermatol.* 2020 Jul-Aug;95(4):493-507.

Ochsendorf FR. Use of antimalarials in dermatology. *J Dtsch Dermatol Ges.* 2010 Oct;8(10):829-44; quiz 845.

Patrizi A, Raone B, Savoia F *et al.* Tattoo-associated pseudolymphomatous reaction and its successful treatment with hydroxychloroquine. *Acta Derm Venereol.* 2009;89(3):327-8.

Pothen L, Yildiz H, Samnick MM, Yombi JC. Hydroxychloroquine in the post-covid-19 era: will this pandemic upset decades of clinical practice? *Clin Rheumatol.* 2021 Apr;40(4):1649-57.

Ravishankar A, Yan D, Bax CE *et al.* Response of dermatomyositis to the antimalarial quinacrine: A retrospective cohort study. *J Am Acad Dermatol.* 2021 Apr;84(4):1157-60.

Rodriguez-Caruncho C, Bielsa Marsol I. Antimalarials in dermatology: mechanism of action, indications, and side effects. *Actas Dermosifiliogr.* 2014 Apr;105(3):243-52.

Sachdeva M, Mufti A, Maliyar K *et al.* Hydroxycloroquine effects on psoriasis: A systematic review and a cautionary note for covid-19 treatment. *J Am Acad Dermatol.* 2020 Aug;83(4):579-86.

Schrezenmeier E, Dörner T. Mechanisms of action of hydroxychloroquine and chloroquine: implications for rheumatology. *Nat Rev Rheumatol.* 2020 Mar;16(3):155-66.

Sharma AN, Mesinkovska NA, Paravar T. Characterizing the adverse dermatologic effects of Hydroxycloroquine: A systematic review. *J Am Acad Dermatol.* 2020 Aug;83(4):563-86.

Thareja S, Paghdal K, Lien MH, Fenske NA. Reticular erythematous mucinosis: a review. *Int J Dermatol.* 2012 Aug;51(8):903-9.

Van Beek MJ, Piette WW. Antimalarials. *Dermatol Clin.* 2001 Jan;19(1):147-60.

Colchicina

Campagnolo AO, Sabatovich OD, Azulay MM *et al.* Colchicina em dermatologia. *An Bras Dermatol.* 1989;64:329-33.

Carther JC, Abramovits W, Menter A. Cyclosporine and tacrolimus in dermatology. *Dermatol Clin.* 2001 Jan;19(1):119-37.

Chen KR, Carlson JA. Clinical approach to cutaneous vasculitis. *Am J Clin Dermatol.* 2008;9(2):71-92.

Grosser T, Smyth E. Anti-inflammatory, antipyretic, and analgesic agents; pharmacotherapy of gout. *In*: Brunton LL, Chabner BA, Knollmann BC (eds.). *Goodman & Gilman's the pharmacological basis of therapeutics.* 12. ed. New York: McGraw Hill; 2011.

Halverstam CP, Lebwohl M. Nonstandard and off label therapies for psoriasis. *Clin Dermatol.* 2008 Sep Oct;26(5):546-53.

Harris ED Jr., Krane SM. Collagenase. *N Eng J Med.* 1974 Sep 26;291(13):652-61.

Karadaglić D, Popović M. Colchicine in dermatology. *Vojnosanit Pregl.* 2003 Nov Dec;60(6):715-24.

Konda C, Rao AG. Colchicine in dermatology. *Indian J Dermatol Venereol Leprol.* 2010 Mar-Apr;76(2):201-5.

Levy M, Spino M, Read SE. Colchicine: a state of the art review. *Pharmacotherapy.* 1991;11(3):196-211.

Margulis L. Colchicine sensitive microtubules. *Int Rev Cytol.* 1973;34:333-61.

Miyachi Y. Pharmacologic modulation of neutrophil functions. *Clin Dermatol.* 2000 May-Jun;18(3):369-73.

Péter I, Schneider I. Pharmacology of colchicine and its use in dermatology. *Orv Hetil.* 1994 Feb 6;135(6):283-6.

Sapadin AN, Fleischmajer R. Treatment of scleroderma. *Arch Dermatol.* 2002 Jan;138(1):99-105.

Sullivan TP, King LE, Boyd AS. Colchicine in dermatology. *J Am Acad Dermatol.* 1998 Dec;39(6):993-9.

Terkeltaub RA, Furst DE, Digiacinto JL *et al.* Novel evidence based colchicine dose reduction algorithm to predict and prevent colchicine toxicity in the presence of cytochrome P450 3A4/P glycoprotein inhibitors. *Arthritis Rheum.* 2011 Aug;63(8):2226-37.

Wallace SL, Ertel NH. Plasma levels of colchicine after administration of a single dose. *Metabolism.* 1973 May;22(5):749-53.

Wollina U. Clinical management of pyoderma gangrenosum. *Am J Clin Dermatol.* 2002;3(3):149-58.

Yesudian PD, Edirisinghe DN, O'Mahony C. Behçet's disease. *Int J STD AIDS.* 2007 Apr;18(4):221-7.

Yi S, Bhate C, Schwartz RA. Sweet's syndrome: an update and review. *G Ital Dermatol Venereol.* 2009 Oct;144(5):603-12.

Zemer D, Pras M, Sohar E *et al.* Colchicine in the prevention and treatment of the amyloidosis of familial Mediterranean fever. *N Eng J Med.* Apr 17;314(16): 1001-5.

Sulfona

Abbas O, Kibbi AG, Kurban M. Update on the use of dapsone in dermatology. *Int J Dermatol.* 2020 Jul;59(7):787-95.

Leiker D. The mononucleosis syndrome in leprosy patient treated with sulfones. *Int J Lepr.* 1956 Oct Dec;24(4, Part 1):402-5.

Pettit J. Sulphone resistance in leprosy. *Lancet.* 1964 Sep 26;2(7361):673-4.

Rocha AS, Cunha MG, Diniz LM *et al.* Drug and multidrug resistance among Mycobacterium leprae isolates from Brazilian relapsed leprosy patients. *J Clin Microbiol.* 2012;50(6):1912-7.

Shepard CC, Chang YT. Effect of several anti-leprosy drugs on multiplication of human leprosy bacilli in footpads of mice. *Proc Soc Exp Biol Med.* 1962 Mar;109:636-8.

Veasey JV, Souza BCM, Valinoto GCJ. Meta-hemoglobinemia induzida por dapsona em criança com hanseníase. *An Bras Dermatol.* 2025;100:391-4.

Pentoxifilina

Altenburg A, Abdel-Naser MB, Seeber H *et al.* Practical aspects of management of recurrent aphthous stomatitis. *J Eur Acad Dermatol Venereol.* 2007 Sep;21(8):1019-26.

Báfica A, Oliveira F, Freitas LA *et al.* American cutaneous leishmaniasis unresponsive to antimonial drugs: successful treatment using combination of N methilglucanmine antimoniate plus pentoxifylline. *Int J Dermatol.* 2003 Mar;42(3):203-7.

Bruynzeel I, Stoof TJ, Willemze R. Pentoxifylline and skin inflammation. *Clin Exp Dermatol.* 1998 Jul;23(4):168-72.

de Sá Oliveira T, Capp Neto M, Martins BJ *et al.* Action of pentoxifylline on experimental cutaneous leishmaniasis due to Leishmania (Leishmania) amazonensis. *Men Inst Oswaldo Cruz.* 2000 Jul-Aug;95(4):477-82.

Ely H. Is pentoxifylline the drug of the decade? *J Am Acad Dermatol.* 1994 Apr;30(4):639-42.

Ely H. Pentoxifylline therapy in dermatology. A review of localized hyperviscosity and its effects on the skin. *Dermatol Clin.* 1988 Oct;6(4):585-608.

Prasad PV, Kaviarasan PK. Leprosy therapy, past and present: can we hope to eliminate it? *Indian J Dermatol.* 2010 Oct;55(4):316-24.

Samlaska CP, Winfield EA. Pentoxifylline. *J Am Acad Dermatol.* 1994 Apr; 30(4):603-21.

Trent JT, Falabella A, Eaglstein WH, Kirsner RS. Venous ulcers: pathophysiology and treatment options. *Ostomy Wound Manage.* 2005 May;51(5):38-54; quiz 55-6.

Zargari O. Pentoxifylline: a drug with wide spectrum applications in dermatology. *Dermatol Online J.* 2008 Nov 15;14(11):2.

Leflunomida

Behrens F, Finkenwirth C, Pavelka K *et al.* Leflunomide in psoriatic arthritis: results from a large European prospective observational study. *Arthritis Care Res.* 2013 Mar; 65(3):464-70.

Carneiro S, Azevedo VF, Glioli RB *et al.* Recomendações sobre o diagnóstico e tratamento da artrite psoriásica. *Rev Bras Reumatol.* 2013;53(3):227-41.

Dermatologia Cirúrgica

PARTE 22

92

Fundamentos da Cirurgia Dermatológica

Cássio Martins Villaça Neto

Poucos campos na dermatologia progrediram tanto nos últimos anos quanto a cirurgia dermatológica. Além de melhores equipamentos (*lasers*, radiofrequência, criocautério etc.), os dermatologistas tomaram para si a responsabilidade de vários procedimentos que ficavam na fronteira com a cirurgia plástica. Com a devida capacitação, mediante treinamento adequado, é possível realizar praticamente todos esses procedimentos.

O dermatologista deve estar familiarizado com todas as técnicas cirúrgicas básicas e, preferencialmente, também as avançadas.

Preparo pré-operatório

O preparo para cirurgia em consultório ou centro cirúrgico é realizado em várias etapas, desde a avaliação inicial do paciente até os procedimentos relacionados com a cirurgia propriamente dita, como o preparo adequado da pele, a escolha do material cirúrgico e seus cuidados, a escolha da técnica mais adequada etc. É também de suma importância assegurar as condições de atendimento a possíveis situações de emergência.

Avaliação do paciente

Na avaliação do paciente, deve-se realizar uma anamnese para verificar suas condições de saúde de maneira geral: possíveis comorbidades (hipertensão, diabetes, doença coronariana, valvulopatia e outras), uso de medicações (em especial, ácido acetilsalicílico e anticoagulantes), de marca-passo cardíaco, alergias medicamentosas conhecidas etc. A partir desse histórico, o médico-cirurgião deverá considerar a necessidade de exames pré-operatórios e de antibioticoprofilaxia antes do procedimento.

Esse é o momento ideal para a avaliação clínica e para o planejamento cirúrgico, que engloba: escolha da melhor técnica cirúrgica para o caso, opções de reparo do defeito cirúrgico e até mesmo escolha do local da cirurgia (se em ambiente ambulatorial ou hospitalar). Tais medidas garantem a realização de um procedimento mais seguro para o paciente e o médico.

Preparo da pele

A pele deve ser adequadamente preparada para a cirurgia de modo a diminuir a possibilidade de contaminação da lesão e subsequente infecção. A dimensão dos preparativos antissépticos e as respectivas precauções variam consideravelmente de acordo com o procedimento cirúrgico. Biopsias simples e pequenas excisões tipo *shaving* raramente infeccionam, e as consequências de uma infecção secundária geralmente não são significativas.

Cirurgiões dermatológicos que realizam procedimentos complexos envolvendo áreas extensas de tecido subcutâneo, como grandes retalhos e enxertos, devem redobrar os cuidados. Por isso, certas precauções para evitar infecções são padronizadas e devem ser seguidas tanto no ambiente hospitalar como no ambulatorial.

Agentes antissépticos

O agente antisséptico ideal deveria destruir rapidamente todos os microrganismos, sem risco de toxicidade, irritação ou alergenicidade. Deveria, ainda, ser pouco dispendioso, facilmente aplicável e cosmeticamente aceitável. Nenhum agente antisséptico atende a todos esses critérios, mas alguns se enquadram mais do que outros.

Sabões

Os sabões comuns têm pouquíssimo efeito bactericida. Entretanto, sua ação mecânica emulsificante remove grande parte das bactérias superficiais transientes e patogênicas. Por isso, esfregação adequada com sabão ou detergente, combinada, de preferência, com o poder bactericida de um antisséptico, é a primeira e mais importante etapa na preparação da pele.

Clorexidina

O gluconato de clorexidina é um agente biguanida muito eficaz contra uma gama de bactérias gram-positivas e gram-negativas. É encontrado em preparações alcoólicas a 0,5% ou em base espumante de 2 a 4%. Destrói rapidamente as bactérias e junta-se às proteínas da camada córnea, manifestando certo grau de ação residual; não irrita a pele, não é absorvido e não provoca toxicidade sistêmica.

A clorexidina tem se mostrado segura para uso na mucosa oral, porém a base espumante deve ser evitada nos olhos, pois pode causar irritação na conjuntiva. Também é tóxica para a orelha média, por isso não deve ter contato com o canal auditivo, caso haja possibilidade de lesão no tímpano. No momento, a clorexidina parece ser o melhor agente antisséptico para o preparo operatório.

Iodo

O iodo puro é um agente antisséptico poderoso e de ação rápida. Contudo, tende a ser instável e, com frequência, causa irritações na pele. A maioria dos problemas relacionados com o agente foi solucionada pelo desenvolvimento dos iodóforos, combinação de iodo com um polímero. O complexo solúvel em água libera iodo livre lentamente. Nesse caso, a concentração mais baixa de iodo é menos irritante para a pele e, embora menos eficaz que o iodo puro, continua sendo excelente antisséptico.

A polivinil pirrolidona iodo a 1% em solução aquosa é um dos mais populares complexos iodóforos (Povidine®). Essa solução é aplicada na área a ser operada e é também encontrada em preparações espumantes para o preparo da pele e a escovação do cirurgião. Esses agentes têm grande espectro de atividade antibacteriana, inclusive destruindo vários esporos.

Os iodóforos podem, ocasionalmente, causar reações na pele de pessoas sensíveis ao iodo. Embora signifique pequeno risco em cirurgia cutânea, a toxicidade do iodo pode resultar da absorção de iodóforos aplicados em grandes áreas de pele desnuda. Apesar de alguns relatos de resistência a esses agentes, eles ainda são muito úteis e eficazes.

Álcoois

Os álcoois são excelentes antissépticos com amplo espectro de ação. O álcool etílico a 70% pode destruir 90% das bactérias cutâneas em apenas 2 min, mas isso só é possível se a hidratação do álcool se mantiver constante, o que é muito difícil; por esse motivo, sua utilização como antisséptico pré-operatório deve ser limitada. Entretanto, uma única esfregadela com uma mecha de algodão embebida em álcool etílico reduz em cerca de 75% as bactérias cutâneas.

O álcool também é eficaz como solvente orgânico, removendo gorduras e resíduos que, normalmente, apresentam grandes quantidades de bactérias. O efeito de uma esfregada rápida provavelmente não é maior que o efeito de água e sabão comum.

O álcool não deve ser aplicado a uma ferida aberta, pois, como o iodo, desnatura e danifica as proteínas do tecido, o que facilita a proliferação bacteriana e retarda o tempo de cicatrização.

Tricotomia

Durante anos, depilou-se a pele em torno da área a ser operada, o que geralmente era feito muitas horas antes da cirurgia; no entanto, foi demonstrado que a tricotomia traumatiza a pele, promovendo o crescimento bacteriano. O resultado é maior incidência de infecções; assim, a depilação deve ser evitada, se possível. Caso seja necessária, a pele deverá primeiro ser preparada com solução antisséptica, e a tricotomia deverá ocorrer imediatamente antes da cirurgia, para que não haja tempo de proliferação bacteriana.

Marcação das linhas de incisão

Como já mencionado, a escolha da técnica cirúrgica mais adequada deve ser feita preferencialmente após a avaliação inicial do paciente. No momento da cirurgia, a marcação das linhas de incisão propostas deve ser realizada antes da injeção da solução anestésica local. O paciente tem de estar sentado ou em pé para que a postura considere os efeitos gravitacionais sobre as linhas de tensão da pele. Primeiro, é necessário retirar a oleosidade da pele com álcool e secá-la com gaze. Tinturas, como violeta de genciana a 2% ou verde brilhante, podem ser aplicadas com palitos de dente esterilizados ou podem ser usadas canetas com tinta indelével.

Preparo do cirurgião

O cirurgião também deve estar preparado para entrar no ambiente cirúrgico. As mãos devem estar cobertas com luvas cirúrgicas estéreis e, como as luvas podem ser perfuradas ou podem ter defeitos, deve haver o mínimo de bactérias nas mãos. Estudos mostram que uma rápida esfregação com agentes bactericidas pode ser tão eficaz quanto as escovações rotineiramente adotadas nos centros cirúrgicos.

A escovação regular com detergente antisséptico antes e entre os casos a serem tratados deve manter a contaminação bacteriana das mãos em um grau muito baixo.

O uso de luvas para controlar infecções não se limita a procedimentos cirúrgicos complexos. O cirurgião, para sua proteção, deve usar luvas em qualquer procedimento secundário. Luvas de exame não estéreis podem ser usadas para desbridamento de úlceras, cirurgia de acne, cauterizações e curetagens.

A paramentação cirúrgica completa, que inclui touca, máscara, avental e óculos, raramente se aplica aos pequenos procedimentos de consultório; contudo, máscaras e luvas, como já mencionado, são indispensáveis.

Esterilização

Todos os instrumentos e materiais usados para cirurgia incisional devem estar esterilizados. Nos procedimentos cirúrgicos em salas de cirurgia hospitalares ou em centros ambulatoriais dentro de hospitais, a esterilização fica a cargo de especialistas na área. Em instalações para pacientes externos, como em clínicas privadas, o clínico pode delegar o gerenciamento da esterilização a um assistente, mas é responsabilidade do cirurgião verificar se estão sendo mantidos os padrões.

Há dois métodos básicos para manter instrumentos estéreis: o sistema aberto e o sistema fechado. A técnica aberta envolve a colocação de instrumentos cirúrgicos estéreis em bandejas, das quais são retirados quando necessário. Essas bandejas podem ser de metal, secas ou com solução desinfetante. A técnica fechada consiste no armazenamento de instrumentos cirúrgicos separados ou em grupo em recipientes abertos apenas uma vez, quando de sua utilização.

Ao longo dos anos, nos consultórios particulares, a técnica aberta tem sido substituída pela fechada. Essa é uma boa mudança, pois os instrumentos em recipientes abertos correm o risco de contaminação.

Há inúmeros métodos de esterilização. A maioria destrói, de maneira muito eficiente, as formas vegetativas de bactérias. Entretanto, é importante usar um método que destrua também todos os esporos bacterianos e vírus.

O método considerado padrão-ouro é a esterilização em autoclave a vapor. O vapor a 100°C destrói as formas vegetativas de todas as bactérias, porém muitos esporos podem resistir a isso. A autoclave a vapor funciona como uma panela de pressão para que esta seja aumentada em 2 atm. Nessa pressão, a temperatura do vapor é de 121°C; quando esse ambiente é mantido por mais de 15 min, todos os microrganismos são destruídos. Os tempos de ciclo recomendados para a maioria das autoclaves são um pouco mais longos; o tempo de exposição de 15 min começa quando o vapor tiver penetrado em todas as áreas, o que pode exigir tempo adicional de 5 a 15 min, dependendo do tamanho do conjunto cirúrgico.

A autoclave a vapor pode ser usada para a esterilização da maioria dos materiais cirúrgicos, inclusive metal, tecido, papel, vidro e plásticos resistentes ao calor. É o equipamento mais rápido de esterilização, e é também o mais fácil, mais seguro e mais confiável, o que o torna ideal para consultórios particulares.

Outros métodos, como o calor seco das estufas e a esterilização química, não são tão eficientes nem tão práticos quanto a autoclave, além de não serem aceitos pela Agência Nacional de Vigilância Sanitária (Anvisa).

Sala cirúrgica

Uma sala deve ser especificamente reservada para procedimentos cirúrgicos; o ideal é que não seja utilizada para consultas de rotina nem para avaliação ou tratamento de lesões infectadas, o que minimiza a possibilidade de contaminação. O complexo cirúrgico geralmente contém mais equipamentos que uma sala de exames; assim, deve ser amplo para possibilitar fácil movimentação do pessoal e dos equipamentos normalmente envolvidos nos procedimentos.

Todo ato cirúrgico realizado no consultório pelo dermatologista não pode prescindir de cuidados pré-operatórios clínicos e laboratoriais. Na análise da história do paciente, deve-se indagar sobre o uso de ácido acetilsalicílico ou anticoagulantes. O intervalo de tempo entre a última ingestão desses medicamentos e a cirurgia deve ser de, pelo menos, 10 dias.

Material cirúrgico

A seguir, sugestões de materiais básicos para a realização de cirurgias de pequeno porte:

- instrumental:
  - cabo de bisturi para lâmina 15
  - tesoura de Mayo para fios
  - tesoura delicada para pele
  - pinça de Addison Brown (ou dente de rato)
  - ganchos
  - pinças hemostáticas (mínimo de três, tipo mosquito)
  - porta-agulha
  - seringa carpule
- material descartável:
  - gazes
  - lâminas de bisturi (10, 11, 15)
  - agulhas descartáveis para carpule
  - seringas hipodérmicas de 1, 3 e 5 cm^3
  - xilocaína simples a 0,5% e/ou 1% (tubetes e frascos)
  - xilocaína com epinefrina
  - Citanest® 3% (cloridrato de prilocaína/felipressina em tubetes)
  - Micropore® (1 e 2 cm)
  - fios de sutura (ver adiante no item *Fios de sutura*)
  - soro fisiológico.

Importante ressaltar que qualquer ato cirúrgico praticado em consultório deve considerar um esquema para possíveis emergências, como depressões respiratórias, parada cardíaca, choque anafilático etc.

Materiais básicos para esse fim são: aparelho de pressão e estetoscópio, Ambu (e, se possível, oxigênio), soro fisiológico, soro glicosado e Ringer lactato com equipos, *intracath* e/ou *scalp*, e determinados medicamentos como analépticos respiratórios, epinefrina, cardiotônicos, corticosteroides e diazepam (ver item *Emergências em cirurgia dermatológica*, adiante).

Fios de sutura

Tiago Silveira Lima ◆ Cássio Martins Villaça Neto

Características dos fios de sutura

Entre as características dos fios de sutura destacam-se:

- configuração: mono ou multifilamentar
- força de tensão
- tamanho
- diâmetro
- degradação: absorvível e não absorvível
- origem do material
- reação tecidual: reconhecimento do organismo como corpo estranho
- memória: maior tendência a retornar a sua configuração original após ser manipulado, tornando o manuseio mais difícil, com possibilidade de desarranjo dos nós
- elasticidade
- capilaridade: capacidade de absorver e transferir fluidos
- coeficiente de fricção: facilidade de atravessar o tecido
- plasticidade: capacidade de manter-se no novo formato após manuseado
- maleabilidade: facilidade no manuseio e na feitura do nó.

O fio ideal deve ser de fácil manuseio, ter boa resistência e flexibilidade, oferecer nós seguros (que mantêm bordas aproximadas), ser uniforme, de calibre fino e regular, ter baixo índice de fricção, baixa reação tecidual e baixo custo, não deve ser carcinogênico nem favorecer ou manter infecção.

Classificação dos fios de sutura

Os fios de sutura são classificados de acordo com os seguintes critérios (Figura 92.1):

- quanto à origem:
  - orgânicos
  - sintéticos
  - minerais
  - mistos
- quanto à configuração física:
  - monofilamentados: formam-se com um único filamento
- multifilamentados:
  - torcidos: formam-se retorcendo os filamentos uns ao redor dos outros
  - trançados: formam-se trançando três ou mais filamentos
  - encapados paralelos: formam-se com fibras paralelas envoltas por uma capa de material atóxico, como os fios elétricos
- quanto à força tensora:
  - quantidade de peso necessária para romper a sutura dividida por sua área de corte transversal: dígito – hífen – zero
- quanto à degradação:
  - absorvíveis
  - não absorvíveis.

Fios absorvíveis

Categute

Multifilamento trançado ou torcido produzido com submucosa de intestino delgado de carneiro ou boi. Pode ser simples ou cromado.

O categute simples tem sua absorção entre 10 e 14 dias e mantém a força tênsil por até 7 a 10 dias. O categute cromado é banhado por sais de cromo, o que prolonga o tempo de absorção, em torno de 70 a 90 dias, e mantém força tênsil entre 14 e 28 dias.

Ácido poliglático, poliglactina 910 ou Vicryl®

Multifilamento trançado, de cor violeta ou incolor, com cobertura lubrificante que proporciona melhores manuseio e qualidade do nó. Estável em feridas contaminadas.

Em 2 semanas mantém 75% de sua força tênsil, que diminui progressivamente: em 3 semanas, cai para 50%, e, em 4 semanas, 25%. Completa absorção entre 60 e 90 dias.

Poliglecaprone ou Monocryl®

Copolímero de glicolídeo associado a e-caprolactone. Mantém 30 a 40% da força tênsil até 2 semanas e, em 21 dias, perde essa força. Absorção completa entre 90 e 120 dias.

Polidioxanona ou PDS II®

Monofilamento de poliéster associado a p-dioxanona. Mantém 70% de sua força tênsil em 2 semanas; com 4 semanas, ainda mantém 50% e, em 6 semanas, 25%. Absorção total em 6 meses. Força tensora maior que a do Vicryl® e a do Dexon®, com mínima reação de corpo estranho. Por tudo isso, é o fio escolhido quando se espera resistência prolongada em uma sutura absorvível. Como desvantagens, podem-se citar o difícil manuseio e o preço elevado.

Ácido poliglicólico ou Dexon®

Primeira sutura sintética absorvível. É um monopolímero de ácido glicólico (ácido hidroxiacético) multifilamentado. Apresenta excelente força tensora e de nó, absorção lenta e pequena reação tecidual. Absorção de 40% após 7 dias e total entre 90 e 120 dias. A versão Dexon® Plus oferece cobertura sintética.

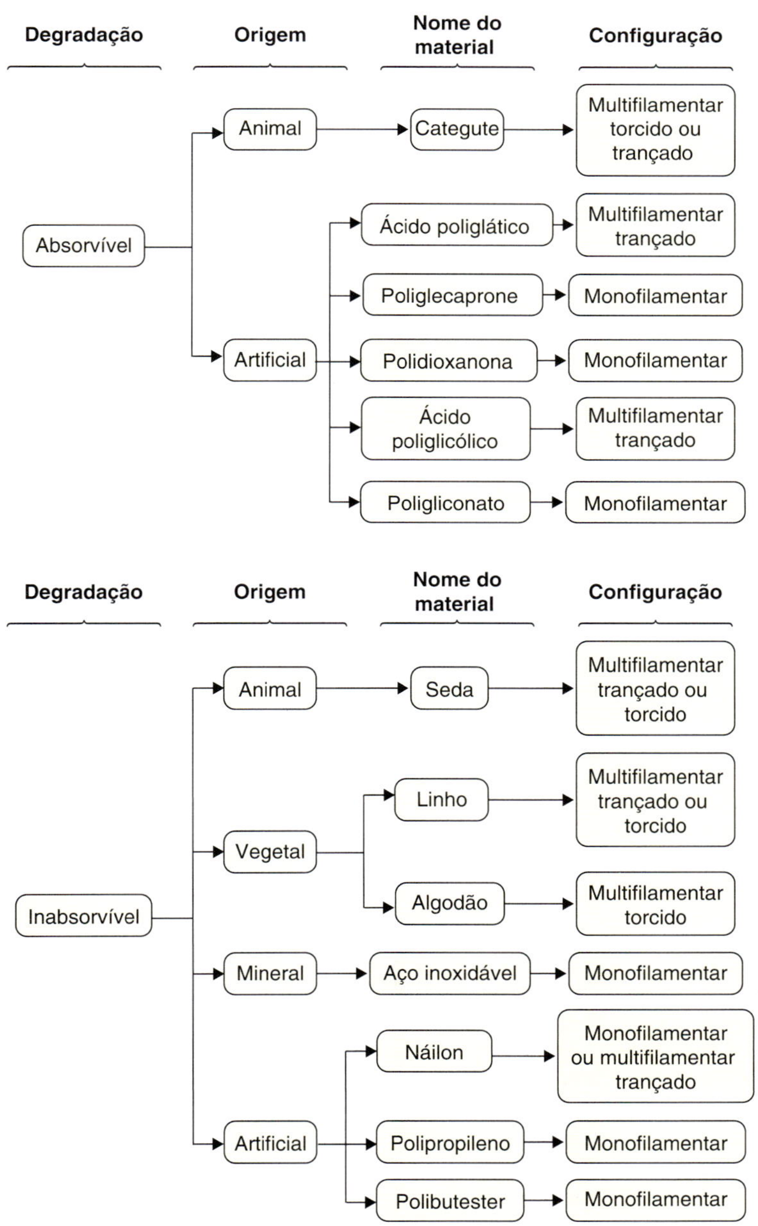

Figura 92.1 Classificação dos fios de sutura.

Poligliconato ou Maxon®

É um monofilamento com excelente força tensora, fácil manuseio e mínima reação tecidual. Completa absorção entre 180 e 210 dias. Muito mais flexível e de mais fácil manuseio do que o PDS (60% menos rigidez). Tem superfície lisa, que facilita o uso em suturas delicadas e dificulta a aderência de bactérias.

Fios não absorvíveis

Seda

Multifilamentado natural (torcido ou trançado), com a mais baixa força tensora, alto grau de capilaridade e grande reação tecidual. É o fio de melhor manuseio.

Náilon, Ethilon® ou Dermalon®

Polímero de poliamida, monofilamentar. É o fio de sutura mais usado pelos dermatologistas.

Vantagens: alta força tensora, mínima reação no tecido, excelente propriedade elástica, baixo custo, sem capilaridade.

Desvantagens: alto grau de memória (pouco flexível, difícil manuseio, requer muitos nós).

Polipropileno, Prolene®, Surgilene®, Trulene® ou Premilene®

Fio monofilamentar com alta força tensora e baixa reação tecidual (semelhante ao náilon), porém de difícil manuseio, escorregadio, com baixa aderência e alto custo.

Tem alta plasticidade, raramente fica enfraquecido pela ação de enzimas teciduais e é a sutura menos tromboembólica; por isso, é muito utilizado em cirurgias vasculares.

Outros fios não absorvíveis menos utilizados em dermatologia

São também não absorvíveis: linho, algodão, aço inoxidável e polibutester.

Anestesia local

Cássio Martins Villaça Neto ◆ Zarrir Abede Jr.

A maioria das cirurgias dermatológicas é realizada sob anestesia local. Por isso, é essencial que o dermatologista tenha conhecimento dos agentes anestésicos disponíveis, assim como de seu mecanismo de ação, metabolismo e possíveis efeitos colaterais.

Mecanismo de ação dos anestésicos locais

Os anestésicos locais exercem seus efeitos pela depressão da excitação das terminações nervosas ou pela inibição do processo de condução nos nervos periféricos. O fluxo de íons de sódio no axoplasma é importante para iniciar a ação e a propagação subsequente de um impulso junto a um nervo. Os anestésicos locais reduzem a condução nos nervos periféricos, diminuindo a permeabilidade dos canais aos íons de sódio, modo de bloqueio nervoso não despolarizante denominado "inibição".

Agentes anestésicos

Todos os anestésicos locais são anfipáticos, ou seja, apresentam um componente lipofílico e um hidrofílico nas terminações opostas de sua molécula. As duas terminações da molécula são ligadas por uma cadeia intermediária de hidrocarbono. Ela contém uma ligação éster e uma amida e pode ser classificada em dois grupos: o ligado à amida inclui lidocaína, bupivacaína e prilocaína; o ligado ao éster pode ser representado pela procaína.

Comparados aos ésteres, os anestésicos do grupo amida têm incidência muito menor de reações tóxicas, sendo, portanto, a primeira opção de medicamento para anestesia local. São metabolizados primeiro por enzimas microssomais no fígado; consequentemente, devem ser usados com certa precaução em pacientes com distúrbios graves do fígado ou em terapia com betabloqueador, que diminui o fluxo sanguíneo para esse órgão.

Os anestésicos tipo éster são hidrolisados no plasma pela enzima pseudocolinesterase. Pacientes com defeito genético raro dessa enzima podem não conseguir metabolizar anestésicos locais desse tipo, o que torna a toxicidade maior para tais indivíduos.

É interessante dispor de uma variedade de anestésicos de cada grupo, visto que, se os do grupo amida, que são os mais comuns, não puderem ser usados, a anestesia poderá ser feita empregando-se um medicamento do grupo éster. As propriedades dos agentes anestésicos geralmente utilizados são mostradas no Quadro 92.1.

Anestésicos do grupo amida

São os mais utilizados. O medicamento protótipo é a lidocaína, que apresenta rápida ação inicial com período de anestesia de média duração. Encontra-se disponível em concentrações de 0,5, 1 e 2%, com ou sem epinefrina, adicionada para promover vasoconstrição. O efeito anestésico é obtido poucos minutos após a injeção intradérmica. Sem a epinefrina, o efeito máximo alcançado normalmente não ultrapassa 30 min.

A duração da anestesia local com lidocaína associada à epinefrina é de 60 a 120 min em média (podendo se estender, raramente, por até 6 h, segundo alguns autores), tempo suficiente para o término da maioria das cirurgias dermatológicas. Em cirurgias mais longas, administra-se a bupivacaína, pois seu tempo de ação é maior (4 a 8 h). A principal desvantagem desse agente é sua ação inicial lenta, com o efeito máximo tardio entre 15 e 30 min. Essa desvantagem pode ser superada misturando-se bupivacaína com quantidades iguais de solução de lidocaína a 2%, associando-se, assim, o efeito rápido anestésico da lidocaína com a prolongada duração da bupivacaína. A duração da anestesia pode ser prolongada ainda mais com a adição de epinefrina como vasoconstritor. A bupivacaína encontra-se disponível nas concentrações de 0,25, 0,5 e 0,75%, com ou sem epinefrina.

Anestésicos tipo éster

A procaína é um agente anestésico do tipo éster com rápido início de ação, mas de curta duração. Encontra-se disponível em concentrações de 0,5, 1 e 2%, com ou sem epinefrina. É hidrolisada no organismo pela pseudocolinesterase plasmática. O conservante ácido para-aminobenzoico (PABA) nas soluções impede seu uso em pacientes que sejam alérgicos a ele. A melhor indicação para esses anestésicos é a utilização em pacientes cujo uso de anestésicos do grupo amida é contraindicado.

Vasoconstritores

A adição de agente vasoconstritor à solução de anestésico local reduz o sangramento intraoperatório, prolonga o tempo de anestesia e, por retardar sua absorção, também diminui os riscos de toxicidade sistêmica. A epinefrina é o vasoconstritor

Quadro 92.1 Agentes anestésicos locais.

Agente	Classe	Concentração disponível (%)	Vasoconstritor	Início de ação (min)	Duração de ação		Dosagem máxima de segurança		Comentários e cuidados especiais
					Sem V/C (min)	Com V/C (h)	Sem V/C	Com V/C (mg)	
Lidocaína	Amida	0,5-1-2	Epinefrina 1/50.000 a 1/200.000	Rápido 2 a 3	30 a 120	1 a 7	200 mg (6,6 mg/kg)	500	–
Bupivacaína	Amida	0,25-0,5-0,75	Epinefrina 1/200.000	Lento 15	120 a 240	2 a 8	150 mg (1,3 mg/kg)	150	Para anestesia prolongada e pós-operatório
Prilocaína	Amida	0,5-1-2-4 (3% com felipressina)	Felipressina 0,03 unidade/mL ou epinefrina 1/200.000	Rápido 2 a 4	30 a 120	1 a 6	400 mg (6 mg/kg)	600	Contraindicações: meta-hemoglobinemia, estados de anemia, insuficiência cardíaca ou respiratória, pacientes em tratamento com paracetamol
Mepivacaína	Amida	1-1,5-2-3	Levonordefrina 1/200.000	Rápido 2	30 a 120	1 a 6	350 mg (4,4 mg/kg)	350	Início de ação um pouco mais rápido do que a lidocaína
Etidocaína	Amida	0,5-1-1,5	Epinefrina 1/200.000	Rápido 2 a 3	200	2 a 6	300 mg (8 mg/kg)	400	Início rápido, anestesia prolongada
Procaína	Éster	0,5-1-2-4	Epinefrina 1/50.000 a 1/100.000	Lento 6 a 10	15 a 30	0,5 a 2	500 mg (6 mg/kg)	600	Vasodilatador potente, opção de medicamento para reversão de injeção intra-arterial acidental de vasoconstritor Incidência alérgica relativamente alta
Clorprocaína	Éster	0,5-1-2	Epinefrina 1/200.000	Lento 6 a 12	30 a 45	45 a 60	800 mg (8,8 mg/kg)	1.000	Sensação desconfortável de ardência durante a injeção, curta duração, meia-vida extremamente curta no plasma

V/C = vasoconstrição.

mais comumente utilizado em anestesia local e pode ser encontrada já adicionada a anestésicos locais em concentrações de 1:50.000 até 1:500.000. Muitos autores preconizam a diluição de 1:200.000, por meio da qual se consegue excelente hemostasia com baixos riscos de toxicidade.

Como a epinefrina é rapidamente degradada por luz ultravioleta, oxigênio e pH alcalino, soluções contendo essa substância são preparadas em pH ácido e antioxidantes para aumentar seu tempo de validade. Paralelamente, a natureza ácida dessa mistura parece aumentar a dor que acompanha a injeção do anestésico local.

Sendo a própria lidocaína um fármaco vasodilatador, o efeito total vasoconstritor da epinefrina pode levar de 10 a 15 min para ser obtido.

Uma desvantagem do uso da epinefrina é o possível surgimento de sangramento pós-operatório (com consequente formação de hematomas), pois, devido à intensa vasoconstrição, vasos sanguíneos podem ser privados de adequada hemostasia intraoperatória, sangrando ao fim do efeito da epinefrina.

O pH mais baixo dessas soluções é o que aumenta o período de latência do bloqueio. A utilização de epinefrina está contraindicada em pacientes com feocromocitoma, hipertireoidismo, cardiopatias e hipertensão graves. Contraindicações relativas incluem: arritmia cardíaca conhecida, gravidez ou terapia concomitante com inibidores da monoaminoxidase, uso de antidepressivos tricíclicos ou betabloqueadores. Para pacientes deste último grupo, é possível empregar menores quantidades de anestésico local com epinefrina ou concentrações mais diluídas desta, como a 1:300.000 ou 1:400.000.

Os efeitos colaterais adversos da anestesia local atribuídos a agentes vasoconstritores envolvem, entre outros, o aumento da dor local durante a administração, como mencionado, devido à natureza ácida do anestésico. Existe também o risco de necrose local do tecido pelo excesso de epinefrina decorrente, levando a intensa vasoconstrição. A utilização de epinefrina em áreas de extremidades, como dedos e pênis, e durante a reparação com retalhos deve ser evitada em virtude da possibilidade de indução à necrose do tecido. Isso é particularmente importante em pacientes com problemas cardiovasculares conhecidos e outras condições vasospásticas.

Pré-medicação

Alguns pacientes ficam muito ansiosos antes de qualquer cirurgia, mesmo sob anestesia local. Eles podem beneficiar-se do uso de medicação pré-anestésica, geralmente por via oral, como benzodiazepínicos (diazepam, midazolam), ingeridos 1 ou 2 h antes da cirurgia. De maneira alternativa, relaxamento rápido (dentro de 10 a 15 min) pode ser obtido pela administração sublingual de diazepam (um comprimido de 10 mg). Esses pacientes devem estar sempre acompanhados para que possam voltar para casa em segurança.

No caso de crianças muito excitadas, a melhor solução é que sejam acompanhadas por parentes, para que fiquem mais confiantes e se acalmem. Quanto a bebês e crianças pequenas que precisem de sedação pré-operatória, o hidrato de cloral e o pimetixeno são fármacos seguros e amplamente utilizados como sedativos. Pode ser administrada dose de 75 mg/kg de 30 a 60 min antes do procedimento, com dose adicional de 25 a 30 mg/kg caso a criança não apresente sinais de sonolência 30 min após a primeira administração.

Midazolam é um benzodiazepínico de curta ação que tem a vantagem adicional de induzir amnésia. Pode ser administrado em doses de 0,5 a 0,75 mg/kg, por via oral, e misturado ao suco de fruta concentrado para aumentar a tolerância. Para crianças acima de 10 anos, o diazepam por via oral pode ser usado com segurança.

Administração do anestésico local

A anestesia local pode ser administrada por meio de seringa descartável com agulhas de diâmetros e comprimentos variáveis, desde 22G1 (25×7) até 30G1/2, utilizadas para aplicação subcutânea de insulina, ou ainda por meio de seringas tipo carpule e agulhas gengivais (utilizadas rotineiramente pelos dentistas). Estas devem ser reservadas para pequenos procedimentos, em que menores volumes de solução anestésica são utilizados e de modo superficial. Em cirurgias mais extensas, que exigem quantidade maior de anestésico e infiltrações mais profundas, devem ser utilizadas seringas de 5, 10 ou 20 mL, que favoreçam a aspiração à medida que se infiltre o anestésico, diminuindo assim a possibilidade de injeções intravasculares.

Concluída a injeção anestésica, deve-se aguardar tempo suficiente para que a anestesia se complete. Em caso de dúvida, pode-se testar com uma agulha a área em que se pretende atuar; a infiltração intradérmica de lidocaína produz anestesia praticamente imediata, que, entretanto, é mais dolorosa do que a infiltração subcutânea.

A dor da infiltração pode ser reduzida injetando-se lentamente o anestésico aquecido a 37 °C, ou resfriando-se o local da infiltração com compressas de gelo. No caso de anestésicos associados à epinefrina, deve-se aguardar de 10 a 15 min, tempo necessário para efetiva vasoconstrição.

Anestesia tumescente

A anestesia tumescente, preconizada a princípio por Klein, favorece a utilização de quantidades maiores de anestésico local, porém muito diluídas em solução fisiológica. Aplicada no tecido celular subcutâneo, possibilita que grandes áreas de tecido sejam tratadas. Esse tipo de anestesia pode ser empregado em cirurgias excisionais extensas (como, por exemplo, a retirada de grandes tumores) e tem demonstrado sua importante utilidade revolucionando a lipoaspiração (feita com bastante segurança por causa dessa modalidade de anestesia).

A diminuta toxicidade observada na utilização dessa técnica provavelmente se origina da combinação de alguns fatores, como vascularidade relativamente baixa do tecido adiposo, maior absorção de lidocaína pelas células gordurosas e gradiente de menor concentração entre a solução e a corrente sanguínea. Outro fator que merece destaque é a utilização de epinefrina nessa solução, levando à intensa vasoconstrição no tecido gorduroso e concorrendo para diminuir a absorção do anestésico.

As vantagens da técnica de tumescência são:

- menor sangramento no tecido subcutâneo (como resultado da pressão que o tecido gorduroso sofre, absolutamente cheio de solução, e da ação da epinefrina)
- tempo prolongado de anestesia (até 16 h), reduzindo a necessidade de analgesia pós-operatória
- aumento da turgescência da pele, facilitando a realização de procedimentos como dermoabrasão
- menor possibilidade de formação de hematomas, seromas e edemas, o que proporciona recuperação muito rápida em comparação às técnicas que não utilizam esse tipo de anestesia (principalmente em lipoaspiração).

A seguir, sugestão de solução para anestesia tumescente:

- 25 mL de solução de lidocaína a 2%
- 1 mL de solução de epinefrina 1:1.000
- 12,5 mL de bicarbonato de sódio (1 mmol/mL)
- 961,5 mL de cloreto de sódio em solução a 0,9%.

Aplicação da anestesia tumescente

Para anestesia de áreas não muito extensas, utiliza-se agulha 22G1 (25×7) acoplada a seringa de 10 ou 20 mL, de preferência com rosca para encaixe (*Luer Lock*). Em cirurgias mais extensas, como lipoaspiração, utilizam-se agulhas de infusão tipo Klein com 2 mm de diâmetro externo e 15 a 30 cm de comprimento. Em sua extremidade distal, apresentam, em média, 20 orifícios de 1 mm contornando suas paredes, o que possibilita difusão bem uniforme do anestésico.

É importante que a injeção seja aplicada lentamente no tecido gorduroso e que transcorram pelo menos 15 min antes do início da cirurgia, pelas razões já mencionadas.

Anestesia tópica

Anestesia tópica da pele

EMLA® é um creme anestésico tópico, produzido combinando-se 2,5% de lidocaína com 2,5% de prilocaína. Sua aplicação na área a ser tratada ocorre sob curativo oclusivo 2 h antes do procedimento cirúrgico. Usado dessa maneira, pode proporcionar anestesia relativamente efetiva para cirurgias como remoção de pequenos nevos por *shaving*, curetagem de molusco contagioso, crioterapia superficial e desbridamento de úlceras de perna.

Outra opção é o Dermomax® creme (lidocaína a 4%). Ambos são úteis também quando utilizados como "pré-anestésicos", com o intuito de diminuir a dor da picada da agulha, principalmente em crianças.

Anestésicos para mucosas

Anestésicos tópicos disponíveis para superfícies mucosas, como bucal e nasal, incluem a lidocaína e a benzocaína. A primeira, em concentração entre 2 e 5%, pode ser encontrada na forma de líquido, gel, pomada e *spray*; a anestesia pode ser obtida em até 15 min. A segunda encontra-se na forma de pastilhas.

Anestésicos oftálmicos

A metacaína e o cloridrato de tetracaína são usados em concentrações de 0,5 a 1% para anestesia da córnea e conjuntiva, tendo ação de curta duração (30 a 45 min).

Toxicidade dos anestésicos locais

A anestesia local na prática diária da cirurgia dermatológica é, de modo geral, muito segura. Pode, entretanto, ocorrer toxicidade quando a dosagem recomendada é excedida (ver Quadro 92.1) ou quando há superdosagem relativa em pacientes com capacidade reduzida de metabolização do agente anestésico, como os acometidos de doença hepática grave. Geralmente, o risco dessas complicações aumenta por não se obedecer a um planejamento cirúrgico adequado ou à avaliação pré-operatória rigorosa do paciente. Assim, um procedimento mal planejado pode tornar-se demasiadamente demorado, e, à medida que o efeito do anestésico acaba, o cirurgião é obrigado a utilizar doses crescentes do medicamento, aumentando, assim, o risco de intoxicação.

A dose administrada de agente anestésico pode ser calculada pela seguinte fórmula:

$$\text{volume (mL)} \times \text{\% de concentração} \times 10 = \text{dose (mg)}$$

Geralmente, os efeitos colaterais no sistema nervoso central são mais evidentes e precoces do que os cardiovasculares, e incluem entorpecimento circum-oral, zumbidos, tonturas, náuseas e vômitos. Esses sintomas ocorrem com níveis sanguíneos de 1 a 5 mg/mL de lidocaína. Sonolência, pronúncia indistinta, alucinações, contração muscular e convulsões podem ocorrer com níveis sanguíneos acima de 5 a 8 mg/mL da substância.

Diante desses sintomas, o paciente deve ser mantido em decúbito dorsal horizontal, com máscara de oxigênio, e deve ser administrada injeção lenta intravenosa (IV) de diazepam, 5 mg/min. A administração de diazepínicos tem de ser econômica e criteriosa, pois são fármacos que deprimem o sistema nervoso central, podendo provocar parada respiratória.

Os efeitos colaterais cardiovasculares da anestesia local são nitidamente mais graves e posteriores aos do SNC, podendo ser resultado de efeitos colaterais tóxicos dos próprios anestésicos locais ou dos efeitos hemodinâmicos da epinefrina. Os anestésicos locais podem induzir à vasodilatação e à hipotensão, bem como prejudicar a contratilidade do miocárdio, especialmente a bupivacaína, mais cardiotóxica que a lidocaína. São possíveis: bloqueio atrial ou ventricular e arritmias, provocando depressão do miocárdio e parada cardíaca. Assim, é importante ressaltar que a injeção intravascular acidental de anestésico pode colocar o paciente em grande risco.

É possível evitar os efeitos no sistema cardiovascular interrompendo imediatamente a administração do anestésico. Entretanto, qualquer médico que utilize anestesia local deve estar preparado para executar reanimação cardiopulmonar caso seja necessário. O contato verbal médico-paciente durante o procedimento é fundamental para evitar esse extremo. Ver mais detalhes adiante, no item *Emergências em cirurgia dermatológica*.

Alergia a anestésicos locais

A alergia a anestésicos locais, especialmente aos da classe amida, é rara e responsável por menos de 1% de todas as reações alérgicas identificadas. Reações alérgicas a anestésicos ocorrem geralmente por hipersensibilidade imediata do tipo I e podem variar de urticária moderada a colapso cardiorrespiratório grave.

Pacientes alérgicos a anestésicos do grupo amida normalmente não apresentam reatividade cruzada ao grupo de anestésicos ésteres, exceto se forem alérgicos a um dos conservantes da solução anestésica, como parabenos ou metabissulfito de sódio.

É difícil distinguir apenas pelo histórico as reações alérgicas verdadeiras das reações psicogênicas, que são muito mais frequentes. Em pacientes realmente alérgicos a todos os tipos de agentes anestésicos locais disponíveis, é possível utilizar preparação injetável alternativa de anti-histamínico, como difenidramina, à qual pode ser adicionada 1:100.000 de epinefrina como vasoconstritor. A desvantagem desse modo de anestesia local é que tais agentes produzem dor no momento da injeção, têm meia-vida curta e são sedativos.

A injeção intradérmica de solução salina normal também pode produzir anestesia temporária suficiente para a realização de procedimentos menores e rápidos, como biopsias ou curetagens.

Anestesia em crianças

A anestesia geral, mesmo em crianças saudáveis, apresenta risco de morbidade elevado em relação à anestesia local. Por isso, é pouco usada em procedimentos dermatológicos. Mesmo agentes anestésicos locais têm margem reduzida de segurança para crianças, e a dose deve ser precisamente calculada à base de miligramas por quilograma. A dose máxima recomendada de lidocaína pura são 3 mg/kg; portanto, para uma solução a 2%, apenas 0,75 mL deve ser administrado a uma criança que pese 5 kg.

Emergências em cirurgia dermatológica

Abordagem das situações de emergência em pacientes adultos

Anafilaxia

Em caso de reação anafilática, deve-se administrar inicialmente solução de epinefrina 1:1.000 na dose de 0,3 a 0,5 mg/mL intramuscular (IM), com intervalos de 5 a 15 min entre as doses. A epinefrina IV é uma opção para pacientes com hipotensão grave ou falência cardíaca não responsiva à epinefrina IM e fluidos intravenosos.

Nos casos de obstrução das vias respiratórias superiores, urticária, angioedema e hipersecreção brônquica, os anti-histamínicos H_1 e/ou H_2, como a prometazina, podem ser úteis. A dose, no caso, é de 0,25 a 1 mg/kg 12/12 h IM ou IV, infundindo-se 25 mg/min. Eles também têm pequeno efeito sobre a pressão arterial.

Os corticosteroides podem reduzir o risco de recorrência ou de prolongamento da anafilaxia. Suprimem a progressão do angioedema associado ao quadro, mas o estabelecimento da ação ocorre após 4 a 6 h da primeira dose. Utiliza-se hidrocortisona 5 a 10 mg/kg/dose a cada 6 h IM ou IV. A dose média para adultos é de 500 mg. O paciente hipotenso deve ser colocado deitado com as pernas elevadas.

A intubação endotraqueal poderá ser necessária se houver edema de glote ou laringe causando obstrução respiratória. Caso ocorra dispneia, deverá ser assegurada oxigenação adequada mantendo-se o paciente em decúbito dorsal, com o pescoço em extensão. O oxigênio deverá ser administrado umidificado por máscara (100%, 4 a 6 L/min), evitando fibrilação ventricular e sofrimento cerebral. Se houver sintomas de asma, deverá ser utilizada solução de NaCl a 0,9% (3 mL) e fenoterol (solução para inalação 0,5 a 1 gota/5 kg, máximo de 8 gotas) e repetida até 2 vezes, com intervalo de 20 a 30 min.

Se os medicamentos da terapêutica inicial não forem efetivos para o choque, fluidos intravenosos deverão ser utilizados para restaurar a perda de líquido para o espaço extravascular. No caso de NaCl a 0,9% IV 1.000 a 2.000 mL, 5 a 10 mL/kg deverão ser infundidos nos primeiros 5 min. Vasopressores potentes, como a norepinefrina ou a vasopressina, poderão ser necessários se a epinefrina e os fluidos tiverem falhado em manter a pressão arterial sistólica maior que 90 mmHg.

Convulsões

Quando ocorrerem, tanto por toxicidade anestésica quanto por epilepsia, a respiração deve ser monitorada e deve ser fornecido suporte respiratório com 100% de oxigênio. A medicação de escolha é o diazepam, 10 mg, administrado lentamente (devido ao risco de depressão respiratória) IV até as convulsões cessarem. A possibilidade de hipoglicemia precisa ser considerada, e, se confirmada, o ideal é introduzir lentamente 50 mL de glicose a 50% IV.

Hipotensão

Na ausência de hipovolemia:

- administrar, lentamente, 0,5 a 1 mg IV de metaraminol ou 1 a 2 mg de norepinefrina em 500 mg de solução salina a 0,9% até atingir o ritmo cardíaco de 60 bpm (em gotejamento).

Se houver hipovolemia (por perda excessiva de sangue durante a cirurgia):

- estabelecer infusão de 0,9% de solução salina, através de veia calibrosa
- estabelecer infusão de solução de coloide (p. ex., Haemaccel®).

Parada cardíaca

As seguintes providências devem ser tomadas de imediato (Figura 92.2):

- colocar o paciente sobre superfície firme
- verificar se o paciente responde e se está sem respiração ou com respiração anormal
- se não estiver respondendo nem respirando, ou se apresentar respiração anormal (*i. e.*, apenas *gasping* agônico), o profissional deverá acionar o serviço de emergência/urgência e buscar o desfibrilador automático externo (DEA/DAE), se disponível (ou encarregar alguém disso)
- se não houver pulso central (carotídeo, femoral) palpável em 10 s, deverá ser iniciada a reanimação cardiopulmonar (RCP), usando o DEA/DAE, quando disponível

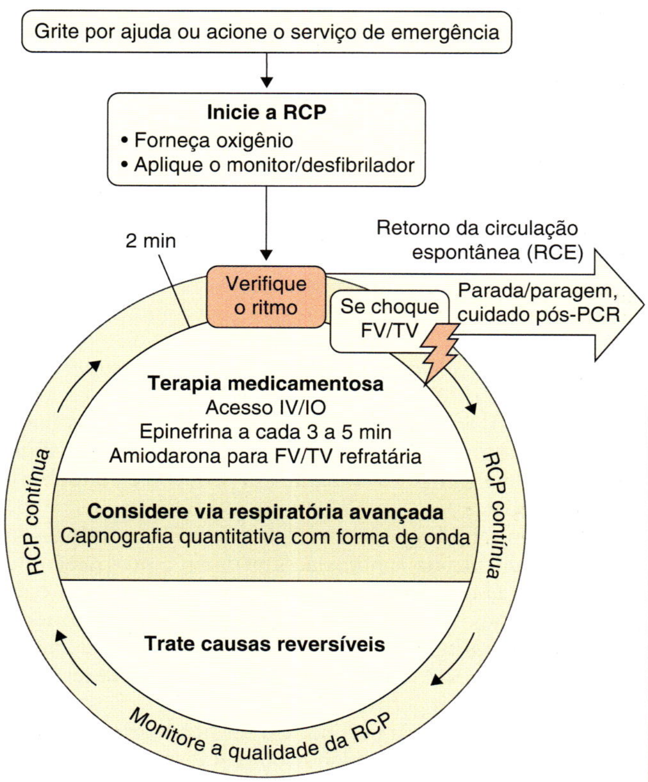

Qualidade da RCP
- Comprima com força (> 2 pol [5 cm]) e rapidez (≥ 100/min) e aguarde o retorno total do tórax
- Minimize interrupções nas compressões
- Evite ventilação excessiva
- Alterne a pessoa que aplica as compressões a cada 2 min
- Se sem via respiratória avançada, relação compressão-ventilação de 30:2
- Capnografia quantitativa com forma de onda
  - Se $PETCO_2$ < 10 mmHg, tente melhorar a qualidade da RCP
- Pressão intra-arterial
  - Se a pressão na fase de relaxamento (distólica) < 20 mmHg, tente melhorar a qualidade da RCP

Resumo da circulação espontânea (RCE)
- Pulso e pressão arterial
- Aumento abrupto prolongado na $PETCO_2$ (normalmente, ≥ 40 mmHg)
- Variabilidade espontânea na pressão arterial com monitoramento intra-arterial

Energia do choque
- Bifásica: recomendação do fabricante (120 a 200 J); se desconhecida, use o máximo disponível. A segunda carga e as subsequentes devem ser equivalentes, podendo ser consideradas cargas mais altas
- Monofásicas: 360 J

Terapia medicamentosa
- Dose IV/IO de epinefrina: 1 mg a cada 3 a 5 min
- Dose IV/IO de vasopressina: 40 unidades podem substituir a primeira ou a segunda dose de epinefrina
- Dose IV/IO de amiodarona: primeira dose – bólus de 300 mg; segunda dose – 150 mg

Via respiratória avançada
- Via respiratória avançada supraglótica ou intubação endotraqueal
- Capnografia com forma de onda para confirmar e monitorar o posicionamento do tubo ET
- 8 a 10 ventilações/min, com compressões torácicas contínuas

Causas reversíveis
- Hipovolemia
- Hipoxia
- Hidrogênio (acidose)
- Hipo/hiperpotassemia
- Hipotermia
- Tensão do tórax por pneumotórax
- Tamponamento cardíaco
- Toxinas
- Trombose pulmonar
- Trombose coronária

Figura 92.2 Algoritmo de suporte avançado de vida. Adaptada de Hazinski (2013). ET = endotraqueal; FV = fibrilação ventricular; IO = via intraóssea; IV = via intravenosa; $PETCO_2$ = pressão expiratória final de dióxido de carbono; RCP = reanimação cardiopulmonar; TV = taquicardia ventricular.

- iniciar imediatamente as compressões torácicas antes de aplicar ventilações de resgate. Iniciar a RCP com 30 compressões. Manter frequência de compressão de no mínimo 100/min, com profundidade de compressão de 5 cm
- se houver dois socorristas presentes: o primeiro iniciará as compressões torácicas e o segundo abrirá a via respiratória e se preparará para aplicar respirações tão logo o primeiro complete a primeira série de 30 compressões torácicas. Quer haja um ou mais socorristas, o início da RCP com compressões torácicas garante que o paciente receba logo essa intervenção crítica
- desobstruir as vias respiratórias e iniciar a respiração artificial (2 ventilações com Ambu bag® com 100% de oxigênio). Manter a proporção de 30 compressões para 2 ventilações
- realizar intubação orotraqueal. A partir daqui, manter 1 ventilação a cada 6 a 8 s (8 a 10 ventilações/min), assíncronas com as compressões torácicas, com duração de cerca de 1 s por ventilação e elevação visível do tórax
- estabelecer via intravenosa com solução salina
- posicionar as pás do DEA/DAE no tórax desnudo na posição esternoapical (anterolateral) convencional. A pá torácica (esterno) direita é colocada no tórax anterossuperior (infraclavicular) direito do paciente; a pá apical (esquerda) é colocada no tórax inferolateral esquerdo
- verificar o ritmo cardíaco; ritmos chocáveis: fibrilação ventricular (FV) e taquicardia ventricular (TV)
- caso não haja retorno e reversão da parada, prosseguir a RCP
- terapia medicamentosa: epinefrina 1 mg IV a cada 3 a 5 min; amiodarona para FV/TV refratária: primeira dose em bólus de 300 mg; segunda dose em bólus de 150 mg.

Uma vez estabilizada a condição do paciente, interromper as manobras e providenciar transporte para unidade de terapia intensiva sob supervisão do médico assistente.

Abordagem das situações de emergência em pacientes pediátricos

Estados asmáticos ou anafiláticos

Perante estados asmáticos ou anafiláticos, devem ser adotadas as seguintes medidas:

- oferecer oxigênio a 100%
- administrar epinefrina em solução 1:1.000, na dose de 0,01 mg/kg, no máximo 0,3 mg por dose IM a cada 5 min, se necessário, para controlar os sintomas e elevar a pressão arterial
- considerar acesso venoso para reposição de fluido, de preferência com solução de NaCl a 0,9%. Nas crianças, 1.000 a 2.000 mL devem ser administrados na taxa de 30 mL/kg na primeira hora. Pode ser preparada solução de epinefrina 0,01 mg/kg em uma solução de 1:10.000 para ser administrada em bomba IV. Dependendo da resposta clínica, recomenda-se que a epinefrina só seja administrada por via intravenosa durante falência cardíaca ou hipotensão grave
- os anti-histamínicos H_1, como difenidramina, podem ser usados como agentes de segunda linha, na dose de 1 a 2 mg/kg
- a ranitidina (1 mg/kg) pode ser usada diluída em dextrose a 5% em um volume total de 20 mL e injetada por via intravenosa em 5 min
- no broncospasmo resistente à epinefrina, podem ser usados os bloqueadores beta-adrenérgicos, como o albuterol 2,5 a 5 mg em NaCl a 0,9%, 3 mL, nebulização, repetindo, se necessário
- hipotensão refratária pode requerer o uso de vasopressores
- os corticosteroides devem ser considerados em pacientes com anafilaxia grave ou prolongada.

Crise hipertensiva

Pressão sanguínea diastólica superior a 120 mmHg:

- diazóxido 5 mg/kg IV, repetido de acordo com a resposta.

Convulsões

Perante convulsões, devem ser adotadas as seguintes medidas:

- desobstruir as vias respiratórias e administrar oxigênio (100%)
- administrar diazepam 0,25 mg/kg IV (abaixo de 1 ano), 2,5 mg (1 ano) a 5 mg (7 anos)
- considerar hipoglicemia, hipomagnesemia e outros distúrbios metabólicos.

Vômitos

No caso de vômitos, administrar a seguinte medicação:

- metoclopramida intramuscular: 1 mg (1 ano), 5 mg (7 anos).

Parada cardíaca

As medidas iniciais adotadas são basicamente as mesmas que as adotadas em pacientes adultos, com algumas diferenças, mostradas no Quadro 92.2.

Observações:

- em bebês, deve-se preferir o uso de desfibrilador manual a DEA/DAE para desfibrilação. Se não houver um disponível, prefira DEA/DAE equipado com atenuador de carga pediátrico. Se não houver nenhum dos dois disponíveis, use DEA/DAE sem atenuador de carga pediátrico
- dose de epinefrina a ser administrada por via intravenosa: 0,01 mg/kg por dose, com dose máxima de 1 mg.

Quadro 92.2 Resumo dos principais componentes de suporte básico de vida para adultos, crianças e bebês.*

Componente	Adultos	Crianças	Bebês
Não responsivo (para todas as idades)			
Reconhecimento	Sem respiração ou com respiração anormal (*i. e.*, apenas com *gasping*)	Sem respiração ou apenas com *gasping*	
	Sem pulso palpado em 10 s, para todas as idades (apenas para profissionais de saúde)		
Sequência da RCP	C-A-B		
Frequência de compressão	No mínimo, 100/min		
Profundidade da compressão	No mínimo, 2 polegadas (5 cm)	No mínimo 1/3 do diâmetro AP Cerca de 2 polegadas (5 cm)	No mínimo 1/3 do diâmetro AP Cerca de 1 e 1/2 polegada (4 cm)

(*continua*)

Quadro 92.2 Resumo dos principais componentes de suporte básico de vida para adultos, crianças e bebês.* (*Continuação*)

Componente	Adultos	Crianças	Bebês
Retorno da parte torácica	Possibilitar retorno total entre as compressões Profissionais de saúde, alternar as pessoas que aplicam as compressões a cada 2 min		
Interrupções nas compressões	Minimizar interrupções nas compressões torácicas Tentar limitar as interrupções a menos de 10 s		
Vias respiratórias	Inclinação da cabeça-elevação do queixo (profissionais de saúde que suspeitarem de trauma: anteriorização da mandíbula)		
Relação compressão-ventilação (até a colocação da via respiratória avançada)	30:2 1 ou 2 socorristas	30:2 1 socorrista 15:2 2 socorristas profissionais de saúde	
Ventilações: quando socorrista não treinado ou treinado e não proficiente	Apenas compressões		
Ventilações com via respiratória avançada (profissionais de saúde)	1 ventilação a cada 6 a 8 s (8 a 10 ventilações/min) Assíncronas com compressões torácicas Cerca de 1 s por ventilação Elevação visível do tórax		
Desfibrilação	Colocar e usar o DEA/DAE assim que estiver disponível. Minimizar as interrupções nas compressões torácicas antes e após o choque; reiniciar a RCP começando com compressões imediatamente após cada choque		

Adaptado de Hazinski (2013). AP = anteroposterior; DEA/DAE = desfibrilador automático externo; RCP = reanimação cardiopulmonar. *Excluindo-se recém-nascidos, cuja etiologia da PCR é, quase sempre, asfíxica.

Bibliografia

Auletta MJ, Grekin RC. *Local anesthesia for dermatologic surgery*. New York: Churchill Livingstone; 1991.

Eedy DJ, Breathnach SM, Walker NPJ. *Surgical dermatology*. Oxford: Blackwell Science; 1996.

Gadelha AR, Costa IMC. *Cirurgia dermatológica em consultório*. 2. ed. Rio de Janeiro: Atheneu; 2009.

American Heart Association. *Destaques de 2024 das American Heart Association and American Red Cross Guidelines for First Aid*. AHA; 2024. Disponível em: https://cpr.heart.org/-/media/CPR-Files/CPR-Guidelines-Files/Highlights/2024-First-Aid/JN_1457_PTBR_Highlights_2024FA_Accessible.pdf?sc_lang=en. Acesso em: 15 mar. 2025.

Klein J. Tumescent technique for local anaesthesia improves safety in large volume liposuction. *Plast Reconstr Surg*. 1993 Nov;92(6):1085-98.

Klein JA. The tumescent technique for liposuction surgery. *Am J Cosm Surg*. 1987;4:263-7.

Kleinman ME, Chameides L, Schexnayder SM *et al*. Part 14: pediatric advanced life support: 2010 American Heart Association Guidelines for Cardiopulmonary Resuscitation and Emergency Cardiovascular Care. *Circulation*. 2010 Nov 2;122(18-Suppl 3):S876-908.

Roenigk HH, Roenigk RK. *Dermatologic surgery: principles and practice*. New York: Marcel Dekker; 1988.

Villaça Neto CM, Abede Jr. Z. Anestesia – parte I. *An Bras Dermatol*. 1999 Mai Jun;74(3):213-9.

Weber PJ, Weber M, Dzubow LM. Sedation for dermatologic surgery. *J Am Acad Dermatol*. 1989 May;20(5 Pt 1):815-26.

Winton GB. Anesthesia for dermatologic surgery. *J Dermatol Surg Oncol*. 1988 Jan;14(1):41-54.

93

Métodos Cirúrgicos

Cássio Martins Villaça Neto • Bogdana Victoria Kadunc • Alcidarta dos Reis Gadelha • Izelda Costa • Joaquim Mesquita Filho • Ronán Paulo Veizaga • Paulo Notaroberto • Fabiano Leal • Ana Carolina Igreja • Mariana Carvalho Costa • Francisco Burnier Pereira • Alexandre Spiandorello Ricciardi • Pablo Cirino

A dermatologia atual é uma especialidade clínico-cirúrgica. São vários os métodos cirúrgicos que o especialista deve dominar; alguns, de fato, requerem um treinamento mais aprofundado para praticá-los com a devida segurança e para obter resultados por meio de tais técnicas. Antes de abordá-los, cabe relembrar as regiões anatômicas do corpo (Figuras 93.1 a 93.3).

Excisocirurgia

Cássio Martins Villaça Neto

A boa qualidade do tratamento é determinada pelos princípios de esterilização, adequação do instrumental e dos fios de sutura, correção da medicação e cuidados pós-operatórios.

Os procedimentos cirúrgicos mais utilizados são:

- biopsia
- exérese e sutura direta
- exérese e enxertia cutânea (total ou parcial)
- exérese e reconstrução com retalhos.

Biopsia

Tem por objetivo o diagnóstico mais preciso de determinadas lesões. As biopsias e as retiradas totais de pequenas lesões podem ser feitas por 2 métodos: pelo *punch*, isto é, instrumento cortante cilíndrico, ou pela incisão fusiforme com bisturi (em geral, com lâmina 15). Os *punches* são de tamanhos variados (2 a 10 mm). Com movimentos circulares por pressão discreta, chega-se ao nível desejado e, então, com uma pinça, procura-se suspender

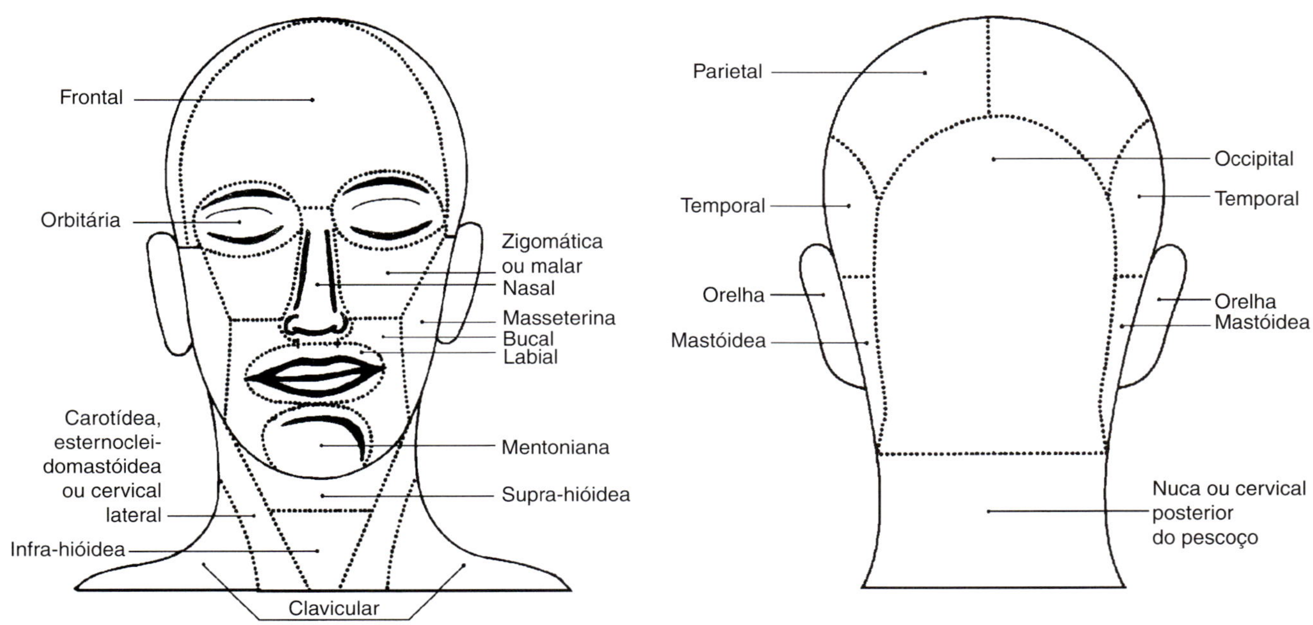

Figura 93.1 Regiões anatômicas da cabeça e do pescoço.

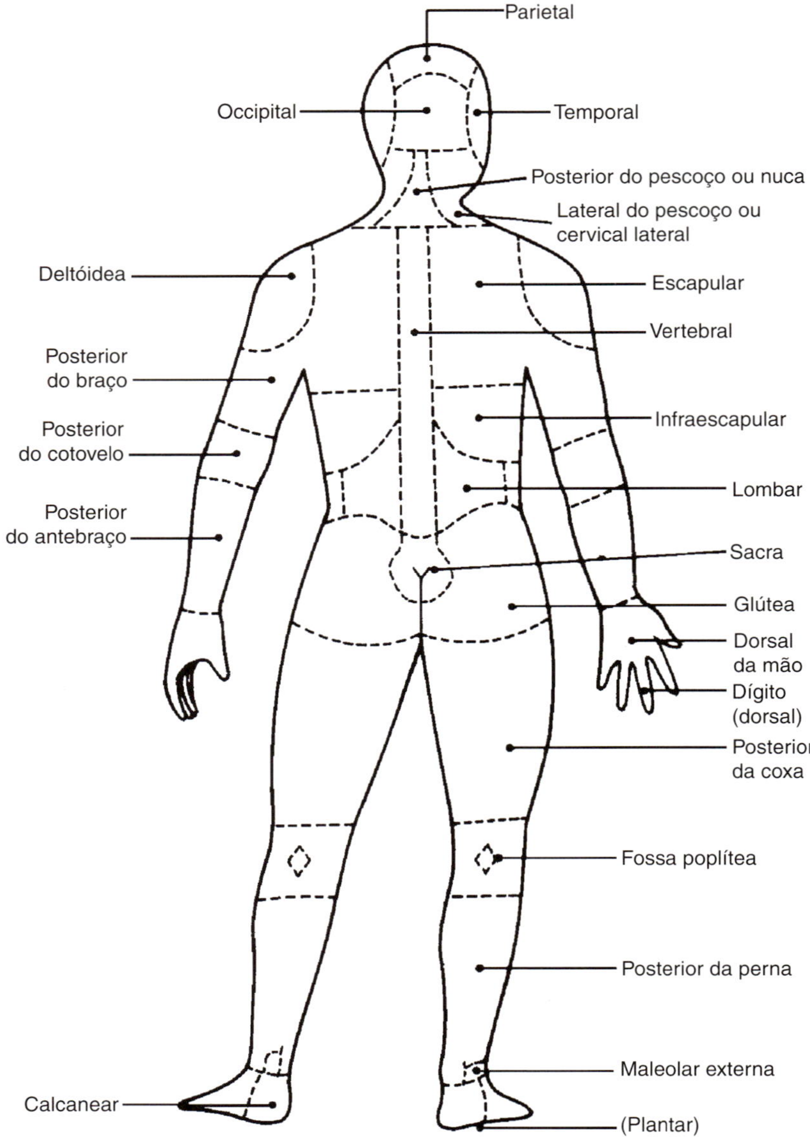

Figura 93.2 Regiões cutâneas. *(continua)*

levemente a peça, que é destacada, afinal, após um golpe de tesoura em seu polo inferior. Em geral, conforme o tamanho, não há necessidade de sutura; e a cicatrização, embora por segunda intenção, ocorre de maneira estética. Em lesões maiores, podemos distender a pele em determinada direção e usar o *punch*, de modo que a pele, ao retornar ao seu estado primitivo, apresente uma ferida fusiforme e, nesse caso, está indicada a sutura. O manejo do tecido a ser retirado deve ser o mais atraumático possível, a fim de não comprometer o exame histopatológico posterior.

Existem 2 tipos de biopsias: (1) biopsia incisional, que consiste na retirada de parte da lesão, havendo necessidade, muitas vezes, de incluir uma área de pele sã. Está indicada na maioria das dermatoses (buloses, anetodermias, parapsoríases etc.); (2) biopsia excisional, que inclui toda a lesão. É o método de escolha no caso de lesões de pequeno porte – neoplásicas ou não – e, sobretudo, nas lesões com suspeita de melanoma. É importante para o patologista que se proceda a um mapeamento da peça retirada, a fim de tornar possível uma referência espacial correta da lesão.

Exérese e sutura direta

Em geral, é feita em forma de fuso, procurando seguir uma relação de 1:3 entre os diâmetros menor e maior e ângulo de 30° em cada extremidade. Deve ser demarcada – quando possível –, seguindo as denominadas "RSTL" (*relaxed skin tension lines*), e não as linhas de Langer, como antigamente. Muitas vezes, após a retirada da lesão, é necessário o descolamento das bordas, para que se realize a sutura sem grande tensão (Figura 93.4).

Pontos e suturas

A principal finalidade da utilização de suturas no fechamento das feridas é proporcionar suporte ao tecido durante as primeiras fases da cicatrização. As suturas são utilizadas para eliminar espaço morto nos tecidos subcutâneos, minimizar a tensão e reaproximar gradualmente as bordas da ferida.

A escolha da técnica de sutura a ser utilizada para o fechamento de determinada ferida depende da força e da direção das tensões sobre a ferida, da espessura dos tecidos envolvidos e da região anatômica que está sendo tratada.

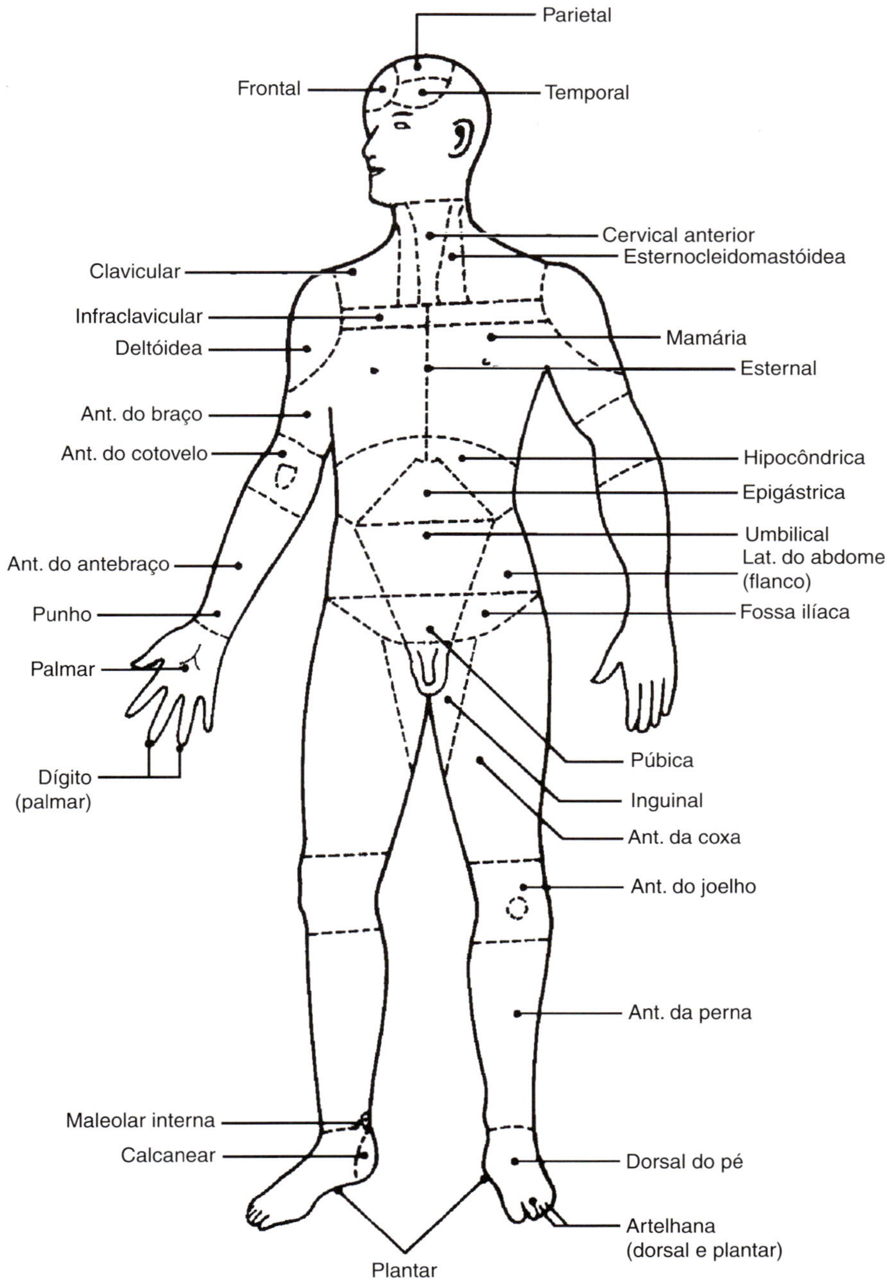

Figura 93.2 (*continuação*) Regiões cutâneas.

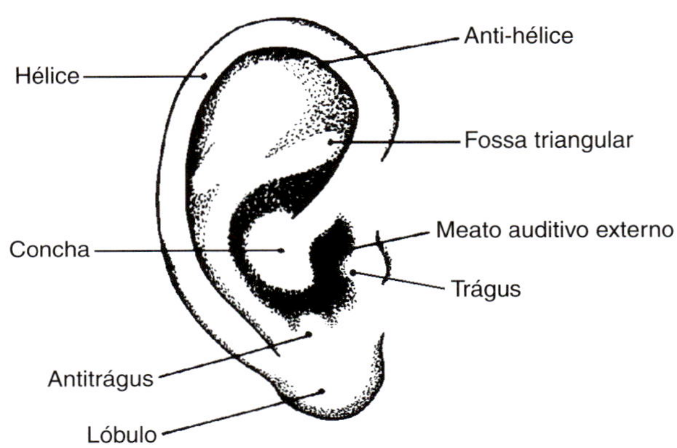

Figura 93.3 Regiões anatômicas da orelha externa.

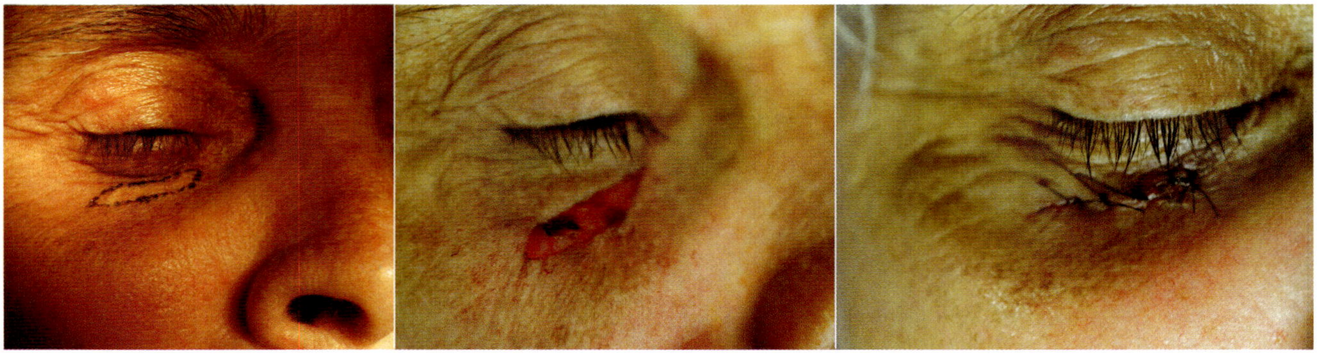

Figura 93.4 Excisão e sutura direta de xantelasma na pálpebra inferior. (Cortesia do Dr. Eduardo Bornhausen-Demarch.)

Nó quadrado

É o principal nó utilizado em cirurgia dermatológica. Quando feito adequadamente, acomoda-se na superfície da pele sem se desfazer. É de fácil execução, útil e eficaz (Figura 93.5).

Para dar um nó quadrado, o cirurgião começa removendo a parte solta da extremidade longa a ser atada (a que está presa à agulha). Em seguida, passa o porta-agulhas pela ferida, da extremidade mais curta em direção à ponta mais longa, e, com ele fechado, faz 2 nós em torno da extremidade longa da sutura.

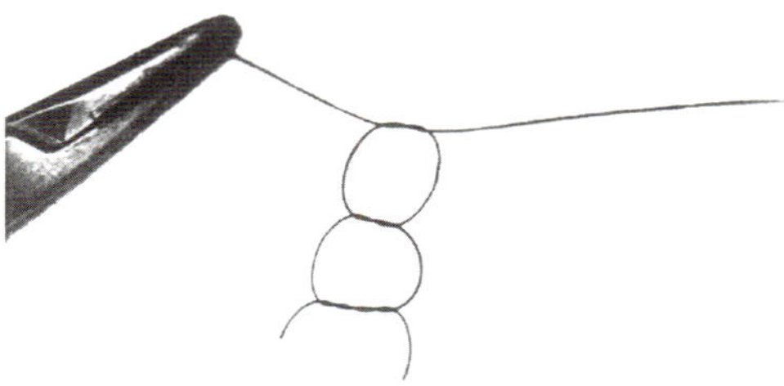

Figura 93.5 A configuração final do nó quadrado mostra a colocação inicial de 2 nós de material de sutura seguidos por 2 camadas de um nó de sutura.

Ponto simples

É o principal ponto utilizado em cirurgias na pele. Pode ser aplicado para aproximar grandes quantidades de tecido, quando feito ampla e profundamente, ou para uma aproximação mais delicada dos tecidos, quando feito mais superficialmente e próximo às bordas da ferida.

Com a alteração da profundidade ou do ângulo da agulha de um lado ou dos 2 lados da ferida, é possível utilizar essa técnica para reaproximar bordas de feridas de espessuras desiguais, ou ajustar a tensão entre as bordas.

Para posicionar uma sutura simples adequadamente, a agulha deve entrar perpendicularmente por um lado da ferida e penetrar na derme profunda e/ou no tecido subcutâneo (Figura 93.6).

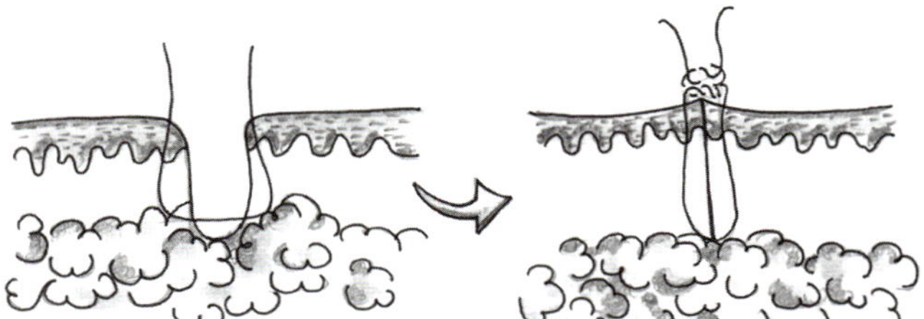

Figura 93.6 O ponto simples separado, quando realizado corretamente, deve causar a eversão das bordas da ferida.

Conforme a agulha penetra mais profundamente, afasta-se um pouco da borda da ferida, englobando assim um volume maior de tecido. Passa-se, então, a agulha pelo tecido subcutâneo para o lado oposto da ferida. Ao passar a agulha pela borda oposta da ferida, tire-a mais próximo da borda da ferida, de modo que a configuração final da sutura tenha o formato de um frasco. Um nó quadrado deverá, então, ser utilizado para fixar a sutura na superfície da pele.

Ponto vertical

Os pontos verticais são utilizados para fechar espaços mortos e quando é necessário um ponto que proporcione maior suporte em lesões com grande tensão nas bordas da ferida. Além disso, são excelentes para everter as bordas da ferida e, simultaneamente, suportar a tensão.

O ponto vertical é iniciado lateralmente, entre 0,5 e 1 cm de distância da margem da ferida, e a agulha é inserida no fundo da ferida para fechar o espaço morto (Figura 93.7). Quanto maior a tensão na borda da ferida, mais ampla a inserção da agulha, que, então, é passada pelo tecido subcutâneo para a borda oposta da ferida, e sai da pele no lado oposto equidistante à inserção. Reverte-se a agulha no porta-agulhas e penetra-se na pele novamente, no lado pelo qual a agulha acabou de sair, no entanto, em um local mais próximo da borda da ferida. Passa-se a agulha mais superficialmente para o lado oposto, tirando-a próximo à margem da ferida.

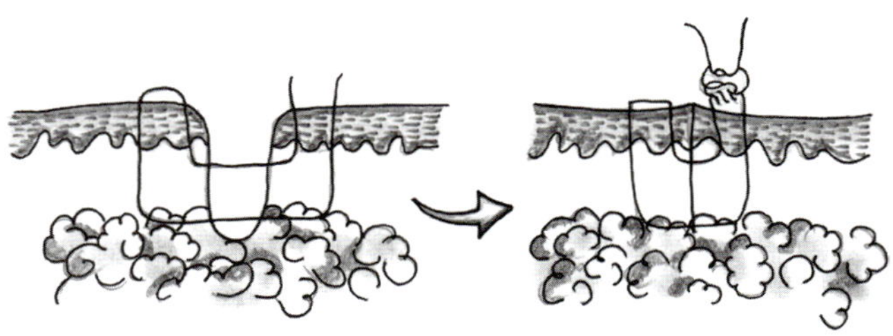

Figura 93.7 Ponto vertical.

Ponto horizontal

Os pontos horizontais são úteis para minimizar a tensão da ferida, fechar espaço morto e facilitar a eversão da borda da lesão. Além disso, fornecem hemostasia significativa, embora não devam ser utilizados primordialmente para essa finalidade.

Para fazer um ponto horizontal, penetre a agulha na pele a uma distância de 5 a 10 mm da borda da ferida (Figura 93.8). Passe-a pela derme ou pela região subcutânea, na direção da borda

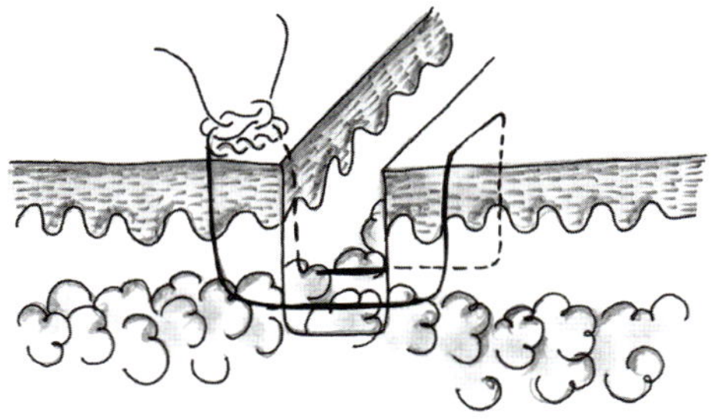

Figura 93.8 Ponto horizontal.

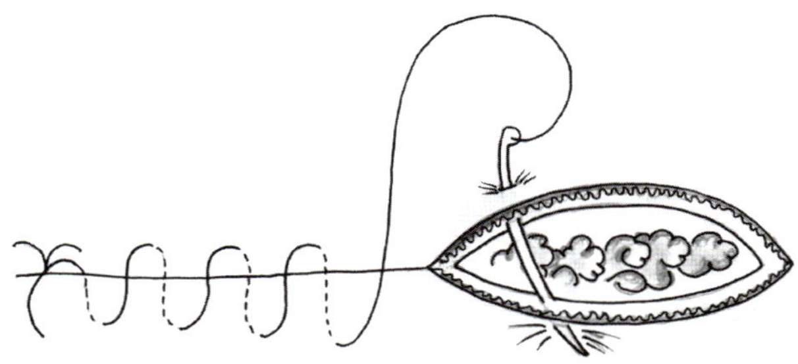

Figura 93.10 Sutura contínua.

oposta da ferida, e insira-a no mesmo nível no tecido dérmico ou subcutâneo. Tire-a pela borda oposta da ferida, através da epiderme, em um ponto equidistante à inserção. Insira a agulha novamente na pele, no mesmo lado e na mesma distância da borda da ferida, mas alguns milímetros lateralmente. Passe-a, então, pela região da derme ou subcutânea para o lado da penetração inicial.

Ponto de canto

O ponto de extremidade é uma modificação do ponto horizontal em que metade do ponto é sepultada. É utilizado para firmar a extremidade de retalhos de pele sem comprimir o tecido epidérmico, a fim de evitar necrose isquêmica. No caso de um retalho simples, inicialmente, penetre a agulha na pele, no lado da ferida em que o retalho será colocado (Figura 93.9); passe então a agulha pela derme e pelo subcutâneo em direção à extremidade do retalho.

A extremidade deste é posicionada de modo que a agulha possa passar ao longo do mesmo plano, possibilitando a entrada e a saída no mesmo nível da derme. Finalmente, retorne com a agulha à borda da ferida e dê um nó quadrado.

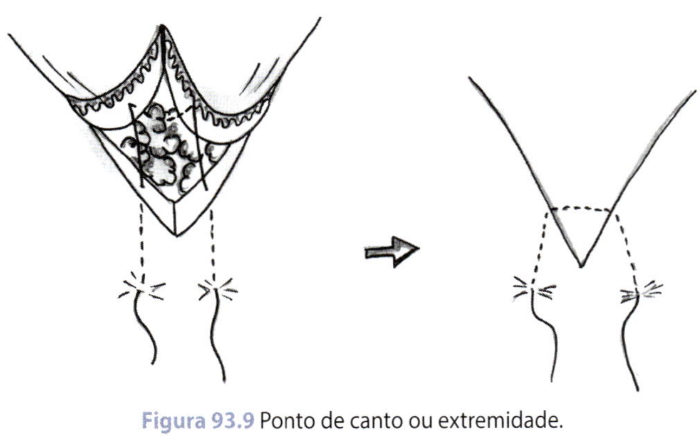

Figura 93.9 Ponto de canto ou extremidade.

Sutura contínua

A utilização da sutura contínua simples é um modo rápido para fechar feridas em que as bordas opostas têm aproximadamente a mesma espessura e nas quais há pouca tensão ou tensão não significativa ou, ainda, espaço morto. A sutura contínua pode ser utilizada em conjunto com as suturas subcutâneas, e sua a principal vantagem é relativa facilidade e rapidez de realização.

A sutura contínua é iniciada pela colocação de um ponto simples em uma extremidade da ferida. Os pontos são colocados no comprimento da ferida, penetrando de modo sequencial a epiderme e passando pela derme e subcutâneo (Figura 93.10). A tensão ao longo da sutura deve ser ajustada continuamente, de maneira que seja distribuída igualmente ao longo do comprimento da ferida. É importante espaçar cada intervalo da sutura contínua igualmente, e a sutura é terminada com um ponto simples.

Sutura subcutânea

Os pontos no subcutâneo são utilizados para amenizar a tensão sobre as bordas da ferida e para diminuir a formação de espaço morto no subcutâneo.

Para fazer uma sutura subcutânea, insira a agulha nas bordas descoladas das feridas, próximo à base da ferida (Figura 93.11); passe-a pela derme e tire-a pela borda da ferida mais superficialmente. Insira novamente a agulha do lado oposto da ferida, superficialmente, e passe-a pelo aspecto mais profundo da ferida, no mesmo nível do lado oposto. Aperte a sutura de modo que o nó permaneça no aspecto mais profundo da ferida.

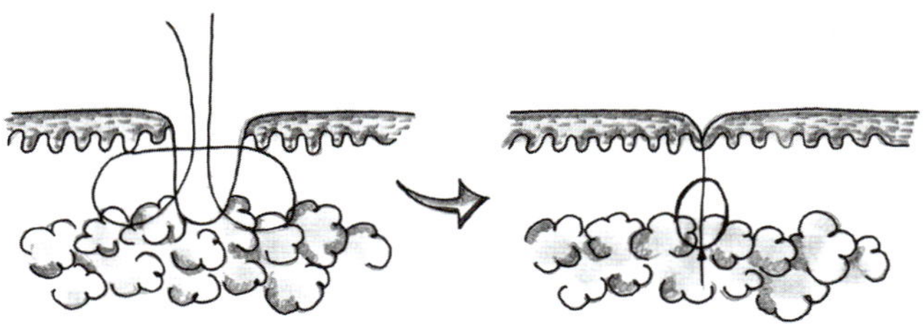

Figura 93.11 Sutura subcutânea interrompida.

Sutura intradérmica

A sutura intradérmica contínua requer maior sutileza. É utilizada principalmente para melhorar o resultado cosmético e é útil para fechar feridas que tenham a espessura de tecido aproximadamente igual nos dois lados, desde que não exista tensão. O ideal é que as bordas da ferida já estejam aproximadas com pontos no subcutâneo.

A sutura intradérmica contínua é iniciada colocando-se a agulha de modo paralelo a uma das bordas da ferida e perfurando a derme; a borda oposta deve ser evertida e a agulha, colocada horizontalmente pela derme superior (Figura 93.12).

A sutura é terminada de modo similar à sutura subcutânea contínua, na extremidade distal da ferida.

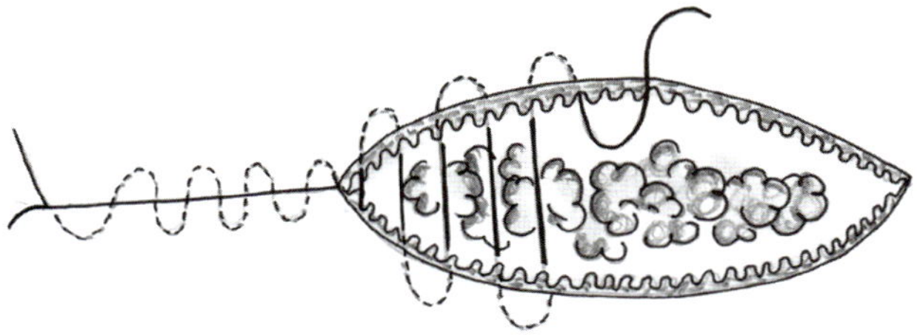

Figura 93.12 Sutura intradérmica ou ponto intradérmico.

Enxertos de pele

Os enxertos de pele já eram usados há 3.000 anos pelos hindus na reconstrução de defeitos nasais; no entanto, apenas em 1869 Reverdin publicou sua experiência com pequenos enxertos para o tratamento de uma variedade de defeitos cutâneos. É muito importante que o cirurgião dermatológico domine essa técnica de reconstrução para defeitos cirúrgicos, pois é de grande utilidade e, por vezes, a única opção de reparo.

Os enxertos de pele são usados quando não se consegue uma correção primária, isso devido ao tamanho da lesão, ao local ou à tensão sobre as bordas de sutura. Além disso, são indicados quando a reparação com um retalho pode resultar em significativo desfiguramento ou morbidade. Os enxertos de pele causam menor distorção dos tecidos moles, o que é muito útil quando tratamos defeitos ao redor dos orifícios faciais, como pálpebras ou lábios; também diminuem o tempo de cicatrização com relação ao período necessário para a cicatrização por segunda intenção. Por fim, podem ser usados como cobertura temporária para um defeito após a retirada de um tumor que precisa ser mais bem avaliado histologicamente e, se necessário, reoperado (Figura 93.13).

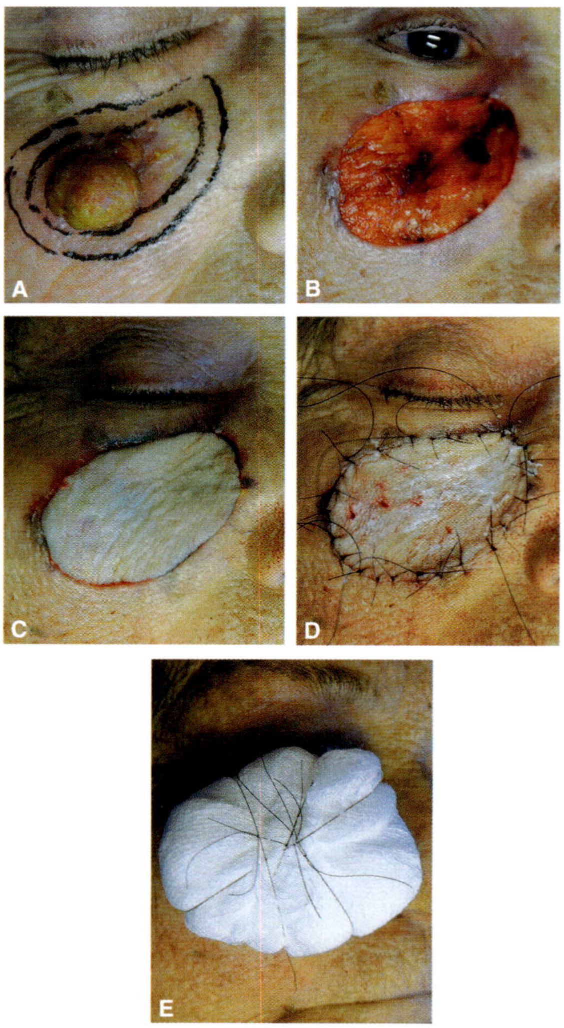

Figura 93.13 A. Carcinoma basocelular nodular excisado por cirurgia com congelação, o qual apresentava margens cirúrgicas livres. **B.** Ferida cirúrgica. **C.** Posterior fechamento com enxerto de pele total, retirado da parte interna da coxa. **D.** Após a sutura. **E.** Fixação com curativo compressivo de Brown. (Cortesia do Dr. Eduardo Bornhausen-Demarch.)

Há basicamente três tipos de enxerto de pele (Quadro 93.1): *parcial*, consiste em epiderme com espessura total e derme de espessura parcial; *total*, composto pela epiderme e espessura total da derme (Figura 93.14); *composto*, formado de pele e algum outro tipo de tecido, como uma cartilagem.

Quadro 93.1 Tipos de enxerto.

	Espessura total	Espessura parcial	Composto
Requisitos nutricionais	Altos	Baixos	Altos
Cor	Boa	Ruim	Boa
Retração	Baixa	Alta	Baixa
Longevidade	Adequada	Baixa	Adequada

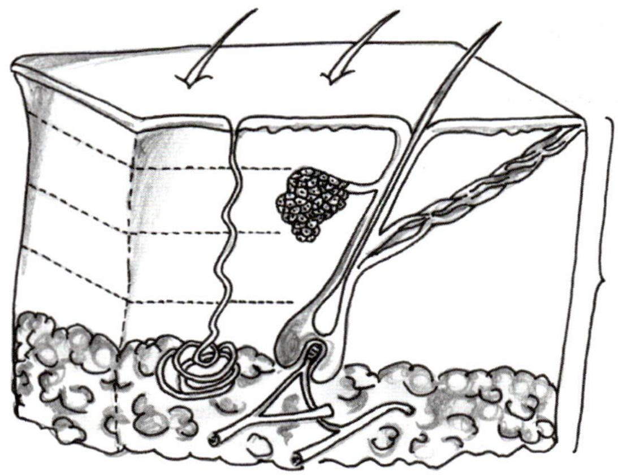

Figura 93.14 Espessura dos enxertos de pele: espessura parcial, à esquerda, e espessura total, à direita.

Enxerto de pele parcial

Um enxerto de pele de espessura parcial consiste na transferência livre de epiderme e de uma parte da derme de um local para outro.

Os enxertos de pele de espessura parcial são usados para cobrir grandes defeitos ou como cobertura provisória em cirurgia oncológica, por possibilitarem visualização melhor e mais rápida de recorrências. A grande vantagem dos enxertos de espessura parcial é que não há quase nenhuma limitação com relação ao tamanho do defeito que pode ser tratado; além disso, praticamente qualquer parte do corpo pode ser usada como área doadora. As áreas doadoras típicas mais comuns são as coxas, nas faces anterior e lateral, a região glútea, o abdome e o dorso (Figura 93.15).

Enxerto de pele total

Um enxerto de pele de espessura total envolve a livre transferência da epiderme e a espessura total da derme de um local para outro, com interrupção do suprimento vascular. Esse tipo de enxerto é usado nos defeitos de pequeno e médio portes, nos quais não é possível fazer o fechamento direto borda a borda, ou quando a utilização de um retalho de pele local produz um efeito indesejável. Cosmeticamente, o resultado é superior ao dos enxertos de pele parciais, já que, nos enxertos de espessura total, a cor, a espessura e a textura do enxerto são mais naturais.

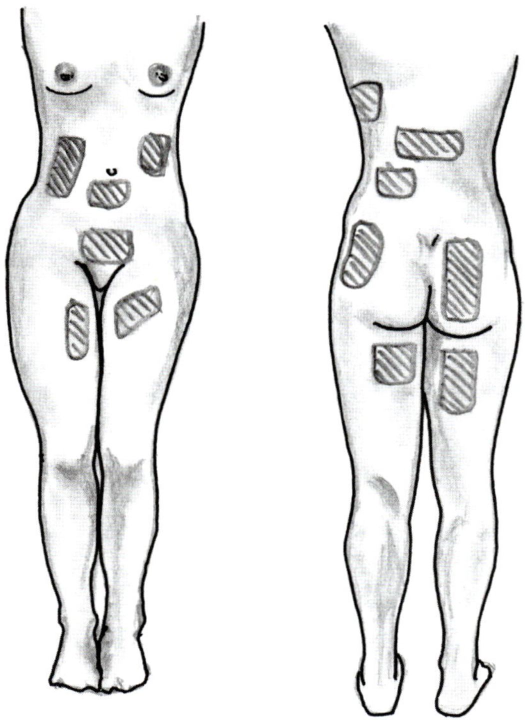

Figura 93.15 Áreas doadoras mais frequentes para enxerto de pele parcial.

Uma desvantagem dos enxertos de pele de espessura total é que existe um número limitado de áreas doadoras e as características da pele da área doadora devem ser o mais semelhantes possível às da pele ao redor do defeito a ser reparado. As necessidades metabólicas desse enxerto são relativamente altas, e a falência não é incomum; assim, os enxertos desse tipo devem ser de tamanho limitado.

As áreas receptoras dos enxertos de espessura total devem estar livres de tecidos necróticos e de infecção e ser bem vascularizadas. Os enxertos de pele de espessura total não devem ser colocados diretamente sobre ossos, cartilagens, tendões ou gordura, pois esses tecidos não apresentam suprimento vascular suficiente. Apesar disso, a falência do enxerto pode ser devido à formação de hematoma ou seroma e é importante que tenha sido feita hemostasia meticulosa na área receptora antes da colocação do enxerto.

Técnica

Feita a coleta do enxerto, toda a gordura subcutânea da base do enxerto deve ser retirada antes da sua fixação na área receptora. Para realizar a retirada de um enxerto no tamanho e formato apropriados, pode ser feito um modelo em gaze semelhante ao defeito. Esse modelo é apenas uma aproximação, pois o enxerto contrai cerca de 30% depois da retirada; assim, é necessário levar isso em consideração antes da excisão do enxerto. Depois de determinar o tamanho do enxerto, seleciona-se a melhor área doadora de acordo com a cor, textura, espessura e existência ou ausência de estruturas suplementares, como folículos capilares. O enxerto é retirado, assim como toda a gordura da base, com o auxílio de uma tesoura (Figura 93.16 A). Depois, ele é cortado para se encaixar no defeito, de modo que possa ser colocado sem tensão ou excesso de tecido em qualquer uma das margens.

O enxerto é suturado na posição com pontos simples; realiza-se o curativo de Brown, em que alguns fios são deixados mais longos para a amarração do curativo (Figura 93.16 B). Feito isso, com o auxílio de uma seringa de 10 mL, o espaço sob o enxerto é irrigado com soro fisiológico para lavar o sangue residual e retirar possíveis detritos que possam ter ficado durante a hemostasia e fixação do enxerto.

Nas primeiras 24 h, os enxertos de espessura total se nutrem através do processo chamado "embebição plasmática", que, por difusão do líquido para o sítio receptor, pode causar edema do enxerto pela absorção de exsudato e nutrientes. Entre 24 e 48 h inicia-se o processo de reparo vascular, atingindo, entre o 3º e o 5º dia, um novo suprimento sanguíneo.

Para que não ocorra interferência na cicatrização e neovascularização, o enxerto fica imobilizado por 5 a 7 dias. Após a retirada do curativo, o enxerto pode apresentar um aspecto cianótico, o que é característico de uma boa vascularização. Não se deve mexer nesse tecido; aplica-se uma pomada antibiótica na superfície do enxerto e coloca-se um curativo protetor menor, que deve ser trocado diariamente, durante mais 1 semana. Os pontos ao redor do enxerto são retirados em 7 dias.

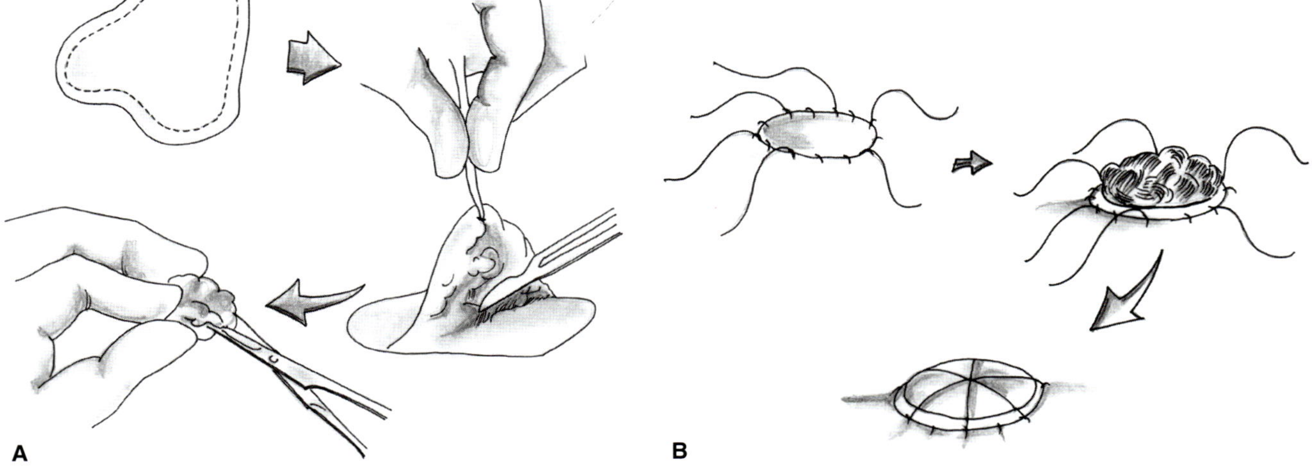

Figura 93.16 Enxerto de pele total. **A.** Retirada do enxerto e da gordura da base. **B.** Fixação do enxerto.

Enxertos compostos

Os enxertos compostos são formados por mais de um tipo de tecido. Esses enxertos são geralmente usados para defeitos nas asas nasais, no pavilhão auricular e nas pálpebras (Figura 93.17). A principal desvantagem dos enxertos compostos é o alto índice de falência devido às demandas metabólicas, que são maiores, e à grande retração que apresentam; isso será especialmente verdadeiro se o diâmetro do enxerto for maior que 1 cm. A orelha é o principal local de doação para muitos dos enxertos compostos de pele e cartilagem, o que, por vezes, acarreta distorções na área doadora.

O tamanho do defeito é determinado e marcado nos prolongamentos anteriores da hélice, no caso de um enxerto proveniente da orelha (ver Figura 93.17). Essa área é escolhida porque seu contorno se presta muito bem para a reconstrução de defeitos nas asas nasais; além disso, apresenta similaridade de textura, cor e espessura. O enxerto é retirado em forma de cunha, como mostra a Figura 93.17, e então é suturado com pontos simples, respeitando-se os planos anatômicos no local do defeito, o que deve ser feito muito cuidadosamente para evitar danos às estruturas vasculares. Em geral, a área doadora na orelha é reparada com um retalho de avanço pré-auricular inferior ou borda a borda.

Causas de falência do enxerto

Embora existam muitos motivos (Quadro 93.2) para que um enxerto não tenha êxito, a causa mais comum é a ruptura dos vasos sanguíneos recém-formados, provocada por movimentos ou torção. Assim, vários e diferentes curativos, tipos de sutura e pontos são utilizados para minimizar a movimentação do ferimento em cicatrização e auxiliar na adesão do enxerto. Outro motivo para a perda de enxertos é a infecção secundária, principalmente por causa de *Staphylococcus*, *Streptococcus* e *Pseudomonas*. O dano temporário à circulação após o ferimento ou a cirurgia predispõe ao surgimento de contaminação bacteriana e necrose.

O hematoma e o seroma também podem causar falência do enxerto. Os hematomas interferem na neovascularização do enxerto, dando a impressão de que os produtos da quebra do coágulo sanguíneo sejam tóxicos. De maneira similar, os seromas podem predispor à inoculação e à infecção da lesão. Por esse motivo, antes da aplicação do enxerto, a lesão deve ser meticulosamente examinada com realização de hemostasia eficaz. Em seguida, deve ser suficientemente comprimida no defeito por meio de suturas ou curativos para minimizar o acúmulo de soro ou sangue sob o enxerto.

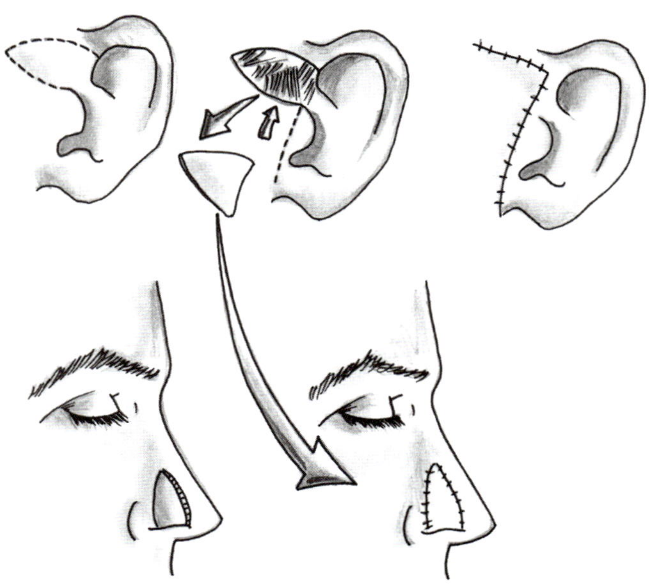

Figura 93.17 Exemplos clínicos de aplicação de enxerto composto.

Quadro 93.2 Causas de falência do enxerto.

Erros técnicos
Inadequação de tamanho ou espessura
Tensão
Hemostasia incompleta, resultando em hematoma
Erro quanto ao período de tempo adequado para o reparo cirúrgico
Curativo impróprio
Muito apertado
Não imobilizante
Cuidados inadequados do paciente
Posição dependente
Movimento
Vascularidade insuficiente do leito
Leito inadequado (gordura, osso, cartilagem, tendão)
Detritos necróticos
Hematoma
Seroma
Infecção
Staphylococcus
Streptococcus
Pseudomonas
Trauma
Movimentação
Doenças sistêmicas
Diabetes
Disfunção imunológica

Outra causa comum para o insucesso de enxertos é sua colocação em recipientes inadequados. Osso exposto, cartilagem e tendões não fornecem vascularização suficiente para suportar um enxerto. Nessas circunstâncias, caso seja possível, é preferível o fechamento primário. Se um retalho não for viável e se, por causa do tamanho ou da localização do defeito, o fechamento da lesão for desejável, será preciso dar tempo suficiente para o desenvolvimento de uma base bem vascularizada da ferida, a fim de assegurar a sobrevivência do enxerto. Há quem considere que a gordura subcutânea não é adequadamente vascularizada para a enxertia, recomendando que essa gordura seja removida, e o enxerto aplicado na fáscia adjacente ou músculo, a fim de melhorar a sua sobrevivência. Se um enxerto de espessura total for usado para reparar um defeito, toda a gordura na base do enxerto deverá ser removida. O objetivo é minimizar a possibilidade de infecções secundárias e maximizar a chance de sobrevivência do enxerto.

Além disso, tensão excessiva sobre o enxerto prejudica o suprimento vascular, pois o calibre dos vasos dentro do enxerto é reduzido pela tensão por meio da superfície, causada pelo fechamento da ferida.

Desse modo, além de a tensão diminuir a chance de sobrevivência, também predispõe à falência do enxerto, aumentando o risco de infecção secundária.

Retalhos cutâneos

Um cirurgião dermatológico deve saber que a correção mais simples e mais fácil de uma lesão cutânea geralmente resulta em menos complicações, cicatrização mais rápida e cicatriz mínima. Contudo, há muitos casos em que o fechamento borda a borda não é possível, levando a distorções dos tecidos ou complicações funcionais. Nesses casos, muitas vezes, os retalhos cutâneos são a única opção de fechamento.

Um retalho é definido quando a pele e o tecido subcutâneo, com o respectivo suprimento vascular intacto, se deslocam da localização original para outro local. Movimentos desse tipo são possíveis graças à elasticidade ou à redundância da pele. A terminologia usada para descrever os diferentes tipos de retalhos não é muito clara, pois muitos nomes diferentes têm sido usados para descrever o mesmo tipo de retalho.

Descolamento do retalho

O descolamento correto dos retalhos é importante para movimentar o tecido de maneira adequada. O suprimento vascular de retalhos de padrão aleatório baseia-se no plexo dérmico profundo; consequentemente, o risco de danos ao suprimento vascular deve ser mínimo. O descolamento deve ser feito no nível do tecido subcutâneo, especialmente quando o local é a face; já no descolamento de couro cabeludo, o melhor plano é o subgaleal.

Técnicas de fechamento das lesões

Correção de lesões com comprimento desigual

Regra das metades. Para usar retalhos, é preciso conhecer técnicas avançadas de sutura e fechamento de lesão, pois os retalhos quase sempre deixam lesões de lados desiguais. A primeira técnica especial é o fechamento de lesões de comprimento diferente. O método mais simples de reparar uma ferida desse tipo é pela *regra das metades* (Figura 93.18 A). Ao colocar o primeiro ponto no centro da excisão, a incisão no lado mais longo é ampliada igualmente em todo o comprimento da lesão. Depois, as metades restantes são suturadas novamente na metade, para que o tecido excedente seja empurrado para fora do lado mais longo pelo comprimento restante da lesão. Esse processo é repetido até que a ferida tenha sido fechada e todo o tecido excedente tenha sido igualmente distribuído no comprimento da incisão.

Triângulo de Burow. Uma segunda maneira de fechar uma lesão de tamanhos desiguais é remover um pequeno pedaço triangular de tecido, um triângulo de Burow, do lado mais longo, e assim diminuir o comprimento da incisão (Figura 93.18 B). Essa excisão triangular pode ser feita em qualquer parte do lado mais longo da excisão (Figura 93.18 C); caso seja reconhecido, o fechamento linear resultante dessa excisão triangular geralmente poderá ser ocultado em uma linha anatômica, ruga, dobra ou linha do couro cabeludo adjacente, não aumentando a deformidade cosmética.

Correção de "orelhas". A correção de "orelhas" é outra técnica para remover excesso de tecido de um lado de uma ferida desigual que se enruga. Em geral, elas aparecem quando a ferida está praticamente toda suturada e se formam nas extremidades da sutura normalmente como consequência de ângulos de incisão com mais de 30°. Correções podem ser feitas de várias maneiras, produzindo excelentes resultados cosméticos. A técnica mais simples é usar um gancho na extremidade da orelha e empurrar o tecido para um lado. Esse lado sofre uma incisão com bisturi que amplia a incisão original. O pedaço de tecido parcialmente cortado na transversal é empurrado para o lado oposto da linha da sutura e completamente retirado da mesma maneira. A parte triangular de tecido é descartada, sendo a lesão fechada de modo linear (Figura 93.19 A).

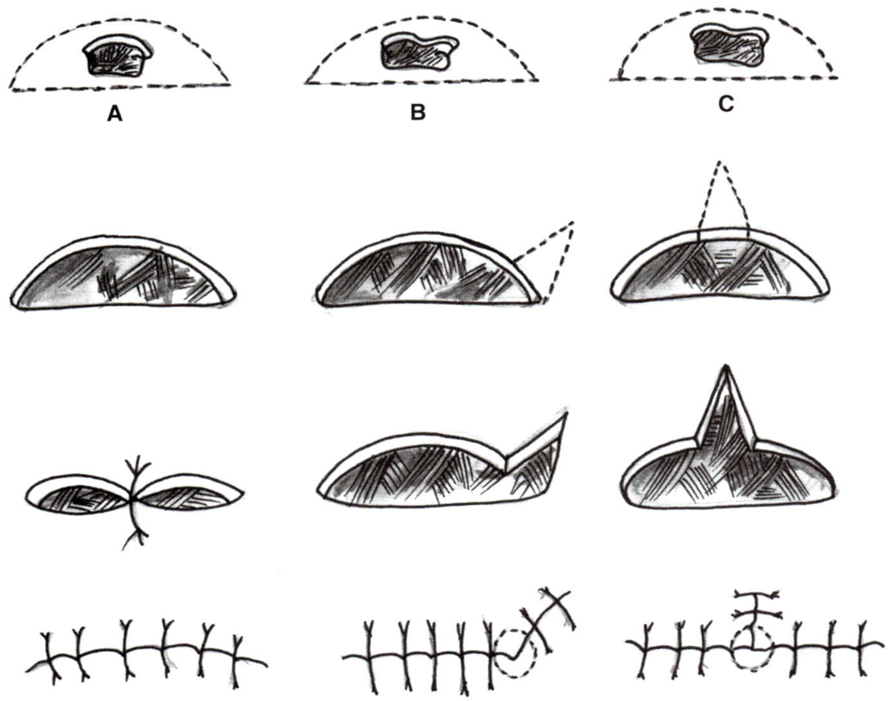

Figura 93.18 **A.** Fechamento de ferida de lados desiguais por metades. **B.** Fechamento de ferida de lados desiguais com um triângulo de Burow. **C.** Colocação de triângulo de Burow em qualquer posição do lado mais longo.

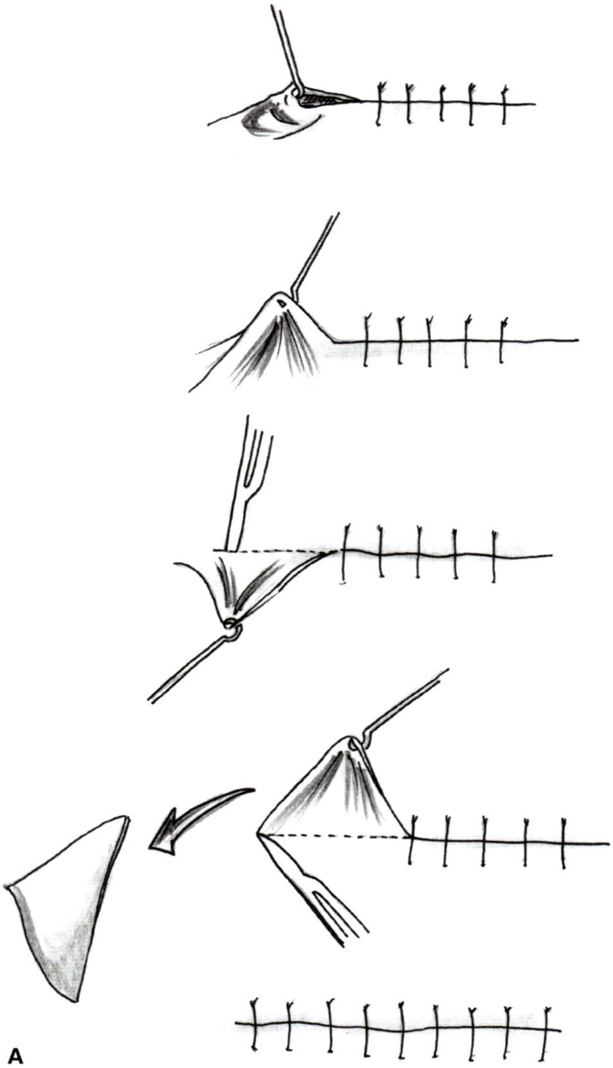

A

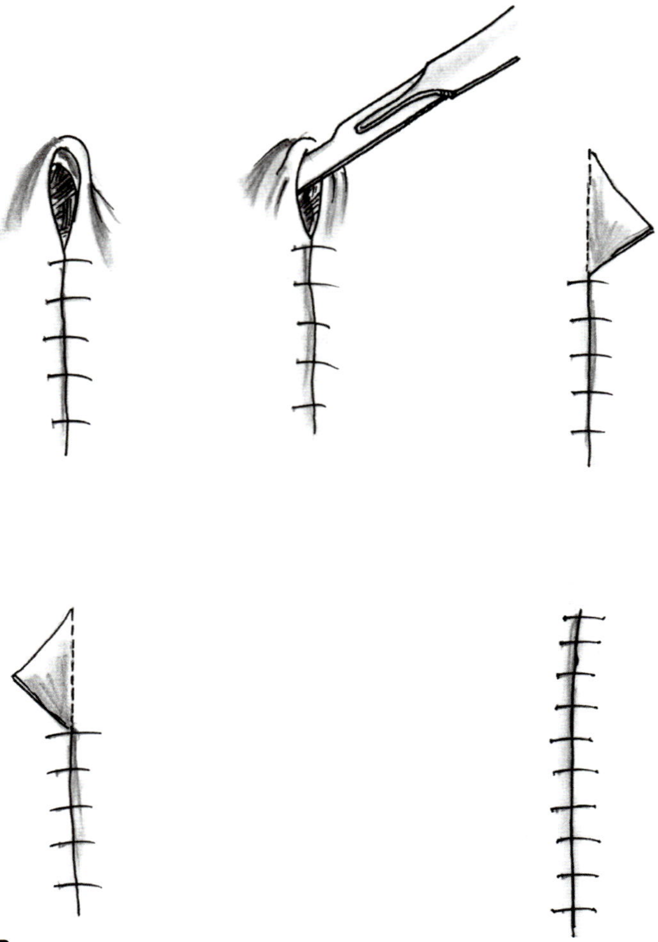

B

Figura 93.19 **A.** Correção de deformidade em "orelha". Um gancho na extremidade da orelha empurra o tecido em excesso para um lado da ferida. O pedaço de tecido é cortado na transversal; a parte triangular de tecido é descartada. **B.** Correção de "orelha", dividindo-a ao meio.

As "orelhas" também podem ser removidas com a criação de 2 pequenos triângulos, dividindo o ápice da orelha na metade com um bisturi. O tecido redundante de cada lado é então empurrado sobre a linha da incisão e removido. São removidos 2 pequenos pedaços triangulares de tecido, e a ferida é corrigida por fechamento linear simples (Figura 93.19 B).

M-plastia. A M-plastia é usada para encurtar o comprimento total de uma incisão e costuma ser aplicada quando se realiza uma excisão fusiforme adjacente a uma estrutura anatômica vital, dobra da pele ou ruga. A M-plastia pode ser feita em apenas uma ou nas 2 extremidades (Figura 93.20) de uma excisão. Geralmente, é feita na pele uma excisão fusiforme padrão com ângulo de 30°; depois, 2 ângulos com menos de 30° são feitos dentro do ângulo para formar um M. Essas 2 linhas com ângulos de 30° são colocadas no ápice da excisão, para formar um losango de lados iguais com ângulos alternados de 30 e 150°.

Tipos de retalho

Para entender os retalhos locais de padrão aleatório, ainda que cada retalho receba o nome do movimento primário usado para posicioná-lo no defeito, lembre-se de que sempre há um movimento secundário. A maioria dos retalhos apresenta combinações de vários tipos de movimentos. As ilustrações usadas

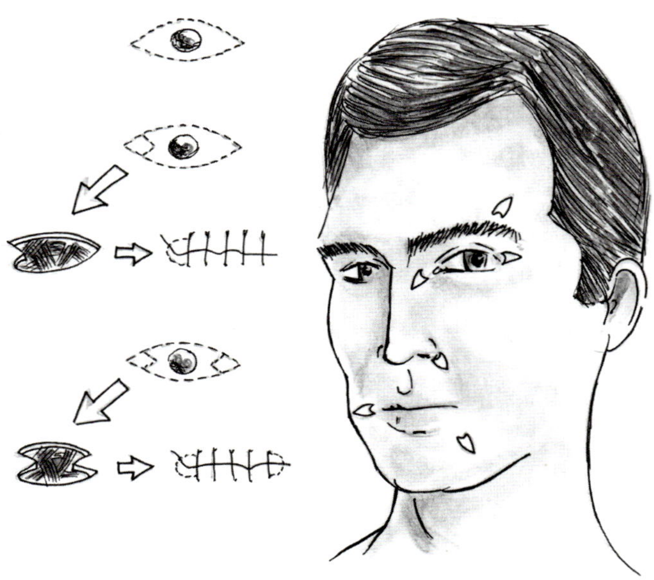

Figura 93.20 M-plastia única para diminuir uma excisão fusiforme (parte superior). M-plastia nas 2 extremidades da excisão (parte inferior). M-plastia usada em bordas anatômicas (à direita).

para representar o fechamento com retalho utilizam formas geométricas idealizadas: quadrados, círculos, triângulos ou outras. Na verdade, muitos retalhos podem ser modificados para preencher um defeito sem que precisem ser convertidos em um padrão geométrico estilizado. Em geral, os retalhos podem ser caracterizados pelo movimento principal, como avanço, rotação ou transposição.

Retalho de avanço

O retalho de avanço é um dos mais conhecidos dos cirurgiões dermatológicos. A mais simples excisão fusiforme pode ser vista como um retalho de avanço duplo, quando é necessário um descolamento que possibilite o fechamento sem tensão. Como o tecido de ambos os lados da excisão é avançado para preencher o defeito, isso pode ser considerado um tipo simples de retalho de avanço.

Em geral, os retalhos de avanço se movem em um único sentido. Esse tipo de movimento é possível devido à elasticidade da pele do retalho e do tecido adjacente; os retalhos em H, U, O-T, V-Y e o retalho triangular de Burow estão incluídos nessa categoria.

Retalho em H. Sinônimos de retalho em H são: duplo U ou retalho de avanço duplo (Figura 93.21). Esse retalho é muito útil para reparar defeitos na fronte, e os triângulos de Burow que podem se formar são removidos normalmente nas extremidades da sutura.

O tecido redundante pode ser distribuído igualitariamente em toda a sutura pela regra das metades, já descrita, para evitar o triângulo de Burow.

Retalho em U. O retalho em U, também conhecido como "correção *O-U*", "correção em alçapão" ou "correção de avanço simples", é um dos mais simples porque o padrão geométrico e as linhas de incisão podem ser facilmente direcionados para que se encaixem em dobras naturais. Em geral, esse retalho deve ter uma relação comprimento/largura de não mais de 3:1, para manter suprimento vascular suficiente para nutrir a extremidade do retalho.

Retalho em O-T, A-T ou V-T. O retalho em O-T, A-T ou V-T é um retalho de avanço bilateral com incisões feitas em uma extremidade do defeito (Figura 93.22). Estendendo a incisão da base de um defeito triangular ou de um defeito circular de parte superior, o tecido adjacente pode ser avançado e suturado em uma linha reta. Os triângulos de Burow geralmente são necessários para acomodar o movimento secundário. Os 2 pedículos avançados têm base larga e há pouco risco de dano vascular (Figuras 93.23 a 93.25).

Retalho de avanço em V-Y ou Y-V. O retalho de avanço em V-Y (Figura 93.26) é criado fazendo-se inicialmente uma incisão em V e avançando a parte triangular do retalho em linha reta em direção à sua base. A lesão é fechada em formato de Y. Essa técnica aumenta o comprimento geral da ferida e é vantajosa

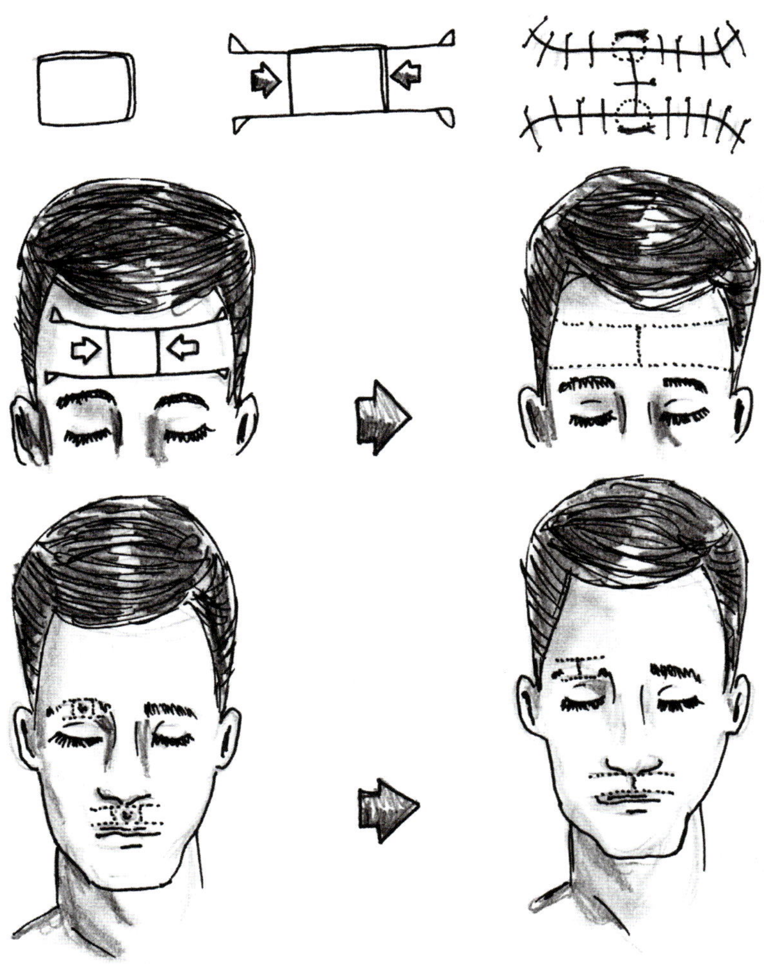

Figura 93.21 Retalho em H e algumas aplicações clínicas.

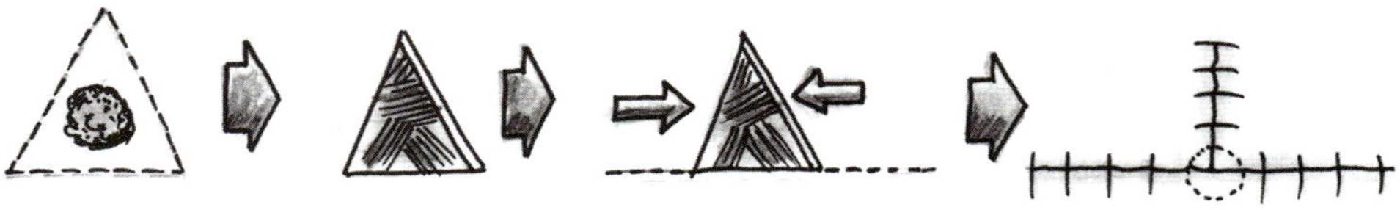

Figura 93.22 Retalho em A-T usado para fechar uma lesão.

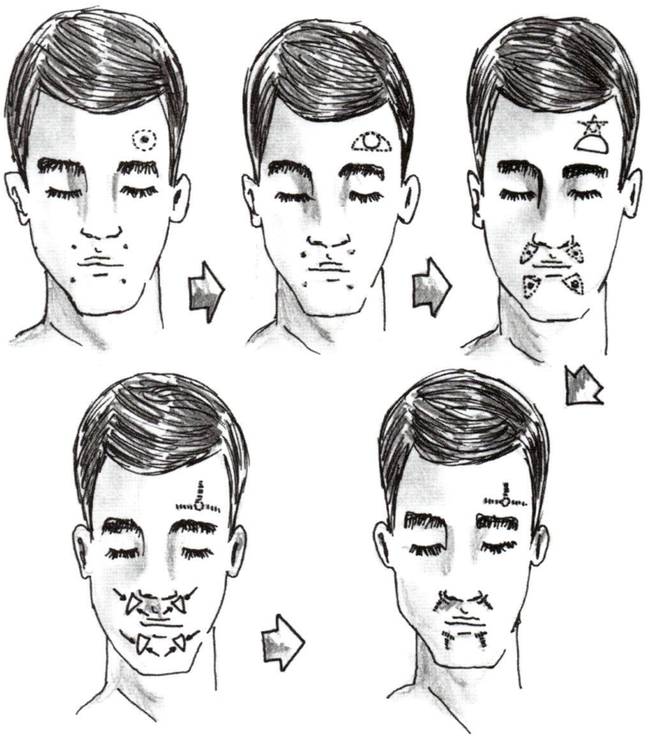

Figura 93.23 Usos clínicos dos retalhos de avanço em O-T e A-T.

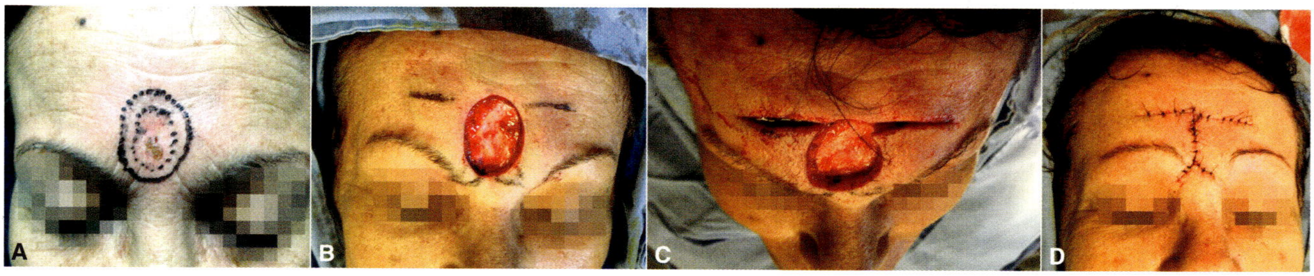

Figura 93.24 **A.** Carcinoma basocelular esclerodermiforme na região frontal. **B.** Exérese da lesão com margens cirúrgicas livres à congelação. **C.** Fechamento da lesão com retalho O-T e triângulo de compensação na borda inferior. **D.** Aspecto final após sutura. (Cortesia do Dr. Eduardo Bornhausen-Demarch.)

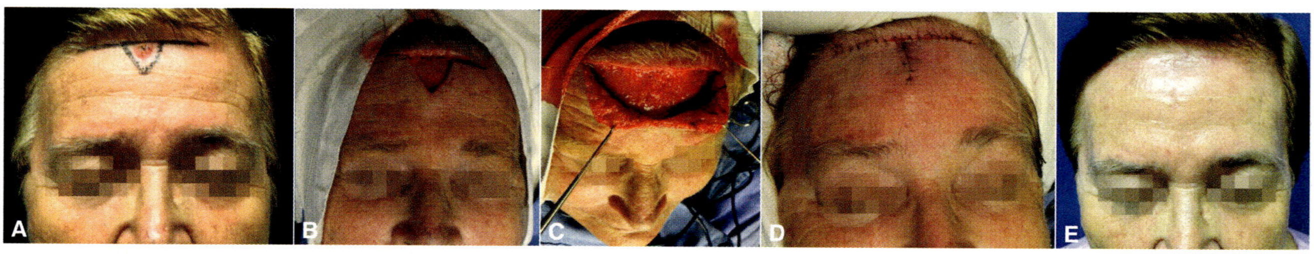

Figura 93.25 **A.** Carcinoma basocelular nodular. Exérese da lesão com margens cirúrgicas livres à congelação. **B.** Retalho V-T (ou A-T invertido). **C.** Descolamento amplo. **D.** Aspecto imediato após o fechamento. **E.** Resultado estético final muito satisfatório, após 45 dias. (Cortesia do Dr. Eduardo Bornhausen-Demarch.)

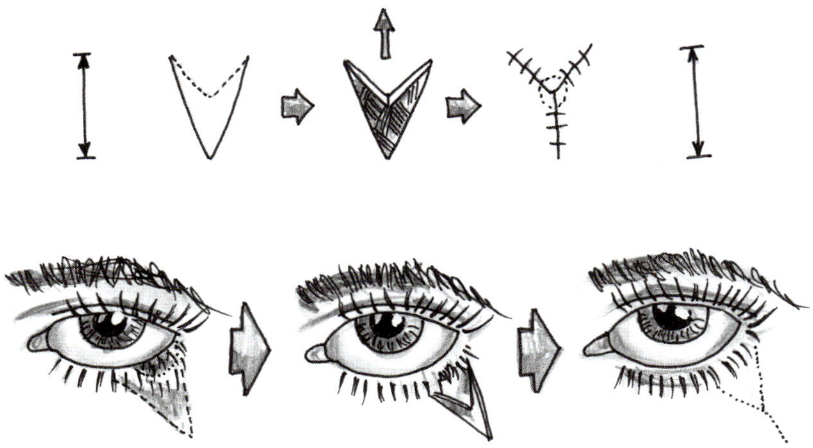

Figura 93.26 Retalho em V-Y.

para a correção de lesões contraídas em torno do olho ou da boca. A dimensão da cicatriz depende do tamanho do V. Como consequência, o V pode ser limitado pela decisão de manter a incisão a mais curta possível. O retalho é fechado com um nó de 3 pontos para evitar necrose da extremidade.

A incisão Y-V é feita no formato de um Y, e a ponta do retalho triangular é avançada. Essa variação do retalho V-Y é usada para mover as comissuras orais para o lado quando algum defeito empurra as comissuras para a linha do meio.

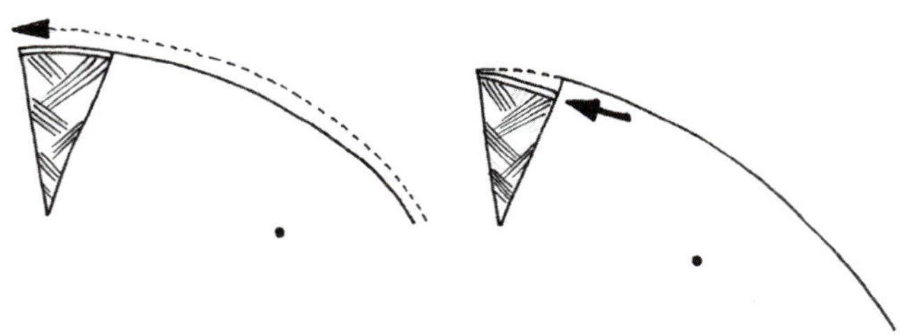

Figura 93.27 Retalho de rotação.

Retalho de rotação

O retalho de rotação é um dos mais simples tipos de retalhos de padrão aleatório. Ele usa o movimento lateral do tecido ao mesmo tempo que gira cerca de um ponto de pivô (Figura 93.27). Esse retalho aproveita a elasticidade da pele adjacente em toda a parte curva da linha de incisão para que possa haver avanço de retalhos ainda maiores. A segurança é uma grande vantagem do retalho de rotação, pois ele tem uma base ampla e, portanto, um bom suprimento vascular.

Outra vantagem é a possibilidade de mover grandes quantidades de tecido de praticamente qualquer lado de uma lesão, para fechar defeitos ainda maiores. Em geral, as linhas curvas da incisão inerentes ao retalho de rotação são mais fáceis de ocultar e produzem um resultado cosmético melhor que as linhas retas resultantes de correções com alguns outros retalhos. Esse retalho pode ser usado na lateral da face e tem sua base na parte inferior, com avanço e rotação na direção medial, ascendente. Colocando a incisão curva nas linhas de tensão da pele relaxada, esse retalho é relativamente fácil de camuflar.

Retalho tipo O-Z. Em fechamentos de lesão, podem ser usadas muitas variações do retalho de rotação simples. Uma das mais comuns é o fechamento O-Z. Compõe-se de 2 retalhos de rotação, um de cada lado do defeito; ambos são girados para o defeito e fechados lado a lado (Figuras 93.28 e 93.29). Os triângulos de Burow podem ser posicionados em qualquer lugar da incisão. O retalho O-Z é usado tradicionalmente para diminuir a distorção da anatomia em locais em que há pouco tecido frouxo no rosto e no tronco. Nele, aproximadamente metade da elipse não é removida, assim, o retalho O-Z é considerado um método de conservação de tecido (Figura 93.30).

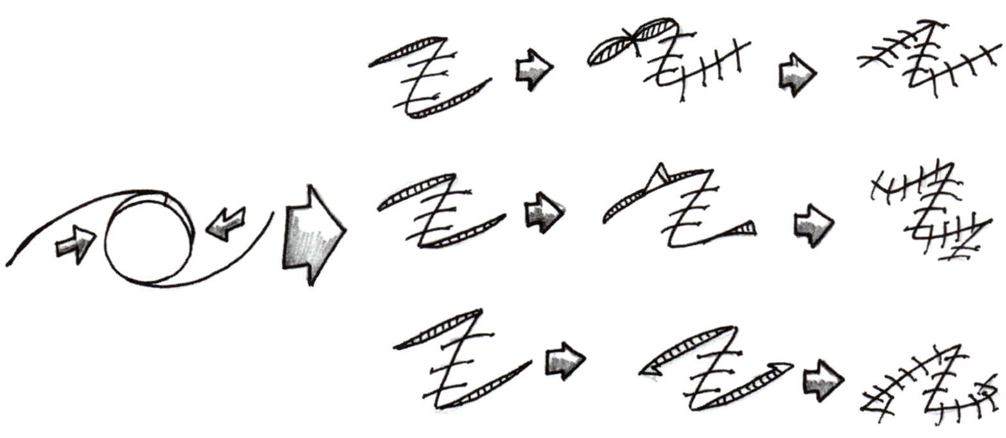

Figura 93.28 Retalho tipo O-Z.

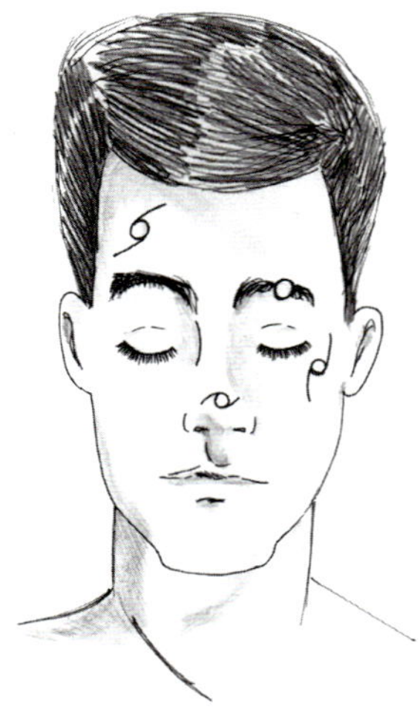

Figura 93.29 Usos variados dos retalhos O-Z na face.

Retalho de transposição

O retalho de transposição combina avanço e rotação para fazer o movimento de pivô em determinado ponto (Figura 93.31) sem esticar o retalho. Uma vantagem desse retalho é que o defeito secundário pode ser separado da lesão principal. O retalho pode ser levantado sobre uma área de pele normal e movido para uma nova posição. A grande desvantagem desse retalho é que pode ser difícil girar um retalho de transposição em mais de 90°.

Retalho de pedículo subcutâneo

O componente mais elástico de um retalho de pele é o tecido subcutâneo, e o componente menos elástico é a derme. O retalho pediculado subcutâneo possibilita o avanço de tecido das extremidades de uma excisão fusiforme sem a perda de tecido normal para fechar uma lesão e minimizar a tensão. Um ou 2 retalhos pediculados em ilha podem ser puxados das extremidades de uma excisão ou de uma extremidade de um defeito quadrado (Figura 93.32).

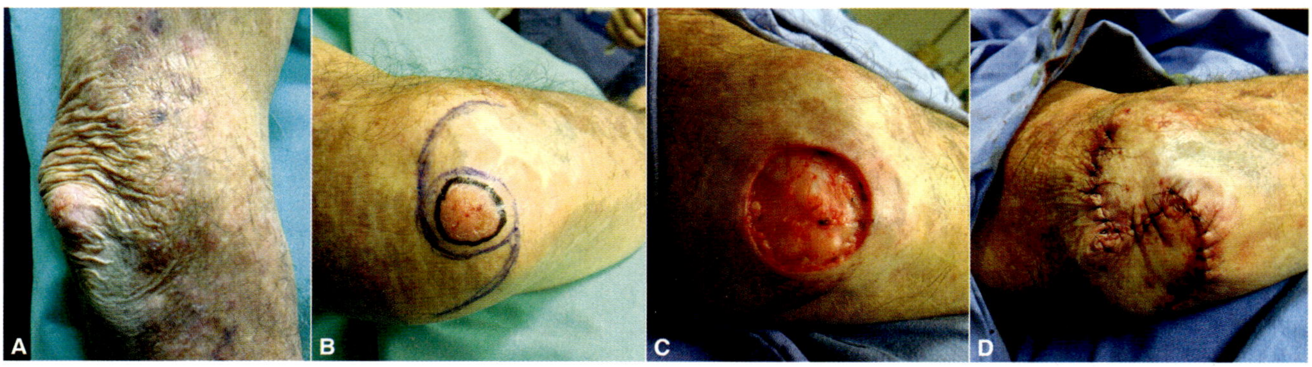

Figura 93.30 **A.** Carcinoma espinocelular no cotovelo. **B.** Marcação cirúrgica e planejamento do retalho O-Z. **C.** Ferida cirúrgica com margens livres, confirmadas pela patologia por congelação. **D.** Sutura da lesão. (Cortesia do Dr. Eduardo Bornhausen-Demarch.)

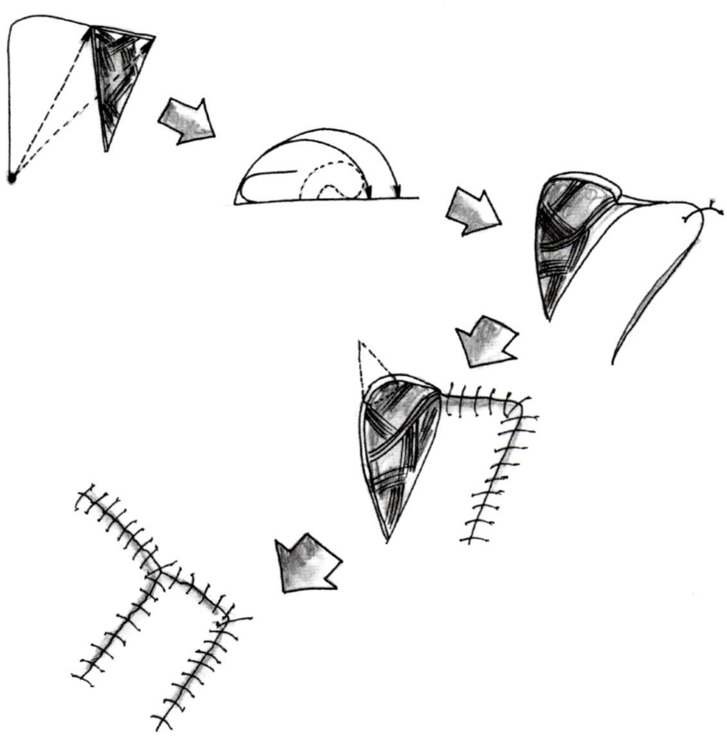

Figura 93.31 Movimento clássico de retalho de transposição.

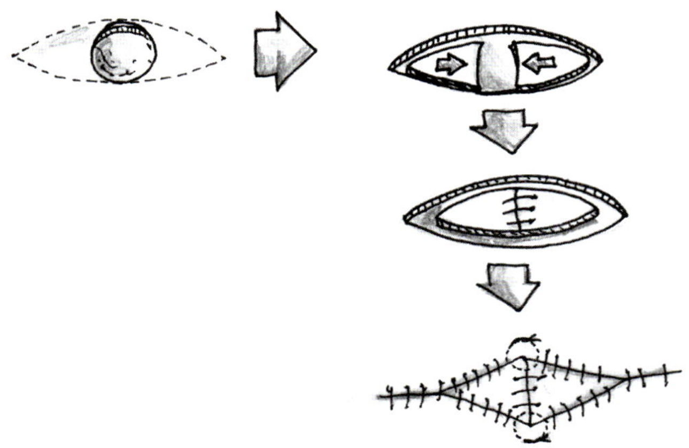

Figura 93.32 Retalho pediculado subcutâneo duplo para reparar uma excisão fusiforme.

Como a gordura subcutânea foi deixada intacta, há suprimento vascular suficiente para o retalho. A derme é cortada até a gordura subcutânea, mas não é separada. Dessa maneira, a pele pode ser movimentada na direção do defeito. Um retalho bastante útil para reconstrução de defeitos primários na asa nasal é o retalho de Spear, que é desenhado do sulco nasogeniano mantendo o pedículo subcutâneo da artéria angular para seu suprimento.

Complicações

A maioria das complicações com retalhos locais de padrão aleatório é consequente de um erro no planejamento ou na execução do retalho. Uma das principais causas é a concepção inadequada. Quando utilizado um método de fechamento incorreto, a tensão pode resultar em necrose. Os retalhos desenhados com comprimento insuficiente para o fechamento podem necessitar de um corte na extremidade final, o que pode danificar o suprimento vascular, resultando em falência do retalho. Um hematoma ou seroma, após a cirurgia de retalho, pode interromper o suprimento vascular, predispor à infecção e, subsequentemente, resultar em perda do retalho. O retalho deve ser manuseado delicadamente, pois qualquer dano inadvertido ao suprimento vascular pode resultar em necrose.

Outros procedimentos cirúrgicos

Tratamento cirúrgico das alopecias

Seu objetivo é recompor, total ou parcialmente, a distribuição de pelos do couro cabeludo. Está indicada nas alopecias de origem androgênica, nas pós-traumáticas e nas cicatriciais (desde que a causa tenha sido suprimida).

As técnicas existentes para o tratamento são ressecções, enxertos em tiras, enxertos em tufos (*punch*), retalhos e implantes, as quais são apresentadas a seguir:

- ressecções: consistem na simples exérese e sutura de zonas glabras; têm indicação para defeitos pequenos
- enxertos em tiras: essa técnica é pouco utilizada e consiste em retirar segmentos de áreas pilosas (geralmente com 7 mm de largura, tendo como área doadora a região occipital) e utilizá-los como um enxerto de pele total, aplicando-os em zona cruenta previamente preparada na região a ser tratada
- enxertos em tufos: era uma técnica bastante utilizada até recentemente. Apresenta, como a anterior, limitações quanto ao resultado cosmético final.

Para a realização dos enxertos, são utilizadas brocas especiais (*punches*) que variam de 3 a 4 mm de diâmetro, aplicadas manualmente ou com auxílio de aparelho elétrico próprio.

De uma área doadora previamente tricotomizada (em geral, região occipital), retiramos cilindros de pele total que englobam em torno de 15 a 20 raízes de pelos; procedemos ao desengorduramento (sempre necessário nos enxertos de pele total), com o cuidado para não lesar as raízes pilosas. A seguir, demarcamos a zona receptora e, com *punches* 0,25 a 0,5 mm menores, produzimos orifícios nos quais serão inseridos os tufos retirados anteriormente. É necessário preservar uma distância de 1 a 1,5 mm entre os transplantes para evitar isquemia e perda destes. Aplica-se uma camada de gaze com antibiótico ou vaselinada e, a seguir, faz-se um curativo compressivo, que só será removido a partir do 3º dia. Na zona doadora, podemos praticar algumas suturas hemostáticas, se necessário. O paciente deve permanecer em repouso relativo e estar prevenido para o fato de que os pelos, ao iniciarem o crescimento, em geral caem, só voltando a crescer normalmente em torno de 2 a 3 meses.

A técnica dos transplantes de cabelo evoluiu, e os resultados estéticos finais são muito mais "naturais". Corta-se a tira doadora em pequenos fragmentos, de aproximadamente 2 mm, e, após incisão da área receptora, aplica-se o tufo sob discreta pressão.

Na maioria das vezes, após a cirurgia, os pacientes seguem tomando finasterida.

Extração das unhas

Deve ser praticada com anestesia troncular, tendo-se o cuidado de utilizar anestésicos sem vasoconstritores e aguardar cerca de 10 min. Com uma das pontas de uma pinça hemostática, procede-se ao deslocamento da unha do seu leito; ao atingir a base desta, fecha-se a pinça e, com um movimento de rotação, é feita a extração. Nos casos em que há granulomas periungueais, estes devem ser eletrocoagulados e/ou curetados.

Quando a indicação é a onicomicose por dermatófitos, deve-se, após a retirada da unha, curetar intensamente o leito ungueal e, obviamente, fazer o tratamento específico durante vários meses (ver Capítulo 61, item *Cirurgia ungueal*).

Exérese de cistos e lipomas

Estes devem ser retirados, na maioria das vezes, por meio de incisões lineares, compatíveis com o seu tamanho. No caso de cistos epidérmicos, devemos englobar, na retirada, o canal excretor do cisto, sendo necessário, para isso, demarcar um fuso de pele que contenha o orifício de saída do cisto, o que nem sempre está presente. Além disso, é importante a retirada de toda a cápsula, pois pequenos fragmentos que permaneçam poderão acarretar recidivas. Os cistos de couro cabeludo são mais facilmente removíveis, pois não são aderidos, ao contrário dos epidérmicos. Nos lipomas, devemos demarcar toda a área da lesão para termos a referência de até onde devemos divulsionar. Isso feito, é realizada a expressão com a saída da lesão. Por vezes, é necessário fazer a ruptura dos septos para a saída do lipoma.

Curetagem

Consiste em passar a cureta sobre a lesão, repetidamente, até a sua total retirada; o sangramento subsequente é discreto e pode ser controlado pela compressão. A curetagem, como método isolado, é usada por vários autores para a retirada de ceratoses, verrugas, pólipos, nevos e outros. A maioria dos autores, contudo, a associa a outras técnicas: curetagem-eletrocoagulação, eletrocoagulação-curetagem, criocirurgia-curetagem, e vice-versa, quimioterapia-curetagem, e vice-versa. Quem tem experiência com a curetagem é capaz de sentir e distinguir o tecido normal do patológico, sobretudo quanto à friabilidade do tumor, e também perceber que, ao atingir a pele saudável, surge um som característico. Os resultados dos vários métodos descritos são muito bons, uma vez que as técnicas são essencialmente dermatológicas e de fácil realização. A curetagem também é empregada antes do uso do fotossensibilizante na terapia fotodinâmica.

Eletrocauterização, eletrólise e eletrocirurgia

Bogdana Victoria Kadunc

A *eletrocauterização*, a *eletrólise* e a *eletrocirurgia* constituem processos do arsenal terapêutico da cirurgia dermatológica, cuja indicação é remover ou destruir tecidos a partir da utilização da energia elétrica.

A *eletrocauterização*, precursora dos métodos modernos, utiliza corrente de baixa voltagem, baixa frequência e alta amperagem para aquecer, até que se torne incandescente, um eletrodo metálico que transfere passivamente calor para o tecido até que ocorram desnaturação e coagulação proteicas. O aparelho utilizado é o eletrocautério ou termocautério. Este método está em desuso, sendo, no entanto, útil para tratar pacientes portadores de marca-passos ou desfibriladores cardiovasculares implantáveis (DCI).

A *eletrólise* utiliza corrente elétrica contínua de baixa voltagem e amperagem que produz ionização de eletrólitos em torno do eletrodo frio com contato direto, provocando destruição tecidual discreta por ionização química. Além disso, tem uso na prática para promover a epilação de pelos claros ou a erradicação de telangiectasias.

Eletrocirurgia

A moderna *eletrocirurgia* é a mais empregada dentre os três tipos, promovendo corte, hemostasia e ablações superficiais ou profundas nos tecidos. Emprega uma corrente alternada de alta frequência emitida por eletrodos frios, que se converte em calor nos tecidos pela resistência à sua passagem. As células se rompem mecanicamente após intensa vibração de íons e ebulição de água no seu interior, resultando em dano térmico e destruição tecidual.

O calor armazenado pelos tecidos (Q) é função direta da intensidade da corrente (I), resistência do tecido (R) e tempo de contato do eletrodo (T), podendo ser calculado por meio da equação: $Q = I^2 \times R \times T$.

A eletrocirurgia utiliza correntes elétricas que variam de 500 kHz a 4,5 MHz. Quando a corrente eletrocirúrgica opera até 1.500.000 ciclos/s (1,5 MHz), está na mesma faixa de rádio AM. Se alcançar 3,8 MHz, passa a atuar então na faixa FM, fato este que popularizou o termo *radioeletrocirurgia* ou *radiofrequência*, para designar tal procedimento.

As correntes elétricas alternadas de alta frequência utilizadas na eletrocirurgia podem apresentar diferentes tipos de ondas, das quais redundam efeitos teciduais específicos:

- amortecidas: caracterizadas por ondas sucessivas de grande amplitude que diminuem rapidamente para zero, seguidas de um intervalo. O seu efeito é a destruição tecidual desde o padrão superficial, a *eletrodissecação*, até a completa *eletrocoagulação*. Ocorre *fulguração* se, durante a eletrodissecação, o eletrodo for mantido afastado alguns milímetros do alvo, produzindo-se então faíscas que atingem a lesão
- não amortecidas: caracterizadas por onda retificada, cujo efeito é *eletrossecção* (corte)
- semiamortecidas: caracterizadas por ondas sucessivas de grande amplitude que diminuem lentamente para zero, seguidas de um intervalo. O seu efeito se traduz por *eletrossecção* ou *eletrossecção + eletrocoagulação.*

Os eletrodos dos aparelhos de eletrocirurgia são excelentes condutores de eletricidade e permanecem frios durante os disparos, diferentemente dos utilizados na eletrocauterização. Podem ser *monoterminais*, quando apresentam somente o eletrodo ativo, ou *biterminais*, quando contam com um eletrodo ativo e um dispersivo, representado por uma placa que deve ser colocada próxima à área a ser tratada. Quanto ao número de pontas para contato nos tecidos em cada eletrodo, podem ser *monopolares* ou *bipolares*.

Técnica

Quando bem conduzida, a eletrocirurgia constitui um processo controlável que pode causar desde a suave vaporização até a completa carbonização tecidual, dependendo da onda, da potência e dos eletrodos utilizados.

Os procedimentos eletrocirúrgicos são extremamente simples. Após a anestesia tópica ou infiltrativa, segue-se a retirada da lesão por meio de curetagem ou excisão tangencial com lâmina de barbear – cujo produto é encaminhado ao exame anatomopatológico – e a eletrodissecação, eletrofulguração ou eletrocoagulação do restante da lesão.

Os tecidos devem ser manipulados sem pressão ou esmagamento, com adequação do procedimento segundo a gravidade e profundidade histológica da lesão. Para minimizar possíveis cicatrizes hipertróficas e hipocrômicas, deve-se atentar para o fato de que ocorre dispersão de calor nas áreas laterais e profundas da ferida cirúrgica. Durante o procedimento, a temperatura deve ser mantida em níveis mínimos suficientes para alcançarmos a destruição necessária para cada tipo de lesão, mantendo-se o campo umedecido com soro fisiológico, o que diminui a resistência do tecido à passagem da corrente.

É necessário observar com atenção os sinais da resposta tecidual. Coloração rósea no fundo da ferida após limpeza dos tecidos destruídos indica que o limite profundo da ferida corresponde à derme papilar; a coloração branca indica a derme reticular superior e a coloração amarela indica a derme reticular profunda e possibilidade de cicatrizes.

Os curativos fechados com creme de antibiótico e troca diária abreviam consideravelmente o tempo de cicatrização.

Os efeitos adversos da eletrocirurgia estão associados a queimaduras, incluindo as causadas pelo uso de líquidos inflamáveis durante o procedimento, transmissão de microrganismos por meio de eletrodos ou da inalação de fumaça, além das cicatrizes hiper, hipo ou acrômicas.

Devem ser cogitadas as alterações do funcionamento de marca-passos e desfibriladores cardíacos implantáveis pela interferência eletromagnética, embora sejam extremamente raras, principalmente com o uso de eletrodos biterminais e toques rápidos de menos de 5 s.

Aplicação prática

Os equipamentos para eletrocirurgia mais comuns para uso em dermatologia emitem ondas exclusivamente amortecidas com eletrodos monoterminais (p. ex., Hyfrecator®) ou ondas mistas de correntes semi e não amortecidas com eletrodos biterminais (p. ex., Emai BP 100®, Wavetronic®).

Os do primeiro tipo promovem a *eletrodissecação*, que, por meio do contato direto do eletrodo com o tecido, produz calor moderado que provoca ablação superficial. A *eletrofulguração* é um processo semelhante ao anterior em todos os aspectos, conservando-se, contudo, o eletrodo ligeiramente afastado do tecido, o que produz faíscas e resulta em ablação ainda mais superficial. O seu emprego prático é direcionado à hemostasia leve e ao tratamento de acrocórdons, ceratoses actínicas e seborreicas, angiomas, verrugas planas ou vulgares, hiperplasias sebáceas, nevos celulares, siringomas e vaporização de cicatrizes de acne elevadas papulosas (Figura 93.33).

Os carcinomas basocelulares (CBC) de baixo risco após biopsia podem também ser tratados por este método. Consideram-se fatores de risco para CBC: dimensões acima de 2 cm; localização na cabeça ou no pescoço, particularmente na porção central da face, nas pálpebras, no nariz e nas orelhas; margens pouco definidas; recorrência; radioterapia prévia; imunossupressão; invasão perineural; e padrões histológicos agressivos (esclerodermiforme, infiltrativo, basoescamoso).

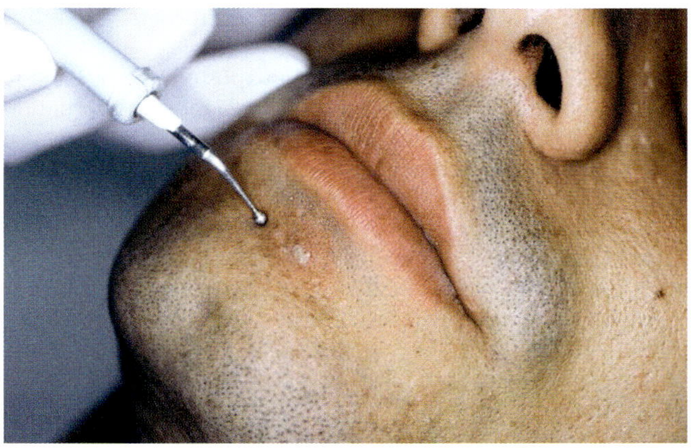

Figura 93.33 Eletrodissecação leve de cicatrizes papulosas de acne.

O segundo tipo de aparelhos produz *eletrossecção* – que tem função de corte – e *eletrocoagulação*, que produz calor intenso que redunda em forte hemostasia e destruição tecidual profunda. Tais aparelhos possibilitam balancear a proporção entre estas duas funções: 80% corte-20% coagulação, 50% corte-50% coagulação e 20% corte-80% coagulação.

Algumas dermatoses constituem indicações muito precisas para tratamento com tais aparelhos:

- nevo verrucoso: pode ser abordado por eletrossecção (80% corte-20% coagulação) com eletrodo em formato de argola para retirada da massa queratótica superficial, seguida de eletrocoagulação (20% corte-80% coagulação) para aprofundamento em lesões restantes isoladas. A eletrocoagulação que se segue à eletrossecção nos nevos verrucosos torna possível abordar pontos macroscopicamente visíveis no assoalho da ferida, correspondentes histológicos da intensa papilomatose que caracteriza estas lesões e que são a causa da frequente recidiva com outros tratamentos ablativos
- rinofima: o método possibilita bom corte e excelente controle hemostático. Inicia-se também pela eletrossecção com argola de corte, retirando-se espessas camadas de pele comprometida no sentido longitudinal, até redução suficiente do volume nasal, complementada pela eletrocoagulação para controle do sangramento (Figura 93.34)
- angiofibromas faciais: são caracterizados por proliferação hamartomatosa fibrovascular. Se o objetivo for tratar concomitantemente os componentes fibroso e vascular das lesões faciais, indicam-se sessões seriadas com intervalo mensal de ondas com 20% corte-80% coagulação, seguidas de curetagem. Embora não conduza à cura, e sim ao controle da patologia por meio de revisões periódicas, este tratamento resulta no aumento da qualidade de vida de seus portadores, que passam a apresentar menor número de lesões e ausência de cicatrizes.

Outras indicações para o uso dos aparelhos de ondas mistas constituem: incisões em blefaroplastias, acne queloidiana da nuca ou em portadores de coagulopatias; matricectomias; telangiectasias; tricoepiteliomas; doença de Bowen e lesões vascularizadas, como os granulomas piogênicos e angioqueratomas.

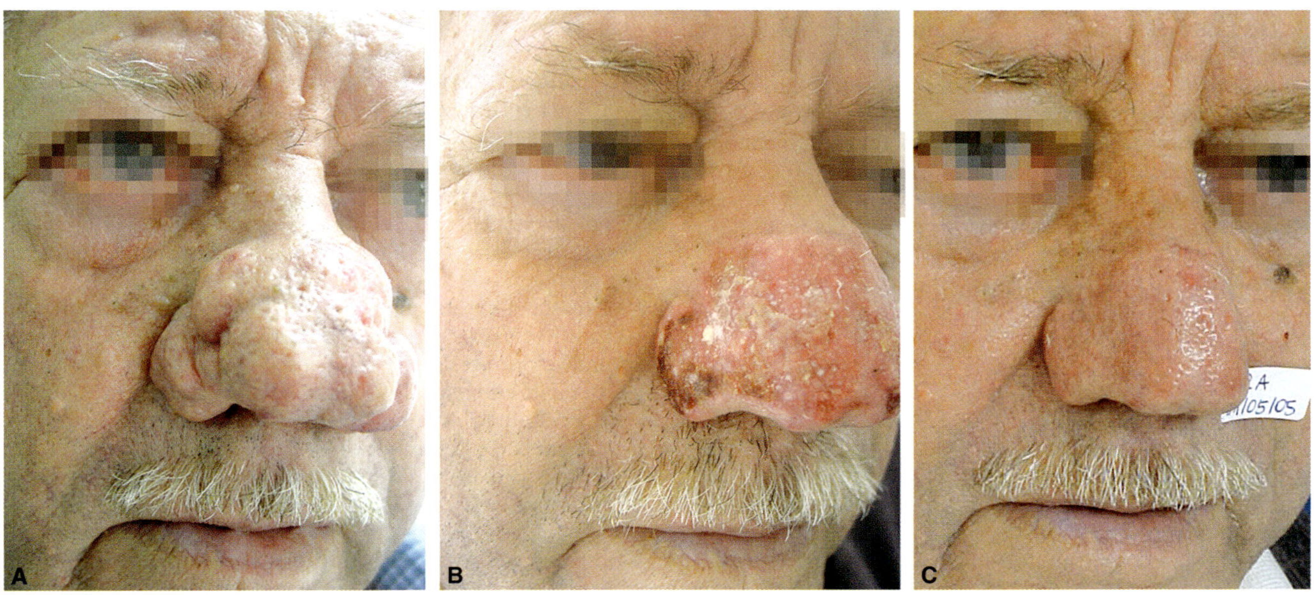

Figura 93.34 Rinofima. **A.** Pré-tratamento com radiofrequência. **B.** Sete dias depois. **C.** Trinta dias depois. (Cortesia da Dra. Ana Maria Breda.)

Radiofrequência fracionada

Trata-se de tecnologia para controlar o efeito termal dos aparelhos de ondas mistas por meio de um sistema eletrônico, que deposita a energia no tecido de maneira fracionada e randômica com preservação de áreas de tecido normal, por um eletrodo de múltiplas micropontas. O procedimento atinge a derme média e tem por objetivo a neocolagênese. Sugerem-se sessões quinzenais em casos de flacidez e atrofia cutâneas observadas na pele envelhecida ou de cicatrizes de acne ou estrias atróficas.

Criocirurgia

Alcidarta dos Reis Gadelha

A *criocirurgia* é definida como uma técnica que utiliza o uso controlado de baixas temperaturas, alcançadas por meio de substâncias, para destruição tecidual com finalidade terapêutica. Os termos *crioterapia* e *criocirurgia* são utilizados como sinônimos no Brasil; no entanto, convencionou-se que crioterapia seria utilizada nos procedimentos em que não há destruição tecidual, como no tratamento da acne, na alopecia areata e no *peeling* superficial.

Desde sua introdução na dermatologia, um amplo espectro de doenças tem sido tratado com a criocirurgia. O nitrogênio líquido (NL) ficou estabelecido como o melhor criógeno da atualidade, pois apresenta maior capacidade de congelamento (−196°C). Eventualmente, também são utilizados o gás carbônico e o óxido nitroso.

Em geral, para adaptar as ponteiras de formato e tamanhos variados, utiliza-se uma unidade criocirúrgica, com válvula de liberação do nitrogênio e rosca ou dispositivo tipo *Luer-lock* (base de agulha). As maneiras de aplicação do NL podem ser por jato aberto, quando o *spray* é aplicado livre sobre a pele; por meio de pontas fechadas, que, se congeladas, são comprimidas sobre as lesões; ou por *sticks*, que são aplicadores de contato.

Mecanismos criobiológicos

O rápido congelamento induz à formação de cristais de gelo intracelulares, e o congelamento lento, à formação de cristais extracelulares. Posteriormente, durante o descongelamento lento, ocorrem acúmulo de eletrólitos intracelulares, estase vascular e reação inflamatória subsequente. A repetição de ciclos de congelamento e descongelamento incrementa o dano tecidual. É necessária uma temperatura tecidual de −50°C a −60°C para a destruição de lesões malignas, enquanto menores graus de congelamento são necessários para lesões benignas.

Vantagens e desvantagens da técnica

Vantagens da criocirurgia

Segundo Graham (1999), a criocirurgia apresenta sete vantagens, que começam com a letra C:

- cura: altos índices de cura
- custo: baixo
- cosmética: resultados cosméticos muito satisfatórios, se bem indicada e realizada
- comodidade: pode ser realizada em ambulatório ou mesmo na casa do paciente, sendo possível tratar várias lesões em uma única sessão, muitas vezes sem anestesia
- cartilagem: poupa cartilagem, sendo, por isso, bastante útil no tratamento de lesões sobre cartilagens e mesmo osso
- colágeno: muito resistente, o que, em parte, justifica a boa qualidade da cicatriz
- células: estímulo dos linfócitos T no pós-cirúrgico, às vezes induzindo à regressão de outras lesões não tratadas a distância, como em casos de verrugas.

Desvantagens da criocirurgia

A seguir, são apresentadas as desvantagens da criocirurgia:

- imprecisão do método, que pode ser minimizada pelo controle clínico do halo de congelamento ou medindo a temperatura peri e sublesional com agulhas termopolares, com impedancímetro ou avaliando a extensão do congelamento pelo ultrassom. Recentemente, foi disponibilizado um aparelho, o Cry-Ac® Tracker®, que possibilita avaliar com precisão a temperatura do local em que está sendo aplicado o NL. O aparelho apresenta um sensor de luz infravermelha que controla a temperatura da pele no local do resfriamento, e um cronômetro que acompanha o tempo total de resfriamento
- sensibilidade do melanócito a baixas temperaturas (−4°C), o que, frequentemente, causa hipocromia, devendo, portanto, ser evitada ou feita com muito cuidado em pacientes melanodérmicos
- acentuado edema, que ocorre logo após o ato e se estende por alguns dias, podendo causar grande incômodo, quando a criocirurgia é realizada próximo à pálpebra, dificultando ou mesmo impedindo a visão
- necessidade de encher o *container* sempre que se utiliza a unidade criocirúrgica e, periodicamente, a cada 1 a 3 meses, pois, mesmo sem ser utilizado, o nitrogênio evapora
- dor; em áreas como os dedos, o nitrogênio provoca dor intensa, sendo necessária a anestesia prévia.

Indicações da criocirurgia

São inúmeras as indicações da criocirurgia (Quadros 93.3 e 93.4), que pode ser empregada isoladamente ou associada a outros métodos, principalmente *shaving* e/ou radiofrequência.

Das lesões benignas, destacam-se o angioma tuberoso (Figura 93.35), as melanoses solares, as ceratoses seborreicas, as verrugas, a hiperplasia sebácea e a cromomicose. Nas pré-malignas, a criocirurgia pode ser utilizada com bastante segurança e sucesso na queilite e nas ceratoses actínicas. Entre as lesões malignas, são boas indicações os carcinomas basocelulares (CBC) bem delimitados e primários, evitando-se a criocirurgia, obviamente, nos CBC recidivantes e no esclerodermiforme ou em outras variantes de limites imprecisos. Deve-se, também, evitar a criocirurgia em CBC localizados na perna, pelo processo lento e incômodo de cicatrização.

Atualmente, para planejar o tipo de cirurgia, é bastante útil a classificação dos CBC em *baixo risco* e *alto risco* de recidiva, levando em conta critérios clínicos: dimensão × localização de baixo ou de alto risco de recidiva; se as bordas apresentam boa ou má delimitação; se a neoplasia é primária ou recidivante; se ocorre em pacientes imunocompetentes ou imunodeprimidos; se está em área de radiodermite prévia ou não. Outros critérios relevantes são os achados histológicos: tipo histológico de crescimento mais lento (nodular e superficial) ou mais rápido ou agressivo (como esclerodermiforme, micronodular, infiltrante, metatípico e o metaplásico). É óbvio que a classificação em alto risco contraindica, pelo menos, na maioria dos casos, o emprego

Quadro 93.3 Condições benignas tratáveis com a criocirurgia.

Acantoma de células claras	Lentiginose
Acne queloidiana	Lentigo simples
Acne vulgar, cística	Lentigo solar
Adenoma sebáceo	Linfocitoma *cutis*
Adenomatose erosiva do mamilo	Linfo-hemangioma
Alopecia *areata*	Líquen esclerose e atrófico da vulva
Angioma rubi	Lúpus eritematoso
Angioqueratomas de Fordyce	Molusco contagioso
Aniogioqueratoma	Mucocele
Cisto mixoide	Nevo epidérmico
Condiloma acuminado	Nódulo dos ordenhadores
Condrodermatite nodular da hélice	Poroceratose actínica superficial disseminada
Cromomicose	Poroceratose de Mibelli
Dermatofibroma	Poroceratose plantar
Doença de Kyrle	Prurido anal
Elastose perfurante disseminada	Prurigo nodular
Fibroxantoma atípico	Psoríase
Foliculite queloidiana	Ceratose seborreica
Granuloma anular	Rinofima
Granuloma facial	Rosácea
Granuloma piogênico	Sarcoidose
Hemangioma	Tatuagem
Herpes simples labial	Tricoepitelioma
Hidradenite supurativa	Tríquiase
Hiperplasia sebácea	Veias varicosas
Hipomelanose *gutata* idiopática	Verruga periungueal, plana, vulgar, filiforme e plantar
Lagos venosos	Xantelasma
Leishmaniose	Xantoma

da criocirurgia. É necessário lembrar que, mesmo pertencente ao grupo de CBC de crescimento mais lento, por se expandir lateralmente, às vezes até 1 cm da margem visível clinicamente, o CBC superficial é considerado um CBC de alto índice de recidiva.

Embora outras lesões malignas – como carcinoma espinocelular, sarcoma de Kaposi e mesmo o melanoma maligno tipo lentigo maligno – possam ser tratadas com sucesso pela criocirurgia, é prudente que somente seja realizada por profissional com bastante experiência e na impossibilidade ou

Quadro 93.4 Lesões pré-malignas e malignas tratáveis com a criocirurgia.

Pré-malignas	Malignas
Queilite actínica	Carcinoma basocelular
Ceratose actínica	Carcinoma espinocelular
Doença de Bowen	Sarcoma de Kaposi
Eritroplasia de Queyrat	Metástase de melanoma (paliativo)
Ceratoacantoma	Lentigo maligno
Lentigo maligno	
Papulose bowenoide	
Radiodermite	

contraindicação de outros métodos mais seguros. No entanto, é possível obter resultados muito bons ao empregar a criocirurgia no tratamento da doença de Bowen e eritroplasia de Queyrat, ambos carcinomas *in situ*.

Técnica

Pode-se utilizar a *técnica de spray* quando se deseja um congelamento menos profundo ou não se quer tocar a ponta na lesão. É possível aumentar ou diminuir a intensidade do jato, conforme o tamanho da lesão, trocando-se as ponteiras com orifícios de diâmetros diferentes. Uma variante dessa técnica é o *cone spray*, em que se coloca o jato de nitrogênio na lesão, por dentro de um cone de neoprene, no intuito de concentrar e delimitar mais a criolesão.

Na *técnica de contato*, usando-se uma ponteira do tamanho aproximado ao da lesão a ser tratada, e repetindo-se o ciclo por 1 ou 2 vezes, há maior destruição tecidual, mais desejada em casos de lesões malignas, como o carcinoma basocelular. Variante desta é a *técnica da agulha*, na qual se introduz uma agulha por fora e por baixo da lesão, saindo do outro lado, no sentido de congelar a pele mais intensamente de baixo para cima. O nitrogênio é liberado em *spray*, fora da lesão, mas o contato da agulha constantemente congelada leva à criodestruição a partir da base da verruga. Outra variante é aquela em que se aplica o nitrogênio em uma pinça que prende uma lesão pedunculada, como acrocórdon, o que facilita o congelamento da base da lesão, poupando o tecido sem lesão circunvizinho.

Quanto tempo se deve congelar determinada lesão? Quais as melhores indicações da criocirurgia? Estas talvez sejam as perguntas mais feitas nos cursos práticos de criocirurgia.

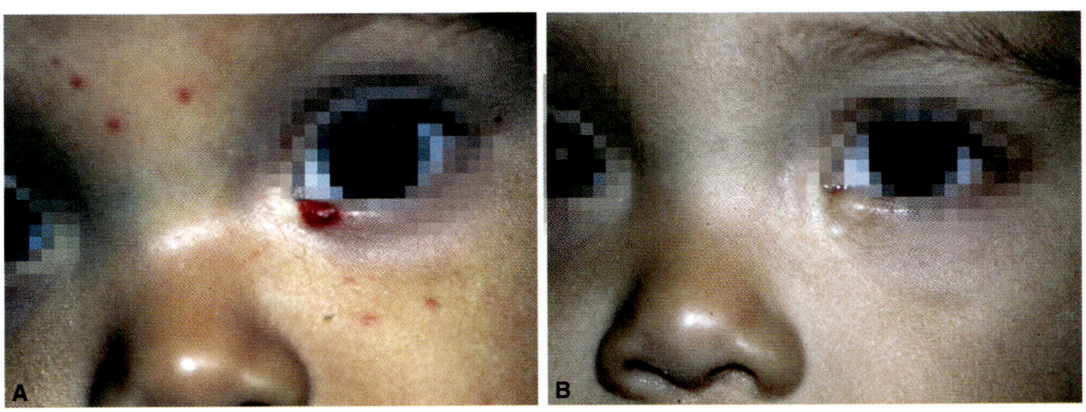

Figura 93.35 Angioma tuberoso. **A.** Antes. **B.** Após uma sessão de criocontato – 2 ciclos.

Em casos de lesões benignas, se houver erro, deve ser para menos; em casos de lesões malignas, para mais. Ao congelar demasiadamente uma lesão benigna, é possível induzir à acromia ou cicatriz indesejável. Assim, é prudente subcongelar e repetir o procedimento, se necessário, testando-se a sensibilidade da pele do paciente ao frio e, com o tempo, tornar-se mais "agressivo" de acordo com a própria experiência. Em casos de lesões malignas, um subcongelamento pode ser bastante prejudicial, levando à recidiva e dificultando, sobremaneira, a erradicação da neoplasia.

Lesões benignas

Em lesões benignas de modo geral, prefere-se o método de *spray* em um único ciclo, por 10 a 15 s, como na melanose solar, ou por 60 s, em 2 ciclos no dermatofibroma e no queloide, lesões mais resistentes. Em casos de angioma, é prudente verificar precisamente a extensão da lesão, se possível com métodos mais sofisticados, como ressonância, quando se localiza na região cefálica. Emprega-se ponteira fechada, que é congelada previamente, para não aderir ao tumor, antes de pressioná-la sobre a lesão, por 60 a 90 s, em 2 ciclos, no intuito de colabar os vasos e intensificar o congelamento. Para minimizar a dor, usa-se anestésico tópico ou sedação prévia.

Segundo a experiência de Castro-Ron, o angioma tuberoso deve ser tratado logo nos primeiros dias de vida, pois, embora a maioria regrida espontaneamente, não se sabe quanto ou até quando vai crescer. Se situado próximo a estruturas como olhos e boca, por exemplo, o crescimento exagerado da lesão, antes de iniciar o processo de involução espontânea, pode provocar deformidades muito inestéticas.

Outra lesão benigna que requer congelamento intenso é a cromomicose, sendo possível usar o *cone spray* ou contato, em 2 a 3 ciclos. Se muito extensa, congele a lesão por áreas em várias sessões. É conveniente associar o itraconazol oral até a regressão clínica e laboratorial (Figura 93.36).

Lesões malignas

No caso de lesões malignas, prefere-se a técnica de contato, embora, quando de grande porte, como o CBC superficial, possa ser empregado o *spray*. Se extensa, divide-se a lesão em áreas e trata-se cada área individualmente, imbricando-se os halos de congelamento. Habitualmente, empregam-se 2 ciclos, de 60 a 120 s, estendendo-se o halo até 5 mm e controlando-se o tempo de descongelamento, que não deve ser inferior a 1 min. Quando se utilizam ponteiras fechadas, aplica-se, no primeiro ciclo, a ponteira não congelada, que adere à lesão. Ao tracionar-se levemente a ponteira e a lesão aderida, expande-se a margem lateral. No segundo ciclo, pressiona-se a ponteira sobre o tumor, no intuito de aprofundar a margem inferior (Figura 93.37).

A curetagem prévia à criocirurgia é muito útil porque delimita melhor a extensão da lesão, reduz a massa tumoral, diminuindo a intensidade da criocirurgia e o tempo de cicatrização. Como desvantagem, pode provocar sangramento, necessitando de hemostasia com os métodos tradicionais. É importante frisar que, na doença de Bowen, as células neoplásicas podem estender-se aos anexos, o que exige um congelamento mais intenso e sempre em 2 ciclos.

Complicações

Discromias (em especial acromia), cicatriz elevada ou atrófica, granuloma telangiectásico, úlcera profunda, recidiva e até mesmo aparecimento de mais lesões, como em casos de verrugas.

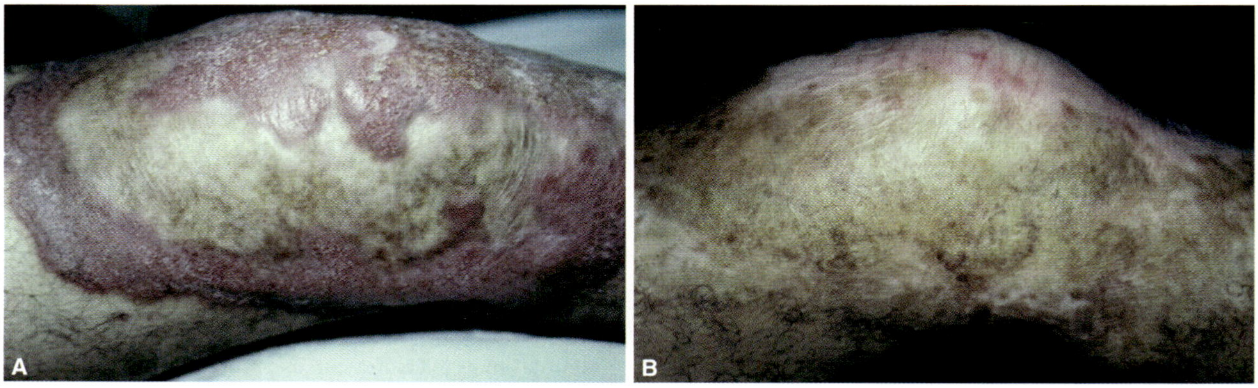

Figura 93.36 Cromomicose. **A.** Antes. **B.** Após criocirurgia e itraconazol oral.

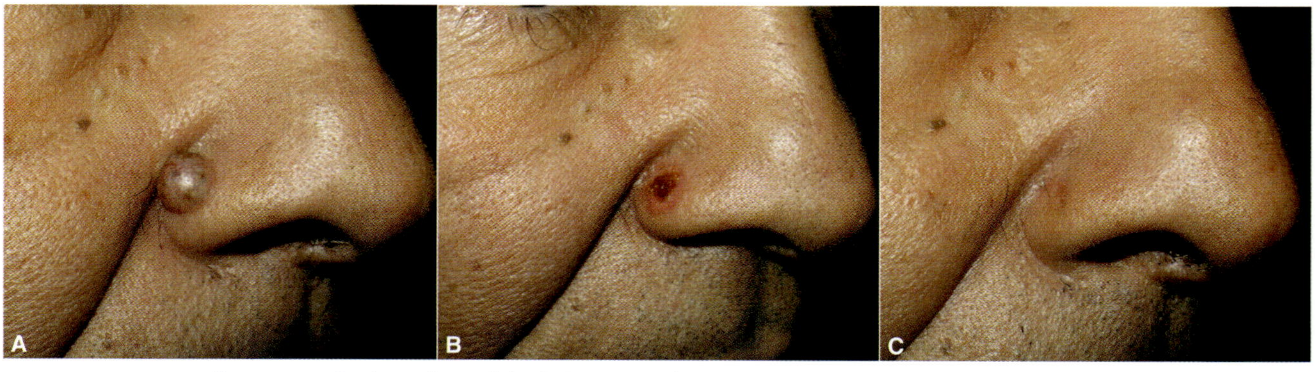

Figura 93.37 Carcinoma basocelular. **A.** Antes. **B.** Após criocirurgia. **C.** Após 5 meses do procedimento.

Biossegurança

Sugere-se sempre a proteção dos equipamentos com compressas cirúrgicas atadas e esparadrapos, a fim de evitar ao máximo o contato com secreções, exsudatos e sangue dos pacientes. Se possível, após cada procedimento, limpe cuidadosamente os materiais com álcool 70%.

O médico deve proteger-se com máscaras e luvas. Não há estudos objetivos que comprovem o verdadeiro potencial contaminante de partículas contidas no gás que entra em contato com o médico e indivíduos do ambiente; mesmo assim, esse cuidado deve ser tomado, considerando o princípio da viabilidade das partículas virais e fúngicas.

Dermoabrasão

Izelda Costa ◆ Ana Carolina Igreja ◆ Mariana Carvalho Costa

A *dermoabrasão*, ou *dermabrasão*, consiste em uma técnica cirúrgica para remoção da epiderme e derme superficial e média por meio de um lixamento, sendo empregada para fins terapêuticos e cosmiátricos. Esta pode ser manual, utilizando-se lixas d'água, ou por meio de aparelhos elétricos constituídos de um motor conectado a um terminal, em que lixas diamantadas ou escovas de aço são adaptadas e utilizadas em alta rotação (12 a 30 mil rotações por minuto).

A dermoabrasão pode incluir toda a face ou somente unidades estéticas, sendo utilizada isoladamente ou associada a outras terapêuticas. Seu emprego é possível em diversas regiões corporais, sendo, no entanto, preferencialmente aplicada a áreas ricas em anexos cutâneos e, portanto, de melhor cicatrização. À epiderme e derme danificadas removidas pelo procedimento, segue-se a formação de novos tecidos habitualmente de aspecto liso e uniforme, com formação de novos feixes colágenos dérmicos e aumento local da produção de fatores de crescimento, que promovem bom resultado cosmético quando se utiliza técnica adequada.

As indicações da dermoabrasão são numerosas e em expansão, com satisfatórios e duradouros resultados ao empregar boa técnica. Suas consagradas indicações são cicatrizes pós-acne e envelhecimento cutâneo (especialmente o fotoenvelhecimento, com melhora significativa das rítides e alterações pigmentares). Além de seus empregos clássicos, também pode ser utilizada no tratamento de cicatrizes traumáticas, rosácea, rinofima, ceratoses actínicas múltiplas, xeroderma pigmentoso, epidermodisplasia verruciforme, adenomas sebáceos, angiofibroma, poroceratoses e siringomas, entre outras. Lesões cutâneas limitadas às camadas superficiais ou mesmo à derme reticular profunda podem ser completamente removidas (Figura 93.38).

Ao indicar o procedimento, os seguintes tópicos devem ser cautelosamente considerados pelo dermatologista:

- os melhores resultados da dermoabrasão são obtidos em regiões ricas em anexos cutâneos. Dessa maneira, a face é a região preferencial de tratamento, pois esta dispõe de grande quantidade de folículos pilossebáceos e canais excretores de glândulas, de cujos epitélios se inicia a reepitelização
- portadores de defeito ectodérmico congênito, antecedentes pessoais de cicatrizes queloidianas ou hipertróficas, radiodermites, pioderma gangrenoso, distúrbios psiquiátricos e verrugas virais da face são contraindicações ao procedimento. Deve-se também evitar o seu uso em cicatrizes profundas como as da varíola
- a hiperpigmentação é uma complicação que pode ocorrer, com frequência, nos primeiros 6 meses, tanto maior quanto maior for o fotótipo da pele do paciente, no entanto transitória e com boa resposta aos despigmentantes existentes no mercado
- são relativamente comuns *milia* após cicatrização, que desaparecem espontaneamente ou são facilmente removíveis com estilete pontiagudo
- o paciente precisa estar consciente das limitações do procedimento e deve receber orientação sobre a técnica, o período pós-operatório, os resultados (oralmente e por escrito), bem como da possibilidade de ser necessário repetir o procedimento para obter melhor resultado (com intervalo mínimo de 6 meses, período necessário ao remodelamento do colágeno), procurando evitar expectativas irreais

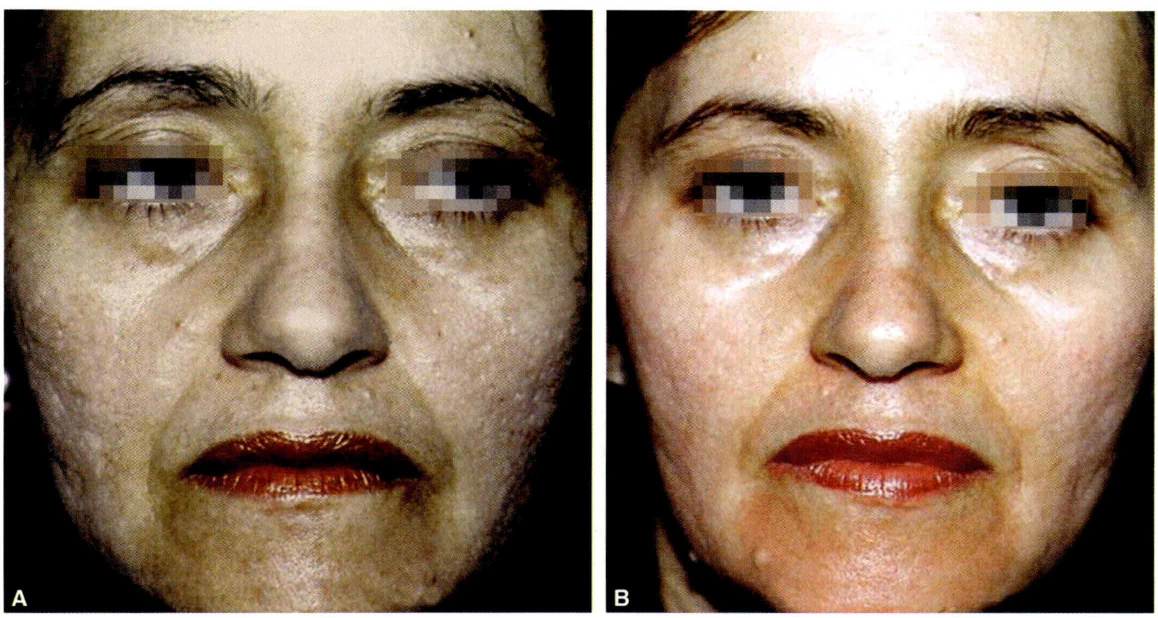

Figura 93.38 Dermoabrasão. **A.** Antes. **B.** Após 1 ano.

- pacientes que receberam tratamento com isotretinoína oral devem esperar pelo menos 12 meses após o término da terapêutica com o retinoide oral, para que sejam submetidos a esse procedimento cirúrgico, devido ao maior risco de cicatrizes queloidianas
- medicação antiviral como o aciclovir (200 mg 5 vezes/dia) é necessária em todos os pacientes, iniciando-se na véspera e mantendo-se nos 10 dias subsequentes ao procedimento. O uso profilático de antibióticos não é recomendado
- para reduzir riscos de sangramento durante o procedimento, os pacientes não devem tomar ácido acetilsalicílico e anti-inflamatórios não hormonais nas 2 semanas que o antecedem
- o uso da tretinoína antes e depois da dermoabrasão facilita e possibilita uma reepitelização mais célere, com minimização dos riscos de cicatrizes indesejáveis, distúrbios da pigmentação e formação de *milia*.

A técnica consiste em:

- dermoabrasão, que é um procedimento ambulatorial sob anestesia local infiltrativa ou bloqueio dos nervos da face. A despeito do emprego dos bloqueios regionais, a abrasão do nariz e das regiões laterais da face requer infiltração local direta superficial. O uso de anestésico tópico nos 30 a 60 min que antecedem o procedimento é rotineiro
- proteção de olhos, nariz e orelhas do paciente com gaze e óculos
- após antissepsia, é necessário demarcar as áreas a serem tratadas com violeta genciana ou azul de metileno
- proceda ao lixamento de maneira seletiva, em função da profundidade e distribuição das lesões. Inicie a abordagem pela periferia das áreas demarcadas. O surgimento de sangramento em orvalho indica alcance da derme papilar
- a velocidade de rotação (quando mecânico), o poder abrasivo da lixa e a pressão exercida pelo executante possibilitam o controle da profundidade da dermoabrasão
- ao final do lixamento, as áreas tratadas devem ser abundantemente lavadas com solução salina a 0,9% para retirada de debris cutâneos e sangue
- hemostasia por compressão; compressas embebidas em solução salina 0,9% e epinefrina podem ser sobrepostas às áreas manipuladas sangrantes até que ocorra hemostasia adequada
- nos casos de abordagem local, esfoliação química pode ser utilizada nas áreas não submetidas à abrasão para uniformização da tez facial
- o curativo deve ser oclusivo, aplicado em toda a face, com abertura para olhos, boca e nariz, por um período de 24 a 48 h, pois a umidade acelera a reepitelização e reduz a dor
- após a retirada do curativo, devem ser feitas compressas diárias, várias vezes ao dia, com soro fisiológico e aplicação de antibiótico tópico. Deve-se evitar a formação de crostas. Se houver, ainda, exsudação, deve-se ocluir novamente as áreas afetadas
- por volta de 7 a 10 dias, a reepitelização faz-se completa; no entanto, a área pode se encontrar ainda hiperemiada, o que pode persistir pelos próximos 2 ou 3 meses. Em áreas de eritema mais intenso, creme de hidrocortisona está indicado. Edema variável na área tratada é observado nos 3 meses seguintes ao procedimento
- é fundamental o uso de protetor solar nessa fase (sem álcool, fator de proteção alto e não comedogênico); a exposição solar direta deve ser evitada por um mínimo de 3 meses. A hipersensibilidade à exposição solar persiste pelos 6 meses seguintes ao procedimento
- a boa técnica cirúrgica e cuidados pós-operatórios adequados reduzem o risco de resultados indesejados.

Tratamento cirúrgico das cicatrizes de acne

Joaquim J. T. Mesquita Filho ◆ Ronán Paulo Veizaga

A acne é uma doença genético-hormonal, autolimitada, de localização pilossebácea, com formação de comedões, pústulas e lesões nodulocísticas, cuja evolução, dependendo da intensidade do processo inflamatório, leva à formação de abscessos, com frequente êxito cicatricial. Todas as áreas do corpo com alta concentração de glândulas pilossebáceas podem ser acometidas, especialmente face, dorso e tórax (Figura 93.39; mais detalhes no Capítulo 60).

Em pacientes com acne, nota-se que a incidência geral de cicatrizes corresponde a mais de 90% na face, tanto em homens quanto em mulheres, e 40% no tronco. Observa-se que, a partir do 6º mês de acne, ocorre um aumento progressivo das cicatrizes, que se estabiliza a partir de 2 anos de doença ativa.

O paciente com cicatriz de acne constitui um desafio muito maior do que simplesmente o tratamento de uma marca aparente. O contexto psicológico, com todos os estigmas sociais de uma acne grave (que, no momento do início do protocolo de revisão cicatricial, deve estar curada), deixa no indivíduo sequelas muito maiores do que aquelas que podem ser vistas na pele. Geralmente são pessoas já decepcionadas por diversos procedimentos prévios pouco eficazes, levando a certa desconfiança com relação à capacidade real de melhora e insegurança, dificultando a adesão às técnicas propostas. Muitos pacientes não desejam tratamentos agressivos, ou que apresentem tempo de recuperação prolongado, seja por motivos profissionais ou pessoais. O dermatologista deve procurar obter os melhores resultados por meio de procedimentos pouco agressivos em curto espaço de tempo, por exemplo, o preenchimento para tratamento das cicatrizes estiráveis, ganhando assim a confiança e a fidelidade do paciente. Cada indivíduo tem um longo caminho a ser percorrido, podendo levar até anos, e é sempre bom lembrá-los de que, em algumas fases do tratamento, pode ocorrer piora relativa das cicatrizes, antes da melhora definitiva, como no caso de cicatrizes em ponte. A avaliação correta dos tipos morfológicos de cicatrizes é o primeiro passo ao sucesso; a segurança e o conhecimento da patologia são o segundo; e o terceiro seria a indicação de técnicas efetivas e corretas. Ao iniciar de tal maneira, a jornada será muito mais fácil, tanto para o paciente quanto para o médico.

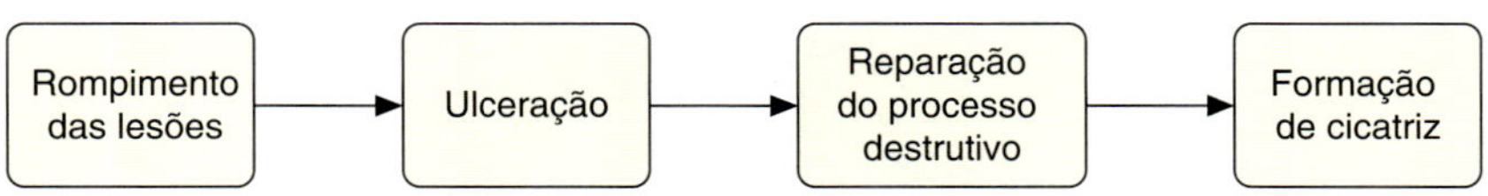

Figura 93.39 Mecanismo de formação da lesão de cicatriz de acne.

Aspectos psicológicos

A acne é uma das dermatoses que mais causam insegurança, trauma psíquico e baixa autoestima. Quanto mais imaturos os pacientes são, maior é o grau de fantasias com relação aos procedimentos e mais críticos eles serão com os resultados. Assim, quanto mais jovens, maior é a chance de insatisfação, por isso o médico deve fazer uma avaliação criteriosa de cada caso, em conjunto com os pais. Sempre que o profissional for questionado com relação ao grau de melhora a ser obtido, a projeção terá de ser, inevitavelmente, aquém do resultado que se possa alcançar, evitando assim falsas expectativas. Aliás, é sempre desafiador lidar com essas expectativas, tanto do paciente quanto dos familiares. Deve-se tomar cuidado com adolescentes cujos procedimentos sejam financiados por outros; assim, os pais devem estar presentes no início do tratamento.

Profissional ideal

Deve ter uma boa formação em cirurgia dermatológica e conhecer todas as técnicas de correção, ter organização e método de trabalho, além de *sempre fotografar*. Nos tempos atuais, a fotografia é condição essencial, devendo ser utilizada para comparação da evolução e melhora durante o tratamento, pois, durante o processo, os pacientes se esquecem de como eram suas cicatrizes e a documentação fotográfica é inquestionável. É necessário conhecer as expectativas dos pacientes, aceitar suas limitações psicossociais e sempre ser realista com os resultados.

Propedêutica das cicatrizes

Deve ser feita a distância e em *close-up* e com ângulos diferentes de luz (Figuras 93.40 e 93.41), para as seguintes finalidades:

- a distância: verifique as cicatrizes que predominam, que são as piores
- em *close-up*: determine a técnica ideal para cada tipo de cicatriz, podendo-se realizar a planificação do tratamento.

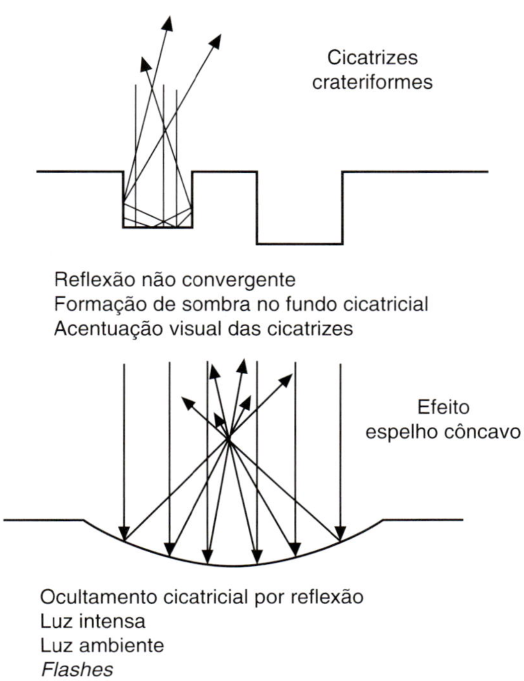

Figura 93.40 Angulação da luz.

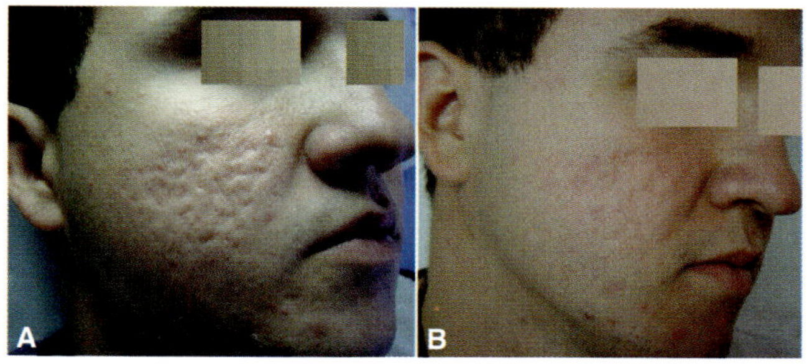

Figura 93.41 Propedêutica das cicatrizes de acne. **A.** Luz tangencial vindo superiormente, sombreando as cicatrizes. **B.** Luz perpendicular com *flash*, melhorando as cicatrizes.

Em seguida, busca-se determinar as cicatrizes predominantes, que podem ser:

- rasas: podem ser submetidas à esfoliação e, posteriormente, sofrer revisão cicatricial
- profundas ou hipertróficas: devem sofrer revisão cicatricial, para depois serem submetidas à esfoliação.

Principais tipos de cicatrizes de acne na face

Ver Quadro 93.5.

As cicatrizes atróficas ou deprimidas são mais comuns do que as hipertróficas ou queloides (3:1). Em 2001, Jacob *et al.* fizeram uma subclassificação: *ice pick* (60 a 70%), *rolling* (15 a 25%) e *boxcar* (20 a 30%) (Figura 93.42 e Quadro 93.6).

Quadro 93.5 Classificação das cicatrizes de acne.

Tipo de cicatriz	Subtipo de cicatriz	
Elevadas	Hipertróficas	
	Queloidianas	
	Papulosas	
	Pontes	
Distróficas		
Deprimidas	Distensíveis	Onduladas
		Retráteis
	Não distensíveis	Superficial
		Média
		Profunda – túneis

Gentilmente cedido pela Dra. Ada Trindade e pela Dra. Bogdana Victória Kadunc.

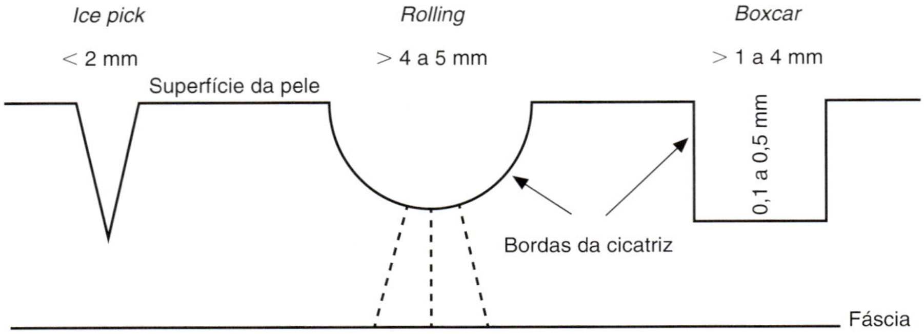

Figura 93.42 Subtipos de cicatrizes de acne.

Quadro 93.6 Classificação morfológica das cicatrizes de acne.

Subtipo de cicatriz	Características clínicas
Ice pick	As cicatrizes são estreitas (< 2 mm), profundas, com acentuados tratos epiteliais que se estendem verticalmente para a derme profunda e o tecido subcutâneo
Rolling	Estas cicatrizes geralmente são de grandes depressões (até 5 mm), pouco demarcadas, muito superficiais, às vezes pouco visíveis, com uma extensão vertical que é limitada pela profundidade correspondente à espessura da epiderme
Boxcar Rasas < 3 mm de diâmetro > 3 mm de diâmetro Profundas < 3 mm de diâmetro > 3 mm de diâmetro	As cicatrizes *boxcar* são arredondadas ou com depressões ovais com bordas bem demarcadas, semelhantes às cicatrizes de varicela. Elas são clinicamente mais largas na superfície que as cicatrizes *ice pick* e não diminuem até a base Elas podem ser rasas (0,1 a 0,5 mm) ou profundas (> 0,5 mm) e são mais frequentemente de 1,5 a 4,0 mm de diâmetro

Adaptado de *Jacob et al.*, 2001.

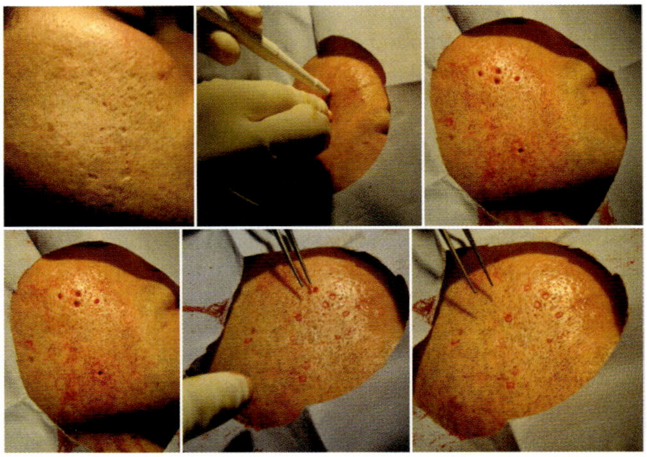

Figura 93.43 Técnica de *punch* enxerto para correção de cicatrizes crateriformes.

Cicatrizes crateriformes

Devem ser classificadas conforme:

- contorno: regular ou irregular
- profundidade: rasas ou profundas
- diâmetro: > 3 mm ou < 3 mm.

As *rasas (< 3 mm)* podem se beneficiar de dermoabrasão ou de algumas sessões de elevação por *punch*. As rasas de contorno irregular podem ser revisadas usando agulhas descartáveis para realizar seu levantamento ou desgaste das bordas com radiofrequência.

As *profundas (> 3 mm)* devem receber enxertos totais da região pré-auricular. Já as < 3 mm devem ser eliminadas com *punch*, seguidas de dermoabrasão imediata, deixando que a cicatrização ocorra por segunda intenção (Figura 93.43).

Cicatrizes estiráveis e/ou depressíveis

São depressões de base mole que melhoram com a distensão (Figura 93.44).

Podem ser divididas de acordo com seu diâmetro em:

- < 5 mm: podem se beneficiar de várias técnicas (subcisão, preenchimento com ácido hialurônico ou pastilha dérmica), pois todos, em última análise, causam maior ou menor intensidade e maior ou menor durabilidade à formação de fibrose preenchedora
- 10 mm: por seu tamanho, se beneficiam mais da injeção de gordura por lipomodulação.

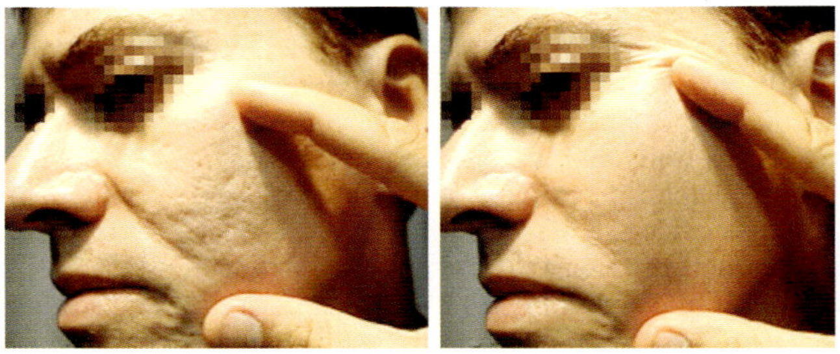

Figura 93.44 Cicatrizes moles e distensíveis à manobra do estiramento.

Cicatrizes papulosas

Essas elevações distensíveis, semelhantes a lesões anetodérmicas, são frequentes na região mentoniana e tronco. São cicatrizes com tratamento relativamente fácil, sendo o procedimento de escolha a realização de um *shaving* com lâmina (Figura 93.45).

Cicatriz hipertrófica (inestética)

Beneficiam-se de *shaving* com radiofrequência. É importante lembrar que, algumas vezes, cicatrizes *em ponte*, que lembram uma cicatriz queloidiana, são na realidade uma redundância de pele, podendo ser revisadas com *shaving* ou exérese com sutura (Figura 93.46).

Queloides

É importante diferenciar queloides da face e do tronco e os queloides em pele tipo V ou VI daqueles em pele clara, pois a pele clara se beneficia mais da redução cicatricial com nitrogênio líquido, já que a sequela acrômica é menos perceptível. Nas peles mais escuras, o nitrogênio provoca sequelas acrômicas muito evidentes, sendo então preferível a revisão cicatricial com a técnica de *debulking*, seguida de infiltração intralesional de corticosteroide (triancinolona) e de compressão com placas de silicone e

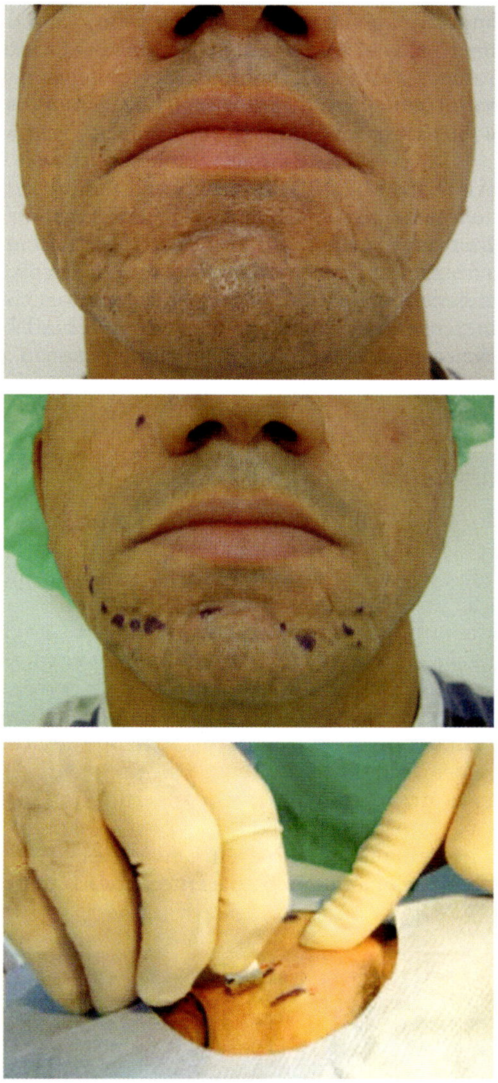

Figura 93.45 Cicatrizes papulosas elevadas em região mentoniana e *shaving*.

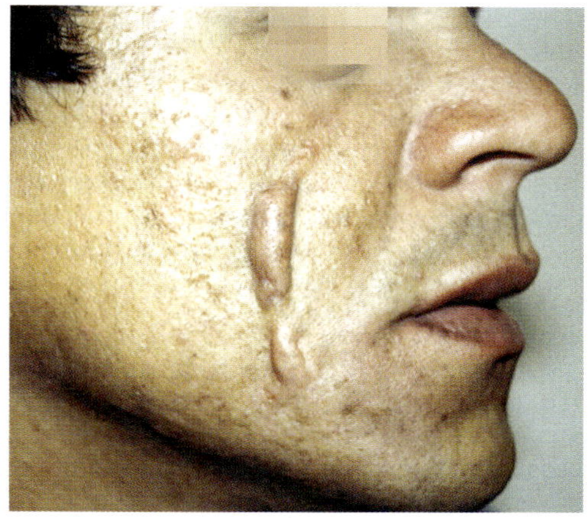

Figura 93.46 Cicatriz hipertrófica na hemiface direita.

infiltrações sequenciais a cada 30 dias por 6 meses. Outra opção pode ser o uso de bleomicina intralesional (Figura 93.47).

Os tamanhos das lesões são:

- 1 a 2 cm: 10 a 15 mg de triancinolona
- 2 a 6 cm: 15 a 20 mg de triancinolona
- 6 a 12 cm: 20 a 30 mg de triancinolona.

Redundância de pele facial

O processo de envelhecimento facial e/ou a degeneração das fibras elásticas (que ocorre no processo inflamatório acneico) causam redundância de pele, que acentua as cicatrizes, tornando-as mais visíveis na medida em que a flacidez da pele aumenta. Nesses casos, pode ser útil a correção discreta do excesso de pele por meio de um *minilifting* ou mesmo a retração térmica por *laser* ablativo (Figura 93.48).

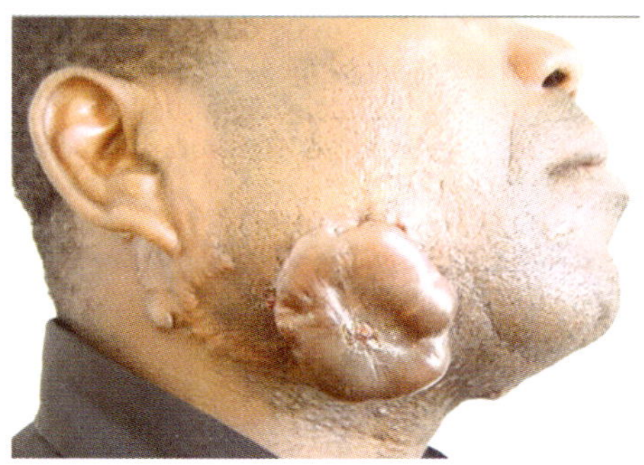

Figura 93.47 Cicatriz queloidiana.

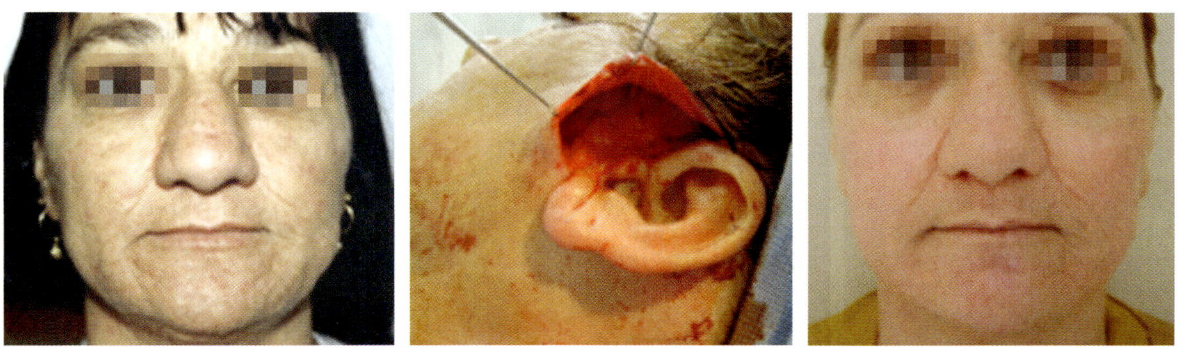

Figura 93.48 Paciente com cicatrizes de acne e flacidez, submetida a *minilifting* e dermoabrasão.

Protocolo de revisão cicatricial

É necessário que o médico estabeleça um programa de tratamento, que deve ser discutido em conjunto com o paciente, já que pode significar meses de diversos procedimentos.

O protocolo de revisão cicatricial deve obedecer a uma periodicidade quinzenal ou mensal, alternando-se em cada sessão o lado da face a ser tratado, no caso dos tratamentos cirúrgicos, ou mensal, e na face toda, nos casos pouco agressivos, como preenchimento e *lasers*. O total de sessões varia de acordo com cada caso, sendo a média de 2 a 6 sessões. O paciente deve preparar a pele com ácido retinoico e hidroquinona, a fórmula de Kligman, por 30 dias previamente ao tratamento. Deve-se tomar cuidado com uso recente da isotretinoína oral, pela atuação desta classe de medicamento na fase de cicatrização. Nesses casos, é recomendável aguardar pelo menos 6 meses para o início do tratamento.

Técnicas empregadas no tratamento das cicatrizes de acne

Esfoliação

Pode ocorrer no início, nos casos de cicatrizes superficiais, durante ou ao final do tratamento. Quanto mais esfoliações são feitas, melhores são os resultados obtidos. Podemos realizar *peelings* de derme média ou profunda, pois são nestas camadas que se encontram as cicatrizes. *Peelings* superficiais são pouco efetivos e geralmente apenas melhoram a textura da pele, e não as cicatrizes. A esfoliação é mais eficaz quando é feita com lixa ou escova de aço (dermoabrasão). Em geral, os pacientes ficam muito satisfeitos com este tratamento, já que a dermoabrasão provoca um efeito "fantasia" por regularizar as bordas cicatriciais, que passam a agir como um espelho côncavo, concentrando os feixes de luz que incidem sobre as cicatrizes, de modo que elas se tornem pouco aparentes em condições de iluminação intensa, fazendo com que o paciente, ao se examinar em espelhos muito iluminados ou em fotos com *flash*, note uma diminuição importante das cicatrizes. Atualmente, com a evolução dos *lasers* ablativos, fracionados ou não, muitos pacientes preferem ser submetidos a esses procedimentos seriados, em virtude do menor tempo de recuperação em comparação ao pós-operatório demorado e complicado da dermoabrasão.

Peelings

Os *peelings* são usados para induzir um estímulo limitado à epiderme e à derme. São úteis para o tratamento de lesões residuais pigmentadas de acne, melhoram a aparência das cicatrizes *boxcar* e as lesões ativas de acne e podem ser utilizados em peles escuras.

A escolha do tipo de *peeling* depende da espécie de cicatriz, da característica e da espessura da pele. O tratamento recomendado é de 4 a 7 sessões com intervalos de 30 a 40 dias.

Entre os *peelings* mais utilizados no tratamento das cicatrizes de acne, estão: ácido salicílico 25 a 30%; ácido glicólico 70%; ácido pirúvico 40%, 50% ou 60%; ácido tricloroacético 20 a 30% e a combinação de ácido salicílico ou *peeling* de Jessner com ácido tricloroacético.

O ácido salicílico 25 a 30%, seguido de ácido tricloroacético 30%, é mais efetivo para pacientes com acne comedogênica e cicatrizes profundas, e produz um efeito de homogeneidade na pele.

A solução de Jessner seguida de ácido tricloroacético 25 a 30% é indicada em pacientes com acne ativa e cicatrizes em *boxcar*. A mesma indicação tem a combinação de ácido salicílico e ácido tricloroacético.

O ácido salicílico 25%, seguido de ácido tricloroacético 25%, está indicado em pacientes com acne ativa, cicatrizes *boxcar* e hiperpigmentação pós-acne; é menos agressivo, com um período de recuperação curto.

Ácido glicólico 70% está especialmente indicado nas hiperpigmentações maculares pós-inflamatórias em pacientes sem acne ativa. É necessário cuidado com a possibilidade de cicatriz atrófica residual, pela não penetração homogênea do ácido.

As contraindicações ao procedimento incluem: doenças do tecido conjuntivo, dermatoses ativas na área a ser tratada, histórico de tratamento com retinoide sistêmico nos 6 meses anteriores, uso de anticoagulante oral e gravidez (ver mais detalhes no Capítulo 94).

Técnicas de revisão

Existem diversas técnicas descritas e elas são respectivas a determinados tipos morfológicos: subcisão, incisão com agulha, enxerto dérmico, enxerto total, enxerto total abrasado, excisão e sutura, elevação com *punch*, *shaving*, cicatrização por segunda intenção, *debulking* (ou emagrecimento cicatricial), W-plastia, preenchimento heterólogo, preenchimento autólogo, abrasão intraoperatória e lipomodulação. Essas técnicas serão discutidas adiante (Quadro 93.7).

Dermoabrasão

Pode ser utilizada como primeira opção de tratamento em caso de predomínio de cicatrizes superficiais ou ao se optar por técnica de exérese por *punch* ou, mais frequentemente, como finalização do tratamento (Figura 93.49).

As duas principais indicações de dermoabrasão são cicatrizes e fotoenvelhecimento. Alguns procedimentos se mostram de alto valor para aumentar o aproveitamento da dermoabrasão, como uso prévio de ácido retinoico 0,05% com hidroquinona 4% (fórmula de Kligman), que encurta o tempo de cicatrização e evita a formação de *milium*. Outro procedimento de valor é a revisão cicatricial com técnicas de superficialização antes de realizar a dermoabrasão.

Algumas complicações incluem: *milium*, cicatriz hipertrófica, hiperpigmentação, infecção e eritema persistente.

Quadro 93.7 Características das cicatrizes × técnicas de revisão.

Crateras ensombreadas rasas (a maioria)	Dermoabrasão, elevação com *punch* e Dermaroller®
Rasas de contorno irregular	Desgaste das bordas com radiofrequência Elevação por incisão com agulha
Rasas ou profundas, > 3 mm	Enxerto total (região pré-auricular)
Rasas ou profundas, < 3 mm	Exérese com *punch*
Estiráveis e depressíveis, < 5 mm	Subcisão, técnicas de preenchimento e Dermaroller®, *laser* de CO_2
Estiráveis e depressíveis, > 10 mm	Injeção de gordura por lipomodulação e derme autóloga
Profundas e puntiformes (*ice pick*)	Exérese por *punch*, TCA CROSS 90% e *laser* de CO_2 localizado (técnica de CROLL)
Hipertróficas/papulosas	*Shaving* + radiofrequência e excisão e sutura
Queloides em pele clara	Nitrogênio líquido
Queloides em pele mais escura	*Debulking* + injeção intralesional Excisão e sutura + betaterapia

CROLL = cirurgia de resconstrução com *laser* localizado; CROSS = *chemical reconstruction of skin scars*; TCA = ácido tricloroacético.

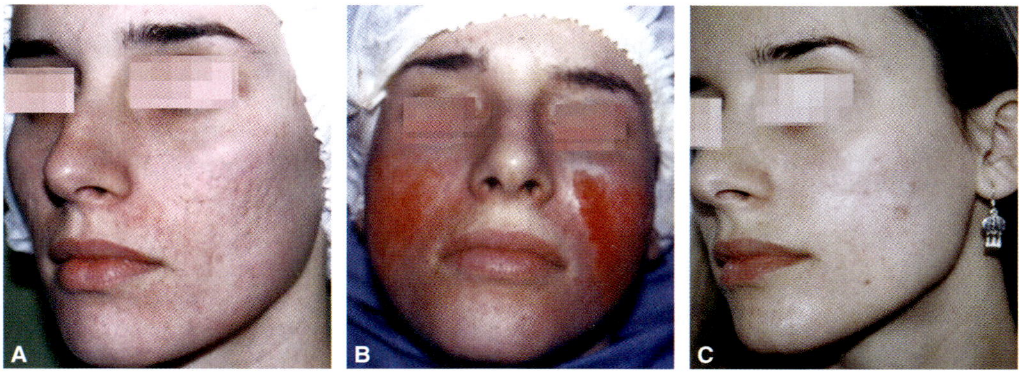

Figura 93.49 Dermoabrasão. Períodos pré (**A**), peri (**B**) e pós-operatório (**C**).

Preenchimento

O preenchimento é técnica simples e efetiva; os pacientes percebem rapidamente o resultado e o tempo de recuperação é praticamente nulo. Por esses motivos, geralmente iniciamos o tratamento com este procedimento, obviamente, somente nas cicatrizes estiráveis. Existem diversos tipos de preenchedores, embora o ácido hialurônico seja o mais seguro e fácil de trabalhar, sendo sua única desvantagem o fato de ser temporário. Entre os definitivos, o dimetilsiloxano (DMS) de grau médico também foi muito utilizado, com a técnica de microgotas em derme profunda, com excelentes resultados; no entanto, o DMS tem algumas restrições de uso, sendo liberado apenas para uso oftalmológico em descolamentos de retina. Quando colocado erroneamente superficialmente, pode causar eritema e nódulos no local. O polimetilmetacrilato (PMMA), outro preenchedor definitivo, pelo fato de produzir granulomas, somente pode ser utilizado no subcutâneo. Caso seja, por engano, introduzido próximo à derme, pode causar nódulos eritematosos, não sendo, portanto, uma boa opção para preenchimento de cicatrizes de acne. O mais importante da técnica é saber o nível correto de colocação do preenchedor, pois a profundidade pode variar de acordo com o tipo de cicatriz (Figura 93.50).

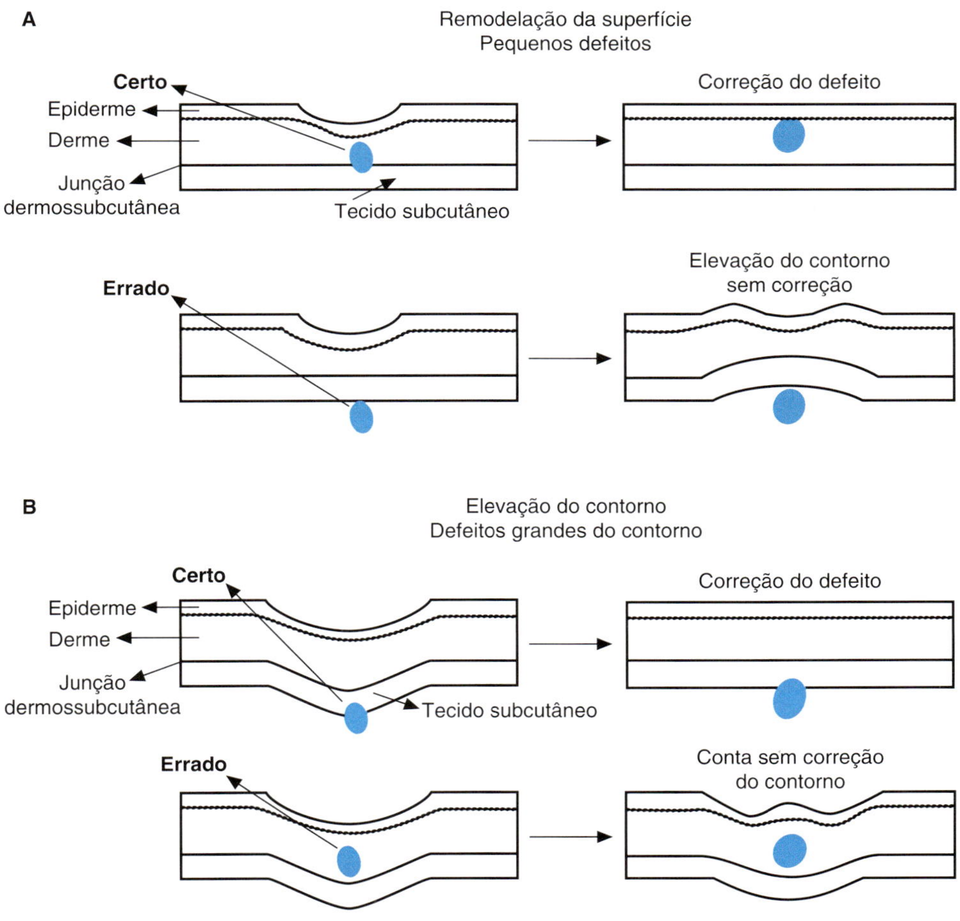

Figura 93.50 **A.** Preenchimento em defeito pequeno e superficial. **B.** Preenchimento em defeito grande e profundo.

Os preenchimentos podem trazer benefícios se repetidos por mais de 4 vezes no mesmo local (Figura 93.51), assim como as subcisões. O enxerto dérmico subcutâneo (pastilha dérmica) tem resultado mais duradouro, sendo, no entanto, mais trabalhoso e com indicações mais restritas.

Outra técnica é a *lipomodulação*, na qual se retira gordura do próprio paciente e injeta-se no local desejado, corrigindo cicatrizes e rugas.

Subcisão

É uma técnica utilizada para corrigir cicatrizes deprimidas e rugas. O objetivo desta técnica é desfazer as traves fibrosas que produzem retração tecidual e/ou preencher o local com o próprio coágulo. O procedimento tenta elevar a base do defeito até o nível da superfície da pele. Anestesia-se a área a ser tratada com xilocaína a 2% com epinefrina e, em seguida, introduz-se a agulha ou lâmina e as traves fibrosas são destruídas com movimento em leque (Figura 93.52). Quando se trata de depressões com bordas suaves, a subcisão é realizada na camada média da derme.

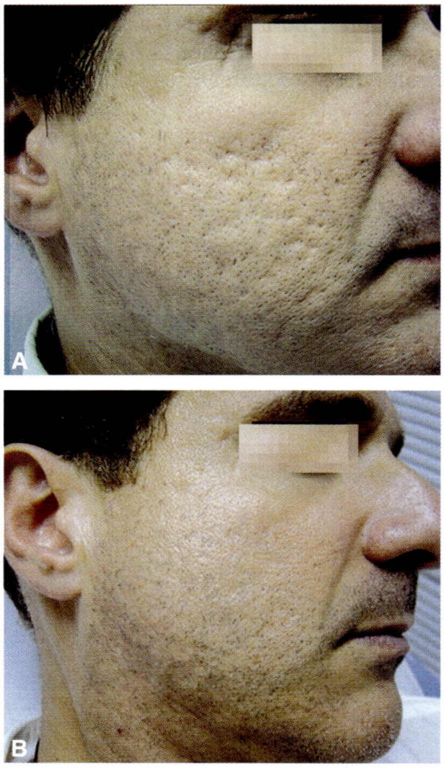

Figura 93.51 Preenchimento com 5 sessões de ácido hialurônico. **A.** Antes. **B.** Depois.

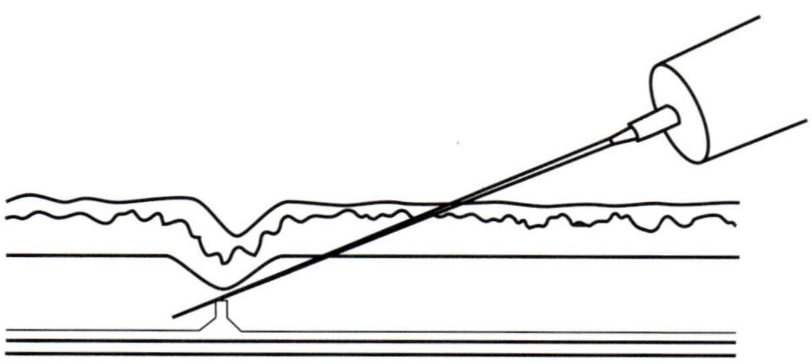

Figura 93.52 Subcisão em cicatriz.

Para corrigir cicatrizes mais profundas, faz-se na parte mais profunda da derme. Quando se trata de linhas de expressão facial, a subcisão é subdérmica.

Os riscos da subcisão são: sangramento excessivo, infecção local, secção ou lesão de nervos e fibroplasia excessiva com posterior formação de nódulo.

Excisão e sutura

Deve-se evitar a remoção e a sutura de cicatrizes crateriformes maiores que 2 mm, pois, embora isso possa parecer lógico, as cicatrizes resultantes costumam apresentar pequenas "orelhas", que não são esteticamente aceitáveis. Excisão deve ser feita no caso de cicatrizes grandes, largas e/ou hipertróficas, em que se pode utilizar a W-plastia, zetaplastia, linhas geométricas etc. (Figura 93.53).

Excisão por *punch*

Técnica que utiliza *punches* de diversos tamanhos (1 a 5 mm) e tem como finalidade realizar elevação das cicatrizes acima de 3 mm de diâmetro, ou *punch* excisão e cicatrização por segunda intenção, naquelas menores que 3 mm (Figura 93.54).

Incisão com agulha

Em cicatrizes irregulares em que os *punches* não se adaptam, usamos agulhas para que seja possível "recortar" as cicatrizes e assim conseguir uma elevação semelhante ao uso do *punch* (Figura 93.55).

Técnica de CROSS (*chemical reconstruction of skin scars*) com TCA 90%

De acordo com um artigo de origem coreana, publicado no *Dermatologic Surgery*, o uso de TCA 90% parece ser promissor na superficialização das cicatrizes crateriformes profundas e *ice picks*, quando aplicado intralesionalmente por aproximadamente 4 a 6 vezes (1 vez a cada 30 dias).

O TCA é aplicado na base da cicatriz profunda (*ice picks*) até que a lesão tratada adquira uma cor branca *frosting* (precipitação das proteínas) (Figura 93.56). O procedimento é bem tolerado, com um mínimo de desconforto e realização em 5 a 15 min. A maioria dos tipos de pele pode ser tratada com TCA CROSS, inclusive fotótipos altos.

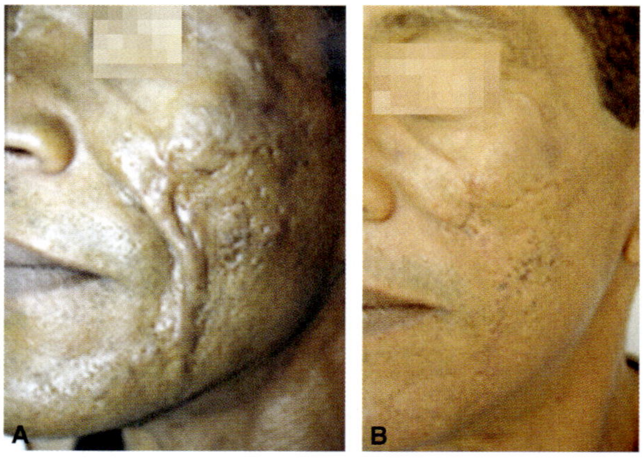

Figura 93.53 Excisão e sutura de cicatriz em "Y". **A.** Antes. **B.** Depois.

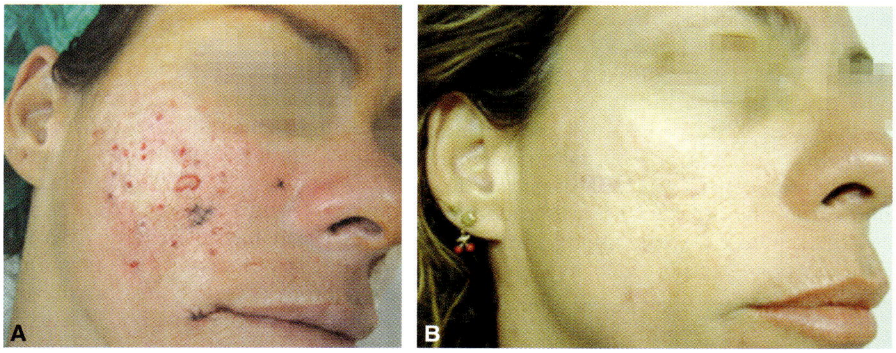

Figura 93.54 *Punch* elevação, *punch* excisão e elevação com agulha. **A.** Antes. **B.** Depois.

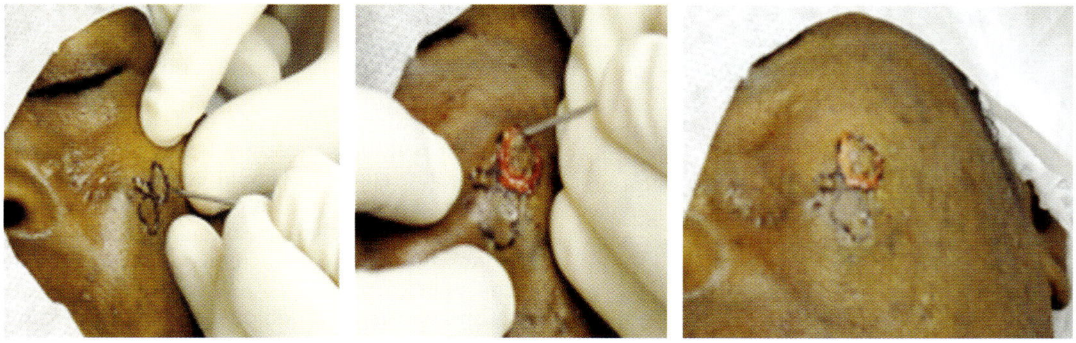

Figura 93.55 Elevação com agulha de cicatriz assimétrica.

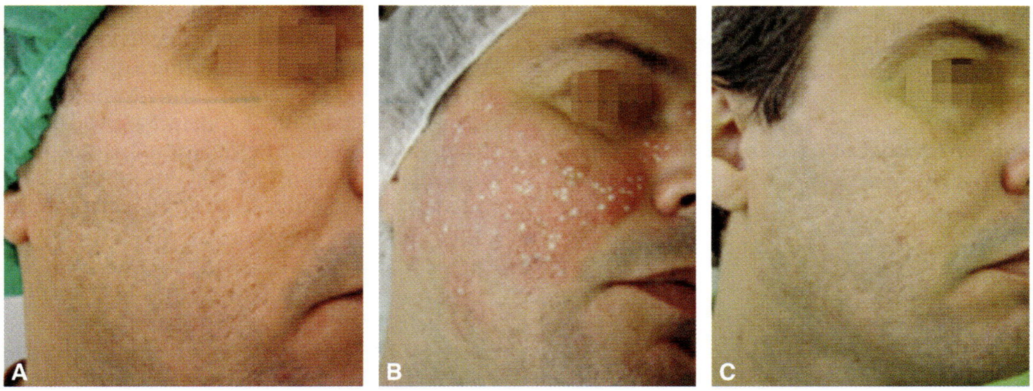

Figura 93.56 Técnica de CROSS *peeling* para cicatrizes *ice picks*. **A.** Antes. **B.** Durante o procedimento. Observe a formação do *frosting*. **C.** Após o procedimento.

Vaporização com radiofrequência

Pode ser utilizada na secção de cicatrizes em pontes ou no desgaste das bordas de cicatrizes crateriformes superficiais ou de enxertos. Sempre devemos utilizar na modalidade *cut* (no caso do aparelho nacional), pois o dano termal nos tecidos circunvizinhos será bem menor. Além disso, podemos utilizar para retirar a epiderme adjacente, quando realizamos a técnica de *punch*-retirada (Figura 93.57 e Capítulo 78).

Enxerto de derme autóloga

Opção recente de preenchimento definitivo com uso de tecido autólogo por meio da retirada da derme com coletor dérmico de Serpa, método simples, rápido, de baixo custo e com possibilidade de se obter grande quantidade de material preenchedor. Pode ser associado a descolamento subcutâneo prévio da cicatriz com fio de aço, facilitando a introdução do enxerto dérmico no local (Figura 93.58).

Radiofrequência ablativa fracionada

Trata-se de uma técnica recentemente utilizada, que vem sendo uma ótima opção ao *laser*, em virtude do baixo valor da aparelhagem em comparação aos custosos, espaçosos e frágeis aparelhos de *laser*. A radiofrequência utiliza uma corrente de alta frequência de 4 MHz, distribuída por uma ponteira fracionada de tungstênio, tendo como alvo a água intracelular, assim como os *lasers* de CO_2 e *Erbium*:YAG.

O aparelho dispõe de tecnologia para alternância das colunas de eletrodos, variação da duração do disparo e intervalo entre os pulsos. Especial atenção aos pacientes portadores de implantes metálicos e marca-passos, nos quais o procedimento deve ser contraindicado. Os resultados imediatos e tardios são equivalentes aos *lasers* ablativos fracionados (Figura 93.59 e Capítulo 78).

Lasers ablativos e não ablativos

O *resurfacing* ou remodelamento da superfície da pele envolve a remoção da epiderme e derme superficial sem estender para os anexos cutâneos (glândulas sebáceas, folículos pilosos e ductos sudoríparos), promovendo regeneração da pele e produção de colágeno (Figura 93.60). O uso de novas tecnologias ganhou espaço nos últimos anos na correção das cicatrizes.

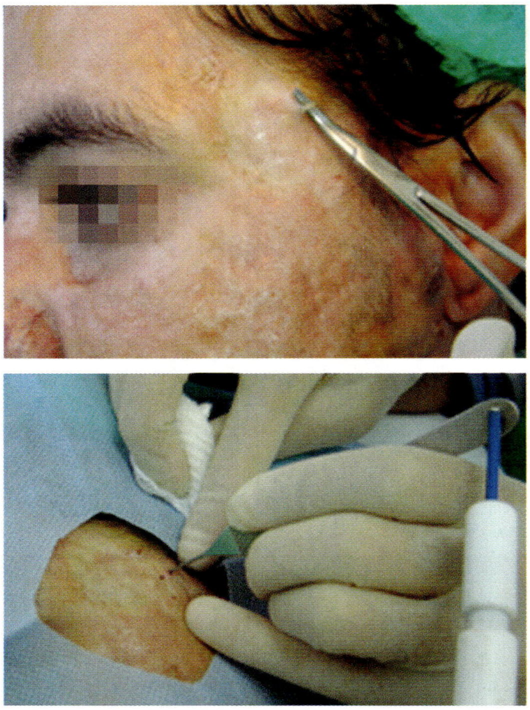

Figura 93.57 Cicatriz em ponte sendo vaporizada por radiofrequência.

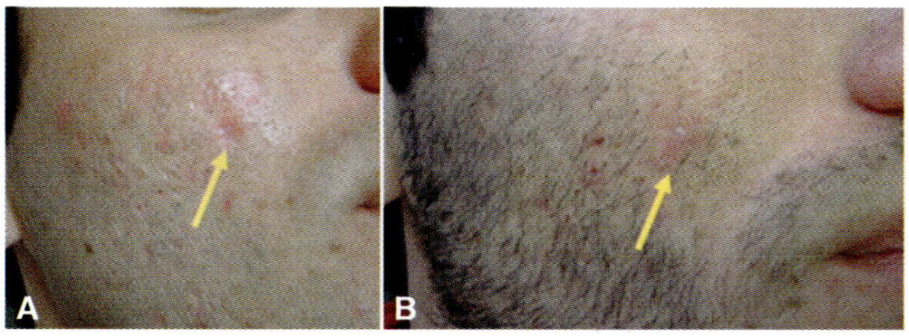

Figura 93.58 **A.** Antes **B.** Depois de preenchimento com derme autóloga.

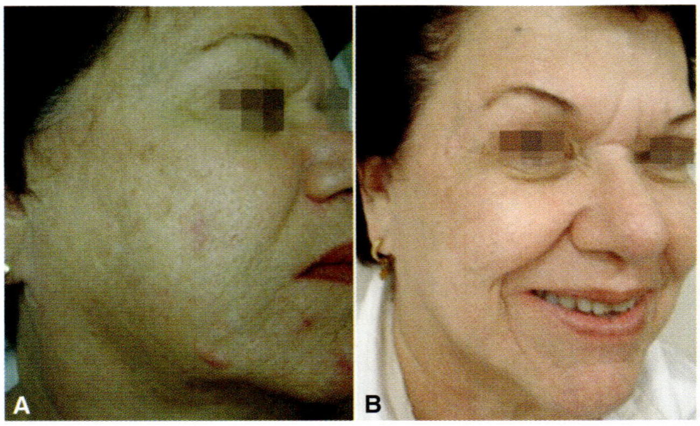

Figura 93.59 **A.** Antes. **B.** Depois de 2 sessões de radiofrequência ablativa fracionada.

O *laser* ablativo de CO_2 sempre foi considerado pela maioria dos autores o padrão-ouro para correção de cicatrizes tipo *ice pick* ou deprimidas. No entanto, sua utilização foi descontinuada devido às complicações inerentes ao método e ao longo tempo de recuperação.

Com a introdução do conceito de fototermólise seletiva, descrito por Manstein *et al.* em 2004, e o uso de *laser* ablativo fracionado, o *laser* de CO_2 e o *Erbium*:YAG retornaram ao mercado com resultados favoráveis. Entre os mencionados, estão: *laser* CO_2 10.600 nm, *Erbium*:YAG 2.940 nm, *Erbium*:YAG fracionado 2.940 nm (Pixel®) e *Erbium* 1.590 nm (Fraxel®).

O *laser* de CO_2 costuma ser usado em fluências de 250 a 350 mJ para conseguir a ablação da epiderme em uma única passagem. O *Erbium*:YAG de pulso curto é operado em 5 a 15 J/cm^2 e, muitas vezes, são necessárias várias passadas para resultar em uma profundidade de penetração semelhante ao CO_2. Por causa da sua profundidade e da natureza fibrótica, a maioria das cicatrizes atróficas exigirá, no mínimo, 2 passadas de *laser*, independentemente do sistema de *laser* para o tratamento escolhido. O *Erbium*:YAG tem maior afinidade pela água e é mais preciso na ablação das bordas da cicatriz. O *laser* de CO_2 produz maior necrose térmica, que promove maior contração da cicatriz e remodelamento do colágeno (Figura 93.61). O *pulsed dye laser* possui comprimento de onda entre 585 e 595 nm e é usado para depilação, tatuagens e lesões vasculares, principalmente para mancha vinho do Porto.

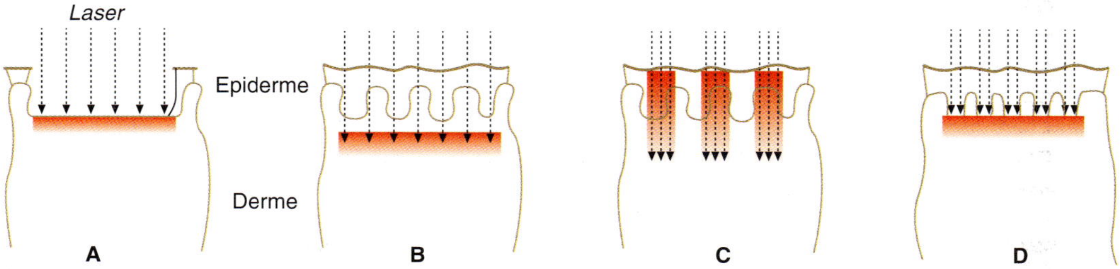

Figura 93.60 Comparação conceitual dos diferentes métodos. **A.** Ablativo: desgaste da pele, a epiderme é removida em camadas com danos térmicos na derme. A reepitelização ocorre pelos queratinócitos residuais nos anexos. Recuperação em 14 dias. **B.** Não ablativo: remodelação dérmica, efeito térmico na derme sem que a epiderme seja afetada. **C.** Fracionado não ablativo como o Fraxel®: efeito térmico de desnaturação dentro de pequenas colunas. Tempo de recuperação de 1 a 3 dias. **D.** *Laser* de CO_2 fracionado: zonas de ablação microscópicas. Remove a pele afetada, preservando uma ilha de pele entre as áreas tratadas. O tempo de recuperação é em torno de 5 dias.

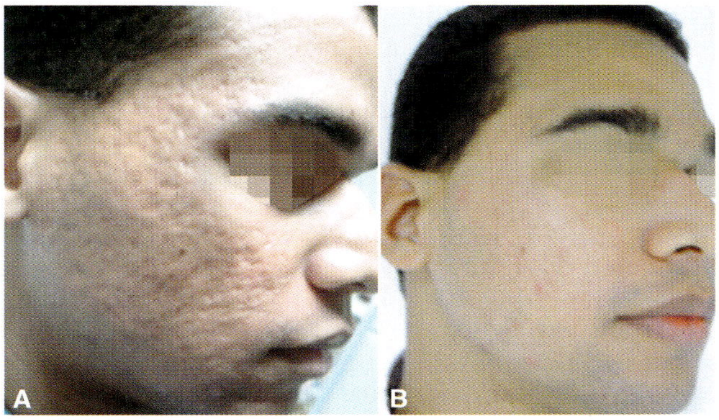

Figura 93.61 **A.** Antes. **B.** Depois de 5 sessões de preenchimento e 7 de *laser Erbium*:YAG.

O uso de antibióticos tópicos pós-*laser* deve ser evitado devido ao potencial de desenvolvimento de dermatite de contato. Aplicação de pomadas, curativos semioclusivos e/ou máscaras de refrigeração promove a cura e reduz o edema.

O efeito colateral posterior ao *laser* CO_2 fracionado mais relatado na literatura é hiperpigmentação pós-inflamatória, mais frequente nos fotótipos mais altos e com parâmetros mais agressivos. Pode ser evitada pela utilização de fórmula tríplice de Kligman na preparação da pele e ainda pela utilização de parâmetros mais agressivos apenas focalmente nas cicatrizes (ver Capítulo 78).

Técnica de CROLL

Uma nova técnica desenvolvida por Metelmann *et al.* consiste na aplicação de *laser* de CO_2 fracionado exclusivamente sobre as cicatrizes de acne, nome em analogia à técnica de CROSS. O *spot* do aparelho deve ser o mais semelhante possível ao formato da cicatriz.

Obtenção do melhor resultado

O grande segredo para a obtenção do melhor resultado possível, sem dúvida, é a associação de técnicas para otimizar e obter aquilo que o nosso paciente almeja. A maioria dos pacientes apresenta vários tipos simultâneos de cicatriz; portanto, não existe um único tratamento "milagroso", apesar de muitos alardearem que o *laser* seria o melhor. Quem realmente trata pacientes com cicatrizes deve conhecer todos os procedimentos e técnicas existentes, pois, muitas vezes, quando fazemos uma programação de tratamento, durante as sessões, a morfologia da cicatriz pode mudar para algo totalmente diferente do esperado, como é o caso do alargamento das cicatrizes *ice pick* durante o uso da técnica de CROSS (Figura 93.62).

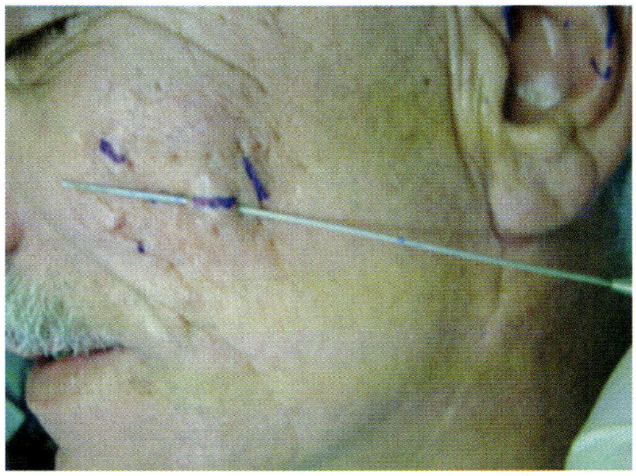

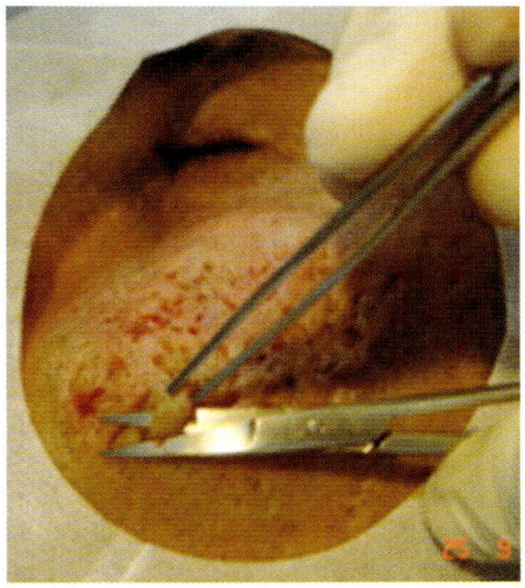

Figura 93.62 Exérese das cicatrizes em ponte e cicatrização por segunda intenção.

Microagulhamento

Paulo Notaroberto ◆ Fabiano Leal

Microagulhamento, também denominado "indução percutânea de colágeno" (do inglês PCI, ***P****ercutaneous* ***C****ollagen* ***I****nduction*) ou IPCA® (**I**ndução **P**ercutânea de **C**olágeno com **A**gulhas), é um procedimento minimamente invasivo usado como adjuvante ou terapêutica principal no manejo de diversas condições dermatológicas inestéticas. As terminologias citadas são mundialmente aceitas, mas passíveis de questionamentos, uma vez que "microagulhamento", pelo prefixo "micro", pode fazer pensar que os resultados não serão contundentes. "Indução percutânea de colágeno", se analisada de maneira crítica, é um tanto limitada, uma vez que a literatura aponta para outras ações além da neocolagênese, como aumento da elastina e clareamento da pele.

Em 1957, Spangler demonstrou a melhora de cicatrizes atróficas de acne após seccionar os septos fibróticos com agulha e, em 1995, foi aprimorada a técnica que foi denominada "subcisão" (*subcision*), além de ter sido dada importância ao extravasamento hemático induzido pelo procedimento para produção de colágeno no tratamento de cicatrizes atróficas e rugas. Com o emprego desses princípios, Fernandes descreveu a técnica de microagulhamento como a indução percutânea de colágeno induzida a partir de múltiplas puncturas produzidas por pequenas agulhas.

Os dispositivos de microagulhamento usados atualmente com maior frequência contêm várias agulhas finas, tipicamente com 0,25 a 3 mm de comprimento, dispostas em um cilindro capaz de girar sobre um eixo que está acoplado a uma haste por onde o médico aplicador manuseia. A ação do dispositivo sobre a pele promove numerosas puncturas que podem se estender do estrato córneo até a derme, promovendo sangramento de intensidade variada e liberação de fatores de crescimento, levando à formação de colágeno e elastina. O microagulhamento também pode ser usado para aumentar a penetração transdérmica de medicamentos (do inglês TDD, *transdermal drug delivery*) através da criação de pequenos orifícios no estrato córneo.

Há também aparelhos automáticos que favorecem maior controle sobre a profundidade de penetração das agulhas e são aplicados como um "carimbo", em vez do movimento de rolamento dos aparelhos manuais.

As indicações para microagulhamento se expandiram nas últimas décadas e hoje há relatos na literatura do uso deste tratamento para acne vulgar (quando associado à radiofrequência), cicatrizes, rejuvenescimento facial, despigmentação, alopecia, hiperidrose (associado à radiofrequência), estrias e TDD.

Mecanismo de ação

A base do microagulhamento é a estimulação mecânica controlada da resposta de cicatrização de feridas, que é dividida didaticamente em três fases: (1) iniciação/inflamação, (2) proliferação/cicatrização e (3) remodelação/maturação. A fase inflamatória inicia-se imediatamente após a lesão: as plaquetas e os neutrófilos, uma vez ativados, liberam fatores quimiotáticos com ação sobre queratinócitos e fibroblastos, como os fatores de crescimento e transformação α e β (TGF-α e TGF-β), o fator de crescimento derivado de plaquetas (PDGF), a proteína III ativadora do tecido conjuntivo e o fator de crescimento do tecido conjuntivo, que causam a migração de outras plaquetas, neutrófilos e fibroblastos para o sítio da lesão.

Durante a fase proliferativa, os neutrófilos são substituídos por monócitos que se transformam em macrófagos e liberam vários fatores de crescimento, incluindo o PDGF, o fator de crescimento de fibroblastos (FGF) e os TGF-α e TGF-β, que estimulam a migração e a proliferação de fibroblastos. Queratinócitos e fibroblastos produzem componentes para restabelecer a membrana basal com laminina e colágeno (especialmente dos tipos III, IV e VII), elastina, glicosaminoglicanas e proteoglicanas. Simultaneamente, há angiogênese e formação de um novo epitélio. Aproximadamente 24 a 48 h após a injúria, os queratinócitos e os fibroblastos começam a proliferar e liberam fatores de crescimento, iniciando a deposição de colágeno abaixo da camada basal da epiderme. A última fase, a fase de remodelação (ou maturação), é primariamente conduzida pelos fibroblastos e se caracteriza, principalmente, pela substituição gradativa do colágeno III pelo colágeno I, resultando em remodelação contínua do tecido por meses após a lesão. As colagenases e as metaloproteinases (MMP 1, 2 e 3) estão envolvidas na conversão gradual do colágeno tipo III no colágeno tipo I, que permanece na área por 5 a 7 anos.

Recentemente, uma nova hipótese foi proposta para explicar o mecanismo de ação do microagulhamento. Quando o procedimento é realizado usando um dispositivo de alta qualidade, as microagulhas não criam uma ferida propriamente dita. O objetivo da indução percutânea de colágeno com agulhas é promover um dano dérmico que resultará em resposta significativa com o mínimo de lesão epidérmica. De acordo com essa nova teoria, a bioeletricidade desencadeia uma cascata de fatores de crescimento capazes de desencadear a fase de cicatrização sem que tenha havido uma lesão epidérmica significativa. Quando microagulhas penetram na pele, elas causam feridas finas. As células reagem a esta intrusão com uma corrente elétrica de demarcação que é aumentada pelo próprio potencial elétrico das agulhas. A membrana de uma célula viva possui um potencial elétrico de repouso de −70 mV. O potencial elétrico depende muito dos mecanismos de transporte de íons transmembrana. Se uma única agulha de acupuntura, por exemplo, chegar perto de uma célula, o potencial elétrico interno diminui rapidamente para valores inferiores a −100 mV. As membranas celulares reagem à mudança local com um potencial elétrico que cria maior atividade celular e liberação de íons potássio, proteínas e fatores de crescimento, fazendo com que o corpo perceba esta mínima lesão como se fosse um potente estímulo.

A literatura mostra que, ao agredir intensamente a pele, há aumento significativo do risco de prolongar o tempo de cicatrização, desencadear fibrose da derme papilar, promover cicatrizes residuais, fotossensibilidade e discromias (principalmente hipercromias). A indução percutânea de colágeno com agulhas atinge a derme papilar e reticular de maneira puramente mecânica, com mínima agressão à epiderme, sendo que cada microlesão individual é percebida pela pele como lesão significativa, levando ao estímulo da produção de colágeno e elastina com menos riscos de efeitos adversos em comparação com outras abordagens minimamente invasivas, como *lasers* e *peelings*.

A intensidade das ações descritas é proporcional ao comprimento da agulha utilizada no procedimento, lembrando que a espessura da mesma não varia. Dessa maneira, ao usar um dispositivo com agulhas de 2,5 mm, o estímulo dérmico será maior que com um dispositivo com agulhas de 1,5 mm, porém a agressão epidérmica não será significativamente diferente. Acredita-se que apenas cerca de 50 a 70% da extensão da agulha penetre na pele durante o procedimento e, para haver remodelamento do colágeno, a lesão deva atingir 1 a 3 mm de profundidade. Assim, para neocolagênese e remodelação do colágeno, as agulhas devem ter comprimento de 1,5 mm, no mínimo.

Protocolo de aplicação

O dispositivo mais comumente usado por médicos para a indução percutânea de colágeno com agulhas é composto por um cilindro de aproximadamente 2 cm coberto por um número variável (de 200 a 600) de agulhas finas (0,1 a 0,25 mm de diâmetro) com comprimento de 0,25 a 3,0 mm, dispostas em linhas, dependendo do modelo e fabricante (Figura 93.63). A anestesia tópica com lidocaína lipossomada 4% em gel creme usada 30 min antes do procedimento, ou lidocaína 2,5% + prilocaína 2,5% em creme aplicada sob oclusão 60 min antes do procedimento, permite o uso de agulhas com 1,0 mm ou menos. Agulhas com 1,5 mm de comprimento ou acima causam mais

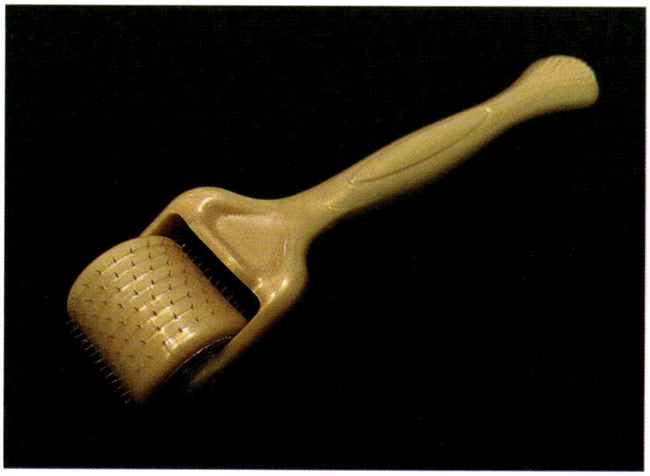

Figura 93.63 Dispositivo de microagulhamento composto por cilindro coberto por microagulhas de 1 mm e haste para manuseio.

desconforto/dor e pode ser necessária a realização de bloqueio anestésico ou anestesia infiltrativa. Após a anestesia, segue-se com higienização rigorosa da pele com loção aquosa de clorexidina 2%.

A aplicação do dispositivo deve ser feita rolando o cilindro microagulhado sobre a pele com movimentos de "vaivém" em linha reta e em diferentes direções (vertical, horizontal e diagonais) com o objetivo de promover um resultado homogêneo em toda a área tratada. Movimentos em curva devem ser evitados porque o objetivo do microagulhamento é promover puncturas e a não realização de movimentos retos causa microfissuras que podem gerar aumento do tempo de recuperação e uma resolução cicatricial inestética. A força sobre o cilindro deve ser distribuída uniformemente (não "pesar" mais sobre um lado) e não deve ultrapassar 6 N, evitando danos sobre estruturas anatômicas mais profundas e dor acima do esperado. A literatura recomenda 10 a 15 movimentos em cada direção com o objetivo de promover 250 a 300 puncturas/cm^2 distribuídas uniformemente. Os autores apontam que mais importante que quantificar o número de passadas é a inspeção direta da área tratada, com o objetivo de realizar quantos movimentos forem necessários para a resposta clínica desejada (*end point*), sempre respeitando os cuidados de força e direção dos movimentos descritos anteriormente (Figura 93.64 A a C). Pode-se observar desde eritema difuso sem ou com mínimos orvalhos sanguíneos até sangramento significativo. A resposta clínica imediata depende do comprimento da agulha do dispositivo, da pressão exercida, do número de passadas e da espessura da pele. Peles finas, como no caso da pele fotoenvelhecida ou em uso de retinoides, manifestam orvalho sanguíneo mais precocemente em comparação com peles espessas e fibrosas, comumente verificadas nos pacientes com cicatrizes de acne. O comprimento da agulha deve ser escolhido em função do efeito desejado e da pele a ser tratada, sendo que o comprimento da agulha não deve exceder 1,5 mm nas peles finas. O remodelamento do colágeno ocorre quando a lesão acarreta sangramento significativo, o que é observado mais comumente com agulhas com comprimento acima de 1,5 mm.

O sangramento cede espontaneamente em aproximadamente 10 min e, em seguida, a área deve ser limpa com solução salina estéril (soro fisiológico, NaCl 0,9%) gelada, permanecendo eritema, edema e exsudato. A plena recuperação ocorre em, no máximo, 7 dias, com média de 3 a 4 dias. Há autores que recomendam a aplicação de antibióticos tópicos (ácido fusídico ou mupirocina) nas primeiras 24 a 48 h que sucedem o tratamento. Os autores não compartilham desta conduta em virtude de o índice de infecção bacteriana no pós-procedimento ser insignificante e por aumentar a possibilidade de resistência bacteriana aos antibióticos. Recomenda-se o uso de cremes hidratantes com ativos aceleradores da reparação tecidual nas primeiras 24 a 48 h.

Indicações e contraindicações

O microagulhamento está indicado principalmente para o estímulo à neocolagênese e remodelamento do colágeno, como nos casos de cicatrizes, estrias e rugas. Entretanto, a técnica também já foi descrita para acne (quando associada à radiofrequência), melasma, fotodano (incluindo queratoses actínicas), hiperidrose (associada à radiofrequência), alopecia e aumento da permeabilidade a ativos (*drug delivery*). A técnica não está completamente contraindicada, mas deve-se atentar para a história de herpes simples na área a ser tratada (em caso positivo, recomenda-se a profilaxia com antiviral oral), infecções (p. ex., verruga plana na face), uso de anticoagulantes (aumenta o sangramento durante o procedimento) ou outras condições que aumentem o tempo de sangramento, passado de hipercromia pós-inflamatória, alergia a metais (atentar para alergia ao níquel), gravidez e amamentação, fobia a agulhas, atitude não colaborativa do paciente (p. ex., não seguir as recomendações e cuidados) e expectativa irreal.

Cicatrizes de acne

O tratamento das cicatrizes de acne é a indicação mais estudada e documentada para a indução percutânea de colágeno por agulha. Fabbrocini *et al.* realizaram estudo clínico prospectivo

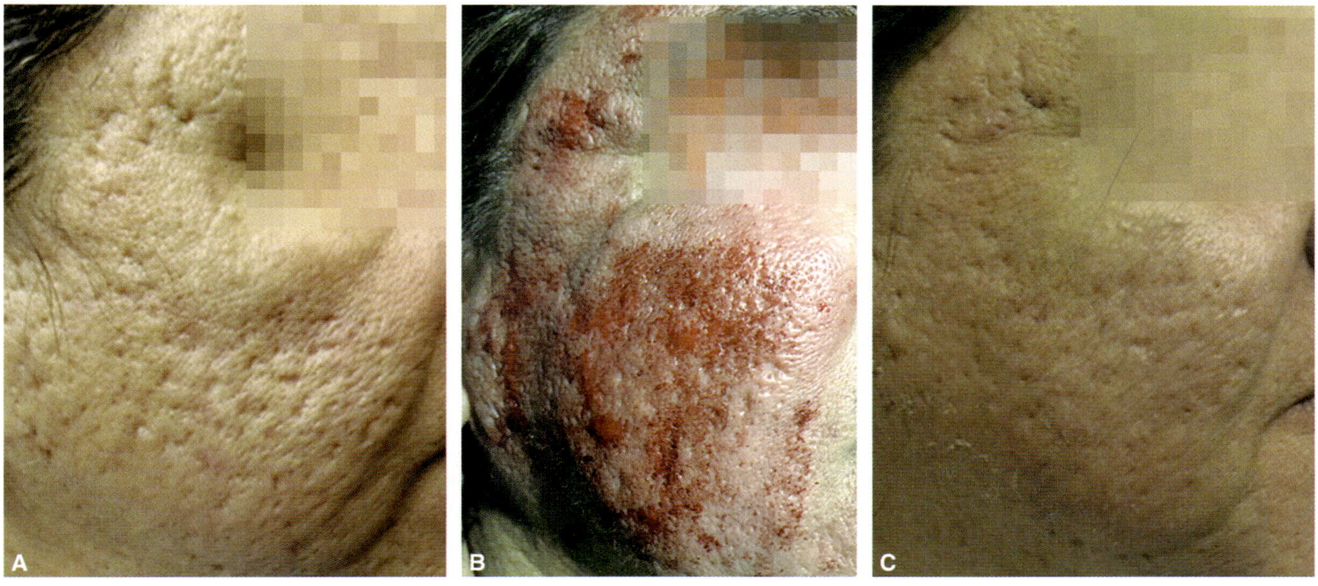

Figura 93.64 **A.** Paciente com cicatrizes atróficas distensíveis e não distensíveis por acne. **B.** Imediatamente após tratamento de indução percutânea de colágeno com agulhas de 2,0 mm. **C.** Pós-tratamento com 1 semana de evolução. Observar a melhora significativa das cicatrizes após uma única sessão, além da suavização de rugas e atenuação do sulco nasogeniano.

em 32 pacientes apresentando cicatrizes de acne com 2 aplicações (intervalo de 8 semanas entre elas) de dispositivo com agulhas de 1,5 mm de comprimento em monoterapia e observaram melhora de 25% a partir da análise de impressão do relevo cutâneo em modelo de silicone.

Dogra *et al.* publicaram estudo clínico prospectivo para o tratamento de cicatrizes de acne em 36 pacientes com fotótipos IV e V usando microagulhas de 1,5 mm, em 5 sessões, com intervalo mensal entre estas e entre a avaliação final. Os investigadores observaram algum grau de resposta em todos os pacientes, sendo que a maioria apresentou 50 a 75% de melhora e 4 voluntários com fotótipo IV apresentaram hipercromia residual, além de um ter apresentado cicatrizes com aspecto de trilho de trem. Um estudo clínico prospectivo comparativo entre 3 aplicações de *laser* fracionado não ablativo 1.340 nm e o mesmo número de tratamentos com microagulhas de 2,0 mm, envolvendo 46 pacientes, evidenciou resultados semelhantes entre ambos no manejo de cicatrizes de acne. Entretanto, o eritema foi mais prolongado no grupo do *laser*, assim como a presença de hipercromia pós-inflamatória.

Com a intenção de otimizar os resultados obtidos com a IPCA®, tem-se utilizado a associação de outras técnicas previamente à intervenção com o *roller* de agulhas. Com base nos achados obtidos no tratamento de flacidez da pálpebra e em estrias antigas, iniciou-se uma investigação em busca de aplicabilidade da **r**adiofrequência **p**ulsada com **m**ultiagulhas (RFPM®), que vem sendo empregada para tratar cicatrizes de acne deprimidas. Na RFPM®, a utilização de energia fracionada randômica de alta frequência disparada sobre a pele resulta em regeneração dérmica na interface da derme papilar/reticular, por meio da estimulação de fibroblastos com consequente síntese de fibras colágenas e fibras elásticas, bem como regeneração epidérmica gerada pela migração de queratinócitos.

Estrias

Estudo prospectivo envolvendo 22 mulheres com estrias evidenciou melhora da textura e firmeza da pele sem discromias residuais 6 meses após um único tratamento. Estudo clínico e histopatológico com 16 pacientes apresentando estrias tratadas com 3 sessões de microagulhamento demonstrou melhora de 51 a 100% em 7 pacientes, enquanto as 9 restantes apresentaram melhora até 50%. As biopsias pós-tratamento mostraram espessamento epidérmico, aumento de colágeno e de fibras elásticas. Khater e Abdelhaleem realizaram estudo comparativo entre *laser* ablativo (CO_2) e indução percutânea de colágeno com agulhas de 1,5 mm de comprimento, compreendendo 10 pacientes do sexo feminino com estrias no abdome e nos membros inferiores, e observaram melhora em 90% dos casos tratados com microagulhamento contra 50% das voluntárias submetidas ao *laser* ablativo.

Fotoenvelhecimento

El-Domyati *et al.* realizaram estudo clínico prospectivo em 10 voluntários com fotótipo variando de III a IV e avaliação da pele em classe II a III pela classificação de Glogau, tratados com 6 sessões de microagulhamento (1,0 mm) com intervalo de 2 semanas entre elas. A avaliação das rugas e da textura 3 meses após as 6 sessões mostrou melhora de 55 a 60%, enquanto a satisfação global foi de 80 a 90%. A avaliação histológica revelou aumento da elastina de 15,1 para 21,9%, enquanto a quantificação do percentual de derme ocupado por colágeno evoluiu de 58,1 para 69,9% nos tempos pré e 3 meses após a última aplicação. Em estudo clínico e profilométrico, envolvendo 10 voluntárias com idade entre 50 e 65 anos (média de 59) apresentando rugas periorais tratadas com 2 sessões de microagulhamento com agulhas de 1,5 mm e intervalo de 4 semanas entre as aplicações, observou-se redução da rugosidade média em 44% e em 30,51% da profundidade máxima das rugas.

Drug delivery

Em condições fisiológicas, a administração transdérmica de agentes terapêuticos, não apenas para a terapia cosmiátrica, é limitada a moléculas pequenas e lipofílicas, em virtude da barreira do estrato córneo. A técnica de microagulhamento também é usada isoladamente ou combinada com outros procedimentos, como iontoforese e eletroporação, para aumentar a permeação de ativos e possibilitar a penetração de macromoléculas terapêuticas (incluindo proteínas) que não ultrapassam a pele íntegra. Fabbrocini *et al.* demonstraram aumento da penetração de *serum* com propriedade clareadora contendo rucinol aplicado imediatamente após microagulhamento com agulha de 0,5 mm em comparação com o produto usado isoladamente. Estudo prospectivo comparativo entre microinjeções de ácido tranexâmico e aplicação do mesmo produto após microagulhamento (1,5 mm), em 30 pacientes com melasma, demonstrou melhora do escore MASI de 35,72 e 44,41% nos grupos de microinjeção e microagulhamento, respectivamente. El-Fakahany *et al.* verificaram o aumento da ação anestésica de creme contendo lidocaína 2,5% + prilocaína 2,5% aplicado imediatamente após microagulhamento (0,5 mm) em comparação com o mesmo produto usado isoladamente, previamente a procedimento de indução percutânea de colágeno com agulhas de 2,5 mm.

Outras indicações

Estudo clínico e instrumental comparativo envolvendo 100 voluntários com alopecia androgenética demonstrou melhora significativa no resultado com microagulhamento, realizado semanalmente com agulhas de 1,5 mm de comprimento associado ao uso diário de minoxidil 5% em duas aplicações diárias contra o grupo-controle apenas com o uso da loção de minoxidil. A resposta do grupo submetido ao procedimento seriado foi mais precoce (6 semanas contra 10 semanas) e a contagem de fios (diferença entre a contagem inicial e a contagem final) após 12 semanas revelou aumento de 91,4 contra 22,2 nos grupos com e sem microagulhamento, respectivamente. O microagulhamento com agulhas de 0,5 e 1,0 mm seguido da aplicação de ácido tricloroacético 10% foi utilizado em 13 pacientes com hiperpigmentação periorbital ("olheira") e demonstrou melhora considerada boa a excelente em 92,3% dos pacientes.

Reações adversas

A indução percutânea de colágeno com agulhas está associada a uma baixa taxa de reações adversas. O exame histológico realizado 24 h após a terapêutica demonstra epiderme intacta e nenhuma alteração no número de melanócitos, resultando em reduzido tempo de recuperação e risco mínimo de discromias. Efeitos colaterais observados são inerentes ao procedimento e temporários, sendo relatados eritema, edema e ardência. As marcações em aspecto de trilho de trem são infrequentes e são dependentes da técnica de aplicação. Um estudo de caso informou duas irmãs que desenvolveram reações de hipersensibilidade sistêmica após o microagulhamento, possivelmente por alergia ao metal. Em outra série de casos, 3 pacientes desenvolveram granulomas faciais de corpo estranho confirmados por biopsia após microagulhamento e *drug delivery*.

Em 2 pacientes, o teste de contato foi positivo ao produto aplicado e os autores propuseram que os canais criados podem facilitar a deposição de partículas imunogênicas na derme. Em todos os casos, a recuperação total ou parcial foi obtida após o tratamento com corticosteroides ou tetraciclina. Esses casos destacam a necessidade de cautela em relação ao uso inadequado de medicamentos ou dermocosméticos tópicos em combinação com métodos de entrega transdérmica aprimorada. O microagulhamento associado ao *drug delivery* só deve ser usado em combinação com produtos estéreis testados e licenciados junto à Agência Nacional de Vigilância Sanitária (Anvisa) para este propósito. Yadav e Dogra relataram um caso de dermatite de contato alérgica por hipersensibilidade ao níquel, em paciente submetido a microagulhamento para tratamento de cicatrizes de acne. Nenhum estudo relatou infecções bacterianas após o tratamento, embora alguns autores optem por profilaxia antibiótica tópica ou oral. Três estudos relataram infecções por vírus herpes simples (HSV) e o aciclovir oral foi administrado profilaticamente a pacientes com história de HSV em pelo menos um estudo voltado para tratamento de cicatrizes de acne.

Conclusão

O microagulhamento é uma técnica de execução relativamente simples e econômica utilizada principalmente para o estímulo à neocolagênese e remodelação do colágeno. Uma revisão da literatura atual sugere que a técnica é eficaz e segura, fazendo com que seja uma alternativa terapêutica favorável a considerar. No entanto, as evidências científicas são limitadas, uma vez que se baseiam em estudos predominantemente observacionais, que são heterogêneos em *design* e, por vezes, com alguma análise estatística e validade interna insuficientes. Os dados atuais sugerem que o microagulhamento proporcione a vantagem da preservação epidérmica, ao mesmo tempo que promove a produção de colágeno e elastina. Ensaios clínicos randomizados duplamente cegos e com grande casuística são necessários para avaliar, ainda mais, a eficácia e estudos específicos são necessários para definir o número ideal de tratamentos, o intervalo entre as sessões e o comprimento da agulha para cada caso, além de mapear com maior acurácia as reações adversas.

Cirurgia micrográfica de Mohs

Francisco Burnier Pereira

Trata-se de uma técnica aplicada no tratamento do câncer cutâneo, que visa à retirada completa do tumor por meio de controle histográfico, preservando ao máximo a pele normal contígua ao tumor. O método da cirurgia é único, pois o dermatologista atua como cirurgião e patologista, o que possibilita uma correlação precisa da ferida operatória com o mapa da cirurgia. Descrita inicialmente por Frederick Mohs, recebeu o nome de *quimiocirurgia* devido à utilização de pasta de cloreto de zinco a 20% para fixação do tecido. Ainda nos anos 1950, a técnica foi modificada, utilizando-se o criostato para fixação do material e anestesia local, possibilitando que o procedimento fosse realizado de modo ambulatorial. Em 1970, Tromovich e Stegmen apresentaram 75 casos na reunião do American College of Chemosurgery, demonstrando a superioridade da técnica com relação à taxa de cura (Figura 93.65).

A partir de então, a técnica passou a ser denominada *cirurgia micrográfica de Mohs* (*CMM*), em justa homenagem ao seu idealizador. Seu índice de cura fica próximo a 99,5%, para tumores primários, e em torno de 95%, para tumores recorrentes, ou seja, superior a qualquer outro método cirúrgico. Tecnicamente, é muito trabalhosa e dispendiosa; contudo, vários estudos demonstram que, quando bem indicada, a CMM tem relação custo/benefício superior à dos demais métodos. São muitas as indicações, algumas das principais sendo: tumores cutâneos recidivantes; carcinoma basocelular localizado em áreas de risco para recorrência, em especial as zonas de clivagem (altamente recidivante, pois penetra pelos planos de fusão, por exemplo, sulco nasogeniano, sulco pós-auricular); áreas nas quais não se possa sacrificar muito tecido (região periorbitária, canto interno do olho, região retroauricular, asa de nariz, lábios etc.); CBC esclerodermiforme, por ser muito mais infiltrativo que os demais tipos; CBC metatípico; carcinoma espinocelular, sobretudo quando localizado na cabeça; carcinoma de glândulas sebáceas; carcinoma microcístico anexial, devido à agressividade; dermatofibrossarcoma *protuberans* e fibroxantoma atípico são outras indicações e, por fim, tumores de grandes dimensões (Quadro 93.8).

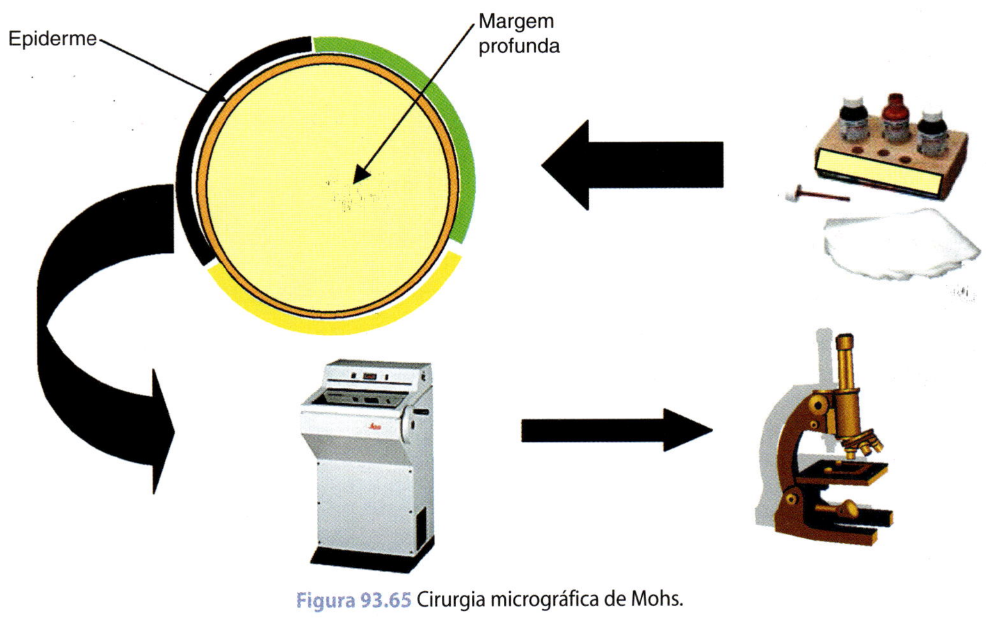

Figura 93.65 Cirurgia micrográfica de Mohs.

Quadro 93.8 Indicações da cirurgia micrográfica.

CBC e CEC
Recorrentes
> 2 cm
Margens pouco definidas
Áreas de risco para recorrência
Situações especiais
Síndrome de Gorlin
Imunossupressão
Carcinoma verrucoso
Paget extramamário
Eritroplasia de Queyrat
Doença de Bowen
Queratoacantoma
Dermatofibrossarcoma *protuberans*
Fibroxantoma atípico
Carcinoma de glândulas sebáceas
Carcinoma microcístico anexial
Liomiossarcoma
Tumor de células de Merkel
Histopatologia agressiva
CBC – subtipos infiltrativo, micronodular, esclerodermiforme ou metatípico
CEC – infiltrativo, indiferenciado, invasão perineural
Estruturas críticas
Centro da face, pálpebras, sobrancelhas, periocular, nariz, lábios, mento, mandíbula, regiões pré-auricular e retroauricular, região temporal, orelha, região genital, mãos e pés

Técnica

O primeiro passo é a marcação da margem cirúrgica, que pode variar de acordo com a natureza das células tumorais, sendo, com maior frequência, de 2 mm para os carcinomas basocelulares, 5 mm para os carcinomas espinocelulares e 1 cm para o dermatofibrossarcoma *protuberans*. Isso pode ser feito com o auxílio de lupas cirúrgicas ou da dermatoscopia. Após a marcação, são realizadas antissepsia e anestesia local e a margem interna da marcação é usada para a retirada do tumor. Cria-se, então, um defeito circundado pela sua linha de marcação. A margem externa da linha é usada, então, para o próximo passo. Com a lâmina do bisturi inclinada em 45° (o que permite o "rebaixamento" das margens para o mesmo plano), retira-se um anel de 1 a 2 mm de pele aparentemente sadia, contendo em seu interior tecido de profundidade (derme, gordura, músculo). Conforme o tamanho do tumor, isso pode ser feito em um ou vários blocos. Na retirada desse material, é muito importante colocá-lo sobre uma bandeja na sua orientação original, marcando os polos superior, inferior, lateral e medial. Enquanto o tecido é processado (20 min a 1 h), o paciente espera com curativo. O tecido é, então, levado ao laboratório, quando se deve desenhar um diagrama ou mapa. Fotos impressas ou digitalizadas também podem ser utilizadas. As margens da peça são pintadas em diferentes cores, para que os polos do espécime possam ser identificados ao microscópio. O tecido é aplainado e virado ao contrário, para ser submetido à congelação em temperatura de aproximadamente 25°C negativos. Como a peça é colocada no criostato de cabeça para baixo, os cortes são realizados da profundidade para a superfície, em intervalos de 5 a 7 micra. Assim, os primeiros cortes representam a margem profunda e os últimos, a margem periférica. A grande diferença entre a cirurgia micrográfica e a congelação convencional reside no fato de os cortes da CMM serem orientados na horizontal, e não verticalmente. São os cortes horizontais que possibilitam um controle de 100% das margens. O exame por congelação com cortes verticais, que é rotineiramente usado como complemento a cirurgias de várias especialidades, inclusive dermatologia, possibilita um controle de menos de 1 a 2% da margem da lesão e não deve ser confundido com a CMM. Para que sejam examinadas ao microscópio, as lâminas prontas devem ser coradas por hematoxilina-eosina (H-E) ou azul de toluidina. A H-E tem como vantagem tornar as lâminas definitivas. Se, no exame, for ainda encontrado tecido tumoral, a coloração tornará possível a identificação do segmento e, então, nova excisão deverá ser feita somente no local, e assim sucessivamente, até que se encontre tecido livre de tumor. Em caso de inflamação intensa peritumoral que dificulte o reconhecimento das células malignas, ou de tumores como o dermatofibrossarcoma *protuberans*, anticorpos monoclonais podem ser usados, elevando a eficácia do método para praticamente 100%.

Trata-se de um procedimento seguro, com poucas complicações, que pode ser realizado em ambiente ambulatorial. As complicações mais relatadas incluem infeções ou sangramento, sendo a maioria resolvida pelo próprio cirurgião. Não se faz profilaxia antibiótica, exceto nos casos em risco de endocardite, risco de infecção protética e na redução da possibilidade de infecção do sítio cirúrgico. As principais indicações para esta profilaxia são cirurgias nos membros inferiores, região inguinal, lábios, orelhas, retalhos nasais e enxertos. As opções de antibióticos incluem cefalexina 2 g por via oral ou, para pacientes alérgicos à penicilina, clindamicina 600 mg. É importante avaliar de forma individualizada o risco/benefício de interromper o uso dos anticoagulantes e antiagregantes plaquetários.

Mais recentemente, uma nova ferramenta de imagem, a microscopia confocal, tem sido testada como adjuvante ou em substituição à congelação na cirurgia micrográfica, o que talvez possa representar um futuro avanço na técnica.

A seguir, estão dois exemplos cirúrgicos que representam os princípios básicos do procedimento, ou seja, controle de 100% das margens e maior preservação tecidual possível (Figuras 93.66 e 93.67).

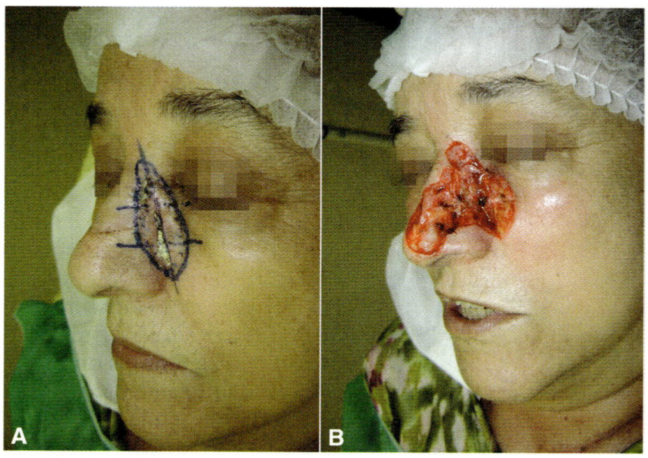

Figura 93.66 Paciente com carcinoma basocelular no nariz. **A.** Marcação cirúrgica. **B.** Defeito cirúrgico após 6 etapas de congelação.

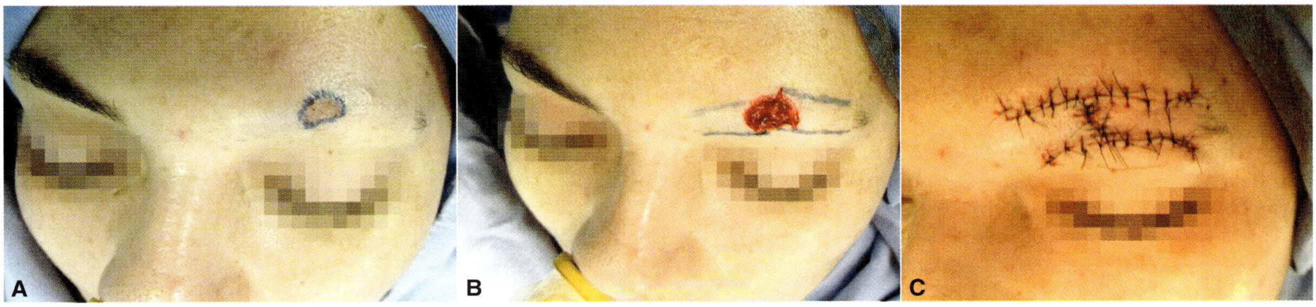

Figura 93.67 Paciente com carcinoma basocelular primário na sobrancelha esquerda. **A.** Marcação cirúrgica. **B.** Defeito cirúrgico com margens livres. **C.** Fechamento com retalho em H.

Lipoaspiração

Alexandre Ricciardi

A *lipoaspiração* consiste no ato de extração cirúrgica de tecido adiposo (gordura) por métodos de sucção. A associação deste fato ao conceito de sucção por meio de cânulas rombas (não cortantes), além da possibilidade de infiltração tumescente com solução salina prévia à lipoaspiração no tecido celular subcutâneo, proporcionou um grande avanço na técnica. Esta técnica foi desenvolvida em 1987 por Jeffrey Klein, farmacologista e cirurgião dermatológico, que publicou seus estudos revolucionários com a técnica anestésica tumescente, possibilitando a lipoaspiração de maiores volumes.

Diretrizes de segurança limitam os volumes corporais que poderiam ser lipoaspirados, geralmente restritos em virtude da utilização de anestesia local infiltrativa com lidocaína e epinefrina (não sendo possível ultrapassar o limite de 7 mg/kg de volume total de área a ser lipoaspirada).

Posteriormente, surgiu a técnica de mobilização do tecido gorduroso, criando "túneis", executando movimentos com o formato de um leque (*CROSS-CROSSing*), proporcionando resultados cosméticos mais homogêneos.

Indicações

De modo geral, a lipoaspiração estaria indicada para qualquer área do corpo humano que apresente quantidades de gordura localizada acima do desejável. As indicações vão desde entidades nosológicas até por pura questão estética. Lipomas, pseudoginecomastia, hiperidrose axilar, hidrosadenite, retalhos com elevação excessiva (*trap-door*), áreas de lipodistrofia facial e corporal são algumas das afecções que podem se beneficiar da técnica da lipoaspiração. A obtenção de gordura para lipoenxertia também encontra na lipoaspiração indicação pertinente.

Avaliação pré-operatória (anamnese e exame físico)

Uma ficha de avaliação pré-operatória que informe as condições do paciente deve ser preenchida; a avaliação psicológica prévia é de fundamental importância. Pacientes com psiquismo alterado não devem se submeter à lipoaspiração. Devem ser feitos questionamentos a respeito de cirurgias anteriores, gestações, hérnias, varizes essenciais, cicatrizes inestéticas hipertróficas e queloidianas, estrias, flacidez cutânea e de musculatura subjacente, lipodistrofia ginoide ("celulite"), doença vascular periférica, cardiopatia, nefro e hepatopatias, hipertireoidismo, hipertensão arterial sistêmica, glaucoma agudo, diabetes, distúrbios pulmonares, outras comorbidades, tromboflebites, antecedentes alérgicos, infecções, edema e uso de medicamentos. Pacientes que apresentem risco cirúrgico prévio (graus 1 e 2) não devem ser submetidos a este procedimento eletivo. Especial atenção deve ser dada quanto ao uso de terapêutica anticoagulante, como ácido acetilsalicílico, heparina e alguns anti-inflamatórios não hormonais, devendo haver suspensão prévia por 7 a 12 dias, dependendo da medicação ao procedimento ou avaliar-se risco-benefício para tal (Figura 93.68).

De modo geral, além da definição do risco cirúrgico, deve ser realizada uma avaliação complementar com hemograma e coagulograma completos, glicemia de jejum, provas de funções hepática e renal, eletrocardiograma e radiografia de tórax.

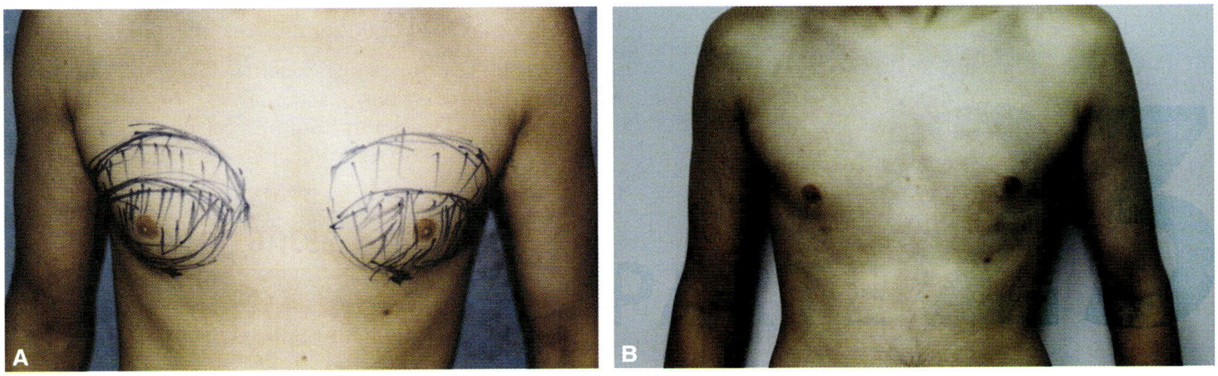

Figura 93.68 Ginecomastia. **A.** Pré-operatório. **B.** Pós-operatório com 30 dias.

Registro fotográfico e termo de consentimento

Os registros fotográficos pré e pós-procedimento são de suma importância. Registros no período pós-operatório de 3 e 6 meses e de 1 ano são particularmente úteis. A fotografia deve ser realizada com máquina convencional, não digital, para que não haja a possibilidade de alteração da imagem por modificação computadorizada (aspecto legal).

O termo de consentimento especifica o que será estritamente realizado, apresentando expectativas realistas do procedimento.

Antibioticoprofilaxia

Excetuando-se casos especiais, o uso de antibioticoterapia prévia é recomendado na noite anterior ao procedimento. Os macrolídios, em particular a azitromicina, são mantidos no pós-operatório imediato por até 24 h do término do procedimento.

Instrumentais e aparelhos

Cânulas de aspiração

Há muitos tipos de cânulas com diversos tamanhos (comprimentos e diâmetros) e vários tipos de pontas. As *pontas rombas* são as mais indicadas por lesarem minimamente vasos e ramos cutâneos nervosos, evitando ainda hematomas, seromas e grandes coleções. A disposição e o número de orifícios também dão singularidade ao modelo de cânula, bem como o formato da ponta, que apresenta múltiplas funções, desde tratamento de áreas de celulite, descolamento de cicatrizes, até lipoaspiração profunda ou superficial, promovendo maior ou menor retração dérmica.

Após a divulgação da técnica tumescente, houve acesso à cânula de infusão de Klein, que apresenta diâmetro de 1,5 a 2 mm, com múltiplas fenestras nas extremidades, de comprimentos variados para diferentes áreas anatômicas. Possibilita uma infiltração mais uniforme da solução anestésica.

As cânulas com orifícios na região ventral ou 1 orifício ventral com 2 laterais são as mais usadas na rotina. Os diâmetros variáveis entre 2 e 4 mm são suficientes para praticamente todas as cirurgias. Há profissionais que utilizam cânulas de diâmetros maiores; no entanto, em mãos inexperientes, podem causar irregularidades pelo excesso de sucção.

São *modelos de cânulas*: rombas (Ilouz, Capistrano, Triport); romba/perfurante (Klein – evolução das primeiras cânulas perfurantes); perfurantes (perfurantes genéricas, Baroudi, Keel Cobra, Mercedes, Pinto, piramidal); plana (*flat*, espátula); em bisel (Robles); oval (argola); irregular (chanfrada).

Seringas

Podem ser usadas seringas de diferentes volumes, desde 10 a 60 mL, tanto para lipoaspiração quanto para lipoescultura/lipoenxertia. É necessário o uso de travas na conservação do êmbolo aberto para a manutenção do vácuo.

Aparelho de lipoaspiração

Funciona por meio de um sistema de bomba a vácuo gerador de pressão negativa em que a pressão chega até 60 mmHg. Pequenos volumes são feitos manualmente.

Técnica

Marcação cirúrgica

A demarcação cirúrgica no paciente deve ser feita em posição ortostática, com canetas ou tintas não solúveis na solução antisséptica. É de fundamental importância a não ocorrência de borramento ou da perda na marcação do plano cirúrgico, visto que a infiltração de solução anestésica deforma o padrão tecidual.

Antissepsia prévia

Solução de iodopovidona ou de clorexidina a 2% é utilizada na promoção de antissepsia.

Anestesia

A anestesia empregada é a infiltrativa local tumescente de Klein (Quadro 93.9), associada ou não a sedação intravenosa, anestesia peridural ou geral, de acordo com a preferência de quem executa a técnica. A utilização de monitoramento com oximetria de pulso e o controle não invasivo de pulso e de pressão arterial são sempre recomendados, mesmo sem a presença de médico anestesiologista. Qualquer utilização de sedação intravenosa exige a participação de médico anestesiologista.

Inicialmente, Klein preconizava não ultrapassar o limite de lidocaína em 35 mg/kg. Atualmente, admite-se ampliar esse limite para até 55 mg/kg. Na prática, em um paciente com 70 kg, poderíamos usar mais de 7 L de infiltração de solução anestésica em diferentes regiões anatômicas. A absorção sistêmica do anestésico é feita lentamente dentro de 18 a 24 h, visto que o subcutâneo libera vagarosamente o anestésico. O pico plasmático ocorre entre 12 e 14 h. A epinefrina empregada de modo bem diluído confere a vasoconstrição necessária para o ato cirúrgico. O bicarbonato de sódio torna possível certa neutralização no pH ácido da lidocaína e contribui na prevenção de hemossiderose no pós-operatório. O soro fisiológico contribui na difusão dos solutos, vasoconstrição tecidual e prevenção de hematoma pós-operatório.

Os volumes que costumam ser empregados com a técnica tumescente são: abdome superior e inferior (800 a 2.000 mL), flancos e cintura pélvica (400 a 1.000 mL em cada lado), "culotes" (250 a 500 mL em cada lado), região lateral das coxas (500 a 1.200 mL em cada lado), região anterior das coxas (600 a 1.200 mL em cada lado), região medial das coxas (250 a 600 mL em cada lado), joelhos (150 a 300 mL em cada lado), mama masculina (400 a 800 mL em cada lado) e região submentoniana (100 a 200 mL em cada lado):

- dose de segurança de lidocaína: 35 a 55 mg/kg.

Quadro 93.9 Solução tumescente de Klein.

Substância	Solução base	Volume e quantidade	Concentração final
Lidocaína	Xilocaína a 1% **ou** xilocaína a 2%	50 mL (500 mg) **ou** 25 mL (500 mg)	0,05%
Epinefrina	Solução 1/1.000	1 mL (1 mg)	1/1.000.000
Bicarbonato de sódio	$NaHCO_3$ 8,4%	12,5 mL (12,5 mEq)	12,5 mEq/L
Soro fisiológico	NaCl 0,9%	1.000 mL	Diluente

Interações medicamentosas. Cautela deve ser tomada com medicamentos que tenham interação medicamentosa com epinefrina na solução anestésica, tais como digitálicos, anfetaminas, propranolol, fenotiazidas, antidepressivos tricíclicos e inibidores da monoaminoxidase.

Técnica de infiltração

A solução anestésica é diluída nos frascos com soro fisiológico e aí armazenada até ser administrada mediante pressão externa por bomba propulsora ou manualmente por um auxiliar. O líquido flui através de um equipo e adentra o local a ser lipoaspirado por um pertuito cirúrgico criado para a penetração da cânula de infiltração de Klein.

A infiltração deve ser realizada inicialmente no plano profundo (gordura reticular) e, na sequência, no plano superficial (gordura areolar). Os movimentos devem ser em vaivém, criando-se túneis e realizando-se a infiltração "em leque". É necessário aguardar um período de 15 a 20 min para adequada vasoconstrição antes do início do ato cirúrgico.

Técnica de aspiração

Após realizados os pertuitos de entrada, dependendo do local a ser aspirado, inicia-se com cânula de maior calibre (até 6 mm, preferencialmente cânula de 4 mm), abordando-se as camadas mais profundas com os orifícios direcionados para baixo, havendo, desse modo, aspiração de grande volume. À medida que progredimos no procedimento, com a mão contralateral, palpa-se a ponta da cânula, para ter-se segurança no plano adequado, e sentindo-se o volume de gordura que está sendo aspirado mediante movimentos de vaivém, feitos "em leque". São gerados "túneis" então com a continuidade do ato, e é aconselhável que haja um entrecruzamento destes com a entrada e a saída rítmicas da cânula, na tentativa de evitar o aparecimento de imperfeições no relevo local (manobra de *CROSS-CROSSing*). A observação do conteúdo lipoaspirado é muito importante, o qual vai se tornando mais avermelhado próximo ao término da cirurgia. A cada litro de gordura aspirada, se a técnica for corretamente executada, espera-se, no máximo, um "sangramento" de até 20 mL. Após abordagem do plano profundo, há necessidade de um pinçamento com o polegar e o indicador (*pinch test*), na procura de irregularidades e de tornar a aspiração mais homogênea; além disso, podem ser comparadas áreas lipoaspiradas com as não abordadas. Parte-se então à lipoaspiração de planos mais superficiais, sendo utilizadas cânulas de calibre de 3 até 2,5 ou mesmo 2 mm. A espessura tecidual residual deve ser de aproximadamente 1 a 1,5 cm de gordura uniformemente distribuída. Próximo ao final da cirurgia, de posse de uma cânula de 6 mm colocada sobre a superfície tratada e umedecida com soro fisiológico, exerce-se uma suave pressão nas extremidades desta e desliza-se a cânula sobre o local abordado cirurgicamente à procura de imperfeições, as quais devem ser prontamente corrigidas quando encontradas (manobra ou teste de *pizzaiolo*). Um teste final de refinamento pode ser realizado na verificação de irregularidades em camadas muito superficiais (logo abaixo da derme). Uma cânula fina é deslizada ou até mesmo introduzida nesta camada, buscando-se com os dedos da mão contralateral eventuais nódulos de gordura que devem ser lipoaspirados. Manobras de compressão manual devem finalmente ser empregadas para escoar a maior quantidade possível de solução infiltrada. Ao finalizar procedimento, dependendo da extensão da lipoaspiração, é esperado que, por uma questão de segurança, não tenham sido aspirados mais que 5% em litros de gordura do peso corporal do paciente. Há trabalhos na literatura científica que sugerem o limite de até 2.000 mL de gordura que poderiam ser lipoaspirados em centros cirúrgicos ambulatoriais. Segue-se com o uso de curativos (gazes, pequenos absorventes nos pertuitos de entrada da cânula), uma vez que, nas primeiras 24 h, ocorre extravasamento grande da solução que não tenha sido absorvida. Alguns profissionais optam por suturar os pertuitos cirúrgicos. Aplica-se uma cinta contensora por sobre os curativos na intenção de modelar a área abordada. O tempo de manutenção da cinta depende da área operada, variando de 7 a 10 dias na região mentoniana, até 28 dias na região abdominal, com tempo diário de uso médio de 10 a 12 h. A cinta modeladora deve ser trocada diariamente.

Complicações

Com a realização da lipoaspiração por meio da técnica tumescente, e sendo seguidos os padrões de segurança em centros cirúrgicos ambulatoriais e hospitalares, não há na literatura mundial relato de óbito ou de grave complicação. Tampouco há relatos de hematomas ou seromas. Discretos sinais e sintomas como dor leve localizada ou equimose são relatados, e também eventuais irregularidades no relevo corporal por erro de técnica, passíveis de correção com nova abordagem cirúrgica.

Orientações pós-operatórias

O paciente deverá ficar em repouso absoluto por 24 h. Um novo curativo é feito transcorridas 24 h, e será trocado em 7 dias, juntamente com a retirada de pontos. Após 72 h do ato cirúrgico, será realizada a primeira revisão.

Imediatamente após o procedimento e em alguns dias subsequentes, pode ser necessário o uso de analgésicos do grupo codeína ou paracetamol e, eventualmente, anti-inflamatórios de inibição seletiva (p. ex., inibidores da COX-2) para controle de desconforto.

O uso de antibioticoterapia deve ser mantido conforme a classe e o esquema terapêuticos combinados com o paciente.

Nas primeiras 72 h, podem ser recomendadas compressas de gelo local por 20 min com intervalos de 4 h.

A drenagem linfática pós-cirúrgica deve ser indicada com 72 h transcorridas do ato cirúrgico, e deverá ser realizada por profissional qualificado.

O paciente volta às atividades normais sedentárias após 48 a 72 h do procedimento, e é liberado lentamente para atividades físicas de baixo impacto após 15 dias.

Cirurgia de restauração capilar/Técnica FUE

Pablo Cirino

A perda de cabelo impacta a vida de milhões de homens e mulheres. Os cabelos representam juventude e saúde física, além de transmitirem traços da personalidade, expressão social e até mesmo religiosidade. A cirurgia de restauração capilar evoluiu significativamente nos últimos anos. É uma opção viável em pacientes quando bem selecionados.

Histórico

Na sua publicação clássica de 1959, o dermatologista Norman Orentreich introduziu a técnica de enxerto com *punches* circulares de 4 mm, dando início à era moderna da cirurgia de restauração capilar.

Em 1994, Bobby Limmer introduziu o uso de microscópios estereoscópicos para separação das UF (unidades foliculares) e, assim, tendo baixos índices de transecção, tornou-se essencial nas cirurgias de FUT (*follicular unit transplant*), técnica que se baseia na coleta das UF por meio de um corte linear na zona doadora das áreas seguras em regiões occipitais e parietais.

Em 2002, Bernstein e Rassmann descreveram a técnica FUE (*follicular unit extraction*) utilizando *punches* afiados de 1 mm de diâmetro e, assim, abriram uma nova perspectiva na cirurgia de restauração capilar, na qual a coleta das UF era feita individualmente, sem a necessidade do corte linear da técnica FUT.

Histologia e anatomia do couro cabeludo

Em 1984, John Headington definiu o conceito de UF como estruturas independentes, compostas por 1 a 5 fios de pelos terminais, pelos *velus*, glândulas sebáceas e músculo eretor do pelo. A quantidade de UF varia de 80 a 120 mil em todo o couro cabeludo, sendo sua distribuição e direção diferentes para cada região do couro cabeludo.

A densidade capilar gira em torno de 75 a 100 UF/cm^2, variando com a etnia, sendo menor em asiáticos e afrodescendentes e maior em caucasianos; sua percepção é influenciada pela espessura do pelo e pela cor do couro cabeludo e do pelo.

Em homens, as UF localizadas na região occipitotemporal não recebem influência significativa dos hormônios androgenéticos, logo não sofrem o processo de miniaturização, sendo esta região chamada "área doadora segura" (ADS). Existem algumas medidas preestabelecidas para delimitarmos a chamada "ADS", porém o autor apoia o conceito que delimita esta área pela dermatoscopia, sendo aceitável a presença de $< 15\%$ de pelos miniaturizados nesta área.

O suprimento arterial do couro cabeludo é composto por 5 pares de artérias: supratrocleares e supraorbitárias na região frontal, superficial temporal e auricular posterior lateralmente e artérias occipitais posteriormente. O sistema venoso basicamente segue a mesma rede de distribuição das artérias.

A inervação sensorial, cujo conhecimento é fundamental para a anestesia do couro cabeludo, é formada pelos nervos supratrocleares e supraorbitários na região frontal, nervo zigomaticotemporal, auriculotemporal e occipital menor na região temporal e, por último, o nervo occipital maior e o 3º nervo occipital na região posterior.

Pré-operatório

Quem é candidato ao transplante capilar?

Esta é considerada uma etapa crucial. O paciente deve ter uma indicacão precisa do procedimento. Cerca de 80 a 90% dos pacientes que se submetem ao transplante capilar são portadores de alopecia androgenética. Esta deve estar estabilizada, sem progressão importante do quadro, o que ocorre por volta dos 30 a 35 anos de idade. Um profundo conhecimento de tricologia é muito importante na seleção dos pacientes. Logo, uma boa avaliação tricoscópica é necessária. Biopsia do couro cabeludo deve ser feita no intuito de excluir outras causas de alopecias cicatriciais. Algumas delas, como a alopecia fibrosante, em padrão de distribuição em muito se assemelham à alopecia androgenética, podendo erroneamente ser indicado o procedimento neste paciente. Contudo, algumas alopecias cicatriciais têm indicação de correção cirúrgica, como alopecia por queimadura, cicatriz de ritidoplastias, craniotomias ou cicatrizes por traumas locais.

Pacientes jovens ou com grau avançado de calvície devem ser informados quanto à capacidade limitada da área doadora. Se a história familiar de calvície for notável e o paciente apresentar um alto grau de expectativa, muitas vezes vale a pena postergar a cirurgia. Outras contraindicações relativas ao procedimento são: desordens da coagulação, arritmias instáveis, doença pulmonar obstrutiva crônica (DPOC), alergia anestésica (xilocaína, ropivacaína) ou à epinefrina, doenças autoimunes, tendência à formação de queloide e transtornos psiquiátricos.

Planejamento cirúrgico

A cirurgia de restauração capilar envolve conhecimentos artísticos quanto ao desenho da linha anterior, pois esta varia de acordo com a etnia e com o grau de calvície (Figura 93.69).

A densidade mínima para atingirmos um objetivo estético depende da região, sendo de 25 a 35 UF/cm^2 na região frontal e 20 a 25 UF/cm^2 nas regiões posteriores, incluindo o vértice e a coroa. Capacidade doadora da área segura é de fundamental importância e, em pacientes cuja densidade for menor que 50 UF/cm^2, a cirurgia pode até mesmo ser contraindicada.

Preparo pré-operatório

No dia do procedimento, realizamos o corte do cabelo do paciente no estilo militar no comprimento de 1 a 2 mm na zona doadora. Antibioticoterapia profilática é realizada caso o paciente tenha algum fator de risco para endocardite bacteriana. Geralmente é feita com cefalexina 2 g ou amoxicilina 2 g, 30 min antes da cirurgia.

Para a sedação, utilizamos o diazepam 10 mg ou midazolam 7,5 a 15 mg, administrado VO, 30 min antes de iniciar os bloqueios, pois assim teremos controle da ansiedade do paciente durante toda a cirurgia.

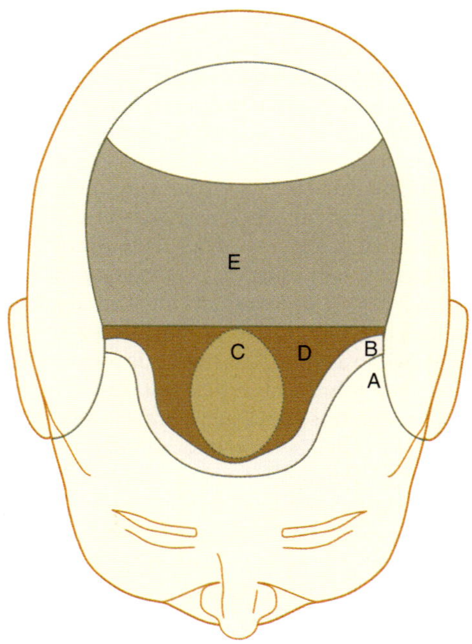

Figura 93.69 A naturalidade da linha anterior é determinada pelo tipo de UF utilizadas; as que possuem somente 1 fio devem ser utilizadas na linha anterior (**A**); UF com 1 a 2 fios nas zonas de transição (**B**); na área central, devemos dar mais densidade com 3 e 4 fios (**C**); na zona definida (**D**) e no escalpo médio (**E**), devemos priorizar as UF com 2 a 3 fios, sempre respeitando a angulação correta em que os fios devem ser implantados. (Adaptada de Bernstein, 2015.)

Técnica cirúrgica

Posição do paciente

O paciente pode ser operado na posição sentada ou em decúbito dorsal, dependendo da experiência e do tamanho da equipe cirúrgica. A posição sentada permite que vários integrantes da equipe trabalhem concomitantemente na coleta das UF e implantação dos enxertos, diminuindo de maneira importante o tempo cirúrgico. Antissepsia é feita em todo o couro cabeludo com clorexidina alcoólica (Figura 93.70).

Anestesia local

Realizamos os bloqueios tronculares com 5 mL de ropivacaína 0,75% + 5 mL de xilocaína 2% e 0,05 mL de epinefrina. Geralmente 4 h após o início do procedimento, reforçamos o bloqueio anestésico. Logo iniciamos a retirada das UF da área doadora.

Coleta das unidades foliculares

São retiradas uma a uma da ADS, utilizando *punches* que variam de 0,8 a 1,0 mm de diâmetro. As corretas angulação e profundidade em que o *punch* é introduzido para a sua liberação (até o músculo eretor do pelo) são o que determina o índice de transecção, que, em mãos experientes, gira em torno de 5%.

Após a realização das incisões com os *punches*, realizamos a coleta com materiais delicados como a pinça de relojoeiro e a pinça ATOE, a qual tem um dispositivo para acumular as UF, enquanto se realiza a coleta destas.

Implantação das unidades foliculares

Existem duas maneiras de implantar as UF. A mais antiga é conhecida pela técnica *stick and place*, em que realizamos uma pré-incisão com uma agulha, criamos uma abertura na pele da zona receptora e, com uma pinça delicada, introduzimos o enxerto. A técnica preferida pelo autor é por meio do uso dos *implanters,* que são dispositivos que funcionam de forma semelhante a uma caneta. Na sua ponta, há uma agulha com uma canaleta central onde acoplamos a UF e introduzimos diretamente na pele, respeitando a angulação do pelo em cada região.

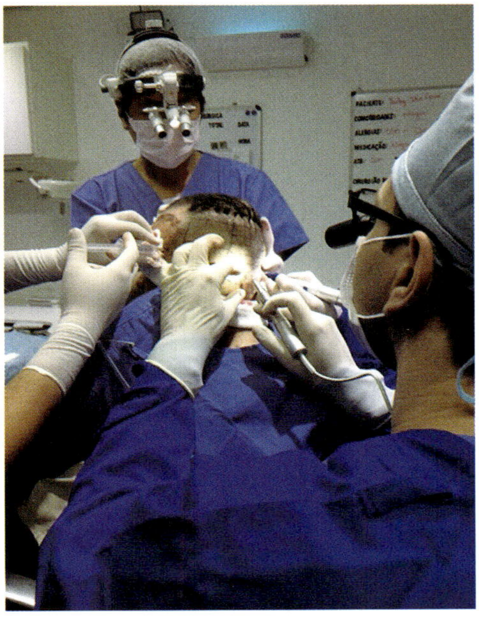

Figura 93.70 Coleta e implantação simultânea das UF.

Assim, com a utilização de *implanters*, dispensamos a utilização de fórceps ou pinças que podem traumatizar o enxerto e, consequentemente, comprometer a sua sobrevida.

A angulação e a direção das UF na implantação são vitais para uma aparência natural e para que tenhamos uma boa cobertura da área calva. A direção é o sentido que o pelo sai do couro cabeludo (esquerda ou direita) e a angulação varia de acordo com a localização, sendo de 5-10° na região parietal, 10-15° na região frontotemporal, 15-20° nas primeiras fileiras da linha de implantação anterior e 30-45° no escalpo médio. A naturalidade da linha de implantação anterior é determinada pelo desenho das micro e macroirregularidades (Figura 93.71).

Para a implantação da linha anterior (UF de 1 e 2 fios), utilizamos *implanters* de 0,8 mm e, para as regiões posteriores (UF de 3 e 4 fios), *implanters* de 1 mm de diâmetro.

É fundamental, durante todo o processo de implantação, que os enxertos sejam mantidos umedecidos e em temperatura amena. Para isso, mantemos nossos enxertos em SF 0,9%, refrigerados em uma placa de Petri com 4 subdivisões, estando a sala em temperatura em torno de 20°C e com umidificador no mesmo ambiente (Figura 93.72).

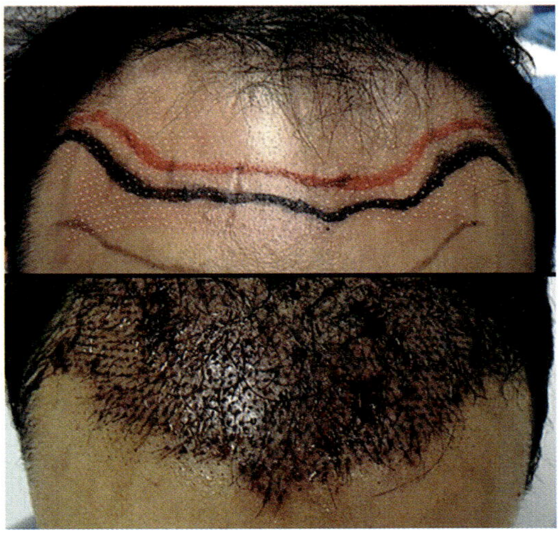

Figura 93.71 Desenho das micro e macroirregularidades antes e após a cirurgia.

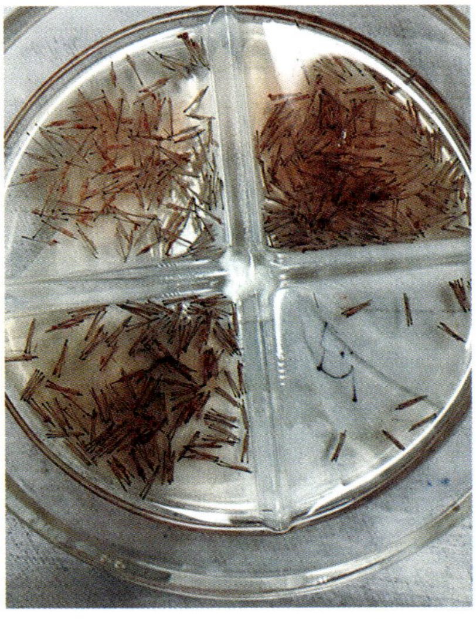

Figura 93.72 Unidades foliculares separadas.

Cuidados pós-operatórios

O paciente deve manter a zona receptora hidratada, borrifando SF 0,9% ou água termal, a cada 3 h. Durante o banho, apenas a zona doadora deve ser lavada com xampu neutro nos primeiros 3 dias. Sempre com água morna e fluxo baixo do chuveiro para não lesar a pele em processo cicatricial. A partir do 3º dia, a zona receptora pode ser gentilmente limpa apenas com a espuma do xampu.

Após 7 dias da cirurgia, reintroduzimos todos os medicamentos tópicos. As crostas da zona receptora tendem a cair na 2ª semana.

Pós-operatório

Uma das grandes vantagens da técnica FUE é que, como as UF são retiradas individualmente, essa coleta é feita de uma maneira randomizada, a fim de que não seja percebida a cicatriz.

A zona doadora cicatriza por completo por volta da 3ª semana, porém, como a taxa de crescimento do cabelo é aproximadamente 13 mm por mês, a cicatriz da zona doadora torna-se praticamente imperceptível já a partir da 2ª semana do pós-operatório. O resultado final da cirurgia deve ser avaliado em média 8 a 12 meses após o procedimento (Figura 93.73).

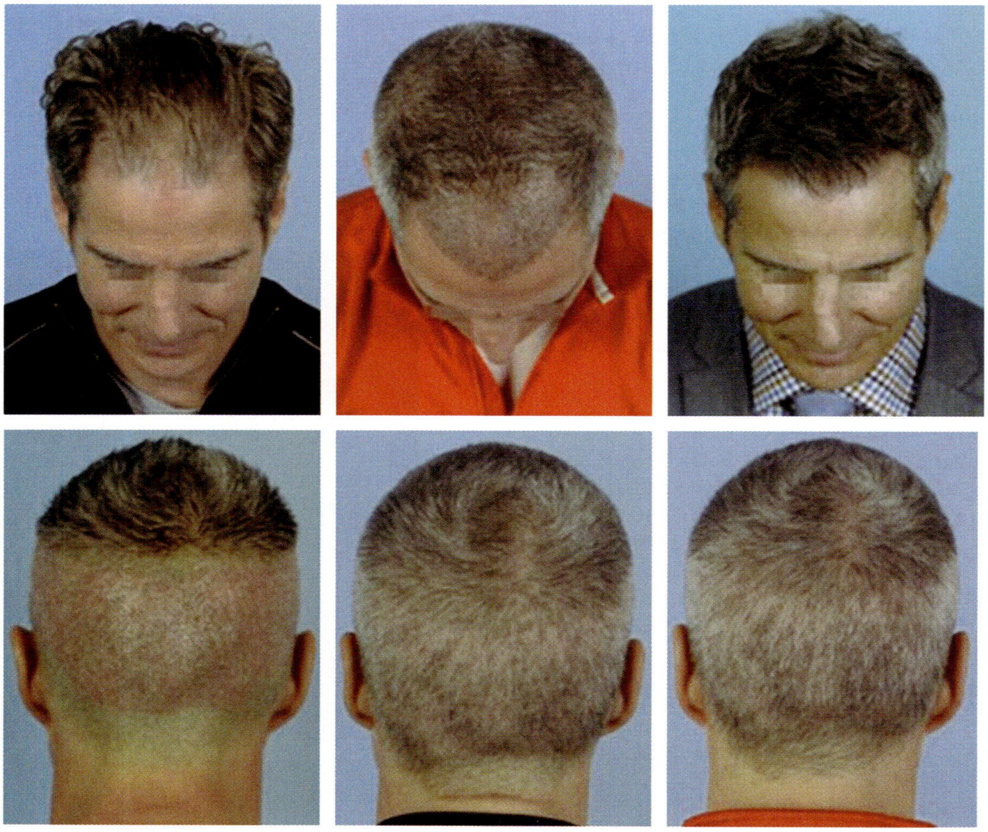

Figura 93.73 Zonas doadora e receptora antes e depois da cirurgia. (Cortesia do Dr. Ronald Shapiro.)

Bibliografia

Excisocirurgia

Fosko SW, Dzubow LM. Nasal reconstruction with the cheek island pedicle flap. *J Am Acad Dermatol*. 1996 Oct;35(4):580-7.

Kirkland EB, Zitelli JA. The bilobed flap *versus* the AIRNS flap for repair of distal nose defects. *J Am Acad Dermatol*. 2013;68(4):684-5.

Summers BK, Siegle RJ. Facial cutaneous reconstructive surgery: facial flaps. *J Am Acad Dermatol*. 1993 Dec;29(6):917-41.

Eletrocauterização, eletrólise e eletrocirurgia

Aferzon M, Millman B. Excision of rhinophyma with high-frequency electrosurgery. *Dermatol Surg*. 2002 Aug;28(8):735-8.

Goldman G. The current status of curettage and electrodesiccation. *Dermatol Clin*. 2002 Jul;20(3):569-78.

Pollack SV, Carruthers A, Grekin RC. The history of electrosurgery. *Dermatol Surg*. 2000 Oct;26(10):904-8.

Sheridan AT, Dawber RP. Curettage, electrosurgery and skin cancer. *Australas J Dermatol*. 2000 Feb;41(1):19-30.

Criocirurgia

Dawber R, Colver G, Jackson A. *Cutaneous cryosurgery*. Connecticut: Brymill Corporation; 1992. p. 167.

Gadelha AR, Costa IMC. *Cirurgia dermatológica em consultório*. São Paulo: Atheneu; 2002. p. 676.

Graham GF. Cryosurgery. *In*: Freedberg IM, Eisen AZ, Wolff K *et al*. (editors). *Dermatology in general medicine*. 5. ed. New York: McGraw-Hill Co.; 1999. p. 2980-7.

Kuflik EG, Gage AA. Recurrent basal cell carcinoma treated with cryosurgery. *J Am Acad Dermatol*. 1997 Jul;37(1):82-4.

Moraes AM, Velho PENF, Magalhães RF. Cryosurgery using liquid nitrogen and infectious skin diseases. *An Bras Dermatol*. 2008 Jul-Ago; 83(4):285-98.

Dermoabrasão

Alt TH, Coleman WP III, Hanke CW, Yarborough JM. Dermabrasion. *In*: Coleman WP III, Hanke, CW, Alt TH *et al*. *Cosmetic surgery of the skin, principles and techniques*. Philadelphia: BC Decker Inc.; 1991. p. 147-95.

Benedetto AV, Griffin TD, Benedetto EA, Humeniuk HM. Dermabrasion: therapy and prophylaxis of the photoaged face. *J Am Acad Dermatol*. 1992 Sep;27:439-47.

Costa IMC. Outras indicações de dermoabrasão. *In*: Gadelha AR, Costa IMC. *Cirurgia dermatológica em consultório*. Rio de Janeiro: Atheneu; 2002. p. 459-61.

Nelson BR, Metz RD, Najmudar G *et al.* A comparison of wire brush and diamond frause in superficial dermabrasion for photoaged skin: a clinical, immunohistologic and biochemical study. *J Am Acad Dermatol.* 1996 Feb;34(2 Pt 1):235-43.
Rompel R, Möser M, Petre J. Dermabrasion of congenital nevuscellular nevi: experience in 215 patients. *Dermatology* 1997;194(3):261-7.

Microagulhamento

Budamakuntla L, Loganathan E, Suresh DH *et al.* A randomised, open label, comparative study of tranexamic acid microinjections and tranexamic acid with microneedling in patients with melasma. *J Cut Aest Surg.* 2013;6(3):139-43.
Cachafeiro T, Escobar G, Maldonado G *et al.* Comparison of nonablative fractional erbium laser 1,340 nm and microneedling for the treatment of atrophic acne scars: a randomized clinical trial. *Dermatol Surg.* 2016;42(2):232-41.
Dhurat R, Sukesh Ms, Avhad G, *et al.* A randomized evaluator blinded study of effect of microneedling in androgenetic alopecia: a pilot study. *Int J Trichol.* 2013;5(1):6-11.
El-Domyati M Barakat M, Awad S *et al.* Multiple microneedling sessions for minimally invasive facial rejuvenation: an objective assessment. *Int J Dermatol.* 2015;54(12):1361-9.
El-Fakahany H, Medhat W, Abdallah F *et al.* Fractional microneedling: a novel method for enhancement of topical anesthesia before skin aesthetic procedures. *Dermatol Surg.* 2016;42(1):50-5.
Fabbrocini G, De Vita V, Pastore F *et al.* Collagen induction therapy for the treatment of upper lip wrinkles. *J Dermatol Treat.* 2012;23(2):144-52.
Fernandes D. Minimally invasive percutaneous collagen induction. *Oral Maxillofac Surg Clin North Am.* 2005;17(1):51-63.
Harris AG, Naidoo C, Murrell DF. Skin needling as a treatment for acne scarring: An up-to-date review of the literature. *Int J Dermatol.* 2015;1(2):77-81.
Hou A, Cohen B, Haimovic A, Elbuluk N. Microneedling: a comprehensive review. *Dermatol Surg.* 2017;43(3):321-39.
Kalil C, Campos V, Reinehr CPH, Chaves CRP. Microagulhamento: série de casos associados drug delivery. *Surg Cosmet Dermatol.* 2017;9(1):96-9.
Kalluri H, Kolli CS, Banga AK. Characterization of microchannels created by metal microneedles: formation and closure. *AAPS J.* 2011;13(3):473-81.
Khater MH, Abdelhaleem MR. Treatment of striae distensae with needling therapy versus CO_2 fractional laser. *J Cosmc Laser Ther.* 2016;18(2):75-9.
Liebl H, Kloth LC. Skin cell proliferation stimulated by microneedles. *J Am Col Clin Wound Spec.* 2013;4(1):2-6.
Lima EA. Associação do microagulhamento ao peeling de fenol: uma nova proposta terapêutica em flacidez, rugas e cicatrizes de acne da face. *Surg Cosmet Dermatol.* 2015;7(4):328-31.
Lima EA. IPCA e Radiofrequência por multiagulhas em cicatrizes de acne. *Surg Cosmet Dermatol.* 2017;9(3):235-4.
Lima EA. IPCA® – indução percutânea de colágeno com agulhas. 1. ed. Rio de Janeiro: Guanabara Koogan; 2016.
Lima EA, Lima MA, Takano D. Microagulhamento: estudo experimental e classificação da lesão provocada. *Surg Cosmet Dermatol.* 2013;5(2):110-14.
Ramaut L, Hoeksema H, Pirayesh A *et al.* Microneedling: where do we stand now? A systematic review of the literature. *J Plast Reconstr Aesthet Surg.* 2018 Jan; 71(1):1-14.
Sharad J. Combination of micro needling and glycolic acid peels for the treatment of acne scars in dark skin. *J Cosmet Dermatol.* 2011;10:317-23.
Yadav S, Dogra S. A cutaneous reaction to microneedling for postacne scarring caused by nickel hypersensitivity. *Aesth Surg J.* 2016;36(4):168-70.

Tratamento cirúrgico das cicatrizes de acne

Alster T, Zaulyanov L. Laser scar revision: a review. *Dermatol Surg.* 2007 Feb; 33(2):131-40.
Batra RS. Surgical techniques for scar revision. *Skin Therapy Lett.* 2005 May; 10(4):4-7.
Brody HJ, Hailey CW. Medium-depth chemical peeling of the skin: a variation of superficial chemosurgery. *J Dermatol Surg Oncol.* 1986 Dec;12(12):1268-75.
Doddaballapur S. Microneedling with dermaroller. *J Cutan Aesthet Surg.* 2009 Jul;2(2):110-1.
Fabbrocini G, Fardella N, Monfrecola A *et al.* Acne scarring treatment using skin needling. *Clin Exp Derm.* 2009 Dec;34(8):874-9.
Goodman GJ. Treatment of acne scarring. *Int J Dermatol.* 2011 Oct;50(10): 1179-94.
Goodman GJ, Baron JA. Post acne scarring: a qualitative global scarring grading system. *Dermatol Surg.* 2006 Dec;32(12):1458-66.
Jacob CI, Dover JS, Kaminer MS. Acne scarring: a classification system and review of treatment options. *J Am Acad Dermatol.* 2001 Jul;45(1):109-17.
Kadunc BV, Trinidade de Almeida AR. Surgical treatment of facial acne scars based on morphologic classification: a Brazilian experience. *Dermatol Surg.* 2003 Dec;29(12):1200-9.

Cirurgia micrográfica de Mohs

Bennàssar A, Carrera C, Puig S *et al.* Fast evaluation of 69 basal cell carcinomas with ex vivo fluorescence confocal microscopy: criteria description, histopathological correlation, and interobserver agreement. *JAMA Dermatol.* 2013 Jul;149(7):839-47.
Bitttner GC, Cerci FB, Kubo EM, Tolkachjov SN. Cirurgia micrográfica de Mohs: revisão de indicações, técnica, resultados e considerações. *An Bras Dermatol.* 2021;96(3):263-77.
Larson B, Abeytunge S, Seltzer E *et al.* Detection of skin cancer margins in Mohs excisions with high-speed strip mosaicing confocal microscopy: a feasibility study. *Br J Dermatol.* 2013 Oct;169(4):922-6.
Picoto AM, Picoto A. Technical procedures for Mohs fresh tissue surgery. *J Dermatol Surg Oncol.* 1986 Feb;12(2):134-8.
Robinson JK. Current histologic preparation methods for Mohs micrographic surgery. *Dermatol Surg.* 2001 Jun;27(6):555-60.
Weber WN. Cost analysis studies of Mohs micrographic surgery. *J Am Acad Dermatol.* 1999 Jul;41(1):130-1.

Lipoaspiração

Klein JA. The tumescent technique for liposuction surgery. *Am J Cosmet Surg* 1987;4:263-7.
Klein JA. Tumescent technique for regional anesthesia permits lidocaine doses of 35 mg/kg for liposuction: peak plasma lidocaine levels are diminished and delayed 12 hours. *J Dermatol Surg Oncol.* 1990 Mar;16(3):248-63.
Lillis PJ, Coleman III WP. *Dermatologic clinics: liposuction.* Philadelphia: W. B. Saunders Co.; 1990.
Narins RS. Liposuction. *In*: Ratz JL, Maloney MF, Goldman MP *et al. Textbook of dermatologic surgery.* Philadelphia: Lippincott-Raven Publishers; 1998. p. 547-63.
Narins RS. Tumescent liposuction. *In*: Narins RS. *Cosmetic surgery: an interdisciplinary approach.* New York: Marcel Dekker; 2001. p. 545-67.
Souza EBP. *Lipoaspiração superficial.* Rio de Janeiro: Revinter; 1999.
Utiama Y. Lipoaspiração. *In*: Gadelha AR, Costa IMC. *Cirurgia dermatológica em consultório.* Rio de Janeiro: Atheneu; 2002. p. 441-50.
Utiama Y, Di Chiacchio N, Yokomizo V *et al.* Estudo retrospectivo de 288 lipoaspirações realizadas no Serviço de Dermatologia do Hospital do Servidor Público Municipal de São Paulo. *An Bras Dermatol.* 2003 Set-Out;78(4):435-42.

Cirurgia de restauração capilar/Técnica FUE

Bernstein RM. Follicular unit hair transplantation. *In*: Robinson JK, Hanke CW, Diegel DM *et al.* Surgery of skin. 3. ed. London: Elsevier Saunders; 2015. p. 478-508.
Bernstein RM, Rassman WR, Seager D *et al.* Standardizing the classification and description of follicular unit transplantation and minimicrografting techniques. *Dermatol Surg.* 1998;24:957-63.
Bernstein RM, Rassman WR, Szaniawski W *et al.* Follicular transplantation. *Int J Aest Rest Surg.* 1995;3:119-32.
Headington JT. Transverse microscopic anatomy of the human scalp. *Arch Dermatol.* 1984;120:449-54.
Lee W, Lee S, Na G *et al.* Survival rate according to grafted density of Korean one-hair follicular units with a hair transplant implanter: experience with four patients. *Dermatol Surg.* 2006 Jun;32(6):815-8.
Limmer BL. Elliptical donor stereoscopically assisted micrografting as an approach to further refinement in hair transplantation. *Dermatol Surg.* 1994;20:789-93.
Lorenzo J. Manual FUE. *In*: Lam SM, Williams KL. *Hair Transplant 360: Follicular Unit Extraction (FUE).* New Delhi: Jaypee Brothers Medical Publishers Ltd.; 2016. Vol. 4. p. 212-25.
Orentreich N. Autographs in alopecias and other selected dermatologic conditions. *Ann NT Acad Sci.* 1959;83:463-79.
Rose PT, Parsley WM. The science of hairline design. *In*: Haber RS, Stough DB (eds.). *Procedures in cosmetic dermatology: hair transplantation.* Philadelphia: Elsevier Saunders; 2006. p. 55-72.
Seager D. Binocular stereoscopic dissecting microscopes: should we use them? *Hair Transplant Forum Int.* 1996;6(4):2-5.
Shapiro R. Creating a natural hairline in one sessionusing a systemic approach and modern principles of hairline design. *Int J Cosm Surg Aesthetic Dermatology.* 2001;3(2):89-99.
Shapiro R, Shapiro P. Hairline design and frontal hairline restoration. *Facial Plast Surg Clin N Am.* 2013 August;21(3):351-62.
Unger WP, Hairline zone. *In*: Unger WP, Shapiro R, Unger R, Unger M. (eds.). *Hair transplantation.* 5. ed. Boca Raton, FL: Informa; 2011. Chap. 6A. p. 133-40.
Unger WP, Hairline zone and "egg." *In*: Unger WP, Shapiro R, Unger R, Unger M. (eds.). *Hair transplantation.* 5. ed. Boca Raton, FL: Informa Healthcare; 2011. Chap. 12F1. p. 372-4.

Dermatologia Cosmética

PARTE 23

94

Tratamento Medicamentoso em Dermatologia Cosmética

Mônica Manela Azulay

A prática dermatológica mudou por completo nos últimos anos. A dermatologia cosmética, como área de atuação ou subespecialidade, cresceu e se desenvolveu sobremaneira. Por outro lado, a procura de tratamentos milagrosos para o rejuvenescimento da pele leva à divulgação exagerada pela mídia de terapias supostamente seguras, rápidas e fáceis, das incorreções da pele, inclusive as relacionadas com o envelhecimento cutâneo. Acreditando nessas distorções sensacionalistas, o paciente chega ao dermatologista com expectativas irreais e falsas promessas de produtos que irão, em poucas semanas, "rejuvenescê-lo".

Estudos científicos relacionados com essas opções são escassos e, por vezes, os encontrados estão sujeitos a interesses financeiros dos laboratórios envolvidos.

As denominadas *substâncias cosmecêuticas*, ou simplesmente *cosmecêuticos*,* são cosméticos ativos capazes de influenciar a função da pele com o intuito de torná-la mais bela. Eles teriam a função de melhorar as alterações cutâneas e não somente disfarçar seus distúrbios, caracterizando ações cosmética e terapêutica. Dessa maneira, os cosmecêuticos apresentam fórmulas mais elaboradas e próximas dos medicamentos dermatológicos; por vezes, o que diferencia ambos é apenas a concentração.

Já os *cosméticos* são produtos para serem utilizados na pele com o intuito de melhorar sua aparência, sem alterar a estrutura ou a sua função, enquanto os medicamentos apresentam essa capacidade.

O conceito de *pele sensível* ou *síndrome da pele sensível* (*sensitive skin syndrome*) está em ascensão e se caracteriza por uma reação cutânea sensorial desencadeada por contactantes e/ou fatores ambientais, geralmente sem manifestação clínica visível. As queixas variam de prurido, ardor, formigamento, engrossamento ou ressecamento da pele que se manifestam de minutos a horas após o estímulo. A pele sensível pode manifestar-se de duas formas: objetiva e subjetiva. A primeira ocorre na presença de lesões prévias devido a alguma dermatose como rosácea, acne ou dermatite atópica. A segunda seria expressa apenas pelo caráter subjetivo da queixa e, por isso, alguns autores a interpretam como questão psicológica, o substrato para a gênese do conceito. Predomina em mulheres.

A experiência demonstra que a combinação das várias técnicas existentes acaba por proporcionar melhores resultados, incluindo a utilização dos *lasers*, entre outros. O dermatologista atual necessita estar familiarizado com o emprego dessas técnicas (ver Capítulo 78, item Laser *em dermatologia*).

Cabe ao dermatologista orientar seu paciente sobre as opções reais e seguras de tratamento, agindo de forma ética e sensata. Antes de iniciar qualquer procedimento, o médico deve avaliar com clareza o perfil psicológico e as expectativas do seu paciente, a fim de evitar maiores problemas, inclusive do ponto de vista legal.

Para fins didáticos, pode-se subdividir o tratamento cosmético em medicamentoso e por meio de procedimentos. O bom dermatologista é aquele que saberá mesclá-los sem negligenciar o perfil psicológico de seus pacientes. Do ponto de vista ético-legal, não é recomendável a realização de procedimentos na primeira consulta.

Fotoproteção

Os fotoprotetores devem ser utilizados de forma regular, desde a infância, a fim de prevenir os efeitos deletérios e cumulativos da radiação solar. Para serem efetivos, necessitam de fator de proteção solar (FPS) igual ou superior a 30, bem como proteção contra os raios ultravioleta A (UVA) 1 e 2, também conhecidos como "UVA longo" e "UVA curto", respectivamente, luz visível (LV) e infravermelhos, a chamada "proteção de amplo espectro". A classificação PPD (*Persistent Pigment Darkening*) do protetor solar de amplo espectro indica o fator de proteção contra os raios UVA. O PPD deve ser correspondente a, no mínimo, um terço da proteção UVB.

A LV pode induzir o fotoenvelhecimento por meio de alterações nos componentes da matriz extracelular. Os efeitos no colágeno são comparáveis aos da UV. É interessante ressaltar que os fotótipos de pele mais escura são mais sensíveis à LV.

Em relação aos raios infravermelhos, não existe ainda fotoproteção possível.

Estudos robustos confirmam que a poluição desencadeia processos fotobiológicos e estresse oxidativo que irão contribuir no aparecimento de manchas e rugas, em um processo denominado "fotopoluição", no qual a irradiação UV potencializa os efeitos da poluição no envelhecimento cutâneo.

É possível afirmar que não há tratamento cosmético a longo prazo que não inclua a fotoproteção, especialmente de amplo espectro (ver Capítulo 76, item *Fotoproteção*).

*Trata-se de um neologismo.

Hidratação

Uma pele xerótica encontra-se sem brilho, áspera, descamativa, com acentuação dos seus sulcos e, eventualmente, com fissuras. Ocorre maior propensão ao prurido. Nos idosos e nas crianças de 2 anos até a puberdade, em determinadas doenças como a dermatite atópica e as ictioses, assim como em certas condições ambientais, hábitos de banhos ou uso de sabões em excesso comprometem o nível de hidratação e levam à xerodermia; é fundamental o seu restabelecimento para melhorar não só a aparência, mas, também, para evitar o prurido. Os hidratantes são os produtos mais prescritos na dermatologia (ver Capítulo 1, item *Camada córnea*, e Capítulo 82, item *Hidratantes*).

O conteúdo normal de água do estrato córneo situa-se entre 20 e 35%, e, quando inferior a 10%, ocorrem manifestações clínicas perceptíveis de xerose. A retenção de água na camada córnea é importante para a manutenção do nível de hidratação cutânea e esta capacidade é traduzida pelo denominado *fator natural de hidratação* da pele (*NMF – natural moisturizing factor*). Trata-se de um conjunto de componentes hidrossolúveis presente nos corneócitos e que está diretamente relacionado com os níveis de hidratação; a maioria desses compostos é decorrente da proteólise da *filagrina* (proteína básica rica em histidina e glutamina, presente nos grânulos de cerato-hialina). A dermatite atópica tem como um dos seus fatores etiopatogênicos de maior importância a alteração desta proteína. Em função de sua natureza hidrossolúvel, o NMF necessita da proteção dos lipídios intercelulares para evitar sua perda. Assim, tanto os compostos presentes no NMF quanto os lipídios intercelulares são fundamentais para o controle da quantidade de água retida na pele. A composição do NMF é apresentada no Quadro 94.1.

Principais medicamentos empregados no tratamento clínico do fotoenvelhecimento

Retinoides

Originalmente utilizada no tratamento da acne, a tretinoína tópica ou ácido *all*-transretinoico na concentração de 0,05% foi proposta para o tratamento do envelhecimento da pele a partir dos estudos de Kligman *et al.*, em 1986.

Quadro 94.1 Componentes do fator natural de hidratação da pele (NMF).

Componente	Concentração (%)
Aminoácidos (serina, citrulina, alanina, treonina e outros)	30 a 40
Cátions (sódio, cálcio e potássio)	10 a 11
Lactato	10 a 12
Sal sódico do ácido pirrolidono carboxílico (PCA-Na), ácido urocânico, ornitina, citrulina (derivados da hidrólise da filagrina)	7 a 12
Ânions (fosfato, cloreto)	6 a 7
Ureia	5 a 7
Glicerol	4 a 5
Amônia, glucosaminas, creatinina e ácido úrico	1 a 2
Citratos e formiatos	0,5 a 1

Os retinoides influenciam uma variedade de processos celulares, como crescimento celular, modulação imunológica e alterações de superfície, devido a sua interação com receptores nucleares de ácido retinoico (RAR). Clinicamente, observa-se melhora da textura da pele com diminuição das rítides mais finas. Seus efeitos adversos mais comuns são eritema e descamação, que se observam, mais frequentemente, no início do tratamento (dermatite retinoide). Para tanto, orienta-se o paciente a iniciar a medicação com concentrações menores (p. ex., 0,025%), em dias alternados nas primeiras semanas e aplicá-la cerca de 30 min após a limpeza da face. Após 6 meses de tratamento, em média, obtém-se o efeito máximo da medicação (ver Capítulo 88, item *Retinoides tópicos*).

Pode ser utilizada sob a forma de creme ou gel nas concentrações de 0,025% e 0,05%; na concentração de 0,1%, apenas em creme. No Brasil, não está disponível a apresentação em solução, a não ser por meio de fórmulas manipuladas. Todos os retinoides apresentam eficácia no tratamento do fotoenvelhecimento, sendo uma questão de concentração e do veículo.

As alterações histológicas mais evidentes são espessamento da epiderme, diminuição das atipias dos queratinócitos, distribuição mais uniforme dos grânulos de melanina e aumento do colágeno na derme. Entretanto, a necessidade de manutenção do uso da tretinoína sugere que essa melhora é somente temporária e resultante do processo de irritação e edema.

A isotretinoína sistêmica, em doses de 10 a 20 mg em três tomadas semanais, já demonstrou eficácia no tratamento do fotoenvelhecimento, com seu efeito perdurando por até 3 meses após o término da terapêutica. É temerário, no entanto, o seu uso contínuo em função da imprevisibilidade de seus efeitos tóxicos, sobretudo com relação aos ossos, para pacientes em uma faixa etária superior à dos pacientes nos quais a medicação foi testada (ou seja, até 65 anos de idade). Para mais detalhes, ver Capítulos 76, item *Fotoenvelhecimento*, e 88.

Alfa-hidroxiácidos

Os alfa-hidroxiácidos (AHA) são ácidos orgânicos derivados de frutas, cana-de-açúcar, leite, dentre outros. O *ácido glicólico* é o mais utilizado para o tratamento da pele; é sinteticamente produzido através da liberação de monóxido de carbono a partir do formaldeído. Seu mecanismo exato de atuação ainda é desconhecido. Sabe-se que diminui a coesão dos corneócitos em baixas concentrações e promove epidermólise em altas concentrações. Dessa maneira, afina o estrato córneo, alisando a superfície cutânea. Alguns estudos demonstraram aumento da produção de glicosaminoglicanos e de colágeno. Outros negam essas observações.

A eficácia depende do pH da formulação e da concentração do ácido livre. Assim, pH básico produz menos irritação, porém requer mais tempo para a obtenção de resultados.

O ácido, em concentração de até 2%, apresentaria efeito de hidratação; de 8 a 10%, atuaria promovendo aumento na produção de colágeno; e de 10 a 15%, haveria maior produção de colágeno.

Pode ser utilizado sob a forma de géis, loções ou cremes. Como efeito adverso, pode causar irritação na pele, porém menos intensa que a tretinoína tópica.

Vitamina C tópica

A exposição crônica aos raios solares produz dano cumulativo na pele que envolve alterações epidérmicas e dérmicas, denominadas *fotoenvelhecimento*. A alteração mais evidente observada nesse processo está relacionada com a perda de elasticidade e com o afinamento da derme (ver Capítulo 76, item *Fotoenvelhecimento*).

Várias substâncias foram propostas como possíveis reparadoras do dano causado à pele cronicamente fotoexposta. Uma das mais estudadas nesse processo tem sido o retinoide tópico. Os trabalhos que demonstraram os benefícios gerados por esse medicamento no fotoenvelhecimento datam da década de 1980. Porém, cerca de 20 anos antes já eram observados os benefícios da vitamina C tópica na pele de cobaias. Apenas mais recentemente esse medicamento foi apontado como mais uma possibilidade terapêutica para o fotoenvelhecimento. Isso certamente se deve ao fato de o ácido ascórbico (AA) ser vitamina termolábil que se oxida rapidamente quando exposta ao ar.

Durante muito tempo, pesquisas foram feitas na tentativa de desenvolver um produto de uso tópico estável, capaz de penetrar na pele até a derme. Estudos *in vivo* não foram capazes de reproduzir os achados *in vitro* com cultura de fibroblastos dérmicos. Apenas recentemente produtos estáveis e efetivos foram desenvolvidos.

Após a saturação do reservatório da pele, o ácido L-ascórbico se mantém estável e presente no tecido, com meia-vida de aproximadamente 4 dias. Como antioxidantes tópicos já demonstraram exercer função de fotoproteção, e o próprio ácido L-ascórbico é capaz de diminuir o eritema desencadeado pela irradiação UVB, um reservatório persistente de antioxidantes seria uma estratégia interessante e atrativa de fotoproteção quando comparada aos filtros solares que necessitam ser aplicados diariamente.

A viabilidade de um produto de uso local, durante muitos anos, foi sempre difícil. O AA é solúvel em água, porém é rapidamente oxidado quando exposto ao ar. Por outro lado, a utilização tópica do AA deve contemplar sua atuação no tecido conjuntivo e, para tanto, deve penetrar através do estrato córneo e estar disponível para os fibroblastos dérmicos.

Dada a dificuldade de estabilização do AA, vários derivados mais estáveis foram elaborados. Entretanto, embora se tenha obtido estabilidade em muitos deles, o resultado de melhora da pele não era alcançado. Ésteres apresentam atividade de vitamina C tanto menor quanto maior for o número de radicais substituídos. O ascorbil 6-palmitato, por exemplo, embora penetre na pele, é ineficiente na sua conversão para o ácido L-ascórbico, forma ativa da vitamina C. Já o ascorbil fosfato de magnésio não é capaz de atravessar o estrato córneo. Embora sejam derivados efetivos da vitamina C para uso oral, não substituem o ácido L-ascórbico nas formulações tópicas.

Estudos da absorção percutânea do ácido L-ascórbico tópico revelaram a importância do pH na formulação tópica do ácido. Os níveis teciduais do AA aumentaram apenas com a utilização de formulações com níveis de pH iguais ou inferiores a 3,5. Com relação à concentração de vitamina C, os níveis teciduais, segundo estudos da literatura, aumentam proporcionalmente até a concentração máxima de 20%. Entretanto, por motivos desconhecidos, concentrações acima deste valor resultam em diminuição dos níveis teciduais do AA.

São exíguos os estudos que demonstram os benefícios da vitamina C no tratamento do fotoenvelhecimento. Em pesquisa realizada pela autora deste capítulo com ácido L-ascórbico a 5% em emulsão água em óleo (Active-C®), os resultados, em 20 pacientes que se submeteram ao uso exclusivo da medicação tópica 2 vezes/dia durante 6 meses, foram bastante satisfatórios. Além da observação clínica, foi mensurada, de forma objetiva, a densidade de colágeno antes e depois do tratamento e os resultados foram altamente significativos, tanto do ponto de vista clínico quanto histopatológico, demonstrando sua efetividade (Figura 94.1).

Em adição aos seus efeitos antioxidantes, o AA é importante na cicatrização das feridas e essencial na síntese de colágeno, atuando como cofator para as enzimas lisil e propil-hidroxilases e estimulando a transcrição dos genes do colágeno. Tem sido utilizado também como clareador cutâneo, inibindo a tirosinase. Provê um suplemento seguro e efetivo de armazenamento nos tecidos, melhorando a fotoproteção e aumentando as defesas antioxidantes.

Isoflavona tópica

Muitos produtos existentes no mercado contêm, em sua composição, as chamadas "isoflavonas da soja", nome genérico dado aos fitoestrógenos encontrados nessa planta.

Fitoestrógeno é o nome genérico dado a alguns flavonoides extraídos das plantas que apresentam semelhança estrutural com os estrógenos e antiestrógenos naturais. Antioxidantes muito potentes, esses flavonoides são capazes de controlar o estresse oxidativo e a peroxidação lipídica das membranas celulares. Em função de sua semelhança estrutural com os hormônios naturais, esses fitoestrógenos são capazes de se ligar a receptores específicos encontrados na pele, protegendo as fibras de colágeno contra a deterioração enzimática e melhorando a aparência geral da pele envelhecida.

Esses produtos, em sua maioria, contêm apenas a isoflavona na sua forma glicosídica (forma polar), chamada "genisteína", biologicamente ativa na pele.

As ações relacionadas com as genisteínas são: potente atividade antioxidante, estímulo à produção de colágeno e elastina, diminuição do eritema e desconforto induzido pela radiação UVB, prevenção do fotoenvelhecimento e fotocarcinogênese da pele e redução do ressecamento, todos causados pela exposição crônica à radiação UV.

É importante ressaltar que a genisteína não atua como um filtro solar convencional; ela não tem capacidade de absorção e/ou reflexão da radiação UVA e UVB e tampouco previne sua penetração na pele; sua ação está ligada à atividade antioxidante. Outro fato importante é que a genisteína não protege completamente dos danos profundos induzidos pela radiação UV; ela não é capaz de evitar, nem mesmo minimizar, a formação de dímeros de timidina que ocorrem como consequência dos danos que a radiação causa ao DNA celular.

Pode ser utilizada nas concentrações de 1 a 5% em cremes, loções, emulsões ou géis. O pH das formulações deve estar na faixa entre 4 e 9.

Poli-hidroxiácidos

Considerados a nova geração de AHA, os poli-hidroxiácidos (PHA) promovem efeitos antienvelhecimento e de suavização da pele comparados aos AHA, porém com menos irritação e desconforto. Fortalecem a barreira cutânea e funcionam como umectantes e hidratantes. Os PHA não aumentam a sensibilidade da pele ao sol e promovem efeito removedor de radicais livres.

Gluconolactona

É um PHA derivado do ácido glicólico, mais bem tolerado, sem produzir tanta irritação. O tamanho relativamente grande da molécula (peso molecular de 178 *versus* 76 do ácido glicólico) facilita a penetração gradual e lenta na pele, minimizando a irritação.

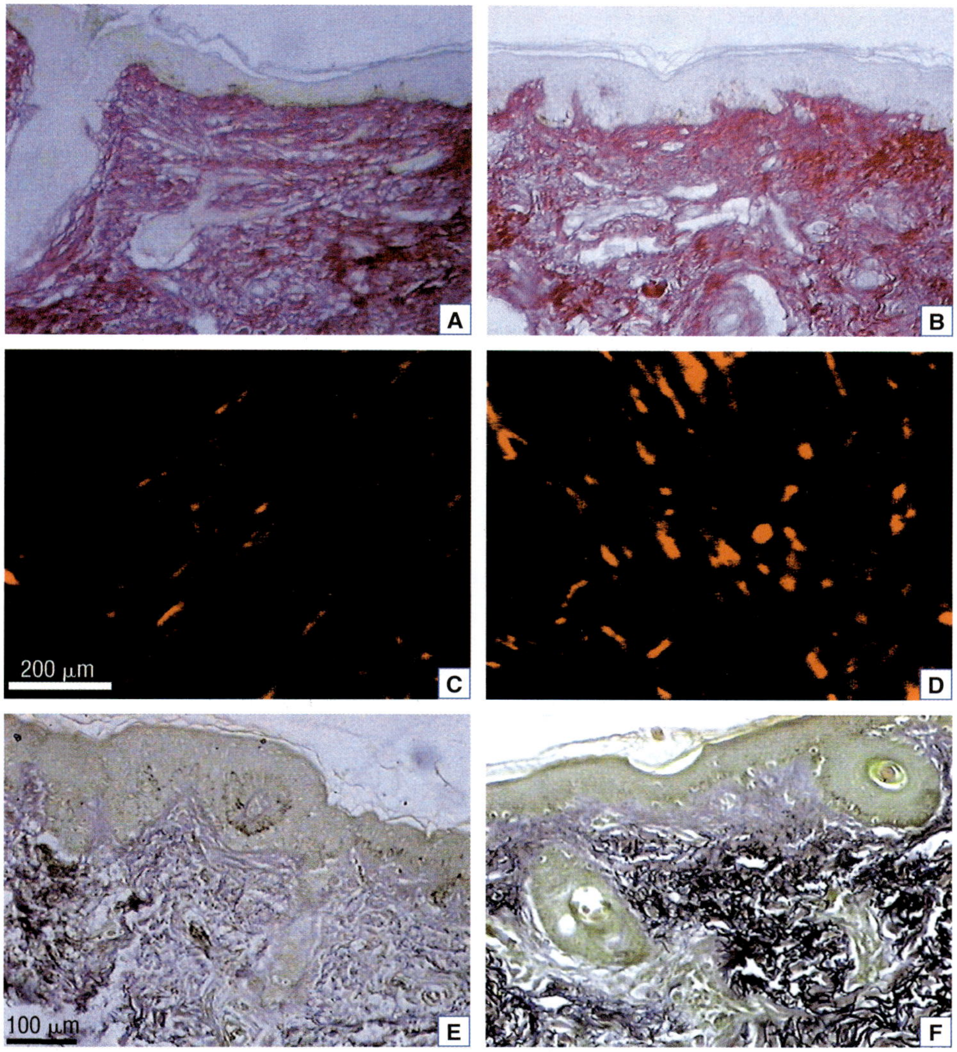

Figura 94.1 Fotomicrografias da pele da região pré-auricular (biopsias) das pacientes antes (**A**, **C** e **E**) e após (**B**, **D** e **F**) o tratamento com uso tópico de vitamina C a 5% (Active-C®); sem luz polarizada (**A** e **B**) e com luz polarizada (**C** e **D**). Observa-se o aumento do conteúdo de fibras colágenas (**B** e **D**) após o tratamento. **A** a **D.** Coloração vermelho de picro-sirius, aumento igual em todas as imagens. Em **F**, observa-se o aumento do conteúdo de fibras do sistema elástico após o tratamento. **E** e **F.** Coloração pela resorcina-fucsina de Wigert, 100×.

Ácido lactobiônico

É um PHA complexo formado por um monômero de hidrato de carbono (galactose) ligado quimicamente a um PHA (ácido glucônico). As propriedades antioxidantes do ácido lactobiônico inibem a oxidação de substâncias rapidamente oxidáveis, como a hidroquinona. Trabalhos investigativos revelaram efeitos antioxidantes importantes no tratamento do fotoenvelhecimento.

Hexapeptídio

A contração muscular constante da mímica facial associada aos efeitos deletérios da radiação UV são os principais causadores do envelhecimento da pele do rosto. Dessa forma surgiu a ideia de que o bloqueio da contração muscular seria um mecanismo útil no tratamento e prevenção das rugas. O uso da toxina botulínica para o bloqueio controlado dos músculos da mímica facial revolucionou o tratamento das rugas. Atualmente, a injeção da toxina botulínica é o tratamento cosmético mais realizado em todo o mundo (ver Capítulo 98).

Com a finalidade de desenvolver substâncias de uso tópico que apresentassem ação semelhante, um peptídio de seis aminoácidos (*hexapeptídio*) foi criado. Este peptídio (Acetil-Glu-Glu-Met-Gln-Arg-Arg-NH_2) tem homologia com a região N-terminal da proteína SNAP-25, necessária para a formação do complexo SNARE, composto pela associação de mais duas proteínas e fundamental para a transmissão sináptica. Este peptídio tem significativa permeabilidade através da pele (30% de penetração após 2 h em estudos *in vitro*) e capacidade de bloquear a transmissão sináptica. Entretanto, por inibir de forma reversível a formação do complexo SNARE, o hexapeptídio apresentou eficácia menor do que a toxina botulínica.

Estudos clínicos mostraram redução de 30% na profundidade das rugas após análise topográfica e não foram relatados toxicidade nem efeito irritante em altas doses.

Pentapeptídio

Foi demonstrado que uma sequência de apenas cinco aminoácidos (Arg-Thr-Thr-Arg-Ser) tem a capacidade de aumentar a produção de colágeno tipos I e III em torno de 8 vezes e de fibronectina, em torno de 9 vezes, em cultura de fibroblastos.

Como este pentapeptídio tem baixa capacidade de penetração intracelular, foi adicionado um radical palmitoil que aumentou sua absorção, e é esta a apresentação utilizada para os estudos em seres humanos. Em estudos clínicos conduzidos pela indústria farmacêutica, foi mostrado que seu uso por 6 meses levou à redução da profundidade das rugas de 40 a 80% quando comparado com o grupo controle.

Dimetilaminoetanol

O dimetilaminoetanol (DMAE) é uma base aminada simples ($C_4H_{11}NO$). Trata-se de um liberador de acetilcolina, neurotransmissor necessário para o movimento muscular.

Originalmente foi utilizado como um suplemento nutricional em indivíduos com Alzheimer e transtorno do déficit de atenção. A maior fonte natural alimentar de DMAE é o salmão, o que explica o odor característico dos cremes à base do produto. A aplicação tópica deste teria como objetivo o incremento do tônus muscular, causando discreto encurtamento e resultando em uma pele mais rígida e cosmeticamente com diminuição das rugas. Por sua vez, outro grupo de cosmecêuticos compostos de peptídios teria como objetivo a interrupção da função neuromuscular e consequente relaxamento da musculatura facial, funcionando de forma diametralmente oposta à do DMAE, imitando supostamente o efeito da toxina botulínica. Controvérsias à parte, muitos ensaios e pesquisas críticas devem ser feitos para avaliar a real eficácia desses novos cosmecêuticos.

Alfa-arbutin

Atualmente e sobretudo nos países onde a hidroquinona está proibida, essa substância é tida como a mais ativa, segura e rápida no clareamento da pele. Trata-se de uma substância hidrossolúvel e biossintética. Bloqueia a biossíntese epidérmica da melanina por meio da inibição da oxidação enzimática da tirosina a DOPA.

Estruturalmente é um alfaglucosídeo, sendo mais eficaz e estável que a forma anterior, beta-arbutin.

Sua estabilidade ocorre em uma faixa de pH de 3,5 a 6,5 e pode ser manipulado nas concentrações de 0,2 a 2%.

Ácido tranexâmico tópico

Agente fibrinolítico que atua reduzindo a atividade da tirosinase e inibindo o sistema plasmina-plasminogênio. Apresenta também a capacidade de quelar o ferro existente na hemossiderina, sendo, por isso, usado em hipercromias não melanodérmicas, como no clareamento da hiperpigmentação periorbital.

Inibe a endotelina 1 e o componente vascular do melasma (VEGF).

A concentração do ácido tranexâmico tópico varia de 0,4 a 3%.

Cisteamina

A cisteamina é um ativo biológico que controla a produção de melanina na pele e, segundo trabalhos publicados, com a mesma eficácia que a hidroquinona, porém com efeitos adversos mais brandos.

Sua ação se dá pela inibição da síntese de melanina, e não por melanotoxicidade.

Ocorre naturalmente nas células humanas, por ser produto do metabolismo da L-cisteína.

É um composto tiol e tiólico, despigmentantes conhecidos por inibirem a tirosinase e a peroxidase, as duas principais enzimas envolvidas na biossíntese da melanina.

As moléculas de tiol podem atuar como quelantes de íons ferro e cobre, que estão envolvidos na síntese do pigmento.

É utilizada sob a forma de creme a 5%, por 15 min, na região hiperpigmentada. Deve-se fazer a remoção com água e sabão e hidratar intensamente o local.

Ácido hialurônico de baixo peso molecular (ácido hialurônico fragmentado)

O ácido hialurônico (AH) é um polissacarídio composto de ácido glicurônico e N-acetilglucosamina. É uma das principais substâncias da matriz extracelular na qual fibras colágenas e elastina estão embebidas. Uma característica única do AH é sua enorme capacidade higroscópica, tornando possível que contribua enormemente para a manutenção do espaço extracelular, bem como para hidratação do tecido. Estas propriedades fazem com que o AH seja um componente interessante para uso cosmético. Entretanto, suas características potenciais neste sentido ficam limitadas pelo tamanho da molécula de AH, que pode alcançar até 2.000 kDa e, assim, interferir na penetração da substância na pele. Estudos indicam que a simples fragmentação da molécula de alto peso molecular não é a resposta para o problema da penetração através da pele, uma vez que fragmentos com peso molecular inferior a 20 kDa são reconhecidos pelos *Toll-like receptors* (TLR) 2 e 4, resultando na ativação desses receptores com a consequente produção de mediadores pró-inflamatórios. Recentemente, pesquisas demonstraram que a molécula de AH capaz de combinar habilidades de rejuvenescimento e de hidratação cutânea com penetração eficiente, sem os indesejados efeitos mediados pelos TLR, é a de 50 kDa. A aplicação tópica de AH pode, portanto, melhorar as funções de hidratação e de rejuvenescimento da pele por sua capacidade aumentada de penetração, alcançada com a diminuição de seu tamanho molecular.

Novos cosmecêuticos

A preocupação em prolongar a juventude e a cobrança crescente da sociedade no que diz respeito a uma aparência saudável e jovial estimularam a pesquisa de novas substâncias capazes de estender a juventude. Com relação aos compostos caracterizados como cosméticos ou cosmecêuticos, boa parte deles suscita melhor comprovação da sua eficácia. Serão abordadas substâncias que tenham alguma comprovação científica e que estejam colaborando na manutenção e proteção da pele de insultos diversos.

Bakuchiol

Mecanismo de ação

Bakuchiol é um fenol meroterpeno purificado derivado de planta encontrado nas sementes da planta indiana *Psoralea corylifolia* (babchi) e em outras fontes vegetais, como a flor de arroz cereja. É um fitoquímico com efeito antienvelhecimento cutâneo quando aplicado topicamente. Tem atividade antiproliferativa, anti-inflamatória, antioxidante (ativa o fator nuclear eritroide 2 relacionado ao fator 2 e torna resistente ao estresse oxidativo), atividade antiacne e diminui a intensidade do pigmento, interrompendo a síntese de melanina, bloqueando a tirosinase. Estudos sugerem que essa substância é um análogo funcional dos retinoides tópicos, pois induz expressão gênica semelhante na pele e melhora o fotodano cutâneo. Ele modula os genes dos receptores de ácido retinoico e regula positivamente as enzimas de síntese de colágeno e matriz extracelular, reduzindo a prostaglandina E2 e o fator inibitório de migração de macrófagos, e aumenta o fator de crescimento de fibroblastos e colágeno tipos I e VII. Os autores consideram que essa substância tem uma atividade multidirecional: antioxidante, anti-inflamatória, normaliza a queratinização e inibe a melanogênese.

Estudos sugerem que o bakuchiol tópico é semelhante ao retinol tópico na melhora de rugas faciais e pigmentação, com menor grau de irritação e melhor tolerância, e causa menos descamação da pele facial, prurido, queimação e ardência.

O bakuchiol apresenta excelente estabilidade fotoquímica e hidrolítica em comparação ao retinol. É mais fácil de formular, pois é mais miscível com emolientes e solubilizantes; pode ser usado durante o dia devido à sua fotoestabilidade e é tipicamente formulado em concentrações de 0,5% em creme.

Exossomos

Exossomos são nanovesículas extracelulares secretadas por diversas células do corpo humano e animal. Compostas de uma membrana lipídica e proteínas encapsuladas, essas vesículas contêm substâncias biologicamente ativas, como proteínas, DNA, RNA, fatores de transcrição e metabólitos.

Descobertos na década de 1980, os exossomos desempenham um papel fundamental na comunicação celular e na função imunológica. Seu tamanho, conteúdo e funções variam conforme a célula de origem. Recentemente, têm atraído atenção na dermatologia devido ao seu potencial no tratamento de rejuvenescimento da pele, regeneração capilar e outras condições dermatológicas. Podem ser autólogos, extraídos do próprio paciente, alogênicos, de outros seres humanos, e heterólogos, de origem botânica ou animal.

No entanto, a literatura científica ainda carece de dados que avaliem minuciosamente os riscos e a toxicidade a longo prazo dos exossomos em aplicações dermatológicas. A maioria dos estudos envolve o uso de carga genética derivada de células-tronco humanas, mas a eficácia e a segurança desses tratamentos ainda não foram estabelecidas de maneira conclusiva.

Embora promissores, mais pesquisas são necessárias para comprovar sua efetividade e confiabilidade.

Além disso, questões regulatórias precisam ser consideradas, uma vez que muitos países ainda não aprovaram seu uso, conforme as diretrizes das agências de vigilância sanitária.

Na bula dos produtos, há a recomendação de que só podem ser utilizados topicamente, não podem ser injetados e não têm intenção de melhorar nenhuma doença ou condição médica.

O Centro de Controle e Prevenção de Doenças (CDC) de Atlanta emitiu um laudo de proibição da produção dos exossomos em 2024, após casos de septicemia em pacientes nos quais o produto foi injetado na pele em 2020, e mais recentemente em pessoas que desenvolveram infecção pelo vírus da imunodeficiência adquirida (HIV) após a injeção de exossomos heterólogos.

No Brasil, os produtos têm liberação pela Agência Nacional de Vigilância Sanitária (Anvisa) como cosméticos grau 2, ou seja, inseridos no contexto de produtos cosméticos e somente para uso externo.

Polidexosirribonucleotídeos

É extrato de DNA do sêmen do salmão, derivado de um processo controlado de purificação e esterilização do DNA do esperma do *Oncorhynchus mykiss* (truta-salmão) ou do *Oncorhynchus keta* (salmão comum) com pesos moleculares variando entre 50 e 1.500 KDa.

O espermatozoide é rico em DNA, sendo seu processo de purificação mais simples. As bases do DNA, tanto dos animais como do ser humano, são as mesmas, assim como os *loci* dos receptores, fatos esses que justificam o motivo da utilização do esperma animal, sendo as células com o menor risco de imunogenicidade. Os seres humanos dispõem de receptores para os nucleotídeos, os quais utilizam um metabólito do polidexosirribonucleotídeo (PDRN) que se liga ao receptor A2, um receptor existente nos fibroblastos, e ocorre o estímulo da regeneração celular *in vitro*.

Os nucleotídeos em estudos *in vitro* aumentam o metabolismo dos fibroblastos, a síntese dos componentes da matriz dérmica e inibem a atividade da elastase e da metaloproteinase da matriz 1 (MMP1). Sua ação, ao diminuir a atividade das proteínas relacionadas com a tirosinase 1 (TRP1) e 2 (TRP2), reduz a melanogênese.

Estudos em pés diabéticos e em úlcera de córnea demonstraram que o grupo que utilizou PDRN teve cicatrização mais rápida do que o que não utilizou.

No Brasil, a indicação dos produtos com PDRN, em bula, se refere a um produto de classe grau 2, ou seja, de uso cosmético até o momento.

Bibliografia

Duarte IAG, Silveira JEPS, Hafner MFS *et al.* Pele sensível: revisão de um conceito em ascensão. *An Bras Dermatol.* 2017;92(4):521-5.

Hashizume H. Skin aging and dry skin. *J Dermatol.* 2004 Aug;31(8):603-9.

Pierard GE, Goffin V, Hermanns-Le T, Pierar-Franchimont C. Corneocyte desquamation. *Int J Dermatol.* 2000 Jun;6(2):217-21.

Pillai S, Cornell M, Oresajo C. Epidermal barrier. In: Draelos ZD. *Cosmetic Dermatology Products and Procedures.* 1st ed. Hoboken, NJ: Wiley-Blackwell; 2010.

Schmuth M, Man MQ, Weber F *et al.* Permeability barrier disorder in Niemann-Pick disease: sphingomyelin-ceramide processing required for normal barrier homeostasis. *J Invest Dermatol.* 2000 Mar;115(3):459-66.

Principais medicamentos empregados no tratamento clínico do fotoenvelhecimento

Azulay DR, Bravo BSF, Azulay V *et al.* Durability of the improvement of collagen I and collagen III with the use of oral isotretinoin in the treatment of photoaging. *Int J Dermatol.* 2023 Dec;62(12):1538-42.

Bravo BSF, Azulay DR, Luiz RR *et al.* Avaliação e acompanhamento dos efeitos clínico-histológicos da isotretinoína oral no fotoenvelhecimento. *An Bras Dermatol.* 2015 Jul-Ago;90(4):478-86.

Gendler EC. Topical treatment of the aging face. *Dermatol Clin.* 1997;15(4):561-7.

Kligman AG, Grove MJ, Grove GL, Thorne EG. Topical tretinoin for photodamaged skin. *J Am Acad Dermatol.* 1986;15:836-40.

Manela-Azulay M. *Efeitos clínicos e histológicos resultantes da aplicação de vitamina C tópica a 5% no tratamento de fotoenvelhecimento.* [Tese de Doutorado]. Área de concentração: Dermatologia, UFRJ; 2003.

Rabello-Fonseca, Azulay DR, Mandarim-de-Lacerda CA, Manela-Azulay M. Oral isotetinoin in photoaging: clinical and histopathological evidence of efficacy of an off-label indication. *J Eur Acad Dermatol Venereol.* 2009 Feb;23(2):115-23.

Novos cosmecêuticos

Dal'Forno-Dini T, Birck MS, Rocha M, Bagatin E. Exploring the reality of exosomes in dermatology. *An Bras Dermatol.* 2025;100(1):121-30.

Farwick M, Gauglitz G, Pavicic T *et al.* Fifty-kDa hyaluronicacid upregulates some epidermal genes without changing TNF-α expression in reconstituted epidermis. *Skin Pharmacol Physiol.* 2011;24(4):210-7.

Kasraee B. Deodoryzed cysteamine as a depigmenting agent for the treatment of melasma. *Pigment Cell Melanoma Research.* 2017;30:e27-e137.

Kim HM, Byun K-A, Oh S *et al.* A mixture of topical forms of polydeoxyribonucleotide, vitamin c, and niacinamide attenuated skin pigmentation and increased skin elasticity by modulating nuclear factor erythroid 2-like 2. *Molecules.* 2022 Feb;27(4):1276.

Squadrito F, Bitto Irrera N *et al.* Pharmacological activity and clinical use of PDRN. *Front Pharmacol.* 2017 Apr 26;8:224.

To-o K, Nomura K, Sugimoto K *et al.* Experimental study on cross-reactivity of alpha-arbutin toward p-phenylenediamine and hydroquinone in guinea pigs. *J Dermatol.* 2010 May;37(5):455-62.

Tulika R. Role of tranexamic acid in management of melasma. *Cosmetol J.* 2017;1(1):000102.

Veraldi S, Rossi LC, Barbareschi M. Are topical retinoids teratogenic? *G Ital Dermatol Venereol.* 2016 Dec;151(6):700-5.

Williams AL, Pace ND, DeSesso JM. Teratogen update: Topical use and third-generation retinoids. *Birth Defects Res.* 2020; 112(15):1105-14.

Xiong M, Zhang Qi, Hu W *et al.* The novel mechanisms and applications of exosomes in dermatology and cutaneous medical aesthetics. *Pharmacol Res.* 2021 Apr;166:105490.

Zasada M, Budzisz E, Erkiert-Polguj A. A clinical anti-ageing comparative study of 0.3 and 0.5% retinol serums: a clinically controlled trial. *Skin Pharmacol Physiol.* 2020;33(2):102-16.

95

Peelings Químicos

Malba Bertino

Peeling químico ou esfoliação química é a aplicação na pele de uma ou mais substâncias químicas esfoliantes, com a finalidade de remover de maneira controlada a epiderme e/ou derme alteradas.

A camada removida pela esfoliação é, então, substituída por novas células. Este procedimento é utilizado para o tratamento de algumas doenças dermatológicas, tais como: melanoses e ceratoses actínicas, melasmas, hiperpigmentações pós-inflamatórias, acne e efélides, bem como para o tratamento do envelhecimento cutâneo. Embora sejam utilizados há mais de um século, os *peelings* químicos continuam fazendo parte do arsenal do dermatologista devido a sua praticidade, baixo custo e ótimos resultados.

Anatomicamente os *peelings* químicos são classificados em faciais e não faciais ou corporais, e, com relação à profundidade, em muito superficiais, superficiais, médios e profundos (Quadro 95.1).

A determinação da profundidade dos *peelings* depende do objetivo, e alguns fatores devem ser considerados, como o tipo de pele, a região anatômica a ser tratada e o agente químico utilizado. A limpeza e o desengorduramento da pele, a técnica de aplicação, o número de camadas aplicadas, além do tempo em que o agente permanece em contato com a pele também são fatores que podem influenciar na profundidade dos *peelings*.

A pele deve ser preparada 15 a 30 dias antes do procedimento com tretinoína tópica, associada ou não a despigmentantes como a hidroquinona. O ácido glicólico e a vitamina C também podem ser utilizados. É muito importante a conscientização e a adesão do paciente em relação à necessidade de fotoproteção diária com um protetor de amplo espectro, ultravioleta A e B (UVA/UVB), e fator de proteção solar (FPS), no mínimo, de 30. Os principais objetivos dessa preparação são: afinar o estrato córneo para que o agente penetre de maneira uniforme e evitar a pigmentação pós-inflamatória, minimizando as complicações.

O paciente deve ser bem orientado quanto aos benefícios e às limitações do tratamento, evitando-se expectativas irreais e possíveis complicações.

Quadro 95.1 Classificação dos *peelings* quanto a sua profundidade.

Muito superficial	Remove a camada córnea
Superficial	Esfolia-se a epiderme parcial ou totalmente até a camada de células basais, ou até a junção dermoepidérmica
Médio	Esfolia-se a epiderme até derme papilar
Profundo	Esfolia-se a epiderme até derme reticular

Principais agentes químicos utilizados

Os agentes químicos esfoliantes mais utilizados são o ácido tricloroacético (ATA), o ácido glicólico, a solução de Jessner, o ácido salicílico e a tretinoína (Quadro 95.2). De acordo com o seu mecanismo de ação, estes agentes são classificados em *cáusticos* (ATA), *metabólicos* (tretinoína, alfa-hidroxiácidos) e *tóxicos* (fenol, resorcinol, ácido salicílico).

A escolha do agente para o *peeling* depende da qualidade e da cor da pele do paciente, do preparo prévio, do estilo de vida e das suas expectativas. As peles mais claras, fotótipos I e II, são mais seguras para a realização de *peelings* médios e profundos. Nos fotótipos mais escuros IV e V, deve-se optar por esfoliações químicas mais superficiais. Portanto, o conhecimento das classificações de Fitzpatrick (ver Quadro 76.2, no Capítulo 76) e de Glogau (Quadro 95.3) possibilita a escolha do agente químico adequado, diminuindo as chances de complicações.

Quadro 95.2 Classificação dos agentes químicos mais utilizados nos *peelings*.

Muito superficial	Superficial	Médio	Profundo
Ácido glicólico 30 a 50% (1 a 2 min) Solução de Jessner (1 a 3 camadas) ATA 10% (1 camada) Ácido lático	Ácido glicólico 50 a 70% (2 a 20 min) Solução de Jessner (4 a 10 camadas) Ácido salicílico 20 a 30% ATA 10 a 20% Tretinoína 1 a 5% Ácido pirúvico Ácido tioglicólico	Ácido glicólico 70% (3 a 30 min) ATA 35 a 50% Solução de Jessner + ATA 35% Ácido glicólico 70% + ATA 35% Fenol 88%	Fenol Fórmula de Baker-Gordon

Quadro 95.3 Classificação do fotoenvelhecimento de Glogau.

Tipo I
Fotoenvelhecimento leve Idade entre 28 e 35 anos Sem rugas Alterações pigmentares discretas Sem ceratoses Poucas rugas Necessidade de pouca ou nenhuma maquiagem
Tipo II
Fotoenvelhecimento moderado Idade entre 35 e 50 anos Rugas de movimento Lentigo senil Ceratoses palpáveis, mas não visíveis Pouca maquiagem
Tipo III
Fotoenvelhecimento avançado Idade entre 50 e 60 anos Rugas em repouso Discromias, telangiectasias e ceratoses visíveis Rugas estáticas Necessidade de maquiagem sempre
Tipo IV
Fotoenvelhecimento grave Idade entre 60 e 75 anos Somente rugas Pele de coloração amarelo-acinzentada Ceratoses e cânceres de pele Rugas por toda parte, sem pele normal A maquiagem não cobre as lesões

Ácido retinoico (tretinoína)

É um metabólito natural da vitamina A ácida que age aumentando a capacidade de renovação celular. O ácido retinoico, como agente químico esfoliante, é utilizado nas concentrações de 1 a 5% em propilenoglicol. A técnica é semelhante à das outras esfoliações químicas, recomendando-se deixar o produto em contato com a pele por um período de 6 h. O efeito esfoliante é discreto, correspondendo macroscopicamente a uma decapagem córnea; entretanto, histologicamente, seu efeito é compatível com as alterações histológicas do tratamento prolongado com retinoides tópicos, provocando diminuição da camada córnea, aumento na espessura da epiderme com maior organização do estrato de Malpighi e alongamento das cristas epidérmicas. Clinicamente, observam-se diminuição da hiperpigmentação, melhora da elasticidade e do turgor da pele (ver Capítulo 88, item *Retinoides tópicos*).

Ácido tricloroacético

Descoberto por Jean-Baptiste Dumas em 1840, o ácido tricloroacético (ATA) é um dos mais versáteis agentes utilizados em *peelings* químicos, por sua capacidade em proporcionar a esfoliação da pele em diferentes profundidades, por ser estável e não tóxico. É utilizado nas concentrações de 10; 20; 35 e 50% em solução aquosa, e a 11; 16,9 e 20%, em forma de pasta. Pode ser utilizado isoladamente ou em associação com o ácido glicólico a 40%, ou com a solução de Jessner. A pasta de ATA foi desenvolvida em veículo creme que contém em sua composição substâncias calmantes, neutralizantes e umectantes, tornando possível que o dermatologista trabalhe com mais segurança e tranquilidade, além de oferecer maior conforto ao paciente. A sensação de ardor é mais discreta, comparando-se ao uso de ATA em solução aquosa. A pasta é aplicada uniformemente no dorso das mãos com uma espátula. Feito isto, aguarda-se de 3 a 5 min, e, então, a pasta é removida com gaze embebida em álcool. A partir daí, observa-se um *frost* discreto que posteriormente é substituído por eritema. O *frost*, coloração esbranquiçada da pele após a aplicação de ácido, deve-se à coagulação das proteínas da pele e, quanto mais branco e intenso for, mais profundo é o *peeling* (Figuras 95.1 e 95.2).

Solução de Jessner

É uma combinação de resorcinol (14%), ácido salicílico (14%) e ácido láctico (14%) em etanol a 95%. É utilizada isoladamente ou em associação com outros agentes. É chamada "esfoliação combinada", cuja função é aumentar a penetrabilidade e

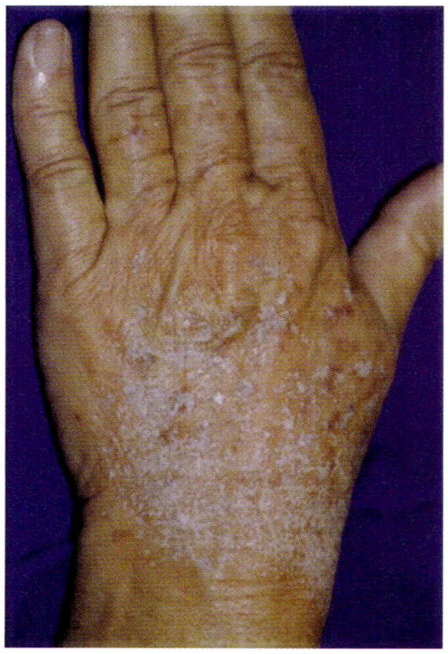

Figura 95.1 *Frost* discreto após a aplicação da pasta de ATA 20%.

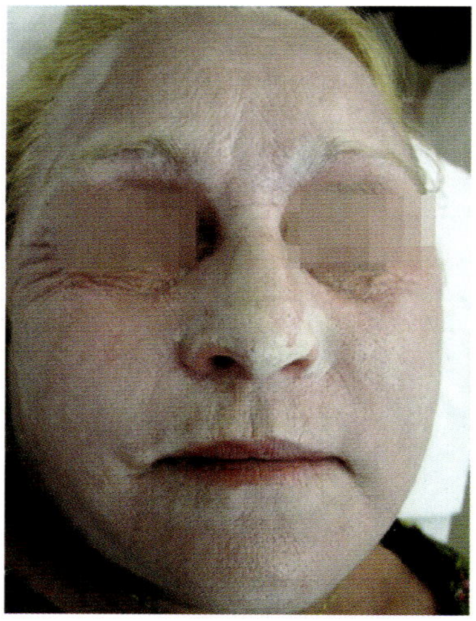

Figura 95.2 *Frost* sólido, intenso após a aplicação de ATA 35%.

uniformidade do agente, além de promover maior segurança durante a sua aplicação. A solução de Jessner pode ser associada ao ATA, ao ácido glicólico e à tretinoína.

Ácido salicílico

É um β-hidroxiácido, descrito pela primeira vez para uso clínico por Unna, dermatologista alemão. Esse ácido apresenta propriedades antimicrobianas e anti-inflamatórias, sendo de grande utilidade no tratamento da acne inflamatória nas concentrações de 20 e 30% em veículo hidroetanólico, que contém 95% de álcool e 5% de água. O ácido salicílico age diminuindo a adesão entre os corneócitos, promovendo uma esfoliação discreta e parcial da epiderme. Imediatamente após sua aplicação, sente-se ardência local, que é substituída por uma leve sensação de hipoestesia em 3 min. A evaporação do veículo leva à formação de uma máscara esbranquiçada proveniente da deposição dos cristais do ácido na pele. Observa-se que a uniformidade da aplicação é facilmente visualizada, evitando-se os riscos de aprofundamento do *peeling* por excesso de camadas. Orienta-se a remoção do ácido com água e sabão. O salicilismo, complicação mais grave que pode ocorrer, é acompanhado de zumbido, redução da audição, tontura e cefaleia. Portanto, deve-se evitar aplicar o agente em várias áreas corporais ao mesmo tempo, e orienta-se o aumento da ingestão de líquidos.

O *peeling* de ácido salicílico pode ser realizado com segurança nos fotótipos IV, V e VI. Como resultado, observa-se melhora nos quadros de acne graus I e II com diminuição da hiperpigmentação pós-inflamatória, diminuição dos microcomedões e reparação das pústulas.

Ácido glicólico

Trata-se de um α-hidroxiácido (AHA) utilizado como agente de *peeling* nas concentrações de 30 a 70%; esfolia a epiderme parcial ou totalmente até a junção dermoepidérmica. É indicado para tratamento de fotoenvelhecimento leve e moderado e como coadjuvante no tratamento da acne comedoniana e inflamatória.

Ácido tioglicólico

Também chamado "ácido mercaptoacético", o ácido tioglicólico é um composto que inclui enxofre na sua composição, é uma substância altamente solúvel em água, álcool e éter e facilmente oxidável. É utilizado nas concentrações de 5 e 12% para tratamento de hipercromias hemossideróticas.

Ácido lático

O ácido lático também é um α-hidroxiácido (AHA) utilizado como agente de *peeling* na concentração de 85%, pH 3,5 em solução hidroalcóolica com um mecanismo de ação semelhante ao do ácido glicólico. Pode ser utilizado para o tratamento de melasma nos fotótipos mais escuros.

Ácido pirúvico

O ácido pirúvico é um α-cetoácido utilizado nas concentrações de 50, 60 e 80% diluído em etanol. Promove epidermólise dentro de 30 a 60 s após a sua aplicação. É indicado para o tratamento do fotoenvelhecimento, acne e cicatrizes superficiais, devido a sua capacidade de estimular a formação de colágeno.

Fenol

Os *peelings* profundos atingem a derme reticular e são realizados com o fenol na fórmula de Baker-Gordon (Quadro 95.4). Após a aplicação na pele, 70% do fenol é absorvido em 30 min, sendo 75% eliminados pelos rins e outros 25%, metabolizados pelo fígado. Em função de sua toxicidade cardíaca, renal e hepática, o uso do fenol é indicado mediante monitoramento do paciente.

A esfoliação química ideal é aquela que provoca a menor necrose e induz a maior formação possível de tecido novo. Esse é o conceito que corrobora a ideia de que repetidas esfoliações superficiais e médias são preferíveis às esfoliações mais profundas, pois estas envolvem maiores riscos de complicações e períodos mais longos de recuperação. Esfoliações subsequentes apresentam baixo risco e criam benefícios cumulativos superiores aos resultados de uma única esfoliação. Existe, ainda, uma tendência atual em combinar mais de um agente na realização desses procedimentos, objetivando melhores resultados com menores riscos: são os *peelings* combinados.

Quadro 95.4 Fórmula de Baker-Gordon.

Fenol USP 88%	3 mL
Óleo de cróton	3 gotas
Sabão líquido	8 gotas
Água destilada	2 mL

Técnicas de aplicação

Peeling químico facial

Inicialmente, limpa-se a região a ser tratada com loção cremosa, e desengordura-se com álcool e acetona. Em seguida, aplica-se o ácido, respeitando as unidades anatômicas: região frontal, região malar direita e esquerda, dorso nasal, região supralabial, região mentoniana, pálpebras superior e inferior. É importante lembrar que nos *peelings* médios e profundos o agente deve ser aplicado 1 cm abaixo do arco da mandíbula, 1 cm além da linha de implantação dos cabelos e nos lóbulos das orelhas.

Peeling químico não facial

A técnica de aplicação é a mesma das esfoliações faciais, iniciando-se com a limpeza e o desengorduramento prévio da pele a ser tratada com álcool e acetona. A maioria dos agentes pode ser utilizada nas esfoliações corporais. É importante lembrar que a reepitelização nessas regiões é mais lenta, em função do menor número de unidades pilossebáceas; portanto, devem-se evitar esfoliações químicas médias e profundas. Devido à extensão da área, há risco de toxicidade com alguns agentes utilizados, como o ácido salicílico.

Os *peelings* químicos são reações exotérmicas, ou seja, liberam calor, e dependendo do agente utilizado, podem ser desconfortáveis. Com o ATA, que após a sua aplicação não tem como ser neutralizado, o que se faz de rotina é a aplicação de compressas embebidas com álcool ou água gelada e a aeração com leque ou ventilador portátil para diminuir o desconforto. O ácido glicólico pode ser neutralizado com uma solução de bicarbonato de sódio a 10% (Figura 95.3).

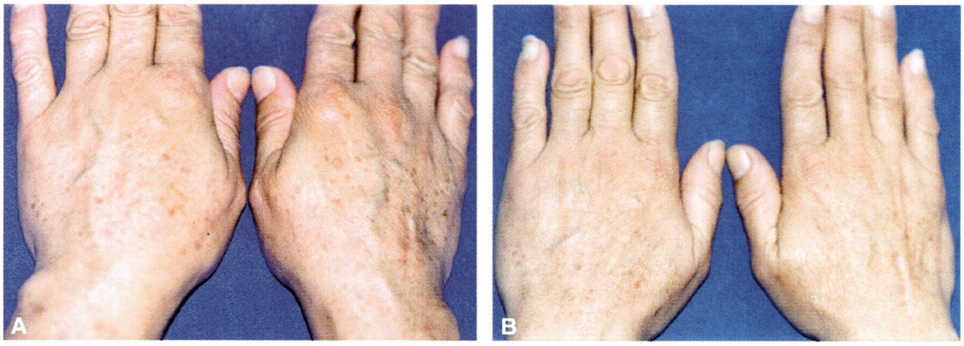

Figura 95.3 **A.** Dorso das mãos antes do tratamento, com numerosas melanoses actínicas. **B.** Dorso das mãos após aplicação da pasta de ATA 20%, observando-se diminuição das melanoses actinícas.

Técnicas combinadas

A associação dos *peelings* com outros procedimentos vem se tornando cada vez mais frequente; dentre os procedimentos associados podemos citar o microagulhamento e a microdermoabrasão. Essa combinação leva ao sinergismo de resultados, promovendo rejuvenescimento com custo baixo, rápido e pouco invasivo.

A microdermoabrasão associada ao *peeling* químico é uma ótima opção para o tratamento do fotoenvelhecimento moderado e cicatrizes de acne. Por meio da esfoliação mecânica da pele, ocorre ablação do estrato córneo, levando a maior penetração do agente de *peeling*. Uma opção é a associação com a tretinoína 5%.

O microagulhamento, também conhecido como "indução percutânea de colágeno com agulhas", pode ser associado ao *peeling* de ácidos glicólico e retinoico no tratamento das cicatrizes de acne.

Evolução e cuidados pós-procedimento

A pele começa a descamar suavemente de 2 a 3 dias após as esfoliações químicas superficiais, e o processo completa-se ao final de 7 a 10 dias. A principal orientação é utilizar filtros solares diariamente e não se expor de maneira prolongada à luz solar por um período de 30 dias. Esse procedimento pode ser repetido com intervalos de 10 a 15 dias, aconselhando-se de 1 a 5 sessões.

Nas esfoliações químicas médias, a descamação é mais intensa e demorada, ocorrendo entre 10 e 15 dias. Se houver necessidade de repetição do procedimento, exige-se um intervalo maior entre as aplicações, de 30 a 60 dias.

É importante que as orientações pós-esfoliações químicas sejam seguidas corretamente, evitando-se algumas complicações.

O paciente deve ser orientado em relação:

- à manutenção do esquema de fotoproteção
- à limpeza da pele tratada com sabões suaves ou loções de limpeza
- à utilização de compressas geladas de soro fisiológico ou água nas primeiras 24 h
- ao uso de hidrocortisona tópica na vigência de prurido e/ou lesões eczematosas
- à utilização de cremes emolientes durante esse período
- à não remoção da pele que começa a descamar
- à não utilização de ácidos durante este período
- à não frequência à praia ou à piscina por um período de 30 dias
- ao retorno à clínica para avaliação periódica
- ao fato de se evitar que jatos d'água caiam diretamente sobre a área tratada na primeira semana após o procedimento
- à reintrodução dos ácidos assim que o processo de descamação completar-se.

Complicações e contraindicações ao procedimento

O *peeling* químico é um procedimento de execução fácil e rápida, mas que pode evoluir com complicações, as quais podem advir em decorrência de fatores intrínsecos, como em algumas doenças preexistentes (rosácea, lúpus eritematoso, eczemas e atopia), que podem ser exacerbadas. Além disso, quanto maior a profundidade do *peeling*, maiores as chances de complicações. Por isso, é de fundamental importância que o médico tenha conhecimento da anatomia e da fisiologia da pele, e que esteja familiarizado com os agentes escolhidos para a realização do *peeling*.

Dentre as complicações, podem ser citadas: diluição do agente pela lágrima, superficializando o *peeling*; erupção acneiforme; hiperpigmentaçao pós-inflamatória; eritema persistente; hipocromia; infecção bacteriana, fúngica ou viral; e escoriações, levando a uma descamação prematura.

Sendo assim, é importante que o dermatologista saiba em quais situações deve contraindicar a realização de *peelings* químicos (Quadro 95.5).

É importante ressaltar que a esfoliação química não é capaz de mudar o tamanho dos óstios foliculares, melhorar a elasticidade da pele, melhorar cicatrizes profundas, remover totalmente a hiperpigmentação nem remover telangiectasias da face.

Quadro 95.5 Contraindicações aos *peelings* químicos.

Relativas	Absolutas
Expectativas irreais	Cicatrizes hipertróficas
Estresse intenso	Queloides
Verão	Fotótipos V e VI
Herpes simples	Gravidez
Isotretinoína por via oral	Amamentação
Feridas abertas	Alergia a uma das substâncias
Fotótipo IV	Escoriações

Após a realização da esfoliação química bem-sucedida, observam-se: correção do dano solar, diminuição das rugas, melhora da hiperpigmentação irregular e suavização das cicatrizes superficiais.

Bibliografia

Brody HJ. *Chemical peeling and resurfacing*. 2nd ed. St. Louis: Mosby-Year Book; 1997.

Chiarello SE, Resnik BI, Resnik SS. The TCA masque: a new cream formulation used alone and in combination with Jessner's solution. *Dermatol Surg.* 1996 Aug;22(8):687-90.

Costa A, Basile AVD, Medeiros VLS *et al. Surg Cosmet Dermatol.* 2010;2(1):29-33.

Cucé LC, Bertino MC, Scattone L, Birkenhauer MC. Tretinoin peeling. *Dermatol Surg.* 2001 Jan;27(1):12-4.

Hevia O, Nemeth AJ, Taylor JR. Tretinoin accelerates healing after trichloroacetic acid chemical peel. *Arch Dermatol.* 1991 May;127(5):678-82.

Hexsel D, Mazzuco R, Dal'Forno T, Zechmeister D. Microdermabrasion followed by a 5% retinoid acid chemical peel vs. a 5% retinoid acid chemical peel for the treatment of photoaging – a pilot study. *J Cosmet Dermatol.* 2005;4(2):111-6.

Kadunc BV. *Ácido pirúvico: técnica de padronização para uso em esfoliações químicas através de estudo experimental.* [Tese]. São Paulo: Universidade de São Paulo; 1998.

Kotler R. *Chemical rejuvenation of the face*. St. Louis: Mosby-Year Book; 1992.

Lima EA, Lima MA, Araújo CED *et al.* Investigation on the use of 3% and 5% retinoic acid in peeling solutions as a drug delivery agent after percutaneous induction of collagen with needles (IPCA®): safety profile and application protocol. *Surg Cosmet Dermatol.* 2018;10(1):21-6.

Monheit GD. Combination medium-depth peeling: The Jessner's + TCA peel. *Facial Plastic Surg.* 1996 Apr;12(2):117-24.

O'Connor AA, Lowe PM, Shumack S, Lim AC. Chemical peels: a review of current practice. *Austral J Dermatol.* 2018;59:71-81.

Rubin MG. *Série Procedimentos em dermatologia cosmética* – peeling *químico.* Rio de Janeiro: Elsevier; 2007.

Sarkar R, Bansal S, Garg VK. Chemical Peels for melasma in dark-skinned patients. *J Cutan Aesthet Surg.* 2012;5(4):247-53.

Takenaka Y, Hayashi N, Takeda M *et al.* Glycolic acid chemical peeling improves inflammatory acne eruptions through its inhibitory and bactericidal effects on *Propionibacterium acnes. J Dermatol.* 2012 Apr;39(4):350-4.

Yokomizo VMF, Benemond TMH, Chisaki C, Benemond PH. Chemical peels: review and practical applications. *Surg Cosmet Dermatol.* 2013;5(1):58-68.

96

Subcisão

Denise Steiner ◆ **Tatiana Steiner**

Conceito

O termo *subcisão* advém do termo inglês Subcision® (*subcutaneous incisionless surgery*; em português, cirurgia subcutânea sem incisão), definido como técnica para tratamento de depressões cutâneas, como cicatrizes atróficas e/ou retráteis, bem como rugas.

Em 1995, David e Norman Orentreich descreveram a técnica como um método de descolamento subdérmico para tratar cicatrizes deprimidas e rugas, utilizando uma agulha hipodérmica capaz de realizar descolamento dérmico e liberação dos septos fibrosos. Em 1997, Hexsel e Mazzuco descreveram a técnica para lipodistrofia ginoide (*celulite*) de grau avançado.

A subcisão é um método de simples realização, seguro, de baixo custo, com resultados significativos a partir da segunda sessão e de grande aceitação e satisfação por parte dos pacientes. A melhora das cicatrizes é progressiva e dependente da quantidade de sessões realizadas. Atualmente, tem aplicação prática para o tratamento de cicatrizes, rugas, lipodistrofia ginoide, estrias, cicatrizes e depressões causadas por fatores diversos.

A indicação correta é crucial para o sucesso do tratamento. O procedimento cirúrgico depende de boa técnica e acompanhamento pós-operatório rigoroso para conduzir de modo apropriado os efeitos colaterais, evitando possíveis complicações.

Mecanismo de ação

A técnica pode ser indicada para qualquer área do corpo que apresente alterações do relevo cutâneo com depressão e atrofia.

O mecanismo de ação está associado à liberação de septos fibrosos nos casos de cicatrizes de acne e lipodistrofia ginoide (LDG), e também ao estímulo do colágeno, pós-trauma, para o tratamento de rugas, sulcos, estrias e cicatrizes atróficas.

Assim, a subcisão atuará e provocará seu efeito por meio de: (1) liberação, em planos mais profundos, de traves e septos fibrosos encontrados abaixo da cicatriz, responsáveis pela retração da pele; (2) trauma controlado, estimulando formação de hematoma, que iniciará a cascata inflamatória relacionada com a cicatrização. Nesse caso, serão liberados interleucinas e fatores de crescimento, os quais provocarão neocolagênese e remodelação do colágeno. Assim, haverá preenchimento autólogo e fisiológico pelo novo tecido conjuntivo, com melhora da depressão (Figura 96.1).

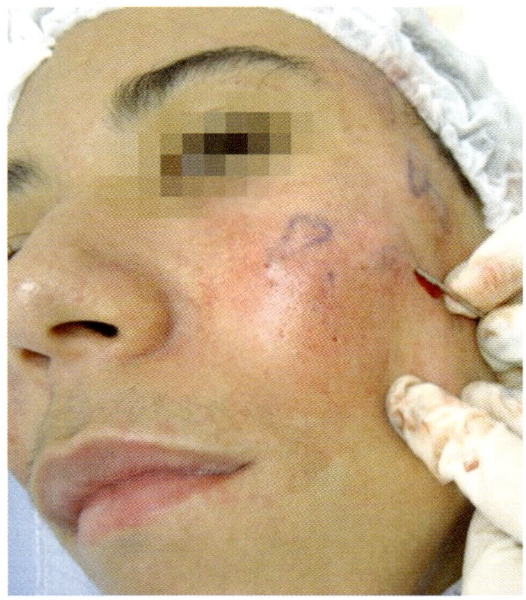

Figura 96.1 Subcisão. Procedimento após a marcação.

Técnica

O procedimento pode ser realizado com agulhas de calibres variados, dependendo do tamanho da depressão. Para retrações superficiais, devem ser utilizadas agulhas finas, de calibres de 21 a 27 G. As profundas são corrigidas com agulhas de 16 a 18 G e necessitam de divulsão em planos profundos. Há agulha especial e específica para esse procedimento, chamada "BD Nokor®", de 16 e 18 G (Figura 96.2). Ela apresenta ponta triangular cortante e é acoplada a um cabo especial, o que confere maior precisão ao movimento (Figura 96.3).

A área deve ser previamente marcada com caneta específica. Após limpeza e assepsia adequadas, realiza-se anestesia infiltrativa, com margem de segurança que ultrapassa os limites da cicatriz, possibilitando maior conforto ao paciente. Ao introduzir a agulha 1 a 2 mm do início da depressão é importante deixar a superfície plana e estável, inserindo-a com o bisel voltado para cima e sempre paralelo à superfície da pele.

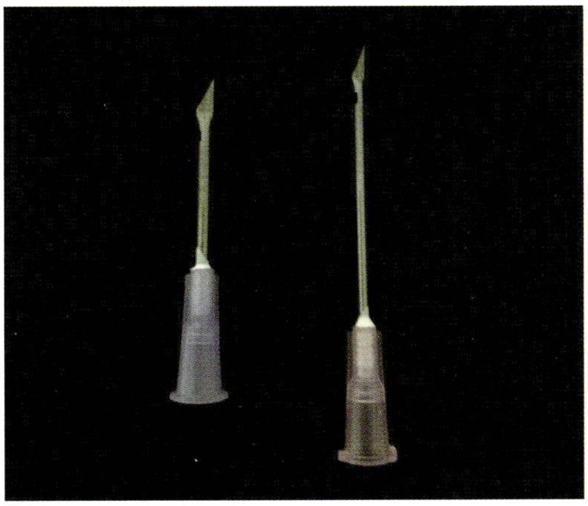

Figura 96.2 Agulhas Nokor® 16 G e 18 G.

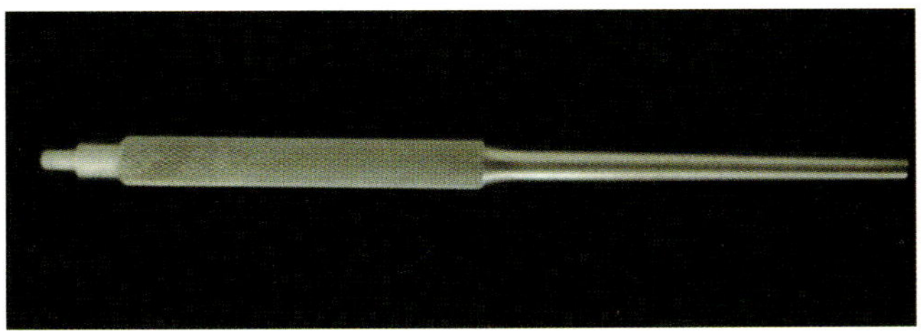

Figura 96.3 Cabo para agulhas.

A profundidade da inserção variará de acordo com o tamanho da depressão, podendo ser intra ou subdérmica. Realizam-se movimentos anteroposteriores e de laterolateralização, com o intuito de seccionar as traves fibróticas encontradas abaixo da retração. O término do procedimento ocorre quando não houver mais resistência aos movimentos (eliminação das traves fibróticas) e é notável o levantamento da cicatriz.

Em seguida, deve-se fazer hemostasia com uma gaze e curativo compressivo em toda a região abordada, bem como administrar antibiótico oral para a maioria dos casos, utilizando cefalosporinas de primeira geração por 7 dias. Analgesia é recomendada nas primeiras 48 h, bem como reavaliação para troca do curativo.

A quantidade de sessões depende do tamanho, da profundidade e do local da lesão. Na maioria dos casos, o resultado é superior quando se realiza mais de uma sessão.

Indicações

Há diversas indicações para a utilização da técnica, como: cicatrizes de acne, rítides faciais, sulcos profundos, LDG, estrias e cicatrizes deprimidas traumáticas.

Cada indicação da técnica de subcisão tem peculiaridades, as quais serão abordadas a seguir.

Cicatriz de acne

Em muitos pacientes, a resposta inflamatória da acne resulta em cicatrizes dos mais variados tipos. Apesar de existirem muitas modalidades para o tratamento de cicatriz de acne, como *laser*, dermoabrasão e preenchimento com colágeno, a subcisão é um método seguro e eficaz para o tratamento inicial, à exceção do tipo *ice pick*. Sua melhor indicação é para cicatrizes deprimidas distensíveis retráteis, com base na classificação de Kadunc e Almeida (2003).

Nesse tipo de cicatriz, observam-se retração e aderência central ao distender a área acometida. A subcisão é indicada para eliminar os septos fibrosos que provocam a retração (Figuras 96.4 e 96.5).

Na face, são utilizadas agulhas mais delicadas, cujo calibre varia de 26 a 22 G, podendo ser realizado bloqueio anestésico de algumas regiões. O tratamento deve ser evitado em áreas dos ramos do nervo facial, chamadas "zonas de perigo", e o procedimento cirúrgico só pode ser realizado se não houver lesão ativa de acne.

Os movimentos podem ser pendulares para cortar a fibrose muito intensa da região; em retrações profundas, podem ser utilizadas agulhas de maior calibre. É fundamental não realizar movimentos repetitivos em um mesmo local e não deixar a agulha superficial, a fim de evitar cicatriz hipertrófica. Imediatamente após a retirada da agulha, é preciso fazer a compressão local para impedir a formação de grandes coágulos. O curativo é realizado com Micropore®, delimitando toda a área de tratamento.

A região tratada fica edemaciada e arroxeada, porém sem dor preocupante. O acompanhamento deve ser frequente e

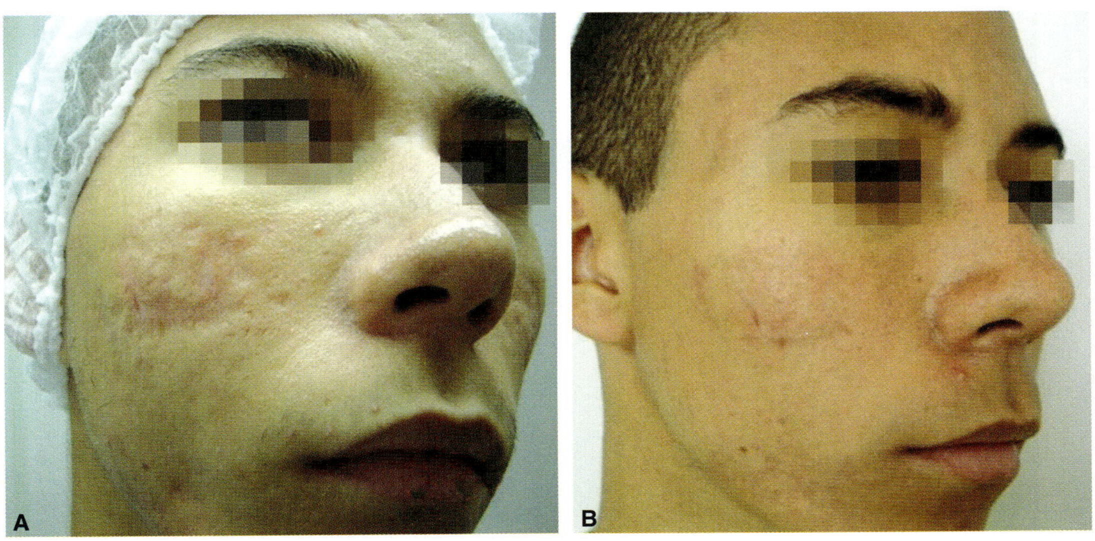

Figura 96.4 Subcisão. **A.** Antes do procedimento. **B.** Um mês após a quarta sessão.

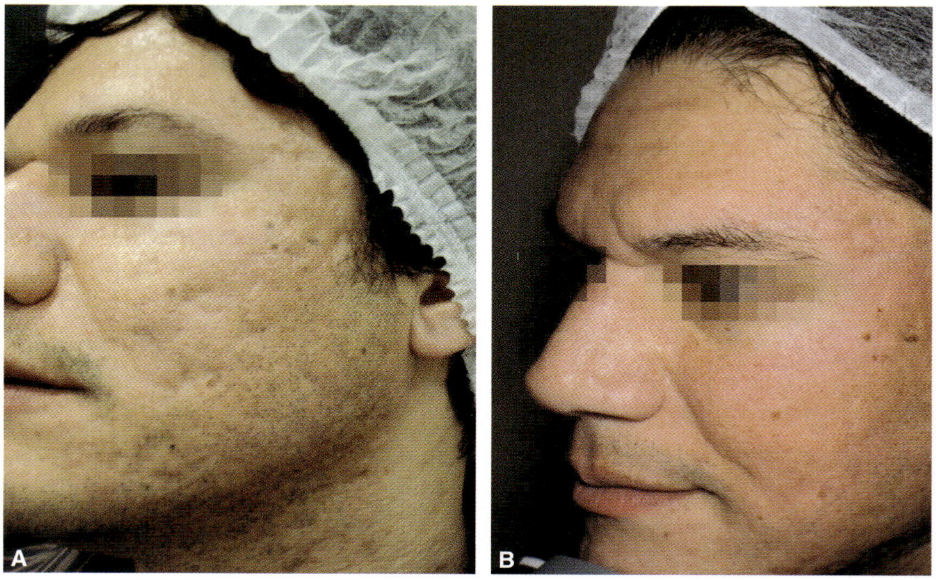

Figura 96.5 **A.** Cicatrizes deprimidas retráteis pré-subcisão. **B.** Subcisão após 4 meses – segunda sessão.

rigoroso para evitar nódulos fibróticos. Outros procedimentos podem ser realizados 15 dias após a subcisão.

Estudo comparativo entre o tratamento de subcisão com agulha Nokor® de um lado e subcisão com cânula romba (*blunt cannula*) no outro lado de pacientes com cicatrizes de acne e concluiu que a técnica com cânula obteve melhores resultados.

Vários trabalhos evidenciaram a validade de combinar a subcisão com outros tratamentos como: *laser* de CO_2, *peeling* de ácido tricloroacético, microagulhamento e plasma rico em plaquetas (PRP).

Rugas e sulcos da face

A subcisão é indicada para rugas profundas, especialmente na glabela, na fronte e no contorno da região mentoniana. Pode também ser realizada nas linhas horizontais do pescoço, assim como nas linhas do sono que se instalam no colo.

Muitas vezes, com a finalidade de complementar o tratamento, outros procedimentos são associados, como preenchimento, toxina botulínica, *peelings* e *laser*. A subcisão pode ser realizada previamente à injeção de preenchedores, pois, assim, haverá potencialização do resultado.

Para rugas da face, do pescoço e do colo, deve-se evitar o uso da agulha Nokor®, devido à sensibilidade da região. Nesse caso, é melhor dar preferência a agulhas delicadas de 30 a 22 G.

No tratamento de rugas finas e superficiais, é preciso evitar a superficialização da agulha, para impedir a ocorrência de cicatriz hipertrófica. O curativo compressivo deve ser colocado em cima do sulco ou da ruga tratada e removido após 48 h (Figura 96.6).

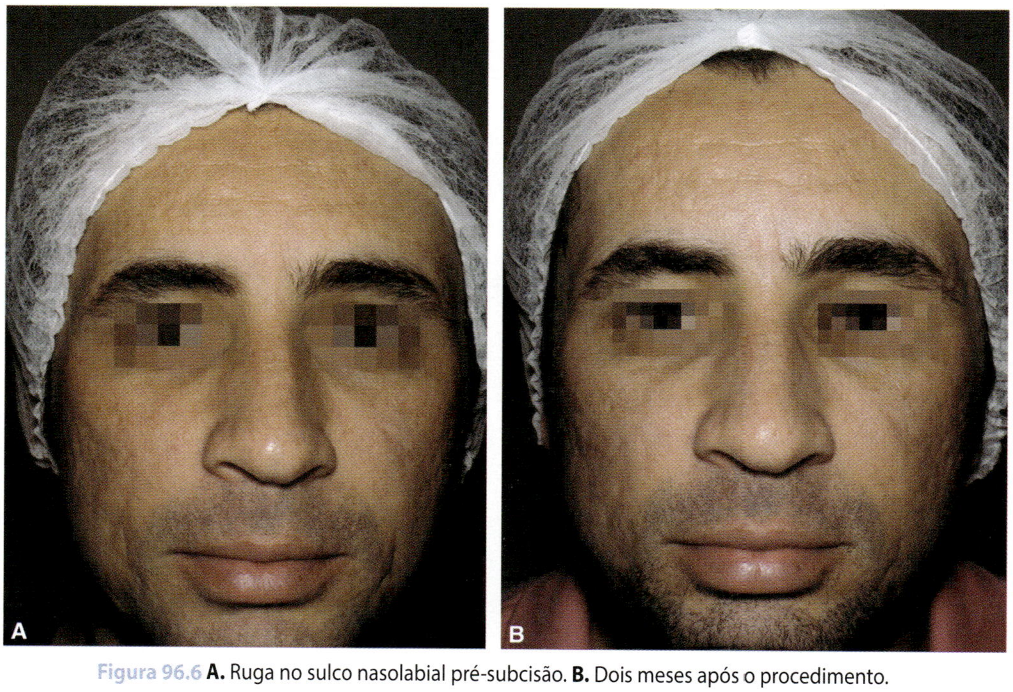

Figura 96.6 **A.** Ruga no sulco nasolabial pré-subcisão. **B.** Dois meses após o procedimento.

Lipodistrofia ginoide

A subcisão é também indicada para tratamento de celulite grau (G) III a IV em que haja retrações e nódulos fibróticos visíveis, mesmo sem a contração muscular. Porém, não é uma boa opção para flacidez e celulite GI e II.

Na mulher, devido a peculiaridades favorecedoras da pele e do tecido subcutâneo, a celulite é uma condição frequente. Por isso, é importante entender sua fisiopatologia para indicar o procedimento em questão.

A matriz extracelular da derme profunda é um gel viscoso de macromoléculas (glicosaminoglicanos, proteoglicanos e glicoproteínas adesivas) muito hidratadas, que formam um arcabouço para as estruturas circundantes – fibras, vasos e células.

Outro componente dérmico e do tecido celular subcutâneo (TCSC) é o tecido conjuntivo, que pode ser frouxo ou denso. O tecido conjuntivo frouxo é o mais comum, preenche espaços entre feixes musculares e serve de apoio para os epitélios dos anexos, formando uma camada em torno de vasos sanguíneos e linfáticos. É delicado, flexível, pouco resistente a trações e encontrado na derme papilar.

Já o tecido conjuntivo denso pode ser dividido em dois tipos: o não modelado e o modelado. No tecido conjuntivo não modelado predominam fibras colágenas, de forma tridimensional, que conferem alguma resistência a trações exercidas em qualquer direção e estão localizadas na derme profunda, na derme reticular e no TCSC. Já no tecido conjuntivo denso modelado, há fibras organizadas, as quais formam estruturas anatômicas que resistem a fortes trações. Os tendões são exemplos desse tecido, que pode ser formado em locais que contêm tecido conjuntivo, em resposta a agressões e trações locais em determinados sentidos.

A síntese e a composição dessa matriz e do tecido conjuntivo sofrem influências nutricionais e hormonais (estrógeno, progesterona, testosterona), e tanto a matriz como o tecido conjuntivo são mais densos e resistentes no homem do que na mulher.

Outra diferença muito importante, talvez a mais importante, é que no TCSC do homem o tecido conjuntivo forma septos de sustentação mais grossos que na mulher e diagonais em relação à pele, como uma verdadeira rede de sustentação. Esta, além de mais firme, faz com que a gordura, quando aumenta no TCSC, seja distribuída de modo uniforme, espalhando-se paralelamente à superfície corporal e ao longo dela, de modo que não se formem ondulações ou irregularidades clinicamente.

Há várias referências sobre os resultados da subcisão a vácuo, comparando-a com a subcisão com agulhas. Também há trabalhos interessantes sobre combinação de subcisão com bioestimuladores (ácido polilático).

Na mulher os septos de sustentação são menos densos e distribuem-se perpendicularmente à superfície corporal. Não formam, portanto, uma rede de sustentação e predispõem projeções da gordura subcutânea em direção à superfície toda vez que há aumento (até com formação de ilhas de gordura dérmica, por protrusão) ou edema da região.

No tratamento da celulite são utilizadas agulhas de calibres maiores, como a Nokor® 18 e 16 G, no nível subdérmico, devido a retrações profundas e fibróticas (Figuras 96.7 e 96.8).

Os movimentos visam descolar a fibrose, eliminando os septos que causam as depressões, além de provocar neocologênese para preenchimento da depressão com o novo tecido. O hematoma subsequente é extenso e intenso, o que requer recomendação de antibiótico para evitar infecção local.

Após a subcisão nas nádegas, é interessante realizar o curativo compressivo e recomendar o uso de bermuda elástica compressiva por 30 dias. Além disso, 5 a 7 dias depois do procedimento, é indicada a realização de drenagem linfática ou sessões de endermologia para evitar a formação dos nódulos fibróticos.

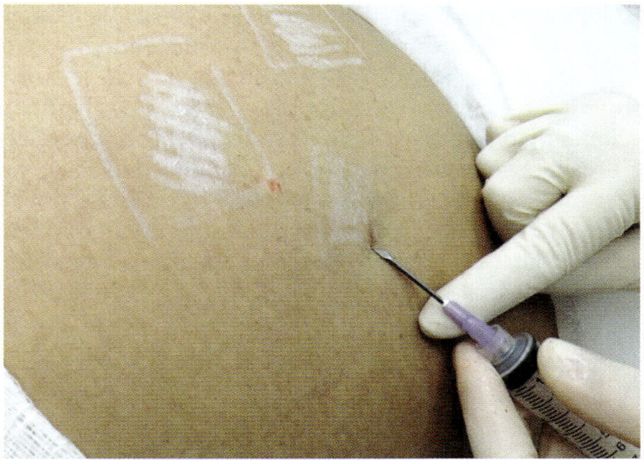

Figura 96.7 Subcisão. Procedimento após marcação. Agulha Nokor® 16 G, com bisel voltado para cima.

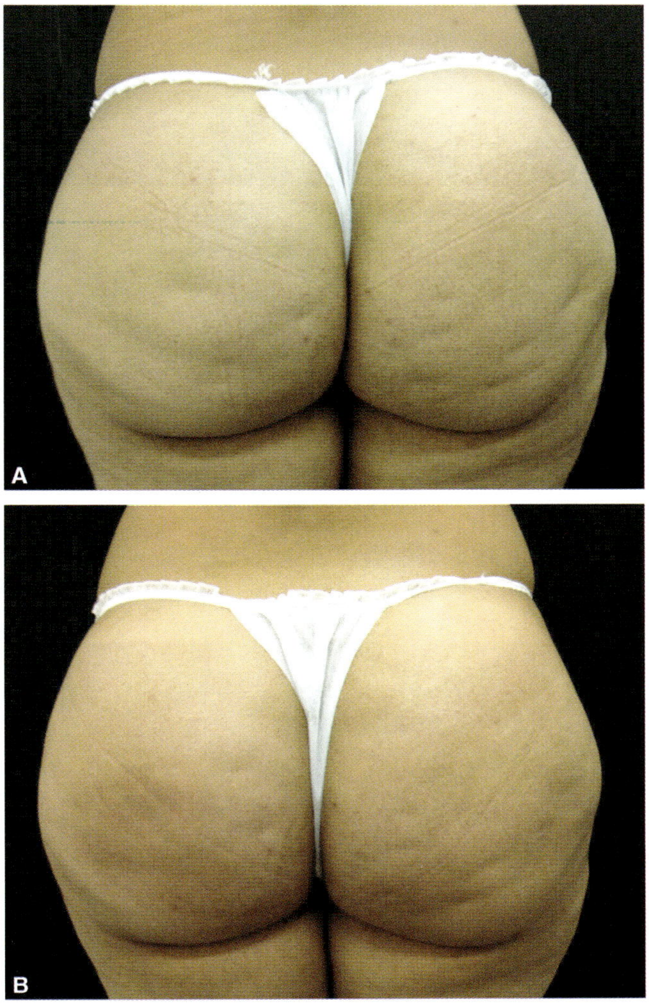

Figura 96.8 **A.** Antes do procedimento. **B.** Resultado após 1 mês (primeira sessão).

Estrias

A subcisão é uma das principais opções terapêuticas na abordagem da estria atrófica e deve ser indicada para estrias antigas, alargadas e que apresentam maior grau de atrofia.

O ideal é realizar o procedimento por etapas, cada uma nas diferentes áreas corporais (mama, abdome e nádegas), para evitar grandes quantidades de anestésico em um único momento.

É importante iniciar o procedimento fazendo marcação, assepsia e anestesia infiltrativa em toda a área ou, individualmente, na estria. A agulha hipodérmica é introduzida, direcionando o bisel para cima e paralelamente à superfície da pele. O calibre pode variar de 25 a 18 G, dependendo do tamanho e do grau da atrofia. A agulha Nokor® 18 e 16 G é uma das melhores indicações nesse tipo de tratamento. Os movimentos de vaivém e lateralização são realizados em todo o trajeto linear, até que seja observado hematoma local (Figuras 96.9 a 96.11).

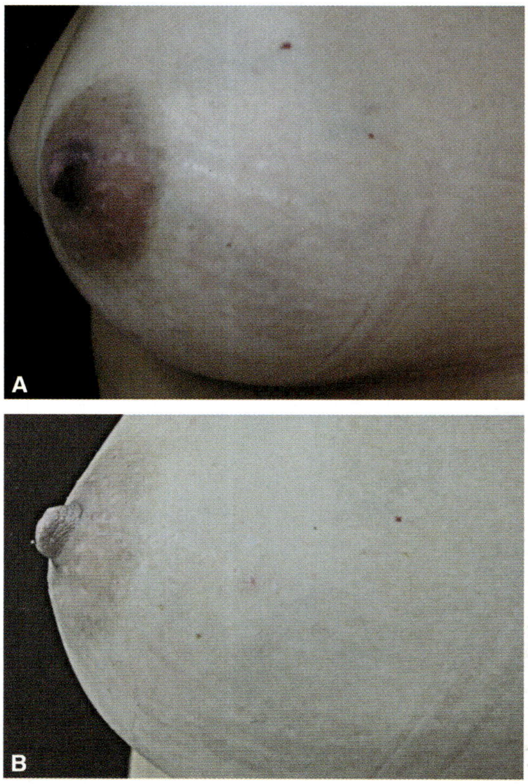

Figura 96.9 **A.** Estria, pré-subcisão. **B.** Subcisão da estria após 1 mês.

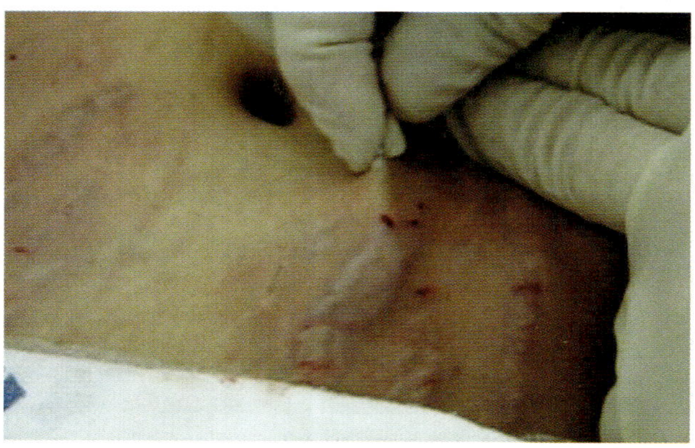

Figura 96.10 Subcisão. Durante o procedimento, agulha abaixo da estria.

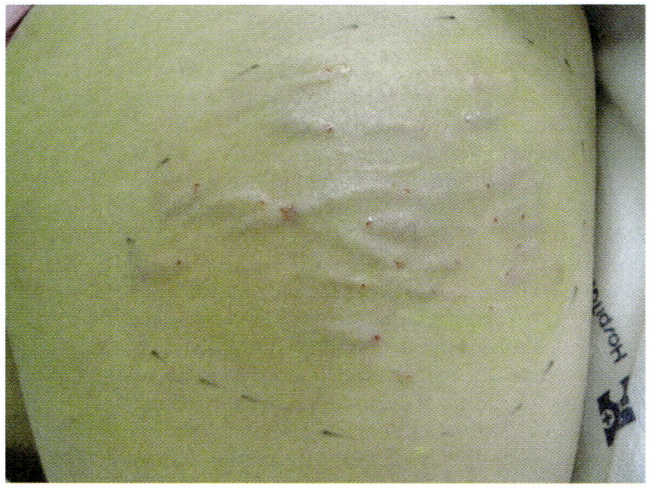

Figura 96.11 Subcisão, pós-imediato. Observe edema local na região das estrias.

É preciso realizar compressão por alguns minutos, seguida de curativo compressivo em toda a área abordada, o qual deve ser trocado em 48 h. Além disso, o uso de bermuda elástica é fundamental durante 1 mês após o procedimento quando o tratamento for realizado nas regiões abdominal, glútea e culote.

Contraindicações

Como em todos os procedimentos dermatológicos, a subcisão tem contraindicações absolutas e relativas:

- absolutas: infecção ativa no local a ser tratado, distúrbios graves de coagulação diagnosticados previamente, cicatrizes tipo *ice pick*, flacidez relevante e celulite GI/II
- relativas: uso concomitante de isotretinoína sistêmica, tratamento com isotretinoína há menos de 3 meses, uso de anticoagulantes, uso de imunossupressores, rugas dinâmicas, cicatrizes de acne não distensíveis, tendência a queloide e cicatriz hipertrófica, distúrbios menores de coagulação, proximidade a estruturas nobres como grandes vasos sanguíneos ou nervos e tabagismo (pelo risco de necrose tecidual).

Complicações

Todo tratamento invasivo está sujeito a complicação. Para evitá-la, são importantes a indicação correta e a observação das contraindicações absolutas e relativas.

Na subcisão é esperada a formação do hematoma que iniciará o recrutamento de elementos para a cicatrização e neocolagênese, mas o mesmo não deve ser exagerado. Os movimentos precisam ser suaves e limitados, dependendo da proposta de tratamento, pois o trauma excessivo pode provocar fibrose e nódulos endurecidos.

O edema pós-operatório, assim como o hematoma, não são efeitos colaterais, uma vez que fazem parte da sequência de acontecimentos (Figura 96.12).

Os efeitos indesejados são apresentados a seguir.

Sensibilidade local. Aumento da sensibilidade local nos dias subsequentes. Nesse caso, realizar analgesia nas primeiras 48 h.

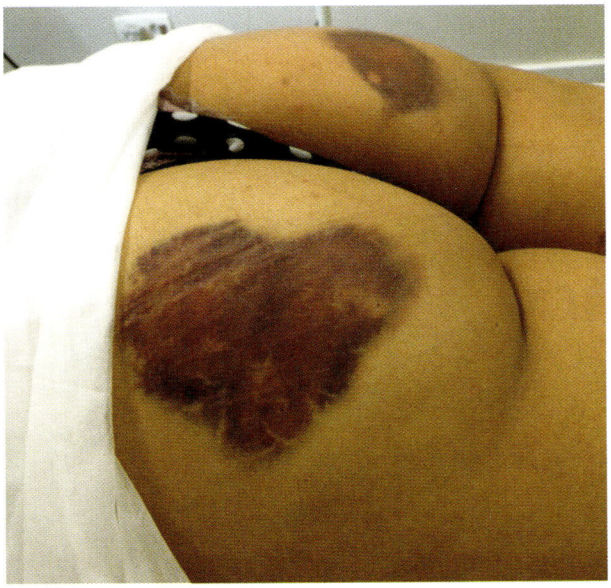

Figura 96.12 Hematoma local 1 semana após subcisão.

Infecção. Infecção local que pode ocorrer, principalmente, no tratamento de cicatrizes de acne, quando houver lesão ativa. Pode haver infecção por micobactérias pelo trauma em local contaminado. O tratamento deve ser imediato, com antibióticos de largo espectro e drenagem local quando necessário.

Nódulos subcutâneos. Áreas endurecidas pela formação do novo tecido conjuntivo. Na maior parte dos casos desaparecem espontaneamente em 3 meses. Podem ser evitados com uso de bermuda compressiva e drenagem linfática na área cirúrgica. Iniciar 5 dias após a cirurgia, durante 1 mês 2 vezes/semana.

Sobrecorreção. Em 5 a 10% dos casos, devido à resposta fibroplástica exagerada. Pode ser administrado corticosteroide de depósito injetável local 1 mês após o procedimento.

Cicatrizes hipertróficas e queloides. Cicatriz hipertrófica ocorre em 1,7% dos casos, principalmente no tratamento de rugas da face realizado de maneira superficial. A terapêutica pode incluir corticosteroide de depósito injetável e *laser* de CO_2 fracionado.

Hemossiderose. Ocorre pelo extravasamento de hemácias e depósito de hemossiderina. Acomete, principalmente, pacientes com dieta rica em ferro ou em uso de ferro oral. São manchas que podem ser mais difíceis de resolver; o ideal é recomendar dieta pobre em ferro dias antes do procedimento.

Hiperpigmentação pós-inflamatória. É comum e tende a durar alguns meses, principalmente em indivíduos de fotótipo alto ou hematoma muito intenso.

Para o tratamento das manchas, pode ser usado o ácido tioglicólico a 20%, aplicado no local por 15 a 20 min, 1 vez/semana, além de *laser* para manchas mais profundas.

Lembretes importantes

- orientar previamente os pacientes para evitar medicamentos que possam interferir no sangramento
- a iluminação é muito importante para avaliar o grau de depressão das cicatrizes de acne
- a agulha usada para o procedimento deve ficar paralela ao plano da pele
- curativos oclusivos e compressas geladas são interessantes no pós-operatório
- lembrar que, quando a subcisão for feita em planos muito superficiais ou muito profundos, o resultado não é ideal
- quando houver muitas depressões, é melhor realizar o procedimento em uma área muito mais ampla
- hematoma e hiperpigmentação são frequentes no pós-procedimento e devem ser previamente sinalizados.

Bibliografia

Alam M, Omura N, Kaminer MS. Subcision for acne scarring: technique and outcomes in 40 patients. *Dermatol Surg.* 2005 Mar;31(3):310-7.

AlGhamdi KM. A better way to hold a Nokor needle during subcision. *Dermatol Surg.* 2008 Mar;34(3):378-9.

Alsufyani MA, Alsufyani MA. Subcision: a further modification, an ever continuing process. *Dermatol Res Pract.* 2012;2012:685347.

Anupama Y, Wahab AJ. Effectiveness of CO_2 laser with subcision in patients with acne scars. *J Cosmet Laser Ther.* 2016;18(7):367-71.

Atamoros FMP, Pérez DA, Sigall DA *et al.* Evidence-based treatment for gynoid lipodystrophy: A review of the recente literature. *J Cosmet Dermatol.* 2018 Dec;17(6):977-83.

Balighi K, Robati RM, Moslehi H, Robati AM. Subcision in acne scar with and without subdermal implant: a clinical trial. *J Eur Acad Dermatol Venereol.* 2008 Jun;22(6):707-11.

Barikbin B, Akbari Z, Yousefi M, Dowlati Y. Blunt blade subcision: an evolution in the treatment of atrophic acne scars. *Dermatol Surg.* 2017;43:S57-63.

Bhargava S, Kroumpouzos G, Varma K, Kumar U. Combination therapy using subcision, needling, and platelet-rich plasma in the management of grade 4 atrophic acne scars: A pilot study. *J Cosmet Dermatol.* 2019 Aug;18(4):1092-7.

Dadkhahfar S, Robati RM, Gheisari M, Moravvej H. Subcision: Indications, adverse reactions, and pearls. *J Cosmet Dermatol.* 2020;19(5):1029-38.

Garg S, Baveja S. Combination therapy in the management of atrophic acne scars. *J Cutan Aesthet Surg.* 2014;7(1):18-23.

Gheisari M, Iranmanesh B, Saghi B. Blunt cannula subcision is more effective than Nokor needle subcision for acne scars treatment. *J Cosmet Dermatol.* 2019 Feb;18(1)192-6.

Goodman GJ. Therapeutic undermining of scars (subcision). *Australas J Dermatol.* 2001 May;42(2):114-7.

Green JB, Cohen JL. Cellfina observations: pearls and pitfalls. *Semin Cutan Med Surg.* 2015;34(3):144-6.

Hexel DM, Mazzuco R. Subcision: a treatment for cellulite. *Int J Dermatol.* 2000 Jul;39(7):539-44.

Kadunc BV, Trindade de Almeida AR. Surgical treatment of facial acne scars based on morphologic classification: a Brazilian experience. *Dermatol Surg.* 2003 Dec;29(12):1200-9.

Kaminer MS, Coleman WP III, Weiss RA, Robinson DM *et al.* Multicenter pivotal study of vacuum-assisted precise tissue release for the treatment of cellulite. *Dermatol Surg.* 2015;41(3):336-47.

Kaur J, Kalsy J. Subcision plus 50% trichloroacetic acid chemical reconstruction of skin scars in the management of atrophic acne scars: a cost-effective therapy. *Indian Dermatol Online J.* 2014;5(1):95-7.

Lam SM, Azizzadeh B, Gravier M. Injectable poly-l-lactic acid (Sculptra): technical considerations in soft-tissue contouring. *Plast Reconstr Surg.* 2006;118 (3 Suppl):S55-63.

Lorenc ZP. Techniques for the optimizacion of facial and nonfacial volumization with injectable poly-l-lactic acid. *Aesthectic Plast Surg.* 2012;36:1222-9.

Mazzuco R. Subcision™ plus poly-l-lactic acid for the treatment of cellulite associated to flaccidity in the buttocks and thighs. *J Cosmet Dermatol.* 2020;19(5):1165-71.

Orentreich DS, Orentreich N. Subcutaneous incisionless (subcision) surgery for the correction of depressed scars and wrinkles. *Dermatol Surg.* 1995 Jun;21(6):543-9.

Ortega JF. Subincisão em cicatriz de acne: revisão da literatura e apresentação de casos. Monografia de conclusão de curso de pós-graduação do Instituto de Dermatologia Professor Rubem David Azulay; 2005.

97

Preenchimento Cutâneo

Jayme de Oliveira Filho ◆ Flávia N. Ravelli ◆ Mônica Manela Azulay ◆ Vitoria Azulay

As técnicas de preenchimento cutâneo tornam-se cada vez mais frequentes na rotina diária dos especialistas em dermatologia. Todavia, a disponibilidade de diversas substâncias de preenchimento torna difícil a decisão de qual produto é mais adequado para cada indicação.

Essas técnicas vêm sendo empregadas não só na correção das manifestações do envelhecimento, podendo melhorar significativamente sulcos, depressões, imperfeições, assimetrias, cicatrizes, rugas, flacidez, perda do contorno e volume faciais.

Uma nova síndrome autoimune, inflamatória, induzida por adjuvantes (**ASIA**, ***A****utoimmune/inflammatory* ***S****yndrome* ***I****nduced by* ***A****djuvants*), tem sido cada vez mais reportada. Descrita por Shoenfeld e Agmon-Levin, em 2010, a síndrome inclui condições que não são totalmente caracterizadas como doenças autoimunes e que surgem após estimulação crônica do sistema imune por agentes com propriedades adjuvantes.

Adjuvantes imunológicos são substâncias que funcionam como indutores da imunidade, acelerando, prolongando ou aumentando a resposta imune. Alguns exemplos são o alumínio, o escaleno e os componentes infecciosos, presentes nas vacinas. O silicone não é utilizado como adjuvante imunológico, porém pode desencadear uma resposta sobreponível.

Mais recentemente, preenchedores, tais como ácido hialurônico, metacrilato e estimuladores do colágeno como o ácido poli-L-láctico, têm sido correlacionados a esta síndrome. Apesar de a finalidade dos adjuvantes ser estimular a resposta imune aos antígenos, a interação destes com fatores de predisposição individual, como fatores genéticos, pode desencadear manifestações autoinflamatórias ou mesmo doenças autoimunes, como exemplos, artrite crônica, quadro de fadiga crônica, mialgias, febre, astenia, entre outros. Embora não tão frequente, a definição desta síndrome é importante no sentido diagnóstico, de tratamento e, sobretudo, de prevenção.

Preenchedor ideal

O perfil ideal de um preenchedor é o que ofereça as características apresentadas no Quadro 97.1.

Ainda não foi desenvolvido o preenchedor ideal. Pela experiência dos autores deste capítulo, o preenchedor que hoje mais se aproxima do ideal é o ácido hialurônico, que será mais bem caracterizado posteriormente neste capítulo.

Quadro 97.1 Características do preenchedor ideal.

Seguro (aprovado pela Anvisa ou pela FDA)
Biocompatível
Com anestésico na formulação
Baixo custo
Aplicação simples (flexível, maleável)
Fácil de armazenar
Nenhum ou pequeno potencial de desenvolver reação inflamatória do tipo corpo estranho
Capaz de estimular a produção de colágeno autólogo
Não carcinogênico
Não teratogênico
Sem risco de o produto migrar para outros locais
Boa durabilidade

Anvisa = Agência Nacional de Vigilância Sanitária; FDA = Food and Drug Administration.

Classificação dos preenchedores

Os preenchedores podem ser permanentes ou biodegradáveis; sintéticos, autólogos ou de origem animal; com ação volumizadora, preenchedora ou estimuladora de colágeno.

Tipos de preenchedores

Serão abordados aqui os preenchedores mais utilizados na prática clínica do dermatologista.

Ácido hialurônico

Definição

O ácido hialurônico (AH) é um dos mais prevalentes glicosaminoglicanos da derme e pode ser encontrado em todos os tecidos dos vertebrados. Sua redução durante o processo de envelhecimento intrínseco e fotoinduzido é bem estabelecida.

O AH é um polissacarídio altamente hidrofílico, conseguindo reter muito mais do que seu próprio peso em água. É composto por unidades repetidas de ácido D-glicurônico e N-acetil-glucosamina. Para ser efetivo como um preenchedor, no entanto, é necessário um *cross-linking* (ligações cruzadas) das cadeias de polissacarídios para que seu processo de degradação seja alentecido, visto que nós, humanos, apresentamos hialuronidase endógena. Antes, acreditava-se que o AH tivesse capacidade volumizadora por intermédio das propriedades de atração de água e de preenchimento de lacunas. Entretanto, estudos apontam para o efeito de neocolagênese do material, promovendo suporte estrutural à derme e ativação de fibroblastos.

Indicações

Os preenchedores de AH podem ser usados no sulco nasogeniano, nos lábios, na glabela, nas rugas perioculares, nas rugas frontais, nas rugas da marionete, no remodelamento facial (quando usado sobre a proeminência malar e têmporas), no sulco nasojugal, no pescoço e no colo.

Deve-se ter o cuidado de introduzir o AH no local correto; se introduzido muito superficialmente, pode causar irregularidades e nodulações na superfície da pele, além do indesejado *efeito Tyndall* (coloração azulada na pele).

Quando o preenchimento for feito em áreas intensamente vascularizadas (região temporal, próximas do globo ocular e, principalmente, a glabela), deve-se ter o cuidado de evitar a injeção intravascular inadvertida, que pode levar à oclusão arterial terminal com posterior necrose cutânea.

Os AH diferem entre si em relação à duração e ao comportamento do produto de acordo com peso molecular, tamanho das partículas, concentração e diferenças nas propriedades do *cross-linking*.

A concentração do preenchedor é expressa em mg/mL, representando a quantidade total de AH dentro do produto (*i. e.*, AH em gel ou *cross-linked* + AH em fluido solúvel ou livre). É importante ressaltar que, dentro das ampolas de AH, são adicionados AH fluidos ou livres para tornar o produto mais maleável e facilitar sua aplicação. Esses fluidos solúveis são facilmente metabolizados e não contribuem para a duração e efetividade do produto. Somente o AH com *cross-linking* consegue resistir à degradação enzimática e pelas espécies reativas de oxigênio, tornando o produto mais duradouro.

Complicações

Imediatamente após o procedimento, é comum ocorrerem eritema e edema local, que se resolvem espontaneamente em horas ou dias, sendo rara a necessidade do uso de anti-inflamatórios. Compressas frias são de ótima valia nesses casos. Caso o produto seja introduzido com técnica incorreta, com deposição intermitente do material e sobreposição do produto, surgem os nódulos, que devem ser tratados com massagens locais várias vezes ao dia. A formação de hematomas é uma preocupação comum aos pacientes, e deve ser tratada com pomadas ou géis contendo heparina sódica, aplicados de 2 a 3 vezes/dia. Em termos gerais, o eritema e o edema geralmente somem após 24 h do procedimento, mas os hematomas podem persistir por mais de 1 semana.

Além dessas complicações, também foram descritas as seguintes manifestações após o uso de AH: reações alérgicas, formação de granulomas tanto infecciosos quanto não infecciosos, erupção acneiforme, entre outras. Foi descrito um caso dramático de angioedema após preenchimento labial com AH.

O grande benefício do AH é a possibilidade de tratar os nódulos, os granulomas e as reações alérgicas com a injeção de hialuronidase, enzima capaz de degradar rapidamente o AH. Outra opção que pode ser utilizada nesses casos é o corticosteroide intralesional, que também fornece bons resultados nos casos de edema persistente pós-procedimento.

Uma complicação raramente descrita é a aplicação de AH intra-articular para o tratamento da osteoartrite crônica de joelho levando à necrose periarticular, quer seja por ter sido aplicada intravascular, quer seja por compressão, com boa resposta à hialuronidase.

Isquemia

A principal e mais temida complicação após a utilização do AH é a isquemia. Os sinais de alerta são: dor local, alterações de cor, pústulas estéreis (devido à epidermólise do tecido com menor oferta de oxigênio), necrose cutânea e turvação visual.

É importante salientar que todos esses aspectos dependem do calibre do vaso acometido e não se deve confundir isquemia com o branqueamento local pelo uso de anestésicos locais ou injetáveis com adrenalina.

A técnica de aplicação é importante para evitar esse evento adverso. É ideal realizar aplicações de AH de forma lenta e segura, conhecer a reologia do produto utilizado e a sua resposta à hialuronidase.

O tratamento para a isquemia é a utilização de hialuronidase no trajeto do preenchedor e calor local; podem ser utilizados ácido acetilsalicílico e corticoterapia oral. Medicamentos vasodilatadores, como sildenafila, não são indicados. Em alguns casos, o tratamento com câmara hiperbárica é necessário, garantindo maior aporte de oxigênio local e angiogênese.

Os locais de maior risco para amaurose são a aplicação de AH no nariz e a glabela, visto que são áreas que têm anastomose com artéria carótida interna; portanto, podem acometer ramos da artéria oftálmica. Poderá ser necessária a aplicação de hialuronidase retrobulbar.

A hialuronidase pode ser repetida em alguns minutos após a sua primeira aplicação.

Complicações tardias não inflamatórias

- migração: o produto pode migrar para outra área que não foi preenchida. É uma complicação visível, palpável e não dolorosa
- *happy bump*: caracteriza-se por nódulo não visível, palpável, indolor e de consistência pétrea. Apresenta resposta parcial à hialuronidase
- edema palpebromalar: caracteriza-se por edema visível, palpável, indolor e de consistência amolecida. O seu tratamento não é bem estabelecido, podendo ser utilizados hialuronidase e, em alguns casos, diurético
- xantelasma-*like*: é uma complicação visível com resposta à hialuronidase.

Complicações tardias inflamatórias

- infecciosas: pode ocorrer por germes comuns, principalmente se mais precoce, como *Streptococcus pyogenes* ou *S. aureus*; ou, mais tardias por micobactérias
- abscesso estéril: caracteriza-se por cultura negativa e edema local. Pode ser tratado com aplicação de hialuronidase associada à corticoterapia injetável
- *angry red bump:* diferente do *happy bump*, neste caso o nódulo é visível, mas também de consistência pétrea
- **e**dema **t**ardio **i**ntermitente e **p**ersistente (**ETIP**): caracteriza-se por edema local principalmente após alguns gatilhos como vacinas ou viroses. O tratamento mais indicado é a corticoterapia oral.

Ácido poli-L-láctico

Definição

O ácido poli-L-láctico (PLLA) é um polímero sintético, biodegradável, formado por micropartículas de PLLA em um gel de carboximetilcelulose, inicialmente aprovado para tratamento da lipoatrofia associada ao HIV.

Sua aplicação é subcutânea ou subdérmica e seu efeito duradouro (18 a 24 meses) é devido à sua habilidade de estimular uma resposta inflamatória subclínica seguida pela síntese de colágeno. Suas micropartículas permitem que o produto resista à fagocitose dos macrófagos dérmicos.

Indicações

É indicado para tratamento de flacidez facial e corporal, cicatrizes atróficas, sulcos profundos.

Contraindicações

As principais contraindicações ao uso do PLLA são: locais de grande mobilidade, trauma, cirurgia prévia ou preenchedor permanente na área a ser tratada.

Complicações

Os principais efeitos colaterais são: formação de hematomas, edema e nódulos subcutâneos. Para evitar a formação dos nódulos, deve-se massagear o produto logo após a aplicação e orientar o paciente a também massagear em casa – 5 vezes/dia durante 5 dias, por 5 min, com auxílio de um emoliente. Caso os nódulos persistam, pode ser necessário tratamento com aplicações de corticosteroide intralesional.

Hidroxiapatita de cálcio

Definição

A hidroxiapatita de cálcio (CaHA) é formada por microesferas sintéticas e biodegradáveis suspensas em gel aquoso de carboximetilcelulose. Imediatamente após a aplicação do produto, é possível perceber efeito preenchedor causado pelo gel carreador do ativo, que esmaece ao longo de semanas, deixando a CaHA no local da aplicação. É ela que será a grande responsável pela resposta inflamatória subclínica, fibroplasia e neocolagênese. Após aproximadamente 9 meses, as microesferas começam a ser absorvidas pelos macrófagos; a duração média do efeito bioestimulador é de 12 a 18 meses. O plano de aplicação pode ser supraperioesteal, subcutâneo ou subdérmico.

Indicações

É indicada para o tratamento de flacidez da pele da face e do corpo e para a correção de rugas moderadas a graves. Muito utilizada para o tratamento da perda de volume e flacidez das mãos. Reações alérgicas ao produto não são comuns. Esse material não deve ser aplicado em áreas de grande mobilidade da face (regiões perioral e periocular), já que as contrações repetidas do músculo orbicular da boca podem causar mobilização e posterior depósito na forma de nódulos do produto. Caso isso ocorra, o tratamento deve ser feito com a introdução de uma agulha grossa seguida da expressão do material.

Contraindicações

As mesmas do PLLA.

Complicações

As principais são: edema, hematomas e áreas de produto palpáveis sob a pele. É comum a formação de eritema local, que desaparece após as primeiras 48 h da aplicação. Ao contrário do PLLA, não é preciso massagear a CaHA. Não é incomum a formação de nódulos cutâneos, que devem ser tratados com aplicação de corticosteroides intralesionais ou cirurgicamente, caso necessário.

Polimetilmetacrilato

Definição

O polimetilmetacrilato (PMMA) é um preenchedor não biodegradável que atua, assim como o PLLA e a CaHA, no estímulo de colágeno. Suas partículas não reabsorvíveis induzem a uma reação do tipo corpo estranho e tornam-se encapsuladas em meio ao tecido conjuntivo, produzindo aumento duradouro das partes moles.

Como na formulação de alguns desses produtos encontra-se colágeno bovino, há necessidade de realização de teste cutâneo previamente à sua aplicação.

Indicações

O PMMA pode ser usado para tratamento de sulcos, rugas, cicatrizes de acne, melhora do contorno facial, volumizações facial e corporal, além da correção de outros defeitos do tecido conjuntivo. Atualmente a maior indicação é na volumização da lipodistrofia nos pacientes que vivem com HIV, optando por preenchedores não definitivos nos tratamentos das outras alterações cutâneas.

Contraindicações

Pacientes alérgicos a colágeno, lidocaína, com trauma ou ferida no local a ser tratado e teste cutâneo positivo ao PMMA. Também não é recomendado em áreas de risco da face.

Complicações

As principais são: eritema, edema, hematoma, prurido, alergia, formação de cicatriz hipertrófica, dor (dias após o procedimento), distribuição desigual do produto e formação de granulomas, que podem ocorrer meses após a aplicação.

Indicações gerais

As indicações para os preenchedores são:

- melhora do contorno e volumes faciais e corporais
- tratamento adjunto à flacidez (pelo estímulo à produção de colágeno)
- tratamento da lipodistrofia do paciente que vive com HIV
- realização de reparos finos: reconstrução do filtro nasolabial, do dorso e ponta nasal
- tratamento de linhas, sulcos e rugas faciais (sulco nasogeniano, frontal, glabelar, periocular, sulco nasojugal, perioral, comissuras e ângulos labiais)
- correção de cicatrizes e depressões, inclusive como tratamento adjunto da lipodistrofia ginoide
- correção de assimetrias e de deformidades faciais, sejam elas congênitas ou adquiridas (hemiatrofia facial, traumas)
- tratamento da perda do volume do lóbulo da orelha
- redefinição do contorno, projeção e volume labial
- hidratação cutânea (tratamento mesoterápico).

Contraindicações gerais

As contraindicações gerais para os preenchedores são:

- gestantes e lactantes
- antecedente pessoal de doenças autoimunes
- infecções ou inflamações na área a ser tratada
- discrasias sanguíneas
- alterações da cicatrização
- hipersensibilidade aos componentes dos preenchedores
- pacientes com expectativas fora da realidade.

Cuidados gerais antes do procedimento

Alguns cuidados devem ser tomados antes do preenchimento, tais como:

- escolha do preenchedor mais adequado para o paciente
- explicação detalhada do procedimento, bem como dos resultados esperados e dos possíveis eventos adversos
- documentação fotográfica
- entrega do termo de consentimento ao paciente, que deve assiná-lo
- utilização, de preferência, de um anestésico tópico (EMLA®, Dermomax®) de 30 min a 1 h antes do procedimento
- posicionamento do paciente, sendo a posição vertical adotada na maioria dos procedimentos, assegurando maior visibilidade dos problemas a serem corrigidos
- certificação de que toda a maquiagem ou outros produtos aplicados localmente tenham sido removidos
- assepsia local com clorexidina, álcool ou solução iodada antes do procedimento
- utilização de luvas estéreis no procedimento
- eventualmente, anestesia locorregional com lidocaína 2% com vasoconstritor em áreas extensas e quando do preenchimento dos lábios
- utilização de gelo ou vibração local como modos de reduzir o desconforto
- permanência de equipamento de emergência sempre ao alcance (no caso de reação anafilática à anestesia local ou de desmaios secundários ao desequilíbrio vagal).

Técnicas de aplicação

A técnica utilizada dependerá da habilidade/experiência do profissional e do tipo de preenchedor escolhido.

Técnica de aplicação puntiforme

Também chamada "micropuntura", "técnica de deposição" ou "ponto a ponto". Nessa técnica, diversas punturas são necessárias para depositar o produto. Nos casos de preenchimento mais profundo (supraperiosteal, subcutâneo), o produto pode ser introduzido na forma de bólus, com posteriores massagem e modelagem.

Técnica da tunelização

O preenchedor é liberado de maneira homogênea na área a ser tratada, com poucas punturas. O preenchedor pode ser aplicado retrogradamente ou anterogradamente.

É importante sempre introduzir o produto no plano adequado, manter a simetria, massagear e moldar o material para um resultado mais natural e satisfatório.

Cuidados gerais após o procedimento

Os seguintes cuidados devem ser adotados após o procedimento:

- aplicar compressas frias, pois ajudam a reduzir eritema e edema pós-procedimento
- prescrever um analgésico para uso em caso de dor
- orientar limpeza local
- orientar o paciente a evitar o uso de medicações anticoagulantes nas primeiras 48 h após o preenchimento
- após preenchimento com CaHA e PLLA, orientar o paciente a realizar massagens com auxílio de emolientes várias vezes ao dia para facilitar a homogeneização do produto.

Complicações relacionadas aos preenchedores

Não existe procedimento médico isento de riscos.

As complicações comuns a todos os preenchedores podem ser divididas em: eritema (Figura 97.1), hematoma (Figura 97.2), edema (Figura 97.3), hipercorreção, aumento de sensibilidade, dor, prurido, infecções secundárias, discromias, efeito Tyndall (Figura 97.4), cicatrizes, reação de hipersensibilidade, oclusão vascular (Figura 97.5), granulomas (Figura 97.6) e amaurose.

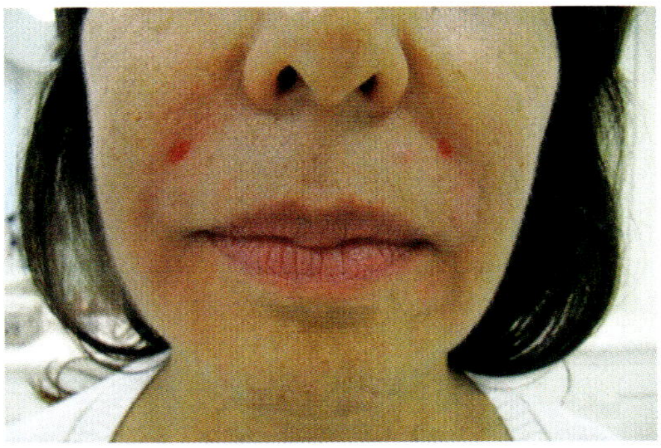

Figura 97.1 Eritema imediato após aplicação de ácido hialurônico no sulco nasogeniano.

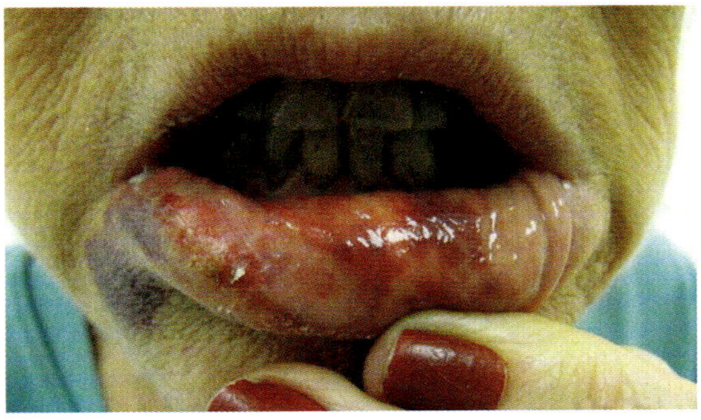

Figura 97.2 Hematomas após preenchimento do lábio inferior com ácido hialurônico.

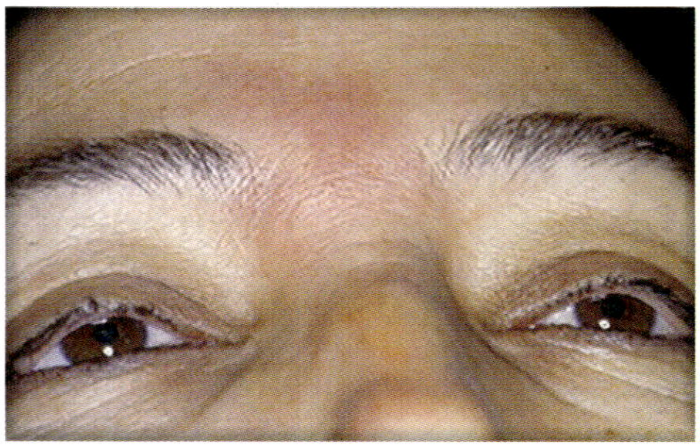

Figura 97.3 Eritema e edema persistentes após aplicação de ácido hialurônico na região glabelar.

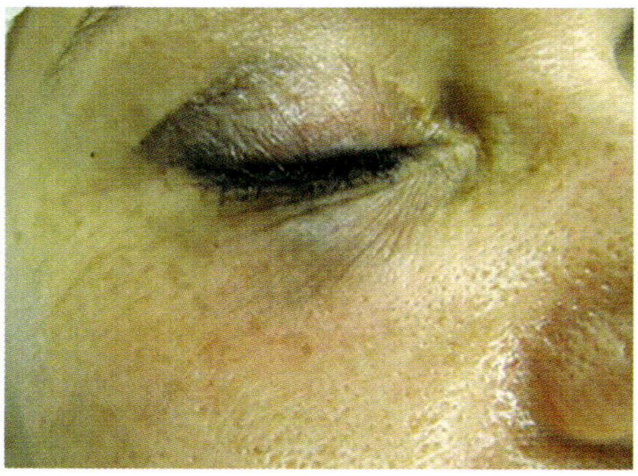

Figura 97.4 Efeito Tyndall na região de sulco nasojugal após correção com ácido hialurônico.

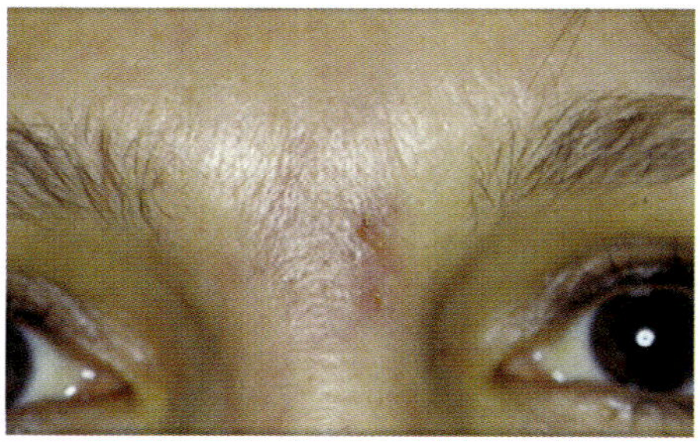

Figura 97.5 Oclusão arterial terminal após preenchimento da região glabelar com ácido hialurônico.

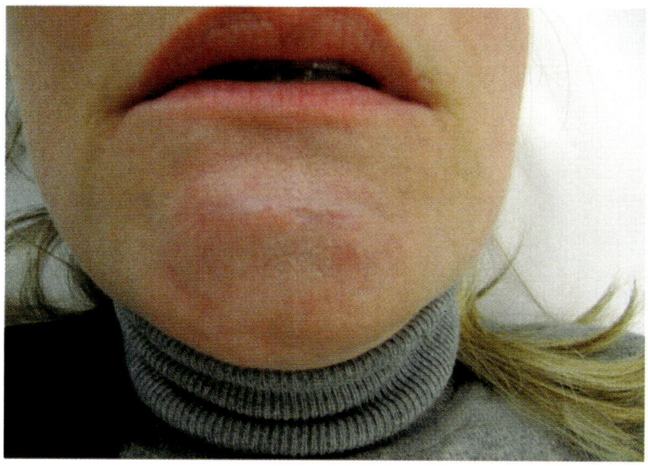

Figura 97.6 Formação de granulomas após aplicação de preenchedor que continha PMMA e colágeno.

Tratamento das complicações

Edema, eritema, equimose e dor

Gelo, compressas frias e analgésicos geralmente são suficientes. Nos casos mais graves podem ser usados heparina, nicotilato de benzila e corticosteroides sistêmicos.

Eritema e edema recorrente

Corticosteroide sistêmico ou intralesional.

Necrose, oclusão arterial terminal

Deve-se suspeitar dessa complicação quando houver branqueamento e dor, indicando obstrução ou compressão vascular. A conduta imediata é massagear o local, utilizar anti-inflamatórios orais, compressas mornas, pasta de nitroglicerina tópica (vasodilatador), corticosteroides e vasodilatadores sistêmicos. Aplicação de hialuronidase deve ser feita o quanto antes.

Efeito Tyndall

Aplicação muito superficial levando à coloração azulada da pele. Se causado por aplicação de ácido hialurônico, deve-se usar injeções de hialuronidase.

Nódulos

Diferenciar nódulos inflamatórios (eritematoedematoso, doloroso) dos não inflamatórios (firme, sem eritema). Os não inflamatórios podem ser causados por hipercorreção ou aplicação superficial, podendo ser tratados com infiltração de hialuronidase, 5-fluoruracila, água destilada, corticosteroide ou extrusão do material com agulha. Nódulos não inflamatórios tardios podem ser tratados com 1 a 2 semanas de corticosteroides orais.

Os nódulos inflamatórios devem ser investigados quando à etiologia, drenados se flutuantes e tratados com antibioticoterapia de amplo espectro caso exista suspeita de infecção.

Realizar infiltrações com corticosteroides, hialuronidase (se o material for ácido hialurônico) ou remoção cirúrgica nos casos refratários.

Granulomas de corpo estranho

Podem surgir meses após o procedimento, por erro técnico ou por impurezas no preenchedor. O tratamento deve ser feito com infiltrações intralesionais com corticosteroides, corticosteroides sistêmicos (1 mg/kg/dia), 5-fluoruracila intralesional. Deve ser realizada drenagem do material por incisão e expressão ou excisão cirúrgica nos casos circunscritos. Hialuronidase também pode ser usada (se o produto for ácido hialurônico).

Reação de hipersensibilidade

Tratamento com prednisona oral na dose de 20 a 40 mg/dia.

Futuro

Os preenchedores têm se tornado populares nas clínicas de dermatologia. Espera-se que mais estudos acerca do assunto sejam publicados e que a indústria farmacêutica consiga, enfim, desenvolver o preenchedor ideal.

Faz-se importante frisar que a melhor escolha é a realização de procedimentos com preenchedores não definitivos, por apresentarem bons resultados e baixo número de complicações quando a indicação é adequada e a utilização está de acordo com as técnicas corretas.

Bibliografia

Balassiano LKA, Cavallieri FA, Munhoz G *et al.* Not so "happy bump": a complication due to hyaluronic acid. *J Cosmet Dermatol.* 2022 Nov;21(11):6308-13.

Carruthers J, Carruthers A. *Técnicas de preenchimento.* Rio de Janeiro: Elsevier; 2005.

Cohen JL. Understanding, avoiding, and managing dermal filler complications. *Dermatol Surg.* 2008 Jun;34(Suppl 1):S92-9.

Colleman WP 3rd. Fat transplantation. *Dermatol Clin.* 1999 Oct;17(4):891-8.

Colleman WP 3rd, Lawrence N, Sherman RN *et al.* Autologous collagen? Lipocytic dermal augmentation. A histopathologic study. *J Dermatol Surg Oncol.* 1993 Nov;19(11):1032-40.

Cunha JMT, Balassiano LKA, Tembra MF *et al.* Rationale and guidelines for the use of hyaluronidase: a practical guide for complications caused by hyaluronic acid. *Skinmed.* 2023 Sep 29;21(4):257-62.

Duranti F, Salti G, Bovani B *et al.* Injectable hyaluronic acid gel for soft tissue augmentation. A clinical and histological study. *Dermatol Surg.* 1998 Dec;24(12):1317-25.

Elson ML. Soft tissue augmentation. A review. *Dermatol Surg.* 1995 Jun;21(6): 491-500; quiz 501-2.

Gold MH. Use of hyaluronic acid fillers for the treatment of the aging face. *Clin Interv Aging.* 2007;2(3):369-76.

Hawkes D, Benhamu J, Sidwell T *et al.* Revisiting adverse reactions to vaccines: A critical appraisal of Autoimmune Syndrome Induced by Adjuvants (ASIA). *J Autoimmun.* 2015 May;59(5):77-84.

Heitmiller K, Ring C, Saedi N. Rheologic properties of soft tissue fillers and implications for clinical use. *J Cosmet Dermatol.* 2021;20(1):28-34.

Jones D. Volumizing the face with soft tissue fillers. *Clin Plast Surg.* 2011 Jul; 38(3):379-90.

Jones DH, Fitzgerald R, Cox SE *et al.* Preventing and treating adverse events of injectable fillers: evidence-based recommendations from the American Society for Dermatologic Surgery Multidisciplinary Task Force. *Dermatol Surg.* 2021 Feb 1;47(2):214-26.

Kablik J, Monheit GD, Yu L *et al.* Comparative physical properties of hyaluronic acid dermal fillers. *Dermatol Surg.* 2009;35:302-12.

Lamperle G, Gauthier-Hazan N, Lamperle M. PMMA-Microspheres (Artecoll) for long-lasting correction of wrinkles: refinements and statistical results. *Aesthetic Plast Surg.* 1998 Sep-Oct;22(5):356-65.

Lupo MP. Hyaluronic acid fillers in facial rejuvenation. *Semin Cutan Med Surg.* 2006 Sep;25(3):122-6.

Maas CS, Papel ID, Greene D, Stocker D. Complications of injectable synthetic polymers in facial augmentation. *Dermatol Surg.* 1997 Oct;23(10):871-7.

McClelland M, Egbert B, Hanko V *et al.* Evaluation of artecoll polymethilmethacrylate implant for soft-tissue augmentation: biocompatibility and chemical characterization. *Plast Reconstr Surg.* 1997 Nov;100(6):1466-74.

Munhoz G, Cavallieri FA, Balassiano LKA *et al.* Sterile abscess due to hyaluronic acid: A new diagnosis and a proposal for treatment-A series of eight cases. *J Cosmet Dermatol.* 2022 Nov;21(11):5562-8.

Odo MEY, Chichierchio AL. *Práticas em cosmiatria e medicina estética.* São Paulo: Tecnopress; 2000.

Oliveira Filho J, Pinheiro AMC. Preenchimentos cutâneos: principais preenchedores cutâneos: indicações e técnicas. In: Gadelha AR, Costa IMC. *Cirurgia dermatológica em consultório.* Rio de Janeiro: Atheneu; 2002.

Shamloul N, Kamrani P, Horissian M. Inadvertent intravascular injection of hyaluronic acid following osteoarthritis treatment: a rare but important complication to recognize. *Int J Dermatol.* 2024 Jan;63(1):115-6.

Shoenfeld Y, Agmon-Levin N. ASIA – autoimmune/inflammatory syndrome induced by adjuvants. *J Autoimmun.* 2011 Feb:36(1):1-3.

Thioly-Bensoussan D. Non-hyaluronic acid fillers. *Clin Dermatol.* 2008 Mar-Apr;26(2):160-76.

Trinh LN, McGuigan KC, Gupta A. Delayed complications following dermal filler for tear trough augmentation: a systematic review. *Facial Plast Surg.* 2022 Jun;38(3):250-9.

Vera-Lastra O, Medina G, Cruz-Dominguez Mdel P *et al.* Autoimmune/inflammatory syndrome induced by adjuvants (Shoenfeld's syndrome): clinical and immunological spectrum. *Expert Rev Clin Immunol.* 2013 Apr; 9(4):361-73.

98

Toxina Botulínica

Sergio Talarico ◆ Sabrina Rodrigues Talarico ◆ Samantha Rodrigues Talarico

A reconhecida segurança e a eficácia da toxina botulínica no tratamento das rugas dinâmicas da face, com seus resultados altamente gratificantes, justificam que este tenha se tornado o procedimento mais realizado pelos dermatologistas.

Além do seu uso isolado ou em associação a outros métodos na área da cosmiatria, seu efeito anticolinérgico possibilita o tratamento das hiperidroses e o reconhecimento de propriedades vasoconstritoras, anti-inflamatórias, entre outras, o que leva ao aumento constante do número de indicações na nossa especialidade.

Histórico

O oftalmologista norte-americano Alan Scott merece o crédito de ter sido o pioneiro no conceito do uso clínico da toxina botulínica. No início dos anos 1970, seus trabalhos em símios no tratamento do estrabismo acabaram por fazê-lo prever o uso clínico nos seres humanos, que efetivamente se iniciou ao final daquela década.

Posteriormente, um amplo estudo iniciado em 1982, envolvendo mais de 7 mil pacientes e em torno de 17 mil tratamentos para estrabismo, teve como uma das pesquisadoras a oftalmologista Jean Carruthers. Esta, juntamente com seu marido, o dermatologista Alastair Carruthers, iniciou estudos em 1987, avaliando possibilidades do uso cosmético da toxina seguindo a predição do Dr. Scott, que a eles relatou sua experiência anterior em um paciente.

Surgiram então os clássicos artigos por eles publicados, inicialmente sobre o uso na região da glabela e, posteriormente, com demais indicações no terço superior da face no início dos anos 1990. Rapidamente, múltiplos trabalhos passaram a mostrar a reprodutibilidade dos resultados relatados.

Toxina botulínica | Mecanismo de ação e efeitos

No ano de 1817, o alemão Justinus Kerner descreveu pela primeira vez, com muita precisão, o quadro clínico do botulismo, assim chamado por ter sido associado à ingestão de salsichas (*botulus* no latim).

Apenas em 1896, após uma contaminação coletiva em 33 indivíduos (com 3 óbitos) que se alimentaram de presunto cru contaminado em um clube noturno da cidade de Ellenzelles, na Bélgica, que Émile Pierre-Marie van Ermengem isolou do alimento e das vítimas o agente que denominou como *Bacillus botulinus*, comprovando a etiologia da doença ao inocular o agente em animais, obtendo a reprodução do quadro clínico.

Em 1922, esse organismo anaeróbio passou a receber o nome de *Clostridium botulinum*, nova denominação que, por um lado, possibilita uma correção, pois o termo *bacilo* se reserva aos agentes aeróbios, e, por outro, associa ao nome sua morfologia (*kloster* do grego fio torcido).

A toxina botulínica é uma exotoxina, produzida pela cultura do *Clostridium botulinum*, bactéria anaeróbia gram-positiva ($Gram^+$). São oito subtipos distintos de neurotoxinas (tipos A, B, C1, C2, D, E, F, G), sendo a mais potente a do tipo A (BTXA), que é hoje a amplamente utilizada.

A porção biologicamente ativa é composta de 2 cadeias: a leve, de 50 kDa; e a pesada, de 100 kDa, unidas por uma ponte dissulfídica. Na sua forma nativa, a neurotoxina ativa (150 kDa) fica envolta por um complexo proteico composto de proteínas hemaglutininas e não hemaglutininas (não tóxicas), que cumprem a função de proteger a toxina da ação do suco gástrico.

Sua ação ocorre na terminação motora colinérgica, inibindo a liberação da acetilcolina na pré-sinapse da junção neuromuscular, provocando diminuição da contração muscular, assim levando a uma paralisia flácida. O seu efeito se estende a um raio de 1,5 cm do ponto de aplicação, tem início após 48 a 72 h, chegando ao seu máximo em 1 a 2 semanas, com um tempo de duração entre 4 e 6 meses.

Posterior e gradativamente, há o restabelecimento funcional motor, pois a denervação química da junção neuromuscular é processo reversível e ocorre pelo crescimento de brotamentos axônicos colaterais. Há evidências de que ocorra reativação da terminação nervosa bloqueada no início e os brotamentos axônicos colaterais são reabsorvidos.

Apresentações comerciais e características

No mercado brasileiro, no momento em 2025, estão disponíveis sete apresentações comerciais de BTXA: Botox® (toxina onabotulínica), Dysport® (toxina abobotulínica), Prosigne®, Xeomin® (toxina incobotulínica), Botulift®, Botulim® e Nabota®, todas devidamente aprovadas pelos órgãos regulatórios.

Como a primeira apresentação de toxina botulínica a ter aprovação para uso foi o Botox®, todas as demais aprovadas posteriormente buscaram, por meio de estudos clínicos, demonstrar sua não inferioridade com relação à primeira na obtenção de resultados clínicos e também com uma baixa prevalência de eventos adversos.

A potência das diversas toxinas botulínicas tipo A é medida nas chamadas "unidades biológicas", definidas pela LD50 (*lethal dose* 50%), ou seja: 1 unidade (1 UI) corresponde à dose que, injetada por via intraperitoneal, mata 50% das fêmeas de ratos Swiss Webster.

Em se tratando de produtos biológicos, não é possível falar em bioequivalência entre as toxinas, e as doses de unidades de cada produto não podem ser intercambiáveis.

De qualquer forma, embora em número reduzido, existem estudos cujas experiências clínicas sugerem equivalência de resultados, assim como de eventuais efeitos adversos, entre todas as marcas, na razão de dose 1:1, à exceção do Dysport®. Neste, a metodologia de obtenção e preparo do produto faz com que suas unidades sejam expressas em unidades distintas das demais (são as unidades Speywood – US).

Respeitando o princípio de não haver bioequivalência entre os produtos, na prática é de grande utilidade se pensar em uma equivalência volumétrica obtida na diluição desses produtos, de modo a permitir a obtenção de resultados clínicos equiparáveis e facilitar o uso, eliminando, assim, o risco de erros nas aplicações.

Dessa forma, embora discussões ainda persistam, na atualidade há praticamente o consenso de que a razão de conversão que melhor reflita a equivalência de resultados clínicos entre as duas toxinas seja 1 unidade Botox® para 2,5 unidades de Dysport® (US).

Reconstituição dos produtos

A reconstituição deve ser realizada com soro fisiológico 0,9% (SF – solução de NaCl 0,9% sem conservante). O volume de reconstituição pode ser adaptado de acordo com as preferências do médico e as necessidades do paciente.

Para aplicação da toxina com fins estéticos na face, recomenda-se a reconstituição de um frasco de 100 UI de Botox®/Prosigne®/Xeomin®/Botulift®/Botulim®/Nabota® em 1 mL de SF 0,9%, para reduzir a possibilidade de dispersão, tornar a aplicação menos dolorosa (menor volume = menor distensão) e mais elegante. Alguns preferem a diluição do frasco de 100 UI de Botox® em 2 mL de SF 0,9%.

Para outras indicações, por exemplo, tratamento de hiperidrose ou neuralgia pós-herpética, a reconstituição em 2 mL de SF 0,9% é mais adequada, uma vez que se deseja obter maior dispersão da toxina. Da mesma forma, há profissionais que fazem a diluição em 4 mL (Quadro 98.1).

A diluição anteriormente descrita leva a uma correspondência volumétrica entre as toxinas e permite maior segurança na sua aplicação.

Indicações e técnicas de aplicação

Para melhores resultados, a boa técnica de aplicação exige:

- conhecer a anatomia e a fisiologia muscular, para assim definir os pontos exatos de injeção
- respeitar os cuidados inerentes a qualquer procedimento cirúrgico
- treinar e dominar a técnica de injeção
- manusear corretamente o produto
- evitar altas diluições que aumentem o desconforto e diminuam a precisão do procedimento, além de torná-lo menos elegante
- manter o paciente em posição confortável
- fazer a correta seleção dos pacientes (é fundamental conhecer o seu perfil emocional, psíquico e avaliar suas expectativas). *Se possível, não realizar o procedimento em pacientes em uma primeira consulta e que não estejam sob seu seguimento*
- avaliar uso de medicamentos (aminoglicosídeos pelo eventual efeito curare)
- avaliar atividade profissional (atores e músicos de instrumento de sopro)
- analisar sempre os custos × riscos × benefícios
- fornecer previamente todas as orientações, incluindo textos informativos
- documentar fotograficamente sempre. As fotos pré e pós-tratamento possibilitam acompanhamento do resultado, planejamento de aplicações futuras e esclarecer dúvidas levantadas pelo paciente quanto aos resultados alcançados
- solicitar assinatura de termo de consentimento livremente esclarecido
- instruir o paciente a não manipular as áreas tratadas por um período de 2 h
- evitar hipercorreções – é preferível realizar tratamento complementar se e quando necessário, entre 15 e 20 dias.

Atualmente, há consenso de que a injeção da toxina botulínica é o melhor recurso para o tratamento das rugas do terço superior da face. Glabela, região lateral dos olhos ("pés de galinha") e fronte são as indicações clássicas.

O planejamento do tratamento deve levar em consideração a avaliação anatômica própria de cada paciente.

Quadro 98.1 Razão de conversão volumétrica Botox® × Dysport®.

	Botox®/Prosigne®/Xeomin®/Botulift®/Botulim®/Nabota®	Dysport®	Dysport®	Dysport®
Dose	100 UI (1 UI ≅ 2,5 US® 100 UI ≅ 250 US)	250 US* 250:2,5 = 100 UI	500 US (500:2,5 = 200 UI)	300 US (300:2,5 = 120 UI)
Volume de reconstituição	1 mL	1 mL	2 mL	1,2 mL
	2 mL	2 mL	4 mL	2,4 mL

*A apresentação de 250 US não existe e serve apenas como referência e maior clareza para o entendimento do conceito do fator de conversão volumétrico entre as toxinas.

Glabela

Para a completa melhora das linhas glabelares, tratamos os músculos corrugadores e depressores dos supercílios (responsáveis pelas linhas verticais) e o prócero (responsável pelas linhas horizontais).

A aplicação clássica original recomendava 5 a 7 pontos de aplicação. Para o músculo prócero, utiliza-se um ponto situado na intersecção de 2 linhas, que vão do canto interno dos olhos até o rebordo ósseo periorbitário na projeção perpendicular do canto interno do olho contralateral, com 3 a 6 UI Botox® por ponto. Para os músculos corrugador e orbicular ocular medial, usam-se 2 pontos de cada lado; o primeiro fica próximo à extremidade medial das sobrancelhas, tomando como reparo o rebordo ósseo orbitário em uma linha que sobe a partir do canto interno dos olhos, e o segundo fica 1 cm acima e lateralmente a este (mais pontos podem ser aplicados quando se nota um corrugador muito extenso); são usadas 3 a 5 UI por ponto. Quando se deseja um leve arqueamento das sobrancelhas (principalmente mulheres com sobrancelhas horizontalizadas), pode ser feita aplicação em outro ponto situado na linha mediopupilar, 1 a 1,5 cm acima do rebordo ósseo orbitário, com 3 a 5 UI de cada lado. O músculo frontal, por sua ação oponente, possibilita tal elevação (Figuras 98.1 e 98.2).

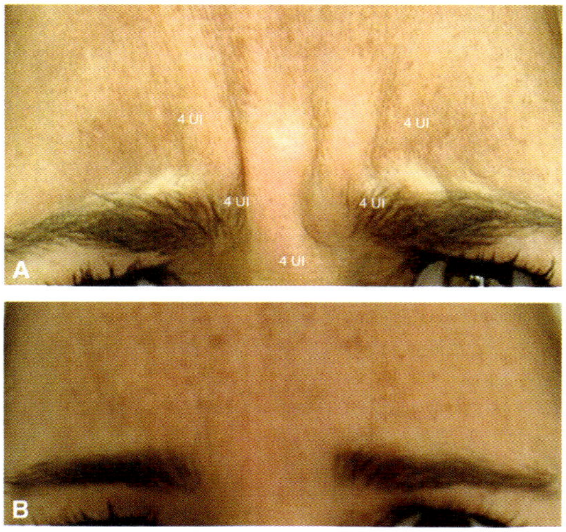

Figura 98.1 Glabela. Músculos prócero, corrugadores na origem e inserção. **A.** Antes. **B.** Após 15 dias.

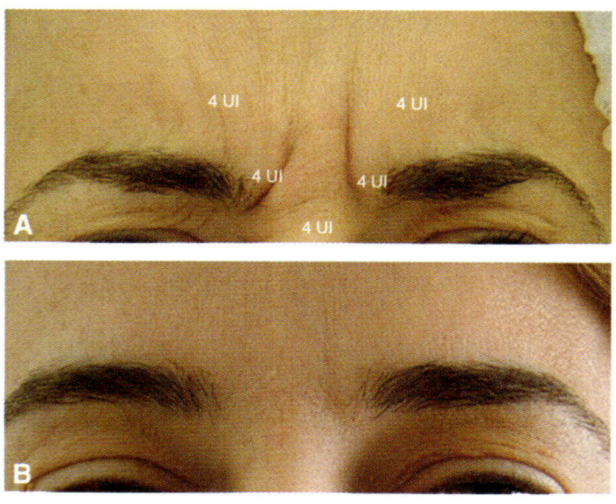

Figura 98.2 Glabela. Músculos prócero, corrugadores na origem e inserção. **A.** Antes. **B.** Após 15 dias.

A identificação de cinco padrões variáveis para as rugas glabelares levou ao desenvolvimento de uma classificação: 1 – "U", 2 – "V", 3 – "ômega", 4 – "setas convergentes" e 5 – "ômega invertido. Dessa forma, é possível uma identificação mais precisa dos músculos envolvidos (os mais recrutados recebem doses maiores ou maior número de pontos de aplicação; os menos requisitados são poupados ou recebem doses menores), o que garante resultados mais eficazes e naturais.

Região periorbitária ("pés de galinha")

O músculo tratado é o orbicular ocular lateral, sempre em arco, a 1 cm do rebordo ósseo orbitário e acima do arco zigomático, com 2 ou 3 pontos de aplicação e 9 a 15 UI no total para cada lado. As injeções podem ser intramusculares ou intradérmicas (preferivelmente por diminuírem o risco de sangramento e a formação de equimoses).

Em pacientes nos quais essas linhas são muito extensas – por apresentarem espaço tragocantal muito longo (músculo orbicular dos olhos em faixa mais larga), podemos realizar um segundo arco de aplicação, afastando mais 1 cm, com até 2 pontos nas bissetrizes dos ângulos formados pelos pontos anteriores (2 UI por ponto) (Figuras 98.3 e 98.4).

Fronte

Trata-se do músculo frontal, que é o único elevador da região do terço superior da face. Por esse motivo, na opinião dos autores, é um dos maiores desafios e merece muita atenção, exigindo cautela para que não haja resultados que levem a um aspecto "congelado", de face inexpressiva, com perda da naturalidade, ou ainda ptose das sobrancelhas.

O número de pontos deve seguir a distribuição das rugas, podendo estar distribuídos desde entre uma única linha até 3.

Muitas vezes, bastam 4 pontos equidistantes e em linha reta, a meia distância entre a orla do couro cabeludo e as sobrancelhas, não ultrapassando a linha mediopupilar ou em forma de V, em direção ao couro cabeludo, com 3 a 4 pontos de cada lado, sendo o primeiro 1 cm acima das sobrancelhas. Não é recomendável tratar as regiões laterais e mediofrontal e as injeções podem ser intradérmicas. Devem-se utilizar doses menores (2 a 4 UI por ponto) (Figuras 98.5 a 98.7).

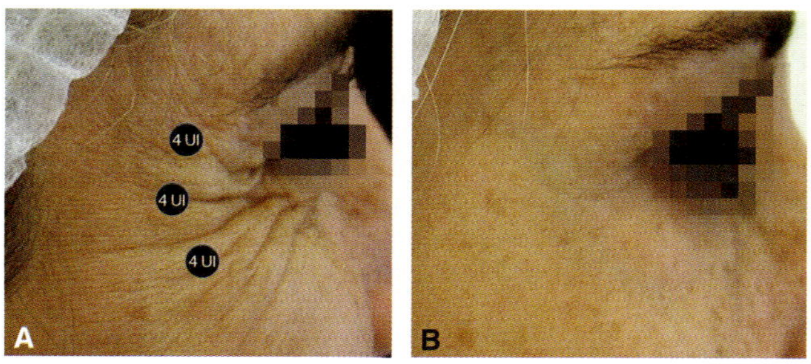

Figura 98.3 Região periorbitária. **A.** Antes. **B.** Após 15 dias.

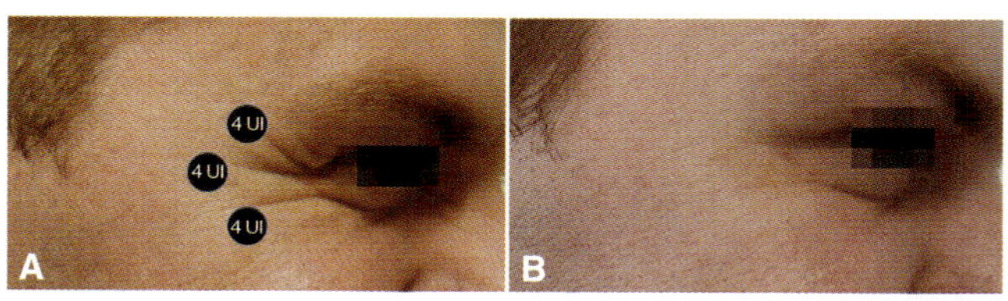

Figura 98.4 Região periorbitária. **A.** Antes. **B.** Após 15 dias.

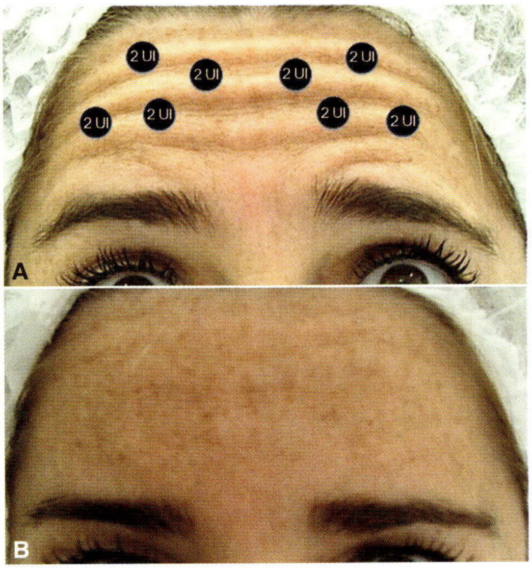

Figura 98.5 Região frontal. **A.** Antes. **B.** Após 15 dias.

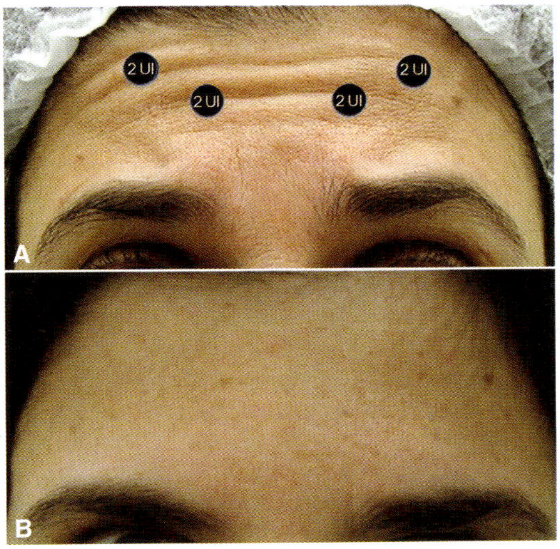

Figura 98.6 Região frontal. **A.** Antes. **B.** Após 15 dias.

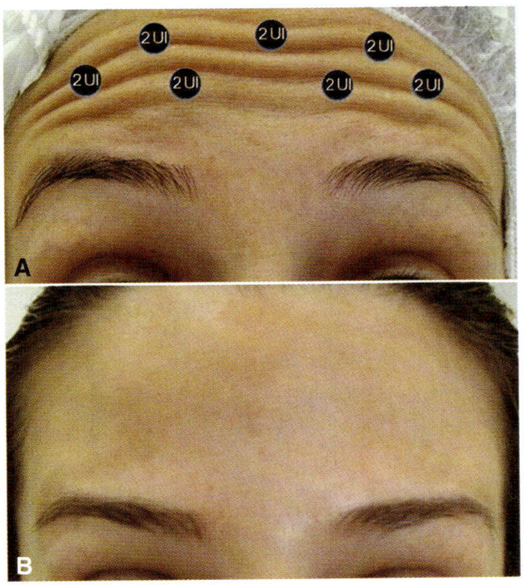

Figura 98.7 Região frontal. **A.** Antes. **B.** Após 15 dias.

Outros pontos de aplicação da toxina botulínica

Além das indicações citadas, consideradas os "pontos clássicos" no tratamento cosmético das rugas dinâmicas da face, outras aplicações foram surgindo progressivamente. Essas indicações são apresentadas a seguir, ressaltando-se que a utilização da toxina botulínica nesses outros músculos deve ser feita sempre com doses muito baixas, de modo mais superficial, e por profissionais que já dominem a técnica nas indicações clássicas e, ainda assim, somente após treinamento adequado.

Posicionamento das sobrancelhas

Além do ponto descrito para o arqueamento das sobrancelhas, é possível obter elevação da porção caudal com aplicação em um ponto na região superior e lateral do músculo orbicular ocular (linha perpendicular do canto externo do olho, logo acima do rebordo ósseo orbitário com 2 UI por ponto).

Tratamento da hipertrofia do músculo orbicular ocular inferior

Indicado quando há hipertrofia da porção tragal do músculo orbicular ocular na região palpebral inferior. Aplica-se pequena dose (1 a 2 UI por ponto) bem próximo à borda da pálpebra inferior (justaciliar) na linha mediopupilar. Com essa aplicação, pode-se também notar um sutil aumento da abertura ocular.

*Rugas nasais (*bunny lines*)*

Estas linhas distribuídas em V no dorso nasal são provocadas pela contração do músculo nasal (parte transversa); podem ser tratadas pela aplicação de 2 a 3 UI por ponto em injeção bastante superficial, na porção lateral no terço superior do dorso nasal (assim evitando afetar a porção alar do músculo elevador do lábio superior).

Elevação da ponta nasal

Há casos em que a musculatura depressora do nariz pode contribuir na queda da ponta nasal. Para obter uma discreta elevação, podemos injetar o músculo depressor do septo nasal em um único ponto (2 a 3 UI). Além disso, é possível notar diminuição do espaço entre a columela e o vermelhão do lábio.

Sulcos nasolabiais

A toxina botulínica não é um preenchedor e os sulcos nasolabiais não podem ser elevados por ela. É possível atuar na elevação ativa dos sulcos quando ela ocorre pela contração dos músculos nasal, elevador do lábio superior e porção alar do elevador do lábio. Podem ser utilizados 1 a 2 pontos de aplicação (1 a 2 UI por ponto) bastante superficiais na porção lateral no terço médio do dorso do nariz e aproximadamente 0,5 cm lateralmente. De qualquer maneira, é necessário ter consciência de que o melhor tratamento para esta queixa é a técnica de preenchimento.

*Sorriso gengival (*gummy smile*)*

A queixa mais comum não é apenas com relação à exposição dos dentes ao sorrir, mas também das gengivas. Podemos injetar a toxina botulínica em um ponto situado aproximadamente 0,5 cm lateralmente à asa do nariz, trabalhando assim os músculos elevador do lábio superior e levantador da asa do nariz. Essa aplicação produz um alongamento da porção labial superior e que cobre parte da exposição gengival. Cuidado deve ser tomado para não atingir o músculo orbicular da boca e, assim, não prejudicar a mastigação e a ingesta líquida (1 a 3 UI por ponto).

Rugas periorais

As linhas verticais da porção supralabial são evidentes sinais do envelhecimento e nem sempre passíveis de correção satisfatória pelas técnicas de preenchimento (mesmo quando associadas aos tratamentos por *peelings* químicos ou *lasers*).

Devemos trabalhar com doses baixas e os pontos costumam ser dispostos ao lado do arco de cupido, próximo à junção do vermelhão do lábio e da pele.

Na porção superior, 1 a 2 pontos (0,5 a 2 UI por ponto) e doses ainda menores no lábio inferior (0,5 a 1 UI por ponto). Ocorre relaxamento muscular com menores contração e pregueamento da pele.

Podemos melhorar as rugas e ondulações da região do mento (aspecto em "casca de laranja") formadas quando há contração muscular projetando o lábio inferior para baixo. A aplicação costuma ser feita em 2 pontos (1 a 3 UI por ponto), bilateralmente à região central do mento, em torno de 1 cm acima da linha da mandíbula (deve-se evitar aplicação muito alta que poderia atingir o músculo orbicular da boca).

Correção da depressão das comissuras labiais ("linhas de marionete")

O músculo responsável pela "queda" do ângulo da boca, que confere aspecto reconhecido como de tristeza e depressão, é o depressor do ângulo da boca, sendo facilmente palpável quando se solicita ao paciente que realize essa contração. Pode também haver participação de fibras do platisma nessa movimentação.

É necessário aplicar uma injeção em cada lado, que segue uma trajetória de projeção da linha do sulco nasolabial, estendendo-se até perto da linha do arco da mandíbula, localizada aproximadamente 1 cm acima e ligeiramente lateralizada (2 a 4 UI por ponto). Respeite sempre a distância da região do canto da boca para não atingir o músculo orbicular da boca ou o músculo depressor do lábio inferior.

Masseter

A hipertrofia do músculo masseter afeta predominantemente indivíduos entre 20 e 40 anos, de ambos os sexos, predominando amplamente nos asiáticos. Pode ser uni ou bilateral e confere aspecto mais largo à porção inferior do rosto. Além do aspecto estético, que pode acarretar desconforto, pode estar associada a bruxismo e dor na articulação temporomandibular.

Para a aplicação da toxina, deve-se traçar uma linha entre o trágus e o canto da boca; além disso, ao pedir ao paciente que cerre os dentes, é possível delimitar o masseter à palpação, minimizando chances de paralisias dos músculos risório e zigomático, que poderiam gerar assimetrias. A dose total pode estar entre 15 e 30 UI para cada lado, distribuída em 3 pontos. Os efeitos costumam ser notados entre 8 e 12 semanas, e os resultados podem persistir por até 9 a 10 meses.

Pescoço

É tratado o platisma, que é um músculo grande com origem na fáscia superficial da porção superior do tórax, na clavícula e no acrômio. Está inserido nos músculos depressores do ângulo da boca, na porção lateral do músculo orbicular da boca e no risório. Colabora na retração e depressão do ângulo da boca e, se contraído, forma linhas horizontais e feixes platismais verticais. A aplicação deve sempre ser feita com o músculo contraído (injeção precisa), com doses pequenas por ponto (3 UI), em 3 a 4 pontos e mais superficialmente. A dose total não deve ultrapassar as 40 UI. É prudente evitar as regiões laterais para não atingir o músculo esternocleidomastóideo.

Arco mandibular e ângulo da mandíbula

Além da participação do músculo platisma no aspecto envelhecido do pescoço, deve-se valorizar também a sua participação nas alterações causadas por suas porções facial, mandibular e no modíolo na porção inferior da face. Assim, é possível obter uma melhora global dessa área realizando em conjunto o tratamento do mento e por meio de injeções superficiais em duas linhas horizontais na porção do arco mandibular em um total de 16 UI de cada lado.

Para maior definição do arco mandibular, pode-se associar a injeção em um ponto a 2 cm de distância do ângulo da mandíbula e dois outros pontos, um anterior e outro superior a este com 2 a 3 UI em cada um deles.

Hiperidrose axilar, palmar e digital

A atividade das glândulas écrinas é regulada pela acetilcolina e, por isso, a toxina botulínica pode ser uma excelente opção, pois atua reduzindo a atividade dessas glândulas.

Busca-se o bloqueio dose-dependente da inervação simpática das glândulas sudoríparas écrinas (células mioepiteliais).

Os pontos de aplicação devem ser orientados pelo teste de Minor (teste iodo + amido), que identifica as áreas de sudorese excessiva.

A diluição é feita em 2 mL de soro fisiológico para Botox® e 3,32 mL para Dysport®.

Nas axilas, as injeções devem ser intradérmicas, com 1 a 2,5 UI por ponto, a cada 2 a 2,5 cm, em um total de 50 UI em cada lado).

Nas regiões palmar e digital, a injeção é muito dolorosa; como alívio, pode ser realizado resfriamento local ou até mesmo bloqueio anestésico dos nervos ulnar, mediano e radial. No entanto, o tratamento, tal como nas axilas, tem sido considerado seguro, minimamente invasivo e efetivo.

A aplicação mais profunda (subcutânea) é menos dolorosa, embora haja maior risco de injeção na rede vascular e de fraqueza de pequenos músculos das mãos; devem ser preferidas as injeções mais superficiais (intradérmicas ou subepidérmicas). São utilizadas doses totais elevadas, de até 100 UI por mão, com 2 a 5 UI por ponto, em intervalos de 1 a 1,5 cm. A duração do efeito pode ser de 4 até 12 meses, dependendo da dose utilizada.

Condições associadas à hiperidrose

Eczema disidrótico – condição vesicobolhosa bastante comum, muitas vezes associada ao estresse emocional, bem como a situações de oclusão, excesso de contato com água e hiperidrose – pode ser tratado com toxina botulínica. Cromo-hidrose e bromidrose também podem se beneficiar do tratamento com a toxina.

Neuralgia pós-herpética

A neuralgia pós-herpética (NPH), principal complicação do herpes-zóster, consiste na permanência da dor por mais de 3 meses após o aparecimento da doença.

Após a morte de neurônios periféricos, ocorre um rearranjo anormal no cordão espinhal deferente, e eles se tornam mais facilmente excitáveis, podendo gerar dor persistente e espontânea.

A complexa fisiopatologia da NPH permite diversos alvos terapêuticos.

Como medicamentos de primeira linha, temos os antidepressivos tricíclicos e os anticonvulsivantes. Infelizmente, seus efeitos colaterais acabam, muitas vezes, limitando seu emprego.

A toxina botulínica aparece como uma ótima opção para casos refratários e não responsivos à terapêutica convencional.

Embora seu mecanismo de ação ainda seja pouco claro, postula-se que a toxina botulínica atue na prevenção da liberação mediada por vesículas de substância P, glutamato e CGRP (peptídio relacionado com o gene da calcitonina), reduzindo a inflamação neurogênica e a sensibilização periférica.

Após a demarcação da área de alodinia por meio do toque, determinam-se pontos equidistantes, respeitando o halo de difusão do produto de 1 a 2 cm, sendo então aplicadas 2,5 a 7,5 UI por cm^2, não ultrapassando a dose de 300 UI no total.

A resposta inicial pode levar cerca de 1 mês, quando se deve avaliar e remarcar a área residual. A redução da intensidade da dor ou da extensão pode ser considerada fator preditor do sucesso do tratamento e, caso haja necessidade, a área residual pode ser tratada com uma segunda aplicação.

Pele oleosa

Embora o mecanismo de ação que reduza a produção de sebo não seja completamente elucidado, acredita-se que os músculos ao redor dos pelos e os receptores muscarínicos sejam alvos prováveis para a toxina botulínica.

Estudos preliminares duplos-cegos e placebo-controlados mostram eficácia das áreas tratadas com aplicações intradérmicas; outras pesquisas são necessárias, mas a aplicação parece promissora para o controle de oleosidade e patologias associadas, como acne, dermatite seborreica e poros dilatados.

Rosácea e eritema

O mecanismo de ação que pode levar a toxina botulínica a melhorar o *flushing* e o eritema persistente ainda não está claro, mas acredita-se que o bloqueio da liberação da acetilcolina dos nervos periféricos do sistema vasodilatador cutâneo e a inibição de mediadores inflamatórios, como a substância P e o CGRP, possam ter papel determinante na melhora do quadro. Também pode ser explicada por uma possível ação inibitória da degranulação dos mastócitos.

Ainda não há consenso em relação a dosagens e formas de aplicação, mas a maioria dos estudos demonstra aplicações intradérmicas que variam de 10 a 50 UI por área afetada, com melhora significativa do eritema.

Prevenção de cicatrizes

Recentemente, muitos têm reconhecido a importância da toxina botulínica no manejo de cicatrizes, com melhora de sua aparência estética em virtude de diversos mecanismos: ação direta nos fibroblastos e na expressão do fator de crescimento transformante 1 (TGF1); eliminação da tensão muscular ao redor do tecido cicatricial; além de seu efeito anti-inflamatório e de sua ação na vasculatura, podendo prevenir cicatrizes inestéticas.

Estudos preliminares parecem demonstrar bons resultados para tratamento também de cicatrizes hipertróficas, provavelmente por meio da inibição da proliferação dos fibroblastos e da expressão de TGF1 e colágeno tipos I e III. Os principais estudos foram conduzidos em cicatrizes de tireoidectomia e revelaram melhora importante do aspecto quando comparadas à outra metade da cicatriz, tratada apenas com SF a 0,9%.

A aplicação deve ser feita precocemente; alguns autores sugerem seu uso intraoperatório ou até 10 dias após o procedimento, em tratamento único, com dose de 20 a 65 UI, dependendo do tamanho da cicatriz, sendo 2 a 4 UI por ponto, respeitando o halo de difusão de 1 a 2 cm.

Além do benefício estético, a toxina botulínica imobiliza os músculos locais, reduzindo a tensão causada por eles na pele, o que alivia a pressão sobre fibras nervosas nos queloides e neutraliza a sensação de coceira e de dor associada ao quadro. Outra vantagem é a ausência de efeitos colaterais como atrofia cutânea e telangiectasias, geralmente observadas com as injeções intralesionais com corticosteroides.

Microdoses de toxina botulínica

A técnica de microdoses, também denominada "microbotox", é realizada por meio da aplicação de múltiplos pontos de toxina botulínica bastante diluída em injeções intradérmicas ou subdérmicas. Dessa forma, procura-se evitar a difusão para músculos mais profundos e, por conseguinte, seus possíveis efeitos adversos, buscando-se resultados mais naturais.

A técnica pode ser utilizada para tratamento do terço inferior da face e do pescoço, com melhora do contorno e da textura da pele, com efeito *lifting*. Utilizam-se 20 UI em 1 mL de solução salina divididas em 100 a 120 microinjeções.

O tratamento de "rugas de acordeom", rugas finas paralelas que se estendem da região orbital até região cervical, representa um desafio terapêutico.

No caso das rugas periorbitárias, podem-se evitar efeitos colaterais possíveis como ptose palpebral, edema de pálpebras inferiores e evitar que se forme uma linha de demarcação artificial entre a área tratada do músculo orbicular e a região malar.

Uma possibilidade de diluição seria: partir de um frasco de 100 UI diluído com 1 mL de soro fisiológico 0,9%; essa solução tem 1 UI a cada 0,01 mL. Em seguida, deve-se aspirar 0,05 mL dessa solução (correspondente a 5 UI) e complementar com mais 0,15 mL de soro fisiológico 0,9%, chegando a uma solução final com um 1/4 da inicial. Assim, temos 5 UI para 0,20 mL, ou seja, 0,25 UI por 0,01 mL.

Pode-se, então, aplicar nas áreas a se tratar microdoses de 0,01 a 0,02 mL por ponto, ou seja, 0,25 a 0,5 UI.

Contraindicações

Conforme o exposto, admite-se como bastante seguro o emprego da toxina botulínica. No entanto, é necessário ressaltar que há situações que podem apresentar contraindicações, como:

- pacientes com expectativas irreais
- doenças psiquiátricas
- instabilidade psíquica (medo de toxicidade ao perceber o efeito da toxina)
- infecção no local da aplicação
- profissão – indivíduos que dependem da expressão facial (usar doses menores)
- gravidez (embora na literatura não haja relato de prejuízo ao concepto quando realizada inadvertidamente)
- lactação
- doenças neuromusculares, como miastenia *gravis* e paralisia de Bell
- hipersensibilidade a componentes da formulação (a própria toxina, albumina humana ou solução salina)
- imunossupressão
- tratamento concomitante com: antibióticos aminoglicosídeos, polimixinas, tetraciclinas, lincomicina, penicilamina, ciclosporina, antagonistas do canal do cálcio, quinina
- distúrbios da coagulação e tratamento com anticoagulantes
- envelhecimento acentuado com flacidez excessiva.

Efeitos colaterais, adversos e complicações

O uso cosmiátrico da toxina botulínica é feito há 2 décadas, sem ocorrência de complicações graves devido às doses e aos volumes mínimos empregados. Qualquer efeito indesejável é reversível; o principal é a blefaroptose, cada vez mais rara. Os riscos têm sido reduzidos pelo melhor conhecimento anatômico dos músculos tratados e da técnica de aplicação.

Gerais

Na maioria das vezes, os efeitos observados são:

- dor, eventualmente podendo ser aliviada com anestesia tópica, gelo ou estímulos vibratório ou tátil na área contígua à aplicação
- equimose, tratada imediatamente com gelo e compressão
- cefaleia – dados da Food and Drug Administration (FDA) relatam incidência de 5%. Contudo, tem sido indicada para tratamento da enxaqueca e cefaleia tensional
- infecção no ponto de aplicação.

Específicos por área

Glabela

Podem ocorrer:

- ptose das pálpebras superiores: evitada com a injeção feita nos pontos corretos (é necessário respeitar a distância de 1 cm acima do rebordo ósseo orbitário superior), não ultrapassando a linha mediopupilar e com volumes (diluições) menores; o tratamento é feito com agonistas alfa-adrenérgicos, como a apraclonidina 0,5% em colírio – 1 a 2 gotas aplicadas 3 vezes/dia
- resposta parcial
- dor à injeção.

Região periorbitária ("pés de galinha")

É possível observar:

- equimose (pode ser evitada com uso do gelo e compressão imediata)
- persistência de rugas não dinâmicas no envelhecimento avançado
- exacerbação das rugas infraorbitárias, com dose exagerada na região lateral
- herniação das bolsas de gordura infraorbitárias
- ptose das pálpebras inferiores e ectrópio, com dose elevada nas rugas infraorbitárias ou por blefaroplastia anterior
- diplopia, por difusão da toxina quando não se respeita distância de 1 cm da órbita (músculo reto lateral)
- alteração lacrimal, quando são atingidos os ductos lacrimais
- persistência de rugas laterais, mais extensas, corrigidas com aplicação em uma segunda linha, com menos pontos e doses menores
- persistência de rugas infraorbitais (hipertrofia do músculo orbicular ocular inferior).

Fronte

Observam-se:

- fácies inexpressiva, "congelada", com sensação de peso ou pálpebras pesadas (por dose exagerada)
- aparência irônica ou aspecto "diabólico", por elevação da cauda dos supercílios, por dose exagerada na região central e falta de tratamento nas regiões laterais
- rara ocorrência de cefaleia, sendo mais frequente o alívio da cefaleia
- ptose dos supercílios, por dose exagerada no músculo frontal que os eleva (os músculos corrugadores, prócero e orbicular ocular superior os abaixam); portanto, é necessária aplicação na porção superior da fronte.

Dois terços inferiores da face

Normalmente, são observados:

- ptose do lábio superior e assimetria do sorriso, na aplicação abaixo do arco zigomático, afetando músculos elevadores do lábio superior
- incompetência da boca, por doses exageradas nos músculos depressores do ângulo oral e orbicular da boca
- assimetria do sorriso e outras assimetrias
- resultado parcial, por dose inadequada.

Pescoço

Geralmente, são observadas:

- persistência de linhas laterais
- fraqueza dos músculos flexores, com dificuldade para elevação da cabeça, deglutição, disfagia e dispneia.

Hiperidrose axilar

Em geral, são observados:

- equimoses
- hematomas.

Hiperidrose palmar, digital e plantar

Na maioria das vezes, há:

- dor
- hematoma
- fraqueza muscular.

Considerações finais

O uso da toxina botulínica na dermatologia é um dos procedimentos que apresentam os melhores resultados, com pouco ou nenhum risco. Não há dúvidas sobre sua eficácia e segurança, particularmente no tratamento das rugas dinâmicas do terço superior da face e da hiperidrose axilar, sendo crescente o número de novas indicações dentro da dermatologia.

São fundamentais: indicação correta, boa técnica, respeito às necessidades individuais, procurando suavizar as expressões e não as paralisar. Cada vez mais, admite-se que "o menos é mais" para assegurar redução natural das expressões faciais negativas, com repercussão positiva nas emoções e na qualidade de vida.

Bibliografia

Ahn MS, Catten M, Maas CS. Temporal brow lift using botulinum toxin A. *Plast Reconstr Surg.* 2000 Mar;105(3):1129-35.

Antonio CR, Antonio JR, Trídico LA, Fernandes TEA. Toxina botulínica: revisão de sua aplicabilidade em doenças de alcance do dermatologista. *Surg &Cosmet Dermatol.* 2014 Set;6(3):268-77.

Argof CE. Review of current guidelines on the care of postherpetic neuralgia. *Postgrad Med.* 2011;123(5):134-42.

Ascher B, Klap P, Marion MH, Chanteloub F. Botulinum toxin in the treatment of frontoglabellar and periorbital wrinkles. An initial study. *Ann Chir Plast Esthet.* 1995 Feb;40(1):67-76.

Ascher B, Talarico S, Cassuto D *et al.* International consensus recommendations on the aesthetic usage of botulinum toxin type A (Speywood Unit) – Part I: upper facial wrinkles. *J Eur Acad Dermatol Venereol.* 2010 Nov;24(11):1278-84.

Ascher B, Talarico S, Cassuto D *et al.* International consensus recommendations on the aesthetic usage of botulinum toxin type A (Speywood Unit) – Part II: wrinkles on the middle and lower face, neck and chest. *J Eur Acad Dermatol Venereol.* 2010 Nov;24(11):1285-95.

Bellows S, Jankovic J. Immunogenicity associated with botulinum toxin treatment. *Toxins.* 2019 Aug;11(9):491.

Blackie JD, Lees AJ. Botulinum toxin treatment in spasmodic torticollis. *J Neurol Neurosurg Psychiatry.* 1990 Aug;53(8):640-3.

Blitzer A, Brin MF, Keen MS, Aviv JE. Botulinum toxin for the treatment of hyperfunctional lines of the face. *Arch Otolaryngol Head Neck Surg.* 1993 Sep;119(9):1018-22.

Brandt FS, Bellman B. Cosmetic use of botulinum A exotoxin for the aging neck. *Dermatol Surg.* 1998 Nov;24(11):1232-4.

Bravo BSF, Balassiano LKA, Rocha CRM *et al.* Afinamento do terço inferior da face com uso de toxina botulínica no músculo masseter. *Surg Cosmet Dermatol.* 2016 Jan-Fev;8(1):55-60.

Bravo BSF, Bastos JT, Rocha CRM *et al.* Definition of the mandibular angle using botulinum toxin type a: a new technique for the improvement of mandibular contour and definition. *J Clin Aesthet Dermatol.* 2019 Nov;12(11):32-4.

Burgen AS, Dickens F, Zatman LJ. The action of botulinum toxin on the neuromuscular junction. *J Physiol.* 1949 Aug;109(12):102-4.

Bushara KO, Park DM, Jones JC, Schutta HS. Botulinum toxin: a possible new treatment for axillary hyperhidrosis. *Clin Exp Dermatol.* 1996 Jul;21(4):276-8.

Carli L, Montecucco C, Rossetto O. Assay of diffusion of different botulinum neurotoxin type A formulations injected in the mouse leg. *Muscle Nerve.* 2009 Sep; 40:374-80.

Carruthers A, Carruthers J. Clinical indications and injection technique for the cosmetic use of botulinum A exotoxin. *Dermatol Surg.* 1998 Nov;24(11):1189-94.

Carruthers J, Carruthers A. The adjunctive usage of botulinum toxin. *Dermatol Surg.* 1998 Nov;24(11):1244-7.

Carruthers JD, Carruthers JA. Treatment of glabellar frown lines with C. botulinum-A-exotoxin. *J Dermatol Surg Oncol.* 1992 Jan;18(1):17-21.

Chang CS, Bergeron L, Yu CC *et al.* Mandible changes evaluated by computed tomography following botulinum toxin A injections in square-faced patients. *Aesth Plast Surg.* 2011 Aug;35(4):452-5.

Choe SW, Cho W I, Lee CK, Seo SJ. Effects of botulinum toxin type A on contouring of the lower face. *Dermatol Surg.* 2005 May;31(5):502-7.

Cliff SH, Judodihardjo H, Eltringham E. Different formulations of botulinum toxin type A have different migration characteristics: a double-blind, randomized study. *J Cosmet Dermatol.* 2008 Mar;7(1):50-4.

De Almeida ART, Romitti A, Carruthers JDA. The facial platysma and its underappreciated role in lower face dynamics and contour. *Dermatol Surg.* 2017 Aug;43:1-8.

Dorizas A, Krueger N, Sadick NS. Aesthetic uses of the botulinum toxin. *Dermatol Clin.* 2014 Jan;32:23-36.

Dover JS, Monheit G, Greener M, Pickett A. Botulinum toxin in aesthetic medicine: myths and realities. *Dermatol Surg.* 2018 Feb;44(2):249-60.

Fagien S. Botox for the treatment of dynamic and hyperkinetic facial lines and furrows: adjunctive use in facial aesthetic surgery. *Plast Reconstr Surg.* 1999 Feb;103(2):701-13.

Fedorowicz Z, van Zuuren EJ, Schoones J. Botulinum toxin for masseter hypertrophy. *Cochrane Database Syst Rev.* 2013 Sep 9;2013(9):CD007510.

Flynn TC. Botulinum toxin: examining duration of effect in facial aesthetic applications. *Am J Clin Dermatol.* 2010;11(3):183-99.

Fulton JE. Botulinum toxin. The Newport Beach experience. *Dermatol Surg.* 1998 Nov;24(11):1219-24.

Glogau RG. Botulinum A neurotoxin for axillary hyperhidrosis. No sweat Botox. *Dermatol Surg.* 1998 Aug;24(8):817-9.

Hanlin Z, Keyun T, Yuanzhuo W *et al.* Use of botulinum toxin in treating rosacea: a systematic review. *Clin Cosmet Investig Dermatol.* 2021 Apr;14:407-17.

Hexsel D, Brum C, do Prado DZ *et al.* Field effect of two commercial preparations of botulinum toxin type A: a prospective, double-blind, randomized clinical trial. *J Am Acad Dermatol.* 2012 Aug;67:226-32.

Hexsel D, Hexsel C, Siega C *et al.* Fields of effects of 2 commercial preparations of botulinum toxin type A at equal labeled unit doses: a double-blind randomized trial. *JAMA Dermatol.* 2013 Dec;149(12):1386-91.

Hexsel DM, Soirefmann M, Rodrigues TC, do Prado DZ. Increasing the field effects of similar doses of Clostridium botulinum type A toxin hemagglutinin complex in the treatment of compensatory hyperhidrosis. *Arch Dermatol.* 2009 Jul;145(7):837-40.

Karsai S, Adrian R, Hammes S *et al.* A randomized double-blind study of the effect of Botox and Dysport/Reloxin on forehead wrinkles and electromyographic activity. *Arch Dermatol.* 2007 Nov;143:1447-9.

Kim NH, Chung JH, Park RH, Park JB. The use of botulinum toxin type A in aesthetic mandibular contouring. *Plast Reconstr Surg.* 2005 Mar;115(3):919-30.

Kim YS, Hong ES, Kim HS. Botulinum toxin in the field of dermatology: novel indications. *Toxins.* 2017 Dec;9(12):403.

Klein AW. Dilution and storage of botulinum toxin. *Dermatol Surg.* 1998 Nov;24(11):1179-80.

Lowe NJ. Botulinum toxin type A for facial rejuvenation. United States and United Kingdom perspectives. *Dermatol Surg.* 1998 Nov;24(11):1216-8.

Lowe NJ, Maxwell A, Harper H. Botulinum A exotoxin for glabellar folds: a double blind, placebo-controlled study with an electromyographic injection technique. *J Am Acad Dermatol.* 1996 Oct;35(4):569-72.

Martina E, Diotallevi F, Radi G *et al.* Therapeutic use of botulinum neurotoxins in dermatology; systematic review. *Toxins.* 2021 Feb;13(2):120.

Matarasso SL. Complications of botulinum A exotoxin for hyperfunctional lines. *Dermatol Surg.* 1998 Nov;24(11):1249-54.

Michaels BM, Csank GA, Ryb GE *et al.* Prospective randomized comparison of onabotulinumtoxinA (Botox) and abobotulinumtoxinA (Dysport) in the treatment of forehead, glabellar, and periorbital wrinkles. *Aesthet Surg J.* 2012 Jan;32(1):96-102.

Nestor M, Ablon G, Pickett A. Key Parameters for the Use of AbobotulinumtoxinA in aesthetics: onset and duration. *Aesth Surg J.* 2017 May;37(S1):S20-S31.

Odderson IR. Hyperhidrosis treated by botulinum A exotoxin. *Dermatol Surg.* 1998 Nov;24(11):1237-41.

Odergren T, Hjaltason H, Kaakkola S *et al.* A double blind, randomised, parallel group study to investigate the dose equivalence of Dysport and Botox in the treatment of cervical dystonia. *J Neurol Neurosurg Psych.* 1998 Jan;64(1):61-2.

Oliveira GB, Rossi NCP, Moreira BMT. Tratamento da porção inferior do músculo orbicular dos olhos com microdoses de toxina botulínica: série de 300 casos. *Surg Cosmet Dermatol.* 2016 Jul-Set;8(3):206-9.

Park J, Park HJ. Botulinum toxin for the treatment of neuropathic pain. *Toxin.* 2017 Aug;9(9):260.

Park MY, Ahn KY. Scientific Review of the Aesthetic use of botulinum toxin type A. *Arch Craniofac Surg.* 2021 Fev;22(1):1-10.

Park MY, Ahn KY, Jung DS. Botulinum toxin type A treatment for contouring of the lower face. *Dermatol Surg.* 2003 May;29(5):477-83.

Pickett A. Dysport: pharmacological properties and factors that influence toxin action. *Toxicon.* 2009 Oct;54(5):683-9.

Nigam PK, Nigam A. Botulinum toxin. *Indian J Dermatol.* 2010 Jan-Mar;55(1):8-14.

Rzany B, Nast A. Head-to-head studies of botulinum toxin A in aesthetic medicine: which evidence is good enough? *J Am Acad Dermatol.* 2007 Jun;56(6):1066-7.

Sätilä H. Over 25 years of pediatric botulinum toxin treatments: what have we learned from injection techniques, doses, dilutions, and recovery of repeated injections? *Toxins.* 2020 Jul;12(7):440.

Scala J, Vojvodic A, Vojvodic P *et al.* Botulin toxin use in rosacea and facial flushing treatment. *Open Access Maced J Med Sci.* 2019 Aug 30;7(18):2985-87.

Schnider P, Binder M, Auff E *et al.* Double-blind trial of botulinum A toxin for the treatment of focal hyperhidrosis of the palms. *Br J Dermatol.* 1997 Apr;136(4):548-52.

Scott AB, Kennedy RA, Stubbs HA. Botulinum A toxin injection as a treatment for blepharospasm. *Arch Ophthalmol.* 1985 Mar;103(3):347-50.

Scott AB, Rosenbaum A, Collins CC. Pharmacologic weakening of extraocular muscles. *Invest Ophthalmol.* 1973 Dec;12(12):924-7.

Shelley WB, Talanin NY, Shelley ED. Botulinum toxin therapy for palmar hyperhidrosis. *J Am Acad Dermatol.* 1998 Feb;38(2 Pt 1):227-9.

Solomon BA, Hayman R. Botulinum toxin type A therapy for palmar and digital hyperhidrosis. *J Am Acad Dermatol.* 2000 Jun;42(6):1026-9.

Talarico Filho S, Mendonça DO, Nascimento M *et al.* A double-blind, randomized, comparative study of two type A botulinum toxins in the treatment of primary axillary hyperhidrosis. *Dermatol Surg.* 2007 Jan;33(1 Spec No.):S44-50.

Vasconcellos RC, Sotero P, Lage R. Atualizações do uso cosmiátrico e terapêutico da toxina botulínica. *Surg Cosmet Dermatol.* 2019;11(2):97-104.

Wu WT. Botox facial slimming/facial sculpting: the role of botulinum toxin-A in the treatment of hypertrophic masseteric muscle and parotid enlargement to narrow the lower facial width. *Facial Plast Surg Clin North Am.* 2010 Feb;18(1):133-40.

Xiao L, Mackey S, Hui H *et al.* Subcutaneous injection of botulinum toxin A is beneficial in postherpetic Neuralgia. *Pain Med.* 2010;11(12):1827-33.

Zhang H, Tang W, Wang Y *et al.* Use of botulinum toxin in treating rosacea: a systematic review. *Clin Cosmet Investig Dermatol.* 2021 Apr 30;14:407-17.

Zuber M, Sebald M, Bathien N *et al.* Botulinum antibodies in dystonic patients treated with type A botulinum toxin: frequency and significance. *Neurology.* 1993 Sep;43(9):1715-8.

99

Inteligência Artificial Aplicada à Dermatologia

Thomás Nóvoa G. Jaeger

Introdução

A inteligência artificial (IA) tem emergido como uma ferramenta transformadora em diversas áreas da Medicina, e a Dermatologia não é exceção. A capacidade de a IA analisar grandes volumes de dados e identificar padrões complexos oferece oportunidades significativas para aprimorar o diagnóstico, o tratamento, o manejo de doenças dermatológicas, assim como a rotina administrativa no consultório.

O conceito de máquinas capazes de simular aspectos da inteligência humana remonta a meados do século XX. Em 1950, o matemático britânico Alan Turing propôs a ideia de que máquinas poderiam "pensar". Poucos anos depois, em 1956, o termo "inteligência artificial" foi estabelecido durante a Conferência de Dartmouth, organizada por John McCarthy. Esse evento é amplamente reconhecido como o nascimento formal do campo da IA, estabelecendo as bases para pesquisas futuras em simulação de processos cognitivos humanos por máquinas.

Desde então, a IA evoluiu significativamente, especialmente com o desenvolvimento de algoritmos avançados capazes de aprender com dados. Um algoritmo, nesse contexto, é um conjunto de instruções definidas que um computador segue para resolver um problema ou realizar uma tarefa específica. Na medicina, algoritmos podem ser treinados para reconhecer padrões em dados clínicos, auxiliando na tomada de decisões diagnósticas e terapêuticas.

Na Dermatologia, a aplicação de algoritmos de IA tem sido particularmente promissora. Estudos demonstram que sistemas baseados em IA podem analisar imagens de lesões cutâneas e identificar condições, como o melanoma, com precisão comparável à de dermatologistas experientes. Além disso, ferramentas de IA têm sido utilizadas para monitorar alterações na pele ao longo do tempo, oferecendo suporte valioso no acompanhamento de pacientes. Melhoria na acurácia diagnóstica, otimização do fluxo ambulatorial de atendimentos e do acesso a cuidados dermatológicos em áreas com escassez de especialistas são outros benefícios práticos da IA.

Todavia, é fundamental abordar os desafios associados, como a necessidade de conjuntos de dados representativos, a interpretação dos resultados gerados por algoritmos e as considerações éticas relacionadas ao uso da IA na prática clínica. Este capítulo tem como objetivo fornecer uma visão abrangente sobre a evolução da IA, seus princípios fundamentais e sua aplicação na Dermatologia. Ao explorar os avanços tecnológicos e as implicações clínicas da IA, buscamos oferecer aos profissionais de saúde uma compreensão sólida sobre como essa tecnologia pode ser integrada de forma eficaz e ética na prática dermatológica.

IA: definição e exemplos práticos

A IA se refere à capacidade de sistemas computacionais realizarem tarefas que normalmente requerem inteligência humana, como reconhecimento de padrões, tomada de decisões e resolução de problemas complexos. Esses sistemas são projetados para simular aspectos do pensamento humano, permitindo que máquinas aprendam com dados, adaptem-se a novas informações e executem tarefas específicas sem intervenção humana constante.

Diferença entre IA, aprendizado de máquina e aprendizado profundo

É comum que os termos IA, aprendizado de máquina (*machine learning* – ML) e aprendizado profundo (*deep learning* – DL) sejam usados de forma intercambiável, mas eles representam níveis diferentes de complexidade e especialização dentro do campo da computação.

Inteligência artificial (IA). É o campo amplo que abrange qualquer sistema computacional que simule capacidades cognitivas humanas, como raciocinar, perceber, planejar ou aprender. Vai desde ferramentas simples, como um sistema de agendamento automatizado, até plataformas que auxiliam decisões clínicas complexas.

Aprendizado de máquina (ML). Subárea da IA que permite que algoritmos aprendam automaticamente a partir de dados. Ou seja, em vez de serem programados com regras fixas, esses sistemas identificam padrões estatísticos em grandes volumes de dados e fazem previsões com base nesse aprendizado.

Aprendizado profundo (DL). Subcategoria do ML que utiliza redes neurais artificiais profundas (Figura 99.1) — estruturas compostas por múltiplas camadas computacionais que se

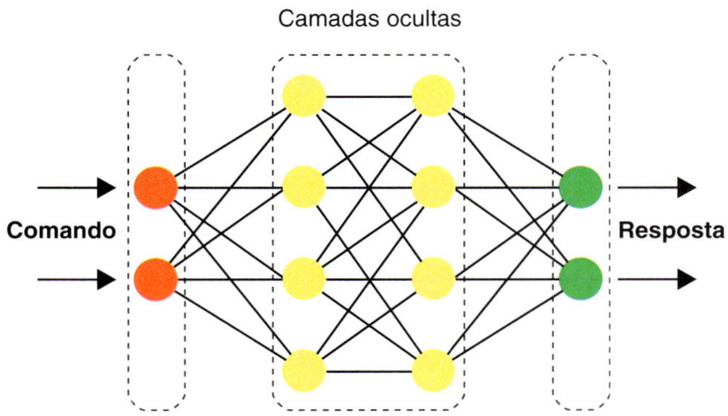

Figura 99.1 Representação esquemática de uma rede neural artificial profunda. A informação (comando, ou *input*) percorre múltiplas camadas internas antes de gerar uma resposta (*output*), simulando, de forma simplificada, o processamento neural do cérebro humano.

conectam e simulam, de forma simplificada, o funcionamento do cérebro humano. Nessas estruturas, um usuário, ao fornecer à máquina um comando (*input*), receberá uma resposta (*output*) após a informação ter sido processada internamente pela máquina por diversas camadas (camadas ocultas) de funções e equações matemáticas que não são visíveis ao usuário. O cérebro humano funciona de maneira semelhante, com respostas fornecidas após um estímulo ser recebido e processado internamente, mas não por modelos matemáticos, e sim via conexões neuroquímicas complexas.

Nas máquinas, essas redes são capazes de reconhecer padrões extremamente complexos e podem ser aplicadas, por exemplo, na análise de imagens dermatológicas ou no processamento de linguagem natural. É sobre essa arquitetura que se baseiam os *Large Language Models (LLMs)* – modelos de linguagem natural de grande escala, como o GPT (*Generative Pre-trained Transformer*). Esses modelos, quando aplicados à medicina, são construídos com redes neurais profundas treinadas com bilhões de palavras extraídas de textos médicos, científicos e imagens clínicas. Com isso, eles são capazes de compreender perguntas, gerar explicações e redigir textos com fluidez e contexto clínico relevante. Na Dermatologia, as ferramentas baseadas em LLMs vêm sendo exploradas como recursos de apoio à comunicação médico-paciente, geração de resumos clínicos, criação de explicações personalizadas sobre exames ou tratamentos, e suporte educacional para profissionais de saúde e pacientes.

Exemplos de IA no cotidiano

A IA está cada vez mais presente no nosso dia a dia, muitas vezes de forma imperceptível:

- *assistentes virtuais:* ferramentas como Siri®, Alexa® e Google Assistant® usam IA para interpretar comandos de voz e responder perguntas em tempo real
- *reconhecimento facial:* utilizado em desbloqueio de celulares e sistemas de segurança, funciona com algoritmos de visão computacional treinados com redes neurais profundas
- *aplicativos de navegação:* plataformas como Google Maps® e Waze® utilizam IA para analisar padrões de tráfego e indicar rotas mais rápidas
- *tradução automática:* ferramentas como o Google Tradutor® e ChatGPT® utilizam modelos de linguagem (LLMs) para traduzir textos entre idiomas com alta precisão, adaptando-se ao contexto da frase.

Como a IA aprende?

Aprendizado com dados

A IA aprende identificando padrões em grandes volumes de dados. Esse processo, chamado "aprendizado de máquina", permite que algoritmos ajustem seus parâmetros com base em exemplos anteriores, otimizando tarefas como classificação e predição. Na medicina, esse tipo de aprendizado tem sido essencial para apoiar diagnósticos, especialmente com dados complexos como imagens e prontuários.

O papel das imagens e dos dados médicos

Imagens clínicas e dermatoscópicas são amplamente usadas para treinar algoritmos em Dermatologia. Quando rotuladas com diagnósticos confiáveis, elas ajudam a IA a reconhecer padrões específicos de doenças. A eficácia do modelo, no entanto, depende da qualidade e da diversidade dos dados – conjuntos limitados ou enviesados comprometem a generalização e reduzem a precisão em cenários reais.

IA *versus* julgamento humano

Embora possa alcançar alta *performance* técnica, a IA carece de contexto clínico, julgamento e empatia. Ela opera a partir dos dados que recebeu e nada além. Por isso, falha em situações atípicas ou complexas, como pacientes com múltiplas comorbidades, sinais clínicos não convencionais ou situações totalmente novas e não previstas pelo modelo. Seu uso deve ser complementar e não substitutivo ao raciocínio médico.

Aplicações práticas da IA na Dermatologia

Suporte diagnóstico a lesões cutâneas

A IA tem sido aplicada com sucesso no diagnóstico automatizado de lesões cutâneas, especialmente no reconhecimento do melanoma. Estudos demonstram que algoritmos de aprendizado de máquina, treinados com grandes volumes de imagens dermatológicas rotuladas, podem atingir acurácia diagnóstica comparável à de dermatologistas experientes.

Um estudo relevante, conduzido por Esteva *et al.* (2017), demonstrou que um algoritmo treinado com mais de 129 mil imagens conseguiu classificar lesões de pele com desempenho similar ao de especialistas certificados.

IA em dermatoscopia, acne, psoríase e outras dermatoses

Além do melanoma, a IA tem sido explorada na avaliação de diversas dermatoses inflamatórias e infecciosas. Algoritmos têm sido usados, por exemplo, para quantificar a gravidade da acne e da psoríase, com o objetivo de padronizar a avaliação clínica e acompanhar a resposta ao tratamento de forma mais objetiva.

Teledermatologia com suporte de IA

A IA tem aprimorado a teledermatologia, permitindo triagens automatizadas e priorização de casos de acordo com gravidade. Em contextos de alto volume de pacientes e longos tempos de espera, algoritmos que analisam imagens enviadas por pacientes via plataformas digitais ajudam a direcionar casos urgentes para atendimento presencial mais rápido.

Esses modelos aumentam a eficiência do sistema de saúde, especialmente em áreas remotas ou com escassez de especialistas, como demonstrado em estudos realizados em serviços públicos e privados ao redor do mundo.

Suporte à decisão clínica, triagem e educação médica

Sistemas baseados em IA têm sido utilizados para oferecer sugestões diagnósticas, diferenciar entre condições semelhantes (p. ex., carcinomas *versus* ceratoses seborreicas) e até mesmo sugerir condutas baseadas em protocolos. Além disso, ambientes educacionais têm utilizado IA como recurso interativo para o treinamento de médicos residentes, permitindo *feedback* imediato e autoavaliação segura.

Otimização de processos administrativos em consultórios dermatológicos

A aplicação de IA não se limita ao diagnóstico. Ela também oferece soluções práticas para a gestão do consultório. Modelos baseados em linguagem natural e automação têm sido utilizados para:

- agendamento inteligente de consultas com base em urgência e disponibilidade
- respostas automatizadas a dúvidas frequentes de pacientes via *chatbot*
- detecção de faltas e sugestão de encaixes de pacientes com base em histórico
- controle de estoque de produtos (como toxina botulínica) com alertas preditivos de reposição
- geração automatizada de relatórios clínicos ou anamnese baseados em transcrição de voz.

Limitações, desafios e considerações éticas

Validação e generalização

Modelos de IA muitas vezes são treinados com dados limitados e não representativos, o que compromete sua capacidade de atuar com segurança em populações diversas. O Australasian College of Dermatologists (ACD) reforça a necessidade de validação clínica rigorosa para garantir que os algoritmos mantenham bom desempenho fora dos ambientes controlados de teste.

Viés e inclusão de dados

A British Association of Dermatologists (BAD) alerta para os riscos do viés algorítmico quando determinados grupos populacionais são sub-representados nos dados de treinamento. Isso pode gerar desigualdade no desempenho diagnóstico, reforçando disparidades no cuidado dermatológico.

Transparência e explicabilidade

A American Academy of Dermatology (AAD) destaca o conceito de inteligência aumentada, defendendo que os sistemas de IA forneçam informações com um passo a passo racional e compreensível para os profissionais. Só assim é possível confiar nos resultados e integrar essas ferramentas de forma ética à prática clínica.

Privacidade e segurança

O uso da IA exige atenção redobrada com a proteção dos dados de saúde. Armazenamento seguro, anonimização e conformidade com legislações como a Lei Geral de Proteção de Dados Pessoais (LGPD) são pré-requisitos para evitar o uso indevido de informações sensíveis.

IA como apoio, não substituição

Tanto o ACD quanto a AAD são unânimes: a IA deve complementar, e não substituir, o julgamento clínico. O valor da tecnologia está em fortalecer a atuação do dermatologista, apoiando decisões com base em evidências, sem eliminar a empatia e o contexto da experiência médica.

O futuro da Dermatologia com IA

Ferramentas emergentes: o que está por vir

O avanço da IA na Dermatologia abre caminho para uma prática médica mais precisa, eficiente e personalizada. Sistemas estão em desenvolvimento para integrar dados clínicos, imagens médicas e informações genéticas, permitindo diagnósticos mais acurados e planos terapêuticos adaptados ao perfil individual do paciente.

Ferramentas como aplicativos móveis com IA vêm sendo utilizadas para triagem automatizada de lesões cutâneas, priorizando casos suspeitos e otimizando o tempo do dermatologista. Além disso, algoritmos capazes de processar grandes volumes de dados – incluindo histórico médico, hábitos de vida e predisposição genética – favorecem uma abordagem médica preventiva, com intervenções precoces e acompanhamento contínuo da pele, mesmo a distância.

Essas inovações não apenas elevam a qualidade assistencial, como também contribuem para um modelo de cuidado centrado no paciente, apoiado por dados e sustentado por tecnologia.

Preparação dos profissionais: alfabetização digital e atualização contínua

Para aproveitar plenamente os benefícios da IA na Dermatologia, é essencial que os profissionais de saúde desenvolvam competências digitais. Isso inclui o entendimento básico de como funcionam os algoritmos de IA, a capacidade de interpretar suas recomendações e a consciência das limitações e potenciais vieses desses sistemas. Programas de educação continuada e treinamentos específicos podem facilitar essa transição, preparando os dermatologistas para integrar de forma eficaz a IA em sua prática clínica. Além disso, a colaboração entre profissionais de saúde, engenheiros e cientistas de dados é fundamental para o desenvolvimento de ferramentas de IA que sejam clinicamente relevantes e eticamente responsáveis.

Considerações finais

A integração da IA na Dermatologia representa uma oportunidade sem precedentes para aprimorar o cuidado ao paciente, tornando-o mais preciso, eficiente e personalizado. No entanto, é crucial que essa transição seja acompanhada de uma preparação adequada dos profissionais de saúde, garantindo que a tecnologia seja utilizada de maneira ética e eficaz.

Bibliografia

American Academy of Dermatology. *The Emerging Use of Artificial Intelligence in Dermatology*. Rosemont, IL: AAD; 2023. Disponível em: https://learning.aad.org/Listing/The-Emerging-Use-of-Artificial-Intelligence-in-Dermatology-18907. Acesso em: 15 jan. 2025.

Amisha MP, Pathania M, Rathaur VK. Overview of artificial intelligence in medicine. *J Family Med Prim Care*. 2019;8(7):2328-31.

Australasian College of Dermatologists. *Use of Artificial Intelligence in Dermatology in Australia: Position Statement*. Sydney: ACD; 2022. Disponível em: https://www.dermcoll.edu.au/wp-content/uploads/2022/11/ACD-Position-Statement-Use-of-Artifical-Intelligence-in-Dermatology-in-Australia-Nov-2022.pdf. Acesso em: 15 jan. 2025.

Brinker TJ, Hekler A, Enk AH *et al*. Deep learning outperformed 11 pathologists in the classification of histopathological melanoma images. *Eur J Cancer*. 2019;118:91-6.

British Association of Dermatologists. Position Statement on Artificial Intelligence (AI) Interventions. London: BAD; 2022. Disponível em: https://cdn.bad.org.uk/uploads/2022/05/05083421/Position-Statement-on-Artificial-Intelligence.pdf. Acesso em: 15 jan. 2025.

Cao C, Liu F, Tan H *et al*. Deep learning and its applications in biomedicine. *Genomics Proteomics Bioinformatics*. 2018;16(1):17-32.

Chen M, Zhou AE, Jain N *et al*. Ethics of artificial intelligence in dermatology. *Clin Dermatol*. 2024;42(3):313-6.

Daneshjou R, Vodrahalli K, Novoa RA *et al*. Disparities in dermatology AI performance on a diverse, curated clinical image set. *Sci Adv*. 2022;8:eabq6147.

Diaz-Ramón JL, Gardeazabal J, Izu RM *et al*. Melanoma clinical decision support system: an artificial intelligence-based tool to diagnose and predict disease outcome in early-stage melanoma patients. *Cancers (Basel)*. 2023;15(7):2174.

Esteva A, Kuprel B, Novoa RA *et al*. Dermatologist-level classification of skin cancer with deep neural networks. *Nature*. 2017;542(7639):115-8.

Giansanti D. The artificial intelligence in teledermatology: a narrative review on opportunities, perspectives, and bottlenecks. *Int J Environ Res Public Health*. 2023;20(10):5810.

Glicksman JT, Reger C, Parasher AK *et al*. Accuracy of computer-assisted navigation: significant augmentation by facial recognition software. *Int Forum Allergy Rhinol*. 2017;7(8):884-8.

Gomolin A, Netchiporouk E, Gniadecki R *et al*. Artificial intelligence applications in dermatology: where do we stand? *Front Med (Lausanne)*. 2020;7:100.

Grossarth S, Mosley D, Madden C *et al*. Recent advances in melanoma diagnosis and prognosis using machine learning methods. *Curr Oncol Rep*. 2023;25(6):635-45.

Hamet P, Tremblay J. Artificial intelligence in medicine. *Metabolism*. 2017;69S:S36-S40.

Jain A, Way D, Gupta V *et al*. Development and assessment of an artificial intelligence-based tool for skin condition diagnosis by primary care physicians and nurse practitioners in teledermatology practices. *JAMA Netw Open*. 2021;4(4):e217249.

Këpuska V, Bohouta G. Next-generation of virtual personal assistants (Microsoft Cortana, Apple Siri, Amazon Alexa and Google Home). *In*: *2018 IEEE 8th Annual Computing and Communication Workshop and Conference (CCWC)*. IEEE; 2018. p. 99-103. doi:10.1109/CCWC.2018.8301638.

Kololgi SP, Lahari CS. Harnessing the power of artificial intelligence in dermatology: a comprehensive commentary. *Indian J Dermatol*. 2023;68(6):678-81.

Li Z, Koban KC, Schenck TL *et al*. Artificial intelligence in dermatology image analysis: current developments and future trends. *J Clin Med*. 2022;11(22):6826.

Liopyris K, Gregoriou S, Dias J *et al*. Artificial intelligence in dermatology: challenges and perspectives. *Dermatol Ther (Heidelb)*. 2022;12(12):2637-51.

Matin RN, Linos E, Rajan N. Leveraging large language models in dermatology. *Br J Dermatol*. 2023;189(3):253-4.

McCarthy J, Minsky ML, Rochester N *et al*. *A proposal for the Dartmouth summer research project on artificial intelligence*; 1955. Disponível em: http://jmc.stanford.edu/articles/dartmouth/dartmouth.pdf. Acesso em: 15 jan. 2025.

Meskó B, Görög M. A short guide for medical professionals in the era of artificial intelligence. *NPJ Digit Med*. 2020;3:126.

O'Malley A, Veenhuizen M, Ahmed A. Ensuring appropriate representation in artificial intelligence-generated medical imagery: protocol for a methodological approach to address skin tone bias. *JMIR AI*. 2024;3:e58275.

Omiye JA, Gui H, Daneshjou R *et al*. Principles, applications, and future of artificial intelligence in dermatology. *Front Med (Lausanne)*. 2023;10:1278232.

Pachpute A, Lomte VM, Pawar T *et al*. A virtual AI assistant with multilevel authentication using face recognition. *In*: *2023 7th International Conference on Computing, Communication, Control and Automation (ICCUBEA)*. IEEE; 2023. p. 1-6. doi:10.1109/ICCUBEA57171.2023.10185242.

Rajkomar A, Dean J, Kohane I. Machine learning in medicine. *N Engl J Med*. 2019;380(14):1347-58.

Topol EJ. High-performance medicine: the convergence of human and artificial intelligence. *Nat Med*. 2019;25(1):44-56.

Turing AM. Computing machinery and intelligence. *Mind*. 1950;59(236):433-60.

Wang G, Meng X, Zhang F. Past, present, and future of global research on artificial intelligence applications in dermatology: A bibliometric analysis. *Medicine (Baltimore)*. 2023;102(45):e35993.

Yin J, Ngiam KY, Teo HH. The role of artificial intelligence applications in real-life clinical practice: systematic review. *J Med Internet Res*. 2021;23(4):e25759.

Índice Alfabético

D

E

I

J

K

L

M

N

O

P

Q

R

S

T

W

X

Y

Z